Ortopedia e Traumatologia:

Princípios e Prática

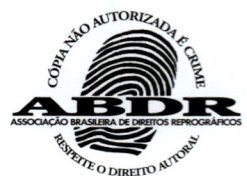

O78   Ortopedia e traumatologia : princípios e prática / [Organizadores],
           Sizínio K. Hebert ... [et al.]. – 5. ed. – Porto Alegre : Artmed, 2017.
           xxxii, 1651 p. il. ; 28 cm.

           ISBN 978-85-8271-376-1

           1. Ortopedia. 2. Traumatologia. I. Hebert, Sizínio K.

                                           CDU 617.3

Catalogação na publicação: Poliana Sanchez de Araujo CRB-10/2094

5ª EDIÇÃO

Sizínio K. Hebert
Tarcísio E. P. de Barros Filho
Renato Xavier
Arlindo G. Pardini Jr.

Ortopedia e Traumatologia:
Princípios e Prática

Reimpressão 2018

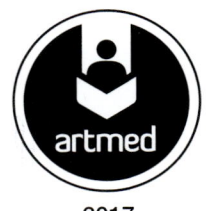

artmed

2017

© Artmed Editora Ltda., 2017

Gerente editorial: *Letícia Bispo*

Colaboraram nesta edição:

Editora: *Dieimi Deitos*

Capa e projeto gráfico: *Paola Manica*

Preparação do original: *Adriana Haubert*

Leitura final: *Aline Branchi e Yasmin Lima dos Santos*

Ilustrações: *Vagner Coelho*

Editoração: *Estúdio Castellani*

Nota

A medicina é uma ciência em constante evolução. À medida que novas pesquisas e a experiência clínica ampliam o nosso conhecimento, são necessárias modificações no tratamento e na farmacoterapia. A autora desta obra consultou as fontes consideradas confiáveis, num esforço para oferecer informações completas e, geralmente, de acordo com os padrões aceitos à época da publicação. Entretanto, tendo em vista a possibilidade de falha humana ou de alterações nas ciências médicas, os leitores devem confirmar estas informações com outras fontes. Por exemplo, e em particular, os leitores são aconselhados a conferir a bula de qualquer medicamento que pretendam administrar, para se certificar de que a informação contida neste livro está correta e de que não houve alteração na dose recomendada nem nas contraindicações para o seu uso. Essa recomendação é particularmente importante em relação a medicamentos novos ou raramente usados.

Reservados todos os direitos de publicação, em língua portuguesa, à
ARTMED EDITORA LTDA.
Av. Jerônimo de Ornelas, 670 – Santana
90040-340   Porto Alegre   RS
Fone (51) 3027-7000   Fax (51) 3027-7070

SÃO PAULO
Rua Doutor Cesário Mota Jr., 63 – Vila Buarque
01221-020   São Paulo   SP
Fone (11) 3221-9033

SAC 0800 703-3444 – www.grupoa.com.br

IMPRESSO NO BRASIL
PRINTED IN BRAZIL

Autores

Sizínio K. Hebert: Ortopedista e neuro-ortopedista pediátrico. Professor adjunto de Ortopedia da Faculdade de Medicina da PUC/RS. Membro da Academia Americana de Paralisia Cerebral e Doenças do Desenvolvimento (AACPDM). Membro fundador da Sociedade Brasileira de Ortopedia Pediátrica (SBOP). Membro titular da SBOT.

Tarcísio E. P. de Barros Filho: Professor titular do Departamento de Ortopedia e Traumatologia da Faculdade de Medicina da Universidade de São Paulo (FMUSP).

Renato Xavier: Ex-professor de Ortopedia da Universidade Federal de Pelotas (UFPel), RS. Professor/preceptor de Ortopedia Pediátrica da Universidade Federal do Rio Grande (FURG), RS. Ex-vice-presidente da SBOT. Membro titular e fundador da SBOP.

Arlindo G. Pardini Jr: Ortopedista. Especialista em Cirurgia da Mão. Livre-docente em Ortopedia e Traumatologia. Chefe do Serviço de Cirurgia da Mão do Hospital Ortopédico de Belo Horizonte, MG.

Anastácio Kotzias Neto: Professor da Universidade do Sul de Santa Catarina (Unisul). Ortopedista do HIJG, SC. Especialista em Ortopedia e Traumatologia pela SBOT. Mestre e Doutor em Ortopedia e Traumatologia pela EPM-Unifesp. *Fellow* em Ortopedia Pediátrica no Alfred I. duPont Hospital for Children, Wilmington, DE, EUA.

Jorge Luiz Tramontini: Ortopedista e traumatologista do Hospital Dr. Bartholomeu Tacchini, Bento Gonçalves, RS. Presidente do Conselho da AOTrauma Brasil. Instrutor da AO. Membro titular da SBOT, da Sociedade Brasileira de Trauma Ortopédico e da Sociedade Latinoamericana de Ortopedia e Traumatologia (SLAOT).

Adriana Bosquê Justo: Fisioterapeuta da Clínica de Mielomeningocele da Associação de Assistência à Criança Deficiente (AACD).

Adriana Rosa Lovisotto Cristante: Fisiatra. Coordenadora da Clínica de Lesão Medular da AACD/SP – unidade Ibirapuera.

Adriano Marques de Almeida: Ortopedista. Médico do Grupo de Medicina do Esporte do Instituto de Ortopedia e Traumatologia do Hospital das Clínicas (IOT-HC) da FMUSP. Ortopedista do Hospital Sírio Libanês e Beneficência Portuguesa, SP. Especialista em Cirurgia do Joelho e em Medicina do Esporte. Mestre em Ciências pela USP.

Afranio D. Freitas: Chefe do Serviço de Cirurgia da Mão do Hospital Belo Horizonte, MG. Cirurgião da mão do Hospital Ortopédico e do Hospital Maria Amélia Lins, MG. Membro titular da SBOT e da Associação Brasileira de Cirurgia da Mão (ABCM). Ex-presidente da ABCM.

Akel N. A. Junior: Coordenador do Serviço de Ortopedia Pediátrica do Hospital Infantil Nossa Senhora da Glória, ES. *Fellow* em Ortopedia Pediátrica no Royal Childrens Hospital, Melbourne, Austrália. Membro da SBOT e da SBOP.

Akira Ishida: Ortopedista e traumatologista, ortopedista pediátrico. Professor titular do Departamento de Ortopedia e Traumatologia da Escola Paulista de Medicina-Universidade Federal de São Paulo (EPM-Unifesp). Livre-docente. Mestre e Doutor em Ortopedia e Traumatologia pela EPM.

Alberto Batista Schneider: Ortopedista e traumatologista pediátrico do Hospital Infantil Joana de Gusmão (HIJG), SC. Preceptor da Residência Médica em Ortopedia e Traumatologia Pediátrica do HIJG, SC. Especialista em Ortopedia e Traumatologia Pediátrica pelo Hospital Pequeno Príncipe, PR.

Alberto de Castro Pochini: Médico assistente do Centro de Traumatologia do Esporte da Unifesp. Professor adjunto do Departamento de Ortopedia e Traumatologia da Unifesp.

Alexandre David: Ortopedista. Professor assistente de Ortopedia da Faculdade de Medicina da Universidade Federal de Ciências da Saúde de Porto Alegre (UFCSPA). Coordenador do Grupo de Oncologia Ortopédica da Santa Casa de Misericórdia de Porto Alegre. Presidente da Associação Brasileira de Oncologia Ortopédica (ABOO) (2005-2006).

Alexandre F. de Lourenço: Médico assistente da Disciplina de Ortopedia Pediátrica da EPM-Unifesp.

Alexandre Fogaça Cristante: Professor associado da FMUSP. Professor livre-docente do Departamento de Ortopedia e Traumatologia do HC-FMUSP. Chefe do Grupo de Coluna do IOT-HC-FMUSP.

Alexandre Leme Godoy dos Santos: Professor colaborador do Departamento de Ortopedia e Traumatologia da FMUSP.

Alice C. Rosa Ramos: Fisiatra. Superintendente clínica da AACD. MBA em Gestão de Saúde.

Aline Mizusaki Imoto: Mestre e Doutora em Ciências pelo Departamento de Saúde Baseada em Evidências da Unifesp.

Allan Hiroshi A. Ono: Ortopedista. Médico assistente voluntário do Grupo de Coluna Vertebral do IOT-HC-FMUSP. Especialista em Coluna Vertebral.

Álvaro Carneiro: Ortopedista. Especialista em Oncologia Ortopédica pelo Hospital do Câncer AC Camargo, São Paulo, SP, e em Ortopedia Pediátrica pela Faculdade de Ciências Médicas da Santa Casa de São Paulo (FCMSCSP).

Ana Paula Tedesco: Ortopedista e traumatologista. Diretora do Instituto de Neuro-Ortopedia, Caxias do Sul, RS. Mestre em Ortopedia e Traumatologia pela EPM-Unifesp. *Honorary research fellow* na Northwestern University, Children's Memorial Hospital, Chicago, Illinois, EUA. Membro da SBOT, da SBOP e da Academia Americana de Paralisia Cerebral.

André Couto Godinho: Cirurgião do Grupo de Ombro dos Hospitais Ortopédico, Belo Horizonte e Lifecenter, MG. Cirurgião do ombro no Hospital Ortopédico Galba Veloso, MG. Professor assistente de ortopedia/cirurgia do ombro do Hospital Universitário Ciências Médicas/ Faculdade Ciências Médicas de Minas Gerais (FCM-MG). Especialista em Cirurgia e Reabilitação do Ombro pelo Hospital Ortopédico, MG.

André Kenzo Saito: Fisioterapeuta da Fundação Pró-Esporte de Santos. Mestre em Ciências da Saúde pela Unifesp. *Fellow* em Orthopedic and Sports Physical Therapy na University of Pittsburgh, EUA.

André Luís Fernandes Andújar: Ortopedista pediátrico e cirurgião da coluna do HIJG, SC. Chefe do Serviço de Ortopedia Pediátrica do HIJG, SC.

André Marcelo Okura: Ortopedista pediátrico. Especialista em Ortopedia Pediátrica pelo Hospital Pequeno Príncipe, PR, e Trauma e Reconstrução Óssea pelo Hospital Universitário Cajuru/Pontifícia Universidade Católica do Paraná (PUCPR).

Angelica Souza: Fisioterapeuta. Especialista em Fisioterapia Traumato-ortopédica Funcional pelo Conselho Federal de Fisioterapia e Terapia Ocupacional (COFFITO) e em Fisioterapia Esportiva pela Sociedade Nacional de Fisioterapia Esportiva (SONAFE).

Anny Michelly Paquier Binha: Fisiatra da AACD. Especialista em Medicina Física e Reabilitação pela Associação Brasileira de Medicina Física e Reabilitação (ABMFR).

Antero Camisa Junior: Ortopedista e traumatologista. Preceptor da Residência Médica de Ortopedia e Traumatologia do Hospital Ortopédico de Passo Fundo (HOPF), RS. Especialista em Cirurgia de Quadril.

Antonio Carlos Fernandes: Ortopedista e traumatologista. Especialista em Ortopedia Pediátrica com atuação na AACD e Hospital Samaritano, SP. Membro da SBOT, SBOP, Associação Brasileira de Medicina e Cirurgia do Tornozelo e Pé (ABTPé), AOTRAUMA e American Academy of Orthopaedic Surgeons (AAOS). Mestre em Ortopedia e Traumatologia pela EPM-Unifesp.

Antônio Egydio de Carvalho Jr.: Doutor em Ortopedia e Traumatologia pela FMUSP.

Antonio L. Severo: Médico coordenador da Residência Médica em Cirurgia da Mão e Microcirurgia do IOT de Passo Fundo, RS. Médico instrutor da Residência Médica em Ortopedia e Traumatologia do IOT/Hospital São Vicente de Paulo de Passo Fundo, RS. Mestre em Ciências do Movimento Humano pela Universidade do Estado de Santa Catarina (Udesc), SC. Doutor em Ciências da Saúde pela Universidad Pablo de Olavide, Sevilha, Espanha. Membro da SBOT, da Sociedade Brasileira de Cirurgia da Mão (SBCM) e da Sociedade Brasileira de Microcirurgia Reconstrutiva (SBMR).

Arnaldo José Hernandez: Ortopedista. Professor livre-docente e associado da FMUSP. Diretor do Serviço de Medicina do Esporte do IOT-FMUSP. Especialista em Medicina do Esporte e em Cirurgia do Joelho.

Benno Ejnisman: Professor adjunto e Doutor pela Unifesp. Chefe da Disciplina de Medicina Esportiva da EPM-Unifesp.

Bruno D. Roos: Instrutor do Serviço de Residência Médica em Ortopedia e Traumatologia do Hospital Ortopédico e do Hospital da Cidade de Passo Fundo. Instrutor do Treinamento Pós-Residência em Cirurgia de Quadril do HOPF, RS. Membro da Sociedade Brasileira de Quadril (SBQ) e da SBOT.

Bruno Livani: Ortopedista e traumatologista dos Hospitais de Clínicas e Estadual Sumaré da Unicamp e Hospital Municipal Dr. Mario Gatti, SP. Especialista em Ortopedia Pediátrica e Trauma Ortopédico pela Universidade Estadual de Campinas (Unicamp). Mestre e Doutor em Cirurgia pela Unicamp.

Caio Nery: Professor associado e livre-docente do Departamento de Ortopedia e Traumatologia da EPM-Unifesp.

Carlos Emilio Duraes da Cunha Pereira: Médico credenciado da SBOT e da SBQ. Presidente da SBQ Regional

Sudeste (2016-2018). Coordenador do Serviço de Cirurgia de Quadril do Hospital Lifecenter, MG, e do Serviço de Quadril do Hospital Maria Amélia Lins, MG.

Carlos Alberto dos Santos: Ortopedista do Grupo de Paralisias do HC-FMUSP e da AACD. Mestre e Doutor pela USP.

Carlos Eduardo Cabral Fraga: Ortopedista. Chefe do Serviço de Reconstrução e Alongamento Ósseo do Hospital das Clínicas da Universidade Federal de Goiás (HC-UFG) e do Centro de Reabilitação e Readaptação Dr Henrique Santillo (CRER). Chefe do Serviço de Ortopedia do Hospital de Urgências Governador Otávio Lage de Siqueira, GO. Especialista em Reconstrução e Alongamento Ósseo.

Carlos Henrique Ramos: Ortopedista. Coordenador do Grupo de Ombro e Cotovelo da Santa Casa de Curitiba, PR. Mestre em Clínica Cirúrgica pela Universidade Federal do Paraná (UFPR). Membro titular da SBOT, da Sociedade Brasileira de Cirurgia do Ombro e Cotovelo (SBCOC) e da Sociedade Brasileira de Artroscopia e Traumatologia do Esporte (SBRATE).

Carlos Humberto Castillo Rodriguez: Cirurgião ortopedista. Preceptor do Serviço de Cirurgia do Membro Superior. Membro do corpo clínico do Hospital IOT de Passo Fundo, RS. Especialista em Cirurgia do Ombro e Cotovelo.

Carlos Irisarri Castro: Cirujano de la mano en el Hospital Nuestra Señora de Fátima, Vigo, España.

Carlos Roberto Schwartsmann: Professor titular de Ortopedia e Traumatologia da UFCSPA. Chefe e coordenador das atividades assistenciais e docentes do Serviço de Ortopedia e Traumatologia da Santa Casa de Misericórdia de Porto Alegre. Mestre e Doutor em Ortopedia e Traumatologia. Membro titular da SBOT, da SLAOT e da Sociedade Internacional de Ortopedia e Traumatologia (SICOT). Membro internacional da AAOS. Membro da Sociedade Colombiana de Ortopedia e Traumatologia e da Sociedade de Ortopedia e Traumatologia de Equador.

Carlos Vicente Andreoli: Professor adjunto do Departamento de Ortopedia e Traumatologia da Unifesp. Coordenador da Residência de Medicina Esportiva da EPM-Unifesp.

Carolina Resende Markiewicz Pastre: Ortopedista e traumatologista. Membro do Serviço de Ortopedia Pediátrica do HIJG, SC. Especialista em Ortopedia e Traumatologia pelo Hospital Universitário Evangélico de Curitiba (HUEC), PR. Estágio em Ortopedia Pediátrica no Hospital Pequeno Príncipe, PR.

Celso Folberg: Ortopedista e cirurgião da mão. Preceptor do Grupo de Cirurgia da Mão do Hospital de Clínicas de Porto Alegre (HCPA), RS. Mestre em Cirurgia. *Fellow* em Cirurgia da Mão no Rhode Island Hospital/ Brown University.

Celso Svartman: Ortopedista. Professor assistente do Departamento de Ortopedia e Traumatologia da FCMSCSP. Doutor em Ortopedia.

Chang Chia Po: Chefe do Serviço de Ortopedia do Hospital Adriano Jorge (2007-2010), AM. Chefe do Serviço de Ortopedia e Traumatologia do Hospital Universitário Getúlio Vargas (HUGV)/Universidade Federal do Amazonas (UFAM). Coordenador do Programa de Residência Médica do HUGV. Mestre em Ciências de Exercício e do Esporte pela Universidade Pablo de Olavide, Sevilha, Espanha. Presidente da SBOT Regional AM (2001-2002). Membro fundador da SBOP e titular da SBOT.

Cinthia Faraco Martinez Cebrian: Ortopedista e traumatologista. Ortopedista pediátrica do HIJG, SC. Professora de Ortopedia da Unisul, SC. Especialista em Ortopedia Pediátrica pelo Hospital Pequeno Príncipe, PR.

Cláudio Santili: Ortopedista e traumatologista. Ortopedista pediátrico, com área de concentração em quadril infantil e doenças raras. Professor adjunto do Departamento de Ortopedia e Traumatologia da FCMSCSP. Professor orientador do Curso de Pós-graduação da FCMSCSP. Ex-presidente da SBOP e da SBOT.

Cristina Rodrigues: Fisioterapeuta. Especialista em Cinesiologia pela Escola de Educação Física, Fisioterapia e Dança da Universidade Federal do Rio Grande do Sul (ESEFID/UFRGS).

Daniela Carla Prestes: Psicóloga do Hospital Pequeno Príncipe, PR. Especialista em Psicologia Hospitalar pelo Conselho Regional de Psicologia do Paraná (CRP-PR). Pós-graduada em Psicologia Clínica: Abordagem Psicanalítica pela PUCPR e em Metodologias Ativas do Ensino Superior na Área da Saúde pelas Faculdades Pequeno Príncipe, PR.

Daniela R. Rancan: Ortopedista. Especialista em Ortopedia Pediátrica e Doenças Neuromusculares pela FCMSCSP.

Daniella Lins Neves: Ortopedista pediátrica. Médica do Laboratório de Marcha da AACD. Membro da SBOP.

Davi P. Haje: Preceptor da Residência Médica em Ortopedia e Traumatologia do HBDF. Especialista em Ortopedia Pediátrica e Pé Adulto pela Faculdade de Medicina de Ribeirão Preto (FMRP)-USP. Especialista em Deformidades Torácicas no Centro Clínico Orthopectus e Hospital de Base do Distrito Federal (HBDF). Doutor em Ortopedia pela FMRP-USP.

Débora Grace Schnarndorf: Fisioterapeuta. Especialista em Ortopedia e Traumatologia pela Universidade Metodista IPA. Especialista em Administração e Planejamento para Docentes pela Universidade Luterana do Brasil (Ulbra). Especialista em Cinesiologia e Biomecânica pela UFRGS. Formação em Terapia Manual, Método Kabat (FNP), Pilates e Osteopatia.

Décio Cerqueira de Moraes Filho: Chefe da Disciplina de Traumatologia, Medicina e Cirurgia do Tornozelo e Pé da Faculdade de Medicina de Marília (FAMEMA). Médico assistente do Serviço de Residência de Ortopedia da Santa Casa de Marília. Doutor em Ortopedia e Traumatologia pela EPM-Unifesp.

Diogo de Vasconcellos Sabido Gomes: Ortopedista. Especialista em Reconstrução e Alongamento Ósseo. Membro da Equipe de Reconstrução e Alongamento Ósseo do Hospital Maria Amélia Lins. MG.

Dulce Helena Grimm: Ortopedista do Hospital Pequeno Príncipe, PR. Especialista em Ortopedia e Traumatologia.

Edie Caetano: Professor titular da Disciplina de Ortopedia e Traumatologia. Livre-docente do Departamento de Cirurgia da Faculdade de Ciências Médicas e da Saúde da Pontifícia Universidade Católica de São Paulo (PUCSP). Ex-presidente da SBCM.

Edson Barreto Paiva: Ortopedista. Preceptor da Residência Médica em Ortopedia e Traumatologia do Hospital das Clínicas da Universidade Federal de Minas Gerais (HC-UFMG). Coordenador do Serviço de Cirurgia de Quadril do HC-UFMG, Hospital Universitário Risoleta Tolentino Neves e Hospital Biocor, MG. Especialista em Cirurgia de Quadril. Membro da SBOT e da SBQ.

Eduardo Yoshiaki Nakandakari: Ortopedista e traumatologista. Coordenador médico do Hospital Estadual Dr. Albano da Franca Rocha Sobrinho, Hospital Estadual de Franco da Rocha, SP. Membro da SBOT, da SBCOC e da SBRATE.

Eiffel Tsuyoshi Dobashi: Professor adjunto e chefe da Disciplina de Ortopedia Pediátrica do Departamento de Ortopedia e Traumatologia da EPM-Unifesp.

Elcio Landim: Ortopedista. Ex-professor do Departamento de Ortopedia e Traumatologia da Faculdade de Ciências Médicas (FCM) da Unicamp. Especialista em Cirurgia da Coluna. Doutor pela FCMSCSP.

Emygdio J. L. de Paula: Ortopedista. Médico supervisor do Grupo de Mão e Microcirurgia do IOT-HC-FMUSP. Especialista em Cirurgia da Mão e Microcirurgia pelo IOT-HC-FMUSP. Mestre e Doutor em Ortopedia e Traumatologia pela FMUSP.

Erasmo de Abreu Zardo: Ortopedista e traumatologista. Professor da Faculdade de Medicina da Pontifícia Universidade Católica do Rio Grande do Sul (PUCRS). Mestre em Neurociências pela PUCRS. Doutor em Ortopedia e Traumatologia pela EPM-Unifesp.

Ernesto Maceira: Unidade de Cirurgia do Tornozelo e Pé do Serviço de Cirurgia Ortopédica e Traumatológica do Hospital Universitário Quirón Madrid, Espanha.

Evando J. A. Góis: Ortopedista pediátrico. Especialista em Traumatologia do Esporte e em Artroscopia.

Ezequiel Moreno Ungaretti Lima: Ortopedista. Instrutor da Residência Médica e do Treinamento Pós-residência em Quadril do HOPF. Especialista em Cirurgia e Reconstrução de Quadril do HOPF, RS. Membro titular da SBOT e da SBQ.

Fábio Milach Gervini (*in memoriam*): Mestre em Medicina e Ciências da Saúde.

Fabio Peluzo Abreu: Ortopedista pediátrico da AACD, Santa Casa de Santos, Hospital Guilherme Álvaro e Casa da Esperança, SP. Mestre em Medicina pelo Centro Universitário Lusíada (Unilus). Membro titular da SBOT e da SBOP.

Felipe C. Birriel: Ortopedista oncológico da Santa Casa de Misericórdia de Porto Alegre. Membro titular da SBOT.

Fernando Baldy dos Reis: Professor livre-docente e chefe da Disciplina de Traumatologia do Departamento de Ortopedia e Traumatologia da EPM-Unifesp.

Fernando Corradi F. Drumond: Ortopedista e traumatologista dos Hospitais Ortopédico e Lifecenter, MG. Especialista em Cirurgia de Quadril.

Fernando Farcetta Junior: Ortopedista pediátrico. Membro titular da SBOP e da SBOT. Diretor clínico da AACD.

Fernando Ferraz Faria: Ortopedista e traumatologista. Membro do Grupo de Ortopedia Pediátrica do Hospital Universitário Cajuru/PUCPR e do Hospital do Trabalhador/UFPR. Ortopedista pediátrico do Centro de Excelência em Reconstrução Óssea (CERO) do Hospital Vita Curitiba, PR. Especialista em Ortopedia Pediátrica e em Reconstrução e Alongamento Ósseo.

Fernando Maurente Sirena: Cirurgião ortopedista.

Fernando Schmidt: Neurocirurgião com título de especialista no Brasil e na Alemanha. Membro titular da Sociedade Brasileira de Coluna (SBC).

Flávia Gomes Martinez: Fisioterapeuta e licenciada em Educação Física. Professora adjunta do Curso de Fisioterapia da UFRGS. Diretora do Laboratório de Pesquisa do Exercício da UFRGS. Mestre em Ciências do Movimento Humano pela UFRGS. Doutora em Neurociências pela UFRGS.

Flavio Faloppa: Ortopedista. Professor titular de Ortopedia e Traumatologia da EPM-Unifesp. Professor livre-docente em Ortopedia pela EPM-Unifesp. Mestre e Doutor em Ortopedia pela EPM-Unifesp.

Francesco Camara Blumetti: Ortopedista. Médico assistente da Disciplina de Ortopedia Pediátrica da EPM-Unifesp. Especialista em Ortopedia Pediátrica pela EPM-Unifesp. *Fellow* em Doenças Neuromusculares pelo Sydney Children's Hospital Network e em Ortopedia Pediátrica pelo Children's Hospital of Eastern Ontario. Mestre em Ciências pela Unifesp.

Francisco Carlos Salles Nogueira: Ortopedista pediátrico dos Hospitais Universitário Ciências Médicas da FCM-MG e Mater Dei, MG. Professor da FCM-MG. Mestre em Medicina pela UFMG.

Giana Giostri: Professora da Escola de Medicina da PUCPR. Especialista em Cirurgia da Mão e em Ortopedia e Traumatologia.

Glaydson Gomes Godinho: Cirurgião-chefe do Grupo de Ombro dos Hospitais Ortopédico e Lifecenter, MG. Especialista em Ortopedia e Traumatologia e em Reabilitação do Ombro. *Fellow* na Université de Lyon e especializações no SCOI-Califórnia, na Alabama University e na Pittsburgh University. Mestre e Doutor em Ortopedia pela EPM-Unifesp. Ex-presidente da Sociedade Sul-Americana e da SBCOC.

Gustavo Constantino de Campos: Ortopedista. Médico contratado do Departamento de Ortopedia e Traumatologia da FCM-Unicamp. Especialista em Cirurgia do Joelho pelo IOT-FMUSP. Doutor em Ortopedia pela USP. Membro da SBOT e da Sociedade Brasileira de Cirurgia do Joelho (SBCJ).

Gustavo J. M. Almeida: Fisioterapeuta pesquisador do Departamento de Fisioterapia da University of Pittsburgh, EUA. Professor adjunto de Cinesiologia da Escola de Ciências da Reabilitação da University of Pittsburgh, EUA. Especialista em Aparelho Locomotor no Esporte pela Unifesp. Mestre em Ciências pela Unifesp. Doutor em Ciências da Reabilitação pela University of Pittsburgh, EUA.

Hamilton C. Ribas Filho: Ortopedista. Médico do IOT-SC. Coordenador da Ortopedia do Hospital Infantil Jesser Amarante, SC. Especialista em Ortopedia Pediátrica pelo Hospital Pequeno Príncipe, PR, em Cirurgia do Joelho e Trauma Esportivo pelo Instituto Cohen, SP.

Helder Henzo Yamada: Ortopedista. Assistente do Grupo de Doenças Neuromusculares da Santa Casa de São Paulo (SCSP). Especialista em Ortopedia Pediátrica e em Doenças Neuromusculares.

Helena Elisa Stein: Médica. Preceptora do Serviço de Residência Médica em Ortopedia e Traumatologia do IOT-SC. Especialista em Ortopedia e Traumatologia pelo IOT-SC. Especialista em Ortopedia Pediátrica pela AACD/SP e Hospital Pequeno Príncipe/PR e em Cirurgia da Mão pelo IOT-SC.

Helio Jorge Alvachian Fernandes: Professor afiliado da Disciplina de Traumatologia do Departamento de Ortopedia e Traumatologia da EPM-Unifesp.

Helton L. A. Defino: Professor titular do Departamento de Biomecânica, Medicina e Reabilitação do Aparelho Locomotor da FMRP-USP.

Henrique Carvalho de Resende: Ortopedista pediátrico do Hospital da Baleia e do Hospital Infantil São Camilo, MG. Especialista em Ortopedia Pediátrica pela SBOP e em Reconstrução e Alongamento Ósseo pela ASAMI-SBOT. *Fellow* na ASAMI Lecco, Itália.

Henrique Sodré: Ortopedista. Professor livre-docente da Disciplina de Ortopedia Pediátrica da EPM-Unifesp. Especialista em Ortopedia Pediátrica e Patologias do Pé e Tornozelo pela EPM-Unifesp. Mestre e Doutor em Medicina.

Ingo Schneider: Instrutor de Ortopedia Pediátrica no Serviço de Residência Médica do IOT-SC.

Itiro Suzuki: Ortopedista. Membro do Grupo de Quadril e da Equipe Multidisciplinar de Ortopedia Geriátrica do IOT-HC-FMUSP. Vice-presidente da SBQ. Membro titular da SBOT.

Ivan Dias da Rocha: Médico assistente do Grupo de Coluna do HC-FMUSP. Especialista em Cirurgia da Coluna. Mestre pela FMUSP.

Ivo Schmiedt: Ortopedista. Mestre em Cirurgia pela UFCSPA.

Jamil Soni: Professor adjunto de Ortopedia da PUCPR. Coordenador adjunto do Curso de Medicina da PUCPR. Consultor em Ortopedia Pediátrica para os Hospitais do Trabalhador/UFPR e Universitário Cajuru/PUCPR. Mestre e Doutor em Ortopedia pela FCMSCSP. Faculty AO Foundation International. Presidente da SBOP (2015-2016).

Jean Carlo Frigotto Queruz: Ortopedista. Preceptor da Residência Médica em Ortopedia e Traumatologia e Preceptor do Serviço de Cirurgia da Coluna do HIJG, SC. Especialista em Cirurgia da Coluna Adulto e Pediátrica pelo AO Spine Centre, UK, Oxford University Hospitals, UK, e Washington University, EUA.

Jean Klay Santos Machado: Coordenador do Serviço de Residência Médica em Ortopedia e Traumatologia do Hospital Porto Dias/Universidade do Estado do Pará (UEPA). Coordenador do Serviço de Ortopedia e Traumatologia do Hospital Adventista de Belém, PA.

João Alírio Teixeira da Silva Jr.: Ortopedista e traumatologista. Chefe do Departamento de Ortopedia e Traumatologia da Faculdade de Medicina da UFG. Mestre em Ortopedia e Traumatologia pela EPM-Unifesp. Membro da SBOP.

João de Carvalho Neto: Médico do Hospital Sírio Libanês. Presidente da Federação Latino-americana de Medicina e Cirurgia da Perna e do Pé (FLAMECIPP). Editor executivo da Revista Tobillo y Pie.

João Lopo Madureira Júnior: Ortopedista e traumatologista. Membro da Equipe de Cirurgia de Quadril do Hospital Mater Dei, MG. Ortopedista cirurgião de quadril do Hospital da Polícia Militar de Minas Gerais e do Hospital Evangélico de Belo Horizonte, MG. Especialista em Cirurgia de Quadril pela SBQ. Membro da International Society for Hip Arthroscopy (ISHA).

João Victor da Silveira Möller: Ortopedista. Especialista pelo Instituto Nacional de Traumatologia e Ortopedia (INTO), RJ. *Fellow* em Traumatologia do Adulto e do Idoso no INTO.

João Wagner Junqueira Pellucci: Professor assistente de Ortopedia e Traumatologia da FCM-MG. Chefe do Serviço de Cirurgia de Quadril do Hospital Universitário Ciências Médicas e do Hospital Mater Dei, MG. Chefe do Serviço de Ortopedia e Traumatologia do Hospital Evangélico de Belo Horizonte, MG. Membro internacional da AAOS.

José Antônio Baddo Baptistão: Ortopedista e traumatologista e médico do trabalho. Especialista em Reconstrução dos Membros Superiores e Inferiores. Especialista em Medicina Esportiva pela Faculdade de Medicina de Jundiaí (FMJ). Mestre em Medicina Ortopédica e Traumatológica pela FMUSP.

José Antonio Galbiatti: Ortopedista e cirurgião da mão. Professor da FAMEMA. Mestre e Doutor pela EPM-Unifesp.

José Antonio Pinto: Professor adjunto do Departamento de Ortopedia e Traumatologia da EPM-Unifesp.

José B. Volpon: Ortopedista. Professor titular do Departamento de Biomecânica, Medicina e Reabilitação do Aparelho Locomotor da FMRP/USP. Especialista em Ortopedia Pediátrica.

José Sérgio Franco: Professor associado e chefe do Departamento de Ortopedia e Traumatologia da Universidade Federal do Rio de Janeiro (UFRJ).

José Vicente Pansini: Ortopedista. Especialista em Cirurgia de Pé e Tornozelo. Mestre e Doutor em Medicina e Cirurgia pela FCMSCSP.

Josiane Fonseca Ferreira: Terapeuta ocupacional referência responsável pelos procedimentos de terapia da mão do Setor de Terapia Ocupacional Infantil da AACD/SP – unidade Ibirapuera. Especialista em Terapia da Mão e Reabilitação dos Membros Superiores pela Universidade Federal de São Carlos (UFSCAR).

Julia Maria D'Andréa Greve: Fisiatra. Professora associada e coordenadora do Laboratório de Estudos do Movimento (LEM) do Departamento de Ortopedia e Traumatologia da FMUSP. Especialista em Medicina Física e Reabilitação. Mestre e Doutora em Medicina pela FMUSP.

Julio Cesar Sartori: Coordenador da Residência Médica em Ortopedia Pediátrica do HIJG. Especialista em Ortopedia e Traumatologia. *Fellow* em Medicina e Cirurgia do Pé e Tornozelo.

Junji Miller Fukuyama: Médico. Especialista em Ortopedia e Traumatologia e em Trauma Ortopédico pela Sociedade Brasileira de Trauma Ortopédico (SBTO). Chefe do Grupo de Trauma do Hospital Geral de Vila Penteado, SP. Membro titular da AO Foundation.

Kátia Regina Bloch Macan: Terapeuta ocupacional referência do Setor de Terapia Ocupacional Infantil da AACD/SP – unidade Ibirapuera.

Kleber Elias Tavares: Médico do Hospital Semper, MG. Membro titular da SBOT e da SBCM.

Leonardo Carbonera Boschin: Ortopedista e traumatologista. Especialista em Cirurgia de Quadril pela UFPR. Especialista em Reconstrução Articular e Reconstrução do Adulto pela University of Tennessee – Campbell Clinic.

Lucas P. Higino: Ortopedista. Médico residente do Grupo de Coluna do IOT-HC-FMUSP. Membro titular da SBOT.

Luciano Dias: Professor of Orthopedic Surgery, Northwestern University, Chicago, USA.

Lucio Ricieri Perotti: Ortopedista e traumatologista. Ortopedista pediátrico do Hospital Pequeno Príncipe, PR, e do Hospital Infantil Waldemar Monastier, PR. Especialista em Ortopedia e Traumatologia pelo Hospital Pequeno Príncipe, PR. Estágio em Ortopedia Pediátrica pelo Hospital Pequeno Príncipe, PR. Especialista, Research *Fellow* pelo Alfred I. duPont Hospital for Children, Wilmington, DE, EUA.

Luis Eduardo Munhoz da Rocha: Ortopedista do Hospital de Clínicas/UFPR. Médico do Hospital Pequeno Príncipe, PR. Responsável pela Cirurgia da Coluna. Ex-presidente da SBOT Regional Paraná e da SBC.

Luis Marcelo Malta: Médico. Chefe do Serviço de Ortopedia do Hospital Universitário Antonio Pedro/Universidade Federal Fluminense (UFF). Mestre em Ciências Médicas pela UFF. Membro titular e da Comissão de Ensino e Treinamento da SBOT.

Luiz Alimena: Médico assistente do Setor de Ortopedia Oncológica da Santa Casa de Misericórdia de Porto Alegre. Mestre em Medicina pela EPM-Unifesp. Membro titular da SBOT e da ABOO.

Luiz Antônio Munhoz da Cunha: Professor titular da Disciplina de Ortopedia e Traumatologia do Departamento de Cirurgia da Faculdade de Medicina da UFPR. Mestre pela UFPR e Doutor pela EPM-Unifesp. Chefe do Serviço do Hospital Pequeno Príncipe, PR. Presidente da SBOT (2016).

Luiz Carlos Sobania: Especialista em Cirurgia da Mão e em Ortopedia e Traumatologia.

Luiz Fernando Pereira: Ortopedista do HIJG, SC. Preceptor do Estágio em Ortopedia Pediátrica das Residências de Ortopedia do Hospital Governador Celso Ramos (HGCR) e do Hospital Regional de São José, SC. *Fellow* em Videocirurgia, Cirurgia do Joelho e Ombro no Instituto Balsini, SC.

Marcelo Hideki Fujino: Ortopedista pediátrico. Médico do Laboratório de Marcha da AACD/SP. Membro titular da SBOT e da SBOP.

Marcelo Italo Risso Neto: Ortopedista e traumatologista. Médico assistente da Disciplina de Cirurgia da Coluna do Departamento de Ortopedia e Traumatologia da FCM-Unicamp. Membro titular da SBOT e SBC.

Marcelo J. J. Ares: Fisiatra da Clínica de Lesão Medular da AACD/SP – unidade Ibirapuera. Diretor médico do Hospital da AACD.

Marcelo Lemos: Ortopedista e traumatologista. Instrutor da Residência Médica em Ortopedia e em Cirurgia da Mão e Microcirurgia.

Márcia Harumi Uema Ozu: Fisioterapeuta da Clínica de Paralisia Cerebral da AACD. Formação no Método Neuroevolutivo – Conceito Bobath Infantil e Baby Course.

Marcio Carpi Malta: Médico. Professor associado da Faculdade de Medicina da UFF. Doutor em Medicina pela EPM-Unifesp. Membro titular da SBOT.

Marco Antonio Percope de Andrade: Ortopedista. Professor associado da Faculdade de Medicina da UFMG. Especialista em Cirurgia do Joelho. Mestre e Doutor em Medicina pela EPM-Unifesp. Ex-presidente da SBCJ e da SBOT.

Marco Antonio Pires Almagro: Membro da SBOT.

Marco Aurélio de Oliveira: Ortopedista. Professor da Disciplina de Ortopedia da Unisul, SC. Preceptor da Residência Médica em Ortopedia do HIJG. Membro titular da SBOT, da SBCM e da SBOP.

Marcos Antonio Almeida Matos: Ortopedista. Coordenador científico da Residência de Ortopedia e Traumatologia do Hospital Santa Izabel, BA. Professor titular de Ortopedia da Universidade do Estado da Bahia (Uneb). Professor adjunto da Escola Bahiana de Medicina e Saúde Pública. Coordenador do Mestrado de Tecnologias em Saúde da Escola Bahiana de Medicina e Saúde Pública. Especialista em Ortopedia Pediátrica. Mestre e Doutor pela FMUSP.

Marcos C. Leonhardt: Ortopedista. Assistente do Pronto-Socorro do IOT-HC-FMUSP. Especialista em Trauma Ortopédico. Mestre em Ciências Médicas pela FMUSP.

Marcos Corsato: Ortopedista e traumatologista. Ex-preceptor do IOT-HC-FMUSP. Chefe do Grupo de Pé e Tornozelo do IOT-HC-FMUSP. Mestre em Ortopedia e Traumatologia.

Marcus Vinicius Crestani: Ortopedista e cirurgião de quadril. Membro da SBOT e da SBQ.

Maria Cristina S. Galvão: Fisioterapeuta. Especialista no Conceito Bobath e Baby Course para crianças com desordens neurológicas.

Maria Stella Peccin: Fisioterapeuta. Docente do Departamento de Ciências do Movimento Humano do Curso de Fisioterapia da Unifesp. Orientadora de Mestrado e Doutorado dos Programas de Pós-graduação Interdisciplinar em Ciências da Saúde e Saúde Baseada em Evidências da Unifesp. Mestre em Reabilitação e Doutora em Ciências pela Unifesp.

Mário Kuhn Adames: Membro do Serviço de Ortopedia Pediátrica do HIJG, SC. Membro do Grupo de Tornozelo e Pé de Florianópolis, SC. Mestre em Ortopedia e Traumatologia pela EPM-Unifesp. Boarder of the Humanitarian Committee of the American Foot and Ankle Society.

Marta Imamura: Professora Doutora III do Departamento de Medicina Legal, Ética Médica e Medicina Social e do Trabalho da FMUSP. Médica do Centro de Pesquisa Clínica do Instituto de Medicina Física e de Reabilitação do HC-FMUSP.

Maurício Benedito Ferreira Caetano: Especialista em Ortopedia pela SBOT e em Cirurgia da Mão pela SBCM. Mestre em Medicina pela EPM-Unifesp.

Mauricio L. D. Mongon: Ortopedista e traumatologista. Assistente do Grupo de Traumatologia do Hospital Estadual Sumaré/Unicamp. Especialista em Trauma Ortopédico pela SBTO. Doutor em Cirurgia pela FCM-Unicamp.

Mauro César de Morais Filho: Ortopedista pediátrico. Supervisor médico do Laboratório de Marcha e chefe do Serviço de Ortopedia da AACD/SP. Ortopedista do Grupo de Paralisias do IOT-FMUSP. Mestre em Ortopedia e Traumatologia pela FMUSP.

Michael Davitt: Médico. PHD em Órteses e Próteses pela Paddington Universidade de Londres. Responsável pela Universidade de Órteses e Próteses do Hospital de Clínicas da Unicamp.

Miguel Akkari: Professor assistente da Faculdade de Ciências Médicas da Santa Casa de São Paulo (FCMSCSP). Chefe do Grupo de Ortopedia e Traumatologia Pediátrica da FCMSCSP. Mestre em Ortopedia e Doutor em Ciências da Saúde pela FCMSCSP.

Milton Bernardes Pignataro: Preceptor da Residência Médica da Irmandade Santa Casa de Misericórdia de Porto Alegre. Membro titular da SBCM e da SBOT.

Milton Valdomiro Roos: Chefe da Residência Médica em Ortopedia e Traumatologia do HOPF, RS. Fundador e diretor técnico do Banco de Tecido Músculo-esquelético de Passo Fundo, RS. Professor da Faculdade de Medicina da Universidade de Passo Fundo, RS.

Moacir S. Neto: Fisiatra e médico do exercício e do esporte. Especialista pela Sociedade Brasileira de Medicina Física e Reabilitação e pela Sociedade Brasileira de Medicina do Exercício e do Esporte. *Fellow* no Departamento de Medicina Esportiva da University of Pittsburgh, EUA. *Fellow* no Departamento de Neurologia Comportamental da University of Melbourne, Austrália.

Moisés Cohen: Médico. Professor titular e chefe do Departamento de Ortopedia e Traumatologia da EPM-Unifesp.

Nelson Mattioli Leite: Médico. Especialista pela Associação Médica Brasileira (AMB) e pela SBOT em de Ortopedia e Traumatologia, e em Cirurgia da Mão pela AMB e pela SBCM. Mestre e Doutor em Medicina pela EPM-Unifesp.

Osvandré Lech: Chefe da Residência Médica de Ortopedia da Universidade Federal da Fronteira Sul (UFFS), campo de prática no Hospital São Vicente de Paulo de Passo Fundo, RS. Chefe da Residência Médica de Ortopedia do IOT de Passo Fundo, RS. Secretário do International Board of Shoulder and Elbow Surgery (IBSES). Editor associado da Revista Brasileira de Ortopedia. Membro do Corpo Editorial do Bone and Joint Journal (ex-JBJS-Br), da Acta Ortopédica Brasileira, da Revista Dor e da Revista DOC.

P. David F. Gusmão: Ortopedista. Especialista em Quadril e Cirurgia Preservadora de Quadril. Membro da SBQ e da International Society of Hip Arthroscopy.

Patricia M. de Moraes Barros Fucs: Professora titular da FCMSCSP. Chefe de Clínica adjunta do Departamento de Ortopedia e Traumatologia e do Grupo de Doenças Neuromusculares da FCMSCSP.

Paula Pardini Freitas: Fisioterapeuta e terapeuta da mão. Mestre em Ciências da Reabilitação pela UFMG.

Paulo Bertol: Doutor em Ortopedia pela EPM-Unifesp.

Paulo César de César: Médico do Grupo de Pé e Tornozelo do Hospital Mãe de Deus de Porto Alegre, RS. Especialista em Cirurgia do Pé e Tornozelo pelo MedStar Union Memorial Hospital/John Hopkins University, Baltimore, MD, EUA. Mestre em Cirurgia pela UFRGS.

Paulo Cesar F. Penteado: Ortopedista do Centro Médico de Campinas. Tesoureiro do Grupo de Estudo do Joelho de Campinas. Membro da SBOT, da SBCJ e da SBQ.

Paulo Cesar Faiad Piluski: Ortopedista. Especialista em Cirurgia do Ombro e Cotovelo. *Fellow* no IOT de Passo Fundo e no St Francis Shoulder Center, Columbus, GA,EUA. Preceptor do Serviço de Residência Médica do IOT de Passo Fundo e do Hospital São Vicente de Paulo/UFFS.

Paulo Daw Wen Su: Ortopedista e traumatologista. Professor substituto da UFAM, preceptor da Residência Médica de Ortopedia e Traumatologia da HUGV/UFAM e coordenador do Serviço de Ortopedia e Traumatologia Pediátrica do IOTAM/SUSAM. Especialista em Ortopedia Pediátrica. Membro titular da SBOT e da SBOP. Membro internacional da AO Trauma e da PIA.

Paulo Henrique Ruschel: Ortopedista e traumatologista, cirurgião da mão e cotovelo, microcirurgia reconstrutiva. Diretor da Clínica da Mão de Porto Alegre. Membro do Grupo de Mão e Cotovelo do Serviço de Ortopedia e Traumatologia da Santa Casa de Misericórdia de Porto Alegre.

Paulo Lompa: Ortopedista. Professor de Ortopedia da FAMED/ UFRGS. Membro do Serviço de Ortopedia da Santa Casa de Misericórdia de Porto Alegre. Mestre em Ortopedia pela UFRGS.

Paulo Roberto Barbosa Lourenço: Ortopedista. Chefe do Serviço de Trauma Ortopédico do Hospital Quinta D'or, RJ. Especialista em Trauma Ortopédico pela University of Tennessee – Campbell Clinic.

Paulo Sergio dos Santos: Ortopedista e traumatologista, cirurgião do ombro e cotovelo. Professor associado da Disciplina de Ortopedia e Traumatologia da UFPR. Doutor e Mestre em Clínica Cirúrgica pela UFPR.

Paulo Tadeu Maia Cavali: Chefe do Grupo de Coluna do Departamento de Ortopedia e Traumatologia da FCM-Unicamp. Médico assistente do Grupo de Escoliose da AACD/SP. Chefe do Grupo de Coluna do Hospital Alemão Oswaldo Cruz, SP. Mestre e Doutor pela Unicamp.

Pedro Couto Godinho: Preceptor dos Serviços de Cirurgia do Ombro dos Hospitais Ortopédico e Belo Horizonte, MG. Especialista em Ortopedia e Traumatologia pela SBOT.

Pedro Henrique Mendes: Ortopedista e traumatologista. Coordenador do Centro de Ortopedia Pediátrica do INTO. Ortopedista do Instituto Fernandes Figueira/Fiocruz, RJ. Especialista em Ortopedia Pediátrica pela Universidade Estadual do Rio de Janeiro (UERJ). Mestre em Ortopedia e Traumatologia pela UFRJ. Doutor pelo Instituto Fernandes Figueira/Fiocruz.

Pedro José Labronici: Chefe do Serviço de Ortopedia e Traumatologia do Hospital Santa Teresa, RJ. Professor titular de Ortopedia da Faculdade de Medicina de Petrópolis,

RJ. Professor adjunto de Ortopedia da UFF, RJ. Doutor em Medicina pela EPM-Unifesp.

Rafael Barban Sposeto: Ortopedista e traumatologista. Médico assistente do Grupo de Pé e Tornozelo e do Grupo de Trauma do IOT-HC-FMUSP. Especialista em Cirurgia do Pé e Tornozelo.

Rafael Trevisan Ortiz: Ortopedista do HC-FMUSP.

Raul Carlos Barbosa: Residente do Departamento de Ortopedia e Traumatologia do HC-UFG.

Reginaldo Perilo Oliveira: Especialista em Patologias da Coluna Vertebral: Cirurgia. Doutor em Ortopedia e Traumatologia pela FMUSP.

Régis N. Rodrigues: Médico assistente do Grupo de Ortopedia Pediátrica do INTO. Preceptor da Residência Médica do Hospital Geral de Nova Iguaçu, RJ. Especialista em Ortopedia e Traumatologia pelo Hospital Barata Ribeiro, RJ, Especialista em Ortopedia Pediátrica e Afecções do Pé pela FMRP-USP. Mestre em Medicina pela Uninove, SP. Membro da SBOT e da SBOP.

Renan Gallas Mombach: Médico. Membro do corpo clínico do HIJG e do HGCR, SC. Membro da SBOT e da ABTPé.

Renato Amorim: Ortopedista. Especialista em Reconstrução e Alongamento Ósseo.

Reynaldo Jesus-Garcia: Professor titular e livre-docente do Departamento de Ortopedia e Traumatologia da Unifesp. Chefe do Setor de Ortopedia Oncológica da Unifesp e do Instituto de Oncologia Pediátrica/Grupo de Apoio ao Adolescente e à Criança com Câncer (IOP/GRAACC). Professor titular do Curso de Pós-graduação e ortopedista oncologista do Hospital Israelita Albert Einstein. Ex-presidente da International Society of Limb Salvage (ISOLS) e membro associado da American Musculoskeletal Tumor Society (MSTS).

Ricardo Canquerini: Cirurgião do ombro e cotovelo. Preceptor da Residência Médica em Ortopedia e Traumatologia do HCPA. Mestre em Cirurgia pela FAMED/UFRGS.

Ricardo Kaempf de Oliveira: Ortopedista e cirurgião da mão. Chefe do Grupo de Cirurgia da Mão do Hospital Mãe de Deus de Porto Alegre. Médico do Grupo de Cirurgia da Mão do Hospital da Criança Santo Antônio/ Irmandade Santa Casa de Misericórdia de Porto Alegre. Membro da SBOT e da SBCM. Presidente da Regional Sul da SBCM.

Ricardo Sprenger Falavinha: Ortopedista do Hospital Universitário Cajuru/PUCPR e do Hospital Novo Mundo, PR. Médico socorrista do Serviço Integrado de Atendimento ao Trauma e Emergência (SIATE). Instrutor da AO Internacional. Mestre em Clínica Cirúrgica pela UFPR. Membro da Comissão de Ensino e Treinamento da SBOT.

Roberto Basile Jr.: Ortopedista. Professor assistente Doutor do IOT-HC-FMUSP.

Roberto Guarniero: Professor associado livre-docente do Departamento de Ortopedia e Traumatologia da FMUSP.

Roberto Luis Sobania: Médico. Chefe do Serviço de Cirurgia da Mão e da Residência Médica em Cirurgia da Mão do Hospital de Clínicas da UFPR. Chefe do Serviço de Ortopedia e Traumatologia da Santa Casa de Curitiba. Especialista em Ortopedia e Traumatologia pelo Hospital XV, PR. Especialista em Cirurgia da Mão pelo IOT-HC-FMUSP. Mestre em Cirurgia pelo Departamento de Cirurgia da UFPR.

Roberto Sandoval Catena: Mestre em Ortopedia pela UNIFESP.

Rogério Carneiro Bitar: Ortopedista e traumatologista. Médico assistente do Grupo de Trauma do Hospital das Clínicas da FMRP-USP. Instrutor da AO Internacional. Membro titular da SBOT e da ABTPé.

Rogério Kipper Picada: Ortopedista e traumatologista. Responsável pelo Serviço de Coluna da Clínica de Fraturas de Cruz Alta, RS, Hospital São Vicente de Paulo de Cruz Alta, RS, e Hospital Santa Lúcia de Cruz Alta, RS. Especialista em Cirurgia da Coluna Vertebral.

Rui Maciel de Godoy Junior: Professor Doutor da FMUSP. Médico assistente da Disciplina de Ortopedia Pediátrica do IOT-HC-FMUSP.

Sandra Tripodi: Fisiatra da Clínica de Lesão Medular da AACD. Especialista em Medicina Física e de Reabilitação.

Schirley Aparecida Manhães: Terapeuta ocupacional da Secretaria de Saúde do Estado do Paraná. Especialista em Reabilitação dos Membros Superiores: Terapia da Mão pelo IOT-HC-FMUSP. Formação no Método Neuroevolutivo – Conceito Bobath.

Sérgio Nogueira Drumond: Professor adjunto da UFMG. Ortopedista do Grupo de Quadril do Hospital Ortopédico, do Hospital LifeCenter e do Hospital Belo Horizonte, MG. Mestre e Doutor em Cirurgia Ortopédica pela UFMG. Membro titular da SBQ, da SBOT e da SICOT.

Sergio A. Hennemann: Ortopedista. Especialista em Cirurgia da Coluna no Hospital Mãe de Deus de Porto Alegre. Membro da SBOT e da SBC.

Silviane Vezzani: Fisioterapeuta. Responsável técnica pela Equipe Silviane Vezzani de Fisioterapia Esportiva. Especialista em Fisioterapia Esportiva pela SONAFE e em Ciências do Movimento pela UFRGS.

Silvio Coelho: Médico. Chefe da Ortopedia Pediátrica do Hospital da Criança Santo Antonio, da Santa Casa de Misericórdia de Porto Alegre. Ortopedista pediátrico do Serviço de Ortopedia e Traumatologia do Hospital Universitário de Canoas, RS. Professor do Curso de Medicina da Ulbra. Especialista em Ortopedia e Traumatologia.

Simone Battibugli: Ortopedista pediátrica. Responsável pelo Setor de Doenças Neuromusculares do The Children's Medical Centre, Dubai, EAU. Membro titular da SBOT, da SBOP e da Middle East Pediatric Orthopaedic Society (MEPOS).

Susana dos Reis Braga: Médica segunda assistente do Grupo de Ortopedia e Traumatologia Pediátrica da SCSP. Mestre em Ortopedia.

Sydney A. Haje (*in memoriam*): Ortopedista pediátrico e fisiatra. Pósgraduado pelo Alfred I. duPont Hospital for Children, Wilmington, DE, EUA. Membro Fundador da SBOP.

Telma Luiza Coppini Previatto: Fisioterapeuta responsável pela Clínica de Pós-Operatório em Paralisia Cerebral da AACD/SP – unidade Ibirapuera. Aprimoramento no Conceito Neuroevolutivo Bobath Infantil e Baby Course.

Tiago Lazzaretti Fernandes: Médico assistente do Grupo de Medicina do Esporte do HC-FMUSP. Coordenador científico do Núcleo de Medicina do Esporte do Hospital Sírio-Libanês. Especialista pela SBCJ. Mestre e Doutorando pelo Departamento de Ortopedia e Traumatologia da FMUSP. Doutorado-sanduíche pela Harvard Medical School.

Tito Rocha: Ortopedista. Chefe do Trauma Ortopédico do INTO.

Tulio Diniz Fernandes: Professor associado do Departamento de Ortopedia e Traumatologia da FMUSP.

Túlio Vinícius de Oliveira Campos: Professor assistente do Departamento de Aparelho Locomotor da UFMG. Mestre em Medicina Molecular pela UFMG. Membro titular da SBCJ e da SBOT.

Valéria Cassefo Silveira: Fisiatra. Membro do corpo clínico da AACD. Responsável técnica pelo Centro de Reabilitação do SESI, Santo André, SP. Especialista em Medicina Física e Reabilitação pela Unifesp.

Valney Luiz da Rocha: Professor do Departamento de Ortopedia e Traumatologia da Faculdade de Medicina da UFG. Especialista em Ortopedia e Traumatologia. Sócio fundador da SBOP.

Victor Hugo M. Ramos: Ortopedista e traumatologista. Especialista em Ortopedia Pediátrica e em Alongamento Ósseo com Fixadores Externos. Membro do corpo clínico do Hospital Pequeno Príncipe, PR.

Vineeta Swaroop: Professora assistente de Cirurgia Ortopédica na Escola Feinberg de Medicina, Northwestern University, Chicago, USA.

Viviane Zechlinski Sacharuk: Fisioterapeuta. Especialista em Fisioterapia Traumato-ortopédica pelo CBES. Mestre em Neurociências pela UFRGS.

Wagner Nogueira da Silva: Ortopedista do Hospital da Baleia, MG.

Walter Hamilton Targa: Ortopedista do IOT-HC-FMUSP. Professor colaborador do Grupo de Reconstrução Óssea.

Wander Brito: Ortopedista da Clínica Symco. Professor da Faculdade de Medicina São Leopoldo Mandic. Preceptor do Hospital Municipal Mario Gatti, SP. Coordenador da Ortopedia do Complexo Hospitalar Prefeito Edvaldo Orsi, SP. Especialista em Cirurgia do Joelho e Medicina Esportiva.

Weverley Rubele Valenza: Chefe do Grupo de Ortopedia Pediátrica do Hospital do Trabalhador/UFPR. Preceptor da Residência Médica do Hospital do Trabalhador/UFPR. Membro do Grupo de Ortopedia Pediátrica do Hospital Universitário Cajuru/PUCPR. Faculty Latin América, AO Foundation, Switzerland.

William Dias Belangero: Professor titular do Departamento de Ortopedia e Traumatologia da FCM-Unicamp. Responsável pelo Grupo de Ortopedia Pediátrica da FCM-Unicamp.

William Gemio Jacobsen Teixeira: Médico assistente do Grupo de Coluna do Instituto do Câncer do Estado de São Paulo.

Wilson Mello A. Jr.: Diretor do Instituto Wilson Mello, SP. Presidente do Grupo de Estudos do Joelho de Campinas e chefe da Especialidade Joelho da Ortopedia da PUC-Campinas.

Xavier M. G. R. G Stump: Radiologista sênior do Grupo Fleury. Membro titular do Colégio Brasileiro de Radiologia.

Apresentação

Apresentar a 5ª edição do livro *Ortopedia e traumatologia: princípios e prática* é uma tarefa que me deixa muito honrado. A reconhecida qualidade científica desta obra, avaliada pelo grande sucesso das edições anteriores, sem dúvida se repetirá de forma ainda mais expressiva nesta 5ª edição, revisada e atualizada por colaboradores que representam o melhor da ortopedia brasileira.

O livro *Ortopedia e traumatologia: princípios e prática* é referência para a formação de jovens especialistas e consulta obrigatória na prática diária de todos os ortopedistas e traumatologistas. Os organizadores da obra, Drs. Sizínio Hebert, Tarcísio de Barros Filho, Renato Xavier e Arlindo Pardini, e os coordenadores de seção, Drs. Anastácio Kotzias e Jorge Tramontini, organizaram de forma muito didática todos os capítulos. Os mais de 200 colaboradores representam as principais escolas médicas do País, centros renomados de formação de especialistas em ortopedia e traumatologia e também as sociedades de especialidade.

Como colaborador desta obra e como presidente da Sociedade Brasileira de Ortopedia e Traumatologia (SBOT), gostaria de parabenizar os organizadores e a ortopedia brasileira por mais este excelente instrumento de educação.

Luiz Antônio Munhoz da Cunha
Presidente da Sociedade Brasileira de Ortopedia e Traumatologia

Prefácio

Um dos pioneiros na história da medicina, Muhammad ibn Zakariya Al-Razi (também conhecido pela versão latinizada do seu nome, Rhazes ou Rasis, 865-925 d.C., 251-313 a.H.) foi o autor de mais de 200 livros e tratados. O livro *Os segredos da profissão médica* não só transmite uma riqueza de conhecimentos médicos, mas reflete a própria dedicação de Al-Razi à profissão e ao bem-estar humano em geral, colocando à disposição do público o conhecimento médico adquirido a partir da leitura das obras de antigos médicos, incluindo Hipócrates, bem como seu próprio conhecimento amplo neste campo. Também nesta obra ele argumenta que a tendência percebida, entre os médicos de sua época, de manter em segredo o tratamento médico iria prejudicar a disseminação da aprendizagem em geral, e que tinham transformado a medicina em uma profissão rentável, em vez de uma profissão de cura.

A ciência é um esforço de colaboração. Os resultados combinados, somados e divulgados de várias pessoas trabalhando juntas é, na maioria das vezes, muito mais eficaz do que poderia ser o de um cientista ou autor que trabalha sozinho.

Desde sua 1ª edição, publicada em 1995, mantemos o objetivo de que este livro seja útil tanto para o ortopedista geral quanto para aquele que, ao se dedicar a uma subespecialidade, não consegue acompanhar os constantes avanços científicos das demais áreas. Esperamos que este livro-texto apresente aos residentes as tendências da ortopedia e traumatologia brasileira vividas pela realidade dos nossos ortopedistas, familiarizados com os conceitos e práticas mais atuais. Além disso, a obra tem sido uma referência ao concurso para obtenção do título de especialista da SBOT.

Todas as quatro últimas edições mostraram o interesse e a objetividade do seu conteúdo, sendo utilizadas também nas faculdades de medicina e de fisioterapia como livro-texto, tanto nos cursos de graduação como de especialização. Isso vem acontecendo devido ao comprometimento dos inúmeros autores que têm se dedicado à sua atualização e renovação a cada nova edição, nos emprestando suas experiências pessoais e provenientes dos diversos serviços e universidades brasileiras. Esta nova edição tem os mesmos objetivos das anteriores, porém com autores, capítulos, texto, imagens e projeto gráfico renovados e atualizados. Com isso, esperamos mais uma vez atingir nossos objetivos de uma obra que, ao refletir o que melhor se faz na área, contribua para a formação e a qualificação de estudantes e profissionais.

Agradeço, como organizador, a todos os autores da edição atual e anteriores, pela oportunidade do aprendizado e atualização, e pelo compromisso e empenho na entrega de suas experiências. Os autores é que fazem o livro.

Agradeço também a Renato Xavier, Tarcísio P. de Barros Filho e Arlindo Pardini, pela continuidade da parceria em mais uma edição, e aos colegas Anastácio Kotzias Neto e Jorge Luiz Tramontini, pela inestimável contribuição na indicação e contato com autores, bem como na coordenação das seções de ortopedia e traumatologia.

À equipe da Artmed Editora, pelo empenho a esta 5ª edição.

Sizínio K. Hebert
Organizador

Prefácio da 4ª edição

Estudantes e estudiosos de todas as idades geralmente têm em vista apenas a *informação*, não a *instrução*. Nem sempre lhes ocorre que a informação é apenas um meio para a instrução, tendo pouco ou nenhum valor por si só.

Quando lemos um livro buscando a instrução, precisamos da recomendação e do aval daqueles que mais entendem do assunto, confirmando que, de fato, se encontra ali um ensinamento válido. Em *Ortopedia e traumatologia: princípios e prática*, essa recomendação vem da experiência dos autores, provenientes dos diversos serviços e universidades brasileiros, que, desde sua primeira edição, vêm divulgando sua produção científica com vistas ao ensino da ortopedia, da traumatologia e da reabilitação.

O conhecimento médico se acumula dinâmica e permanentemente, de modo que nenhum de nós consegue saber nem sequer a milésima parte daquilo que seria importante saber. As subespecialidades atingiram tal dimensão, que o especialista acaba por dedicar-se apenas ao seu campo específico, não conseguindo voltar-se para o todo. A verdadeira formação exige a universalidade e a visão geral do conheci mento, sendo esse um dos principais objetivos deste livro desde a sua primeira edição.

Não há erro maior do que acreditar que a última palavra é sempre a mais correta, que algo escrito hoje é o aprimora mento do que foi escrito antes, que toda mudança é um pro gresso. Os capítulos deste livro foram escritos a partir do conhecimento experimentado pelos autores. O contraditório faz parte do aprendizado. Por isso, é fundamental que se aprenda com as publicações, antigas e novas, bem como no dia-a-dia, com os profissionais que vivenciaram o passado, vivem o presente e têm, pela experiência, uma visão clara do futuro.

Esta nova edição de *Ortopedia e traumatologia: princípios e prática* reúne mais de 170 autores, que apresentam o que há de mais atual em termos de técnicas de diagnóstico e tratamento, mantendo a abordagem ampla e acessível, caracterestica das edições anteriores.

Expandido e com capítulos totalmente remodelados e atualizados, este livro é enriquecido com mais de 2.500 ilustrações que auxiliam no entendimento dos tópicos abordados.

Dentre os novos temas, encontram-se as deformidades paralíticas e não-paralíticas da coluna toracolombar; a reabilitação funcional da coluna vertebral; a reabilitação das lesões não-traumáticas do membro superior; a reabilitação funcional do quadril da criança; a artroscopia de punho, do quadril e do tornozelo; a revisão de artroplastia total do joelho; os tumores ósseos benignos e as lesões pseudotumorais; os tumores ósseos malignos e as lesões metastáticas; bem como as lesões dos nervos periféricos.

Outra novidade desta edição é o CD-ROM que acompanha o livro, incluindo vídeos de procedimentos artroscópicos (que complementam os capítulos específicos sobre a técnica), acompanhamentos de casos (que ilustram os capítulos sobre marcha normal e patológica e defeitos de fechamento do tubo neural) e os arquivos pdf dos três capítulos da seção sobre vias de acesso da edição anterior (estes capítulos foram reproduzidos no CD-ROM, conforme publicados na terceira edição do livro, para aqueles leitores que se interessarem pelo assunto). Além disso, os vídeos sobre exame físico, que na terceira edição acompanhavam o livro em CD-ROM, estão agora disponíveis para acesso via Internet, no *link* deste livro no site da editora (www.artmed.com.br). Estes materiais, bem como outros, sejam atualizações ou complementos, também poderão ser acessados diretamente no hot *site* do livro (www.artmed.com.br/ortopediaetraumatologia).

Agradeço a todos os autores que participam desta edição e/ou participaram das edições anteriores, à Comissão de Ensino e Treinamento do SBOT, pela manutenção da indicação deste livro como bibliografia recomendada para o concurso ao título de especialista, e à Artmed Editora, pela possibilidade de mais esta edição.

Boa leitura!

Sizínio Hebert
Organizador

Prefácio da 3ª edição

Esta 3ª edição de *Ortopedia e Traumatologia: Princípios e Prática* surge em um momento de grandes avanços tecnológicos. As mudanças são tantas que se torna difícil ao ortopedista acompanhar o ritmo sem perder a noção do todo, a qualidade do atendimento e a relação médico-paciente. Não há possibilidade de sucesso profissional se nos dedicarmos a uma só patologia ou articulação, perdendo o contato com tudo o que representa nossa especialidade.

Stephen W. Hawking, Doutor em cosmologia pela Universidade de Cambridge e considerado o mais brilhante físico teórico desde Einstein, é portador de esclerose amiotrófica lateral. Em sua cadeira de rodas, ocupa a cadeira de Newton como professor lucasiano de matemática. Usando um microcomputador para se expressar, define da seguinte maneira o "princípio da incerteza", um dos princípios importantes da física: "nunca podemos estar certos quanto à posição e à velocidade de uma partícula; quanto mais acuradamente se conhece uma, menos acuradamente se conhece a outra".

Dessa forma pensamos esta 3ª edição. Por mais que sejamos especialistas, não podemos nos distanciar do conhecimento geral da anatomia, da biomecânica, do exame físico e do entendimento das relações que existem entre as mais diversas patologias que acometem o aparelho locomotor, desde a concepção até a morte, para que possamos privilegiar nosso paciente com o mais moderno, seguro e eficaz tratamento.

O sumário contempla o estudante, o residente, o especialista e o generalista. Nos 82 capítulos estão descritas as experiências pessoais, de grupos de trabalho, de serviços e de universidades aqui representados pelos 145 autores que fazem o livro.

A Artmed Editora nos contempla com um volume de 1.632 páginas e uma apresentação mais moderna e didática, composta por mais 2.500 ilustrações. Trata-se de uma edição totalmente atualizada, modificada, abrangente e aprofundada, para uso dos profissionais e professores que atuam sobre os problemas do aparelho locomotor.

Sizínio Hebert
Organizador

Prefácio da 2ª edição

Quando foi lançada a 1ª edição de *Ortopedia e Traumatologia: Princípios e Prática*, havia uma carência de textos nacionais que abordassem a ortopedia e a traumatologia de forma tão abrangente, sistematizada e escrita por autores brasileiros que reunissem sua experiência e conhecimento em um texto fluente e ao mesmo tempo prático e didático. Sem dúvida, essa foi a razão para que a publicação obtivesse a aceitação e a difusão que conquistou, tornando-se um *best-seller* na sua especialidade em menos de dois anos.

Nesta 2ª edição, há uma maior abrangência de temas e principalmente mais consistência. Muitos assuntos abordados anteriormente de forma conjunta ou em capítulo único passaram a constituir capítulos específicos, e temas que não tinham sido incluídos ganharam espaço. Assim, o número de capítulos e o volume de texto aumentaram consideravelmente.

Ortopedia e Traumatologia é o livro das novas gerações de ortopedistas e traumatologistas brasileiros, tendo se transformado em livro-texto básico para a graduação e a pós-graduação, sendo mais uma referência de valor para os candidatos ao título de especialista da SBOT. Tem servido, ainda, para consulta do ortopedista geral e daquele que, ao se dedicar mais a uma das subespecialidades, não tem tempo para acompanhar o avanço científico das outras áreas.

Enfim, a obra que faltava agora é uma realidade em nosso meio, graças à qualidade dos textos escritos pelos inúmeros autores, de experiência reconhecida. São 53 capítulos, 70 autores e em torno de 800 ilustrações que dão ao leitor um panorama geral e ao mesmo tempo atualizado e especializado da Ortopedia e da Traumatologia brasileira no momento.

Para que a 2ª edição se concretizasse, mais uma vez contamos com a colaboração e a experiência inestimáveis dos autores e da Artmed Editora.

Agradeço a todos os colegas que, mesmo não tendo participado como autores, avaliaram, comentaram, criticaram e divulgaram o livro no meio médico, e à Comissão de Ensino e Treinamento (CET) da SBOT, por ter mantido o livro como bibliografia recomendada para o concurso ao título de especialista. Mais uma vez quero agradecer o estímulo, a amizade e a compreensão do amigo Renato Xavier, assim como dos colegas Arlindo Pardini Jr. e Tarcísio Eloy Pessoa de Barros Filho, pelo valioso auxílio de supervisão desta obra.

Sizínio Hebert
Organizador

Prefácio da 1ª edição

Há 25 anos, quando comecei a estudar ortopedia e traumatologia, fui em busca de um livro-texto que ensinasse os primeiros conceitos teóricos e que desse uma idéia, ao menos parcial, da nossa especialidade. Era um manual de ortopedia e traumatologia semelhante a outros, escrito por autores estrangeiros e traduzido para a língua espanhola. Foi um livro de cabeceira, meu livro-texto quando cursei a disciplina de ortopedia e traumatologia na Faculdade de Medicina – assim como foi para muitos colegas meus, tendo me acompanhado também quando fiz o concurso para residência. Tal motivo fez com que eu o guardasse como um objeto de grande valor sentimental, já que foi o meu primeiro professor de ortopedia e traumatologia.

Durante a residência, fomos obrigados a investir em livros estrangeiros, que nos ensinavam os problemas da especialidade com detalhes científicos e técnicas usadas em outros países, nem sempre possíveis de serem executadas no Brasil. Os ensinamentos que tínhamos de nossos professores durante a residência misturavam-se com a realidade brasileira, cada uma inerente ao serviço e às condições hospitalares da época, os quais não mostravam a atualidade da ortopedia brasileira como um todo, mas apenas uma mescla do que se fazia naquele determinado hospital e naquele ou naqueles livros texto a que tínhamos acesso. Isso se refletia no exame para obtenção do título de especialista: os examinadores, vindos de regiões e serviços dos mais distintos, assim como os residentes – alguns tendo feito formação inclusive em outros países – tinham idéias e experiências completamente diferentes das que tinham os candidatos.

Em 1979, assumi a regência da Disciplina e a chefia do Serviço de Ortopedia e Traumatologia da Faculdade de Medicina e Hospital Universitário da PUCRS. A partir daí, as posições se inverteram. Os alunos e os residentes buscavam um livro-texto, uma maneira mais apropriada de conhecer a nossa especialidade. Perguntavam que livro era recomendado por nós, professores, e a realidade era a mesma da década de 60 e início de 70, ou seja, tínhamos a indicar alguns livros do tipo manual, escritos por autores estrangeiros, com edições novas, mas desatualizadas, ficando cada vez mais distantes da realidade brasileira.

Por outro lado, como professores, tínhamos o mesmo problema ao compormos o programa básico teórico da disciplina. Durante as aulas, percebíamos os alunos copiando, gravando as nossas aulas, já que o que ensinávamos nem sempre podia ser encontrado nos livros-texto a que tinham acesso. Isso fazia com que, em vez de prestarem atenção às aulas, gastassem todo o tempo preocupados em copiar a matéria. Nem eles – os estudantes –, nem nós – os professores – estávamos satisfeitos com tal situação.

Na residência, o programa a ser seguido era mais coerente. A Comissão de Ensino e Treinamento da Sociedade Brasileira de Ortopedia e Traumatologia há muito já tinha determinado o programa básico téorico e prático a ser desenvolvido pelas residências por ela credenciadas. Mas o problema dos livros-texto continuava. Eram inacessíveis – pelo preço – e difíceis de serem entendidos por serem escritos em língua estrangeira. A prática do livro copiado em xerox tomou contadas nossas faculdades e residências, uma prática ilegal, com perda substancial da qualidade das imagens radiográficas, que na cópia perdem os detalhes, mas que tem sido a maneira mais economicamente viável de acesso ao conhecimento nos nossos dias.

A subespecialização fez surgir ao longo destes anos um número crescente de livros e publicações específicos para cada área, o que aumentou ainda mais a necessidade de acesso do residente aos conhecimentos que serviram de base para os grupos especializados, que hoje temos em todos os serviços de ortopedia no Brasil e no exterior. E o quadro encontrado é composto por poucas instituições que ainda conseguem manter uma biblioteca com revistas e livros atuais e especializados.

De 1988 a 1993, estive envolvido com o ensino da especialidade em nível de residência, participando da Comissão de Ensino Continuado e, depois, da Comissão de Ensino e Treinamento da SBOT. Discuti com os colegas de comissão todos esses aspectos, inclusive o fato de que, com exceção da nossa *Revista Brasileira de Ortopedia e Traumatologia*, que é o espelho das nossas atividades científicas e do nível da ortopedia brasileira, nenhuma outra publicação ou livro de autores brasileiros é indicado oficialmente como livro-texto recomendado como fonte de pesquisa para o exame da CET/SBOT.

A direção da Artmed Editora, apoiada na realidade desses fatos, mostrou-nos a mesma ansiedade e preocupação em relação ao vazio literário, no Brasil, de uma obra que fosse nacional, escrita por colegas brasileiros, baseada em uma experiência que é a nossa realidade e não a de outros países, que pudesse reunir assuntos básicos e temas referentes às várias subespecialidades e que fosse acessível ao aluno e ao residente. Tais questões foram o motivo do convite para que eu organizasse esta obra.

Temos a intenção de que este livro sirva para consultado ortopedista geral e daquele que, ao se dedicar mais a uma subespecialidade, não tem muito tempo para acompanhar o avanço científico das outras áreas. Que sirva ao residente como um livro-texto básico, que mostre a tendência da ortopedia e da traumatologia brasileiras vivida pela realidade dos nossos ortopedistas, em especial os familiarizados com os conceitos e as práticas mais atuais. Que possa servir como guia para o concurso ao título de especialista e seus primeiros anos como profissional. Que o estudante de medicina, ao cursar a disciplina de ortopedia e traumatologia, possa ter o material necessário para o estudo da especialidade, sem se preocupar em buscar em várias publicações o que pretendemos esteja reunido neste livro.

Sem o convite e o patrocínio da Artmed Editora, a cada dia mais envolvida com temas da nossa especialidade, sem a aceitação e o material produzido por todos os autores colaboradores, sem a parceria do professor Renato Xavier na definição dos temas propostos e na escolha dos autores, este livro não seria realidade. A todos eles eu agradeço e presto a minha homenagem.

Aos que contribuíram para o meu aprendizado – professores, assistentes, alunos e pacientes – agradeço retribuindo com parte de minha experiência e a de todos os autores desta obra.

Este não é o primeiro livro escrito por autores nacionais, mas com certeza é o mais atual e abrangente da especialidade.

Sizínio Hebert
Organizador

Sumário

Princípios básicos

1
Marcha normal e patológica

Francesco Camara Blumetti
Marcelo Hideki Fujino
Mauro César de Morais Filho
Daniella Lins Neves

A aplicação clínica da análise do movimento passou a ser mais difundida a partir da década de 1980, mas, para que isso ocorresse, foram necessários séculos de estudos e desenvolvimento progressivo do conhecimento adquirido. Achados em cavernas com descrição primitiva do deslocamento humano, datados do período anterior ao nascimento de Cristo, e relatos atribuídos a Aristóteles referentes ao mesmo tema estão entre os primeiros registros de que se tem conhecimento sobre a análise do movimento.

No entanto, o modelo óptico atualmente empregado nos laboratórios de marcha teve seu início no final do século XIX. Nesse período, o então governador da Califórnia, Leland Stanford, contratou os serviços do fotógrafo Edward Muybridge para provar que o cavalo, durante o galope, permanecia durante alguns instantes com as quatro patas sem contato com o solo. As fotografias sequenciais da corrida do animal fizeram Stanford ganhar a aposta que fez com seus amigos e Muybridge dar início aos estudos sobre a locomoção animal e humana, compilados em seu trabalho clássico.[1]

Em 1895, Braune e Fisher realizaram o que se considera o primeiro estudo científico da marcha humana.[2] Fotografaram indivíduos com quatro câmeras, duas de cada lado, para que pontos selecionados do corpo fossem visualizados sob duas perspectivas, ou seja, em mais de um plano de movimento. A conversão de duas coordenadas dimensionais de cada ponto e sua trajetória no espaço tridimensional foi, então, possível. Os dados obtidos com essa técnica precisavam, no entanto, ser calculados de forma manual, o que demandava meses de trabalho árduo e tornava o método ainda impraticável em termos de utilidade clínica.

Porém, o grande avanço da análise do movimento humano ocorreu após a Segunda Guerra Mundial. Em virtude do grande número de vítimas do conflito – muitas delas com amputações de membros inferiores –, o governo norte-americano estimulou a implantação de laboratórios de biomecânica com o objetivo primário de desenvolver próteses para os pacientes amputados. Com isso, o ortopedista Verne Inman (1905-1980) e o fisiologista e biofísico Henry Ralston (1906-1993), junto com seus colegas engenheiros, envolveram-se na formação do Laboratório de Biomecânica da Universidade da Califórnia, em San Francisco e Berkley. Desse projeto resultaram inúmeros trabalhos científicos, como a descrição dos determinantes da marcha normal e os conceitos iniciais sobre a conservação de energia.[3]

Os trabalhos iniciais de Inman tiveram continuidade nas décadas seguintes graças a dois importantes discípulos. O doutor David Sutherland continuou o desenvolvimento de sistemas de análise de movimento, primeiro no Shriner's Hospital for Children (San Francisco) e depois no Children's Hospital de San Diego, e acumulou grande experiência na identificação e no tratamento de padrões anormais de marcha em crianças e adolescentes.[4]

A doutora Jacquelin Perry foi outra importante discípula de Inman. No Rancho Los Amigos (Califórnia), com anos de trabalho dedicado ao tratamento de pacientes adultos com lesão encefálica adquirida, Perry conseguiu obter detalhadas informações sobre a marcha normal e patológica, além da avaliação da função muscular com o desenvolvimento da eletromiografia.[5]

No entanto, o grande impulso para a aplicação clínica da análise instrumentada do movimento foi dado a partir da década de 1980. Insatisfeito com o resultado do tratamento até então utilizado para melhora da deambulação dos pacientes com paralisia cerebral e ciente do pouco conhecimento dos profissionais de sua área de atuação sobre a marcha normal, o doutor James Gage encontrou, no Laboratório de Marcha, um meio para combater esses problemas. Com base nos fundamentos desenvolvidos por Inman e continuados pelos doutores Sutherland e Perry, Gage passou a utilizar o Laboratório de Marcha como parte integrante do tratamento de pacientes com paralisia cerebral, com o objetivo de melhorar o padrão de deambulação. Passou, assim, a difundir de maneira enfática conceitos sobre a marcha normal e integrou o exame instrumentado no planejamento pré-operatório, objetivando proporcionar uma identificação mais precisa e detalhada das alterações na paralisia cerebral. Com isso, criou-se também a possibilidade de checar a eficácia dos procedimentos realizados por meio da realização de um exame de marcha pós-operatório e adequar as condutas, ou seja, a manutenção das recomendações efetivas e a substituição das ineficazes ou deletérias. Em 1991, Gage compartilhou sua experiência com a comunidade científica fazendo o lançamento de seu primeiro livro sobre o tema, e esse ano é considerado o marco na paralisia cerebral, pois o tratamento sofreu alterações significativas desde então.[6]

Atualmente, a análise tridimensional da marcha é muito bem aceita como instrumento de pesquisa e ensino. Sua aplicação clínica sistemática durante o processo de tomada de decisões terapêuticas ainda esbarra na pouca disponibilidade de laboratórios de análise do movimento, no financiamento do exame e na falta de conhecimento/treinamento dos profissionais envolvidos nesse processo decisório

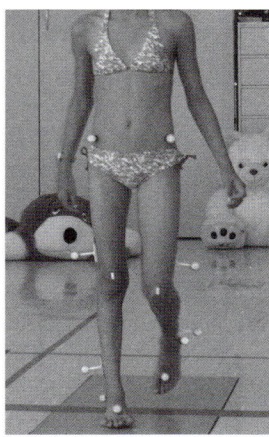

FIGURA 1.1 → Paciente durante a realização do exame tridimensional da marcha no laboratório da Associação de Assistência à Criança Deficiente (AACD), em São Paulo.

relacionado ao tratamento. Mesmo com tais adversidades, há evidências de que a aplicação clínica da análise tridimensional da marcha tenha relação com um melhor resultado pós-operatório (**FIG. 1.1**). Esses achados foram obtidos em uma revisão sistemática da literatura sobre o tema, conduzida por Wren et al em 2011.[7]

MARCHA NORMAL

Pré-requisitos e determinantes da marcha normal

Os conceitos básicos da marcha normal devem fazer parte da formação do ortopedista geral, pois uma parcela bastante significativa das afecções do sistema musculoesquelético pode causar disfunção para o andar. A análise dos dados provenientes da análise tridimensional da marcha demanda um treinamento mais direcionado e, em geral, é efetuada por um especialista na área. A compreensão da marcha normal é um pré-requisito fundamental para a avaliação de padrões patológicos e condução do tratamento. A falta de informação dentro desse campo pode gerar interpretações equivocadas e propostas desastrosas de tratamento. Com o objetivo de criar um melhor embasamento para os tópicos seguintes, será abordada, inicialmente, a marcha normal.

Para que a marcha seja considerada normal, alguns aspectos devem estar presentes. São os chamados pré-requisitos da marcha normal, relacionados a seguir.

- Contato inicial realizado com o retropé (toque do calcâneo ao solo).
- Estabilidade na fase de apoio.
- Liberação adequada do pé para a fase de balanço.
- Comprimento adequado de passo.
- Conservação de energia.

Para o cumprimento desse último item, ou seja, da conservação de energia, um conjunto de ações coordenadas e relacionadas deve estar em perfeito funcionamento. A disfunção de qualquer um dos fatores relacionados a seguir aumentará o gasto energético para a deambulação e

passará a configurar um padrão patológico. A conservação de energia na marcha normal é focada nos seguintes pontos:

a) **Redução da oscilação do centro de massa.** O centro de massa está habitualmente localizado anterior à segunda vértebra sacral e, durante a marcha normal, desloca-se nos três planos de movimento. Existe uma série de mecanismos fisiológicos empregados para que tal deslocamento seja o menor e mais suave possível, e que, em última instância, ocorra conservação de energia. Esses mecanismos são chamados de determinantes da marcha e foram descritos por Inman em 1981.[3] São eles:

- Elevação e rotação interna da pelve no início da fase de apoio.
- Primeira onda de flexão dos joelhos na resposta à carga.
- Leve valgo do joelho e adução do quadril na resposta à carga.
- Mecanismos de rolamento dos tornozelos na fase de apoio.

b) **Utilização de mecanismos passivos de estabilização articular.** A estabilização de uma articulação pode ser feita de forma passiva ou ativa. A estabilização passiva não exige ação muscular e é obtida pela tensão capsular e/ou ligamentar, em conjunto à anatomia intrínseca de cada articulação. A estabilização ativa requer contração muscular para manter a articulação estável. A exemplo, pode-se citar como estabilização articular ativa o controle exercido pelo quadríceps durante a primeira onda de flexão dos joelhos na resposta à carga. Com o avanço do membro na fase de apoio e aumento progressivo da extensão do joelho, a força de reação ao solo é deslocada anteriormente e, a partir do ponto que ultrapassa o centro articular do joelho, a estabilização ativa não é mais necessária. Portanto, durante a fase de apoio, a estabilização dos joelhos é ativa na resposta à carga e passa a ser passiva a partir do médio apoio.

c) **Ação de músculos biarticulares.** Os músculos biarticulares são, por definição, estruturas que cruzam ao menos duas articulações. Em algumas situações, essas estruturas apresentam ação extremamente coordenada, com economia de energia. Para melhor compreensão da atuação desses músculos, torna-se necessária uma breve revisão dos tipos de contração muscular existentes. A contração é denominada concêntrica quando ocorre encurtamento muscular com geração de movimento no sentido esperado anatomicamente (aceleração) e produção de energia. Por exemplo, o músculo gastrocnêmio realiza uma contração concêntrica no pré-balanço, com movimento de flexão plantar (anatomicamente, é um flexor plantar) e geração de potência para a propulsão (energia).

Na contração excêntrica, ocorre alongamento muscular e desaceleração. O músculo atuante modela um movimento no sentido contrário à ação usual e ocorre absorção de energia. Como exemplo, pode-se citar a ação do músculo solear durante o segundo mecanismo de rolamento no médio apoio, quando ocorre um movimento de dorsiflexão dos tornozelos, modelado por uma contração excêntrica do solear. O movimento é de desaceleração e ocorre absorção de potência. Por fim, a contração isométrica ocorre quando o comprimento da estrutura muscular não é alterado e a função é basicamente de estabilização articular. A atuação dos músculos biarticulares na conservação de energia ocorre quando uma extremidade contrai de maneira excêntrica e absorve energia, que será transmitida para a outra extremidade muscular, que atuará de maneira concêntrica e fará uso de parte da energia transferida. Essa situação ocorre no músculo reto anterior da coxa, que é um flexor de quadril e extensor de joelho, no balanço inicial. Na extremidade distal, ocorre uma contração excêntrica para permitir a flexão do joelho, já que o reto anterior, por definição, é um extensor dessa articulação, enquanto, na porção proximal, ocorre contração concêntrica para auxiliar na flexão do quadril e gerar potência para a propulsão. Acredita-se que parte dessa energia absorvida na porção distal seja transferida para a produção de potência proximal.

Contração muscular

Durante o ciclo de marcha, a contração muscular pode ocorrer de três formas diferentes: concêntrica, excêntrica e isométrica. A contração concêntrica está relacionada com o movimento de aceleração e geração de energia. Ocorre redução da distância entre a origem e a inserção do músculo, e o movimento gerado é o esperado anatomicamente. Por exemplo, o tríceps sural é um flexor plantar. A contração concêntrica do músculo gastrocnêmio, que é parte integrante do tríceps sural, gera um movimento de flexão plantar.

Na contração excêntrica, a principal característica é a desaceleração e a consequente absorção de energia. A distância entre a origem e a inserção do músculo aumenta. Esse tipo de contração não gera movimento no sentido esperado anatomicamente. Usa-se, novamente, o tríceps sural como exemplo. Durante a fase de apoio, ocorre progressiva dorsiflexão dos tornozelos, e o músculo solear é ativado excentricamente com o objetivo de modular esse movimento e evitar que ele seja excessivo. Com isso, o flexor plantar irá contrair de forma excêntrica durante um movimento de dorsiflexão, com a finalidade de controlar tal movimento.

A terceira forma de contração muscular é a isométrica. É o tipo menos observado durante a marcha e tem como objetivo estabilizar uma articulação ou um segmento. Não ocorre alteração do comprimento muscular e não há geração e/ou absorção de energia. Como exemplo, pode-se citar a ação do glúteo médio durante o período de apoio simples, que tem como finalidade estabilizar a pelve no plano coronal.

Ciclo de marcha e eventos

Antes de dar início ao estudo do ciclo de marcha e da ação muscular durante a deambulação, torna-se necessária a introdução dos termos "momento" e "potência". Momento é todo o tipo de força que atua através de um fulcro ou dobradiça. As grandes articulações dos membros inferiores (quadril, joelho e tornozelo) geram movimento através de um fulcro, e as forças atuantes nesses segmentos também são chamadas de momentos. Os momentos externos são aqueles produzidos pela força de reação ao solo, inércia e gravidade, enquanto os momentos internos são gerados pela ação muscular, capsular e ligamentar. Durante os eventos do ciclo de marcha, sempre existirão momentos internos e externos através das articulações, principalmente na fase de apoio, em virtude da presença da força de reação ao solo, e o predomínio de um sobre o outro produzirá o movimento observado. O momento pode ser calculado através da seguinte fórmula:

$$M \text{ (momento)} = F \times D$$

Em que:

F (força): contração muscular (momento interno), tensão capsuloligamentar (momento interno) e força de reação ao solo (momento externo).

D (distância): distância entre o ponto de aplicação da força e o centro da articulação onde ocorrerá o movimento.

Com isso, uma força de maior magnitude aplicada a um ponto próximo ao centro articular pode produzir momento similar a uma força menos intensa, mas aplicada a um ponto mais distante do fulcro do movimento. Essa situação pode ser exemplificada através da presença de duas crianças com pesos diferentes em uma gangorra. Se as crianças forem colocadas de forma equidistante do centro da gangorra, a criança mais leve será elevada, pois a força peso é maior no lado oposto. Porém, é possível atingir um ponto de equilíbrio, deslocando a criança mais pesada para mais próximo do fulcro de movimento, enquanto a criança mais leve é direcionada mais para a extremidade.

Quando o momento gera movimento da articulação com características de aceleração, existe a produção de potência e geração de energia. Por outro lado, se a característica do movimento é de desaceleração, ocorre absorção de energia, e a potência é negativa. Para que ocorra geração de potência, é fundamental que exista um momento acompanhado de movimento articular, pois:

$$P \text{ (potência)} = \text{momento} \times \text{aceleração angular}$$

Caso não exista movimento na articulação, a velocidade angular é nula, o que torna inexistente a geração de potência, independentemente da magnitude do momento presente. O mesmo vale para situações em que o ponto de aplicação da força é muito próximo do centro articular, fato que torna a magnitude do momento muito diminuta e sem a capacidade de gerar movimento.

O ciclo de marcha é dividido em fases de apoio e balanço. A fase de apoio é caracterizada pelo contato do membro inferior ao solo e corresponde, na deambulação normal, a cerca de 60% do ciclo. Dentro da fase de apoio, existem períodos de apoio simples (contato de apenas um membro ao solo) e duplo apoio (contato de ambos os membros ao solo). Os períodos de duplo apoio ocorrem nos 10% iniciais e finais da fase de apoio, enquanto nos 40% centrais, o apoio é simples. Na fase de balanço, não existe contato do membro com o solo, e tal fase corresponde a cerca de 40% do ciclo de marcha. Quanto mais instável e lenta for a deambulação, maior será a fase de apoio e menor será a fase de balanço. O inverso também é verdadeiro, ou seja, conforme a velocidade aumenta, aumenta também a fase de balanço.

Contato inicial

O ciclo de marcha tem início com o toque do calcâneo ao solo na marcha normal, com o objetivo de proporcionar o primeiro mecanismo de rolamento e a recepção adequada de carga. O peso do corpo que estava todo no membro contralateral começa a ser transferido para o membro que inicia o ciclo. Para que esse evento ocorra de maneira adequada, é necessário que, ao final da fase de balanço, o joelho tenha extensão completa e o músculo tibial anterior mantenha o tornozelo em posição neutra (90°) através de uma contração concêntrica. O quadríceps está ativado (contração concêntrica), nesse momento, para manter a estabilidade do joelho em extensão, enquanto o quadril, que começa o ciclo de marcha em flexão de 30 a 35°, necessita da estabilização dos extensores dessa articulação, pois a força de reação ao solo passa anteriormente ao centro articular e gera momento externo flexor (FIG. 1.2). Com isso, torna-se necessária a contração concêntrica dos extensores de quadril (momento interno extensor) para estabilização articular e para evitar o colapso em flexão.

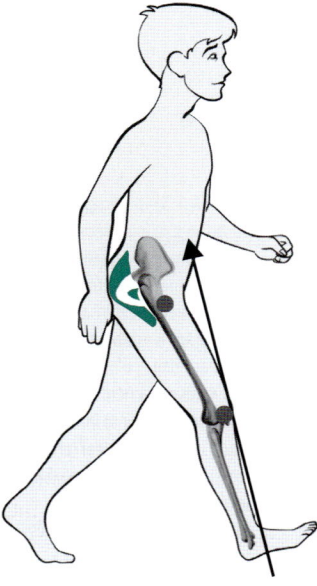

FIGURA 1.2 → Contato inicial do membro inferior direito. Força de reação ao solo representada pela seta preta.

Resposta à carga

Nesse evento, ocorrem duas importantes ações com o objetivo de amortecer o impacto e receber de maneira adequada a força peso, que será transferida para o membro na fase de apoio. O primeiro mecanismo de rolamento dos tornozelos é uma dessas ações. O ciclo de marcha inicia-se com o toque do calcâneo ao solo e o tornozelo permanece em posição neutra (cerca de 90°) nesse momento. Com isso, a força de reação ao solo fica localizada posteriormente ao centro articular do tornozelo e gera um momento externo flexor plantar, que irá favorecer o movimento de flexão plantar para que o pé seja acomodado ao solo. Essa ação é modulada pela contração excêntrica do músculo tibial anterior e, na cinética, observa-se momento interno dorsiflexor durante o primeiro mecanismo de rolamento dos tornozelos.

A segunda importante ação na resposta à carga é a primeira onda de flexão dos joelhos, um dos determinantes da marcha normal. Após atingir o apoio plantígrado, através do primeiro mecanismo de rolamento dos tornozelos, a força de reação ao solo é deslocada posteriormente com relação ao centro articular dos joelhos e produz momento externo flexor. Com isso, o joelho inicia uma flexão, que será controlada por uma contração excêntrica do quadríceps (momento interno extensor) com o intuito de evitar que a flexão seja excessiva e ultrapasse 20°. Uma vez controlada a primeira onda de flexão dos joelhos na resposta à carga, o quadríceps passa a realizar uma contração concêntrica e inicia a extensão dessa articulação na fase de apoio.

Ainda na resposta à carga, a força de reação ao solo permanece anterior ao centro articular dos quadris e gera momento externo flexor. Os extensores primários (glúteo máximo) e secundários (isquiotibiais) dos quadris (momento interno) realizam, nesse evento, uma contração concêntrica e dão início à extensão da articulação. Com isso, é produzida uma aceleração do membro e, por esse motivo, os extensores de quadril são considerados um dos importantes propulsores da marcha normal, junto com o tríceps sural (gastrocnêmio) e os flexores de quadril (FIG. 1.3).

Médio apoio

O médio apoio é um período de apoio simples, e a estabilidade do membro é um pré-requisito fundamental. Uma das principais tarefas desse evento é promover o avanço do corpo sobre o pé estacionário ao solo. No final da resposta à carga, a força de reação ao solo desloca-se anteriormente ao tornozelo e passa a gerar um momento externo dorsiflexor. Com isso, a dorsiflexão do tornozelo é facilitada e aumenta de maneira progressiva durante o médio apoio. No entanto, é necessária uma modulação realizada pelo músculo solear (momento interno flexor plantar), através de uma contração excêntrica, para que a dorsiflexão do tornozelo não seja excessiva e não cause deformidade em calcâneo. Esse aumento progressivo da dorsiflexão do tornozelo na fase de apoio, modulado pela ação excêntrica do músculo solear, é chamado de segundo mecanismo de rolamento.

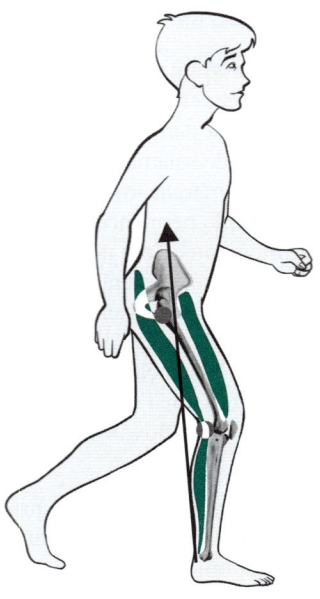

FIGURA 1.3 → O primeiro mecanismo de rolamento dos tornozelos acomoda a planta dos pés ao solo. A força de reação ao solo (em preto) passa posteriormente ao joelho e anteriormente ao quadril e configura o momento externo. Para estabilização articular e início da progressão do corpo, são produzidos momentos internos extensores do joelho (quadríceps) e do quadril (glúteo máximo e isquiotibiais), destacados em verde na ilustração.

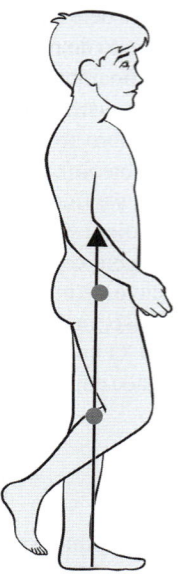

FIGURA 1.4 → Com o adequado controle da dorsiflexão do tornozelo na fase de apoio pelo músculo solear (segundo rolamento), a força de reação ao solo (em preto) é deslocada anteriormente ao centro articular do joelho e torna o mecanismo de estabilização articular passivo, ou seja, sem a necessidade de ação do quadríceps.

O aumento progressivo e modulado da dorsiflexão do tornozelo, em conjunto ao impulso gerado pela contração concêntrica dos extensores de quadril e joelhos, são fatores que irão deslocar a força de reação ao solo anteriormente ao centro articular do joelho, o que provoca um momento externo extensor. Com isso, a extensão do joelho a partir do médio apoio é realizada de maneira passiva e sem necessidade de ação do quadríceps. Para que não ocorra o *recurvatum*, é necessária a estabilização articular pelas estruturas posteriores do joelho (momento interno flexor), como os músculos isquiotibiais, cápsula articular e ligamentos.

No apoio simples, ocorre elevação da pelve e adução do quadril (inferior a 10°) no plano coronal. Nesse momento, a força de reação ao solo passa medialmente ao centro articular do quadril (momento externo adutor), o que torna necessária a ação dos abdutores (momento interno) para manutenção da estabilidade do segmento e para evitar a queda excessiva da hemipelve contralateral. Como já descrito, o tipo de contração muscular que ocorre nessa situação é a isométrica (**FIG. 1.4**).

Apoio terminal

O apoio terminal, assim como o médio apoio, é caracterizado pelo contato de apenas um membro ao solo. É nesse evento que ocorre a extensão máxima dos joelhos (0-5° de flexão) e dos quadris (por volta de 10° de extensão), por meio dos mecanismos que tiveram início no médio apoio e que foram descritos no item anterior. Vale mencionar, aqui, que a estabilização articular dos quadris passa a ser realizada pelas estruturas capsuloligamentares anteriores (momento interno flexor) após cerca de 40% do ciclo de marcha, quando a força de reação ao solo é deslocada posteriormente ao centro dessa articulação e gera um momento externo extensor. Também, é no apoio terminal que

o tornozelo atinge seu pico de dorsiflexão (cerca de 10°), e a força de reação ao solo continua anterior à articulação, com a produção do momento externo dorsiflexor. O segundo mecanismo de rolamento do tornozelo termina nessa subfase, e o músculo solear mantém sua contração excêntrica (momento interno flexor plantar) com o objetivo de evitar aumento da dorsiflexão no apoio terminal (**FIG. 1.5**).

Pré-balanço

O pré-balanço é caracterizado pelo duplo apoio, já que o membro inferior contralateral realiza o contato inicial e a resposta à carga no mesmo momento. É um evento caracterizado pela produção de potência e propulsão gerada ao nível do quadril e tornozelo. Nesse último, ocorre o terceiro mecanismo de rolamento, quando, através de uma

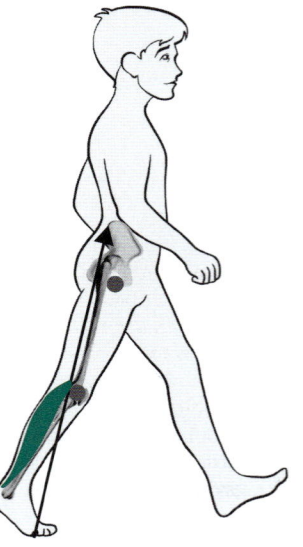

FIGURA 1.5 → A força de reação ao solo (em preto) passa posteriormente ao quadril e gera momento externo extensor, o que favorece a extensão dessa articulação. A estabilização articular é dada pelas estruturas capsulares e ligamentares anteriores (momento interno flexor). O músculo solear (em verde) atinge seu ponto máximo de alongamento e controla a dorsiflexão do tornozelo através de uma contração excêntrica.

contração concêntrica do músculo gastrocnêmio, o tornozelo realiza flexão plantar com desprendimento do calcâneo do solo e produção de energia propulsora. Com isso, a força de reação ao solo é deslocada posteriormente ao centro articular do joelho e gera momento externo flexor. Esse fato, em conjunto à contração concêntrica que também ocorre nos flexores de quadril, promove o início da segunda onda de flexão do joelho, que atingirá cerca de 40° ao final da fase de apoio (**FIG. 1.6**). O músculo gastrocnêmio é considerado o mais importante propulsor da marcha normal, seguido pelos flexores e extensores de quadril.

Balanço inicial

No balanço inicial, a principal tarefa a ser realizada é a adequada liberação do pé, sem a necessidade de utilização de mecanismos compensatórios. Essa subfase é caracterizada pela aceleração, estando presente a flexão máxima dos joelhos na marcha normal (60°). Esse evento tem início com o desprendimento do pé ao final da fase de apoio e dura até o joelho atingir seu pico de flexão, momento também definido pela passagem do membro em balanço pelo contralateral, que está no médio apoio. Como mencionado no item anterior, a flexão dos joelhos na fase de balanço é proporcionada pela contração concêntrica dos músculos gastrocnêmios e flexores de quadril no pré-balanço, sendo necessário que a porção distal do reto anterior da coxa trabalhe de maneira excêntrica para modelar e não limitar essa tarefa.

Outro músculo primordial para a adequada liberação dos pés para a fase de balanço é o tibial anterior. A partir do instante em que o pé desprende-se do solo e inicia a fase de balanço, o músculo gastrocnêmio cessa sua ação, e o tibial anterior sofre contração concêntrica com o objetivo de promover dorsiflexão dos tornozelos facilitando, assim, a transição de fases. Em virtude da ausência de contato com

chão, a força de reação ao solo não está presente na fase de balanço. No plano coronal, nota-se abaixamento da pelve e abdução do quadril no balanço inicial com o objetivo de facilitar a liberação do membro (**FIG. 1.7**).

Balanço médio

O balanço médio começa logo após os joelhos atingirem a flexão máxima e tem como característica principal o início da extensão dos joelhos preparando para o contato inicial. Os quadris atingem flexão máxima no balanço médio (flexão de cerca de 35°), e o segmento da perna trabalha como um pêndulo nessa subfase por meio na inércia. O balanço médio termina quando a perna atinge posição vertical com relação ao solo e, nesse evento, o tornozelo atinge a posição neutra (90°), em virtude da manutenção da contração concêntrica do músculo tibial anterior (**FIG. 1.8**).

Balanço terminal

A principal função é a preparação do membro que está em balanço para receber carga no contato inicial. A extensão dos joelhos, que teve início no balanço médio, continua no balanço terminal e é controlada através de uma contração excêntrica dos isquiotibiais.

A divisão entre balanço médio e terminal é dada a partir do ponto em que a perna atinge a posição vertical. O músculo tibial anterior também se mantém contraído concentricamente para que o tornozelo permaneça a 90° e o contato inicial possa ser realizado com o retropé. Os quadris, que atingiram sua flexão máxima no balanço médio (35°), permanecem fletidos e são estabilizados pelos extensores dessa articulação em preparação para o contato inicial. O quadríceps também trabalha de maneira concêntrica no final da fase de balanço para que o ciclo de marcha possa ser iniciado com os joelhos estáveis e em

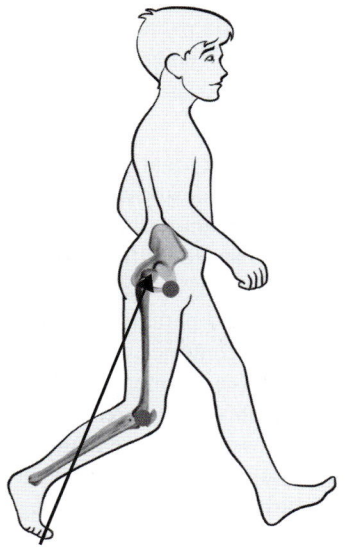

FIGURA 1.6 → A força de reação ao solo (em preto) é deslocada posteriormente ao centro articular do joelho em virtude da contração concêntrica do gastrocnêmio e consequente flexão plantar. Esse fato, em conjunto à flexão dos quadris, gerada pela contração concêntrica dos flexores dessa articulação, promove o início da flexão do joelho.

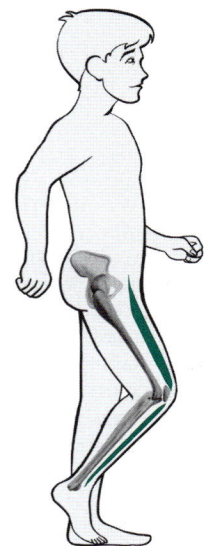

FIGURA 1.7 → Destaca-se em verde o músculo reto anterior da coxa. A porção proximal dessa estrutura realiza contração concêntrica e auxilia na flexão do quadril, enquanto que a porção distal tem contração excêntrica e modula a flexão do joelho.

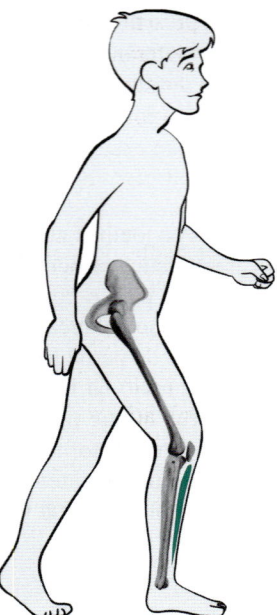

FIGURA 1.8 → A tíbia na posição vertical marca o final do balanço médio. Destaca-se em verde o músculo tibial anterior, que tem contração concêntrica e mantém o tornozelo em 90°.

extensão e que, nessa posição, os isquiotibiais possam atuar como extensores de quadril (**FIG. 1.9**).

LABORATÓRIO DE MARCHA

A marcha humana pode ser mais bem compreendida e documentada através do exame instrumentado no laboratório de análise de movimento, que utiliza um sistema óptico eletrônico no qual marcadores reflexivos colocados em pontos estratégicos dos membros inferiores são captados por câmeras de infravermelho. Essas imagens são enviadas para um computador central que armazena os dados.

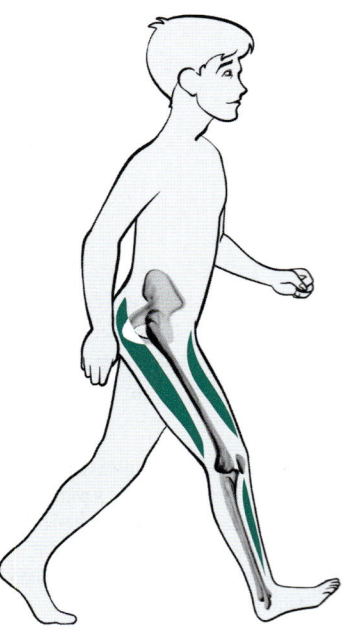

FIGURA 1.9 → O membro é preparado para o contato inicial ao final da fase de balanço. O tornozelo é mantido a 90° pela ação concêntrica do músculo tibial anterior. O quadríceps auxilia de forma concêntrica na extensão do joelho no final da fase de balanço e o quadril é estabilizado pela contração concêntrica do glúteo máximo e dos isquiotibiais.

A colocação dos marcadores segue protocolos definidos internacionalmente e tem sempre como referência as proeminências ósseas e os acidentes anatômicos dos membros inferiores.

Uma vez capturadas as imagens da trajetória dos marcadores dentro do espaço do laboratório, as informações são processadas pelo programa do sistema, que, através de um modelo matemático, determina os segmentos corporais e quantifica as relações de deslocamentos angulares e lineares entre eles. Para tanto, o programa considera que os membros inferiores são compostos por segmentos, modelados como corpos rígidos e com articulações esféricas. Ele assume ainda que as rotações relativas de um segmento em relação ao outro ocorrem ao redor de um ponto fixo, com velocidade angular igual a zero, que é considerado como sendo o centro articular. O cálculo dos centros articulares e dos segmentos é realizado com base em modelos biomecânicos altamente complexos, formulados a partir de estudos em modelos anatômicos normais, que utilizam como elementos básicos alguns dados antropométricos do próprio paciente analisado.

Uma vez definidos os centros articulares e os segmentos corporais, o programa é capaz de fornecer dados espaço-temporais (velocidade, cadência e comprimento de passo) e da posição relativa e orientação dos segmentos corporais dentro de um espaço tridimensional (cinemática), gráficos dos momentos e potências articulares (cinética), além das atividades elétricas dos músculos estudados durante a marcha (eletromiografia).

Protocolo do exame

Faz-se uma breve entrevista com o paciente e/ou seu acompanhante, solicitando-se informações sobre a história da doença, intervenções pregressas (cirurgias, bloqueios químicos periféricos, terapias), uso de medicamentos e queixas específicas sobre a marcha. É primordial o histórico e a determinação do diagnóstico do paciente para que a história natural da doença seja compreendida e para que seja feito o correto direcionamento do exame e a sugestão de condutas.

A seguir, ocorre o exame físico, no qual são realizadas provas de função e força muscular dos principais grupamentos dos membros inferiores, além da goniometria desses segmentos, em que poderão ser identificadas contraturas e deformidades. Além disso, são realizados testes ortopédicos e neurológicos específicos para avaliação da espasticidade (quando presente), do controle seletivo e da movimentação involuntária. É necessária a mensuração de peso, altura, comprimento dos membros inferiores, distância entre as espinhas ilíacas anterossuperiores e diâmetro dos tornozelos e joelhos, para que o sistema de processamento possa calcular os centros articulares e formar os segmentos dos membros inferiores e da pelve.

Após o exame físico, é realizada a filmagem da marcha do paciente, simultaneamente nos planos sagital e coronal. Em seguida, são coletados dados de cinemática, cinética e eletromiografia de superfície. Para a captura dos dados do exame de marcha, são colocados no paciente 15 marcadores passivos para a construção dos segmentos pelve, coxas, pernas e pés. O posicionamento dos marcadores é dado pelo modelo Helen Rays[8] e segue o seguinte padrão:

- Sobre as espinhas ilíacas anterossuperiores direita e esquerda e entre as duas espinhas ilíacas posterossuperiores.

- Nas faces laterais das coxas e pernas.

- Nas faces laterais dos joelhos para que seja construído um eixo de flexão e extensão.

- Nos maléolos laterais.

- Na cabeça dos segundos metatarsos direito e esquerdo.

- Na face posterior dos calcâneos.

A colocação dos marcadores é função do profissional responsável pela coleta do exame, e o correto posicionamento é primordial para a determinação e o cálculo dos centros articulares pelo sistema.

Análise do vídeo

A análise do vídeo consiste em observar a marcha do indivíduo sem auxílio do sistema tridimensional. Sua qualidade e precisão estão sujeitas à experiência do examinador e ao evento analisado. A mobilidade dos membros inferiores na marcha engloba várias articulações simultaneamente, e os olhos podem apreciar apenas um evento por vez, o que pode ocasionar falhas na compreensão de possíveis anormalidades e compensações. Alguns sistemas de análise tridimensional (3D) têm custo elevado e não são acessíveis à prática clínica, portanto, a análise observacional em vídeo pode ser utilizada como ferramenta auxiliar devido ao baixo custo e ao tempo necessário para sua realização. No entanto, suas limitações devem ser bem compreendidas.

A análise observacional em vídeo apresenta maior consistência com um único observador quando se compara o procedimento realizado com múltiplos examinadores. A consistência da análise aumenta quando é realizada pelo vídeo quadro a quadro.[6] A análise instrumentada é complementar ao vídeo e está sempre indicada para uma melhor avaliação do padrão funcional da marcha, pois a concordância entre esses métodos tem sido descrita como baixa na literatura especializada.[9]

Cinemática

A cinemática estuda e descreve o movimento sem se preocupar com suas causas. A análise cinemática é o estudo do movimento relativo entre os segmentos corporais, que são modelados como corpos rígidos e de articulações esféricas. Os marcadores colados sobre as referências anatômicas dos membros inferiores definem o sistema de coordenadas referenciais de cada segmento corporal. Os eixos dessas coordenadas é que indicam a posição exata dos segmentos dentro do espaço físico do laboratório e a relação de deslocamento angular e linear entre eles.

A pista de exame para a coleta dos dados de cinemática, cinética e eletromiografia dinâmica tem de 7 a 10 m de comprimento, com uma área útil, onde estão instaladas as placas de força de cerca de 2,5 m. É solicitado ao paciente que, durante o exame, ande de maneira habitual e com a velocidade que lhe é característica no cotidiano. Durante a captura das tomadas, deve-se dar especial atenção aos detalhes que possam alterar o padrão de marcha. A presença de estímulos externos que desviem a atenção do paciente ou o cansaço físico que altere a velocidade da marcha e, consequentemente, os movimentos articulares devem ser evitados.

É necessária a análise da consistência do padrão de movimento durante vários ciclos e para certificação de que o grau de variabilidade entre os ciclos é mínimo. De maneira geral, são coletados de 6 a 10 ciclos de marcha para análise da consistência, número que pode variar de acordo com o nível funcional e consequente cansaço do paciente. Se os dados são consistentes, é selecionado um ciclo para a análise, que corresponde à média de todos coletados. Nos casos inconsistentes – em que a variabilidade entre os diversos ciclos de marcha coletados foi acentuada –, a média não corresponde a um padrão frequente de deambulação, não devendo ser utilizada. O mais correto é descrever a presença da inconsistência, mesmo que o resultado do exame não forneça informações objetivas para auxílio na tomada de condutas. Imaturidade no padrão de marcha, presença de movimentação involuntária e ataxia são possíveis causas de inconsistência.

Cinemática do tornozelo

A cinemática dos tornozelos no plano sagital é baseada nos três mecanismos de rolamento. O primeiro mecanismo tem seu fulcro no calcâneo. No contato inicial, com o toque do calcanhar, o tornozelo está em posição neutra. Durante a resposta à carga, ocorre um movimento de flexão plantar do tornozelo até cerca de 7°. O segundo mecanismo de rolamento tem o fulcro na articulação do tornozelo. A partir do momento em que o pé encontra-se totalmente apoiado no solo, a tíbia passa a ser o segmento que avança sobre esse pé e garante a continuidade da progressão anterior. Durante todo o médio apoio e a primeira metade do apoio terminal, ocorre um movimento de dorsiflexão contínua e gradativa até o pico de cerca de 10° em aproximadamente 40% do ciclo de marcha.

O terceiro mecanismo de rolamento tem seu fulcro na cabeça dos metatarsos com a elevação do calcanhar do solo na segunda metade do apoio terminal. Ocorre uma flexão plantar do tornozelo que atinge cerca de 15° no desprendimento do pé na transição entre as fases de apoio e balanço. No balanço inicial, o tornozelo apresenta pico de flexão plantar de cerca de 20°. Somente a partir da segunda metade do balanço inicial é que ocorre a dorsiflexão, que irá posicionar o tornozelo em posição neutra (0-5° de dorsiflexão) para o contato inicial (**FIG. 1.10**).

Cinemática do joelho

A cinemática do joelho na marcha normal apresenta um padrão de dupla onda de flexão no plano sagital. A primeira onda de flexão ocorre na resposta à carga, tem início a partir de uma posição em extensão neutra no contato inicial, seguida de uma flexão de 15 a 20°, com o objetivo de absorção do choque e limitação da excursão vertical do centro de massa. A partir dessa flexão, ocorre uma extensão gradual do joelho até mais ou menos 3° de flexão, atingidos em 40% do ciclo ou na primeira metade do apoio terminal.

A segunda onda de flexão do joelho tem início no final do apoio terminal e, ao final do pré-balanço, o joelho já

atinge cerca de 40° de flexão. O pico máximo de flexão do joelho, de cerca de 60°, ocorre no balanço inicial e tem como objetivo principal promover a passagem do pé. A extensão do joelho inicia-se novamente a partir do médio balanço e atinge extensão completa no balanço terminal (**FIG. 1.11**).

Cinemática do quadril

O gráfico do quadril no plano sagital apresenta uma curva sinusoide simples com extensão durante o apoio e a flexão no balanço. O quadril apresenta flexão de 35° no contato inicial e, durante a resposta à carga, a posição do quadril permanece relativamente estável. A partir do apoio simples, ocorre uma extensão contínua do quadril até um máximo de 10 a 20° de extensão, atingidos no final do apoio terminal. No pré-balanço, o quadril inicia a flexão até atingir um pico de 35° no médio balanço, que é mantido durante o balanço terminal até o novo contato inicial.

No plano transverso, os movimentos estão diretamente relacionados à ação muscular que ocorre no plano sagital. De modo geral, o quadril apresenta posição neutra no início do ciclo, rotação interna de cerca de 8° na resposta à carga e assume cerca de 7° de rotação externa no final do balanço

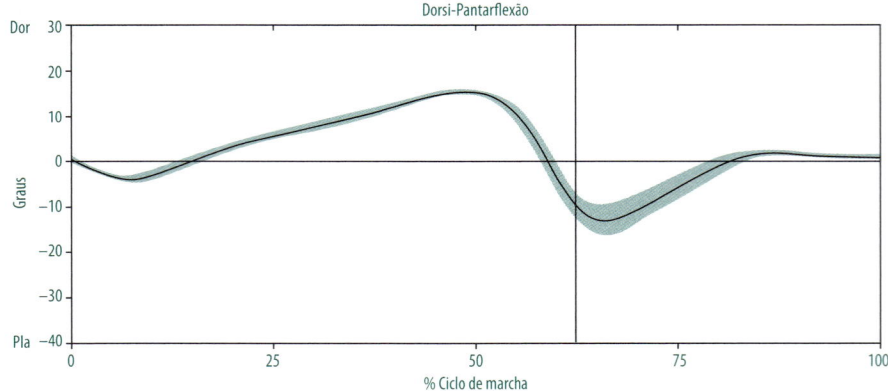

FIGURA 1.10 → Gráfico de cinemática do tornozelo no plano sagital.

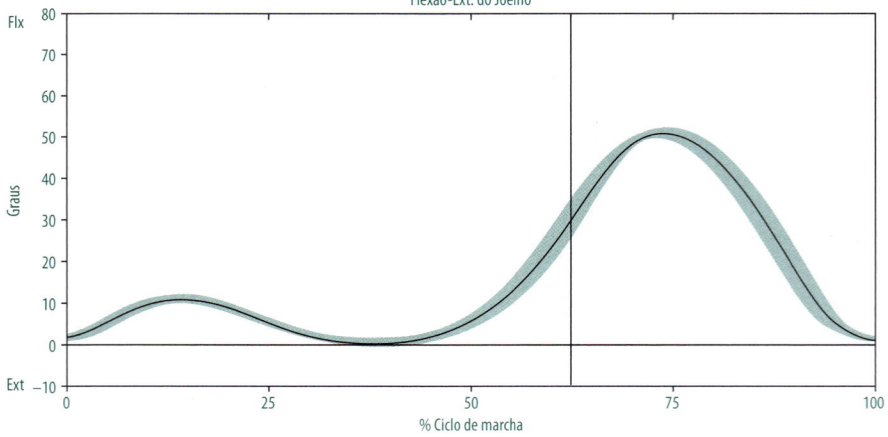

FIGURA 1.11 → Gráfico de cinemática do joelho no plano sagital.

inicial. No plano coronal, o movimento do quadril é mensurado em relação à pelve. Com isso, é esperado que o gráfico de cinemática mostre padrões de modulação similares ao gráfico da pelve. O quadril inicia o ciclo em uma posição neutra e apresenta adução de até 7° no início do apoio simples. Durante o apoio simples, ocorre inversão gradual do movimento até uma nova posição neutra. No pré-balanço, ocorre rapidamente abdução que atinge cerca de 7° no desprendimento do pé, ao final da fase de apoio (FIG. 1.12).

Cinemática da pelve

A amplitude de movimento da pelve no plano sagital é mínima e corresponde a cerca de 4°. A pelve apresenta uma inclinação anterior (anteversão) média de 10° e atinge pico de 13° no apoio simples, que equivale ao balanço médio contralateral. A anteversão pélvica mínima observada é de cerca de 8° e ocorre sempre durante os períodos de duplo apoio. No plano coronal, estão presentes os movimentos de inclinação lateral da pelve. A assimetria máxima da pelve no plano coronal ocorre no início do apoio simples, quando a hemipelve do membro inferior que se encontra no apoio eleva-se cerca de 4°. A partir de então, ocorre inversão do padrão de movimento, com queda da hemipelve até assumir uma postura simétrica no médio apoio. A pelve continua, então, o movimento de queda durante o apoio terminal e pré-balanço e assume sua posição mais baixa no balanço inicial de cerca de 5°.

No plano transverso, quando os membros inferiores estão diretamente em oposição um ao outro, ou seja, no médio apoio – que corresponde ao médio balanço contralateral –, a pelve encontra-se em posição neutra. A partir dessa posição, a pelve roda internamente em direção à progressão anterior durante a fase de balanço e, em contrapartida, roda externamente durante a fase de apoio contralateral. A amplitude total de movimento da pelve no plano transverso varia de 8 a 10° (FIG. 1.13).

Cinemática dos pés

O gráfico do ângulo de progressão dos pés no plano transverso está relacionado ao ângulo formado pelo eixo longo do pé e a linha de progressão anterior do laboratório. O pé mostra uma rotação externa média de cerca de 10° do contato inicial até o final do médio apoio. Com a elevação do calcanhar do solo, ou seja, com o terceiro mecanismo de rolamento, ocorre discreta inversão e, por isso, uma diminuição da rotação externa de até 3° no pré-balanço. Durante os balanços inicial e médio, ocorre nova rotação externa de cerca de 15°, associada à eversão para auxiliar na liberação do pé do solo (FIG. 1.14).

Cinética

A cinética é um ramo da dinâmica que lida com as forças que produzem, detêm ou modificam o movimento dos

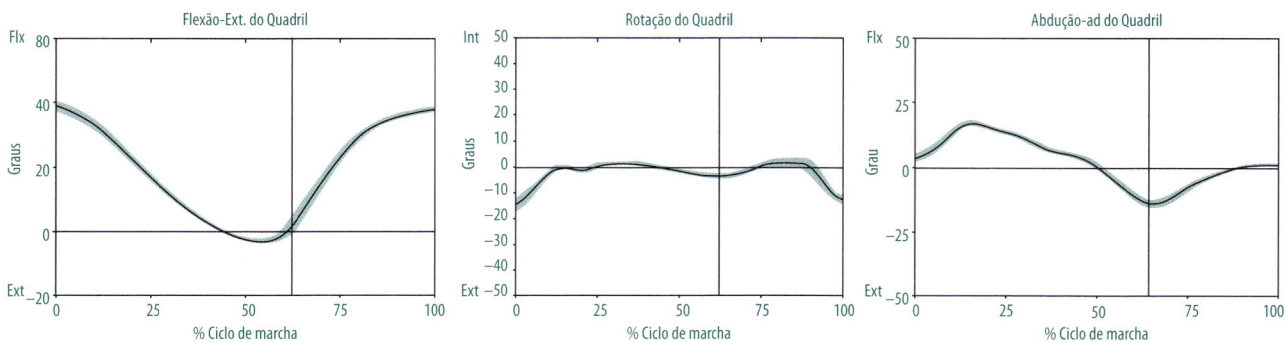

FIGURA 1.12 → Gráficos de cinemática do quadril nos planos sagital, transverso e coronal, respectivamente.

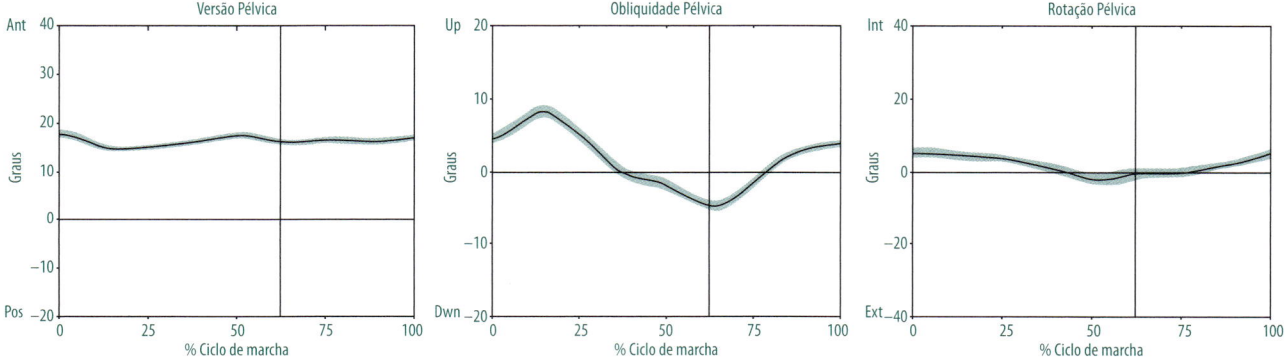

FIGURA 1.13 → Gráficos de cinemática da pelve nos planos sagital, coronal e transverso, respectivamente.

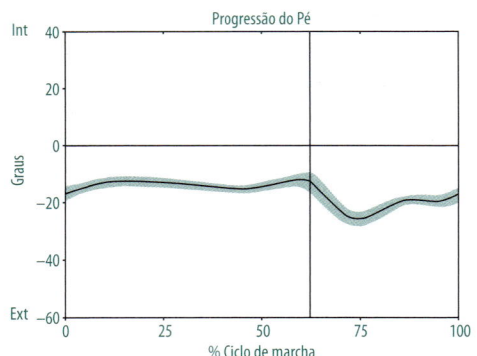

FIGURA 1.14 → Gráfico de cinemática dos pés no plano transverso (ângulo de progressão dos pés).

corpos. Para que os momentos e as potências sejam calculados, são necessários dados antropométricos dos pacientes, em conjunto às informações fornecidas pelas plataformas de força e pela cinemática.

Cinética dos tornozelos

No contato inicial, a ação concêntrica dos músculos dorsiflexores (tibial anterior, extensor longo dos dedos e extensor longo do hálux) mantém o tornozelo a 90°. Quando o calcanhar toca o solo, a força de reação ao solo passa posteriormente ao centro articular do tornozelo e cria um momento externo que tende a favorecer o movimento de flexão plantar. Na cinemática, observa-se o movimento de flexão plantar, já mencionado como o primeiro mecanismo de rolamento, que é favorecido pelo momento externo flexor plantar e controlado pela ação excêntrica de desaceleração do músculo tibial anterior.

No médio apoio, com o pé plantígrado no solo, ocorre um deslocamento anterior da força de reação ao solo, que passa a estar à frente do centro articular do tornozelo, favorecendo o movimento de dorsiflexão. Nesse instante, a progressão anterior do corpo sobre o pé estacionário no solo ocorre em virtude do segundo mecanismo de rolamento, ou seja, o avanço da perna sobre o pé e o consequente aumento da dorsiflexão do tornozelo. Como já mencionado, o movimento de dorsiflexão no segundo rolamento é favorecido pela força de reação ao solo (momento externo) e controlado pela contração excêntrica do músculo solear.

No apoio terminal e no pré-balanço, a força de reação ao solo avança sobre o antepé e as articulações metatarsofalangeanas respectivamente. No instante em que a força de reação ao solo se encontra no ponto mais distante do centro articular do tornozelo, isto é, no apoio terminal, há o pico de momento externo dorsiflexor. Com isso, o tríceps sural atinge o estiramento máximo e responde com uma contração concêntrica que eleva o calcanhar do solo. No pré-balanço, a ação combinada dos flexores plantares (solear, gastrocnêmio e flexor longo dos artelhos) acelera a flexão plantar do tornozelo contra o momento externo que

favorece uma dorsiflexão, o que configura o terceiro mecanismo de rolamento.

Devido à pequena massa do pé, praticamente nenhum momento ou potência pode ser observado na fase de balanço. Entretanto, a partir do balanço inicial, os músculos dorsiflexores contraem de forma concêntrica, contra a ação da gravidade, no intuito de diminuir a flexão plantar do tornozelo. A dorsiflexão neutra ocorre já no médio balanço e continua até o final do ciclo pela manutenção da contração concêntrica dos dorsiflexores.

Cinética dos joelhos

No início do ciclo, o joelho está em extensão total pela contração concêntrica do quadríceps, que teve início no balanço terminal. No exato instante do contato inicial, a força de reação ao solo ainda passa anterior ao centro articular do joelho e garante o posicionamento da articulação em extensão, que é apenas controlada pelos flexores do joelho para evitar uma eventual hiperextensão.

Na resposta à carga, inicia-se a primeira onda de flexão do joelho, o que leva a força de reação ao solo progredir posteriormente ao seu centro articular e, desse modo, produzir um momento externo flexor. Durante esse evento, a flexão do joelho é apenas controlada através dos músculos vastos (lateral, intermédio e medial), que contraem de forma excêntrica para desacelerar a flexão, impedir o colapso do joelho e absorver o choque. Entre a resposta à carga e o início do apoio simples, ocorre a produção de um momento interno extensor para iniciar a extensão do joelho em virtude da ação concêntrica do quadríceps.

No médio apoio e no apoio terminal, a força de reação ao solo é posicionada anteriormente ao centro articular do joelho através do avanço do peso corporal sobre o pé. No médio apoio, o movimento de extensão do joelho é conferido pela associação da ação excêntrica do músculo solear, ação concêntrica dos músculos extensores do quadril e posicionamento anterior da força de reação ao solo, o que dispensa a ação concêntrica do quadríceps. No apoio terminal, a estabilidade em extensão do joelho é mantida através da força de reação ao solo (que cria um momento externo extensor), da cápsula posterior e do ligamento cruzado posterior, que evitam uma possível hiperextensão.

No pré-balanço, o terceiro mecanismo de rolamento, através da ação concêntrica do músculo gastrocnêmio, provoca a flexão do joelho e desloca posteriormente a força de reação do solo. Com isso, cria-se um momento externo flexor que favorece a flexão do joelho.

A flexão do joelho no balanço inicial ocorre em um movimento pendular, através da flexão ativa do quadril. Ocorre uma contração concêntrica da porção proximal do reto anterior da coxa, que, em contrapartida, atua de forma excêntrica em sua porção distal para desacelerar a flexão do joelho.

No balanço médio, do mesmo modo pendular, a inércia do movimento propulsiona a tíbia anteriormente e realiza uma extensão passiva do joelho. A atividade excêntrica dos flexores de joelho desacelera a flexão do quadril e, concomitantemente, controla a extensão do joelho nos balanços médio e terminal.

Cinética dos quadris

No contato inicial, a resultante da força de reação do solo encontra-se anteriormente ao centro articular do quadril. Na resposta à carga, a rápida transferência do peso corporal sobre o pé produz o pico de momento externo flexor. A extensão do quadril no início do ciclo é acelerada através da contração concêntrica dos extensores mono e biarticulares (glúteo máximo e isquiotibiais) do quadril.

A atividade concêntrica dos extensores do quadril se faz necessária apenas até o médio apoio, pois a progressão do peso corporal desloca posteriormente a força de reação do solo. Quando a força de reação ao solo passa atrás do centro articular do quadril, favorece o movimento de extensão até o apoio terminal, quando é atingido o pico de momento externo extensor. Nesse instante, a estabilidade do quadril é conseguida pela associação entre a força de reação ao solo, ligamentos ileofemorais e cápsula anterior do quadril.

No final do apoio terminal e do pré-balanço, a diminuição da extensão do quadril ocorre devido à presença de um momento interno flexor e da ação concêntrica distal do gastrocnêmio no terceiro mecanismo de rolamento, que acarreta a flexão do joelho e, automaticamente, produz uma flexão do quadril, pela propulsão anterior da tíbia e do fêmur.

O momento interno flexor iniciado no pré-balanço pela contração concêntrica proximal do reto anterior da coxa continua no balanço inicial e médio, potencializado pela contração de outros flexores, como iliopsoas, adutor longo, grácil e sartório, com o objetivo de acelerar a flexão do quadril e avançar o membro. No balanço terminal, um momento interno extensor é criado pela ação excêntrica dos isquiotibiais, que desaceleram a flexão do quadril e a extensão do joelho, garantindo um adequado comprimento de passo.

Eletromiografia dinâmica

A eletromiografia dinâmica é o estudo dos sinais elétricos gerados pelas contrações musculares durante a atividade muscular na marcha. O equipamento de eletromiografia dinâmica é acoplado ao computador central de capturas, que, com um programa específico, processa os dados e apresenta-os em gráficos, semelhantes aos gráficos de cinemática e cinética, de acordo com o ciclo da marcha.

Em geral, são utilizados eletrodos de superfície, e os músculos pesquisados com mais frequência são os gastrocnêmios, tibial anterior, isquiotibiais, adutores de quadril e

quadríceps da coxa. Durante o exame, o paciente é paramentado com o eletromiógrafo e os eletrodos de superfície, além dos marcadores retrorreflexivos, para que a coleta dos dados de cinemática, cinética e eletromiografia seja realizada em tempo real.

O sinal eletromiográfico informa sobre a atividade dos músculos, isto é, o intervalo de tempo durante o qual o músculo apresenta-se ativo. Uma vez que a atividade elétrica fásica dos músculos durante a marcha normal é conhecida, é possível detectar contrações indesejáveis dentro dos eventos específicos do ciclo de marcha. Vale a pena ressaltar que a intensidade do sinal da eletromiografia não guarda relação com a força muscular.

Na análise de marcha, nenhum dado coletado é estudado de forma isolada. A interpretação sempre é realizada em associação com todos os dados disponíveis. A análise simultânea dos dados do exame físico, dos exames complementares, das imagens de vídeo, das curvas dos gráficos de cinemática e cinética, associada aos gráficos de eletromiografia dinâmica, é que permite a conclusão de uma ação muscular anormal durante o movimento nos diferentes eventos do ciclo de marcha.

MARCHA NA PARALISIA CEREBRAL

Padrões anormais da marcha são vistos com frequência na paralisia cerebral, e a grande variabilidade de apresentações torna a classificação dessas disfunções um grande desafio. As alterações da marcha na paralisia cerebral podem ter como causas problemas primários do sistema nervoso central, como espasticidade, controle motor seletivo deficiente e falta de equilíbrio. As deformidades musculoesqueléticas dos membros inferiores são, geralmente, consequências das alterações primárias do sistema nervoso central em um esqueleto em crescimento e também podem participar da gênese da marcha patológica nesse tipo de paralisia.

Sistemas de classificação têm sido desenvolvidos nas últimas décadas com a finalidade de tentar definir os padrões mais frequentes da marcha na paralisia cerebral. Em 1987, Winters e colaboradores identificaram quatro padrões em pacientes com hemiparesia espástica, com base no comportamento dos joelhos no plano sagital.[10] Os pacientes foram classificados como tipo I quando apresentavam equino do tornozelo apenas durante a fase de balanço. Quando o equino era observado durante todo o ciclo de marcha, os pacientes eram classificados como tipo II. No tipo III, além das alterações presentes nos tipos I e II, os pacientes também exibiam redução no arco de movimento dos joelhos. Por fim, os pacientes com o tipo IV exibiam todas as alterações anteriores, além da limitação para a extensão do quadril na fase de apoio.

Em 1993, Sutherland e Davids identificaram quatro padrões nos pacientes com diparesia espástica, com base no comportamento dos joelhos no plano sagital.[11] Os padrões tipo joelho saltador, marcha em agachamento e *recurvatum* dos joelhos foram descritos com base nas alterações durante a fase de apoio, enquanto o padrão em joelho rígido estava relacionado com a limitação para a flexão dessa articulação durante a fase de balanço.

O padrão em joelho saltador (*jump knee gait*) era definido pelo aumento da flexão dos joelhos ao final da fase de balanço e início da fase de apoio, com extensão adequada no apoio terminal. Os tornozelos geralmente exibiam flexão plantar durante o segundo mecanismo de rolamento na fase de apoio. Já no padrão agachamento (*crouch knee gait*), os joelhos exibiam aumento da flexão durante toda a fase de apoio, e os tornozelos tinham como característica o aumento da dorsiflexão durante essa mesma fase do ciclo de marcha. No padrão em *recurvatum* (*recurvatum knee gait*), era observada hiperextensão dos joelhos e flexão plantar dos tornozelos na fase de apoio. Por fim, a marcha com o joelho rígido (*stiff knee gait*) era definida pela limitação para a flexão dos joelhos durante a fase de balanço.

Em 2004, Rodda e colaboradores descreveram uma nova classificação para os indivíduos com diparesia, na qual os padrões de marcha em equino verdadeiro e marcha em equino aparente foram acrescentados aos padrões de joelho saltador e marcha em agachamento previamente descritos por Sutherland e Davids. A classificação de Rodda foi também a primeira a considerar os pacientes assimétricos em um grupo separado.[12]

Pela classificação de Rodda, o equino verdadeiro era definido quando havia flexão plantar dos tornozelos no apoio e os joelhos exibiam extensão adequada. Já no falso equino, havia aumento da flexão dos joelhos no apoio, e o contato ao solo era realizado com a porção anterior dos pés, o que dava a impressão visual de equino dos tornozelos. No entanto, os tornozelos estavam em 90° nesse grupo de pacientes e, portanto, não havia equino. Por fim, o grupo assimétrico foi definido quando os membros inferiores apresentavam classificações diferentes, ou seja, um lado era classificado como equino verdadeiro e o outro como joelho saltador, por exemplo.

Em 2012, foram revisados 1.805 pacientes com diagnóstico de paralisia cerebral tipo diparética espástica.[13] Observou-se que 48,8% dos indivíduos foram classificados como padrão assimétrico, assim como descrito por Rodda e colaboradores.[12] Além disso, 12,7% dos pacientes não preencheram os critérios descritos por Sutherland e Davids em 1993[11] e Rodda e colaboradores[12] em 2004. Esses resultados reforçam a observação que, mesmo com sistemas de classificação disponíveis e amplamente conhecidos, a disfunção da marcha na paralisia cerebral é complexa e, muitas vezes, a variabilidade de apresentações pode tornar impossível o enquadramento em um padrão previamente descrito.

De acordo com Davids e Bagley,[14] um sistema ideal de classificação da marcha na paralisia cerebral deveria considerar os seguintes pontos:

- Abranger pacientes com e sem hemiparesia.
- Reconhecer que a avaliação do plano sagital do tornozelo pode ser limitada pela imprecisão do modelo do pé durante a análise tridimensional da marcha.
- Incorporar a avaliação do plano transverso.
- Incorporar (quando possível) a cinética.
- Considerar o uso de apoio para a marcha nos pacientes mais acometidos.

Com base nisso, em 2014, os autores propuseram um novo modelo de classificação da marcha na paralisia cerebral baseado no conceito de alterações primárias e alterações compensatórias para a identificação dos padrões e suas causas. Além disso, esse novo modelo é integrado verticalmente, pois considera as alterações nos três planos de movimento. A descrição efetuada a seguir tem como base a classificação de Davids e Bagley, publicada em 2014.[14]

Alterações na fase de apoio no plano sagital

Durante a marcha normal, o contato inicial é realizado com o toque do calcâneo ao solo e os três mecanismos de rolamento estão preservados. No padrão em joelho saltador (*jump knee*), o contato ao solo é efetuado com o antepé, durante algum momento da fase de apoio. Esse grupo pode ser dividido em equino verdadeiro ou equino aparente. No equino verdadeiro, nota-se flexão plantar do pé com relação à tíbia, enquanto no equino aparente não há flexão plantar do pé com relação à tíbia. No equino verdadeiro, está presente espasticidade e/ou encurtamento do tríceps sural.

No equino aparente, para que o contato ao solo seja realizado com o antepé, é necessário que os quadris e joelhos estejam em flexão na fase de apoio. Com isso, a etiologia desse padrão geralmente envolve a espasticidade e/ou o encurtamento dos isquiotibiais e dos flexores de quadril, dentro dos quais destaca-se o músculo iliopsoas.

Quando há equino verdadeiro, os quadris e joelhos na fase de apoio podem não exibir alterações ou estarem em hiperextensão ou flexão acentuada. Para que ocorra flexão acentuada dos quadris e joelhos, em conjunto ao equino verdadeiro, a flexão plantar do tornozelo deve ser de grande magnitude ao ponto de gerar flexão compensatória das articulações proximais ou existir espasticidade e/ou encurtamento dos flexores de quadris, isquiotibiais e tríceps sural. A hiperextensão do joelho em conjunto ao equino verdadeiro ocorre quando há moderada flexão plantar do tornozelo no apoio, combinada com frouxidão capsuloligamentar posterior do joelho e deficiência dos isquiotibiais. O equino verdadeiro com padrão adequado do quadril e joelho é raro na paralisia cerebral, e o diagnóstico diferencial com equino idiopático deve ser realizado.

No padrão em agachamento (*crouch knee gait*), o contato ao solo na fase de apoio ocorre com a planta do pé e existe aumento da dorsiflexão dos tornozelos durante essa mesma fase do ciclo de marcha. Com isso, os quadris e joelhos apresentam aumento da flexão durante a fase de apoio. A causa primária é a deficiência do tríceps sural, que gera a dorsiflexão acentuada dos tornozelos no apoio. Inicialmente, a flexão dos quadris e joelhos na fase de apoio pode ser compensatória e gerada pelo deslocamento posterior da força de reação ao solo com relação ao centro articular dos joelhos, mas a estruturação dessas deformidades pode ocorrer com o crescimento.

O agachamento é considerado compensado quando ocorre inclinação anterior do tronco e consequente aumento da anteversão da pelve, com finalidade de tentar deslocar a força de reação ao solo anteriormente ao centro articular dos joelhos, tentando reduzir, assim, a sobrecarga sobre o quadríceps. No agachamento descompensado, a pelve no plano sagital está em retroversão, e a força de reação ao solo continua muito posterior ao centro articular dos joelhos, gerando grande demanda ao mecanismo extensor dessa articulação durante a fase de apoio (FIG. 1.15).

Alterações durante a fase de balanço no plano sagital

A principal alteração dos joelhos na fase de balanço é a limitação no pico de flexão dessa articulação, que pode gerar prejuízo na liberação dos pés. A causa é considerada intrínseca dos joelhos quando predomina a espasticidade do músculo reto anterior da coxa. Nessa situação, existe ação adequada do tríceps sural no pré-balanço, com aceleração do membro para a fase de balanço. Os flexores de quadril também não exibem limitação e atuam concentricamente no balanço inicial, auxiliando na flexão dos joelhos. Mesmo com

adequada aceleração dos joelhos no pré-balanço e no balanço inicial, o pico de flexão estará limitado pela atividade inadequada do reto anterior da coxa gerada pela espasticidade.

Quando a causa do joelho rígido é a deficiência do tríceps sural e/ou dos flexores de quadril, a aceleração do membro no pré-balanço e no balanço inicial estará comprometida, e o pico de flexão dos joelhos no balanço estará limitado, independentemente da ação do reto anterior da coxa (FIG. 1.16).

Alterações no plano transverso

As alterações do plano transverso na paralisia cerebral são, muitas vezes, complexas e de difícil visualização durante a análise observacional da marcha, sendo o exame tridimensional um recurso extremamente útil para o diagnóstico de tais problemas.[9]

Os desvios no plano transverso podem ocorrer em único nível ou em diversos níveis. O desvio interno dos pés pode ser gerado pela rotação interna do tronco e da pelve, rotação interna do quadril, redução da torção tibial externa e pé varo-aduto, de forma isolada ou combinada. O desvio externo pode ocorrer na pelve, nos quadris, nos tornozelos (aumento da torção tibial externa) e nos pés (deformidade em plano valgo abduto). Assim como mencionado para o desvio interno, as causas do desvio externo podem ocorrer de forma isolada e combinada. O tratamento desses distúrbios deve abordar todas as topografias envolvidas.

Os pacientes com alinhamento dos pés dentro da normalidade podem exibir pelve, quadris, tornozelos e pés sem alterações, ou podem apresentar o valgo visual do

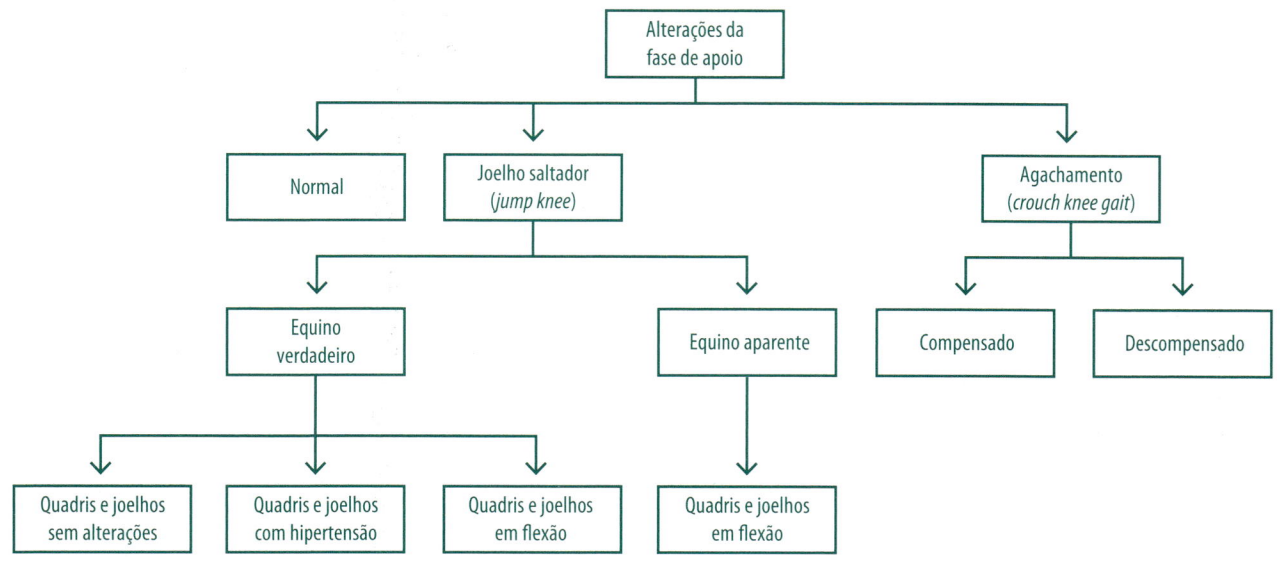

FIGURA 1.15 → Alterações da marcha na paralisia cerebral durante a fase de apoio no plano sagital.

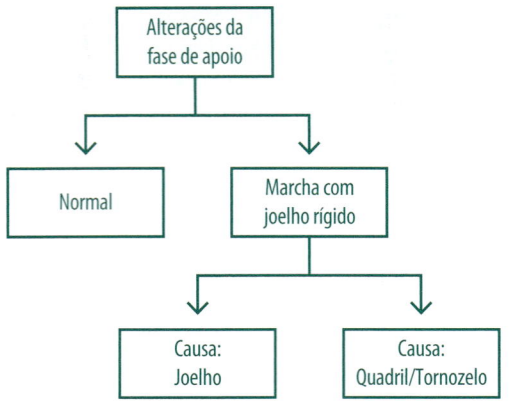

FIGURA 1.16 → Alterações da marcha na paralisia cerebral durante a fase de balanço no plano sagital.

joelho. Nessa última situação, o ângulo de progressão do pé encontra-se dentro da faixa da normalidade, mas existe rotação interna do quadril e aumento da torção tibial externa. Tal combinação de deformidades gera uma impressão visual de valgo do joelho, porém, essa deformidade não é vista nos exames clínico e radiográfico. A rotação interna do quadril, combinada com o aumento ipsilateral da torção tibial externa, desloca a força de reação ao solo lateralmente ao centro articular do joelho, gerando um momento interno em varo e consequente estresse em valgo dessa articulação (FIG. 1.17).

Alterações no plano coronal

As alterações no plano coronal na paralisia cerebral são menos frequentes dos que as alterações nos planos sagital e transverso e, muitas vezes, são secundárias a distúrbios presentes nesses planos de movimento. Por exemplo, o aumento da adução do quadril na fase de apoio pode ocorrer em virtude do aumento da rotação interna dessa articulação, já que é gerada uma disfunção de braço de alavanca ao nível dos abdutores pela discrepância de comprimento dos

membros inferiores e subluxações ou luxações dos quadris, que, por sua vez, não são frequentes nos pacientes com paralisia cerebral deambuladores.

MARCHA NOS DEFEITOS DE FECHAMENTO DO TUBO NEURAL

Com relação à marcha, os pacientes com defeitos de fechamento do tubo neural (DFTN) podem ser divididos em quatro grandes grupos funcionais: grupo torácico/lombar alto, lombar baixo, sacral alto e sacral baixo.[15]

Grupo torácico/lombar alto

A principal característica desse grupo é a ausência de ação dos quadríceps. Para obterem o ortostatismo e tornar possível o treino de marcha, os indivíduos necessitam de órteses longas e muletas canadenses. Na vida adulta, a maior parte opta pela cadeira de rodas para o deslocamento na comunidade.

Grupo lombar baixo

Os pacientes desse grupo têm função preservada do quadríceps e dos isquiotibiais mediais, porém, os glúteos médio e máximo não são efetivos. Para a deambulação, os indivíduos geralmente necessitam de muletas canadenses e órteses suropodálicas rígidas, já que os tornozelos são instáveis no plano sagital pela ausência de ação do tibial anterior e do tríceps sural.

Plano coronal. Uma das principais características da marcha é a inclinação lateral do tronco durante a fase de apoio em virtude da deficiência dos abdutores de quadril. O objetivo dessa compensação é deslocar a força de reação ao solo lateralmente ao quadril, com o propósito de reduzir a demanda sobre os abdutores. No entanto, a força de reação ao solo também é deslocada lateralmente ao joelho, o que gera estresse em valgo nesse nível. Como consequência da inclinação lateral do tronco na fase de apoio, ocorre inversão

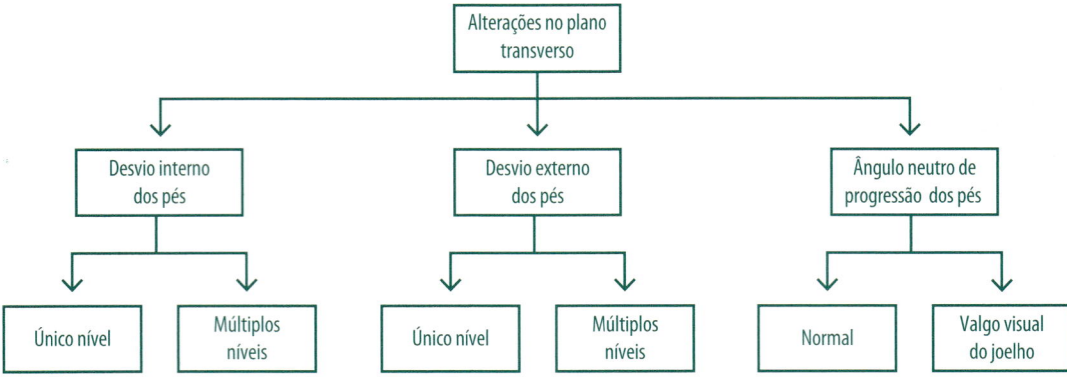

FIGURA 1.17 → Alterações da marcha na paralisia cerebral no plano transverso.

do padrão de movimento da pelve e dos quadris no plano coronal. Durante a fase de apoio, passa a ocorrer rebaixamento da pelve e abdução do quadril ipsilateral, enquanto, no balanço, a pelve fica mais elevada e o quadril aduzido.

Plano sagital. A deficiência do glúteo máximo gera aumento da anteversão da pelve e limitação para a extensão dos quadris na fase de apoio. Os tornozelos exibem aumento da dorsiflexão na fase de apoio em virtude da deficiência do tríceps sural, principalmente de seu componente solear. No pré-balanço, a geração de potência do tornozelo é pobre pela falta de ação do gastrocnêmio. Na fase de balanço, a deficiência do tibial anterior provoca flexão plantar inadequada, com consequente prejuízo na liberação do pé para o balanço. Em virtude do aumento da dorsiflexão dos tornozelos na fase de apoio, a força de reação ao solo permanece posteriormente ao centro articular dos joelhos, favorecendo o aumento da flexão dessa articulação durante essa mesma fase do ciclo de marcha.

Plano transverso. O arco de movimento da pelve no plano transverso costuma estar aumentado em virtude da oscilação do tronco, presente para auxiliar na propulsão. Na fase de apoio, a pelve exibe aumento da rotação interna; no balanço, há aumento da rotação externa.

O desvio externo dos pés é comum e tem como causas frequentes a deformidade em plano valgo dos pés, o aumento da torção tibial externa e o aumento da rotação externa dos quadris. Assim como na paralisia cerebral, essas alterações podem ocorrer de forma isolada ou combinada, sendo a análise tridimensional da marcha uma ferramenta muito útil para o correto diagnóstico topográfico. Os quadris também podem apresentar rotação interna e, quando isso ocorre em conjunto ao aumento da torção tibial externa, o estresse em valgo dos joelhos pode ser observado.

Sacral alto

Os indivíduos passam a apresentar a função do glúteo médio. O tríceps sural continua ausente e ainda existe alguma deficiência do glúteo máximo. Com isso, a dorsiflexão aumentada na fase de apoio, com o consequente aumento da flexão dos joelhos nessa mesma fase do ciclo de marcha, ainda é alteração presente. A propulsão dos tornozelos pela ação concêntrica do gastrocnêmio também é deficiente, mas as compensações do tronco no plano coronal são menos acentuadas. Com isso, os pacientes geralmente requerem apenas as órteses suropodálicas rígidas a deambulação. Como consequência da fraqueza do glúteo máximo, o aumento da anteversão da pelve e a limitação para a extensão dos quadris na fase de apoio podem estar presentes.

Sacral baixo

Os pacientes passam a apresentar função do glúteo máximo e do tríceps sural, e as alterações do padrão de marcha são muito discretas, geralmente dispensando o uso de órteses para fins funcionais.

Referências

1. Muybridge E. Complete human and animal locomotion. New York: Dover; 1980.

2. Braune W, Fisher D. The human gait. Berlim: Spinger-Verlag; 1987.

3. Inman VT, Ralston HJ, Todd F. Human walking. Baltimore: Lippincott Williams & Wilkins; 1981.

4. Sutherland DH. Gait disorders in childhood and adolescence. Baltimore: Lippincott Williams & Wilkins; 1984.

5. Perry J, editor. Gait analysis: normal and pathological function. [S. l.]: Slack; 1992.

6. Gage JR. Gait analysis in cerebral palsy. London: MacKeith; 1991.

7. Wren TAL, Gorton GE 3rd, Ounpuu S, Tucker CA. Efficacy of clinical gait analysis: a systematic review. Gait Posture. 2011; 34(2):149-53.

8. Vicon Clinical Manager. VCM user's manual. Oxford: Vicon; 1998.

9. Kawamura CM, de Morais Filho MC, Barreto MM, de Paula Asa SK, Juliano Y, Novo NF. Comparison between visual and three-dimensional gait analysis in patients with spastic diplegic cerebral palsy. Gait Posture. 2007;25(1):18-24.

10. Winters TF Jr, Gage JR, Hicks R. Gait patterns in spastic hemiplegia in children and young adults. J Bone Joint Surg Am. 1987;69(3):437-41.

11. Sutherland DH, Davids JR. Common gait abnormalities of the knee in cerebral palsy. Clin Orthop Relat Res. 1993; (288): 139-47.

12. Rodda JM, Graham HK, Carson L, Galea MP, Wolfe R. Sagittal gait patterns in spastic diplegia. J Bone Joint Surg Br. 2004; 86(2):251-8.

13. Morais Filho MC, Kawamura CM, Lopes JAF, Neves DL, Cardoso MO, Caiafa JB. Most frequent gait patterns in diplegic spastic cerebral palsy. Acta Ortop Bras. 2014;22(4):197-201.

14. Davids JR, Bagley AM. Identification of common gait disruption patterns in children with cerebral palsy. J Am Acad Orthop Surg. 2014;22(12):782-90.

15. Swaroop VT, Dias L. Orthopedic management of spina bifida. Part I: hip, knee, and rotational deformities. J Child Orthop. 2009;3(6):441-9.

PARTE II

Ortopedia

COORDENADOR: ANASTÁCIO KOTZIAS NETO

2
Coluna vertebral

Capítulo 2.1

COLUNA CERVICAL

Tarcisio E. P. Barros Filho
Alexandre Fogaça Cristante
William Gemio Jacobsen Teixeira

O conhecimento das características anatômicas e biomecânicas da região cervical é fundamental para a compreensão do quadro clínico, do diagnóstico e dos princípios de tratamento das afecções da coluna cervical. Neste capítulo, as doenças serão divididas em malformações congênitas, afecções inflamatórias, infecções, tumores, afecções degenerativas e estenose cervical e neuropraxia transitória no atleta.

MALFORMAÇÕES CONGÊNITAS

As malformações da coluna cervical podem ocorrer de forma isolada ou associadas a outras malformações no sistema musculoesquelético ou em outros órgãos e sistemas. Costumam ser encontradas na síndrome de Down, na síndrome de Klippel-Feil, na doença de Morquio e na displasia espondiloepifisária. Também podem ser observadas em outras síndromes, mas com menor frequência.

Na coluna cervical alta, as anomalias congênitas da articulação atlantoaxial podem provocar instabilidade, como ocorre na aplasia ou na hipoplasia do odontoide, no *os odontoideum*, na occipitalização do atlas ou na frouxidão do ligamento transverso.

A hipoplasia do odontoide pode ocorrer com níveis variáveis de gravidade. Pode significar desde uma parada prematura do crescimento do ápice do odontoide até uma aplasia total. Dependendo do grau, a condição pode provocar instabilidade de C1-C2 por não permitir o funcionamento do ligamento transverso em evitar a translação anterior de C1 sobre C2.

Os odontoideum é a denominação dada a uma formação óssea que aparece sobre o ápice do processo odontoide hipoplásico. Para alguns autores, ocorre pela ausência da fusão entre o processo odontoide e o corpo do áxis; para outros, é adquirido por um processo inflamatório ou traumático antes do fechamento da sincondrose do odontoide. A manifestação clínica do *os odontoideum* é a instabilidade atlantoaxial. Em alguns casos, está associado a comprometimento neurológico progressivo, o que exige estabilização cirúrgica.

Occipitalização do atlas é a denominação dada para a fusão entre o occipício e o atlas. É geralmente parcial e ocorre entre o arco anterior do atlas e a borda anterior do forame magno. Na maioria dos casos, está associada a outras malformações, como impressão vertebrobasilar, vértebras em bloco e anomalias do processo odontoide. Na evolução, um traumatismo leve pode desencadear instabilidade atlantoaxial com subluxação progressiva. Na síndrome de Down, a presença de instabilidade atlantoaxial é comum. Ocorre em 20 a 40% dos portadores da síndrome. As radiografias cervicais dinâmicas em flexão e extensão auxiliam no diagnóstico. A instabilidade costuma estar associada à presença do *ossiculum terminale* (**FIG. 2.1.1**).

A síndrome de Klippel-Feil clássica é caracterizada por redução da amplitude de movimento cervical, pescoço curto, implantação baixa do cabelo na nuca e fusão entre vértebras cervicais. Outras malformações podem estar associadas a essa síndrome, como escoliose congênita, costela cervical, deformidade de Sprengel e cardiopatias congênitas.

A gravidade da doença é variável. Há pacientes que apresentam somente fusão entre duas vértebras e outros que apresentam fusão de múltiplos níveis, contíguos ou não. Nos casos leves, com fusão isolada de um segmento, o indivíduo tem aparência normal, e a descoberta da fusão congênita frequentemente ocorre quando é realizado um exame radiográfico por outros motivos. O local mais comum de ocorrência da fusão isolada é entre C2 e C3, seguido de C5 e C6. A fusão entre C2 e C3 pode provocar hipermobilidade da articulação atlantoaxial, que pode ter como

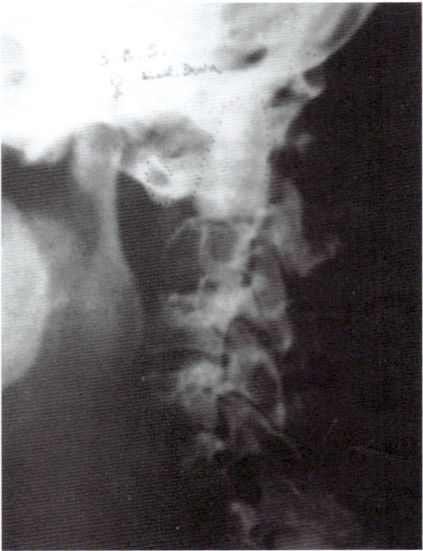

FIGURA 2.1.1 → Radiografia de perfil de paciente portador de síndrome de Down com instabilidade de C1-C2.

complicação a instabilidade de C1-C2 pelo afrouxamento do ligamento transverso.

A síndrome de Morquio é uma mucopolissacaridose associada ao excesso de excreção de ceratossulfato na urina. Essa síndrome, geralmente, está associada à hipoplasia ou à aplasia do odontoide, provocando instabilidade atlantoaxial.

Na displasia espondiloepifisária, ocorre envolvimento epifisário dos ossos longos e da coluna com deformidade escoliótica e cifótica. Na região cervical, esse tipo de displasia está associado à ossificação incompleta do odontoide, resultando em instabilidade de C1-C2.

AFECÇÕES INFLAMATÓRIAS

A instabilidade cervical pode ser decorrente de doenças inflamatórias, como as que ocorrem secundariamente à artrite reumatoide ou à síndrome de Grisel.

Artrite reumatoide

A artrite reumatoide é uma doença sistêmica que pode envolver diversas articulações. Na coluna, o local mais afetado é a região cervical **(FIG. 2.1.2)**, e o problema mais comum é a instabilidade C1-C2, seguido de subluxação subaxial e impacção atlantoaxial.

> **ATENÇÃO! A maioria dos pacientes deve ser tratada com observação periódica. A possibilidade de tratamento cirúrgico precisa ser cogitada assim que apareçam sinais de instabilidade significativa com o objetivo de evitar a ocorrência de déficit neurológico.**

Quando sintomática, a artrite reumatoide cervical provoca dor e redução da amplitude de movimento. A presença de cefaleia occipital deve alertar para o risco de invaginação vertebrobasilar. Nas formas avançadas da doença, é possível encontrar instabilidade mecânica e compressão neurológica com déficit motor e sensitivo, incontinência esfincteriana, distúrbios de marcha e alterações de reflexo. Nos casos de instabilidade grave, há também o risco de morte súbita.

Como a taxa de complicações após o tratamento cirúrgico das lesões provocadas pela artrite reumatoide na coluna cervical é alta, as indicações de cirurgia devem ser restritas. Indica-se o tratamento cirúrgico quando há déficit neurológico, principalmente progressivo, dor intensa que não melhora com tratamento não cirúrgico e quando o caso é de lesões com instabilidade grave, sobretudo progressivas.

A subluxação atlantoaxial é a alteração mais comum na artrite reumatoide. Ocorre pela destruição dos ligamentos transverso, alar e apical. Está presente em um a cada 30 casos com artrite com manifestação leve, um a cada 15 com doença clínica e em um a cada cinco internados por artrite reumatoide. Pode ser diagnosticada por meio de radiografia cervical dinâmica, pela distância atlantoaxial superior a 3 mm, principalmente em radiografias em flexão **(FIG. 2.1.3)**. Nas instabilidades atlantoaxiais com desvio superior a 9 mm, está indicada a artrodese, mesmo em indivíduos assintomáticos, pelo risco de compressão medular.

A subluxação subaxial é a segunda forma de apresentação mais comum da artrite reumatoide na coluna cervical. A lesão das facetas articulares, dos ligamentos e dos discos em um ou mais níveis provoca o aspecto característico em escadaria na radiografia em perfil. Em geral, o tratamento cirúrgico das subluxações subaxiais é feito com artrodese pela via posterior, visto que os pacientes frequentemente são referenciados para tratamento quando a deformidade é grande e envolve diversos níveis.

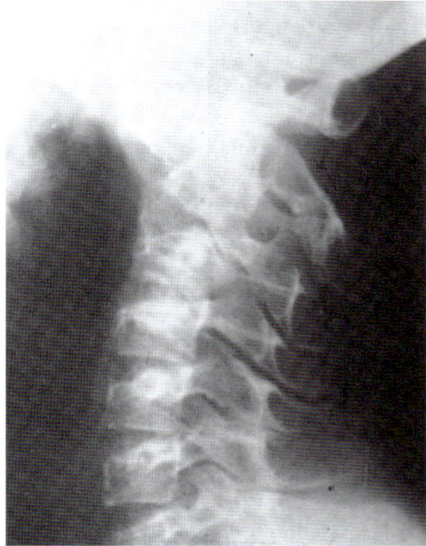

FIGURA 2.1.2 → Radiografia em perfil de paciente com doença reumatoide e aumento superior a 3 mm da distância atlantoaxial.

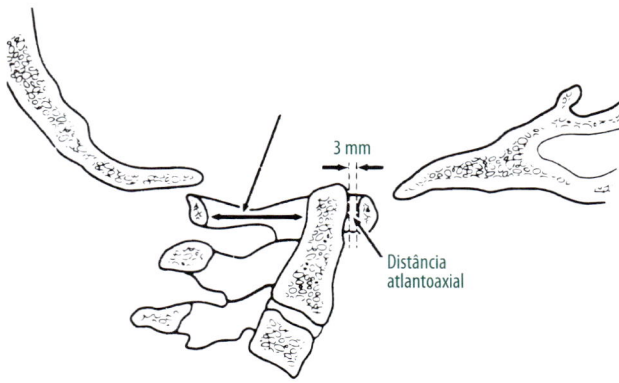

FIGURA 2.1.3 → Representação esquemática da distância atlantoaxial.

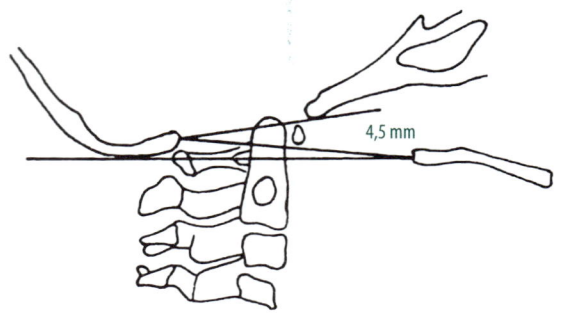

FIGURA 2.1.4 → Representação esquemática da linha de McGregor.

A impacção atlantoaxial ocorre por erosão das articulações atlantoaxial e atlantoccipital, gerando migração superior do processo odontoide. Sua incidência varia de 5 a 32% dos pacientes com artrite. A radiografia em perfil auxilia no diagnóstico. A linha de McGregor é traçada da base do palato duro até a cortical externa do occipício. Mede-se a distância da ponta do odontoide até a linha de McGregor. A migração superior do odontoide caracteriza-se quando sua ponta está 4,5 mm acima dessa linha (**FIG. 2.1.4**).

Síndrome de Grisel

A síndrome de Grisel é caracterizada pela luxação não traumática do atlas que surge como um torcicolo adquirido. Ela está relacionada a infecções das vias aéreas superiores, traumatismos e procedimentos cirúrgicos na cabeça e no pescoço. Na maioria dos casos, a síndrome de Grisel ocorre em crianças na vigência ou após uma infecção das vias aéreas superiores, quando se desenvolve um torcicolo doloroso.

Ao exame físico, a criança apresenta a cabeça inclinada para um lado e rodada para o lado oposto, como ocorre quando há torcicolo espasmódico. Entretanto, o músculo esternocleidomastóideo, que deveria estar contraturado, parece relaxado. Já o lado oposto parece contraturado à palpação. Esse fenômeno é denominado torcicolo paradoxal e é determinado pela rotação entre C1 e C2, não pelo espasmo do músculo esternocleidomastóideo. Outro indício encontrado no exame físico é o sinal de Sudek, em que se palpa o desvio do processo espinhoso de C2 na mesma direção da rotação da cabeça.

As subluxações rotatórias fixas encontradas na síndrome de Grisel foram classificadas por Fielding e Hawkins.[1] O tipo I é a deformidade rotatória fixa, sem desvio anterior do atlas. Essa é a forma mais comum e benigna. A rotação ocorre na amplitude normal da rotação cervical e há integridade do ligamento transverso. No tipo II, há desvio anterior do atlas entre 3 e 5 mm e a rotação está associada ao ligamento transverso deficiente. A rotação ocorre pelo desvio de uma massa lateral que roda sobre a articulação contralateral intacta. No tipo III, há desvio anterior do atlas superior a 5 mm, com deslocamento de ambas as massas laterais. Esse tipo de subluxação rotatória é visto em pacientes com deficiência tanto do ligamento transverso como dos ligamentos secundários. O tipo IV é uma forma rara, em que há desvio posterior do atlas e associação a um processo odontoide deficiente.

A avaliação radiográfica deve incluir as radiografias transoral e de perfil cervical. Na transoral, pode-se observar a posição excêntrica da apófise odontoide em relação às massas laterais do atlas. A assimetria entre as massas laterais do atlas e os maciços articulares do áxis indica que há rotação entre C1 e C2. Em perfil, a presença de deslocamento anterior do odontoide pode ser vista pelo aumento da distância atlanto-odontoide.

O tratamento dependerá do tempo de evolução e do tipo de deformidade. Na maior parte dos casos agudos, com subluxação rotatória e sem desvio anterior do atlas, a deformidade pode ser reduzida de forma espontânea e tratada somente com colar cervical por 10 a 14 dias, associado a medicações analgésicas. Quando não há melhora com o colar cervical, o paciente deve ser internado para tratamento com tração mentoneira. Nos casos resistentes a tal intervenção, indica-se a instalação de tração com halo craniano para a redução.

Nos casos não redutíveis ou com desvio anterior com aumento da distância atlanto-odontoide maior do que 3 mm no adulto e 5 mm nas crianças, há indicação de estabilização cirúrgica pela instabilidade atlantoaxial.

INFECÇÕES DA COLUNA CERVICAL

As infecções da coluna cervical não são frequentes. A região cervical é responsável por cerca de 4% das infecções de toda a coluna. A infecção da coluna cervical por tuberculose é a mais comum. Acredita-se que 50% das infecções por tuberculose osteoarticular ocorram na coluna vertebral. Dessas, a maior parte ocorre nas regiões torácica e lombar e menos de 10% ocorrem na região cervical. Após a tuberculose, a infecção mais comum é a osteomielite piogênica causada pelo *Staphylococcus aureus*. As infecções fúngicas são raras, mas sua incidência tem aumentado nas últimas décadas.

Diagnóstico

O quadro clínico mais comum associado à infecção da coluna cervical é a cervicalgia. Pode ser de instalação aguda e intensa nas osteomielites piogênicas ou de instalação lenta e insidiosa nas infeções por tuberculose ou fungos. O indivíduo pode apresentar febre, queda do estado geral, anorexia ou calafrios, mas esses sinais e sintomas não estão presentes em todos os casos. A queixa de dor noturna, descrita como dor que piora ao repouso e melhora com o movimento, indica o risco de uma doença infecciosa ou tumoral. Se a infecção provocar efeito de massa pela resposta inflamatória ou pela formação de abscessos, pode causar cervicobraquialgia por irritação radicular ou sinais e sintomas de mielopatia, se houver compressão da medula espinal.

O diagnóstico pela radiografia simples é difícil na fase inicial, pois os achados são inexistentes ou sutis nas primeiras três/quatro semanas de evolução. Os exames laboratoriais são inespecíficos, podendo demonstrar leucocitose com desvio à esquerda e aumento da velocidade de hemossedimentação (VHS) ou proteína C-reativa. Apesar de inespecíficos para o diagnóstico, são exames importantes para o acompanhamento da resposta ao tratamento. A hemocultura, quando positiva, é útil para o diagnóstico etiológico.

Dentre os exames de imagem, a ressonância magnética (RM) permite o diagnóstico precoce, a localização da infecção e a avaliação de complicações relacionadas à estabilidade vertebral e compressão de raízes nervosas ou da medula espinal (FIG. 2.1.5). Mesmo com imagens sugestivas de infecção, a coleta de material para estudo anatomopatológico, bacterioscópico e de culturas é fundamental para o diagnóstico e o planejamento do tratamento. O material pode ser obtido por meio de biópsia por agulha guiada por tomografia computadorizada (TC) ou por cirurgia aberta.

Tratamento

O tratamento das infecções da coluna cervical depende das características do agente isolado, do perfil de sensibilidade aos antibióticos, da avaliação da estabilidade da coluna e dos problemas clínicos eventualmente associados. Nas infecções piogênicas, a antibioticoterapia é escolhida com o auxílio do antibiograma – quando disponível – e mantida por tempo prolongado, entre seis semanas e seis meses. O controle da eficácia do tratamento, em geral, é feito a partir de exames laboratoriais com curvas de VHS e proteína C-reativa, leucograma e controle radiográfico. Nas infecções por tuberculose, recomenda-se o tratamento com o esquema I, por seis meses, em pacientes que nunca fizeram nenhum tipo de tratamento.

As indicações relativas do tratamento cirúrgico são: necessidade de obtenção de material para diagnóstico nos casos em que não foi possível fazê-lo de forma percutânea,

prevenção de deformidade progressiva, instabilidade mecânica, déficit neurológico grave ou progressivo e falta de resposta adequada ao tratamento medicamentoso. Quando indicada, a cirurgia consiste em debridamento e limpeza do tecido infectado, coleta de material para cultura, descompressão do tecido nervoso (caso haja déficit neurológico) e artrodese, caso existam sinais de instabilidade (FIG. 2.1.6).

TUMORES

Os tumores da coluna cervical são mais raros quando comparados aos dos demais segmentos da coluna. Em indivíduos com idade inferior a 30 anos, os tumores benignos são mais comuns. No corpo vertebral, o hemangioma é o tumor encontrado com mais frequência, seguido pelo cisto ósseo aneurismático. Nos elementos posteriores, os mais comuns são o tumor de células gigantes, o osteoma osteoide e o osteoblastoma.

Os tumores metastáticos são malignos e mais comuns. Os tumores primários que resultam em metástase para a coluna são câncer de pulmão, mama, próstata, trato gastrintestinal, tireoide e rim. Ainda que qualquer vértebra cervical e qualquer região possam ser acometidas, as lesões localizam-se com mais frequência nos corpos de C3 a C7. Dentre os tumores primários malignos, o mieloma múltiplo é o mais comum, mas os sarcomas primários são raros.

> **DICA: A anamnese e o exame físico cuidadoso, associados a exames radiológicos e laboratoriais, são necessários para um diagnóstico adequado do tipo de tumor. O diagnóstico definitivo é confirmado por biópsia.**

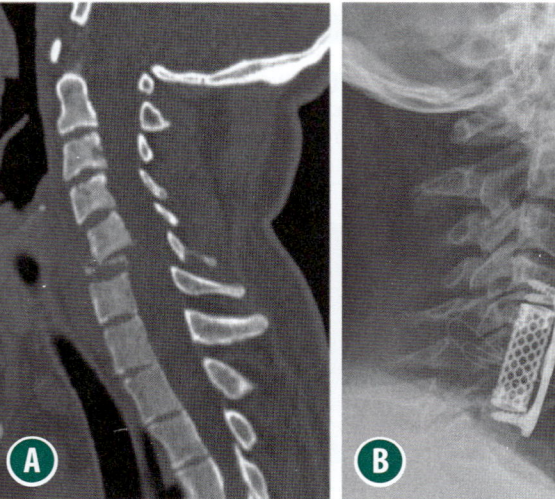

FIGURA 2.1.6 → Paciente masculino de 25 anos, com instabilidade cervical grave por tuberculose cervical.

A TC cervical sagital com fratura patológica do corpo de C6.
B Tratamento cirúrgico com descompressão medular e artrodese cervical.

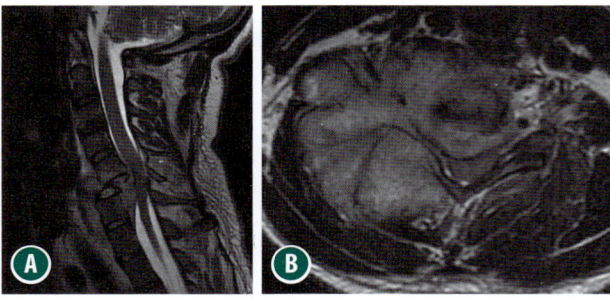

FIGURA 2.1.5 → Homem de 25 anos com queixa de dor cervical e déficit motor. RM de coluna cervical apresentando tuberculose avançada. Nota-se a destruição do corpo vertebral com preservação da qualidade dos discos e disseminação subligamentar.

A Corte sagital em T2.
B Corte axial em T2.

Quadro clínico

O sintoma mais comum dos tumores da coluna cervical é a dor cervical. A dor tende a ser constante e, com frequência, provoca o despertar do indivíduo. Difere da dor mecânica pela ausência de melhora ao repouso. Pode ser causa de cervicobraquialgia quando provoca irritação radicular. Se houver compressão da medula, o paciente pode apresentar sinais e sintomas de mielopatia. Dependendo do tipo de tumor, podem ocorrer sinais e sintomas sistêmicos, como febre e perda de peso.

Diagnóstico

O exame radiográfico em incidências de frente, perfil e oblíqua é útil no diagnóstico (FIG. 2.1.7). Entretanto, como cerca de 30 a 50% do osso trabecular deve estar comprometido para que uma lesão seja visualizada na radiografia simples, alguns tumores podem não ser reconhecidos.

A RM de coluna cervical é o método de investigação mais sensível e permite determinar a relação do tumor com a medula espinal, as raízes e estruturas viscerais. A TC permite determinar melhor a qualidade da matriz óssea e a estabilidade da coluna (FIG. 2.1.8). A cintilografia óssea é útil para a determinar a presença de outras lesões metastáticas ainda assintomáticas no estadiamento.

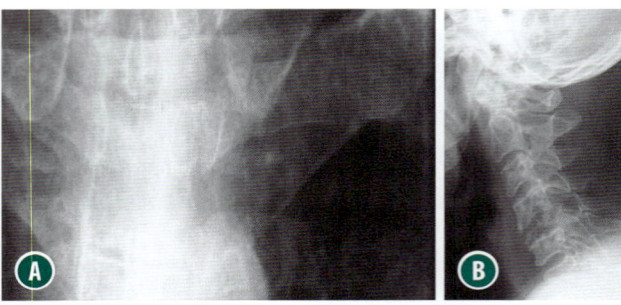

FIGURA 2.1.7 → Radiografia em (A) frente e (B) perfil de paciente de 62 anos com cervicalgia de instalação aguda. Nota-se a fratura presente no corpo de C5 por lesão lítica. Há também lesão no corpo em C4 de visualização difícil na radiografia simples.

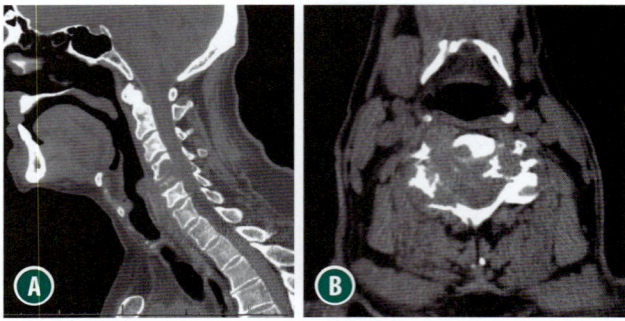

FIGURA 2.1.8 → TC (A) sagital e (B) coronal. É possível avaliar a presença da fratura de C5 do mesmo caso da Figura 2.1.7, só que, nesta, fica evidente a presença de outra lesão em C4.

A biópsia é necessária para a confirmação diagnóstica e a determinação do tipo histológico do tumor. Pode ser feita de forma percutânea, guiada por tomografia (FIG. 2.1.9) ou por cirurgia aberta.

Tratamento

Os objetivos do tratamento dos tumores benignos da coluna cervical são a ressecção do tumor (quando sintomático) e a preservação da estabilidade. Mesmo com ressecções grandes, a estabilidade pode ser obtida pela substituição da lesão por enxerto ósseo. O enxerto é preferido em relação ao metilmetacrilato por ser uma solução biológica de longo prazo.

No tratamento dos tumores metastáticos da coluna cervical, é fundamental conhecer o tipo histológico, a localização do tumor e o estadiamento para estimar o prognóstico. A indicação do tratamento cirúrgico deve ocorrer na presença de déficit neurológico progressivo, se houver dor cervical ou irradiada, intratável com métodos não cirúrgicos, e sinais de instabilidade da coluna. Quando indicado, o tratamento cirúrgico terá como objetivos a melhora da qualidade de vida, o reestabelecimento da estabilidade da coluna, a melhora dos sintomas de dor ou de déficit neurológico, quando presente. A ressecção do tumor não aumenta a sobrevida do paciente na maior parte das situações.

Como os tumores malignos estão frequentemente localizados no corpo vertebral e a medula não deve ser mobilizada, a via de acesso preferencial é a anterior. O procedimento cirúrgico costuma ser complicado pela invasão dos tecidos adjacentes, pelo tumor e pelo risco de sangramento expressivo. Tenta-se a ressecção da maior quantidade possível de tumor do corpo vertebral, até que se visualize o saco dural. Deve-se ter cuidado, na dissecção lateral, para evitar a lesão da artéria vertebral. Após a ressecção do corpo e dos discos, cruenta-se a placa terminal inferior da vértebra cranial e a superior da vértebra caudal, para a colocação de um espaçador.

Nos tumores primários malignos sem metástase à distância, é desejável o tratamento cirúrgico com ressecção em bloco da lesão. São procedimentos de alta complexidade e nem sempre factíveis em função das limitações anatômicas locais.

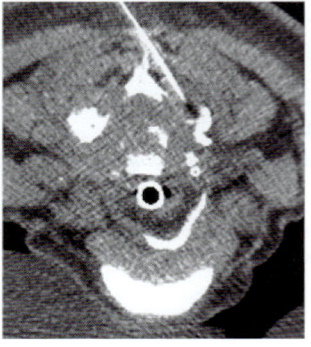

FIGURA 2.1.9 → Biópsia percutânea por via posterior guiada por tomografia.

AFECÇÕES DEGENERATIVAS

As alterações degenerativas da coluna cervical são responsáveis por diversos problemas, como cervicalgia crônica, compressão de raízes cervicais e compressão da medula espinal. A partir da terceira década de vida, diversas modificações bioquímicas e anatômicas provocam a perda da capacidade do disco em distribuir cargas da maneira adequada. A distribuição anormal da carga pode causar formação de fissuras no ânulo fibroso, no qual o material do núcleo pulposo pode insinuar-se, formando uma hérnia de disco. Dependendo do local da herniação, é possível que ocorra situações clínicas diferentes **(FIG. 2.1.10)**.

A herniação do disco para a porção anterior ao corpo vertebral raramente causa sintomas. Quando ocorre na região posterolateral, na parte lateral do canal vertebral ou no forame intervertebral, pode causar compressão de uma raiz cervical. Na região posteromedial ou central, pode comprimir a medula espinal e seus vasos. Na região lateral, pode provocar a compressão da artéria vertebral. Seja qual for o local de ocorrência, a hérnia de disco pode ser responsável pela queixa de dor cervical. É importante lembrar que outros fenômenos da doença degenerativa, como a formação de osteófitos nas facetas articulares e no corpo vertebral e a instabilidade de alguns dos segmentos da coluna, podem ser responsáveis pela compressão de estruturas nervosas.

Cervicobraquialgia

As afecções degenerativas da coluna cervical podem provocar dor cervical, com irradiação para um ou ambos os membros superiores. A braquialgia costuma ser causada pela compressão de uma raiz cervical por uma hérnia de disco posterolateral e a dor cervical pela irritação do plexo sensitivo raquidiano. A dor irradiada também pode ser causada pelo estreitamento do forame de conjugação pela hipertrofia facetária e pelos osteófitos.

Na estenose foraminal, a compressão e a tração da raiz podem ser acentuadas pelo movimento cervical. A hiperextensão pode reduzir a dimensão dos foramens e exacerbar os sintomas de braquialgia.

Quadro clínico

A cervicalgia costuma ser insidiosa. Em raras situações, tem início de forma súbita, relacionada a movimentos

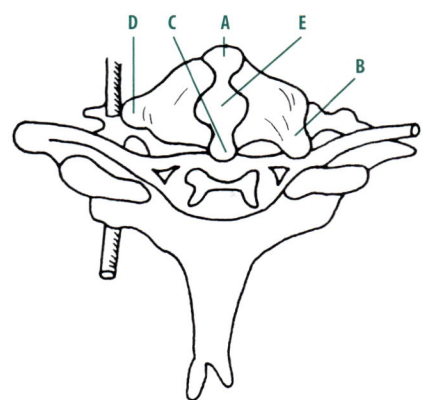

FIGURA 2.1.10 → Representação esquemática dos locais possíveis para as hérnias cervicais.

Ⓐ Anterior. **Ⓑ** Posterolateral. **Ⓒ** Posteromedial. **Ⓓ** Lateral. **Ⓔ** Central.

bruscos do pescoço, longa permanência em posição forçada, esforço ou traumatismos. Na maior parte dos casos, melhora nitidamente com o repouso e piora com a movimentação. Com frequência, há espasmo da musculatura paravertebral.

A alteração sensitiva associada à compressão radicular é a irradiação da dor para o membro superior em um dermátomo definido. Em geral, o indivíduo refere parestesias no mesmo território. Pode ocorrer também hipoestesia no território acometido.

Pode-se encontrar déficit de força nos músculos inervados pela raiz comprometida. A paralisia da musculatura é rara. Na ausência de compressão medular associada, os reflexos poderão ser hipoativos ou abolidos. Se houver reflexos exaltados ou presença de reflexos patológicos, deve-se procurar por compressão medular ou outra lesão do neurônio motor superior. O **QUADRO 2.1.1** descreve de forma esquemática as alterações de sensibilidade, motricidade e reflexas causadas pela compressão de cada raiz, e a **FIG. 2.1.11** mostra hérnia cervical comprimindo a raiz de C6.

> **ATENÇÃO!** É importante lembrar que nem toda dor irradiada para o membro superior é causada pela compressão de uma raiz na região cervical. Dentre os diagnósticos diferenciais mais importantes, estão as síndromes compressivas dos nervos periféricos, que, geralmente, podem ser diferenciadas pelo exame físico.

QUADRO 2.1.1 → Alterações da raiz acometida

	C5	C6	C7	C8
Sensibilidade	Face lateral do braço	Primeiro e segundo dedos	Segundo e terceiro dedos	Quarto e quinto dedos
Motricidade	Deltoide e flexores do cotovelo	Extensores do punho	Extensor do cotovelo	Flexor profundo do terceiro dedo
Reflexos	Bicipital	Braquiorradial	Tricipital	

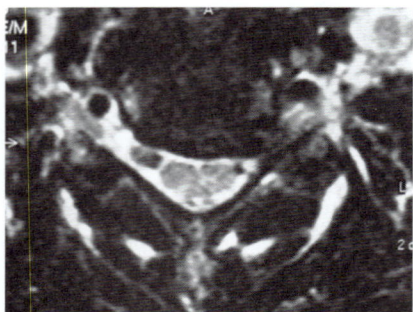

FIGURA 2.1.11 → Imagem axial de RM em T2 de paciente com hérnia cervical comprimindo a raiz de C6.

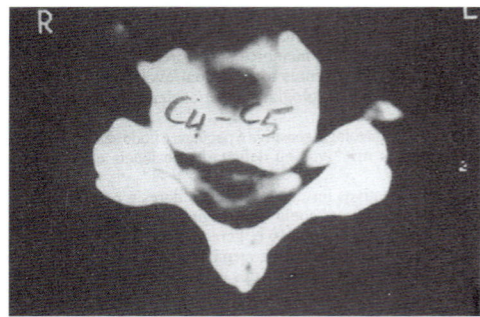

FIGURA 2.1.12 → Mielotomografia apresentando alterações degenerativas e estenose do canal cervical.

Diagnóstico

As radiografias simples de frente, perfil e oblíqua podem mostrar a redução do espaço entre dois corpos vertebrais pela doença discal degenerativa e o estreitamento do forame. As radiografias dinâmicas em flexão e extensão podem ser úteis para documentar a instabilidade entre dois segmentos. Dentre os exames de imagem, a RM é o de escolha para a avaliação da compressão radicular. Quando a RM não estiver disponível, a TC ou a mielotomografia podem ser úteis **(FIG. 2.1.12)**. Nos indivíduos em que há dúvida diagnóstica entre compressão radicular na região cervical e síndrome compressiva dos nervos periféricos, a eletroneuromiografia pode ser útil.

Tratamento

A maioria dos pacientes com cervicobraquialgia melhora com tratamento medicamentoso e de reabilitação. O tratamento cirúrgico de urgência raramente é indicado. Indicações de cirurgia de urgência são destinadas aos pacientes com radiculopatia grave e déficit neurológico rapidamente progressivo. Na maior parte dos casos, o tratamento cirúrgico deve ser considerado após o insucesso do tratamento não operatório feito de forma adequada e por um período mínimo de três meses. A escolha da técnica e da via de acesso depende da experiência do cirurgião e do local onde a compressão é maior. Pela via posterior, pode-se fazer uma foraminotomia com ressecção parcial da articulação interapofisária. Com essa via, é possível obter um acesso adequado à região lateral do canal vertebral e da raiz. Ela permite a exploração do trajeto da raiz e a ressecção de uma hérnia de disco ou do osteófito responsável pela compressão.

As cirurgias pela via anterior são mais fáceis de executar. A forma mais comum de tratamento pela via anterior envolve a discectomia associada à artrodese. Além da discectomia, permite a ressecção dos osteófitos. A discectomia pela via anterior associada à artrodese tem a vantagem de imobilizar um segmento com alterações degenerativas. Entretanto, acredita-se que os níveis móveis adjacentes à área de artrodese possam ser submetidos a maior estresse.

As próteses de disco intervertebral foram desenvolvidas para manter a mobilidade no segmento após a discectomia realizada pela via anterior **(FIG. 2.1.13)**. Essas próteses são uma opção para pacientes que não apresentam sinais radiográficos de doença degenerativa avançada ou hipermobilidade significativa. Elas têm como vantagem a redução da degeneração discal dos níveis adjacentes. Entretanto, há a necessidade de estudos de longo prazo que confirmem o benefício das próteses de disco em relação à artrodese cervical.

Mielopatia cervical

Além da compressão das raízes, as alterações degenerativas da coluna cervical, como a herniação central ou posteromedial do disco, o espessamento do ligamento amarelo e a formação de osteófitos, podem ser responsáveis pelo estreitamento do canal medular. Na região cervical, a medula tem o diâmetro máximo de 60% do canal vertebral; o diâmetro transverso médio é de 13 mm; e o anteroposterior, 9 mm. Quando há presença de estenose, a medula pode sofrer lesão pela compressão extrínseca direta ou pela alteração do fluxo sanguíneo medular. Além dos fatores

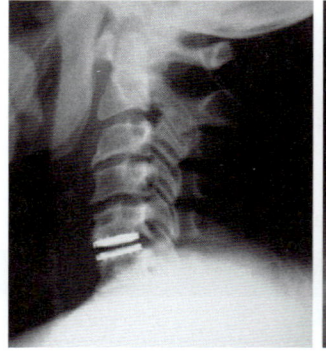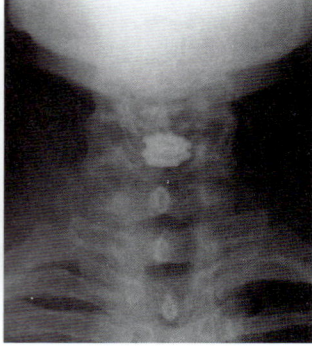

FIGURA 2.1.13 → Indivíduo com cervicobraquialgia submetido a tratamento cirúrgico com prótese de disco cervical.

estáticos associados à mielopatia cervical, a hipermobilidade de um segmento pode causar um fenômeno de compressão dinâmica durante a flexão e a extensão.

Quadro clínico

O diagnóstico precoce de mielopatia cervical não é fácil. Na maioria dos casos, a doença apresenta instalação insidiosa, com sintomas leves e evolução lenta. A mielopatia aguda é pouco comum, mas, em certas ocasiões, é provocada por hérnia de disco aguda, traumatismo ou movimento cervical brusco.

Os sinais e sintomas dependem do local e do grau de compressão sobre a medula. Na mielopatia cervical crônica, os sintomas iniciais mais comuns estão relacionados a distúrbios da motricidade. Com frequência, os indivíduos queixam-se do surgimento de dificuldade para executar tarefas simples que necessitam do movimento fino das mãos. Nos membros inferiores, a manifestação inicial pode ser o surgimento de distúrbios da marcha, com sensação de desequilíbrio e insegurança, quedas frequentes e fadiga.

Ocasionalmente, na mielopatia avançada, os pacientes podem desenvolver distúrbios de continência esfincteriana urinária e fecal. O exame físico adequado é fundamental para o diagnóstico correto da doença e deve incluir o exame neurológico completo.

No membro superior, pode-se identificar a hipotrofia da musculatura intrínseca associada à espasticidade. Os pacientes frequentemente apresentam redução da agilidade manual. Para certificar-se desse problema, pode-se pedir ao paciente que abra e feche a mão 20 vezes, em 10 segundos. Outro sinal que pode ser encontrado é a incapacidade de manter os dedos da mão aduzidos e estendidos sem que o quinto dedo desvie para flexão e abdução. Pode-se encontrar marcha com hesitação e base alargada. O paciente pode apresentar dificuldade para andar em linha reta com um pé em frente ao outro.

O comprometimento do neurônio motor superior provoca alterações na pesquisa dos reflexos abaixo do nível da lesão. Os reflexos miotendíneos ficam exaltados, e os reflexos cutâneos, abolidos. Outros reflexos patológicos podem surgir. O sinal de Hoffman pode ser obtido após provocar a extensão abrupta da interfalangiana distal do terceiro dedo. Quando presente, haverá flexão da interfalangiana distal do primeiro e segundo dedos. No membro inferior, o sinal de Babinski pode ser encontrado quando a face lateral do pé é estimulada com um objeto rombo.

Diagnóstico

As radiografias simples de frente e perfil podem demonstrar alterações sugestivas da causa da mielopatia, como estreitamento do espaço discal, deformidades no alinhamento cervical, alterações degenerativas das vértebras e sinais de movimento anormal. A RM é o exame ideal para a avaliação e o planejamento do tratamento de pacientes com mielopatia cervical. Ela permite identificar as estruturas responsáveis pela estenose e os níveis que devem ser descomprimidos. Em alguns casos, pode-se identificar locais da medula com aumento do sinal em T2 (FIG. 2.1.14).

A TC tem avaliação mais precisa das estruturas ósseas em relação à RM. Quando associada à mielografia, a TC dá a indicação precisa dos níveis mais estreitos. O exame do líquido cerebrospinal e a eletroneuromiografia podem ser indicados caso haja suspeita de outros distúrbios neurológicos.

Tratamento

Diferentemente da dor cervical isolada e das cervicobraquialgias, a mielopatia cervical não apresenta bons resultados com o tratamento não cirúrgico, pois a história natural da doença indica que a progressão ocorre na maior parte dos pacientes.

O tratamento não cirúrgico pode ser indicado nos casos leves e naqueles em que não há história de progressão. Quando se opta por essa forma de tratamento, o paciente deve ser avaliado com frequência, e a cirurgia deve ser indicada se houver piora dos sintomas ou achados no exame físico. O indivíduo deve ser orientado a suspender atividades com riscos de traumatismos. Medicações analgésicas podem ser utilizadas caso haja necessidade de tratamento da dor.

Apesar de o tratamento cirúrgico melhorar o déficit neurológico, o objetivo principal da cirurgia é evitar a progressão da doença. Ela consiste na descompressão da medula, que pode ser obtida por diversas técnicas. Nas estenoses do canal de até três níveis, com componente de compressão predominantemente anterior, indica-se a descompressão pela via anterior, com discectomia ou corpectomia associada à artrodese. Nas situações em que a estenose ocorre em mais de três níveis, a descompressão é feita

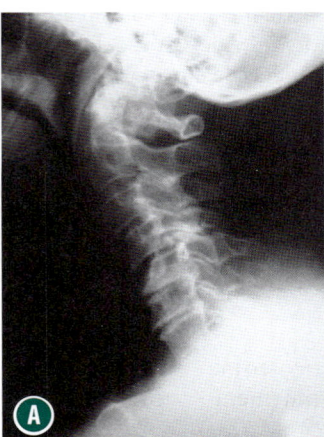
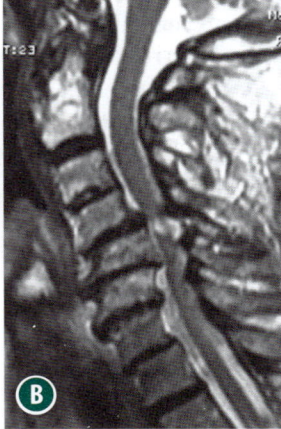

FIGURA 2.1.14 → Ⓐ Paciente com mielopatia cervical apresentando sinais de doença degenerativa cervical avançada ao raio X. Ⓑ Compressão medular com hipersinal na medula no corte sagital ponderado em T2.

de preferência pela via posterior. Na ausência de sinais de instabilidade e preservação da lordose cervical, a laminoplastia do tipo "porta aberta" pode ser realizada.

ESTENOSE CERVICAL E NEUROPRAXIA TRANSITÓRIA NO ATLETA

A estenose cervical congênita está associada à redução do diâmetro anteroposterior do canal cervical. A forma adquirida da estenose cervical está relacionada a múltiplos níveis de degeneração discal, formação de osteófitos e hipertrofia do ligamento amarelo e das articulações facetárias.

A associação da estenose cervical à neuropraxia transitória é alvo de polêmica quanto à indicação de restrição da prática de algumas modalidades esportivas por atletas que apresentam a redução do canal medular cervical. Torg e Corcoran (1998)[2] descreveram o quadro clínico da neuropraxia transitória como um episódio de alterações sensitivas e motoras, envolvendo os membros superiores, os inferiores ou os quatro membros, com duração que varia desde poucos minutos até dias. Está associada a traumatismos com hiperextensão forçada, hiperflexão ou carga axial sobre a coluna cervical.

Para evitar as distorções nas medidas obtidas por diferentes técnicas radiográficas, Torg e colaboradores (1996)[3] desenvolveram um índice que consiste na relação entre o diâmetro do canal cervical dividido pelo diâmetro da vértebra em determinado nível na radiografia em perfil **(FIG. 2.1.15)**. Considera-se estenose quando o valor do índice de Torg é inferior a 0,8. Tal medição pode ser útil para a avaliação de pacientes com traumatismo raquimedular, para análise de estenoses congênitas e degenerativas ou como parte do exame dos candidatos à prática de esportes de contato. Há autores que defendem que o índice de Torg não deva ser utilizado como forma de rastreamento, pois não há correlação forte entre a presença de estenose por esse índice e a ocorrência de déficit neurológico permanente. O valor preditivo positivo baixo do índice de Torg impede seu uso como mecanismo de rastreamento para atletas de alto risco.

A medida do tamanho do canal medular pela TC ou RM é mais precisa. Permite medir adequadamente o espaço disponível para a medula espinal e avaliar os discos e o

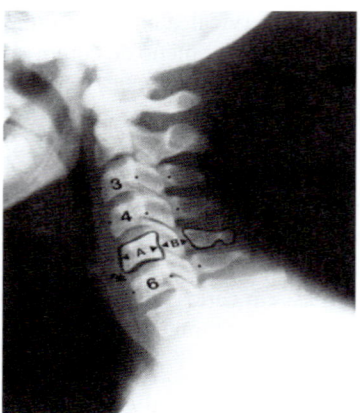

FIGURA 2.1.15 → Cálculo do índice de Torg: diâmetro de canal cervical (B/A).

ligamento amarelo. Entretanto, o alto custo impede seu uso para rastreamento.

> **ATENÇÃO! Muitos fatores devem ser levados em consideração para liberar ou proibir um atleta de retomar a prática esportiva após um episódio de neuropraxia transitória. Deve-se considerar o esporte praticado, o tamanho do canal medular, a estabilidade da coluna cervical, a gravidade dos sinais e sintomas apresentados, a duração do episódio e o número de recorrências.**

Referências

1. Fielding JW, Hawkins RJ. Atlanto-axial rotatory fixation. (Fixed rotatory subluxation of the atlanto-axial joint). J Bone Joint Surg Am. 1977;59(1):37-44.

2. Torg JS, Corcoran TA. Cervical cord neurapraxia: classification, pathomechanics, morbidity, and management guidelines. 13th North American Spine Society Annual Meeting; 1998; San Francisco. Pre-Meeting Course: head & neck injury in sports. Washington: NASS; 1998.

3. Torg JS, Naranja RJ Jr, Pavlov H, Galinat BJ, Warren R, Stine RA. The relationship of developmental narrowing of the cervical spinal canal to reversible and irreversible injury of the cervical spinal cord in football players. J Bone Joint Surg Am. 1996;78(9):1308-14.

COLUNA TORACOLOMBAR: DEFORMIDADES NÃO PARALÍTICAS

Elcio Landim

As deformidades da coluna estão situadas com maior frequência nas regiões torácica e lombar e, por serem de difícil compreensão, apresentam grandes complexidades terapêuticas. Basicamente, podem ser divididas em escoliose, hipercifose ou dorso curvo e hiperlordose, dependendo do plano espacial em que se apresentam de forma mais intensa.

ESCOLIOSE

A escoliose é definida como desvio lateral da coluna. Pode se apresentar de duas formas básicas: não estrutural e estrutural, cada uma com características próprias que as distinguem.

Escoliose não estrutural

É o desvio lateral da coluna não relacionado a alterações estruturais das vértebras ou dos discos intervertebrais. É uma condição não progressiva, que não costuma ser grave, sem rotação fixa das vértebras e que, nas inclinações laterais, encontra-se de forma simétrica nos aspectos clínico e radiográfico.

Esse tipo de escoliose está associado a várias condições patológicas, como postura anormal, encurtamento de um dos membros inferiores, espasmos musculares associados a irritações de raízes nervosas, processos inflamatórios ou tumores da coluna. A característica da escoliose não estrutural é que ela desaparece após o tratamento da doença de base.

A escoliose não estrutural, quando presente por longo período em crianças em fase de crescimento, pode adquirir características estruturais por deformação das vértebras e tornar-se progressiva.

Escoliose estrutural

A escoliose estrutural apresenta três características principais:

1. Os tecidos moles se retraem na concavidade da curva.
2. Surgem alterações na forma dos corpos vertebrais, no tamanho das lâminas, nos pedículos e nos processos transversos das vértebras envolvidas na deformidade.

3. Há deformidade em rotação fixa das vértebras envolvidas, em que o corpo vertebral roda para a convexidade da curvatura.

O encunhamento lateral da vértebra ocorre em consequência de maior pressão sobre a concavidade da curva; sendo assim, as vértebras mais centrais à curva se tornam as mais deformadas, enquanto as mais periféricas se tornam menos deformadas e sofrem menor rotação, ocorrendo o mesmo com os discos intervertebrais. Esse processo é progressivo enquanto houver crescimento vertebral, havendo, paralelamente, enrijecimento da coluna mais acentuado no ápice da curva, de forma que o desvio não se corrige nas manobras de inclinações laterais, seja na clínica ou na radiografia. Essa avaliação é de extrema importância na programação do tratamento dos pacientes.

A escoliose, embora denominada como desvio lateral da coluna, na verdade é uma deformidade tridimensional, uma vez que pode estar associada à variação da amplitude da cifose ou da lordose. Em determinados tipos de escoliose, encontra-se diminuição da cifose torácica, chegando, algumas vezes, à lordose. Da mesma forma, a lordose lombar pode estar diminuída ou aumentada, o que torna obrigatória a avaliação do paciente não só no aspecto clínico, mas também por radiografias no sentido lateral da coluna[1] **(FIG. 2.2.1)**.

Estudo radiográfico das escolioses

As radiografias da coluna na avaliação das escolioses devem obedecer a uma padronização, de forma a permitir o controle da evolução das curvas, não só para documentar a piora, mas também a correção durante o tratamento, seja ele conservador ou cirúrgico.

A coluna deve ser radiografada com o paciente em ortostatismo, tanto nas incidências de frente (anteroposterior ou posteroanterior) quanto de perfil (lateral), em radiografias panorâmicas que incluam toda a coluna nos dois planos. Radiografias com o paciente em decúbito dorsal, com inclinações laterais à direita e à esquerda, devem complementar o estudo, assim como incidência de frente, exercendo-se tração manual de forma que a rigidez das curvas seja avaliada **(FIG. 2.2.2)**.

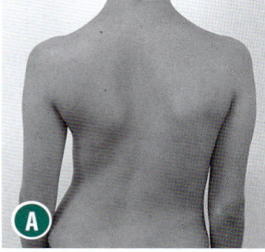
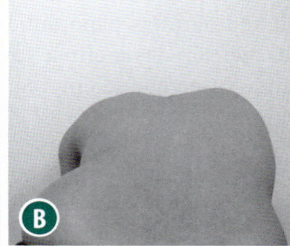

FIGURA 2.2.1
Ⓐ Vista posterior de paciente com escoliose idiopática do adolescente (EIA).
Ⓑ Paciente em inclinação anterior do tronco.

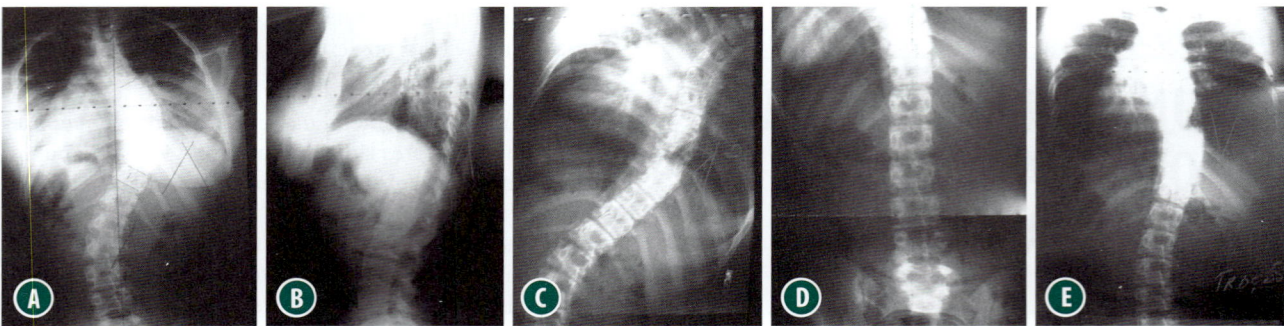

FIGURA 2.2.2
Ⓐ Radiografia anteroposterior ortostática. **Ⓑ** Lateral ortostática. **Ⓒ** Em decúbito dorsal com inclinação lateral direita.
Ⓓ Em decúbito dorsal com inclinação lateral esquerda. **Ⓔ** Anteroposterior sob tração.

Mensuração dos ângulos das curvas

Dois métodos foram descritos para mensurar as curvas escolióticas. O de Cobb[2] se tornou o mais empregado por ser mais simples e de maior exatidão. Nesse método, é preciso encontrar as vértebras que estão inclinadas para a concavidade da curva. São traçadas linhas sobre a borda superior da vértebra mais proximal e sobre a borda inferior da vértebra mais distal, na radiografia em ortostatismo. Traçam-se linhas perpendiculares a essas bordas e mede-se o ângulo formado por tais perpendiculares **(FIG. 2.2.3)**. As vértebras usadas para a mensuração são denominadas vértebras-limite da curva, e essas mesmas vértebras devem ser usadas nas radiografias nas posições de inclinação.

Sempre são encontradas uma curva de maior valor angular, denominada curva maior, e curvas proximais e distais a esta, definidas como curvas menores, que são curvas de compensação. Alguns pacientes apresentam duas curvas de valores semelhantes e contíguas, e ambas serão consideradas curvas maiores, sobretudo quando se encontram com o mesmo grau de estruturação nas radiografias em posição deitada em inclinações laterais ou nas radiografias sob tração.

O método de Ferguson[3] emprega a mesma sistemática para determinar as vértebras-limite, mas as medidas são feitas por meio de pontos no centro dessas vértebras, os quais se cruzam em ponto central da vértebra mais apical da curvatura. Em curvas muito graves, esse ponto central pode ser de difícil avaliação, tornando o método menos preciso.

Nas radiografias panorâmicas no sentido lateral, devem ser mensuradas a cifose torácica e a lordose lombar da mesma forma que se emprega o método de Cobb[2] para as escolioses.

Classificação das escolioses

A classificação etiológica das escolioses foi estabelecida pela Scoliosis Research Society, sociedade internacional fundada nos Estados Unidos, em 1965, e é uma classificação aceita até os dias atuais. Essa sociedade fornece

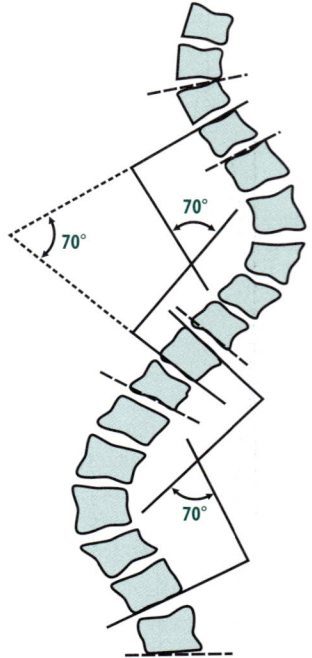

FIGURA 2.2.3 → Método de Cobb para mensuração das curvas escolióticas.

informações a respeito de enfermidades que podem gerar escoliose.

Escoliose estrutural – Toracoplastia

1. **Escoliose idiopática.** É a forma mais comum de escoliose. De etiologia desconhecida, pode ser subdividida em três grupos:

   • Escoliose idiopática infantil. Acomete crianças de 0 a 3 anos.

   • Escoliose idiopática juvenil. Acomete crianças a partir de 3 anos até os 10.

   • Escoliose idiopática do adolescente. Acomete pacientes a partir dos 10 anos.

2. **Escoliose congênita.** É dividida de acordo com os defeitos congênitos encontrados nas vértebras.
   - Defeitos de formação
     - Hemivértebra
     - Vértebra cuneiforme
   - Defeitos de segmentação
     - Barra óssea
     - Bloco ósseo
   - Mista

3. **Escoliose neuromuscular.**
   - Neuropática
     - Neurônio motor superior
       - Paralisia cerebral
       - Degeneração espinocerebelar
         a. Doença de Charcot-Marie-Tooth
         b. Ataxia de Friedreich
         c. Síndrome de Roussy-Lévy
       - Siringomielia
       - Tumores da medula espinal
       - Lesões da medula espinal
     - Neurônio motor inferior
       - Poliomielite
       - Outros tipos de mielites virais
     - Atrofia muscular espinal progressiva
       - Infantil (doença de Werdnig-Hoffmann)
       - Juvenil (doença de Kugelberg-Welander)
     - Atrofia espinal juvenil não progressiva
     - Disautonomia (síndrome de Riley-Day)
   - Miopática
     - Distrofia muscular
       - Distrofia muscular pseudo-hipertrófica (distrofia de Duchenne)
       - Distrofia muscular de membros e cintura
       - Distrofia muscular fascioescapuloumeral
     - Distrofia miotônica (doença de Steinert)
     - Miotonia congênita (Doença de Thomsen)
     - Artrogripose
     - Hipotonia

4. **Neurofibromatose.**

5. **Doenças mesenquimais.**
   - Congênita
     - Síndrome de Marfan
     - Síndrome de Ehlers-Danlos
   - Adquirida: artrite reumatoide

6. **Trauma.**
   - Fratura do corpo vertebral
   - Lesão cirúrgica
     - Lesão do crescimento vertebral
     - Laminectomia
     - Toracoplastia
   - Irradiação

7. **Contraturas extraespinais.**
   - *Post* empiema
   - Queimadura

8. **Osteocondrodistrofias.**
   - Nanismo diastrófico
   - Mucopolissacaridoses (doença de Morquio e outras)
   - Displasia espondilepifisária
   - Displasia epifisária múltipla
   - Outras

9. **Infecção.**
   - Aguda
   - Crônica
     - Tuberculose

10. **Doenças metabólicas.**
    - Osteomalacia
      - Raquitismo
    - Osteoporose
    - Osteogênese imperfeita (osteopsatirose)
    - Homocistinúria

11. **Doenças toracogênicas.**
    - *Post* toracotomia

12. **Relacionadas à articulação lombossacral.**
    - Espondilólise e espondilolistese
    - Anomalias congênitas do sacro e da articulação sacroilíaca

13. **Tumores.**
    - Da coluna vertebral
      - Osteoma osteoide
      - Hemangioma
    - Da medula espinal
      - Astrocitoma
      - Teratoma
      - Cisto intramedular
      - Lipoma
      - Ependimoma

Escoliose não estrutural

- Escoliose postural
- Escoliose histérica
- Curvas compensatórias
- Irritação de raiz nervosa
  - Hérnia de disco
  - Tumores
- Escoliose inflamatória
- Anisomelia
- Tumores
  - Osteoma osteoide
  - Hemangioma

Incidência

Shands e Eisberg[4] revisaram 50 mil radiografias de tórax em pesquisa de doenças pulmonares e identificaram que 1,9% da população acima de 14 anos apresentava escoliose maior que 10° e 0,5% tinha escoliose acima de 20°. Bruszewski e Kamza[5] estudaram 15 mil radiografias e detectaram incidência aproximada de 3,7%, sendo que 3,08% das deformidades foram classificadas como leves, 0,46% como moderadas e 0,15% como graves. Kane e Moe[6] analisaram pacientes nascidos em 1950 que procuraram vários centros médicos para tratamento de escoliose e encontraram prevalência de 0,33% de escoliose com necessidade de tratamento ortopédico. Esse grupo manifestou predominância de 5:1 para o sexo feminino.

Aspectos genéticos

O relato de escoliose em gêmeos ou em vários membros de uma família sugere o aspecto genético das escolioses, porém, é difícil determinar o tipo de herança. Wynne-Davies[7] avaliou 180 casos de pacientes com escoliose em Edimburgo e concluiu que a escoliose idiopática é uma condição familiar com herança por genes múltiplos e dominantes. MacEwen e Cowell[8] estudaram 62 famílias que incluíam 77 pacientes com escoliose idiopática. Eles descobriram que a transmissão dessa deformidade está relacionada ao sexo de maneira dominante, com expressividade variável e penetrância incompleta.

Avaliação clínica

História clínica

Muitos pacientes portadores de escoliose idiopática evoluem para deformidades graves, e outros se mantêm com curvas de baixo valor angular, muitas vezes não tendo necessidade de tratamento cirúrgico. Condições patológicas associadas e a idade do indivíduo, na maioria dos casos, determinam o tipo de tratamento. A história pregressa, como condições de nascimento, anomalias congênitas associadas ou doenças, como as neuromusculares, a neurofibromatose e os nanismos, podem afetar o tratamento ou a evolução da deformidade.

> **DICA:** A maioria dos casos de escoliose idiopática não apresenta história de dor. Quando ela está presente, deve-se sempre suspeitar de alguma outra etiologia para o desvio, como, por exemplo, a presença de tumores vertebrais.

Exame físico

Embora, com frequência, os pais cheguem informando que a criança ou o adolescente tem má postura, o exame físico deve ser completo, principalmente para detectar alterações, como manchas cutâneas tipo café com leite ou pequenos tumores subcutâneos, que podem sugerir neurofibromatose, ou mesmo deformidades dos membros superiores e alterações renais ou cardíacas, que estão, em geral, associadas a malformações congênitas da coluna. A ocorrência de mãos e pés alongados e alterações visuais indica síndrome de Marfan, assim como a hiperelasticidade cutânea e das articulações pode sugerir síndrome de Ehler-Danlos. O exame neurológico deve sempre ser completo em relação à pesquisa de alterações de sensibilidade ou motricidade, como alterações da marcha, que sinalizam a presença de doenças neuromusculares.

Muitas vezes, a deformidade é pequena e não aparenta desvio da coluna, mas sinais indiretos, como desnível dos ombros, progressão assimétrica das escápulas, assimetria das mamas, alteração da linha da cintura pélvica e obliquidade ou proeminência dos quadris, sugerem escoliose.

Uma vez constatada a escoliose, é importante a avaliação da rigidez da coluna. O paciente realiza inclinações laterais do tronco e, a partir da palpação da coluna, avalia-se o grau de flexibilidade das curvas.

Como o componente de rotação da coluna está sempre presente nas escolioses, pode-se analisar o grau da rotação das vértebras em manobra de inclinação anterior do tronco, pedindo que o indivíduo tente encostar as mãos no solo (manobra de Adams). Nesse procedimento, a presença da rotação se torna clara, evidenciando giba das costelas no lado convexo da curva. Essa giba pode ser mensurada comparando-se a diferença em centímetros entre o lado convexo e o lado côncavo da curva. Radiografias devem, então, ser tomadas nas posições posteroanterior e lateral, com o paciente em pé, e em decúbito dorsal, com as respectivas inclinações, como já relatado.

Escoliose idiopática

Escoliose idiopática infantil

A escoliose idiopática infantil, descrita primeiramente por James, acomete as crianças antes dos 3 anos, e o diagnóstico definitivo é realizado por radiografias, para que seja possível diferenciar a condição das escolioses congênitas ou de outras etiologias. É de ocorrência frequente no Reino Unido e na Europa, sendo rara no continente americano e em outras regiões.

Quanto à evolução, pode se apresentar sob duas formas:

- **Forma resolutiva.** Em pacientes com essa condição, a escoliose é descoberta em idade precoce, com valores angulares abaixo de 20° de Cobb,[2] e tende a desaparecer de modo espontâneo, sem tratamento. É a forma mais comum. Lloyd-Roberts e Picher[9] mostraram que essa forma correspondia a 90% dos casos diagnosticados antes de 1 ano de vida.

- **Forma evolutiva.** É a forma mais grave, pois acomete as crianças antes do primeiro estirão de crescimento e tende a se transformar em curvas de grandes valores e de difícil controle. Quando não tratadas, é raro que essas curvas tenham menos que 100° no final do crescimento. É predominante no sexo masculino, e as curvas torácicas esquerdas são encontradas em mais de 80% dos casos, ao contrário da escoliose idiopática do adolescente.

Com o intuito de diagnosticar precocemente a forma evolutiva, Mehta[10] descreveu um índice que corresponde à diferença do ângulo costovertebral medido na vértebra apical. Quando a diferença na obliquidade entre as costelas direita e esquerda é menor que 20°, é muito provável que a curva seja resolutiva. O autor também relata que, nessa forma, a cabeça da costela do lado convexo não se superpõe à imagem do corpo vertebral, sendo chamada de fase I, ao contrário da forma evolutiva, na qual se encontra essa superposição, denominada fase II.

A forma evolutiva apresenta grandes dificuldades de controle, pois, na maioria dos casos, não responde ao tratamento com coletes ou gessos corretivos, requerendo intervenção cirúrgica precoce, em que a artrodese deve ser evitada para não ocorrer troncos curtos ou hipodesenvolvimento dos pulmões. Várias técnicas foram descritas por Bradford e colaboradores[11] empregando instrumentação com hastes de Harrington sem artrodese ou aplicando hastes de Luque sem artrodese, porém, há inúmeras complicações, como quebra de material ou ruptura das lâminas. Mais recentemente, alguns autores têm adotado o sistema denominado VEPTR, no qual anéis são ancorados nas costelas ou nos ilíacos. Campbell[12] também se deparou com dificuldades de múltiplas abordagens para o alongamento das hastes, além de grande número de complicações. Certos cirurgiões preferem realizar artrodese precoce com instrumental de correção após tentativa de controle da deformidade até idade mais próxima dos 10 anos.

> **ATENÇÃO!** Um achado clínico tanto na forma resolutiva como na evolutiva é a deformidade do crânio, a qual se denomina plagiocefalia. Nessa condição, a hipoplasia da face ocorre do mesmo lado da convexidade da curva, desaparecendo de modo espontâneo antes dos 5 anos, porém, pode ser confundida com torcicolo congênito. A luxação congênita do quadril e as lesões cardíacas congênitas também podem estar associadas, mas em menor frequência.

Escoliose idiopática juvenil

É a forma intermediária entre a escoliose infantil e a do adolescente. É mais rara e quanto mais jovem é o paciente, mais semelhante fica à forma infantil, enquanto, em indivíduo mais próximo dos 10 anos, é mais semelhante à do adolescente.

Em geral, esse tipo de escoliose é mais frequente nas meninas e pode progredir rapidamente, transformando-se em deformidades graves. O tratamento é similar ao da escoliose do adolescente.

Escoliose idiopática do adolescente

É a forma mais comum de escoliose no Brasil. Pode não ser muito progressiva e permanecer inferior aos 20°, mas a maioria progride, em média, 1° por mês até o final do crescimento. Após a maturidade esquelética, há uma tendência à estabilização, embora curvas torácicas e duplas possam evoluir na idade adulta, em média 1° por ano, em especial nas curvas de valor angular acima de 50°.

Tratamento

O tratamento das escolioses depende de diversos fatores, como etiologia, idade do paciente, gravidade das curvas e rigidez apresentada. O tratamento divide-se em ortopédico ou não operatório, também chamado de conservador, e cirúrgico.

O tratamento conservador é realizado nos pacientes com escoliose idiopática, em curvas não graves, em geral menores que 50° de Cobb,[2] que ainda estejam em fase de crescimento e com curvas flexíveis. Para tal, são empregados coletes ortopédicos ou gessos corretivos até que o paciente atinja o final do crescimento ósseo. É importante salientar que esse tipo de tratamento não corrige as deformidades, apenas impede a progressão até atingir a idade adulta, fase na qual a maioria das escolioses idiopáticas tende à estabilização.

Quando a curva maior se localiza na região torácica, o colete mais usado é o de Milwaukee, atuando por meio de almofadas laterais sobre as costelas correspondentes às vértebras apicais. Empregam-se também almofadas no lado contrário à curva, para realizar contrapressão e manter o colete alinhado sobre o tronco. A distância entre o anel cervical e o mento do indivíduo não deve ultrapassar 4 a 5 cm, para que aja de forma dinâmica, obrigando o paciente a realizar autoestiramento do tronco **(FIG. 2.2.4)**.

Quando a curva maior for lombar ou toracolombar, é possível o uso de colete mais curto, denominado OTLS (órtese toracolombossacral), que proporciona maior conforto ao paciente e reduz os efeitos psicológicos que costumam oferecer resistência ao tratamento **(FIG. 2.2.5)**.

Quando as curvas são graves e rígidas, os pacientes estão na fase final de crescimento ou a etiologia é diferente da

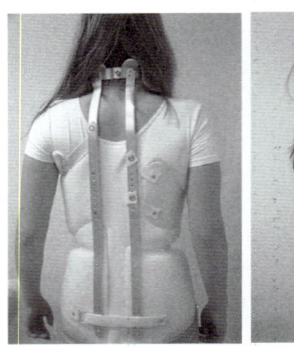
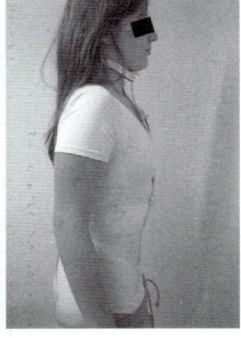

FIGURA 2.2.4 → Paciente com colete de Milwaukee.

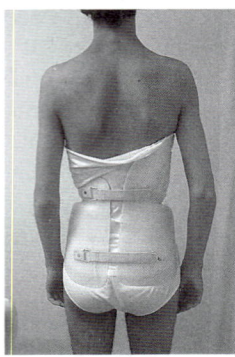
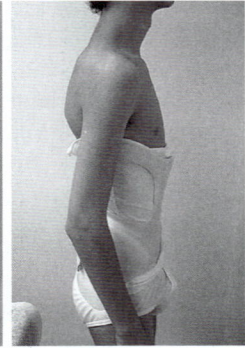

FIGURA 2.2.5 → Paciente com colete tipo OTLS.

idiopática, o tratamento cirúrgico está indicado. O objetivo das intervenções cirúrgicas é produzir fusão entre as vértebras que participam da deformidade na melhor posição de correção possível. Tal fusão é obtida por artrodese da coluna, englobando todas as vértebras que participam da deformidade e estendendo-se até as vértebras que se situam em posição neutra em relação à rotação que produz equilíbrio do tronco.

Na maioria dos casos, a correção dos desvios é realizada por materiais metálicos, como ganchos, parafusos, hastes, travas ou amarrilhos sublaminares acoplados às hastes. Para tal correção, é imperativo que as curvas não sejam muito rígidas nem apresentem graus de curvatura muito altos.

Para algumas curvas graves e rígidas, é necessária a correção prévia, por tração óssea ou liberação das vértebras na sua porção anterior, obrigando o cirurgião a realizar toracotomias ou lombotomias para a retirada dos discos intervertebrais, permitindo, dessa forma, maior mobilidade entre as vértebras e provocando o encurtamento do lado convexo da deformidade. Essa via anterior pode ser realizada no mesmo ato operatório ou em dois tempos, deixando-se a correção por via posterior para um momento posterior. Esses procedimentos dependem da condição clínica do paciente e do tempo cirúrgico da primeira operação ou da perda sanguínea ocorrida. Para algumas situações, é possível realizar a artrodese anterior e associar materiais de osteossíntese também por via anterior, dispensando o segundo momento por via posterior.

Historicamente, o primeiro instrumental de correção das escolioses foi desenvolvido por Harrington,[13] em 1962. Tratava-se de um sistema constituído por dois ganchos – um proximal, que era inserido na articulação interapofisária no segmento torácico, e outro distal, colocado sobre a lâmina vertebral. Aos ganchos, era acoplada haste travada distalmente, com sistema de cremalheira na parte proximal, que permitia o alongamento entre os ganchos, corrigindo a escoliose. Como a fixação não era rígida, os pacientes eram engessados com colete, mantido por cerca de nove meses, até a consolidação da artrodese.

Luque e Cardozo,[14] no México, desenvolveram um sistema empregando duas barras longitudinais que eram fixadas às lâminas, sendo estas abraçadas por arames colocados no canal vertebral. Tal método provoca a correção da escoliose de forma mais efetiva e possibilitava rigidez do sistema, dispensando o uso de colete gessado. O grande inconveniente da técnica era que os arames colocados dentro do canal vertebral ficavam em contato direto com a medula espinal, sendo assim, as correções maiores produziam mais lesões neurológicas.

Em 1984, Yves Cotrel e Jean Dubousset[15] desenvolveram, na França, o sistema conhecido como Cotrel-Dubousset, que empregava vários ganchos colocados nas articulações ou sobre as lâminas de forma bilateral; quando acoplados às hastes longitudinais, permitiam a desrotação das vértebras, provocando correção da deformidade nos três planos. Esse sistema, conhecido como material de terceira geração, substituiu os métodos anteriores para correção da maioria das escolioses. O método sofreu algumas modificações; por exemplo, na região lombar, passou-se a empregar parafusos colocados no corpo das vértebras pelos pedículos, proporcionando maior rigidez das fixações, sendo, nos dias atuais, adotados os parafusos pediculares por toda a extensão da artrodese. Embora produza menor risco neurológico em comparação com o sistema de Luque e Cardozo,[14] o uso dessa técnica é mais difícil, requerendo dos cirurgiões de coluna maior treinamento e, por conseguinte, curva de aprendizado também maior **(FIG. 2.2.6)**. Outra desvantagem é o alto custo dos materiais de implante, devido à complexidade e ao uso de titânio em substituição às ligas de aço empregadas antes. O titânio oferece a vantagem de ser compatível com exames, como a ressonância magnética.

Em busca da prevenção das complicações neurológicas que ocorrem com frequência no momento da correção da deformidade e do diagnóstico precoce dessas complicações, Vauzell e colaboradores[16] desenvolveram um procedimento anestésico que permitia que o paciente fosse estimulado durante a operação e respondesse aos estímulos. Tal técnica é conhecida como teste de despertar ou *wake-up test*.

Os autores engendraram uma anestesia sem uso de relaxamento completo da musculatura (curarização) e em que, em pacientes treinados, a quantidade de anestésico é diminuída quando o cirurgião informa que já realizou a correção. O paciente entra em estado de analgesia, mas

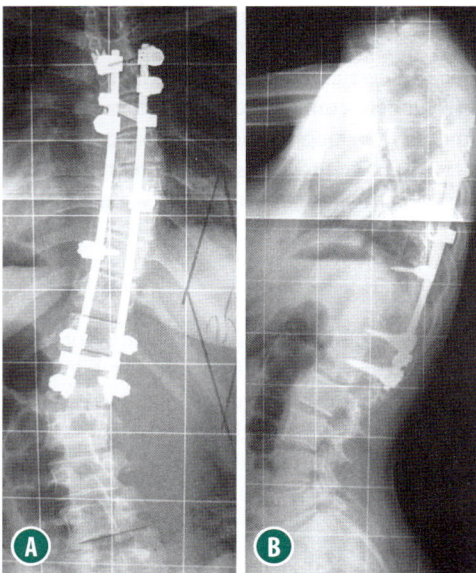

FIGURA 2.2.6
Ⓐ e Ⓑ Radiografias pós-operatórias de frente e de perfil.

consegue obedecer às ordens de movimentar os membros inferiores, constatando-se, assim, a integridade medular.

O aprimoramento dos exames de estimulação elétrica dos nervos e da medula promoveu o potencial evocado sensitivo-motor, relatado por Nash e colaboradores,[17] em 1977, que, nos dias atuais, permite o diagnóstico da integridade da função medular. O eletrofisiologista instala os eletrodos no crânio e nos membros inferiores e consegue detectar instantaneamente se há alguma disfunção medular, avisando o cirurgião, que deve diminuir a correção obtida ou retirar o instrumental de correção até que as ondas sejam recuperadas ou que o teste de despertar seja positivo.

> **ATENÇÃO! A decisão dos limites da fusão é bastante complexa, produzindo erros e gerando fusões curtas ou muito longas.**

A correção cirúrgica varia de acordo com o padrão das curvas. Muitas vezes, não bastando a inclusão de vértebras que participam da deformidade, é necessária a extensão da artrodese; todavia, em determinados casos, a fusão deve ser limitada. Esse fato promoveu o surgimento de várias classificações das escolioses idiopáticas do adolescente, sendo as mais conhecidas a de King e colaboradores[18] e a de Lenke e colaboradores,[19] mais recente.

Classificação de King[18] e Moe[11]

- **Tipo I.** Dupla curva, em geral torácica direita e lombar esquerda, de valores semelhantes, em que a curva lombar tem rigidez igual ou maior que a torácica. É a dupla curva verdadeira.

- **Tipo II.** Dupla curva, em geral torácica direita e lombar esquerda, mas a curva lombar é mais flexível que a torácica. É a chamada de falsa dupla curva.

- **Tipo III.** Curva torácica maior e mais estruturada, com pequena curva lombar que não cruza a linha média.

- **Tipo IV.** Curva torácica longa que atinge a linha média no nível de L4, que se encontra inclinada para a concavidade. Trata-se de uma curva toracolombar.

- **Tipo V.** Dupla curva torácica; em geral, a torácica alta tem convexidade para a esquerda e a torácica baixa, para a direita. É frequente que o ombro esquerdo esteja elevado, e ambas as curvas são estruturadas.

Como essa classificação não leva em consideração a deformidade no plano sagital, não engloba todos os tipos de curvas e não inclui a descompensação do tronco, acabou mostrando falhas, sobretudo em sua reprodutividade **(FIG. 2.2.7)**.

Classificação de Lenke

Embora mais completa que a classificação de King e colaboradores,[18] também apresenta falhas em sua reprodutividade, mas é a mais aceita hoje.

A classificação engloba três componentes: tipo de curva (de 1 a 6), modificador lombar (A, B e C) e modificador torácico sagital (–, N e +):

- Tipo 1 – Curva torácica principal.
- Tipo 2 – Dupla torácica.
- Tipo 3 – Dupla principal.

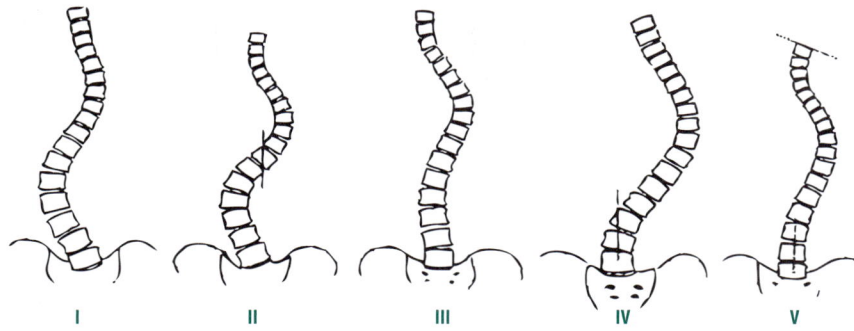

I   II   III   IV   V

FIGURA 2.2.7 → Classificação de King e colaboradores (1983). *Fonte: King e colaboradores.[18]*

- Tipo 4 – Tripla principal.
- Tipo 5 – Toracolombar ou lombar.
- Tipo 6 – Toracolombar ou lombar com curva torácica.

Modificador lombar. Tem como referência a linha traçada do ponto medial do sacro, ascendente. Se essa linha passa entre os pedículos, sobre eles ou lateral à imagem dos pedículos, é classificada, respectivamente, como A, B ou C.

Modificador torácico sagital. Para essa avaliação, faz-se a mensuração da cifose, medida entre T5 e T12. Se a medida for inferior a 10°, receberá o sinal (–), se estiver entre 10 e 40°, receberá o sinal (N) e, se for maior que 40°, receberá o sinal (+) (QUADRO 2.2.1 e FIG. 2.2.8).

Complicações

A complexidade dos sistemas de correção da escoliose idiopática associada às dificuldades técnicas oferecidas no tratamento das deformidades de outras etiologias, como a condição clínica do paciente, pode causar diversas complicações tanto durante o ato cirúrgico quanto no período pós-operatório imediato, mediato ou tardio.

As complicações surgidas no pós-operatório imediato implicam rigorosa observação durante a permanência dos pacientes na unidade de recuperação anestésica, exigindo da equipe de enfermagem conhecimento sobre as eventuais complicações que podem ocorrer nesse período. O cirurgião deve ser avisado o quanto antes sobre eventuais complicações, para que medidas sejam tomadas de imediato.

Escoliose congênita

As deformidades congênitas da coluna são, por definição, causadas por desenvolvimento congênito anômalo. Contudo, a curva que aparece dentro dos primeiros meses de vida não é obrigatoriamente congênita, pode se tratar de escoliose idiopática infantil.

Classificação

As deformidades podem ser classificadas quanto a:

- Área da coluna envolvida.
  - Cervical
  - Cervicotorácica

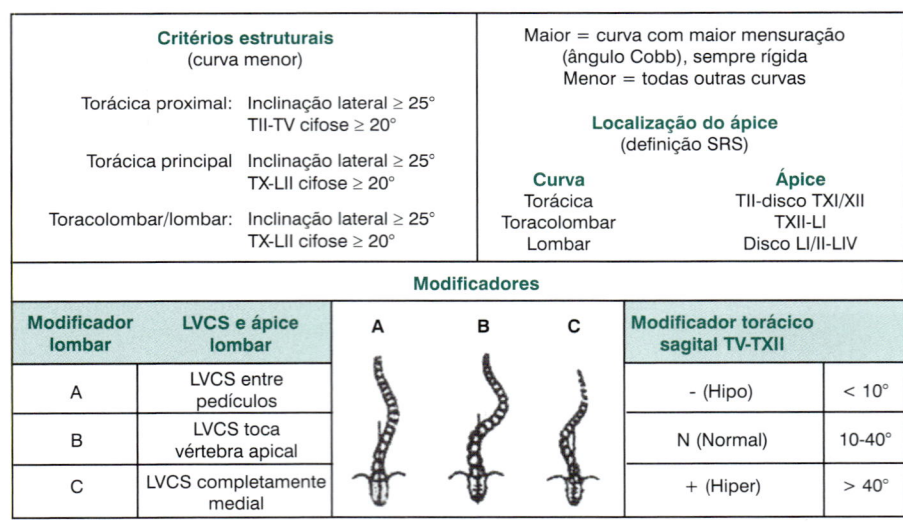

Critérios estruturais (curva menor)	Maior = curva com maior mensuração (ângulo Cobb), sempre rígida. Menor = todas outras curvas
Torácica proximal: Inclinação lateral ≥ 25° TII-TV cifose ≥ 20°	**Localização do ápice** (definição SRS)
Torácica principal Inclinação lateral ≥ 25° TX-LII cifose ≥ 20°	**Curva** — **Ápice**
Toracolombar/lombar: Inclinação lateral ≥ 25° TX-LII cifose ≥ 20°	Torácica — TII-disco TXI/XII; Toracolombar — TXII-LI; Lombar — Disco LI/II-LIV

	Modificadores					
Modificador lombar	LVCS e ápice lombar	A	B	C	Modificador torácico sagital TV-TXII	
A	LVCS entre pedículos				- (Hipo)	< 10°
B	LVCS toca vértebra apical				N (Normal)	10-40°
C	LVCS completamente medial				+ (Hiper)	> 40°

FIGURA 2.2.8 → Classificação de Lenke.

QUADRO 5.2.1 → Classificação de Lenke

Tipo	Torácica proximal	Torácica principal	Toracolombar/lombar	Tipo de curva
1	Flexível	Rígida (maior)	Flexível	Torácica principal
2	Rígida	Rígida (maior)	Flexível	Dupla torácica
3	Flexível	Rígida (maior)	Rígida	Dupla maior
4	Rígida	Rígida (maior)	Rígida	Tripla maior
5	Flexível	Flexível	Rígida (maior)	Toracolombar/lombar
6	Flexível	Rígida	Rígida (maior)	Toracolombar/lombar, torácica principal

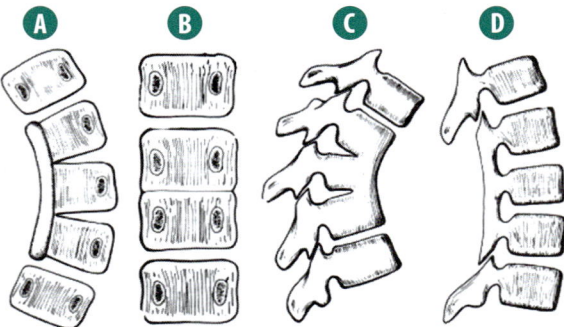

FIGURA 2.2.9 → Desenho esquemático demonstrando, respectivamente:
Ⓐ Defeito unilateral de segmentação (barra não segmentada unilateral).
Ⓑ Falha de segmentação bilateral e simétrica (vértebra em bloco).
Ⓒ Defeito anterior de segmentação.
Ⓓ Defeito posterior bilateral de segmentação.

- Torácica
- Toracolombar
- Lombar
- Lombossacral

- Padrão da deformidade.
  - Escoliose
  - Cifoescoliose
  - Lordoescoliose
  - Cifose

- Tipo de malformação anômala.
  - Defeito de segmentação
  - Defeito de formação
  - Mista

A maioria dos pacientes apresenta combinações de deformidades, com um tipo predominante.

Os defeitos de segmentação podem ser laterais, causando escoliose (a barra não segmentada é unilateral); posterolaterais, produzindo lordoescoliose; somente posteriores, ocasionando lordose; ou puramente anteriores, gerando cifose (barra não segmentada anterior). Quando os defeitos de segmentação são circunferenciais, não causam deformidade, somente perda de movimento no segmento e de crescimento axial **(FIG. 2.2.9)**.

Os defeitos de formação derivam da insuficiência de material embrionário para o desenvolvimento normal da vértebra. A falha do desenvolvimento de um lado da vértebra resulta na denominada hemivértebra. É importante entender que a hemivértebra não é um pedaço a mais de osso incrustado entre duas vértebras normais, mas, sim, a metade normal de uma vértebra, estando o lado oposto ausente ou hipoplásico. Se todo o corpo estiver ausente ou hipoplásico e os elementos posteriores forem normais, resulta em cifose.

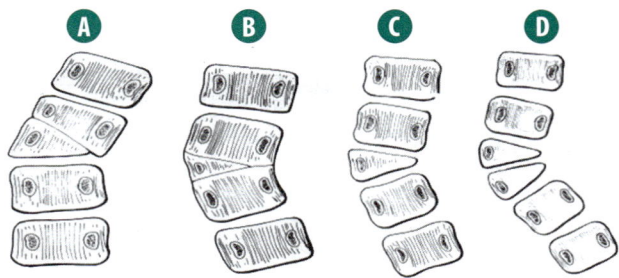

FIGURA 2.2.10 → Escoliose causada por hemivértebra.
Ⓐ Hemivértebra semissegmentada.
Ⓑ Hemivértebra não segmentada.
Ⓒ Defeito unilateral de formação (hemivértebra segmentada).
Ⓓ Duas hemivértebras do mesmo lado (progressão maior da escoliose).

As hemivértebras podem ser encontradas em muitas formas e combinações. Pode existir hemivértebra na coluna sem causar deformidade, o que ocorre devido à malformação de vértebras adjacentes. Isto é denominado hemivértebra encarcerada, situação, em geral, benigna.

A hemivértebra pode ser não segmentada em uma ou ambas as vértebras adjacentes. Quando separada por disco, é chamada de hemivértebra semissegmentada. Se não está separada das duas vértebras adjacentes, é chamada de hemivértebra não segmentada. Quando separada por completo de ambas as vértebras, é chamada de hemivértebra livre ou totalmente segmentada **(FIG. 2.2.10)**. Pode haver mais de uma hemivértebra na coluna; contudo, se ambas ocorrerem no mesmo lado, o prognóstico será ruim.

As hemivértebras podem estar associadas a defeito de segmentação, como a barra não segmentada unilateral. Esta é a pior das situações no desenvolvimento de escoliose.

Avaliação do paciente

Algumas características especiais são importantes na avaliação do paciente com escoliose congênita. Tais características são associadas ao eixo neural (disrafia da coluna) e às anomalias congênitas não vertebrais.

Na disrafia da coluna, são observadas características físicas, como pregas na pele, nevos, placas pilosas e lipomas. Esses sinais às vezes são muito sutis. A avaliação neurológica e de outras anormalidades de membros inferiores completa a avaliação do paciente. A análise radiográfica, a tomografia computadorizada e a ressonância magnética definem o quadro.

Existem outras anomalias a serem investigadas no paciente com escoliose congênita: síndrome de Klippel-Feil, pólipos pré-articulares do ouvido, hipoplasia mandibular, dermoides oculares, lábio leporino, fenda palatina, defeito cardíaco congênito, atresia anal ou vaginal, ausência de um rim ou uropatia obstrutiva.

> **DICA:** Cerca de 25% dos pacientes com deformidade congênita apresentam algum tipo de anomalia geniturinária. Os defeitos cardíacos congênitos também são frequentes, em torno de 10%. Há forte correlação entre síndrome de Klippel-Feil, deformidade de Sprengel e escoliose congênita cervicotorácica.

Cifoses congênitas

As deformidades cifóticas são menos comuns que as escolióticas, porém, suas consequências podem ser mais graves. Diferentemente da escoliose, na cifose congênita, os defeitos de segmentação são menos progressivos que os de formação. A cifose congênita é a causa mais comum de paraplegia das deformidades não infecciosas da coluna.

A paraplegia é mais encontrada com defeitos de formação, em especial com ápice entre T4 e T10 (suprimento sanguíneo da medula). A cifose causada por defeitos de segmentação tende a ser menos progressiva, produz menos deformidade e não causa paraplegia.

Deformidades de caráter agressivo e com mau prognóstico não são tratadas de modo conservador com órteses, exigindo apenas abordagem cirúrgica, a qual depende do tipo de anomalia, da idade do paciente e da gravidade da deformidade.

Tratamento conservador

Apenas um tratamento não cirúrgico tem valor positivo na cifose congênita: o uso de órtese. No entanto, é aplicável a um número limitado de pacientes – raramente sendo a única forma de tratamento durante toda a evolução do indivíduo – e, mesmo quando bem-sucedida, apenas retarda o tratamento cirúrgico. Quanto mais flexível e mais longa (10 segmentos) for a curva, mais positivo será o tratamento com a órtese. Curvas rígidas e de raio curto não são beneficiadas pelo uso de órtese.

Tratamento cirúrgico

Não há forma única de tratamento cirúrgico para cifose congênita. Cada paciente deve ser analisado de forma individual, considerando-se idade, tipo e área da deformidade, evolução, padrão de curva e presença ou ausência de outras anomalias congênitas.

As cirurgias realizadas são:

- Fusão posterior *in situ*.
- Fusão posterior com correção externa (órtese).
- Fusão posterior com correção por tração e órtese.
- Fusão posterior com correção por instrumentação.
- Fusão posterior com correção por tração e instrumentação.
- Fusão anterior e posterior com epifisiodese.
- Excisão de hemivértebra com fusão.
- Combinação de dois ou mais procedimentos.

Defeitos de segmentação

Quando os defeitos de segmentação são detectados em momento precoce, o procedimento de escolha é a fusão posterior que se estende até uma vértebra acima e uma abaixo do defeito de segmentação. Todavia, o método não corrige a deformidade, apenas impede a progressão.

Quando o defeito não é detectado e há deformidade significativa, o tratamento cirúrgico via anterior por osteotomia, seguida de fusão posterior com instrumentação para correção da deformidade, pode ser instituído, com ou sem tração halofemoral.

Defeitos de formação

Os defeitos de formação são mais comuns que os de segmentação e podem produzir deformidades muito graves e paraplegia. Assim, o tratamento cirúrgico imediato é de suma importância. Na hipercifose, a fusão posterior entre 1 e 3 anos de vida, sem instrumentação com uso de órtese pós-operatória, e o crescimento anterior fazem correção lenta e firme do ângulo da cifose. A fusão anterior elimina as placas de crescimento, impedindo, assim, a correção da deformidade.

Nas crianças com mais de 5 anos, a fusão posterior pode ser positiva se a cifose não for superior a 55°. Para cifose acima disso, está indicado o procedimento anterior e posterior, também recomendado para todos os pacientes adultos.

NEUROFIBROMATOSE

A neurofibromatose, ou doença de von Recklinghausen, é uma condição hereditária de caráter autossômico dominante, que gera diversas alterações esqueléticas. A escoliose pode estar presente em muitos pacientes com essa doença. O quadro clínico clássico é de lesões cutâneas tipo café com leite, tumores subcutâneos e deformidades ósseas, sobretudo escoliose. As deformidades vertebrais apresentam características que possibilitam o diagnóstico de escoliose por neurofibromatose apenas observando-se as radiografias dos pacientes.

Indivíduos com neurofibromatose podem apresentar curvas com características das escolioses idiopáticas. Alguns autores consideram que, nesses casos, há coexistência de condições. As curvas típicas da neurofibromatose se apresentam como curtas, com pequeno número de vértebras envolvidas, bastante deformadas e encunhadas, possuindo escavações nas bordas. As costelas correspondentes se mostram afiladas em ponta de lápis e com o espaço intercostal alargado pela presença de nervos intercostais engrossados. Muitos pacientes apresentam cifose aumentada de raio curto em virtude das deformações anteriores dos corpos vertebrais.

> **ATENÇÃO!** A característica das deformidades por neurofibromatose consiste em curvas altamente progressivas, que, quando diagnosticadas, apresentam grande valor angular, são rígidas e, não raro, produzem compressões nervosas como paraparesia ou mesmo paraplegia.

Tratamento

Por se tratar de curvas graves e rígidas, é comum não responderem ao tratamento incruento, como gessos ou coletes. Uma vez diagnosticada a escoliose por neurofibromatose, o tratamento pode ser com cirurgia.

O procedimento cirúrgico depende da gravidade das curvas, da idade da pessoa e da deformidade produzida. Nas fases iniciais, a artrodese deve ser realizada sem a preocupação de correção, uma vez que é preventiva. Se a deformação dos corpos vertebrais for significativa, a artrodese deve compreender os corpos vertebrais, portanto, uma dupla via, anterior e posterior deve ser realizada.

Nos casos em que as deformidades são consideráveis ou já provocam compressões nervosas, a correção deve ser realizada, em especial quando a cifose é grave. Algumas vezes, a descompressão medular deve ser executada antes da correção dos desvios, seja por corpectomias ou costotransversectomias (operação de Capener), para a liberação da medula. Embora sejam curvas rígidas, como possuem raio curto, costumam responder bem à tração esquelética halofemoral. Uma vez conseguida a correção, as curvas devem ser artrodesadas, podendo-se empregar meios de osteossíntese.

A complicação maior nos casos de neurofibromatose é o sangramento transoperatório, portanto, o cirurgião deve estar preparado para intervenções longas, com hemostasia abundante e perspectiva de grandes transfusões sanguíneas.

Desde que tratadas com cirurgia, mesmo de forma agressiva, as deformidades vertebrais por neurofibromatose podem ser controladas, com resultados bastante satisfatórios.

SÍNDROME DE MARFAN

Descrita pela primeira vez por Marfan,[20] em 1896, é um distúrbio hereditário do tecido conjuntivo com traço autossômico dominante, que apresenta problemas oculares, cardiovasculares e esqueléticos. Os distúrbios oculares incluem subluxação do cristalino, que pode se apresentar de maneira discreta. As alterações cardiovasculares englobam insuficiência da válvula aórtica ou mitral e aneurisma dissecante. As esqueléticas envolvem escoliose, cifoescoliose, *pectus escavatus* ou *carinato*, frouxidão ligamentar, aracnodactilia e, o que é mais raro, espondilolistese.

A escoliose está presente em 40 a 70% dos pacientes e se apresenta, em geral, de forma grave, com padrão de dupla curva associada a lordose torácica e cifose na transição toracolombar. Evolui de forma rápida e, pelo fato de os pacientes com síndrome de Marfan manifestarem o término do crescimento mais tarde que os indivíduos normais, tende a progredir até a idade adulta.

O diagnóstico é clínico, uma vez que não existem testes bioquímicos específicos para a condição e as alterações cardíacas ou oculares podem não ser evidentes. Pacientes longilíneos, com aracnodactilia, frouxidão capsuloligamentar e escoliose devem ser considerados como portadores da síndrome de Marfan.

Tratamento

Os casos menos graves costumam manter boa flexibilidade da coluna, portanto, a abordagem incruenta, por meio de colete ortopédico, pode ser empregada. A resposta a esse tipo de tratamento depende muito do caráter evolutivo da doença, o qual é bastante variável. Como muitos pacientes apresentam lordose torácica, o colete de Milwaukee acaba não sendo uma boa opção, e, quando as curvas atingem valores próximos dos 40° de Cobb,[2] o tratamento cirúrgico deve ser indicado. Normalmente, a via posterior é suficiente, sobretudo com o emprego dos materiais de terceira geração, que proporcionam grandes correções.

Excepcionalmente, a artrodese deve incluir o sacro, com a fusão, em geral, estendendo-se até L4. Quando a cifose lombar está presente, as vértebras lombares costumam apresentar-se muito deformadas, o que implica associação de artrodese intersomática, para evitar grandes perdas de correção.

DORSO CURVO

O dorso curvo é uma deformidade da coluna, cuja principal característica é o aumento da cifose torácica. Também conhecido como doença de Scheuermann, foi descrito, em 1920, por Scheuermann[21] como cifose rígida da coluna torácica ou toracolombar acometendo adolescentes. De etiologia desconhecida, acomete ambos os sexos de forma equitativa e, conforme diversos autores, apresenta característica familiar. Embora o modo de hereditariedade não tenha sido demonstrado, alguns autores sugerem que seja autossômico dominante com alto grau de penetrância e expressividade variável.

Scheuermann[21] defendia que se tratava de necrose avascular do anel vertebral, aparecendo normalmente em torno dos 11 anos e provocando encunhamento vertebral e menor crescimento da parte anterior do corpo da vértebra, o que desencadeava um desequilíbrio do crescimento vertebral. Em seguida, descobriu-se que o anel vertebral não está relacionado à placa de crescimento e não contribui para o crescimento longitudinal do corpo da vértebra. Outra teoria foi descrita por Schmorl e Junghans,[22] que entendiam ser uma hérnia intraesponjosa do disco intervertebral sobre a porção anterior do corpo da vértebra, o que provocaria o desequilíbrio de crescimento. Bado,[23] no Uruguai, argumentou que a miodisplasia dos isquiotibiais – que, com frequência, se encontram encurtados nos portadores de dorso curvo – seria a causa de desequilíbrio pélvico, produzindo compensação com o aumento da cifose e rompendo o equilíbrio de crescimento dos corpos vertebrais em crianças.

Acredita-se que o dorso curvo seja uma deformidade multifatorial, na qual o crescimento normal da coluna é controlado por forças de tensão na porção posterior. Tais forças seriam fornecidas pelo complexo musculoligamentar posterior e por resistência às forças de compressão na porção anterior, promovida pelos corpos e discos intervertebrais. Qualquer fator que provoque a ruptura desse equilíbrio, como insuficiência dos músculos posteriores ou enfraquecimento da resistência anterior, gera um aumento da cifose que, nos indivíduos em crescimento, vai se tornar progressivo.

Quadro clínico

Com frequência, o dorso curvo surge na infância ou próximo à puberdade; inicialmente, é visto como má postura, fato que, em geral, retarda o diagnóstico. Inicia-se com aumento da cifose torácica ou toracolombar, algumas vezes acompanhada de dor leve, que se agrava com a posição ortostática ou após esforços físicos. A dor se localiza no ápice da cifose ou na região lombar.

Além de cifose aumentada, os pacientes apresentam hiperlordose lombar e cervical, acarretando projeção anterior da cabeça. Na manobra de flexão anterior do tronco, o aumento da cifose se torna mais evidente. Os músculos da cintura escapular são hipotróficos, e há encurtamento dos isquiotibiais, dos flexores dos quadris e, em alguns casos, dos peitorais **(FIGS. 2.2.11 e 2.2.12)**.

O dorso curvo tem associação frequente com deformidades da parede anterior do tórax com saliência das cartilagens costoesternais e depressão transversal inframamária.

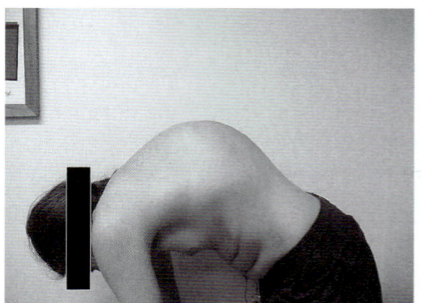
FIGURA 2.2.12 → Paciente em flexão anterior do tronco, demonstrando a real gravidade da cifose.

Aspectos radiográficos

Radiografias da coluna devem ser obtidas com o paciente de pé em anteroposterior, em incidência que mostre a coluna desde a primeira vértebra torácica até o sacro, uma vez que discretas escolioses podem estar associadas ao aumento da cifose. Também de pé, devem ser obtidas as radiografias em perfil, com o paciente mantendo os membros superiores em 90° de extensão em relação ao eixo do corpo.

A mensuração da cifose deve ser realizada pelo método de Cobb[2] e é considerada, por muitos autores, como normal de 20 a 40°. Assim, a lordose lombar deve ser considerada normal quando está entre 40 e 60° **(FIG. 2.2.13)**.

Alterações na forma dos corpos vertebrais, como irregularidades na placa subcondral, nódulos de Schmorl (hérnia intraesponjosa) na porção anterior das vértebras e encunhamento vertebral, são encontradas. De acordo com Sorenson,[24] o encunhamento maior que 5° em pelo menos três vértebras apicais caracteriza doença de Scheuermann. Escoliose toracolombar esquerda de pequeno valor angular, em geral algo entre 15 e 20° de Cobb,[2] tem associação frequente.

Há dois tipos de doença de Scheuermann. O mais comum é o aumento da cifose torácica com ápice em T7 ou T8, a curva se iniciando em T1 a T3 e limite distal em T12 ou L1. É raro a cifose ser mais distal com ápice em T12 ou

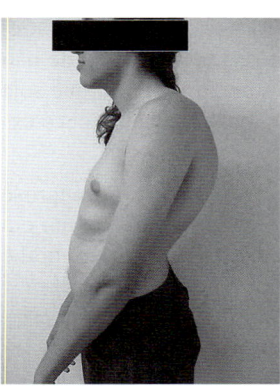
FIGURA 2.2.11 → Paciente com dorso curvo grave.

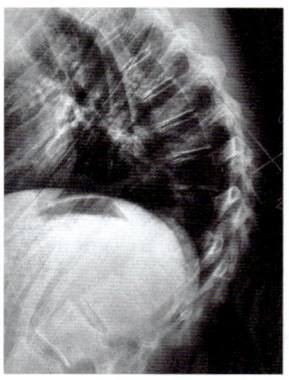
FIGURA 2.2.13 → Radiografia de perfil em paciente com cifose grave.

L1, condição conhecida como cifose toracolombar, em geral mais flexível, mas mais difícil de responder ao tratamento ortopédico, já que, muitas vezes, é acompanhada de escoliose. É comum pacientes com sinais clínicos de dorso curvo, todavia, sem sinais radiográficos característicos, nem mesmo o encunhamento das vértebras apicais. Esses indivíduos são enquadrados no chamado dorso curvo postural; aqueles com quadro radiográfico típico são definidos como dorso curvo, deformidade ou doença de Scheuermann.

Tratamento

O tratamento se baseia em alguns critérios, como a gravidade da curva, a idade do paciente e a existência de deformidade vertebral.

Tratamento conservador

Fisioterapia

Está indicada nos casos de dorso curvo postural ou nas deformidades discretas, habitualmente com valores de cifose menores que 50° de Cobb.[2] Deve basear-se na ginástica corretiva para promover o alongamento dos grupos musculares encurtados, como isquiotibiais, flexores do quadril, peitorais e paravertebrais lombares, assim como o fortalecimento de abdominais, glúteos, paravertebrais torácicos e escapulovertebrais, além de conscientização da postura.

Coletes

O mais empregado é o colete de Milwaukee, indicado nos casos de deformidades não graves, flexíveis, em geral com valores de cifose menores que 70° e, fundamentalmente, quando os pacientes apresentam potencial de crescimento. O emprego do colete de Milwaukee deve obedecer a algumas regras. A primeira delas diz respeito à confecção do colete, que exige técnico capacitado e emprego de materiais adequados. A segunda recai no uso do colete, que deve ser integral, por 22 a 23 horas diárias, até que as deformidades ósseas estejam corrigidas. É retirado aos poucos, chegando-se ao uso apenas noturno e até que o crescimento vertebral se complete.

Colete gessado

É empregado nos casos mais graves, em geral cifoses acima de 70° e deformidades rígidas. É conhecido como gesso antigravitacional, descrito por Risser,[25] em que a correção é realizada em mesa ortopédica, e a aplicação do gesso é feita na posição de correção. É normal que algumas trocas do gesso sejam necessárias, agregando-se correção em cada etapa. Uma vez corrigida a deformidade, o paciente passa a usar o colete de forma convencional.

O tratamento ortopédico costuma produzir excelentes resultados, desde que seja empregado de maneira adequada.

Tratamento cirúrgico

Está indicado em pacientes com deformidades graves e rígidas no final do crescimento ou em adultos. É raro a correção cirúrgica do dorso curvo ser empregada, uma vez que o paciente somente aceita a intervenção cirúrgica quando há deformidade muito grave. Os casos de cifose acima de 80° de Cobb[2] com deformidade estética importante são os que costumam apresentar melhores resultados com a abordagem cirúrgica.

A correção deve ser realizada por duplo acesso à coluna. Primeiro, por via anterior, deve-se retirar os discos intervertebrais em todo o ápice da cifose, proporcionando maior flexibilidade da curva, e então realizar artrodese, em sustentação anterior, para impedir a perda de correção. A correção é executada por via posterior com artrodese, utilizando instrumentação e material de osteossíntese de terceira geração, que emprega associação de ganchos, parafusos pediculares e hastes.

Referências

1. Riseborough MB. Scoliosis and other deformities of axial skeleton. Boston: Little, Brown; 1975.

2. Cobb JR. Outline for the study of scoliosis. Instr Course Lect. 1958;5:261-75.

3. Ferguson AB. The study and treatment of scoliosis. South Med J. 1930;23(2):116-20.

4. Shands AR, Eisberg NB. The incidence of scoliosis in the state of Delawar: a study of 50,000 minifilms of the chest made during a survey for tuberculosis. J Bone Joint Surg Am. 1955;37-A(6):1243-9.

5. Bruszewski J, Kamza Z. Incidence of scoliosis based on an analysis of serial radiography. Chir Narzadow Ruchu Ortop Pol. 1957;22(2):115-6.

6. Kane WJ, Moe JH. A scoliosis prevalence survey in Minnesota. Clin Orthop Relat Res. 1970;69:216-8.

7. Wynne-Davies R. Familial (idiophatic) scoliosis: a family survey. J Bone Joint Surg Br. 1968;50(1):24-30.

8. MacEwen GD, Cowell HR. Familial incidence of idiopathic scoliosis: its implications in patient care. J Bone Joint Surg Br. 1972;54-B(4):765.

9. Lloyd-Roberts GC, Pilcher MF. Structural idiopathic scoliosis in infancy: a study of the natural history of 100 patients. J Bone Joint Surg Br. 1965;47:520-3.

10. Mehta MH. The rib-vertebra angle in the early diagnosis between resolving and progressive infantile scoliosis. J Bone Joint Surg Br. 1972;54:230-43.

11. Bradford DS, Lonstein JE, Moe JH, Ogilvie JW, Winter RB. Escoliose e outras deformidades: o livro de Moe. 2. ed. São Paulo: Santos; 1994.

12. Crenshaw AH, editor. Cirurgia ortopédica de Campbell. 8. ed. São Paulo: Manole; 1997.

13. Harrington PR. Treatment of scoliosis: correction and internal fixation by spine instrumentation. J Bone Joint Surg Am. 1962;44:591-634.

14. Luque ER, Cardozo A. Segmental correction of scoliosis with rigid internal fixation. Orthop Trans. 1977;1:136-7.

15. Cotrel Y, Dubousset J. Nouvelle technique d'ostéosynthèse rachidienne segmentaire par voie postérieure. Rev Chir Orthop Reparatrice Appar Mot. 1984;70(6):489-94.

16. Vauzelle C, Stagnara P, Jouvinroux P. Functional monitoring of spinal cord activity during spinal surgery. Clin Orthop Relat Res. 1973;(93):173-8.

17. Nash CL Jr, Lorig RA, Schatzinger LA, Brown RH. Spinal cord monitoring during operative treatment of the spine. Clin Orthop Relat Res. 1977;(126):100-5.

18. King HA, Moe JH, Bradford DS, Winter RB. The selection of fusion levels in thoracic idiopathic scoliosis. J Bone Joint Surg Am. 1983;65(9):1302-13.

19. Lenke LG, Betz RR, Harms J, editors. Modern anterior scoliosis surgery. Missouri: Quality Medical; 2004.

20. Marfan AG. Un cas de deformation congenitale des 4 membres plus prononcee aus extremities caracterisee par làllongement des os avec en certain degree d'amincissement. Bull Mem Soc Med Hop. 1896;(13):220-6.

21. Scheuermann HW. Kyfosis dorsalis juvenilis. Ugeskr Laerger. 1920;82:385.

22. Schmorl G, Junghanns H. The Human spine in health and disease. New York: Grune and Stratton; 1971.

23. Bado JL. Dorso curvo. Montevideo: Delta; 1968.

24. Sorenson KH. Scleuermann juvenile kyfosis. Copenhagen: Munksgaard; 1964.

25. Risser JC. The iliac apophysis: an invaluable sign in the management of scoliosis. Clin Orthop. 1958;11:111-8.

Capítulo 2.3

COLUNA TORACOLOMBAR: DEFORMIDADES PARALÍTICAS

Elcio Landim
Paulo Tadeu Maia Cavali
Marcelo Italo Risso Neto

PRINCÍPIOS GERAIS

As doenças neuromusculares são resultantes de perda funcional em alguma estrutura do sistema fisiológico, que inclui cérebro, medula espinal, nervos periféricos, junções neuromusculares e músculos. Essas doenças costumam produzir deformidade vertebral por conta da alteração do sistema de equilíbrio da coluna nos planos sagital, coronal e axial, desencadeando colapso vertebral progressivo. A incidência de deformidades da coluna entre indivíduos com doença neuromuscular esqueleticamente imaturos varia entre 30 e 80%, tendendo a ser mais frequente e grave nas doenças neuromusculares com acometimento mais severo.

Algumas características são comuns às deformidades neuromusculares:

- **Curvas de grande magnitude.** Qualquer que seja a deformidade – escoliose, hipercifose e/ou hiperlordose –, as curvas tendem a atingir elevados valores angulares de modo prematuro.

- **Curvas rígidas.** A rigidez costumar estar associada ao início precoce da deformidade e ao desenvolvimento de contraturas musculares secundárias à limitação da mobilidade.

- **Curvas progressivas.** Assim como na escoliose idiopática, a escoliose neuromuscular tende a progredir durante a fase de crescimento rápido. No entanto, na neuromuscular, existe risco de progressão, não importando o crescimento. As mudanças neuromusculares que induzem deformidade podem ser progressivas – como na distrofia muscular – ou estáticas, como na paralisia cerebral. Nos dois casos, o desequilíbrio neuromuscular permite que a escoliose progrida de forma grave.

- **Características da curva.** A escoliose neuromuscular pode envolver toda ou a maior parte da coluna. A curva-padrão pode variar, mas a grande curva em formato de "C", incluindo a pelve inclinada, é bastante comum.

- **Obliquidade pélvica.** A obliquidade pélvica é uma deformidade complexa associada, em geral, às escolioses neuromusculares que envolvem, além da coluna, os quadris.

> **ATENÇÃO!** As características da escoliose neuromuscular geram dificuldades que desafiam a equipe multidisciplinar. As bases patológicas que causam anormalidades neuromusculares afetam, com frequência, as funções cardiorrespiratórias e o quadro nutricional, limitando as possibilidades de tratamento conservador e cirúrgico.

CLASSIFICAÇÃO

A classificação da deformidade se baseia na patologia responsável pela curva. O sistema envolvido pode ser nervoso ou muscular, e a anormalidade de um dos dois causa a deformidade. A classificação a seguir foi desenvolvida pela Scoliosis Research Society:

A) Neuropática
1) Neurônio motor superior
   a) Paralisia cerebral
   b) Degeneração espinocerebelar
      I) Ataxia de Friedreich
      II) Doença de Charcot-Marie-Tooth
      III) Síndrome de Roussy-Lévy
   c) Siringomielia
   d) Tumor de medula
   e) Trauma de medula
2) Neurônio motor inferior
   a) Poliomielite
   b) Outras mielites virais
   c) Traumas
   d) Atrofia muscular espinal
      I) Doença de Werdnig-Hoffmann
      II) Doença de Kugelberg-Welander
   e) Disautonomia (síndrome de Riley-Day)
B) Miopática
1) Artrogripose
2) Distrofia muscular
   a) Duchenne
   b) Cintura pélvica
   c) Fascioescapuloumeral
3) Desproporção do tipo de fibra
4) Hipotonia congênita
5) Distrofia miotônica

A localização da lesão no sistema neuromuscular é de extrema importância na atividade muscular anormal resultante, em que o músculo pode ser espástico, atetoide, rígido ou flácido. Embora existam combinações, as duas principais categorias de atividade muscular anormal que estão associadas a curvas da coluna são músculos espásticos e flácidos. A espasticidade é produzida, primariamente, por distúrbios cerebrais, cerebelares e do neurônio motor superior. A flacidez é causada por lesões que envolvem a célula do corno anterior ou o neurônio motor e as miopatias primárias. Levando-se em consideração o tipo de atividade muscular associada à deformidade da coluna, pode-se elaborar um plano de tratamento lógico.

CONSIDERAÇÕES SOBRE O TRATAMENTO

Princípios gerais

Nas deformidades neuromusculares, a história natural da doença é determinante para indicar o tratamento adequado a ser empregado. Embora existam particularidades de cada doença, as quais modificam os métodos de tratamento, na escoliose neuromuscular, poderão ser aplicados os princípios básicos: observar curvas amenas, ortetizar as moderadas e fusionar as curvas graves. Portanto, os principais objetivos do tratamento são limitar a progressão da curva, manter o tronco equilibrado e assegurar a função da coluna.

> **ATENÇÃO!** A proposta de tratamento deve considerar o tipo de paralisia, o grau de envolvimento da paralisia, o estado cognitivo, nutricional e cardiorrespiratório, a ocorrência e a frequência de convulsões e as características da curva.

Observação e colete

Curvas neuromusculares inferiores a 20° devem ser observadas; o controle pode ser realizado a cada quatro meses com acompanhamento radiográfico e fotográfico, além do exame físico. Curvas acima de 20° e que demonstrem crescimento podem, em determinadas situações, ser tratadas com colete, o qual não constitui, entretanto, abordagem definitiva. O colete pode diminuir a progressão da curva e melhorar a postura do paciente, mas não impede a necessidade de fusão futura, caso seja observada a evolução da deformidade.

Muitos pacientes modificam o controle motor de forma involuntária. O tradicional colete de Milwaukee, usado em escolioses idiopáticas, é pouco tolerado e contraindicado. Coletes infra-axilares confeccionados com total contato, extensão até o ilíaco e material leve são bem tolerados em crianças (**FIG. 2.3.1**). Coletes toracolombossacrais confeccionados sob molde, causando alguma correção, também podem ser utilizados.

O tamanho e a rigidez da curva associados ao tônus muscular e ao tamanho do paciente determinam o sucesso do colete e sua tolerabilidade. A contraindicação formal do uso de coletes recai nas curvas rígidas e nos pacientes com alteração da sensibilidade cutânea no tronco e na pelve.

Além do uso dos coletes, pode-se indicar cadeira de rodas adaptada com assento confeccionado sob medida para manter a postura adequada e possibilitar melhora do alinhamento pélvico, melhor controle do tronco e suporte da cabeça. A possibilidade de permanecer sentado melhora as funções respiratória, gastrintestinal e desenvolvimento mental.

Tratamento cirúrgico

Avaliação do paciente

O paciente com deformidade neuromuscular costuma apresentar comorbidades clínicas, neurológicas e ortopédicas que devem ser avaliadas com cuidado quando se considera o tratamento cirúrgico. A avaliação neurológica é importante nesses indivíduos, havendo necessidade de diagnóstico e prognóstico. Algumas questões devem ser respondidas antes da realização cirúrgica, como: é condição progressiva? Há envolvimento central ou periférico?

Os medicamentos utilizados com maior frequência para tratamento neurológico devem ser avaliados de forma prévia, como o ácido valproico, que pode prolongar o tempo de sangramento, e a fenitoína, que está associada à osteopenia.

O sistema cardiopulmonar dos indivíduos com escoliose paralítica fica comprometido e sobrecarregado durante e após o procedimento cirúrgico. Tanto a condição de base quanto a escoliose podem produzir doença obstrutiva pulmonar. Escoliose torácica maior que 90° está associada à rotação vertebral e limita o volume do hemitórax envolvido; pode evoluir para *cor pulmonale*.

Em doenças progressivas, como a distrofia muscular de Duchenne, a diminuição da função pulmonar é esperada e configura-se como fator determinante. Assim, a cirurgia deve ser feita antes que a função pulmonar fique muito deteriorada. Valores de capacidade vital inferiores a 40% são considerados inadequados para a realização do procedimento operatório sob anestesia geral. A prova de função pulmonar não é possível em todos os casos, pois pacientes

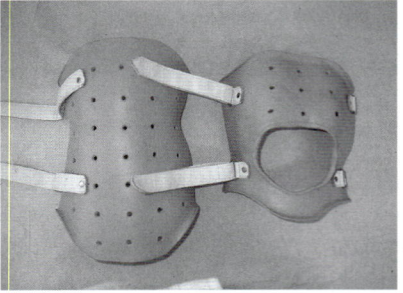

FIGURA 2.3.1 → Colete bivalvado, infra-axilar com abertura abdominal.

com baixo nível cognitivo não conseguem realizar tal exame, e a experiência do pneumologista e a boa avaliação clínica são imprescindíveis. A ausência de tosse forte e reflexo de deglutição são preditivos para indivíduos secretivos e complicações pulmonares. Diversas condições, como a distrofia de Duchenne e a ataxia de Friedreich, podem estar associadas à cardiomiopatia, requerendo, de forma indispensável, avaliação cardiológica minuciosa.

O estado nutricional costuma ser deficitário, podendo aumentar, assim, o risco de infecção cirúrgica e a dificuldade de cicatrização. A albumina sérica maior que 3,5 g/L e linfócitos superiores a 1.500 cel/mm^3 são índices relacionados a poucas complicações pós-operatórias. A correção do refluxo gastresofágico e a gastrostomia diminuem o risco de aspiração e melhoram o aporte nutricional. Em relação à dieta, são adotadas as hipercalóricas e hiperproteicas no período pré e pós-operatório.

Também aumentam o risco de infecção cirúrgica a presença de escaras, cicatrizes na linha média resultante do tratamento prévio de disrafismos espinais e a existência de infecções urinárias, condição muito comum nos indivíduos com disfunção vesical resultante de disrafismos espinais, mas que também pode ocorrer em outros distúrbios neuromusculares.

A avaliação musculoesquelética deve receber principal atenção nos quadris. A contratura em flexão dos quadris pode ser a causa de obliquidade pélvica, o que influencia na deformidade da coluna e, por consequência, no desequilíbrio coronal do tronco. As obliquidades pélvicas secundárias à contratura da musculatura do quadril são denominadas infrapélvicas. Entretanto, quando secundárias à escoliose, são denominadas suprapélvicas. Quando ambas as situações são concomitantes, ocorre a obliquidade pélvica mista.

> **ATENÇÃO!** Em pacientes não deambuladores, a obtenção do bom nivelamento da pelve é um dos mais importantes objetivos do tratamento cirúrgico, pois facilita o posicionamento sentado, evita escaras, protege o quadril e melhora a higiene.

Perda sanguínea significativa é esperada na cirurgia de escoliose, podendo superar a volemia total do paciente. É importante a completa avaliação sanguínea, incluindo plaquetas e coagulograma. O tempo de sangramento é muito relevante em indivíduos que tomam anticonvulsivantes. São recomendadas cinco unidades de glóbulos quando a fusão posterior estiver planejada.

A avaliação radiográfica inclui tomadas da coluna vertebral total em anteroposterior e laterais, na posição ortostática, quando possível, ou sentada. Radiografias com inclinações laterais e tração são importantes para determinar a flexibilidade da curva.

Artrodese da coluna

A fusão da coluna é considerada em pacientes que apresentam perda funcional por causa de escoliose progressiva.

Definir a perda funcional que autorize a cirurgia é controverso, todavia, a perda de marcha, o desequilíbrio de tronco e o mau posicionamento para utilização de membros superiores são considerados justificativas plausíveis para a artrodese vertebral. Quantificar a melhora clínica com a fusão vertebral em pacientes com comprometimento grave é muito difícil, porém, manter o alinhamento vertebral constitui resultado positivo, que facilita a manipulação do paciente, melhorando sua qualidade de vida.

É importante ressaltar que nem todos os pacientes com deformidade vertebral apresentam condições cirúrgicas, devendo, então, ser considerados os benefícios funcionais e os riscos para a realização do procedimento. Esse estudo de risco-benefício é específico para cada indivíduo e deve ser discutido entre pais, pacientes e profissionais envolvidos.

Técnicas cirúrgicas

Instrumentação de Luque

A técnica realizada com fios metálicos sublaminares descrita por Eduardo Luque[1] fornece fixação em todos os níveis, protegendo o osso porótico de possível falha, além de descartar a utilização de imobilização pós-operatória.[1] A técnica inclui pequenas flavectomias em cada nível de instrumentação, por onde fios duplos de 1 e 1,2 mm são passados com cuidado por baixo de cada lâmina; sendo amarrados em hastes de 5 ou 6 mm. Quando possível, fios duplos de 1,2 mm devem ser passados principalmente nos pontos de maior pressão.

Na maioria das vezes, a fixação é feita até o nível de TII, e um fio interespinal é colocado para evitar cifose resultante da remoção do ligamento interespinal. Essa técnica é restrita em pacientes com mielomeningocele devido à ausência dos elementos posteriores. É pouco utilizada hoje, sendo substituída pelos sistemas de fixação transpedicular com parafusos, permanecendo como alternativa a essa técnica quando há impossibilidade ou dificuldade para sua realização.

Sistema de parafusos e ganchos pediculares

Os parafusos pediculares são colocados transfixando o pedículo de cada vértebra até o corpo vertebral, alcançando, assim, o terço anterior do corpo; ganchos pediculares são fixados com apoio no pedículo. Nesse sistema, são apresentadas três formas de correção. A primeira, por meio da rotação da haste, ou seja, transformando uma curva escoliótica no plano coronal em uma cifose e/ou lordose no plano sagital, realizando a translação das vértebras desviadas no sentido do plano sagital.[2] A segunda, pelo mecanismo de translação, aproximando nível a nível no plano coronal, utilizando-se uma pinça de redução específica em cada modelo de implante, que traz a vértebra desviada ao encontro das hastes que se encontram já moldadas no plano sagital. Ambas as técnicas podem associar-se aos mecanismos de compressão e distração entre os níveis já fixados com hastes. Além dessas técnicas, há sistemas de implante que oferecem a possibilidade de correção da deformidade de rotação das vértebras em relação ao seu próprio eixo, chamada de rotação vertebral direta.

Fixação sacropélvica

A fixação lombossacropélvica é exigida principalmente quando existe obliquidade pélvica significativa, ou seja, maior que 15°. A técnica descrita por Galveston consiste em moldar as hastes e colocá-las no ilíaco em direção ao teto acetabular,[3] utilizando em conjunto a técnica de Luque[1] para fixação vertebral. A opção mais utilizada hoje é com parafusos sacrais e parafusos especiais para o ilíaco. Os parafusos no ilíaco oferecem fixação rígida da pelve, semelhante à fixação proposta por Galveston com o uso de hastes. Os parafusos no ilíaco podem ser introduzidos na espinha ilíaca posterossuperior ou pela técnica transsacroilíaca, com ponto de entrada em S2. Em ambas as técnicas, utilizam-se parafusos longos e calibrosos dirigidos no sentido da incisura isquática, o que oferece ancoragem bastante rígida.

Liberação e fusão anterior

As indicações para cirurgia via anterior nas escolioses paralíticas são em curvas rígidas de grande magnitude, cifose torácica, imaturidade esquelética ou ampliação da fusão. A decisão de adicionar a via anterior deve ser específica para cada paciente, devendo ser considerados alguns pontos antes da realização do procedimento, como estado geral de saúde, quadro pulmonar, grau da deformidade e doença de base.

O acréscimo da instrumentação anterior é favorável para maximizar a correção, no entanto, um resultado positivo em relação à correção também pode ser encontrado com o uso de parafusos pediculares por via posterior após liberação anterior. É fundamental salientar que a liberação anterior e a fusão são importantes nas cifoses maiores que 70°, sendo que a liberação de partes moles no acesso anterior minimiza a tensão na instrumentação por via posterior e auxilia em fusão sólida.

O efeito *crankshaft* que se desenvolve em pacientes imaturos submetidos à fusão posterior é decorrente do crescimento do corpo vertebral anterior. Apresenta-se como deformidade rotacional crescente e como causa da insuficiência da instrumentação posterior. A fusão anterior limita o crescimento do corpo vertebral, sobretudo em indivíduos com grande potencial de crescimento (Risser zero).

Na neurofibromatose e na síndrome de Marfan, o índice de pseudartrose é alto, e a remoção do disco fornece grande área porosa de osso para a fusão, assim como em pacientes com deficiência dos elementos posteriores (mielomeningocele).

Instrumentação da coluna anterior

A instrumentação isolada da coluna anterior é pouco indicada em pacientes com escoliose neuromuscular. No entanto, a complementação da instrumentação posterior com a anterior é útil para melhorar a correção nos indivíduos com escoliose e obliquidade pélvica graves.

Considerações durante a cirurgia

Anterior versus posterior

A realização dos procedimentos no mesmo momento exige muito da equipe médica, mas a recuperação do paciente é melhor, devido à redução dos dias de UTI e internação. Caso não seja possível a realização no mesmo momento, a cirurgia anterior seguida de colete ou tração halofemoral permite intervalo de duas semanas para realização do procedimento posterior, contribuindo para melhor recuperação.

Conservação do sangue

Deve ser prevista perda significativa de sangue, portanto, a dissecção sem dilacerar o tecido muscular e a utilização de cauterização são importantes. Quando possível, o uso de *cell saver* é recomendado para a devolução de células vermelhas lavadas. A anestesia sob hipotensão é útil para limitar a perda sanguínea, em especial nos procedimentos por via posterior.

Enxerto ósseo

Na maioria das escolioses neuromusculares, a grande extensão da fusão e fixação da pelve restringe a possibilidade de retirar quantidade suficiente de enxerto autólogo. Nesses casos, utiliza-se osso obtido da área decorticada na coluna para artrodese. Osso liofilizado ou enxerto de banco de osso pode ser utilizado, quando disponível.

Considerações pós-operatórias

UTI

O cuidado pós-operatório imediato dos pacientes deve ser realizado na UTI, sendo necessários suporte respiratório e manutenção do equilíbrio hemodinâmico. Os pacientes costumam ser politransfundidos, sendo essenciais a realização de exames laboratoriais frequentes e o acompanhamento de médico intensivista experiente.

> **ATENÇÃO!** O uso do colete não é necessário no período pós-operatório se a qualidade do osso é suficiente para fornecer fixação segura; caso contrário, um colete feito sob molde após a cirurgia é utilizado até que haja consolidação óssea. No pós-operatório de cifoses, o colete pode ser necessário, pois o instrumental posterior está sob grande tensão (FIG. 2.3.2).

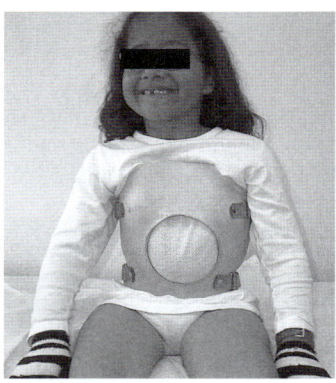
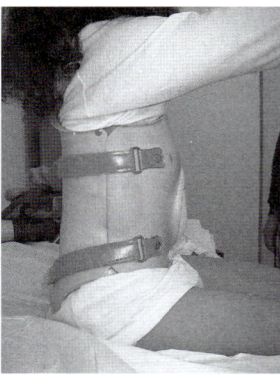

FIGURA 2.3.2 → Posicionamento correto do colete infra-axilar bivalvado.

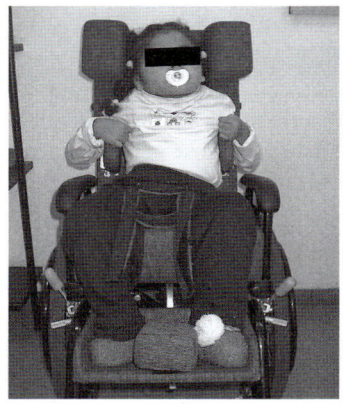

FIGURA 2.3.3 → Cadeira de rodas adaptada.

Pacientes que utilizam cadeira de rodas necessitam que ela seja adaptada após o procedimento cirúrgico (**FIG. 2.3.3**).

TRATAMENTO DE CONDIÇÕES ESPECÍFICAS

Paralisia cerebral

Paralisia cerebral é o termo aplicado em condições que interferem no controle do desenvolvimento do sistema motor, resultantes de lesões estáticas dentro do cérebro, geralmente ocorridas no momento do nascimento por falta de oxigenação dos tecidos. A paralisia cerebral tornou-se a mais comum das condições neuromusculares no Ocidente e substituiu a poliomielite como exemplo de deformidade neuromuscular na coluna.

Índice de deformidade

O nível de envolvimento neurológico está relacionado à incidência de escoliose. Nos pacientes acometidos por quadriplegia, a deformidade da coluna está quase sempre presente, sendo que 75% têm incidência de escoliose, enquanto indivíduos acometidos por diplegia e hemiplegia têm incidência entre 6 e 10%. Esse baixo índice é cinco vezes maior que o da escoliose idiopática.

Classificação

Lonstein e Akbarnia,[4] com base nas curvas de padrão simples ou duplo e na presença ou não de obliquidade pélvica, classificaram a escoliose na paralisia cerebral em quatro categorias. Notaram que curvas em "C" com obliquidade pélvica ocorrem, em geral, em pacientes com espasticidade grave. Curvas em "S" costumam ocorrer em pacientes que deambulam ou que permanecem sentados com pequena espasticidade. A falta de controle neuromuscular com a presença de curvas em "C" e obliquidade pélvica causa descompensação do tronco, já que não há desenvolvimento de grandes curvas secundárias compensatórias.

Etiologia

O desenvolvimento de escoliose na paralisia cerebral é, em parte, resultado da persistência de padrões de reflexos primitivos e da assimetria do tônus na musculatura paraespinal e intercostal. A obliquidade pélvica causada pela contratura dos quadris tem também sua importância no desenvolvimento da escoliose, mas é difícil isolar essa circunstância como único fator causal, pois a obliquidade pélvica e a escoliose neuromuscular surgem de modo simultâneo.

História natural

Além dos fatores já mencionados, a progressão da curva também está relacionada ao crescimento, como na escoliose idiopática. Como o desenvolvimento das deformidades inicia-se cedo, há muito mais tempo para a progressão da curva. Nos adultos, curvas menores que 50° aumentam, em média, 0,8° por ano, enquanto as acima de 50°, 1,4° por ano.

Colete

Alguns autores defendem que pacientes com paralisia cerebral não devem ser tratados com colete, pois a baixa tolerância à sua moldagem e a incapacidade de realizar exercícios impedem o sucesso da abordagem terapêutica. O colete como tratamento não tem efeito corretivo significativo, seja na escoliose idiopática ou na neuromuscular. Na correção da idiopática, trabalha-se com a teoria dos três pontos de apoio em uma curva e conta-se com a premissa de que o paciente contrai de modo voluntário a musculatura contra os pontos proeminentes. Essa condição não ocorre em pacientes com paralisia cerebral, pois não há controle voluntário. O colete de Milwaukee é contraindicado em função de seu aro no pescoço, ocasionando o desequilíbrio dos indivíduos.

A maioria dos autores recomenda o colete passivo com total contato com o dorso, dando apoio à coluna sem almofadas corretivas e sem modelagem agressiva. Todavia, até esse tipo de colete pode ser problemático para pacientes espásticos. De qualquer forma, o colete fornece apenas controle temporário da deformidade, atrasando, assim, a fusão até o crescimento adequado da coluna.

Indicações cirúrgicas

Para o tratamento cirúrgico, vários fatores devem ser levados em consideração: padrão e tamanho da curva, obliquidade pélvica, equilíbrio de tronco, nível cognitivo e estado de saúde geral. A perda de função seguida de deformidade, obliquidade pélvica e perda de equilíbrio do tronco são indicações tradicionais e aceitáveis para o tratamento cirúrgico. É simples definir a perda de função em um sujeito que deambulava e não deambula mais ou naquele que sentava sozinho e não tem mais equilíbrio de tronco, porém, a perda de função é menos evidente em indivíduos com deficiência mental, que não falam, com quadriplegia espástica grave, que, no máximo, são dependentes de cadeira para sentar.

O tratamento cirúrgico é indicado em pacientes com quadriplegia grave e escoliose, sobretudo quando seus pais ou responsáveis estão envolvidos na melhora da qualidade de vida deles (FIG. 2.3.4).

Definição dos níveis de fusão

O maior problema na determinação da área de artrodese na paralisia cerebral é no segmento caudal: incluir ou não a pelve? Acredita-se que a movimentação lombossacral é importante para manter o equilíbrio do tronco sobre o baixo controle espástico de membros inferiores durante a marcha.

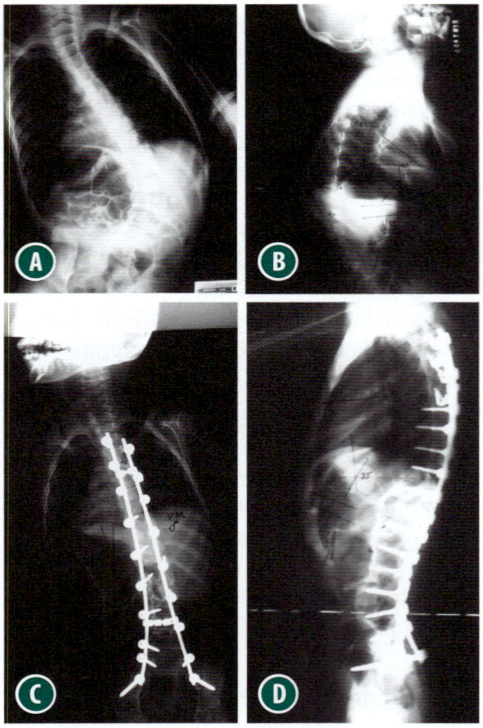

FIGURA 2.3.4 → Paciente portador de paralisia cerebral.
A Radiografia frontal com escoliose em "C" longo e obliquidade pélvica.
B Radiografia em perfil com cifose toracolombar.
C Controle radiográfico pós-operatório frontal com parafusos e ganchos pediculares.
D Radiografia em perfil indicando correção no plano sagital.

Alguns autores recomendam, então, que a artrodese seja finalizada em L5 nos pacientes deambuladores. No entanto, foram mencionados casos de artrodese sólidas até o ilíaco em indivíduos deambuladores que não perderam a marcha. Recomenda-se a fusão se a obliquidade pélvica for maior que 10° ou a descompensação do tronco for superior a 5 cm.

> **ATENÇÃO!** Alguns autores assumem que esses pacientes não têm função alguma, portanto, suas deformidades podem ficar sem tratamento, porque não comprometem a função clássica de sentar ou andar. A função nesse grupo gravemente afetado consiste em uma posição digna e confortável para sentar. O paciente acamado, por causa de grave escoliose e obliquidade pélvica, perde função e qualidade de vida, desenvolve úlceras com dor e osteomielite e restringe o mecanismo pulmonar, gerando pneumonias.

O nível cranial é menos controverso, estende-se a artrodese até T2 ou T1, evitando, assim, a cifose acima do nível de fusão. Utiliza-se a abordagem anterior sem instrumental para curvas em "S" graves, curtas e rígidas ou curvas em "C" em que não se encontra nivelamento pélvico sob tração.

Cifoses

A deformidade no plano sagital na paralisia cerebral ocorre por dois fatores: ação gravitacional em tronco fraco e hipotônico e inclinação pélvica em extensão por espasticidade de membros inferiores. A cifose se dá na tentativa de centrar a cabeça sobre a pelve no plano sagital. Recomenda-se fusão em cifoses maiores que 80°, com liberação anterior associada à instrumentação posterior.

Mielomeningocele

A deformidade vertebral é muito comum na mielomeningocele. Porém, durante muitos anos, essas deformidades foram pouco tratadas, ocasionando a baixa sobrevida dos sujeitos acometidos. Com o fechamento precoce da bolsa, a derivação ventriculoperitoneal e os cuidados urológicos logo nos primeiros anos de vida, houve aumento da sobrevida dos indivíduos com mielomeningocele, fazendo-se necessário o tratamento das deformidades vertebrais.

A incidência varia muito na literatura, porém, as deformidades são mais frequentes nos níveis altos de paralisia. Bradford e colaboradores[5] notaram incidência próxima de 100% nas crianças com nível torácico de paralisia e em cerca de 5% naquelas com nível sacral. Shurtleff e colaboradores[6] relataram incidência de 88 e 9%, respectivamente.

A causa da deformidade é multifatorial, podendo estar ou não localizada na coluna vertebral. As principais são:

- Paralisia muscular abaixo da lesão.
- Ausência dos elementos posteriores.
- Anomalias vertebrais congênitas.

- Medula presa.
- Siringomielia.
- Disfunção da derivação ventriculoperitoneal.
- Contraturas articulares em membros inferiores.

As principais deformidades são cifose toracolombar, escoliose e hiperlordose lombar.

Cifose

A cifose é, talvez, a deformidade mais grave e incapacitante na mielomeningocele, deteriorando muito o equilíbrio do tronco, havendo a necessidade do apoio dos membros superiores para a criança manter-se sentada. Raycroft e Curtiss, em 1972, descreveram dois tipos de deformidades cifóticas:[7]

- As cifoses paralíticas, que ocorrem por conta do desequilíbrio muscular.
- As cifoses congênitas, produzidas por alterações vertebrais e que podem medir cerca de 90° já ao nascimento.

As cifoses paralíticas caracterizam-se por curvas longas e flexíveis, tendendo ao colapso vertebral, em que a criança não consegue sentar-se sem apoio. Em geral, são lentamente progressivas e tendem a estruturar-se na adolescência.

As cifoses congênitas estão presentes desde o nascimento, sendo muito frequentes nos pacientes com lesão em nível torácico. A deformidade costuma localizar-se na transição toracolombar, é muito rígida e de angulação aguda. A progressão ocorre de maneira rápida, com o crescimento da criança, e há formação de lordose torácica compensatória proximalmente à deformidade cifótica.

As principais alterações funcionais decorrentes dessas deformidades são perda do equilíbrio sentado, áreas de pressão ou lesões cutâneas e, em casos extremos, alterações respiratórias pela compressão abdominal e, por conseguinte, diminuição da excursão diafragmática (FIG. 2.3.5).

Escoliose

Assim como as deformidades cifóticas, as escolioses podem ser divididas em três tipos: congênita, na qual estão presentes as malformações vertebrais, seja por defeito de formação ou de segmentação; paralítica, em geral curvas longas em "C", ocasionadas pelo desequilíbrio muscular e associadas à obliquidade pélvica; e, por fim, escolioses mistas.

> **ATENÇÃO! Quanto ao risco de progressão das deformidades, sabe-se que é maior em criança não deambuladora, com nível alto de paralisia e potencial de crescimento, podendo ocorrer progressão mesmo depois de atingida a maturidade esquelética (FIG. 2.3.6).**

Hiperlordose lombar

A causa mais frequente de hiperlordose lombar na mielomeningocele é a medula presa, que, em geral, está associada à contratura em flexão do quadril. Trata-se de deformidade que produz grande prejuízo funcional, com a anteriorização do tronco e a necessidade dos membros superiores para apoio.

É importante sempre suspeitar, nos casos de rápida progressão da deformidade, de patologias no interior do canal medular, como medula presa, siringomielia, hidromielia e diastematomielia. Nesses casos, o tratamento é necessário antes da correção da deformidade, podendo, em algumas situações, diminuir ou, até mesmo, estagnar a progressão da curva.

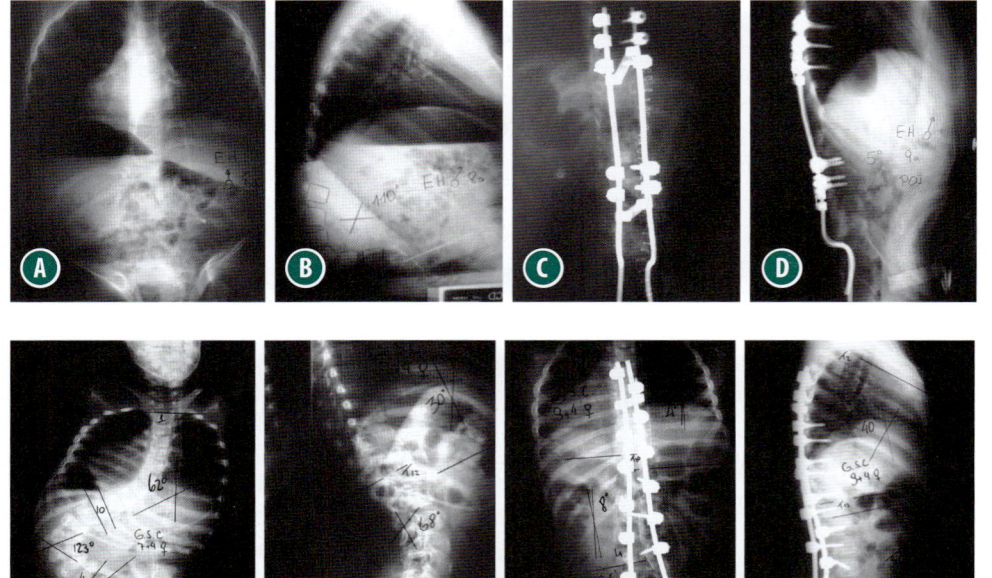

FIGURA 2.3.5 → Paciente portadora de mielomeningocele com cifose congênita.
A Radiografia frontal.
B Radiografia em perfil pré-operatório.
C Radiografia frontal pós correção cirúrgica.
D Radiografia em perfil com instrumentação.

FIGURA 2.3.6 → Paciente portador de mielomeningocele e escoliose.
A Radiografia frontal com escoliose grave e obliquidade pélvica.
B Radiografia em perfil demonstrando hiperlordose.
C Correção cirúrgica com parafusos e ganchos pediculares, visão frontal.
D Radiografia em perfil pós-correção da deformidade.

Tratamento

Os objetivos funcionais do tratamento das deformidades vertebrais na mielomeningocele são:

- Manter o equilíbrio sentado e a boa função dos membros superiores.
- Obter tronco equilibrado sobre pelve nivelada.
- Preservar a função respiratória.
- Conseguir o máximo comprimento do tronco.
- Prevenir o aparecimento de escaras.

É sempre importante salientar que o tratamento das crianças com deformidades vertebrais na mielomeningocele deve ser realizado por equipe multidisciplinar.

Tratamento conservador

O tratamento conservador é limitado na mielomeningocele devido às alterações de sensibilidade dos pacientes, assim como às características das curvas, que, em geral, são rígidas e progressivas, mesmo com adaptações e uso de órteses. Esse tipo de tratamento pode ser realizado por simples observação nos casos de curvas leves e não progressivas ou por meio de coletes e adaptações posturais em cadeira de rodas em curvas mais acentuadas. A abordagem conservadora pode não impedir a progressão da deformidade, muito menos, corrigi-la.

Às vezes, são utilizados coletes infra-axilares bivalvados, confeccionados sob molde e acolchoados internamente, evitando áreas de pressão e formação de feridas. Esses coletes são usados praticamente o dia todo, sendo importante a frequente monitoração de áreas de pressão. Nos casos em que se torna difícil o uso do colete, por exemplo, em crianças com importante comprometimento respiratório ou em curvas graves com contraindicação cirúrgica, realiza-se a adaptação em cadeira de rodas com encosto e assento digitalizado.

Tratamento cirúrgico

O principal objetivo do tratamento cirúrgico é compensar o tronco tanto no plano frontal como no sagital, sobre a pelve nivelada. São importantes os cuidados pré-operatórios, em especial no que se refere à função pulmonar, compensação da hidrocefalia e ausência de infecção urinária.

O tratamento cirúrgico costuma ser indicado em curvas progressivas, nas quais o tronco apresenta-se descompensado no plano frontal e/ou sagital, em crianças acima dos 6 anos nos casos das cifoses e com 10 anos nas escolioses.

Apesar de haver grande variedade em relação à técnica e ao material de implante, alguns conceitos comuns devem ser obedecidos:

- A qualidade da pele deve ser analisada, pois, em geral, apresenta retrações cicatriciais e aderência às estruturas ósseas.
- A artrodese deve ser longa, desde a coluna torácica alta até a pelve, nos casos de obliquidade pélvica ou cifose congênita.

- O aporte de enxerto autólogo nas crianças com tal condição é muito pequeno, sendo recomendado enxerto de banco quando disponível.
- Nas curvas rígidas, realiza-se o procedimento por via dupla, com a artrodese via posterior precedida pela liberação anterior, com o objetivo de aumentar a flexibilidade da curva.

> **ATENÇÃO!** Nos casos de crianças deambuladoras, a fixação da pelve é muito questionável, pois pode haver perda do padrão de deambulação. Muller, em 1992, notou que 57% dos pacientes deambuladores perderam a capacidade de marcha após inclusão da pelve na área da artrodese, na mielomeningocele.[3]

Escoliose

O tratamento cirúrgico, em geral, é realizado por artrodese em via posterior, com parafusos e ganchos pediculares, inclusive para a fixação da pelve. Acredita-se que esse tipo de implante fornece maior potencial de correção e estabilidade, não havendo a necessidade, na maioria dos casos, de suporte externo no pós-operatório. Nos casos de curvas rígidas, esse procedimento é precedido pela liberação por via anterior.

Cifose

A técnica de Luque-Dunn, modificada por McCarthy para o tratamento dessa deformidade, em geral associada à vertebrectomia, é bem conhecida.[8] Ela consiste na ligadura do saco dural, realização de vertebrectomias, com ressecção de um ou mais corpos vertebrais junto com os discos, e fixação com as hastes de Luque, que são introduzidas pelo primeiro forame sacral e fixadas ao restante da coluna, utilizando-se fios sublaminares.

A fixação tem sido executada por meio de parafusos pediculares, estendendo-se desde o sacro até os níveis proximais, incluindo a pelve, para maior estabilidade à fixação.

Hiperlordose

Nesta deformidade, é sempre importante avaliar as contraturas em flexão dos quadris, que, em geral, estão associadas e devem ser corrigidas antes.

> **ATENÇÃO!** A incidência de complicações no tratamento das deformidades na mielomeningocele é muito alta. Dentre as principais, podem ser citadas: fístula liquórica, problemas com a pele (sobretudo deiscências), infecção – apresentando alto índice na mielomeningocele, podendo atingir 40% – e pseudartrose, que manifesta índices acima de 50%.
>
> Em curvas flexíveis, realiza-se artrodese por via posterior com fixação por meio de parafusos pediculares. Em curvas rígidas, precede-se a técnica com liberação por via anterior.

Amiotrofia espinal

O termo atrofia muscular espinal descreve o espectro de condições causadas pela degeneração das células do corno anterior da medula na infância, resultando em paralisia simétrica dos músculos do tronco e dos membros. É recessiva e autossômica. Werdnig,[9] em 1891, e Hoffmann, em 1893,[3] descreveram o que agora é conhecido como doença de Werdnig-Hoffmann, ou atrofia muscular espinal infantil, condição geralmente fatal aos 3 anos de vida. Kugelberg e Welander, em 1956, relataram a forma moderada juvenil, com início aos 15 anos.[10]

O espectro da doença pode ser classificado pela idade de início da patologia e pela gravidade do envolvimento. O tipo I (Werdnig-Hoffmann) tem início nos primeiros 6 meses. Também conhecido como a forma infantil grave, é caracterizado por fraqueza grave, falta de controle cervical, insuficiência respiratória e ausência de reflexos. O tipo II, forma intermediária, surge entre 6 e 24 meses. Existe grande variedade clínica nesse grupo. Muitos pacientes conquistam o equilíbrio para sentar e alguns até andam. Há fraqueza e respiração comprometida, embora menos que no tipo infantil grave. O tipo III é a forma juvenil da doença, conhecida como doença de Kugelberg-Welander. Os pacientes desse tipo têm início da doença depois dos 2 anos de vida, alcançando, então, a capacidade de deambular. Todavia, a função dessas crianças deteriora-se de maneira progressiva, embora a capacidade de deambular possa permanecer por muitos anos.

> **ATENÇÃO! A completa e profunda avaliação neurológica dos pacientes com amiotrofia espinal é de grande importância, pois determina a expectativa de vida e a capacidade de marcha.**

Escoliose

Schwentker e Gibson[11] relataram a escoliose como o mais grave problema dos pacientes que sobrevivem à amiotrofia espinal. Uma vez que a deformidade aparece, é invariavelmente progressiva. A progressão é maior nos casos de início precoce e nos pacientes não deambuladores. Todos os pacientes com tipos I e II desenvolvem curva de 15° ou mais no início. Somente os indivíduos com tipo III podem ser poupados de deformidade na coluna. Geralmente fatal, a forma Werdnig-Hoffmann com frequência não recebe tratamento. A maioria das curvas é a clássica em "C" longo com obliquidade pélvica. A cifose pode estar presente.

Tratamento

O colete é o tratamento de escolha no início da patologia, pois a maioria das curvas tem grande flexibilidade. Os pacientes com amiotrofia espinal são respiradores diafragmáticos, e o colete pode limitar sua expansão abdominal. Apesar das complicações, o colete é utilizado na maioria dos sujeitos, já que fornece estabilidade do tronco e libera os membros superiores para outras atividades. As órteses têm como característica adiar eventual fusão até que sejam alcançados o tamanho do tronco e a qualidade óssea adequados.

Alguns autores acreditam que a fusão está indicada em ângulos a partir de 37°, outros, a partir de 57°, e ainda outros sugerem artrodese assim que o paciente começar a perder a flexibilidade da curva, avaliada nas radiografias com tração e inclinações laterais. Acredita-se que a junção das três indicacoes, mais a avaliação clínica dos pacientes, seja preditiva de cirurgia.

A fusão deve ser realizada em toda a extensão da curva, incluindo a pelve em pacientes não deambuladores. O uso de instrumentação com parafusos pediculares é boa escolha, pois possibilita uma cirurgia mais rápida, com menor sangramento e maior estabilidade, evitando, assim, o uso de colete no pós-operatório **(FIG. 2.3.7)**.

Distrofia muscular de Duchenne

Doença ligada ao sexo e recessiva, caracterizada pela fraqueza progressiva muscular. Em geral, é diagnosticada na idade entre 3 e 5 anos, período em que a perda progressiva de marcha se instala. O diagnóstico é estabelecido por estudos laboratoriais e biópsia muscular. O paciente torna-se usuário de cadeira de rodas por volta de 10 a 12 anos, desencadeando evolução na deformidade da coluna, com declínio da função pulmonar, fator que contribui para a morte precoce na juventude, em torno dos 20 anos de vida.

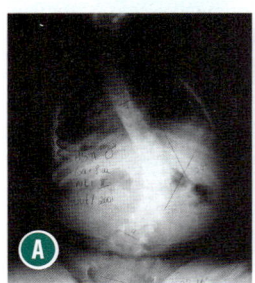 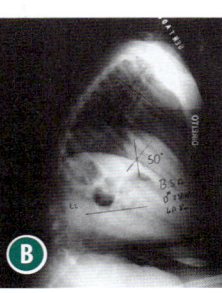 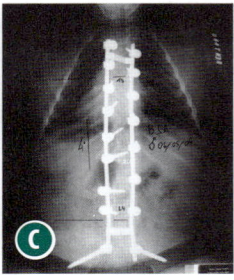 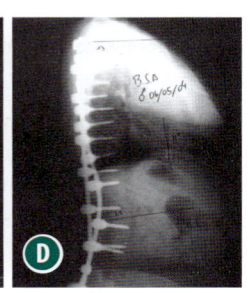

FIGURA 2.3.7 → Paciente portador de amiotrofia espinal tipo II.
A Radiografia frontal demonstrando curva de raio longo.
B Radiografia em perfil com aumento da cifose torácica.
C Radiografia pós-operatória frontal com parafusos pediculares.
D Radiografia em perfil demonstrando correção sagital.

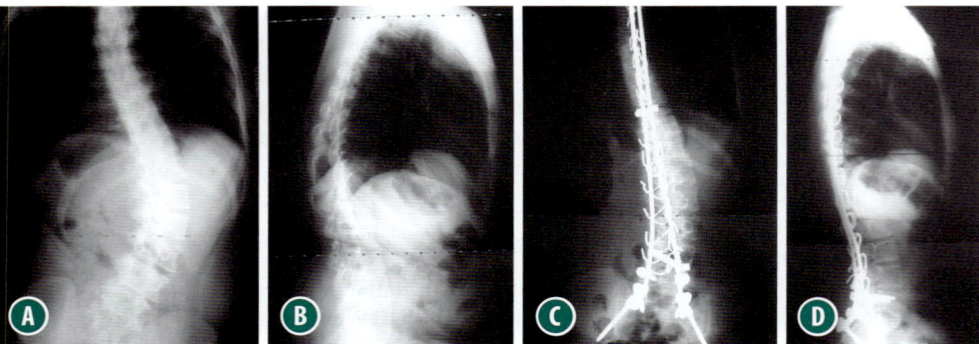

FIGURA 2.3.8 → Paciente portador de distrofia muscular de Duchenne.
Ⓐ Radiografia frontal com curva grave e obliquidade pélvica.
Ⓑ Radiografia em perfil.
Ⓒ Controle radiográfico frontal pós-operatório com parafusos pedicu-lares mais amarrilhos sublaminares.
Ⓓ Radiografia em perfil demons-trando correção no plano sagital.

Escoliose

A maioria dos autores acredita que a postura da coluna não evita a progressão da deformidade, e o sistema de suportes para a coluna na cadeira de rodas e o colete somente adiam o início da escoliose. Na literatura, a incidência de escoliose progressiva é de cerca de 95% em pacientes com Duchenne. Além disso, a história natural dessas curvas é progredir para mais de 100°, ocorrendo, em geral, após cinco anos de uso de cadeira de rodas. A progressão da curva tem sido relatada em superior a 4,5° por mês, mas costuma ocorrer taxa de quase 10° por ano.

A melhora da função pulmonar após a fusão da coluna não é consenso. Alguns autores não relataram melhora no declínio da função pulmonar após a cirurgia de escoliose. Em contrapartida, Galasko e colaboradores[12] descreveram melhora da função pulmonar com sobrevivência prolongada na comparação de 32 meninos que se submeteram à fusão da coluna contra 23 que recusaram a cirurgia. A função pulmonar permaneceu estável por três anos após a intervenção operatória, comparada a 8% de declínio por ano em média nos pacientes não operados.

Tratamento da escoliose

A fusão da coluna é indicada quando a curva atinge 20° ou mais e a função pulmonar é maior que 40%. A técnica cirúrgica recomendada é de parafusos pediculares para que a cirurgia seja mais rápida, com menor sangramento e tempo cirúrgico. Incluir a pelve é necessário para obter melhor equilíbrio. Na extremidade superior, prosseguir com a fusão até T2 a T3.

O objetivo no tratamento cirúrgico da escoliose, em pacientes com distrofia muscular de Duchenne, é a manutenção do equilíbrio para sentar e a função da coluna sem dor **(FIG. 2.3.8)**.

Referências

1. Luque ER, Cardoso A. Segmental correction of scoliosis with rigid internal fixation. Orthop Trans. 1977;1:136-7.

2. Cotrel Y, Dubousset J. Nouvelle technique d'ostéosynthèse rachidienne segmentaire par voie postérieure. Rev Chir Orthop Reparatrice Appar Mot. 1984;70(6):489-94.

3. Lonstein JE, Winter RB, Bradford DS, Ogilvie JW. Moe's textbook of scoliosis and other spinal deformities. 3rd ed. Philadelphia: W. B. Saunders; 1994.

4. Lonstein JE, Akbarnia A. Operative treatment of spinal deformities in patients with cerebral palsy or mental retardation. An analysis of one hundred and seven cases. J Bone Joint Surg Am. 1983;65(1):43-55.

5. Bradford DS, Lonstein JE, Moe JE. Escoliose e outras deformidades da coluna: o livro de Moe. 2. ed. São Paulo: Santos; 1994.

6. Shurtleff DB, Goiney R, Gordon LH, Livermore N. Myelodysplasia: the natural history of scoliosis and kyphosis. A preliminary report. Dev Med Child Neurol Suppl. 1976;(37):126-33.

7. Raycroft JF, Curtiss BH. Spinal curvature in myelomeningocele. In: The American Academy Orthopaedic Surgeons. Symposium on myelomeningocele. St Louis: Mosby; 1972.

8. Bruffett RE, McCullough WL, Slord FL. Fixation the sacrum in patients with neuromuscular deformity. Clin Orthop Relat Res. 1999;364:26-31.

9. Werdnig G. Two early infantile hereditary cases of progressive muscular atrophy simulating dystrophy, but on a neural basis. 1891. Arch Neurol. 1971;25(3):276-8.

10. Kugelberg E, Welander L. Heredofamilial juvenile muscular atrophy simulating muscular dystrophy. AMA Arch Neurol Psychiatry. 1956;75(5):500-9.

11. Schwentker EP, Gibson DA. The orthopaedic aspects of spinal muscular atrophy. J Bone Joint Surg Am. 1976;58(1):32-8.

12. Galasko CS, Delaney C, Morris P. Spinal stabilization in Duchenne muscular dystrophy. J Bone Joint Surg. 1992;74-B (2):210-4.

Capítulo 2.4

COLUNA TORACOLOMBAR: SÍNDROMES DOLOROSAS

Tarcisio E. P. Barros Filho
Alexandre Fogaça Cristante
Allan Hiroshi A. Ono
Ivan Dias da Rocha
Roberto Basile Jr.

DOR LOMBAR

Depois da hipertensão arterial, as afecções dolorosas da coluna vertebral são a segunda doença crônica mais prevalente na população brasileira. Cerca de 27 milhões de pessoas, 18,5% da população acima dos 18 anos, têm o diagnóstico de patologias crônicas da coluna vertebral, representado pela lombalgia crônica, enquanto doenças cardiovasculares representam 4,2% e diabetes, 6,2%. Desse contingente, 46,4% não fazem nenhum tipo de tratamento.[1] Quadro semelhante é visto no resto do mundo – a dor lombar ao longo da vida tem prevalência de 54 a 84%, sendo a maior causa de absenteísmo no trabalho. Nos Estados Unidos, representa em torno de US$ 33 bilhões em custos com saúde. Os custos econômicos indiretos são superiores a US$ 100 bilhões.[2,3]

O ortostatismo e o bipedismo comprometeram o corpo humano de forma significativa, e suas repercussões prejudiciais à coluna vertebral são muito limitantes e, até certo ponto, imprevisíveis.[4] Essas repercussões são representadas por uma gama de alterações radiológicas divididas em diversas patologias decorrentes do processo degenerativo da coluna, condições que são sofridas pelos ossos, discos, músculos e ligamentos. Divide-se didaticamente essas patologias para o melhor entendimento de seus aspectos clínicos, propedêuticos e radiológicos. Sendo assim, as principais terminologias utilizadas são lombalgia inespecífica, dorsalgia, espondilose, hérnia de disco, ciática, radiculopatia, estenose do canal vertebral, espondilólise, espondilolistese, cifose, lordose e escoliose.

Este capítulo abordará as principais patologias dolorosas da coluna torácica e lombar, assim como suas classificações e modalidades de tratamento.

Dor lombar baixa

A dor lombar baixa, ou lombalgia, é a maior representante das síndromes dolorosas da coluna vertebral, seguida da cervicalgia. A ideia de que a lombalgia aguda inespecífica se trata de um quadro transiente autolimitado tem sido reconsiderada.

A taxa de recorrência em um ano é de 20 a 44% e, durante a vida, é de 72%.[5] Alguns fatores, como níveis educacional e econômico, satisfação com o trabalho, características psicológicas e ocupacionais, além de obesidade, desempenham papéis fundamentais para o risco de lombalgia.[6]

Estudos recentes demonstram que o indivíduo com níveis educacionais menores apresenta maior incidência de lombalgia, além de maior duração dos episódios, com piores desfechos clínicos. Fatores psicológicos, como ansiedade, depressão, estresse e certos tipos de comportamentos dolorosos, colaboram para a maior frequência de dor lombar, com maiores tendências à cronicidade.[7,8] Fatores ocupacionais, como trabalhos braçais/manuais, com rotação do tronco e movimentos de flexão, além da utilização de equipamentos vibratórios, aumentam as chances de desenvolver dor lombar, comparando-se aos trabalhadores sedentários. Pessoas obesas com índice de massa corporal (IMC) superior a 30 kg/m^2 também apresentam risco aumentado para lombalgia. Tabagismo e falta de atividades físicas também são considerados fatores de risco.

História e exame físico

A maioria dos pacientes com dor lombar apresentará quadros autolimitados com duração curta de até um mês, e muitos afetados sequer procurarão um médico. A anamnese do indivíduo deve tentar excluir a presença de sinais de alerta chamados de "bandeiras vermelhas" **(QUADRO 2.4.1)**. Dados como a idade do paciente são importantes, pois a dor lombar inespecífica é rara em crianças e idosos. Nesse ponto, tumores e infecções podem ser suspeitas nos extremos etários. A característica e a duração da dor também são elementos importantes; em geral, a dor é localizada, tipo uma queimação, associada ao posicionamento sentado ou em pé e que piora com a movimentação, mas que não desperta o paciente durante o sono. Sintomas neurológicos – parestesia, fraqueza, calafrios, febre e alterações urinárias e fecais – não costumam estar presentes. História prévia de câncer, infecções, osteoporose e fraturas deve ser considerada.[9]

QUADRO 2.4.1 → "Bandeiras vermelhas"

A presença de um ou mais fatores exige investigação mais detalhada do paciente em busca de doenças relacionadas, que cursam com dor lombar.

Crianças pequenas e idade > 50 anos

- Sinais e sintomas sistêmicos: febre, calafrios, sudorese noturna, fadiga, perda de peso, inapetência
- Dor noturna ou em repouso
- História de malignidade
- Infecções bacterianas recentes ou recorrentes
- Imunossupressão
- Uso de substâncias injetáveis
- Osteoporose
- Uso prolongado de corticosteroides
- Trauma
- Falha do tratamento inicial

Dor discogênica

Acredita-se que a maior parte das lombalgias tem sua origem nos discos intervertebrais devido a microrrupturas no interior do espaço discal e alterações na matriz do disco e nas placas vertebrais adjacentes. Poucas dores lombares ocorrem por compressão neurológica ou hérnia de disco.

Acredita-se que 39% das lombalgias crônicas são de origem discogênica; em 20% dos pacientes, nenhum sítio anatômico pode ser identificado. As rupturas no interior discal ocorrem devido à presença de fissuras no ânulo fibroso, associadas à degeneração da matriz do núcleo pulposo, que, por sua vez, associa-se à falha mecânica dos platôs vertebrais. Isso acontece na ausência de modificações significativas na morfologia externa do disco e também na ausência de compressão de estruturas nervosas. Nos discos saudáveis, a inervação do disco permanece de 2 a 3 mm da lamela externa do ânulo fibroso com a degeneração discal, e a fissura anular perde sua pressão interna, permitindo que por essa fissura ocorra uma neovascularização e uma neoinervação no interior do disco. Tal inervação responde aos estímulos mecânicos de maneira dolorosa, com a liberação de mediadores inflamatórios e formação de tecido de granulação, o qual é considerado um importante mecanismo de dor lombar crônica.[10]

Anamnese e exame físico

É representada por dor difusa, mal definida e de caráter insidioso. Piora com a flexão do tronco, em atividades usuais como passar roupa ou lavar louça. Piora também quando o indivíduo está sentado, mas alivia em repouso ou com a extensão do tronco.

Exames complementares

O papel de exames complementares na dor lombar crônica é bastante controverso. Acredita-se que a discografia é um método invasivo com boa sensibilidade para o exame complementar, uma vez que a dor é reproduzida pela discografia do nível correto. Outro benefício desse método é a detecção de rupturas anulares pelo extravasamento do contraste. As desvantagens estão no fato de que esse é um método invasivo com injeção de contraste e possíveis complicações, como alergia ao contraste, abscesso e perfuração dural.[11] Alguns autores defendem que a discografia de um nível errado e saudável pode acelerar seu processo degenerativo; além disso, diversas pessoas com alterações discais são assintomáticas.

A ressonância magnética (RM), além de ser não invasiva, é capaz de fornecer diversas informações quando há suspeita de dor lombar crônica de origem discogênica. Com frequência, a RM do paciente com dor discogênica apresenta interior do disco afetado com baixo sinal na ponderação T2, zona de alta intensidade e alterações de sinal nos platôs vertebrais **(FIG. 2.4.1)**.

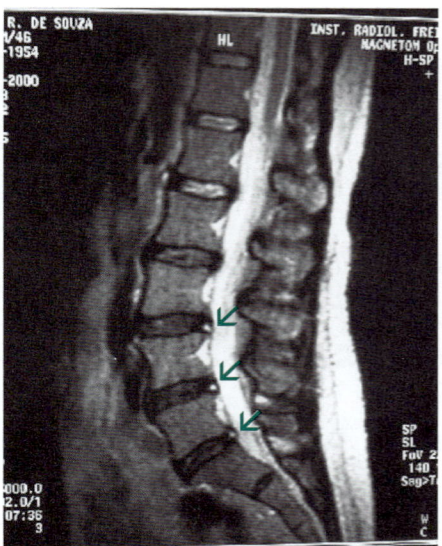

FIGURA 2.4.1 → Zona de alta intensidade.

Fonte: Acervo do Instituto de Ortopedia e Traumatologia do Hospital de Clínicas da Faculdade de Medicina da Universidade de São Paulo (IOT-HCFMUSP).

> ATENÇÃO! A presença de "discos pretos" na ponderação T2 da RM corresponde a alterações degenerativas discais, relacionadas à idade. Em função da desidratação da matriz do núcleo pulposo, existe uma fraca associação entre essa alteração e a dor lombar, uma vez que é uma alteração encontrada com frequência em indivíduos assintomáticos.

A presença da zona de alta intensidade também é bastante detectada em RM de pacientes portadores de dor lombar, sendo representada por um trecho de alta intensidade cercado por um halo de baixo sinal na ponderação T2 na região posterior de um disco intervertebral. Essa alteração apresenta forte correlação com a presença de dor lombar, pois representa a inflamação gerada pela perda da integridade do ânulo fibroso.

Alterações de sinal do platô vertebral foram estudadas e classificadas por Modic e colaboradores,[12] da seguinte forma:

- Tipo I. Fase inflamatória, representada pelo baixo sinal em T1 e alto sinal em T2, denotando inflamação do tecido fibroso.

- Tipo II. Também denominado fase da deposição de gordura. Ocorre depósito de células de gordura nos platôs vertebrais e regiões adjacentes, representadas por alto sinal em T1 e sinal alto ou moderado em T2.

- Tipo III. Ocorre esclerose do osso adjacente ao platô vertebral, demonstrado pelo baixo sinal em T1 e T2. As alterações de Modic tipo I **(FIG. 2.4.2)** e tipo II são mais encontradas em pacientes portadores de lombalgia crônica e pouco encontradas em pacientes assintomáticos. Acredita-se que as alterações de Modic tipo I

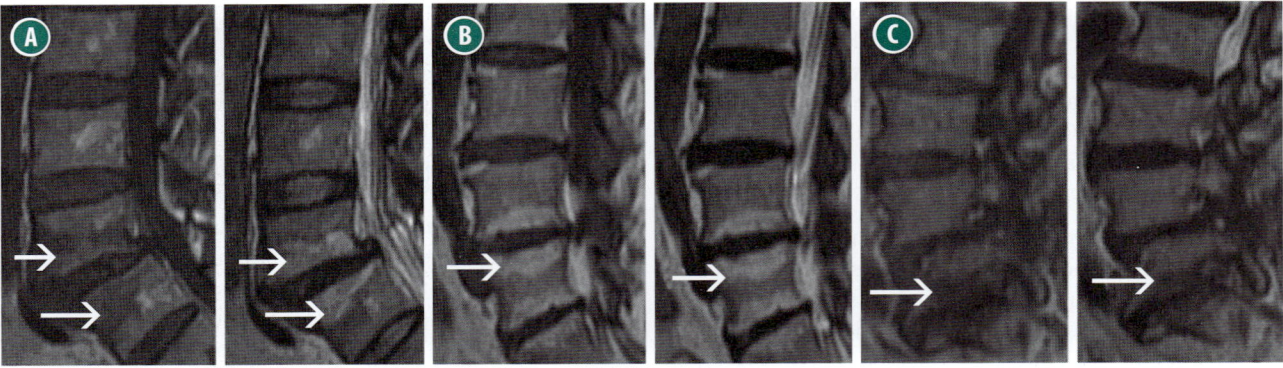

FIGURA 2.4.2 → Ⓐ Sinal de Modic I em T1 e T2. Ⓑ Sinal de Modic II em T1 e T2. Ⓒ Sinal de Modic III em T1 e T2.

sejam relacionadas com mais frequência à dor lombar crônica que as demais por conta da sua característica inflamatória, caracterizando um sinal de alta sensibilidade e baixa especificidade.[13]

Dor facetária

A dor lombar pode também emanar das articulações zigoapofisárias ou facetas articulares, que são articulações diartroidais localizadas na porção posterior das vértebras, as únicas verdadeiras articulações sinoviais da coluna. São muito acometidas por osteoartrite na idade adulta e são a segunda fonte mais importante de dor lombar depois dos discos intervertebrais.

A cápsula e o osso subcondral das facetas articulares são ricamente inervados, recebendo dupla inervação somática e autonômica, pelo ramo medial e intermédio dos ramos primários dorsais dos nervos espinais. Cada ramo dorsal medial inerva duas facetas: a do seu nível e do nível inferior. Assim, cada faceta articular recebe dois nervos sensitivos. Cada ramo somático corresponde ao nível medular, portanto, a dor facetária pode ser uma sensação localizada, mas os ramos autonômicos podem ocasionar dor referida mal localizada e difusa. A dor pode ser proveniente do osso subcondral, mas, em geral, é atribuída a um evento desencadeado por uma reação sinovial ocasionada por trauma, que causa distensão ou ruptura capsular com derrame articular.

A síndrome de coluna travada pode ocorrer pelo aprisionamento do meniscoide fibroso entre as facetas articulares ou por um pequeno fragmento.[14]

Exames complementares

Nas radiografias simples, é possível observar componentes degenerativos e proliferativos, como estreitamento do espaço articular, esclerose do osso subcondral, erosões, cistos subcondrais, osteófitos e hipertrofia das articulações. Na RM, observa-se irregularidade da superfície articular, derrames articulares e espessamento sinovial.

Dor radicular

A dor radicular é uma sensação irradiada da coluna para o membro inferior, descrita pelos pacientes como pontadas e agulhadas, de forma aguda ou como uma queimação. A distribuição é de acordo com o dermátomo afetado. Pode estar associada a alterações sensitivas e motoras e, em geral, tem relação com o acometimento compressivo de determinada raiz nervosa por um disco intervertebral protuso ou herniado. Fatores inflamatórios também costumam agravar esse sintoma pela irritação da raiz nervosa, e, em alguns casos, a dor no membro inferior pode ser superior à própria dor lombar. No exame físico, essa dor costuma piorar com o teste de elevação do membro inferior. Também piora com a carga axial da coluna após longos períodos em que o indivíduo fica sentado ou em atividades que faz curvado para frente; dói também ao rodar o tronco, tossir ou espirrar.

Tratamento da dor lombar inespecífica

Tratamento clínico

Nas últimas décadas, diversos guias e protocolos foram elaborados e sugeridos para o tratamento da dor lombar, a maioria recomendando atividades físicas, medicação, fisioterapia e psicoterapia comportamental. A maioria dos tratamentos apresenta muitas controvérsias e falta de evidências de qualidade. Os mecanismos pelos quais eles reagem causando alívio da dor são, na maioria, desconhecidos. Evidências mais sólidas recomendam que os pacientes devam receber orientação sobre seu problema, manter-se ativos e saber que o repouso na cama não é indicado.

> **ATENÇÃO! As medicações mais utilizadas no controle da dor lombar são anti-inflamatórios, analgésicos e opioides fracos, como o tramadol e a codeína.**

Anticonvulsivantes, como gabapentina e pregabalina, atuam modulando a neurotransmissão aumentada pelo processo patológico diretamente no sistema nervoso central, nos terminais nervosos aferentes. Não existe evidência científica confiável para o uso da pregabalina como agente isolado; porém, alguns autores mostram que sua associação com opioides fracos e celecoxibe mostrou-se eficaz no controle álgico. Os relaxantes musculares e antidepressivos também podem ser associados no tratamento da dor lombar crônica.

A reabilitação deve ser baseada em terapias físicas, manipulativas e psicológicas associadas. Os objetivos do tratamento fisioterápico são alívio da dor, melhora da força, flexibilidade, equilíbrio, melhora do controle motor, *endurance* cardiovascular, diminuição das disfunções relacionadas à coluna, normalização das atividades de vida diária e retorno ao trabalho. O repouso no leito é desejado por, no máximo, dois dias; assim que o controle da dor é atingido, deve-se iniciar o programa de exercícios (QUADRO 2.4.2).

QUADRO 2.4.2 → Tratamento clínico

Modalidades no tratamento clínico conservador
Educação de coluna: otimizar a biomecânica na vida diária, evitando movimentos nocivos
• Tratamento local: eletroestimulação (TENS), calor local, ultrassom, crioterapia • Exercícios: reeducação postural, fortalecimento muscular abdominal e lombar, hidroterapia, hidroginástica • Órteses: coletes, muletas, andador, cadeira de rodas • Terapias manuais: quiropraxia, manipulações, massoterapia • Terapias alternativas: acupuntura, ioga, pilates • Modificação do ambiente domiciliar: rampas, corrimão, sanitário • Modificações ergonômicas: cadeira, escritório, local de trabalho • Modificações no estilo de vida: interromper tabagismo, aconselhamento nutricional, perda de peso • Medicações: analgésicos, anti-inflamatórios, anticonvulsivantes, antidepressivos, relaxantes musculares, antiespasmódicos

Tratamento invasivo da dor

As modalidades de tratamento pouco invasivas são métodos terapêuticos que ajudam a aliviar a dor e a inflamação, permitindo que o paciente inicie os programas de exercícios. As infiltrações podem ser realizadas de diversas maneiras, de acordo com a origem da dor, e estão descritas a seguir.

Infiltração de pontos-gatilhos

São injeções realizadas diretamente na musculatura paravertebral com a finalidade de inibir o componente muscular da dor. Podem conter anestésicos, esteroides ou toxina botulínica. A toxina diminui a dor ao reduzir o espasmo muscular pelo bloqueio da liberação de acetilcolina nos pontos-gatilhos, causando paralisia muscular temporária.[15]

Infiltrações de raiz nervosa

As infiltrações de raiz nervosa são indicadas nas dores radiculares neuropáticas e podem ser realizadas pelas vias caudal, transforaminal e interlaminar. São guiadas pela injeção de contraste radiopaco por fluoroscopia para que seja possível administrar a medicação próximo ao local onde a dor é gerada. A combinação de corticoides com anestésicos costuma ser empregada. A injeção epidural de corticoides visa a diminuir ao máximo o processo inflamatório ocorrido próximo à raiz nervosa, minimizando os efeitos sistêmicos do corticosteroide. A abordagem transforaminal (FIG. 2.4.3) é mais seletiva que a interlaminar e deve ser utilizada quando uma raiz específica é responsável pela sintomatologia do paciente. A injeção caudal no hiato sacral é mais inespecífica, mas é a que apresenta menor risco de perfuração dural e injeção intratecal de medicação, uma vez que termina a uma considerável distância do hiato.[16]

As infiltrações epidurais tendem a ser seguras e bem toleradas pelos pacientes. As complicações relatadas são infrequentes e temporárias; na maioria das vezes, são rubor facial e reações vasovagais; reações graves ocorrem mais raramente. Punção dural inadvertida e administração intratecal da medicação podem resultar em anestesia espinal, podendo causar hipotensão, paralisia e incontinência, na maioria das vezes transiente, requerendo apenas observação e mínimo suporte. Existem também relatos de hematomas epidurais e formação de abscesso, situações que devem ser tratadas de maneira cirúrgica em caráter de urgência. Por isso, o cirurgião deve sempre estar atento a técnicas assépticas e à suspensão de anticoagulantes e antiagregantes plaquetários antes do procedimento. Infarto medular e paraplegia são relatados com baixa frequência em associação com as infiltrações, e os casos ocorridos foram devidos à injeção intravascular de corticoides particulados.

Bloqueio facetário

Técnica indicada para dores lombares refratárias, decorrentes de artropatia facetária devido à espondiloartrose lombar, na qual se realiza o bloqueio do ramo medial. Anamnese, exame físico e achados de imagem não são

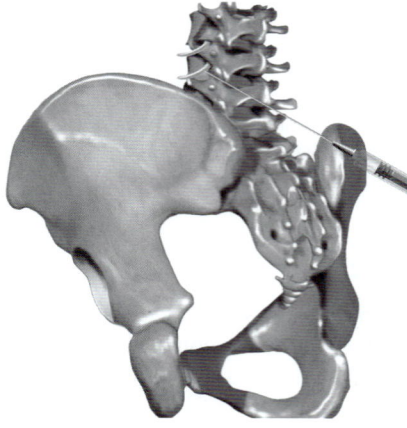

FIGURA 2.4.3 → Infiltração foraminal radicular.

confiáveis em estabelecer o diagnóstico de síndrome facetária na maioria dos pacientes, e os bloqueios facetários dos ramos dorsais mediais são ferramentas diagnósticas e terapêuticas. A inflamação das facetas articulares é uma causa relativamente comum de dores lombares centrais, tendo ou não a presença de alterações degenerativas em exames de imagem.

A técnica depende do conhecimento da anatomia sensitiva das facetas articulares. O ramo primário posterior de cada nervo espinal lombar dá origem a um ramo medial, que desce sobre a base do processo transverso em um leito do processo articular superior da faceta adjacente. O ramo medial dá origem a fibras nervosas aferentes que inervam não só a capsula da faceta adjacente, mas a cápsula articular da faceta do nível imediatamente abaixo, e, portanto, cada articulação recebe dupla inervação. O nervo espinal L5 não tem ramo medial correspondente, dando origem a um ramo dorsal que passa sobre a asa sacral e a faceta articular de S1.

Baseado na neuroanatomia, o bloqueio de uma única faceta articular necessita de duas injeções, uma para o ramo da raiz nervosa do nível correspondente e outra para o ramo do nível imediatamente acima. Por exemplo, para o bloqueio das articulações L4-L5 e L5-S1, são necessárias seis injeções. A duração do bloqueio depende do tipo de medicação infiltrada. Bloqueios com apenas lidocaína podem durar até uma semana, já bloqueios usando triancinolona e marcaína a 0,5% são mais duradouros. Uma porcentagem alta de pacientes terá resposta falso-positiva (**FIG. 2.4.4**).

Rizotomia por radiofrequência

Rizotomia ou neurólise do ramo dorsal medial por radiofrequência é um procedimento realizado percutaneamente em ambiente de centro cirúrgico ou hospital-dia. É guiado por imagens de radioscopia, na qual uma corrente elétrica é descarregada diretamente no ramo dorsal medial, que inerva as facetas articulares, com o objetivo de eletrocoagular os ramos sensitivos responsáveis pela dor zigoapofisária.

Os pacientes que se beneficiam desse procedimento são aqueles que apresentam 50 a 80% de alívio da dor depois de uma infiltração ou bloqueio facetário com lidocaína. Nesses casos, a dor pode desaparecer por seis a até 12 meses, e, em alguns casos, o retorno da dor significa a reinervação das articulações. Existem muitas controvérsias a respeito do procedimento, como a fraqueza do músculo multífido (um estabilizador lombar) em virtude de sua denervação.

Procedimentos discais

Nos casos de dor discogênica, diversos procedimentos e protocolos foram criados e abandonados. O efeito da punção do disco em sua resistência e biologia é muito discutível. A discografia com função diagnóstica e terapêutica foi a primeira a ser utilizada, e sua técnica proporcionou o surgimento das demais técnicas que vieram a seguir. Na discografia guiada pelo intensificador de imagens, uma agulha longa de raquianestesia é posicionada no interior do disco. Ela deve ser colocada na posição transforaminal usando o triângulo de segurança entre a raiz nervosa emergente e a transeunte, e, estando no interior do disco, é realizada a injeção de contraste iodado.

Se a injeção do contraste reproduzir a dor sentida pelo paciente, pode ser feita a injeção de uma mistura de lidocaína com corticoide, mas o alívio aparece apenas algumas horas depois. Há estudos sugerindo que a punção do disco pode acelerar sua degeneração, e, através dessa mesma técnica, outros procedimentos foram sugeridos, como quimionucleólise com papaína (técnica abandonada após uma série de óbitos por reações anafiláticas ao produto), termonucleólise por radiofrequência e hidrodiscectomia, ou Spinejet, ainda apresentam alguns adeptos. Trabalhos recentes buscam a regeneração discal através da injeção de células-tronco no interior do disco.

HÉRNIA DISCAL

A hérnia discal lombar é uma manifestação comum da doença degenerativa discal e tem pico de incidência entre a terceira e a quarta década de vida. A maioria das condições de hérnia ocorre entre L4 e L5, seguida por L5-S1. Os principais sintomas são lombalgia, lombociatalgia, ciática isolada e síndrome da cauda equina; em alguns indivíduos, a hérnia pode ocorrer de maneira assintomática.

O início da doença é marcado por episódios de dor lombar isolada, anterior ao aparecimento da dor irradiada para um ou ambos os membros inferiores, o que o paciente geralmente relaciona a um evento traumático, como carregar peso, ou um movimento brusco.

O acúmulo de alterações degenerativas crônicas, associado a cargas axiais, rotacionais ou em flexão, induz o

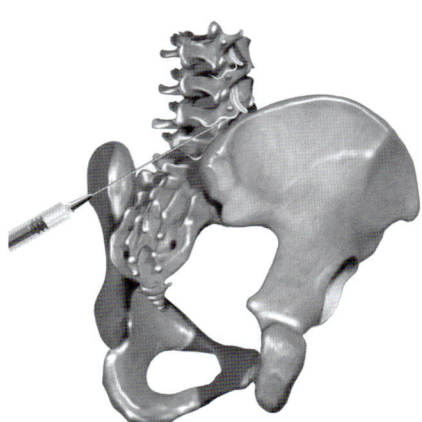

FIGURA 2.4.4 → Bloqueio facetário.

estresse biomecânico responsável pela ruptura e pelo extravasamento do conteúdo discal. A dor geralmente aumenta após atividade física ou algum tempo sentado e alivia em decúbito lateral na posição de semi-Fowler. A exacerbação também pode ocorrer após o indivíduo alongar-se, tossir ou espirrar. Fraqueza e parestesia também podem ser observadas, em geral são transitórias e respeitam um trajeto determinado pelo dermátomo e pelo miótomo correspondentes à raiz comprimida pela herniação.

> **ATENÇÃO! A herniação ocorre pelo extravasamento do conteúdo do núcleo pulposo por uma fissura do ânulo fibroso, podendo resultar ou não em compressão neurológica, que se manifesta de acordo com o local de ocorrência. A maioria das hérnias de disco ocorre na região superior da parte posterolateral do disco.**

Anatomia

A medula espinal termina no cone medular na região de L1, dando origem às raízes da cauda equina que contém os nervos lombares e sacrais embebidos pelo líquido cerebrospinal. Esses nervos se ramificam na região do corpo vertebral de uma vértebra superior e emergem pelo forame abaixo do corpo vertebral correspondente.

A raiz nervosa acometida depende, portanto, da localização da hérnia discal. Conforme a raiz afetada, a condição pode ser assim classificada: central, delimitada entre as bordas laterais da cauda equina; recesso lateral, entre a borda lateral da cauda equina e o pedículo, geralmente comprimindo a raiz nervosa transeunte que sairá no forame de um nível caudal ao disco correspondente; e espaço foraminal. As hérnias intraforaminais ocorrem entre as bordas mediais e laterais do pedículo e comprimem a raiz correspondente ao nível do disco.

Classificações

Quanto à localização

As hérnias discais podem ser classificadas em central, recesso lateral, foraminal e extraforaminal **(FIG. 2.4.5)**.

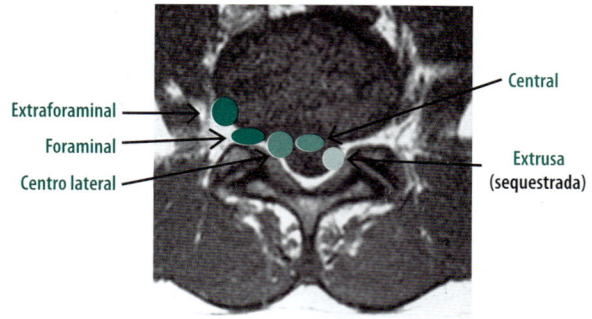

FIGURA 2.4.5 → Localização da hérnia discal.
Fonte: Acervo do IOT-HCFMUSP.

Quanto à morfologia

- Disco degenerado, geralmente fruto da desidratação discal.
- Hérnias protusas: abaulamento no disco intervertebral sem a ruptura completa do ânulo fibroso.
- Hérnias extrusas: extravasamento do conteúdo discal pelo ânulo fibroso para o interior do canal vertebral, mas mantendo contato com o núcleo pulposo do espaço intervertebral.
- Hérnias sequestradas: o fragmento herniário extravasa pela ruptura do ânulo fibroso formando um fragmento livre sem contato com o núcleo pulposo remanescente **(FIG. 2.4.6)**.

Quanto ao tempo de evolução

A condição é aguda quando o tempo de evolução é menor que três meses, ou crônica, quando os sintomas evoluem por mais de três meses. Há diversas controvérsias quanto ao tempo mínimo para determinar que uma hérnia é aguda.

Quadro clínico

A dor é a principal queixa, podendo ser referida na região lombar, na forma de lombalgia, ou como dor ciática, irradiada para um dos membros inferiores ou ambos. Geralmente, esses sintomas se apresentam juntos, mas podem também apresentar-se de maneira isolada. O trajeto da dor ciática depende da localização da hérnia da estrutura nervosa que está sendo comprimida. Por exemplo, a ciática clássica é a que segue o dermátomo correspondente à raiz comprimida desde a região lombar até o pé. Uma ciática de S1 estende-se da região glútea pela região posterior da coxa, panturrilha e parte lateral da planta do pé, enquanto a ciática de L5 corresponde à face lateral da coxa, perna e dorso do pé. As raízes mais altas não produzem dores que se estendem até os pés, e, nesses casos, o diagnóstico diferencial é com as doenças do quadril.

> **ATENÇÃO! As dores podem ser caracterizadas como pontada, queimação, cãibras ou disestesia e são exacerbadas pelos atos de tossir, espirrar, permanecer sentado ou carregar peso.**

A síndrome da cauda equina é a manifestação mais grave de um quadro de hérnia de disco, sendo considerada uma urgência cirúrgica. Em geral, a síndrome ocorre por

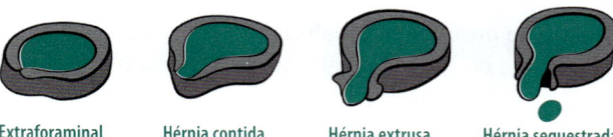

FIGURA 2.4.6 → Classificação das hérnias de disco.

uma compressão aguda das raízes nervosas da cauda equina por uma hérnia de disco volumosa; cursa com dor lombar de forte intensidade, ciática bilateral, anestesia em sela (região interna da coxa períneo e perianal), fraqueza motora nos níveis abaixo da compressão e disfunção dos esfincteres, causando retenção ou incontinência fecal e urinária.

Exame físico

A marcha deve ser examinada, pois o paciente pode apresentar-se com claudicação com escoliose antálgica, marcha de Trendelemburg (devido à compressão grave da raiz de L5 que pode gerar fraqueza abdutora), marcha com pé caído (devido à paresia extensora do pé por compressão das raízes L4 e L5) ou marcha de base alargada, que pode significar compressão mais superior. O paciente pode andar com o tronco curvado para frente e a mão nas costas.

O exame físico neurológico completo deve ser executado, examinando força, reflexo e sensibilidade para cada raiz a ser pesquisada e comparando sempre com o membro contralateral. A força motora é graduada de 0 a 5:

0 – ausência de contração muscular

1 – contração visível, movimentação ausente

2 – capaz de mover, mas não vence a força da gravidade

3 – vence a força da gravidade, mas é incapaz de vencer resistência

4 – vence a resistência, mas abaixo do normal

5 – força normal

A sensibilidade pode ser testada com o uso de um objeto de toque suave, como pincel ou algodão, e um objeto pontiagudo. Os reflexos são testados com martelo de reflexos apenas nos níveis que apresentam reflexos correspondentes. Os níveis lombares podem ser testados de L2 a S1:

	Força	Sensibilidade	Reflexo
L2	Flexão do quadril	Coxa anteromedial	
L3	Extensão do joelho	Côndilo medial do fêmur	
L4	Extensão do pé	Maléolo medial	Patelar
L5	Extensão do hálux	Dorso do pé	
S1	Flexão do pé	Lateral do calcâneo	Aquíleo

Testes específicos

O teste da elevação do membro inferior em extensão é um teste provocativo, realizado com paciente em decúbito dorsal, no qual o examinador eleva o membro inferior segurando pelo calcanhar com o joelho estendido. O teste é considerado positivo se a dor ciática for reproduzida entre 35 e 70° de elevação. Esse teste é útil para detectar compressões das raízes de L4, L5 e S1, e sua positividade é indicativa de compressão radicular em 90% dos casos. O teste deve ser realizado bilateralmente; se a elevação do membro contralateral reproduzir a dor no membro inferior ipsilateral, é sinal patognomônico de hérnia discal, provavelmente localizado na axila da raiz nervosa.

Exames de imagem

O exame de escolha para detecção de hérnia de disco é a RM. Por ela, é possível identificar a localização da hérnia e as estruturas que estão sendo comprimidas, além de tornar possível a detecção de protusões, extrusões e sequestro.

Tratamento

Os objetivos do tratamento devem ser o alívio da dor, a recuperação e preservação neurológica e o retorno funcional. A maioria dos pacientes apresenta melhora com o tratamento não operatório, baseado em fisioterapia, medicação e outras modalidades. Grande parte dos discos degenera de maneira a regredir de tamanho, não importando o tratamento instituído. Em cerca de 5 a 10% dos pacientes, os sintomas irão reaparecer. Alguns apresentam características favoráveis ao tratamento conservador: jovens, hérnia sequestrada e sem déficit neurológico, ou hérnias pequenas, discos pouco degenerados e ciática leve a moderada. O repouso prolongado deve ser desencorajado, não devendo exceder cinco dias. A fisioterapia com exercícios e a reabilitação devem ser iniciadas de modo precoce, tão logo a dor permitir.

Fisioterapia

A fisioterapia deve não só promover analgesia local, mas também o fortalecimento e o alongamento da musculatura envolvida na estabilização da coluna lombar, associados a métodos de correção e estabilização postural.

A maioria dos programas de fisioterapia oferece métodos analgésicos, como eletroestimulação transcutânea, calor profundo, terapias manuais associadas ao fortalecimento dos músculos paravertebrais e abdominais e alongamento da musculatura glútea e isquiotibial. Não existe evidência consistente que comprove os benefícios da quiropraxia. Alguns estudos demonstram alívio da dor lombar e ciática moderada, mas não são capazes de alterar a anatomia da hérnia, reduzi-la ou alterar a história natural da doença.

Tratamento farmacológico

Anti-inflamatórios hormonais e não hormonais são muito utilizados no alívio dos sintomas causados pelas hérnias de disco, pois têm efeitos locais e sistêmicos. Para ambos os tipos, os efeitos colaterais devem ser considerados.

Pacientes com história de sangramentos intestinais podem apresentar problemas com anti-inflamatórios comuns, e indivíduos com diabetes podem apresentar quadros hiperglicêmicos com administração indevida de corticoides. Inibidores da ciclo-oxigenase 2 estão associados a eventos cardiovasculares.

Analgésicos opioides também são úteis no controle álgico agudo. As opções seguras são oxicodona, codeína e tramadol. Efeitos adversos, como tolerância, náusea e confusão mental, podem ocorrer, sobretudo em idosos, e a dependência química deve também ser uma preocupação.

Anticonvulsivantes, como pregabalina e gabapentina, são utilizados por agir principalmente na dor neuropática. Antidepressivos, como a amitriptilina, também mostraram-se efetivos no tratamento da dor.

Tratamento cirúrgico

A excisão cirúrgica da hérnia de disco foi publicada em 1932, por Mixter e Barr, e, desde então, é a cirurgia padrão ouro para o tratamento da hérnia de disco lombar. O objetivo principal é descomprimir estruturas neurais, devendo haver forte correlação entre a clínica e as imagens radiológicas do paciente.

> **ATENÇÃO!** As indicações absolutas para o tratamento cirúrgico são síndrome de cauda equina e síndrome de compressão medular, ambas em situação aguda. Nesses casos, a cirurgia deve ser precoce, assim como em casos de déficit neurológico radicular agudo com força menor que 3 e dor gravemente incapacitante resistente a medicações. As indicações relativas são radiculopatia persistente ao tratamento conservador por mais de seis semanas ou hérnia presente em pacientes com canal estreito adquirido ou congênito.

Apesar da técnica de 1932 apresentar excelentes resultados, grandes esforços e recursos financeiros têm sido empregados no desenvolvimento de soluções alternativas e menos invasivas, como quimionucleólise com quimopapaína, colagenase, gel de etanol, termonucleólise por *laser* ou radiofrequência, hidrodiscectomia percutânea (ou Spinejet®) e discectomia endoscópica. Inicialmente, todas apareceram como técnicas promissoras nos primeiros estudos e algumas foram até abandonadas por se mostrarem inferiores ou por apresentarem complicações em demasia. Apesar de tantas técnicas criadas, nenhuma se provou superior à excisão cirúrgica tradicional ou à microdiscectomia, que, em uma população ideal, pode apresentar taxa de sucesso de até 90%.

Microdiscectomia

A microdiscectomia trata-se da cirurgia de hemilaminotomia padrão que, com o auxílio de aumento do microscópio ou lupa e iluminação individual, permitem utilizar uma incisão menor.

A cirurgia consiste, basicamente, em um acesso mediano de 3 a 5 cm, com dissecção subperiosteal unilateral sobre o nível do disco herniado. É de extrema importância a confirmação radiológica do nível correto no intraoperatório, utilizando-se raio X ou fluoroscopia, pois uma das complicações mais frequentes é a cirurgia no nível errado. Após identificar a lâmina óssea do nível correto, uma pinça de Kerrinson permite que o osso da lâmina e a margem da faceta articular sejam removidos sobre o ligamento amarelo. Com dissectores de Penfield e Kerrinson, o ligamento amarelo deve ser removido até que se permita localizar o saco dural e a raiz nervosa transeunte. Após delicada hemostasia, com bisturi bipolar, afasta-se o saco dural e a raiz transeunte delicadamente, com um afastador de raiz em "L", e identifica-se o disco herniado ou a extrusão no interior do canal vertebral. Nesse momento, pode-se retirar apenas o fragmento herniado e fragmentos soltos do disco ou realizar a remoção total do disco. Trabalhos randomizados mostram-se ligeiramente a favor da sequestrectomia em vez da discectomia total. A irrigação vigorosa do espaço discal ajuda a liberar os fragmentos soltos, sendo, depois, realizado um fechamento por planos. As principais complicações da microdiscectomia são infecção de sítio cirúrgico, fístula liquórica, lesão neurológica, lesões vasculares e intestinais, recidiva da hérnia, cirurgia de nível errado e fibrose epidural.

Discectomia endoscópica

A primeira publicação sobre cirurgia percutânea endoscópica para hérnia de disco lombar é de 1988, de Kambin. Inicialmente, o procedimento era feito pela linha média ou posterolateral de maneira interlaminar. O desenvolvimento da técnica por Kambin e Yeung permitiu a criação de novas óticas e o surgimento de uma abordagem única transforaminal uniportal, na qual é possível descomprimir a raiz nervosa por foraminotomia, osteofitectomia e sequestrectomia. Hermantin e colaboradores publicaram resultados favoráveis em 87% dos casos, semelhante à técnica tradicional.[17] Ruetten e colaboradores publicaram resultados favoráveis em 81% dos 463 pacientes operados pela técnica endoscópica transforaminal.[18] Nos últimos anos, a técnica vem ganhando espaço por conta de algumas vantagens: menor tempo de internação, hospital-dia, menor trauma cirúrgico, boa recuperação funcional e realização do procedimento com paciente acordado sob sedação.

Smith e colaboradores publicaram uma revisão sistemática comparando as abordagens de discectomia aberta, microdiscectomia e microdiscectomia endoscópica. A microdiscectomia endoscópica não apresentou inferioridade em comparação à técnica aberta, o número de complicações graves intraoperatórias foi maior na microdiscectomia endoscópica, mas, com cirurgiões experientes, mostrou-se segura e eficaz, equivalente à técnica aberta.[19] As desvantagens da microdiscectomia endoscópica são custo elevado, curva longa de aprendizado e necessidade da colaboração do paciente, pois ele deve ficar consciente durante o procedimento (FIG. 2.4.7).

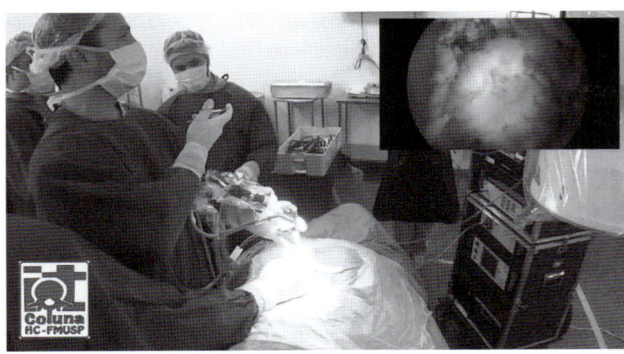

FIGURA 2.4.7 → Discectomia endoscópica.
Fonte: Cortesia do Dr. Ivan da Rocha.

Hérnia de disco torácica

A hérnia de disco torácica é um evento raro, sua incidência chega a ser de um para 1 milhão na população geral **(FIG. 2.4.8)**. As cirurgias de hérnia de disco torácica correspondem a cerca de 0,15 a 4% de todos os procedimentos de hérnia de disco. Ocorre de forma mais frequente em homens que em mulheres, com faixa etária prevalente entre 40 e 50 anos. Pode ocorrer em quaisquer níveis, mas 75% ocorrem abaixo de T8, sendo a maioria em T11-T12 em função da maior mobilidade desse segmento. As indicações para tratamento cirúrgico da patologia são mielopatia grave progressiva, dor axial persistente e radiculopatia dolorosa intratável.[14]

Determinar o nível correto durante a cirurgia é imprescindível e, de modo geral, difícil. Cirurgias em nível errado não são infrequentes, mesmo com o auxílio de fluoroscopia, sobretudo nos níveis torácicos mais altos, em que os marcos ósseos e as costelas podem causar certo grau de confusão.

Existem inúmeras técnicas para abordagem de hérnia de disco torácica. Independentemente da escolha, o objetivo é retirar a hérnia com a mínima manipulação possível de uma medula já prejudicada. São descritas abordagens transtorácicas, retroesternais, transpleura pleural, retropleural, transtorácica lateral, costotransversectomia, pediculectomia e facetectomia com divisão do pedículo via toracoscopia.

Discectomia torácica por videotoracoscopia

As complicações da toracotomia aberta para tratamento de hérnia de disco chegam a 50%, ocorrendo principalmente problemas de ordem pulmonar. Com os avanços das técnicas videotoracoscópicas, as complicações relatadas variam entre 15 e 21%, e os resultados apresentam-se promissores, com taxa de satisfação de 80%, e 70% de bons resultados em seguimento de dois anos. Nos casos de mielopatia, relata-se melhora de até dois pontos na escala de Frankel e de 75% nos casos de radiculopatia. Sendo assim, é um procedimento que apresenta como vantagens a baixa morbidade relacionada ao acesso (comparando-se com a toracotomia), menor tempo de internação e menos dor pós-operatória. As desvantagens são longa curva de aprendizado para uma patologia muito rara, elevado custo e dificuldade para reparação de lesões durais eventuais.

Portais para toracoscopia

No segmento torácico, os portais são confeccionados com o paciente posicionado em decúbito lateral, seguindo-se a colocação das pinças específicas para o procedimento de discectomia. No segmento lombar, o posicionamento do paciente pode ser em decúbito ventral, lateral ou dorsal, dependendo do acesso selecionado. Hérnias de disco torácicas ou lombares sintomáticas costumam ser abordadas pelo mesmo lado da herniação. Dentre as grandes vantagens da discectomia endoscópica, destacam-se menor dor incisional pós-operatória, incisão esteticamente mais aceitável, menor perda sanguínea, menor risco de infecção e menor permanência hospitalar[4] **(FIG . 2.4.9)**.

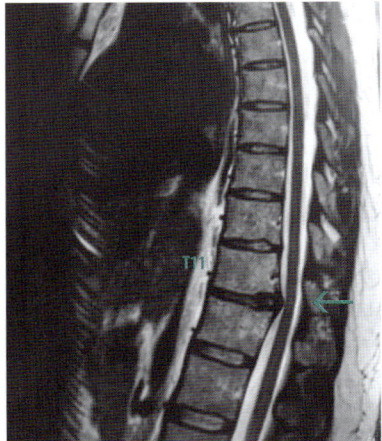

FIGURA 2.4.8 → Hérnia de disco torácica.

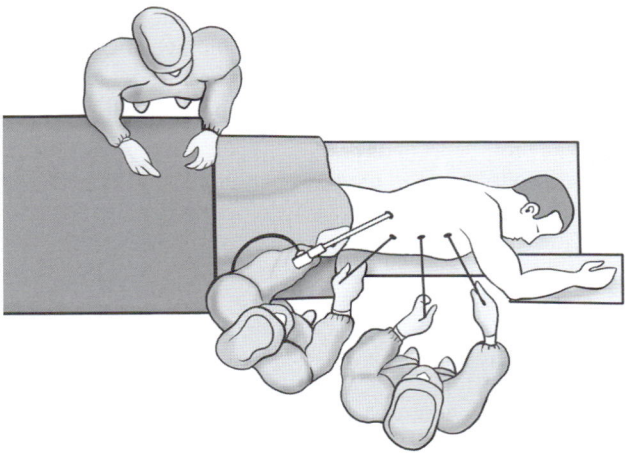

FIGURA 2.4.9 → Posicionamento para toracoscopia de coluna.

ESTENOSE DO CANAL VERTEBRAL

A doença degenerativa lombar passa por diversas fases. Em pacientes idosos, é representada sobretudo pela estenose do canal vertebral, sendo causa comum de dor ciática e lombar nos indivíduos com mais de 60 anos. Esse processo é muito bem representado pelo estreitamento do canal vertebral devido aos processos degenerativos articulares da osteoartrite, que é a degeneração das cartilagens articulares que ocorre em diversas articulações, ainda mais naquelas sujeitas à carga e ao estresse mecânico. Essa condição é uma das principais causas de incapacidade nos idosos. As articulações são acometidas por processos inflamatórios repetidos, o que provoca dor, rigidez, redução da amplitude de movimento, derrame articular, deformidade e formação de osteófitos (**FIG. 2.4.10**).

Na coluna vertebral, o acometimento principal ocorre nas facetas articulares e nos discos. A hipertrofia da articulação facetária, juntamente ao próprio disco intervertebral, que costuma estar degenerado, e o ligamento amarelo que se dobra sobre ele mesmo causam a diminuição ainda mais acentuada do espaço do canal intervertebral.[20]

A faixa etária mais acometida encontra-se entre 60 e 69 anos. Cerca de 400 mil norte-americanos têm o diagnóstico, e a incidência da doença aumenta a cada ano com o envelhecimento populacional. Desses pacientes, 47,5% apresentam estenose leve a moderada e 19,7% apresentam estenose grave. É o diagnóstico mais comum em indivíduos operados da coluna vertebral acima dos 65 anos.[21]

Anatomia e fisiopatologia

O estreitamento do canal vertebral pode ocorrer na região central, no recesso lateral ou no forame. Os sintomas dependerão de qual estrutura neural é comprimida. Os níveis lombares atingidos com mais frequência são L4-L5, e há leve predominância nas mulheres.[22]

Da terceira à quinta década de vida, alterações do colágeno e dos proteoglicanos causam a desidratação discal, com a perda das suas propriedades anatômicas, o que gera perda de altura do disco, alterando a biomecânica das articulações facetárias e acelerando o processo de destruição articular. Com o estreitamento do espaço discal, ocorre a aproximação entre os corpos vertebrais, gerando diminuição do espaço foraminal intervertebral.

> **ATENÇÃO!** A destruição articular causa um processo inflamatório com formação de exsudato e sinovite capsular, gerando mais instabilidade, o que cria um círculo vicioso de degeneração e hipertrofia articular. As alterações anatômicas geram a projeção do ligamento amarelo, que se hipertrofia, reduzindo ainda mais o espaço das estruturas neurais.

Quadro clínico

Pacientes com estenoses centrais geralmente referem dor lombar irradiada para ambos os membros inferiores e claudicação neurogênica, condição descrita como a sensação de peso ou fraqueza dos membros inferiores relacionada à deambulação, que alivia com a posição sentada com flexão do tronco e em repouso. Indivíduos com estenose do recesso lateral e do forame apresentarão dor lombar e radiculopatia.

História natural

A partir do início dos sintomas, após dois a cinco anos, em tratamento conservador, não cirúrgico, 40% dos pacientes apresentam melhora, 40 % continuam da mesma maneira e 20% pioram. A piora geralmente é lenta e insidiosa, sendo raros os casos de rápida deterioração neurológica.

O estudo prospectivo SPORT analisou 634 pacientes com seguimento de dois anos. Indivíduos submetidos ao tratamento cirúrgico tiveram melhores resultados em relação àqueles submetidos ao tratamento conservador. Os pacientes submetidos ao tratamento não cirúrgico apresentaram pequena melhora na maioria dos desfechos analisados, se comparados com o grupo tratado cirurgicamente, que apresentou melhora significativa. Nenhum paciente nesse estudo apresentou rápida deterioração neurológica.[23]

Exame físico

Os pacientes geralmente apresentam-se sentados com o tronco fletido para frente, levantam-se da cadeira com dificuldade e caminham com o tronco fletido para frente. Sua amplitude de movimento em extensão costuma ser diminuída e causar dor. O exame físico neurológico é normal ou pouco alterado; quando há déficit neurológico, é compatível com a radiculopatia causada pela estenose de determinada raiz nervosa, mais comumente em L5. Cerca de 22% apresentam algum déficit motor de L5, e 19 a 29% têm algum déficit sensitivo. O teste de elevação da perna é, em geral, negativo.[23,24]

O diagnóstico diferencial de mielopatia cervical por compressão medular deve ser pensado quando existem sinais e sintomas de hiper-reflexia, clônus, sinal de Oppenheim ou Babinski. Parestesia em "bota" ou "meia" é sugestiva de neuropatia periférica. O diagnóstico de claudicação de origem vascular também deve ser pensado. O **QUADRO 2.4.3** demonstra a diferenciação.

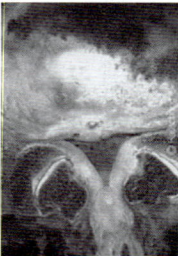
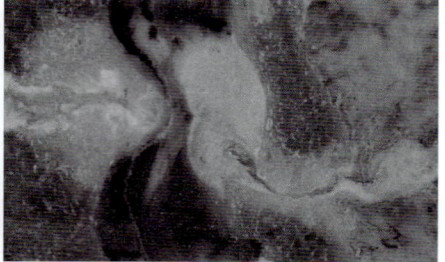

FIGURA 2.4.10 → Cortes de peças anatômicas axiais e sagitais de paciente portador de estenose do canal vertebral.

QUADRO 2.4.3 → Diagnóstico diferencial da claudicação neurogênica intermitente

Avaliação	Vascular	Neurogênica
Distância percorrida	Fixa	Variável
Fator de melhora	Ficar em pé	Sentar/inclinar o tronco
Fator de piora	Andar	Andar/ficar em pé
Teste da bicicleta	Positivo (doloroso)	Negativo
Pulsos	Ausentes	Presentes
Fraqueza	Rara	Ocasional
Dor lombar	Ocasional	Comum
Atrofia	Incomum	Ocasional
Sentido da dor	Distal para proximal	Proximal para distal
Tempo de melhora	Rápido (5 minutos)	Lento (> 20 minutos)

Exames de imagem

Radiografias

São utilizadas as incidências frente e perfil e exames dinâmicos em flexão e extensão. Na radiografia de frente, é possível observar e mensurar escoliose, laterolistese, obliquidade pélvica, osteofitose e qualidade óssea. No perfil, observa-se presença ou ausência de espondilolistese, qualidade óssea, altura dos espaços foraminais e discais. As radiografias dinâmicas são peças fundamentais na análise da instabilidade entre os corpos vertebrais, responsáveis por quadros de estenose dinâmica que pioram em pé ou deambulando. As radiografias devem ser feitas de maneira padronizada, com o paciente na posição ortostática, pois permite uma análise adequada do equilíbrio espinal e espinopélvico nas incidências laterais.

Tomografia computadorizada

A tomografia computadorizada (TC) é um exame útil para analisar estruturas ósseas, como diâmetro dos pedículos intervertebrais, osteófitos e artrose facetária, mas não oferece imagem adequada dos tecidos moles. No caso da estenose do canal vertebral, além do componente ósseo, outros tecidos moles são responsáveis pela diminuição do diâmetro no interior do canal. Nos pacientes impossibilitados de realizar RM, pela presença de marca-passo ou por outras contraindicações, a tomografia com mielograma mostrou-se útil.

Ressonância magnética

A RM é o exame de escolha em pacientes com queixa de claudicação neurogênica e ciática, pois permite boa visualização das estruturas neurais, discais e ligamentares, assim como a presença de sinais inflamatórios, como derrame articular e edema ósseo. Porém, a RM não deve ser usada como ferramenta de rastreamento, pois existe um grande número de pacientes assintomáticos, os quais não requerem nenhum tipo de tratamento.

A ponderação T2 no corte sagital é útil para avaliação inicial do canal vertebral, sendo possível avaliar compressões centrais pelo disco intervertebral degenerado e pelo ligamento amarelo hipertrófico. A ponderação T1 nos cortes sagitais é muito útil para avaliação de compressões na região foraminal. A perda do sinal da gordura ao redor da raiz no interior do forame costuma ser sinal de compressão. Os cortes axiais são úteis em ambas as ponderações, permitindo avaliação do conteúdo do canal vertebral, de estruturas neurais, local, lateralidade da compressão e estruturas que a causam. Também é possível avaliar a presença de derrame articular e cistos facetários (**FIG. 2.4.11**).

Tratamento

Tratamento conservador

O tratamento não operatório deve ser a primeira escolha na maioria dos pacientes. Consiste em repouso relativo de até dois dias em crises álgicas, manejo da dor com anti-inflamatórios e analgésicos, além de programas de exercícios para estabilização da musculatura paravertebral e abdominal, alongamentos da musculatura isquiotibial e atividades aeróbicas progressivas. As infiltrações epidurais também são formas de tratamento conservador, sendo capazes de aliviar a dor radicular causada pela compressão neural. Pacientes que apresentam grande melhora após esse tipo de procedimento são bons candidatos à descompressão cirúrgica.

Tratamento cirúrgico

A estenose do canal vertebral é a principal causa de cirurgia da coluna em pacientes acima de 65 anos. A indicação para o tratamento cirúrgico é a própria falha do tratamento conservador, assim como a deterioração neurológica progressiva.

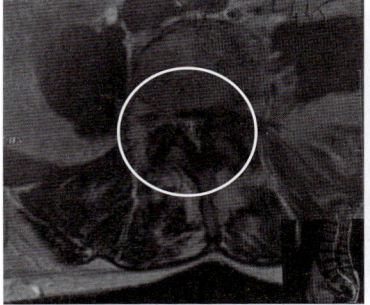
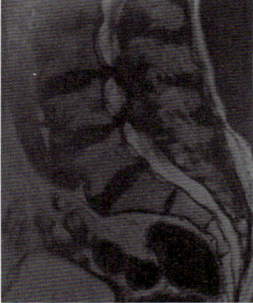

FIGURA 2.4.11 → Estenose do canal vertebral, compressão no recesso lateral esquerdo.

A escolha assertiva do paciente ideal é um ponto crítico para o sucesso do procedimento cirúrgico. Indivíduos que apresentam sintomas clássicos, como claudicação neurogênica, dor ciática associada a permanecer de pé ou extensão do tronco, são os pacientes com resultados mais satisfatórios no pós-operatório. Quem apresenta dor lombar predominante, depressão, problemas psiquiátricos, obesidade, doenças cardiológicas, escoliose e pouca ou nenhuma ciática tem resultados piores em relação a quem apresenta sintomas clássicos.[25]

Diversas técnicas foram criadas e usadas na cirurgia de estenose do canal vertebral, mas não há evidência científica consistente que favoreça uma técnica específica. Os objetivos do tratamento cirúrgico devem ser a descompressão das estruturas neurais, a estabilização de seguimentos instáveis, o retorno da capacidade de marcha e a melhora na qualidade de vida. Na maioria das séries, o tratamento cirúrgico apresenta bons resultados, variando de 64 a 91%, com taxa de complicações em torno de 18% e reoperações entre 6 e 23%.[26] As opções cirúrgicas principais são laminectomia isolada, descompressão e artrodese aberta ou minimamente invasiva, laminotomia, descompressão endoscópica e espaçadores interespinhosos. Cada um desses métodos pode ser realizado por diferentes técnicas e com uma infinidade de materiais. A seguir, são apresentadas brevemente as principais técnicas.

Técnicas de não fusão

As técnicas de não fusão são direcionadas para pacientes com pouca ou nenhuma instabilidade, ciática ou claudicação neurogênica isolada, com pouca ou nenhuma dor lombar, sem sinais de deformidades instáveis como espondilolisteses, escolioses ou cifoses lombares. Indivíduos portadores de comorbidades clínicas que impeçam cirurgias mais extensas também são candidatos às técnicas de não fusão.

Laminectomia

É a técnica cirúrgica de escolha quando não há sinais de instabilidade ou dor de origem mecânica. Com ela, é possível descomprimir a região central, os recessos laterais bilateralmente e o espaço foraminal. Cuidado especial deve ser tomado em relação às facetas articulares para sua preservação, pois sua remoção pode gerar instabilidade vertebral. Nessa técnica, toda a lâmina, assim como os elementos posteriores, é ressecada usando uma pinça de Kenrrinson ou brocas ósseas apropriadas. O recesso lateral e a região foraminal devem ser descomprimidos de dentro para fora usando uma técnica chamada de *undercutting*, conseguida pela inclinação contralateral da pinça de Kerrinson. O ligamento amarelo deve ser liberado das estruturas ósseas para que haja maior espaço para estruturas neurais, podendo ser removido de forma completa ou parcial. A resseção deve ser cuidadosa, pois durotomias incidentais são comuns nesse procedimento. Um cotonoide pode ser colocado sobre a dura-máter para servir de proteção (**FIG. 2.4.12**).

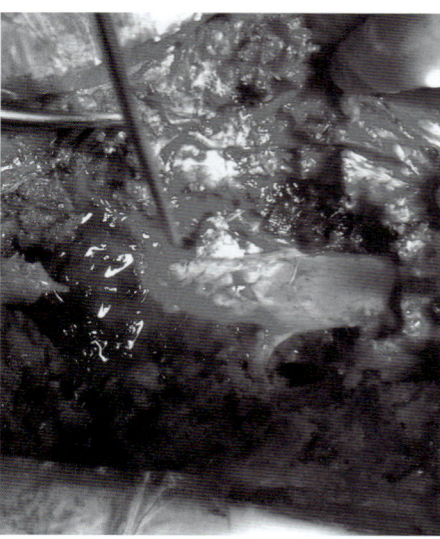

FIGURA 2.4.12 → Laminectomia. É possível observar o saco dural e as raízes nervosas.

Laminotomia

Esse procedimento é capaz de preservar os elementos ligamentares posteriores, não alterando a estabilidade vertebral. Na laminotomia, é realizada uma fenestração na lâmina, podendo ser unilateral ou bilateral, realizada de maneira aberta ou por tubos de cirurgia minimamente invasiva. Esse procedimento é bem indicado para pacientes com estenoses de um único nível, sobretudo de recesso lateral ou foraminal, possibilitando descompressão desses locais e agindo somente no foco da compressão sintomática do paciente, sem causar instabilidade adicional. A laminotomia isolada unilateral é capaz de realizar a descompressão central do canal e do forame contralateral, mas a visualização costuma ser difícil, podendo ocorrer durotomia incidental, assim como lesão de estruturas neurais. Recomenda-se muito a utilização de lupas de aumento e iluminação individual ou microscópio.

Descompressão endoscópica

O tratamento da estenose lombar por via endoscópica é muito recente e seus resultados em longo prazo ainda são desconhecidos. Estudos recentes são promissores, mas o alto custo e a longa curva de aprendizado ainda são pontos negativos. A técnica tem se tornado mais frequente devido à experiência adquirida no tratamento das hérnias discais. Materiais específicos, como brocas especiais e eletrocautérios por radiofrequência, óticas e iluminações próprias, têm sido desenvolvidos. As abordagens possíveis são descompressão endoscópica interlaminar, transforaminal e foraminotomia endoscópica. A escolha da técnica depende do tipo e local da estenose.[27]

Komp e colaboradores publicaram um estudo prospectivo randomizado de 135 pacientes comparando a descompressão bilateral por técnica totalmente endoscópica por abordagem unilateral e a descompressão por laminotomia bilateral, fazendo um acompanhamento por dois anos. Em ambos os grupos, houve melhora clínica sem diferença estatisticamente significativa, mas, na cirurgia endoscópica, o número de complicações e a necessidade de reoperação foram menores, assim como o tempo de internação e a duração da cirurgia (FIG. 2.4.13).[28]

Espaçadores interespinhosos

O uso de espaçadores interespinhosos tem se tornado uma técnica utilizada em pacientes com estenose central do canal em nível único, leve a moderada, com sintoma de claudicação neurogênica, os quais não possuam instabilidade, listese ou escoliose. Existem diversos modelos de espaçadores, como X-Stop, Coflex, DIAM e Aperius, que, basicamente, funcionam limitando o movimento de extensão entre duas vértebras. Os espaçadores são capazes de aumentar a área do canal em estenoses leves e moderadas, além de ampliar a altura foraminal, e resultados favoráveis foram publicados a partir de pacientes selecionados. As limitações desse método são altas taxas de complicações, alteração do equilíbrio sagital de maneira negativa, reoperações e custo elevado. Os estudos científicos existentes são insuficientes, portanto, não há evidência científica consistente que apoie o método, mesmo que casos selecionados apresentem bons resultados (FIG. 2.4.14).[29]

Técnicas de fusão

A artrodese com instrumentação apresenta taxas maiores de consolidação em relação às artrodeses não instrumentadas, sendo o mais efetivo método de fusão vertebral. Diversos métodos e implantes podem ser empregados com boa taxa de sucesso.

> **ATENÇÃO!** Os pacientes indicados para as técnicas de fusão são os que apresentam sinais de instabilidade e deformidades da coluna lombar, como escoliose, espodilolistese ou cifose associada. Indivíduos com reestenose após cirurgia não instrumentada ou degeneração do nível adjacente após cirurgia de fusão prévia também se beneficiam da artrodese.

As funções da instrumentação da coluna vertebral são promover fixação – aumentando o potencial de consolidação –, estabilização e correção de deformidades, além de permitir a descompressão efetiva. A instrumentação fornece estabilidade provisória para que aconteça a fusão vertebral. Caso evolua com ausência de consolidação ou pseudoartrose, ocorrerá falha do material com quebra dos implantes.

Na estenose lombar, as técnicas atuais mais utilizadas associam o uso da instrumentação com parafusos pediculares e hastes paralelas, com ou sem a colocação de algum dispositivo intersomático ou cage de descompressão direta, via laminectomia, associado à descompressão indireta.

DEFORMIDADE DO ADULTO

A escoliose do adulto se tornou uma patologia de grande discussão no meio ortopédico devido ao envelhecimento populacional e à busca por melhor qualidade de vida, além da maior expectativa funcional. A maioria da população acima de 60 anos apresenta algum grau de deformidade na coluna vertebral, mas grande parte permanece assintomática.

Existem dois tipos de escoliose do adulto: a escoliose degenerativa, também chamada de escoliose "de novo", inicia-se por volta dos 40 anos em indivíduos que não tinham deformidade preexistente. Ocorre em consequência de alterações degenerativas discais em múltiplos níveis da coluna lombar de maneira assimétrica, criando uma deformidade tridimensional. O segundo tipo é a escoliose idiopática do adulto, na qual o paciente na idade adulta apresenta progressão de uma deformidade preexistente na juventude,

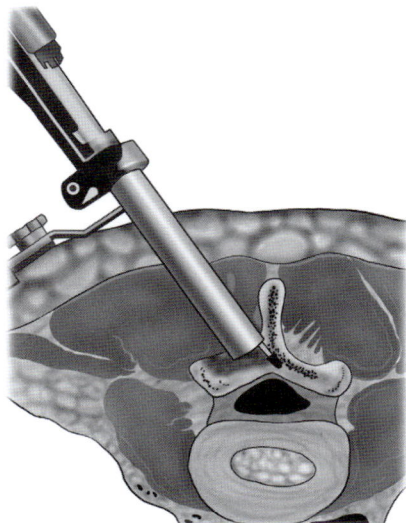

FIGURA 2.4.13 → Descompressão lombar interlaminar com auxílio endoscópico.

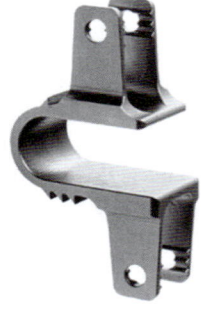
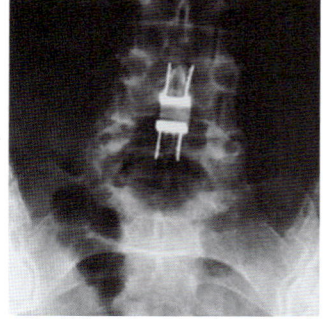

FIGURA 2.4.14 → Espaçador interespinhoso.

decorrente de escoliose idiopática juvenil ou do adolescente. Esse tipo de deformidade é marcado pela rotação dos corpos vertebrais nas radiografias de frente mais acentuadas em relação à escoliose degenerativa. A escoliose do adulto está geralmente associada a outros processos, como estenose do recesso lateral e foraminal, espondilolisteses, hérnias discais, osteoporose, hipolordose ou cifose.[9,30,31]

Quadro clínico

Os pacientes com escoliose do adulto apresentam-se com queixa de dores lombares de causa multifatorial de intensidade variável, associada ou não à dor ciática, que pode ser por compressão radicular no lado côncavo ou por estiramento no lado convexo, assim como estenose do recesso lateral ou do forame. Descompensação do tronco para frente, fadiga muscular, limitações das atividades diárias, quedas frequentes, dificuldade para levantar-se ou permanecer de pé também são queixas frequentes.

Nos pacientes com curvas lombares típicas, ocorre a compressão foraminal nas raízes de L3 e L4 no lado côncavo; as raízes de L5 e S1 sofrem o estiramento no lado convexo, geralmente no recesso lateral.

Exames de imagem

Radiografias

As radiografias panorâmicas são fundamentais nas posições frente e perfil, devendo incluir a pelve e ambos os quadris. Na radiografia em perfil, o joelho deve estar esticado para que seja possível avaliar o alinhamento global e segmentar, além de obter medidas do equilíbrio sagital global e do equilíbrio espinopélvico, fundamental para o entendimento da deformidade. Radiografias em flexão e extensão no perfil também podem ser obtidas para avaliação das instabilidades.

Estudo radiográfico no plano sagital

Diferentemente das escolioses juvenil e do adolescente, na escoliose do adulto, os parâmetros sagitais apresentam maiores repercussões clínicas que os coronais. O equilíbrio sagital é o melhor parâmetro para avaliação de qualidade de vida nos pacientes com escoliose do adulto (FIG. 2.4.15).[30,32,33]

Alinhamento sagital vertical

A coluna cervical no perfil costuma apresentar quatro curvas – lordose cervical, cifose torácica, lordose lombar e cifose sacral. O alinhamento entre as curvas torácica e lombar e a pelve é objeto de uma gama extensa de estudos, pois a desarmonia entre esses parâmetros gera comprometimento da qualidade de vida relacionada à saúde como um todo. O alinhamento sagital vertical (SVA) é determinado por uma linha de prumo do centro da vértebra C7, que deve passar anteriormente à curva torácica pelo centro de L1 e, depois, ao aspecto posterior de S1. O desequilíbrio sagital

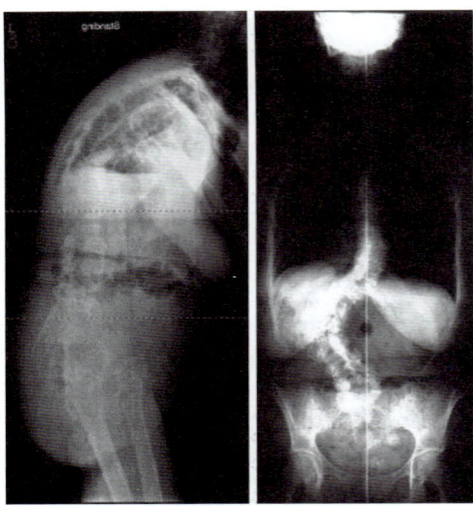

FIGURA 2.4.15 → Escoliose do adulto.

ocorre quando essa linha passa a mais de 5 cm da margem posterior de S1 (FIG. 2.4.16).

Valores normais

A cifose torácica de T2 a T12 deve medir entre 30 e 50°. A lordose lombar deve variar entre 45 e 70° e exceder a cifose torácica entre 20 e 30° para manter o equilíbrio sagital normal. Com a idade, existe tendência ao aumento da cifose torácica e diminuição da lordose lombar, podendo causar desequilíbrio.

Equilíbrio espinopélvico

Os parâmetros espinopélvicos são de fundamental importância, pois influenciam de maneira direta no alinhamento sagital; por isso, devem sempre ser acessados nos

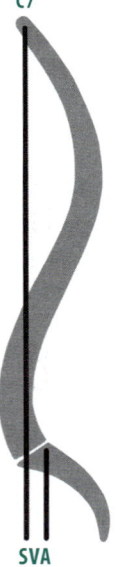

FIGURA 2.4.16 → Alinhamento sagital vertical, linha de prumo a partir de C7 que deve tocar a borda posterior de S1.

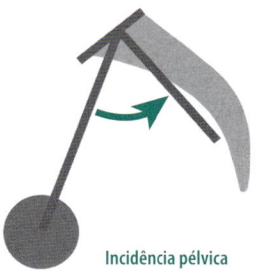

Incidência pélvica

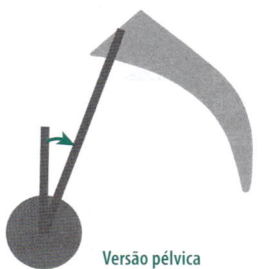

Versão pélvica

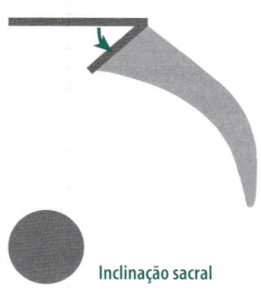

Inclinação sacral

FIGURA 2.4.17 → Parâmetros espinopélvicos.

pacientes com escoliose do adulto. Tais parâmetros são a incidência pélvica (PI – *pelvic incidence*), a inclinação sacral (SS – *sacral slope*) e a versão pélvica (PT – *pelvic tilt*). A PI é um parâmetro fixo anatômico individual. A SS e a PT são variáveis. Esses parâmetros relacionam-se entre si pela fórmula PI = PT + SS. PT aumentado é um mecanismo compensatório para o desequilíbrio para frente do SVA e deve ser considerado no procedimento cirúrgico de correção da deformidade lombar, objetivando-se buscar uma lordose ideal, isto é, PI = LL + ou − 9 (FIG. 2.4.17).

Ressonância magnética

A RM é fundamental para avaliar os sintomas neurológicos com radiculopatia ou claudicação neurogênica. Quando não puder ser realizada, a mielotomografia é o exame de escolha.

Classificação da escoliose do adulto

Classificação de Aebi

I – Degenerativa
II – Idiopática
III – Secundária

Classificação de Schwab

Tipo de curva	T: apenas torácica, lombar < 30°	L: apenas lombar, torácica < 30°	D: dupla, ambas > 30°	N: sem deformidade coronal, ambas < 30°
PI-LL	**0:** < 10°	**+:** 10°-20°	**++:** > 20°	
SVA	**0:** < 4cm	**+:** 4-9,5 cm	**++:** > 9,5cm	
PT	**0:** < 20°	**+:** 20-30°	**++:** > 30°	

PI-LL, incidência pélvica/lordose lombar; SVA, alinhamento sagital vertical; PT, versão pélvica.
Fonte: Schwab e colaboradores.[34]

Tratamento conservador

O tratamento conservador tem o objetivo de melhorar dor e função e é destinado aos pacientes pouco sintomáticos ou que têm comorbidades com risco cirúrgico aumentado. Baseia-se em fortalecimento da musculatura lombar e

abdominal, alongamento dos membros inferiores, treino de equilíbrio, escola de coluna e correção postural.

> **ATENÇÃO! Medicações analgésicas e anti-inflamatórias devem ser usadas com cautela nos idosos. O uso de órteses e coletes não impede a progressão da deformidade e estes são objetos pouco tolerados pelos pacientes idosos. Bloqueios e infiltrações apresentam resultados limitados, mas fazem parte do arsenal de alívio da dor.**

Tratamento cirúrgico

O tratamento cirúrgico tem o objetivo de melhorar a dor, restaurar as funções, descomprimir estruturas neurológicas, corrigir a deformidade coronal e restabelecer o equilíbrio sagital. É imprescindível um bom suporte clínico, cardiológico e respiratório nos pacientes, os quais são, na maioria, idosos. Transfusões sanguíneas e suporte em UTI são quase sempre necessários (FIG. 2.4.18).

São diversas as modalidades cirúrgicas disponíveis para o tratamento dessa complexa patologia e devem ser escolhidas conforme as queixas principais do paciente e as condições clínicas preexistentes.

Descompressão isolada

As técnicas de descompressão isolada por segmento foram comentadas na abordagem da estenose do canal vertebral e destinam-se a abordar apenas a região causadora do sintoma radicular por compressão considerando a deformidade, mas sem interferir diretamente sobre ela. Nos casos de deformidade fixa, sem sinais de instabilidade, com equilíbrios sagital e coronal satisfatórios, em que o paciente apresenta predominância de dor ciática com pouca dor lombar, pode-se realizar a descompressão por meio de laminotomia e laminectomia, sem a instrumentação, tomando as devidas precauções para não causar deformidade ou instabilidade iatrogênica.

Descompressão e artrodese por segmento

Essa técnica pode ser realizada nos pacientes com deformidade que apresentem sintomas compressivos com

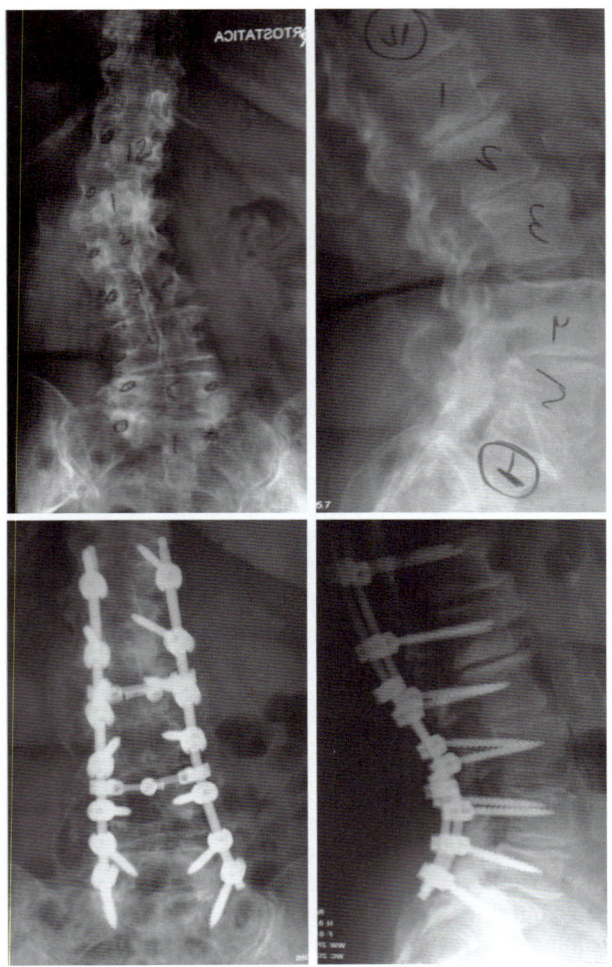

FIGURA 2.4.18 → Correção cirúrgica de escoliose do idoso.

instabilidade e também deformidades limitadas a um ou dois níveis, assim como em indivíduos nos quais a descompressão pode provocar instabilidade adicional. As técnicas possíveis são artrodese posterolateral, com parafusos pediculares e hastes, ou as artrodeses intersomáticas, com a colocação de cage intersomático de polietileno, ou, ainda, titânio com enxerto ósseo autólogo ou sintético.

Os dispositivos intersomáticos, além de aumentarem a área óssea disponível para artrodese, são capazes de aumentar o espaço intersomático, causando descompressão indireta dos forames e do canal vertebral. Podem criar alguma lordose, principalmente através de cages angulados, como o ACR-Nuvasive®. Diminuem as taxas de pseudoartrose por estarem em zona onde forças de compressão atuam. A característica do osso esponjoso mais vascularizado também promove a consolidação. Esses dispositivos têm diversos modelos e tamanhos e podem ser realizados por diferentes acessos e técnicas, as quais são descritas a seguir e ilustradas na **FIGURA 2.4.19**.

TLIF. Realizado por via posterior mediana ou paramediana, o cage é inserido através da região transforaminal. Essa é uma das técnicas mais adotadas, podendo ser feita de maneira minimamente invasiva com retratores tubulares e parafusos percutâneos. É uma técnica confortável para o ortopedista ou neurocirurgião por ser puramente posterior, permitindo a visualização das estruturas neurais diretamente, além de colaborar no reparo de lesões incidentais da dura-máter.

PLIF. Realizado por via posterior mediana. O saco dural é afastado para lateral para que o cage seja inserido pela linha média. Apresenta vantagens técnicas semelhantes às do TLIF. As desvantagens são que essa técnica geralmente requer dois dispositivos e que não pode ser realizada por via minimamente invasiva.

XLIF. Realizado por uma via de acesso lateral no retroperitônio e apenas por técnica minimamente invasiva, tem a vantagem de permitir a colocação de dispositivos maiores e hiperlordóticos, úteis na correção das deformidades tanto no plano coronal quanto sagital. As desvantagens são abordar o paciente por duas vias – uma lateral para colocação do cage e uma posterior para os parafusos percutâneos – e ter um índice elevado de fraqueza transitória do músculo psoas, além de oferecer risco de lesões do ureter e do nervo cutâneo femoral.

ALIF. Realizado por via anterior transabdominal, exige, com frequência, um cirurgião de acesso familiarizado com as vísceras abdominais e estruturas vasculares. Permite a colocação de cages grandes e hiperlordóticos. Alguns modelos dispensam fixação posterior por apresentarem dispositivos anteriores de fixação, permitindo discectomia completa com uma descompressão eficaz. Apresentam como complicações ejaculação retrógrada e lesões vasculares.

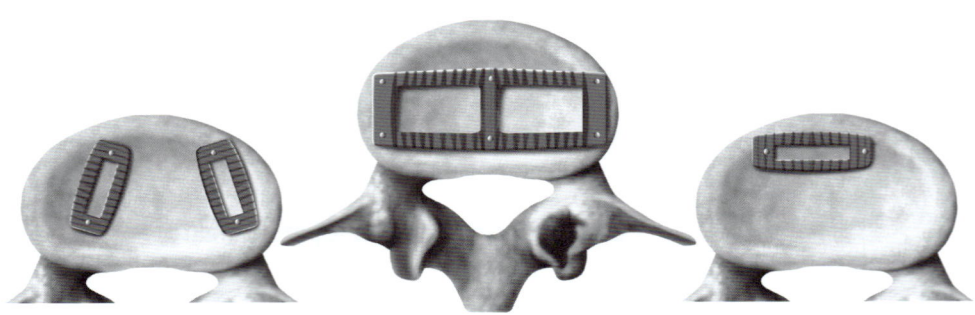

FIGURA 2.4.19 → Dispositivos intersomáticos: PLIF, XLIF e TLIF, respectivamente.

Artrodese longa da coluna e osteotomias

Para pacientes nos quais a deformidade é o principal fator causador de dor e disfunção (pior pontuação na classificação de Schwab), a correção total da deformidade no plano coronal e, principalmente, no sagital, deve ser objetivo da cirurgia, além da descompressão de estruturas neurológicas. Para isso, além da fixação pedicular e da liberação das estruturas musculares e ligamentares, são necessárias, em geral, técnicas de osteotomias para correção de todos os parâmetros. As principais técnicas são Smith-Petersen ou Ponte, subtração pedicular e vertebrectomia.

A osteotomia de Smith-Petersen foi descrita em 1945 e destinada ao tratamento da espondilite anquilosante. Faz uma cunha de fechamento posterior, que causa alongamento anterior pela distração do disco intervertebral e permite a correção de 10 a 15° de lordose por nível. Cada milímetro de correção permite o ganho de 1° de lordose. Essa osteotomia só pode ser realizada em pacientes que tenham discos móveis.

A osteotomia de Ponte foi descrita por Eduardo Ponte em 1984 para o tratamento da cifose de Scheuermann. É muito semelhante à osteotomia de Smith-Petersen, mas não causa alongamento da coluna anterior, apenas encurtamento posterior. Deve ser realizada geralmente em vários níveis e permite ganho de 5 a 10° por nível.

A osteotomia de subtração pedicular é uma cunha de fechamento posterior mais agressiva, capaz de corrigir de 30 a 40° por nível, fazendo o encurtamento das colunas anterior, média e posterior, e equivale a três osteotomias de Smith-Petersen. Geralmente, é realizada com segurança nos níveis L2-L3 em pacientes com grave desequilíbrio no plano sagital. Apesar de muito efetiva, é tecnicamente demandante, com riscos neurológicos e sangramento significativo **(FIG. 2.4.20)**.

A vertebrectomia é reservada a pacientes com graves deformidades no plano sagital e coronal, pois requer reconstrução da coluna anterior, sendo realizada a ressecção total de uma vértebra no ápice da deformidade. A técnica tem alto risco neurológico e vascular, com complicações que chegam a 35%.[31]

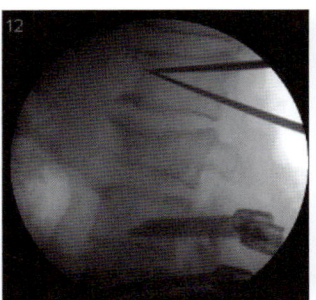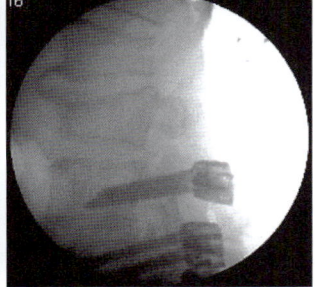

FIGURA 2.4.20 → Osteotomia de subtração pedicular.

Referências

1. Instituto Brasileiro de Geografia e Estatística. Pesquisa nacional de saúde, 2013: percepção do estado de saúde, estilos de vida e doenças crônicas: Brasil, grandes regiões e unidades da Federação. Rio de Janeiro: IBGE; 2014.

2. Andersson GB. Epidemiological features of chronic low-back pain. Lancet. 1999;354(9178):581-5.

3. Izzo R, Popolizio T, D'Aprile P, Muto M. Spinal pain. Eur J Radiol. 2015;84(5):746-56.

4. Barros Filho TEP, Basile Junior R, Cristante AF, Araújo MP. Coluna toracolombar: síndromes dolorosas. In: Sizínio H, organizador. Ortopedia e traumatologia: princípios e prática. 4. ed. Porto Alegre: Artmed; 2009.

5. Golob AL, Wipf JE. Low back pain. Med Clin North Am. 2014;98(3):405-28.

6. Katz JN. Lumbar disc disorders and low-back pain: socioeconomic factors and consequences. J Bone Joint Surg Am. 2006;88 Suppl 2:21-4.

7. Smuck M, Kao MC, Brar N, Martinez-Ith A, Choi J, Tomkins-Lane CC. Does physical activity influence the relationship between low back pain and obesity? Spine J. 2014;14(2):209-16.

8. Linton SJ. A review of psychological risk factors in back and neck pain. Spine. 2000;25(9):1148-56.

9. Devlin VJ, editor. Spine secrets plus. 2nd ed. St. Louis: Elsevier; 2012.

10. Patrick N, Emanski E, Knaub MA. Acute and chronic low back pain. Med Clin North Am. 2014;98(4):777-89.

11. Shin DA, Kim HI, Jung JH, Shin DG, Lee JO. Diagnostic relevance of pressure-controlled discography. J Korean Med Sci. 2006;21(5):911-6.

12. Modic MT, Steinberg PM, Ross JS, Masaryk TJ, Carter JR. Degenerative disk disease: assessment of changes in vertebral body marrow with MR imaging. Radiology. 1988;166(1 Pt 1):193-9.

13. Zhang Y, Guo T, Guo X, Wu S. Clinical diagnosis for discogenic low back pain. Int J Biol Sci. 2009;5(7):647-58.

14. Yoshihara H. Surgical treatment for thoracic disc herniation: an update. Spine. 2014;39(6):E406-12.

15. Singh V, Trescot A, Nishio I. Injections for chronic pain. Phys Med Rehabil Clin N Am. 2015;26(2):249-61.

16. Buttermann GR. The effect of spinal steroid injections for degenerative disc disease. Spine J. 2004;4(5):495-505.

17. Hermantin FU, Peters T, Quartararo L, Kambin P. A prospective, randomized study comparing the results of open discectomy with those of video-assisted arthroscopic microdiscectomy. J Bone Joint Surg Am. 1999;81(7):958-65.

18. Ruetten S, Komp M, Merk H, Godolias G. Full-endoscopic interlaminar and transforaminal lumbar discectomy versus conventional microsurgical technique: a prospective, randomized, controlled study. Spine. 2008;33(9):931-9.

19. Smith N, Masters J, Jensen C, Khan A, Sprowson A. Systematic review of microendoscopic discectomy for lumbar disc herniation. Eur Spine J. 2013;22(11):2458-65.

20. Omidi-Kashani F, Hasankhani EG, Ashjazadeh A. Lumbar spinal stenosis: who should be fused? An updated review. Asian Spine J. 2014;8(4):521-30.

21. Costandi S, Chopko B, Mekhail M, Dews T, Mekhail N. Lumbar spinal stenosis: therapeutic options review. Pain Pract. 2015;15(1):68-81.

22. Arnoldi CC, Brodsky AE, Cauchoix J, Crock HV, Dommisse GF, Edgar MA, et al. Lumbar spinal stenosis and nerve root entrapment syndromes. Clin Orthop Relat Res. 1976;115:4-5.

23. Weinstein JN, Tosteson TD, Lurie JD, Tosteson ANA, Blood E, Hanscom B, et al. Surgical versus nonsurgical therapy for lumbar spinal stenosis. N Engl J Med. 2008;358(8):794-810.

24. Malmivaara A, Slätis P, Heliövaara M, Sainio P, Kinnunen H, Kankare J, et al. Surgical or nonoperative treatment for lumbar spinal stenosis? A randomized controlled trial. Spine. 2007;32(1):1-8.

25. Gardocki RJ, Camillo FK. Other disorders of the spine. In: Canale ST, Beaty JH. Campbell's operative orthopaedics. 12th ed. Philadelphia: Elsevier; 2012. p. 1993-2050.

26. Kalff R, Ewald C, Waschke A, Gobisch L, Hopf C. Degenerative lumbar spinal stenosis in older people. Dtsch Ärztebl Int. 2013;110(37):613-24.

27. Ahn Y. Percutaneous endoscopic decompression for lumbar spinal stenosis. Expert Rev Med Devices. 2014;11(6):605-16.

28. Komp M, Hahn P, Oezdemir S, Giannakopoulos A, Heikenfeld R, Kasch R, et al. Bilateral spinal decompression of lumbar central stenosis with the full-endoscopic interlaminar versus microsurgical laminotomy technique: a prospective, randomized, controlled study. Pain Physician. 2015;18(1):61-70.

29. Wu A-M, Zhou Y, Li Q-L, Wu X-L, Jin Y-L, Luo P, et al. Interspinous spacer versus traditional decompressive surgery for lumbar spinal stenosis: a systematic review and meta-analysis. PLoS One. 2014;9(5):e97142.

30. Schwab F, Patel A, Ungar B, Farcy JP, Lafage V. Adult spinal deformity-postoperative standing imbalance: how much can you tolerate? An overview of key parameters in assessing alignment and planning corrective surgery. Spine. 2010;35(25):2224-31.

31. Smith JS, Shaffrey CI, Glassman SD, Berven SH, Schwab FJ, Hamill CL, et al. Risk-benefit assessment of surgery for adult scoliosis: an analysis based on patient age. Spine. 2011;36(10):817-24.

32. Glassman SD, Bridwell K, Dimar JR, Horton W, Berven S, Schwab F. The impact of positive sagittal balance in adult spinal deformity. Spine. 2005;30(18):2024-9.

33. Glassman SD, Berven S, Bridwell K, Horton W, Dimar JR. Correlation of radiographic parameters and clinical symptoms in adult scoliosis. Spine. 2005;30(6):682-8.

34. Schwab F, Ungar B, Blondel B, Buchowski J, Coe J, Deinlein D, et al. Scoliosis Research Society-Schwab adult spinal deformity classification: a validation study. Spine. 2012;37(12):1077-82.

Capítulo 2.5

REABILITAÇÃO DA COLUNA VERTEBRAL

Julia Maria D'Andréa Greve
Tarcisio E. P. Barros Filho

Herring[1] refere que as dores lombares acometem 60 a 90% da população em geral, e que a maioria dos casos (90%), mesmo na presença de dor ciática, evolui bem, com cura em curto tempo. Nos Estados Unidos e na Suécia, a maior causa de afastamento do trabalho são as dores vertebrais relacionadas às atividades profissionais e aos acidentes de trabalho. Frymoyer,[2] avaliando no aspecto epidemiológico indivíduos que evoluem para dor crônica nos Estados Unidos, relatou algumas características de tal condição: segunda ou terceira causa de consultas repetidas, quinta causa de hospitalização e terceira causa de cirurgias. MacGill[3] observou que 50% dos pacientes com dores vertebrais afastados do trabalho por seis meses não voltam às atividades; a taxa aumenta para 75% se o afastamento persistir por um ano e para 100% se o afastamento for de dois anos.

> **ATENÇÃO!** Inúmeros são os fatores envolvidos na origem e na manutenção da dor incapacitante: psicossociais, ocupacionais, tabagismo, traumas agudos, entre outros. Porém, ainda não foi estabelecida uma relação direta de causa-efeito.

As dores vertebrais benignas de origem osteoarticular, miofascial ou neuropática periférica são passíveis de tratamento conservador por meio de procedimentos convencionais de medicina física associados a recursos cinesioterápicos e medicamentosos. O tratamento fisiátrico das dores vertebrais em pacientes portadores de síndromes dolorosas crônicas deve sempre considerar esses fatores imponderáveis e o comprometimento emocional. O encaminhamento para terapia conservadora sem cuidadosa avaliação diagnóstica e do grau de comprometimento emocional costuma redundar em fracassos terapêuticos, piorando a ansiedade e o quadro do indivíduo.

Embora o tratamento conservador com recursos de medicina física não interfira na história natural da doença, pode melhorar de maneira significativa o quadro clínico da incapacidade dolorosa e ser fator decisivo na recuperação funcional e na volta às atividades. As principais síndromes dolorosas que podem beneficiar-se com o tratamento fisiátrico são doenças degenerativas discais e artroses interfacetárias, síndromes miofasciais e fibromialgias e síndromes compressivas nervosas, como desfiladeiro torácico e piriforme. A contraindicação formal de qualquer tipo de tratamento conservador é a presença de mielopatia.

DOENÇAS DEGENERATIVAS: ARTROSES

Pallis e colaboradores[4] referem que 75% dos pacientes com idade acima de 50 anos, que deram entrada no hospital por motivos não relacionados à coluna ou ao sistema nervoso, mostravam alterações radiográficas compatíveis com artrose cervical. Deles, 75% apresentavam estreitamento do forame intervertebral; 50%, sinais objetivos de comprometimento medular; e 40%, comprometimento radicular. Elias[5] indica que a artrose cervical aumenta a partir dos 50 anos e é universal após os 70 anos. A artrose vertebral pode envolver as articulações e os discos intervertebrais, as articulações uncovertebrais de Luschka (cervical) e as apofisárias. A sintomatologia depende do local e do grau de comprometimento e envolvimento medular e radicular (artéria vertebral).

> **ATENÇÃO!** São passíveis de tratamento conservador as discopatias posterolaterais e as anteriores, com ou sem comprometimento radicular, e as osteoartrites uncovertebrais e interapofisárias. A abordagem conservadora não está indicada para artroses com comprometimento medular, as quais sempre recebem indicação cirúrgica.

O principal fator incapacitante das síndromes degenerativas é a dor, que varia de acordo com o nível e o local de comprometimento. O quadro doloroso é acompanhado de rigidez, limitação de movimentos, contraturas musculares e crepitação. As manifestações clínicas podem ser agudas e crônicas, e a abordagem terapêutica varia para cada uma.

SÍNDROMES DOLOROSAS MIOFASCIAIS

As síndromes dolorosas crônicas de origem miofascial são muito frequentes na prática clínica diária, mas são mal avaliadas e mal diagnosticadas. Phull[6] define as síndromes miofasciais como manifestações dolorosas mal definidas que acometem músculos e fáscias, com pouca ou nenhuma alteração radiográfica da região comprometida, sobretudo com relação às manifestações clínicas de dor. Refere-se também à alta incidência dessa síndrome dolorosa na população em geral. Smythe[7] descreve que 17% dos adultos que apresentam dores musculoesqueléticas não mostram sinais objetivos de síndromes articulares degenerativas ou inflamatórias, devendo ser classificados dentro das "síndromes miofasciais". Os músculos esqueléticos respondem por 40% do peso corporal e são os órgãos funcionais mais comuns do corpo humano.

Bardeen,[8] com base na *Basle Nomina Anatomica*, indica que existem 347 pares de músculos e dois músculos não pareados, perfazendo o total de 696 músculos. A *Nômina Anatômica* defende que existem 200 músculos pareados, perfazendo o total de 400 músculos. Qualquer um desses músculos pode desenvolver síndrome miofascial com pontos-gatilho, dor local e remota. Travell e Simons[9] referem que, apesar da grande quantidade de músculos existentes e da possibilidade considerável de serem sedes de lesões, pelas próprias atividades do dia a dia, eles são, com frequência, relegados a segundo plano, valorizando-se muito mais as afecções de ossos, bolsas, tendões e nervos. São inúmeros os sinônimos da síndrome miofascial: miofibrosite, miosite reumatoide, fibromiosite e fibromialgia. Hoje, aceita-se que essas condições dolorosas devem ser denominadas como síndromes miofasciais e fibromialgias. A nomenclatura recente, mais aceita nas clínicas de dor, define dois tipos de síndromes dolorosas de origem miofascial:

- **Síndromes dolorosas miofasciais generalizadas.** São as chamadas fibromialgias, síndromes dolorosas generalizadas, não referidas a um grupo muscular específico, de etiologia ainda desconhecida, mas provavelmente sistêmica, sem fatores mecânicos desencadeantes e mantenedores relacionados de forma direta ao quadro doloroso. O diagnóstico é feito por exclusão, e a abordagem terapêutica exige o uso de recursos medicamentosos, medicina física e psicoterapia.

- **Síndromes dolorosas miofasciais localizadas.** Referem-se à disfunção de um músculo ou de grupos de músculos, com reconhecimento de fatores etiológicos mecânicos desencadeantes e mantenedores, que respondem ao tratamento local e à correção dos mecanismos etiogênicos.

INCIDÊNCIA E PREVALÊNCIA

As síndromes dolorosas miofasciais das regiões cervical e lombar são muito prevalentes. Sola e colaboradores[10] constataram, na análise clínica de 200 adultos jovens assintomáticos, a presença de pontos-gatilho latentes, isto é, pontos quiescentes dolorosos apenas à palpação, em 54% dos indivíduos. Kraft e colaboradores[11] e Travell e Simons[9] referem que a idade de maior incidência da síndrome é entre 31 e 50 anos, coincidindo com o auge de atividade produtiva das pessoas; também descrevem maior incidência em mulheres. Sole indica que mulheres de meia-idade e sedentárias são mais suscetíveis ao desenvolvimento de síndromes miofasciais, em especial na região cervical e na cintura escapular.

Apesar da grande incidência desse tipo de afecção na clínica diária, tais síndromes foram negligenciadas pela medicina moderna. Tal fenômeno pode ser explicado pela revisão histórica da literatura, mostrando que a abordagem não sistematizada da síndrome e a criação de grande quantidade de sinônimos levaram à dispersão de conhecimentos, inclusive com a inclusão de outras patologias não relacionadas. A nomenclatura atual se refere às síndromes dolorosas miofasciais localizadas com referência ao local anatômico de comprometimento.

Quadro clínico

O quadro clínico das síndromes dolorosas miofasciais das regiões cervical e lombar está relacionado diretamente à presença dos pontos-gatilho miofasciais, os quais são definidos como locais hiperirritáveis localizados nos músculos, nas fáscias e nos tendões. Quando estimulados, desencadeiam dor local, dor remota e fenômenos autonômicos. O ponto-gatilho miofascial deve ser diferenciado dos pontos de pele, periósteo e ligamentos. Os pontos-gatilho podem ser latentes e ativos. Os pontos ativos são definidos como locais dolorosos percebidos pelo paciente, são os causadores da sintomatologia dolorosa. Os pontos latentes não são reconhecidos pelo paciente, a não ser quando estimulados, e causam limitação de movimentos, desconforto e fraqueza do músculo comprometido. Além disso, podem persistir por anos após uma lesão, são mais frequentes que os pontos ativos e predispõem à crise dolorosa aguda.

Os pontos ativos são responsáveis pela dor, mas tanto os ativos quanto os latentes causam disfunção e incapacidade. Os músculos normais não são dolorosos à palpação, não contêm pontos-gatilho nem regiões contraturadas caracterizadas por bandas de fibras palpáveis, dolorosas e de consistência endurecida. Travell e Simons[9] referem que a presença dos pontos-gatilho latentes deve anteceder os pontos-gatilho ativos, que se tornam evidentes com o envelhecimento biológico e a maior atividade da meia-idade. Sola e colaboradores[10] descrevem que trabalhadores braçais, que executam tarefas de força todos os dias, são menos suscetíveis ao desenvolvimento de síndromes miofasciais e pontos-gatilho que os sedentários.

A dor nem sempre está localizada no músculo comprometido, podendo ser referida à distância, e a estimulação do ponto pode reproduzir a sintomatologia do paciente. A dor referida é bizarra, variável em intensidade e pode estar presente no repouso e na movimentação. Kellgren[12] relata que essa sensação segue o padrão de inervação medular segmentar relacionado ao grupo muscular afetado, mas Travell e Simons[9] argumentam que o padrão segmentar nem sempre é observado. Na região lombar e na cintura pélvica, destacam-se os músculos quadrado do lombo, glúteo máximo e piriforme. A presença de fenômenos autonômicos associados foi descrita por Travell e Simons,[9] relatando que as alterações autonômicas mais comuns são vasoconstrição localizada, sudorese, lacrimejamento, salivação e piloereção. A mesma autora refere-se às alterações proprioceptivas causadas pelos pontos-gatilho e descreve como mais comuns o desequilíbrio, as tonturas e a percepção alterada da quantidade de peso carregada.

> **ATENÇÃO!** Os pontos-gatilho são muito mais frequentes nos músculos posturais do pescoço, da cintura escapular e da pélvica que nos demais. Travell e Simons[9] referem que o trapézio superior, os escalenos, o esternocleidomastóideo e o levantador da escápula são os músculos mais comprometidos na região cervical e na cintura escapular, o que gera fácil confusão com as discopatias cervicais com comprometimento radicular; daí a importância de localizar-se o território de dor, para diferenciar dores irradiadas e referidas.

Etiopatogenia

As síndromes miofasciais são localizadas e relacionadas à hiperatividade e à sobrecarga mecânica dos músculos envolvidos. O início do quadro doloroso costuma ser relacionado a mecanismo desencadeante recente ou remoto. Dentre tais mecanismos, destacam-se traumatismo, uso excessivo, fadiga e sobrecarga, os quais funcionam como estímulo direto sobre a medula espinal, por meio de vias nervosas nociceptivas, determinando resposta motora muscular de contratura e aparecimento do ponto-gatilho, sobretudo pela reverberação desse tipo de estímulo e resposta. Por meio do mesmo estímulo direto, as zonas de dores referidas são incitadas e mantidas pelo mesmo sistema de reverberação da resposta e pela cronificação do processo. Outros estímulos medulares podem ocorrer, advindos de outras regiões: pontos-gatilho, vísceras, articulações artríticas e transtornos emocionais, que agem diretamente sobre a medula, contribuindo para a manutenção do ponto-gatilho e cronificação do processo.

O desenvolvimento de pontos-gatilho secundários em outros grupos musculares está relacionado ao "aprendizado" do músculo e de seus sinergistas – que produzem reação de defesa para limitar seu grau de movimento que, se permanece encurtado e enfraquecido, contribui para a cronificação do processo; daí a importância do diagnóstico exato e da prescrição de repouso no primeiro episódio desencadeante. O ponto-gatilho estipula a descoordenação motora, pelos distúrbios de excitabilidade e condução nervosa dos motoneurônios, impedindo a sincronia de contração nervosa de músculos sinergistas. A fraqueza muscular também está relacionada à inibição neural central, pela diminuição da atividade muscular local, embora não haja hipotrofia evidente. Os principais fatores mantenedores das síndromes dolorosas miofasciais são:

- Mecânicos: por assimetria esquelética (encurtamentos), desproporção (membros superiores curtos), alterações posturais, sedentarismo, maus hábitos de vida diária e trabalho, entre outros.
- Nutricionais: carências de vitaminas B1, B6 e B12, ácido fólico, vitamina C, cálcio, ferro e potássio; anemia.
- Metabólicos e endócrinos: hipotireoidismo, hiperuricemia e hipoglicemia.
- Psicológicos: depressão e ansiedade.
- Infecções crônicas: virais e bacterianas.
- Outros: alergias, distúrbios do sono, doenças viscerais.

Diagnóstico

O diagnóstico é clínico e os exames laboratoriais são normais. Não se encontra alteração na velocidade de hemossedimentação e nas enzimas musculares. Alguns dos fatores mantenedores citados podem ser detectados por exames laboratoriais. Kraft e colaboradores[11] referem que não são identificadas alterações eletromiográficas nos músculos comprometidos, mas Awad[13] e Arroyo[14] relatam maior número de potenciais polifásicos nos músculos afetados, embora essa comparação não tenha sido feita com músculos não afetados dos próprios pacientes. A atividade espontânea de unidades motoras nos pontos-gatilho pode desenvolver-se secundariamente. Alguns autores descrevem alterações na termografia, que mostra áreas de 5 a 10 cm de diâmetro da pele com aumento de temperatura local. Outros autores indicam diminuição da temperatura na região dos nódulos dos pontos-gatilho.

A fibromialgia é definida como alteração primária do músculo, acompanhada de outras manifestações clínicas: distúrbios no sono e personalidade perfeccionista. Os pontos dolorosos da síndrome fibromiálgica são múltiplos e localizados em regiões predeterminadas. São 14 os pontos dolorosos, e muitos deles se situam na região cervical e nos membros superiores. A etiologia dessa síndrome é desconhecida, e o estudo histológico muscular dos pontos-gatilho mostra-se normal.

As síndromes miofasciais, *lato sensu*, caracterizam-se por dor crônica resistente aos recursos terapêuticos convencionais. Dor crônica é aquela que persiste por mais de três meses, sem remissão significativa com os tratamentos realizados, gerando incapacidade para atividades diárias e laborativas, distúrbios do sono e alterações de comportamento. O exame físico cuidadoso e detalhado, com o mapeamento adequado do território doloroso, pode ser elucidativo no diagnóstico, pela localização dos pontos-gatilho e das áreas de dor referidas. A correlação entre as informações da anamnese sobre as atividades diárias do paciente e os achados do exame físico são fundamentais para o diagnóstico preciso.

Síndromes miofasciais frequentes

Trapézio superior

Relaciona-se ao uso dos membros superiores elevados sem a utilização de suportes adequados: telefone, trabalhos domésticos, falta de apoio para os braços nas cadeiras, movimentação súbita para o lado e compressão (alças, casacos pesados e bolsas). Os pontos-gatilho são encontrados na região interescapulovertebral. As dores referidas encontram-se nas regiões temporal, posterolateral cervical e atrás do pavilhão auricular (mesmo lado). Estão classificadas dentro do capítulo das chamadas cefaleias cervicogênicas. O tratamento é feito com infiltração local nos pontos-gatilho e alongamentos do trapézio superior, por meio da elevação anterior dos membros superiores, mantendo-se os cotovelos flexionados, estendendo-os quando estiverem atrás da cabeça.

Esternocleidomastóideo

Relaciona-se a sobrecargas mecânicas, desarranjos estruturais e respiração paradoxal. É frequente a associação com dores de origem cervical por discopatia degenerativa. Os pontos-gatilho são múltiplos e encontram-se ao longo do ventre muscular. As dores referidas são encontradas no vértex, no occipúcio, na face, no olho, na garganta e no esterno. Cefaleia frontal e dor de ouvido são direcionadas à porção clavicular. Os fenômenos autonômicos são relacionados aos olhos e ouvidos (porção esternal) e desequilíbrio (porção clavicular). Também encontram-se no capítulo das cefaleias cervicogênicas. O tratamento é feito com infiltração local, isolando-se, por pregueamento manual, o músculo das estruturas vasculares próximas. O alongamento é feito pela movimentação rotacional do pescoço.

Escalenos

Relacionam-se a sobrecargas mecânicas de atividades profissionais, encurtamentos de membros inferiores e desequilíbrio no cíngulo escapular. As síndromes miofasciais envolvendo os escalenos devem ser diferenciadas das síndromes compressivas do desfiladeiro, que se associam aos fenômenos vasculares. Os pontos-gatilho situam-se ao longo dos três músculos, e as dores referidas são encontradas nas regiões peitoral, lateral e posterior dos braços, radial do antebraço, no polegar, indicador e cotovelo. A dor localizada na região ulnar pode ser indicativa de compressão vasculonervosa. Deve-se fazer o diagnóstico diferencial com as discopatias com comprometimento radicular. O tratamento é instituído com o uso de aerossol congelante local e infiltração como segunda opção. O alongamento é realizado por meio de movimentos autopassivos de inclinação lateral do pescoço.

Levantador da escápula

Causa importante limitação de movimentos da coluna cervical. A síndrome está relacionada ao uso prolongado dos membros superiores elevados ou sem sustentação: atividades de escritório ou domésticas, fadiga crônica e travesseiros inadequados. Os pontos-gatilho situam-se no ângulo superior da escápula. A zona de dor referida está localizada no ângulo do pescoço e ao longo da borda vertebral da escápula. É uma região de dor reflexa frequente nas radiculopatias C4 a C5, sendo um dos diagnósticos diferenciais. O tratamento é feito com infiltração preferencial e alongamentos passivos com ajuda de terceiros, flexionando-se anteriormente a coluna cervical.

Quadrado do lombo

De acordo com Travell e Simons,[9] a dor lombar costuma ser de origem muscular, e o músculo mais acometido é o quadrado do lombo. Suas principais funções são estabilizar e flexionar lateralmente a coluna lombar e elevar o quadril. Pode atuar de maneira sinérgica, por contração bilateral (estabilizador), ou de maneira antagônica, como flexor. Os quadros agudos de contratura do quadrado do lombo estão relacionados aos movimentos de extensão da coluna lombar com carga, de inclinação lateral ou flexão do tronco e da região glútea baixa.

A alteração do quadrado do lombo causa dor na região lombar, que se projeta posteriormente sobre a articulação sacroilíaca, zona do glúteo mínimo, e irradia-se para a coxa em distribuição ciática. Pode também se projetar sobre a crista ilíaca adjacente ao quadrante inferior do abdome e sobre o trocânter maior. Algumas vezes, a dor lancinante no trocânter maior interrompe o sono. As alterações do quadrado do lombo causam contratura grave com dificuldade em manter a postura ereta e virar-se na cama, permanecer em pé e andar. O diagnóstico diferencial é feito com lombociatalgias e dor radicular. O tratamento inclui infiltrações do quadrado do lombo, que requerem posicionamento adequado do paciente em decúbito lateral, abrindo o espaço entre a décima segunda costela e a crista ilíaca, com os membros inferiores fletidos. A localização dos pontos-gatilho deve ser efetuada nessa posição, e a agulha utilizada deve ser longa o suficiente para alcançá-los. A aplicação dos aerossóis congelantes também deve ser executada nessa posição. Os alongamentos devem ser feitos em decúbito supino, com joelhos flexionados e cruzados, e rotação do tronco e da pelve para o lado do joelho que está em cima.

Glúteo máximo

É um importante músculo postural na manutenção da posição ereta; tem grande massa de fibras lentas, tipo Ia, de contração lenta e metabolismo oxidativo, mais aptas para atividades constantes e de baixa carga. As dores referidas do glúteo ocorrem na região das nádegas e são raras em outros locais. A sintomatologia mais frequente é desconforto, dor e cansaço na posição sentada e piora da dor em subidas de colinas e durante natação em estilo livre. Essa síndrome pode iniciar por carga excessiva no glúteo em aclives e durante uma queda ou quase queda com encurtamento excessivo do músculo e devido à posição inadequada durante o sono.

As alterações do glúteo localizadas na região sacroilíaca simulam lombalgias. O ponto-gatilho mais característico do músculo situa-se na região inferior sobre a tuberosidade isquiática. A marcha antálgica com dificuldade de extensão do quadril, de flexão da coxofemoral e para sentar é sinal clínico da síndrome. O tratamento inclui a aplicação dos aerossóis congelantes feita em decúbito lateral com o joelho do lado afetado flexionado em direção à axila oposta. Os alongamentos passivos são realizados nessa mesma posição. As infiltrações devem ser aplicadas sobre os pontos-gatilho.

Piriforme

A sintomatologia mais comum da síndrome do piriforme é a compressão nervosa do isquiático e a dor irradiada. A dor referida do piriforme irradia-se para a região sacroilíaca, lateralmente pelas nádegas e sobre a zona posterior do quadril e a superior e posterior da coxa. É um músculo não postural, primariamente rotador lateral do quadril. Tal síndrome pode ser desencadeada por contração brusca do músculo para se contrapor ao movimento de rotação medial rápido e forte, como na corrida. A compressão nervosa ocorre no forame isquiático e pode comprometer os nervos glúteos inferior e superior, o isquiático e o pudendo. O tratamento inclui aerossóis congelantes, que são aplicados em decúbito lateral com o lado afetado por cima, em flexão de 90°. A infiltração é difícil, e os pontos-gatilho devem ser palpados por via retal ou vaginal previamente. O alongamento passivo é realizado em adução com a coxa flexionada.

TRATAMENTO DA DOR

O quadro doloroso e as alterações secundárias musculares, tendíneas e ligamentares são os maiores responsáveis pela incapacidade funcional do paciente. Cabe à medicina de reabilitação a manutenção e restauração da função, por meio do uso de técnicas específicas de analgesia, exercícios, órteses e adaptações. A correlação clínica da dor e os achados radiográficos nas algias vertebrais nem sempre são observados. Dieppe e colaboradores[15] relataram que apenas 50% dos pacientes com alterações radiográficas graves apresentam sintomatologia dolorosa. Lawrence e colaboradores,[16] em estudos feitos com portadores de lombalgias, consideram a osteoartrose um fator predisponente, e não causa da sintomatologia regional dolorosa. Acheson[17] procurou associar a dor com o envelhecimento e a obesidade, mas não conseguiu estabelecer correlação nítida.

Algumas características da dor nos quadros degenerativos merecem reparo: a piora no final do dia está relacionada ao uso da articulação envolvida e apresenta períodos de exacerbação causados por determinadas atividades. A rigidez matinal, geralmente fugaz, embora em alguns casos possa ser incapacitante, é muito frequente, assim como a rigidez pós-inatividade. Dieppe e colaboradores[15] dividem as possíveis causas de dor intra ou periarticular na osteoartrite em dois grupos: as mecânicas, por aumento de pressão e destruição tecidual, e as químicas, com produção de cininas e prostaglandinas. As estruturas envolvidas são o osso, por aumento da pressão intramedular destruindo o tecido subcondral; o periósteo, por elevação causada pelos osteófitos; a sinóvia, por pressão ou irritação química vascular e nos coxins gordurosos; as capsulares, por estiramento e tração do tecido espessado e fibrótico; e as periarticulares associadas às instabilidades articulares, produzindo sobrecarga nos ligamentos, nos tendões e nas bolsas.

A dor óssea imputada ao processo de microfraturas subcondrais e a remodelação e formação de osteófitos nem sempre são observadas – não é muito claro o papel desses fenômenos na geração de dor. A dor óssea pode ser causada por aumento da pressão intraóssea, devido à estase venosa local. A dor periarticular pode ser relacionada à instabilidade, sobretudo nas articulações de carga, por excessivo estiramento das estruturas ligamentares e tendíneas e das bolsas, em especial nas suas inserções ósseas. Os agentes físicos podem combater o processo álgico quando indicados e utilizados da forma correta. Dentre esses agentes, destacam-se a crioterapia, o calor superficial e profundo e a terapia contrairritativa.

Crioterapia

É a aplicação terapêutica de frio local com base na utilização racional de algumas respostas fisiológicas obtidas. Leek e colaboradores[18] referem que o frio está indicado nas seguintes condições: dor, inflamação, espasmos musculares secundários e traumas menores agudos. O frio constitui agente analgésico por atuar diretamente nas terminações nervosas, diminuindo a velocidade de condução, e por estimular, de forma competitiva, as fibras amielínicas, agindo nos mecanismos de comporta de Melzack e Wall.[19,20] Além disso, nos processos inflamatórios articulares, o frio, por sua ação vasoconstritora, pode reduzir a hiperemia e o edema.

Harris e McCroskery[21] relatam que, nas articulações, o frio atua como fator inibidor da atividade da colagenase, porém, as implicações clínicas não estão definidas. Nos músculos, o frio atua reduzindo a velocidade de disparo das fibras Ia do fuso muscular, diminuindo, assim, o espasmo, que pode ser importante fator algógeno. A velocidade de disparo diminui 1,86 m/seg/C. Nas osteoartroses, a crioterapia pode ser utilizada como agente analgésico durante as fases de exacerbação do processo inflamatório e também nas fases de dor crônica, dependendo da tolerabilidade do paciente. As técnicas de aplicação variam de acordo com a região acometida: compressas ou bolsas de gelo e banhos de imersão em água e gelo. A aplicação de gelo deve ser realizada de quatro a seis vezes por dia, e o tempo depende da região; apenas em pacientes muito magros os efeitos são obtidos em menos de 10 minutos de aplicação. Nos espasmos musculares, recomenda-se a aplicação de vaporizadores de etilclorido ou fluorimetano, em movimentos intensos, a 1 m de distância.

Calor

É uma das mais antigas modalidades terapêuticas existentes. Sua utilização se baseia nos efeitos fisiológicos obtidos e depende da região acometida e do tipo de agente terapêutico empregado. Os principais efeitos fisiológicos do calor são:

- O calor causa aumento da extensibilidade do tecido colagenoso, por fazer predominar as propriedades viscosas sobre as elásticas, modificando o comportamento mecânico do tecido. O estiramento tecidual sob aquecimento é realizado com menor força e com menos prejuízos mecânicos que em temperatura normal. Vaharanta e colaboradores[22] referem que doses de 1 W/cm^2 de ultrassom, durante cinco dias, produzem aumento na concentração de proteoglicanos em joelhos de ratos.

ATENÇÃO! A modalidade calor está contraindicada na presença de rigidez matinal acentuada e em pacientes portadores de síndrome de hipersensibilidade ao frio (histamina, hemolisinas, aglutininas e crioglobulinas dependentes), que podem ter manifestações vasculares graves.

- O calor diminui a rigidez das articulações e melhora a sintomatologia de rigidez matinal. O exato mecanismo desse fenômeno ainda não é conhecido.

- O alívio da dor obtido com o uso de calor ainda não está bem elucidado, mas alguns aspectos foram observados: a vasodilatação promove a remoção de catabólitos da região acometida e modifica as condições locais; o mecanismo contrairritativo age nos fechamentos das comportas da dor; há aumento da ação das endorfinas; há diminuição do disparo dos receptores dolorosos e ocorre redução dos espasmos musculares pela redução da isquemia relativa do local. Mense[23] propõe que, no músculo pré-estirado (100 libras de tensão), a média de disparos das fibras aferentes Ia do fuso muscular aumenta com o calor e diminuem com o frio. O mesmo autor defende, porém, que, nas fibras aferentes secundárias de baixa atividade de disparo, o efeito é contrário: os disparos aumentam com o frio e diminuem com o calor, o que pode ser uma explicação para melhora do espasmo muscular. Fischer[24] descreve que a estimulação dos exteroceptores da pele diminui a atividade gama de músculos próximos, explicando a ação do calor superficial sobre o espasmo muscular.

• Nos processos inflamatórios articulares, existe dualidade entre a indicação e a contraindicação do calor. Sabe-se que o calor exacerba a inflamação aguda e pode ser catalisador de algumas enzimas proteolíticas, como a colagenase. DeLisa[25] refere, porém, que certos sistemas enzimáticos podem ser inativados por doses terapêuticas de calor local (41 a 45°C). As exatas implicações clínicas desses efeitos paradoxais ainda não estão elucidadas. As principais contraindicações do uso do calor são anestesia, isquemia, coagulopatias hemorrágicas, gestação, neoplasias e processos infecciosos agudos.

O calor terapêutico pode ser superficial e profundo. O ultrassom (ondas sonoras) e as ondas curtas e micro-ondas (ondas eletromagnéticas) são agentes de aquecimento profundo. A parafina, o infravermelho e o forno de Bier são agentes de aquecimento superficial. Nas osteoartroses, utilizam-se, com grande frequência, as duas modalidades, dependendo dos efeitos fisiológicos desejados e da região a ser tratada. Embora os efeitos fisiológicos causados pelo calor sejam constantes, a interação entre o agente terapêutico e os tecidos modula a intensidade das reações, dependendo das características da região abordada.

O ultrassom penetra nos tecidos e, pela vibração mecânica, transforma a energia cinética em calor, aquecendo preferencialmente tecidos proteicos com baixo teor aquoso e interfaces teciduais. O ultrassom deve ser prescrito nos processos dolorosos periarticulares, ligamentares, tendíneos e musculares localizados e nos espessamentos capsulares. O ultrassom penetra de 2,5 a 3 cm em profundidade, mas seu efeito é perpendicular à área aplicada e é difícil sua utilização em zonas maiores que 15 cm de extensão.

A diatermia por ondas curtas é uma forma de aplicação de correntes de alta frequência (13,66 a 27,12 MHz), em comprimentos de onda que variam de 22 a 11 m, respectivamente. As ondas irradiadas penetram no tecido, e o aquecimento depende da forma do eletrodo utilizado. Forma-se um campo eletromagnético no local da aplicação, responsável pelos efeitos terapêuticos observados. A diatermia por micro-ondas é uma radiação eletromagnética, com frequência de 915 a 2.450 MHz, com comprimento de onda variando entre 1 e 10 cm.

Os tecidos mais aquosos absorvem mais energia que os tecidos secos. As radiações de maior frequência aquecem mais a gordura subcutânea que o músculo, devido ao fenômeno de reflexão que ocorre nas interfaces teciduais. Tal fenômeno é menor nas radiações com baixa frequência. Ambas as frequências, no entanto, podem produzir pontos de superaquecimento nos ossos, por reflexão. As micro-ondas podem penetrar até 3 cm de profundidade, dependendo do tipo de tecido interposto. As técnicas de aplicação são variáveis, mas o eletrodo que não mantém contato direto com a pele é o mais utilizado, tendo particular indicação para aquecimento muscular. As contraindicações do uso de radiações eletromagnéticas, ondas curtas e micro-ondas são semelhantes: não devem ser utilizadas em pacientes com implantes metálicos e marca-passo, em gestantes, sobre os órgãos gonadais, em processos infecciosos supurativos e tumores.

O calor superficial pode aquecer os tecidos de modo superficial ou profundo. O aquecimento mais profundo é produzido por atividade reflexa e vasodilatação. As técnicas de aplicação são bolsas quentes de gel de sílica, parafina, hidroterapia e infravermelho. Todas as aplicações devem ser de 20 a 30 minutos, e as indicações são semelhantes às do calor profundo, também dependentes da região acometida. São excelentes meios analgésicos, em dores não inflamatórias, prévios à cinesioterapia. Nas síndromes miofasciais secundárias à artrose da coluna, com dores generalizadas, a associação de hidroterapia e exercícios pode ser muito útil.

O uso de radiação *laser*, feixe de luz monocromática, pode ser benéfico em alguns quadros de dor crônica por efeito contrairritativo, porém, sua atuação ainda deve ser mais bem analisada.

Terapia contrairritativa

Melzack e Wall,[19] por meio da "teoria do portão", mostraram que estímulos que atingissem os tratos posteriores da medula poderiam ser analgésicos. Esses agentes agiriam pela chamada "hiperestimulação analgésica" – um estímulo sensorial moderado de curta duração é aplicado sobre o corpo, próximo ou distante da região dolorosa, produzindo alterações de intensidade da dor por períodos variáveis. A base neurofisiológica desse evento é a estimulação repetida e intensa que ativa poderosos mecanismos inibidores mesencefálicos, os quais bloqueiam os estímulos nociceptivos no corno posterior da medula, que é o sistema de retroalimentação inibidora. Melzack e Wall[19] propõem que os estímulos dolorosos produzem traços de memória na medula espinal ou no cérebro que evocam a sensação dolorosa mesmo após a retirada do agente nociceptivo. O uso de agentes contrairritativos no tratamento das algias vertebrais, associado a outras medidas terapêuticas, pode ser útil, sobretudo pelos aspectos de "dor crônica" que se encontram nesses pacientes.

Os agentes contrairritativos mais utilizados na osteoartrose são a estimulação elétrica transcutânea e a acupuntura. A estimulação elétrica transcutânea é empregada por 30 minutos na região comprometida, com um canal ou mais, dependendo do local e das características da dor. A acupuntura tem sido usada nas dores miofasciais secundárias por meio do "agulhamento seco" ou da estimulação elétrica punctual nos pontos-gatilho. Os resultados obtidos com os dois métodos para analgesia são semelhantes. No entanto, como regra geral, utiliza-se a estimulação transcutânea, nas dores articulares, e a acupuntura, nas dores miofasciais secundárias, pois existe grande coincidência entre os pontos-gatilho e os pontos da acupuntura clássica. A maioria dos autores relata que 20 a 25% da população não responde a tal tipo de terapia.

Fase aguda

Nas síndromes dolorosas agudas de início súbito, são indicados repouso com imobilização, medicamento anti-inflamatório não hormonal e crioterapia, com compressas ou bolsas de gelo, oito minutos por aplicação, quatro a seis vezes por dia. O principal efeito fisiológico do frio é a vasoconstrição profunda, com vasodilatação reflexa periférica, diminuindo a circulação do local e minorando o processo inflamatório e a velocidade de condução nervosa. Nas discopatias vertebrais com comprometimento radicular, pode ser necessário o uso de medicamento anticonvulsivante, em doses progressivas, quando houver dores irradiadas paroxísticas de caráter neurítico. A associação de antidepressivos tricíclicos e neurolépticos também pode ser útil quando a dor for central de deaferentação.

A utilização de agentes analgésicos contrairritativos que promovem o fechamento da comporta medular aos estímulos dolorosos e aumentam a produção local dos neurotransmissores, inibidores da dor, também é benéfica. Incluem-se entre os agentes contrairritativos: estimulação elétrica transcutânea por correntes diadinâmicas de frequência e intensidade variáveis, no local e no trajeto da raiz comprometida, durante 30 minutos, duas a quatro vezes por dia; e acupuntura elétrica ou agulhamento seco nos pontos dolorosos. Nessa fase do processo, contraindica-se o uso de calor profundo (i.e., ondas curtas, micro-ondas e ultrassom).

Fase crônica

As síndromes dolorosas podem manifestar-se de maneira crônica, com início insidioso e dores inespecíficas, que vão tornando-se mais incapacitantes e de difícil remissão com analgésicos e anti-inflamatórios convencionais. Nessa fase, indicam-se o calor profundo e as terapias contrairritativas. As características da dor crônica são semelhantes às da fase aguda, de qualidade mais branda, mas mais constante. As dores paroxísticas de caráter neurítico ou de deaferentação podem estar presentes. Quando há ocorrência de dor neurogênica, é obrigatória a associação medicamentosa de anticonvulsivantes, tranquilizantes, neurolépticos e antidepressivos, pois apenas o tratamento convencional não traz remissão da sintomatologia.

Long[26] descreveu a síndrome dolorosa vertebral radicular, a qual é decorrente de discopatias com ou sem hérnia de disco, causando lesão nas raízes. A dor localiza-se no território da raiz comprometida e do nervo periférico mais envolvido. Pode haver comprometimento dos reflexos tendíneos e da sensibilidade. As características da dor são sensação de queimação constante e pouca resposta a analgésicos e anti-inflamatórios convencionais. O comprometimento da artéria vertebral, causado por osteófitos projetando-se lateralmente, produz tonturas e vertigens, relacionadas à movimentação da coluna cervical – extensão e rotação para o lado comprometido. Para tais casos, é indicada tração cervical manual ou mecânica intermitente, que pode ser fator coadjuvante na remissão da sintomatologia.

Os agentes físicos contrairritativos indicados nas síndromes miofasciais são a eletroanalgesia e a acupuntura. A última tem indicação especial nesse tipo de síndrome dolorosa, pois existe estreita correlação entre os pontos dos meridianos da acupuntura clássica e os pontos-gatilho ativos e latentes. A estimulação desses pontos, por meio do "agulhamento seco", causando efeitos contrairritativos e diminuição da atividade reflexa medular, leva ao relaxamento muscular e à redução da dor. O uso dos aerossóis congelantes de fluorimetano ou etilcloreto sobre os pontos-gatilho, cessando de modo abrupto a atividade nervosa aferente dolorosa, reduz a resposta muscular reflexa, diminuindo a contratura e melhorando a dor. A técnica exige a realização de alongamento e vaporização associados, para que o efeito terapêutico seja obtido.

As manipulações vertebrais são procedimentos muito controversos, mas têm lugar no arsenal terapêutico fisiátrico, com indicações precisas e seguras. Nas síndromes miofasciais localizadas, com radiografias normais e ausência de osteoporose, a manipulação cervical pode atuar sobre o relaxamento muscular. As possíveis explicações para essa melhora são o efeito contrairritativo relacionado ao estiramento dos órgãos tendinosos de Golgi, que causariam o relaxamento abrupto da musculatura estirada (um efeito paradoxal, pois o estiramento excessivo leva ao aumento da atividade intrafusal e da contração muscular) e a correção de disfunções articulares mínimas, responsáveis pela hiperatividade e sobrecarga mecânica muscular, gerando o quadro doloroso.

A massagem da zona reflexa tem efeito contrairritativo de relaxamento muscular e atuação direta sobre a própria musculatura comprometida, podendo ser indicada nas síndromes miofasciais localizadas. Seus efeitos terapêuticos são de difícil avaliação, e sua aplicação sobre pontos hiperirritáveis, às vezes, piora o quadro doloroso. A massagem por deslizamento profunda e lenta tem seus defensores, mas depende da tolerabilidade do paciente e da técnica utilizada.

O uso de bloqueios anestésicos com procaína é um recurso terapêutico eficiente, com a vantagem de produzir efeito rápido, permitindo a identificação de outros pontos-gatilho e a introdução de técnicas corretivas para impedir a cronificação do processo doloroso. O uso da procaína justifica-se pela menor toxicidade muscular local. As infiltrações locais devem ser feitas com cuidado, dependendo da região anatômica e das reações de hipersensibilidade ao medicamento, e podem falhar por não se conseguir atingir precisamente o ponto-gatilho.

Travell e Simons[9] ressaltam a importância de eliminar os fatores que perpetuam a dor: os mecânicos (mais frequentes) e relacionados a assimetrias e desproporções corporais e sobrecargas de uso; os nutricionais (relacionados a níveis normais "baixos" de vitaminas [B1, B6, B12, C e ácido fólico]); os metabólicos (hipotireoidismo, hiperuricemia e hipoglicemia); os psicológicos (depressão, ansiedade e tensão); e os processos infecciosos crônicos.

O tratamento das síndromes fibromiálgicas difusas é mais complexo, e devem ser usados recursos de medicina física, medicamento antidepressivo tricíclico, relaxantes musculares e psicoterapia. Os principais antidepressivos tricíclicos utilizados são a amitriptilina e a imipramina, em doses que variam de 25 a 75 mg/dia.

Reeducação funcional

A terceira fase do tratamento conservador fisiátrico das algias vertebrais é a correção postural, obtida por meio da cinesioterapia. Os exercícios sem resistência servem para manter ou aumentar a amplitude de movimento (ADM). Podem ser realizados de maneira passiva, pelo fisioterapeuta, ou ativa, com ou sem ajuda do terapeuta. Os exercícios resistidos podem ser isotônicos, isométricos ou isocinéticos. Joynt[27] refere que a força muscular é diretamente proporcional à área de secção transversal do músculo. O deslocamento ou movimento articular está relacionado, no entanto, às características anatômicas de inserção e distribuição das fibras de cada músculo. Nos músculos penados, as fibras musculares são orientadas obliquamente com relação às conexões tendíneas. É grande a potência muscular desse tipo de músculo em virtude da quantidade de fibras encontrada na secção transversal. A relação entre o grau de encurtamento muscular e o deslocamento, porém, não mantém essa proporção. O encurtamento muscular é maior que o encurtamento tendíneo, e o grau de deslocamento depende do ângulo articular inicial.

Nos músculos com fibras dispostas paralelamente, o deslocamento pode ser rápido e mais eficiente, mas com menor força. Quanto maior a especificidade dos exercícios, procurando reproduzir a atividade muscular da vida cotidiana, melhores os resultados terapêuticos obtidos. O treinamento genérico, que não busca tal especificidade, é potencialmente lesivo, pois sobrecargas podem agravar as patologias existentes. Os exercícios isométricos promovem a contração muscular máxima contra resistência imóvel, mas não ocorre movimento articular. Os exercícios isométricos com contração máxima são muito eficientes para melhorar a força e a hipertrofia muscular. Esse tipo de exercício está relacionado ao número de unidades motoras ativas e à frequência dos disparos: a força máxima é obtida quando a contração muscular ocorre em bloco, em contração tetânica. É muito útil nas osteoartroses, pois pode-se obter atividade muscular capaz de produzir hipertrofia e fortalecimento, com pouca movimentação articular e baixo índice de estresse mecânico sobre a cartilagem lesada.

Os exercícios isotônicos de fortalecimento são ativos e realizados contra uma resistência, em amplitude articular total ou parcial. O nome "isotônico" não é apropriado, pois o "tônus" varia durante o movimento em relação ao braço de alavanca e ao peso suportado. O exercício isotônico é expresso pelo número de repetições máximas obtidas pelo paciente. Pode ser realizado de maneira concêntrica, durante o encurtamento muscular, ou excêntrica, durante o alongamento muscular. Pode ser muito útil na reabilitação funcional da osteoartrose. Os exercícios isocinéticos de fortalecimento são os que buscam o torque máximo em determinada velocidade. Esses exercícios só podem ser realizados em equipamentos isocinéticos. São muito úteis, sobretudo pela possibilidade de dosar de forma objetiva a quantidade do exercício e medir o torque e o equilíbrio da atividade agonista-antagonista.

Outra característica do músculo é a resistência, definida como a capacidade de produzir trabalho ao longo do tempo ou a persistência do esforço. A resistência muscular pode ser medida de várias maneiras: resistência anaeróbia ou aeróbia e em atividades isotônicas, isocinéticas ou isométricas. A relação entre força e resistência muscular é hiperbólica: com baixos níveis de força (menos de 15% do máximo), a resistência pode ser, teoricamente, infinita. Golnick e colaboradores,[28] em estudo posterior, mostram que o padrão de distribuição de fibras pode modificar-se quando treinamento específico de atividade aeróbia ou anaeróbia é realizado. Esse fato ainda é controverso, mas existem evidências de que a modificação do padrão de distribuição dos tipos de fibras pode ocorrer dependendo do treinamento.

Outro fenômeno relacionado à atividade muscular, importante na prescrição dos exercícios, é a fadiga. Ela pode ocorrer em vários níveis do sistema motor: no sistema nervoso central, por falta de motivação ou sensação de dor; na junção neuromuscular, em altos níveis de estimulação ou em patologias; na diminuição da velocidade de condução da fibra muscular (controvertido); e na redução da capacidade contrátil da fibra muscular, por falência metabólica. O último mecanismo é o mais importante no fenômeno da fadiga e está relacionado à falência metabólica do músculo. A depleção de tirosfato de adenosina (ATP) e de fosfatos de creatina leva o organismo a usar as reservas energéticas: glicogênio, carboidratos, gorduras e proteínas. A exaustão das reservas e de seus substratos, o esgotamento da atividade enzimática, a produção de catabólitos e o calor também estão implicados no mecanismo da fadiga. A contração isométrica maior que 60 a 70% da máxima pode causar interrupção da circulação local, impedindo a produção aeróbia de energia e ocasionando a fadiga de modo muito rápido.

Prescrição dos exercícios

A prescrição dos exercícios deve ser feita em função do tipo de alteração encontrado, procurando minimizar e prevenir as incapacidades funcionais resultantes. Na prescrição de um programa de exercícios para o paciente com algia vertebral, alguns dados são importantes, como grau e tipo de incapacidade, local de comprometimento, tempo de evolução, nível de atividade e capacidade de compreensão e colaboração no desenvolvimento do programa. Nos quadros agudos dos pacientes com algias vertebrais, a incapacidade funcional pode ser passageira e estar relacionada a episódios dolorosos inflamatórios. Nessa fase, muitas vezes, os aspectos funcionais e reabilitativos não são valorizados, e é comum a orientação para a realização de atividades esportivas, que sempre envolvem riscos para o paciente, pela inadequação entre o nível de atividade e a doença. A orientação correta previne o aparecimento de algumas alterações secundárias e pode melhorar o prognóstico funcional.

Fase aguda

Nessa fase, a preocupação reside no posicionamento adequado das articulações comprometidas. O repouso articular é obrigatório, além da instituição de terapia adequada (medicamentosa e física). Essa fase é relativamente curta para a maioria dos pacientes, e os exercícios passivos e ativos para manutenção da amplitude articular podem ser estabelecidos de forma precoce. Orienta-se o paciente a evitar atividades musculares de força e resistência, pois elas causam sobrecarga mecânica na articulação e não têm efeito terapêutico pela presença de fortes fatores inibidores da atividade reflexa.

Fase de reabilitação

O paciente será considerado apto para iniciar um programa de reabilitação quando suas condições articulares forem satisfatórias. Ele não deve apresentar sinais inflamatórios, as contraturas musculares devem estar ausentes e a amplitude de movimentos, preservada. O paciente pode, ainda, referir dor, mas de origem mecânica, não inflamatória. O programa básico de cinesioterapia consiste em exercícios de fortalecimento e de resistência muscular e atividade aeróbia geral de condicionamento cardiorrespiratório.

O exercício de fortalecimento mais adequado no início do programa é o isométrico, com contrações progressivamente mais fortes. Não se deve iniciar o programa com exercícios de contração máxima. Deve-se aumentar aos poucos a contração e o seu tempo de manutenção e distribuir as séries de exercício ao longo do dia. Os exercícios isométricos são muito úteis para as musculaturas cervical, abdominal, glútea e paravertebral nas osteoartroses da coluna. Os riscos de sobrecarga mecânica na articulação são mínimos quando realizados da maneira certa. São descritos potenciais riscos cardíacos em pacientes com coronariopatias, porém, a isometria localizada com ritmo respiratório adequado reduz ao mínimo tais riscos. Na coluna cervical, o fortalecimento da musculatura é obtido por exercícios isométricos de contração máxima. Cada contração deve ser mantida durante 6 segundos, e os exercícios devem ser realizados duas a três vezes por dia. Os grupos musculares trabalhados são extensores, flexores e rotadores. Quando há limitação da ADM, recomendam-se exercícios ativos de alongamento, prévios aos exercícios de fortalecimento. Os exercícios isotônicos são menos empregados.

Os exercícios de alongamento são direcionados, em especial, para as musculaturas extensora e rotadora da coluna cervical, com atenção particular ao músculo esternocleidomastóideo. Na coluna lombar, o trabalho muscular isométrico deve sempre ser complementado com programa de fortalecimento isotônico. Os principais grupos musculares trabalhados são os eretores da espinha, o quadrado do lombo, o glúteo máximo e os abdominais. Os alongamentos são indicados especialmente para os músculos isquiotibiais, iliopsoas, flexores do quadril, oblíquos abdominais e rotadores da pelve. A movimentação da pelve no eixo rotacional anterior e posterior e a busca do equilíbrio devem ser ensinadas aos portadores de dores lombares. Tal posição é variável de indivíduo para indivíduo. A correta manutenção da postura de repouso durante a realização das atividades diárias é um dos fatores de prevenção de novas crises de dor.

Conforme a evolução do paciente, são introduzidos os exercícios isotônicos com carga progressiva. Essa programação deve ser realizada em centro de reabilitação, com supervisão adequada. A execução envolve maiores riscos de sobrecargas mecânicas articulares e de piora do quadro álgico. Os princípios que regem a prescrição de tais exercícios são respeitar a mecânica articular e evitar a fadiga muscular. A terceira fase do programa de reabilitação consiste em exercícios de resistência muscular, ou seja, atividades repetidas de baixa carga. Nem todos os pacientes conseguem atingir essa fase do programa. A escolha do tipo de atividade aeróbia a ser realizada pelo paciente dependerá do local e do grau de comprometimento articular. As atividades de alto impacto e *performance*, como corrida, ciclismo e ginástica aeróbica, devem ser evitadas. A natação e a marcha são as melhores atividades para esses pacientes.

> **ATENÇÃO!** A reeducação motora, com a criação de novos engramas sensitivos, procurando-se agir sobre o esquema corporal por meio de técnicas específicas de reeducação postural, complementa o programa de reabilitação do paciente com osteoartrose.

A cinesioterapia deve ser instituída de modo precoce, e a hidroginástica é uma boa alternativa, pois permite que a musculatura trabalhe em nível menor de carga em atividade mais dosada para manutenção do tônus do músculo comprometido.

Escola de coluna

A escola de coluna ou orientação dirigida a grupos de pacientes selecionados tem como objetivo informar e esclarecer aspectos importantes sobre a doença e de como conviver com as limitações acarretadas por ela. Essas orientações constituem informações sobre anatomia, fisiologia e mecânica da coluna normal; esclarecimentos e sugestões gerais sobre os diferentes problemas que podem ocorrer na coluna; abordagens psicológica e social, procurando estabelecer o perfil psicológico e o social; além de orientação e treinamento funcional por meio de programas terapêuticos curtos, acessíveis e de fácil execução domiciliar. Tais programas apresentam duas etapas: plano de exercícios domiciliares simples e exequíveis e orientação em termos de execução das atividades diárias normais, sejam estes profissionais, recreativas ou esportivas.

A base do programa terapêutico de exercícios é o treinamento da estabilização da coluna lombar. "Estabilização da coluna" é a disposição do segmento afetado da coluna na sua posição mais anatômica, sem dor, balanceada e mantida ativamente pela musculatura durante a execução das atividades diárias normais.

- **Local de estabilização.** O paciente afetado moderadamente com discopatia sem perda neurológica pode iniciar seu treinamento de estabilização na posição supina: contração isométrica abdominal e do diafragma e manutenção do ritmo respiratório durante o posicionamento. A movimentação lombar da cifose para lordose máxima deve ser estimulada para descobrir a posição de prontidão lombar, a qual varia entre os pacientes, mas a maioria prefere a posição intermediária.

- **Início das atividades.** Mantendo a posição neutra, é iniciada a movimentação dos membros inferiores discriminadamente. A movimentação deve ser realizada com a estabilização mantida, aumentando a velocidade. É estabelecida a movimentação simultânea dos membros inferiores e superiores – exercícios de pedalar sem dor e sem movimentação da coluna.

- **Fases sucessivas.** Em prono, quatro apoios, três apoios, sobre bolas suecas em supino e prono, em pé com joelhos flexionados, sobre um pé, abaixando-se e em atividade, recebendo a bola e quedas.

A avaliação do paciente e do resultado esperado do programa deve ter dois critérios de avaliação para permitir a comparação interpacientes e intergrupos. Tais critérios são:

1) **Capacitação física individual.** Avaliação clínica e radiográfica, correlacionando as alterações clínicas/funcionais com as lesões anatômicas. É utilizada a seguinte escala: grau 1 – muito favorável; grau 2 – favorável; grau 3 – pouco favorável; grau 4 – moderadamente grave; grau 5 – grave.

2) **Avaliação funcional e atividade física.** Grau 1 – muito favorável (sedentário com baixo esforço e possibilidade de mobilidade); grau 2 – favorável (baixo esforço, mas sem possibilidade de mobilidade); grau 3 – pouco favorável (esforço médio e pouca mobilidade); grau 4 – moderadamente grave (grande esforço e pouca mobilidade); grau 5 – grave (grande esforço sem mobilidade).

Referências

1. Herring SA. The physiatrist as primary spine care specialist. Phys Med Rehabil Clin N Am. 1991;2:1-5.

2. Frymoyer JW. Epidemiology. In: Frymoyer JW, Gordon SL, editors. New perspectives on low back pain. Park Ridge: American Academy of Orthopaedics Surgeons; 1989. p. 19-33.

3. MacGill CM. Industrial back problems: a control program. J Occup Med. 1968;10(4):174-8.

4. Pallis C, Jones AM, Spillane JD. Cervical spondylosis: incidence and implications. Brain. 1954;77(2):274-89.

5. Elias F. Roengten findings in the asymptomatic cervical spine. N Y State J Med. 1958;58(20):3300-3.

6. Phull PS. Management of cervical pain. In: DeLisa JA, editor. Rehabilitation medicine: principles and practice. Philadelphia: Lippincott Williams & Wilkins; 1988.

7. Smythe HA. Fibrosis and soft tissue pain syndromes: the clinical significance of the tender points. In: Leek JC, Gershwin ME, Fowler WM Jr., editors. Principles of physical medicine and rehabilitation in the musculoskeletal diseases. Orlando: Grune & Stratton; 1986.

8. Bardeen CR. The musculature. In: Jackson CM. Morri's human anatomy. 6th ed. Philadelphia: Blakinston's Son & Co; 1921.

9. Travell JG, Simons DG. Myofascial pain and dysfunction: the trigger point manual. Baltimore: Williams & Wilkins; 1983.

10. Sola AE, Rodenberger ML, Gettys BB. Incidence of hypersensitive areas in posterior shoulder muscles. Am J Phys Med. 1955;34(6):585-90.

11. Kraft GH, Johnson EW, LaBan MM. The fibrositis syndrome. Arch Phys Med Rehabil. 1968;49(3):155-62.

12. Kellgren JH. A preliminary account of referred pains arising from muscle. Br Med J. 1938;1:325-7.

13. Awad EA. Interstitial myofibrositis: hypothesis of the mechanism. Arch Phys Med Rehabil. 1973;54(10):440-53.

14. Arroyo P. Electromyography in the evaluation of reflex muscle spasm. J Fla Med Assoc. 1966;53(1):29-31.

15. Dieppe PA, Sathapatayavongs B, Jones HE, Bacon PA, Ring EF. Intra-articular steroids in osteoarthritis. Rheumatol Rehabil. 1980;19(4):212-7.

16. Lawrence JS, Bremner JM, Bier F. Osteo-arthrosis: prevalence in the population and the relationship between symptoms and X-ray changes. Ann Rheum Dis. 1966;25(1):1-24.

17. Acheson RM. Osteoarthritis: the mystery crippler. J Rheumatol. 1983;10(2):174-6.

18. Leek JC, Gershwin ME, Fowler WM, Jr., editors. Principles of physical medicine and rehabilitation in the musculoskeletal diseases. Orlando: Grune & Stratton; 1986.

19. Melzack R, Wall PD. The challenge of pain. Harmondsworth: Penguin Books; 1982.

20. Wall PD, Melzack R. Textbook of pain. Edinburgh: Churchill Livingstone; 1989.

21. Harris ED, Jr., McCroskery PA. The influence of temperature and fibril stability on degradation of cartilage collagen by rheumatoid synovial collagenase. N Engl J Med. 1974; 290(1):1-6.

22. Vaharanta H, Eronen I, Videman T. Shortwave diathermy effects on 35S-sulfate uptake and glycosaminoglycan concentration in rabbit knee tissue. Arch Phys Med Rehabil. 1982;63(1):25-8.

23. Mense S. Effects of temperature on the discharges of muscle spindles and tendon organs. Pflugers Arch. 1978; 374(2):159-66.

24. Fischer AA. Thermography and pain. Arch Phys Med Rehabil. 1981;62:542.

25. DeLisa JA, editor. Rehabilitation medicine: principles and practice. Philadelphia: Lippincott Williams & Wilkins; 1988.

26. Long DM. Chronic cervical pain syndromes. In: The Cervical Spine Research Society, editor. The cervical spine. Philadelphia: Lippincott Williams & Wilkins; 1983.

27. Joynt RL. Therapeutic exercise. In: DeLisa JA, editor. Rehabilitation medicine: principles and practice. Philadelphia: Lippincott Williams & Wilkins; 1988.

28. Gollnick PD, Armstrong RB, Saltin B, Saubert CW 4th, Sembrowich WL, Shepherd RE. Effect of training on enzyme activity and fiber composition of human skeletal muscle. J Appl Physiol. 1973;34(1):107-11.

3
Tórax e cintura escapular

Sydney A. Haje (in memorian)
Davi P. Haje
Moacir S. Neto

ANATOMIA DO DESENVOLVIMENTO

A ligação anatômica da coluna vertebral torácica ao osso esterno, situado na linha média da região anterior do tórax, dá-se pelos arcos costais. Os arcos são formados pelas costelas, que se articulam com a coluna vertebral, e pelas cartilagens costais, que ligam as costelas ao esterno e comportam-se biologicamente como condroepífises, de importante papel no crescimento costal. A união da costela com a cartilagem costal é chamada de junção costocondral, enquanto a união da cartilagem costal com o esterno denomina-se junção condroesternal. As cartilagens costais conferem flexibilidade e elasticidade à caixa torácica.

O esterno se forma a partir de duas bandas longitudinais de mesoderma, visíveis na sexta semana de vida embrionária, que estão, logo no início, bastante separadas uma da outra, situando-se na região da axila, posteriormente aos segmentos ventrais da cintura escapular e em íntima relação com os músculos peitorais em desenvolvimento. A princípio, o desenvolvimento do esterno encontra-se, portanto, mais relacionado à cintura escapular do que aos arcos costais, cuja formação inicial é relacionada à coluna vertebral. A partir da coluna, os arcos costais primordiais alongam-se ventralmente, unindo-se às barras esternais longitudinais na região ventral e migrando com elas em direção ao plano mediano. Primeiro, a junção das duas bandas esternais longitudinais ocorre cranialmente e é precedida pela condensação do mesênquima, visível em embriões de 16 a 22 mm de comprimento. Desencadeia-se, então, rápido processo de condrificação, que, quando completo, deixa a união entre as cartilagens costais e a esternal praticamente sem marcas. Quando as duas bandas esternais completam sua união, é raro haver algum indício da origem bilateral do esterno.[1]

Três partes constituem o osso esterno no sentido craniocaudal: manúbrio, corpo e apêndice xifoide. O desenvolvimento da ossificação dos segmentos do esterno dá-se no sentido craniocaudal, sendo que a ossificação do manúbrio e dos três segmentos superiores do corpo normalmente se inicia nos últimos três ou quatro meses da vida fetal.

A ossificação do quarto e mais inferior segmento do corpo esternal normalmente ocorre no primeiro ano após o nascimento. O apêndice xifoide pode ossificar-se entre os 3 e os 18 anos ou permanecer cartilagíneo por toda a vida.

Haje e Bowen[2] foram os primeiros a relatar a existência de placas de crescimento cartilagíneas entre os segmentos ósseos do esterno (antes, eram descritas erroneamente como "suturas"), que são os locais onde as cartilagens costais costumam tocar o esterno. Chama-se de sincondrose manúbrio-esternal a placa de crescimento entre o manúbrio e o corpo. Já as placas do corpo, no sentido craniocaudal, denominam-se primeira, segunda e terceira placas de crescimento do corpo esternal, respectivamente. Os fechamentos dessas placas de crescimento cartilagíneas, com a consequente fusão óssea entre os quatro segmentos do corpo do esterno, ocorre, em geral, no sentido caudal-cranial, iniciando-se na primeira infância, com a fusão da terceira placa de crescimento, e completando-se entre os 16 e os 21 anos com a fusão da segunda e, posteriormente, da primeira e mais superior placa de crescimento do corpo esternal. A fusão entre o xifoide e o corpo esternal é encontrada em cerca de 30% dos indivíduos após a segunda década de vida. A sincondrose manúbrio-esternal, em regra, permanece aberta por toda a vida.

A compreensão do desenvolvimento embrionário e pós-natal da parede torácica humana anterior favorece a percepção de como uma deformidade *pectus* pode instalar-se nessa região **(FIG. 3.1)**. Existem raros casos nos quais há falha na fusão das duas bandas longitudinais esternais,

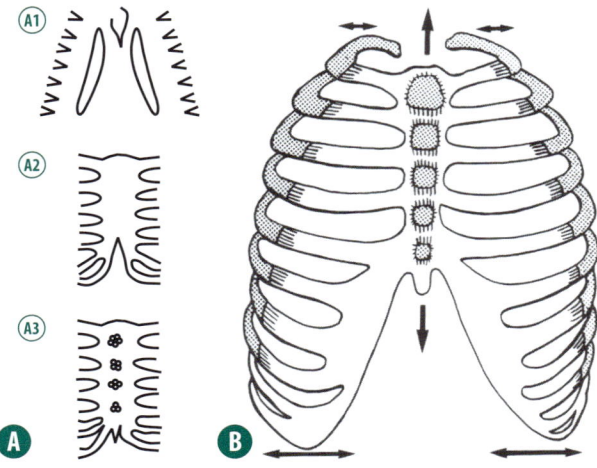

FIGURA 3.1 → Ⓐ Ⓐ1, Ⓐ2 e Ⓐ3: desenvolvimento embrionário do esterno, cuja formação ocorre a partir de duas barras longitudinais de mesoderma, provenientes da região dos ombros, que se unem no sentido craniocaudal à medida que acontece o processo de condrificação. Ⓑ Desenvolvimento pós-natal da parede torácica anterior, com as placas de crescimento do esterno e arcos costais, representadas por traços (sombreado); a parte óssea, por pontilhado; a parte cartilaginosa, por branco. As setas chamam a atenção para o crescimento vertical do esterno e o crescimento horizontal dos arcos costais. Distúrbios na formação embrionária do esterno e/ou distúrbios originados durante seu desenvolvimento pós-natal podem resultar em desproporção entre o crescimento do esterno e o crescimento dos arcos costais, gerando deformidade.

Fonte: Currarino e Silverman[3] e Haje.[4]

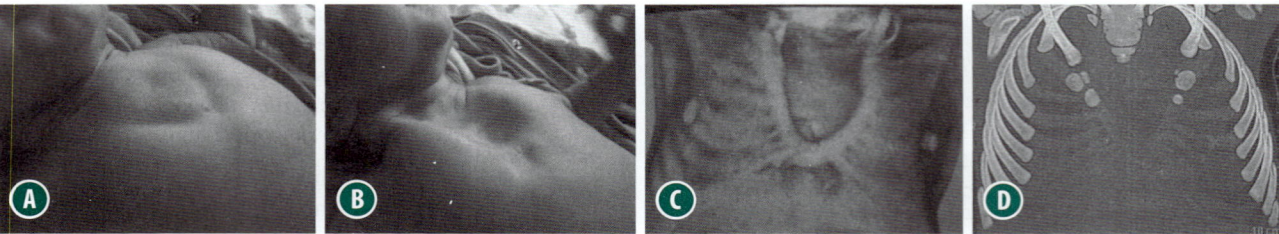

FIGURA 3.2 → Criança com 6 dias de vida, com diagnóstico de "fenda" esternal, durante expiração **A** e inspiração **B**. A tomografia computadorizada (TC) mostra uma fusão incompleta de bandas longitudinais de origem embrionária do esterno com sete dias **C** e 1 ano de vida **D**.

podendo ser interpretada de forma errônea como uma ausência congênita do esterno (**FIG. 3.2**).

DEFORMIDADES *PECTUS*

As deformidades da parede torácica anterior, designadas como deformidades *pectus*, são observadas com frequência na prática médica. Os primeiros relatos de deformidades tipo *pectus* foram identificados em obras de pinturas e esculturas do Egito antigo que datam de 2.400 a.C. Embora Garcia e colaboradores[5] relatem a incidência de um caso de *pectus excavatum* para cada 300 nascidos vivos, e Haje e colaboradores[6] descrevam um caso de *pectus* para cada 100 estudantes escolares examinados, tais deformidades são pouco conhecidas pela população em geral.

> **ATENÇÃO!** Pacientes com deformidades *pectus* tendem a escondê-las, tornando-as desconhecidas. Face ao grande sofrimento psíquico que a condição muitas vezes traz aos seus portadores, sobretudo na adolescência e, às vezes, por toda a vida, faz-se necessário que o ortopedista tenha conhecimentos sobre etiologia, patogênese, fisiopatologia e opções de tratamento dos diversos tipos de deformidade *pectus*.

Ciente de que a lesão de uma placa cartilagínea de crescimento pode gerar deformidade em médio ou longo prazo, o cirurgião ortopédico procura preservá-las ao abordar os ossos longos das crianças e dos adolescentes. Tal cuidado, entretanto, parece inexistir em relação ao tórax, tendo em vista que, dentre as dezenas de técnicas cirúrgicas descritas para tratar as deformidades *pectus*, não existe uma que mencione atenção com as placas de crescimento esternais e costais. As deformidades *pectus* são, na maioria das vezes, deixadas aos cuidados do cirurgião torácico, que não é familiarizado com detalhes do crescimento ósseo. É importante, portanto, que o ortopedista também assuma o estudo e o tratamento dessas deformidades, trocando conhecimentos com o cirurgião torácico.

Casuística, formas de ocorrência e etiologia

De 1977 a março de 2015, um total de 5.548 pacientes portadores de deformidades *pectus* foram examinados pelos autores, sendo 73,4% do gênero masculino e 26,7% do feminino. Três formas de ocorrência foram detectadas: patológica, iatrogênica e idiopática. A patológica, que ocorre na presença de doenças que têm associação com distúrbios de crescimento de maneira geral, como síndrome de Marfan, displasias ósseas, raquitismo e osteogênese imperfeita, foi diagnosticada em 25 pacientes (0,4%) da casuística. A iatrogênica, que pode acontecer após esternotomia em cirurgia cardíaca pediátrica, devido à lesão e ao desarranjo anatômico das placas de crescimento esternais – seja pela aplicação de fios de sutura metálicos sobre placas de crescimento, seja por fechamento do esterno deixando-se desnível das metades longitudinais desse osso –, foi detectada em 66 pacientes (1,2%). Houve um caso de *pectus* iatrogênico que ocorreu secundário a uma punção esternal no período neonatal, complicado por osteomielite nas placas de crescimento desse osso. A forma idiopática, isto é, a que acomete pessoas que têm boa condição de saúde geral, foi observada em 5.457 pacientes estudados (98,4%).

Haje e colaboradores[7] demonstraram que as deformidades *pectus* podem ser reproduzidas em animais pela epifisiodese parcial das placas de crescimento esternais. Esse fato, corroborado pela descrição da ocorrência de deformidade *pectus* após esternotomia em cirurgia cardíaca pediátrica, permite a dedução de que distúrbios do crescimento do esterno, de diferentes origens, têm participação na gênese dessas deformidades. É também comum na literatura o conceito de hipercrescimento dos arcos costais como fator causal. Sob a ótica dos entendimentos ortopédicos, qualquer alteração que leve à desproporção entre o crescimento do esterno, que ocorre principalmente no sentido vertical, e o crescimento dos arcos costais, que ocorre sobretudo no sentido horizontal, pode gerar deformidade *pectus*. Em plano tridimensional, é possível reconhecer que alterações intrínsecas nas placas de crescimento do esterno e/ou arcos costais, sejam elas geneticamente determinadas ou adquiridas, podem resultar na produção de deformidades *pectus*, as mais variadas possíveis. Defeitos do desenvolvimento oriundos da formação embrionária bilateral do esterno também podem contribuir na gênese dessa deformidade. A influência hereditária deve ser sempre considerada, mesmo que não se conheçam outros casos na família.

Patogênese

Na série dos autores, diagnosticou-se *pectus carinatum* em 4.076 pacientes (73,5%) e *pectus excavatum* em 1.472 (26,5%). Coelho e colaboradores[8] também assinalam maior prevalência do *carinatum*. Todavia, há um grande número de autores, principalmente em séries cirúrgicas, que apontam maior prevalência do *excavatum*, o qual, ao que tudo indica, é o tipo de deformidade mais operado.

A hereditariedade e os fatores biomecânicos podem influenciar a morfologia da caixa torácica, principalmente durante o período de crescimento. Tais fatores são os distúrbios respiratórios – como asma, pneumonia, hipertrofia de adenoide, sinusite e rinite alérgica – e os desvios da coluna vertebral, como cifoses torácicas exacerbadas e/ou escolioses.

De acordo com Ellis,[9] existe história de outros casos de deformidades *pectus* na família em 40% dos pacientes. No último levantamento dos autores deste capítulo, a hereditariedade pôde ser detectada em 47,8% do total de pacientes. A pesquisa da hereditariedade é difícil, pois casos discretos não costumam ser relatados, além do histórico de *pectus* em familiares mais distantes dificilmente ser conhecido. Creswick e colaboradores[10] sugerem que a hereditariedade pode ter um padrão autossômico dominante, recessivo, ligado ao cromossomo X ou complexo. Harcke e colaboradores[11] sugerem que, quando o paciente apresenta *pectus carinatum* ou *excavatum*, deve-se suspeitar da presença de deformidades da coluna vertebral, das costelas, da clavícula ou da escápula e vice-versa. Uma escoliose com angulação maior que 10° foi percebida em 38,4% do total dos casos da casuística, com ocorrência semelhante no *excavatum* (36,8%) e *carinatum* (38,9%). A cifose torácica exacerbada, geralmente postural, também mostrou percentuais semelhantes no *pectus carinatum* (15,3%) e *excavatum* (15,9%). A postura cifótica em pacientes com *pectus excavatum* ajuda a piorar o aspecto da parede torácica anterior, fazendo a depressão parecer ser maior do que realmente é. Muitas vezes, a cifose postural associada ao *pectus* pode decorrer da tentativa de esconder a deformidade sob o vestuário, fazendo parte de um contexto de baixa autoestima, hábitos posturais ruins, sedentarismo e eventual tendência genética. A coexistência de distúrbios respiratórios mostrou-se semelhante no *carinatum* (48,7%) e no *excavatum* (50,2%), com história atual ou pregressa de bronquite asmática em 15,1% do total de portadores de *pectus carinatum* e em 12,8% do total com *pectus excavatum*, sendo que esses números correspondem à incidência de asma na população em geral. No entanto, Cserháti e colaboradores[12] mostraram que pacientes com deformidades torácicas tendem a ter quadros de asma de forma mais precoce, grave, frequente e prolongada. Haje relata diminuição dos sintomas respiratórios em alguns pacientes que tiveram a deformidade torácica tratada.

Distúrbios no desenvolvimento e crescimento do esterno e dos arcos costais explicam a tendência à piora das deformidades *pectus* com o crescimento do indivíduo, geralmente ocorrendo a progressão ou o aparecimento destas no pico de crescimento da adolescência **(FIG. 3.3)**. Na casuística dos autores, a média de idade dos casos que procuram atendimento foi de 13,29 anos (4 dias a 64 anos), sendo relatados alguns casos de *excavatum* ao nascimento, e, mais raramente, de *carinatum*.

Classificação: tipos de deformidades *pectus*

As deformidades *pectus* são classificadas de acordo com a localização anatômica da área protrusa ou da área deprimida.

> **ATENÇÃO!** Sempre que a deformidade predominante for protrusão na região esternal, na junção condroesternal ou na cartilagem costal adjacente ao esterno, ela deve ser classificada como *pectus carinatum*. A presença exclusiva de depressão esternal caracteriza o *pectus excavatum*.

Classifica-se o *pectus carinatum* em três tipos básicos, conforme a localização anatômica do ápice da protrusão:

* *Pectus carinatum* inferior (PCI).
* *Pectus carinatum* lateral (PCL).
* *Pectus carinatum* superior (PCS).

O PCS apresenta dois subtipos: tipo 1 (no qual o ápice da protusão é ligeiramente acima da linha intermamilar) e tipo 2 (em que o ápice da protusão é bem acima da linha intermamilar, associada a uma depressão abaixo da protrusão).

O *pectus excavatum* é classificado de acordo com a extensão da depressão, em amplo (PEA) e localizado (PEL). O PEL apresenta subdivisão em três itens: tipo 1 (com predominante componente de depressão e mínima saliência de rebordos costais), tipo 2 (componente de depressão e

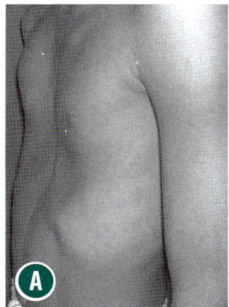 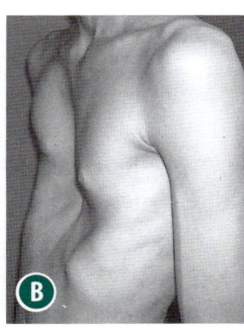 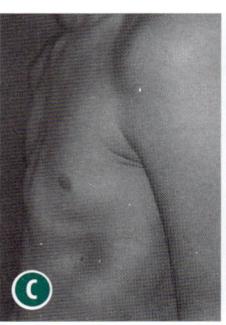 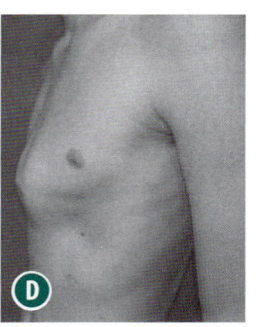

FIGURA 3.3 → Progressão de deformidades *pectus* no pico de crescimento da adolescência.

A *Pectus excavatum* aos 10 anos.
B Aos 14 anos.
C *Pectus carinatum* aos 14 anos.
D Aos 16 anos.

saliência de rebordos costais na mesma proporção) e tipo 3 (mínima depressão e predominância do componente de rebordos costais **(FIG. 3.4)**.

Tipos mistos de deformidades podem ocorrer. Saliências dos rebordos costais na parte inferior da parede torácica anterior podem ser evidentes em todos os tipos de *pectus*, e algumas vezes são a principal queixa dos pacientes, devendo ser registradas para o acompanhamento adequado. O diagnóstico deve ser sempre o mais descritivo possível e firmado de acordo com a deformidade predominante, podendo constar, em adição ao diagnóstico principal, a deformidade secundária, como PCS e PCL esquerdo, PCL direito e PEL. O que muitos profissionais chamam de *pectus excavatum* assimétrico, prefere-se, aqui, designar PEA (ou PEL) com componente de protrusão lateral ou simplesmente PEA (ou PEL) e PCL. Eventualmente, o PCI pode ter também as porções intermediária e superior do corpo esternal e, por vezes, o manúbrio um pouco protruso, caracterizando "PCI alto", que difere do PCS tipo 1, pois, nesse último, a saliência abrange também as regiões mamilar e peitoral, além de ser, em geral, mais rígida. Podem ainda existir o PCI com depressão bilateral de cartilagens costais e saliência de rebordos costais; o PCI amplo, uniforme, sem componentes de depressão; o PCL esquerdo (ou direito) com (ou sem) depressão contralateral, entre outras condições.

Alguns autores, como Frey e colaboradores,[13] designam como protrusão condrogladiolar o que é chamado aqui de PCI; protrusão condrogladiolar assimétrica o que define-se neste capítulo de PCL; e protrusão condromanubrial – no passado também designada *pouter pigeon breast* ou peito-de-pombo por Currarino e Silverman[3] e outros autores – o que se nomeia aqui de PCS.

Correlação clínica com exames de imagem

Índices esternais. Haje e colaboradores[14] descreveram a correlação clínico-radiográfica para cada tipo básico de deformidade *pectus*. Para interpretar possível encurtamento do esterno, os autores criaram os índices BM e BXM,

resultantes, respectivamente, da divisão do comprimento do corpo esternal (B, do inglês *body*) pelo comprimento do manúbrio (M) e da divisão do comprimento do corpo esternal e xifoide juntos (BX) pelo comprimento do manúbrio (M). Como o índice BXM só precisa ser calculado quando há fusão prematura do xifoide ao corpo esternal – ou seja, somente nos casos mais avançados de PCS, que é o tipo mais raro de deformidade *pectus* –, na prática, o índice BM é o corriqueiramente utilizado.

O valor normal médio do índice BM encontrado nesse trabalho foi de 2,16, com desvio-padrão de aproximadamente 0,24, o que determina o valor de 1,92 como patamar inferior. O índice BM abaixo de 1,92 é, portanto, sugestivo de crescimento retardado do esterno, com consequente encurtamento desse osso, que, por sua vez, implica desproporção entre os crescimentos esternal e costal, contribuindo para a gênese da deformidade. A conclusão do referido estudo foi de que distúrbios no crescimento do esterno seriam responsáveis pelo desenvolvimento do PCS parcialmente responsáveis pelo PCI, pelo PCL e pelo PEL e inexistiriam no PEA. Entretanto, com a utilização da tomografia computadorizada (TC) do tórax com técnica *multislice*, hoje, sabe-se que irregularidades na formação, no crescimento e no desenvolvimento do esterno podem estar presentes também no PEA.

A TC *multislice* permite melhor interpretação de distúrbios que envolvam a formação, o crescimento e o desenvolvimento do esterno e dos arcos costais. As secções axiais contribuem para a análise da morfologia, avaliação de assimetrias entre hemitórax e avaliação da rotação esternal, e as secções coronais e sagitais permitem melhor análise etiológica. O índice BM pode ser calculado; a avaliação da forma, a inclinação e um possível encurtamento do esterno podem ser detectados na secção sagital. As características tomográficas que podem ser mostradas na TC coronal em pacientes com *pectus* foram relatadas por Haje e colaboradores[15] e são ilustradas no **QUADRO 3.1** e nas **FIGURAS 3.5 a 3.8**. Apesar de a TC mostrar as alterações citadas, facilitando o entendimento da deformidade, e de poder ser

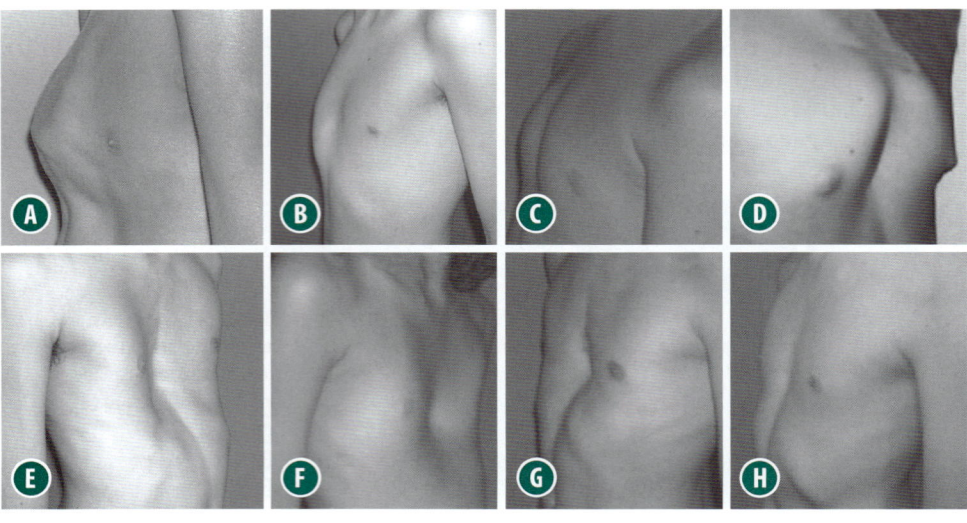

FIGURA 3.4 → Os diferentes tipos e subtipos básicos de deformidades *pectus*. De 5.548 pacientes da casuística, os autores diagnosticaram 2.381 casos (42,9%) de PCI, 1.397 (25,1%) de PCL, 295 (5,3%) de PCS, 919 (16,5%) de PEL e 551 (9,9%) de PEA.

Ⓐ PCI.
Ⓑ PCL.
Ⓒ PCS tipo 1.
Ⓓ PCS tipo 2.
Ⓔ PEA.
Ⓕ PEL tipo 1.
Ⓖ PEL tipo 2.
Ⓗ PEL tipo 3.

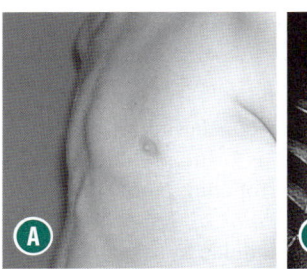 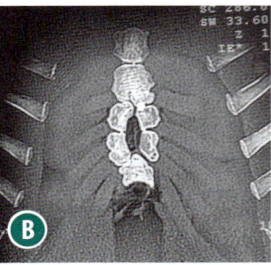

FIGURA 3.5 → **Ⓐ** Aspecto clínico. **Ⓑ** TC *multislice*. Secção coronal da parede torácica anterior de um paciente masculino, 12 anos, portador de PCI. Observa-se que os segmentos da porção medioinferior do corpo esternal acham-se separados longitudinalmente, denotando um defeito de formação que reporta ao período embrionário, mas essa característica V não foi estatisticamente mais prevalente em pacientes com *pectus* (ver **FIG. 3.1** e **QUADRO 3.1**).

Fonte: Haje e Haje.[16]

QUADRO 3.1 → Características presentes no desenvolvimento da parede torácica anterior e ilustração esquemática. As características I, II e III são estatisticamente prevalentes em todos os tipos de *pectus* quando comparados ao grupo-controle, e a presença de uma dessas características pode sugerir a presença de *pectus*, embora elas não sejam específicas de um tipo de deformidade. A característica IV é exclusiva do PCS. As cartilagens de crescimento presentes na parede torácica anterior não são mostradas; em todos os desenhos, o processo xifoide é ilustrado como ossificado. Nota: o osso é mostrado em cor branca e a cartilgem em cinza.

Característica tomográfica	Descrição da característica	Ilustrações
I	Fusão do processo xifoide ao corpo esternal	
II	Assimetria laterolateral da forma do corpo esternal	
III	Assimetria das cartilagens hemitorácicas costais	
IV	Ossificação e fusão do corpo esternal ao manúbrio	
V	Fusão incompleta das bandas longitudinais esternais de origem embriológica	
VI	Fusão de todos os segmentos do corpo esternal	

Fonte: Traduzida de Haje e colaboradores.[15]

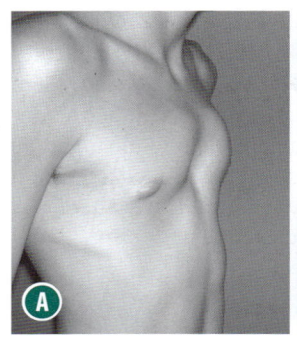 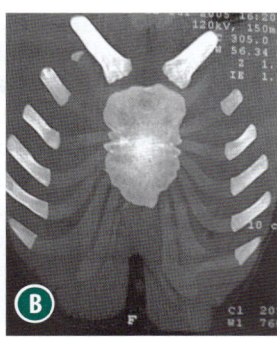

FIGURA 3.6 → **Ⓐ** Aspecto clínico. **Ⓑ** TC *multislice*. Secção coronal da parede torácica anterior de um paciente masculino, 14 anos, portador de PCS. Pode-se ver um esterno alargado, com todas as placas de crescimento do corpo prematuramente ossificadas e com apenas um resquício de cartilagem entre o manúbrio e o corpo esternal (característica IV). O grande encurtamento do corpo esternal é revelado por um índice BM próximo a 1 e pela verticalização das cartilagens costais inferiores.

Fonte: Haje e Haje.[16]

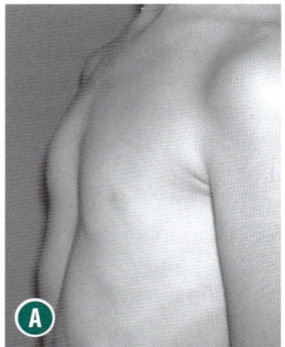 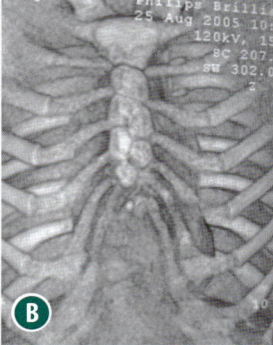

FIGURA 3.7 → **Ⓐ** Aspecto clínico. **Ⓑ** TC *multislice*. Secção coronal da parede torácica anterior de uma paciente do sexo feminino, 5 anos, portadora de PCL direito e PEL. Nota-se que, embora o corpo esternal tenha cerca de duas vezes o comprimento do manúbrio (BM=2), há uma irregularidade laterolateral na segmentação do corpo esternal (característica II), havendo três segmentos na porção inferior do corpo à direita e dois à esquerda.

Fonte: Haje e Haje.[16]

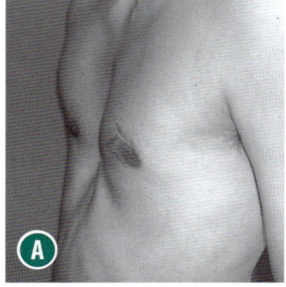 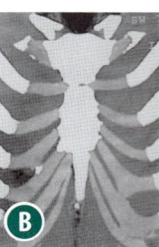 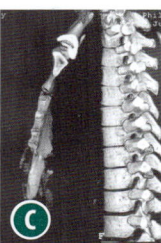

FIGURA 3.8 → **Ⓐ** Aspecto clínico. **Ⓑ** Secção coronal. **Ⓒ** Secção sagital de TC *multislice* do tórax de um paciente do sexo masculino, 27 anos, portador de PEL e PCL esquerdo. Distúrbio prévio no crescimento do corpo esternal pode ser deduzido pelo índice BM de 1,2, que denota grande encurtamento do corpo esternal. O processo xifoide longo leva a supor uma tração do músculo reto abdominal sobre esse osso em decorrência do encurtamento do corpo. A rotação do esterno visível em **Ⓒ** ilustra uma possível irregularidade laterolateral (característica II) no período de crescimento.

Fonte: Haje e Haje.[16]

utilizada no acompanhamento do tratamento, esse exame de rotina não é realizado na avaliação inicial dos pacientes devido às recomendações atuais de evitar a radiação. Além disso, não é realizado, geralmente, por não mudar a conduta ou indicação do tratamento pelo método dinâmico de remodelação (DR), salvo em casos selecionados, como em crianças com PCS, no intuito de tentar detectar alterações precoces ao nível das placas de crescimento.

Fisiopatologia

Entende-se por fisiopatologia o estudo das funções alteradas ou modificadas pela doença. No caso das deformidades *pectus*, é raro existir comprometimento orgânico. As provas de função pulmonar apresentam-se, em regra, dentro da normalidade, exceto nos casos de deformidades graves, principalmente no *pectus excavatum* muito acentuado, no qual padrões restritivos da capacidade pulmonar podem ser encontrados. Metanálises que avaliaram estudos de pacientes operados para correção de *pectus excavatum* grave não mostraram diferença significativa da função pulmonar antes e depois da correção cirúrgica, mas mostraram melhora da função cardíaca. Swanson e colaboradores, ao realizarem testes cardiopulmonares em 90 pacientes com *pectus excavatum* grave, identificaram prevalência de 59% de algum grau de limitação cardíaca e/ou pulmonar, mas a maioria era assintomática. Alterações cardíacas, como prolapso da válvula mitral, arritmias e compressão da veia cava inferior são descritas como eventualmente presentes.

> **ATENÇÃO!** Alguns pacientes com deformidades mais acentuadas relatam sintomas como dor torácica, dispneia e intolerância a esforços, mesmo quando exames complementares que avaliam função pulmonar e cardíaca não mostram alterações significativas. Alguns desses sintomas podem ser justificados pela mais comum e frequente alteração funcional dos portadores de deformidades *pectus*, que é, sem dúvida, a perturbação psíquica.

Normalmente, o portador de *pectus* mostra dificuldades de convívio social normal, evitando todas as situações em que sua deformidade possa ser percebida. Timidez, introversão, complexo de inferioridade e/ou revolta estão presentes com frequência. Tais sintomas se exacerbam na adolescência, fase da vida em que a sexualidade é despertada, levando o jovem a sentir-se inferiorizado ante os padrões de beleza impostos pela sociedade, que muito valorizam o aspecto do tórax. Pais e familiares também acabam envolvidos psicologicamente, sentindo-se frustrados quando escutam orientações como "isso é assim mesmo", "o problema é estético", "não há nada a fazer" ou "somente cirurgia pode ser tentada". O suporte médico adequado ao portador de deformidade *pectus* contribui para o restabelecimento da sua saúde mental e a de sua família, reabilitando-o ao convívio social normal.

Tratamento conservador

Princípios ortopédicos

A opção de tratar de forma conservadora as deformidades *pectus* tem como base os princípios de Nicolas Andry,[17] considerado o pai da ortopedia, autor do tratado *Ortopedia, a arte de prevenir e tratar as deformidades do corpo da criança*, e a lei da remodelação óssea de Julius Wolff.[18] Forças terapêuticas aplicadas regularmente sobre ossos e cartilagens deformados podem produzir remodelação gradual no sentido benéfico, corretivo, e isso pode ser observado, sobretudo, na parede torácica anterior.

Utilização de órteses

Jaubert de Beaujeu e colaboradores,[19] Bianchi e colaboradores,[20] Lange,[21] Müller[22] e Vidal e colaboradores[23] relataram que gessos corretivos e/ou dispositivos com correias envolvendo o tórax são efetivos para crianças com *pectus carinatum*. Porém, foram os trabalhos de Haje e Raymundo[24] e Haje e colaboradores[25] os pioneiros na descrição de um modelo de tratamento usando órteses dinâmicas, chamado de compressor dinâmico de tórax (CDT), para as deformidades em protrusão ou *carinatum*, sendo essa linha de tratamento gradualmente aceita e seguida pela comunidade médica nos anos posteriores. A publicação de Haje e Bowen[2] no *Journal Pediatric Orthopaedics* de 1992 deu visibilidade internacional à linha de pesquisa do Doutor Sydney Haje e iria mudar progressivamente o protocolo inicial de tratamento do *pectus carinatum* nos grandes centros, que tinham essencialmente uma conduta cirúrgica ou expectante. Mielke e Winter[26] descreveram um caso de *pectus carinatum* tratado com sucesso por colete gessado seguido do uso de suporte com placas de plástico, correias no tórax e tiras para apoio nos ombros. Beirão[27] mostrou bons resultados em 50 casos de *pectus carinatum* tratados com o CDT, assim como Egan e colaboradores[28] em cinco casos. Do ano de 2006 em diante, após Sydney Haje e colaboradores terem realizado outras publicações adicionais sobre o seu método de tratamento e divulgado mais o estudo em congressos e encontros internacionais, coincidentemente, foi verificado um grande aumento de publicações indexadas ao *Pubmed* (20 entre os anos de 2006 e 2014) sobre o tratamento do *pectus carinatum* com órteses, que validaram os bons resultados iniciais de Haje, sendo hoje, a cirurgia proscrita na maioria dos grandes centros para o *carinatum*. Em 2012, 88% dos cirurgiões pediátricos canadenses informaram que indicam a órtese como a primeira linha de tratamento para o *pectus carinatum*.[29]

Desde 1992, Haje e Bowen têm descrito o tratamento com órteses CDT não só para *pectus carinatum*,[2] mas também para *pectus excavatum*, associando-se exercícios para o paciente sob uso de tais aparelhos. Não existem outras publicações do tratamento do *excavatum* com uso do método DR além das de Haje, sendo que o protocolo inicial em diversos centros é ainda cirúrgico ou expectante para o *excavatum*, o que os autores deste capítulo esperam ajudar a mudar para uma linha inicial de tratamento pelo método desenvolvido por Haje nos próximos anos.

Método dinâmico de remodelação ou método DR

Em publicação na revista *International Orthopaedics*,[33] os autores deste capítulo criaram o termo *dynamic remodeling (DR) method* (método dinâmico de remodelação), doravante chamado de método DR, para designar o uso de órteses CDT concomitantemente à prática de exercícios que promovam aumento da pressão intratorácica. Tal procedimento implica um equilíbrio de forças sobre o tórax: enquanto a(s) órtese(s) exerce(m) uma pressão externa dinâmica sobre áreas protrusas ou salientes, a execução de exercícios, simultaneamente ao uso de uma ou duas órteses CDT, promove pressão interna sobre áreas deprimidas, proporcionando a remodelação da caixa torácica como um todo.

O método DR requer supervisão médica. Esse acompanhamento deve ser prolongado, pois pode levar mais de um ano para que a correção se estabilize. Um protocolo deve ser obedecido para êxito do tratamento ortótico das deformidades *pectus* pelo método DR **(QUADRO 3.2)**.

QUADRO 3.2 → Protocolo para sucesso do tratamento ortótico das deformidades *pectus* pelo método DR

- O paciente deve ser conscientizado pelo médico de que o método dinâmico de remodelação do tórax é um tratamento semelhante ao tratamento ortodôntico, ou seja, é prolongado, podendo durar um ou mais anos, e que o resultado dependerá muito de sua força de vontade e persistência.

- A órtese deve ser feita de maneira individualizada, de acordo com a deformidade do paciente (customizada), com base em molde gessado feito pelo médico ou sob sua orientação, com prescrição detalhada das dimensões, dos formatos e do posicionamento das almofadas.

- O médico deve prescrever um programa de exercícios que promovam aumento da pressão intratorácica em uso da(s) órtese(s). Os exercícios devem ser ensinados por fisioterapeutas treinados. Tais atividades, a partir da adolescência, podem ser continuadas em academia sob a supervisão de educadores físicos, conforme a prescrição médica, que deve enfatizar exercícios no aparelho crucifixo ou *peck deck*, sem carga excessiva, salientando que o objetivo terapêutico é trabalhar os movimentos do tórax sem provocar grande hipertrofia muscular.

- O paciente deve seguir as instruções médicas, pois o uso da(s) órtese(s) e a execução dos exercícios só a ele cabem, sendo de sua responsabilidade fazê-los conforme prescrito para cada etapa do tratamento.

- O paciente deve retornar a cada dois ou três meses no primeiro ano, para prevenção de complicações (ver texto) e renovação das orientações médicas. A partir do segundo ano, o retorno pode ser a cada três ou quatro meses, de acordo com a evolução de cada caso.

- O médico deverá prescrever órtese adicional e requerer ajustes ou promover substituição da órtese original por uma nova, sempre que necessário.

- Fotografias clínicas antes e durante o tratamento devem ser tiradas sempre de um mesmo ângulo.

- O tratamento deve envolver uma equipe multidisciplinar (médico, técnico em órteses, fisioterapeuta e educador físico). O médico deve coordenar os trabalhos e dar novas orientações sempre que necessário.

Órteses CDT e exercícios preconizados pelos autores

O CDT é uma órtese simples e leve, feita de hastes de alumínio e almofadas com placas de plástico (PVC ou polipropileno) forradas com espuma e cobertas por tecido. A haste posterior dobra-se anteriormente em suas laterais, servindo de base para as hastes laterais, que são tubulares com roscas internas. Parafusos de metal são introduzidos nas hastes laterais após passarem por orifícios nas extremidades laterais da haste anterior, unindo as partes anterior e posterior da órtese. É imprescindível que sejam utilizados parafusos para compressão gradual e dinâmica, permitindo um ajuste "fino" da pressão. Velcros e outros tipos de fechos não proporcionam a mesma firmeza e não têm a mesma característica dinâmica do enroscamento gradual dos parafusos, limitando bons resultados a apenas casos de protrusões flexíveis e sem componentes de depressão. A utilização de tiras de apoio nos ombros tem se mostrado totalmente desnecessária, uma vez que a firmeza proporcionada pelo apertar dos parafusos é suficiente para manter o CDT no lugar, salvo em um caso verificado de uma criança de 4 anos que insistia em puxar a órtese distalmente.

O CDT II, inicialmente desenhado para o *pectus excavatum*, também pode ter seu uso indicado de forma concomitante ao uso de CDT I no tratamento de *pectus carinatum* com componentes de depressões laterais e saliências de rebordos costais. A almofada posterior do CDT deve abranger a coluna vertebral e a musculatura paravertebral de ambos os lados da coluna. Ela deve ter forma de "T" invertido no CDT I (para não interferir nos movimentos das escápulas) e retangular no CDT II.

Os principais exercícios prescritos em uso de órteses CDT são sopro de balões, abdominais sem flexão cervical e com elevação do tronco em 45°, flexões peitorais ou apoios e, como ponto principal, enfatizam-se os exercícios de adução dos braços contra a resistência do aparelho chamado de crucifixo ou *peck deck* **(FIG. 3.9)**. Recomenda-se a realização de repetições em detrimento da hipertrofia, mantendo o peito inspirado durante a fase de execução de contrações concêntricas. Os pacientes relatam que, quando fazem exercícios usando CDT, conseguem apertar mais os parafusos, aumentando a pressão da órtese. Acredita-se que a manutenção do protocolo de exercícios sob uso da órtese na fase de manutenção ou desmame pode contribuir para a estabilização da correção.

Exercícios sem uso concomitante de órtese CDT

Musculação, natação ou outros exercícios isolados não corrigem a deformidade *pectus*, podendo apenas disfarçá-la pela hipertrofia muscular e melhora postural. A prática de musculação sem a utilização concomitante de órtese CDT pode agravar a protrusão torácica no período do crescimento e contribuir para o enrijecimento **(FIG. 3.10)**. A natação, entretanto, deve ser prescrita sem a órtese, em qualquer idade, nos estilos costas e livre – ou *crawl* –, visando à manutenção da

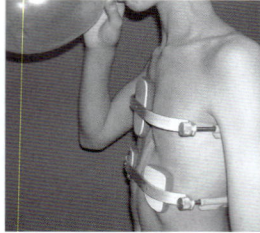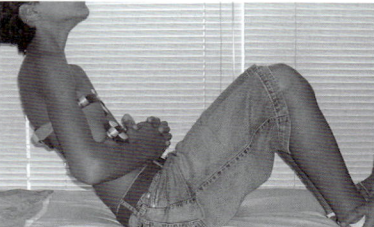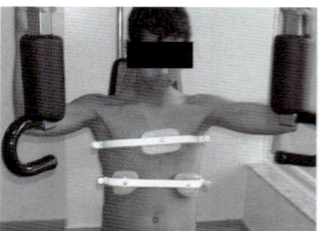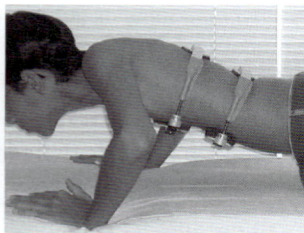

FIGURA 3.9 → Pacientes em uso de órteses CDT I e CDT II enquanto fazem exercícios de aumento da pressão intratorácica.
Fonte das imagens A-C: Haje e Haje.[33]

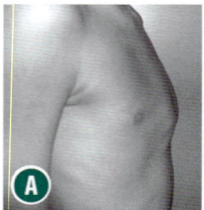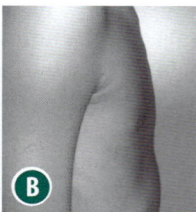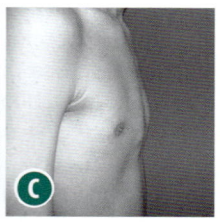

FIGURA 3.10 → **A** Paciente do sexo masculino, aos 14 anos, antes de iniciar tratamento pelo método DR. **B** Aos 14 anos e 8 meses, oito meses após início do método. **C** Aos 16 anos e 7 meses, um ano e meio após ter deixado de usar a órtese CDT I e continuado apenas com musculação. A não realização de um "desmame" gradual da órtese pode levar à recorrência.
Fonte: Haje e Haje.[16]

maleabilidade torácica e à melhora do condicionamento físico, com a consequente evolução da postura do tronco, podendo ser associada à prática de RPG ou pilates.

Ajustes e consertos na órtese CDT/aprimoramentos (CDT ajustável)

É essencial que exista um espaço de cerca de 1 cm entre a haste lateral e o corpo do paciente, que deve ser mantido durante o tratamento, de forma que o CDT não interfira nos movimentos respiratórios ou incomode o paciente durante o sono ou a realização de exercícios. Portanto, um dos ajustes necessários com mais frequência à medida que o paciente cresce e o seu tórax se altera com o tratamento é o alargamento laterolateral. Tal alargamento é feito pela abertura dos ângulos das hastes posterior e anterior. A diminuição do tamanho dos parafusos e das hastes laterais ou o adiantamento da dobra dos ângulos da haste anterior podem ser necessários para possibilitar a compressão adicional. Muitas vezes, ocorre encurvamento das hastes anterior

e/ou posterior, tornando-se necessário que o médico prescreva retificação dessas peças, além de sua duplicação para reforço, tornando a compressão mais efetiva. Podem ser necessárias, também, a alteração no posicionamento, no tamanho e na forma das almofadas e, por vezes, a substituição da órtese por uma nova.

Com a criação da órtese CDT ajustável (CDTA) em 2013, os ajustes de alargamento laterolateral da órtese, além da mudança do comprimento das hastes laterais, puderam ser feitos pelo próprio médico no consultório, sem necessidade de encaminhar a órtese para um protético. Outro ponto é que todas órteses CDT I (desde 2012) ou CDTA I (desde 2013) tiveram a almofada posterior confeccionada em forma de "T" invertido e não mais em forma de cruz, além de todas placas almofadadas posteriores serem mais amplas do que no passado, o que diminuiu as irritações de pele na região do dorso e permitiu melhor estabilidade da órtese no tronco, evitando a rotação da órtese em casos de PCL, por exemplo **(FIG. 3.11)**. Outra melhoria na órtese foi o sistema de retirada e colocação rápida, criado em 2011, no qual o paciente não precisa afrouxar o parafuso para colocar ou tirar a órtese.

Indicação de órtese de acordo com o tipo de deformidade e a idade

A órtese CDT é indicada principalmente durante o pico de crescimento da adolescência. Para o PCS, recomenda-se tratamento ortótico ainda na infância, com início por volta dos 6 a 8 anos, mesmo para casos leves, pois esse tipo de *pectus* tem tendência natural à progressão e a ficar muito rígido precocemente **(FIG. 3.12)**.

Para os demais tipos de deformidade *pectus*, a intervenção terapêutica na infância tem indicação ainda quando a deformidade é muito acentuada **(FIG. 3.13)**, quando existem

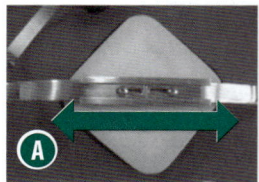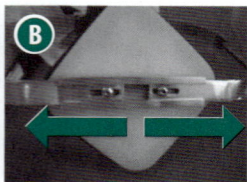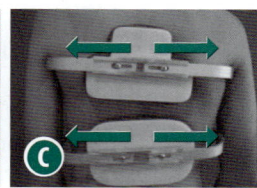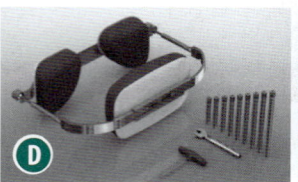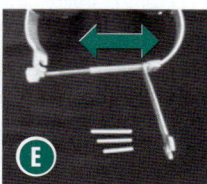

FIGURA 3.11 → **A** - **C** Órtese CDTA I com hastes telescopáveis anteriores e posteriores, permitindo o alargamento laterolateral. Nota-se que a placa almofadada posterior no CDTA I tem formato em "T" invertido e é ampla **C** . **D** e **E** No CDTA, as hastes laterais podem ser trocadas de forma simples no consultório por mecanismo de rosqueamento.

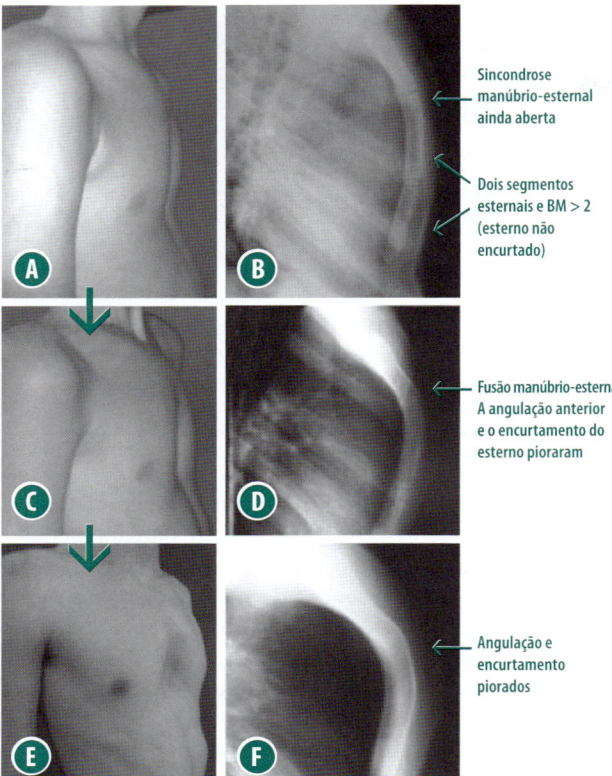

Sincondrose manúbrio-esternal ainda aberta

Dois segmentos esternais e BM > 2 (esterno não encurtado)

Fusão manúbrio-esternal. A angulação anterior e o encurtamento do esterno pioraram

Angulação e encurtamento piorados

FIGURA 3.12 → Ⓐ e Ⓑ Paciente com PCS diagnosticado aos 3 anos e 8 meses de vida, com aspecto radiográfico descrito. Ⓒ e Ⓓ Aos 6 anos, devido à piora clínica e radiográfica, indicou-se o tratamento preventivo com método DR, que não foi executado pela família. Ⓔ e Ⓕ Aos 15 anos e 10 meses, o paciente retornou com a deformidade piorada, extremamente rígida, associada a problemas psicológicos secundários ao aspecto estético da caixa torácica.

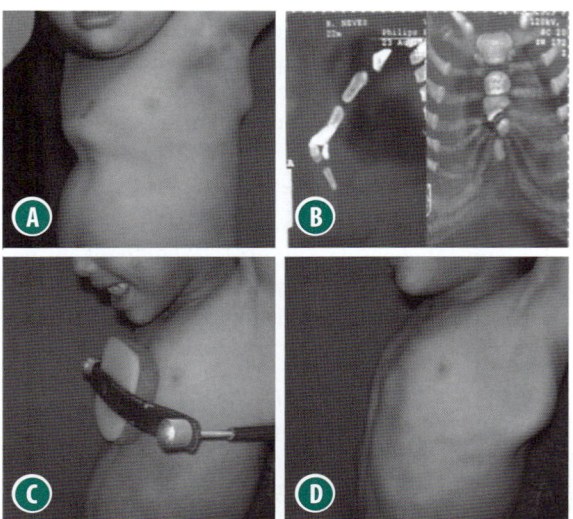

FIGURA 3.13 → Ⓐ Paciente com PCI iatrogênico grave aos 2 anos de vida, que ocorreu devido à punção esternal no período neonatal e complicou-se por infecção local e por alterações no crescimento do osso esternal visualizadas na TC Ⓑ. Ⓒ O paciente foi submetido ao tratamento pelo método DR, com excelente resultado após 39 meses de seguimento Ⓓ.

distúrbios respiratórios concomitantes e nos casos de PCL em meninas, pois prefere-se fazer a compressão ortótica sobre a área de saliência antes do desenvolvimento das mamas (FIG. 3.14). É observada, ainda, uma tendência nos últimos anos a iniciar o tratamento do *pectus excavatum* de forma precoce, geralmente quando há realização do diagnóstico, o que tem melhorado os resultados (FIG. 3.15), apesar de ser possível uma ótima correção na adolescência para os casos de PEA e para todos os subtipos de PEL. Melhora clínica de distúrbios respiratórios tem sido observada com a regularização da morfologia da caixa torácica e/ou melhor condicionamento físico com os exercícios prescritos. A melhora da morfologia obtida para deformidade flexível na infância pode não ser estável. Os pais devem ser advertidos quanto à possível necessidade de continuidade de tratamento até ou na adolescência.

No outro extremo, estão os adultos que procuram tratamento. O paciente deve ser advertido de que muito sacrifício é necessário para seguir adiante com o método DR e que ele deverá executá-lo por longo período de tempo. Quando isso acontece e a melhora aparece, o paciente sente-se recompensado. A utilização do método DR no tórax do adulto se assemelha, em fundamento, à aplicação do tratamento ortodôntico, que, no passado, era realizado apenas em crianças e adolescentes e que, atualmente, é aplicado também em adultos. Ambos obedecem à lei da remodelação óssea de Wolff,[18] que tem efeito durante toda a existência humana.

Flexibilidade

A flexibilidade merece mais consideração do que a importância da deformidade e a idade do paciente para o prognóstico do tratamento. As manobras clínicas realizadas para avaliar a flexibilidade das deformidades são os testes de compressão manual e de aumento da pressão intratorácica (FIG. 3.15). Geralmente, documenta-se a flexibilidade da

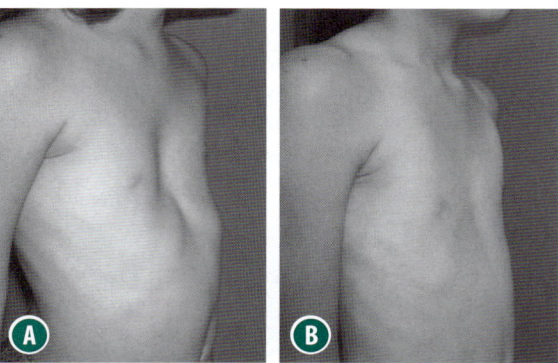

FIGURA 3.14 → Ⓐ Paciente do gênero feminino apresentando PEL tipo 2 com tratamento pelo método DR iniciado precocemente a partir da realização do diagnóstico com 5 anos de vida. Teve melhora completa pelo método DR em cinco meses. Ⓑ Após 36 meses de seguimento, foi orientada a fazer a manutenção, usando o dispositivo apenas para dormir e realizando os exercícios até a adolescência.

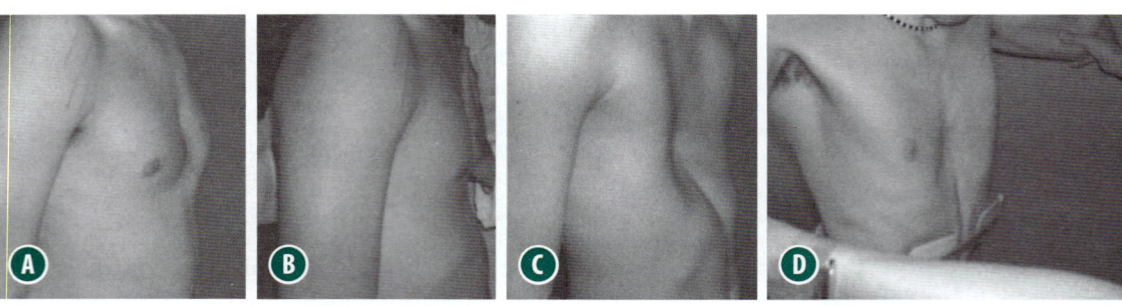

FIGURA 3.15 → **Ⓐ** e **Ⓑ** Teste da compressão manual em paciente portador de *pectus carinatum*. **Ⓒ** e **Ⓓ** Teste de aumento da pressão intratorácica em paciente portador de *pectus excavatum*, através da manobra de Valsalva ou adução horizontal dos ombros resistida em inspiração máxima, com uma órtese CDT II fazendo vezes das mãos de um segundo examinador.

Fonte: Haje e Haje.[16]

deformidade de forma subjetiva em: muito, moderadamente ou pouco flexível e rígida. É descrita por Martinez-Ferro e colaboradores[34] a avaliação objetiva da flexibilidade inicial através de transdutor de pressão, podendo ser monitorada durante o tratamento.

O PCI e o PCL são tipos mais flexíveis de *carinatum*, sendo o primeiro geralmente mais flexível. O PCS é mais rígido e resistente ao tratamento ortótico. O PEA e o PEL têm flexibilidade variada, tanto do componente de depressão quanto do componente de saliência de rebordos costais. Para todos os tipos, a flexibilidade decresce com o passar dos anos. Na maioria das vezes, tal diminuição já acontece a partir do final da adolescência e, no caso dos portadores de PCS, no final da infância, ou antes, em alguns casos.

> **ATENÇÃO: É comum que a parede torácica anterior tenha sua flexibilidade bastante diminuída na vida adulta, podendo manter algum resquício de flexibilidade, sobretudo em casos de PCI, PCL e na saliência de rebordos costais.**

Documentação da evolução do paciente

Alguns autores sugerem a TC para monitorar o tratamento do *pectus carinatum*,[28,35] como os autores deste capítulo fizeram de forma inédita para um caso de *excavatum* **(FIG. 3.16)**. Eventualmente, utiliza-se a TC axial do tórax para documentar a evolução de paciente do sexo feminino com deformidade entre as mamas, as quais disfarçam a condição,[36] ou em meninas com PCL, em que pode existir dúvida se a assimetria existente é decorrente da mama ou do componente ósseo **(FIG. 3.17)**. Porém, acredita-se que as fotografias clínicas tiradas do mesmo ângulo são mais simples e econômicas. Além disso, não oferecem qualquer risco de radiação para o paciente e monitoram melhor as deformidades complexas, com componentes de protrusão e de depressão. As fotos sequenciais tornam compreensível a evolução e favorecem a colaboração do paciente. Alguns autores têm utilizado um escâner corporal tridimensional nesse acompanhamento,[37] mas há limitação de custo.

Melhora observada nos pacientes

Os percentuais de melhora variam muito, podendo influenciar o tipo de *pectus*, a idade, a flexibilidade, a aderência ao tratamento e o manejo correto do tratamento pelo médico (p. ex., ajustes no CDT quando necessários ou preventivos), incluindo a identificação de fatores psicológicos do paciente ou dos familiares que possam atrapalhar a aderência ao tratamento.

Os melhores e mais rápidos resultados são vistos nos tipos inferior e lateral de *pectus carinatum*. O *pectus excavatum* flexível e com saliência de rebordos costais também pode mostrar melhora satisfatória quando o paciente segue as instruções médicas por período de tempo mais prolongado.

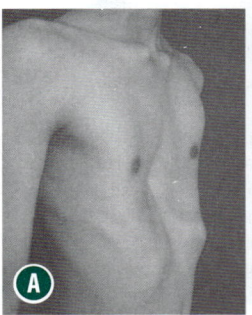
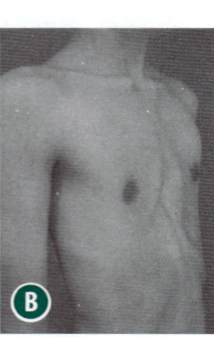
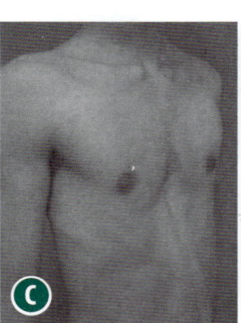
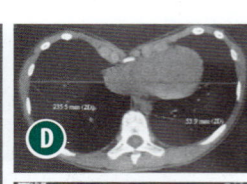
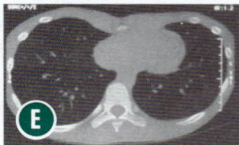

FIGURA 3.16

Ⓐ Paciente de 12 anos com PEA, mostrando melhora 12 meses depois de iniciado o tratamento pelo método DR **Ⓑ** e 29 meses depois **Ⓒ**, quando ainda mantinha uso contínuo do CDT. A TC antes do tratamento **Ⓓ** e aos 12 meses de seguimento **Ⓔ** mostra a melhora com aumento de área para expansibilidade pulmonar e cardíaca.

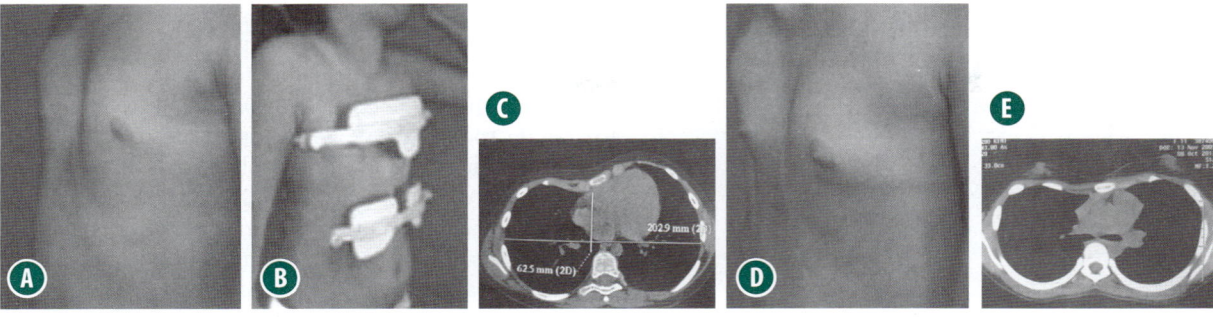

FIGURA 3.17 → **A** Paciente de 9 anos, gênero feminino, com PCL esquerdo, sendo indicados o método DR **B** e a TC pré-tratamento **C**. **D** Para avaliar a assimetria residual no tórax após 38 meses de tratamento, foi utilizada a CT, evidenciando que boa parte da assimetria residual era decorrente da diferença de tamanho das mamas e não pelo componente ósseo, que foi corrigido quase totalmente, inclusive com melhora da rotação esternal **E**.

No PCS, o tratamento é considerado preventivo, ou pode até ocasionar sua melhora, mas, em geral, observa-se uma leve deformidade residual ao final do tratamento bem sucedido. Entretanto, mesmo em casos de PCS rígido, com o tratamento de início mais tardio ou em adultos, a melhora ocorre naqueles determinados a cumprir o protocolo de tratamento. As **FIGURAS 3.18 a 3.21** mostram exemplos de adolescentes tratados e as **FIGURAS 3.22 e 3.23** mostram adultos tratados.

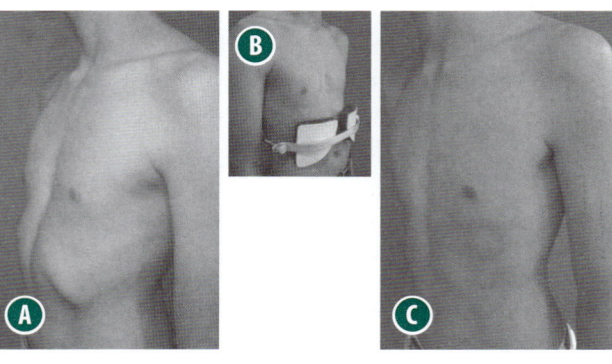

FIGURA 3.20

A Paciente de 13 anos e 10 meses com PEL tipo 3 grave.
B Método DR, tendo tido melhora completa já com 12 meses de tratamento, sendo recomendada uma manutenção noturna do CDT e realização de exercícios até a maturidade esquelética.
C Aspecto após 19 meses de seguimento.

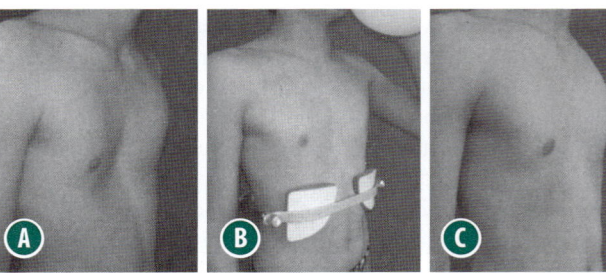

FIGURA 3.18 → **A** Paciente de 15 anos e meio, masculino, com PEA grave.
B Método DR. **C** O bom resultado é evidenciado aos 17 anos e 10 meses, quando o paciente foi liberado do tratamento.

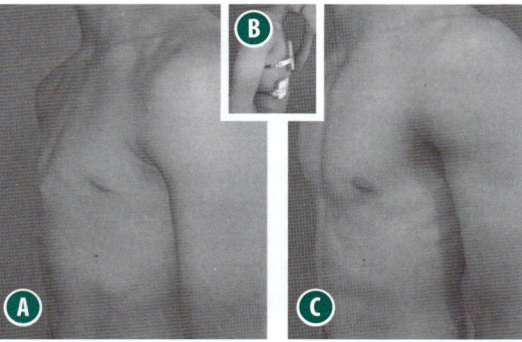

FIGURA 3.21

A Paciente do sexo masculino, 13 anos e 2 meses, portador de acentuado, mas flexível PCI, pré-tratamento.
B Método DR, com uso de CDT I e II desde o início do tratamento, pois, quando era feita a compressão manual do *pectus*, observava-se maior saliência das costelas. O paciente usou as órteses 23 horas por dia durante seis meses, fazendo, a seguir, um "desmame" gradual, usando 18 horas por dia por mais seis meses. Depois, usou apenas para dormir e fazer os exercícios prescritos.
C Com a interrupção do crescimento após 48 meses de seguimento, o indivíduo recebeu alta.

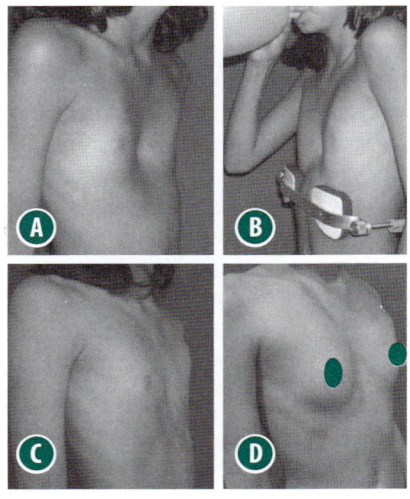

FIGURA 3.19

A Menina de 10 anos com PEL tipo 1 grave.
B Método DR.
C Bom resultado aos 12 meses de tratamento, quando foi iniciado o "desmame".
D Bom resultado mantido aos 15 anos e 5 meses.

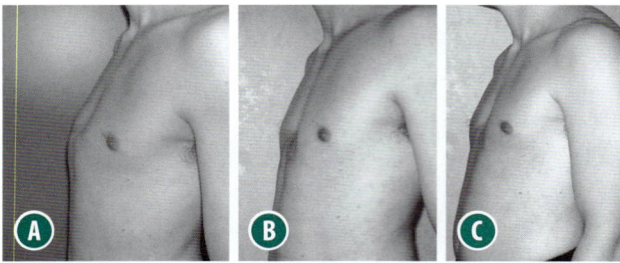

FIGURA 3.22 → Ⓐ Adulto do sexo masculino, 27 anos, portador de PCI, pré-tratamento. Ⓑ Dois meses de tratamento pelo método DR. Ⓒ 16 meses de tratamento. Nas imagens B e C, percebe-se, pela hiperemia na face anterior do tórax, local de pressão da almofada anterior, que a utilização da órtese CDT I vem sendo feita conforme recomendado.

Fonte: Haje e Haje.[16]

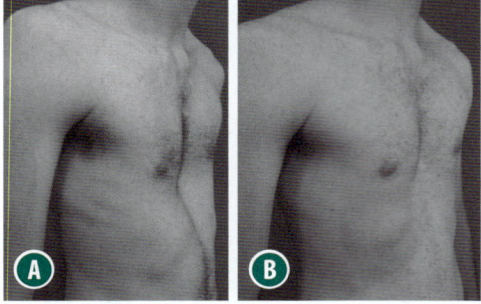

FIGURA 3.23 → Ⓐ Adulto do gênero masculino, 20 anos, portador de PEL e PCL direito, pré-tratamento. Ⓑ Bom resultado parcial após oito meses de tratamento pelo método DR, que foi mantido.

Recomendações sobre o uso do CDT e prognóstico

O paciente deve ser instruído de que o ideal é usar o CDT da forma mais contínua possível no início do tratamento, inclusive para dormir. Tal período, geralmente, é de dois a quatro meses para o *carinatum* flexível e de seis a 12 meses para o *excavatum*.

> **ATENÇÃO! A remoção da órtese só deve ocorrer para banho e/ou natação. A descontinuidade deve ser gradativa após o período inicial. O uso contínuo no início facilita a adaptação do paciente à presença do objeto estranho em seu corpo. Quanto mais o paciente utiliza a órtese, mais rapidamente ocorrerá a adaptação ao uso.**

Se ele a retira com frequência desde o início, a adaptação torna-se difícil, e o tratamento, por conseguinte, não atingirá êxito. Nos primeiros dias de uso, o objetivo principal é a adaptação à presença da(s) órtese(s) quando é permitido deixá-la com aperto mínimo. A adaptação à presença da órtese e ao uso noturno pode demorar horas em crianças pequenas ou até semanas em alguns adultos, sendo que, após esse período, o paciente pode apertar progressivamente os parafusos até o ponto máximo determinado pelo médico.

O paciente deve receber instrução para afrouxar a órtese, mas não retirar se acontecer algum incômodo, por mais que ele seja leve, o que ajuda muito a evitar qualquer dor ou irritação cutânea. Passado o incômodo, deve-se retornar ao grau de aperto inicial. Com o passar dos dias, o aperto pode progredir. À medida que a melhora estável é observada, o número de horas diárias de uso do CDT pode ser diminuído. O paciente acostumado a usar a órtese para dormir costuma manter o uso apenas à noite, colocando o CDT durante o dia apenas para os exercícios.

Os casos rígidos ou de *excavatum*, nos quais a melhora tende a ser mais lenta, podem necessitar de maior suporte psicológico ou maior incentivo por parte do médico e da família, pois os resultados demoram mais para aparecer e podem desestimular a aderência ao tratamento.

Adolescentes e adultos também devem ser orientados sobre o fato de a órtese não ser uma "camisa de força", ou seja, pode haver certa maleabilidade quanto ao uso, de modo que o tratamento interfira o mínimo possível nas atividades cotidianas dos indivíduos e que possa ser incorporado a elas naturalmente. Deve-se, por exemplo, informar o paciente de que ele pode, eventualmente, retirar o CDT para ir à praia, à piscina, a uma festa e até para praticar esportes em que haja contato com o adversário ou risco de quedas. Entretanto, ele deve procurar utilizar a órtese dentro do tempo recomendado para cada etapa do tratamento, recolocando-a tão logo cesse a atividade que teve de executar sem ela. Ou seja, o médico deve conscientizar o paciente de que a responsabilidade pela execução do tratamento é dele mesmo e de que o grau de melhora, em maior ou menor período de tempo, dependerá de seu comprometimento. O prognóstico do tempo total de tratamento depende muito, portanto, da persistência no seguimento correto das orientações médicas por parte do paciente em cada etapa terapêutica. Para o portador de uma deformidade flexível que segue as instruções corretamente, a melhora completa e estável pode levar de um a dois anos. Mais tempo pode ser necessário para a deformidade pouco flexível, pois, primeiro, ganha-se flexibilidade; depois, ocorrem melhora e estabilização. O adolescente tem a certeza da estabilização da correção ao atingir a idade adulta.

Complicações: irritação cutânea, inflamação local e hipercorreção

A irritação cutânea pode ser prevenida pelos cuidados de higiene local – sendo recomendado o uso de camiseta justa e limpa por baixo da órtese – ou pela utilização de capas de tecido de algodão presas por elástico nas bordas das almofadas. Tais capas devem ser substituídas diariamente por outras limpas. Pode haver necessidade de diminuição da pressão e/ou do tempo de uso diário do CDT para que seja aliviada a irritação cutânea de maior gravidade ou a sensibilidade dolorosa, de maneira que o paciente possa prosseguir com o tratamento. A prescrição de medicamento tópico ou via oral quase nunca é necessária. No início do tratamento, a progressão do aperto da órtese deve ser lenta e gradativa, sobretudo em casos com deformidades rígidas, devendo a pressão ser diminuída se houver qualquer desconforto, sob risco de processo inflamatório local ou até mesmo fratura de estresse, que ocorreu em um caso adulto, o qual manteve a pressão da órtese mesmo sob vigência de dor **(FIG. 3.24)**.

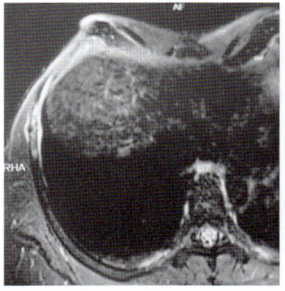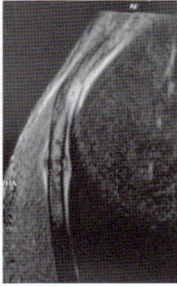

FIGURA 3.24 → Fratura de estresse em arco costal de paciente adulto com deformidade rígida, o qual apertou a órtese de forma intempestiva e manteve o uso, além da realização do protocolo de exercícios, mesmo sob a vigência de dor.

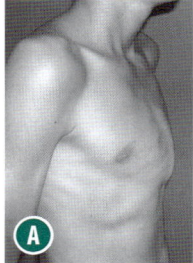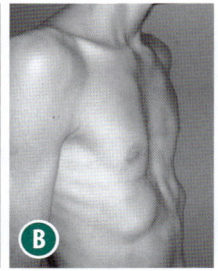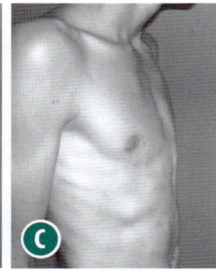

FIGURA 3.25 → **A** Paciente do sexo masculino, 14 anos, portador de PCI, antes do tratamento. **B** Apresentou hipercorreção com dois meses de tratamento com uso contínuo de CDT I e exercícios feitos de maneira irregular. O paciente foi instruído a diminuir o tempo de uso do CDT I de 23 para quatro horas diárias, a afrouxar os parafusos e a melhorar e intensificar a execução do programa de exercícios. Ele seguiu a orientação menos do que deveria, usando a órtese apenas durante cerca de uma hora para a execução dos exercícios, os quais, segundo sua informação, praticou duas vezes por semana. **C** Doze meses depois de iniciado o tratamento, houve recorrência de discreta protrusão.
Fonte: Haje e Haje.[33]

Os autores[33] descreveram de maneira detalhada, na revista *International Orthopaedics*, a complicação potencialmente mais séria, que é a hipercorreção, chamando a atenção para o fato de que ela pode acontecer não só no *carinatum*, mas também no *excavatum*. A supervisão médica adequada reverte a hipercorreção e previne a recorrência **(FIGS. 3.25 e 3.26)**.

Tratamento paralelo de escolioses e cifoses graves

A exemplo da publicação de Waters e colaboradores,[38] os autores deste capítulo também encontraram concomitância de escoliose com deformidades *pectus*. Haje[4] demonstra benefício do método DR para escolioses discretas e flexíveis e cifoses posturais. Na presença de escoliose progressiva de maior gravidade, o método DR também pode transcorrer paralelamente à utilização de colete inclinado para a coluna (colete inclinado de Brasília – CIB), o qual é descrito por Haje e colaboradores.[39,40] Nesses casos, o uso de uma ou duas órteses CDT é feito por menor período (4 a 6 horas/dia), e o do colete inclinado da coluna é usado pelo restante do dia. Os exercícios são recomendados junto com a utilização da órtese CDT. Mesmo em pacientes próximos à maturidade esquelética ou em adultos com *pectus* e escoliose grave, ambas as condições são tratadas em pacientes selecionados, mas os resultados no longo prazo ainda estão sendo avaliados **(FIG. 3.27)**.

> **DICA: A simples prescrição de uma órtese, não significa tratar a deformidade *pectus*. Exercícios também devem ser prescritos com a utilização da órtese. A supervisão médica periódica para novas orientações e ajustes no CDT é indicada. A documentação fotográfica é fundamental para a análise da evolução no caso.**

Em 2014, os autores deste capítulo desenvolveram o colete de cifose de Brasília para tratamento de cifoses graves associadas a deformidades *pectus* **(FIG. 3.28)**, tendo melhor aceitação que o Milwaukee, com a vantagem de tratar simultaneamente as duas condições.

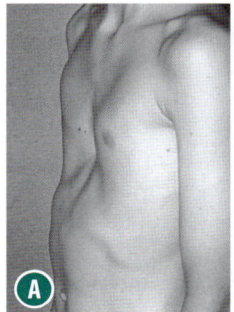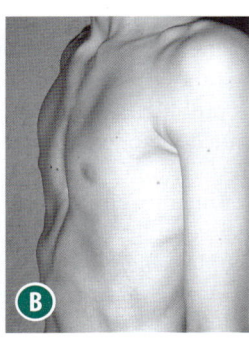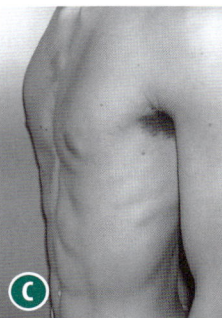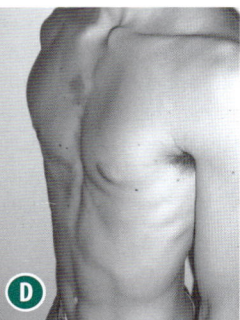

FIGURA 3.26 → **A** Paciente do sexo masculino, 12 anos, com PEA. **B** Iniciou o método DR com uso de uma órtese CDT II, com grande força de vontade para o uso da órtese e para a execução dos exercícios, tendo apresentado hipercorreção com cinco meses de tratamento. **C** Após um ano, houve necessidade de acréscimo de um CDT I e, depois de quatro anos e meio do início do tratamento, ele foi liberado do CDT I. Ao final do sexto ano e meio de tratamento, foi liberado por completo do uso do CDT II. **C** Aspecto do paciente quando terminou o tratamento, aos 18 anos. **D** Aspecto dois anos após o término, já com 20 anos.
Fonte das imagens A-C: Haje e Haje.[33]

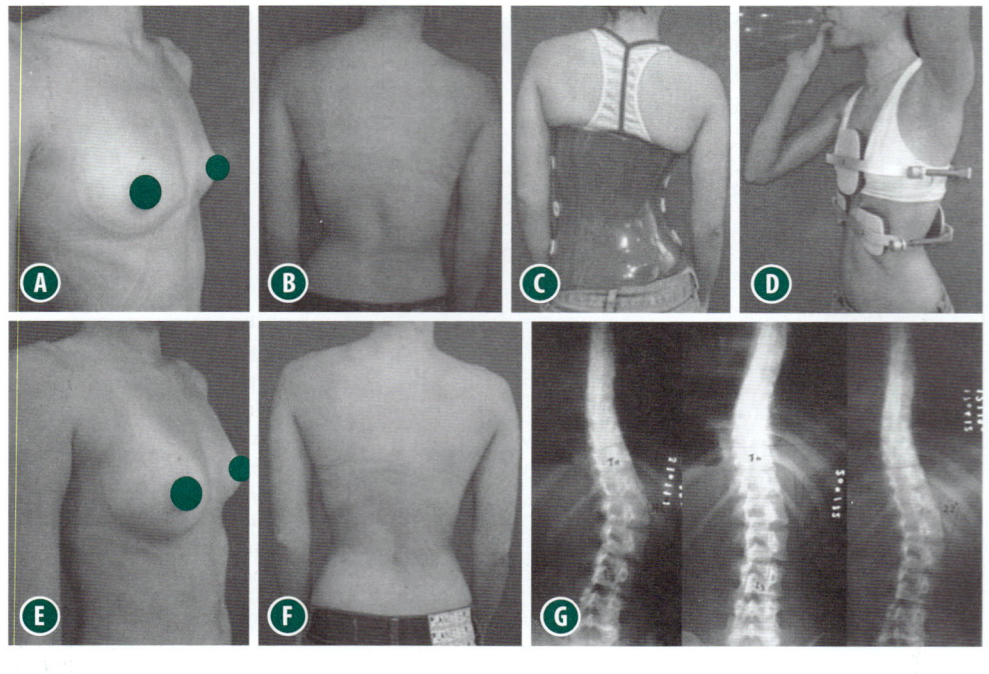

FIGURA 3.27

Ⓐ e Ⓑ Paciente feminina, 20 anos, com PCI leve e sinais de grave escoliose toracolombar destroconvexa. Ⓒ e Ⓓ Iniciou tratamento com uso de colete inclinado associado ao método DR. Ⓔ e Ⓕ Com dois anos e um mês de tratamento, foram observados sinais de melhora. Ⓖ A avaliação radiográfica da escoliose mostrou uma regressão da curva inicial de 42 para 22°.

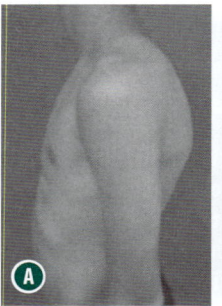
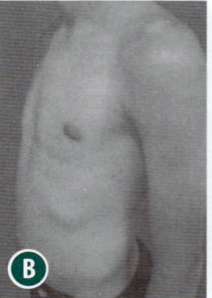
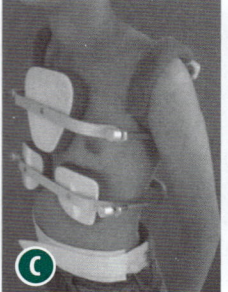
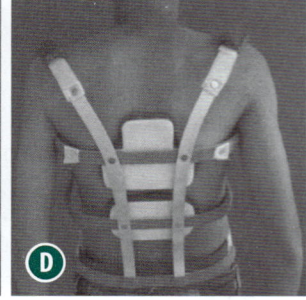

FIGURA 3.28

Ⓐ e Ⓑ Paciente com cifose exacerbada associada a PCI com saliência de rebordos costais. Ⓒ e Ⓓ Tratamento simultâneo das duas condições com uso do colete de cifose de Brasília.

Associação com uso de *vacuum bell*

O *vacuum bell* é um dispositivo que estabelece um vácuo (15% abaixo da pressão atmosférica) sobre o tórax do paciente, fazendo com que o esterno e as costelas deprimidas em casos de *pectus excavatum* retornem de forma temporária para uma posição de maior normalidade. Na literatura, faltam estudos mostrando resultados de longo prazo. Na experiência dos autores de 11 casos em tratamento, acredita-se que o *vacuum bell* possa ser utilizado em casos de *pectus excavatum* como tratamento adjuvante ao método DR, sobretudo em casos nos quais o componente da depressão não tem resultados iniciais completamente satisfatórios ou lentos com a terapêutica primária, como no caso ilustrado na **FIGURA 3.29**.

Tratamento cirúrgico

Princípios ortopédicos e indicação

Relatos como o de Heydorn e colaboradores,[41] de que um resultado perfeito não é obtido, seja qual for a técnica cirúrgica empregada, o de Humphreys e Jaretzki,[42] sobre o declínio de resultados com a idade dos pacientes, e o de

Milović e Oluić,[43] sobre piores resultados em crianças operadas antes dos 12 anos, ilustram a pouca familiarização dos cirurgiões torácicos com os princípios ortopédicos do crescimento ósseo e a falta de interação entre as duas especialidades. Técnicas de inversão do esterno e de ressecções que incluam cartilagens de crescimento são inaceitáveis do ponto de vista ortopédico.

Na opinião dos autores deste capítulo, a cirurgia apenas deve ser indicada após o final da adolescência, em casos graves, com sérios problemas psicológicos, e que tenham tentado previamente o método DR, sem sucesso. Uma ampla discussão com a família sobre os riscos envolvidos em eventual procedimento cirúrgico é necessária, pois tais riscos envolvem complicações agudas (pneumotórax, hemotórax e infecção), incidência de dores residuais, cicatrizes não cosméticas, hipocorreção e até o risco (mínimo) de mortalidade.[44,45]

Técnica de Nuss para o *pectus excavatum*

A técnica cirúrgica de Nuss e colaboradores,[46] que utiliza uma ou mais hastes de suporte interno e não resseca cartilagens costais no tratamento do *pectus excavatum*, é a que

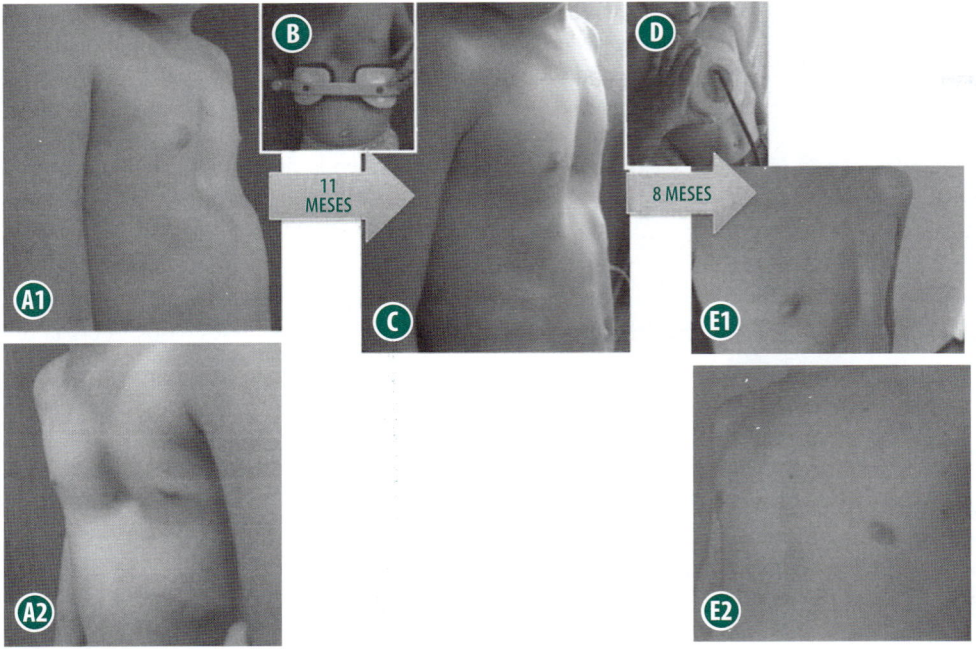

11 MESES

8 MESES

FIGURA 3.29

Ⓐ **A1** e **A2**: Paciente de 3 anos, com PEL. Ⓑ Tratamento inicial com o método DR. Ⓒ Bom resultado parcial, mas com componente de depressão ainda persistindo.
Ⓓ *Vacuum bell* associado por 45 minutos duas vezes ao dia. **E1** e **E2**: contribuição do *vacuum bell* para a melhora completa. Paciente ainda está em tratamento com o método DR e *vacuum bell*.

mais se aproxima dos princípios ortopédicos. Embora esses autores não façam referência às placas cartilagíneas de crescimento do esterno e dos arcos costais, tal técnica evita lesão dessas estruturas. A preocupação dos autores no desenvolvimento desse procedimento foi a observação de que uma séria complicação, denominada condrodistrofia asfixiante, ocorria em crianças portadoras de *pectus excavatum* quando se ressecava cartilagens costais por outras técnicas. Sob a luz dos conhecimentos ortopédicos, pode-se entender que a ressecção de tais estruturas, fundamentais para o crescimento dos arcos costais, pode resultar na interrupção do crescimento da caixa torácica e na consequente asfixia pela continuidade do crescimento dos pulmões.

Relata-se que a técnica de Nuss e colaboradores[46] tem melhor resultado no *pectus excavatum* simétrico, sem saliências de rebordos costais, e em pacientes de pouca idade, com a parede anterior do tórax maleável. Descrições de complicações pós-operatórias inerentes a outros procedimentos também são comuns à técnica de Nuss e colaboradores[46], podendo ocorrer, inclusive, o rompimento da membrana pericárdica na passagem da haste no transoperatório e a soltura da haste no pós-operatório. A permanência da haste deve ser de dois anos. Recidivas após a retirada da haste podem acontecer. Um exemplo de resultado da técnica de Nuss e colaboradores[46] é mostrado na **FIGURA 3.30**. Pode-se perceber que é possível tratar deformidades pós-operatórias residuais pelo método DR.

Complementação da intervenção cirúrgica com tratamento conservador

A abordagem cirúrgica que resulte em recorrência parcial ou total de deformidade *pectus* pode ser complementada pela aplicação do método DR. Isso já foi feito pelos autores

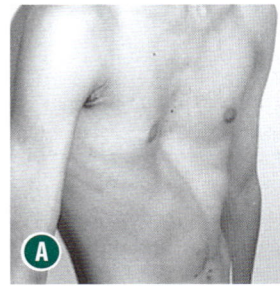
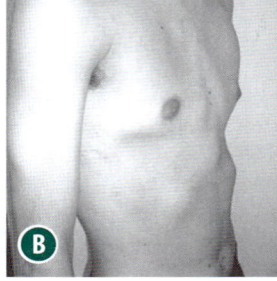

FIGURA 3.30
Ⓐ Paciente do sexo masculino, portador de PEA.
Ⓑ Resultado dois anos após tratamento cirúrgico pela técnica de Nuss.
Fonte: Cortesia do Dr. J. Ribas Milanez de Campos – HC – FMUSP.

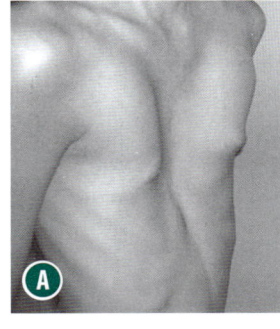
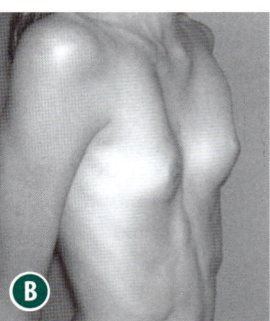

FIGURA 3.31
Ⓐ Paciente do sexo feminino, portadora de PEA, que havia sido operada aos 6 anos e que apresentou recidiva da deformidade. Aspecto clínico antes de ser submetida ao método DR, aos 12 anos.
Ⓑ Aparência clínica um ano após.
Fonte: Haje e Haje.[16]

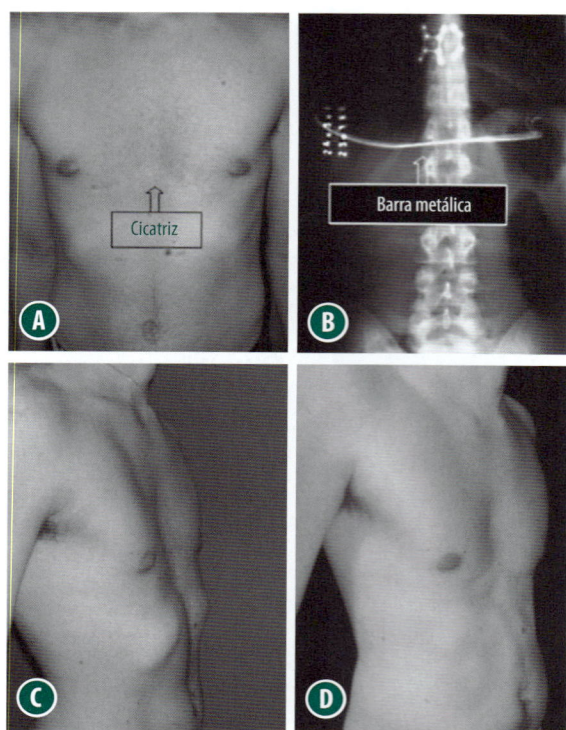

FIGURA 3.32 → **A** e **B** Paciente do sexo masculino, portador de PEA, submetido a tratamento cirúrgico com haste de Nuss aos 18 anos, apresentando correção insatisfatória, com deformidade residual. **C** e **D** Apresentou excelente resultado após três anos de tratamento com método DR.

deste capítulo com sucesso total em dois casos de *pectus carinatum* e êxito parcial em quatro casos de *pectus excavatum*. Exemplos podem ser conferidos nas **FIGURAS 3.31 e 3.32**.

DEFORMIDADE DE SPRENGEL (ESCÁPULA ELEVADA CONGÊNITA)

A deformidade de Sprengel é a anomalia congênita mais comum da região da cintura escapular, caracterizando-se por escápula hipoplásica e elevada em relação ao seu posicionamento habitual, com rotação medial de seu polo inferior. É afecção geralmente unilateral que pode ser notada logo após o parto, tornando-se mais evidente com o crescimento e a maturação esquelética. A maioria dos casos dessa deformidade parece ser esporádica, sem fundo hereditário.

Anomalias associadas

Em 70% dos casos, outras anomalias congênitas podem estar associadas, como escoliose congênita, costelas ausentes ou fundidas entre si, costela cervical, torcicolo, síndrome de Klippel-Feil, espinha bífida cervical, diastematomielia, assimetria da caixa torácica, anormalidades claviculares, fissura palatina e distúrbios renais e cardíacos. Os músculos trapézio, romboide, levantador da escápula e peitoral maior podem estar ausentes ou hipoplásicos. Em um terço dos casos, há osso omovertebral, que é uma placa romboide de cartilagem e osso situada em forte bainha fascial que se estende desde o ângulo superior da escápula até o processo espinhoso, a lâmina ou o processo transverso de uma ou mais vértebras cervicais.

Em alguns casos, detecta-se articulação bem desenvolvida entre o osso omovertebral e a escápula, e, em outros, nota-se apenas tecido fibroso entre esses ossos. A crista óssea sólida entre os processos espinhosos e a escápula é rara.

Etiologia e anatomia patológica

A elevação congênita da escápula vista na deformidade de Sprengel ocorre devido à interrupção da migração caudal da escápula entre a nona e a 12ª semana de gestação. Há interrupção nos desenvolvimentos ósseo, cartilagíneo e muscular, produzindo uma escápula pequena. O serrátil anterior é fraco, proporcionando aspecto de asa ou escápula alada. A conexão cartilagínea ou óssea com a coluna cervicotorácica – o osso omovertebral – pode estar presente.

Apresentação clínica

A apresentação clínica é variável e as deformidades associadas são diversas. Na inspeção, notam-se maior elevação do ombro afetado em relação ao contralateral (nos casos unilaterais), hipoplasia da escápula e dos músculos da cintura escapular, clavícula retilínea, escoliose cervical ou torácica alta secundária e cabeça desviada em direção ao lado afetado. A conexão omovertebral pode ser palpável. A restrição dos movimentos escapulotorácicos pode determinar limitação da abdução ativa e passiva do membro superior, sendo que os movimentos glenoumerais são, geralmente, normais **(FIG. 3.33)**. A força muscular da cintura escapular está diminuída e, em geral, não há dor.

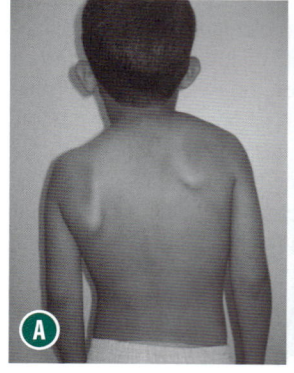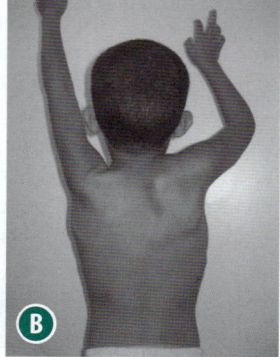

FIGURA 3.33 → Criança com deformidade de Sprengel. **A** Nota-se o posicionamento do ombro direito mais elevado e a assimetria da região escapular. **B** Nota-se o grau de limitação da abdução.

Exames complementares

Recomenda-se estudo de radiografias do ombro bilateral (simples e com abdução ativa máxima), do tórax e da coluna cervical e torácica, nas incidências anteroposterior e perfil, para avaliação da elevação da escápula, fusão de costelas e presença de osso omovertebral. A tomografia computadorizada pode ser útil para identificar o local e a natureza da comunicação omovertebral.

Tratamento

Como a escápula elevada congênita é uma deformidade estruturada, não existe método de tratamento conservador eficiente. Muito embora a fisioterapia possa ser empregada para evitar diminuição da mobilidade e atrofia muscular em crianças com pouca atividade física, a própria atividade normal da criança pode ser suficiente para manter o padrão muscular e articular. A indicação cirúrgica deve ser estabelecida em casos moderados ou graves, visando aos ganhos estético e funcional. A restrição da abdução do ombro é considerada grave por muitos profissionais quando for menor que 120°. Há controvérsia em relação à idade ideal para a cirurgia. Alguns autores descrevem bons resultados logo após os 3 anos; outros, após os 10 anos, para poder contar com a colaboração da criança na reabilitação pós-operatória. Existe, ainda, relato de adultos operados com bom resultado estético e funcional.

Várias técnicas cirúrgicas já foram sugeridas para a correção da deformidade de Sprengel. Em alguns pacientes que apresentam a deformidade de forma leve, pode-se realizar apenas a ressecção do osso omovertebral ou cordão fibroso e a liberação subperiosteal da musculatura escapular da borda superior. Para os casos mais graves, as técnicas mais utilizadas são a de Green[47] e a de Woodward.[48] O procedimento de Green[47] envolve a liberação extraperiosteal e a reinserção mais caudal da escápula com uso de cabos de tração. A técnica de Woodward[48] é talvez a mais popular, e sua etapa inicial consiste em incisão longitudinal na linha média da coluna e na liberação dos músculos trapézio e romboides de suas inserções nos processos espinhosos, seguida de desinserção do músculo levantador da escápula, com cuidadosa dissecção de sua bainha, para evitar aderências futuras **(FIG. 3.34)**.

Faz-se, então, uma osteotomia do bordo superior da escápula, que geralmente se encontra encurvado no sentido anterior. Identifica-se, a partir desse ponto, o osso omovertebral, que deve ser dissecado, liberado e ressecado. O mesmo procedimento deve ser realizado se existir cordão fibroso ou cartilagíneo. Após essas liberações, a escápula é recolocada em posição mais inferior, sendo a espinha escapular a referência anatômica para o nivelamento com o lado oposto, e não o ângulo inferior das escápulas. O trapézio e os romboides são inseridos o mais inferiormente possível, abaixo de suas inserções originais. A reabilitação deve ser precoce, com programa de fisioterapia intensivo que envolva exercícios passivos e ativos.

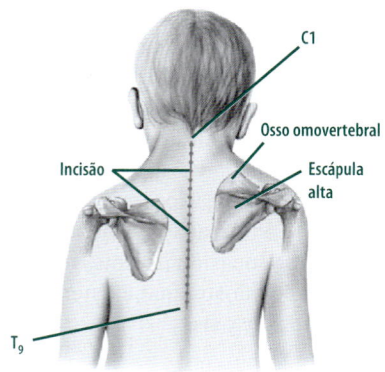

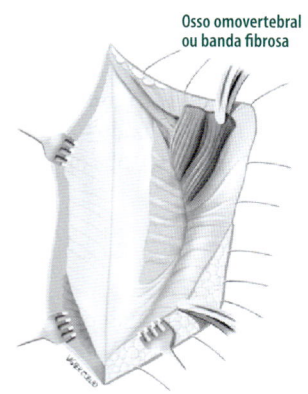

FIGURA 3.34 → Detalhes da técnica cirúrgica de Woodward na deformidade de Sprengel, com incisão longitudinal na linha média, ao nível das apófises espinhosas da coluna cervicotorácica, devendo o osso omovertebral ser ressecado.
Fonte: Haje e Haje.[16]

ATENÇÃO! Como possível complicação cirúrgica, sobretudo em crianças mais velhas, cita-se o fato de que a clavícula, ao descer junto com o ombro, pode comprimir a artéria subclávia e o plexo braquial, ocasionando lesão neurológica com paralisia. A osteotomia dupla da clavícula é preconizada por alguns autores para evitar tal complicação.

PSEUDOARTROSE CONGÊNITA DA CLAVÍCULA

A pseudoartrose congênita da clavícula (PACC) é uma deformidade rara, de etiologia obscura e caracterizada por ausência de tecido ósseo no terço médio da clavícula. Há tendência de a lesão estar presente ao nascimento e acomete com mais frequência o lado direito. A bilateralidade foi descrita em apenas nove casos, tendo maior associação com síndromes genéticas.

Etiologia e anatomia patológica

Dentre as teorias propostas para a PACC, inclui-se a da falha no desenvolvimento embrionário, que resulta na inexistência de ponte óssea entre os dois núcleos primários das extremidades medial e lateral da clavícula. Fatores mecânicos ocorrendo durante a embriogênese provavelmente contribuem para a patogênese. A teoria de Lloyd-Roberts e colaboradores[49] tem tido boa aceitação. Ela versa sobre a relação entre a pulsação arterial da subclávia e o desenvolvimento do terço central da clavícula. Estudos de arteriografia apontam para situação de deslocamento superior da subclávia direita quando comparada ao lado oposto normal. História familiar tem sido, ocasionalmente, relatada. A análise histológica da PACC mostra que existem capas cartilagíneas nas extremidades ósseas.

Anomalias associadas

Nenhuma doença sistêmica parece estar associada à PACC. Entretanto, existem relatos isolados da presença de coxa-vara infantil e de defeito análogo produzido na disostose cleidocranial. Dos indivíduos afetados, 15% apresentam costelas cervicais associadas.

Apresentação clínica

A estética é a queixa primária, mas alguns pacientes relatam dor discreta e disfunção do ombro. A síndrome do desfiladeiro torácico tem sido referida em adolescentes e adultos não operados com PACC. A **FIGURA 3.35** mostra o aspecto clínico-radiográfico de uma paciente adulta não tratada. Ela relata cansaço e desconforto, com sensação parestésica no membro superior direito ao executar esforços físicos, sejam eles de contra resistência, de carga ou repetitivos.

Tratamento

Há defensores da abordagem conservadora, sobretudo nos casos assintomáticos. Porém, o tratamento recomendado com mais frequência é o cirúrgico, visando à melhora estética e à prevenção de desenvolvimento de sintomas neurológicos. A cirurgia é preconizada entre 3 e 6 anos de vida. Molto e colaboradores[50] relatam resultados satisfatórios em crianças operadas entre 18 meses e 4 anos, mas casos inveterados operados na vida adulta também podem ter

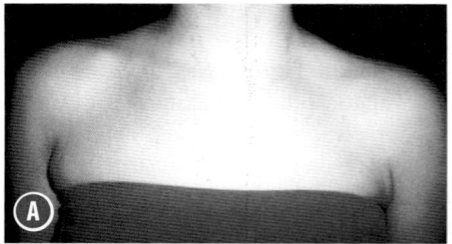
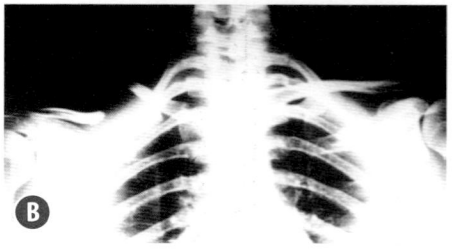

FIGURA 3.35 → Paciente do sexo feminino, 22 anos, portadora de pseudoartrose congênita da clavícula direita. **A** Nota-se no aspecto clínico o ombro direito mais baixo que o esquerdo. **B** Aspecto radiográfico.
Fonte: Haje.[4]

bons resultados. A técnica cirúrgica mais aceita é a da redução aberta, ressecção das extremidades não unidas, com ou sem enxertia autógena e fixação com placa e parafusos. Existe, ainda, o relato de fixação alternativa com fio intramedular, mas com maior incidência de pseudoartrose. Essa complicação parece ser maior também em casos com a utilização de xenoenxerto bovino e pode ser solucionada com uso de enxerto vascularizado.

DISOSTOSE CLEIDOCRANIANA

É uma patologia congênita rara, afetando de 1 a 15 indivíduos em 1 milhão de nascimentos. Apresenta defeito de ossificação intramembranosa, com alterações no sistema esquelético e dentário, sendo as principais a ausência total (10%) ou parcial das clavículas, retardo ou não fechamento das fontanelas e suturas cranianas, além de dentes mal alinhados, extranumerários e com a troca primária retardada, entre outras possíveis alterações esqueléticas. A função do ombro geralmente é normal, mas com mobilidade anormal (**FIG. 3.36**).

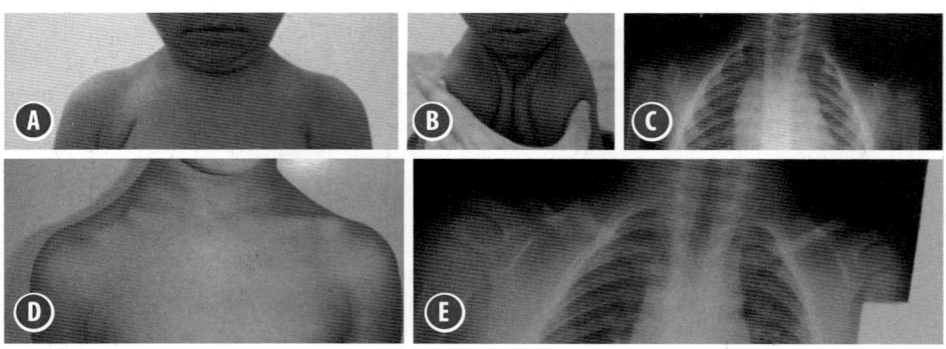

FIGURA 3.36 → **A** - **C** Apresetação típica da disostose cleidocranial, na qual geralmente existe hipoplasia ou agenesia completa das clavículas, permitindo mobilidade anormal. O paciente é assintomático. A disostose cleidocranial pode, com raridade, mimetizar ou estar associada a uma pseudoartrose congênita, como no caso dessa criança de 9 anos que apresentava dores a palpação local e aos esforços. **D** Aspecto clínico. **E** Aspecto radiográfico.

Referências

1. Arey LB. The skeletal system. In: Arey LB. Developmental anatomy. 7th ed. Philadelphia: W. B. Saunders; 1965. p. 409-11.

2. Haje SA, Bowen JR. Preliminary results of orthotic treatment of pectus deformities in children and adolescents. J Pediatric Orthop. 1992;12(6):795-800.

3. Currarino G, Silverman FN. Premature obliteration of the sternal sutures and pigeon-breast deformity. Radiology. 1958;70(4):532-40.

4. Haje SA. Tórax e cintura escapular. In: Hebert S, Barros Filho TEP, Xavier R, Pardini Jr. AG, organizadores. Ortopedia e traumatologia: princípios e prática. 3. ed. Porto Alegre: Artmed; 2003. p. 161-84.

5. Garcia VF, Seyfer AE, Graeber GM. Reconstruction of congenital chest-wall deformities. Surg Clin North Am. 1989;69(5):1103-18.

6. Haje DP, Haje SA, Simioni MA. Prevalência das deformidades pectus carinatum e pectus excavatum em escolares do Distrito Federal. Brasília Méd. 2002;39(1/4):10-5.

7. Haje SA, Bowen JR, Harcke HT, Guttemberg ME, Bacon CR. Disorders in the sternal growth and "pectus" deformities: an experimental model and clinical correlation. Acta Ortop Bras. 1998;6(2):67-75.

8. Coelho MS, Guilherme EV, Kume MK, Vialle LA. Incidência de deformidades torácicas entre escolares de Curitiba. J Pneumol. 1982;9(Supl.):175.

9. Ellis DG. Chest wall deformities in children. Pediatr Ann. 1989;18(3):161-5.

10. Creswick HA, Stacey MW, Kelly RE Jr, Gustin T, Nuss D, Harvey H, et al. Family study of the inheritance of pectus excavatum. J Pediatr Surg. 2006;41(10):1699-703.

11. Harcke HT, Grissom LE, Lee MS, Mandell GA. Common congenital skeletal anomalies of the thorax. J Thorac Imaging. 1986;1(4):1-6.

12. Cserháti EF, Gegesi Kiss A, Póder G, Mezie G, Kelemen J, Puskás J. Thorax deformity and asthma bronchial. Allergol Immunopathol (Madr). 1984;12(1):7-10.

13. Frey AS, Garcia VF, Brown RL, Inge TH, Ryckman FC, Cohen AP, et al. Nonoperative management of pectus carinatum. J Ped Surg. 2006;41(1):40-5.

14. Haje SA, Harcke HT, Bowen JR. Growth disturbance of the sternum and pectus deformities: imaging studies and clinical correlation. Pediatr Radiol. 1999;29(5):334-41.

15. Haje SA, Haje DP, Silva Neto M, Cassia GS, Batista RC, Oliveira GR, et al. Pectus deformities: tomographic analysis and clinical correlation. Skeletal Radiology. 2010;39(8):773-82.

16. Haje SA, Haje DP. Tórax e cintura escapular. In: Hebert SK, Barros Filho TEP, Xavier R, Pardini Jr AG, organizadores. Ortopedia e traumatologia. 4. ed. Porto Alegre: Artmed; 2009. cap. 6.

17. Andry de Bois-Regard N. L'Orthopédie ou l'art de prévenir et de corriger dans le enfants, les difformites du corps. Paris: Laveuve Alix, Lambert et Durand; 1741.

18. Wolff J. Das Gesetz der transformation der knochen. Berlin: Hirschwald; 1892.

19. Jaubert de Beaujeu M, Mollard P, Peschaud R. Thorax en careen. Lyon Chir. 1964;60:440-3.

20. Bianchi C, Pizzoli A, Campacci R. Remote results of bloodless therapy of "sternal kyphosis" in 20 cases. Fracastoro. 1968;61(6):779-92.

21. Lange M. Torax. In: Lange M. Afecciones del aparato locomotor. Barcelona: Jims; 1969. v. 2, p. 543-4.

22. Müller W. Deformidades torácicas. In: Chapchal G, Waigand D. Terapêutica ortopédica. Barcelona: Salvat; 1973. p. 376-84.

23. Vidal J, Perdriolle R, Brahin B, Connes H, Fischbach C. Conservative treatment of deformities of the anterior chest wall. Rev Chir Orthop Reparatrice Appar Mot. 1977;63(6):595-608.

24. Haje SA, Raymundo JLP. Considerações sobre deformidades da parede torácica anterior e apresentação de tratamento conservador para as formas com componentes de protrusão. Rev Bras Ortop. 1979;14(4):167-78.

25. Haje SA, Antunes EJ, Raymundo JLP, Dourado JN. Pectus carinatum: enfoque atual. Rev Bras Ortop. 1988;23(9):257-64.

26. Mielke CH, Winter RB. Pectus carinatum successfully treated with bracing: a case report. Int Orthop. 1993;17(6):350-2.

27. Beirão ME. Tratamento conservador do pectus carinatum com uso de órtese. Rev Bras Ortop. 1999;34(11/12):575-8.

28. Egan JC, DuBois JJ, Morphy M, Samples TL, Lindell B. Compressive orthotics in the treatment of asymmetric pectus carinatum: a preliminary report with an objective radiographic marker. J Pediatr Surg. 2000;35(8):1183-6.

29. Emil S, Laberge JM, Sigalet D, Baird R. Pectus carinatum treatment in Canada: current practices. J Pediatr Surg. 2012;47(5):862-6.

30. Haje DP. Dr Sydney Haje (1952-2012): in memorian. Rev Bras Ortop. 2012;47(4):526-7.

31. Haje DP. Dr Sydney Abrão Haje (1952-2012). J Pediatr Orthop. 2013;33(7):e67-8.

32. Silva CFV. Sydney Abrão Haje: modelo de competência profissional e humanística. Brasília Méd. 2012;49(2):79.

33. Haje SA, Haje DP. Overcorrection during treatment of pectus deformities with DCC orthoses: experience in 17 cases. Int Orthop. 2006;30(4):262-7.

34. Martinez-Ferro M, Fraire C, Bernard S. Dynamic compression system for the correction of pectus carinatum. Semin Pediatr Surg. 2008;17(3):194-200.

35. Stephenson JT, Du Bois J. Compressive orthotic bracing in the treatment of pectus carinatum: the use of radiographic markers to predict success. J Pediatr Surg. 2008;43(10):1776-80.

36. Haje SA. Pectus carinatum successfully treated with bracing: a case report. Int Orthop. 1995;19(5):332-3, 1995b.

37. Wong KE, Gorton GE 3rd, Tashjian DB, Tirabassi MV, Moriarty KP. Evaluation of the treatment of pectus carinatum with compressive orthotic bracing using three dimensional body scans. J Pediatr Surg. 2014;49(6):924-7.

38. Waters P, Welch K, Micheli LJ, Shamberger R, Hall JE. Scoliosis in children with pectus excavatum and pectus carinatum. J Pediatr Orthop. 1989;9(5):551-6.

39. Haje SA, Haje DP, Guerra JB, Petrenko Júnior AG. Órtese inclinada de uso contínuo e exercícios para tratamento

da escoliose idiopática: uma nova proposta. Brasília Méd. 2008;45(1):10-20.

40. Haje SA, Haje DP, Martins GEV, Ferrer MG. Os princípios da inclinação lateral da coluna e compressão dinâmica do tórax para tratamento ortótico concomitante da escoliose associada a deformidades pectus. Coluna/Columna. 2011;10(4):293-9.

41. Heydorn WH, Zajtchuk R, Schuchmann GF, Strevey TE. Surgical management of pectus deformities. Ann Thorac Surg. 1977;23(5):417-20.

42. Humphreys GH 2nd, Jaretzki A 3rd. Pectus excavatum: late results with and without operation. J Thorac Cardiovasc Surg. 1980;80(5):686-95.

43. Milović I, Oluić D. The effect of the age of the child at the time of surgery for pectus excavatum on respiratory function and anthropometric parameters of the thorax. Acta Chir Iugosl. 1990;37(1):45-52.

44. Kelly JR, Mellins RB, Shamberger RC, Mitchell KK, Lawson ML, Oldham KT, et al. Multicenter study of pectus excavatum, final report: complications, static/exercise pulmonary function, and anatomic outcomes. J Am Coll Surg. 2013;217(6):1080-9.

45. Schaarschmidt K, Lempe M, Schlesinger F, Jaeschke U, Park W, Polleichtner S. Lessons learned from lethal cardiac injury by nuss repair of pectus excavatum in a 16 year-old-boy. Ann Thorac Sur. 2013;95(5):1793-5.

46. Nuss D, Kelly RE Jr, Croitoru DP, Katz ME. A 10-year review of a minimally invasive technique for the correction of pectus excavatum. J Pediatr Surg. 1998;33(4):545-52.

47. Green WT. The surgical correction of congenital elevation of scapula (Sprengel deformity). Proceedings of the American Orthopedic Association. J Bone Joint Surg Am. 1957;(39):1439.

48. Woodward JW. Congenital elevation of the scapula: correction by release and transplantation of muscle origins. J Bone Joint Surg Am. 1961;43(2):219-28.

49. Lloyd-Roberts GG, Apley AG, Owen R. Reflections upon the aetiology of congenital pseudarthrosis of the clavicle: with a note on cranio-cleido dysostosis. J Bone Joint Surg Br. 1975;57(1):24-9.

50. Lorente Molto FJ, Bonete Lluch DJ, Garrido IM. Congenital pseudarthrosis of the clavicle: a proposal for early surgical treatment. J Pediatric Orthop. 2001;21(5):689-93.

4
Ombro e cotovelo

Osvandré Lech
Paulo Cesar Faiad Piluski
Carlos Humberto Castillo Rodriguez
Antonio L. Severo
Marcelo Lemos

O ombro é a articulação de maior mobilidade do corpo humano e, como consequência, uma das mais vulneráveis. Sua complexa estrutura anatômica é composta por três diartroses (glenoumeral, acromioclavicular e esternoclavicular), três sistemas osteotenomioligamentares de deslizamento (subacromial, umerobicipital e escapulotorácico), 14 ligamentos e 19 músculos. A integridade e a funcionalidade dessas estruturas são fundamentais para a ação conjunta do braço e do antebraço, cuja finalidade é dar à mão amplitude de movimento tridimensional. Além dessa importante função, o ombro participa, com o restante do membro superior livre, dos mecanismos de equilíbrio e propulsão do corpo como um todo (FIG. 4.1).

Com pequena estabilidade estática e grande estabilidade dinâmica, o ombro depende da ação integrada das estruturas anatômicas mencionadas, as quais são responsáveis pelos mecanismos de deslizamento e estabilização, que garantem a firme justaposição da cabeça do úmero à cavidade glenoidal, feita não só pela cápsula articular e pelos ligamentos, mas também pela ação do manguito rotador e da cabeça longa do músculo bíceps braquial.

A proximidade entre as estruturas descritas, que podem ser lesadas isoladas ou em conjunto, a presença de importantes vias vasculonervosas que cruzam a região e a complexa mobilidade articular inerente ao ombro fazem com que, muitas vezes, seja difícil o diagnóstico e a localização exata das lesões, sendo essencial o conhecimento detalhado da anatomia da cintura escapular para o correto diagnóstico (FIGS. 4.2 a 4.4). Para entender as patologias do ombro, é essencial o conhecimento da biomecânica e das patologias da cintura escapular.

> **ATENÇÃO! É fundamental o conhecimento anatômico e biomecânico da cintura escapular, do ombro e do cotovelo para que seja possível examinar bem o paciente, entender suas queixas, diagnosticar e tratar com sucesso as inúmeras patologias que acometem essas estruturas.**

HISTÓRIA CLÍNICA

Algumas informações básicas devem ser obtidas no início do atendimento, como queixa principal, episódio traumático envolvido, idade, tipo de atividade profissional

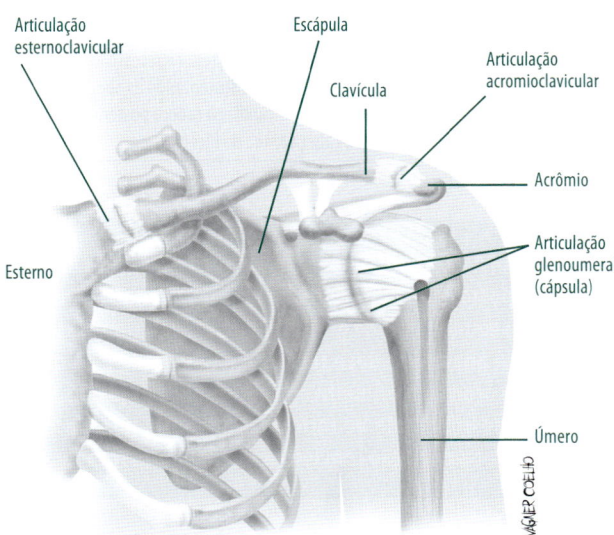

FIGURA 4.1 → A cintura escapular é formada por três articulações diartrodiais, a glenoumeral, a acromioclavicular e a esternoclavicular, em combinação à articulação plana de deslizamento entre a escápula e o tórax, denominada articulação escapulotorácica. Alguns autores mencionam o espaço subacromial como a "quinta articulação"; outros o descrevem como simples superfície de deslizamento.

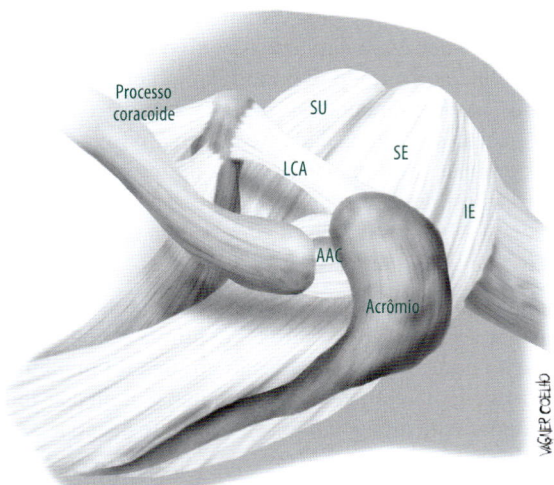

FIGURA 4.2 → O arco acromial é formado pela porção anteroinferior do acrômio, pelo ligamento coracoacromial (LCA) e pelo processo coracoide. Essas estruturas determinam compressão sobre os músculos do manguito rotador: o supraespinal (SE), com grande intensidade, o infraespinal (IE) e o subescapular (SU), com menor intensidade. A cabeça longa do bíceps e a bolsa subacromial são igualmente comprimidas. AAC, articulação acromioclavicular.

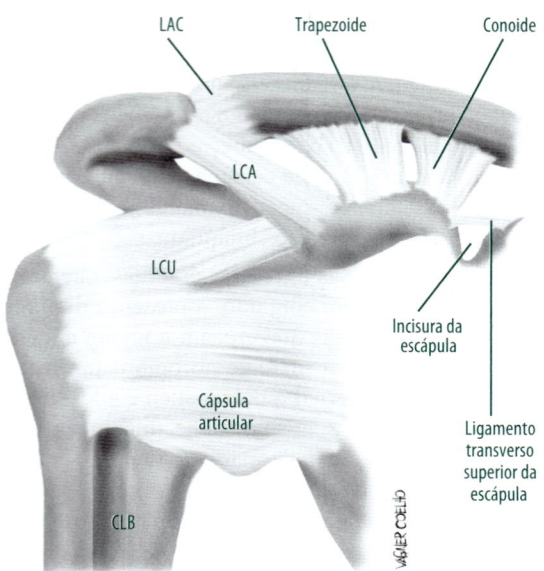

FIGURA 4.3 → Os ligamentos do processo coracoide são o coracoumeral (LCU), coracoacromial (LCA), trapezoide e conoide. No processo coracoide, origina-se o tendão conjunto (cabeça curta do bíceps, coracobraquial e peitoral menor). LAC, ligamento acromioclavicular; CLB, cabeça longa do bíceps.

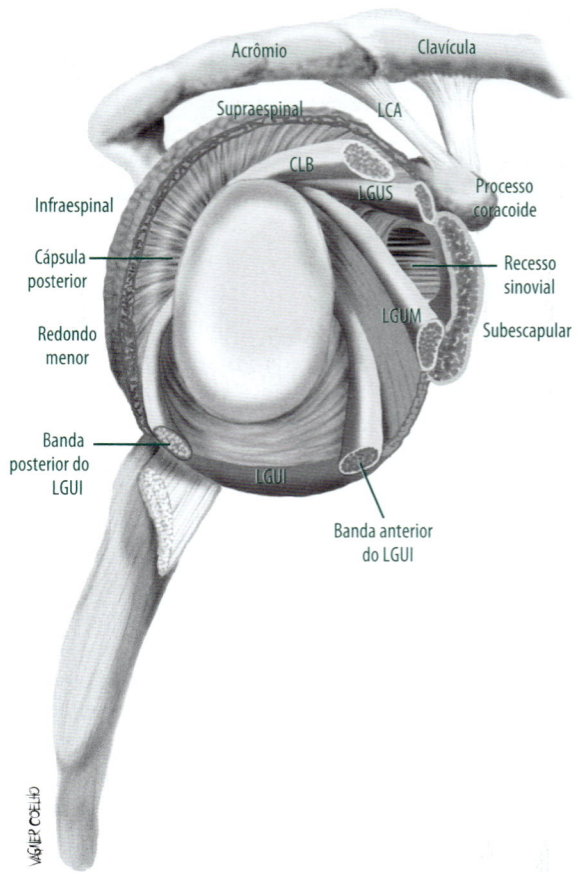

FIGURA 4.4 → Corte sagital da articulação glenoumeral demonstrando os ligamentos glenoumerais. O ligamento glenoumeral superior (LGUS) e o médio (LGUM) pouco contribuem para a estabilidade estática da articulação. O complexo do ligamento glenoumeral inferior (LGUI) é o principal estabilizador estático da translação anterior, inferior e posterior, quando o ombro está abduzido entre 45 e 90°. É formado por banda anterior, mais espessa, banda posterior e recesso axilar. Com a rotação externa do ombro, a banda anterior se abre, sustentando a cabeça umeral. Durante a rotação externa, a banda posterior estabiliza a cabeça posteriormente. LCA, ligamento cruzado anterior; CLB, cabeça longa do bíceps.

que o indivíduo realiza, prática de esportes, situação de pecúlio e afastamento de atividade, uso de medicamentos e patologias associadas.

A dor é a mais frequente queixa relatada pelos pacientes com doenças do ombro. Deve-se investigar seu início, se insidioso – como nas doenças inflamatórias e degenerativas – ou lento; a evolução, se é arrastada, repentina, em ombro anteriormente indolor, como nas lesões traumáticas e doenças inflamatórias agudas, ou agravamento de quadro doloroso crônico preexistente, como nas tendinites calcárias. A dor é um sintoma subjetivo e pode confundir o examinador. Contudo, é importante obter do paciente o máximo possível de detalhes sobre as características da sensação, como sua intensidade, se obtém alívio com analgésicos comuns, se é noturna, o grau de interferência no trabalho, nos esportes e nas atividades diárias, entre outras informações. Algumas escalas de dor podem ser utilizadas, como a escala linear de 0 a 10.

Alguns tipos de dor são mais característicos de determinadas patologias. A dor "surda", contínua ou não, com exacerbação noturna, remete à lesão crônica do manguito rotador; a aguda, latejante ou em "agulhada" indica as tendinites agudas, calcárias ou não, e a capsulite adesiva.

É importante também saber se a dor é localizada ou difusa, por alteração de estruturas locais do próprio ombro. A dor que se origina no ombro quase sempre se irradia para a face lateral do braço, no nível da inserção do músculo deltoide, e também para o cotovelo e a coluna cervical. Quando o paciente refere que a dor irradia até a mão, é importante considerar envolvimento da coluna cervical, por isso a importância do diagnóstico diferencial entre a dor no ombro e as cervicalgias.

> **ATENÇÃO! As instabilidades (subluxações e luxações anteriores, posteriores, inferiores e multidirecionais) constituem o segundo grande grupo de queixas relacionadas ao ombro. A anamnese deve relatar em que idade e de que maneira ocorreu o primeiro episódio, pois, nos jovens, há grande possibilidade de recidiva, enquanto, nos idosos, pode haver associação com lesões do manguito rotador.**

A frequência das luxações, a posição do braço no qual ocorrem e a interferência nas atividades diárias devem ser pesquisadas. Também deve ser observado se podem ser produzidas de modo voluntário por contrações musculares, acompanhadas ou não de alterações do psiquismo, ou se são voluntárias, mas posturais, podendo ser tratadas por abordagem cirúrgica, ou, ainda, se são involuntárias.

As lesões do ombro, em sua maioria, causam limitação dos movimentos em graus variáveis. Deve-se procurar relacioná-las com a dor, comum nas doenças inflamatórias, infecciosas e traumáticas; com a diminuição da força muscular, presente não só nas doenças neuromusculares, mas também nas hipotrofias musculares por desuso; com os bloqueios do movimento de causa mecânica, como na capsulite adesiva, na luxação posterior inveterada, nas deformidades adquiridas e congênitas, ou como evolução de doença degenerativa, traumática ou infecciosa.

A idade é um fator de extrema importância, pois há patologias mais comuns em cada grupo etário: na infância e na adolescência, deformidades congênitas, luxações e instabilidades; na idade adulta, traumas agudos, tendinites calcárias, patologias do manguito rotador na fase inicial (tendinites e lesões parciais), tendinites calcárias, mialgias e discinesias da cintura escapular e lesões por esforços repetitivos; e no idoso, doenças degenerativas (artroses e artrites das articulações glenoumeral e acromioclavicular) e fases avançadas da lesão do manguito rotador (rupturas completas, maciças e irreparáveis e *cuff tear arthropathy*).

Dentre os antecedentes mórbidos, são importantes as patologias reumáticas, entre as quais se destacam artrite reumatoide, doenças hereditárias – como hemofilia e anemia falciforme –, doenças infecciosas, doenças metabólicas – como hiperuricemias sintomáticas e diabetes, ao qual se associa a capsulite adesiva – e, finalmente, doenças neurológicas, como a epilepsia, com as luxações nas crises convulsivas e em cuja profilaxia o uso do fenobarbital está relacionado à capsulite adesiva.

EXAME FÍSICO

Inspeção estática

Devem ser observados vestígios de lesão traumática, como edema e equimose, ou deformidades características, como o sinal da "dragona", presente na luxação anterior, e o sinal da "tecla", típico de luxação acromioclavicular. As deformidades das colunas cervical e torácica, com repercussão no formato, na posição, na simetria e na mobilidade da escápula, também merecem atenção.

É importante observar com atenção as alterações do relevo muscular, que revelam atrofias musculares, sobretudo dos músculos supra e infraespinal, do deltoide e do redondo menor, que possam estar relacionadas, respectivamente, à lesão dos nervos supraescapular e axilar, ou hipotrofias musculares de desuso, comuns nas lesões maciças de longa evolução do manguito rotador. No plano posterior, deve-se observar a posição da escápula e sua simetria. A escápula "alada" aparece nas lesões primárias do músculo serrátil anterior, devido à lesão traumática ou inflamatória do nervo torácico longo. A disfunção do trapézio também ocasiona escápula "alada", porém, nesse caso, há rotação medial da escápula.

> **DICA:** O bom médico terá 80 a 90% do diagnóstico definitivo apenas com história e exame físico bem feitos. Os exames complementares, como sugere a expressão, servem para complementar os achados clínicos, nunca devem ser considerados a peça mais importante. Com o diagnóstico firmado, as chances de escolher o tratamento correto são bem maiores.

Inspeção dinâmica

A mobilidade do ombro é avaliada de modo global em função da impossibilidade de isolar os movimentos de cada articulação do cíngulo escapular. Os movimentos são designados tendo como base eixos e planos imaginários que dividem o corpo nos planos coronal, sagital e frontal. Esses movimentos são feitos:

- A partir da posição anatômica, com os braços ao lado do tórax:

  - **Abdução.** Feita no plano coronal, o qual é determinado pelo eixo biacromial que divide o corpo, em sentido frontal, em uma metade ventral e outra dorsal, e vai de 0 a 90°.

  - **Elevação.** Feita no plano da escápula, que está angulada anteriormente em 45° em relação ao plano coronal, e vai de 0 a 180°.

  - **Adução.** Oposta à abdução, em direção à linha mediana do corpo; é realizada com o braço em flexão de 30°, para que ele possa passar anteriormente ao tórax, e vai de 0 a 75°.

  - **Flexão.** Realizada anteriormente ao plano coronal, paralela ao plano sagital, dividindo o corpo em metades direita e esquerda, e vai de 0 a 180°.

  - **Extensão.** Feita no plano sagital, posteriormente ao plano coronal, e vai de 0 a 60°.

  - **Rotação externa.** Com o cotovelo em 90° de flexão, vai de 0 a 75° e a 90°, dependendo da elasticidade capsuloligamentar do paciente.

  - **Rotação interna.** Avaliada pela capacidade de apor o dorso da mão às costas, cuja amplitude é classificada, desde a possibilidade de somente conseguir apontar com o polegar o trocânter maior ipsilateral ou, progressivamente, a nádega homolateral, a região sacral e os vários níveis da coluna dorsolombar, de L5 a T7.

- A partir do braço em abdução de 90°, no plano coronal:

  - **Rotação interna.** Com o cotovelo em 90° de flexão, rodando o antebraço para baixo, a partir do plano transversal, vai de 0 a 90°.

  - **Rotação externa.** Na mesma posição anterior, rodando o antebraço para cima, vai de 0 a 90°.

- **Flexão horizontal.** Feita para a frente, com o cotovelo em extensão, em direção à linha média do corpo, vai de 0 a 135°.
- **Extensão horizontal.** Na mesma posição anterior, feita para trás, vai de 0 a 40°.

Em todos os movimentos, o lado afetado deve ser comparado com o lado oposto, pois, sendo a flexibilidade capsuloligamentar normal variável de pessoa para pessoa, as amplitudes de movimento máximas normais têm valores angulares também variáveis. A comparação entre as amplitudes de movimento, ativo e passivo, pode diferenciar a deficiência por falta de força (roturas tendíneas e doenças neuromusculares) dos déficits antálgicos ou mecânicos (bloqueios). A limitação da mobilidade de origem dolorosa pode ser eliminada pela anestesia local, permitindo movimentos antes comprometidos (teste útil no diagnóstico clínico da síndrome do impacto).

Ritmo escapuloumeral

Mostra a proporção dos movimentos combinados da articulação glenoumeral e da sissarcose escapulotorácica. O exame é comparativo, feito pelas costas, com o paciente elevando ativamente o braço. A alteração do ritmo escapuloumeral mostra, pelo movimento do úmero em relação à escápula e desta em relação ao tórax, a localização do processo patológico: na articulação glenoumeral, na sissarcose escapulotorácica ou em ambas. Deficiências motoras produzidas por lesões nervosas centrais ou periféricas, ou, ainda, por lesões musculares primárias (distrofia fascioescapuloumeral) também provocam alterações do ritmo escapulotorácico.

Palpação

A palpação deve ser metódica e cuidadosa, envolvendo o relevo osteoarticular dos ventres musculares e dos tendões e suas inserções. Muitas vezes, deve ser feita apenas com a ponta de somente um dedo, para que se possa identificar estruturas que estão muito próximas. O conhecimento da sintopia, que é a relação de circunjacência entre as diferentes estruturas, é de fundamental importância para o diagnóstico correto.

A articulação acromioclavicular é frequente sítio de dor, que, por vezes, passa despercebida ao exame; ela deve ser palpada como comparação. A palpação da região anterior ao acrômio fornece dados importantes: se, à palpação, for associada movimentação passiva e ativa do ombro, é possível sentir crepitação local, indicativa de processo reacional crônico da bolsa serosa e/ou dos tendões. A crepitação pode ser também sentida e mesmo ouvida quando, na mobilização ativa da escápula, há atrito escapulotorácico (escápula em ressalto), presente nos processos patológicos musculares, fasciais, bursais e ósseos, escapulares ou costais que afetam o mecanismo de deslizamento escapulotorácico (bursites, fascites, osteocondromas, etc.).

Força muscular

A avaliação da força muscular do ombro continua sendo um problema não resolvido na prática médica diária, devido não só à dificuldade em quantificá-la, mas também às grandes divergências técnicas de como fazê-la. O paciente deve ser posicionado de forma adequada para a avaliação da força, de acordo com o movimento pesquisado (sentado ou em decúbito lateral). Os arcos de movimento funcionais devem ser pesquisados, e os músculos, examinados individualmente. A avaliação da força das três partes do deltoide (anterior, lateral e posterior) é importante no exame do ombro e pode ser feita de modo prático, ainda que pouco preciso, da seguinte forma: a) com o braço posicionado ao lado do corpo e com o cotovelo fletido em 90°, pede-se ao paciente que faça a flexão do braço, empurrando a mão do examinador que opõe resistência, para testar o deltoide anterior ("soco"); b) o paciente abduz o braço, empurrando com o cotovelo a mão do examinador que opõe resistência, para testar o deltoide lateral ("abrir o braço"); e c) estender o braço, forçando, da mesma forma, para trás, com o cotovelo, para testar o deltoide posterior ("cotovelada").

Testes e sinais clínicos especiais

A história clínica, por vezes, é insuficiente para o diagnóstico e requer exame físico adequado para revelar o problema. Em virtude da grande quantidade de componentes da cintura escapular, testes especiais têm sido descritos para avaliá-los de modo isolado.

Testes e sinais para avaliação de impacto e integridade do manguito rotador

Há dois tipos de testes que avaliam a integridade do manguito rotador: os que determinam qual movimento pode ser obtido ativamente e aqueles que estabelecem qual posição, alcançada de forma passiva, pode ser mantida de forma ativa. Estes são chamados *lag signs*. Gerber e colaboradores[1] e Hertel e colaboradores[2] descreveram a maioria deles.

Sinal e teste do impacto de Neer. O membro superior (MS), em extensão e rotação neutra, é elevado passiva e rapidamente no plano da escápula, pelo examinador, que impede com uma das mãos a rotação da escápula. Nessa situação, o tubérculo maior do úmero projeta-se contra a face anteroinferior do acrômio e reproduz o impacto, com a dor característica produzida pela irritação da bolsa serosa e do tendão do supraespinal. Esse sinal também pode ser positivo para outras condições dolorosas, como tendinite calcária, instabilidade e artrites. Entretanto, a dor detectada por essa manobra pode ser eliminada ou reduzida com injeção de 10 mL de xilocaína no espaço subacromial, caso o impacto seja o fator causal. Esse teste é conhecido como "teste do impacto" ou "teste de Neer" (FIG. 4.5).

Teste do impacto de Hawkins-Kennedy. O MS é colocado em 90° de elevação, em rotação neutra e com o cotovelo fletido em 90° e rodado internamente de forma intensa pelo examinador. Nessa posição, o tubérculo maior é projetado contra o ligamento coracoacromial, e o tubérculo menor se aproxima da ponta do processo coracoide, podendo, também, reproduzir o discutido "impacto coracoide" (impacto anterointerno de Gerber) (FIG. 4.6).

Teste do impacto de Yokum. O paciente coloca a mão sobre o ombro oposto e procura fletir o braço elevando ativamente o cotovelo, sem elevar o cíngulo escapular. Nesse movimento, o tubérculo maior se desloca não só sob o ligamento coracoacromial, mas também sob a articulação acromioclavicular, que, se for saliente pela possível presença de osteófitos, agravará a queixa dolorosa. Esse teste pode, à semelhança do teste de flexão horizontal (*cross-arm test*), acusar lesão acromioclavicular (FIG. 4.7).

Testes do impacto subcoracoide de Gerber. São dois os testes descritos por Gerber e colaboradores[3] que reproduzem o impacto entre a cabeça do úmero e o processo coracoide. No primeiro deles, o paciente é posicionado com abdução de 90° e é realizada a rotação interna, que será dolorosa se houver impacto. O segundo é executado com o paciente fazendo flexão anterior e rotação interna do braço, o que causa dor, indicando a positividade do teste (FIG. 4.8).

Os testes do impacto devem ser pesquisados sistematicamente, uma vez que a sensibilidade deles é de 80 a 90%, e a especificidade varia de 40 a 50%. É importante não esquecer que os processos degenerativos primários do manguito rotador (não desencadeados pelo impacto) podem levar ao chamado "impacto secundário", pela perda da capacidade do manguito de centralizar a cabeça do úmero, e que também as instabilidades glenoumerais multidirecionais podem provocá-lo.

Teste do supraespinal. Indica alteração do supraespinal, que é testado pela elevação ativa do MS (no plano da escápula) em extensão e rotação neutra, contra a resistência oposta produzida pelo examinador. A resposta pode ser apenas dor na face anterolateral do ombro, acompanhada

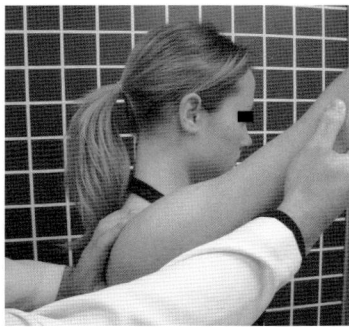

FIGURA 4.5 → Teste de Neer.

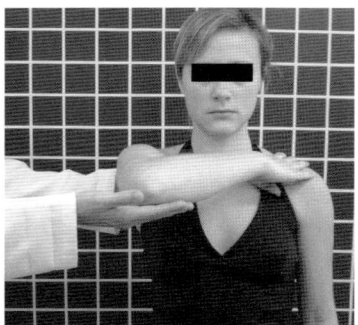

FIGURA 4.7 → Teste do impacto de Yokum.

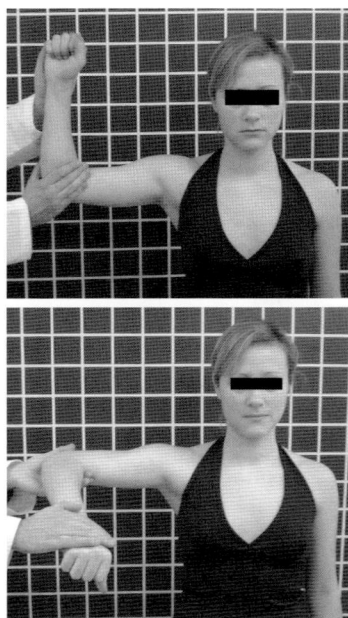

FIGURA 4.6 → Teste do impacto de Hawkins-Kennedy.

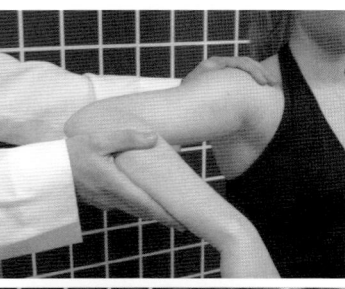
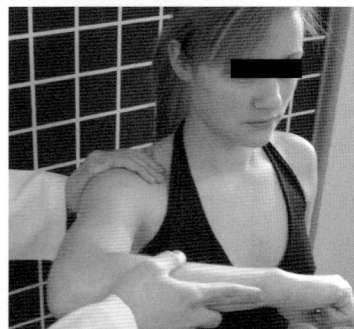

FIGURA 4.8 → Teste do impacto subcoracoide de Gerber.

ou não de diminuição da força ou mesmo da incapacidade de elevar o MS, indicando desde tendinites até roturas completas do tendão (FIG. 4.9).

Teste de Jobe. É semelhante ao teste do supraespinal, mas realizado com o MS em rotação interna, com o polegar voltado para o chão, posição que sensibiliza a tensão exercida no tendão do supraespinal. As respostas são semelhantes às do teste anterior (FIG. 4.10).

Teste do infraespinal. É feito com o MS ao lado do tórax e o cotovelo em 90° de flexão, pedindo-se para o paciente fazer ativamente a rotação externa do braço contra a resistência oposta produzida pelo examinador. As respostas são avaliadas como nos testes anteriores (FIG. 4.11).

Teste do infraespinal de Patte. O MS é posicionado em elevação de 90°, com o cotovelo em 90° de flexão, e o paciente deve forçar a rotação externa contra a resistência oposta produzida pelo examinador. As respostas possíveis são avaliadas como nos testes anteriores (FIG. 4.12).

Teste da rotação externa não mantida. O MS é posicionado com abdução de 20°, o cotovelo, em 90° de flexão, e o braço, rodado passivamente pelo examinador, em sentido lateral, posição que deve ser mantida ativamente pela força do infraespinal e do redondo menor. A não sustentação da rotação externa faz com que o braço rode espontaneamente em sentido medial em direção ao tórax, indicando lesão grave, sobretudo do infraespinal (FIG. 4.13).

Teste da "cancela" (*horn blower's sign*). O MS é posicionado como no teste do infraespinal de Patte, e é feita rotação externa passiva do braço, que deve ser mantida ativamente pela força do infraespinal e do redondo menor. A não sustentação da rotação externa faz com que o braço do paciente caia espontaneamente para baixo, indicando lesão grave, sobretudo do infraespinal (FIG. 4.14).

Teste do subescapular de Gerber (*lift-off test*). O paciente coloca o dorso da mão nas costas na máxima rotação interna e procura ativamente afastá-la das costas. A incapacidade de fazer tal manobra indica lesão do subescapular (FIG. 4.15).

Lift-off test – lag sign. Também descrito por Gerbe e colaboradores[1]. A mão do paciente é posicionada passivamente com a máxima rotação interna, com o dorso afastado das costas e, então, é solicitado a este mantê-la nessa posição. A incapacidade de fazê-lo indica lesão do subescapular (FIG. 4.16).

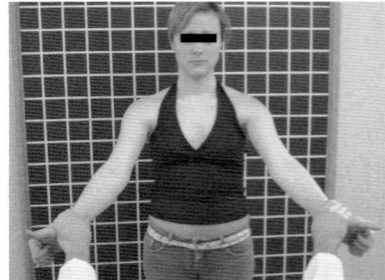

FIGURA 4.9 → Teste do supraespinal.

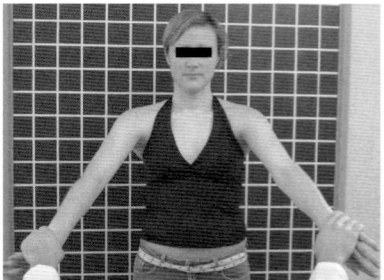

FIGURA 4.10 → Teste de Jobe.

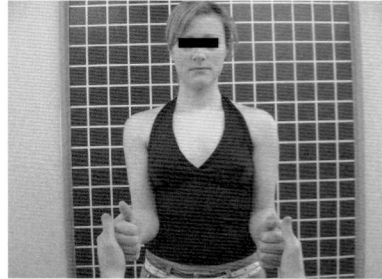

FIGURA 4.11 → Teste do infraespinal.

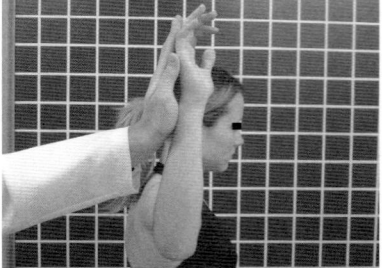

FIGURA 4.12 → Teste de Patte.

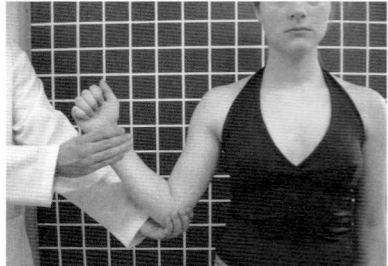 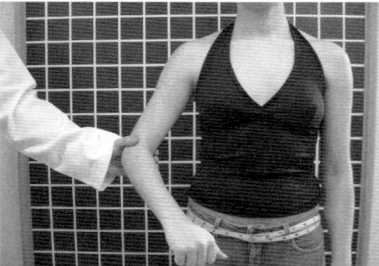

FIGURA 4.13 → Teste da rotação externa não mantida.

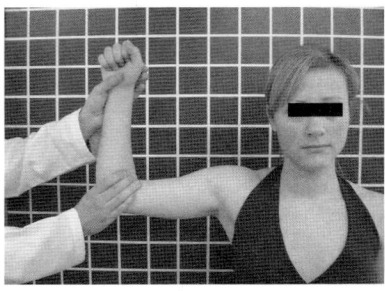
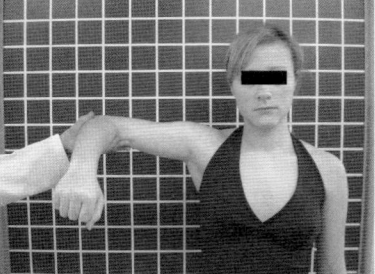

FIGURA 4.14 → Teste da cancela.

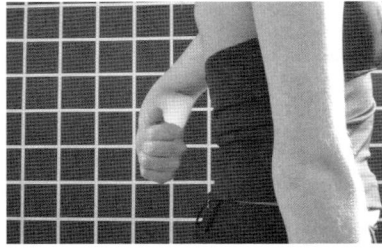

FIGURA 4.15 → Teste de Gerber.

Teste do subescapular (*belly press test*). O paciente coloca a mão no abdome, mantendo o braço na frente do tronco em rotação interna. Ao forçar a mão contra o abdome, o cotovelo desloca-se posteriormente se o subescapular estiver lesado, e o paciente somente consegue pressionar o abdome por meio da extensão do ombro (FIG. 4.17).

Teste da rotação interna (*internal rotation lag sign*). Descrito por Hertel e colaboradores,[2] também avalia lesão do subescapular. É realizado com o paciente com o dorso da mão nas costas em rotação interna máxima. Com uma mão, o examinador afasta a mão do paciente das costas e, com a outra, segura seu cotovelo, mantendo a extensão do ombro, em seguida, solta a mão do paciente, solicitando que este mantenha a posição. A incapacidade de fazê-lo denota lesão do subescapular (FIG. 4.18).

Teste da flexão-adução ou da articulação acromioclavicular (*cross arm test*). O próprio paciente faz a flexão-adução horizontal forçada do MS ou ela é feita de forma passiva pelo examinador. O paciente acusa dor na presença de alteração da articulação acromioclavicular (FIG. 4.19).

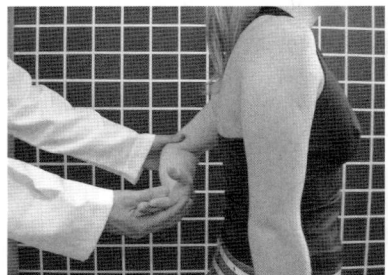
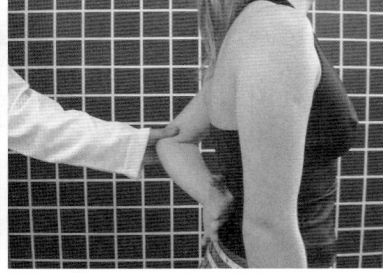

FIGURA 4.16 → *Lift-off test – lag sign.*

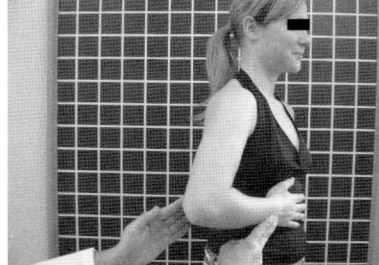
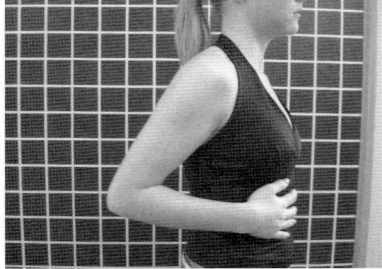

FIGURA 4.17 → Teste do subescapular (*Belly-press*).

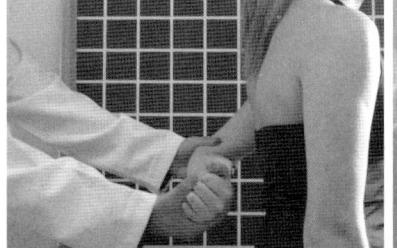
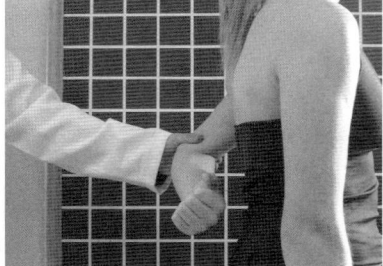

FIGURA 4.18 → Teste da rotação interna.

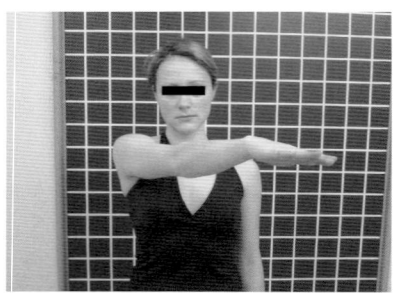

FIGURA 4.19 → Teste *Cross-arm*.

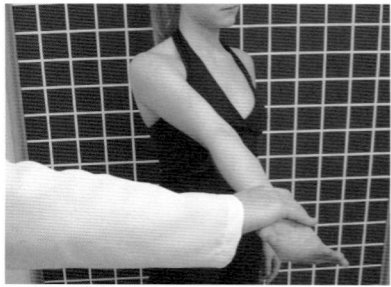

FIGURA 4.20 → Teste do bíceps (*Palm-up*).

Testes e sinais para avaliação do bíceps e do complexo bíceps-labral

Teste do bíceps (*speed* ou *palm up test*). Indica a presença de alterações da cabeça longa do bíceps. É realizado pela flexão ativa do MS, em extensão e em rotação externa, contra a resistência oposta produzida pelo examinador. O paciente acusa dor no nível do sulco intertubercular com ou sem impotência funcional associada (**FIG. 4.20**).

Teste de Yergason (*supination sign*). O paciente é posicionado com flexão do cotovelo em 90° e o antebraço em pronação. O examinador solicita que o paciente realize a supinação do antebraço contra sua resistência. A presença de dor no sulco bicipital indica patologia do bíceps (**FIG. 4.21**).

Teste da instabilidade do bíceps. O examinador segura o antebraço do paciente com o ombro em abdução e rotação externa e o cotovelo fletido. Enquanto palpa o sulco bicipital, o examinador faz rotação interna do ombro. A subluxação ou a luxação medial do tendão do bíceps produz estalo palpável, às vezes, audível. Costuma estar associado a lacerações do manguito rotador (**FIG. 4.22**).

Teste da compressão ativa (de O'Brien). No primeiro momento, o paciente, em pé, posiciona o MS, com o cotovelo em extensão, o ombro em 90° de flexão, 10 a 20° de adução e em rotação interna e pronação máximas, apontando o polegar para o solo, enquanto o examinador, posicionado atrás do paciente, força o MS do mesmo para baixo, solicitando a este que oponha resistência. No segundo momento, mantendo a mesma posição, o paciente faz ativamente rotação externa e supinação máximas, colocando a palma da mão para cima. O teste é considerado positivo para lesão do complexo bíceps-labral (SLAP) se, no

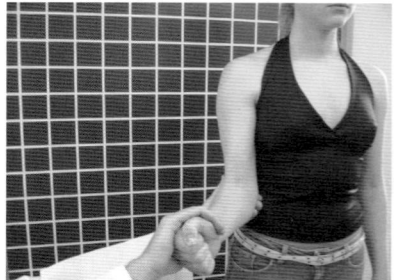

FIGURA 4.21 → Teste de Yergason.

primeiro momento, houver dor que desaparece ou é aliviada no momento seguinte. Além disso, estalido doloroso intra-articular no primeiro momento do teste indica lesão do lábio glenoidal. A dor na articulação acromioclavicular ou no ápice do ombro é sugestiva de alteração acromioclavicular (**FIG. 4.23**).

Teste de O'Brien sensibilizado (*SLAP-rehension test*). É uma variação do teste de O'Brien, realizando as mesmas manobras, mas com o braço aduzido 45°, posição que ocasiona maior tensão torcional na região de inserção supraglenoidal do bíceps (**FIG. 4.24**).

Bíceps *load test*. O paciente é posicionado com o braço em 120° de abdução e com máxima rotação externa, o antebraço é supinado ao máximo, e o cotovelo posicionado em 90° de flexão. O paciente é solicitado a realizar a flexão do cotovelo contra a resistência do examinador. A ocorrência de dor durante a manobra sugere lesão do complexo bíceps-labral (**FIG. 4.25**).

Sinal do "Popeye". É ocasionado pela ruptura da cabeça longa do bíceps. Quando o paciente contrai o

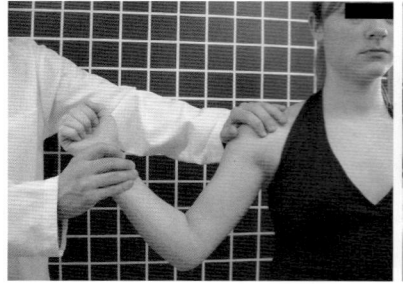
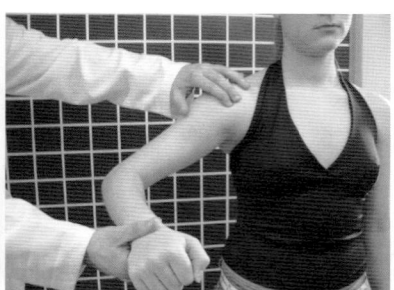

FIGURA 4.22 → Teste da instabilidade do bíceps.

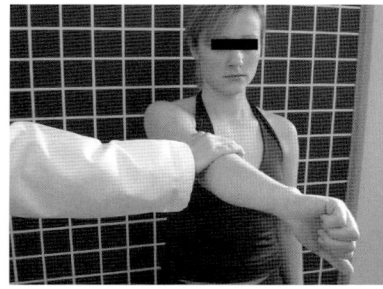
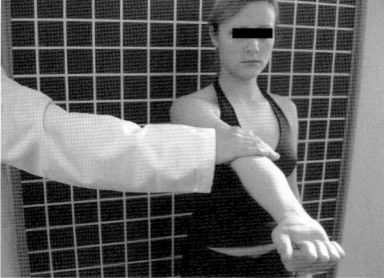

FIGURA 4.23 → Teste de O'Brien.

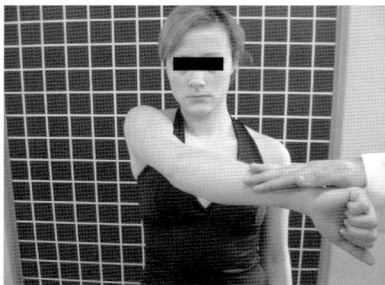
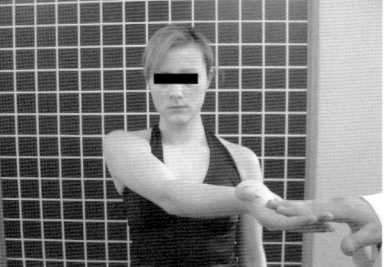

FIGURA 4.24 → Teste de O'Brien sensibilizado.

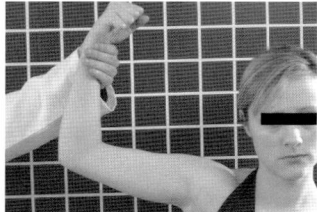

FIGURA 4.25 → Teste *biceps load*.

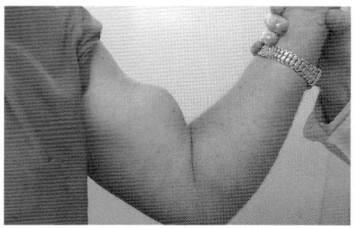

FIGURA 4.26 → Sinal do Popeye.

bíceps, surge uma deformidade característica que lembra o bíceps do Popeye, famoso personagem de desenho animado (**FIG. 4.26**).

Testes e sinais relacionados à estabilidade

Teste da apreensão. O examinador, colocando-se atrás do paciente, faz, com uma das mãos, abdução, rotação externa e extensão passivas forçadas do braço do paciente, ao mesmo tempo em que pressiona, com o polegar da outra mão, a face posterior da cabeça do úmero. Quando há instabilidade anterior, a sensação de luxação iminente produz temor e apreensão no paciente (**FIG. 4.27**).

Teste da instabilidade posterior (teste de Fukuda). O examinador faz adução, flexão e rotação interna passivas do braço do paciente, procurando deslocar posteriormente a cabeça do úmero. Quando há instabilidade posterior, a cabeça do úmero resvala na borda posterior da cavidade glenoidal e subluxa (**FIG. 4.28**).

Teste da gaveta anteroposterior. Colocando-se atrás do paciente, que está em pé ou sentado e com o braço ao lado do corpo, o examinador fixa, com uma das mãos, espalmada sobre o ombro, a escápula do paciente e, com a outra, segura firmemente a cabeça do úmero, procurando deslocar em sentido anteroposterior. O deslocamento menor do

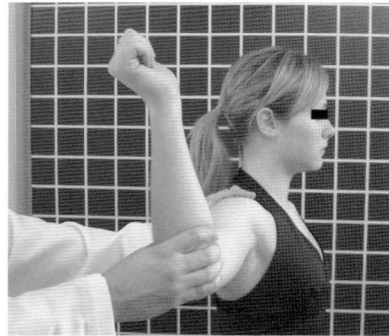

FIGURA 4.27 → Teste de apreensão.

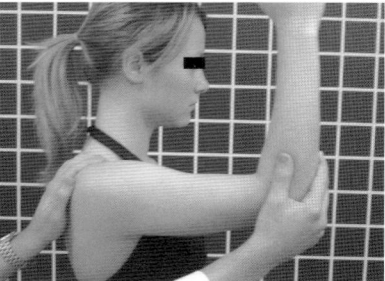

FIGURA 4.28 → Teste de Fukuda.

que 25% da cabeça do úmero em relação à cavidade glenoidal, se bilateral e sem queixa clínica de dor, pode ser considerado apenas hiperelasticidade articular, mas a presença de queixa clínica específica de dor associada a deslocamentos semelhantes ou maiores indica instabilidade ou frouxidão capsuloligamentar (FIG. 4.29).

Teste do sulco. O braço do paciente, que está posicionado ao lado do corpo, é puxado pelo examinador em sentido caudal. O aparecimento de sulco de 1 cm, ou mais, entre o acrômio e a cabeça do úmero, indica frouxidão capsuloligamentar. Frouxidão ligamentar não significa instabilidade; frouxidão é um sinal, e instabilidade, um sintoma (FIG. 4.30).

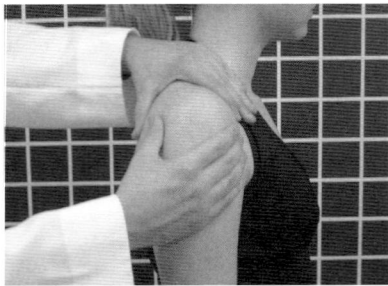

FIGURA 4.29 → Teste da gaveta anteroposterior.

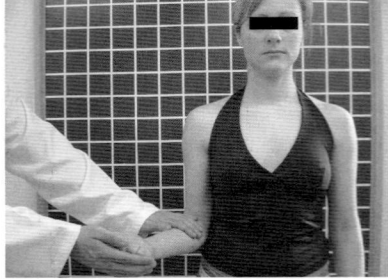

FIGURA 4.30 → Teste do sulco.

Teste da translação (*load and shift test*). Conceitualmente, é semelhante ao teste da gaveta, mas com o braço em graus variados de abdução. O paciente é posicionado em decúbito dorsal, com o braço na borda da maca e completamente relaxado. No começo, as translações anteroposterior e inferior são testadas com o braço em abdução discreta e rotação neutra, para avaliar o ligamento glenoumeral superior. Em seguida, o braço é abduzido em 45° para avaliar o ligamento glenoumeral médio. Com o braço abduzido em 90°, testa-se o complexo do ligamento glenoumeral inferior, que restringe a translação anterior nessa posição. A translação posterior é examinada, de preferência, com o braço aduzido e em leve flexão (FIG. 4.31).

Teste da recolocação. O paciente é posicionado em decúbito dorsal, com o cotovelo fletido em 90°. A seguir, seu braço é abduzido em 90° e colocado em rotação externa máxima por uma das mãos do examinador, que, com a outra, segura a cabeça do úmero e a traciona para cima, procurando subluxá-la. Essa manobra, em geral, provoca dor (sem "apreensão") nos pacientes com subluxação anterior. Em seguida, com o paciente na mesma posição, o examinador empurra a cabeça do úmero para baixo, procurando reduzi-la. Em tais condições, a dor pode continuar naqueles que têm síndrome do impacto secundária a instabilidade, porém, deve cessar nos pacientes com subluxação e que quase sempre toleram a rotação externa máxima quando a cabeça do úmero é recolocada em sua posição normal (FIG. 4.32).

Testes para avaliação de compressão vascular

Manobra de Adson. A manobra é realizada com o braço do paciente ao lado do corpo, com o pescoço estendido e o rosto voltado para o lado examinado. O paciente é orientado a realizar inspiração profunda e prender a respiração, enquanto o examinador eleva e abduz o braço do paciente,

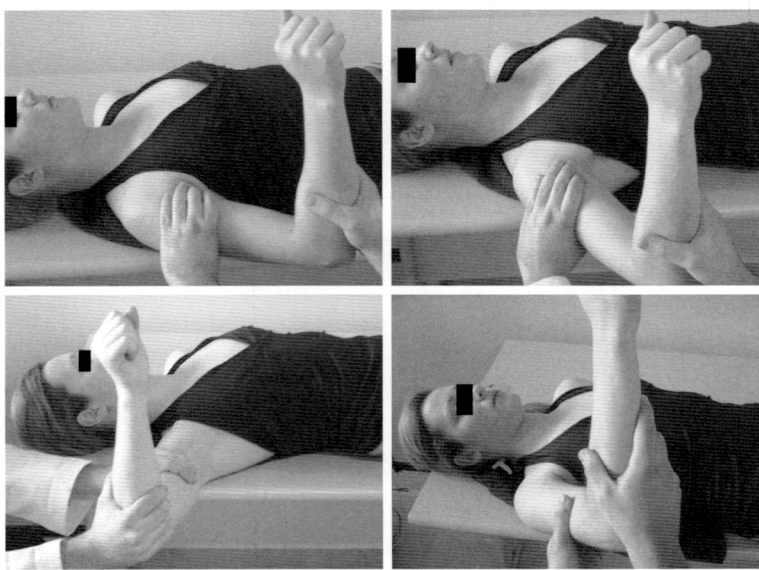

FIGURA 4.31 → Teste da translação (*load and shift test*).

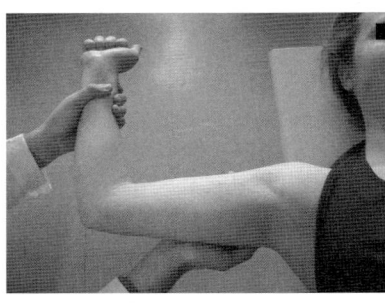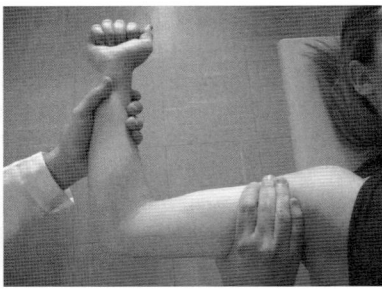

FIGURA 4.32 → Teste da recolocação.

palpando o pulso radial. A diminuição ou o desaparecimento do pulso radial sugere compressão no desfiladeiro torácico. Variações dessa manobra foram descritas e incluem a rotação da cabeça para o lado oposto, com o braço examinado em diferentes graus de abdução e extensão (**FIG. 4.33**).

Manobra de hiperabdução. É realizada com o examinador abduzindo, rodando externamente e hiperestendendo ambos os braços do paciente e palpando o pulso radial. Dor e diminuição do pulso radial simetricamente podem ocorrer em quase 20% dos indivíduos normais, porém, a assimetria sugere presença de compressão neurovascular abaixo do processo coracoide e do tendão do músculo peitoral menor (**FIG. 4.34**).

Teste de Halstead. O paciente estende o pescoço para o lado oposto, enquanto o examinador traciona seu braço para baixo, ao mesmo tempo em que palpa o pulso radial. A diminuição de amplitude do pulso representa compressão vascular no desfiladeiro torácico (**FIG. 4.35**).

Teste de Roos. Solicita-se ao paciente que abra e feche a mão de forma enérgica, durante 1 minuto, mantendo os ombros em flexão de 90° ao plano escapular e estendendo os cotovelos. No caso de compressão, há sintomas de fadiga e dormência da mão. Deve ser feito exame neurológico de todo o membro, avaliando-se a sensibilidade e a motricidade (**FIG. 4.36**).

A avaliação global pré e pós-operatória do ombro tem sido um tema ainda discutido, e vários são os métodos clínicos de avaliação funcional utilizados atualmente (UCLA, Constant-Murley, Neer e ASES). Eles são semelhantes e, embora sejam todos bons e de uso obrigatório na elaboração de trabalhos científicos, sua aplicação prática diária nos grandes serviços que têm pacientes dispersos em vastas áreas do Brasil é trabalhosa, além de exigir um examinador para sua execução.

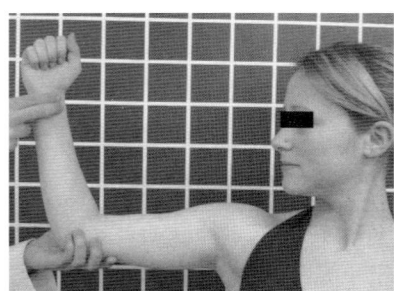

FIGURA 4.33 → Manobra de Adson.

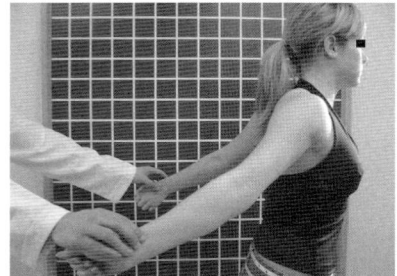

FIGURA 4.34 → Manobra de hiperabdução.

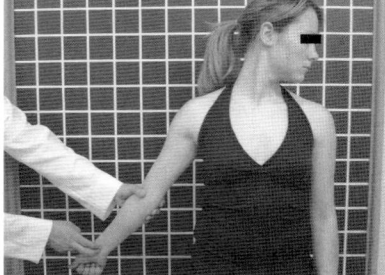

FIGURA 4.35 → Teste de Halstead.

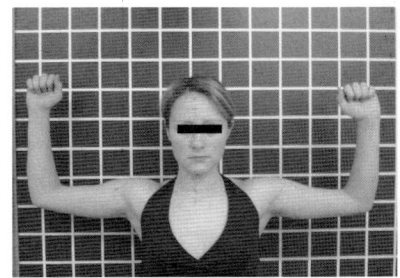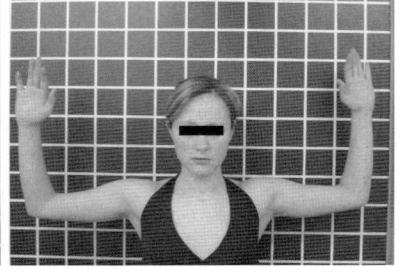

FIGURA 4.36 → Teste de Roos.

LESÕES DO MANGUITO ROTADOR

Conceitos básicos

O manguito rotador é formado por quatro músculos: subescapular, supraespinal, infraespinal e redondo menor. Todos eles se originam na escápula e inserem-se nas tuberosidades da cabeça do úmero. O subescapular se insere na pequena tuberosidade, e os supraespinal, infraespinal e redondo menor na grande tuberosidade. Esses músculos terminam em tendões largos e achatados, que continuam com a cápsula articular para formar o manguito musculotendíneo. A anatomia vascular do manguito rotador constitui um dos fatores etiológicos do desenvolvimento das lesões nessa estrutura. O músculo supraespinal recebe a sua irrigação sanguínea da massa muscular. A "área crítica de Codman", localizada ligeiramente próxima à inserção do músculo supraespinal, é a zona em que a patologia degenerativa do manguito se inicia. Essa área é hipovascularizada, conforme vários estudos, em especial de Rathbun e MacNab,[4] já que ela se encontra continuamente comprimida entre o acrômio e o tubérculo maior. Sabe-se, também, que há mais abundância de vasos sanguíneos na porção bursal (superior) do que na articular (inferior). O manguito rotador possui três funções essenciais: estabilidade, mobilidade e nutrição da articulação glenoumeral.

Com relação à nutrição da cartilagem articular, o manguito rotador proporciona um "espaço à prova d'água" para conter o líquido sinovial. Ainda que não participe do manguito rotador, a cabeça longa do bíceps se localiza entre os músculos subescapular e supraespinal, dentro da goteira bicipital. Sua função primária é a estabilização anterior da cabeça do úmero, evitando a anteriorização. Já a função secundária da cabeça longa do bíceps é a depressão da cabeça do úmero, quando o membro superior está em rotação externa. Por meio de tal mecanismo, ocorre o alívio da compressão entre o tubérculo maior e a porção anteroinferior do acrômio. Entre essas duas estruturas ósseas, situam-se três elementos, que são comprimidos ou impactados: (1) o manguito rotador (em particular, o supraespinal); (2) a cabeça longa do bíceps; e (3) a bolsa subacromial. A patogênese das lesões do manguito rotador é muito controversa. Trauma, atrito (degeneração), hipovascularização e impacto subacromial são os fatores citados com mais frequência. As lesões traumáticas recebem atenção especial, embora a maioria dos pacientes com ruptura completa do manguito não tenha lembranças de qualquer trauma direto. O manguito rotador envelhece biologicamente, e grande parte das lesões ocorre após os 40 anos de vida do indivíduo.

A hipovascularização da "área crítica de Codman" é citada por muitos autores como o ponto inicial da degeneração e da ruptura do manguito. Apesar de a compressão subacromial ser conhecida há muito tempo, ela só foi descrita de forma abrangente por Charles Neer, em 1972.[5] De acordo com o autor, é possível que as rupturas incompletas ou completas do manguito sofram aumento do diâmetro da

lesão e da fragilidade do tendão. A posição em que o ombro realiza a maioria das atividades é em flexão ou em elevação, e não em abdução. Isso determina o fenômeno de impacto (*impingement*) do tubérculo maior contra o "arco acromial", que é formado por três estruturas: (1) a superfície inferior e anterior do acrômio; (2) o ligamento coracoacromial; e (3) a articulação acromioclavicular. A zona de impacto está centrada na "área crítica" do supraespinal e na cabeça longa do bíceps. Neer[5] descreveu três estágios progressivos da síndrome do impacto, que serão discutidos a seguir. Em 1985, foi introduzido, por Neer e Poppen,[6] o termo *supraspinatus outlet*, que significa "túnel do supraespinal". É um estudo radiográfico com incidência lateral da escápula, que avalia a relação entre o músculo supraespinal e o acrômio (**FIG. 4.37**).

De maneira didática, pode-se agrupar as lesões do manguito rotador conforme o fator desencadeante: extrínseco – impacto mecânico, defendido por Neer[7] – ou intrínseco – hipovascularização tendínea, defendida por Uhthoff e colaboradores.[8] Além disso, é possível classificar as tendinopatias em primárias (aumento de volume das estruturas no espaço subacromial – bursite, tendinite calcária) ou secundárias (estreitamento do espaço subacromial – calcificação do ligamento coracoacromial, fratura deslocada do tubérculo maior). Esse assunto será revisto na seção "Efeitos degenerativos do manguito rotador".

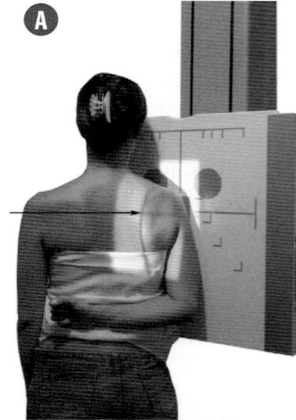

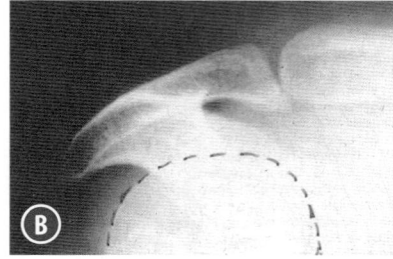

FIGURA 4.37

🅐 Incidência radiográfica lateral do acrômio ou do túnel do supraespinal.
🅑 A projeção radiográfica lateral do acrômio demonstra uma imagem lateral "verdadeira" da escápula e do túnel do supraespinal, sem interposição, demonstrando com clareza a morfologia acromial.

Até as décadas de 1970 e 1980, a dor e a impotência funcional do ombro eram resultantes de "bursite ou reumatismo", e o tratamento, sem qualquer tentativa diagnóstica inicial, não passava de tríade clássica: medicamento, infiltração e fisioterapia. Felizmente, evoluiu-se muito desde então. Sabe-se hoje que a dor no ombro é a segunda maior em incidência no consultório ortopédico, inferior apenas à dor lombar.

Vários fatores contribuíram para o aumento do número de diagnósticos dessas patologias nos últimos anos:

- Aumento da expectativa média de vida e o conceito de que o adulto e o idoso também devem praticar atividades físicas. A patologia do manguito rotador ocorre com maior frequência a partir dos 40 a 50 anos e sua incidência aumenta geometricamente nas décadas seguintes.

- Grande desenvolvimento dos esportes que utilizam o membro superior, como vôlei, basquete, tênis, natação, lutas marciais, esportes radicais, entre outros. Sabe-se que tais atividades predispõem à compressão do manguito rotador e ao aparecimento de sintomas, mesmo em indivíduos entre 20 e 30 anos.

- Desenvolvimento dos métodos diagnósticos clínicos e radiológicos modernos.

- Maior entendimento da patologia cirúrgica e de suas formas de tratamento pela melhor educação ortopédica.

- Conhecimento dos métodos de reabilitação.

Não há consenso entre os autores a respeito das causas das patologias do manguito rotador. Dentre as muitas, destacam-se trauma, hipovascularização na inserção do músculo supraespinal e impacto subacromial primário.

Trauma. O paciente refere que caiu sobre o membro afetado, que sofreu uma luxação glenoumeral traumática, que um estiramento abrupto aconteceu enquanto realizava alguma atividade com os membros elevados, entre outras causas. O fator trauma deve ser pesquisado na história clínica, mesmo não possuindo percentual expressivo na maioria das séries cirúrgicas. É preciso estar atento aos casos de ruptura do manguito rotador associada a luxação glenoumeral traumática, sobretudo em pacientes com idade superior a 40 anos.

Impacto subacromial primário – teoria da degeneração extrínseca. Determinante do atrito e da degeneração do manguito, é um fenômeno conhecido há muito tempo. Foi Charles Neer que, em seu clássico artigo de 1972,[5] demonstrou claramente a relação entre o fenômeno de impacto e a degeneração do manguito rotador. Segundo ele, a elevação do membro superior ocorre, em geral, em flexão, e não em abdução. O impacto se dá contra a porção anteroinferior do acrômio, o ligamento coracoacromial e a articulação acromioclavicular. Conforme Gerber e colaboradores,[2] a ponta do processo coracoide

também pode colaborar com o impacto sobre o músculo subescapular, fenômeno conhecido como impacto do processo coracoide.

A área de impacto é centralizada na inserção do músculo supraespinal e na passagem da cabeça longa do bíceps, além da bolsa subacromial, que protege toda essa região. É, portanto, o atrito constante dessas partes moles contra o arco acromial que produz a degeneração. Bigliani e colaboradores,[9] discípulos de Neer, descreveram, em 1986, que o acrômio pode ser classificado, no aspecto anatômico, conforme sua curvatura lateral, em: reto, curvo e ganchoso.

Outras variáveis morfológicas podem exercer influência na compressão do manguito rotador. De acordo com Toivonen e colaboradores,[10] quanto mais aguda (fechada) for a angulação entre a espinha da escápula (base) e o acrômio, menor será o espaço subacromial. Outros estudos sugerem que, quanto mais largo for o acrômio, maior será a compressão exercida sobre o supraespinal, sugerindo zona anterolateral de impacto. Foram descritas, ainda, outras formas de mensuração do espaço subacromial, como o ângulo de inclinação acromial, os ângulos acromioglenoidal, acromioescapular, espinoglenoidal e espinoescapular. Stehle e colaboradores[11] chamam a atenção para as alterações que ocorrem na mensuração desses ângulos por meio de radiografias de perfil da escápula. Qualquer inclinação superior a 5° na ampola produz radiografias subótimas, identificadas por meio de imagens duplas nas bordas ósseas do túnel supraespinal e que produzem alteração significativa nos parâmetros para mensuração desses ângulos.

Gerber[12] introduziu o conceito do índice acromial. Em radiografia anteroposterior verdadeira com o ombro em rotação neutra, divide-se a distância entre a glenoide até a borda lateral do acrômio e a distância entre a glenoide e a borda lateral da grande tuberosidade do úmero. Gerber[12] demonstrou que pacientes com um índice acromial de 0,73 +/− 0,06 têm predisposição maior a ter rupturas do manguito rotador em comparação com pacientes com manguito intato, que tiveram um índice acromial de 0,64 +/− 0,06. Em 2013, Moor e colaboradores[13] realizaram um novo trabalho descrevendo o ângulo crítico do ombro, com a hipótese de que a cobertura aumentada do acrômio associada à inclinação superior da glenoide estaria associada a maior incidência de ruptura do manguito rotador; o contrário, uma cobertura diminuída do acrômio sobre a cabeça do úmero, estaria associado a maior porcentagem de formação de osteoartrose. Mede-se o ângulo gerado entre a inclinação da glenoide e o acrômio. O ângulo maior que 38°, em média 29,5 a 43,5°, está associado a rupturas do manguito rotador, diferença significativa com os pacientes sem lesão com um ângulo crítico inferior a 38°. Pacientes com ângulos menores que 28° têm risco maior de desenvolver osteoartrose **(FIG. 4.38)**.

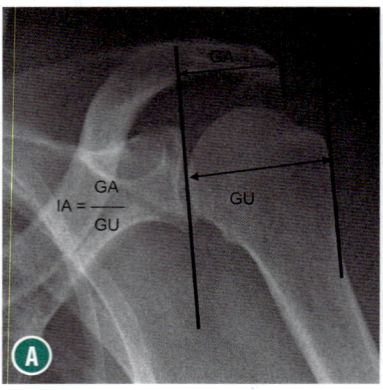 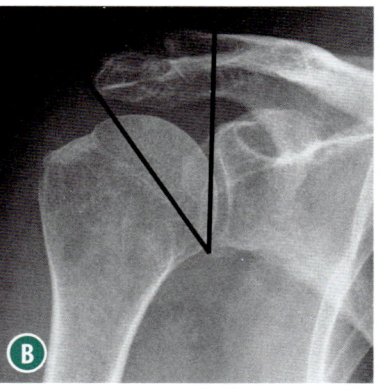

FIGURA 4.38

Ⓐ O índice acromial é obtido com a divisão entre a distância da glenoide até a borda lateral do acrômio e a distância entre a glenoide e a borda lateral da grande tuberosidade do úmero. O índice acromial de 0,73 +/– 0,06 tem maior associação com rupturas do manguito rotador.

Ⓑ O ângulo crítico do ombro é mensurado pelo ângulo formado entre a inclinação da glenoide e o acrômio. O ângulo superior a 38° está associado a rupturas do manguito rotador, enquanto a diferença de ângulos inferiores a 28° tem risco maior de desenvolver osteoartrose.

Efeitos degenerativos do manguito rotador – teoria da degeneração intrínseca

Cerca de 10% dos casos atendidos na prática diária por ortopedista generalista são de ombro e/ou cintura escapular. Desse total, conforme Codman,[14] quase metade constitui-se de queixas referentes, especificamente, ao manguito rotador. Portanto, cerca de 4 a 5% de todas as queixas da ortopedia contemporânea provêm de apenas uma patologia – a degeneração do manguito rotador e suas diferentes manifestações. Por isso, é importante o entendimento dos aspectos degenerativos de tal estrutura.

A microestrutura da inserção do músculo supraespinal é composta por cinco camadas, dispostas de cima para baixo: (1) porção superficial do ligamento coracoumeral; (2) corpo muscular (fibras paralelas); (3) corpo muscular (fibras com menor orientação); (4) tecido conjuntivo frouxo; e (5) cápsula articular.

Os tendões que formam o manguito rotador (subescapular, supraespinal, infraespinal e redondo menor) inserem-se em um *continuum* e são submetidos à compressão (força de cisalhamento) exercida pelas estruturas ósseas que estão acima (acrômio) e abaixo (cabeça do úmero), transmitida transversalmente ao longo das fibras musculares dos tendões, sobretudo do supraespinal.

> **ATENÇÃO! A vascularização do supraespinal é feita pela artéria supraescapular e pelas artérias circunflexas posterior e anterior. Essa circulação estará diminuída em várias situações, como lesão traumática, degeneração, contratura muscular e compressão direta (braço elevado entre 60 e 120°, chamado "arco doloroso").**

A "zona crítica de Codman", descrita no início do século passado sem auxílio da microscopia, resistiu ao tempo e define-se como "a área de inserção do supraespinal com suprimento sanguíneo inadequado", em que o lado da bolsa possui vascularização escassa, e o lado capsular, uma rica rede de microanastomoses.

A causa da degeneração do manguito rotador permanece em discussão entre vários autores. A teoria da degeneração intrínseca defendida por Uhthoff e colaboradores[8] sugere a ideia de que a musculatura do manguito tende a degenerar-se com a idade. A teoria da degeneração extrínseca defendida por Neer[7] observa que o manguito rotador é comprimido pelo arco coracoacromial e que essa seria a principal causa da degeneração evolutiva de ruptura parcial para total, sendo a superfície anteroinferior do acrômio e o ligamento coracoacromial os principais responsáveis pela compressão do manguito rotador, da bolsa subacromial e da cabeça longa do bíceps. Portanto, o consenso atual entre a maioria dos autores é que a história natural da lesão degenerativa do manguito rotador obedece a um padrão que inicia por alterações de vascularização, evolui para lesão parcial, geralmente intra-articular, e pode chegar à lesão completa e total do supraespinal.

Estudo da inserção do ligamento coracoacromial no acrômio e sua relação com a patologia subacromial

O objetivo do estudo realizado no Instituto de Ortopedia e Traumatologia (IOT) de Passo Fundo (RS) foi demonstrar histologicamente a possibilidade de ocorrência de calcificação do ligamento coracoacromial na sua inserção acromial e relacioná-la com a curvatura do acrômio. Tal estudo foi constituído por 25 peças anatômicas obtidas, consecutivamente, de pacientes submetidos a tratamento cirúrgico de ruptura completa do manguito rotador. As observações permitem concluir que a quantidade de ossificação não modifica a curvatura prévia do acrômio, pois ela já é determinada, conforme os conceitos de Bigliani e colaboradores.[9]

Panni e colaboradores[15] estudaram as mudanças do arco coracoacromial relacionadas à idade e correlacionaram-nas com a incidência de lesões do manguito rotador. Observaram que a idade tem relação direta com a maior incidência e gravidade dessas lesões. Detectaram, também, espessamento da bolsa subacromial e maior número de rupturas do manguito quando o acrômio era curvo. Tais alterações estão relacionadas a alterações degenerativas graves no acrômio em todos os casos. A associação entre ruptura do manguito rotador e esporão subacromial é mais evidente na presença de acrômio tipo III, o que contraria os achados do estudo.

Evolução da patologia do manguito rotador

Neer[5] descreveu as três fases evolutivas da síndrome compressiva do manguito.

- **Fase I.** Edema e hemorragia (inflamação) reversíveis. Ocorrem, em geral, em pacientes jovens, devido ao excesso do uso do membro superior no esporte ou no trabalho. As lesões por esforços repetitivos são incluídas nessa fase. O tratamento adequado é o conservador. O ideal é que sejam realizados o tratamento da sintomatologia dolorosa e o posterior reforço muscular (rotadores internos e externos e cintura escapular), com o objetivo de aliviar o fenômeno de impacto. O afastamento da causa da lesão é o fator essencial para evitar a recidiva.

- **Fase II.** Fibrose e tendinite (ruptura parcial) do manguito rotador. Ocorrem de maneira crônica e intermitente, em indivíduos jovens ou adultos. Os sinais clínicos são clássicos e descritos a seguir. Nesses casos, o tratamento conservador costuma ser suficiente apenas nos primeiros episódios dolorosos. A acromioplastia tem indicação nessa fase, aliviando os sintomas dolorosos. Além disso, o tratamento artroscópico permite avaliar e tratar lesões associadas do cabo longo do bíceps e da articulação acromioclavicular, outros locais que originam dor. É considerada por alguns autores como cirurgia "profilática". A acromioplastia não previne a ruptura do manguito, que pode ocorrer anos mais tarde, já que a evolução natural da doença ocorre ao longo do tempo.

- **Fase III.** Ruptura completa do manguito com alterações ósseas típicas ao raio X simples (esclerose óssea, cistos subcondrais, osteófitos na porção anterior e na articulação acromioclavicular e contato da cabeça do úmero com o acrômio, nos casos de ruptura maciça) **(FIG. 4.39)**. Ocorre, em geral, em pacientes acima dos 50 anos. O diagnóstico é clínico, mas a confirmação por imagem pode ser obtida por ecografia ou ressonância magnética (RM). O tratamento conservador pode ser considerado

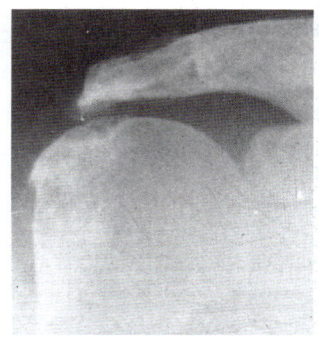

FIGURA 4.39 → A evidência radiográfica de que o impacto ocorre entre a grande tuberosidade da cabeça do úmero e a porção anteroinferior do acrômio é a formação da "imagem em espelho", que é a esclerose óssea ocorrendo no acrômio e na grande tuberosidade. O manguito rotador é, portanto, comprimido entre essas estruturas ósseas.

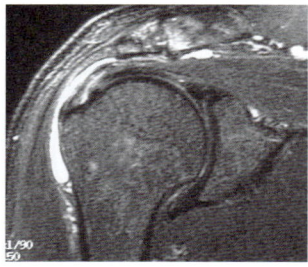

FIGURA 4.40 → RM do ombro em corte coronal demonstrando lesão parcial intratendínea/intrassubstancial do supraespinal.

para alívio da dor e reforço muscular para manutenção da função; essa forma de tratamento está indicada em indivíduos muito idosos, com sintomas dolorosos mínimos, sedentários ou com contraindicação clínica (hipertensos graves, diabetes avançado, etc.). A maioria dos pacientes se beneficia com o tratamento cirúrgico, cujo objetivo é reconstruir o manguito rotador, diminuindo o quadro doloroso e, ao longo do tempo, aumentando a força para as atividades do dia a dia. Muitos autores, dentre eles Matsen,[16] realizam o reparo das lesões do manguito rotador sem acromioplastia, por considerar que a lesão é degenerativa e não sofre a influência do acrômio. Gartsman e O'Connor[17] demonstraram resultados favoráveis ao reparo do manguito rotador artroscópico sem acromioplastia.

As lesões do manguito rotador podem ser classificadas conforme a duração (crônica ou aguda), a extensão (total e parcial) e a etiologia (traumática ou degenerativa). As lesões parciais podem ser intratendíneas (intrassubstanciais), bursais ou articulares **(FIGS. 4.40 A 4.43)**, sendo estas as mais frequentes. Ellman e colaboradores[18] classificaram as lesões parciais conforme a profundidade e o sítio anatômico.

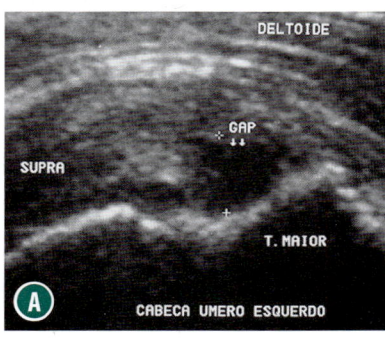
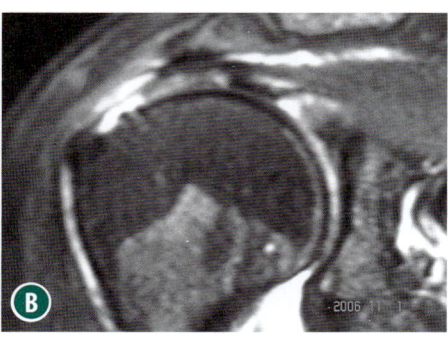

FIGURA 4.41
Ⓐ Ecografia do ombro demonstrando ruptura parcial (quase total) na inserção do supraespinal (setas).
Ⓑ RM demonstrando ruptura parcial da porção articular do supraespinal. A ruptura compromete quase a totalidade da espessura da supraespinal.

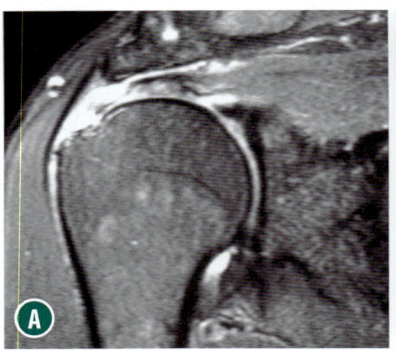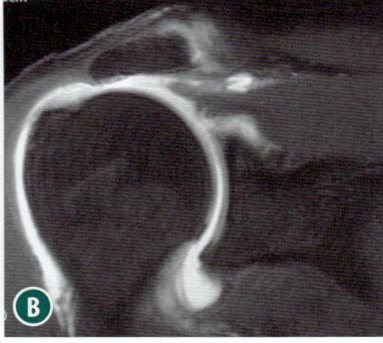

FIGURA 4.42

Ⓐ Ruptura completa do supraespinal vista em corte coronal na imagem da RM.

Ⓑ A ruptura do supraespinal vista em corte sagital. O cabo longo do bíceps é visibilizado, espessado e com líquido na bainha.

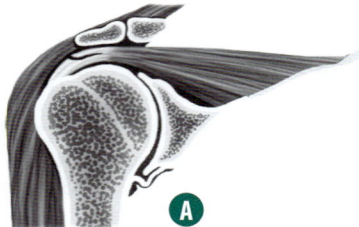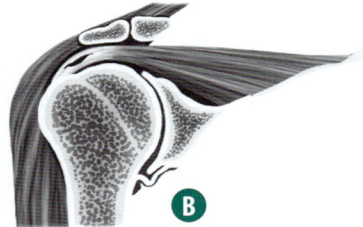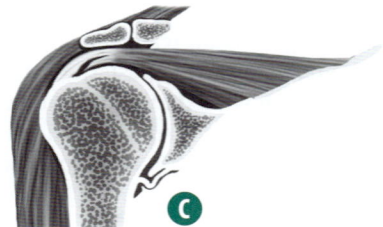

FIGURA 4.43 → Classificação das lesões parciais do manguito rotador baseada na localização do defeito.

Ⓐ Lado bursal.

Ⓑ Intratendínea.

Ⓒ Lado articular.

Fonte: Burkhead.[19]

O tipo I se caracteriza por rotura de menos de um quarto da espessura do tendão e profundidade menor do que 3 mm; o tipo II, por rotura menor do que a metade da espessura do tendão e profundidade entre 3 e 6 mm; e o tipo III, por rotura maior do que a metade da espessura e mais de 6 mm de profundidade. De acordo com Bateman,[20] as lesões totais podem ser classificadas como pequenas (até 1 cm), médias (entre 1 e 3 cm), grandes (entre 3 e 5 cm) e maciças e extensas (acima de 5 cm), demonstradas na **FIGURA 4.44**.

Gartsman e O'Connor[18] definiram as lesões irreparáveis como sendo as de pelo menos 5 cm, envolvendo dois ou mais tendões do manguito rotador, que não possam ser fechadas sem tensão excessiva após a liberação de aderências intra e extra-articulares, do ligamento coracoumeral, do intervalo rotador e da incisão da cápsula. As lesões totais do manguito rotador podem ser, ainda, classificadas, quanto à forma, em crescente, "L", triangular, linear ou transversa.

A lesão inicia, em geral, no tendão supraespinal, nas porções articular e profunda, e progride da parte profunda para a superficial e de anterior para posterior, atingindo o músculo infraespinal. A capacidade de manter a estabilidade glenoumeral é perdida, e ocorre a migração anterior e superior da cabeça umeral. A partir desse momento, o tendão longo do bíceps passa a exercer função estabilizadora da cabeça umeral, tornando-se, aos poucos, espessado e alargado. Com a progressão da lesão, o tendão do subescapular é acometido, assim como o ligamento transverso do úmero, causando luxação medial da porção longa do bíceps **(FIG. 4.45)**, gerando maior instabilidade e progredindo para degeneração articular, denominada *cuff tear arthropathy* (artrose glenoumeral associada à lesão irreparável do manguito).

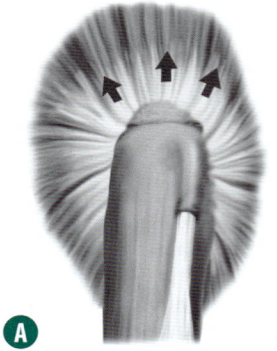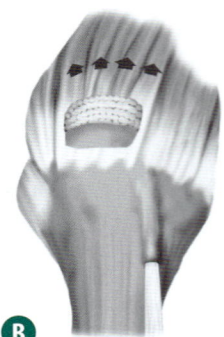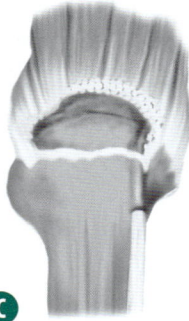

FIGURA 4.44 → Classificação das lesões parciais do manguito rotador na localização do defeito.

Ⓐ Menor que 1 cm.

Ⓒ Entre 1 e 3 cm.

Ⓐ Entre 3 e 5 cm.

Fonte: Burkhead.[19]

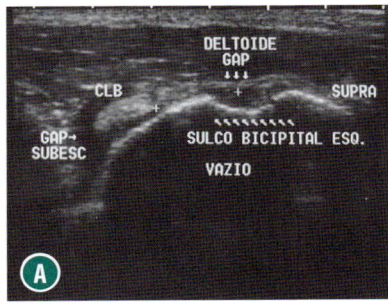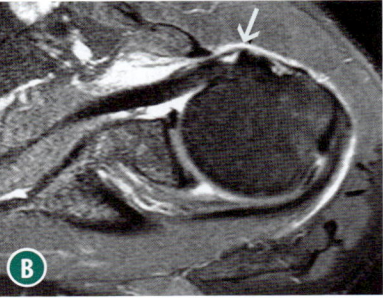

FIGURA 4.45

Ⓐ Ecografia demonstrando ruptura do subescapular com luxação medial da porção longa do bíceps.

Ⓑ RM mostrando a ruptura do subescapular com luxação medial do bíceps.

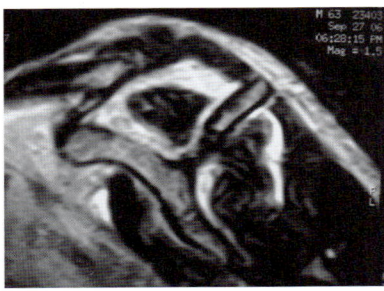

FIGURA 4.46 → RM normal, corte sagital mostrando os ventres musculares sem alteração. Uma linha traçada entre o aspecto superior da escápula e a espinha da escápula mostra que o ventre do músculo supraespinal encontra-se acima da linha tangente. Corte sagital de RM demonstrando a lipossubstituição que ocorre no ventre muscular do supraespinal. Notam-se as áreas brancas ao redor e entre as fibras musculares do supraespinal. Quando existe retração e perda de fibra muscular por lipossubstituição, o ventre do músculo supraespinal encontra-se abaixo da linha tangente (*tangent sign* positivo).

Uma vez que ocorre a ruptura do tendão, este retrai e, aos poucos, acontece a substituição das fibras musculares por gordura (lipossubstituição ou infiltração gordurosa), como demonstra a **FIGURA 4.46**. Goutallier e colaboradores[21] descreveram e classificaram a degeneração gordurosa através de um estudo em tomografia computadorizada (TC). Em um estudo posterior com imagens de RM, a classificação foi adaptada, sendo utilizada hoje. O grau 0 é definido como o músculo sem presença de gordura, e o grau I, com pequenas estrias de gordura entre as fibras musculares. No grau II, existe proporção menor de gordura em relação ao músculo, enquanto, no grau III, as proporções de músculo e gordura se equivalem. No grau IV, existe proporção de gordura maior do que a de fibras musculares no tendão. Essa relação é muito importante, pois tem valor preditivo no manejo das lesões do manguito rotador. Quanto maior o grau de degeneração gordurosa do tendão, pior o resultado esperado pós-reparação. Diversos estudos demonstram que, uma vez que ocorre a lipossubstituição e que o padrão anatômico das fibras musculares se altera, o processo é irreversível, mesmo após o reparo da lesão. Gerber[12] evidenciou que, após o reparo de lesões com degeneração, estas não progridem, mas não ocorre reversão das fibras degeneradas. No entanto, a tração contínua dos tendões produz melhora do trofismo muscular e recuperação parcial do padrão das fibras miotendíneas.

Quadro clínico

Dor. Proporcional ao grau de inflamação e necrose do músculo e não ao tamanho da ruptura. A dor é suportada melhor de dia, já que o paciente acomoda o braço em leve abdução e flexão anterior e a ação da gravidade mantém certa "tração" sobre o membro superior, diminuindo o impacto do manguito rotador contra o arco coracoacromial. Durante o sono, essa posição do braço não é possível, e a dor pelo estiramento do músculo inflamado ou rompido se instala. A dor pode ser espontânea e aumentar com os movimentos. Está presente em todas as fases da lesão, mas costuma ser mais intensa no músculo íntegro ou com ruptura parcial. Quando a ruptura se completa, ocorre o relaxamento das fibras do supraespinal, promovendo a diminuição do quadro doloroso. Portanto, paradoxalmente, a dor costuma ser maior nos quadros de lesão parcial ou total de tamanho pequeno, e menor nos quadros de lesão total de tamanho médio ou extenso. Ela é localizada ao redor do ombro, mas pode irradiar-se até a região escapular (origem dos músculos supra e infraespinais) e o cotovelo (representação pelos dermátomos). A "verdadeira" dor do ombro não ultrapassa os limites do cotovelo. Quando o paciente referir dor que se irradia até a mão, o examinador deve estar atento, pois uma patologia da coluna cervical pode ser a doença primária.

Crepitação. É observada através da palpação com dois dedos colocados imediatamente à frente do acrômio e mostra as partes moles (bursa subacromial inflamada e manguito rotador com rompimento parcial ou total) raspando contra a superfície inferior do acrômio. Pode estar presente nas fases II e III de Neer. É um sinal de alerta importante.

Força muscular. As forças de abdução e rotação externa tendem a estar diminuídas no lado envolvido das lesões totais. Nas lesões parciais e mesmo nas totais pequenas, a força pode estar normal. O teste é realizado comparando-se com o lado oposto, sendo acompanhado por dor. Esse teste pode não ser muito valorizado até ocorrer a ruptura maciça do manguito, com o envolvimento do músculo infraespinal. Nessa fase, observa-se claramente a atrofia dos músculos supra e infraespinais, e a força estará muito diminuída. A pseudoparalisia do membro superior, incapacidade do paciente elevar ativamente o braço, é a fase final desta perda de força e desequilíbrio biomecânico.

Contratura (capsulite adesiva). Ocorre em 14% dos casos na série de Neer e colaboradores[22] e deve-se ao processo inflamatório que se instala na cápsula articular e à imobilidade do membro superior determinada pela dor.

Tendinite ou ruptura da cabeça longa do bíceps. Sabe-se que essa estrutura sofre o processo de impacto. Na presença de ruptura da cabeça longa do bíceps, com ou sem a deformidade de "Popeye", recomenda-se pesquisar provável ruptura do manguito associada. Na experiência diária, a melhor forma de avaliar a tendinite da cabeça longa do bíceps é por meio da palpação da goteira bicipital, enquanto o membro superior é movido passivamente entre as rotações interna e externa. Além disso, o teste de O'Brien é outra maneira de avaliar a porção intra-articular do cabo longo do bíceps. Os exames de imagem ainda não são capazes de informar com acurácia as lesões parciais do cabo longo do bíceps. Portanto, o exame artroscópico é de grande auxílio diagnóstico.

Diagnóstico

História adequada. Determinar a existência de trauma ou não, o tempo de evolução, a presença de dor aos movimentos e à noite, a intermitência do quadro doloroso, os tratamentos instituídos, dentre outros sinais.

Exame clínico especializado. Já mencionado.

Teste de xilocaína (teste de Neer). A injeção de 8 a 10 mL de xilocaína no espaço subacromial proporciona alívio imediato da dor, negativando os testes provocativos e o arco doloroso. Esse é o teste de escolha para a lesão do manguito rotador e demonstra a eficácia pré-operatória da acromioplastia como forma de tratamento. É também excelente forma de diagnóstico diferencial (lesões da articulação acromioclavicular, formas frustas de instabilidade multidirecional, capsulite adesiva, cervicopatias, etc.). O avanço da radiologia musculoesquelética e a precisão das imagens obtidas, além da necessidade de laudo radiológico comprobatório para a autorização do procedimento cirúrgico, fez com que os exames de imagem praticamente substituíssem o teste de xilocaína.

Radiologia. Raio X simples, com as incidências anteroposterior "verdadeira" em rotação interna e externa, axilar, anteroposterior com 30° de inclinação caudal (descrita por Burkhead[19] e Rockwood; Burkhead[23] para o estudo da porção anterior do acrômio) e lateral do acrômio (*outlet view*, descrita por Neer e Poppen[6] em 1987, ideal para avaliar a curvatura do acrômio e sua relação com o espaço subacromial). A artrografia foi descrita em 1933 e tem apenas importância histórica. É um exame invasivo (contraindicado para pacientes com alergia ao iodo), indica as rupturas totais e, eventualmente, as parciais, e foi substituída por métodos radiográficos mais modernos. A ecografia, introduzida como método investigativo no ombro por Mayer, em 1985,[24] e popularizada por Frederick Matsen, de Seattle, Estados Unidos, em 1983,[25] é um método não invasivo e deve ser realizado em comparação ao lado oposto. No entanto, é examinador-dependente, método excelente em mãos experientes e com aparelho apropriado. Sabe-se que a ecografia demonstra dificuldades para detectar lesões menores de 1 cm de circunferência e lesões parciais do manguito.

A RM é um método excelente para a avaliação do manguito rotador, já que fornece dados objetivos sobre a qualidade dos tendões, seja na fase inflamatória, seja na fase de ruptura. Além disso, fornece indicadores precisos sobre a extensão da retração presente e a qualidade dos músculos a serem reparados. Atualmente, a artro-RM vem sendo utilizada para o diagnóstico de lesões do lábio associadas ou de lesões parciais articulares, devendo ser realizado um corte na incidência de abdução e rotação externa, que demonstra com mais clareza essas lesões **(FIG. 4.47)**. No entanto, é um exame invasivo e caro, devendo ser utilizado com critério.

A RM e a artro-RM têm sensibilidade e especificidade acima de 90% para demonstrar lesão. Além de evidenciarem a descontinuidade do tendão com líquido de alta intensidade de sinal atravessando o intervalo entre os fragmentos de tendão, podem ilustrar o tamanho da lesão, o grau de retração, a qualidade dos fragmentos de tendão remanescentes e a presença de atrofia ou alterações ósseas. As sequências sagitais oblíquas permitem a avaliação do índice de ocupação do supraespinal, avaliando o grau de degeneração gordurosa.

Tratamento conservador

Está indicado para casos de inflamação da bursa (bursite) e do tendão (fase I e início da fase II). O tratamento da patologia subacromial deve iniciar com a abordagem conservadora. Observa-se e critica-se a atitude de cirurgiões

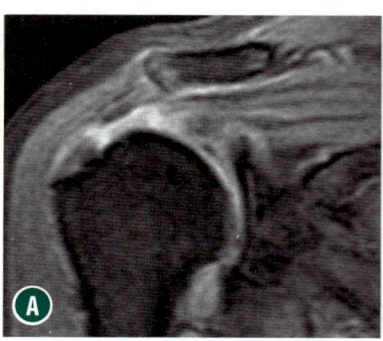 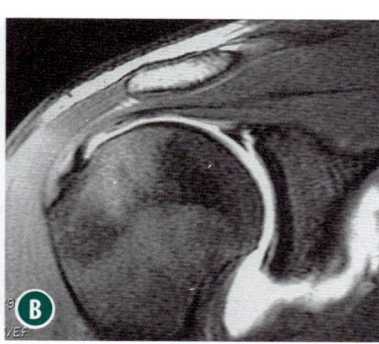

FIGURA 4.47

Ⓐ RM demonstrando lesão total do supraespinal com retração até o rebordo acromial.

Ⓑ Artro-RM em corte sagital demonstrando lesão parcial articular do supraespinal associado à lesão SLAP.

afoitos que indicam procedimento cirúrgico já na primeira consulta. Na maioria das vezes, o paciente nunca foi tratado ou a evolução é de poucos dias ou semanas. Deve-se ter em mente que o paciente espera a cura pelo método mais econômico e menos invasivo. Uma conduta médica com claro objetivo pecuniário ou que proponha terapêutica mais agressiva, ao contrário do conceito milenar *primum non nocere* (primeiro não lesar), costuma ser percebida pelo paciente, que espera postura mais ética e hipocrática do médico. O tratamento conservador da síndrome do impacto deve se estender por três a seis meses antes de optar pela alternativa cirúrgica, caso a evolução não tenha sido satisfatória.

> **ATENÇÃO!** Vários são os métodos de tratamento conservador. A maioria deles tende a seguir os critérios dos três passos clássicos: alívio da dor, alongamento capsular e reforço muscular.

Alívio da dor. Uso de anti-inflamatórios não esteroides (AINEs), quando houver funcionamento normal das funções hepática, renal e cardíaca, e também de analgésicos, substituição de atividades que utilizem o membro superior acima de 90°, suspensão das atividades repetitivas, uso de gelo (fase aguda) e calor (após a fase aguda) e métodos fisioterapêuticos de calor (ultrassom, *laser*, ondas curtas, etc.) são indicados. A acupuntura pode auxiliar no alívio imediato da dor, mas o retorno do quadro álgico se dá tão logo seja descontinuada, caso não seja acompanhada de outros métodos de reequilíbrio muscular. A infiltração de corticoide e xilocaína no espaço subacromial pode ser usada uma vez, em média, se o quadro doloroso não diminuir em 10 dias de tratamento. Alguns autores condenam tal procedimento, pois sabe-se que o uso de corticoide gera alteração do colágeno e piora a lesão tendínea em longo prazo. Em um estudo realizado em tendões de ratos no IOT de Passo Fundo, observou-se que a infiltração da combinação de corticoide e xilocaína causava a maior lesão possível no colágeno, dentre as várias combinações empregadas. Além disso, o corticoide empregado sob forma intramuscular tem o mesmo efeito terapêutico daquele aplicado na infiltração subacromial. Sabe-se que o uso de mais de três infiltrações resulta em lesão irreversível do tecido, em vez de cura. A infiltração subacromial, hoje em pleno desuso, tem maior indicação em idosos, quando não existe mais indicação de reparo cirúrgico da lesão do manguito rotador, pelo efeito analgésico.

Alongamento capsular. Sabe-se que a retração capsular, mesmo em pequenas proporções, produz aumento do impacto entre o tubérculo maior e o acrômio anterior, pela alteração das forças que elevam o membro superior. A tendinite e a ruptura parcial do tendão podem evoluir para capsulite com facilidade. Esse quadro deve ser prontamente reconhecido e tratado. O retorno da mobilidade passiva e ativa completa, com elevação de 180°, rotação externa de 90° e rotação interna ao nível de T8, determina, *per se*, alívio dos sintomas dolorosos. O programa de reabilitação entregue ao paciente no consultório tem o objetivo de demonstrar de forma simples os principais exercícios que devem ser feitos para obter bom alongamento capsular. No entanto, nada substitui o trabalho do reabilitador bem treinado. Cabe a esse profissional a responsabilidade pela boa condução do programa fisioterapêutico.

Reforço muscular. Exercícios isométricos e de contra resistência de músculos que estão localizados abaixo do centro de rotação da articulação estão indicados após a obtenção de articulação indolor e com mobilidade articular completa. Esse grupo de músculos é formado por rotadores internos e externos e pela musculatura ao redor da escápula (serrátil anterior, romboides, levantador da escápula e grande dorsal). A biomecânica demonstra que o reforço desses grupos musculares possibilita que a cabeça do úmero afaste-se dinamicamente do acrômio, aliviando o fenômeno de compressão. Um dos exercícios mais importantes para tal objetivo é o popular "serrote", em que o paciente imita o ato de serrar, com peso de 2 a 4 kg na mão. Esse movimento faz com que a musculatura escapular trabalhe com melhor tonicidade, permitindo completa rotação da escápula no momento da elevação do membro superior, o que possibilita que o acrômio também se incline, diminuindo a maior parte do impacto com o tubérculo maior. O deltoide e todo o manguito rotador devem, também, secundariamente, ser reforçados. A cabeça longa do bíceps foi considerada por muito tempo como importante depressor da cabeça do úmero, a ponto de preconizar-se o reforço muscular do bíceps como forma de tratar a síndrome do impacto. Hoje se sabe, graças a estudos biomecânicos avançados, que a cabeça longa do bíceps exerce considerável função de estabilidade anterior da articulação glenoumeral, sendo bastante modesta a sua contribuição como depressora da cabeça do úmero.

Princípios de reabilitação pós-cirúrgica

> **DICA:** Não é possível iniciar e desenvolver uma reabilitação eficiente para o manguito rotador com o ombro ainda doloroso. Portanto, a reabilitação satisfatória do manguito começa com uma boa analgesia farmacológica prévia. Cerca de 50% da melhora do paciente se deve à (boa) reabilitação instituída. O objetivo da reabilitação de pacientes operados ou não é o mesmo: *obter o máximo de mobilidade e força, permitindo o retorno às atividades normais do dia a dia, seja trabalho ou esporte, restabelecendo, assim, a qualidade de vida desejada.*

Estudos recentes demonstram que a cicatrização do manguito rotador reparado, qualquer que seja o tamanho da ruptura, tem melhora significativa quando se deixa o paciente em repouso de fisioterapia por seis semanas, momento em que são iniciados exercícios de ganho de mobilidade passiva, de acordo com Cuff e Pupello.[26] Em revisão sistemática de 37 estudos, Kluczynski e colaboradores[27] concluíram que o início da fisioterapia após seis semanas reduz o risco de nova ruptura das reparações do manguito rotador, não importando o tamanho da ruptura.

Hoje, a conduta seguida por vários serviços é o uso de imobilização por tipoia por 30 dias (lesões pequenas ou médias) ou 45 dias (lesões extensas, fechadas sob tensão) de pós-operatório. Nesse período, exercícios escapulares costumam ser iniciados em torno de 10 a 15 dias da cirurgia. Os exercícios pendulares são introduzidos em torno de 25 a 30 dias da cirurgia. Os exercícios escapulares e pendulares são realizados em casa, duas ou três vezes ao dia, sob a supervisão do reabilitador. O período de fisioterapia propriamente dito tem sido iniciado, conforme estudos apontam, em 40 a 45 dias do procedimento cirúrgico, o que possibilita que a cicatrização já tenha iniciado. O jargão é antigo, mas vale a pena ser lembrado sempre: *na reabilitação do manguito reparado, o ganho de amplitude de movimento (ADM) deve ser sempre passivo; o ganho progressivo de força muscular deve ocorrer mais tarde.* Portanto, o reforço muscular deve ser evitado até que a cicatrização finalize, 90 a 100 dias após a cirurgia.

> **DICA: Para pacientes com lesão irreparável do manguito.** Quando este for o caso, um programa de reforço muscular bem conduzido, que inclua os rotadores internos e externos, os escapulares e o deltoide como um todo, permitirá que o paciente se mantenha assintomático e com boa mobilidade.

Tratamento cirúrgico

Atribui-se a Codman[14] a primeira reparação do manguito rotador, em 1909, embora a bibliografia europeia atribua a cirurgiões alemães o pioneirismo, ainda no século anterior. Nas décadas de 1930 a 1960, Watson-Jones[28] e Smith-Petersen e colaboradores,[29] entre outros, associavam ressecção radical, total ou lateral do acrômio com a reparação do manguito, pois se supunha que essa era a origem da lesão. A evolução funcional costumava ser péssima, devido à desinserção do deltoide, determinando ausência de fulcro para a elevação do membro superior. Foi novamente Charles Neer, em 1972,[5] que trouxe luz a uma situação indefinida: a ressecção apenas da porção anteroinferior do acrômio era suficiente para aumentar o espaço subacromial, aliviando o impacto **(FIG. 4.48)**. Como resultados clássicos, essa "simples" acromioplastia obtém descompressão do impacto, exposição adequada para a reparação do manguito e origem do deltoide preservada (mínima desinserção é necessária na cirurgia aberta). A acromioplastia é um procedimento que exige treinamento prévio, suficiente conhecimento anatômico e critérios rígidos de decisão. Quando esses pré-requisitos não são atingidos, situações de iatrogenia podem ocorrer. Na descrição clássica de Neer,[5] a ressecção do ligamento coracoacromial (e, às vezes, do ligamento coracoumeral também) e a bursectomia eram realizadas no mesmo ato.

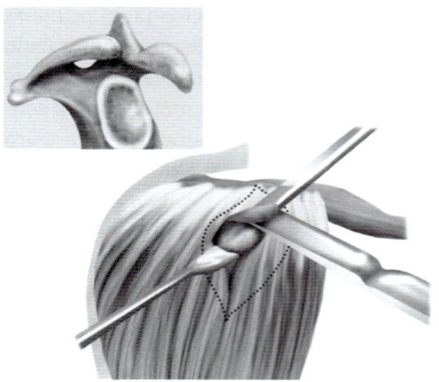

FIGURA 4.48 → A técnica da osteotomia das porções anterior e inferior do acrômio descrita por Neer é a forma adequada de obter descompressão do espaço subacromial, sem causar dano extenso à inserção do deltoide.

A acromioplastia pode ser realizada por várias abordagens:

* Incisão cutânea pela linha de Langer (preferida por Patte).

* Incisão transversa (preferida por Neer).

* Mini-incisão, descrita por Rockwood e Burkhead[23] e popularizada por Lech e colaboradores,[30] utilizando uma abordagem de apenas 3 a 4 cm e procedimento ambulatorial.

* Via artroscópica, iniciada por Ellman;[31] é, hoje, a melhor forma de tratamento, já que não desinsere o deltoide e permite rápido retorno ao ato de elevar ativamente o membro superior. A acromioplastia artroscópica impõe-se, hoje, como o método de escolha, pela baixa morbidade, pelo retorno mais precoce ao trabalho/lazer e por ser um procedimento ambulatorial **(FIG. 4.49)**.

A literatura está repleta de trabalhos que demonstram o benefício da acromioplastia. No entanto, os resultados pós-operatórios de série com ou sem acromioplastia tendem a ser idênticos. Por isso, muito serviços tendem, atualmente, a evitar a acromioplastia nas lesões traumáticas e naquelas muito extensas. Sua indicação está limitada a casos com

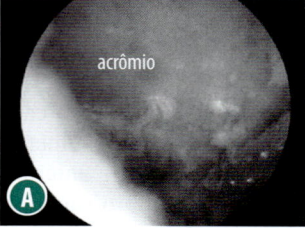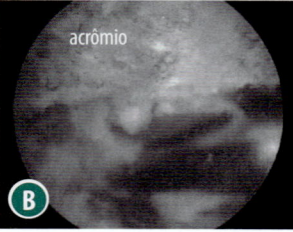

FIGURA 4.49 → Imagem artroscópica do espaço subacromial.
A Pré-acromioplastia, acrômio curvo.
B Pós-acromioplastia. A acromioplastia artroscópica é o método de escolha para descompressão subacromial na síndrome do impacto, em função do menor tempo de recuperação e da preservação do deltoide.

marcada lesão por impacto, demonstrada pela fibrilação da parte inferior do acrômio e do ligamento coracoacromial e gerada pelo atrito com a grande tuberosidade.

A articulação acromioclavicular pode estar envolvida no processo de degeneração articular e lesão do manguito. Há indicação de ressecção da extremidade distal da clavícula apenas em situações precisas, as quais se resumem à existência de sintomatologia dolorosa à palpação. Hoje, não se considera necessário ressecar a extremidade distal da clavícula apenas devido à formação de osteófitos, sem que exista sintomatologia, mesmo que o osteófito seja grande e a imagem radiográfica sugira que o músculo supraespinal esteja comprimido.

A principal indicação é a dor ao nível da articulação acromioclavicular, com a presença do teste de compressão da articulação acromioclavicular positivo e o teste de injeção de lidocaína positivo. Também, a osteólise da clavícula distal em pacientes com dor refratária ao tratamento conservador possui indicação cirúrgica, sobretudo nos indivíduos jovens que realizam atividades de estresse, como levantamento de peso. A ressecção artroscópica da clavícula distal (cirurgia de Munford) por via artroscópica é o método preferível **(FIG. 4.50)**. É importante realizar uma ressecção completa da clavícula distal, sendo que o indicado é a ressecção entre 8 e 10 mm. No entanto, existem estudos biomecânicos que demonstram que a ressecção de 5 mm já evita o impacto entre o acrômio e a clavícula distal.

Conforme a maioria dos autores modernos, a ruptura do manguito rotador tem indicação cirúrgica tão logo o diagnóstico seja confirmado, já que:

- Não há qualquer indício de cicatrização de ruptura estabelecida, em especial se o fator determinante da compressão não for removido.

- Sua cronicidade causa retração dos músculos e degeneração gordurosa, aumentando as dimensões da lesão e a perda da qualidade tecidual.

- A possibilidade de perda gradual da função motora na cintura escapular e o desenvolvimento de capsulite adesiva crescem em proporção com a cronicidade.

- A perda contínua de líquido sinovial de dentro (articulação glenoumeral) para fora (espaço subacromial) pode produzir degeneração grave da superfície articular, descrita por Neer e colaboradores[32] como *cuff tear arthropathy* (osteoartrose da glenoumeral decorrente da ruptura maciça do manguito).

Cirurgia aberta (mini-incisão)

Utiliza-se incisão cutânea entre 3 a 5 cm na topografia do ângulo anterolateral do acrômio **(FIG. 4.51)**, na rafe, entre o deltoide anterior e o lateral, e realiza-se o procedimento clássico: (1) desinserção de apenas 1 a 2 cm do deltoide anterior correspondente à região do acrômio que será osteotomizada; (2) desinserção do ligamento coracoacromial com bisturi elétrico, sob o cuidado de cauterizar a artéria toracoacromial, responsável por profuso sangramento; (3)

bursectomia limitada se estiver com estrutura alterada; caso contrário, ela é aberta longitudinalmente e depois fechada com pontos simples, para cobrir e proteger a reparação do manguito; (4) liberação do ligamento coracoumeral, que se origina na base do processo coracoide e se insere no topo da cápsula articular, nos casos selecionados em que é necessário tracionar o manguito e/ou obter melhor rotação externa; (5) reparação da ruptura do manguito, conforme a técnica mais firme e simples possível, seja com o auxílio de âncoras ou sutura transóssea **(FIG. 4.52)**; e (6) reinserção da pequena porção do deltoide anterior desinserida do acrômio. Tal procedimento é essencial para que se obtenha boa funcionalidade no pós-operatório.

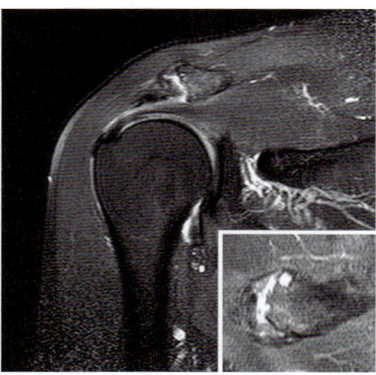

FIGURA 4.50 → RM em corte coronal demonstrando a artrose acromioclavicular. No corte axial (imagem inferior direita), observa-se osteólise da clavícula distal. Imagem artroscópica do procedimento de Munford (ressecção da clavícula distal).

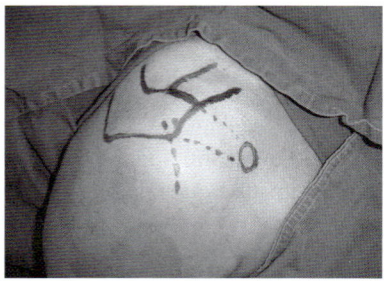

FIGURA 4.51 → Mini-incisão realizada na topografia do ângulo anterolateral do acrômio.

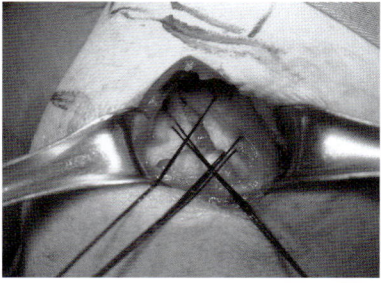

FIGURA 4.52 → Após avaliar a reparabilidade dos tendões, é realizada a reinserção através de pontos transósseos e tendão-tendão, de acordo com o formato e a extensão da lesão. Podem ser utilizados pontos simples, tipo Matress ou Mason-Allen, preferencialmente com fios trançados inabsorvíveis de alta resistência trançados.

Diversos pontos de sutura podem ser utilizados, como *mattress*, Mason-Allen ou pontos simples, com o emprego de diversos tipos de fios de sutura, como Vycril® 1-0, Ethibond® 2-0 e, de uso mais recente, fios mais resistentes, como o Fiberwire®. O reparo é feito por meio de pontos tendão-tendão e tendão-osso ou a combinação de ambas as técnicas. O estudo realizado por Warner e colaboradores,[33] em Harvard, Estados Unidos, mostrou que a sutura mais resistente entre os vários modelos testados é aquela que realiza o ponto simples entre o manguito e o tubérculo maior. Outros estudos apontam o ponto de Mason-Allen modificado como o mais resistente. O objetivo é obter articulação fechada "à prova d'água" por meio de sutura eficiente. As bordas livres do tendão lesado recebem tração suave por vários pontos de sutura previamente passados e fixados no nível do tubérculo maior após escarificação óssea, conforme sugere Bigliani.[34]

A ressecção do ligamento coracoumeral proporciona melhora de cerca de 20° na rotação externa. Os tendões são deslocados por meio de manobras intra e extra-articulares, na tentativa de desfazer as retrações presentes, e podem necessitar de liberação capsular anterior e posterior. Como qualquer outra eventualidade em medicina, as rupturas do manguito apresentam-se com as mais diversas formas geométricas. Em geral, elas são arredondadas, devido à degeneração concêntrica que ocorre a partir da "zona crítica" de Codman. Cabe ao cirurgião julgar qual a melhor estratégia para obter a reinserção da maneira mais estável e firme possível, restabelecendo a área de inserção dos tendões (*footprint*). Se a lesão for extensa, sem possibilidade de reparação direta, devido à reabsorção do tecido muscular, as seguintes opções estão disponíveis:

- Técnica de Fenlin e colaboradores[35] ou "acromioplastia inversa". Por via artroscópica ou por meio de mini-incisão (deltoide é aberto na rafe apenas com divulsão das suas fibras, sem qualquer desinserção). O arco coracoacromial é mantido intacto, sem realização de acromioplastia ou desinserção do ligamento coracoacromial, para evitar desestabilização anterossuperior da cabeça umeral. São executados debridamento dos restos de tendão degenerados e bursectomia. As irregularidades ósseas do tubérculo maior são removidas, deixando-o arredondado (tuberosoplastia), e a porção longa do bíceps é tenotomisada ou tenodesada.

- Uso de "patches" (sintéticos, de origem animal ou humana) para fechamento do defeito.

- Prótese reversa (ver "Artropatia do manguito rotador").

Cirurgia artroscópica

O artroscópio participa, hoje, do arsenal da cirurgia do ombro de forma definitiva. A curva de aprendizado no Brasil foi estabelecida ao longo da década de 1990. Nesse período, os principais centros de formação de especialistas se envolveram no refino de técnicas e no ensino, possibilitando que um grande número de cirurgiões passasse a usar tal avanço terapêutico. Hoje, a acromioplastia descompressiva corresponde a cerca de 70% dos procedimentos artroscópicos no ombro. Tal intervenção exige igualmente curva de aprendizado de cerca de 30 a 50 casos. Caso contrário, podem ocorrer complicações, conforme trabalho de Doneux e colaboradores,[36] que observaram a prevalência de dor na articulação acromioclavicular após claviculoplastia anteroinferior artroscópica.

Em relação a rupturas parciais, existe controvérsia na literatura em relação ao tipo de reparo a realizar. Debridamento artroscópico é indicado com mais propriedade nas rupturas parciais articulares ou bursais com menos de 30% de espessura do tendão. Nesses casos, pode estar indicada a realização da descompressão subacromial. Para casos com mais de 30% de comprometimento do tendão, há duas possibilidades: a) ressecção total da área de lesão do manguito rotador, transformando-a em ruptura total e realizando reparo com âncoras; b) debridamento artroscópico das lesões parciais e reparo transtendão com âncoras, restituindo, assim, a lesão do *footprint* sem desinserir a parte do tendão que está inserida no osso. Não existe diferença significativa entre as duas técnicas, mas a possibilidade de desenvolver rigidez pós-operatória é maior no grupo que mantém o tendão íntegro.

Flatow e colaboradores[37] demonstraram melhora significativa da função e diminuição da dor após reparo artroscópico das lesões do manguito rotador, mas mencionaram que, em rupturas extensas, ganho de força e mobilidade não tiveram melhora tão significativa. Cole e colaboradores[38] reportaram resultados satisfatórios de reparo artroscópico com 22% de nova ruptura de lesão extensa com mais de 5 cm comprovadas com RM em um seguimento mínimo de dois anos.

O procedimento é realizado, em regra, em regime ambulatorial. A sutura do manguito rotador por via artroscópica requer aprimoramento de material e treino. O grande avanço dos materiais (pinças) e das âncoras de sutura, bem como das técnicas empregadas para a reparação artroscópica, vem diminuindo o tempo cirúrgico e melhorando a qualidade das reparações, gerando resultados próximos ou iguais aos da cirurgia aberta. Gartsman e O'Connor[17] compararam a reparação do manguito rotador com e sem acromioplastia, demonstrando que não teve diferença significativa na melhora funcional dos pacientes.

Existe, hoje, grande discussão sobre o emprego de dupla fileira ou fileira simples de âncoras para o reparo do manguito rotador **(FIG. 4.53)**. Os defensores da dupla fileira (*double row*) afirmam que essa técnica restaura com maior precisão a inserção dos tendões (*footprint*). Porém, o alto custo e a maior dificuldade técnica, além de complicações, como fratura do tubérculo maior, soltura da âncora e nova ruptura do manguito na transição tendão-músculo, entre outras, têm dificultado a popularização da técnica. Sugaya

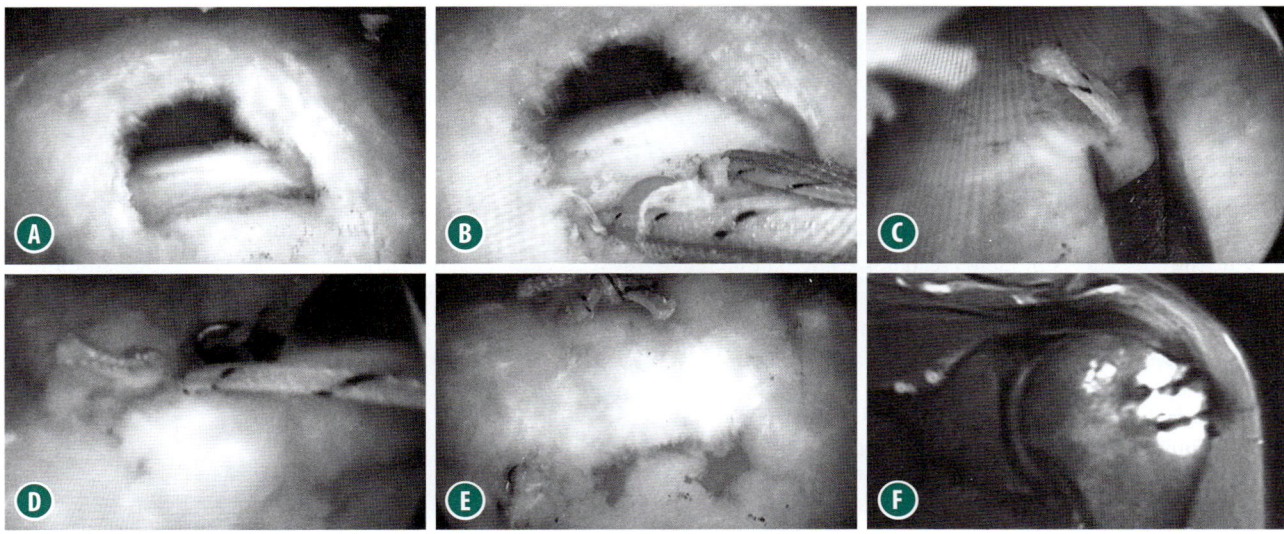

FIGURA 4.53

Ⓐ Imagem artroscópica demonstrando ruptura completa do supraespinal em "crescente" de tamanho médio.

Ⓑ Para o reparo em fileira simples, âncoras carregadas com fios duplos de alta resistência são inseridas no tubérculo maior após decorticação do *footprint*.

Ⓒ Os fios são passados através do tendão com auxílio de pinças especiais contendo agulha de nitinol, que auxilia na passagem do fio no tendão. Pinças de outros modelos também podem ser utilizadas para passagem dos fios em configuração de pontos simples ou outros, como Mason-Alen e Lasso-loop.

Ⓓ Diversos nós artroscópicos podem ser utilizados, realizando coaptação do tecido junto ao osso.

Ⓔ Reparo completo da lesão em fileira simples.

Ⓕ RM demonstrando cicatrização do supraespinal, Sugaya I.

e colaboradores[39] fizeram uma comparação entre o reparo com fileira simples e dupla, obtendo excelentes resultados funcionais sem diferença funcional entre as duas técnicas, mas com resultados anatômicos e estruturais significativamente melhores com fileira dupla.

ARTROPATIA DO MANGUITO ROTADOR (*CUFF TEAR ARTHROPATHY*)

A artropatia do manguito rotador é uma patologia em que estão associadas ruptura maciça e irreparável do manguito rotador e artrite degenerativa grave da articulação glenoumeral, tendo, ainda hoje, etiologia ainda não definida de modo adequado. Essa patologia foi descrita pela primeira vez por J. G. Smith, em 1834.[40] Neer e colaboradores[32] introduziram a expressão "artropatia do manguito rotador" (*cuff tear arthropaty*) em 1983, mas surgiram outras publicações, com diferentes nomenclaturas: "ombro de Milwaukee", "artropatia destrutiva rápida do ombro" e "ombro hemorrágico senil". Estima-se que 4% dos pacientes com ruptura maciça do manguito rotador evoluem para esse tipo de artropatia.

Etiologia

Os fatores etiológicos que produzem a ruptura do manguito rotador e artrite glenoumeral podem ter como origem:

• **Artrite induzida por cristais.** São observadas deposições de fosfato de cálcio na sinóvia em estudos histológicos, produzindo artrite reacional, com consequente degeneração da articulação glenoumeral e do manguito rotador, em que ocorre ruptura e rápida reabsorção.

• **Hipótese patomecânica.** Descrita por Neer e colaboradores e a mais aceita, na qual a lesão maciça do manguito rotador é que causa artropatia.[32] Tal ruptura maciça, associada à inatividade e ao desuso do ombro, ocasiona o extravasamento do líquido sinovial e a instabilidade da cabeça umeral. Essas alterações resultam em modificações nutricionais e mecânicas, causando atrofia da cartilagem articular glenoumeral e osteoporose do osso subcondral da cabeça umeral e, por conseguinte, colapso da cabeça umeral. A alteração biomecânica pela lesão extensa do manguito rotador causa instabilidade articular com subluxação superior e instabilidade anteroposterior da cabeça umeral, atritando contra a superfície inferior do acrômio, da cavidade glenoidal e da articulação acromioclavicular. A comunicação da articulação acromioclavicular com a glenoumeral pode ocorrer devido ao atrito da cabeça umeral na porção inferior dessa articulação, causando a formação de cisto acromioclavicular ou sinal de Geyser (**FIG. 4.54**).

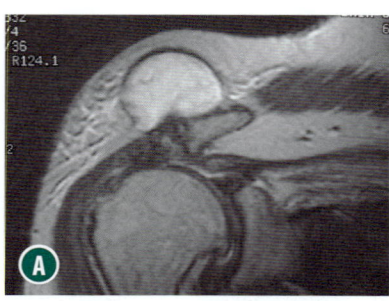 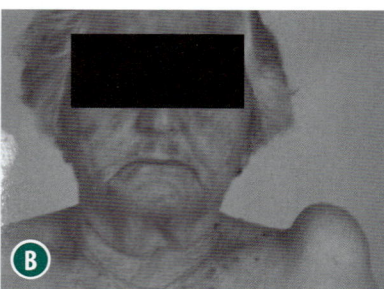

FIGURA 4.54
Ⓐ RM mostrando a ruptura extensa do supraespinal com retração tendínea e degeneração gordurosa, além da degeneração da articulação acromioclavicular com a formação de um grande cisto, o sinal de Geyser.
Ⓑ Aspecto clínico de cisto acromioclavicular, típico da artropatia do manguito rotador.

Diagnóstico

É uma patologia que ocorre com mais frequência em mulheres, em geral acima dos 60 anos, com queixas de algias no ombro de longa data, vários tipos de tratamento clínico, com melhora parcial dos sintomas e relatos de uma ou muitas infiltrações no ombro afetado. Habitualmente, o lado dominante é o mais acometido, havendo incidência de 60% de bilateralidade. Em geral, o paciente já realizou um ou mais procedimentos cirúrgicos para reparação do manguito rotador.

Achados clínicos

Os sintomas são de dor leve a moderada, que interfere no sono e piora com as atividades diárias, e perda progressiva da mobilidade. O edema recorrente do ombro envolve o espaço subacromial e a articulação glenoumeral, mais raro na articulação acromioclavicular, apresentando, nesse caso, cisto. Hemartrose é condição que pode ser encontrada. Observa-se grande hipotrofia das fossas supra e infraespinais. Pode ser detectada, também, ruptura da porção longa do bíceps.

Diagnóstico por imagem

O diagnóstico radiográfico é característico, apresentando migração superior da cabeça umeral neoarticulando-se com a superfície inferior do acrômio, com diminuição do espaço da articulação glenoumeral, formação de pequenos osteófitos e calcificação periarticular de partes moles **(FIG. 4.55)**. O arredondamento do tubérculo maior, com perda do sulco entre este e a superfície articular, é encontrado na maioria dos casos. O colapso da porção superior da superfície articular do úmero proximal é um achado obrigatório no diagnóstico da artropatia do manguito rotador. A erosão da superfície inferior do acrômio e da articulação acromioclavicular também é um achado frequente.

A incongruência da cabeça umeral pode, por fim, ocasionar erosão na cavidade glenoidal e no processo coracoide, gerando "acetabulização" do arco coracoacromial. A RM demonstra hemartrose subdeltóidea, ruptura ou luxação da porção longa do bíceps e dos grupos musculares que compõem o manguito rotador, com retração e atrofia, degeneração gordurosa de grau IV, segundo classificação de Bernageau e Goutallier, coleção líquida anômala na articulação acromioclavicular e presença de cisto nessa articulação. A

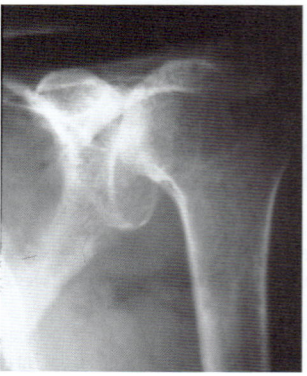

FIGURA 4.55 → Radiografia da artropatia do manguito rotador. A ascenção da cabeça umeral está sempre presente, com esclerose da grande tuberosidade e formação de cistos subcondrais. Ocorre a "acetabulização" da cabeça umeral, com calcificação do ligamento coracoacromial.

reabsorção do úmero proximal, com degeneração da cartilagem articular da cabeça umeral e da cavidade glenoidal, é um achado também visto na TC com contraste.

Diagnóstico diferencial

Feito com artrose primária, artrite reumatoide, artrite infecciosa, necrose asséptica, siringomielia, sinovite vilonodular e doenças metabólicas. Nessas patologias, há degeneração articular com erosão da superfície, deposição intra-articular de cristais e colapso da cabeça umeral, mas o manguito rotador não se encontra rompido.

Tratamento

A melhor opção de tratamento ainda é a prevenção, por meio de diagnóstico preciso, conduta adequada ou encaminhamento para ortopedista com treinamento em cirurgia do ombro. Com o diagnóstico feito, é traçada a melhor opção de tratamento, seja conservador ou reparo cirúrgico precoce do manguito rotador. Evita-se, assim, o desenvolvimento de lesão irreparável, que pode evoluir para artropatia do manguito rotador. A partir do momento em que se instala tal patologia, o tratamento torna-se difícil, com várias opções terapêuticas pouco definidas e resultados não muito encorajadores. Dentre elas, destacam-se:

- **Conservador.** O uso de analgésicos e o reforço muscular podem melhorar a sintomatologia e a função.
- **Artroscopia.** Com irrigação para "lavagem" da articulação, retirando as deposições de cristais, sem acromioplastia e debridamento tendíneo, pode promover alívio

transitório dos sintomas. Não há, no entanto, qualquer melhora prolongada na função ou força. Fenlin e colaboradores[35] descreveram uma técnica cirúrgica para rupturas irreparáveis do manguito rotador, em que se cria uma superfície arredondada da grande tuberosidade retirando os osteófitos desta, gerando uma superfície lisa que articula com o acrômio. O ligamento coracoacromial e o acrômio são preservados e realiza-se tenotomia e/ou tenodese do cabo longo do bíceps. O resultado do procedimento teve 95% de resultados satisfatórios com 68% dos pacientes com alívio total da dor e todos os pacientes com retorno às atividades do dia a dia.

- **Artrodese.** Procedimento de salvação; pode estar indicado para pacientes que apresentam deltoide insuficiente, não podendo deixar de ser avaliadas as condições clínicas do indivíduo, devido à necessidade de tempo prolongado de imobilização. Deve-se avaliar se não existe bilateralidade, o que contraindica a artrodese.

- **Artroplastia.** Tratamento de escolha; porém, a indicação sobre qual o tipo de prótese mais adequada é essencial para o sucesso. É uma cirurgia de salvação, cujos objetivos principais são cessar a dor no ombro e possibilitar a elevação anterior. Vários modelos de hemiartroplastia já foram utilizados e mostraram-se ineficazes em médio e longo prazos. A artroplastia total é uma contraindicação formal, pois a soltura do componente glenoidal deverá ocorrer ao longo do tempo. Além disso, a ausência do manguito rotador impossibilita a elevação ativa do braço. A melhor opção atual, sem dúvida, é a prótese reversa. Desenvolvida por Paul Grammont em 1987, essa prótese apresentou com ótimos resultados, mas se manteve à margem da aceitação científica e do interesse da indústria por quase duas décadas, quando passou a receber a devida atenção. Com isso, vários modelos semelhantes ao original de Grammont foram introduzidos na Europa e nos

Estados Unidos. Inicialmente rejeitada pela comunidade científica, o que causou profundo desgosto ao idealizador Grammont, a prótese reversa se transformou em líder do segmento a partir de 2013, com aceitação global, tendo suas indicações expandido da *cuff tear arthropathy* para artroses com grande incongruência articular, sequelas de infecção, revisão de hemiartroplastia ou artroplastia total e também casos selecionados de fraturas do úmero proximal. Essa prótese consiste em inversão dos componentes, em que a cabeça da prótese é fixa na cavidade glenoidal (glenosfera) e o receptáculo da cabeça no componente umeral, mantendo, assim, o espaço subacromial **(FIG. 4.56)**. O princípio biomecânico da prótese reversa está na medialização do *off set* umeral e no abaixamento do centro de rotação da cabeça umeral, aumentando o braço de alavanca do deltoide e estabilizando a articulação. Assim, capacita o deltoide a realizar a elevação do braço **(FIG. 4.57)**. Para a utilização dessa prótese, o paciente deve ter deltoide com boa função. A pseudoparalisia dolorosa por artropatia do manguito rotador em pacientes acima de 65 anos é a principal indicação desse procedimento, com resultados satisfatórios de melhora da função.

- O pioneirismo da técnica pagou preço elevado, com índices de complicação em torno de 35 a 40%. Hoje, tal porcentagem é bem menor, e a sobrevida das próteses reversas é de mais de 90% em 10 anos. As principais complicações do procedimento são:

  a) Luxação da prótese, sobretudo quando o componente umeral é colocado com retroversão maior que 10°.

  b) Infecção em cerca de 4% dos casos, em que os principais agentes patogênicos são o *Propionobacterium acnes* e o *Estaphiloccocus aureus*. Para evitar a infecção pelo *P. acnes*, está recomendada a profilaxia antibiótica com uso de gentamicina.

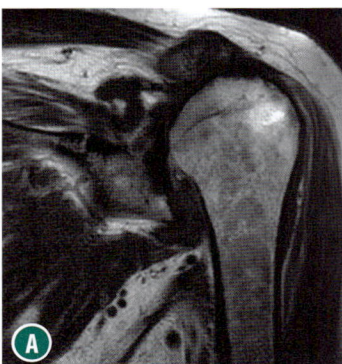 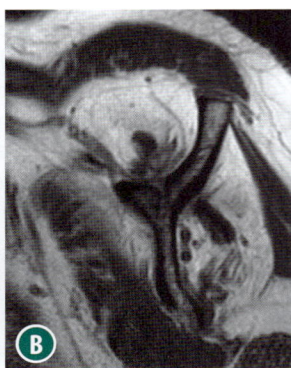 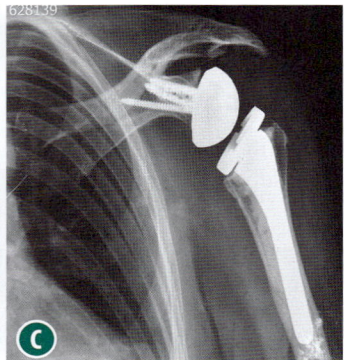 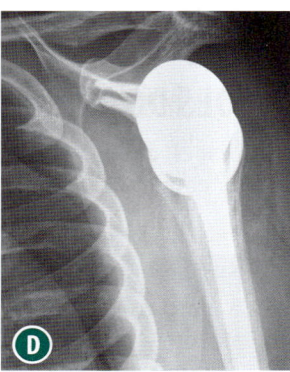

FIGURA 4.56

Ⓐ RM demonstrando a ruptura extensa do supraespinal com retração e degeneração gordurosa. A cabeça umeral toca o acrômio. Ocorre progressiva degeneração articular.

Ⓑ Corte sagital visibilizado os ventres musculares, observa-se extensa liposubstituição do supra e infraespinal.

Ⓒ Radiografia AP e perfil.

Ⓓ Pós-artroplastia reversa.

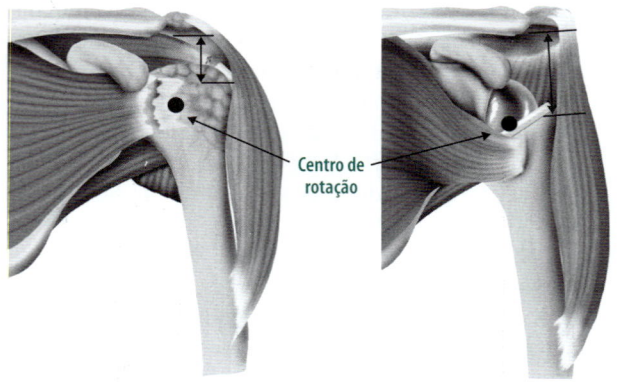

FIGURA 4.57 → A medialização do *off set* umeral e o abaixamento do centro de rotação da cabeça umeral aumentam o braço de alavanca do deltoide em cerca de 30%.

c) Soltura do componente glenoidal, problema que tem melhorado com novos desenhos da prótese com o componente glenoidal parafusado na glenoide.

d) Fratura do acrômio devido ao contínuo atrito da cabeça umeral e pela osteopenia; no momento da cirurgia, o sobretensionamento do deltoide pode agir sobre o acrômio enfraquecido, provocando a fratura que costuma acometer o corpo ou a base.

e) Paralisia nervosa, em especial do nervo musculo-cutâneo e nervo axilar.

f) *Notching* escapular ou impacto do componente umeral da prótese no rebordo inferior da glenoide, ocasionando a soltura dos parafusos do componente glenoidal. Esse problema pode ser evitado colocando o componente glenoidal o mais inferior possível na glenoide, mas novos modelos estão sendo desenhados para evitar o *notching* da escápula. A prótese reversa tem, ainda, um fator limitante para seu uso de forma mais abrangente, ou seja, o alto custo. Dessa forma, apenas uma limitada parcela da população tem acesso a esse avanço tecnológico.

LESÕES DO MÚSCULO SUBESCAPULAR

Lesões envolvendo o manguito rotador costumam ocorrer em indivíduos com idade superior a 40 ou 50 anos e afetam o supraespinal e o infraespinal, que se inserem no tubérculo maior e participam da síndrome do impacto, a qual pode evoluir para a lesão parcial, depois total. As lesões que acometem o tendão do subescapular não são consideradas comuns; esse músculo se insere no tubérculo menor e não participa dos fenômenos degenerativos da síndrome do impacto. Na verdade, a história natural dessa lesão costuma estar relacionada com a tração do músculo durante um movimento de queda ao solo ou em uma escada. O primeiro relato sobre ruptura do subescapular foi feito por Smith, em 1834.[40] Um estudo realizado por Codman[14] com 200 lesões do manguito rotador revelou envolvimento de 3,5% do tendão do subescapular. A ruptura do subescapular, quando considerada de forma isolada, é ainda mais incomum e assim foi considerada até o advento da RM, no final dos anos 1980.

O quadro clínico na lesão do músculo subescapular é de dor na face anterior do ombro, dificuldade de elevação ativa do braço no plano da escápula e de rotação externa passiva maior que 90°, embora essa situação não seja frequente. Os testes clínicos para detectar a lesão e que, com frequência, são positivos são o *lift off* ou teste de Gerber, o *abdominal press* ou *belly press* (pressão abdominal da mão sobre o abdome) e o *bear hug test*, ou teste do abraço de Burkhardt (**FIG. 4.58**).

Técnica cirúrgica aberta ou artroscópica e resultados obtidos

Técnica aberta. A via de acesso utilizada foi a abordagem pelo sulco deltopeitoral, sendo realizada reinserção do subescapular no tubérculo menor com sutura transóssea ou âncoras metálicas. Em uma pequena série de seis casos, três pacientes (50%) apresentaram luxação medial da cabeça longa do bíceps, e, nestes, foi efetuada tenodese. Quanto ao sexo, cinco (83%) eram do sexo masculino e um (16%) do feminino. A idade média foi de 54 anos (variando de 56 a 79 anos). Não existiu predominância em relação ao membro afetado, sendo três (50%) de lado direto e três (50%) de esquerdo. Quanto ao mecanismo de trauma, dois pacientes (33%) apresentaram, como trauma desencadeante, queda sobre o cotovelo; três (50%), queda sobre o ombro; e um (16%), queda com apoio na mão com luxação anterior do

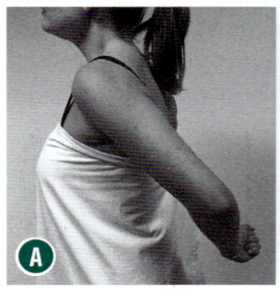
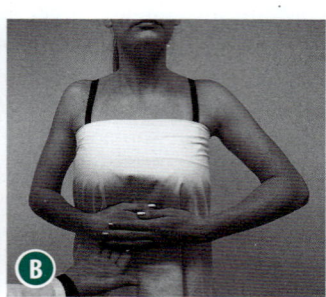
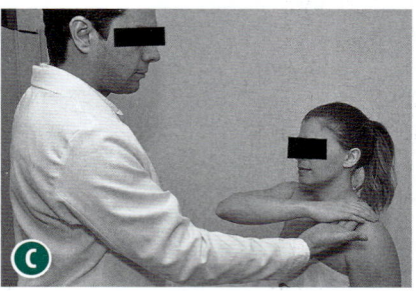

FIGURA 4.58

A Teste de Gerber.
B Teste *belly press* ou *abdominal press*.
C Teste Bear Hug

ombro. O tempo de evolução pós-operatória foi de 23 meses (variando de 5 a 33 meses). A média de tempo do trauma até a cirurgia foi de 3,5 meses (variando de 2 a 9 meses). Todos os pacientes apresentavam, no exame clínico, dor no ombro afetado, com limitação da função. Os testes de Gerber – *lift off*, pressão abdominal (*abdominal press test* ou *belly press*) e tração abominal (*abdominal pull-off test*) – foram positivos em todos os pacientes.

Os raios X simples em três posições (anteroposterior, axilar, lateral de acrômio) costumam ser normais. A ecografia pode gerar dúvidas diagnósticas. A RM e a artro-RM são os melhores métodos de investigação por imagem (FIG. 4.59). O resultado foi considerado excelente em três pacientes e bom em três. No exame clínico, a flexão ativa foi simétrica em quatro pacientes, ligeiramente diminuída em um e, em outro, houve perda de cerca de 60% em relação ao lado normal. A rotação externa foi simétrica em quatro pacientes e, em dois, ocorreu perda de 10°. O teste de Gerber pós-operatório foi normal em cinco pacientes e positivo em um. O *abdominal press* e o *abdominal pull-off test* foram negativos em todos. Todos os pacientes apresentavam, na época do trauma, dor nas atividades que necessitavam de mobilização do ombro acometido. A dor no ombro desapareceu em quatro pacientes e, em dois, a melhora da dor foi significativa, mas não ocorreu cura completa. Nenhum demonstrou, no pós-operatório, instabilidade anterior do ombro decorrente da lesão. Em relação à capacidade de cada paciente de retornar às atividades prévias, o resultado foi considerado excelente, pois somente um não foi capaz de retornar à ocupação anterior, mas voltou a exercer funções que necessitavam de atividade do ombro operado. O mecanismo de lesão foi traumático nos seis pacientes estudados. Em todos eles, o ombro afetado era normal antes. Nenhum teve trauma ocasionado por lesão desportiva. Pelo método de avaliação da UCLA, todos os resultados foram considerados bons ou excelentes.

Técnica artroscópica. Godinho e colaboradores[41] apresentaram os resultados da sua série de pacientes com reparo artroscópico das lesões isoladas do subescapular, na qual obteve 84% de excelentes resultados com 16% de re-ruptura. Burkhardt, em 2012, avaliou 79 pacientes com rupturas do subescapular, realizando reparo artroscópico, com 92,4% de excelentes resultados, dos quais 83,3% dos pacientes retornaram às atividades normais.

CREPITAÇÃO ESCAPULOTORÁCICA (*SNAPPING SCAPULA*)

Anatomia aplicada

A forma triangular da escápula proporciona uma grande área para a inserção de 10 músculos. Ela é curva e contorna a parede torácica dorsal, o que permite seu fácil deslizamento sobre as oito costelas superiores, formando uma articulação fisiológica. As bordas medial (vertebral) e superior são finas e pontiagudas, enquanto a borda lateral é grossa e arredondada. Existem três protuberâncias ósseas: a espinha da escápula – que se prolonga com o acrômio –, o processo coracoide e o colo da cavidade glenoidal em conjunto às fossas. Essas estruturas são locais de inserção de outros seis músculos.

Função escapular normal

A escápula está envolvida na movimentação do ombro, tanto no aspecto anatômico quanto no biomecânico. Os movimentos do ombro e do braço devem ser conjugados para que sejam realizadas as mudanças de posição da articulação glenoumeral necessárias nas atividades diárias e esportivas. A escápula precisa executar movimentos coordenados com o úmero para que o centro de rotação seja mantido durante o arco de movimento do ombro, o que permite a melhor função dos músculos do manguito rotador e deltoide. As alterações na posição da escápula ou dos movimentos conjugados do ombro estão associadas a lesões do ombro. Outra função da escápula é a de gerar movimento por meio da caixa torácica, mediante deslizamento suave, rotação externa e retração. Seu terceiro papel é o de elevar o acrômio, aumentando o espaço subacromial e diminuindo a compressão do manguito rotador pelo arco coracoacromial. Por fim, a escápula funciona como plataforma estável do ombro, proporcionando "braço de alavanca" para a transferência de força e energia gerada ao longo do corpo até o membro superior, potencializando a energia empregada nas atividades funcionais do membro superior.

A dinâmica da mobilidade escapulotorácica durante a elevação glenoumeral é de 2:1. Para exercer suas funções da maneira correta, é necessário um perfeito equilíbrio da musculatura escapular. Por não ter características de articulação sinovial verdadeira, a escápula mantém sua função pelo controle muscular. Qualquer condição que altere o equilíbrio da musculatura escapular, como dor, contratura ou fadiga, produz alterações da mobilidade e da função da escápula, chamadas de discinesia escapular, podendo cursar com dor e crepitação escapulotorácica.

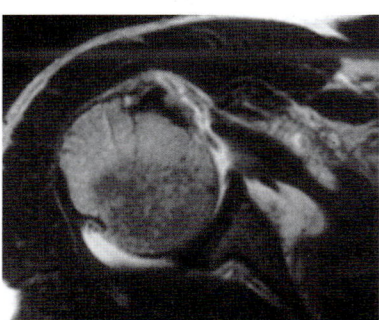

FIGURA 4.59 → RM em corte axial mostrando ruptura completa do subescapular com luxação medial do bíceps.

Aparentemente, os músculos que estão envolvidos com a dor na cintura escapular inserem-se no seu lado medial, sobretudo o levantador da escápula (na borda vertebral superior) e os romboides maior e menor (na borda medial). A crepitação escapulotorácica pode ocorrer pela fricção de proeminência óssea ou alteração postural da escápula (discinesia escapular), que produz "choque" no gradil costal, que está logo abaixo. O som característico do ressalto é amplificado pela cavidade torácica, que age como caixa de ressonância. Enganosamente, esse som também pode ser transmitido pela lateral, ao longo da espinha da escápula, até o acrômio. A bursa é uma estrutura composta por membrana sinovial, em geral localizada em áreas de mobilidade com fricção. Existem várias bursas inconsistentes na região medial da escápula. Codman[14] descreveu três delas: (1) "subescapular", na borda superomedial; (2) "infrasserrátil", no ângulo inferior; e (3) "subtrapezoide", na porção medial. Atualmente, essas bursas têm sido divididas em suprasserrátil e infrasserrátil, de acordo com a localização em relação ao músculo serrátil anterior.

Etiologia

Várias condições podem produzir crepitação escapulotorácica: fratura de escápula e de costela, escápula côncava, anomalia de costela, tubérculo de Luschka alterado, discinesia escapular, osteocondroma e alterações congênitas da escápula.

Patologia

Em geral, a crepitação escapulotorácica resulta de rotação alterada da escápula na caixa torácica. Essa condição aparece somente nas situações em que a musculatura periescapular não é forte o suficiente para manter contato firme entre a parede torácica convexa e a superfície anterior e côncava da escápula. Não parece ser constante o bastante para ser denominada doença profissional e pode ser inteiramente involuntária na etiologia. Há relato de casos em que ocorre reação inflamatória na bolsa periescapular ou na musculatura. Na maioria, há casos de incongruência entre a superfície anterior da escápula e a parede torácica. Essa incongruência pode decorrer de projeção de exostose ou de excessiva angulação das costelas ou da superfície da escápula. Ainda que tal incongruência possa ocorrer em qualquer ponto da superfície escapulotorácica, parece ser o ângulo superomedial o local mais comum de atrito. Ela pode também ser resultado de alterações no tubérculo de Luschka ou de excessivo comprimento ou curvatura do ângulo superomedial.

A bibliografia ainda é escassa, a etiologia é controversa, a patologia é pouco compreendida e diagnosticada. As queixas não são intensas, e os resultados são inconsistentes, tanto no tratamento conservador quanto cirúrgico.

Quadro clínico

Dor e desconforto na cintura escapular, ressalto palpável (às vezes, audível) na excursão da escápula sobre a caixa torácica, dificuldade para realizar atividades comuns, esporte, esforços, entre outros, costumam aparecer.

Diagnóstico por imagem

Costuma ser negativo, já que a anatomia é normal na maioria dos casos. O raio X simples em múltiplas incidências (anteroposterior e perfil de escápula, *stryker view*, etc.) deve ser obtido. A TC ou a RM permitem descartar a possibilidade de osteocondroma.

Tratamento conservador

Está indicado na maioria dos casos e consiste em:

- Afastamento das atividades repetitivas e do esporte; melhoria da postura, evitando a cifose funcional; melhoria da ergonomia no local de trabalho através do apoio dos antebraços durante a jornada de trabalho, evitando a contratura prolongada da musculatura da cintura escapular.
- Medicamento: AINEs e analgésicos nos períodos agudos da sintomatologia.
- Infiltração do canto superomedial: causa melhora transitória apenas.
- Reabilitação: calor local e reforço muscular (assim que a dor diminuir), restabelecendo o equilíbrio da musculatura escapular.

Tratamento cirúrgico

O tratamento cirúrgico está indicado em caso de falha da abordagem conservadora, podendo ser realizado por cirurgia aberta ou artroscópica.

Cirurgia aberta

O paciente é posicionado em decúbito ventral, cabeceira elevada em 20 a 30°, incisão paraescapular de 6 a 10 cm, reconhecimento da anatomia muscular normal (incisão longitudinal do trapézio e desinserção do levantador da escápula e da porção superior do romboide), palpação do rebordo medial da escápula e procura de irregularidades ósseas ou bolsa espessada (em muitos casos, a borda medial participa igualmente do processo patológico e precisa ser ressecada), ressecção da bolsa e do canto superomedial da escápula e reconstituição da anatomia muscular normal. Com relação à quantidade de osso a ressecar, Ferreira Filho[42] é muito esclarecedor quando diz: "[...] ressecar um pouco mais do que deve ser ressecado é a quantidade ideal." **(FIG. 4.60)**.

Cirurgia artroscópica

Objetiva-se a ressecção de bolsas e do ângulo superomedial da escápula. É realizada por dois portais, localizados

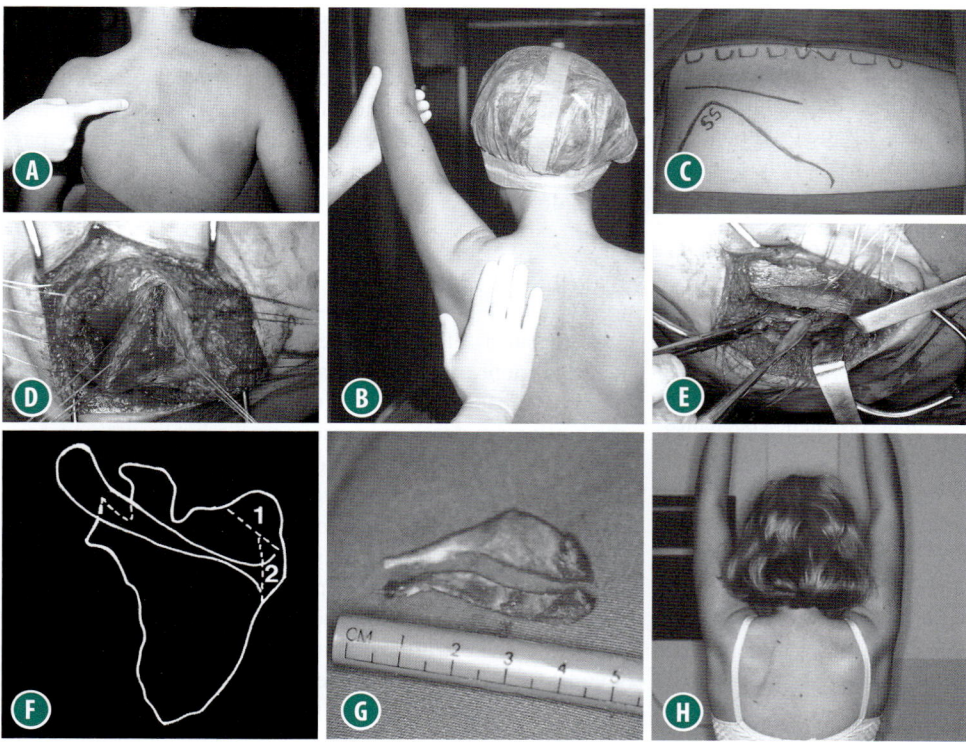

FIGURA 4.60 → Quadro clássico de crepitação escapulotorácica em paciente de 19 anos que não respondeu ao tratamento conservador e mantinha-se com dor constante, que impedia atividades simples do dia a dia.

A Ponto doloroso mais intenso.
B Crepitação audível e palpável durante a elevação do membro superior.
C Incisão cirúrgica paraescapular de 6 cm.
D Incisão e reparação dos diversos planos anatômicos.
E Exposição óssea da borda superomedial da escápula.
F Representação esquemática das osteotomias: (1) ressecção da borda superior e (2) ressecção da borda lateral, em caso de dúvida com relação à extensão do contato irregular entre a escápula e o gradil costal.
G Quantidade óssea ressecada em dois tempos.
H Aspecto estético aos três meses de pós-operatório. ADM e força normais.

nas bordas superomedial[43] e inferomedial da escápula. Apesar dos bons resultados apresentados, com melhora da dor e melhor cosmese, tem ocorrido lesão aos nervos periféricos.

DISCINESIA ESCAPULAR

A discinesia escapular é definida como uma alteração visível na posição da escápula ou da mobilidade escapular durante os movimentos conjugados escapuloumerais. Vários fatores podem ocasionar essas alterações, como:

* Postura de cifose torácica excessiva.
* Encurtamento ou angulação da clavícula (fraturas).
* Instabilidade e artrose acromioclavicular.
* Lesão neurológica (nervo torácico longo e acessório).
* Alteração da função muscular.

Dessas, a causa mais frequente é a alteração da ativação ou coordenação muscular. O movimento da escápula é resultado da ativação padronizada da musculatura e do seu posicionamento passivo durante a aceleração do tronco e do braço. Os principais músculos estabilizadores da escápula são o trapézio (superior e inferior), o serrátil anterior e o romboide.

A função desses músculos pode estar alterada por diversos fatores: lesão primária por trauma direto, lesões por microtraumas, resultando em fadiga muscular, fadiga por movimentos com tensão repetitiva (mialgia) e inibição por patologias dolorosas do ombro.

DICA: A inibição muscular, ou fadiga, é frequente nas patologias glenoumerais. O serrátil anterior e o trapézio inferior são os mais suscetíveis a esse efeito. A inibição muscular e a consequente discinesia parecem ser uma resposta inespecífica à situação de dor no ombro, estando presente em até 70% dos indivíduos com patologia do manguito rotador e na totalidade dos pacientes com instabilidade glenoumeral. Alguns estudos sugerem que a dor e a fadiga muscular alteram a resposta proprioceptiva do aparelho de Golgi dos tendões e dos músculos fusiformes.

Classificação

O padrão de discinesia é avaliado examinando-se a posição da escápula, inicialmente com o braço em repouso ao lado do corpo e, em seguida, verificando o movimento da escápula à medida que o braço é elevado e abaixado no plano da escápula. Ben Kibler, de Lexington, Kentucky, Estados Unidos, apresenta a seguinte classificação das discinesias escapulares:

* **Tipo I.** Proeminência da borda medial inferior da escápula. Reflete rotação anormal sobre o eixo da escápula.
* **Tipo II.** Proeminência de toda a borda medial da escápula, representada por rotação do eixo vertical.
* **Tipo III.** Translação superior de toda a escápula e proeminência de toda a borda superomedial da escápula.

Exame físico

A avaliação da escápula deve incluir todas as estruturas que contribuem, de forma direta ou indireta, para a função escapular. As avaliações posturais estática e dinâmica, a ativação muscular e as manobras corretivas devem ser realizadas. A posição da escápula é examinada com o médico posicionando-se atrás do paciente. As alterações da elevação e da rotação e a escápula alada podem ser identificadas mesmo em repouso. Deve ser observada a posição da escápula, detectando lesões dos nervos acessório (trapézio) e torácico longo (serrátil anterior).

O teste de estabilização da escápula avalia o envolvimento escapular e acromial no impacto subacromial, nos pacientes com sintomas de impacto durante a elevação. O examinador auxilia os músculos serrátil anterior e trapézio inferior à medida que o braço é elevado. A melhora dos sintomas de impacto indica que esses músculos devem ser reabilitados.

No teste de retração escapular, o examinador estabiliza a borda medial da escápula conforme ocorre a elevação do braço. A melhora da força de elevação e dos sintomas de fadiga indica positividade do teste.

A estabilização da escápula pode ser mensurada também pelo teste de deslizamento lateral, que avalia três posições da escápula no membro lesado e no contralateral em relação a um ponto fixo na coluna, à medida que várias intensidades de resistência são oferecidas. O ponto de referência na coluna é o processo espinhoso mais próximo. A distância entre esse ponto e a borda medial da escápula é mensurada em ambos os lados, na posição de repouso, com os braços ao longo do corpo, em seguida, com as mãos sobre o quadril e com extensão do ombro, e, enfim, com os braços em 90° de elevação e máxima rotação interna glenoumeral. A assimetria superior a 1,5 cm indica disfunção da escápula.

Tratamento

A maioria das discinesias escapulares pode ser tratada por reabilitação fisioterapêutica, para aliviar os sintomas associados à perda de flexibilidade e à presença de pontos-gatilho e restabelecer a força e os padrões de ativação muscular. O tratamento cirúrgico é indicado nos casos de patologias intrínsecas, como instabilidade glenoumeral, lesões do manguito rotador e do lábio glenoidal. Alterações ósseas, como sequelas de fratura de clavícula, com grande encurtamento ou angulação, luxação acromioclavicular ou pseudartrose de clavícula, podem ocasionar discinesia escapular e devem ser corrigidas antes de iniciar o protocolo de reabilitação muscular.

CAPSULITE ADESIVA DO OMBRO OU "OMBRO CONGELADO"

A capsulite adesiva do ombro, também conhecida como "ombro congelado", é uma doença idiopática, com duas características principais: dor intensa e diminuição de mobilidade articular. Em 1992, a Sociedade Americana de Cirurgia de Ombro e Cotovelo definiu a capsulite adesiva do ombro como uma condição de etiologia incerta, caracterizada por significante restrição da mobilidade ativa e passiva do ombro, que ocorre na ausência de alterações intrínsecas do ombro.

Fisiopatologia

Apesar da etiologia indefinida e da fisiopatologia não ser totalmente conhecida, alguns estudos sugerem que, além da cápsula articular, muitas estruturas extra-articulares participam desse processo, como o ligamento coracoumeral, os tecidos do intervalo dos rotadores, o músculo subescapular e a bolsa subacromial. A maioria dos autores não descreve processo inflamatório da cápsula e aderências como achado inicial. Estudos histopatológicos evidenciam um processo ativo de hiperplasia fibroblástica e excessiva secreção de colágeno tipo III, que causa contratura da cápsula e das estruturas adjacentes, ocasionando progressiva limitação de mobilidade. Do ponto de vista histocitoquímico e cromossômico, o tecido hiperplásico formado é semelhante ao encontrado na doença de Dupuytrein. Além disso, parece haver alterações genéticas que predispõem ao surgimento dessa hiperplasia.

Enquanto a contratura parece ser ocasionada pelos fatores mencionados, a dor pode ser neurologicamente mediada, sendo encontradas alterações distróficas do sistema simpático-reflexo em pacientes com capsulite adesiva, de características semelhantes às vistas em portadores da síndrome da dor complexa regional tipo I. Outra teoria difundida para explicar as alterações encontradas é a da hipovascularização dos tecidos, levando à liberação de radicais livres, os quais iniciariam um ciclo de hiperplasia fibroblástica e excessiva deposição de colágeno e glicosaminoglicanos. O líquido sinovial encontrado é normal, mas o volume da articulação está sempre diminuído, em torno de 3 a 15 mL, comparado a 20 a 25 mL da capacidade articular normal.

Quadro clínico

Caracteriza-se por dor mal localizada no ombro, de início espontâneo, geralmente sem qualquer história de trauma. A dor torna-se muito intensa, mesmo em repouso, e à noite, com caráter contínuo, piorando aos movimentos. Sua intensidade costuma diminuir em algumas semanas. A mobilidade do ombro torna-se limitada na elevação, rotação interna, rotação externa e abdução. Uma das características sempre presentes é o bloqueio das rotações externa e interna. Acomete indivíduos dos 40 aos 60 anos, em especial do sexo feminino, sem predominância entre raças. O lado mais envolvido é o não dominante. A bilateralidade pode ocorrer em 16% dos casos. A prevalência na população norte-americana varia entre 2 e 11%. Está aumentada nos diabéticos em até 40%. A incidência também é maior entre indivíduos com doenças neurológicas, em uso de anticonvulsivantes, acidente vascular cerebral, dislipidemia, tireoideopatias e doenças intratorácicas. O quadro costuma ter evolução lenta, não inferior a quatro ou seis meses, antes do diagnóstico definido, já que, nesse período, o paciente terá, geralmente, vários diagnósticos, infiltrações, imobilizações, entre outros tratamentos.

É bem-estabelecida a ideia de que o diagnóstico precoce e preciso é essencial para o início do tratamento correto. O "ombro congelado" apresenta-se com um conjunto complexo de sintomas, em vez de uma entidade específica de diagnóstico.

Diagnóstico diferencial

Deve ser realizado considerando todas as patologias do ombro que podem evoluir para rigidez articular, como rupturas maciças do manguito rotador, tendinite calcária, luxações glenoumerais não diagnosticadas, tumores primários ou metastáticos, síndrome ombro-mão (distrofia muscular reflexa) e trauma (fratura da cabeça do úmero, da cavidade glenoidal, etc.). Leffert[44] diferenciou a capsulite adesiva do ombro entre primária (sem causa determinada) e secundária (ocorre em concomitância ou logo após uma das patologias citadas).

Exame radiográfico

A radiografia simples é normal, podendo ocorrer diminuição do espaço articular entre a cavidade glenoidal e a cabeça do úmero na incidência em anteroposterior "verdadeira" (que demonstra a retração capsular). A osteoporose pelo desuso costuma ser de fácil identificação. A artrografia é um método diagnóstico eficaz, embora bastante doloroso, pois avalia a integridade do manguito rotador e a capacidade de volume articular do ombro, que está sempre diminuída. A ecografia e a RM são normais, já que a anatomia não está inalterada.

Tratamento

A prevenção é a arma mais segura contra a capsulite adesiva do ombro. Essa expressão mostra muitas verdades e envolve:

- Diagnóstico precoce correto.
- Conceitos de mobilidade passiva imediata após trauma ou cirurgia do membro superior.

Os objetivos são o alívio do desconforto e a restauração da ampla mobilidade do ombro. No entanto, deve-se entender que existem duas fases distintas, ou seja, alívio da dor e ganho de mobilidade. Inicialmente, o processo de dor

deve estar controlado, para que, em seguida, o reabilitador avance no tratamento da retração capsular. A escolha entre as diversas formas de abordagem terapêutica baseia-se na fase em que o paciente é avaliado pela primeira vez e na experiência acumulada pela equipe responsável pelo tratamento: ortopedista, reabilitador, médico especializado em dor e psicólogo, se necessário.

Aspecto ortopédico

Ao ortopedista, cabe diagnosticar e observar a evolução do caso. Em geral, os pacientes recebem tratamento inadequado sem diagnóstico pelo período médio de três a seis meses de sintomas. Os melhores resultados são obtidos exatamente nesse período, caso o diagnóstico e as medidas terapêuticas tenham sido instituídos da forma correta.

O diagnóstico preciso da capsulite adesiva do ombro é realizado por meio de história clínica competente e exame físico detalhado de todas as articulações do ombro. Se houver dúvidas sobre a concomitância de outras patologias, deve-se solicitar a avaliação de um profissional da área envolvida (endocrinologista, neurologista, clínico, etc.). A avaliação radiográfica apenas confirma as suspeitas levantadas durante o exame físico ortopédico. Deve-se observar que, na fase inicial da capsulite adesiva do ombro, a mobilidade está preservada, o que pode gerar confusão diagnóstica com a tendinite do supraespinal, já que os testes provocativos são todos positivos. A reavaliação clínica poucos dias após o exame físico é muito importante para observar a eficácia da terapêutica adotada. Se houver aumento da dor devido aos exercícios de estiramento capsular ou inexplicável restrição das rotações interna e externa, o ortopedista não deve ter dúvida sobre o diagnóstico.

Em termos gerais, os indivíduos com diagnóstico confirmado de capsulite adesiva do ombro devem ser divididos em três grupos distintos – conforme a indicação de tratamento –, os quais são descritos a seguir.

Restrição de mobilidade e ausência de dor. Os pacientes devem ser encaminhados à reabilitação e mantidos sob supervisão ortopédica constante. Se não houver melhora de mobilidade nos primeiros 30 dias de tratamento e a dor não for significativa, deve-se considerar: (a) liberação da cápsula articular por via artroscópica; e (b) método clássico de manipulação sob anestesia e distensão hidráulica da cápsula articular da glenoumeral, com combinação de marcaína a 1% (20 a 40 mL), frasco de corticoide de depósito e ampola de morfina. O programa de reabilitação (movimentos passivos) continua no mesmo dia da manipulação sob anestesia. O paciente permanece hospitalizado por três a cinco dias após a manipulação, já que o controle da dor e o sucesso do programa de reabilitação são obtidos nessa fase. Com a manipulação sob anestesia geral, objetiva-se abreviar o período de rigidez, mas o paciente deve ser previamente informado de que o programa de reabilitação pós-manipulação deve continuar, já que não ocorre o abreviamento do período de doença propriamente dito. A manipulação deve ser conduzida por um cirurgião experiente para evitar possíveis complicações, como fratura da diáfise do úmero, luxação, rupturas do manguito, estiramento do plexo braquial, entre outras. Realiza-se movimento amplo de elevação do membro superior na linha da escápula, na qual se ouve um ruído característico de ruptura da cápsula e das estruturas adjacentes. A seguir, com extremo cuidado, realiza-se movimento de abdução e rotação externa. Um segundo movimento de elevação deve ser efetuado. Por fim, realiza-se a distensão hidráulica com mistura de marcaína, corticoide e morfina. Tal distensão gera um prolongado período de analgesia, o que possibilita o início imediato de mobilização passiva do membro superior. Na prática diária, observa-se diminuição de indicação dos procedimentos de manipulação sob anestesia. Isso se deve à analgesia eficiente, ao melhor entendimento das técnicas de reabilitação (mobilidade passiva) e ao trabalho integrado da equipe que está tratando o paciente.

Restrição de mobilidade e dor intensa. Os indivíduos costumam apresentar quadro distrófico simpático-reflexo intenso associado. A abordagem inicial deve visar ao controle da dor e, somente depois, ao ganho de mobilidade. Para o controle álgico, podem ser utilizados medicamentos analgésicos potentes associados a bloqueios anestésicos seriados do nervo supraescapular com marcaína **(FIG. 4.61)**. Uma vez diminuído o quadro de dor, o programa de reabilitação é instituído, com chances significativas de sucesso.

Restrição de mobilidade associada à patologia cirúrgica do ombro. Nesse caso, deve-se considerar reconstrução cirúrgica precedida por manipulação sob anestesia ou programa de reabilitação completo, seguido de intervenção cirúrgica, sendo este o mais indicado. A decisão é variável em cada situação.

Aspecto do componente doloroso

A abordagem é fundamentada nos conhecimentos atuais da fisiopatologia da dor. A etiopatogenia inicia com um quadro doloroso e culmina em uma série de eventos que causam rigidez articular do ombro. Na evolução desses fenômenos, nem sempre se encontra causa evidente, como traumatismo, lesão capsular, periartrite e fatores predisponentes (diabetes, barbitúricos ou acidentes vasculares cerebrais com sequelas plégicas). A compreensão dos mecanismos causadores é difícil pela inexistência de modelos experimentais.

A fisiopatologia da dor é constituída, basicamente, por três fatores que nela intervêm:

- **Lesão.** Nem sempre comprovada, ativa os nociceptores (fibras nervosas tipos A, delta e C).

- **Processo inflamatório.** Sensibiliza os nociceptores aos demais agentes suscetíveis de ativá-los (prostaglandinas, bradicinina, histamina, íons H+ e K+).

- **Liberação de neuromediadores.** Dentre os quais, o mais importante é a substância P.

Os dois primeiros são os responsáveis pela hiperalgesia primária, e o terceiro, pela hiperalgesia secundária, que propicia a perenização da sintomatologia dolorosa. Acompanhando esse último fator, encontram-se fenômenos degenerativos da inflamação, que são aumento da permeabilidade vascular, vasodilatação e estase sanguínea, liberação de histamina pelos mastócitos, liberação de serotonina pela agregação plaquetária e degradação de fosfolipídeos, com consequente formação de leucotrienos e prostaglandinas.

De forma didática, pode-se dizer que se forma um círculo vicioso de autoexcitação dolorosa, como liberação de neuromediadores da dor, diminuição da microcirculação (estase) com aumento do transudato e deposição de fibroblastos e acúmulo de substâncias que ativam os nociceptores, que, por sua vez, liberam mais neuromediadores da nocicepção. A terapia medicamentosa visa romper esse círculo vicioso e fornecer condições para que a fisioterapia seja realizada da forma mais indolor possível. Atualmente, são utilizados vários medicamentos para a obtenção da analgesia:

- **Bloqueio do nervo supraescapular** (fornece ramos sensitivos para a cápsula articular posterior). Com intervalo semanal, o nervo supraescapular é anestesiado com 8 a 10 mL de marcaína. Deve-se utilizar agulha longa. A melhor abordagem ao nervo é cerca de 2 cm medial à articulação acromioclavicular. Na mulher, corresponde ao trajeto da alça do sutiã. Realizam-se quantos bloqueios forem necessários.

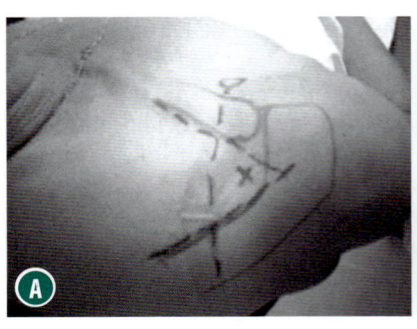 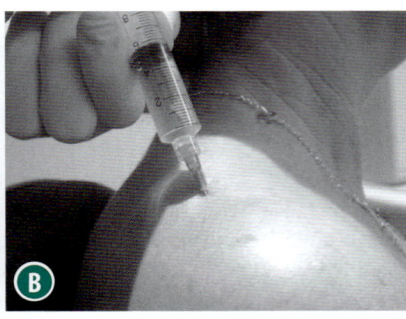

FIGURA 4.61
A O bloqueio do nervo supraescapular é realizado cerca de 2 cm a borda medial do acrômio.
B A agulha é um pouco inclinada para anterior e lateral.

- **Analgésicos potentes**. Tipo tramadol, por um período prolongado, com o objetivo de sensibilizar as terminações nervosas.

- **Duas doses de corticoide de depósito (somente para os indivíduos sem contraindicação)**. Para bloquear a cadeia de formação de prostaglandinas.

- **Antidepressivos ou ansiolíticos**. Agem na dor crônica e melhoram o componente depressivo, sempre associado à dor.

- **Terapia para a osteoporose**. Pode estar presente devido ao desuso.

- **Protetor do trato gastrintestinal**. A maioria dos pacientes já utilizou vários AINEs antes de iniciar o tratamento adequado.

- **Uso de AINEs está contraindicado**. Por não se tratar de inflamação e pelo fato exposto no item anterior.

ASPECTO FISIOTERAPÊUTICO

O objetivo da fisioterapia é eliminar o desconforto e restaurar a mobilidade e a função do ombro. Considerando a complexidade da fisiopatologia do "ombro congelado", existem várias modalidades de tratamento físico. Cada procedimento é parte integrante do programa de fisioterapia e deve estar de acordo com os aspectos clínicos e com o estágio do quadro.

As aplicações de calor, como a diatermia (ultrassom, ondas curtas ou micro-ondas), servem para o alívio da dor e para a diminuição da excitabilidade neuromuscular local. Todavia, não são determinantes da recuperação funcional. Os efeitos fisiológicos restringem-se aos aumentos de fluxo sanguíneo local e distensibilidade tecidual, importantes para a realização dos exercícios.

As mobilizações passiva e ativa são medidas profiláticas e curativas. Os exercícios passivos são fundamentais para o aumento de ADM. Assim, desempenha papel importante a mobilização passiva oscilatória controlada, em que são realizados movimentos acessórios (translacionais) combinados com movimentos que chegam ao limite imposto pela patologia.[45] As dosagens da mobilização passiva oscilatória controlada foram classificadas em graus I e II (analgésicas) e III e IV (alongamento). A analgesia é obtida pela estimulação dos proprioceptores mecanossensíveis das cápsulas das articulações da região do ombro. Quando tais fibras são ativadas, imediatamente ocorre inibição recíproca das fibras de rápida condução dolorosa (A-delta). O alongamento decorre de mobilizações executadas e mantidas próximas ao limite articular disponível. Devem ser mobilizadas as articulações glenoumeral, acromioclavicular, escapulotorácica e esternoclavicular. Os movimentos angulares a serem trabalhados são os de abdução em 30 e 40° ao plano coronal (escapular) e os de rotação externa e interna.

> **ATENÇÃO! O paciente é instruído a realizar exercícios autopassivos com movimentos angulares em casa, com a utilização de bastão e roldana de teto, e exercícios pendulares. A orientação é dada para que os exercícios sejam com pouca intensidade, por curtos períodos de tempo e várias vezes ao dia, mediante programa específico.**

O paciente é instruído a realizar exercícios autopassivos com movimentos angulares em casa, com a utilização de bastão e roldana de teto, e exercícios pendulares. A orientação é dada para que os exercícios sejam com pouca intensidade, por curtos períodos de tempo e várias vezes ao dia, mediante programa específico.

Em condições de extrema dor (fase inflamatória), em que qualquer mobilização exacerba os sintomas, a estimulação elétrica neuromuscular transcutânea é empregada para incitar os proprioceptores mecanossensíveis e aliviar a dor espontânea. A mobilidade convencional, com frequência entre 100 e 150 Hz, em baixa intensidade, é a eleita para a inibição da dor intensa. Os principais pontos de aplicação envolvem o gânglio estrelado e a cápsula anterior da articulação glenoumeral. Na fase dolorosa, não se realiza qualquer manobra de cinesioterapia (ganho de amplitude articular).

Quando a rigidez é o problema primordial, as mobilizações passam a ser mais intensas, havendo dor apenas por estiramento capsular. Por esse método, vigora o princípio de que o tecido conjuntivo sofre alongamento plástico ao ser submetido a tensões leves por tempo prolongado. Tal ideia também é definida por McClure e Flowers,[46] que sugeriram a utilização periódica de *splint* de abdução para o ombro até o completo remodelamento do tecido capsular. É importante que o paciente obtenha roldana para instalar em casa ou no local de trabalho. O uso despreocupado desse simples aparato possibilita que a cápsula articular seja estirada várias vezes ao dia.

Com gradual recuperação da mobilidade articular, são instituídos os exercícios ativos, objetivando o retorno da coordenação do movimento e da função. Devem começar com carga baixa, a partir do decúbito dorsal e respeitando os limites de fadiga do paciente. De forma progressiva, aumenta-se a carga, que varia de 0,5 a 2,5 kg, e verticaliza-se o tronco. Os exercícios prescritos visam ao aumento da atividade do manguito rotador e das três porções do deltoide, por meio de movimentos de abdução em plano escapular, rotação externa e extensão do ombro. O programa de reabilitação do ombro desenvolvido pelos autores possibilita melhor entendimento da cinesioterapia que está sendo empregada no paciente. Com isso, ele participa ativamente do longo processo de cura. A equipe que está tratando o indivíduo deve ter clara a ideia de que esse é um tratamento de médio a longo prazo – algo em torno de três a seis meses. Com isso em vista, a expectativa do paciente será satisfeita.

A manipulação sob anestesia é um procedimento não invasivo, com o qual intenta-se a liberação completa da cápsula articular mediante a realização de movimentos de elevação, rotação externa, abdução e rotação interna com o auxílio de um assistente para estabilizar a escápula enquanto o cirurgião realiza os movimentos com muita delicadeza e tentando estabilizar o úmero como uma unidade só, evitando, assim, a fratura da diáfise do úmero. Crepitação audível e palpável confirma a rotura da cápsula e o sucesso do procedimento.

O tratamento artroscópico também está indicado, minimizando o risco de fratura da diáfise umeral com a manipulação. Junto ao procedimento artroscópico, realiza-se também a manipulação do ombro. Pode ser realizada antes ou depois da artroscopia. A realização da manipulação antes da artroscopia ajuda na colocação intra-articular do artroscópio e facilita o procedimento. Deve-se ter extremo cuidado em evitar lesões iatrogênicas da cartilagem e de outras estruturas. No entanto, pode ser realizada após a artroscopia, o que diminui consideravelmente a força para terminar a liberação e evita as complicações. A vantagem do procedimento artroscópico está no reconhecimento da fase da capsulite e de patologias associadas, além do fato de ter mais facilidade de liberar as estruturas capsulares diretamente. Alguns autores preconizam a tenotomia e tenodese do bíceps ou a simples tenotomia como procedimento associado à liberação capsular. O procedimento artroscópico baseia-se na liberação inicial do intervalo dos rotadores, do superior até a borda do subescapular. A liberação é continuada inferiormente até o recesso axilar. Alguns autores recomendam liberar somente até o nível das 5 horas para, assim, evitar lesão do nervo axilar. A seguir, a óptica é colocada pelo portal anterior e continua a liberação da cápsula posterior, das 7 até as 10 horas.

No pós-operatório imediato, o paciente continua internado por até dois dias para realizar exercícios diários de manipulação passiva supervisionados, antes da alta, com indicação de manter fisioterapia todos os dias e com analgesia adequada.

TENDINITE CALCÁRIA

O depósito de sais de cálcio nos músculos do manguito rotador é uma patologia comum, mas de etiologia ainda desconhecida. O curso natural da doença mostra que os depósitos de cálcio são reabsorvidos ao longo do tempo, enquanto os músculos cicatrizam o processo inflamatório. Tal processo pode ocorrer sem qualquer sintomatologia dolorosa ou com quadros de dor aguda durante os períodos de reabsorção do cálcio.

Fisiopatologia

Não está completamente esclarecida a razão do depósito de cálcio na região de inserção do músculo supraespinal, que é uma zona de hipovascularização, e a compressão mecânica entre o acrômio e o tubérculo maior. O depósito de cálcio ocorre apenas por alteração bioquímica do músculo ou os fenômenos de compressão são mais importantes?

A teoria que sustenta a degeneração do manguito rotador antes do depósito de cálcio foi introduzida por Codman,[14] já que essa patologia costuma ocorrer após os 40 anos. Rockwood e Matsen,[47] no entanto, acreditam que não há necessidade de degeneração muscular para que o processo ocorra, já que ele é autocurável ao longo do tempo. Segundo eles, ocorre o processo irregular de depósito de cálcio em uma área hipovascularizada fisiologicamente, como é o caso da zona de inserção do supraespinal.

De acordo com Uhthoff e Sarkar,[48] a fisiopatologia da tendinite calcária pode ser dividida em três fases: pré-calcificação, calcificação e pós-calcificação, destacando-se que elas fazem parte de um *continuum* e não são estanques, com limites bem definidos, podendo ocorrer em um mesmo ombro calcificações em fases diferentes de evolução.

- **Fase de pré-calcificação.** Ocorre transformação dos tenócitos em condrócitos com presença de metacromasia, indicativo da síntese de glicogênio. O que promove essa transformação permanece uma incógnita. Sabe-se, entretanto, que não existe associação dessa patologia com o trauma, nem com as patologias resultantes do impacto subacromial.

- **Fase de calcificação.** Pode ser subdividida em três etapas: formação, repouso e reabsorção. Durante o período de formação, os condrócitos produzem vesículas intracelulares com cristais de cálcio, que coalescem para formar grandes áreas de depósitos dessa substância. É importante ressaltar que esses cristais são carbonatos apatita com estrutura maior e configuração diferente dos de hidroxiapatita. Nesse estágio, os acúmulos calcários são circundados por septos fibrocartilaginosos, que se afilam à medida que crescem os depósitos. O fim do período de formação é marcado pela presença de septos fibrocolagenosos em substituição aos fibrocartilaginosos, como resultado do desaparecimento dos condrócitos que participaram da formação dos grupos de cristais. No período de repouso da fase de calcificação, ocorre "paralisação" nos processos de formação e de reabsorção, podendo o cálcio persistir por tempo indefinido. De forma desconhecida, semelhante à transformação condrocitária dos tenócitos na fase de pré-calcificação, o período de reabsorção é marcado pelo surgimento de vasos circundando os depósitos, com a presença de macrófagos e células gigantes, em que são observados corpos de psamoma, que são vesículas fagocitárias para reabsorção dos cristais. É provável que a desintegração dos conglomerados dependa da mudança na capacidade de ligação das moléculas orgânicas, sobretudo nos fagócitos.

- **Fase de pós-calcificação.** Desenvolve-se um tecido de granulação na área da lesão, com posterior remodelação na área, com retorno à configuração normal do tendão.

Macroscopicamente, a consistência dos depósitos altera-se de forma semelhante a giz, na fase de formação, para aspecto pastoso, na etapa de reabsorção, mas essa diferença macroscópica não é refletida na estrutura mineral, não ocorrendo alteração na composição química dos cristais.

Diante disso, observa-se que a gênese da tendinite calcária nada tem de processo degenerativo, consistindo, na verdade, em um processo de calcificação mediado ativamente por células em meio ambiente viável.

Demografia

A literatura mostra dados muito variáveis sobre tal patologia. Em geral, os depósitos de cálcio no manguito rotador apresentam baixa incidência na população, com distribuição que varia de 2,7 a 7,5%, sendo no tendão do supraespinal seu local de maior frequência, correspondendo entre 51 e 74% de todas as calcificações da cintura escapular. Ocorrem no sexo feminino em 75% dos casos, com faixa etária de maior abrangência entre a terceira e a quarta décadas de vida. Quanto ao lado dominante, cerca de 57% acometem o lado direito, com índice de bilateralidade variando entre 13 e 24%. Não há correlação entre trauma do ombro e atividades que envolvam esforços repetitivos com o depósito de cálcio.

Quadro clínico

Duas fases clínicas são observadas na evolução da tendinite calcária, porém, sem limites precisos entre elas e sem fator desencadeante de transformação de uma fase para outra. A característica particular dessa evolução é que o período crônico da patologia antevê a fase aguda.

A fase crônica é correspondente ao período de formação, em que o paciente apresenta dores de leve intensidade, e o depósito de cálcio é o achado radiográfico na maioria das vezes. Com o início do período de reabsorção, desenvolve-se o quadro agudo da patologia, com a presença de dor de forte intensidade e limitação funcional, como resultado do processo inflamatório local.

A dor é o sintoma mais importante. Ela pode ser leve, acompanhada de desconforto limitado aos movimentos, ou intensa, pulsátil, excruciante, que impede qualquer movimento, predispondo ao desenvolvimento de capsulite adesiva. Ao exame físico, observa-se dor à palpação sobre a área do depósito, na inserção do supraespinal, durante os movimentos rotatórios da cabeça do úmero. As mobilidades ativa e passiva podem estar diminuídas na fase aguda.

Na maioria dos casos, no entanto, a dor não existe nas fases iniciais da doença e pode mesmo nunca ser uma queixa do paciente. Não há relação entre o tamanho do depósito de cálcio e a presença ou intensidade dos sintomas. A dor costuma ser referida à área de inserção do deltoide, à face lateral do braço e ao cotovelo. Os testes provocativos são positivos, devido à inflamação da inserção do supraespinal.

Avaliação por imagem

Ao contrário do que fora comumente aceito, o depósito de cálcio não ocorre na bolsa subacromial, e sim, dentro de um dos tendões do manguito rotador **(FIG. 4.62)**. A maioria dos depósitos ocorre no músculo supraespinal, mas pode acometer também o subescapular, o infraespinal e o redondo menor. A investigação radiográfica adequada é fundamental para a completa avaliação dessa patologia. Para tanto, o raio X simples em posição anteroposterior com rotação interna e externa e a incidência lateral do acrômio (*supraspinatus outlet*) são essenciais.

Diagnóstico diferencial

O principal diagnóstico diferencial da tendinite calcária são as calcificações distróficas que acompanham as lesões de manguito rotador e a osteoartrite. O achado primordial diferenciador é que, nessas últimas, as calcificações ocorrem próximo à inserção óssea tendínea, ao passo que, na tendinite calcária, a calcificação é intratendão, sem proximidade óssea. Outro ponto é que, nas lesões distróficas, alguns sinais radiográficos secundários de osteoartrite estão presentes.

Tratamento

Por ser uma patologia autorresolutiva, é importante o conhecimento de sua evolução natural para que a instituição de modalidade terapêutica não impeça o sucesso do tratamento.

Tratamento conservador

Existe o consenso de que o tratamento conservador deve ser realizado sempre como primeiro atendimento.

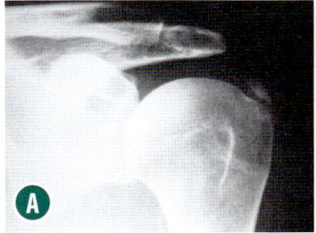 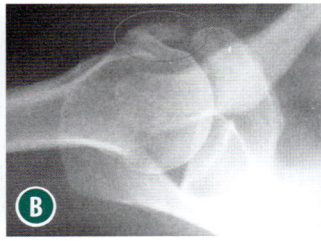 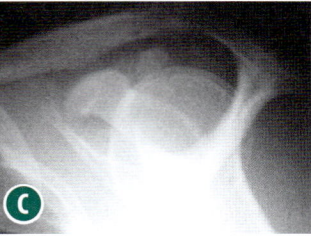

FIGURA 4.62 → A realização dessas três incidências é importante para a localização correta do depósito de cálcio.
A Depósito de cálcio próximo à inserção do supraespinal.
B Incidência em perfil da escápula demonstrando depósito de cálcio homogêneo em topografia do infraespinal.
C O depósito de cálcio na inserção do músculo subescapular, demarcado com círculo, é mais bem visualizado na incidência axilar.

O tratamento é variável conforme a fase (aguda ou crônica) em que o paciente é avaliado pelo médico. Objetiva, por meio de medidas analgésicas medicamentosas e fisioterapêuticas, a manutenção de ombro indolor, com ADM normal, esperando a autorresolução do processo e evitando o desenvolvimento de ombro rígido. Com tais medidas, alcança-se taxa de sucesso entre 80 e 90% dos casos.

- **Fase aguda.** A medida mais urgente é aliviar a dor excruciante e contínua. Para tal, está indicado o uso de analgésicos potentes e de corticosteroide por via sistêmica em casos selecionados. Na experiência dos autores deste capítulo, o uso de AINEs nessa fase parece não ter o efeito desejado. O membro deve ser mantido em repouso na tipoia por breve período. O uso continuado de gelo no local é de grande auxílio. Em alguns pacientes, no entanto, o uso do gelo pode determinar aumento da dor; opta-se, então, pelo emprego de calor local. As medidas fisioterapêuticas visam auxiliar na analgesia e na manutenção da mobilidade articular por meio de mobilidade passiva.

- **Fase crônica.** O uso de analgésicos comuns, AINEs e corticosteroides está indicado. Nessa fase, as medidas fisioterapêuticas são mais importantes e incluem formas diversas de calor local, obtenção de mobilidade articular completa e, após a resolução do quadro, reforço muscular. Existe grande controvérsia a respeito da utilização de infiltração de anestésicos e corticoides no espaço subacromial e da técnica de punções múltiplas, com agulhas, devido ao risco de lesar a área do depósito e permitir a reabsorção dos sais de cálcio.

Ondas de choque. A suscetibilidade à desintegração, nas calcificações do manguito rotador, depende da sua relativa concentração de cálcio (22,3%) e fósforo (10,5%), que difere da dos cálculos renais, justificando-se, assim, taxa de sucesso diferente para tais patologias. São observados índices de desaparecimento parcial do depósito em 60 a 70% dos casos.

Cosentino e colaboradores[49] avaliaram 70 pacientes com tendinite calcária crônica submetidos à terapia de ondas de choque, concluindo ser um tratamento seguro e com boa tolerância. Daecke e colaboradores[50] avaliaram os efeitos em longo prazo da terapia de ondas de choque em 115 pacientes, indicando que a taxa de falência com esse tratamento é alta. Houve, no entanto, 70% de sucesso nesse estudo.

> **ATENÇÃO!** O alto custo e as taxas de sucesso variáveis tornam as ondas de choque um método alternativo, não sendo, então, procedimento preferencial de tratamento. O método pode, ainda, causar desconforto e produzir osteonecrose da cabeça umeral e lesões nos tecidos moles adjacentes.

Tratamento cirúrgico

O tratamento cirúrgico é a exceção, tendo três indicações básicas:

- Aumento progressivo dos sintomas.
- Interferência na vida diária, durante a noite ou no lazer.
- Ausência de melhora dos sintomas com o tratamento conservador.

A ressecção artroscópica é a intervenção de escolha, pela precocidade na reabilitação e pela menor lesão anatômica (FIG. 4.63). Não é necessária a ressecção completa do depósito de cálcio, e a realização da acromioplastia ainda é muito discutida. Em geral, é executada nos casos em que existe sinal de impacto evidente na radiografia ou identificado durante a artroscopia, em indivíduos com depósito de cálcio localizado na "zona crítica" do supraespinal.

Godinho e colaboradores[51] analisaram 66 ombros com tendinite calcária, em acompanhamento médio de 30 meses, que, refratários ao tratamento clínico, foram submetidos à artroscopia, obtendo 94% de bons e excelentes resultados. Além disso, concluíram que os resultados da ressecção parcial da calcificação em relação à completa são semelhantes.

Muitas vezes, porém, existe dificuldade em localizar o depósito de cálcio na artroscopia. Em um estudo multidisciplinar entre instituições norte-americanas e europeias envolvendo 306 pacientes, o depósito de cálcio não foi identificado por via artroscópica em 18% dos casos, necessitando de conversão para cirurgia aberta.

EPICONDILITE LATERAL

Epicondilite lateral ou "cotovelo de tenista" são termos que têm sido aceitos e utilizados para descrever a síndrome dolorosa localizada na região do epicôndilo lateral, origem

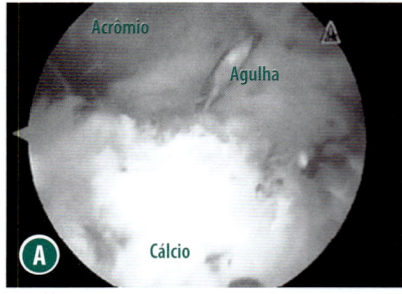
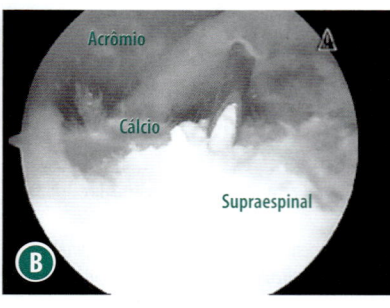

FIGURA 4.63 → Imagem artroscópica do espaço subacromial.

Ⓐ O depósito de cálcio no supraespinal é localizado com o auxílio de uma agulha.

Ⓑ Após identificado, o depósito de cálcio é removido com o *shaver* ou com o auxílio de uma cureta.

do supinador do antebraço e dos extensores do punho e dos dedos. Apesar de ter se tornado um termo clássico, epicondilite é a designação que não reflete a realidade fisiopatológica da doença, uma vez que não foi encontrada, nos diversos estudos até agora realizados, qualquer evidência de processo inflamatório. Do mesmo modo, o termo "cotovelo de tenista" não representa a incidência clínica da patologia, já que acomete, em especial, trabalhadores entre a quarta e a quinta décadas de vida, não somente tenistas e atletas.

Vários autores acreditam haver dois grupos distintos de indivíduos com a patologia: um grupo formado por pacientes jovens, atletas e que praticam intensamente atividades como tênis, *squash*, *paddle* e golfe, no qual o sobreuso é o fator preponderante. Esse grupo corresponde a cerca de 5% dos pacientes. Destes, entre 10 e 50% apresentam, em algum momento, um quadro de epicondilite. O outro grupo corresponde a 95% dos pacientes e é representado por pessoas entre 35 e 55 anos, nas quais o início dos sintomas é relativamente insidioso. Em geral, são trabalhadores que exercem atividades de repetição ou esforços intensos isolados. Ocorre igualmente entre os sexos, sendo mais frequente em brancos.

Anatomia

O epicôndilo lateral é a parte óssea mais proeminente no aspecto lateral do cotovelo, sendo um sítio de origem de vários músculos e do ligamento colateral lateral. A origem do extensor radial curto do carpo localiza-se no aspecto anterior do epicôndilo lateral, profundamente à origem do extensor dos dedos e inferior à origem do extensor radial longo do carpo. As origens do ligamento colateral lateral, do extensor radial curto do carpo, do extensor dos dedos e do supinador são confluentes. O extensor dos dedos origina-se em uma ampla aponeurose no epicôndilo lateral e é contíguo com a extensão aponeurótica para a origem oblíqua do supinador. A origem do extensor radial longo do carpo e do braquiorradial estende-se cefalicamente ao epicôndilo e não está envolvida na patologia (**FIG. 4.64**).

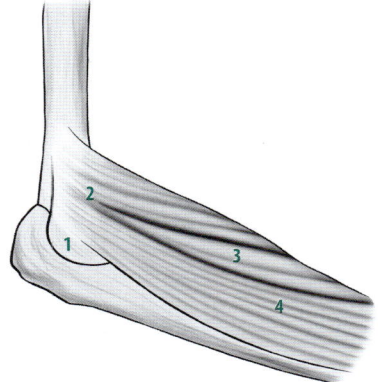

FIGURA 4.64 → Anatomia aplicada da epicondilite lateral do cotovelo.
1: epicôndilo lateral. **2:** braquiorradial. **3:** extensor radial longo do carpo.
4: extensor comum dos dedos.

O complexo dos ligamentos colateral e anular do rádio é o principal estabilizador lateral do cotovelo. Origina-se no epicôndilo lateral e insere-se na ulna proximal ao longo das fibras coalescentes do ligamento anular, ao redor da cabeça do rádio. Em 55% dos casos, apresenta-se bifurcado, com feixe contendo fibras longitudinais que se inserem no nível da cabeça do rádio e outro feixe oblíquo que se insere mais distalmente ao longo da ulna. Os restritores secundários laterais do cotovelo são os músculos extensores e suas fáscias e o septo intermuscular. A chave para a localização anatômica precisa do epicôndilo lateral é a palpação do ligamento colateral lateral. Essa estrutura divide o cotovelo lateral em porções anterior e posterior. É de extrema importância não desestabilizar o cotovelo por secção inadvertida do ligamento durante o procedimento operatório. Isso tem sido apontado como causa de falha do tratamento cirúrgico.

No aspecto neurológico, é importante lembrar que o nervo radial cruza o antebraço por um sulco formado entre os músculos braquial, braquiorradial e extensor radial longo do carpo, sobre o capítulo e a cabeça do rádio. Nesse nível, o nervo radial divide-se nos ramos sensitivo superficial e motor profundo. O ramo motor profundo passa sob a banda fibrosa na borda proximal do músculo supinador, denominada arcada de Frohse, e penetra entre as duas cabeças do supinador, em direção ao dorso do antebraço, no qual passa a se chamar nervo interósseo posterior. Nesse local, pode ser comprimido e ocasionar dor que se irradia até a região do epicôndilo, gerando, muitas vezes, confusão no diagnóstico de epicondilite. Não raro, pode ocorrer associação entre as duas patologias.

Fisiopatologia

Várias teorias quanto à fisiopatologia da epicondilite lateral do cotovelo foram propostas, entre elas a inflamação da bolsa radioumeral, a sinovite do cotovelo e a inflamação do ligamento anular decorrente de trauma. Até periostite traumática na origem do extensor radial curto do carpo, ocasionada por repetidas extensões do punho e supinação do antebraço, foi teorizada por Garden, em 1961.[52] Contudo, a primeira investigação ampla e detalhada acerca da causa da patologia foi realizada por Goldie, em 1964.[53] Por meio de estudos patológicos, descreveu a condição como um processo inflamatório do extensor radial curto do carpo e do extensor dos dedos e caracterizou-o pela presença de hipervascularização da aponeurose dos extensores, tecido de granulação, edema e invasão celular aponeurótica, além de tecido aureolar frouxo no espaço subtendíneo.

A teoria aceita atualmente foi descrita por Nirschl e Pettrone, em 1979,[54] a qual propõe que a condição patológica envolve a origem do extensor radial curto do carpo e, em menor grau, a porção anteromedial do extensor dos dedos. A lesão é resultado da aplicação de tração contínua por repetição, resultando em microrrupturas da origem do extensor radial curto do carpo, seguidas de fibrose e formação de tecido de granulação. Macroscopicamente, o tecido apresenta-se com aspecto friável, brilhante e edematoso. A análise microscópica mostrou interrupção do tendão normal por invasão de fibroblastos e tecido vascular anormal em desenvolvimento, fundamentando o termo "hiperplasia angiofibroblástica". Os autores notaram que a anormalidade no tendão era degenerativa e não inflamatória. Recomendaram, então, o termo "tendinose" em substituição a "tendinite" ou "epicondilite". Essa terminologia é descritiva e reflete a preponderância de vascularização precária (infarto tecidual) e de fibroblastos em tendão em degeneração por sobreuso. Vários estudos seguintes confirmaram os achados de Nirschl e Pettrone.[54]

Em sua estada no Brasil, em 2000, Nirschl[55,56] definiu essa entidade como sendo "o infarto do cotovelo", afirmando que a base fisiopatológica da hipovascularização tecidual é semelhante no miocárdio e no extensor radial curto do carpo.

Quadro clínico

A anamnese detalhada é a base para o correto diagnóstico da patologia. O paciente refere dor sobre o epicôndilo lateral, que se irradia ao longo dos músculos extensores. Pode localizar-se posteriormente ao epicôndilo. Nos atletas, a dor costuma ter início repentino e de rápida evolução. Em não atletas, começa de forma gradual e se torna intensa e persistente. Agrava-se por pequenos movimentos do cotovelo e pode impedir a realização de atividades diárias comuns, como abrir a porta, escovar os dentes, escrever ou fazer a barba.

Exame físico

O paciente apresenta dor localizada à palpação na origem dos extensores, muitas vezes indicando com precisão o ponto máximo de dor anterior e distal ao epicôndilo. O teste de Cozen reproduz a dor experimentada pelo paciente, que, ao realizar a extensão do punho contra a resistência e com o cotovelo em 90° de flexão e o antebraço em pronação, refere dor no epicôndilo lateral **(FIG. 4.65A)**. O teste de Mill é realizado com a mão do paciente fechada, o punho em dorsiflexão e o cotovelo em extensão. O examinador força o punho em flexão, e o paciente é orientado a resistir ao movimento, o que produz dor no epicôndilo lateral **(FIG. 4.65B)**. Coonrad e Hooper[57] afirmam que dor no epicôndilo lateral ao levantar uma xícara de café cheia (*coffee cup test*) é patognomônico de epicondilite lateral. Gardner[58] descreveu o "teste da cadeira" (*chair test*), no qual o paciente é instruído a erguer uma cadeira com uma mão, com o antebraço em pronação e o punho em flexão palmar. A presença de forte dor no epicôndilo lateral indica epicondilite. Dor à extensão do dedo médio contra resistência também pode ser positivo (*Maudsley's test*) **(FIG. 4.65C)**. Em um estudo anatômico *post-mortem*, Fairbank e Corelett[59] demonstraram que o extensor dos dedos pode ser dividido em quatro partes distintas junto a sua inserção. Uma parte que corresponde ao extensor do dedo médio origina-se no epicôndilo lateral, e as outras, mais distalmente. Os resultados sugerem que o extensor comum dos dedos, especificamente sua porção correspondente ao dedo médio, está envolvido na patologia da epicondilite lateral.

Exames complementares

As radiografias de rotina do cotovelo são de pouco auxílio no diagnóstico da epicondilite. Cerca de 22% dos indivíduos podem apresentar calcificações na região correspondente à inserção dos extensores no epicôndilo lateral. Contudo, esses achados não afetam o prognóstico e podem desaparecer após o tratamento.

A ultrassonografia pode demonstrar a presença de fluido hipoecogênico subjacente ao tendão do extensor comum dos dedos, laceração e microrrupturas do tendão e diminuição de ecogenicidade. Imagens de RM em TII evidenciam com maior clareza essas alterações. Em um estudo comparativo entre os dois métodos, Miller e colaboradores[60] mostraram que ambos possuem especificidade semelhante, entre 80 e 100%. Porém, a RM tem maior sensibilidade (entre 90 e 100%). Sugerem que a ultrassonografia pode ser adequada para a avaliação inicial, reservando

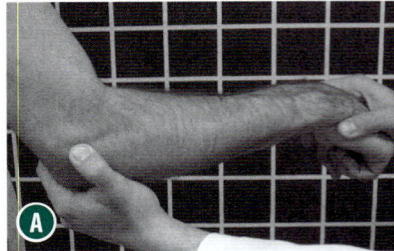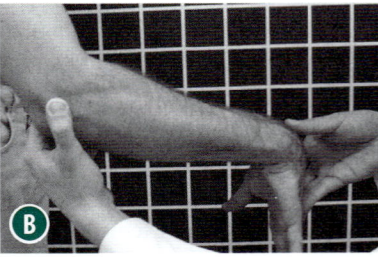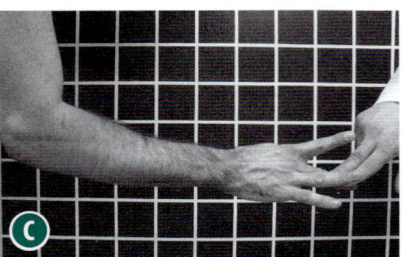

FIGURA 4.65 → Testes para diagnóstico da epicondilite lateral do cotovelo.
A Teste de Cozen.
B Teste de Mill.
C Teste de Maudsley.

a RM para os casos assintomáticos sem alterações ao ultrasom. A eletroneuromiografia (ENMG) dinâmica avalia a possibilidade de compressão do nervo interósseo posterior, que apresenta sintomatologia na região do terço proximal do antebraço e pode, ainda, ocorrer em associação com a epicondilite lateral.

Diagnóstico diferencial

A síndrome do músculo supinador é o principal diagnóstico diferencial, e o local de dor é entre o epicôndilo e a arcada de Frohse, aproximadamente. Muitas vezes, a ENMG dinâmica é necessária para o esclarecimento diagnóstico. Sabe-se, no entanto, que esse exame, estando normal, não exclui o diagnóstico de compressão do nervo interósseo posterior. Outros diagnósticos incluem sinovite do cotovelo, bursite do olécrano, gota, osteocrondrite dissecante, radiculopatia cervical e síndrome da abertura torácica com irritação da corda posterior do plexo braquial.

Tratamento

O tratamento da epicondilite lateral permanece controverso, com variedade de modalidades terapêuticas descritas, tanto conservadoras quanto cirúrgicas. Boyer e Hastings,[61] após estudo de metanálise sobre o tema, afirmaram haver pouca evidência científica de que qualquer forma de tratamento conservador altere a história natural da doença, que tem resolução espontânea em cerca de 70 a 80% dos casos em um ano.

Tratamento conservador

O tratamento conservador inicial baseia-se no alívio da dor e em repouso, com restrição das atividades repetitivas, seja no trabalho, seja no esporte. No caso de tenistas, modificações no equipamento e no modo de jogar têm sido propostas por alguns autores, porém, melhores estudos são necessários para comprovar a eficácia. Para o alívio da dor, podem ser utilizados analgésicos potentes. O uso de AINEs parece ser pouco benéfico, uma vez que não há processo inflamatório envolvido na patologia. Vários tipos de imobilizações têm sido utilizados para diminuir a força de tração na origem dos extensores. Walther e colaboradore,[62] em um estudo biomecânico, analisaram a eficiência de diferentes tipos de imobilizações quanto à amplitude de aceleração e à aceleração integral. Aqueles colocados no antebraço e no punho, de forma a impedir a extensão, mostraram-se mais eficientes.

A fisioterapia para a epicondilite lateral é bastante discutida e contraditória. Smidt e colaboradores,[63] em um trabalho de revisão, afirmaram que, embora exista um grande número de estudos, não há evidência suficiente de melhora da epicondilite pela maioria dos métodos fisioterapêuticos, como *laser*, eletroterapia, reforço muscular e técnicas de alongamento. Nirschl e colaboradores[64] compararam os efeitos da dexametasona e do placebo aplicados por eletroterapia. A dexametasona mostrou-se mais eficiente do que o placebo na aplicação dermal por iontoforese em apenas dois dias. Os resultados se mantiveram ao longo do tempo. Haahr e Andersen[65] realizaram um estudo randomizado e com acompanhamento de um ano, comparando fisioterapia associada ao medicamento com um grupo de controle. Após tal período, cerca de 83% dos sujeitos obtiveram melhora, não importando o tipo de tratamento.

Smidt e colaboradores,[66] em outro estudo, analisaram três grupos. Um deles foi submetido a infiltrações com corticoide, outro foi tratado com fisioterapia, e o terceiro não recebeu tratamento algum. Foram avaliados após seis semanas e novamente ao final de 52 semanas. Em seis semanas, o primeiro grupo obteve 92% de sucesso; o segundo, 47%; e o terceiro, 32% de bons resultados. Ao final de 52 semanas, o primeiro grupo apresentou 69% de melhora; o segundo, 91%; e o terceiro, 83% de sucesso. Concluíram que, apesar dos bons resultados iniciais com a infiltração de corticoide, estes não se mantêm em longo prazo, tendo maior chance de recidiva. A fisioterapia mostrou resultados pouco superiores ao grupo não tratado, tendo quase o mesmo índice de melhora, mas com custo maior.

Hay e colaboradores, em 1999,[67] indicaram que as injeções de corticoide podem trazer benefício em curto prazo, porém, não alteram a história natural da doença. O uso de infiltrações com corticoide, muito popular no passado, traz alívio temporário apenas, causando, em longo prazo, piora do quadro por degeneração do colágeno e destruição tecidual, devendo ser instituído somente em situações muito especiais.

Outra modalidade terapêutica para a epicondilite lateral é o uso da toxina botulínica. Keizer[68] publicou um estudo prospectivo randomizado comparando o uso da toxina botulínica com o tratamento cirúrgico pela técnica de Hohmann, em pacientes refratários a outras modalidades terapêuticas. Foram submetidos ao tratamento cirúrgico 20 pacientes (grupo I), e outros 20 (grupo II) foram tratados com infiltração de toxina botulínica na origem dos tendões extensores. Após dois anos de acompanhamento, os pacientes do grupo I obtiveram 85% de excelentes e bons resultados, e os pacientes do grupo II, 75% de excelentes e bons resultados. O autor considerou a infiltração com toxina botulínica um método não invasivo e com resultados semelhantes à abordagem cirúrgica, constituindo mais uma alternativa no tratamento da epicondilite, antes de optar pela intervenção cirúrgica. Vale lembrar, no entanto, que existem várias técnicas cirúrgicas com resultados nem sempre equivalentes entre elas.

Terapia por ondas de choque

Existe pouca evidência da real eficácia da terapia por ondas de choque no tratamento da epicondilite lateral do cotovelo.

Tratamento cirúrgico

As indicações para o tratamento cirúrgico da epicondilite lateral incluem dor persistente e sem resposta aos métodos conservadores após seis a 12 meses. Também devem ser excluídas outras patologias que possam ser a causa da dor, como osteocondrites e compressão do nervo interósseo posterior.

Uma enorme variedade de técnicas cirúrgicas tem sido descrita, cada qual defendida pelo seu autor como sendo "a melhor" técnica. Os procedimentos extra-articulares baseiam-se na liberação dos extensores, com ou sem osteotomia do epicôndilo; em fasciotomias múltiplas; no alongamento da origem dos extensores e em excisão do tecido angiofibroblástico.

Há crescente interesse no uso do método artroscópico para o tratamento da epicondilite lateral do cotovelo. As vantagens incluem a possibilidade de debridamento do tendão extensor radial curto do carpo, sem necessidade de divisão da aponeurose do extensor comum, a inspeção da articulação e o menor período de reabilitação. Em 2004, Zoppi Filho e colaboradores[69] apresentaram os resultados do tratamento artroscópico da epicondilite realizados em oito pacientes, com acompanhamento médio de 11 meses. Obtiveram resultados considerados bons, sem complicações e com retorno às atividades.

Atualmente, a técnica mais utilizada e aceita como o método clássico de tratamento é a descrita por Nirschl e Petrone,[54] em 1979, com algumas modificações feitas pelos próprios autores (FIG. 4.66). Uma pequena incisão é realizada passando imediatamente anterior ao epicôndilo lateral. O intervalo entre o extensor radial longo do carpo e a aponeurose do extensor comum é identificado e incisado. O extensor radial curto do carpo é, então, identificado, e todo o tecido angiofibroblástico é ressecado. Em 35% dos casos, o tecido angiofibroblástico está presente também na porção anterior do extensor comum, devendo ser igualmente ressecada. A decorticação do epicôndilo lateral é realizada, e o extensor radial longo do carpo é suturado na aponeurose. Com esse método, os autores apresentaram 97% de resultados satisfatórios. Com os outros procedimentos descritos, os índices de resultados satisfatórios variam entre 80 e 90%. As causas de insucesso do tratamento operatório incluem erro no diagnóstico e má técnica, com manutenção de tecido angiofibroblástico e lesões ligamentares que geram instabilidade e dor. No Brasil, o "ganho secundário" em pacientes assegurados pela previdência parece influenciar diretamente o tratamento, o que deve ser considerado na avaliação dos resultados.

Conduta atual

O tratamento conservador é a escolha inicial e se baseia em quatro pontos principais: repouso relativo, fisioterapia, exercícios em casa e medicamento. O paciente é orientado a evitar atividades repetitivas ou qualquer esforço estático. Se necessário, a ergonomia do local de trabalho deve ser alterada. Tala de velcro no punho, usada durante o dia, é útil para evitar tração na origem dos extensores. A fisioterapia deve ser realizada por um profissional experiente. As modalidades analgésicas são instituídas, e, em seguida, são iniciados os exercícios de estiramento passivo da musculatura extensora. Exercícios ativos do punho são estabelecidos após a total eliminação da dor, primeiro sem peso e, depois, com pesos de 0,5 a 1 kg.

A medicação utilizada é essencialmente analgésica. Não são usados anti-inflamatórios, visto que não existe processo inflamatório envolvido na patologia. A cirurgia é indicada após seis a oito meses de tratamento conservador sem melhora ou nos casos de recidiva. A ENMG dinâmica é solicitada de forma rotineira para afastar a possibilidade de compressão do nervo interósseo posterior. A opção cirúrgica atual é pela técnica de Nirschl, com ressecção do tecido angiofibrolástico e pequena epicondilectomia.

O tratamento adequado para a epicondilite lateral permanece ainda controverso. Trata-se de uma patologia de difícil e prolongado tratamento, com resultados pouco confiáveis ou reprodutíveis. As várias modalidades de tratamento conservador parecem não alterar a história natural da doença. Estudos bem conduzidos ainda são necessários para comprovar a eficácia dos métodos de tratamento, como as diversas opções fisioterapêuticas (*laser*, ultrassom, eletroterapia, reforço muscular e alongamentos); as ondas de choque; a toxina botulínica e as injeções de sangue autólogo. As infiltrações com corticoides aliviam a dor somente

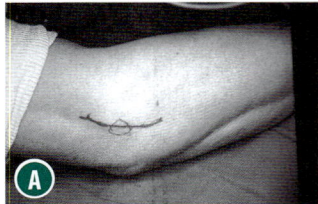 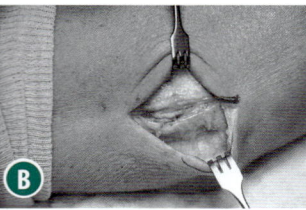 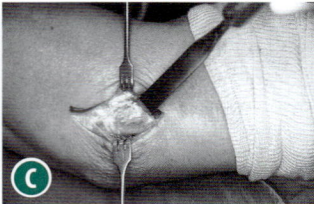 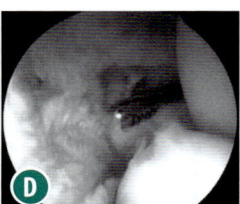

FIGURA 4.66 → Cirurgia de Nirschl para o tratamento de epicondilite lateral do cotovelo.
Ⓐ Incisão curvilínea de 3 cm sobre o epicôndilo lateral.
Ⓑ Exposição do tecido angiofibroblástico, que está abaixo da inserção muscular.
Ⓒ Ressecção do tecido angiofibroblástico e mínima epicondilectomia, para determinar maior aporte sanguíneo local. A articulação pode ou não ser explorada, conforme os sintomas.
Ⓓ Ressecção artroscópica do tecido angiofibroblástico.

em curto prazo e causam deterioração do colágeno, não alterando o curso da patologia.

A maioria dos tratamentos cirúrgicos traz resultados satisfatórios para 80 a 90% dos casos. Porém, são, na maioria das vezes, oriundos de estudos de técnica desenvolvida pelo próprio autor. Faltam estudos bem conduzidos para avaliar as diversas opções cirúrgicas, tanto abertas quanto artroscópicas. Quando a cirurgia é indicada, o paciente deve ser orientado acerca da possibilidade de longa recuperação e persistência dos sintomas.

SÍNDROMES COMPRESSIVAS DO MEMBRO SUPERIOR

O cérebro é considerado órgão mentor, ao passo que os membros superiores e inferiores constituem o órgão executor. Enquanto, para o primeiro, o aumento de intensidade da atividade pode ser benéfico e ilimitado, desenvolvendo o intelecto, para os últimos, esse aumento de atividade pode ser responsável por dor, fadiga, parestesia, alterações da coordenação motora e limitação funcional. As lesões por esforço repetitivo, em que se enquadram especialmente as tendinites e as síndromes compressivas "dinâmicas", explicam bem essa situação, por meio dos microtraumatismos contínuos que os tecidos sofrem durante o movimento repetitivo. Nesses casos, a resistência tecidual é vencida, e a instalação da lesão é mais rápida do que a capacidade de regeneração do organismo. Os nervos do membro superior são originados a partir do plexo braquial e possuem o risco de serem comprimidos em vários e bem determinados locais por onde passam. Tais locais podem ser túneis e bandas osteofibrosas, septos musculares, músculos, entre outros.

Fisiopatologia

Os nervos periféricos são muito vulneráveis à compressão. O comprometimento da microcirculação intraneural resulta, rapidamente, em distúrbios da sensibilidade. Tanto o nervo sensitivo quanto o motor ou misto podem sofrer compressões em seu trajeto, produzindo a sintomatologia característica. Quando a compressão do nervo é constante, as alterações são mais evidentes, facilitando o diagnóstico, porém, nos casos em que a compressão é dinâmica ou temporária, o diagnóstico não é fácil e, às vezes, são definidos, de forma equivocada, como "síndrome do escrivão", "tenossinovite do digitador", entre outras doenças.

> **ATENÇÃO!** As localizações anatômicas mais suscetíveis à compressão dos nervos periféricos no membro superior são no nível do ombro e da cintura escapular (síndrome do desfiladeiro torácico e compressão do nervo supraescapular), no nível do cotovelo (síndrome do túnel cubital, síndrome do pronador e síndrome do supinador) e no nível do punho (síndrome do túnel do carpo e do canal de Guyon).

Sunderland[70] sugere que a alteração patológica inicial na síndrome compressiva de nervo periférico seria sua compressão da microcirculação vascular. Os nervos possuem sistemas vascular, epineural, perineural e endoneural interligados entre si. Os vasos perineurais e endoneurais constituem uma unidade vascular anatômica, denominada plexo vascular fascicular, que é simpaticamente inervada, apresenta-se de forma longitudinal e pode ser separada dos epineurais. Os vasos epineurais apresentam, em geral, anastomoses em todas as direções. Os vasos epineurais suprem segmentarmente os vasos fasciculares. A interferência no fluxo sanguíneo fascicular ou intraneural pode rapidamente causar distúrbio na função do nervo. Recentes observações mostraram que a pressão de 50 a 60 mmHg aplicada no tronco nervoso é suficiente para obstruir o fluxo vascular intraneural.

A compressão aplicada ao nervo produz o aumento da pressão vascular intraneural, que causa a saída de proteínas da microvascularização intraneural, edemaciando, inicialmente, o epineuro e que, se persistir por tempo prolongado, pode ser invadido por fibroblastos, causando cicatriz constritiva epineural. O exsudato de proteínas pode ocasionar também edema endoneural, com aumento da pressão intrafascicular, que interfere na função normal do nervo. Se o aumento da pressão intrafascicular persistir por tempo prolongado em compartimento fechado, como o espaço intrafascicular, ocorre hipoxia de longa duração, afetando o conteúdo endoneural, com consequente necrose tissular, o que, segundo Lundborg e DohliDahlin,[71] forma, então, síndrome de compartimento "em miniatura".

A compressão exercida sobre o nervo pode ser causada por diversas situações:

- **Inflamatória.** O aumento da tenossinóvia determina a compressão do nervo mediano dentro do túnel do carpo.

- **Degenerativa.** A perda da elasticidade da musculatura escalênica ocasiona sintomas no desfiladeiro torácico.

- **Traumática.** Fraturas do cotovelo determinam sintomas no nervo ulnar, por sua compressão ou ruptura.

- **Lesões que ocupam espaço.** Cisto, gânglio, hematoma, exostose, entre outras.

- **Movimentos repetitivos.** A pronação-supinação contínua pode ocasionar compressão e isquemia transitória do nervo mediano (pelo músculo pronador redondo) ou radial (pelo músculo supinador), produzindo sintomas no nível do cotovelo.

Os sinais e sintomas das síndromes compressivas no nível do cotovelo são bastante variáveis, o que constitui uma dificuldade adicional de diagnóstico preciso, diagnóstico diferencial e tratamento. Isso se deve ao fato de que a maioria desses nervos tem fibras motoras e sensitivas. Em geral, o paciente vai à consulta com queixas sensitivas, já que essas fibras são as primeiras a serem estimuladas.

PARALISIA DO NERVO SUPRAESCAPULAR

O nervo supraescapular é responsável pela inervação dos músculos supraespinal e infraespinal após passar por uma incisura na borda superior da escápula. A principal forma de lesão desse nervo é a sua compressão no trajeto da incisura supraescapular. Tal compressão pode ser ocasionada por espessamento do ligamento transverso ou por compressão extrínseca, como cisto gangliônico.

O quadro clínico corresponde a enfraquecimento e atrofia dos músculos supraespinal e infraespinal e dor na face posterior do ombro (piorando à noite ou ao carregar peso). Às vezes, apenas o infraespinal pode estar acometido no caso de compressão após a emissão do ramo para o supraespinal, na curvatura da espinha da escápula. A ENMG auxilia na confirmação diagnóstica (com agulhas no supra e no infraespinal), enquanto a RM e a artro-RM demonstram possíveis lesões do manguito rotador ou presença de cisto gangliônico, que causam compressão do nervo supraescapular.

O tratamento cirúrgico de entrada está indicado, em especial, a pacientes com compressão do nervo supraescapular por presença de cistos ou lipomas no espaço espinoglenoidal, os quais costumam ser derivados de patologias intra-articulares como lesões do lábrum, sobretudo associados a lesões SLAP.

O tratamento cirúrgico aberto pode ser feito pelas abordagens anterior, superior ou posterior. A anterior com uma incisão pela face medial do processo coracoide, mas permite pouca visualização com risco muito grande de lesão do plexo baquial ou da artéria axilar. No acesso superior, realiza-se uma incisão longitudinal à borda posterior da clavícula de cerca de 10 cm, 1 cm medial à articulação acromioclavicular, realizando dissecção do trapézio lateral e afastando a gordura supraescapular anteriormente e o músculo supraespinal posteriormente, identificando, assim, o ligamento escapular transverso e o nervo, realizando a secção do ligamento sob visão direta e remodelação do sulco supraescapular, se necessário.

No acesso posterior, o paciente é posicionado em decúbito prono, realizando uma incisão em torno de 12 cm longitudinal e superior à espinha da escápula, com desinserção do trapézio da espinha da escápula. O supraespinal é afastado com delicadeza, superiormente junto ao trapézio, e visualizam-se, assim, o ligamento transverso e o nervo supraescapular, realizando a liberação do ligamento com proteção do nervo e, se necessário, plastia do sulco supraescapular. A dissecção pode continuar ao longo do nervo até identificar o ligamento espinoglenoidal, realizando-se, se necessário, sua liberação, assim como a ressecção de cistos ou lipomas nesse espaço. O trapézio é reinserido à espinha da escápula.

O tratamento artroscópico costuma ser indicado nos casos em que a compressão esteja associada à presença de cistos por lesão labral, na qual é necessária a fixação da lesão para evitar o mecanismo valvular. Simovitch e colaboradores[33] realizaram a descompressão artroscópica do nervo ao nível do sulco supraglenoidal ou ligamento espinoglenoidal em 27 pacientes. Destes, 70% tiveram alívio dos sintomas com nove semanas de pós-operatório e restituição da função. Lafosse e colaboradores[72] descreveram os resultados na liberação artroscópica do nervo supraescapular em 10 pacientes com compressão crônica, com ENMG seis meses pós-operatório com normalização da latência do nervo e com melhora clínica e funcional após três semanas da liberação.

No pós-operatório, o braço fica em repouso em tipoia por cerca de duas semanas, permitindo movimentos ativos até o limite da dor. O programa de fisioterapia é iniciado após duas semanas, com exercícios de alongamento e ganho de ADM, assim como reforço muscular dos rotadores, deltoides e escapulares.

SÍNDROME DO TÚNEL CUBITAL

No cotovelo, o nervo ulnar pode ser comprimido em cinco áreas ou sítios diferentes (**FIGS. 4.67 e 4.68**):

- No septo intermuscular (arcada de Struthers, septo intermuscular medial e hipertrofia da cabeça medial do tríceps).

- No epicôndilo medial (compressões causadas por deformidade em valgo).

- No sulco epicondilar (compressão por lesões no interior do sulco, extrínsecas e subluxações ou luxações do nervo).

- No túnel cubital (ligamento de Osborne).

- Na aponeurose profunda dos flexores e pronadores.

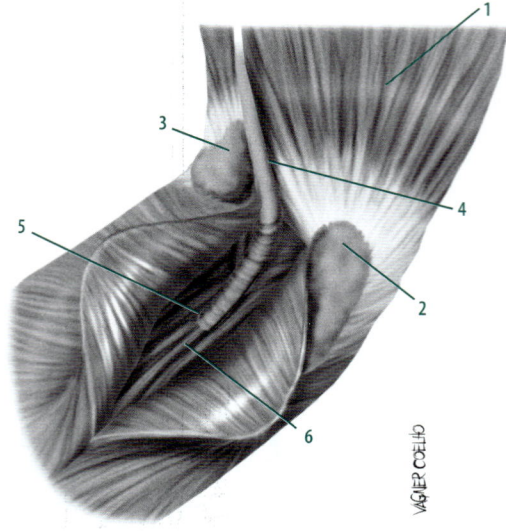

FIGURA 4.67 → Anatomia aplicada da síndrome do túnel cubital.
1: tríceps. **2:** olécrano. **3:** epicôndilo medial. **4:** nervo ulnar. **5:** cabeça curta do flexor ulnar do carpo. **6:** cabeça longa do flexor ulnar do carpo.

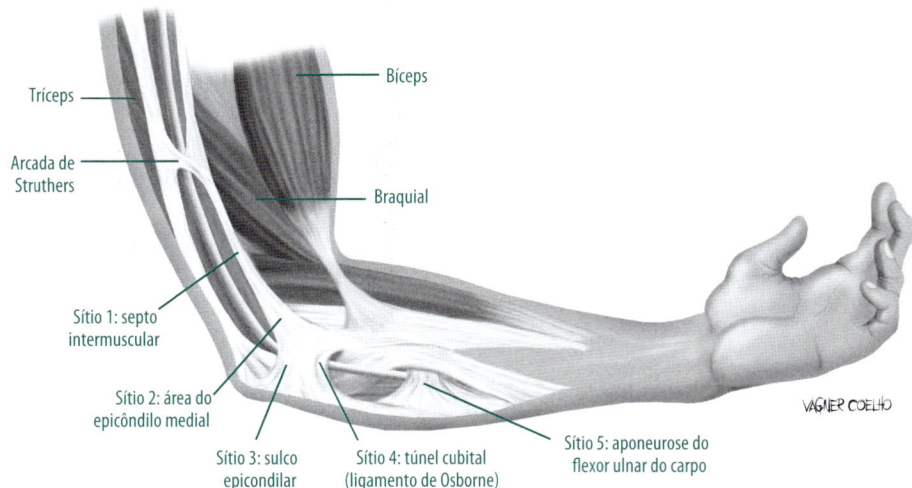

Tríceps

Bíceps

Arcada de Struthers

Braquial

Sítio 1: septo intermuscular

Sítio 2: área do epicôndilo medial

Sítio 3: sulco epicondilar

Sítio 4: túnel cubital (ligamento de Osborne)

Sítio 5: aponeurose do flexor ulnar do carpo

VAGNER COELHO

FIGURA 4.68 → Anatomia aplicada. Locais de possível compressão do nervo ulnar.

Fisiopatologia

As alterações do formato do túnel têm grande importância no desenvolvimento da patologia de compressão do nervo ulnar. Além disso, todos os fenômenos que causam alteração do formato do túnel são também responsáveis pelo desencadeamento dos sintomas, que são artrites, gânglios, tumores, cúbito valgo decorrente da consolidação viciosa de fraturas da infância, pseudartrose e luxações traumáticas do cotovelo. Além disso, é preciso lembrar que a hanseníase acomete mais esse nervo.

A 45° de flexão, o epicôndilo medial afasta-se 5 mm do olécrano, ocorrendo tensionamento do ligamento colateral medial e do retináculo, tornando o canal mais achatado. Com a flexão do cotovelo, a pressão no canal cubital aumenta de 7 para 11 a 34 mmHg. É importante considerar que a flexão do cotovelo diminui a capacidade do canal cubital e que o deslocamento anterior do nervo ulnar ocorre em 14 a 16% da população normal. Para observar tal deslocamento do nervo, basta palpá-lo durante o movimento completo de flexão.

Diagnóstico

O quadro clínico mais comum é o de parestesia na face ulnar da mão (dedos mínimo e anular) e hiperestesia na face medial do cotovelo, que é agravado com a flexão do cotovelo, as atividades que exigem força e a pronossupinação do antebraço. Tais sintomas podem ser ainda maiores no período noturno, devido à postura de flexão do cotovelo. O apoio direto sobre a região medial do cotovelo pode desencadear sintomas de dor e hipoestesia.

> **DICA:** A manobra semiológica de hiperflexão do cotovelo também produz sintomas de hipoestesia no território do nervo ulnar e dor localizada, sobretudo na região do cotovelo. Essa pesquisa auxilia no diagnóstico diferencial com a compressão do nervo ulnar no canal de Guyon.

A inspeção estática deve ser feita para que sejam avaliadas possíveis deformidades em valgo ou varo do cotovelo, áreas cicatriciais e diferentes graus de deformidade em garra dos dedos anular e mínimo. Na avaliação dinâmica, recomenda-se verificar a amplitude articular do cotovelo e suas possíveis instabilidades. O sinal de Tinel deve ser pesquisado no trajeto do nervo ulnar em comparação com o cotovelo contralateral, para valorizar os achados do lado acometido.

Exames complementares

Radiológico. Importante na avaliação de ângulo de carregamento, osteófitos, sequelas de fraturas, tumores ósseos e calcificações.

Ultrassonografia e RM. Avaliação de alterações de partes moles.

ENMG dinâmica. Detecta anomalias de condução. Porém, em casos iniciais, não tem valor. Eisen e Danon[73] observaram alterações na velocidade de condução em somente 40% das lesões moderadas e graves. Portanto, o índice de falso-negativo é alto com a ENMG. Como sabido, o exame clínico é soberano.

Classificação

Dellon[74] classificou a compressão do nervo ulnar em três tipos:

- **Leve.** Sensitivo: parestesia intermitente, aumento da sensibilidade vibratória. Motor: fraqueza subjetiva, com perda da coordenação. Testes: Tinel ou provocativos podem ou não ser positivos.

- **Moderado.** Sensitivo: parestesia intermitente, sensibilidade vibratória normal ou diminuída. Motor: fraqueza da pinça ou preensão mensuráveis. Testes: de flexão do cotovelo e/ou Tinel positivos. Dificuldade em cruzar os dedos.

• **Grave.** Sensitivo: parestesia persistente, sensibilidade vibratória diminuída, discriminação de dois pontos anormal. Motor: atrofia muscular dos intrínsecos e fraqueza mensurável da pinça e da preensão. Testes: Tinel e/ou de flexão do cotovelo positivos. Não é possível cruzar os dedos.

Tratamento

Conservador

Quando a sintomatologia é discreta, sem incapacidade motora, o tratamento indicado é sempre o conservador. É recomendado o uso de AINEs, analgésicos, vitamina B e fisioterapia para o tratamento da neurite instalada. Alguns autores indicam a imobilização com o cotovelo em flexão de 70% não supinada.

Cirúrgico

Existem, basicamente, dois tipos de procedimentos:

• **Descompressão *in situ*.** Consiste na abertura de estruturas extrínsecas ao nervo ulnar ao longo do seu trajeto no cotovelo. Deve-se fazer a liberação da arcada de Struthers, do ligamento retinacular cubital (Osborne) e da fáscia do músculo flexor ulnar do carpo, mantendo o nervo ulnar junto ao seu leito no túnel cubital. Deve-se atentar para a preservação dos ramos articulares e motores distais do nervo. Acredita-se que esse tipo de indicação cirúrgica deve ser restrito a casos de grau I com sintomatologia intermitente, sem subluxação do nervo ulnar e sem alterações do arcabouço ósseo.

• **Transposição anterior.** Faz-se a descompressão completa de todos os possíveis pontos de compressão do nervo ulnar no cotovelo, associada a sua transposição anterior, podendo colocá-lo em plano submuscular, intramuscular ou subcutâneo. Para atingir esse objetivo, deve-se executar uma ampla dissecção do nervo, o que causa, impreterivelmente, secção dos ramos nervosos para a articulação do cotovelo, além de promover isquemia transitória do nervo ulnar, fatores que são relacionados à morbidade do procedimento. A literatura, de forma geral, é favorável a esse tipo de intervenção, já que seus resultados são mais previsíveis. Não há consenso sobre a melhor técnica de transposição anterior, mas considera-se que:

  • *No plano subcutâneo*: é mais simples, todavia com índice mais elevado de recidiva tardia. Deve-se confeccionar um pequeno retalho com tecido adiposo e envolver o nervo transposto.

  • *No plano intramuscular*: relaciona-se a maior índice de complicações.

  • *No plano submuscular*: mais complexo, mas com menor índice de recidiva tardia e maior morbidade relacionada à inserção do grupo muscular flexopronador.

SÍNDROME DO MÚSCULO PRONADOR

Caracterizada por sinais e sintomas ocasionados pelo comprometimento do nervo mediano na altura do cotovelo, ou seja, quando passa entre as duas porções do músculo pronador redondo e abaixo do arco fibroso do músculo flexor superficial dos dedos.

Anatomia

O nervo mediano deixa a fossa cubital entre as duas porções (superficial e profunda) do músculo pronador redondo e sob o arco tendíneo do músculo flexor superficial dos dedos. O ramo interósseo anterior é exclusivamente motor e inerva o flexor longo do polegar, o flexor profundo do indicador e o pronador quadrado. Quando a compressão ocorre somente nesse ramo motor do mediano, alguns autores a denominam síndrome do nervo interósseo anterior. A compressão do nervo mediano pode ser completa, parcial ou com sinais e sintomas que variam de intensidade segundo a própria característica da compressão nervosa. Esses sintomas são sensitivo-motores **(FIG. 4.69)**.

Fisiopatologia

Pecina e colaboradores[75] sistematizaram várias hipóteses sobre a compressão do nervo mediano na região do pronador, como miosite, bandas fibrosas, traumas no antebraço, alterações anatômicas entre a musculatura e os nervos, compressão mecânica secundária e estenose dinâmica

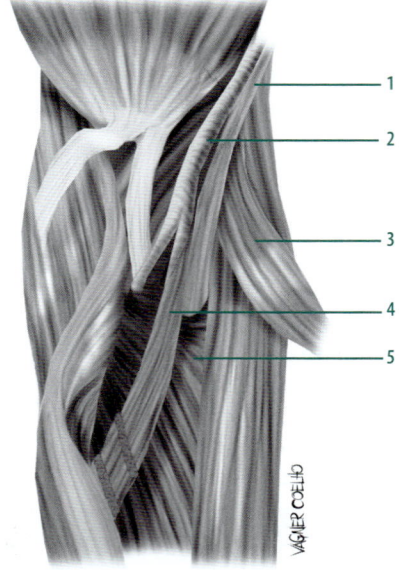

FIGURA 4.69 → Anatomia aplicada da síndrome do pronador.
1: nervo mediano. **2:** artéria braquial. **3:** origem umeral do pronador redondo ou da cabeça superficial. **4:** origem ulnar do pronador redondo ou da cabeça profunda. **5:** arco fibroso do flexor superficial dos dedos.

ou estática. Hartz e colaboradores[76] demonstraram que, em 15 pacientes explorados com cirurgia, havia prolongamento aponeurótico (*lacertus fibrosus*) do músculo bíceps braquial que causava compressão, enquanto, em 13 pacientes, a compressão sob o nervo mediano era produzida pelo flexor superficial dos dedos.

Indivíduos que realizam suas tarefas laborais com postura viciosa de membro superior, com movimentos repetitivos, alterações frequentes de supinação/pronação ou extensão/flexão do cotovelo podem desenvolver compressão dinâmica do nervo mediano. Nessa alternância de posições, há o ato de pinçamento entre as duas posições, o qual ocasiona a compressão do nervo mediano.

Quadro clínico

A história clínica ocupacional revela episódio de esforço muscular intenso ou de utilização do antebraço em supinação/pronação ou extensão/flexão. Os pacientes apresentam dor difusa no antebraço, em especial na superfície volar proximal, que aumenta durante esforços estáticos ou movimento repetitivo. Essa dor piora com o aumento de pressão sobre o nervo. Pode também ser acompanhada de hipoestesia no território do nervo mediano (palma da mão, sendo confundida clinicamente com síndrome do túnel do carpo). A força de preensão e pinça está diminuída, e o paciente apresenta dificuldade para escrever.

Exame físico

- Flexão do cotovelo contra resistência entre 120 e 160°.
- Pronação do antebraço e flexão do punho contra resistência.
- Digitopercussão positiva na região do músculo pronador redondo.
- Digitopercussão negativa no túnel do carpo.
- Sinais de Phalen e Phalen invertido negativos.

Exames complementares

- **ENMG:** deve ser dinâmica, com o paciente forçando a musculatura do antebraço durante o exame. Morris e Peters[77] observaram redução da velocidade de condução motora na porção proximal do antebraço, com latência da porção normal. Porém, é possível encontrar ENMG normal, apesar da presença de sinais e sintomas compatíveis com o quadro.
- Radiografia de cotovelo.
- Exames laboratoriais.

Tratamento conservador

É indicado quando os sintomas estão presentes há menos de um ano de seu começo. Inicia com imobilização, AINEs, corticoide injetável em casos selecionados e fisioterapia. A vitamina B6 é útil em alguns casos. Nas situações em que a origem ocupacional está estabelecida, é fundamental manter o paciente em repouso ou afastado de suas atividades, além de ser realocado para outras tarefas no retorno ao trabalho. A nova atividade não deve exigir movimentos bruscos de pronação e extensão de antebraço.

Tratamento cirúrgico

Quando o tratamento conservador não é suficiente para proporcionar alívio duradouro, é indicado o tratamento cirúrgico. Hartz e colaboradores[76] analisaram 39 pacientes submetidos à descompressão cirúrgica, sendo que 87% apresentaram resultados satisfatórios. A técnica cirúrgica clássica é a ampla incisão em zigue-zague de até 10 cm, em que o *lacertus fibrosus* (extensão aponeurótica da inserção do bíceps braquial que recobre o nervo mediano) é liberado, a porção superficial do pronador redondo é ressecada e a neurólise do mediano é realizada (FIG. 4.70).

SÍNDROME DO MÚSCULO SUPINADOR

Causada pela compressão do nervo radial quando este passa pela borda aponeurótica do músculo supinador (arcada de Frohse). A síndrome também é chamada de síndrome do nervo interósseo posterior, já que este é o nome que recebe o nervo radial após passar por entre as duas porções do músculo supinador (FIG. 4.71).

Anatomia

A arcada de Frohse é um arco aponeurótico na borda proximal do músculo supinador, que se apresenta muito estreita para a passagem do nervo radial. Logo a seguir, o nervo radial passa entre as duas porções do músculo supinador, onde, igualmente, pode ser comprimido, à semelhança da síndrome do músculo pronador.

Fisiopatologia

Existem cinco locais de compressão do nervo radial nessa região:

- Bandas fibrosas localizadas junto à cabeça do rádio, na entrada do túnel.
- Conjunto arteriovenoso de Henry, que vasculariza os músculos braquiorradial e extensor radial longo do carpo.
- Parte tendínea do músculo extensor radial curto do carpo, que comprime o nervo radial contra o rádio ao se contrair.
- Arcada de Frohse na borda proximal do músculo supinador.
- Banda fibrosa na borda distal do músculo supinador.

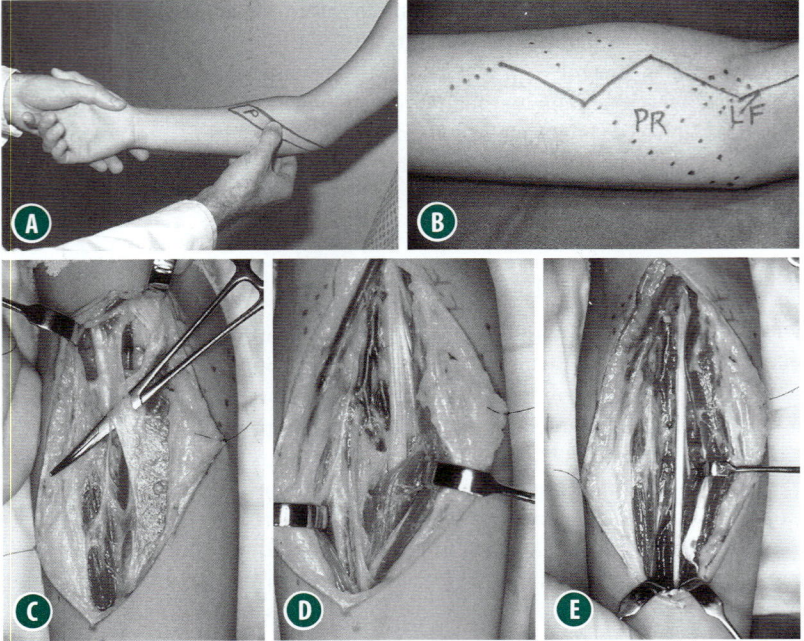

FIGURA 4.70

Ⓐ Paciente apresenta dor ao nível do músculo pronador redondo. A ENMG confirma a compressão nervosa.
Ⓑ Incisão cutânea em zigue-zague proporciona maior área de dissecção cirúrgica.
Ⓒ Liberação do *locertus fibrosus*.
Ⓓ Nervo mediano penetrando entre as duas cabeças do músculo pronador redondo.
Ⓔ Nervo mediano após ressecção da cabeça superior do pronador e ampla neurólise.

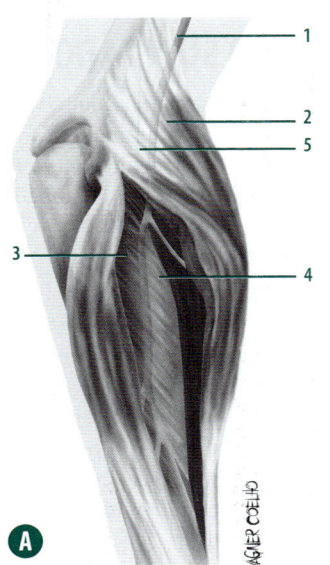

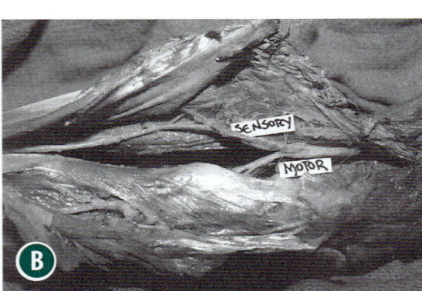

FIGURA 4.71

Ⓐ Anatomia aplicada da síndrome do supinador (interósseo posterior).
1: nervo radial. **2:** músculo braquiorradial. **3:** arcada de Frohse. **4:** músculo supinador. **5:** músculo extensor radial longo do carpo.
Ⓑ Dissecção anatômica que mostra o ramo motor do nervo radial (interósseo posterior) penetrando entre as duas cabeças do músculo supinador. O ramo sensitivo do radial corre abaixo do músculo braquiorradial.

Vários autores afirmam que, entre as principais causas de compressão do nervo radial na altura do antebraço, está a ação do cotovelo e os movimentos de pronossupinação forçados, atividades realizadas com posturas viciosas do antebraço, que exijam frequentes pronação/supinação e extensão/ flexão simultânea do membro superior e tarefas que promovam compressão dinâmica de antebraço pela utilização de equipamentos ou instrumentos de trabalho. Kopell e Thompson[78] sistematizaram as causas de origem não ocupacional para a síndrome do supinador:

- Trauma (subluxação radial, fratura do úmero distal, movimentos bruscos).

- Tumores (fibromas e linfomas).

- Inflamações (neuroma, bursite e artrite reumática).

- Alterações vasculares (trombose e anomalias vasculares).

- Alterações anatômicas.

Quadro clínico

Envolve dor profunda na face posterior do antebraço, iniciando no terço proximal. Não há alteração de sensibilidade. Nos casos graves, existe comprometimento motor (força diminuída ou ausente dos extensores comum dos dedos e longo do polegar). A dor aumenta com esforços e movimentos de flexão/extensão e pronação/supinação. Sensação de fadiga pode estar associada.

Exame físico

No exame, observa-se palpação dolorosa na região posterior do antebraço na porção do músculo supinador. Não existe déficit sensorial, mas há diminuição de força de preensão e desconforto aos esforços. O diagnóstico diferencial deve ser feito com a epicondilite lateral do cotovelo.

Exames complementares

- ENMG dinâmica (difícil realização); o número de falso-negativos chega a 40%.
- Radiografia de cotovelo (alterações ósseas).
- Ultrassonografia e RM (alterações em partes moles).
- Exames laboratoriais.

Tratamento conservador

Deve ser a primeira escolha, mas não deve ultrapassar quatro meses de sintomatologia para evitar lesão irreversível do nervo radial. O tratamento consiste em AINEs, corticoide de depósito (com preferência para o sistêmico) e fisioterapia especializada.

Sempre que a síndrome do músculo supinador for causada pela atividade profissional, o indivíduo deve ser encaminhado para o setor de medicina do trabalho, para solicitação da Comunicação de Acidente de Trabalho (CAT). O repouso e a prevenção de traumas repetitivos são fundamentais para o tratamento desses pacientes. No retorno ao trabalho, o indivíduo deve ser realocado em outra tarefa que não exija movimentos repetitivos, pronação/supinação ou flexão/extensão do membro superior. Medidas ergonômicas e de organização da atividade profissional devem ser adotadas para a prevenção de recidivas, cronicidade e incapacidade para o trabalho.

Tratamento cirúrgico

É indicado quando o tratamento conservador não foi suficiente para o alívio prolongado. Como o quadro clínico da epicondilite e da síndrome do supinador podem se sobrepor, Roles e Maudsley[79] propõem a descompressão da raiz profunda do nervo radial no túnel do supinador, para tratamento da epicondilite resistente. A técnica cirúrgica consiste em uma ampla incisão na face posterolateral do antebraço, dissecção dos diversos planos musculares e identificação e ressecção da arcada de Frohse e da porção superficial do músculo supinador.

> **DICA:** Dor no membro superior, acompanhada ou não de parestesia, pode ocasionar dificuldade diagnóstica a qualquer profissional. São necessários competente exame físico especializado, bases sólidas de anatomia e muita perspicácia. Nessa área, pode haver confusão entre hérnia de

disco cervical, cervicobraquialgias de outras etiologias e síndromes da abertura torácica, além dos quadros de mialgia, síndrome miofascial e fibromialgia. Além disso, há três compressões nervosas no nível do cotovelo: síndromes do cubital, do pronador e do interósseo posterior ou do supinador.

No punho, está localizada a síndrome do túnel do carpo, a mais frequente de todas as síndromes compressivas, e a rara síndrome de compressão do nervo ulnar no canal de Guyon. Cabe ao examinador fazer o diagnóstico correto, talvez até *antes* de solicitar diversos exames – que, em geral, são caros – para investigar a "dor no membro superior". A interface com as dores do ombro e da cintura escapular é bem conhecida, sobretudo quando se trata da síndrome do desfiladeiro torácico, que deve ser bem entendida e lembrada pelo examinador para que o diagnóstico seja feito. Vale mencionar, também, que não é a ENMG que deve sinalizar se o tratamento será conservador ou cirúrgico. Estudos recentes demonstram que essa decisão é examinador-dependente e que o quadro de dor se manifesta durante a atividade, pela contração muscular. Portanto, o exame normal não significa ausência de lesão. Ou seja, nas síndromes compressivas, o resultado falso-negativo da ENMG (laudo de ausência de compressão, mas a clínica mostra a sua presença) é maior do que se imagina. Nem toda síndrome compressiva diagnosticada necessita de tratamento cirúrgico; a abordagem conservadora traz bons resultados também. Dentre as orientações gerais, estão afastar o movimento repetitivo que desencadeia dor, imobilizar com talas de velcro ou similares e tratar a neurite com medicamento e métodos fisioterapêuticos. A obtenção de uma segunda opinião por colega mais experiente é sempre recomendável.

Referências

1. Gerber C, Hersche O, Farron A. Isolated rupture of the subscapularis tendon. J Bone Joint Surg Am. 1996;78(7):1015-23.

2. Hertel R, Ballmer FT, Lombert SM, Gerber C. Lag signs in the diagnosis of rotator cuff rupture. J Shoulder Elbow Surg. 1996;5(4):307-13.

3. Gerber C, Terrier F, Ganz R. The role of the coracoid process in the chronic impingement syndrome. J Bone Joint Surg Br. 1985;67(5):703-8.

4. Rathbun JB, MacNab I. The microvascular pattern of the rotator cuff. J Bone Joint Surg Br. 1970;52(3):540-53.

5. Neer CS. Anterior acromioplasty for the chronic impingement syndrome in the shoulder: a preliminary report. J Bone Joint Surg Am. 1972;54(1):41-50.

6. Neer CS, Poppen NK. Supraspinatus outlet. Orthop Trans. 1987;11:234.

7. Neer CS. Shoulder reconstruction. Philadelphia: W. B. Saunders; 1990.

8. Uhthoff HK, Hammond DI, Sarkar K, Hooper GJ, Papoff WJ. The role of the coracoacromial ligament in the impingement syndrome. A clinical, radiological and histological study. Int Orthop. 1988;12(2):97-104.

9. Bigliani LU, Morrison DS, April EW. Morphology of the acromion and its relationship to rotator cuff tears. Orthop Trans. 1986;10:228.

10. Toivonen DA, Tuite MJ, Orwin JF. Acromial structure and tears of the rotator cuff. J Shoulder Elbow Surg. 1985; 4(5):376-83.

11. Stehle J, Moore SM, Alaseirlis DA, Debski RE, McMahon PJ. Acromial morphology: effects of suboptimal radiographs. J Shoulder Elbow Surg. 2007;16(2):135-42.

12. Gerber C. Reversion of structural muscular changes caused by chronic rotator cuff tendon tearing using continuous musculotendinous traction: an experimental study in the sheep. Proceedings of Open Meeting of the American Shoulder and Elbow Surgeons; 2007; San Diego. Rosemont: ASES; 2007.

13. Moor BK, Bouaicha S, Rothenfluh DA, Sukthankar A, Gerber C. Is there an assotiation between the individual anatomy of the scapula and the development of rotator cuff tears or osteoarthritis of the glenohumeral joint? Bone Joint J. 2013;95-B(7):935-41.

14. Codman E. The shoulder: rupture of the supraspinatus tendon and other lesions in or about the subacromial bursa. Malabar: Krieger; 1984.

15. Panni AS, Milano G, Lucania L, Fabbriciani C, Logroscino CA. Histological analysis of the coracoacromial arch: correlation between age-related changes and rotator cuff tears. Arthroscopy. 1996;12(5):531-40.

16. Matsen FA III. Shoulder roentgenography. Proceedings of 6th Annual Summer Institute; 1980; Illinois. Illinois: American Academy of Orthopaedic Surgeons; 1980.

17. Gartsman GM, O'Connor DP. Arthroscopic rotator cuff repair with and without arthroscopic subacromial decompression: a prospective, randomized study of one-year outcomes. J Shoulder Elbow Surg. 2004;13(4):424-6.

18. Ellman H, Gartsman GM, Hengst TC. Arthroscopic shoulder surgery and related procedures. Philadelphia: Lea & Febiger; 1993.

19. Burkhead W. Rotator cuff disorders. Philadelphia: Williams & Wilkins; 1996.

20. Bateman JE. Shoulder and neck. 2nd ed. Philadelphia: W. B. Saunders; 1978.

21. Goutallier D, Postel JM, Gleyze P, Leguilloux P, Van Driessche S. Influence of cuff muscle fatty degeneration on anatomic and functional outcomes after simple suture of full-thickness tears. J Shoulder Elbow Surg. 2003;12(6):550-4.

22. Neer CS, Flatow E, Lech O. Tears of the rotator cuff-long term results of anterior acromioplasty and repair. Orthop Trans. 1988;12(3):735.

23. Rockwood CA, Burkhead WZ. Management of patients with massive rotator cuff defects by acromioplasty and rotator cuff debridement. Ortho Trans. 1988;12:190-1.

24. Middleton WD. Status of rotator cuff sonography. Radiology. 1989;173(2):307-9.

25. Farrar IL. Dynamic sonographic study of lesion of the rotator cuff. Proceedings of 50th Annual Meeting of the American Academy of Orthopaedic Surgeons; 1983; Anaheim. Anaheim; 1983.

26. Cuff GJ, Pupello DR. Prospective randomized study of arthroscopic rotator cuff repair using an early versus delayed postoperative physical therapy protocol. J Shoulder Elbow Surg. 2012;21(11):1450-5.

27. Kluczynski MA, Isenburg MM, Marzo JM, Bisson LJ. Does early versus delayed active range of motion affect rotator cuff healing after surgical repair? A systematic review and meta-analysis. Am J Sports Med. 2016;44(3):785-91.

28. Watson-Jones R. Fractures and Joint Injuries. 4th ed. Baltimore: Williams and Wilkins; 1960. v. 2.

29. Smith-Petersen MN, Aufranc OE, Larson CB. Useful surgical procedures for rheumatoid arthritis involving joints of the upper extremity. Arch Surg. 1943;46(5):764-70.

30. Lech O, Hita R, Sperry JM, Kuhn A, Duarte A, Bochernitsan J. Acromioplastia anterior pela técnica da miniincisão. Rev Bras Ortop. 1992;27(9):648-52.

31. Ellman H. Arthroscopic subacromial decompression: analysis of one- to three-year results. Arthroscopy. 1987;3(3):173-81.

32. Neer CS, Craig EV, Fukuda H. Cuff tear arthropaty. J Bone Joint Surg Am. 1983;65(9):1232-44.

33. Simovitch RW, Pennington SD, Lavery KP, Warner JJP. Management of OS acromiale. Tech Shoulder Elbow Surg. 2006;7(3):147-54.

34. Bigliani L. Complications of shoulder surgery. Philadelphia: Williams & Wilkins; 1993.

35. Fenlin JM Jr, Chase JM, Rushton SA, Frieman BG. Tuberoplasty: creation of an acromiohumeral articulation-a treatment option for massive, irreparable rotator cuff tears. J Shoulder Elbow Surg. 2002;11(2):136-42.

36. Doneux SP, Miyazaki NA, Pinheiro Junior JÁ, Funchal LFZ, Checchia SL. Incidência de dor acromioclavicular após descompressão subacromial artroscópica. Rev Bras Ortop. 1998;33(5):329-32.

37. Flatow E, Lee E, Bishop JY, Braman JP, Langford J, Gelber J. Outcomes after arthroscopic rotator cuff repairs. J Shoulder Elbow Surg. 2007;16(1):1-5.

38. Cole BJ, Mcarthy LP, Kang RW, Alford W, Lewis PB, Hayden JK. Arthroscopic rotator cuf repair: prospective functional outcome and repair integrity at minimum 2-year follow-up. J Shoulder Elbow Surg. 2007;16(5):579-85.

39. Sugaya H, Maeda K, Matsuki K, Moriishi J. Functional and structural outcomes after arthroscopic full-thickness rotator cuff repair: single-row versus dual-row fixation. Arthroscopy. 2005;21(11):1307-16.

40. Smith JG. Pathological appearances of seven cases of injury of the shoulder joint with remarks. London Med Gazett. 1834;14:280.

41. Godinho GG, França F, Alves JM, Lago Santos FM, Monteiro RB, Taglietti TM, et al. Resultados do reparo artroscópico das roturas isoladas do tendão do músculo subescapular. RBO. 2012;47(3):330-36.

42. Ferreira Filho A. A. Ombro. In: Barros TEP, Lech O. Exame físico em ortopedia. São Paulo: Sarvier; 2001. p. 109-37.

43. Bell SN, Van Riet RP. Scapulothoracic arthroscopy. Tech Shoulder Elbow Surg. 2006;7(3):143-6.

44. Leffert R. O. Problemas neurológicos. In: Rockwood CA, Matsen FA III, organizadores. Ombro. Rio de Janeiro: Revinter; 2002. v. 2, p. 965-87.

45. Maitland GD. Treatment of the glenohumeral joint by passive movement. Physiotherapy. 1983;69(1):3-7.

46. McClure PW, Flowers KR. Treatment of limited shoulder motion using an elevation splint. Phys Ther. 1992;72(1): 57-62.

47. Rockwood CA, Matsen FA III. The shoulder. Philadelphia: Saunders; 1990.

48. Uhthoff HK, Sarkar K. Calcifying tendonitis. In: Rockwood CA, Matsen FA III. The shoulder. Philadelphia: Saunders; 1990. cap. 19, p. 147-9.

49. Cosentino R, De Stefano R, Selvi E, Frati E, Manca S, Frediani B, et al. Extracorporeal shock wave therapy for chronic calcific tendinitis of the shoulder. Clin Rheumatol. 2004;23(5):475-7.

50. Daecke W, Kusnierczak D, Loew M. Long-term effects of extracorporeal shockwave therapy in chronic calcific tendinitis of the shoulder. J Shoulder Elbow Surg. 2002;11(5): 476-80.

51. Godinho GG, Freitas JMA, Vieira AW, Antunes LC, Castanheira EW. Tratamento artroscópico da tendinite calcária do ombro. Rev Brás Ortop. 1997;32(9):669-74.

52. Garden RS. Tennis elbow. J Bone Joint Surg Br. 1961;43-B(1): 100-6.

53. Goldie I. Epicondylitis lateralis humeri (epicondylalgia or tenniselbow): a pathological study. Acta Chir Scand (suppl). 1964;57(suppl 339):1.

54. Nirschl RP, Petrone FA. Tennis elbow: the surgical treatment of lateral epicondylitis. J Bone Joint Surg Am. 1979;61(6):832-9.

55. Nirschl RP. Lateral tennis elbow. Tech Shoulder Elbow. 2000;1(3):192-200.

56. Nirschl RP. Muscle and tendon trauma: tennis elbow tendinosis. In: Nirschl RP. The elbow and its disorders. 3rd ed. Philadelphia: Saunders; 2000. p. 523-535.

57. Conrad RW, Hooper WR. Tennis elbow: it course, natural history, conservative and surgical management. J Bone Joint Surg Am. 1973;55(6):1177-82.

58. Gardner RC. Surgery for tennis elbow: a five-year follow-up. Orthop Rev. 1974;3:45.

59. Fairbank SR, Corelett RJ. The role of the extensor digitorum communis muscle in lateral epicondylitis. J Hand Surg Br. 2002;27(5):405-9.

60. Miller TT, Shapiro MA, Schultz E, Kalish PE. Comparison of sonography and MRI for diagnosing epicondylitis. J Clin Ultrasound. 2002;30(4):193-202.

61. Boyer MI, Hastings H. Lateral tennis elbow: is there a science out there? J Shoulder Elbow Surg. 1999;8(5):481-91.

62. Walther M, Kirschner S, Koenig A, Barthel T, Gohlke F. Biomechanical evaluation of braces used for the treatment of epicondylitis. J Shoulder Elbow Surg. 2002;11(3): 265-70.

63. Smidt N, Assendelft WJ, Arola H, Malmivaara A, Greens S, Buchbinder R, et al. Effectiveness of physiotherapy for lateral epicondylitis: a systematic review. Ann Med. 2003;35(1):51-62.

64. Nirschl RP, Rodin DM, Ochiai DH, Maartmann-Moe C; DEX-AHE-01-99 Study Group. Iontophoretic administration of dexamethasone sodium phosphate for acute epicondylitis: a randomized, double-blinded, placebo-controlled study. Am J Sports Med. 2003;31(2):189-95.

65. Haahr JP, Andersen JH. Prognostic factors in lateral epicondylitis: a randomized trial with one-year follow-up in 266 new cases treated with minimal occupational intervention or the usual approach in general practice. Rheumatology. 2003;42(10):1216-25.

66. Smidt N, van der Windt DA, Assendelft WJ, Devillé WL, Korthals-de Bos IB, Bouter LM. Corticosteroid injections, physiotherapy, or a wait-and-see policy for lateral epicondylitis: a randomized controlled trial. Lancet. 2002;359(9307):657-62.

67. Hay EM, Paterson SM, Lewis M, Hosie G, Croft P. Pragmatic randomized controlled trial of local corticosteroid injection and naproxen for treatment of lateral epicondylitis of elbow in primary care. BMJ. 1999;319(7215):964-8.

68. Keizer SB. Botulinum toxin injection versus surgical treatment for tennis elbow: a randomized pilot study. Clin Orthop Relat Res. 2002;(401):125-31.

69. Zoppi Filho A, Vieira LAG, Ferreira Neto AM, Benegas E. Tratamento artroscópico da epicondilite lateral do cotovelo. Rev Bras Ortop. 2004;39(3):93-101.

70. Sunderland S. Nerves and nerve injuries. 2nd ed. Edinburg: Churchill Livingstone; 1978.

71. Lundborg G, Dahlin LB. Anatomy, function and pathophysiology of peripheral nerves and nerve compression. Hand Clin. 1996;12(2):185-91.

72. Lafosse L, Brozska R, Toussaint B, Gobezie R. The outcome and structural integrity of arthroscopic rotator cuff repair with use of the double-row suture anchor technique. J Bone Joint Surg Am. 2007;89(7):1533-41.

73. Eisen A, Danon J. The mild cubital tunnel syndrome: its natural history and indications for surgical intervention. Neurology. 1974;24(7):608-13.

74. Dellon AL. Review of treatment results for ulnar nerve entrapment at the elbow. J Hand Surg Am. 1989;14(4): 688-700.

75. Pecina M, Krmpotic-Nemasic J, Markewitz A. Tunnel syndromes, peripheral nerve compression syndromes. 2nd ed. Boca Raton: CRC; 1997.

76. Hartz CR, Linscheid RL, Gramse RR, Daube JR. The pronator teres syndrome: compressive neropathy of the median nerve. J Bone Joint Surg Am. 1981;63(6):885-90.

77. Morris HH, Peters BH. Pronator syndrome: clinical and electrophysiological features in seven cases. J Neurol Neurosurg Psychiatry. 1976;39(5):461-4.

78. Kopell HP, Thompson WL. Peripheral entrapment neuropathies. Baltimore: Lippincott Williams and Wilkins; 1963.

79. Roles NC, Maudsley RH. Radial tunnel syndrome. Resistant tennis elbow as a nerve entrapment. J Bone Joint Surg. 1972;54(3):499-508.

5
Artroscopia do ombro: diagnóstico e tratamento

Glaydson Gomes Godinho
André Couto Godinho
Pedro Couto Godinho

Apesar de ter sido uma das primeiras articulações investigadas por artroscopia, somente no início da década de 1980 é que essa técnica começou a ganhar espaço na cirurgia de ombro. Realizada, em princípio, com finalidade diagnóstica, evoluiu rapidamente como técnica cirúrgica devido às vantagens fundamentais ligadas à agressão mínima, sobretudo a preservação do músculo deltoide, fonte de graves complicações em cirurgias abertas e, além disso, à recuperação funcional mais rápida. Em 1987, Ellman[1] descreveu a acromioplastia artroscópica, seguido por outros autores, como Altchek e colaboradores,[2] Speer e colaboradores[3] e Esch.[4] No Brasil, a artroscopia de ombro foi realizada pela primeira vez pelo médico gaúcho Ivo Schmiedt, o qual apresentou a nova técnica no congresso brasileiro de 1982 e publicou um artigo na *Revista Brasileira de Ortopedia*, em 1984.[5]

MATERIAIS

A cirurgia artroscópica pode ser realizada somente em bloco cirúrgico, onde estão dispostos todos os recursos necessários à cirurgia de médio a grande porte. Exige-se, em regra, anestesia geral, associada à anestesia de bloqueio do plexo braquial. O equipamento básico da artroscopia de ombro é o mesmo utilizado em procedimentos comuns a outras subespecialidades, como cirurgia de joelho, por exemplo. Assim, os custos para a aquisição de tais materiais podem ser rateados por um número maior de cirurgiões.

Equipamentos para a realização da artroscopia do ombro

Gerais: fonte de luz, cabo de fibra ótica, *shaver*, armário de aço para acondicionamento dos equipamentos, bomba de infusão, eletrocautério, equipamento de radiofrequência, suporte para a mesa (*shoulder holder*), pesos de 5 e 7 kg, braçadeira para fixação do membro superior e equipamentos de áudio, vídeo e informática. **Pinças:** pinça *basket*, boca larga, reta, pinça *basket*, boca larga, curva, pinça de apreensão (*grasper*) reta, pinça do tipo Caspari (para suturas), pinça tipo *suture hook* (para suturas), pinça tipo *crochet*, *knot-pusher* e *probe*. **Lâminas e brocas:** lâminas de 4,5 mm *full-radius*, brocas de 4 mm *ball burr* e brocas de 4 mm *acromionizer*. **Material ótico:** microcâmera e artroscópio 4 mm × 30°, ótica grande angular e camisa. **Cânulas:** cânula de artroscópio com trocar rombo e cânulas de infusão plásticas, de preferência rosqueadas e transparentes (de 8,25 × 9 mm; 8,25 × 7 mm; 6 × 7 e 6 × 9 mm). **Complementos:** duas agulhas gelco 18, fios não absorvíveis (Ethibond® nº 2; Hi-fi®, Fiber Wire® ou equivalente de alta resistência) e monofilamentares (PDS® ou Monocril®, nº 1), fios de náilon (nº 4-0), bisturi de lâmina 11, pinças hemostáticas (para reparos), tesoura reta e marcadores de pele.

ANESTESIA

A associação da anestesia geral com o bloqueio do plexo braquial é a forma empregada com mais frequência. O objetivo da anestesia geral é o controle do paciente em hipotensão, reduzindo a hemorragia e possibilitando maior relaxamento, o que facilita o acesso articular. O bloqueio do plexo braquial tem como meta a manutenção da anestesia geral mais superficial e a analgesia pós-operatória imediata mais prolongada e eficiente. A integração do anestesista à equipe cirúrgica é um dos fatores mais importantes para o desenvolvimento da cirurgia, pois, conhecendo os tempos cirúrgicos e seus problemas, o anestesista manterá o paciente em hipotensão por períodos determinados. É o caso, por exemplo, de dois tempos distintos no tratamento artroscópico da "síndrome do impacto". Não havendo sinovite articular, o anestesista manterá o paciente normotenso durante a fase de investigação do espaço glenoumeral. Na bursoscopia, ao iniciar a acromioplastia, o paciente será levado à hipotensão enquanto durar o procedimento, já que esse é o momento de ocorrência de hemorragia.

Com respeito à infusão de líquido para artroscopia, não havendo controle de fluxo e pressão de entrada, o extravasamento do líquido pode disseminar-se pela região cervical e pela face, produzindo edema na parede da traqueia. Nessas condições, caso ocorra desentubação precoce, haverá enorme dificuldade de nova entubação, se necessário. Estudos anestésicos indicam que, para o controle adequado da pressão de fluxo na bomba e consequente controle adequado do sangramento, pode-se usar a seguinte fórmula:

$$\text{pressão sistólica} - \text{pressão subacromial}$$
$$\text{(medida na bomba)} \leq 49 \text{ mmHg}$$

Quando o controle da pressão de entrada de líquidos é exclusivamente hidrostático, nunca se deve manter as bolsas de soro em altura acima de 50 cm do paciente, pois há, em tais condições, pressão média de 50 mmHg. Tal complicação é evitada pelo uso das bombas de infusão, com as quais se mantém pressão constante intra-articular ou bursal de 35 a 80 mmHg máxima, dependendo do tipo de equipamento, com fluxo variando entre 70 e 90.

POSICIONAMENTO DO PACIENTE

Duas posições podem ser utilizadas: "cadeira de praia" e decúbito lateral. Para cada uma, são atribuídas vantagens e desvantagens. A posição "cadeira de praia", como o nome indica, implica posicionar o paciente semissentado, com cabeça fixada e membro superior livre. As vantagens dessa posição são a possibilidade de transformação da cirurgia artroscópica em "aberta", sem mudança de posicionamento do paciente, e a prevenção de lesões em nervos periféricos, por tração exercida no membro superior. As desvantagens são o risco de hipotensão, produzindo isquemia cerebral com sequelas graves, especialmente em idosos, a impossibilidade de induzir hipotensão em níveis, às vezes, desejáveis, devido aos riscos citados, a necessidade de manter auxiliar para fixar a posição cirúrgica do braço e o acesso limitado ao dorso do paciente.

A posição em decúbito lateral, preferida pela maioria dos cirurgiões de ombro, implica decúbito contralateral, com inclinação dorsal de 30° quando se prepara para o procedimento de Bankart, e menos inclinado no mesmo sentido, cerca de 15°, caso seja uma preparação para qualquer outro procedimento. Um mecanismo de tração vertical com 5 a 7 kg é aplicado para decoaptar a cabeça umeral em relação à glenoide, no momento da investigação glenoumeral. Outra tração fixa é aplicada no sentido longitudinal do membro superior, mantido em cerca de 30° de abdução e 15° de flexão, objetivando a abertura do intervalo umeroacromial na bursoscopia **(FIG. 5.1)**. As vantagens são o posicionamento fixo do membro superior, por meio de acessórios de mesa, sem necessidade de auxiliar, a ausência de complicações anestésicas posturais e a adequada decoaptação entre a cabeça umeral e a glenoide para a realização dos acessos articulares e entre a cabeça umeral (e manguito rotador) e o acrômio para a realização da

acromioplastia. As desvantagens são a necessidade de mudança de decúbito para transformar o procedimento artroscópico em cirurgia aberta, se necessário, e o risco potencial de lesões por tração excessiva no plexo braquial e compressões em nervos periféricos, causadas por talas de fixação no antebraço e na mão.

O cirurgião deverá conhecer os detalhes aqui citados. O consenso é de que o melhor posicionamento é aquele no qual o cirurgião foi treinado e desenvolveu seu aprendizado, significando conhecimento de técnica e prevenção de falhas. Além disso, deve-se proteger as zonas de proeminências ósseas, evitando o contato direto da pele com metais condutores de eletricidade. Quando o paciente é operado em decúbito lateral, o médico deve evitar a disposição de placas de cautério em contato com a face lateral da perna, pois, no caso de queimaduras, há extremo risco de lesão do nervo fibular comum.

PORTAIS DE ARTROSCOPIA

Os portais – ou vias de acesso artroscópico – mais comuns estão descritos a seguir.

Portal posterior. Situado em um ponto traçado 2 cm distalmente ao ângulo posterolateral do acrômio, paralelo ao solo, 2 cm medial e perpendicular a este. Topograficamente, corresponde à divisão entre os músculos supra e infraespinais. É feito por meio de pequena perfuração cutânea com lâmina número 11. Um trocar de ponta romba é inserido no sentido da extremidade do processo coracoide (referência anatomotopográfica do espaço articular glenoumeral), que é palpado com o dedo médio da mão contralateral do cirurgião. Representa a primeira via de acesso para inserção do artroscópio e investigação da anatomia do ombro **(FIG. 5.2)**.

Portal anteroinferior. Através da visualização direta, articular, localiza-se a borda superior do terço médio visualizado do tendão do músculo subescapular. Retira-se a ótica, permanecendo com a extremidade da camisa do artroscópio comprimindo o ponto demarcado na cápsula articular. Utilizando-se da troca de ponta cortante, palpando-se externamente o processo coracoide, penetra-se pela cápsula, junto à borda daquele tendão. Da direção intra para a extra-articular, faz-se emergir a extremidade do trocar sob a pele imediatamente lateral ao processo coracoide, a qual será perfurada com lâmina de número 11,

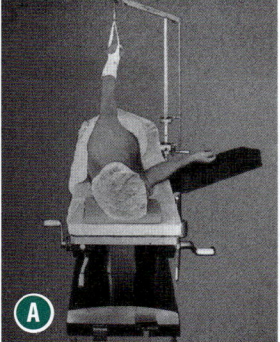
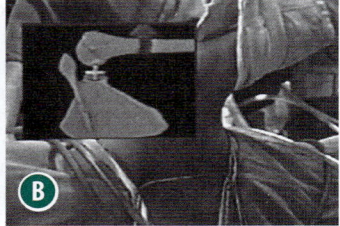

FIGURA 5.1
Ⓐ Posição em decúbito lateral com mecanismo de tração longitudinal.
Ⓑ Acessório de tração vertical e seu mecanismo de "descoaptação" entre a cabeça umeral e a glenoide.

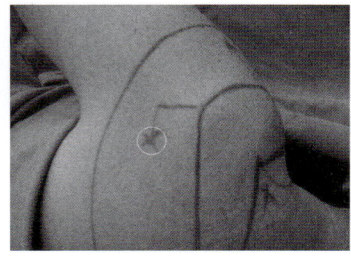

FIGURA 5.2 → Portal posterior.

suficiente para permitir a penetração retrógrada de cânula plástica, de preferência rosqueada, tomando como guia o próprio trocar, até atingir-se o espaço articular. A técnica que pode auxiliar na determinação dessa topografia é a transiluminação **(FIG. 5.3)**, colocando-se a ótica junto à cápsula articular, no ponto desejado, e visualizando-se o local externamente. Esse é um portal utilizado para a instrumentação cirúrgica no espaço glenoumeral, sobretudo em relação às cirurgias para tratamento de instabilidades.

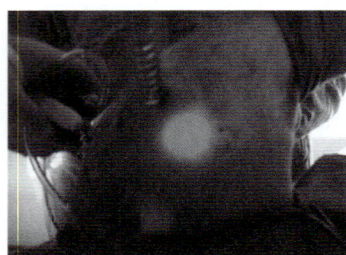

FIGURA 5.3 → Técnica de transiluminação, utilizada para determinar a localização dos portais a partir da orientação intra-articular.

Portal anterossuperior (FIG. 5.4). Situado junto à borda anterior do tendão da cabeça longa do bíceps, em visualização intra-articular, e da topografia articular da borda anterior do músculo supraespinal. Marca-se a zona de acesso pela visão direta articular, retira-se a ótica e mantém-se a camisa do artroscópio no ponto demarcado. Insere-se o trocar de extremidade cortante através da camisa, aproximadamente 2 cm lateral à borda da glenoide, até que ela se projete sob a pele, que, então, é perfurada com lâmina de número 11, de preferência em um ponto situado a 1 cm distalmente ao ângulo anterolateral do acrômio. Essa localização pode ser bastante facilitada pelo uso da transiluminação. Por fim, faz-se a inserção da cânula rosqueada plástica no sentido retrógrado ao espaço articular. Esse é um portal auxiliar de instrumentação cirúrgica glenoumeral, sendo utilizado como via de localização do artroscópio na cirurgia estabilizadora do ombro. É empregado, também, para irrigação e instrumentação na bursoscopia.

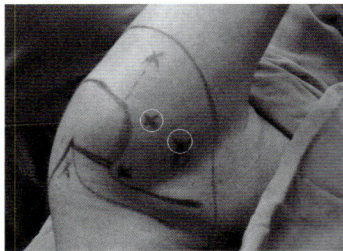

FIGURA 5.4 → Portais anterossuperior e anteroinferior (em destaque) e suas relações topográficas com o acrômio e o processo coracoide.

Portal lateral (FIG. 5.5). Portal de instrumentação preferencialmente bursal, usado para a realização da acromioplastia e sutura do manguito rotador. Situa-se 4 cm lateralmente ao ângulo anterolateral do acrômio, podendo ser demarcado de forma mais posterior, no seguimento de uma linha que passa pela borda posterior da articulação acromioclavicular, facilitando sua ampliação para o acesso aberto, chamado de incisão *miniopen.*

Portal superior (FIG. 5.5). Localizado no ângulo entre a extremidade lateral da clavícula e a espinha da escápula, é pouco utilizado para a inserção de cânulas, pois seu trajeto implica perfuração do tendão do músculo supraespinal. Tem, contudo, grande valor como acesso percutâneo com agulhas, como referência ao lábio superior, no reparo das lesões SLAP, e para a articulação acromioclavicular.

Portal anterior acromioclavicular (FIG. 5.5). Utilizado para acesso exclusivo a essa articulação, situa-se logo à frente dela e discretamente inferior.

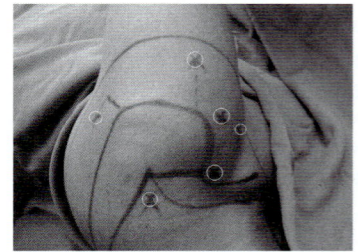

FIGURA 5.5 → Disposição do conjunto de portais de acesso para artroscopia, bursoscopia e respectivas instrumentações. Observam-se as relações topográficas com o acrômio e a articulação acromioclavicular.

ANATOMIA ARTICULAR GLENOUMERAL NORMAL E VARIAÇÕES ANATÔMICAS

Recomenda-se, para melhor disciplina cirúrgica, um roteiro de exame artroscópico. Todas as estruturas a serem descritas podem ser visualizadas pelo portal posterior. O ponto inicial de referência para todo procedimento artroscópico do ombro é o tendão da cabeça longa do músculo bíceps (TCLB), observando sua origem e seu trajeto articular e, ao mesmo tempo, visualizando-se, ao máximo, sua entrada no sulco intertubercular. No mesmo momento, investiga-se o ligamento glenoumeral superior (LGUS) **(FIG. 5.6)**.

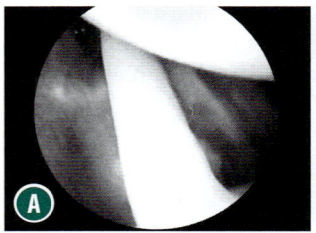 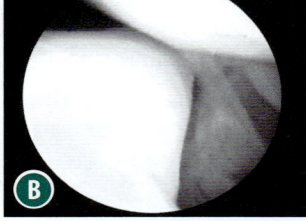

FIGURA 5.6 → **Ⓐ** Tendão da cabeça longa do músculo bíceps do braço, ponto de partida para a investigação articular do ombro. **Ⓑ** Tendão do músculo bíceps do braço, em primeiro plano à esquerda, contornado ao fundo, à direita, pelo delicado feixe de fibras correspondentes ao ligamento glenoumeral superior.

Em seguida, no sentido horário, examina-se o intervalo dos rotadores **(FIG. 5.7)**, área exclusivamente capsuloligamentar ocupada pelo ligamento coracoumeral, formando um triângulo entre os tendões do supraespinal por um lado, o tendão do músculo subescapular por outro e tendo como base o recesso capsulolabial anterossuperior. Observa-se o lábio superior.

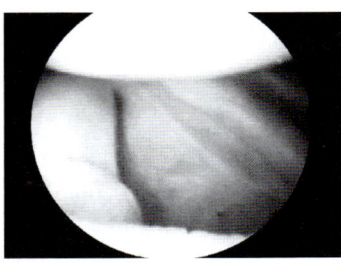

FIGURA 5.7 → Intervalo dos rotadores: área ligamentar de forma triangular, limitada à esquerda pelo tendão bicipital, à direita pelo tendão do músculo subescapular e, em sua base, pelo lábio superior e pelo recesso capsulolabial.

Distalmente, encontra-se o tendão do músculo subescapular (**FIG. 5.8**), estrutura bastante distinta, em autorrelevo, extrassinovial, e que se dirige vertical e perpendicularmente ao plano da superfície da glenoide. Essa parte do tendão subescapular, visível intra-articularmente, corresponde a 36% da espessura do tendão. Cruzando em um ângulo de cerca de 80° com o tendão subescapular, encontra-se o ligamento glenoumeral médio (LGUM), cuja forma e constância apresentam grandes variações.

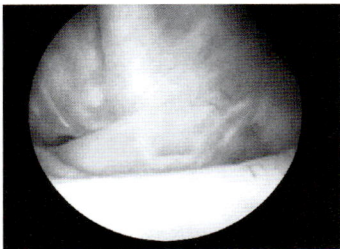

FIGURA 5.8 → Tendão do músculo subescapular, no sentido vertical, tendo à frente o LGUM, formando com ele um ângulo de aproximadamente 80°. Na horizontal, em primeiro plano, o lábio superior.

Observa-se o terço médio do lábio glenoide até o seu extremo mais distal, ponto em que continua no sentido do colo umeral, formando um espesso feixe ligamentar reforçando a cápsula articular, ou seja, o ramo anterior do ligamento glenoumeral inferior (RALGUI) (**FIG. 5.9A**). Observa-se, em seguida, o trajeto labial, contornando o polo inferior da glenoide e sua continuidade em nível do ângulo mais posterior e inferior, no sentido do colo umeral, formando espessamento capsular, ou seja, o ramo posterior do ligamento glenoumeral inferior (RPLGUI), mais tênue do que o ramo anterior. Entre os dois feixes, construindo o assoalho inferior da cápsula, está o recesso axilar (**FIG. 5.9B**).

A visualização da cápsula e do lábio posterior pode ser obtida mantendo-se o artroscópio no portal posterior ou introduzindo-o pela cânula anterior. Se mantida a posição posterior, recomenda-se direcionar novamente a ótica para

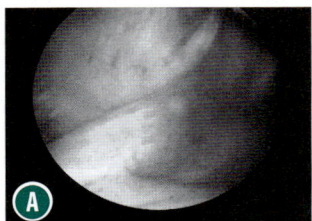 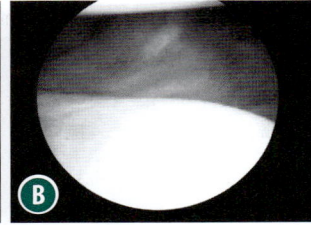

FIGURA 5.9 → **Ⓐ** RALGUI em destaque. **Ⓑ** Recesso axilar.

o lábio posterossuperior e, com leve tração, "cavalga-se" sobre o lábio no sentido distal, realizando distensão capsular, que permitirá a visualização do recesso capsuloglenoidal posterior (**FIG. 5.10**).

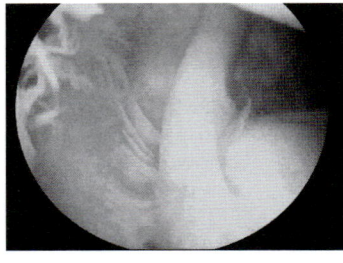

FIGURA 5.10 → Tendão bicipital ao centro, cápsula posterior à esquerda e lábio posterior ao centro e inferiormente.

Faz-se, a seguir, a inspeção panorâmica da superfície articular da glenoide e da cabeça umeral, tomando sempre como ponto inicial de observação o tendão bicipital. Penetra-se mais profundamente a ótica. Encontra-se a zona desnuda do colo anatômico (**FIG. 5.11**), de fácil identificação pela ausência de cobertura cartilaginosa, irregular e, geralmente, com pequenos orifícios, aos quais se atribui a função de canais vasculares ósseos. Observa-se o pregueamento da inserção capsular no colo umeral, recobrindo os tendões do manguito rotador. Circula-se a ótica em torno da cabeça umeral para tal observação, sendo aconselhada a retirada da tração vertical nesse momento, quando se usa o decúbito lateral, proporcionando maior afastamento da cápsula, o que facilitará a exploração.

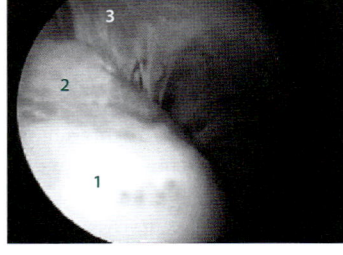

FIGURA 5.11
❶ Cabeça umeral abaixo.
❷ Zona desnuda do colo anatômico ao centro.
❸ Cápsula posterior acima.

Variações anatômicas

O TCLB apresenta variações anatômicas, sobretudo no aspecto da sua inserção, que, entre outras formas, pode apresentar-se exclusivamente capsular. É preciso estar muito atento para não confundir com um aspecto patológico.

O lábio anterossuperior apresenta, com frequência, zona de desinserção normal, o recesso sublabial (**FIG. 5.12**). Essa variante não deve ser confundida com a condição patológica chamada de lesão de Bankart, que é a desinserção labial anteroinferior de origem traumática. Outra condição que não pode ser entendida como patológica é a inserção labial frouxa em todo o polo superior da glenoide. Aqui, observa-se que o contorno cartilaginoso glenoidal é regular, liso, ao passo que, em situações patológicas, como as lesões SLAP, há evidência de lesão labial. Nesse caso, o aspecto das superfícies é irregular, existe hemorragia, condrólise na borda glenoidal e, quando o tendão bicipital é colocado sob tensão (rotação externa do braço), nota-se afastamento igual ou superior a 3 mm.

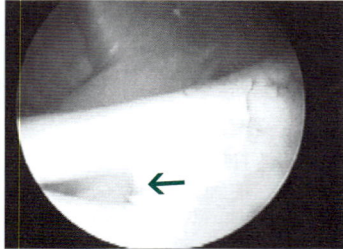

FIGURA 5.12 → Zona de desinserção anterossuperior, labioglenoidal: variante anatômica normal.

Entre os ligamentos, o glenoumeral médio é o que apresenta maiores variações, tanto na forma quanto na frequência. DePalma[6] detectou sua presença em 91% dos ombros estudados em anatomia e ausência em 9%. Os autores deste capítulo encontraram em 80% dos casos estudados, em 65 avaliações artroscópicas. Destes, 75% apresentaram forma normal, euplástica, e 25%, hipoplástica (**FIG. 5.13**).[5]

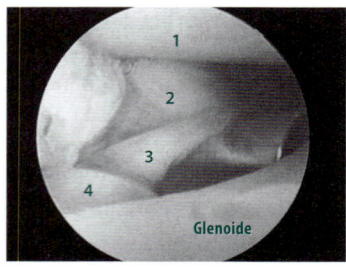

FIGURA 5.13
❶ Cabeça umeral.
❷ Tendão subescapular.
❸ Ligamento glenoumeral médio hipoplásico: variante anatômica normal.
❹ Lábio superior.

Uma variante normal pouco frequente e bastante confundida com lesão labial anterossuperior é o chamado de complexo de Buford (**FIG. 5.14**). Existem três fatores que caracterizam o complexo: (1) ligamento glenoumeral médio grosso e em forma de corda, cruzando o tendão subescapular em um ângulo de 45°; (2) ligamento glenoumeral médio fixado ao lábio superior imediatamente anterior à base da inserção do bíceps; e (3) ausência do lábio anterossuperior. A ocorrência dessa variante, conforme Snyder,[7] é em 1,5% dos ombros.

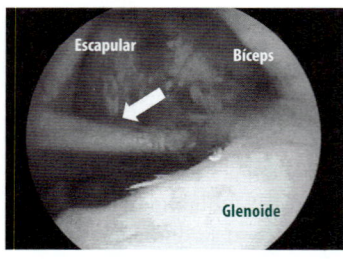

FIGURA 5.14 → Complexo de Buford (seta branca). Observam-se a forma de corda do LGUM, a ausência do lábio anterossuperior, a inserção à frente do tendão bicipital e a angulação de 45° com o tendão subescapular.

DICA: A aparência do complexo de Buford sugere falsamente a existência de destruição do lábio e, por conseguinte, quadro de instabilidade anterior. Além de constituir um achado normal, raramente encontra-se em associação com instabilidade.

ANATOMIA BURSAL NORMAL E VARIAÇÕES ANATÔMICAS

A bolsa subacromial é explorada pelos mesmos portais de pele utilizados para o acesso articular (**FIGS. 5.5, 5.15 e 5.26**). Faz-se a reinserção do trocar com a cânula do artroscópio pelo portal posterior. Ele atravessa as paredes posterior e anterior da bolsa subacromial, emergindo com o auxílio de uma pequena incisão na pele, localizada em torno de 1 cm anterolateralmente à borda acromial anterior. Por esse segundo portal, insere-se uma cânula plástica rosqueada de 6 cm, pela qual é feita a irrigação e, em seguida, a instrumentação cirúrgica. O terceiro portal da bursoscopia situa-se 4 cm lateralmente ao ângulo anterolateral do acrômio e constitui a via principal de instrumentação cirúrgica. Usa-se uma cânula semelhante à anterior. São inseridas duas agulhas de 18 mm no ângulo anterolateral do acrômio e anterior à articulação acromioclavicular. Ambas serão importantes pontos de referência da posição acromial e da articulação acromioclavicular (**FIG. 5.15**).

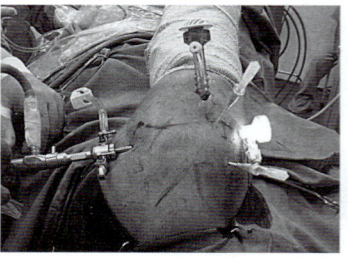

FIGURA 5.15 → Portais da bursoscopia.

O objetivo desse esmero técnico é a possibilidade de exame das superfícies inferior acromial e superior do manguito, buscando evidências que comprovem ou neguem a existência de atrito subacromial. Isso permite estabelecer o diagnóstico definitivo de "síndrome do impacto" e determinar a necessidade ou não de uma acromioplastia.

Não são evidenciados claramente os limites dos tendões que formam o manguito, mas, com movimentos de rotação do membro, pode-se determinar a topografia correspondente a cada um. A variante anatômica mais importante refere-se às formas acromiais, conforme descritas por Bigliani e colaboradores,[8] conhecidas como "planas", "curvas" e "ganchosas". Entretanto, uma variante relacionada ao desenvolvimento acromial está presente em até 5% dos indivíduos em algumas populações, constituindo-se na ausência de fusão dos núcleos de ossificação do acrômio, o osso acromial (**FIG. 5.16**). Essa variante anatômica tem sua

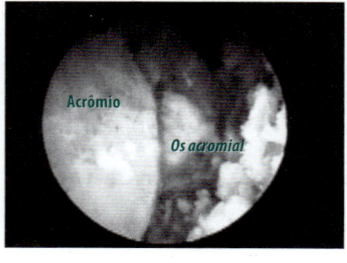

FIGURA 5.16 → Visão artroscópica do acrômio, à esquerda, tendo em sua extremidade distal a ausência de fusão óssea e o *os acromial*.

relevância ligada à predisposição dos portadores à síndrome do impacto subacromial. A superfície inferior da articulação acromioclavicular é abordada seguindo o sentido posterior e medial à agulha medial.

> **ATENÇÃO! É de grande relevância técnica o cuidado do cirurgião na tentativa de triangular as extremidades das cânulas dentro do espaço bursal, através da perfuração das paredes, não pela sua destruição.**

PROCEDIMENTOS MAIS FREQUENTES

Excisão de corpos livres articulares

A excisão de um corpo livre cartilaginoso ou de vários, como nos casos de condrocalcinose, é um procedimento fácil de ser executado. Contudo, deve-se estar atento para a "via de fuga" dos corpos estranhos, que são os recessos sinoviais subescapulares, para onde tais corpos tendem a migrar, podendo frustrar um procedimento cirúrgico simples. Corpos metálicos livres ou produzindo atrito secundário poderão ser localizados e retirados, evitando-se a via "aberta" **(FIG. 5.17)**.

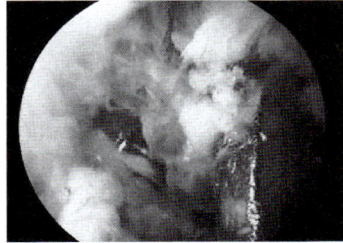

FIGURA 5.17 → Retirada, por via artroscópica, de um parafuso e de uma arruela, utilizados na fixação de um enxerto ósseo em cirurgia de Bristow e que causavam erosão condral na cabeça do úmero.

Síndrome do impacto subacromial

A cirurgia é indicada para pacientes portadores da dor crônica (fase II) sem resposta ao tratamento conservador realizado por fisioterapia e por uso de anti-inflamatórios e, às vezes, infiltrações (nunca mais de três), com duração mínima de três meses,.

Realiza-se, primeiro, como em qualquer tratamento artroscópico do ombro, a investigação articular. A possibilidade de diagnosticar e tratar lesões intra-articulares associadas à síndrome do impacto subacromial representa uma das grandes vantagens em relação à cirurgia convencional, cujo acesso é exclusivamente extra-articular (subacromial). A patologia degenerativa do tendão da cabeça longa do músculo bíceps constitui uma condição com frequência relativa, cuja abordagem compreende, além de debridamento e regularização (tenólise), a tenotomia, com ou sem tenodese. Esse último procedimento, quando associado, pode ser feito por várias técnicas descritas na literatura, que vão desde a inclusão aos tendões do manguito rotador até a tenodese com uso de âncoras. Em trabalho realizado no Hospital Ortopédico de Belo Horizonte, Hospital Lifecenter e Hospital Belo Horizonte, no período de abril de 2003 a setembro de 2009, 81 pacientes foram submetidos a uma nova técnica descrita pelo autor, que se constitui na sutura do TCLB ao redor dele mesmo, no aspecto de um rocambole, a chamada "técnica do rocambole", na qual os índices de falha, evidenciada pelo sinal de Popeye, foram 11,1%, menores que em procedimentos tradicionais, como os apresentados por Almeida e colaboradores.[9]

O procedimento bursal visa à realização da bursectomia parcial, suficiente para evidenciar a zona subacromial. Com visualização pelo portal posterior, irrigação pelo portal anterior e instrumental cirúrgico inserido pelo portal lateral (cânula lateral) **(FIGS. 5.15 e 5.26)**, inicia-se a bursectomia, realizada com lâmina *full radius*. Utiliza-se o debridamento com radiofrequência ou *laser*, se disponíveis, aumentando a eficiência, a qualidade e a rapidez do procedimento. Com tais recursos, ou por meio de eletrocautério – e, nesse último caso, usa-se obrigatoriamente irrigação com solução de glicina 0,5% –, faz-se a cauterização da inserção subacromial do ligamento coracoacromial. A glicina é uma solução não condutora de eletricidade. O uso de solução condutora, como o soro fisiológico, pode produzir queimaduras e até parada cardíaca.

Observa-se, na bursoscopia, o plano de curvatura da porção anterior acromial, comparando com a superfície plana das porções média e posterior. O objetivo da acromioplastia é a retificação da superfície acromial inferior. Faz-se, em princípio, um segmento de acromioplastia lateral correspondente a um terço da largura do osso, no sentido anteroposterior, tomando-o a seguir como padrão de referência para completar o procedimento **(FIG. 5.18)**.

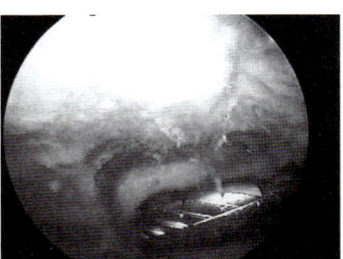

FIGURA 5.18 → Acromioplastia. Observam-se a broca (*acromionizer*) na área onde o acrômio já foi regularizado e, à esquerda, a porção restante e sua altura correspondente, a qual será excisada. Posteriormente ao *acromionizer*, vê-se o ligamento coracoacromial preservado. O acrômio está em posição superior para facilitar o entendimento da figura.

> **ATENÇÃO! Na existência de esporões localizados inferiormente na articulação acromioclavicular, realiza-se a excisão, também chamada de procedimento parcial de Munford ou coplanar, pelo mesmo portal utilizado para a acromioplastia.**

Na concomitância de artrose acromioclavicular, deve-se associar o procedimento total de Munford, ou seja, a excisão de 1,5 cm da extremidade lateral da clavícula, realizada por portal situado imediatamente anterior a essa articulação **(FIG. 5.5)**. A vantagem do procedimento pela via artroscópica é a preservação ligamentar acromioclavicular superior e posterior, o que mantém a estabilidade local.

ATENÇÃO! Deve-se evitar a desinserção do ligamento coracoacromial na borda anterior do acrômio, devido à importância desse ligamento na contenção da força migratória da cabeça umeral, no sentido ascensional, principalmente quando ocorre falência do manguito rotador.

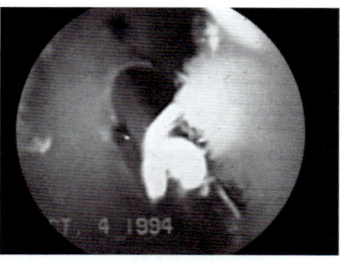

FIGURA 5.19 → Excisão de foco calcário no tendão supraespinal, à direita.

Tendinite calcária

Uma das afecções mais comuns do manguito rotador, a tendinite calcária, tem etiologia desconhecida e, em geral, apresenta resposta satisfatória ao tratamento conservador. Há concordância entre os autores de que essa patologia não apresenta correlação com qualquer doença sistêmica, concluindo, de acordo com Welfling e colaboradores,[10] que a calcificação tendinosa constitui, por si só, uma patologia.

A incidência da condição é maior no sexo feminino, entre 30 e 50 anos, com raros acometimentos acima dos 70 anos. A associação com a rotura do manguito rotador é muito rara e, se presente, o prognóstico é desfavorável, implicando indicação cirúrgica formal.

Gschwend e colaboradores[11] postulam os seguintes critérios de indicação cirúrgica: 1) progressão dos sintomas; 2) dor constante, interferindo nas atividades de vida diária; e 3) ausência de remissão dos sintomas com tratamento conservador, recomendado por período extenso, geralmente mais de um ano.

Técnica cirúrgica

É de extrema importância a realização de radiografias pré-operatórias do paciente, na sala de cirurgia, para fins de embasamento legal e confirmação diagnóstica. Inclui anestesia, posicionamento do paciente e portais de acessos cirúrgicos habituais. Inicia-se pela artroscopia, por meio da qual se pode ver com frequência, na face articular do tendão acometido, zona de hiperemia correspondente à localização da calcificação. Recomenda-se marcar essa área com o uso de fio monofilamentar introduzido em agulha de punção lombar ou agulha nº 18, a qual penetrará a articulação percutaneamente. Esse fio irá facilitar a bursoscopia, a identificação da zona de calcificação a ser explorada pelo lado bursal do tendão.

Contudo, maior certeza será obtida quando, durante a bursoscopia, a ponta de uma agulha for utilizada para fazer perfurações em áreas suspeitas, até que, em determinado momento, pode-se observar o extravazamento de cálcio na superfície do manguito rotador, indicando, ali, a existência de abscesso calcário, o qual deverá ser drenado com o auxílio do eletrocautério ou equivalente, com uso da lâmina de *shaver* e com uma pequena cureta de artroscopia **(FIG. 5.19)**. Após exaustiva curetagem local, recomenda-se rigorosa irrigação e, se possível, sutura com reconstrução tendínea, diminuindo a fragilização ocorrida em decorrência da abordagem local.

A ressecção parcial ou total da calcificação representa um dos temas de muitas controvérsias na literatura. Ainda que, inicialmente, acreditava-se que a ressecção parcial produziria resultados semelhantes à total, uma nova avaliação de 137 pacientes operados nos hospitais Ortopédico e Belo Horizonte, no período entre setembro de 1990 e julho de 2002, mostrou que a obtenção da ressecção completa conduziu a 86,8% de resultados excelentes e bons, segundo os critérios da UCLA. Em contrapartida, a ressecção parcial apresentou apenas 74,1% de excelentes e bons resultados. A acromioplastia só é indicada na evidência de atrito subacromial, o que é determinado pelos sinais subacromiais de erosão, detectados durante a bursoscopia.

Admite-se, também, que a tendinite calcária de evolução muito longa produz espessamento tendíneo que não desaparece, mesmo com a cura da tendinite. Assim, pode haver relação patológica entre o conteúdo tendíneo expandido e o continente subacromial definido, que pode produzir dor residual e, até mesmo, lesão tendínea tardiamente. Assim, essa é outra condição para qual se justifica a acromioplastia.

No mesmo grupo já citado, foram avaliados os efeitos da acromioplastia e, ao contrário das análises anteriores, notou-se que os resultados excelentes e bons (UCLA) foram de 85,7% quando associou-se acromioplastia, e de 78,2% quando esse procedimento não foi executado.

Capsulite adesiva

A capsulite adesiva é uma doença de etiologia desconhecida, que tem como expressão clínica dor incapacitante e prolongada, além da limitação dos movimentos ativos e passivos do ombro. Para alguns autores, trata-se de uma típica distrofia simpático-reflexa. De acordo com Reeves,[12] trata-se de uma condição autolimitada, já que a sintomatologia regride, de forma gradativa, mesmo sem tratamento. No entanto, alguns estudos têm demonstrado que certos pacientes persistem com dor residual e incapacidade funcional por muitos anos após o tratamento conservador.

A terapia conservadora visa encurtar a história natural da capsulite, mas cerca de 10% dos pacientes não respondem de modo adequado. A duração do tratamento tem sido bastante discutida na literatura, mas os autores recomendam, em média, seis meses. Se essa abordagem falhar, o tratamento cirúrgico é indicado.

Técnica cirúrgica

No procedimento anestésico, introduz-se um microcateter após anestesia troncular no plexo braquial. Ele será utilizado para infusões repetidas de anestésicos no pós-operatório. A seguir, é feita a anestesia geral. Utiliza-se portal de instrumentação situado junto à borda anterior do tendão da cabeça longa do músculo bíceps (anterossuperior).

Realiza-se a investigação articular mais ampla possível, procedendo-se, em seguida, à sinovectomia, com remoção do *panus* que recobre as superfícies capsuloligamentares (FIG. 5.20).

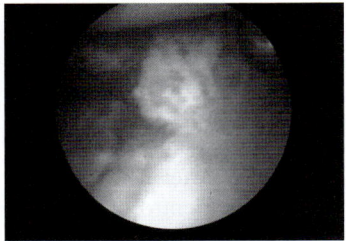

FIGURA 5.20 → Aspecto da sinovial hiperemiada e hipertrofiada recobrindo internamente a cápsula articular. Sinovectomia parcialmente realizada. Paciente com quadro de capsulite adesiva.

É feita a capsulotomia pelo intervalo dos rotadores, descendo no sentido transverso ao tendão subescapular que também é seccionado em toda a sua espessura articular, a qual corresponde a 36% da espessura total do tendão. O melhor instrumental utilizado é uma pequena tesoura de artroscopia, a qual permitirá cuidadosa, eficiente e segura secção da cápsula e do tendão. A abertura capsular é feita até a porção anteroinferior e, depois, posteroinferior. É preciso ter atenção especial na capsulotomia inferior, para que seja prevenida a lesão do nervo axilar. É rara a ocorrência de instabilidade anterior, que é transitória, com duração de um a dois dias.

O programa de reabilitação é iniciado de imediato, com o paciente internado, a intervalos de seis horas, durante três dias. Trinta minutos antes de cada sessão fisioterápica, faz-se a infusão de 10 mL de marcaína 0,5% e 5 mL de xilocaína 2%, sem vasoconstritor, no microcateter. As mobilizações passivas em elevação anterior, rotação externa com cotovelo fletido a 90° e junto ao tronco (RE1), rotação externa com cotovelo fletido a 90° e abdução do membro superior em 90° no plano frontal (RE2) e rotação interna com movimentos de mão/dorso são realizadas pelo fisioterapeuta. A analgesia pós-operatória constitui uma etapa essencial no programa de reabilitação. Após a alta, o paciente segue o programa ambulatorial de fisioterapia, com duas sessões por dia, preferencialmente.

Instabilidade glenoumeral anterior traumática

As lesões que caracterizam a forma traumática de instabilidade anterior são labioglenoidal anteroinferior (lesão de Bankart) e posterolateral, localizada na cabeça umeral, ou lesão de Hill-Sachs. As extensões dessas lesões vão determinar a possibilidade ou não de tratamento da instabilidade pela via artroscópica. A lesão de Bankart com comprometimento ósseo acima de um terço do diâmetro anteroposterior da porção mais alargada da superfície da glenoide faz com que ela perca seu aspecto de pera, transformando-se na chamada "pera invertida" e caracterizando contraindicação ao procedimento artroscópico.

Outro sinal radiográfico indicador de lesão óssea muito extensa é a existência de lesão de Hill-Sachs, afetando cerca de 25% ou mais da superfície articular da cabeça umeral. Antes considerados como contraindicações, com a evolução da técnica artroscópica, esses defeitos também passaram a ser tratados pela cirurgia por vídeo. Através do procedimento de *Remplissage,* em que se provoca uma capsulotenodese do tendão infraespinal sobre a área da lesão de Hill-Sachs, reduz-se a extensão da lesão, transformando-a em um defeito extra-articular, logo, impedindo-a de causar o efeito "*engage*" da cabeça umeral na borda anterior da glenoide e consequente recidiva da luxação.

A mensuração das lesões ósseas pode ser mais bem avaliada por meio de imagens de tomografia computadorizada ou ressonância magnética. No caso do procedimento de *Remplissage*, os dados obtidos dessas mensurações são de extrema importância e medidos pelo índice de Hardy. Quando esse índice, que representa a medida da razão entre os raios circunferenciais da lesão de Hill-Sachs e da cabeça umeral avaliados no corte axial, encontra-se com valores superiores a 20%, em associação com lesão óssea de Bankart mínima ou no máximo de 25% do diâmetro anteroposterior da glenoide, encontra-se, então, a exata indicação para realização do procedimento.

Técnica cirúrgica

Inclui anestesia, posicionamento e portais de artroscopia habituais. Vale lembrar o cuidado especial de posicionamento do paciente com inclinação dorsal de 30°, visando compensar o ângulo de anteversão da glenoide, colocando, assim, o plano da glenoide paralelo ao solo. Utilizam-se três portais (FIGS. 5.3, 5.5 e 5.21). O portal para artroscopia é demarcado pela visão intra-articular no intervalo dos rotadores, junto à borda anterior do músculo supraespinal, medial ao tendão bicipital, em correspondência topográfica externa de aproximadamente 1 cm à frente do ângulo anterolateral do acrômio (portal anterossuperior). Outro portal anterior também é demarcado pela visão intra-articular, no intervalo dos rotadores, junto à borda superior do tendão subescapular (portal anteroinferior). O portal posterior passará a ser utilizado como via de irrigação e como via acessória de instrumentação.

O procedimento inicia-se sempre pela realização do inventário articular, introduzindo-se o artroscópio pelo portal posterior. Em seguida, transfere-se o artroscópio para o portal anterossuperior. A instrumentação cirúrgica é feita, então, pelo portal anteroinferior. Pelo portal posterior, insere-se uma cânula de 6 mm de diâmetro, enquanto, nos portais anteriores, as cânulas utilizadas são de 8,25 mm. Executa-se debridamento na área da lesão de Bankart, com decorticação da borda anterior da glenoide (FIG. 5.21).

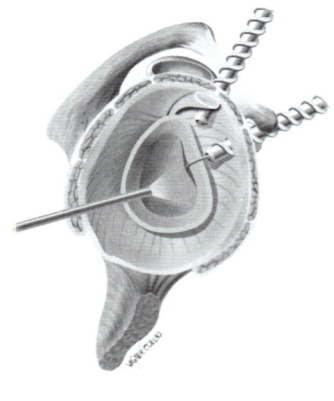

FIGURA 5.21 → Portais e respectivas cânulas inseridas para a realização de cirurgia de Bankart por via artroscópica: portal posterior (artroscopia), portal anterossuperior (instrumentação e continuidade da artroscopia) e portal anteroinferior (instrumentação articular).

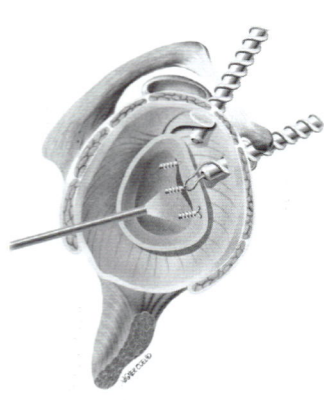

FIGURA 5.22 → Posição de inserção dos miniparafusos na borda da glenoide.

Demarcam-se os pontos de inserção dos miniparafusos (miniâncoras) de 2,7 × 5 mm, fixados a fios de sutura não absorvíveis, Ethibond 2®, ou fios de alta resistência, como Hi-fi® ou "fiber wire", posicionados com inclinação de 45° em relação à superfície da glenoide e separados entre eles por aproximadamente 1 cm. Emprega-se, de preferência, o número mínimo de três miniâncoras (**FIG. 5.22**). Na correspondência espacial com um relógio, no ombro direito, as miniâncoras situam-se nas posições 1, 3 e 5 horas. No ombro esquerdo, 7, 9 e 11 horas.

Pinça tipo Caspari, com fio monofilamentar número 1 ou 0, é inserida pela cânula anteroinferior. Com ela, transfixa-se o lábio em um ponto situado aproximadamente 1 cm no sentido podálico em relação à âncora mais distal, com a finalidade de obter efeito *capsular shift,* pelo retensionamento do ramo anterior do ligamento glenoumeral inferior (**FIG. 5.9A**), na ocasião da sutura. Nesse momento, a pinça conduz o fio monofilamentar (fio condutor), cuja extremidade será exteriorizada pelo portal posterior (**FIG. 5.23**),

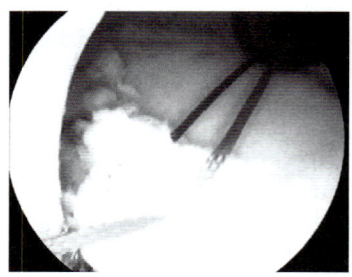

FIGURA 5.23 → Sutura do lábio anterior: os dois fios ao centro estão sendo extraídos pela cânula posterior (à direita, o fio preso ao miniparafuso já inserido na borda da glenoide, e, à esquerda e paralelo a ele, o fio condutor). O fio abaixo está saindo pela cânula anterior, com a outra extremidade do fio condutor, não visualizada.

por onde será também exteriorizada uma das extremidades do fio não absorvível preso à âncora. Os dois fios são atados um ao outro e o fio condutor é, então, tracionado por sua extremidade, que permaneceu no interior da cânula do portal anteroinferior, até que ele conduza o fio não absorvível pelo lábio. São feitos cinco nós intercalados. Repete-se o mesmo procedimento nos fios relativos às outras duas âncoras, sem a adição do efeito *capsular shift* aplicado no ponto inicial.

Em estudo comparativo realizado pelo autor e sua equipe, nos hospitais Ortopédico, Belo Horizonte e Lifecenter, no período entre 2000 e 2010, com 261 pacientes submetidos a reparo artroscópico da lesão de Bankart, entre grupos com reparo da lesão com âncoras de carga dupla e carga simples, não foram evidenciadas diferenças estatisticamente significativas no que se refere à recidiva e melhora funcional dos pacientes, quando respeitados os critérios de inclusão e exclusão do estudo.[13,14] As taxas de recidiva (7,69 e 5,83%) e pontuações na escala de Carter-Rowe (88,6 e 94,4), respectivamente, encontram-se dentro dos valores apresentados por autores como Kim e colaboradores,[15] fundamentados no reparo de lesões somente com âncoras de carga dupla.

Ao deparar-se com um lábio muito lesionado e/ou hipoplásico, utiliza-se o reforço com sutura adicional do ligamento glenoumeral médio superposto ao lábio. Na existência de hiperelasticidade capsuloligamentar associada à lesão de Bankart, uma das propostas é a realização, em adição, de encurtamento capsular com radiofrequência (**FIG. 5.24A**). Essa técnica não é mais utilizada em função da ocorrência de graves lesões condrais, descritas em casos nos quais foi usada a capsuloplastia térmica. Por esse motivo, prefere-se, atualmente, a utilização da capsuloplastia com sutura, tipo plicatura capsular (sutura da cápsula com lábio previamente escarificado; **FIG. 5.24B**), complementada com retensionamento do intervalo dos rotadores, por dois ou três pontos.

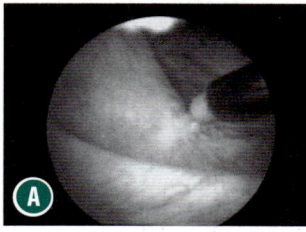 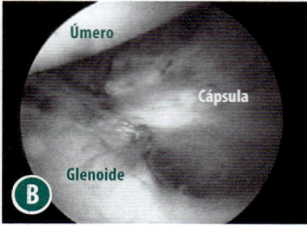

FIGURA 5.24

Ⓐ Encurtamento capsular por efeito térmico com uso de radiofrequência.
Ⓑ Encurtamento capsular com sutura (plicatura capsular).

Imobiliza-se o membro em tipoia tipo Velpeau pelo período mínimo de 21 dias. A fisioterapia tem início imediatamente após a retirada definitiva da tipoia, visando à recuperação das amplitudes de movimentos (ADM). Restringe-se a rotação externa a 30° nos primeiros 30 dias. Nos casos de pacientes submetidos ao procedimento cirúrgico de *Remplissage*, o tempo de imobilização segue os fundamentos do reparo de lesões tendinosas, ou seja, mantém-se o uso da tipoia durante seis semanas.

O curto período de imobilização, o início precoce da fisioterapia e a liberdade para o paciente conduzir veículos automotores logo após a retirada da imobilização são inovações importantes permitidas pela técnica artroscópica, promovendo ganhos para o indivíduo pela significativa redução da morbidade e da incapacidade temporária. O retorno ao esporte de contato e arremesso, contudo, só deve ser feito em seis a oito meses após a cirurgia, recomendando-se, para a prática de artes marciais e esportes de alto risco, como paraquedismo e montanhismo, o período mínimo de um ano.

Instabilidade multidirecional e atraumática

Diferentemente da instabilidade traumática, na qual a correção da desinserção labial (lesão de Bankart) é o objetivo, na instabilidade atraumática, é a cápsula distendida ou hiperelástica que se pretende corrigir, já que, nessa condição, não costuma haver desinserção labial. Existem duas técnicas básicas: por encurtamento capsular com uso de radiofrequência **(FIG. 5.24A)** ou *laser*, apresentando riscos, citados anteriormente, e alto índice de recidivas (até 70%); e por meio de suturas, a plicatura capsular **(FIG. 5.24B)**.

Realiza-se o encurtamento capsular anterior e posterior com sutura da cápsula ao lábio, utilizando-se pontos em "U", partindo anteriormente da chamada "posição de 1 hora" até a posição 5 horas (em comparação ao relógio) e, posteriormente, de 7 a 11 horas, promovendo-se, assim, retração capsular no sentido cranial, para a redução do recesso axilar exuberante. Realiza-se, além disso, encurtamento do intervalo dos rotadores, por 2 a 3 pontos, também em "U".

O programa pós-cirúrgico é realizado com imobilização em tipoia durante seis semanas, seguindo-se um programa fisioterápico com reabilitação de ADM, propriocepção e fortalecimento muscular. A prática de esportes de contato só é permitida após oito meses da cirurgia.

SUTURA DO MANGUITO ROTADOR

A indicação cirúrgica está baseada em critérios bem definidos, como a idade. Pacientes abaixo dos 70 anos têm indicação formal para a cirurgia, mas quem tem mais de 70 recebe indicação restrita, a qual depende da ausência de alívio da dor em resposta a tratamento conservador prolongado não inferior a seis meses e da vontade do paciente. Além disso, deve haver ausência de atrofia e degeneração muscular importantes, evidenciadas nos exames físicos e por imagens de ressonância nuclear magnética ou tomografia computadorizada (classificação de Goutallier). Por fim, com relação ao grau de rotura tendinosa, para roturas completas, há sempre indicação de reparo cirúrgico quando respeitadas as demais condições citadas antes; nas roturas parciais, é válido sempre tentar as medidas de tratamento conservador antes de indicar uma cirurgia.

Incisão *miniopen*

Para os cirurgiões em fase de evolução na execução da técnica, que hoje está em desuso, o procedimento intermediário entre a cirurgia aberta e a artroscópica é a chamado "incisão *miniopen*". Tal técnica compreende a fase artroscópica, durante a qual se realiza a acromioplastia como descrito antes. Segue-se com a execução de incisão longitudinal de 4 a 5 cm localizada na face lateral do ombro, iniciando-se junto à borda lateral do acrômio, tomando-se como referência a linha tangencial à borda posterior da articulação acromioclavicular **(FIG. 5.25)**. Por meio dessa incisão, as fibras da porção média do deltoide são divulsionadas, tomando-se o cuidado para não desinserir tais fibras do acrômio, atingindo-se, então, a lesão tendínea, a qual é reparada. Essa incisão apresenta resultados próximos àqueles das cirurgias por abordagem totalmente artroscópica, mas tendo a desvantagem de ser inadequada na intervenção de grandes lesões.

Reparo completo por via artroscópica

O reparo completo por abordagem artroscópica, inicialmente proposto para pequenas lesões, mostrou grande evolução por conta da melhor qualidade do material e da experiência crescente dos cirurgiões, tornando-se, no momento, a técnica de excelência para o tratamento de todos os tipos de lesões. O entendimento inicial de que o parâmetro para a realização da técnica é a extensão da lesão foi substituído pela compreensão de que a possibilidade de reparo está ligada, fundamentalmente, à elasticidade dos cotos tendíneos e à sua mobilização.

Técnica cirúrgica

Utiliza-se um portal posterior para artroscopia e, se necessário, um portal anterior, justalateral ao processo coracoide, para instrumentação intra-articular **(FIGS. 5.2, 5.3 e 5.5)**. Identifica-se a ruptura do manguito rotador e, por via

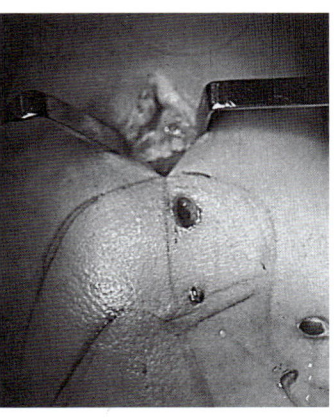

FIGURA 5.25 → Incisão *miniopen*.

percutânea, introduz-se uma agulha de número 18, conduzindo fio monofilamentar ao longo da lesão. Ele servirá como ponto de referência na bursoscopia. Terminados o inventário articular e a correção das lesões intra-articulares associadas, passa-se à bursoscopia.

O mesmo portal posterior, situado 2 cm distalmente e 2 cm medialmente ao ângulo posterolateral do acrômio, empregado para artroscopia, servirá, agora, como via de acesso para a bursoscopia. Uma segunda cânula é colocada 1 cm à frente do ângulo anterolateral do acrômio, a qual será utilizada para irrigação e instrumentação. Um terceiro portal é feito 4 cm distal e lateralmente ao ângulo anterolateral do acrômio e será usado para a instrumentação bursal (**FIG. 5.26**).

A sinovectomia (bursectomia) é realizada. A localização da lesão tendínea no lado bursal e a elasticidade dos tendões são avaliadas com o auxílio do *grasper*, para a aproximação das bordas da lesão ao colo anatômico do úmero. Caso essa aproximação não seja possível, o procedimento é complementado por capsulotomia interna na inserção da cápsula no colo da glenoide (**FIG. 5.10**) e mobilização dos tendões. Passa-se à próxima etapa, que é a realização de debridamento no colo anatômico com o auxílio de broca esférica de 4 mm em movimento reverso, evitando-se a decorticação, conferindo maior resistência de fixação das âncoras que ali serão colocadas (**FIG. 5.27**). Estas são autofresantes, têm 4,5 mm de largura e devem ser presas a fio Ethibond®, número 2, ou fios Hi-fi ou fiber-wire®. Algumas dessas âncoras são confeccionadas a partir de polímeros derivados do lactato, sendo absorvidas cerca de 12 meses após a implantação (âncoras Bio Duet, Linvatec Largo Fl). Recentemente, outro tipo de material começou a ser utilizado na fabricação de âncoras inabsorvíveis, mas radiotransparentes. São as chamadas "âncoras *Peek*" (poliéster-etil-cetônico).

As âncoras devem ser implantadas em osso subcondral, na angulação de 45°, aproximadamente, em relação à superfície articular da cabeça umeral (**FIGS. 5.28 e 5.29**). Essa posição está baseada na teoria do "ponto neutro", que defende que os pinos assim fixados agem como grampos de fixação de barraca, ou seja, transformando as forças que atuam sobre os pinos em forças de compressão. A distância entre as âncoras deve ser em torno de 0,5 a 1 cm. Com a utilização de pinça do tipo Caspari, a borda do tendão é transfixada com fio monofilamentar número 1 e, depois, atado por uma de suas extremidades a uma das extremidades do fio Ethibond®, que será transportado pelo tendão, exteriorizado por meio de uma das cânulas e separado, outra vez, do fio monofilamentar. Por fim, cinco nós alternados são feitos, garantindo sutura estável (**FIGS. 5.30 e 5.31**).

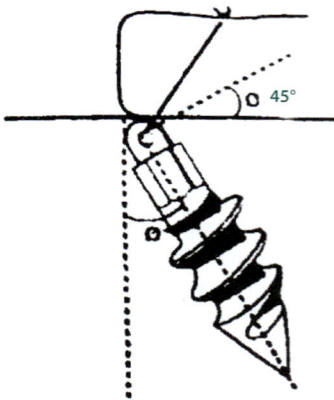

FIGURA 5.28 → Ângulo de inclinação ideal dos parafusos, formando 45° com a superfície da cabeça umeral.

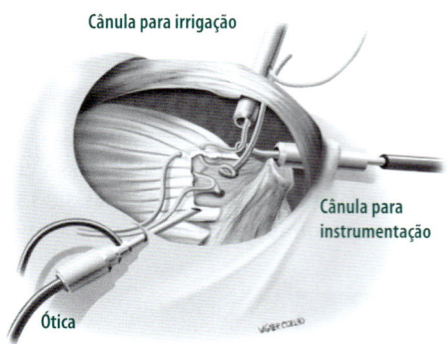

FIGURA 5.26 → Disposição das cânulas para acesso ao manguito rotador.

Cânula para irrigação

Cânula para instrumentação

Ótica

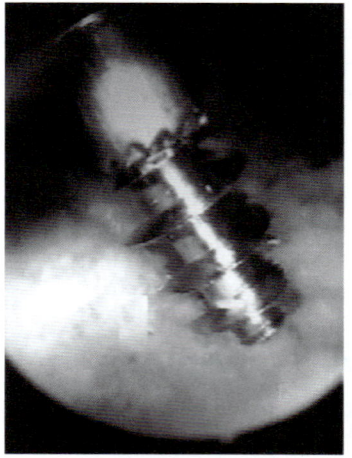

FIGURA 5.29 → Inserção do miniparafuso na zona previamente escarificada no colo umeral.

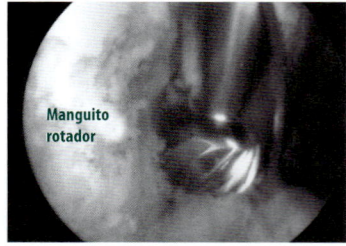

Manguito rotador

FIGURA 5.27 → Escarificação do colo umeral.

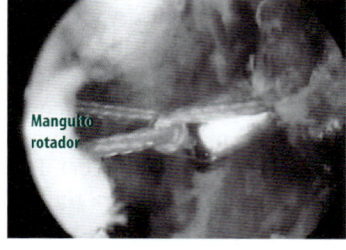

Manguito rotador

FIGURA 5.30 → Nó sendo conduzido pelo *knot pusher*, aproximando as bordas da lesão.

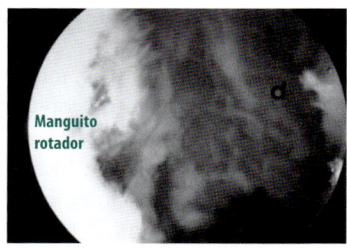

FIGURA 5.31 → Lesão completamente fechada.

O procedimento é repetido com os pontos que forem necessários, sendo que, nas lesões extensas, tem-se procurado reduzir a extensão com sutura laterolateral ("convergência das margens"), complementada com a sutura tendão-osso, já descrita anteriormente.

A experiência de vários autores tem mostrado que o índice de novas roturas pós-cirúrgicas do manguito rotador apresenta incidência que, em algumas citações, chega a 70% dos casos. É evidente que existem vários fatores relacionados às variações estatísticas, como a seleção de pacientes, a experiência dos autores e as técnicas utilizadas. Visando à melhor qualidade na reinserção artroscópica e à maior resistência ao estresse na sutura, diferentes técnicas têm sido introduzidas, como a sutura em dupla fileira de âncoras, a adaptação para artroscopia da clássica técnica de Mason-Allen e a confecção de pontos tipo *matress*. Busca-se, por meio dessas técnicas, maior área de interface tendão-osso com a extensão da sutura ao denominado *footprint*, que corresponde ao prolongamento da inserção tendínea no tubérculo maior **(FIG. 5.32)**.

A acromioplastia **(FIG. 5.18)** é realizada quando existe lesão por escarificação subacromial que indique atrito "em espelho" entre o tendão supraespinal e a superfície acromial. Os portais são suturados e o ombro é imobilizado em tipoia tipo Velpeau com coxim de abdução, o que

reduz a dor pós-operatória e a tensão na sutura. A forma acromial ou a presença de esporão não devem ser consideradas fatores decisivos de indicação da acromioplastia, pois a tendinite supraespinal é uma doença multifatorial.

O período de internação é de 24 horas. Exercícios com a mão e o cotovelo são estimulados imediatamente, assim como a crioterapia. Se o reparo da lesão tendinosa é feito sem tensão, são iniciados movimentos pendulares já no pós-operatório imediato. Os curativos são trocados a cada três dias, e os pontos de pele são retirados com 21 dias. O programa de fisioterapia se baseia em ações antiálgicas e anti-inflamatórias e na reabilitação das amplitudes passivas e autopassivas de movimentos. A tipoia é usada de forma constante nas três primeiras semanas quando se trata de lesão com até 2 cm de extensão anteroposterior. Nas lesões acima de 2 cm, a imobilização é mantida por seis semanas.

A avaliação de 50 pacientes com acompanhamento mínimo de dois anos, feita pelo autor, mostrou que os resultados excelentes e bons, de acordo com os critérios de classificação da UCLA, alcançaram 92% dos casos operados. Dos pacientes, 40% recuperaram 90% ou mais da força relativa do membro contralateral, e a recuperação média de força foi de 76,7%. Ainda, 25% dos pacientes retomaram integralmente a força. Existe correlação inversa entre a extensão das lesões, a recuperação de forças e o resultado funcional.

LESÕES SLAP

Com a divulgação da técnica artroscópica, novas lesões passaram a despertar interesse nos cirurgiões, como aquelas que acometem o contorno labial do hemisfério superior da glenoide. Até a última década, poucos foram os estudos realizados a respeito de patologias do lábio superior. Andrews e colaboradores[16] relataram a presença de lesão labial anterossuperior, sem extensão posterior, em um grupo de atletas. Os autores atribuíram a lesão à tração do tendão bicipital no lábio, consequência de movimentos repetitivos de arremesso.

Snyder e Whu[17] descreveram outro padrão de lesões labiais que começam posteriormente e estendem-se anteriormente até o nível ou acima da incisura da glenoide, denominadas lesões SLAP (*superior labrum anterior and posterior*). O mecanismo mais comum da lesão, encontrado pelos autores, foi a combinação de forças de compressão na superfície articular superior e de força proximal de subluxação na cabeça umeral.

No aspecto clínico, o quadro é de dor que se estabelece, sobretudo no ombro de atleta arremessador (tênis, vôlei, natação, etc.), sugerindo tendinite ou instabilidade. Os testes clínicos são pouco significativos diante da dor e da limitação, principalmente no gesto do arremesso. O teste de O'Brien e a artrorressonância magnética indicam

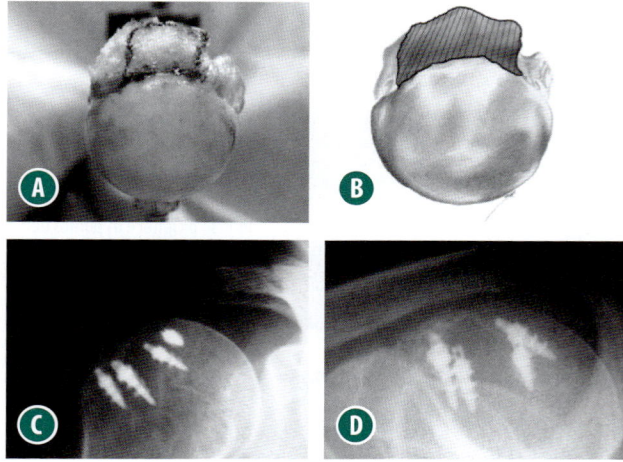

FIGURA 5.32

A e **B** Área do *footprint* – expansão da inserção do tendão supraespinal no tubérculo maior do úmero. **C** e **D** Dupla fileira de âncoras de fixação na reinserção tendínea do supraespinal.

possibilidade da lesão, embora sejam de pouca sensibilidade e especificidade.

Snyder[7] classificou as lesões SLAP em quatro tipos: tipo I (**FIG. 5.33**), caracterizado por laceração labial; tipo II (**FIG. 5.34**), apresentando laceração e desinserção labial; tipo III (**FIG. 5.35**), constituindo lesão do tipo "alça de balde" no lábio; e tipo IV (**FIG.5.36**), caracterizado pela extensão da "alça de balde" ao tendão bicipital.

O diagnóstico definitivo depende, fundamentalmente, da artroscopia. Quanto ao tratamento das lesões SLAP, recomenda-se apenas o debridamento artroscópico no tipo I, o debridamento e a fixação labial por meio de âncoras absorvíveis ou miniparafusos e sutura (método preferido pelo autor) são recomendados no tipo II (**FIGS. 5.37, 5.38 e 5.39**). O tipo III requer a ressecção da alça e, caso exista desinserção labial, deve-se fazer a fixação como no tipo II. Existindo no tipo IV alça que comprometa mais de 50% da espessura do tendão bicipital (**FIG. 5.40**), sugere-se a tenotomia. Caso contrário, realiza-se apenas a ressecção da alça.

Técnica de fixação do lábio superior

Essa técnica inclui anestesia e posição habituais, mas é desnecessária a inclinação posterior de 30°. A artroscopia é conduzida por portal posterior. Um portal anterossuperior situado junto ao tendão bicipital e um terceiro portal, localizado lateralmente ao processo coracoide (portal anteroinferior), cuja referência articular é a borda superior do tendão subescapular, são utilizados para a instrumentação cirúrgica. Com radiofrequência e com a lâmina de *shaver*, faz-se a escarificação inicial do contorno da borda anterossuperoposterior da glenoide, em toda a zona de desinserção labial. Segue-se o debridamento e a decorticação, usando-se apenas o *shaver*, já que a cortical local é muito fina.

O ponto e o ângulo de inclinação da âncora são determinados pela inserção do guia apropriado por meio de cânula anterossuperior dirigida para a borda glenoidal imediatamente anterior à inserção bicipital. Muita precaução deve ser tomada para inserir a âncora no colo, e não na

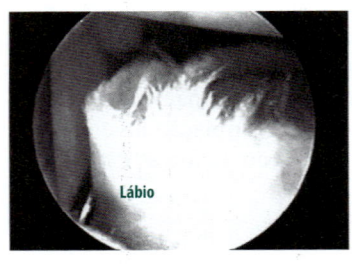

FIGURA 5.33 → Lesão SLAP tipo I. Nota-se a fragmentação do lábio superior.

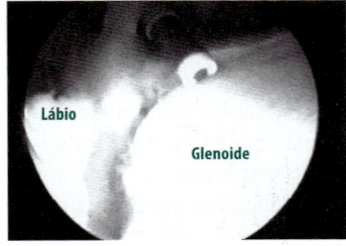

FIGURA 5.34 → Lesão SLAP tipo II.

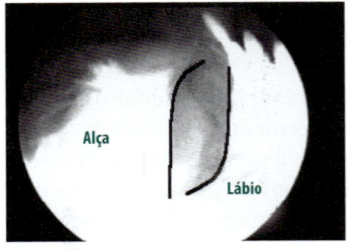

FIGURA 5.35 → Lesão SLAP tipo III. Nota-se a fenda labial em forma de alça de balde.

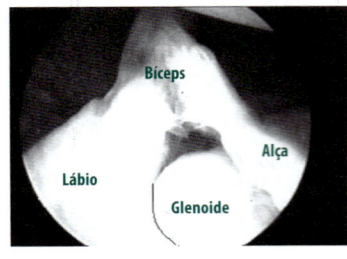

FIGURA 5.36 → Lesão SLAP tipo IV. Nota-se a alça de balde estendendo-se ao tendão labial.

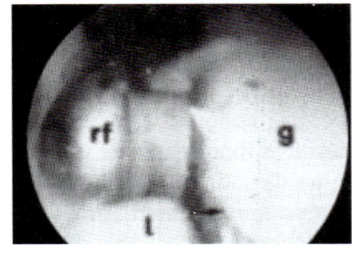

FIGURA 5.37 → Escarificação do contorno superior da glenoide, com auxílio da radiofrequência.

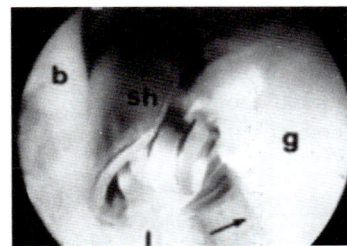

FIGURA 5.38 → Escarificação do contorno da glenoide com uso de broca esférica.

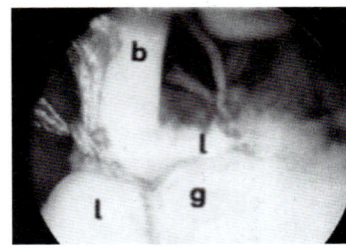

FIGURA 5.39 → Hemisfério superior da glenoide e lábio que a contorna, tendo ao centro o tendão bicipital e os pontos de fixação labial, anterior e posterior a ele. Correção de uma lesão SLAP do tipo II.

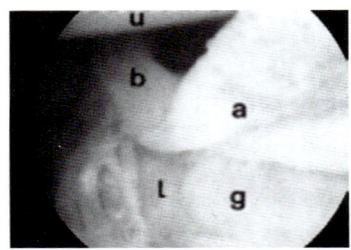

FIGURA 5.40 → Lesão SLAP do tipo IV, antes da ressecção da alça e da tenotomia do bíceps.

superfície da glenoide. A âncora com carga de dois fios não absorvíveis número 2 permitirá que cada um deles seja utilizado para a sutura, anterior e posterior ao tendão bicipital, respectivamente. Outros tipos de sutura incluem as suturas com uma âncora anterior e outra posterior ao bíceps, a sutura com um ponto tipo *mattress* posterior ao lábio superior e as âncoras *knotless*.

O programa pós-cirúrgico, nos tipos de lesão nos quais não se realiza fixação labial, como no tipo I e na maioria dos casos dos tipos III e IV, compreende o uso de tipoia por um período de 5 a 7 dias, seguindo-se de fisioterapia, para recuperação da ADM. Nos tipos II, III e IV, nos quais foi feita fixação labioglenoidal, recomenda-se repouso com imobilização em tipoia durante três semanas, seguido de período de tratamento fisioterápico, visando à reabilitação da ADM, à propriocepção e ao fortalecimento muscular. O retorno à prática esportiva só é permitido após seis meses da cirurgia, para início de treinamentos. Para competições, após oito meses.

Tem sido motivo de controvérsias a decisão entre tratar a lesão SLAP com fixação ou com a simples tenotomia do bíceps com ou sem tenodese, em opção à correção da lesão SLAP. O critério de decisão está baseado na idade e no grau de atividade físico-desportiva do paciente. Se o indivíduo tem mais de 40 anos e é sedentário, pode-se optar pela tenotomia com ou sem tenodese do bíceps. Se, na mesma faixa etária, o paciente é um praticante de esportes ou realiza atividades físicas de muito esforço estará indicada a fixação da lesão SLAP. Nos indivíduos de idade inferior a 40 anos, indica-se sistematicamente a correção da lesão SLAP com sua fixação. Havendo importante laceração do tendão bicipital, são realizadas tenotomia e tenodese do tendão simultaneamente.

Referências

1. Ellman H. Arthroscopic subacromial decompression: analysis of one- to three-year results. Arthroscopy. 1987;3(3):173-81.

2. Altchek DW, Warren RF, Wickiewicz TL, Skyhar MJ, Ortiz G, Schwartz E. Arthroscopic acromioplasty: technique and results. J Bone Joint Surg Am. 1990;72(8):1198-207.

3. Speer KP, Lohnes J, Garrett WE Jr. Arthroscopic subacromial decompression: results in advanced impingement syndrome. Arthroscopy. 1991;7(3):291-6.

4. Esch JC. Arthroscopy update #4. Arthroscopic subacromial decompression. Surgical technique. Orthop Rev. 1989;18(6):733-42.

5. Godinho GG. Atualização em cirurgia do ombro. In: Pardin AG. Clínica ortopédica. Rio de Janeiro: Medsi; 2000.

6. DePalma AF. Surgery of the shoulder. 3rd ed. Philadelphia: Lippincott Williams and Wilkins; 1983.

7. Snyder SJ. Shoulder arthroscopy. Van Nuys: McGraw-Hill; 1993.

8. Bigliani LU, Morrison DS, April EW. The morphology of the acromion and its relationship to rotator cuff tears. Orthop Tans. 1986;10:228.

9. Almeida A, Roveda G, Valin MR, Almeida NC, Agostini AP, Scheifler C. Avaliação da deformidade estética após a tenotomia da cabeça longa do bíceps na artroscopia do ombro. Rev Bras Ortop. 2008;43(7):271-8.

10. Welfling J, Kahn MF, Desroy M, Paolaggi JB, de Sèze S. Les calcifications de l'épaule II: la maladie des calcifications tendineuses multiples. Rev Rhum Mal Osteoartic. 1965;32(6):325-34.

11. Gschwend N, Scherer M, Lohr J. Die tendinitis calcarea des Schultergelenks. Orthopade. 1981;10(3):196-205.

12. Reeves B. The natural history of the frozen shoulder syndrome. Scan J Rheumatol. 1975;4(4):193-6.

13. Godinho GG, Mesquita FAS, França FO, Freitas JMA. Tenodese bicipital "a rocambole": técnica e resultados. Rev Bras Ortop. 2011;46(6):691-6.

14. Godinho GG, Freitas JMA, Franc FO, Santos FML, Aragão AA, Barros MK. Procedimento artroscópico de Bankart: estudo comparativo do uso de âncoras com carregamento de fio duplo ou simples após seguimento de dois anos. Rev Bras Ortop. 2015;50(1):94-9.

15. Kim KC, Shin HD, Cha SM, Kim JH. Arthroscopic double-loaded single-row repair in chronic traumatic anterior shoulder dislocation. Arch Orthop Trauma Surg. 2012;132(10):1515-20.

16. Andrews JR, Carson WG Jr, Ortega K. Arthroscopy of the shoulder: technique and normal anatomy. Am J Sports Med. 1984;12(1):1-7.

17. Snyder SJ, Whu HCK. A modified classification of the supraspinatus outlet view based on the configuration and anatomic thickness of the acromion. Proceedings of American Shoulder and Elbow Surgeons Annual Closed Meeting. Seattle; 1991.

6
Alterações congênitas no cotovelo, punho e mão de crianças

Ricardo Kaempf de Oliveira
Carlos Irisarri Castro

Alterações congênitas são variações da normalidade ou deformidades diagnosticadas ao nascimento. Podem ser isoladas, quando restritas a um local específico, ou estar associadas a outras anormalidades sistêmicas ou a síndromes. "Imperfeições ao nascimento" ou alterações congênitas são relativamente comuns, sendo a grande maioria sem gravidade ou até imperceptível, consideradas características pessoais, como cor da pele, peso ou altura. Mesmo assim, a aparência estética pode causar impacto negativo, tanto para a criança quanto para os pais.

A realização de ecografias durante a gravidez permite o diagnóstico precoce de diversas alterações congênitas. Os resultados, porém, devem ser analisados com cautela, já que, em alguns casos, a alteração pode não ser tão grave quanto parece, e, em outros, mesmo com exames normais, a criança nasce com alterações.

A maioria das alterações congênitas nas mãos ocorrem de forma esporádica e não têm causa definida. Muitas vezes, não se descobre o motivo, o momento ou o local onde aconteceu o problema, mesmo com os avanços no conhecimento do genoma humano. Em menor frequência, podem ser causadas por fatores genéticos (síndromes familiares) ou ambientais, como exposição a substâncias teratogênicas, como radiação, medicamentos, drogas ou álcool. Entre esses últimos fatores, é conhecido o efeito nocivo das radiações e do vírus da rubéola, agentes que devem atuar entre a quarta e a oitava semana de gravidez, período fundamental do desenvolvimento embrionário da extremidade superior. A onda de malformações causada pela ingestão de talidomida na década de 1960 estabeleceu uma oportunidade para alertar a população sobre os riscos da medicação durante a gravidez e impulsionou os estudos sobre o seu tratamento. Algumas alterações congênitas com causa genética podem pular várias gerações até aparecer novamente.

O desenvolvimento do feto ocorre a partir da união do óvulo (ovócito) com o espermatozoide e envolve inúmeras etapas. Em cada uma delas, pode haver erros que causam alterações. A grande maioria das malformações graves que ocorrem no início da gestação provoca aborto espontâneo, sem que as mães sequer fiquem sabendo da gravidez. Já nas alterações moderadas que ocorrem a partir da quarta semana de gestação, o feto se desenvolve. As mãos começam a se formar nesse período, e é a fase em que, muitas vezes, a mãe não sabe que está grávida, aumentando o risco de exposição a substâncias prejudiciais. No mesmo período de formação da mão, outros órgãos e sistemas também se desenvolvem. Por isso, sempre que houver uma alteração congênita no membro superior, após a primeira consulta com o ortopedista, a mãe e o bebê devem ser encaminhados para uma avaliação com o pediatra e o médico geneticista. O pediatra deve fazer um rastreamento completo buscando associações com outras malformações, como cardíacas, hepáticas, renais e intestinais. Já o geneticista ajuda a definir o diagnóstico definitivo e a orientar os pais, informando o risco de transmissão da malformação em um próximo filho ou nos netos.

Anomalias congênitas ocorrem em até 2% de todos os nascimentos. Destes, aproximadamente 10% ocorrem nos membros superiores, sobretudo nas mãos. Esse é o segundo local mais afetado, perdendo apenas para as malformações cardíacas. Tal incidência não variou nas últimas décadas. Estudos exatos quanto à incidência das malformações congênitas das mãos são difíceis de realizar em função da considerável frequência de alterações leves, que não trazem prejuízo funcional e, por consequência, não levam à procura de auxílio médico. Os grandes centros mundiais que tratam de alterações congênitas das mãos mostram que a patologia mais frequente é a sindactilia, seguida pela polidactilia. Deve-se enfatizar que a incidência das alterações varia entre as diferentes regiões do mundo e também entre as raças. Populações de pele clara têm incidência maior de sindactilia, enquanto os negros têm maior chance de apresentar polidactilia do quinto dedo. Já os asiáticos apresentam incidência maior de polidactilia do polegar. Estudos epidemiológicos, como os realizados por Wynne-Davis e Lamb,[1] mostram, sem qualquer dúvida, que determinadas alterações, como a polidactilia do quinto dedo, têm um componente genético superior a outras. No entanto, o panorama é ainda confuso, e isso fica claramente demonstrado pelo fato de gêmeos homozigóticos apresentarem anomalias diferentes. Entender os mecanismos moleculares em detalhes custará anos de pesquisa, e só assim será possível predizer e prevenir com eficácia. A influência de fatores ambientais não foi comprovada ainda, mas é provável que, em algum momento, será possível demonstrar um papel significativo.

Em uma publicação pioneira sobre as malformações congênitas do membro superior, Roblot propôs, em 1906, a diferenciação entre as "embriopatias", ocorridas nos dois primeiros meses de gestação, e as "fetopatias", posteriores a esse momento.[2] Nichols descreveu profeticamente em 1902 que '[...] patologias idênticas podem ser devido a causas diferentes'.[2] Invertendo a frase, Kelikian[2] destacou que "[...] causas idênticas podem produzir deformidades diferentes [...]".

As deformidades congênitas variam de alterações leves, como diminuição do tamanho, a alterações graves, como amputações de partes ou até de todo o membro. Em alguns casos, não é necessário tratamento formal, são deformidades leves e sem diminuição da função. Em crianças maiores que já se adaptaram à deformidade, não se indica qualquer tratamento. Para esses pacientes, a consulta é feita para esclarecimentos sobre a patologia e orientações quanto à causa e hereditariedade. Nas deformidades congênitas da mão, sabe-se que o resultado do tratamento depende mais do grau de expectativa dos pais do que da melhora funcional após a cirurgia. É muito importante expor à família que, mesmo com todo o tratamento, a mão nunca será "normal", e o tratamento é um auxílio tanto para a função quanto para a estética. Deformidades graves, principalmente quando afetam as duas mãos, são debilitantes. Nesses casos, é importante consultar um especialista o mais cedo possível, para que seja traçado o plano do tratamento. Mesmo que não haja indicação de correção cirúrgica imediata, existem diferentes formas de auxílio, como o uso de órteses e terapia ocupacional.

Muitos aspectos devem ser analisados quando é definido o período correto para a correção cirúrgica. Como regra, quando há indicação cirúrgica, prefere-se fazê-la entre os 12 e 24 meses de vida. Nos casos em que há alteração vascular ou quando há grande progressão da deformidade com o crescimento, realiza-se a correção antes de um ano. Um conceito que está sendo muito explorado atualmente, sobretudo pelos médicos que defendem cirurgias mais precoces, é a plasticidade neuronal. O desenvolvimento neurológico na criança começa dentro do útero e ocorre de forma acelerada na primeira infância. Essa fase é considerada essencial para o desenvolvimento das capacidades e habilidades. O poder que o cérebro tem, em uma fase inicial, de adaptar-se ao meio e aprender de forma mais acelerada é o que se chama de plasticidade neuronal. Após esse período, uma modificação da imagem da mão no cérebro é difícil de ser assimilada. Outros fatores também podem influenciar na escolha do tratamento precoce da deformidade. A cirurgia em crianças pequenas faz com que o potencial de crescimento seja maior, auxiliando na correção de pequenas alterações que possam existir. O alívio da angústia familiar também deve ser levado em conta, e o pouco uso das mãos na fase inicial da vida torna a imobilização um momento bem tolerado em crianças pequenas. A correção mais tardia, após os dois anos, pode ser defendida por um maior desenvolvimento dos pulmões, diminuindo o risco com a anestesia. O tamanho da mão também é maior, já que, antes de um ano, as estruturas anatômicas são delicadas e pequenas, tornando difícil a reconstrução. Isso aumenta os insucessos e o retorno da deformidade. Em fase mais tardia, também há como ponto positivo a maior ajuda do paciente nas indicações dos procedimentos, na cooperação, no cuidado com a cirurgia e na reabilitação.

Há constantes pesquisas na tentativa de descobrir novos tratamentos para as alterações congênitas da mão.

O objetivo inicial do tratamento dessas patologias é dar autonomia à criança para realizar funções básicas, como alimentação e higiene, de forma independente. A reconstrução das alterações congênitas da mão também pode ter auxílio das técnicas de microcirurgia. O reposicionamento dos dedos, e até a transposição de dedos do pé para a mão, pode ser realizado. Deve-se sempre considerar a complexidade dos procedimentos, o risco que essas grandes cirurgias trazem e o dano causado na região doadora.

Uma das partes mais importantes do tratamento inicial das deformidades congênitas da mão é a conversa com os pais. A resposta inicial é um misto de emoções: culpa, raiva e pena são sentimentos que se seguem após o diagnóstico de alteração congênita. A primeira abordagem a ser dada é a de que muitas alterações congênitas não são doenças, mas variações da normalidade, e que não afetam a função. É comum observar, devido ao sentimento de culpa e à desinformação, uma rápida procura por médicos, solicitando uma correção cirúrgica imediata. Nessa fase inicial, os pais têm pressa e aceitam qualquer opção de tratamento para que "a mão fique normal" o mais rápido possível. Deve-se ter em mente que a criança que nasce com uma alteração congênita desconhece a sua alteração. Além disso, não há dor, e a criança se desenvolve e aprende a conviver e a superar as dificuldades. Somente em torno dos três anos é que, observando os outros, percebe a alteração. Nesse momento, a aceitação da criança depende da família. Aquelas com famílias bem estruturadas darão pouca importância e saberão muito bem defender-se das dificuldades. O que se observa é que as questões psicológicas vividas pelas crianças não têm relação com a gravidade da patologia, mas com a maneira pela qual ela foi preparada para lidar com aquilo. Em idade precoce, a família não deve buscar explicações complexas para tirar as dúvidas da criança. Deve dar apoio e dizer-lhe simplesmente que ela nasceu assim. Com o tempo, as respostas surgirão naturalmente. Também não se devem criar falsas expectativas de melhora com o crescimento. É importante preparar a criança e a família para o ingresso escolar, ambiente onde ela certamente será motivo de curiosidade e perguntas. É necessário preparar também os professores para que ajam de maneira natural, evitando o protecionismo e não expondo a criança a atividades que ela possa ter dificuldade de realizar. O convívio com crianças da mesma idade desde um período precoce faz com que os colegas se acostumem às diferenças e aceitem-nas em uma convivência normal, sem o risco de brincadeiras desagradáveis (*bulling*).

Algumas das anomalias da mão são tão infrequentes que parece lógico que sejam tratadas por centros médicos de referência. No entanto, na maioria dos países não existe uma rede assistencial especializada que evite que muitas dessas patologias sejam tratadas por médicos sem a experiência necessária. Em diversas ocasiões, considera-se que o tratamento das deformidades congênitas da mão é simples e banal, e a sua real dificuldade somente se torna aparente com o resultado desastroso. Em tais centros de referência, é possível obter um tratamento multidisciplinar com ênfase no apoio psicológico, que pode ser essencial nas fases iniciais do tratamento.

EMBRIOLOGIA

A maioria das alterações congênitas ocorre em período precoce da gestação, entre a quarta e a oitava semana, fase de rápido desenvolvimento dos membros superiores. Isso explica o motivo de os brotos dos membros superiores já poderem ser observados com 26 dias de fertilização e estarão completamente formados com 53 dias. Após essa fase, os tecidos somente se desenvolvem, diferenciam e maturam a partir das estruturas já formadas.

A indução para a formação do broto a partir do mesoderma ocorre por uma proteína produzida no notocorda chamada de *sonic hedgehog* ou SHH. A formação inicial do broto do membro superior ocorre por um crescimento externo do mesoderma sobre o ectoderma que o recobre. Esse crescimento acontece a partir de duas colunas, o mesorma somático e a placa lateral mesodérmica, que migram de sua posição original para a parte externa, formando o broto. As células da placa lateral mesodérmica formarão ossos, cartilagens e tendões. O mesorma somático formará os nervos e vasos sanguíneos (**FIG. 6.1**).

Para compreender o desenvolvimento e explicar aos familiares, os médicos precisam entender os centros de sinalização que controlam o desenvolvimento do membro em três diferentes eixos: proximal-distal, anteroposterior e dorsal-ventral. Os centros de sinalização são chamados de sulco ectodérmico apical, zona de atividade polarizada e centro de sinalização Wingless. Os três centros são interdependentes, sendo que a alteração em um deles compromete todo o desenvolvimento.

O eixo de desenvolvimento proximal-distal é coordenado pelo sulco ectodérmico apical e é formado pelo tecido ectodérmico que recobre o broto mesodérmico. A lesão nesse local, em estudos experimentais, gerou a formação

de deformidades transversas. Já o eixo anteroposterior é regulado pela zona de atividade polarizada, que promove o crescimento na direção radioulnar, pré e pós-axiais. Falhas nesse local podem gerar polidactilias e mão em espelho. Por último, o eixo de formação dorsal-ventral é regulado pelo centro de sinalização Wingless e é responsável pela diferenciação entre a região dorsal e palmar dos dedos e da mão, ficando uma com abundante tecido para a polpa e outro com o aparelho ungueal. A falha nesse local é rara e pode causar a síndrome unha-patela.

CLASSIFICAÇÃO

Considerando a enorme variação das alterações congênitas do membro superior, vários autores tentam estabelecer sistemas de classificação que permitam enquadrá-las de maneira lógica e prática. Como destacou Flatt,[4] nenhuma classificação é perfeita, e a especialidade do seu autor (anatomista, cirurgião, radiologista, geneticista, etc.) vai condicioná-la. Associar as descobertas da embriologia experimental com a experiência clínica e a pesquisa genética deve ser a pedra angular no objetivo de atingir uma classificação com utilidade diagnóstica, prognóstica e terapêutica.

Caso se pretenda utilizar uma classificação básica, muitas anomalias não poderão ser enquadradas. Se, pelo contrário, usa-se uma classificação muito específica, termina-se obtendo uma combinação de números e letras de difícil manejo e compreensão. A utilização de termos descritivos derivados do grego e do latim teve seu lado positivo, através da exata correlação entre o termo descritivo e a aparência morfológica. O seu lado negativo, porém, foi que criou dificuldade para o uso na língua inglesa.

As classificações pioneiras foram muito simples, como a proposta por Isidore Saint-Hilaire, em 1837, dividindo as que afetavam a extremidade (ectromelia, hemimelia, focomelia) e as que apareciam nos dedos (ectrodactilia, polidactilia, atrofia e hipertrofia digital). Kanavel, em 1932, diferenciou as anomalias moderadas das graves. Frantz e O'Railly, em 1961,[5] dividiram-nas em dois grandes grupos: terminais e intercalares.

Em 1976, Swanson propôs uma classificação baseada principalmente no seu aspecto morfológico.[6] Em 1967, Barsky contribuiu com uma classificação baseada na falha embrionária sofrida.[7] No primeiro número do americano *Journal of Hand Surgery*, publicado em julho de 1976, Swanson descreveu uma classificação consensual com Entin e Tada, que foi adotada pela *International Federation of Societies for Surgery of the Hand* (IFSSH), com a pretensão de abranger qualquer tipo de anomalia (**QUADRO 6.1**).[6] Ela vem sendo alterada à medida que o conhecimento sobre as patologias aumenta e divide as alterações congênitas em sete tipos. Apesar de contemplar a maioria das lesões, algumas anomalias são difíceis de enquadrar em qualquer classificação, e estima-se que até 10% dos pacientes fiquem sem uma classificação definitiva.

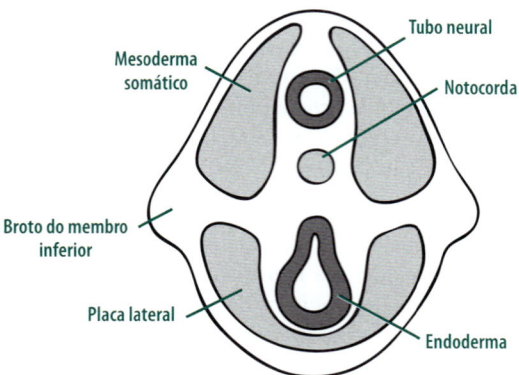

FIGURA 6.1 → Visão axial do embrião na quarta semana de gestação.
Fonte: Modificada de Sammer e Chung.[3]

QUADRO 6.1 → Classificação embriológica das deformidades congênitas dos membros superiores (IFSSH)

I. Falha de formação das partes
   a. Transversa
   b. Longitudinal
      1. Focomielia
      2. Radial – mão torta radial
      3. Central – mão em fenda
      4. Ulnar – mão torta ulnar

II. Falha de diferenciação das partes
   a. Sinostose
   b. Luxação da cabeça do rádio
   c. Sinfalangismo
   d. Sindactilia
   e. Contraturas
   1. Partes moles
      a. Pterígio
      b. Gatilho congênito
      c. Ausência de extensores
      d. Polegar hipoplásico
      e. Polegar empalmado
      f. x retroflexível
      g. Camptodactilia
      h. Mão em vendaval
   2. Ósseas
      a. Clinodactilia
      b. Kirner
      c. Delta falange

III. Duplicação
   a. Polegar
   b. Trifalangismo/hiperfalangismo
   c. Polidactilia
   d. Mão em espelho

IV. Hipercrescimento
   a. Membro
   b. Macrodactilia

V. Hipocrescimento
   Braquidactilia
   Braquissindactilia

VI. Síndrome da banda de constrição

VII. Anomalias esqueléticas generalizadas
   Acondroplasia
   Artrogripose
   Madelung

Falha de formação (ou no desenvolvimento de partes)

Ocorre quando há parada na formação de toda uma porção do membro. São divididas em falhas de formação transversal, intercalar e longitudinal. As transversais são as amputações congênitas, que podem ocorrer no braço, antebraço, punho e na mão. Já as intercalares, também chamadas de focomelia, ocorrem quando há falta de um segmento completo do membro, podendo a mão estar fixada diretamente na axila. As falhas longitudinais podem afetar a porção central da mão (causando mão fendida), a porção externa da mão (dando origem à mão torta radial) e a porção interna (gerando a mão torta ulnar).

Falha de diferenciação (ou separação de partes)

Nessa categoria, estão as alterações nas quais não há uma correta divisão dos segmentos. Isso pode ocorrer em qualquer tecido ou profundidade, podendo afetar pele, osso e tendão. Quando afeta apenas as partes moles, gera o exemplo mais comum dessa categoria: a sindactilia. Outro exemplo de falha de diferenciação ocorre nas fusões ósseas (sinostose). Os locais mais afetados são os ossos do cotovelo, principalmente na porção proximal do rádio e da ulna, bloqueando a rotação do antebraço, e nos ossos do carpo, causando pouca repercussão funcional.

Duplicação de partes

Nessa categoria, ocorre a divisão de um ou mais segmentos. Estudos mostram que não acontece uma duplicação verdadeira, mas uma divisão do segmento original. Pode ocorrer em diferentes níveis. Em raríssimas situações, é possível ocorrer duplicação umeral ou de toda a mão. Com maior frequência, atinge o polegar ou o dedo mínimo; os dedos centrais são atingidos com menor frequência. A duplicação também varia de pequenos dedos atrofiados e sem estrutura óssea, até dedos bem formados, com articulações e mobilidade. Excepcionalmente ocorrem triplicações digitais.

Hipercrescimento

Também chamada de gigantismo ou hiperplasia, nessa categoria, enquadra-se a macrodactilia, os casos de hiperplasia muscular ou a presença de músculos aberrantes. A hipertrofia pode se estender por toda a extremidade e afetar todos os tecidos, inclusive os ossos. Nela, o segmento ou a parte do membro tem um crescimento mais acelerado que o normal. É uma alteração rara e, na maioria das vezes, com causa desconhecida.

Hipoplasia

Enquadram-se aqui os casos em que há falta de desenvolvimento normal. A hipoplasia pode ser observada nos dedos ou até em todo o membro. O local mais afetado por esse tipo de alteração é o polegar. Também podem ser afetadas estruturas específicas, como os tendões extensores do polegar ou dos dedos longos, ou mesmo ocorrer a ausência dos tendões flexores dos dedos.

Síndrome de bandas de constrição congênita

Lesão atribuída ao estrangulamento de um tecido já formado por bridas amnióticas, ocasionando lesão vascular, que, em casos extremos, provoca amputação.

Anomalias generalizadas

Incluem-se anomalias complexas, como acondroplasia, artrogripose, deformidade de Madelung e osteocondromatose. Quando a alteração não se enquadra em nenhum dos outros subtipos, é classificada também como anomalia generalizada.

DEFORMIDADES NA MÃO E NOS DEDOS

Sindactilia

A sindactilia é a ocorrência, no momento do nascimento, de um ou mais dedos unidos. Pode atingir mãos ou pés e surge a partir do defeito na separação. A mão normal permite uma mobilidade mínima de 35° de abdução entre os dedos longos e 70° entre o polegar e o indicador. As comissuras entre eles vão até a transição do terço proximal e médio da falange proximal e têm inclinação de dorsal-proximal para volar-distal de aproximadamente 40°.

A sindactilia simples ocorre em 1:2.000 nascimentos, incidência que varia entre as raças e as regiões. É considerada a mais frequente anomalia congênita do membro superior. Sua ocorrência é mais comum na raça branca e, na maior parte das séries, com maior incidência no sexo masculino. Normalmente, é bilateral e simétrica, sendo vista na raça negra com raridade.

Sua etiologia é bastante controversa, mas acredita-se que ocorra uma falha no processo de necrose interdigital (apoptose) das estruturas mesenquimais que formam a placa da mão, estrutura em forma de remo que sofre separação na sétima semana de gestação. A forma mais frequente de sindactilia une o dedo médio e o anular, seguida pelo indicador e médio e anular e mínimo. A sindactilia entre o polegar e o indicador é muito rara, e isso é explicado pela precocidade com que os dedos com maior diferença de tamanho se separam.

A condição costuma ser esporádica e ocorre como uma alteração isolada. Entretanto, 10 a 40% dos casos é resultado de transmissão autossômica dominante com expressividade variável. Em tais casos, a sindactilia se apresenta como uma anomalia isolada e pode não estar presente em todas as gerações. Ela também pode estar associada a diferentes anomalias congênitas e síndromes, como a síndrome de Poland e a de Apert. Considerando o grau de união entre os dedos e a presença ou ausência de outros tecidos unidos que não a pele, pode-se classificar a sindactilia em simples e complexa:

Sindactilia simples. A união entre os dedos se limita às partes moles, essencialmente à cobertura cutânea e às estruturas fasciais. Pode ser **incompleta** (ou **parcial**), quando não afeta todo o comprimento do dedo, ou **completa**, quando compromete todo o comprimento.

Sindactilia complexa. A conexão dos dedos ocorre não somente através da pele, mas também pelas estruturas ósseas, podendo estar associada a anormalidades tendinosas e vasculonervosas. A fusão óssea geralmente ocorre na porção distal, embora mais raramente possa estar localizada na falange média ou proximal.

Dobyns propôs o termo **sindactilia complicada** para definir a condição associada a anomalias múltiplas ou a síndromes.[8] Nesses casos, observa-se a presença de fusões ósseas complexas, falanges supranumerárias, de posicionamento frequentemente transversal, e também falanges tipo delta. Assim como nas simbraquidactilias, é frequente a divisão mais distal das artérias digitais comuns.

O tratamento das sindactilias é cirúrgico em uma parcela muito grande dos pacientes, por questões funcionais e estéticas. Indivíduos com lesões incompletas, sem alterações funcionais, ou quando a condição é associada a outras anomalias congênitas graves ou a deficiência mental grave, o tratamento conservador pode ser considerado. A decisão sobre o momento mais apropriado para operar é controversa, não existindo consenso na literatura. Há uma tendência a operar ao redor dos 18 meses de vida. Estudos sobre o desenvolvimento infantil sugerem que o ideal é que a função preensora da mão esteja definida aos 24 meses de vida, portanto, o tratamento deve estar finalizado até esse período.[9] Além de problemas relacionados à anestesia, a operação precoce acarreta maior incidência de complicações, como recidiva deformidade ou avanço distal progressivo da comissura. Pacientes com sindactilias bilaterais podem ter as duas mãos operadas no mesmo dia.

Quando a sindactilia envolve dedos com grande diferença de tamanho, especialmente unindo o polegar e o indicador, ou o anular e o mínimo, a união deve ser corrigida mais cedo, por volta dos 12 meses. Nesses casos, o crescimento causa uma flexão adaptativa do dedo mais longo quando não se realiza a correção cirúrgica precoce. Isso também provoca uma deformidade rotatória, que é de difícil correção em cirurgias tardias.

Em pacientes com sindactilias unindo mais de dois dedos, deve-se programar a separação em duas etapas devido ao risco de lesão vascular. Inicialmente, divide-se um lado do dedo, realizando a segunda cirurgia após seis meses. Nos casos complexos, como na síndrome de Apert, são previstas sucessivas cirurgias, o que obriga o planejamento do tratamento com um calendário adaptado às necessidades da criança e da família.

Ao longo do tempo, múltiplas técnicas foram usadas no tratamento da sindactilia. Inicialmente, o tratamento era realizado com uma única incisão longitudinal, o que sempre produzia uma posterior retração da cicatriz e/ou recidiva da união entre os dedos, o que motivou a procura por novas alternativas.

A separação da sindactilia é um procedimento extremamente meticuloso, e a prioridade da cirurgia é a reconstrução da comissura. A técnica de reconstrução da comissura deve levar em conta sua morfologia normal. Ela apresenta uma inclinação de proximal-dorsal a distal-palmar, com forma de ampulheta. A comissura deve ser larga o suficiente para uma adequada separação dos dedos e também para segurar objetos grandes. Flatt propôs um procedimento que trouxe um significativo avanço no tratamento, realizando um retalho dorsal de ampla base suturado em uma incisão transversal na palma, evitando a tensão.[4] A maioria dos cirurgiões, hoje, utiliza uma combinação de retalho dorsal, seguido de incisões em zigue-zague e enxerto de pele total retirado da prega inguinal (FIG. 6.2).

O tratamento das sindactilias simples e incompletas deve ser feito de maneira habitual, com comissura reconstruída através de retalhos, apresentando a mesma complexidade das sindactilias completas. Eventualmente, podem ser utilizados retalhos tipo borboleta, para aprofundar a comissura, técnica proposta por Ostrowski e colaboradores[10] (*butterfly flap*) (FIG. 6.3).

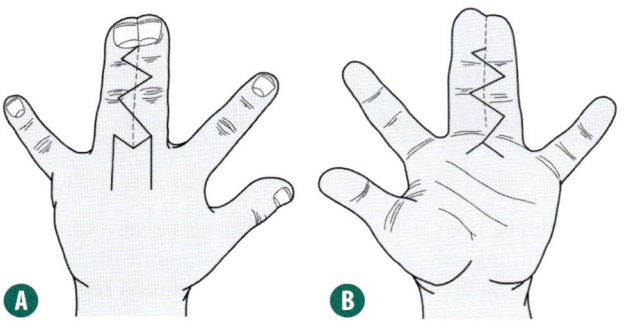

FIGURA 6.2 → Visão dorsal Ⓐ e palmar Ⓑ do planejamento da cirurgia de sindactilia simples e completa. Confecção da comissura que deve ser retangular, larga e ao mesmo nível das comissuras adjacentes, e incisões palmares e dorsais em zigue-zague até a ponta do dedo.

Fonte: Modificada de Dao e colaboradores.[11]

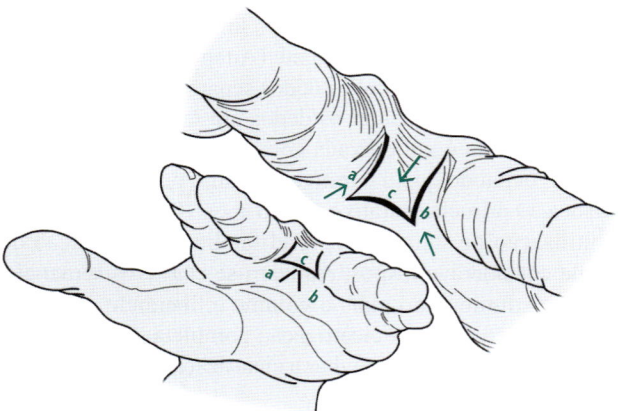

FIGURA 6.3 → Reconstrução da comissura na sindactilia simples e incompleta, com zetaplastia dupla pela técnica de Ostrowski, também chamada de borboleta.

Fonte: Adaptada de Green e colaboradores.[12]

Nos casos de sindactilia completa, o primeiro e principal passo do procedimento cirúrgico é a confecção da comissura, que deve ser retangular, larga e ao mesmo nível das comissuras adjacentes. O retalho dorsal deve ter o comprimento de dois terços da falange proximal e iniciar na cabeça do metacarpo. Nessa técnica, deve-se ter cuidado no lado dorsal para conservar intacto o peritendão do mecanismo extensor. Após a confecção do retalho dorsal, incisões palmares e dorsais em zigue-zague devem seguir o retalho da comissura e formar uma imagem em espelho nos dois lados dos dedos, para se interdigitarem ao fim da separação. A ponta dos retalhos não deve ultrapassar uma linha longitudinal previamente desenhada na linha mediana dos dedos a serem separados. Ângulos agudos são preferidos aos gentis e obtusos, pois esses últimos frequentemente retraem com o crescimento. No lado palmar, é preciso ter o máximo de cuidado com o feixe vasculonervoso. Os dedos são separados de distal a proximal, de forma cuidadosa e não traumática, com secção das estruturas fasciais que os une, incluindo o ligamento natatório proximalmente. O feixe neurovascular deve ser muito bem explorado de proximal para distal. Após hemostasia criteriosa, o torniquete deve ser desinflado para verificar a circulação. Depois da sutura dos retalhos, deve-se proceder a enxertia de pele nos locais restantes, evitando suturar sob tensão. É preferível uma zona com enxerto de pele a suturar um retalho com excessiva tensão, que pode ocasionar perda do retalho ou sofrimento vascular do dedo (QUADRO 6.2 e FIG. 6.4).

Nos últimos anos, alguns autores vêm sugerindo reconstruir a comissura com retalho de base volar, e outros têm utilizado retalhos mistos (dorsal e volar), tanto de configuração triangular quanto retangular.[13] Essa é uma tentativa de prevenir a formação de neocomissura mais distal e evitar o uso de enxerto de pele na região dorsal dos dedos, que são esteticamente piores.

A técnica proposta por Buck-Gramcko para a reconstrução da sinoníquia, ou fusão das unhas nos dedos afetados, melhorou muito o resultado da cirurgia de sindactilia completa.[14] Consiste em traçar dois retalhos triangulares nas polpas dos dedos unidos, levando cada um deles a cobrir a área que fica exposta da falange distal depois da sua

QUADRO 6.2 → Dicas no tratamento da sindactilia

Confecção de um retalho amplo dorsal.
Incisão em "Z" nos dedos para evitar a contratura da cicatriz.
Uso de enxerto de pele total para cobertura das áreas cruentas.
Dissecção cuidadosa dos feixes neurovasculares.
Diminuição do tecido adiposo antes do fechamento, diminuindo a tensão na sutura.
Operação de um lado do dedo de cada vez.
Reconstrução cuidadosa das unhas com retalhos locais.
Curativos feitos, necessariamente, pelo cirurgião.

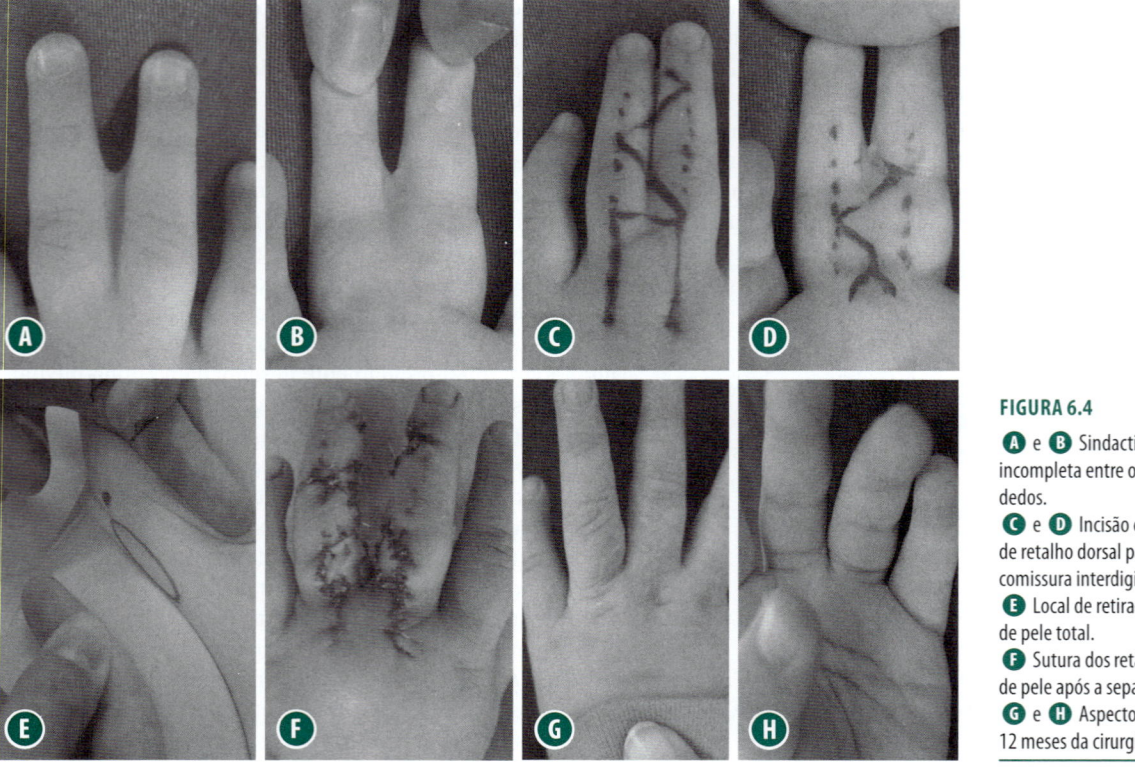

FIGURA 6.4

A e **B** Sindactilia simples incompleta entre os terceiro e quarto dedos.
C e **D** Incisão com confecção de retalho dorsal para criação de comissura interdigital.
E Local de retirada de enxerto de pele total.
F Sutura dos retalhos e enxerto de pele após a separação.
G e **H** Aspecto clínico após 12 meses da cirurgia.

separação. Se as unhas estiverem unidas, uma porção central da matrix deve ser removida, antes da sutura dos retalhos de pele (**FIG. 6.5**). Sabe-se que, quanto mais jovem for a criança, maior é a proporção de tecido adiposo. Uma técnica utilizada para facilitar o fechamento do dedo é diminuir o volume de tecido adiposo dos retalhos e do leito receptor, evitando tensão na sutura e isquemia.

É consenso a necessidade do uso de enxerto de pele total livre para cobrir áreas cruentas após a separação dos dedos. A zona doadora mais utilizada é a prega inguinal, evitando a região onde nascerão os pelos pubianos. Quando se necessita de pouca quantidade de enxerto, pode-se usar a zona hipotenar e a prega de flexão do punho ou do cotovelo. A retirada deve ser de maneira elíptica para o posterior

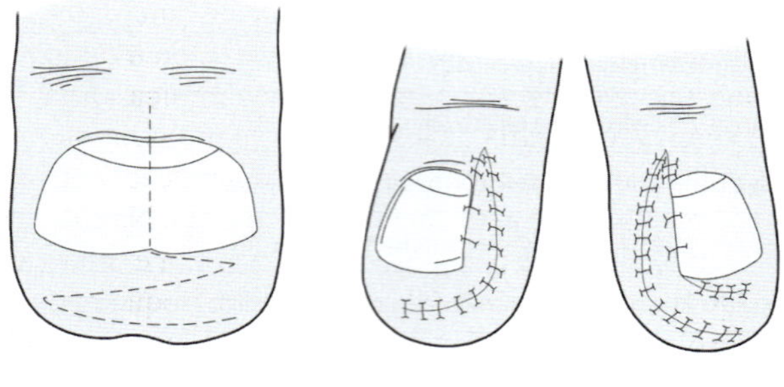

fechamento mais estético. O enxerto deve ser completamente desengordurado e suturado de maneira firme. A cicatriz reta na área doadora localiza-se em uma região discreta, com mínima sequela estética.

Vickers e Donnelly[15] propuseram a "técnica aberta" evitando o uso de enxertos de pele, supostamente para evitar a formação de cicatrizes retráteis com hiperpigmentação, aparição de pelo e a possível necrose precoce do enxerto. Tal técnica é uma opção não aceita por todos.

A confecção do curativo é um passo importante do procedimento e deve ser realizado pelo cirurgião, dando ênfase em manter a comissura aberta, com uma suave compressão. Inicialmente, a gaze não aderente (Adaptic®) deve ser colocada na comissura e entre os dedos separados. Após, utiliza-se gaze seca para manter os dedos afastados. Em seguida, a mão operada é imobilizada com uma tala gessada axilopalmar, evitando que o curativo seja sujo ou removido pela criança. O primeiro curativo é feito após 10 dias da cirurgia. A utilização de sutura absorvível facilita a cicatrização de forma considerável. Após, realizam-se curativos semanais, cada vez diminuindo mais o volume e liberando a mobilidade dos dedos. Até a cicatrização completa da comissura, deve-se ter cuidado para evitar a cicatrização entre os dedos.

No tratamento da sindactilia simples, o prognóstico cosmético e funcional é muito bom; já na sindactilia complexa, o prognóstico é incerto. As complicações, como cicatriz hipertrófica, granuloma e queloide, não são raras. Tais lesões devem ser informadas aos pais antes da cirurgia.

FIGURA 6.5 → Sindactilia com fusão distal. Criação da prega ungueal através de retalho cutâneo da polpa.

Fonte: Modificada de Dao e colaboradores.[11]

Bandas de constrição

A síndrome de bandas de constrição congênita (SBCC) é uma patologia rara, na qual observam-se anéis circulares que causam a constrição de um membro ou segmento, durante a vida intrauterina. Pode ocorrer nos membros superiores e inferiores, ocasionalmente atingindo cabeça e tronco. Em 80% dos pacientes, afeta os membros superiores e inferiores. De etiologia controversa, possui diferentes formas de apresentação. A incidência é variável na literatura, ocorrendo esporadicamente entre 1:1.200 e 1:15.000 nascidos vivos, perfazendo 3% das malformações das mãos. Não há predominância quanto a sexo, sendo geralmente bilateral. Em 60% dos pacientes, há algum tipo de anormalidade durante a gestação, sendo fatores de risco a prematuridade (abaixo de 37 semanas), o baixo peso ao nascer (menos de 2.500 gramas), a tentativa de aborto e a exposição materna a drogas, traumas e doenças. A SBCC apresenta vários sinônimos na literatura, como anéis de constrição congênitos, bandas de constrição anelar, síndrome de Streeter, síndrome de bandas de constrição e síndrome de bandas amnióticas. A grande quantidade de termos usados para definir essa patologia mostra a dificuldade de identificar sua etiologia com clareza. Em 30% dos pacientes, há presença de outras malformações esqueléticas, podendo ou não haver relação com a compressão por bandas amnióticas. A alteração associada mais frequente é o pé torto congênito, seguido de lábio leporino, luxação congênita do quadril e escoliose por hemivértebra. Quando atingem as mãos, as deformidades são acompanhadas por outras alterações sistêmicas ou musculoesqueléticas em até 70% dos pacientes, como alterações ósseas, cranianas e até anencefalias.

Acredita-se que não haja transmissão genética, mas a literatura cita poucos casos com antecedência familiar. Não há consenso na literatura quanto à origem da SBCC, e existem duas correntes que tentam explicar a formação das deformidades: a teoria intrínseca e a extrínseca. A **teoria intrínseca**, proposta por Streeter em 1930,[16] sugere que a SBCC é um defeito inerente ao desenvolvimento durante a embriogênese. Nessa teoria, as bandas se formam a partir de um defeito endógeno na formação do tecido subcutâneo, causando hipoplasia mesenquimal focal. O suposto mecanismo foi proposto baseado na similaridade histológica das pregas da SBCC com as pregas normais de flexão dos membros. Em 1961, Patterson definiu a SBCC como uma falha primária no desenvolvimento do tecido subcutâneo durante o período da morfogênese.[17] Outros autores concordam com a teoria de Streeter, inclusive propondo outras condições teratogênicas, como infecção viral e alteração vascular. Poucos autores apoiam uma teoria traumática para a ruptura das membranas amnióticas, porém, raramente se observa um trauma específico durante a gestação, sendo tal teoria não comprovada.

A teoria mais aceita no momento foi apresentada por Torpin em 1965,[18] chamada de **teoria extrínseca**. Ela propõe que a ruptura prematura da membrana amniótica formaria bandas de constrição, comprimindo e impedindo o desenvolvimento do membro. A teoria extrínseca é suportada por Kino,[19] que, através de estudos experimentais em animais, conseguiu induzir a formação de acrossindactilias após a ruptura da membrana amniótica. A ocorrência de deformidades assimétricas, com maior predileção para os dedos longos e menor incidência no polegar, também ajuda a suportar a teoria extrínseca. A análise da placenta de crianças com síndrome de bandas de contrição evidenciou a presença de tecido mesoblástico, relacionado à ruptura das membranas amnióticas. Com isso, o feto ocuparia a cavidade corioide, e esse processo poderia causar a presença de bandas fibrosas dos restos dos âmnios e córions, que se enredam ao redor dos membros. Assim, a compressão externa causada pela lesão circular dos restos das membranas amnióticas causaria isquemia com constrições, sulcos e até amputações nos membros. De acordo com a teoria extrínseca, as diferentes apresentações da síndrome de bandas de constrição ocorrem devido ao período da gestação em que há a ruptura das membranas amnióticas. Rupturas precoces causariam lesões graves, como anencefalias, encefaloceles e extrusões viscerais. Também causariam deformidades graves nos membros, como amputações. São raros os pacientes que apresentam lesões em fases inicias, já que a maioria dos fetos atingidos nessa fase não sobrevive. Já as rupturas mais tardias causam lesões e deformidades características nos membros. A compressão externa causa necrose tecidual, sangramento e posterior cicatrização, o que explicaria a presença de sindactilias e ausências ósseas. As ulcerações do tecido epitelial com posterior cicatrização explicariam a alta frequência de acrossindactilia, que é a sindactilia com fenestrações proximais. Elas ocorrem não por uma falha na formação, mas por fusão de dedos já diferenciados, que às vezes conservam perfeitamente a comissura interdigital. De acordo com a teoria extrínseca, a SBCC não se trata de uma verdadeira malformação, visto que uma causa externa gera uma falha de formação. Porém, como as características das lesões resultantes são muito semelhantes às alterações congênitas, definiu-se incluí-la na classificação das alterações congênitas das mãos.

A maioria dos pacientes é diagnosticada ao nascimento, embora esteja bem descrito o diagnóstico pré-natal através de ultrassonografia, entre o segundo e o terceiro trimestre de gestação. A apresentação clínica varia de acordo com a topografia da lesão. Nos membros, as alterações podem variar de simples anéis de constrição, com ou sem edema distal, até amputações intrauterinas. Na cabeça, são descritos casos de anencefalia, hidrocefalia e microcefalia. No tronco, pode estar associada a gastroquise, toracoesquise e coração extracorpóreo. A mão é acometida em 60% dos pacientes, sendo o envolvimento bilateral e assimétrico. O polegar raramente é afetado (7% dos casos), por ser mais curto e também por estar em uma posição mais protegida na palma da mão, o que dificultaria ser enrolado pelas bandas amnióticas. Por esse mesmo motivo, os dedos centrais são os mais expostos e mais afetados. O dedo médio é o mais atingido, sendo lesado em 90% dos pacientes, seguido pelos dedos anular e indicador (25%) e pelo dedo mínimo (13%).

Aproximadamente 50% dos pacientes com acometimento das mãos também apresentam bandas de constrição nos pés. A apresentação clínica depende da profundidade e da circunferência dos anéis de constrição. A extensão dos anéis varia desde simples zonas incompletas de compressões na pele, que não causam qualquer alteração funcional distal, até anéis profundos de constrições que circulam toda a circunferência do membro ou segmento, atingindo todas as camadas de tecidos, causando sofrimento vascular e até amputação intrauterina. A profundidade das bandas é variável no mesmo paciente, inclusive nos casos bilaterais, ou até mesmo na mesma mão ou mesma banda, sendo, em geral, mais profunda na região dorsal. É frequente a interferência nos retornos venoso e linfático, causando aumento de volume distal, com edema e, algumas vezes, cianose. A SBCC apresenta deformidades e anomalias associadas. A alteração mais frequente é a sindactilia. Também podem ser observadas acrossindactilia, hipoplasia de falanges, braquidactilia, sinfalangia, simbraquidactilia e camptodactilia **(FIG. 6.6)**. Bandas profundas distais nos dedos causam deformidades nas unhas, podendo inclusive estar ausentes. Já bandas profundas proximais ao punho estão associadas à lesão nervosa. O diagnóstico da SBCC é clínico. As radiografias são úteis apenas nos casos de amputação, já que não há fusão óssea nas sindactilias. Diferente das amputações congênitas por falha de formação (agenesias), em que o esqueleto proximal pode ser afetado, nas SBCC o esqueleto proximal é sempre normal. Nas agenesias são observadas, em geral, amputações nas articulações (desarticulações); já na SBCC as amputações ocorrem na porção óssea, permanecendo uma porção óssea proximal que termina em forma de ponta.

A classificação mais utilizada foi proposta por Patterson, em 1961.[17] Nela, a SBCC é dividida em quatro tipos conforme a gravidade **(QUADRO 6.3)**. Devido à presença de

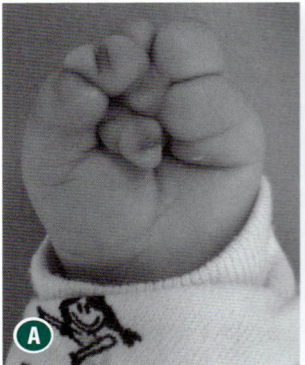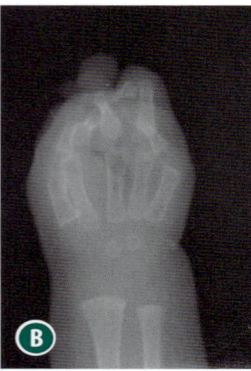

FIGURA 6.6 → Síndrome de banda de constrição.
A Aspecto clínico.
B Aspecto radiológico com amputações congênitas e sindactilias complexas.

QUADRO 6.3 → Classificação de Patterson para a SBCC

Tipo 1 – Anel de constrição simples, em um ou mais segmentos, sem causar deformidade ou linfedema distal.

Tipo 2 – Anel de constrição que causa deformidade distal, com ou sem linfedema.

Tipo 3 – Anel de constrição com fusão de parte distal, podendo ser sindactilia ou acrossindactilia.

Tipo 4 – Amputações intrauterinas.

vários locais de constrição no mesmo paciente, a classificação de Patterson é utilizada por região ou segmento, portanto, o mesmo paciente apresenta diferentes classificações dependendo da localização. Outra particularidade é que a classificação não é estática e pode progredir conforme a gravidade da isquemia.

O tratamento da SBCC nem sempre é cirúrgico, somente casos sintomáticos e em que há alteração vascular distal à constrição são indicados para reconstrução. O tratamento cirúrgico deve ser planejado, e diferentes técnicas são utilizadas para as possíveis combinações de lesões. Nas deformidades complexas, não existe uma regra no tratamento, devendo cada caso ser tratado de maneira individualizada. O tratamento só é urgente quando os anéis de constrição causam alterações vasculares graves. Quando a porção distal apresentar cianose ou edema grave, as lesões podem evoluir de maneira rápida para ulceração, infecção e até amputação. Tais pacientes necessitam de tratamento urgente utilizando os mesmos princípios dos pacientes eletivos. É importante que o cirurgião informe aos pais de que, após a cirurgia, pode haver algum edema residual. O uso de luvas ou bandagens compressivas pode auxiliar na recuperação. Nas mãos, a SBCC apresenta três formas principais de apresentação.

1. Bandas de constrição simples ou sulcos. Manifestam-se de várias formas. Podem ser anéis simples com ou sem lesão ou alteração vascular distal, com presença de edema. Algumas vezes, a porção distal ao anel de constrição pode ser um coto esférico, extremamente edemaciado, com ausência óssea. O tratamento cirúrgico de anéis de constrição simples, sem lesão neurotendinosa, deve ser com excisão da constrição, aproximação do tecido adiposo subcutâneo e sutura da pele com zetaplastias **(FIG. 6.7)**. A retirada pode ser feita em dois tempos ou em uma cirurgia única. Sempre se deve dar muita atenção à vascularização com um cuidado maior para o retorno venoso dorsal e os feixes vasculonervosos volares. Para anéis moderados ou graves, que necessitam de tratamento cirúrgico, os melhores resultados estéticos e funcionais são observados com a técnica de Upton e Tan[20] (1991) **(FIG. 6.8)**. Primeiramente, marca-se um dos lados da parede do anel. Ao pressionar a marca contra a parede cutânea do outro lado, a pele ficará borrada, mostrando a quantidade de pele que necessita ser ressecada. Após a ressecção do anel, retira-se a porção extra de tecido adiposo. A camada de gordura restante é mobilizada da derme e dos planos profundos, muscular ou tendinoso,

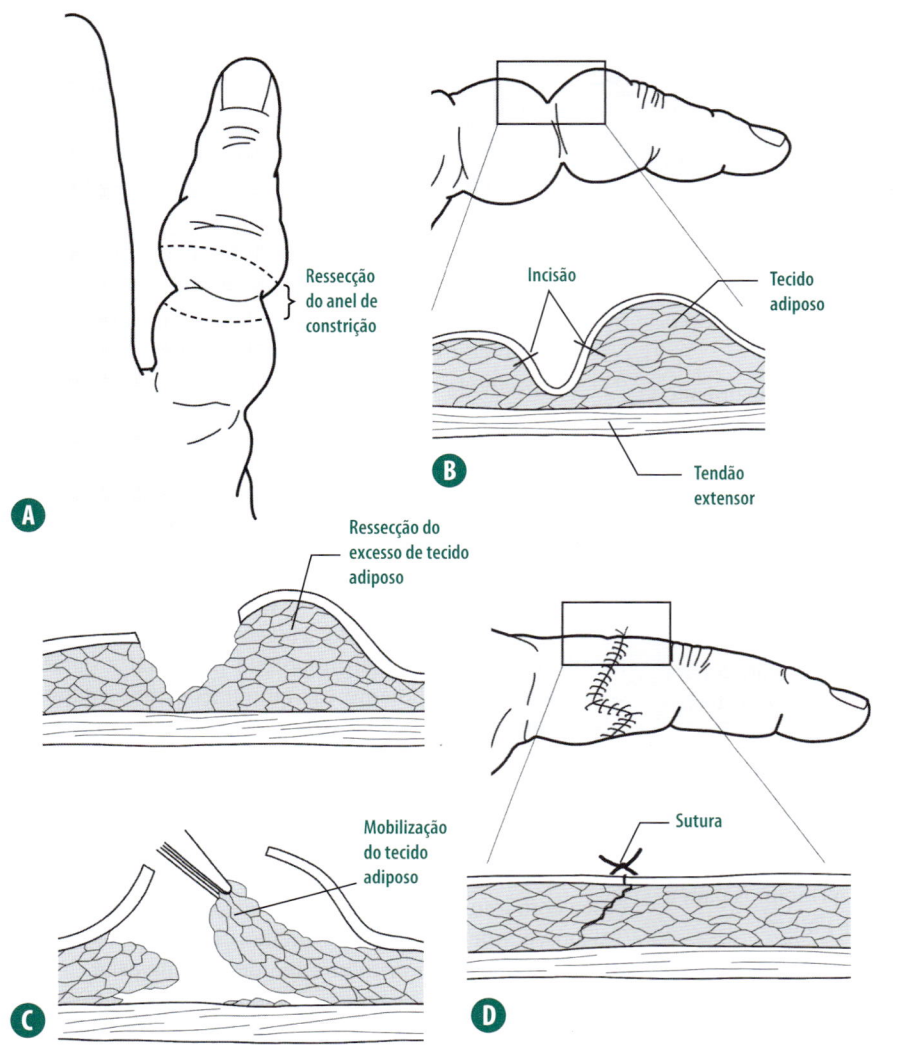

FIGURA 6.7

Ⓐ e **Ⓑ** Ressecção completa da banda de constrição. Após a ressecção do anel, retira-se a porção extra de tecido adiposo.
Ⓒ A gordura restante é mobilizada e suturada sobre o local onde foi ressecado o anel de constrição.
Ⓓ A pele é suturada em forma de "Z" sobre a lesão.

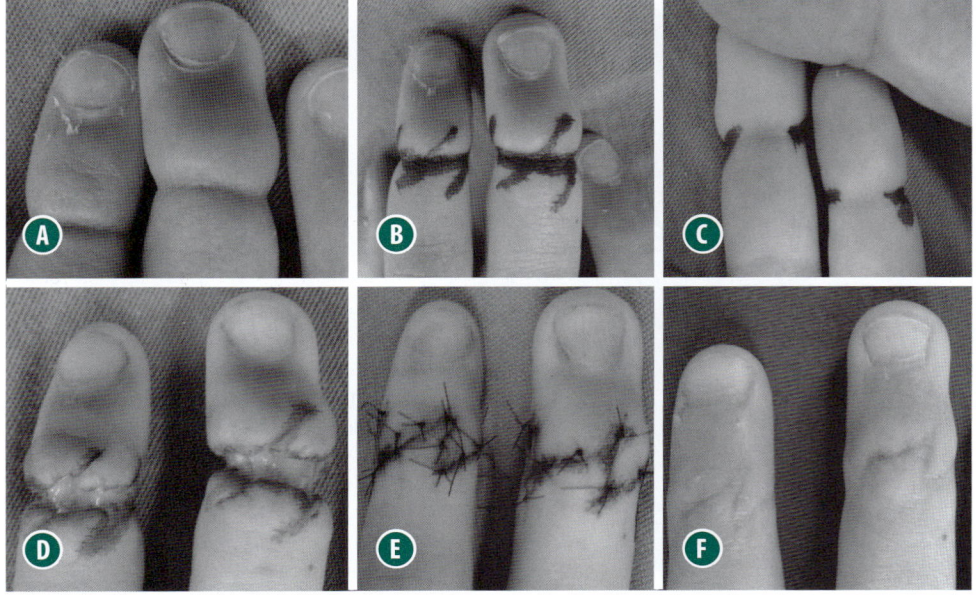

FIGURA 6.8

Ⓐ Anéis de constrição nos dedos.
Ⓑ e **Ⓒ** Planejamento da cirurgia com ressecção dos anéis e reconstrução com zetaplastia. Observa-se o comprometimento maior da porção dorsal.
Ⓓ Transoperatório.
Ⓔ Pós-operatório imediato.
Ⓕ Evolução dois anos após a cirurgia.

nas porções proximal e distal à incisão, e é suturada sobre o local onde foi ressecado o anel de constrição, corrigindo a deformidade original. Depois, são feitos os retalhos cutâneos proximais e distais. A pele é suturada em forma de "Z" sobre a lesão. Durante a dissecção, deve-se ter cuidado para preservar ao menos duas veias dorsais, evitando congestão venosa. A simples ressecção dos anéis de constrição, sem a realização de zetaplastia, gera uma cicatriz circunferencial que retrai e provoca um defeito maior que o original. Em caso de pontos segmentares de compressão, a correção cirúrgica deve ser realizada em estágios, sendo o local mais distal operado inicialmente.

2. Sindactilias. São bem características, principalmente devido à presença constante de acrossindactilias, que são sindactilias com união dos dedos somente na porção distal, conservando parte ou toda a comissura proximal. O tratamento da acrossindactilia causada por SBCC é um desafio, porém, tem-se a vantagem de necessitar de menos enxerto de pele, observando que, às vezes, a comissura não está na posição adequada. A pele das comissuras proximais na acrossindactilia não apresenta a mesma qualidade de uma pele normal, sendo mais grossa e menos elástica **(FIG. 6.9)**. Na cirurgia para tratamento de sindactilias por SBCC, são utilizadas as técnicas clássicas. Os dedos devem ser separados com zetaplastias cuidadosamente planejadas. Outra característica da sindactilia na SBCC é que não apresenta fusão óssea, apenas cutânea.

Foram descritas diversas técnicas para a correção cirúrgica da sindactilia, variando principalmente a forma do retalho para a confecção da comissura. Os princípios para a cirurgia da sindactilia foram definidos por Flatt:[21]

1. Construção da comissura com o uso de pele local, geralmente dorsal.

2. Ressecção do excesso de tecido adiposo do subcutâneo, facilitando o fechamento.

3. Fechamento das porções laterais dos dedos com retalhos em zigue-zague.

4. Fechamento das áreas cruentas e com defeito cutâneo com enxerto de pele total, normalmente retirado da região inguinal.

5. Correção das alterações esqueléticas; no caso da SBCC, não há fusão óssea distal à compressão.

6. Para os casos em que há mais de um dedo afetado, deve-se liberar um lado do dedo de cada vez.

7. Necessidade do uso de instrumental de magnificação (lupa ou microscópio), facilitando a dissecção tecidual minuciosa.

8. Realizar imobilização e curativo apropriado para pacientes pediátricos, protegendo o local da cirurgia.

3. Amputações. Podem ocorrer em qualquer nível dos membros superiores ou inferiores, sendo mais comuns nos dedos. Na SBCC, as alterações são transversais, sendo o membro ou dedo normal na porção proximal ao anel de constrição. No tratamento das amputações dos dedos por SBCC, devido ao pouco comprimento, deve-se posicionar a comissura mais proximal possível, aumentando o tamanho relativo do dedo. As agenesias (falhas de formação) apresentam características diferentes das amputações por SBCC **(QUADRO 6.4)**. Nas amputações, principalmente no polegar, terceiro e quinto dedos, pode-se aumentar a estrutura óssea com transferência livre de falanges do pé para a mão. Tal procedimento apresenta melhores resultados quando realizado durante o primeiro ano de vida da criança. Isso aumenta a função de pinça e melhora o aspecto estético

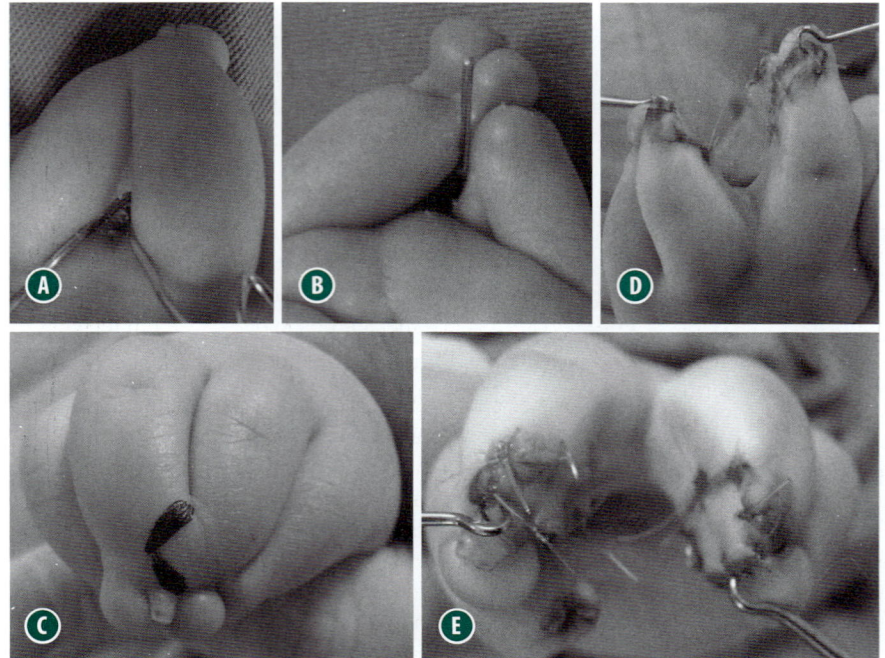

FIGURA 6.9 → Acrossindactilia na síndrome de banda de contrição.
Ⓐ Visão dorsal.
Ⓑ Visão volar.
Ⓒ Planejamento cirúrgico.
Ⓓ e **Ⓔ** Liberação com uso de pequena quantidade de pele.

QUADRO 6.4 → Diferença das amputações na SBCC e na agenesia

Amputações por SBCC	Amputações por agenesia
Bilateral	Unilateral
Amputação transóssea	Amputação transarticular
Região proximal normal	Região proximal hipoplásica
Coto distal com atrofia de partes moles	Coto distal com excesso de partes moles

da mão. Na SBCC, não há pele de sobra na ponta da amputação, o que faz necessário o uso de retalhos cutâneos locais para a melhora da cobertura. Em crianças maiores, está descrito alongamento ósseo com fixadores externos e transferências vascularizadas, com o mesmo propósito. Em pacientes com amputações e hipoplasias graves, dá-se prioridade para a reconstrução do polegar e da pinça. Para isso, diferentes técnicas podem ser utilizadas, como a plastia *on the top*, a policização e a transferência do dedo do pé para a mão.

Nos membros inferiores, as bandas de constrição apresentam praticamente as mesmas características do membro superior, e o tratamento deve ser realizado da mesma forma, com ressecção do anel de constrição e reconstrução cutânea com zetaplastias.

Braquidactilia

Termo proveniente do grego com significado de "dedo curto". O indicador e o quinto dedos são os mais afetados, sendo a falange média o osso mais alterado. A braquidactilia é de apresentação esporádica e unilateral, mas pode estar associada à transmissão autossômica dominante e fazer parte de inúmeras síndromes, como Apert, Treacher Collins, Poland, Cornélia de Lange e Bloom. Sua apresentação clínica é variável: os dedos podem ter a forma normal, sendo apenas hipoplásicos, ou ter falha completa da formação de partes, como a falange ou o metacarpo, que podem estar completamente ausentes. Também podem estar associados a outro tipo de malformação, como a mão torta radial ou ulnar. Ectrodactilia é um termo genérico utilizado para descrever a ausência completa de falanges ou metacarpo. Existem termos específicos para as braquidactilias, os quais definem o local da hipoplasia, como braquimetarcarpia (para metacarpo curto), braquimesofalangia (para falange média curta) e braquitelefalangia (para a falange distal curta). Bell[22] foi quem classificou as braquidactilias, mas tal descrição em pouco ajuda na definição do tratamento, sendo muito mais útil para os geneticistas associarem ao padrão de transmissão.

A maioria dos pacientes com braquidactilia, especialmente os casos leves que envolvem apenas um osso, não necessita de tratamento. Já nos casos de grave alteração ou quando múltiplos dedos são atingidos, o tratamento cirúrgico pode ser considerado. O objetivo do procedimento é a melhora da função e da aparência. O uso de próteses tem mostrado pouco benefício funcional. Entre as opções cirúrgicas, estão o aprofundamento do espaço interdigital, a osteotomia e o enxerto ósseo, a transposição de falange do pé não vascularizada, o alongamento por distração e a transferência microcirúrgica do pé para a mão. A transferência de falange do pé não vascularizada apresenta resultados inconsistentes, apesar de ser uma opção clássica. É um procedimento que gera limitado aumento de tamanho e, para preservar o crescimento do osso transposto, deve ser realizado entre um e dois anos de vida e com ressecção extraperiosteal, levando periósteo junto. Indica-se transferir a falange média do segundo dedo do pé, evitando a retirada da falange proximal, que causaria maior instabilidade. Já o alongamento por distração tem uma capacidade de alongamento de até 4 cm, e os fixadores são bem tolerados pelas crianças. A consolidação óssea pode ser acelerada com a colocação de enxerto. A transferência microcirúrgica de dedo do pé para a mão é a técnica com maior poder de reconstrução. O segundo dedo do pé tem um comprimento de 5 cm em uma criança de dois anos, e isso gera um aumento de tamanho imediato após o procedimento, apresentando relativa sensibilidade e mobilidade para o dedo. O que pesa contra a realização do procedimento é a grande capacidade técnica necessária para realizá-lo e a sequela causada na área doadora do pé. Em função de a maioria dos pacientes apresentar alteração unilateral, os procedimentos cirúrgicos e possíveis sequelas devem ser discutidos previamente com os pais.

Simbraquidactilia e síndrome de Poland

Simbraquidactilia é um termo proveniente do grego e significa dedos curtos e unidos. Ocorre de forma esporádica e pode ser uma característica da síndrome de Poland. Sua apresentação é, em geral, unilateral. A gravidade varia de dedos curtos relativamente bem formados à quase completa ausência. Quando bem formados, o tratamento se resume à separação da sindactilia, podendo haver uma liberação mais proximal, incluindo o ligamento transverso intermetacárpico, aumentando a mobilidade e o comprimento aparente dos dedos. Não se deve posicionar a comissura muito proximal, entre as cabeças dos metacarpos, o que causa um fechamento da comissura, que fica em forma de "V".

A síndrome de Poland é uma anomalia congênita rara, de ocorrência esporádica, com prevalência entre 1:30.000 e 1:50.000 nascimentos. Apresenta leve predominância por sexo masculino e lado direito. Descrita inicialmente em 1841 pelo anatomista Alfred Poland, sua manifestação clínica é extremamente variável. É caracterizada por ausência parcial ou total dos músculos peitoral maior, peitoral menor, serrátil, grande dorsal, deltoide, costelas, mama e mamilo, que se somavam à simbraquidactilia ipsilateral na mão. Pode haver associação com hipoplasia de antebraço e braço, escoliose torácica por hemivértebras, anomalia renal, dextrocardia e anomalia de Sprengel. Em 1962, Clarkson publicou casos com este tipo de anomalia utilizando o diagnóstico de "sindactilia de Poland", dando origem ao nome síndrome de Poland.[23] O critério para o diagnóstico da síndrome é a aplasia ou hipoplasia do músculo peitoral maior combinada com pelo menos uma anomalia. Apesar de não haver causa conhecida, a etiologia mais aceita da síndrome de Poland é uma lesão vascular na sexta semana de gestação, por interrupção do suprimento sanguíneo pela hipoplasia da artéria subclávia ou de seus ramos, determinando mudança no desenvolvimento do broto do membro superior, no local responsável pela formação da musculatura torácica e da mão. Na simbraquidactilia da síndrome, observam-se os dedos mais curtos e rígidos, apresentando, com frequência, hipoplasia ou ausência completa da falange média dos dedos indicador, anular e mínimo, associada à sindactilia simples e incompleta, podendo, entretanto, ocorrer sinostose entre as falanges proximal e média. O polegar é frequentemente hipoplásico, situando-se no mesmo plano dos outros dedos (FIG. 6.10).

O tratamento das alterações torácicas e do ombro tem maior importância em pacientes do sexo feminino em função da estética. Para essas pacientes, indica-se a colocação de silicone para refazer a simetria mamária. Quanto ao tratamento das anomalias na mão, quando o polegar está afetado, sua reconstrução é prioritária. Realiza-se a reconstrução da primeira comissura com um retalho dorsal e, se for preciso, uma osteotomia rotatória no primeiro metacarpo, posicionando o polegar para a função de preensão e pinça. Também é aconselhável realizar a liberação do quinto dedo na cirurgia inicial. A separação dos dedos centrais deve ser analisada em cada caso. Geralmente, é possível obter bons resultados utilizando as mesmas técnicas descritas para as sindactilias simples. Em casos de lesões complexas, a ressecção de um dedo central pode facilitar a reconstrução. Em casos isolados, pode ser preferível manter a sindactilia dos dedos centrais que funcionarão como um bloco.

Síndrome de Apert

A síndrome de Apert foi descrita inicialmente por Wheaton em 1894, mas foi somente em 1906 que o pediatra Eugene Apert descreveu em detalhes essa anomalia complexa que denominou acrocefalossindactilia. É uma síndrome rara que ocorre em 1/100.000 a 1/160.000 nascimentos vivos, com alta incidência em asiáticos. Embora haja forte fator hereditário, ligado a um gene autossômico dominante, existem casos de mutações novas e esporádicas, geralmente associadas com a idade avançada dos pais. O diagnóstico diferencial inclui a síndrome de Carpenter, Pfeiffer, Crouzon e outras síndromes de craniossinostose. A síndrome de Apert é uma das formas de maior expressão clínica do fechamento prematuro das suturas cranianas, especialmente da coronal, acarretando redução da distância anteroposterior do crânio, gerando braquicefalia, com pseudoexoftalmo pela hipoplasia orbital. A associação de hipertelorismo e exoftalmia gera cabeça e face com forma característica: altura exagerada do crânio, frente e raiz nasal plana e boca entreaberta. Também pode existir fenda palatina e abóbada profunda, causa de dificuldade na fala. É comum a deficiência mental. A maxila é hipoplásica, causando complicações dentárias como abcessos, gengivites de repetição e cáries.

Na síndrome de Apert, observa-se uma das mais graves formas de polissindactilia dos membros superiores e inferiores, caracterizada pela fusão desorganizada dos ossos das mãos e dos pés. Tipicamente, a sindactilia é simétrica e envolve as quatro extremidades. Na mão, os dedos podem ser curtos e sua união pode ser somente nas pontas ou até a sindactilia completa de todos os dedos e polegar. O mais comum é encontrar uma massa óssea central com sindactilia do segundo, terceiro e quarto dedos. As unhas dos dedos da massa central são contínuas (FIG.6.11).

A classificação depende do grau de comprometimento do polegar e da complexidade da fusão dos dedos longos, diferenciando-se em:

Tipo I. O polegar é independente, embora curto e com desvio radial. A primeira comissura, mesmo existente, está

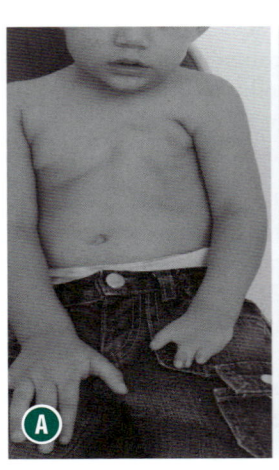
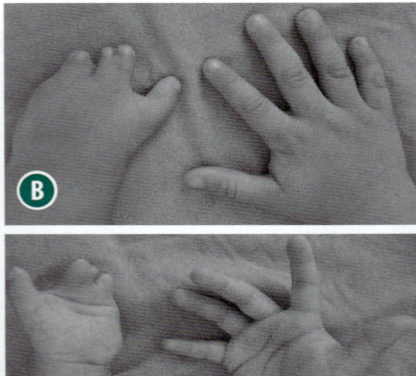
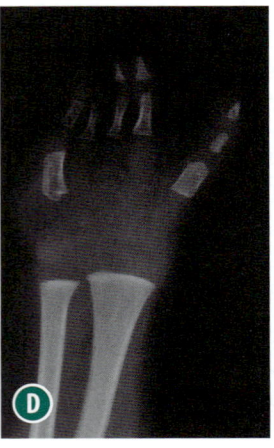

FIGURA 6.10 → Síndrome de Poland.
Ⓐ Atrofia da musculatura peitoral do lado esquerdo.
Ⓑ e Ⓒ Simbraquidactilia (aspecto clínico).
Ⓓ Aspecto radiológico.

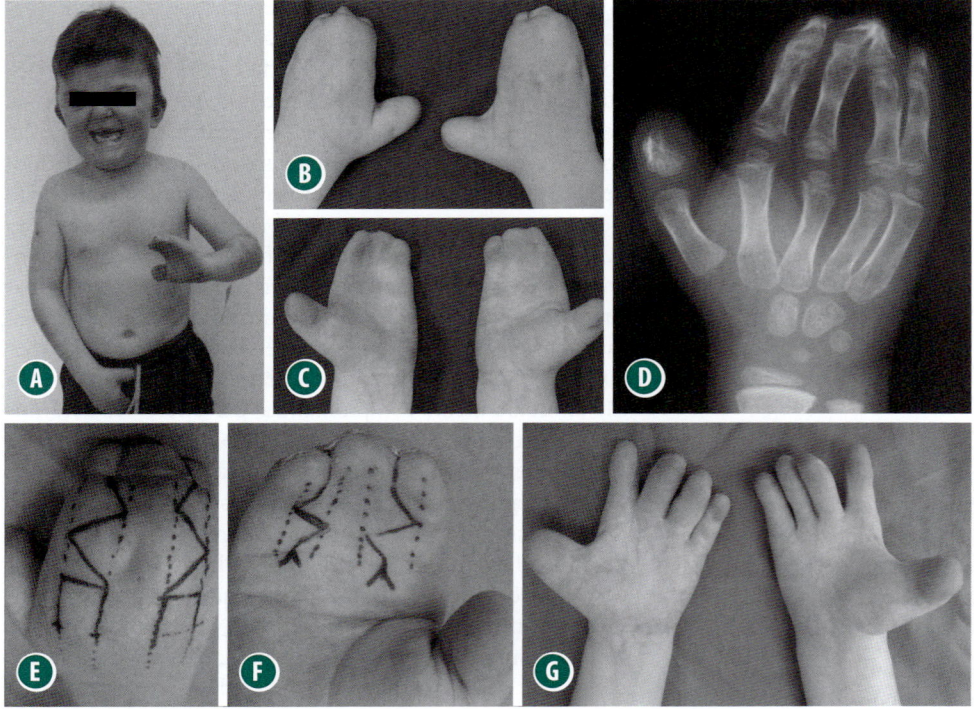

FIGURA 6.11
Ⓐ Paciente portador de síndrome de Apert.
Ⓑ e Ⓒ Aspecto clínico da sindactilia complicada.
Ⓓ Aspecto radiológico.
Ⓔ e Ⓕ Planejamento da cirurgia com confecção de retalho dorsal para criação de comissura interdigital.
Ⓖ Liberação de todos os dedos após quatro cirurgias.

diminuída. O dedo mínimo está independente, apesar de poder apresentar uma sindactilia com o anular que está unido com o dedo médio e indicador. Esse tipo de malformação tem recebido diversas denominações, como "mão em pá" ou "mão de obstetra".

Tipo II. O polegar e o indicador apresentam sindactilia simples. Os outros dedos, indicador, médio e anular, apresentam fusão das falanges distais. O quinto dedo está unido ao anular. Pela sua aparência em conjunto, a anomalia denominou-se "mão em colher".

Tipo III. É a forma mais complexa, chamada de "mão em casco" ou "pata de vaca", com inclusão do polegar e do mínimo, com fusão óssea dos dedos indicador, médio e anular, que pode chegar à falange média ou mesmo à proximal e que pode incluir o dedo mínimo. As anomalias tendíneas e vasculares são frequentes e dificultam a cirurgia reconstrutiva.

O tratamento da Síndrome de Apert é multidisciplinar, pois exige a participação de médicos, odontólogos, fonoaudiólogos, sociólogos e assistentes sociais. Os pacientes sofrem limitações sociais e de aprendizado escolar. Há prioridade para o tratamento das anomalias craniais e faciais. Está indicada a cirurgia precoce da sinostose craniana sempre que houver risco de hipertensão intracraniana. Para a região das mãos, deve-se estabelecer uma programação individualizada, com o objetivo de obter função de pinça adequada. Mesmo com todo esforço e procedimentos realizados, o resultado estético e funcional pode ser insatisfatório. O tratamento deve iniciar com a separação dos dedos externos no primeiro ano de vida e, se possível, a separação dos outros dedos deve ser feita posteriormente. A primeira cirurgia tem como objetivo reconstruir uma primeira comissura, permitindo opor o polegar contra os dedos longos – nos casos mais leves, através de zetaplastias; nos mais graves, com um retalho dorsal. Nos casos mais complexos, pode-se recorrer a retalhos como o chinês e o retalho metacarpiano dorsal em ilha. A correção da angulação radial do polegar pode ser feita ao corrigir-se a inserção do abdutor curto do polegar para uma porção mais radial da base da falange proximal. Nesse primeiro procedimento, é feita também a correção da sindactilia do quinto dedo. Para a liberação das sindactilias, muitas vezes, são utilizadas incisões retas em vez das clássicas em "Z" de Brunner. Isso porque a recuperação esperada da mobilidade dos dedos é fraca, e, com essas incisões, facilita-se a colocação do enxerto de pele, economizando tempo de cirurgia. Na segunda cirurgia, são abordados os três dedos centrais. Nos casos mais complexos, a separação dos dedos centrais apresenta escassa melhoria funcional, podendo-se optar por reconstruir dois dedos a partir dos três existentes, com amputação do dedo médio.

Epidermólise bolhosa

Descrita por Von Hebra em 1870, a epidermólise bolhosa é um grupo de doenças hereditárias causadas por mutações em proteínas estruturais da pele, gerando falta de aderência entre as camadas e fragilidade. Os pacientes apresentam bolhas após traumatismos mínimos, cuja gravidade dependerá da mutação envolvida na patogenia. É uma doença congênita rara, mas de grande influência na vida do paciente e de sua família em função do impacto físico, emocional ou econômico. Sua prevalência varia de 1/50.000 nascimentos na forma dominante a 1/300.000 na recessiva.

A suspeita de epidermólise bolhosa é feita no paciente que apresenta, desde a infância, bolhas na pele em decorrência de traumas mínimos, mas a confirmação do diagnóstico se dá pela biópsia de pele com exame de imunofluorescência ou microscopia eletrônica, sendo esta o padrão ouro.

Os pacientes são classificados de acordo com a ação da proteína que sofre mutação, portanto, o local das bolhas. Existem mais de 20 subtipos de epidermólise descritos, mas a classificação costuma ser feita em quatro grupos principais.

1. Epidermólise bolhosa simples ou epidermolítica. É o tipo mais comum. Há pequena formação de bolhas, as quais se localizam na camada basal da pele, ou seja, intradérmicas. Acometem principalmente mãos e pés e não causam cicatriz ou marcas. A transmissão é por gene autossômico dominante e manifesta-se na infância precoce.

2. Epidermólise bolhosa juncional ou lucidolítica. Acomete sobretudo as proteínas que contribuem para a coesão da camada dermoepidérmica, levando à formação de bolhas na lâmina lúcida da membrana basal. É uma forma generalizada que atinge todo o corpo. A transmissão é por gene autossômico recessivo e não forma cicatrizes. Esse tipo apresenta uma forma grave, denominada "**tipo Herlitz**", letal em todos os pacientes ainda na infância, por formar grandes áreas de erosões e de tecido de granulação nos tecidos ocular, traqueolaríngeo, gastrintestinal e também nos tratos geniturinário e renal.

3. Epidermólise bolhosa distrófica ou dermolítica. Sua principal característica é a formação de bolhas e de cicatrizes na região da lâmina densa, atingindo qualquer região do corpo que apresente revestimento epitelial ou mucoso. É o segundo grupo mais comum de epidermólise. As formas autossômica dominante e recessiva da epidermólise bolhosa distrófica são bem conhecidas, sendo a forma recessiva mais grave. Lesões dérmicas de repetição, com inevitável cicatrização, levam à formação de sindactilia e contratura da mão.

A epidermólise bolhosa distrófica pode causar estenose esofágica, perda das unhas e escaras. Pacientes com essa condição desenvolvem flictenas na mucosa oral, esofágica e anal. Pode haver perda crônica de sangue, infecção e má nutrição, causando anemia, puberdade atrasada e osteoporose. Os indivíduos podem desenvolver graves complicações renais, além de carcinoma epidermoide nas áreas de erosões de repetição.

4. Síndrome de Kindler (níveis variados de flictenas). Doença autossômica recessiva que causa flictenas generalizadas ao nascimento e pode apresentar ceratodermia, atrofia da pele, fotossensibilidade, hiperplasia gengival, colite, esofagite e, com menor frequência, deficiência mental e anormalidades ósseas.

As alterações no membro superior são parte da complexa condição clínica do paciente. Devido ao processo crônico de cicatrização, ocorre perda de eletrólitos e proteínas, gerando complicações sistêmicas como desnutrição crônica por deficiência proteica, anemia, infecção e retardo no crescimento. As alterações nas mucosas gastrintrestionais podem evoluir com sinequias e causar estreitamento esofágico e disfagia. As lesões podem atingir as mucosas nas pálpebras oculares, com o surgimento de ectrópio e alterações corneanas. Pode haver alterações na árvore brônquica, nas valvas cardíacas e lesões cicatriciais crônicas, com transformações malignas para carcinoma espinocelular, basocelular ou melanoma. Toda a pele do corpo pode ser afetada, mas as mãos são particularmente comprometidas por diferentes deformidades. A sindactilia na epidermólise bolhosa não é uma verdadeira deformidade congênita, mas uma complicação de lesões na epiderme, formação de bolhas e posterior cicatrização. Por isso, as sindactilias por epidermólise bolhosa também são chamadas de pseudossindactilias. Ciclos repetidos de bolhas e cicatrizações fazem com que a mão seja envolvida por uma camada de epiderme que, englobando todos os dedos, culmina com o encasulamento, assumindo a forma de luva de boxe. Nessa lesão, conhecida como deformidade Mitten, o polegar está aduzido, há pseudossindactilia nos dedos e contraturas em flexão das articulações interfalangianas e metacarpofalangianas. As unhas são distróficas e desaparecem com o tempo. Com o passar do tempo, ocorrem lesões secundárias, como contraturas musculares, destruições ósseas e luxações articulares **(FIGS. 6.12 e 6.13)**.

Até o momento, não existe cura para a epidermólise bolhosa. Cuidados meticulosos com a pele são importantes. As orientações envolvem minimizar traumas cutâneos, receber nutrição adequada e propiciar acesso ao tratamento médico e cirúrgico. A família deve estar presente e ser orientada sobre a causa da doença e a prevenção das deformidades, evitando traumas e protegendo os espaços interdigitais com material macio. O tratamento deve ser multidisciplinar, com a participação de pediatra, dermatologista, cirurgião de mão, terapeuta da mão e psicólogo. O objetivo principal do tratamento cirúrgico é melhorar a função da mão para impedir o aparecimento das bolhas e da pseudossindactilia e retardar ao máximo a recidiva das deformidades, além de medidas fisioterápicas para evitar as contraturas. O tratamento cirúrgico é indicado quando há rápida progressão das retrações cicatriciais e contraturas articulares, melhorando a comprometida função da mão. O objetivo inicial principal é a liberação do polegar e da primeira comissura, podendo tal procedimento exigir o uso de retalhos a distância com utilização de pele não acometida pela patologia. A união entre os dedos pode ser liberada através de dissecção romba após a remoção da cápsula de epiderme que envolve o casulo. A secção do "casulo dérmico" que envolve os dedos e a determinação do plano de clivagem subdermal que existe entre eles, realizando a liberação através de dissecção romba e suave, não havendo, nessa fase, preocupação com o feixe neurovascular dos dedos.

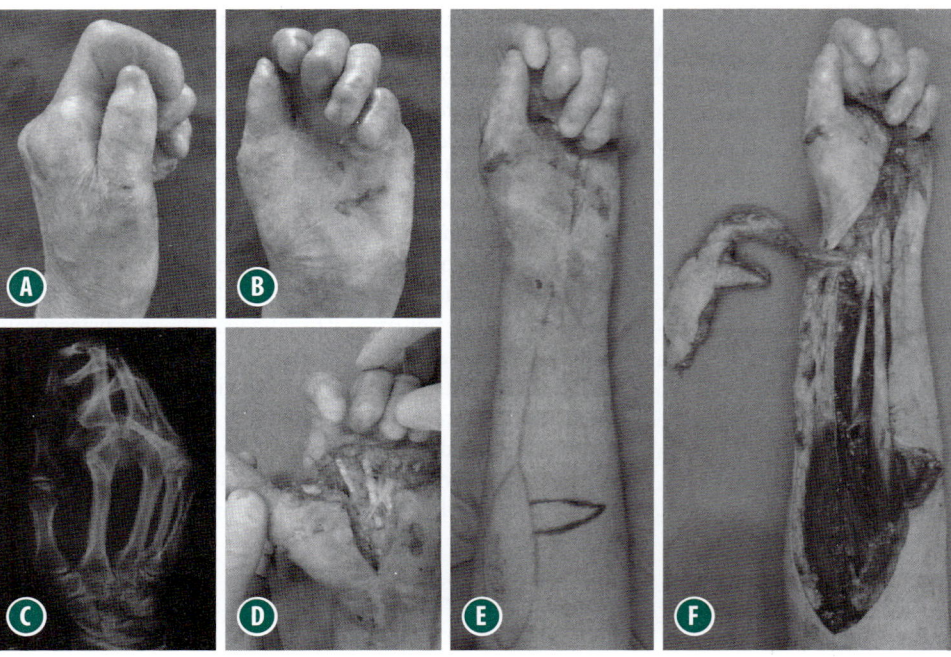

FIGURA 6.12 → Epidermólise bolhosa em paciente adulto.
A e **B** Aspecto clínico.
C Aspecto radiológico.
D Defeito de cobertura após a liberação da região palmar.
E Planejamento.
F Confecção de retalho cutâneo antebraquial de fluxo reverso (tipo Chinês).

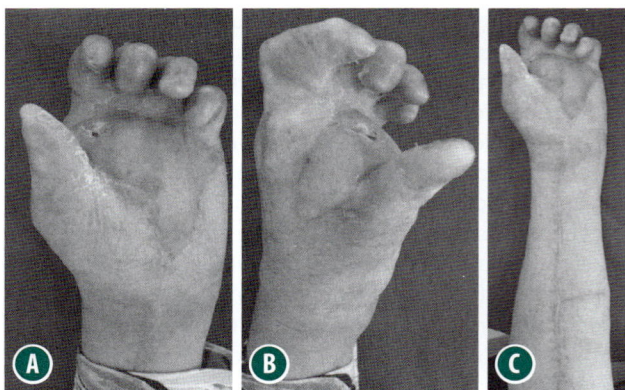

FIGURA 6.13 → Epidermólise bolhosa em paciente adulto 18 meses após a confecção de retalho cutâneo antebraquial de fluxo reverso (tipo Chinês).
A Completa cicatrização do retalho. **B** Liberação da comissura entre o polegar e o indicador. **C** Cicatriz da região doadora do antebraço após o fechamento primário.

Para a restauração das comissuras, os dedos são separados através de incisões volares e dorsais até a identificação do plano dérmico que se encontra inalterado sob o "casulo epidérmico". As contraturas em flexão dos dedos são desfeitas com o auxílio de incisões de alívio, e as áreas cruentas podem cicatrizar por segunda intenção, ou pode-se usar a pele da cápsula como enxerto. As contraturas articulares podem ser fixadas temporariamente com fio de Kirschner até a realização da órtese, facilitando os curativos e prevenindo a recidiva precoce da deformidade. O tempo de cicatrização na epidermólise bolhosa é mais rápido quando comparado à sindactilia congênita, provavelmente devido à derme ser mais firme e espessa. Com o intuito de retardar as recidivas, Flatt[4] propôs o uso de uma armação em forma de ferradura ou raquete de tênis, que apresenta perfurações para a fixação dos fios de Kirschner presos aos dedos, permanecendo por três semanas, seguido pela utilização de órtese.

Muitos autores relatam que o uso de retalhos ou enxertos cutâneos não modifica a evolução da doença no que diz respeito à recidiva das deformidades. Outro aspecto interessante é que áreas cruentas evoluíram para cicatrização muito semelhante à produzida por enxerto ou retalho, sendo praticamente impossível diferenciá-las. Apesar de resultados iniciais satisfatórios, a recorrência das deformidades é muito comum, e cerca de 50% dos pacientes necessitam de cirurgias no mesmo local.

Polidactilia ulnar

A polidactilia ulnar, também chamada de pós-axial, é a mais comum das polidactilias, sendo que algumas estatísticas a consideram a mais comum das alterações congênitas da mão. Sua incidência é oito vezes mais comum que os outros tipos de polidactilias. Tem uma incidência variável entre as raças, sendo estimada em 1:300 nascimentos em negros americanos e 1:3.000 em brancos. Essa incidência maior na raça negra é devido aos casos de polidactilia peduncular (tipo B de Temtamy). Nos casos de polidactilias bem formadas (tipo A), a incidência é semelhante entre as raças. Trabalhos estatísticos mostrando a incidência real são prejudicados pelo tratamento imediato no pós-parto, realizado ainda no berçário.

Diferentemente das polidactilias pré-axiais, as pós-axiais são, em geral, bilaterais, sendo comum a associação com polidactilias dos pés e sindactilias. A polidactilia pós-axial em brancos sem história familiar pode estar associada a alterações cromossômicas ou síndromes.

Entre as classificações propostas para a polidactilia pós-axial, destaca-se a de Stelling e Turek, que faz uma divisão em três tipos: **tipo I** – só partes moles, sendo comum em negros americanos; **tipo II** – duplicação de falanges, podendo o metacarpo ser alargado ou bífido; **tipo III** – envolve a duplicação completa do raio, inclusive do metacarpo. Existe também a classificação de Temtamy e McKusick,[24] dividida em dois tipos: **tipo A** – polidactilia bem desenvolvida, que se articula com o quinto metacarpo ou possui metacarpo extra próprio, com articulação independente; **tipo B** – pedunculado, pequeno com uma conexão de pele e um pedículo. Não apresenta conexão óssea ou tendinosa, nem unha. O tipo A é herdado por um traço autossômico dominante com alta penetrância. Já o tipo B é caracterizado pela presença de dois genes de penetrância incompleta. Sendo assim, pacientes apresentando o tipo A podem gerar filhos com alterações do tipo A ou B, e indivíduos com o tipo B têm filhos apenas do tipo B.

A polidactilia pós-axial é uma alteração que raramente altera a função, porém, por razões sociais, sempre é indicado o tratamento cirúrgico. Somente os casos de polidactilia pós-axial do tipo B (pedunculares) é que podem ser tratados com a simples ressecção após o nascimento. Infelizmente, mesmo as lesões do tipo B podem causar sequelas. O procedimento de suturar o pedículo causando a lenta necrose do dedo pode causar infecções, hemorragias e formação de neuroma do nervo digital. Tal procedimento também gera o risco de permanência de uma saliência de pele na base do dedo, com tamanho variável. Além disso, a simples ligadura do pedículo pode fazer com que o dedo demore até 30 dias para necrosar e cair. Assim, recomenda-se o tratamento com a ressecção através de uma incisão elíptica feita de maneira longitudinal, na junção das peles glabra e não glabra. Deve-se cuidar para cauterizar o feixe vasculonervoso, evitando complicações.

A polidactilia pós-axial do tipo A é uma lesão mais complexa que necessita do uso de técnica cirúrgica semelhante à das duplicações pré-axiais **(FIG. 6.14)**. O procedimento deve ser feito entre os 12 e 24 meses de vida do bebê, dando-se preferência em amputar o dedo mais ulnar. Assim como na polidactilia pré-axial, os retalhos de pele devem ser realizados em zigue-zague, quebrando uma possível cicatriz linear e evitando a retração cicatricial. Durante o procedimento, deve-se transferir a inserção do músculo abdutor do quinto dedo da borda ulnar do dedo extranumerário para a base da falange proximal do dedo remanescente. Também deve ser feita a reinserção do ligamento colateral ulnar metacarpofalangiano, que será fixado juntamente a um pequeno fragmento ósseo e uma fita de periósteo. Deve-se estreitar a cabeça do quinto metacarpo nos casos de alargamento, por meio da realização de uma osteotomia que acompanha o sulco que a divide. A cabeça apresenta a forma de "M" quando observada de cima. A principal complicação pós-cirúrgica dos pacientes do tipo A é o desvio ulnar do quinto dedo, que pode ser causado pelo excesso de tensão na reinserção do músculo abdutor do quinto dedo ou do ligamento colateral ou também por retração da cicatriz.

Polidactilia central

A duplicação dos raios centrais da mão pode ser dividida em completa, como nos casos de mão em espelho, e em incompleta, como nos casos associados à sindactilia e falange delta. Watson e Boyes[25] acreditam que a falange delta é sempre a manifestação frustrada de uma duplicação digital. É a forma mais rara das polidactilias e, na maioria dos casos, uma alteração isolada, mas pode ter transmissão genética autossômica dominante. Afeta mais o sexo feminino, sendo comum a apresentação bilateral, podendo afetar as mãos de forma diferente, e estar associada à mão em fenda. Quando está associada à sindactilia, é chamada de polissindactilia, afetando a terceira comissura. Tanto a duplicação digital como a sindactilia podem ser parcial ou total. Nem sempre ocasiona um transtorno estético ou funcional suficiente para indicação cirúrgica. Deve-se ressaltar que o resultado do tratamento das polidactilias centrais é pior que os obtidos na sindactilia simples.

Mão em espelho

Também chamada de dimelia ulnar, é uma patologia congênita rara que se caracteriza por uma duplicação

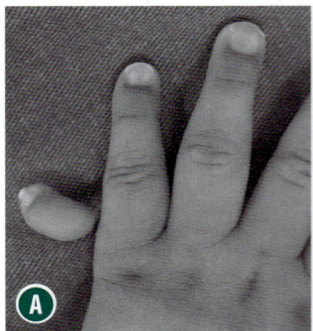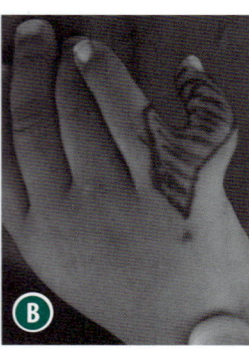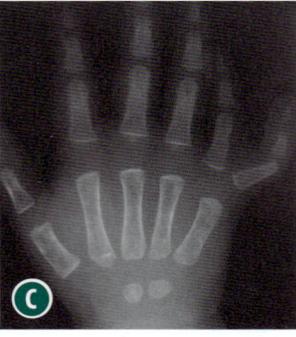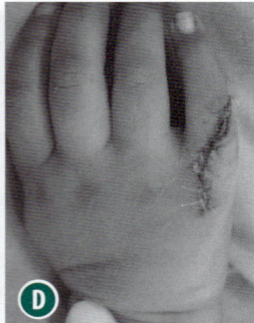

FIGURA 6.14 → Polidactilia ulnar (pós-axial). **Ⓐ** Aspecto clínico de uma paciente com tipo B de Temtamy e McKusick ou pedunculado, sem conexão óssea ou tendinosa. **Ⓑ** e **Ⓒ** Outro paciente com polidactilia do tipo A, bem desenvolvida, e detalhe do planejamento cirúrgico e da radiografia. **Ⓓ** Visão do pós-operatório imediato.

simétrica do número de dedos e do antebraço a partir de um eixo central. A apresentação típica é haver sete dedos, com um dedo central e três decrescentes para cada lado, representando os dedos médios, anular e mínimo, com ausência do polegar. Porém, pode haver variação na apresentação, podendo ter oito ou mais dedos. No punho, o carpo é sustentado por duas ulnas, podendo haver um resquício de rádio central. A duplicação da ulna é que dá origem ao nome dimelia ulnar. O úmero distal tem a anatomia alterada para articular com as ulnas, causando diminuição da mobilidade. Quanto ao padrão muscular e à disposição vascular e nervosa, geralmente há grande variação, sendo a combinação ulna-rádio-ulna a mais comum.

O objetivo do tratamento é reconstruir o polegar para oposição e pinça, além de retirar os dedos supranumerários. O tratamento se inicia com um exame detalhado de cada dedo, do punho e do cotovelo. Não é rara a ausência de extensores do punho. Após o exame, escolhe-se o dedo mais móvel do lado radial para a reconstrução do polegar. Geralmente, o dedo mais externo é policizado, amputando-se o dedo ao lado (criando espaço para a primeira comissura) e retirando-se o dedo mais interno. A pele resultante da retirada do dedo radial é utilizada como retalho para reconstrução da primeira comissura. No mesmo procedimento, são feitas transferências tendinosas para corrigir a contratura em flexão do punho e aumentar a mobilidade.

Mão em fenda

A mão em fenda é considerada uma falha de formação longitudinal central e contempla um amplo espectro de anomalias, que apresentam variação na localização e na profundidade da fenda, podendo estar associada à sindactilia e à polidactilia. Também chamada de ectrodactilia, a primeira descrição foi feita em 1855, sendo usado o termo "mão em lagosta", que, por conotação pejorativa, caiu em desuso. A manifestação clínica pode variar de uma alteração leve de partes moles à ausência de um ou mais dedos, podendo permanecer apenas o mais ulnar.

A primeira classificação da mão em fenda foi proposta por Lange,[26] diferenciando-a em típica e atípica (QUADRO 6.5). As formas típicas apresentam a mão em forma de "V" devido à ausência do raio central. Costumam ser bilaterais, com predomínio para o sexo masculino, podendo estar associadas a deformidades semelhantes nos pés. Apresentam história familiar positiva, sendo alterações hereditárias autossômicas dominantes. É uma falha de formação longitudinal central da mão. No membro superior, as deformidades são restritas à mão, sendo a porção proximal ao punho normal. Já as lesões atípicas apresentam a mão em forma de "U". São deformidades mais graves e podem apresentar dedos rudimentares. Não estão associadas a deformidades nos pés. São esporádicas, sem história familiar. Em 1937, Müller opinou que as mãos em fenda típica e atípica são patologias diferentes, com etiologias distintas. Manske e

QUADRO 6.5 → Diferenças entre mão em fenda típica e atípica (classificação de Lange)

Típica	Atípica
Forma em "V"	Forma em "U"
Falha de formação longitudinal	Falha de formação transversal
Herança familiar	Esporádica
Bilateral	Unilateral
Ausência de brotos digitais	Brotos digitais comuns
Com sindactilia	Sem sindactilia
Acometimento dos pés	Pés sem alteração
Associação com lábio leporino	Não há associação

Halikas[27] também consideraram as atípicas como um grau moderado de braquissindactilia, sendo considerada uma falha de formação transversa, e não longitudinal como as típicas. Em 1936, Stöer estabeleceu uma sequência teratológica para a mão em fenda, que foi, posteriormente, reforçada por Maisels, sendo chamada de teoria centrípeta de supressão. Haveria graus crescentes de gravidade, começando com uma fenda central mínima, seguida com a ausência do dedo médio, até a presença de um único dedo ulnar. A real incidência da mão em fenda é difícil de definir, uma vez que a maioria dos trabalhos mistura os pacientes com mão em fenda típica e atípica, mas a variação é entre 1:10.000 e 1:90.000 nascidos vivos. Trabalhos experimentais em laboratório conseguiram induzir a formação de fendas em ratos após a exposição a agentes teratogênicos.

A classificação mais utilizada hoje é a de Manske e Halikas,[27] baseada na alteração e na qualidade da primeira comissura, que divide a mão em fenda em cinco tipos: **tipo I** – comissura normal; **tipo IIA** – comissura levemente diminuída, e **IIB** com maior gravidade; **tipo III** – comissura inexistente por sindactilia do polegar e indicador; **tipo IV** – ausência do indicador e primeira comissura unindo-se à fenda central; e **tipo V** – ausência do polegar, não existindo primeira comissura. Estão presentes somente os dedos ulnares, sendo que os casos mais graves apresentam apenas um dedo ulnar.

O princípio do tratamento deve ser norteado pela afirmação de Flatt,[28] que, em 1977, definiu a mão em fenda como "[...] um sucesso funcional e um desastre social". Deve-se ter em mente que, mesmo em casos de extrema gravidade, é surpreendente a adaptação funcional, e o fechamento da fenda deixará a mão mais estreita, podendo dificultar o manuseio de objetos grandes. Porém, o aspecto grotesco da deformidade muitas vezes é motivo suficiente para a indicação cirúrgica, auxiliando na integração da criança no convívio social e escolar (FIGS. 6.15 e 6.16).

Devido à grande variação das deformidades, não há um procedimento cirúrgico único e padrão, devendo cada

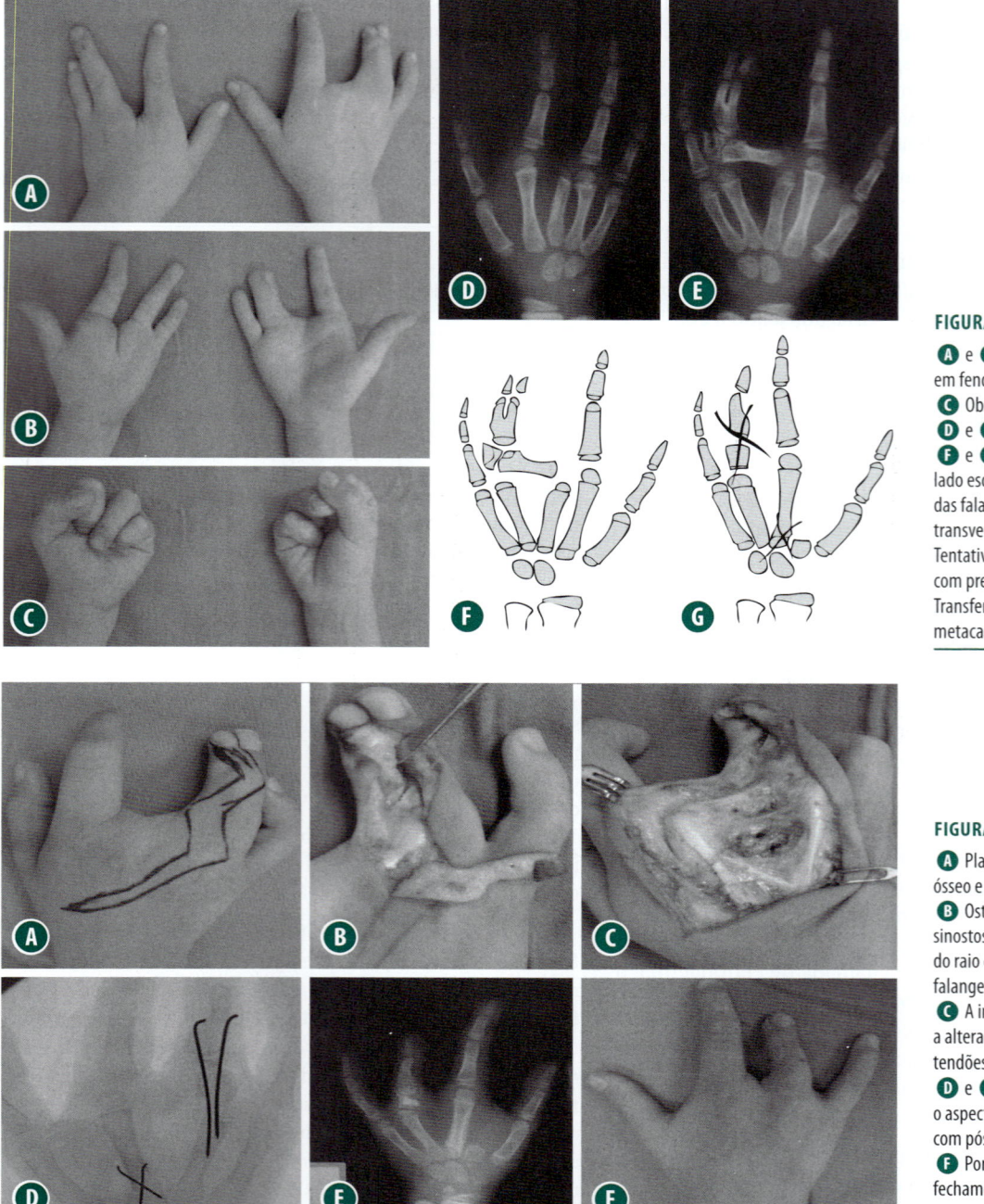

FIGURA 6.15

A e **B** Paciente com mão em fenda bilateral.
C Observa-se boa função.
D e **E** Aspecto radiológico.
F e **G** Planejamento cirúrgico do lado esquerdo. Apresenta sinostose das falanges proximais, falange transversa e falange tipo delta. Tentativa de reconstrução óssea, com preservação articular e das fises. Transferência da base do segundo metacarpo para fechamento da fenda.

FIGURA 6.16

A Planejamento para alinhamento ósseo e fechamento da fenda.
B Osteotomia para liberação da sinostose das falanges e amputação do raio central displásico e com falange transversa.
C A incisão dorsal permite observar a alteração do alinhamento dos tendões extensores.
D e **E** As radiografias evidenciam o aspecto imediato após a cirurgia e com pós-operatório tardio.
F Por último, observa-se o fechamento parcial da fenda após dois anos da cirurgia.

caso ser analisado de maneira individual. Várias alterações estarão presentes em maior ou menor gravidade, dependendo do caso de mão em fenda. Dentre as alterações, pode-se citar: **sindactilia** – localizam-se, em geral, ao lado da fenda; **contratura do primeiro espaço**; **falanges ou metacarpos transversos** – causam o agravamento da deformidade com o crescimento, causando aumento da fenda; **anomalias nas falanges** – falanges duplicadas ou em forma de delta, ou com fises transversas; **anomalias nos metacarpos** – podem estar ausentes, bífidos ou duplicados.

A cirurgia deve ser indicada por volta de um ano de vida. Nos casos típicos, com o crescimento da criança, devido à contratura da primeira comissura, a criança utiliza o local da fenda para preensão de objetos, utilizando uma pinça lateral entre os dedos longos. Todos os componentes da lesão na mão devem ser analisados e corrigidos no procedimento. Dentre eles, destacam-se o retalho cutâneo para fechamento da fenda e correção da primeira comissura, o realinhamento ósseo, a reconstrução ligamentar intermetacárpica, a reconstrução da musculatura intrínseca, o posicionamento polegar (com ou sem osteotomia), a correção das sindactilias e a correção dos ossos transversos (falanges ou metacarpo).

É prioridade no tratamento:

1. Correção de deformidades progressivas, como falanges e metacarpos transversos.

2. Abertura do primeiro espaço.

3. Fechamento da fenda.

4. Colocar o polegar, se estiver ausente.

O procedimento deve ser planejado inicialmente para a correção da contratura do primeiro espaço, associada ao fechamento da fenda. Técnicas cirúrgicas foram descritas de modo específico para o fechamento da fenda e devem ser utilizadas em separado ou associadas. O fechamento cutâneo da fenda pode ser feito com retalho em forma de diamante, conforme descrição de Barsky.[29] Porém, tal procedimento não deve ser usado em casos com contratura da primeira comissura. Snow e Litler, em 1967,[30] descreveram um retalho cutâneo de base volar, com o objetivo de reconstruir e aprofundar a primeira comissura. É um retalho tecnicamente difícil e que exige o uso de enxerto de pele. Em 1979, Miura[31] descreveu uma técnica mais simples de retalho com o mesmo objetivo. Os retalhos são desenhados de forma muito semelhante aos utilizados na policização do segundo dedo, só que, nesse caso, o dedo é transferido na direção ulnar. Tanto o procedimento de Snow e Litler[30] quanto o de Miura[31] são associados à transposição da base do segundo metacarpo para a base do terceiro. Tal procedimento ajuda no fechamento da fenda e aumenta o espaço da primeira comissura. A fixação deve ser feita com fios de Kirschner e deve-se ter cuidado com prováveis desvios rotacionais ou angulares. Para realizar tal transferência, é necessária a liberação e posterior reconstrução da musculatura intrínseca. A melhor maneira de realizar tal liberação é a dissecção subperióstea. O adutor deve ser liberado do terceiro metacarpo e reinserido no segundo. Após a transferência do metacarpo, o próximo passo é a reconstrução do ligamento intermetacárpico. Uma boa estabilização entre o segundo e o quarto metacarpos irá prevenir o alargamento da fenda com o passar do tempo. A reconstrução pode ser feita através de suturas inabsorvíveis transósseas feitas após perfuração prévia no colo do metacarpo. Tal sutura pode ser feita também com enxerto tendinoso, conforme a técnica de Ueba.[32] Uma técnica alternativa foi proposta por Tsuge e Watari, na qual realiza-se a abertura das polias A1 de ambos os dedos, com a posterior união das duas através de sutura. Ogino descreveu uma técnica semelhante utilizando a bainha dos tendões flexores. Em todas as técnicas, a reconstrução pode ser estabilizada provisoriamente com fio de Kirschner transverso entre o segundo e quarto metacarpos.[33] Ele deve permanecer até a completa cicatrização dos tecidos moles, entre seis e oito semanas. Outros procedimentos associados podem ser necessários, como a ressecção de falange ou metacarpo transverso. Tais ossos devem ser retirados, pois seu crescimento causará alargamento e consequente agravamento da fenda. Além disso, sua permanência deixa quase impossível o fechamento da fenda. Tipicamente, eles são ressecados de maneira subperióstea para que os ligamentos e as inserções musculares possam ser reconstruídos, aumentando a estabilidade articular.

Em conclusão, a cirurgia para o tratamento da mão em fenda tem como objetivo melhorar o aspecto estético dos pacientes, sem que haja piora funcional, e isso dependerá da complexidade da lesão e da experiência do cirurgião.

Deformidades angulares dos dedos – clinodactilia, falange delta, hiperfalangismo, síndrome de Rubinstein-Taybi e síndrome de Pfeiffer

A **clinodactilia** é uma alteração congênita caracterizada por um desvio lateral excessivo do dedo devido a uma alteração óssea. Qualquer angulação lateral do dedo maior que 10° pode ser considerada patológica. Geralmente, ocorre por desenvolvimento anormal da falange média, com deformidade na articulação interfalangiana distal, podendo de forma excepcional ocorrer o desvio na articulação interfalangiana proximal, por uma anormalidade na falange proximal. A localização mais frequente é no quinto dedo com deformidade para o lado radial, sendo mais comum o acometimento bilateral. A segunda localização mais frequente é no dedo indicador, com o desvio podendo ser no sentido ulnar ou radial. Costuma apresentar história familiar positiva, por herança autossômica dominante. Atinge mais as falanges, mas pode ocorrer nos metacarpos. Na maioria dos casos, observa-se uma diminuição do comprimento da falange. Sua forma pode ser triangular, também chamada de delta ou trapezoidal (**FIG. 6.17**).

A expressão **falange delta** foi utilizada pela primeira vez por Jones em 1964 para descrever a presença de uma epífise em forma de "parênteses" ao longo da convexidade da diáfise. Ocorre, em geral, na falange média, sendo mais frequente no dedo mínimo, seguido pelo polegar. A fise, por apresentar a forma de "C", impede o crescimento longitudinal do osso. A sua ossificação ocorre de proximal para distal e faz com que a superfície articular distal adquira uma forma oblíqua, gerando desvio da falange distal. Pode estar associada a síndromes cromossômicas, como a displasia ulnar (mão torta ulnar), a simbraquidactilia, a síndrome craniofacial e a síndrome de Carpenter. A falange delta do polegar está associada à síndrome de Apert.

Quanto ao tratamento, as deformidades moderadas com pouca alteração funcional não necessitam de cirurgia. Nesses casos, o defeito estético também é mínimo. As cirurgias estão indicadas para angulações graves e inaceitáveis, que causam sobreposição dos dedos ao flexionar. O procedimento mais utilizado é a osteotomia em cunha de fechamento, fixada com fio de Kirschner. Também pode ser realizada cunha de abertura, mas a incisão deve ser feita em "Z" para proporcionar o alongamento de partes moles. Também existe a osteotomia em cunha reversa, na qual

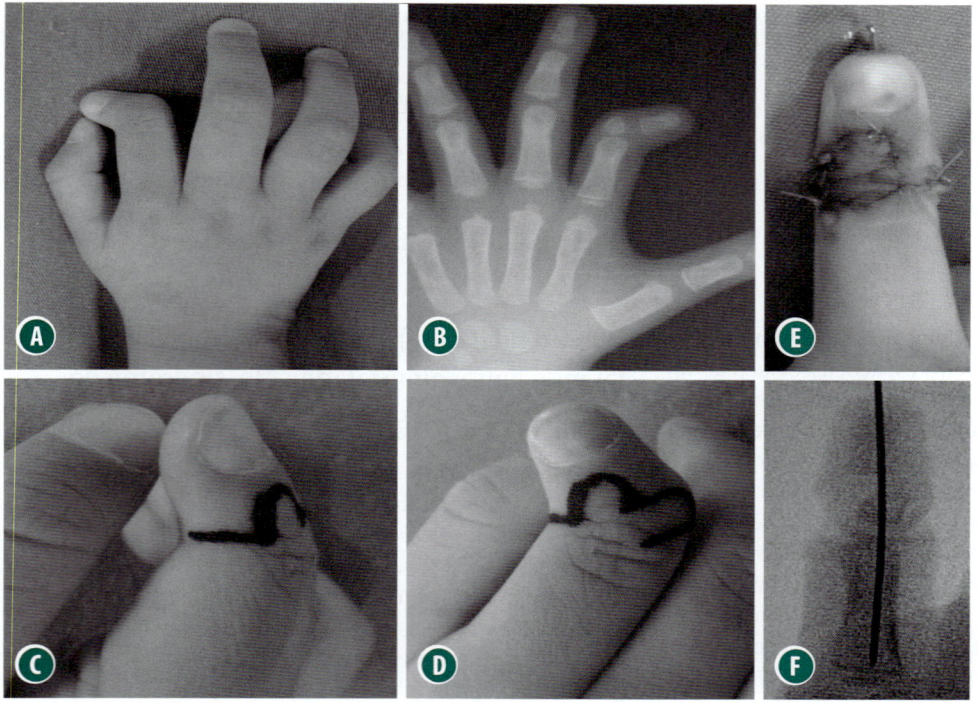

FIGURA 6.17
Ⓐ Paciente com deformidade angular do dedo indicador e clinodactilia.
Ⓑ A radiografia comprova o desenvolvimento anormal da falange média em forma triangular ou delta.
Ⓒ e Ⓓ Planejamento da cirurgia com retalho cutâneo bilobado.
Ⓔ e Ⓕ Osteotomia em cunha de fechamento da falange e fixação com fio de Kirschner.

retira-se uma cunha de um lado da falange e coloca-se no outro, técnica pouco usada por ser difícil e com alto índice de complicações. Nos casos em que a falange apresenta fise em "C", utiliza-se uma incisão mediolateral e faz-se a abertura da fise no ápice da deformidade, podendo ser colocado no local um tecido adiposo de interposição, para permitir o crescimento longitudinal.

O termo **hiperfalangismo** define a presença de falange supranumerária em um ou mais dedos. Costuma ocorrer de forma bilateral, com um grau variável de deformidade. Nos dedos longos, essa condição afeta, normalmente, o dedo indicador e o médio de forma simultânea. Apesar da presença de um número excessivo de falanges, elas são menores, resultando em um dedo mais curto. No quadro clínico característico, observa-se o dedo indicador e o dedo médio curtos, com desvio ulnar na articulação metacarpofalangiana, em grau variável. O dedo anelar não apresenta alteração no seu comprimento, nem está desviado, na maioria dos casos. O dedo mínimo com frequência apresenta uma falange média curta, gerando um pequeno grau de clinodactilia. Radiografias realizadas na infância precoce dificilmente identificam os ossos supranumerários. Após um período, a presença é clara. Porém, com o crescimento, podem ocorrer fusões ósseas completas, e a deformidade passa a ser chamada de clinodactilia, não hiperfalangismo. Quanto ao tratamento, pela própria diversidade da condição, cada caso deve ser avaliado individualmente, tanto em relação ao grau de desvio quanto à morfologia óssea. A cirurgia é indicada quando há desvio grave, para melhora da aparência e da função. Nos casos graves, mesmo com a clara indicação cirúrgica, não é fácil decidir o momento de operar. Pode-se realizar o procedimento de forma precoce ou esperar a possível fusão óssea espontânea.

A **síndrome de Rubinstein-Taybi** é uma patologia dismórfica pouco frequente, com incidência de 1:100.000 recém-nascidos, e tem sido atribuída a uma alteração espontânea. Os pacientes apresentam um fenótipo característico, com baixa estatura, desenvolvimento intelectual lento, implantação baixa do cabelo, nariz em bico e sobrancelhas grossas e arqueadas. Além disso, podem apresentar várias anomalias associadas, como alterações cardíacas, pulmonares, digestivas e oculares. Apresentam também problemas anestésicos, especialmente com relaxantes musculares, e têm tendência a desenvolver queloides. Apesar dessas características marcantes, o diagnóstico geralmente é tardio.

Na mão, a síndrome de Rubinstein-Taybi apresenta o polegar alargado e com desvio radial, pela presença de uma falange proximal delta, deformidade que também é conhecida como "polegar do caroneiro" (*hitch-hiker thumb*). Com frequência, a deformidade é bilateral e sua gravidade é o que determina a alteração da função de pinça e preensão e, em consequência, a funcionalidade do polegar. Do ponto de vista ortopédico, além da afecção dos polegares, os indivíduos apresentam anomalias características que afetam o primeiro dedo do pé, seja de forma unilateral ou bilateral, às vezes, com uma duplicação das falanges. Outras anomalias associadas são a escoliose e a doença de Perthes. Quanto ao tratamento, nas formas leves e com alargamento simples da falange distal, não é necessária a cirurgia. Nos casos graves, com a presença de falange delta, deve ser realizada osteotomia, que pode ser de fechamento, abertura, reversa ou em cúpula, com fixação com fios de Kirschner. A osteotomia de fechamento é a mais simples do ponto de vista técnico, mas ocasiona o encurtamento do dedo. A osteotomia em cúpula pode causar a recorrência de deformidade angular. Quanto à incisão, pode ser feita através de uma ou mais zetaplastias e foi descrita a utilização de um retalho dorsal bilobulado.

A **síndrome de Pfeiffer** diz respeito ao paciente que apresenta anomalias craniofaciais (acrocefalia, hipertelorismo e nariz proeminente), nos dedos dos pés, polegares (*pollex varus*) e dedos longos (braquimesofalangia). Pfeiffer descreveu a síndrome em 1964 detalhando oito pacientes de três gerações da mesma família.[34] É herdada com caráter autossômico dominante. Seu diagnóstico diferencial inclui a síndrome de Apert e a de Chotzen.

Defomidade de Kirner

A deformidade de Kirner, descrita em 1927,[35] é caracterizada pelo desvio radial e palmar do segmento distal do quinto dedo. É duas vezes mais comum em mulheres, sendo geralmente bilateral. Não causa dor, podendo ocorrer um leve edema que deixa a ponta do dedo em forma de bico ou de taco. Em geral, as queixas são estésticas, podendo ocorrer alguma dificuldade funcional ao digitar ou tocar instrumentos. Não apresenta causa definida, sendo considerada idiopática e não traumática, porém, pode apresentar transmissão hereditária autossômica dominante, com penetrância incompleta. Há algumas teorias que tentam explicar a etiologia, como a que relaciona a condição ao crescimento assimétrico da fise ou à inserção anômala do flexor profundo dos dedos. Tem como diagnóstico diferencial o fechamento prematuro da fise causado por trauma, infecção ou lesão por congelamento. Pode estar associada a síndromes, como a de Cornélia de Lange e síndrome de Turner.

Normalmente, o desenvolvimento da deformidade é lento, começando por volta dos oito anos, com edema mínimo e desconforto. O aspecto radiológico varia de acordo com a idade do paciente. Se a epífise ainda está presente, pode não mostrar anomalias acentuadas, mas costuma ser mais larga. Em alguns casos, o fechamento é tardio. Não foram registrados casos de correção espontânea da curvatura. O tratamento formal raramente é necessário em função de a maioria dos pacientes apresentarem deformidades leves e com pouca limitação funcional ou estética. Para os casos mais graves, o uso precoce de talas pode prevenir a progressão da deformidade, mas, quando ela já está instalada, a resposta é fraca. Quanto ao tratamento cirúrgico, foi descrita em crianças a técnica de fechamento da fise do outro lado da deformidade. No caso de adultos que já fizeram tratamento, a maioria pode ser tratada com a realização da técnica de Carstam: por meio de uma incisão médio-axial radial, eleva-se o periósteo e, protegendo a matrix ungueal, realiza-se duas ou três osteotomias segmentares na falange distal, até atingir a cortical dorsal, cuidando para não desinserir o flexor profundo do dedo. Posteriormente, faz-se a fixação com fio de Kirschner. Mesmo conseguindo melhorar o grau de desvio, as correções obtidas são de caráter parcial, e são frequentes as alterações distróficas na unha.

Macrodactilia

Descrita inicialmente por Klein em 1821, a macrodactilia descreve a presença de um ou mais dedos de tamanho maior do que o normal. É uma anomalia congênita rara, em que se observa o crescimento desproporcional de um segmento da mão, já notado ao nascimento, ou que se desenvolve nos primeiros anos de vida. Pode ser uni ou bilateral, sendo que, nesses dois casos, a condição costuma ser assimétrica e raramente pode acometer todo o membro. A incidência é semelhante em ambos os sexos. Embora o termo macrodactilia seja o mais utilizado, por maior acometimento dos dedos, a deformidade pode se estender até a palma ou o antebraço, em 7 e 4% dos casos, respectivamente, o que justificaria o uso do nome macrocheiria. A macrodactilia também pode ser chamada de megalodactilia, gigantismo localizado, macrodistrofia lipomatosa e macrodactilia fibrolipomatosa. Os dedos mais afetados são polegar, indicador e médio, sendo raro atingir todos os dedos da mesma mão. Uma particularidade dessa condição é que, no caso do envolvimento de vários dedos, os dedos vizinhos são afetados, não apresentando dedo normal. A associação com outras anomalias congênitas sistêmicas é rara, e sindactilia ocorre em 10% dos casos.

Desde as primeiras descrições, verificou-se que a macrodactilia não apresenta transmissão hereditária ou familiar, não havendo, então, causa definida. A partir daí, surgiram diversas hipóteses que tentaram explicar o aparecimento, como a teoria linfática, que considera a condição como consequência de uma estase vasomotora, e a teoria nervosa, que atribui a doença a um defeito medular ou encefálico, ou, ainda, a teoria hormonal. Outros trabalhos sugeriram que a macrodactilia é originada de uma falha embrionária localizada no broto apendicular formador dos membros superiores. Também foi levantada a hipótese de ser uma forma frustrada de neurofibromatose (doença de Von Recklinghausen).

Na macrodactilia, observa-se alteração tanto na porção óssea quanto nas partes moles. Costuma estar associada à hiperplasia ou hipertrofia dos nervos mediano ou ulnar, seguindo sua distribuição sensitiva. É raro observar o envolvimento do território dos dois nervos. Os nervos digitais também são engrossados e tortuosos. Histologicamente, observa-se que os nervos apresentam uma infiltração interfascicular de tecido gorduroso e fibroso, gerando neurofibromas plexiformes. Os tendões flexores têm aspecto normal, com espessamento da bainha peritendínea. A morfologia das falanges é alterada, com desvio axial dos dedos afetados, e o tecido celular subcutâneo é abundante. Nos casos das macrodactilias do polegar, é possível coexistir anomalias da musculatura tenar.

Considerando o período de início dos sintomas e a evolução, dois tipos de macrodactilias podem ser distinguidos: **macrodactilia estática** – presente no nascimento, com crescimento proporcional aos dedos não afetados; **macrodactilia progressiva ou dinâmica** – os dedos afetados não estão muito aumentados ao nascimento, mas crescem de forma mais rápida e exagerada que os dedos não afetados. O hipercrescimento causa desvios angulares nos dedos (clinodactilia). A forma progressiva é a mais comum.

Holmes, em 1869, diferenciou a condição simétrica da assimétrica. Na primeira, todos os elementos digitais estão hipertrofiados na mesma proporção, isso não acontece na macrodactilia assimétrica, o que ocasiona que o dedo afetado adote uma posição anormal. Em 1964, Barsky salientou a importância em distinguir as macrodactilias verdadeiras das associadas à neurofibromatose.

Kelikian descreveu uma afecção em que a macrodactilia afeta claramente a área de ação de um nervo (e seus ramos), determinado com o acrônimo NTOM (*nerve territory oriented macrodactyly*), que acontece geralmente com o nervo mediano.[2]

Upton diferenciou quatro tipos de macrodactilias:[36]

Tipo I. Associada à fibrolipomatose de um nervo, podendo ser estática ou progressiva.

Tipo II. Associada à neurofibromatose. Foram descritos casos isolados de macrodactilia com neurofibromatose tipo 1 (Posner) e tipo 2 (Bendon). A pele e o tecido subcutâneo estão afetados.

Tipo III. Associada à hiperostose, formando massas osteocondrais nas epífises das falanges e dos metacarpos. Em crianças, predominam as massas cartilaginosas em forma de couve-flor, que se transformam progressivamente em ósseas, causando rigidez e deformidades angulares e rotacionais nos dedos.

Tipo IV. Associada à hemi-hipertrofia. O crescimento excessivo pode afetar todo o membro superior e até mesmo a metade do corpo.

A macrodactilia verdadeira deve ser distinguida das outras patologias que podem causar aumento dos dedos, como tumores, síndromes e malformações, por exemplo, hemangioma, linfedema congênito, fístula arteriovenosa, lipoma, doença de Ollier (encondromatose múltipla), síndrome de Maffuci (encondromatose com hemangiomatose), síndrome de Klippel-Trènaunay-Weber, síndrome de Proteus, osteoma osteoide e melorreostose. A macrodactilia é uma patologia de tratamento difícil e o resultado está relacionado com a expectativa dos familiares. Por ser uma lesão progressiva e ter um aumento de volume difuso, atingindo todos os tecidos, não existe cura. Crianças com essa condição, devido ao aspecto bizarro da lesão, apresentam dificuldade de convivência social e são alvos frequentes de discriminação e *bullying*. Como reação, a mão pode ser ignorada e não utilizada. O tratamento da macrodactilia é distinto para cada caso, devendo-se considerar aspectos como o tipo da doença, a velocidade de progressão, os dedos envolvidos e a idade do paciente. O tratamento pode exigir cirurgias sequenciais. Seu objetivo é diminuir o crescimento e o volume do dedo e corrigir as deformidades **(FIG. 6.18)**.

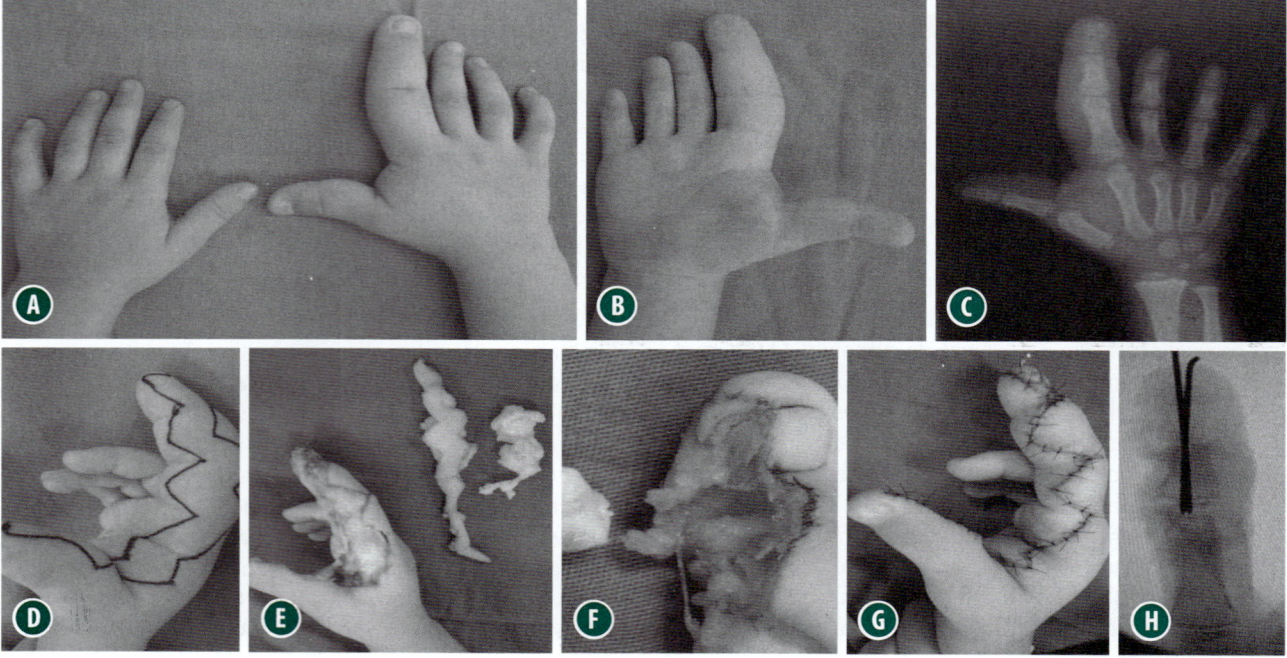

FIGURA 6.18 → **Ⓐ** e **Ⓑ** Aspecto clínico de paciente com macrodactilia do polegar e indicador. **Ⓒ** Radiografia que comprova a alteração na porção óssea da região afetada. **Ⓓ** Planejamento pré-operatório para a remoção dos tecidos moles hipertrofiados, como pele e tecido subcutâneo. **Ⓔ - Ⓗ** Ressecção parcial das falanges média e distal e artrodese da articulação interfalangiana distal.

Uma das técnicas utilizadas para o bloqueio de crescimento, em pacientes jovens, é a epifisiodese das falanges. Tal procedimento impede apenas o crescimento longitudinal, persistindo o crescimento em largura (ossificação membranosa), o que acentua a desproporcionalidade. A remoção dos tecidos moles hipertrofiados, como pele, tecido subcutâneo e parte da unha, tem sido indicada. A dermolipectomia, associada à ressecção parcial ou total da falange distal. ou à artrodese com ressecção da articulação interfalangiana distal, é recurso que tem como objetivo diminuir o tamanho do dedo em comprimento e espessura. Barsky[7] e Tsuge[37] apresentaram diferentes técnicas de artrodese da articulação interfalangiana distal, associadas com encurtamento ósseo e osteotomias angulares. Kelikian[2] incluiu a ressecção do nervo colateral do lado operado, com posterior sutura dos seus cotos. Autores como Tsuge[37] recomendam a neurectomia dos colaterais digitais como forma de inibir o crescimento ósseo e de partes moles. Esse procedimento é baseado na teoria do crescimento anormal dos dedos causado por um suprimento nervoso anômalo. Pacientes adultos podem necessitar de tratamento para compressão nervosa causada pelo aumento de volume dos nervos proximais, por distrofia lipomatosa. Nos casos de envolvimento do nervo mediano na palma da mão, há indicação de liberação do túnel do carpo.

Em casos graves e com deformidades aberrantes, com comprometimento estético e funcional, a amputação é a melhor opção. A decisão por uma amputação transmetacárpica de um ou mais dedos afetados por uma grotesca macrodactilia não deve ser considerada um fracasso, já que na maioria desses pacientes, uma sucessão de cirurgias muitas vezes não proporciona resultado satisfatório. O aumento de volume dos dedos também pode ser causado por síndromes, como síndrome de Proteus, Parkes Weber, Klippel-Trènaunay, Clove e doença de Ollier.

Síndrome de Proteus. Os pacientes apresentam quadro clínico complexo e variável, que pode afetar, entre outros locais, as mãos e os membros superiores, ocorrendo combinações bizarras de malformações ósseas e dos tecidos moles. Essa falta de uniformidade na apresentação justifica o nome de síndrome de Proteus, o deus grego com capacidade de mudar de forma quando perseguido. Dentro dessa variação clínica, evidenciam-se tumorações lipomatosas subcutâneas no tronco e abdome, anomalias viscerais, exostose craniana e pele engrossada hiperceratósica nas mãos e pés. Com o crescimento, formam-se massas cartilaginosas nas cabeças dos metacarpos e falanges, com consequente rigidez e deformidade. Também os tecidos moles (tendões, nervos colaterais) ficam hipertrofiados. A maioria dos casos é de ocorrência esporádica, sem predominância entre os sexos e, ocasionalmente, com deficiência mental atribuída à lipomatose cerebral.

Síndrome de Parkes Weber. É uma forma de macrodactilia que se caracteriza pela presença de malformação vascular de alto fluxo. Na maioria dos pacientes, as mãos são normais ao nascimento e, com o crescimento, observa-se uma hipertrofia progressiva, inclusive óssea, com hipertermia focal e hiperidrose. Em estágios avançados, podem aparecer lesões osteolíticas e fraturas patológicas. Na tentativa de evitar os estágios avançados, pode-se realizar embolização ou ressecção cirúrgica, mas os resultados são pouco satisfatórios.

Síndrome de Klippel-Trènaunay. Caracteriza-se pela hipertrofia da mão e do membro superior, causados pela presença de malformações vasculares de diferentes tipos (capilar, venosa, linfática, mistas), afetando os ossos e o tecido adiposo subcutâneo. Tendem a ser lesões extensas, que podem ser bilaterais e acometer o membro superior e o inferior. Apresentam rigidez articular, neuropatias de compressão e dor crônica, que costumam piorar com o tempo. A escleroterapia tem sido utilizada nas fases iniciais, estando a cirurgia restrita ao tratamento de problemas específicos. Pode-se realizar neurólise, epifisiodese e debridamento de partes moles.

Síndrome de Clove. É um quadro clínico complexo que se caracteriza pela presença de malformação vascular de tipo capilar, hipertrofia lipomatosa do tronco e dos membros, nevos epidérmicos e anormalidades esqueléticas. A hipertrofia é menos grave que em outras síndromes, como a de Proteus, ou na macrodactilia lipomatosa. Sua extensão é muito variável e pode estar limitada à mão, ao pé ou atingir todo o membro. As possíveis cirurgias são semelhantes às descritas na síndrome de Klippel-Trènaunay.

Doença de Ollier. Ollier descreveu com detalhes o quadro clínico da encondromatose múltipla.[38] O aumento de volume do dedo é causado pela hipertrofia óssea, que é muito variável em grau e extensão. É um tumor ósseo, assim como a **síndrome de Maffucci** (associada a hemangiomas) e a **doença de Gorham** (osteólise idiopática).

Ausência dos extensores

Deformidade rara que pode ocorrer em um dedo isolado ou atingir todos os dedos longos, tendo, na maioria dos casos, origem genética autossômica dominante. Quando ocorre em apenas um dedo, a ausência do aparelho extensor é observada na articulação *interfalangiana proximal*, no extensor central, permanecendo essa articulação fletida, e o paciente é capaz de estender a articulação metacarpofalangiana. Autores associam essa patologia a um quadro inicial de camptodactilia. Já quando atinge todos os dedos, a alteração ocorre por deficiência dos extensores extrínsecos; sendo assim, o paciente é incapaz de estender as articulações metacarpofalangianas, mas apresenta extensão das articulações interfalangianas. O tratamento inicial é conservador com manipulações articulares e uso de órteses para manter a mobilidade passiva, podendo, após os dois anos, serem realizadas transferências tendinosas com um flexor superficial, com uma bandeleta lateral do dedo adjacente ou com enxerto de tendão.

DEFORMIDADE DO POLEGAR

Hipoplasia do polegar

Define alterações que variam desde um polegar levemente menor até a sua ausência completa. Pode ocorrer de forma isolada ou em conjunto a deficiências longitudinais do rádio. Inicialmente, há dúvidas sobre a correta classificação dessas anomalias pela IFSSH, se devem ser colocadas no grupo I, sendo uma falha no desenvolvimento longitudinal, principalmente quando acompanhadas da mão torta radial (MTR) (o que é aceito pela maioria dos autores), ou no grupo V, como aplasia e hipoplasia, sobretudo quando é uma alteração isolada. É uma malformação rara após o pico de incidência dos anos 1960 devido ao uso de talidomida. Na maioria dos pacientes, é uma alteração isolada, de aparecimento espontâneo, mas há casos de transmissão familiar, especialmente aqueles associados a outras anomalias, como a cardiopatia de Holt-Oram, a anemia de Fanconi e a síndrome tipo VATERL. Pode ser bilateral ou apresentar anomalias congênitas diferentes.

A **classificação** mais utilizada é a de Blauth e Schneider-Sickert,[39] modificada por Manske colaboradores[40] no seu tipo III:

Tipo I. Polegar com discreta alteração displásica, sem alterar a função. O abdutor curto e o oponente podem estar ausentes ou hipoplásicos.

Tipo II. Polegar mais hipoplásico, tanto no comprimento quanto no diâmetro. A musculatura tenar inervada pelo ulnar é normal, e a inervada pelo mediano é fraca e hipoplásica ou ausente (abdutor curto e oponente). Isso ocasiona uma contratura da primeira comissura, com adução do polegar. Pela ausência do ligamento colateral ulnar, observa-se instabilidade metacarpofalangiana. Há inabilidade para executar a pinça digital. Nas radiografias, observa-se hipoplasia do primeiro metacarpo, do escafoide, do trapézio e do estiloide do rádio.

Tipo III. Aumento da instabilidade e da insuficiência da primeira comissura. Há anormalidades da musculatura extrínseca pela ausência do extensor e flexor longo do polegar ou por conexões anômalas entre eles, chamadas de *pollex abductus*, que limitam a mobilidade e provocam o desvio do polegar quando se tenta fletir. Em geral, esses feixes encontram-se no lado radial do polegar e causam o desvio da falange distal nesse sentido. Manske e colaboradores[40] dividiram esse tipo em **IIIA** – mesmo hipoplásica, a base do primeiro metacarpo está presente, com articulação trapézio-metacarpeano relativamente funcional e estável – e **IIIB** – observa-se ausência da base do metacarpo com articulação trapézio-metacarpeana instável. Buck-Gramcko[41] acrescentou o tipo **IIIC**, quando apenas a cabeça do primeiro metacarpo está presente, sendo difícil de diferenciar do grau IV de Blauth e Schneider-Sickert.[39]

Tipo IV. Chamado de polegar flutuante. Em geral, são observadas apenas falanges hipoplásicas. Pequeno pedículo conecta o polegar hipoplásico à mão, sem conexões ósseas ou tendíneas, portanto, sem mobilidade voluntária.

Tipo V. Ausência completa do polegar, tendo apenas resquícios de estruturas neurovasculares. O dedo indicador é ocasionalmente hipoplásico, com articulação *interfalangiana proximal* rígida e anomalias como ausência do primeiro interósseo dorsal, hipoplasia ou mesmo ausência completa do trapézio, do escafoide e da estiloide radial. A artéria radial também pode estar ausente.

O polegar é responsável por 40% da função da mão. Pequenas alterações, como displasias leves, que não alteram a função da mão, não necessitam de tratamento. Porém, casos mais graves envolvem reconstrução cirúrgica. Apesar da natural destreza que o paciente apresenta para manipular objetos sem o polegar, a falta de uma pinça polpa-polpa dificulta as atividades diárias. O tratamento se baseia na gravidade da alteração, a qual, provavelmente, seja a patologia na cirurgia de mão cuja classificação tem relação mais direta com o tratamento.

No tipo I, sem perda funcional, não há indicação cirúrgica. Para pacientes do tipo I, com perda funcional, e dos tipos II e IIIA, o tratamento elegido é a reconstrução do polegar hipoplásico (**FIGS. 6.19 e 6.20**). As alternativas são:

1. Afundamento da primeira comissura: geralmente, uma zetaplastia simples é suficiente. Nos casos graves, é necessária a liberação da aponeurose do primeiro interósseo dorsal e do adutor do polegar, associada a um retalho cutâneo local.

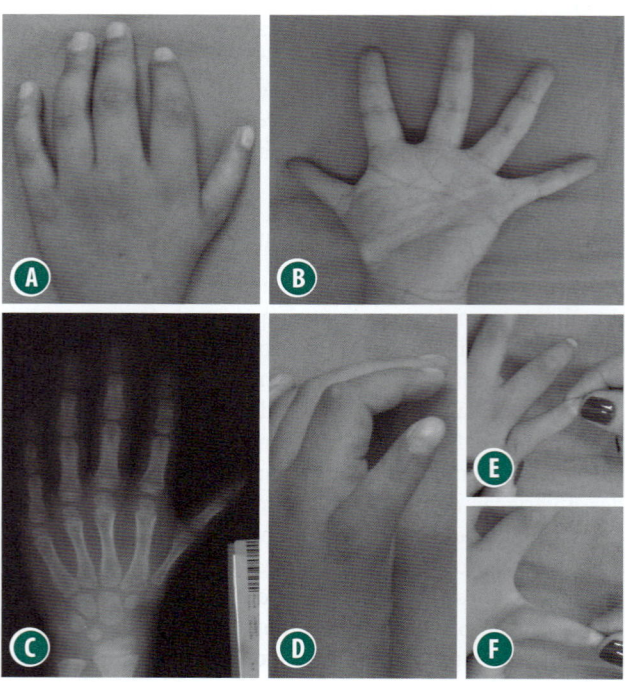

FIGURA 6.19 → **A** e **B** Hipoplasia do polegar com diminuição tanto no comprimento quanto no diâmetro. **C** Radiografia mostrando hipoplasia do primeiro metacarpo, do escafoide e do estiloide do rádio. A base do primeiro metacarpo está presente, com articulação trapeziometacarpal relativamente funcional e estável, sendo considerada um tipo IIIA na classificação de Blauth/Manske. **D** Musculatura tenar hipoplásica e contratura da primeira comissura, com adução do polegar. **E** e **F** Instabilidade metacarpofalangiana pela ausência do ligamento colateral ulnar.

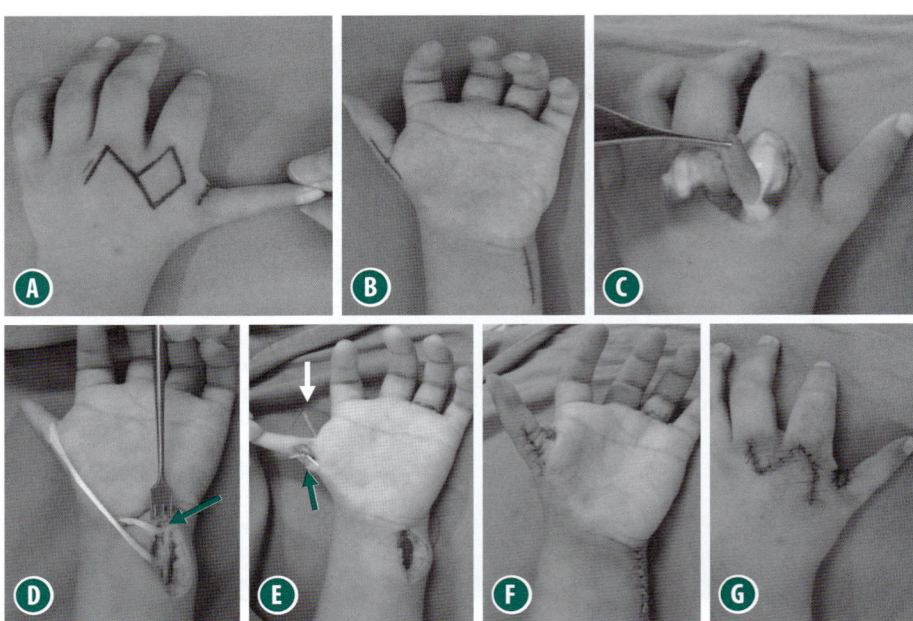

FIGURA 6.20 → Hipoplasia do polegar tipo IIIA de Blauth/Manske.

A Planejamento cirúrgico para afundamento da primeira comissura com retalho cutâneo local, tipo Kite modificado. **B** Planejamento da transferência do flexor superficial do quarto dedo para plastia do oponente do polegar e estabilização articular metacarpofalangiana. **C** Elevação do retalho cutâneo baseado na primeira artéria intermetacárpica dorsal. **D** Reorientação do flexor superficial do quarto dedo, com a confecção de polia no punho com uma fita do flexor ulnar do carpo (seta verde). **E** Flexor superficial utilizado como plastia da oposição (seta verde) e na reconstrução do ligamento colateral ulnar da metacarpofalangiana (seta branca), após túnel transósseo no colo do metacarpo. **F** e **G** Fechamento cutâneo com aumento da primeira comissura e reposicionamento do polegar.

2. Alongamento ósseo.

3. Estabilização articular trapézio-metacarpeana.

4. Oponentoplastia: reconstrução do oponente do polegar através de transferência tendinosa. As opções mais utilizadas são o flexor superficial do quarto dedo e o abdutor do quinto dedo. Essa última opção foi descrita por Huber[42] e Littler e Cooley[43] e exige uma dissecção cuidadosa do pedículo vasculonervoso, sendo o tendão suturado na cápsula da articulação metacarpofalangiana do polegar. Tem resultado estético melhor pelo maior volume do músculo.

5. Estabilização articular metacarpofalangiana: o maior problema é causado pela insuficiência do ligamento colateral ulnar, e o seu tratamento é prioritário. A função pode ser melhorada pelo retensionamento das estruturas capsuloligamentares existentes, porém, na maioria dos casos, quando existe uma instabilidade grave, faz-se uma reconstrução ligamentar com uma porção do tendão flexor superficial do anular, que também é utilizado como plastia de oposição. Caso falhe, pode ser necessária uma artrodese da articulação metacarpofalangiana após a maturidade esquelética.

6. Transferências tendinosas: utilizadas quando há ausência dos tendões extrínsecos. O extensor próprio do indicador vai para o extensor longo do polegar e o flexor superficial do quarto quirodáctilo para o flexor longo do polegar.

Para os pacientes com os tipos IIIB, IV e V, a indicação cirúrgica é a policização, que significa a criação de um polegar a partir de outro dedo da mão (**FIGS. 6.21 e 6.22**). O objetivo é proporcionar pinça digital e preensão de grandes objetos, com melhora estética. Na maioria das vezes, essa reconstrução é feita através do dedo indicador, mas qualquer outro dedo pode ser usado. O indicador é preferido porque, com a malformação do polegar, automaticamente a criança faz uma pinça lateral entre os segundo e terceiro dedos, e isso facilita a reabilitação. Quanto ao momento ideal para fazê-la, a maioria dos autores defende a realização precoce, antes dos dois anos. Inicialmente, pela falta de padronização do procedimento, pouca experiência e baixa incidência da patologia, havia um elevado índice de complicações. Porém, nos anos 1960 e 1970, o alemão Buck-Gramcko,[44] aproveitando-se da elevada incidência causada pela talidomida, padronizou a policização, publicando sua experiência no tratamento de 100 pacientes. O procedimento de policização se baseia em quatro princípios:

Retalhos cutâneos pré-definidos. Os retalhos permitem o correto posicionamento do novo polegar e a criação da primeira comissura, evitando cicatrizes retráteis. Utilizam-se três incisões, uma palmar em "S", uma reta dorsal na falange média do indicador e uma em forma de "V", passando pela comissura. Ao levantar os retalhos dorsais, devem ser mantidas as principais veias dorsais.

Dissecção cuidadosa dos pedículos neurovasculares. Com técnica microcirúrgica e não traumática, devem-se dissecar os dois feixes vasculonervosos volares. Após, liga-se o ramo da artéria digital que vai para o terceiro dedo, distalmente ao ponto de bifurcação, prevendo a transferência do segundo dedo. Devido à hipoplasia de todo o lado radial da mão, muitas vezes, o dedo indicador não tem artéria e nervo digital radial, e a preservação de uma artéria digital, para o indicador e para o dedo médio, é o suficiente para a sua viabilidade. Com o mesmo objetivo, divide-se, de distal para proximal, o nervo digital até o mais proximal possível, separando os ramos que vão para o indicador e o dedo médio.

Ajuste ósseo. A criação de um polegar a partir do dedo indicador requer posicionamento e estabilização adequados

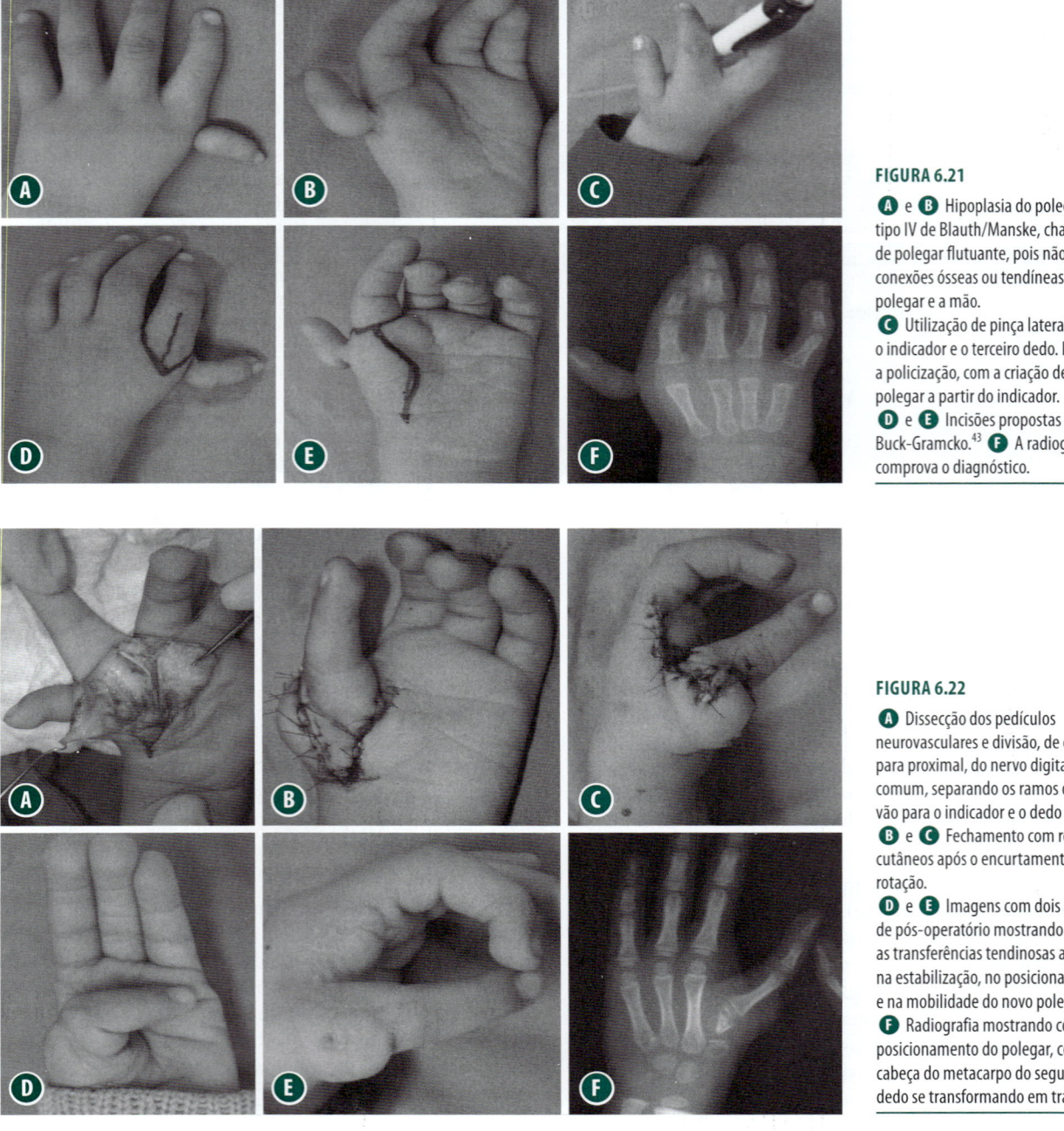

FIGURA 6.21

A e **B** Hipoplasia do polegar do tipo IV de Blauth/Manske, chamado de polegar flutuante, pois não há conexões ósseas ou tendíneas entre o polegar e a mão.
C Utilização de pinça lateral entre o indicador e o terceiro dedo. Indicada a policização, com a criação de um polegar a partir do indicador.
D e **E** Incisões propostas por Buck-Gramcko.[43] **F** A radiografia comprova o diagnóstico.

FIGURA 6.22

A Dissecção dos pedículos neurovasculares e divisão, de distal para proximal, do nervo digital comum, separando os ramos que vão para o indicador e o dedo médio.
B e **C** Fechamento com retalhos cutâneos após o encurtamento e a rotação.
D e **E** Imagens com dois anos de pós-operatório mostrando que as transferências tendinosas ajudam na estabilização, no posicionamento e na mobilidade do novo polegar.
F Radiografia mostrando correto posicionamento do polegar, com a cabeça do metacarpo do segundo dedo se transformando em trapézio.

e, para isso, encurtamento ósseo, alinhamento e rotação são essenciais. Com a visualização completa de todo o segundo metacarpo, realiza-se uma osteotomia no colo, preservando a articulação metacarpofalangiana. A cabeça do metacarpo se transforma em trapézio, a falange proximal em metacarpo e as falanges média e distal em proximal e distal, respectivamente. Após a liberação da cabeça do metacarpo, o restante do osso, da diáfise até a base, deve ser liberado e ressecado. A fixação óssea da cabeça do metacarpo ao carpo pode ser feita com pontos de sutura transóssea ou com fio de Kirschner. Para evitar uma deformidade em hiperextensão, a cabeça deve ser girada em 90° de extensão, 45° de abdução e 120° de pronação, para o correto posicionamento polpa-polpa com os outros dedos.

Estabilização dinâmica através de transferência tendinosa. Pela técnica de Buck-Gramcko,[43] inicialmente, divide-se em três feixes o aparelho extensor do indicador até chegar distalmente à proximidade da articulação interfalangiana proximal. O mais ulnar (extensor próprio do indicador) será encurtado e se tornará o extensor longo do polegar. Já o extensor comum para o segundo dedo deve ser incisado sobre a articulação metacarpofalangiana e suturado no dorso da falange média, tornando-se o extensor curto do polegar. Um dos passos finais da cirurgia é a transferência e reinserção dos interósseos dorsal e volar, um de cada lado da banda sagital metacarpofalangiana, que os transformará em adutor curto e abdutor do polegar. Os tendões flexores não precisam ser encurtados, pois se adaptam espontaneamente aos novos comprimento e trajeto.

Terminada a cirurgia, imobiliza-se a mão com tala gessada acima do cotovelo, confeccionada para que seja possível inspecionar periodicamente a vascularização do neopolegar. A policização cria uma nova mão, tem óbvias vantagens funcionais, sociais, estéticas e econômicas. O aspecto estético alcançado é satisfatório, mas, certamente, diferente em comprimento e espessura. O resultado tem relação direta com o grau de atrofia do indicador ou dedo utilizado.

Duplicação do polegar

O termo polidactilia define uma mão que excede os cinco dedos habituais. A incidência das polidactilias é alta, em torno de 1:3.000 nascidos vivos, ocupando o segundo lugar na frequência das alterações congênitas das mãos, sendo superada somente pela sindactilia. De forma esquemática, as polidactilias se localizam em três locais: polegar (pré-axiais), dedo mínimo (pós-axiais) e centrais, que se constituem nas raras polidactilias dos dedos indicador, médio e anular. Devido à associação de polidactilia com outras alterações congênitas em até 23% dos pacientes, aconselha-se uma avaliação genética e clínica completa.

A polidactilia pré-axial diz respeito à duplicação do primeiro raio e, ao contrário de uma duplicação verdadeira, trata-se de polegares hipoplásicos, também chamados de fendido ou bífido. É um conceito sustentado por alterações como hipoplasia óssea, presença de uma única artéria para cada dedo e distribuição anômala da musculatura. Os tendões extensores e flexores são únicos proximalmente, dividindo-se para cada dedo na porção distal.

As alterações congênitas do polegar têm alta incidência, representando 11% das deformidades da mão, sendo a polidactilia responsável por mais da metade (6,6%). A exata incidência da polidactilia é desconhecida e varia entre as raças e regiões. A polidactilia pré-axial é mais comum em caucasianos e asiáticos, mas é presente em todas as raças, sendo menor na negra. A maioria dos casos é unilateral, sendo que em casos bilaterais, o tipo pode ser diferente. É de ocorrência esporádica, diferentemente das polidactilias pós-axiais, nas quais constata-se uma influência genética clara. Porém, também podem estar associadas a síndromes, sendo geralmente autossômica recessiva, mais frequente em polidactilias com polegar trifalangiano e sindactilias.

A incidência é igual em homens e mulheres, e a associação com outras anomalias esqueléticas pode ocorrer em até 50% dos pacientes, sendo a sindactilia a mais frequente. Também pode estar associada com acrocefalopolissindactilia, síndromes de Fanconi, Holt-Oram, Down e Tabatznick, além de malformações musculoesqueléticas (duplicação do hálux), renais, oculares, cardiovasculares e hematológicas.

Existe grande variação de apresentação, desde falange distal bífida até a completa duplicação de todo o raio, incluindo o metacarpo. São observadas inserções tendinosas anômalas, configuração atípica dos feixes neurovasculares e hipoplasia da musculatura tenar.

Várias classificações foram propostas, sendo a de Wassel[45] a mais utilizada. Classificando radiograficamente, divide a polidactilia do polegar em sete tipos, de acordo com o nível de duplicação óssea e o número de falanges (FIG. 6.23). Porém, não apresenta correspondência precisa com o tratamento nem relação com as alterações de partes moles.

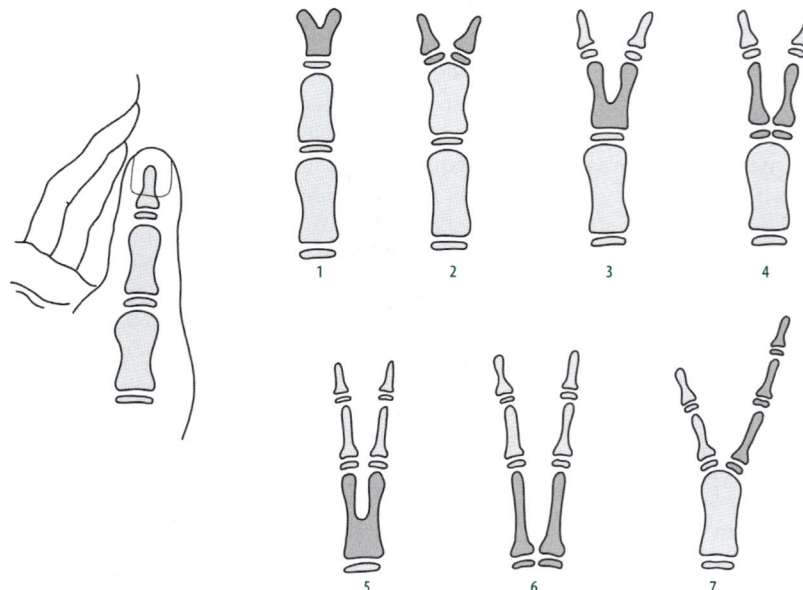

FIGURA 6.23 → Classificações de Wassel para a polidactilia do polegar em sete tipos. Tipo I: falange distal bífida com epífise comum que se articula com a falange proximal normal. Tipo II: falange distal completamente duplicada. Cada falange distal tem uma epífise que se articula com a falange proximal, que, em sua região distal, pode ser alargada para acomodar a duplicação. Tipo III: falange distal duplicada com a proximal bifurcada, que tem uma articulação normal com o metacarpo. Tipo IV: completa duplicação da falange proximal, que se articula com um metacarpo alargado. Tipo V: metacarpo bifurcado; cada cabeça se articula com uma falange proximal. Tipo VI: duplicação completa do primeiro raio, podendo um lado ser mais desenvolvido. Tipo VII: presença de um único primeiro metacarpo com duplicação na falange proximal, sendo que um dos polegares é trifalangiano.

Tipo I. Falange distal bífida com epífise comum que se articula com a falange proximal normal. Geralmente, há duas unhas, mas pode ocorrer uma única. A extremidade do polegar é mais larga e plana.

Tipo II. Falange distal completamente duplicada. Cada falange distal tem uma epífise que se articula com a falange proximal, que, em sua região distal, pode ser alargada para acomodar a duplicação.

Tipo III. Falange distal duplicada com a falange proximal bifurcada, que tem uma articulação normal com o metacarpo.

Tipo IV. Completa duplicação da falange proximal, que se articula com um metacarpo alargado. Os polegares podem ser paralelos no eixo longitudinal ou divergir; as falanges distais podem seguir divergindo ou convergir. Com relação a esse arranjo geométrico dos polegares, Hung e colaboradores[46] subdividiram o grupo IV em quatro tipos: IVa (polegar ulnar hipoplásico), IVb (polegar ulnar dominante e radial hipoplásico), IVc (de ocorrência rara, seria o tipo divergente, com divergência acentuada das falanges proximais, que é continuado pelas falanges distais) e IVd (tipo convergente, com divergência das falanges proximais e convergência das falanges distais). Upton e Shoen[47] subdividiram o tipo IV de acordo com a presença e a localização de polegar trifalangiano: IVa (quando são dois polegares bifalângicos), IVb (se o trifalangiano é o radial), IVc (ulnar) e IVd (ambos trifalangianos). Wood[48] subdividiu o tipo IV em: IVa (dois polegares trifalangianos), IVb (trifalângico no lado radial acompanhado por um polegar bifalangiano) e VIIc (polegar trifalangiano no lado ulnar).

Tipo V. Metacarpo bifurcado, cada cabeça articula-se com uma falange proximal.

Tipo VI. Duplicação completa do primeiro raio, podendo um lado pode ser mais desenvolvido. É difícil diferenciá-la de uma duplicação do indicador, sendo determinante observar a localização do núcleo de crescimento do metacarpo, já que, no polegar, ele está na sua base, enquanto que nos dedos longos, localiza-se na extremidade distal.

Tipo VII. Presença de um único primeiro metacarpo com duplicação na falange proximal, sendo um dos polegares trifalangiano. O polegar trifalangiano pode ser o mais desenvolvido. Wood[48] subdividiu o tipo VII em: VIIa (polegar trifalangiano no lado ulnar acompanhado por um polegar bifalangiano), VIIb (dois polegares trifalangianos com metacarpos independentes), VIIc (polegar trifalangiano no lado radial) e VIId (triplicação do polegar).

Zuidam e colaboradores[49] incluíram um tipo VIII, na classificação, para os raros pacientes que apresentam dois metacarpos articulados com o carpo duplicado.

O princípio do tratamento não é apenas criar um polegar único, mas também obter um dedo estável, de volume adequado, móvel, alinhado e sem deformidade na unha.

A presença de um dedo extranumerário é esteticamente inaceitável. No passado, o tratamento indicado para a polidactilia do polegar era a simples ressecção de um dos dedos. Tal procedimento gerava sequelas, como deformidade, instabilidade, fraqueza e alterações estéticas. A remoção de um polegar duplicado não é uma cirurgia simples, deve ser planejada para que partes do dedo ressecado possam ser utilizadas na reconstrução, baseando-se no tipo de duplicação e na gravidade da hipoplasia. Durante o procedimento, deve-se priorizar a correção do alinhamento ósseo, a reconstrução dos ligamentos colaterais, a centralização dos tendões extensores e flexores e a reinserção da musculatura. Quando os dois polegares duplicados são semelhantes, deve-se sempre preservar o polegar do lado ulnar, não sendo necessária a reconstrução do ligamento colateral do lado ulnar, melhorando a estabilidade da pinça. Já nos pacientes cujos polegares têm tamanho claramente diferente, o ulnar, em geral, é o mais desenvolvido. Prefere-se recomendar a cirurgia precoce, entre um e três anos de vida, idade em que a criança ainda tem alta capacidade de adaptação, e as estruturas já estão desenvolvidas o suficiente. É consenso a realização antes da idade escolar, evitando traumas psicológicos.

Os procedimentos cirúrgicos podem ser divididos em de ressecção e combinações. A ressecção simples é indicada em casos raros nos quais há um polegar pedunculado displásico no lado radial. Já as combinações têm o princípio de utilizar partes do dedo a ser ressecado para ajudar a reconstruir o polegar. Com isso, diferentes técnicas reconstrutivas descritas baseiam-se na combinação de procedimentos ósseos, ligamentares, tendinosos e cutâneos **(FIG. 6.24)**. O primeiro procedimento clássico descrito foi o de Bilhaut,[50] indicado para os pacientes com duplicação simétrica, sendo inicialmente descrito para os tipos I e II, mas que pode ser usado nos tipos III, IV e V. Consiste em uma osteotomia em cunha, simétrica em ambos os polegares, com ressecção da porção central e sutura das bordas laterais. Obtém-se polegar de tamanho adequado e bom alinhamento, mas com alto índice de complicações, como lesões fisárias, rigidez por alterações articulares e deformidades ungueais. Em pacientes com unhas unidas, nos tipos I ou II de Wassel, se o tamanho não for inferior a 70% da unha do polegar normal, ela não deve ser reconstruída, pelo risco de deformidade. Após a descrição inicial, surgiram muitas variantes e modificações do Bilhaut,[50] sendo que, na maioria, um dedo é preservado na sua quase totalidade e é aumentado com estruturas do lado removido, como unha, pele, ligamentos, tendões e tecidos neurovasculares. Na maioria dos casos, o lado ulnar é mais desenvolvido, então a cirurgia começa com a confecção de um retalho cutâneo e de partes moles em forma de "Z", da borda radial do polegar que será ressecado, que ajudará a aumentar o volume do dedo reconstruído. Devem ser evitadas as incisões em linha reta, causam cicatrizes retráteis com o crescimento do dedo. Particular atenção deve ser dada às reinserções tendinosas e ligamentares.

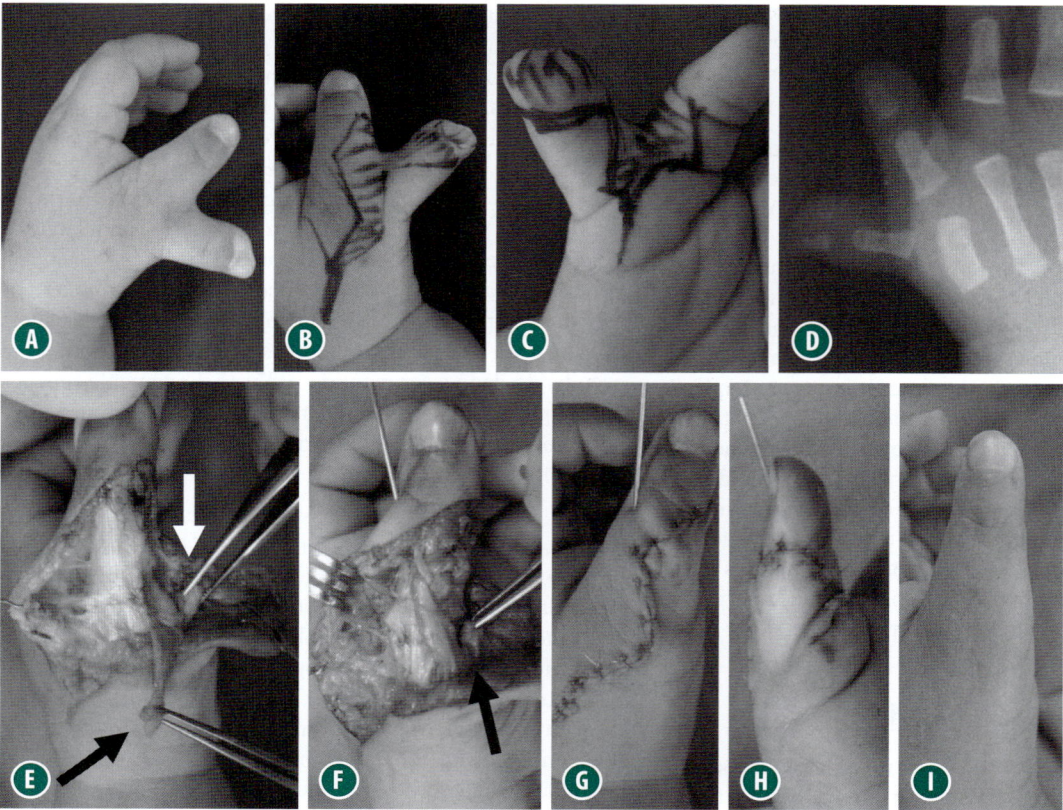

FIGURA 6.24 → Polidactilia do polegar (pré-axial).

A Aspecto clínico evidenciando o lado radial mais desenvolvido.

B e **C** Planejamento pré-operatório com retalho cutâneo para utilização de partes do polegar a ser ressecado na reconstrução.

D Radiografia evidenciando um tipo VII de Wassel, com o lado ulnar trifalangiano.

E Visão intraoperatória da centralização do aparelho extensor (seta preta) e reinserção do ligamento colateral radial da articulação metacarpofalangiana (seta branca).

F Reinserção da musculatura tênar que, originalmente, estava inserida
no polegar ressecado (seta preta).

G e **H** Fechamento com retalho cutâneo e alinhamento ósseo após osteotomia do colo do metacarpo com fixação provisória com fio de Kirschner.

I Aspecto clínico com três anos de evolução.

Nas duplicações que afetam as articulações, os ligamentos colaterais estarão inseridos nos dois ossos duplicados (falange proximal ou distal). Para proporcionar estabilidade, o ligamento colateral do polegar amputado, geralmente o radial, deve ser destacado em sua inserção, junto com um fragmento osteocartilaginoso, e reinserido na base do lado que permanece. A musculatura tenar (abdutor curto do polegar e flexor curto do polegar) se insere na base da falange proximal do dedo radial, já o polegar ulnar contém a inserção do adutor. Assim como a porção ligamentar, eles devem ser destacados de sua inserção e reposicionados na falange do polegar reconstruído. Nas duplicações proximais, o músculo opositor do polegar é inserido no metacarpo do polegar radial. Os músculos que são inseridos no polegar removido devem ser reinseridos no polegar preservado. Os tendões extrínsecos, tanto o extensor longo quanto o flexor longo do polegar, também apresentam alterações, como hipoplasia e inserções excêntricas. Assim, durante o procedimento, deve-se usar a porção do

tendão do dedo amputado para centralizar e fortalecer o tendão reconstruído. Para obter o alinhamento ósseo, principalmente em polegares assimétricos, osteotomias em cunha de ressecção podem ser realizadas no colo do metacarpo, sendo fixadas com fios de Kirschner. Em polegares muito pequenos, há o risco de lesar a fise de crescimento, sobretudo nos tipos I, III e V. Nas duplicações do tipo IV, a cabeça do metacarpo encontra-se alargada, devendo-se realizar uma plastia, ajustando ao tamanho da base da falange proximal e preservando inserção do ligamento colateral. Em alguns casos, a amplitude da primeira comissura está diminuída e precisa ser aumentada, através de uma zetaplastia simples na própria comissura ou, em casos mais graves, por um retalho local. Outro tipo de técnica de combinação é conhecida como *on top plasty*, indicada para os pacientes que apresentam, geralmente, polegares do tipo VI, em que a melhor alternativa é combinar porções dos dois dedos, transpondo-se a porção distal de um dedo para a base do outro, preservando a base de um polegar, com adequada articulação carpometacárpica, que terá sua porção distal removida e substituída pelo segmento distal do outro polegar. Necessita a dissecção do pedículo vascular do dedo transferido, mas, apesar da dificuldade técnica, os resultados justificam.

O resultado final da cirurgia está relacionado com a expectativa e a correta compressão da patologia. Deve-se avisar ao paciente que o polegar reconstruído não será igual ao polegar normal. Uma alta expectativa com a reconstrução cirúrgica gera insatisfação. A complicação mais importante a ser evitada é a lesão das estruturas neurovasculares, devendo-se minimizar o trauma durante o procedimento. No pós-operatório, as sequelas mais comuns são diminuição da mobilidade por dano articular ou falta de excursão tendinosa, instabilidade articular, deformidade na unha e contratura da primeira comissura. Miura[31] descreveu a deformidade em "Z", também chamada de baioneta, que consiste no desvio radial da falange distal e desvio ulnar da falange proximal, e que ocorre devido a diversos fatores, como instabilidade articular por falha de reconstrução ligamentar, cicatrizes retráteis (que foram feitas retas), falta de osteotomias ou transferências tendinosas e inserção excêntrica dos tendões.

Polegar trifalangiano e pentadactilia

O polegar trifalangiano pode ser uma patologia isolada ou associada a duplicações do polegar do tipo VII, ou, ainda, associada a outra síndrome sistêmica. Para fins didáticos, a condição é dividida em dois grupos diferentes. No primeiro, existe um polegar semelhante ao normal com uma falange extra que pode variar de forma, sendo retangular, trapezoidal ou delta (**FIG. 6.25**). No segundo tipo, há, na verdade, um quinto dedo alinhado com os outros, talvez uma duplicação do segundo dedo, com ausência do polegar e sem função de oponência. Para os polegares trifalangianos do primeiro grupo, o tratamento varia de acordo com a presença de angulações e do comprimento do dedo. Osteotomias, ressecção ou encurtamento de falanges anômalas, reconstrução da primeira comissura e realinhamentos tendíneos estão indicados de acordo com cada caso. Nas duplicações de polegar do tipo VII, a escolha do dedo a ser mantido não está diretamente relacionada à presença do trifalangismo, e sim, à maior funcionalidade do polegar, podendo ocorrer de o polegar trifalangiano ser mantido e reconstruído.

Os polegares do segundo grupo são chamados também de pentadactilia, ou "mão de cinco dedos" (**FIG. 6.26**). É uma alteração rara, na qual o paciente não apresenta polegar nem musculatura tenar, sendo substituído por outro dedo, trifalangiano, com forma e tamanho semelhante ao indicador. É assim chamado porque, na língua inglesa, o polegar (*thumb*) não é chamado de dedo (*finger*). O tratamento é realizado com o objetivo de obter um polegar com bom posicionamento e com amplitude na primeira comissura. São usadas as técnicas de policização descritas por Buck-Gramcko.[44]

Polegar em gatilho

O dedo em gatilho, também chamado de tenossinovite estenosante, caracteriza-se pelo bloqueio dos tendões

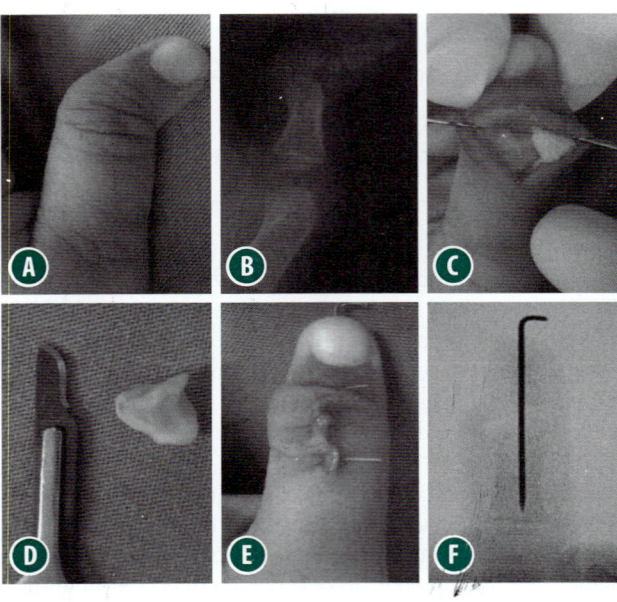

FIGURA 6.25

Ⓐ Deformidade angular por conta de polegar trifalangiano.

Ⓑ A radiografia comprova a presença de falange extranumerária em forma de delta.

Ⓒ - Ⓓ Tratamento cirúrgico para correção da angulação e do comprimento, com ressecção da falange extra através de incisão longitudinal dorsal transtendinosa.

Ⓕ Alinhamento ósseo mantido com fixação provisória com fio de Kirschner.

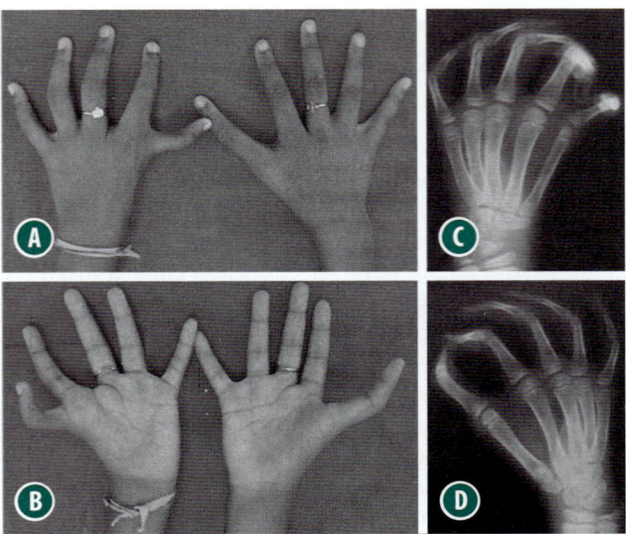

FIGURA 6.26 → Deformidade congênita bilateral nas mãos.

Ⓐ e Ⓑ Observa-se que o dedo mais radial está no mesmo plano dos dedos longos e não apresenta musculatura tenar.

Ⓒ e Ⓓ As radiografias evidenciam que o dedo mais radial apresenta metacarpo com fise na região distal, característica do indicador, diagnosticando a mão de cinco dedos.

flexores dos dedos ao cruzar a polia A1. É uma patologia rara em crianças, com incidência aproximada de 1:2.000 nascimentos. O dedo em gatilho atinge o polegar em 86% dos casos e também é chamado de polegar em gatilho congênito. Estudos falharam em demonstrar a presença do polegar em gatilho em recém-nascidos, por isso, o termo congênito não é aceito por todos. Na maioria das vezes, descobre-se a condição por volta dos 12 meses de vida, geralmente após um trauma. A compressão sobre o tendão flexor causa o seu engrossamento, dando origem ao nódulo de Notta. Estudos histopatológicos associaram à metaplasia fibrocartilaginosa da camada interna da polia A1, e não ao processo inflamatório da membrana sinovial, descaracterizando o termo tenossinovite. Cardon e colaboradores[51] ressaltaram a importância de diferenciar o dedo em gatilho dos adultos e das crianças, considerando-as patologias distintas. O quadro clínico não é doloroso, e, com o crescimento, o dedo vai adquirindo uma contratura em flexão fixa da interfalangiana, sendo incapaz de estender o polegar e fazer o "sinal de positivo". O diagnóstico é clínico. Uma radiografia deve ser realizada para descartar problemas osteoarticulares, dentre eles, o polegar curto congênito. A possibilidade de resolução espontânea é controversa, mas estudos mostram uma chance de até 30% de melhora espontânea até os três anos de vida.

O tratamento inicial é conservador. Deve-se orientar a realização de exercícios passivos de extensão e uso de tala. A falha no tratamento conservador até os quatro anos não acarreta qualquer prejuízo funcional, sendo que o tratamento cirúrgico pode ser realizado até essa idade. No dedo em gatilho dos adultos e no polegar em gatilho das crianças, a liberação da polia A1, realizada no tratamento cirúrgico, é resolutiva, não havendo recidiva. A cirurgia é feita através de incisão transversa na pele, na prega de flexão volar metacarpofalangiana do polegar. É imprescindível o uso de garrote pneumático para a identificação dos nervos digitais, evitando a lesão iatrogênica. Para o fechamento, utiliza-se fio absorvível **(FIG. 6.27)**.

O gatilho também pode atingir os dedos longos em crianças, sendo causado por um aumento de volume dos tendões flexores ou uma diminuição da capacidade da polia A1, obstruindo o mecanismo de deslizamento. Assim, uma causa secundária sempre deve ser pesquisada, como alteração na relação entre os tendões flexor superficial e flexor profundo dos dedos, estreitamento do quiasma de Campers, decussação mais proximal do flexor superficial dos dedos, nódulos, calcificações ou lacerações parciais nos tendões flexores. Há também a associação de dedo em gatilho em crianças com mucopolissacaridoses e trissomia do 13. O gatilho congênito, nos dedos longos, está associado a malformações dos flexores, a liberação isolada da polia A1 costuma não dar resultado, sendo necessária a tenoplastia do quiasma, a desinserção parcial ou total do flexor superficial e a abertura parcial da polia A2. Tais condições justificam uma exposição ampla do aparelho flexor. Nesses casos, os achados cirúrgicos não demonstram qualquer edema ou fibrose no interior

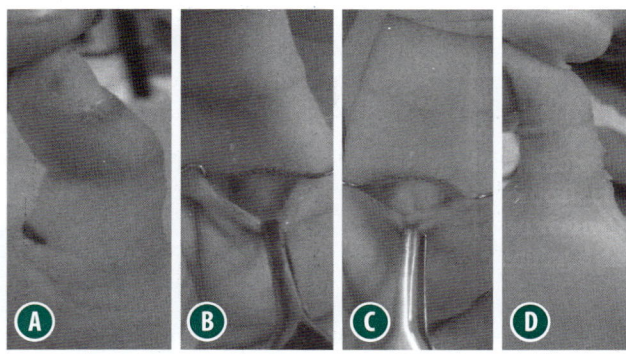

FIGURA 6.27

Ⓐ Polegar em gatilho congênito, com contratura em flexão fixa da interfalangiana. A compressão da polia A1 sobre o tendão flexor causa seu engrossamento, dando origem ao nódulo de Notta.
Ⓑ Tratamento cirúrgico com incisão transversa na prega de flexão volar metacarpofalangiana do polegar.
Ⓒ e Ⓓ Abertura da polia com liberação da extensão do polegar.

do tendão. Outra dificuldade é que, devido à necessidade de anestesia geral em crianças, é impossível testar ativamente a liberação no transoperatório.

DEFORMIDADE NO ANTEBRAÇO E NO PUNHO

Amputação congênita

A amputação congênita é uma falha de formação transversa e pode ocorrer em qualquer nível. É classificada quanto ao local, apresentando as seguintes divisões: amelia caracteriza a ausência total de um membro; hemimielia, a ausência do antebraço e da mão; aqueiria, a ausência da mão; e adactilia e afalangia, a ausência de um dedo ou parte dele, respectivamente. É mais comum na região proximal do antebraço e no carpo, podendo ocorrer no úmero e metacarpo. No antebraço e punho, são geralmente unilaterais e no lado esquerdo, podendo apresentar dedos rudimentares na porção distal **(FIG. 6.28)**. Na rara ausência total do membro, é mais comum a lesão bilateral.

A incidência das malformações transversas (amputações) e longitudinais (mão torta radial) é semelhante, sendo as transversas geralmente alterações esporádicas (não genéticas), isoladas e unilaterais, ao contrário das amputações por bandas de contrição, nas quais a porção proximal é normal. Nas amputações congênitas, ocorre hipoplasia das estruturas proximais, sendo menos indicadas as transferências vascularizadas. O tratamento com uso de próteses para as amputações proximais apresenta problemas técnicos em função do peso, da pouca mobilidade e da dificuldade de controle. Houve melhora com uso de próteses mioelétricas. Nas amputações no carpo, as estruturas residuais permitem preensão e pinça, ou o encaixe e movimentação de uma prótese. As cirurgias estão indicadas para a ressecção de dedos não

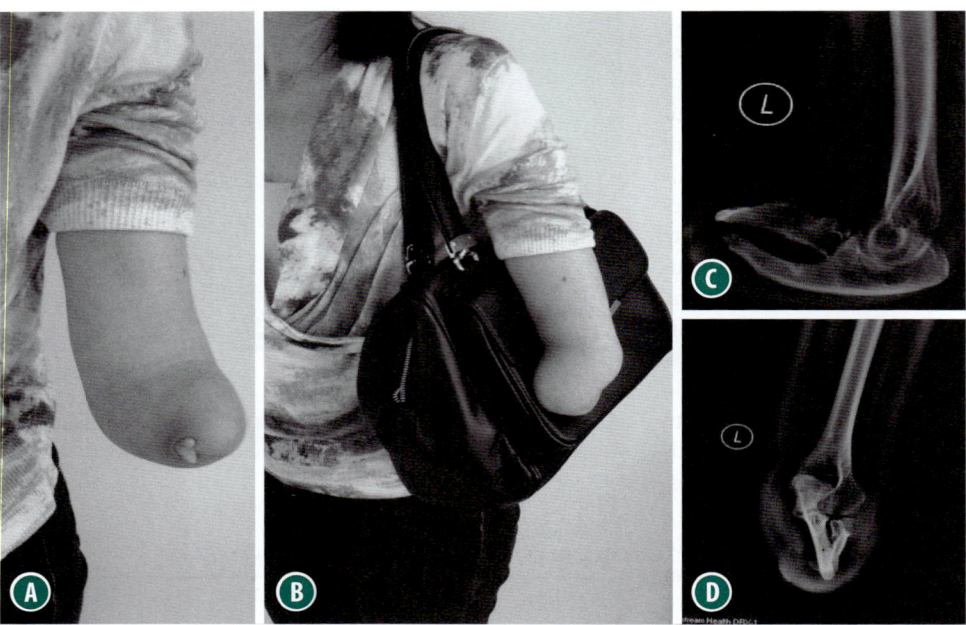

FIGURA 6.28 → Amputação congênita no antebraço.

Ⓐ Lesão mais comum, unilateral e no lado esquerdo, apresentando dedos rudimentares na porção distal.
Ⓑ Membro com boa adaptação funcional.
Ⓒ e Ⓓ Radiografias mostrando hipoplasia das estruturas proximais, típica das amputações congênitas.

funcionais, bursas e espículas ósseas, facilitando o uso da prótese. A transferência de dedos e o alongamento ósseo são procedimentos controversos. O procedimento de Krukenberg para as amputações abaixo do cotovelo, onde se realiza a separação do rádio e da ulna, que passam a agir como uma pinça, apesar de funcionalmente eficaz, é de aspecto bizarro, podendo ser indicado em pacientes com alteração bilateral.[52]

Mão torta radial

O nome "mão torta radial" (MTR) define um conjunto de alterações que ocorrem no lado radial do antebraço, do punho e da mão após a falha de formação do bordo pré-axial. O rádio apresentará graus variados de hipoplasia, causando a deformidade característica da lesão, que é a mão deslocada e angulada para o lado radial, com diferentes graus de flexão e pronação devido à perda da sustentação óssea no lado radial do punho. Outros tecidos da região também são afetados, como articulações, ligamentos e conjuntos miotendíneos e neurovasculares.

> **ATENÇÃO! A MTR é uma patologia rara, com incidência de 1:30.000 a 1:100.000 nascidos vivos, variando de acordo com região e raça. É considerada a falha de formação longitudinal mais comum. A incidência é maior no sexo masculino (3:2), e a patologia é bilateral em metade dos pacientes, sendo o lado direito mais acometido nos casos unilaterais. Nesses casos, o paciente costuma apresentar alguma anomalia no outro lado, especialmente no polegar.**

A verdadeira causa é desconhecida, mas supõe-se que um agente teratogênico cause uma lesão vascular na crista ectodérmica apical. Somente um terço das MTRs ocorrem de forma isolada, sem relação com fatores genéticos, geralmente sendo unilateral nesses casos, os quais podem ser relacionados a situações de risco durante a gestação, como exposição a radiação, agentes infecciosos e produtos químicos e medicamentosos, como a talidomida. O restante dos pacientes apresenta associação com síndromes, com possíveis anomalias cardíacas (Holt-Oram), hematológicas (trombocitopenia TAR, anemia de Fanconi), associação de VACTERL (anomalia vertebral, atresia anal, anomalia cardíaca, fístula traqueoesofágica, defeito renal e anomalias nos membros inferiores), síndrome de Lewis, Nager e Roberts e trissomia do 18. Essas anomalias devem ser pesquisadas e identificadas antes de qualquer tratamento ou cirurgia, podendo, às vezes, contraindicá-los.

No membro superior, as alterações da MTR podem iniciar no ombro e cotovelo, com hipoplasia da glenoide, da cabeça umeral, dos músculos deltoide, peitoral maior e braquial, do úmero distal, da fossa coronoide e do capítulo. A mobilidade do cotovelo pode estar diminuída, com alterações como sinostose umerorradial, radioulnar ou luxação da cabeça do rádio. Com frequência, o músculo bíceps braquial é anormal e insere-se no *lacertus fibrosus*. O antebraço é curto e encurvado. A ulna é menor, tendo em média 60% do tamanho normal, e é encurvada em direção radial. O rádio pode estar total ou parcialmente ausente. A articulação radiocárpica não existe, assim como o complexo da fibrocartilagem triangular, e a ulna distal permanece subluxada.

No punho, o trapézio, o escafoide e o primeiro metacarpo podem estar ausentes ou hipoplásicos. Alterações do capitato, trapezoide, semilunar, piramidal e pisiforme são raras. O grau de envolvimento do polegar é variável e também pode ocorrer hipoplasia ou camptodactilia dos dedos mais radiais, com diminuição da flexão, particularmente no indicador.

As estruturas miotendíneas também apresentam anormalidades significativas. No lado radial, o braquiorradial, o supinador, o flexor radial do carpo e os músculos extensores do punho estão ausentes ou deficientes e podem ser uma massa muscular comum e encurtada, com anormalidades na inserção e que tensionam o carpo radialmente, causando maior deformidade no punho. A musculatura extrínseca e intrínseca do polegar é ausente ou hipoplásica, mesmo com o polegar presente.

Quanto à inervação, o plexo braquial é normal, mas observam-se alterações nos nervos musculocutâneo e radial, que termina no cotovelo após inervar o tríceps. Distalmente, o nervo mediano se encontra mais radial e superficial no punho e supre a ausência do nervo radial, com a inervação sensitiva dorsal e radial da mão. Já com relação à vascularização, a artéria radial está ausente ou hipoplásica. A artéria ulnar pode ser o único vaso responsável pela perfusão distal e, em alguns casos, ocorre a persistência da artéria mediana.

A classificação mais utilizada é a proposta e descrita por Bayne e Klug em 1987,[53] que diferencia a MTR em quatro tipos, de acordo com os achados radiográficos (FIG. 6.29 e TAB. 6.1):

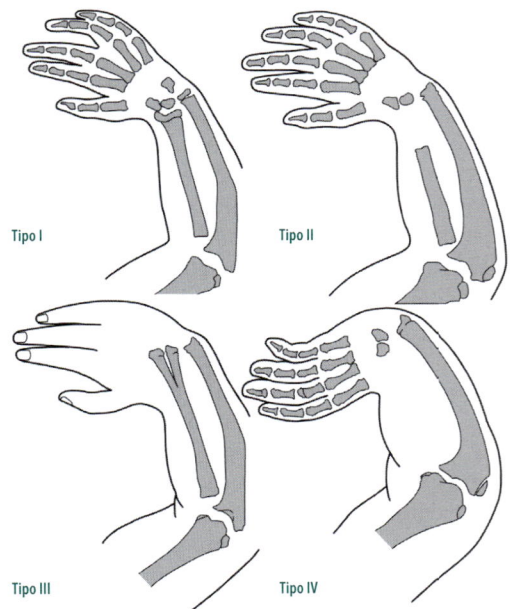

FIGURA 6.29 → Classificação da mão torta radial proposta por Bayne e Klug (1987).[53] Tipo I: rádio aparentemente normal, mas mais curto. A epífise distal demora a aparecer e tem um potencial de crescimento menor. Tipo II: rádio globalmente hipoplásico (rádio em miniatura), causado por alterações nas epífises proximal e distal. Tipo III: ausência parcial do rádio, podendo ocorrer na porção proximal, média ou distal. Geralmente, observa-se a presença de um segmento proximal com a ausência do terço distal, que é substituído por um trato fibroso (*anlage*). A ulna é hipertrofiada e angulada radialmente. Tipo IV: ausência completa do rádio. Forma mais comum e mais grave.

TABELA 6.1 → Classificação de Bayne e Klug modificada para MTR

Tipo	Polegar	Terço distal do rádio	Terço proximal do rádio
0	Ausente ou hipoplasia	Normal	Normal/sinostose radioulnar/luxação da cabeça do rádio
1	Ausente ou hipoplasia	> 2 mm do que a ulna	Normal/sinostose radioulnar/luxação da cabeça do rádio
2	Ausente ou hipoplasia	Hipoplasia	Hipoplasia
3	Ausente ou hipoplasia	Ausência da fise	Hipoplasia variável
4	Ausente ou hipoplasia	Ausência	Ausência

Fonte: Modificada de Kozin.[54]

Tipo I. Rádio aparentemente normal, porém mais curto. A epífise distal demora a aparecer e tem um potencial de crescimento menor.

Tipo II. Rádio globalmente hipoplásico (rádio em miniatura), causado por alterações nas epífises proximal e distal.

Tipo III. Ausência parcial do rádio, podendo ocorrer na porção proximal, média ou distal. Geralmente se observa a presença de um segmento proximal com a ausência do terço distal, que é substituído por um trato fibroso (anlage). A ulna é hipertrofiada e angulada radialmente.

Tipo IV. Ausência completa do rádio. Forma mais comum e mais grave.

James e colaboradores[55] e Goldfarb e colaboradores[56] modificaram a classificação de Bayne e Klug,[53] acrescentando Tipo 0 (zero), em que a mão é deslocada radialmente, com um rádio de comprimento normal. O Tipo N, onde a deficiência é limitada ao polegar e lado radial do carpo, e o Tipo V (cinco), que acomete também o cotovelo e o ombro.

Antes de indicar o tratamento, deve-se salientar a afirmação de Flatt: "A MTR não é uma mão normal fixada em um punho anormal, mas sim, uma mão profundamente anormal conectada a uma extremidade deficiente, por um punho alterado". O objetivo da cirurgia na MTR é obter um antebraço com comprimento satisfatório, punho estável, mão alinhada e razoável pinça entre polegar e dedos longos. Infelizmente, nem sempre é possível atingir os objetivos.

Há contraindicações para o tratamento cirúrgico de MTR, como em casos de síndromes com anomalias hematológicas ou cardiológicas que apresentam riscos clínicos, ou pacientes com grave deficiência mental. São considerados contraindicações à cirurgia os pacientes com deformidade unilateral e que estão adaptados à deformidade, ou pacientes que apresentam rigidez de cotovelo, quando o indivíduo utiliza o desvio radial do punho para colocar a mão na boca. Nesse caso, a correção pode prejudicar a função

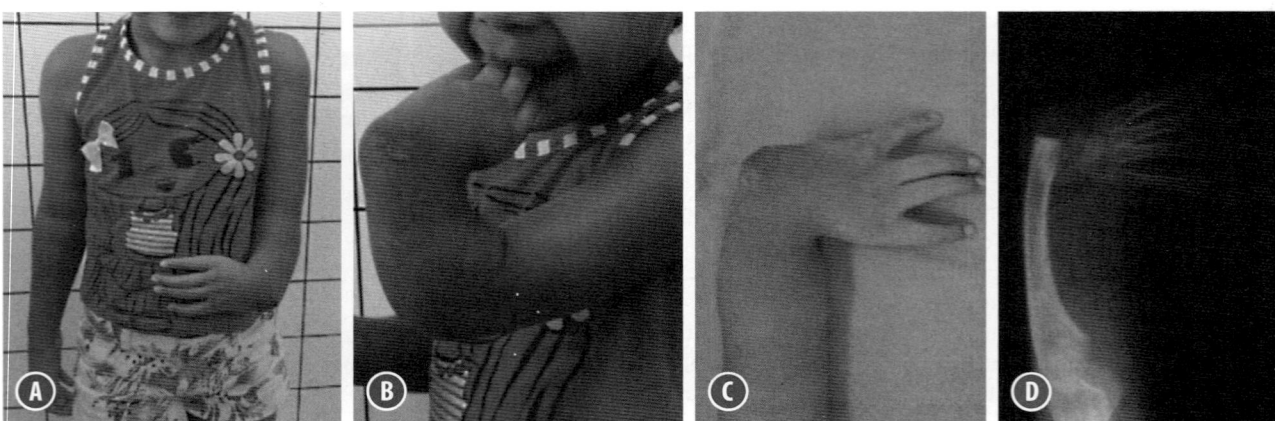

FIGURA 6.30

Ⓐ e Ⓑ Mão torta radial unilateral com boa mobilidade no cotovelo.

Ⓒ Mão deslocada e angulada para o lado radial, com agenesia do polegar.

Ⓓ Radiografia evidenciando um tipo IV de Bayne e Klug, que é a ausência completa do rádio, forma mais comum e mais grave.

do membro superior. Alguns autores sugerem realizar previamente uma liberação do cotovelo, com capsulotomia posterior e transferências tendinosas, e outros observaram que o alinhamento do punho ajuda a melhorar a mobilidade do cotovelo, por distração dos tecidos moles.

Didaticamente, pode-se definir os diferentes tratamentos conforme a classificação de Bayne e Klug.[53] Independentemente do tipo, o início do tratamento da MTR deve ser precoce, a partir da manipulação e do uso de talas, desde o nascimento. Sua utilização é desconfortável, as órteses são de difícil confecção e escapam facilmente em crianças recém-nascidas, por isso, os pais devem ser alertados sobre a importância do uso. Para os pacientes inseridos nos tipos I e II, esse pode ser o único meio de tratamento. Na MTR tipo II com encurtamento do rádio maior que 1 cm, o alongamento com fixador externo pode ser indicado. Nos casos com angulação maior do que 20° ou encurtamento importante do rádio, pode-se transferir os extensores radiais do carpo para o extensor ulnar do carpo. Já os pacientes com os tipos III e IV têm indicação cirúrgica unânime, e, nos tipos N e 0, o tratamento dependerá das alterações no polegar.

A centralização e a radialização do carpo são os procedimentos cirúrgicos mais utilizados para a correção da MTR nos tipos III e IV. Tais procedimentos têm como objetivo estabilizar o carpo, corrigindo o desvio da mão. Não há consenso sobre o momento ideal para a cirurgia, mas a maioria realiza o procedimento entre os 12 e 18 meses de vida. Metade dos pacientes com MTR terá acometimento bilateral, e, com frequência, observam-se alterações no polegar que necessitam de cirurgia. Por isso, é importante o planejamento para que o tratamento esteja finalizado aos dois anos.

A centralização foi descrita por Sayre[4] e descreve a estabilização da ulna no interior do carpo, em uma área esculpida na região central (**FIGS. 6.30 e 6.31**). Quanto à incisão

utilizada, várias foram propostas, tanto incisões únicas, em forma de "S" ou de "V", quanto duplas. A abordagem deve levar em conta as alterações anatômicas existentes na MTR, como o nervo mediano localizado na borda radial e superficial do punho. Evans descreveu um retalho dorsal bilobado para utilizar o excesso de pele da área ulnar para cobrir o lado radial. Após, realiza-se uma incisão longitudinal do retináculo extensor e da cápsula articular, liberando as estruturas contraturadas do lado radial. Sempre que há tendões extensores radiais presentes, indica-se a transferência para a região ulnar do carpo. Em casos de deformidades graves, de difícil redução, existe a possibilidade de executar a carpectomia proximal total ou parcial. O tendão do extensor ulnar do carpo também pode ser tensionado para auxiliar no posicionamento do carpo. A porção distal da ulna pode ser esculpida, mas é preciso cuidado para preservar a epífise distal da ulna e manter o seu potencial de crescimento. A estabilização é feita com um fio de Kirschner de 2,5 mm introduzido longitudinalmente a partir do terceiro metacarpo, fixando a ulna. Com a evolução, ocorre fusão óssea entre a ulna distal e os ossos do carpo. Essa perda da mobilidade é compensada pela diminuição do risco de recorrência da deformidade. Nos casos de uma curvatura exagerada da ulna, superior a 30°, realiza-se uma osteotomia em cunha de ressecção lateral, a ser realizada no ápice da deformidade, e que pode ser fixada com o mesmo fio que estabiliza o carpo, prolongando-se até sair no olécrano. Após a cirurgia, coloca-se uma tala gessada axilopalmar por quatro a seis semanas. O fio deve ser mantido por 12 semanas. Alguns autores recomendam a manutenção do fio por até 12 meses. Após a retirada do fio, é indicado o uso de órtese à noite, permanecendo o punho e a mão livres durante o dia, para recuperar a mobilidade.

A radialização da ulna surgiu como uma alternativa à técnica de centralização, na tentativa de impedir a recidiva. Foi descrita inicialmente pelo médico brasileiro Define,[58]

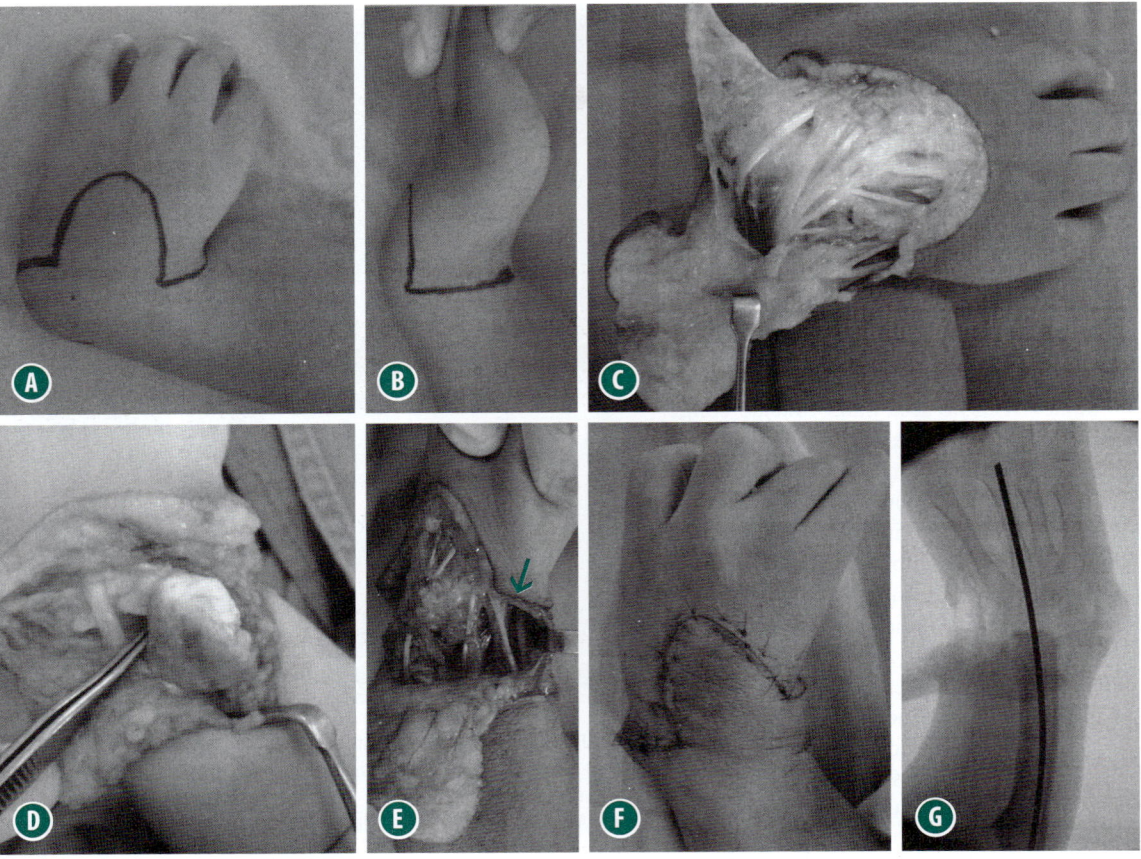

FIGURA 6.31

A e **B** Procedimento de centralização para a mão torta radial, corrigindo o desvio e estabilizando a ulna no interior do carpo, em uma área esculpida na região central. Uso de retalho cutâneo tipo bilobado, que utiliza o excesso de pele da área ulnar para cobrir o lado radial.

C Liberação das estruturas contraturadas do lado radial.

D Porção distal da ulna esculpida, para ser colocada no centro do carpo.

E O nervo mediano se encontra mais radial e superficial no punho (seta verde).

F Fechamento cutâneo com retalho bilobado.

G Estabilização com um fio de Kirschner introduzido a partir do terceiro metacarpo, fixando a ulna.

que descolava o periósteo do segmento distal da ulna antes de transpô-la, com a intenção de formar uma estrutura tubular estabilizadora no lado ulnar. Em seu artigo original, observa-se o posicionamento da extremidade distal da ulna no primeiro metacarpo, fixando-a com fio de Kirschner. Essa opção de posicionar a ulna distal na região radial do carpo foi difundida anos mais tarde por Buck-Gramcko,[59] que recomendava a hipercorreção do desvio da mão em direção ulnar. Sua técnica estabiliza a ulna com fio de Kirschner localizado no segundo metacarpo.

Nos casos com deformidades graves ou em crianças maiores, previamente à cirurgia, pode-se realizar a distração articular e de partes moles com fixador externo, facilitando a correção a ser obtida. Foi descrito o uso de fixador circular ou monoplanar, com a colocação dos pinos nos metacarpos e outros dois na ulna proximal, sem interferir na mobilidade do cotovelo. O ritmo de alongamento recomendável é de 0,5 a 1 mm/dia, por um período aproximado

de seis a oito semanas. Ocorrerá uma reação periosteal na concavidade da ulna, causando a sua remodelação e melhorando a angulação.

Outras técnicas cirúrgicas foram descritas para a MTR, como a osteotomia da ulna distal em forma de "Y", estabilizando o carpo ao colocá-lo entre os dois braços do Y. Seguindo esse mesmo raciocínio, foi utilizado enxerto ósseo de fíbula fixado na ulna em posição divergente, para estabilizar a mão. Vilkki,[60] em 1998, descreveu a transferência microvascular da segunda articulação metatarsofalangiana para apoiar o lado radial do carpo e evitar a recidiva do desvio radial, com potencial de desenvolver-se durante o crescimento ósseo. Outro procedimento que pode ser utilizado nos pacientes com MTR associada à hipoplasia grave do polegar é a policização do dedo indicador. Ela deve ser reservada para os casos com previsível melhora funcional e após a análise das anomalias tendíneas ou de rigidez articular. Como opção final em casos bilaterais com deformidade grave ou quando ocorrem recidivas em adolescentes, foi descrita a artrodese ulnocarpiana.

Infelizmente, já foram descritas muitas complicações com o tratamento da MTR. Com a evolução, quase todos os casos apresentam algum grau de recidiva da deformidade. Entretanto, é preciso salientar que, mesmo com a recidiva, o resultado final é melhor que a deformidade inicial. Com relação à cirurgia, observa-se risco de infecção, quebra dos fios, desgaste dos retalhos cutâneos, dor ou rigidez articular.

Mão torta ulnar

A mão torta ulnar (MTU) é uma malformação congênita que descreve o conjunto de alterações do bordo ulnar do membro superior causado por falha no desenvolvimento. As manifestações clínicas e radiológicas podem afetar qualquer área da extremidade superior, inclusive estruturas do bordo radial, e adotar múltiplas combinações. Apesar da denominação, a angulação ulnar da mão na MTU é de menor gravidade que a inclinação radial na MTR, sendo inferior a 20° em até 60% dos casos. A incidência da MTU é considerada baixa, sendo 4 a 10 vezes mais rara do que a MTR. Ocorre mais no sexo masculino, na proporção de 3:2. A maior parte dos casos é de ocorrência esporádica e de origem desconhecida. Arteriografias evidenciaram uma artéria ulnar dominante na MTU, fato que afasta a hipótese de que a ausência da ulna seja causada por uma anormalidade vascular. Algumas síndromes com transmissão autossômica dominante, como a de Nagel, Cornélia de Lange e Schinzel, também podem apresentar falha do desenvolvimento da ulna. Diferentemente da MTR, a MTU não se associa com defeitos hematopoiéticos, gastrintestinais, cardiopulmonares ou geniturinários, e apenas 20% dos pacientes apresentam alteração no membro superior contralateral. Porém, 25 a 50% dos pacientes apresentam associação com alguma outra alteração musculoesquelética, como fêmur curto congênito, escoliose congênita, displasia do desenvolvimento do quadril, focomielia, hemimelia fibular e pé torto congênito. As anomalias associadas no membro inferior são mais frequentes quando a MTU é bilateral.

A MTU apresenta alterações no cotovelo, no punho e na mão. A mão é hipoplásica e somente 11% dos pacientes têm os cinco dedos completos, e até 40% apresentam sindactilias. Os dedos ulnares podem ser hipoplásicos ou ausentes, e até o polegar é afetado em 70% dos pacientes, com tendões e músculos hipoplásicos **(FIG. 6.32)**. As ausências digitais são acompanhadas da falta dos ossos carpeanos correspondentes, sendo mais comum a ausência do pisiforme, hamato, piramidal e capitato. Essa associação de anomalias digitais radiais na MTU contrasta com a MTR, na qual somente os dedos radiais são afetados, e a causa dessa diferença ainda não foi explicada. Em casos complexos, é possível observar colisões carpais em 25% dos pacientes. Como o rádio é sempre presente e dá suporte ao carpo, não há desvio significativo da mão, e a mobilidade do punho é razoável.

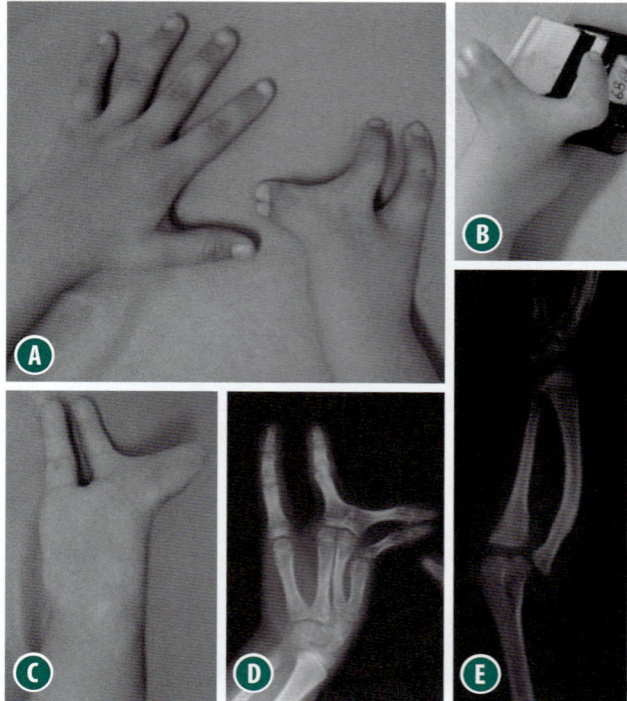

FIGURA 6.32 → **Ⓐ** - **Ⓒ** Mão torna ulnar com quatro dedos e sindactilia entre o polegar e o indicador. Não há desvio significativo da mão, como observado na mão torta radial.
Ⓓ A radiografia da mão evidencia sinostose das falanges proximais dos segundo e terceiro dedos.
Ⓔ A radiografia do antebraço comprova que é tipo 1 na classificação de Bayne modificada, com ulna hipoplásica, epífises proximais e distais presentes

O antebraço é curto, pois a fise distal do rádio pode apresentar alteração no desenvolvimento em até 60% dos pacientes. A MTU pode apresentar um trato fibroso distal no lado ulnar (*anlage*), que substitui a ulna, e vai do centro da ossificação óssea da ulna até o carpo e a epífise distal do rádio. Sua influência sobre o grau de angulação ulnar da mão permanece motivo de controvérsia. O cotovelo apresenta diminuição da mobilidade ou instabilidade, podendo também ser observada sinostose radioumeral **(FIG. 6.33)**. A supinação é o movimento mais afetado. Uma deformidade típica da MTU é chamada de "mão no flanco" e é provocada pela rotação interna exagerada da extremidade superior, fazendo com que a mão fique girada sobre a região glútea.

Algumas classificações foram propostas, como as de Ogden e colaboradores,[61] Riordan e colaboradores,[62] Swanson e colaboradores[63] e Miller e colaboradores.[64] Atualmente, a mais aceita é a de Bayne e Klug[53] modificada, baseada na de Ogden e colaboradores,[61] que divide as alterações em quatro tipos e inclui as deformidades do cotovelo e antebraço, o que não se observa nas outras classificações **(FIG. 6.34)**.

Tipo 1. Ulna hipoplásica, com epífises proximais e distais presentes.

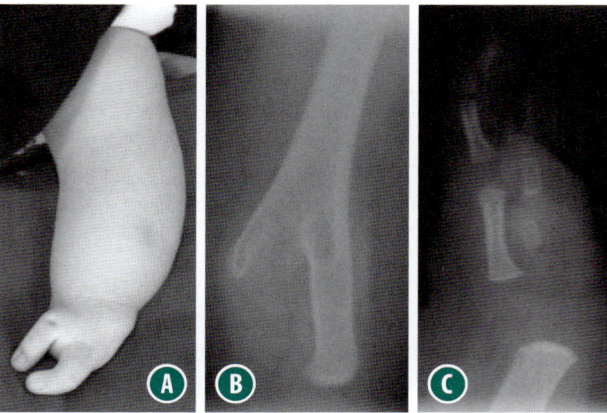

FIGURA 6.33

Ⓐ Mão torna ulnar com apenas dois dedos.
Ⓑ Radiografia do membro superior evidenciando ausência da ulna com sinostose radioumeral, tipo IV na classificação de Bayne modificada, o mais raro.
Ⓒ Radiografia da mão com alterações nos ossos do carpo e metacarpos.

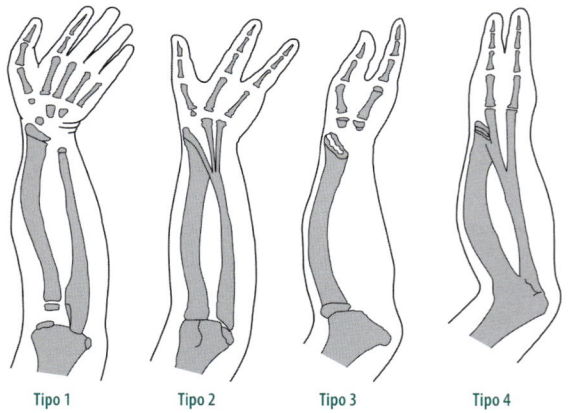

FIGURA 6.34 → Classificação da mão torta ulnar de Bayne modificada, que divide as alterações em quatro tipos e inclui as deformidades do cotovelo e antebraço. Tipo 1: ulna hipoplásica, com epífises proximais e distais presentes. Tipo 2: ausência parcial da ulna, com falha na região distal. É a mais frequente. Tipo 3: ausência total da ulna. Tipo 4: ausência da ulna com sinostose radioumeral. É o tipo mais raro.

Tipo 2. Ausência parcial da ulna, com falha na região distal. É a mais frequente.

Tipo 3. Ausência total da ulna.

Tipo 4. Ausência da ulna com sinostose radioumeral. É o tipo mais raro.

Havenhill propôs um tipo 0 (ou uma classificação em cinco tipos), em que, nesse tipo inicial, os pacientes não apresentam alterações no cotovelo, antebraço ou punho, sendo somente a mão afetada.

Cole e Manske[65] classificam a MTU com base na deficiência do polegar e do primeiro espaço interdigital:

Tipo A. Polegar e primeira comissura são normais.

Tipo B. Alterações moderadas do polegar e primeira comissura.

Tipo C. Estreitamento da primeira comissura, sindactilia entre polegar e segundo dedo, com polegar no plano dos dedos longos. Hipoplasia tenar ou ausência de função tendinosa extrínseca.

Tipo D. Ausência do polegar.

Apesar do grande número de alterações, a função da mão dos pacientes com MTU é boa, sendo melhor que a sua aparência. O uso precoce de órtese parece melhorar a deformidade, mas pode haver recidiva durante o crescimento. Em 90% dos casos, o tratamento cirúrgico da MTU é restrito às deformidades da mão, com correção das sindactilias, osteotomias dos dedos, policização e reconstrução da primeira comissura com uso de retalhos. No antebraço, pode-se realizar osteotomias do rádio para correção das deformidades angulares ou hiperpronação. A remoção do trato fibroso (anlage) foi recomendada por Riordan e colaboradores[62] e Flatt[66] entre os dois ou três anos, para impedir a progressão da angulação radial, mas seu efeito benéfico é questionável. No antebraço, nos casos de ausência distal da ulna, pode ser considerada a técnica de criação de antebraço com um osso único (*one bone forearm*), unindo a ulna proximal ao rádio distal, em pronossupinação neutra, causando a perda de pronossupinação. Pode-se remover a porção proximal do rádio se houver dor ou deformidade estética, e Bayne Klug[53] recomenda fazê-la seis meses após a primeira intervenção, tendo cuidado com o risco de instabilidade do cotovelo. Nos casos com pterígio no cotovelo, após o uso de órteses, pode-se realizar uma zetaplastia ou retalho local, porém, há risco de lesão das estruturas vasculonervosas, a pequena abertura obtida pode gerar uma cicatriz hipertrófica na prega de flexão, e a falta de extensores do cotovelo geralmente causa a recidiva da deformidade. Nos casos de deformidade da mão no flanco, que causa alteração funcional grave, Miller e colaboradores[64] e James e Bednar[67] recomendam a osteotomia rotatória externa do úmero.

Deformidade de Madelung

Doença descrita por Dupuytren e Malgaigne, foi Otto Madelung[68] o primeiro médico que descreveu em detalhes a deformidade congênita do punho causada por um distúrbio do crescimento da porção ulnar e volar do rádio distal, assim como o seu tratamento. A deformidade de Madelung é uma doença incomum e corresponde a 1,7% das alterações congênitas da mão e do membro superior. Acomete mais as mulheres, sendo quatro vezes mais comum que nos homens, e frequentemente é bilateral. A expressão deformidade de Madelung é utilizada para a deformidade no punho e difere da doença de Madelung, que é usada para descrever outra patologia descoberta por Otto Madelung,[68] a lipomatose benigna da região cervical. Com o déficit de crescimento da porção anteromedial da fise distal, o rádio se torna encurtado, desviando sua porção distal para volar e ulnar. Essas alterações anatômicas causam a proeminência da ulna distal, que cresce normalmente, e subluxação volar do carpo, causando uma deformidade em baioneta.

É um distúrbio hereditário, autossômico dominante com penetrância incompleta em 40% dos casos, tendo sido referida também como discondroplasia, osteocondrodistrofia ou hemiatrofia da fise distal. A etiologia é desconhecida e sugere-se uma lesão óssea da porção ulnar e volar da fise distal do rádio por alteração vascular. Vickers e Nielsen[69] sugeriram que a deformidade de Madelung ocorra devido ao tensionamento de um espesso ligamento anômalo, que se origina na metáfise distal do rádio e insere-se no semilunar, piramidal e fibrocartilagem triangular. Carter e Ezaki[70] confirmaram sua existência em 91% dos casos operados com deformidade de Madelung. O diagnóstico costuma ser feito entre os 8 e os 12 anos, e a deformidade é a queixa principal, podendo o paciente apresentar perda de mobilidade. Nas radiografias, observam-se encurtamento e curvatura da porção distal do rádio, apresentando em torno de 60° de desvio ulnar na incidência posteroanterior, e uma inclinação volar de 35°, na incidência em perfil. Na radiografia, o ângulo entre o rádio e o terceiro metacarpo normal é de 5°, e, na deformidade de Madelung, é maior que 15°. A ulna se torna longa e subluxada dorsal. A fileira proximal do carpo fica em forma de pirâmide com o ápice no semilunar, causando aumento do espaço da articulação radioulnar distal (**FIG. 6.35 e QUADRO 6.6**). O diagnóstico diferencial deve ser feito com sequela de trauma, raquitismo, artrite inflamatória e infecciosa, que geralmente são patologias unilaterais.

QUADRO 6.6 → Alterações radiológicas da deformidade de Madelung

Encurtamento e angulação volar e ulnar da epífise distal do rádio.
Aumento da distância da articulação radioulnar distal.
Proeminência dorsal da cabeça da ulna.
Disposição triangular do carpo que, em casos graves, subluxa volar.

O tratamento da deformidade de Madelung depende da idade, da deformidade e dos sintomas. O objetivo é o alívio da dor e a recuperação funcional, ficando a estética em segundo plano. Nas deformidades leves, não há indicação cirúrgica, a qual é reservada para deformidades graves e com limitação funcional evidente. Os procedimentos podem ser agrupados pela idade do paciente. Para indivíduos jovens, entre 8 e 12 anos, está descrito o uso da técnica de Langenskiöld, com liberação da barra fisária e interposição de tecido adiposo. No período da adolescência, quando a fise ainda está aberta e não há alterações degenerativas, são utilizadas as osteotomias, corrigindo a deformidade nos planos coronal e sagital, e reposicionando as articulações radioulnar e radiocárpica. Diversas formas foram descritas, como em cunha de adição, dupla (rádio e ulna) e em "em cúpula", proposta por

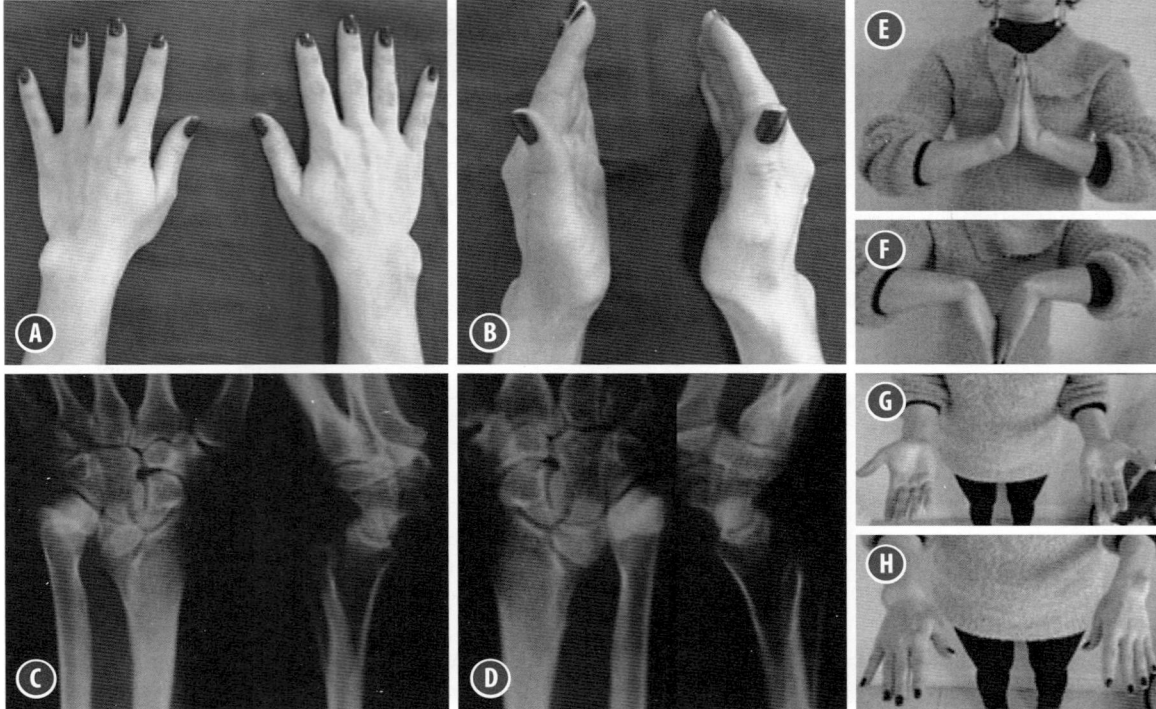

FIGURA 6.35 → Paciente feminina, com deformidade de Madelung bilateral na fase adulta.

A e **B** Aspecto clínico com proeminência da ulna distal e subluxação volar do carpo, causando uma deformidade "em baioneta".
C e **D** Radiografias anteroposteriores com aumento da angulação ulnar e volar do rádio distal. Fileira proximal do carpo com forma de pirâmide e aumento do espaço da articulação radioulnar distal. No perfil, a ulna está subluxada dorsal.
E - **H** Apesar da deformidade, paciente com pouco déficit funcional.

Carter e Ezaki,[70] devendo ser fixada com fios de Kirschner. Vickers e Nielsen[69] indicam a osteotomia do rádio associada à ressecção do ligamento anômalo para pacientes entre 13 e 19 anos. Em jovens, é conveniente realizar uma epifisiodese distal da ulna, evitando seu crescimento. Em pacientes adultos, quando a principal queixa é no lado ulnar do punho, pode ser indicado o encurtamento da ulna (procedimento de Milch).

Troka, em 1990, utilizou o fixador externo de Ilizarov associado à osteotomia de cunha do rádio para a correção da deformidade. As osteotomias melhoram as condições biomecânicas do punho, mas não regridem a artrose preexistente. Para adultos com degeneração das articulações radiulnar e radiocárpica, estão descritos procedimentos de salvação, como a técnica de Darrach, que é a ressecção da extremidade distal da ulna, com melhora funcional e estética, e indicada nas rupturas dos tendões extensores dos dedos. Também pode ser usado o procedimento de Sauvé-Kapandji, para correção da deformidade e estabilização do punho, com menor risco de migração do carpo. Scheker e Martineau[71] propuseram o uso de prótese distal da ulna como alternativa para pacientes com maturidade esquelética e com alterações degenerativas graves na articulação radiulnar distal. Para casos graves e avançados, pode-se optar pela artrodese radiocárpica, associada à técnica de Sauvé-Kapandji.

São conhecidos muitos aspectos da deformidade de Madelung, no entanto, sua causa continua ignorada. Pacientes operados precocemente apresentam risco de recidiva da deformidade, sendo importante não criar falsas expectativas e indicar a cirurgia somente em indivíduos selecionados.

Sinostose radioulnar proximal

A sinostose radiulnar proximal, também chamada de sinostose congênita do cotovelo, descreve uma alteração em que há união óssea das porções proximal do rádio e ulna, causando perda da pronossupinação. É considerada uma falha de diferenciação, uma vez que o rádio e a ulna proximal se formam unidos e separam-se com sete semanas de gestação. Como nesse período o antebraço está pronado, é nessa posição que permanece a maioria dos pacientes com sinostose do cotovelo. É uma alteração rara, sendo mais frequente no sexo masculino e bilateral (60%), e deve ser diferenciada da rigidez de origem traumática. É uma deformidade isolada e esporádica, podendo ser causada por fatores teratogênicos, mas pode ter também causa genética, autossômica dominante, como na associação com as síndromes de Apert, Carpenter, Klinefelter, ou associada a alterações musculoesqueléticas, como artrogripose, pé torto congênito, mão torta ulnar, hipoplasia do polegar e sinfalangismo. As radiografias podem ser normais ao nascimento, mas a amplitude de movimento é menor, e o diagnóstico pode ser feito somente na adolescência.

O tratamento na sinostose radiulnar proximal dependerá do posicionamento da mão. Pacientes com alteração unilateral, em leve pronação, não necessitam de tratamento, sendo o movimento compensado pelo punho e pelo ombro. Já as deformidades bilaterais e em hiperpronação causam grande incapacidade. A tentativa de liberação do movimento de pronossupinação com ressecção óssea e interposição de tecido, tanto livre como vascularizado, não traz bons resultados. Também a utilização de prótese não se mostrou eficaz. A técnica cirúrgica consiste em posicionar o lado dominante em média pronação (30°), para poder escrever, e o lado não dominante em média supinação (30°), para colocar a mão na boca e períneo. É realizada uma osteotomia derrotativa no local da fusão óssea e fixada com fios de Kirschner, cuidando com o risco de lesão neurovascular e de síndrome compartimental (**FIG. 6.36**).

Pseudoartrose do antebraço

A pseudoartrose congênita do antebraço é uma patologia rara e, em mais de 70% dos casos, está associada à neurofibromatose, podendo apresentar manchas de cor café com leite, escoliose e pseudoartrose de tíbia. Pode ocorrer no rádio, na ulna ou em ambos os ossos. Apresenta-se ao nascimento ou após um trauma mínimo. A neurofibromatose é considerada um hamartoma que surge durante a formação fetal, causando fragilidade óssea, com deformidade e cistos. O tratamento é difícil e com alto índice de insucesso, devendo ser ressecado o tecido patológico, com reconstrução óssea, com antebraço de osso único ou enxerto de fíbula, vascularizada ou não.

Focomielia

Focomielia é uma falha de formação de um segmento intercalar, sendo diferenciada das alterações transversas por apresentar tecidos funcionais na porção distal do membro. É de incidência esporádica e bastante rara. Teve sua prevalência aumentada em 60% com o uso da talidomida no primeiro trimestre de gestação, podendo apresentar outros fatores teratogênicos, como uso de álcool e tentativa de aborto. Pode estar associada a síndromes, como a de Holt Oram.

A focomielia é dividida em três tipos: **completa**, com a mão articulada no tronco (escápula) e ausência do braço e antebraço; **proximal**, com ausência ou hipoplasia do braço, ficando antebraço e mão inseridos na escápula; e **distal**, com a mão articulando com o úmero. Existem poucas indicações cirúrgicas, e, ao contrário das amputações congênitas, os pacientes se adaptam bem ao uso de próteses, pela presença de mão que auxilia no encaixe e na mobilidade. As cirurgias são usadas para facilitar o uso das próteses. O alongamento ósseo é controverso. A correção da rotação interna do membro e o desvio radial da mão com osteotomias podem melhorar a estética, mas geralmente pioram a função, por afastar a mão da boca.

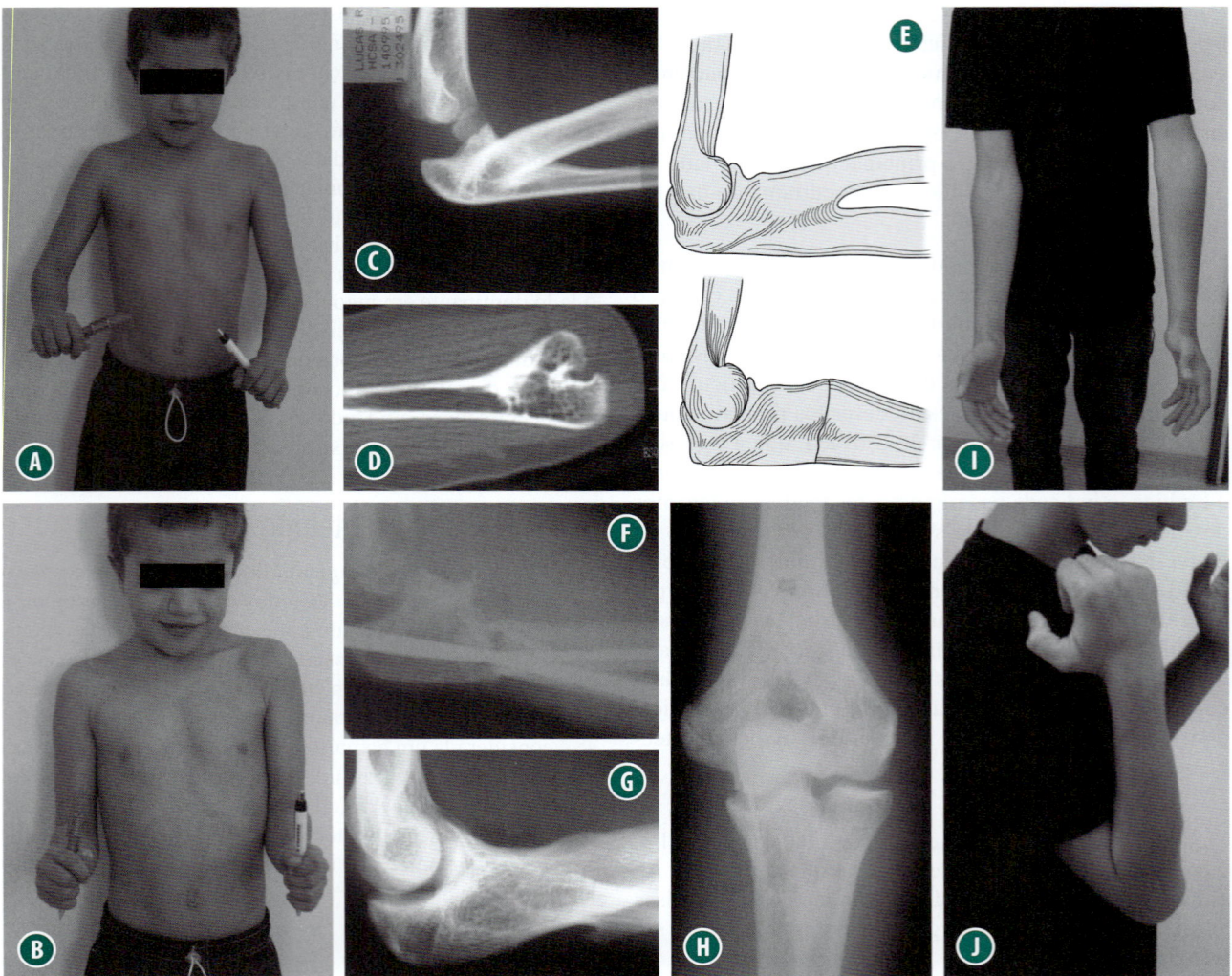

FIGURA 6.36

A e **B** Paciente masculino com sinostose congênita do cotovelo bilateral, com ambos os antebraços em pronação.

C e **D** Radiografia e tomografia comprovam a fusão óssea da porção proximal do rádio e da ulna.

E Técnica de osteotomia derrotativa no local da fusão óssea.

F Osteotomia realizada e fixada com fios de Kirschner.

G - **J** Radiografias e aspecto clínico do paciente após a consolidação e com o lado não dominante em média supinação.

Luxação congênita da cabeça do rádio

A luxação congênita da cabeça do rádio é a alteração congênita mais comum no cotovelo. Pode ocorrer de forma isolada, mas 60% dos pacientes apresentam associação com outras alterações esqueléticas no membro superior, como sinostose radioulnar proximal, membro inferior ou coluna (escoliose). Pode estar associada a síndromes como patela-unha, Cornélia de Lange, amemia de Fanconi, pterígio múltiplo, Klinefelter, Larsen e Klippel Feil. A maioria dos indivíduos afetados apresenta luxação posterior ou posterolateral da cabeça do rádio, sendo que, em 30% deles, a luxação é anterior.

O diagnóstico geralmente é tardio, com instabilidade e desvio angular do cotovelo. A maioria dos pacientes apresenta lesão bilateral, o que ajuda a diferenciar das luxações pós-traumáticas. O paciente apresenta aumento de volume no cotovelo, que depende da direção da luxação. Há comprometimento da mobilidade, compensada pelo ombro e punho. Na radiografia, a cabeça do rádio é hipoplásica e achatada, podendo haver alterações no capítulo. Comprova-se a luxação traçando uma linha que acompanha o eixo do rádio e que não passa pelo capítulo. Com o passar do tempo, a ulna se torna arqueada. A tentativa de redução incruenta é fracassada. O tratamento cirúrgico está indicado para pacientes sintomáticos e necessita de redução aberta, encurtamento do rádio e reconstrução do ligamento anular, com fixação provisória da redução com fio de Kirschner. Em pacientes maiores, a ressecção da cabeça do rádio parece não melhorar a dor e a mobilidade, podendo causar piora da instabilidade.

CONTRATURA

Artrogripose

Palavra de origem grega, artrogripose significa "articulação rígida" e não designa uma patologia específica, mas um grupo de mais ou menos 150 diferentes distúrbios, genéticos ou não, que afetam crianças. É caracterizada por apresentar graves contraturas congênitas, não progressivas, em duas ou mais articulações, causadas por fibrose muscular e encurtamento capsuloligamentar, que produzem deformidades e rigidez articular. É uma patologia rara, sem caráter hereditário definido, que ocorre em 1:3.000 nascidos vivos e não apresenta causa conhecida, sendo descrita como multifatorial, podendo ter origem em neuropatias, miopatias, alterações do tecido conectivo e diminuição do espaço intrauterino. Todas essas alterações causam diminuição de movimento fetal intrauterino. Em 93% dos casos, a artrogripose tem origem neurogênica, chamada de neuropática, resultando de um defeito congênito ou adquirido no corno anterior da medula espinal (o diâmetro é diminuído), nos nervos periféricos, nas placas motoras e no cérebro. Alguns trabalhos evidenciaram casos de infecção viral com tropismo pela medula espinal. Em 7%, a artrogripose é causada por alteração das fibras musculares, chamada de miopática, quando o corno anterior da medula é normal e o paciente apresenta degeneração fibrogordurosa da musculatura, que se torna firme, fibrosa e pálida.

A diferenciação entre artrogripose neuropática e miopática é feita somente através de estudo cromossômico e biópsia muscular, já que, em ambas, os índices de CPK são normais. Presentes ao nascimento, as deformidades costumam ser bilaterais, múltiplas e simétricas, podendo ocorrer de forma isolada ou associadas a outras malformações, como alterações craniofaciais, geniturinárias e cardíacas. Também pode afetar os membros inferiores, causando luxação congênita do quadril e dos joelhos e deformidades nos pés, além de causar escoliose congênita e estar associada a síndromes como Klippel-Feil e Sprengel. Os pacientes apresentam inteligência elevada e forte determinação para superar a incapacidade física. Uma característica é a perda do contorno normal dos membros, com pele brilhosa e sem pregas, com pouco tecido subcutâneo, dando uma aparência tubular ou de boneco de madeira.

Quanto a classificação da IFSSH, a artrogripose pode ser considerada do tipo VII (anomalia generalizada) ou descrita como uma falha na diferenciação, situando-se no subgrupo das contraturas de partes moles. A artrogripose foi classificada por Hall e colaboradores[72] em:

Tipo I. Acomete somente os membros e é dividida em dois subtipos. No subtipo A, chamada de amioplásica ou clássica, não é uma patologia hereditária, a posição dos membros é simétrica e as deformidades são presentes ao nascimento. O nome é dado pela aparente substituição de tecido muscular por tecido fibroadiposo. Em 46% dos casos, acomete os quatro membros, 43% só os inferiores e 11% só os superiores. O envolvimento é mais comum em articulações proximais, sendo mais grave quanto mais distal atingir. Há ausência das pregas normais da pele devido à falta de movimento. A pele é tensa e lustrosa, com o aspecto de boneco de madeira. A criança pode apresentar mancha facial de cor "vinho do porto", geralmente entre as sobrancelhas, que desaparecem com o tempo. Apesar das deformidades articulares, não há déficit sensitivo ou alteração na inteligência. O prognóstico é bom. As deformidades características são pés equinovaros, joelhos rígidos em flexão ou extensão, quadris luxados ou em flexão-rotação externa-abdução, escoliose em C longo (20% dos casos), ombros em rotação interna, cotovelos rígidos em flexão ou extensão, geralmente com a cabeça do rádio luxada, antebraço pronado, punho fletido e dedos fletidos com o polegar empalmado. No subtipo B, também chamado de artrogripose distal, há herança autossômica dominante e apenas pés e mãos estão envolvidos, poupando as grandes articulações.

Tipo II. Acomete os membros, vísceras, crânio e face, sem alteração no sistema nervo central. Ocorre nas síndromes de Freeman-Scheldon, de pterígio e crânio-tarso-carpal.

Tipo III. Acomete os membros e é associada a grave alteração e disfunção do sistema nervoso central, com formação de pterígios.

O tratamento da artrogripose é difícil e complexo. As crianças têm inteligência acima do normal, com grande capacidade adaptativa. O objetivo é a deambulação independente, com o uso de ambas as mãos nas tarefas diárias e independência para alimentar-se e fazer higiene. Apesar das contraturas não serem progressivas, há um grande risco de recidiva da deformidade após a cirurgia, sendo necessário o uso de órteses até o fim do crescimento. Nos primeiros meses, devem-se realizar manipulações articulares e uso de órteses, para manter e melhorar a mobilidade passiva. No membro superior, não se deve tratar cada articulação isoladamente, e sim, ver a função como um todo. Não há regra que determine se o tratamento deve começar nos membros superiores ou inferiores, nem proximal ou distal. O objetivo é que a criança fique em pé aos 18 meses de vida e que os membros superiores estejam corretamente posicionados aos quatro anos. Sabe-se que, com cinco anos, 85% dos pacientes com artrogripose estarão deambulando. A liberação cirúrgica só é realizada se o tratamento conservador com manipulações não apresentar resultado.

O ombro apresenta deformidade em rotação interna e é difícil de tratar com reabilitação, ficando deformado e rígido com o crescimento. Quando a lesão é bilateral, associada aos cotovelos estendidos, antebraços pronados, punhos fletidos e desviados para o lado ulnar, deixam o membro superior em forma de tesoura. A deformidade pode ser tratada com a liberação cirúrgica do peitoral maior e do subescapular, porém, o ombro pode tornar-se instável e perde-se a possibilidade de transferência do peitoral para recuperar a flexão do cotovelo. A osteotomia rotatória externa do úmero é indicada em casos graves e realizada acima da inserção do deltoide. O procedimento tem pouco valor quando o paciente apresenta grave flexão do punho. A artrodese é muito pouco usada, tendo algum valor quando não há estabilidade articular ou quando se quer usar a musculatura do ombro para transferências. No cotovelo, o tratamento indicado nos primeiros meses de vida é a manipulação articular e o uso de órteses. Pacientes com deformidade unilateral podem não ter alteração funcional.

Para os casos graves, é preciso, primeiro, diferenciar pacientes com o cotovelo rígido e pacientes que apresentam mobilidade passiva. A posição mais comum é em extensão, mas pode estar fixa em flexão de até 90°. As contraturas são causadas por cápsula, ligamentos e tendões anômalos. Quanto à musculatura, o comum é não apresentar flexores ativos e ter o tríceps funcional. Quando, com 12 meses de vida, o cotovelo é rígido, está indicada a liberação cirúrgica por via posterior, para recuperar a mobilidade passiva. É realizada a ressecção das inserções anômalas do tríceps e o seu alongamento em "Z". A flexão ativa do cotovelo pode ser restaurada em um segundo momento através de transferências tendinosas, após a recuperação da mobilidade passiva, tendo como alternativa a transferência do peitoral maior, do grande dorsal ou do tríceps para bíceps. A necessidade do tríceps para o uso muletas e cadeira de rodas contraindica a sua transferência. Foi descrita a transferência de uma porção do tríceps, a cabeça longa, para a ulna proximal, preservando-se a extensão ativa do cotovelo, promovendo flexão ativa e prevenindo a deformidade em flexão que pode ocorrer quando se transfere todo o músculo, por ficar a flexão sem antagonistas na extensão. Outra técnica descrita é a flexorplastia de Steidler, que é a transferência da origem flexopronadora para a mais proximal no úmero. Tal técnica também pode causar contratura em flexão do cotovelo e piora da flexão do punho e dos dedos. A transferência mais recomendada, atualmente, é do grácil livre (técnica microcirúrgica). O posicionamento em pronação do antebraço facilita o posicionamento da mão para alcançar a boca.

O usual do punho é estar fletido e com desvio ulnar, e o antebraço pronado, causando aumento da deformidade em rotação interna do ombro. As estruturas volares estão encurtadas e tensas, e os extensores são inativos. O objetivo é preservar a mobilidade, corrigindo o posicionamento da mão. A correção das deformidades do punho pode piorar a deformidade nos dedos. Foram descritos os procedimentos de carpectomia proximal, uso de fixador externo e artrodese. No ano 2000, Ezaki[73] descreveu a técnica de osteotomia intracárpica, realizando a ressecção de uma cunha biplanar centrada no carpo, com base dorsal e radial, alinhando o punho nos dois planos e preservando a fise distal do rádio. A osteotomia é estabilizada com sutura intraóssea e deve ser associada a procedimentos de partes moles, como a liberação da cápsula volar e o alongamento dos tendões flexores, além de transferências tendinosas, como do flexor ulnar do carpo para extensor radial curto do carpo. Tal técnica é defendida pela presença de coalisões carpais nos pacientes na idade adulta, mesmo sem cirurgia, não influenciando na mobilidade final (FIG. 6.37).

A rigidez dos dedos é de difícil tratamento. O procedimento inicial para tratar a condição da mão deve ser no polegar, que costuma estar aduzido, fletido e empalmado. Nos primeiros seis meses de vida, são realizadas manipulações. Se não há melhora, pode haver indicação cirúrgica, com reconstrução da primeira comissura com retalhos locais, alongamento do flexor longo do polegar, tenotomia do adutor e musculatura tenar e do primeiro interósseo dorsal, seguida de oponentoplastia eventual. A artrodese metacarpofalangiana do polegar pode ser necessária após a maturidade esquelética. Nos dedos, a artrogripose caracteriza-se por contratura em flexão das articulações metacarpofalangianas, com as interfalangianas em extensão (*intrinsic plus*) ou contratura da *interfalangiana distal*, associada ao desvio ulnar dos dedos. Nas liberações das *interfalangianas distais*, realizadas através de incisões transversas volares, falta de pele volar é regra, sendo necessário o uso de enxerto de pele total. Nas contraturas mais graves, é necessária a liberação da cápsula e placa volar. A manutenção da correção pode ser obtida com auxílio de fios de Kirschner. Para a correção da flexão das articulações metacarpofalangianas, realiza-se enxerto de pele volar e centralização do tendão extensor comum nessas articulações. Para os casos mais graves, estão indicados alongamentos dos tendões flexores do punho e dos dedos, quando necessário, a transferência do flexor superficial para o profundo.

Camptodactilia

Camptodactilia deriva da união das palavras gregas *kamtós* (encurvado) e *daktylos* (dedo) e foi usada por Landouzy em 1906. O termo camptodactilia descreveu, inicialmente, a contratura em flexão congênita, não traumática, indolor, do quinto dedo, mas hoje é utilizado para todos os dedos. As articulações metacarpofalangianas e interfalangianas distais não são afetadas, mas podem desenvolver deformidades posturais compensatórias, sobretudo a hiperextensão da metacarpofalangiana. Nos casos de longa evolução, além da deformidade em flexão, observa-se um desvio rotacional, permanecendo a falange proximal supinada. Na maioria dos casos, o movimento de flexão não é afetado.

A camptodactilia, que também pode ser chamada de estrebloedactilia, é um sintoma, não um diagnóstico de patologia específica. Quase 70 tipos diferentes de síndromes causam essa deformidade. A maioria dos casos é esporádica, mas existe transmissão hereditária, com herança

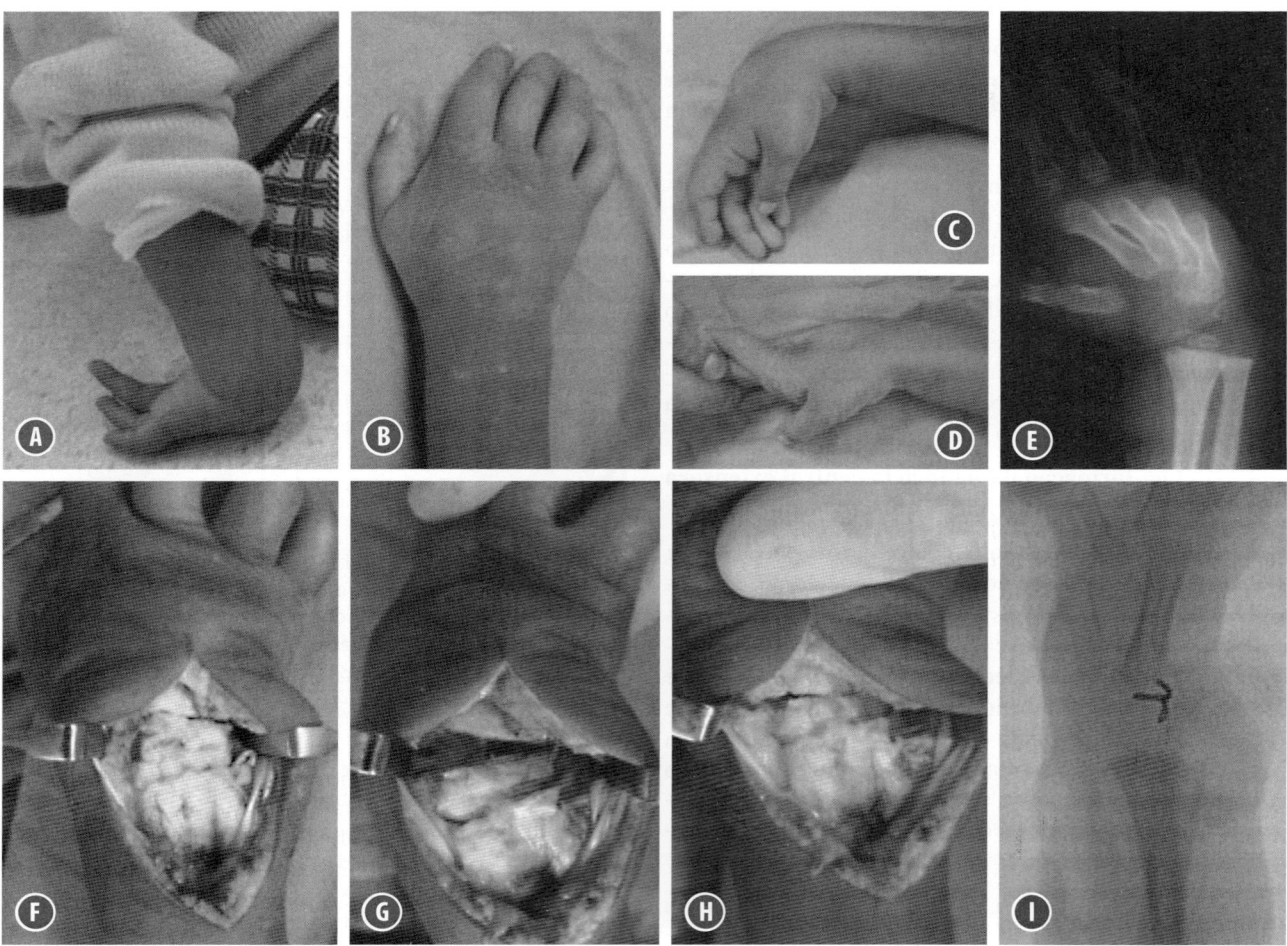

FIGURA 6.37 → Artrogripose múltipla congênita.

Ⓐ Grave rigidez em flexão do punho.

Ⓑ Paciente utiliza o dorso da mão para auxílio no apoio, inclusive com calosidade no local.

Ⓒ e Ⓓ Mobilidade passiva restrita da articulação.

Ⓔ Radiografia sem alteração óssea marcante.

Ⓕ e Ⓖ Osteotomia intracárpica em cunha biplanar, com base dorsal e radial, descrita por Ezaki.[73]

Ⓗ Alinhamento do punho nos dois planos.

Ⓘ A osteotomia é estabilizada com sutura intraóssea e deve ser associada a procedimentos de partes moles, como a liberação da cápsula volar e o alongamento dos tendões flexores.

autossômica dominante. A deformidade é bilateral em 60% dos pacientes e, em geral, o grau de deformidade é diferente. A incidência é desconhecida, pois os casos leves não são notificados, mas estima-se que atinja até 1% da população. Ocorre com mais frequência na raça negra.

Embora a camptodactilia seja considerada uma alteração congênita, não é frequente sua detecção no nascimento. Existem dois picos de diagnóstico. O primeiro é na infância precoce, antes de 1 ano de vida, quando a doença é chamada também de camptodactilia congênita. Nessa fase, são diagnosticados 80% dos pacientes, sendo a incidência igual entre meninos e meninas. O segundo pico ocorre na adolescência, sendo, então, mais frequente no sexo feminino. Ainda permanece a controvérsia se se trata do mesmo tipo ou de uma patologia diferente. Em uma porcentagem significativa de pacientes, uma deformidade leve progride rapidamente nas fases de crescimento acelerado, entre um e quatro anos e entre 10 e 14 anos, e quando a lesão não foi tratada.

A causa para a condição não está esclarecida. Publicações apontaram como possíveis causas da deformidade em quase todas as estruturas localizadas na região da interfalangiana proximal.[74,75] Podem ser incluídas as seguintes causas:

- **Encurtamento cutâneo.** O encurtamento da pele volar em forma de *pterigium* causa um efeito de dermodese. Isso se comprova ao observar-se que o grau de extensão passiva da interfalangiana proximal é maior com a articulação metacarpofalangiana flexionada do que estendida.

- **Anormalidades do flexor superficial do quinto dedo.** Inserção anômala ou excesso de tensão são exemplos de anormalidades. É preciso lembrar que o flexor superficial do quinto dedo é ausente ou hipoplásico em até 20% da população.

- **Inserção anômala do músculo lumbrical.** Nesses casos, ele se insere no tendão flexor superficial do dedo, na cápsula articular da metacarpofalangiana e no extensor do dedo adjacente. Sua origem também pode ser anormal, podendo ser no ligamento transverso do carpo ou nos tendões flexores do dedo anelar. Também observou-se uma ausência ou hipoplasia do quarto músculo interósseo palmar, tudo isso causando uma deformidade *intrinseco minus*.

- **Falha na formação da bandeleta central extensora da IFP**.

- **Anomalias combinadas.** A deformidade pode ocorrer a partir de uma falha no desenvolvimento dos tecidos moles volares, como os ligamentos colaterais, do ligamento de Landsmeer e da placa volar, causando alteração na forma da cabeça da falange proximal durante o crescimento. Também já foram postuladas teorias de que seria uma sequela de infecção ou diminuição da vascularização local. Sabe-se que há uma alteração no balanço da articulação interfalangiana proximal, causada pelo desequilíbrio dos sete tendões que agem nessa articulação.

O diagnóstico é clínico, e o grau de deformidade varia muito. O exame clínico deve considerar se a deformidade é redutível ou irredutível. Radiografias auxiliam no diagnóstico e evidenciam uma deformidade da cabeça da falange proximal, que se torna estreita e achatada, em forma de formão. Em casos graves, a cabeça da falange proximal está articulada apenas com a parte dorsal da base da falange média. No perfil, observa-se a subluxação volar e o aumento da largura da base da falange média, que provoca marca ou entalhe por impacto na cortical volar no colo da falange proximal **(FIG. 6.38)**.

O tratamento é difícil e frustrante. Essa patologia de aparência simples e banal não tem solução rápida e definitiva, como esperam os pais. Inicialmente, deve-se optar pelo tratamento conservador, com a utilização de talas em máxima extensão da interfalangiana proximal. É um tratamento longo, sendo que a maioria dos autores sugere o uso das talas durante 12 a 24 horas na fase inicial e, após, o uso durante a noite por oito horas, até a parada do crescimento. As talas podem ser tanto estáticas quanto dinâmicas (tipo Carpener – dinâmica de extensão interfalangiana proximal), sendo que o ideal é o uso combinado. Isso pode proporcionar melhora da deformidade, tanto clínica quanto óssea, sendo, algumas vezes, suficiente para evitar a cirurgia. Os pais também devem realizar a manipulação e o alongamento articular do dedo afetado, sobretudo nos pacientes diagnosticados precocemente.

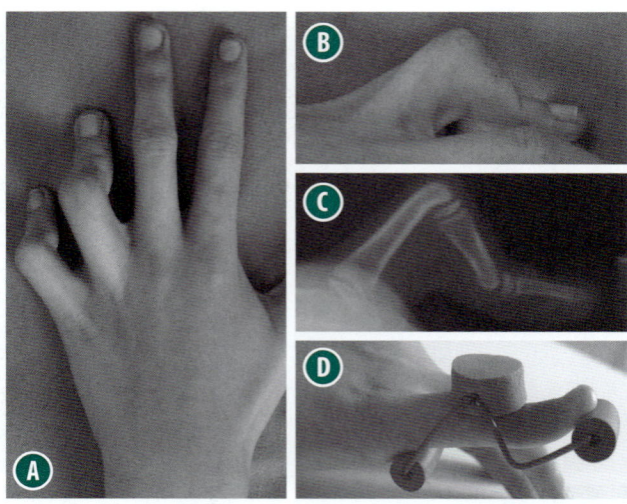

FIGURA 6.38

A e **B** Paciente com camptodactilia, contratura em flexão congênita da interfalangiana proximal dos quarto e quinto dedos.
C Radiografia da lesão mostrando a cabeça da falange proximal em forma de formão e o aumento da largura da base da falange média.
D Tratamento conservador com órtese dinâmica de extensão tipo Carpener.

A cirurgia é indicada nos casos em que houve falha no tratamento conservador. Os critérios de indicação são controversos e não contemplam pacientes com deformidades leves, com menos de 30° de flexão da interfalangiana proximal.

A cirurgia apresenta melhores resultados em contraturas flexíveis, com flexão entre 45 e 60°, e quando há tendão flexor profundo independente. Uma extensão incompleta é mais bem tolerada do que uma flexão deficiente, por isso, após a cirurgia, deve-se iniciar de forma precoce a recuperação da flexão. Outra boa indicação são crianças com deformidade acentuada, acima de 90°, quando não se consegue utilizar a órtese. Nas deformidades irredutíveis, deve-se diferenciar se o bloqueio é ósseo (parada brusca e dura) ou de partes moles (macio e suave), sendo que esses últimos respondem melhor ao tratamento conservador. A incongruência articular não é uma contraindicação para o procedimento cirúrgico, mas parece afetar de forma desfavorável.

Não há técnica cirúrgica clássica com resultados uniformes. Cada autor propõe uma técnica conforme as causas que ele acredite estar relacionada com a patologia. Os procedimentos cirúrgicos têm como objetivo identificar e tratar a causa primária, reequilibrar a articulação interfalangiana pela transferência da força flexora para a superfície extensora e a liberação das estruturas contraturadas na região volar. Entre os procedimentos que podem ser realizados, pode-se citar:

1. Ressecção do músculo lumbrical anômalo.

2. Secção do flexor superficial, com sua transferência para o aparelho extensor através do canal lumbrical.

3. Capsulotomia volar da interfalangiana proximal, associando a liberação dos ligamentos colaterais e fixação da articulação em extensão com um fio de Kirschner.

4. Liberação dos tecidos moles, especialmente da pele volar e das estruturas fasciais, com posterior extensão do dedo. Nos casos mais graves, pode ser necessário o uso de enxerto de pele ou um retalho descrito por Glicenstein e colaboradores,[76] através de uma incisão mediolateral no dedo e utilizando um *flap* lateral com base proximal, que, ao ser rodado para volar, cobre o defeito criado com a extensão do dedo.

Nos casos redutíveis, se a extensão ativa da interfalangiana proximal é possível ao colocar a articulação metacarpofalangiana em flexão, isso indica que o problema se encontra na estabilização da articulação metacarpofalangiana. Nesses casos, a deformidade se comporta como uma mão em garra por lesão do nervo ulnar e pode ser tratada através da tenodese da articulação metacarpofalangiana com o flexor superficial, técnica do laço descrita por Zancolli e Zancolli.[77] Também já foi descrita, para crianças maiores, a osteotomia em cunha de ressecção dorsal do colo da falange, mas os resultados não são previsíveis, assim como na artrodese interfalangiana proximal.

A maioria dos autores reconhece que os resultados são pouco satisfatórios com a correção cirúrgica. O grau de deformidade determinará o resultado da cirurgia e, em alguns pacientes, observa-se a piora do resultado ao longo do tempo, com recidiva da deformidade.

Referências

1. Wynne-Davies R, Lamb DW. Congenital upper limb anomalies: an etiologic grouping of clinical, genetic, and epidemiologic data from 387 patients with "absence" defects, constriction bands, polydactylies, and syndactylies. J Hand Surg Am. 1985;10(6 Pt 2):958-64.

2. Kelikian H. Congenital deformities of the hand and forearm. Philadelphia: W.B. Saunders; 1974.

3. Sammer DM, Chung KC. Congenital hand differences: embryology and classification. Hand Clin. 2009;25(2):151-6.

4. Flatt AE. The care of congenital hand anomalies. St Louis: Mosby; 1977.

5. Frantz CH, O′Rahily R. Congenital slekeletal limb deficiencies. J Bone Joint Surg Am. 1961;43(8):1202-24.

6. Swanson AB. A classification for congenital limb malformations. J Hand Surg Am. 1976;1(1):8-22.

7. Barsky A. Macrodactyly. J Bone Joint Surg Am. 1967; 49(7):1255-66.

8. Dobyns J. Syndactyl. In: Green SW, Hotckiss DP, Pederson RN, Wolfe WC. Green's operative hand surgery. Philadelphia: Churchill Livingstone; 1982. v. 1, p. 281-93.

9. França Bisneto EN. Deformidades congênitas dos membros superiores. Parte I: falhas de formação. Rev Bras Ortop. 2012;47(5):545-52.

10. Ostrowski DM, Feagin CA, Gould JS. A three-flap webplasty for release of short congenital syndactyly and dorsal adduction contracture. J Hand Surg Am. 1991;16(4):634-41.

11. Dao KD, Wood VE, Billings A. Treatment of syndactyly. Tech Hand Up Extrem Surg. 1998;2(3):166-77.

12. Green SW, Hotckiss DP, Pederson RN, Wolfe WC. Green's operative hand surgery. 6th ed. New York: Elsevier; 2011. v. II.

13. Dao KD, Shin AY, Billings A, Oberg KC, Wood VE. Surgical treatment of congenital syndactyly of the hand. J Am Acad Orthop Surg. 2004;12(1):39-48.

14. Buck-Gramcko D. Congenital malformations: syndactyly and related deformities. In: Higst H, Buck-Gramcko D, Milesi H, Lister G, editors. Hand surgery. New York: Thieme Medical; 1988.

15. Vickers D, Donnelly W. Corrective surgery of syndactyly without the use of skin grafts. Hand Surg. 1996;1(2):203-309.

16. Streeter G. Focal deficiencies in fetal tissues and their relation to intrauterine amputation. Contrib Embryol. 1930;22:1-44.

17. Patterson TJ. Congenital ring-constrictions. Br J Plast Surg. 1961;14:1-31.

18. Torpin R. Amniochorionic mesoblastic fibrous strings and amniotic bands: associated constricting fetal malformations or fetal death. Am J Obstet Gynecol. 1965;91:65-75.

19. Kino Y. Clinical and experimental studies of the congenital constriction band syndrome, with an emphasis on its etiology. J Bone Joint Surg Am. 1975;57(5):636-43.

20. Upton J, Tan C. Correction of constriction rings. J Hand Surg Am. 1991;16(5):947-53.

21. Flatt AE. Practical factors in the treatment of syndactyly. In: Littler J, Cramer L, Smith J, editors. Symposium on reconstructive hand surgery. St. Louis: Mosby; 1974.

22. Bell J. The treasury of human inheritance: on hereditary digital anomalies. Cambridge: Cambridge University; 1951. On brachydactyly and symphalangism, v. 5, part I, p. 1-31.

23. Clarkson P. Poland's syndrome. Guy's Hospital Reports. 1962;111:335-46.

24. Temtamy SA, McKusick VA. The genetics of hand malformations. Birth Defects Orig Artic Ser. 1978;14(3):i-xviii, 1-619.

25. Watson HK, Boyes JH. Congenital angular deformity of the digits: Delta phalanx. J Bone Joint Surg Am. 1967;49(2):333-8.

26. Lange M. Grundsatzliches uber die beuteilung der enstehung und bewertung atypical hand- und fussmissbildungen. Verh Dtsch Orthop Gensell. 1937;66(suppl):80-7.

27. Manske PR, Halikas MN. Surgical classification of central deficiency according to the thumb web. J Hand Surg Am. 1995;20(4):687-97.

28. Flatt AE. Cleft hand and central defects. In: Flatt AE. The care of congenital hand anomalies. St. Louis: Mosby; 1977. chap. 14, p. 265-85.

29. Barsky A. Congenital anomalies of the hand and their surgical treatment. Springfield: Charles C. Thomas; 1958.

30. Snow J, Littler J. Surgical treatment of cleft hand. Transactions of the Society of Plastic and Reconstructive Surgery. 4th Congress in Rome, Amsterdam: Excerpta Medica Foundation; 1967.

31. Miura T. An appropriate treatment for postoperative Z-formed deformity of the duplicated thumb. J Hand Surg Am. 1977;2(5):380-6.

32. Ueba Y. Plastic surgery for the cleft hand. J Hand Surg Am. 1981;6(6):557-60.

33. Ogino T. Teratogenic relationship between polydactyly, syndactyly and cleft hand. J Hans Surg Br. 1990;15(2):201-9.

34. Pfeiffer R. Dominant erbliche Akrocephalosyndaktylie. Kinderheikd. 1964;90:301.

35. Kirner J. Doppelseitige verkrummung des kleinfingergrundgliedes also selbstandiges krankheitsbild. Fortschr Roentgenstr. 1927;36:804-6.

36. Upton J. Failure of differentiation and overgrowth. In: Mathes SJ, editor. Plastic surgery. 2nd ed. Philadelphia: W. B. Saunders; 2005.

37. Tsuge K. Treatment of macrodactyly. J Hand Surg Am. 1985;10:968-9.

38. Ollier L. De la dyschondroplasie. Bull Soc Chir Lyon. 1900;3:22-4.

39. Blauth W, Schneider-Sickert F. Congenital deformities of the hand: an atlas of their surgical treatment. Berlin: Springer Verlag; 1981.

40. Manske PR, McCarroll HR Jr, James M. Type III-A hypoplastic thumb. J Hand Surg Am. 1995;20(2):246-53.

41. Buck-Gramcko D. Complications and bad results in pollicization of the index finger (in congenital cases). Ann Chir Main Memb Super. 1991;10(6):506-12.

42. Huber F. Hilfsoperation bei Medianuslähmung. Dtsch Z Chir. 1921;162:271-5.

43. Littler JW, Cooley SG. Opposition of the thumb and its restoration by abductor digiti quinti transfer. J Bone Joint Surg Am. 1963;45:1389-96.

44. Buck-Gramcko D. Pollicization of the index finger. Method and results in aplasia and hypoplasia of the thumb. J Bone Joint Surg Am. 1971;53(8):8:1605-17.

45. Wassel HD. The results of surgery for polydactyly of the thumb. Clin Orthop Relat Res. 1969;64:175-93.

46. Hung L, Cheng JC, Bundoc R, Leung P. Thumb duplication at the metacarpophalangeal joint. Management and a new classification. Clin Orthop Relat Res. 1996;(323):31-41.

47. Upton J, Shoen S. Triphalangeal thumb. In: Gupta A, Kay S, Scheker L, editors. The growing hand. London: Mosby; 2000. p. 255-68.

48. Wood VE. Polydactyly and the triphalangeal thumb. J Hand Surg Am. 1978;3(5):436-44.

49. Zuidam JM, Selles RW, Ananta M, Runia J, Hovius SE. A classification system of radial polydactyly: inclusion of triphalangeal thumb and triplication. J Hand Surg Am. 2008;33(3):373-7.

50. Bilhaut M. Guerison d'un pouce bifide par un nouveau procédé opératoire. Congrés Francaise Chirurgie. 1890;4:576.

51. Cardon LJ, Ezaki M, Carter PR. Trigger finger in children. J Hand Surg Am. 1999;24(6):1156-61.

52. Singh G, Jain SK. Krukenberg operation: revisited. IJPMR. 2005;16(1):20-3.

53. Bayne LG, Klug MS. Long-term review of the surgical treatment of radial deficiencies. J Hand Surg Am. 1987;12(2):169-79.

54. Kozin SH. Upper-extremity congenital anomalies. J Bone Joint Surg Am. 2003;85-A(8):1564-76.

55. James MA, McCarroll HR Jr, Manske PR. The spectrum of radial longitudinal deficiency: a modified classification. J Hand Surg Am. 1999;24(6):1145-55.

56. Goldfarb CA, Klepps SJ, Dailey LA, Manske PR. Functional outcome after centralization for radius displasia. J Hand Surg Am. 2002;27(1):118-24.

57. Sayre RH. A contribution to the study of club-hand. Trans Am Orthop Assoc. 1894;16(1):208-16.

58. Define D. A aplicação na cirurgia ortopédica do poder osteogênico do periósteo na infância. Rev Bras Orthop. 1966; 1:42-52.

59. Buck-Gramcko D. Radialization as a new treatment for radial club hand. J Hand Surg Am. 1985;10(6 Pt 2):964-8.

60. Vilkki SK. Distraction and microvascular epiphysis transfer for radial club hand. J Hand Surg Br. 1998;23(4):445-52.

61. Ogden JA, Watson HK, Bohne W. Ulnar dysmelia. J Bone Joint Surg Am. 1976;58(4):467-75.

62. Riordan D, Mills E, Allredge R. Congenital absence of the ulna. J Bone Joint Surg Am. 1961;43:614.

63. Swanson AB, Tada K, Yonenobu K. Ulnar ray deficiency: its various manifestations. J Hand Surg Am. 1984;9(5):658-64.

64. Miller JK, Wenner SM, Kruger LM. Ulnar deficiency. J Hand Surg Am. 1986;11(6):822-9.

65. Cole RJ, Manske PR. Classification of ulnar deficiency according to the thumb and first web. J Hand Surg Am. 1997;22(3):479-88.

66. Flatt AE. Ulnar club-hand. In: Flatt AE. The care of congenital hand anomalies. St Louis: Mosby; 1977. chap. 16.

67. James M, Bednar M. Deformities of the wrist and forearm. In: Green SW, Hotckiss DP, Pederson RN, Wolfe WC. Green's operative hand surgery. 5th ed. New York: Elsevier; 2005. chap. 42.

68. Madelung O. Die spontane subluxation de hand nach vorne. Verhandlungen der deutschen Gesellschaft fur Chirurgie. 1878;7:259-76.

69. Vickers D, Nielsen G. Madelung deformity: surgical prophylaxis (physiolysis) during the late growth period by resection of the dyschondrosteosis lesion. J Hand Surg Br. 1992;17(4):401-7.

70. Carter PR, Ezaki M. Madelung's deformity: surgical correction through the anterior approach. Hand Clin. 2000; 16(4):713-21, x-xi.

71. Scheker LR, Martineau DW. Distal radioulnar joint constrained arthroplasty. Hand Clin. 2013;29(1):113-21.

72 Hall JG, Reed SD, Driscoll EP. Part I. Amyoplasia: a common, sporadic condition with congenital contractures. Am J Med Genet. 1983;15(4):571-90.

73. Ezaki M. Treatment of the upper limb in the child with arthrogryposis. Hand Clin. 2000;16(4):703-11.

74. Flatt AE. Crooked fingers. In: Flatt AE. The care of congenital hand anomalies. St. Louis: Mosby; 1977. chap. 9.

75. McFarlane RM, Classen DA, Porte AM, Botz JS. The anatomy and treatment of camptodactyly of the small finger. J Hand Surg Am. 1992;17(1):35-44.

76. Glicenstein J, Haddad R, Güero S. Traitement chirurgical des camptodactylies. Ann Chir Main. 1995;14(6):264-71.

77. Zancolli E, Zancolli E Jr. Congenital ulnar drift of the fingers. Pathogenesis, classification, and surgical management. Hand Clin. 1985;1(3):443-56.

7
Antebraço, punho e mão do adulto

Arlindo G. Pardini Jr.
Afranio D. Freitas
Kleber Elias Tavares

DOENÇAS DEGENERATIVAS E INFLAMATÓRIAS

Osteoartrite

Osteoartrite, osteoartrose, artrite degenerativa ou artritismo são nomes comuns ao processo degenerativo cartilaginoso das articulações. Essa condição é caracterizada por dor articular, limitação dos movimentos, crepitação, derrame ocasional e vários níveis de inflamação local, mas sem efeitos sistêmicos. A osteoartrite, ou artrite degenerativa, atinge 85% das pessoas na faixa etária dos 70 aos 79 anos. Homens e mulheres são afetados na mesma proporção até os 45 anos; após essa idade, há grande prevalência no sexo feminino. Pouco se conhece sobre a etiologia da osteoartrite, mas é possível agrupá-la em duas teorias:

- A concentração de estresse e/ou a deformação do osso subcondral, dependendo do grau de resistência desse osso, pode ocasionar a destruição de cartilagem hialina que apresenta elasticidade normal.

- Resposta anormal da cartilagem ao grau de atividade normal do ponto de vista mecânico e de intensidade de esforço. Múltiplas propostas tentaram justificar a questão, como deficiência de troca de nutrientes, degradação enzimática de proteoglicanos e colágeno, perda de proteoglicanos, inflamação, fatores imunológicos, envelhecimento de deposição dos cristais na cartilagem, trauma, dieta, hormônios e microfraturas ósseas.

A cartilagem é hipocelular, tendo somente 5% do seu volume ocupado por células. É hiper-hidratada, constituída de 70 a 80% de água, e também avascular, aneural e alinfática, mas possui imunogenicidade. Salter e colaboradores[1] demonstraram a estimulação da condrogênese por movimento passivo.

A osteoartrite é classificada como primária (ou idiopática) ou secundária (pós-traumática e resultante de doenças congênitas ou por deposição de cristais, entre outras).

Osteoartrite primária

O quadro clínico da osteoartrite no membro superior é bem conhecido. Com frequência, acomete mulheres de meia-idade ou idosas, com aumento de volume gradual das articulações interfalangianas distais (IFDs). As interfalangianas proximais (IFPs) e as carpometacarpais do polegar podem também ser acometidas. É muito raro a osteoartrite primária atingir as articulações metacarpofalangianas **(FIG. 7.1)**.

A evolução costuma ser benigna, e a dor é o dado mais importante na avaliação clínica. Ela aparece principalmente com o esforço físico contínuo. Ao examinar, deve-se observar a postura do dedo, se está em extensão ou em flexão, e a presença de desvios laterais, sobretudo o desvio ulnar, e de nódulos de Heberden e cistos mucosos. É importante, também, pesquisar a integridade dos ligamentos colaterais. São frequentes a deformidade e a limitação dos movimentos, com a presença ou não de dor leve, sem repercussão funcional importante.

A osteoartrite das IFDs costuma ser de tratamento conservador, com medidas que aliviam a dor e previnem as deformidades. A limitação da ADM e a presença de nódulos de Heberden não são indicações para cirurgia; todavia, são válidas, em especial nos casos de dor persistente, deformidade e instabilidade que comprometam a função da mão. O tratamento cirúrgico consiste na ressecção dos cistos mucosos e, nos casos de maior sintomatologia, na artrodese, se não houver acometimento grave das IFPs.

A osteoartrite primária das IFPs ocorre com mais frequência em mulheres após a menopausa. Encontram-se aumento de volume, limitação de movimentos, instabilidade, dorso volar e lateral e deformidade "em botoeira". O tratamento depende do grau de comprometimento da articulação, da dor, do grau de incapacidade, do número de articulações envolvidas e da preocupação do paciente. Em geral, os sintomas são leves e respondem às medidas conservadoras. Nos casos mais avançados ou que não respondem ao tratamento clínico, deve-se optar pela ressecção dos cistos ou pela artrodese e, em situações especiais, nas articulações IFPs, pela artroplastia de substituição.

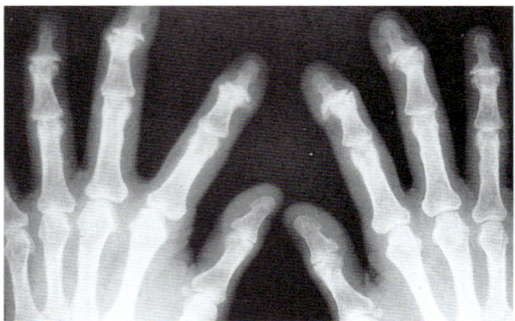

FIGURA 7.1 → Exemplo de artrite degenerativa na IFD do segundo, terceiro e quarto dedos, bilateralmente.

O envolvimento das articulações metacarpofalangianas dos dedos é excepcional, sendo mais comum o acometimento por osteoartrite secundária resultante de fraturas articulares e lesões ligamentares e de placa volar, que causam frouxidão crônica da articulação. A mobilidade articular das articulações metacarpofalangianas dos dedos é de fundamental importância, portanto, estas não devem ser artrodesadas. Nos casos de déficit acentuado de função e dor, a indicação é a artroplastia de substituição. Na articulação metacarpofalangiana do polegar, por ter ampla variação de ADM, às vezes, na mesma pessoa, o tratamento de escolha é a artrodese, com resultado funcional bastante satisfatório.

A osteoartrite da articulação carpometacarpal do polegar é bastante comum. Devido às repercussões funcionais do comprometimento do polegar, essa articulação tem sido uma das mais estudadas na literatura mundial e sua integridade depende de sua própria adequada congruência. É importante salientar que nem sempre existe correlação entre as alterações radiográficas e a intensidade do quadro clínico. O quadro é progressivo e apresenta dor e crepitação. A deformidade em adução e a subluxação radial são frequentes. O tratamento depende dos sintomas, do tipo de atividades e do estado geral do paciente.

No tratamento conservador, a imobilização temporária, a administração de anti-inflamatórios e, às vezes, as infiltrações de corticoide podem aliviar os sintomas. Na eventualidade do fracasso do tratamento conservador, indica-se intervenção cirúrgica. Existem várias cirurgias descritas, como a ressecção do trapézio, com ou sem interposição de tecidos (tenoartroplastia), com ou sem ligamentoplastias. A artrodese e as artroplastias de substituição estão em desuso e não são a preferência da maioria dos cirurgiões de mão.

Osteoartrite secundária

As principais osteoartrites secundárias, com base em sua frequência e incapacidade, são as radiocarpais, as sequelas de instabilidade rotatória do escafoide, a pseudartrose do escafoide, as fraturas intra e extra-articulares do terço distal do rádio viciosamente consolidadas e as secundárias à doença de Kienböck. Cada uma dessas patologias tem sua peculiaridade. Como tratamento da instabilidade rotatória do escafoide, elege-se a tríplice artrodese do escafoide se a artrose não for muito grave.

ATENÇÃO! Nos casos de pseudartrose antiga do escafoide, deve-se considerar a viabilidade vascular dos dois fragmentos do escafoide e o grau de artrose já estabelecido na superfície articular do rádio. No caso de artrose avançada, três procedimentos cirúrgicos podem ser indicados: artroplastia de substituição do escafoide associada a artrodese seminulocapitato, ressecção da fileira proximal dos ossos do carpo e artrodese do punho.

Para as fraturas intra-articulares do rádio com degraus e artrose grave, não há soluções que preservem a função sem dor. As neurectomias proporcionam, em alguns casos, resultados satisfatórios, mas necessitam, ainda, do teste do tempo. Se a dor é intensa, a única opção é a artrodese (FIG. 7.2).

O acometimento da articulação radiulnar distal ocorre, em especial, por três motivos: instabilidade ligamentar, irregularidades da cavidade sigmoide do rádio – por sequela de fratura – e encurtamento e angulação do rádio (também por sequela de fratura, produzindo incongruência articular e síndrome do impacto ulnopiramidal). A articulação radiulnar distal tem sido muito estudada nos últimos anos, e alguns avanços têm sido obtidos no tratamento dessa patologia. Estão disponíveis diversas opções, sendo as principais: o encurtamento da ulna, a ressecção da superfície articular da cabeça da ulna com preservação do estiloide (Darrach), a hemirressecção artroplástica da ulna (Bowers) e a artrodese radiulnar distal com ressecção de um segmento do terço distal da ulna (Sauve-Kapandji-Lauenstein).

Artrite reumatoide

São analisados, aqui, os casos em que o diagnóstico da artrite reumatoide já está estabelecido, e o trabalho conjunto do ortopedista, cirurgião, reumatologista e psicólogo com medidas clínicas, na tentativa de aliviar a dor, reduzir a sinovite, prevenir deformidades e preservar a função não obtiveram sucesso, e a doença demonstra evolução progressiva. Sendo assim, considera-se o tratamento cirúrgico.

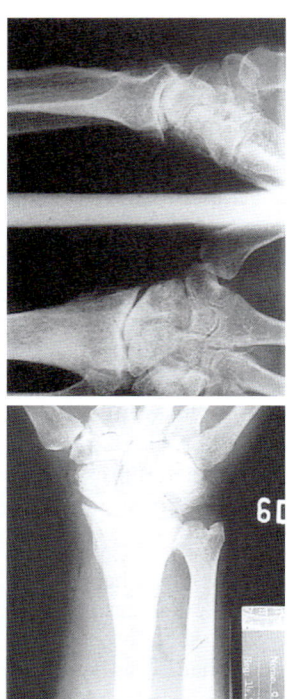

FIGURA 7.2 → Artrose radiocarpal pós-traumática. Tratamento feito com neurectomia.

É importante ter bem definidos os graus de acometimento individual de cada articulação, dos tendões, dos músculos e dos nervos periféricos, além do dano sistêmico. Na anamnese, é importante salientar que a artrite reumatoide pode aparecer em qualquer idade, mas afeta mais mulheres entre 20 e 40 anos. Em estudo com 248 pacientes, os sintomas prodrômicos mais frequentes foram parestesias, rigidez matinal, hiperidrose e sensação de mal-estar. O fenômeno de Raynaud está presente em um grande número de pacientes; a pele torna-se atrófica, o indivíduo pode apresentar anorexia, e uma das principais dificuldades é a incapacidade emocional decorrente da sensação de incompetência, da presença de dor, do conhecimento das dificuldades e da cronicidade da doença. Aprender a conviver com a doença e tornar essa condição tolerável é tarefa de toda a equipe médica.

É clássico o acometimento das mãos e da simetria. O aumento de volume das articulações, que se tornam dolorosas, e a tendência a deformações são características. Muitas vezes, não há paralelismo entre sintomas e sinais. Em uma série de 3.564 casos de artrite reumatoide, 92,8% apresentaram acometimento das articulações metacarpofalangianas e IFPs dos dedos da mão. Os pacientes artríticos costumam ser considerados de baixa capacidade para o trabalho, o que é consequência direta do acometimento dos músculos pela doença. As fibras musculares apresentam alterações degenerativas e atróficas, com aumento do número de capilares e alterações no nível das células endoteliais e da membrana basal.

No aspecto clínico, observam-se fraqueza e atrofia, também decorrentes da dor e da limitação de ADM das articulações. Os tendões são acometidos sob a forma de tenossinovites. A bainha tendínea é invadida pelo tecido inflamatório, com proliferação granulomatosa e microinfartos do tendão. Essa infiltração pode produzir, até mesmo, a ruptura do tendão. É preciso intervir de forma conservadora ou cirúrgica para preveni-la.

Deve-se considerar, ainda, o acometimento vascular pelo ataque ao endotélio vascular, com o desencadeamento de vasculite reumatoide, afetando, em particular, os pequenos vasos. As principais manifestações de vasculite reumatoide são reações cutâneas, gangrena de extremidade, hemorragias e erupções papulonecróticas, além de polineuropatia, parestesias, hipoestesia ou anestesia ou, ainda, paralisias periféricas. Esses sintomas neurológicos resultam do envolvimento da *vasa nervorum*. Outra causa frequente dos sintomas neurológicos é a compressão extrínseca pela sinovite nos túneis, como o do carpo e o canal de Guyon.

A anemia ocorre na maioria dos casos. A hemossedimentação está aumentada em 85 a 95% dos casos. O fator reumatoide está presente em 70 a 80%; e os fatores articulares, em até 15%. Quanto ao quadro radiográfico, os principais sinais são osteoporose, causada por deficiência circulatória, imobilização e, possivelmente, reduzida

atividade osteoblástica. Apresenta, ainda, geodos, destruição óssea na zona de transição osteocartilaginosa, pinçamento de linhas articulares, desvios e anquiloses. Do ponto de vista cirúrgico, esse estudo inicia abordando o punho, acometido antes das demais regiões.

A destruição pela invasão inflamatória de osso e de tecido mole ou a frouxidão ligamentar causada pelo alongamento da estrutura ligamentar pela sinovite é responsável por todos os desequilíbrios do punho. O aspecto em dorso de camelo é consequência de a sinovite dorsal ser cintada pelo ligamento transverso dos extensores. A subluxação dorsal da cabeça da ulna decorre da frouxidão ligamentar. Essa frouxidão, além da incongruência articular, é responsável pelo atrito, que pode causar a ruptura de tendões extensores, sobretudo do quarto e do quinto dedos. O desequilíbrio generalizado do punho, caracterizado por luxação volar do carpo, atitude de dorsiflexão, pronação e desvio ulnar, gera desvio ulnar dos dedos, dissociação radiulnar distal e colapso do carpo.

Nos casos iniciais e em alguns tardios, indica-se a sinovectomia dorsal do carpo quando a sinovite persiste, apesar do tratamento conservador. Nos casos mais avançados, a artrodese é o método de escolha. Nas tenossinovites associadas, pode-se realizar, também, as tenossinovectomias. Se houver ruptura de tendões, recomenda-se optar pela transferência tendínea como método de reconstrução. O alívio da dor e a melhora da função, apesar da pequena perda de movimentos, já foram comprovados em trabalhos com longo seguimento. Em alguns casos, é preciso realizar a cirurgia de Darrach, com ou sem reequilíbrio tendíneo.

Quando a sinovite acomete as articulações metacarpofalangianas dos dedos nas fases iniciais, a sinovectomia é o método de escolha se não existe luxação ou destruição excessiva da superfície cartilaginosa. Na presença de desvio ulnar dos dedos com o mesmo quadro, é indicada a transferência de intrínsecos, proposta por Flatt.[2] Se já está estabelecida a destruição completa da superfície cartilaginosa, a indicação é a artroplastia de substituição, utilizando a prótese de Swanson.

Nas articulações IFPs, encontram-se dois tipos de deformidades: "em pescoço de ganso" e "em botoeira". A primeira pode ocorrer em consequência de diversos fatores, como "dedo em martelo", relaxamento das estruturas volares ou retração da musculatura intrínseca. A tenodese do flexor superficial ou a cirurgia de Littler são alguns dos métodos de correção, dependendo do grau e da etiologia da deformidade. Quanto à deformidade "em botoeira", se existe preservação mínima da cartilagem sem luxação, é indicada sinovectomia com ou sem tenoplastia; caso contrário, artrodese. No polegar, deve-se classificar a deformidade conforme Nalebuff[3] e optar por um dos múltiplos processos reconstrutivos envolvendo tenoplastias ou artrodeses.

OUTRAS DOENÇAS INFLAMATÓRIAS DO TECIDO CONJUNTIVO

Lúpus eritematoso sistêmico

O lúpus eritematoso sistêmico é a doença mais próxima da artrite reumatoide. Apresenta abundantes células lúpicas eritematosas e lesões cutâneas importantes, além de lesões renais. As lesões de pele podem ser eritemoescamosas. A maior incidência ocorre em pacientes de 15 a 45 anos, e as mulheres representam 80 a 90%. As manifestações articulares correspondem a 80%.

Polimiosite

Na polimiosite, predomina a fraqueza muscular, enquanto as artropatias são mais discretas. Há disfagia, e as reações do fator reumatoide são positivas em baixo percentual.

Artrite psoriática

Na artrite psoriática, predomina o acometimento das articulações IFDs, com associação das lesões de unha, além de outras lesões cutâneas.

Tenossinovite estenosante de DeQuervain

A tenossinovite é um processo inflamatório da bainha do tendão. A mais frequente é a tenossinovite de DeQuervain, que é a inflamação da bainha do abdutor longo e do extensor curto do polegar, no primeiro compartimento dorsal dos extensores do punho **(FIG. 7.3)**.

Essa condição é muito comum em mulheres, sobretudo gestantes e puérperas, mas pessoas de qualquer idade e sexo estão sujeitas a apresentar a patologia. A dor é a principal queixa, sendo agravada pelo teste de Finkelstein, que é o desvio ulnar do punho e a flexão do polegar. Pode, ainda, apresentar edema, crepitação e, às vezes, ressalto. O diagnóstico diferencial é feito com artrose do trapézio metacarpal, com fratura do escafoide ou com artroses carpais. O tratamento inicial deve ser conservador, consistindo em anti-inflamatórios, tala de repouso por 15 dias e fisioterapia. Infiltração com corticoide e imobilização também é um procedimento que, embora criticado por alguns cirurgiões, é bastante utilizado e apresenta resultados satisfatórios, a despeito da alta taxa de recidiva.

Para alguns autores, o tratamento cirúrgico deve ser indicado desde o início, por ser um procedimento simples e resolutivo. A abertura do primeiro compartimento deve ser cuidadosa, para que tanto o abdutor longo quanto o extensor curto sejam liberados, já que podem estar em túneis separados. Essa situação anatômica é uma das causas do

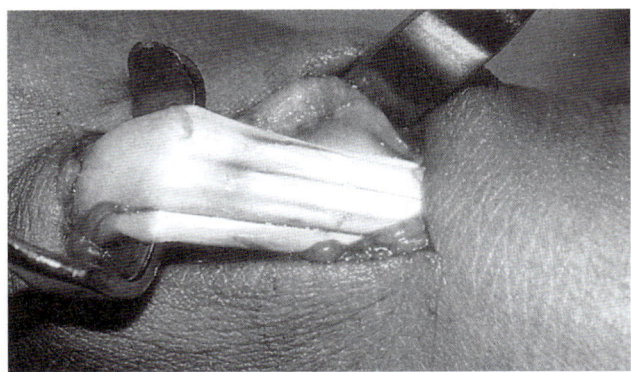

FIGURA 7.3 → Tenossinovite estenosante de DeQuervain, com quatro tendões no primeiro túnel, além do extensor curto que estava em compartimento separado.

fracasso da infiltração. Além disso, o nervo radial deve ser bem protegido, para evitar neuromas e neurites adesivas.

Dedo "em gatilho"

O dedo em gatilho" é uma patologia de etiologia discutida, podendo ser um problema tanto do tendão quanto da bainha. É causado, na maioria das vezes, por trauma ou por uso em excesso, embora apareça congenitamente nas crianças. É mais frequente nas mulheres, e o polegar, seguido do anular e do médio, é o dedo mais acometido. A queixa inicial é dor na região metacarpofalangiana, que evolui para ressalto e, às vezes, perda do movimento com o dedo em flexão ou extensão. Para o dedo "em gatilho", o tratamento com infiltração com corticoide e repouso, quando na fase inicial, pode ter bom resultado. No entanto, na fase crônica ou quando já há ressalto intenso, a abordagem cirúrgica com secção da polia A1 é o procedimento recomendado.

Outras tenossinovites ou tendinites estão presentes no antebraço e na mão. As mais frequentes são do flexor ulnar do carpo, do flexor radial do carpo e dos extensores radiais do carpo. O tratamento conservador com anti-inflamatório, repouso, fisioterapia e/ou infiltração costuma apresentar resultado satisfatório.

TUMORES DE PARTES MOLES

Todos os tecidos que constituem a mão, o punho e o antebraço, ou seja, pele, ossos, vasos, unhas e outras partes moles, podem apresentar lesões tumorais. A mão é sede frequente de tumores, os quais são encontrados em qualquer idade.

A frequência absoluta e relativa dessas lesões é difícil de determinar, devido à inexistência de estatística mais abrangente. Contudo, de acordo com as publicações na literatura, é possível verificar que algumas lesões são mais recorrentes nesse segmento do corpo. Da mesma forma, a literatura revela que, ao contrário das lesões tumorais benignas, os tumores malignos são raros na mão, e as metástases são mais raras ainda (0,1%), tendo sede primária, sobretudo, nos pulmões, seios e rins. Além dos tumores propriamente ditos, a mão apresenta tumorações de etiologias variadas: pós-traumática (neuroma), degenerativa (osteoartropatia), inflamatória crônica e alteração do colágeno (artrite reumatoide) e infecciosas (verrugas) **(FIG. 7.4)**.

Para a determinação do diagnóstico, tratamento e prognóstico, são essenciais bom exame clínico, localização da lesão, conhecimento do comportamento do tumor e boa avaliação radiográfica. Em se tratando de tumoração maligna, é também de grande importância a classificação do tumor. A classificação utilizada é a de Enneking, a qual é amplamente aceita e pode ser encontrada em diversos livros especializados na área.

Cisto sinovial

Mesmo em porcentagem variável de série para série, é o mais frequente dos tumores nesse segmento do corpo, podendo estar presente em qualquer articulação e/ou tendão, apesar das localizações mais comuns serem no punho dorsal, no punho volar e na bainha dos flexores **(FIG. 7.5)**. A etiologia do cisto sinovial, a despeito das várias hipóteses, continua obscura e desconhecida. Entre as muitas explicações existentes para a origem dessa tumoração, as mais consideradas são degeneração mucoide, tecidos periarticulares embrionários e, até mesmo, esforço e traumatismos **(FIG. 7.6)**.

A maioria dos cistos sinoviais é assintomática, mas alguns pacientes referem dor, sobretudo quando realizam esforços ou movimentos de repetição. Pode ter ocorrência súbita ou evoluir aos poucos, ao longo de meses, podendo aumentar ou diminuir de volume, ou mesmo permanecer inalterado por tempo indefinido. De forma arredondada, costuma ter consistência firme, mas pode ser mole e flutuante, dependendo do seu conteúdo. Com adesão profunda, mas móvel sob a pele, apesar de não ser comum, pode, algumas vezes, causar compressão vascular e/ou nervosa, conforme já verificado em âmbito clínico e cirúrgico e como atesta a literatura. Pode ocorrer em qualquer década da vida e sexo, sendo, no entanto, mais frequente entre a segunda e a quarta décadas e em mulheres.

O tratamento do cisto sinovial por método não cirúrgico foi descrito há muito tempo, e diversas são as técnicas (punção e infiltração, destruição por pressão, transfixação). No entanto, todas elas têm mais valor histórico do que resolutivo, uma vez que o alívio é apenas por um período variável de tempo. O tratamento cirúrgico, por sua vez, embora apresente alta taxa de recidiva (20%), é o mais efetivo e está indicado para os pacientes que se queixam de dor persistente. A conduta adotada nos casos clinicamente silenciosos é demover o paciente da ideia de cirurgia, explicando tratar-se de uma lesão benigna, cujo tratamento não assegura solução definitiva.

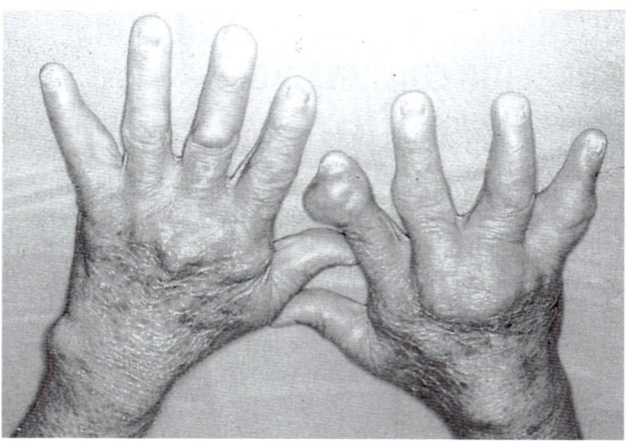

FIGURA 7.4 → Exemplo de tumoração na mão, neste caso, constituída de tofos gotosos.

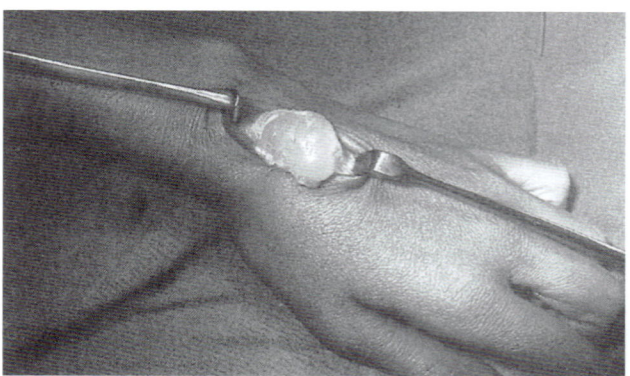

FIGURA 7.5 → Cisto sinovial durante dissecção. Praticamente não existe indicação para cirurgia.

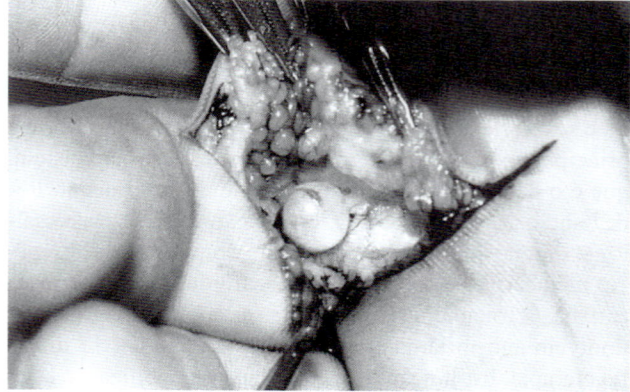

FIGURA 7.6 → Exemplo de cisto de bainha de tendão, localizado na falange proximal.

Cisto mucoso

O cisto mucoso é uma lesão benigna localizada dorsolateralmente entre a IFD e a matriz ungueal, com cerca de 3 a 5 mm de diâmetro. A faixa etária em que se encontra maior prevalência é compreendida entre 50 e 70 anos, mais em mulheres, e costuma haver associação a osteófito ou nódulo de Heberden. A etiologia é ainda discutida, mas a hipótese mais aceita refere o osteófito como a causa da formação cística.

> ATENÇÃO! O cisto mucoso é constituído por massa gelatinosa, sem parede própria, acometendo a pele, que fica afinada e translúcida e pode fistular e sofrer consequente infecção. Costuma ser indolor, é aderido à pele e pode causar irregularidade ungueal por compressão da matriz (FIG. 7.7).

Devido ao fato de poder regredir de forma espontânea, o tratamento cirúrgico é indicado quando o cisto está causando algum incômodo ao paciente ou na presença de fístula e infecção. Em virtude da alta taxa de recidiva, o cisto deve ser ressecado em bloco com a pele e associado à remoção do osteófito. De modo geral, é necessária a confecção de retalho local ou a utilização de enxerto de pele para cobrir a área ressecada.

Cisto epidermoide

O cisto epidermoide é uma lesão benigna associada a traumatismos, em que células do epitélio se desenvolvem no tecido subcutâneo. É muito frequente na mão, em particular nos cotos de amputação. Apresenta crescimento lento e, em geral, indolor. No entanto, é possível alguns pacientes referirem dor. Dependendo da localização, pode ser móvel ou imóvel, dorsal ou volar, respectivamente. O tratamento é cirúrgico, devendo ser feita a remoção completa da lesão, já que a recidiva é frequente na ressecção incompleta.

Tenossinovite vilonodular pigmentada

A tenossinovite vilonodular pigmentada é o segundo tumor mais frequente da mão. Apresenta sinonímia muito extensa, mas a denominação de Jaffe, tenossinovite vilonodular pigmentada e tumor de células gigantes de bainha de tendão são as expressões mais utilizadas. A etiologia é muito discutida, daí o fato de tão ampla sinonímia. No entanto, apesar de ainda obscura, a hipótese mais aceita é a de tratar-se de lesão reativa (FIG. 7.8).

A prevalência no sexo feminino é de 3:1, com maior incidência entre os 20 e 50 anos, apresentando localização predominantemente palmar, embora também possa ocorrer na face dorsal. O crescimento é lento, e o indivíduo não se queixa de dor, que pode estar presente quando o crescimento é rápido. A consistência é firme, podendo ser móvel no sentido lateral e sempre imóvel no sentido longitudinal.

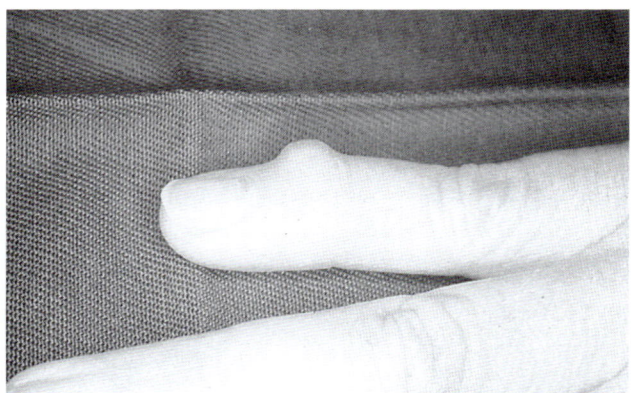

FIGURA 7.7 → Cisto mucoso na clássica localização interfalangiana distal, dorsolateralmente.

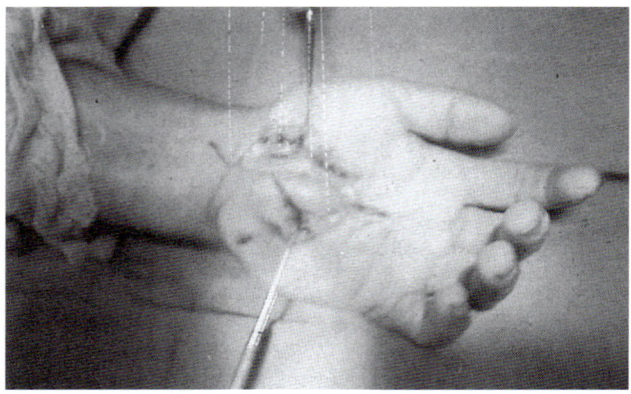

FIGURA 7.8 → Tenossinovite vilonodular, ou tumor de células gigantes na palma da mão, em um paciente com 14 anos.

O comportamento biológico varia de indolente a invasivo localmente, às vezes ocasionando erosão óssea, mas quase nunca compressão nervosa. O tratamento é a remoção cirúrgica, devendo-se ressecar parte da bainha e, em certos casos, da cápsula articular, para evitar remoção incompleta e recidiva, que não é rara.

Lipoma

O lipoma é um tumor benigno de frequência relativa no membro superior (11,5 a 27% dos tumores). É constituído de massa de tecido adiposo normal, encapsulado, indolor, móvel, consistente à palpação e com localização superficial ou profunda. Em alguns casos, pode produzir compressão nervosa e vascular. Tem predominância no sexo feminino, na proporção 3:1, de acordo com Canell e Doyle.[4] O tratamento cirúrgico é indicado, apesar da ausência de sintomas e da inexistência da malignização. Essa recomendação deve-se mais à dificuldade de certeza diagnóstica (FIGS. 7.9 e 7.10).

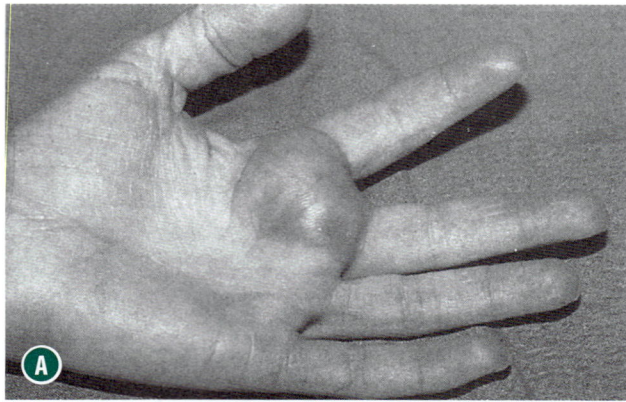

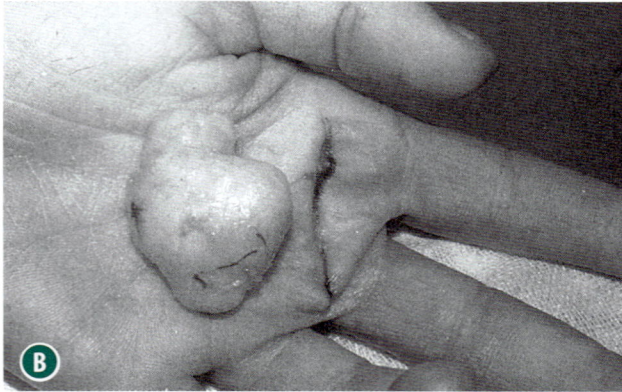

FIGURA 7.9 → Lipoma localizado na região volar da mão.
Ⓐ No pré-operatório.
Ⓑ No pós-operatório imediato.

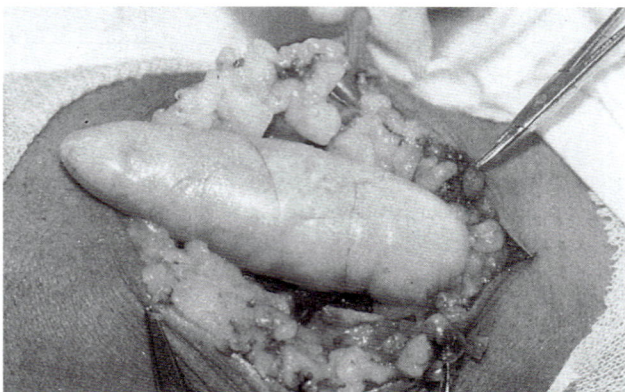

FIGURA 7.10 → Lipoma de dimensão significativa retirado da região dorsal do antebraço.

Fibroma

O fibroma é um tumor benigno derivado do tecido conjuntivo fibroso com proliferação de fibroblastos, histiócitos e células mesenquimatosas. É raro no segmento estudado e apresenta classificação bastante controversa. No aspecto clínico, é indolor, intradérmico e aderente, não

apresentando mobilidade. O tratamento é a ressecção cirúrgica da lesão.

Tumores nervosos

Os tumores originários do tecido nervoso são raros no antebraço, no punho e na mão. O mais comum é o neurilenoma ou schwannoma, que é um tumor derivado da célula de Schwann, com pequena dimensão, bem individualizado e de fácil separação dos fascículos nervosos. Assintomático na maioria das vezes, pode apresentar parestesia distal. É firme longitudinalmente, enquanto, no sentido transversal, pode possuir mobilidade. É uma lesão benigna, de crescimento lento, não tendo sido relatada malignização até o presente momento. Apesar disso, a indicação cirúrgica é feita devido à dificuldade de diagnóstico clínico.

Ao contrário do schwannoma, que é único, os neurofibromas tendem a ser múltiplos e de difícil individualização, já que estão envolvidos entre os fascículos e podem invadir estruturas adjacentes. O tamanho e os sinais clínicos são variáveis. Quando o crescimento é rápido, pode ocorrer malignização em 10 a 15% dos casos. Costumam ser associados à doença de von Recklinghausen e situam-se, como preferência, no dorso da mão e dos dedos, enquanto os neurilenomas são encontrados na região volar do antebraço e da mão.

Tumor glômico

O tumor glômico é caracterizado pela extrema e bem localizada hiperestesia. Trata-se de uma hipertrofia do glomo neurônio arterial e localiza-se, na maioria das vezes, na região subungueal, local onde pode ser observado pela transparência da unha.

A dor é intensa e bem localizada, e a intolerância ao frio é relatada com certa frequência. As mulheres na faixa dos 40 anos constituem o grupo etário mais acometido. Na radiografia, pode apresentar destruição óssea por compressão. O tratamento deve ser cirúrgico, e a ablação total da lesão, com cauterização, é obrigatória, para evitar recidiva.

Hemangiomas

Os hemangiomas são lesões vasculares que podem ser de dois tipos: angiomas imaturos ou fásicos e angiomas maduros.

Angiomas imaturos ou fásicos

Os angiomas imaturos são típicos dos recém-nascidos, apresentam regressão espontânea, obedecendo a suas três fases distintas: expansiva até os 6 meses, estabilidade até por volta de 20 meses e, então, fase regressiva, que dura até cerca dos 7 anos e é total em 90% dos pacientes. Classificam-se em tuberosos, subcutâneos ou mistos. O primeiro tipo é avermelhado, dérmico, com aspecto de morango; o segundo é coberto pela pele normal e apresenta múltiplas e grandes cavidades; o misto é a associação dos dois tipos.

Angiomas maduros

Os angiomas maduros podem ser congênitos ou adquiridos, poliformos e sem tendência à regressão. Podem ser tratados por remoção cirúrgica, sendo, às vezes, necessária a enxertia de pele. Alguns autores relatam bons resultados com a utilização do *laser*, mas este pode produzir hiperpigmentação ou queloide. Entre os tumores malignos de partes moles, os mais comuns são sarcoma sinovial, lipossarcoma, rabdomiossarcoma e fibrossarcoma. O tratamento recomendado é a ressecção cirúrgica, com ampla margem de segurança, às vezes com amputação e associação a outras formas terapêuticas.

TUMORES ÓSSEOS

Tumores benignos

Encondroma

O encondroma é o mais comum dos tumores ósseos na mão. Sua maior frequência é na segunda e na terceira décadas de vida e não apresenta predileção por sexo. A falange proximal é a mais acometida, seguida pela falange média e pelos metacarpais. É raro serem encontrados nos ossos do carpo **(FIGS. 7.11 e 7.12)**.

No aspecto clínico, o encondroma pode apresentar aumento de volume, mas o mais comum é o tumor ser descoberto devido à dor, resultante de fratura patológica, ou ser achado radiográfico casual. Na radiografia, nota-se área lítica excêntrica na região metafisodiafisária, cortical abaulada e afinada, com pequenos pontos de calcificação no interior.

> **ATENÇÃO!** A evolução clássica do encondroma é o crescimento lento da lesão, que é benigna. Contudo, às vezes, o encondroma pode apresentar degeneração maligna e, nesses casos, a dor está sempre presente. Há aumento brusco de tamanho e, nas radiografias, pode haver destruição cortical e comprometimento de partes moles.

O tratamento de escolha deve ser a curetagem e o enxerto ósseo. Na presença de fratura, recomenda-se aguardar sua consolidação, para, em seguida, fazer a intervenção cirúrgica indicada. A recidiva ocorre nos casos em que a curetagem não foi completa. Nessas situações, devido ao maior risco de malignização, a lesão é ressecada mais uma vez e exige-se estudo anatomopatológico **(FIG. 7.12)**.

Encondromatose múltipla de Ollier

Caracteriza-se pela presença de vários encondromas na mesma mão, unilateralmente, podendo atingir todo o hemicorpo. No ponto de vista clínico, são vários tumores, alguns gigantes, com grande deformidade e limitação da função, podendo ocorrer fratura patológica. O aspecto radiográfico é semelhante ao do encondroma. A transformação maligna (50%) é mais significativa do que nos

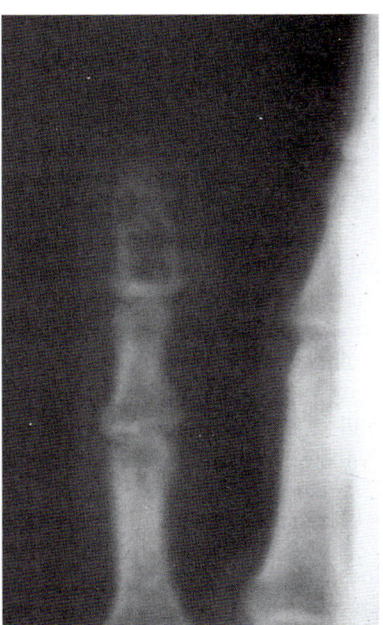

FIGURA 7.11 → Encondroma de falange distal do polegar. Localização pouco comum.

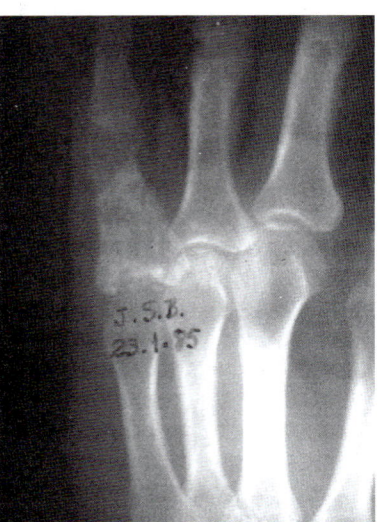

FIGURA 7.12 → Imagem radiográfica de degeneração sarcomatosa de encondroma.

encondromas solitários, e o tratamento cirúrgico é difícil. Recomenda-se a curetagem das lesões maiores com enxertia óssea e compressão dos tumores, gerando fraturas das corticais. Com isso, melhora-se o aspecto antiestético do contorno da mão.

Cisto ósseo solitário

O cisto ósseo solitário é a lesão mais comum nos ossos longos, em especial no úmero e no fêmur, sendo poucas vezes encontrado na mão. É mais frequente nos jovens de 9 a 14 anos, com maior prevalência entre meninas. É descoberto da mesma forma que o encondroma, ou seja, por fratura patológica, aumento de volume ou achado casual. A imagem radiográfica é lacunar, metafisária e bem delineada. Pode invadir a cortical, mas respeita a cartilagem de crescimento. É unilobular e apresenta trabeculações finas em seu interior. O tratamento é curetagem e enxerto. A recidiva é comum.

Cisto ósseo aneurismático

O cisto ósseo aneurismático é uma distrofia óssea que tem predileção pelos ossos longos e volumosos, sendo raro na mão. É característico de pessoas jovens, com menos de 20 anos, embora possa ser encontrado em idosos. Não tem preferência por sexo. O tumor pode ocasionar compressão neurovascular, mas costuma ser assintomático e descoberto em estudos radiográficos por outro motivo.

Osteoma osteoide

O osteoma osteoide é um tumor ósseo caracterizado por dor e pequeno potencial de crescimento. A dor costuma ter caráter noturno e melhora com o uso de aspirina, fato ainda sem explicação. Pode aparecer em qualquer idade, mas tem predileção por jovens (10 a 30 anos), e o sexo masculino é duas vezes mais acometido que o feminino. Apesar de ter preferência pelos ossos longos, pode ser encontrado em qualquer osso do organismo. Raramente passa de 1 cm de diâmetro, sendo envolvido por forte zona de calcificação cervical. Há autores que relatam desaparecimento espontâneo após 5 a 15 anos, mas, devido à forte dor, o tratamento é cirúrgico, com remoção em bloco da lesão. Em caso de curetagem, a recidiva é quase certa.

Tumor de células gigantes

O tumor de células gigantes tem comportamento obscuro, podendo apresentar transformação maligna. Sua localização na mão propriamente dita é rara; no carpo é muito mais rara. É no terço distal do rádio que ele aparece com mais frequência no membro superior. O tumor origina-se na epífise e, mais tarde, invade a metáfise. Incide mais no sexo feminino, com maior ocorrência entre os 20 e 50 anos.

No aspecto clínico, a dor é a principal queixa do paciente, enquanto o aumento de volume nem sempre está presente. Pode haver dor aguda em decorrência de fratura patológica. Ainda que não exista imagem radiográfica patognomônica, muitos elementos são sugestivos da lesão:

- Imagem lítica, radiotransparente, de contorno bem-definido.
- Localização na epífise, invadindo a metáfise, crescimento lateral abordando a cortical, que se torna afinada.
- Não apresenta calcificação interna, e o aspecto de bolha de sabão sugere recidiva.

Vários procedimentos já foram propostos para o tratamento desse tumor, desde curetagem, curetagem seguida de enxerto, ressecção simples e com enxertia, até amputação e radioterapia. Esse último procedimento já foi abandonado, enquanto as curetagens e as ressecções simples ou com enxerto estão reservadas às lesões pequenas e pouco destrutivas. O terço distal da ulna, quando amputado, pode ser substituído pela fíbula proximal. No raio X, é uma lesão lítica, arredondada, com margens escleróticas.

Tumores malignos

Os tumores malignos de origem óssea são muito raros nesse segmento do corpo. Os tumores ósseos primitivos mais comuns são condrossarcoma, sarcoma osteogênico, sarcoma de Ewing e fibrossarcoma.

Condrossarcoma

O condrossarcoma costuma estar localizado na falange proximal, em adultos de ambos os sexos. A dor, o aumento de volume e, às vezes, a limitação funcional são os sintomas e os sinais encontrados. A radiografia traz imagem radioluzente, com destruição, pontos de calcificação, com ou sem trabeculações, e invasão de partes moles. O tratamento de escolha é ressecção, com ampla margem de segurança e, quando necessária, amputação de todo o raio.

Sarcoma osteogênico

O sarcoma osteogênico é um tumor de pacientes entre a primeira e a segunda décadas de vida, com predominância no sexo masculino. Localiza-se nas metáfises e apresenta crescimento rápido, com grande aumento de volume e dor. A radiografia mostra lesão expansiva, esclerótica e destrutiva. O tratamento deve ser radical, com ressecção do tumor, seguida de quimioterapia e radioterapia.

Sarcoma de Ewing

Como nas outras localizações, o sarcoma de Ewing acomete, como preferência, jovens na primeira década, produzindo dor, tumefação, sinais flogísticos, febre e sedimentação elevada. Apesar de sensível à radioterapia, o procedimento recomendado é a ressecção cirúrgica (FIG. 7.13).

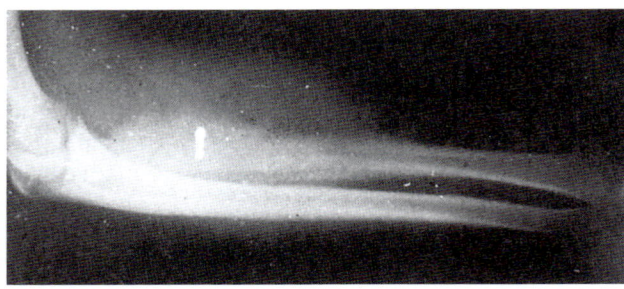

FIGURA 7.13 → Sarcoma de Ewing localizado no terço proximal do rádio.

Fibrossarcoma

O fibrossarcoma é encontrado em casos excepcionais, podendo ser primitivo ou secundário à doença de Paget, displasia fibrosa, irradiação ou osteomielite crônica. Pode ser encontrado em qualquer idade, mas é mais comum acometer pacientes na quinta década. Na clínica, não apresenta sinal ou sintoma especial e pode ser descoberto devido à fratura patológica. É um tumor lítico, metafisário, que deve ser diferenciado de osteomielite e de outros tumores malignos. O tratamento é a amputação e a quimioterapia. A radioterapia é pouco eficaz.

SÍNDROMES COMPRESSIVAS NO PUNHO

Os nervos periféricos dos membros superiores podem sofrer compressões em seu trajeto desde a coluna cervical até a sua terminação. Em geral, essas compressões ocorrem em acidentes anatômicos, tipo túneis osteofibrosos, e as causas são várias. Os locais mais frequentes de compressão nervosa nos membros superiores são o punho (síndrome do túnel do carpo) e o cotovelo (síndrome do túnel cubital). A compressão do segmento de nervo resulta em comprometimento da circulação microvascular intraneural e, por conseguinte, bloqueio da condução metabólica. Assim, a condução axonal fica alterada. Há vários aspectos na patogenia das síndromes compressivas. São eles:

- **Anatomia.** Anomalias ósseas, acromegalia, posturas viciosas.

- **Aumento do conteúdo do túnel.** Luxações ou fraturas, variações anatômicas (músculos aberrantes, artéria mediana), tumores (lipoma, neuroma, cistos), hipertrofia sinovial, hematoma.

- **Fisiologia.** Neuropatias (diabetes, alcoolismo), inflamações (artrite reumatoide, gota, infecção), alterações do metabolismo hidroeletrolítico (gravidez, menopausa, eclâmpsia, hipotireoidismo, insuficiência renal, obesidade, lúpus, esclerodermia, doença de Paget).

- **Outros:** Vibração, pressão direta.

Síndrome do túnel do carpo

A síndrome do túnel do carpo é um conjunto de sinais e sintomas ocasionados pela compressão do nervo mediano no punho. É a síndrome compressiva mais frequente no organismo e foi descrita, em 1854, por Sir James Paget.[5]

O túnel do carpo é um espaço anatômico na face anterior do punho, constituído no seu assoalho côncavo pelos ossos do carpo, como uma canaleta, e fechado acima pelo forte e inextensível "ligamento carpal transverso" **(FIG. 7.14)**. Ele é limitado radialmente pelo tubérculo do

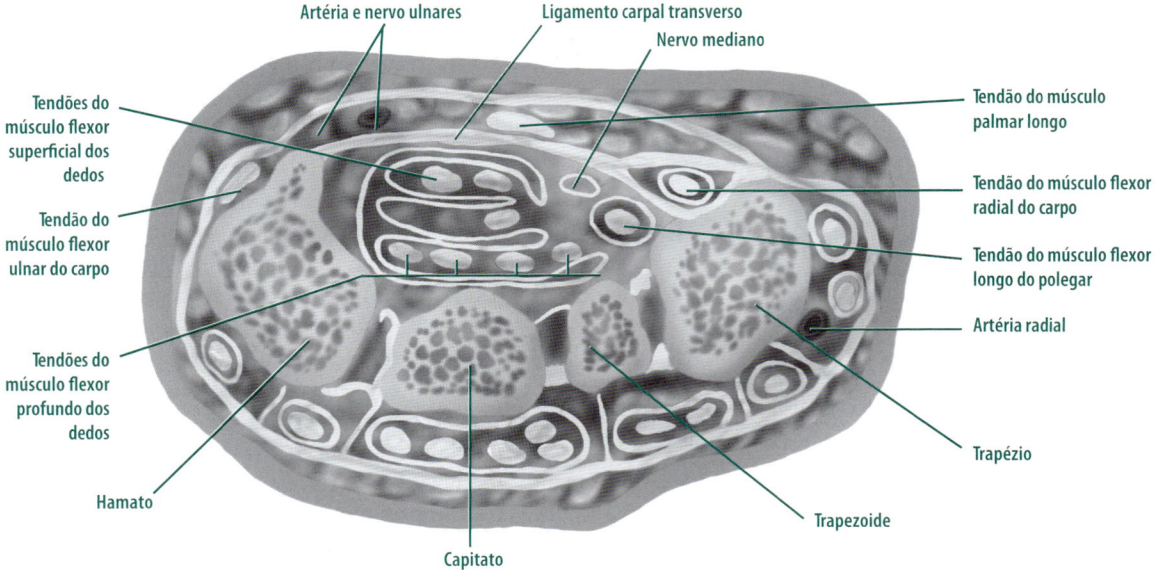

Artéria e nervo ulnares
Ligamento carpal transverso
Nervo mediano
Tendões do músculo flexor superficial dos dedos
Tendão do músculo palmar longo
Tendão do músculo flexor ulnar do carpo
Tendão do músculo flexor radial do carpo
Tendões do músculo flexor profundo dos dedos
Tendão do músculo flexor longo do polegar
Artéria radial
Hamato
Trapézio
Capitato
Trapezoide

FIGURA 7.14 → Anatomia do túnel do carpo e do canal de Guyon. Desenho anatômico da vista axial.

escafoide e pela crista do trapézio e ulnarmente pelos pisiforme e hâmulo do hamato. Pelo interior do túnel, passam nove tendões e suas bainhas sinoviais (quatro flexores superficiais, quatro flexores profundos dos dedos e o flexor longo do polegar) e o nervo mediano. A pressão no interior do túnel aumenta com a flexão ou com a extensão do punho. Ainda que possam existir diversas causas para a síndrome do túnel do carpo, a maioria é de natureza idiopática e afeta com mais frequência as mulheres entre 40 e 60 anos. É bilateral em mais da metade dos pacientes.

Quadro clínico

A queixa principal é dormência seguida de dor e fraqueza na mão. A dormência tem característica de ser noturna e, em geral, é o sintoma inicial da patologia. É comum o paciente acordar do sono muitas vezes à noite com parestesia. A dormência é localizada no território do nervo mediano, isto é, na face palmar dos dedos polegar, indicador, médio e metade radial do anular. Com a progressão da compressão, a dormência passa a ocorrer também durante o dia, em atividades que requeiram segurar objetos a certa altura, como volante de automóvel, revistas, telefone e secador de cabelo. É frequente a queixa de coceira na palma da mão. Em etapas mais tardias, podem ocorrer alterações motoras, como fraqueza de oponência do polegar e hipotrofia tenar por comprometimento do ramo motor do mediano para o músculo abdutor curto do polegar.

No exame físico, dois testes são típicos para o diagnóstico clínico da síndrome do túnel do carpo: a percussão do nervo mediano na face volar do punho (teste de Tinel), cuja resposta é a sensação de choque elétrico irradiada até os dedos, e o teste de Phalen. Este consiste em manter flexão forçada do punho por 1 a 2 minutos. Caso o paciente refira dormência nos dedos, sobretudo no dedo médio, é provável que ele apresente a síndrome. O teste pode ser realizado também com extensão do punho (Phalen invertido). Nas duas posições, a pressão no interior do túnel aumenta e reproduzem-se os sintomas (FIG. 7.15).

> **ATENÇÃO! É importante fazer o diagnóstico diferencial com outras patologias que produzem dormência na mão, como compressão mais alta do nervo mediano.**

Um exame importante nesse diagnóstico diferencial é o da sensibilidade na região tenar. O ramo nervoso sensitivo para essa área emerge do mediano proximalmente ao túnel do carpo. Portanto, na síndrome do túnel do carpo, a sensibilidade na região tenar está normal, ao passo que, nas compressões mais altas, ela está alterada.

A eletroneuromiografia é um excelente exame para ajudar a confirmar a compressão nervosa. Nos casos típicos e de longa duração, não há necessidade desse exame complementar para estabelecer o diagnóstico. Ele é útil quando se deseja conhecer a intensidade da compressão e na presença de comprometimento motor, assim como para auxiliar na previsão do tratamento cirúrgico. Apesar de ser um exame de alta sensitividade e especificidade, existe porcentagem de positividade em pacientes assintomáticos (falso-positivo) ou de negatividade (falso-negativo) em indivíduos sintomáticos.

Tratamento

Tanto o tratamento conservador quanto o cirúrgico têm indicações precisas. O conservador deve ser empregado em situações em que o fator causal da compressão for transitório, como na gravidez, ou quando os sintomas forem leves e recentes (até seis meses) ou, ainda, na presença de comprometimento sensitivo evidenciado pela eletroneuromiografia. O tratamento consiste, principalmente, no uso de órtese (tala gessada ou de Orthoplast), à noite, que deve ser feita para manter o punho em posição neutra (0°) para não aumentar a pressão dentro do túnel. Não havendo contraindicação (gravidez, gastrite), recomenda-se anti-inflamatório não hormonal. Em caso de gravidez, deve-se consultar sempre o obstetra. A combinação de infiltração de corticoide no túnel (apenas uma), imobilização com tala gessada por duas semanas e anti-inflamatório não hormonal tem apresentado resultados satisfatórios. Além dessas medidas, o paciente é orientado a observar a postura dos punhos, evitando movimentos ou trabalhos em posições de muita flexão ou posições que mantenham o punho e os dedos flexionados por período prolongado.

A abordagem cirúrgica é indicada para os casos de fracasso do tratamento conservador ou para aqueles de longa duração, nos quais já exista, além das alterações sensitivas, comprometimento motor. Este, muitas vezes, só é detectado pela eletroneuromiografia, mas, em alguns casos, nota-se acentuada atrofia da região tenar. O tratamento cirúrgico clássico consiste em incisão curvilínea paralela à prega tenar, com pequena prolongação proximal à prega do punho, evitando cruzá-la em um ângulo reto (FIG. 7.16). Há uma tendência atual pela "microincisão", que não cruza a prega volar do punho.

O túnel do carpo é aberto por incisão no forte "ligamento carpal transverso", tomando cuidado para proteger o nervo mediano. Essa incisão é do lado ulnar do nervo, para evitar lesão do ramo motor que emerge do lado radial do mediano. Em geral, existe hipertrofia da sinóvia dos tendões flexores, cuja remoção é controversa e opcional. É comum haver no nervo uma área estreitada de cerca de 2 cm, isquêmica, com dilatação proximal (pseudoneuroma), proporcionando ao nervo o aspecto de ampulheta. Não é indicado fazer endoneurólise. Após a cirurgia, é aplicado curativo compressivo por uma semana. A remoção dos pontos acontece após duas semanas. Na maioria dos casos, a recuperação é muito boa, não necessitando de fisioterapia, exceto em situações especiais.

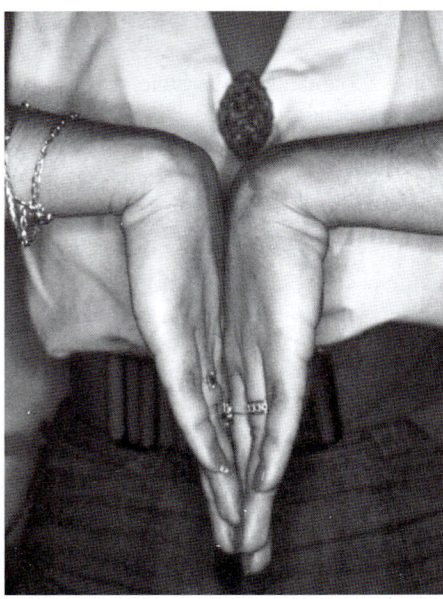

FIGURA 7.15 → Teste de Phalen clássico, realizado com os punhos fletidos. Uma variante é o mesmo teste com os punhos estendidos.

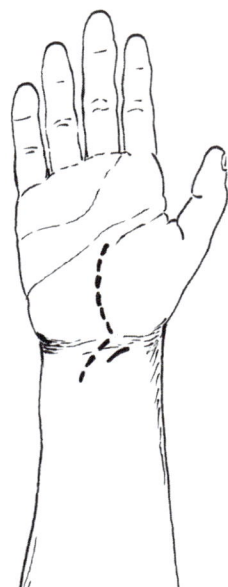

FIGURA 7.16 → Desenho mostrando a incisão para a abordagem do túnel do carpo.

A liberação endoscópica do túnel do carpo tem sido preconizada por muitos autores, e diversos endoscópios e equipamentos estão sendo descritos. É um tratamento promissor, mas ainda há obstáculos para tornar-se um procedimento de rotina. Apesar da pouca agressividade do método quanto às incisões cirúrgicas, obstáculos, como o custo do equipamento e a curva de aprendizado, ainda existem. As maiores vantagens, além das incisões diminutas, são o retorno mais rápido às atividades e os fatores relacionados à cicatrização. No entanto, parece apresentar um índice de complicação maior do que nos métodos abertos, como abertura incompleta do túnel, lesão do arco palmar superficial e lesões nervosas ou do nervo mediano ou de seu ramo motor.

Síndrome do canal de Guyon

É ocasionada pela compressão do nervo ulnar no punho. Esse nervo entra na palma da mão e passa por um estreito túnel osteofibroso, o qual é formado medialmente pelo pisiforme, lateralmente pelo hâmulo do hamato e superiormente fechado pelo ligamento piso-hamato **(FIG. 7.14)**. O túnel recebe o nome de quem o descreveu e por ele passam apenas o nervo e a artéria ulnares.[6]

Na palma da mão, logo após o canal de Guyon, o nervo ulnar se divide em ramo sensitivo, que inerva os dois lados do dedo mínimo e o lado ulnar do anular, e ramo motor, mais profundo, que inerva os músculos abdutor, flexor curto e oponente do dedo mínimo, os músculos interósseos, o terceiro e o quarto músculos lumbricais e, em sua parte terminal, os músculos adutor e parte do flexor curto do polegar. Há muitas variações anatômicas. A síndrome do

canal de Guyon é muito menos frequente do que a síndrome do túnel do carpo e pode estar relacionada a traumatismos (fraturas do hamato, do piramidal ou da base do quarto e do quinto metacarpais; traumatismo da artéria ulnar, com consequente trombose, chamada "síndrome do martelo hipotenar"), tumores (lipofibroma, cisto sinovial) ou variações anatômicas (músculos anormais).

O quadro clínico pode variar conforme a localização da compressão, a qual pode ser apenas motora (na maioria dos casos), sensitivo-motora (um terço dos casos) ou só sensitiva. Em geral, os sintomas caracterizam-se por dor moderada e persistente na região hipotenar, acompanhada por leve parestesia irradiada para o bordo ulnar da mão, para os dois lados do dedo mínimo e para lado radial do anular. Conforme o quadro avança, pode haver paresia dos músculos inervados pelo nervo cubital e hipotrofia da mão, com exceção da região tenar. É muito útil realizar o teste de Allen para examinar a potência da artéria ulnar e afastar o diagnóstico de trombose dessa artéria.

É importante o diagnóstico diferencial com a síndrome do túnel cubital no cotovelo. Isso é feito testando a sensibilidade na região dorsoulnar da mão. Essa região é inervada pelo ramo dorsal sensitivo do ulnar, que emerge proximal ao canal de Guyon. Portanto, tal região apresenta alteração sensitiva somente quando ocorre compressão em um nível mais proximal, como no túnel cubital do cotovelo.

ATENÇÃO! O tratamento da síndrome do canal de Guyon é cirúrgico, e o ideal é que a cirurgia seja feita antes que alterações motoras mais acentuadas se instalem.

A via de acesso é por meio de incisão radial ao tendão do músculo flexor ulnar do carpo e do pisiforme **(FIG. 7.17)**. A artéria e o nervo ulnares são visualizados proximais ao túnel aberto. Após liberação cuidadosa do nervo e de seus ramos, o túnel é mantido aberto, suturando-se apenas a aponeurose e a pele. Em geral, os resultados dessa cirurgia são muito bons.

Contratura de Dupuytren

Apesar de descrita há mais de 170 anos por Dupuytren,[7] essa patologia, que leva o seu nome, ainda tem, até hoje, etiologia e patologia controversas. No entanto, graças ao desenvolvimento de técnicas cirúrgicas e pós-operatórias, o resultado do tratamento cirúrgico tem melhorado. A contratura de Dupuytren é uma doença da aponeurose palmar, incluindo a retinácula palmar e digital. Ela costuma iniciar com um nódulo na banda pré-tendínea na palma e evolui comprometendo toda a banda, produzindo retração dos dedos. Mesmo a etiologia sendo ainda desconhecida, a contratura de Dupuytren é mais frequente no sexo masculino, e muitos fatores predispõem à doença, como alcoolismo, tabagismo, imunodeficiência, diabetes e epilepsia.

O diagnóstico, em geral, é fácil. O sinal mais precoce da doença é a presença de nódulo palmar, sobre banda pré-tendínea, próximo da prega palmar. No entanto, é comum os pacientes procurarem tratamento somente quando notam um cordão fibroso ou quando o dedo começa a retrair. Essas alterações são indolores na maioria das vezes. O dedo anular é o mais afetado, seguido pelo dedo mínimo, polegar, dedo médio e indicador. Quando os cordões fibrosos "amadurecem", eles retraem, produzindo contratura em flexão dos dedos, em geral nas articulações metacarpofalangianas **(FIG. 7.18)**. Cordões fibrosos e nódulos podem surgir nos dedos e gerar contratura em flexão nas articulações IFPs **(FIG. 7.19)**. Com menos frequência, podem surgir nódulos subcutâneos no dorso das articulações digitais tipo

fibroma, denominados nódulos de Garrod. Existem outros locais de envolvimento menos recorrentes, como na fáscia plantar, chamada de doença de Lederhose, ou nos corpos cavernosos do pênis, denominada doença de Peyronie. Algumas vezes, a pele se adere à banda pré-tendínea, em geral, no nível das pregas palmares, formando pequenas depressões, semelhantes à "covinha" facial.

O tratamento é cirúrgico, porém, a intervenção só deve ser indicada quando já existe contratura articular. A contratura em flexão limita muito a função da mão, além de constranger o paciente em situações como cumprimentar uma pessoa, colocar a mão no bolso ou lavar o rosto, pois o dedo contraturado em flexão se interpõe a tais gestos. Não há indicação para tratamento conservador, mas a simples presença de nódulo ou de pequeno cordão sem retração não prediz a cirurgia. O paciente deve ser esclarecido sobre a natureza do problema e avisado da possibilidade de recidiva. É comum a exacerbação da hipertrofia da fáscia palmar após traumatismos na mão ou no punho. Vários procedimentos cirúrgicos já foram propostos:

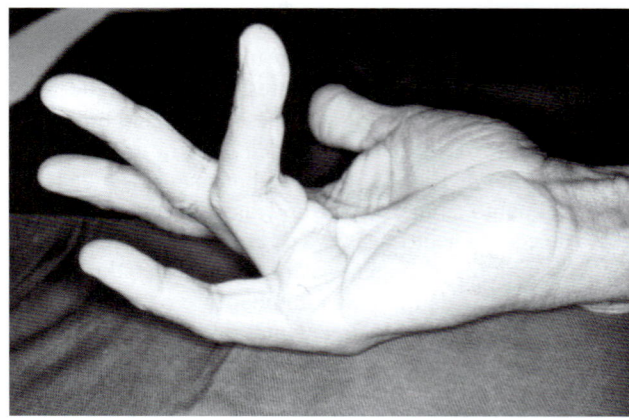

FIGURA 7.18 → Contratura de Dupuytren mostrando a hipertrofia da banda pré-tendínea, que produz flexão da articulação metacarpofalangiana.

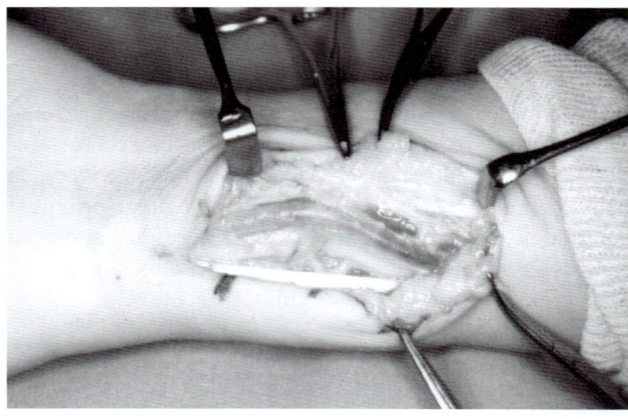

FIGURA 7.17 → Paciente com quadro clínico de síndrome do canal de Guyon. Observa-se o achado cirúrgico de trombose da artéria ulnar.

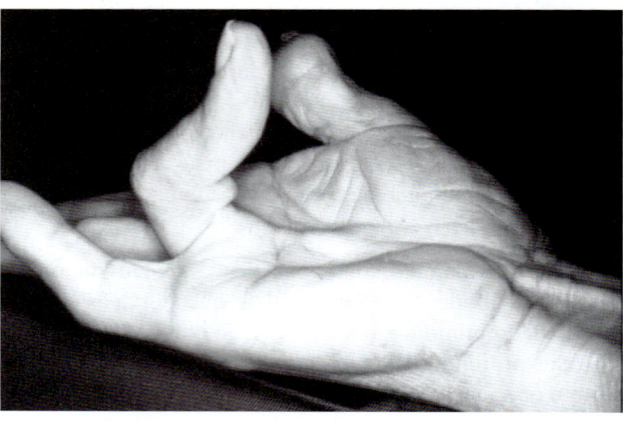

FIGURA 7.19 → Contratura de Dupuytren na qual predomina a contratura em flexão da articulação IFP.

- **Fasciectomia total.** Além de ser mais traumática, é impossível a remoção de todo o tecido retinacular. Portanto, essa cirurgia não é mais indicada.

- **Fasciectomia parcial.** Procedimento mais indicado no momento. Somente a fáscia doente é removida.

- **Fasciotomia.** Sua indicação é restrita aos casos em que o paciente é muito idoso ou não tem condições de sofrer ato cirúrgico mais extenso. É também recomendada como o primeiro tempo de fasciectomia parcial, quando a contratura em flexão é muito grande e a extensão completa pode gerar colapso arterial devido ao estiramento. É uma cirurgia pouco agressiva e pode ser realizada com anestesia local, percutaneamente, por meio de bisturi de lâmina 11, com incisão mínima. É preciso ter extrema cautela e bom conhecimento anatômico para não lesar estruturas adjacentes.

Existem, também, diversas técnicas cirúrgicas para abordar a fáscia palmar. Nos dedos, a preferência é pela incisão de Bruner, que não cruza as pregas digitais e proporciona excelente exposição às estruturas volares. Na palma da mão, a preferência são dois tipos de incisão: as oblíquas, que não cruzam as pregas palmares em ângulo reto, ou várias incisões em "Z" **(FIG. 7.20)**. Qualquer que seja a preferência, a fáscia é abordada a partir da parte proximal da prega tenar. A banda pré-tendínea e toda a retinácula doente são removidas, de proximal para distal, e, para proteção mais segura do pedículo neurovascular, a cirurgia deve ser feita com o auxílio de lupa.

Nos dedos, devido às extensas variações anatômicas da fáscia, a banda pré-tendínea forma cordas espirais que deslocam a artéria e o nervo, tornando a cirurgia muito meticulosa **(FIG. 7.21)**. Por isso, deve ser realizada por cirurgiões com profundo conhecimento anatomopatológico da doença. No final da cirurgia, uma completa hemostasia deve ser feita, pois, entre as complicações mais frequentes, o hematoma, seguido de necrose de pele, compromete o resultado do tratamento. Assim, além de hemostasia, deve-se, também, colocar dreno de Penrose por cerca de 24 horas.

Para evitar as complicações recém-descritas, McCash[8] descreveu a chamada técnica da palma aberta, que consiste em uma incisão transversa no nível da prega palmar distal. Incisões adicionais nos dedos podem ser feitas, as quais são suturadas no final da cirurgia. A incisão transversa na palma é deixada aberta após a fasciectomia, sendo fechada em um segundo momento. Isso evita a formação de hematoma e aumenta o conforto pós-operatório do paciente. A maior desvantagem da técnica da palma aberta é o cuidado pós-operatório, com os curativos frequentes até a cicatrização, que leva cerca de três a quatro semanas.

É muito importante, no pós-operatório, um programa bem estabelecido com fisioterapeuta de mão, pois é frequente a ocorrência de rigidez articular, tornando necessário o uso de órteses dinâmicas para a recuperação dos movimentos articulares.

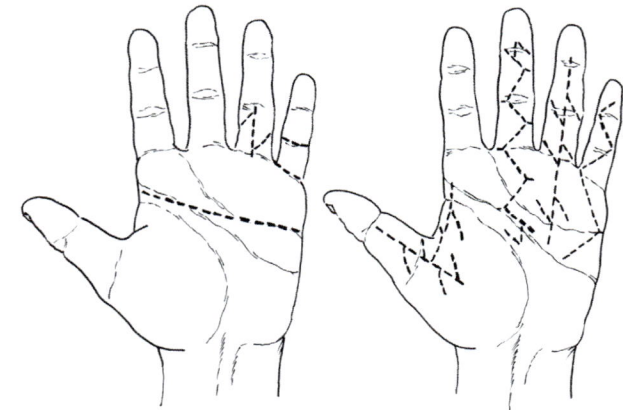

FIGURA 7.20 → Desenho esquemático das incisões usadas no tratamento da contratura de Dupuytren.
Fonte: Modificada de McFarlane.[9]

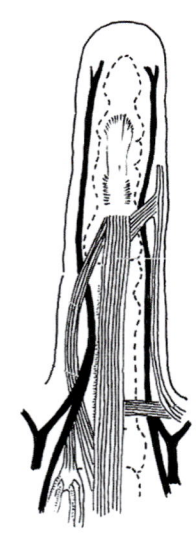

FIGURA 7.21 → Desenho esquemático do cordão espiral. Observa-se como ele enlaça o nervo digital, tornando a cirurgia mais difícil e meticulosa.
Fonte: Modificada de Chui e McFarlane.[10]

Referências

1. Salter RB, Simmonds DF, Malcolm BW, Rumble EJ, MacMichael D, Clements ND. The biological effect of continuous passive motion on the healing of full-thickness defects in articular cartilage: an experimental investigation in the rabbit. J Bone Joint Surg Am. 1980;62(8):1232-51.

2. Flatt AE. Care of the arthritic hand. 4th ed. St. Louis: Mosby; 1983.

3. Nalebuff EA. The rheumatoid swan-neck deformity. Hand Clin. 1989;5(2):203-14.

4. Posch JL. Soft tissue tumors of the hand. In: Flynn JE, editor. Hand surgery. 2nd ed. Baltimore: Williams & Wilkins; 1975. p. 642-93.

5. Kerwin G, Williams CS, Seiler JG 3rd. The pathophysiology of carpal tunnel syndrome. Hand Clin. 1996;12(2):243-51.

6. Eversmann WW Jr. Entrapment and compression neuropathies. In: Green DP. Operative hand surgery. Philadelphia: Churchill Livingstone; 1988. p. 1423-78.

7. Chiconelli JR, Monteiro AV. Contratura de Dupuytren. In: Pardini AG Jr. Cirurgia da mão: lesões não traumáticas. Rio de Janeiro: Medsi; 1990. p. 119-36.

8. McCash CR. The open palm technique in Dupuytren's contracture. Br J Plast Surg. 1964;17:271-80.

9. McFarlane RM. Dupuytren's Contracture. In: Green DP. Operative hand surgery. Philadelphia: Churchill Livingstone; 1988. p. 553-89.

10. Chui HF, McFarlane RM. Pathogenesis of Dupuytren's contracture: a correlative clinical-pathological study. J Hand Surg Am. 1978;3(1):1-10.

8
Reabilitação nas lesões não traumáticas do membro superior

Arlindo G. Pardini Jr.
Paula Pardini Freitas
Angelica de Souza

REABILITAÇÃO DO OMBRO

Para o sucesso do programa de reabilitação, é fundamental a realização de boa anamnese e avaliação funcional. Partindo-se do diagnóstico médico, são aferidos dados importantes, como força e trofismo muscular, amplitude articular e testes funcionais, além da utilização de escores, como a escala da UCLA e o índice de Constant, valiosos na elaboração de pesquisas futuras.

O conhecimento das disfunções geradas pelas diversas patologias que acometem o ombro e seu prognóstico, da biomecânica do ombro e da fisiologia da cicatrização dos tecidos é necessário para a indicação adequada das modalidades fisioterapêuticas. Protocolos de reabilitação são elaborados para nortear estrategicamente o tratamento, mas são eficazes apenas quando adaptados às particularidades de cada caso, respeitando-se a necessidade de cada paciente e as características de cada lesão. Este capítulo abordará a reabilitação funcional nas lesões não traumáticas mais frequentes do membro superior.

Reabilitação na síndrome do impacto subacromial

O impacto subacromial é de etiologia multifatorial com causas estruturais e mecânicas e alterações inflamatórias e degenerativas. Pode desencadear quadro de simples tendinose a lesões parciais ou completas do manguito rotador. Quando associada à presença de desequilíbrio muscular, essa síndrome causa disfunção da articulação do ombro.

A ação do manguito rotador é manter a cabeça umeral centrada na cavidade glenoidal, opondo-se a sua translação superior e evitando, portanto, a força de cisalhamento do deltoide. O equilíbrio muscular, principalmente envolvendo o manguito rotador, é fator importante na estabilização dinâmica e no controle postural do ombro.

> **ATENÇÃO!** O tratamento conservador do impacto subacromial está indicado em indivíduos sedentários, com lesões parciais, ou em quem tem lesão completa e idade superior a 70 anos. A fisioterapia não tem o objetivo de atuar sobre o aspecto biológico e degenerativo, e sim, sobre a biomecânica articular, por meio do reequilíbrio muscular e proprioceptivo. O controle da dor também é fundamental.

O fortalecimento muscular é realizado de forma isométrica e isotônica para os músculos supraespinal, infraespinal, redondo menor, subescapular, peitoral, redondo maior, latíssimo do dorso, trapézio, romboides, serrátil anterior e bíceps (FIG. 8.1).

O grupo adutor formado por peitoral, redondo maior e latíssimo do dorso tem ação importante junto ao manguito rotador na estabilidade dinâmica do ombro, assim como os estabilizadores da escápula. A disfunção escapular está presente em muitas lesões do ombro, embora sua ação ainda seja subestimada. Ela ocorre pela inibição e desorganização dos padrões de ativação dos músculos estabilizadores da escápula. Tais músculos sofrem lesões por trauma direto, por microtrauma de forma repetida ou são inibidos por patologias dolorosas do ombro, como instabilidades, lesões labiais, lesões do manguito rotador, entre outras condições, causando perdas do controle de movimento, como retração, anteriorização e elevação, comprometendo, assim, a cadeia cinética.

O alinhamento adequado da cavidade glenoidal com a cabeça umeral permite a eficiência máxima dos músculos do manguito rotador e a congruência articular, indispensáveis para a movimentação concêntrica da articulação glenoumeral (FIG. 8.2).

A escápula produz movimento pela parede torácica e eleva o acrômio, liberando o manguito rotador e diminuindo a chance de compressão ou impacto do arco coracoacromial, além de facilitar algumas posições do movimento de arremesso. O bíceps braquial participa do mecanismo estabilizador do ombro juntamente ao manguito rotador, embora sua ação depressora ainda seja controversa.

O trabalho de controle neuromotor deve ser seletivo ao perfil, aos objetivos de cada paciente e às especificidades da patologia, sendo realizados os exercícios de estabilização dinâmica (FIG. 8.3). No caso de atletas acima de 40 anos, realiza-se o programa de forma completa, incluindo os exercícios pliométricos (ver Cap. Reabilitação nas lesões traumáticas do membro superior) e verificando, em algumas situações, a possibilidade de adaptação para um novo esporte.

Nas lesões maciças, acima de 5 cm do diâmetro anteroposterior do tendão, em pacientes acima de 70 anos e sem

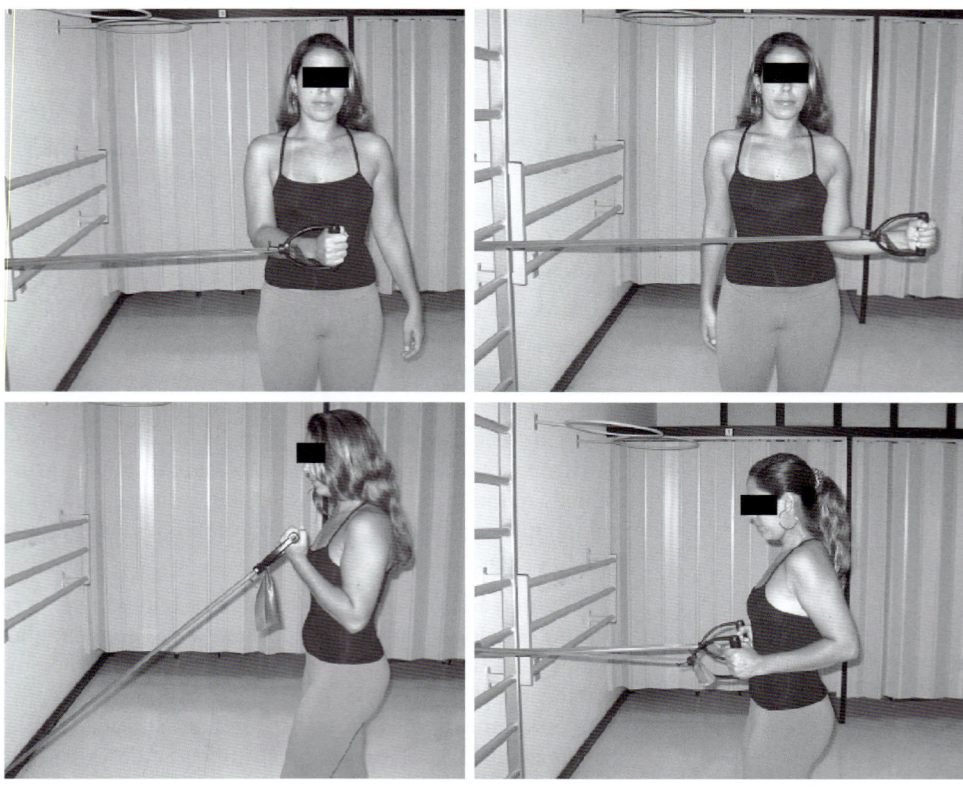

FIGURA 8.1 → Fortalecimento muscular com faixa elástica.

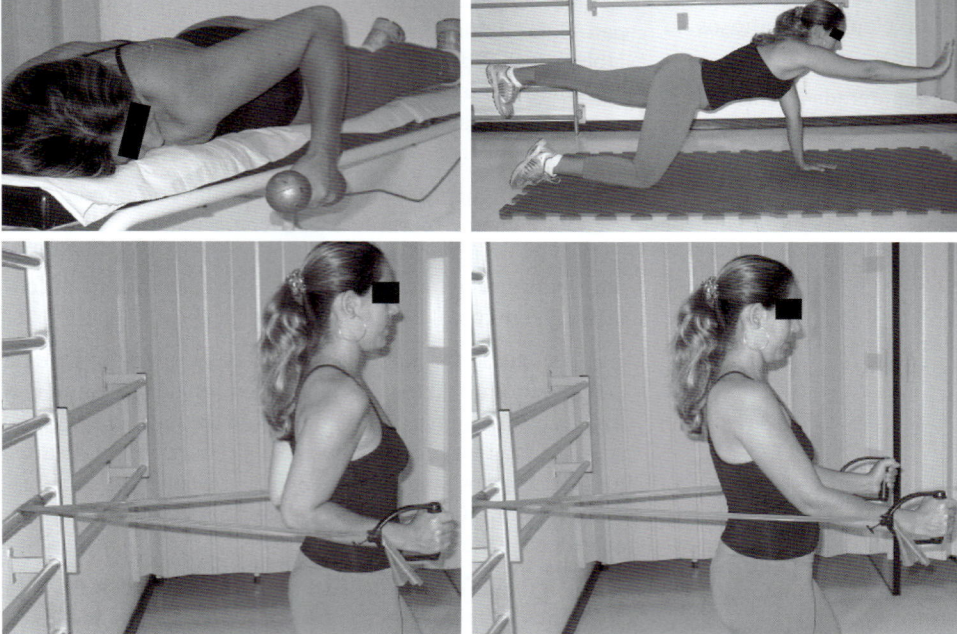

FIGURA 8.2 → Exercício de estabilização da escápula.

indicação cirúrgica, inclui-se no programa de reabilitação o fortalecimento muscular do deltoide anterior. Nesse caso, a reabilitação é baseada nos princípios biomecânicos descritos por Burkhart e colaboradores,[1] que transporam os cálculos estruturais da engenharia para o ombro, comparando-o a uma ponte pênsil, em que as bordas de lesão do supra-espinal funcionam como cabos de aço, transmitindo forças para um tirante anterior, representado pelo subescapular, e um tirante posterior, representado pelos infraespinal e redondo menor. Os autores afirmam também que, mesmo com apenas um terço do infraespinal funcional, o ombro poderá evoluir de forma satisfatória.[1]

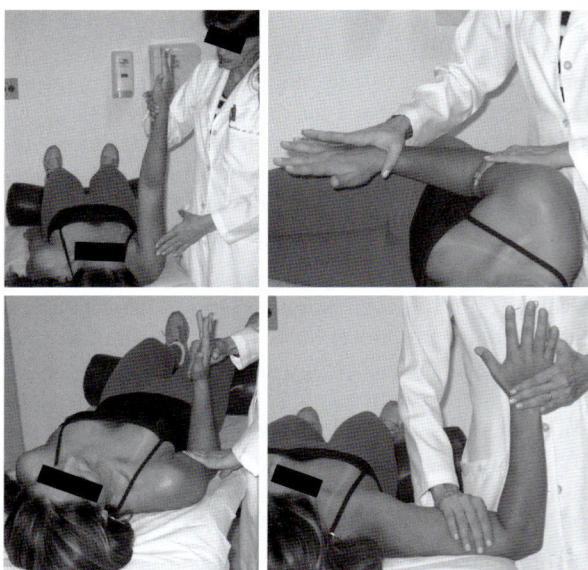

FIGURA 8.3 → Exercícios de estabilização dinâmica do ombro.

Reabilitação pós-cirúrgica

A abordagem inicial no pós-operatório baseia-se no controle do quadro inflamatório e subsequente alívio da dor. O fisioterapeuta deverá informar-se junto ao cirurgião sobre a extensão da lesão e a técnica cirúrgica empregada, para definir e adequar o programa de reabilitação.

> **ATENÇÃO! Em pacientes com diagnóstico de síndrome de impacto subacromial que apresentam restrição da rotação medial por encurtamento da cápsula posterior durante a avaliação, inclui-se, no protocolo, ganho de amplitude de movimento (ADM) passiva dessa rotação. Geralmente, o ganho total da ADM acontece de forma rápida, sendo também associado ao trabalho de fortalecimento muscular. Se isso não ocorrer e o paciente evoluir com perda gradativa da ADM do ombro associada à dor constante, deve-se avaliar a possibilidade de capsulite adesiva.**

As técnicas cirúrgicas têm evoluído bastante, a exemplo de métodos como os da dupla fileira (*double-row*) e o de Mason-Allen, com suturas mais seguras, maximizando a resistência biomecânica e o potencial de cicatrização, pelo aumento da área de contato entre o tendão reparado e a superfície de fixação óssea. Nos casos em que houver necessidade e indicação de transferências tendíneas, são realizadas as transferências posterossuperiores, que envolvem o latíssimo do dorso, e as anterossuperiores, que englobam o peitoral maior. Além disso, em lesões irreparáveis ou na artropatia do manguito rotador, uma das possibilidades é a indicação da prótese de ombro. Em condições mais graves, com disfunção da articulação, mas com deltoide funcional, pode-se indicar, de forma criteriosa, a prótese reversa.

Hoje, na experiência mundial, os protocolos de reabilitação estão fundamentados no tamanho da lesão e no tipo de tratamento cirúrgico instituído. Proteção nas etapas iniciais às estruturas reparadas e respeito às fases de cicatrização dos tecidos definem a escolha dos exercícios e as modalidades terapêuticas.

Procedimentos sem reparo

Nas lesões parciais, quando apenas o debridamento cirúrgico é realizado, a reabilitação é precoce, com ênfase na analgesia, no ganho de ADM, na força muscular e na propriocepção. A progressão do tratamento é feita de acordo com a evolução clínica de cada paciente e o limiar álgico, já que não houve sutura tendínea. Nas lesões extensas sem reparo, mantém-se o mesmo programa, associando o fortalecimento do deltoide anterior.

Procedimentos com reparo

A reabilitação é mais tardia nas lesões parciais com sutura ou nas lesões completas ou extensas com reparo, pelo respeito ao processo de cicatrização. O programa total de reabilitação dura, em média, três a seis meses. No período de imobilização, o controle álgico é feito com modalidades terapêuticas e exercícios de relaxamento escapulotorácico e cervical, com a finalidade de proporcionar maior conforto ao paciente.

Em lesões pequenas e médias, de até 3 cm, o início do ganho de ADM passiva ocorre a partir da quarta semana, exceto a rotação lateral associada à abdução, que é iniciada na sexta semana de pós-operatório. Os exercícios de isometria são instituídos a partir da quinta semana, e o fortalecimento muscular isotônico dá-se em torno da décima semana. Nas lesões grandes, acima de 3 cm, o ganho de ADM passiva inicia a partir da quinta ou sexta semana, enquanto o fortalecimento muscular isotônico, na décima segunda semana.

O ganho de ADM passiva em todos os movimentos do ombro é realizado no limite álgico. Exercícios autopassivos, feitos com ajuda do membro superior contralateral ou com uso de faixas, bola suíça ou bastões **(FIG. 8.4)**, podem também ser estabelecidos.

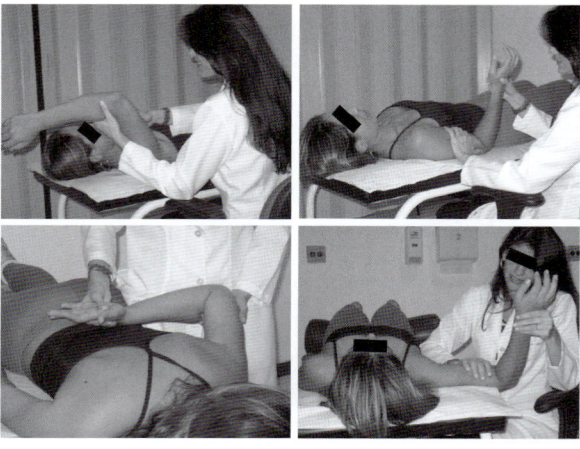

FIGURA 8.4 → Exercícios de ganho de amplitude articular passiva.

ATENÇÃO! Na mecanoterapia, em um programa de fortalecimento muscular, deve-se ter cuidado com os exercícios realizados acima da linha da cabeça, para evitar a compressão do arco coracoacromial. O exercício de tríceps no Pulley ou no aparelho de tríceps (FIG. 8.5) é preferível aos exercícios de desenvolvimento a 180° e aos de tríceps com o membro superior elevado.

Na reabilitação após cirurgia aberta, o cuidado recai também na proteção da sutura do deltoide. Exercícios de ganho de ADM são iniciados na quarta semana de pós-operatório, assim como exercícios excêntricos do deltoide anterior, que, a partir do alongamento e do realinhamento das fibras de colágeno, auxiliam no estímulo trófico e no processo de cicatrização. O fortalecimento isotônico pode ser iniciado na décima segunda semana de pós-operatório, fortalecendo o deltoide anterior juntamente aos demais grupos musculares que fazem parte da reabilitação do reparo do manguito rotador.

Reabilitação na capsulite adesiva

A capsulite adesiva é a patologia do ombro caracterizada por fibrose e espessamento da cápsula, além de diminuição do volume articular, com dor progressiva e perda da mobilidade ativa e passiva em todos os planos de movimento da articulação do ombro. Ainda de etiologia desconhecida, são apresentadas algumas teorias que tentam correlacioná-la à resposta imunológica e morfológica da célula, além de alterações hormonais. Acomete, com mais frequência, mulheres

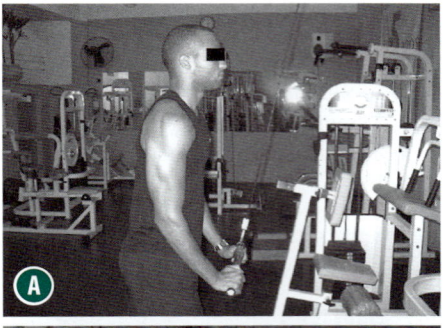

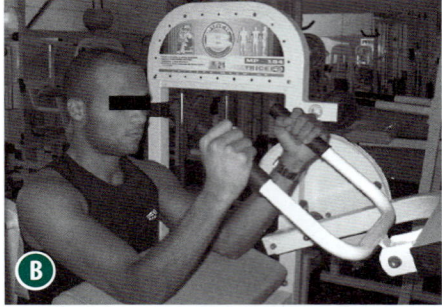

FIGURA 8.5 → Fortalecimento de tríceps.
Ⓐ Pulley. **Ⓑ** Aparelho de tríceps.

na faixa etária de 40 a 60 anos e pode vir relacionada a algumas patologias de partes moles (tendinites e síndrome do impacto), articulares (artrite degenerativa, inflamatória e séptica), ósseas (tumores e necrose avascular), psicogênicas (depressão e estresse), neurológicas (epilepsia e convulsões), metabólicas (diabetes melito e hiper ou hipotireoidismo) e traumáticas (fraturas e luxações).

A evolução clínica da capsulite adesiva passa por três fases: inflamatória, de rigidez e descongelamento. Apresenta diagnóstico eminentemente clínico e com boa resposta ao tratamento conservador, que inclui fisioterapia, medicamento analgésico e anti-inflamatório e bloqueios seriados do nervo supraescapular, sem uso de vasoconstritor. Tais bloqueios, pela sua ação vasodilatadora, fornecem boa resposta em relação à circulação local e, consequentemente, ao controle da dor. O uso de corticoides, sobretudo em portadores de diabetes, é ainda discutível.

O programa de reabilitação inclui controle do processo inflamatório e álgico por meio de modalidades terapêuticas, como ultrassom e ondas curtas, correntes analgésicas, como a variação de intensidade e frequência (VIF) e a estimulação elétrica transcutânea nervosa (TENS), além de relaxamento escapulotorácico, massoterapia, crioterapia e uso de bolsas quentes, no caso de intolerância ao frio. O ganho de ADM é gradual, com movimentos em arcos curtos, respeitando-se o limite álgico; nesse momento, é incorporada a técnica de Maitland para estímulos aos movimentos acessórios. O alongamento capsular é importante durante todas as fases do tratamento (FIG. 8.6), além da *pompage* da coluna cervical, por ser local de tensão muscular e queixas constantes de dor.

Além da fisioterapia convencional, outras técnicas de mobilização articular e de terapias manuais podem ser adotadas no programa, como a hidroterapia, que atua como meio relaxante e facilitador dos exercícios. Na falha do tratamento conservador bem conduzido, com duração em torno de nove meses, a abordagem cirúrgica pode ser considerada. A técnica de cirurgia envolve *release* capsular, sinovectomia com desinserção do ligamento coracoumeral junto ao processo coracoide e tenotomia do músculo subescapular. Na fase de internação hospitalar, o paciente permanece com cateter epidural para controle álgico, favorecendo o ganho de ADM de forma leve durante as sessões de fisioterapia.

Em regime ambulatorial, são mantidos os mesmos princípios do programa de reabilitação citados anteriormente, até a resolução da capsulite adesiva, ou seja, até o ganho total da ADM passiva do ombro (FIG. 8.7). Após essa fase, são avaliadas as possíveis sequelas, como déficit de força muscular, sendo estabelecido, em tal caso, programa direcionado à restauração final da função articular do ombro.

Reabilitação nas artroplastias por doenças degenerativas

Na evolução do processo degenerativo do ombro, além da restrição álgica, há também encurtamento muscular e

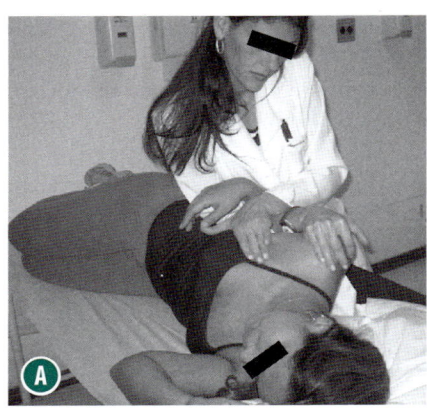
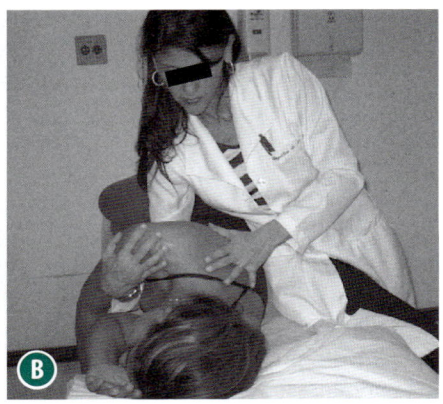

FIGURA 8.6 → Alongamento da cápsula.
A Anterior.
B Posterior.

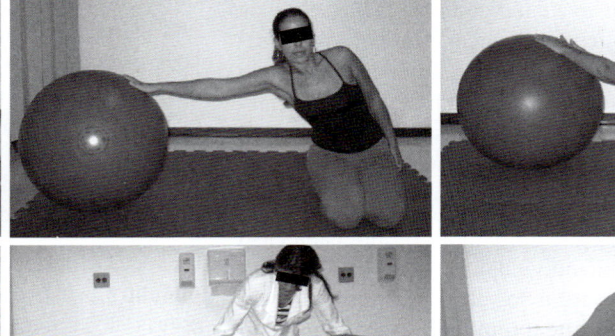
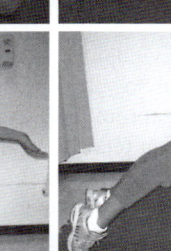
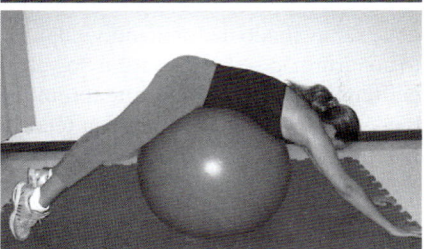
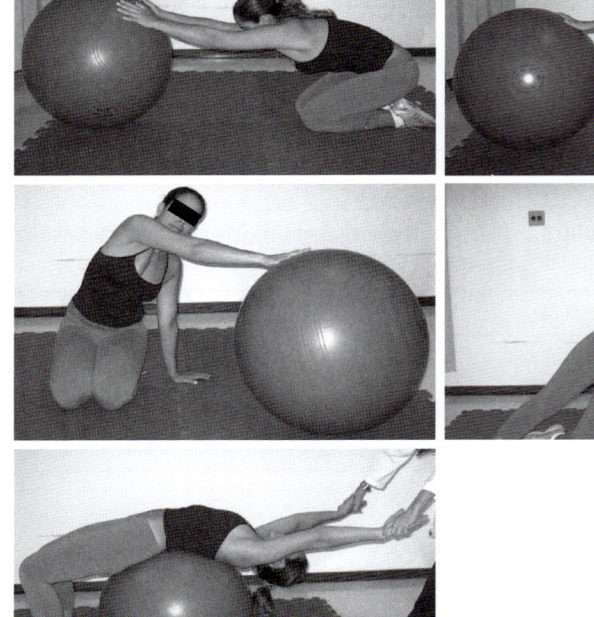
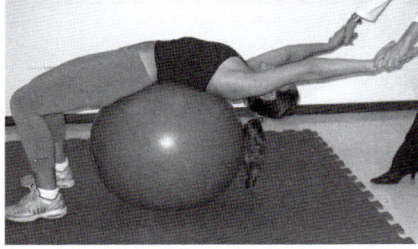

FIGURA 8.7 → Exercício de ganho de amplitude articular na bola suíça.

capsular importante, podendo ser associado à artropatia do manguito rotador. A qualidade óssea e das partes moles costuma ser bastante ruim, com piora progressiva. Este capítulo aborda as condições tratadas de forma cirúrgica, com o uso de próteses. O emprego de prótese parcial ou total do ombro tem sido definido como a forma de fornecer, principalmente, alívio da dor e restabelecimento da função articular em patologias degenerativas avançadas.

O tipo de artroplastia escolhida tem como base a idade do indivíduo e o nível de acometimento articular, da cabeça umeral e da cavidade glenoidal, considerando a forma de erosão, isto é, se concêntrica ou excêntrica. Em pacientes jovens, há preferência pelas próteses *resurface*, que cobrem a superfície articular do úmero e garantem maior preservação óssea.

Em doenças degenerativas graves, com artropatia do manguito ou falência das próteses totais convencionais, indicam-se as próteses reversas do ombro, embora de forma criteriosa, com o objetivo de dar maior estabilidade ao componente glenoidal, em situações que apresentem deltoide com boa função, já que, nesses casos, não se pode mais contar com o manguito rotador.

ATENÇÃO! O protocolo de reabilitação pode ser incrementado com outras atividades, como a hidroterapia ou terapias manuais, as quais acrescentam valores e benefícios ao programa e ao paciente, além de período de reabilitação em menor tempo e com resultado mais satisfatório.

Para a reabilitação na substituição articular, é preciso o contato com o cirurgião para saber o grau de aderência e se houve necessidade de desinserção do músculo subescapular. O cuidado de proteção articular é em relação ao processo de cicatrização do tendão desse músculo. O programa é iniciado no regime hospitalar, com controle álgico e de edema, além de relaxamento escapulotorácico. Em regime ambulatorial, é mantido o programa anterior, sendo que na quarta semana é iniciado o ganho de ADMs passivas de elevação anterior, abdução, rotação medial e rotação lateral com o braço próximo ao corpo, de forma gradativa, limitando em 30 a 40° até a sexta semana, quando se adiciona ao programa a rotação lateral associada à abdução. Nesse período, são incorporados os exercícios autopassivos e os isométricos.

O uso de prótese reversa é indicado em casos seletivos e complexos do ombro, como doenças degenerativas graves, falências das próteses convencionais e artropatia do manguito rotador, em que se encontra um ombro pseudoparalítico, ou seja, com ADM passiva, mas incapacidade funcional. Na indicação desse procedimento, é necessário um deltoide funcionante e com qualidade óssea.

A reabilitação não segue um padrão rígido, cada caso deve ser avaliado de foma individual. Deve-se verificar junto ao cirurgião se houve sutura do subescapular, transferência tendinosa, tenodese ou tenotomia da cabeça longa do bíceps, bem como se houve, na técnica cirúrgica de escolha, necessidade de reinserção do deltoide. A indicação da prótese e as condições de funcionalidade da articulação do ombro prévias à cirurgia também devem ser observadas. No programa de reabilitação, mantêm-se as orientações citadas, sendo o fortalecimento muscular isotônico iniciado na décima segunda semana, com incremento do fortalecimento do deltoide, além da conscientização e estabilização da escápula pela ativação dos músculos dessa região, para um adequado alinhamento da glenoide com a cabeça umeral.

REABILITAÇÃO NAS EPICONDILITES LATERAL E MEDIAL

As epicondilites, sobretudo a lateral, estão entre as patologias ortopédicas mais encontradas nas clínicas de reabilitação do membro superior, afetando 1 a 3% da população geral. Sua incidência varia em diferentes grupos populacionais. Alguns estudos relacionam a prevalência da doença a atividades associadas ao trabalho, com índice de 35 a 64% dos casos diagnosticados. Entretanto, são estudos que apresentam resultados conflitantes, estatística pouco consistente e evidência epidemiológica limitada. Os jogadores de tênis apresentam proporção de 8% dos diagnósticos de epicondilite lateral. Porém, no grupo de tenistas, há risco elevado de desenvolvimento da doença. Conforme Nirschl,[2] a epicondilite lateral é cinco vezes mais frequente do que a medial. Ambas ocorrem em população com idade entre 40 e 60 anos, sendo a proporção entre homens e mulheres semelhante, e o braço dominante é o acometido com mais frequência. Muitas intervenções têm sido recomendadas para o tratamento da epicondilite. Binder e Hazleman[3] relataram mais de 40 diferentes modalidades de tratamento (QUADRO 8.1).

Entretanto, nenhum consenso a respeito da abordagem mais eficaz foi observado. Smidt e colaboradores[4] compararam o uso de infiltração de corticoide com a fisioterapia e com a conduta de "esperar para ver". A infiltração apresentou melhor efetividade em seis semanas, mas o índice de recorrência foi alto após esse período. Os resultados do tratamento com fisioterapia foram um pouco melhores que a conduta de "esperar para ver", mas não estatisticamente significativos. Apesar de estudos de boa qualidade sobre várias intervenções fisioterapêuticas terem demonstrado alguma efetividade no tratamento conservador da epicondilite, revisões sistemáticas recentes concluem que as evidências ainda estão incompletas, não permitindo, portanto, conclusões precisas. Até o presente momento, o uso de modalidades bem selecionadas e os exercícios de alongamento e fortalecimento são as abordagens terapêuticas mais indicadas e utilizadas nas clínicas de fisioterapia.

QUADRO 8.1 → Relação de procedimentos não cirúrgicos no tratamento da epicondilite

Acupuntura
Anti-inflamatório
Corticosteroide
Crioterapia
Exercícios terapêuticos • Alongamento • Contração muscular excêntrica/concêntrica • Isométricos
TENS
Fonoforese
Imobilização
Iontoforese
Laserterapia
Massagem de fricção profunda
Manipulações
Órteses
Repouso
Terapia manual
Terapia por ondas de choque extracorporal
Termoterapia
Ultrassom

Nota: Técnicas terapêuticas citadas com maior frequência na literatura.

Avaliação funcional

A reabilitação no tratamento conservador da epicondilite deve ser conduzida a partir de uma avaliação funcional detalhada de cada caso. É importante conhecer as características individuais de cada paciente, como idade, ocupação, nível de atividade física, origem e causa da epicondilite, duração dos sintomas e grau de comprometimento funcional. Devem constar no exame físico a inspeção do membro, a avaliação da dor à palpação na origem do grupo extensor no epicôndilo lateral e do grupo flexor pronador no epicôndilo medial, testes provocativos (Mills, Cozen, teste do terceiro dedo, entre outros) e o exame da força de preensão indolor feito com dinamômetro Jamar **(FIG. 8.8)**. Questionários de qualidade de vida, como o Disabilities of the arm, shouder and hand (DASH), traduzidos e validados para o ambiente em que se vive, são importantes ferramentas utilizadas para conhecer como a doença afeta o indivíduo em suas atividades e na sua participação social.

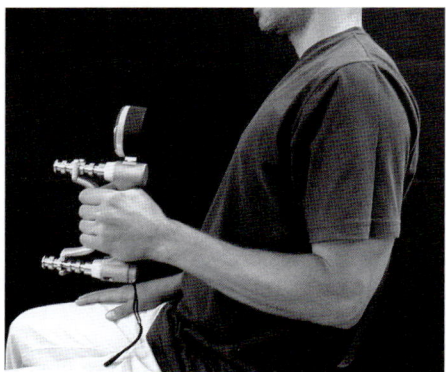

FIGURA 8.8 → Teste de força de preensão indolor feito com dinamômetro Jamar.

Reabilitação

O tratamento será bem-sucedido somente quando for elaborado a partir da avaliação de cada paciente. Várias modalidades terapêuticas podem ser usadas no alívio dos sintomas, entretanto, seus efeitos serão em vão se a causa da dor e de sua persistência não forem exploradas. Alguns pacientes sabem precisar exatamente a época da instalação dos sintomas fazendo relação com algum evento de esforço pouco usual no seu dia a dia. Outros relatam o surgimento dos sintomas como sendo de forma insidiosa e lenta. Nesses casos, o terapeuta deve ajudar o paciente a questionar sobre as possíveis causas de seu problema. Má postura no trabalho ou no esporte, sobrecarga de serviço manual, mudanças, viagens, uso de ferramentas inadequadas, entre outras possibilidades, estão entre as várias causas do desenvolvimento da doença. O conhecimento da origem da doença ajuda no direcionamento do tratamento e evita sua recidiva.

Didaticamente, a reabilitação da epicondilite pode ser dividida em duas etapas:

- Tratamento local. Os objetivos são a redução da sobrecarga e da dor e o estímulo à cicatrização dos tendões acometidos.
- Tratamento global. Tem como objetivo o condicionamento do membro superior, as orientações posturais e o retorno às atividades anteriores.

Tratamento local

Os objetivos iniciais do programa de reabilitação são a redução da dor e da sobrecarga e o estímulo à cicatrização. Na literatura, existe grande variedade de técnicas fisioterapêuticas para alcançar esse fim, como o uso de ultrassom, estimulação elétrica, crioterapia, massagem de fricção transversa, *laser* de baixa energia, diferentes tipos de *splints*, entre outras. Apesar de poucas evidências científicas em relação à efetividade dessas técnicas no tratamento conservador das epicondilites, elas têm sido empregadas na clínica, e apenas 10% dos pacientes, ou menos, evoluem para o tratamento cirúrgico.

Na prática dos autores deste capítulo, usa-se muito a combinação de modalidades prescritas de acordo com cada paciente, sendo as mais empregadas a hidromassagem, o ultrassom pulsado **(FIG. 8.9)**, a TENS e as compressas geladas. Massagens de deslizamento nos músculos do antebraço e circulares sobre o epicôndilo promovem o relaxamento, aumentam a vascularização local e aliviam a dor **(FIG. 8.10)**.

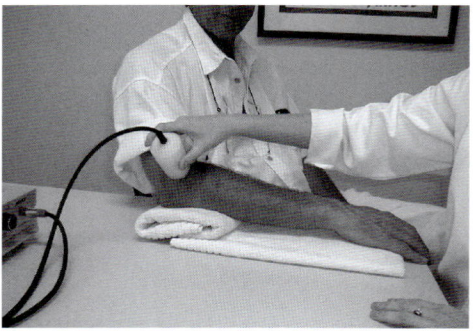

FIGURA 8.9 → Na epicondilite lateral, o ultrassom pulsado deve ser aplicado nos locais de dor, geralmente referidos na origem comum da musculatura extensora no epicôndilo e no túnel radial.

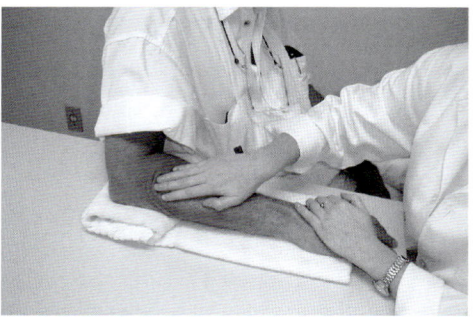

FIGURA 8.10 → Massagem de deslizamento feita no sentido das fibras musculares no antebraço.

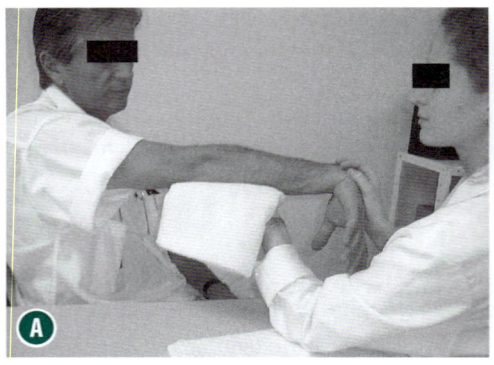 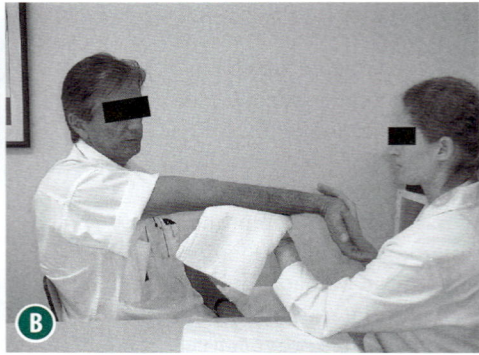

FIGURA 8.11

Ⓐ Exercício de alongamento passivo-assistido do grupo muscular extensor-supinador.
Ⓑ Exercício de alongamento passivo-assistido do grupo muscular flexor-pronador.

Mills e Cyriax apud Stasinopoulos e Johnson[5] defendem que o repouso do membro deve ser parcial e que o estresse suave e controlado é importante para o alinhamento apropriado do tecido conjuntivo em cicatrização. Assim, exercícios ativos para manter a flexibilidade e a ADM de cotovelo, antebraço, punho e dedos são feitos após a massagem, dentro de um arco de movimento indolor. Exercícios passivos e ativos-assistidos de alongamento dos grupos musculares extensores e flexores do punho e dos dedos são iniciados quando, durante o movimento, o paciente não referir dor no epicôndilo **(FIG. 8.11)**.

A imobilização do membro superior deve ser indicada e usada com cuidado. Uma das condutas mais empregadas é imobilizar o punho com tala volar, com o objetivo de repousar os extensores do punho na epicondilite lateral e os flexores do punho na epicondilite medial. Além disso, a tala funciona como lembrete ao paciente de que seu braço está doente e precisa de repouso para curar. Devido aos efeitos negativos da imobilização prolongada, como atrofia de desuso em braço com musculatura já comprometida em termos de força e resistência, o uso da tala deve limitar-se às duas primeiras semanas da fase inicial do tratamento.

Tratamento global

O tratamento global tem como objetivo final o retorno do paciente às atividades anteriores de forma plena e orientada para evitar a recidiva da tendinose. Condicionamento do membro superior, orientações posturais e sobre o uso correto de ferramentas e equipamentos esportivos e do trabalho fazem parte das condutas utilizadas nessa fase. Exercícios de fortalecimento submáximo podem ser realizados assim que houver redução dos sinais e sintomas. Os exercícios iniciais incluem os isométricos e os de resistência manual para o grupo extensor e/ou flexor do punho e dos dedos e pronossupinadores do antebraço, evoluindo para os de contração muscular concêntrica e excêntrica com halteres e Theraband® **(FIG. 8.12)**.

O objetivo da reabilitação é promover força e resistência muscular ao estresse repetido. Dessa forma, a opção recai em exercícios de baixa resistência e alta repetição. O terapeuta deve sempre observar a resposta do paciente durante os exercícios resistidos. A dor localizada no epicôndilo não é benéfica, e a intensidade do exercício é regulada de acordo com a ausência de dor aos movimentos e ao esforço contra resistido.

O programa de fortalecimento muscular deve envolver todo o membro superior. Estudos importantes, feitos com tenistas com epicondilite lateral, têm demonstrado padrão de ativação muscular dos extensores diferente dos tenistas sem a doença. Os primeiros ativam os extensores de forma mais precoce e por tempo mais prolongado. Os tenistas sem epicondilite e mais habilidosos recrutam maior número de grupos musculares do membro superior por meio de movimento balístico e suave, reduzindo o estresse do impacto da bola no epicôndilo lateral. Assim,

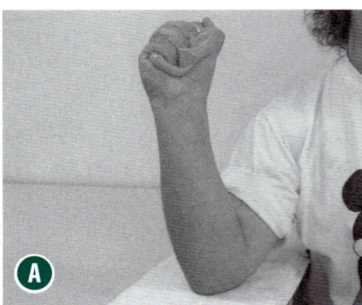 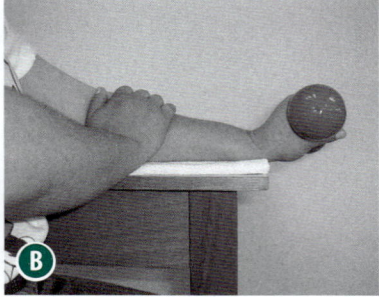 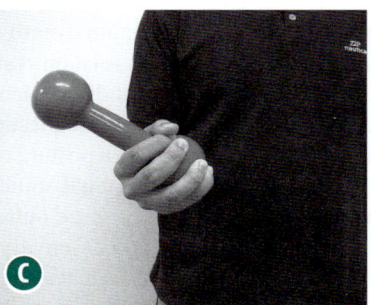

FIGURA 8.12 → Exercícios de fortalecimento. Ⓐ Exercício isométrico para ganho de força de preensão. Ⓑ Exercício concêntrico-excêntrico para os extensores do punho. Ⓒ Exercício concêntrico-excêntrico para pronossupinadores do antebraço.

exercícios com bandas elásticas para o ombro e estabilizadores das escápulas são importantes não somente pelo condicionamento muscular, mas também para a conscientização postural e de movimento de todo o membro superior.

> **ATENÇÃO! Quando o paciente retorna às atividades, são dadas orientações sobre o controle e a redução da sobrecarga para evitar a recidiva da lesão. Para tal finalidade, a análise das atividades do paciente, a modificação de equipamentos, as orientações posturais e, talvez, o uso da faixa tensora sobre a musculatura extensora proximal no antebraço (epicondilite lateral) são necessários.**

A faixa tensora para epicondilite deve ser flexível e ajustar-se no antebraço proximal, promovendo pressão nos tecidos durante a atividade **(FIG. 8.13)**. Embora seu uso seja frequente e haja relatos dos pacientes sobre o alívio dos sintomas, o mecanismo pelo qual a faixa atua não está bem definido. Acredita-se que ela age como força compressiva, restringindo a expansão muscular do grupo extensor e diminuindo, assim, a tensão gerada na junção osteotendínea no epicôndilo, reduzindo os sintomas. Deve ser usada durante as atividades e retirada no repouso. Seu emprego deve ser desencorajado após melhora dos sintomas e do condicionamento muscular do membro superior.

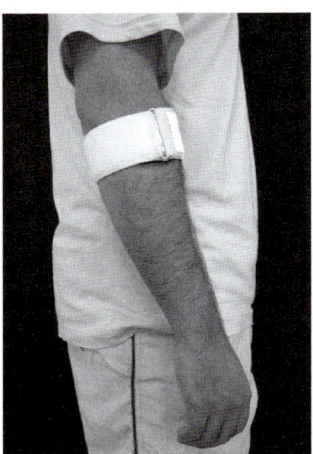

FIGURA 8.13 → Faixa tensora para epicondilite lateral.

REABILITAÇÃO NAS TENOSSINOVITES DO PUNHO E DA MÃO

As tenossinovites no punho e nos dedos são patologias muito frequentes nas clínicas de reabilitação. Em geral, são caracterizadas por dor durante o movimento do tendão afetado. O tendão e sua bainha podem estar inchados e doloridos. Algumas vezes, o movimento do tendão pode estar comprometido devido à dificuldade de deslizamento em seu leito, produzida por processo inflamatório crônico ou degenerativo e formação de tecido fibroso.

O processo "inflamatório" da bainha que envolve o tendão, causado por uso excessivo e/ou indevido, doença ou trauma, recebe o nome de **tenossinovite**. Inflamações repetidas ou crônicas ocasionam hipertrofia da retinácula ou polia, a qual se torna mais fibrocartilagínea, produzindo compressão do tendão. Tal processo recebe o nome, então, de **tenossinovite estenosante**. O termo tenossinovite é consagrado pelo uso, embora se saiba, atualmente, que estudos histopatológicos demonstram ausência de processo inflamatório característico. O termo **constrição tendínea** é proposto por Amádio,[6] sobretudo nos casos em que a fibrose e a limitação de movimento estão presentes.

As tenossinovites, quando diagnosticadas nas fases iniciais, respondem bem ao tratamento conservador, que engloba repouso com uso de órteses, reabilitação, anti-inflamatórios não esteroides e infiltração com corticoide, raramente necessitando de tratamento cirúrgico. Os locais mais comuns de ocorrência da tenossinovite são:

- Bainha do abdutor longo e extensor curto do polegar quando passa pelo primeiro compartimento dorsal (tenossinovite estenosante de De Quervain).

- Bainha do flexor superficial e profundo dos dedos quando passa por A1, na articulação metacarpofalangiana (dedo em gatilho).

- Extensores do punho e dedos no ligamento retinacular dorsal do punho.

- Flexores do punho.

- Segundo compartimento dorsal do punho entre os extensores radiais longo e curto do carpo, ao sofrer fricção (síndrome da intersecção).

Reabilitação

Didaticamente, a reabilitação nas tenossinovites do punho e da mão pode ser dividida em três fases: aguda, subaguda e final.

Fase aguda

As metas do tratamento da fase aguda são diminuir o edema e a dor, promover a manutenção da ADM das articulações envolvidas e estimular a cicatrização dos tecidos. Nessa fase, repouso e eliminação das atividades agravantes são recomendados. O repouso pode ser fornecido por órteses que imobilizam a articulação pela qual o tendão atravessa e proporciona movimento **(FIG. 8.14)**. Recomenda-se a retirada da órtese algumas vezes ao dia para exercícios ativos indolores e passivos leves **(FIG. 8.15)** e também para higiene. O emprego de modalidades terapêuticas, como hidromassagem, ultrassom pulsado,

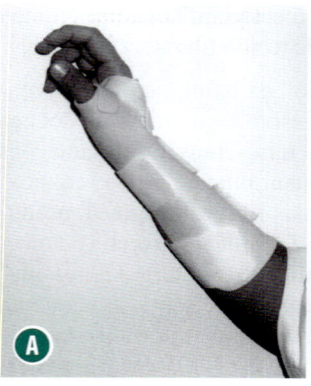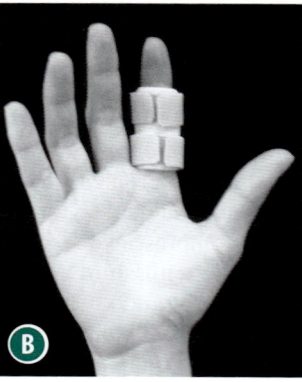

FIGURA 8.14

Ⓐ Órtese de repouso usada no tratamento da tenossinovite estenosante de De Quervain.
Ⓑ Órtese de repouso usada no tratamento da tenossinovite dos flexores do dedo (dedo em gatilho).

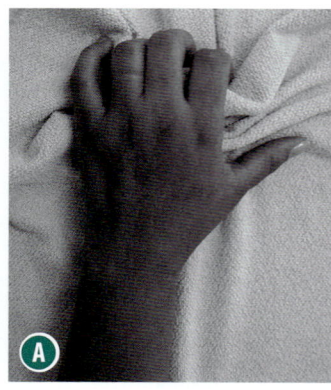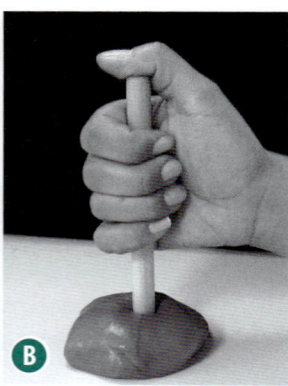

FIGURA 8.16

Ⓐ Exercício funcional de preensão da toalha.
Ⓑ Exercício funcional de pressão do bastão em massa de resistência graduada.

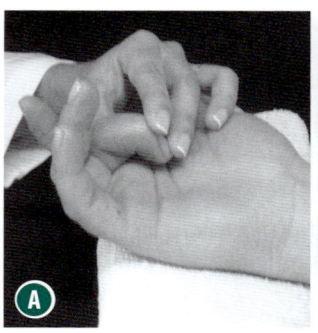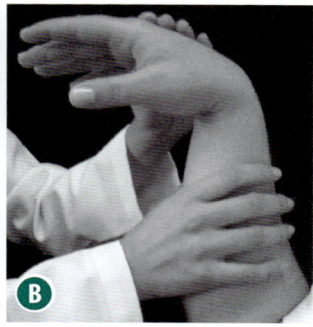

FIGURA 8.15

Ⓐ No dedo em gatilho, para evitar o ressalto tendíneo, os exercícios devem ser feitos passivamente, na fase aguda.
Ⓑ Exercício ativo indolor de flexoextensão do punho na tenossinovite de De Quervain.

TENS, massagem manual e compressas geladas, alivia a dor, estimula a cicatrização tecidual e facilita o movimento articular.

Fase subaguda

Na fase subaguda, com a remissão do quadro álgico agudo, as metas do tratamento são restaurar a ADM articular e a flexibilidade dos tecidos doentes e promover o retorno funcional (início). Nessa fase, após o aquecimento da mão (termoterapia superficial) e a massagem manual, exercícios passivos de ganho de ADM articular e de alongamento do tendão acometido são indicados nos pacientes que apresentarem algum grau de rigidez articular e encurtamento da unidade musculotendínea. Alongamento excessivo, que provoca estresse articular e sofrimento ligamentar, deve ser evitado. É recomendado sustentar a posição de alongamento por 20 segundos e repetir três vezes cada exercício.

O programa de retorno funcional pode ser iniciado nessa fase por meio de atividades funcionais de baixa resistência e pouca repetição (FIG. 8.16). Exercícios de fortalecimento são acrescidos aos poucos ao tratamento, dando-se preferência inicial para os isométricos, seguidos pelos isotônicos de resistência progressiva. Massas de diferentes resistências, pesos livres e exercitadores de dedos podem ser usados para tal finalidade. Dor e edema no tendão em tratamento após os exercícios devem ser evitados, monitorando bem de perto o programa de reabilitação para não causar sobrecarga.

Fase final

O objetivo da fase final é o retorno do paciente às atividades prévias. O tratamento, nessa fase, visa ao condicionamento do membro superior por meio de exercícios de fortalecimento e de atividades simulando o trabalho. A partir da avaliação de cada caso e da necessidade de cada paciente, são prestadas orientações sobre modificação postural e ferramentas inadequadas para o trabalho e o lazer. O paciente deve estar ciente dos motivos pelos quais desenvolveu tenossinovite para evitar sua recidiva. Usar o bom senso, equilibrando trabalho manual com períodos de repouso, e manter uma vida saudável com bom condicionamento físico, disposição e saúde mental é a receita para o bom desempenho nas atividades diárias, de lazer e profissionais.

Referências

1. Burkhart SS, Esch JC, Jolson RS. The rotator crescent and rotator cable: an anatomic description of the shoulder's "suspension bridge". Arthroscopy. 1993;9(6):611-6.

2. Nirschl RP. Tennis elbow tendinosis: pathoanathomy, nonsurgical and surgical management. In: Gordon SL, Blair SJ, Fine LJ, editors. Repetitive motion disorders of the upper extremity. Rosemont: American Academy of Orthopaedic Surgeons; 1995.

3. Binder AI, Hazleman BL. Lateral humeral epicondylitis: a study of natural history and the effect of conservative therapy. Br J Rheumatol. 1983;22(2):73-6.

4. Smidt N, de Vet HC, Bouter LM, Dekker J, Arendzen JH, de Bie RA, et al. Effectiveness of exercise therapy: a best-evidence summary of systematic reviews. Aust J Physiother. 2005; 51(2):71-85.

5. Stasinopoulos D, Johnson M. Cyriax physiotherapy for tennis elbow/lateral epicondylitis. Br J Sports Med. 2004; 38(6):675-7.

6. Amadio PC. De Quervain's disease and tenosynovitis. In: Gordon SL, Blair SJ, Fine LJ, editors. Repetitive motion disorders of the upper extremity. Rosemont: American Academy of Orthopaedic Surgeons; 1995. p. 435-43.

9 Quadril da criança e do adolescente

Capítulo 9.1

DISPLASIA DO DESENVOLVIMENTO DO QUADRIL

Sizínio Hebert

"Displasia do desenvolvimento do quadril" (DDQ) é uma expressão genérica que descreve um espectro de anormalidades anatômicas do quadril, as quais podem ser congênitas ou de desenvolvimento após o nascimento. A DDQ manifesta-se de várias formas, dependendo do grau de deslocamento, da idade do paciente no diagnóstico e no tratamento ou, ainda, da condição do quadril, se é instável, displásico, subluxado ou luxado.

A displasia implica progressiva deformidade do quadril, em que o fêmur proximal, o acetábulo e a cápsula são defeituosos. A luxação da cabeça do fêmur pode ocorrer no útero (fetal ou pré-natal), no nascimento (perinatal) ou depois dele (pós-natal). Os achados clínicos e radiográficos, assim como as modificações patológicas, dependem do tempo de deslocamento.

A luxação do quadril é dividida em três grandes categorias: a **teratológica**, que ocorre antes do nascimento e envolve graves deformidades do acetábulo, da cápsula e do fêmur proximal, associada a outras malformações, como mielomeningocele, artrogripose múltipla congênita, agenesia lombossacral e anomalias cromossômicas; a **neurológica**, em decorrência dos desequilíbrios musculares pós-natais, como na paralisia cerebral; e a **típica**, que ocorre em crianças normais, tema deste capítulo.

ANATOMIA E DESENVOLVIMENTO

Do nascimento até a maturidade, próximo aos 16 anos, o quadril em crescimento passa por longa evolução, que é influenciada por inúmeros fatores. Como todas as demais articulações, o quadril é o resultado de um elemento intermediário coxofemoral, cartilagíneo, que se inicia em uma fenda articular do embrião. Esse esboço extremamente maleável é o centro dos primeiros pontos de ossificação (diáfise femoral, ílio, ísquio e púbis), que concentram ao redor da articulação as cartilagens de crescimento, das quais dependem não só o comprimento e o tamanho dos elementos ósseos, mas também a morfologia articular.

O componente femoral, aumentado em sua extremidade superior, com um esboço de esfera cefálica, com o colo quase ausente, possui um maciço cartilagíneo de crescimento que isola os três centros de ossificação (cabeça femoral, trocânter maior e trocânter menor) e uma grande cartilagem de conjugação, destinada ao crescimento da diáfise. Desenvolve-se do trocânter menor ao maior, cruzando a base do colo femoral. Mais tarde, divide-se em três setores, sendo que o maior e mais ativo se converte na cartilagem subcapital. No nascimento, essas três cartilagens de mesma origem separam a diáfise da epífise (futuro núcleo cefálico) e das apófises (futuros trocânteres maior e menor). No entanto, ao nascimento, nenhuma dessas extremidades é visível na radiografia, pois seu núcleo secundário aparecerá somente mais tarde. É importante lembrar a estrutura, a origem e a evolução idêntica dessas três cartilagens de conjugação, sendo que, ao final do crescimento, o período de fusão é quase o mesmo. O conjunto forma um maciço cartilaginoso compacto.

O componente cotilóideo é composto por três núcleos primitivos (ílio, ísquio e púbis), sendo o primeiro a aparecer e tendo a função de indutor para o crescimento da pelve e do membro inferior. Ocorre a convergência das três formações ósseas, que se afrontam igualmente e promovem trocas em suas cartilagens de crescimento para formar a cartilagem em Y, ou trirradiada. Sua posição centrada com perfeição no fundo do acetábulo e sua morfologia em estrela de três pontas representam a condição essencial do crescimento concêntrico da cavidade, que deve ser esférica e profunda. A alteração morfológica dessa zona produz acetábulo raso e não esférico, que pode expulsar o núcleo cefálico ou provocar artrose **(FIG. 9.1.1)**.

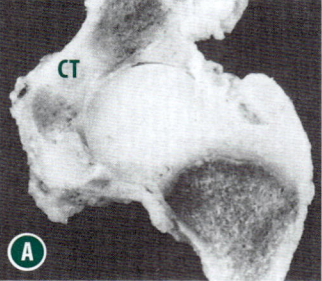 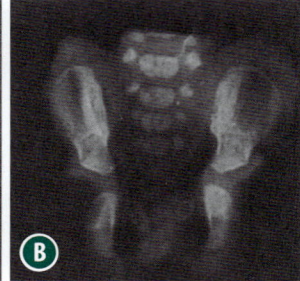

FIGURA 9.1.1

Ⓐ A cartilagem de crescimento do terço superior do fêmur é relativamente transversa no período neonatal. A cabeça femoral aponta para a cartilagem trirradiada (**CT**).

Ⓑ Radiografia de peça anatômica da pelve, pré-natal, mostrando estruturas osteocartilaginosas do acetábulo.

Fonte: Katz e Siffert.[1]

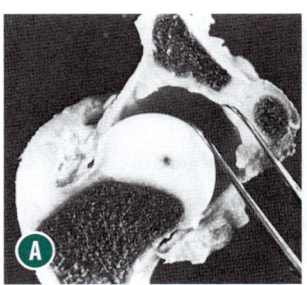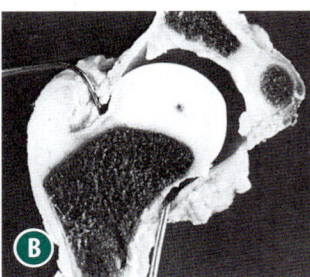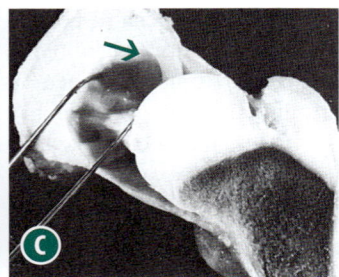

FIGURA 9.1.2

Ⓐ Cortes anatômicos que mostram o desenvolvimento de um colo femoral inicial e uma metáfise medial dominante aos 5 meses de vida do indivíduo. O centro de ossificação secundário está começando a aparecer. O lábio do acetábulo é uma estrutura intracapsular.

Ⓐ e Ⓑ Nota-se a relação da cartilagem trirradiada com o centro de ossificação secundária.

Ⓑ e Ⓒ A cápsula insere-se mais abaixo no fêmur por causa do desenvolvimento do colo medial, tornando a metáfise medial uma estrutura intracapsular.

Ⓒ O ligamento redondo limita o deslocamento lateral. Nota-se, também, a demarcação grosseira entre o lábio e a superfície articular (seta).

Fonte: Katz e Siffert.[1]

Para que a morfologia do acetábulo esteja definida, duas estruturas se somam: o **núcleo do teto acetabular** prolonga-se até a borda posterior, podendo formar um verdadeiro núcleo da parede posterior; o **limbo fibrocartilagíneo**, intimamente unido ao núcleo secundário, do qual é impossível sua dissociação radiográfica ou macroscópica, forma o complexo anatômico chamado de lábio (lábrum). Qualquer alteração de um afeta o outro, prejudicando a forma arredondada e circunferencial externa da cavidade, fator de retenção da cabeça femoral **(FIG. 9.1.2)**.

A adaptação entre o fêmur e o acetábulo deve ser recíproca. Ambos os elementos, orientados um ao outro, devem ser perfeitamente congruentes e concêntricos. Apesar do período de deflexão neonatal, que modifica em mais de 100° a orientação do fêmur, e do período de carga e de marcha com apoio monopodal alternado, fêmur e pelve adaptam seu crescimento e moldam-se um ao outro. A formação do acetábulo necessita da presença do núcleo cefálico. Os diversos fatores mecânicos (deflexão, carga, esforços musculares, movimentos, etc.) são indispensáveis para a morfologia normal ao final do crescimento. Três elementos interferem nesse processo:

1. **Cartilagem subcapital.** Une o núcleo à metáfise, assegura o comprimento do colo do fêmur e o crescimento de toda a sua extremidade superior, representando 20% do crescimento definitivo do membro inferior. Reage, essencialmente, às forças de pressão durante a carga, na marcha e na contração muscular.

2. **Cartilagem do trocânter maior.** Dela depende o maciço externo metafisário e a determinação do ângulo de varização. É solicitada pelas forças de tração, que dependem principalmente do glúteo médio. O enfraquecimento ou a paralisia desse músculo desencadeia o valgismo do colo femoral.

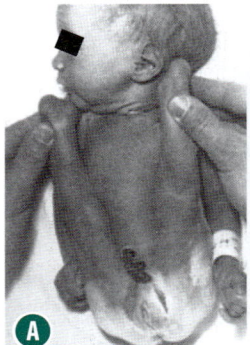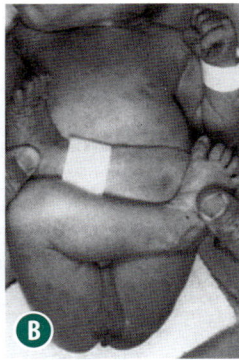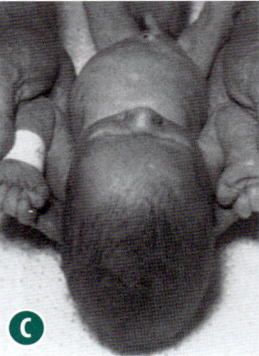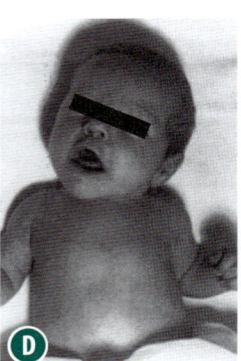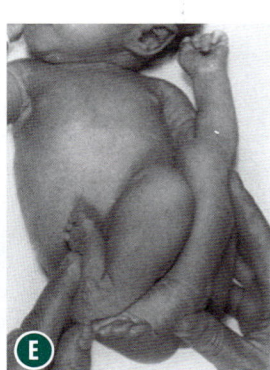

FIGURA 9.1.3 → Sinais de risco.

Ⓐ Posição pélvica, flexão exagerada do quadril, hiperextensão do joelho.

Ⓑ Excessiva flexão e rotação externa da coxa.

Ⓒ Plagiocefalia.

Ⓓ Torcicolo.

Ⓔ Pé calcâneo valgo ou torto.

Fonte: Katz e Siffert.[1]

3. **Cartilagem em Y.** Tal cartilagem tem sob sua responsabilidade o crescimento, a morfologia do acetábulo e 50% do desenvolvimento da pelve. Ao nascer, o acetábulo é imaturo, plano e insuficiente, circundado por estruturas fibrocartilaginosas do limbo e da cápsula articular.

ETIOLOGIA

As causas da DDQ são multifatoriais, mas as mais importantes são hiperlassidão ligamentar, excessiva anteversão femoral, anteversão e/ou deficiência acetabular e má posição intrauterina.[2] Em recém-nascidos, a suspeita de DDQ costuma ser alta nas seguintes situações: a) existir história familiar; b) ocorrer oligoidrâmnios; c) for o primeiro filho e do sexo feminino (meninas têm incidência maior do que meninos, em proporção de 8:1); d) apresentar torcicolo, plagiocefalia, pé metatarso varo ou calcâneo-valgo, contratura em extensão dos joelhos ou outras deformidades; e) tiver apresentação pélvica (aumenta a probabilidade de luxação em mais de 14 vezes no lactente a termo)[2] **(FIG. 9.1.3)**.

A flexão do quadril, durante os últimos meses de gestação, nas posições pélvica ou cefálica, aliada à frouxidão ligamentar, pode evoluir para displasia residual ou subluxação, mostrando que essa posição é importante como causa de displasia do desenvolvimento do quadril. Na posição pélvica, o fêmur do feto em flexão e rotação externa pode ser forçado para fora do acetábulo, predispondo a criança a nascer com o quadril instável, subluxado ou luxado **(FIG. 9.1.4)**.

O quadril do neonato é uma articulação relativamente instável porque a musculatura não está desenvolvida, as superfícies cartilaginosas são deformáveis com facilidade e os ligamentos são frouxos. É possível haver posicionamento exagerado em flexão aguda e adução do quadril na vida intrauterina, sobretudo em fetos com apresentação de nádegas. Essa situação pode causar estiramento excessivo da cápsula posterior do quadril, o que deixa a articulação instável após o parto. A frouxidão pode refletir a história familiar ou a presença do hormônio materno relaxina na circulação fetal.[3]

Na instabilidade, o quadril está contido e reduzido, mas lasso, instável e, por conseguinte, passível de luxação, em decorrência da frouxidão capsuloligamentar. Pode haver displasia concomitante. Na displasia, ocorre desenvolvimento inadequado da articulação do quadril, incluindo o acetábulo, a cabeça femoral ou ambos. No recém-nascido, a displasia, sem instabilidade ou luxação, é assintomática, e o exame físico é normal. O diagnóstico é fortuito e possível apenas por ultrassonografia. Quando tal condição vem acompanhada de instabilidade ou luxação, as manobras de Barlow[4] confirmam o diagnóstico na avaliação por imagem. Por essa razão, o diagnóstico isolado costuma ser estabelecido muito tarde, quando a evolução alcança subluxação e luxação, com sinais clínicos mais evidentes na criança maior, como a limitação da abdução, o sinal de Galeazzi e o sinal de Trendelenburg na idade da marcha. Em certos casos, o diagnóstico pode ser ainda mais tardio, aparecendo na idade adulta sob a forma de dor em consequência de artrose precoce do quadril. Conforme Barlow,[4] 60% dos casos de instabilidade isolada se estabilizam na primeira semana e 90% até o terceiro mês de vida. Os outros 10% tendem a evoluir para subluxação e luxação. Na experiência do autor, isso ocorre na instabilidade com displasia não diagnosticada e/ou não tratada de modo precoce.

Na subluxação, existe perda parcial do contato articular. É o termo usado para descrever achados radiográficos que indicam hipoplasia do acetábulo e deslocamento parcial da cabeça do fêmur em relação ao seu encaixe no acetábulo. *Na luxação,* há perda total do contato articular entre a cabeça femoral e o acetábulo. Ambos os casos vêm acompanhados de maior ou menor displasia **(FIG. 9.1.5)**.

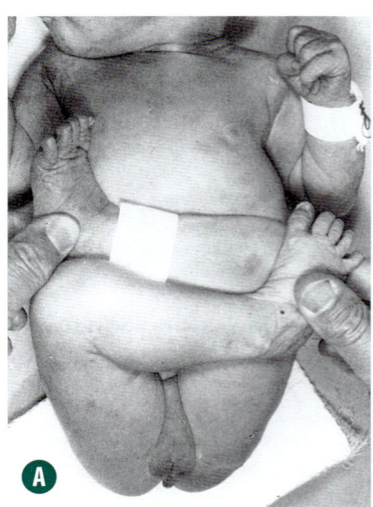
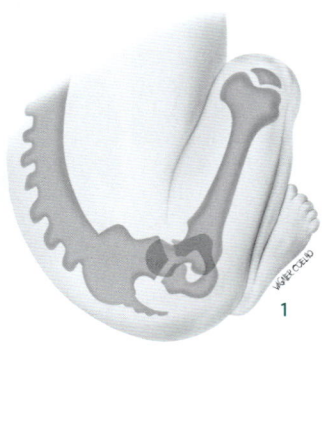
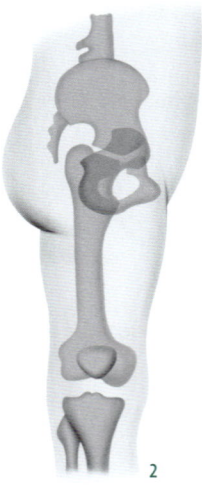

FIGURA 9.1.4

A Posição de luxação. Nota-se que a tíbia está impondo 90° de torção lateral sobre o fêmur e a articulação do quadril está flexionada.
B Rotação pélvica pré-natal anti-horária e pós-natal horária.
1: no pré-natal, o ilíaco posiciona-se horizontalmente, e a cabeça femoral desloca-se sobre essa parte da borda acetabular. **2:** no pós-natal, o ilíaco roda 90° até uma posição vertical, e a instabilidade é agravada pela extensão e pela rotação lateral do fêmur.
Fonte: Wilkinson.[2]

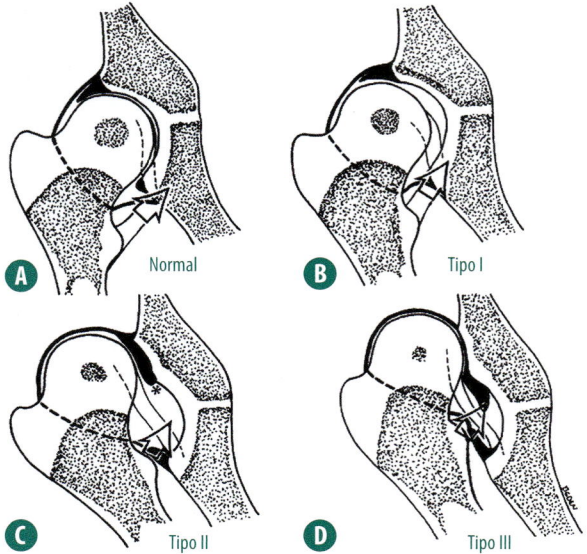

FIGURA 9.1.5 → Diagnóstico.
Ⓐ Quadril normal ou instável.
Ⓑ Displásico.
Ⓒ Displásico com subluxação ou luxação.
Ⓓ Luxado.

DIAGNÓSTICO CLÍNICO

O diagnóstico varia de acordo com a idade da criança, o grau de deslocamento da cabeça femoral (instável, subluxada ou luxada) e quanto à condição do deslocamento, se pré-natal, perinatal ou pós-natal.

Do nascimento aos 6 meses

No recém-nascido, o diagnóstico clínico de luxação do quadril é feito pelo teste de Ortolani, e o de instabilidade, pelo teste de Barlow. Contudo, antes de aplicar esses testes, é preciso examinar com cuidado, além dos sinais de risco, o quadril e os membros inferiores, em busca de outros aspectos sugestivos de DDQ, como:

• **Assimetria de pregas nas coxas e poplíteas.** Costuma acontecer no recém-nascido pela obliquidade pélvica, com contratura no quadril em abdução de um lado e em adução do outro, o que poderá estar comprometido **(FIG. 9.1.6 A-B)**.

• **Encurtamento aparente do fêmur (sinal de Galeazzi positivo).** Não é encontrado de modo habitual no recém-nascido, a não ser nos casos de deslocamento pré-natal (teratológica) ou no diagnóstico tardio, quando de uma luxação franca. O exame deve ser feito com os quadris em posição simétrica. Quando o quadril estiver em abdução, o outro em adução parecerá mais curto. O diagnóstico de fêmur curto congênito, nesses casos, não pode ser esquecido **(FIG. 9.1.6 C)**.

• **Assimetria das pregas inguinais.** Em geral, as pregas são simétricas, mas, quando a cabeça femoral está deslocada em posição posterior e cranial, podem estar assimétricas. No lado afetado, a prega inguinal estende-se posterior e lateralmente em relação à abertura anal. Quando ambos os quadris estão deslocados, as pregas estão simétricas, mas estendem-se posterior e lateralmente à abertura anal **(FIG. 9.1.6 D-G)**.

• **Teste de Ortolani.** Coloca-se a criança em posição supina em mesa de exame firme. A criança precisa estar relaxada, não chorar nem resistir ao exame. Examina-se um lado do quadril de cada vez. Com uma mão, estabiliza-se a bacia; com a outra, colocam-se os dedos médio e o indicador no trocânter maior e abraça-se a coxa com a mão e o polegar sobre o joelho. Não se coloca o polegar no triângulo femoral, pois isso pode causar dor e reação da criança. A manobra é realizada com delicadeza. Não se pode comprimir demais os dedos sobre a coxa do bebê. Com o quadril fletido em 90°, abduz-se a coxa e, com o dedo indicador ou o médio, empurra-se, de baixo para cima e de fora para dentro, pelo trocânter maior, a cabeça femoral para dentro do acetábulo. O examinador sente o ressalto de redução do quadril. A seguir, aduz-se o quadril. A cabeça femoral irá se deslocar para fora do acetábulo com ressalto de saída. Não se pode esquecer que esse é um teste de sensibilidade e não de força. O ressalto é sentido nos dedos, não pelos ouvidos por meio de ruídos do tipo *clunck*, como descrito em muitas publicações. É importante não confundir o ressalto de entrada e saída da cabeça femoral com o roçar miofascial da banda iliotibial, ou dos glúteos no trocânter maior, ou, ainda, o fenômeno do vácuo articular no quadril. A subluxação da patela, durante o exame, também pode causar crepitação, confundindo o exame **(FIG.9.1.7 A e B)**.

• **Teste de Barlow.** Esse teste é feito para o diagnóstico de instabilidade do quadril. A criança é colocada da mesma forma que para o teste de Ortolani. A extensão do quadril aumenta a sua instabilidade, enquanto a hiperflexão deixa-o mais estável. O quadril deve ser testado em 45° de flexão e 5 a 10° de adução, ou seja, em posição de instabilidade. Com os dedos indicador e médio por cima do trocânter maior e o polegar no terço médio da coxa (não em cima do trocânter menor), empurra-se a cabeça femoral, lateral e posteriormente, na tentativa de deslocar o quadril. Quando o quadril é instável, a cabeça femoral se desloca para fora do acetábulo, por meio do ressalto de saída. A seguir, desfaz-se a compressão lateroposterior e, de maneira delicada, abduz-se e flexiona-se o quadril. A cabeça femoral será reduzida para dentro do acetábulo, com o ressalto de entrada.[4] Em caso de dúvida, testa-se o quadril em posição de maior instabilidade, ou seja, com maior extensão e adução. No quadril subluxado, a cabeça femoral não consegue ser empurrada para fora do acetábulo, não ocorre o ressalto de saída, somente um deslizamento, e uma leve telescopagem pode ser sentida, já que o quadril está parcialmente luxado **(FIG. 9.1.7 C e D)**.

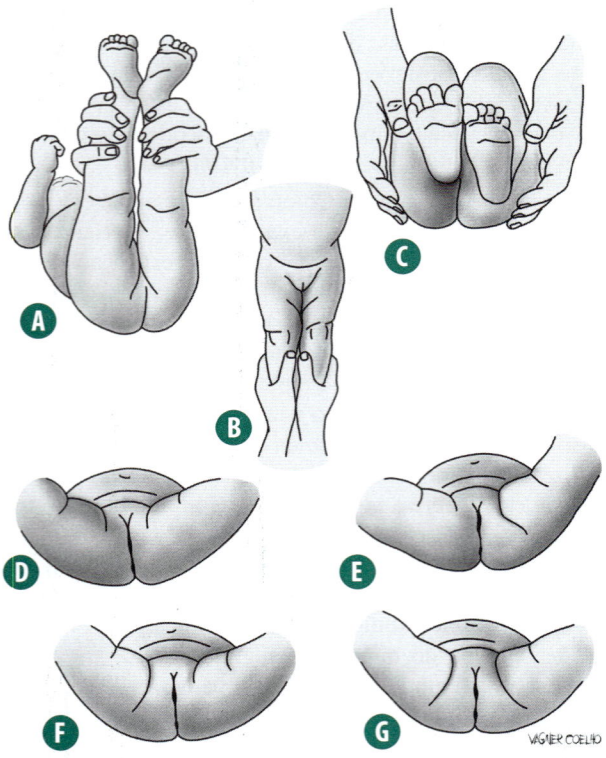

FIGURA 9.1.6 → Sinais físicos que sugerem DDQ.

A e **B** Assimetria das pregas nas coxas e na região poplítea.
C Encurtamento aparente do fêmur, sinal de Galeazzi positivo.
D Pregas inguinais normais.
E Assimétricas, positivo à esquerda, estendendo-se posterior e lateralmente à abertura anal. O lado direito é normal.
F Positivo à direita.
G Bilateral, sugerindo luxação posterior bilateral dos quadris.
Fonte: Modificada de Tachdjian.[5]

> **ATENÇÃO!** Toda a suspeita de DDQ ao nascimento e durante o primeiro ano de vida pode e deve ser diagnosticada de forma clínica e radiográfica.

Dos 6 aos 12 meses

Com o progressivo deslocamento posterolateral e cranial da cabeça femoral, aumentam as alterações anatômicas na articulação.

- Contratura em adução do quadril: a abdução do quadril luxado é progressivamente limitada (**FIG. 9.1.8 A**).
- Encurtamento aparente da coxa: sinal de Galeazzi positivo (**FIG. 9.1.8 B**).
- Postura em rotação externa do membro inferior: com o quadril e o joelho em extensão, o membro inferior fica posicionado em rotação externa.
- Assimetria das pregas glúteas: as pregas ficam assimétricas e são mais acentuadas na luxação unilateral.

> **ATENÇÃO!** O teste de Ortolani pode ser negativo nas luxações pré-natais ou teratológicas em função das deformidades e da adaptação precoce dos componentes articulares, assim como nas de diagnóstico tardio, pela perda progressiva da frouxidão ligamentar e pelo aumento da força muscular, que mantém o quadril luxado, aumentando progressivamente as dificuldades de redução.

Após a marcha

Somando-se aos achados descritos, a criança anda com claudicação por conta da fraqueza do glúteo médio e do

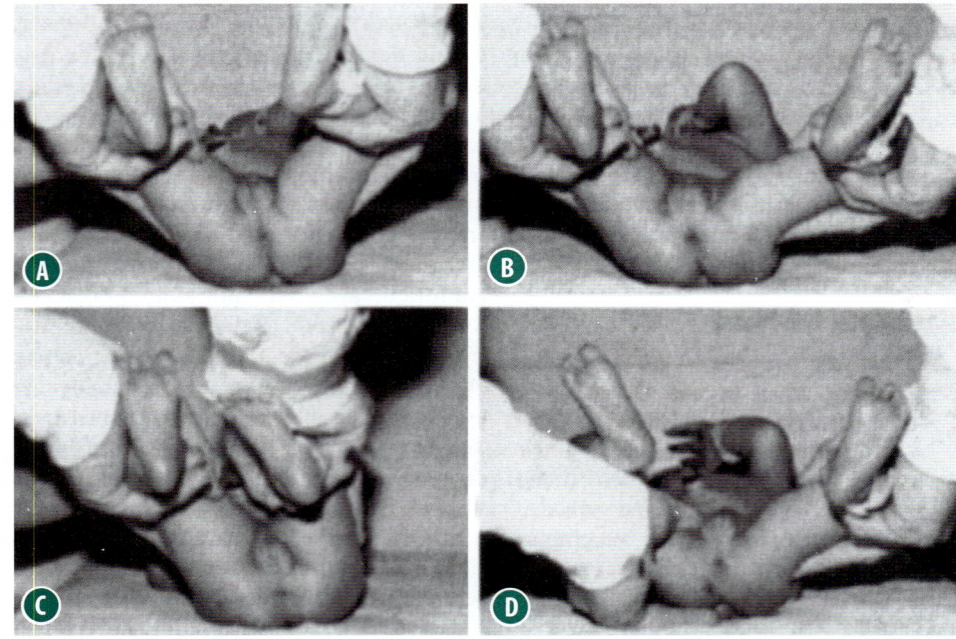

FIGURA 9.1.7
A e **B** Teste de Ortolani.
C e **D** Teste de Barlow.

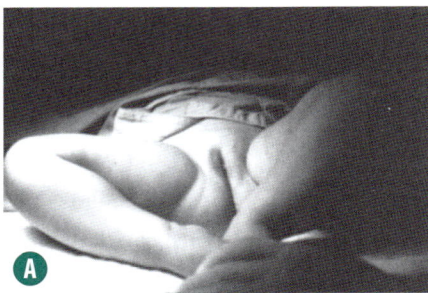

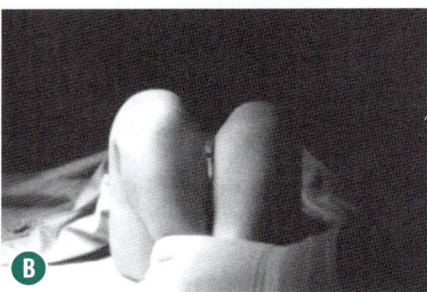

FIGURA 9.1.8
Ⓐ Limitação da abdução do quadril esquerdo.
Ⓑ Sinal de Galeazzi positivo.

encurtamento aparente do membro afetado. Em ortostatismo, apresenta lordose lombar excessiva, rotação externa do membro inferior, trocânter maior proeminente e sinal de Trendelenburg positivo **(FIG. 9.1.9)**. Com o aumento da contratura em adução do quadril, ocorre geno valgo compensatório. Os diferentes achados nos grupos etários distintos estão resumidos no **QUADRO 9.1.1**.

DIAGNÓSTICO POR IMAGEM

Ultrassonografia. O quadril do recém-nascido é cartilaginoso, e a cabeça femoral não é visível ao raio X. Por isso, até os 6 meses de vida, é mais bem avaliado pela ultrassonografia, que identifica as estruturas cartilagíneas do acetábulo, da cabeça e do colo do fêmur.[3] Dois métodos são usados para avaliar o quadril: o estático de Graf, que

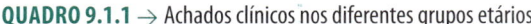

QUADRO 9.1.1 → Achados clínicos nos diferentes grupos etários

Do nascimento aos 2 meses

a. Achados associados

1. Metatarso varo
2. Pé calcaneovalgo
3. Torcicolo
4. Plagiocefalia
5. Contratura de extensão do joelho

b. Sinais sugestivos

1. Pregas poplíteas e dobras da coxa assimétricas
2. Encurtamento aparente do fêmur (sinal de Galeazzi positivo)
3. Assimetria das dobras inguinais
4. "Frouxidão" na extensão do quadril e do joelho (i.e., perda da deformidade de flexão normal do quadril e do joelho)
5. Projeção da linha de Klisic, passando abaixo do umbigo
6. Ponta do trocânter maior acima da linha de Nélaton

c. Testes para diagnóstico

1. Teste de Ortolani positivo para deslocamento do quadril
2. Teste de Barlow positivo para quadril deslocável

Atenção! Os testes de Ortolani e de Barlow podem ser negativos em caso de deslocamentos rígidos pré-natais e após os 3 meses de vida.

De 3 a 12 meses

1. Limitação da abdução do quadril a 90° de flexão (contratura progressiva de adução do quadril)
2. Sinal de Galeazzi positivo
3. Postura de rotação lateral do membro inferior, com aparente encurtamento
4. Assimetria marcada das dobras inguinais, das coxas e das pregas poplíteas
5. Mobilidade de pistão ou sinal de telescopagem
6. Proeminência lateral do trocânter maior
7. Teste de Ortolani – pode ser negativo ou positivo

Após a idade da marcha

1. Postura – lordose lombar excessiva, abdome protuberante, trocânter maior proeminente
2. Sinal de Trendelenburg positivo
3. Claudicação; marcha na ponta do pé
4. Contratura de adução do quadril aumentada, com joelho valgo compensatório

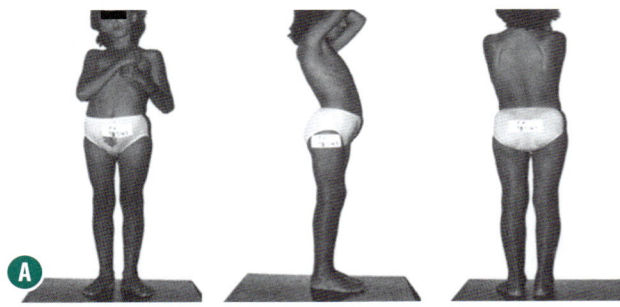

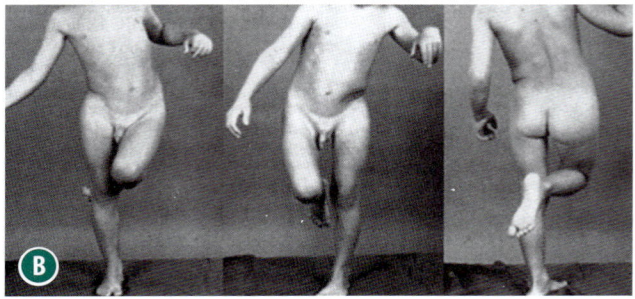

FIGURA 9.1.9 → Diagnóstico tardio.
Ⓐ Hiperlordose e proeminência do trocânter maior em luxação bilateral do quadril.
Ⓑ Sinal de Trendelenburg positivo

analisa o fêmur proximal e o contorno da pelve, e o dinâmico de Harcke, que emprega a ultrassonografia em tempo real, o que permite o exame dinâmico, com o quadril em movimento, fundamentando-se na reprodução das manobras de Barlow e Ortolani. O método de Graf mede a displasia cartilagínea, e o de Harcke, a estabilidade do quadril.

No método de Graf, uma imagem coronal de cada lado do quadril é feita com a criança deitada em decúbito lateral, com o quadril fletido em 35 a 45°, e rotação interna de 10 a 15°. Com isso, pode-se ter acesso à posição da cabeça femoral, ao aspecto do osso acetabular, à configuração do acetábulo, à posição do lábio cartilagíneo e ao volume do teto cartilagíneo. São traçadas três linhas – uma vertical e paralela à parede lateral ossificada do ilíaco (linha de referência) e as outras duas formando ângulos denominados alfa e beta, que passam pelo teto ósseo e cartilagíneo, tangenciando o quadril **(FIG. 9.1.10 A e B)**. O ângulo alfa é formado entre a linha 1 (de referência) e a 3, a do teto ósseo. No quadril normal, esse ângulo costuma ser maior do que 60°. Quanto menor for o ângulo, maior é a displasia do quadril. O ângulo beta é formado entre a linha 1 (de referência) e a 2, que passa pelo teto cartilagíneo. Quando o ângulo beta é maior do que 77°, o quadril está subluxado e o lábio, evertido. Com base nesses achados, o método de Graf sugere o tipo de tratamento conforme sua classificação **(FIG. 9.1.10 C)**. Os achados e a classificação de Graf promovem melhore avaliação e conduta, evitando até um tratamento desnecessário **(QUADRO 9.1.2)**.

No método de Harck, com a criança em posição supina, cada lado do quadril é analisado no plano transverso, com o examinador aplicando as manobras de Barlow e de Ortolani e testando a relação articular da cabeça do fêmur com o acetábulo. Esse método foi proposto para investigar a estabilidade do quadril e a morfologia do acetábulo, produzindo quatro diferentes imagens do quadril: vista coronal em posição neutra, vista coronal em flexão, vista transversa em flexão e vista transversa em posição neutra.

Harcke e Kumar[6] descrevem três tipos de anormalidades do quadril: subluxação, luxação lateral e luxação posterossuperior. Na luxação, a cabeça femoral está deslocada posterior e/ou lateralmente, e os tecidos moles aparecem entre o púbis, o ísquio e a cabeça femoral, a qual tem contato parcial com o acetábulo. Na luxação lateral, a cabeça femoral aparece mais deslocada do que na subluxação e não tem contato acetabular. Na luxação posterossuperior, o examinador vê a cabeça femoral, mas tem dificuldade para observar os limites do acetábulo ósseo **(FIG. 9.1.11)**.

> **DICA:** A ultrassonografia pode servir tanto como método diagnóstico como método de avaliação do tratamento nos primeiros seis meses de vida.

Radiografia. As radiografias do quadril do recém-nascido são de difícil execução e interpretação. Nessa idade, a cabeça femoral não está calcificada, e grande parte do acetábulo é cartilagíneo. Conforme Bertol e colaboradores[7] e Chung,[8] a radiografia da pelve em posição anteroposterior neutra pode ser adequada para traçar linhas de referência e

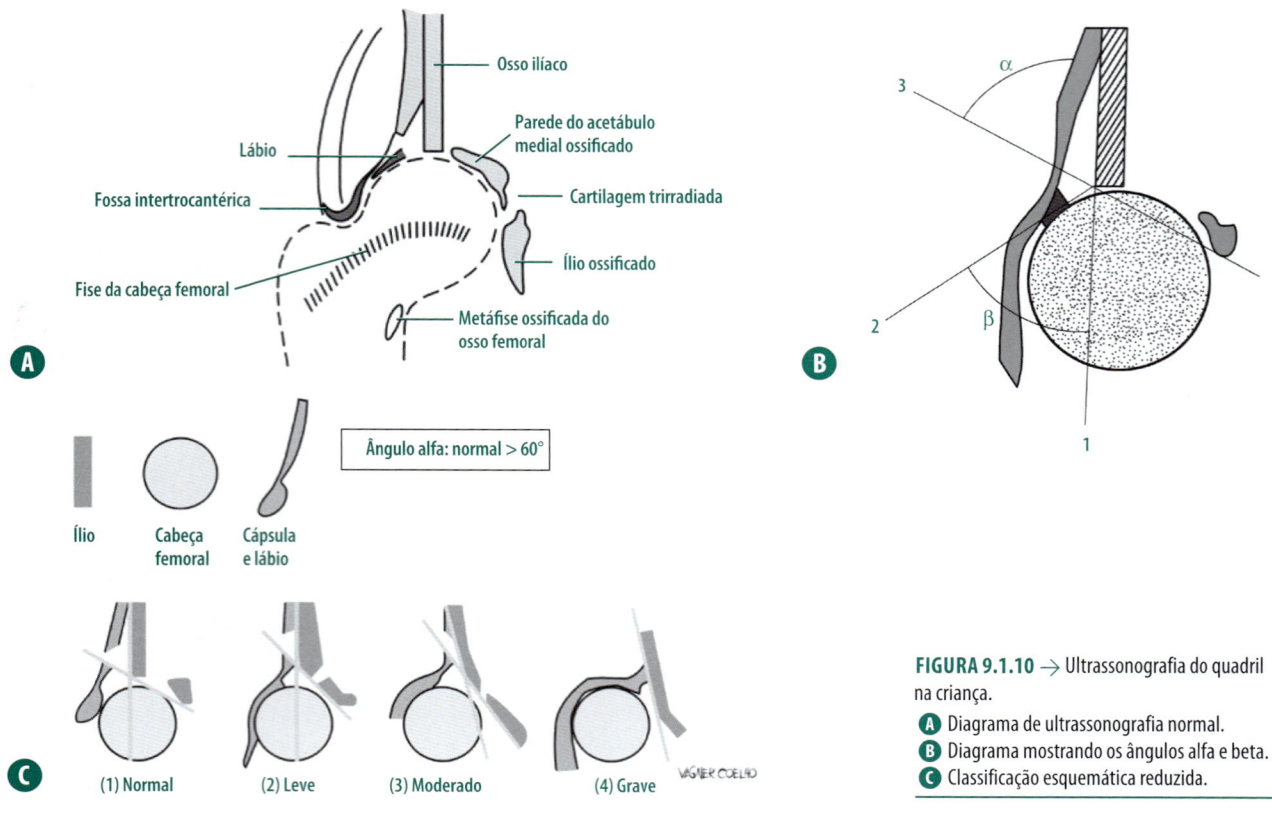

FIGURA 9.1.10 → Ultrassonografia do quadril na criança.
A Diagrama de ultrassonografia normal.
B Diagrama mostrando os ângulos alfa e beta.
C Classificação esquemática reduzida.

A
Osso ilíaco
Lábio
Parede do acetábulo medial ossificado
Fossa intertrocantérica
Cartilagem trirradiada
Ílio ossificado
Fise da cabeça femoral
Metáfise ossificada do osso femoral

Ílio | Cabeça femoral | Cápsula e lábio
Ângulo alfa: normal > 60°

B
α
3
2
β
1

C
(1) Normal | (2) Leve | (3) Moderado | (4) Grave

QUADRO 9.1.2 → Tipos de quadril conforme a classificação de Graf

Tipo	Descrição	Ângulo alfa	Ângulo beta	Comentários	Tratamento
I	Quadril normal	> 60°	< 77°	Estável, nunca se desloca (a não ser que hajam alterações na biomecânica – p. ex., meningocele, paralisia cerebral)	Nenhum
II	Posição concêntrica Imaturidade fisiológica (idade < 3 meses)	50-60°	< 77°		Deve ser observado até mudar para o tipo I
	Ossificação tardia (idade > 3 meses)	50-60°	< 77°		Avaliação do cirurgião ortopédico
	Posição concêntrica com acetábulo muito deficiente	43-49°	< 77°		Avaliação do cirurgião ortopédico
	Subluxação	43-49°	> 77°	Lábio invertido	Necessário
III	Pequeno grau de deslocamento	< 43°	> 77°	Teto ósseo deficiente; lábio invertido	Necessário
IV	Grande grau de deslocamento	Imensurável	> 77°	Acetábulo ósseo plano; lábio interposto entre a cabeça e o ílio	Necessário

Cortesia do Dr. James Donaldson.

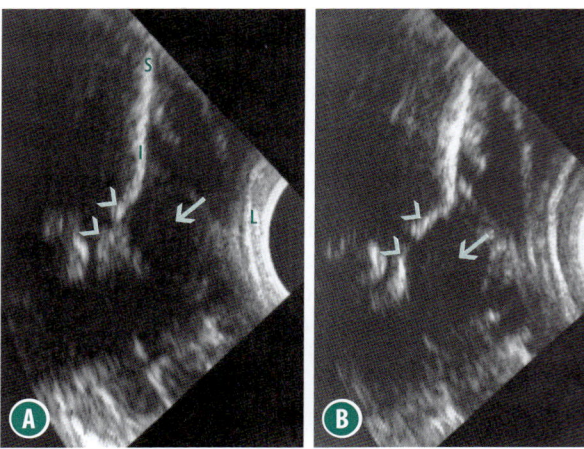

FIGURA 9.1.11 → Ultrassonografia.
A Luxação superior e lateral.
B Redução do quadril pós-Pavlik.

obter medidas para o diagnóstico de displasia do acetábulo, subluxação ou luxação do quadril no bebê **(FIG. 9.1.12)**.[7]

Contudo, por volta dos 2 ou 3 meses de vida em diante, as radiografias passam a ser importantes para o diagnóstico correto. Uma radiografia em anteroposterior da bacia com as articulações coxofemorais em posição neutra permite o traçado de linhas como de Shenton, de Perkins e iliofemoral, além da avaliação do sinal da lágrima e da inclinação acetabular. A epífise femoral costuma estar menos desenvolvida por conta de hipoplasia ou retardo da ossificação endocondral, em comparação com o outro lado, nos casos de subluxação ou luxação unilateral, assim como ocorrem deformidades como rotação lateral da pelve e do acetábulo **(FIG. 9.1.13)**. A rotação lateral do acetábulo produz uma aparente displasia que aumenta o ângulo acetabular. O sinal da lágrima está distorcido na subluxação e ausente na luxação completa. O crescimento do acetábulo é distorcido pela pressão anormal sobre o limbo ou pela inserção alta da

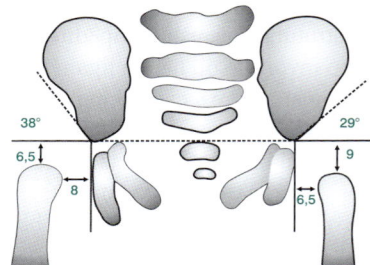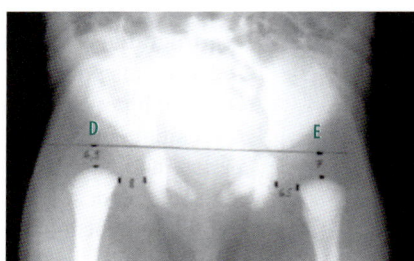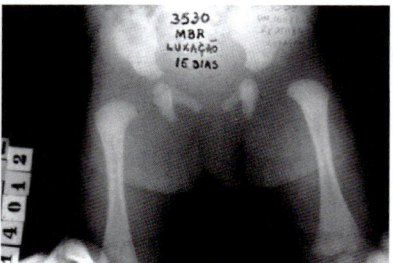

FIGURA 9.1.12 → Desenho e radiografias mostrando os parâmetros radiográficos de mensuração para diagnóstico do quadril normal à esquerda do paciente e do luxado à direita. Afastamento lateral maior do que 6,5 mm e distância menor do que 9 mm entre o terço superior do fêmur e a linha horizontal passada pela face inferior dos ilíacos, linha de Hilgenreiner, é sinal de luxação ou subluxação do quadril no recém-nascido. Quando o ângulo acetabular (medido por uma linha traçada da linha de Hilgenreiner através do acetábulo) for acima de 29°, há uma displasia do quadril, que pode acompanhar o quadril instável ou luxado.

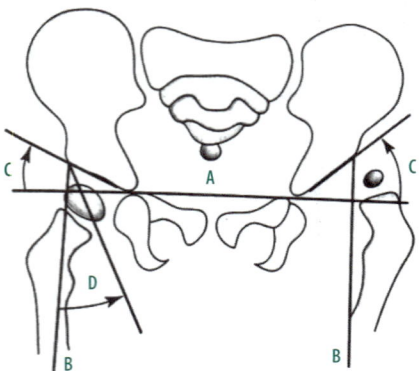

FIGURA 9.1.13 → Rotações da pelve e do acetábulo.

cápsula articular. Quanto mais tarde, mais fácil fica a determinação da alteração dessas estruturas e seus ângulos. No entanto, o diagnóstico tardio pode ser desastroso para o tratamento. É muito comum deixar sequelas **(FIG. 9.1.14)**.

> **ATENÇÃO! As radiografias no recém-nascido podem não auxiliar e até enganar, até que ocorra o aparecimento da epífise proximal do fêmur. Por essa razão, a avaliação clínica associada à ultrassonografia é mandatória sempre que houver suspeita de DDQ.**

Artrografia. A primeira tentativa de demonstrar o posicionamento de partes moles dentro da articulação do quadril foi realizada por Gocht, em 1908, injetando ar em um quadril *post-mortem* e obtendo belos estudos artrográficos. Dorach e Goldhamer, em 1925, repetiram esse estudo injetando uma solução de iodeto de potássio, identificando o *limbus* e o rebordo acetabular. O primeiro estudo clínico com pacientes vivos foi realizado por Sievers e Bronner, em 1927, demonstrando os aspectos capsulares e do *limbus*, sendo o primeiro a apontar sua interposição entre a cabeça do fêmur e o acetábulo. Ortolani, pessoalmente, fez uso dessa técnica para diferenciar instabilidade, subluxação e luxação, mas chegou à conclusão de que essa não

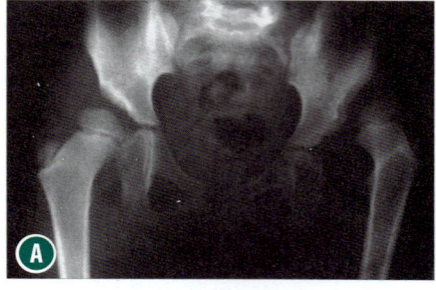
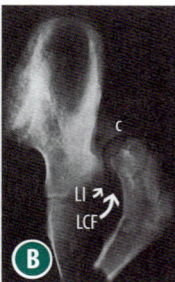

FIGURA 9.1.14

A Raio X mostrando quadril luxado, displasia com aumento do ângulo acetabular, neoacetábulo e cabeça, colo e fêmur menos desenvolvidos que o lado oposto, que também é displásico.
B Peça anatômica mostrando essas alterações.

deveria ser uma investigação usual nos estágios iniciais de instabilidade e deu preferência aos testes clínicos para diferenciar os casos de tratamento conservador dos cirúrgicos. Mais tarde, Ortolani usou a artrografia para determinar qual tipo de tratamento seria melhor e citou Faber, em 1938, que demonstrou que crianças com 1 mês de vida com displasia radiológica do quadril apresentavam, com frequência, o acetábulo cartilaginoso normal.

Le Veuff, entre 1947 e 1948, tornou-se o mestre da artrografia na DDQ e, depois de longa experiência com centenas de pacientes, demonstrou que:

- Na subluxação, o *limbus* está forçado para cima e para fora em direção à fossa ilíaca, a cápsula articular não está interposta entre a cabeça femoral e o acetábulo e o ligamento redondo costuma estar ausente em 50% dos casos. Existe certa incongruência entre a cabeça femoral mais alargada e o acetábulo menos desenvolvido e ovalado pela atrofia do teto. O colo femoral costuma estar em valgo e antevertido.

- Na luxação, o *limbus* está forçado para baixo e para dentro do acetábulo, a cápsula articular, com frequência, está interposta, e o ligamento redondo costuma estar presente. O acetábulo pode parecer normal, mas sua entrada está obstruída pelo *limbus* nos aspectos superior e inferior. A cabeça femoral parece normal, apesar da deformidade em valgo do colo, sendo que a anteversão aparece mais tarde com a persistência do deslocamento.

Ortopedistas familiarizados com os intrincados aspectos da artrografia são muito conscientes da importância das partes moles, das deformidades e dos perigos de uma redução excêntrica no tratamento da DDQ, enquanto profissionais que minimizam seu significado raramente mudam sua conduta para explorar e lidar com as partes moles que impedem a redução.

A artrografia vem sendo abandonada por alguns autores e substituída pela nova tecnologia de imagem, como a TC com reconstrução em 3D e a RM. Outros continuam preferindo o procedimento artrográfico em virtude da definição do posicionamento das estruturas comprometidas. Além disso, a TC e a RM são de alto custo e realizadas fora do centro cirúrgico, além de exigirem anestesia na criança. A artrografia apresenta as estruturas que estão impedindo a redução concêntrica, o limbo invertido ou não, o ligamento redondo hipertrofiado e interposto entre a cabeça femoral e o acetábulo ou ausente (em 50% dos casos), o pulvinar hipertrofiado e a constrição capsular em ampulheta (produzida pelo tendão do iliopsoas) **(FIG. 9.1.15)**. Mostra, ainda, se a redução é concêntrica ou excêntrica e se não existem obstáculos intra-articulares que impedem a redução incruenta concêntrica e estável **(FIG. 9.1.16)**.

Para considerar uma articulação normal na artrografia:

- A extremidade do limbo deve estar em contato com a linha traçada entre as cartilagens em y.

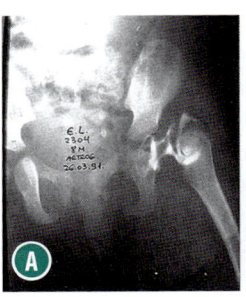 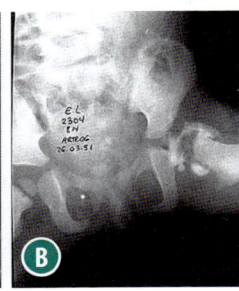 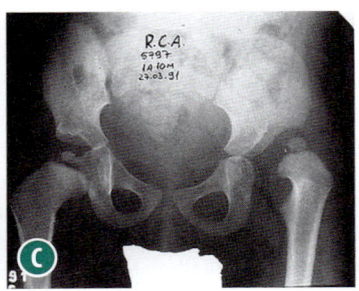 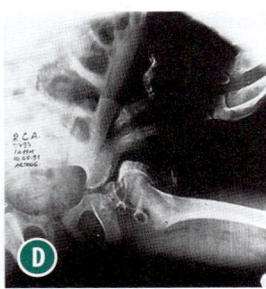

FIGURA 9.1.15 → Artrografia.

Ⓐ A cápsula em ampulheta, provocada pela compressão do tendão do iliopsoas, impede a redução.
Ⓑ Na tentativa de redução incruenta, além da constrição capsular, ao se afrontar a cabeça femoral ao acetábulo, percebe-se o limbo invertido, que também impede a redução.
Ⓒ Quadril esquerdo luxado em criança com 1 ano e 10 meses. Nota-se o acetábulo totalmente displásico e a neoarticulação.
Ⓓ A artrografia mostra o limbo invertido, o acetábulo raso e insuficiente e a hipertrofia do pulvinar e do ligamento redondo.

- A borda livre da fibrocartilagem cotilóidea deve abraçar pelo menos a metade da cabeça femoral.

- Não deve haver acúmulo de contraste entre a cabeça femoral e o centro do acetábulo. Le Veuf, entre 1947 e 1948, concluiu que dois achados artrográficos, quando presentes, indicam a intervenção cirúrgica: a redução excêntrica e a incongruência articular. Não deve haver acúmulo de contraste entre a cabeça femoral e o centro do acetábulo.

Os autores que contestam a artrografia, hoje, têm como argumento o fato de o exame ser de difícil execução, invasivo e necessitar de anestesia geral. Nas palavras de Sir Harry Platt, em 1953, o conhecimento detalhado mais próximo da anatomia na luxação congênita do quadril é derivado dos estudos artrográficos, provando o que Guilleminet, em 1952, sabiamente disse, que cada luxação congênita tem sua própria morfologia.

A artrografia é usada pelo autor desse capítulo, ocasionalmente, quando: a) durante a tentativa de redução incruenta em paciente sob anestesia geral e sob controle do intensificador de imagem, houver dúvida sobre o sucesso de uma redução concêntrica, congruente e estável; b) quando não é conseguida redução concêntrica e for preciso conhecer e eliminar os obstáculos por meio da artrotomia em cirurgia aberta. Esse procedimento não é adotado isoladamente como exame diagnóstico complementar.

ATENÇÃO! A artrografia não deve ser realizada fora do ambiente cirúrgico, mas acompanhada de todos os cuidados assépticos, pelo risco de infecção. Existe o risco de lesão da cabeça femoral e seu suprimento vascular, quando realizado por profissional inexperiente.

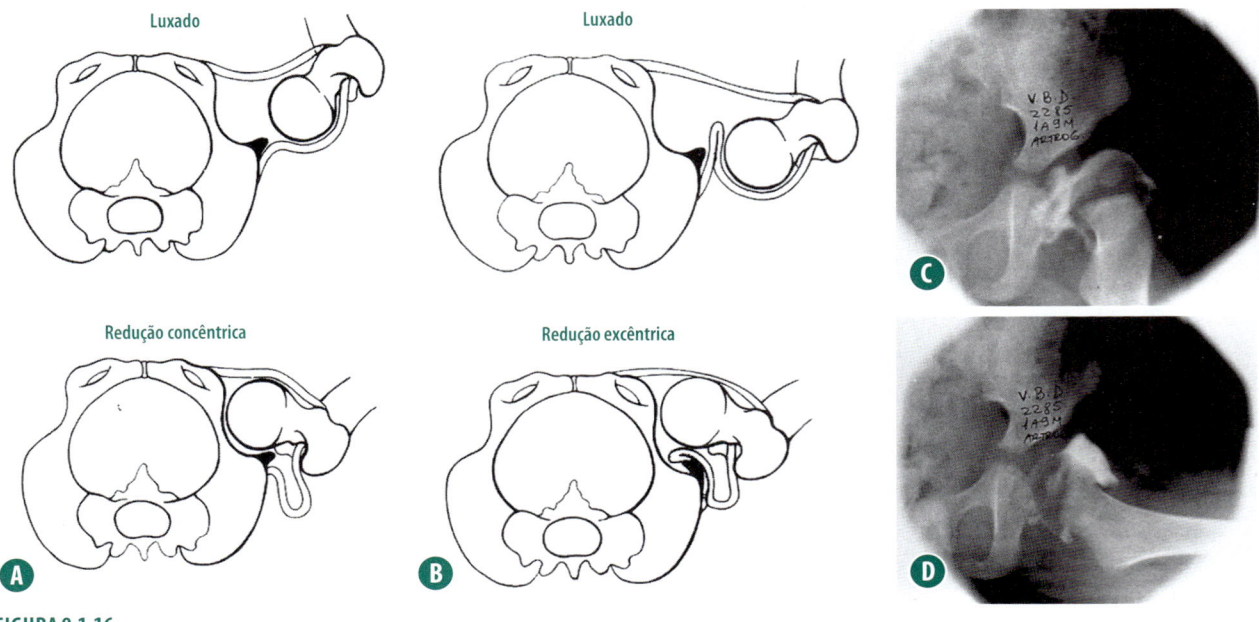

Luxado   Luxado

Redução concêntrica   Redução excêntrica

FIGURA 9.1.16

Ⓐ Redução concêntrica. Ⓑ Redução excêntrica. Ⓒ Artrografia mostrando o limbo invertido e o acetábulo displásico. Ⓓ Redução concêntrica.

Tomografia computadorizada. Também não é empregada com frequência como método diagnóstico, mas usada quando se faz necessária a confirmação da manutenção de redução concêntrica durante o uso do aparelho gessado, que, por vezes, não dá uma imagem muito clara pela interposição do material gessado. A TC pode mostrar o grau de anteversão e a incontinência do acetábulo, assim como determinar a torção femoral nos casos tardios, além de auxiliar, com a reconstrução tridimensional, no estudo prévio à osteotomia de correção acetabular.

Ressonância nuclear magnética. É rara sua indicação, sendo feita apenas para o estudo da cartilagem e dos tecidos moles, da qualidade da redução ou de algum processo isquêmico da cabeça ou do colo do fêmur, nos diagnósticos e tratamentos tardios. Além de ser um exame dispendioso, existe a necessidade de sedação em crianças, o que não justifica a utilização do método como diagnóstico. Alguns autores têm usado a RM em casos tardios e inveterados, no lugar da artrografia.

Artroscopia. A artroscopia do quadril vem sendo usada para tratamento de alguns problemas ao nível do quadril da criança e do adolescente. A experiência com o método começa a ser formada aos poucos, trazendo grandes perspectivas para uma abordagem talvez menos agressiva, comparada à artrotomia. Facilita a desobstrução do acetábulo, a retirada de fragmentos intra-articulares, a reparação e a reorientação do lábio, além da correção da síndrome do impacto osteocartilaginoso articular (**FIG. 9.1.17**).

TRATAMENTO

O diagnóstico e o tratamento precoces são fundamentais para o sucesso da resolução da DDQ, quando bem aplicados. Pacientes com DDQ não tratados costumam apresentar poucos sintomas durante o período da infância até a fase de adulto jovem. Anormalidades na marcha e redução da mobilidade do quadril podem estar presentes, mas a dor não costuma acontecer antes da fase adulta. Em compensação, indivíduos que apresentaram complicações

durante o tratamento costumam ter problemas bem antes. O tratamento deve ser bem sucedido, com o mínimo de complicações. O sucesso passa pela restauração da anatomia articular do quadril e a manutenção da função.

Adolf Lorenz[9] foi o primeiro a defender a ideia do uso de aparelho ortopédico para o tratamento da luxação congênita do quadril (LCQ). Sua experiência com a redução cirúrgica levou-o a enunciar os princípios modernos do tratamento conservador, incluindo a retenção da cabeça femoral em posição fisiológica, que seria capaz de promover o desenvolvimento do acetábulo.[10] Assim como Putti,[11] introduziu o conceito de diagnóstico precoce da LCQ, propôs também o uso do travesseiro de Frejka ou um aparelho de abdução ajustável, para abdução dos quadris dos pacientes. Os objetivos dos aparelhos de abdução, conforme o autor, incluem: a) manutenção da redução concêntrica da cabeça femoral no acetábulo durante as primeiras 6 a 12 semanas de vida, levando em conta a laxidão ligamentar provocada pela descarga hormonal da mãe, responsável pela instabilidade temporária da articulação; e b) o estímulo do crescimento ósseo e a remodelação dos componentes do acetábulo e da cabeça femoral, levando à congruência das superfícies articulares e à consequente estabilidade da articulação. Alguns autores acreditam que o uso adequado do aparelho em abdução pode superar as contraturas das partes moles e qualquer impedimento à redução concêntrica causada pela interposição da cápsula ou do *limbus*, sem lesar os componentes osteocartilaginosos, ao contrário do que afirmara Severin.[12]

O tratamento da DDQ varia dependendo do grau de deslocamento da cabeça femoral, da gravidade da displasia e da idade da criança.[3] A falta de diagnóstico, ou o diagnóstico tardio, e a ausência ou a falha do tratamento geram mau resultado, com sequelas articulares e consequente artrose precoce, entre outras condições.

De 0 a 6 meses

Existia certa discordância entre alguns autores quanto à escolha do melhor tratamento no recém-nascido. Porém, quase todos concordavam com a necessidade do uso de um aparelho em abdução no caso de quadris instáveis, por um período suficiente para assegurar a sua estabilidade antes que a criança pudesse estender e fazer a rotação medial do quadril. No caso de abdução limitada do quadril, existiam variadas opiniões sobre ser ou não acertado o uso do aparelho de abdução.

Putti[11] já propunha o uso do travesseiro de Frejka ou um aparelho para manter os quadris em abdução desses pacientes, mesmo quando houvesse dúvida quanto ao diagnóstico. Pavlik[13] introduziu o uso do "suspensório de Pavlik", que veio a tornar-se o mais efetivo, sob o conceito de manter os quadris em flexão e abdução, e é usado até hoje como o preferido pela maioria dos ortopedistas. Palmem[10] e Von Rosen[14] acreditavam que a presença de contratura dos adutores ocorria durante o desenvolvimento pós-natal e indicava que a oportunidade para o sucesso do uso do aparelho não podia

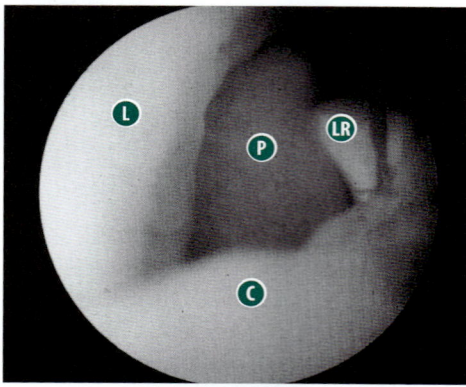

FIGURA 10.1.17 → Imagem artrográfica do quadril mostrando limbo **L** pulvinar **P** , cabeça femoral **C** e ligamento redondo **LR** .

ser perdida, enquanto MacKenzie[15] achava que a contratura em adução era a manifestação de uma luxação do quadril e indicava, também por essa razão, o uso do aparelho. Chung[8] e Scoles[16] relatavam que os melhores resultados são conseguidos quando o tratamento é iniciado nesse período. O uso do aparelho plástico de Frejka ou do suspensório de Pavlik é geralmente suficiente no caso de subluxação ou luxação, se a cabeça femoral reduz com as manobras de Barlow e Ortolani. Quadris rígidos, que não reduzem mais com essas manobras – porque o diagnóstico precoce não foi realizado e as alterações articulares já não permitem ou em função de luxação teratológica –, necessitam de tratamento cirúrgico.

De acordo com Rab,[3] "[...] um quadril luxado nessa idade pode ser reduzido espontaneamente em duas ou três semanas se for deixado em posição de flexão. Essa é a melhor conquista com o suspensório de Pavlik, um dispositivo que abraça os quadris em flexão de 100° e evita a adução sem limitar a flexão".

Uma minoria de recém-nascidos com DDQ apresenta pregueamento da cápsula posterior do quadril. Isso cria um impedimento para a redução concêntrica da cabeça femoral, tornando o diagnóstico e o tratamento difíceis, já que o sinal de Ortolani, nesse caso, será negativo. Nesses poucos casos, o tratamento com aparelho de abdução pode resultar em deformidade iatrogênica causada pela compressão mecânica dos componentes ósteoarticulares, que, dos 6 aos 10 meses de vida, são mais frágeis e facilmente deformáveis do que as partes moles que impedem a redução.

> **ATENÇÃO!** Até o aparecimento radiológico da epífise proximal do fêmur, a estrutura e o suprimento vascular da cabeça femoral são extremamente suscetíveis à compressão.

Se a limitação da abdução era evidência de uma redução excêntrica, persistente, em função da interposição de partes moles entre a cabeça do fêmur e o acetábulo, então a abdução forçada do aparelho poderia causar necrose avascular, em consequência da pressão sobre a cabeça cartilaginosa do fêmur. Isso persuadiu Salter e colaboradores[17] a abandonarem a abdução forçada, mesmo com o risco de perder parte da estabilidade, e recomendarem a posição humana com os quadris flexionados a mais de 90°, mas apenas um pouco abduzidos. Putti,[11] originalmente, defendia a aplicação de aparelho de abdução para a displasia diagnosticada pela radiografia do quadril e, hoje, alguns autores ainda seguem esse princípio em casos de dúvida do diagnóstico clínico. Ortolani[18] propunha o uso precoce no recém-nascido quando detectava instabilidade, mas acreditava que almofadas de diferentes tamanhos e formas eram suficientes para impedir a progressão da displasia durante o primeiro mês de vida. Se a instabilidade persistisse, Ortolani usava a imobilização com gesso.

Conforme Barlow,[4] 60% dos casos de instabilidade estabilizam-se de forma natural na primeira semana, e 90%, até o terceiro mês de vida. Os outros 10% tendem a evoluir para subluxação e luxação. Na experiência do autor deste capítulo, esses 10% são casos de instabilidade acompanhada de displasia do acetábulo, com ângulo acetabular aumentado, o que favorece a perda da congruência articular e a consequente subluxação e luxação.

MacKenzie[15] publicou um dos estudos mais extensos, na época, sobre a DDQ no recém-nascido, em que incluiu quadris instáveis e com limitação da abdução com ou sem instabilidade. Constatou que 50% dos bebês nasciam com quadris anormais, sendo que dois terços eram instáveis e um terço, rígido. A metade de todos eles normalizava de modo espontâneo dentro das três primeiras semanas de vida. Por isso, o autor retardava o uso do aparelho de abdução até depois desse período, caso não houvesse a resolução espontânea. A mesma experiência foi feita por Noble, em 1978, que alerta para o fato de que o tratamento de rotina para os casos de instabilidade simples do quadril no recém-nascido (quando muitos desses casos poderiam corrigir-se espontaneamente), pode, por si só, causar lesão isquêmica da cabeça femoral se não for corretamente aplicado. Ortolani, em carta endereçada à revista The Lancet, em 1978, talvez tenha dado a última palavra quando escreveu, entre outras coisas: [...] na minha experiência, um teste (de Ortolani) negativo ao nascimento, acompanhado de uma abdução normal das coxas, reflete quadril normal ou leve displasia que pode regredir espontaneamente. Por outro lado, um teste negativo com limitação significativa da abdução dos quadris pode representar deformidade pélvica congênita ou provável luxação severa do quadril, e sugere a necessidade de um raio X".

A instabilidade sem displasia é seguida apenas com acompanhamento e avaliações clínicas e radiográficas, até que haja estabilização e certeza de não haver displasia. Caso não ocorra resolução nos primeiros 2 meses de vida ou exista tendência à subluxação, emprega-se o aparelho de abdução tipo Frejka, de plástico, mais rígido do que a almofada de tecido, a qual não parece adequada, pois não é suficiente para manter a abdução desejada dos quadris, por deformar-se facilmente por causa da pressão da adução das coxas. A maioria dos bebês com instabilidade apresenta ligamentos capsulares apenas alongados pela laxidão articular e pelo posicionamento intrauterino e costuma recuperar-se de modo espontâneo.

A instabilidade com displasia é abordada com aparelho plástico de abdução do tipo Frejka ou suspensório de Pavlik por quatro a seis meses, até que, em ambos, clínico e radiográfico, o quadril esteja normal. Após a retirada do aparelho, os pacientes precisam ser acompanhados até o completo desenvolvimento do quadril, com exames clínicos e radiográficos a cada quatro ou seis meses, e, depois, uma vez ao ano ou quando necessário. Recomenda-se o acompanhamento clínico até o final do crescimento, tendo em vista que indivíduos assintomáticos podem apresentar, de forma precoce na idade adulta, dor e artrose no quadril displásico não diagnosticado ou resultante de tratamento inadequado.

O tratamento da subluxação e da luxação é feito, nessa faixa etária, por meio do suspensório de Pavlik por seis meses, com acompanhamento clínico rígido, ecográfico ou radiográfico mensal. Trata-se de um aparelho de uso difícil, motivo pelo qual só deve ser manipulado por profissional treinado e sob o amparo de familiares bem esclarecidos e cooperativos. É um tratamento que exige muito cuidado, experiência e revisões frequentes para que possa ser modificado sempre que necessário e antes de produzir lesões iatrogênicas. Os resultados do tratamento correto costumam ser bons. Quando não se observa boa evolução, é necessário revisar os procedimentos adotados.

O suspensório de Pavlik é formado por tiras que envolvem os membros inferiores, conectadas a um cinto torácico sustentado por suspensórios que se cruzam na região interescapular. Tem como função: 1) manter os quadris em posição de flexão e abdução; 2) evitar a extensão e a adução; 3) desenvolver o acetábulo pela presença da cabeça femoral; e 4) promover a redução espontânea do quadril luxado. Suas contraindicações são: 1) desequilíbrio muscular (mielomeningocele, paralisia cerebral, doenças neuromusculares); 2) rigidez articular (artrogripose); e 3) frouxidão ligamentar (síndrome de Ehlers--Danlos). Quanto ao uso, é importante saber que as tiras anteriores limitam a extensão, e as posteriores, a abdução. O quadril deve permanecer em torno de 100° de flexão, e a abdução deve ser livre, dentro da zona de segurança de Ramsey, que vai da posição de conforto até a do limite capaz de produzir nova luxação.

Ramsey e colaboradores[19] definiram a zona de segurança da redução como sendo o arco entre o ângulo de abdução máximo e o limite máximo da adução antes de provocar a reluxação (**FIG. 9.1.18**) A abdução deverá acontecer pelo próprio peso dos membros inferiores do bebê, quando estiver em decúbito dorsal horizontal, ou pelo peso do próprio corpo quando em decúbito ventral. O suspensório deve ter seu uso continuado, diretamente sobre o corpo da criança, sem ser retirado para banho ou troca de roupa, sobretudo durante as primeiras quatro a seis semanas de uso, período fundamental em que se espera a redução (**FIG. 9.1.19**)

> **ATENÇÃO! A abdução nunca deve ser forçada por estiramento da tira posterior, pois costuma ser causa de necrose avascular da cabeça do fêmur. Deve-se deixar que a abdução ocorra de forma gradativa e espontânea, o que costuma acontecer em poucas semanas, quando o quadril for reduzido. A colocação e o bom posicionamento do suspensório são de responsabilidade do ortopedista, e o controle rigoroso do seu uso é de responsabilidade também dos familiares.**

Por não ser rígido, o suspensório permite certos graus de movimento em extensão e adução limitados do quadril. A posição correta do aparelho e a evolução do quadril são verificadas pela ultrassonografia ou pela radiografia, logo

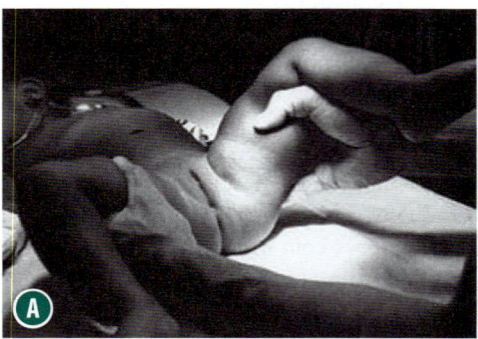

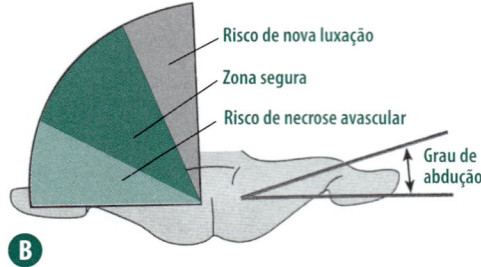

FIGURA 9.1.18

Ⓐ Manobra de redução incruenta do quadril para verificação da zona de segurança de Ramsey.

Ⓑ Figura mostrando as zonas de risco de reluxação, segurança, risco de necrose avascular e grau permitido de abdução.

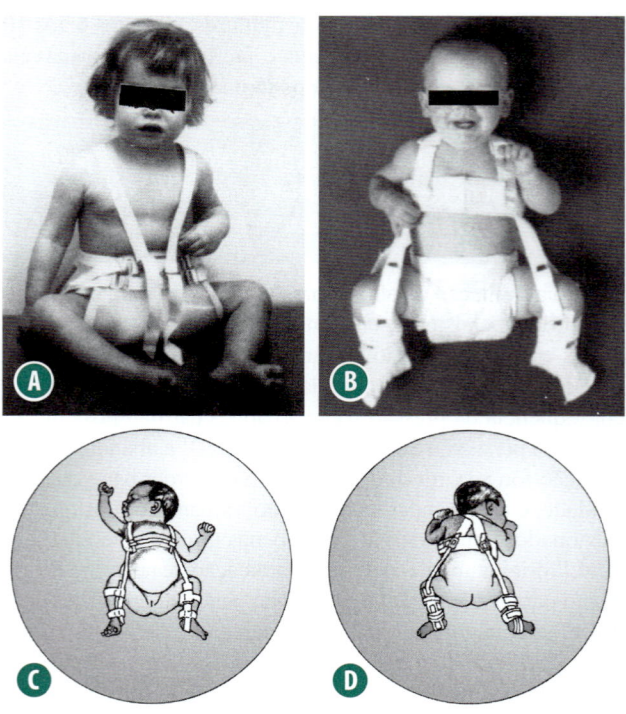

FIGURA 9.1.19

Ⓐ Aparelho de plástico do tipo Frejka, usado para instabilidade do quadril com displasia.

Ⓑ Suspensório de Pavlik, usado para instabilidade com displasia e, principalmente, para luxação do quadril do recém-nascido até os 6 meses.

Ⓒ Aplicação correta do suspensório de Pavlik. As tiras anteriores servem para manter os quadris em flexão de 100°.

Ⓓ As tiras posteriores servem para manter o quadril em abdução, que não deve ser forçado.

após os primeiros 15 dias de uso. Estando em boa posição, sem necessidade de reajuste das tiras, repetem-se os exames clínico e radiográfico após um mês. Se a redução for obtida, mantém-se o tratamento com seus controles mensais, reajustando o suspensório sempre que necessário, até a cura vista em âmbitos clínico e radiográfico. Nesse caso, retira-se o Pavlik durante seis horas por dia e, depois de duas semanas, durante 12 horas, por mais duas semanas. O aparelho não deve ser utilizado por crianças após os 6 meses de vida (FIGS. 9.1.20 a 9.1.22).

As complicações por conta do uso inadequado do suspensório de Pavlik são frequentes (QUADRO 9.1.3). Quando, ao contrário, após quatro a seis semanas de uso adequado não ocorrer redução espontânea, abandona-se o suspensório e institui-se outro tipo de tratamento (FIGS. 9.1.23 a 9.1.25).

QUADRO 9.1.3 → Problemas e complicações com o uso do suspensório de Pavlik e suas prováveis causas

Problemas e complicações	Causas prováveis
Falha na redução ± 15%	Flexão insuficiente Interposição de partes moles Mau uso
Necrose avascular	Abdução exagerada
Desenvolvimento acetabular retardado	Adutores tensos Interposição de partes moles Hipotonia
Lesão do nervo femoral	Flexão exagerada Uso excessivo
Doença de Pavlik	Iatrogenia

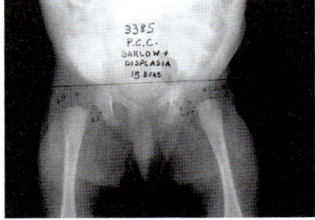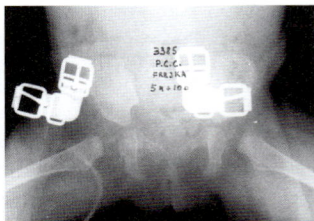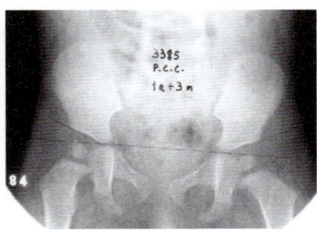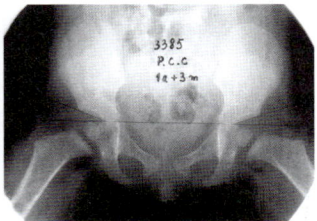

FIGURA 9.1.20
Recém-nascido com sinal de Barlow positivo e displasia acetabular. Foi tratado com aparelho de abdução. Resultado com 1 ano e 3 meses.

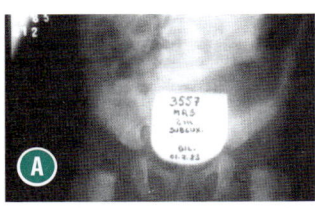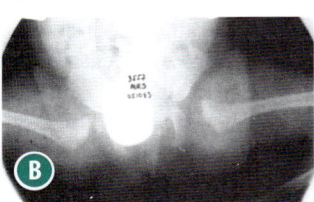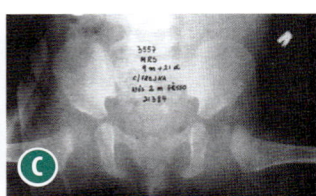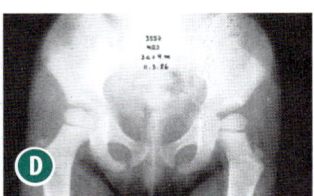

FIGURA 9.1.21
Ⓐ Criança com 2 meses. Subluxação bilateral e displasia. Ⓑ Controle no Pavlik: o aparelho não foi usado de modo correto, e o paciente necessitou de redução fechada e aparelho gessado por dois meses. Ⓒ Após dois meses de gesso, controle usando Frejka. Ⓓ Resultado com 3 anos e 4 meses.

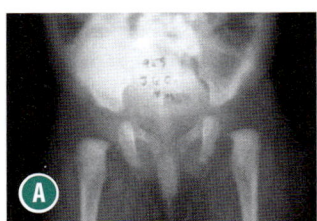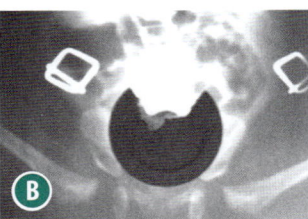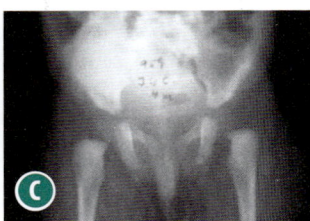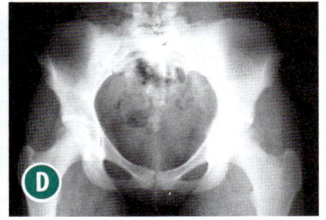

FIGURA 9.1.22
Ⓐ Criança com 4 meses. Quadril displásico e subluxado. Ⓑ Criança usando Pavlik. Ⓒ Resultado com 1 ano de vida. Ⓓ Resultado com 16 anos.

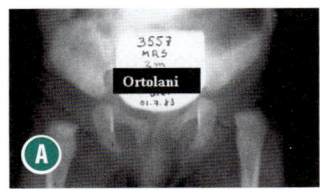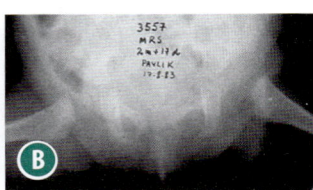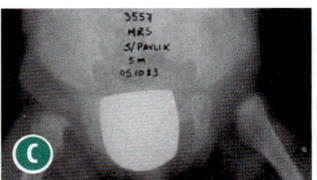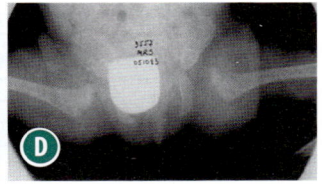

FIGURA 9.1.23
Ⓐ e Ⓑ Criança com 2 meses, com luxação bilateral do quadril, colocada em suspensório de Pavlik. Ⓒ e Ⓓ Aos 5 meses, mostrava redução no lado direito e manutenção da luxação e displasia no lado esquerdo.

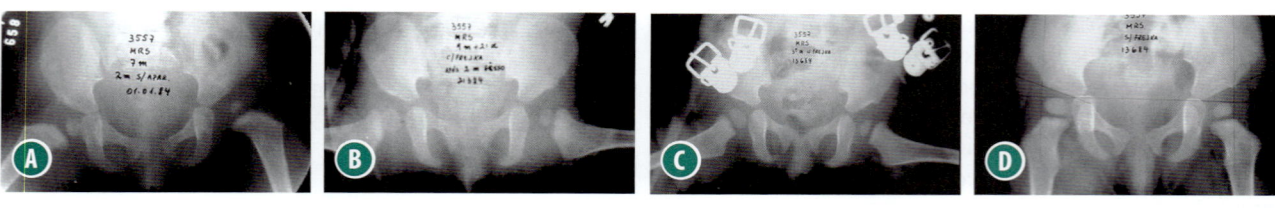

FIGURA 9.1.24

A e **B** A mesma criança da Figura 9.1.23 fez redução sob anestesia e foi submetida a aparelho gessado. **C** Após dois meses de gesso, passou a usar aparelho de Frejka. Depois da redução e do gesso, com o quadril reduzido e estável, a displasia acetabular parece ter diminuído. **D** Paciente com 1 ano e sem o aparelho de abdução: o quadril está reduzido, mas o lado esquerdo ainda se mantém displásico.

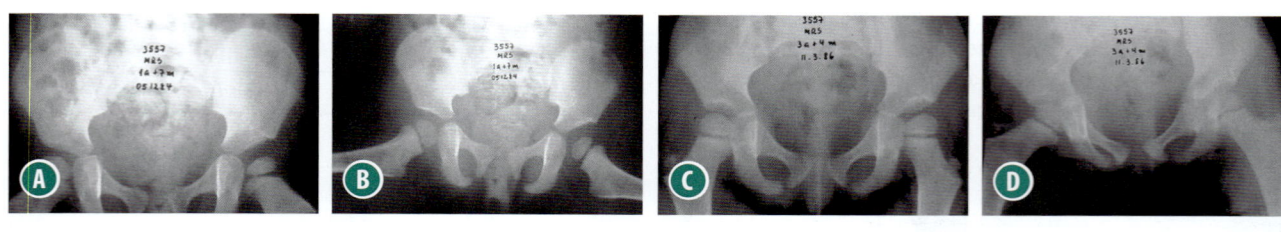

FIGURA 9.1.25

A e **B** A mesma paciente com 1 ano e 7 meses, na mesma situação. **C** e **D** Com 3 anos e 4 meses, o quadril mantém-se reduzido, mas o lado esquerdo ainda está displásico, com linha de Shenton quebrada e colo femoral valgo.

A **FIGURA 9.1.26** apresenta o algoritmo da DDQ de 0 a 6 meses.

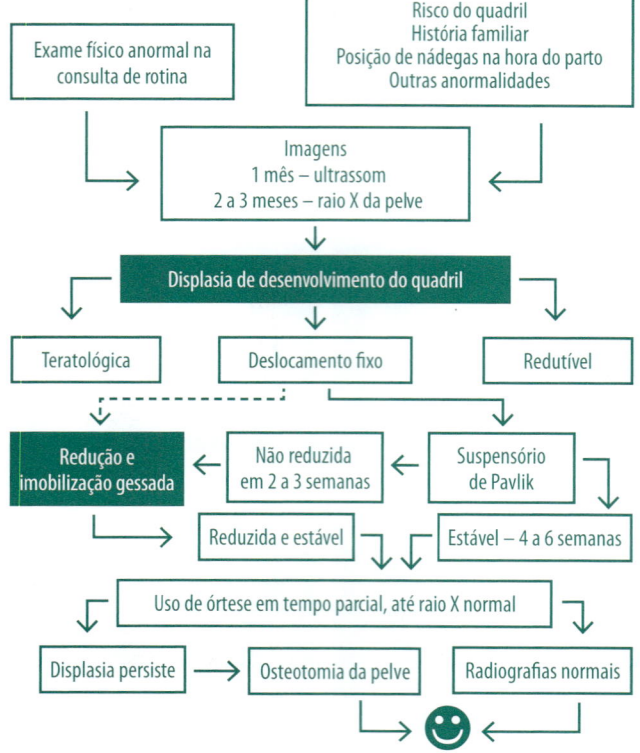

Achados suspeitos do nascimento aos 6 meses

FIGURA 9.1.26 → Algoritmo da DDQ do nascimento aos 6 meses.
Fonte: Modificada de Staheli.[20]

De 6 a 12 meses

Nessa faixa etária, alguns autores indicam a cirurgia primária, aberta, por acreditarem que já existam alterações capsulares, ligamentares e ósseas, incompatíveis de serem resolvidas sem cirurgia aberta, e alertam para os riscos de insucesso ou iatrogenia com o tratamento conservador.

Outros, assim como o autor, acreditam que a subluxação e a luxação do quadril na DDQ costumam fazer parte da evolução da instabilidade com displasia ao nascimento, que não involuiu de forma espontânea e que deveria ter sido diagnosticada e tratada de maneira correta e precoce. Recomendam também a tentativa da redução incruenta, sempre que possível e segura.[3] Nessa faixa etária, quando o diagnóstico já é tardio ou quando o tratamento até então instituído não obteve sucesso, recorre-se à redução sob narcose e aparelho gessado. Kotzias Neto e colaboradores[21] relatam: "[...] à medida que a criança cresce, aumentam as alterações anatômicas, tornando o tratamento mais difícil. Após os seis meses de idade, o Pavlik perde a eficácia, e o tratamento preconizado passa a ser a redução incruenta com imobilização gessada".

Quando a redução é suave, com o quadril em flexão e abdução, sem trauma ou pressão exagerada, concêntrica e estável, coloca-se o aparelho gessado em posição de redução e estabilização – flexão de 100 a 110° e abdução de 60°, dentro da zona de segurança de Ramsey. A imobilização gessada é mantida por dois a três meses, quando é substituída pelo aparelho de abdução do tipo Milgram, Atlanta ou Hilgenreiner (**FIG. 9.1.27**).

Se, durante o procedimento, não for possível a redução nesses moldes e com a criança ainda sob narcose, procede-se à artrografia dinâmica sob controle do intensificador de imagem, que pode esclarecer a respeito dos obstáculos à redução e mostrar a qualidade da redução: a) concêntrica e estável, b) excêntrica e instável, e c) concêntrica, porém instável (FIG. 9.1.28). Na existência de interposição de partes moles ou afrontamento da cabeça femoral e redução excêntrica, há necessidade de redução cirúrgica, com artrotomia, para desobstrução das estruturas que estão impedindo a redução. Se a contratura dos adutores limita a abdução e dificulta a redução ou restringe o ângulo de estabilização da zona de segurança de Ramsey, a tenotomia dos adutores pode ser suficiente para facilitar a redução e sua estabilização.

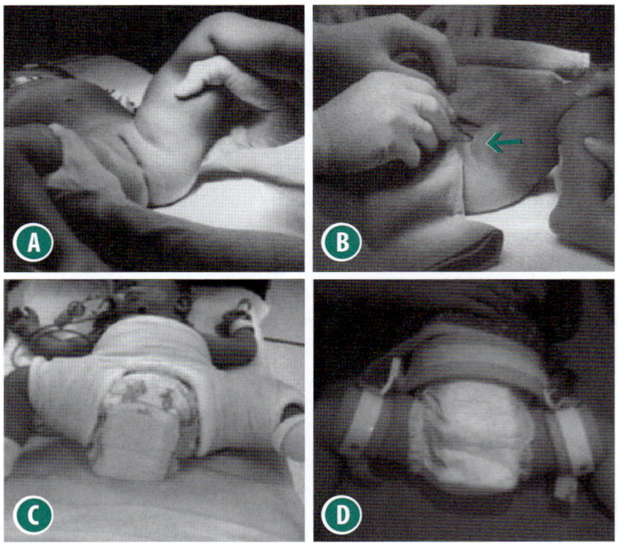

> **DICA: A secção do ligamento transverso do acetábulo e a capsulorrafia em jaquetão com fio inabsorvível são fundamentais para a eficiência da redução cirúrgica e sua estabilização.**

Para avaliar a congruência da redução do quadril e prognosticar os resultados do tratamento conservador, Forlin e colaboradores[22] reportaram oito formas diferentes de *limbus* representando "a obstrução progressiva da cabeça do fêmur". A conclusão desse estudo, com 72 quadris luxados de 61 pacientes, em que todos foram classificados como grau III ou IV de Tönnis, é que o formato do *limbus* é um indicador de resultado da redução. O formato do tipo I ao IV de Tönnis é associado aos bons resultados, e os tipos IV ao VIII, aos maus resultados.

Baseados no conceito da redução progressiva, alguns autores acreditam que a interposição das partes moles desaparecerá gradualmente se a cabeça do fêmur for mantida afrontada ao acetábulo.

Bowen e Kotzias Neto,[23] assim como o autor deste capítulo e outros tantos, não seguem esse princípio e preferem a redução concêntrica. O critério de prognóstico de Bowen para determinar a eficácia da redução fechada parece mais adequado à realidade da evolução e ao prognóstico da DDQ: a) a metáfise femoral proximal deve estar abaixo da linha de Hilgenreiner; b) dois terços da cabeça femoral cartilaginosa devem estar mediais à linha de Perkins; e c) a cabeça femoral deve estar reduzida sob a margem lateral do *limbus*.

A artrografia na redução fechada deve mostrar uma redução concêntrica com a cabeça femoral posicionada abaixo do lábrum e medializada dentro do acetábulo, com o quadril posicionado dentro da zona de Ramsey (com flexão

FIGURA 9.1.27

Ⓐ Manobra de redução incruenta.
Ⓑ Local da incisão para tenotomia dos adutores.
Ⓒ Paciente usando aparelho gessado após redução incruenta sob narcose.
Ⓓ Mesmo paciente com aparelho de abdução de Milgram após a retirada do gesso.

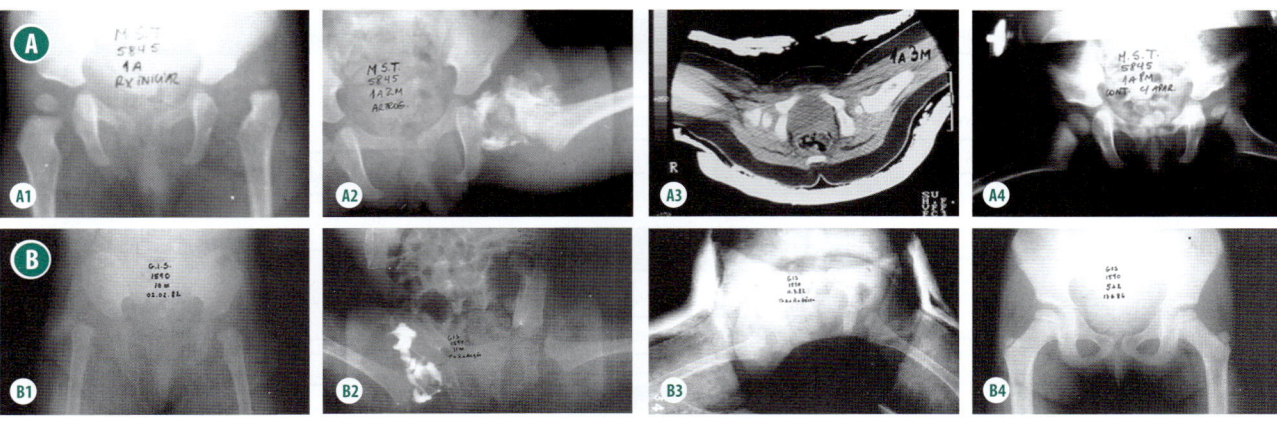

FIGURA 9.1.28

Ⓐ (A1) Paciente com 1 ano, luxação displásica à esquerda. (A2) Artrografia com redução concêntrica após tenotomia dos adutores. (A3) TC mostrando redução mantida no gesso. (A4) Aparelho de Milgram.
Ⓑ (B1) Criança com 10 meses, luxação congênita do quadril à direita. (B2) Redução sob anestesia e artrografia dinâmica. (B3) Redução mantida no aparelho gessado. (B4) resultado com 5 anos e 2 meses.

de 110° e não mais do que 65° de abdução); caso contrário, estará indicada a redução aberta.

No período dos 6 aos 12 meses de vida, as osteotomias são evitadas, pois a redução e a manutenção concêntrica da cabeça femoral no acetábulo costumam ser suficientes para, por meio da restauração das forças biomecânicas, promover o desenvolvimento do acetábulo e do terço superior do fêmur. No entanto, após a redução aberta ou fechada, o acetábulo poderá não responder de forma adequada ao estímulo da cabeça femoral, gerando um procedimento cirúrgico complementar.

O tratamento cirúrgico exige colocação de aparelho gessado no pós-operatório por seis semanas, passando-se então para o aparelho de abdução por mais quatro a seis semanas. Quando a redução for incruenta, mesmo com tenotomia dos adutores, o tempo de imobilização deve ser mais prolongado, pelo risco de perda da redução e displasia acetabular residual. Recomenda-se seis a oito semanas de gesso e mais seis semanas com aparelho de abdução (Hilgenreiner, Atlanta, Milgram), que poderá ser retirado de forma completa ou gradual, dependendo da evolução do quadril. Em contrapartida, quando a redução for cirúrgica, com artrotomia e desobstrução da articulação, o tempo de imobilização deve ser o menor possível, evitando-se o risco de rigidez articular.

> **ATENÇÃO! A perda da redução no momento da colocação do gesso é uma situação grave, que precisa ser vista e resolvida antes do término da anestesia, com auxílio do intensificador de imagem. Quando ocorre durante a evolução do tratamento sem que se constate a perda da redução dentro do aparelho gessado, o gesso precisa ser removido imediatamente, pois podem ocorrer graves lesões iatrogênicas.**

O algoritmo da DDQ dos 6 aos 12 meses é apresentado na **FIGURA 9.1.29**.

Após a marcha

No período de deambulação, a maioria dos autores é favorável ao tratamento cirúrgico imediato. Catterall,[24] nos anos 1980, indicava a redução cirúrgica aberta apenas quando: a) a contratura dos tecidos moles em volta do quadril não corrigia com a tração (utilizada na época, mas hoje praticamente abandonada); b) a tentativa de redução fechada não obtivesse sucesso; c) em crianças acima de 2 anos e meio; e d) quando a luxação da articulação do quadril está associada a condições como artrogripose, e a contratura é marcante. Autores como Weinstein,[25] Ferguson,[26] Rab,[3] Catterall,[24] Staheli,[20] Scoles,[16] Zionts[27] e McEwen

Achados dos 6 aos 12 meses

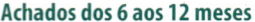

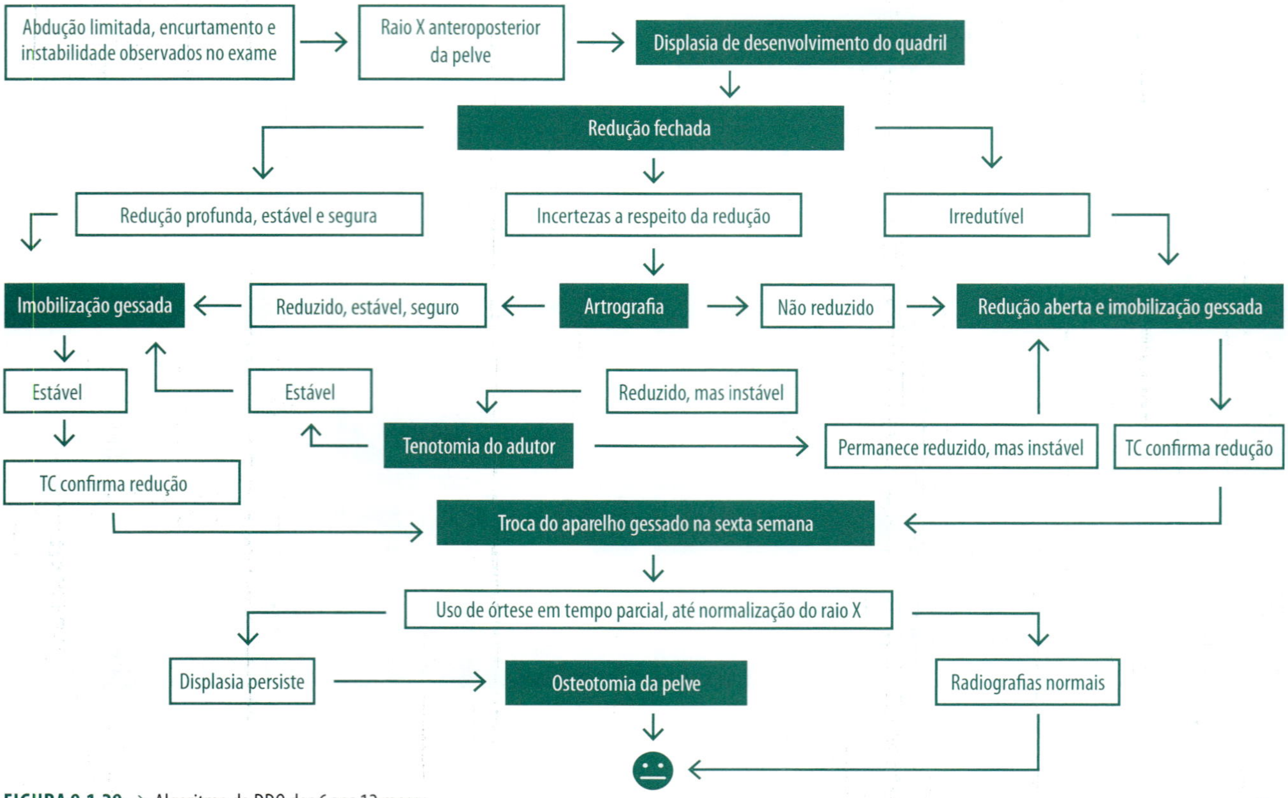

FIGURA 9.1.29 → Algoritmo da DDQ dos 6 aos 12 meses.
Fonte: Modificada de Staheli.[20]

indicam primariamente a redução incruenta e imobilização gessada até os 2 anos de vida.

O limite de idade até o qual a redução fechada pode ser tentada não está estabelecido com clareza. A necessidade de redução cirúrgica aberta não depende da idade do paciente, mas do grau de deslocamento, da deformidade do terço superior do fêmur, do acetábulo e da interposição de partes moles, que costumam impedir a redução e a estabilidade do quadril.

O autor tem obtido bons resultados com a abordagem conservadora, mesmo nessa idade, sempre que possível, à semelhança do que já foi descrito, e utilizando-se da artrografia dinâmica quando necessária (FIG. 9.1.30). Quando a redução e a estabilização não forem confiáveis, a artrografia dinâmica, durante o procedimento, pode orientar quanto à necessidade do tratamento cirúrgico ou não.

Em crianças com mais de 18 meses de vida, o tratamento varia de redução incruenta e gesso até a necessidade de redução cirúrgica associada ou não à osteotomia. A redução aberta da articulação promove limpeza do fundo do acetábulo (geralmente preenchido por tecido neoformado que completa o fundo do acetábulo não habitado, pulvinar), ressecção do ligamento redondo (anômalo e aumentado), secção transversa e reposicionamento do limbo cartilagíneo interposto ou invertido (não ressecar o limbo), secção do ligamento transverso do acetábulo (sem o qual não é obtida a redução congruente da cabeça femoral) e capsulorrafia cuidadosa e eficiente (estabilizando firmemente a cabeça femoral reduzida). O quadril, então, é mantido em aparelho gessado, na posição de estabilidade.

O pós-operatório segue como descrito antes. Em crianças logo após o início da marcha, as deformidades do acetábulo e a hipoplasia da cabeça femoral poderão melhorar na presença de quadril concentricamente reduzido e estável. Quando essa recuperação não ocorrer, será necessário, em um momento posterior, realizar a osteotomia do fêmur ou do acetábulo, dependendo do caso. No entanto, a experiência mostra que o acetábulo tende à recuperação, pela presença da cabeça femoral contida, que estimula a cartilagem trirradiada do fundo do acetábulo, cujo desenvolvimento propicia a cobertura e a estabilização da cabeça femoral.

Quando, durante o ato cirúrgico, após efetiva redução, o quadril continuar instável (o que costuma acontecer em crianças a partir dos 2 anos), é provável que a deformidade do acetábulo ou do terço superior do fêmur ou de ambos seja a causa da instabilidade. Nesse caso, a cirurgia segue até que se consiga a estabilização. Para isso, poderá ser necessária a osteotomia, quando, após a redução cirúrgica e a capsulorrafia:

- O quadril estabilizar na posição de flexão, abdução e rotação interna (são recomendadas a osteotomia do ilíaco e a femoral);

- Estabilizar apenas em flexão (recomenda-se então a osteotomia do ilíaco);

- A estabilização ocorrer somente em abdução e rotação interna (indica-se osteotomia varizante e derrotadora do fêmur).

Em algumas situações, são necessárias cirurgias complementares depois de algum tempo de pós-operatório e recuperação funcional do quadril. A osteotomia do ilíaco, técnica de Salter, Pemberton ou outra são necessárias, quando não há cobertura suficiente para a cabeça femoral, para aumento do índice acetabular e estabilização mecânica da articulação. A osteotomia de Salter está indicada até os 8 a 10 anos, sempre que o quadril estiver reduzido e o colo femoral não for valgo (FIG. 9.1.31).

> **ATENÇÃO! As osteotomias acetabulares requerem que a cabeça femoral seja esférica e que a articulação do quadril esteja concentricamente reduzida.**

A osteotomia femoral corrige a anteversão e o valgo do colo. Em alguns casos, é possível obter-se bons resultados, com remodelação completa do acetábulo apenas com a osteotomia varizante e derrotatória do fêmur, sempre que a cartilagem trirradiada ainda apresentar capacidade de crescimento (FIG. 9.1.32). Caso não haja boa cobertura da cabeça femoral e o teto acetabular permanecer displásico, pode-se completar com acetabuloplastia. A displasia residual é uma complicação frequente e, por vezes, tardia. Costuma ocorrer em crianças não tratadas ou apesar da redução bem sucedida realizada por método fechado ou cruento.[3]

O algoritmo da DDQ após a marcha é apresentado na **FIGURA 9.1.33.**

Em 2014, aconteceu em Chicago o curso Open and Arthroscopic Techniques for Adolescent and Young Adult HIP Preservation Disorders, da American Academy of

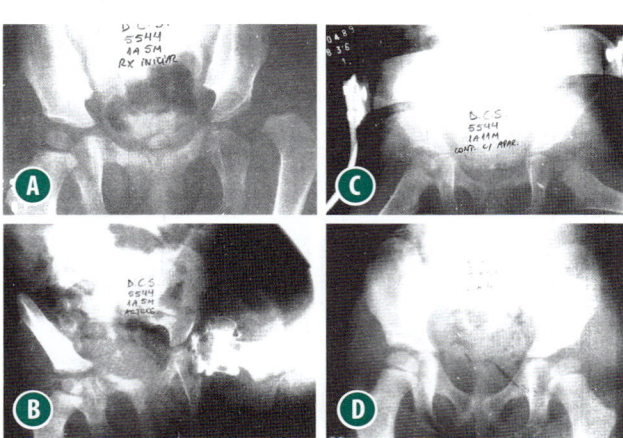

FIGURA 9.1.30
Ⓐ Criança com 1 ano e 5 meses, luxação congênita do quadril à esquerda.
Ⓑ Redução sob artrografia dinâmica.
Ⓒ Após o gesso, usando aparelho de Milgram.
Ⓓ Resultado com 2 anos e 10 meses.

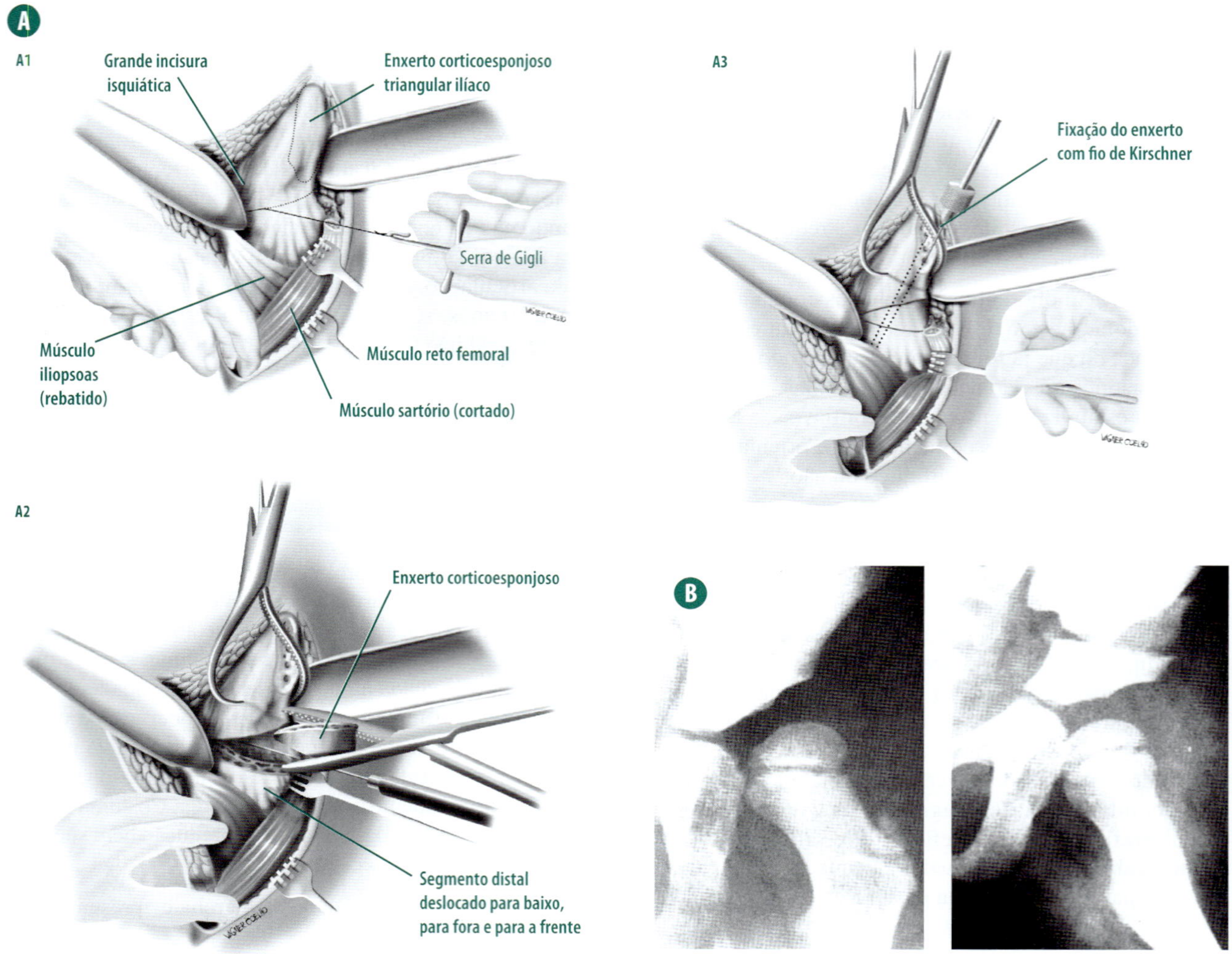

A

A1

Grande incisura
isquiática

Enxerto corticoesponjoso
triangular ilíaco

Serra de Gigli

Músculo
iliopsoas
(rebatido)

Músculo reto femoral

Músculo sartório (cortado)

A3

Fixação do enxerto
com fio de Kirschner

A2

Enxerto corticoesponjoso

Segmento distal
deslocado para baixo,
para fora e para a frente

B

FIGURA 9.1.31

A Após a exposição subperiostal da metade anterior do ilíaco (como na osteotomia pericapsular), uma serra de Gigli é passada pela incisura isquiática.
(A1) O ilíaco é cortado por completo, com um ângulo de osteotomia tal que o corte externo seja mais alto (mais cefálico) do que o corte interno. Um gancho de osso é colocado na parte posterior do fragmento distal, sendo puxado para a frente e para fora, rodando-o de tal forma que o aspecto anterior dos fragmentos osteotomizados seja amplamente aberto, mas o aspecto posterior esteja fechado. **(A2)** Um enxerto triangular retirado do ilíaco é colocado (não dirigido) dentro da falha triangular criada entre os dois fragmentos. **(A3)** Esse enxerto e os dois fragmentos são transfixados com dois fios de Kirschner ou pinos rosqueados de Steinmann.
B Osteotomia pélvica para o tratamento de deslocamento lateral persistente da cabeça femoral após o tratamento não operatório da luxação congênita do quadril.
Fonte: Coleman.[28]

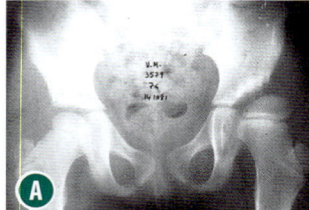

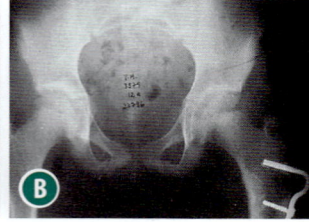

FIGURA 9.1.32

A Paciente com 7 anos, quadril reduzido, displasia residual, colo em valgo, acetábulo insuficiente, cabeça femoral aumentada.
B Resultado final após osteotomia varizante e derrotatória, aos 12 anos.

Orthopaedic Surgeons. Nesse mesmo ano, a International Society for Hip Arthroscopy promoveu, no Brasil, um encontro que teve como temas principais a artroscopia e a cirurgia preservadora do quadril, procedimento que vem se tornando cada vez mais frequente devido ao avanço no diagnóstico precoce das patologias e sequelas do quadril em geral. Por enquanto, ainda não há indicação precisa para o tratamento inicial da DDQ. No entanto, o reposicionamento do limbo, a secção do ligamento transverso do acetábulo, a ressecção do pulvinar e do ligamento redondo hipertrofiado e até uma capsuloplastia são técnicas possíveis, após experiência e artroscópio de tamanho adequado, por vídeo artroscopia, em tratamentos tardios.

Achados após a marcha

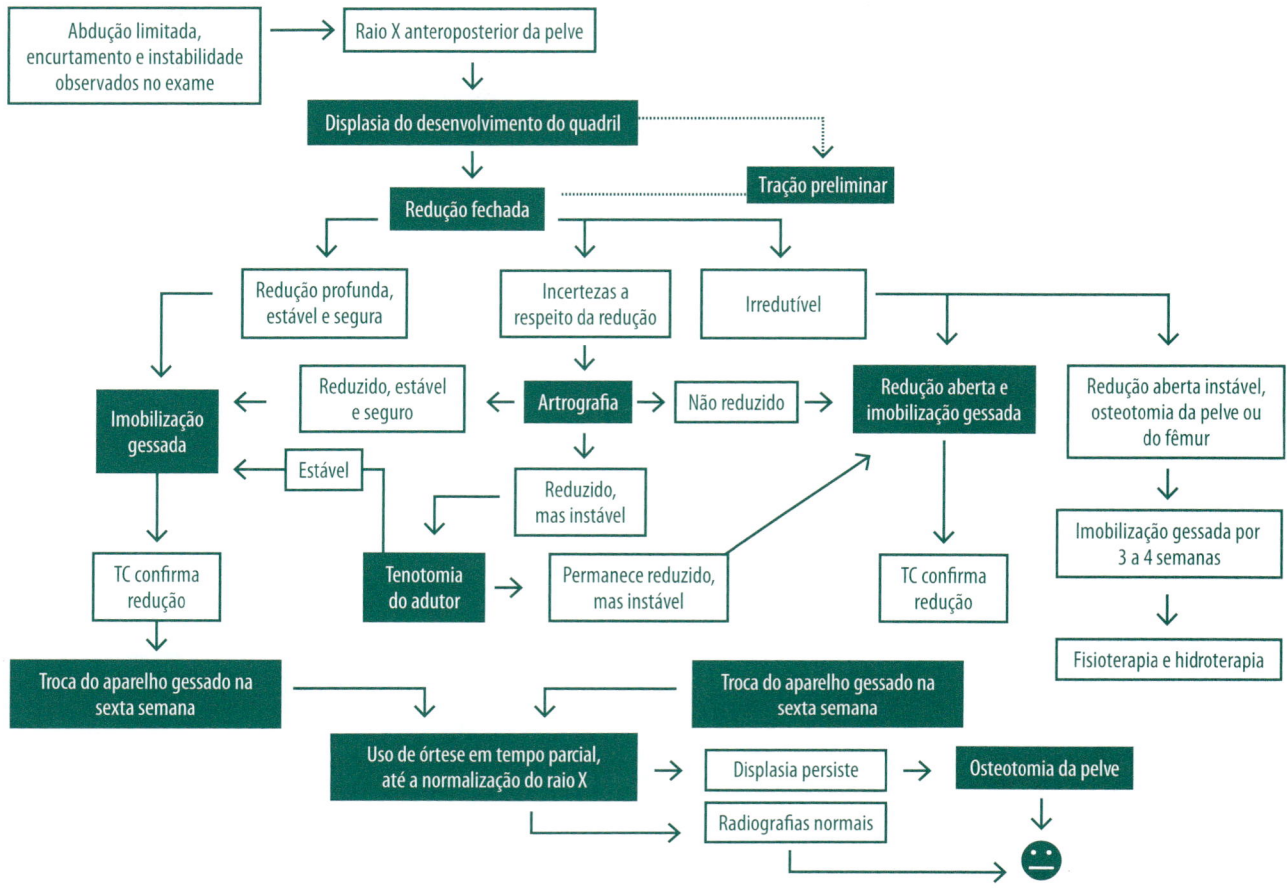

FIGURA 9.1.33 → Algoritmo da DDQ após a marcha.
Fonte: Modificada de Staheli.[20]

Após os 3 anos

Nas luxações antigas, com grandes alterações articulares, além da artrotomia com desobstrução da articulação, as osteotomias do fêmur e do acetábulo, quando necessárias, devem ser efetuadas no mesmo ato cirúrgico, em procedimento único, junto à redução. Quando necessário, é preciso fazer o encurtamento do fêmur na medida suficiente para que a redução ocorra sem pressão exagerada da cabeça femoral contra o acetábulo, diminuindo, assim, o risco de necrose avascular **(FIGS. 9.1.34 e 9.1.35)**.

Kotzias Neto e colaboradores[21] publicaram um estudo descritivo e retrospectivo, assim como uma revisão da literatura, contemplando o tratamento e os resultados em crianças com DDQ bilateral após a marcha. Concluíram que a redução associada à osteotomia de Salter apresenta melhora estatisticamente significativa dos parâmetros angulares medidos nas radiografias do pré e pós-operatório, não tendo relação com a cirurgia de encurtamento do fêmur. A necrose avascular da cabeça femoral foi a complicação mais prevalente no grupo estudado, tendo relação com as luxações mais altas e com a idade mais avançada.

O potencial de remodelação da displasia acetabular diminui de modo gradativo à medida do crescimento da criança. A idade em que não é mais possível a recuperação do acetábulo é variável, de acordo com a literatura, no entanto, a presença e a integridade da cartilagem em Y são promissoras, mas incertas, de remodelação, quando consegue-se uma redução congruente e estável. São vários os procedimentos utilizados na tentativa de correção da displasia do acetábulo. A osteotomia de Salter tem o objetivo de promover o direcionamento do acetábulo para uma posição que favoreça uma boa cobertura anterolateral da cabeça femoral. Está indicada por Salter entre os 18 meses e os 8 anos nas luxações unilaterais e até os 6 anos nos casos bilaterais. São fundamentais para um bom resultado: trazer a cabeça femoral ao nível do acetábulo, sem tensão exagerada (para isso, usa-se o encurtamento do fêmur, quando necessário, para uma redução anatômica), e a liberação das contraturas dos adutores e iliopsoas.

> **ATENÇÃO! A osteotomia de Salter não está indicada para crianças com menos de 18 meses.**

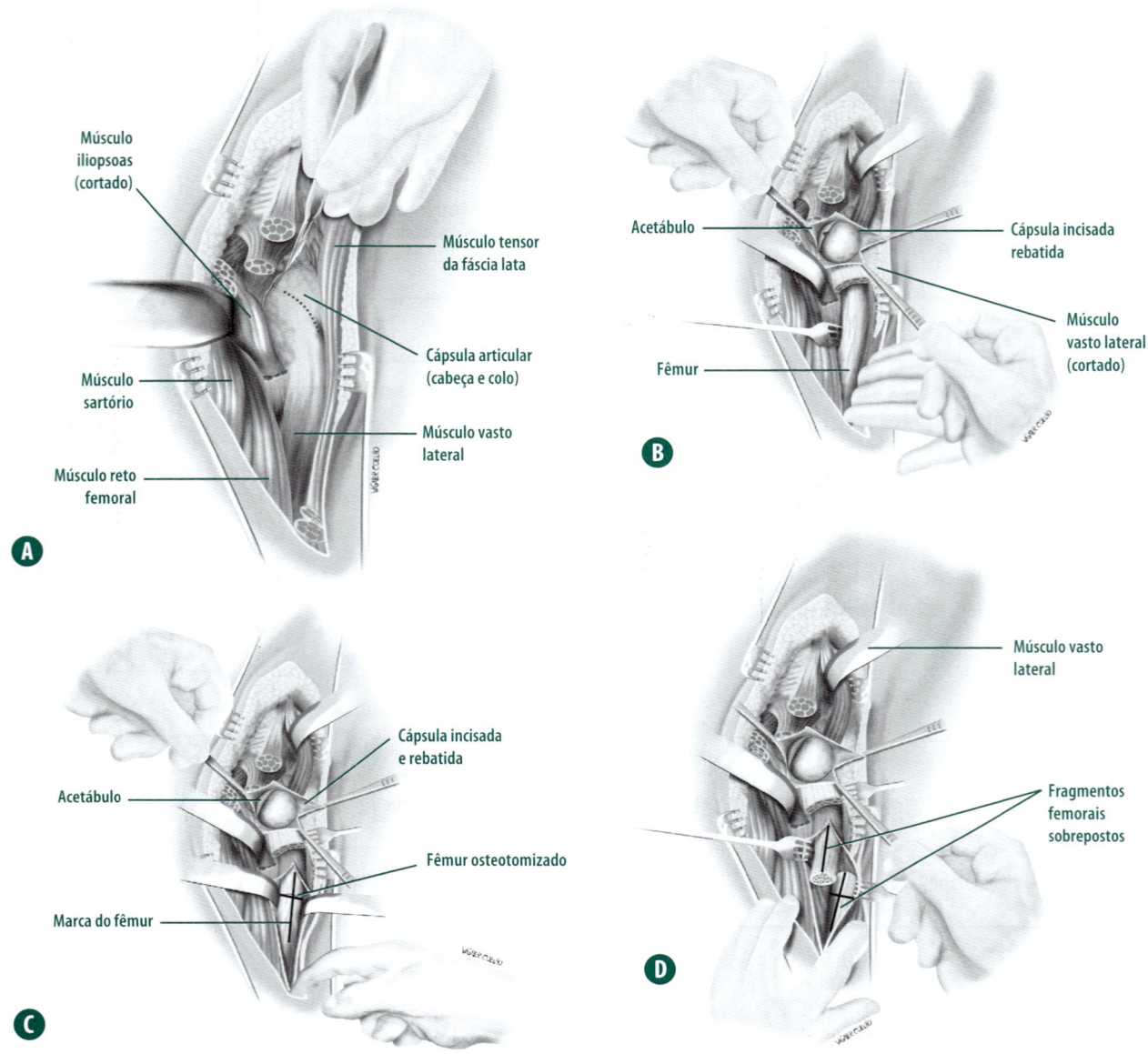

FIGURA 9.1.34 → Técnica de redução aberta e encurtamento femoral. As figuras mostram uma generosa abordagem iliofemoral. Estão expostos os músculos sartório e tensor da fáscia lata e a crista do ilíaco.

A e **B** A extremidade distal da incisão é estendida e aprofundada, e o fêmur proximal é exposto.

C Uma "marca" longitudinal é feita no fêmur proximal, e a osteotomia é executada.

D Deixa-se que os fragmentos se sobreponham, e a redução é mais facilmente executada. O fêmur sobreposto é ressecado, sendo aplicada uma placa com parafusos para estabilizá-lo.

Fonte: Coleman.[28]

Opções como as osteotomias de Pemberton e Tönis necessitam que a cartilagem trirradiada em Y esteja aberta, para que funcione como dobradiça no momento da manipulação óssea, na manobra de correção da displasia. Por essa razão, nesse momento, pode ocorrer a lesão dessa cartilagem, com consequente perda do crescimento ósseo e da remodelação do acetábulo.

Quanto ao procedimento de correção da anteversão femoral, através da derrotação do fêmur, associada à osteotomia pélvica, alguns autores têm receio em função da possibilidade de provocar uma luxação posterior da cabeça femoral e atitude em rotação externa do membro inferior operado.

No pré-adolescente e no adolescente, a redução satisfatória e sem riscos de complicação não é mais possível. Dor, deformidade, claudicação, instabilidade e fraqueza da musculatura limitam as atividades da vida diária desses indivíduos, e as complicações e sequelas são mais frequentes e mais graves **(FIG. 9.1.36)**.

As cirurgias de salvação são muitas, mas os resultados nem sempre são animadores. A osteotomia subtrocantérica

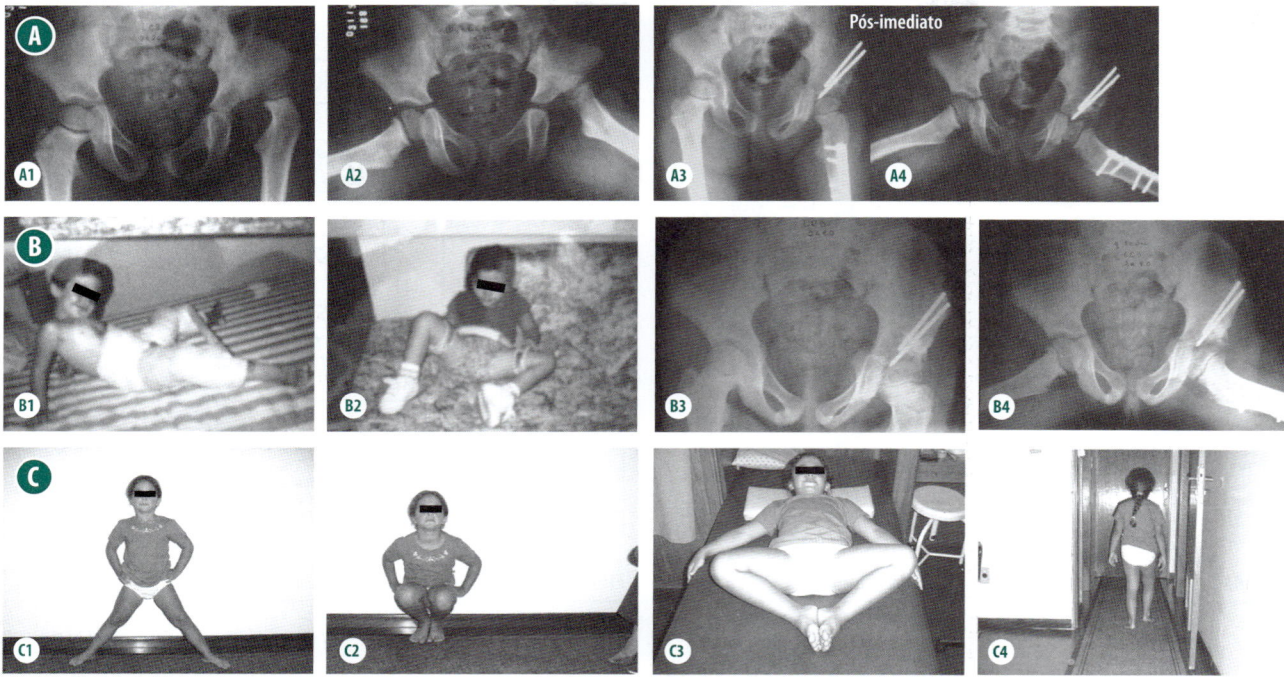

FIGURA 9.1.35

Ⓐ **(A1 e A2)** Radiografias de paciente de 3 anos e 2 meses, com luxação antiga, alta, do quadril esquerdo. **(A3 e A4)** operada com redução aberta e osteotomia de encurtamento do fêmur e do ilíaco, Salter.
Ⓑ **(B1)** Paciente em aparelho gessado. **(B2)** Em aparelho de Milgram. **(B3 e B4)** Raio X com 2 anos de pós-operatório.
Ⓒ Boa evolução. **(C1 a C4)** Mobilidade articular.

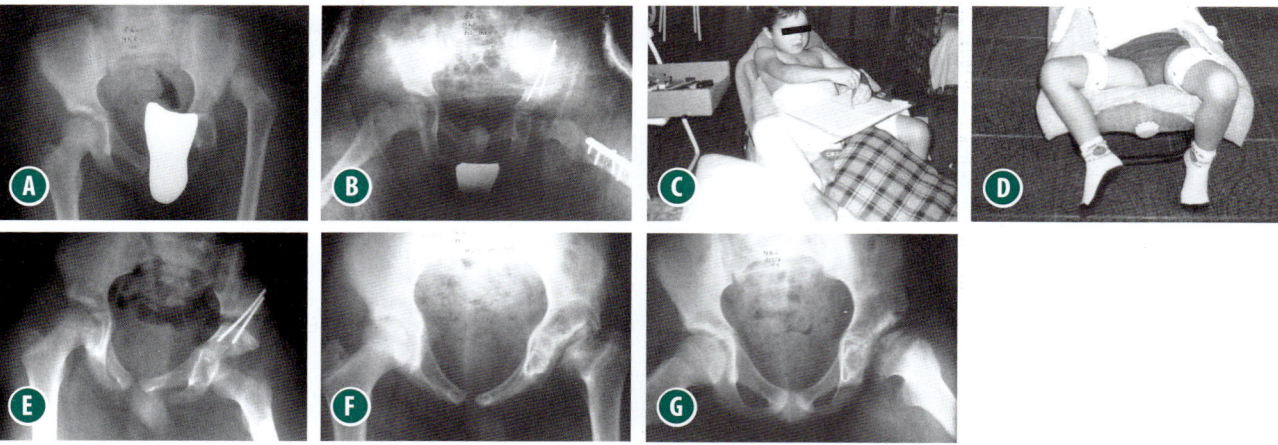

FIGURA 9.1.36

Ⓐ Menino com 6 anos, sem ter feito tratamento, com luxação displásica do quadril esquerdo, inveterada. **Ⓑ** Submetido a redução cirúrgica com osteotomia de encurtamento, derrotação e varização do fêmur e Salter. **Ⓒ** Colocado em aparelho gessado. **Ⓓ** Usando aparelho de Milgram. **Ⓔ** Desenvolvimento de rigidez articular.
Ⓕ e **Ⓖ** Necrose do acetábulo e da cabeça femoral, encurtamento do colo femoral e limitação dos movimentos.

de valgização do tipo Shanz, Lorenz ou Hass, associada ou não ao alongamento, aduzindo o segmento proximal do fêmur e produzindo um suporte pélvico, é a cirurgia que pode melhorar a dor por algum tempo **(FIG. 9.1.37)**.

Podem ser utilizados vários tipos de osteotomias, conforme cada caso, dependendo da experiência do cirurgião. A artroplastia total do quadril no adolescente ainda não tem indicação segura. A artrodese do quadril tem sido evitada como indicação principal para promover a cura da dor e a estabilização da articulação. Há várias técnicas descritas. Com o tempo, a artrodese traz problemas como lombalgia, rotação pélvica, instabilidade e artrose no joelho ipsilateral e quadril contralateral. Quando o resultado é bom, permanecendo até a idade adulta, a artrodese pode ser revertida em artroplastia total. Entretanto, está obviamente contraindicada em casos bilaterais. Estes, acima de 8 anos e rígidos, em

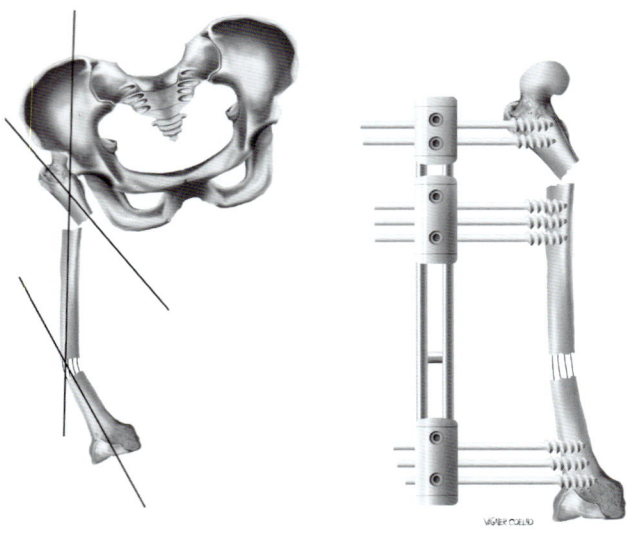

FIGURA 9.1.37 → Osteotomia de suporte pélvico e alongamento.

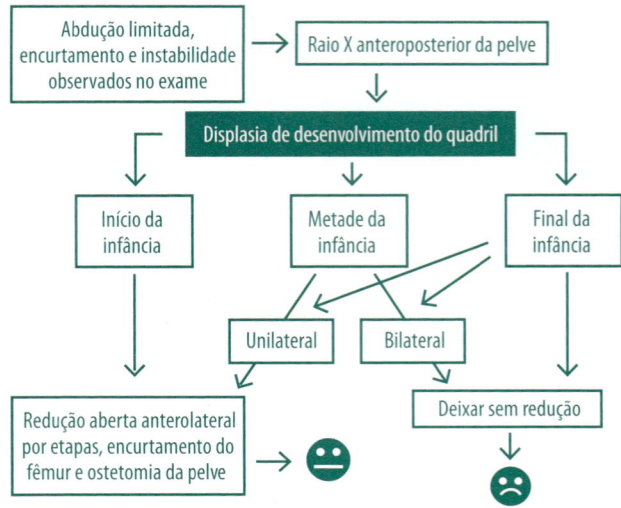

Achados após os 3 anos

Abdução limitada, encurtamento e instabilidade observados no exame → Raio X anteroposterior da pelve

Displasia de desenvolvimento do quadril

Início da infância | Metade da infância | Final da infância

Unilateral | Bilateral

Redução aberta anterolateral por etapas, encurtamento do fêmur e ostetomia da pelve → 😐

Deixar sem redução → 😞

FIGURA 9.1.38 → Algoritmo da DDQ após os 3 anos.

geral não devem ser tratados, pois costumam apresentar resultados funcionais piores do que a adaptação do paciente. O algoritmo da DDQ após os 3 anos é ilustrado na **FIGURA 9.1.38**.

VIAS DE ACESSO CIRÚRGICO

São muitas as vias utilizadas para a redução aberta da luxação do quadril: a medial (Ludlof) dá acesso adequado às estruturas que impedem a redução, com exceção da cápsula articular, não permitindo uma capsulorrafia adequada e trazendo grande risco de lesão da artéria femoral circunflexa medial com consequente necrose avascular da cabeça femoral. A via anterior, com incisão do tipo "biquíni", é a mais utilizada, possibilitando a liberação das partes moles envolvidas, a capsulotomia e os procedimentos ósseos acetabulares quando necessários, e a capsuloplastia de contenção e manutenção da redução **(FIG. 9.1.39)**. A via lateral é o acesso para a osteotomia femoral.

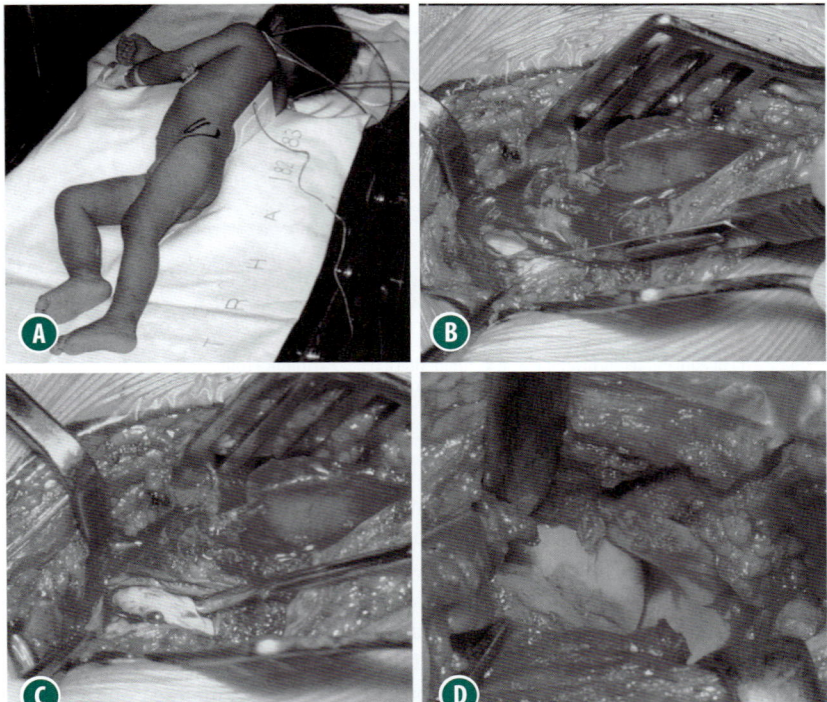

FIGURA 9.1.39

🅐 Posicionamento da paciente na mesa cirúrgica e linha de incisão do tipo "biquíni" marcada com caneta, abaixo da crista ilíaca.

🅑 Abertura da cápsula articular.

🅒 Pinçamento do ligamento redondo hipertrofiado.

🅓 Redução concêntrica da cabeça femoral dentro do acetábulo, antes da capsulorrafia.

Tarassoli e colaboradores[29] concluíram que "[...] crianças tratadas com via de acesso medial, precocemente, ou anterolateral postergado, não tiveram diferença quanto à necrose da cabeça femoral e remodelação acetabular".

COMPLICAÇÕES

As complicações do tratamento conservador ou cirúrgico, em qualquer idade, são inúmeras, sendo mais frequentes e graves quanto maior for a dificuldade do caso e a idade do paciente. As complicações podem ser reluxação, necrose avascular, displasia residual, lesão do nervo ciático, dor e rigidez articular, infecção e fratura do fêmur depois da imobilização gessada.

Reluxação. Pode ocorrer em pacientes tratados de maneira incorreta.

Necrose avascular. Assim como a redução concêntrica, a prevenção da necrose avascular é de grande importância. Além da lesão em si, essa complicação altera o crescimento da extremidade proximal do fêmur, produzindo encurtamento do colo do fêmur e deformidade dessa região, com consequente artrose prematura.

> **ATENÇÃO! A necrose avascular na DDQ sempre é iatrogênica.**

Tönnis[30] relata que no tratamento conservador da DDQ, nos dois primeiros anos de vida, a ocorrência de necrose da cabeça femoral não depende da idade do indivíduo. Nos casos em que a redução aberta foi realizada, sem nenhuma tentativa prévia de redução fechada, a incidência de necrose não aumentou, mostrando não haver dependência da idade nem da gravidade da luxação. Rab[3] considera que, se a manobra de redução tiver sido forçada ou se houver tensão dos tecidos moles em volta do quadril, a compressão da articulação resultante pode produzir bloqueio transitório e parcial ou até total do suprimento sanguíneo, com consequente morte do núcleo de ossificação e da placa de crescimento proximal do fêmur (necrose avascular).

> **DICA: A abdução forçada, tanto no uso do Pavlik como no gesso pós-redução fechada ou aberta, é uma das causas mais reconhecidas de necrose.**

O espectro das lesões causadas pela necrose avascular pode ser visto na classificação de Kalamchi e MacEwen,[31] descrita a seguir e ilustrada também na **FIGURA 9.1.40**.

- **Tipo 1.** Lesão temporária que costuma ter resolução espontânea, sem deformidade **(FIG. 9.1.41)**.
- **Tipo 2.** Tipo comum, que não costuma ser aparente antes da adolescência, sendo mais óbvio no final do crescimento. Causa o fechamento parcial da fise e, se for excêntrica, provoca encurtamento da porção afetada do colo femoral e inclinação da cartilagem de crescimento **(FIG. 9.1.42)**.
- **Tipo 3.** Mais raro e produz encurtamento da parte inferior do colo femoral e inclinação da fise **(FIG. 9.1.43)**.
- **Tipo 4.** Lesão total da fise causada pela ponte central, produzindo encurtamento do colo femoral e do fêmur e hipercrescimento resultante do trocânter maior, com suas consequências biomecânicas **(FIG. 9.1.44)**.

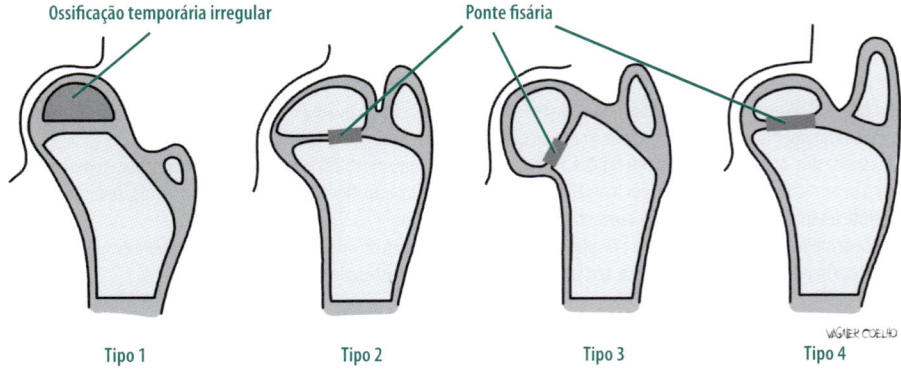

Ossificação temporária irregular | Ponte fisária

Tipo 1 | Tipo 2 | Tipo 3 | Tipo 4

VAGNER COELHO

FIGURA 9.1.40 → Classificação de padrões de necrose avascular. Esses padrões dependem da gravidade e da localização da necrose isquêmica.
Fonte: Baseada em Kalamchi e MacEwen.[31]

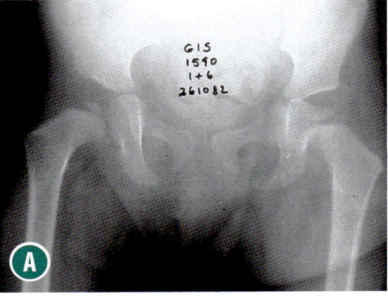
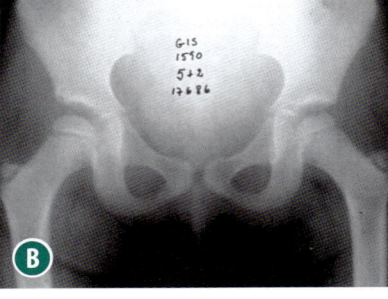

FIGURA 9.1.41
🅐 Paciente em tratamento conservador. Com 1 ano e 6 meses, mostra necrose avascular no quadril direito e colo femoral encurtado.
🅑 Mesmo paciente aos 5 anos e 2 meses, com o quadril normal.

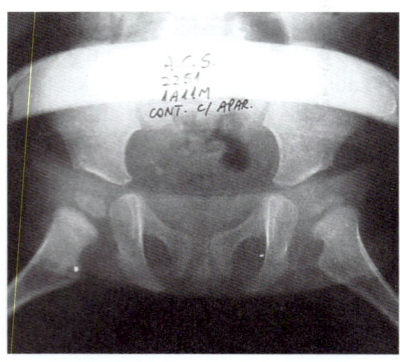
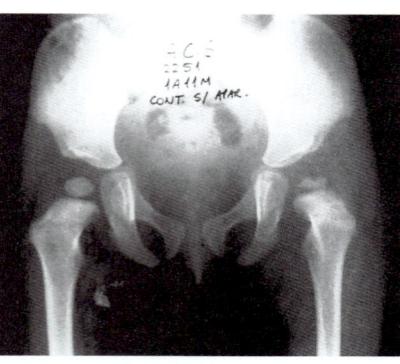

FIGURA 9.1.42 → Paciente durante tratamento com aparelho de Pavlik, mostrando necrose avascular da cabeça femoral à esquerda.

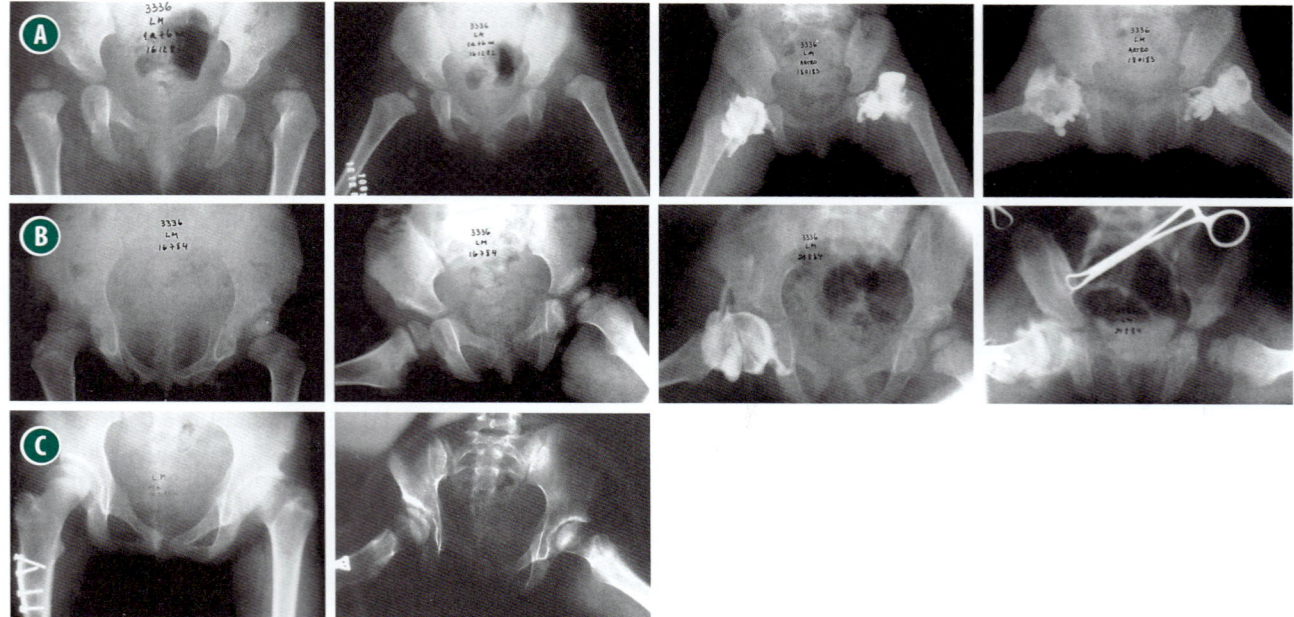

FIGURA 9.1.43

Ⓐ Menina com 1 ano e 6 meses e luxação displásica bilateral do quadril. A artrografia indica boa redução do lado direito do quadril e cápsula em ampulheta, assim como inversão do limbo no lado esquerdo. Foi, então, planejado tratamento conservador no lado direito do quadril e intervenção cirúrgica no lado esquerdo.

Ⓑ Após a operação, o gesso foi retirado com dois meses de pós-operatório, para evitar rigidez articular. O lado operado mostrava necrose avascular da cabeça femoral, lesão acetabular e rigidez articular. O lado direito, por não ter sido mantido no gesso por mais tempo, apresentava reluxação. Nova artrografia indicou, ainda, redução concêntrica do quadril direito. Sem artrotomia, a paciente foi submetida a osteotomia varizante e derrotatória do fêmur.

Ⓒ Seis anos depois do início do tratamento, apresentava melhora da rigidez articular e displasia residual no lado direito do quadril, displasia do acetábulo esquerdo, sequela da necrose avascular da cabeça femoral, com encurtamento do colo, deformação, fechamento precoce da fise e ascensão do trocânter maior.

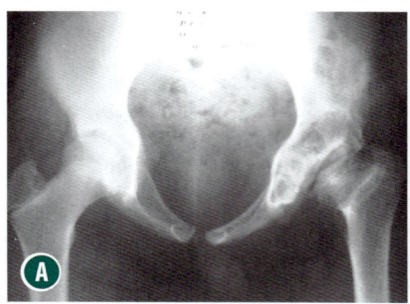
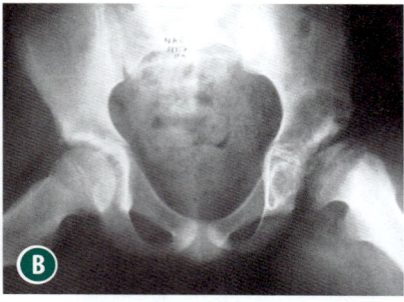

FIGURA 9.1.44 → Paciente aos 6 anos e luxação alta do lado esquerdo do quadril apresentada na Figura 9.1.37. Submeteu-se a redução cirúrgica, osteotomia pélvica de Salter, encurtamento, derrotação e varização do fêmur. Desenvolveu grande rigidez articular, necrose do acetábulo e da cabeça femoral, fechamento precoce da cartilagem trirradiada em Y do acetábulo e da fise do colo femoral.

Ⓐ Raio X em anteroposterior.
Ⓑ Raio X em perfil.

O manejo dessas deformidades está no algoritmo da **FIGURA 9.1.45**.

Displasia acetabular residual. Um dos primeiros objetivos do tratamento da DDQ é a correção da displasia durante o crescimento, para prevenir a osteoartrose. A displasia envolve o fêmur ou o acetábulo, ou ambos, sendo que, no acetábulo, a deformidade é mais acentuada. A displasia grave acompanha a subluxação, sendo que ambas causam osteoartrose, que pode iniciar por volta dos 10 anos. A displasia isolada costuma apresentar sintomas mais tarde na vida adulta. A correção da displasia deve ser feita o mais breve possível, assim que for diagnosticada, durante o tratamento ou o acompanhamento, que deve ser mantido até o fim do crescimento. A melhor idade é antes dos 6 anos (**FIG. 9.1.46**). Rab[3] relata que não há qualquer forma de tratamento capaz de resolver de maneira uniforme todos os casos de displasia do quadril, e a displasia residual é comum. Ela pode causar subluxação ou fracasso no remodelamento articular. Controles clínicos e radiográficos devem ser mantidos até o final do crescimento, e novas cirurgias podem ser necessárias para sua correção. O algoritmo da displasia acetabular residual é apresentado na **FIGURA 9.1.47**.

Lesão do nervo isquiático. Pode ser evitada fazendo-se a flexão do joelho antes da colocação do gesso ou fazendo a osteotomia de encurtamento e varo sempre que necessário, relaxando as contraturas e evitando o estiramento do nervo. Pode ocorrer durante o posicionamento dos afastadores e a execução da osteotomia pélvica com a serra de Gigli.

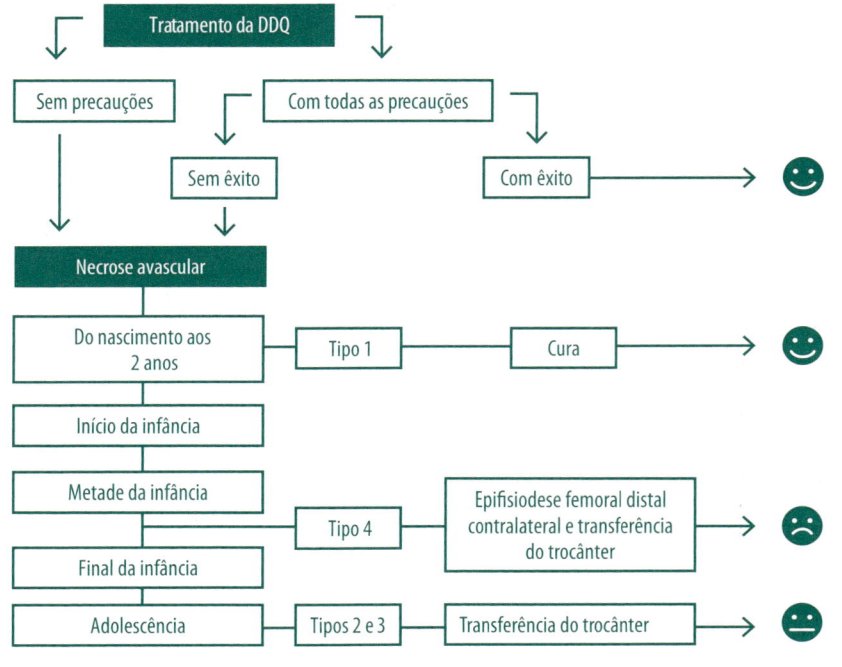

FIG. 9.1.45 → Algoritmo do tratamento das necroses avasculares.

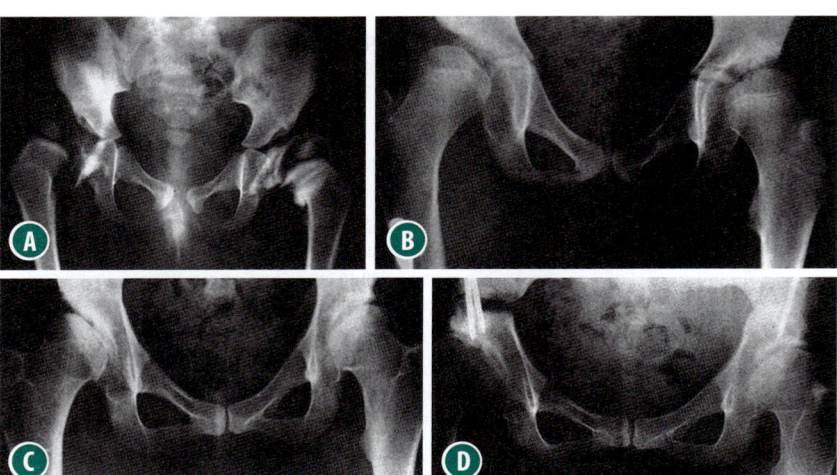

FIGURA 9.1.46 → Falha de tratamento. Displasia residual.

Ⓐ Menina com 1 ano e 8 meses, luxação à direita e subluxação à esquerda.

Ⓑ Seis anos depois do tratamento conservador no lado esquerdo e da redução cirúrgica com osteotomia do fêmur no lado direito.

Ⓒ A mesma paciente 33 anos após o início do tratamento. Nesse momento, ela apresentava dor em ambos os lados do quadril.

Ⓓ Na tentativa de diminuir a dor, a paciente submeteu-se a osteotomia pélvica bilateral, sem melhora dos sintomas.

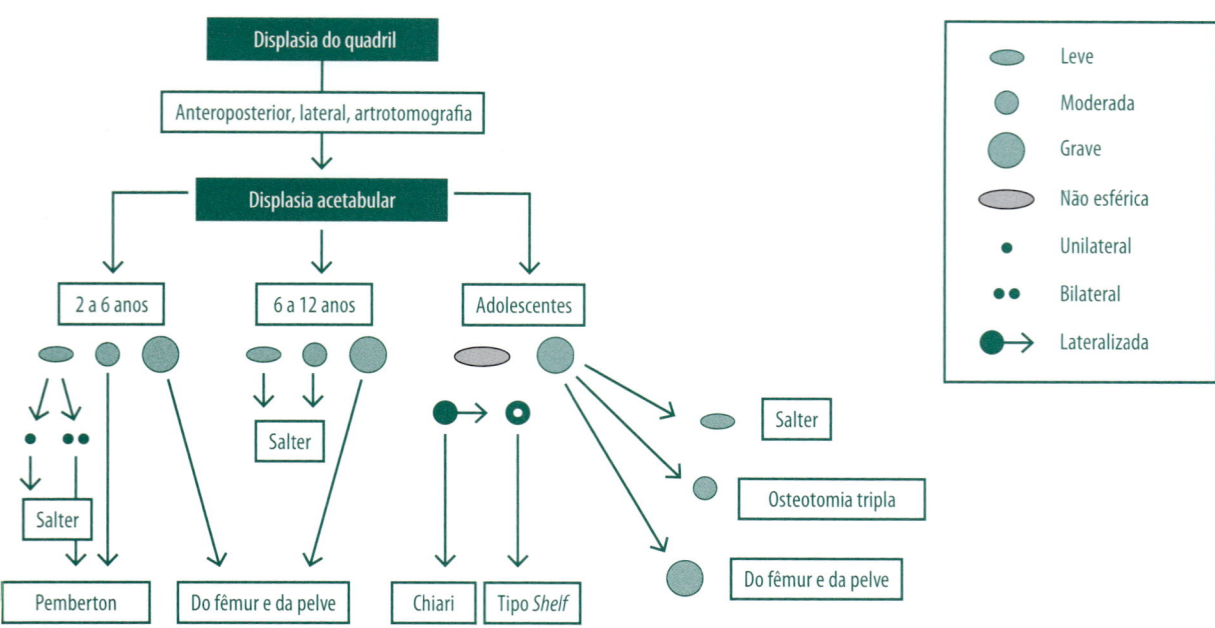

FIGURA 9.1.47 → Algoritmo do tratamento da displasia acetabular.

Referências

1. Katz JF, Siffert RS. Mangement of hip disorders in children. Philadelphia: Lippincott Williams & Wilkins; 1983.

2. Wilkinson JA. Congenital displacement of the hip joint. Berlin: Springer-Verlag; 1985.

3. Rab GT. Displasia do desenvolvimento do quadril. In: Skinner HB, McMahon PJ. Current: ortopedia: diagnóstico e tratamento. 5. ed. Porto Alegre: AMGH; 2015. p. 525-30.

4. Barlow TG. Early diagnosis and treatment of congenital dislocation of the hip. Proc R Soc Med. 1963;56:804-6.

5. Tachdjian MO. Clinical pediatric orthopedics: the art of diagnosis and principles of management. Stanford: Appleton & Lange; 1997.

6. Harcke HT, Kumar SJ. The role of ultrasound in the diagnosis and management of congenital dislocation and dysplasia of the hip. J Bone Joint Surg Am. 1991;73(4):622-8.

7. Bertol P, MacNicol MF, Mitchell GP. Radiographic features of neonatal congenital dislocationa of the hip. J Bone Joint Surg Br. 1982;64(2):176-9.

8. Chung SMK. Congenital dislocation of the hip. In: Chung SMK. Hip disorders in infant and children. Philadelphia: Lea & Febiger; 1981. p. 105-27.

9. Lorenz A. Cure of congenital luxation of the hip by bloodless reduction and weighting. Trans Am Orthop Assoc. 1896;9:254.

10. Palmen K. Preluxation of the hip joint. Diagnosis and treatment in the newborn and the diagnosis of congenital dislocation of the hip joint in Sweden during the years 1948-1960. Acta Paediatr. 1961;50(Suppl 129):1-71.

11. Putti V. Early treatment of congenital dislocation of the hip. J Bone Joint Surg. 15: 16-21, 1933.

12. Severin E. Arthrography in congenital dislocation of the hip. J Bone Joint Surg Am. 1939;21:304-13.

13. Pavlik A. The functional method of treatment using a harness with strrups as the primary method of conservative therapy for infants with congenital dislocation of the hip. 1957. Clin Orthop Relat Res. 1992;(281):4-10.

14. Von Rosen S. Further experience with congenital dislocation of the hip in the newborn. J Bone Joint Surg Br. 1968;50: 538-41.

15. MacKenzie IG. Congenital dislocation of the hip. The development of a regional service. J Bone Joint Surg Br. 1972; 54(1):18-39.

16. Scoles PV. Pediatric orthopedics in clinical practice. Chicago: Year Book Medical; 1982.

17. Salter RB, Kostuik J, Dallas S. Avascular necrosis of the femoral head as a complication of treatment for congenital dislocation of the hip in young children: a clinical and experimental investigation. Can J Surg. 1969;12:44-60.

18. Ortolani M. La luxation congenital dell'anca. Bologna: Cappelli; 1948.

19. Ramsey PL, Lasser S, MacEwen GD. Congenital dislocation of the hip. Use of the Pavlik harness in the child during the first six months of life. J Bone Joint Surg Am. 1976; 58(7):1000-4.

20. Staheli LT. Ortopedia pediátrica na prática. 2. ed. Porto Alegre: Artmed; 2008. p. 174-89.

21. Kotzias Neto A, Ferraz A, Foresti FB, Hoffmann RB. Displasia do desenvolvimento do quadril bilateral tratada com redução cruenta e osteotomia de Salter: análise dos resultados radiográficos. Rev Bras Ortop. 2014;49(4):350-8.

22. Forlin E, Choi IH, Guille JT, Bowen JR, Glutting J. Prognostic factors in congenital dislocation of the hip treated with closed reduction. The importance of arthrographic evaluation. J Bone Joint Surg Am. 1992;74(8):1140-52.

23. Bowen JR, Kotzias Neto A. Developmental dysplasia of the hip. Maryland: Data Trace; 2006.

24. Catterall A. A colour atlas of open reduction of a congenital dislocation of the hip. Edinburg: Wolf; 1986.

25. Weinstein SL: Natural history of congenital hip dislocation (CDH) and hip dysplasia. Clin Orthop. 1987;(225):62-76.

26. Ferguson AB Jr. Primary open reduction of congenital dislocation of the hip using a median adductor approach. J Bone Joint Surg Am. 1973;55(4):671-89.

27. Zionts LE. Developmental dysplasia of the hip. In: Craig EV, editor. Clinical orthopaedics. Philadelphia: Lippincott Williams & Wilkins; 1999. p. 1013-28.

28. Coleman SS. Congenital dysplasia and dislocation of the hip. St. Louis: Mosby; 1978.

29. Tarassoli P, Gargan MF, Atherton WG, Thomas SR. The medial approach for the treatment of children with developmental dysplasia of the hip. Bone Joint J. 2014;96-B(3):406-13.

30. Tönnis D. Congenital hip dislocation: avascular necrosis. New York: Thieme-Stratton; 1982.

31. Kalamchi A, MacEwen GD. Avascular necrosis following treatment of congenital dislocation of the hip. J Bone Joint Surg Am. 1980;62(6):876-88.

Capítulo 9.2

DEFICIÊNCIA CONGÊNITA DO FÊMUR

Antonio Carlos Fernandes
Fabio Peluzo Abreu

CONCEITO

A deficiência congênita do fêmur (DCF) é uma má-formação congênita grave, que acomete o fêmur nas fases iniciais do desenvolvimento embrionário. A condição costuma ser evidente ao nascimento, sendo observados coxa curta e globosa, com o quadril em atitude de flexão-abdução-rotação externa, e encurtamento do fêmur **(FIG. 9.2.1)**.

A literatura utiliza muitos termos como sinônimos para a anomalia, provocando certa dificuldade na compreensão do tema. Hipoplasia do fêmur, fêmur em miniatura, fêmur curto congênito, encurtamento congênito do fêmur, defeito proximal do fêmur, focomelia femoral proximal, deficiência femoral focal proximal e síndrome femoro fibular ulnar são exemplos da nomenclatura dada. Durante um simpósio da American Academy of Orthopaedic Surgeons, em 1998, o termo "deficiência congênita do fêmur" passou a ser proposto como consenso, abrangendo as denominações anteriormente utilizadas.[1]

O fêmur proximal é o local mais acometido, e o grau de envolvimento é variável. São descritas várias alterações femorais, como ausência completa, hipoplasia, retardo na ossificação, pseudoartrose do colo, coxa vara, ausência da cabeça, ausência do colo, encurtamento e arqueamento diafisário e ausência dos elementos distais. A displasia acetabular é frequente, sendo associada à cabeça femoral hipoplásica ou ausente. O acometimento é bilateral em 25% dos casos.

Más-formações associadas

Há grande incidência de más-formações associadas à DCF. Na literatura, Aitken[2] relatou 69% de outras

anormalidades, Koman e colaboradores[3] reportaram 65%. As más-formações associadas mais frequentes são hemimelia ulnar, adactilias da mão, anomalias patelofemorais, instabilidade do joelho com ausência do ligamento cruzado anterior, hemimelia fibular, hemimelia tibial, ausência de raios laterais do pé, coalizão tarsal, pé equino varo e pé equino valgo. A hemimelia fibular é a má-formação associada mais comum, presente em 70% dos casos relatados por Aitken[2] e em 80% dos casos relatados por Amstutz e Wilson.[4]

ETIOLOGIA E EPIDEMIOLOGIA

O defeito ocorre durante o período de morfogênese do embrião, entre a quinta e a sexta semana da vida intrauterina, período em que o fêmur encontra-se em formação. Não há evidência de uma entidade de causa genética reconhecida como fator etiológico, e casos de ocorrência familiar não são descritos.

Agentes traumáticos físicos, químicos e infecciosos podem ser responsáveis pela gênese das más-formações das extremidades, incluindo a DCF. A talidomida tem sido a substância mais descrita como causadora da doença. Por esse motivo, é de uso proibido para gestantes na maioria dos países. No Brasil, a proibição foi instituída em 1997. Apenas um caso associado ao uso de misoprostol foi relatado.

> **ATENÇÃO! A associação frequente da DCF com outras más-formações dos membros indica fator teratogênico multifocal, com ação no início do desenvolvimento do embrião. Algumas teorias sobre a gênese da doença foram postuladas e estão descritas neste capítulo.**

Epps[5] formulou a teoria da subtração do esclerótomo para explicar múltiplas deficiências em membros diferentes. Especificamente, essa teoria afirma que o trauma das células da crista neural, que formam os precursores dos nervos sensoriais periféricos de L4 e L5, seria o responsável pela doença. Boden e colaboradores[6] postularam outra teoria, na qual a DCF pode ser o resultado de um defeito na proliferação e maturação dos condrócitos da placa de crescimento proximal do fêmur.

Na literatura, a incidência de DCF varia de 1:50.000 a 1:200.000. Algumas entidades nosológicas com DCF são descritas em separado em função da presença de características específicas e da identificação de um agente etiológico distinto. A **síndrome da hipoplasia femoral e fáscies incomun**[7] é uma delas. Constitui-se anomalia congênita rara autossômica dominante caracterizada por hipoplasia femoral e fácies sindrômica, com fenda palatina, micrognatia, nariz curto, anomalias renais e outros sinais faciais. A **síndrome de Fuhrmann**,[8] é uma anomalia cromossômica do gene *WNT7A*, caracterizada por arqueamento e

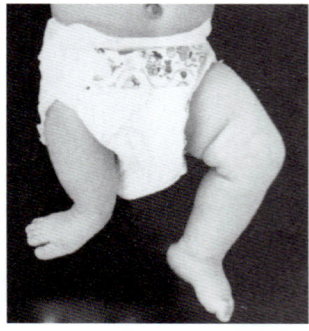

FIGURA 9.2.1 → Paciente portador de DCF direito, evidenciando coxa encurtada e alargada, quadril em rotação externa, flexão e abdução.

encurtamento femoral, aplasia ou hipoplasia fibular e polissinoligodactilia **(FIG. 9.2.2)**.

A **síndrome femoro fibular ulnar**, descrita inicialmente por Aitken,[2] engloba a associação de anomalias do fêmur, da fíbula e da ulna, sendo considerada uma entidade nosológica distinta da DCF, com características de heterogenicidade. Zlotogora e colaboradores,[9] Richieri-Costa e Optiz[10] e Lenz e colaboradores[11] relatam casos de ocorrência familiar dessa síndrome **(FIG. 9.2.3)**.

CLASSIFICAÇÃO

Múltiplas classificações têm sido propostas na literatura com o objetivo de orientar o tratamento ortopédico. A maioria se baseia em critérios radiográficos, que podem sofrer interpretações diferentes por conta do retardo na ossificação do fêmur proximal e da faixa etária do paciente, assim como da experiência prévia de cada profissional. Assim, um fêmur acometido pode ter a classificação alterada ao ser reavaliado após algum tempo.

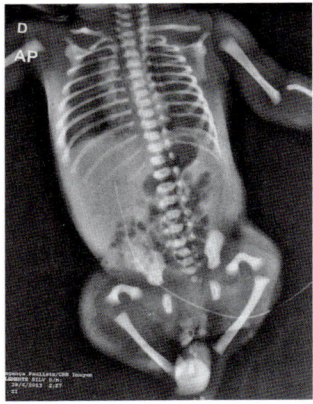

FIGURA 9.2.2 → Raio X de recém-nascido portador da síndrome de Fuhrmann. Acometimento bilateral com DCF, hemimelia ulnar e fibular e oligodactilia das mãos e dos pés.

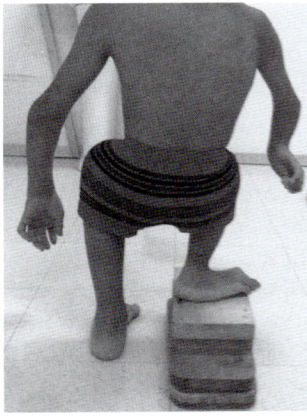

FIGURA 9.2.3 → Síndrome femoro fibular ulnar. Múltiplas deformidades, com acometimento assimétrico dos membros.

Para a melhor interpretação do exame radiográfico, vale lembrar que, na ausência do acetábulo, a cabeça femoral também está ausente – e vice-versa. Se o acetábulo é visualizado e a cabeça não, há fortes indicativos de que existe retardo na ossificação da cabeça femoral. Por esse motivo, é importante a realização de exames radiográficos periodicamente durante a infância. Para fins didáticos, serão descritas somente as classificações mais utilizadas na prática diária.

Aitken[2] propôs uma classificação citada até hoje na maioria dos artigos sobre o tema. Através de critérios radiográficos, foram descritos quatro tipos distintos, com gravidade progressiva dos defeitos **(FIG. 9.2.4)**:

- **Tipo A.** A articulação do quadril é estável com a cabeça femoral locada no acetábulo; nota-se coxa vara e encurvamento lateral da região subtrocantérica.
- **Tipo B.** O encurtamento femoral é grande, e a cabeça e o acetábulo estão presentes; não há conexão óssea entre a cabeça e a diáfise.
- **Tipo C.** A cabeça está ausente ou hipoplásica. O acetábulo encontra-se displásico; a diáfise é curta e geralmente sem conexão óssea com a cabeça.
- **Tipo D.** A cabeça e o acetábulo estão ausentes; a diáfise é muito curta ou ausente.

Paley,[12] em 1998, propôs uma classificação baseada nos fatores que influenciam a possibilidade de reconstrução do fêmur por meio do alongamento ósseo. A proposta foi atualizada em 2015 e conta com quatro tipos **(FIG. 9.2.5)**:[13]

- **Tipo 1.** O fêmur é completo, com mobilidade preservada do quadril e do joelho.
  - a. A ossificação do fêmur é normal.
  - b. A ossificação é retardada e subdividida em dois tipos (subtrocantérica e colo).
- **Tipo 2.** Ocorre uma pseudoartrose móvel no fêmur proximal, e o joelho possui mobilidade.
  - a. A cabeça femoral é móvel no acetábulo.
  - b. A cabeça é ausente ou rígida no acetábulo.
- **Tipo 3.** Há deficiência diafisária do fêmur.
  - a. O arco de movimento do joelho é maior ou igual a 45º.
  - b. O arco é menor que 45º.
  - c. A ausência do fêmur é completa.
- **Tipo 4.** Há deficiência distal do fêmur.

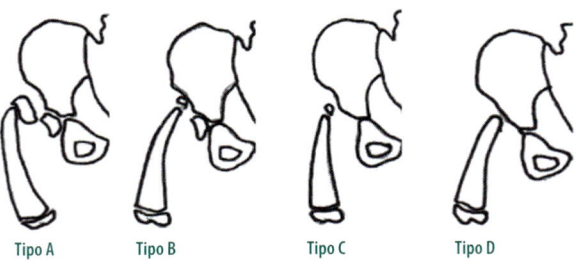

Tipo A   Tipo B   Tipo C   Tipo D

FIGURA 9.2.4 → Classificação de Aitken.[2]

Classificação de Paley para deficiência congênita do fêmur

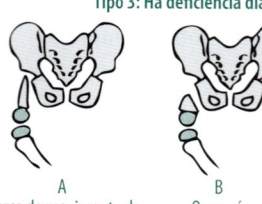

Tipo 1: O fêmur é completo, com mobilidade
preservada do quadril e joelho

A
Classificação
normal

B
Classificação retardada
em subtrocantérica

C
Classificação retardada
em colo

Tipo 2: Ocorre pseudoartrose móvel no fêmur
proximal, e o joelho possui mobilidade

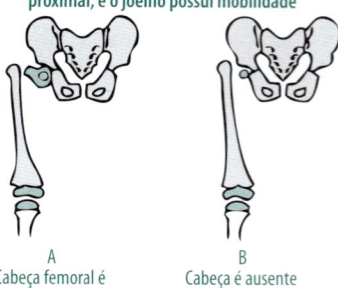

A
Cabeça femoral é
móvel no acetábulo

B
Cabeça é ausente
ou rígida no acetábulo

Tipo 3: Há deficiência diafisiária do fêmur

A
O arco de movimento do
joelho é maior ou igual a 45°

B
O arco é
menor que 45°

C
Ausência do fêmur
é completa

Tipo 4: Deficiência femoral distal

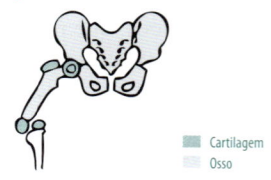

■ Cartilagem
■ Osso

FIGURA 9.2.5 → Classificação de Paley.
Fonte: Paley e Guardo.[13]

Na prática diária, é possível a ocorrência de pacientes cuja situação não se enquadra em nenhuma das classificações prévias **(FIG. 9.2.6)**.

> **DICA: Avaliações e raios X periódicos são importantes para a precisão diagnóstica.**

QUADRO CLÍNICO

A DCF implica perda da integridade, estabilidade e mobilidade das articulações do quadril e do joelho. As contraturas de tendões, músculos e articulações respondem pela limitação articular e pela claudicação. O encurtamento femoral e as más-formações proximais promovem perda da estabilidade, com pistonagem e acentuação da dismetria durante a fase de apoio na deambulação. A maioria dos casos é diagnosticada logo ao nascimento, realizando-se exame clínico.

O paciente apresenta a coxa encurtada, com diâmetro mais alargado e de aparência globosa. O quadril encontra-se em atitude de flexão, abdução e rotação externa em graus variados **(FIG. 9.2.7)**. O sinal de Galleazzi é fortemente positivo nos casos unilaterais. A manobra de Thomas é positiva, geralmente maior que 45°. A rotação interna encontra-se bloqueada. Pode haver pequena depressão cutânea na face lateral do quadril, chamada *dimpling*, sugerindo má-formação. A movimentação passiva e suave do quadril poderá evidenciar o sinal de pistonagem, denotando graus variados de instabilidade proximal.

Pode haver contratura em flexão do joelho, em graus variados. A palpação pode evidenciar hipoplasia do aparelho

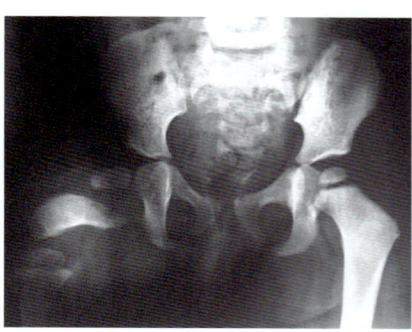

FIGURA 9.2.6 → Raio X de paciente portador de DCF direito, com os elementos proximais e distais hipoplásicos e ausência da diáfise. Não foi possível classificá-lo conforme os métodos propostos.

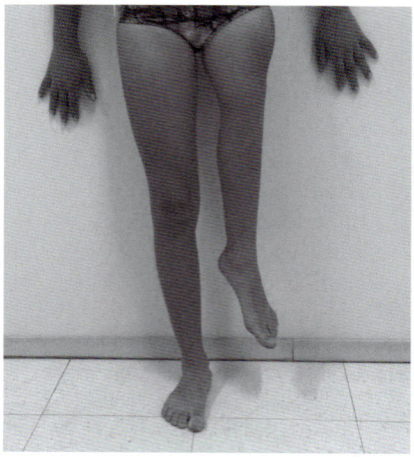

FIGURA 9.2.7 → Paciente portador de DCF.

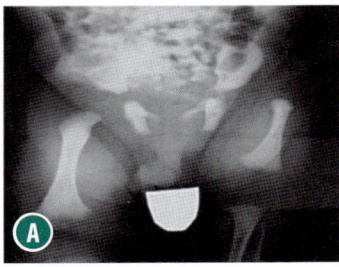 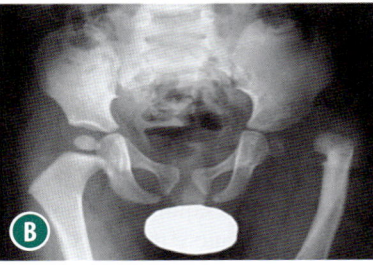 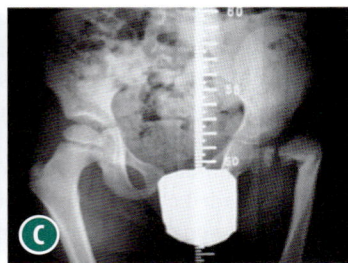

FIGURA 9.2.8 → Exames seriados evidenciando ossificação progressiva dos elementos proximais do fêmur.

Ⓐ Recém-nascido.
Ⓑ Aos 2 anos.
Ⓒ Aos 5 anos.

extensor e da patela. Alguns indivíduos são portadores de ausência do ligamento cruzado anterior, com instabilidade anteroposterior. A patela pode estar subluxada ou luxada lateralmente. O fêmur distal é valgo na maioria dos casos, com hipoplasia do côndilo lateral. A fíbula está ausente em 70% dos pacientes. Nos casos de hemimelia fibular completa, a fíbula não é palpável, a tíbia encontra-se encurtada e arqueada, com *dimpling* na face anterior sobre o ápice do arqueamento; o maléolo lateral não é palpável. A torção tibial externa encontra-se aumentada. O tornozelo é valgo e encontra-se posicionado acima do tornozelo contralateral e, dependendo do grau de acometimento femoral, pode situar-se até no nível do joelho oposto. A deformidade e a limitação de movimentos do pé podem indicar coalizão tarsal associada. Os raios laterais do pé podem estar ausentes.

Pacientes com grau mínimo de acometimento podem ter o diagnóstico feito no início da marcha. Nesses casos, a claudicação devido ao encurtamento será o sintoma que conduzirá a criança ao ortopedista.

> **ATENÇÃO! Portadores de DCF devem ser avaliados criteriosamente, o que inclui a pesquisa de anomalias associadas, tanto do sistema musculoesquelético quanto de outros órgãos e sistemas.**

DIAGNÓSTICO POR IMAGEM

Ultrassom

O ultrassom é um método diagnóstico simples e não invasivo que permite a avaliação precoce do quadril pediátrico. Através desse exame, as estruturas cartilaginosas do fêmur proximal e do acetábulo podem ser mais bem avaliadas, sobretudo durante os primeiros meses de vida. A presença ou não da cabeça e do colo, incluindo sua localização, é evidenciada e acompanhada, servindo de auxílio na elaboração do plano de tratamento. Grissom e Harcke[14] relatam o uso do ultrassom dinâmico em 15 pacientes portadores de DCF, indicando eficácia para a avaliação da posição e morfologia do quadril em todos os casos.

Raio X

O exame radiográfico é, sem dúvida, o mais indicado e utilizado para o diagnóstico e a classificação da doença, sendo essencial para os princípios do tratamento. Todas as classificações propostas têm base sólida nesse exame.

Os elementos proximais do fêmur podem ser mais bem avaliados por meio de exames periódicos por conta do retardo da ossificação do fêmur e da pseudoartrose **(FIG. 9.2.8)**.

> **ATENÇÃO! Pelo raio X são obtidos parâmetros importantes, como o ângulo CE de Wiberg, o ângulo cervicodiafisário e o índice acetabular.**

O acetábulo apresenta-se displásico e retrovertido nos casos de coxa vara, com insuficiência superolateral e posterior. Dora e colaboradores[15] avaliaram 13 pacientes portadores de DCF. A insuficiência da parede posterior foi evidenciada em todos os indivíduos, com média de 24° de retroversão.

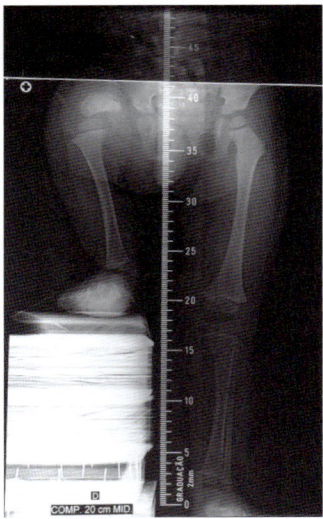

FIGURA 9.2.9 → Telerradiografia com apoio e compensação.

A telerradiografia em ortostatismo com a pélvis alinhada permite a avaliação comparativa dos membros inferiores. É possível avaliar o grau de acometimento dos ossos longos, assim como o eixo mecânico. É um procedimento fundamental para planejar o tratamento (**FIG. 9.2.9**). O raio X dinâmico sob tração e em adução-abdução pode ser útil para avaliar a estabilidade do quadril e o grau de mobilidade da cabeça e da pseudoartrose do colo, quando presentes.

Tomografia computadorizada

A tomografia computadorizada (TC) com reconstrução tridimensional oferece bons parâmetros para a análise das anomalias do quadril, como complementação ao raio X. É útil na avaliação pré-operatória para estudo do grau de displasia e retroversão acetabular, além do retardo na ossificação e da pseudoartrose femorais (**FIG. 9.2.10**). Também é importante para a avaliação das correções obtidas no pós-operatório.

Ressonância magnética

A ressonância magnética (RM) é útil na complementação e no auxílio à classificação da doença. Em um estudo comparativo, Maldjian e colaboradores[16] observaram que o raio X tende a superestimar os achados quando comparado à RM, sendo esta mais precisa. Biko e colaboradores[17] reforçam a importância da RM na avaliação do tecido cartilaginoso e de partes moles do quadril e do joelho, não evidenciados nos raios X.

TRATAMENTO

O objetivo do tratamento é proporcionar a deambulação bípede próxima de parâmetros normais, seja por métodos protéticos ou cirúrgicos. Deve-se planejar o tratamento para preservar ao máximo a *vida infantil* da criança, evitando métodos prolongados e desnecessários. Os familiares são orientados sobre o prognóstico e o tratamento, buscando o melhor resultado funcional e cosmético. Além do ortopedista, outros profissionais (médicos, terapeutas e técnicos) devem formar a equipe para melhorar a qualidade da assistência e estabelecer protocolos objetivos que atendam às necessidades do paciente. As deficiências associadas devem ser tratadas em conjunto no mesmo planejamento cirúrgico, o qual deve abordar o grave encurtamento do membro, as instabilidades e as deformidades do quadril, joelho e pé.

É preciso avaliar as condições psicossociais do paciente como um critério de elegibilidade para a cirurgia proposta. As expectativas dos familiares devem ser semelhantes às da equipe de reabilitação. A família deve compreender o plano e mostrar disponibilidade para todas as consultas, exames, cirurgias e terapias necessárias durante o período de tratamento. Em caso de dúvida, o tratamento cirúrgico deve ser postergado.

> **ATENÇÃO!** As terapias são prescritas precocemente, com o objetivo de favorecer a aquisição das etapas motoras em idade cronológica adequada, além de prevenir a acentuação das deformidades.

O paciente deve ser preparado para iniciar a deambulação em torno de 1 ano de vida, como qualquer criança. Assim, a primeira prótese é prescrita para o início do ortostatismo, seguida do treino de deambulação. Durante os primeiros anos de vida, o paciente pode beneficiar-se com o uso de uma prótese não convencional para compensar o encurtamento do membro. É laminada e confeccionada com apoio terminal no pé verdadeiro, uma janela para a vestimenta e um pé protético do tipo SACH ou Pedilan (**FIG. 9.2.11**).

Alguns pacientes optam por utilizar esse modelo de prótese durante toda a vida, recusando o tratamento cirúrgico. Entretanto, a impossibilidade de comportar um joelho articulado promove transtornos na marcha, sobretudo para vencer rampas e escadas. A posição sentada, assim como entrar e sair de um veículo, promove dificuldades. A degeneração do quadril e da coluna lombar pode ocorrer de maneira precoce, provocando sintomas dolorosos e piora do *status* funcional (**FIG. 9.2.12**).

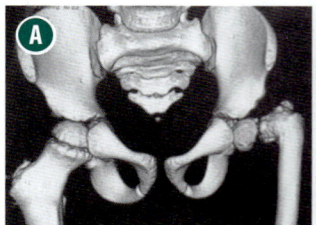
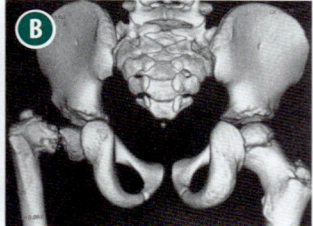

FIGURA 9.2.10 → TC permitindo a melhor avaliação da congruência do quadril e da insuficiência acetabular. **A** Vista anterior. **B** Vista posterior.

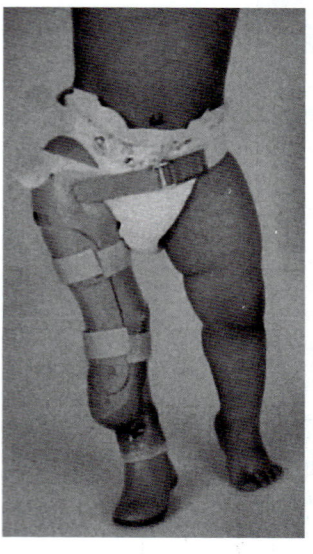

FIGURA 9.2.11 → Prótese laminada com pé verdadeiro em equino e pé protético.

> **DICA: As más-formações associadas devem ser considera-das no planejamento cirúrgico e tratadas em conjunto.**

A aplicação do método Multiplier, descrito por Paley e colaboradores,[18] permite a previsão do encurtamento ao final do crescimento. Quando a previsão é menor que 20 cm, as possibilidades de alongamento ósseo têm maior indicação.

> **DICA: Quando o tornozelo do membro acometido encontra-se no nível do joelho contralateral, as possibilidades de reconstrução e alongamento são muito limitadas.**

Tratamento cirúrgico

Aitken A e B, Paley 1 e 2

O menor grau de acometimento e a previsão de encurtamento menor que 20 cm na vida adulta são fatores indicativos do alongamento ósseo. Como princípio básico, todas as deformidades devem estar corrigidas antes do alongamento. As contraturas articulares, os desvios rotacionais e angulares e a perda de continuidade óssea são fatores que podem promover graves complicações durante o alongamento.

Quadril

Reconstrução. As anomalias são bem delimitadas no raio X a partir dos 4 anos, mesma idade em que a cirurgia

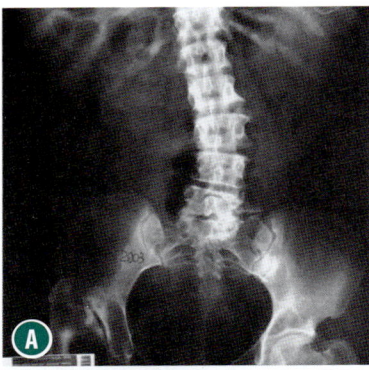
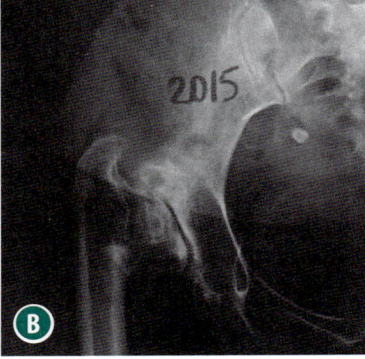

FIGURA 9.2.12

🅐 Osteoartrose precoce do quadril e da coluna lombossacra.
🅑 Quadro evolutivo 12 anos após.

de reconstrução é indicada. A liberação de partes moles inclui adutores, psoas, sartório, reto e fáscia lata. O varismo, a pseudoartrose do colo e a rotação externa são corrigidos através da osteotomia varizante e derrotativa interna com fixação rígida. A acetabuloplastia do tipo Dega permite boa correção da displasia da parede superolateral e posterior (FIG. 9.2.13). Os tendões flexores são suturados após a osteotomia. O paciente é imobilizado com gesso pelvipodálico por seis semanas. A capsulotomia do quadril deve ser avaliada nos raros casos de rigidez articular. A negligência da deformidade acetabular pode promover a luxação posterior do quadril durante a fase de alongamento.

Paley[12] descreveu o *superhip procedure*, que descreve a reconstrução passo a passo, com duas osteotomias femorais para a correção do varo. Simpson-White e colaboradores[19] recomendam, em vez da reconstrução do quadril, o procedimento de King. Nessa cirurgia, a diáfise femoral é introduzida na cabeça femoral. Na experiência dos autores deste capítulo, o resultado do procedimento foi insatisfatório, com reabsorção da cabeça e posterior migração da diáfise superiormente (FIG. 9.2.14).

Joelho

Deformidade em flexão. O tratamento inclui o alongamento em Z dos flexores e a capsulotomia posterior.

Instabilidade ligamentar com subluxação da patela. Paley[12] descreveu um procedimento complexo que associa várias técnicas para promover a estabilidade, incluindo a tenotomia do tensor da fáscia lata, o procedimento de Langenskiold, a tuberculoplastia de Gramont, a reconstrução extra-articular do cruzado posterior (McIntosh reverso) e a reconstrução do cruzado anterior (McIntosh).

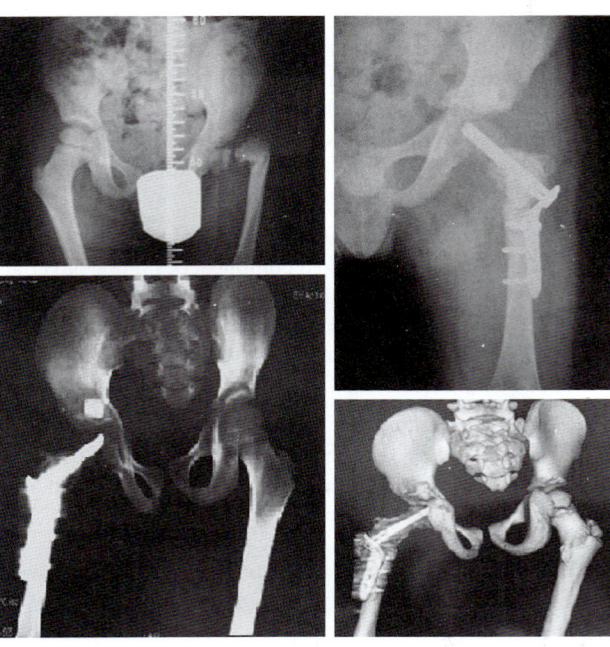

FIGURA 9.2.13 → Raios X pré e pós-operatórios da reconstrução do quadril.

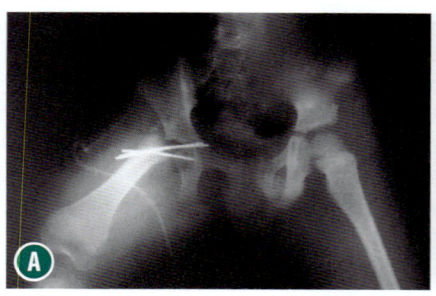 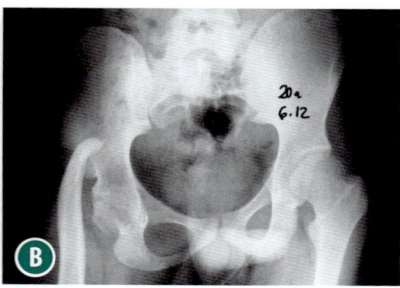

FIGURA 9.2.14 → Paciente com 5 anos, submetido ao procedimento de King.
Ⓐ Aos 5 anos, pós-operatório imediato.
Ⓑ Aos 20 anos, com resultado insatisfatório.

Epifisiodese contralateral. Pode ser utilizada como medida auxiliar ao alongamento, para diminuir a dismetria e o consequente alongamento.

Valgo. Pode ser tratado com a hemiepifisiodese medial temporária.

> **DICA: Todas as deformidades devem ser corrigidas antes do alongamento para evitar complicações.**

Alongamento ósseo

Após o alinhamento de todas as articulações, o alongamento ósseo pode ser iniciado. A idade de início para o procedimento é controversa e depende das condições locais de trabalho e da experiência do cirurgião. Outro fator a ser considerado é a previsão da discrepância na idade de maturação esquelética. No grupo de pacientes tratados por Paley,[12] nas discrepâncias de até 20 cm, foram necessários dois ou três alongamentos, eventualmente acompanhados por epifisiodese do membro contralateral. Os alongamentos devem ser fracionados e não superiores a 5 cm por procedimento.

Os fatores que dificultam e até impossibilitam o tratamento por alongamento ósseo são discrepância na maturidade esquelética maior que 20 cm, presença de outras malformações associadas (hemimelia fibular, hemimelia tibial, grave malformação do pé), mau resultado no tratamento prévio da reconstrução do quadril, não aceitação do método de alongamento e falta de elegibilidade por condições psicossociais desfavoráveis.

É preciso considerar que, na DCF, o alongamento ósseo é um método útil, mas sujeito a complicações. Pode haver arqueamento diafisário, subluxação do quadril e do joelho, fibrose e rigidez articular, infecções ósseas e fraturas. Herzenberg e colaboradores[20] utilizaram o uso de haste femoral para prevenção e tratamento das fraturas durante o alongamento.

Durante as etapas do tratamento cirúrgico, deve-se manter o tratamento fisioterapêutico para a manutenção da força e do trofismo muscular, além da preservação do arco de movimento das articulações.

> **DICA: Pacientes com DCF Aitken A/B e Paley 1/2 são os melhores candidatos ao alongamento ósseo após a reconstrução do quadril e joelho.**

Hemimelia fibular associada com grave dismetria

Nos portadores de hemimelia fibular associada, o tratamento por alongamento ósseo pode não ser indicado por conta da grave dismetria. O membro apresenta-se mais encurtado e pouco funcional. Nesse caso, outra modalidade de tratamento pode ser oferecida. Inclui-se o procedimento de reconstrução do quadril (já descrito), associado à artrodese do joelho e a amputação de Syme. O objetivo é alinhar o membro e permitir o uso de uma prótese convencional, com melhores condições funcionais **(FIG. 9.2.15)**.

Alguns autores indicam o procedimento de Borggreve, popularizado como cirurgia de Van Nes, em vez da amputação de Syme. Nesse procedimento, a tíbia é rodada 180° e, em seguida, é fusionada ao fêmur. A face plantar do pé passa a situar-se anteriormente e o tornozelo passa a ter a função do joelho. Alguns autores relatam melhora da deambulação quando comparada à amputação de Syme, com menor consumo energético. Entretanto, pode demandar revisões cirúrgicas para nova derrotação e tem o inconveniente de ser esteticamente bizarra. Gillespie e Torode[21] relatam as complicações descritas, como falha na obtenção da rotação desejada e perda da correção obtida durante o crescimento.

> **DICA: As terapias fazem parte do planejamento pré e pós-operatório para a manutenção do trofismo e da mobilidade articular. O paciente deve permanecer em terapias durante todo o tratamento.**

Aitken C e D, Paley tipo 3

Pacientes com essa condição não são candidatos ao alongamento devido ao grau de comprometimento femoral. O tornozelo situa-se no mesmo nível ou acima do joelho oposto. O uso de prótese[5] não convencional está indicado para compensar o grave encurtamento e promover a deambulação bípede. A prótese deve ser prescrita com cinto pélvico rígido, soquete com apoio isquiático, janela para vestimenta e pé SACH ou Pedilan. O objetivo do apoio isquiático é diminuir a grave claudicação por causa da pistonagem e do mau funcionamento da musculatura glútea.

Por dificuldades técnicas, não é possível a prescrição de um joelho articulado para essa prótese. Os inconvenientes são a cosmética inadequada, a pequena possibilidade de

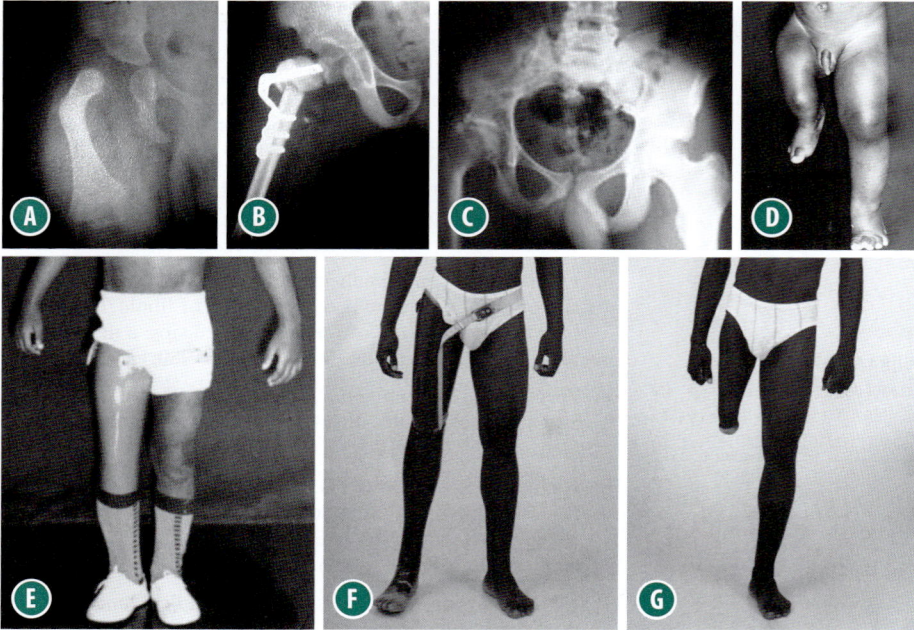

FIGURA 9.2.15 → Associação DCF e hemimelia fibular. Indivíduo submetido a reconstrução do quadril, artrodese do joelho e amputação de Syme.

Ⓐ Raio X aos 2 anos.
Ⓑ Raio X aos 4 anos, após reconstrução.
Ⓒ Raio X aos 20 anos.
Ⓓ Foto aos 2 anos, tornozelo na altura do joelho oposto.
Ⓔ Foto com prótese com joelho rígido e pé em equino.
Ⓕ e Ⓖ Fotos aos 20 anos, com e sem a prótese.

ajustes protéticos, a dificuldade para sentar-se com a prótese em extensão e a persistência da claudicação. A dificuldade para vencer rampas e escadas é marcante e incapacitante.

Nesse grupo de pacientes, além da ausência dos elementos proximais do fêmur e do acetábulo, o encurtamento previsto na maturidade esquelética é maior que 20 cm. O tratamento cirúrgico é indicado objetivando alinhar o membro, corrigir a pistonagem e permitir o uso de uma prótese convencional, mais cosmética e funcional.

A fusão iliofemoral associada à amputação de Syme foi mencionada inicialmente por Doig. Depois, outros autores passaram a utilizar essa técnica, que se tornou popular com o nome de cirurgia de Steel. O coto femoral distal é fixado junto ao osso ilíaco, onde deveria haver o acetábulo. O joelho do membro acometido passa a situar-se no mesmo nível do quadril contralateral. Assim, o joelho do membro afetado passa a funcionar como quadril e a tíbia passa a funcionar como fêmur. A pistonagem desaparece, com consequente melhora da claudicação e do sinal de Trendelemburg. Nota-se melhora na função da musculatura glútea. A fixação iliofemoral foi inicialmente descrita com fios rosqueados e a imobilização com gesso pelvipodálico. Para evitar o uso do gesso, a fixação interna com placas ou a fixação externa com minifixador é recomendada. Essa cirurgia permite a aquisição de boa estabilidade pelvifemoral e o uso de uma prótese convencional, melhorando sobremaneira a condição estética e funcional do paciente **(FIG. 9.2.16)**.

DCF bilateral

Pacientes com acometimento bilateral apresentam baixa estatura. A maioria inicia a deambulação sem necessidade de auxílio médico ou fisioterapêutico. Na posição

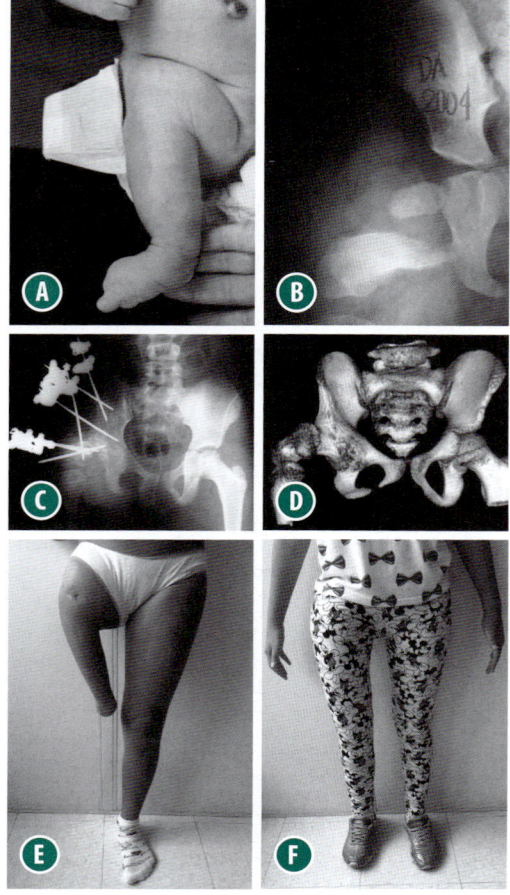

FIGURA 9.2.16 → Fusão iliofemoral e amputação de Syme.
Ⓐ Foto pré-operatória. Ⓑ Raio X pré-operatório. Ⓒ Raio X pós-operatório com minifixador externo. Ⓓ TC com reconstrução evidenciando consolidação. Ⓔ e Ⓕ Fotos com 10 anos de pós-operatório, sem e com a prótese.

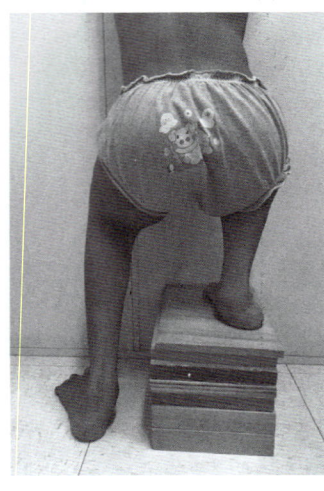

FIGURA 9.2.17 → Paciente portador de DCF bilateral. Deambulador comunitário, necessita de compensação à direita.

ortostática, o indivíduo permanece em flexão acentuada dos quadris. A deambulação é ágil e funcional, mantendo o paciente independente **(FIG. 9.2.17)**.

A prescrição de prótese bilateral pode ser uma alternativa, mas é pouco funcional. A prótese deve ter cinto pélvico e joelhos rígidos. Porém, a alternativa protética não tem sido aceita pela maioria dos pacientes. A necessidade de aditamentos de marcha, a dificuldade do uso da prótese, o alto gasto energético e o grande peso da prótese são fatores que geram diminuição da mobilidade, levando ao abandono da prótese.

Alguns pacientes necessitam de compensação unilateral para minimizar a desigualdade no comprimento dos membros. O tratamento cirúrgico do fêmur não costuma ser indicado pela maioria dos autores porque não traz benefícios reais ao paciente. Alguns indivíduos necessitam de cirurgias corretivas dos pés para torná-los plantígrados.

Referências

1. Gillespie R. Classification of congenital abnormalities of the femur. In: Herring JA, Birch JG. The child with a limb deficiency. Rosemont: American Academy of Orthopaedic Surgeons; 1998. p. 63-72.

2. Aitken GT. Proximal femoral focal deficiency: definition, classification and management. In: Aitken GT. Proximal femoral focal deficiency: a congenital anomaly. Washington: National Academy of Sciences; 1969. p. 1-22.

3. Koman LA, Meyer LC, Warren FH. Proximal femoral focal deficiency: a 50-year experience. Dev Med Child Neurol. 1982;24(3):344-55.

4. Amstutz HC, Wilson PD Jr. Dysgenesis of the proximal femur (coxa vara) and its surgical management. J Bone Joint Surg Am. 1962;44-A:1-24.

5. Epps CH Jr. Proximal femoral focal deficiency. J Bone Joint Surg Am. 1983;65(6):867-70.

6. Boden SD, Fallon MD, Davidson R, Mennuti MT, Kaplan FS. Proximal femoral focal deficiency. Evidence for a defect in proliferation and maturation of chondrocytes. J Bone Joint Surg Am. 1989;71(8):1119-29.

7. Daentl DL, Smith DW, Scott CI, Hall BD, Gooding CA. Femoral hypoplasia: unusual facies syndrome. J. Pediatr. 1975;86(1):107-11.

8. Fuhrmann W, Fuhrmann-Rieger A, de Sousa F. Poly-, syn- and oligodactyly, aplasia or hypoplasia of fibula, hypoplasia of pelvis and bowing of femora in three sibs: a new autosomal recessive syndrome. Eur J Pediatr. 1980;133(2):123-9.

9. Zlotogora J, Rosenmann E, Menashe M, Robin GC, Cohen T. The femur, fibula, ulna (FFU) complex in siblings. Clin Genet. 1983;24(6):449-52.

10. Richieri-Costa A, Opitz JM. Ulnar ray a/hypoplasy: evidence for a developmental field defect on the basis of genetic heterogeneity. Report of three Brazilian families. Am J Med Genet Suppl. 1986;2:195-206.

11. Lenz W, Zygulska M, Horst J. FFU complex: an analysis of 491 cases. Hum Genet. 1993;91(4):347-56.

12. Paley D. Lengthening reconstruction surgery for congenital femoral deficiency. In: Herring JA, Birch JG. The child with a limb deficiency. Rosemont: American Academy of Orthopaedic Surgeons; 1998. p. 113-32.

13. Paley D, Guardo F. Lengthening reconstruction surgery for congenital femoral deficiency. In: Kocaoglu M, Tsuchiya H, Eralp L. Advanced techniques in limb reconstruction surgery. Berlim: Springer; 2015. cap. 13.

14. Grissom LE, Harke HT. Sonography in congenital deficiency of the femur. J Pediatr Orthop. 1994;14(1):29-33.

15. Dora C, Bühler M, Stover MD, Mahomed MN, Ganz R. Morphologic characteristics of acetabular dysplasia in proximal femoral focal deficiency. J Pediatr Orthop B. 2004;13(2)81-7.

16. Maldjian C, Patel TY, Klein RM, Smikth RC. Efficacy of MRI in classifying proximal focal femoral deficiency. Skeletal Radiol. 2007;36(3):215-20.

17. Biko DM, Davidson R, Pena A, Jaramillo D. Proximal focal femoral deficiency: evaluation by MR imaging. Pediatr Radiol. 2012;42(1):50-6.

18. Paley D, Bhave A, Herzenberg JE, Bowen JR. Multiplier method for predicting limb-length discrepancy. J Bone Joint Surg Am. 2000;82-A(10):1432-46.

19. Simpson-White RW, Fernandes JA, Bell MJ. King's procedure for Aitken B/Paley 2a proximal femoral focal deficiency with 19-year follow-up: a case report. Acta Orthop. 2013;84(3):323-5.

20. Herzenberg JE, Branfoot T, Paley D, Violante FH. Femoral nailing to treat fractures after lengthening for congenital femoral deficiency in young children. J Pediatr Orthop B. 2010;19(2):150-4.

21. Gillespie R, Torode IP. Classification and management of congenital abnormalities of the femur. J Bone Joint Surg Br. 1983;65(5):557-68.

Capítulo 9.3

COXA VARA

Ana Paula Tedesco
Paulo Lompa

"Coxa vara" é o termo empregado para deformidades do fêmur proximal, em que o ângulo cervicodiafisário é menor que 110°. A deformidade foi descrita por Fiorini em 1881 e, depois, denominada coxa vara por Hoffmeister, em 1894.[1] Sua associação com outras patologias foi descrita por Kredel em 1896.[2] O termo "coxa vara do desenvolvimento", cunhado por Hoffa em 1905,[3] é o que melhor descreve a patologia, que nem sempre pode ser diagnosticada de forma clínica ou radiográfica ao nascimento. A denominação "coxa vara infantil" também pode ser encontrada.[4-6]

Existe dificuldade em encontrar uma única classificação dos tipos de coxa vara na literatura. É possível, entretanto, apresentar a deformidade da seguinte maneira:

- Coxa vara congênita (ou coxa vara infantil, coxa vara idiopática, coxa vara primária, coxa vara do desenvolvimento).

- Coxa vara das displasias espondiloepimetafisárias.

- Coxa vara secundária a doenças deformantes do quadril (necrose avascular pós-displasia do desenvolvimento ou infecções do quadril, Legg-Perthes-Calvè, tumores, trauma).

- Coxa vara por doenças sistêmicas (raquitismo, osteogênese imperfeita).

Em geral, a coxa vara do desenvolvimento apresenta um defeito primário, triangular, na cartilagem do colo femoral. Pode não ser detectável ao nascimento e, na maioria dos casos, é progressiva, com deslocamento posteroinferior da epífise proximal do fêmur, junto à placa fisária **(FIG. 9.3.1)**.

Incidência

A coxa vara do desenvolvimento é uma entidade rara. Estatísticas europeias apontam para um caso em cada 25 mil nascidos vivos. Não existe predileção por raça ou sexo. O acometimento unilateral é duas a três vezes mais comum que o bilateral.

Diagnóstico diferencial

Nos casos em que há grande encurtamento do fêmur, o diagnóstico diferencial com o fêmur curto congênito pode ser difícil. Nessas situações, entretanto, o desvio geralmente é menos grave, a fise proximal do fêmur é menos vertical e o fragmento triangular justafisário costuma não ocorrer.

Etiologia

Nos casos primários, a etiologia exata não é conhecida, mas aspectos hereditários têm sido demonstrados, com possível relação com mutações autossômicas dominantes, localizadas no cromossomo 6, o qual teria papel no desenvolvimento de osteoblastos a partir de células mesenquimais. A expressividade variável do gene pode ser responsável pelas diferentes apresentações da deformidade e ser influenciada por fatores ambientais.

> **ATENÇÃO!** Além dos fatores genéticos, anormalidades metabólicas que causem deficiência ou retardo no processo de ossificação também podem estar relacionadas à coxa vara do desenvolvimento. Outros fatores relacionados incluem alterações mecânicas que ocorrem no início da marcha, dano vascular no aspecto inferior do colo femoral e anormalidades do crescimento, que provocam alterações na formação e maturação da cartilagem.

Fisiopatologia

Na condição de coxa vara do desenvolvimento que não está relacionada a outras patologias ósseas ou síndromes, conforme proposto por Pylkkanen em 1960,[7] existe um defeito primário da ossificação encondral da parte medial do colo femoral que ocorre nos primeiros meses de vida. As colunas de ossificação encondral da borda metafisária da fise tornam-se desordenadas, resultando em diminuição de produção de osso no local. Tais anormalidades em nível celular causam o alargamento da fise.

Além disso, a área de transição das zonas hipertrófica e metafisária da fise pode não estar presente. O osso esponjoso é substituído por tecido fibroso, fato que pode ser responsável pelo enfraquecimento e pela pouca resistência à carga, o que resulta nas alterações do crescimento e deformidade locais. Aspectos semelhantes podem ser encontrados na condrodisplasia metafisária do tipo Schmid, mas, nela, as alterações são disseminadas. Estudos histológicos mostram, ainda, que existem anormalidades tanto na produção de cartilagem como na formação de osso metafisário. Esses achados são similares aos encontrados na tíbia proximal na doença de Blount. Serafin e Szulc[8] realizaram biópsias de cristas ilíacas de 10 pacientes que apresentavam coxa vara do desenvolvimento e demonstraram a existência de distúrbios de crescimento locais similares aos presentes nas placas fisárias do fêmur proximal (alteração do crescimento e ossificação encondrais e hiperplasia fibrosa, situações semelhantes às vistas nos processos de reparo).

Na coxa vara do desenvolvimento, o aspecto medial da fise forma um fragmento ósseo triangular que fica preso à epífise (triângulo de Fairbank ou fragmento de Thurston-Holland), assemelhando-se a uma fratura de Salter Harris tipo II. O anel pericondrial é normal. Além das alterações do crescimento osteocondral, outras teorias para a formação desse fragmento triangular são anormalidades que surgem por insuficiência vascular, formação de lesão osteocondrítica ou formação de um centro de ossificação separado (FIG. 9.3.1).

Estudos com tomografia computadorizada mostram que há um componente de retroversão do colo femoral, semelhante ao que ocorre na epifisiolistese femoral proximal. Esses achados poderiam estar relacionados à alteração da circulação sanguínea local, com diminuição do número e calibre das artérias intraósseas, que suprem o lado metafisário da fise do fêmur proximal, e também das artérias mediais ascendentes do colo femoral, ocasionando problemas na ossificação encondral local.

A deformidade em varo ocorre por alteração biomecânica. No quadril normal, a força de compressão é perpendicular ao centro da articulação. As cartilagens hialina e da fise (horizontal) são pressionadas por uma força distribuída de maneira uniforme. No colo femoral, as forças do lado medial são compressivas; no lado lateral, são de tração. Quando há diminuição do ângulo cervicodiafisário, como ocorre na coxa vara, a fise inclina-se paulatinamente, tornando-se paralela em relação à força de compressão. Como consequência, forças de cisalhamento passam a atuar na fise. A pressão aumenta medialmente, diminuindo o crescimento ósseo local. O topo do grande trocânter do fêmur torna-se um pouco superior ao centro da cabeça femoral, com diminuição da distância articulotrocantérica, o que, por sua vez, ocasiona alterações da posição e direção das forças musculares atuantes na região, tornando mais curto o braço de alavanca da musculatura abdutora do quadril, o que se traduz na claudicação (marcha em Trendelemburg). Ocorre insuficiência relativa também do músculo glúteo máximo, dificultando a extensão do quadril e gerando aumento da lordose lombar.

Aspectos clínicos

O diagnóstico da coxa vara do desenvolvimento costuma ser tardio, após a marcha independente. Cerca de 57% dos casos são diagnosticados após os 5 anos de vida. A claudicação indolor costuma ser a queixa principal. Nos casos unilaterais, a marcha em Trendelemburg ocorre por insuficiência relativa do músculo glúteo médio. Nos bilaterais, a marcha característica é tipo pato ou bamboleante, semelhante à encontrada na displasia do desenvolvimento do quadril bilateral. Costuma haver diminuição da amplitude de abdução e rotação interna do quadril afetado. Pode haver história de dor e fadiga fácil. Baixa estatura e aumento da lordose lombar podem estar presentes nos casos bilaterais. Os trocânteres maiores tornam-se relativamente proeminentes e elevados. Desvio em valgo do joelho também pode ocorrer. Nos casos unilaterais, ocorre diminuição do comprimento do membro inferior do lado afetado, mas diferenças acima de 2,5 cm são incomuns.

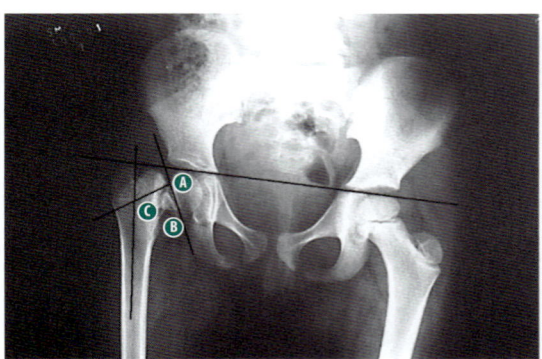

FIGURA 9.3.1 → Coxa vara do desenvolvimento à direita. Observam-se alterações acetabulares nesse lado. **A** Ângulo de Hilgenreiner. **B** Triângulo de Fairbank. **C** Ângulo cervicodiafisário.

Aspectos radiográficos

A principal característica radiológica é a diminuição do ângulo cervicodiafisário (menor que 90° ou, no máximo, 100°) e a presença de um fragmento ósseo triangular na parte medial do colo femoral, perifisário. Esse fragmento é cercado de linhas radiolucentes, alargadas e irregulares, que cruzam o colo e formam um "V" invertido, sendo a primeira linha proximal à placa fisária e a linha distal marcando o local do defeito de maturação da cartilagem e da ossificação anormal do colo femoral (triângulo de Fairbank ou fragmento de Thurston Holland). Esse defeito característico é tido como condição sem a qual o diagnóstico de coxa vara do desenvolvimento não pode ser feito.

A placa fisária apresenta-se afilada e verticalizada, aumentando o ângulo de Hilgenreiner (ângulo formado pela linha fisária e a linha horizontal de Hilgenreiner) para mais de 40° (em geral, ele mede menos de 25°). O ângulo cervicodiafisário (entre o eixo longo da diáfise femoral e a linha perpendicular ao maior eixo da cabeça femoral) é menor que 90 ou no máximo 100°. O trocânter maior torna-se elevado, e a distância articulotrocantérica está diminuída (FIG. 9.3.1).

O defeito em varo é progressivo e é tanto maior quanto mais vertical for a zona de ossificação irregular; parece também ser maior a progressão nos casos unilaterais. A retroversão femoral foi demonstrada por Kim e colaboradores.[9] Eles traçaram um paralelo entre as anormalidades encontradas na coxa vara do desenvolvimento e na epifisiólise femoral proximal, em que há deslocamento da metáfise em três planos (sagital – epífise em extensão, por deslocamento em extensão da metáfise; horizontal – epífise retrovertida por rotação externa da metáfise; coronal – por deslocamento craniolateral da metáfise, levando à localização em varo da epífise) (FIG. 9.3.2).

Tratamento

Os objetivos do tratamento da coxa vara do desenvolvimento são:

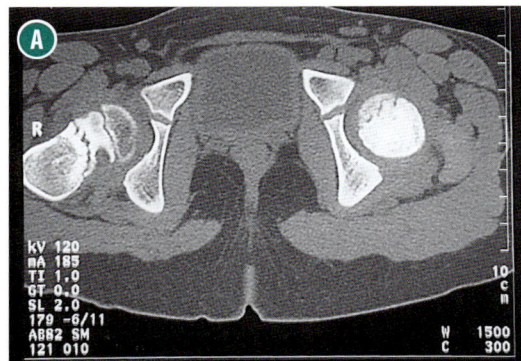

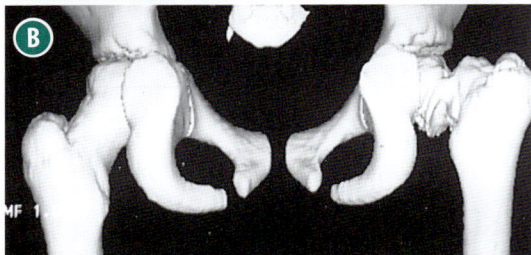

FIGURA 9.3.2 → **Ⓐ** TC dos quadris evidenciando coxa vara à direita.
Ⓑ TC com reconstrução tridimensional mostrando grau de retroversão (à esquerda, vista posterior) do quadril afetado. Nota-se, ainda, a presença do fragmento triangular do colo femoral. Ranade e colaboradores[10] estudaram as alterações acetabulares que acompanhavam a deformidade de coxa vara em 33 pacientes com idade média de 6 anos (21 pacientes com coxa vara do desenvolvimento e 12 com deficiência do fêmur proximal), comparando as alterações radiológicas com parâmetros de quadris normais. Eles concluíram que a inclinação do acetábulo (medida pelo índice acetabular e inclinação do *sourcil*) está aumentada na coxa vara e era tanto maior quanto maior fosse a deformidade em varo (Fig. 9.3.1). As alterações foram mais comuns na coxa vara congênita do que na do desenvolvimento. Outras alterações pélvicas foram encontradas, como protrusão acetabular, hipoplasia dos ossos do ilíaco e alargamento do sacro.

• Correção do ângulo cervicodiafisário para 130 a 160°.

• Obtenção de melhor posicionamento da epífise femoral proximal com restauração da fisiologia articular e da biomecânica muscular (correção do ângulo de Hilgenreiner para 40° ou menos).

• Tratamento da dismetria dos membros inferiores e prevenção de deformidades secundárias.

O tratamento conservador – com gessos, órteses de abdução e rotação medial e tração – é ineficaz. O tratamento cirúrgico é o indicado para evitar a progressão da deformidade. Weinstein e colaboradores[11] estudaram 20 pacientes com coxa vara – 12 com coxa vara do desenvolvimento de forma isolada (dois apresentaram disostose cleidocraniana) e oito com a deformidade associada a encurtamento ou encurvamento do fêmur. Eles descreveram pela primeira vez o uso do ângulo de Hilgenreiner, correlacionando a progressão da coxa vara do desenvolvimento a ângulos superiores a 60°. De acordo com os autores, ângulos entre 45 e 59° estariam em uma "zona cinzenta", para os quais estaria indicada a conduta expectante e de observação quanto à progressão; casos com ângulos menores ou iguais a 45° mostrariam tendência à correção espontânea. Eles

indicavam também a realização da apofisiodese do grande trocânter nos casos em que a linha fisária femoral proximal e a linha de Hilgenreiner estivessem paralelas. Os critérios para indicação do tratamento cirúrgico são:

• Ângulo cervicodiafisário menor que 90 a 100° e/ou sua diminuição progressiva.

• Ângulo de Hilgenreiner maior que 45 a 60°.

• Marcha em Trendelemburg.

• Boa geometria articular (cabeça femoral redonda e com cobertura suficiente, acetábulo com formato satisfatório).

• Adequado arco de movimento do quadril.

A maioria dos estudos indica o tratamento através de osteotomia valgizante do fêmur proximal fixada com placa. Recidivas ocorrem em 30 a 70%, geralmente relacionadas mais à perda da correção (por falha na técnica ou na fixação) do que à idade de tratamento. Devido ao aumento do tensionamento de partes moles, para pacientes maiores de 11 anos, indica-se adicionar encurtamento à osteotomia. As complicações do tratamento cirúrgico através da osteotomia valgizante incluem:

• Recidiva da deformidade (relacionada à correção insuficiente, com ângulos de Hilgenreiner maiores de 38°).

• Fechamento prematuro da fise proximal do fêmur (pode ocorrer em todos os casos, possivelmente não relacionado apenas ao dano fisário pela cirurgia).

• Crescimento excessivo do trocânter maior (associado ao fechamento prematuro da fise proximal do fêmur).

• Displasia acetabular (geralmente associada à correção insuficiente ou tardia da deformidade ou ao fechamento prematuro da fise proximal do fêmur).

• Pseudoartrose, necrose avascular da cabeça femoral, discrepância do comprimento dos membros inferiores e osteoartrose do quadril.

Considerando a idade do paciente (quantidade de crescimento remanescente) e a presença de limitações funcionais, não parece haver idade mínima para o tratamento cirúrgico, e, talvez, a melhor indicação da época a ser realizado seja aquela em que se demonstra progressão da deformidade. Weighill[13] recomenda que o tratamento cirúrgico seja realizado após os 18 meses de vida. Para Günther e colaboradores, alguns casos de coxa vara do desenvolvimento podem resolver-se de modo espontâneo, por isso, a cirurgia deve ser postergada para depois dos 4 anos. Outros autores, como Weinstein e colaboradores,[11] relacionam a manutenção da correção obtida com casos operados após os 5 anos.

Casos progressivos e não tratados podem evoluir para pseudoartrose do colo femoral e alterações displásicas acetabulares compensatórias, pseudoartrose do colo femoral e discrepância do comprimento dos membros inferiores. Mesmo com tratamento adequado, a taxa de recorrência da deformidade é alta. Desai e Johnson descreveram os resultados de 20 quadris tratados, com seguimento médio de 20 anos, e observaram três casos de recidiva, todos com mais de 5 anos de vida na época da cirurgia, sendo que um caso obteve consolidação somente após cinco cirurgias.

A osteotomia valgizante do colo femoral visa à mudança da posição da epífise femoral proximal de vertical para horizontal, diminuindo as forças de cisalhamento sobre o colo e favorecendo a ossificação do defeito. A osteotomia pode ser realizada em nível intertrocantérico ou subtrocantérico, com resultados similares. Em nível intertrocantérico, o osso mais trabecular permite a consolidação mais fácil, e o local da correção está mais próximo à deformidade, permitindo maior correção, mas trazendo maior risco de dano à placa fisária da cabeça femoral e do trocânter maior. Em geral, é necessário agregar um encurtamento femoral proximal para diminuir a pressão sobre a cabeça femoral que a osteotomia valgizante provoca. A correção deve alcançar um ângulo cervicodiafisário de 150 a 160° e um ângulo de Hilgenreiner menor que 38 ou 40°.

A tenotomia dos adutores é advogada por Weighill[12] para evitar que o segmento distal do fêmur seja deslocado lateralmente e produza rotação do fragmento proximal em varo. O arco de movimento do quadril é um importante fator a ser considerado para a osteotomia femoral proximal. A mobilidade pode estar limitada devido a condições intra-articulares (contraturas capsulares, perda da esfericidade articular) ou extra-articulares (contraturas musculares, ossificação heterotópica). Na deformidade em varo a ser corrigida através de osteotomia valgizante, a maior limitação da adução – fundamental para que a correção seja obtida – geralmente advém da contratura dos músculos glúteos médio e mínimo e tensor da fáscia lata. Quando não há adução suficiente por ocasião da osteotomia, uma deformidade em abdução pode ocorrer, podendo ser resolvida através de fisioterapia ou necessitar de alongamento cirúrgico desses músculos. Além disso, por causa do alongamento femoral relativo que a osteotomia valgizante provoca, pode ser necessário realizar tenotomia de adutores. O papel da tenotomia dos adutores no tratamento cirúrgico da coxa vara através de osteotomias inter ou subtrocantéricas foi estudado por Weighill[12] em 41 quadris operados antes dos 15 anos e acompanhados por até 36 anos. Nesse estudo, houve correlação entre os maus resultados obtidos em 10 quadris e a não realização da tenotomia. As técnicas descritas para o tratamento cirúrgico da coxa vara são:

- Osteotomia intertrocantérica em Y de Pauwels (**FIG. 9.3.3 A e B**).
- Osteotomia intertrocantérica do tipo *interlocking* (**FIG. 9.3.4 A e B**).
- Osteotomia trocantérica oblíqua.
- Osteotomia subtrocantérica de Borden (**FIG. 9.3.5 A e B**).

O entendimento dos aspectos tridimensionais da deformidade é fundamental, pois a correção deve ser realizada através de uma osteotomia em valgo, flexão e rotação interna. A fixação interna deve ser estável e o uso de gesso pelvipodálico é aconselhado.

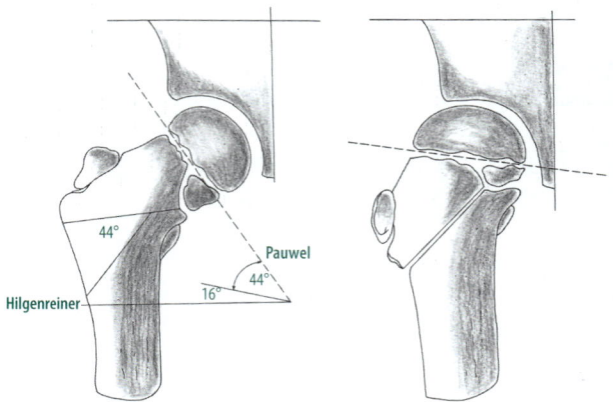

FIGURA 9.3.3 → Osteotomia intertrocantérica de Pauwels.

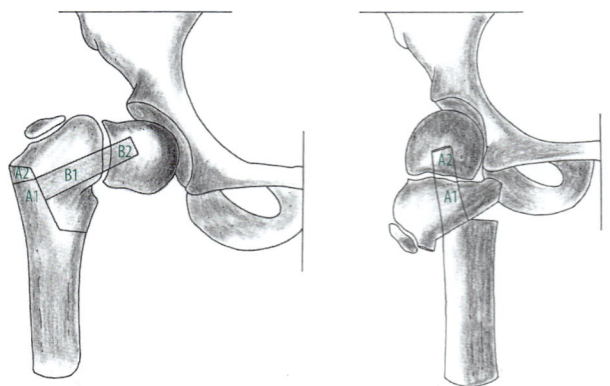

FIGURA 9.3.4 → Osteotomia intertrocantérica tipo *interlocking*.

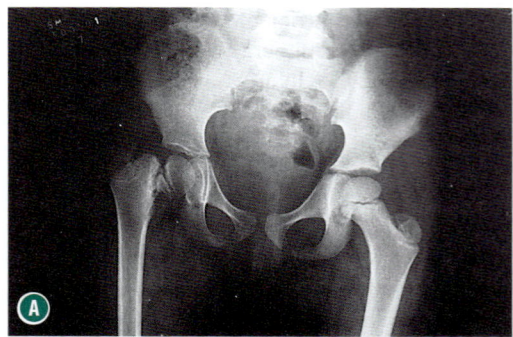

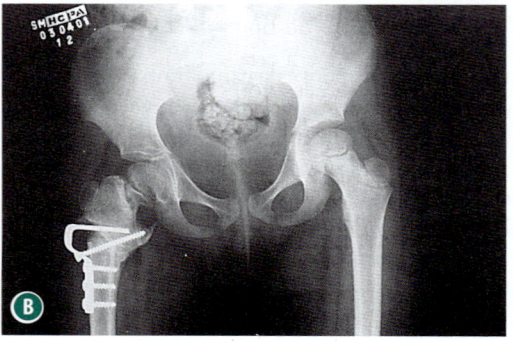

FIGURA 9.3.5 → **Ⓐ** Coxa vara do desenvolvimento à direita, aspecto pré-operatório. **Ⓑ** Osteotomia subtrocantérica tipo Borden à direita.

> **ATENÇÃO! A osteotomia em Y de Pauwels tem conhecida indicação no tratamento da coxa vara. Trata-se de dupla osteotomia intertrocantérica com retirada de fragmento lateral, o que poderia ser tecnicamente mais difícil e aumentar o risco de necrose avascular da cabeça femoral.**

Carroll e colaboradores[15] estudaram o resultado cirúrgico de 26 pacientes (37 quadris) com coxa vara de diferentes etiologias, sendo apenas três casos de coxa vara do desenvolvimento, todos tratados por osteotomias valgizantes sub ou intertrocantéricas do tipo Pauwels. Os resultados não diferiram com relação ao tipo de osteotomia. Houve 50% de recidiva da deformidade. Eles, concluíram que os melhores resultados ocorreram em pacientes operados antes dos 10 anos e nas situações em que o ângulo de Hilgenreiner obtido foi menor que 38°. Também não encontraram relação entre os resultados e o tipo de osteotomia ou de implante empregados.

Cordes e colaboradores[16] descreveram os resultados do tratamento da coxa vara através da osteotomia de Pauwels, com seguimento de 11 anos. Dos 14 pacientes tratados (18 quadris), dois apresentavam coxa vara do desenvolvimento e os demais apresentavam a deformidade em decorrência de outras patologias. Os resultados foram excelentes em 12 quadris, bons em três e maus em três. Os dois casos de coxa vara do desenvolvimento tiveram resultados excelentes e foram restaurados o ângulo de Hilgenreiner entre 7 e 42° e o ângulo cervicodiafisário entre 112 e 170°. Nesse estudo, os maus resultados foram relacionados à falha na fixação, correção angular insuficiente e displasia acetabular residual. Os autores referem perda da correção de 14% da inclinação da fise e de 8% do ângulo cervicodiafisário; além disso, recomendam a correção cirúrgica do ângulo de Hilgenreiner para 40° ou menos.

De acordo com Amstutz e Wilson,[17] é recomendável que, quanto mais jovem seja o paciente, mais agressiva seja a correção. Para esses autores, é muito importante a adução do fragmento proximal (ou abdução do distal), a estabilização dos fragmentos de modo adequado e a imobilização pós-operatória correta. Eles aconselham a realização de osteotomia intertrocantérica do tipo *interlocking* e apofisiodese do grande trocânter em crianças pequenas, adiantando-se ao crescimento excessivo que o trocânter maior geralmente sofre, devido ao fechamento prematuro da epífise femoral proximal.

Desai e Johnson,[14] analisando os resultados do tratamento de 12 pacientes (20 quadris) com coxa vara congênita, com seguimento médio de 20 anos, relacionam os bons resultados das osteotomias femorais subtrocantéricas à correção adequada dos ângulos cervicodiafisário para maior ou igual a 130° e de Hilgenreiner para menor de 35°. Na casuística desses autores, o tempo médio de consolidação foi de 4,5 meses e o tempo de cicatrização do defeito cartilaginoso foi de quatro meses. Todos os casos mostraram fechamento da epífise femoral proximal, o que levou à formação de coxa breva. Nos casos operados antes dos 12 anos, houve perda da correção do ângulo cervicodiafisário de cerca de 10°. Do ponto de vista funcional, 19 dos 20 quadris tiveram índice de Iowa de 94 pontos. Doze dos 20 quadris operados apresentaram crescimento excessivo do trocânter maior, cinco dos quais com marcha em Trendelemburg, sendo que os autores recomendam a apofisiodese do grande trocânter nos casos de seu crescimento excessivo. No estudo, nove pacientes apresentaram discrepância do comprimento dos membros inferiores na revisão final, nenhum maior de 2 cm.

Serafin e Szulc[8] descreveram os resultados do tratamento de 106 pacientes (130 quadris) entre 2 e 58 anos com coxa vara do desenvolvimento e seguimento médio de nove anos e três meses. Da amostra, oito quadris já apresentavam pseudoartrose do colo femoral. A maioria dos pacientes foi operada entre 2 e 16 anos, com ângulos cervicodiafisários iniciais de 60 a 79°, sendo que a indicação da técnica cirúrgica era dependente do ângulo inicial. Eles concluíram que os casos não operados progridem com alterações subsequentes no colo, trocânter maior, cabeça femoral e acetábulo, pseudoartrose e retroversão. Observaram ainda que em apenas 20% dos casos o colo femoral mostrou crescimento normal após a cirurgia.

O fechamento do defeito no colo somente foi alcançado quando o ângulo de Hilgenreiner obtido foi menor de 35 ou 40°. Serafin e Szulc[8] aconselham um discreto exagero na correção do ângulo cervicodiafisário para 140 a 145° devido à perda de correção que pode acontecer logo em seguida. Além disso, demonstraram que a realização tardia da cirurgia estava relacionada à persistência de displasia acetabular e pseudoartrose do colo femoral. Eles levaram em consideração o índice de Gades (que relaciona os resultados do ponto de vista clínico e radiográfico) e verificaram que os melhores resultados foram obtidos em pacientes operados entre 2 e 9 anos. No seguimento final, 28% dos pacientes mostravam algum grau de osteoartrose do quadril.

MacEven e Shands[18] descreveram a osteotomia valgizante oblíqua, na região trocantérica, onde é possível corrigir a angulação e a rotação femorais, fixada por pino agregado ao gesso, o que permite modificação ulterior da posição dos fragmentos, se necessário. O grau de obliquidade da osteotomia nessa técnica determina a quantidade de rotação obtida. Nesse estudo, todos os 24 pacientes (14 com coxa vara do desenvolvimento) obtiveram consolidação em cerca de oito semanas, sendo que um paciente necessitou de nova intervenção por recidiva da deformidade.

Santili e colaboradores[19] publicaram os resultados do tratamento de 19 pacientes com coxa vara do desenvolvimento (26 quadris) e concluíram que a osteotomia valgizante subtrocantérica, empregada pela técnica de Borden e fixada com placa, foi eficaz na correção da deformidade quando o ângulo cervicodiafisário foi corrigido para 140°. Eles relacionaram os bons resultados radiográficos aos resultados clínicos de melhora da abdução e diminuição do sinal de Trendelemburg, além da diminuição dos sinais e sintomas de osteoartrose do quadril. Em cerca de 70% dos casos, a dismetria dos membros inferiores foi resolvida.

Günther e colaboradores[13] descreveram os resultados da osteotomia subtrocantérica valgizante, chamada por eles de extremidade/lado (*end to side*), tipo Borden, em 13 pacientes (20 quadris), com seguimento médio de 7,2 anos. Destes, dois quadris mostraram recidiva da deformidade, 15 que apresentavam pseudoartrose no pré-operatório alcançaram a consolidação com a cirurgia. Dos 12 pacientes que apresentavam sinal de Trendelemburg, 12 persistiram com a alteração. Os autores não realizaram a apofisiodese do grande trocânter por concluírem que, após esse tipo de osteotomia, ele tende a crescer mais lateral do que cranialmente; além disso, não tiveram casos com indicação de correção de valgo femoral distal residual. Os autores defendem o procedimento por ser menos difícil tecnicamente que a osteotomia de Pauwels e por promover alongamento do fêmur maior do que o obtido com o procedimento de Pauwels.

Em seu livro, Paley[20] mostra a fixação intramedular da osteotomia valgizante subtrocantérica com pinos tipo Rush, guiados pela fossa piriforme. Ele enfatiza que algumas deformidades congênitas apresentam grande encurtamento do mecanismo abdutor, e, nesses casos, a osteotomia deve ser acompanhada de dessinserção do terço anterior dos músculos glúteos e vasto lateral e alongamento do músculo tensor da fáscia lata. O tendão conjunto é, depois, reinserido no grande trocânter. O uso de hastes intramedulares e fios de Kirschner para fixação de osteotomias subtrocantéricas em pacientes com osteopenia (por osteogênese imperfeita e displasia fibrosa) também foi relatado por Fassier e colaboradores[21] no tratamento de 16 pacientes (21 quadris) com seguimento médio de 4,2 anos. Houve correção do ângulo de Hilgenreiner de 67,6 para 42° e do ângulo cervicodiafisário de 84,6 para 114,4°. Nesse estudo, dois pacientes necessitaram reintervenção por problemas com a fixação.

> **ATENÇÃO!** Shim e colaboradores[22] alertaram que a osteotomia valgizante do fêmur proximal pode promover o deslocamento medial da diáfise, exacerbando deformidades em valgo do joelho pré-existentes, as quais podem necessitar de tratamento específico subsequente.

A fixação externa também tem sido utilizada no tratamento da coxa vara do desenvolvimento por permitir a correção da deformidade angular e rotacional e por corrigir a discrepância do comprimento dos membros inferiores. Nos casos em que há crescimento excessivo do grande trocânter, pode haver indicação de sua transferência distal. Em um relato de nove casos, Hefny e colaboradores empregaram a fixação externa monolateral ou multiplanar[23] para a osteotomia subtrocantérica, com correção dos ângulos de Hilgenreiner e cervicodiafisário em todos os casos. Eles defendem a fixação externa por não necessitar de remoção de osso, ser mais fácil (placas teriam maior dificuldade de apoiar-se em quantidades adequadas de osso) e não ter necessidade de imobilização gessada pós-operatória. Sabharwal e colaboradores[24] publicaram o resultado do tratamento de cinco pacientes (seis quadris), com idade média de 8 anos e 4 meses, utilizando osteotomias percutâneas com abertura de cunha, fixação externa e translação lateral do fragmento distal. Houve melhora dos ângulos de Hilgenreiner e cervicodiafisário e da distância articulotrocantérica. A avaliação aos dois anos de seguimento não demonstrou recidivas.

> **ATENÇÃO!** Outros aspectos a considerar no tratamento cirúrgico da coxa vara incluem deformidades acetabulares e concomitantes do fêmur. O tratamento de anormalidades acetabulares é importante, pois a displasia acetabular pode aumentar o risco de subluxação com a osteotomia valgizante e também porque alterações residuais parecem estar relacionadas à osteoartrose precoce do quadril.

No passado, as modalidades de tratamento incluíam a apofisiodese isolada do grande trocânter e a colocação de enxertos ósseos e pinos cervicais, com resultados pouco animadores quanto à correção da deformidade e consolidação da lesão. Tauber e colaboradores[25] examinaram os resultados de sete pacientes (nove quadris) que apresentavam coxa vara secundária à necrose avascular da cabeça femoral após tratamento da displasia do desenvolvimento do quadril e que foram tratados pela transferência do trocânter maior. Em dois pacientes menores de 12 anos, houve remodelação do colo femoral, com correção da deformidade em varo. Givon e colaboradores[26] relataram o seguimento de 12 anos em sete pacientes (nove quadris), com idade média de 13,5 anos, que apresentavam coxa vara após necrose avascular da cabeça femoral que ocorreu no tratamento da displasia do desenvolvimento do quadril. Todos os pacientes tiveram transferência distal do grande trocânter e mostraram melhora do padrão de marcha e do ângulo cervicodiafisário, mas não houve diminuição no surgimento de osteartrose do quadril.

A coxa vara da displasia fibrosa poliostótica é acompanhada de deformidade do fêmur proximal "em cajado de pastor". Devido à complexidade, em casos de deformidades com ângulo cervicodiafisário menor de 115 a 120°, Ippolito e colaboradores[27] advogam a correção em dois estágios, sendo realizada, primeiro, a osteotomia valgizante, fixada com placa de parafuso cervical e, em um segundo estágio, após a consolidação da primeira osteotomia, a correção da deformidade do fêmur proximal, através de uma ou mais osteotomias abaixo do trocânter menor, fixada com placa lâmina ou placa tipo PNH (para úmero proximal), devido à possibilidade da lâmina exteriorizar-se no colo, em função da baixa qualidade óssea nessa patologia, com perda da correção. Casos em que o ângulo cervicodiafisário é maior que 115 ou 120° podem receber correção simultânea, de ambas as deformidades, fixada com haste. Também devido à fragilidade óssea, a imobilização com gesso pelvipodálico ou órtese é aconselhada.

Referências

1. Hoffmeister F. Coxa vara, eine typische Form der Schenkelalsverbiegung. Beitr Klin Chir. 1894;(12):245.

2. Kredel L. Coxa vara congênita. Zentralbl Chir. 1896;23:969.

3. Hoffa A. Die angeborinen coxa vara. Dtsche Med Wochenschr. 1905;(31):1257.

4. Elmslie RC. Injury and deformity of the head of the femur: coxa vara. Lancet. 1907;1:410.

5. Fairbanks HAT. Infantile or cervical coxa vara. In: Jones R. The Robert Jones birthday volume: a collection of surgical essays. London: Oxford University; 1928. p. 225.

6. Pylkkanen PV. Coxa vara infantum. Acta Orthop Scand. 1929;64:217.

7. Pylkkanen PV. Coxa vara infantum. Acta Orthop Scand Suppl. 1960;48:1-120.

8. Serafin J, Szulc W. Coxa vara infantum, hip growth disturbances, etiopathogenesis, and long-term results of treatment. Clin Orthop Relat Res. 1991;(272):103-13.

9. Kim HT, Chambers HG, Mubarak SJ, Wenger DR. Congenital coxa vara: computed tomographic analysis of femoral retroversion and the triangular metaphyseal fragment. J Pediatr Orthop. 2000;20(5):551-6.

10. Ranade A, McCarthy JJ, Davidson RS. Acetabular changes in coxa vara. Clin Orthop Relat Res. 2008;466(7):1688-91.

11. Weinstein JN, Kuo KN, Millar EA. Congenital coxa vara: a retrospective review. J Pediatr Orthop. 1984;4(1):70-7.

12. Weighill FJ. The treatment of developmental coxa vara by abduction subtrochanteric and intertrochanteric femoral osteotomy with special reference to the role of adductor tenotomy. Clin Orthop Relat Res. 1976;(116):116-24.

13. Günther CMJ, Komm M, Jansson HB, Heimkes B. Midterm results after subtrochanteric end-to-side valgization osteotomy in severe infantile coxa vara. J. Pediatr Orthop. 2013; 33(4):353-60.

14. Desai SS, Johnson LO. Long-term results of valgus osteotomy for congenital coxa vara. Clin Orthop Relat Res. 1993; (294):204-10.

15. Carroll K, Coleman S, Stevens PM. Coxa vara: surgical outcomes of valgus osteotomies. J Pediatr Orthop. 1997;17(2): 220-4.

16. Cordes S, Dickens DR, Cole WG. Correction of coxa vara in childhood: the use of Pauwels' Y-shaped osteotomy. J Bone Joint Surg Br. 1991;73(1):3-6.

17. Amstutz HC, Wilson PD Jr. Dysgenesis of the proximal femur (coxa vara) and its surgical management. J Bone Joint Surg Am. 1962;44-A:1-24.

18. MacEven GD, Shands AR Jr. Oblique trochanteric osteotomy. J Bone Joint Surg Am. 1967;49(2):345-54.

19. Santili C, Akkari M, Waisberg G, Alves MW, Verde RL, Prado JCL. Coxa vara do desenvolvimento. Rev Bras Ortop Pediatr. 2000;1(1):27-33.

20. Paley D. Principles of deformity correction. Berlin: Springer; 2002.

21. Fassier F, Sardar Z, Aarabi M, Odent T, Haque T, Hamdy R. Results and complications of a surgical technique for correction of coxa vara in children with osteopenic bones. J Pediatr Orthop. 2008;28(8):799-805.

22. Shim JS, Kim HT, Mubarak SJ, Wenger DR. Genu valgum in children with coxa vara resulting from hip disease. J Pediatr Orthop. 1997;17(2):225-9.

23. Hefny H, Elmoatasem EM, Nassar W. Valgus osteotomy by external fixation for treatment for developmental coxa vara. Strategies Trauma Limb Recontr. 2013;8(3):161-7.

24. Sabharwal S, Mittal R, Cox G. Percutaneous triplanar femoral osteotomy correction for developmental coxa vara: a new technique. J Pediatr Orthop. 2005;25(1):28-33.

25. Tauber C, Ganel A, Horoszowski H, Farine I. Distal transfer of greater trochanter in cox vara. Acta Orthop Scand. 1980; 51(4):661-6.

26. Givon U, Schindler A, Ganel A, Levy O. Distal transfer of the greater trochanter revisited: long-term follow-up of nine hips. J Pediatr Orthop. 1995;15(1):346-8.

27. Ippolito E, Farsetti P, Valentini MB, Potenza V. Two-stage surgical treatment of complex femoral deformities with severe coxa vara in polyostotic fibrous dysplasia. J Bone Joint Surg Am. 2015;97(2):119-25.

Capítulo 9.4

SINOVITE TRANSITÓRIA DE QUADRIL

Silvio Coelho

A sinovite transitória de quadril (STQ) caracteriza-se por um quadro agudo de dor, afetando, aos poucos, um lado dos quadris da criança sadia. Além da dor, há limitação funcional da articulação, com consequente dificuldade na marcha. A duração dos sintomas é por curto tempo, e a recuperação completa ocorre em todos os casos. A etiologia permanece desconhecida. Muitos autores criaram sinonímias tentando relacionar os termos com as prováveis causas.

Em 1892, Lovett e Morse[1] descreveram o caráter efêmero da STQ, diferenciando-a de artrite tuberculosa. Mais tarde, Bradford e Lovett,[2] Todd[3] e Fairbauk[4] relataram um quadro de dor transitória do quadril, com recuperação rápida e permanente. Em 1933, Butler[5] chamou de "quadril de observação" a situação em que crianças apresentavam um processo inflamatório no quadril, de evolução fugaz e exames radiográficos normais. Em 1936, Finder,[6] por meio de biópsias, verificou que a patologia era a reação não piogênica da sinóvia da articulação do quadril e introduziu o termo "sinovite".

> **ATENÇÃO! A STQ é considerada a causa mais comum de dor no quadril e de claudicação não traumática na infância.**

INCIDÊNCIA

São poucos os dados existentes na literatura sobre a incidência de STQ. Em um trabalho realizado com holandeses, Vijlbrief e colaboradores[7] encontraram a incidência de 1,1 por 1.000 pessoas/ano. O número aproximado de casos será sempre difícil de determinar, já que muitos não procuram atendimento médico especializado. Existe a predominância de STQ de cerca de 2:1 do sexo masculino em relação ao feminino e incidência ainda mais baixa entre os afro-americanos.

A princípio, não há predominância de lado comprometido, e, em relação à bilateralidade do envolvimento, Cunha[8] referiu 2,1% em 283 indivíduos examinados. Recidivas são referidas na literatura: Landim e colaboradores[9] sugeriram a recidiva de 4%; Erken e Katz,[10] de 0,2%; e Briggs e colaboradores,[11] de 9%. Quanto à distribuição sazonal descrita por alguns autores, Cunha[8] não encontrou diferença de incidência nas estações do ano.

ETIOLOGIA

Como já referido, a causa da STQ permanece desconhecida. No entanto, existe o consenso em relacioná-la a processo infeccioso ativo ou recente, reações alérgicas e trauma. Miller,[12] Spock[13] e Butler[14] mostraram associações da STQ com infecções virais e bacterianas, sobretudo com focos amigdalianos. Illingworth,[15] avaliando pacientes com claudicação aguda, encontrou 42% de infecção das vias aéreas superiores. Em 1991, Bickerstaff e colaboradores[16] relataram 30% de processo infeccioso em 111 indivíduos estudados. Cunha[8] apresentou cinco casos de virose em 85 pacientes examinados, e 47% daqueles da mesma série manifestaram processo alérgico antecedendo o quadro de STQ. Hermel e Albert,[17] Spock[13] e outros autores relataram história de predisposição a reações alérgicas em 16 a 25% dos indivíduos com STQ. Rothschildd e colaboradores[18] verificaram resposta francamente positiva após administração parenteral de corticosteroides em crianças com STQ.

> **ATENÇÃO! Em relação a trauma e STQ, muitas séries foram publicadas na literatura. Rauch[19] sugeriu que o trauma seria a causa da sinovite. Da mesma forma, Gledhill e McIntyre[20] encontraram lesão traumática associada à STQ.**

QUADRO CLÍNICO

Os sintomas e os sinais clínicos do portador de STQ são comuns aos processos inflamatórios articulares. Como não há algo específico, uma série de patologias próprias da infância faz parte do diagnóstico diferencial.

A queixa principal é dor de início súbito no quadril de criança saudável. A dor pode ser referida na fase anterior da coxa ou no joelho. Existe limitação funcional do membro afetado, que é mantido em flexão e rotação externa. Claudicação ocorre durante a marcha, e pode haver incapacidade para realizá-la. Quando há elevação da temperatura, pode ultrapassar os 38°C.

A atrofia muscular pode estar presente em casos de maior duração. Quando acentuada, a hipótese de outro diagnóstico deve ser considerada. Os sintomas duram alguns dias, variando, conforme a literatura, de um a 10 dias.[6] Algumas séries mostram períodos maiores de evolução.

ACHADOS LABORATORIAIS

Na STQ, os exames laboratoriais que costumam ser solicitados – hemograma, velocidade de hemossedimentação, proteína C-reativa, fator reumatoide e avaliação comum de urina – estão normais. Na verdade, tais exames são realizados para estabelecer diagnósticos diferenciais.

ACHADOS DE IMAGEM

A radiografia simples sempre foi o recurso usado para auxiliar no diagnóstico de STQ. Alterações nas sombras musculares e capsulares podem mostrar derrame intra-articular e reações inflamatórias, já que a estrutura óssea não apresenta anormalidades. As alterações radiológicas em sombra de partes moles traduzem o deslocamento dos músculos obturador interno, iliopsoas e glúteo mínimo pela distensão capsular.[21,22]

> **ATENÇÃO! A maioria dos casos ocorre na faixa etária de 3 a 8 anos, com pico em torno dos 6 anos.**

Miller,[12] referindo-se à STQ como epifisite transitória aguda, encontrou, em alguns de seus pacientes, uma zona radioluzente de reabsorção óssea ao longo da cartilagem epifisária da cabeça femoral. No entanto, essa imagem radiológica pode estar relacionada à osteomielite subaguda, e não à STQ. Drey[21] e Hermel e Skalaroff[22] sugerem que o processo inflamatório altera a imagem de radioluminescência da gordura de septos intermusculares laterais do quadril **(FIG. 9.4.1)**. Brown[23] demonstrou que esse deslocamento está relacionado à posição do membro afetado, e não ao processo inflamatório. São descritos, por alguns autores, o aumento do espaço articular medial e o edema

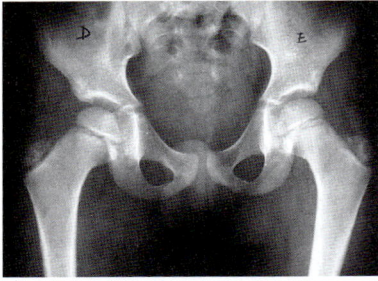

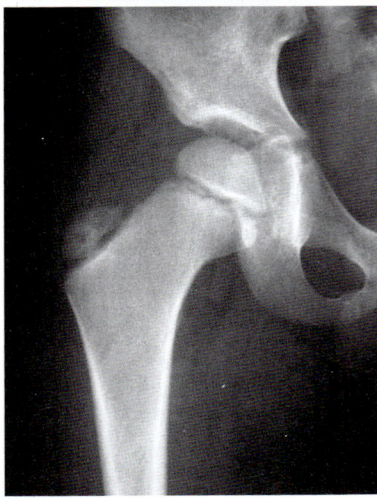

FIGURA 9.4.1 → Sinais de derrame articular coxofemoral à direita, o qual é demonstrado pela obliteração dos planos gordurosos.

capsular. Spock[13] não encontrou alteração no espaço medial em uma série de 40 pacientes.

A ultrassonografia vem sendo utilizada para detectar derrame intra-articular acumulado no recesso anterior da cápsula e espessamento, que, aliados ao abaulamento, são considerados evidência de líquido intra-articular **(FIG. 9.4.2)**. No entanto, a presença de líquido articular, por si só, não estabelece o diagnóstico de STQ. É preciso que a evolução transitória e sem complicações confirme a patologia.

Robbem e colaboradores[24] estudaram os componentes anatômicos da parte anterior da cápsula articular do quadril em crianças normais e com STQ. Os autores concluíram que o aumento da espessura da cápsula articular anterior na STQ é causado pelo derrame intra-articular. Não há evidência ultrassonográfica de edema capsular ou hipertrofia sinovial. A cintilografia e a ressonância magnética (RM) **(FIG. 9.4.3)** podem ser solicitadas, sobretudo para diagnóstico diferencial.

> **ATENÇÃO! As artrites sépticas, associadas ou não a osteomielite do colo femoral, constituem o primeiro diagnóstico diferencial a ser realizado.**

DIAGNÓSTICO DIFERENCIAL

Determinar o diagnóstico diferencial de outra forma de artrite e de patologia sistêmica que causa envolvimento articular é, de fato, a primeira preocupação quando se está diante de um caso de sinovite de quadril. A STQ é autolimitante,

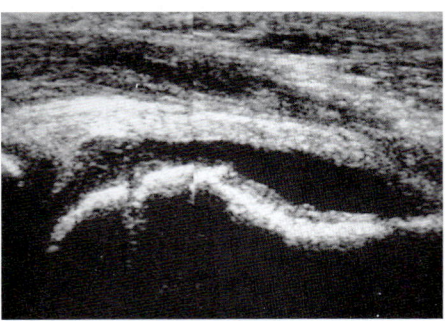

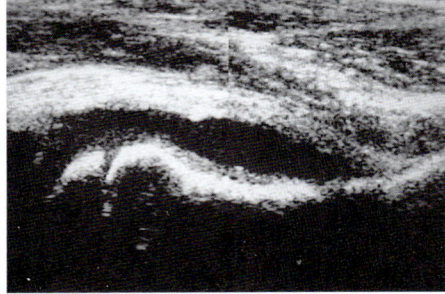

FIGURA 9.4.2 → Imagens obtidas no eixo sagital anterior do quadril demonstrando distensão líquida da cápsula articular e espessamento sinovial associado (pacientes diferentes).

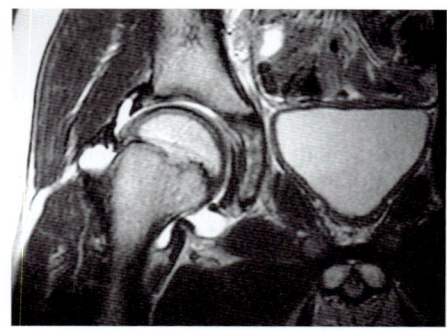

FIGURA 9.4.3 → Imagem ponderada em T2 no plano coronal demonstrando derrame articular volumoso, sem outras anormalidades.

de tratamento conservador e não deixa sequela. A infecção intra-articular é tratada com drenagem cirúrgica e antibioticoterapia adequada. Destruição da articulação com osteonecrose, parada do crescimento e até quadro de sepse podem ocorrer caso o diagnóstico e o tratamento não sejam realizados cedo. Comprometimento do estado geral, febre alta e dor intensa, com bloqueio total dos movimentos, direcionam o diagnóstico para infecção intra-articular. É possível que história de algum foco infeccioso prévio esteja presente.

Os exames laboratoriais mostram hemograma infeccioso e aumento de velocidade de hemossedimentação e proteína C-reativa. A evolução é mais agressiva, não diminuindo a sintomatologia, como ocorre na STQ. A radiografia simples tende a ser normal, e a ultrassonografia mostra derrame intra-articular. Lee e colaboradores,[25] na tentativa de diferenciar STQ de artrite séptica, por meio de RM, mostraram alterações de intensidade de sinal na medula óssea da articulação coxofemoral comprometida.

A punção articular, quando positiva, torna-se fundamental para o diagnóstico da artrite séptica. A importância do diagnóstico diferencial entre STQ e artrite séptica fez com que alguns autores procurassem estabelecer fatores predeterminantes que indicassem a maior probabilidade de infecção intra-articular.

Jung e colaboradores,[26] relacionando as variáveis, temperatura acima de 37°C, VSG maior do que 20 mmHg, proteína C-reativa maior do que 1 mg/dL, leucocitose maior do que 11.000 células/mL e achado radiológico mostrando aumento do espaço articular medial, verificaram que pacientes com quatro ou cinco desses fatores predeterminantes têm grande probabilidade de apresentarem quadro de artrite séptica.

Kocher e colaboradores[27] estudaram um grupo de pacientes usando os mesmos fatores predeterminantes considerados em trabalho realizado em 1999 (história de febre, incapacidade de apoiar o membro inferior, VSG maior ou igual a 40 mmHg e leucocitose maior que 12.000 células/mL) e concluíram que pacientes que não apresentavam fator de risco de artrite séptica deveriam ser apenas observados. Todavia, indivíduos com grande probabilidade de ter infecção articular (quatro fatores predeterminantes) deveriam ser submetidos a punção e drenagem da articulação.

Caird e colaboradores[28] mostraram que a proteína C-reativa, em sua série de casos, foi o segundo melhor preditor de artrite séptica, depois da febre.

Luhmann e colaboradores[29] realizaram um estudo retrospectivo em pacientes com quadril irritável submetidos a artrocentese, em um período de oito anos, após exame ultrassonográfico mostrar derrame intra-articular. Ao total, 163 pacientes, com 165 quadris afetados satisfizeram os critérios de inclusão no estudo. Destes, 20 lados de quadril apresentaram artrite séptica verdadeira, 27 apresentaram provável artrite séptica e 118, STQ. Foi aplicado o algoritmo de fatores clínicos predeterminantes de artrite séptica de Kocher e colaboradores,[27] o qual não mostrou ser tão eficiente na série (59% contra 99,6% da série de Kocher). No entanto, foi possível concluir que fatores clínicos predeterminantes de artrite séptica são capazes de diminuir a utilização de meios invasivos de diagnóstico diferencial entre ela e STQ. Heyworth e colaboradores[30] mostraram que, na maioria dos seus casos com suspeita de artrite séptica submetidos a punção articular, o diagnóstico final de artrite séptica ocorreu em indivíduos em que o líquido aspirado mostrava 25.000 a 75.000 células brancas/mm³. Nos casos com contagem de células brancas, entre 50.000 e 75.000 por mm³, maior era o número de preditores de infecção que estava presente.

> **ATENÇÃO!** Por muito tempo, considerou-se a STQ como a causa da doença de Legg-Perthes-Calvé (DLPC). Sabe-se, no entanto, que somente em alguns casos é possível observar sinovite transitória precedendo a necrose do núcleo epifisário femoral.

Eggl e colaboradores,[31] usando a ultrassonografia para acompanhar 115 crianças com STQ, confirmaram DLPC em nove delas, sendo que o derrame perdurou por mais de seis semanas. Como a radiografia é normal na fase inicial de sinovite, deve-se manter o paciente em observação por certo período. A cintilografia óssea e a RM podem ser úteis na elucidação diagnóstica.

Orfanos e colaboradores,[32] ao analisarem a concentração de glicosaminoglicanos na urina de 90 crianças (30 com DLPC, 30 com STQ e 30 controles), detectaram níveis urinários de tal substância diminuídos nos pacientes com DLPC. Acredita-se que esse fato ocorra devido à provável preservação da concentração de glicosaminoglicanos para a necessidade da cabeça femoral e do acetábulo. A DLPC, assim como a artrite reumatoide juvenil e a artrite tuberculosa, tem início insidioso e evolução mais lenta do que a STQ.

Na febre reumática, a artrite costuma ser migratória e instalar-se duas a quatro semanas após infecção estreptocócica. O laboratório nas doenças reumáticas e na febre reumática apresentam alterações características que auxiliam no diagnóstico diferencial. Leucemia e tumores malignos ou benignos podem apresentar sintomas de irritação articular, que, ao envolver o quadril, lembram um quadro de sinovite transitória. Nos casos de leucoses, além de dor e edema articular, febre, prostração, anorexia e dor abdominal indicam suspeita sobre a patologia. Em relação aos tumores, a radiografia simples examinada com atenção mostra a lesão óssea tumoral na maioria dos casos.

História natural

A STQ tem uma evolução curta, com duração limitada dos sintomas. A maioria dos pacientes tem apenas um episódio do quadro inflamatório, podendo haver recorrência no mesmo quadril ou no contralateral em cerca de 10% dos casos. A evolução é benigna, não deixando sequelas anatômicas e funcionais.

A relação entre STQ e DLPC sempre mereceu a atenção dos especialistas. No entanto, correlação direta e causal entre STQ e DLPC nunca foi provada. Revisando a literatura, Spock[13] apresentou associação das duas patologias em cerca de 1,5%. Gledhill e McIntyre[20] referiram a relação de 0,9% dos pacientes.

> **ATENÇÃO! Em princípio, toda criança com STQ deve ficar em observação, pois pacientes com DLPC podem apresentar sinovite inicial do quadril que não pode ser diferenciada da STQ.**

TRATAMENTO

O tratamento da STQ é estritamente sintomático. O repouso para articulação afetada parece essencial. Uso de medicamento analgésico e anti-inflamatórios não hormonais pode ser útil. Tração cutânea, que antes era muito utilizada, não tem sido mais indicada na rotina, salvo em situações especiais, como nos casos de crianças com dificuldade de manter-se em repouso ou nos casos raros de recidiva. A posição do membro a ser tracionado é importante. Wingstrand[33] e Kallio e Ryöppy[34] verificaram em pacientes com STQ, usando ultrassom e medidas de pressão intracapsular, que esta última se encontra em níveis máximos com o quadril em extensão. Tal posição deve ser evitada quando o paciente está sob tração cutânea, devendo-se colocar o lado do quadril afetado em 30 a 45° de flexão. A punção da articulação, indicada para diagnóstico diferencial, não é recomendada como tratamento da STQ.

Referências

1. Lovett RW, Morse JL. A transient or ephemeral form of hip disease. Boston Med Surg J. 1892;127:161-3.

2. Bradford EH, Lovett RW. Treatment of hip disease. Am J Orthop Surgery. 1911;9:354.

3. Todd AH. Discussion on the differential diagnosis of non--tuberculous coxitis in children and adolescents. Proc R Soc Med. 1925;18(Sect Orthop):[31]-35, 37.

4. Fairbank HAT. Discussion on non-tuberculous coxitis in the young. Brit Med J. 1926;2:828.

5. Butler RW. Transitory arthritis of the hip joint in childhood. Br Med J. 1933;31(3778):951-4.

6. Finder JG. Transitory synovitis of the hip joint in childhood. JAMA. 1936;107(1):3-5.

7. Vijlbrief AS, Bruijnzeels MA, van der Wouden JC, van Suijlekom-Smit LW. Incidence and management of transient synovitis of the hip: a study in Dutch general practice. Br J Gen Pract. 1992;42(363):426-8.

8. Cunha LAM. Sinovite transitória do quadril: avaliação de 85 pacientes [dissertação]. São Paulo: Universidade Federal de São Paulo; 1999.

9. Landin LA, Danielsson LG, Wattsgard C. Transient synovitis of the hip: its incidence, epidemiology and relation to Perthes' disease. J Bone Joint Surg Br. 1987;69(2):238-42.

10. Erken EH, Katz K. Irritable hip and Perthes' disease. J Pediatr Orthop. 1990;10(3):322-6.

11. Briggs RD, Baird KS, Gibson PH. Transient synovitis of the hip joint. J R Coll Surg Edinb. 1990;35(1):48-50.

12. Miller OL. Acute transient epiphysitis of the hip joint. J Am Med Assoc. 1931;96:575-9.

13. Spock A. Transient synovitis of the hip joint in children. Pediatrics. 1959;24:1042-9.

14. Butler RW. Transitory synovitis of the hip joint in childhood. J Am Med Assoc. 1936;107(1):3-5.

15. Illingworth CM. 128 limping children with no fracture, sprain, or obvious cause. Seven were found to have Perthes' disease, 76 seemed to have transient synovitis of the hip, and in 45 the cause seemed to be in the ankle or knee. Clin Pediatr. 1978;17(2):139-42.

16. Bickerstaff DR, Neal LM, Brennan PO, Bell MJ. An investigation into the etiology of irritable hip. Clin Pediatr. 1991;30(6):353-6.

17. Hermel MB, Albert SM. Transient synovitis of the hip. Clin Orthop. 1962;22:21-6.

18. Rothschild HB, Russ JD, Wasserman CF. Corticotropins in the treatment of transient synovitis of the hip in children. J Pediatr. 1956;49(1):33-6.

19. Rauch S. Transitory synovitis of the hip joint in children. Am J Dis Child. 1959;59(6):1245-65.

20. Gledhill RB, McIntyre JM. Transient synovitis and Legg--Calvé-Perthes disease: a comparative study. Can Med Assoc J. 1969;100(7):311-20.

21. Drey L. A roentgenographic study of transitory synovitis of the hip joint. Radiology. 1953;60(4):588-91.

22. Hermel MB, Sklaroff DM. Roentgen changes in transient synovitis of the hip joint. AMA Arch Sur. 1954;68(3):364-8.

23. Brown IA Study of the " capsular" Shadow in disorders of the hip in children. J Bone Joint Surg Br. 1975;57(2):175-9.

24. Robben SG, Lequin MH, Diepstraten AF, den Hollander JC, Entius CA, Meradji M. Anterior joint capsule of the normal hip and in children with transient synovitis: US study with anatomic and histologic correlation. Radiology. 1999;210(2):499-507.

25. Lee SK, Suh KJ, Kim YW, Ryeom HK, Kim YS, Lee JM, et al. Septic arthritis versus transient synovitis at MR Imaging: preliminary assessment with signal intensity alterations in bone marrow. Radiology. 1999;211(2):459-65.

26. Jung ST, Rowe SM, Moon ES, Song EK, Yoon TR, Seo HY. Significance of laboratory and radiologic findings for differentiating between septic arthritis and transient synovitis of the hip. J Pediatr Orthop. 2003;23(3):368-72.

27. Kocher MS, Mandiga R, Zurakowski D, Barnewolt C, Kasser JR. Validation of a clinical prediction rule for the differentiation between septic arthritis and transient synovitis of the hip in children. J Bone Joint Surg Am. 2004;86-A(8): 1629-35.

28. Caird MS, Flynn JM, Leung YL, Millman JE, D'Italia JG, Dormans JP. Factors distinguishing septic arthritis from transient synovitis of the hip in children. J Bone Joint Surg Am. 2006;88(6):1251-7.

29. Luhmann, S. J. et al. Differentiation between septic arthritis and transient synovitis of the hip in children with clinical prediction algorithms. J Bone Joint Surg Am. 2004;86-A(5):956-62.

30. Heyworth B, Shore BJ, Donohue KS, Miller PE, Kocher MS, Glotzbecker MP. Management of pediatric patients with synovial fluid whiteblood-cell counts of 25.000 to 75.000 cells/mm3 after aspiration of the hip. J Bone Joint Surgery Am. 2015;97(5):389-95.

31. Eggl H, Drekonja T, Kaiser B, Dorn U. Ultrasonography in the diagnosis of transient synovitis of the hip and Legg-Calvé-Perthes disease. J Pediatr Orthop B. 1999;8(3):177-80.

32. Orfanos I, Magkou C, Anastasopoulos I, Karanikas E, Sitaras NM. Urine glycosaminoglycans in children with transient hip synovitis and Perthes disease. J Pediatr Orthop B. 2005;14(2):92-6.

33. Wingstrand H. Transient synovitis of the hip in the child. Acta Orthop Scand Suppl. 1986;57(219):1-61.

34. Kallio P, Ryöppy S. Hyperpressure in juvenile hip disease. Acta Orthop Scand. 1985;56(3):211-4.

Capítulo 9.5

DOENÇA DE LEGG-CALVÉ-PERTHES

Cláudio Santili
Susana dos Reis Braga
Miguel Akkari

DEFINIÇÃO E CONSIDERAÇÕES GERAIS

A doença de Legg-Calvé-Perthes (DLPC) é definida como uma necrose isquêmica ou avascular do núcleo secundário de ossificação da epífise proximal do fêmur durante o desenvolvimento da criança, podendo ocorrer dos 2 aos 16 anos de vida. A partir dos relatos independentes e quase simultâneos de três diferentes autores, em 1910, passou a ser reconhecida como uma entidade distinta da coxalgia (afecção tuberculosa do quadril), doença muito comum naquela época. De nacionalidades e línguas diferentes, reconheceram-na e descreveram-na como *obscura afecção da articulação do quadril* (Legg, nos Estados Unidos),[1] *pseudocoxalgia* (Calvé, na França)[2] ou mesmo como *artrite deformante do quadril* (Perthes, na Alemanha).[3]

Dos tecidos que formam a epífise femoral proximal da criança, apenas o centro secundário de ossificação, composto por tecido ósseo, é que está parcial ou totalmente acometido. A porção óssea epifisária recebe sua nutrição pelos ramos epifisários diretos, que a penetram em toda a sua extensão, uma vez que a placa de crescimento, a partir dos 2 anos de vida até o seu fechamento, representa uma barreira para a passagem dos vasos metafisários (**FIG. 9.5.1**). Na doença, os vasos epifisários laterais e anteriores e os cervicais ascendentes laterais (ramos da artéria circunflexa femoral medial) estão afetados e constituem uma área de avascularidade em determinado local da cabeça óssea femoral, produzindo necrose óssea. O episódio de isquemia parece fugaz e único, não se repetindo depois. Ainda que alguns autores acreditem que a isquemia seja repetida em surtos intermitentes, a necrose não parece ser progressiva quanto à extensão do acometimento, instalando-se

sempre no canto anterior e lateral da epífise e estendendo-se para a região posterior e medial da cabeça (**FIG. 9.5.2**).

A cartilagem hialina que reveste toda a epífise óssea nutre-se por embebição no líquido sinovial e, portanto, não é afetada pela isquemia arterial. No entanto, caso haja deformação do seu sustentáculo ósseo no decurso do tratamento da afecção, ela ficará irregular (**FIG. 9.5.3**).

A patogenia é caracterizada, desse modo, pela existência de segmento ósseo privado de sua circulação em articulação de carga, e, por isso, está necrosado e morto. Ele passará por um período de amolecimento, tornando-se vulnerável e deformável durante o processo de reparação. Assim, torna-se importante considerar sua resistência biomecânica.

Trata-se, no entanto, de uma doença autolimitada, ou seja, após o surto de isquemia, de causa desconhecida, ocorre, automaticamente, o processo de reparação. No início, há proliferação de células jovens e imaturas, que se diferenciam e penetram no segmento necrótico e "sequestrado" sob a forma de vasos e tecidos neoformados, os quais, de forma gradual, apõem, no local, osso jovem, imaturo e não mineralizado. Absorvem o osso morto e substituem-no por um novo. Durante tal processo, o que se observa na evolução radiográfica é a substituição gradativa da massa óssea densa (fase de necrose), que vai sendo interpenetrada por tecido de radiotransparência aumentada, acinzentada e mais escura (fase de fragmentação), tornando a cabeça femoral "pulverizada", "floculada" e, muitas vezes, parecendo conter espaços vazios e sem osso, que caracterizam o tecido cartilaginoso na radiografia simples (fase de reossificação).

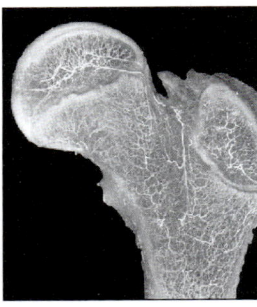

FIGURA 9.5.1 → Corte macroscópico do terço proximal do fêmur, ilustrando os vasos epifisários adentrando o núcleo ósseo.

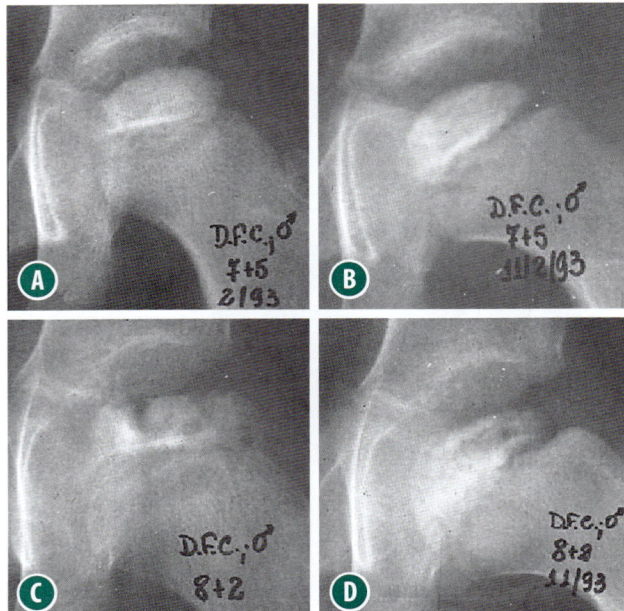

FIGURA 9.5.2 → Evolução da doença evidenciando o comprometimento quase total da epífise femoral.

A e **B** Extensão da necrose observada nas radiografias inicias.
C e **D** Extensão após nove meses de evolução.

Aos poucos, a nova cabeça femoral vai se mineralizando e assumindo a transparência óssea radiográfica habitual. A direção da reossificação ou da reparação ocorre também de lateral para medial e de anterior para posterior na cabeça femoral. Tal processo de reparação é independente de qualquer ação externa e tem sempre começo, meio e fim. Por isso é chamado de autolimitado.

> **ATENÇÃO! A cura sempre ocorre, podendo, no entanto, apresentar deformidade articular. Por ser uma articulação de suporte à carga do tipo "bola em soquete", deve-se prevenir e evitar que qualquer deformação cefálica residual se estabeleça, já que isso repercutiria fisiologicamente na longevidade biomecânica da estrutura.**

INCIDÊNCIA

Devido à variabilidade do grau de acometimento e da intensidade dos sintomas, muitas estatísticas são inconsistentes. Estima-se que um importante percentual de pacientes acometidos não é diagnosticado. Há relatos de incidências que variam de 1:12.500 até 1:1.200. A doença é mais comum nos meninos, na proporção de 4:1, sendo a raça branca mais acometida. O lado esquerdo é mais afetado, mas a bilateralidade pode estar presente em 10 a 20% dos portadores. Nesses casos, é comum que ambos os lados do quadril se apresentem em fases diferentes da doença (acometimento assimétrico).

Quanto à faixa etária de acometimento, embora possa, teoricamente, ocorrer dos 2 aos 16 anos, o início dos sintomas em mais de 80% das vezes surge entre 4 e 9 anos,

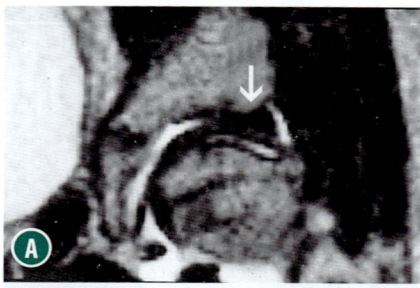

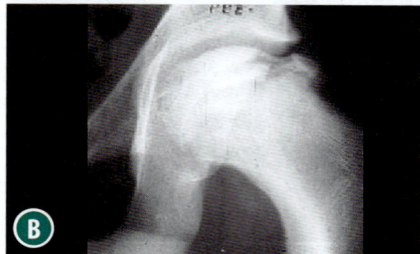

FIGURA 9.5.3
Ⓐ Ressonância magnética (RM) demonstrando a pressão do lábio cotiloide acetabular sobre a cartilagem e a massa óssea epifisária.
Ⓑ Na evolução, deformidade "em dobradiça" (*hinge*) da cabeça femoral.

com pico de frequência em torno dos 6. Nas meninas, um pouco antes dos 5 e, nos meninos, um pouco antes dos 6 anos.

ETIOLOGIA

Em 1910, Calvé, em seu artigo, concluiu: "É impossível responder a questão em relação a etiologia".[2] Não existe, mesmo hoje, uma teoria única que explique a causa da obstrução transitória da circulação da cabeça femoral, a qual depende dos vasos epifisários externos terminais e cervicais ascendentes laterais, que são ramos da artéria circunflexa femoral medial.

Trueta, em 1957,[4] publicou um dos mais importantes trabalhos sobre a anatomia vascular normal na cabeça femoral da criança. Nesse trabalho, o autor estabeleceu os padrões de suplência arterial nas várias faixas etárias e formulou a hipótese de que o surto isquêmico ocorreria devido a uma mudança de padrão da circulação nutriente de uma para outra fase do crescimento esquelético. Dentre as possíveis causas, podem-se citar trombose decorrente de fibrinólise (coagulopatia/trombofilia), aumento da viscosidade sanguínea, infartos de repetição, aumento da pressão hidrostática intracapsular (sinovite) – colabando os vasos retinaculares que correm junto ao colo femoral – e alterações lipídicas. Parece mais provável que a sinovite seja o estágio inicial da doença e não a causa propriamente dita.

Ainda que existam também referências de possível origem genética na maioria dos relatos, não se consegue estabelecer um padrão de hereditariedade comprovável. Outras doenças podem estar associadas nos portadores, sendo as mais comuns hérnias da parede abdominal, criptorquidia e distúrbios renais. Foram também implicadas influências ambientais, em especial de caráter nutricional, e a presença de transtorno de déficit de atenção/hiperatividade.

A teoria unificada sugere a combinação dos fatores descritos. Sendo assim, um trauma menor em criança suscetível (p. ex., com deficiência das proteínas S e C) desencadearia a formação de pequenos êmbolos metafisários, elevando a pressão venosa no colo femoral, propagando-se para a cabeça, onde ocorre o infarto.

PATOGENIA

Devido à condição de benignidade do processo, associada a sua localização especial no esqueleto – na articulação de carga da criança em pleno crescimento –, poucos estudos foram realizados para a análise anatomopatológica do segmento afetado. A despeito disso, sabe-se que o processo obedece às regras de reparação tecidual, ou seja, após a instalação da necrose óssea, haverá proliferação e diferenciação do tecido neoformado, que avança de lateral para medial e de anterior para posterior, invadindo o fragmento avascularizado e absorvendo o osso morto e, em seu lugar, apondo um osso novo e imaturo. O processo de reparação é inflamatório, daí a presença de edema articular com distensão capsular, que provoca dor.

Existe, em consequência da substituição reparadora, uma espécie de amolecimento tecidual em várias áreas, o que caracteriza a **fase de fragmentação**, sendo justamente esse o período de vulnerabilidade mecânica da cabeça femoral, a qual pode ser deformada pela pressão excêntrica do lábio acetabular quando existe significativa subluxação lateral da epífise. De maneira simultânea, várias áreas estão sendo reparadas e completam a substituição revitalizada do osso necrótico, o que caracteriza a **fase de reossificação**. Assim, esse tecido ainda jovem e não mineralizado vai adquirindo consistência óssea radiográfica com a deposição e a fixação trabecular do cálcio, recuperando sua resistência óssea natural. O processo é concluído com conformação esférica ou não, de acordo com a evolução – **fase residual** (FIG. 9.5.4).

Para o estabelecimento do prognóstico, a ocorrência da impressão do lábio ou da borda acetabular sobre a cabeça femoral pode gerar deformidade mais limitante e incapacitante funcionalmente, que é a "dobradiça", ou *hinge* (FIG. 9.5.3), ou, então, o seu aplanamento (coxa plana). Além disso, o crescimento fisário pode ser comprometido. Quando isso acontece na região central, o resultado é colo curto e epífise arredondada. Quando acomete a porção lateral da fise, a cabeça femoral fica rodada externamente, e a epífise ovalada. Nos dois padrões, observa-se sobrecrescimento relativo do trocânter maior, que ascende e torna-se superior ao centro de rotação da cabeça, resultando, assim, em coxa vara funcional.

É muito importante considerar que a articulação afetada é de carga, e, por isso, a necessidade de obter-se boa congruência é ainda maior, pois pequenas alterações na superfície de contato entre o fêmur proximal e a cavidade cotiloide podem representar concentrações de pressões em pequena área. Isso significa atrito e pode desencadear artrose degenerativa precoce, com falência funcional e dolorosa da articulação.

QUADRO CLÍNICO

O quadro clínico inicial pode ser de dor e claudicação, relacionadas à atividade física ou, às vezes, confundidas com alguma espécie de trauma. Devido à irradiação da dor no território sensitivo do nervo obturatório, é comum a presença de crianças com os joelhos radiografados e "tratados", uma vez que referem dor na região medial e anterior do joelho.

No início, os sintomas costumam ser pouco intensos, mas, em certas condições, obrigam a criança à restrição das atividades, o que produz melhora da irritabilidade da articulação. Assim, tornam-se sintomas insidiosos, atrasando o diagnóstico por algumas semanas ou meses. Mais raras são as eventualidades de dor aguda e intensa, ocasionando imobilidade antálgica da articulação, com bloqueio doloroso dos movimentos do quadril. No exame clínico articular, haverá maior ou menor restrição dos movimentos de rotação interna, abdução e flexão.

A limitação da flexão em adução é considerada sinal precoce de acometimento inflamatório do quadril, mesmo antes que os demais movimentos sejam afetados. No quadril normal fletido, o joelho cairá em direção à face lateral da coxa oposta, angulando-se entre 30 e 40°. No lado acometido do quadril, a limitação desse movimento decorre do espasmo muscular ou mesmo da presença de deformidades ósseas, sendo que a presença desse sinal tem prognóstico ruim (FIG. 9.5.5).

A claudicação no início é antálgica "de defesa", mas pode, com a cronicidade do processo, assumir o aspecto clínico característico de "balanço do tronco", com inclinação do corpo sobre o membro inferior afetado, que se posiciona em adução e força o valgo do joelho. Nas sequelas de casos crônicos graves, pode haver sinal de Trendelenburg positivo devido à ascensão do trocânter maior e ao desenvolvimento de coxa vara funcional (FIG. 9.5.6).

> **ATENÇÃO! O quadril que apresenta contratura intensa dos adutores ao movimento de abdução e o que faz a flexão seguida automaticamente de abdução (contratura em abdução) têm prognóstico desfavorável, tanto quanto o quadril com restrição global da mobilidade articular.**

Outro dado clínico que interfere no prognóstico é a idade de início da doença, pois, teoricamente, quanto menor a idade da criança, maior a possibilidade de melhor remodelação e adaptação. A obesidade, por sua vez, é inversamente proporcional à tendência de boa evolução.

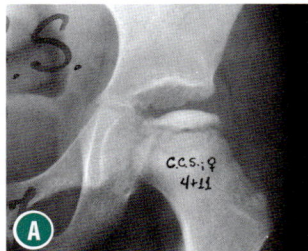 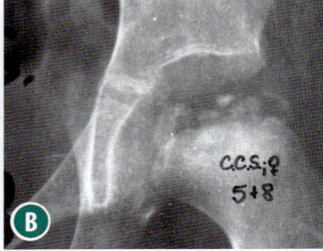 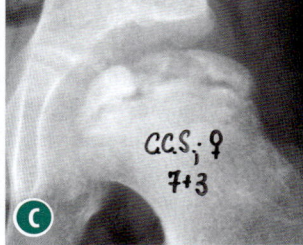 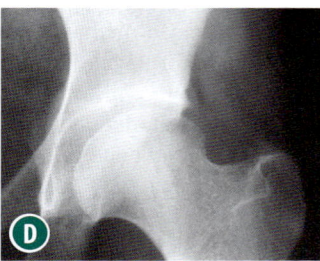

FIGURA 9.5.4 → Fases da doença.
A Predomínio de grande área de necrose no início da fragmentação. **B** Final da fragmentação. **C** Reossificação quase completa. **D** Fase residual.

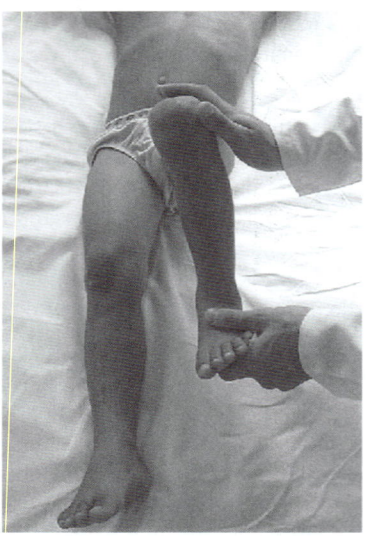

FIGURA 9.5.5 → Flexão-adução do quadril como sinal clínico importante no prognóstico. O movimento limitado indica má evolução.

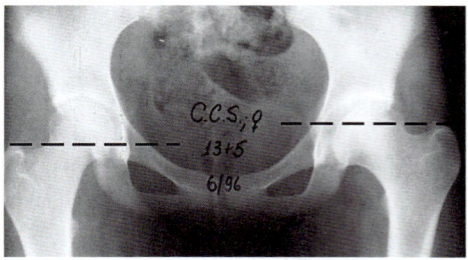

FIGURA 9.5.6 → Coxa vara funcional no quadril esquerdo, caracterizada por ascensão do trocânter maior e persistência do ângulo cervicodiafisário normal.

Quadro radiográfico

No estágio inicial, observam-se discreta diminuição do núcleo epifisário e aumento relativo do espaço articular quando comparado ao lado oposto do quadril. A cabeça torna-se mais densa ao raio X. Em alguns casos, pode evidenciar-se fratura subcondral, que se caracteriza por linha radioluzente logo abaixo do limite cefálico. Essa fase tem duração média de seis meses.

Áreas radioluzentes (escuras) entremeando e, por vezes, envolvendo zonas de densidade aumentada na cabeça femoral demarcam o início da fase de fragmentação, que tem duração média de oito meses e é o período plasticamente deformável da cabeça. O terceiro estágio radiográfico é o de reossificação, no qual as áreas radioluzentes são, de forma gradual, substituídas por osso novo, porém, a princípio, ainda não mineralizado, e tem a duração média de quatro anos. Na última fase, a residual, não existem alterações na densidade da cabeça femoral, e sua remodelação pode ocorrer até a maturidade esquelética. É importante lembrar que as fases da doença não são estanques, sendo definidas pela predominância de um ou outro tecido radiograficamente visível.

Classificações

Catterall, em 1971,[5] descreveu a classificação com uma conotação prognóstica, subdividindo os pacientes em quatro diferentes grupos. No grupo I, englobou indivíduos com comprometimento mínimo da epífise, acometendo até um quarto da cabeça femoral. No grupo II, a extensão do processo envolve até metade da cabeça femoral. No grupo III, dois terços do núcleo ósseo estão afetados, constituindo, na evolução radiográfica, o que denominou de "cabeça dentro da cabeça". Por fim, no grupo IV, a epífise está totalmente afetada. Quanto ao prognóstico evolutivo, refere que são tanto piores as expectativas quanto maior a extensão do comprometimento **(FIG. 9.5.7)**. A classificação de Catterall, apesar de muito utilizada, é descrita como de baixa concordância inter e intraobservador e, ainda, pode sofrer alterações com a progressão da fase de fragmentação.

Em 1984, Salter e Thompson[6] lançaram uma classificação baseada em sinal radiográfico de lise subcondral, que é a linha radiotransparente situada logo abaixo da superfície radiográfica da cabeça óssea femoral (sinal de Caffey). Subdividiram os quadris em grupo A (quadris com extensão da lesão até a metade da cabeça) e em grupo B (quadris com comprometimento de mais da metade da cabeça femoral) **(FIG. 9.5.8)**. Quanto ao prognóstico, afirmaram que estão predispostos a melhor evolução os pacientes do grupo A e que o sinal de Caffey (ou fratura subcondral), quando presente, constitui indício radiográfico precoce da doença. No ano 2000, os autores deste capítulo analisaram 642 prontuários de pacientes portadores de DLPC. Foi encontrado o sinal em apenas 50 quadris. Considerou-se que, além de pouco frequente, o sinal não é precoce como se apregoa, e, muitas vezes, na evolução da doença, os subtipos A e B de Salter e Thompson[6] não guardam relação direta com o prognóstico.

Herring e colaboradores, em 1992,[7] analisaram 93 lados de quadril de 86 pacientes na fase de fragmentação e descreveram uma classificação baseada na altura do pilar lateral da epífise, subdividindo os quadris em três tipos. No tipo A, estão os quadris em que há preservação do pilar lateral ou diminuição mínima de sua altura; no B, quadris com comprometimento de até 50% da altura do pilar lateral da epífise; e, no tipo C, pacientes com diminuição maior que 50% da altura do pilar lateral **(FIG. 9.5.9)**. Quanto ao prognóstico, preconizam que haverá melhor evolução quanto menor for o comprometimento da altura do pilar lateral. Lappin e colaboradores[8] defendem que a fidedignidade de tal classificação também está ligada ao tempo de ocorrência da doença e afirmam que o risco de ocorrência do colapso deve ser considerado até, em média, sete meses. Em recente revisão, Herring e colaboradores,[7] objetivando aumentar a acurácia da classificação, criaram um grupo intermediário, o B/C, que inclui quadris com a coluna lateral estreita (2 a 3 mm), mas com a altura maior do que 50%; ou pilar lateral com pouca ossificação e altura de pelo menos 50%; ou coluna lateral com 50% da altura original, mas diminuída em relação à coluna central.

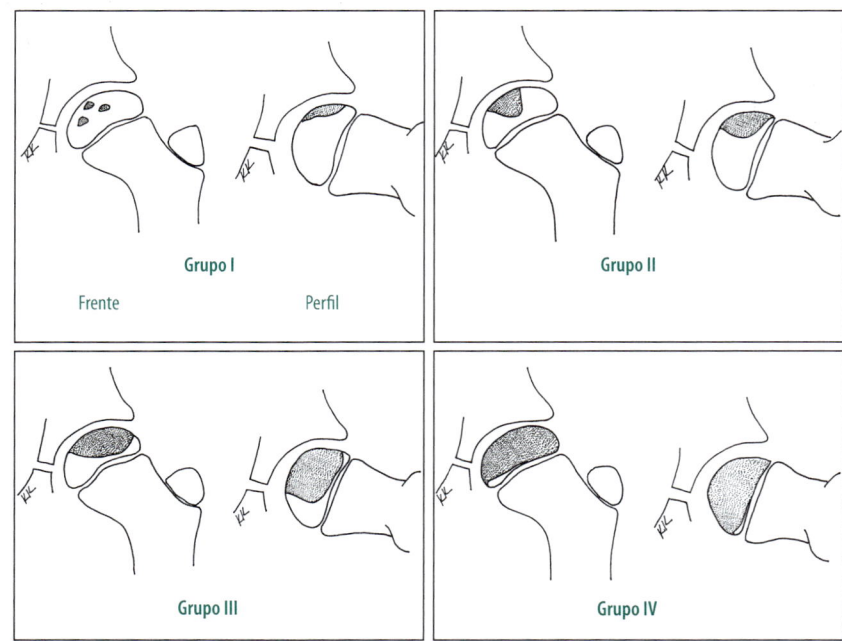

FIGURA 9.5.7 → Classificação de Catterall, baseada na extensão do comprometimento.

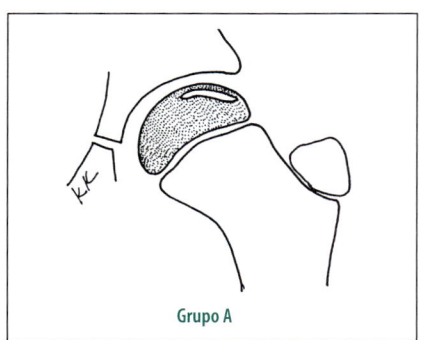
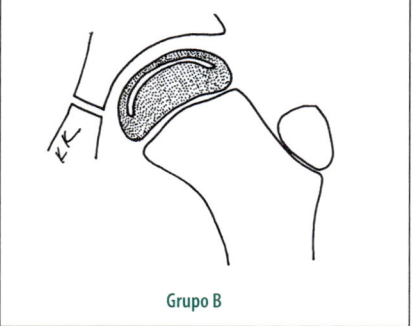

FIGURA 9.5.8 → Classificação de Salter e Thompson, baseada na lise subcondral.

Ritterbusch e colaboradores[9] publicaram as impressões independentes de três observadores na classificação de 71 quadris seguidos até a maturidade esquelética. Cotejando os resultados obtidos com as classificações de Catterall e Herring, concluíram que a classificação do último autor é mais preditiva quanto ao prognóstico final do quadril.

Particularmente, considera-se que essa é uma classificação importante, mas é muito mais válida e aplicável durante a evolução da doença, quando já está instalada a fase de reossificação. Tal classificação não é precoce, pois não considera que, no processo de reparação, a cabeça necrosada é substituída por um osso novo ainda não mineralizado, que, por sua vez, embora deixe de ter consistência radiográfica visível, está presente na "cabeça cartilaginosa". Dessa forma, é possível observar quadris com ótima evolução, apesar da imagem do pilar lateral da epífise não ser visível, pois esse tecido é radiotransparente, semelhante à cartilagem. Os quadris poder ter boa evolução se a mobilidade clínica for mantida, e a distância entre a placa epifisária e a superfície articular do acetábulo for a mesma, sugerindo congruência cefalopélvica (**FIG. 9.5.10**).

Laredo Filho[10] realizou artrografias em 105 lados de quadril de 87 pacientes com DLPC e propôs uma classificação pneumoartrográfica, com a expectativa de oferecer dados precoces para prognosticar a evolução. Os quadris foram subdivididos em cinco grupos, tendo os principais parâmetros na forma e no tamanho da cabeça femoral e na posição do limbo, que pode ou não estar alterada, de acordo com a pressão exercida pela cabeça femoral subluxada. De acordo com o autor, os quadris classificados como I e II são passíveis de tratamento incruento. Os quadris III e IV têm a indicação de tratamento cirúrgico precoce. Nos quadris do grupo V, a deformidade já está estabelecida. Os autores deste capítulo defendem que o bom exame clínico, seguido da leitura, por profissional experiente em afecções que acometem o quadril da criança, permite conclusões semelhantes a essa classificação, interpretando-se as imagens radiográficas simples, sem a necessidade de submeter a criança à anestesia e à introdução de contraste na articulação.

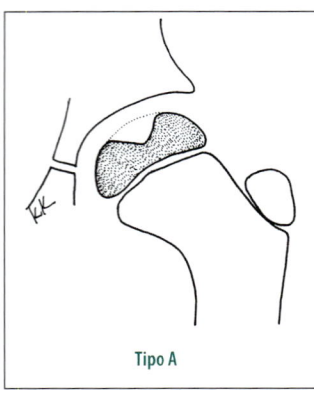
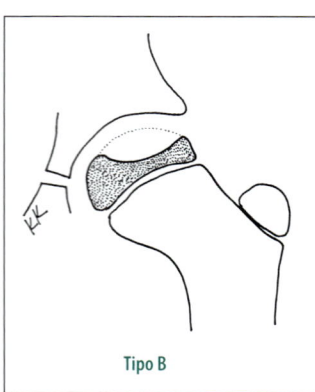
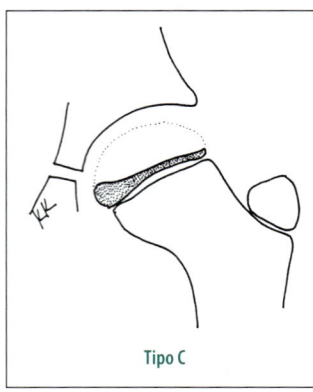

Tipo A — Tipo B — Tipo C

FIGURA 9.5.9 → Classificação de Herring, baseada no pilar lateral.

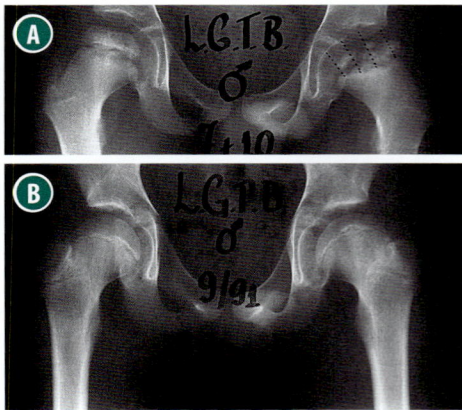

FIGURA 9.5.10

Ⓐ Ausência do pilar lateral à esquerda, mas mantendo-se a distância entre a placa e a cavidade acetabular.

Ⓑ Apesar disso, há congruência não esférica, que pode ser observada na evolução.

Existem outras classificações baseadas em ultrassonografias ou cintilografias ósseas e na ressonância magnética (RM), que, embora disponíveis, têm pouca aplicabilidade prática e são dispendiosas. Além disso, exigem, em alguns casos, a sedação da criança, não possibilitando o estudo dinâmico do quadril. Após a maturidade esquelética, as classificações são utilizadas para avaliar os resultados e estabelecer o prognóstico quanto ao desenvolvimento de osteoartrose do quadril.

Na classificação de Mose,[11] utiliza-se um "gabarito" com círculos concêntricos, que são sobrepostos à cabeça femoral. São considerados bons resultados os quadris em que o desvio for menor de 1 mm nas incidências de frente e de Lauenstein. O resultado é considerado regular quando a imagem da cabeça excede o círculo em até 2 mm; o resultado é ruim quando for maior de 2 mm.

Stulberg e colaboradores, em 1981,[12] reuniram, em um estudo multicêntrico, os resultados a longo prazo de 99 quadris reobservados após 40 anos e de outros 72 acompanhados por 30 anos. Os quadris foram subdivididos em cinco grupos, com base nas características radiográficas observadas na maturidade esquelética. O grupo I define o quadril normal.

No grupo II, a cabeça femoral é esférica, está contida no mesmo círculo concêntrico radiográfico,[11] mas pode estar associada a coxa magna, colo curto ou alteração discreta do "declive acetabular". O grupo III inclui cabeças femorais não esféricas (ovoides ou em forma de cogumelo), mas não achatadas. O grupo IV caracteriza-se por apresentar aplainamento da cabeça e do acetábulo. No grupo V, a cabeça femoral se encontra aplainada, mas o colo femoral e o acetábulo são normais, gerando imagem semelhante ao quadril do adulto quando acometido por osteonecrose.

Na prática, os pacientes podem ser agrupados em três categorias quanto ao resultado radiográfico e ao prognóstico, sendo que os grupos I e II são considerados como "congruência esférica"; os grupos III e IV constituem a "congruência não esférica", e o grupo V constitui os quadris incongruentes.

Prognóstico radiográfico

Na evolução, deve-se observar, que quanto maior o comprometimento da epífise na fase ativa da doença, mais difíceis são as condições de se obter articulação esférica e congruente na fase residual.

Catterall, em 1971,[5] descreveu, também, cinco sinais radiográficos que seriam indicativos de mau prognóstico, e que, por isso, foram chamados de sinais de quadril em risco: calcificação lateral à epífise; lise metaepifisária, que é semelhante à lesão em "saca-bocado", descrita como sinal de Gage ou sinal da unha; rarefação com geoides metafisários difusos; horizontalização da placa de crescimento e subluxação lateral da epífise **(FIG. 9.5.11)**.

A calcificação lateral e o sinal de Gage representam o início da ossificação em epífise alargada. Os geoides metafisários indicam intensa congestão vascular inflamatória local e podem estar relacionados a futuras alterações do crescimento fisário. Esse dado é corroborado pelo estudo experimental de Kim e colaboradores.[13] Em 1993, Hoffinger e colaboradores[14] investigaram a localização dos cistos ditos metafisários por meio da RM. Descobriram que muitas dessas lesões são, na verdade, irregularidades fisárias e epifisárias. Conforme os autores, a localização metafisária é, em muitos casos, artefato radiográfico.

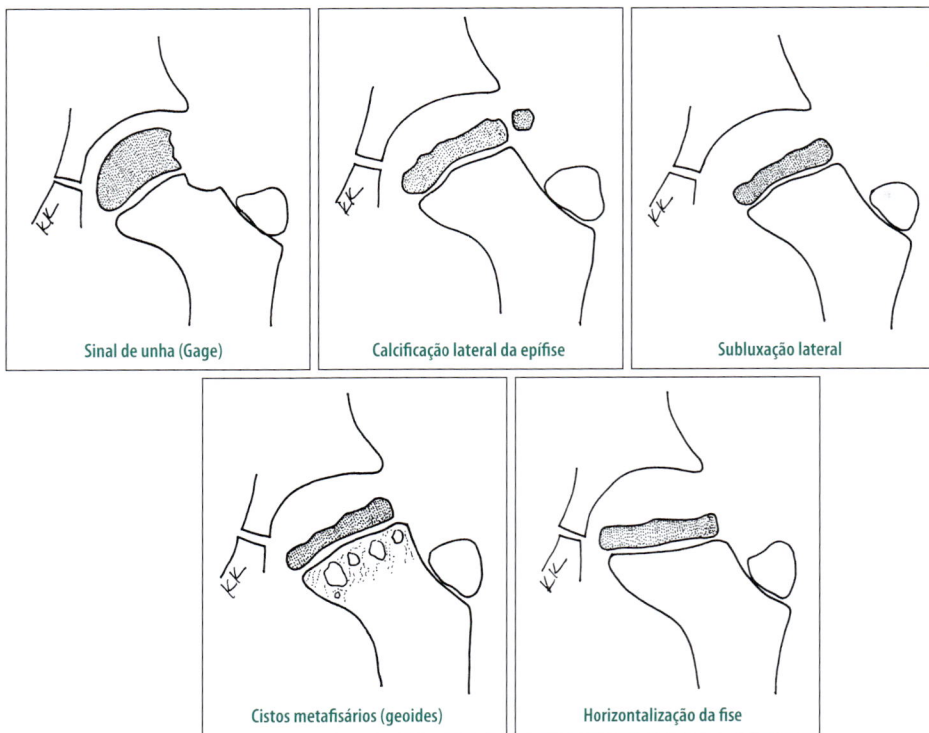

Sinal de unha (Gage)	Calcificação lateral da epífise	Subluxação lateral
Cistos metafisários (geoides)	Horizontalização da fise	

FIGURA 9.5.11 → Sinais de quadril "em risco".

A horizontalização da placa de crescimento pode ser vista naturalmente pela adução e pela rotação lateral do quadril. Na fase ativa da doença, associada à subluxação lateral, o risco de deformação plástica aumenta em função da ação mecânica exercida, de forma excêntrica, da borda acetabular, ou do lábio cotiloide, sobre a cabeça femoral. O principal fator de risco, senão o único e verdadeiro, é a subluxação lateral da epífise, expondo a área em fragmentação à pressão acetabular.

Na classificação descrita por Stulberg, Cooperman e Wallensten,[12] que analisa os quadris na fase final da reossificação ou próximo à maturidade esquelética, pode-se inferir a possibilidade de desenvolvimento de artrose degenerativa no futuro. Como já referido, após um longo tempo de acompanhamento retrospectivo de um grande número de quadris, esses autores agruparam resultados equivalentes obtidos no final da fase ativa da doença e os correlacionaram com o desencadeamento de alterações degenerativas, fazendo as seguintes conclusões:

- Quadris com *congruência esférica* funcionam quase como quadris normais, não havendo risco aumentado de desenvolvimento de artrose.

- Quadris com *congruência não esférica* estão propensos ao desenvolvimento de artrose leve após a quinta década de vida.

- Quadris *incongruentes* desenvolvem artrose antes mesmo dos 50 anos.

Na evolução a médio e a longo prazos, deve-se, também, observar que, devido ao comprometimento circulatório próximo de placa de crescimento, é possível que haja alteração no crescimento longitudinal do colo do fêmur, ocorrendo encurtamentos que podem variar de valores insignificantes até 2 cm ou mais. Além disso, pelo processo irritativo local, há o desenvolvimento, também, de alargamento do diâmetro do colo e da cabeça femorais (coxa magna).

DIAGNÓSTICO DIFERENCIAL

A criança com dor no quadril ou mesmo no membro inferior sem motivo aparente causa situação de angústia em pais e médicos. Por isso, após anamnese minuciosa, é preciso examinar muito bem a criança clinicamente. A solicitação de exame complementar sempre deve ser embasada em hipótese formulada após investigação clínica, sendo, por isso, auxiliar no diagnóstico. As principais afecções que constituem diagnóstico diferencial com a DLCP são:

- Sinovite transitória: é semelhante à DLCP, sobretudo em relação à faixa etária e ao quadro clínico, com claudicação e dor de intensidade variável. Não há manifestações laboratoriais compatíveis com processo infeccioso e tanto a radiografia quanto a cintilografia não apresentam sinais de isquemia ou necrose óssea. O período dos sintomas, os quais tendem a ceder com repouso e com uso de anti-inflamatórios não hormonais, é fugaz. Não há relação com causa conhecida.

- Artrite infecciosa (pioartrite): o sintoma-guia é a dor, de grande intensidade, acompanhada de febre e incapacidade funcional significativa causada pela posição antálgica. Com frequência, há sinais de comprometimento geral e, na investigação laboratorial, detectam-se aumento da velocidade de hemossedimentação (VHS) da proteína C-reativa e leucocitose com desvio à esquerda no hemograma. A certeza do diagnóstico diferencial é obtida mediante punção articular e aspiração de material infeccioso ou francamente purulento.

- Artrites reumáticas: as pauciarticulares, em especial, podem ter o seu início confundido com DLCP. O diagnóstico diferencial, no entanto, é feito por exames laboratoriais e com a utilização dos meios de imagem. O comprometimento é localizado na interface articular, e não no núcleo ósseo da cabeça femoral. As artrites são caracterizadas radiograficamente por osteopenia regional e irregularidades nos contornos das superfícies articulares.

- Tumores ósseos: podem ser confundidos com a DLCP os tumores que acometem a epífise ou os justaepifisários, como granulomas eosinófilos, osteoblastomas, condroblastomas, linfomas e osteoma osteoide.

- Outras patologias inflamatórias que também devem ser excluídas no diagnóstico da DLCP são a febre reumática, que se caracteriza pelo acometimento migratório de grandes articulações, associada ao envolvimento cardíaco, e a artrite tuberculosa, que apresenta provas tuberculínicas positivas, além do comprometimento maior da cartilagem articular com pinçamento do espaço do que o envolvimento do núcleo ósseo epifisário.

- Quando a doença é bilateral nos quadris e pouco sintomática, devem ser afastadas hipóteses de displasias epifisárias ou espondiloepifisárias, cujos portadores têm biótipo característico e história familiar, e de hipotireoidismo, que acomete crianças de menor idade, no qual devem ser investigados hormônios tireoidianos e anemias hemolíticas, como a falciforme, que pode ser evidenciada com "provas de falcização".

- A displasia epifisária de Meyer é uma afecção bastante confundida com a DLCP. Ela é a alteração no desenvolvimento do núcleo da cabeça femoral caracterizada por ossificação atrasada e irregular. A doença acomete crianças menores de 4 anos, é mais frequente em meninos e costuma ser assintomática. As alterações radiográficas incluem epífise pequena, de contorno irregular, com áreas císticas moteadas por pontos radiodensos. Não são observadas alterações próprias de DLCP, como condensação, fragmentação, fratura subcondral ou subluxação da epífise e, também, além da bilateralidade aumentada, é frequente encontrar em estádios radiográficos semelhantes (simetria). O curso clínico é benigno, não sendo necessário tratamento, e evolui com bom resultado final (Stulberg I ou II).

TRATAMENTO

O objetivo principal do tratamento da DLCP é a obtenção de cabeça femoral com perfeita congruência com o acetábulo. Dessa forma, assegura-se ao lado do quadril afetado condição igual ao lado não afetado no que se refere ao desenvolvimento de artrose na vida adulta. A melhor chance de conseguir esse resultado favorável é a manutenção do quadril centralizado durante o período ativo da doença.

> **ATENÇÃO!** Existem diferentes correntes de tratamento para a obtenção da centralização, subdivididas em cirúrgicas e não cirúrgicas.

Os procedimentos cirúrgicos podem ser proximais ou supra-acetabulares, como a operação de Chiari, a de Salter e as diversas formas de "suportes ou prateleiras" (*shelf*),

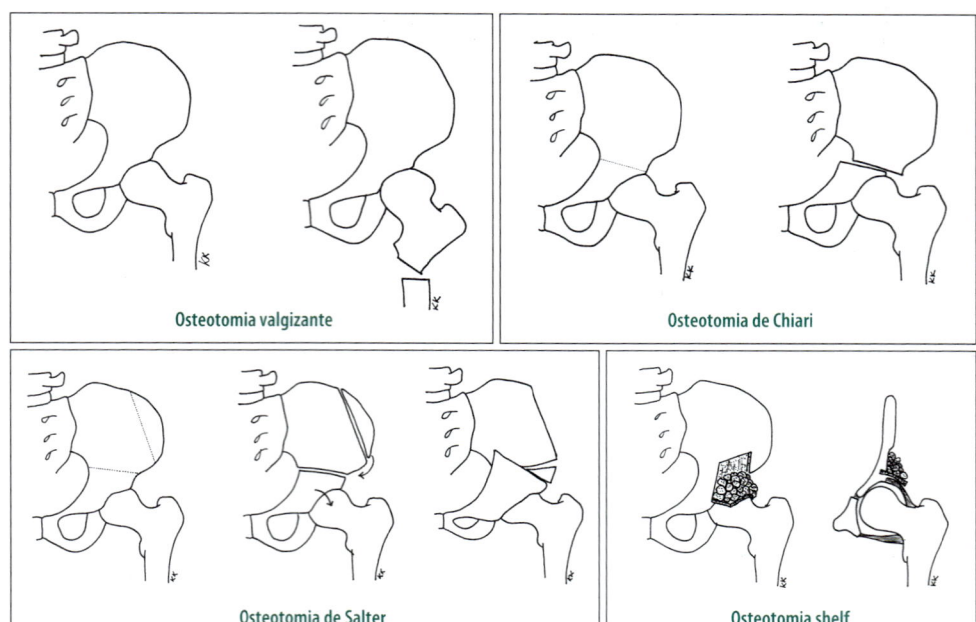

Osteotomia valgizante

Osteotomia de Chiari

Osteotomia de Salter

Osteotomia shelf

FIGURA 9.5.12 → Desenhos esquemáticos das osteotomias.

ou, ainda, distais, como as osteotomias subtrocantéricas varizantes ou valgizantes do fêmur (FIG. 9.5.12).

As formas não cirúrgicas de tratamento, também chamadas de conservadoras ou incruentas, podem ser ambulatoriais, quando permitem que a criança deambule e exerça a carga da força/peso. São representadas por todas as formas de aparelhos que deixam a criança andar (aparelhos de descarga, Atlanta Brace, Scottish Rite, aparelho de Tachdjian, aparelho de Thomas, entre outros). As formas não ambulatoriais vão desde o repouso no leito e o deslocamento com cadeiras de rodas ou muletas até a imobilização em aparelhos gessados (ou derivados do plástico), mantendo-se os membros inferiores em abdução e rotação interna, sem permitir o apoio do membro inferior.

Qualquer que seja a forma de tratamento a ser adotada, é muito importante que se saiba julgar com critério quais casos precisam ser tratados e, em especial, quais quadris serão ou não beneficiados com o tratamento. Por exemplo, estão contraindicados os procedimentos cirúrgicos com o objetivo de centralização na vigência de sinais clínicos de irritabilidade, com intensa restrição dos movimentos, ou quando já houver deformidade grosseira da superfície cefálica femoral (*hinge* ou "dobradiça").

Sabe-se que cerca de 60% dos casos não se alteram no seu curso natural[5] e evoluem, de forma favorável, com ou sem tratamento. Todavia, 15 a 20% dos pacientes terão evolução ruim, apesar da abordagem terapêutica. Dessa forma, não precisam ser tratados os quadris com comprometimento mínimo, do grupo I de Catterall. Também não necessitam de tratamento as crianças pequenas que tenham boa mobilidade do quadril, exceto aquelas com comprometimento maior quanto à extensão da lesão e apresentando limitação funcional. Um dos fatores mais importantes é o reconhecimento da fase da doença em que se encontra o quadril acometido, pois, se não tiver mais tecido ósseo necrosado a ser absorvido, não haverá mais risco de deformação da cabeça.

Há um número importante de trabalhos na literatura que analisam de modo comparativo os diferentes resultados entre o tratamento cirúrgico e o conservador. Outros comparam os resultados obtidos mediante as diferentes técnicas operatórias. Cooperman e Stulberg, em 1986,[15] analisaram os resultados obtidos no tratamento de 178 pacientes submetidos à abordagem conservadora, que denominaram "ambulatorial com contenção". Os métodos aplicados foram muletas para descarga ou órteses de abdução dos tipos Scottish Rite ou de Newington. Outros 70 indivíduos haviam sido submetidos à osteotomia femoral varizante com o objetivo de centralização da cabeça do fêmur. Os autores descobriram que, em relação à esfericidade da cabeça femoral, não houve vantagem desse método cirúrgico sobre o conservador. Achados muito semelhantes foram relatados por Fulford e colaboradores,[16] que analisaram os resultados de estudo prospectivo, comparando a osteotomia varizante com o uso de um aparelho

de descarga especialmente adaptado com dispositivo "calibrador" no apoio isquiático.

Em 1996, Skaggs e Tolo,[17] em ampla análise dos procedimentos cirúrgicos e não cirúrgicos aplicáveis ao tratamento da DLCP, discutiram as vantagens e desvantagens dos métodos e estabeleceram conceitos para suas indicações. Aparentemente, não há percentual significativo de melhores resultados obtidos com técnicas cirúrgicas sobre as conservadoras.

Na prática, são dois os métodos cirúrgicos mais utilizados e que buscam a obtenção de quadril contido e centralizado. O primeiro deles, considerado proximal, é feito mediante a reorientação do acetábulo sobre a cabeça femoral (osteotomia de Salter). O outro, chamado de distal e ainda muito empregado, é a osteotomia varizante do fêmur, cujo princípio visa obter a contenção mediante a redução do ângulo cervicodiafisário (FIG. 9.5.13). Nesses dois procedimentos, são necessários como pré-requisitos a mobilidade articular compatível com o lado do quadril não irritado e relativa congruência cefalopélvica. Deve-se levar em consideração que a opção pelo tratamento cirúrgico é maior no caso de crianças mais velhas no início da doença e em quadros considerados graves.

Sponseller e colaboradores[18] estudaram 42 quadris submetidos à osteotomia varizante e 49 quadris tratados mediante o procedimento de Salter. Os autores concluíram que a osteotomia do osso inominado (Salter) apresenta a vantagem de cobrir melhor a parte anterior da cabeça femoral. A análise foi baseada nos critérios clínicos e radiográficos de Stulberg. Resultados semelhantes foram observados por Moberg e colaboradores,[19] que não encontraram diferenças funcionais significativas nos achados obtidos com os dois métodos e concluíram que a operação de Salter, que parece mais vantajosa para o paciente, é válida

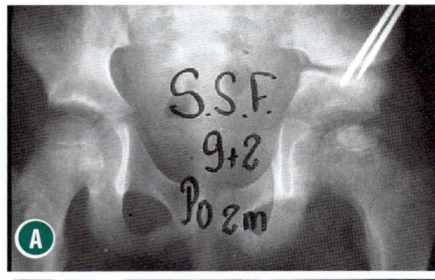
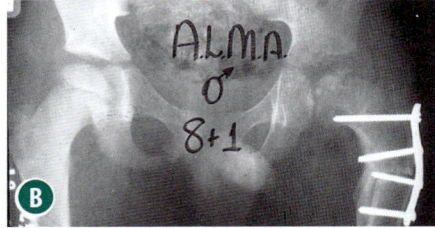

FIGURA 9.5.13 → Métodos cirúrgicos de centralização da cabeça sob o acetábulo.
Ⓐ Osteotomia de Salter (proximal), reorientando o teto acetabular.
Ⓑ Osteotomia varizante do fêmur.

quando se objetiva a melhora do indivíduo em longo prazo. Advertem, no entanto, que sua indicação deve ser precisa, para casos selecionados com cuidado, com grande lesão da cabeça femoral, em crianças acima dos 5 anos. Kitakoji e colaboradores[20] encontraram melhores resultados com a operação de Salter no estudo comparativo. As principais vantagens foram em relação aos problemas com varização femoral, como coxa vara, proeminência trocantérica, cobertura acetabular e cicatriz cirúrgica.

Herring e colaboradores,[21,22] em um estudo prospectivo multicêntrico, analisaram 438 pacientes (451 lados de quadril), subdivididos em cinco grupos de tratamento, a saber: apenas observação, órtese, exercícios de mobilidade articular, osteotomia femoral e osteotomia do osso inonimado. Os pacientes foram classificados de acordo com o envolvimento do pilar lateral e, depois, pelos critérios de Stulberg. Quanto aos resultados, não encontraram diferença significativa entre os quadris tratados de forma incruenta (órteses ou exercícios). Entretanto, entre as formas cirúrgicas analisadas, também não houve diferença entre as opções. O dado mais relevante detectado foi que os pacientes maiores de 8 anos, classificados com Herring B ou B/C, obtiveram melhor resultado com o tratamento cirúrgico. Os classificados como C apresentaram os piores resultados, não importando a abordagem, se terapêutica, conservadora ou cirúrgica.

> **ATENÇÃO! O tratamento cirúrgico é, muitas vezes, a melhor opção para pacientes que já manifestam quadros tardios da doença, como na fase de reossificação e/ou residual, com sinais de má relação na congruência entre a cabeça e o acetábulo.**

O tratamento cirúrgico é considerado de salvamento e inclui as osteotomias do tipo Shelf ou Chiari, mais bem indicadas para os casos em que se busca a ampliação da cobertura acetabular insuficiente, em virtude da lateralização da epífise ou coxa magna. É frequente o quadril com deformidade em dobradiça (*hinge*) obter cobertura, centralização e melhora clínica com a realização da osteotomia valgizante.

CONDUTA DOS AUTORES

Na fase ativa da doença, pacientes portadores de quadris com imagens radiográficas de necrose em fragmentação na região superoexterna, irritabilidade articular com restrição antálgica dos movimentos e espasmo dos adutores na tentativa de abdução são internados e submetidos a tração cutânea longitudinal. Inicia-se a abdução gradativa, conforme o alívio da tensão dos músculos adutores.

Caso isso não ocorra, após três a cinco dias de tração, pode-se proceder à tenotomia dos músculos adutores sob anestesia. Nesse evento, realiza-se a pneumoartrografia para o reconhecimento da forma da cabeça, testando-se sua congruência com o acetábulo em adução ou abdução. Ocorrendo a centralização, com ou sem tenotomia, é aplicado gesso do tipo Broomstick, que é constituído por dois tubos gessados, da raiz da coxa ao terço inferior da perna, unidos por um cabo na posição de abdução e rotação interna **(FIG. 9.5.14)**.

Os pacientes permanecem com esse tipo de imobilização por seis semanas, quando, então, são liberados do gesso por duas a três semanas, para a movimentação livre dos joelhos e do quadril, em terapia domiciliar ou aquática, mas sem permissão para a carga. Retornam para a reavaliação com radiografias atualizadas do quadril e, se ainda houver necrose na zona de carga, sobretudo no segmento lateral da cabeça femoral, que fica sob a borda acetabular, os pacientes voltam à imobilização por mais seis semanas e assim por diante **(FIG. 9.5.15)**. Quando não existir mais osso necrótico (no raio X,

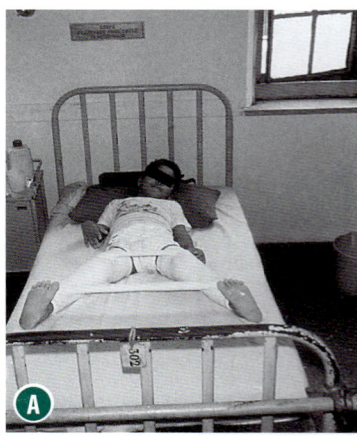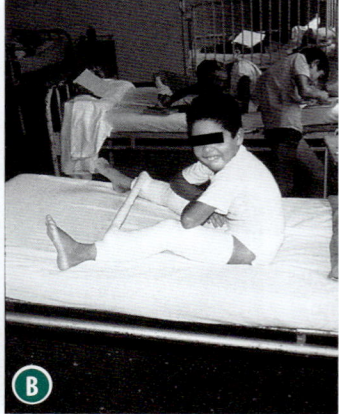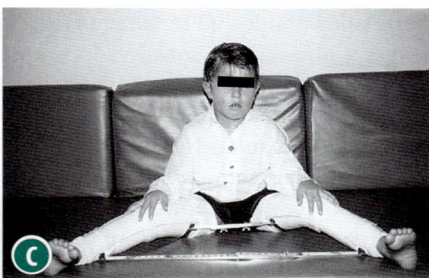

FIGURA 9.5.14 → Método conservador de tratamento: imobilização dos membros inferiores em abdução e rotação interna.
Ⓐ e Ⓑ Imobilização confeccionada em gesso.
Ⓒ Imobilização com material sintético.

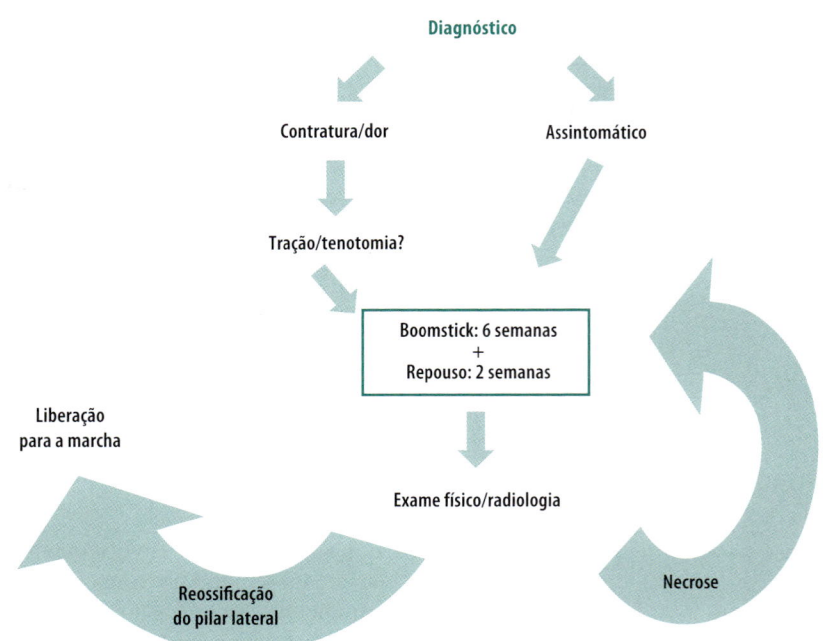

Diagnóstico

Contratura/dor

Assintomático

Tração/tenotomia?

Boomstick: 6 semanas
+
Repouso: 2 semanas

Liberação
para a marcha

Exame físico/radiologia

Reossificação
do pilar lateral

Necrose

FIGURA 9.5.15 → Algoritmo de tratamento durante a fase ativa da doença (de necrose e fragmentação).

massa branca e densa) que demande invasão tissular de neoformação (no raio X, área enegrecida ou cinza-escuro), não haverá mais o risco de deformação da cabeça femoral; então, os pacientes podem retornar à marcha e, aos poucos, às atividades normais.

No período de restrição para a carga, o gesso de imobilização pode ser substituído por material sintético (PVC ou polipropileno), cadeira de rodas ou muletas, devendo-se estudar cada situação em particular, para que os efeitos benéficos da ausência da força peso não sejam perdidos e, concomitantemente, possam ser implementadas as atividades de reabilitação das funções articulares, em meios hídricos, quando possível.

Nos casos crônicos, em que houver falha para a obtenção da centralização ou em pacientes com quadril com deformidade articular já estabelecida, é necessário que se faça o reconhecimento exato da interface entre a cabeça femoral e o acetábulo, para o planejamento adequado da eventual correção. Para isso, existem duas possibilidades. Uma delas é por meio de RM, que oferece ótimas imagens, inclusive do limbo e da cartilagem articular, mas o alto custo, a disponibilidade ainda escassa e a impossibilidade de testar dinamicamente os movimentos de abdução e adução a tornam menos vantajosa **(FIG. 9.5.16)**.

A outra forma é obtida mediante a pneumoartrografia, realizada no centro cirúrgico ou radiológico, que permite boas imagens dos contornos articulares, devido à impregnação das superfícies pelo contraste iodado insuflado com ar. Ela propicia a análise do espaço e das interfaces articulares nos diferentes movimentos do quadril e é fundamental para a indicação correta do tratamento cirúrgico **(FIG. 9.5.17)**. A desvantagem é que, além do alto custo do procedimento, incluindo-se a anestesia, há a invasão da articulação e a introdução de possível agente irritante articular com potencial alérgico.

Quando o estudo pneumoartrográfico do quadril, nas várias posições, evidencia distribuição mais uniforme do contraste na interface cabeça/acetábulo, estando o membro inferior em adução e discreta flexão, o procedimento indicado deve ser a osteotomia valgizante e de extensão. Essa é a modalidade de cirurgia recomendada, em especial, nos casos de *hinge*, ou dobradiça, para evitar o impacto da gibosidade lateral da cabeça contra a borda acetabular, no movimento de abdução **(FIG. 9.5.18)**.

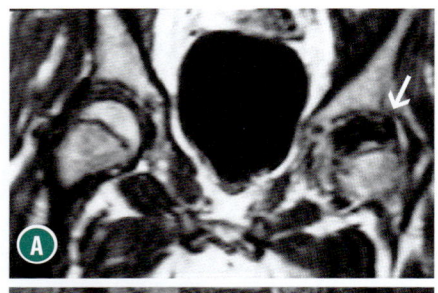

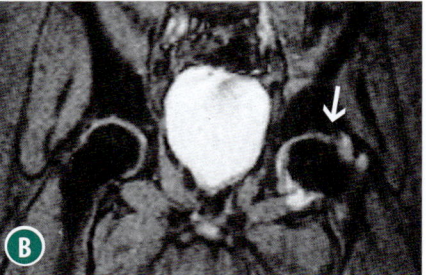

FIGURA 9.5.16 → Ressonância magnética.
🅐 Hipossinal na epífise do quadril esquerdo (T1).
🅑 Imagem em T2 demonstrando a interface articular cefalopélvica.

Só poderá ser indicada reorientação do teto acetabular do tipo Salter se não houver irregularidade grosseira ou achatamento da superfície femoral. Caso contrário, o impacto da incongruência entre o fêmur e o acetábulo poderá ser precipitado. Nessas situações de aplanamento

e magnificação da cabeça femoral, por exemplo, são recomendados procedimentos de expansão do teto acetabular, como a osteotomia de Chiari ou um dos vários tipos de Shelf (os autores deste capítulo recomendam o último).

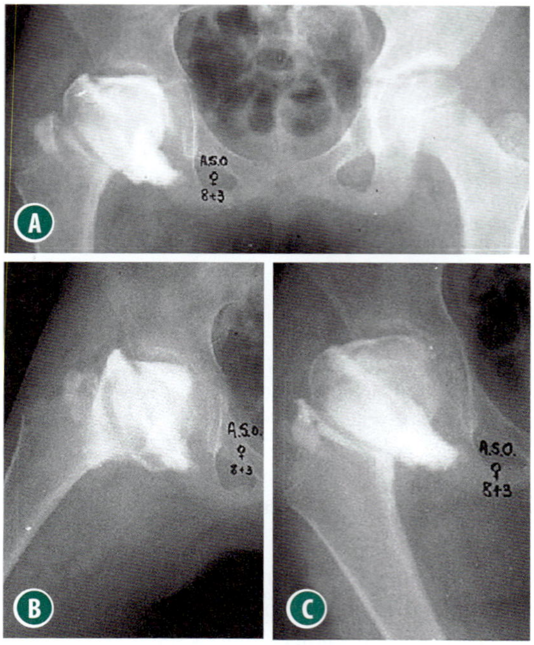

Outras intervenções podem tornar-se necessárias na evolução da doença, como a apofisiodese do trocânter maior, indicada para quando houver sintomatologia dolorosa e cansaço da criança, além da presença do sinal de Trendelenburg sensibilizado. Essas alterações ocorrem devido ao crescimento normal do trocânter maior, que "ascende" em relação ao centro de rotação da cabeça femoral, por causa do menor crescimento do colo femoral. Isso cria uma deformidade que funciona mecanicamente como coxa vara, embora o eixo cervicodiafisário não esteja tão alterado em relação ao contralateral. É a condição conhecida como coxa vara funcional (ver FIG. 9.5.5).

Outro problema é que, devido a tal envolvimento da placa epifisária de crescimento femoral proximal durante a fase ativa da doença, não são raros os casos nos quais ocorre discrepância de comprimento dos membros inferiores. Em geral, são encurtamentos imperceptíveis e desprezíveis do ponto de vista clínico, uma vez que são absorvidos pelo mecanismo adaptativo do aparelho locomotor. Há, no entanto, a eventual necessidade do uso de compensações, que podem ser colocadas no interior dos calçados, sobretudo se o indivíduo for do sexo masculino, pois os meninos aceitam melhor tais artefatos. Contudo, existem encurtamentos maiores, chegando, por vezes, a 2 cm ou mais, e, diante da dificuldade de compensação e não aceitação da deformidade, pode estar excepcionalmente indicada, após muito bem discutida, a epifisiodese do fêmur distal contralateral (FIG. 9.5.19).

FIGURA 9.5.17

Ⓐ Pneumoartrografia do lado direito do quadril. Distribuição irregular do contraste na posição neutra.

Ⓑ Impacto lateral na abdução máxima.

Ⓒ Distribuição uniforme do contraste na adução máxima.

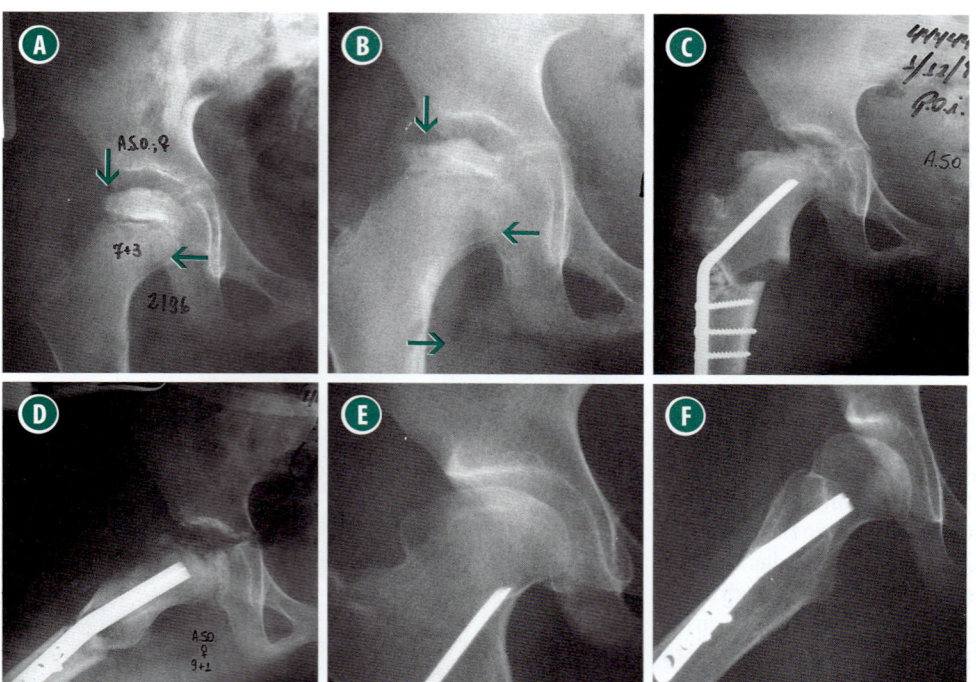

FIGURA 9.5.18

Ⓐ e Ⓑ Radiografias simples sugerindo presença de "dobradiça", que foi objeto de estudo artrográfico (ver Fig. 9.5.14).

Ⓒ e Ⓓ Radiografias no pós-operatório imediato da osteotomia valgizante e de extensão.

Ⓔ e Ⓕ Radiografias no pós-operatório de seis anos.

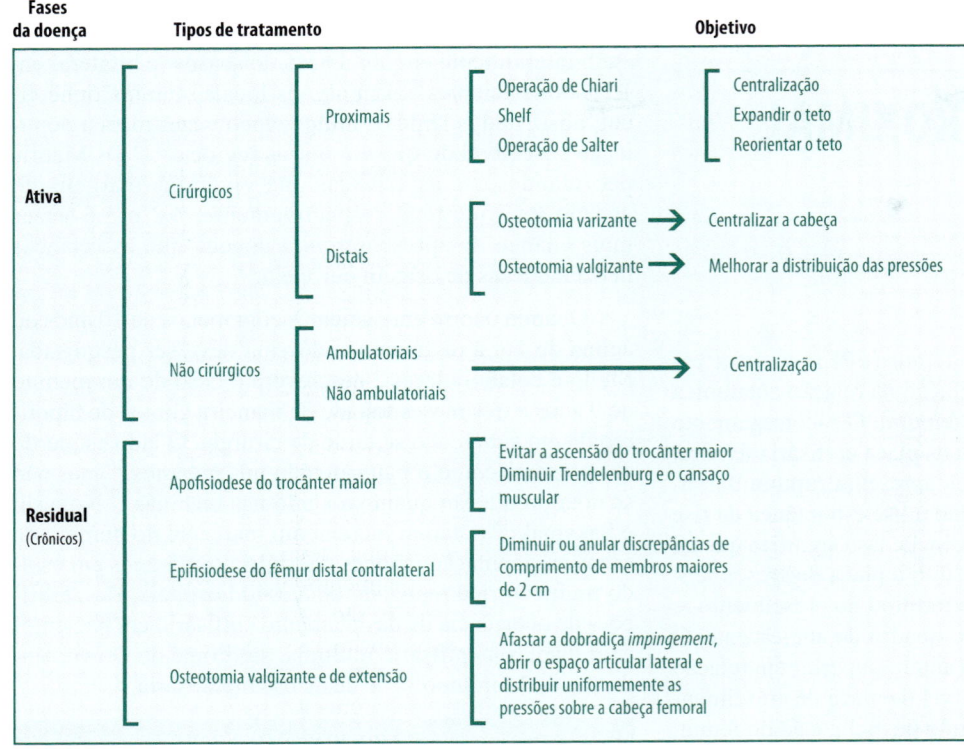

FIGURA 9.5.19 → Resumo dos procedimentos aplicáveis.

Referências

1. Legg AT. An obscure affection of the hip joint. Boston Med Surg J. 1910;162:202-4.

2. Calvé J. Sur une forme particulière de pseudo-coxalgie greffe sur des déformations caractéristique del'extrémité supérieure du fêmur. Rev Chir. 1910;42:54-84.

3. Perthes GC. Über Arthritis deformans juvenilis, Deutsch Z Chir. 1910;107:111-59.

4. Trueta J. The normal vascular anatomy of the human femoral head during growth. J Bone Joint Surg Br. 1957;39(2):358-94.

5. Catterall A. The natural history of Perthes' disease. J Bone Joint Surg Br. 1971;53(1):37-53.

6. Salter RB, Thompson GH. Legg-Calvé-Perthes disease: the prognostic significance of the subchondral fracture and a two-group classification of the femoral head involvement. J Bone Joint Surg Am. 1984;66-A(4):479-89.

7. Herring JA, Neustadt JB, Williams JJ, Early JS, Browne RH. The lateral pillar classification of Legg-Calvé-Perthes disease. J Pediatr Orthop. 1992;12(2):143-50.

8. Lappin K, Kealey D, Cosgrove A. Herring classification: how useful is the initial radiograph? J Pediatr Orthop. 2002;22(4):479-82.

9. Ritterbusch JF, Shantharam SS, Gelinas C. Comparison of lateral pillar classification and Catterall classification of Legg-Calve-Perthes' disease. J Pediatr Orthop. 1993;13(2):200-2.

10. Laredo Filho J. Doença de Legg-Calvé-Perthes: II: classificação artrográfica. Rev Bras Ortop. 1992;27(1/2):7-10.

11. Mose K. Methods of measuring in Legg-Calvé-Perthes disease with special regard to the prognosis. Clin Orthop Relat Res. 1980;(150):103-9.

12. Stulberg SD, Cooperman DR, Wallensten R. The natural history of Legg-Calvé-Perthes disease. J Bone Joint Surg. 1981;63(7):1095-108.

13. Kim HK, Skelton DN, Quigley EJ. Pathogenesis of metaphyseal radiolucent changes following ischemic necrosis of the capital femoral epiphysis in immature pigs: a preliminary report. J Bone Joint Surg Am. 2004;86-A(1):129-35.

14. Hoffinger SA, Henderson RC, Renner JB, Dales MC, Rab GT. Magnetic resonance evaluation of "metaphyseal" changes in Legg-Calvé-Perthes disease. J Pediatr Orthop. 1993;13(5):602-6.

15. Cooperman DR, Stulberg SD. Ambulatory containment treatment in Perthes' disease. Clin Orthop Relat Res. 1986;(203):289-300.

16. Fulford GE, Lunn PG, Macnicol MF. A prospective study of nonoperative and operative management for Perthes' disease. J Pediatr Orthop. 1993;13(3):281-5.

17. Skaggs DL, Tolo VT. Legg-Calvé-Perthes disease. J Am Acad Orthop Surg. 1996;4(1):9-16.

18. Sponseller PD, Desai SS, Millis MB. Comparison of femoral and innominate osteotomies for the treatment of Legg-Calvé-Perthes disease. J Bone Joint Surg Am. 1988;70-A(8):1131-9.

19. Moberg A, Hansson G, Kaniklides C. Results after femoral and innominate osteotomy in Legg-Calvé-Perthes disease. Clin Orthop Relat Res. 1997;(334):257-64.

20. Kitakoji T, Hattori T, Kitoh H, Katoh M, Ishiguro N. Which is a better method for Perthes' disease: femoral varus or Salter osteotomy? Clin Orthop Relat Res. 2005;(430):163-70.

21. Herring JA, Kim HT, Browne R. Legg-Calvé-Perthes disease: part I: classification of radiographs with use of the modified lateral pillar and Stulberg classifications. J Bone Joint Surg Am. 2004;86-A(10):2103-20.

22. Herring JA, Kim HT, Browne R. Legg-Calvé-Perthes disease: part II: prospective multicenter study of the effect of treatment on outcome. J Bone Joint Surg Am. 2004;86-A(10):2121-34.

EPIFISIÓLISE PROXIMAL DO FÊMUR

Anastácio Kotzias Neto

A epifisiólise proximal do fêmur (EPF), ou coxa vara do adolescente, constitui alteração da relação anatômica normal entre a cabeça e o colo femoral. O escorregamento acontece na camada hipertrófica da placa epifisária femoral proximal. A camada hipertrófica apresenta ruptura durante o estirão de crescimento devido à lise espontânea da fise na pré-adolescência e na adolescência. Isso significa que tal fenômeno somente ocorre enquanto a placa de crescimento está aberta, ou seja, antes do término do crescimento, e é a enfermidade mais comum do quadril do adolescente. O colo do fêmur desvia no sentido anterossuperior em relação à cabeça femoral (epífise), ao nível da placa de crescimento (fise). Na mensuração do ângulo de inclinação do fêmur, constata-se deformidade em varo. A cabeça femoral mantém perfeita relação anatômica com o acetábulo, fato que faz **coxa vara do adolescente** ser o nome mais adequado, uma vez que epifisiólise, deslizamento epifisário proximal do fêmur ou escorregamento epifisário proximal do fêmur não descrevem realmente o mecanismo dessa condição.

> **ATENÇÃO! A incidência de epifisiólise proximal do fêmur varia de 7 a 10 por 100 mil no nordeste dos Estados Unidos,[1] 0,71 a 3,41 por 100 mil[2] e está associada à puberdade.[3] Os pacientes do sexo masculino são os mais acometidos, na relação de 2 a 3.[1,4-6] No Brasil, de acordo com Akira e Satoshi (1998), a incidência é de 0,7 a 3,41 por 100 mil indivíduos.**

EPIDEMIOLOGIA

A raça negra é descrita como a mais afetada, sobretudo na literatura anglo-saxônica.[5,6,7-10] Atraso na maturidade esquelética acompanhado de aumento de peso ou estatura em relação ao normal da idade caracteriza a maioria dos pacientes com epifisiólise. Morales e colaboradores[11] notaram que a obesidade e o trauma estão associados com EPF, não com atividade física. A frequente descrição do biótipo mais comum acometido pela doença como adiposo genital (obeso com atraso do desenvolvimento sexual) tipo Frölich (condição rara, de difícil diagnóstico antes do final da segunda década de vida, causada por lesão no hipotálamo) causou o uso errôneo do termo. Em poucos casos, os pacientes são descritos como magros e altos ou ectomórficos (tipo Mikulicz), indicativo de estarem cursando a fase do estirão de crescimento rápido.

É comum acometer um dos lados, mas pode apresentar-se bilateralmente em 50[3] a 85% dos casos[2] e bilateral em 10% dos pacientes[12]. Em alguns locais, como Connecticut, nos Estados Unidos, atinge cinco vezes mais a população suscetível do que em outras regiões.[12,13] Os Maoris neozelandeses e as crianças que vivem às margens do oceano Pacífico têm, respectivamente, 4,2 e 5,6 vezes mais chance de apresentarem a doença que as crianças neozelandesas de origem europeia.[14]

Quando ocorre em pacientes com menos de 10 anos ou acima de 16, a disfunção endócrina deve ser pesquisada. Mello e colaboradores[15] descrevem o caso de um menino de 9 anos e três meses tratado de maneira clínica de hipotireoidismo subclínico seguido de cirurgia. O lado esquerdo se apresenta como o mais afetado nos meninos,[16] mas não se nota predileção quanto ao lado nas meninas.[17] Nogushi e Sakamaki[18] notaram incremento marcante no número de casos na população japonesa nos últimos 25 anos em estudo multicêntrico realizado em 2.040 hospitais. Há descrições de ocorrência de deslizamento epifisário em pacientes com displasia epifisária múltipla, síndrome de Down, síndrome de Morquioo[19,20] e disostose metafisária.[21]

> **ATENÇÃO! A maioria dos casos ocorre em pacientes dos 11 aos 15 anos (meninas, dos 11 aos 13 anos; meninos, dos 13 aos 15 anos) – média de 12 anos nas meninas e 13,5 anos nos meninos.**

ETIOLOGIA

A etiologia não está bem definida. Embora inúmeras teorias tenham sido apresentadas, nenhuma explica por completo a razão do deslizamento. As mais discutidas são a traumática, anatômica, familiar, hormonal e a causada pela sinovite.

A teoria traumática fundamenta-se na postura assumida pelas crianças, cuja maioria é destra, que, ao sentarem nos bancos escolares, inclinam o colo femoral esquerdo, provocando o escorregamento da epífise femoral. Isso também tenta explicar o maior acometimento do lado esquerdo. Estudos *post-mortem* mostram que, na adolescência, as forças que cruzam a articulação do quadril são suficientes para produzir o deslizamento.

A teoria anatômica refere-se ao fato de haver acentuada retroversão em quadris com epifisiólise, mas isso também é encontrado em indivíduos com maior estatura e peso. Estudos mostraram que pacientes portadores de fratura do colo do fêmur que consolidaram com algum grau de desvio anterior apresentavam inclinação posterior do segmento proximal do fêmur, o que poderia precipitar o deslizamento epifisário. Stanitskii e colaboradores[22] notaram que as tomografias computadorizadas de seus pacientes com EPF aguda indicavam valores da anteversão femoral próximos do normal e menores do que nos portadores de escorregamento crônico. Kitadai e colaborador,[23] em seus estudos, mostraram que as cabeças femorais com maior cobertura acetabular sujeitavam suas placas de crescimento a maiores forças de cisalhamento. A conclusão baseou-se na mensuração do ângulo centro-borda de Wiberg nas radiografias dos pacientes acometidos, cujas medidas apresentaram-se maiores.

Billing e colaboradores,[24] em seus estudos sobre a função mecânica do periósteo, consideraram que inúmeros fatores podem diminuir a instabilidade da placa de crescimento, iniciando com fissuras que evoluem com a fratura da placa, não visíveis nas radiografias. Conforme o deslizamento progride, aumenta a angulação entre a epífise e o fêmur; essa condição, associada ao peso do paciente e às forças musculares que atuam no local, faz a epífise deslocar-se posteriormente por conta da fratura por compressão na parede posterior da metáfise. A função do periósteo é conter o deslizamento, e, quando não o contém, pode-se considerar a EPF como pseudartrose da placa de crescimento. Eles acreditam que as teorias do periósteo e da pseudartrose são corroboradas pelos achados cirúrgicos e por radiografias em perfil estrito, nos quais a mensuração do ângulo de escorregamento (AE) auxilia o cirurgião a prever e prevenir a evolução da doença. Tais autores analisaram 95 quadris normais e 22 contralaterais de pacientes portadores de EPF e classificaram-nos por meio de histograma e gráfico de barras. Concluíram que, estatisticamente, as EPF são bilaterais; um terço das assintomáticas contralaterais ossificam e, se o ângulo de escorregamento é menor que 13°, não há necessidade de tratamento cirúrgico. Enfatizaram a importância da perfeita mensuração do ângulo de escorregamento e sua reprodutibilidade. Além disso, desenharam um suporte, o *youth hip triangle*, para facilitar o posicionamento do paciente, objetivando o diagnóstico da EPF no quadril oposto antes dos sinais clínicos e sintomas se manifestarem. A teoria familiar (hereditariedade) baseia-se no fato de haver maior incidência da doença em familiares de pacientes já acometidos, variando de 2[25] a 7%.[26]

A teoria hormonal é a mais aceita, pois a doença coincide com a fase da puberdade, na qual a descarga hormonal é intensa e afeta o desenvolvimento do sistema esquelético.[27-30] Existem quatro enfermidades que cursam com distúrbio hormonal e apresentam epifisiólise: hipotireoidismo – a mais comum, na qual a placa epifisária enfraquece devido à deficiência da matriz cartilaginosa –; pan-hipopituitarismo,[30] na qual o deslizamento ocorre antes e depois da restauração do equilíbrio hormonal e pode estar relacionada à diminuição dos níveis de testosteronas;[31] hipogonadismo,[32] associado à diminuição da testosterona; e hiperparatireoidismo. Madeira e colaboradores[33] descreveram o caso de um paciente do sexo masculino, com 18 anos, portador de hiperparatireoidismo primário devido a adenoma da paratireoide. Apresentava dor intensa e deformidade esquelética associada à EPF. Harris,[29] pesquisando em ratos, mostrou que a resistência da placa epifisária diminui naturalmente durante a puberdade, aumenta com a elevação dos níveis séricos de estrógenos e diminui com o incremento do hormônio do crescimento. Morrissy[2] comentou um artigo recente que indicava diminuição do nível de testosterona nos pacientes afetados. Tachdjian[10] cita as doenças endócrinas e metabólicas que podem causar EPF:

- Aumento da atividade do hormônio do crescimento, relacionado a:
    - Tratamento da baixa estatura (exógeno)
    - Terapêutica com gonadotrofina coriônica
    - Adenoma de hipófise
    - Gigantismo
- Acromegalia.
- Craniofaringioma.
- Hipopituitarismo.
- Hipotireoidismo.
- Hipotireoidismo transitório.
- Hiperparatireoidismo.
- Hipogonadismo.
- Síndrome de Klinefelter.
- Osteodistrofia renal.
- Deficiência alimentar de vitamina D.
- Isquemia da metáfise femoral após cirurgia.
- Após irradiação dos ossos pélvicos.

Os critérios de obesidade da Sociedade de Pediatria consideram obesos os indivíduos que apresentam percentual maior que 95%. Manoff e colaboradores[34] analisaram 106 portadores de EPF e 46 normais como grupo-controle. Daqueles, 81,1% apresentavam índice de massa corporal maior que 95%, e o grupo-controle, 41,3%. Concluíram que indivíduos com percentual de massa corporal maior que 85% têm fator de risco aumentado para a EPF. Salvati e colaboradores[35] consideram que a avaliação dos fatores de risco no desenvolvimento da EPF deve incluir ampla avaliação clínica e radiográfica, sobretudo de pacientes do sexo masculino, obesos, insulinorresistentes e com aumento do ângulo anteroposterior de Southwick.

A presença da sinovite no quadro clínico da epifisiólise é constante, e descreveu-se também a associação do deslizamento com doença autoimune, com a demonstração da elevação da imunoglobulina M.[36-38] Trata-se de teoria bastante discutível. Wong-Chung e colaboradores[39] demonstraram que os antígenos HLA-B12 e DR4 não servem como marcadores genéticos na EPF. É incontestável que a placa fisária apresenta alguma alteração que a faz suscetível às forças que atuam nela. Essa conclusão é respaldada pela hereditariedade, pelo fato de atletas do sexo masculino não serem os mais acometidos pela doença, pela predileção relativa ao sexo e à raça, além da diferença da incidência relacionada à variação geográfica, tornando a EPF multifatorial.

PATOGENIA

O deslizamento da epífise femoral ocorre quando a placa de crescimento não consegue suportar as forças que cruzam pela cabeça femoral. Alguns aspectos e certas estruturas anatômicas proporcionam a estabilidade necessária à fise para que ela resista às referidas forças: 1) **complexo cartilaginoso pericondral** é a banda fibrocartilaginosa que circunda a placa de crescimento. Na infância, tem textura e espessura maiores que na adolescência, fase em que se mostra mais adelgaçada; 2) **processos mamilares** que existem na interface entre a epífise e a metáfise, provendo maior estabilidade à região pelo acoplamento interdigital das vilosidades ósseas da metáfise e cartilaginosas da epífise; 3) **fibras de colágeno** que cruzam a epífise; 4) **espessura da placa de crescimento**; 5) **contorno da placa de crescimento**, que dispõe-se de forma convexa, facilitando a distribuição das forças que por ali atuam; e 6) **inclinação fisária**, que, aos poucos, muda de horizontal na infância para oblíqua na adolescência, tornando a fise mais vulnerável.

Trueta[40] acreditava que a irregularidade com bordos ondulados presente na zona de calcificação da placa de crescimento não determinava a iminência de deslizamento. Quando o espaço translúcido da placa aumentava em relação ao outro lado (o não afetado), significava que a ruptura já havia ocorrido. O autor demonstrou em seus estudos que a supressão do aporte sanguíneo metafisário causava o aumento da altura das colunas celulares devido à permanência ilimitada das células hipertróficas, que não eram invadidas pelos vasos sanguíneos. Nesse momento, iniciava o escorregamento.

Chung e colaboradores[41] estudaram a espessura e a morfologia microscópica do complexo cartilaginoso pericondral de 25 pelves de crianças de 5 dias a 15 anos e 10 meses de vida. Mantiveram o complexo cartilaginoso pericondral intacto em um lado e ressecaram-no no outro. Analisaram a espessura e a morfologia microscópica e concluíram que fatores mecânicos são os causadores da maioria dos deslizamentos epifisários.

Mickelson e colaboradores,[42] em estudo com microscopia eletrônica em três peças anatômicas de cadáveres portadores de EPF, notaram que, na forma crônica, ocorriam alterações fibrocartilaginosas e de reparação óssea secundárias na placa de crescimento. Nas estruturas anatômicas obtidas da fase inicial da doença, mais e melhores subsídios foram colhidos, facilitando o entendimento das alterações ocorridas. Os autores concluíram que o deslizamento ocorre pela zona hipertrófica com ocasional extensão à área de calcificação cartilaginosa. Observaram, também, alargamento da placa de crescimento, formação de barras e feixes, divididos por septos eosinofílicos longitudinais, e ilhas de cartilagem dispostas de forma desorganizada no nível da metáfise proximal. Kandzierski e colaboradores[43] consideram que a transformação do formato da fise do fêmur proximal de aplanada para esférica seja fator de risco para o aparecimento da epifisiólise em crianças maiores de 10 anos.

QUADRO CLÍNICO

As queixas são vagas e pouco expressivas no início do escorregamento, mas, se um adolescente apresenta claudicação e dor na face anteromedial da coxa e do joelho, sem história de trauma, deve-se suspeitar da existência de **epifisiólise crônica da cabeça femoral**. É comum haver falha no diagnóstico, pois, com base na queixa do paciente, busca-se doença no joelho, perdendo tempo precioso no tratamento e permitindo a continuidade do deslizamento da epífise. A dor pode não se manifestar em alguns pacientes, que apenas claudicam durante a marcha.

Na **epifisiólise aguda**, o quadro clínico é diferente. O paciente apresenta dor súbita, aguda, intensa e persistente, tendo dificuldade para apoiar o membro acometido, e não deambula. A história clínica mostra que o paciente submeteu-se a trauma de maior intensidade, como queda de altura ou acidente automobilístico, semelhante ao que acontece na fratura do colo do fêmur. Na **epifisiólise aguda sobrecrônica (crônico-agudizado)**, os sintomas são os descritos para os casos agudos, mas as manifestações de claudicação e dor, mesmo que eventuais, costumam ser identificadas por meio de prolixa história clínica.

EXAME FÍSICO

Os pacientes que chegam aos consultórios são, na maioria, obesos. Chung,[17] em sua série de 42 crianças, descreveu que 37 (83%) tinham peso acima do normal. Seus estudos das famílias dos portadores de epifisiólise proximal do fêmur mostraram que 83% das mães, 80% dos pais, 60% dos irmãos e 37% das irmãs eram obesos. Os pacientes apresentam claudicação antálgica, na qual o passo é curto no lado afetado e mais longo no lado normal. Nos casos com maior deslizamento, além do passo mais curto no lado acometido, há presença do sinal de Trendelenburg e nota-se o ombro mais baixo devido à inclinação do paciente para o lado da lesão e a marcha em rotação externa. Quando ocorre deslizamento agudo, o paciente não consegue caminhar, pois o membro afetado não suporta o peso.

Com o paciente posicionado em decúbito dorsal, nota-se a atitude em rotação externa e, à palpação, a referência de dor na face anterior do quadril e não na coxa ou no joelho. Ao examinar a mobilidade, percebe-se atitude de flexão e abdução, perda da rotação interna e contratura em rotação externa (FIG. 9.6.1). O grau de limitação da mobilidade está relacionado ao deslizamento da epífise femoral. Quando o quadril está fletido, o membro gira em rotação externa, o que sugere EPF e é conhecido como sinal de Drehman (FIG. 9.6.2). Deve-se medir o comprimento real e aparente dos membros inferiores e o diâmetro das coxas,

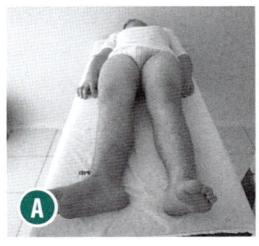 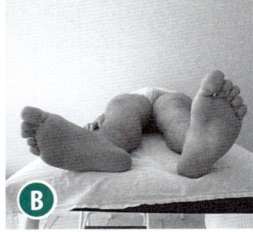 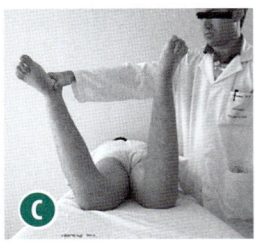 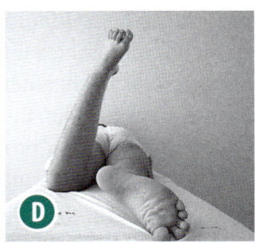 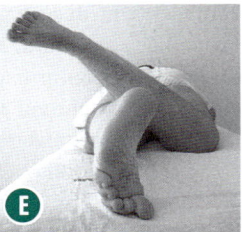

FIGURA 9.6.1
Ⓐ Paciente em decúbito dorsal com membro inferior direito em atitude de rotação externa. Ⓑ Detalhe da rotação externa.
Ⓒ Limitação da rotação interna à direita e esquerda normal. Ⓓ Rotação externa normal à esquerda e aumentada à direita , que mostra-se aumentada Ⓔ .

além de verificar as alterações tróficas da cintura pélvica. Em decúbito ventral, o membro inferior afetado apresenta contratura em rotação externa, sendo a rotação interna limitada. Nos casos com menor deslizamento, nota-se contratura em extensão, na qual a articulação envolvida apresenta maior grau de extensão e limitação da flexão. O teste de Thomas positivo sugere processo inflamatório intra-articular, que pode significar condrólise da cabeça do fêmur.

CLASSIFICAÇÃO

Fahey e O'Brien,[44] com base na queixa, na duração e nos sintomas referidos pelos pacientes, classificaram a EPF em três tipos:

- **Aguda:** as queixas referidas pelo paciente aparecem de forma súbita, e o diagnóstico é estabelecido antes de três semanas do início do quadro.
- **Crônica:** os sintomas vão aparecendo aos poucos, e o diagnóstico é feito após três semanas do início do quadro.
- **Crônico-agudizada:** associação dos dois outros tipos. O paciente apresenta dor e claudicação já crônicas quando refere, de repente, exacerbação dos sintomas, em geral decorrente de trauma de baixa intensidade.

Além da classificação quanto à cronicidade do escorregamento epifisário, Loder e colaboradores[45] mostraram a importância da avaliação da estabilidade entre a cabeça femoral e o colo para o seu adequado tratamento. Assim,

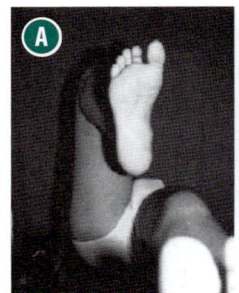 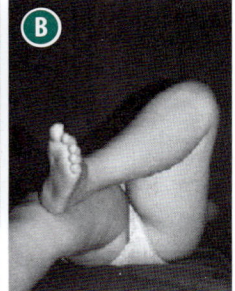

FIGURA 9.6.2
Ⓐ Normal à esquerda. Ⓑ Sinal de Drehman à direita.

consideram estáveis os deslizamentos nos quais os pacientes continuam deambulando, e instáveis os escorregamentos nos quais os pacientes, mesmo com o auxílio de muletas, não deambulam.

> **ATENÇÃO! O exame do quadril com EPF deve ser feito com paciência e delicadeza, sem a realização de manobras forçadas ou bruscas. Quando a suspeita é de deslizamento agudo, o exame é doloroso às manobras mais leves devido à existência de hemartrose, que limita, ainda mais, os movimentos articulares. Não se deve estimular a marcha dos pacientes, os quais devem ser deslocados da mesa de exames para a cadeira de rodas. O técnico em raio X deve ser orientado a auxiliar o paciente a posicionar-se na mesa de exame radiográfico, apoiando suas pernas. Esses casos são considerados de urgência, e os indivíduos devem ser internados imediatamente para o devido tratamento.**

DIAGNÓSTICO POR IMAGEM

O estudo e o diagnóstico da afecção são feitos com base na história clínica e no exame físico do paciente. Radiografias simples, na posição anteroposterior (frente) e, conforme a recomendação de Waldenström,[46] na posição de Lauenstein (frente da pelve e perfil dos terços proximais dos fêmures, também descrita como posição de rã ou de dupla abdução), das articulações coxofemorais são suficientes para a confirmação da suspeita clínica e sua classificação. Catterall[47] indica como rotina a utilização da posição radiográfica descrita por Billings, em 1954, na qual o paciente fica em decúbito ventral, com o membro inferior acometido em extensão de 25°, rotação externa e leve abdução (cerca de 10°). A medida tomada nessa incidência radiográfica deve ser menor que 80°. Prado e colaboradores[48] apresentaram nova incidência radiográfica em hiperextensão do quadril e mostraram que a epífise, nos casos de escorregamento crônico e progressivo, desliza quase que exclusivamente para posterior e perpendicular ao grau de anteversão do colo femoral.

A imagem dos casos classificados em âmbito clínico como **agudos** assemelha-se à de descolamento epifisário verdadeiro, no qual se nota a solução de continuidade ao longo da placa epifisária, entre o colo femoral e a epífise, e não se evidencia neoformação óssea. Nos deslizamentos **crônicos**, a epífise femoral desvia-se posteriormente, e a neoformação óssea metafisária segue a sua direção, proporcionando ao colo femoral o aspecto encurvado que lembra a forma de cajado ou giba. A metáfise femoral proximal (colo) pode ser visualizada apoiando-se no acetábulo quando o deslizamento é maior, e o trocânter menor torna-se mais evidente, indicando que o membro inferior acometido assume posição de exagerada rotação externa. Os casos classificados como **crônico-agudizados** não apresentam imagem radiográfica típica, mas a associação do anteriormente descrito para ambos os tipos, demonstrando lise no nível da placa de crescimento e sinais adaptativos da remodelação crônica.

Na radiografia anteroposterior, pode-se traçar uma linha, descrita por Klein e colaboradores,[49] que tangencia o bordo superior do colo do fêmur e cruza a epífise femoral. Quando isso não ocorre, é sinal de que a epífise está deslizando, perdendo, assim, sua relação normal com o colo **(FIG. 9.6.3)**. Esse sinal também é chamado de Trethovan ou Perkins. Nota-se, ainda, a diferença na altura das epífises, apresentando menor altura a deslocada em relação à contralateral, que é normal.

Nos escorregamentos maiores, torna-se evidente uma linha de esclerose sobreposta à imagem do colo femoral (sinal de Steel),[50] ilustrando o aspecto frontal da epífise, que se deslocou posteriormente **(FIG. 9.6.4)**.

A classificação radiográfica mais utilizada quantifica o deslizamento, mensurando a relação da epífise com a largura da metáfise femoral proximal.[51,52]

- Grau 0 (pré-deslizamento): nota-se "alargamento" da placa de crescimento, que parece aumentada na sua altura e mais "lisa", como se perdesse o aspecto típico irregular dos processos mamilares **(FIG. 9.6.5)**.
- Grau I (deslizamento leve): a epífise desloca-se até um terço da largura da metáfise femoral proximal **(FIG. 9.6.6)**.
- Grau II (moderado): a epífise desloca-se até a metade (50%) da largura da metáfise femoral proximal **(FIG. 9.6.7)**.

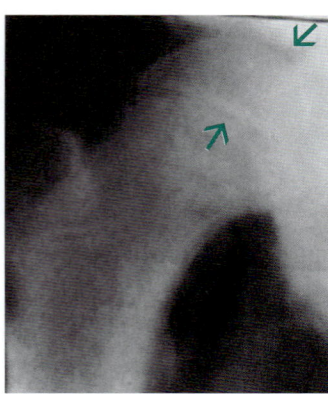

FIGURA 9.6.4 → A imagem radiográfica mostra a linha de esclerose ao nível do colo, configurando o sinal descrito por Steel.

- Grau III (grave): a epífise desloca-se mais da metade da largura da metáfise femoral proximal **(FIG. 9.6.8)**.

> **DICA: Outra forma de classificar o deslizamento é por meio da gradação percentual entre a epífise e o colo femoral, na qual até 33% é considerado deslizamento leve; até 66%, moderado; acima desse valor, deslizamento grave.[1]**

Southwick[53] descreveu os parâmetros angulares nas radiografias em anteroposterior e Lauenstein. A primeira linha une os pontos extremos da epífise femoral; a partir desta, traça-se uma perpendicular que formará ângulo com uma terceira linha, que é paralela ao eixo da diáfise do fêmur. É considerado normal o ângulo epífise-diafisário de 145° na radiografia em anteroposterior e de até −10° na de perfil (desvio posterior de 10°). Os valores angulares tomados na incidência em perfil (Lauenstein) estabelecem a graduação dos escorregamentos em leves, até 30°; moderados, entre 30 e 60°; e graves, acima dos 60° **(FIG. 9.6.9)**.

Raros são os casos nos quais outro método de imagem é necessário para a confirmação do diagnóstico de EPF. A ultrassonografia mostra a silhueta dos componentes articulares envolvidos, em especial a distensão da cápsula devido ao aumento de líquidos no espaço intra-articular.[54,55]

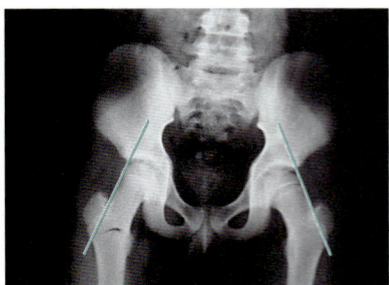

FIGURA 9.6.3 → Radiografia anteroposterior de quadril mostrando o desenho da linha de Klein, que deve cortar a epífise femoral proximal. Lado direito normal e sinal de Trethovan ou Perkins positivo no lado esquerdo.

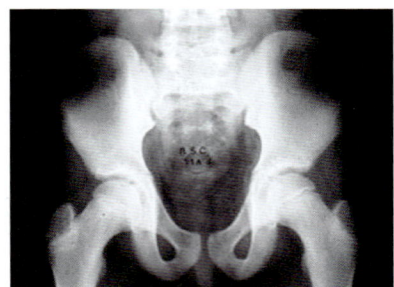

FIGURA 9.6.5 → Radiografia de bacia em anteroposterior, mostrando alargamento da placa epifisária do fêmur proximal esquerdo, sinal de pré-escorregamento.

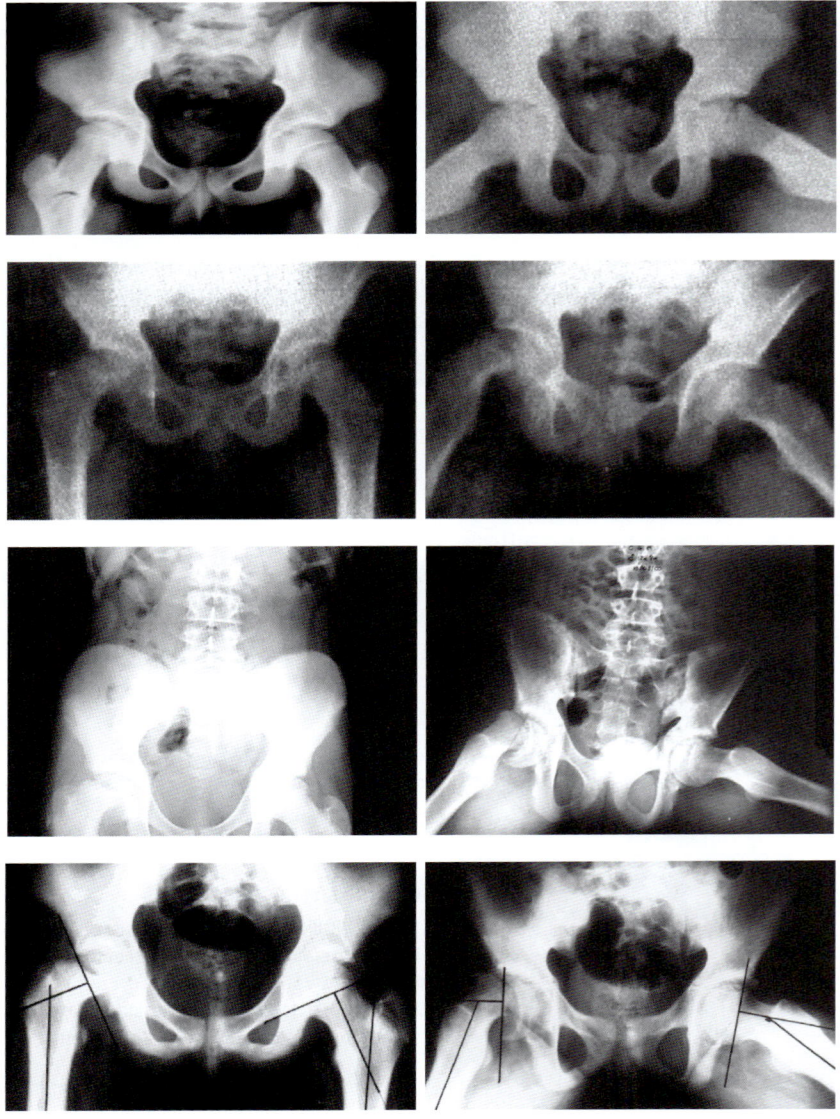

FIGURA 9.6.6 → Escorregamento grau I da epífise proximal do fêmur esquerdo.

FIGURA 9.6.7 → Escorregamento grau II da epífise proximal do fêmur.

FIGURA 9.6.8 → Escorregamento grau III da epífise proximal do fêmur.

FIGURA 9.6.9 → Radiografias em anteroposterior e Lauenstein de bacia mostrando as linhas que formam o ângulo de Southwick.

Tal procedimento é útil na decisão, proposta por alguns autores, de puncionar a articulação com o intuito de prevenir o tamponamento dos vasos sanguíneos e também na avaliação da fixação interna utilizada, como o posicionamento do parafuso, se transfixou a cabeça femoral e está intra-articular (**FIG. 9.6.10**).

A tomografia computadorizada (TC) possibilita melhor avaliação do deslizamento, permitindo a definição mais detalhada da epífise em relação ao colo femoral, propiciando mensuração mais adequada e precisa.[56] Em pacientes obesos, facilita o controle pós-operatório do posicionamento do material de síntese utilizado na fixação da EPF (**FIG. 9.6.11**).

A tomografia com reconstrução tridimensional mostra com nitidez o escorregamento e permite fácil mensuração do desvio e sua classificação, mas, como os exames anteriores, seu alto custo não justifica a indicação (**FIG. 9.6.12**). Cooperman e colaboradores,[57] Griffith[58] e Nguyen e Morrissy,[16] com base em estudos tomográficos, demonstraram que o deslizamento ocorre unicamente no sentido posterior e perpendicular em relação à anteversão do colo femoral. Isso contraria o conceito de que os escorregamentos crônicos e moderados ocorriam no sentido posteromedial, redundando em deformidade em varo e retroversão. Shanker e colaboradores[59] apresentaram escorregamento no sentido medial em estudo tomográfico tridimensional do quadril de um adolescente do sexo masculino com 15 anos. Concluíram que o colo alongado e sem retroversão foi a causa do deslizamento medial. Chung e colaboradores[41] consideram que o deslocamento é do colo femoral e não da cabeça, que permanece em sua posição habitual em relação ao acetábulo, pois está "ancorada" pelo ligamento redondo.

A ressonância magnética (RM) demonstra a morfologia da cartilagem articular da epífise femoral proximal antes do aparecimento do hipersinal da gordura do núcleo de ossificação.[60] O alargamento da placa de crescimento e o

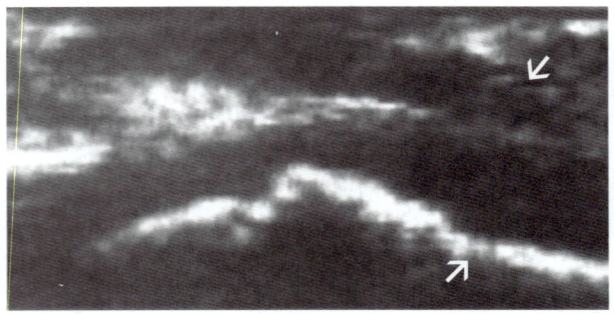

FIGURA 9.6.10 → Ultrassonografia do quadril evidenciando distensão da cápsula articular.

escorregamento epifisário são claramente visualizados, e a identificação da necrose avascular da cabeça femoral, nesse exame, é mais precoce que nas radiografias convencionais.[61,62] A RM permite, também, avaliar a relação da cabeça femoral com o acetábulo tanto nas imagens axiais como nas coronais (FIG. 9.6.13). Tem utilização limitada no Brasil devido ao alto custo.

> **ATENÇÃO! No campo da medicina nuclear, a cintilografia óssea com o tecnécio 99 mostra maior captação do radiofármaco no nível da placa de crescimento do fêmur acometido.**

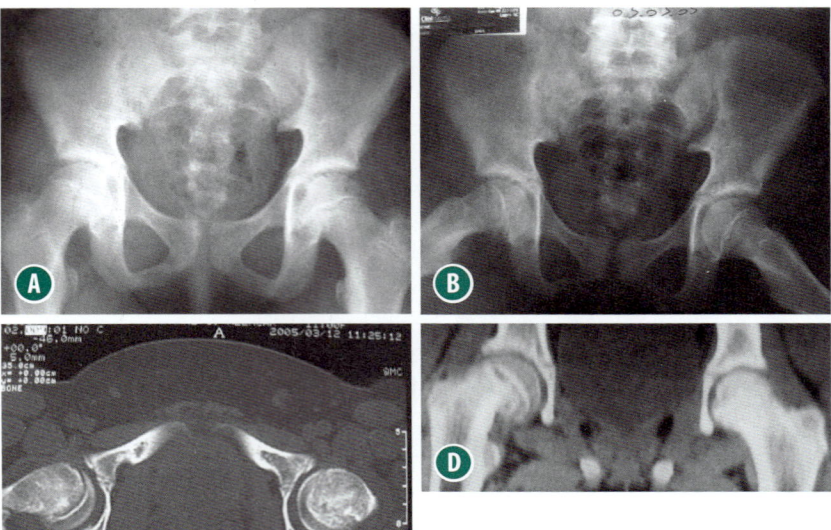

FIGURA 9.6.11
Ⓐ e Ⓑ Radiografias em anteroposterior e Lauenstein ilustrando o escorregamento da epífise proximal do fêmur direito.
Ⓒ e Ⓓ Os cortes tomográficos nas incidências sagital e axial mostrando EFP à direita e fêmur esquerdo normal.

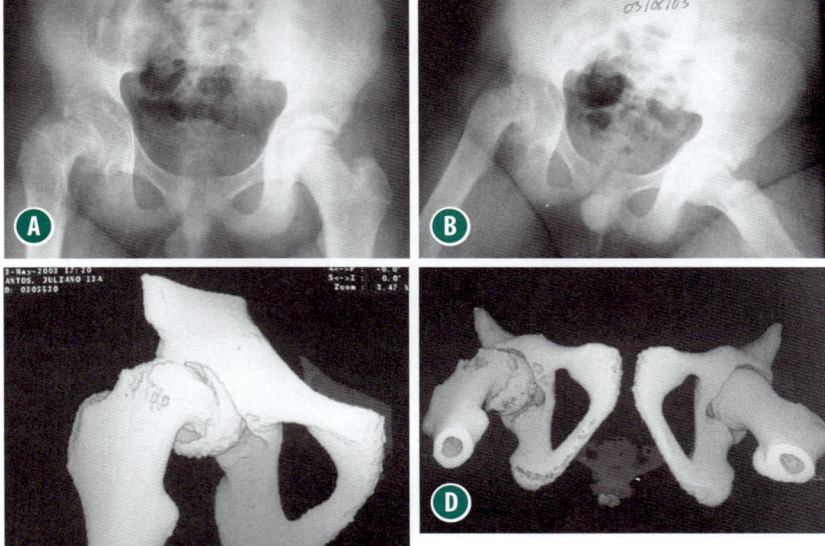

FIGURA 9.6.12
Ⓐ Radiografia na posição anteroposterior.
Ⓑ Radiografia na posição Lauenstein.
Ⓒ Imagem de reconstrução tridimensional frontal do quadril direito mostrando escorregamento da epífise proximal do fêmur direito.
Ⓓ Imagem de reconstrução tridimensional da bacia mostrando escorregamento da epífise proximal do fêmur direito.

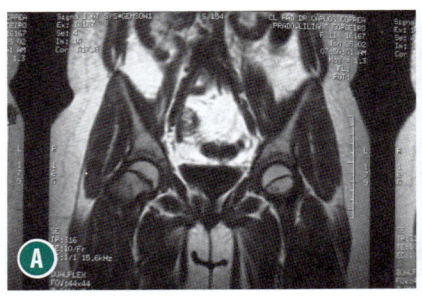
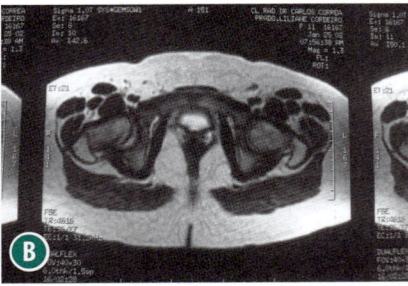

FIGURA 9.6.13

A RM ilustrando o escorregamento da epífise e o alargamento da placa de crescimento do fêmur proximal direito na incidência sagital.

B RM ilustrando o escorregamento da epífise e o alargamento da placa de crescimento do fêmur proximal direito na incidência axial.

Tal exame é válido apenas em casos de comprometimento unilateral. Pode também detectar de forma precoce a necrose avascular e a condrólise[63] (FIG. 9.6.14).

TRATAMENTO

Confirmado o diagnóstico, o tratamento deve ser instituído sem demora. Considera-se a EPF como condição que requer tratamento cirúrgico imediato. Poucos autores ainda seguem os ditames de Waldenström, de 1930,[64] e de Betz e colaboradores,[65] que recomendam repouso no leito com tração seguida de imobilização com aparelho gessado pelvipodálico. Santili[5,6] descreve o método como pouco prático e pouco higiênico, considerando-se o tamanho de alguns desses pacientes, além de não assegurar a fusão da fise. Meier e colaboradores[66] relataram a progressão do deslizamento durante e/ou após o uso da imobilização, gessada. Associada ao emprego da imobilização está a maior frequência de aparecimento da complicação mais temida, a condrólise, sendo mais uma das razões do abandono do tratamento conservador, que, na atualidade, não tem indicação alguma. A terapia hormonal induz ao fechamento precoce da placa de crescimento, mas a escolha desse método de tratamento em relação ao cirúrgico deve ser feita de maneira cuidadosa, pensando nas intercorrências que dele possam advir durante o seu uso e na retirada,[67,68] também abandonada nos dias atuais.

Tachdjian[10] indicava a realização da ultrassonografia e, se a cápsula articular estivesse distendida, era feita a descompressão da articulação por punção com o intuito de prevenir o tamponamento dos vasos sanguíneos que suprem a cabeça femoral, tentando evitar a sua necrose avascular.

O cirurgião deve ter em conta a classificação de Loder e colaboradores[45] relativa à estabilidade da epífise. As consideradas **estáveis**, quando tratadas de maneira adequada, não apresentam maiores complicações, entretanto, nas **instáveis**, espera-se o aparecimento da necrose avascular da epífise (NAV), cuja incidência relatada na literatura varia de 50 a 100%.

Tratamento das epífises estáveis

A terapêutica recomendada nos pré-deslizamentos, nos deslizamentos leves e até nos moderados com boa mobilidade é a fixação *in situ* utilizando-se parafuso canulado.[45,69-79] Pode-se empregar também parafusos de esponjosa de 6,5 mmm[80] e até fios rosqueados,[81] dependendo da disponibilidade do cirurgião. Wensaas e Svenningsen[82] desenvolveram um tipo de parafuso canulado cuja parte rosqueada é invertida, para facilitar a sua remoção, e mais curta que a do parafuso de Olmed, com o intuito de que ele seja colocado apenas na epífise e, dessa maneira, permita a manutenção do crescimento do colo do fêmur. Realizaram 18 epifisiodeses *in situ* entre 1992 e 2004 e, na reavaliação de nove pacientes, após seguimento médio de sete anos e nove meses, não encontraram complicações, e os colos femorais fixados continuaram crescendo.

A fixação da EPF é um procedimento radiográfico, sendo a colocação do material de síntese no interior do osso de fundamental importância no tratamento e prognóstico da afecção. O material de síntese escolhido deve ser posicionado no centro da epífise, perpendicular à placa de crescimento **nos planos frontal e sagital**, devendo-se evitar o polo superior e lateral da cabeça femoral, para prevenir o comprometimento de suprimento sanguíneo nessa área, o que poderá produzir necrose avascular.[83] A EPF não é e não deve ser considerada como fratura do colo do fêmur do adulto, e, ao tentar fixá-la, deve-se considerar a retroversão existente; assim, quanto maior o deslizamento, mais anterior será o ponto de acesso do material de síntese a ser utilizado. Deve-se respeitar também o limite de 5 mm da superfície radiográfica da cabeça femoral no osso subcondral, evitando perfurar a epífise e adentrar na cavidade articular.[16] A indicação do uso de dois ou mais parafusos não traz maior estabilização da epífise nem maior resistência ao torque, mas aumenta sobremaneira o risco de necrose avascular.[69,84] Dragoni e colaboradores[85] realizaram estudo biomecânico quanto à qualidade da fixação em fêmures de porcos com fraturas tipo 1 de Salter-Harris, utilizando parafusos de 16 e 32 mm e com rosca total. Não encontraram diferença entre os três tipos de parafusos quanto à qualidade da fixação, mas observaram maior incidência de fratura no colo femoral no grupo fixado com o parafuso de 16 mm.

Schmitz, Farnsworth, Doan e colaboradores,[86] em estudos biomecânicos em fêmures de porcos de 25 meses de vida, avaliaram os riscos e benefícios da introdução do segundo parafuso. Criaram quatro grupos com a separação da epífise da metáfise, sendo um sem desvio e outro com desvio de até 50% no sentido posteroinferior. Fixaram cada um dos grupos com um e dois parafusos corticais de 3,5 mm. Não

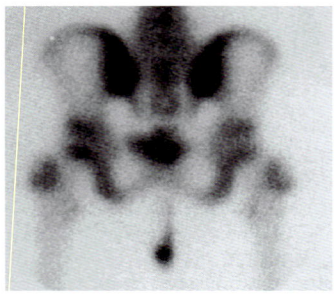

FIGURA 9.6.14 → Cintilografia óssea mostrando maior captação do radioisótopo no nível da placa epifisária do quadril direito.

encontraram diferença significativa em relação à estabilidade com um ou dois parafusos e tampouco notaram aumento da estabilidade nos casos que foram reduzidos. A diferença aconteceu entre o grupo sem desvio fixado com dois parafusos e o grupo com desvio fixado com um parafuso. Houve a necessidade de maior força para desviar os casos do grupo sem desvio e os desviados fixados com dois parafusos. Concluíram que não há necessidade de utilizar dois parafusos nos casos sem desvio e, nos desviados, o segundo parafuso pode melhorar a estabilização da epífise.

Os pacientes portadores de EPF na fase de pré-deslizamento e graus I e II podem ser posicionados na mesa ortopédica em abdução e rotação interna sem efetuar a redução intempestiva da deformidade. Demarcam-se pontos de referência, como a espinha ilíaca anterossuperior e o púbis, estando a cabeça femoral na metade da distância entre esses pontos. Marca-se na pele a posição da cabeça femoral. Auxiliado pela radioscopia, o cirurgião, com um fio de Steinmann, localiza o centro do colo femoral e desenha na pele do paciente o trajeto a ser seguido pelo fio-guia. Ao iniciar a perfuração da cortical, o fio-guia deve ser posicionado na face anterolateral do terço proximal do fêmur a ser fixado, tanto mais anterior quanto maior for o deslizamento (posterior) da epífise. A orientação do cirurgião para a colocação do fio-guia nos pacientes posicionados na mesa ortopédica em abdução e rotação interna é de cerca de 30° de inclinação no sentido anterior para posterior.

Penetra-se com o fio-guia aproximadamente 5 cm sob controle radioscópico e, girando-se 90° a ampola do aparelho de radioscopia, confirma-se sua posição no perfil. Em ambas as imagens tomadas, o fio-guia deve estar no centro do colo. Assim evita-se ao mínimo a "zona cega", diminuindo a chance de perfurar a cabeça e penetrar na articulação. Confirmada a perfeita posição do fio-guia, passa-se a fresa, seguida do macho, e complementa-se o procedimento com o parafuso canulado, fixando-se a epífise corretamente, conforme já descrito. Nesse momento, deve-se soltar o membro inferior do suporte para o pé da mesa ortopédica e confirmar sob visão radioscópica, de forma "dinâmica", o posicionamento adequado do parafuso e sua relação com a superfície articular. Radiografias nas posições anteroposterior e Lauenstein devem ser obtidas ainda com

o paciente anestesiado para confirmar a perfeita fixação. Suturar a pele com um ou dois pontos e confeccionar curativos. É preciso lembrar que, quando o parafuso penetra o colo fora do seu eixo central, em apenas uma das posições, mesmo permanecendo a 1 cm do osso subcondral, ele pode ter penetrado a articulação (FIG. 9.6.15).

O paciente também pode ser posicionado na mesa cirúrgica, de preferência radiotransparente, com seus membros inferiores livres. O quadril a ser fixado assume posição em rotação externa (25 a 30°), o que "traz a cabeça femoral" para diante, "colocando-a" dentro do acetábulo. O cirurgião, ao passar o fio-guia, deve fazê-lo posicionando-o paralelamente ao piso. A partir desse ponto, seguem-se as etapas já descritas, sendo que a ampola do aparelho de radioscopia fica fixa, e é o fêmur que gira quando o membro inferior afetado é submetido ao movimento de flexão em rotação externa.

A idade dos pacientes já não permite maior remodelação óssea do colo, embora alguns autores a tenham descrito.[44,87-89] Assim, nos escorregamentos de graus II e III, pode-se indicar a fixação *in situ* associada à ressecção da gibosidade (queilectomia) preconizada por Herndon e colaboradores.[90] A ressecção dessas excrescências ósseas, habitualmente anterolaterais, devolve à articulação maior amplitude nos movimentos de flexão e abdução. Hoje, quando indicadas, são realizadas por meio de cirurgia por artroscopia.

As osteotomias extracapsulares realizadas na base do colo[91-93] do fêmur e região intertrocantérica, como a de Southwick,[53,94] minimizaram as complicações vasculares, mas, além de difíceis na sua execução e estabilização, nem sempre propiciam correções mecânicas satisfatórias, não restaurando a morfologia do fêmur proximal e dificultando a realização de procedimentos ulteriores que venham a ser indicados na idade adulta, como a artroplastia do quadril (FIG. 9.6.16). Outros autores consideram que a correção da deformidade deve ser realizada o mais cedo possível para permitir o máximo de remodelação.[95]

Nos escorregamentos mais graves, osteotomias foram propostas com o objetivo de recuperar a mecânica da articulação do quadril. As que melhor recompõem a anatomia articular são as denominadas intracapsulares, realizadas na deformidade, na qual são retirados segmentos ósseos em forma de cunha ou trapézio[64,96-102] (FIG. 9.6.15). Constituem procedimentos complexos, associados a complicações vasculares para a cabeça femoral,[103-105] devendo ser realizados em locais que dispõem de cirurgiões experientes e estrutura adequada para que seja possível realizá-lo com segurança e eficácia.

Tratamento do deslizamento agudo

Nos casos diagnosticados como agudos, a grande questão é se a deformidade deve ser reduzida e como realizar esse procedimento. Parsch e colaboradores[106] descrevem um

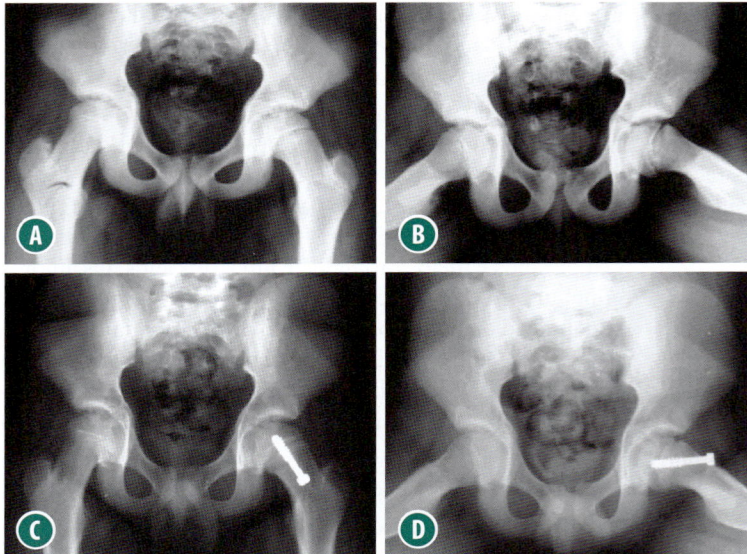

FIGURA 9.6.15

Ⓐ e Ⓑ Radiografias mostrando escorregamento da epífise proximal do fêmur esquerdo – grau I no pré-operatório.
Ⓒ e Ⓓ No pós-operatório, fixada com parafuso canulado colocado no centro do colo femoral e perpendicular à epífise nos dois planos.

método para o tratamento dos deslizamentos agudos e instáveis. Os autores abordam de maneira urgente, por meio de via anterior, descomprimem a articulação, realizam redução parcial por meio da compressão digital no aspecto anterior do colo do fêmur e fixam com fios de Kirschner lisos.

Slongo e colaboradores[107] analisaram retrospectivamente 23 pacientes submetidos à técnica de Dunn modificada associada à luxação cirúrgica da articulação do quadril, com seguimento mínimo de dois anos. Compararam o grau de movimento do quadril operado com o contralateral, avaliaram as características radiográficas da articulação e os sinais de artrose ou necrose. Concluíram que o método utilizado permite a restauração da morfologia do fêmur proximal. Loder e Dietz,[108] em estudo sobre a

melhor evidência no tratamento da EFP, após analisarem 65 artigos publicados, concluíram que não há consenso sobre o melhor tratamento, e que o nível de evidência variou de IV a V. A conduta sugerida no momento é a redução antes de 24 horas, descompressão da articulação por meio de artrotomia e fixação com um parafuso. Tal relação de procedimentos resultou na menor taxa de NAV.

Novais e Millis[109] pesquisaram a literatura utilizando a PubMed, buscando nela estudos sobre história natural, obesidade, prevalência e tratamento da EPF. Os autores consideram que campanhas para a prevenção da obesidade infantil podem resultar na diminuição de casos de EPF e que a restauração da morfologia do colo femoral pode diminuir o impacto femoroacetabular, resultando em menores taxas

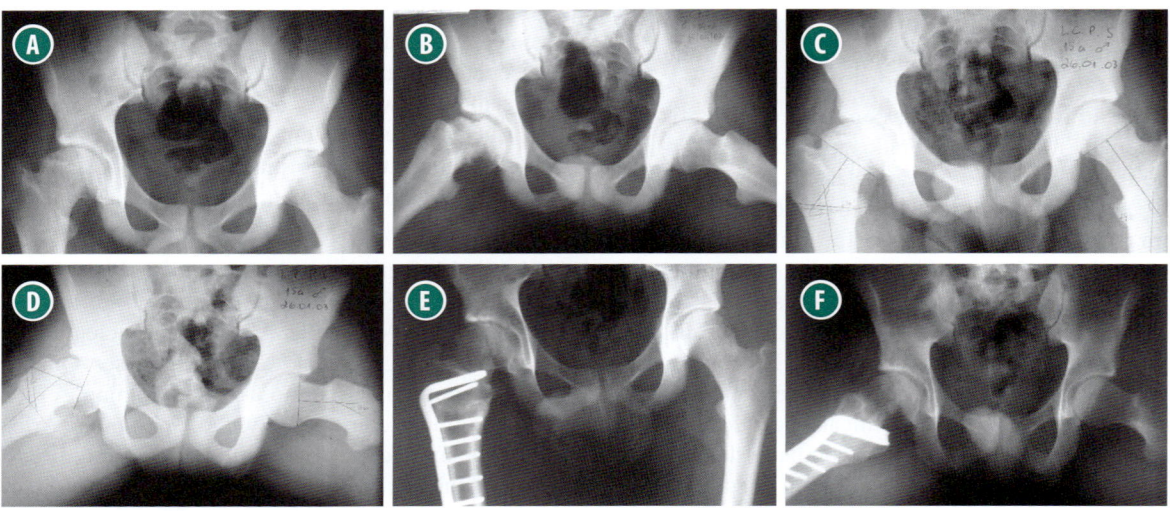

FIGURA 9.6.16

Ⓐ e Ⓑ Radiografias mostrando sequela de escorregamento grau III à direita no pré-operatório.
Ⓒ e Ⓓ Cálculos para a correção com a cirurgia de Southwick.
Ⓔ e Ⓕ Pós-operatório tardio mostrando a osteotomia consolidada, boa congruência articular e morfologia do fêmur proximal conservada.

de artrose. Concluem que a indicação da cirurgia de luxação cirúrgica do quadril para o tratamento da enfermidade permite a obtenção de redução anatômica com potencial de diminuir o risco de NAV.

Wenger e Bomar[110] recomendam o tratamento de acordo com os critérios descritos por Parsch, os quais parecem seguros e com taxa de NAV inferior a 10%. Consideram que há quatro maneiras de tratar epifisiólise aguda:

1) Fixação *in situ* – lembrar que, ao utilizar a mesa ortopédica, pode acontecer redução.

2) Redução por manipulação sem a abertura da cápsula. Tem alta taxa de NAV devido ao calo (posterior) que impede o fluxo sanguíneo dos vasos posteriores.

3) Redução aberta via anterolateral conforme o método de Parsch, drena a articulação por meio de incisão longitudinal da cápsula e faz leve compressão no colo, o que promove redução parcial (às vezes completa) do deslizamento, mas busca fazê-la até a posição anterior ao deslizamento agudo, evitando a correção excessiva; fixa com fios de Kirshner ou parafusos; é descrita taxa de NAV em torno de 5% dos casos.

4) Redução anatômica por meio do encurtamento do colo do fêmur. Inicialmente desenhada por Dunn na Inglaterra e modificada por Ganz na Suíça.

Upasani e colaboradores[111] consideram que as complicações são numerosas e geram sequelas graves nos adolescentes. As mais citadas na literatura, relacionadas à cirurgia de Dunn, são falha no implante (que requer reintenvenção cirúrgica), pseudartrose da fise proximal, fratura do grande trocânter ao nível da osteotomia e NAV. A modificação foi desenhada para minimizar tais complicações, permitindo completa vizibilização dos vasos retinaculares durante a redução da cabeça do fêmur. Os autores analisaram as complicações de 43 pacientes com, pelo menos, um ano de pós-operatório do procedimento de Dunn modificado, operados entre 2001 e 2012. Destes, 26 pacientes apresentaram instabilidade conforme a classificação de Loder, 17 foram considerados agudos, de acordo com Fahey e O'Brien[44] e 37 foram classificados como graves (> 50°) conforme Southwick. Ainda, 16 pacientes apresentaram complicações, sendo que 15 foram reoperados por NAV, falha da fixação com progressão da deformidade e luxação pós-cirúrgica. Por fim, dois pacientes que apresentaram NAV e degeneração da articulação foram submetidos a artroplastia total do quadril. As conclusões desse estudo determinaram a mudança no protocolo de atendimento dos pacientes na instituição, ficando estabelecido que um cirurgião experiente participaria da operação nos casos agudos, com desvio epifisário considerado grave, moderada remodelação metafisária e em até 24 horas do início dos sintomas. Os indivíduos que não se enquadram no protocolo são tratados com fixação *in situ* ou redução aberta via anterior e fixação baseada nos critérios de gravidade e cronicidade do deslizamento epifisário.

Todos os pacientes ou responsáveis foram comunicados da possibilidade de cirurgia corretiva da deformidade residual no futuro.

Novais e colaboradores[112] realizaram um estudo retrospectivo comparativo entre os resultados obtidos em 15 pacientes tratados com o procedimento de Dunn modificado (entre 2007 e 2012), e 15 pacientes tratados com fixação *in situ*, todos com EPF grau III estável. O seguimento foi de dois anos e meio, variando de um a seis anos. Os autores concluíram que o procedimento de Dunn oferece melhor restauração da morfologia do colo do fêmur, maior taxa de bons e excelentes resultados de acordo com os critérios de Heyman e Herdon,[113] baixo índice de reoperação e número de complicações semelhante ao de tratados com fixação *in situ* (FIG. 9.6.17).

Outras abordagens oferecem alternativas ao tratamento da EPF, como a descrita por Akkari, Santilii,[114] que trataram cinco pacientes com osteotomia trapezoidal modificada do colo femoral por via artroscópica. Seguiram os pacientes de 12 a 39 meses, com média de 26 meses. À análise, conforme os critérios de Harris, os indivíduos mostraram variação de 17,2 pontos no pré-operatório para 86,6 pontos na última revisão. A média angular do desvio epifisário variou de 82° na apresentação inicial para 14° no pós-operatório. Um dos casos apresentou NAV tardia. Os autores concluíram que o tratamento por via artroscópica corrigiu o ângulo epifisário, não mostrou complicações imediatas e proporcionou melhora de acordo com os critérios de Harris.[29]

Spinelli e colaboradores[115] trataram 13 quadris com EPF descrita como grave por meio de osteotomia subtrocantérica utilizando o método de Ilizarov, associado à fixação *in situ* da epífise com parafuso canulado. Apresentaram método de cálculo para estimar a correção desejada. Avaliaram dor, função e arco de movimento, alcançando resultados excelentes e bons de 76,2 a 77% e regulares de 23 a 23,3%, respectivamente. Na análise radiográfica, consideraram os resultados excelentes em 7,7%, bons em 69,2%, regulares em 15,4% e ruins em 7,7%. Concluíram que o método de cálculo auxilia no planejamento cirúrgico; a variação entre os valores angulares medidos e calculados foi de 3°.

No Hospital Infantil Joana de Gusmão, de Florianópolis, entre janeiro de 1995 e dezembro de 2010, foram tratados 83 pacientes e 94 quadris. A idade dos pacientes variou dos 9 aos 16 anos, média de 12 anos e 2 meses. Quanto ao gênero, 44 eram do masculino e 39 do feminino. A raça branca foi a maioria, com 79 indivíduos; não brancos foram quatro. Quanto ao lado acometido, 23 eram o direito e 49 eram o esquerdo; em 11 pacientes, o deslizamento foi bilateral. Também, 73 quadris foram considerados estáveis e 21 instáveis. Os resultados foram analisados e classificados de acordo com os critérios de Heyman e Herndon[113] mostrando 36 excelentes, 51 bons, seis regulares e um ruim (TAB. 9.1 e FIGS. 9.6.18 e 9.6.19).

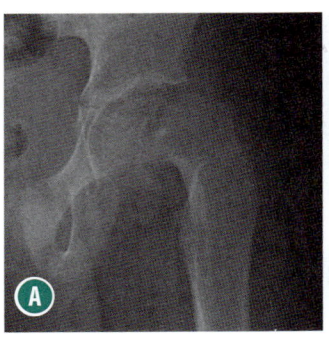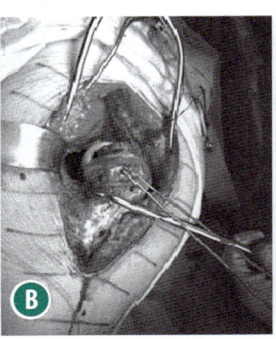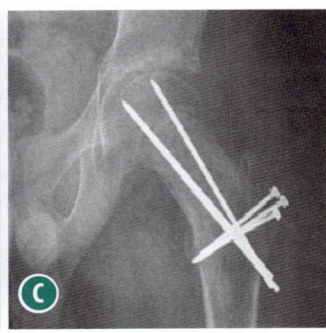

FIGURA 9.6.17

Ⓐ Radiografia pré-operatória mostrando EPF grau III.

Ⓑ Durante o ato cirúrgico, a imagem mostra o quadril luxado com fixação provisória da cabeça com fios de Kirschner rosqueados.

Ⓒ Resultado final – anteroposterior e perfil um ano após cirurgia de realinhamento por técnica de Ganz (Dunn modificado).
Fotos do arquivo do Dr. Eduardo Novais.

Evidenciou-se um caso de necrose avascular em EPF classificada como tipo III, submetida à redução por manipulação suave. A paciente apresentava EPF tipo III bilateral aguda após cair de um cavalo **(FIG. 9.6.20)** À época no ano de 1995, a rotina era iniciar com tração por 24 a 48 horas sem puncionar a articulação, seguida de fixação com dois pinos rosqueados, conforme as normas já descritas. Ela teve o desvio reduzido pela tração e foi fixada sem inconvenientes, vindo a apresentar necrose avascular da epífise femoral direita.

Catterall[47] mostrou a incidência de necrose avascular em 28 casos que tratou, dividindo os pacientes quanto ao tempo decorrido entre o trauma e o momento da fixação. Foram tratados oito casos antes dos três dias; destes, quatro (50%) apresentaram NAV. Foram tratados 13 entre três

e 20 dias; destes, dois (15%) manifestaram NAV. Os outros sete casos, tratados após 20 dias, não apresentaram necrose avascular.

Conduta do autor deste capítulo

Estáveis

Considerar a condição como de urgência. Não é realizada a redução, pode acontecer ao posicionar o membro em rotação neutra (patela ao zênite) quando na mesa cirúrgica. A fixação é feita com um parafuso canulado de maneira percutânea. O indivíduo é liberado para apoio parcial com par de muletas canadenses por quatro a seis semanas, e, após, libera-se o apoio total.

Instáveis

Considerar a condição como de emergência, devendo ser fixada antes de 12 horas. O paciente é colocado, com muito cuidado, em decúbito dorsal na mesa de cirurgia, e o membro é posicionado em rotação neutra (patela ao zênite), não sendo feita manobra para reduzir. Faz-se a descompressão da articulação por meio de punção capsular ou deslizando o Cobb pelo aspecto anterior do colo, abordando-o pela incisão a ser utilizada para implantar um único parafuso. O paciente é liberado para fazer apoio parcial com par de muletas canadenses por três meses, quando é liberado o apoio total.

TABELA 9.6.1 → Avaliação dos resultados obtidos conforme os critérios de Heyman e Herndon

Relação resultado/idade/sexo					
Resultado	**Excelente**	**Bom**	**Regular**	**Ruim**	**Pobre**
Média de idade	12,2 anos	10,7 anos	12,4 anos	–	13,5 anos
Masculino	17 quadris	34 quadris	–	–	–
Feminino	19 quadris	17 quadris	6 quadris	–	1 quadril

Fonte: Heyman e Herndon.[113]

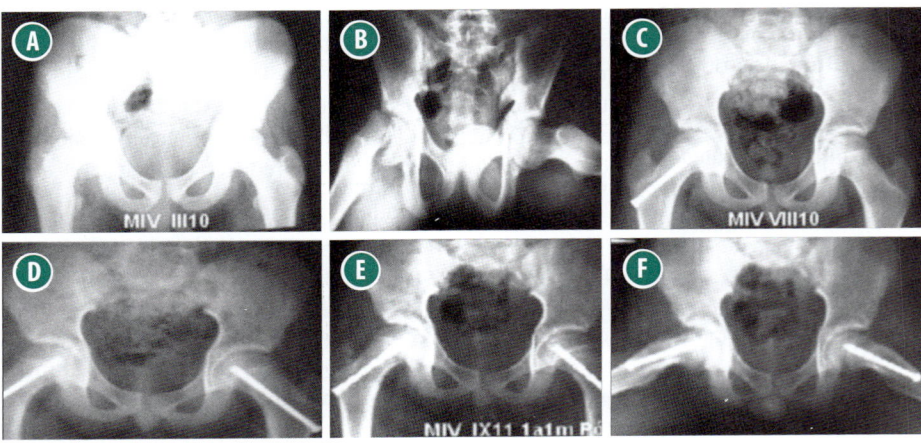

FIGURA 9.6.18

Ⓐ e Ⓑ Radiografias nas projeções anteroposterior e Lauenstein mostrando EPF grau III à direita.

Ⓒ Controle pós-operatório de cinco meses; paciente referia dor aos esforços no quadril esquerdo.

Ⓓ Radiografia de sete meses do pós-operatório do quadril direito e imediato do quadril esquerdo.

Ⓔ e Ⓕ Pós-operatório de um ano e seis meses do quadril direito e um ano e um mês do esquerdo.

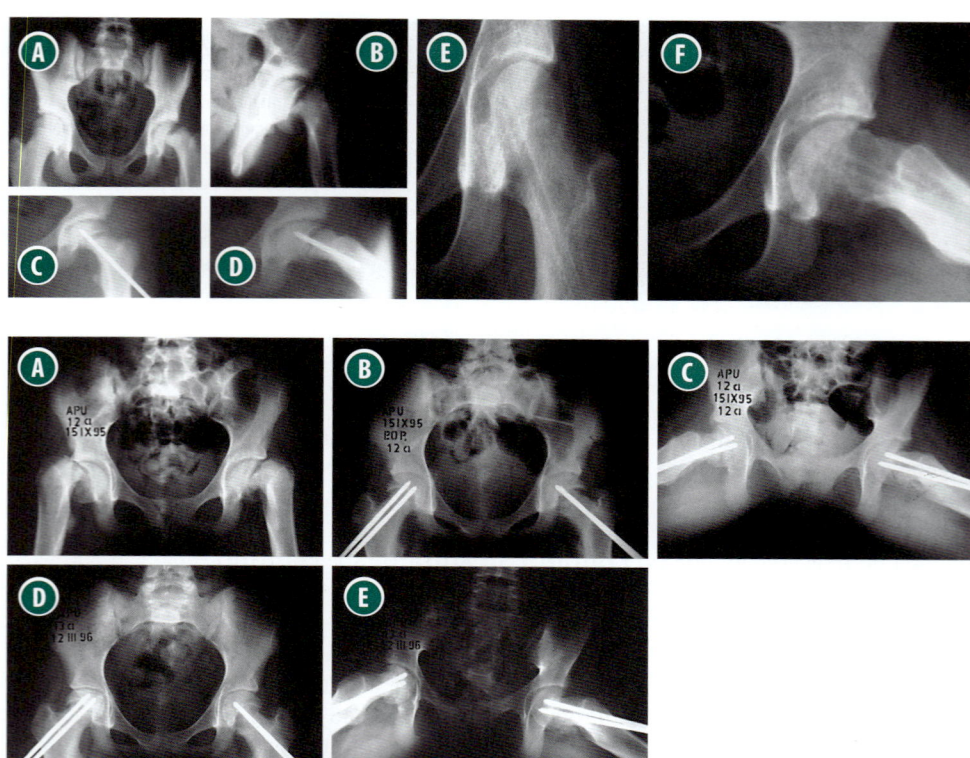

FIGURA 9.6.19
A e **B** Radiografias nas projeções anteroposterior e Lauenstein mostrando EPF grau III à esquerda.
C e **D** Controle pós-operatório imediato.
E e **F** Radiografia de dezembro de 2001, com três anos e 10 meses de pós-operatório, após a retirada do material de síntese.

FIGURA 9.6.20 → Paciente do sexo feminino, 12 anos, que caiu de um cavalo.
A Radiografia da bacia mostrando caso de epifisiólise bilateral.
B e **C** A conduta à época submeteu a paciente à tração seguida de fixação percutânea com dois pinos rosqueados.
D e **E** A epífise femoral direita apresentou sinais de NAV, e a esquerda evoluiu bem.

COMPLICAÇÕES

Inúmeras são as complicações que podem ocorrer relacionadas ao tratamento da EPF, desde as inerentes ao ato cirúrgico, como infecção superficial ou profunda, até problemas com o material de fixação utilizado, como quebra ou penetração da articulação, fratura do fêmur proximal pelo enfraquecimento da cortical anterolateral no local da penetração do material de síntese, bursite, neoformação óssea sobre o material ou nas partes moles adjacentes e impacto promovido pelo parafuso ou pela deformidade residual do colo do fêmur.

Robb e colaboradores[116] referem que o fio-guia roto no interior do colo do fêmur não demanda preocupação, pois não oferece complicações. A progressão do deslizamento, mesmo em pacientes tratados, foi descrita por Oppenheim e colaboradores[117] ao reavaliarem 11 pacientes portadores de osteodistrofia renal e EPF, nove deles com comprometimento bilateral. Encontraram 14 dos 16 quadris operados (88%) estabilizados e um com controle inadequado da doença renal, apresentando progressão do deslizamento, sendo indicadas paratireoidectomia parcial e nova fixação.

As complicações mais graves são necrose avascular da cabeça femoral, condrólise e impacto femoroacetabular, situações que merecem enfoque mais detalhado.

Necrose avascular da cabeça femoral

Na literatura, a incidência varia de 10 a 60% nos casos operados. Depende da idade do paciente, do grau de deslizamento – que quanto maior for, maior será a probabilidade – e da localização da osteotomia para a correção do deslizamento.

A ocorrência da necrose avascular não é relatada nos casos crônicos de EPF antes de ser instituído o tratamento, sendo considerada como iatrogenia por Morrissy.[2] Brodetti[84] estudou a relação entre o suprimento sanguíneo da epífise femoral proximal e a localização dos pinos que a fixam, afirmando que o polo posterossuperior apresenta déficit circulatório, devendo ser evitada a introdução de qualquer material de síntese nesse segmento cefálico (**FIG. 9.6.20**). Stambough e colaboradoress,[118] revisando 80 pacientes tratados, relacionaram a posição dos pinos com a necrose, concluindo que deve-se evitar sua colocação no quadrante superolateral da cabeça do fêmur. Manobras intempestivas realizadas na tentativa de reduzir a deformidade também podem gerar essa complicação e, por isso, estão proscritas do arsenal terapêutico dessa afecção.[119] Loder e colaboradores[45] consideram que a lesão vascular está relacionada à estabilidade do escorregamento inicial e não entendem como causa a cronicidade dos sintomas ou as manobras de redução realizadas.

Souder e colaboradores[120] consideram que a fixação *in situ* é a maneira mais segura e previsível no tratamento das epifisiólises estáveis sem a ocorrência de NAV; entretanto, a tentativa de obter redução anatômica nesses casos pode determinar o aparecimento de NAV em 20% dos pacientes, o que deve fazer o ortopedista indicar o procedimento com cautela. Os autores acreditam que, conforme os cirurgiões obtiverem experiência, a correção anatômica da deformidade será indicada e alcançada com riscos de complicação semelhantes aos dos centros com maior experiência. Para o tratamento dos casos instáveis, o prognóstico com qualquer tipo de abordagem deve preocupar o cirurgião em função do risco de complicações.

Na EPF aguda, na qual o paciente não consegue caminhar, a incidência de necrose avascular é de 47%.[2,121] Catterall[47] considera até 4% de necrose avascular nos casos estáveis e de 25 a 40% nos instáveis. Milbrandt[122] refere que, conforme os cirurgiões estiverem mais familiarizados com a cirurgia e utilizarem o laser doppler para monitorar a circulação cefálica e fixarem antes das 12 horas, a taxa de NAV diminuirá.

> **ATENÇÃO!** Na suspeita de NAV, o ortopedista deve avaliar a posição do material de síntese e estar atento, porque este pode penetrar na articulação, caso ocorra o colapso da cabeça femoral. Nesse momento, o material de fixação deve ser removido de imediato.

No tratamento, o objetivo é manter a mobilidade articular e retirar o apoio sobre o membro acometido, o que costuma necessitar do uso de muletas pelo tempo aproximado de dois anos. Tração intermitente, medicamento anti-inflamatório e fisioterapia, com mobilidade passiva assistida, também colaboram para prover bem-estar ao paciente, reduzindo ou eliminando a dor, e devolver mobilidade à articulação. Na maioria das vezes, resulta em articulação em dobradiça, na qual o quadril somente flexiona e estende, e é indolor.

Condrólise

A razão pela qual ocorre a necrose da cartilagem hialina que reveste a cabeça femoral ainda não é conhecida.[123] Elmslie, em 1913, foi o primeiro a descrever essa condição, que foi distinguida da necrose por Waldenström em 1931.[64] Mesmo assim, a confusão e a dificuldade na diferenciação entre ambas permaneceu até os anos de 1960. Ainda hoje, existem dúvidas se a condrólise é uma mesma doença, haja vista a variação apresentada no seu curso e na gravidade.[2] Na literatura, há discussão quanto ao acometimento racial; alguns autores referem ser mais frequente em negros e havaianos do que em brancos,[2,35,53,124] o que foi contestado por Tilema e Golding,[125] que não encontraram diferença significativa entre as raças. Embora a EPF seja três a quatro vezes mais comum em homens do que em mulheres, a condrólise é, no mínimo, duas vezes mais comum no sexo feminino.

A doença inicia com sinovite intensa, estando a cartilagem, no momento, normal. O curso da enfermidade é rápido; a cápsula torna-se espessa, o tecido sinovial é substituído por tecido fibroso e a cartilagem começa a desaparecer. Isso tudo ocorre sem a formação de *pannus*, como na artrite reumatoide, conforme pensou Waldenström inicialmente.[64] Ele mesmo relatou que "algo interferia na nutrição da cartilagem". Morrissy e colaboradores[121] encontraram imunocomplexos na cápsula articular e no líquido sinovial, indicando tratar-se de processo autoagressivo. Em poucos pacientes, a condrólise pode ocorrer na evolução natural de epifisiólise, embora, na maioria dos casos descritos, tenha acontecido associada ao seu tratamento, sobretudo naqueles em que o material de síntese penetrou na articulação, ou pelo uso prolongado de aparelho gessado, que produzia imobilidade articular.[126] As osteotomias, por alterarem o eixo mecânico do terço proximal do fêmur, em especial as valgizantes, também foram relatadas como agentes causadores de condrólise.[35,53,124] A fixação com dois parafusos, buscando maior estabilidade, pode estar relacionada com a enfermidade.

Os pacientes queixam-se de dor e limitação funcional da articulação, acompanhada de claudicação e atitude viciosa em semiflexão, abdução e rotação externa. Na radiografia, nota-se pinçamento da luz articular menor que 2 mm entre os componentes. A distância normal entre as estruturas articulares, de acordo com Bowen,[127] é de 3 a 5 mm. Também se observa irregularidade nas superfícies articulares da cabeça do fêmur e do acetábulo (FIG. 9.6.21).

> **ATENÇÃO!** Analisando as queixas referidas pelo paciente, como dor e limitação funcional da articulação, associadas à imagem radiográfica de diminuição do espaço articular, o ortopedista deve certificar-se de que o(s) parafuso(s) não se encontra(m) dentro da articulação e de que a causa não seja infecciosa.

O tratamento deve ser imediatamente instituído, buscando eliminar o processo inflamatório e recuperar a mobilidade da articulação. Isso se faz por meio de medicamentos anti-inflamatórios, tração, fisioterapia com mobilidade passiva, hidroterapia e proibição de apoio sobre o membro inferior acometido, utilizando-se cadeira de rodas e muletas. Morrissy[2] refere que a história natural da doença mostra percentual satisfatório, em torno de 50% dos casos, de recuperação da articulação, a qual se apresenta indolor e com bom arco de movimento. Warner e colaboradores,[128] em seu artigo, relataram que seus pacientes sem tratamento apresentaram resultados satisfatórios.

Impacto femoroacetabular

A EFP é causa de desvio posteroinferior e retroversão da cabeça femoral. A deformidade metafisária proximal, mesmo nos desvios moderados, pode resultar em impacto femoroacetabular do tipo CAM, causando dano prematuro do lábrum acetabular e da cartilagem articular, resultando em artrose precoce da articulação.

A restauração da morfologia do fêmur proximal resulta na melhora funcional da articulação e seu prognóstico, podendo postergar a progressão da artrose e, por conseguinte,

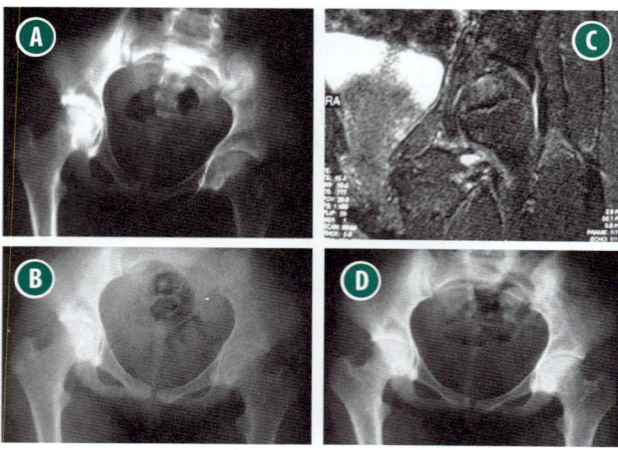

FIGURA 9.6.21

🅐 Radiografia da bacia em anteroposterior de I03 mostrando EPF grau I, limitação funcional importante e pinçamento da articulação do quadril esquerdo.

🅑 Ressonância magnética mostrando edema, alargamento da fise, pinçamento e sinovite.

🅒 Radiografia de VII04 mostrando boa evolução do quadro. A articulação apresentava-se totalmente móvel e indolor.

🅓 Radiografia de VII06, três anos e seis meses após o início dos sintomas.

a necessidade de artroplastia do quadril em pacientes jovens. Assim, o tratamento por meio da luxação cirúrgica com osteotomia do colo promove a correção da deformidade no fêmur proximal.

Kamegaya e colaboradores[129] consideram que o sinal de Drehmann deve ser muito valorizado na avaliação clínica da existência de impacto femoroacetabular; o paciente deve receber seguimento, e a deformidade deve ser corrigida no sentido de prevenir o aparecimento precoce da osteoartrose. Carter e colaboradores[130] realizaram estudo retrospectivo em radiografias e ressonâncias magnéticas de 17 pacientes com esqueleto imaturo com o intuito de investigar a relação entre a fise e a lesão tipo CAM. Mediram o ângulo alfa, a distância entre a lesão tipo CAM e a fise, além do *status* da fise. Os autores concluíram que a lesão tipo CAM associada ao impacto femoroacetabular sintomático em pacientes imaturos ocorre próximo à fise; com a maturidade, a origem do CAM fica mais distante dela, provavelmente pelo crescimento residual do fêmur proximal.

Os sinais da linha dupla e do recesso são sugestivos de processo de formação óssea, e a descrição de fenótipos de aposição óssea indicam o local do impacto. Anomalias morfológicas do fêmur proximal, como o ângulo colo diafisário menor e colo curto, podem contribuir para o impacto. O parafuso, quando implantado muito proximal no colo femoral, pode ser a causa do impacto, devendo-se, portanto, evitar sua introdução além da linha intertrocantérica.

Fixação profilática do quadril contralateral

A indicação da fixação profilática do quadril contralateral é bastante discutida na literatura. Crawford[1] advertiu

sobre as possíveis complicações que poderiam advir de tal procedimento, preconizando-o em casos de doenças metabólicas e endócrinas. No Brasil, Laredo Filho e colaboradores[8,131] indicam a fixação nos pacientes portadores de doença endócrina, do sexo feminino, de raça negra e de baixa condição socioeconômica.

Morrissy[2] e Morrissy e colaboradores[121] relataram que cerca de 35% das EPFs são bilaterais; destas, 20% são diagnosticadas de início, e as 15% restantes acontecem entre os 12 e 24 meses seguintes, sendo o risco de deslizamento agudo muito baixo. Eles recomendam estar atento ao "outro lado", na ocasião do controle periódico do lado acometido e já fixado, buscando subsídios para o diagnóstico precoce e o tratamento oportuno do fêmur tido como normal até o momento.

Rocha[132] relata "grande número de casos bem-sucedidos", com baixa morbidade, indicando a fixação profilática pela utilização de um único parafuso canulado em meninas com idade abaixo dos 12 anos e em meninos abaixo dos 14, além dos portadores de doenças endócrinas e metabólicas. Hagglund[119] considera que a técnica cirúrgica apresenta baixa morbidade e pouca incidência de complicações, recomendando a fixação profilática em todos os casos.

Kocher e colaboradores,[133] após avaliarem a literatura, a resposta a questionário e a escala visual de 25 pacientes portadores de EPF, concluíram que a melhor decisão em relação ao fêmur contralateral é a observação. Indicam a fixação quando a probabilidade de escorregamento, segundo sua escala de níveis de evidência, superar 27%.

Puylaert e colaboradores[134] defendem que a avaliação do estágio puberal e da imagem radiográfica da cartilagem trirradiada são parâmetros úteis para avaliar o risco de escorregamento da epífise femoral contralateral, concluindo que o fechamento da cartilagem trirradiada é um método simples para a identificação do risco e, quando fechada, a possibilidade de escorregamento fica em 4%.

Dewnany e Radford[135] fixaram o lado normal de 60 pacientes com parafuso canulado de 7 mm. O tempo médio para a fusão foi de 18 meses (variando de seis a 36 meses) e o acompanhamento foi de cinco a oito anos (média de 6,5 anos). A única intercorrência detectada foi infecção superficial da ferida operatória tratada com antibiótico.

Popejoy e colaboradores[136] constataram escorregamento no outro lado em 64 (24%) dos 260 pacientes com EPF, iniciando em média 10 meses após o primeiro. Concluíram que o método de Oxford modificado é boa referência para estimar a possibilidade de deslizamento da EPF contralateral. Consideram que os valores de 16, 17 e 18 são preditivos do escorregamento em 96% dos casos, e utilizaram-nos como indicativo da fixação da epífise do outro lado.

Sankar e colaboradores,[137] em estudo retrospectivo de 99 pacientes com EPF submetidos a fixação profilática do lado sadio, constataram dois casos de NAV, dois de fratura do colo e três com dor no local, sendo que dois deles necessitaram da retirada da fixação. Concluíram que não se trata de método sem risco, com possibilidade de apresentar complicações como NAV e fratura.

Vlachopoulos e colaboradores[138] analisaram as radiografias de 11 pacientes fixados com parafuso canulado de 6,5 mm no lado considerado normal de maneira profilática entre os anos de 2006 a 2009. Notaram que em 10 (91%) o crescimento se manteve, e em dois (20%) a troca de material de síntese foi necessária. Observaram que todos os pacientes apresentaram Risser zero no momento da fixação e Risser 3 quando a placa epifisária fechou. Alertam que a fixação com um único parafuso, considerada fácil e sem complicações, pode requer nova intervenção para a troca do material.

DIAGNÓSTICO DIFERENCIAL

O adolescente com dor na coxa e no joelho, associada ou não à claudicação, deve ser investigado em relação à epifisiólise do fêmur proximal, displasia residual, sinovite transitória, necrose avascular idiopática precoce, osteocondrite dissecante da cabeça femoral, condrólise idiopática, artrite reumatoide juvenil, artrite séptica por bactéria de baixa virulência e tuberculose. A sinovite transitória pode ser decorrente de trauma por torção da articulação do quadril ou manifestar-se na fase de pré-deslizamento. A idade óssea dos indivíduos é a mesma dos que apresentam doença de Legg-Perthes-Calvé tardia ou epifisiólise.[30]

O estudo por cintilografia com tecnécio mostra maior captação na cabeça femoral, sugerindo osteocondrite dissecante ou necrose avascular; se a maior captação acontecer na placa de crescimento, o diagnóstico de EPF deve ser aventado. A confirmação da osteocondrite dissecante pode ser feita pela tomografia computadorizada, e o pinçamento da luz articular deve levar o investigador a suspeitar de condrólise idiopática ou artrite reumatoide juvenil, a qual pode iniciar monoarticular e depois generalizar-se, mas apresenta velocidade de hemossedimentação aumentada.

Referências

1. Crawford AH. Slipped capital femoral epiphysis. J Bone Joint Surg Am. 1988;70(9):1422-7.

2. Morrissy R. Slipped capital femoral epiphysis. The Nemours Children's Clinics and The A.I. DuPont Hospital for Children of The Nemours Foundation. Chicago, Illinois, USA; 1999, 26 a 30 maio. Infomação verbal.

3. Waters P, Millis M. Hip and pelvic injuries in the young athlete. In: Stanitski CL, DeLee JC, Drez D Jr, editors. Pediatric and adolescent sports medicine. Philadelphia: W. B. Sauders; 1994. p. 281-4.

4. Elias N, Simbalista Neto L, Jorge FVF, Tamanini A, Cerqueira F, Syllos A, et al. Epifisiólise proximal do fêmur: análise da fixação profilática do quadril contralateral. Rev Bras Ortop. 1999;34(5):333-8.

5. Santili C. Deslizamento epifisário proximal do fêmur. In: Pardini AG Jr, Souza JMG, editors. Clínica ortopédica. Rio de Janeiro: Medsi; 2001. v. 2, p. 99-112.

6. Santili C. Epifisiólise. Rev Bras Ortop. 2001;36(3):49-56.

7. Kelsey JL, Southwick W. Etiology, mechanism, and incidence of slipped capital femoral epiphysis. Instr Course Lect. 1972;21:182-5.

8. Laredo Filho J, Braga Júnior MB, Ishida A, Bortoletto A. Estudo crítico da indicação da pinagem preventiva do lado sadio na epifisiólise proximal do fêmur unilateral. Rev Bras Ortop. 1987;22(6):173-6.

9. Aronson D, Loder R. Slipped capital femoral epiphysis in black children. J Pediatr Orthop. 1992;12(1):74-9.

10. Tachdjian M. Slipped capital femoral epiphysis. In: Tachdjian MO. Clinical pediatric orthopedics:.tThe art of diagnosis and principles of management. Stanford: Appleton & Lange; 1997. p. 223-33.

11. Morales EV, Morales AZ, Gutierrez FJG, Tierradentro GR. Slipped proximal femoral epiphysis in adolescentes. Risk factors. Acta Ortop Mex. 2012;26(1):3-9.

12. Wilson P, Jacobs B, Schecter L. Slipped capital femoral epiphysis: an end-result study. J Bone Joint Surg Am. 1965;47(6):1128-45.

13. Kelsey JL, Keggi KJ, Southwick WO. The incidence and distribution of slipped capital femoral epiphysis in Connecticut and Southwestern United States. J Bone Joint Surg Am. 1970;52(6):1203-16.

14. Stott S, Bidwell T. Epidemiology of slipped capital femoral epiphisys in a population with a high proportion of New Zealand Maori and Pacific children. N Z Med J. 2003;116(1184):U647.

15. Mello GC, Grossi G, Coelho SP. Epifisiólise proximal do fêmur e hipotireoidismo subclínico: relato de caso. Rev Bras Ortop. 2012;47(5):662-4.

16. Nguyen D, Morrissy RT. Slipped capital femoral epiphysis rationale for the technique of percutaneous in situ fixation. J Pediatr Orthop. 1990;10(3):341-6.

17. Chung, S. Slipped capital femoral epiphysis (SCFE). In: Febiger L, editor. Hip disorders in infants and children. Philadelphia: Henry Kimpton; 1981. p. 173-91.

18. Nogushi Y, Sakamaki T. Epidemiology and demographics of slipped capital femoral epiphysis in Japan: a multicenter study by the Japanese Paedriatic Orthopaedic Association. J Orthop Sci. 2002;7(6):610-7.

19. Hunt D, Ponseti IV, Pedrini-Mille A, Pedrini V. Multiple epiphyseal dysplasia in two siblings. Histological and biochemical analyses of epiphyseal plate cartilage in one. J Bone Joint Surg Am. 1967;49(8):1611-27.

20. Singh S, Petrie J. Slipped epiphysis in chondro-osteodystrophy: report of one case. J Bone Joint Surg Am. 1963;45(5):1025-9.

21. Hasue M, Kimura F, Funayama M, Ito R. An unusual case of coxa vara, characterized by varying degrees of metaphyseal changes and multiple slipped epiphyses. J Bone Joint Surg Am. 1968;50(2):373-80.

22. Stanitski CL, Woo R, Stanitski DF. Femoral version in acute slipped capital femoral epiphysis. J Pediatr Orthop B. 1996;5(2):74-6.

23. Kitadai H, Milani C, Nery CA, Filho JL. Wiberg's center-edge angle in patients with slipped capital femoral epiphysis. J Pediatr Orthop. 1999;19(1):97-105.

24. Billing L, Bogren HG, Henrikson B, Wallin J. Slipped capital femoral epiphysis: the mechanical function of the periosteum: new aspects and theory including bilaterality. Acta Radiol Suppl. 2004(431):1-27.

25. Jerre T. A study in slipped upper femoral epiphysis with special reference to the late functional and roentgenological results and to the value of closed reduction. Acta Orthop Scand. 1950;19(6):1-57.

26. Rennie AM. Familial slipped upper femoral epiphysis. J Bone Joint Surg Br. 1967;49(3):535-9.

27. Burrows H. Slipped upper femoral epiphysis: characteristic of a hundred cases. J Bone Joint Surg Br. 1957;39(4):641-58.

28. Heatley FW, Greenwood RH, Boase DL. Slipping of the upper femoral epiphysis in patients with intracranial tumors causing hypopituitarism and chiasmal compression. J Bone Joint Surg Br. 1976;58(2):169-75.

29. Harris WR. The endocrine basis for slipping of the upper femoral epiphysis: an experimental study. J Bone Joint Surg Br. 1950;32(1):5-11.

30. Sorensen KH. Slipped upper femoral epiphysis: clinical study on aetiology. Acta Orthop Scand. 1968;39(4):499-517.

31. Shwachman H, Diamond LK, Oski FA, Khaw KT. The syndrome of pancreatic insufficiency and bone marrow dysfunction. J Pediatr. 1964;65:645-63.

32. Primiano GA, Hughston JC. Slipped capital femoral epiphysis in a true hypogonadal male (Klinefelter's mosaic XY/XXY): a case report. J Bone Joint Surg Am. 1971;53(3):597-601.

33. Madeira IR, Machado M, Maya MCA, Sztajnbok FR, Bordallo MAN. Hiperparatireoidismo primário associado a epifisiólise de cabeça do fêmur em adolescente. Arq Bras Endocrinol Metab. 2005;49(2):314-8.

34. Manoff EM, Banffy MB, Winell JJ. Relationship between Body Mass Index and slipped capital femoral epiphysis. J Pediatr Orthop. 2005;25(6):744-6.

35. Salvati EA, Robinson JH, O'Dowd TJ. Southwick osteotomy for severe chronic slipped capital femoral epiphysis: results and complications. J Bone Joint Surg Am. 1980;62(4):561-70.

36. Morrissy RT, Steele RW, Gerdes MH. Localized immune complexes and slipped upper femoral epiphysis. J Bone Joint Surg Br. 1983;65(5):574-9.

37. Eisenstein A, Rothshild S. Biochemical abnormalities in patients with slipped capital femoral epiphysis and chondrolysis. J Bone Joint Surg Am. 1976;58(4):459-67.

38. Ferreira J. Considerações sobre o escorregamento epifisário proximal do fêmur. Rev Bras Ortop. 1996;31(10):809-14.

39. Wong-Chung J, Al-Aali Y, Farid I, Al-Aradi A. A common HLA phenotype in slipped capital femoral epiphysis? Int Orthop. 2000;24(3):158-9.

40. Trueta J. La anatomia vascular del cuello femoral en el adolescente. In: Trueta J. La estructura del cuerpo humano: estudios sobre su desarrollo y decadencia. Barcelona: Labor; 1974. p. 374-80.

41. Chung S, Batterman S, Brigthon C. Shear strength of the human femoral capital epiphyseal plate. J Bone Joint Surg Am. 1976;58(1):94-103.

42. Mickelson MR, Ponseti IV, Cooper RR, Maynard JA. The ultrastructure of the growth plate in slipped capital femoral epiphysis. J Bone Joint Surg Am. 1977;59(8):1076-81.

43. Kandzierski G, Matuszewski L, Wójcik A. Shape of growth plate of proximal fêmur in children and its significance in the aetiology of slipped capital femoral epiphysis. Int Orthop. 2012;36(12):2513-20.

44. Fahey JJ, O'Brien ET. Acute slipped capital femoral epiphysis: review of the literature and report of ten cases. J Bone Joint Surg Am. 1965;47(1):1105-27.

45. Loder RT, Richards BS, Shapiro PS, Reznick LR, Aronson DD. Acute slipped capital femoral epiphysis: the importance of physeal stability. J Bone Joint Surg Am. 1993;75(8):1134-40.

46. Waldenström H. On necrosis of the joint cartilage by epiphyseolysis capitis femoris. Acta Chir Scand. 1930;67:936-46.

47. Catterall A. Management of the unacceptable slipped upper femoral epiphysis. 4º Congresso Brasileiro de Ortopedia Pediátrica e 1º Congresso Latino Americano de Ortopedia Pediátrica; 2001. Florianópolis: Sociedade Catarinense de Ortopedia e Traumatologia; 2001.

48. Prado JCL, Santili C, Akkari M, Waisberg G, Kessler C. Hipertensão do quadril: uma nova incidência radiográfica na epifisiólise femoral proximal. Rev Bras Ortop. 2001;36(4):117-20.

49. Klein A, Joplin RJ, Reidy JA, Hanelin J. Slipped capital femoral epiphysis: early diagnosis and treatment facilitated by normal roentgenograms. J Bone Joint Surg Am. 1952;34(1):233-9.

50. Steel HH. The metaphyseal blanch sign of slipped capital femoral epiphysis. J Bone Joint Surg Am. 1986;68(6):920-2.

51. Wilson P. Conclusions regarding the treatment of slipping of the upper femoral epiphysis. Surg Clin North Am. 1936;16:733-52.

52. Wilson P. The treatment of slipping of the upper femoral epiphysis with minimal displacement. J Bone Joint Surg Am. 1938;20(2):379-99.

53. Southwick W. O. Osteotomy through the lesser trochanter for slipped capital femoral epiphysis. J Bone Joint Surg Am. 1967;49(5):807-35.

54. Kallio PE, Lequesne GW, Paterson DC, Foster BK, Jones JR. Ultrasonography in slipped capital femoral epiphysis: diagnosis and assessment of severity. J Bone Joint Surg Br. 1991;73(6):884-9.

55. Magnano GM, Lucigrai G, De Filippi C, Castriota Scanderberg A, Pacciani E, Tomà P. Diagnostic imaging of the early slipped capital femoral epiphysis. Radiol Med. 1998;95(1/2):16-20.

56. Kallio PE, Paterson DC, Foster BK, Lequesne GW. Classification in slipped capital femoral epiphysis: sonographic assessment of stability and remodeling. Clin Orthop Relat Res. 1993;(294):196-203.

57. Cooperman DR, Charles LM, Pathria M, Latimer B, Thompson GH. Post-mortem description of slipped capital femoral epiphysis. J Bone Joint Surg Br. 1992;74(4):595-9.

58. Griffith MJ. Slipping of the capital femoral epiphysis. Ann R Coll Surg Engl. 1976;58(1):38-42.

59. Shanker VS, Hashemi-Nejad A, Catterall A, Jackson A. Slipped capital femoral epiphysis: is the displacement always posterior? J Pediatr Orthop B. 2000;9(2):119-21.

60. Ranner G, Ebner F, Fotter R, Linhart W, Justich E. Magnetic resonance imaging in children with acute hip pain. Pediatr Radiol. 1989;20(1/2):67-71.

61. Johnson ND, Wood BP, Jackman KV. Complex infantile and congenital hip dislocation: assessment with MR imaging. Radiology. 1988;168(1):151-6.

62. Stoller D, Maloney W, Glick J. The hip. In: Stoller D, editor. Magnetic resonance imaging in orthopaedics & sports medicine. 2nd ed. Philadelphia: Lippincott-Raven; 1997. p. 147-9.

63. Rhoad RC, Davidson RS, Heyman S, Dormans JP, Drummond DS. Pretreatment bone scan in SCFE: a predictor of ischemia and avascular necrosis. J Pediatr Orthop. 1999;19(2):164-8.

64. Barros JW, Oliveira EF, Barsam NHMB, Fernandes CD, Miana LOA. Osteotomia do colo femoral no tratamento da epifisiólise grave. Rev Bras Ortop. 1995;30(7):489-92.

65. Betz RR, Steel HH, Emper WD, Huss GK, Clancy M. Treatment of slipped capital femoral epiphysis: spica-cast immobilization. J Bone Joint Surg Am. 1990;72(4):587-600.

66. Meier MC, Meyer LC, Ferguson RL. Treatment of slipped capital femoral epiphysis with a spica cast. J Bone Joint Surg Am. 1992;74(10):1522-9.

67. Ogden JA, Southwik WO. Endocrine dysfunction and slipped capital femoral epiphysis: the relationship to cartilage necrosis. Yale J Biol Med. 1977;50:1-16.

68. Wells D, King JD, Roe TF, Kaufman FR. Review of slipped capital femoral epiphysis associated with endocrine disease. J Pediatr Orthop. 1993;13(5):610-4.

69. Aronson D, Carlson WE. Slipped capital femoral epiphysis: a prospective study of fixation with a single screw. J Bone Joint Surg Am. 1992;74(6):810-9.

70. Ward WT, Stefko J, Wood KB, Stanitski CL. Fixation with a single screw for slipped capital femoral epiphysis. J Bone Joint Surg Am. 1992;74(6):799-809.

71. Zionts LT, Simonian PT, Harvey JP Jr. Transient penetration of the hip joint during in situ cannulated-screw fixation of slipped capital femoral epiphysis. J Bone Joint Surg Am. 1991;73(7):1054-60.

72. Bellemans J, Fabry G, Molenaers G, Lammens J, Moens P. Slipped capital femoral epiphysis: a long term follow-up, with special emphasis on the capacities for remodeling. J Pediatr Orthop B. 1996;5(3):151-7.

73. Samuelson T, Olney B. Percutaneous pin fixation of chronic slipped capital femoral epiphysis. Clin Orthop Relat Res. 1996;(326):225-8.

74. Hansson G, Billing L, Högstedt B, Jerre R, Wallin J. Long-term results after nailing in situ of slipped upper femoral epiphysis: a 30-year follow-up of 59 hips. J Bone Joint Surg Br. 1998;80(1):70-7.

75. Kumm DA, Lee SH, Hackenbroch MH, Rütt J. Slipped capital femoral epiphysis: a prospective study of dynamic screw fixation. Clin Orthop Relat Res. 2001;(384):198-207.

76. Guzzanti V, Falciglia F, Stanitski CL. Slipped capital femoral epiphysis in skeletally immature patients. J Bone Joint Surg Br. 2004;86(5):731-6.

77. Tokmakova K, Stanton R, Mason D. Factors influencing the development of osteonecrosis in patients treated for slipped capital femoral epiphysis. J Bone Joint Surg Am. 2003;85(5):798-801.

78. Kenny P, Higgins T, Sedhom M, Dowling F, Moore DP, Fogarty EE. Slipped upper femoral epiphysis: a retrospective, clinical and radiological study of fixation with a single screw. J Pediatr Orthop B. 2003;12(2):97-9.

79. Ramalho Júnior A, Cipolla WW, Jardim LF, Pegoraro M. Epifisiolistese proximal do fêmur: fixação "ïn situ" com um único parafuso canulado. Rev Bras Ortop. 1995;30(1/2):31-8.

80. Simbalista Neto L, Elias N, Cerqueira F, Vassimon F, Tamanini A, Syllos A. Epifisiólise proximal do fêmur: estudo da fixação "in situ" com um parafuso esponjosa AO 6,5 mm. Rev Bras Ortop. 1998;33(10):815-21.

81. Resnick D, Niwayama G. Slipped capital femoral epiphysis. In: Resnick D, Niwayama G, editors. Diagnosis of bone and joint disorders. Philadelphia: Saunders; 1981. p. 2305-8.

82. Wensaas A, Svenningsen S. Slipped capital femoral epiphysis treated with a specially designed screw. Tidsskr Nor Laegeforen. 2005;125(20):2788-90.

83. Brodetti A. The blood supply of the femoral neck and head in relation to the damaging effects of nails and screws. J Bone Joint Surg Br. 1960;42(4):794-801.

84. Kibiloski LJ, Doane RM, Karol LA, Haut RC, Loder RT. Biomechanical analysis of single-versus double screw fixation in slipped capital femoral epiphysis at physiological load levels. J Pediatr Orthop. 1994;14(5):627-30.

85. Dragoni M, Heiner AD, Costa S, Gabrielli A, Weinstein SL. Biomechanical study of 16-mm threaded, 32-mm threaded, and fully threaded SCFE screw fixation. J Pediatr Orthop. 2012;32(1):70-4.

86. Schmitz MR, Farnsworth CL, Doan JD, Glaser DA, Scannell BP, Edmonds EW. Biomechanical testing of unstable slipped capital femoral epiphysis screw fixation: Wirth the risk of a second screw? J Pediatr Orthop. 2015;35(5):496-500.

87. Jones JR, Paterson DC, Hillier TM, Foster BK. Remodelling after pinning for slipped capital femoral epiphysis. J Bone Joint Surg Br. 1990;72(4):568-7.

88. Siegel DB, Kasser JR, Sponseller P, Gelberman RH. Slipped capital femoral epiphysis: a quantitative analysis of motion, gait, and femoral remodeling after in situ fixation. J Bone Joint Surg Am. 1991;73(5):659-66.

89. Wong-Chung J, Strong ML. Physeal remodeling after internal fixation of slipped capital femoral epiphyses. J Pediatr Orthop. 1991;11(1):2-5.

90. Herndon CH, Heyman CH, Bell DM. Treatment of slipped capital femoral epiphysis by epiphyseodesis and osteoplasty of the femoral neck: a report of further experiences. J Bone Joint Surg Am. 1963;45:999-1012.

91. Kramer WG, Craig WA, Noel S. Compensating osteotomy at the base of the femoral neck for slipped capital femoral epiphysis. J Bone Joint Surg Am. 1976;58(6):796-800.

92. Abraham E, Garst J, Barmada R. Treatment of moderate to severe slipped capital femoral epiphysis with extracapsular base-of-neck osteotomy. J Pediatr Orthop. 1993;13(3):294-302.

93. Barmada R, Bruch RF, Gimbel JS, Ray RD. Base of the neck extracapsular osteotomy for correction of deformity in slipped capital femoral epiphysis. Clin Orthop Relat Res. 1978;(132):98-101.

94. Rosas Morones P, Salazar Pacheco R, González Aceve D, Yemha Moreno CH, Silva Orrego M. Uso de fijadores externos tubulares de doble barra y rotulas multiposicionales en el tratamiento de las epifisiolistesis capital femoral. Rev Mex Ortop Traumatol. 1996;10(1):28-32.

95. Schai P, Exner G, Hansch O. Prevention of secondary coxarthrosis in slipped capital femoral epiphysis: a long-term follow-up study after corrective intertrochanteric osteotomy. J Pediatr Orthop B. 1996;5(3):135-43.

96. Dunn DM. The treatment of adolescent slipping of the upper femoral epiphysis. J. Bone Joint Surg Br. 1964;46:621-9.

97. Dunn DM, Angel JC. Replacement of the femoral head by open operation in severe adolescent slipping of the femoral epiphysis. J Bone Joint Surg Br. 1978;60(3):394-403.

98. Fish J. Cunciform osteotomy of the femoral neck in the treatment of slipped capital femoral epiphysis. J Bone Joint Surg Am. 1984;66(8):1153-68.

99. Cabral FP, Freitas E, Penedo JL, Rondinelli P, Carvalho PI, Chaparro JCA. Osteotomia tridimensional no tratamento do escorregamento epifisário superior do fêmur. Rev Bras Ortop. 1997;32(10):797-800.

100. Favassa R. Osteotomia do colo femoral para tratamento da epifisiólise proximal do fêmur. Rev Bras Ortop. 1998; 33(4):315-20.

101. Zupanc O, Antolic V, Iglic A, Jaklic A, Kralj-Iglic V, Vengust R. Different operative treatment of slipped capital femoral epiphysis: a comparative study of biomechanical status of the hip. Pflugers Arch. 2000;440(5 Suppl):R175-6.

102. Weitzel K, Raschka C. Epiphysiolysis capitis femoris caused by a repeated minor trauma. MMW Fortschr Med. 2005;147(16):41-3.

103. Jerre R, Billing L, Karlsson J. Loss of hip motion in slipped capital femoral epiphysis: a calculation from the slipping angle and the slope. J Pediatr Orthop B. 1996;5(3):144-50.

104. Jerne R, Hansson G, Wallin J, Karlsson J. Long-term results after realignment operations for slipped upper femoral epiphysis. J Bone Joint Surg Br. 1996;78(5):745-50.

105. Prado JCL, Santili C, Soni JF, Polesello G, Podgaeti A. Escorregamento epifisário proximal do fêmur em sua forma de apresentação progressiva agudizada. Rev Bras Ortop. 1996; 31(1):17-26.

106. Parsch K, Weller S, Parsch D. Open reduction and smooth Kirschner wire fixation for unstable slipped capital femoral epiphysis. J Pediatr Orthop. 2009; 29(1):1-8.

107. Slongo T, Kakaty D, Krause F, Ziebartk K. Treatment of slipped capital femoral epiphysis with a modified Dunn procedure. J Bone Joint Surg. 2010;92(18):2898-908.

108. Loder RT, Dietz FR. What is the evidence for the treatment of slipped capital femoral epiphysis? J Pediatr Orthop. 2012;32(Suppl 2):S158-65.

109. Novais EN, Millis MB. Slipped capital femoral epiphysis: prevalence, pathogenesis, and natural history. Clin Orthop Relat Res. 2012;470(12):3432-8.

110. Wenger DR, Bomar JD. Acute, unstable, slipped capital femoral epiphysis: is there a role for in situ fixation? J Pediatr Orthop. 2014;34(Suppl 1):S11-7.

111. Upasani VV, Matheney TH, Spencer SA, Kim YJ, Millis MB, Kasser JR. Complications after modified dunn osteotomy for the treatment of adolescent slipped capital femoral epiphysis. J Pediatr Orthop. 2014;34(7):661-7.

112. Novais EN, Hill MK, Carry PM, Heare TC, Sink EL. Modified Dunn procedure is superior to in situ pinning for short-term clinical and radiographic improvement in severe stable SCFE. Clin Orthop Relat Res. 2015;473(6):2108-17.

113. Heyman CH, Herndon CH. Epiphyseodesis for early slipping of the upper femoral epiphysis. J Bone Joint Surg Am. 1954;36(3):539-654.

114. Akkari M, Santili C, Braga SR, Polesello GC. Trapezoidal bony correction of the femoral neck in the treatment of severe acute-on-cronic slipped capital femoral epiphysis. J Arthrosc Relat Surg. 2010;26(11):1489-95.

115. Spinelli LF, Faccioni S, Kim JH, Calieron LG, Rojas JC. Tratamento da epifisiólise proximal femoral grave com osteotomia subtrocantérica pelo método de Ilizarov. Rev Bras Ortop. 2010;45(1):33-9.

116. Robb JE, Annan IH, Macnicol MF. Guidewire damage during cannulated screw fixation for slipped capital femoral epiphysis. J Pediatr Orthop B. 2004;12(3):219-21.

117. Oppenheim WL, Bowen RE, McDonough PW, Funahashi TT, Salusky IB. Author information Outcome of slipped capital femoral epiphysis in renal osteodystrophy. J Pediatr Orthop. 2003;23(2):169-74.

118. Stambough JL, Davidson RS, Ellis RD, Gregg JR. Slipped capital femoral epiphysis: an analysis of 80 patients as to pin placement and number. J Pediatr Orthop. 1986;6(3):265-73.

119. Hagglund G. The contralateral hip in slipped capital femoral epiphysis. J Pediatr Orthop B. 1996;5(3):158-61.

120. Souder CD, Bomar JD, Wenger DR. The role of capital realignment versus in situ stabilization for the tratment of slipped capital femoral epiphysis. J Pediatr Orthop. 2014;34(8):791-8.

121. Morrissy RT, Kalderon A, Gerdes M. Synovial immunofluorescence in patients with slipped capital femoral epiphysis. J Pediatr Orthop. 1981;1(1):55-60.

122. Milbradt SN, Pranke GI, Teixeira CS. Aspectos da coluna vertebral relacionados a postura em crianças e adolescentes em idade escolar. Rev Fisioter Bras. 2011;(2):127.

123. Ingram AJ, Clarke MS, Clarke CS Jr, Marshall WR. Chondrolysis complicating slipped capital femoral epiphysis. Clin Orthop Relat Res. 1982;(165):99-109.

124. Frymoyer JW. Chondrolysis of the hip following Southwick osteotomy for severe slipped capital femoral epiphysis. Clin Orthop Relat Res. 1974;(99):120-4.

125. Tilema DA, Golding JS. Chondrolisis following slipped capital femoral epiphysis in Jamaica. J Bone Joint Surg Am. 1971;53(8):1528-40.

126. Vrettos BC, Hoffman EB. Chondrolysis in slipped upper femoral epiphysis: long-term study of the aetiology and natural history. J Bone Joint Surg Br. 1993;75(6):956-61.

127. Bowen J. Developmental disorders of the hip. In: Scoles PV. Pediatric orthopedics in clinical practice. 2nd ed. Chicago: Year Book Medical; 1988. p. 171-8.

128. Warner WC Jr, Beaty JH, Canale ST. Chondrolysis after slipped capital femoral epiphysis. J Pediatr Orthop B. 1996; 5(3):168-72.

129. Kamegaya M, Saisu T, Nakamura J, Murakami R, Segawa Y, Wakou M. Drehmann sign and femoro-acetabular impingement in SCFE. J Pediatr Orthop. 2011;31(8):853-7.

130. Carter CW, Bixby S, Yen YM, Nasreddine AY, Kocher MS. The relationship between cam lesion and physis in skeletally immature patients. J Pediatr Orthop. 2014;34(6):579-84.

131. Laredo Filho J, Braga Júnior MB, Carrasco MJM, Auchen MFZ. Condrólise do quadril. Rev Bras Ortop. 1986; 21(1):1-4.

132. Rocha EF. Escorregamento epifisário proximal do fêmur: tratamento mediante fixação "in situ" com um único parafuso canulado [mestrado]. Faculdade de Ciências Médicas, Santa Casa de São Paulo: São Paulo; 2000.

133. Kocher MS, Bishop JA, Hresko MT, Millis MB, Kim YJ, Kasser JR. Prophylactic pinning of the contralateral hip after unilateral slipped capital femoral epiphysis. J Bone Joint Surg Am. 2004;86-A(12):2658-65.

134. Puylaert D, Dimeglio A, Bentahar T. Staging puberty in slipped capital femoral epiphysis: importance of the triradiate cartilage. J Pediatr Orthop. 2004;24(2):144-7.

135. Dewnany G, Radford P. Prophylactic contralateral fixation in slipped upper femoral epiphyis: is it safe? J Pediatr Orthop B. 2005;14(6):429-33.

136. Popejoy D, Emara K, Birch J. Prediction of contralateral slipped capital femoral epiphysis using modified Oxford boné age score. J Pediatr Orthop. 2012;32(3):290-4.

137. Sankar WN, Novais EN, Lee C, Al-Omari AA, Choi PD, Shore BJ. What are the risks of prophylatic pinning to prevent contralateral slipped capital femoral epiphysis? Clin Orthop Relat Res. 2013;471(7):2118-23.

138. Vlachopoulos L, Huber H, Dierauer S, Ramseier LE. Persisting growth after prophylactic single-screw epiphysiodesis in upper femoral epiphysis. J Pediatr Orthop. 2013;33(8): 816-20.

Capítulo 9.7

ARTRITE SÉPTICA DO QUADRIL

Renato Xavier

Poucas patologias são tão agressivas e de efeitos tão devastadores como a artrite séptica do quadril, pois esta é uma articulação que suporta carga e tem particularidades próprias em seu sistema de vascularização. Os prejuízos são mais incapacitantes e permanentes. A metáfise proximal do fêmur apresenta localização intracapsular. Sendo assim, a artrite séptica pode ocasionar osteomielite do colo ou, até mesmo, da diáfise do fêmur, ou vice-versa. Em algumas situações, em especial naquelas com vários dias de evolução sem diagnóstico ou tratamento imediato e preciso, as sequelas são inevitáveis e incapacitantes para toda a vida.

O conhecimento da vascularização do colo femoral e da epífise proximal (FIG. 9.7.1) é fundamental para entender os mecanismos da necrose epifisária, que ocorre nos casos diagnosticados muito tarde ou não tratados. Ocorre distensão mecânica da cápsula e aumento de pressão interna do espaço articular. Com a diminuição da vascularização, a epífise sofre isquemia e consequente necrose (FIG. 9.7.2).

> **DICA: O diagnóstico de artrite séptica do quadril deve ser precoce e preciso. Só assim é possível obter a cura sem sequelas.**

Quanto à luxação, a causa é o aumento do volume do líquido purulento intra-articular em função do crescimento bacteriano. Como em muitas patologias infecciosas, a prevenção da artrite séptica é difícil – ou mesmo impossível – de ser realizada. No entanto, com o conhecimento da fisiopatologia e da evolução natural, o estabelecimento do diagnóstico precoce se faz necessário, pois é uma condição tratável e que pode ser curada nas fases iniciais, antes de causar condrólise, necrose epifisária ou luxação.

ETIOLOGIA

Os fatores etiológicos da artrite infecciosa do quadril são os mesmos presentes em outras articulações ou nas osteomielites (ver Capítulo 26 – Infecções osteoarticulares).

QUADRO CLÍNICO

Como em todo processo infeccioso ou inflamatório, há hiperemia, responsável pelos primeiros sintomas do paciente, que são dor, limitação de movimentos ativos e passivos e aumento de temperatura. Sendo o quadril uma articulação profunda, fica difícil observar edema, hiperemia e aumento de temperatura no local, pelo menos nos primeiros dias de instalação do processo infeccioso.

A dor é progressiva e com aumento rápido de intensidade. Em curto tempo, é observada piora do quadro de dor, geralmente acompanhada de aumento rápido da temperatura. A limitação da mobilidade passiva ou ativa também é muito intensa, devido ao processo inflamatório intra-articular. É comum a dor e a temperatura não cederem com analgésicos e antitérmicos usuais, sem o tratamento completo e adequado.

EXAME FÍSICO

No exame físico, é observada diminuição da mobilidade ativa e passiva. Nos recém-nascidos e nos lactentes, a posição de semiflexão da coxa com rotação externa constitui uma característica diferencial em virtude do aumento de pus dentro da articulação, causando distorção da cápsula articular em suas fibras dispostas de forma helicoidal. Nas crianças após a marcha, a claudicação ou, até mesmo, a impossibilidade de apoio em ortostatismo são evidentes.

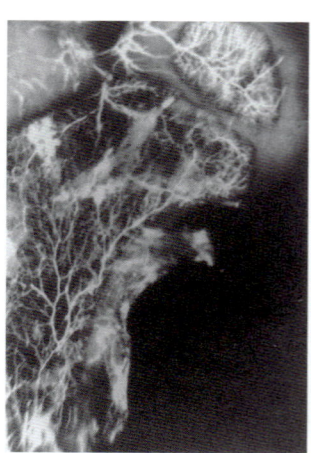

FIGURA 9.7.1 → Arteriografia proximal do fêmur. A linha de crescimento e a metáfise são intra-articulares. Qualquer aumento de pressão articular pode interromper o fluxo arterial.
Fonte: Trueta.[1]

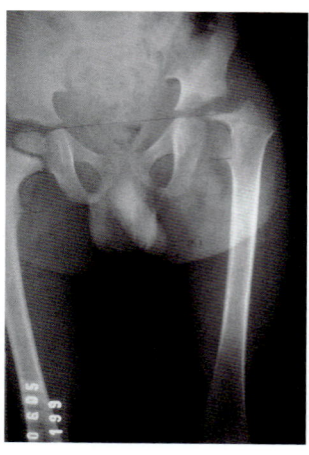

FIGURA 9.7.2 → Destruição da epífise femoral, com luxação e resquício do colo femoral dentro da cavidade articular.

Os pontos dolorosos à palpação são na face anterior da articulação, na região dos adutores, na parte inferior da cápsula e do colo femoral e, por compressão, no trocânter maior contra o acetábulo.

CLASSIFICAÇÃO

A artrite séptica do quadril é classificada em neonatal e infantil. O tipo neonatal costuma ocorrer em crianças de berçário ou UTI com patologia prévia, sobretudo infecciosa, em pacientes com baixa resistência ou com sistema de defesa fraco, o que, muitas vezes, torna o quadro clínico atípico em relação a dor, temperatura e alterações no hemograma, produzindo erros no diagnóstico ou atrasos no tratamento. Em crianças maiores, acometidas pelo tipo infantil, o quadro clínico e o exame físico são mais evidentes. É preciso lembrar que, em muitos casos, a dor é irradiada pela face anteromedial da coxa até o joelho, confundindo com artrite dessa articulação.

> **ATENÇÃO!** Na suspeita de artrite séptica do quadril, o paciente deve ser internado para a agilização dos exames complementares e o tratamento imediato.

EXAMES COMPLEMENTARES

Se o paciente apresentar-se com suspeita de artrite séptica de quadril, a rapidez para selar o diagnóstico e o tratamento é fundamental para a obtenção da cura completa. O mais aconselhável é realizar os exames complementares no hospital, pois todo o processo é apurado. Em geral, solicita-se hemograma completo, com velocidade de sedimentação globular (VSG).

A radiografia pode não mostrar alterações nos primeiros dias. Depois, com boa qualidade radiográfica, é possível verificar edema pericapsular e espessamento da cápsula (**FIG. 9.7.3**). Quando houver aumento da coleção purulenta dentro da cavidade articular, com distensão capsular, pode ser observado aumento do espaço articular. Se houver subluxação ou luxação, fica mais evidente o diagnóstico, apesar de, provavelmente, já ser tardio. A radiografia da pelve em posição anteroposterior deve ser a solicitação inicial para comparar com o lado normal. Em alguns casos, é difícil realizar a imagem de perfil, pois a dor impede uma obtenção de qualidade radiológica nessa posição.

O exame mais confiável é a ecografia. O espessamento da cápsula, as distensões e o afastamento da cabeça do fêmur, bem como a quantidade de líquido purulento, são mais bem evidenciados e com mais precocidade ao ultrassom. A cintilografia é um exame que pode ser necessário para o diagnóstico diferencial, pois mostra área de maior captação no local. No entanto, não é definitivo, pois outras patologias que apresentam hiperemia ou processo inflamatório podem mostrar imagens similares. A ressonância magnética (RM) pode ser utilizada nos casos de diagnóstico diferencial difícil, pois evidencia com muita clareza as partes moles periarticulares e a quantidade de líquido dentro da cápsula. A tomografia computadorizada tem pouca utilidade no diagnóstico inicial de artrite séptica.

TRATAMENTO

Tratamento na fase aguda

Quando o paciente é considerado suspeito de ter artrite séptica (sobretudo de quadril), adota-se a seguinte conduta urgente:

- Internar o indivíduo logo que houver suspeita do problema. A realização dos exames complementares e do tratamento é mais ágil em ambiente hospitalar, uma vez que quase sempre o tratamento será cirúrgico ou incluirá anestesia ou sedação para uma punção.

- Deve-se colher sangue para hemograma, VSG, cultura e outras dosagens, se for preciso realizar diagnósticos diferenciais com tumores ou outros processos inflamatórios ou reumáticos agudos.

A radiografia e a ultrassonografia são os exames de imagem que devem ser solicitados, sempre lembrando que essa última é mais precisa e mais precoce no período agudo inicial de cinco a sete dias. Quando os sintomas tiverem iniciado nas 24 a 36 horas anteriores, administram-se antibióticos por via venosa em dose altas adequadas ao peso do paciente. Em caso de melhora dos sintomas e da febre, acompanha-se com hemograma e ecografia a cada dois dias. Persistindo a melhora, é provável que o paciente evolua para a cura sem sequelas. O antibiótico é mantido por sete a 10 dias. Depois disso, opta-se pela via oral por mais duas semanas.

Caso não haja melhora clínica, a ecografia pode evidenciar um aumento do líquido articular. Então, não se pode aguardar mais. Realiza-se punção articular em ambiente cirúrgico, com todos os cuidados de assepsia, colhendo material para cultura e antibiograma, mesmo que antes tenham

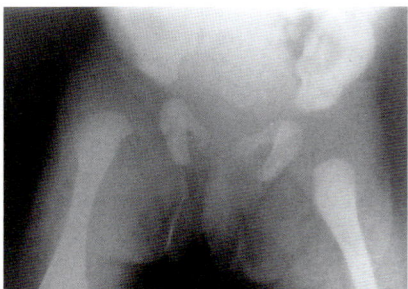

FIGURA 9.7.3 → Artrite séptica com subluxação do quadril direito. Observam-se posição em flexão, aumento de volume de partes moles, subluxação com linha de Shenton quebrada e afastamento lateral da metáfise femoral.

sido administrados antibióticos. Esse procedimento deve ser realizado com sedação ou anestesia geral, uma vez que é muito difícil a criança portadora de um quadro séptico tolerar a anestesia local. A partir disso, logo após a punção, conforme a pressão do líquido purulento e seu aspecto geralmente turvo, espesso e amarelado, escolhe-se o tratamento cirúrgico, que consiste em artrotomia por via anterior, com limpeza articular minuciosa com soro fisiológico.

Quando a sintomatologia, no momento da primeira consulta, tiver iniciado nas 48 horas anteriores, também interna-se o paciente para exames complementares iniciais. Nessa situação, não se realiza antibioticoterapia sem antes fazer a punção articular para colher material e ter o diagnóstico de certeza no momento em que se aspira pus intra-articular. No mesmo ato, com o paciente anestesiado, realiza-se uma artrotomia para lavagem e limpeza da cavidade articular. Por experiência, a via anterior é melhor para o acesso articular. Existem autores que preferem a via posterolateral e outros a via medial (adutores). Não existe regra, apenas uma questão de escolha. O importante é que a articulação seja aberta, drenada e lavada. Esse é o segredo do sucesso na cura, junto a uma ação rápida.

> **ATENÇÃO! Quando o quadril estiver luxado, o prognóstico é péssimo para a sobrevida da cabeça do fêmur, pelo alto risco de necrose.**

Quando não há pus excessivo, não é necessário colocar dreno. Emprega-se dreno tipo Pen Rose ou sonda fina tipo equipo de soro, sem irrigação contínua no quadril, se houver muita secreção purulenta, por um período de, no máximo, 48 horas. Se não ocorrer luxação antes do tratamento cirúrgico, o prognóstico é mais favorável, indicando que o diagnóstico ocorreu em tempo ainda precoce. Nesses casos, mantém-se tração pós-operatória em abdução de 45°, com peso correspondente a 7% do peso corporal, por um período de cinco a sete dias, durante o qual a reação inflamatória e o quadro doloroso estão diminuídos.

Após a limpeza e a lavagem da cavidade pela artrotomia, coloca-se dreno de Pen Rose por 48 horas. Nesses casos, o quadril é reduzido e mantido em aparelho gessado na posição mais estável possível, geralmente em flexão entre 70 e 90° e abdução entre 45 e 60° com rotação neutra. Recomenda-se o gesso pelvipodálico unilateral, com o pé livre. Controles radiográficos semanais devem ser feitos para verificar a posição de redução. O risco de reluxação ou de recidiva da luxação é grande. A possibilidade de ocorrer necrose também. Isso significa que, por alguma razão, sempre há um "atraso" em relação ao tratamento. Mesmo curando a infecção e não ocorrendo necrose avascular, a possibilidade de nova luxação é ainda grande, pois a distensão da cápsula espessada e friável favorece a instabilidade. Por essa razão, é muito importante uma imobilização perfeita, de preferência com material sintético, após uma redução anatômica sob intensificador de imagem.

Não há uma regra para o período de antibioticoterapia endovenosa, nem para a continuidade por via oral. Com base na experiência, mantém-se sete a 10 dias de terapia endovenosa e, depois, passa-se para via oral por mais três semanas, com acompanhamento, evidentemente, da remissão dos sintomas e de normalização do quadro laboratorial.

Também não há convicção acerca do tempo que o paciente deve permanecer imobilizado. Acredita-se, hoje, que um período de 30 a 45 dias seja suficiente, permitindo que ocorra diminuição do processo inflamatório e retração da cápsula, mantendo o quadril estável. Períodos maiores podem gerar muitas aderências e futuras limitações de movimentos. Se houver necessidade, o paciente deve iniciar um programa eficiente de fisioterapia para recuperar a mobilidade articular.

Tratamento das sequelas

Há vários tipos de sequelas de artrite séptica do quadril:

- Condrólise sem luxação.
- Necrose avascular sem luxação.
- Luxação com cabeça íntegra.
- Luxação com necrose avascular.
- Artrite séptica com osteomielite de fêmur.

Cada uma delas apresenta algum tipo de tratamento e diversas técnicas ou tentativas de salvar a mobilidade articular. Até o momento, ainda não existe uma solução ideal para a quase totalidade dessas complicações, uma vez que as lesões são irreversíveis nos níveis celular cartilagíneo, ósseo e circulatório.

Condrólise sem luxação

Nesses casos, a articulação apresenta diminuição da mobilidade, dor aos movimentos e claudicação, variando conforme o quadro de dor. A radiografia (FIG. 9.7.4) mostra pinçamento (diminuição) do espaço articular. Como tratamento nas fases iniciais, recomenda-se o uso de bengala canadense, para evitar carga associada à fisioterapia, para manter a amplitude de movimentos. Outra opção é o

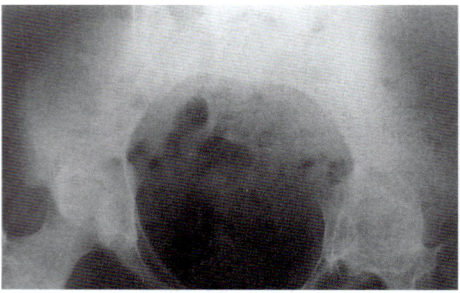

FIGURA 9.7.4 → Pinçamento articular importante comprometendo os movimentos e causando dor intensa.

emprego de tração balanceada com mobilidade, sobretudo abdução e flexão.

A tendência dos pacientes é apresentar osteartrose secundária de formas variadas e individuais, as quais geram, quase invariavelmente, anquilose. Na maioria dos quadris anquilosados, a posição final é de flexão, adução e rotação interna. Essas deformidades não permitem a boa qualidade da marcha e do equilíbrio.

Em um quadril em que já ocorreu um processo infeccioso intenso, com pouca ou nenhuma mobilidade e com dor constante aos mínimos movimentos, a solução nessas etapas do desenvolvimento é artrodesar a região. Sem dúvida, a dor desaparece. Deve-se respeitar a posição ideal de quadril artrodesado, com flexão entre 10 e 15°, rotação externa de 10° e abdução de 15°.

As duas melhores técnicas de artrodese do quadril são as que permitem o retorno imediato do paciente a suas atividades, sem o uso de gesso.

1) Fixador externo tubular AO para manter a posição, com dois ou três parafusos tipo Schanz na asa do ilíaco e outros dois na diáfise proximal do fêmur.

2) Fixação com placa curva tipo "cobra", com parafusos corticais.

Necrose avascular sem luxação

Quando ocorre necrose avascular por hiperpressão intra-articular em processo infeccioso, é difícil ter período de neoformação ou regeneração óssea que determine uma cabeça esférica ou permita uma mobilidade articular razoável (FIG. 9.7.5). Nessas situações de infecção, costuma ocorrer também condrólise associada. Esses dois fatores, juntos, tornam inviável a articulação. Dentro dos limites impostos pela dor, aconselha-se fisioterapia para tentar uma mobilidade maior. A necrose avascular segue o mesmo processo da condrólise. No início, há um período incerto de osteoartrose dolorosa e com pouca mobilidade até a anquilose. É fundamental, no acompanhamento do paciente, realizar a artrodese antes de ocorrer fusão espontânea da articulação.

Luxação com cabeça íntegra

É uma situação rara, pois a fisiopatologia da infecção, por sua própria evolução, e a luxação associada praticamente decretam uma necrose avascular. No entanto, quando o quadril se apresenta luxado e com a cabeça femoral preservada, pelo menos na radiografia, deve-se reduzir com cirurgia com limpeza do acetábulo, capsuloplastia e imobilização gessada por cerca de 60 dias. Em geral, a fisioterapia pós-imobilização é imprescindível. Mesmo obtendo resultado favorável, o paciente continua em observação permanente, pois dentro de seis meses ainda pode existir o risco de necrose (FIG. 9.7.6).

Luxação com necrose avascular

É uma das situações mais difíceis e com piores resultados funcionais. Até hoje, não existe nenhuma técnica cirúrgica animadora. O estrago causado por uma infecção não tratada a tempo por si só é desanimador (FIG. 9.7.7).

Em geral, o quadro clínico apresenta-se com adução, rotação interna e flexão, que pode até chegar a 90°, e encurtamento importante. A maioria dos pacientes fica com um grande déficit para a marcha. As tentativas de correção desse problema são pouco eficientes, uma vez que

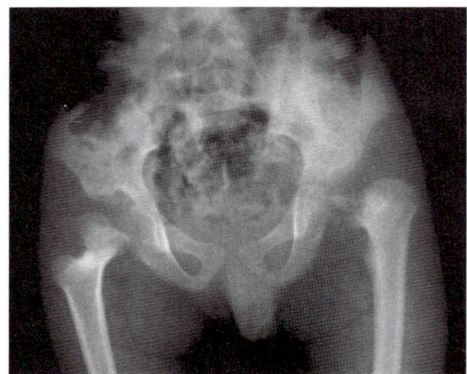

FIGURA 9.7.6 → Artrite séptica bilateral das articulações coxofemorais: necrose parcial da cabeça femoral direita, sem luxação. No quadril esquerdo, observa-se necrose da epífise com luxação.

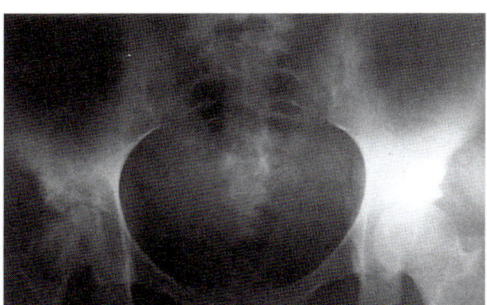

FIGURA 9.7.5 → Necrose de cabeça femoral direita, com destruição total da superfície articular, sem luxação, mas com perda total do contorno articular.

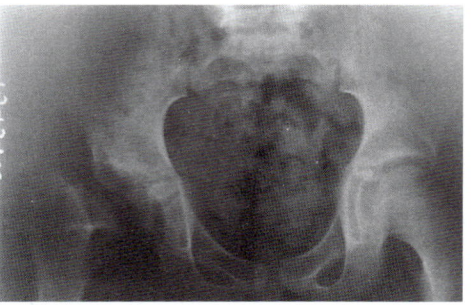

FIGURA 9.7.7 → Necrose da cabeça femoral com luxação e comprometimento acetabular. Lesão irreversível, com sequela permanente.

é impossível reconstituir a articulação e a cabeça femoral totalmente destruídas. Vários procedimentos e técnicas de redução foram descritos, bem como procedimentos supra-acetabulares e artroplastias reconstrutivas.

> **ATENÇÃO!** Ao suspeitar de artrite séptica, não se deve perder tempo, pois o diagnóstico tardio é sinônimo de fracasso. O diagnóstico precoce e o tratamento eficiente podem curar sem sequelas.

Artrite séptica com osteomielite de fêmur

Outra complicação que pode apresentar intercorrências muito graves é a osteomielite pandiafisária do fêmur associada à artrite séptica de quadril. A rigidez articular secundária à condrólise cria forças mecânicas pela quase total imobilidade do quadril, favorecendo a fratura patológica da diáfise. Nesses casos, o tratamento da fratura patológica causa maior limitação dos movimentos articulares, criando um círculo vicioso. A melhor solução é a fixação externa do fêmur, na tentativa de preservar alguma mobilidade do quadril. Outra indicação de fixação externa são os casos de sequela de artrite séptica com pseudartrose de fêmur.

Referência

1. Trueta J. Studies of the development and decay of the human frame. London: William Heinemann Medical Books; 1968.

Capítulo 9.8

ARTROSCOPIA DO QUADRIL NA CRIANÇA E NO ADOLESCENTE

Miguel Akkari
Cláudio Santili
Susana dos Reis Braga

Os procedimentos minimamente invasivos vêm ganhando um espaço cada vez maior em todas as áreas da medicina, e a ortopedia teve especial importância nesse desenvolvimento, com a criação das cirurgias artroscópicas. No início, tais procedimentos tiveram grande aplicabilidade na articulação do joelho. Em seguida, passaram a ser utilizados de forma mais abrangente, sendo opção em quase todas as articulações.

Apesar de a primeira descrição de artroscopia do quadril ter sido feita em 1931, por Burman[1], a técnica desenvolveu-se a passos lentos, permanecendo, durante muitas décadas, com escasso número de publicações. Recebeu um grande impulso a partir da década de 1980, com o aprimoramento dos materiais e das técnicas de posicionamento. Hoje, a maioria das publicações atém-se a adultos. Há poucas referências relacionadas à artroscopia do quadril em crianças e adolescentes, mas o procedimento tem sido cada vez mais empregado na população pediátrica.

A experiência dos autores deste capítulo em artroscopia do quadril em crianças e adolescentes teve início em 2002, no pavilhão Fernandinho Simonsen, da Santa Casa de São Paulo. Desde então, aprenderam a respeitar as limitações do procedimento e a identificar as melhores indicações.

Por ser um método de abordagem relativamente inovador na ortopedia pediátrica, é preciso ter muito cuidado e lembrar sempre que o esqueleto imaturo tem áreas de fragilidade, sendo mais suscetível a lesões decorrentes das forças de tração. A seleção dos casos deve ser criteriosa. O cirurgião deve estar apto para reverter o procedimento artroscópico para a cirurgia aberta convencional, caso haja intercorrências indesejadas. A experiência do cirurgião na abordagem das afecções que comprometem o quadril pediátrico é determinante para a obtenção de bons resultados, devendo a artroscopia ser vista como uma alternativa de acesso pouco invasiva.

PARTICULARIDADES DAS AFECÇÕES NAS CRIANÇAS

As doenças que acometem crianças e adolescentes são muito peculiares. Enquanto nos adultos predominam lesões traumáticas e degenerativas, nas crianças as patologias são muito diferentes e variáveis de acordo com a idade.

Em indivíduos abaixo dos 4 anos, predominam as doenças inflamatórias, infecciosas e congênitas. Na idade escolar, há processos inflamatórios e infecciosos agudos e suas sequelas; são observados aumento das lesões traumáticas e alterações decorrentes da doença de Legg-Perthes-Calvé. Na pré-adolescência e na adolescência, observam-se prevalência das sequelas de processos congênitos e infecciosos, diminuição dos processos infecciosos agudos, aumento de lesões traumáticas, esportivas ou acidentais e alterações decorrentes do escorregamento epifisário proximal do fêmur.

INVESTIGAÇÃO DIAGNÓSTICA

O diagnóstico dos problemas que acometem o quadril das crianças nem sempre é fácil. Apenas com o correto diagnóstico é possível compreender a evolução. O estudo e o entendimento da biomecânica do quadril devem ser valorizados, pois suas alterações estão diretamente envolvidas na aceleração da degeneração articular.

A utilização da artroscopia como opção para elucidação diagnóstica não deve ser a primeira opção. É necessário seguir um padrão investigativo para as doenças inflamatórias e infecciosas com boa anamnese, exame clínico minucioso, exames de sangue e de imagem. Muitas vezes, nas crianças de menor idade, alguns exames – como ressonância magnética (RM) e TAC – são postergados por sua dificuldade técnica, mas as imagens proporcionadas costumam ser essenciais para identificar lesões menores.

As lesões degenerativas também são difíceis de diagnosticar. Muitas lesões, antes despercebidas, passaram a ser valorizadas, por exemplo, pequenas lesões osteocondrais, do lábio acetabular, do ligamento redondo, pequenos corpos livres ou processos inflamatórios inespecíficos. O estudo ou a abordagem de muitas dessas condições, antes postergadas em virtude da agressão da cirurgia aberta, passaram a ter atenção especial, pela possibilidade de abordagem pouco invasiva. O profissional deve estar atento às instabilidades articulares (displasias, frouxidão ligamentar) que causam degeneração articular precoce. O simples tratamento das lesões secundárias, sem a estabilização articular, não oferece resultados duradouros. O mesmo se pode dizer para as lesões decorrentes de impacto femoroacetabular. Muitas vezes, o tratamento do impacto produz alívio temporário, porém, se existir uma alteração biomecânica importante dessa articulação, a degeneração será progressiva.

Deve-se incluir no exame clínico manobras específicas para lesões do lábio, ligamento redondo, impacto femoroacetabular, entre outras, além de exames de imagem que ajudem a elucidar o problema.

DIFERENÇAS ANATÔMICAS ENTRE CRIANÇAS E ADULTOS

A anatomia do esqueleto da criança tem muitas particularidades que devem ser lembradas: presença da cartilagem de crescimento (ponto de maior fragilidade óssea), maior elasticidade dos tecidos, irrigação vascular da epífise femoral, menor espaço articular e maior proporção de tecido cartilaginoso em relação aos tecidos ossificados (mais evidente em criança de menor idade) (FIG. 9.8.1). Todos esses fatores devem ser considerados no momento do tratamento.

A compreensão das diferenças anatômicas entre o quadril da criança e do adulto e a familiaridade com as afecções que comprometem o quadril pediátrico são fundamentais para a correta abordagem artroscópica.

> **ATENÇÃO! Muitas afecções extra-articulares ou alterações biomecânicas podem provocar dor no quadril, por exemplo, bursites, apofisites, hiperpressão do tendão do psoas, subluxações ou processos infecciosos extra-articulares.**

INDICAÇÃO DE ARTROSCOPIA

A artroscopia do quadril, assim como qualquer outro procedimento cirúrgico, deve ser indicada com muito critério. Os limites de sua aplicação no quadril pediátrico são ampliados a cada momento. Estudos *post-mortem* em recém-nascidos realizados por Oliveira e colaboradores[2] descrevem que o peso mínimo para sua realização é de 1,7 kg. Encontram-se referências de sua aplicação com sucesso em

crianças com idade mínima de 2 anos nos estudos de Kim e colaboradores[3] e de 2,4 anos nos estudos de Chung e colaboradores.[4] Em casuística dos autores deste capítulo, a menor idade em que se realizou o procedimento foi em um paciente de 11 meses (8 kg) com osteoartrite do quadril.

Não é recomendada a artroscopia como forma exploradora e aleatória. A artroscopia exploradora tem maior valor quando o médico sabe, antes, onde explorar. Acredita-se que os casos duvidosos devem passar por detalhada investigação, auxiliada por minuciosa anamnese, completo exame físico e testes subsidiários suficientes à elucidação diagnóstica ou, pelo menos, que permitam um adequado planejamento estratégico. Os exames de imagem disponíveis hoje são capazes de identificar a maioria das lesões.

CONTRAINDICAÇÕES DA ARTROSCOPIA

Processos infecciosos regionais, celulites, abscessos extra-articulares, lesões cutâneas abrasivas ou situações que promovam infecção intra-articular são contraindicações para a realização do procedimento. Anquiloses ou artrofibrose também são consideradas contraindicações de artroscopia por muitos autores, pois dificultam a obtenção de espaço articular eficiente, impedindo o acesso intra-articular. Todavia, acredita-se que a artroscopia tem sua utilidade nessas situações, uma vez que promove a liberação do bloqueio articular, com ressecção de fibroses e ossificações peri e intra-articulares, para o ganho de mobilidade. Também pode ser útil em quadril sem prognóstico de melhora, possibilitando artrodese por via artroscópica. Os autores deste capítulo tiveram a oportunidade de realizar o procedimento artroscópico com sucesso em diversos casos de articulações rígidas, em alguns deles para a realização de uma artrodese (FIG. 9.8.2); em outros, para a liberação periarticular e ganho de mobilidade (FIGS. 9.8.3).

É preciso estar atento para as fraturas acetabulares, as quais são contraindicações relativas pelo fato de propiciar extravasamento excessivo de líquidos para a cavidade abdominal ou para o compartimento muscular. A necrose avascular estável é citada no adulto como contraindicação para o procedimento, por promover a progressão da necrose. Entretanto, na criança, há muitas citações de artroscopia em pacientes com doença de Legg-Perthes-Calvé na fase ativa, sem referências de progressão da necrose.

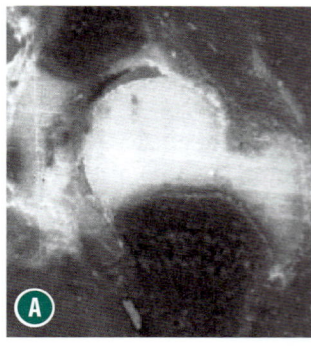
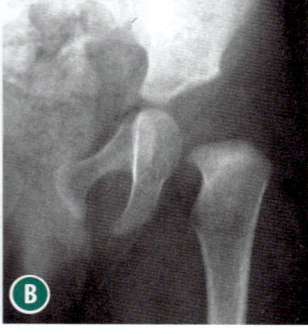

FIGURA 9.8.1
Ⓐ Peça anatômica do quadril de uma criança recém-nascida mostrando o aspecto cartilaginoso da cabeça femoral e da região trocantérica.
Ⓑ Radiografia do quadril de uma criança com 3 meses de vida mostrando que a cabeça femoral e a região trocantérica não apresentam ossificação.

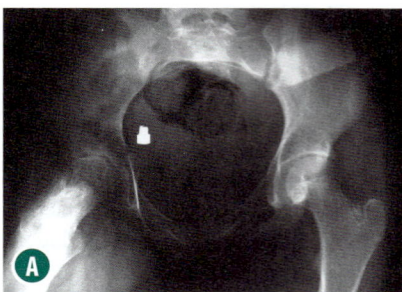
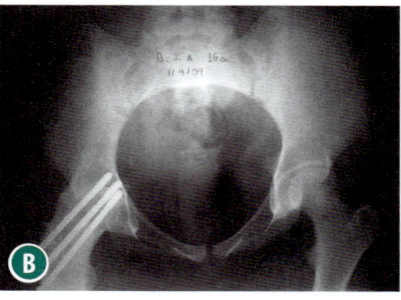

FIGURA 9.8.2
Ⓐ Radiografia de uma paciente com sequela de osteomielite do quadril – a região encontrava-se anquilosada em posição viciosa de flexoabdução.
Ⓑ Radiografia pós-operatória dois anos após o debridamento artroscópico da superfície articular, reposicionamento em posição funcional de artrodese e fixação percutânea com parafusos.

TÉCNICA CIRÚRGICA

Posicionamento

Existem duas opções de posicionamento na realização da artroscopia do quadril: decúbito lateral ou decúbito dorsal.

O decúbito lateral é a opção defendida por diversos autores, entre eles James M. Glick, um dos pioneiros da artroscopia do quadril nos Estados Unidos, Thomas G. Sampson, também nos Estados Unidos, e Richard N. Villar, na Inglaterra. Eles atribuem como vantagens desse posicionamento a facilitação da tração e o afastamento do tecido adiposo da coxa pela ação gravitacional, permitindo, assim, a realização dos acessos.

O decúbito dorsal é defendido por cirurgiões como Byrd[5] e Phillippon e colaboradores[6] nos Estados Unidos. No Brasil, é provável que esse seja o posicionamento preferido pela maioria dos médicos que realizam artroscopia do quadril. Sua vantagem é a utilização de mesa ortopédica convencional, disponível em muitos serviços (**FIG. 9.8.4**).

> **ATENÇÃO!** Deve-se ter muito cuidado com os portadores de condrólise, pois, apesar da aparente melhora da mobilidade no momento da anestesia e após a ressecção de bloqueios ósseos, há grande tendência à perda do arco de mobilidade no pós-operatório.

Utilização ou não de tração

Basicamente, as cirurgias podem ser realizadas com ou sem tração. Pode ser necessário utilizar as duas formas de abordagem. A tração é feita com o paciente posicionado em mesa ortopédica, com os pés e os tornozelos bem protegidos e fixados a ela. O pino da mesa acolchoado de forma adequada permite, quando colocado excentricamente, a facilitação do vetor de força lateral. Caso a mesa não tenha a opção de lateralização do pino, uma alternativa é a

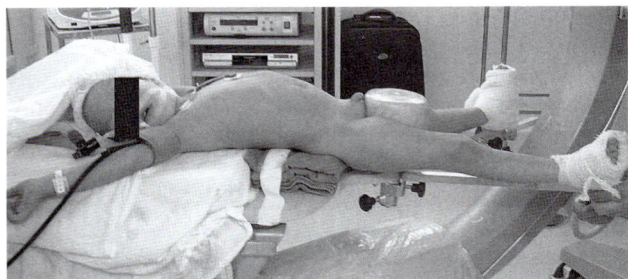

FIGURA 9.8.4 → Criança posicionada na mesa de tração infantil em decúbito dorsal.

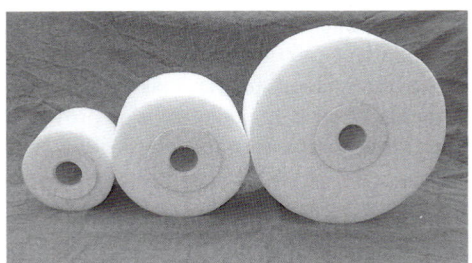

FIGURA 9.8.5 → Espumas em diferentes tamanhos.

adaptação de espuma larga ao seu redor, funcionando como vetor de lateralização e protegendo a região perineal. O membro contralateral é mantido em abdução, facilitando o uso da radioscopia.

A opção dos autores, na realização da artroscopia em crianças, é o emprego de mesa com pino central. A mesa ortopédica comum pode ser utilizada com facilidade para adolescentes e crianças maiores de 5 anos, desde que exista a possibilidade de encolhimento da região de fixação dos pés, alcançando o membro da criança. Para crianças menores, há mesa infantil de tração, a mesa infantil geral de artroscopia, a qual permite melhor posicionamento. Também é adaptada espuma ao redor do pino central da mesa, variando seu diâmetro de acordo com o tamanho da criança (**FIG. 9.8.5**). A tração é manual, podendo ser utilizadas células de carga. Na impossibilidade do uso

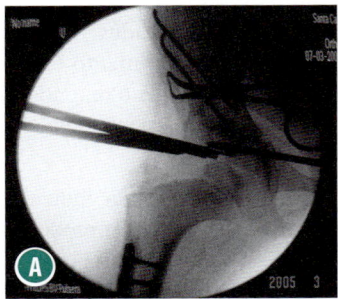 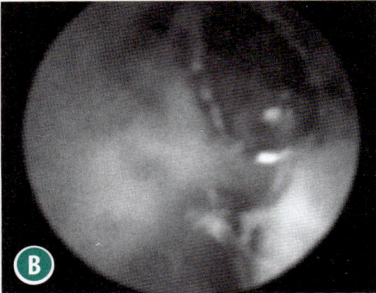 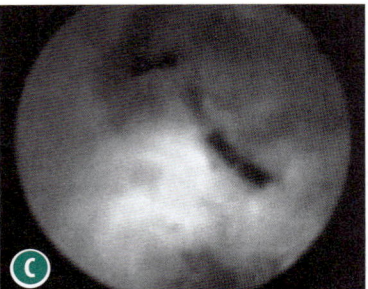

FIGURA 9.8.3 → Paciente em pós-operatório de uma cirurgia reconstrutiva para tratamento de luxação inveterada do quadril (osteotomia de Salter + encurtamento femoral) apresentou perda da mobilidade. Foi realizada a artroscopia para liberação da artrofibrose.

A Radioscopia mostrando o posicionamento das cânulas na realização de uma liberação de artrofibrose.

B Ressecção da fibrose pericapsular.

C Cápsula articular. Notam-se os pontos de sutura da cápsula realizados na cirurgia para tratamento da luxação do quadril.

de célula de carga, conta-se o número de voltas da tração até atingir o espaço articular adequado. Nas crianças, esse ganho de espaço é conseguido com facilidade. Vale lembrar que a proteção das áreas de tração deve ser muito cuidadosa.

> **DICA:** A tração é necessária para a visualização da cabeça femoral, do acetábulo, do lábio, dos ligamentos redondo e transverso e do assoalho acetabular, além da abordagem do tendão do músculo psoas transarticular.

Existem citações de tração manual para crianças com pouca idade. Realizado esse método em dois pacientes, foi obtido relativo ganho de espaço articular, mas tal forma de tração não é recomendada por conta dos riscos de provocar lesão articular na introdução dos acessos.

Na técnica sem tração, o paciente é posicionado em mesa radiotransparente comum; seu membro é deixado solto, permitindo livre movimentação. Essa é a escolha diante de afecções em que é necessário abordar apenas as regiões periféricas da articulação, o colo femoral, a periferia do acetábulo, a região trocantérica e a inserção femoral do músculo psoas ou em situações em que o quadril encontra-se luxado.

> **ATENÇÃO!** Não manter a articulação em tração sem necessidade. Assim que possível, deve-se relaxá-la.

Materiais

A utilização de mesas adequadas e aparelho de radioscopia é fundamental. São usadas cânulas de diâmetros 4,5, 5 e 5,5 mm. Excepcionalmente, em crianças muito pequenas, empregam-se cânulas de 2,7 mm, mas esse instrumental não dispõe de trocarte canulado, dificultando o acesso à articulação. A ótica mais utilizada é a de 70° e, com menor frequência, a de 30°.

Acessos

Os acessos utilizados na exploração intra-articular são o anterior, o lateral e o posterior. Para a exploração extra-articular (colo e porção lateral da epífise) empregam-se acessos paralelos laterais ou alternativos, dependendo da região a ser abordada. Em crianças pequenas, por causa de maior proximidade entre os acesos, existe maior dificuldade na manipulação dos instrumentais. Além disso, encontram-se mais próximos a estruturas importantes, como vasos, nervos e cavidade abdominal. Assim sendo, os cuidados devem ser constantes.

Algumas alterações anatômicas do quadril, como coxa vara, osteotomias pélvicas de redirecionamento e ascensão do trocânter maior, podem dificultar a introdução dos acessos.

> **DICA:** A noção dos limites cartilaginosos é muito importante, pois não é possível sua identificação pela radioscopia. Uma recomendação para evitar lesões indesejadas é a injeção de ar no momento da quebra do vácuo articular, contrastando, assim, os limites cartilaginosos. É preciso lembrar, também, que o trocânter maior tem porção cartilaginosa que pode dificultar o acesso lateral, quando considerada como limite apenas a região ossificada.

INDICAÇÕES CLÍNICAS

Investigação diagnóstica, biópsias e limpeza da cavidade articular

A artroscopia pode ser útil na investigação etiológica do quadril doloroso da criança, permitindo a visão direta da articulação e a obtenção de tecidos para estudos anatomopatológico e microbiológico.

Processos inflamatórios crônicos podem promover o preenchimento da cavidade articular com tecido inflamatório e fibroso, causando subluxação do quadril e perpetuando, assim, o quadro álgico. Em situações como essa, a artroscopia é empregada para realizar a limpeza da cavidade articular e a redução da subluxação. Uma vantagem da abordagem artroscópica em comparação com o acesso aberto é a desestabilização da articulação coxofemoral, dispensando o uso de órteses, gessos ou trações pós-operatórias. Deve-se evitar a ressecção do ligamento da cabeça femoral (redondo), pois, na criança, além de desempenhar uma função mecânica de contenção, tem importância também na irrigação da epífise femoral.

Pioartrite e osteoartrite

A artrite supurativa do quadril é uma doença grave e com relativa frequência na prática médica, podendo causar deformidades incapacitantes. Muitos fatores são implicados de forma direta ou indireta nos resultados: agressividade do agente infeccioso, comorbidades, estado imunológico, idade do paciente, comprometimento ósseo concomitante, entre outros. É indiscutível que o diagnóstico precoce e o correto tratamento são fundamentais na obtenção de bons resultados.

A drenagem cirúrgica da articulação infectada, indicada para a maioria dos pacientes, visa à eliminação de produtos bacterianos e à facilitação do processo de cura. Várias são as opções de realização dessa drenagem, sendo a artrotomia a mais indicada, a qual pode ser executada por diferentes vias de acesso. Para a criança, as vias mais comuns são a posterior de Ober e a anterior de Heuter-Schede.

Hoje, a artroscopia tem se mostrado boa opção no tratamento das artrites supurativas. Acredita-se que essa

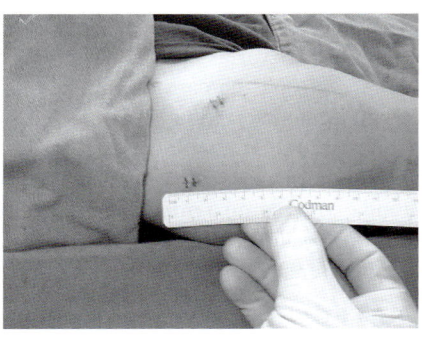

forma de abordagem apresenta muitas vantagens em relação à drenagem aberta: permite eficiente limpeza articular com irrigação abundante e detalhada investigação da cavidade, não gera instabilidade articular, permite a instalação de irrigação contínua com aspiração negativa, rápida reabilitação, menor tempo de internação e melhor aspecto estético (FIG. 9.8.6).

Displasia do desenvolvimento do quadril

No espectro de variabilidade clínica, a displasia do desenvolvimento do quadril pode apresentar-se como a própria displasia ou ser detectada nas formas de subluxação ou luxação. A artroscopia pode ser indicada em diversos momentos durante o tratamento da displasia do desenvolvimento do quadril (DDQ), como os seguintes:

- **Limpeza acetabular para facilitação da redução.** Na tentativa da redução incruenta da DDQ, é possível ocorrer algumas situações indesejadas, como incapacidade de redução ou obtenção de redução instável. Nesses casos, uma alternativa é a redução aberta, sendo as vias mais utilizadas a medial de Ludloff ou a anterior de Smith-Petersen. Alguns autores não defendem essa forma de abordagem por conta do risco de necrose ou de retrações cicatriciais. A artroscopia pode

ser aplicada em substituição à redução cruenta, sendo possível a exploração da cavidade, a limpeza articular e o consequente aumento da zona de segurança da redução (FIG. 9.8.7).

- **Procedimento coadjuvante a osteotomias pélvicas.** A artroscopia pode ser útil na exploração e na limpeza articular como procedimento coadjuvante a osteotomias pélvicas, evitando-se aberturas amplas da cápsula.

> **DICA:** Na DDQ, o uso de tração é desnecessário, pois, como o quadril encontra-se luxado, os acessos são realizados sem obstáculos.

- **Exploração pós-operatória na persistência de incongruência articular.** A persistência de subluxação do quadril no pós-operatório da DDQ pode ter várias causas: capsuloplastia inadequada, limpeza acetabular insuficiente, deformidade femoral ou acetabular, persistência de obstáculo mecânico, entre outras. Os autores deste capítulo tiveram a oportunidade de explorar por via artroscópica uma dessas situações, na qual foi constatado que a causa da subluxação decorria da interposição do fio de sutura utilizado na capsuloplastia (FIG. 9.8.8).

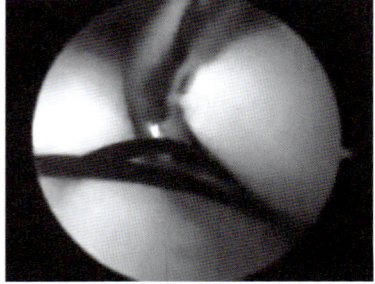

FIGURA 9.8.8 → Pós-operatório de cirurgia de Salter para correção de DDQ, em que um fio utilizado para a sutura da cápsula encontrava-se envolvendo o colo femoral, impedindo a correta redução.

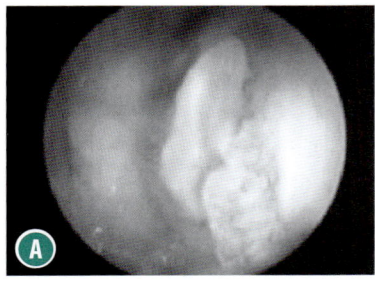 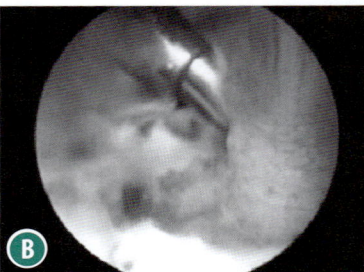 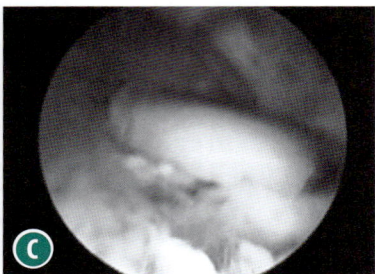

FIGURA 9.8.7 → Visão artroscópica de quadril luxado (DDQ).
Ⓐ Observa-se a cavidade preenchida por tecidos.
Ⓑ Após a limpeza da cavidade, evidencia-se o ligamento redondo alongado.
Ⓒ Ligamento transverso sendo seccionado.

- **Debridamento de lesões do lábio e da cartilagem articular.** Uma das possíveis complicações tardias dos pacientes tratados por DDQ é a degeneração da cartilagem articular. O debridamento artroscópico mostra-se eficiente no alívio dos sintomas e na melhora da longevidade de tais articulações.

> **ATENÇÃO! As osteotomias de redirecionamento acetabular podem dificultar a introdução dos acessos.**

> **DICA: O cirurgião deve atuar liberando com cuidado os tecidos pericapsulares e a cápsula articular até a visualização da cartilagem. Nesse momento, precisa promover a tração gradativa, até a obtenção de espaço articular suficiente para a abordagem intra-articular. No pós-operatório, as movimentações ativa e passiva devem ser instituídas de maneira precoce.**

- **Liberação de artrofibrose pós-operatória.** Uma das complicações mais temidas na correção cirúrgica da DDQ é a rigidez pós-operatória. Apesar de a fibrose articular ser descrita como uma das contraindicações da artroscopia do quadril, houve caso de liberação articular artroscópica em paciente com rigidez pós-operatória, indicando significativa melhora da mobilidade.

Doença de Legg-Perthes-Calvé

A doença de Legg-Perthes-Calvé (DLPC) é definida como uma necrose isquêmica ou avascular do núcleo secundário de ossificação da epífise proximal do fêmur, podendo ocorrer dos 2 aos 16 anos de vida. Trata-se de condição autolimitada, cujo processo de reparação instala-se de modo natural.

A presença de dor em adolescentes e adultos jovens com história prévia de DLPC pode ter várias causas: deformidades femorais e acetabulares, lesões da cartilagem articular ou do lábio, alterações do ligamento redondo, osteocondrites, corpos livres, hiperpressão do tendão do psoas, fadiga muscular por alterações biomecânicas, entre outras. É citada por autores como Berend e Vail[7] como a principal indicação de artroscopia no quadril da criança e do adolescente, e sua aplicação pode ser útil em diferentes situações clínicas.

- **Ressecção de corpo livre.** Algumas vezes, durante o processo de regeneração da epífise femoral, ocorre a formação de corpos livres. A ressecção artroscópica desses fragmentos mostra-se muito vantajosa quando comparada à via aberta **(FIG. 9.8.9)**.
- **Limpeza articular em caso de processo de sinovite.** Suzuki e colaboradoress,[8] ao realizarem artroscopia em 19 pacientes com DLPC, referiram que a lavagem articular foi eficaz na melhora do arco de mobilidade e na diminuição da dor.
- **Tratamento de alterações do ligamento redondo.** Alterações do ligamento redondo podem ser causadoras de dor em pacientes já acometidos por DLPC. Dentre as lesões mais comuns, podem ser citadas hipertrofia, ruptura, inserções anômalas ou lesões degenerativas. A cirurgia artroscópica tem grande utilidade na abordagem do ligamento redondo, podendo ter finalidade diagnóstica e terapêutica.
- **Ressecção do impacto femoroacetabular.**
- **Debridamento de lesões do lábio e da cartilagem articular.**

Abordagem de estruturas miotendíneas

O tendão do músculo psoas pode ser a causa de dor anterior no quadril. Esse diagnóstico, muitas vezes difícil, é estabelecido com o auxílio de testes de bloqueio anestésico.

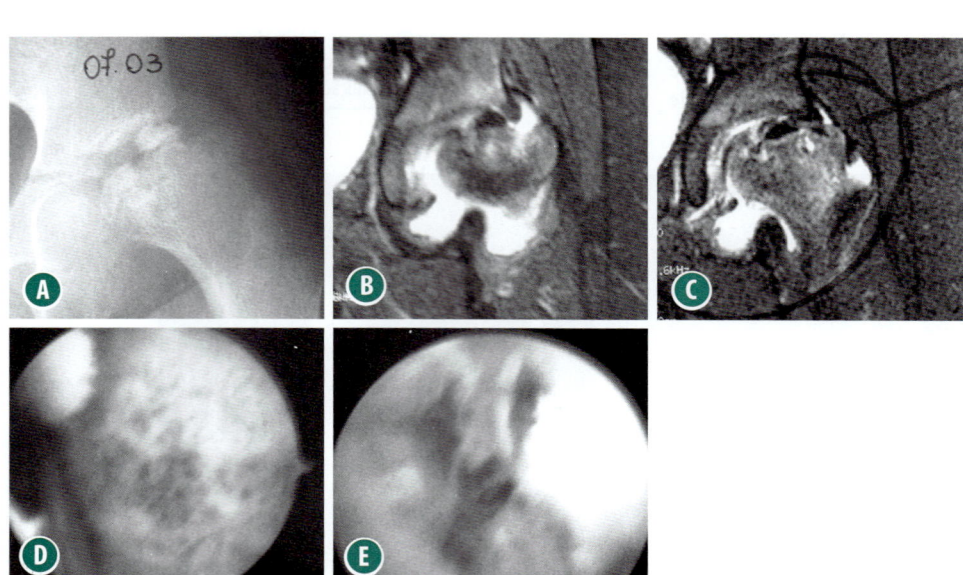

FIGURA 9.8.9 → Paciente apresentando DLPC com fragmento osteocondral livre.
A Imagem radiográfica.
B e **C** Aspecto na RM.
D e **E** Imagem da cabeça femoral e do acetábulo após a ressecção do fragmento.

É possível abordar endoscopicamente o tendão do músculo psoas tanto em sua porção intrapélvica (transarticular) quanto na inserção femoral (extra-articular).

Escorregamento epifisário proximal do fêmur

O escorregamento epifisário proximal do fêmur é uma afecção caracterizada pelo enfraquecimento da camada hipertrófica da placa de conjugação, no período do estirão de crescimento na adolescência. Seu tratamento tem uma grande variedade de opções, pois depende de muitas variantes: idade do paciente, potencial de crescimento residual, tipo de apresentação clínica, grau de escorregamento, arco de mobilidade, acometimento uni ou bilateral, presença ou não de condrólise ou necrose, recursos técnicos disponíveis, experiência do cirurgião, entre outras. Com certeza, as maiores divergências no tratamento estão relacionadas aos casos de maior gravidade.

A artroscopia tem se mostrado muito útil na abordagem desses casos. É possível citar as seguintes indicações:

- **Osteoplastia no tratamento do impacto femoroacetabular.** Muitas vezes, o impacto femoroacetabular provocado pelo escorregamento epifisário proximal do fêmur é aceito, devido à possível remodelação. Esse impacto constante pode ocasionar remodelamento da superfície do colo, mas também promove traumatismo na cartilagem acetabular e no lábio, podendo causar lesões indesejáveis. Com o objetivo de diminuir o impacto ósseo e ganhar mobilidade no quadril, é realizada a osteoplastia femoral. A artroscopia tem se mostrado uma boa opção na execução desse procedimento.

- **Auxílio na retirada de parafusos ou fios quebrados.**

- **Realização de osteotomia trapezoidal do colo femoral.** A osteotomia trapezoidal do colo femoral é utilizada na correção de deformidades graves, sendo fundamental a presença da cartilagem de crescimento, o que diminui a incidência de necrose. Essa cirurgia tem sido realizada integralmente por via artroscópica, associada à fixação percutânea da epífise femoral. Tal procedimento é indicado em situações muito específicas, em escorregamentos graves com a fise presente que, em algum momento, sofreram agudização, limitando muito a mobilidade dessa articulação.

> **DICA:** Na realização da osteoplastia femoral artroscópica, não há necessidade de tração, pois todo o procedimento é realizado fora da superfície articular. Podem ser utilizados dois acessos laterais paralelos ou uma via lateral e outra anterior.

- **Técnica.** O paciente é posicionado em mesa radiotransparente. Utilizam-se os acessos anterior e lateral com abordagem da área de clivagem do escorregamento, retirando-se aos poucos um trapézio ósseo de base maior anterior, situado no vértice da deformidade (junção epifisiometafisária). A epífise femoral, em descontinuidade com o colo, é reposicionada e fixada percutaneamente com dois parafusos canulados. Como a cápsula articular é preservada, o paciente é estimulado a realizar movimentos ativos e passivos no pós-operatório imediato. Trata-se de uma forma inovadora de abordagem no caso de escorregamentos graves (FIG. 9.8.10).

> **ATENÇÃO!** A quantidade de osso a ser submetido à ressecção nem sempre é fácil de ser calculada. Deve-se tomar cuidado para não enfraquecer em demasia o colo femoral.

Traumatologia pediátrica

- **Fratura-luxações do acetábulo.** Na ressecção de corpos livres intra-articulares.

- **Sequela de necrose epifisária decorrente de fratura do colo femoral.** Ressecção de impactos ósseos e osteoplastias da epífise femoral.

- **Luxação traumática inveterada do quadril.** Limpeza da cavidade, redução e análise da congruência (FIG. 9.8.11).

Ressecção de tumores ósseos

Na literatura, há algumas citações da abordagem artroscópica de tumores ósseos no quadril pediátrico. Khapchikk e colaboradores[9] relataram a ressecção de dois casos de osteoma osteoide, e Thompson e Wooward[10] citaram o tratamento de um osteoblastoma. Outros autores incluem o cisto ósseo e a condromatose sinovial tratados por tal procedimento.

Os autores deste capítulo tiveram oportunidade de tratar alguns casos de lesões tumorais com a resseção e eletroablação, um caso de osteoma osteoide do fundo acetabular e algumas lesões do colo e também do acetábulo, que se mostraram de etiologia infecciosa à análise. Realizaram também, em conjunto a Giancarlo Polesello, do grupo do quadril da Santa Casa de São Paulo,[11] a ressecção de lesões da porção medial do fêmur por um acesso alternativo medial (FIGS. 9.8.12).

COMPLICAÇÕES

Não são encontradas citações referindo complicações da artroscopia do quadril nas crianças, mas sabe-se que as publicações são muito escassas. No adulto, são referidas lesão do nervo cutâneo femoral lateral provocada pela introdução do acesso anterior, parestesia dos nervos pudendo, femoral ou isquiático decorrente da tração, lesões

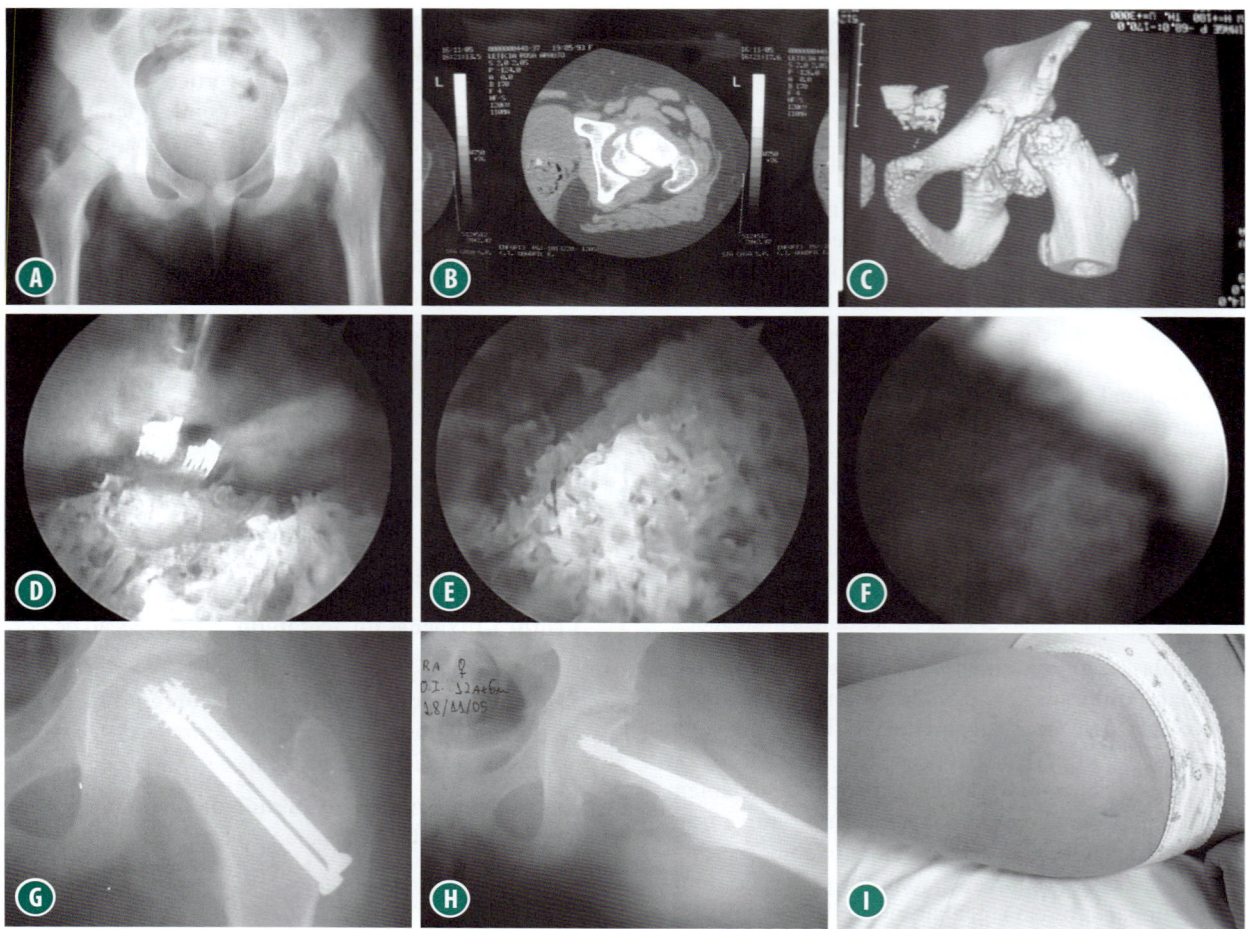

FIGURA 9.8.10 → Paciente com escorregamento epifisário proximal do fêmur grave tratado com osteotomia trapezoidal do colo por via artroscópica.
Ⓐ Radiografia inicial.
Ⓑ e Ⓒ Aspecto tomográfico inicial.
Ⓓ Imagem artroscópica mostrando o sítio de escorregamento e o início da ressecção óssea.
Ⓔ Aspecto após a ressecção óssea, com a formação de trapézio de base maior anterior.
Ⓕ Epífise femoral sendo reduzida.
Ⓖ e Ⓗ Radiografias após a fixação nas posições anteroposterior e perfil, respectivamente.
Ⓘ Aspecto estético no pós-operatório de dois meses.

cutâneas na região perineal ou nos pés, lesões cartilaginosas, quebra de instrumentais e edema excessivo por extravazamento de líquidos.

Na casuística dos autores deste capítulo, até o momento, houve um caso de lesão da cartilagem da cabeça femoral produzida na introdução das cânulas por tração ineficiente. Em outro paciente, a retirada de corpos livres articulares foi incompleta, necessitando de segunda cirurgia artroscópica.

DISCUSSÃO

A artroscopia deve ser vista como coadjuvante no tratamento das afecções do quadril de crianças e adolescentes, não devendo alterar os conceitos terapêuticos básicos. O sucesso dos resultados não depende da via de abordagem, mas da correta condução de cada paciente.

A opção por realizar cirurgia endoscópica busca trazer conforto ao paciente, minimizando a agressão aos tecidos, e reduzir a incidência de complicações, permitindo recuperação mais rápida e melhor aspecto estético. Acredita-se que a cirurgia só faz sentido quando seus benefícios superam a morbidade do procedimento. Para isso, recomenda-se grande familiarização com as doenças do quadril pediátrico, boa experiência cirúrgica com métodos convencionais e, ainda, estudo teórico e prático da artroscopia do quadril.

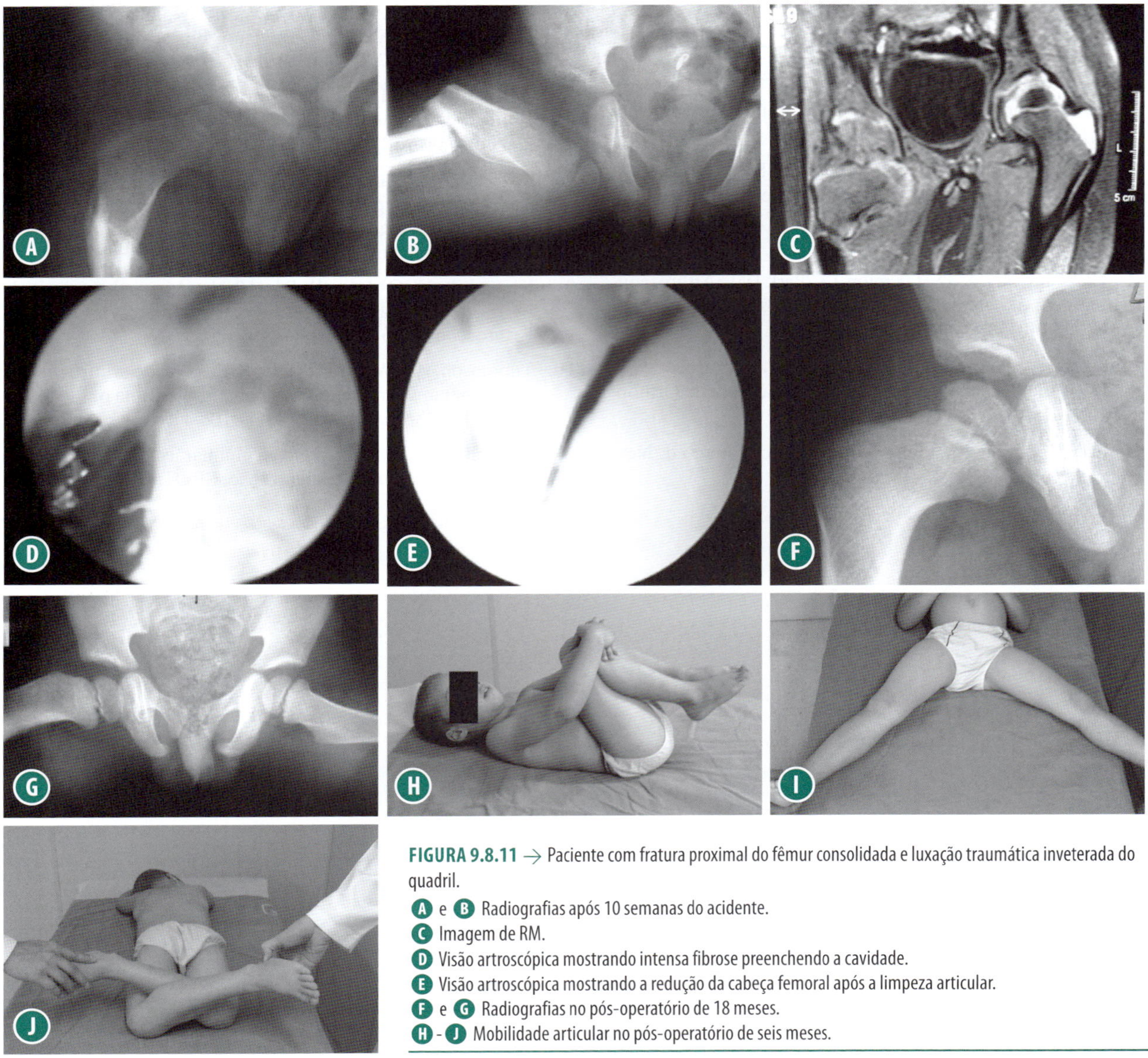

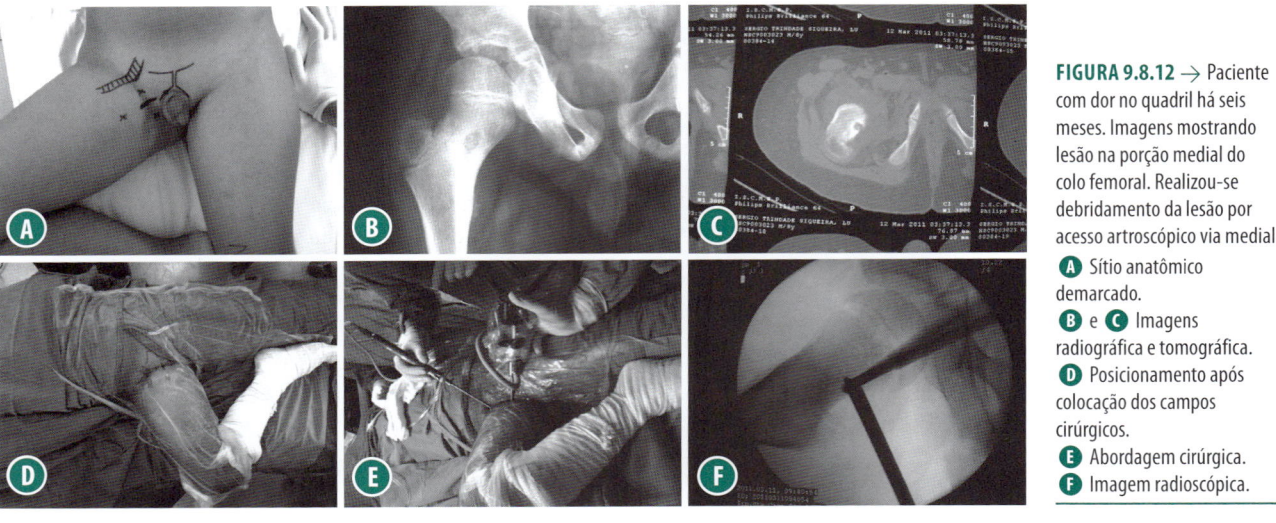

FIGURA 9.8.11 → Paciente com fratura proximal do fêmur consolidada e luxação traumática inveterada do quadril.

Ⓐ e Ⓑ Radiografias após 10 semanas do acidente.
Ⓒ Imagem de RM.
Ⓓ Visão artroscópica mostrando intensa fibrose preenchendo a cavidade.
Ⓔ Visão artroscópica mostrando a redução da cabeça femoral após a limpeza articular.
Ⓕ e Ⓖ Radiografias no pós-operatório de 18 meses.
Ⓗ - Ⓙ Mobilidade articular no pós-operatório de seis meses.

FIGURA 9.8.12 → Paciente com dor no quadril há seis meses. Imagens mostrando lesão na porção medial do colo femoral. Realizou-se debridamento da lesão por acesso artroscópico via medial.

Ⓐ Sítio anatômico demarcado.
Ⓑ e Ⓒ Imagens radiográfica e tomográfica.
Ⓓ Posicionamento após colocação dos campos cirúrgicos.
Ⓔ Abordagem cirúrgica.
Ⓕ Imagem radioscópica.

Referências

1. Burman MS. Arthroscopy or the direct visualization of joints: an experimental cadaver study. J Bone Joint Surg Am. 1931;13(4):669-95.

2. Oliveira RS, Leite JAD, Patrocínio RMSV, Castro JOA, Santana MG. Modelo experimental de artroscopia do quadril em cadáveres de recém-nascidos. Acta Ortop Bras. 2005;13(2):86-90.

3. Kim SJ, Choi NH, Ko SH, Linton JA, Park HW. Arthroscopic treatment of septic arthritis of the hip. Clin Orthop Relat Res. 2003;(407):211-4.

4. Chung WK, Slater GL, Bates EH. Treatment of septic arthritis of the hip by arthroscopic lavage. J Pediatr Orthop. 1993;13(4):444-6.

5. Byrd JWT, editor. Operative hip arthroscopy. 2nd ed. New York: Springer; 2005.

6. Philippon MJ, Schenker ML, Briggs KK, Kuppersmith DA, Maxwell RB, Stubbs AJ. Revision hip arthroscopy. Am J Sports Med. 2007;35(11):1918-21.

7. Berend KR, Vail TP. Hip arthroscopy in adolescence and childhood. In: Byrd JWT, editor. Operative hip arthroscopy. 2nd ed. New York: Springer; 2005. p. 204-19.

8. Suzuki S, Kasahara Y, Seto Y, Futami T, Furukawa K, Nishino Y. Arthroscopy in 19 children with Perthes' disease: pathologic changes of the synovium and the joint surface. Acta Orthop Scand. 1994;65(6):581-4.

9. Khapchik V, O'donnell RJ, Glick JM. Arthroscopically assisted excision of osteoid osteoma involving the hip. Arthroscopy. 2001;17(1):56-61.

10. Thompson MS, Wooward JS Jr. The use of the arthroscope as an adjunct in the resection of a chondroblastoma of the femoral head. Arthroscopy. 1995;11(1):106-11.

11. Polesello GC, Honda E, Ono N, Guimarães R, Aristide RSA. Artroscopia do quadril: atualização. SBOT. 2005;2(2):25-32.

Capítulo 9.9

REABILITAÇÃO FUNCIONAL DO QUADRIL DA CRIANÇA

Flávia Gomes Martinez
Cristina Rodrigues
Viviane Zechlinski Sacharuk

A articulação coxofemoral é uma enartrose, com superfícies articulares esféricas e mobilidade triaxial. Com frequência, essa articulação é submetida a cargas compressivas e de tração durante a vida.[1] Tem alta congruência, na qual a extensão é muito menor do que a flexão, estando limitada pela tensão do ligamento iliofemoral. Além disso, na prática, a abdução de um quadril é acompanhada de abdução idêntica à do outro quadril, o que acontece a partir de 30º, amplitude em que se inicia uma báscula da pelve. O movimento de circundução do quadril ou a combinação simultânea de movimentos elementares realizados ao redor de três eixos descreve uma curva sinuosa que percorre diversos setores no espaço, determinados pela intersecção dos três planos de referência: sagital, frontal e horizontal.[2] A **TABELA 9.9.1** descreve a amplitude de movimento (ADM) fisiológica do quadril.

Da primeira infância até a adolescência, a criança explora muitas brincadeiras com corridas, saltos e deslocamentos corporais em geral, envolvendo impacto, quedas e movimentos com grande ADM. Bicicletas são muito desfrutadas, bem como brincadeiras com saltos muito divertidas, podendo envolver materiais como camas elásticas, cordas, elásticos ou bolas. O futebol, em especial para os meninos, faz parte do universo de atividades físicas e diversão muito frequentes na cultura brasileira, enquanto

TABELA 9.9.1 → Amplitudes articulares goniométricas fisiológicas do quadril

Movimento	ADM
FLEXÃO	90º (com extensão de joelho) 120º (com flexão de joelho)
EXTENSÃO	20º (com extensão de joelho) 30º (com flexão de joelho)
ABDUÇÃO	45º
ADUÇÃO	30º (combinada com flexão ou extensão do quadril)
ROTAÇÃO INTERNA	30º (com flexão de joelho)
ROTAÇÃO EXTERNA	60º (com flexão de joelho)

Fonte: Kapandji.[2]

danças, patinação e desportos escolares, como vôlei, basquete e handebol, também envolvem o universo de meninas e meninos.

A infância oferece possibilidades de atividades físicas que aumentam a demanda mecânica sobre a articulação do quadril. Por exemplo, a carga sobre essa articulação durante a marcha é de 1,3 a 5,8 vezes o peso do corpo,[3] e de 2,6 a 5,5 vezes em atividades como subir e descer degraus, enquanto correr e esquiar demandam até oito vezes o peso corporal.[1] O quadril da criança é muito solicitado inclusive durante a fase da infância em que a necrose avascular Legg-Perthes-Calvé mais prevalece, dos 4 aos 9 anos.[4]

Durante a infância, há outras desordens muito comuns da articulação do quadril que causam dor e déficit funcional, como a sinovite transitória aguda, displasia do quadril e epifisiólise femoral. Dentre os sinais e sintomas da disfunção do quadril, destacam-se dor referida na face anterior da coxa e joelho e contratura de flexores e adutores de quadril, resultando em claudicação e queixas durante a marcha.[1] A perda da possibilidade de desfrutar das brincadeiras da infância em função de doenças articulares do quadril é muito penosa à criança, no aspecto psicológico. A necessidade de imobilização e a incapacidade funcional podem complicar bastante a saúde emocional do paciente e da família. O cuidado com acidentes é muito importante e, se necessário, deve ser realizado o treino com uma ou duas muletas.

A solicitação médica por fisioterapia é frequente para crianças com afecções de quadril e, quando necessário, a equipe interdisciplinar também é composta por psicoterapeuta. É fundamental que ocorra comunicação entre a equipe interdisciplinar ao longo do tratamento, enquanto as avaliações e reavaliações são importantes oportunidades para esclarecimentos sobre o andamento de cada caso à família. Destaca-se o tratamento de afecções como Legg-Perthes-Calvé, muito frequentes na prática clínica fisioterapêutica.

Estudos demonstram que crianças com necrose avascular da cabeça do fêmur apresentam alterações na cinemática da marcha.[5] Por exemplo, crianças que foram capazes de liberar carga sobre o quadril adotam espontaneamente um padrão de marcha com elevação de pelve durante a fase de balanço, e abdução e rotação externa do quadril durante a fase de apoio unipodal.[6] A elevação da pelve no lado do membro oscilante tem sido descrita na literatura e parece estar associada com inclinação do tronco.[5] Diante disso, os fisioterapeutas devem incluir avaliação e tratamento da marcha de pacientes com acometimentos do quadril.

A avaliação fisioterapêutica criteriosa da criança é fundamental para que sejam traçados objetivos em curto, médio e longo prazos, e que sejam bem definidos o programa fisioterapêutico e a frequência semanal das sessões. Além da anamnese com os responsáveis, o exame físico é composto por inspeção, palpação, tomadas de medidas perimétricas e goniométricas e testes específicos. Medidas como peso e altura são adicionadas a mensurações de comprimento e circunferência de membros inferiores, para fins de detecção de discrepância de membros (embora não seja fidedigna a medida com fita métrica, quando comparada à escanometria óssea) e hipotrofia muscular, geralmente estando o paciente em decúbito dorsal na maca. Além disso, a palpação de músculos, junções miotendíneas e tendões circunjacentes ao quadril acometido é fundamental para a detecção de espasmos, contraturas e espessamentos tissulares, que costumam instalar-se em músculos flexores e adutores de quadril, como iliopsoas, tensor da fáscia lata, reto-femoral, adutores curto, longo, magno, grácil e pectíneo.[4] Tal investigação serve de subsídio para a realização de terapia manual, prévia e/ou posterior à realização do programa cinesioterapêutico a ser desenvolvido nas sessões de fisioterapia.

A medida de ADM articular passiva e ativa do quadril por meio de goniometria é fundamental para avaliar o grau de comprometimento funcional do paciente, bem como, por meio de reavaliações, acompanhar a evolução do quadro clínico.[7] Nesse sentido, a definição da sensação final ou terminal, percebida pelo avaliador na máxima amplitude passiva (*end feel*), também é muito importante. Tal sensação descreve a resistência percebida manualmente pelo avaliador e pode ser classificada como elástica, plástica ou dura, conforme o tipo de interface mecânica que limita o movimento.[8]

FISIOTERAPIA AQUÁTICA NA REABILITAÇÃO DO QUADRIL

A escolha de fisioterapia aquática é ideal para reabilitação de afecções do quadril, uma vez que o efeito de flutuação reduz o estresse mecânico articular.[9-13] Além disso, o calor analgésico da água se une ao efeito de relaxamento e melhora da viscoelasticidade de músculos, fáscias e tendões, enquanto há aumento da plasticidade articular.[11,13,14] O fortalecimento da musculatura e retreinamento da marcha costumam ser mais eficientes na piscina, em virtude da resistência dinâmica oferecida pela água.[10]

A fisioterapia aquática para a reabilitação do quadril apresenta uma série de procedimentos voltados ao aumento da ADM/mobilidade e funcionalidade da articulação, além de estabilidade articular, força muscular e resistência muscular localizada. A força do arrasto criado pelo movimento na água pode ser explorada para ganho funcional. Quando essa força decorrente do fluxo turbulento é explorada, quanto maior a velocidade do movimento, maior a resistência criada. Já a força do empuxo pode ser um auxílio para os alongamentos e exercícios para ganho de ADM, ou uma resistência para o treinamento concêntrico, isométrico ou excêntrico da musculatura-alvo.[15]

O programa de tratamento das afecções de quadril envolve, em geral, fases específicas que progridem da seguinte forma:[16]

- **Fase 1:** amplitude de movimento.
- **Fase 2:** fortalecimento muscular.
- **Fase 3:** equilíbrio, propriocepção e condicionamento físico.
- **Fase 4:** habilidades específicas.
- **Fase 5:** transição e manutenção.

Os espasmos reativos e as dores musculares associadas costumam atingir adutores, psoas maior, ilíaco e reto femoral.[4] Por isso, muitas vezes, o programa terapêutico inicia com uma boa abordagem manual para terapia de alívio. Analgesia, relaxamento muscular e melhora do fluxo sanguíneo local são efeitos obtidos com a massoterapia sobre a musculatura espasmódica associada às mobilizações passivas articulares (**FIGS. 9.9.1 e 9.9.2**). Essas últimas associam tração articular a movimentos multivetoriais com o objetivo de descompressão/mobilização dos elementos intra-articulares com vistas à mobilidade (**FIG. 9.9.3**). A tração simples também pode ser utilizada com o objetivo de descompressão articular (**FIG. 9.9.4**).

Logo após a terapia manual, a sessão pode envolver o aquecimento. Conforme o paciente melhora o quadro de contratura muscular, a sessão passa a iniciar com o aquecimento – bicicleta no tubo, pernadas de costas, *crawl* e pernadas de lado (**FIG. 9.9.5**). Alongamentos manuais

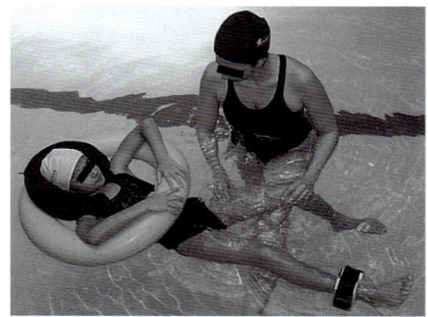

FIGURA 9.9.1 → Terapia manual para liberação de reto femoral e demais músculos do quadríceps.

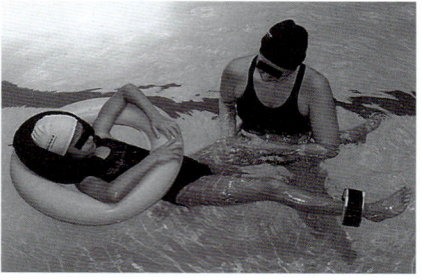

FIGURA 9.9.2 → Terapia manual para liberação de musculatura de adutores do quadril.

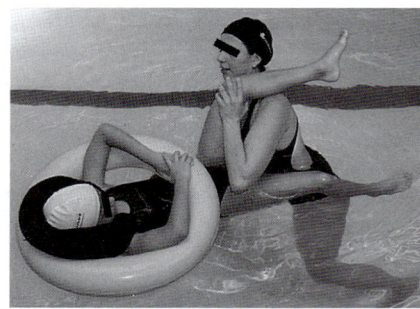

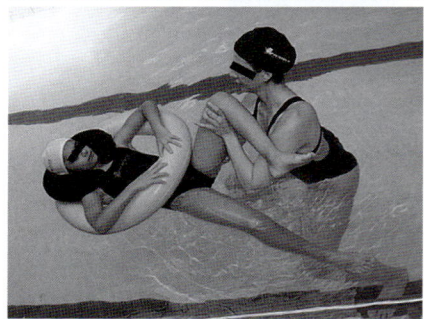

FIGURA 9.9.3 → Mobilizações passivas articulares multivetoriais associadas à tração articular.

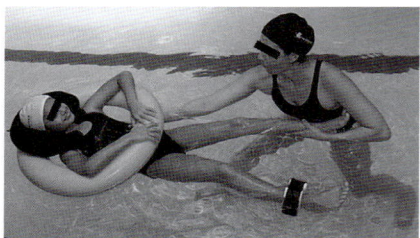

FIGURA 9.9.4 → Tração articular.

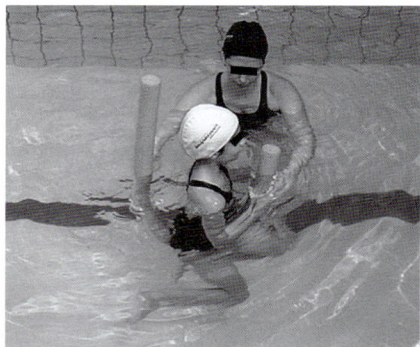

FIGURA 9.9.5 → Exercício de aquecimento – bicicleta no aquatubo.

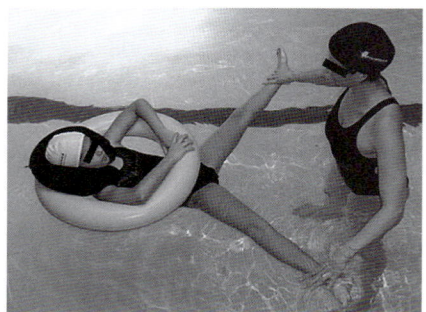

FIGURA 9.9.6 → Alongamento passivo de adutores.

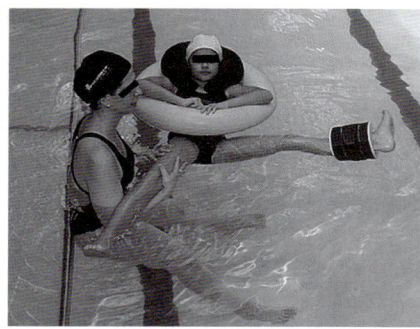

FIGURA 9.9.7 → Exercício do método Bad Ragaz para abdução e adução de quadril com o segmento sustentado pelo flutuador, explorando a resistência arrasto e buscando ADM.

passivos são realizados com leve força de tração por parte do fisioterapeuta, evitando forças de cisalhamento articular **(FIG. 9.9.6)**. O tempo de alongamento realizado no início da sessão pode ser menor do que o usado no final da sessão, em função do relaxamento que o procedimento em geral provoca.

As mobilizações articulares podem ser utilizadas com o auxílio da força de arrasto e esteira oriundos da turbulência da água provocada pelo movimento. Essas mobilizações ocorrem de maneira suave, no ritmo de movimentos estabelecido pela própria água.[15]

Exercícios com uso de boia de peito como suporte para o corpo ficar em suspensão são muito usados. Flutuadores de EVA (material emborrachado flutuante) dão suporte às pernas do paciente em flutuação, o qual é orientado a abduzir e aduzir o quadril unilateralmente, enquanto o outro membro inferior é estabilizado pelo fisioterapeuta **(FIG. 9.9.7)**. Acabam por abduzir e aduzir ambas as coxofemorais, uma vez que se busca a amplitude máxima de movimento – desde que não haja desconforto. O exercício é realizado

contra a força do arrasto e, quanto maior a velocidade que o paciente tenta implantar, maior a intensidade do exercício, o qual faz parte do método hidroterapêutico suíço chamado de método dos anéis de Bad Ragaz, e une mobilidade articular a reforço muscular. Pode-se também realizar uma variação, que é em pé com o uso de aquafins ou borboletas de borracha, as quais aumentam a área frontal do segmento e, portanto, também a resistência da água ao exercício **(FIG. 9.9.8)**.

Outros exercícios fazem parte do programa, sempre buscando explorar as resistências da água, a mobilidade articular e o reforço muscular suave e levemente progressivo. Além disso, contrações isométricas em posições articulares

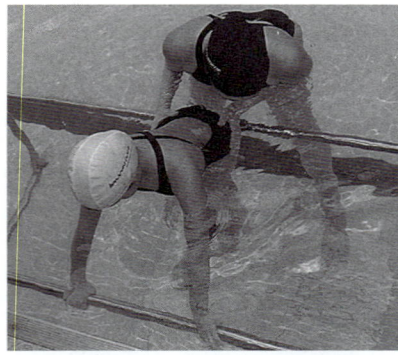

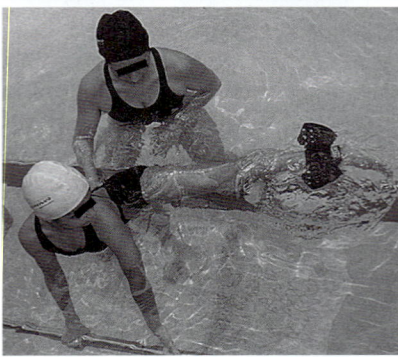

FIGURA 9.9.8 → Exercício de abdução e adução de quadril em pé com o uso de implemento resistivo (aquafin) explorando a força do arrasto/turbulência da água – posições inicial e final.

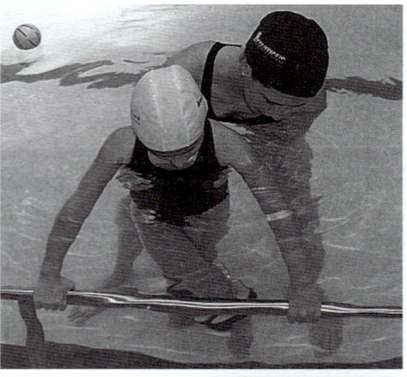

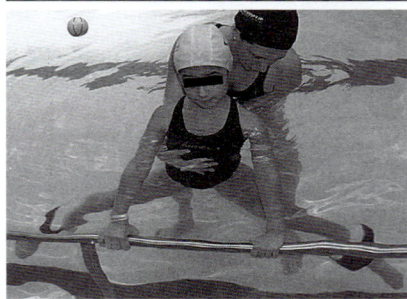

FIGURA 9.9.9 → Exercício de mobilidade e reforço muscular de abdutores e adutores explorando a ADM do quadril auxiliada ou resistida pelos flutuadores – posições inicial e final.

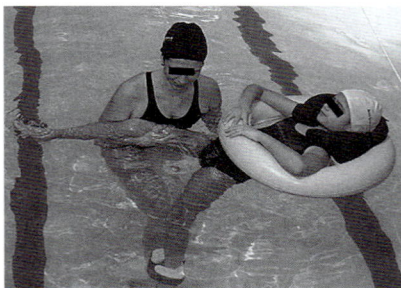

FIGURA 9.9.10 → Exercícios de extensão de quadril para reforço muscular de glúteo máximo e isquiotibiais com alongamento de psoas resistido pelo empuxo, afundando o implemento flutuante e controlando a sua subida.

neutras são realizadas para ganho e treino de força muscular. Esses exercícios variam em manutenção de 4 a 10 segundos e compõem o máximo de 10 repetições, dependendo da força implantada. Em geral adução-abdução e flexoextensão são utilizadas, nos padrões diagonais de facilitação neuromuscular proprioceptiva (FNP) utilizadas no método dos anéis de Bad Ragaz.[11]

O empuxo pode auxiliar muito no ganho de ADM e força, simultaneamente. Exercícios utilizando a força do empuxo como auxílio nas ADMs finais e resistência para treino de força muscular **(FIG. 9.9.9)** podem ser adicionados àqueles contra a força do empuxo para treino concêntrico e excêntrico da musculatura **(FIG. 9.9.10)**. Abdutores, extensores e rotadores de quadril são grupos musculares explorados com facilidade por esse tipo de exercícios. Os flexores e extensores do joelho também são boas opções para exercícios contra o empuxo ou flutuação **(FIG. 9.9.11)**. A atenção do fisioterapeuta deve ser destinada ao posicionamento do paciente, para que a força seja explorada de forma adequada, bem como ao tamanho e número dos flutuadores, para escolha correta da carga.[15]

As pernadas, bicicletas e chutes na água configuram exercícios contra a força do arrasto, pois não há poder de flutuação em implementos aí utilizados, como nadadeiras e aquafins. Esses materiais aumentam a área frontal do segmento e, portanto, a resistência do movimento. Nesse tipo de exercício, as contrações predominantes são concêntricas, embora possa haver frenagem excêntrica no final do movimento.

Os movimentos triaxiais do quadril podem ser explorados contra a força do empuxo ou arrasto, quando são desenhadas figuras como círculos, o "8" ou o "∞" em diferentes velocidades: quanto mais lento, menor a carga **(FIG. 9.9.12)**. Chutes na água com ou sem agachamentos associados podem ser utilizados para o membro inferior que chuta a água ou para o que sustenta em cadeia fechada, dependendo da fase do tratamento **(FIG. 9.9.13)**.

Exercícios envolvendo grandes grupos musculares também são utilizados. Abdominais oblíquos associados a padrões FNP são boas escolhas para fortalecimento das cadeias musculares diagonais, melhorando a dissociação de cinturas, muito importante para a marcha[17,18] **(FIG. 9.9.14)**.

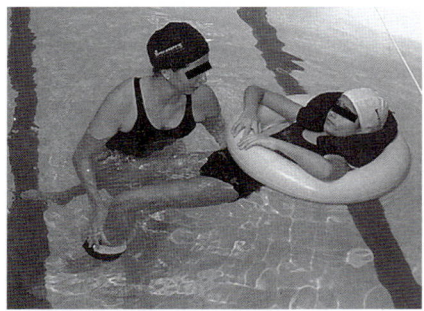

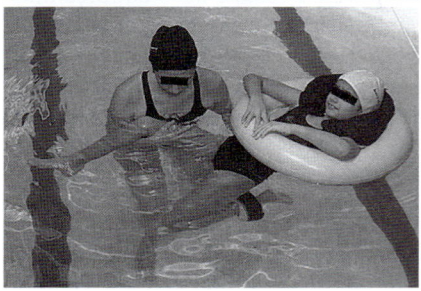

FIGURA 9.9.11 → Exercício de reforço muscular de glúteo e isquiotibiais resistidos contra a força do flutuador/empuxo, associando ao alongamento de reto femoral e iliopsoas – posições inicial e final.

A comunicação entre médico, fisioterapeuta e família é fundamental. O programa fisioterapêutico, os exercícios e as cargas escolhidas para compor o programa devem estar de acordo com as restrições de carga determinadas pelo tratamento médico. O bom conhecimento de biomecânica articular e muscular é indispensável ao fisioterapeuta. A partir da liberação de cargas progressivas por parte do médico, o tratamento fisioterapêutico evolui, assim como as atividades funcionais. Nas fases finais do tratamento, recupera-se o treino em cadeia cinética fechada, então com forças compressivas articulares maiores, associando-se a equilíbrio e propriocepção, reeducação de marcha e gestos motores ou atividades específicas. Dessa fase em diante, inclui-se um progressivo treino proprioceptivo, de equilíbrio e habilidades específicas.

O conhecimento dos efeitos aproximados da imersão sobre a redução do peso hidrostático da criança ou do adulto durante a fisioterapia aquática é muito importante. Conforme a equipe médica libera o apoio parcial sobre o membro inferior acometido, pode-se utilizar uma série de atividades, como treinos de marcha variados na piscina, de acordo com a profundidade permitida. Dessa forma, estudos sobre o peso hidrostático são muito importantes para nortear tais procedimentos.

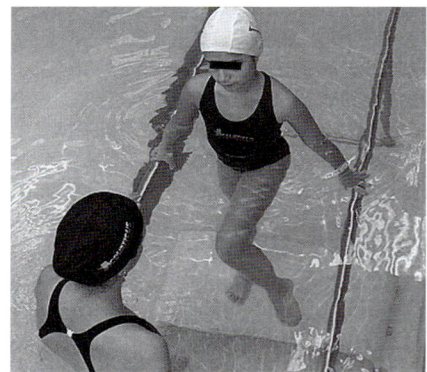

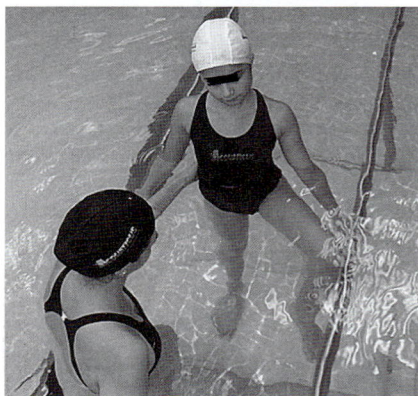

FIGURA 9.9.12 → Exercício de mobilidade articular e fortalecimento do membro inferior. É realizado com o joelho semifletido em forma de "8" e em ritmo lento, explorando a resistência do arrasto e visando à ADM das rotações externa/interna e adução/abdução do quadril – posições inicial e final.

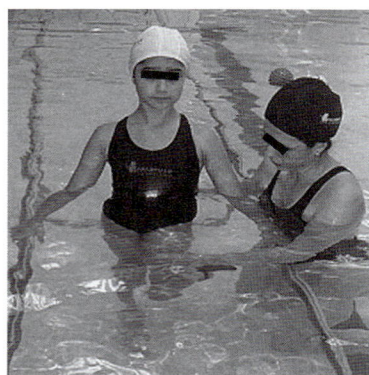

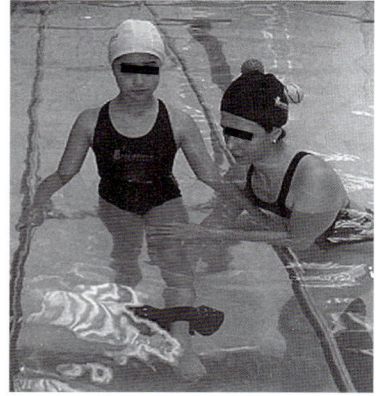

FIGURA 9.9.13 → Exercício de reforço muscular de quadríceps e flexores de quadril. Chutes na água com uso de implemento resistivo (aquafin), contra a resistência do arrasto – posições inicial e final.

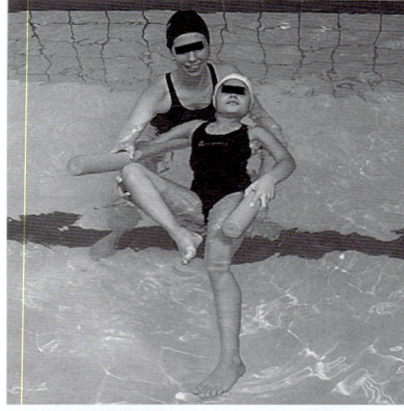

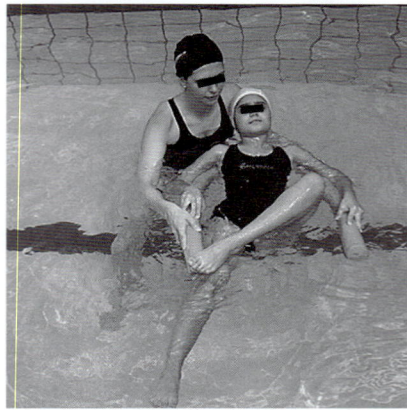

FIGURA 9.9.14 → Exercício de mobilidade de quadril. Exercício de reforço muscular de oblíquos associado à rotação externa/interna do quadril – posições inicial e final.

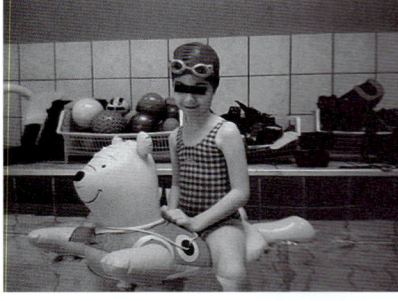

FIGURA 9.9.15 → Brincadeira com material flutuante envolvendo ganho/manutenção de ADM, equilíbrio e propriocepção.

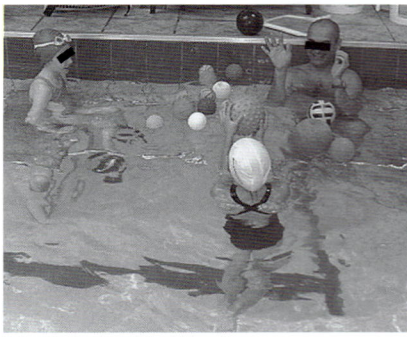

FIGURA 9.9.16 → Atividades lúdicas em pequenos grupos.

Embora os estudos tenham sido realizados com adultos, servem de referência para o trabalho fisioterapêutico. A **TABELA 9.9.2** informa a redução de peso aproximada do indivíduo de acordo com a profundidade de imersão.[19]

A reabilitação do quadril da criança envolve objetivos técnicos específicos, mas deve haver contextualização por parte da equipe de saúde com relação à ansiedade da criança e da família. Além dos exercícios e manobras utilizados para a manutenção e o ganho de mobilidade articular, resistência muscular localizada e recuperação da força muscular, o lúdico também é priorizado durante a fisioterapia **(FIGS. 9.9.15 e 9.9.16)**. Brincar durante as sessões é muito importante, o divertimento e o prazer devem fazer parte desse momento difícil para todos. A boa relação fisioterapeuta-paciente-família e da equipe interdisciplinar faz parte do sucesso do tratamento.[20]

O ambiente aquático é também indicado para manutenção de qualidades físicas conquistadas com a fisioterapia aquática e que permitem a alta do paciente. Natação é uma alternativa interessante para aumento de estabilidade e resistência muscular. Todavia, sabe-se que a natação requer, em média, um esforço relativo de membros superiores de 85% para apenas 15% de membros inferiores.[21] Além disso, as pernadas envolvem movimentos cíclicos angulares restritos da articulação do quadril e de todo o membro inferior, o que não explora a mobilidade articular de forma adequada. Por isso, atividades em *deep water* ou água profunda são muito utilizadas, como *jogging* aquático e alguns tipos de hidroginástica; polo aquático também pode ser uma boa alternativa.

O *deep water* é uma modalidade da fisioterapia aquática (hidroterapia) ou da hidroginástica que envolve caminhadas, corridas e exercícios em suspensão em água profunda. É uma alternativa muito indicada como terapia ou manutenção de condicionamento físico associado a problemas articulares em quadril, coluna e joelho,[9] podendo contribuir para o aumento de ADM do quadril.[22]

TABELA 9.9.2 → Percentual de redução do peso hidrostático

	Masculino	Feminino	Ambos
	Média	Média	Média
Tornozelo	2,44	2,42	2,42
Joelho	11,83	12,35	12,08
Quadril	42,49	51,10	46,63
Umbigo	52,48	57,51	54,90
Processo xifoide	67,11	70,86	68,92
Ombros	82,47	85,89	84,11
Pescoço	90,11	92,14	91,09

Masculino, n = 28; feminino, n = 26; ambos, n = 54.
Fonte: Kruel.[19]

FISIOTERAPIA CONVENCIONAL

Quando realizada a fisioterapia convencional, o programa de exercícios terapêuticos deve ser criterioso. Cuidados com impacto articular e forças compressivas são fundamentais para casos de Legg-Perthes-Calvé ou de fraturas não consolidadas, ou mesmo pós-operatórios recentes. Também devem ser evitados alongamentos passivos forçados em flexão máxima e adução máxima, com vistas a evitar forças contribuintes para a subluxação da cabeça femoral. Nesses casos, o principal objetivo do tratamento é a prevenção das deformidades da cabeça do fêmur, além de evitar a degeneração precoce da articulação do quadril, manter a mobilidade articular e propiciar alívio da dor. Por isso, o tratamento cinesioterapêutico é focado em terapia manual para liberação de contraturas, alongamentos e exercícios de mobilidade.[23] Como ocorrem hipotrofias e redução da força em função da limitação funcional, exercícios de ganho de força devem iniciar de forma isométrica, evoluir para amplitudes menores e, conforme a melhora do caso, aumentar a amplitude de exercícios resistidos de forma progressiva.[3]

O programa cinesioterapêutico da fisioterapia convencional apresenta uma série de possibilidades efetivas para reabilitação do quadril da criança. Cabe salientar a importância da educação quanto ao uso correto de dispositivos de auxílio de marcha, como uma ou duas órteses, tipo muletas canadenses. No caso de haver indicação médica de uso de dispositivos auxiliares à locomoção, é função do fisioterapeuta avaliar, ensinar a utilização correta das muletas e realizar as correções necessárias durante a marcha e transferências.[24]

Serão apresentados, a seguir, alguns procedimentos fisioterapêuticos aplicáveis a quadros com demanda de ganho de mobilidade e redução de compensações decorrentes de quadros como Legg-Perthes-Calvé, artrite séptica, pós-fraturas e sinovites do quadril da criança.

Quanto à estrutura da clínica ou do consultório, utiliza-se, em geral, o tatame alto ou mesmo a maca para a realização da terapia manual e dos exercícios de mobilidade. O uso de bicicleta ergométrica, camas elásticas e implementos proprioceptivos, bem como materiais elásticos, espaldar e barras paralelas, também é muito útil durante a progressão do tratamento.

A terapia manual, realizada por meio de deslizamento, amassamento e fricção da musculatura espasmódica ou contraturada, pode ser realizada no início e/ou no final da sessão (**FIGS. 9.9.17 e 9.9.18**), adicionada como alternativa a técnicas tendíneas de Cyriax[8] (**FIG. 9.9.19**) e pompagens, tal como o realizado em ambiente aquático (**FIG. 9.9.20**). A ideia é preparar os tecidos moles para o programa de exercícios, reduzindo os efeitos restritivos e isquêmicos relacionados aos espasmos.

A terapia manual, que também serve para liberar tecidos moles e aumentar o metabolismo local,[24] pode ser seguida de alongamentos e decoaptações suaves articulares, para

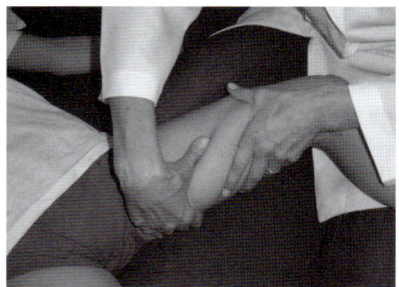

FIGURA 9.9.17 → Massagem tipo amassamento em adutores.

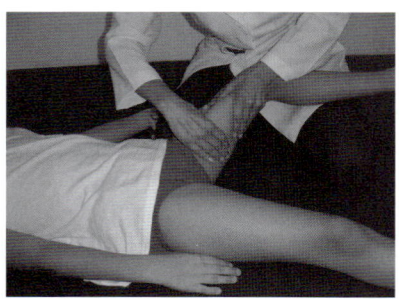

FIGURA 9.9.18 → Terapia manual em adutores.

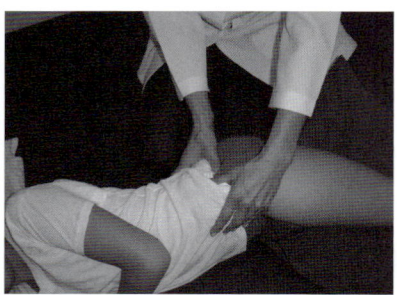

FIGURA 9.9.19 → Terapia manual tipo Cyriax na junção miotendínea de abdutores de quadril.

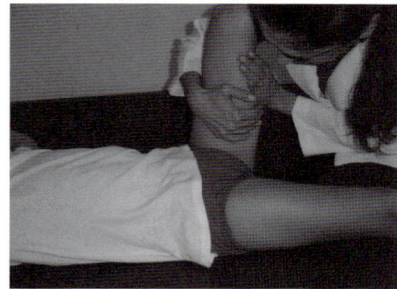

FIGURA 9.9.20 → Pompagens em adutores.

aumentar a plasticidade da cápsula articular e a viscoelasticidade dos tecidos circunjacentes (**FIGS. 9.9.21 e 9.9.22**). Exercícios de aquecimento, como bicicleta sem carga, podem ser utilizados no momento inicial da sessão. Além disso, mobilizações suaves triaxiais com leve decoaptação articular também podem ser realizadas com eficácia (**FIG. 9.9.23**).

Estratégias de tração articular muito gentis podem ser realizadas, tanto com técnica manual quanto com materiais elásticos amarrados a um espaldar e adaptados nas extremidades distais dos membros inferiores do paciente **(FIG. 9.9.24 e 9.9.25)**. É importante destacar que tais procedimentos não devem provocar desconforto. Além disso, técnicas de tração manual suave podem ser associadas a leve vibração para estimular receptores articulares de Pacini, com intuito de incrementar a analgesia **(FIG. 9.9.26)**.

Considerando que a fase inicial incluiu terapia manual, alongamentos e aquecimento, o programa deve evoluir para exercícios que objetivam ganho de mobilidade articular, os quais podem ser realizados durante tração suave. Todavia, em geral, os exercícios mais utilizados são os ativos livres. A característica morfológica esférica da articulação do quadril justifica a realização de exercícios com união de mais de um eixo. Por isso, recomendam-se exercícios biaxiais e triaxiais. Ilustram-se, a seguir, alguns exemplos de exercícios incluídos no programa cinesioterapêutico de pacientes em fase inicial e intermediária de reabilitação, com o objetivo de ganho de mobilidade articular **(FIGS. 9.9.27 a 9.9.29)**.

Em situações nas quais deseja-se evitar ao máximo as forças de cisalhamento articular, podem ser utilizados também exercícios tipo "polia". Eles ocorrem ou com o membro em suspensão ou estando o membro apoiado em uma superfície lisa, de forma a provocar menos atrito. Assim, pode-se explorar a mobilidade articular de forma indolor e sem sobrecarga articular. Tais exercícios também podem ser biaxiais, estimulando a esfericidade articular do quadril **(FIGS. 9.9.30 e 9.9.31)**.

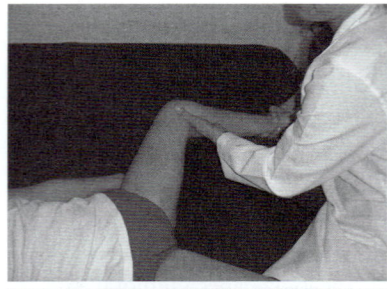

FIGURA 9.9.23 → Mobilizações articulares triaxiais leves.

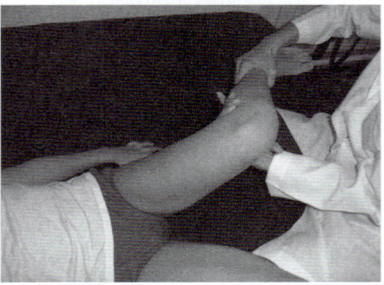

FIGURA 9.9.24 → Tração suave de quadris.

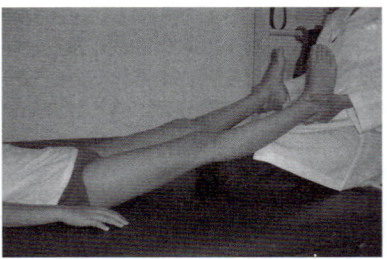

FIGURA 9.9.25 → Tração suave com uso de material elástico preso a um espaldar e às extremidades distais dos membros inferiores do paciente.

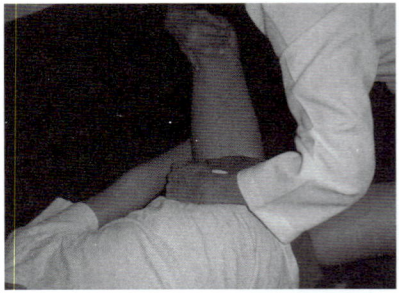

FIGURA 9.9.21 → Alongamento manual passivo de adutores com leve decoaptação articular.

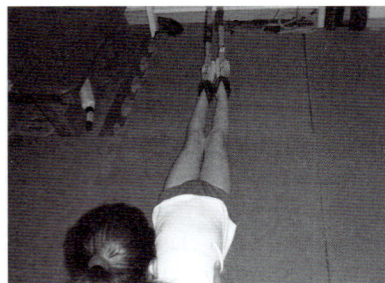

FIGURA 9.9.22 → Decoaptações articulares suaves.

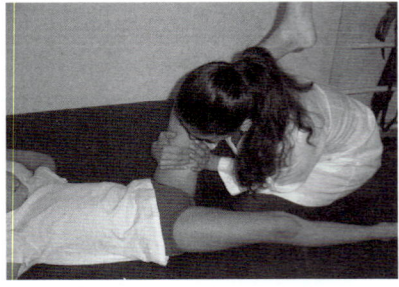

FIGURA 9.9.22 → Decoaptações articulares suaves.

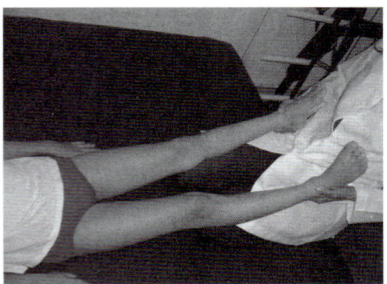

FIGURA 9.9.26 → Trações suaves com vibrações de membros inferiores.

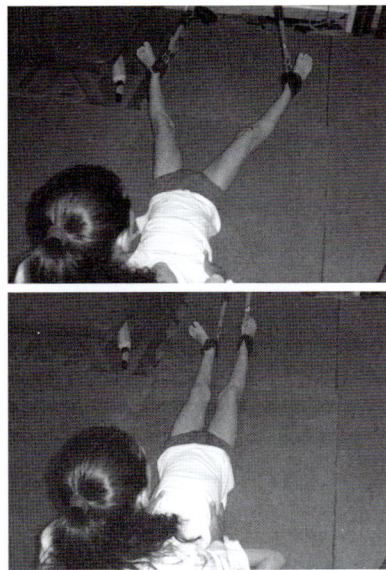

FIGURA 9.9.27 → Exercício de adução e abdução de quadril bilateral com uso de material elástico para garantir leve decoaptação articular.

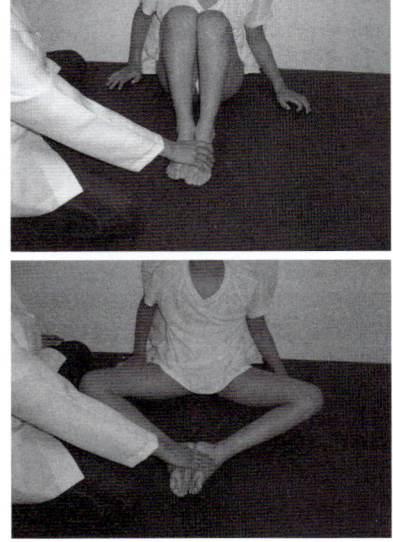

FIGURA 9.9.29 → Exercícios para ganho de mobilidade de rotações interna e externa dos quadris.

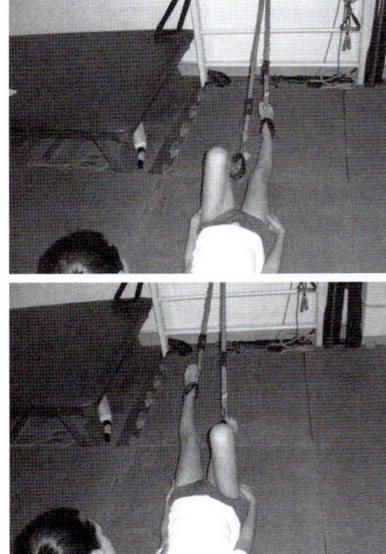

FIGURA 9.9.28 → Exercício de flexoextensão de joelhos alternada com leve decoaptação articular com uso de material elástico.

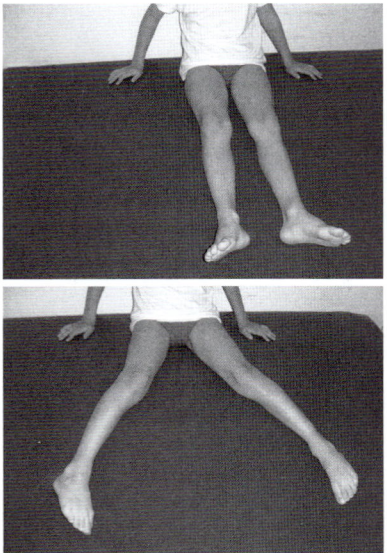

FIGURA 9.9.30 → Exercício tipo polia biaxial: adução + rotação externa e abdução + rotação interna de quadris.

Conforme o paciente melhora, movimentos mais amplos vão sendo executados, e os ativos livres podem ser incrementados. Além disso, exercícios de força isométrica submáxima para músculos hipotróficos e enfraquecidos são boas estratégias para a recuperação funcional do indivíduo **(FIGS. 9.9.32 a 9.9.34)**.

É importante que o acompanhamento radiológico e as consultas regulares com o médico responsável permitam a comunicação entre médico e fisioterapeuta para que o programa cinesioterapêutico evolua de forma segura. Assim, conforme há mais segurança para evoluir o programa, são inseridos exercícios de fortalecimento progressivo para musculaturas estratégicas, incluindo resistências maiores e exercícios em cadeia cinética fechada. São apresentados, a seguir, exemplos de exercícios para fortalecimento de glúteos, quadríceps, isquiotibiais, abdutores e cadeias musculares utilizadas no método de FNP[17] **(FIGS. 9.9.35 a 9.9.38)**.

Alongamentos mais fortes podem ser incluídos no programa conforme a estrutura óssea e/ou articular vai se tornando mais resistente a cargas. Por exemplo, exercícios de alongamento de flexores de quadril com o paciente sentado sobre os calcanhares, tentando buscar a posição deitada,

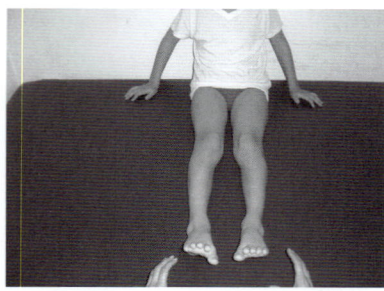

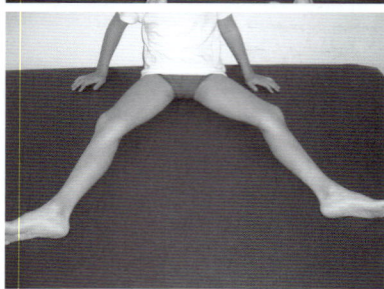

FIGURA 9.9.31 → Exercício tipo polia biaxial: adução + rotação interna e abdução + rotação externa de quadris.

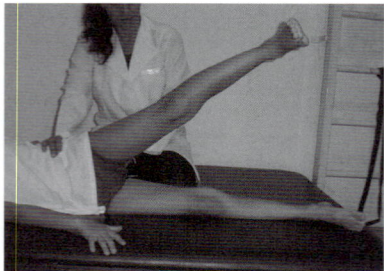

FIGURA 9.9.32 → Exercício ativo livre de abdução, o qual pode ser adicionado aos movimentos de rotação do quadril.

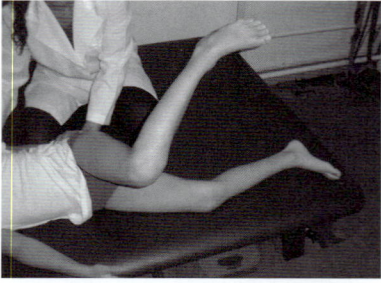

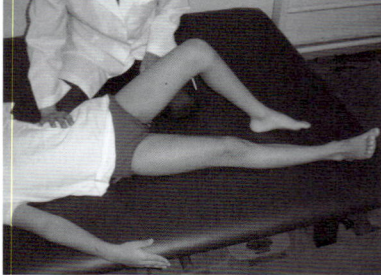

FIGURA 9.9.33 → Exercício ativo livre triaxial: realização de movimentos em forma de "8", considerando a esfericidade articular.

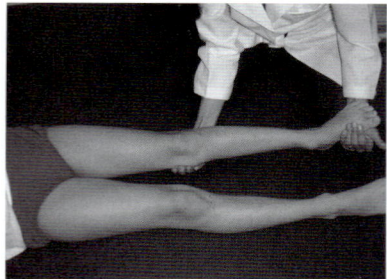

FIGURA 9.9.34 → Exercícios isométricos com resistência manual para extensores de joelho e plantiflexores de tornozelo.

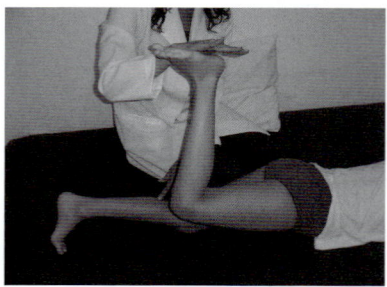

FIGURA 9.9.35 → Exercício de fortalecimento de glúteo máximo e alongamento de flexores de quadril.

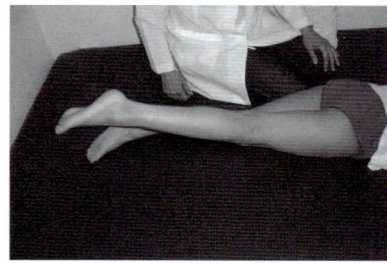

FIGURA 9.9.36 → Exercício de fortalecimento de glúteo máximo, isquiotibiais e paravertebrais. Podem ser utilizados períodos de isometria dessa musculatura.

são muito eficientes para flexibilizar a cadeia anterior dos membros inferiores. A **FIGURA 9.9.39** ilustra tal exercício.

No final do tratamento, quando o apoio total sobre o membro está liberado pelo médico, o programa fisioterapêutico deve incluir circuitos proprioceptivos e exercícios bem mais intensos.[16,17] Os exercícios mais intensos podem progredir para circuitos proprioceptivos, incluindo diferentes superfícies instáveis e desafios para a integração dos sistemas somatossensorial e motor. Pode-se aproveitar o momento para realização de atividades lúdicas. As **FIGURAS 9.9.40 e 9.9.41** ilustram treinos proprioceptivos evolutivos.

Conforme já comentado, a reeducação da marcha é muito importante na fase final do tratamento, pois muitas crianças persistem com claudicação mesmo após a remissão dos sintomas. O programa de reeducação da marcha deve partir do conhecimento dos padrões cinemáticos considerados

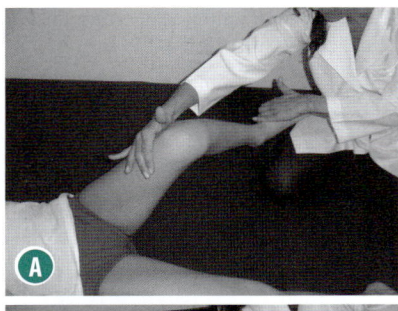
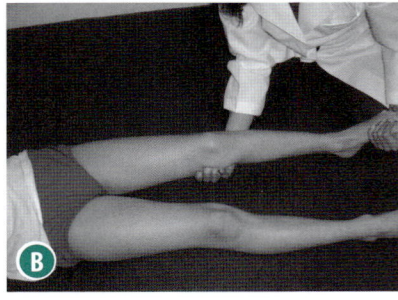

FIGURA 9.9.37 → Exercício de FNP com resistência manual para fortalecimento de cadeia muscular em diagonais (funcional e/ou primitiva Ⓐ ida e Ⓑ volta).

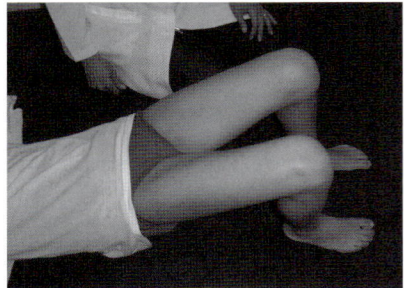

FIGURA 9.9.38 → Exercício de "ponte" para fortalecimento de glúteos, adutores, quadríceps e isquiotibiais.

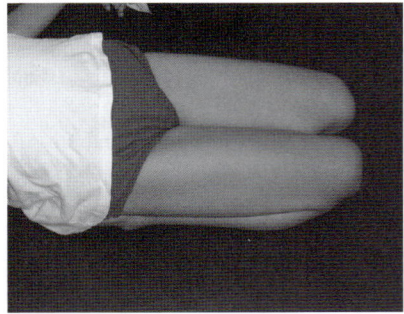

FIGURA 9.9.39 → Alongamento da cadeia anterior de membros inferiores, com o paciente deitando sobre os calcanhares.

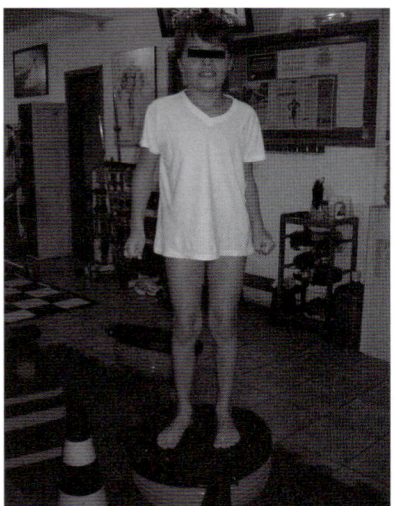

FIGURA 9.9.40 → Treino proprioceptivo em apoio bipodal em superfície instável.

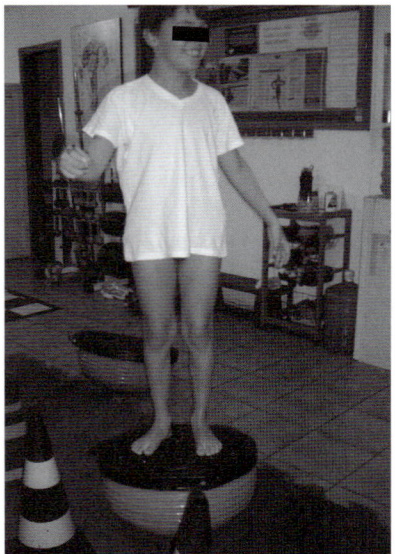

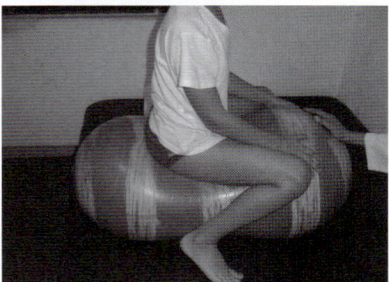

FIGURA 9.9.41 → Circuito proprioceptivo e brincadeiras com bolas e superfícies instáveis.

normais e da identificação das alterações apresentadas pelo paciente,[18,25] podendo ser realizado fase a fase e com a corticalização dos erros e das estratégias corretas, o que pode não ser tão simples, dependendo da criança.

A finalização das sessões pode incluir alongamentos, pompagens ou estratégias de relaxamento do paciente. A utilização de técnicas manuais, música e recursos como bola suíça, macas e outros equipamentos, pode ser útil

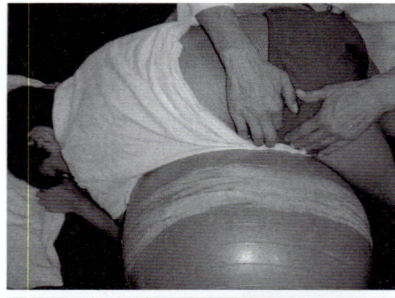
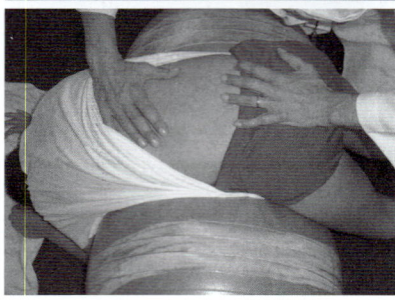

FIGURA 9.9.42 → Pompagens e relaxamentos na parte final das sessões.

nesse sentido. A **FIGURA 9.9.42** ilustra estratégias relaxantes utilizadas no final da sessão.

A fisioterapia convencional e a aquática configuram alternativas eficientes para a condução terapêutica das afecções do quadril. A avaliação fisioterapêutica criteriosa e o contato com a equipe médica são fundamentais para a garantia dos resultados positivos dos programas fisioterapêuticos, sobretudo considerando o impacto das afecções do quadril das crianças na sua vida adulta.

Referências

1. Nordin M, Frankel VH. Biomecânica básica do sistema musculoesquelético. 3. ed. Rio de Janeiro: Guanabara Koogan; 2001.

2. Kapandji AI. Fisiologia articular. 5. ed. Rio de Janeiro: Guanabara Koogan; 2000. v. 2.

3. Dutton M. Fisioterapia ortopédica: exame, avaliação e intervenção. 2. ed. Porto Alegre: Artmed, 2010.

4. Zacher J, Gursche A. 'Hip' pain. Clin Rheumatol. 2003; 17(1):71-85.

5. Westhoff B, Petermann A, Hirsch MA, Willers R, Krauspe R. Computerized gait analysis in Legg Calvé Perthes disease: analysis of the frontal plane. Gait Posture. 2006;24(2):196-202.

6. Švehlík M, Kraus T, Steinwender G, Zwick EB, Linhart WE. Pathological gait in children with Legg-Calvé-Perthes disease and proposal for gait modification to decrease the hip joint loading. Int Orthop. 2012;36(6):1235-41.

7. O'Sullivan SB, Schmitz TJ. Fisioterapia: avaliação e tratamento. 4. ed. São Paulo: Manole; 2004.

8. Cyriax JH, Cyriax PJ. Illustrated manual of orthopaedic medicine. London: Butterworths; 1983.

9. Bates A, Hanson N. Acquatic exercise therapy. Philadelphia: W. B. Sanders; 1996.

10. Burns YR, MacDonald J. Fisioterapia e crescimento na infância. São Paulo: Santos; 1999.

11. Ruoti RG, Morris DM, Cole AJ, editors. Aquatic rehabilitation. Philadelphia: Lippincott Williams & Wilkins; 1997.

12. Skinner AT, Thomsom AM. Duffield: exercícios na água. 3. ed. São Paulo: Manole; 1985.

13. Becker B, Cole A. Terapia aquática moderna. São Paulo: Manole; 2000.

14. Buchman DD. The complete book of water therapy. Connecticut: Keats; 1994.

15. Martinez FG. Cinesiologia na água: exercícios de hidrocinesioterapia. Ciência em movimento. 1999;1(1):27-32.

16. Koury J. Programa de fisioterapia aquática: um guia para reabilitação ortopédica. São Paulo: Manole; 2000.

17. Adler SS, Beckers D, Buck M. PNF: facilitação neuromuscular proprioceptiva: um guia ilustrado. São Paulo: Manole; 2000.

18. Rose J, Gamble JG. A marcha humana. 2. ed. São Paulo: Premier; 1998.

19. Kruel LFM. Peso hidrostático de pessoas submetidas a diferentes profundidades de água [dissertação]. Santa Maria: UFSM; 1994.

20. Campion M. Hidroterapia: princípios e prática. São Paulo: Manole; 2000.

21. Toussaint HM, Hollander AP, Berg CV, Vorontsov AR. Biomecânica da natação. In: Garret WE, Kirkendall DT. A ciência do exercício e dos esportes. Porto Alegre: Artmed; 2003. p. 655-77.

22. Peyré-Tartaruga LA. Efeitos fisiológicos e biomecânicos do treinamento complementar de corrida em piscina funda no desempenho de corredores de rendimento [dissertação]. Porto Alegre: UFRGS; 2003.

23. Guarniero R, Andrusaitis FR, Brech GC, Eyherabide AP. Classificação e tratamento fisioterapêutico da doença de Legg-Calvé-Perthes: uma revisão. Fisio Pesqu. 2005; 12(2):51-7.

24. Prentice WE, Voight ML. Técnicas em reabilitação musculoesquelética. Porto Alegre: Artmed; 2003.

25. Gould JA. Fisioterapia na ortopedia e na medicina do esporte. 2. ed. São Paulo: Manole; 1993.

10
Quadril do adulto

Carlos Roberto Schwartsmann
Leonardo Carbonera Boschin

A articulação coxofemoral é uma enartrose, mais precisamente uma diartrose esferoidal. O acetábulo hemisférico recebe e articula a cabeça femoral esférica. Ambas as superfícies articulares são recobertas por cartilagem em aproximadamente dois terços.

As principais funções do quadril são suportar o peso corporal e oferecer movimento compatível com a locomoção. Se for comparado com as grandes articulações, tem menor mobilidade. Depende pouco do seu arcabouço ósseo e de sua estabilidade e está relacionado aos curtos, longos e potentes músculos que circundam a articulação. Portanto, a patologia tenomusculocapsular é a mais frequente nessa articulação. O quadril tem maior mobilidade do que o joelho, o qual depende do formato dos ossos, mas, mais marcadamente, do seu complexo sistema ligamentar. Logo, suas patologias mais frequentes dependem do mau alinhamento e da instabilidade.

De forma diferente do ombro e do joelho, o quadril depende quase que exclusivamente do seu arcabouço ósseo--cartilaginoso. Portanto, pequenos desalinhamentos ou mínimas alterações da congruência articular, devido ao suporte do peso, ocasionam desgaste da cartilagem articular, isto é, a artrose. Em decorrência disso, todas as patologias congênitas ou adquiridas que influenciam a viabilidade e a durabilidade da cartilagem articular determinam, em maior ou menor grau, o aparecimento de artrose do quadril no adulto.

Neste capítulo, são abordadas as patologias mais frequentes do quadril adulto, ou seja, a artrose e a necrose asséptica da cabeça femoral. A displasia do quadril, as deformidades congênitas, o impacto femoroacetabular, a artrite séptica, a doença de Legg-Perthes-Calvé e a epifisiólise proximal do fêmur, além das deformidades e desigualdades dos membros inferiores, as infecções osteoarticulares, os tumores, a paralisia cerebral, as lesões traumáticas e suas sequelas são condições apresentadas em capítulos específicos.

ANATOMIA

Considerações básicas

O quadril é a região compreendida entre a crista ilíaca e o trocânter maior do fêmur. A pelve óssea, formada pelos dois ossos inominados, o sacro e o cóccix, é o elo entre o esqueleto do membro inferior e a coluna vertebral. O osso inominado, embora estrutural e funcionalmente seja uma estrutura única, representa a fusão de três ossos: ilíaco, ísquio e púbis. Tais ossos se juntam na formação do acetábulo, estando conectados até próximo ao sétimo ano de vida por sincondroses, sendo que a fusão desses ossos ocorre por volta dos 16 anos. O membro inferior é o órgão da locomoção, especializado na sustentação do peso do corpo e na manutenção do equilíbrio. A articulação do quadril precisa transferir a carga de peso de toda a estrutura corporal para o membro inferior, que, por sua vez, transfere os esforços propulsivos do membro inferior para o tronco. Dessa forma, a pelve está firmemente fixada à coluna vertebral, e a forma anatômica do quadril dá estabilidade, à custa da amplitude de movimento universal. Assim, a cabeça do fêmur, que compreende dois terços de uma esfera, tem mais de sua metade englobada pelo acetábulo e sua extensão fibrocartilaginosa (lábio).

Os membros inferiores são conectados proximalmente por articulações poliaxiais (enartroses). A movimentação do quadril, portanto, ocorre em três eixos de movimento: sagital (flexão e extensão), coronal (adução e abdução) e transversal (rotação interna e externa). O fêmur proximal recebe os impulsos quase verticais da pelve pela sua extremidade superior angulada e configurada de modo peculiar. Consiste de uma cabeça globular afixada a um colo rígido superior, ambos relacionados a dois importantes processos musculares, o trocânter maior lateralmente e o trocânter menor posteromedial. Como a estabilidade articular advém da limitação de amplitude de movimento, isso é muito bem compensado pelo comprimento e pelas angulações do colo femoral. No plano coronal, esse ângulo (ângulo de inclinação) tem valor médio aproximado de 125°, sendo que tal valor tende a aumentar em indivíduos longilíneos e na criança e a diminuir nos brevilíneos. O ângulo maior de 140° é conhecido como "coxa valga", e o menor de 110°, "coxa vara" **(FIGS. 10.1 e 10.2)**.[1]

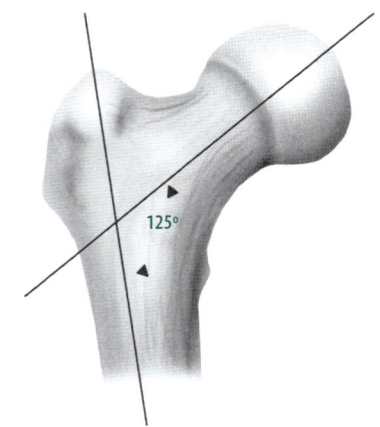

FIGURA 10.1 → Ângulo cervicodiafisário ou de inclinação.

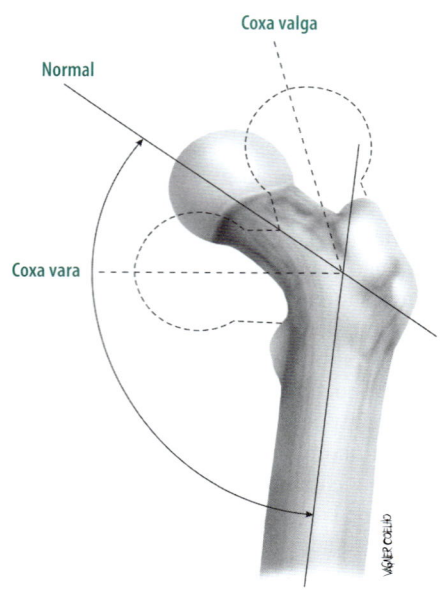

FIGURA 10.2 → Coxa vara e coxa valga.

No plano sagital, o valor médio encontrado é de 15°, sendo também conhecido como ângulo de declinação ou ângulo de anteversão do colo femoral. Pela presença da angulação do colo, os movimentos mais frequentes da coxa, ou seja, flexão e extensão, são convertidos em rotação da cabeça dentro do acetábulo, que mantém uma quantidade constante de superfície de sustentação em toda a extensão da amplitude de movimento **(FIG. 10.3)**.

O acetábulo (palavra derivada do latim, "taça de vinho") é um receptáculo em forma de cúpula na porção lateral de cada hemipelve, sendo composto em dois quintos pelo ílio superiormente, dois quintos pelo ísquio inferolateralmente e em um quinto pelo púbis medialmente. No fundo do acetábulo, encontra-se uma depressão, que é a fossa acetabular. O acetábulo também apresenta suas angulações e variações. O lábio margeia a porção externa da superfície articular e é constituído de tecido fibrocartilaginoso, sendo que, na região inferolateral, ele se confunde com o ligamento transverso. O lábio e o ligamento transverso são estruturas que tornam o acetábulo mais profundo, permitindo, com isso, maior estabilidade articular, pois aumentam a superfície de contato com a cabeça femoral.[2]

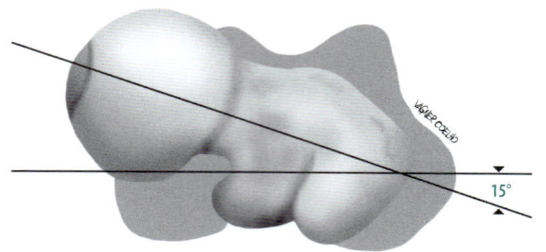

FIGURA 10.3 → Ângulo de declinação ou de anteversão.

A cobertura anterior do acetábulo é menor do que a posterior, fazendo com que, na posição de ortostatismo, haja parte anterior da cabeça sem cobertura. O quadril apresenta a melhor cobertura, com 90° de flexão e 10° de rotação externa. A cápsula articular anterior é espessa e forma o ligamento iliofemoral, ou ligamento de Bigelow. A ligeira hiperextensão do quadril mobiliza a força representada pelo peso corporal para a posição posterior à articulação do quadril. Com isso, o ligamento de Bigelow fica retesado, o que estabiliza a articulação do quadril e pemite que o músculo glúteo máximo relaxe sua função antigravitacional.

O conhecimento do suprimento sanguíneo do fêmur proximal é necessário para entender algumas patologias que acometem essa região, como a osteonecrose. O suprimento arterial do fêmur proximal é descrito com mais exatidão por meio de nomenclatura anatômica básica, como segue:

- As artérias circunflexas femorais medial e lateral formam o anel arterial extracapsular.

- Os ramos ascendentes cervicais do anel arterial extracapsular atravessam a superfície do colo do fêmur e dividem-se para formar os ramos metafisários e epifisários.

- O anel arterial intra-articular, que se localiza no sulco subcapital, circunda a cabeça femoral.

- A artéria do ligamento redondo, originária de um ramo da artéria obturatória, passa pelo ligamento transverso do acetábulo, até o ligamento redondo.

Em ordem de importância de sua contribuição, encontram-se as artérias circunflexas femorais medial (principal fonte de nutrição para a cabeça femoral) e lateral, obturatória, glútea superior, ramo ascendente da primeira artéria perfurante femoral e glútea inferior **(FIG. 10.4)**.

A inervação do quadril é um tanto complexa, de acordo com a lei de Hilton (os troncos nervosos que inervam os músculos que movem uma articulação também proporcionam ramos sensitivos para aquela articulação). A inervação dos principais músculos do quadril está listada na **QUADRO 10.1**. A descrição das principais ações realizadas por esses músculos está na **QUADRO 10.2**.

BIOMECÂNICA

Para entender o funcionamento do quadril, é preciso conhecer um pouco da biomecânica dessa articulação. Os princípios básicos desses conhecimentos foram descritos por Pauwels em 1976 **(FIGS. 10.5 e 10.6)**.[1]

A carga sobre a cabeça femoral é representada pela resultante R. A posição do centro de gravidade do corpo S_5 localiza-se a cerca de 5 cm anterior a S_2. O peso corporal é representado pelo vetor K, que intersecciona o centro de gravidade. O vetor K atua medialmente na articulação do quadril. O peso corporal é equilibrado pela força dos

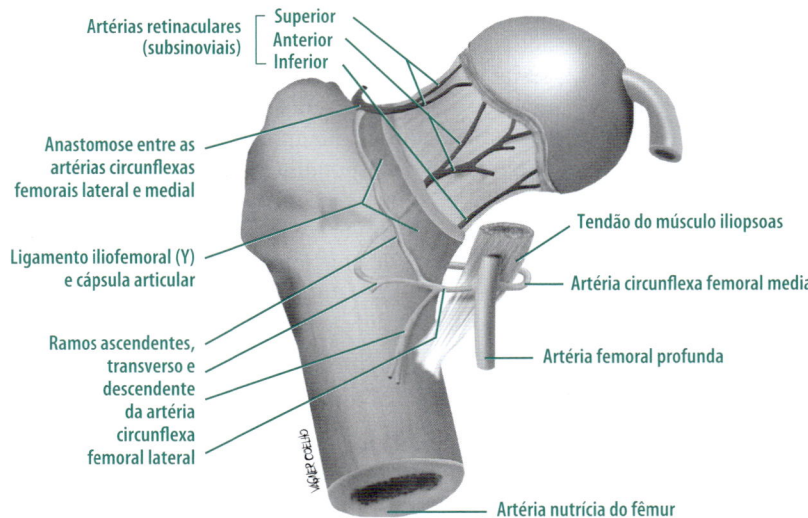

Artérias retinaculares (subsinoviais)
- Superior
- Anterior
- Inferior

Anastomose entre as artérias circunflexas femorais lateral e medial

Ligamento iliofemoral (Y) e cápsula articular

Ramos ascendentes, transverso e descendente da artéria circunflexa femoral lateral

Tendão do músculo iliopsoas

Artéria circunflexa femoral medial

Artéria femoral profunda

Artéria nutrícia do fêmur

FIGURA 10.4 → Suprimento sanguíneo do fêmur proximal.

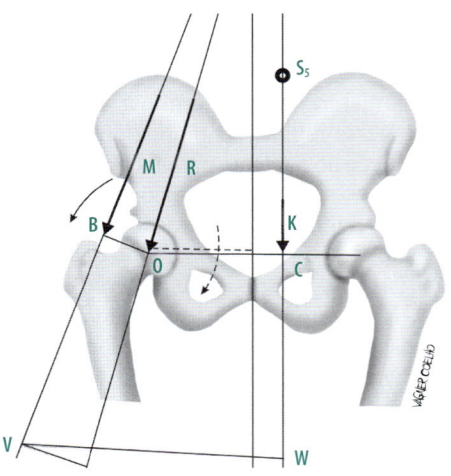

FIGURA 10.5 → Balança de Pauwels.

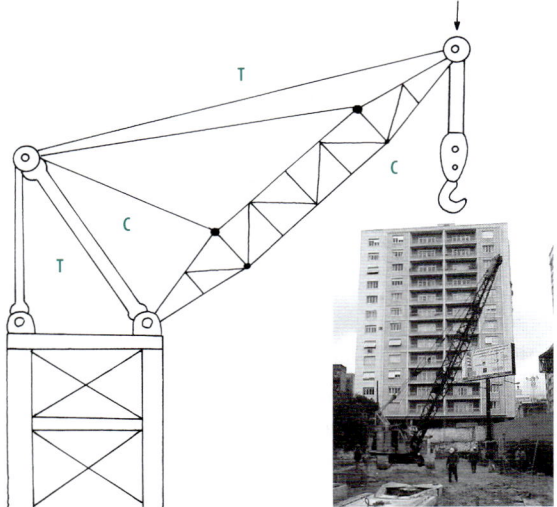

FIGURA 10.6 → Guindaste simulando a balança de Pauwels. Tensão (T) e compressão (C).

QUADRO 10.1 → Inervação dos músculos do quadril

Nervo	Músculo
Femoral	Sartório Quadríceps Ilíaco
Plexo lombar	Psoas
Obturatório	Adutor curto Adutor longo Adutor magno Grácil Obturador externo
Isquiático	Bíceps femoral Semitendíneo Semimembranáceo Adutor magno
Glúteo superior	Tensor da fáscia lata Glúteo mínimo Glúteo médio
Glúteo inferior	Glúteo máximo

QUADRO 10.2 → Principais ações dos músculos do quadril

Músculo	Ação
Sartório	Flexão da coxa e da perna
Quadríceps	Extensão da perna
Iliopsoas	Flexão da coxa com o tronco fixo
Adutor curto	Adução do quadril
Adutor longo	Adução do quadril
Adutor magno	Adução e extensão do quadril
Grácil	Flexão, adução e rotação interna
Obturador externo	Rotação externa da coxa
Bíceps femoral	Flexão da perna e extensão do tronco
Semitendíneo	Flexão da perna e extensão do tronco
Semimembranáceo	Flexão da perna e extensão do tronco
Glúteo mínimo	Abdução e rotação interna da coxa
Glúteo médio	Abdução e rotação interna da coxa
Glúteo máximo	Extensor da coxa e da pelve
Tensor da fáscia lata	Abdução e flexão da coxa, além de rotação interna

músculos abdutores M, que atuam lateralmente ao quadril. A direção da força resultante compressiva R é determinada pela intersecção do prolongamento das forças vetoriais K (peso corporal) e M (musculatura abdutora). Ela forma um ângulo de cerca de 16° na vertical.

Normalmente, durante a marcha, quando um membro é retirado do contato com o solo (fase de apoio monopodálico), toda a massa corporal, incluindo a cabeça, o tronco, os membros superiores e o membro elevado, tende a inclinar a pelve para o lado sem apoio. Isso não acontece, de fato, porque a musculatura abdutora do lado oposto não permite e mantém a pelve nivelada.

A magnitude da força resultante compressiva R sobre o quadril é a soma vetorial das forças M e K, que dependem do tamanho dos respectivos braços de alavanca: OC (braço de alavanca de peso corporal) e OB (braço de alavanca da musculatura abdutora). O braço de alavanca OC do peso corporal é, em média, três vezes maior do que o braço da musculatura abdutora OB. Como consequência, para manter o equilíbrio do quadril, a força muscular deve ser quase três vezes maior do que o peso corporal.

Quando os abdutores estão fracos ou há marcha antálgica, o centro de gravidade é deslocado lateralmente em direção ao quadril afetado, e, assim, fica diminuído o comprimento do braço de alavanca do peso corporal, alterando a relação entre os braços de alavanca e reduzindo a carga sobre o quadril afetado (marcha tipo Duchene).

O braço de alavanca abdutor pode estar encurtado em casos de displasia, de doença de Perthes e de outros distúrbios do quadril, em que parte ou toda a cabeça femoral se perde ou o colo fica encurtado, como na sequela de pioartrite. Esse braço de alavanca também fica encurtado quando o trocânter está localizado posteriormente, como nas deformidades rotacionais externas, por exemplo, nas sequelas de epifisiolistese.

No quadril artrítico, a relação entre o braço de alavanca do peso corporal e o braço de alavanca abdutor pode chegar a 4:1. Os comprimentos dos dois braços de alavanca podem ser alterados, de maneira que se obtenha uma relação entre os braços de alavanca em torno de 1:2. Isso, em tese, diminui a carga sobre o quadril em até 30% (conceito da centralização da cabeça femoral de Charnley).[2]

ANAMNESE E EXAME FÍSICO DO QUADRIL NO ADULTO

Anamnese

Nas patologias do quadril, deve-se dar atenção especial à anamnese direcionada às doenças mais frequentes. As alterações observadas podem ser de origem congênita, como a displasia do desenvolvimento do quadril; oriundas de patologias da infância, como as doenças de Still e de Legg-Perthes-Calvé; provenientes de patologias da adolescência, como a epifisiólise proximal do fêmur; do adulto jovem, como a osteonecrose; ou podem ser decorrentes de idade mais avançada, como a artrose. Causas traumáticas, como sequelas de fraturas ou fraturas-luxações, hematológicas (anemia falciforme) e reumatológicas (artrite reumatoide e espondilite anquilosante) podem estar envolvidas em alterações no quadril. Além da idade, do sexo (a artrite reumatoide é três vezes mais comum em mulheres), da raça (a anemia falciforme predomina entre negros), dos hábitos, dos fatores ambientais (disbarismo) e dos tratamentos medicamentosos realizados (alcoolismo e corticoterapia na osteonecrose e hormônio do crescimento na epifisiólise femoral proximal), é necessário investigar os antecedentes pessoais (patologias da infância ou fraturas) e os familiares, na tentativa de detectar doenças reumatológicas, de depósito ou hematológicas.

Outro dado relevante é a certeza de que a dor é realmente originária do quadril, uma vez que muitos dos pacientes que procuram o médico para avaliação inicial por "dor no quadril" na realidade não apresentam dor emanada dessa articulação. A localização da dor no quadril é o fator-chave na história para determinar se, na verdade, a dor se origina nessa região. Na prática ortopédica, em geral, quando se pede ao paciente para localizar a área de dor, frequentemente são apontadas as regiões iliolombar, sacro-ilíaca, posterolateral da coxa ou trocantérica. Ainda que a dor nessas regiões possa ser originária do quadril, na maioria das vezes isso não ocorre. Pacientes com quadril artrítico, em geral, localizam sua dor sinalizando para o quadril anterior ou posterior ou em todas as direções e dizem que a dor se localiza na região glútea ou inguinal. A apresentação clássica é o paciente referir dor na região anterior da coxa, estendendo-se ou não até o joelho.

Depois de identificar que a origem da dor do paciente é proveniente do quadril, deve-se dividir o achado em dois possíveis grandes grupos: dores intra-articulares e extra-articulares. Com base nos diferentes sintomas proporcionados pelas dores de origem intra-articular e extra-articular, será possível perceber que certas manobras do exame físico se mostrarão mais ou menos sintomáticas conforme a origem da dor (por ex., dor à palpação na face lateral do fêmur proximal, sobre o grande trocânter, normalmente denota um sintoma de origem extra-articular, como bursite e/ou peritendinite; é pouco comum em pacientes com lesão intra-articular tipo impacto femoroacetabular).

Exame físico

O exame físico do quadril deve começar pela inspeção, que permita a visualização dos principais grupos musculares da cintura escapular, da coluna, da cintura pélvica e dos membros inferiores. Nesse momento, o examinador deve estar à procura de contraturas ou atrofias musculares, cicatrizes, discrepâncias ou assimetrias. A palpação deve ser centrada nas principais estruturas ósseas, musculares e neurovasculares do quadril, que incluem as espinhas e cristas ilíacas, o túber isquiático, o trocânter maior, a musculatura do quadril e o trajeto do nervo isquiático, além de realizar a palpação da artéria femoral (QUADRO 10.3). À medida que se prossegue com o exame da articulação do quadril, a avaliação da mobilidade e da amplitude de movimento se faz necessária. As amplitudes de movimento do quadril normal são flexão de 120 a 130°, extensão de 20 a 30°, abdução de 40 a 50°, adução de 20 a 40°, rotação externa de 45 a 50° e rotação interna de 25 a 45°. Os principais testes e manobras para a detecção de patologias do quadril serão apresentados adiante.

Manobra de Thomas

A manobra de Thomas é específica para a detecção de contraturas em flexão do quadril. Ambos os quadris devem ser flexionados simultaneamente, até que ocorra a retificação da coluna lombar. Isso pode ser sentido colocando-se a mão entre a coluna lombar do paciente e a mesa. A seguir, estende-se o quadril a ser examinado, mantendo-se o outro fletido (para conservar a coluna lombar retificada) e realiza-se a medição do ângulo entre a diáfise do fêmur e o plano horizontal (da mesa). O teste é considerado positivo quando há incapacidade de realizar extensão completa ou estender o quadril à custa de mecanismos compensatórios (FIG. 10.7).

Teste de Trendelenburg

Esse teste avalia a suficiência do glúteo médio. O paciente deve estar em posição ortostática, com o examinador às suas costas. O profissional deve estar com os polegares situados nas espinhas ilíacas posterossuperiores para ter estimativa da obliquidade pélvica. A partir disso, pede-se ao paciente que eleve o membro contralateral ao lado do quadril a ser examinado. Se o glúteo médio do lado do quadril que estiver sustentando o peso estiver normal, ele se contrairá, mantendo a pelve nivelada. Caso contrário, se a pelve contralateral cair, isso é indicativo de insuficiência do glúteo médio (FIG. 10.8).

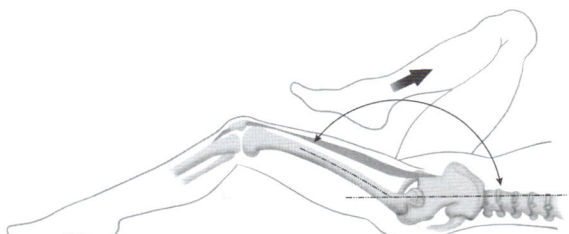

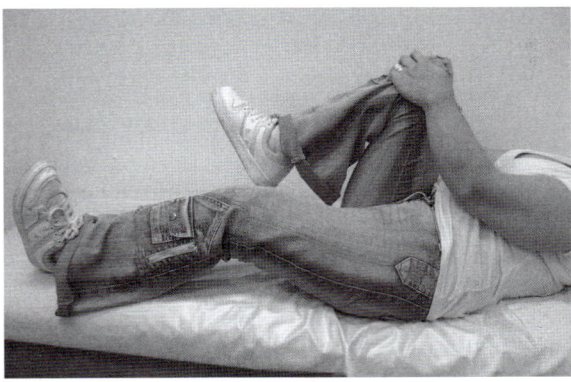

FIGURA 10.7 → Manobra de Thomas.

QUADRO 10.3 → Palpação de eminências ósseas

Espinhas ilíaca e sacro	Origem das musculaturas glútea e eretora da espinha
Espinha ilíaca	Origem do sartório anterossuperior
Espinha ilíaca	Origem do reto femoral anteroinferior
Ramos púbicos	Origem do grácil e dos adutores
Túber isquiático	Origem dos isquiotibiais
Trocânter menor	Inserção dos iliopsoas
Trocânter maior	Inserção da musculatura glútea
"Pata-de-ganso"	Inserção do sartório, do grácil e do semitendíneo
Cabeça da fíbula	Inserção do bíceps femoral
Côndilo lateral da tíbia	Inserção do trato iliotibial

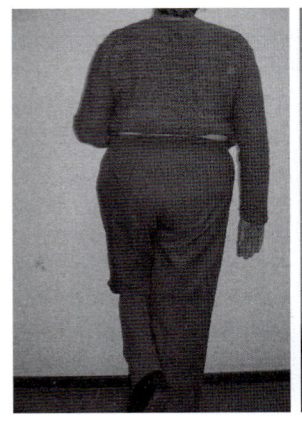
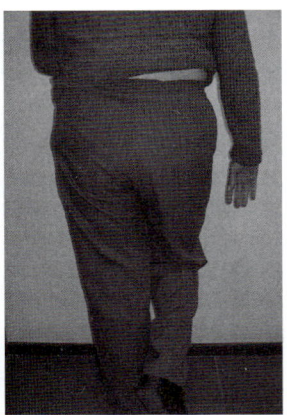
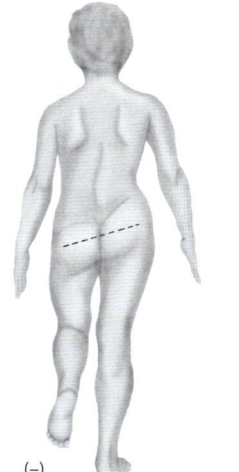
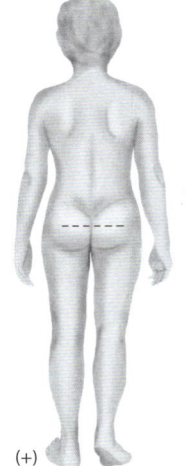

(−)   (+)

FIGURA 10.8 → Teste de Trendelenburg.

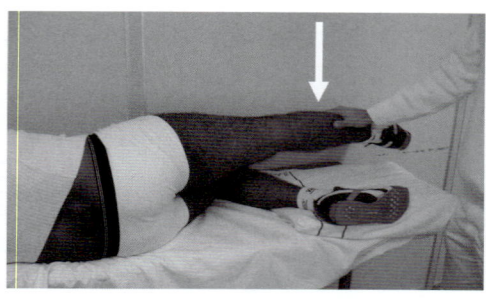
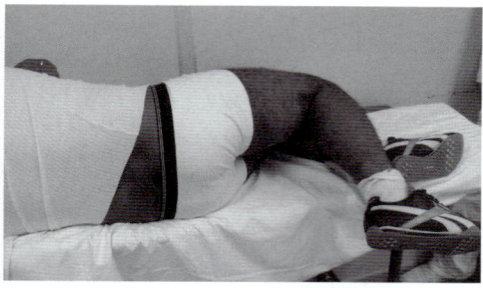

FIGURA 10.9 → Teste de Ober.

Teste de Ober

O teste de Ober é específico para avaliar contraturas em abdução do quadril. O paciente permanece em decúbito lateral contralateral. Em pessoas sem enfermidades, o membro abduzido pende em adução. Quando há contratura dos abdutores (médio, mínimo, tensor da fáscia lata e borda iliotibial), o membro inferior em extensão continua em abdução, apesar da ação da gravidade. Portanto, o teste de Ober é positivo (+). Se o teste continua positivo com a flexão do joelho (sendo eliminada a ação do trato iliotibial), significa que a contratura é dominante do glúteo médio e do mínimo **(FIG. 10.9)**.

Teste de Patrick (Fabere)

Esse teste é indicativo de dor coxofemoral ou sacroilíaca. O paciente em decúbito dorsal, com o pé do membro inferior acometido sobre o joelho oposto, induz a articulação coxofemoral à flexão, abdução e rotação externa. Nessa posição, a presença de dor indica patologia da articulação coxofemoral. Quando alcançar o ponto máximo, o fêmur está fixo em relação à pelve. A partir de então, ampliando o movimento e forçando o joelho fletido e a espinha ilíaca contralateral, testa-se a articulação sacroilíaca **(FIG. 10.10)**.

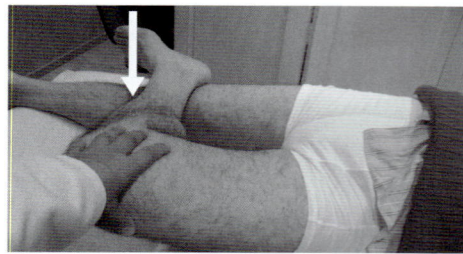

FIGURA 10.10 → Teste de Patrick (Fabere).

Teste da bicicleta

É realizado para avaliar a força dos músculos abdutores do quadril, principalmente os glúteos médio e mínimo. É solicitado ao paciente realizar o movimento igual ao de andar de bicicleta em decúbito lateral, movimentando o membro contralateral. A musculatura deficiente é identificada pela incapacidade do paciente para continuar pedalando em poucos segundos de movimento **(FIG. 10.11)**.

Teste do sinal de Drehman

É solicitado ao paciente realizar a flexão do quadril em decúbito dorsal. Nos casos de epifisiólise ou sequela, o paciente somente consegue realizar o movimento em associação com a rotação externa. Ele é incapaz de executar a flexão com rotação neutra **(FIG. 10.12)**.

Teste do *impingement* ou impacto

Identifica o choque anormal do colo e da cabeça femorais no rebordo acetabular, com lesão do lábio ou não. A rotação interna forçada do quadril em 90° produz dor **(FIG. 10.13)**.

Teste da apreensão

A rotação externa forçada do quadril em extensão produz dor ou apreensão. Esse teste identifica instabilidade anterior e/ou lesão do lábio **(FIG. 10.14)**.

Teste do pistão

A tração e a compressão do membro inferior em extensão identificam instabilidade e lassidão da articulação (displasia do quadril ou luxações congênitas) **(FIG. 10.15)**.

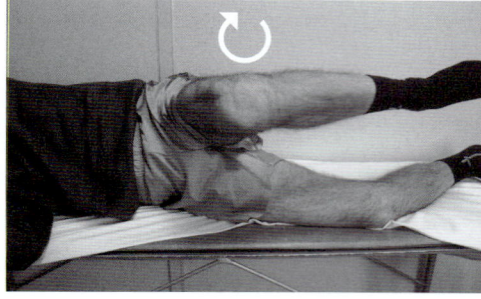
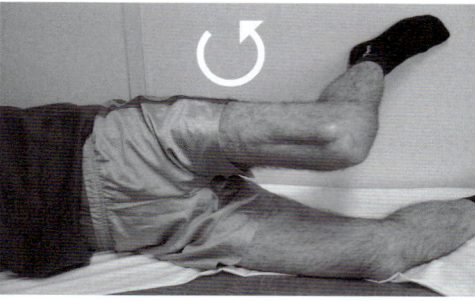

FIGURA 10.11 → Teste da bicicleta.

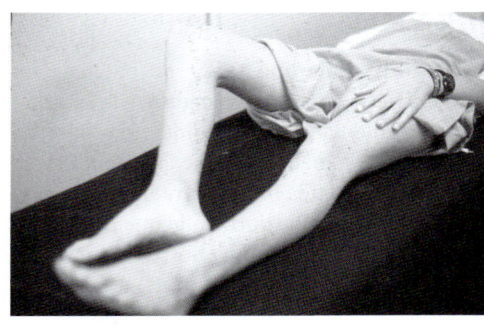
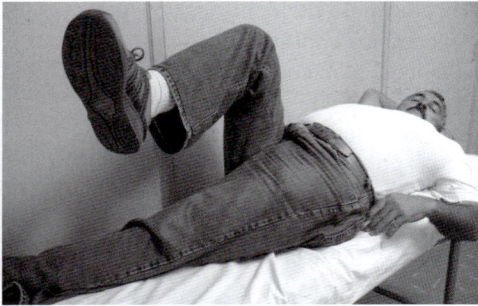

FIGURA 10.12 → Teste de Drehman.

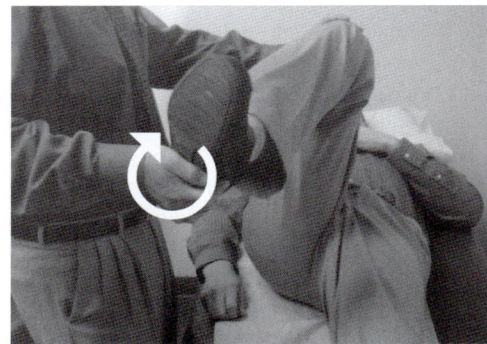
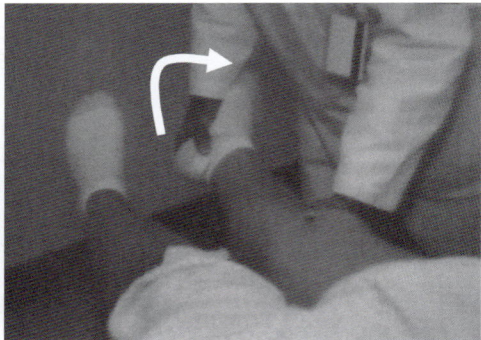

FIGURA 10.13 → Teste do *impingement* ou impacto.

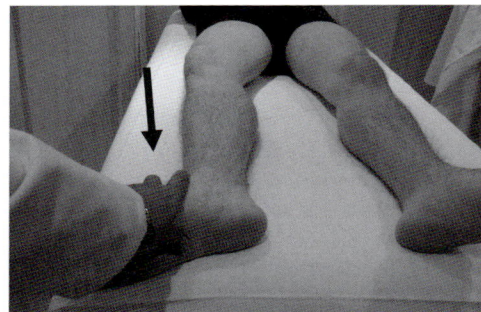

FIGURA 10.14 → Teste da apreensão.

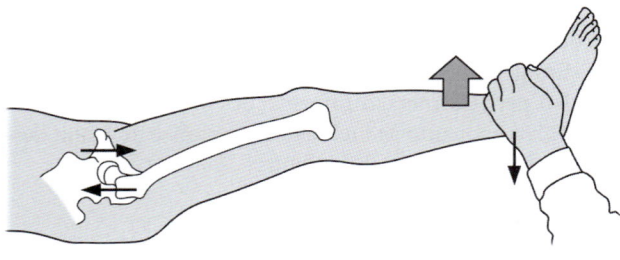

FIGURA 10.16 → Teste de Stinchfield.

Teste de Stinchfield

Com o paciente em posição supina, solicita-se que ele faça uma elevação forçada contra resistência do membro inferior em extensão; essa manobra promove uma carga seletiva na articulação do quadril. Dor nessa área (especialmente na região inguinal ou proximal e anterior da coxa) indica uma patologia articular do quadril **(FIG. 10.16)**.

Radiologia

A avaliação ortopédica da dor no quadril teve rápida evolução ao longo da última decada. Isso se deve, em grande parte, à melhora do entendimento das desordens do estruturais do quadril, incluindo a displasia do desenvolvimento do quadril e do impacto femoroacetabular. O tratamento cirúrgico para esses transtornos continua a

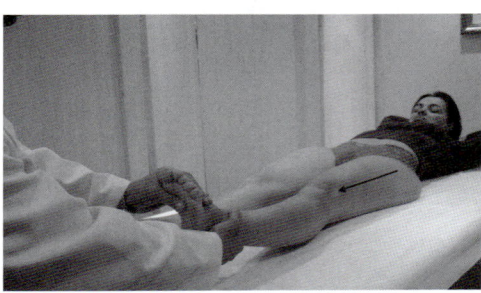
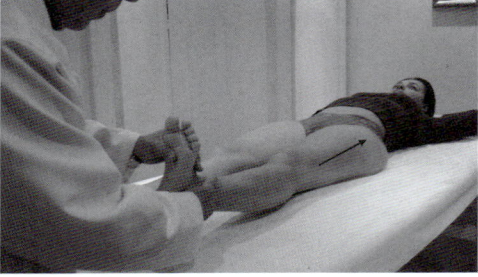

FIGURA 10.15 → Teste do pistão.

ser redefinido, e a capacidade profissional de identificar pacientes ao longo do espectro da doença continua a progredir. No entanto, apesar dos avanços, a obtenção de um diagnóstico preciso pode permanecer um desafio, sobretudo no cenário de anormalidades estruturais leves. É essencial que os médicos tenham radiografias comuns e confiáveis, além de parâmetros para avaliação radiográfica simples que pode servir como base para o diagnóstico preciso, a classificação da doença, e a tomada de decisão cirúrgica.

Para avaliar plenamente os pacientes que se apresentam com queixa de dor no quadril, as seguintes incidências radiográficas podem ser consideradas: visão anteroposterior da pelve (AP de bacia), lateral tipo *cross-table*, incidência de 45 ou 90° de Dunn e falso perfil. Cada visualização radiográfica fornece informações sobre a anatomia estrutural do quadril, e os médicos têm suas preferências individuais. A qualidade da imagem depende muito da técnica, e a variabilidade no posicionamento do paciente pode afetar de forma substancial a capacidade de diagnosticar da maneira certa anormalidades estruturais. Para melhorar a precisão diagnóstica e a classificação da doença, as radiografias devem ser obtidas com o uso do mesmo protocolo de imagem padronizada.

Interpretação de imagens

Cada uma das incidências radiográficas fornece informações importantes e únicas para estabelecer um diagnóstico. Em geral, as incidências anteroposteriores da pelve e de falso perfil fornecem informações sobre a morfologia acetabular, enquanto as incidências laterais e de Dunn destacam a porção proximal do fêmur.

Profundidade acetabular

Em uma radiografia anteroposterior de bacia, a relação do piso da fossa acetabular e da cabeça do fêmur deve ser avaliada em relação à linha ilioisquiática. Os quadris são classificados como coxa profunda – se o chão da fossa acetabular toca ou é medial para a linha ilioisquiática – ou como protrusão acetabular se o aspecto medial da cabeça femoral é medial à linha ilioisquiática **(FIG. 10.17)**.

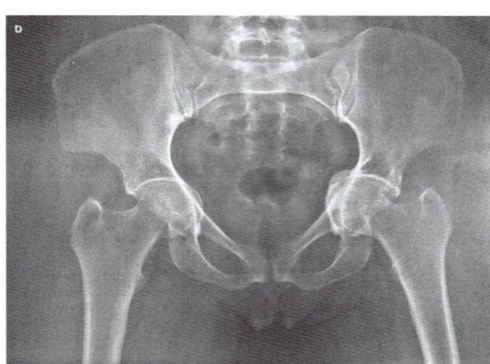

FIGURA 10.17 → Otopelve bilateral.

Inclinação acetabular

Em uma radiografia anteroposterior de bacia, a inclinação do acetábulo pode ser classificada em três grandes grupos: normal, aumentada e diminuída, com base no grau do ângulo de Tönnis. A medição desse ângulo pode ser determinada pelo desenho de três linhas na radiografia anteroposterior da bacia: (1) uma linha horizontal que liga à base das lágrimas acetabulares; (2) uma linha horizontal paralela à linha 1, que atravessa o ponto mais inferior (i) do teto acetabular; e (3) uma linha que se estende a partir do ponto (i) a um ponto (l) na margem lateral do teto acetabular.

O ângulo de Tönnis é formado pela intersecção das linhas 2 e 3. Deve-se notar que a descrição original da medida não inclui a criação de uma linha; no entanto, a experiência tem mostrado que uma representação do eixo transversal da pelve pode ser criada de forma mais precisa com o uso de uma linha que liga as lágrimas acetabulares com uma linha perpendicular ao eixo vertical do sacro. Acetábulos com ângulo de Tönnis de 0 a 10° são considerados normais; os que têm ângulo de mais de 10 ou menos que 0° são considerados com aumento e diminuição da inclinação, respectivamente. Acetábulos com ângulos de Tönnis aumentados estão sujeitos à instabilidade estrutural (displasia, por exemplo); já os que apresentam diminuição dos ângulos de Tönnis estão em risco para o impacto femoroacetabular do tipo pinça **(FIG. 10.18)**.

Outros indicadores quantitativos de instabilidade estrutural incluem o ângulo centro-borda lateral e da cobertura anterior do acetábulo. O ângulo no centro da borda lateral, ou o ângulo no centro da borda de Wiberg, é obtido a partir de uma radiografia pélvica, e a anteroposterior pode ser utilizada para avaliar a cobertura superolateral da cabeça femoral pela acetábulo. É calculado pela medição do ângulo entre duas linhas: (1) uma linha através do centro da cabeça femoral, perpendicular ao eixo transversal da pélvis, e (2) uma linha através do centro da cabeça femoral, que passa através do ponto mais superolateral do teto acetabular. Valores inferiores a 25° podem indicar cobertura inadequada da cabeça do fêmur.

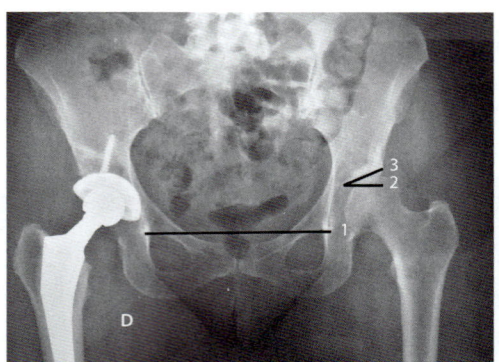

FIGURA 10.18 → Ângulo de Tönnis com mais de 10°, indicativo de displasia do desenvolvimento do quadril.

O ângulo de centro-borda anterior, ou ângulo de Lequesne, é criado na vista falso perfil. Desenhado para avaliar a cobertura anterior da cabeça femoral, ele pode ser calculado através da medição do ângulo entre a vertical que passa pelo centro da cabeça femoral e uma linha que liga o centro da cabeça femoral e o ponto mais anterior do teto (sourcil) acetabular . Os valores de < 20 ° podem ser indicativos de instabilidade estrutural.

Versão acetabular

Com o uso de uma radiografia anteroposterior da bacia, todos os acetábulos podem ser rotulados como retrovertido ou antevertido com base na presença ou ausência de um sinal de cruzamento ou figura de oito (*cross sign*; **FIG. 10.19**). O acetábulo é considerado antevertido se a linha do aspecto anterior do rebordo acetabular não atravessar a linha do aspecto posterior do rebordo, antes de atingir a porção lateral do teto ou *domus* acetabular (sourcil). É considerado retrovertido se a linha do aspecto anterior do rebordo cruza a linha do aspecto posterior antes de atingir o bordo lateral do teto. Essa pode ser uma determinação difícil de fazer e requer uma avaliação cuidadosa da qualidade do filme. Existe grande possibilidade de erro produzido pela inclinação pélvica excessiva, rotação ou falta de clareza na definição dos rebordos anterior e posterior do acetábulo.

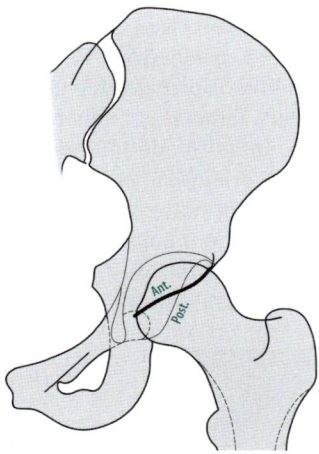

FIGURA 10.19 → *Cross sign* ou sinal do cruzamento.

Esfericidade da cabeça

Com o uso de uma radiografia anteroposterior de bacia, 45 ou 90° de Dunn e lateral do quadril, a cabeça femoral pode ser classificada como esférica ou anesférica. Embora uma inspecção visual grosseira seja suficiente para fazer essa determinação, um gabarito de Moses (círculos concêntricos) também pode ser utilizado como referência. Como orientação rudimentar, se a epífise femoral se estende para além da margem do círculo de referência em mais de 2 mm, a cabeça femoral é considerada anesférica. Se a epífise da cabeça femoral não se estende para além do modelo de Moses por mais de 2 mm, pode ser considerada esférica. É imperativo avaliar a esfericidade da cabeça femoral nas radiografias anteroposteriores e laterais, pois os pacientes podem ter cabeça femoral esférica na visão pélvica anteroposterior, mas não na incidência lateral (**FIG. 10.20**).

Posição do centro do quadril

Com o uso de uma radiografia anteroposterior da bacia, a posição do centro do quadril pode ser avaliada e classificada como lateralizada ou não lateralizada com base da posição do aspecto medial da cabeça do fêmur em relação à linha ilioisquiática. O centro do quadril é considerado lateralizado se o aspecto medial da cabeça femoral está a mais de 10 mm a partir da linha ilioisquiática e não lateralizado se o aspecto medial da cabeça femoral estiver a 10 mm ou menos a partir da linha ilioisquiática. Essa distância deve ser considerada como um número de referência geral, ao contrário de um parâmetro estrito, pois erros de ampliação e variabilidade no tamanho do paciente podem influenciar essa medição (**FIG. 10.21**).

Junção cabeça-colo

Com o uso de uma radiografia anteroposterior de bacia, 45 ou 90° de Dunn e incidências laterais do quadril, o aspecto anterior da transição cabeça-colo do fêmur pode ser avaliado em relação ao aspecto posterior da transição cabeça-colo. Se as concavidades anterior e posterior são grosseiramente simétricas, a junção cabeça-colo pode ser definida como tendo uma concavidade simétrica. Por outro

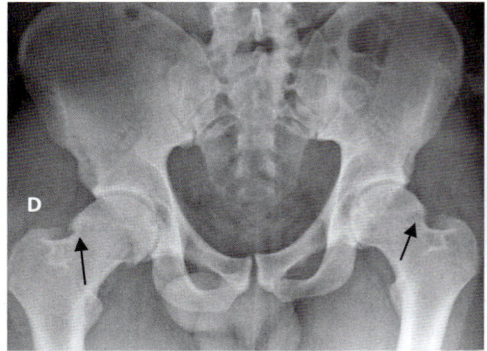
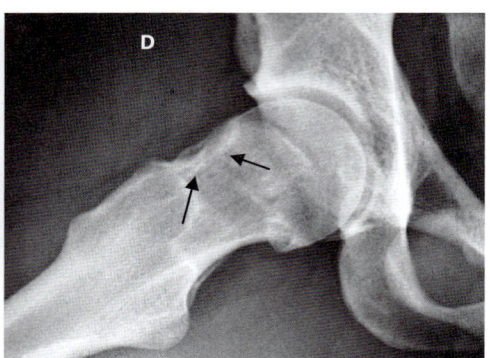

FIGURA 10.20 → Retificação da junção cabeça-colo femoral (mais pronunciada à direita e menos à esquerda).

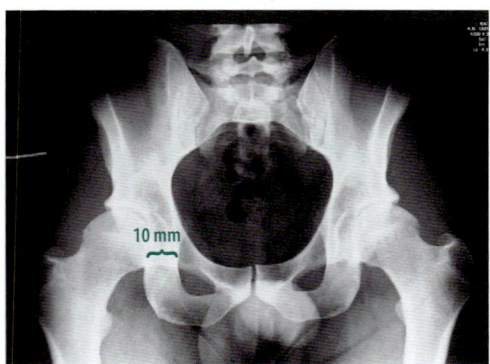

FIGURA 10.21 → Cabeça femoral com lateralização superior a 10 mm.

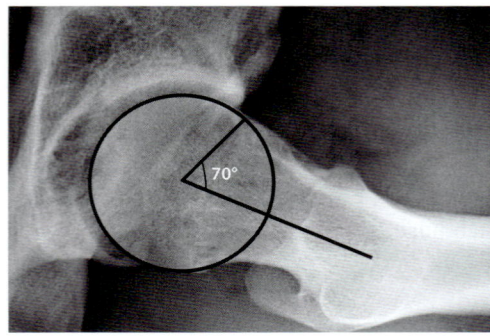

FIGURA 10.23 → Medicação do ângulo Alfa: valores de > 55° são sugestivos de uma deformidade tipo came.

lado, se a concavidade na face anterior da junção cabeça-colo tem um raio de curvatura maior do que na face posterior da junção cabeça-colo femoral, pode ser considerado como tendo retificação da transição cabeça-colo femoral. Se o aspecto anterior da junção cabeça-pescoço tem convexidade em oposição a uma concavidade, a junção cabeça-pescoço é considerada como tendo uma importância significativa, normalmente correspondendo a um impacto do tipo came pronunciado. Muitas vezes, é possível também visualizar a extensão da placa epifisária em radiografia anteroposterior do quadril, que corresponde à sombra anterior do *bump ósseo* (FIG. 10.22).

Outras medidas quantitativas úteis nas deformidades de junção cabeça-colo femoral incluem o ângulo alfa e a relação de deslocamento cabeça-colo. Embora tenha sido descrito para uso nos cortes axiais da ressonância magnética, o ângulo alfa pode ser extrapolado para uso nas incidências radiográficas laterais. É calculado pela medição do ângulo entre duas linhas: (1) uma linha do centro da cabeça femoral para o ponto na junção anterolateral cabeça-colo, em que começa uma proeminência óssea (assimetria do raio da cabeça femoral), e (2) uma linha traçada através do centro do colo do fêmur até o centro da cabeça femoral. Os valores maiores que 55° são sugestivos de deformidade tipo came na transição cabeça-colo femoral (FIG. 10.23).

O "arco gótico" é uma característica da radiografia anteroposterior da bacia descrita pelo cirurgião italiano Renato Bombelli.[3] A base do arco gótico é formada pelo *domus* acetabular (sourcil), enquanto os lados correspondem aos trabeculados ósseos condensados que simulam arcos "góticos". O lado medial do arco representa um arco denso de osso esponjoso que se estende a partir da placa quadrilátera em direção à espinha ilíaca anterossuperior e à espinha ilíaca anteroinferior. As trabéculas formando o lado lateral do arco se estendem a partir do rebordo lateral do acetábulo para a articulação sacroilíaca (FIG. 10.24).

Bombelli[3] hipotetizou que os quadris com um arco gótico anormal estão mecanicamente sob risco e, portanto, predispostos ao desenvolvimento de osteoartrite. Em quadris normais, de acordo com o autor, o ápice do arco gótico situa-se acima do centro da cabeça femoral em uma radiografia anteroposterior de bacia, de tal modo que uma linha que une esses pontos tem uma orientação perfeitamente vertical. Em quadris anormais, por outro lado, o ápice do arco gótico reside medial ou lateral a uma linha vertical que passa pelo centro da cabeça femoral, resultando em orientação craniomedial ou craniolateral do arco gótico.

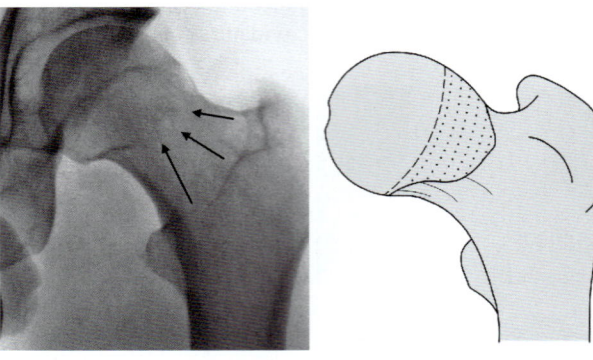

FIGURA 10.22 → Cabeça anesférica. Sombra radiológica demonstrando a extensão da placa epifisária.

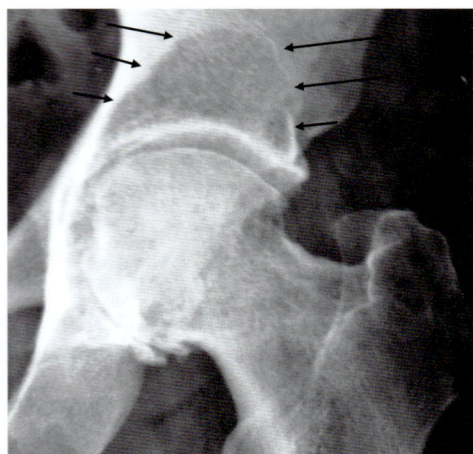

FIGURA 10.24 → Identificação e visualização do arco gótico em uma radiografia de quadril com coxa profunda (percebe-se o ápice do arco gótico lateral ao centro de rotação da cabeça femoral).

> **DICA:** Na radiologia do quadril normal, a fossa acetabular é lateral à linha ilioisquiática, a cabeça femoral não é totalmente coberta pelo acetábulo, o índice de extrusão da cabeça femoral é de cerca de 25% e a projeção da parede anterior cursa medialmente à parede posterior, que corre mais ou menos no centro da cabeça femoral.

OSTEONECROSE DA CABEÇA FEMORAL

A osteonecrose da cabeça femoral continua sendo uma patologia muito controversa e com soluções discutíveis. É de difícil tratamento, pois a etiologia exata e a verdadeira história natural da doença ainda não foram bem elucidadas. A osteonecrose da cabeça femoral também é chamada de necrose asséptica da cabeça femoral, necrose avascular da cabeça femoral e necrose isquêmica da cabeça femoral.

Fisiopatologia

É ocasionada pela interrupção do fluxo sanguíneo normal à cabeça femoral. Isso pode ocorrer em qualquer parte da rede vascular, ou seja, arterial ou venosa, capilar ou sinusal. A osteonecrose é a condição final, que pode ser originada por diversos fatores e mecanismos.

Lesão celular direta (citotoxicidade celular)

A célula é diretamente lesada pelo agente agressor, que pode ser radioatividade, quimioterapia, corticoterapia, álcool e nicotina.

Fatores arteriais extraósseos

A osteonecrose ocorre por falta de suprimento sanguíneo arterial. A necrose da cabeça femoral pode ocorrer em até 80% das fraturas deslocadas do colo femoral (Catto). Nas fraturas tipo III de Garden, além de a circulação metafisária estar interrompida, as artérias retinaculares podem ou não estar lesadas. No tipo IV de Garden, a circulação depende da capacidade de irrigação da artéria do ligamento redondo. Se ela for insuficiente, ocorrerá necrose avascular. De mesma forma, a necrose pode ser decorrente de luxação traumática do quadril. Quando isso ocorre, há lesão da artéria do ligamento redondo e das artérias retinaculares. A sobrevida da cabeça femoral depende das artérias metafisárias. Se elas forem insuficientes, a cabeça evoluirá com necrose.

Fatores venosos extraósseos

A estase venosa costuma ser encontrada em todos os casos de osteonecrose. Como é uma circulação terminal, a obstrução do fluxo venoso pode alterar globalmente a rede circulatória. Há aumento da pressão intraóssea, que pode produzir lesão dos vasos sinusoides, mais estase sanguínea, isquemia e necrose óssea.

Fatores extravasculares intraósseos

Esse fenômeno ocorre devido à elevação da pressão do osso medular por edema intraósseo e hemorragia intramedular. A hipertrofia de lipócitos e as alterações no metabolismo dos lipídeos decorrentes de corticoterapia, doença de Gaucher e alcoolismo facilitam a ocorrência de tal fenômeno.

Fatores intravasculares intraósseos

Existe forte associação entre osteonecrose e embolia intravascular. A oclusão parcial ou completa da vascularização intraóssea ocasiona, em maior ou menor grau, necrose isquêmica. Os sedimentos de eritrócitos falcizados, originando trombos na anemia falciforme, o aumento do nitrogênio no sangue por rápida descompressão, ocasionando microêmbolos (na doença dos mergulhadores) e os êmbolos gordurosos nas hiperlipidemias são exemplos desse mecanismo.

Ainda que qualquer um dos mecanismos ou fatores sejam responsabilizados pelo desenvolvimento da osteonecrose, o achado mais comum é a diminuição ou a obliteração da circulação sanguínea de uma área específica do osso. Se a área envolvida é pequena e não é adjacente à superfície articular, o infarto pode tornar-se assintomático e ter pouca repercussão clínica. Entretanto, se a área acometida pelo infarto é grande e em superfície de sustentação de peso, as consequências clínicas costumam ser grandes. Após cerca de seis horas da agressão vascular, a morte celular já pode ser evidenciada histologicamente. Isso desencadeia uma série de reações à agressão, na tentativa de reparo. Um edema local desenvolve-se e pode estender-se por uma região óssea considerável. Áreas completamente desprovidas de irrigação sanguínea podem permanecer estáveis por algum período. Contudo, quando estresses biomecânicos são transmitidos às trabéculas subcondrais, as microfraturas que ocorrem não podem ser reparadas, levando ao enfraquecimento progressivo do osso subcondral. Ao mesmo tempo, as áreas necróticas são envolvidas em processo de reabsorção do osso morto e formação de novo osso. Infelizmente, a reabsorção sobrepuja a formação óssea, aumentando o enfraquecimento da estrutura. O colapso progressivo do osso subcondral toma forma e pode estar associado ao aparecimento do "sinal do crescente" radioluminescente, antes do achatamento da cabeça femoral. O processo necrótico afeta, a princípio, somente a cabeça femoral. O envolvimento primário do acetábulo é incomum. A cartilagem articular da cabeça femoral permanece intacta e viável até após o colapso trabecular, uma vez que sua nutrição ocorre pelo líquido sinovial e não é dependente da circulação da cabeça femoral. Após o colapso da cabeça femoral, a cartilagem está sujeita a mecanismos anormais de pressão, que ocasionam processo degenerativo progressivo **(FIG. 10.25)**.

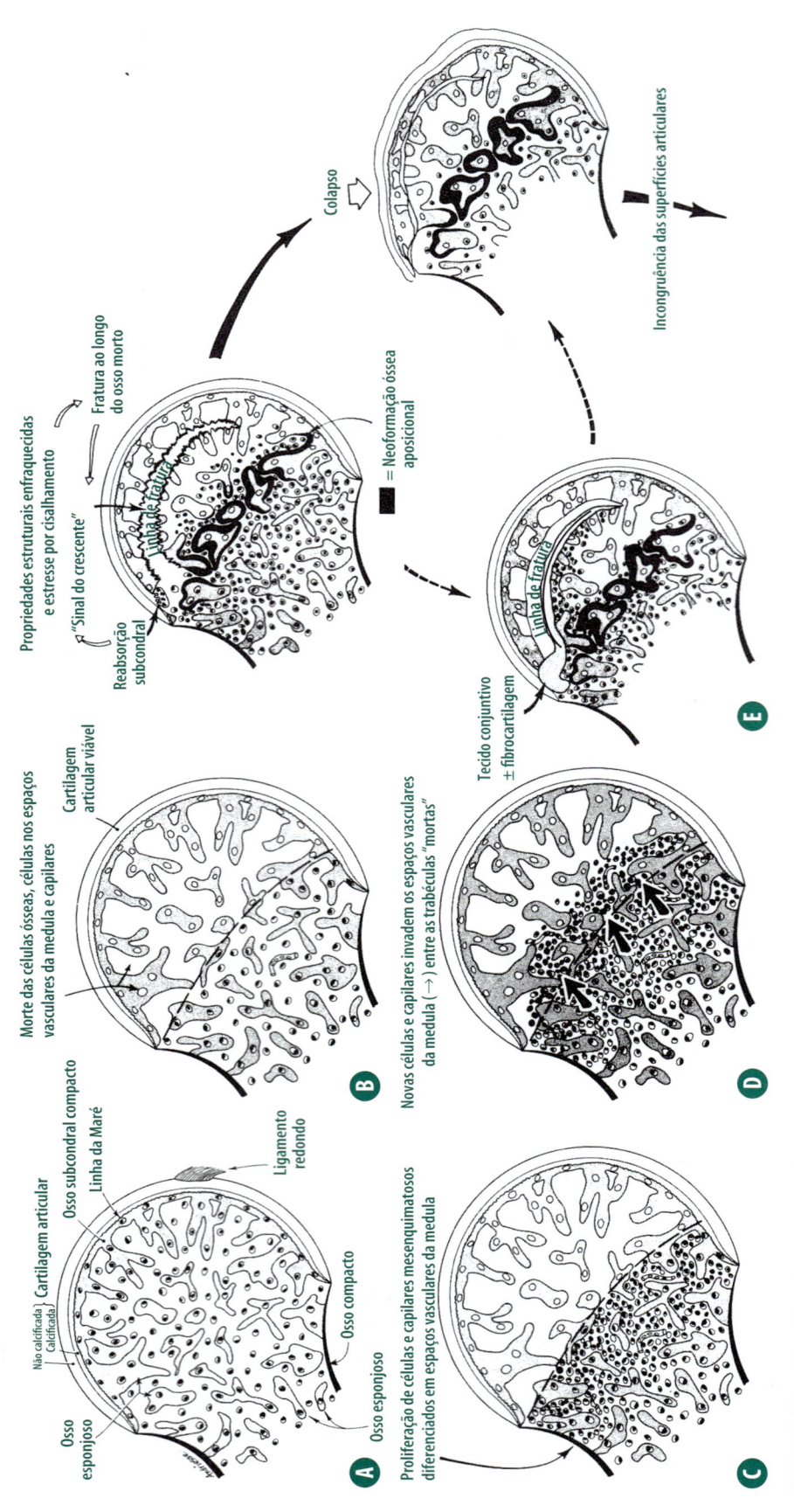

FIGURA 10.25 → Fisiopatologia da necrose avascular.

Etiologia

Como foi explicado na fisiopatologia, há inúmeros fatores associados na etiologia da necrose. Ela pode ser classificada como idiopática, traumática ou atraumática.

- **Idiopática.** Quando a etiologia não pode ser esclarecida. Isso ocorre em 25% dos casos.[4-7]

- **Traumática.** Decorrente dos traumas regionais, das luxações e dos procedimentos cirúrgicos.

- **Atraumática.** Aqui são classificadas as diferentes condições patológicas atraumáticas:

  - Corticoterapia
  - Alcoolismo
  - Lúpus eritematoso sistêmico
  - Artrite reumatoide
  - Anemia falciforme
  - Doença de Gaucher
  - Coagulopatias e hemoglobinopatias
  - Pancreatite
  - Radioterapia
  - Disbarismo
  - Hiperuricemia
  - Quimioterapia
  - Outras condições

Diagnóstico

O diagnóstico precoce é fundamental, já que o tratamento na fase inicial oferece os melhores resultados. A história pregressa, associada ao alto índice de suspeita, é essencial. Na maioria das vezes, existe história de trauma e cirurgia prévia nas condições traumáticas. Em geral, nas atraumáticas, a necrose ocorre em pacientes de 30 a 50 anos com história de uso abusivo de corticoides ou álcool.

Outros fatores de risco devem ser questionados, como radioterapia ou quimioterapia prévia, transplante, entre outros eventos. A principal queixa do paciente é a dor insidiosa com episódios intermitentes. Na maioria das vezes, é dor inguinal, mas pode ser na nádega, no joelho ou na região trocantérica. Pode ter intensidade variável e sutil, como ao tentar vestir uma roupa, ou significativa, em que é necessário o uso de bengala.

A marcha pode demonstrar claudicação antálgica e mobilidade limitada do quadril. O primeiro sinal clínico pode ser a rotação interna dolorosa. A incidência de bilateralidade varia de 35 a 80%.[8,9] Por isso, também é muito importante avaliar clinicamente o lado não sintomático.

Exames complementares

Os exames laboratoriais são normais, mas podem ser detectadas células falciformes, diversas alterações do sistema hematopoiético, células LE, ácido úrico elevado, entre outras. Na maioria dos casos, os pacientes já têm alterações radiográficas. Elas podem variar desde tênue linha esclerótica na porção superolateral da cabeça até evidente fratura subcondral. Além das clássicas posições anteroposterior e perfil, são de grande valor as incidências cranial e caudal. Entretanto, o diagnóstico de osteonecrose torna-se mais difícil quando as radiografias são normais. Nessa fase inicial, dois exames impõem-se – a cintilografia e a ressonância magnética (RM).

A cintilografia com tecnécio 99, em função do baixo custo, pode ser positiva precocemente na evolução da doença. Ela não é patognomônica, não diferenciando condição inflamatória ou tumoral (FIG.10.26). A RM apresenta 99% de sensitividade e especificidade.[10,11]

Alterações na gordura da medula óssea podem ser diagnosticadas 72 horas após o início da doença. Linha simples em T1 pode demarcar a interface do osso normal do isquêmico e linha dupla em T2 pode representar tecido hipervascular de granulação (FIGS. 10.27 e 10.28).

A tomografia axial computadorizada e a planigrafia podem ser úteis no diagnóstico, mas são usadas com mais frequência na evolução de necrose (FIGS. 10.29 e 10.30). A venografia e a biópsia, empregadas no passado, são pouco indicadas hoje por conta do caráter invasivo.

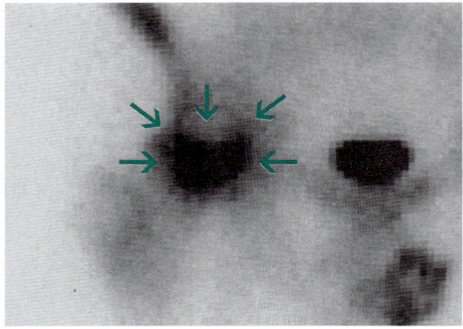

FIGURA 10.26 → Cintilografia: a área clara central indica a zona de necrose. Intensa hipercaptação reacional pela cabeça femoral.

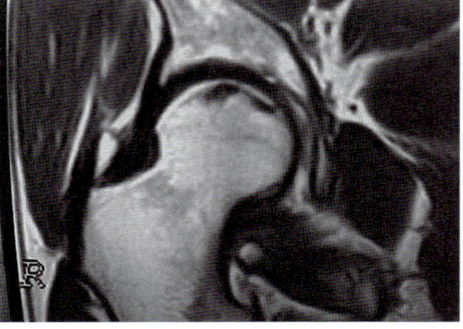

FIGURA 10.27 → RM demonstrando precocemente área de necrose na zona de apoio. Raio X normal.

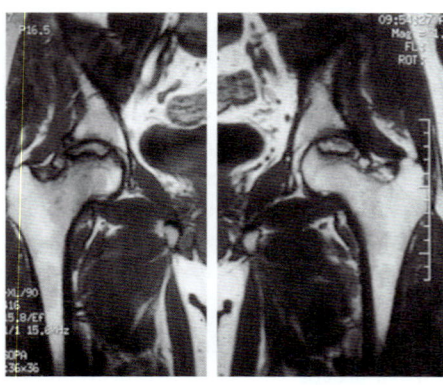

FIGURA 10.28 → RM demonstrando comprometimento bilateral das cabeças femorais com diferentes estágios de evolução.

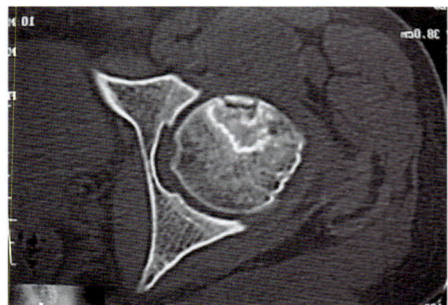

FIGURA 10.29 → Tomografia 1: área necrótica anterior na cabeça femoral. Observa-se uma pequena fratura subcondral.

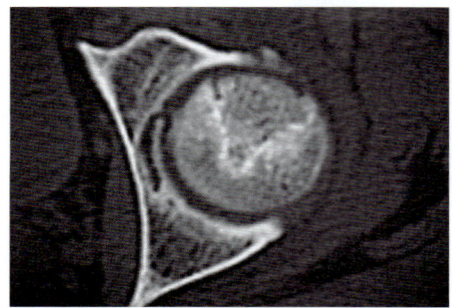

FIGURA 10.30 → Tomografia 2: necrose mais extensa, ocupando quase 50% da cabeça femoral. Perda da esfericidade da cabeça, com pequeno achatamento.

Classificação e estadiamento

A principal importância de estadiar o processo patológico é correlacionar a fisiopatologia com a intervenção terapêutica adequada.

As classificações mais utilizadas são a de Ficat e Arlet **(QUADRO 10.4 e FIGS. 10.31 a 10.35)**, que correlaciona o quadro clínico e as alterações radiográficas e cintilográficas, e a de Steinberg **(TAB. 10.1)**, que inclui a avaliação da RM.

Recentemente, a Association Research Circulation Osseous (ARCO) propôs uma classificação bastante simplificada **(QUADRO 10.5 e FIG. 10.36)**.

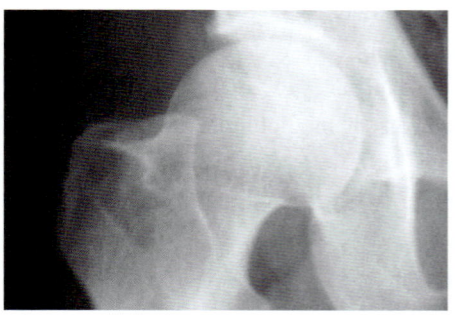

FIGURA 10.31 → Ficat zero ou 1: raio X normal.

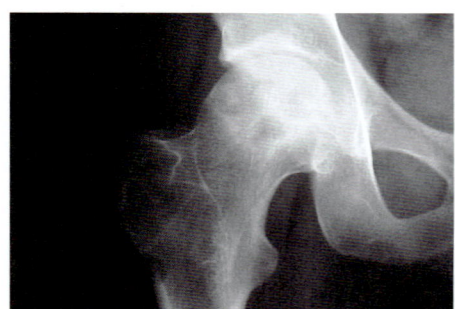

FIGURA 10.32 → Ficat 2A: alteração da densidade, presença de cistos e esclerose. Esfericidade mantida.

QUADRO 10.4 → Classificação de Ficat e Arlet

Estágio	Sintomas	Raio X	Cintilografia	Patologia
0	Ausentes	Normal	Diminuição da captação	
1	Ausentes/leves	Normal	Diminuição da captação	Infarto da cabeça femoral
2	Leves	Alteração de densidade	Aumento da captação	Reparo espontâneo da cabeça
2A		Esclerose ou cistos		
2B		Achatamento (sinal do crescente)		
3	Leves/moderados	Perda da esfericidade	Aumento da captação	Fratura subcondral, colapso, fragmentação
4	Moderados/graves	Diminuição do espaço articular Alterações acetabulares	Aumento da captação	Alterações artrósicas

TABELA 10.1 → Classificação de Steinberg

Estágio	Características			
0	Raio X, cintilografia e RM normais			
I	Raio X normal, cintilografia e RM anormais	A (< 15%)	B (15-30%)	C (> 30%)
II	Raio X: esclerose e cistos	A (< 15%)	B (15-30%)	C (> 30%)
III	Colapso subcondral (crescente) sem achatamento	A (< 15%)	B (15-30%)	C (> 30%)
IV	Achatamento da cabeça femoral, sem estreitamento articular ou envolvimento acetabular	A (< 15% da superfície e < 2 mm de depressão)	B (15-30% da superfície ou 2-4 mm de depressão)	C (> 30% da superfície ou > 4 mm de depressão)
V	Estreitamento articular ou envolvimento acetabular	A (< 15% da superfície e < 2 mm de depressão)	B (15-30% da superfície ou 2-4 mm de depressão)	C (> 30% da superfície ou > 4 mm de depressão)
VI	Alterações degenerativas avançadas			

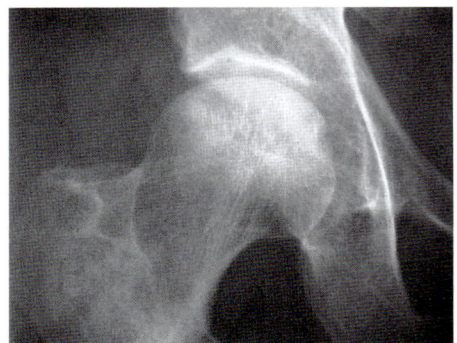

FIGURA 10.33 → Ficat 2B: sinal do crescente, mas ainda mantida a esfericidade.

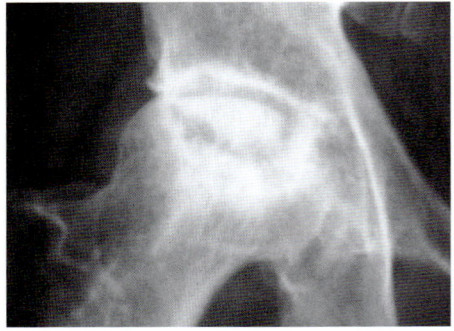

FIGURA 10.34 → Ficat 3: achatamento e perda da esfericidade da cabeça.

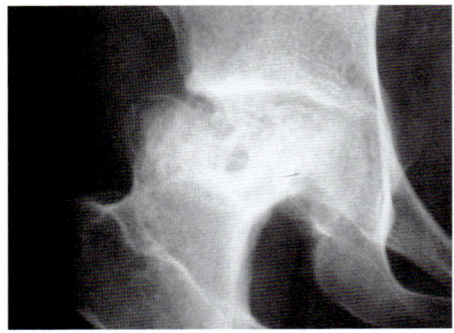

FIGURA 10.35 → Ficat 4: alterações acetabulares. Artrose instalada.

QUADRO 10.5 → Classificação da ARCO

Estágio	Características
Zero	Somente alterações histológicas
1	RM ou cintilografia (+)
2	Raio X (+) ausência de colapso
3	Raio X (+) colapso parcial
4	Raio X (+) osteoartrite

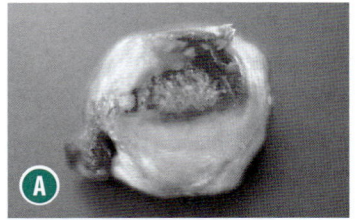

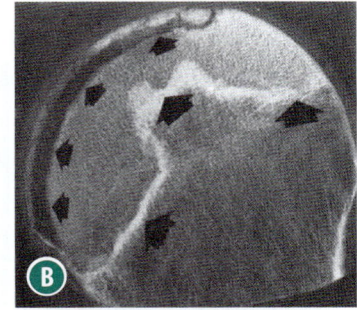

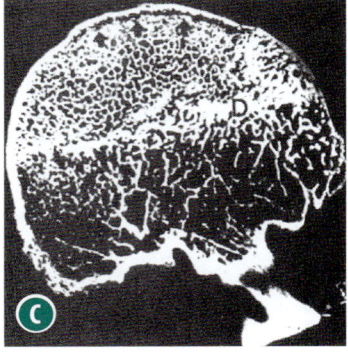

FIGURA 10.36 → Sinal da crescente. Achatamento ou colapso do osso subcondral: Ficat-Arlet 2B; Steinberg III; ARCO 3.

Ⓐ Visão macroscópica.
Ⓑ Visão radiográfica.
Ⓒ Visão microscópica.

Tratamento

Tratamento profilático e sintomático

As metas primárias no tratamento da osteonecrose são diagnosticar e tratar a condição de maneira precoce, com os objetivos de retardar ou prevenir alterações progressivas e preservar a cabeça femoral (FIG. 10.37). O tratamento adequado envolve a análise do estado geral de saúde do paciente, o comprometimento de outras articulações, a idade, o sexo, a expectativa de vida, as condições médicas associadas e os fatores etiológicos. Na abordagem não cirúrgica, encontram-se:

- Prevenção: melhor tratamento da osteonecrose (certos fatores de risco podem ser identificados e eliminados ou minimizados).

- Manejo medicamentoso: certas patologias sistêmicas, como hiperlipidemias ou coagulopatias, têm sido associadas à osteonecrose. Com isso, o manejo medicamentoso dessas patologias pode ser útil no tratamento.

- Tratamento sintomático: o tratamento sintomático, que inclui a proteção da descarga de peso, não parece alterar o curso natural da doença. Contudo, lesões pequenas, sobretudo em áreas sem carga, têm bom prognóstico e podem exigir apenas manejo clínico.

> **ATENÇÃO! A osteonecrose é um distúrbio progressivo. Uma vez feito o diagnóstico, a intervenção cirúrgica na tentativa de interromper o processo patológico está indicada. O tratamento sintomático, portanto, tem papel limitado na abordagem terapêutica da osteonecrose. Pode ser o caminho para pacientes que têm o diagnóstico realizado muito cedo por RM ou para quem apresenta alto risco clínico, mas não é candidato ao tratamento cirúrgico.**

Estimulação elétrica

Muitos estudos em longo prazo não evidenciaram benefícios com essa modalidade de tratamento. Entretanto, novos tipos de estímulos específicos têm sido testados, e os resultados são promissores. Aaron e colaboradores[4] reportaram um estudo comparativo usando campo pulsátil eletromagnético (PEMF) com a cirurgia de descompressão (*core decompression*). Nos casos Ficat 2, a PEMF alcançou 87% de bons resultados clínicos *versus* 62% na descompressão. Nos casos Ficat 3, a relação foi de 55 *versus* 25%. Certamente, no futuro, trabalhos com grande número de casos e longos acompanhamentos poderão avaliar com fidedignidade esse tipo de tratamento.

Tratamento cirúrgico

Descompressão (core decompression)

Originalmente introduzida por Ficat,[8] visava diminuir a pressão venosa intraóssea, descomprimir a cabeça femoral e restaurar o fluxo circulatório normal (FIGS. 10.38 e 10.39).

O procedimento é feito por fluoroscopia com trefina de 10 a 12 mm e é de baixa morbidade. O paciente necessita permanecer seis semanas sem apoio. A descompressão pode ser isolada ou associada a enxerto esponjoso cortical, com pedículo muscular ou vascularizado livre.

Mont e colaboradores[12] revisaram 24 artigos, totalizando 1.206 quadris. O índice de sucesso clínico foi:

- Ficat estágio 1 = 84%
- Ficat estágio 2 = 65%
- Ficat estágio 3 = 47%

Smith e colaboradores[13] relataram experiência com 114 quadris e acompanhamento de 38 meses. Resultados

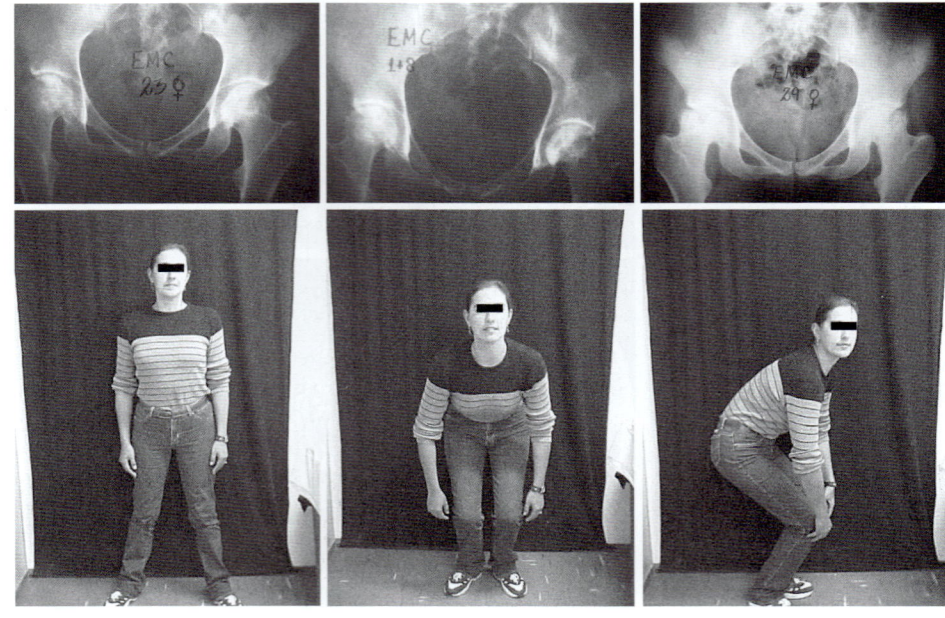

FIGURA 10.37 → Paciente do sexo feminino, de 31 anos, com evolução natural da doença. Necrose avascular bilateral da cabeça após corticoterapia, oito anos de acompanhamento. Observa-se o grau de limitação da flexão e da abdução do quadril.

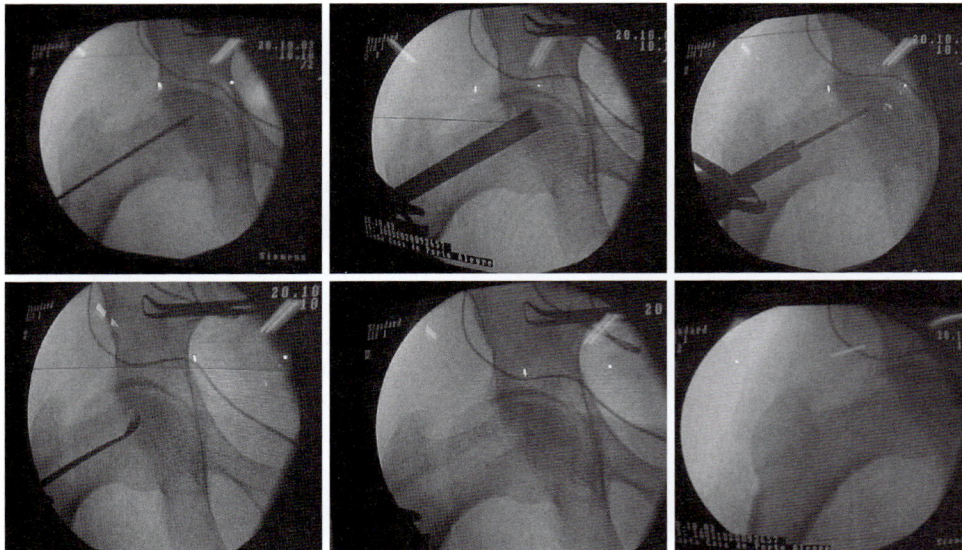

FIGURA 10.38 → Descompressão (*core decompression*).

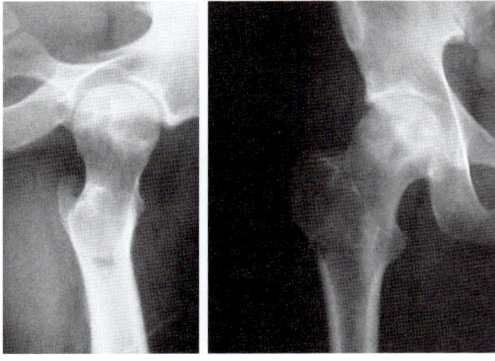

FIGURA 10.39 → *Core decompression*: resultado após três anos. Boa evolução clínica, mas com progressivas alterações radiográficas.

satisfatórios foram encontrados com as seguintes porcentagens:

- Ficat estágio 1 = 84%
- Ficat estágio 2A = 47%
- Ficat estágio 2B = 20%
- Ficat estágio 3 = zero

Steinberg,[14] revisando 297 quadris submetidos à descompressão após acompanhamento mínimo de dois anos, concluiu que 36% necessitaram de artroplastia total do quadril (ATQ). Provavelmente, a descompressão tenha seus melhores resultados quando o diagnóstico e o tratamento são bastante precoces, no quadril pré-colapso, na pequena lesão e no paciente que não usa corticoides.

Enxerto ósseo

Muitos autores defendem o uso de enxerto ósseo após a retirada de todo o osso necrótico da cabeça femoral. Esse tipo de técnica tem sido empregado por muitas décadas e parece ser efetivo quando o enxerto ósseo é colocado com cuidado e precisão na região subcondral. O enxerto pode ser com osso esponjoso ou corticalizado. A fíbula é o osso mais utilizado, podendo ser vascularizado ou não. Conceitualmente, o enxerto livre vascularizado da fíbula é a melhor operação, pois remove o osso necrótico e o substitui por osso vivo e estruturado, prevenindo o colapso da superfície articular.

Yoo e colaboradores,[15] em 1992, apresentaram os melhores resultados dessa técnica. Foram acompanhados 81 quadris (55 no estágio Ficat 2) por cinco anos. Os resultados clínicos excelentes e bons somaram 91%, e somente em 11% houve progressão dos achados radiográficos. Os críticos de tal técnica argumentam que ela é bastante mórbida, oferece resultados variáveis e incertos e é de difícil reprodução.

Osteotomia proximal do fêmur

Esse tipo de tratamento está indicado quando a osteonecrose mostra fratura evidente, achatamento ou colapso do osso subcondral. A meta desse tipo de intervenção é a preservação da cabeça femoral por alteração das áreas necróticas, que são transferidas da área de apoio e de transmissão de carga. Quando a lesão é menos extensa lateralmente, a osteotomia varizante transfere o sítio de necrose para a porção medial. Quando a lesão é mais anterior, a osteotomia flexora **(FIGS. 10.40 a 10.42)** transfere a porção íntegra posterior para a zona de apoio.

Scher e Jakim[16] realizaram osteotomia valgo-flexora em 45 quadris com osteonecrose e estágio 3 de Ficat. Após acompanhamento de 65 meses, relataram que, pelo escore de Harnis, 87% apresentavam índice acima de 70 ou não tinham sido ainda submetidos à ATQ. A osteotomia rotacional de Sugioka[17] **(FIG. 10.43)** é mais ambiciosa, pois gira a cabeça em 90° por meio de osteotomia rotacional transtrocantérica. A área de necrose, então, situa-se medial e inferiormente.

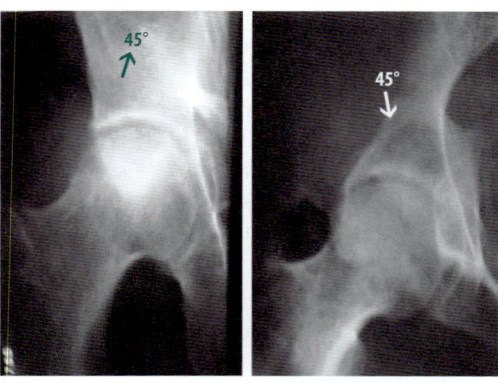

FIGURA 10.40 → Raio X *outlet* (45° caudocranial) mostrando área de necrose anterior na cabeça. Raio X *inlet* (45° craniocaudal) evidenciando boa congruência da superfície articular posterior. Caso ideal para osteotomia flexora.

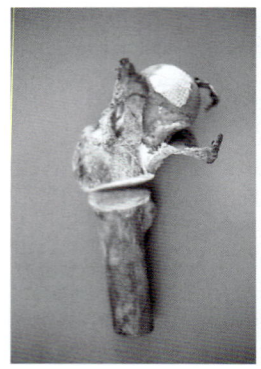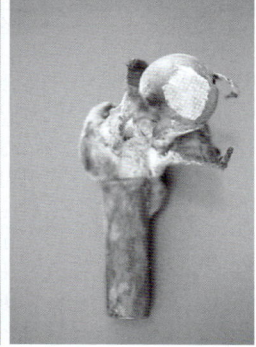

FIGURA 10.41 → Montagem esquemática da osteotomia flexora. A ressecção de cunha anterior retira a área de necrose da superfície de apoio.

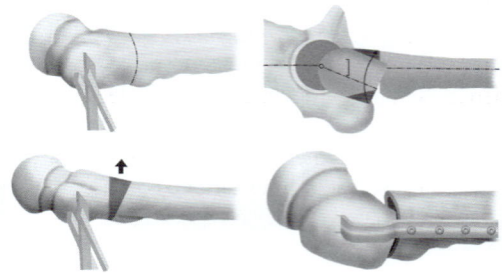

FIGURA 10.42 → Técnica da osteotomia flexora com e sem retirada de cunha anterior.

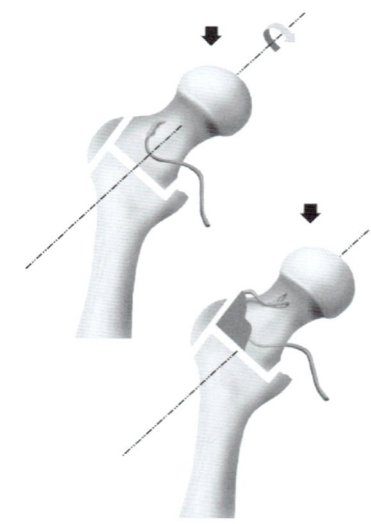

FIGURA 10.43 → Desenho esquemático da osteotomia rotacional de Sugioka.

Foram revisados 474 quadris após acompanhamento mínimo de três anos. Em 295 deles (78%), o resultado clínico foi excelente. Os melhores achados obtidos foram aqueles em que o osso normal foi completamente rotado para o domo acetabular. Apesar de tais resultados serem encorajadores, eles não conseguiram ser reproduzidos por outros autores. A inexperiência e as grandes dificuldades técnicas certamente contribuem para a explicação desse fato.

Hemiartroplastia

A artroplastia tipo bipolar pode ser indicada nos estágios 3 e 4 de Ficat. Ela é defendida por muitos autores pelo perfil "conservador" em relação ao acetábulo, pois preserva a cartilagem articular. Entretanto, os bons resultados dessa técnica na fratura do colo do fêmur em idosos não podem ser comparados com os achados obtidos no tratamento da osteonecrose do adulto.

Crues e colaboradores[18] demonstraram, em um modelo canino, alterações importantes na cartilagem articular seis semanas após esse tipo de cirurgia. Cabanela e Van-Demark[19] relataram 23% de maus resultados após acompanhamento médio de dois anos. Lachiewicz e Desmann[20]

descreveram que somente 48% de 31 quadris apresentaram resultados satisfatórios após acompanhamento de 4,6 anos. Diminuição do espaço articular e migração foram encontrados em 47% dos casos. Ritter e Meding,[21] comparando a hemiartroplastia com a artroplastia total, encontraram resultados bastante desfavoráveis à artroplastia parcial.

Artroplastia total

Nos casos de colapso grave, envolvimento da superfície articular acetabular ou artrose já instalada, a ATQ é o tratamento de escolha. A grande preocupação refere-se ao fato de que os pacientes com tais condições são jovens (20 a 50 anos) e possuem grande atividade física. Portanto, os resultados da ATQ nos casos com osteonecrose são inferiores aos dos casos com diagnóstico de osteoartrite.

Chandler e colaboradores[22] relataram 57% de frouxidão protética em cinco anos de acompanhamento em pacientes com idade inferior a 45 anos. Dorr e colaboradores[23] reportaram 28% de maus resultados após cinco anos em indivíduos com idade inferior a 45 anos. Especificamente nos casos com osteonecrose, Cornell e colaboradores[24] encontraram falência da cirurgia em 39% de 28 artroplastias cimentadas acompanhadas por oito anos.

Entretanto, a artroplastia total apresenta a indiscutível vantagem de ser a técnica mais confiável no alívio da dor e de oferecer os melhores resultados clínicos nos casos avançados da doença. Sua maior desvantagem reside no fato de que sacrifica uma quantidade maior de osso e elimina outras futuras técnicas de tratamento. Além disso, alguns subgrupos de osteonecrose estão mais sujeitos a indesejáveis tipos de complicação, como luxação da prótese nos indivíduos com alcoolismo e infecção nos pacientes com diálise, transplante ou corticoterapia.

Apesar da experiência com prótese não cimentada ser menor do que a cimentada, recentemente, diversos autores, como Alpert e colaboradores,[25] Piston e colaboradores,[26] Fye e colaboradores[27] e Chiu e colaboradores,[28] relataram bons resultados com as próteses não cimentadas nos casos de osteonecrose.

ARTROSE

Conceito e sinonímia

A artrose é uma doença degenerativa crônica caracterizada pela deterioração da cartilagem e pela neoformação óssea nas superfícies e margens articulares. Outros termos podem ser usados para designar essa doença, como osteoartrose, doença degenerativa articular, artrite degenerativa. No quadril, pode ser chamada de coxartrose ou *malum coxae senilis.*

Epidemiologia

A artrose ocorre com frequência aumentada em idosos. Entretanto, a relação entre idade e doença não está esclarecida. Mesmo podendo iniciar em idade precoce, seu progresso torna-se clinicamente aparente e "mais prevalente" com o aumento da idade. De forma alternativa, a artrose pode ocorrer quando mudanças na cartilagem, provenientes da idade, predispõem à degeneração articular em resposta a fatores externos, como estresse biomecânico. Quase todas as formas de lesão ou de doenças articulares podem iniciar um processo que resulta em artrose.

A doença pode ocorrer após agressão mecânica ou doença articular inflamatória. Esse conhecimento leva à diferenciação da artrose em dois tipos principais: primária, quando o processo ocorre sem causa aparente, e secundária, quando o processo dá-se por causa conhecida ou preexistente. Entretanto, essa forma de avaliação é um tanto simplista, porque o desenvolvimento de algumas formas da doença secundária depende de diversos fatores de risco, que incluem idade, sexo, raça, peso e história familiar. É notória a predisposição genética na artrose poliarticular, sendo que ela ocorre de forma rara antes dos 35 anos. Condições climáticas podem piorar lesões preexistentes, por meio de espasmo muscular ou de influências no mecanismo da dor. Doenças sistêmicas, como artrite reumatoide, espondilite anquilosante, diabetes, doença de Paget, alcaptonúria, hemacromatose, entre outras, podem ocasionar artrose. A obesidade não está comprovada como entidade causadora da doença, mas parece claro que o peso corporal excessivo acelera o desgaste das articulações que suportam o peso. Fatores locais, como traumatismos de repetição sobre a articulação, condrólise, necrose da cabeça femoral (**FIGS. 10.44 a 10.46**), artrite séptica, sequelas de epifisiólise ou de doença de Perthes, bem como displasia do desenvolvimento do quadril (**FIG. 10.47**), podem estar envolvidos na causa da artrose.

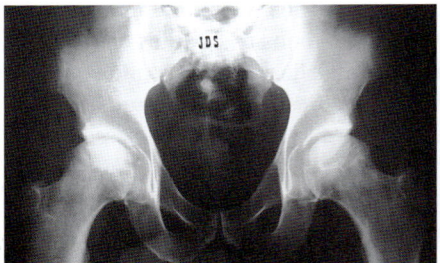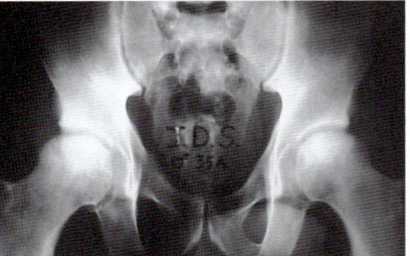

FIGURA 10.44 → Paciente do sexo masculino, com 35 anos. Necrose asséptica bilateral da cabeça femoral. Etiologia desconhecida. Pré-operatório com sinal da crescente bilateral. Ficat 2B.

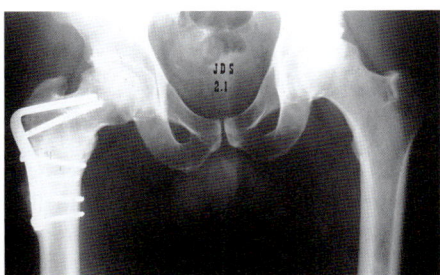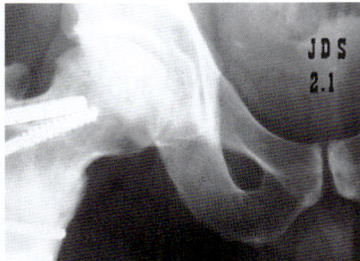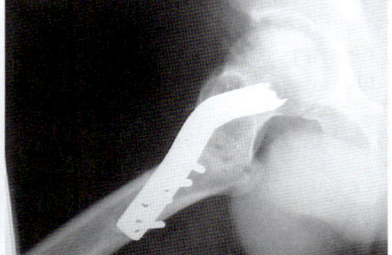

FIGURA 10.45 → Resultado radiográfico do caso da **FIGURA 10.44** após dois anos: osteotomia flexora à direita.

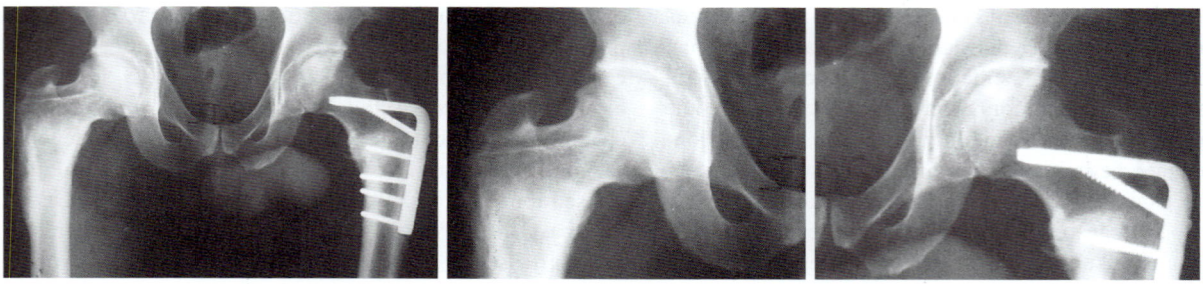

FIGURA 10.46 → Mesmo caso da figura anterior, osteotomia flexora à esquerda. Resultado final após 5,5 anos. Paciente assintomático.

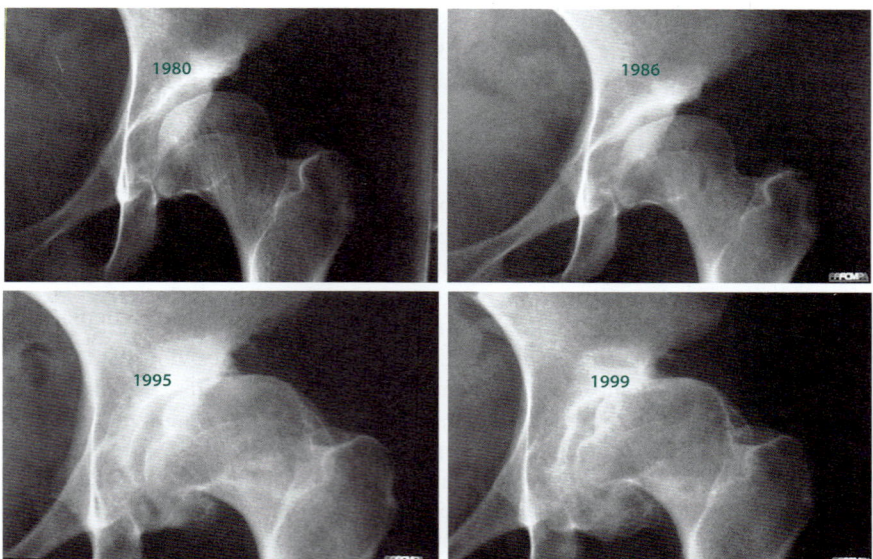

FIGURA 10.47 → Evolução de 19 anos de artrose do quadril secundária à displasia acetabular. Na radiografia inicial, a paciente tinha 20 anos.

Fisiopatologia

A degeneração cartilaginosa que ocorre na artrose é caracterizada por alterações profundas na superfície articular. Fibrilação, fissuras e erosões são eventos que podem estar presentes na superfície articular. Essas mudanças ocorrem devido a alterações na atividade biossintética dos condrócitos e em sua composição bioquímica.

Os proteoglicanos, encontrados na cartilagem, formam família diversa de glicoproteínas, com a característica comum de possuir, no mínimo, uma cadeia glicosaminoglicana ligada à proteína central. Os condrócitos sintetizam e secretam proteoglicanos na matriz extracelular. O resultante da ligação de algumas dessas substâncias é a formação de agregado hidrófilo supramolecular, que é o responsável primário pela superfície com baixo coeficiente de atrito e pela resistência à compressão da cartilagem articular.

ATENÇÃO! Súbitas mudanças na bioquímica dos proteoglicanos cartilaginosos podem ocorrer. Essas alterações resultam em processos anabólicos e catabólicos no metabolismo cartilaginoso – eventos iniciais no desenvolvimento da artrose.

Estudos envolvendo a análise do líquido sinovial demonstraram que os sulfatos de condroitina-4 e de condroitina-6 apresentavam taxas de concentração que diminuíam conforme o progresso da doença. O sulfato de condroitina-6 foi o predominante em todos os estágios da doença e não houve correlação com idade avançada. Ainda que eles possam servir como marcadores do metabolismo da matriz extracelular, o mecanismo que aciona tal processo parece ser fundamental no tratamento da artrose. Dessa forma, o reparo dos defeitos que se estendem até o osso subcondral inicia com o aporte de células mesenquimais totipotenciais, que se diferenciam em condrócitos, estimuladas por fatores de crescimento liberados na matriz extracelular.

Diagnóstico

Clinicamente, o principal sintoma da coxartrose é a dor localizada no quadril, de caráter contínuo, que, em geral, é referida ao longo da face interna da coxa e do joelho. A dor é acentuada pela carga e pelos movimentos do quadril, sendo que o frio e a umidade podem intensificar o desconforto. A maioria dos pacientes refere que a dor é pior no início dos movimentos ou, quando em repouso, alteram a posição do quadril. A dor, na maioria das vezes, ocorre por irritação sinovial secundária, motivada pela destruição da cartilagem. A estimulação excessiva da propriocepção dos tecidos adjacentes à articulação, produzida pela fricção aumentada da articulação doente, também pode ser um fator desencadeante da dor.

Sintomas clínicos importantes relacionados à artrose incluem restrição da amplitude de movimento, rigidez articular após repouso, crepitação e aumento do volume articular. Outros achados associados à artrose são dor ao repousar ou à noite. As deformidades em flexão, adução e rotação externa decorrem, no início, de espasmo muscular e, depois, tornam-se definitivas, em função da retração capsular.

Algumas vezes, em estágios mais avançados, o paciente percebe incapacidade progressiva para realizar atividades normais, como cortar as unhas dos pés, vestir meias, amarrar os sapatos e até levantar-se de cadeiras com assentos muito baixos. No exame físico, a marcha pode estar alterada, mostrando desde discreta claudicação até a necessidade do uso de muleta ou bengala. A marcha antálgica pode ser do tipo Trendelemburg (por insuficiência da musculatura abdutora) ou do tipo Duchene (o paciente joga o centro de gravidade do corpo sobre o quadril, para diminuir o "braço de alavanca" corporal). A lombar exagerada pode encobrir uma contratura fixa em flexão do quadril. A manobra de Thomas deve ser rotineira no exame físico.

O encurtamento pode ser real ou aparente. O quadril fixo em adução e a obliquidade pélvica podem determinar membro com aparente encurtamento. Em raras oportunidades, o alongamento aparente pode ser diagnosticado por contratura do aparelho abdutor. Nesses casos, a manobra de Ober é de extremo valor. Para comprovar a hipótese de

osteoartrite, o exame complementar mais usado é o raio X. Os sinais radiográficos clássicos da artrose são:

- Estreitamento do espaço articular.
- Esclerose subcondral.
- Presença de osteófitos marginais.
- Aparecimento de cistos e geodos.

O estreitamento do espaço articular, em geral, inicia na porção inferointerna da articulação e, posteriormente, o processo a envolve por completo. A esclerose subcondral ocorre nos locais onde a cartilagem articular se encontra fina e estreitada. Existe aumento da formação de osso novo nas zonas com ausência de carga. Os cistos subcondrais desenvolvem-se nas áreas em que ocorre maior estresse mecânico.

Kellgren e Lawrence[29] forneceram um atlas que diferencia a patologia em cinco graus:

- Grau 0: normal.
- Grau 1: possível estreitamento do espaço articular medialmente e possíveis osteófitos ao redor da cabeça femoral (**FIG. 10.48**).
- Grau 2: definido estreitamento articular inferiormente, osteófitos nítidos e alguma esclerose.
- Grau 3: significativo estreitamento articular, osteófitos pequenos, esclerose, cistos e deformidades ósseas no fêmur e no acetábulo.
- Grau 4: visível perda do espaço articular acompanhada de importante esclerose e cistos, significativa deformidade da cabeça femoral e do acetábulo e presença de grandes osteófitos.

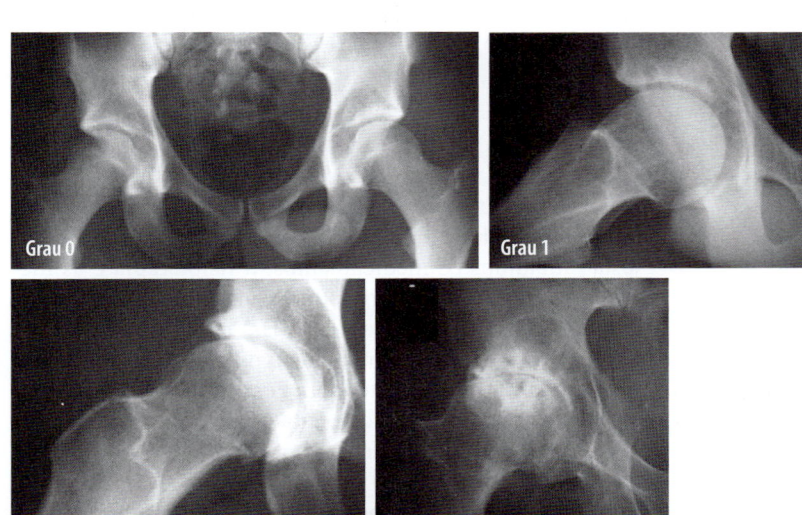

FIGURA 10.48 → Ao fazer uso das radiografias disponíveis, o grau de osteoartrite presente em cada quadril pode ser determinado com a utilização da nomenclatura de Tönnis.

GRAU 0: indicando que não há sinais de osteoartrite.
GRAU 1: aumento da esclerose da cabeça e do acetábulo, ligeiro estreitamento do espaço articular ou mínimo estreitamento nas margens articulares.
GRAU 2: pequenos cistos na cabeça ou no acetábulo, estreitamento do espaço articular moderado (espaço articular > 2 mm) e moderada perda da esfericidade da cabeça.
GRAU 3: grandes cistos na cabeça ou no acetábulo, obliteração ou grave estreitamento do espaço articular (espaço articular < 2 mm), deformidade grave da cabeça do fêmur ou evidência de necrose.

Renato Bombelli,[3] um dos grandes cirurgiões ortopédicos a estudar a artrose, descreveu algumas referências para caracterizar a doença, particularmente considerando seu comportamento biológico e sua mecânica, com suas alterações características, nas quais a artrose de quadril é classificada, avaliando-se **(FIG. 10.49)**:

- Reação biológica
- Etiologia
- Morfologia
- Amplitude de movimento
- **Reação biológica**
    - **Atrófica**: a cabeça femoral diminui de tamanho, tomando a forma elíptica e tende a subluxar. Os osteófitos são poucos e diminutos.
    - **Normotrófica**: formação de osteófitos no acetábulo e na cabeça femoral (normalmente deformada) com área de esclerose óssea súpero-externa e aparece a formação de osteófitos inferiores na cabeça e rebordo inferior do acetábulo.
    - **Hipertrófica**: forma-se a megacabeça, deformada pelo grande número de osteófitos que envolvem toda cabeça e colo femorais. Grandes osteófitos também envolvem o rebordo e o fundo do acetábulo.
- **Etiologia**
    - Mecânica
    - Metabólica (artrite reumatoide, psoriática, espondiliteanqulisosante)
    - Combinada
- **Morfologia** **(FIG. 10.50)**
    - Superoexterna
        - Esférica
        - Elipsoide
        - Subluxada
        - Lateral
    - Concêntrica
    - Interna
    - Inferointerna
- **Amplitude de movimento**
    - Rígido: flexão de até 30°, abdução de 0°, adução de 0°.
    - Hipomóvel: flexão de 30 a 60°, abdução de até 15°, adução de até 15°.
    - Móvel: flexão superior a 60°, abdução maior que 15°, adução maior que 15°.

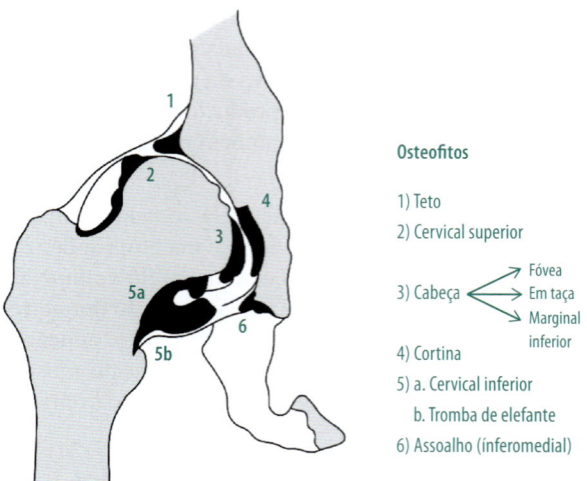

Osteófitos

1) Teto
2) Cervical superior
3) Cabeça — Fóvea / Em taça / Marginal inferior
4) Cortina
5) a. Cervical inferior
    b. Tromba de elefante
6) Assoalho (ínferomedial)

FIGURA 10.49 → Bombelli[3] classificou os tipos de osteófitos: os de tensão positiva (tração excessiva) e de tensão negativa (efeito de sucção ou vácuo). O primeiro osteófito a se formar no quadril é o inferomedial.

Com maior aplicação prática, a classificação morfológica de Wroblewski e Charnley[30] descreve as formas de acometimento do quadril, sendo útil para a indicação do tipo necessário de reconstrução. Os grandes defeitos ósseos associados à protrusão, displasia e às formas destrutivas implicam adoção de estratégias adequadas à correção, influenciando a escolha dos implantes e do tipo de enxerto ósseo que se faz necessário em alguns casos. A classificação radiográfico-morfológica de Wroblewski e Charnley[30] é feita da seguinte forma:

- Artrose incipiente
- Polo superior (graus I, II e III)
- Polo medial
- Protusão acetabular
- Concêntrico
- Destrutivo (tipos: cabeça, acetábulo, tuberculose e displasia)

Tratamento

O tratamento da artrose do quadril pode ser dividido em conservador e cirúrgico. No tratamento conservador, estão incluídos os medicamentos, a fisioterapia e as medidas para diminuir a carga sobre a articulação. Os anti-inflamatórios não hormonais (AINHs) representam a maior arma do ortopedista no tratamento da artrose incipiente ou moderada. Recentemente, com o advento dos inibidores específicos da COX-2, os efeitos colaterais indesejáveis foram bastante diminuídos, e, portanto, esse tipo de medicamento pode ser usado por longos períodos. O emprego de corticoides pode ser necessário, sobretudo nos casos de crise aguda de dor. A fisioterapia pode colaborar com termoterapia, massoterapia e reforço muscular periarticular.

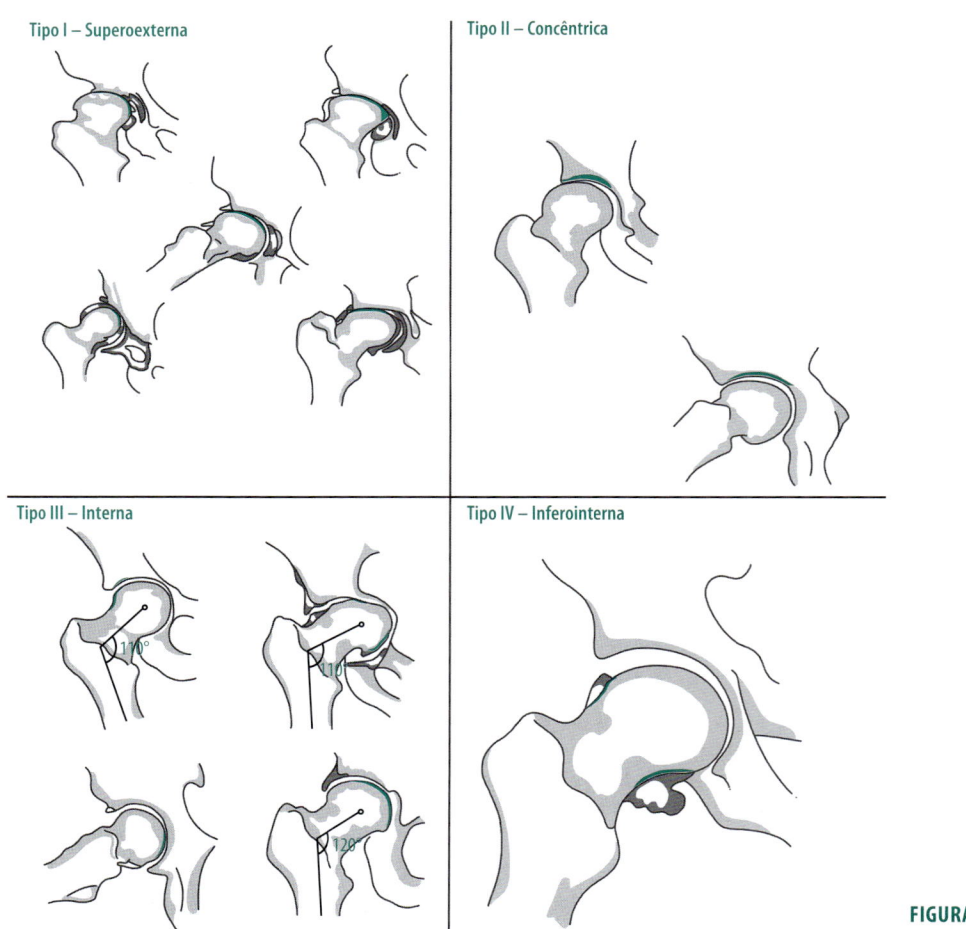

Tipo I – Superoexterna

Tipo II – Concêntrica

Tipo III – Interna

Tipo IV – Inferointerna

FIGURA 10.50 → Morfologia

Nos pacientes com sobrecarga corporal, a perda de peso é a atitude mais eficaz e segura para frear a evolução da osteoartrite. A racionalização e a diminuição das atividades que promovem absorção de carga excessiva sobre o quadril também podem ajudar. Da mesma forma, o uso de bengala, se o paciente concordar, é indicado.

O tratamento cirúrgico da artrose do quadril pode ser conduzido de várias maneiras. A determinação do tipo de procedimento cirúrgico a ser considerado para cada paciente depende, entre outros fatores, da idade, da etiologia da doença, da atividade do paciente, da amplitude de movimentos e da bilateralidade ou não da doença. Os procedimentos podem ser divididos em três tipos:

- Os que preservam a articulação: osteotomias pélvicas ou femorais.

- Os que substituem a articulação: artroplastias.

- Os que fusionam a articulação: artrodeses.

Osteotomias femorais

Na presença de artrose em indivíduo com boa mobilidade articular, a osteotomia femoral pode evitar a progressão da doença e promover a regeneração cartilaginosa. A forma como a osteotomia pode aliviar a dor na artrose é de difícil comprovação científica. Entretanto, existem duas teorias básicas: a mecânica e a biológica. A primeira é defendida por McMurray,[31] Pauwels[1] e Bombelli.[3] O aumento do contato das superfícies articulares possibilita a melhor distribuição dos esforços mecânicos que cruzam a articulação do quadril.

A teoria biológica é defendida, entre outros autores, por Trueta e Harrisson.[32] O "choque vascular" causado pela osteotomia diminui, em um primeiro momento, o aporte sanguíneo à cabeça femoral. Após a consolidação, há significativo aumento da vascularização, com repercussão na regeneração do osso subcondral e cartilaginoso. Na realidade, a associação dos efeitos das duas teorias provavelmente constitui uma explicação mais convincente. De fato, a osteotomia pode proporcionar aumento da área de contato articular, diminuição da pressão da superfície articular, mudança da área de contato articular, relaxamento do espasmo muscular e choque vascular.

Millis e colaboradores[33] sugerem que, de acordo com a "indicação", as osteotomias podem ser classificadas, basicamente, em dois tipos: reconstrutiva e de salvamento. A reconstrutiva ocorre quando a função do quadril é normal e pode prevenir ou retardar a artrose por um longo período. A de salvamento é realizada na presença de artrose moderada e visa melhorar a função e a retardar a indicação da artroplastia.

A meta da cirurgia reconstrutiva, femoral ou pélvica é restaurar o máximo possível a anatomia normal. Em geral, é indicada em pacientes jovens com idade inferior a 25 anos que apresentam sintomas mínimos e função normal. As superfícies articulares são congruentes, mas o problema primário é o mau alinhamento. A cirurgia de salvamento tem como objetivo diminuir a dor e melhorar a função. Está indicada nos pacientes com menos de 50 anos e tem como meta principal retardar a indicação de artroplastia.

> **ATENÇÃO! As osteotomias femorais podem ser classificadas em 12 maneiras distintas: varizante, valgizante, extensora, flexora, rotatória interna, rotatória externa, rotacional, de encurtamento, de alongamento, de apoio, trocantérica e mista. As mais usadas no tratamento da artrose são a varizante e a valgizante associadas à flexão ou à extensão.**

Osteotomia varizante

Está recomendada, do ponto de vista clínico, quando o paciente possui adução dolorosa, deformidade em abdução e abdução presente além da deformidade. Do ponto de vista radiográfico, a osteotomia varizante é indicada em pacientes com a cabeça femoral esférica, pouca ou nenhuma displasia acetabular (ângulo de Wiberg no mínimo de 15 a 20°), sinais de sobrecarga lateral e ângulo cervicodiafisário maior do que 135°.

Pauwels[1] recomenda radiografias com o quadril em abdução e adução máximas. Se a centralização ou a congruência se mostrar melhor em abdução, a osteotomia varizante (adução) estará indicada. Existem inúmeras técnicas descritas, mas, basicamente, é realizada com ressecção de cunha medial na região trocantérica. Müller[34] defende a ressecção de meia cunha medial logo abaixo do trocânter menor e a transposição desse osso lateralmente. Isso evita o encurtamento do fêmur.

A maioria dos autores recomenda deslocamento medial da diáfise femoral de 10 a 15 mm para manter o joelho centrado embaixo da cabeça femoral e assegurar o eixo mecânico axial do membro inferior. A osteotomia varizante, além de aumentar a área de descarga e a superfície articular, tem como grande vantagem adicional o efeito Voss: relaxa os três grupos musculares mais importantes que circundam o quadril, ou seja, os flexores, os abdutores e os adutores.

A osteotomia varizante tem como grande desvantagem o encurtamento do membro inferior operado (1 a 2 cm). Esse aspecto clínico é importante e deve ser discutido amplamente com o paciente. A palmilha compensatória resolve facilmente tal situação. Outra desvantagem é que o trocânter maior pode tornar-se mais proeminente, e a marcha em Trendelemburg permanecer durante meses até a compensação pelo glúteo médio **(FIGS. 10.51 e 10.52)**.

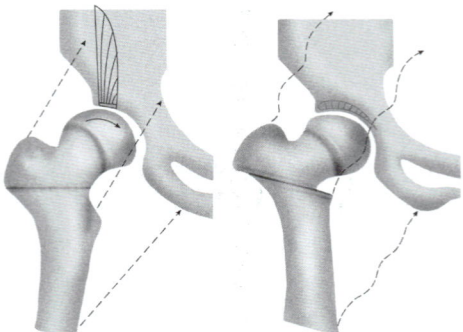

FIGURA 10.51 → Osteotomia varizante: relaxa abdutores, flexores e adutores do quadril.

Osteotomia valgizante

Do ponto de vista clínico, a osteotomia valgizante está indicada quando o paciente, com o quadril artrósico, possuir deformidade em adução, adução presente além da deformidade, marcha tipo Trendelemburg e abdução dolorosa.

A adução deve ser pesquisada com flexão do lado oposto do quadril, conforme mostra a **FIGURA 10.53**. A radiografia em anteroposterior com o quadril em adução máxima deve evidenciar centralização ou melhor congruência do que a posição neutra ou abdução. A centralização, muitas vezes, é obtida com a introdução do osteófito medial da cabeça sob a cartilagem acetabular. O osteófito aumenta a congruência articular e diminui a área de descarga da porção supralateral do acetábulo.

Do ponto de vista cirúrgico, a valgização é obtida com ressecção de cunha de base lateral, aumentando o ângulo cervicodiafisário. A osteotomia valgizante transfere o centro de rotação do quadril medialmente. O deslocamento lateral da diáfise femoral é recomendado para manter o eixo biomecânico do membro **(FIG. 10.54)**.

Bombelli[3] e Maistrelli e colaboradores[35] defendem o uso da osteotomia biplanar, valgoextensora, para obter melhor congruência articular. Como efeito secundário, ela diminui a força do iliopsoas e dos adutores, mas aumenta a potência dos abdutores, o que é efeito bastante desejável para a manutenção de melhor equilíbrio mecânico para o quadril. Outra grande vantagem é que a osteotomia alonga o membro inferior operado e compensa a desigualdade prévia dos membros inferiores **(FIG. 10.55)**.

> **ATENÇÃO! O sucesso da osteotomia está intrinsecamente ligado ao fato de que o paciente deve mobilizar o mais rápido possível o quadril operado e o joelho. Para isso, a osteotomia exige fixação rígida, bem planejada e com compressão.**

Para evitar resultados ruins e complicações na osteotomia, são recomendados os seguintes preceitos:

• O paciente deve ter flexão mínima de 60 ou 70°.

• As osteotomias raramente oferecem benefícios para quadris reumáticos.

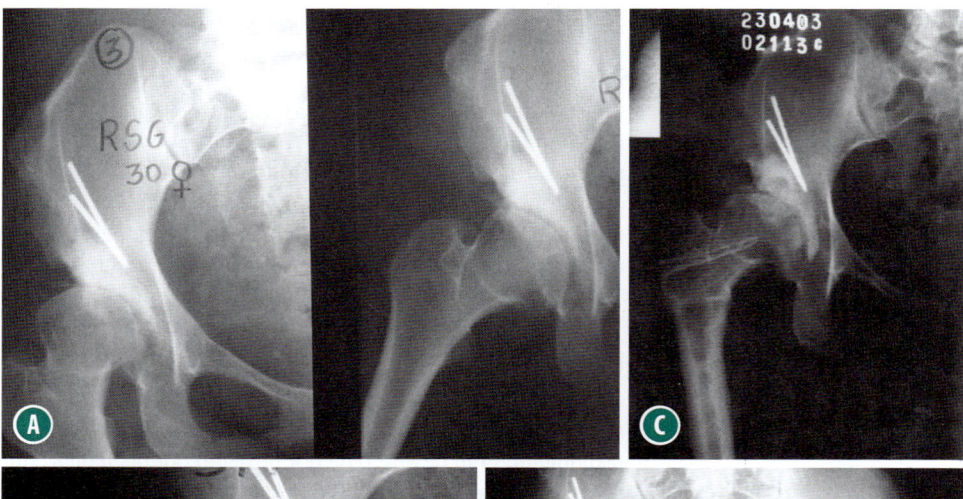

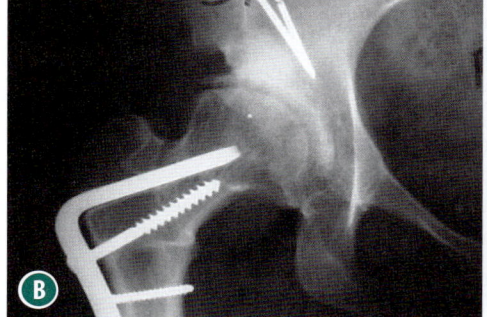

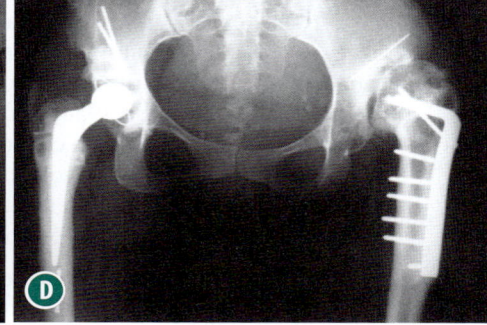

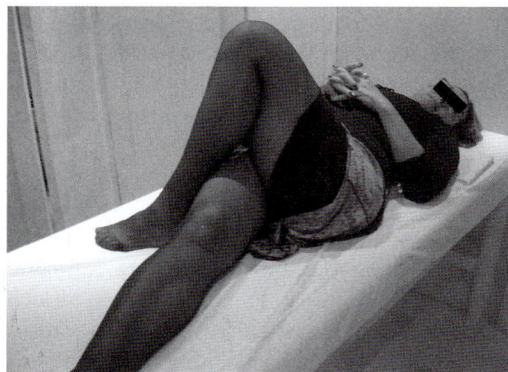

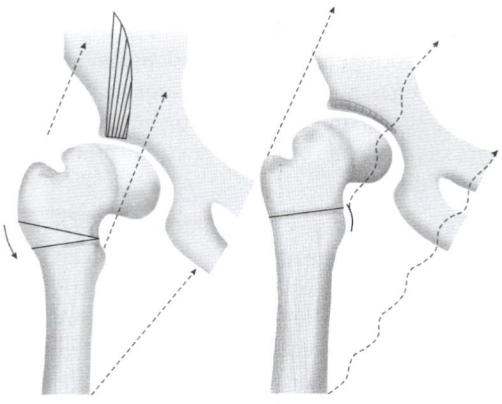

FIGURA 10.52

Ⓐ Mulher de 30 anos, pré-operatório. Radiografias funcionais mostrando centralização da cabeça, com melhor posicionamento em abdução. Ⓑ Radiografia pós-osteotomia varizante. Ⓒ Evolução de 10 anos e 4 meses. Ⓓ Evolução final. Paciente submetida à ATQ. Sinais radiológicos de artrose avançada.

FIGURA 10.53 → Avaliação do lado direito do quadril com flexão do lado esquerdo. Para indicação da osteotomia valgizante, a boa adução é necessária.

FIGURA 10.55 → Osteotomia valgizante: aumenta a potência dos abdutores.

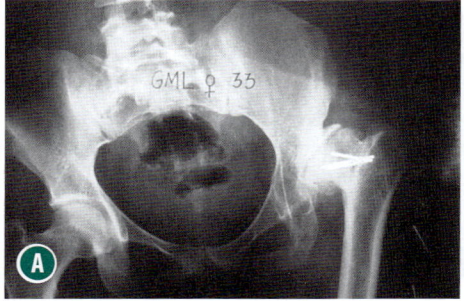

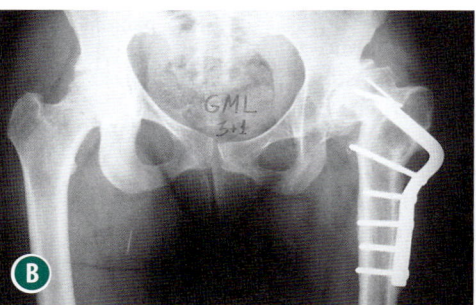

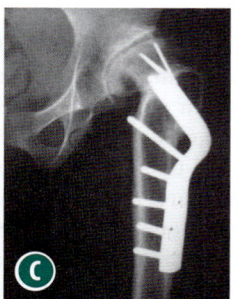

FIGURA 10.54 → Ⓐ Paciente do sexo feminino, 33 anos, raio X inicial. Observa-se a importante adução e o grande pinçamento articular. Ⓑ Resultado após oito anos de osteotomia valgizante. Ⓒ Observa-se o alinhamento e a amplitude do novo espaço articular e o reequilíbrio pélvico.

- Os exames clínico e radiográfico cuidadosos são fundamentais. A osteotomia, obrigatoriamente, deve aumentar – e não diminuir – a área de transmissão de carga.

- A adução fixa constitui contraindicação para osteotomia varizante.

- Abdução fixa é contraindicação para osteotomia valgizante.

- A medialização do fêmur não deve exceder 50% do diâmetro da diáfise.

- Osteotomias varizantes maiores do que 100° ou valgizantes maiores do que 160° dificilmente apresentam suporte biomecânico e estão sujeitas a fracassar.

- O uso de compressor (macaco) praticamente elimina a pseudoartrose, que pode alcançar até 20° quando é realizada sem compressão.

- Dores recorrentes após a osteotomia podem ser causadas pelo material de síntese.

- Na indicação de artroplastia pós-osteotomia, deve-se retirar o material de síntese no primeiro tempo. As chances de fratura do fêmur durante a artroplastia aumentam de forma considerável quando se retira o material no mesmo ato cirúrgico.

O tratamento da artrose em pacientes jovens continua sendo difícil e controverso. O fantástico sucesso da ATQ, aliado ao desconhecimento norte-americano sobre osteotomias, praticamente eliminou essa técnica e a artrodese do arsenal terapêutico ortopédico. Recentemente, ante a publicação de vários artigos mostrando resultados frustrantes da ATQ com longo acompanhamento em pacientes com menos de 50 anos, a técnica da osteotomia voltou a fazer parte da indicação cotidiana.

Maistrelli e colaboradores[35] revisaram 277 osteotomias valgoextensoras com acompanhamento de 11 a 15 anos. Pela avaliação, considerando o escore de D'Aubigné e Postel,[36] 67% foram boas ou excelentes. Werners e colaboradores,[37] em 1990, revisando 368 osteotomias, concluíram que a indicação de artroplastia foi transferida por 10 anos em 50% e adiada por menos de 25 anos em 20%.

Artroplastia

Ainda que os tratamentos das afecções do quadril datem de séculos atrás, a era moderna da reconstrução do quadril iniciou por volta de 1800. Schmaltz, em 1817, e White, em 1821, relataram casos de ressecção artroplástica do quadril para o tratamento de tuberculose em crianças. Essa técnica operatória também pode ser conhecida como cirurgia de Girdlestone (nome do cirurgião que, em 1943, relatou esse procedimento com detalhes). Visto que a mobilidade duradoura não podia ser conseguida dessa maneira, muitos autores mudaram da artroplastia resseccional simples para a artroplastia interposicional. Diversas substâncias eram interpostas entre as superfícies resseccionadas, como cápsula articular, músculo, tecido adiposo, fáscia lata e pele. Entretanto, nenhum dos materiais usados na interposição produziu resultados duradouros, até que Smith-Petersen[38] desenvolveu a artroplastia interposicional do quadril com taça feita com vitálio, em 1940. A partir de então, muitos cirurgiões começaram a desenvolver endopróteses como alternativa à artroplastia interposicional. Embora outros materiais tenham sido utilizados na confecção, como o marfim (Hey-Groves, em 1927) e o acrílico (Judet, em 1946), as endopróteses de metal, desenvolvidas por F. R. Thompson e A. T. Moore, a partir de 1950, tornaram-se implantes com reconhecido sucesso.

Apesar de esses implantes terem proporcionado melhora da função, nenhuma dessas hemiartroplastias promoveu o prolongado grau de alívio da dor buscado por pacientes com articulações artrósicas. Desse modo, desenvolveram-se as substituições articulares totais do quadril. A era moderna da artroplastia por substituição total da articulação teve início em 1958, quando Sir John Charnley começou seu trabalho clássico com o desenvolvimento de prótese, a qual consistia em um componente femoral metálico que se articulava com componente acetabular plástico, sendo ambos fixados com cimento ósseo de metilmetacrilato.

O sucesso da ATQ depende de três fatores críticos: escolha do paciente, seleção do implante e escolha da técnica cirúrgica. Provavelmente, o aspecto determinante isolado mais importante seja a escolha apropriada do paciente. A seleção da pessoa inadequada pode comprometer o *design* mais avançado ou mesmo o cirurgião mais experiente. A partir disso, a seleção do implante e da técnica cirúrgica pode garantir resultados mais consistentes e duradouros.

Indicações e contraindicações

A ATQ é recomendada para pacientes que apresentam articulação artrítica dolorosa e incapacitante, refratária ao tratamento conservador. A patologia bilateral do quadril dolorosa e grave constitui a maior indicação para o procedimento, em pelo menos um dos lados. Embora haja indicações para substituição articular em indivíduos jovens, sobretudo naqueles com envolvimento poliarticular, decorrente de doenças sistêmicas, como artrite reumatoide e espondilite anquilosante, a cirurgia, em geral, está direcionada para pacientes mais idosos, de preferência com mais de 65 anos.

Há muitas contraindicações à ATQ que dizem respeito a cada paciente, como imaturidade esquelética, doenças neurológicas progressivas e déficit da musculatura abdutora. Entretanto, as contraindicações absolutas são artropatia neuropática e sepse articular recente ou em curso.

ABORDAGENS CIRÚRGICAS DO QUADRIL

A abordagem cirúrgica deve proporcionar fácil acesso a todas as estruturas procuradas. A incisão deve ser longa o bastante para não prejudicar qualquer parte da operação.

Quando praticável, a incisão deve ser feita paralelamente ou considerar as pregas naturais da pele. A abordagem também deve fazer o mínimo de dano possível às estruturas mais profundas. As abordagens cirúrgicas na ortopedia utilizam, em geral, planos fasciais, intermusculares, intramusculares ou internervosos. A seleção da abordagem cirúrgica requer considerações a respeito da exposição requerida, com as vantagens e desvantagens de cada uma das rotas possíveis de exposição.

As vias de acesso cirúrgico do quadril mais úteis estão descritas no capítulo sobre vias de acesso cirúrgico ao quadril. Muito tem se discutido, nos últimos anos, em relação à artroplastia de quadril minimamente invasiva. Na verdade, não existe uma definição clara para o termo, sendo aplicada a qualquer procedimento em que a incisão foi deliberadamente modificada para reduzir o trauma de partes moles. A maioria dos autores relata incisões de 10 cm ou menos na realização do procedimento. O comprimento da incisão deve ser, no mínimo, igual ao dobro do comprimento do acetábulo para evitar contato com a pele. Por exemplo, acetábulo de 52 mm → 10 cm de incisão.

Qualidade óssea e formato do fêmur

A qualidade óssea é um dos fatores avaliados por alguns cirurgiões na indicação do implante a ser utilizado em determinados pacientes. O índice de Singh é um sistema de classificação para a densidade óssea do colo do fêmur com base na visibilidade do osso trabecular presente no colo do fêmur. O osso trabecular presente no fêmur proximal divide-se em compressão primária, compressão secundária, tensão primária, tensão secundária e trabeculado intertrocantérico.

O triângulo de Ward refere-se a uma área radiolucente entre o trabeculado de compressão primário, compressão secundário e de tensão primário no colo do fêmur. A partir da avaliação radiológica do trabeculado ósseo no fêmur proximal, pode-se definir o Índice de Singh (FIG. 10.56):

Na progressão para osteoporose, nota-se o desaparecimento do trabeculado ósseo, sobretudo o trabeculado de tensão. Apresentação de grau 3 ou menos é indicativo de osteoporose.

O formato ósseo do fêmur proximal também é um dos fatores avaliados por alguns cirurgiões, especialmente os que realizam artroplastias de quadril não cimentadas, na indicação do implante a ser utilizado em determinados pacientes. A relação calcar-canal ou o índice de Dorr é uma das maneiras encontradas para traduzir em números as imagens percebidas em diferentes formatos no fêmur proximal. Em uma radiografia anteroposterior do fêmur proximal, determina-se um ponto a 3 cm e outro a 10 cm distal ao pequeno trocânter e, então, realiza-se a medida do canal medular nesses níveis, sendo A a medida distal e B a medida proximal. A relação calcar-canal ou índice de Dorr baseia-se na divisão do valor entre A e B (FIGS. 10.57 e 10.58):

- Tipo A: até 0,5.
- Tipo B: 0,5-0,75.
- Tipo C: acima de 0,75.

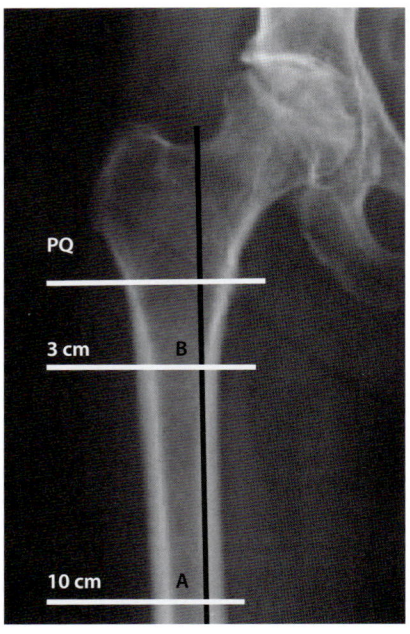

FIGURA 10.57 → Realização da medida da relação calcar-canal ou índice de Dorr.

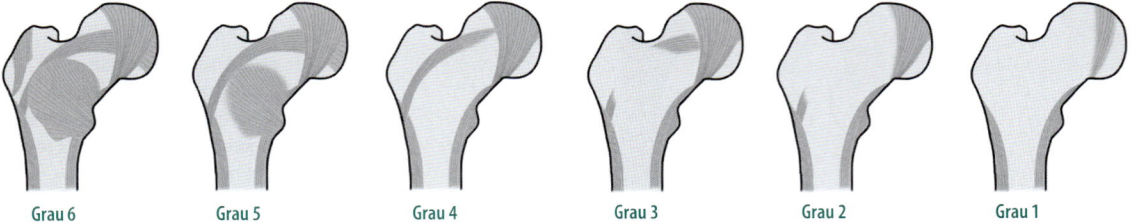

| Grau 6 | Grau 5 | Grau 4 | Grau 3 | Grau 2 | Grau 1 |

FIGURA 10.56 → **GRAU 1**: Apenas o trabeculado de compressão é visível e está marcadamente reduzido. **GRAU 2**: Trabeculado de compressão presente, restante do osso trabecular minimamente visível. **GRAU 3**: Trabeculado de tensão primário marcadamente reduzido, com quebra na continuidade presente. **GRAU 4**: Trabeculado de tensão primário marcadamente reduzido, mas que ainda pode ser visualizado sem perda de continuidade. **GRAU 5**: Trabeculado ósseo de compressão e tensão facilmente visíveis com destaque do triangulo de Ward. **GRAU 6**: Todo trabeculado ósseo presente e de espessura normal.

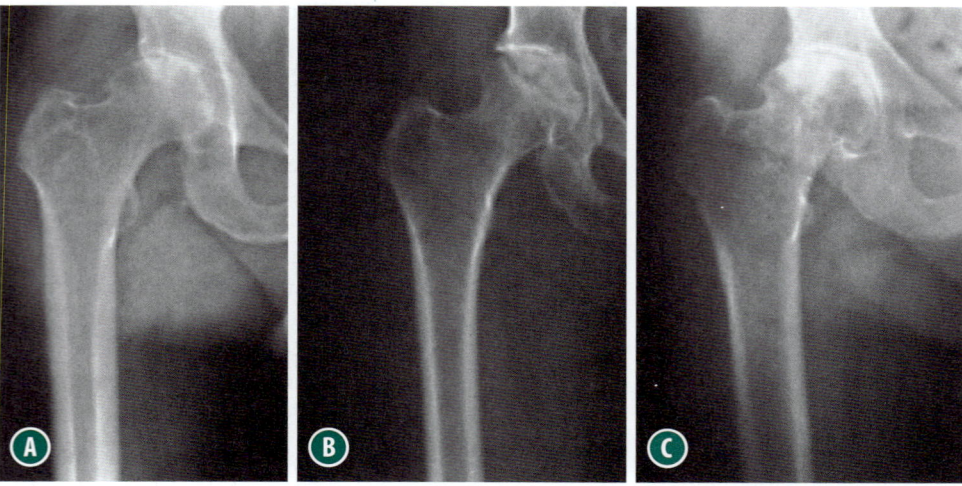

FIGURA 10.58

Tipos **A** , **B** , **C** de Dorr.

Em pacientes que apresentam diferença maior que 4 mm na medição do canal femoral nas radiografias em anteroposterior e lateral do quadril (especialmente aqueles com relação calcar-canal ou índice de Dorr > 0,7), a utilização de uma haste femoral cilíndrica não cimentada pode não estar indicada. Se a diferença for maior que 4 mm, muito osso tem de ser removido da diáfise no plano anteroposterior para equalizar o tamanho do canal femoral em ambos os planos, e dor na coxa pode ser resultado desse alto índice osso/haste (utilização de hastes cilíndricas mais grossas) **(FIG. 10.59)**.

PLANEJAMENTO NA ARTROPLASTIA TOTAL DE QUADRIL

Em qualquer cirurgia ortopédica, os objetivos primários do procedimento são minimizar as complicações e maximizar a função articular. O planejamento cirúrgico é parte fundamental nesse processo. De acordo com Maurice Müller,[34] o planejamento cirúrgico força o cirurgião a pensar em três dimensões: aumenta a precisão cirúrgica, diminui o tempo cirúrgico e diminui a incidência de complicações.

Na verdade, é um erro considerar que o planejamento da ATQ trata-se "apenas" de saber o tamanho dos implantes de forma antecipada, pois, para isso, bastaria fazer a medição transoperatória, que é mais precisa. Diversos estudos na literatura ortopédica mostram que o tamanho exato do implante é difícil de predizer, muito em função da magnificação radiográfica, estando o acerto do gabarito diretamente relacionado com a experiência e a prática do cirurgião. O planejamento cirúrgico na artroplastia de quadril objetiva antecipar as dificuldades, antecipar o correto posicionamento dos componentes e restaurar a biomecânica.

Estima-se que o planejamento cirúrgico possa antecipar em mais de 20% as potenciais dificuldades em uma ATQ, as quais podem apresentar-se no lado acetabular, femoral ou ambos. No lado acetabular, pode-se encontrar a displasia de quadril, otopelve, coxa profunda, sequela de fratura do acetábulo e grandes osteófitos (que causam *impingement*). No lado femoral, é possível encontrar coxa vara, valga, sequelas de fratura do fêmur proximal, osteotomias prévias, presença de material de síntese, anteversão acentuada, entre outras condições. Muitos autores, por exemplo, recomendam que, na presença de material de síntese femoral, o quadril deva ser luxado antes de fazer

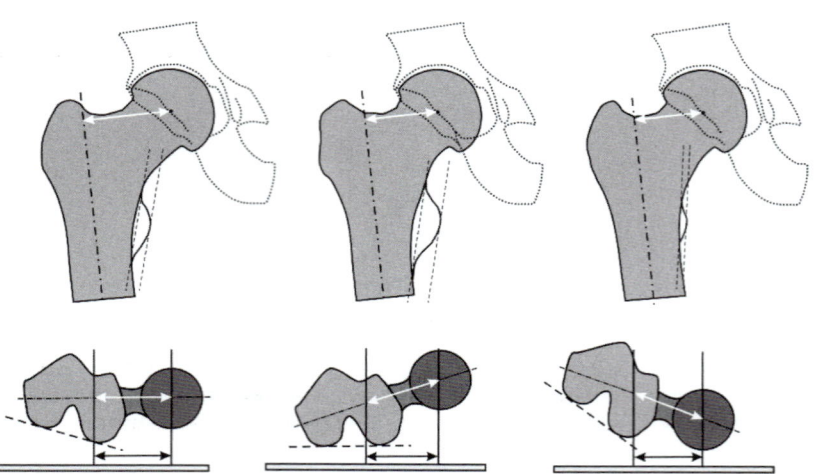

FIGURA 10.59 → Correto posicionamento do fêmur proximal em uma radiografia anteroposterior do quadril (à esquerda). Neste caso, o pequeno trocânter deve medir entre 3 e 5 mm. Valores acima de 5 mm (imagem central) indicam quadril em rotação externa excessiva, e a imagem do pequeno trocânter muito pequeno ou inexistente indica grande rotação interna do quadril (imagem à direita).

a retirada dos implantes, para evitar uma fratura no fêmur proximal nesse passo da cirurgia. Essa é uma questão pessoal e delicada, que envolve também a experiência da equipe que está realizando o procedimento, mas serve para ilustrar um dos inúmeros detalhes envolvidos na realização da artroplastia de quadril.

Diversas são as questões técnicas envolvidas na execução de uma prótese de quadril, o que torna a sua compreensão fundamental na correta realização da cirurgia. É possível, então, dividir o planejamento cirúrgico na ATQ em quatro passos:

- Avaliar qualidade radiográfica – Simetria, inclinação pélvica e rotação femoral.

- Identificar referências anatômicas – Canal medular, grande e pequeno trocânter, teto acetabular e lágrima.

- Identificar as referências mecânicas – Fundo acetabular, centro de rotação, *offset* e discrepância de membros inferiores.

- Otimizar o posicionamento dos implantes – Quanto medializar o componente acetabular e quanto afundar o componente femoral.

Archbold e colaboradores[39] descreveram o uso do ligamento transverso do acetábulo como um marco de referência para a determinação da anteversão acetabular nativa de um paciente e, em seguida, a personalização da posição do componente acetabular, de modo que a face do componente acetabular é paralela a esse ligamento. O cirurgião também pode avaliar a profundidade e a altura do componente acetabular em relação ao ligamento **(FIG. 10.60)**.

Usar esse ligamento como um marco anatômico para orientar a colocação do componente acetabular exige exposição completa do acetábulo e clara visualização do ligamento. A região é preparada com a orientação das frezas acetabulares paralelas ao ligamento, progressivamente, até a última freza ficar nivelada com o ligamento transverso. O objetivo é personalizar a posição do componente acetabular para obter a anteversão e a abdução natural do

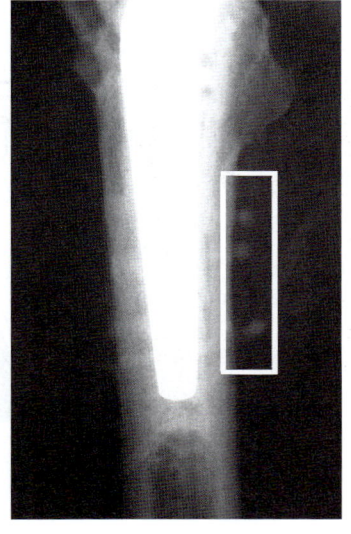

FIGURA 10.61 → Ilustração da dificuldade na pressurização do cimento (extravazamento) em uma artroplastia de quadril associada à retirada de material de síntese no mesmo tempo cirúrgico. Na cortical lateral, a utilização de enxerto ósseo das raspas femorais e acetabulares para fechamento dos orifícios pode ser utilizado. Cirurgias prévias no quadril podem ser um fator de complicação muito importante na ATQ e, por isso, devem ser antecipadas.

paciente, tal como definido pelo ligamento e o lábrum residual. Isso otimiza a posição ideal do componente acetabular para restaurar o centro de rotação do quadril e maximiza a amplitude de movimento funcional do implante **(FIG. 10.61)**.

Alguns detalhes no planejamento cirúrgico devem ser antecipados na realização de uma artroplastia de quadril. Pacientes com coxa vara ou valga necessitam de estratégias diferentes na execução da osteotomia do colo femoral. Pacientes com coxa vara requerem osteotomia baixa do colo femoral, normalmente com a utilização de uma cabeça intercambiável, com colo mais longo, para restaurar o *offset* mais aumentado **(FIG. 10.62 a 10.64)**. Em pacientes com coxa valga, a estratégia que costuma ser utilizada é o contrário, ou seja, osteotomia alta do colo femoral associada à utilização de uma cabeça femoral de colo mais curto.

A reconstrução femoral ideal reproduz o centro normal de rotação da cabeça femoral, determinado por três fatores:

1. Altura vertical (*offset* vertical).

2. *Offset* medial (horizontal ou *offset*).

3. Versão do colo (*offset* anterior).

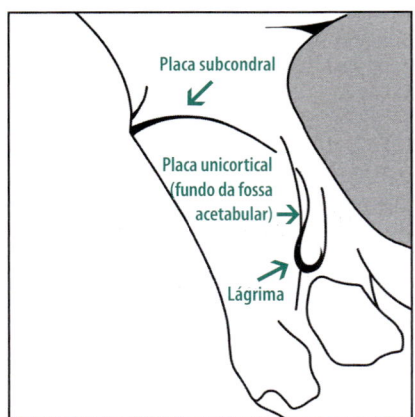

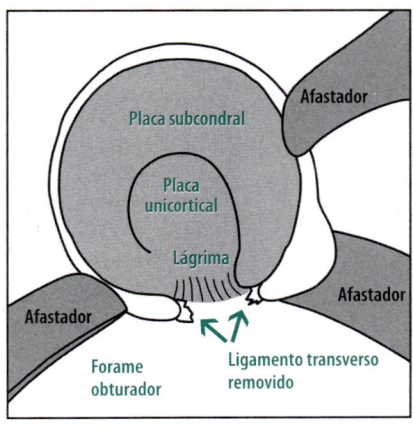

FIGURA 10.60 → Referências anatômicas acetabulares.

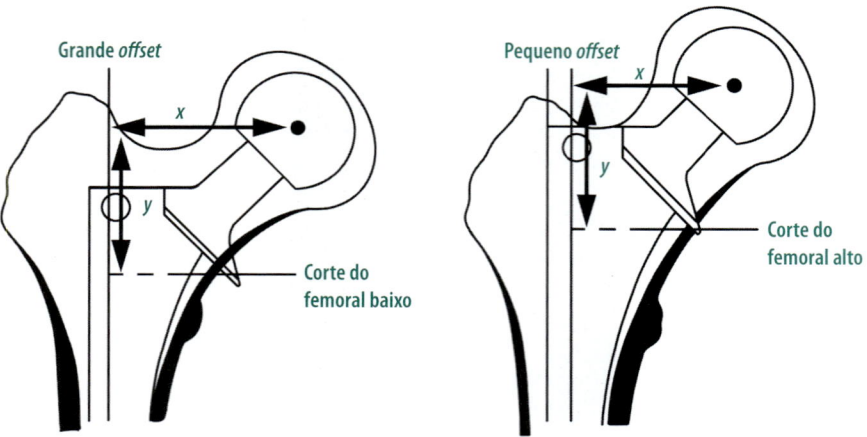

FIGURA 10.62 → Corte do colo femoral baixo em caso de coxa vara e corte do colo femoral alto na coxa valga.

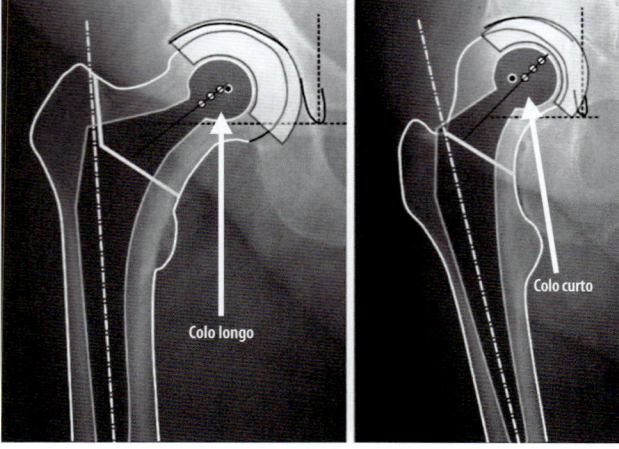

FIGURA 10.63 → Demonstração de que a correção da coxa vara envolve um corte femoral baixo e o uso de uma cabeça intercambiável com colo longo; na coxa valga, é necessário o oposto: corte femoral alto e o uso de cabeça intercambiável com colo curto.

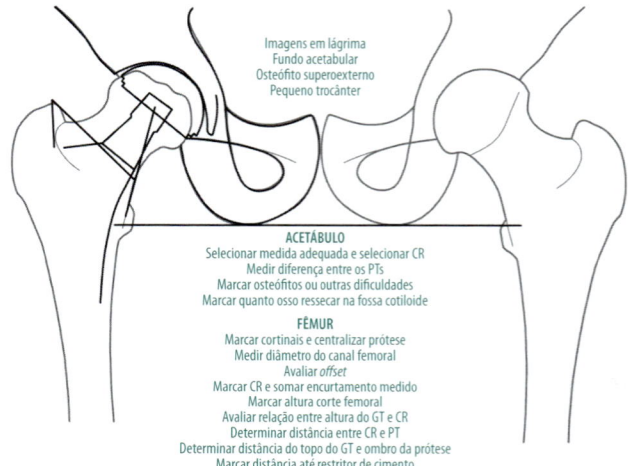

FIGURA 10.64 → Realização da programação cirúrgica no quadril na ATQ. CR, centro de rotação; PT, pequeno trocânter; GT, grande trocânter.

MATERIAIS E TIPOS DE FIXAÇÃO USADOS NA ARTROSE

Apesar da grande quantidade de pesquisas feitas na tentativa de encontrar melhores materiais de implante, a combinação clássica de metal articulado com superfície de polietileno de peso molecular ultraelevado permanece a mais utilizada. Novos metais foram desenvolvidos, como as ligas de titânio. Dessa forma, a escolha do metal usado nos implantes tem variado desde o aço inoxidável até as ligas mais resistentes, como cromo-cobalto e alumínio-titânio-vanádio. O uso da cerâmica também vem ganhando adeptos, uma vez que esse material tem excelentes características friccionais e de desgaste quando articulado com o polietileno ou com a própria cerâmica.

Os implantes metálicos devem ser biocompatíveis e não devem gerar reação inflamatória ou alérgica que possa causar afrouxamento do componente. Da mesma forma, o implante não deve produzir reação sistêmica a partir dos íons metálicos absorvidos. O material ideal para um componente deve ter elevado limite de fadiga e resistência tênsil. Teoricamente, o baixo módulo de elasticidade, ou seja, mais elasticidade, pode ser vantajoso, pois reduziria o estresse sobre o componente e aumentaria a carga sobre o cimento e o osso. Do mesmo modo, o elevado módulo de elasticidade (menos elasticidade) pode ser considerado vantajoso, visto que reduziria o estresse sobre o cimento em torno do componente e, assim, diminuiria o risco de falha do cimento. Ao mesmo tempo, isso pode ser uma desvantagem, pois o osso pode ficar tão sem carga a ponto de causar osteoporose por desuso.

O material utilizado para a confecção das cúpulas plásticas da ATQ é o polietileno de peso molecular ultraelevado. Caracteriza-se por ser um material viscoelástico, formado a partir da polimerização do etileno. Esse tipo de material é excepcional para implantes ortopédicos, uma vez que é biocompatível, proporcionando superfície de baixo atrito e sendo muito resistente ao desgaste. John Charnley iniciou o uso do polietileno de alta densidade em 1962, após ter descartado o emprego do Teflon® como material de implante acetabular, que apresentava resistência muito baixa e taxa de desgaste extremamente elevada.

Certos materiais introduzidos por Charnley na década de 1960 ainda estão em uso, hoje, na sua forma original. O cimento ósseo (metilmetacrilato) é um deles, uma vez que, passados praticamente 40 anos da sua introdução, poucas foram as mudanças ocorridas. Na ATQ, o cimento ósseo é empregado como material de enchimento para transferência de estresse da superfície dos componentes à superfície óssea, reduzindo a pressão por unidade de superfície. O cimento não é uma cola, não tem propriedades adesivas; ele não se liga mecanicamente à superfície polida dos componentes, mas liga-se, de certa forma, a superfícies ásperas, por interdigitação. O cimento ósseo é um sólido quebradiço, relativamente rígido, apesar de ter módulo de elasticidade menor do que o do osso. O polimetilmetacrilato é três vezes mais forte em compressão do que em tensão; assim, ele pode suportar consideráveis forças de compressão, mas falha sob forças de tensão ou cisalhamento. Foi demonstrado que a redução do tamanho e do número de bolhas (porosidade) na preparação do cimento melhora a vida útil, aumentando a resistência e as propriedades de fadiga. Isso é conseguido mediante centrifugação e mistura a vácuo. Outra questão importante é a adição de substâncias ao cimento. Em tese, a colocação de aditivos (sulfato de bário e antibióticos) diminui a resistência mecânica do cimento. Entretanto, essa queda não é significativa se adicionar até 10% de sulfato de bário e se a dosagem de antibiótico misturada ao cimento for mantida abaixo de 2 g por 40 g de cimento (FIG. 10.65).

Em meados da década de 1970, quando ficou evidente que os problemas associados à ATQ cimentada estavam relacionados à falência asséptica, os cirurgiões começaram a considerar mudanças no *design* dos implantes na busca de resultados mais duradouros. Entretanto, o primeiro trabalho a alertar sobre problemas na superfície cimento-osso foi o do próprio Charnley, em 1975. Estudando histologicamente a membrana da interface, o autor concluiu que ela tinha um grande número de células gigantes tipo corpo estranho e histiócitos com acrílico no interior do seu citoplasma. Depois disso, muitos trabalhos confirmaram tais achados, mas Goldring e colaboradores,[40] em 1983,

incriminaram, definitivamente, o cimento como o grande causador da frouxidão asséptica. Em um estudo meticuloso de casos de revisão, a membrana da interface cimento-osso foi analisada sob aspectos histológicos e histoquímicos, avaliando culturas celulares e capacidade de sintetizar enzimas. Na análise histológica, havia uma grande quantidade de macrófagos e de células semelhantes às da membrana sinovial normal e da artrite reumatoide. Essas membranas apresentam grande capacidade de produzir prostaglandinas E2 e colagenoses protagonistas da gênese de lise óssea. Definitivamente, então, o cimento foi acusado de causar frouxidão protésica e "doença do cimento". Iniciou-se, assim, a procura por fixação protésica mais adequada e duradoura sem o uso do metilmetacrilato.[41]

Alguns autores, como Sivash, Ring e Mittelmeier, já usavam próteses sem cimento, mas a ideia da "fixação biológica" – em que a fixação da prótese é obtida pelo crescimento ósseo no interior de porosidades dos componentes metálicos – praticamente iniciou quando Bobyn e colaboradores,[42] em 1980, relacionaram o tamanho das porosidades com a capacidade óssea de crescimento (FIG. 10.66).

> **ATENÇÃO! Quando a porosidade é menor do que 50 mm, a tendência é crescer mais tecido fibroso do que ósseo. Isso também é verificado quando ela é maior do que 400 mm. O tamanho ideal da porosidade nas superfícies metálicas, para rápido e eficaz crescimento ósseo, com máxima capacidade de aderência, é de 100 a 400 mm.**

A fixação do implante envolve os princípios de macrotravamento e de microtravamento. O primeiro pode ocorrer por meio de um princípio mecânico comum de encaixe por pressão (*press-fit*), *plugs* cavilhas ou uso de parafusos (p. ex., como no acetábulo). O segundo usa o conceito de intracrescimento interno do osso nos pequenos poros, que proporcionam fixação em tensão, compressão e cisalhamento. O revestimento poroso dos componentes pode ser obtido por malhas, porosidades, pó metálico incrustado ou hidroxiapatita. Os pré-requisitos para a fixação óssea são a imediata estabilidade do implante por ocasião da cirurgia e o íntimo contato entre a superfície porosa e o osso viável do hospedeiro. Para que isso se concretize, os implantes

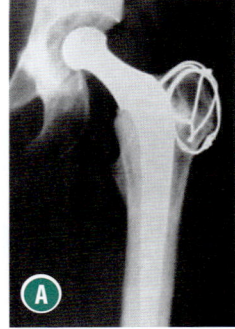
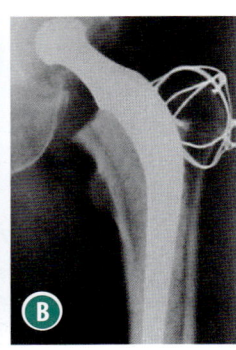
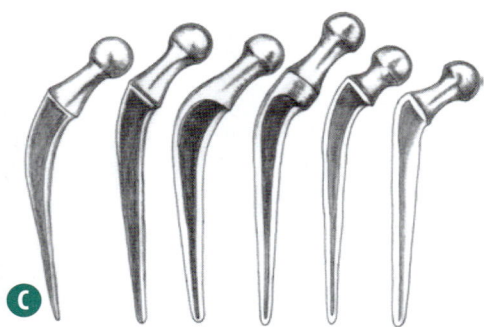

FIGURA 10.65

Ⓐ e Ⓑ Próteses de Charnley: técnica original com osteotomia trocantérica.

Ⓒ Diferentes componentes femorais desenvolvidos pelo autor.

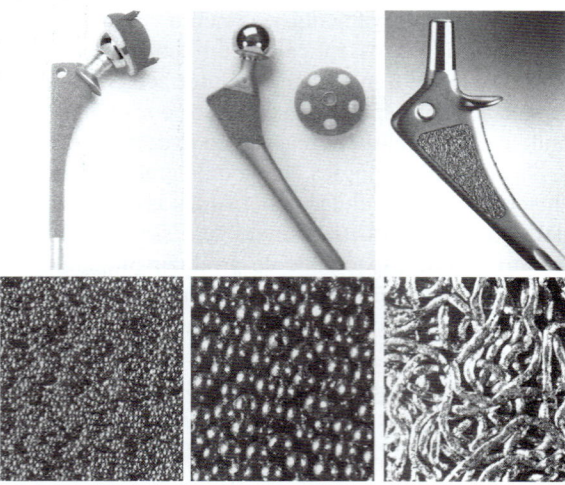

FIGURA 10.66 → Da esquerda para a direita: prótese *anatomic medullary locking* (AML), *porous coated hip* (PCA) e Harris-Galante, com suas respectivas porosidades.

devem ser projetados para que se encaixem no osso tão justamente quanto possível **(FIGS. 10.67 e 10.68)**.

Os resultados iniciais e de médio prazo das próteses não cimentadas foram promissores e alentadores. Entretanto, hoje, existem novos problemas, que são a reabsorção óssea (*stresshielding*) e as osteólises. Há, também, velhos problemas menos incomuns, isto é, as membranas da interface metálica-óssea das próteses não cimentadas frouxas, que apresentam níveis elevados de colagenoses e interleucinas. Também são encontrados macrófagos com debris de polietileno, titânio, cromo e cobalto.

Na última década, a fixação protésica com metilmetacrilato voltou a ganhar inúmeros adeptos, pois, ao longo dos anos, tem oferecido melhores e, talvez, mais seguros resultados.

Willert e colaboradores,[43] em 1990, alertaram que o maior elemento envolvido na frouxidão protésica pode ser o polietileno, em vez do cimento. Reavaliando membranas de interface em próteses cimentadas, constataram grande quantidade de debris de polietileno e quantidade bem menor do metilmetacrilato.

Metais

A avaliação do metal mais adequado para a confecção dos implantes na ATQ não cimentada recai na análise do módulo de elasticidade dos diversos materiais. O módulo de elasticidade do osso é de cerca de 5.000 N/m², o do cimento ósseo é em torno de 3.000 N/m² e o dos metais varia de 100.000 N/m² no titânio, 200.000 N/m² no aço e 220.000 N/m² na liga de cromo-cobalto. Isso evidencia que os componentes metálicos apresentam módulo de elasticidade muito mais elevado quando comparado ao do osso, e, dessa forma, quando a haste rígida é colocada no canal femoral, ocorre transmissão da carga do peso corporal pelo implante e pela região metafisária do fêmur proximal. Assim, a carga distribui-se na região diafisária do fêmur, que, pelo desuso, produz reabsorção óssea do fêmur proximal, também conhecida como *stress shielding* **(FIG. 10.69)**. Na tentativa de atenuar esse problema, Mathys desenvolveu um componente chamado de isoelástico, com módulo de elasticidade de 7.000 N/m², em que um plástico de poliacetato recobre a parte interna de metal. Infelizmente, os resultados clínicos foram desapontadores. Esse tipo de problema não é encontrado nas artroplastias cimentadas, uma vez que o módulo de elasticidade do cimento é semelhante ao do osso, minimizando tal condição.

Basicamente, o desenho dos componentes varia quanto ao tamanho da cabeça, que pode ser de 22, 26, 28 ou 32 mm; quanto ao comprimento do colo, que varia de 30 a 40 mm; quanto ao *offset* (distância entre a cabeça e a haste), que pode ter entre 38 e 45 mm; e quanto ao comprimento da haste femoral, que tem entre 12 e 18 cm.

Desgaste

Ainda que a falha do polietileno possa ocorrer devido à fratura ou ao desgaste externo, a modalidade mais comum de falha do polietileno é o desgaste interno na interface metal-plástico. Considerando que a carga suportada pelo acetábulo varia entre três e cinco vezes o peso corporal, não é de surpreender que ocorra algum desgaste. Ele costuma acometer a porção superolateral do componente, e os

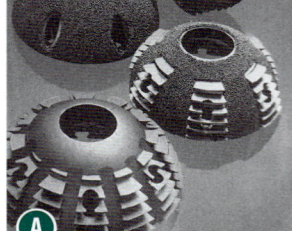

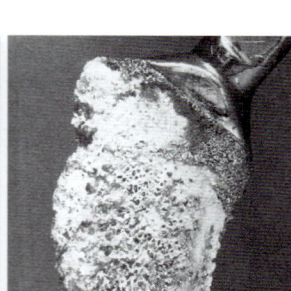

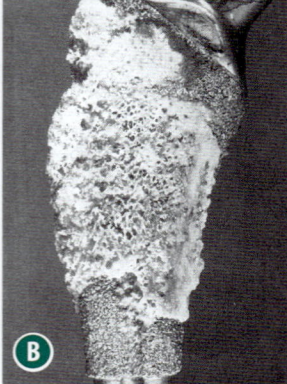

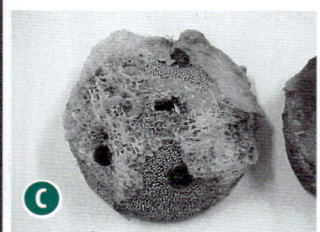

FIGURA 10.67

Ⓐ Acetábulos não cimentados.

Ⓑ e Ⓒ Crescimento ósseo significativo sobre os implantes.

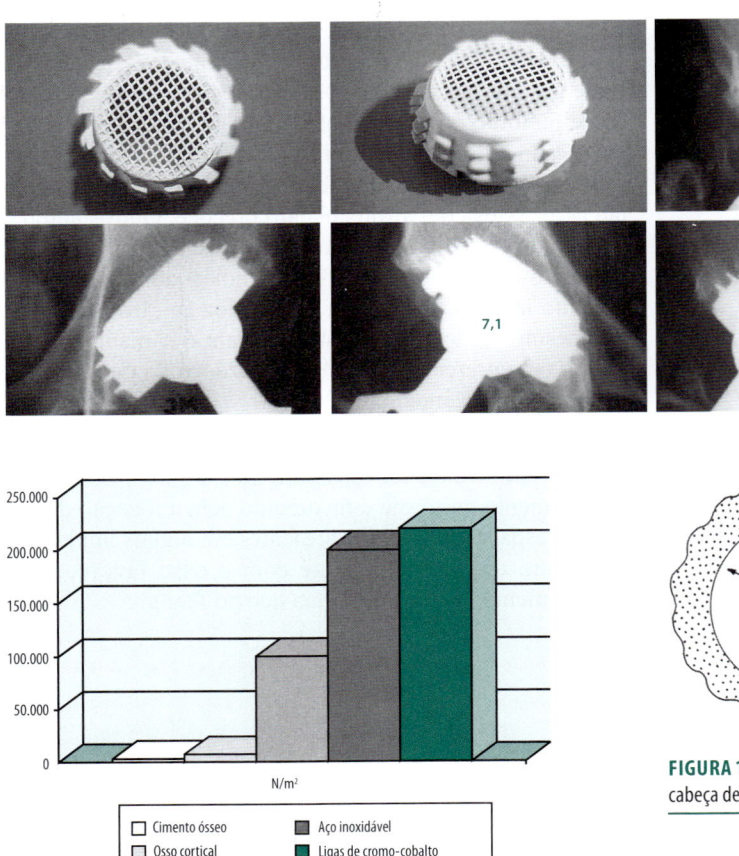

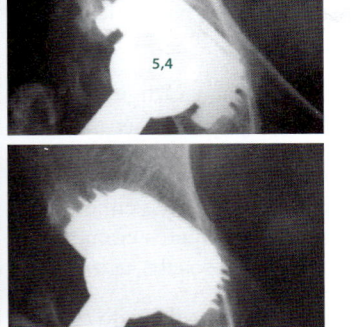

FIGURA 10.68 → Acetábulo rosqueado tipo CO-10 revestido com hidroxiapatita. Observa-se o realinhamento do trabeculado ósseo em casos de diferentes acompanhamentos.

FIGURA 10.69 → Módulos de elasticidade.

Cimento ósseo / Osso cortical / Titânio / Aço inoxidável / Ligas de cromo-cobalto

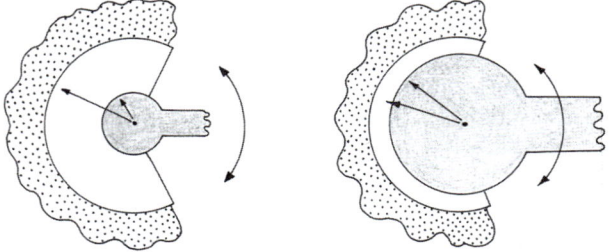

FIGURA 10.70 → O torque friccional é menor para o mesmo movimento com a cabeça de 22 mm.

fatores determinantes são coeficiente de fricção, lubrificação, carga, diâmetro da cabeça, número de ciclos e dureza dos materiais.

Charnley[2] descobriu que, na cabeça mais ampla, a pressão por unidade de superfície era menor, o que tendia a diminuir o desgaste. Contudo, ele considerou mais importante a redução do torque friccional e a parede mais espessa da cúpula. O coeficiente de fricção das articulações normais varia de 0,008 a 0,02, enquanto o coeficiente entre o metal e o polietileno é de cerca de 0,02, podendo chegar a 0,8 nas articulações tipo metal-metal. A força friccional depende da carga aplicada e, também, da superfície de contato entre a cabeça e o soquete. Essa força é transmitida a todos os componentes da artroplastia, de modo que pode produzir o afrouxamento dos componentes. A redução da força de torque friccional foi o motivo pelo qual Charnley[2] escolheu uma cabeça de 22 mm de diâmetro e definiu esse procedimento como "artroplastia de baixo torque friccional" **(FIG. 10.70)**. O maior desgaste linear e a maior velocidade média de desgaste ocorreram em cabeças de 22 mm, e o maior desgaste e a maior velocidade média de desgaste volumétrico foram observados nos componentes de cabeça de 32 mm.

Um dos principais problemas do desgaste do polietileno é o impingimento mecânico do colo no soquete, pelo afundamento da prótese, secundário a alterações dimensionais no interior da cúpula, levando a luxações e à soltura do componente. O afrouxamento, em geral, ocorre na interface osso-cimento. Existem, também, reações teciduais adversas aos fragmentos de polietileno criados pelo desgaste. Ocorre proliferação membranosa com células histiocíticas, iniciada circunferencialmente na margem intra-articular do implante pela geração de partículas. A reabsorção de osso e membrana progride em direção ao topo do implante. O marco dessa região é a presença intra e extracelular de debris nos macrófagos em atividade na reabsorção óssea.

Evolução da cimentação

O êxito da ATQ baseia-se, essencialmente, na criação de superfícies artificiais de sustentação de peso estáveis, com baixa fricção e fixadas ao osso de maneira firme. A história da ATQ tem sido dinâmica, e a pesquisa continua a melhorar os resultados, sobretudo em pacientes jovens. As investigações evoluíram por dois caminhos principais: um visando à melhoria das técnicas de cimentação e outro, à eliminação do cimento. Esses processos têm focado, de forma consistente, o aumento na longevidade da artroplastia. Desde a introdução do conceito de artroplastia de baixa fricção, no início de 1960, por Charnley, a fixação por meio do cimento ósseo vem sofrendo evoluções pelo melhoramento das técnicas e da tecnologia disponível, embora nem sempre relacionados à melhora nos resultados clínicos.[30] Evidenciam-se quatro estágios na técnica de cimentação óssea:

Primeira geração – Colocação manual (digital) do cimento ósseo no acetábulo e no fêmur sem *plug* ósseo **(FIG. 10.71)**.

Segunda geração – Colocação de *plug* ósseo no canal femoral, com lavagem pulsátil, e colocação de cimento de maneira retrógrada, com pistola. Os implantes eram feitos de ligas mais resistentes, sem bordas e lisos **(FIG. 10.72)**.

Terceira geração – Redução da porosidade do cimento por meio da centrifugação e da mistura a vácuo, introdução da pressurização contínua do cimento. Os implantes tornaram-se polidos ou com pré-cobertura em superfície rugosa (Precoat®) **(FIGS. 10.73 a 10.75)**.

Quarta geração – Utilização de centralizadores proximais e distais nas hastes femorais.

O manto de cimento deve ser adequado para proporcionar sobrevida maior à artroplastia. Ele deve ser uniforme e possuir, no mínimo, 2 mm de espessura no componente femoral, otimizado pelo uso do centralizador. Como observado por alguns pesquisadores, manto de cimento femoral inferior a 1 mm e defeitos no manto de cimento estão associados com afrouxamento precoce. Outros autores observaram que os vazios no manto de cimento (bolhas) e o contato da haste contra o fêmur (indicando um manto de cimento inadequado) foram associados ao afrouxamento. Do mesmo modo, alguns autores viram que mantos de cimento circunferenciais com centralização do componente evitam o afrouxamento precoce.

No caso do acetábulo cimentado, esse manto também deve ser uniforme e ter espessura de 2 a 5 mm. Esse manto de cimento uniforme é favorecido pela utilização de pequenos espaçadores (*pegs*) presentes em alguns implantes. O contato direto do implante com o osso favorece seu afrouxamento, da mesma forma que no fêmur.

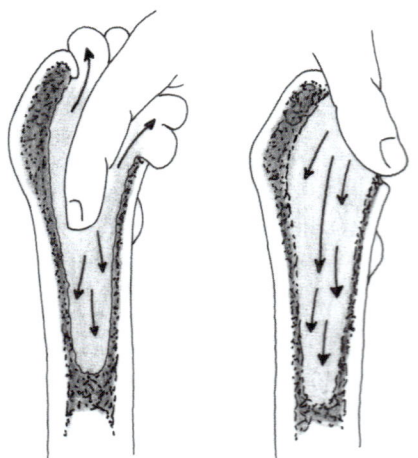

FIGURA 10.71 → Primeira geração de cimentação: cimentação manual (digital).

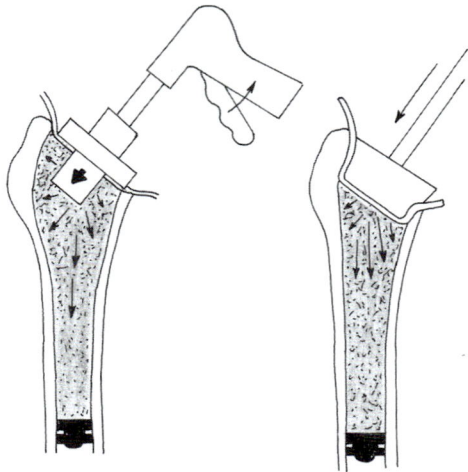

FIGURA 10.73 → Terceira geração de cimentação: mistura a vácuo com redução da porosidade do cimento e pressurização contínua.

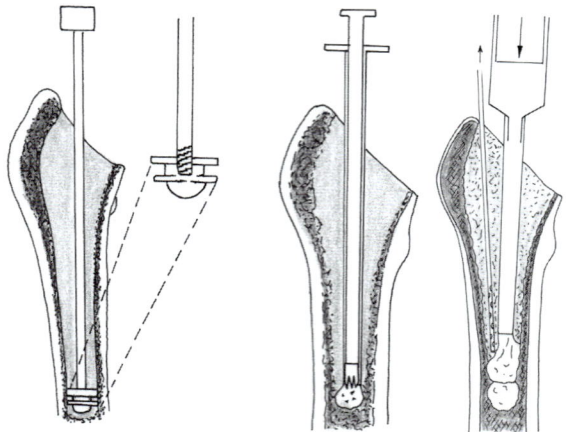

FIGURA 10.72 → Segunda geração de cimentação: *plug* ósseo, lavagem do canal e colocação retrógrada do cimento com pistola.

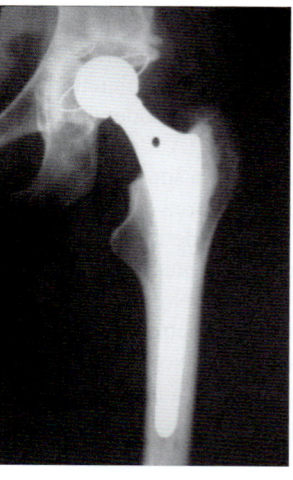

FIGURA 10.74 → Técnica de cimentação – terceira geração.

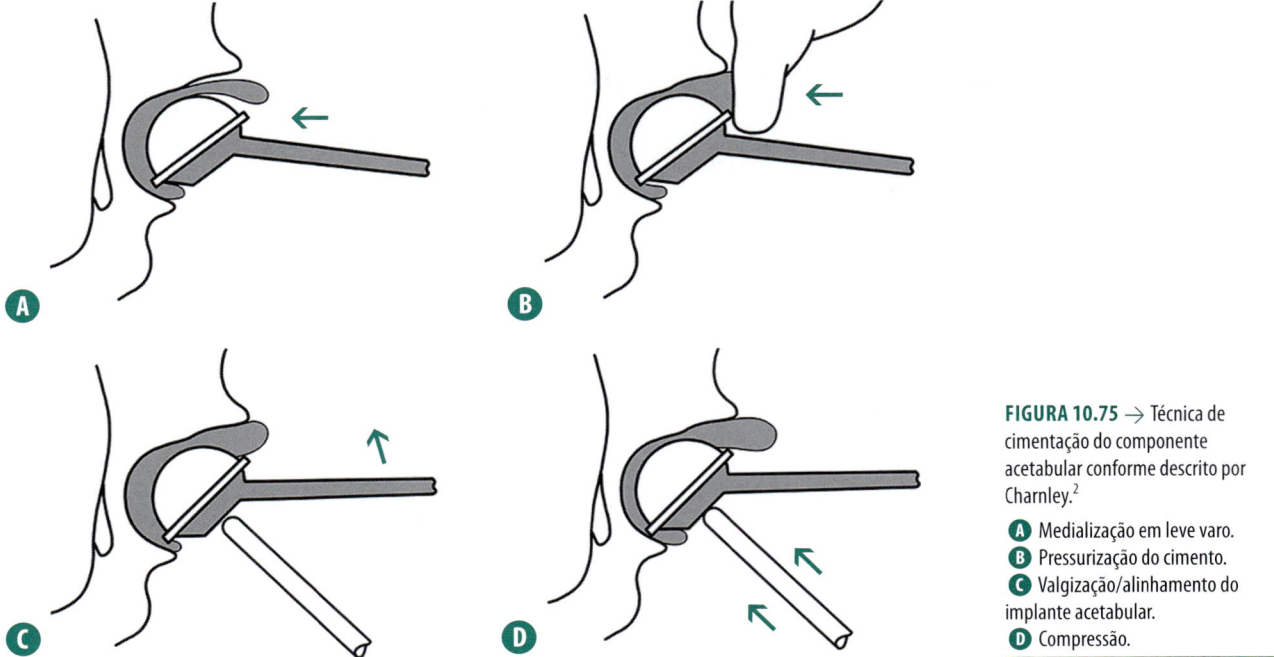

FIGURA 10.75 → Técnica de cimentação do componente acetabular conforme descrito por Charnley.[2]

Ⓐ Medialização em leve varo.
Ⓑ Pressurização do cimento.
Ⓒ Valgização/alinhamento do implante acetabular.
Ⓓ Compressão.

Pesquisadores descreveram um sistema para graduação da qualidade da cimentação óssea femoral, conforme avaliação radiográfica **(QUADRO 10.6 e FIG. 10.76 e 10.77).**

QUADRO 10.6 → Sistema de classificação de qualidade da cimentação do componente femoral descrito por Barrack

Graduação das características radiográficas
A. Preenchimento completo do canal medular, sem linhas radiolucentes entre o cimento e o osso (*white-out*)
B. Linha radiolucente que cobre até 50% da interface cimento-osso
C. Linha radiolucente cobrindo entre 50 e 99% da interface cimento-osso ou manto de cimento incompleto
D. Linha radiolucente completa (100%) na interface cimento-osso e/ou ausência de cimento distalmente à extremidade da haste

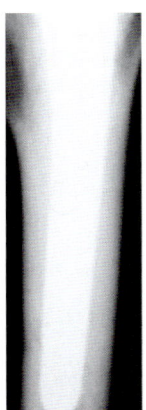

FIGURA 10.76 → Grau A de Barrack (*white-out*).

Esse sistema de classificação foi criticado por ser influenciado pela quantidade de osso esponjoso removido durante a fresagem do canal femoral. Assim, quando todo o leito esponjoso é removido durante o preparo, muitas vezes ocorre um *white-out* (indicando boa técnica de cimentação), mas não há nenhum ponto de apoio esponjoso para o cimento, gerando certo grau de dúvida na qualidade da fixação cimento-osso. Dessa forma, o acompanhamento seriado é a melhor forma de avaliar a efetiva fixação do implante ortopédico.

RESULTADOS DA ARTROPLASTIA TOTAL DE QUADRIL

A ATQ é o exemplo de um dos maiores sucessos do empenho humano no século XX. Contudo, ao analisar a literatura mundial, encontram-se importantes variações de princípios e condutas entre as mais diferentes e renomadas instituições do mundo. Isso se torna evidente, sobretudo, quando pacientes jovens com menos de 50 anos têm indicação de artroplastia. Diferentes conceitos têm sido postos em prática: artroplastias cimentadas e não cimentadas e artroplastias híbridas (componentes acetabular não cimentado e femoral cimentado). Apesar de ser evidente que muitas são as alternativas de tratamento e que essa é uma questão polêmica, sujeita a interpretações diversas, alguns caminhos parecem estar norteados.

Os resultados da técnica de cimentação de terceira geração têm sido bastante encorajadores, com resultados radiográficos superiores quando comparados às próteses não cimentadas, ainda mais em pacientes com mais de 60 anos.

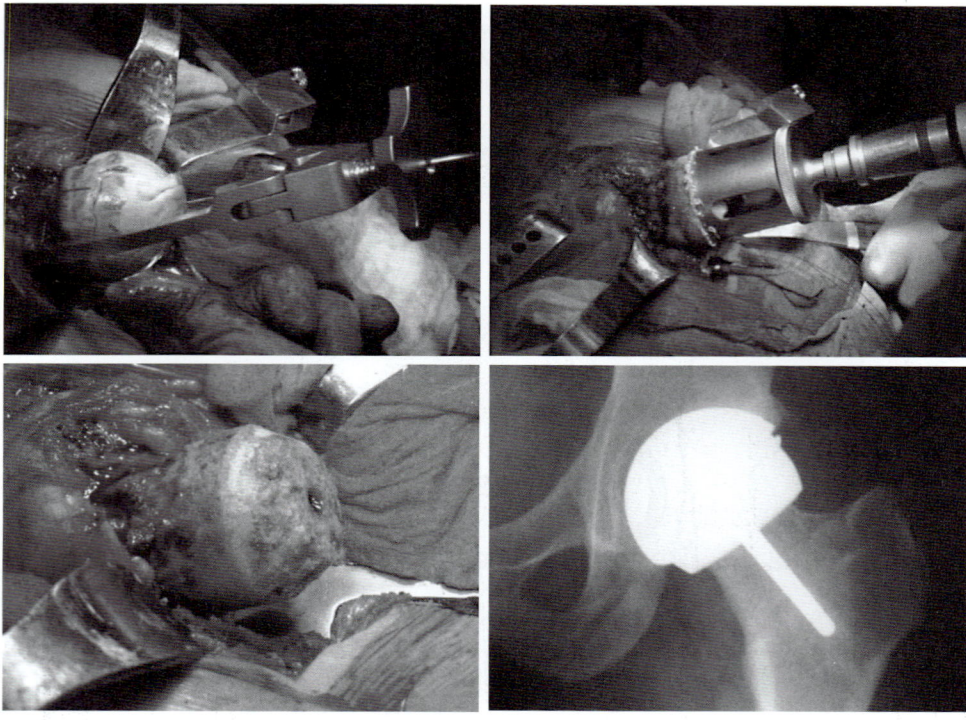

FIGURA 10.77 → Sequência de imagens demonstrando o preparo para realização de uma artroplastia de recapeamento do quadril (*resurfacing*).

Mesmo faltando estudos de longo prazo, muitas séries de artroplastias não cimentadas realizadas em pacientes com menos de 50 anos também têm demonstrado achados muito satisfatórios, em especial no que se refere ao componente acetabular. Contudo, até hoje, nenhum resultado se mostrou superior ao apresentado por Wroblewski e Siney, em 1993.[41] Utilizando a prótese de Charnley, com cimentação de primeira geração e acompanhamento mínimo de 20 anos, eles obtiveram 85% de bons resultados, com uma taxa de revisão do componente femoral de 6%.

Complicações

Apesar do alto índice de sucesso da ATQ, esse procedimento pode ser acometido por diversas complicações potenciais. As que dizem respeito à parte clínica do paciente envolvem trombose venosa profunda, embolia pulmonar, arritmias cardíacas, infarto do miocárdio, anemia e infecção dos tratos respiratório e urinário. As complicações locais envolvem lesão vascular, paralisias nervosas, luxação, osteólise, desgaste, fadiga e afrouxamento do implante. Além desses eventos, existe o risco de a infecção acometer a artroplastia. Trata-se de uma complicação grave que, em geral, exige um ou mais procedimentos cirúrgicos significativos. A seguir, há a descrição de algumas das mais comuns e importantes complicações relacionadas à ATQ.

- **Tromboembolismo.** Complicação clínica mais comum. Atinge maior incidência no quarto dia pós-operatório. Dos pacientes não tratados da trombose venosa profunda, 1% pode evoluir para embolia pulmonar. Ela é responsável por mais de 50% da mortalidade pós-operatória. Sem profilaxia, ocorre em 40 a 70% dos pacientes. Uma incidência de 80 a 90% das tromboses acomete o membro operado. O tratamento inclui oxigênio e anticoagulantes para evitar a propagação do trombo **(FIG. 10.78)**.

- **Luxação.** Índice de até 3% nas artroplastias primárias, podendo chegar a 10% nas revisões. Os principais fatores envolvidos na luxação são o *impingement* entre o fêmur e o acetábulo (p. ex., retroversão do componente acetabular, osteófitos acetabulares, diminuição *offset*) e a tensão inadequada de partes moles. Os fatores de risco incluem cirurgia prévia e pseudoartrose do trocânter maior.

O termo *safe zone*, ou zona de segurança, foi introduzido por Lewinnek e colaboradores,[44] em 1978, baseado em observações clínicas de que as luxações ocorriam menos quando o componente acetabular era posicionado com 30 a

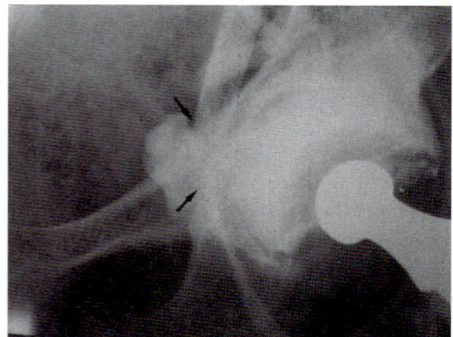

FIGURA 10.78 → Trombose venosa profunda da veia femoral, ocasionada por compressão do cimento.

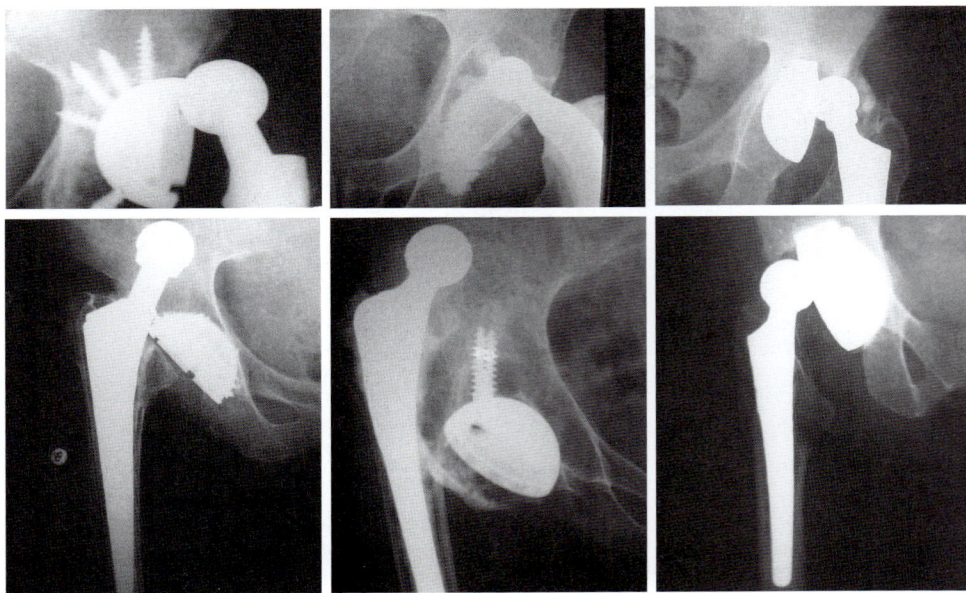

FIGURA 10.79 → Diferentes casos de luxações protésicas.

50° de abdução e 5 a 25° de anteversão. O componente acetabular deve ficar em posição de anteversão aproximada de **15°** ± 10° e em inclinação de **40°** ± 10°. Com componente acetabular posicionado em anteversão maior do que 25°, qualquer grau de retroversão e/ou inclinação lateral do componente facilita a luxação. O mesmo acontece com o componente femoral posicionado com mais de 15° de anteversão. Ocorre com mais frequência em até seis semanas da cirurgia. Pacientes com luxações traumáticas agudas apresentam boas respostas na redução e imobilização **(FIG. 10.79)**.

- **Lesão nervosa.** Até 3,5% nas artroplastias primárias e 7,5% nas revisões. Pacientes submetidos à artroplastia por sequela de displasia do desenvolvimento do quadril têm risco aumentado, que chega a 5,2%. Podem ser envolvidos o isquiático, o femoral, o obturatório e o fibular. A lesão nervosa está associada a alongamento do membro (distensão do nervo), trauma intra ou pós-operatório, extrusão de cimento e luxação da prótese. Em geral, não se identifica a causa.

- **Fraturas do fêmur.** A fratura do fêmur transoperatória é uma complicação não muito frequente, mas, quando ocorre, pode retardar muito a recuperação do paciente. Na presença de fratura do fêmur transoperatória, duas metas de tratamento se impõem imediatamente: estabilizar a prótese e obter a consolidação da fratura. A fratura, a princípio, pode não ser grave e não alterar a estabilidade da prótese **(FIG. 10.80)**. Entretanto, nas fraturas cuja estabilidade do implante não for satisfatória, é possível utilizar hastes longas, cerclagem e parafusos como estabilizadores secundários **(FIGS. 10.81 a 10.83)**. São considerados fatores de risco para essa complicação: sexo feminino, má qualidade óssea, presença de sínteses, má planificação cirúrgica, cirurgia prévia e cirurgia de revisão. Evidentemente, mais importante do que o tratamento é a prevenção de tal complicação.

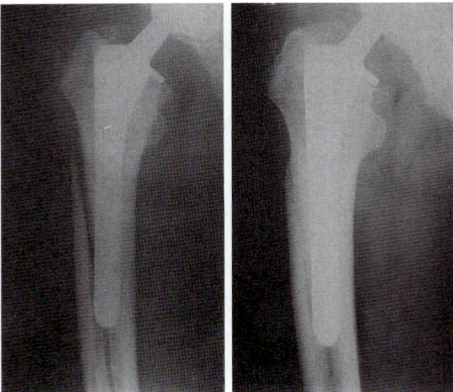

FIGURA 10.80 → Fratura do fêmur durante a ATQ. A prótese se manteve estável até a consolidação.

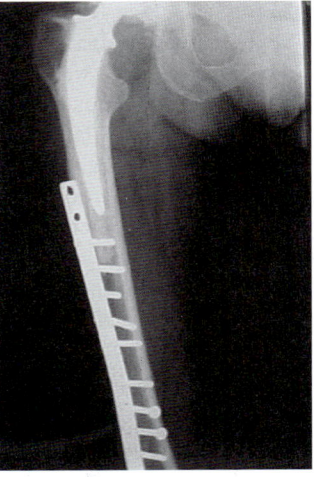

FIGURA 10.81 → Fratura do fêmur durante ATQ. Consolidação obtida por meio de placa e parafusos.

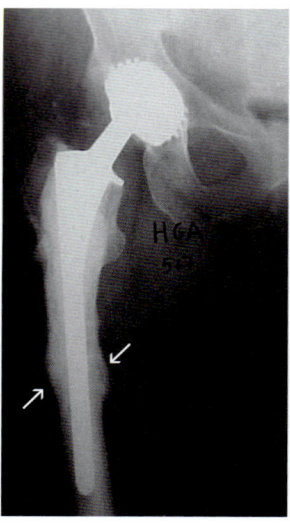

FIGURA 10.82 → Fratura do fêmur durante ATQ. Consolidação obtida após troca da haste por haste longa.

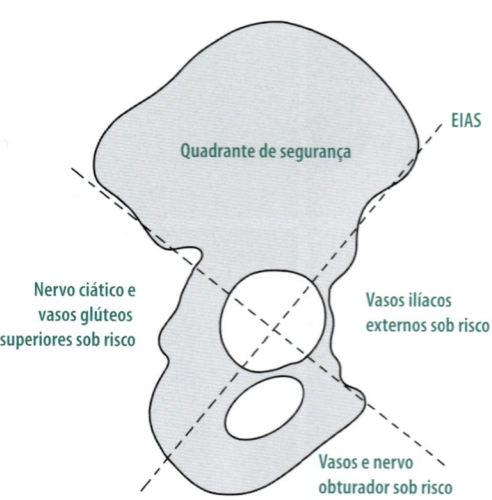

FIGURA 10.84 → Quadrantes de Wasielewski. Uma linha é desenhada a partir de espinha ilíaca anterossuperior através do centro do acetábulo e a outra é perpendicular a esta, também através do centro acetabular.

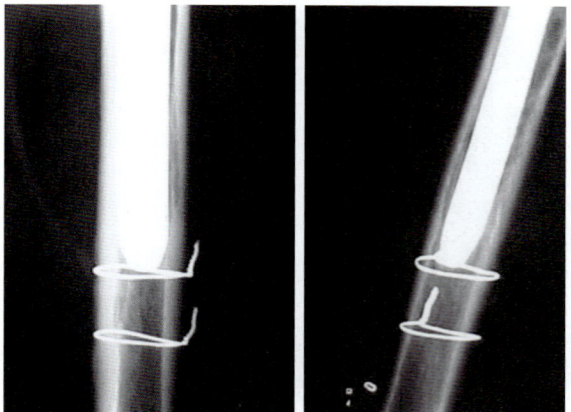

FIGURA 10.83 → Fratura do fêmur durante ATQ. Consolidação obtida com o uso de duas cerclagens.

- **Lesão vascular.** Esse tipo de lesão é raro (0,2 a 0,5%). Vasos e nervos intrapélvicos estão sob risco de lesão com a colocação de parafusos transacetabulares e afastadores. Estudos anatômicos demonstraram, claramente, a proximidade dos vasos ilíacos externos, vasos e nervo obturador, e plexo venoso vesicular superior e inferior em relação ao aspecto medial do acetábulo. Alguns autores descreveram um sistema de quatro quadrantes para a colocação segura dos parafusos acetabulares. Os quadrantes anterossuperior e anteroinferior são as zonas em que há grande risco de lesão vascular por meio de parafusos, em especial a artéria e a veia ilíacas externas **(FIG. 10.84)**.

- **Discrepância de membros.** Complicação ortopédica mais comum. O alongamento costuma ser mais frequente. O posicionamento em valgo do componente femoral pode alongar o membro em até 2 cm.

- **Infecção.** Incidência de 1 a 2% nas artroplastias primárias e de 3 a 4% nas revisões. O *Staphilococcus aureus* e o *S. epidermidis* são os responsáveis por 50 a 75% das infecções. A incidência aumenta com diabetes, obesidade, artrite reumatoide (até 10% de infecção), lúpus eritematoso sistêmico, gota, desnutrição e uso de substâncias imunossupressoras e corticoides. Fitzgerald divide a infecção em três tipos: aguda (até três meses), tardia (3 a 24 meses) e tardia hematogênica (após 24 meses). A profilaxia antibiótica recomendada é com cefalosporina de primeira geração, mantida por 48 horas, embora estudos recentes tenham indicado que apenas uma ou duas doses após a cirurgia tenham a mesma eficácia. Deve-se realizar controle por meio da contagem de células brancas no sangue, da velocidade de sedimentação eritrocitária e da proteína C-reativa. O tratamento varia com antibioticoterapia, drenagem, debridamento e ressecção artroplástica. A revisão pode ser realizada em um ou dois tempos **(FIG. 10.85)**.

- **Afrouxamento asséptico.** Radiograficamente, manifesta-se como zona de radioluminescência na interface metal-osso ou cimento-osso. Em geral, resulta de picos torcionais em retroversão, como para levantar da cadeira ou subir escadas. Forças axiais também podem estar presentes. A superfície de metal áspera pode aumentar a força de união entre o implante e o cimento. Entretanto, com a soltura progressiva, o movimento entre as superfícies gera mecanismo abrasivo, que produz numerosas partículas de metal e cimento. Com a utilização de implantes com superfície lisa, esse efeito é menor. Usando técnicas de cimentação de primeira geração, com acompanhamento variando entre 15 e 20 anos, a taxa de soltura variou entre 7 e 36% para o componente femoral. Já com a utilização de técnicas de cimentação de segunda geração, as taxas de soltura,

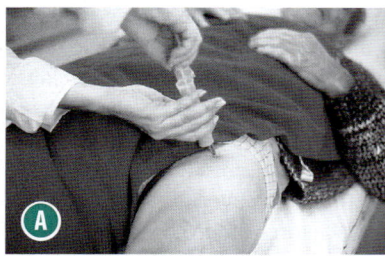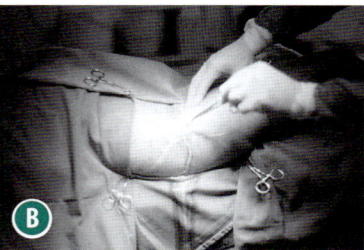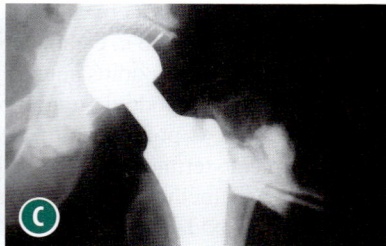

FIGURA 10.85 → Infecção pós-prótese total do quadril. **Ⓐ** Punção articular com pus. **Ⓑ** Drenagem no bloco cirúrgico. **Ⓒ** Persistência da infecção – fistulografia comprobatória.

para acompanhamento entre 9 e 18 anos, variaram entre 1,3 e 6%. Em relação ao componente acetabular, as taxas de soltura após acompanhamento de 17 a 20 anos variaram entre 15 e 54% **(FIG. 10.86)**.

- **Metalose e osteólise.** A osteólise periprótese é comum e representa uma importante complicação associada à ATQ. Ela ocorre, de forma predominante, nas próteses não cimentadas. A prevalência desse problema aumenta com o acompanhamento. Está relacionada a três fatores principais, que são o número de partículas de debris, a distribuição das partículas de debris pelo líquido articular para a região periprótese e o tipo de reação biológica, capacidade de ativação dos macrófagos e osteoclastos que promovem a reabsorção. O desenvolvimento e a produção de debris têm emergido como a principal ameaça à sobrevida da ATQ, sobretudo da não cimentada **(FIG. 10.87 e 10.88)**. Entre os principais fatores produtores de debris estão o tipo de metal, o tamanho da cabeça femoral, a qualidade do polietileno, a modularidade, o micromovimento e a atividade diária do paciente. A osteólise costuma ser assintomática quando os componentes estão bem fixados. Os sinais radiográficos encontram-se, em parte, na dependência da habilidade de o líquido articular carregar as partículas para a região da interface osso-implante. O momento ideal para fazer a reintervenção depende da fixação do implante, dos sintomas do paciente, do grau de perda óssea e da localização da osteólise.

Superfícies alternativas na artroplastia de quadril

Hoje, a combinação mais aceita para superfícies de contato na prótese de quadril consiste em cabeça femoral fabricada da liga de cromo-cobalto molibdênio que se articula com um componente de polietileno de peso molecular ultraelevado. Isso forneceu resultados consistentes nas artroplastias de quadril no mundo inteiro nos últimos 40 anos. Apesar desse sucesso, o desgaste do polietileno é o maior obstáculo na longevidade das próteses. Os jovens e ativos, sobretudo os que têm menos de 55 anos, do sexo masculino, são os que apresentam maior risco para o desgaste acelerado. Recentemente, foi desenvolvido o polietileno tipo *crosslinked*, obtido por um processo de irradiação do polietileno com raios

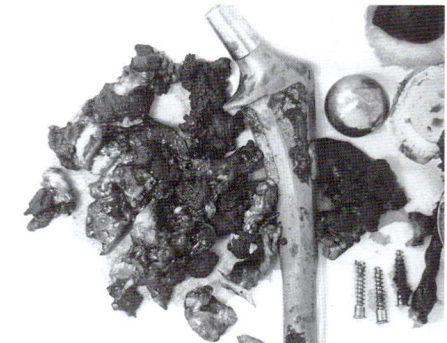

FIGURA 10.87 → Importante metalose em caso de revisão com prótese não cimentada tipo Harris-Galante.

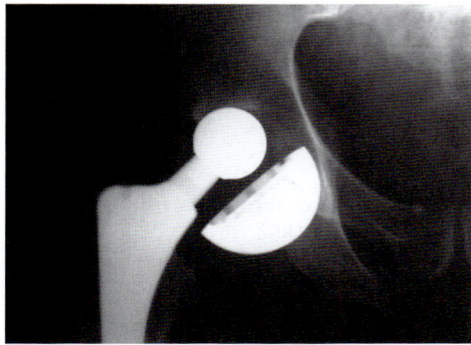

FIGURA 10.86 → Afrouxamento asséptico de um componente acetabular não cimentado.

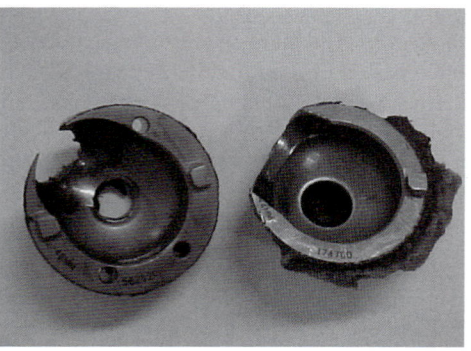

FIGURA 10.88 → Grande desgaste de cúpula metálica de titânio. Os debris metálicos são uma importante fonte de osteólise e metalose.

gama. A irradiação produz "ligações cruzadas" na estrutura molecular do material. O polietileno é, então, submetido ao aumento de temperatura até alguns graus antes da temperatura de derretimento, por um período de tempo preciso para remover os radicais livres. O polietileno tipo *crosslinked* combinado com o tratamento térmico tem emergido recentemente como tecnologia para melhorar a resistência do polietileno contra o desgaste e a oxidação.

A história do uso de materiais cerâmicos na artroplastia do quadril foi iniciada na década de 1970. Boutin avançou no uso de articulações cerâmica-cerâmica, e Shikata propôs o emprego de uma cabeça femoral de cerâmica que se articulasse com o acetábulo de polietileno. As determinantes para essas aproximações eram a resistência de corrosão e a biocompatibilidade elevadas da cerâmica, junto à sua resistência superior, em comparação com as ligas metálicas. A articulação cerâmica-cerâmica tem a resistência de desgaste melhor, se comparada com a articulação convencional de cromo-cobalto/polietileno. As aplicações iniciais da cerâmica na prótese de quadril usaram, exclusivamente, a alumina (Al2O3). Nos anos 1980, a zircônia (ZrO2) foi introduzida como componente femoral para ser utilizado em próteses cerâmica-polietileno, devido a sua força e resistência mais elevadas em comparação à alumina.

O inconveniente significativo dos materiais cerâmicos é sua força e resistência mais baixas sob a tensão e a flexão, que são as modalidades de carregamento que favorecem a iniciação e a propagação das rachaduras. As articulações cerâmica-cerâmica usam exclusivamente a alumina, pois a zircônia mostrou tendência de falha superior. Estudos sugerem sobrevivência maior da artroplastia quando é empregada articulação cerâmica-cerâmica, em detrimento da cerâmica-polietileno.

Antes de 1953, os protótipos mais adiantados das superfícies metal-metal foram fabricados, inicialmente, em aço inoxidável. Devido à quebra *in vivo* das próteses McKee e Watson-Farrar, Farrar desenvolveu uma articulação de liga cromo-cobalto. Vários projetos foram engendrados ao mesmo tempo e, destes, somente as próteses de McKee-Farrar ganharam uso difundido nos Estados Unidos, até seu abandono na década de 1970 em função da preferência ao projeto de Charnley, com sua articulação de cromo-cobalto/polietileno. Há dois fatores principais citados com frequência como contribuintes para a descontinuidade da articulação metal-metal em relação à metal-polietileno: a apreensão em relação à superfície de rolamento (devido aos processos de fabricação e aos interesses contemporâneos em longo prazo sobre os riscos de saúde associados à toxicidade do metal) e o potencial carcinogênico dos debris de metal.

O entusiasmo inicial para artroplastia de superfície do quadril era forte, e o procedimento foi percebido como, possivelmente, a principal evolução na cirurgia do quadril após a artroplastia de baixa fricção. Entretanto, ao contrário da introdução da artroplastia de baixa fricção de Charnley, a artroplastia de superfície do quadril foi direcionada aos jovens e ao paciente ativo; teve múltiplos projetos e métodos de fixação e não apresentou nenhuma aproximação cirúrgica padrão. Mais importante, a artroplastia de superfície do quadril, por causa de sua área menor de fixação na cabeça femoral, tecnicamente é mais exigente e envolve menos erros que a cirurgia de prótese de quadril. Esses fatores conduziram a uma taxa de falhas mais elevada, como visto em outros novos implantes introduzidos na comunidade. Muitos fatores foram considerados para as taxas de falhas elevadas: osteonecrose, fraturas do colo femoral e torque de fricção mais alto.

Em 1990, alguns autores relataram a taxa de sobrevivência das superfícies metal-metal e metal-polietileno, com acompanhamento médio de 11 a 12 anos, como 82,2 e 89,5%, respectivamente. Esses dados, combinados com as observações pessoais dos cirurgiões na Europa, conduziram à reintrodução do metal-metal na superfície de contato da artroplastia de quadril. Esse entusiasmo foi suportado, também, pela análise do metal-metal em longo prazo, que mostrou taxas bastante baixas de desgaste, com ausência de corrosão. Além disso, os estudos clínicos da geração atual demonstraram que os achados são similares àqueles de próteses de quadril com articulação do tipo metal-polietileno. Ainda que os investigadores tenham elucidado o mecanismo pelo qual o corpo é capaz de eliminar o cobalto e o cromo pela urina, os efeitos e o significado da exposição sistêmica no longo prazo aos metais pesados permanecem como interesse clínico, sobretudo no que diz respeito à carcinogênese. Os estudos epidemiológicos não demonstraram risco aumentado para câncer após as colocações das próteses com ligas de metal-metal da primeira geração, mas a incerteza (intervalos de confiança) associada a essas avaliações de risco é relevante.

As soluções alternativas para as superfícies de rolamento não existem sem seus riscos ou incertezas. Para os pares da superfície de rolamento que contêm componente cerâmico, o risco é a fratura do implante. Nos rolamentos com metal-metal, o risco pertence aos efeitos da exposição sistêmica em longo prazo aos debris do desgaste do metal. Com o polietileno *crosslinked*, extensivas análises foram executadas por diversos centros, e os investigadores não conseguiram identificar os riscos relativos àqueles dos polietilenos convencionais. Como consequência, as comunidades clínicas e de pesquisa continuam a seguir o desempenho *in vivo* dessas superfícies de rolamento alternativo com vigilância e atenção a seus resultados.

ARTRODESE

Huesner, na Alemanha, descreveu a primeira fusão bem-sucedida do quadril, em 1884. Fred Albee realizou a primeira fusão de quadril na América, em 1908. Durante a primeira metade do século XIX, a fusão, quando obtinha êxito, era considerada uma das cirurgias ortopédicas mais efetivas, porque erradicava a doença, aliviava a dor e proporcionava ao paciente um modo de vida aceitável. A cirurgia é formidável, contudo, no final do século XX, sua taxa de falhas foi alta e muitas foram as complicações resultantes de longos períodos de imobilização das articulações não afetadas. Com o passar dos anos, na medida em que as indicações foram mais bem definidas e as habilidades do cirurgião ortopédico aprimoraram, ocorreu declínio das taxas de falta de consolidação. Todavia, o advento da ATQ, com a promessa de ausência de dor, movimento livre da articulação e a falsa impressão tida pelos cirurgiões de que a cirurgia de fusão, com o passar dos anos, causava deterioração incapacitante da coluna e do joelho ipsilateral e contralateral, tornou a artrodese do quadril uma intervenção menos desejável. Esses conceitos, entretanto, precisam ser revistos. As promessas da ATQ não se materializaram totalmente; existem altas taxas de afrouxamento, tanto em idosos como em jovens, e as taxas de insucesso nas cirurgias de revisão também são elevadas.

Técnica

São descritas muitas técnicas de fusão do quadril, mas, em geral, é possível dividi-las em três categorias: intra-articulares, extra-articulares ou combinadas (intra e extra-articular). As fusões extra-articulares, essencialmente, usam algum tipo de enxerto ósseo, estendendo-se do fêmur até o ílio ou o ísquio, como descrito por diferentes autores, como Albee, Badgly, Brittain, Chandler, Reineck e Wixxon, Hibbs, Henderson, Kappis e Trumble **(FIGS. 10.89 e 10.90)**.

A artrodese intra-articular, como descrita por Watson-Jones[45] e Charnley,[2] envolve o desnudamento da cabeça femoral e da cavidade acetabular, na tentativa de que ocorra fusão óssea. Os procedimentos de artrodese intra ou

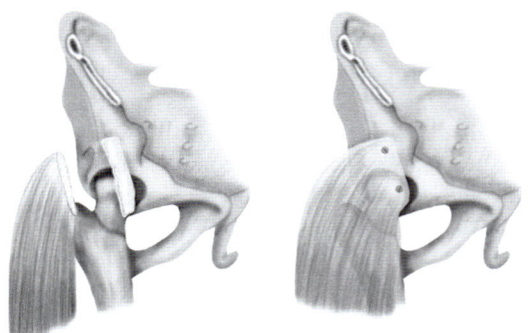

FIGURA 10.89 → Técnica de artrodese com enxerto pediculado da crista ilíaca.

extra-articular poucas vezes são indicados de forma isolada em função da alta taxa de falta de consolidação resultante, que pode chegar a 30% em alguns estudos. Na artrodese intra-articular, o desnudamento realizado não costuma ser grande o suficiente para assegurar fusão óssea adequada. A utilização da fixação interna sem o desnudamento das superfícies ósseas também resulta em alto índice de falta de consolidação, além da falha do material de fixação. A artrodese extra-articular sozinha também é indicada raras vezes. Ela deve ser empregada em uma situação com ampla alteração da anatomia e da biomecânica normal do quadril.

> **ATENÇÃO!** O paciente ideal para a artrodese do quadril é o adulto jovem com apenas uma articulação do quadril comprometida, que prefere estilo de vida ativo, com joelhos e coluna normais, em quem outros procedimentos, como osteotomias femorais e acetabulares, não estão indicados. A recomendação mais comum é nos casos de artrite pós-traumática ou pós-infecciosa.

Em 1966, Schneider desenvolveu uma placa "em cabeça de cobra" como meio de obter mais estabilidade na artrodese, tendo combinado seu uso com osteotomia pélvica **(FIGS. 10.91 e 10.92)**. Nenhuma cirurgia única é adequada para todos os pacientes que podem se beneficiar da artrodese. A idade do indivíduo, a natureza da doença, a deformidade existente e os objetivos do cirurgião ditam o tipo de cirurgia escolhido. Contudo, de preferência, deve-se optar por procedimentos combinados intra e extra-articulares, suplementados por algum tipo de fixação interna, para assegurar a imobilização rígida da articulação, necessária para produzir fusão óssea sólida **(FIG. 10.93)**.

Em relação à posição em que o quadril deve ser artrodesado, parece não haver dúvidas na literatura de que deve ficar em posição neutra de adução-abdução, com 0 a 5° de rotação externa. O ponto de questionamento é o grau de flexão a ser mantido na artrodese. Na literatura, são encontrados valores que variam de 20 a 90° de flexão, como no Japão, por exemplo. Ewald, em um estudo biológico, concluiu que a posição ótima para a fusão do quadril envolve 30° de flexão. Esse estudo demonstrou que indivíduos normais imobilizados nesse grau de flexão gastavam quantidades normais de energia ao caminhar em velocidade confortável; contudo, quando o quadril era mantido em extensão completa ou

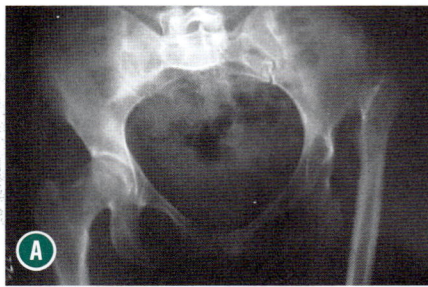

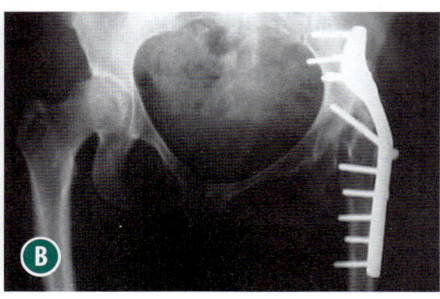

FIGURA 10.90

Ⓐ Artrodese com múltiplos parafusos à esquerda.
Ⓑ Paciente com prótese total do quadril cimentada e frouxidão acetabular no lado direito. No lado esquerdo, artrodese bem posicionada com parafuso de fixação dinâmica.

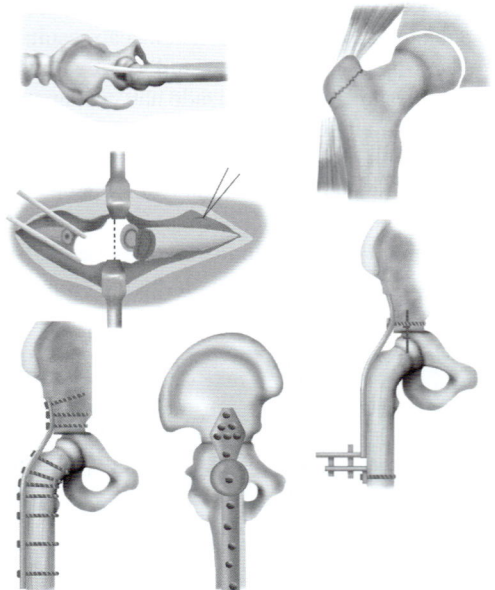

FIGURA 10.91 → Técnica de artrodese com placa-cobra.

em 60° de flexão, o gasto de energia era maior. A velocidade de marcha considerada confortável nesses pacientes fica diminuída. Isso acontece porque a cadência é mais lenta e o comprimento da passada é mais curto, além de apresentar marcha com base alargada. No quadril artrodesado, a fase de apoio do lado fusionado é mais curta do que no lado normal, e a fase de balanço do lado fusionado é mais longa que no lado sadio, produzindo marcha arrítmica. A maioria dos pacientes apresenta desempenho satisfatório com o quadril fusionado entre 20 e 40° de flexão. Outro ponto importante a ser considerado na avaliação é a idade e os hábitos do paciente, uma vez que, em pessoas idosas e sedentárias, pode ser desejável um grau maior de flexão.

PATOLOGIAS DIVERSAS

Bursite

Os anatomistas do século XVIII utilizaram o termo *bursa* (do latim, pequena bolsa) para designar pequenas quantidades de fluidos embolsados entre os tendões e o osso. A função dessas "bolsas" é diminuir o atrito entre tendões e músculos sobre proeminências ósseas. Existem, no mínimo, 13 bolsas constantemente presentes na região do quadril, mas as de maior interesse de estudo são a trocantérica, a iliopectínea e a isquioglútea.

A bolsa está sujeita a todo tipo de condição inflamatória que afeta as articulações sinoviais verdadeiras, como artrite reumatoide, gota, infecção e inflamação pós-traumática. A bursite trocantérica é a mais importante clinicamente e costuma ser uma das maiores causas de dor e de inflamação na região do quadril. Existem três bolsas trocantéricas – a maior e mais importante localiza-se entre o glúteo máximo e o tendão do glúteo médio. A apresentação clínica dos sintomas é variável, mas, em geral, envolve dor contínua, localizada e profunda, que pode piorar com a posição e com a atividade do paciente. Em geral, a dor piora à noite, e o paciente tem dificuldade para dormir. Essa patologia acomete, com frequência, os idosos. O lugar comum de localização da dor é atrás e posteriormente ao trocânter maior, e a pressão firme sobre o local desencadeia um intenso desconforto, auxiliando o diagnóstico. Os exames radiográficos são negativos, mas, algumas vezes, podem identificar a presença de calcificações.

O tratamento mais efetivo para a bursite trocantérica localizada é a aspiração do conteúdo da bolsa e a injeção de mistura de corticoide com anestésico local, o qual ajuda a diferenciar a patologia de outras condições. A administração de anti-inflamatórios também pode acontecer. Nos casos de bursite crônica refratária ao tratamento conservador, a abordagem cirúrgica pode estar indicada.

Tendinite

Consiste no processo inflamatório de tendões e/ou músculos que estão inseridos ou atravessam a articulação do quadril. Como na bursite, a tendinite se caracteriza pela dor à palpação local, mas, como essas estruturas estão localizadas profundamente na região do quadril, a exata localização do tendão é difícil. Com frequência, o diagnóstico de tendinite é determinado pela exclusão de outras condições. As lesões que podem ocorrer no tendão incluem ruptura, inflamação, degeneração, peritendinite e

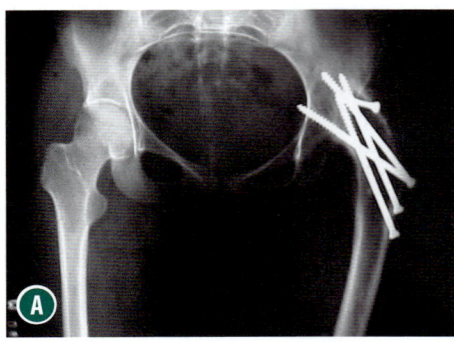
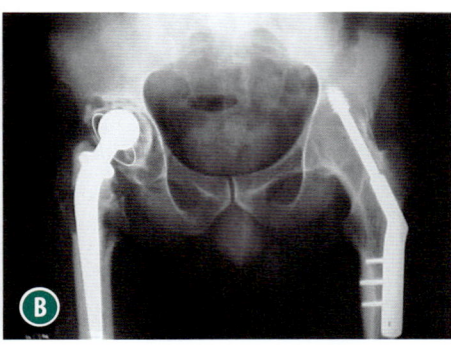

FIGURA 10.92

Ⓐ Paciente com sequela de luxação congênita do quadril.
Ⓑ Artrodese com placa-cobra. Observa-se o realinhamento da pelve.

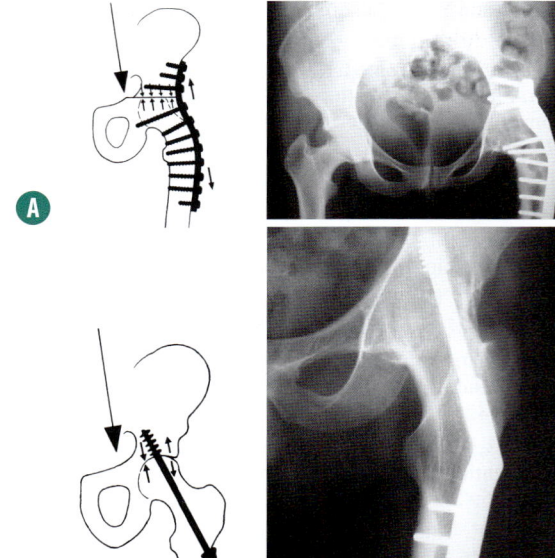

FIGURA 10.93

Ⓐ Artrose com placa-cobra. Desenho esquemático. Radiografia de caso ilustrativo.
Ⓑ Artrose com parafuso de fixação dinâmica. Desenho esquemático. Radiografia de caso ilustrativo.

avulsão de fragmentos ósseos. O tratamento da tendinite é igual ao de outras patologias inflamatórias do quadril e inclui a administração de anti-inflamatórios não esteroides (AINEs), uso de gelo ou calor local, conforme o quadro do paciente, e, eventualmente, emprego de corticoides locais.

Síndrome do ressalto (*snapping hip*)

Alguns pacientes podem apresentar quadro de dor no quadril associado à sensação de ressalto audível no aspecto lateral do quadril. Essa patologia tem sido associada ao espessamento da borda posterior do trato iliotibial. O ressalto ocorre quando essa banda atravessa por sobre o trocânter maior ao fletir e rodar internamente a coxa. Isso pode trazer alguns problemas, como bursite trocantérica, ou acarreta ao paciente a incapacidade de tolerar a sensação. É mais frequente em adolescentes e em mulheres jovens. O tratamento é o mesmo de outras patologias inflamatórias e inclui repouso, alongamento, AINEs, ultrassom, entre outros. Nos casos refratários, em que o tratamento cirúrgico for indicado, pode-se realizar ressecção posterior em elipse ou zetaplastia da parte posterior da banda, bem como sua ressecção. Outras causas de ressalto foram identificadas, como osteocondromatose, corpos livres intra-articulares, subluxação do quadril, lesão do lábio e sinovite vilonodular pigmentada. O movimento do tendão do psoas sobre a proeminência iliopectínea também pode causar ressalto. Isso é mais comum em atletas jovens, e o diagnóstico é feito por bursografia sob fluoroscopia.

Ossificação heterotópica

Caracteriza-se por ser uma entidade de etiologia desconhecida que ocorre com mais frequência após cirurgia ou trauma no quadril. É mais comum em homens e em indivíduos com traumatismo craniencefálico, coma, espondilite anquilosante, doença de Forestier, osteoartrite hipertrófica e dissecção extensa de partes moles. Pode apresentar-se de três diferentes maneiras:

- Massa de osso no músculo, separado de qualquer contato ósseo pela musculatura. Típico do trauma de repetição.
- Massa de osso contígua com o osso no periósteo. Resulta da calcificação de hematoma subperiosteal.
- Ossificação periarticular que aparece na cápsula e entre os planos fasciais. Pode ocorrer após fraturas, cirurgias e traumatismo craniencefálico.

Brooker e colaboradores[46] classificaram a ossificação heterotópica em quatro tipos:

- **Tipo I.** Ilhas de osso em partes moles.
- **Tipo II.** Osso com intervalo de, pelo menos, 1 cm entre as superfícies ósseas opostas.
- **Tipo III.** Osso com menos de 1 cm de intervalo entre as superfícies ósseas opostas.
- **Tipo IV.** Anquilose.

Em geral, a ossificação heterotópica é indolor, mas, em alguns casos, pode ocasionar diminuição da mobilidade. Na ossificação maciça que limita a movimentação, a excisão pode ser indicada. A prevenção é feita por meio de administração de indometacina (25 mg, três vezes ao dia, por seis semanas) ou radiação em baixa dose (600 a 700 rads em dose única), até três dias após a cirurgia.

Referências

1. Pauwels F. Biomechanics of normal and disease hip: theoretical foundation, technique and results of treatment: an atlas. New York: Springer-Verlag; 1976.
2. Charnley J. Low friction arthroplasty of the hip: theory and practice. New York: Springer-Verlag; 1979.
3. Bombelli R. Osteoarthritis of the hip: classification and pathogenesis: the role of osteotomy as a consequent therapy. 2nd ed. Berlin: Springer-Verlag; 1983.
4. Aaron RK, Lennox D, Bunce GE, Ebert T. The conservative treatment of osteonecrosis of the femoral head: a comparison of core decompression and pulsing electromagnetic fields. Clin Orthop Relat Res. 1989;(249):209-18.
5. Herndon JH, Aufranc OE. Avascular necrosis of the femoral head in adult. Clin Orthop Relat Res. 1972;86:43-62.
6. Marcus ND, Enneking WF, Massam RA. The silent hip in idiopathic aseptic necrosis treatment by bone grafting. J Bone Joint Surg Am. 1973;55(7):1351-66.
7. Patterson RJ, Bickel WH, Dahlin DC. Idiopathic avascular necrosis of the head of the femur: a study of fifty-two cases. J Bone Joint Surg Am. 1964;46:267-82.

8. Ficat RP. Idiopathic bone necrosis of the femoral head: early diagnosis and treatment. J Bone Joint Surg Br. 1985;67(1):3-9.

9. Hauzeur JP, Pasteels JL, Orloff S. Bilateral non-traumatic aseptic osteonecrosis in the femoral head: an experimental study of incidence. J Bone Joint Surg Am. 1987;69(8):1221-5.

10. Genez BM, Wilson MR, Houk RW, Weiland FL, Unger HR Jr, Shields NN, et al. Early osteonecrosis of the femoral head: detection in high-risk patients with MR imaging. Radiology. 1988;168(2):521-4.

11. Beltran J, Herman LJ, Burk JM, Zuelzer WA, Clark RN, Lucas JG, et al. Femoral head avascular necrosis: MR imaging with clinical-pathologic and radionuclide correlation. Radiology. 1988;166(1 Pt 1):215-20.

12. Mont MA, Carbone JJ, Fairbank AC. Core decompression versus non-operative management for osteonecrosis of the hip. Clin Orthop Relat Res. 1996;(324):169-78.

13. Smith SW, Fehring TK, Griffin WL, Beaver WB. Core decompression of the osteonecrotic femoral head. J Bone Joint Surg Am. 1995;77(5):674-80.

14. Steinberg ME. Core decompression. Semin Arthroplasty. 1998;9(3):213-20.

15. Yoo MC, Chung DW, Hahn CS. Free vascularized fibula grafting for the treatment of osteonecrosis of the femoral head. Clin Orthop Relat Res. 1992;(277):128-38.

16. Scher MA, Jakim I. Intertrochanteric osteotomy and autogenous bone-grafting for avascular necrosis of the femoral head. J Bone Joint Surg Am. 1993;75(8):1119-33.

17. Sugioka Y, Hotokebuchi T, Tsutsui H. Transtrochanteric anterior rotational osteotomy for idiopathic and steroid induced necrosis of the femoral head: indications and long-term results. Clin Orthop Relat Res. 1992;(277):111-20.

18. Crues RL, Kwok DC, Duc PN, Lecavalier MA, Dang GT. The response of articular cartilage to weight-bearing against metal: a study of hemiarthroplasty of the hip in the dog. J Bone Joint Surg Br. 1984;66(4):592-7.

19. Cabanela ME, VanDemark RD Jr. Bipolar endoprosthesis. Hip St. Louis. 1984;(12):68-82.

20. Lachiewicz PF, Desman SM. The bipolar endoprosthesis in avascular necrosis of the femoral head. J Arhroplasty. 1988;3(2):131-8.

21. Ritter MA, Meding JB. A comparison of osteonecrosis and osteoarthritis patients following total hip arthroplasty: a long-term follow-up study. Clin Orthop Relat Res. 1986;(206):139-46.

22. Chandler HP, Reineck FT, Wixxon RL. A five year review of total hip replacements in patients under the age of 30. Orthop Trans. 1979;3:303.

23. Dorr LD, Takei GK, Conaty JP. Total hip arthroplasties in patients less than forty-five years old. J Bone Joint Surg Am. 1983;65(4):474-9.

24. Cornell CN, Salvati EA, Pellicci PM. Long-term follow-up of total hip replacement in patients with osteonecrosis. Orthop Clin North Am. 1985;16(4):757-69.

25. Alpert B, Waddell JP, Morton J, Bear RA. Cementless total hip arthroplasty in renal transplant patients. Clin Orthop Relat Res. 1992;(284):164-9.

26. Piston RW, Engh CA, De Carvalho PI, Suthers K. Osteonecrosis of the femoral head treatment with total hip arthroplasty without cement. J Bone Joint Surg Am. 1994;76(2):202-14.

27. Fye MA, Huo MH, Zatorski LE, Keggi KJ. Total hip arthroplasty performed without cement in patients with femoral head osteonecrosis who are less than 50 years old. J Arthroplasty. 1998;13(8):876-81.

28. Chiu KH, Shen WY, Ko CK, Chan KM. Osteonecrosis of the femoral head treated with cementless total hip arthroplasty: a comparison with other diagnoses. J Arthroplasty. 1997;12(6):683-8.

29. Kellgren JH, Lawrence JS. Radiological assessment of osteo-artrosis. Ann Rheum Dis. 1957;16(4):494-502.

30. Wroblewski BM, Charnley J. Radiographic morphology of the osteoarthritic hip. J Bone Joint Surg Br. 1982;64(5):568-9.

31. McMurray TP. Osteo-arthritis of the hip-joint. Br J Surg. 1935;22(88):716-27.

32. Trueta J, Harrisson MH. The normal vascular anatomy of the femoral head of the adult man. J Bone Joint Surg Br. 1953;35-B(3):442-61.

33. Millis MB, Murphy SB, Poss R. Osteotomies about the hip for the prevention and treatment of osteoarthrosis. Instr Course Lect. 1996;45:209-26.

34. Müller ME. Total hip prostheses. Clin Orthop Relat Res. 1970;(72):46-8.

35. Maistrelli GL, Gerundini M, Fusco U, Bombelli R, Bombelli M, Avai A. Valgus-extension osteotomy for osteotomy for osteoarthritis of the hip: indications and long-term results. J Bone Joint Surg Br. 1990;72(4):653-7.

36. D'Aubigné RM, Postel M. Functional results of hip arthroplasty with acrylic prothesis. J Bone Joint Surg Am. 1954;36-A(3):451-75.

37. Werners R, Vincent B, Bulstrode C. Osteotomy for osteoarthritis of the hip: a survivorship analysis. J Bone Joint Surg Br. 1990;72(6):1010-3.

38. Smith-Petersen MN. A new supra-articular subperiosteal approach to the hip joint. Am J Orthop Surg. 1917;215(8):592-5.

39. Archbold HA, Mockford B, Molloy D, McConway J, Ogonda L, Beverland D. The transverse acetabular ligament: an aid to orientation of the acetabular component during primary total hip replacement: a preliminary study of 1000 cases investigating postoperative stability. J Bone Joint Surg Br. 2006;88(7):883-6.

40. Goldring SR, Schiller AL, Roelke M, Rourke CM, O'Neil DA, Harris WH. The synovial-like membrane at the bone-cement interface in loose total hip replacements and its proposed role in bone lysis. J Bone Joint Surg Am. 1983; 65(5):575-84.

41. Wroblewski BM, Siney PD. Charnley low-friction arthroplasty of the hip: long-term results. Clin Orthop Relat Res. 1993;(292):191-201.

42. Bobyn JD, Pilliar RM, Cameron HU, Weatherly GC. The optimum pore size for the fixation of porous-surfaced metal implants by the ingrowth of bone. Clin Orthop Relat Res. 1980;(150):263-70.

43. Willert HG, Bertram H, Buchhorn GH. Osteolysis in alloarthroplasty of the hip. The role of bone cement fragmentation. Clin Orthop Relat Res. 1990;(258):95-7.

44. Lewinnek GE, Lewis JL, Tarr R, Compere CL, Zimmerman JR. Dislocations after total hip-replacement arthroplasties. J Bone Joint Surg Am. 1978;60(2):217-20.

45. Watson-Jones R. Fractures of the neck of the femur. Br J Surg. 1936;23(92):787-808.

46. Brooker AF, Bowerman JW, Robinson RA, Riley LH Jr. Ectopic ossification following total hip replacement: incidence and a method of classification. J Bone Joint Surg Am. 1973;55(8):1629-32.

11
Osteotomias ao nível do quadril

Roberto Guarniero

Para a realização de uma osteotomia, o planejamento pré-operatório é fundamental. O ato cirúrgico deve ser executado de modo adequado, e a fixação da osteotomia deve ser estável, de forma a permitir a mobilização precoce para o paciente. Conforme Macnicol,[1] todo departamento de ortopedia precisa possuir uma equipe de cirurgiões com experiência e com os requisitos para realizar osteotomias, sobretudo as da região da articulação do quadril e do fêmur proximal; não se pode considerar esse procedimento operatório como uma arte "perdida" para a ortopedia pediátrica.

As osteotomias com maior indicação na prática clínica diária são as indicadas e realizadas na região do quadril e do fêmur proximal. Por esse motivo, este capítulo atém-se à descrição apenas de tais osteotomias.

Os procedimentos realizados na região anatômica do "quadril-fêmur proximal" constituem uma importante ferramenta cirúrgica para o realinhamento da cavidade acetabular, propiciando uma articulação do quadril biomecanicamente eficiente, com superfícies articulares de carga para um apoio praticamente normal. As osteotomias ao nível da bacia, ou pélvicas, são procedimentos que visam corrigir as displasias acetabulares, promovendo melhor cobertura da cabeça femoral.

Há dois tipos fundamentais de osteotomias: de angulação e de rotação. A de angulação pode ser de "abertura" ou "fechamento" (sem ressecção de segmento ósseo).

De açodo com Schott e Cunha,[2] as osteotomias pélvicas podem ser divididas em três grupos:

1. Redirecionamento do acetábulo.
   • Salter
   • Sutherland
   • Steel
   • Tonnis
   • Ganz
   • Eppright
   • Wagner
2. Mudanças de forma do acetábulo.
   • Pemberton
   • Dega

3. Aumento do acetábulo.
   • Chiari
   • Albee
   • Staheli

A escolha da osteotomia a ser usada é o passo mais importante no tratamento ortopédico, pois são várias as opções descritas. Para a melhor escolha, é preciso considerar alguns aspectos, em especial a evolução da maturidade esquelética na cartilagem trirradiada, a doença de base em tratamento e a avaliação minuciosa da anatomopatologia para cada um dos determinados casos clínicos, de maneira individual. Cada tipo de osteotomia tem a sua indicação bem determinada, apresentando vantagens, desvantagens e potenciais complicações; todas essas considerações devem ser feitas pelo cirurgião com muita propriedade. Antes do aparecimento e desenvolvimento das próteses totais para a articulação do quadril, as osteotomias do fêmur proximal eram indicadas para o realinhamento da relação anatômica, para que a carga mecânica fosse efetuada em áreas diferentes da superfície articular.[3]

> **ATENÇÃO! A escolha do tipo de osteotomia pélvica depende de criteriosa avaliação clínica e radiográfica, com as diferentes modalidades de exame por imagem: radiografia simples, tomografia computadorizada e ressonância magnética.**

As afecções ortopédicas que causam alterações da anatomia do acetábulo/articulação do quadril incluem displasia do desenvolvimento do quadril, epifisiólise e doença de Legg-Perthes-Calvé (em menor grau). A displasia acetabular também pode ser consequência de certas condições neuromusculares, como paralisia cerebral, mielomeningocele e artrogripose. Deve-se considerar também a infecção osteoarticular na região do quadril e suas sequelas.

TIPOS DE OSTEOTOMIAS

O ortopedista pediátrico deverá ter como opções operatórias os seguintes procedimentos:

• Osteotomia de Salter.
• Osteotomia de Pemberton – acetabuloplastia.
• Osteotomia de Dega.
• Osteotomia tipo Chiari – osteotomia/acetabuloplastia tipo "shelf".
• Osteotomia de Steel – osteotomia tríplice.
• Tetoplastias.
• Osteotomias do fêmur proximal.

Osteotomia de Salter

A idade do paciente deve ser dos 18 meses aos 6 anos e requer redução concêntrica do quadril. No trabalho original, Salter[4] recomendava tração no período pré-operatório.

A redução aberta do quadril é feita de modo simultâneo se houver necessidade. Também podem ser necessárias tenotomias dos músculos adutores e do iliopsoas. A osteotomia oferece cobertura anterolateral ao acetábulo deficiente e é possível obter até 15° de correção do índice acetabular.

Na via de acesso anterior ao acetábulo (tipo Smith-Peterson), há a exposição das superfícies interna e externa do osso ilíaco; se a redução do quadril for necessária, deve-se expor a cápsula articular.

A osteotomia é realizada em direção transversal, logo acima do nível acetabular na porção inominada do osso ilíaco. Realiza-se rotação anterolateral em relação ao eixo da sínfise púbica. A correção é mantida com a cunha de enxerto ósseo e fios de Kirschner ou de Steinmann.

As indicações para osteotomia de Salter são corrigir a morfologia do acetábulo em pacientes com mais de 18 meses, corrigir a displasia acetabular, oferecer cobertura anterolateral da cabeça femoral e estabilizar o quadril com redução concêntrica.[4] As contraindicações são: paciente com mais de 6 anos, incapacidade de posicionar a cabeça do fêmur no interior da cavidade acetabular, incongruência articular e limitação dos movimentos da articulação.

Como vantagens, podem ser citadas a correção da anormalidade direcional do quadril em uma só operação, proporcionando estabilidade articular, a função precoce no pós-operatório e a não alteração do volume acetabular. A desvantagem é não proporcionar cobertura posterior (**FIGS. 11.1 a 11.4**).

Nas **FIGURAS 11.1, 11.2, 11.3** e **11.4** mostra-se aspectos clínicos e radiográficos da osteotomia de Salter.

Osteotomia de Pemberton – acetabuloplastia

O procedimento descrito por Pemberton[5] é uma osteotomia incompleta do osso ilíaco com a finalidade de corrigir a displasia acetabular. É realizado entre os 18 meses e os 10 anos de vida do indivíduo. Requer cartilagem trirradiada aberta e flexível e redução concêntrica do quadril, com grau de movimentação articular próximo ao normal.

Ocorre diminuição do volume da cavidade acetabular e obtenção de até 15° de correção do índice acetabular, mantido por enxerto ósseo sem fixação metálica. A via de

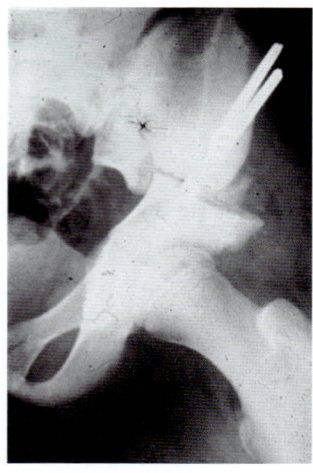

FIGURA 11.1 → Radiografia pós-operatória da osteotomia de Salter. Fixação com dois fios.
Fonte: DOT – Faculdade de Medicina da USP.

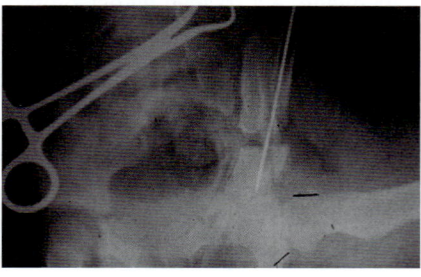

FIGURA 11.2 → Radiografia intra-operatória da osteotomia de Salter. Fixação com um fio.
Fonte: DOT – Faculdade de Medicina da USP.

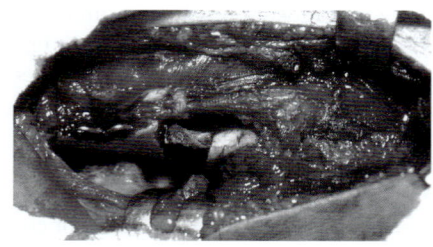

FIGURA 11.3 → Imagem intra-operatória osteotomia de Salter. Notar o posicionamento do enxerto ósseo e a fixação com dois fios.
Fonte: DOT – Faculdade de Medicina da USP.

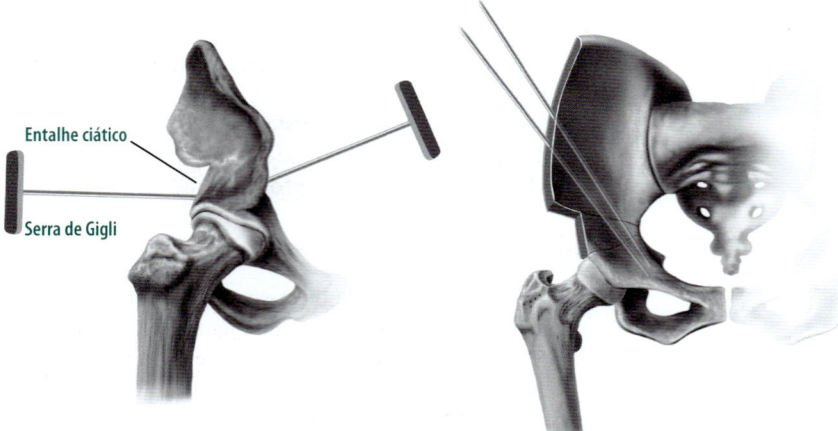

Entalhe ciático

Serra de Gigli

FIGURA 11.4 → Desenho esquemático da osteotomia de Salter.

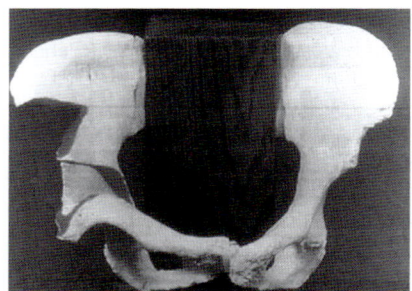

FIGURA 11.5 → Exemplo em modelo anatômico da osteotomia de Pemberton.
Fonte: Alfred I. DuPont Institute.

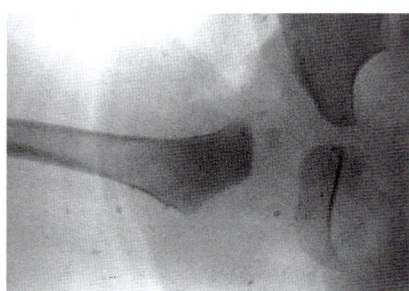

FIGURA 11.6 → Imagem intraoperatória da osteotomia de Dega
para redução do quadril.
Fonte: Hospital Municipal Infantil Menino Jesus, São Paulo – Grupo de Ortopedia.

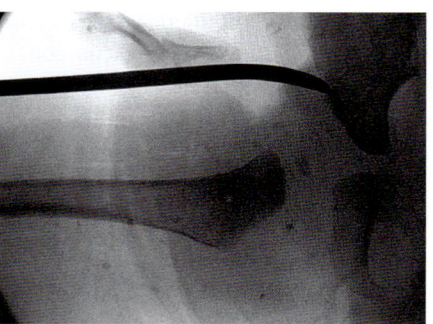

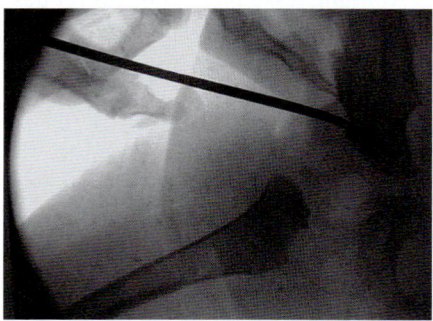

FIGURA 11.7 → Imagens intraoperatórias da osteotomia de Dega.
Notar o posicionamento do osteotomo curvo.
Fonte: Hospital Municipal Infantil Menino Jesus, São Paulo – Grupo de Ortopedia.

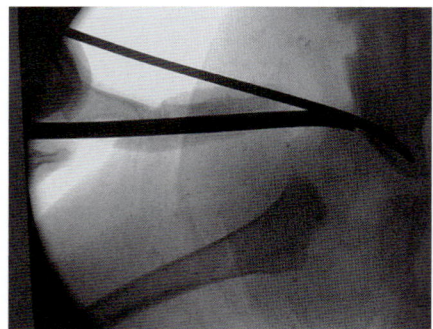

FIGURA 11.8 → Imagem intraoperatória da osteotomia de Dega.
Notar o posicionamento do segundo osteotomo curvo.
Fonte: Hospital Municipal Infantil Menino Jesus, São Paulo – Grupo de Ortopedia.

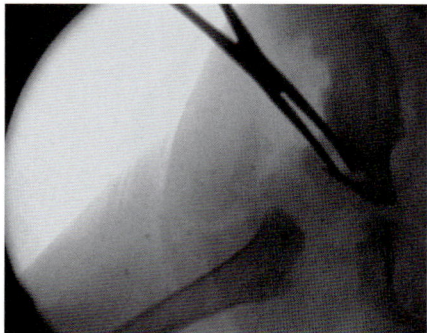

FIGURA 11.9 → Imagem intraoperatória da osteotomia de Dega.
Notar a abertura da osteotomia.
Fonte: Hospital Municipal Infantil Menino Jesus, São Paulo – Grupo de Ortopedia.

acesso anterior é semelhante à utilizada para a osteotomia de Salter. A desvantagem é a possibilidade de correção acima do limite necessário.

A contraindicação ao procedimento fica por conta da idade esquelética do paciente, que não deve ter mais de 10 ou 11 anos.

Essa osteotomia é tecnicamente difícil e deforma a cavidade acetabular, alterando o volume do acetábulo **(FIG. 11.5)**.

Osteotomia de Dega[6]

É um procedimento semelhante à osteotomia de Pemberton, tendo praticamente os mesmos requisitos. É indicado para pacientes entre 3 e 5 anos. Alguns autores utilizam imobilização gessada por quatro a seis semanas no pós-operatório **(FIGS. 11.6 a 11.10)**.

Osteotomia de Chiari[1] – osteotomia/acetabuloplastia tipo "shelf"

Procedimento concebido como operação de salvação para o quadril subluxado com tratamento prévio com o diagnóstico de displasia do desenvolvimento do quadril.

A idade preferencial para paciente com maturidade esquelética é acima dos 8 anos, adolescente ou adulto. A operação é do tipo "salvamento", utilizada quando não há mais alternativas

É uma osteotomia que não necessita da redução concêntrica do quadril, sendo possível sua realização com o quadril subluxado. Oferece boa cobertura lateral, não estando indicada a osteotomia bilateral.

As complicações apresentadas podem ser neuropraxia do nervo ciático, correção incompleta com ressubluxação, infecção e calcificação heterotópica **(FIGS. 11.11 a 11.13)**.

Osteotomia de Steel[7] – osteotomia triplíce

De acordo com Albright,[8] esse procedimento foi descrito em 1973 com o objetivo de fazer cobertura da cabeça femoral em um nível anatômico com cartilagem articular, na criança mais velha, com a cartilagem trirradiada fechada ou para o paciente adolescente ou adulto.

A osteotomia é classificada como um tipo de reconstrução redirecional do osso inominado, com forma circunferencial e cortes ósseos no ílio, ísquio e púbis. Com essa osteotomia, obtém-se maior correção e melhor cobertura da cabeça femoral pelo teto acetabular.[9]

Nas **FIGURAS 11.14, 11.15 e 11.16** mostramos em um modelo anatômico e em radiografias como é realizada a osteotomia tríplice de Steel.

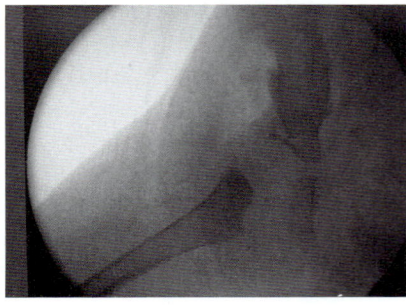

FIGURA 11.10 → Imagem intraoperatória da osteotomia de Dega. Enxerto ósseo posicionado.
Fonte: Hospital Municipal Infantil Menino Jesus, São Paulo – Grupo de Ortopedia.

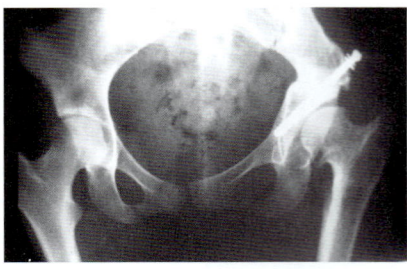

FIGURA 11.11 → Osteotomia de Chiari. Imagem pós-operatória. Fixação com parafuso canulado.
Fonte: DOT – Faculdade de Medicina da USP.

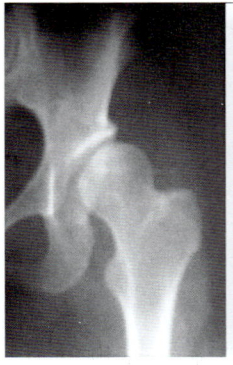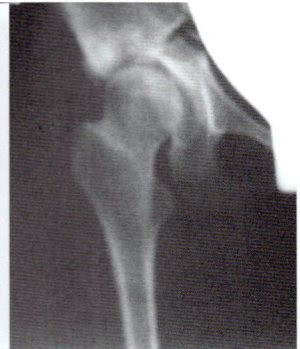

FIGURA 11.12 → Osteotomia de Chiari. Imagem pré e pós-operatória. Sem fixação.
Fonte: DOT – Faculdade de Medicina da USP.

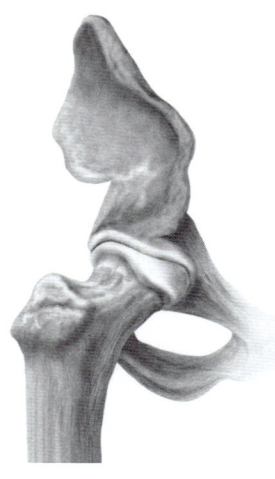

FIGURA 11.13 → Desenho esquemático da osteotomia de Chiari. Notar a direção da osteotomia.

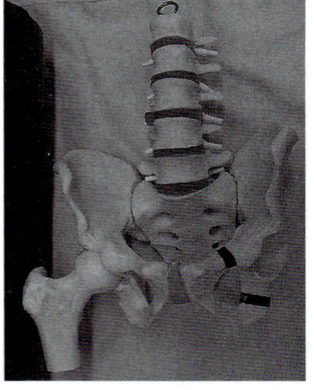

FIGURA 11.14 → Osteotomia de Steel. Imagem em modelo plástico. Setas mostram as osteotomias do púbis e do ísquio.
Fonte: DOT – Faculdade de Medicina da USP.

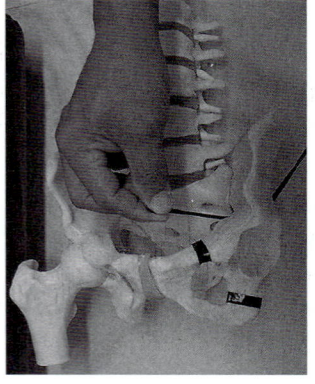

FIGURA 11.15 → Osteotomia de Steel. Imagem em modelo plástico. Mostra-se a realização das osteotomia na porção inominada do osso ilíaco com serra de Gigli.
Fonte: DOT – Faculdade de Medicina da USP.

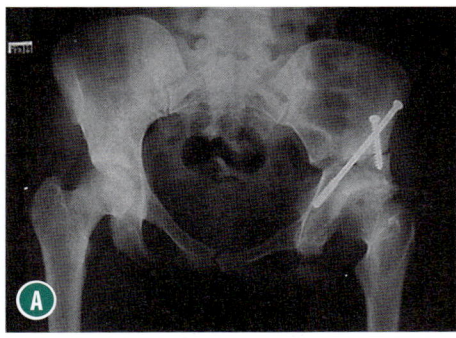 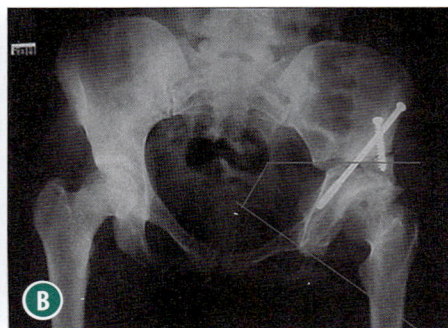

FIGURA 11.16
Ⓐ Osteotomia de Steel. Imagem pós-operatória.
Ⓑ Osteotomia de Steel. Imagem pós-operatória. Notar a forma curvilínea ("C") das osteotomias.
Fonte: DOT – Faculdade de Medicina da USP.

Referências

1. Macnicol MF. Osteotomy of the hip. London: Mosby; 1996.

2. Schott PCM, Cunha M. Osteotomias ao nível da bacia indicações e ténica. In: Pardini AG Jr, Souza JMG. Clínica ortopédica. Rio de Janeiro: Medsi; 2001. p. 157-66.

3. Dandy DJ. Essential orthopaedics and trauma. Edinburgh: Churchill Livingstone; 1994.

4. Salter RB. Innominate osteotomy in treatment of congenital dislocation and subluxation of the hip. J Bone Joint Surg Br. 1961;43B(3):518.

5. Pemberton PA. Pericapsular osteotomy of the ilium for treatment of congenital subluxation and dislocation of the hip. J Bone Joint Surg Am. 1965;47:65-86.

6. Bowen JR, Kotzias-Neto A. Developmental dysplasia of the hip. Brooklandville: Data Trace; 2006.

7. Steel HH. Triple osteotomy of the innominate bone. J Bone Joint Surg Am. 1973;55(2):343-50.

8. Albright M. Steel triple innominate and Chiari osteotomy. In: Callaghan JJ, Rosenberg AG, Robash HE. The adult hip. Philadelphia: Lippincott Williams & Wilkins; 2007. p. 816-25.

9. Beaty JH. Anomalias congénitas de las extremidades inferiores y superiores. In: Canale ST, Beaty JH. Tratado de ortopedia pediátrica. Madrid: Mosby; 1992.

12
Revisão de artroplastia total de quadril

Milton Valdomiro Roos
Antero Camisa Junior
Bruno D. Roos
Ezequiel Moreno Ungaretti Lima

A cirurgia de revisão de artroplastia total do quadril (RATQ) vem se tornando cada vez mais frequente. Isso se deve ao aumento significativo de pacientes submetidos a artroplastias primárias do quadril e à tendência de se operar indivíduos cada vez mais jovens, aliado ao aumento da longevidade e da atividade física dos indivíduos.

No passado, o conceito de revisão de artroplastia se resumia à retirada dos componentes de uma prótese com soltura para a implantação de outros, refazendo a biomecânica da articulação. Hoje, entretanto, as dificuldades nas revisões e as necessidades técnicas aumentaram, visto que pode-se estar diante da necessidade de revisar uma artroplastia que não esteja simplesmente com afrouxamento dos componentes, mas também com grande comprometimento do estoque ósseo ou que pode estar fixa, mas necessita ser revisada. Dentre essas situações, podem-se citar os casos de osteólise progressiva, que não evolui com soltura; desgaste do polietileno, que não afrouxa, necessariamente, os componentes da artroplastia; ou uma instabilidade que necessite de reposicionamento dos implantes.

A dificuldade do acesso cirúrgico devido à fibrose nos tecidos que envolvem a articulação protética, a necessidade de maior manipulação cirúrgica, a estrutura óssea de má qualidade, entre outros fatores, proporcionam um grau de dificuldade bem superior ao procedimento de revisão ao de uma artroplastia primária. As cirurgias de revisão devem ser reservadas a cirurgiões de quadril experientes, que tenham acesso a estruturas hospitalares com disponibilidade de implantes protéticos adequados, tecido ósseo e equipe de apoio bem treinada.

PRINCIPAIS INDICAÇÕES DE RATQ

- Soltura asséptica.
- Osteólise.
- Infecção.
- Instabilidade.
- Fratura periprotética.
- Discrepância de comprimento de membros inferiores.

Soltura asséptica

A soltura asséptica é a indicação mais frequente de RATQ de um ou ambos os componentes da prótese, sendo citada na literatura como responsável por até 90% das causas de afrouxamento dos implantes.[1] De maneira geral, o paciente apresenta dor e claudicação progressiva com limitação da mobilidade articular. Entretanto, em suas fases iniciais, a soltura asséptica produz poucos sintomas e é apenas nos estágios mais avançados, em que já ocorre grande perda óssea e alterações de partes moles, que a dor se torna incapacitante. Sendo assim, é fundamental que indivíduos com prótese total de quadril primária sejam acompanhados periodicamente em seu pós-operatório, para identificar sinais radiográficos de soltura em sua fase inicial e, caso necessário, indicar de forma precoce a troca dos implantes.

Osteólise

A osteólise é um fenômeno biológico de absorção de áreas adjacentes aos componentes protéticos e constitui outra indicação frequente de RATQ. Ela pode se apresentar em padrão linear ou expansivo[2] **(FIG. 12.1)**.

As osteólises lineares constituem-se uma linha radiotransparente na interface entre osso e implante ou osso/cimento e costumam ter a característica de serem paralelas às superfícies da prótese. Esse tipo de condição é mais encontrado nas próteses cimentadas.

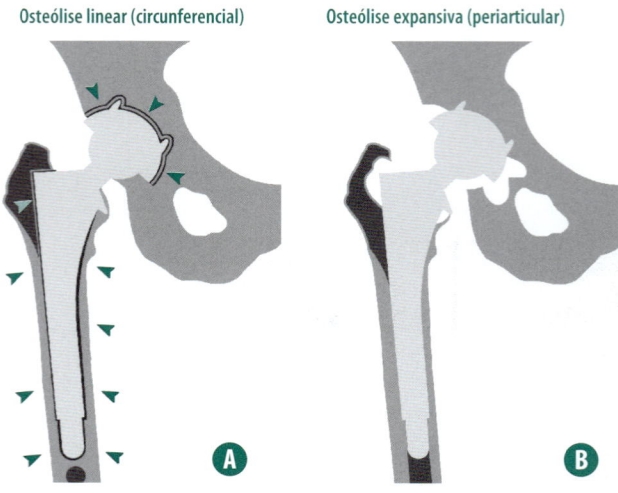

Osteólise linear (circunferencial)   Osteólise expansiva (periarticular)

FIGURA 12.1 → Esquematização gráfica.
Ⓐ Osteólise linear.
Ⓑ Osteólise expansiva.

As osteólises do tipo expansiva caracterizam-se por serem lesões cavitárias que podem iniciar de maneira aleatória em qualquer região e expandirem-se, causando importante prejuízo ao estoque ósseo. Não apresentam padrão contínuo e uniforme de progressão como nas lineares e podem não acarretar soltura do implante, permitindo uma condição perigosa ao paciente, que é ter uma função normal do quadril. Esse tipo de osteólise é mais comum nas próteses não cimentadas (FIG. 12.2).

O grau de perda óssea causada pelo movimento dos componentes protéticos na interface implante-osso é fator determinante da complexidade da RATQ. A soltura da prótese parece começar com fenômenos de osteólise, que são eventos inflamatórios associados à fagocitose dos debris e à liberação de citoquinas, combinados com a movimentação do implante contra o osso de amplitude cada vez maior, o que acarreta perda óssea progressiva. Em tais condições, adotar um sistema de classificação da perda óssea é fundamental, para o planejamento pré-operatório, a definição do tipo de implante a ser utilizado e a necessidade de tecido ósseo homólogo ou implantes especiais. Dentre as classificações mais usadas, é possível citar a da American Academy of Orthopaedic Surgeons (AAOS) (QUADRO 12.1) e a classificação de Paprosky e colaboradores[3] para deficiências acetabulares (QUADRO 12.2) e femorais (QUADRO 12.3), que utilizam quatro parâmetros de avaliação radiográfica: comprometimento da linha de Kohler, osteólise da gota de lágrima e do ísquio e migração do componente acetabular (elevação do centro de rotação do quadril).

Infecção

A incidência de infecção em uma artroplastia total de quadril é de cerca de 1% e, sem dúvida, é uma das maiores complicações pós-operatórias, sendo possível causa de revisões. Pode-se classificar a infecção em quatro tipos: tipo 1 ou precoce, que ocorre no período pós-operatório agudo (mais frequente nas primeiras 12 semanas); tipo 2 ou tardia, que é a infecção retardada profunda que se torna evidente em seis a 24 meses de pós-cirúrgico; tipo 3 ou hematogênica, que ocorre após dois anos da cirurgia; e tipo 4, quando ocorre crescimento bacteriano e cultural de um procedimento, a princípio, não infectado.[4]

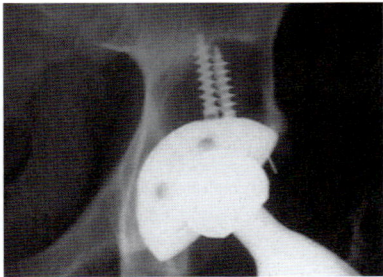

FIGURA 12.2 → Exemplo de osteólise expansiva em torno de componente acetabular não cimentado.

QUADRO 12.1 → Classificação de perdas ósseas em RATQ de acordo com a AAOS

Acetábulo
1. Segmentar
2. Cavitária
3. Combinada (1+2)
4. Descontinuidade pélvica
5. Artrodese

Fêmur
1. Segmentar
2. Cavitária
3. Combinada (1+2)
4. Desalinhamento rotacional ou angular
5. Estenose femoral
6. Descontinuidade femoral

QUADRO 12.2 → Classificação para deficiências acetabulares

Tipo I – Forma hemisférica do defeito. Paredes e colunas intactas. Sem migração do componente acetabular. Gota de lágrima e ísquio intactos.

Tipo II – Aspecto hemisférico distorcido provocado pela lesão lítica das paredes.
- **IIA** – Defeito ósseo pequeno e com migração superior menor que 3 cm.
- **IIB** – Defeito ósseo lítico envolvendo todo o teto acetabular, com migração superior menor que 3 cm. Mínima lise de gota de lágrima e do ísquio.
- **IIIC** – Idem ao tipo IIB, mas com quebra da linha de Kohler (lesão da parede medial) e osteólise moderada a grave da gota de lágrima. Há lise mínima no ísquio.

Tipo III – Lesão grave de ambas as colunas, do teto e das paredes. Há risco de fratura durante a fresagem.
- **IIIA** – Migração superolateral maior que 3 cm. Linha de Kohler intacta, mas com lise moderada do ísquio e gota de lágrima.
- **IIIB** – Migração superomedial maior que 3 cm. Quebra da linha de Kohler, lise moderada do ísquio e gota de lágrima. O suporte ósseo acetabular é menor que 40%. Risco de descontinuidade pélvica.

Fonte: Paprosky e colaboradores.[3]

QUADRO 12.3 → Classificação para deficiências femorais

Tipo I – Mínima perda óssea proximal.

Tipo II – Istmo femoral intacto, mas há lesões na metáfise proximal.

Tipo III – Defeito considerável metafisário.
- **IIIA** – Extensão maior que 5 cm do canal medular apropriado para fixação distal.
- **IIIB** – Extensão menor que 5 cm do canal medular para fixação.

Tipo IV – Grande lesão metadiafisária com canal medular alargado e corticais afiladas.

Fonte: Paprosky e colaboradores.[5]

Exames laboratoriais são sugestivos de infecção quando apresentam leucocitose, aumento dos números de bastonetes e elevação da velocidade de sedimentação, proteína C-reativa e alfa-1-glicoproteína ácida (AGP). Dor no local da cirurgia é o achado mais comum, e a possibilidade de infecção deve ser considerada sempre que ocorra dor em uma artroplastia sem que exista causa radiológica evidente para tal sintoma. O debridamento cirúrgico rigoroso, com eventual retirada de todos os componentes e tecidos desvitalizados, é fundamental para o controle da infecção. Amostras de tecidos devem ser obtidas de diversos pontos do campo operatório (pelo menos seis amostras) com o objetivo de identificar o germe patogênico e iniciar antibioticoterapia específica.

A RATQ infectada pode ser realizada em um ou dois tempos cirúrgicos. Em um tempo, os novos componentes são implantados no mesmo ato, com uso de cimento acrílico com antibiótico, em casos de implantes cimentados, e antibioticoterapia sistêmica prolongada por semanas ou meses, de acordo com o perfil bacteriano identificado. O uso de enxerto ósseo no mesmo ato permanece controverso e é defendido por poucos autores. Já as revisões em dois tempos implicam um período de espera entre a retirada e colocação de novos implantes, no qual se aguarda o controle da infecção, o que é feito com base na evolução clínica do paciente e na evolução da ferida operatória, associada a exames laboratoriais seriados (VSG, proteína C-reativa, AGP). No segundo tempo cirúrgico, com a infecção sob controle, casos com defeitos ósseos podem ser tratados da maneira que o cirurgião preferir, inclusive com o uso de enxertos ósseos estruturais homólogos.

Instabilidade

A instabilidade do quadril pós-artroplastia que causa luxação recorrente é uma causa possível de revisão de prótese. Um terço dos casos de luxação ocorre por posicionamento inadequado dos implantes, em geral com excesso de verticalização do componente acetabular e retroversão. Outros fatores, como via de acesso, desenho dos implantes acetabular e femoral, impacto entre os componentes ou entre estruturas anatômicas, deficiências musculares, senilidade e alcoolismo, podem contribuir para a instabilidade.

> **ATENÇÃO!** A via de acesso posterolateral apresenta maiores taxas de luxação em artroplastias primárias quando comparadas a outras vias, mas, com a sutura por planos da cápsula posterior e dos rotadores externos do quadril, essa incidência vem diminuindo.

Nos casos de luxações recorrentes de artroplastias por impacto femoroacetabular, pode ser necessária a troca de posição dos implantes, a remoção de proeminências ósseas e o aumento do *offset* (distância horizontal do centro da cabeça até o eixo vertical da diáfise do fêmur) do componente femoral.

Em circunstâncias extremas, a combinação de vários métodos pode ser necessária para obter a estabilidade do quadril. Entre as medidas que podem ser adotadas para reduzir o índice de luxações em artroplastias instáveis, podem ser citadas a substituição da cabeça femoral por outra de maior diâmetro, o uso de componentes constritos, o uso de próteses bipolares ou tripolares e a reconstrução de partes moles.

Fratura Periprotética

Com o aumento da longevidade da população e da demanda física dos pacientes pós-artroplastias, as fraturas periprotéticas se tornaram mais rotineiras. Dados epidemiológicos estimam que a incidência de fratura intraoperatória seja de 1% nas artroplastias primárias cimentadas, 6,6% nas primárias não cimentadas, 6,3% nas revisões cimentadas e 17,6% nas revisões não cimentadas. Já nas fraturas periprotéticas do período pós-operatório, a incidência é inferior a 1% nas cirurgias primárias e 4% após cirurgia de revisão.[6] As fraturas pós-operatórias que necessitarão de RATQ costumam ocorrer em casos com soltura dos componentes. A fragilidade óssea resultante da movimentação do implante dentro do canal medular ocasiona fraturas por traumas mínimos. O risco de ocorrer tais fraturas, em especial do lado femoral, aumenta à medida que pacientes com soltura asséptica dos implantes, ostéolise e, por consequência, perda do estoque ósseo, retardam a intervenção de revisão.

A classificação de Vancouver (**QUADRO 12.4**) considera o local da fratura em torno do implante, bem como a estabilidade do componente e o estoque ósseo. Esses dados auxiliam na escolha da melhor opção terapêutica para cada caso.

DISCREPÂNCIA DE COMPRIMENTO DE MEMBROS INFERIORES

A discrepância de comprimento de membros inferiores pós-artroplastia total de quadril é a principal causa de processos por erro médico em cirurgia ortopédica nos Estados Unidos. Até 50% das artroplastias totais resultam em anisometria dos membros inferiores, em sua maioria com alongamento relativo do lado operado, complicação que é melhor ser prevenida do que remediada. Em casos selecionados, os pacientes podem se beneficiar com a troca do componente cefálico femoral para redução do comprimento do colo e do *offset*. Já em circunstâncias especiais, a revisão completa do componente femoral pode ser necessária para a solução do problema.

QUADRO 12.4 → Classificação de Vancouver das fraturas periprotéticas femorais pós-operatórias

Tipo	Localização da fratura	Subtipo
A	Região trocantérica	AG: trocânter maior AL: trocânter menor
B	Em torno da haste ou imediatamente distal	B1: implante estável B2: implante instável, bom estoque ósseo B3: implante instável, estoque ósseo ruim
C	Distal à ponta da haste	–

TÉCNICA CIRÚRGICA

Planejamento pré-operatório

O planejamento pré-operatório é fundamental para a realização de uma revisão com sucesso. É nessa etapa que se identifica se uma artroplastia está fixa ou solta, permitindo, então, indicar técnicas especiais para cada uma das situações. O tipo de prótese que deve ser utilizada, o tamanho dos componentes e a necessidade ou não de enxertia para a restauração do estoque ósseo também fazem parte de um bom planejamento. O uso de transparências ou *templates* fornece uma ideia próxima em relação aos tamanhos dos componentes a serem utilizados, desde que se obtenham radiografias de boa qualidade. Pode-se estimar, ainda, a quantidade de enxerto ósseo necessário para a correção dos defeitos existentes.

A via de acesso para a RATQ pode ser realizada por uma das diversas abordagens cirúrgicas descritas para a articulação do quadril, ficando a cargo do cirurgião escolher em qual está mais bem adaptado. A preferência dos autores deste capítulo é pelo acesso anterolateral de Hardinge modificada. Muitas vezes, torna-se necessária uma exposição ampla na cirurgia de revisão, para dissecção das partes moles, retirada de áreas de fibrose e debris e exibição dos defeitos ósseos e deformidades.

Retirada do componente femoral

Hastes com soltura

Nos casos de hastes femorais cimentadas com soltura, deve-se planejar a retirada do cimento do fêmur com material apropriado e especialmente desenhado para essa finalidade. Em circunstâncias em que haja dificuldade para a remoção do cimento, a osteotomia femoral pode ser considerada. Paciência é fundamental para o êxito da cirurgia e, aliada à boa técnica cirúrgica, longo treinamento assistido e material adequado, é possível realizar uma RATQ de maneira satisfatória, sem maiores danos ao estoque ósseo do paciente.

> **ATENÇÃO!** Os pacientes que apresentam prótese femoral não cimentada com afrouxamento devem ter o componente retirado com uso de osteótomos, preparando de forma adequada o fêmur proximal até que ele não apresente nenhum obstáculo mecânico à saída do material.

Em componentes femorais soltos, existe uma situação que deve ser muito bem observada e avaliada no planejamento cirúrgico. A migração distal ou o afundamento da haste solta dentro do canal femoral estimula o osso a reagir contra esse movimento, formando uma estrutura óssea que se origina da cortical interna do canal, logo abaixo da extremidade distal da haste. Para essa formação, dá-se o nome de pedestal **(FIG. 12.3)**. Tal formação óssea é extremamente

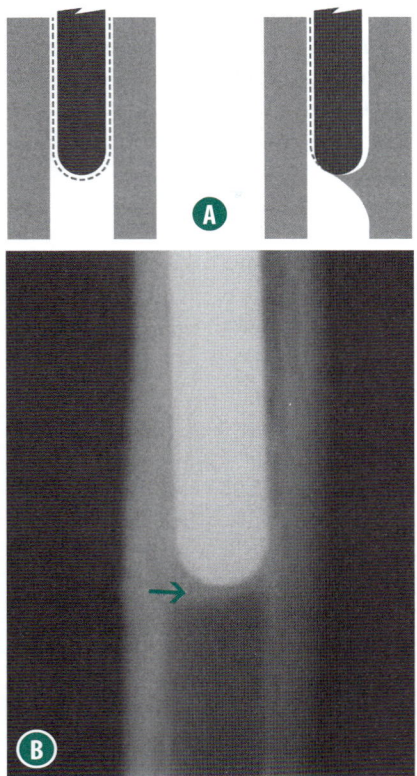

FIGURA 12.3
A Esquematização da formação do pedestal. Por sua localização excêntrica, pode dirigir instrumentos como brocas longas ou ostéotomos para fora do canal femoral.
B Aspecto radiográfico do pedestal.

dura e seu aparecimento está relacionado com a tentativa do organismo de estabilizar a haste.

Os pedestais podem se tornar barreiras difíceis de superar no momento de colocar uma nova haste femoral mais longa ou de fixação distal, podendo levar, em algumas situações, a um falso trajeto ou até mesmo a fraturas do fêmur. A realização da osteotomia pode ser necessária, permitindo trabalhar no pedestal sob visão direta.

Hastes fixas

As hastes fixas ao osso do paciente, sejam elas cimentadas ou não, necessitam de extremo cuidado, pois manobras intempestivas para sua retirada podem se traduzir em fraturas ou verdadeiras destruições do fêmur proximal. Em casos nos quais não seja possível a remoção de uma haste femoral fixa, pode-se lançar mão da osteotomia femoral que, além de facilitar a retirada do componente, diminui bastante o risco da criação de maiores defeitos ósseos.

Wagner foi o primeiro a descrever essa técnica de osteotomia no terço proximal do fêmur, e, em 1991, Wayne Paprosky publicou seu clássico artigo *Osteotomia lateral extendida femoral* para a retirada de hastes dentro do canal femoral.[7,8] Tal técnica constitui-se em realizar uma osteotomia na face lateral do terço proximal do fêmur (**FIG. 12.4**) com 1/3 da largura do diâmetro de sua circunferência, que começa na extremidade do trocânter maior, indo distalmente na cortical do fêmur cerca de 12 cm. A preservação da vascularização e das inserções musculares desse fragmento é muito importante para o melhor resultado da técnica, permitindo um elevado potencial de consolidação. Realizada a osteotomia, é possível, com o uso de osteótomos sob visão direta, a retirada do cimento fixo dentro do canal femoral de forma adequada, rápida e eficiente. A indicação de osteotomia estendida lateral femoral nos casos de hastes femorais fixas diminui o tempo operatório, a perda sanguínea e a possibilidade de falsos trajetos.

Do ponto de vista técnico, essa osteotomia foi idealizada para ser utilizada em revisões nas quais sejam utilizadas hastes femorais de fixação distal. Sendo assim, deve-se selecionar um implante femoral que ultrapasse em, pelo menos, 5 cm a extremidade distal da osteotomia, aumentando a estabilidade do conjunto prótese/osso e diminuindo o risco de fratura periprotética.

A realização de uma osteotomia no fêmur durante a RATQ pode estimular o osso a reagir e se remodelar. É frequente a constatação de que o osso osteomizado em médio e longo prazos apresenta-se mais denso do que antes da cirurgia de revisão.

Retirada do componente acetabular

Como já descrito, é de suma importância que o cirurgião saiba reconhecer quando um componente da artroplastia está fixo ou solto, pois esse detalhe pode modificar o tipo de revisão a ser realizada. Nos casos de componentes acetabulares cimentados, é obrigatório efetuar sua troca em casos de desgaste. Entretanto, em acetábulos não cimentados, como existe a cúpula metálica, pode-se optar por trocar apenas o componente de polietileno, se o metálico estiver fixo e com pouca ou nenhuma osteólise. Nesses casos, a cirurgia torna-se mais simples e rápida, bastando apenas a troca da cabeça femoral e do polietileno.

> **ATENÇÃO! Em casos de soltura, osteólise ou instabilidade, a revisão acetabular pode se tornar mais difícil e trabalhosa quando comparada às revisões femorais. Por se tratar de uma estrutura anatômica mais complexa por sua forma geométrica, ao retirar o implante acetabular, nota-se, muitas vezes, defeitos ósseos importantes e de difícil solução, podendo ser necessário o uso de enxerto ósseo de banco homólogo para a reconstrução acetabular.**

Componente acetabular com soltura

Em uma prótese cimentada, o acetábulo solto costuma estar acompanhado da osteólise linear. Sua remoção não é difícil, mas é necessário um bom acesso cirúrgico que

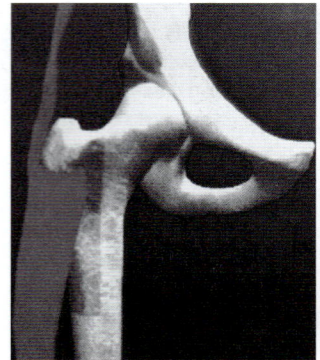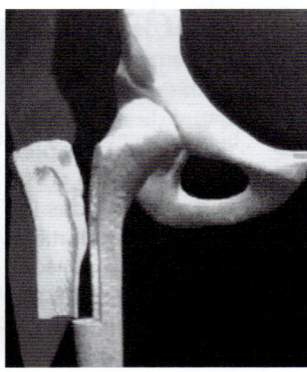

FIGURA 12.4 → Representação esquemática da osteotomia femoral lateral proximal do fêmur. Nota-se a sua marcação desde a extremidade proximal do trocânter maior até cerca de 12 cm de extensão abaixo desse ponto.

permita a visualização de todo o rebordo acetabular. O tecido fibroso cicatricial deve ser removido, evitando-se a falsa impressão de estabilidade do componente. Dessa forma, com o auxílio de osteótomos curvos e manobras suaves, a retirada do implante acetabular é realizada sem grandes dificuldades.

Em geral, as próteses não cimentadas se soltam de forma mais precoce em casos de não fixação por falta de estabilidade primária (*press fit*) no ato de sua colocação ou em quadros de infecção em que não tiveram tempo necessário para se fixar por osteointegração. Em tais circunstâncias, a remoção desses componentes se torna mais fácil.

Na retirada do implante acetabular, a manipulação da parede medial da cavidade deve ser realizada com extremo cuidado, uma vez que ela já pode se encontrar lesada. O uso de osteótomos nessa região oferece grande risco de danos de estruturas vasculonervosas que passam posteriormente a ela ou mesmo a bexiga, podendo ocorrer lesão da veia ou artéria ilíaca em manobras intempestivas.

Componente acetabular fixo com osteólise expansiva

Em casos de desgaste do polietileno ou osteólises expansivas progressivas que estejam comprometendo o estoque ósseo do paciente, componentes acetabulares, mesmo estando fixos, podem precisar de revisão. Em tais situações, pode-se optar por enxertar por trás do *metal back* e trocar o polietileno, mantendo-se a cúpula metálica, ou retirar todo o componente. Nos casos em que se mantém a cúpula metálica, a enxertia óssea ocorre por um acesso externo ao acetábulo, atingindo-se a região da osteólise, ou pela abordagem através dos orifícios do *metal back*. Essa opção fica reservada a pacientes mais idosos com expectativa de vida mais limitada e baixa demanda física.

A retirada de todo o componente acetabular fixo denota maior dificuldade técnica, já que podem ocorrer defeitos ósseos muito piores do que os apresentados antes de sua retirada.[9] A grande dificuldade de remoção quando fixos ao osso foi considerada, no passado, a pior desvantagem atribuída aos implantes não cimentados. A utilização das próteses de metal trabeculado ou de tântalo induz crescimento ósseo mais efetivo e melhor capacidade de fixação primária, uma vez que apresenta estrutura semelhante ao trabeculado do osso esponjoso. Com a chegada do *explant* – instrumento criado para a retirada de próteses acetabulares fixas –, o manejo dessas situações foi facilitado. Esse instrumento apresenta lâminas cortantes com curvatura semelhante à curvatura do *metal back*, o que permite manobras circulares ao redor da prótese, que vai se soltando aos poucos do osso, evitando o aumento da perda óssea.

Reconstrução acetabular

A restauração do estoque ósseo é fundamental para a evolução satisfatória de uma revisão acetabular com perda óssea. O tipo de enxerto, o formato e a quantidade dependem da classificação do defeito e da preferência do cirurgião. A reparação dos defeitos ósseos pode ser realizada com o uso de cimento acrílico, metal trabeculado (tântalo) **(FIG. 12.5)** ou substâncias substitutas ósseas, como hidroxiapatita ou trifosfato cálcico, mas o ideal é usar osso humano. Como a possibilidade de obter quantidade suficiente de enxerto do próprio paciente é limitada, o uso de enxerto ósseo de banco de osso homólogo deve ser considerado. A grande vantagem do uso de enxerto é sua capacidade de consolidação ao osso hospedeiro, mantendo-se estável em longo prazo e recuperando o estoque ósseo.

> **ATENÇÃO!** A restauração da posição anatômica do centro de rotação do quadril também é um dos objetivos da revisão acetabular. O uso de acetábulos em posição proximal, não anatômica, chamado de *high hip center*, fica reservado a situações eventuais, uma vez que a função articular e o resultado em longo prazo ficam comprometidos.

Encontram-se diversos métodos descritos na literatura para a reconstrução acetabular. Cabe ao cirurgião escolher a melhor técnica de acordo com cada situação. Dentre as possibilidades, estão o uso de anel metálico de reforço,

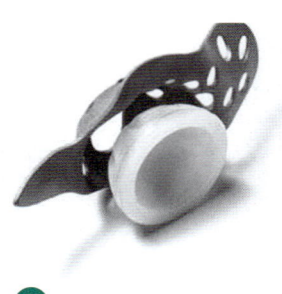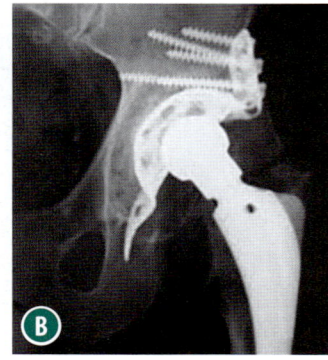

FIGURA 12.6
Ⓐ Anel metálico antiprotusão de Burch-Schneider com polietileno.
Ⓑ Aspecto radiográfico de reconstrução acetabular com anel de reforço, enxerto moído e componente acetabular cimentado.

acetábulo cimentado com enxerto impactado, enxerto estrutural e acetábulos não cimentados com e sem enxertia óssea.

A utilização do anel de reforço metálico antiprotusão de Burch-Schneider **(FIG. 12.6)**, associada a enxerto ósseo homólogo fragmentado, é um método eficaz nas reconstruções de defeitos graves do acetábulo. Uma das vantagens observadas em sua aplicação é a capacidade de restaurar o centro de rotação do quadril. Seu *design* permite um amplo contato com o osso pélvico, distribuindo melhor as forças e favorecendo a incorporação do enxerto. As principais indicações para o uso do anel Burch-Schneider são lesões acetabulares do tipo III e, em especial, do tipo IV da classificação AAOS.

A revisão cirúrgica acetabular com enxerto impactado tem como objetivo a reconstrução anatômica do acetábulo (das suas paredes, do teto e das colunas) com a implantação de componentes de dimensões usuais, semelhantes às de uma artroplastia primária, e o restabelecimento das relações biomecânicas, com restauração do centro anatômico de rotação do quadril. O tecido ósseo deve ficar livre de quaisquer partes moles e apresentar sangramento, tornando-se, então, receptivo à enxertia. O uso de telas pode ser necessário para transformar defeitos segmentares ou não contidos em contidos.

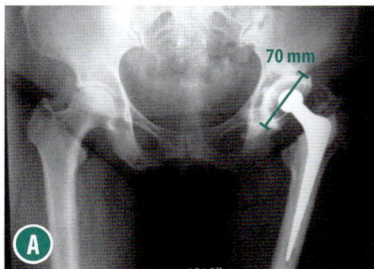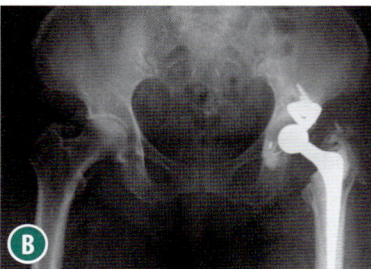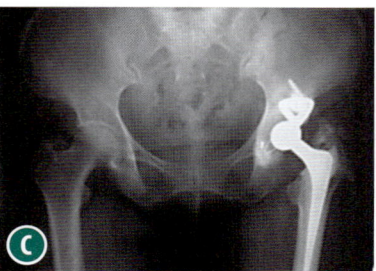

FIGURA 12.5
Ⓐ Radiografia pré-operatória apresentando defeito acetabular combinado de 70 mm.
Ⓑ Radiografia de pós-operatório imediato, mostrando reconstrução acetabular com cunha de tântalo associado a enxerto impactado fragmentado e implante cimentado.
Ⓒ Radiografia de dois anos de pós-operatório evidenciando integração da cunha de tântalo ao osso hospedeiro.

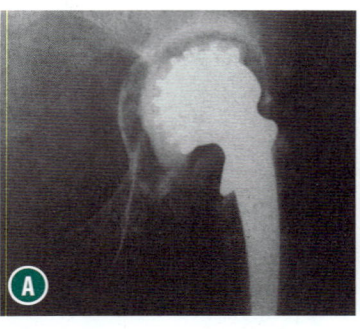 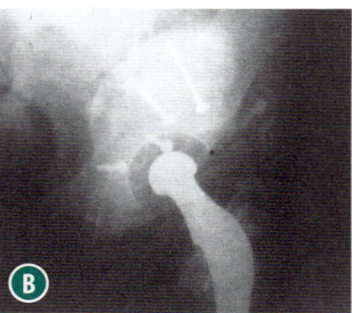 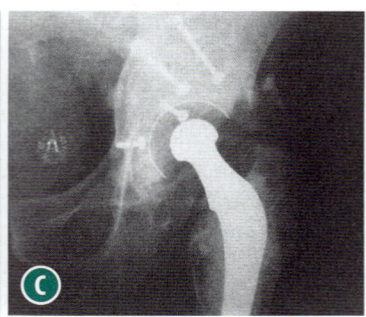

FIGURA 12.7
Ⓐ Radiografia pré-operatória mostrando defeito AAOS tipo IV.
Ⓑ Rafiografia de pós-operatório imediato apresentando reconstrução acetabular com enxerto estrutural (dois blocos ósseos).
Ⓒ Radiografia de 10 anos de pós-operatório mostrando implante estável.

Em casos de uso de enxertos estruturais, os mais utilizados são os *allograft* de cabeça femoral, de fêmur distal, hemiacetabular e o transplante acetabular total, provenientes de banco de tecidos musculoesqueléticos. As indicações para o uso de enxerto estrutural **(FIG. 12.7)** são os defeitos segmentares (tipo I), combinados (tipo III) e de descontinuidade pélvica (tipo IV), de acordo com a classificação da AAOS, os quais envolvam cerca de 50% da superfície articular. São de extrema relevância para o sucesso da reconstrução acetabular com uso de enxerto estrutural: respeito aos princípios básicos de leito receptor adequado à enxertia, resistência mecânica do enxerto e estabilidade mecânica inicial da reconstrução, elementos já conhecidos da biologia do tecido ósseo. A maioria das falhas precoces por afrouxamento asséptico resulta de erros técnicos associados à má reconstrução da biomecânica do quadril.

Na impossibilidade do uso de enxerto, duas técnicas com substituição do estoque ósseo por componentes protéticos podem ser utilizadas. Em ambas, os implantes acetabulares são hemisféricos, têm base metálica com superfície rugosa, fixada ao osso remanescente por impacção (*press fit*) ou estabilizados por parafusos localizados na região do teto acetabular, de preferência. Os componentes podem ser utilizados em tamanhos maiores (*jumbo cup*) **(FIG. 12.8)**, com o intuito de substituir o osso perdido, mantendo o centro de rotação próximo do original, ou em tamanhos reduzidos e implantados na região do teto acetabular, deslocando o centro de rotação articular cranialmente (*high hip center*).

A elevação do centro de rotação do quadril pode acarretar encurtamento do membro e perda da força muscular abdutora do quadril, gerando marcha claudicante e preocupação quanto à estabilidade articular, além da possibilidade de impacto ósseo femoroacetabular na adução do quadril, com risco adicional de luxação. Assim, implantes de dimensões maiores são preferíveis, além de permitir o uso de polietileno e cabeças femorais maiores, ganhando em estabilidade articular. Para efeito de indicação dessa técnica, existe a necessidade de osso hospedeiro remanescente que permita contato com a cúpula acetabular em pelo menos 60% da sua superfície e, além disso, que haja apoio no teto acetabular.

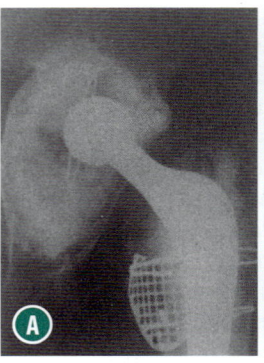 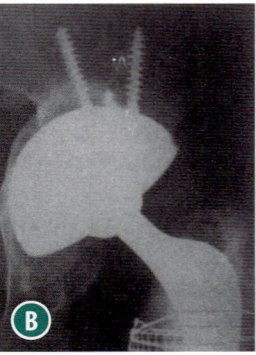

FIGURA 12.8
Ⓐ Radiografia evidenciando soltura do componente acetabular.
Ⓑ Aspecto radiográfico com um ano pós-revisão acetabular com implante não cimentado de 70 mm de diâmetro (*jumbo cup*).

Pode-se realizar tal técnica, considerando a classificação de Paprosky, em defeitos acetabulares do tipo I, IIA, IIB, IIC e alguns IIIA, quando o comprometimento do teto é tal que, após fresagem cuidadosa, permita apoio cranial estável e fixação com pelo menos dois parafusos.[4]

Reconstrução femoral

Dentre as técnicas descritas na substituição do componente femoral, estão a revisão com enxerto impactado com próteses cimentadas, o uso de hastes não cimentadas de fixação total ou distal, o uso de enxerto estrutural e endopróteses não convencionais.

A revisão femoral com enxerto impactado é indicada como solução biológica em casos com perdas do estoque ósseo, técnica que foi consagrada por Ling na cidade de Exeter[10,11] **(FIG. 12.9)**. Após a retirada da haste pela porção proximal do fêmur, a fibrose e o cimento acrílico devem ser removidos por completo, expondo a superfície endosteal. Reconstrução com telas, cerclagens e outros métodos acessórios são utilizados de acordo com o defeito ósseo. Após a oclusão do canal femoral, enxerto ósseo moído proveniente de banco de tecidos é impactado vigorosamente, e o

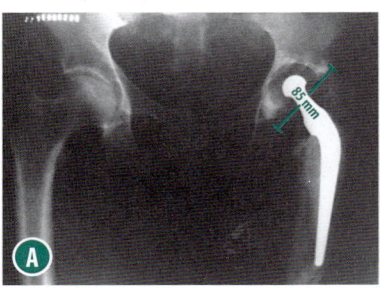 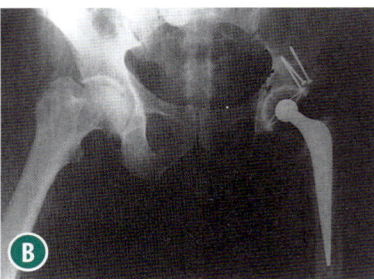 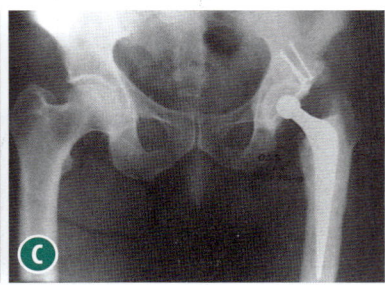

FIGURA 12.9

Ⓐ Radiografia pré-operatória, defeito acetabular combinado de 85 mm.
Ⓑ Radiografia de pós-operatório imediato mostrando reconstrução acetabular com bloco ósseo, enxerto impactado fragmentado, implante cimentado, reconstrução femoral com enxerto impacto fragmentado (técnica Exeter) e implante cimentado.
Ⓒ Aspecto radiográfico com dois anos de pós-operatório evidenciando osteointegração do enxerto e implantes estáveis.

preenchimento é feito de distal para proximal. Realizada a reconstrução do estojo femoral proximal, faz-se a cimentação retrógrada e introduz-se a haste femoral, que deve ser polida e em forma de cunha. Para uma boa cimentação, deve-se obter um manto de cimento de 2 mm, no mínimo, ao redor da haste. Essa técnica, além de garantir a reposição do estoque ósseo, aumenta a sobrevida da artroplastia de revisão e, na necessidade de uma nova revisão no futuro, possibilita uma cirurgia em condições mais favoráveis.

Casos de revisões em próteses cimentadas soltas ou naquelas que devem ser retiradas, mas estão fixas, podem oferecer comprometimento do osso esponjoso justo a cortical, o que prejudica a interdigitação da cimentação de um novo implante sem o uso do enxerto, podendo causar soltura precoce. Em tais circunstâncias, o emprego de hastes não cimentadas é uma boa opção. O implante sem cimento tem no *press fit* (fixação por pressão) a fixação inicial. O contato da superfície jateada de titânio e/ou hidroxiapatita do implante induz ao crescimento ósseo entre as reentrâncias da superfície protética (*ingrowth*) e não depende exclusivamente de osso esponjoso, ocorrendo no implante junto ao osso cortical. Artroplastias totais de quadril que necessitam de revisão sem apresentarem perda óssea ou com perda óssea mínima podem ser revisadas com próteses sem cimento do tipo *standard*, utilizadas em artroplastias primárias. Já em revisões com perda óssea, com grave perda do estoque ósseo proximal, próteses de fixação distal são necessárias (FIGS. 12.10 e 12.11).

Em situações extremas, nas quais ocorram perdas ósseas circunferenciais, pode-se lançar mão do uso de enxerto ósseo estrutural de fêmur proximal homólogo, combinado com o componente femoral da prótese (FIG. 12.12). Enxertos ósseos estruturais permitem fixação biológica ao osso hospedeiro e às partes moles, restauram a anatomia local e aumentam o estoque ósseo, em caso de ser necessária nova cirurgia no futuro.[12] A não união entre enxerto e osso hospedeiro depende da técnica cirúrgica e é a complicação a ser evitada. A consolidação depende de diversos fatores, sobretudo da estabilidade na junção (FIG. 12.13), do tipo de fixação distal, da viabilidade biológica da superfície do osso hospedeiro, da área de contato entre as extremidades e das condições locais favoráveis para a consolidação.

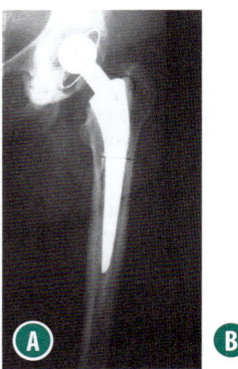 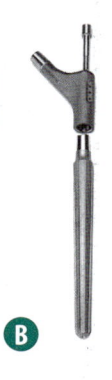 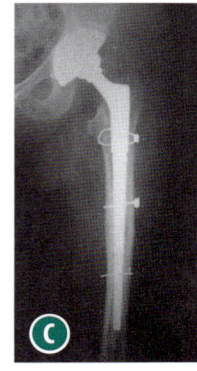

FIGURA 12.10

Ⓐ Radiografia pré-operatória evidenciando defeito femoral cavitário.
Ⓑ Implante femoral de fixação distal modular.
Ⓒ Radiografia pós-operatória mostrando RATQ com componente acetabular não cimentado, implante femoral de fixação distal modular e cerclagens.

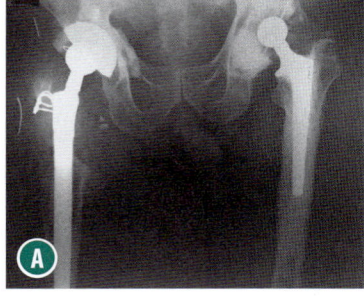 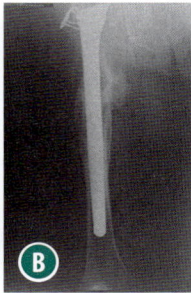

FIGURA 12.11

Ⓐ Radiografia de pós-operatório imediato mostrando RATQ direito com implante femoral de fixação distal monobloco.
Ⓑ Radiografia evidenciando sinais de preenchimento adequado da haste no canal femoral e estabilidade do implante.

O uso de endopróteses não convencionais fica restrito a revisões com grandes perdas ósseas em pacientes com mínima atividade física e expectativa de sobrevida de curto prazo. Seu emprego em indivíduos jovens e ativos não é indicado por apresentar resultados insatisfatórios no curto prazo.

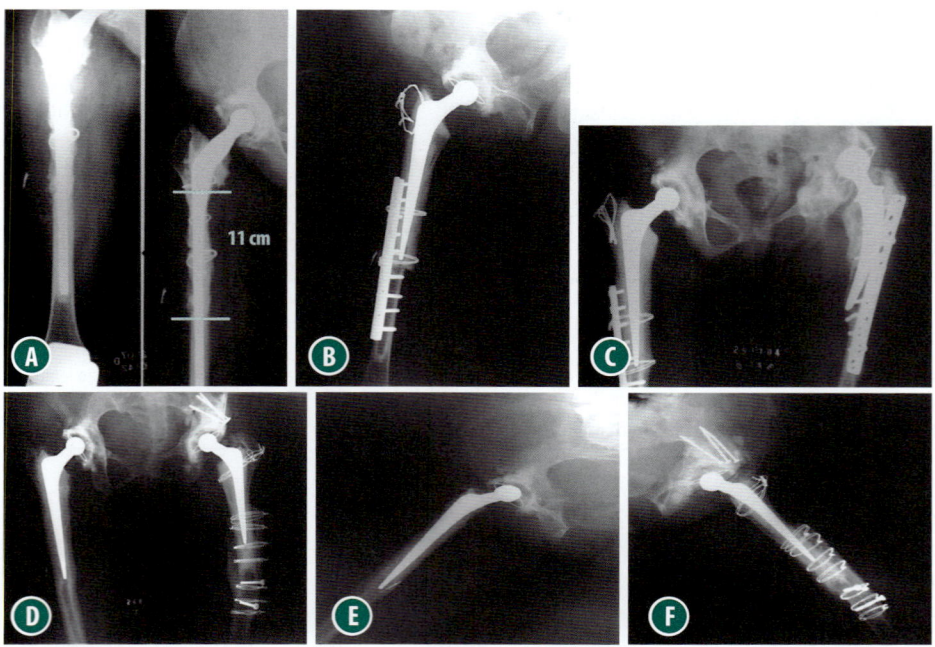

FIGURA 12.12

Ⓐ Radiografia pré-operatória apresentando defeito femoral segmentar de 11 cm.

Ⓑ Radiografia pós-operatória de quadril direito com reconstrução femoral com aloenxerto circunferencial de fêmur proximal e estabilização com placa, parafusos e cerclagem.

Ⓒ Radiografia de bacia AP com dois anos de pós-operatório. À direita, aloenxerto consolidado. À esquerda, extensa osteólise acetabular e perda segmentar proximal femoral, observando-se apenas cimento ósseo na porção medial do fêmur.

Ⓓ Radiografia de pós-operatório tardio, visualizando-se em quadril direito alargamento distal do fêmur, remodelação óssea do aloenxerto (12 anos e 10 meses pós-operatório) e, em quadril esquerdo, reconstrução acetabular com enxerto maciço e aloenxerto femoral consolidado (8 anos e dois meses de pós-operatório).

Ⓔ e Ⓕ Radiografia em perfil de quadris direito e esquerdo, respectivamente, demonstrando a viabilidade funcional de ambas as reconstruções.

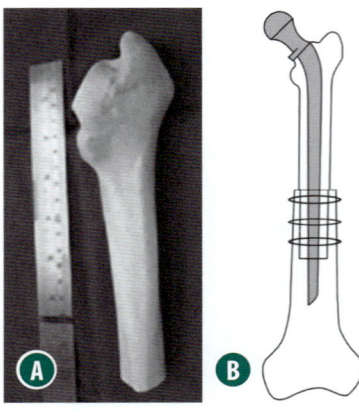

FIGURA 12.13

Ⓐ Aloenxerto circunferencial de fêmur proximal.

Ⓑ Caracterização do método de telescopagem para estabilização do aloenxerto.

Referências

1. Barrack RL, Mulroy RD Jr, Harris WH. Improved cementing techniques and femoral component loosening in young patients with hip arthroplasty. A 12-year radiographic review. J Bone Joint Surg Br. 1992;74(3):385-9.

2. Gomes LSM, editor. O quadril. São Paulo: Atheneu; 2010.

3. Paprosky WG, Perona PG, Lawrence JM. Acetabular defect classification and surgical reconstruction in revision arthroplasty: a 6-year follow-up evaluation. J Arthroplasty. 1994; 9(1):33-4.

4. Tsukayama DT, Estrada R, Gustillo RB. Infection after total hip arthroplasty: a study of the treatment of one hundred and six infections. J Bone Joint Surg Am. 1996;78(4):512-23.

5. Paprosky WG, Lawrence J, Cameron H. Femoral deficit classification: clinical application. Orthop Rev. 1990;19 (suppl. 9):9-15.

6. Garbuz DS, Masri BA, Duncan CP. Periprosthetic fractures of the femur: principles of prevention and management. Instr Course Lect. 1998;47:237-42.

7. Closkey RF, Buly RL. Surgical exposures in revision total hip arthroplasty. Thech Orthop. 2001;16(3):222-6.

8. Paprosky WG. Controlled femoral fracture: accessing the well-fixed steam. J Bone Joint Surg Br. 2002;843:189.

9. Paprosky WG, Martin EL. Removal of well-fixed femoral and acetabular components. Am J Orthop. 2002;31(8):476-8.

10. Gie GA, Linder L, Ling RS, Simon JP, Slooff TJ, Timperley AJ. Impacted cancellous allografts and cement for revision total hip arthroplasty. J Bone Joint Surg Br. 1993;75(1): 14-21.

11. Gie GA, Linder L, Ling RS, Simon JP, Slooff TJ, Timperley AJ. Contained morselized allograft in revision total hip arthroplasty. Surgical technique. Orthop Clin North Am. 1993; 24(4):717-25.

12. Gross AE, Blackley H, Wong P, Saleh K, Woodgate I. The role of allografts in revision arthroplasty of the hip. Inst Course Lect. 2002;51:103-13.

13
Artroscopia do quadril

P. David F. Gusmão
Marcus Vinicius Crestani
João Lopo Madureira Júnior

A primeira artroscopia de quadril foi realizada por Takagi, em 1939,[1] mas somente na década de 1980 entrou para o arsenal terapêutico e diagnóstico ortopédico. A popularidade desse procedimento está crescendo por conta do melhor entendimento das patologias do quadril e da otimização dos instrumentais. A articulação do quadril é um desafio para a artroscopia, em decorrência de sua morfologia – esferoide ou enartrose, da musculatura que a envolve, sendo mais profunda e difícil de ser acessada, associado ao revestimento capsular espesso e inelástico, que gera maior dificuldade do manuseio do instrumental cirúrgico.[2]

É importante entender que a artroscopia do quadril desenvolveu-se de forma diferente da aplicada nas articulações do joelho e do ombro. No tratamento desses locais, a artroscopia foi a ferramenta utilizada para abordar patologias já conhecidas e já tratadas de forma aberta convencional. No caso do quadril, novas doenças passaram a ser tratadas e, ao mesmo tempo, mais bem entendidas, por meio da artroscopia ou da cirurgia aberta. A compreensão da fisiopatologia das doenças e da biomecânica do quadril e de suas histórias naturais tem contribuído para que as formas de tratamento evoluam para procedimentos minimamente invasivos e que permitam sua resolução com eficácia e segurança.

INDICAÇÕES E CONTRAINDICAÇÕES

As indicações da artroscopia do quadril continuam evoluindo. A curva de aprendizado e o desenvolvimento de novos instrumentos ampliam o leque de indicações, mas a chave do sucesso continua sendo a seleção correta e criteriosa do paciente, a atenção ao posicionamento do indivíduo para o procedimento, a orientação cuidadosa guiada pela anatomia e a técnica meticulosa na colocação dos portais e no protocolo de reabilitação pós-operatória. A artroscopia de quadril é uma cirurgia que depende de detalhes e minúcias para as quais o cirurgião deve estar sempre atento.

Para indicar corretamente a cirurgia, é imprescindível estabelecer se a fonte de dor é a articulação do quadril.

De forma característica, a dor intra-articular do quadril é irradiada anteriormente na região inguinal, podendo ser descrita pelo paciente pelo gesto típico do sinal do "C", descrito por Byrd,[2] em que o dedo indicador e o polegar envolvem a região do quadril, demonstrando que a dor está "entre os dedos" **(FIG. 13.1)**. Em geral, as atividades no plano são bem toleradas, mas o paciente apresenta desconforto em movimentos que envolvem torção, flexão prolongada (p. ex., sentar, agachar), dor ao estender o quadril após certo tempo fletido (p. ex., levantar-se da posição sentada) e maior dificuldade em planos inclinados e escadas. Dificuldade em colocar calçados e meias ou cruzar as pernas pode indicar nível mais avançado de bloqueio rotacional, enquanto desconforto ao entrar e sair do carro representa níveis iniciais de restrição à rotação do quadril. Outras queixas relacionadas ao quadril são os cliques e estalidos, além da sensação de bloqueio articular **(QUADRO 13.1)**.

O desequilíbrio mecânico provocado pela anatomia óssea da pelve pode desencadear manifestações secundárias de dores periarticulares, afetando tipicamente o adutor longo (tendinite dos adutores e pubalgia), a origem dos isquiotibiais (bursite dos isquiotibiais), a musculatura abdutora (tendinite glútea média e mínima e bursite trocantérica), o iliopsoas (psoíte) e demais músculos flexores do quadril (estiramento do reto femoral). Assim, na vigência dessas queixas, deve-se sempre pesquisar sua correlação com patologias intra-articulares.[3]

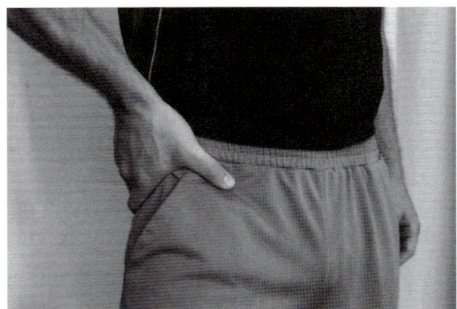

FIGURA 13.1 → Sinal do "C" altamente indicativo de patologia intra-articular do quadril.

QUADRO 13.1 → Sintomas característicos do quadril

- Sintomas pioram com a atividade (p. ex., após jogar futebol) e com movimentos de torção sobre o membro inferior fixo
- Dor na região inguinal
- O movimento de sentar-se é desconfortável após certo tempo, sendo pior em cadeiras mais baixas
- O movimento de levantar-se de assentos é doloroso
- Desconforto ao entrar e sair de automóveis
- Dificuldade em vestir meias e calçar sapatos
- Sintomas de bloqueio articular e cliques ou estalidos
- Tendinites crônicas de adutores e reto anterior da coxa
- Bursites trocantéricas
- Distensões do quadril que não melhoram

🎥 Este capítulo é complementado por vídeos, disponíveis no Hotsite www.grupoa.com.br/ortopediaetraumatologia.

As contraindicações incluem doenças sistêmicas, lesões teciduais locais e osteoporose grave. A obesidade (índice de massa corporal [IMC] > 30) constitui uma contraindicação relativa, principalmente em mulheres, nas quais a disposição da gordura é periférica (culotes). Os casos de artrofibrose e de constrição capsular podem dificultar o procedimento intra-articular pela limitação de realizar a artrodiastase e subluxação lateral de forma satisfatória, constituindo contraindicação relativa. A diminuição dos movimentos rotacionais é indicativa de maior dificuldade técnica, assim como coxa breva, coxa profunda e coxa vara. A anquilose do quadril é uma contraindicação absoluta.

> **DICA: As possíveis indicações para artroscopia de quadril são síndrome do impacto femoroacetabular, lesões do lábrum acetabular, corpos livres, osteonecrose da cabeça do fêmur, doença sinovial, ruptura do ligamento redondo, osteófitos, instabilidade, capsulite adesiva, sépsis, coxa saltans, bursites e diagnóstico de dores no quadril.**

ANATOMIA APLICADA À ARTROSCOPIA DO QUADRIL

A artroscopia do quadril envolve o exame de duas regiões da articulação: o compartimento central e o periférico. O compartimento central é o espaço compreendido entre a cartilagem articular da cabeça femoral e o acetábulo, sendo delimitado pelo lábrum. O compartimento periférico é o espaço intracapsular que circunda o colo femoral (FIG. 13.2).

Convencionou-se mapear o compartimento central de acordo com as coordenadas dos ponteiros de um relógio para descrever e localizar as lesões condrolabrais. Para o lábrum, a posição equivalente a 6 horas refere-se à região mais inferior do quadril, no ponto médio do ligamento transverso. A região anterior é definida como 3 horas tanto no lado direito quanto esquerdo. Assim, a parte superior está às 12 horas e a posterior, às 9 horas (FIG. 13.3).[4]

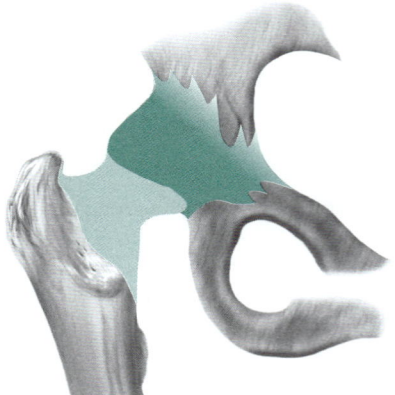

FIGURA 13.2 → Divisão artroscópica dos compartimentos da articulação coxofemoral. Em verde escuro, compartimento central; em verde claro, compartimento periférico.

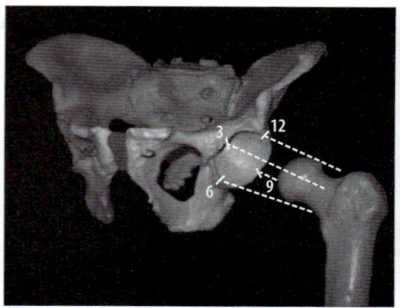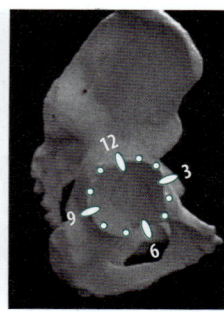

FIGURA 13.3 → Mapeamento do compartimento central conforme coordenadas dos ponteiros de um relógio.

TÉCNICA CIRÚRGICA

Anestesia

A anestesia correta é essencial para o sucesso da artroscopia do quadril e deve assegurar o relaxamento adequado da musculatura (incluindo o iliopsoas) e a hipotensão arterial (pressão arterial [PA] média entre 60-70 mmHg). Uma boa estratégia é associar a raquianestesia, sem morfina, com a sedação profunda, que pode ser combinada com o uso da máscara laríngea em pacientes que não relaxam tanto com a raquianestesia isolada.

Equipamentos

O quadril é a articulação mais exigente em relação à cirurgia artroscópica, pois necessita de óticas longas, de 70 e/ou 30° acopladas à câmera e monitor de alta resolução, mesa ortopédica para tração que possibilite a visualização da articulação coxofemoral com o uso do rolo posicionador (técnica em supino), intensificador de imagens de boa resolução, *shaver* longo e curto para partes moles, *shaver* ósseo e ponteira de radiofrequência. A sutura labral adequada depende de âncoras bioabsorvíveis específicas para o quadril, de diâmetro máximo de 3,1 mm e comprimento adequado dos instumentais à articulação do quadril, que é muito mais profunda que o ombro. A "adaptação" do uso de âncoras desenvolvidas para o ombro no quadril representa um risco à articulação, como a necessidade de usar ângulos de ataque superiores a 10°, que poderão levar ao posicionamento intra-articular ou justacondral, além do risco de espanarem, pelo comprimento reduzido do cabo, que fará com que fiquem mal posicionadas e proeminentes. É uma tarefa extremamente difícil e lesiva à articulação a retirada de uma âncora como essa, mal posicionada. Artrobomba com sensor e muitos equipamentos requerem preparo cuidadoso para o sucesso da cirurgia. A disposição dos equipamentos é essencial para a facilidade e o conforto do cirurgião que, além do monitor de vídeo, utiliza a fluoroscopia para orientar-se (FIG. 13.4).

Posicionamento do paciente

O paciente pode ser posicionado em decúbito dorsal ou lateral, sendo ambas as posições igualmente efetivas.

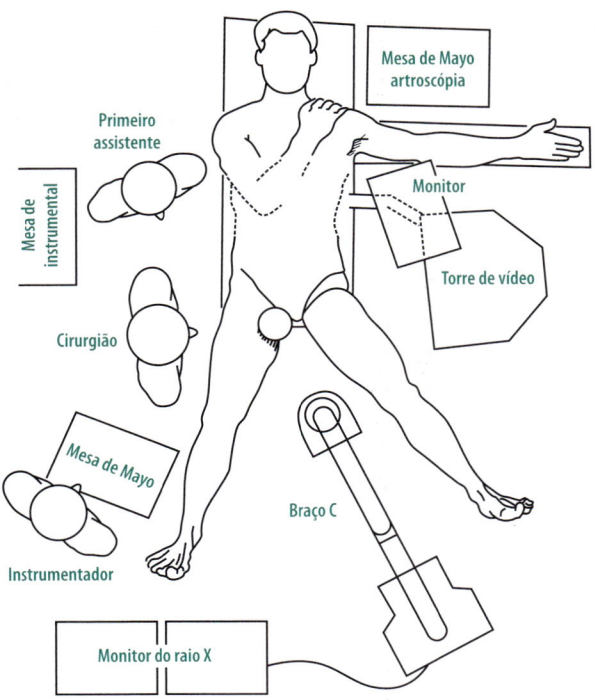

FIGURA 13.4 → Organização da sala para otimização da cirurgia.

O decúbito dorsal é mais difundido e requer menos aparatos porque utiliza a mesa ortopédica de tração,[5] enquanto o decúbito lateral é mais vantajoso para pacientes obesos.[6,7] É importante o uso do poste perineal associado ao rolo posicionador de espuma de pelo menos 12 cm de diâmetro de forma excêntrica, para que o fulcro seja produzido na face medial da coxa e não no períneo, estabelecendo, assim,

um vetor de tração paralelo ao colo femoral com proteção do nervo pudendo, cujo trajeto ocorre pela área crural.[8] O membro oposto deve ser abduzido com cuidado, de forma que permita a entrada do intensificador de imagem entre os membros inferiores, podendo também ser posicionado de forma perpendicular ao paciente (**FIG. 13.5**).

Após a disposição dos equipamentos, registram-se com o intensificador de imagens as incidências em AP, DUNN 45° e 90°, que servirão de referência para correção do CAM, em seguida, é necessário realizar o teste de tração. Com o paciente em decúbito dorsal e o poste perineal excêntrico para o lado a ser operado, faz-se a tração progressiva, acompanhando com o intensificador de imagem, até que o centro da cabeça femoral alcance o limite inferior da imagem da lágrima, criando, assim, espaço suficiente para a entrada dos instrumentos no compartimento central, relaxando-se, então, totalmente a tração.

Portais

Para o acesso intra-articular, utilizam-se três portais básicos.[8] Primeiro, realiza-se a entrada do portal anterolateral (**FIG. 13.6**). Coloca-se a agulha anteriormente e ao nível do ápice do grande trocânter, tangenciando-o. Direciona-se a agulha para o espaço articular lateralmente. Após colocar a agulha, injeta-se solução salina e realiza-se imagem contínua no raio X, para demonstrar o enchimento da cápsula. O refluxo da solução salina é sinal do posicionamento correto. Substitui-se o mandril da agulha pelo fio de nitinol e, por meio de dilatadores, aumenta-se o espaço para a colocação do artroscópio de 70°. Na maioria dos casos, após a primeira injeção salina, a subluxação do quadril ocorre

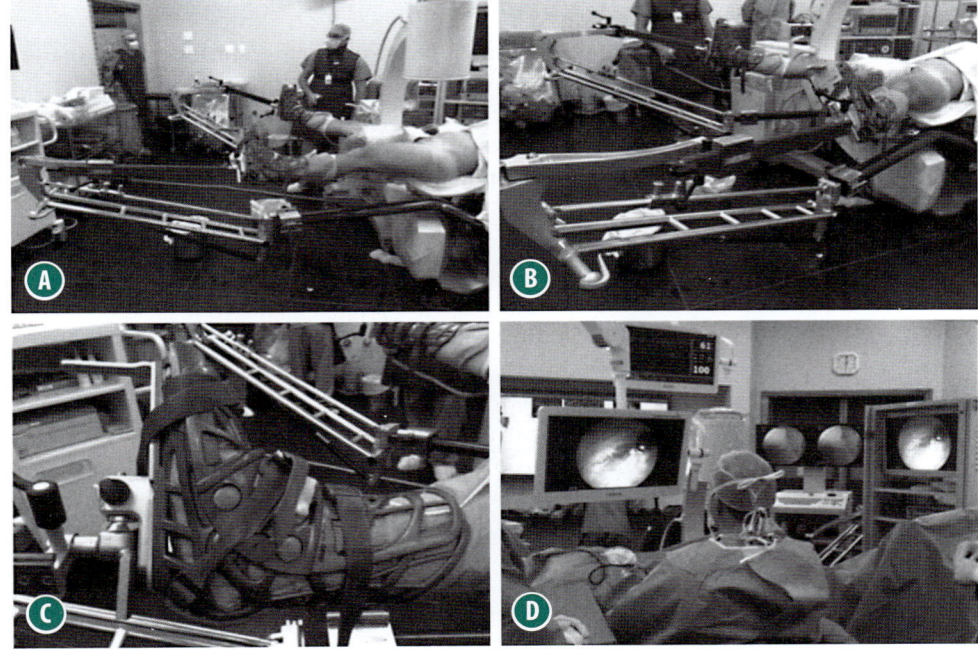

FIGURA 13.5 → Posicionamento do paciente na mesa cirúrgica.

Ⓐ Intensificador de imagens posicionado perpendicularmente ao paciente e centrado no quadril.

Ⓑ e Ⓒ Correto posicionamento do membro do paciente a ser tratado.

Ⓓ Monitor do intensificador de imagens posicionado de frente para o cirurgião possibilitando a checagem da ressecção óssea realizada. Monitor suspenso para o cirurgião e monitor para o auxiliar. Monitor com pressão arterial para o cirurgião acompanhar os dados vitais do paciente.

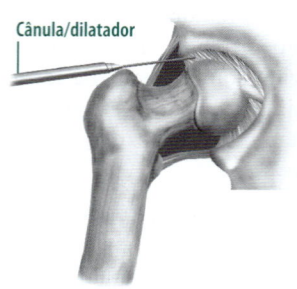
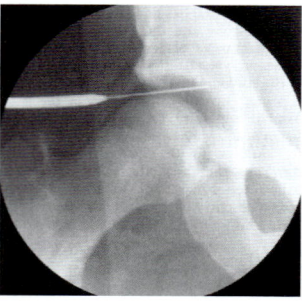

Cânula/dilatador

FIGURA 13.6 → Tração e entrada articular pelo portal anterolateral.

com maior facilidade, podendo-se reduzir a força de tração. O portal anterolateral passa pela musculatura glútea média, podendo, também, lesionar o glúteo mínimo, além do nervo glúteo superior, caso seja posicionado de maneira mais proximal.

O portal posterolateral pode ser estabelecido da mesma forma, tangenciando o grande trocânter mais posteriormente e na mesma altura do anterolateral, direcionando a agulha para a articulação, o que é pouco utilizado. É mais bem visualizado com o raio X em perfil. Nesse portal, a estrutura que pode ser lesionada é o nervo ciático.

O terceiro portal a ser estabelecido é o anterior **(FIG. 13.7)**, com o auxílio do artroscópio no portal anterolateral e do intensificador de imagem. Esse portal inicia-se na intersecção da linha entre a espinha ilíaca anterossuperior e os portais laterais, entrando com inclinação de 30º para medial e 45º para cefálico.[8] Sob visualização direta, introduz-se a agulha na articulação, evitando transfixar o lábio ou danificar a cabeça femoral. O portal pode ser dilatado para a colocação da cânula. A incisão de pele deve ser cuidadosa até a derme. A partir daí, deve-se fazer a dessecação romba com uma pinça hemostática para reduzir o risco de lesão dos ramos do nervo cutâneo femoral lateral da coxa, estrutura em risco nesse portal. O portal anterior é utilizado principalmente para a instrumentação (lâminas, pinças e instrumentais cirúrgicos).

Por esses três portais básicos e pela troca da ótica entre eles, realiza-se a artroscopia diagnóstica e cirúrgica, podendo-se, ainda, utilizar óticas de 70 ou 30º para superar as dificuldades de pouca maneabilidade. É necessário ter atenção especial durante a inserção das cânulas nos portais descritos para evitar lesões nas estruturas adjacentes **(FIG. 13.8)**.[4,9]

Acesso ao compartimento central

Após estabelecer os portais, estando a articulação ainda sob tração e o membro operado em rotação neutra e leve flexão, que leva ao relaxamento da cápsula anterior, deve-se cuidar para que não ocorra a obliquidade pélvica no momento da tração, sendo suficientes, em geral, 20 quilos de força de tração. O tempo máximo estimado para manutenção da tração é de 120 minutos. Esse limite de tempo de aplicação da força de tração ajuda a evitar a compressão do nervo pudendo na virilha e ciático. Faz-se, então, o inventário e tratamento das lesões condrolabrais **(FIG. 13.9)**.

Acesso ao compartimento periférico

Para acessar o compartimento periférico, todos os instrumentos do compartimento central devem ser retirados, liberando-se, então, a tração e fletindo o quadril entre 30 e 45º.[10] A flexão do quadril causa o relaxamento da cápsula anterior e permite a entrada dos instrumentais e a infusão de líquido para estabelecer um espaço mais adequado **(FIG. 13.10)**.

EVOLUÇÃO DA TÉCNICA ARTROSCÓPICA DE QUADRIL

A técnica extracapsular tem ganhado espaço na artroscopia do quadril e a razão principal disso é sua maior simplicidade de execução em relação à abordagem intracapsular clássica já descrita. Nessa abordagem, a primeira estrutura a ser individualizada é a cápsula articular **(FIG. 13.11)**.

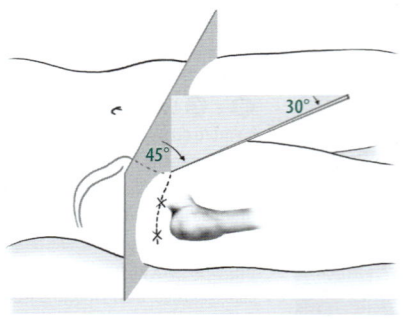

30º

45º

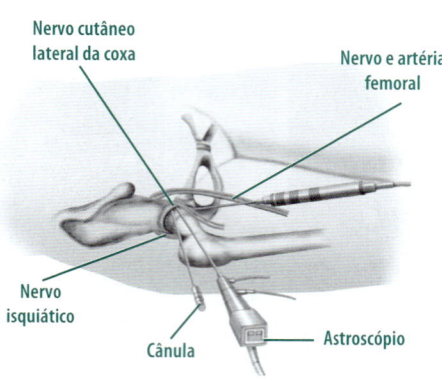

Nervo cutâneo lateral da coxa

Nervo e artéria femoral

Nervo isquiático

Cânula

Astroscópio

FIGURA 13.7 → Portais para acesso ao compartimento central intra-articular.

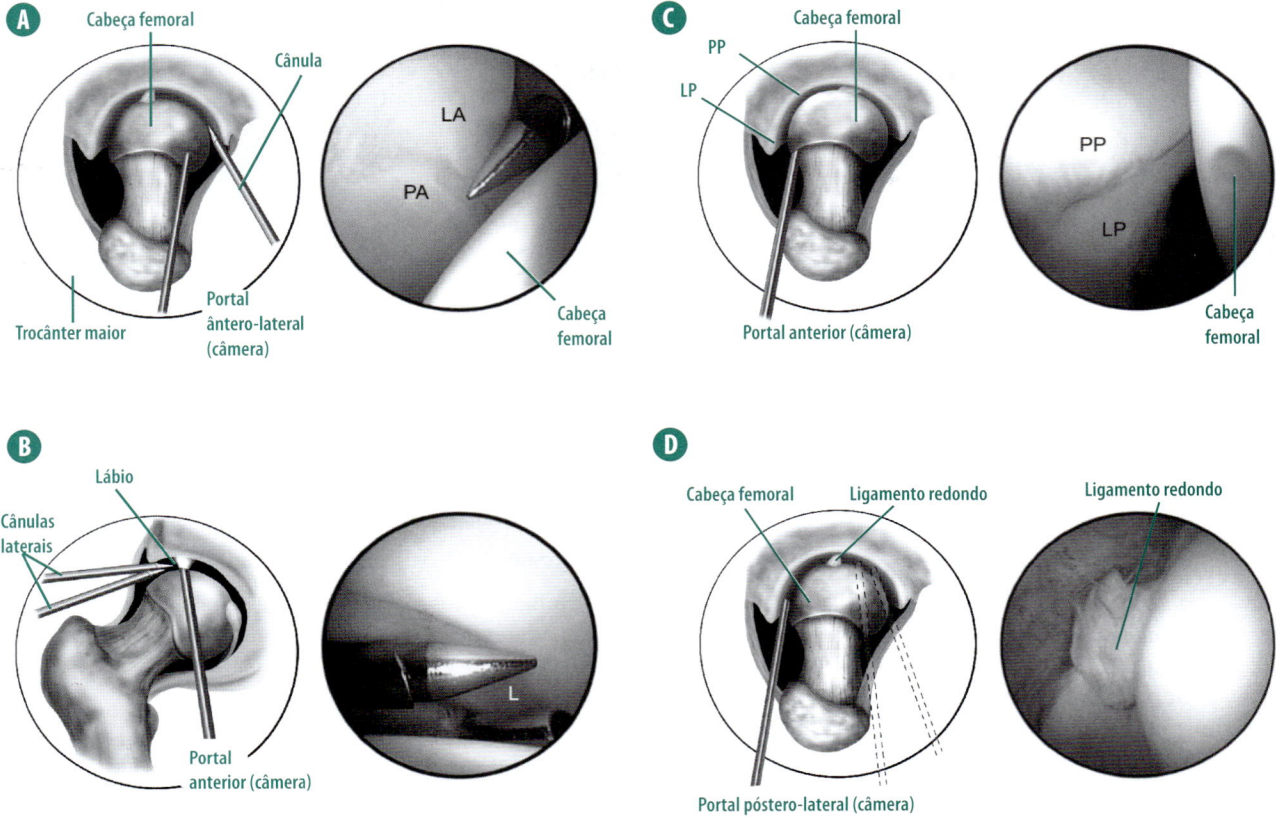

FIGURA 13.8 → **A** e **B** Visão pelos portais anterolateral e anterior. **C** Visão pelo portal posterior. **D** Visão da fóvea e do ligamento redondo.

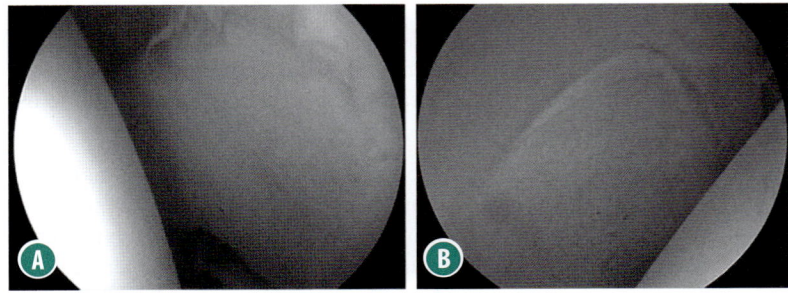

FIGURA 13.9 → Inventário do compartimento central. **A** Ótica posicionada no portal anterolateral, visualizando lesão condrolabral de 11 a 1 hora. **B** Transição condrolabral sem sinais de destacamento labral e cartilagem íntegra.

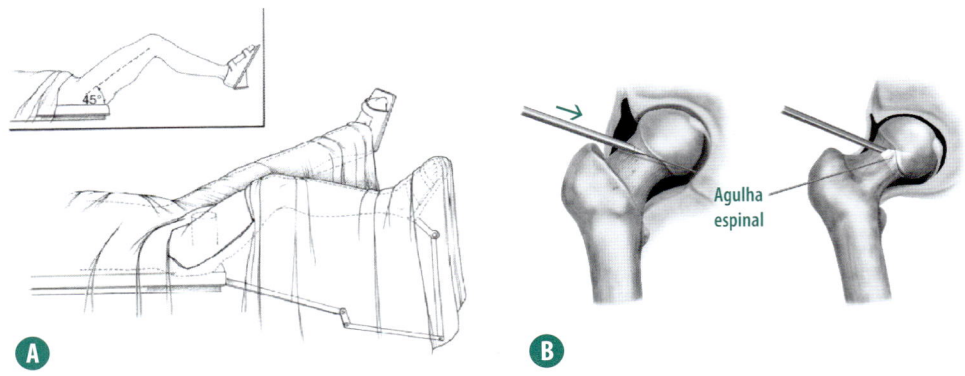

FIGURA 13.10

A Flexão do quadril para relaxar a cápsula anterior. **B** Nova entrada no quadril, tangenciando o colo femoral.

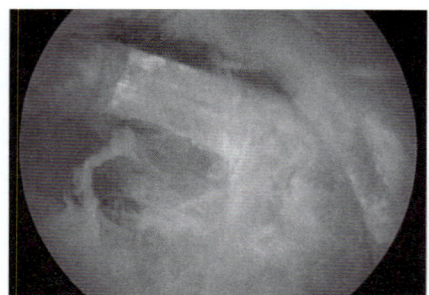

FIGURA 13.11 → Individualização da cápsula articular na abordagem extra-articular.

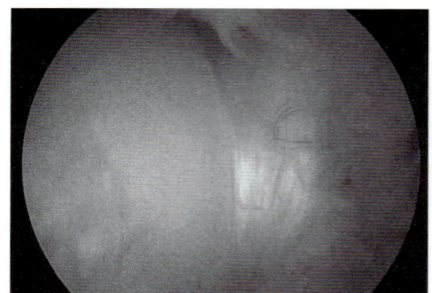

FIGURA 13.12 → Visualização pós-capsulotomia.

A capsulotomia é feita utilizando a ponteira de radiofrequência com o primeiro corte no aspecto longitudinal do colo (corpo do "T"), ampliando-se para anterior e posterior de acordo com a necessidade do caso no formato de "T" invertido ou "H", variando de acordo com a necessidade do caso.

A capsulotomia tem como principal característica preservar a porção anterior do ligamento iliofemoral, componente de maior resistência da cápsula articular. Entretanto, independentemente da técnica videoartroscópica utilizada, extra ou intra-articular, no tratamento do Pincer entre as 2 e 6 horas, ou seja, medial à espinha ilíaca anteroinferior, faz-se necessária a secção dessa porção do ligamento iliofemoral. Feita a capsulotomia, as lesões do compartimento central e periférico podem ser tratadas com maior liberdade de movimentação do instrumental, que não fica contido pela cápsula, frequentemente espessada pela sinovite associada, sobretudo em casos de maior cronicidade **(FIG. 13.12)**. A dificuldade de mobilização do instrumental na técnica intracapsular pode responder pelas hipocorreções e, por consequência, na necessidade de revisão artroscópica.[7,11]

TRATAMENTO DO IMPACTO FEMOROACETABULAR

O impacto femoroacetabular pode ser dividido em três tipos: CAM, Pincer e misto, sendo que a forma mista é a encontrada com mais frequência, com prevalência de 70% dos casos **(FIG. 13.13)**.[12]

O impacto do tipo CAM causa, principalmente, lesões à cartilagem articular do acetábulo, em seu aspecto anterossuperior, correspondente à área entre as 11 e 2 horas do ponteiro do relógio. As lesões da cartilagem articular do acetábulo podem ser descritas, de acordo com a International Cartilage Repair Society (ICRS),[13] da seguinte forma **(FIG. 13.14)**:

- Bolha: representa a menor lesão articular, sendo um abaulamento periférico e localizado da cartilagem articular.

- Separação condrolabral: está presente quando ocorre ruptura do revestimento de cartilagem adjacente ao selo labral.

- Bolso: é a progressão da delaminação da cartilagem do osso subcondral comunicando com a ruptura labral, formando o aspecto de um bolso. A característica dessa lesão é que ainda apresenta uma estabilidade, podendo tentar-se sua colagem ao osso subcondral.

- *Flap*: representa a progressão da lesão em bolso para a forma instável, com a origem de um *flap* cartilaginoso.

- Defeito: representa o estágio final com o descolamento e a perda da cartilagem articular e exposição do osso subcondral.

A deformidade em CAM é visualizada com mais facilidade no compartimento periférico, representada pela perda do acinturamento da transição cabeça-colo e presença de uma proeminência óssea característica. Podem coexistir lesões fibrocísticas denominadas *herniation pit* ou *pit lesions*, que são resultantes do impacto.

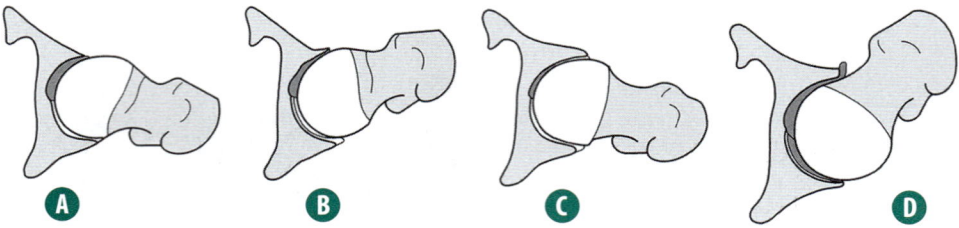

FIGURA 13.13 → **A** Impacto do tipo CAM: há uma redução do *offset* na transição cabeça-colo femoral. **B** Com a flexão e rotação interna, essa porção anesférica da cabeça femoral produz forças de cisalhamento na zona de transição lábrum-cartilaginosa, causando danos à cartilagem articular. **C** No impacto do tipo Pincer, há uma sobrecobertura acetabular. **D** Com a flexão do quadril, o colo femoral choca contra o rebordo anterossuperior acetabular, lesionando o lábrum. Com a progressão do choque da cabeça contra o acetábulo, desenvolve-se o mecanismo de contragolpe com a lesão condral posteroinferior do acetábulo.

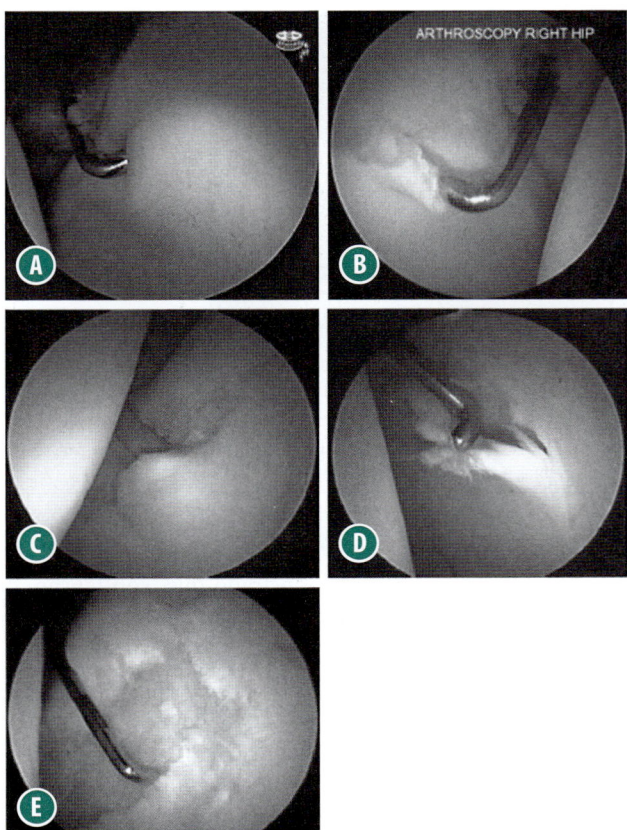

FIGURA 13.14 → Classificação da lesão da cartilagem articular segundo a ICRS.
A Bolha. **B** Separação condrolabral. **C** Bolso. **D** *Flap*. **E** Defeito.

O objetivo da osteocondroplastia femoral é remodelar a extremidade proximal do fêmur para recuperar o acinturamento (*offset*), proporcionando um movimento livre de impacto **(FIG 13.15)**. Em geral, a região de impacto começa na junção anterossuperior da cabeça com o colo. A ressecção deve ser gradual de proximal para distal ao longo do colo do fêmur, evitando-se ressecções muito agressivas do colo femoral (*step cut* ou "maçã mordida"), que aumentaria o risco de fratura. As regiões medial e lateral devem ser avaliadas, sendo áreas de hipocorreção.[14] Um ponto de referência medial reprodutível é a prega sinovial medial ou a víncula, localizada aproximadamente às 6 horas. Na lateral, o ponto de referência de limite de ressecção são os vasos retinaculares superiores. As lesões laterais são comuns e mais difíceis de abordar artroscopicamente pela localização profunda dos vasos retinaculares. As lesões próximo-laterais são ressecadas, estando o membro em tração discreta, flexão de cerca de 10 a 20° e rotação interna, a qual é liberada totalmente fazendo-se a flexão e a rotação externa progressivas para abordar as lesões anteromediais.

O impacto do tipo Pincer pode ser observado pela análise dinâmica do compartimento periférico com o choque do lábrum acetabular contra o colo femoral. É frequente a formação de uma área endentada no colo que, algumas

vezes, é circundada por osteófitos. No compartimento central, o lábrum apresenta as lesões secundárias ao impacto repetitivo e pode se tornar alargado, cístico, lacerado, ossificado ou ausente. Em alguns casos, a lesão em contragolpe pode estar presente, no aspecto posteroinferior da cartilagem articular, e resulta do choque entre o colo femoral e o rebordo acetabular anterossuperior proeminente. A partir do estudo anatômico em cadáveres, demonstrou-se que a localização mais frequente da lesão do tipo Pincer situa-se de 11 horas a 2:30 horas no quadril direito e de 1 hora a 9:30 horas no quadril esquerdo, equivalendo a um arco de 105°.[15]

O impacto do tipo Pincer está associado a um padrão específico de degeneração labral, no qual uma saliência óssea no acetábulo esmaga o lábio durante cada movimento, produzindo um ou mais planos de clivagem, de profundidade variável, no interior da lesão labral. Esse tipo de lesão contrasta com o padrão típico de lesão da borda do acetábulo encontrado no impacto do tipo CAME, o qual faz com que o lábio fibrocartilaginoso se descole da cartilagem hialina articular na zona de transição. O padrão de lesão encontrado no impacto do tipo Pincer envolve a delaminação no interior da substância do lábio, degeneração cística e laceração anterossuperior do lábio. Com a lesão repetitiva, pode ocorrer ossificação do lábio, causando maior impacto ósseo contra uma borda acetabular ainda mais proeminente. Também pode ocorrer lesão em contragolpe associada nas superfícies posteriores e inferiores da cartilagem da articulação do quadril. Vários subtipos morfológicos de impacto tipo Pincer já foram identificados: sobrecobertura anterossuperior, coxa profunda, protusão acetabular e retroversão.[16,17]

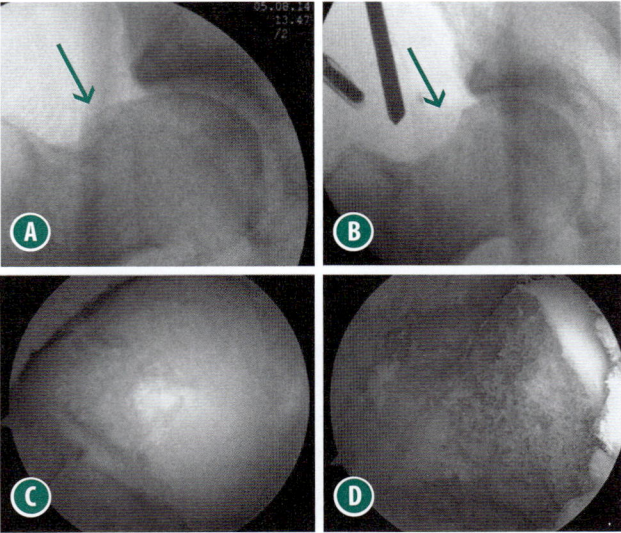

FIGURA 13.15 → Exemplo de correção adequada do CAM, conferindo o aspecto anatômico da transição cabeça-colo.

A e **C** Radioscopia e visualização pré-correção.
B e **D** Radioscopia e visualização após a correção.

Evolução para artrose

À medida que a degradação articular proveniente do impacto torna-se mais extensa, desenvolve-se a artrose da articulação coxofemoral. Os danos à cartilagem articular tornam-se mais difusos, estendendo para a cabeça femoral. Na artroscopia, observa-se maior quantidade de debris articulares, ossificação e degeneração labral, osteófitos no colo femoral e rebordo acetabular. No compartimento central, há formação de osteófitos na fossa acetabular (cotiloide) e em torno da fóvea na cabeça femoral **(FIG. 13.16)**.

Os osteófitos podem lesionar o ligamento redondo que pode apresentar desde lacerações até ruptura completa. Há proliferação da membrana sinovial, dificultando a artroscopia e aumentando o sangramento. Em pacientes com espaço articular residual inferior a 2 mm e/ou menos que 50% da espessura articular, a artroscopia do quadril pode não apresentar benefícios no tratamento do impacto.[18]

Reparo labral

O reparo labral deve objetivar a restauração de suas funções: selagem e preservação do mecanismo valvular para manutenção da pressão hidrostática do líquido articular, estabilidade e resistência para suportar carga **(FIG. 13.17)**.

As lesões labrais no impacto femoroacetabular ocorrem como resultado das deformidades do tipo CAM, Pincer ou mistas, sendo que, na correção óssea do impacto, deve ser realizada a osteoplastia do tipo CAM e a acetabuloplastia do Pincer. Para realizar a acetabuloplastia, preservando-se o lábrum, pode ser necessário destacar o lábrum, que deverá ser refixado, restaurando a anatomia para prevenir sua degeneração para a artrose.[19]

O lábrum do acetábulo é um complexo fibrocartilaginoso periférico que aumenta a profundidade articular do quadril e, com isso, o contato do fêmur com o acetábulo, aumentando a área da superfície articular em 22% e o volume em 33%. É formado por uma camada interna/articular de fibrocartilagem e por uma camada mais extensa, externa/extra-articular de tecido conjuntivo denso disposto em fibras colágenas circulares. Essa orientação circular das fibras forma um anel de tensão que está conectado às

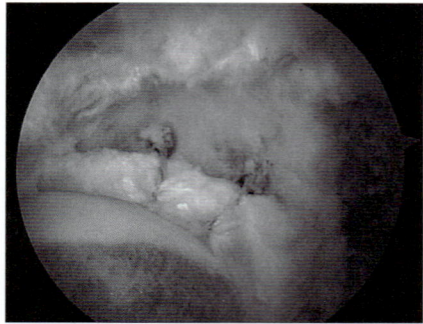

FIGURA 13.17 → Sutura labral: a sutura do lábrum deve visar à restauração das propriedades do lábrum, sendo a vedação articular um aspecto essencial. Nesta imagem, pode-se observar o correto posicionamento das âncoras bioabsorvíveis em relação à superfície articular, seu distanciamento entre as âncoras e a recuperação da selagem labral, evitando-se a eversão do lábrum.

extremidades da cartilagem articular semilunar pelo ligamento transverso. Já foi demonstrado que, sob tensão, o lábrum é de 10 a 15 vezes mais resistente que a cartilagem articular.[20]

Acredita-se que, quando a articulação coxofemoral está sem carga, há um fluxo do líquido sinovial para o compartimento central fornecendo nutrição e lubrificação para a cartilagem. O lábrum também apresenta propriedades próprioceptivas e nociceptivas, como um guia, apresentando a cabeça femoral ao acetábulo mediante a carga. Quando, inicialmente, é estabelecido o contato periférico, o lábrum é capaz de selar o líquido sinovial pressurizado intra-articular, por sua característica de alta resistência ao fluxo radial intersticial. O líquido sinovial pressurizado transmite a carga pelas camadas da cartilagem articular ao osso subcondral e deixa mais lento o fluxo sobre a matriz de cartilagem, reduzindo seu contato direto, lesivo e traumático sobre a cartilagem.

O planejamento pré-operatório do reparo labral é de suma importância em casos de impacto femoroacetabular. Na avaliação da radiografia em AP, deve-se procurar sinais de coxa profunda, displasia acetabular ou retroversão acetabular. O ângulo de Wiberg deve ser medido, sendo que um valor menor que 25° indica deficiência de cobertura, e uma medida maior que 35° é indicativo do excesso de cobertura, que pode ser provocado pela coxa profunda ou pela retroversão acetabular. O ângulo de Wiberg ainda auxilia na definição da extensão do Pincer que deverá ser ressecado.[21]

Na restauração do selo labral, deve-se ter atenção ao preparo do leito para a fixação. Espinosa e colaboradores[22] mostraram a importância de deixar exposta uma margem sangrante de osso esponjoso para receber o lábrum, em virtude da avascularidade deste em seus 2/3 mais profundos. Para conseguir realizar a sutura labral intrassubstancial por sua base, são necessários instrumentais mais finos e delicados, mantendo uma distância entre as âncoras de 6 a 8 mm. O ângulo correto de ataque para o posicionamento

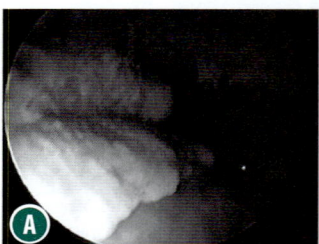 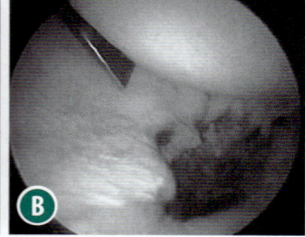

FIGURA 13.16 → Sinais de artrose observados à artroscopia de quadril. **Ⓐ** Lábrum degenerado e ossificado. **Ⓑ** Osteófitos em fossa cotilédone.

das âncoras é fundamental para evitar a fixação do lábrum em eversão, restaurando sua posição rente à superfície articular e sua geometria triangular.[22-24]

> **ATENÇÃO! O diagnóstico precoce da síndrome do impacto femoroacetabular e o tratamento adequado precedendo a instalação dos danos condrais irreversíveis são cruciais na preservação do quadril e na prevenção de sua evolução para a coxartrose.**

Dos atletas submetidos ao tratamento cirúrgico do impacto femoroacetabular, 75 a 90% retornam a prática esportiva no nível pré-lesão. Não há na literatura atual trabalhos mostrando a eficácia do tratamento conservador do impacto e o retorno à prática esportiva.

O tratamento correto do impacto exige a correção completa da deformidade mecânica que causou a lesão condrolabral sintomática. Podem coexistir fatores mecânicos estáticos e dinâmicos que predispõem ao impacto, como hiperlassidão ligamentar e anteversão do colo femoral em indivíduos com anatomia óssea aparentemente normal.[3]

OSTEÓFITOS PÓS-TRAUMÁTICOS

Osteófitos e fragmentos pós-traumáticos podem causar impacto, limitação de movimento e dor, ocorrendo, principalmente, em pacientes jovens mais expostos a traumatismos de alta energia do quadril. A remoção de osteófitos e fragmentos por via artroscópica, em geral, está relacionada a alto grau de satisfação. É importante lembrar que a maioria desses procedimentos exige acesso da porção extra-articular do quadril.[2] O sucesso desse procedimento está relacionado aos seguintes fatores:

- Completo conhecimento da anatomia normal para permitir o remodelamento artroscópico.

- Orientação por intensificador de imagem constante. Quando disponível, o intensificador de imagem com reconstrução 3D é vantajoso.

- Ao acessar a porção extra-articular, é importante manter-se sempre próximo ao tecido ósseo. Estruturas neurovasculares são mais vulneráveis quando há presença de cicatrizes oriundas de outros procedimentos.

- Nos casos em que se prevê muito trabalho extra-articular, a anestesia geral hipotensiva é fundamental, mantendo a pressão sistólica abaixo de 100 mmHg. Adrenalina adicionada ao soro de infusão pode ser útil.

- É imprescindível o uso de sistemas de infusão de alto fluxo para manter uma visualização adequada. Um sistema de alto fluxo, sem excesso de pressão, não pode ser obtido apenas pela variação da altura.

- É recomendado o uso de cânulas que minimizem o extravasamento de soro e a infiltração tecidual.

ARTRITE SÉPTICA

Alguns estudos recentes respaldam o uso do artroscópio para o tratamento da artrite séptica do quadril, apresentando como vantagem a menor morbidade.[25,26] É fundamental, no entanto, a seleção do paciente, não sendo recomendável em casos de comprometimento sistêmico. Infecções pós-artroplastias também podem ser tratadas com sucesso.[27] A artroscopia permite lavagens seriadas, com baixa morbidade, mas, na escolha do método, é preciso bom senso perante a gravidade do quadro.

INVESTIGAÇÃO DIAGNÓSTICA

A artroscopia do quadril teve a capacidade de revelar uma série de patologias previamente não reconhecidas e passíveis de tratamento. Essa técnica deve ser considerada somente em casos nos quais o exame físico, a história e os testes complementares nada demonstrem e exista possível chance de benefício com o procedimento.[28]

OSTEONECROSE

Ainda que a artroscopia não seja eficaz no tratamento de osteonecrose em estágio final, é um procedimento que pode ser considerado para indivíduos com sintomas mecânicos, nos quais a esfericidade da cabeça femoral está mantida. A prevenção do colapso subcondral e o alívio da dor são os objetivos principais. Em casos precoces, pode ser útil como guia intra-articular das zonas de descompressão e para a seleção de candidatos à revascularização **(FIG.13.18)**.[29-31]

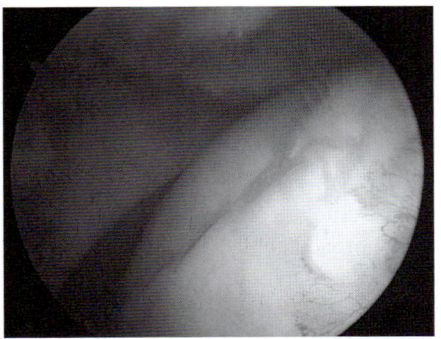

FIGURA 13.18 → Visualização artroscópica de cabeça femoral com osteonecrose avascular. A videoartroscopia é uma ferramenta fundamental na classificação correta da osteonecrose, como neste caso em que se observa nitidamente o afundamento da cartilagem da cabeça femoral indicativa do colapso do osso subcondral. A imagem de ressonância magnética não é tão fidedigna na separação desse estágio da osteonecrose, sendo este um dos fatores responsáveis pela dificuldade em aferir os resultados dos tratamentos propostos para a osteonecrose.

DOENÇA SINOVIAL

A sinovectomia artroscópica pode ser realizada para o tratamento de artrite inflamatória, condromatose sinovial e sinovite vilonodular pigmentada. Especialmente em casos de artrite reumatoide não responsiva às medidas conservadoras, a sinovectomia artroscópica é bastante útil. O tratamento da condromatose sinovial consiste na realização de sinovectomia e remoção dos corpos livres, muitas vezes presentes no compartimento periférico. No caso de sinovite vilonodular de padrão difuso e nodular, deve-se considerar que a sinovectomia ampla pode exigir a luxação cirúrgica da articulação.[32-36]

RUPTURA DO LIGAMENTO REDONDO

Em geral, tais lesões são resultado de traumas torsionais, sobretudo em atletas, nos quais são o terceiro diagnóstico mais comum. Podem ocorrer mesmo na ausência de luxação ou subluxação. Nesse grupo de pacientes, os resultados do debridamento artroscópico são satisfatórios.[37-40]

INSTABILIDADE ARTICULAR

Modificações térmicas da cápsula são indicadas nos casos de instabilidade sintomática, cápsula incompetente e ausência de resposta ao tratamento conservador. A instabilidade articular costuma estar associada a estados de hiperlassidão capsular, como nas doenças do colágeno, tipo síndrome de Ehlers-Danlos. A instabilidade do quadril na presença de anatomia óssea normal ainda não está completamente compreendida. Além disso, muitas vezes, a anatomia óssea está anormal, não sendo reconhecida de imediato.[23,41,42]

CAPSULITE ADESIVA

Trata-se de uma patologia rara, mas não tão incomum, como já descrito. É muito semelhante à capsulite adesiva do ombro, sendo caracterizada por arco de movimento restrito e doloroso. Com frequência, há associação com trauma, e a maioria dos pacientes responde bem ao tratamento conservador. A artroscopia pode permitir o diagnóstico de lesões associadas.[8,43-46]

Outra forma de capsulite adesiva é secundária ao tratamento do impacto femoroacetabular. Quando a reabilitação é tardia, podem ocorrer aderências em forma de septos entre a cápsula e a região cruenta da osteocondroplastia femoral. Dor e limitação do movimento podem ser abordadas por meio de liberação artroscópica.

CIRURGIA ENDOSCÓPICA DO QUADRIL

A artroscopia do quadril vem evoluindo conjuntamente à endoscopia do quadril para correções do espaço peritrocantérico e para o tratamento das síndromes dolorosas do grande trocânter, representadas pelas lesões do mecanismo abdutor, como reparo endoscópico da musculatura glútea média e mínima e bursectomia trocantérica. É associada também ao tratamento do *snapping hip* ou ressalto externo do trato iliotibial e interno do músculo iliopsoas na linha iliopectínea, assim como para a abordagem da dor glútea profunda e suas diversas etiologias: síndrome do piriforme e quadrado femoral, impacto isquiofemoral e diversas outras patologias que acometem o quadril e vêm sendo mais bem compreendidas e tratadas com o advento da videocirurgia.

COMPLICAÇÕES

Ocorrem em 0,5 a 5% dos casos, sendo, em sua maioria, transitórias e relacionadas à distração. Dependem da experiência do cirurgião, do conhecimento da anatomia e da abordagem cirúrgica. As complicações mais comuns são neuropraxia pela tração, lesões neurovasculares, extravasamento de líquido e lesões condrais iatrogênicas.[47-53]

A neuropraxia pela tração é a complicação mais comum e, em geral, está associada a procedimentos prolongados e com tração excessiva, podendo ocorrer mesmo quando todas as recomendações foram seguidas. As lesões neurovasculares são raras e estão relacionadas à localização dos portais. Mesmo com todos os cuidados, existe o risco de 0,5% de lesão transitória do nervo cutâneo lateral da coxa.

O extravasamento de líquido intra-abdominal pode ocorrer em decorrência de fraturas acetabulares não diagnosticadas, procedimentos extra-articulares e cirurgias com tempo prolongado. As lesões intra-articulares iatrogênicas, como a perfuração do lábio, ou lesões da cartilagem da cabeça femoral ou do acetábulo, são comuns e podem ser evitadas com a utilização de intensificador de imagem para confirmar distração suficiente. Outras complicações incluem trombose venosa profunda, osteonecrose, síndrome de compartimento, ossificação heterotópica e a quebra intra-articular de instrumentos.

A seleção de pacientes é a melhor maneira de minimizar as complicações. A evolução favorável da artroscopia do quadril exige curva de aprendizado longa, com educação continuada em centros de treinamento, e otimização do instrumental, que pouca relação tem com os utensílios empregados em outras articulações.

Referências

1. Takagi K. The classic. Arthroscope. Kenji Takagi. J. Jap. Orthop. Assoc., 1939. Clin Orthop Relat Res. 1982;(167):6-8.
2. Byrd JW. Operative hip arthroscopy. 2nd ed. New York: Springer; 2005.

3. Bedi A, Kelly BT. Femoroacetabular impingement. J Bone Joint Surg Am. 2013;95(1):82-92.

4. Thorey F, Ezechieli M, Ettinger M, Albrecht UV, Budde S. Access to the hip joint from standard arthroscopic portals: a cadaveric study. Arthroscopy. 2013;29(8):1297-307.

5. Byrd JW. Hip arthroscopy utilizing the supine position. Arthroscopy. 1994;10(3):275-80.

6. Glick JM, Sampson TG, Gordon RB, Behr JT, Schmidt E. Hip arthroscopy by the lateral approach. Arthroscopy. 1987; 3(1):4-12.

7. Glick JM. Hip arthroscopy: the lateral approach. Clin Sports Med. 2001;20(4):733-47.

8. Griffiths HJ, Utz R, Burke J, Bonfiglio T. Adhesive capsulitis of the hip and ankle. AJR Am J Roentgenol. 1985; 144(1): 101-5.

9. Byrd JW, Pappas JN, Pedley MJ. Hip arthroscopy: an anatomic study of portal placement and relationship to the extra-articular structures. Arthroscopy. 1995;11(4):418-23.

10. Dienst M, Gödde S, Seil R, Hammer D, Kohn D. Hip arthroscopy without traction: in vivo anatomy of the peripheral hip joint cavity. Arthroscopy. 2001;17(9):924-31.

11. Horisberger M, Brunner A, Herzog RF. Arthroscopic Treatment of femoroacetabular impingement of the hip: a new technique to access the joint .Clin Orthop Relat Res. 2010;468(1):182-90.

12. Leunig M, Robertson WJ, Ganz R. Femoroacetabular impingement: diagnosis and management, including open surgical technique. Oper Tech Sports Med. 2007;15(4):178-88.

13. International Cartilage Repair Society [Internet]. Wetzikon: ICRS; c2015 [capturado em 15 nov. 2015]. Disponível em: http://cartilage.org/.

14. Matsuda DK, Schnieder CP, Sehgal B. The critical corner of cam femoroacetabular impingement: clinical support of an emerging concept. Arthroscopy. 2014;30(5):575-80.

15. Zumstein M, Hahn F, Sukthankar A, Sussmann PS, Dora C. How accurately can the acetabular rim be trimmed in hip arthroscopy for pincer-type femoral acetabular impingement: a cadaveric investigation. Arthroscopy. 2009;25(2):164-8.

16. Ganz R, Leunig M, Leunig-Ganz K, Harris WH. The etiology of osteoarthritis: an integrated mechanical concept. Clin Orthop Relat Res. 2008;466(2):264-72.

17. Beck M, Kalhor M, Leunig M, Ganz R. Hip morphology influences the pattern of damage to the acetabular cartilage: femoroacetabular impingment as a cause of early orteoarthritis of the hip. J Bone Joint Surg Br. 2005;87(7):1012-8.

18. McCarthy JC, Jarrett BT, Ojeifo O, Lee JA, Bragdon CR. What factors influence long-term survivorship after hip arthroscopy? Clin Orthop Relat Res. 2011;469(2):362-71.

19. Ganz R, Parvizi J, Beck M, Leunig M, Nötzli H, Siebenrock KA. Femoroacetabular impingement: a cause for osteoarthritis of the hip. Clin Orthop Relat Res. 2003;(417):112-20.

20. Ferguson SJ, Bryant JT, Ito K. The material properties of the bovine acetabular labrum. J Orthop Res. 2001;19(5):887-96.

21. Wolff AB, Philippon MJ, Briggs KK. Acetabular rim reduction for the treatment of femoralacetabular impingement correlates with pre- and post-operative center edge angle. American Academy of Orthopaedic Surgeons Annual Meeting; 2009.

22. Espinosa N, Rothenfluh DA, Beck M, Ganz R, Leunig M. Treatment of femoro-acetabular impingement: preliminary results of labral refixation. J Bone Joint Surg Am. 2006;88(5):925-35.

23. Philippon MJ, Schenker ML. A new method for acetabular rim trimming and labral repair. Clin Sports Med. 2006;25(2):293-7, ix.

24. Fry R, Domb B. Labral base refixation in the hip: rationale and technique for an anatomic approach to labral repair. Arthroscopy. 2010;26(9 Suppl):S81-9.

25. Nusem I, Jabur MK, Playford EG. Arthroscopic treatment of septic arthritis of the hip. Arthroscopy. 2006;22(8):902.e1-3.

26. Stutz G, Kuster MS, Kleinstück F, Gächter A. Arthroscopic management of septic arthritis: stages of infection and results. Knee Surg Sports Traumatol Arthrosc. 2000;8(5):270-4.

27. Hyman JL, Salvati EA, Laurencin CT, Rogers DE, Maynard M, Brause DB. The arthroscopic drainage, irrigation, and débridement of late, acute total hip arthroplasty infections: average 6-year follow-up. J Arthroplasty. 1999;14(8):903-10.

28. Baber YF, Robinson AH, Villar RN. Is diagnostic arthroscopy of the hip worthwhile? A prospective review of 328 adults investigated for hip pain. J Bone Joint Surg Br. 1999;81(4):600-3.

29. McCarthy JC, Puri L, Barsoum W, Lee JA, Laker M, Cooke P. Articular cartilage changes in avascular necrosis: an arthroscopic evaluation. Clin Orthop Relat Res. 2003;(406):64-70.

30. Ruch DS, Sekiya J, Dickson Schaefer W, Koman LA, Pope TL, Poehling GG. The role of hip arthroscopy in the evaluation of avascular necrosis. Orthopedics. 2001;24(4):339-43.

31. Sekiya JK, Ruch DS, Hunter DM, Pope TL Jr, Koman LA, Poehling GG, et al. Hip arthroscopy in staging avascular necrosis of the femoral head. J South Orthop Assoc. 2000;9(4):254-61.

32. Krebs VE. The role of hip arthroscopy in the treatment of synovial disorders and loose bodies. Clin Orthop Relat Res. 2003;(406):48-59.

33. Okada Y, Awaya G, Ikeda T, Tada H, Kamisato S, Futami T. Arthroscopic surgery for synovial chondromatosis of the hip. J Bone Joint Surg Br. 1989;71(2):198-9.

34. Atlihan D, Jones DC, Guanche CA. Arthroscopic treatment of a symptomatic hip plica. Clin Orthop Relat Res. 2003;(411):174-7.

35. Doward DA, Troxell ML, Fredericson M. Synovial chondromatosis in an elite cyclist: a case report. Arch Phys Med Rehabil. 2006;87(6):860-5.

36. Gödde S, Kusma M, Dienst M. Synovial disorders and loose bodies in the hip joint. Arthroscopic diagnostics and treatment. Orthopade. 2006;35(1):67-76.

37. Byrd JW, Jones KS. Traumatic rupture of the ligamentum teres as a source of hip pain. Arthroscopy. 2004;20(4):385-91.

38. Bharam S. Labral tears, extra-articular injuries, and hip arthroscopy in the athlete. Clin Sports Med. 2006;25(2):279-92, ix.

39. Bohnsack M, Lekkos K, Börner CE, Wirth CJ, Rühmann O. Results of hip arthroscopy in sports related groin pain. Sportverletz Sportschaden. 2006;20(2):86-90.

40. Yamamoto Y, Usui I. Arthroscopic surgery for degenerative rupture of the ligamentum teres femoris. Arthroscopy. 2006;22(6):689.e1-3.

41. Philippon MJ. The role of arthroscopic thermal capsulorrhaphy in the hip. Clin Sports Med. 2001;20(4):817-29.

42. Shindle MK, Ranawat AS, Kelly BT. Diagnosis and management of traumatic and atraumatic hip instability in the athletic patient. Clin Sports Med. 2006;25(2):309-26, ix-x.

43. Byrd JW, Jones KS. Adhesive capsulitis of the hip. Arthroscopy. 2006;22(1):89-94.

44. Dihlmann W, Höpker WW. Adhesive (retractile) capsulitis of the hip joint in diabetes mellitus. An x-ray histomorphological synopsis. Rofo. 1992;157(3):235-8.

45. McGrory BJ, Endrizzi DP. Adhesive capsulitis of the hip after bilateral adhesive capsulitis of the shoulder. Am J Orthop. 2000;29(6):457-60.

46. Mont MA, Lindsey JM, Hungerford DS. Adhesive capsulitis of the hip. Orthopedics. 1999;22(3);343-5.

47. Clarke MT, Arora A, Villar RN. Hip arthroscopy: complications in 1054 cases. Clin Orthop Relat Res. 2003;(406):84-8.

48. Elsaidi GA, Ruch DS, Schaefer WD, Kuzma K, Smith BP. Complications associated with traction on the hip during arthroscopy. J Bone Joint Surg Br. 2004;86(6):793-6.

49. Funke EL, Munzinger U. Complications in hip arthroscopy. Arthroscopy. 1996;12(2):156-9.

50. Griffin DR, Villar RN. Complications of arthroscopy of the hip. J Bone Joint Surg. 1999;81-B(4):604-6.

51. Lo YP, Chan YS, Lien LC, Lee MS, Hsu KY, Shih CH. Complications of hip arthroscopy: analysis of seventy three cases. Chang Gung Med J. 2006;29(1):86-92.

52. McCarthy JC, Lee J. Hip arthroscopy: indications, outcomes, and complications. Instr Course Lect. 2006;55:301-8.

53. Sampson TG. Complications of hip arthroscopy. Clin Sports Med. 2001;20(4):831-5.

14 Reabilitação funcional do quadril no adulto

Débora Grace Schnarndorf

FISIOTERAPIA NA REABILITAÇÃO DO QUADRIL

O tratamento fisioterapêutico nos casos de comprometimento do complexo do quadril busca a qualificação de suas principais funções, que são o deslocamento e as atividades de vida diária (AVDs), como sentar-se e levantar, subir e descer escadas e rampas, entre outros movimentos. O trabalho deve ocorrer no mais alto nível que o paciente possa atingir, respeitando-se o bom senso e as limitações que as circunstâncias patológicas apresentam, ou seja, com a amplitude de movimento (ADM) adequada às funções do paciente, força muscular suficiente para suportar as cargas impostas (massa corporal, gravidade, etc.) e estabilidade articular dentro da mobilidade necessária para cada função.

Tendo em vista que a reabilitação se refere ao processo ativo de normalização de variáveis que se encontram alteradas devido a uma doença, a uma lesão ou a uma cirurgia, é imprescindível ao fisioterapeuta:

• Entender o grau patológico do paciente.

• Entender e respeitar a biologia cicatricial/patológica.

• Entender a biomecânica.

• Saber objetivar o trabalho.

Didaticamente, é possível diferenciar as situações **agudas** ou **crônicas** no sentido patológico. A minoria dos casos relacionados ao complexo femoroacetabular é aguda. São casos de traumas diretos, como contusões por quedas ou acidentes automobilísticos, processos inflamatórios (dinâmicos) reativos a movimentos repetitivos – como caminhadas ou corridas de maior extensão e manutenção do corpo em pé por períodos prolongados que não são de costume ao indivíduo –, e processos inflamatórios (estáticos) gerados por aumento de compressão, que podem ser externos, como deitar-se em decúbito lateral por tempos prolongados pressionando o quadril, ou internos, como ficar com as pernas cruzadas por longos períodos, forçando o trocânter contra a bursa. Em alguns casos, o tratamento é simples, pois o paciente pode chegar sem muitas compensações funcionais e o trabalho tende a ser pontual.

A maioria dos casos é crônica, pois são encontradas múltiplas situações agregadas, como pontos-gatilho, nódulos de contraturas nos ventres musculares, tendinopatias, bursites, alterações musculares (fraqueza, encurtamento, déficit sensório-motor, etc.), alterações fasciais, perturbações proprioceptivas, dores de diferentes origens, entre outros fatores. Em tais casos, há fraturas e seus tratamentos, displasias, síndromes de impacto femoroacetabular, coxartroses, artroplastias por coxartroses e outros procedimentos cirúrgicos corretivos por deformidades (estruturais ou adquiridas).

Em relação às artroplastias, a diferença do tratamento fisioterapêutico entre o indivíduo que coloca prótese devido à osteoartrose e o indivíduo que a coloca por uma fratura é a adaptação funcional que o primeiro apresenta em relação ao tempo de evolução do processo degenerativo. Os vícios posturais e de marcha que ele adquire devem ser trabalhados para evitar sobrecargas mecânicas em outras articulações. Tais vícios podem ser identificados por meio de avaliação pré-operatória, com a complementação da avaliação pós-operatória. É muito importante, nesses casos, a preservação da cápsula articular, pois é dela que provém a maior parte dos estímulos proprioceptivos e de informações estáticas/dinâmicas posturais do corpo.

Nas artroscopias coxofemorais, deve-se ter em mente que, mesmo o procedimento tendo seus objetivos e critérios claros, a cápsula articular é invadida e ela é uma articulação de carga e de preciosas informações neurossensoriais, sendo o trabalho fisioterapêutico voltado para essa reorganização. Em todo o plano de ação de um fisioterapeuta, existem três questões a serem respondidas:

1. O que se procura?

2. O que fazer com as informações?

3. Como utilizá-las na prática?

O que se procura?

A avaliação clínica e funcional do paciente e a comunicação com o ortopedista são indispensáveis para a determinação das fases do tratamento fisioterapêutico. O paciente que apresenta o complexo do quadril comprometido de maneira provisória ou definitiva traz uma série de outras alterações compensatórias. Por isso, uma anamnese bem feita oferece as respostas que o profissional precisa. Ao coletar o histórico clínico, o fisioterapeuta deve saber que existem muitas alterações que interferem no quadro funcional do indivíduo, direta ou indiretamente, e, como profissional da saúde, tem a obrigação de orientá-lo e direcioná-lo ao profissional que supra tal necessidade.

A tríade que proporciona uma boa base para a reabilitação é alimentação, sono e histórico de atividade física.

Quanto à alimentação, a realização de três refeições completas e duas acessórias com a ingesta de produtos saudáveis é o mais indicado. Indivíduos que apresentam déficit na qualidade alimentar, irregularidade de ingesta, excesso ou falta de alimentação, ou que ficam longos períodos de tempo sem comer, tendem a apresentar diminuição do rendimento muscular e dificuldade no aprendizado motor, o que aumenta o tempo total do tratamento fisioterapêutico. Associam-se a isso problemas como deficiência de vitamina B12 e/ou vitamina D, o que promove cansaço crônico, muitas vezes, confundido com fibromialgia ou síndrome miofascial. A diminuição de ingesta de água provoca desequilíbrio de transmissão eletrolítica, interferindo na capacidade de memória (mental e motora). Esses, entre outros fatores, devem ser investigados, avaliados e orientados.

No que se refere ao sono, 7 a 8 horas por noite é o tempo indicado para a maioria da população. A diminuição no tempo de sono ou interrupções na sequência interferem diretamente no rendimento físico do indivíduo e, por consequência, no resultado do trabalho fisioterapêutico. De forma direta, seus impactos são alterações metabólicas como diminuição da imunidade, aumento da sensibilidade dolorosa, diminuição da atividade reflexomotora e diminuição de retenção da memória (mental e motora). Portanto, esse exemplo deve ser investigado, avaliado e orientado.

A história de atividade física apresenta a memória motora e, com ela, toda a gama de experiências vividas pelo indivíduo e com as quais pode-se contar no momento de elaborar um exercício. Além disso, o indivíduo que faz reabilitação com histórico atual de atividade física tende a ter uma resposta rápida ao tratamento, uma vez que sua musculatura já apresenta as condições físicas e metabólicas necessárias para o tratamento.

Além da tríade, devem ser investigados fatores como condições das vias respiratórias, disfunções cardíacas e vasculares, histórico de traumas com ou sem sequelas, condições ortodônticas (a presença de cáries, a necessidade de tratamento de canal ou a ausência dentária sem o devido tratamento diminuem a imunidade e a capacidade de aprendizado motor, pois, em todos os casos, há uma "porta" aberta para infecções), uso de artefatos como órtese e próteses de qualquer nível, histórico familiar, exames clínicos e uso de medicações (efeito contralateral), condições e rotina de trabalho e AVDs. Essas informações mapeiam o estado geral do indivíduo e permitem que o profissional faça um plano de trabalho adequado a cada caso com as devidas limitações.

As alterações de mecânica articular (lesão, degeneração, imobilização, etc.) levam a compensações do movimento por várias razões, como dor, contratura muscular, fibrose, aderências e retrações teciduais, diminuição do estímulo sensório-motor e diminuição da estabilidade articular e do equilíbrio. Em função disso, desenvolvem-se reações descompensadas do sistema musculoesquelético por meio de diminuição da força muscular, alteração da coordenação e sincronia do gesto motor (p. ex., marcha) e restrições do dia a dia.

O indivíduo que chega de um pós-operatório tem características diferentes de uma pessoa em situação patológica crônica, salvo algumas exceções. Em casos pós-operatórios, analisar o corte cirúrgico e identificar seu estágio – inflamação, fibroplastia ou remodelamento –oferece ao fisioterapeuta o ritmo de andamento cicatricial e o grau de resistência tecidual como um todo. Nas diversas circunstâncias, avaliam-se contornos musculares, presença de edema exsudato ou transudato, aumento ou diminuição da temperatura local e/ou segmentar, presença de rubor, hematomas ou cianoses, alterações de ordem sensitiva local e/ou segmentar e presença de cicatrizes, calos ou deformidades primárias ou secundárias.

A avaliação clínica e funcional mostra o perfil dinâmico do paciente e pode ser realizada da seguinte forma (junto a cada item apresentado, são colocadas situações de comprometimento):

1. **Morfologia geral**

   - Atitude espontânea do quadril.

   - Análise da ADM passiva e ativa dos quadris: flexão, extensão, hiperextensão, adução, abdução e rotações interna e externa.

   - Identificação de contraturas musculares: adutores, abdutores, iliopsoas, tensor da fáscia lata e dos pélvico-trocanterianos.

   - Identificação de pontos dolorosos, sendo comuns as inserções musculares e os pontos-gatilho.

   - Identificação das funções musculares, sendo que os glúteos, geralmente, estão deficitários.

   - O quadril é de difícil palpação, o que tende a aumentar a dificuldade nos pacientes com obesidade e/ou após procedimentos cirúrgicos, pelo edema.

2. **Análise da atividade estática: atitude viciosa em flexão associada à rotação**

   - Investigação da desigualdade no comprimento dos membros inferiores por uma báscula pélvica (o que pode ser medido com fita métrica em decúbito dorsal).

   - Em apoio unipodal: referência de dor, comprometimento do glúteo médio e insuficiência dos estabilizadores laterais.

   - Realização de agachamento: pode ser difícil, incompleto ou impossível por conta da rigidez articular.

Alguns testes especiais podem ser realizados para complementar a avaliação, identificar o grau de comprometimento e o limite do tratamento fisioterapêutico, como (em decúbito dorsal): teste do quadrante (Scour), teste de FABER (ou de Patrick), teste de provocação da sacroilíaca, teste de Craig, teste da queda pélvica, sinal da nádega, teste de Ely, teste de Ober, teste do fulcro, teste da tríplice flexão, teste de Thomas, entre outros.[1-4] Cabe avaliar a sacroilíaca para verificar o grau de comprometimento, uma vez que são comuns os sintomas associados a ela. Os testes mais comuns são teste de triagem lombossacral, testes de estresse primário, teste de estresse secundário, teste de Gillet, teste de estresse púbico e teste de estresse rotacional.[1-4] As avaliações realizadas em pé podem ser teste da cegonha, teste de Trendelemburg e teste do encurtamento aparente ou funcional dos membros inferiores.[1-4]

> **ATENÇÃO!** Sabe-se que, em uma artroplastia total de quadril (ATQ), em que o centro de rotação da cabeça tenha ficado mais lateralmente ao centro de gravidade ou tenha ocorrido uma caudalização ou cefalização em relação à linha horizontal, ocorre uma diminuição da ADM na flexão e na extensão do quadril durante a marcha. Da mesma forma, uma osteotomia provoca alteração do centro de gravidade do paciente.
>
> Esses dados são muito importantes, pois, após o procedimento cirúrgico, há sobrecarga de grupos musculares, o que deve ser levado em consideração no momento de determinar o tratamento fisioterapêutico.

As situações de dificuldade de movimento ou a incapacidade de executar certas atividades é que motivam o paciente a procurar ajuda. Sendo assim, possibilitar ao indivíduo tais movimentos é o objetivo da reabilitação, e as ferramentas são as atividades que o paciente consegue executar. Por isso, avaliam-se a marcha e os níveis funcionais de cada indivíduo.

> **ATENÇÃO!** Nas ATQs, é importante ressaltar que, em situações nas quais ocorra aumento de comprimento do membro inferior operado, há, temporariamente, déficit de estímulo sensório-motor, pelo aumento de tensão gerado nos tecidos moles profundos. Portanto, deve-se ter cuidados redobrados no trabalho de amplitude e de força muscular de forma a não gerar reflexos de proteção que possam tornar-se novas contraturas, espasmos e dor.

A avaliação da marcha é importante em qualquer situação em que o paciente possa encontrar-se em tratamento conservador ou cirúrgico. Tal avaliação reportará o profissional da saúde a alguns dos objetivos do tratamento como um todo. As adaptações da marcha, pela evolução crônica da patologia, ainda estarão presentes no paciente, mesmo após a solução do problema de forma local. Para um resultado mais objetivo, é importante observar como ocorrem os diferentes momentos de cada fase – apoio e balanço.

Pede-se ao paciente para caminhar pelo menos cinco ciclos completos para cada ponto de vista do examinador, ou seja, anterior, posterior e perfis direito e esquerdo. Durante os ciclos da marcha, observam-se a largura e a regularidade do passo, a direção do pé – por reportar a tendência do membro em rodar, a existência ou não de compensações do quadril, de báscula pélvica e de compensação lombar, a presença de claudicação ou de insuficiência dos estabilizadores laterais e a referência de dor e o momento em que ela ocorre.

Não é objetivo deste capítulo entrar em uma descrição das alterações ao nível de outros segmentos corporais relacionados à marcha, mas é indicado ao leitor fazer tais avaliações para descartar possíveis comprometimentos. No que se refere à pelve e ao quadril, é possível encontrar algumas alterações durante os ciclos da marcha. Tais alterações são relacionadas a seguir, em associação com suas possíveis causas.[5]

1. **Fase de balanço:**
   a. Pelve:
      - Rotação, elevação ou posteriorização: compensações aos flexores do quadril.
   b. Quadril:
      - Flexão inadequada: inabilidade de ativação dos flexores e/ou diminuição da proprioceptividade.
      - Circundução e/ou "saltito" contralateral: compensação dos flexores.

2. **Fase de apoio:**
   a. Pelve:
      - Inclinação lateral: fraqueza dos abdutores contralaterais.
   b. Quadril:
      - Excessiva flexão ou inclinação anterior do tronco, necessitando de apoio: contratura dos flexores, fraqueza dos extensores ou debilidade compensatória do quadríceps.
      - Extensão do quadril ou inclinação posterior do tronco necessitando de apoio: debilidade compensatória dos flexores ou dos extensores.
      - Lateralização do tronco: fraqueza dos abdutores.
      - Marcha em tesoura: fraqueza dos abdutores contralaterais.

Com base na clínica do paciente, foram desenvolvidas escalas de avaliação para estabelecer o grau de funcionalidade do indivíduo e a evolução do tratamento. Tais escalas são as seguintes: Índice de Evolução Funcional de Merle d'Aubigné **(TAB. 14.1)**, Índice Funcional das Coxopatias de Lequesne **(TAB. 14.2)** e Avaliação do Quadril de Menucourt **(TAB. 14.3)**.

TABELA 14.1 → Índice de evolução funcional de Merle d'Aubigné

Cotação	Dor	Mobilidade	Marcha
1	Dor noturna e muito presente na marcha, impedindo as atividades	Travamento extremo com atitude viciosa	Somente com muletas
2	Dor presente na marcha	Flexão de 40° e abdução de 0° com atitude viciosa	Somente com muletas
3	Dor presente, mas que permite a atividade limitada	Flexão de 40 a 80° e abdução de 0°	Limitada com uma muleta, muito difícil sem ela e com claudicação
4	Dor durante e após a marcha, desaparecendo rapidamente em repouso	Flexão de 90° e abdução de até 20°	Uso de uma muleta, limitada sem ela e com claudicação
5	Dor sustentável e intermitente, não impedindo uma atividade normal	Flexão de 90° e abdução de até 25°	Sem muleta, ligeira claudicação e presença de fadiga
6	Negligência completa	Flexão de 110° e abdução atingindo 40°	Normal

Fonte: Darnault e Parence.[6]

TABELA 14.2 → Índice funcional das coxopatias de Lequesne

	Pontuação
Dor	
A) Dor noturna	
– Conforme movimento ou postura	1
– Mesmo imóvel	2
B) Por causa da "rigidez matinal"	1
– Durante alguns minutos	2
– Durante mais de 15 minutos	
C) Por causa da posição em pé ou do calçado	1
– Durante cerca de 30 minutos	
D) Por causa da marcha	1
– Somente após qualquer distância	2
– A partir dos primeiros passos e de maneira crescente	1
E) Desconforto devido ao posicionamento prolongado	
Marcha máxima	
Mais de 1 km, porém limitada	1
Cerca de 1 km (aproximadamente 15 minutos)	2
500 a 900 m (de 8 a 15 minutos)	3
300 a 500 m	4
100 a 400 m	5
Menos de 100 m	6
Com uma muleta	+ 2
Com duas muletas	+ 2
Dificuldade	
Colocar as calças de frente	0 a + 2
Pegar objeto no chão	0 a + 2
Subir e descer três degraus	0 a + 2
Sair do carro	0 a + 2
Repercussão sobre a atividade sexual	
Sem dificuldade	0
Possível, com dificuldade	1
Impossível	2

Fonte: Darnault e Parence.[6]

TABELA 14.3 → Avaliação do quadril de Menucourt

Dor	
0	Dores permanentes
1	Dores significativas
2	Dores frequentes, com incômodo
3	Dores ligeiramente intermitentes, sem impedir a função
4	Alguma dor
Mobilidade	
0	Atitude viciosa significativa, maior incômodo
1	Atitude viciosa fraca, redução da mobilidade
2	Limitação dentro de várias direções, com início de atitude viciosa
3	Limitação de amplitude sem atitude viciosa
4	Mobilidade normal: flexão > 90°
Estabilidade	
0	Déficit muscular e dor maior
1	Déficit muscular e dor significativa
2	Déficit muscular fraco ou dor
3	Controle muscular inadequado
4	Apoio monopodal estável e indolor
Força muscular	
0	Algum controle muscular
1	Déficit significativo sobre vários grupos
2	Déficit significativo
3	Défict moderado global ou sobre um grupo
4	Força muscular sobre todos os grupos
Função	
0	Impotente
1	Uso de duas muletas-bengalas
2	Uso de uma muleta-bengala
3	Uso de uma muleta simples
4	Escala de marcha com função normal

Fonte: Darnault e Parence.[6]

Sendo assim, são buscados fatores de restrição ou de potencialização ao trabalho do fisioterapeuta para objetivar o limite funcional do paciente e identificar os fatores a serem eliminados e/ou trabalhados para aumentar o nível de funcionalidade responsável do indivíduo, ou seja, atingir o mais alto nível funcional, respeitando as condições que o problema impõe.

O que fazer com as informações?

Obtidos os dados básicos, torna-se possível fazer o planejamento do plano de trabalho. Alguns critérios devem ser respeitados para evitar erros de estratégia e, consequentemente, gerar outras compensações desagradáveis ao paciente, como:

1. Músculos contraturados ou com aumento de tensão são músculos com déficit de rendimento.

2. A dor é uma resposta orgânica e natural reativa a um agente que causa lesão ou risco de lesão e instala-se cronicamente na mesma proporção crônica do agente agressor.

3. A mobilidade é sustentada na estabilidade.

Em relação à musculatura, quando a atividade elétrica que atua no fuso muscular aumenta, as fibras não atingem seu estado de relaxamento ideal, gerando aumento do gasto energético, diminuição do potencial de contração e alterações de ordem histofisiológica, as quais provocam dor, tensão muscular, pontos de contratura, aderência miofascial e pontos-gatilho.[7,8] Como atividade reflexa, os tendões dos relativos músculos também mantêm um estado de tensão ("estiramento") constante, causando alterações como dor, tendinite, tendinose e, em situações mais graves, rupturas de fibras.

Com a alteração do rendimento musculotendíneo, a dinâmica do movimento se altera e, consequentemente, há sobrecarga de outras estruturas como ligamentos, cápsulas articulares, fáscias e bursas, em um conjunto crônico de inflamações, dores e edemas exudativos e transudativos. A primeira coisa a fazer após a identificação de todos esses pontos é mapeá-los para identificar qual a cadeia de movimento mais comprometida e, em seguida, eleger a ordem a ser trabalhada (**FIG. 14.1**).

Entre os diferentes mecanismos de produção, transmissão e integração, a dor implica distintas respostas frente a um estímulo. Os indivíduos com comprometimento do complexo do quadril apresentam dor aguda e crônica geradas por nociceptores polimodais (respondem a diferentes estímulos e de forma proporcional a eles), nociceptores musculares (respondem a estímulos de alta pressão) e nociceptores articulares (respondem somente a estímulos nocivos). Visto que os estímulos proprioceptivos derivados da cápsula articular, dos tendões e dos músculos periarticulares também são responsáveis pelo tônus muscular, dos nociceptores, provêm os estímulos de adaptação, pois são

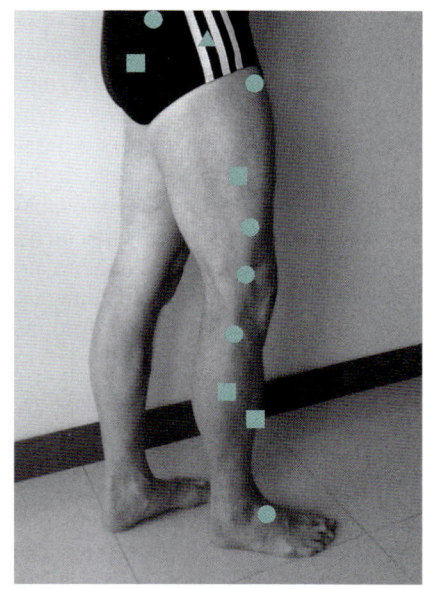

FIGURA 14.1 → Localização de pontos dolorosos prováveis em indivíduos que apresentam alteração no comportamento da marcha.
● Pontos tendíneos
■ Pontos em ventres musculares
▲ Bursas

agentes inibidores da atividade muscular local. Sendo assim, é preciso ter o cuidado de interpretar a dor de acordo com sua origem, intensidade e manifestação e, com o mesmo cuidado, entender seu comportamento, pois essa é uma importante ferramenta para mapear a melhor sequência de tratamento.

> **ATENÇÃO! A dor é uma resposta orgânica e natural reativa a um agente que causa lesão ou risco de lesão, portanto, deve ser respeitada na íntegra.**

O ser humano deve ter a capacidade de mover-se e permanecer estável,[9,10] portanto, a atividade estática precede e prepara para o movimento.[11] A atividade estática (ascendente ou descendente) é baseada em fatores biológicos e sustentada nas leis da física, que são:[12]

1. O corpo encontra-se em equilíbrio quando uma vertical, abaixada do seu centro de gravidade, cai em sua base de sustentação.

2. Para que o corpo permaneça em condições de equilíbrio, todo o desequilíbrio deverá ser compensado por um desequilíbrio inverso.

3. As posições humanas naturais não são posições fixas e toda a tensão tônica encontra-se nessa noção.

Além disso, a atividade estática é dependente dos sistemas vestíbulo-labiríntico e oculomotor.[12] Um movimento ou perfil postural, seja qual for, é gerado pelo ser humano através de um "programa motor", o qual é composto por uma série de experiências psíquicas e físicas que, somadas às informações sensoriais atuais, geram um padrão de movimento (estágio executivo, estágio efetor e *feedback* sensorial).[13-16] Muitas circunstâncias contribuem para o desequilíbrio e, consequentemente, para a reorganização de um padrão de movimento: patologias inflamatórias locais, patologias degenerativas ou distróficas e traumatismos ou alterações de ordem ortopédica.[17] O problema é que, no ato da reorganização, pode haver um desequilíbrio da cinemática articular e, com isso, a sobrecarga de outras estruturas teciduais.

O controle motor é um fenômeno que incorre na busca – pelo sistema biológico – por um padrão na ação (movimento) que mantenha um modo coordenativo ou conduza a um modo de movimento. Ele necessita, tanto para a manutenção como para a recuperação de uma cinemática articular, de certas circunstâncias: equilíbrio das tensões capsuloligamentares pelos mecanorreceptores; equilíbrio das tensões musculotendíneas; normalização da contração muscular pelos aferentes proprioceptivos periarticulares e locais, pois são responsáveis pela diminuição da atividade neurológica basal do músculo; inatividade nociceptiva, equilíbrio vasomotor, encaixe adequado articular e organização dos programas motores automáticos (perturbados pelas alterações biológicas).[17] Recuperar essa cinemática através de novos programas motores é a raiz mais notável de todo o trabalho fisioterapêutico.

Como utilizá-las na prática?

Depois de mapeado o estado geral do paciente e identificado o quadro clínico e funcional, pode-se definir e eleger as alternativas de tratamento conforme a seguinte ordem:

1. Liberação de pontos de tensão e dor.
2. Ganho de ADM.
3. Trabalho de estabilidade.
4. Trabalho de mobilidade ativa e funcional – marcha e atividades do dia a dia.

> **ATENÇÃO!** Em qualquer atividade passiva ou ativa, o paciente deve ser colocado em posição viável, confortável e o mais próximo possível do alinhamento neutro para facilitar o trabalho e evitar novos sintomas desnecessários.

Crioterapia pontual

Utilizados de forma localizada em pontos-gatilho, nódulos fibróticos dolorosos (centros musculares) ou pontos inflamatórios (bursas e tendões) são uma ótima alternativa. Pode ser feita nas versões Ice spray® ou Cryostim®. Seu efeito está diretamente relacionado com a diminuição da atividade metabólica. No que se refere à dor, proporciona a diminuição da velocidade do impulso nervoso, resultando em analgesia. Em relação aos processos inflamatórios, além da baixa metabólica, promove uma vasoconstrição que evita o aumento da reação inflamatória, principalmente após os exercícios. Sugere-se uma área de 3 cm² de aplicação, sendo imprescindível o cumprimento das normas técnicas de cada fabricante.

Calor superficial

Quando aplicado em regiões musculares com contraturas, o calor tem efeito benéfico à medida que, aumentando o metabolismo local, ocorre uma maleabilidade tecidual, facilitando a vascularização local. Também propicia a vasodilatação, o que proporciona a oxigenação do tecido, gerando a diminuição do estímulo nociceptor e o relaxamento muscular. Esses efeitos colaboram no trabalho do fisioterapeuta, uma vez que qualificam o tecido para o seu trabalho. Por outro lado, o calor é contraindicado em regiões que apresentem processo inflamatório em função do aumento da atividade metabólica.

Tem-se evidenciado em estudos *in vitro* que o calor atingindo a cartilagem articular provoca aumento da atividade de enzimas degradadoras dos condrócitos, que são produzidos em articulações inflamadas e pela colagenase. Além disso, com o aumento da temperatura, ocorre a ruptura da ligação entre a água e o proteoglicano, associada a uma diminuição da síntese de proteoglicano. Nesses casos, o calor se torna um potencializador da degeneração cartilaginosa.

Massoterapia

A massoterapia é uma ótima ferramenta, que pode ser utilizada de forma pontual ou difusa. Alguns dos principais benefícios são:[18]

- Diminuição do edema transudativo.
- Melhora da circulação sanguínea com o aumento de nutrientes.
- Melhora da circulação sanguínea com a remoção de resíduos catabólicos, com consequente diminuição do estímulo nociceptivo.
- Aumento da extensibilidade do tecido conjuntivo, facilitando a atividade musculotendínea.

Inicialmente, são indicadas técnicas de dígito pressão isquêmica (DPI), fricção lenta, fricção circular, deslizamento compressivo lento, manobras de alongamento e fricção cruzada de fibras. Conforme o músculo apresentar melhora do rendimento, utilizam-se técnicas de estiramento e bombeamento muscular, dentre as quais incluem-se manobras de fricção rápida, de compressão, de amplitude de movimento, de deslizamento compressivo rápido e manobras de amassamento.[4]

Pompagens

A pompagem é uma técnica diferenciada do habitual alongamento em função do nível de "estiramento muscular", é realizada passivamente e determinada pelo músculo no seu limite atual e pela ADM natural, ou seja, até oferecer o primeiro estado de contra resistência. O ganho de estiramento é obtido por meio do ritmo respiratório.[12,19]

As pompagens são sugeridas para liberar as tensões musculares e fasciais, tendo como objetivos recuperar e regularizar a função fisiológica e estruturar o tecido. É um procedimento realizado em três tempos: tensionamento, sustentação em três ritmos respiratórios com ganho na expiração e retorno. Nos casos de comprometimento do complexo do quadril, é indicado para músculos como glúteos, piriforme, tensor da fáscia lata (**FIG. 14.2**), isquiotibiais (**FIG. 14.3**), gastrocnêmios, quadríceps (**FIG. 14.4**), iliopsoas e flexores plantares.

Bandagens

As bandagens apresentam estrutura para serem utilizadas conjuntamente a outras técnicas terapêuticas. São bem indicadas para redução de quadros álgicos, correções no alinhamento mecânico, estímulos ou inibições musculares, alinhamento de tecidos moles (pele e aponeurose), melhora de fluidos (sangue e linfa) e facilitação ou limitação de funções articulares ou segmentares.

A técnica de Kinesio Taping® apresenta alternativas para os indivíduos com comprometimento do complexo do quadril. As mais indicadas, nesses casos, são as inibitórias para iliopsoas, quadrado lombar (**FIG. 14.5**), glúteos médio e máximo, tensor da fáscia lata (**FIG. 14.6**) e trato iliotibial (**FIG. 14.7**). Em casos mais específicos, apresentam

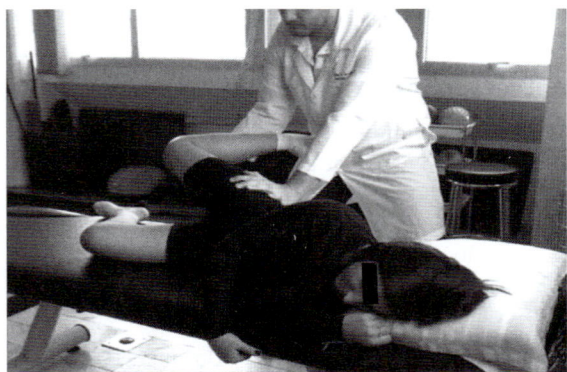

FIGURA 14.4 → Pompagem de quadríceps.

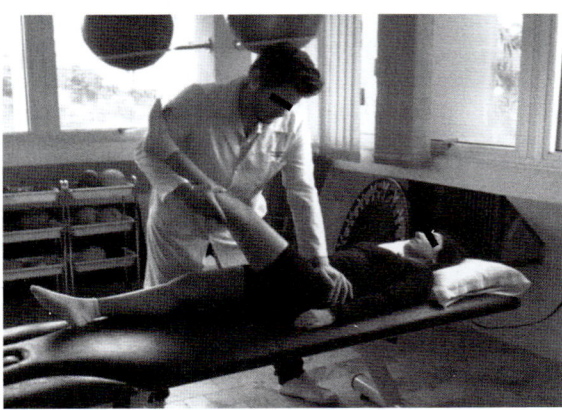

FIGURA 14.2 → Pompagem no tensor da fáscia lata.

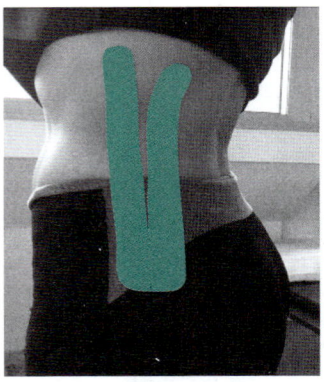

FIGURA 14.5 → Bandagem no quadrado lombar.

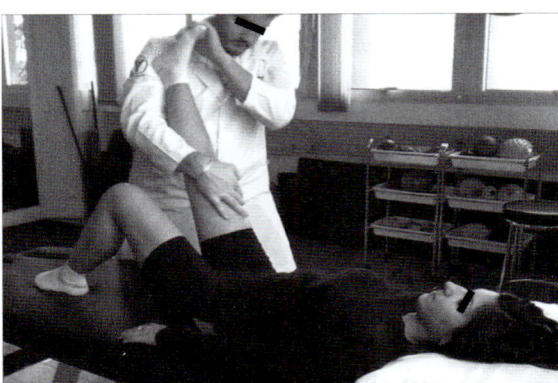

FIGURA 14.3 → Pompagem isquiotibial.

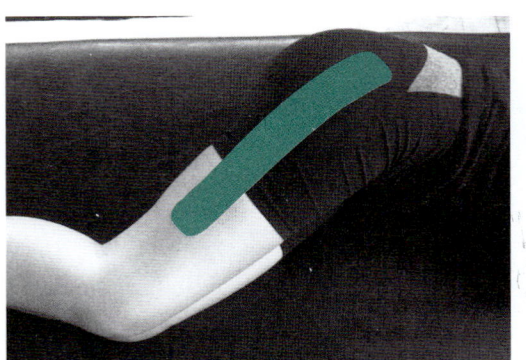

FIGURA 14.6 → Bandagem no tensor da fáscia lata.

técnicas sacroespinais, tibial anterior e extensores dos dedos.[20,21] Além disso, técnicas para bursites (**FIG. 14.8**) e instabilidades das articulações lombossacras (**FIG. 14.9**), coxofemorais, de joelhos e tornozelos também podem ser utilizadas, uma vez que muitos indivíduos apresentam sintomas e/ou alterações mecânicas desses níveis.

> **ATENÇÃO: Nas imagens relacionadas ao tema bandagens, a colocação dos materiais é ilustrativa, pois as bandagens devem ser colocadas diretamente sobre a pele e de acordo com a orientação técnica do idealizador.**

Mobilizações e trações articulares

As mobilizações e trações articulares são excelentes para o relaxamento capsular e ligamentar e, consequentemente, para o ganho de ADM. Devem ser sempre realizadas respeitando-se os planos de movimento clássicos de cada articulação. No caso da articulação coxofemoral, os 3° de liberdade articular podem ser explorados e, em alguns casos, combinados.

Tração: em decúbito dorsal, flexão do quadril e joelho contralateral e apoio da pelve; a coxofemoral a ser tracionada é colocada em flexão entre 75 e 80°, abdução entre 5 e 10° e rotação externa entre 5 e 10°. O fisioterapeuta

abraça o membro inferior acometido, que deve estar bem relaxado, e deixa seu peso tracionar a articulação, dentro dos limites indolores e permitidos pelo paciente. A técnica pode ser repetida de três a cinco vezes com tempos de sustentação de 20 a 30 segundos e descanso de 5 a 10 segundos (**FIG. 14.10**).

Mobilização: em decúbito dorsal, flexão do quadril e joelho contralateral e apoio da pelve. A coxofemoral a ser tracionada é colocada em flexão entre 75 e 80°, abdução entre 5 e 10° e rotação externa entre 5 e 10°. O fisioterapeuta sustenta o peso do membro inferior acometido, que deve estar bem relaxado, e, lentamente, inicia o movimento que vai desde a flexão, rotação externa e abdução até a extensão, rotação interna e adução da coxofemoral, iniciando com pequena ADM até o nível máximo permitido naquele momento ou na trava articular. Essa técnica pode ser repetida de três a cinco vezes em séries que variam de duas a cinco repetições de acordo com o bem estar do paciente (**FIG. 14.11 A-C**). Também são indicadas técnicas de Maithlan, Mulligan e osteopatia.

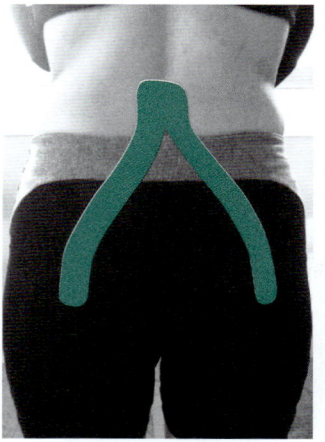

FIGURA 14.9 → Bandagem lombossacra.

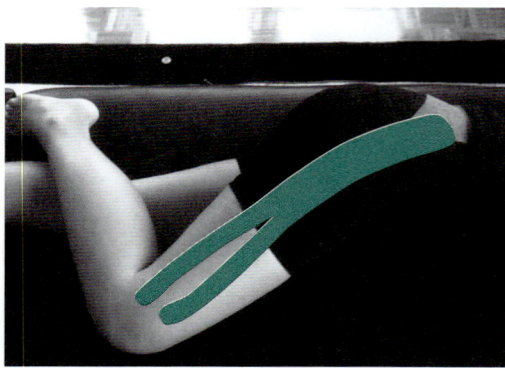

FIGURA 14.7 → Bandagem no trato iliotibial.

FIGURA 14.8 → Bandagem na bursite trocantérica.

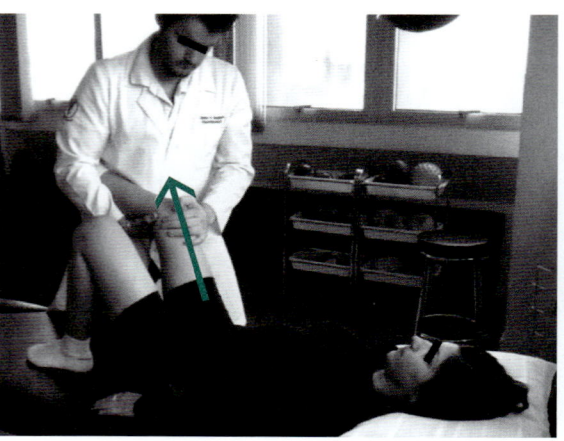

FIGURA 14.10 → Tração coxofemoral.

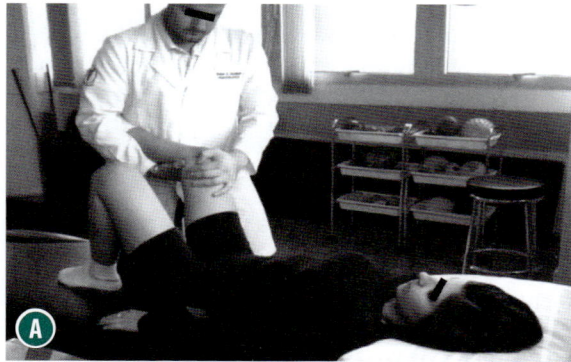

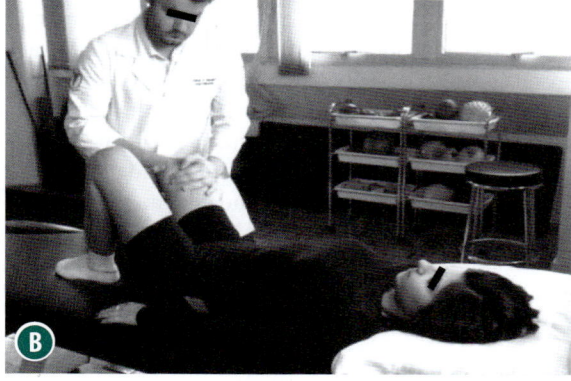

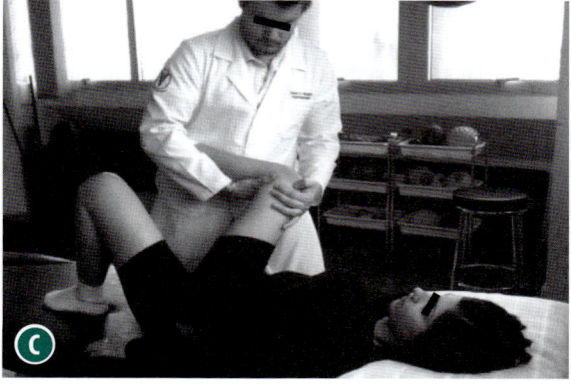

FIGURA 14.11 → Mobilização coxofemoral.
Ⓐ Posição inicial.
Ⓑ Posição para extensão.
Ⓒ Posição para flexão.

ATENÇÃO! É importante salientar que, mesmo que o foco seja o tratamento do complexo do quadril, a liberação de articulações lombares, dos joelhos e dos tornozelos fazem parte do tratamento, permitindo o movimento em ordem ascendente ou descendente e liberando o movimento como um todo, o que facilita o trabalho do fisioterapeuta.

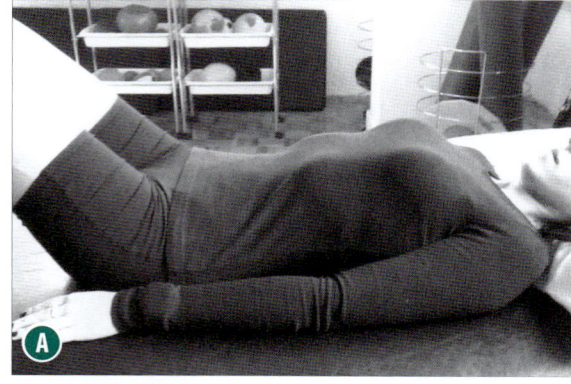

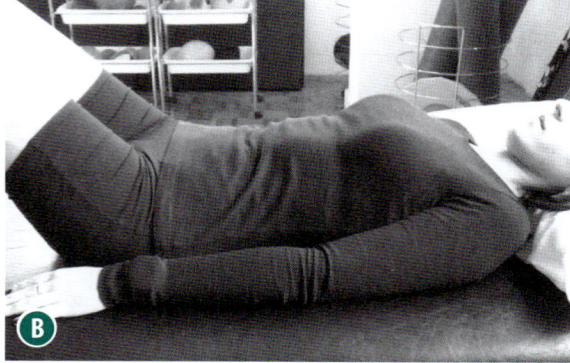

FIGURA 14.12
Ⓐ Contração sustentada abdominal incorreta: o arcado costal se abre e só o reto abdominal entra em atividade.
Ⓑ Contração sustentada abdominal correta: o arcado costal se fecha, confirmando a atividade de todos os abdominais (reto, oblíquos e transverso).

Estabilidade

O meio mais rápido e prático de trabalhar a estabilidade é através do treino do controle motor, que "[...] é a capacidade de regular ou orientar os mecanismos essenciais para o movimento".[5] Quando há descontrole desse sistema, o movimento funcional entra em desajuste, e iniciam-se processos patológicos como tendinites, bursites, contraturas, entre outros.

Inicialmente, o indivíduo deve ser treinado a contrair seus músculos de forma adequada, sem gerar movimento, e trabalhá-los de forma isométrica. Sugere-se o trabalho em decúbito dorsal com um rolo sob os joelhos para ficar confortável, facilitar sua autopercepção e manter as articulações em posição neutra. Os principais músculos a serem trabalhados nesse momento são os abdominais (reto, oblíquos e transverso) **(FIG. 14.12 A e B)**, glúteos, quadríceps **(FIG. 14.13)**, flexores plantares, gastrocnêmios e isquiotibiais **(FIG. 14.14)**. Em um segundo momento, esses músculos iniciam um trabalho conjunto de forma a organizar o trabalho em cadeia e de maneira coordenada. Existem diferentes técnicas de recrutamento e em posições distintas. Sugere-se, primeiramente, em decúbito dorsal e em cadeia cinética fechada **(FIG. 14.15)**, com recrutamento de forma

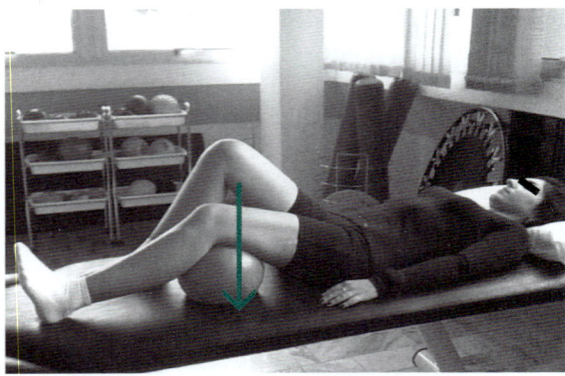

FIGURA 14.13 → Contração sustentada de quadríceps, em que a direção da coxa deve ser contra a bola de forma suave e que não gere movimentos.

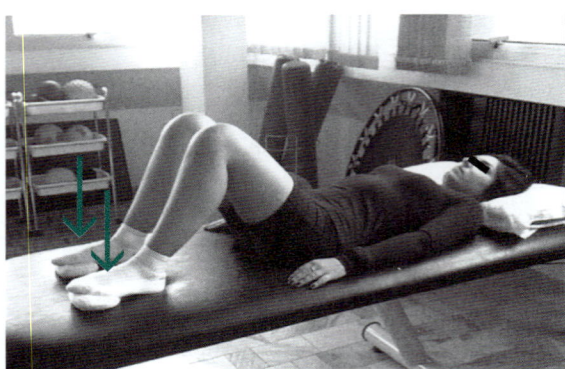

FIGURA 14.14 → Contração sustentada de flexores plantares, gastrocnêmios e isquiotibiais.

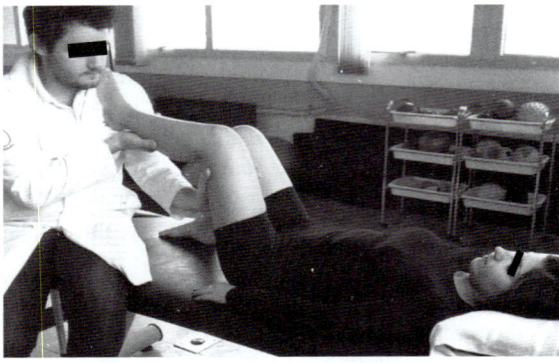

FIGURA 14.15 → Contração sustentada em cadeia cinética fechada.

ascendente, pois é justamente nesse sentido que é necessária a maior parte da estabilidade humana – por exemplo, erguer-se, subir escadas, permanecer em pé, sustentar-se durante um deslocamento/caminhando, entre outras atividades. Pode ser realizado contra uma resistência manual (fisioterapeuta) ou mecânica **(FIG. 14.16 A-D)**, utilizando objetos como maca, parede e chão, e trabalhado de maneira evolutiva em diferentes ADMs – das posições neutras às grandes ADMs – e posicionamentos – de decúbito dorsal até situações de AVDs vivenciadas por cada indivíduo especificamente.

> **ATENÇÃO!** Músculos contraturados ou com aumento de tensão são músculos com déficit de rendimento, portanto, não devem receber trabalho de reforço muscular.

Mobilidade ativa e ganho de força muscular

Tendo iniciado o treino de estabilidade e o controle de movimento e o paciente já apresentar sinais positivos desse trabalho, pode-se incrementar o trabalho de força muscular dentro de ADMs controláveis e possíveis ao indivíduo. Nesse início de trabalho ativo, deve-se ter cuidado redobrado com as tendências viciadas de movimentos adquiridos ao longo da evolução. Sugere-se, primeiramente, ADMs de pequeno alcance e com o peso natural do membro; na sequência evolutiva, aumentar a ADM e sua alavanca e, só após o controle perfeito da atividade motora proposta, inserir carga ou complexidade de movimento. No que se refere à carga e suas variáveis, pode ser executada no início com contrapeso manual (do fisioterapeuta), depois com as faixas elásticas e, por fim, com os pesos em forma de tornozeleiras.

Em relação ao posicionamento, os inícios das atividades são na seguinte ordem e de acordo com as possibilidades de cada indivíduo: decúbito dorsal **(FIG. 14.17 A e B)**, decúbito lateral **(FIG. 14.18 A e B)**, sentado (preferencialmente na bola; **FIG. 14.19 A-C)**, em pé de forma bipodal **(FIG. 14.20 A-D)** e em pé de forma unipodal **(FIG. 14.21 A-D)**.

Marcha e habilidades do dia a dia

Antes de liberar o uso das muletas, deve-se iniciar o trabalho específico para a marcha e para as habilidades necessárias do dia a dia de forma independente. A função do fisioterapeuta, nesse momento, é auxiliar o paciente a desenvolver a mais efetiva e eficiente estratégia de locomoção do ponto de vista sensório-motor.

O tratamento é direcionado para melhorar ou prevenir as alterações da marcha e das habilidades, se possível, desenvolver uma estratégia de marcha que vá ao encontro das exigências da progressão e da estabilidade durante a fase de apoio e de balanceio, e desenvolver estratégias adaptativas apropriadas às mudanças de tarefas e às mudanças do meio ambiente. Toda e qualquer função requer em comum um movimento de direção desejada (**progressão**), um controle postural (**estabilidade**) e a habilidade de adaptar-se a mudanças de tarefa e condições ambientais (**adaptação**).

Progressão

O foco de tratamento na progressão consiste em auxiliar o paciente a desenvolver a capacidade de gerar um movimento que facilite a propulsão do corpo. Exemplos de exercícios:

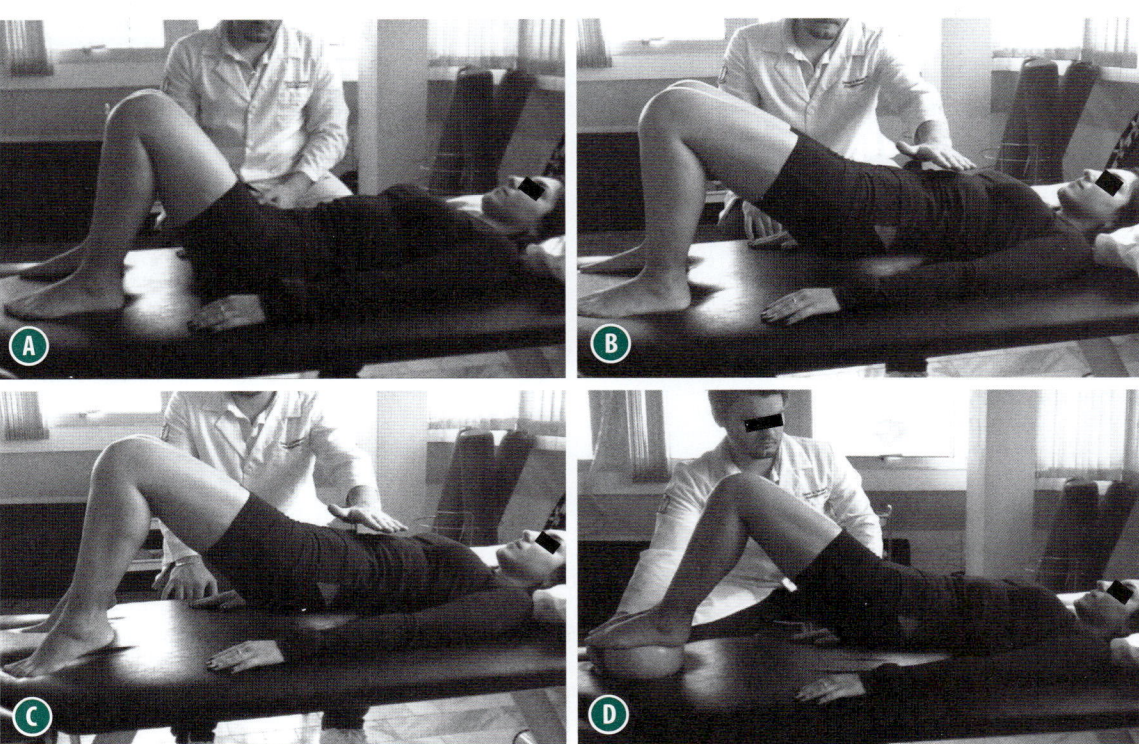

FIGURA 14.16 → **Ⓐ** Posição inicial para movimento em ponte, em que os abdominais devem estar contraídos e os pés bem posicionados e firmemente fixos na maca.
Ⓑ Posição de atividade em ponte, na qual a subida da pelve é executada pelos glúteos sem sobrecarga lombar.
Ⓒ Posição de atividade em ponte, em que a subida da pelve é executada pelos glúteos sem sobrecarga lombar, acrescida de elevação dos calcanhares. Essas variações jamais podem ser executadas sem a capacidade de controle do paciente ou se gerarem qualquer tipo de desconforto.
Ⓓ Posição de atividade em ponte, em que a subida da pelve é executada pelos glúteos sem sobrecarga lombar, acrescida de um degrau para potencializar as atividades musculares. Essas variações jamais podem ser executadas sem a capacidade de controle do paciente ou se gerarem qualquer tipo de desconforto.

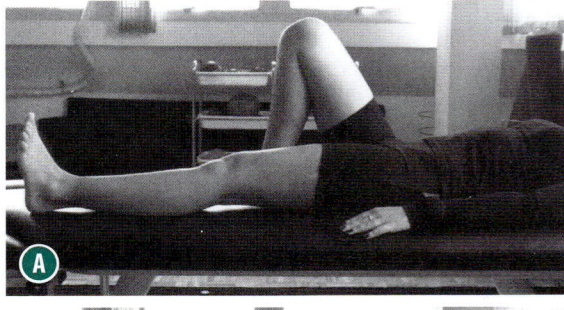

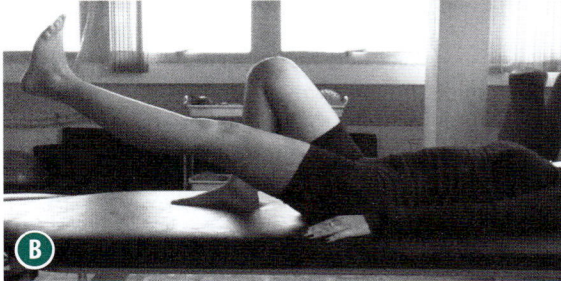

FIGURA 14.17 → **Ⓐ** Posição inicial para atividade em decúbito dorsal, na qual a atividade abdominal já deve ter iniciado para aumentar a estabilidade durante o movimento do membro inferior. **Ⓑ** Posição de elevação final para atividade em decúbito dorsal, em que a atividade abdominal já deve ter iniciado para aumentar a estabilidade durante o movimento do membro inferior.

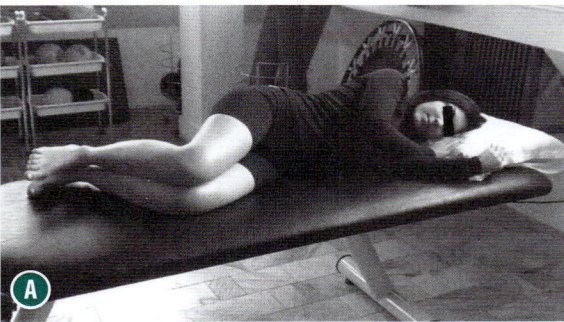

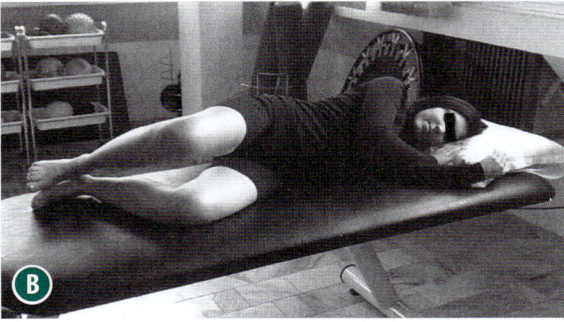

FIGURA 14.18 → **Ⓐ** Posição inicial para atividade em decúbito lateral.
Ⓑ Posição final para atividade em decúbito lateral, em que há somente rotação externa da coxofemoral.

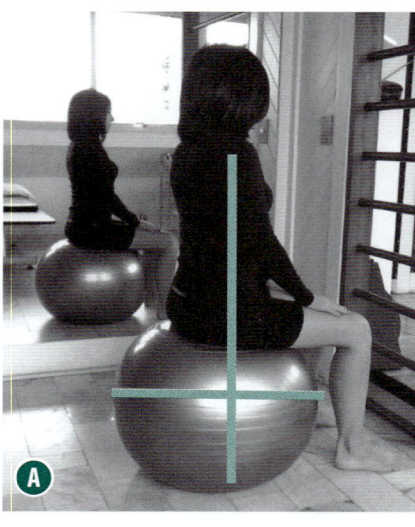 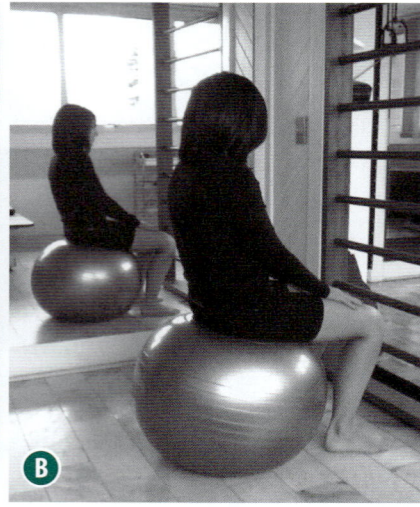 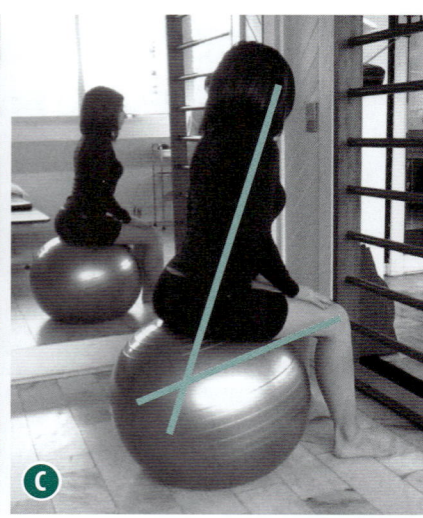

FIGURA 14.19

Ⓐ Posição inicial correta para atividades com o indivíduo sentado sobre a bola. As linhas de referência da bola se encontram em posição transversa ao posicionamento vertical correto do paciente.

Ⓑ Posição inicial incorreta para atividades com o indivíduo sentado sobre a bola. As linhas de referência da bola se encontram em posição alterada ao posicionamento vertical incorreto do paciente.

Ⓒ Posição inicial incorreta para atividades com o indivíduo sentado sobre a bola. As linhas de referência da bola se encontram em posição alterada ao posicionamento vertical incorreto do paciente.

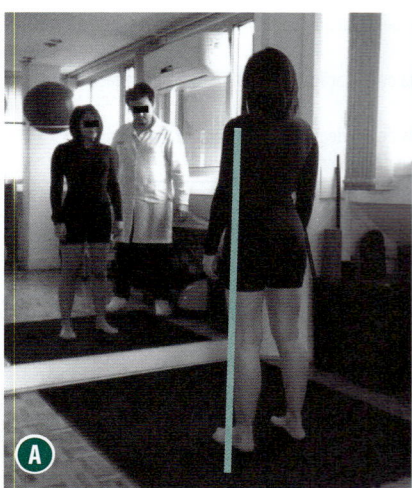 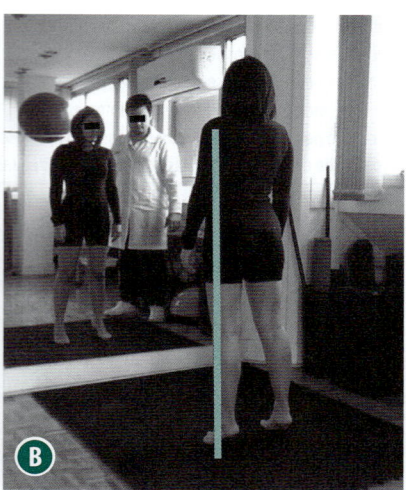

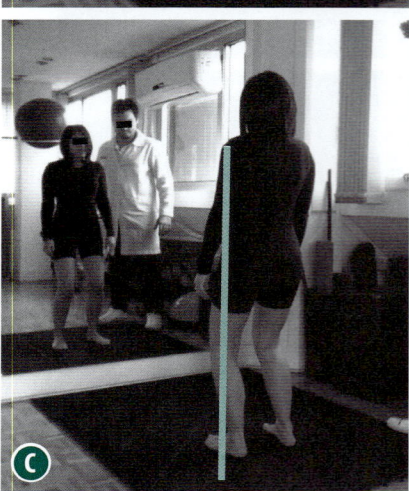 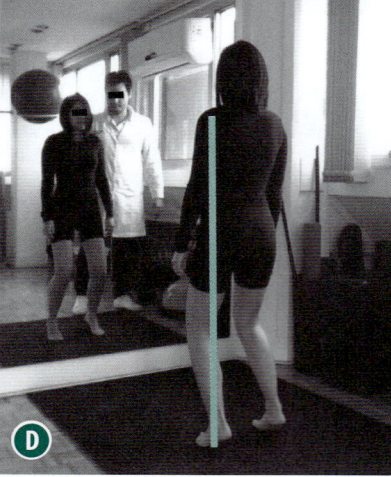

FIGURA 14.20

Ⓐ Posição inicial para trabalho em apoio bipodal em que o alinhamento vertical do paciente faz uma posição transversa ao solo.

Ⓑ Posição final de elevação para trabalho em apoio bipodal em que o alinhamento vertical do paciente faz uma posição transversa ao solo.

Ⓒ Posição final de flexão de joelhos para trabalho em apoio bipodal em que o alinhamento vertical do paciente faz uma posição transversa ao solo.

Ⓓ Posição final de elevação com sequência de flexão de joelhos para trabalho em apoio bipodal em que o alinhamento vertical do paciente faz uma posição transversa ao solo.

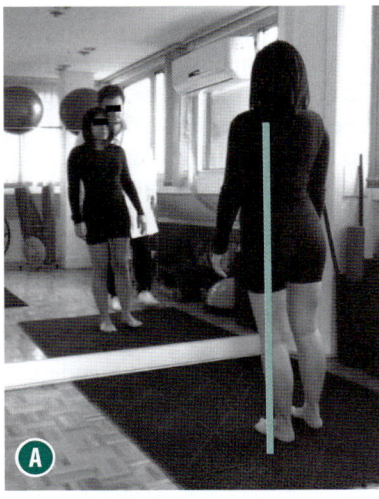
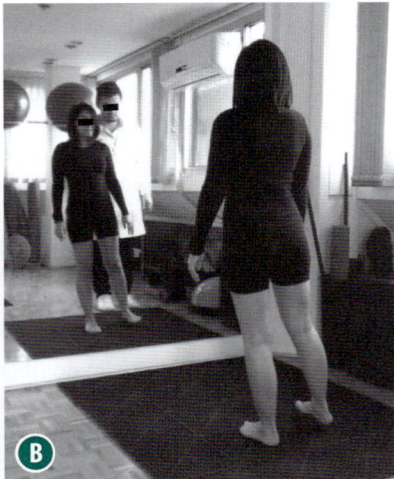
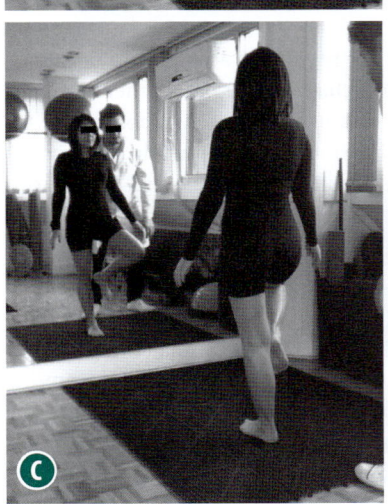
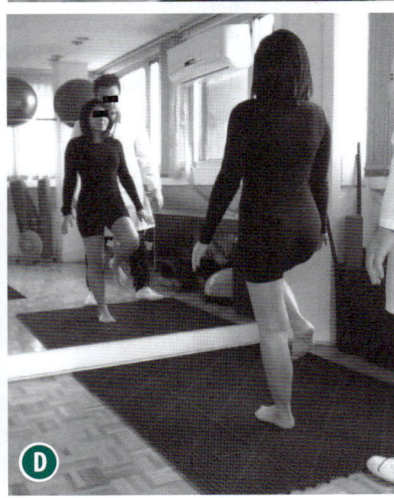

FIGURA 14.21
A Posição inicial para trabalho unipodal em que o paciente coloca o peso do corpo sobre o membro inferior sem compensar seu alinhamento e recruta a musculatura lateral (glúteos) para controle do tronco, elevando, levemente, o membro inferior contralateral a fim de ficar em posição livre para qualquer movimento solicitado.
B Posição final para trabalho unipodal em que o paciente coloca o peso do corpo sobre o membro inferior sem compensar seu alinhamento e recruta a musculatura lateral (glúteos) para controle do tronco, elevando, levemente, o membrocontralateral a fim de ficar em posição livre para realizar uma leve abdução.
C Posição final para trabalho unipodal em que o paciente coloca o peso do corpo sobre o membro inferior sem compensar seu alinhamento e recruta a musculatura lateral (glúteos) para controle do tronco, elevando, levemente, o membro contralateral a fim de ficar em posição livre para realizar leves flexão e abdução de coxofemoral, além de flexão de joelho.
D Posição final para trabalho unipodal em que o paciente coloca o peso do corpo sobre o membro inferior sem compensar seu alinhamento e recruta a musculatura lateral (glúteos) para controle do tronco, elevando, levemente, o membro contralateral a fim de ficar em posição livre para realizar o retorno à posição.

1. Posição inicial: paciente sentado.
   - Fase 1 (F1): o paciente realiza a rotação do tronco para a direita (ou esquerda) contra a resistência manual do fisioterapeuta imposta no ombro direito (ou esquerdo).
   - Fase 2 (F2): volta à posição inicial **(FIG. 14.22)**.
2. Posição inicial: paciente em pé com os ombros flexionados, as mãos apoiadas nos ombros do fisioterapeuta e o quadril direito (ou esquerdo) em leve flexão.
   - F1: paciente realiza a báscula anterior contra a resistência manual do fisioterapeuta imposta na espinha ilíaca anterossuperior direita (ou esquerda).
   - F2: volta à posição inicial.
3. Posição inicial: paciente sentado.
   - F1: paciente realiza a extensão dos joelhos associada à extensão dos quadris contra a resistência manual do fisioterapeuta imposta na espinha ilíaca anterossuperior.
   - F2: volta à posição inicial.

Estabilidade

O foco do tratamento na estabilidade reflete-se na necessidade de um bom apoio do pé para facilitar o suporte do peso, na presença de um torque de extensão suficiente para suportar o corpo contra a gravidade e na facilitação dos extensores do quadril e do tronco para controlar os movimentos de dissociação. Exemplos de exercícios:

1. Posição inicial: paciente sentado com leve inclinação anterior do tronco.
   - F1: paciente realiza o movimento de extensão do tronco associado à extensão dos quadris e dos joelhos, levemente.
   - F2: volta à posição inicial **(FIG. 14.23 A e B)**.
2. Posição inicial: paciente em pé com o quadril direito (ou esquerdo) em leve hiperextensão.
   - F1: paciente realiza flexão do quadril direito (ou esquerdo) contra a resistência manual do fisioterapeuta imposta na face anterior do mesmo joelho.
   - F2: volta à posição inicial.

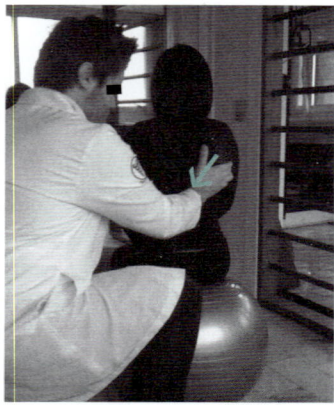

FIGURA 14.22 → Atividade em rotação à direita de tronco com o auxílio contra resistência manual do fisioterapeuta.

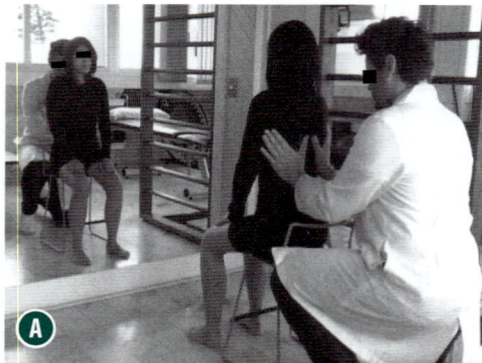

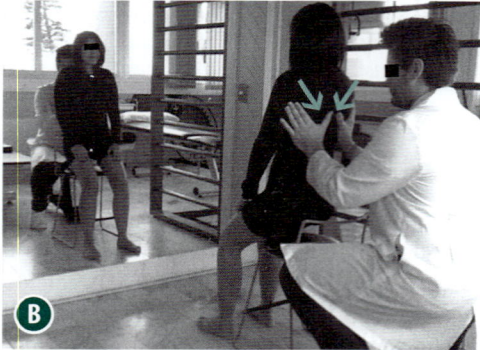

FIGURA 14.23

Ⓐ Posição inicial para atividade em extensão de tronco com auxílio contra resistência manual do fisioterapeuta.

Ⓑ Posição final para atividade em extensão de tronco com auxílio contra resistência manual do fisioterapeuta.

3. Posição inicial: paciente em pé com o quadril direito (ou esquerdo) em leve flexão.

- F1: paciente transfere o peso do corpo ao membro inferior esquerdo (ou direito), retirando o apoio do pé direito (ou esquerdo).
- F2: paciente transfere o peso do corpo ao membro inferior direito (ou esquerdo), retirando o apoio do pé esquerdo (ou direito).
- F3: volta à posição inicial.

Adaptação

Essa fase requer que o paciente modifique o movimento e a estratégia motora do controle motor que, nos indivíduos com processos degenerativos, é muito evidente pelos mecanismos de adaptação à dor e à deformidade em resposta à mudança de tarefa e à demanda ambiental. Exemplos de exercícios são a marcha sobre superfícies irregulares e a marcha com obstáculos **(FIG. 1.24 A-C)**.

Liberação de muletas

A decisão de liberar o uso de muletas é de grande importância, pois, apesar de simples, pode desorganizar todo o trabalho ou gerar alterações de ordem motora que amplifiquem, desnecessariamente, o tratamento fisioterapêutico.

As muletas devem ser reguladas ao paciente no período pré-operatório, e a marcha deve ser devidamente treinada para que o indivíduo adquira desenvoltura com elas e facilite sua adaptação no período pós-operatório. Nos casos em que o paciente já usa muletas e está em pré-operatório, é válido repassar todos os detalhes do seu uso.

Deve-se ter em mente que sempre há um trabalho progressivo de descarga de peso, assim sendo, o membro inferior operado não deve ficar na linha do centro de gravidade, e sim, o membro não operado. A marcha com descarga parcial de peso ocorre, inicialmente, com o apoio anterior das duas muletas, seguindo o passo com o membro inferior operado, no qual a carga é distribuída com as muletas em ampla base de apoio, e, por fim, o passo com o membro de suporte até a linha das muletas ou, se o paciente conseguir, adiante delas.

Ao liberar uma das muletas, elege-se o lado do membro inferior de suporte para o apoio da muleta para distribuir a carga do membro operado em base ampla com a muleta e deixar a linha do centro de gravidade passar ao longo do membro de suporte. A marcha ocorre com o apoio anterior da muleta, seguido do membro operado (descarga parcial ou início total) e, por último, do membro de suporte até a linha da muleta, ou, se o paciente conseguir, adiante dela. Tais etapas são muito importantes para a segurança do paciente e para a adaptação adequada do suporte do membro operado.

Hidrocinesioterapia

Esse, sem dúvida nenhuma, é um recurso fisioterapêutico de grande valia para um indivíduo com comprometimento do complexo do quadril. Porém, deve-se esclarecer ao paciente que é necessário o trabalho conjunto fora da água, pela necessidade de sofrear a ação da gravidade. Como efeitos da hidrocinesioterapia, pode-se citar:[22-25]

- A força ascensional do empuxo, que provoca a diminuição da compressão das articulações.

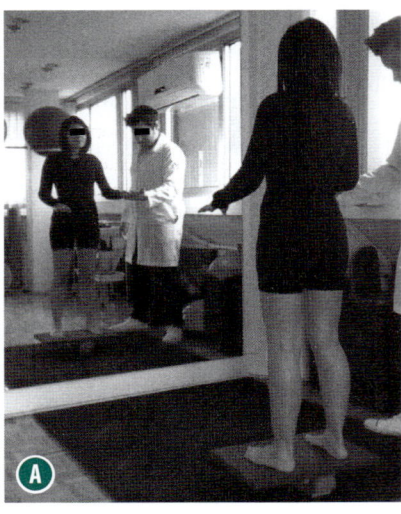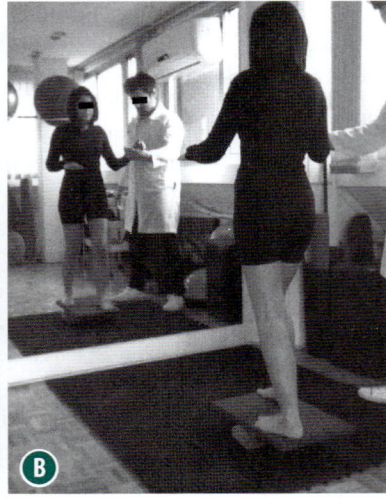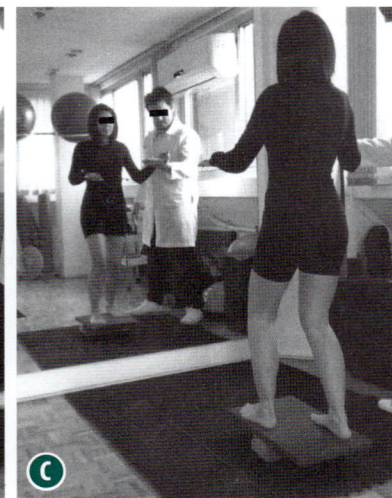

FIGURA 14.24
Ⓐ Exemplo de atividade de equilíbrio.
Ⓑ Exemplo de atividade de equilíbrio com mudança de tarefa.
Ⓒ Exemplo de atividade de equilíbrio com mudança de tarefa e alternando o membro inferior de domínio.

- A pressão hidrostática, que aumenta em 22,4 mmHg para cada pé de água. A pressão da água aumenta a pressão sobre o corpo, o que provoca o aumento do fluxo sanguíneo em aproximadamente 700 mmHg no sangue bombeado dos membros inferiores, que, consequentemente, é transferido para o sistema cardiorrespiratório. Isso influencia o sistema de barorreceptores para que haja homeostase, provocando redução do edema e sensibilização dos receptores dolorosos, o que causa analgesia.

- O volume sanguíneo é aumentado em aproximadamente 50%, e a resistência vascular periférica é reduzida em cerca de 35%. A circulação aumenta, melhorando a reabsorção de catabólitos, o que também provoca a diminuição da dor.

- A atividade simpática é diminuída, o que diminui o espasmo muscular.

- A sensibilidade tátil fornecida pela água ativa as fibras alfa, e há teorias de que isso possa aliviar a dor.

Cuidados em fase hospitalar

O delineamento do tratamento fisioterapêutico com resolução cirúrgica objetiva, em um primeiro momento, evitar as complicações que o procedimento ou o possível tempo de permanência no leito possam causar. A mais temida é a trombose venosa. Além dos exercícios, ela é abordada de forma profilática com a devida medicação. Além disso, o controle efetivo da dor pós-operatória é crucial no curso do paciente em fase hospitalar. O controle adequado da dor facilita os cuidados e previne complicações neurovasculares e pulmonares, pois os pacientes toleram melhor as atividades e apresentam-se mais dispostos à fisioterapia, assim como conseguem sair mais rapidamente do leito.

De forma geral, o tratamento fisioterapêutico de um indivíduo que realizou procedimento cirúrgico apresenta diferenças dos objetivos nas diferentes fases do processo. Conforme atingem a metade do período de tratamento, todos os casos tendem a convergir a focos em comum: a marcha e as habilidades necessárias do dia a dia. A análise dos objetivos foi dividida nos seguintes momentos: fase hospitalar pré-operatória, sala de recuperação e enfermaria e fase ambulatorial.

Fase hospitalar pré-operatória

O tratamento é baseado:

- Na vivência da rotina pós-operatória no que se refere aos exercícios e às trocas de decúbito.

- Na ênfase do trabalho dos estabilizadores do quadril.

- No incremento da força muscular dos membros superiores, principalmente ao tríceps e aos depressores da escápula (peitoral menor e trapézio inferior).

- No treino de marcha com auxílio de muletas.

- Nas orientações gerais ao paciente e seus familiares quanto a fases do processo de reabilitação, importância desses processos e rotinas e cuidados nas AVDs.

Fase hospitalar: sala de recuperação

O tratamento é baseado:

- No controle dos sinais vitais.

- Na manutenção pulmonar e, quando for necessário, na higiene brônquica.

- Em exercícios ativos livres de membros superiores, à medida que o paciente conseguir, para prevenir os acidentes tromboembólicos.

- Em exercícios passivos ou, preferencialmente, ativos livres do membro inferior não acometido à medida que o paciente conseguir para preveni trombose venosa.

- No trabalho de mobilidade passiva do membro inferior acometido dentro de amplitudes permitidas para evitar os efeitos provenientes de espasmos dolorosos e prevenir a trombose venosa.

- No uso de crioterapia – de 10 a 15 minutos, a cada duas horas – sobre o local da incisão cirúrgica para amenizar os efeitos do processo inflamatório e prevenir os efeitos da dor pós-operatória.

Fase hospitalar: enfermaria

O tratamento é baseado:

- Na higiene brônquica, se necessário.

- No incremento da força muscular dos membros superiores, principalmente tríceps e depressores da escápula para uso de muletas.

- No uso de crioterapia no local da incisão cirúrgica, para amenizar os efeitos do processo inflamatório e diminuir a dor, prevenindo seus efeitos.

- No trabalho de mobilidade ativa do membro inferior não acometido e dos tornozelos e artelhos do membro acometido, para prevenir a trombose venosa.

- Na manutenção da ADM do quadril dentro do permitido nessa fase.

- No incremento da força muscular dos membros inferiores: do operado com o objetivo de manutenção e do não operado pela força de sustentação necessária para o uso das muletas.

- No trabalho de dissociação de cinturas e de transferência de peso – com o paciente sentado – para o controle de tronco e pela necessidade na marcha normal.

- No trabalho de estímulos proprioceptivos.

- No treino de marcha com muletas.

É preciso ressaltar que o objetivo maior do trabalho fisioterapêutico é melhorar ou recuperar as variáveis alteradas pelo(s) processo(s) patológico(s) local(is) ou sistêmico(s), para ajustar a estabilidade e, consequentemente, a dinâmica do movimento, favorecendo a autonomia do indivíduo no seu mais alto nível funcional. O processo avaliativo é continuado, e a funcionalidade não é sinônimo de perfeição.

Referências

1. Dutton M. Fisioterapia ortopédica: exame, avaliação e intervenção. 2. ed. Porto Alegre: Artmed; 2010.

2. Dutton M. Fisioterapia ortopédica: exame, avaliação e intervenção: referência rápida. Porto Alegre: Artmed; 2007.

3. Magee DJ. Avaliação musculoesquelética. 5. ed. Barueri: Manole; 2010.

4. McGillicuddy M. Massagem para o desempenho esportivo. Porto Alegre: Artmed; 2012.

5. Shumway-Cook A, Woollacott MH. Controle motor teoria e aplicações práticas. 2. ed. Barueri: Manole; 2003.

6. Darnault A, Parence C. La caxartrose. Méd. Chir (Kinésithérapie-Rééducation Fonctionnelle). Paris: Elsevier; 1991.

7. Mense S. Muscle pain: mechanisms and clinical significance. Dtsch Arztebl Int. 2008;105(12):214-9.

8. Mense S, Simons DG, Russell IJ. Muscle pain: understanding its nature, diagnosis and treatment. Berlin: Springer-Verlang; 2011.

9. Adler SS, Beckers D, Buck M. PNF: facilitação neuromuscular proprioceptiva: um guia ilustrado. 2. ed. São Paulo: Manole; 2007.

10. Leroy A. Méthode de Kabat. Encycl. Méd. Chir (Kinésithérapie-Rééducation Fonctionnelle). Paris: Elsevier; 1991. 26-060-C-10.

11. Redondo B. Isostretching. Barcelona: Parramon Paidotribo; 2002.

12. Bienfait M. As bases da fisiologia da terapia manual. São Paulo: Summus; 2000.

13. Lederman E. Fundamentos da terapia manual. São Paulo: Manole; 2001.

14. Schimidt RA, Lee TD. Motor control and learning: a behavioral emphasis. 3rd ed. Champaign: Human Kinetics; 1999.

15. Levangie PK, Norkin CC. Joint structure and function: a comprehensive analysis. 3rd ed. Philadelphia: I. A. Davis Company; 2001.

16. Latasch KL. Control of human movement. Chanpaign: Human Kinetics; 1993.

17. Sohier R. De la biomécanique à la biologie mécanogéne. Ballan-Miré: Kine Sciences; 2012.

18. Courtillon A, Gain H, Gosselin P, Grumberg M. Démarche qualité et évalution en massokinésitherapie. Encycl. Méd. Chir (Appareil Locomoteur). Paris: Elsevier; 2001. 26-006-C-10.

19. Bienfait M. Fáscias e pompages: estudo e tratamento do esqueleto fibroso. 2. ed. São Paulo: Summus; 1999.

20. Kase K, Lemos TV, Dias EM. Kinesio Taping®: introdução ao método e aplicações musculares. 2. ed. São Paulo: Andreoli; 2013.

21. Keil A. Bandagem terapêutica no esporte e na reabilitação. Barueri: Manole; 2014.

22. Ruoti RG, Morris DM, Cole AJ. Reabilitação aquática. São Paulo: Manole; 2001.

23. Martinez FG, Zebl AA, Fernandes FD. Curso de abordagens hidrocinesioterapêuticas. Porto Alegre; 1997.

24. Cohen M, Parreira P, Baratella TV. Fisioterapia aquática. Barueri: Manole; 2010.

25. Campion MR. Hidroterapia: princípios e prática. Barueri: Manole; 2000.

15
Joelho da criança e do adolescente

Evando J. A. Góis
Lucio Ricieri Perotti
André Marcelo Okura

ANOMALIAS CONGÊNITAS DA PATELA

As anomalias congênitas da patela estão relacionadas, basicamente, a alterações na sua forma, como patela bipartida, hipoplasia ou agenesia patelar. Observa-se com frequência que a hipoplasia ou agenesia patelar podem estar associadas à instabilidade ou à luxação da articulação femoropatelar. Algumas vezes, as malformações patelares estão associadas a síndromes específicas.

O tratamento depende da sintomatologia de cada indivíduo. Os pacientes portadores de hipoplasia patelar podem apresentar graus variados de subluxação e luxação. O tratamento conservador está indicado nos casos em que há pouca sintomatologia ou nenhuma queixa com patela estável. O realinhamento cirúrgico deve ser reservado para os casos com subluxação recidivante ou habitual.

O realinhamento cirúrgico da patela pode ser proximal, distal ou ambos. Os relatos de bons resultados com a associação do realinhamento proximal e distal não são extensíveis a crianças de baixa idade, pois existe o risco de lesão fisária da tuberosidade anterior da tíbia nesse grupo de pacientes.

LUXAÇÃO CONGÊNITA DA PATELA

Existe uma considerável confusão quando o assunto é luxação congênita da patela e outras formas de instabilidades femoropatelares. Poucas são as publicações referentes ao assunto. A luxação congênita da patela é uma condição rara com associação frequente com artrogripose e síndrome unha-patela, podendo também ocorrer como entidade isolada. É importante o diagnóstico diferencial com a instabilidade patelar e com as luxações habituais redutíveis da patela, as quais podem decorrer de uma miríade de alterações com tratamento individualizado.

Na luxação congênita da patela, é provável que haja uma falha na rotação interna do quadríceps durante a fase de vida intrauterina, havendo a permanência não só da patela, mas também de grande parte do aparelho extensor na região lateral da coxa (**FIG. 15.1**). No aspecto clínico, o paciente apresenta deformidade em flexão do joelho, pois o quadríceps lateralizado atua como um flexor. A patela é hipoplásica e localiza-se externamente (no côndilo lateral do fêmur), sendo irredutível a manobras semiológicas. Observa-se também rotação lateral da tíbia proximal em relação ao fêmur. Essas alterações são de difícil observação ao nascimento, e o paciente comparece à consulta, de maneira geral, após o início da marcha. As queixas são de deformidade em valgo do joelho, incapacidade de extensão completa da articulação e claudicação.

O diagnóstico por imagem deve ser realizado por ultrassonografia. Como a ossificação da patela inicia-se ao redor dos 3 aos 5 anos, radiografias podem ser de pouca valia, porém, se persistirem dúvidas com relação à luxação da patela, está indicada a realização da ultrassonografia, que deve então mostrar a patela luxada. Quando o diagnóstico não é precoce, a musculatura lateralizada do quadríceps causa uma deformidade em valgo do joelho, que compromete seu compartimento lateral e gera um processo degenerativo precoce dessa articulação (**FIGS. 15.2 e 15.3**).

O tratamento da luxação congênita da patela é cirúrgico e deve ser instituído tão logo seja possível, de preferência antes do primeiro ano de vida. O realinhamento da patela depende de uma ampla liberação lateral do quadríceps e de suas aderências à banda iliotibial ao septo intermuscular lateral (**FIG. 15.4**). Na porção medial do joelho, é realizada uma liberação da cápsula e do retináculo justapatelar. Uma porção da cápsula deve ser deixada livre, para que depois seja suturada sobre a patela, a qual é reduzida e suturada o mais medialmente possível na cápsula articular. Em algumas situações, a redução não é possível ou muito instável devido ao encurtamento do quadríceps. Nesses casos, o alongamento da musculatura se faz necessário.

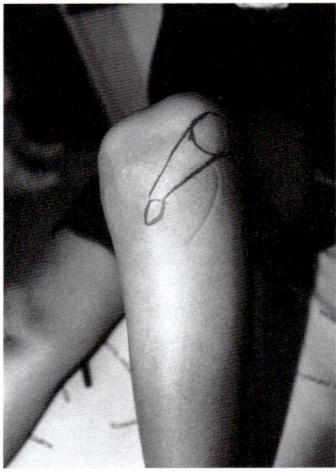

FIGURA 15.1 → Luxação congênita da patela em um paciente de 16 anos, o desenho na pele mostra a localização da patela, os côndilos femorais estão delineados na parte anterior do joelho, sendo o côndilo lateral comumente confundido com a patela.

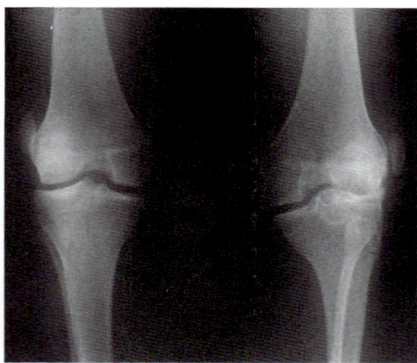

FIGURA 15.2 → Radiografia em AP dos joelhos de um paciente de 16 anos de idade com luxação congênita bilateral das patelas, há uma redução do espaço do compartimento lateral dos joelhos, com degeneração articular mais evidente à direita, devido ao aparelho extensor estar lateralizado atuando como um vetor de força lateral.

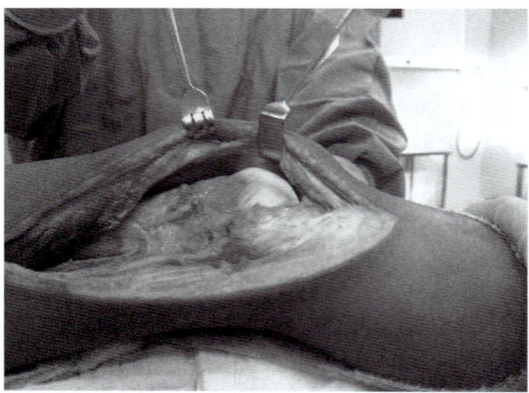

FIGURA 15.4 → Imagem lateral da coxa e joelho com luxação congênita da patela, após liberação do quadríceps do septo intermuscular até o periósteo, com redução do aparelho extensor e patela até sua localização anatômica.

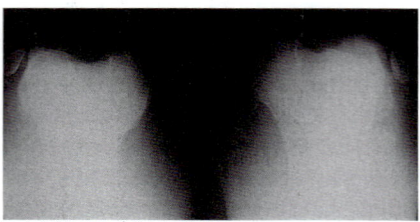

FIGURA 15.3 → Radiografia em axial das patelas, demostrando a luxação.

No pós-operatório, é confeccionado um gesso tubular, mantido por seis semanas, e, após tal período, são iniciados exercícios e acompanhamento com fisioterapia para ganho da flexão e fortalecimento muscular.

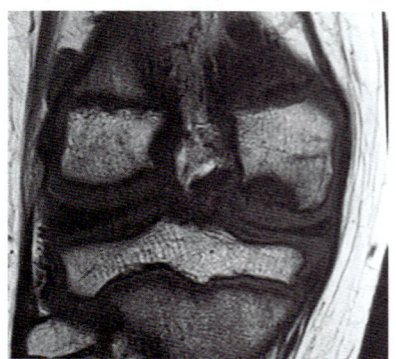

FIGURA 15.5 → RM mostrando osteocondrite dissecante no côndilo medial do joelho.

OSTEOCONDRITE DISSECANTE

A osteocondrite dissecante do joelho (ODJ) foi recentemente redefinida como uma alteração focal idiopática do osso subcondral com risco de instabilidade e desprendimento do fragmento, composto pela cartilagem hialina e pelo osso subcondral, para a articulação, o qual pode resultar em osteoartrite precoce do joelho. Ela é mais vista em crianças e adolescentes ativos ou atletas, ocorrendo em uma incidência de 15 a 29 casos para cada 100 mil atletas, sendo mais comum em meninos na taxa de 5 para cada 3 meninas. A idade média da apresentação da ODJ do joelho está diminuindo nos últimos anos.

Mais de 70% das lesões da ODJ do joelho são encontradas na região posterolateral do côndilo femoral medial, 15% na porção inferior e central do côndilo femoral lateral e menos de 1% na tróclea. Lesões na patela são infrequentes e ocorrem tipicamente medial ao polo inferior **(FIG. 15.5)**.

Há muitas teorias relacionadas à etiologia da ODJ. Alguns autores acreditam que ocorre uma lesão de esforço em área vulnerável do osso subcondral. Microtraumas repetitivos induzem a uma reação focal de estresse no osso subcondral e posterior fratura do fragmento. A sobrecarga persistente sobre a área lesionada predispõe a retardo na cicatrização, resultando em uma área de necrose avascular que pode evoluir para pseudoartrose da fratura do osso subcondral, instabilidade e soltura do fragmento. Entretanto, há crianças que não praticam atividades físicas todos os dias ou esportes e apresentam-se com ODJ do joelho. Além do trauma, existem outras teorias propostas para essa outra subpopulação de crianças e adolescentes: isquemia local, genética e mal alinhamento do membro.

A apresentação clínica é vaga no início da doença, mas cursa com dor e edema. Com a evolução e soltura do fragmento, os sintomas se intensificam e tornam-se mais frequentes. Quando solto, o fragmento por vezes pode ser visualizado e até palpado, dependendo do tamanho e da localização. O corpo livre intra-articular pode causar um bloqueio articular repentino. A bilateralidade pode estar presente em até 29% dos casos, e 40% destes apresentam-se assintomáticos.

Há diversas classificações propostas para a ODJ do joelho, baseadas em radiografias,[1] ressonância magnética (RM)[2,3] e artroscopia.[4,5] As radiografias do joelho devem ser de frente com apoio monopodal, lateral, axial de Merchant

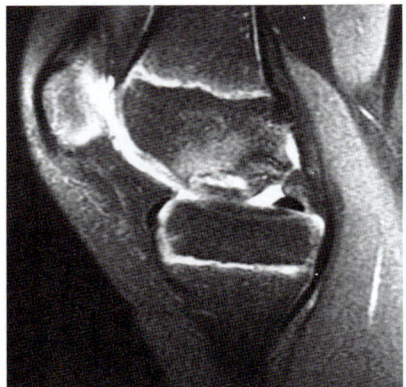

FIGURA 15.6 → Imagem de RM com ODJ.

e tunel view com apoio monopodal. A RM em T2 com alto sinal é de grande valia para avaliar a interface entre o fragmento e o osso adjacente (**FIG. 15.6**).

Classificação radiográfica – Berndt e Harty[1]

* Estágio I: compressão do osso subcondral.

* Estágio II: destacamento parcial do fragmento.

* Estágio III: fragmento completamente destacado, ainda com uma porção fixa.

* Estágio IV: fragmento solto intra-articular.

Classificação por RM – Dipaola e colaboradores[2]

* Estágio I: espessamento da cartilagem articular, mudanças em baixo sinal.

* Estágio II: descontinuidade da cartilagem articular; área de baixo sinal ao redor do fragmento.

* Estágio III: descontinuidade da cartilagem articular; área de alto sinal ao redor do fragmento.

* Estágio IV: corpo livre intra-articular.

Classificação artroscópica – Guhl e colaboradores[4]

* Estágio I: irregularidade da cartilagem articular; não há fragmento.

* Estágio II: descontinuidade da cartilagem articular sem soltura do fragmento.

* Estágio III: descontinuidade da cartilagem articular e desprendimento do fragmento, ainda fixo.

* Estágio IV: corpo livre intra-articular.

O prognóstico da lesão tem direta relação com o tamanho da lesão, esclerose, local, idade do paciente ou maturidade esquelética. Pacientes jovens apresentam grande potencial para cicatrização e remodelação. O tratamento da lesão depende do tamanho do fragmento, da extensão da lesão articular, da idade do paciente e se há ou não corpo livre intra-articular resultante da soltura do fragmento.

O tratamento conservador deve ser realizado nos pacientes jovens e de baixa idade que não apresentam corpo livre intra-articular. Consiste em fazer repouso das atividades físicas e evitar apoio por longos períodos no membro afetado, reduzindo o estresse e carga na região afetada. Imobilização gessada com gesso tubo e muletas pode ser necessário. Alguns estudos sugerem trocas gessadas seriadas a cada quatro a seis semanas, até que se evidencie a consolidação da fratura subcondral e cicatrização da lesão nas radiografias. Posicionar o membro durante a imobilização gessada em uma posição na qual não ocorra carga direta na lesão é uma opção, como valgo do joelho na lesão do côndilo medial, para alterar o alinhamento do membro durante a carga na marcha.

O tratamento cirúrgico é indicado nas lesões em que, após longo período (3 a 12 meses), não se observa consolidação do fragmento destacado, ou nos casos com presença de corpo livre intra-articular. Como modalidades cirúrgicas, podem ser citadas a perfuração, a microfratura, a fixação, a excisão, o enxerto osteocondral e a implantação de condrócitos.

A perfuração, por via artroscópica, está indicada nos casos em que, após três a 12 meses de tratamento conservador, não se observa cicatrização da lesão. O intuito é promover a revascularização da área lesada. As perfurações também podem ser realizadas pela técnica retroarticular preservando a superfície articular com auxílio do fluoroscópio. O número de perfurações depende do tamanho da lesão e sua localização. As perfurações intra ou retroarticulares apresentam taxas de sucesso que variam de 75 a 100%. Após realizar as perfurações, mantém-se o paciente por um período sem apoio, com fisioterapia e retorno às atividades físicas após três ou quatro meses se houver evidências de cicatrização por meio das radiografias.

As microfraturas são indicadas quando há descontinuidade completa da superfície articular e do osso subcondral, em fragmentos destacados do osso subcondral ou fragmentos soltos (corpo livre intra-articular). O osso instável ou necrótico remanescente é removido para realizar a microfratura, procedimento que permite o influxo de células-tronco e fatores de crescimento para a superfície articular, gerando a formação de um tecido de reparação similar à cartilagem no leito da lesão.

A fixação pode ser realizada com parafusos metálicos ou reabsorvíveis se houver fragmentos maiores destacados ou soltos. Pode-se realizar a curetagem do osso subcondral antes da fixação ou enxerto ósseo entre o fragmento e a área curetada. A excisão deve ser realizada na presença de fragmentos menores que 1 cm ou fora da area de apoio. Lesões maiores irreparáveis podem ser reconstruídas com mosaicoplastia, que apresenta taxa de sucesso entre 83 e 100%, ou pela implantação de condrócitos (transplante autólogo de condrócitos).

CISTO SINOVIAL DE BAKER

O cisto poplíteo ou cisto de Baker representa uma distensão capsular entre o músculo gastrocnêmio medial e o semimembranoso. A primeira descrição é atribuída a Adams e data de 1840, enquanto coube a Baker estudar a patologia intra-articular e efusão articular desses cistos. O cisto de Baker tem apresentação bimodal, sendo um achado de relativa frequência no adulto (5%), muito relacionado com as artrites degenerativas do joelho (10-41%). É um evento raro na criança, com prevalência de 2,4 a 6,3%. Torna-se comum na presença da artrite reumatoide juvenil, tendo 57 a 61% dos joelhos apresentando a distensão capsular posterior associada à efusão articular. O cisto de Baker pode estar associado também à frouxidão ligamentar (58%).

A patogênese do cisto de Baker está relacionada a uma conexão entre a articulação do joelho e uma bursa localizada entre o músculo semimebranoso e a porção medial do gastrocnêmio, existindo um mecanismo de válvula efetuado pelo semimembranoso e gastrocnênio medial. Na flexão do joelho, a válvula se abre, refluindo o líquido para a articulação (pressão intra-articular negativa, – 6 mmHg); na extensão (pressão intra-articular positiva, 16 mmHg), a válvula se fecha. Sendo assim, os fatores relacionados a formação e fisiopatologia do cisto são comunicação entre a bursa e a articulação, diferença de pressão entre ambos e efeito de válvula.

Certas vezes, o cisto poplíteo é um achado no exame físico. No aspecto clínico, o cisto surge na fossa poplítea, na região medial onde observa-se um aumento do volume, que costuma ser indolor e assintomático. Observa-se o aumento do cisto após longos períodos de atividades físicas. No exame físico, deve-se examinar o paciente em decúbito ventral, palpando a região posterior do joelho em flexão de 90° e extensão de 0° do joelho. A partir da extensão, flexiona-se o joelho do paciente e, aproximando-se de 45°, ocorre o desaparecimento do cisto (sinal de Foucher).

O diagnóstico pode ser realizado com ultrassonografia para delimitar a localização e o tamanho do cisto, podendo avaliar seu conteúdo e diferenciá-lo de massas sólidas. É incomum haver necessidade de outros exames. A RM é indicada nos casos em que há observação de aumento progressivo do cisto, dor local e suspeita de compressão pelos cistos das estruturas vasculonervosas. Na RM, apresenta baixo sinal em T1 e alto sinal em T2. Esse exame é mais utilizado na população adulta na diferenciação do cisto de Baker com os cistos parameniscais. Na maioria dos casos, o cisto de Baker não demanda tratamento, cabendo apenas o acompanhamento e a observação clínica, pois apresenta tendência à regressão espontânea na criança. O tratamento cirúrgico é a exceção, sendo indicado apenas nos casos de aumento progressivo e doloroso do cisto, prejudicando as atividades diárias da criança e limitando a amplitude de movimento, ou quando há compressão das estruturas vasculares e nervosas na região posterior do joelho.

Como diagnósticos diferencias, há os cistos parameniscais, mas são muito mais comuns na população adulta. Há também os tumores malignos que podem se apresentar de forma cística, como fibrosarcoma, sarcoma sinovial e fibro-histiocitoma maligno. A suspeita de tumores malignos deve ser maior quando o cisto não se encontra na sua localização típica – entre o gastrocnêmio medial e o tendão do músculo semimembranoso – e na recidiva após o tratamento cirúrgico (crescimento rápido e desproporção do tamanho da lesão e dos sintomas). O cisto de Baker apresenta-se com contornos bem delimitados e de aspecto não endurecido. Existem outros tipos de tumores, como os de bainha nervosa, que podem apresentar-se com sinal de Tinel positivo.

MENISCO DISCOIDE CONGÊNITO

O menisco discoide congênito é uma alteração muito observada no menisco lateral. Foi descrita por Young, em 1889, após dissecção de cadáveres. Sua história natural depende do tipo da alteração anatômica do menisco, da natureza e da presença de sintomas.

Os meniscos apresentam, entre outras características, a função de distribuir a carga e transmissão de forças intra-articulares, além de proteger a cartilagem de microtraumas pela absorção de impactos. Durante o período gestacional, os meniscos são vascularizados por completo e não apresentam o formato discoide. Aos 9 meses de vida, o terço central do menisco já se apresenta avascular e, por volta dos 10 anos, apenas o terço periférico apresenta vascularização, ficando a nutrição dos dois terços mais centrais a cargo do fluido intra-articular, ou seja, o líquido sinovial.

O menisco medial apresenta-se em formato de "C" e cobre cerca de 50% do platô tibial medial. O menisco lateral tem forma mais circular e cobre 70% do platô tibial lateral, com 12 mm de largura e 4 de altura (espessura), estando fortemente ligado à articulação por meio dos ligamentos meniscofemorais anteriores e posteriores. O menisco lateral, por não apresentar ligamentos com o ligamento colateral lateral, apresenta maior mobilidade (10 mm) quando comparado ao menisco medial (3 mm) durante a flexoextensão do joelho. Essas características conferem ao menisco lateral a maior proteção contra lesões.

Existe uma variabilidade maior no formato anatômico do menisco lateral em relação ao medial. O menisco discoide apresenta espessura e cobertura maiores do platô tibial. A incidência do menisco discoide lateral é de 0,4 a 17%, e o menisco discoide medial, de 0,06 a 0,3%, sendo que a incidência é maior nos países asiáticos. Pode estar associado a outras alterações anatômicas, como cabeça alta da fíbula, alteração nas inserções musculares da cabeça da fíbula, hipoplasia do côndilo femoral lateral, osteocondrite dissecante do côndilo femoral lateral e hipoplasia da espinha tibial lateral.

A etiologia do menisco discoide ainda é desconhecida. Teorias como a alteração durante o período fetal da absorção da porção central do menisco (menisco discoide congênito) não são muito bem aceitas, pois não se observa o estágio patológico em fetos ou embriões, nem em humanos ou outros animais. Kaplan[6] sugere que a deficiência dos ligamentos posteriores meniscais causaria hipermobilidade do menisco, predispondo-o a microtraumas, o que resultaria nas alterações finais anatômicas. Porém, tal teoria não é válida quando se observa o menisco discoide em pacientes com os ligamentos meniscais posteriores. A teoria congênita estaria relacionada a uma transmissão familiar, pois já houve casos em gêmeos univitelinos e a doença já foi observada em 12 pacientes de seis gerações familiares consecutivas.

Há diversas classificações para o menisco discoide congênito. A primeira delas coube a Smillie, que descreveu três tipos principais: tipo primitivo, que afeta o menisco como um todo; intermediário, sendo menor e incompleto; e tipo infantil, que se apresenta com o segmento medial com a espessura mais elevada. A classificação de Watanabe, de 1969,[7] descreve os meniscos discoides a partir da artroscopia, também em três tipos: tipo I (completo), II (incompleto) e III (associado à ausência do ligamento meniscofemoral posterior de Wrisberg) (FIG. 15.7). A classificação proposta por Monllau[8] acrescenta um quarto tipo, em que o menisco tem formato de anel e conta com os ligamentos meniscofemorais presentes. Jordan, em 1996,[9] propôs uma nova classificação baseada na estabilidade do menisco, na sintomatologia clínica do paciente e na presença ou não de lesões do menisco.

A apresentação clínica do paciente é variada. O menisco discoide estável é detectado por "acidente", pois o paciente costuma apresentar-se assintomático. A sintomatologia, quando presente, ocorre em razão de lesões menicais horizontais do tipo clivagem. O indivíduo pode apresentar dor, edema, dor na interlinha articular, bloqueio, extensão limitada do joelho e o clássico ressalto do joelho. Entretanto, o ressalto observado no joelho é mais relacionado com os tipos instáveis e com os que apresentam lesão meniscal. Pode-se utilizar das manobras meniscais para avaliar as lesões, como o teste de McMurray.

Como auxílio no diagnóstico, podem ser utilizadas a radiografia e a RM. Na radiografia, é possível observar alargamento do espaço articular lateral do joelho, formato côncavo do platô tibial lateral, achatamento do côndilo femoral lateral, hipoplasia da espinha tibial lateral e presença da cabeça fibular alta (FIG. 15.8). A RM é um exame muito útil na avaliação do menisco discoide, tendo em vista que a avaliação artroscópica muitas vezes é dificultada pelo próprio formato do menisco.

Na RM, Samoto e colaboradores[10] recomendam como critérios diagnósticos a razão entre o comprimento mínimo do menisco e o máximo comprimento do platô tibial no corte coronal acima de 20% e a razão entre a soma das larguras das duas pontas (cornos) do menisco lateral e o diâmetro do menisco lateral (no corte sagital que mostra o máximo diâmetro do menisco) estando acima de 75%. Ambas as razões têm sensibilidade e especificidade de 95 e 97%, respectivamente, mesmo quando existe lesão meniscal. A RM ainda apresenta grande valia para detecção de rupturas ou lesões internas do menisco não visíveis através da artroscopia, sendo útil para a avaliação e o planejamento operatório. Em alguns casos, as lesões intrínsecas horizontais no menisco são causas de sintomas como dor, edema, derrame e degeneração articular precoce.

O tratamento depende, em particular, dos sintomas do paciente e sua duração, além da idade do indivíduo. O ressalto do joelho assintomático, ou seja, sem dor, sem derrame ou bloqueio articular, pode ser acompanhado clinicamente, e a cirurgia é indicada apenas quando houver início dos sintomas. Nos tipos instáveis (menisco discoide tipo 3 de Wirsberg), observados em crianças e adolescentes, a meniscectomia total é indicada com frequência. Alguns cirurgiões indicam a estabilização do menisco através da reconstrução do ligamento meniscofemoral posterior de Wirsberg, a qual eliminaria o risco de desenvolver osteoartrose articular (48 a 89%), uma consequência real da ressecção total do menisco.

Nos casos sintomáticos, mas estáveis, a meniscectomia parcial é a preferência para prevenir a degeneração articular precoce da articulação do joelho. A largura remanescente, após a ressecção parcial do menisco, deve estar entre 5 e 8 mm para prevenir uma futura instabilidade, o que poderia ocasionar lesão ou ruptura total do menisco. Quando a lesão ou ruptura estiver localizada na área periférica, vascularizada, a sutura e o reparo da lesão são os tratamentos de escolha.

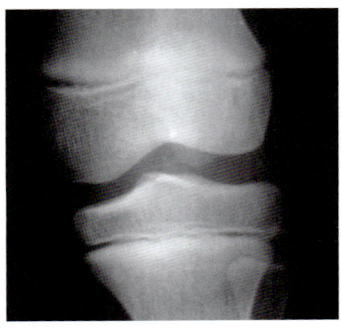

FIGURA 15.8 → Radiografia do joelho com sinais de indiretos de menisco discoide como o aumento do espaço articular lateral.

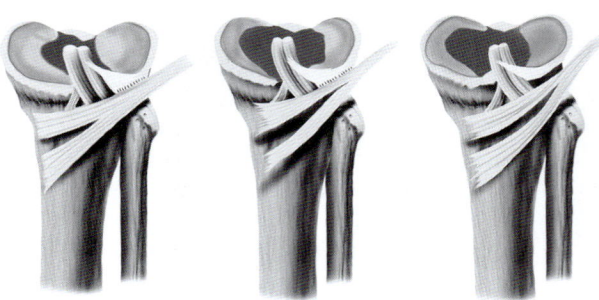

FIGURA 15.7 → Classificação de Watanabe para menisco discoide.

OSTEOCONDROSES DO JOELHO NA CRIANÇA

Doenças relacionadas ao uso excessivo do joelho na criança e no adolescente são causadas por microtraumas de repetição envolvendo osso, cartilagem, bursa, músculos e tendões. Fatores extrínsecos, como movimentos incorretos durante as atividades esportivas, e anatômicos ou o mal alinhamento dos eixos anatômicos dos membros inferiores, junto a deficiência na flexibilidade e frouxidão ligamentar, apresentam-se como causas concomitantes. A articulação do joelho é a mais afetada na criança e no adolescente que praticam atividades esportivas diárias.

DOENÇA DE OSGOOD-SCHLATTER

A doença de Osgood-Schlatter pertence ao grupo de osteonecroses (osteocondroses) assépticas idiopáticas juvenis. Sua apresentação ocorre, com frequência, em adolescentes entre 10 e 14 anos, afetando mais os meninos que praticam algum tipo de atividade esportiva (futebol, corrida, voleibol, basquetebol ou ginástica olímpica). É causada por microtraumas de repetição, por mecanismo de tração do ligamento patelar na sua inserção com a apófise anterior da tibial proximal, ainda parcialmente cartilaginosa, durante a contração da musculatura quadricipital. Através do mecanismo microtraumático de repetição, este induz a inflamação local – base da sintomatologia clínica –, dor após a prática de atividades físicas e sinais como edema e aumento de volume local. A doença é autolimitada, tendo resolução completa com o fechamento da cartilagem de crescimento da tuberosidade anterior da tíbia.

A radiografia na incidência lateral do joelho demonstra a fragmentação do núcleo de ossificação da tuberosidade tibial anterior, a qual tem valor diagnóstico apenas quando tem associação com aspectos clínicos, como edema local, obliteração parcial do coxim gorduroso retrotendinoso e espessamento do tendão patelar.

O tratamento é conservador, com restrição de atividades físicas até a resolução dos sintomas agudos (resolução da dor), seguido de retorno gradual das atividades, fortalecimento muscular e alongamento da musculatura extensora do joelho. O retorno às atividades pode ser realizado com hidroterapia e utilização de analgesia local (crioterapia) e anti-inflamatórios não esteroides. Órteses como auxílio nos sintomas também são uma opção nos casos mais arrastados, como as bandas ou tiras subpatelares durante a atividade física.

O prognóstico é excelente, tendo em vista que a doença é autolimitada, sendo de 12 a 24 meses ou até a ossificação completa da tuberosidade anterior da tíbia. O tratamento cirúrgico é a exceção quando há persistência das queixas após a maturidade, em geral pela presença de um ossículo intratendinoso. Outra situação que pode exigir intervenção cirúrgica é a redução da tuberosidade tibial anterior, também na maturidade.

SÍNDROME DE SINDING-LARSEN-JOHANSSON

A síndrome de Sinding-Larsen-Johansson é uma osteocondrose juvenil que se apresenta com mais frequência em adolescentes meninos, entre os 10 e os 14 anos. Afeta o polo inferior da patela, na inserção proximal do tendão patelar. A patogênese é muito similar à que ocorre na doença de Osgood-Schlatter, causada pela tração excessiva, relacionada a microtraumas de repetição do tendão patelar no polo inferior da patela. O indivíduo se apresenta com dor na região anterior do joelho, mais especificamente no polo inferior da patela, aumentando durante a flexão do joelho contra a resistência e bem delimitada na palpação local. Pode apresentar-se com edema local e limitação funcional.

> **DICA:** A avaliação através da ultrassonografia é similar à doença de Osgood-Schlatter, com a fragmentação, nesse caso, no polo inferior da patela. A radiografia pode revelar a fragmentação nesse polo e, em estágios mais avançados, calcificação da porção proximal do tendão patelar (FIG. 15.9).

A gravidade dos sintomas determina a forma de tratamento, o qual costuma ser conservador, com limitação das atividades físicas. Em alguns casos, a utilização de órteses que mantenham o joelho em extensão, ou – mais raro – um gesso tubular do membro inferior, são necessários. O prognóstico é bom e o período de resolução completa dos sintomas costuma variar entre três e 12 meses.

LUXAÇÃO CONGÊNITA DO JOELHO

A deformidade grosseira do joelho sempre causa comoção na família do recém-nascido. A região apresenta uma hiperextensão que, em geral, faz o pé ficar próximo ao tórax (FIG. 15.10).

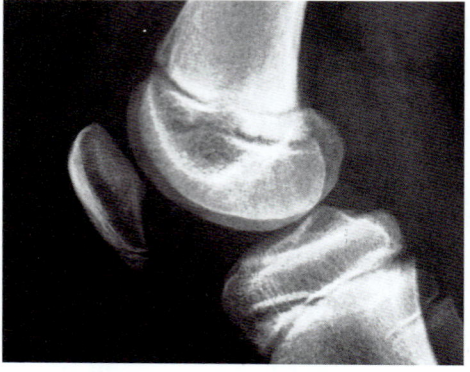

FIGURA 15.9 → Fragmentação do polo inferior da patela na doença de Sinding-Larsen-Johansson.

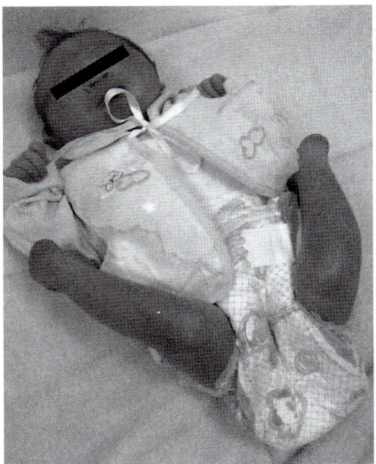

FIGURA 15.10 → Luxação congênita dos joelhos.

A gravidade da doença pode ser avaliada por um sistema de classificação baseado na relação da articulação entre o fêmur e a tíbia. O *genu recurvatum*, ou grau I, é o joelho com hiperextensão de 15 a 20° que pode ser fletido de 45 a 90°. A radiografia mostra relação normal entre o fêmur e a tíbia sem subluxação. O grau II produz subluxação com o joelho em hiperextensão maior que 15°, o joelho pode chegar a 0° durante a tentativa de flexão, e a radiografia em perfil mostra a subluxação da articulação. No grau III, a flexão do joelho não é possível, e a tíbia luxada pode deslocar-se lateralmente no fêmur com a tentativa de flexão, sendo esta uma luxação completa da tíbia anteriormente ao fêmur, relacionada a fibrose e encurtamento do quadríceps **(FIG. 15.11)**.

Na avaliação inicial, é importante a procura por anomalias e síndromes associadas. Displasia do desenvolvimento do quadril e pé torto congênito podem estar presentes. Outras anormalidades dos membros superiores, da face e dos tratos gastrintestinal e geniturinário também podem estar associadas. A luxação congênita bilateral dos joelhos é quase sempre sindrômica, com associação mais frequente a síndromes de frouxidão, como as de Larsen, Beals ou Ehlers-Danlos. Condições neurológicas, como artrogripose ou disrafismo medular, podem estar associadas com luxação congênita do joelho bilateral. Se isolada ou sindrômica, a posição anormal do feto é a provável causa mecânica comum, com a diminuição da movimentação por condições neuromusculares como artrogripose, ou hiperfrouxidão, ocorrendo atrofia do quadríceps e consequente fibrose.

A hipoplasia da patela e o encurtamento da banda iliotibial podem ser o resultado da falta de movimento do joelho. A fibrose e a atrofia ocorrem mais no vasto lateral, o medial costuma ser preservado. Essa retração lateral pode ser a causa do valgo e da subluxação lateral, associados à hiperextensão. Em conjunto a essas alterações, há contratura da cápsula anterior do joelho e aderências entre o fêmur distal e o aparelho extensor, que podem reduzir ou mesmo fechar o recesso suprapatelar.

Muitos cirurgiões descrevem a subluxação anterior dos ligamentos colaterais e tendões dos isquiotibiais, e cerca de 50% dos pacientes apresentam luxação lateral da patela. Agenesia ou hipoplasia do ligamento cruzado anterior também são relatadas, assim como do ligamento cruzado posterior.

O tratamento deve ser iniciado o mais cedo possível, com tentativas de reduzir a articulação por meio de leve tração e força posterior à tíbia e anterior ao fêmur. Assim que sentir que as duas superfícies articulares estão em contato, o médico deve fazer a flexão do joelho até onde o encurtamento do quadríceps permitir; não raro, manipulações forçadas causam fraturas metafisárias e fisárias no recém-nascido. A redução é mantida com a confecção de gesso inguinopédico, com trocas que podem ser semanais. Além disso, a manipulação do pé torto congênito também pode ser iniciada. Alguns autores relatam uso de bloqueio do nervo femoral ou uso de toxina botulínica para facilitar o processo. Ao conseguir uma flexão de 60° ou mais do joelho, podem ser usadas as correias de Pavlick, o que é benéfico, sobretudo nos casos de displasia do desenvolvimento do quadril associada. A redução adequada e a flexão de mais de 120° do joelho é indicativo de sucesso do tratamento.

Se a redução por meio de manipulação e trocas gessadas não atingir a redução ou a flexão de mais de 45° do joelho, então indica-se o tratamento cirúrgico. A idade para o procedimento depende das condições clínicas da criança, pois ela pode apresentar outras comorbidades relacionadas às síndromes associadas. Alguns ortopedistas indicam o tratamento cirúrgico da luxação congênita do joelho após o primeiro ano de vida, mas manter a articulação luxada por tanto tempo pode gerar alterações morfológicas definitivas ou que dificultam muito a manutenção da redução do joelho. A redução mais precoce permite uma remodelação mais adequada.

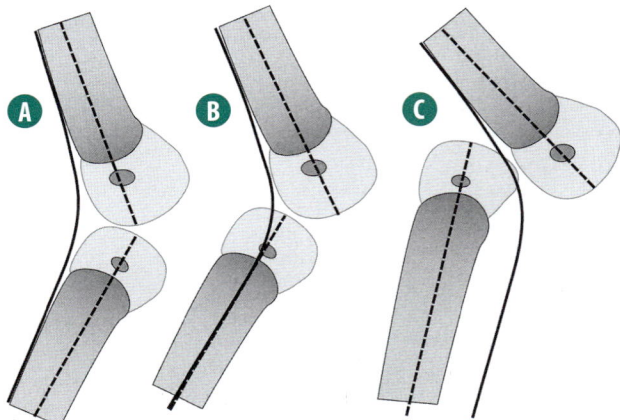

FIGURA 15.11 → Relação entre o fêmur e a tíbia no perfil.
Ⓐ Hiperextensão do joelho.
Ⓑ Subluxação do joelho.
Ⓒ Luxação da articulação.

O objetivo do tratamento cirúrgico é obter uma flexão do joelho de, pelo menos, 90°. A redução pode ser obtida por meio do alongamento do quadríceps tipo V-Y, mas, em algumas situações, torna-se necessário também o alongamento do fáscia lata, liberação do vasto lateral do septo intermuscular e do fêmur e liberação da cápsula anterior. O encurtamento femoral é uma possibilidade do tratamento, em vez do alongamento do quadríceps, pois evita o alongamento cirúrgico dessa musculatura, que pode apresentar uma fibrose extensa. O encurtamento femoral também auxilia na redução do quadril quando tal articulação também está luxada e exige tratamento cirúrgico concomitante.

GENU VALGO

Queixa muito comum no consultório, o genu valgo é normal em crianças entre 2 a 8 anos. O valgo fisiológico máximo ocorre em torno dos 3 anos, reduzindo aos poucos até a idade aproximada de 7 anos, quando mantém um valgo sutil, que não muda até a maturidade (**FIG. 15.12**).

Em algumas situações, uma investigação com exames de imagem pode ser necessária, sobretudo quando o valgo é acentuado ou quando há assimetria. Pode ser preciso também em crianças abaixo de 10% na curva de crescimento, história prévia de fraturas, infecções e doenças renais ou metabólicas. O valgo aparente pode ser resultado de um aumento na anteversão do colo femoral. Os quadris devem ser avaliados em conjunto aos joelhos (**FIG. 15.13**).

O genu valgo fisiológico acentuado após os 8 anos de vida pode ser corrigido quando há algum distúrbio da marcha, dor no joelho, mal alinhamento patelar ou instabilidade ligamentar. Se a necessidade de correção do valgo ocorrer durante a fase de crescimento da criança, pode ser planejado o tratamento com a hemiepifisiodese medial, temporária ou permanente, com correção gradual da deformidade, sendo necessário o seguimento do pós-operatório para evitar a inversão da deformidade. Se identificado próximo ou após a maturidade esquelética, o genu valgo idiopático excessivo pode ser corrigido com osteotomia do fêmur distal.

O genu valgo secundário à fratura da tíbia proximal foi descrito por Cozen em 1953.[11] Ocorre uma deformidade em valgo progressiva da tíbia após fratura metafisária proximal sem fratura da fíbula associada (**FIG. 15.14**). A incidência atual dessa deformidade é desconhecida. Muitas explicações foram propostas para a alteração, como interposição de partes moles, estimulação do crescimento da fise medial, tração da fise lateral pela fíbula intacta ou banda iliotibial. A deformidade máxima é alcançada após um ano da lesão, seguida de melhora espontânea ao longo dos anos. A deformidade é muito mais cosmética, não afetando a função do membro. A orientação correta dos pais é importante para o seguimento do tratamento. A intervenção cirúrgica no genu valgo só é recomendada quando o valgo é sintomático e extremo, podendo ser realizada a hemiepisiodese

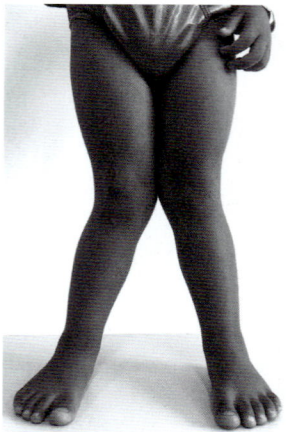

FIGURA 15.12 → Valgo fisiológico dos joelhos.

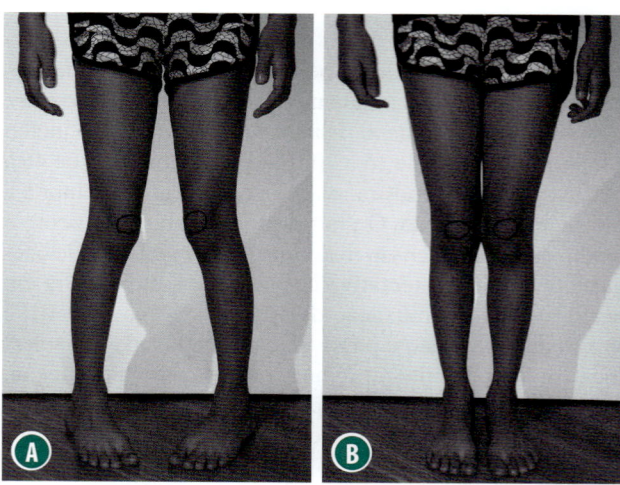

FIGURA 15.13

Ⓐ Valgo aparente devido a rotação interna dos quadris na anteversão femoral, em grande parte das vezes, essa deformidade aparente é notada quando a criança corre, observar a posição das patelas.
Ⓑ Ao se corrigir a posição em rotação interna dos quadris (patelas a frente), o valgo aparente se desfaz.

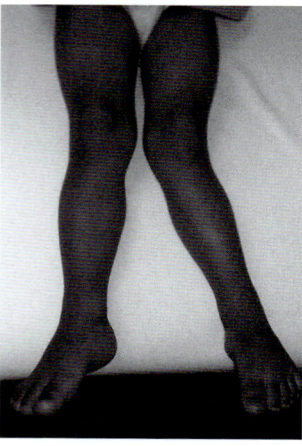

FIGURA 15.14 → Genu valgo devido a fratura de Cozen.

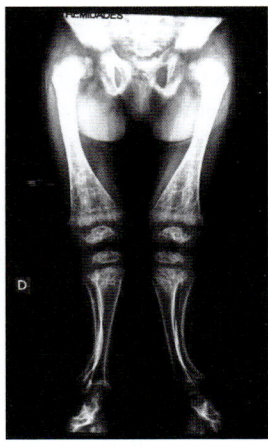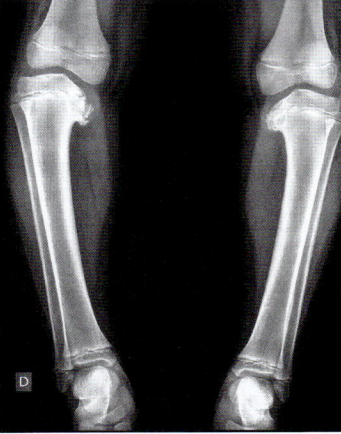

FIGURA 15.15 → Genu valgo devido a raquitismo hipofosfatêmico.

da tíbia proximal medial após três anos do trauma na criança em crescimento. A partir desse período, a deformidade migra para a diáfise, e qualquer correção posterior pode criar uma deformidade tipo baioneta na tíbia.

Os diagnósticos diferenciais do genu valgo idiopático e pós-traumático podem ser raquitismo, displasias espondiloepifisária e metafisária, lesões ósseas e osteocondromatose múltipla hereditária. O genu valgo é muito frequente na osteodistrofia renal e no raquitismo, e o tratamento é baseado no controle da doença de base. A deformidade costuma ser bilateral **(FIG. 15.15)**. Hemiepifisiodese temporária ou permanente pode ser útil para o manejo dos pacientes, porém, pela anormalidade da fise, a correção pode não ser conseguida. É possível que osteotomias em múltiplos níveis sejam necessárias para a correção do valgo.

Nas displasias espondiloepifisárias e metafisárias, o genu valgo é frequente. O manejo nesses casos é mais difícil pela frouxidão ligamentar associada, sendo necessário no tratamento de alguns indivíduos o uso dos fixadores externos, para correção das deformidades angulares.

O valgo assimétrico ou unilateral pode ser secundário a alguma lesão óssea, como displasia fibrosa ou osteocondromatose, sendo as radiografias auxiliares no diagnóstico. O tratamento é individualizado de acordo com a progressão da angulação e da discrepância de tamanho dos membros inferiores.

Basicamente, há dois métodos de hemiepifisiodese. No temporário, faz-se uso de algum material de síntese que "prende" a fise até a correção da deformidade, e, depois de sua correção, o material é retirado e o crescimento retorna. É comum serem usados parafusos canulados, grampos ou placas. Ainda não existe nenhuma evidência científica que favoreça um material em detrimento de outro. Outro método usado é o definitivo, que pode ser aberto ou percutâneo, em que há destruição da fise, não havendo possibilidade de o dano ser revertido, havendo necessidade do cálculo preciso do correto momento da epifisiodese.

Hemiepifisiodese temporária com grampos

A técnica foi descrita por Blount e Clarke em 1949.[12] Sob controle de intensificador de imagens, são posicionados três grampos do lado da fise que se deseja bloquear o crescimento. Todo o procedimento deve ser realizado sem danificar o periósteo e a zona de Ranvier, onde, logo abaixo, localiza-se a fise, para evitar uma hemiepifisiodese definitiva. Nessa técnica é preciso, também, manter os grampos até que aconteça uma sobrecorreção de cerca de 5° em pacientes com crescimento remanescente importante, pois, após a retirada do material, há um crescimento rebote.

Hemiepifisiodese temporária com parafusos

Técnica descrita por Métaizeau e colaboradores em 1998.[13] Consiste no uso de parafusos canulados que atravessam a fise, tendo como grande vantagem a inserção percutânea dos parafusos, o que deixa uma cicatriz menor em comparação ao uso dos grampos. Uma crítica ao uso desse procedimento é a passagem dos parafusos pela fise de crescimento, o que poderia causar um bloqueio permanente mesmo após a retirada do material; entretanto, desde que o uso adequado da técnica seja seguido, não há relatos de tal complicação.

Hemiepifisiodese temporária com placas

Algumas complicações com o uso dos grampos, como quebra do material, migração e lesão da fise, fizeram desenvolver-se o advento das placas como material de hemiepifisiodese. Stevens[14] fez uso das placas em 34 pacientes com deformidades no fêmur e na tíbia, e um índice 30% maior de correção foi obtido quando comparado com o uso dos grampos. Somente em dois pacientes não foi obtida a correção completa. Além disso, nenhum dano definitivo à fise foi observado. A facilidade da técnica e os bons resultados obtidos geraram o amplo uso da placas como bandas de tensão para hemiepifisiodese temporária. Entretanto, estudos com seguimento maior são necessários para definir melhor suas indicações.

Hemiepifisiodese permanente

Uma limitação à hemiepifisiodese permanente é a necessidade de o procedimento ser realizado próximo ao final da maturidade esquelética, devendo ser realizados cálculos precisos com gráficos de crescimento para determinar o momento da intervenção, que pode ser por via aberta ou percutânea.

Hemiepifisiodese permanente por via aberta

A técnica se baseia no método descrito por Phemister,[15] no qual um bloco ósseo é removido com uma profundidade de 1 cm ao nível da fise, e outro bloco ósseo da metáfise distal é deslocado para o espaço onde estava a fise, promovendo um bloqueio local do crescimento fisário. Outras modificações dessa técnica, como rotação de 180° de um único bloco retangular, também sao usadas com resultados semelhantes. Bowen e colaboradores,[16] Inan e colaboradores[17] e Campens e colaboradores[18] relataram 6% de falha da técnica em promover a parada do crescimento. Scott e colaboradores relataram falha da epifisiodese em 17% dos pacientes submetidos a epifisiodese.

Hemiepifisiodese permanente percutânea

Técnica descrita por Bowen e Johnson.[19] É realizada com uso de uma broca de grande diâmetro com algumas perfurações ao nível da fise e, após, é realizada curetagem percutânea sob intensificador de imagens. Tem como vantagem a pequena incisão e a recuperação pós-operatória rápida quando comparada com a técnica aberta. Alguns autores relatam índice de falha de até 15%.

Complicações

As complicações podem estar relacionadas ao material de síntese (quebra, extrusão) e ao crescimento (falha da correção, sobrecorreção, lesão definitiva da fise), além de dificuldades relacionadas diretamente ao procedimento cirúrgico, como infecção e rigidez articular. Hemartrose e derrame articular foram descritos em 2 a 6% dos casos, o que leva cerca de três semanas para ter resolução.

Liotta e colaboradores[20] relataram que 40% dos indivíduos submetidos a epifisiodese tipo Phemister necessitaram de fisioterapia formal, em comparação com apenas 8% dos pacientes submetidos a epifisiodese definitiva percutânea. Infecção é uma condição que tem sido relatada em menos de 6% dos pacientes, sem relação ao uso ou não de material de síntese, sendo infecções superficiais que se resolvem com antibioticoterapia oral. Apesar do índice de migração e extrusão dos grampos ser relativamente alto, a necessidade de um novo procedimento para reposicionamento do material fica em torno de 2 a 8%. As complicações relacionadas à correção inadequada da deformidade são minimizadas com um seguimento regular dos pacientes. Lesões definitivas da fise são infrequentes com o uso adequado da técnica extraperiosteal de posicionamento do material para hemiepifisiodese.

GENU VARO

Genu varo é uma deformidade pediátrica comum, frequente em crianças com menos de 2 anos. Pode ser dividido em vários tipos, com evoluções e tratamentos diferentes.

O genu varo fisiológico é uma deformidade com ângulo tibiofemoral maior que 10° de varo, fise sem lesões radiográficas, com ápice da curvatura na região proximal da tíbia e distal do fêmur. As pernas da maioria dos recém-nascidos têm varo de 10 a 15° de angulação. Quando iniciam a marcha, o varo pode ser mais evidente. Torsão tibial interna associada pode deixar a deformidade mais aparente, sobretudo entre os 12 e 24 meses. Nas radiografias dos membros inferiores, as fises não têm evidência de lesões. Medidas clínicas do ângulo tibiofemoral e distância intercondilar em crianças consideradas normais mostram varo máximo dos 6 aos 12 meses de vida, alinhamento em neutro de 18 a 24 meses, genu valgo máximo aos 4 anos com 8° de valgo e diminuição gradual do valgo para uma média de 6° aos 11 anos. Genu varo em maiores de 2 anos pode ser considerado anormal, mas a evolução natural para o alinhamento em neutro e valgo pode sofrer variações, com alinhamento em neutro até os 4 anos. O padrão de resolução do varo ao alinhamento aos 24 meses, seguido do padrão em valgo do adulto após os 3 anos, é bem característico. Se houver suspeita de alguma alteração patológica, as radiografias auxiliam no diagnóstico.

A tíbia vara é definida como um retardo de crescimento da região medial da epífise e fise da tíbia proximal, causando genu varo persistente. É dividida em duas formas, de acordo com a idade de início: tíbia vara infantil nos menores de 3 anos e tíbia vara do adolescente nos maiores de 10 anos.

Tíbia vara infantil

Descrita em 1922 por Erlacher e mais conhecida como doença de Blount após a descrição clássica feita por Blount em 1937, é uma alteração do crescimento da fase medial da tibia proximal, causando genu varo. Ocorre entre os 2 e 5 anos de vida.

A etiologia da doença de Blount permanece desconhecida. Desaceleração espontânea do crescimento ocorre na fise tibial proximal posteromedial, resultando em deformidade em varo, flexão e rotação interna, inclinação posteromedial da epífise tibial proximal e encurtamento relativo da tíbia, que é variável em casos unilaterais. Na avaliação histológica da fise afetada, ocorre alteração na arquitetura colunar normal da fise e substituição da cartilagem fisária por tecido fibroso; na forma mais grave, ocorre o aparecimento de pontes ósseas entre a epífise e a metáfise, com bloqueio fisário.

> **ATENÇÃO!** Fatores predisponentes foram propostos para a tíbia vara infantil, como início precoce da marcha, estatura alta, obesidade ou a combinação desses fatores. Pode haver deficiência de vitamina D na dieta associada à obesidade. Há predisposição racial em hispânicos e negros.

Os achados clínicos incluem deformidade em varo da tíbia proximal, aumento da torsão tibial interna, proeminência palpável ou bico epifisário e metafisário tibial medial e discrepância de tamanho dos membros inferiores em casos unilaterais. A flambagem lateral pode ser notada na marcha (FIG. 15.16). Langenskiöld[21] descreveu uma classificação radiográfica para a doença de Blount infantil,

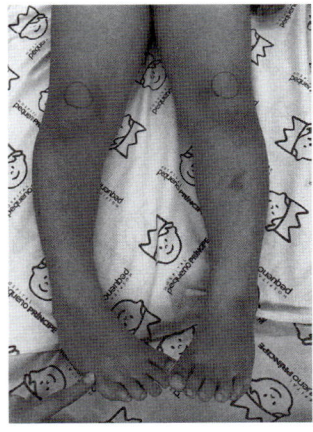

FIGURA 15.16 → Tíbia vara infantil a direita, observa-se o aumento da torsão tibial interna.

deformidade epifisária-fisária-metafisária, em seis estágios progressivos, que pode ser vista na **FIGURA 15.17**.

A correção espontânea costuma ocorrer no estágio II e, às vezes, no estágio IV. Os estágios evoluem da formação de um bico medial na metáfise proximal até a formação de uma barra óssea no local. Os estágios tendem a relacionar-se com a idade. Em indivíduos nos quais os achados clínicos e as radiografias não são determinantes para o diagnóstico, alguns parâmetros radiográficos são usados, como a mensuração do ângulo metafisodiafisário (AMD) de Levine e Drennan. A medida é realizada por meio de uma intersecção que ocorre entre uma linha que cruza o plano transverso da metáfise proximal da tíbia, unindo os dois extremos da metáfise tibial, com outra linha que é traçada perpendicular ao eixo da diáfise da tíbia. No estudo, 29 dos 30 pacientes (97%) com AMD maior que 11° desenvolveram a deformidade. Em 1993, Feldman e Schoenecker[22] fizeram o estudo novamente e mostraram que pacientes com AMD menor que 9° teriam uma chance de 95% de ter varo fisiológico, entretanto, em AMD maior que 16° haveria uma chance de que o varo fosse decorrente da doença de Blount.

> **ATENÇÃO! A tomografia computadorizada (TC) ou a ressonância magnética (RM) não são usadas para diagnóstico, mas para ajudar na localização de barra fisária medial.**

O diagnóstico diferencial da doença de Blount infantil inclui varo fisiológico persistente, raquitismo, osteodistrofia renal, deficiência de vitamina D na dieta, raquitismo hipofosfatêmico, defeito fibrocartilaginoso focal da metáfise

tibial proximal, displasias esqueléticas como disostose metafisária, mucopolissacaridose e síndrome da trombocitopenia com ausência do rádio. A maioria dos diagnósticos são distintos pela história da doença, baixa estatura, deformidade esquelética generalizada e diferenças radiográficas.

No tratamento conservador, a órtese longa para o membro inferior pode ser recomendada para alguns pacientes com idade menor ou igual a 3 anos e envolvimento unilateral no estágio II de Langenskiöld. O tratamento cirúrgico é recomendado a indivíduos com idade maior ou igual a 4 anos, estágio de Langenskiöld maior que 3 ou deformidade radiográfica progressiva.

A osteotomia tibial e fibular é o tratamento de escolha para pacientes com deformidade progressiva. A osteotomia tibial é realizada abaixo do tubérculo tibial, com os objetivos de correção da deformidade em varo, flexão e rotação interna da tíbia. A fixação da tíbia pode ser realizada com um ou dois pinos de Steinmann seguida de gesso inguinopédico. A redução da carga através da fise/epífise medial tibial aumenta a recuperação do distúrbio de crescimento local. A translação lateral do fragmento distal para lateralizar o eixo mecânico do membro é aconselhável (**FIG. 15.18**). Como complicação, pode ocorrer síndrome compartimental, que pode ser evitada pela fasciotomia profilática do compartimento anterior da perna. Outras complicações cirúrgicas incluem lesão do nervo fibular, infecção, retardo de consolidação, pseudoartrose e deformidade recorrente.

Quando ocorre falha na osteotomia proximal da tíbia e fíbula para correção dos estágios iniciais da doença de Blount infantil, ou se o paciente apresenta estágio de Langenskiöld mais avançado (V ou VI), o tratamento é mais complexo. Nos indivíduos com estágio de Langenskiöld VI, a deformidade em varo é progressiva ou recorrente após a osteotomia proximal da tíbia, e a superfície articular é mais deformada. Outros tratamentos cirúrgicos incluem osteotomias tibiais proximais até a maturidade esquelética, modulação do crescimento com fixação interna, ressecção do bloqueio fisário, episifiodese e osteotomia e ainda hemielevação do platô tibial.

> **ATENÇÃO! A modulação de crescimento com fixação interna com uma placa de banda de tensão e parafusos é uma opção alternativa, mas não corrige a deformidade em rotação interna tibial.**

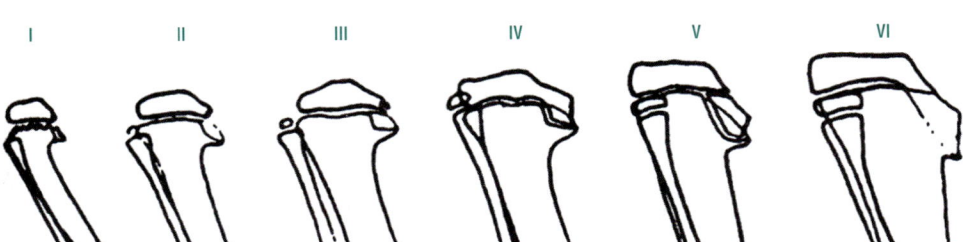

I   II   III   IV   V   VI

FIGURA 15.17 → Classificação de Langenskiöld.

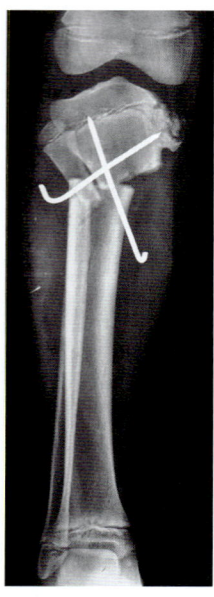

FIGURA 15.18 → Pós-operatorio de correção da tíbia vara infantil, observar a translação lateral do fragmento distal.

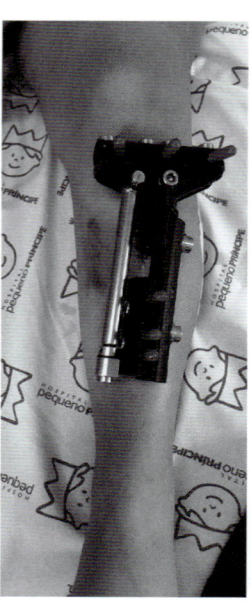

FIGURA 15.19 → Correção gradual da deformidade na tíbia vara do adolescente com fixador externo.

A ressecção do bloqueio fisário tem preferência nos pacientes com pelo menos quatro anos de crescimento remanescentes. O procedimento costuma ser associado com osteotomia tibial proximal utilizando interposição com gordura ou metilmetacrilato. A hemielevação do platô tibial é outra técnica que pode ser realizada para correção da depressão pela osteotomia metafisária em crescente, com extensão a região intercondilar, com fixação interna ou externa da tíbia.

A correção da deformidade angular e do alongamento ósseo necessitam de comprometimento do cirurgião e do paciente, para seguir os protocolos de tratamento com fixador externo e alongamento ósseo. A epifisiodese contralateral pode ser realizada antes da maturidade esquelética para a correção da discrepância de tamanho dos membros inferiores.

Tíbia vara do adolescente

Pacientes que apresentam tíbia vara do adolescente costumam apresentar, também, obesidade. A etiologia da condição é desconhecida. Pode ser causada por lesão mecânica na fise tibial medial resultante de peso excessivo, com ou sem deformidade em varo prévia.

Os pacientes têm deformidade em varo progressiva da perna, com ou sem dor no joelho, podendo ser unilateral, bilateral ou assimétrica. Em casos unilaterais e assimétricos, devem ser avaliadas a presença e a gravidade da discrepância de tamanho dos membros inferiores.

Os achados radiográficos incluem deformidade em varo e alargamento da fise tibial medial. Pode haver artrose degenerativa associada. Nesses casos, o tratamento conservador não é eficaz. O tratamento cirúrgico de escolha inclui a osteotomia tibial proximal com fixação interna ou externa. É frequente a realização de osteotomia da fíbula. A

fixação externa com fixador externo circular ou monolateral traz bons resultados. A correção pode ser aguda ou gradual, com ou sem alongamento da tíbia (FIG. 15.19).

A deformidade em valgo do fêmur distal pode estar presente, havendo a necessidade de osteotomia ou modulação de crescimento para correção. Muitos pacientes têm evidência de deformidade em valgo da tíbia distal, mas poucos têm sintomas no tornozelo.

A hemiepifisiodese lateral da tíbia pode ser indicada para tratamento da tíbia vara do adolescente, de acordo com o potencial de crescimento restante, sendo uma opção à osteotomia. É realizada com grampos, implantes de titânio e parafusos canulados, além de placas com múltiplos parafusos.

INSTABILIDADE FEMOROPATELAR

A instabilidade femoropatelar pode manifestar-se como luxação patelar aguda, luxação patelar recorrente, luxação habitual e luxação crônica. A instabilidade femoropatelar é mais comum entre jovens do sexo feminino, dos 10 aos 17 anos. A taxa de luxação subsequente após o primeiro episódio varia entre 15 e 44% seguindo tratamento conservador, aumentando após o primeiro episódio. Queixas de dor e instabilidade são comuns seguindo o episódio inicial e costumam ser incapacitantes.

Quatro fatores anatômicos principais para instabilidade são descritos por Dejour e colaboradores:[23]

- Displasia troclear.

- Distância excessiva TAGT.

- Inclinação patelar.

- Patela alta.

Fatores de instabilidade secundários ou menores incluem anteversão femoral excessiva, excessiva rotação externa tibial, genu recurvato e genu valgo.

Os protocolos de imagens auxiliam na identificação de anormalidades anatômicas e no planejamento do tratamento, sendo que as radiografias em perfil são úteis para avaliar a altura patelar. A incidência axial permite a medida do sulco troclear e os ângulos de congruência. A TC fornece a distância TAGT, a inclinação patelar e a rotação. A RM é útil na luxação aguda e pode mostrar a ruptura do ligamento patelofemoral medial, lesões osteocondrais e contusões ósseas.

A luxação aguda da patela costuma ocorrer após um evento traumático. O paciente procura o atendimento de emergência relatando movimento de rotação do joelho com estalido, instabilidade e queda. Pode ser observada a patela na lateral do joelho e sua redução pode ocorrer na extensão do joelho. O mecanismo do trauma ocorre com o paciente com pé fixo, rotação interna do fêmur em relação à tíbia e quadríceps em contração, lateralizando a patela.

Essa luxação raramente ocorre na ausência de mal alinhamento ou displasia. A ruptura de restritores mediais, como o ligamento patelofemoral medial, também pode ocorrer, sendo responsável por 50% da restrição estática para a estabilidade lateral da patela. A lesão condral é comum na faceta média da patela e do côndilo femoral lateral. O músculo vasto lateral oblíquo é o restritor dinâmico primário, e o ligamento patelofemoral medial é o restritor estático primário para a luxação lateral da patela.

No exame físico da luxação patelar aguda, pode ocorrer dor na palpação do retináculo medial e epicôndilo femoral lateral. Pode ocorrer também apreensão na tentativa de deslocamento lateral da patela. O diagnóstico diferencial é feito com lesão do ligamento cruzado anterior, ruptura do quadríceps ou tendão patelar.

Se houver suspeita de luxação patelar aguda, o joelho contralateral deve ser examinado. A procura por evidência de mal alinhamento da patela pode ajudar no diagnóstico.

Para as luxações agudas primárias, o tratamento clássico é conservador. A principal exceção é a presença de fratura osteocondral **(FIG. 15.20)**. O reparo agudo pode ser realizado em caso de lesão estrutural medial e subluxação lateral da patela. O tratamento conservador tem como objetivos a remissão da dor e do derrame e a restauração da amplitude de movimento do joelho. Fortalecimento do quadríceps é outro objetivo do tratamento, aliviando-se os sintomas. A imobilização é mantida por três semanas.

> **ATENÇÃO!** A luxação patelar recorrente é definida quando mais de um episódio de luxação é documentado pelo observador ou relatado pelo paciente. A luxação é quase sempre para a lateral do fêmur.

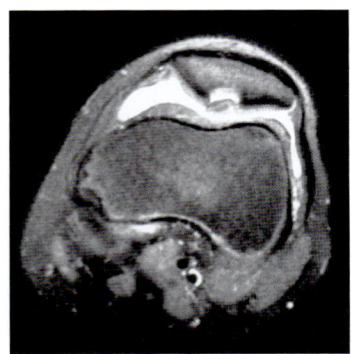

FIGURA 15.20 → Fratura osteocondral da patela após luxação femoropatelar.

A incidência de luxação patelar aguda é estimada em 43 por 100 mil indivíduos menores de 16 anos. A subluxação e a luxação recorrentes são mais comuns em meninas. História de instabilidade recorrente é preditor de instabilidade futura. Crianças menores de 14 anos são mais propensas a ter episódios de luxações recorrentes.

Algumas síndromes são associadas com instabilidade patelar, como a de Down, Turner, Kabuki e Rubinstein-Taybi. A clínica da criança com luxações recorrentes da patela é de evento inicial súbito no qual ocorre luxação da patela seguida de queda. Quando ocorre a redução da articulação femoropatelar espontânea ou assistida, o joelho segue dolorido e inchado. Os episódios recorrentes podem ser de menor ou maior gravidade, podendo precisar de ajuda para a redução da luxação. São mais comuns próximo à adolescência, podendo ser bilaterais.

Dois testes são sugestivos para o diagnóstico. O primeiro é o sinal do J – com o joelho estendido, a patela desloca lateralmente quando o joelho inicia a flexão e desloca medialmente com o avanço da flexão. O segundo é o sinal de apreensão de Fairbank – com o joelho fletido a 30°, o examinador lateraliza a patela, produzindo apreensão no paciente se houver instabilidade femoropatelar.

O ângulo Q é medido com o joelho em extensão, ângulo entre a espinha ilíaca anterossuperior e o centro da patela e o centro da patela com o centro do tubérculo tibial. Tem média de 10° em meninos e 15° em meninas, estando aumentado na instabilidade femoropatelar.

A radiografia panorâmica dos membros inferiores pode mostrar genu valgo. As radiografias em perfil do joelho servem para avaliar a altura patelar. Um dos métodos para determinar a patela alta é a técnica de Insall-Salvati. O comprimento da patela e o do tendão patelar devem ser o mesmo; se o tendão patelar é maior que 20% do que a patela, há indicativo de patela alta. Se o índice de Caton-Deschamps, que mede a distância do polo inferior da superfície articular da patela ao bordo anterossuperior da tíbia e o comprimento da superfície articular da patela, for maior que 1,2, indica patela alta.[24] Se o índice de Blackburne-Peel, que mede o comprimento da linha perpendicular da tangente do platô tibial ao polo inferior da superfície articular da patela e o comprimento da superfície articular da patela, for maior que 1, indica patela alta.

Blumensaat[25] e Luijkx e Goel[26] descreveram uma medida radiográfica da patela alta: na radiografia em perfil do joelho com 30° de flexão, a patela deve ficar entre a projeção anterior da linha do sulco intercondilar e uma linha através da porção central da fise distal femoral. As radiografias em axial da patela são úteis para definir translação patelar, inclinação patelar e anatomia da tróclea. Fraturas osteocondrais femoropatelares ou avulsões podem ser visualizadas. Macnab[27] descreveu radiografia axial com 40° de flexão. A incidência de Merchant é obtida com 30° de flexão do joelho, e a incidência de Laurin, com 45° de flexão.

A displasia troclear pode ser avaliada pela radiografia ou TC. A medida da distância linear entre o centro da inserção do tendão patelar no tubérculo tibial e o centro a sulco troclear fornece a medida do mal alinhamento coronal e/ou rotacional na articulação femoropatelar (TAGT). Quando a TAGT é maior que 20 mm, o mal alinhamento está presente.

Na luxação inicial da patela, após a redução da articulação, é feito o tratamento conservador, com imobilização do joelho para maior conforto. Há também fortalecimento do quadríceps. Com a melhora do inchaço, ocorre o fortalecimento do músculo vasto medial. O uso de estabilizador patelar no período de recuperação pode ser útil.

Episódios contínuos de luxação femoropatelar requerem tratamento cirúrgico. Em crianças, as fises abertas não podem ser lesadas. Para a estabilização da articulação femoropatelar, os acessos cirúrgicos nas crianças em crescimento são focados nos restritores de partes moles para a translação lateral e do mecanismo extensor do joelho. Vários procedimentos cirúrgicos são descritos para corrigir os vetores em torno da articulação femoropatelar. Redirecionamento do quadríceps pode ser realizado alterando o próprio músculo, mudando sua inserção na patela ou alterando a ligação da patela na tíbia.

O procedimento de Dewar-Galeazzi tem diversos componentes, incluindo liberação do retináculo lateral, avanço medial do vasto medial e transferência do semitendíneo para a patela. O semitendíneo fornece direcionamento medial da inserção do quadríceps sem interferir no tubérculo tibial. Se a patela parecer com má rotação após a transferência do tendão do semitendíneo, a porção lateral do tendão patelar pode ser liberada e suturada medialmente à porção medial do tendão patelar (procedimento de Roux-Goldthwait) **(FIG. 15.21)**.

A reconstrução do ligamento patelofemoral medial é utilizada para restaurar o restritor primário para a translação lateral da patela. O joelho é inspecionado na artroscopia. O tendão do semitendíneo é liberado e preparado com uma dupla banda de 4 a 5 mm de enxerto. Pequenas incisões sobre o bordo medial da patela e do tubérculo adutor

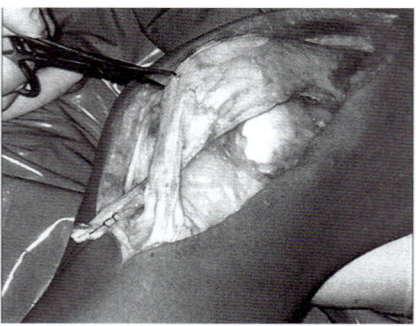

FIGURA 15.21 → Hemitransferência medial do tendão patelar, procedimento de Roux-Goldthwait.

são realizadas. A origem anterior a junção da linha cortical femoral posterior e a linha perpendicular da intersecção do aspecto posterior da linha de Blumensaat, são visualizadas na projeção lateral verdadeira do fêmur distal. A fixação é feita de 5 a 7 mm distal à fise. São utilizados parafuso para tenodese no fêmur e âncora de sutura na patela para realizar a fixação do enxerto. O local de fixação na patela é na junção do terço superior e médio no bordo medial da patela. O joelho é fletido de 40 a 60°, e a patela encaixa no sulco da tróclea. A translação manual confirma a estabilidade passiva adequada antes da fixação final. No pós-operatório, é permitida a carga parcial com extensão, e a reabilitação com flexão total do joelho é iniciada com três a quatro semanas. O retorno às atividades físicas ocorre apenas após quatro meses da cirurgia.

A luxação habitual da patela é definida como a luxação que ocorre na flexão do joelho. É tratada de modo cirúrgico, da mesma maneira que a luxação recorrente, com apenas uma diferença. A maioria dos pacientes com luxação habitual da patela tem encurtamento do quadríceps, e algum grau de alongamento do quadríceps deve ser alcançado para permitir que a patela mantenha sua redução após o realinhamento. A porção central do tendão quadríceps costuma exigir alongamento, o que é alcançado com o alongamento em V-Y. O procedimento de Green realinha o quadríceps, com inserção do vasto medial na borda lateral da patela.

A luxação crônica da patela é aquela que nunca é reduzida através do arco de movimento do joelho, sendo uma condição que sempre requer tratamento cirúrgico, com alongamento do quadríceps em V-Y e liberação lateral extensa. A reconstrução do ligamento patelofemoral medial pode ser necessária em conjunto.

DOR FEMOROPATELAR

A síndrome da dor femoropatelar é caracterizada por dor peripatelar ou retropatelar, resultante de anormalidades físicas ou biomecânicas da articulação femoropatelar. É um termo genérico para dor anterior do joelho por várias causas, por exemplo, lesão da cartilagem articular, doença de Hoffa, neuromas, subluxação e instabilidade femoropatelar, artrose femoropatelar, plica sinovial, tendinopatia do quadríceps, síndrome de Sinding-Larsen-Johansson, tumores ósseos, síndrome da banda iliotibial, doença de Osgood-Schlatter, fratura por estresse da patela, síndrome da dor femoropatelar, bursite pré-patelar, dor referida de patologia da coluna lombar ou quadril, patela bipartida sintomática, condromalacia patelar, corpo livre intra-articular, osteocondrite dissecante, tendinopatia patelar, bursite da pata de ganso, cirurgia prévia, neurite do safeno e trauma.

A dor anterior do joelho é uma das doenças musculoesqueléticas mais comuns, ocorrendo em pacientes jovens e ativos. Meninas adolescentes são mais afetadas, e seus sintomas pioram com atividades. Algumas têm sobrepeso e a maioria procura evitar atividades físicas. A dor pode ser causada por aumento da pressão no osso subcondral, atribuída ao estresse na articulação ou lesões cartilaginosas na patela ou fêmur distal.

> **ATENÇÃO! Atividades que sobrecarregam o compartimento femoropatelar, como agachamento, subir e descer escadas, pular e correr, podem provocar ou agravar a dor. Sentar por longos períodos com os joelhos em flexão também pode causar a dor anterior no joelho.**

Dois cenários clínicos diferentes podem estar presentes. O primeiro é a adolescente com atividade atlética com dor anterior no joelho, que piora nas atividades físicas. Procura atendimento por preocupação sobre danos permanentes por sobrecarga. O segundo é uma adolescente sedentária, com dor anterior nos joelhos nas atividades diárias, sobretudo quando parada na posição ortostática, caminhando e subindo escadas. Nos dois casos, a dor é localizada na região anterior do joelho, geralmente bilateral e podendo ser assimétrica.

Os achados físicos são variados, como subluxação patelar lateral, anteversão femoral, ângulo Q aumentado e inclinação medial da patela. Sensibilidade retinacular medial e lateral e crepitação femoropatelar também podem estar presentes.

Os estudos por imagens são, em geral, normais, mas servem para diagnósticos diferenciais. Radiografias não são úteis para o diagnóstico, e os parâmetros para alinhamento usados para instabilidade estão entre os normais. Os achados na RM também não são úteis para diagnóstico. Inclinação anormal, aumento da TAGT, patela alta e outras medidas anormais do curso patelar estabelecem um diagnóstico potencial de instabilidade patelar.

Muitos fatores de risco potenciais são conhecidos: fraqueza no teste funcional, encurtamento dos gastrocnêmios, isquiotibiais e quadríceps, frouxidão ligamentar generalizada, diminuição de força dos isquiotibiais e quadríceps, fraqueza da musculatura dos quadris, aumento do ângulo Q, inclinação ou compressão patelar e tempo de ativação anormal do músculo vasto medial oblíquo comparado ao vasto lateral.

O principal foco do tratamento consiste na educação e confirmação da benignidade da condição. A evolução tende a ser autolimitada, com incapacidade permanente muito rara. É válido orientar que a evolução é prolongada, benigna, com diminuição da intensidade dos sintomas, e o tratamento tem como objetivo limitar os sintomas sem eliminar a dor. Aos pacientes com atividade atlética, é preciso lembrar que os sintomas podem ser desencadeados ou piorados com o estresse criado pelas expectativas de alta performance.

O tratamento consiste no fortalecimento dos rotadores dos quadris, quadríceps e isquiotibiais, com sucesso em 75% dos pacientes. Há pouca evidência para apoiar o uso de órteses femoropatelares, faixa patelar ou órteses para os pés. O emagrecimento é estimulado para crianças que apresentam obesidade. Alguma restrição de atividades pode ser necessária, mas sem eliminar toda a atividade física. Analgésicos podem fornecer alívio da dor, e o tratamento cirúrgico quase nunca é indicado.

Referências

1. Berndt AL, Harty M. Transchondral fractures (osteochondritis dissecans) of the talus. J Bone Joint Surg Am. 1959;41-A:988-1020

2. Dipaola JD, Nelson DW, Colville MR. Characterizing osteochondral lesions by magnetic resonance imaging. Arthroscopy. 1991;7(1):101-4.

3. Chen CH, Liu YS, Chou PH, Hsieh CC, Wang CK. MR grading system of osteochondritis dissecans: caparison with artroscopy. Eur J Radiol. 2013;82(3):518-25.

4. Guhl JF. Arthroscopic treatment of osteochondritis dissecans. Clin Orthop Relat Res. 1982;(167):65-74.

5. Ewing JW, Voto SJ. Arthroscopic surgical management of osteochondritis dissecans of the knee. Arthroscopy. 1988;4(1):37-40.

6. Kaplan EB. Discoid lateral meniscus of the knee joint: nature, mechanism, and operative treatment. J Bone Joint Surg Am. 1957;39-A(1):77-87.

7. Watanabe M. Arthroscopy of the knee joint. In: Helfet AJ, editor. Disorders of the knee. Philadelphia: Lippincott Williams & Wilkins; 1974.

8. Monllau JC, León A, Cugat R, Ballester J. Ring-shaped lateral meniscus. Arthroscopy. 1998;14(5):502-4.

9. Jordan MR. Lateral meniscal variants: evaluation and treatment. J Am Acad Orthop Surg. 1996;4(4):191-200.

10. Samoto N, Kozuma M, Tokuhisa T, Kobayashi K.. Diagnosis of discoid lateral meniscus of the knee on MR imaging. Magn Reson Imaging. 2002;20(1):59-64.

11. Cozen L. Fracture of the proximal portion of the tibia in children followed by valgus deformity. Surg Gynecol Obstet. 1953;97(2):183-8.

12. Blount WP, Clarke GR. Control of bone growth by epiphyseal stapling; a preliminary report. J Bone Joint Surg Am. 1949;31-A(3):464-78.

13. Metaizeau JP, Wong-Chung J, Bertrand H, Pasquier P. Percutaneous epiphysiodesis using transphyseal screws (PETS). J Pediatr Orthop. 1998;18(3):363-9.

14. Stevens PM. Guided growth for angular correction: a preliminary series using a tension band plate. J Pediatr Orthop. 2007;27(3):253-9.

15. Phemister DB. Operative arrestment of longitudinal growth of bones in the treatment of deformities. J Bone Joint Surg Am. 1933;15(1):1-15.

16. Bowen JR, Leahey JL, Zhang ZH, MacEwen GD. Partial epiphysiodesis at the knee to correct angular deformity. Clin Orthop Relat Res. 1985;(198):184-90.

17. Inan M, Chan G, Littleton AG, Kubiak P, Bowen JR. Efficacy and safety of percutaneous epiphysiodesis. J Pediatr Orthop. 2008;28(6):648-51.

18. Campens C, Mousny M, Docquier PL. Comparison of three surgical epiphysiodesis techniques for the treatment of lower limb length discrepancy. Acta Orthop Belg. 2010;76(2):226-32.

19. Bowen JR, Johnson WJ. Percutaneous epiphysiodesis. Clin Orthop Relat Res. 1984;(190):170-3.

20. Liotta FJ, Ambrose TA 2nd, Eilert RE. Fluoroscopic technique versus Phemister technique for epiphysiodesis. J Pediatr Orthop. 1992;12(2):248-51.

21. Langenskiold A. Tibia vara; (osteochondrosis deformans tibiae); a survey of 23 cases. Acta Chir Scand. 1952;103(1):1-22.

22. Feldman MD, Schoenecker PL. Use of the metaphyseal-diaphyseal angle in the evaluation of bowed legs. J Bone Joint Surg Am. 1993;75(11):1602-9.

23. Dejour H, Walch G, Nove-Josserand L, Guier CH. Factors of patellar instability: an anatomic radiographic study. Knee Surg Sports Traumatol Arthrosc. 1994;2(1):19-26.

24. Thévenin-Lemoine C, Ferrand M, Courvoisier A, Damsin JP, Ducou le Pointe H, Vialle R. Is the Caton-Deschamps index a valuable ratio to investigate patellar height in children? J Bone Joint Surg Am. 2011;93(8):e35.

25. Blumensaat C. Die Lageabweichungen und Verrenkungen der Kniescheibe. Ergebnisse der Chirurgie und Orthopedie. 1938;31:149-223.

26. Luijkx T, Goel A. Blumensaat line [Internet]. [S.l.]: Radiopaedia.org; 2015 [capturado em 10 dez. 2015]. Disponível em: http://radiopaedia.org/articles/blumensaat-line-1

27. Macnab I. Recurrent dislocation of the patella. J Bone Joint Surg Am. 1952;34-A(4):957-67.

16
Joelho do adulto

Wilson Mello A. Jr.

Paulo César F. Penteado

Wander Brito

Gustavo Constantino de Campos

Xavier M. G. R. G. Stump

DISTÚRBIO FUNCIONAL DO JOELHO

Conceito do envelope de função

Se o joelho for considerado como um órgão cujas funções é absorver, transmitir e redirecionar forças no membro inferior, a abordagem se torna funcional. Assim, o tratamento das disfunções dessa articulação passa a ter por meta a restauração da função como um todo. Dye[1] traduz de forma objetiva essa nova maneira de abordar a articulação do joelho: "[...] este pode ser comparado a uma transmissão mecânica biológica cujo propósito é aceitar redirecionar e dissipar cargas biomecânicas. A articulação femoropatelar pode ser visualizada como uma grande superfície de sustentação deslizante, com um sistema de transmissão vivo, de automanutenção e autorreparação. Os ligamentos podem ser visualizados como um sistema articulado e sensitivo, os meniscos como superfície sensitiva móvel. Os músculos, nessa analogia, funcionam como motores celulares vivos, que, em contração concêntrica, transmitem forças através do joelho e, em contração excêntrica, agem para absorver e dissipar cargas".

A capacidade funcional de uma articulação em aceitar e transmitir forças de intensidades variadas e manter sua homeostase tecidual pode ser representada por um "envelope de função" ou "envelope de aceitação de carga", definido pela representação gráfica de carga e frequência do esforço. Essa região de carga diminuída é chamada de zona de carga subfisiológica ou zona de homeostase. Se pouca carga é aplicada à articulação por um período prolongado, pode ocorrer perda da homeostase tecidual, manifestada por atrofias musculares e osteopenia por desuso. Se uma carga excessiva é aplicada na articulação, acima dos limites aceitáveis, mas insuficiente para provocar lesão macroestrutural, pode ocorrer perda da homeostasia, manifestada por dor e disfunção articular. Tais alterações podem ser documentadas pela cintilografia. A região de carga excessiva é chamada de zona de carga suprafisiológica ou zona de sobrecarga. Se cargas suficientemente altas são impostas à articulação, ultrapassando os limites teciduais, ocorrerão rupturas ligamentares e fraturas. Essa área é chamada de zona de falência estrutural (FIG. 16.1).

O distúrbio funcional do joelho é a perda da homeostase que gera quadro de dor no joelho. O esforço que provoca essa perda é menor no joelho com artrose ou outra disfunção, podendo ser um evento único (como um trauma direto) ou eventos repetitivos (como subir escadas em excesso). A perda da homeostase óssea pode ser avaliada na cintilografia. Existem situações em que as radiografias são normais e a cintilografia já manifesta aumento da atividade metabólica do tecido ósseo. Conforme Dye[1] e colaboradores,[2,3] as articulações que manifestam perda da homeostase óssea, mesmo com radiografias normais, estão em risco de apresentar alterações degenerativas e podem ser consideradas na categoria de "pré-artrose". Ao compreender as características de homeostase tecidual do sistema musculoesquelético, entende-se melhor a fisiopatologia do desenvolvimento da artrose.

A teoria da homeostase tecidual e o conceito do envelope de função facilitam a compreensão do problema pelo ortopedista e pelos pacientes. Os tecidos da articulação femoropatelar suportam as cargas mais altas comparadas a todas as outras articulações do corpo humano e, com frequência, funcionam no limite ou próximo a seus limites biológicos. Assim, esses tecidos são os primeiros no joelho a serem submetidos a cargas suprafisiológicas, provocando perda da homeostase, indicada pela sensação de dor. O envelope de função diminui após um episódio de lesão, fazendo com que até atividades rotineiras, que antes eram toleradas, tornem-se dolorosas (fora do envelope de função), provocando um prolongamento da duração dos sintomas. Cargas repetitivas que estejam na zona de carga suprafisiológica, fora do envelope de função, pela participação em atividades antes toleradas, subvertem o processo de cicatrização normal e são causa de dor crônica. Assim, a restauração da função eliminará os sintomas. A restauração da eficiência muscular e articular possibilitará o retorno ao envelope de função.

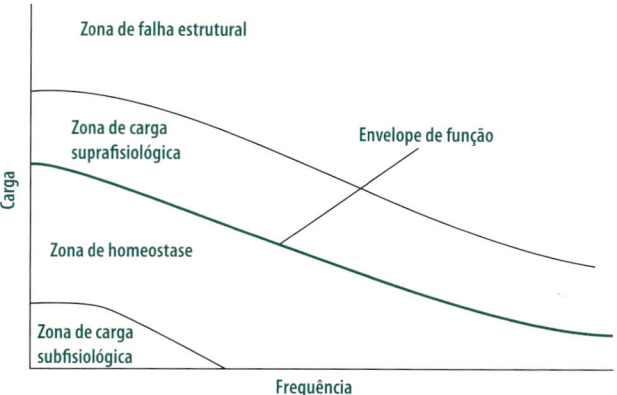

FIGURA 16.1 → Envelope de função.

GONARTROSE

Definição

A definição da osteoartrite é ainda um grande desafio. Substanciais diferenças na prevalência e incidência dessa doença podem ocorrer, se para sua definição forem utilizadas apenas alterações radiográficas, sintomas ou uma combinação de ambos. Com base nas atuais evidências, a osteoartrite – artrose ou osteoartrose – é, geralmente, uma doença progressiva nas articulações sinoviais que representa a falha no reparo de danos articulares resultantes de estresses que podem ter iniciado por anormalidades em qualquer dos tecidos articulares, incluindo cartilagem articular, osso subcondral, ligamentos, meniscos (quando presentes), músculos periarticulares, nervos periféricos ou sinóvia. Isso, por fim, resulta no colapso da cartilagem e do osso, causando sintomas de dor, rigidez e incapacidade funcional. As definições radiológicas utilizam-se de classificações com base na presença de osteófitos, diminuição do espaço articular ou combinação de ambos.

Epidemiologia

A osteoartrite é a forma mais comum de doença articular. A Organização Mundial da Saúde (OMS) estima que 10% da população mundial acima de 60 anos apresenta graves problemas clínicos decorrentes da osteoartrite.[4] A prevalência da doença como um todo é muito correlacionada com a idade. Independentemente de como ela é definida, é incomum em adultos abaixo de 40 anos e de grande prevalência em indivíduos acima de 60 anos. Nas mulheres, especialmente após os 50 anos, a osteoartrite é mais prevalente do que nos homens e tem distribuição mais difusa. A população brasileira de indivíduos acima de 60 anos passou de pouco mais de 7 milhões, em 1980, para 19,2 milhões, em 2010, e é provável que chegue a 60 milhões em 2050. Haverá, portanto, grande aumento do número de casos de osteoartrite, considerando que sua prevalência tem relação direta com o aumento da idade da população.

Etiologia

A osteoartrite pode ser dividida em primária (idiopática) ou secundária **(QUADRO 16.1)**. A forma idiopática pode ser classificada em localizada ou generalizada (quando acomete três ou mais articulações). É possível dividir a osteoartrite idiopática do joelho em compartimento medial, compartimento lateral e compartimento patelofemoral.

Quadro clínico

A dor na artrose primária é do tipo mecânica. Essa dor inicia logo pela manhã devido à imobilidade do período noturno, apresenta momentos de melhora durante o dia e

QUADRO 16.1 → Classificação da osteoartrite

I. Idiopática

A. Localizada
1. Mãos: nódulos de Heberden e Bouchard, artrite erosiva interfalangiana, escafometacarpal, escafotrapezial
2. Pés: hálux valgo, hálux rígido, dedos contraturados, talonavicular
3. Joelho
   a. Compartimento medial
   b. Compartimento lateral
   c. Compartimento patelofemoral
4. Quadril
   a. Excêntrica (superior)
   b. Concêntrica (axial, medial)
   c. Difusa (*coxae senilis*)
5. Coluna
   a. Apofisária
   b. Intervertebral (disco)
   c. Espondilose (osteófitos)
   d. Ligamentar
6. Outro local
B. Generalizada: três ou mais das articulações listadas acima

II. Secundária

A. Pós-traumática
B. Congênita
C. Doenças de depósito de cálcio
D. Outras síndromes ósseas
E. Outras doenças

torna-se pior à tarde, devido aos esforços. É a dor relacionada ao movimento. Apresenta início insidioso e incapacidade progressiva. No início da patologia, os sintomas estão relacionados à prática de esforço físico e, com a evolução, a dor aparece mesmo em repouso. É frequente a presença de crepitação e derrame de repetição. O aumento da idade piora o quadro clínico das artroses primária e secundária. Em 1986, o American College of Rheumatology estabeleceu uma lista de critérios diagnósticos para a osteoartrite dos joelhos **(QUADRO 16.2)**.[5] Esses critérios são os mais usados atualmente para definir um paciente como portador de osteoartrite e possuem boa reprodutibilidade.

Critérios radiológicos

Em 1957, Kellgren e Lawrence[6] propuseram uma classificação radiológica da osteoartrite baseados nas seguintes características radiológicas, consideradas evidências da doença:

- Formação de osteófitos nas margens da articulação ou, no caso dos joelhos, nas espinhas tibiais.

- Ossículos periarticulares.

- Estreitamento da cartilagem articular em associação com esclerose do osso subcondral.

- Pequenas áreas pseudocísticas com paredes escleróticas geralmente situadas no osso subcondral.

- Forma alterada das margens ósseas.

QUADRO 16.2 → Critérios diagnósticos de Altman para osteoartrite

Clínico e laboratório	Clínico e radiográfico	Clínico
Dor no joelho e pelo menos cinco dos nove itens: • Idade > 50 anos • Rigidez menor que 30 minutos • Crepitação • Dolorimento ósseo • Alargamento ósseo • Discreto aumento de temperatura • VHS < 40 mm/h • Fator reumatoide < 1:40 • Líquido sinovial osteoartrítico	Dor no joelho e pelo menos um dos três itens: • Idade > 50 anos • Rigidez menor que 30 minutos • Crepitação e osteófitos	Dor no joelho e pelo menos três dos seis itens: • Idade < 50 anos • Rigidez menor que 30 minutos • Crepitação • Dolorimento ósseo • Alargamento ósseo • Discreto aumento de temperatura
92% sensibilidade 75% especificidade	91% sensibilidade 86% especificidade	95% sensibilidade 69% especificidade

Fonte: Altman e colaboradores.[4]

Os autores,[6] então, classificaram a osteoartrite em cinco graus:

Grau 0: nenhuma

Grau 1: duvidosa

Grau 2: mínima

Grau 3: moderada

Grau 4: grave

Portanto, o grau 0 indica ausência de alterações radiográficas de osteoartrite, e o grau 2 indica que a doença está presente, com acometimento mínimo. Em 1968, Ahlback[7] elaborou uma classificação radiológica que, depois, foi modificada por Keyes e colaboradores,[8] conforme mostra o **QUADRO 16.3**.

As radiografias simples são os principais exames de imagem utilizados para diagnóstico da artrose e para o planejamento cirúrgico. As radiografias devem ser realizadas em anteroposterior com apoio monopodal, perfil em 30° e incidência de Rosenberg. Na incidência de Rosenberg, o joelho está em 45° de flexão (com carga) e sua face anterior apoiada no chassi; os raios têm incidência posteroanterior, inclinação podal de 10° e estão afastados em um metro do chassi **(FIG. 16.2)**. A radiografia panorâmica dos membros inferiores também é de fundamental importância para a avaliação correta dos eixos anatômico e mecânico dos membros inferiores. Sabe-se que o mau alinhamento do membro inferior é grande fator de risco para progressão da doença, sendo que o alinhamento em varo aumenta o risco de artrose no compartimento medial e o alinhamento em valgo no compartimento lateral.

Outros exames podem ser solicitados, como tomografia, cintilografia e RM, sendo solicitados principalmente nas artroses secundárias. A RM pode ser útil para auxiliar no diagnóstico de lesão degenerativa meniscal e fratura por insuficiência do osso subcondral.

Diagnóstico funcional

O ortopedista não deve basear sua conduta considerando apenas o diagnóstico radiológico, pois a correlação entre a alteração radiográfica e a sintomatologia é fraca. Um

QUADRO 16.3 → Classificação de Ahlback modificada por Keyes

Grau 1	Redução do espaço articular
Grau 2	Obliteração do espaço articular
Grau 3	Anteroposterior – desgaste do platô tibial < 5 mm Posterior – parte posterior do platô intacta
Grau 4	Anteroposterior – desgaste do platô tibial entre 5 e 10 mm Posterior – desgaste da margem posterior
Grupo 5	Anteroposterior – grave subluxação da tíbia Posterior – subluxação anterior da tíbia

Fonte: Ahlback[7] e Keyes e colaboradores.[8]

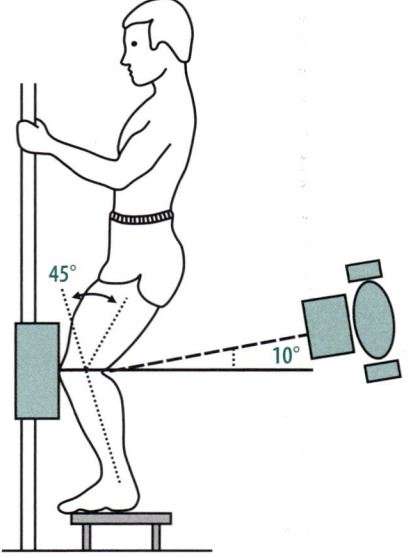

FIGURA 16.2 → Incidência de Rosenberg. A máquina de raio X deve ficar a um metro do chassi.

levantamento nacional norte-americano encontrou uma prevalência de 37,4% de osteoartrite radiológica em indivíduos acima dos 60 anos. A mesma pesquisa apontou prevalência de 12,1% da doença quando considerados sintomas e alterações radiológicas.[9] É necessário, portanto, um diagnóstico mais preciso sobre a verdadeira capacidade funcional do paciente e o impacto que a doença está causando sobre sua qualidade de vida.

O diagnóstico funcional é feito por meio de questionários de dor, função e qualidade de vida, além de testes de desempenho. Uma maneira simples de objetivar o tamanho da dor do paciente é aplicando a escala visual da dor. Para avaliação da qualidade de vida, existem alguns questionários que podem ser usados, como o SF-36. Pode-se avaliar a função com questionários de função reportada, como WOMAC, KSS, KOOS, Lequesne, ou ainda com testes de desempenho, destacando-se os testes de "caminhada de seis minutos", "sentar e levantar", "sentar, caminhar e voltar a sentar". Assim, é possível ter maior percepção sobre a extensão da limitação gerada pela doença, além da definição mais precisa dos alvos terapêuticos, ou seja, alterações que permitem intervenção, sejam elas não farmacológicas, farmacológicas ou cirúrgicas.

Fisiopatologia

Fatores de risco, como gênero, idade, trauma, uso excessivo, genética e obesidade contribuem para iniciar o processo de lesão nos diferentes componentes da articulação. Os processos bioquímicos causadores da osteoartrite envolvendo a cartilagem, o osso e a sinóvia podem agir em conjunto e destruir esses mesmos três componentes. Já é bem estabelecido que a cartilagem, o osso e a sinóvia são os três principais tecidos atingidos pelos mecanismos patológicos da osteoartrite.

A cartilagem recebe mais atenção no estudo da osteoartrite devido à grosseira destruição encontrada em espécimens patológicos e estudos de imagem e também por conta da imensa quantidade de processos biológicos nela ativados. Eventos-chave que ocorrem na cartilagem incluem o desbalanço metabólico e o surgimento de sinalizadores de degradação, estimulados por cascatas de citocinas, e a produção de mediadores inflamatórios.

Diversos estudos têm focado o papel do osso subcondral na patogênese da osteoartrite. Apesar de grosseiras nos estágios finais, com a formação de osteófitos e deformidades, as mudanças ósseas ocorrem cedo no curso da doença.[10-12] Em estudos radiográficos, o aumento do *turnover* do osso subcondral ocorreu até cinco anos antes do aparecimento de alterações radiográficas.[11]

A sinovite ocorre mesmo nos estágios iniciais da osteoartrite e pode ser subclínica. Estudos artroscópicos demonstram alterações na sinóvia em até 50% dos pacientes com a doença, muitos dos quais não apresentavam sinais clínicos de sinovite. Técnicas mais novas utilizando RM de alta resolução têm demonstrado que a inflamação sinovial é mais comum do que se imaginava.[13]

A comunidade internacional ainda encontra-se muito dividida quanto ao exato mecanismo da doença. Trata-se de patologia complexa resultante de uma interação de diversas causas e fatores. Considerar o problema como puramente mecânico ou puramente inflamatório parece uma tentativa de simplificar algo que não é simples.

Tratamento conservador

O tratamento da artrose deve ser integral e individualizado. O conceito fundamental é que se trata da falência da articulação como um todo, de um órgão complexo, composto não apenas por cartilagem, mas por diversos tecidos, como sinóvia, osso subcondral, cápsula, meniscos, músculos e tendões. A terapêutica, portanto, deve ser holística e abranger os mais diversos aspectos da doença.

Princípios de tratamento

Mais de 50 terapias não farmacológicas, farmacológicas e cirúrgicas para osteoartrite de joelho e quadril são descritas na literatura médica. Ao longo dos anos, diversas diretrizes nacionais e internacionais foram desenvolvidas para ajudar médicos, outros profissionais da saúde e pacientes na escolha da terapêutica para o tratamento da osteoartrite de joelho e quadril. O American College Of Rheumatology e a European League Against Rheumatism desenvolveram recomendações para otimizar o tratamento da osteoartrite de joelho e de quadril baseados em uma combinação de consensos de especialistas e revisões sistemáticas. Recentemente, a Osteoarthritis Reasearch Society International publicou seu guia de recomendações, com metodologia mais rígida e baseada em trabalhos de maior qualidade e que conta com revisões regulares na medida em que novos ensaios clínicos vão sendo publicados sobre o assunto.[14-16] Todos os guias de tratamento apontam para três intervenções que devem ser o núcleo do tratamento do paciente com artrose: educação do paciente, atividade física e emagrecimento. Além desse tripé fundamental, o tratamento ideal ocorre por meio da combinação de medidas não farmacológicas, farmacológicas e cirurgia.

Educação do paciente

Todos os pacientes com osteoartrite devem ter acesso à informação e educação quanto aos objetivos do tratamento e a importância de mudanças no estilo de vida, exercícios, adequação das atividades, redução de peso e outras medidas para diminuir o impacto sobre as articulações lesadas. O foco inicial deve ser em autocuidado e tratamentos dirigidos ao paciente, em vez de terapias passivas realizadas por profissionais de saúde. Depois, deve ser enfatizado o incentivo para aderência ao regime terapêutico não farmacológico.

Atividade física na artrose com base nos conceitos de distúrbio funcional do joelho

O objetivo do tratamento da osteoartrose é a restauração da homeostasia tecidual pela recuperação do equilíbrio muscular, desenvolvendo o envelope de função. Pode-se realizar esse feito com a introdução de programas de exercícios que melhorem a força e a elasticidade muscular dos membros inferiores. Os pacientes devem ser encorajados a praticar e manter a prática regular de exercícios aeróbios, fortalecimento muscular e ganho de amplitude de movimento. Pacientes com osteoartrite sintomática podem se beneficiar do encaminhamento à fisioterapia para avaliação e instrução de exercícios apropriados para reduzir a dor e aumentar a capacidade funcional. Deve-se dar preferência a atividades de baixo impacto, como exercícios na água, bicicleta ergométrica e academia com intensidade moderada e respeitando ângulos de proteção articular.

Controle ponderal

A relação entre o índice de massa corporal (IMC) e a osteoartrite de joelhos é de grande relevância, pois a obesidade, importante fator de risco para a doença que atinge os joelhos, é potencialmente modificável. Uma recente revisão sistemática avaliou 36 estudos sobre essa relação e encontrou risco positivo do IMC para o desenvolvimento da osteoartrite em todos eles. Além disso, esse aspecto da doença merece atenção devido ao grande aumento de sobrepeso e obesidade observados no mundo nas últimas décadas. A perda de peso reduz a dor e melhora a função física dos pacientes com osteoartrite, devendo, portanto, ser encorajada.[17]

Outras medidas não farmacológicas

O uso de bengalas e andadores também é recomendado para osteoartrite sintomática dos joelhos em todas as diretrizes existentes. Os pacientes devem ser instruídos para utilizar da forma correta uma bengala ou muleta na mão contralateral, sendo preferíveis, muitas vezes, andadores para pacientes com doença bilateral. O uso de órteses ou palmilhas também é indicado para pacientes com desvio de eixo em varo ou valgo.

Medidas fisioterápicas, como estimulação elétrica transcutânea nervosa (TENS), calor e crioterapia são muito usadas no tratamento. Porém, as evidências que suportam tais terapias são muito limitadas. Acupuntura é a modalidade de tratamento com comprovado benefício no alívio da dor na osteoartrite A. Outras terapias de corpo e mente, como *yoga*, *tai chi* e *qi gong*, também podem ser usadas no tratamento, com evidência de melhora.

Tratamento medicamentoso

Analgésicos orais

Nos casos de dor leve ou moderada, deve-se iniciar o tratamento medicamentoso com dipirona ou paracetamol, que, nesse caso, apresenta efeito analgésico semelhante aos anti-inflamatórios comuns (AINEs). Nos casos de dor moderada para intensa, em pacientes que não melhoraram com uso de analgésicos comuns ou não podem utilizar AINEs, pode-se prescrever um opioide, lembrando que os opioides podem causar constipação e tonturas na população idosa.

Anti-inflamatórios não esteroides

Pacientes com osteoartrite sintomática podem fazer uso de anti-inflamatórios não hormonais (AINEs) na menor dose possível e pelo menor tempo possível. O uso prolongado deve ser evitado. Tanto os agentes COX-2 seletivos quanto os não seletivos devem ser usados com cautela nos indivíduoos com fatores de risco para doença cardiovascular.

Condroprotetores

Condroprotetores são substâncias com ação no metabolismo da cartilagem. É limitada a evidência na literatura sobre a capacidade dos condroprotetores em reverter, parar ou até mesmo retardar a evolução da osteoartrite. Sendo assim, o termo "drogas modificadoras da doença osteoartrite" parece exagerado. Um termo mais adequado para os condroprotetores é *symptomatic slow-acting drugs for osteoarthritis*, já que são medicamentos que trazem benefício sintomático e apresentam início de ação lento. Apesar da limitação em relação à capacidade modificadora da doença, a literatura é rica em trabalhos de alto nível de evidência demonstrando benefícios sintomáticos de longo prazo e benefícios adicionais com eficácia global próxima a de anti-inflamatórios e efeito residual (que se mantém mesmo após a suspensão da medicação). Além disso, outro grande benefício do uso dessa classe de medicamentos na osteoartrite é a diminuição da necessidade de uso de outros analgésicos e anti-inflamatórios pelos pacientes.

Os seguintes condroprotetores merecem destaque: diacereína, que atua principalmente pela inibição dos efeitos da IL-1; glicosamina, que participa da síntese das glicosaminoglicanas, proteoglicanas e hialuronato da cartilagem articular, com resultados controversos dependendo da formulação utilizada; condroitina, que, apesar de bom perfil analgésico, demonstrou pequena (mas significativa) redução na diminuição da espaço articular. Há também a associação de glucosamina e condroitína, com benefícios demonstrados em pacientes com dor moderada e grave, mas que também apresenta resultados conflitantes, com um estudo demonstrando prejuízo na absorção da glucosamina quando houve a combinação.

É comprovado que os extratos insaponificáveis de soja e de abacate são inibidores de IL-1, IL-6, IL-8, metaloproteases *in vitro* e estimuladores do condrócito *in vitro*. Seu uso reduz a dor, assim como reduz o uso de analgésicos e melhora a função de pacientes com osteoartrite de joelhos. A cloroquina apresenta efeito de supressão da produção de

NO induzida por IL-1. Inicialmente, sua indicação foi para osteoartrite erosiva de mão e, depois, passou a ser usada em outras formas da doença. Por tratar-se de fármaco com efeitos colaterais que exigem acompanhamento profilático, deve apenas ser manuseado por profissionais com experiência na utilização. O colágeno hidrolisado tem efeito analgésico de longo prazo e, por disponibilizar altas concentrações de aminoácidos específicos, tem a capacidade de aumentar a produção de colágeno tipo 2 e proteoglicanos pelo condrócito. O colágeno tipo 2 em doses mínimas é capaz de diminuir a resposta inflamatória articular através de um mecanismo de tolerância oral, podendo também ser usado em doses diminutas.

Corticoides intra-articulares

Atualmente, essa modalidade de tratamento é muito recomendada para pacientes com osteoartrite dos joelhos, sobretudo na presença de sinais inflamatórios com derrame articular. Apesar de relatos de condrotoxicidade, trata-se de uma modalidade de tratamento segura, de ação rápida, com melhora da dor já na primeira semana e que pode durar até três ou quatro semanas. Diversos ensaios clínicos e metanálises já comprovaram sua segurança e eficácia, mas o benefício a longo prazo ainda não foi bem estabelecido.

Viscossuplementação

A viscossuplementação, injeção intra-articular de derivados do ácido hialurônico, é um procedimento simples e pode ser realizado em ambulatório. Traz benefícios para dor e função, alterando de modo favorável o curso da doença e melhorando de forma quantitativa e qualitativa a cartilagem articular. Apresenta bom perfil de segurança e favorável relação custo-efetividade, sendo indicada tanto para osteoartrite quanto após um procedimento artroscópico. Hoje, recomenda-se a adição de 1 mL de triancinolona à viscossuplementação.

Tratamento cirúrgico

O tratamento cirúrgico é indicado quando há falha do tratamento conservador. No planejamento, deve-se considerar a idade do paciente, a demanda física, a expectativa com os resultados do tratamento, o tipo de artrose, o peso corporal, as comorbidades e a evolução da doença. Algumas das opções de cirurgia disponíveis são artroscopia, osteotomia e artroplastia.

Artroscopia

Até o ano de 2002, a artroscopia era utilizada de maneira indiscriminada no tratamento da osteoartrite, seja na forma de debridamento articular, seja na forma de meniscectomia parcial nas lesões degenerativas do menisco medial. Até então, não haviam ensaios clínicos randomizados com metodologia rigorosa sobre o assunto. A partir de 2002, surgiram trabalhos metodologicamente mais adequados contestando o real valor da artroscopia no tratamento da artrose. O trabalho de Moseley e colaboradores[18] mudou de uma vez por todas o papel da artroscopia no tratamento da osteoartrite, não encontrando benefício em relação aos pacientes que receberam uma falsa artroscopia.

No final de 2013, Sihvonen e colaboradores[19] publicaram um ensaio clínico randomizado comparando artroscopia para lesão degenerativa sintomática em pacientes sem artrose e também não encontraram benefício em relação ao grupo controle. Portanto, hoje a artroscopia é procedimento de exceção no tratamento de pacientes com osteoartrite e deve ser reservada para casos agudos de bloqueio articular que ocorre por interposição de fragmento de menisco ou por corpo livre intra-articular. Nos casos em que essa é a queixa principal, a retirada melhora o quadro, mas o paciente deve manter todas as outras intervenções.

Osteotomia

O alinhamento anatômico normal do joelho varia de 5 a 7° de valgo. Quando esse eixo está desviado em varo ou valgo, promove aumento da carga nos compartimentos tibiofemoral medial ou lateral, respectivamente. O aumento de carga localizado pode evoluir com desgaste articular e artrose. O objetivo das osteotomias é restabelecer o alinhamento do membro, distribuir melhor a carga entre os compartimentos, promover alívio dos sintomas e retardar a progressão da artrose. O desvio em varo é tratado com a correção na tíbia proximal, por meio de uma osteotomia valgizante tibial alta, que pode ser de fechamento lateral ou abertura medial. Quando o desvio é em valgo, a correção é no fêmur. O desvio em valgo pode ser tratado com osteotomia na tíbia desde que não provoque inclinação da interlinha articular (até 10° de valgo pode ser corrigido na tíbia).

> **ATENÇÃO!** A osteotomia tem sua melhor indicação nas artroses pós-traumáticas, em pacientes mais jovens e ativos. É contraindicada nos casos em que ocorre desaparecimento do espaço articular, subluxação da tíbia, artrose femoropatelar (maior que grau I de Ahlback) e presença de osteófito posterior.

Tipos de osteotomias valgizantes da tíbia proximal

As osteotomias na tíbia devem ser realizadas, de preferência, na região supratuberositária e podem ser de cunha aberta medial, cunha fechada lateral e cupuliforme. As de cunha de abertura medial são as mais utilizadas. Apresentam correção fiel da angulação (cada 1 mm de abertura corrige cerca de 1°) e facilidade técnica, mas têm tendência de aumentar a inclinação posterior da tíbia (*slope* tibial), aumentar o tensionamento das estruturas ligamentares e capsulares mediais e de necessitar de utilização de enxertia óssea nas osteotomias em que a cunha de correção é maior que 10 mm.

As osteotomias de cunha fechada lateral também apresentam correção fiel da angulação (cada 1 mm de cunha retirado corresponde a 1° de correção), mas exigem ostectomia da fíbula para realizar a correção angular desejada, além de requerer maior demanda técnica operatória e apresentar tendência de diminuir a inclinação posterior da tíbia.

As osteotomias cupuliformes são de difícil realização. Não necessitam de materiais especiais para confecção e podem corrigir desvios no plano sagital e coronal. Pode-se utilizar gesso para manter a angulação corrigida, mas aumenta-se a chance de perda da correção obtida. Para minimizar essa possível perda angular, pode-se utilizar o travamento da osteotomia com um parafuso canulado. Os prós e contras de cada osteotomia podem ser avaliados no QUADRO 16.4.

As osteotomias podem ser fixadas com diversos dispositivos, como placas, placas calço, fixador externo e gesso. Dá-se preferência para utilização de dispositivos de fixação que permitam mobilidade precoce para evitar complicações como rigidez articular e fenômenos tromboembólicos.

Alguns autores têm dado grande importância às mudanças da angulação do planalto tibial no plano sagital (*slope* tibial). Noyes e colaboradores[20] observaram que as osteotomias de cunha de abertura medial apresentam tendência de aumentar a inclinação posterior da tíbia, e esse efeito é indesejado nos casos de instabilidade ligamentar anterior, pois aumenta o ângulo de escorregamento anterior da tíbia sobre o fêmur. Para evitar esse aumento na inclinação da tíbia, deve-se realizar a abertura da cunha de maneira trapezoidal, com a abertura anterior sendo metade da abertura posterior. O efeito inverso ocorre com as osteotomias de cunha de ressecção lateral, que diminuem a inclinação tibial e que devem ser evitadas, sobretudo nos casos de instabilidade posterior (FIG. 16.3).

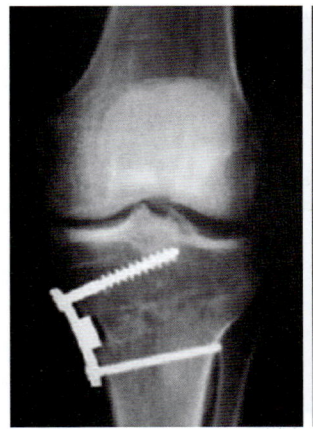
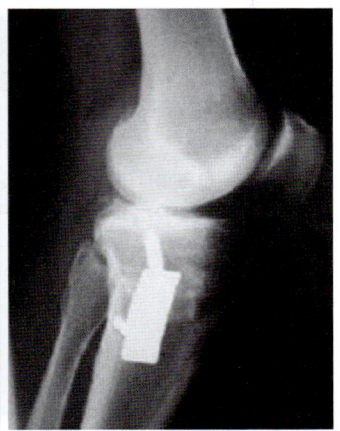

FIGURA 16.3 → Osteotomia de cunha de abertura medial, fixada com placa do tipo Puddu.

Cálculo para cirurgias de osteotomias

Para a realização da osteotomia, deve-se ter em mãos uma radiografia panorâmica de membros inferiores de boa qualidade, na qual seja possível observar o centro da cabeça femoral e o centro do tornozelo, para assim traçar o eixo mecânico do membro. O objetivo da osteotomia é levar o eixo mecânico do membro para um ponto a 62,5% da interlinha articular a partir do bordo medial da tíbia. O ângulo formado pelo novo eixo mecânico e pelo eixo mecânico da tíbia (que corresponde ao seu eixo anatômico) será o ângulo de correção.

• Calcular os 62,5% da superfície da linha articular (ponto de Noyes) de medial para lateral (FIG. 16.4).

QUADRO 16.4 → Prós e contras das osteotomias de cunha de abertura medial, fechamento lateral e cupuliforme

Tipo	Prós	Contras
Cunha de abertura medial	Correção fiel	• Necessidade de enxerto ósseo para aberturas maiores que 10 mm • Pode aumentar a inclinação posterior da tíbia • Tensiona estruturas ligamentares e capsulares mediais
Cunha de fechamento lateral	Correção fiel	• Execução pouco mais detalhista • Necessidade de ostectomia da fíbula • Pode diminuir a inclinação posterior da tíbia
Cupuliforme	Não necessita de materiais especiais	• Necessidade de ostectomia da fíbula • Perda de parâmetros para correção

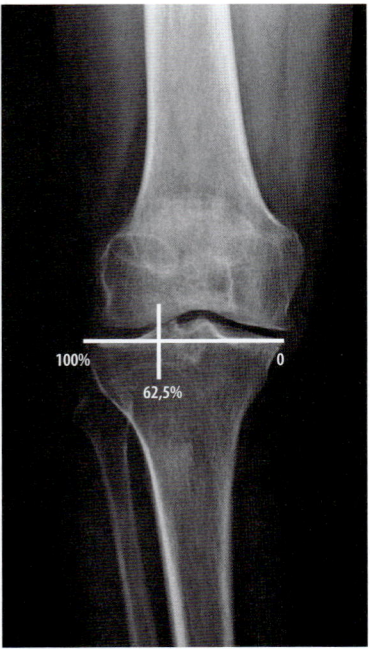

FIGURA 16.4 → Ponto de Noyes.

• Passar uma linha do centro da cabeça ao ponto de Noyes e outra linha do centro do tálus ao ponto de Noyes **(FIG. 16.5)**. O ângulo entre essas duas linhas é o ângulo de correção.

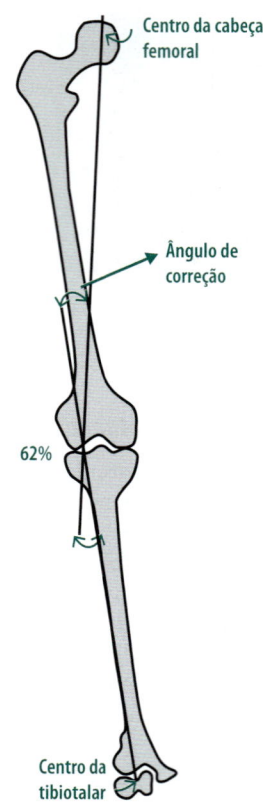

Centro da cabeça femoral

Ângulo de correção

62%

Centro da tibiotalar

FIGURA 16.5 → Ângulo de correção.

Artroplastia total

Na artroplastia total de joelho (ATJ), é realizada a substituição das superfícies articulares por peças metálicas e de polietileno. É indicada na falha do tratamento conservador nos casos de artrose avançada que acomete mais de um compartimento. Geralmente, está indicada em pacientes com idade acima de 60 anos. Em casos de artrose secundária, as indicações podem não respeitar esse limite de idade. É considerada uma cirurgia de alto custo que apresenta resultados funcionais muito positivos, mas que tem complicações. É mais realizada em mulheres (60%), nas quais o resultado funcional é melhor.

O objetivo da cirurgia é criar um espaço retangular em extensão e flexão onde será colocado o implante. Isso é obtido com cortes ósseos e balanço ligamentar adequados. Outro objetivo é corrigir os desvios de eixo. Numerosos estudos mostram correlação direta entre o sucesso de longo prazo de uma ATJ e a restauração do alinhamento do membro.

Trabalhos mostram 92% de satisfação em oito anos. A cirurgia apresenta taxa de 5 a 55% de complicações.

Uma metanálise recente mostrou 18,5% de complicações.[21] São encontradas limitação de arco de movimento, dor residual, infecção, luxação patelar, fratura periprotética, entre outros. Os problemas mais comuns são femoropatelares.[22]

Existem fatores que afetam diretamente o resultado, como a escolha adequada do paciente, o tipo de artrose, as doenças associadas, a técnica cirúrgica, o material utilizado e a reabilitação realizada. O arco de movimento final é dependente do arco de movimento pré-operatório. Existem próteses que preservam ou não o ligamento cruzado posterior (LCP), e próteses de plataforma fixa ou móvel. A literatura não mostra diferença entre esses tipos.

Cálculo do ângulo do implante do componente femoral nas cirurgias de artroplastia

Uma radiografia panorâmica de boa qualidade permite estudar e definir o eixo mecânico e anatômico do membro e calcular o ângulo femoral que será utilizado no implante do componente femoral:

• Calcular um ponto central na linha articular femoral distal.

• Traçar o eixo mecânico do fêmur.

• Traçar o eixo anatômico do fêmur.

• O ângulo entre as duas linhas anteriores é o ângulo femoral, o qual deve ser o ângulo colocado no guia de correção do valgo do componente femoral da prótese.

Artroplastia unicompartimental

Nos casos em que a artrose é localizada em um dos compartimentos femorotibiais, pode-se utilizar as artroplastias unicompartimentais. Esse tratamento é indicado para pacientes com ligamento cruzado anterior íntegro, arco de movimento mínimo de 5 a 90º, varo menor que 7º e valgo menor que 15º. Pode ser indicada em pacientes mais jovens que talvez evoluam para uma artroplastia total no futuro ou em indivíduos mais idosos, para os quais será o tratamento definitivo.

DISTÚRBIOS DA ARTICULAÇÃO FEMOROPATELAR

A articulação femoropatelar tem anatomia e biomecânica complexas, baseadas em estruturas ósseas, estabilizadores estáticos e dinâmicos. As potentes forças do quadríceps passam por essa articulação, que é sede de diversas patologias.

Anatomia

A anatomia vascular da região femoropatelar é formada por uma rica anastomose vascular. Lateralmente, recebe as artérias geniculares lateral superior e inferior e, medialmente, as artérias geniculares mediais superior e inferior. Superiormente, recebe ramos da artéria genicular suprema e, inferiormente, ramos das artérias tibial anterior recorrente e tibial medial recorrente.

Patela

A patela é considerada o maior sesamoide do corpo humano. Tem formato triangular com ápice inferior e a cartilagem mais espessa do corpo humano, sendo que em algumas áreas atinge até 5 mm de espessura. Apresenta duas facetas principais, uma medial e outra lateral, divididas longitudinalmente pela crista longitudinal; a faceta medial apresenta uma subdivisão mais medial chamada de faceta de *Odd*. A face articular é recoberta por cartilagem em 75% da superfície e o restante por gordura ou ligamentos. Todos os músculos do quadríceps se inserem nessa estrutura.

Tróclea

A porção anterior articular do fêmur distal é chamada de tróclea e é constituída pelos dois côndilos femorais. A superfície articular lateral é mais longa e a medial é mais alta, conferindo rotação lateral ao fêmur distal. A porção lateral atua como restritor primário à lateralização patelar.

Estabilizadores estáticos e dinâmicos

A estabilidade patelar é conferida por estabilizadores estáticos (ligamentos) e dinâmicos (músculos).

- Estabilizadores estáticos **(FIG. 16.6)**:
  - Tendão do quadríceps.
  - Ligamento patelar.
  - Laterais: apresentam-se em duas camadas. Na camada superficial, observa-se o retináculo oblíquo superficial, que parte da banda iliotibial em direção à borda lateral da patela.
  - Mediais: ligamento femoropatelar medial e ligamento meniscopatelar medial.

- Estabilizadores dinâmicos **(FIG. 16.7)**:
  - Reto femoral.
  - Vasto medial, que em sua parte distal apresenta-se mais inclinado e com inserção mais distal, chamada de vasto medial oblíquo.
  - Vasto lateral, pode também apresentar-se distalmente como vasto lateral oblíquo.
  - Vasto intermédio.

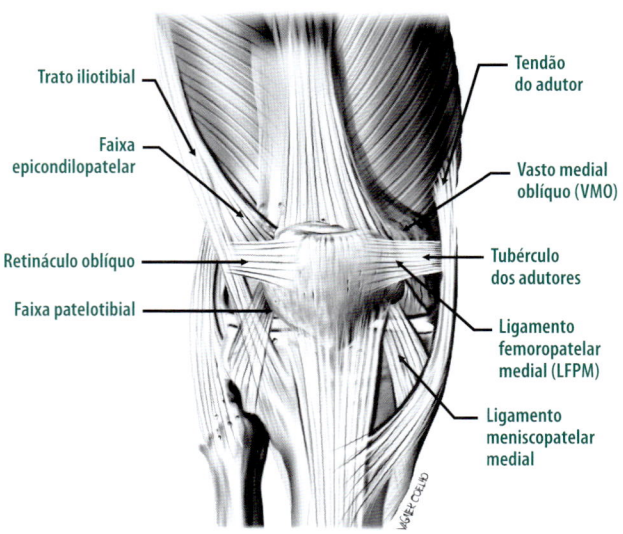

Trato iliotibial · Tendão do adutor · Faixa epicondilopatelar · Vasto medial oblíquo (VMO) · Retináculo oblíquo · Tubérculo dos adutores · Faixa patelotibial · Ligamento femoropatelar medial (LFPM) · Ligamento meniscopatelar medial

FIGURA 16.6 → Restritores estáticos.

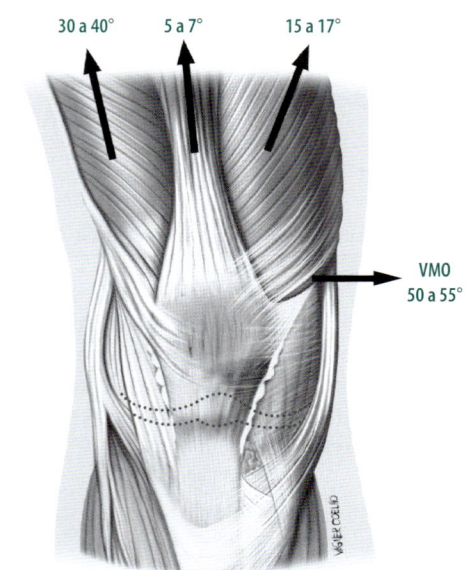

30 a 40° · 5 a 7° · 15 a 17° · VMO 50 a 55°

FIGURA 16.7 → Restritores dinâmicos.

Biomecânica

As áreas de contato patelar variam de acordo com o grau de flexão, sendo que, em extensão, o contato se dá nas áreas mais inferiores da patela **(FIG. 16.8)**. Com o aumento da flexão o contato, que antes se dava principalmente na área central da patela, tende a manter-se com as facetas mais lateralmente **(FIG. 16.9)**.

> **ATENÇÃO!** A função da patela é melhorar a eficiência do quadríceps. A patela centraliza as forças divergentes do quadríceps, e pacientes submetidos a patelectomia perdem 40% da força do mecanismo extensor.

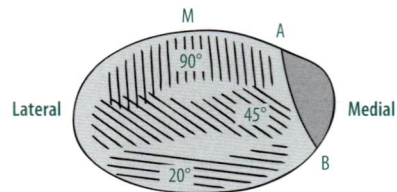

FIGURA 16.8 → Área de contato patelar de acordo com grau de flexão do joelho.

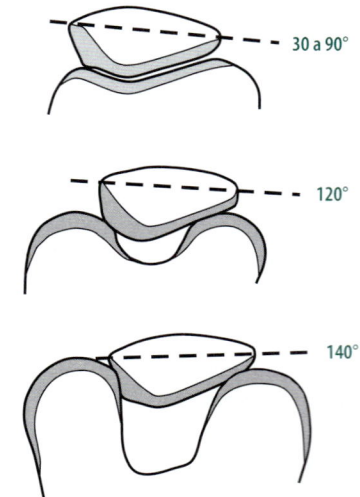

FIGURA 16.9 → Área de contato patelar com graus altos de flexão.

O membro inferior apresenta-se em valgo fisiológico de 5 a 15°. Com isso, provoca-se um momento em valgo no joelho **(FIG. 16.10)** com tendência de lateralizarão da patela. Tal lateralização é equilibrada pela ação das estruturas ósseas e dos estalizadores.

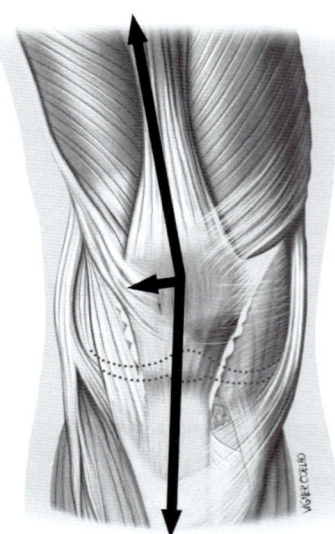

FIGURA 16.10 → Vetor de forças, mostrando resultante de lateralização da patela.

História clínica

A história de problemas da articulação femoropatelar inclui dor, instabilidade, crepitação, bloqueios e edema.

- Dor: ocorre na região anterior do joelho, podendo ser peripatelar ou retropatelar. É possível observar o "sinal do cinema", em que a dor se manifesta quando o indivíduo fica um tempo sentado com o joelho fletido (como no carro, na sala de aula ou no cinema). A dor é intermitente em 69% dos casos, piora ao subir escadas (88%) e ao agachar-se (85%).

- Instabilidade: pode ser objetiva (documentada no exame físico) ou subjetiva (definida pelo paciente). Alguns referem falseio, que deve ser diferenciado de falseio por lesão ligamentar intra-articular. Esse falseio ocorre por inibição do neurônio motor e consequente falta de contração do quadríceps, principalmente em movimentos de descida.

- Crepitação: fenômeno muito comum que ocorre durante a movimentação dos joelhos. Os pacientes referem sensação de areia no joelho. Essa crepitação pode ser dolorosa ou não.

- Bloqueios: podem ocorrer por interposição de fragmento intra-articular ou contratura muscular.

- Edema: por derrame intra-articular ou sinovite. Seu aparecimento, em geral, está relacionado ao ato de realizar atividade física.

Exame físico

O exame físico da articulação femorapatelar é fundamental para o diagnóstico correto das múltiplas patologias que afetam a articulação.

Inspeção

Podem ser observados desvios do alinhamento e desvios rotatórios. Um membro inferior em valgo aumenta as forças de lateralização da patela e promove desequilíbrios na área. A avaliação deve incluir o quadril com sua mobilidade e rotações e uma avalição criteriosa dos pés. Retropé com desvio em valgo tende a forçar o joelho em valgo e, portanto, aumentar as forças de lateralização da patela.

Os membros inferiores devem ter seu comprimento medido para afastar a discrepância de comprimentos, pois um membro mais longo tende a acomodar-se em valgo.

O ângulo Q **(FIG. 16.11)** pode ser medido com o joelho em extensão. Esse ângulo é formado pelas linhas que saem da espinha ilíaca anterossuperior até o centro da patela e do centro da patela até a tuberosidade anterior da tíbia, sendo considerado normal até 20°.

Pode-se avaliar o grau de mobilidade patelar pelo *patellar glide test*, que consiste na avaliação do grau de mobilidade patelar perante o fêmur e pode ser graduado conforme mostra a **FIGURA 16.12**.

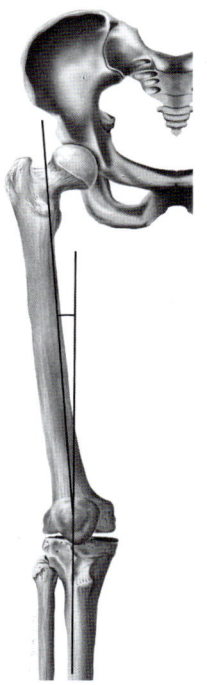

FIGURA 16.11 → Ângulo Q.

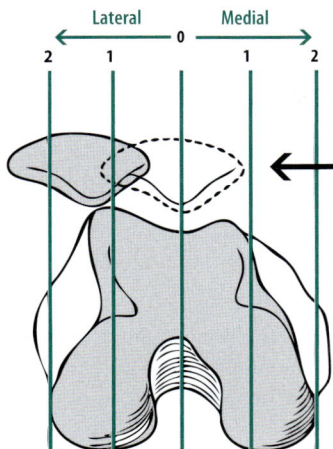

FIGURA 16.12 → *Patellar glide test.*

A inspeção deve incluir a medida de arco de movimento e o grau de alongamento com o ângulo femoropoplíteo (medido com o paciente em decúbito dorsal, com quadril em 90° e com extensão do joelho até o possível).

Com o indivíduo sentado, é possível observar a altura das patelas, que se apresentam projetadas anteriormente (patelas "olhando para frente"). Quando estão "olhando para cima", é provável que o paciente apresente patela alta (FIG. 16.13). Pode-se solicitar que o paciente realize extensão completa para observar o trajeto que a patela realiza. Nesse momento, é possível observar o sinal do J invertido, que é a lateralização patelar excessiva ao final da extensão.

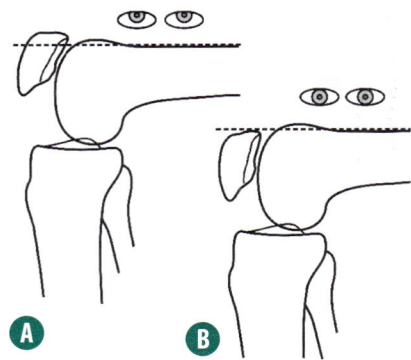

FIGURA 16.13 → **A** Patela alta. **B** Patela em altura normal.

Palpação

Na palpação, observa-se a localização da dor. Pode-se perceber o sinal da tecla, que avalia a presença de derrame intra-articular. Esse teste é feito com o joelho em extensão, realizando-se compressão da patela de encontro ao fêmur, e pode-se observar uma excursão maior que do lado contralateral. Pode-se também realizar a palpação das facetas, que podem se mostrar dolorosas (FIG. 16.14).

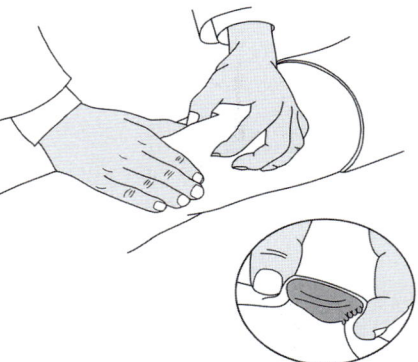

FIGURA 16.14 → Palpação das facetas rotulianas.

Manobras especiais

Teste de Zohler (FIG. 16.15) — Paciente em decúbito dorsal. Segura-se a patela com a mão e pede-se que o paciente realize contração vigorosa do quadríceps. É positivo se apresentar dor, pode ser positivo em mais de 50% dos indivíduos sem patologia e deve ser interpretado com cuidado.

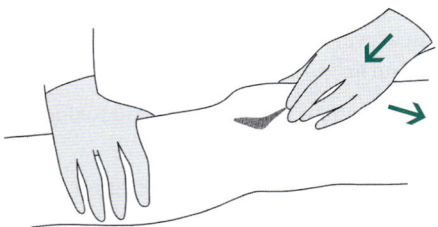

FIGURA 16.15 → Teste de Zohler.

Sinal de Rabot (FIG. 16.16) – Realiza-se em decúbito dorsal a compressão da patela com a palma da mão, seguido de movimento de superiorização e distalização da patela. É positivo se apresentar dor. Uma parcela significativa da população normal também apresenta esse teste positivo.

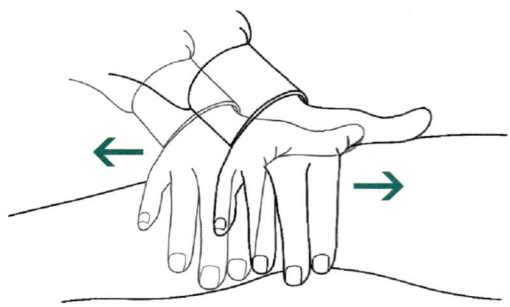

FIGURA 16.16 → Sinal de Rabot.

Sinal da apreensão (FIG. 16.17) – Realizado em decúbito dorsal, com o joelho em 20 a 30°. Pode-se utilizar apoio embaixo do joelho (pode ser até a própria perna do examinador). O profissional realiza a lateralização forçada da patela. É positiva em caso de angústia do paciente.

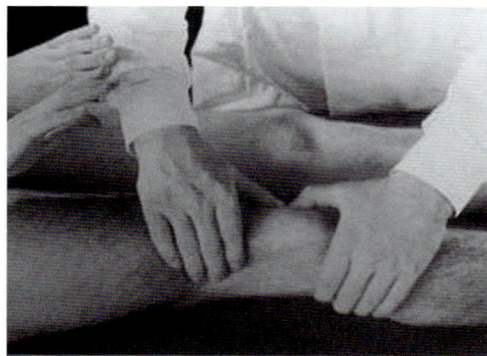

FIGURA 16.17 → Sinal da apreensão.

Exame por imagem

Radiografia

O diagnóstico por imagem das patologias femoropatelares inicia com radiografia em anteroposterior, perfil em 30° e axial de patela. Para a realização do axial de patela, existem várias técnicas, sendo as mais comuns as incidências de Marchant e Laurin.

- A incidência de Merchant (FIG. 16.18A) é craniocaldal de 30° com joelho posicionado em 45°.
- A incidência de Laurin (FIG. 16.18B) é caldocranial com o joelho em 20°. É considerada mais sensível para avaliar a subluxação patelar, pois o joelho está mais próximo da extensão.

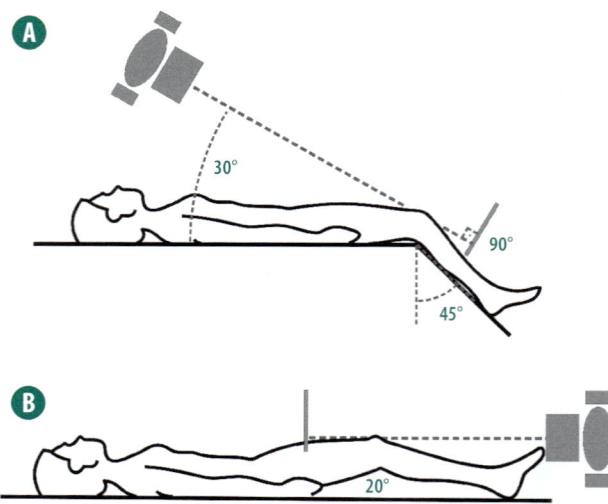

FIGURA 16.18 → **A** Incidência radiográfica de Merchant. **B** Incidência radiográfica de Laurin.

Pode-se calcular:

- Ângulo femoropatelar lateral de Laurin (FIGURA 16.19A).
- *Tilt* patelar (FIG. 16.19B).
- Ângulo do sulco troclear (FIG. 16.19C).
- Ângulo de congruência de Merchant (FIG. 16.19D).

No perfil, é possível observar a altura patelar e a displasia troclear. A altura patelar pode ser avaliada pelas técnicas descritas a seguir.

- Linha de Blumensaat: a linha traçada, que passa pela linha de Blumensaat (teto intercondilar), deve tocar o polo inferior da patela. Caso o polo inferior esteja abaixo dessa linha, há patela baixa; caso não toque a linha, há patela alta. É considerado o método mais fácil e rápido na aferição da altura patelar.
- Relação de Insall-Salvati (Z/B): relação entre comprimento do tendão patelar e o comprimento do eixo longitudinal maior da patela. Considerado normal entre 0,8 e 1 (FIG. 16.20).

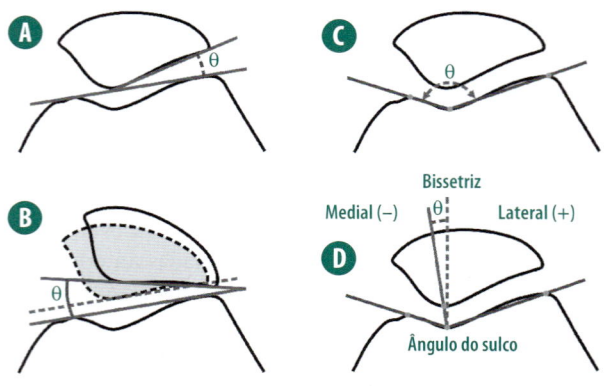

FIGURA 16.19 → **A** Ângulo femoropatelar lateral de Laurin. **B** *Tilt* patelar. **C** Ângulo do sulco troclear. **D** Ângulo de congruência de Merchant.

- Índice de Blackburne e Peel (Y/A): relação da distância entre a superfície articular da tíbia e da patela e o comprimento da superfície articular. Considera-se normal o índice 0,8 **(FIG. 16.20)**.

- Índice de Caton-Deschamps (X/A): relação entre a distância da borda anterior da superfície articular da tíbia até o polo inferior da patela e da superfície articular da patela. É considerado normal se marcar entre 0,8 e 1,2 **(FIG. 16.20)**.

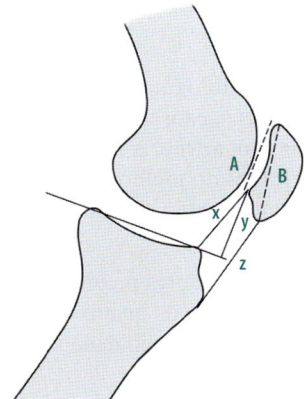

FIGURA 16.20 → Ilustração de radiografia em perfil mostrando as linhas para cálculo da altura patelar.

A radiografia em perfil mostra a relação entre a altura articular dos côndilos e a profundidade troclear. Para isso, é necessária uma radiografia em perfil absoluto. Pequenos graus de rotação atrapalham a análise. Pode-se observar o sinal do cruzamento, típico de trócleas displásicas, quando a linha do fundo troclear dirige-se anteriormente em sua porção mais superior, cruzando a linha dos côndilos.

David Dejour modificou a classificação inicialmente proposta por Henry Dejour e dividiu as displasias trocleares em quatro tipos **(FIG. 16.21)**:[23]

- **Tipo A:** sinal do cruzamento. Tróclea rasa com morfologia dos côndilos mantida.

- **Tipo B:** sinal do cruzamento. Esporão supratroclear (proeminência superior na tróclea) com tróclea plana.

- **Tipo C:** sinal do cruzamento. Duplo contorno (projeção da margem interna da tróclea) com tróclea assimétrica (hipoplasia do côndilo medial e côndilo lateral convexo).

- **Tipo D:** sinal do cruzamento. Esporão supratroclear. Tróclea assimétrica (hipoplasia do côndilo medial e côndilo lateral convexo). A união dos côndilos apresenta queda abrupta.

No axial patelar, podem ser observados os tipos de patela. Wisberg classificou as formas patelares em três tipos, aos quais foi acrescido, posteriormente, o tipo 4.[24] Essa avaliação é baseada na localização da crista longitudinal. No tipo I, a crista está localizada centralmente, evoluindo até o tipo IV, no qual ela é quase inexistente **(FIG. 16.22)**.

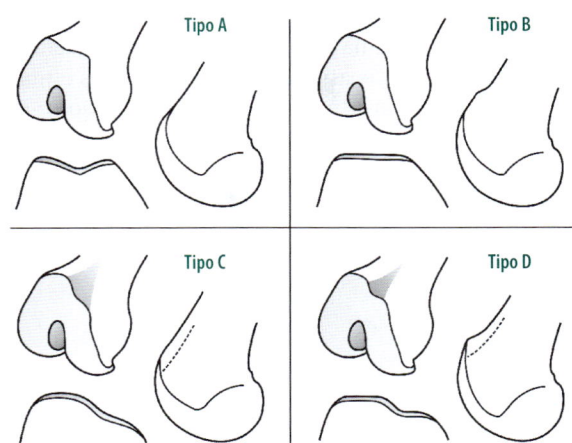

FIGURA 16.21 → Tipos de displasia troclear.

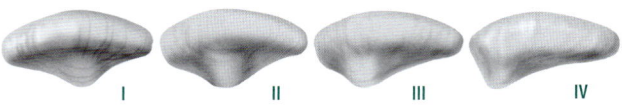

FIGURA 16.22 → Tipos de patela de acordo com Wisberg.

Tomografia

Podem ser observadas com mais precisão as alterações vistas nas radiografias. Calculam-se os ângulos já calculados pela radiografia, principalmente o axial, e o índice TAGT **(FIG. 16.23)**, que consiste no cálculo tomográfico do ângulo Q. Essa medida consiste em obter uma imagem tomográfica pela sobreposição de uma imagem em axial da CT que inclua a garganta da tróclea e outra imagem que inclua a tuberosidade anterior da tíbia. Calcula-se o grau de lateralização, sendo que o considerado normal é até 20 mm.

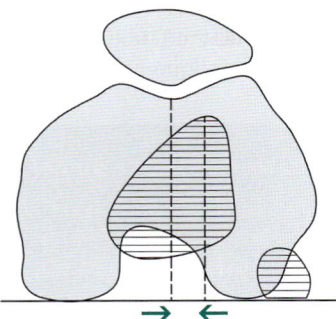

FIGURA 16.23 → Cálculo do índice TAGT.

Ressonância magnética

É possível observar lesões cartilaginosas e ligamentares. Nos casos de luxação aguda, observa-se o tamanho e a localização de possíveis lesões osteocondrais. A observação da integridade do ligamento femoropatelar medial também é possível. Nos casos agudos, nota-se sinal indireto de uma luxação aguda, o chamado de sinal do *kissing bonés* (FIG. 16.24), que consiste em edema medular da parte medial da patela e lateral do côndilo femoral lateral, ocasionado na colisão dessas estruturas logo após o episódio de luxação, durante a redução.

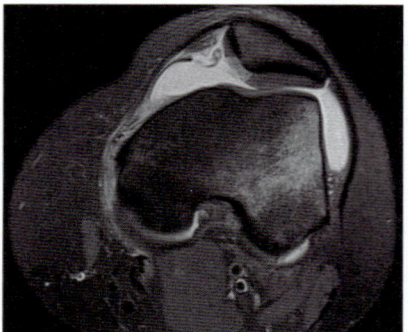

FIGURA 16.24 → Sinal do *kissing bonés*.

Síndrome da pressão lateral excessiva da patela

Uma inclinação lateral crônica da patela pode causar aumento de pressão da faceta lateral da patela e da tróclea e ser dolorosa. Pode ocorrer com contratura da retinácula lateral e evoluir com a síndrome da pressão lateral excessiva da patela. Tal síndrome pode ocorrer por desequilíbrio nos restritores, podendo ser contratura lateral ou frouxidão medial. O quadro clínico geralmente é de dor anterior, que piora com atividade física. No aspecto clínico, observa-se dor retinacular lateral e mobilidade medial diminuída.

A radiografia em axial da patela pode mostrar sua inclinação lateral. São sinais indiretos dessa patologia o espessamento da placa subcondral, o aumento da densidade do osso esponjoso da faceta lateral, a lateralização das trabéculas, a osteoporose da faceta medial e a hipoplasia do côndilo lateral.

O tratamento iniciado é o conservador. Faz-se analgesia, alongamento dos isquiotibiais e do trato iliotibial, fortalecimento do músculo vasto medial oblíquo e mobilização

> **ATENÇÃO! Qual a diferença entre condromalacia e artrose?**
>
> - A artrose é uma doença de origem mecânica e bioquímica que afeta as cartilagens e o líquido e tecido sinoviais. Inicia-se de lesão superficial da cartilagem, evoluindo com perda da massa de cartilagem até a exposição do osso subcondral.
> - A condromalacia é uma doença de origem basicamente mecânica, secundária à hiperpressão crônica em uma área de cartilagem. As células da camada média dessa estrutura sofrem e evoluem com degeneração. O início é manifestado por amolecimento da cartilagem (devido à lesão da sua camada média, com superfície normal). Na evolução da doença, ocorre extrusão dessa lesão por fissuras cartilaginosas e, mais tarde, ocorre exposição subcondral.
>
> O início dessas duas doenças é diferente, mas o resultado é semelhante (exposição do osso subcondral)

do retináculo lateral. Nos casos que não respondem ao tratamento conservador, o procedimento cirúrgico está indicado. Pode ser realizada liberação lateral ampla. Nos indivíduos que apresentam deformidade da faceta lateral com formação de esporão (bico), uma facetectomia parcial pode ser indicada. Nos casos de artrose avançada, esses tipos de cirurgia apresentam resultados inferiores, e uma transferência da tuberosidade anterior da tíbia pode ser indicada.

Instabilidade femoropatelar

A instabilidade patelar é uma patologia comum e debilitante que afeta, em geral, os jovens, causando limitação das atividades e podendo evoluir com artrite. A luxação patelar ocorre em 3% de todas as lesões do joelho, com incidência de um em cada mil pacientes, sendo a maioria mulheres e jovens (10-16 anos).

A instabilidade pode coexistir com fatores predisponentes. Dejour e colaboradores[25] descreveram os quatro fatores fundamentais e secundários na gênese da instabilidade femoropatelar:

- Quatro fatores fundamentais:
  - TA-GT excessivo.
  - Altura patelar.
  - Displasia do quadríceps.
  - Displasia troclear.
- Quatro fatores secundários:
  - Anteversão femoral.
  - Genuvalgo.
  - Genu *recurvatum*.
  - Rotação externa do joelho.

As instabilidades femoropatelares podem se apresentar de maneira aguda ou crônica.

Luxação patelar aguda

A incidência de luxação patelar aguda (FIG. 16.25) na população é 5,8 por 100.000 pessoas. É considerada a segunda causa de hemartrose aguda traumática do joelho, pois a primeira é a lesão do ligamento cruzado anterior. É mais comum em pessoas com menos de 20 anos.

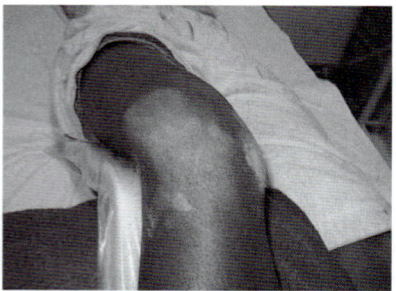

FIGURA 16.25 → Luxação aguda da patela.

Pode ocorrer por trauma direto ou indireto, sendo o indireto o mais comum (93%). Pacientes com luxação de patela com mecanismo indireto costumam apresentar fatores mecânicos predisponentes, como patela alta, hipermobilidade articular, tróclea rasa ou doença sistêmica do colágeno (p. ex., síndrome de Marfan).

Lewallen mostrou que, em 291 pacientes tratados de modo conservador, 30% evoluíram com recorrência da instabilidade e 50% deles precisaram de correção cirúrgica. O autor observou que os riscos para recorrência da luxação foram pacientes jovens, fise imatura, lesão esportiva, patela alta e displasia troclear.[26]

O diagnóstico é clínico com derrame e dor peripatelar, sobretudo medial, e hipermobilidade patelar pode ser observada. Como na maioria dos casos a luxação já chega reduzida ao atendimento de emergência, apenas 20% ou menos precisam de redução. A manobra para a redução é a extensão completa do joelho afetado.

A radiografia pode se apresentar normal ou mostrar fragmentos osteocondrais intra-articulares, que ocorrem em 25% dos casos. A RM mostra, nesses casos, a lesão das estruturas retinaculares mediais, incluindo o ligamento patelofemoral medial e a localização da lesão (próximo à patela, corpo ou epicôndilo medial), além de poder mostrar fragmentos osteocondrais. Um sinal indireto clássico da luxação aguda é o edema ósseo provocado pela redução abrupta e forçada da patela que provoca edema ósseo da porção medial da patela, e do côndilo femoral lateral, por trauma direto.

A indicação do tratamento cirúrgico ou conservador ainda é muito discutida. Recentes metanálises têm mostrado superioridade do tratamento cirúrgico com relação ao retorno da estabilidade, mas não há melhora nos escores de seguimento. Camanho e colaboradores[27] mostraram que o resultado da reconstrução do ligamento femoropatelar com enxerto do tendão patelar apresenta melhores resultados tanto com relação a novas recidivas como nos escores de funcionalidade.

O tratamento conservador está indicado para casos em que a redução perfeita da luxação ocorre em todos os graus de flexão. Consiste em imobilização por uma ou duas semanas, seguida de reabilitação para ganho de arco de movimento, analgesia e fortalecimento muscular. A carga deve ser permitida assim que a dor diminuir.

Nos casos de luxação aguda sem fatores predisponentes para instabilidade, pode-se optar pelo tratamento cirúrgico com diagnóstico preciso da lesão e reparo ou reconstrução. Casos que apresentam fatores predisponentes têm tratamento conservador, de preferência.

O tratamento cirúrgico consiste em abordar os fragmentos osteocondrais e, preferencialmente, tratá-los com osteossíntese, com parafusos, pinos absorvíveis, palitos ósseos ou sutura transóssea. O tratamento de estabilização patelar consiste na osteossíntese do fragmento patelar, reparo ou reconstrução do ligamento patelofemoral medial.

Luxação ou subluxação patelar crônica

Subluxação

Na subluxação, o deslocamento lateral da patela pode ser mínimo e ela voltar à posição de maneira quase imperceptível (subluxação menor) ou reduzir de maneira mais grosseira e brusca, sem a luxação completa da articulação (subluxação maior).

A subluxação pode ser classificada em:

- Tipo I: mais comum. Sem inclinação patelar. Frequente em pacientes com hipermobilidade articular. Evolução para artrose lenta.

- Tipo II: apresenta inclinação patelar. Evolução mais rápida para artrose.

Os exames de imagem podem mostrar displasias ou serem normais. O tratamento é conservador com analgesia, alongamento e fortalecimento. Casos que não melhoram após seis meses de tratamento conservador intensivo recebem indicação para tratamento cirúrgico. É necessário saber se existem fatores predisponentes que mereçam ser corrigidos.

Luxação

A luxação, com vários episódios recorrentes, ocorre com maior frequência no sexo feminino, de duas a cinco vezes mais (2-5:1) e tende a diminuir com o aumento da idade. Essa condição pode ser recidivante, permanente ou habitual.

Recidivante. Apresentação dos episódios de luxação variável, às vezes com períodos prolongados sem apresentar episódios. A luxação ocorre próxima à extensão completa.

Permanente. A luxação está presente em todos os graus do arco de movimento, ocorrendo, em alguns casos, redução parcial em extensão máxima. O tratamento é difícil. Geralmente, apresenta vários fatores predisponentes, com correção complexa.

Habitual. Ocorrência em flexão acima de 90°. Associada a encurtamento do quadríceps.

A Escola Lionesa classifica em três tipos as desordens femoropatelares luxantes:[23]

Instabilidade patelar objetiva. Casos em que ocorre luxação ou subluxação.

Instabilidade patelar potencial. Casos com dor anterior e nos quais nunca ocorreu subluxação ou luxação, mas com fatores predisponentes presentes.

Síndrome da patela dolorosa. Casos de dor anterior do joelho sem fatores predisponentes.

O tratamento conservador consiste em medidas analgésicas, alongamento e restabelecimento do equilíbrio muscular. Pode ser prolongado, e alguns casos chegam a precisar de seis meses de tratamento. Mello e colaboradores[28] observaram bons resultados com tratamento conservador, com melhora da dor, retorno à atividade física e diminuição nos episódios de instabilidade.

O tratamento cirúrgico é indicada para correção das possíveis alterações anatômicas encontradas, de maneira "a la carte". Pode-se atuar realinhando o aparelho extensor proximalmente ou distalmente.

Proximalmente, pode-se atuar realizando:

- Release lateral **(FIG. 16.26A)**: indicado quando existe contratura das estruturas laterais à patela, não permitindo sua redução. Muito indicada no passado, hoje tem sido menos realizada. Pode ser realizada por artroscopia ou via aberta. Sangramento pode ser uma complicação.

- Avanço e rebaixamento de vastomedial oblíquo **(FIG. 16.26B e C)**: nos casos de displasia do vastomedial oblíquo (músculo pequeno com inserção alta), é possível realizar seu avanço e rebaixamento, tentando melhorar o braço de alavanca do quadríceps. Muito indicada no passado, hoje tem sido menos realizada.

- Alongamento do quadríceps: indicado nos casos de encurtamento dessa estrutura. Muito observado nos casos de luxação em flexão.

- Reconstrução do ligamento patelofemoral medial (abordado a seguir).

- Pateloplastia: indicada nos casos de displasia patelar. É pouco usada.

- Trocleoplastia **(FIG. 16.27)**: empregada nos casos de displasia troclear grave.

Distalmente, pode-se realizar:

- Transferência medial da tuberosidade anterior da tíbia (com ou sem anteriorização): indicada nos casos de inserção lateral da tuberosidade (maior que 20°).

- Rebaixamento da patela: indicada nos casos de patela alta. Pode ser associada à medialização da tuberosidade anterior da tíbia. Em tendões patelares longos, pode ocorrer sobra tendínea que pode ser tratada com tenodese, conforme a **FIGURA 16.28**.

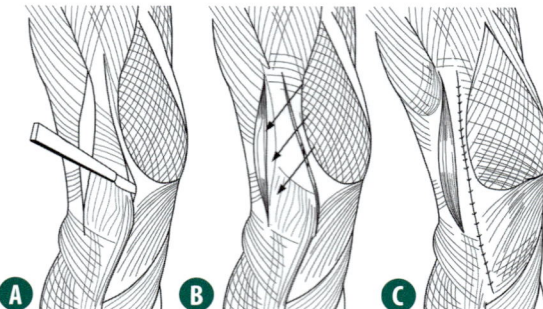

FIGURA 16.26 → **A** Release lateral e início do avanço do vastomedial oblíquo. **B** Avanço do músculo. **C** Aspecto final do release lateral e avanço do vastomedial oblíquo.

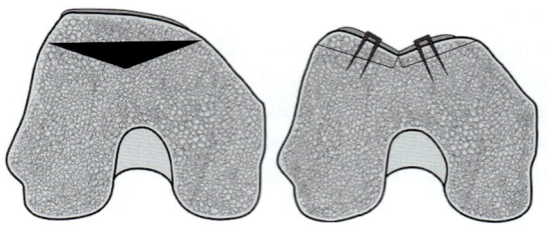

FIGURA 16.27 → Trocleoplastia.

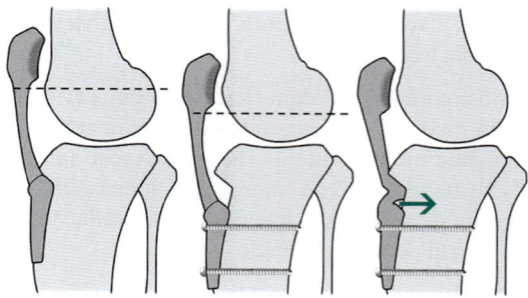

FIGURA 16.28 → Rebaixamento da tuberosidade anterior da tíbia.

Reconstrução do ligamento femoropatelar medial

O ligamento patelofemoral medial **(FIG. 16.29)** é o principal responsável pela força medial na estabilização patelar, sendo o responsável por 50 a 60% dela. Sua principal atuação é em extensão completa. Sua área de inserção é de 11 a 20 mm no fêmur e está entre o epicôndilo medial e a inserção do adutor magno.

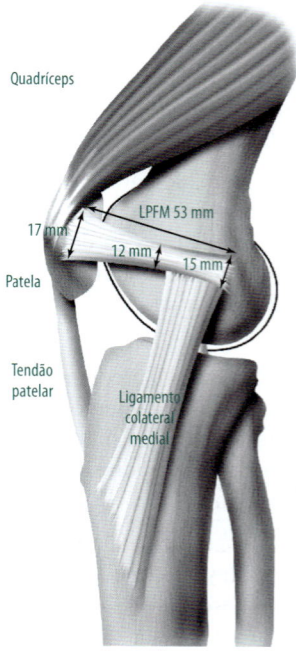

Quadríceps

LPFM 53 mm

17 mm

12 mm

15 mm

Patela

Tendão patelar

Ligamento colateral medial

FIGURA 16.29 → Anatomia do ligamento femoropatelar medial (LPFM).

No aspecto radiográfico, pode-se localizar o ponto de Schottle (ponto de inserção femoral do ligamento femoropatelar medial), que foi descrito a 1 mm anterior à linha cortical posterior do fêmur e 2,5 mm distal à origem posterior do côndilo medial e proximal ao nível do ponto posterior na linha de Blumensaat **(FIG. 16.30)**.

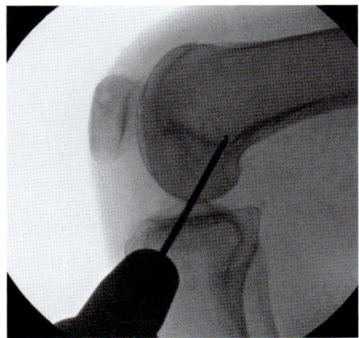

FIGURA 16.30 → Localização do ponto de inserção femoral do ligamento femoropatelar medial durante a cirurgia, com o uso da fluoroscopia.

Várias técnicas já foram descritas na reconstrução desse ligamento, desde o uso de tendões flexores mediais, tendão quadríceps e também tendão patelar **(FIG. 16.31)**. O sistema de fixação pode ser por âncoras, suturas transósseas ou parafuso de interferência. Ainda não há definição de qual é a melhor técnica.

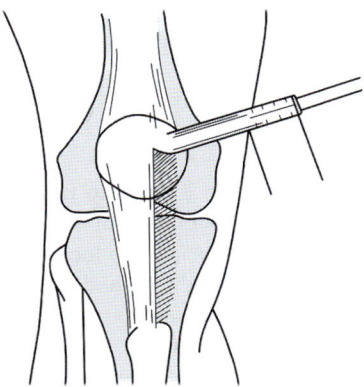

FIGURA 16.31 → Técnica de Camanho para a reconstrução do ligamento patelofemoral medial (LPFM) com o uso do tendão patelar.

Patela bipartida

A patela bipartida é uma causa incomum de dor na região anterior do joelho. A ossificação da patela ocorre em centro de ossificação único em 77% dos casos, e, no restante, em dois ou três núcleos. Tais núcleos múltiplos geralmente se fundem durante o crescimento, mas 2 a 3% mantêm-se separados. Quando um núcleo não se funde, há a patela bipartida. É uma patologia mais comum em homens (9:1) e ocorre bilateralmente em 50% dos casos. A condição se apresenta em três tipos:

- Tipo 1: polo inferior da patela (5% dos casos).
- Tipo 2: margem lateral da patela (20%).
- Tipo3: polo superolateral (75%).

Geralmente, os casos de patela bipartida são de achado acidental, em radiografias ou exame físico, sendo assintomática. Apenas 2% dos casos são dolorosos, e os sintomas mais comuns aparecem em homens ao redor de 20 anos e praticantes de atividade física. O diagnóstico pode ser feito com radiografias simples. Tomografia ou RM completam o diagnóstico.

O tratamento inicial é conservador, com repouso de duas a quatro semanas, fisioterapia e AINEs. Brace pode ser utilizado nos casos pós-traumáticos ou de dor intensa. Nos casos que não melhoram com tratamento conservador, geralmente por até seis meses, o procedimento cirúrgico está indicado. Pode ser realizada excisão, sobretudo se não existir superfície articular no fragmento. Release lateral pode ser tentado ou osteossíntese do fragmento, nos casos de superfície articular expressiva no fragmento.

SÍNDROMES DOLOROSAS

Plica sinovial

A membrana sinovial que envolve o joelho pode apresentar algumas plicas, conhecidas como pregas sinoviais. Em ordem de frequência, pode-se encontrar a prega infrapatelar, também conhecida como ligamento mucoso, a suprapatelar, a medial da patela e a lateral. O tecido mesenquimal que preenche o espaço entre o fêmur e a patela começa a ser reabsorvido na oitava semana de gestação para formar a cavidade articular do joelho. A reabsorção não é completa, restando alguns septos que dão origem às pregas sinoviais.

O ligamento mucoso localiza-se no espaço intercondilar, na frente do ligamento cruzado anterior, dificultando sua visualização durante a artroscopia. A prega suprapatelar separa a região suprapatelar do restante da articulação, podendo ser completa ou apresentar fenestrações. A prega medial da patela tem início na gordura infrapatelar medial e se estende para a sinóvia da parede medial do joelho. Pode apresentar uma continuidade com a prega suprapatelar. A prega lateral, presente em 1 a 3% dos joelhos, é semelhante à medial, mas localizada no lado lateral do joelho.

As pregas medial da patela e suprapatelar podem causar dor e prejudicar a função do joelho. A queixa em geral é de dor anterior, dificuldade para agachar, subir e descer escadas, sentar ou permanecer sentado por tempo prolongado com o joelho flexionado. Alguns pacientes manifestam dor durante ou após atividade física. Outros sintomas, como estalo e inchaço articular, podem ocorrer.

Grande parte dos pacientes relata trauma local que antecede o aparecimento dos sintomas em semanas ou meses.

Alguns referem pequenos traumas repetidos na região ou mudança na sua atividade física diária ou esportiva. No exame físico, é possível palpar a prega medial da patela espessada, e a dor provocada é similar ao sintoma do paciente. Por vezes, na flexoextensão do joelho, pode-se notar um leve ressalto da patela ou da prega sobre a borda medial do côndilo. Os exames por imagem (radiografia contrastada e RM) são de pouca ajuda, pois podem mostrar a presença da prega, mas não conseguem associá-la à causa do problema.

O tratamento é conservador, com repouso relativo, mudança do nível de atividade, medicamentos anti-inflamatórios e reabilitação muscular, com alongamento dos isquiotibiais e fortalecimento do quadríceps, inicialmente sem carga para não agravar os sintomas. Após a melhora, o retorno às atividades físicas deve ser lento e gradual. A prega pode ser considerada um distúrbio funcional do joelho e receber tratamento semelhante.

Na falha do tratamento conservador, indica-se sua ressecção artroscópica. Durante a cirurgia, observa-se uma prega espessada, tensa como um arco de corda e avascular. Se houver alguma outra patologia intra-articular, como lesão meniscal, a prega pode ser secundária a essa patologia e não deve ser retirada. Na ausência de outra condição patológica, ela deve ser removida por completo, pois uma ressecção parcial pode dar origem a uma cicatriz responsável pela remissão dos sintomas. A hemostasia da membrana sinovial é importante para prevenir hemartrose no pós-operatório.

O período pós-operatório das ressecções de prega sinovial é difícil, pois o paciente perde a contração voluntária do quadríceps, evolui com derrame articular e tendência a andar em flexo. O treino da contração do quadríceps antes da cirurgia e o início desse exercício ainda na sala de recuperação anestésica ajudam a minimizar o problema. O tratamento cirúrgico da prega sinovial não é uma operação de baixa morbidade e tem um potencial iatrogênico alto.

Bursites

O joelho apresenta inúmeras bolsas sinoviais cuja função é diminuir o atrito dos tendões sobre saliências ósseas e proteger a pele que recobre superfícies ósseas protuberantes contra o trauma direto, permitindo que essas estruturas deslizem com mais facilidade.

Bursite pré-patelar

A bursite mais frequente do joelho é a pré-patelar. Ocorre em pacientes que permanecem longos períodos ajoelhados, devido à profissão, ou esportistas que têm contato do joelho com o chão, como lutadores.

Nos casos agudos, a bursa encontra-se edemaciada, dolorosa e cheia de líquido, sendo o diagnóstico evidente (FIG. 16.32). Quando for ocasionada por um trauma direto, deve-se estar atento à presença de escoriações ou ferimentos, que aumentam a chance de infecção.

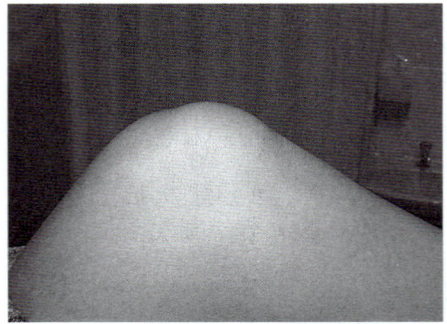

FIGURA 16.32 → Bursite pré-patelar.

Nos casos subagudos, a coleção de líquido e o edema são menos evidentes, dificultando o diagnóstico. O tratamento consiste no uso de anti-inflamatórios sistêmicos ou locais e compressão da bursa através de enfaixamento ou joelheira. Caso não haja regressão, pode ser puncionada, tomando-se muito cuidado com a assepsia. A injeção de cortisona está contraindicada nos casos em que houver ferimentos ou suspeita de infecção. Na recorrência ou quando o paciente não consegue exercer sua atividade profissional, pode ser ressecada com cirurgia.

Bursite infrapatelar superficial

A bursa infrapatelar superficial, também conhecida como bursa pré-tibial, localiza-se à frente da tuberosidade anterior da tíbia. Sua inflamação é mais rara, mas pode ser secundária aos mesmos fatores causais da bursite pré-patelar, possuindo tratamento equivalente.

Bursite infrapatelar profunda

Acomete a bursa situada atrás do ligamento patelar, próximo à sua inserção na tuberosidade anterior da tíbia. O paciente manifesta dor intensa à palpação do local com o joelho estendido e o quadríceps relaxado. Quando o quadríceps está contraído, tensionando o ligamento patelar, este protege a bursa da palpação e o paciente não refere dor. A grande maioria dos casos melhora com injeção de cortisona no interior da bursa.

Bursite da pata de ganso

É menos comum que as já referidas, mas pode provocar dor importante. A bursa da pata de ganso está localizada entre os tendões que constituem a pata de ganso e o ligamento colateral medial na sua inserção tibial. Os sintomas de tal condição são desencadeados por desequilíbrio muscular entre quadríceps e músculos isquiotibiais, sendo mais comum a hipotonia dos extensores e a retração dos flexores, ou por trauma direto. Os sintomas podem ser confundidos com problemas do compartimento medial do joelho, como artrose medial ou lesões do menisco medial. Deve-se descartar a possibilidade de tumores.

O objetivo do tratamento é corrigir o desequilíbrio muscular que desencadeou o problema. Após diminuição e controle da dor, será possível iniciar a recuperação muscular, e isso pode ser conseguido com o uso de injeções de cortisona no local e gelo.

Tendinites

Tendinite patelar

Definição

Também conhecida como "joelho do saltador", costuma acometer a inserção proximal do ligamento da patela no polo inferior da patela.

Etiologia

É uma causa frequente de dor anterior no joelho em atletas que praticam vôlei, basquete, futebol, corridas de longas distâncias e tênis. Geralmente, é ocasionada por excesso ou inadequação de treinamento. Alguns autores consideram os desvios angulares e rotacionais dos membros inferiores como fatores predisponentes.

Fisiopatologia

De acordo com o conceito clássico, a tendinite ocorre por sobrecarga crônica sobre o tendão. As fibras tendinosas anteriores são as mais solicitadas por sobrecarga em função de seu comprimento e sua disposição anatômica, mas, na maioria dos casos, a tendinite acomete as fibras mais posteriores do tendão. Estudos recentes mostram que as fibras posteriores sofrem sobrecarga apenas em determinado grau de flexão, mas podem sofrer compressão exercida pelo polo inferior da patela.[29,30]

A investigação histopatológica da tendinite crônica evidencia uma área de microlesões na face posterior do tendão, com degeneração tecidual e neovascularização, sem a presença de células inflamatórias. Diante disso, a denominação mais adequada seria tendinose, não tendinite.

História clínica e exame físico

O paciente, inicialmente, queixa-se de dor anterior que se manifesta ou piora após algum tempo de atividade física. O início da dor é insidioso e coincide com o aumento da intensidade dessa atividade. Com a piora do quadro, a dor pode ocorrer durante as atividades de vida diária ou ser constante.

Correlacionando a manifestação da dor e a atividade física, Blazina e colaboradores[31] dividiram a sintomatologia em cinco estágios:

Estágio I. Dor somente após atividade intensa, sem comprometer a *performance*.

Estágio II. Dor no início e após atividades esportivas, mas ainda é possível manter nível satisfatório.

Estágio III. Dor durante atividade esportiva, com aumento da dificuldade em manter nível satisfatório.

Estágio IV. Dor durante atividade esportiva, incapaz de manter a *performance* e o nível satisfatório.

Estágio V. Dor durante atividades diárias, incapaz de praticar esportes.

Ao exame do joelho, observa-se dor e discreto intumescimento na região proximal do ligamento patelar, junto ao polo inferior da patela.

Exames por imagem

A ultrassonografia e a RM geralmente mostram a lesão no interior do tendão, mas não conseguem precisar o grau de ruptura das fibras tendíneas. Achados positivos nem sempre estão relacionados à clínica, pois podem ser observados em pacientes assintomáticos.

Tratamento

O tratamento dessa condição costuma ser difícil e prolongado. A literatura atual questiona a utilização dos medicamentos anti-inflamatórios, considerando não se tratar de uma patologia inflamatória. Na melhor das hipóteses, dão alívio da dor em curto prazo, mas sua eficácia no longo prazo não foi demonstrada.[29,32-37] O uso de corticosteroides locais está contraindicado por conta dos efeitos deletérios sobre o tendão. Injeções tendíneas e peritendíneas com aprotinina, um inibidor da protease, ou com sangue total autólogo, plasma rico em plaquetas e fatores de crescimento, parecem ser bem sucedidas, mas ainda é necessário mais investigação sobre a eficácia desses tratamentos. Gelo e modalidades fisioterápicas locais podem influenciar no alívio da dor e auxiliar na regeneração das fibras.

A atividade física deve ser reduzida até um ponto em que os sintomas não se manifestem. O repouso absoluto ou a imobilização do membro provocam atrofia e desorganização das fibras de colágeno. Os exercícios de alongamento são indispensáveis e devem envolver toda a musculatura. O fortalecimento muscular é importante e deve ser introduzido de maneira progressiva usando-se os exercícios excêntricos. O retorno ao esporte deve ser lento, com especial atenção à correção dos possíveis erros de treinamento.

Na falha do tratamento conservador, indica-se o cirúrgico, com ressecção do tecido degenerado e, talvez, ressecção parcial do polo inferior da patela. Existem inúmeras técnicas cirúrgicas descritas, mas a maioria das publicações apresenta falhas na sua metodologia.

Tendinite quadricipital

A tendinite quadricipital não é tão comum quanto a patelar. Pode ocorrer em situações de sobrecarga e até mesmo após contração forçada do quadríceps com ruptura parcial do tendão. Seu tratamento é semelhante ao da tendinite patelar e raramente inclui cirurgia.

Síndrome do atrito do trato iliotibial

Anatomia

O trato iliotibial é considerado uma continuação tendinosa do músculo tensor do fáscia lata e parte do glúteo máximo, inserindo-se ao longo do fêmur na linha áspera, através do septo intermuscular, até acima do epicôndilo lateral. Distalmente o trato iliotibial envia expansões para a face lateral da patela (retináculo lateral) e insere-se no tubérculo de Gerdi. Quando o joelho está estendido, encontra-se anterior ao epicôndilo e, durante a flexão, posiciona-se posterior a este.

Etiologia

O atrito repetido do trato iliotibial sobre o epicôndilo lateral, ao redor dos 30° de flexão, pode ocasionar sua irritação, bem como dos tecidos vizinhos. Acomete, geralmente, corredores de longa distância e ciclistas. Alguns fatores influem no aparecimento da síndrome, como corridas longas em única direção, corrida em declive ou em terreno inclinado para o lado (corrida na rua e próxima ao meio-fio), aumento brusco da distância percorrida e uso de calçados inadequados.

História

A queixa principal é dor lateral aguda em queimação, que se manifesta após algum tempo de corrida e melhora com o repouso, reaparecendo na próxima corrida. Nos casos mais graves, pode manifestar-se durante caminhada ou descida de escadas.

Exame físico

Observa-se dor lateral, próxima ao epicôndilo lateral. Pode existir discreto aumento de volume e estalido durante a flexão e extensão. Pela proximidade com a interlinha lateral, pode ser confundida com lesão do menisco lateral. Contraturas e deficiências musculares, discrepância no comprimento dos membros e desvios angulares dos membros e tornozelos podem contribuir para a manifestação da síndrome.

Tratamento

Na maioria dos casos, a partir do tratamento com repouso relativo, uso de anti-inflamatórios, alongamento – sobretudo do fáscia lata – e, finalmente, retorno gradual à atividade física, o desfecho é de sucesso. Em alguns casos mais resistentes, pode-se utilizar injeção de cortisona local.

> **ATENÇÃO! O tratamento cirúrgico da síndrome do atrito do trato iliotibial é indicado nos casos resistentes ao tratamento conservador e consiste na ressecção da bolsa, no alongamento do trato iliotibial por zetaplastia ou na ressecção de uma pequena porção do trato sobre o epicôndilo.**

Síndrome de pressão lateral excessiva da patela

A patela que apresenta inclinação lateral crônica pode desenvolver contratura retinacular lateral e síndrome de pressão lateral excessiva.

Etiologia

A inclinação lateral da patela pode ocorrer pelo encurtamento congênito do retináculo lateral ou pela presença de tratos fasciais anormais. Esse encurtamento lateral pode, ainda, ser secundário à lesão dos restritores mediais, a cirurgias que provocam seu enfraquecimento ou à formação de cicatriz lateral.

A inclinação lateral provoca encurtamento adaptativo do retináculo lateral, que promove aumento da pressão na faceta lateral e diminuição da pressão na faceta medial, que, por sua vez, causa degeneração da cartilagem e artrose.

História e Exame físico

A inclinação congênita da patela pode provocar sintomas desde o início da infância. A queixa inicial do paciente é de dor anterior, agravada pela atividade física. À medida que o retináculo lateral se encurta e tem início a pressão na faceta lateral, a dor torna-se mais difusa, sendo mais intensa na flexão. Com a degeneração articular, pode surgir crepitação e derrame articular. No exame, observa-se dor sobretudo no retináculo lateral, e a mobilidade medial da patela e sua inclinação estão diminuídas ou são nulas.

Exames por imagem

O raio X em perfil mostra a borda da faceta lateral sobreposta ou anterior à crista vertical da patela. Na posição axial, é possível notar a inclinação da patela e observar alguns sinais indiretos de pressão lateral excessiva (FIG. 16.33).

Tratamento conservador

O tratamento conservador sempre deve ser tentado, mesmo em casos que já evoluíram para artrose. Embora seja menos efetivo, pode trazer melhora. O tratamento consiste em mobilização do quadríceps e retináculo lateral, fortalecimento do vastomedial oblíquo, alongamento dos isquiotibiais e do tensor do fáscia lata e correção da postura dos pés e tornozelos. O emprego de joelheiras e fitas adesivas é útil.

Tratamento cirúrgico

A cirurgia de eleição é a liberação lateral, que é bem sucedida na maioria dos casos com artrose leve. Na forma grave da doença, seu sucesso é menor e deve-se pensar em uma transferência anteromedial da tuberosidade anterior da tíbia e facetectomia lateral parcial.

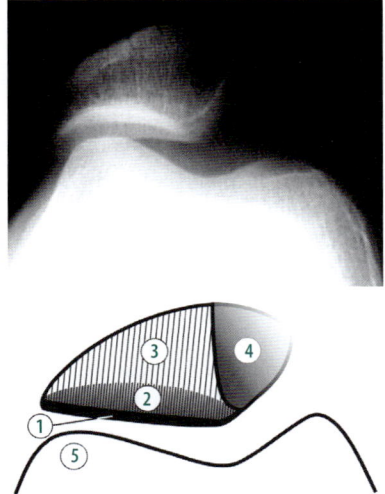

FIGURA 16.33 → Sinais indiretos de aumento da pressão lateral da patela. **(1)** Espessamento da placa subcondral. **(2)** Aumento da densidade do osso esponjoso da faceta lateral. **(3)** Lateralização das trabéculas. **(4)** Osteoporose da faceta medial. **(5)** Hipoplasia do côndilo lateral.

A liberação lateral deve atingir os tratos epicondilopatelar e patelotibial distal, às vezes avançando até a tuberosidade anterior da tíbia. O Vasto Lactual Oblíquo (VLO) deve ser liberado sem comprometer o tendão principal do vasto lateral. No final da cirurgia, deve-se poder everter a patela em 90°. A literatura mostra que os resultados podem se deteriorar com o tempo.

DOENÇAS CÍSTICAS

O joelho pode ser sede de inúmeras lesões císticas benignas, como os cistos sinoviais, os "ganglions" e os cistos de menisco. Serão abordados os cistos poplíteo e os de menisco, que são os mais frequentes.

Cisto poplíteo ou de Baker

Definição

Cisto de Baker ou cisto poplíteo é a formação cística na região posteromedial do joelho. Corresponde a um aumento de volume da bursa do músculo semimembranáceo, que está localizada entre a cabeça medial do músculo gastrocnêmio e o tendão do músculo semimembranáceo **(FIG. 16.34)**. Alguns autores acreditam que sua formação seja resultado da fraqueza da cápsula posteromedial.[38,39]

Incidência

A presença do cisto de Baker é muito comum. A incidência na população geral é entre 10 e 50%. Sua frequência aumenta com a idade, e metade dos pacientes acima de 50 anos pode apresentá-lo.

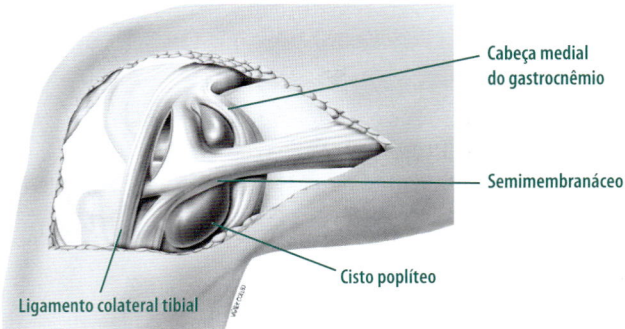

FIGURA 16.34 → Cisto de Baker e suas relações tendinosas.

A incidência é bimodal, ou seja, a distribuição é maior entre 4 e 7 anos e entre 35 e 70 anos. Este capítulo aborda apenas o cisto de Baker no adulto. Na população adulta, essa condição geralmente coexiste com patologias intra-articulares, sendo, portanto, secundária. Hughston e colaboradores[40] observaram patologia intra-articular em 92% dos casos operados, sendo a mais comum a lesão do corno posterior do menisco medial. Outros trabalhos citam que é associado à artrose com mais frequência.

Etiologia

O cisto se desenvolve a partir da distensão da bursa gastrocnêmia-semimembranácea. Acredita-se que esteja diretamente relacionado à presença de derrame articular crônico devido à doença intra-articular (81%). A pressão aumentada intra-articular promove a passagem de líquido sinovial do joelho para a bursa quando o joelho está em flexão e a pressão intra-articular é maior. Com o joelho em extensão, invertem-se as pressões, que passam a ser maiores na bursa. Entretanto, a comunicação com o joelho se fecha na extensão, e o líquido não consegue voltar. Assim, ocorre a distensão da bursa, que se hipertrofia, passando a ser chamada de cisto de Baker. Quanto maior for o nível de atividade física do paciente, maior tende a ser o volume do cisto.

Quadro clínico

Os sintomas predominantes são os relacionados à doença de base, mas podem manifestar-se como dor local e tumefação posteromedial. Há casos de cistos de grande volume que podem cursar com ruptura e quadro clínico agudo semelhante à trombose venosa profunda **(FIG. 16.35)**; outros podem provocar sintomas de compressão vasculonervosa, sendo essas situações pouco comuns. A maioria dos cistos é assintomática. Quando o cisto é muito volumoso, deve-se afastar a possibilidade de doenças inflamatórias, como artrite reumatoide ou sinovite vilonodular.

O exame físico é pouco esclarecedor, e em 50% dos casos, o cisto pode não ser identificado durante o exame devido à cobertura muscular local. Apenas grandes cistos são visíveis **(FIG. 16.36)**.

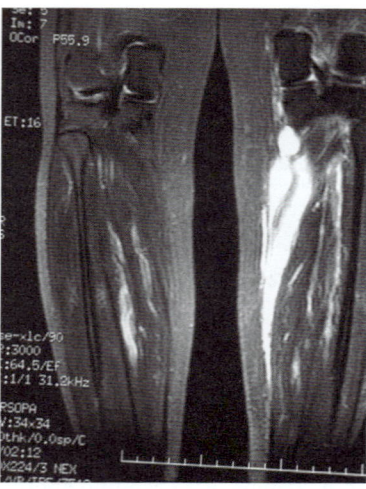

FIGURA 16.35 → RM mostrando volumoso cisto de Baker em paciente com quadro clínico de trombose venosa profunda.

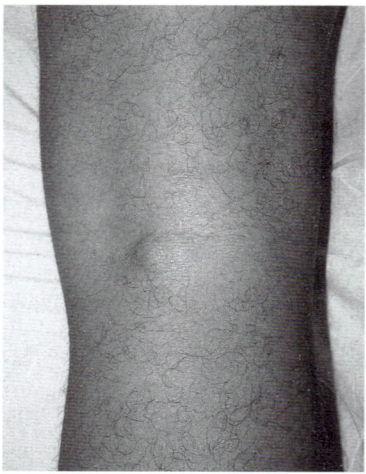

FIGURA 16.36 → Região posterior do joelho direito mostrando um cisto de Baker.

Diagnóstico por imagem

O diagnóstico por imagem pode ser realizado com ultrassonografia, artrografia **(FIG. 16.37)**, tomografia computadorizada, RM ou cintilografia. A ultrassonografia é o exame de escolha para diagnóstico do cisto **(FIG. 16.38)**, mas a RM fornece melhor avaliação de outras estruturas intra-articulares, sendo muito útil para o diagnóstico da doença articular de base que produziu o cisto.

Diagnóstico diferencial

Os diagnósticos diferenciais das massas na região poplítea são aneurismas, tromboflebites, pseudoaneurisma e neoplasias benignas e malignas. Entre as neoplasias, pode-se pensar em rabidomiossarcoma e sinovites vilonodular pigmentada ou hemorrágica.

Tratamento

Os casos assintomáticos e os achados acidentais não necessitam de tratamento. Nos sintomáticos, é necessário investigar a patologia que provocou o aparecimento do cisto. Em geral, o tratamento da patologia de base é cirúrgico. A doença de base mais frequente é a lesão do corno posterior do menisco medial. A cirurgia consiste em abordagem artroscópica, e a retirada cirúrgica do cisto geralmente não é necessária, apenas nos casos com hipertrofia muito acentuada.

Nos cistos sintomáticos que não têm o diagnóstico da patologia de base e não melhoram com o tratamento conservador (medicamento, fisioterapia e infiltração com corticoide), está indicada a intervenção cirúrgica. Quando isso acontece, é imperativa a pesquisa dos diagnósticos diferenciais. Quando se opta pela retirada do cisto, pode-se utilizar a via posterior ou posterolateral **(FIG. 16.39)**.

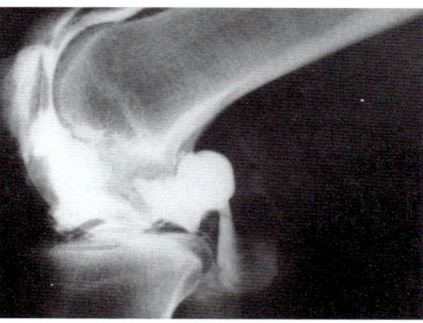

FIGURA 16.37 → Artrografia de joelho mostrando cisto de Baker.

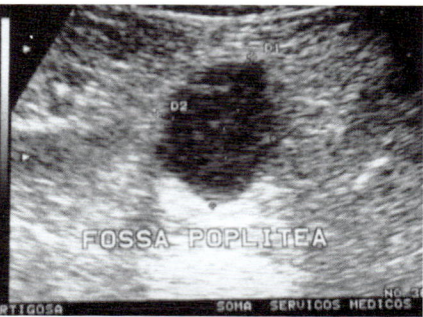

FIGURA 16.38 → Ultrassonografia mostrando cisto de Baker.

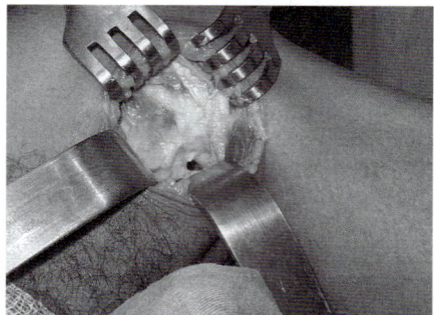

FIGURA 16.39 → Via de acesso posteromedial mostrando o óstio do cisto após sua retirada.

Cisto de menisco

Definição

O cisto de menisco é uma formação cística localizada na interlinha articular. Em geral, existe comunicação do cisto com a articulação. Essa patologia é mais comum na face lateral do joelho, embora alguns autores tenham observado uma frequência igual ou maior no lado medial.

Incidência

A presença do cisto é observada em 1 a 2% das artroscopias realizadas por lesão meniscal, sendo mais comum em pacientes do sexo masculino entre 20 e 40 anos.

Etiologia

Há diversas teorias para explicar a gênese do cisto meniscal. A mais aceita é a de que o cisto representa coleção líquida localizada nos tecidos moles parameniscais, resultante da extrusão de líquido articular por meio de lesão meniscal do tipo horizontal. Cria-se um mecanismo valvular, no qual o líquido sinovial passa da articulação para dentro do cisto, mas não volta, produzindo seu crescimento e perpetuação. Essa teoria sustenta o fato de os cistos estarem sempre próximos e associados à lesão meniscal do tipo clivagem horizontal.

Quadro clínico

As queixas mais comuns são de dor na interlinha acometida e presença de massa palpável **(FIG. 16.40)**. A dor é do tipo latejante após atividade física, devido ao aumento do líquido sinovial no interior do cisto. Também pode ser observada sintomatologia de lesão meniscal. Há relatos de compressão de estruturas nervosas, sendo o nervo fibular comum o mais acometido.

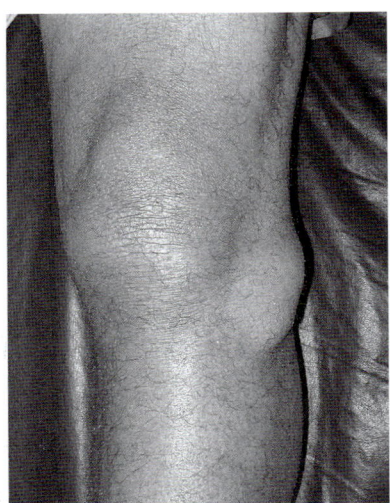

FIGURA 16.40 → Joelho esquerdo mostrando cisto de menisco lateral.

Diagnóstico por imagem

A radiografia é utilizada para realização do diagnóstico diferencial. A ultrassonografia e a RM estabelecem o diagnóstico, mas a última é superior à ultrassonografia, pois mostra a lesão meniscal **(FIG. 16.41)**.

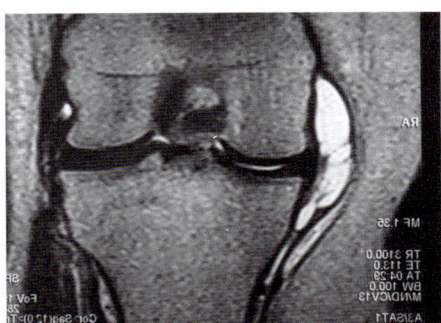

FIGURA 16.41 → RM mostrando cisto de menisco.

Tratamento conservador

O tratamento conservador é paliativo e realizado com medicamentos analgésicos e anti-inflamatórios, fisioterapia e mudanças no estilo de vida. Pode diminuir a sintomatologia, mas não provoca o desaparecimento do cisto na maioria dos casos.

Tratamento cirúrgico

A intervenção cirúrgica de escolha é a artroscopia, com tratamento da lesão meniscal e descompressão do cisto com a quebra do mecanismo valvular. A retirada do cisto por via aberta sem avaliação intra-articular não é recomendada, mas pode ser realizada em associação com a artroscopia apenas nos casos de cisto volumoso, com parede espessada, quando é muito doloroso ou quando não se detecta a lesão meniscal na artroscopia. O resultado do tratamento cirúrgico é bom ou excelente em 87% dos casos, mas pode haver recorrência do cisto em 10%.

OSTEONECROSE DO JOELHO

As epífises do joelho adulto podem ser acometidas por lesões dolorosas que surgem espontaneamente, mas com menor frequência que as do quadril. As lesões epifisárias podem ser divididas em duas categorias: a osteonecrose secundária ou necrose avascular e um grupo de lesões que cursam com edema do osso medular. Nessa última categoria, estão incluídas entidades diferentes que podem evoluir para colapso articular, como a osteonecrose espontânea, e condições que costumam apresentar bom prognóstico e resolução espontânea com o tratamento conservador (edema medular transitório, osteopenia transitória e distrofia simpático-reflexa – condições que não serão abordadas neste capítulo).

Osteonecrose secundária

Aspectos clínicos

O joelho é a terceira articulação mais envolvida pela osteonecrose secundária, depois do quadril e do ombro. Sua manifestação ocorre entre a quarta e a quinta década de vida, mas depende principalmente da doença de base ou dos fatores predisponentes. É secundária aos mesmos fatores de risco do quadril, embora a associação com fraturas complexas ou luxação seja rara. As condições predisponentes incluem uso de corticoide, alcoolismo, hiperuricemia, distúrbios do tecido conjuntivo (lúpus), hemoglobinopatias, infecção por HIV, entre outras.

Áreas de isquemia podem estar presentes nas epífises de ambos os côndilos femorais ou platôs tibiais, mas são mais frequentes nas metáfises e diáfises. Em geral, permanecem clinicamente ocultas por longo tempo, sobretudo as da metáfise e diáfise, que, às vezes, regridem com o tempo. Na forma epifisária, os sintomas surgem de forma tardia e gradual, podendo indicar que o osso subcondral está em iminência de fratura.

Patogênese

À semelhança do quadril, é provável que a necrose se desenvolva em resposta ao infarto vascular da medula óssea. Os mecanismos do infarto vascular incluem trombose intravascular ou embolismo, alterações intrínsecas dos vasos ou compressão extravascular causada pelo aumento da pressão em um compartimento ósseo rígido.

Aspectos de imagem

Radiografias

As áreas de infarto são escleróticas e circundadas por um anel serpiginoso de osso esclerótico. Pode ocorrer discreta reação periosteal na metáfise. Os sinais clássicos da osteonecrose secundária epifisária avançada, que aparecem geralmente no início dos sintomas, são depressão com perda da esfericidade e sinal em crescente (área radioluscente subjacente à placa subcondral). Nos estágios tardios, a deformidade epifisária pode causar artrose secundária e torna-se difícil distingui-la da deformidade causada pela artrose primária.

Cintilografia

A sensitividade do Tc-99 limita-se à fase pré-colapso, antes do aparecimento dos sintomas. No estágio pós-colapso, sua baixa especificidade é de pouco auxílio.

Ressonância magnética

Em T1, as observações mais comuns são lesões geográficas de intensidade de sinal variado circundadas por anel de baixa intensidade de sinal (interface reativa entre medula viável e não viável). Quando evolui para necrose epifisária e colapso progressivo, aparece edema medular ao redor do infarto, borrando seus limites, e fratura do osso subcondral com depressão da sua placa. Lesões que envolvem um terço ou metade do côndilo no plano coronal, ou o terço médio ou posterior no plano sagital, apresentam maior risco de colapso (**FIG. 16.42**).

Tratamento

O tipo de tratamento depende do tamanho, da localização e do estágio evolutivo da lesão. Nos casos iniciais, opta-se pelo tratamento conservador, com analgésicos e restrição de carga, porém, em geral, os resultados são insatisfatórios. Nos casos em que o osso subcondral ainda não está acometido, a descompressão pode ser executada com a utilização ou não de enxerto ósseo. Quando o osso subcondral apresenta lesão, utilizam-se as técnicas de enxertia osteocondral ou aloenxerto. Nas grandes deformidades ou na artrose avançada, realiza-se a ATJ.

Osteonecrose espontânea – Fratura por insuficiência do osso subcondral

A osteonecrose espontânea, descrita por Ahlback em 1968,[7] é muito diferente da osteonecrose secundária em seus aspectos clínicos e, sobretudo, de imagem de RM.

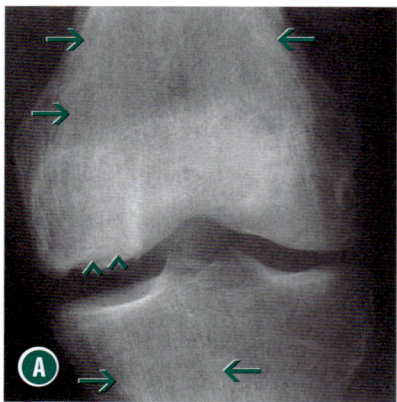
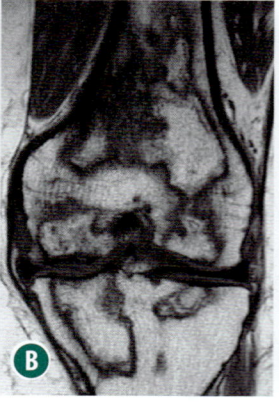
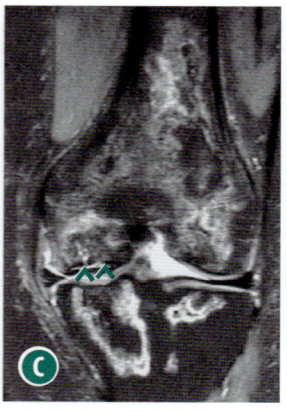

FIGURA 16.42 → Osteonecrose secundária.

A Radiografia com depressão da área de carga do côndilo com sinal da crescente (cabeça de seta) e áreas de esclerose (setas).

B e **C** RM mostrando áreas geográficas circundadas por anel serpiginoso característico e área sugestiva de fratura subcondral (cabeça de seta).

Aspectos clínicos

Ocorre com mais frequência após a sexta década de vida e em mulheres (3:1), sem relação com doença sistêmica ou metabólica ou com agentes terapêuticos. A obesidade favorece seu aparecimento. Acomete, em geral, um joelho e, de preferência, a área de carga do côndilo femoral medial (90% dos casos). Seu aparecimento é súbito, fazendo o paciente lembrar exatamente o momento em que teve início. A dor é intensa, incapacitante e persistente, não melhorando com o repouso.

Aspectos das imagens

Radiografia

As radiografias iniciais apresentam alterações em apenas 10 a 43% dos casos. As alterações observadas podem servir para estadiamento da lesão, que parece ocorrer em cascata, gerando colapso articular. As lesões que atingem 40 a 50% do côndilo ou têm área maior que 5 cm² evoluem rapidamente para artrose.

Estágio I. Raio X normal.

Estágio II. Achatamento leve ou depressão focal tênue da placa de osso subcondral sem estreitamento articular.

Estágio III. Colapso epifisário focal, consistindo de depressão franca da placa de osso subcondral ou sinal em crescente radioluscente subcondral, algumas vezes envolvida por área de discreta esclerose no osso subcondral.

Estágio IV. Igual ao estágio III, com evidente halo esclerótico periférico.

Estágio V. Deformidade epifisária, progredindo com o tempo e resultando em artrose.

Cintilografia

Mostra captação aumentada no osso subcondral, mas é totalmente inespecífica.

Ressonância magnética

O edema medular mostra intensidade baixa de sinal em T1 e intermediária ou alta em T2, intensificando-se após injeção de contraste. Ele é mal delimitado e não é circundado por um anel. O achado mais específico da osteonecrose espontânea é área focal de intensidade de sinal baixa em T2, adjacente à placa de osso subcondral. Áreas mais espessas que 4 mm e mais longas que 14 mm ou com superfície maior que 3 cm² são patognomônicas. O exame microscópico da área necrótica revela debri celular e osso trabecular espessado e colapsado, arranjo irregular de calo de fratura, cartilagem reativa e tecido de granulação. Achados frequentes, mas inespecíficos, são achatamento da placa de osso subcondral (na área de carga) e linhas de fratura no osso subcondral, acima da placa (78%).

Existem casos nos quais não se forma área de necrose abaixo da linha de fratura. Essas situações, em geral, evoluem bem com tratamento conservador, pois, provavelmente, são formas mais benignas da condição. É frequente a associação com lesão meniscal, em particular as radiais do corno posterior com extrusão maior de 3 mm, e com meniscectomia. Alguns autores consideram a osteonecrose secundária à artroscopia como uma terceira forma dessa patologia **(FIG. 16.43)**.[41-43]

Patogênese

Atualmente, a hipótese mais aceita para o surgimento da osteonecrose espontânea é a microtraumática. O impacto repetido ou o estresse na placa epifisária e rede trabecular

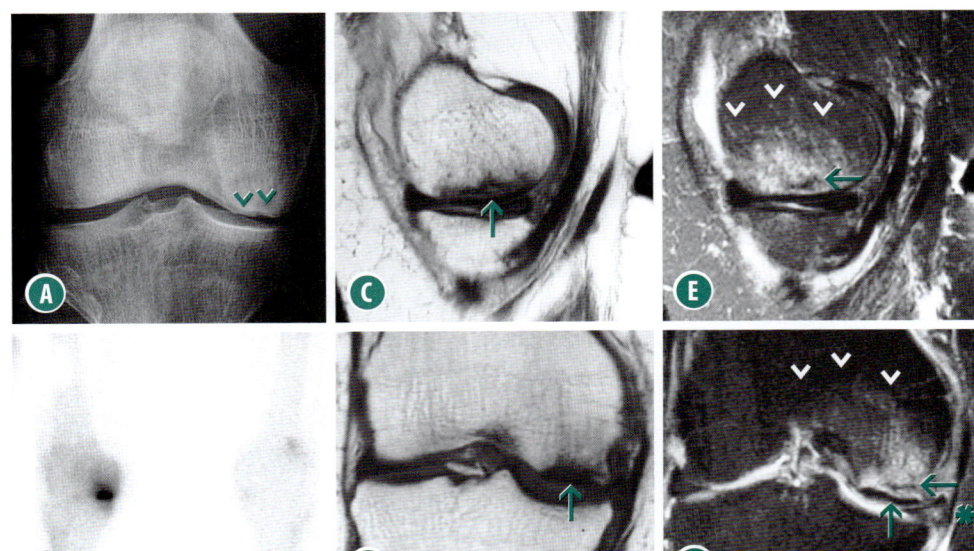

FIGURA 16.43 → Osteonecrose espontânea.
A Radiografia (sinal da crescente).
B Cintilografia.
C – **F** RM mostrando edema de medula (cabeça de seta), área de necrose (seta menor), linha de fratura (seta maior) e extrusão do menisco (asterisco).

subjacente podem produzir microfraturas do osso trabecular, ainda mais se estiver fraco por osteopenia. O acúmulo das microfraturas e a falha no processo de reparação podem causar destruição do osso subcondral e, finalmente, ao colapso da placa sucondral. Essa hipótese é sustentada pelas evidências clínicas, de imagens de RM (já descritas) e histológicas.

A histologia mostra área limitada de necrose subcondral, interposta entre a fratura subcondral (linha de fratura com calo associado, cartilagem reativa e tecido de granulação paralelo à superfície articular) e a placa de osso subcondral, o que sugere que a fratura foi o evento inicial. Dessa forma, o nome mais apropriado seria "fratura por insuficiência do osso subcondral", não osteonecrose espontânea.

Tratamento

O tratamento inicial é conservador, com analgésicos e muletas com carga parcial para prevenir o colapso do osso subcondral. As lesões pequenas devem ser acompanhadas com raio X e, eventualmente, RM. O tratamento cirúrgico está indicado para as lesões grandes que progridem com colapso da superfície articular e consequente deformidade em varo. As opções são osteotomia valgizante da tíbia, para aliviar a carga do compartimento medial, ou artroplastia, unicompartimental ou total.

Recomendação

Nos pacientes acima de 60 anos submetidos a artroscopia para meniscectomia, recomenda-se o uso de muletas no pós-operatório por três a quatro semanas, para que possa ocorrer uma adaptação biomecânica mais lenta, com chance menor de aparecimento da fratura por insuficiência subcondral. Sua indicação deve ser precisa e a ressecção, o mais econômica possível.

ARTRODESE

A artrodese é uma cirurgia que promove a fusão de uma articulação, impedindo totalmente seus movimentos. Essa cirurgia foi muita indicada até o início do século XX para artrose avançada e pós-traumática, Charcot, artrite infecciosa ou inflamatória, poliomielite e tumor. Hoje, é menos indicada devido aos avanços na medicina, como o controle da poliomielite, o advento da antibioticoterapia de última geração e a evolução das artroplastias.

Indicações

Hoje, a indicação mais comum da artrodese do joelho é a infecção em ATJ. Como a indicação e a realização de ATJ têm aumentado ano após ano, observa-se um recente aumento também no número de artrodeses devido às complicações das ATJs. Outras indicações são grande perda de osso metafisário, balanço ligamentar inadequado em artroplastias, múltiplas falhas em revisões e pioartrite/osteomielite por microrganismo de grande virulência **(FIG. 16.44)**.

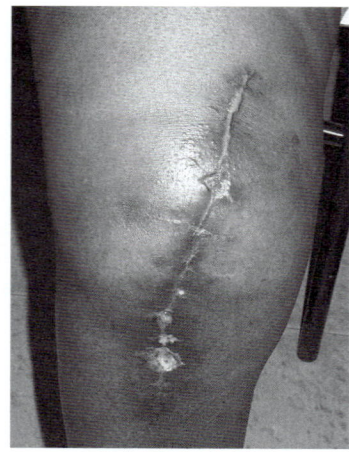

FIGURA 16.44 → Joelho com artroplastia total infectada.

Diversos trabalhos já analisaram a superioridade da artrodese em relação à amputação nas complicações de ATJ. A média do índice Knee Society Score (KSS) nas artrodeses foi de 70, enquanto nas amputações foi menor que 50.

Contraindicações

São contraindicações à realização de artrodese do joelho: joelho contralateral amputado ou doente, artrodese do joelho ou quadril contralateral, artrose do quadril ou tornozelo ipsilateral. Pacientes com artrose da coluna lombar não são bons candidatos para artrodese.

Biomecânica

Devido às mudanças biomecânicas com a artrodese, o gasto energético para caminhar torna-se de 25 a 30% maior. Porém, quando se compara com a amputação, esta apresenta gasto energético 25% maior que a artrodese. Como mecanismo compensatório, observa-se aumento do *tilt* pélvico, aumento da abdução do quadril ipsilateral e aumento da dorsiflexão do tornozelo ipsilateral.

Técnicas

A posição de escolha é 5° de valgo, 5 a 10° de rotação externa e – 5 a 10° de posição de flexão – medida muito discutida. Há risco de aumentar o encurtamento. Mantendo a flexão em 0°, o encurtamento é menor, mas a marcha piora. No aspecto técnico, pode-se realizar a artrodese com:

- Haste intramedular.
- Fixador externo.
- Placas.
- Combinação:
  - Haste e placa.
  - Haste e fixador externo.
  - Enxerto de fíbula vascularizada.

Resultados

A taxa de sucesso depende da patologia que causou a artrodese. Quando essa patologia é tumoral, obtêm-se 82 a 100% de sucesso; quando é por falência de ATJ, 66 a 93%; quando é por osteoartrite, 99%.

Complicações

A taxa de complicação está entre 20 e 84%. Essa grande variação se deve à diferença nas patologias tratadas nos diferentes trabalhos. Podem ser citadas como complicações: recidiva de tumor, infecção recorrente, paralisia do nervo fibular comum, pseudoartrose e tromboflebite.

> **ATENÇÃO!** Esse tipo de cirurgia apresenta risco aumentado em indivíduos fumantes, com diabetes, obesidade e pacientes com incisão cirúrgica prévia transversa na região anterior do joelho. Não é incomum o encurtamento final de 2,5 a 6,4 cm. Para evitar essa condição, pode-se utilizar algumas estratégias de alongamento com fixador externo durante a artrodese.

Função

Com relação à função, Rud e Jensen[44] observaram que 78% dos pacientes submetidos à artrodese de joelho retornaram ao trabalho. Benson e colaboradores[45] descreveram que a ATJ e a artrodese apresentavam escores semelhantes. Porém, na série avaliada por David e colaboradores,[46] todos os pacientes com artrodese do joelho utilizavam bengala com grande prejuízo na marcha. Foi observado que 17 dos 30 pacientes que converteram artrodese para ATJ já haviam pensado em suicídio.

Alternativas

As alternativas à artrodese são artroplastia de ressecção, que apresenta melhora da posição para sentar e piora da dor e instabilidade; amputação, em que apenas sete de 23 pacientes tornam-se hábeis para andar sem apoio; artrodese artificial (quando existe uma grande falha óssea e o espaço é preenchido por cimento ou outro material), que é estável para andar, mas apresenta durabilidade duvidosa.

A conversão de artrodese para ATJ é uma cirurgia de difícil realização, com altas taxas de complicações (53%). Henkel e colaboradores[47] observaram que, em sete conversões, seis necessitaram de outra intervenção cirúrgica.

Referências

1. Dye SF. The knee as a biologic transmission with an envelope of function: a theory. Clin Orthop Relat Res. 1996 Apr;(325):10-8.

2. Dye SF, Chew M, McBride JT, Sostre G. Restoration of osseous homeostasis of the knee following meniscal surgery. Ortho Transact. 1992;16:752.

3. Dye, S.F; Chew, M.H. Restoration of osseous homeostasis after anterior cruciate ligament reconstruction. Am J Sports Med. 1993;21:748-750.

4. Wolf AD, Pfleger B. Burden of major musculoskeletal conditions. Bull World Health Organ. 2003;81(9):646-56.

5. Altman R, Asch E, Bloch D, Bole G, Borenstein D, Brandt K, et al. Development of criteria for the classification and reporting of osteoarthritis. Classification of osteoarthritis of the knee. Diagnostic and Therapeutic Criteria Committee of the American Rheumatism Association. Arthritis Rheum. 1986;29(8):1039-49.

6. Kellgren JH, Lawrence JS. Radiological assessment of osteo-arthrosis. Ann Rheum Dis. 1957;16(4):494-502.

7. Ahlback S. Osteoarthrosis of the knee. A radiographic investigation. Acta Radiol Diagn (Stockh). 1968:Suppl 277:7-72.

8. Keyes GW, Carr AJ, Miller RK, Goodfellow JW. The radiographic classification of medial gonarthrosis. Correlation with operation methods in 200 knees. Acta Orthop Scand. 1992;63(5):497-501.

9. Dillon CF, Rasch EK, Gu Q, Hirsch R. Prevalence of knee osteoarthritis in the United States: arthritis data from the Third National Health and Nutrition Examination Survey 1991-94. J Rheumatol. 2006;33(11):2271-9.

10. Sulzbacher I. Osteoarthritis: histology and pathogenesis. Wien Med Wochenschr. 2013;163(9-10):212-9.

11. Dieppe P, Cushnaghan J, Young P, Kirwan J. Prediction of the progression of joint space narrowing in osteoarthritis of the knee by bone scintigraphy. Ann Rheum Dis. 1993;52(8):557-63.

12. Baker-LePain JC, Lane NE. Role of bone architecture and anatomy in osteoarthritis. Bone. 2012;51(2):197-203.

13. Ayral X, Dougados M, Listrat V, Bonvarlet JP, Simonnet J, Amor B. Arthroscopic evaluation of chondropathy in osteoarthritis of the knee. J Rheumatol. 1996;23(4):698-706.

14. Hochberg MC, Altman RD, April KT, Benkhalti M, Guyatt G, McGowan J, et al. American College of Rheumatology 2012 recommendations for the use of nonpharmacologic and pharmacologic therapies in osteoarthritis of the hand, hip, and knee. Arthritis Care Res (Hoboken). 2012;64(4):455-74.

15. Pendleton A, Arden N, Dougados M, Doherty M, Bannwarth B, Bijlsma JW, et al. EULAR recommendations for the management of knee osteoarthritis: report of a task force of the Standing Committee for International Clinical Studies Including Therapeutic Trials (ESCISIT). Ann Rheum Dis. 2000;59(12):936-44.

16. McAlindon TE, Bannuru RR, Sullivan MC, Arden NK, Berenbaum F, Bierma-Zeinstra SM, et al. OARSI guidelines for the non-surgical management of knee osteoarthritis. Osteoarthritis Cartilage. 2014;22(3):363-88.

17. Blagojevic M, Jinks C, Jeffery A, Jordan KP. Risk factors for onset of osteoarthritis of the knee in older adults: a systematic review and meta-analysis. Osteoarthritis Cartilage. 2010;18(1):24-33.

18. Moseley JB, O'Malley K, Petersen NJ, Menke TJ, Brody BA, Kuykendall DH, et al. A controlled trial of arthroscopic surgery for osteoarthritis of the knee. N Engl J Med. 2002;347(2):81-8.

19. Sihvonen R, Paavola M, Malmivaara A, Itälä A, Joukainen A, Nurmi H, et al. Arthroscopic partial meniscectomy versus sham surgery for a degenerative meniscal tear. N Engl J Med. 2013;369(26):2515-24.

20. Noyes FR, Goebel SX, West J. Opening wedge tibial osteotomy: the 3-triangle method to correct axial alignment and tibial slope. Am J Sports Med. 2005;33(3):378-87.

21. Atrey A, Edmondson MC, East D, Miles K, Butler-Manuel A, Ellens N. A retrospective medium- to long-term results of 1500 AGC total knee replacements: an independent centre functional follow up and survivorship. J Orthop. 2014;11(1):37-42.

22. Gandhi R, Smith H, Lefaivre KA, Davey JR, Mahomed NN. Complications after minimally invasive total knee arthroplasty as compared with traditional incision techniques: a meta-analysis. J Arthroplasty. 2011;26(1):29-35.

23. Dejour D, Reynaud P, Lecoultre B. Douleurs et instabilité rotulienne. Essai de classification. Med Hyg. 1998;56:1466-71.

24. Wisberg G. Roentgenographic and anatomic studies of the femoropatelar joint. With special reference to condromalacia patellal. Acta Orthop Scand. 1941;12:319-410.

25. Dejour H, Walch G, Nove-Josserand L, Guier C. Factors of patellar instability: an anatomic radiographic study. Knee Surg Sports Traumatol Arthrosc. 1994;2(1):19-26.

26. Lewallen LW, McIntosh AL, Dahm DL. Predictors of recurrent instability after acute patellofemoral dislocation in pediatric and adolescent patients. Am J Sports Med. 2013;41(3):575-81.

27. Camanho GL, Bitar AC, Hernandez AJ, Olivi R. Medial patellofemoral ligament reconstruction: a novel technique using the patellar ligament. Arthroscopy. 2007;23(1):108.e1-4.

28. Mello WA Jr., Marchetto A, Wiezbickl R, Abreu AD, Prado AMA. Tratamento conservador das instabilidades patelofemorais com exercícios de cadeia cinética fechada. Rev Bras Ortop, 1998, 33(4):255-60.

29. Peers KHE, Lysens RJJ. Patellar tendinopathy in athletes: current diagnostic and therapeutic recommendations. Sposts Med. 2005;35(1):71-87.

30. Johnson DP, Wakeley CJ, Watt I. Magnetic resonance imaging of patellar tendonitis. J Bone Joint Surg Br. 1996;78(3):452-7.

31. Blazina ME, Kerlan RK, Jobe FW, Carter VS, Carlson GJ. Jumper's knee. Orthop Clin North Am. 1973;4(3):665-78.

32. Weiler JM. Medical modifiers of sports injury. The use of nonsteroidal anti-inflammatory drugs (NSAIDs) in sports soft-tissue injury. Clin Sports Med. 1992;11(3):625-44.

33. Almekinders LC, Temple JD. Etiology, diagnosis, and treatment of tendonitis: an analysis of the literature. Med Sci Sports Exerc. 1998;30(8):1183-90.

34. Aström M, Westlin N. No effect of piroxicam on achilles tendinopathy. A randomized study of 70 patients. Acta Orthop Scand. 1992;63(6):631-4.

35. Vogel HG. Mechanical and chemical properties of various connective tissue organs in rats as influenced by non-steroidal antirheumatic drugs. Connect Tissue Res. 1977;5(2):91-5.

36. Almekinders LC. The efficacy of nonsteroidal anti-inflammatory drugs in the treatment of ligament injuries. Sports Med. 1990;9(3):137-42.

37. Skjong CC, Meininger AK, Ho SS. Tendinopathy treatment: where is the evidence? Clin Sports Med. 2012;31(2) 329-50.

38. Beaman FD, Peterson JJ. MR Imaging of cysts, ganglia, and bursae about the knee. Radiol Clin North Am. 2007;45(6):969-82, vi.

39. Labropoulos N, Shifrin DA, Paxinos O. New insights into the development of popliteal cysts. Br J Surg. 2004;91(10):1313-8.

40. Hughston JC, Baker JB, Mello WA. Popliteau cyst: a surgical Approach. Orthopedics. 1991;14(2):147-50.

41. Zywiel MG, McGrath MS, Seyler TM, Marker DR, Bonutti PM, Mont MA. Osteonecrosis of the knee: a review of three disorders. Orthop Clin North Am. 2009;40(2):193-211.

42. Bonutti PM, Seyler TM, Delanois RE, McMahon M, McCarthy JC, Mont MA. Osteonecrosis of the knee after laser or radiofrequency-assisted arthroscopy: treatment with minimally invasive knee arthroplasty. J Bone Joint Surg Am. 2006;88(Suppl 3):69-75.

43. MacDessi SJ, Brophy RH, Bullough PG, Windsor RE, Sculco TP. Subchondral fracture following arthroscopic knee surgery. A series of eight cases. J Bone Joint Surg Am. 2008;90(5):1007-12.

44. Rud B, Jensen UH. Function after arthrodesis of the knee. Acta Orthop Scand. 1985;56(4):337-9.

45. Benson ER, Resine ST, Lewis CG. Functional outcome of arthrodesis for failed total knee arthroplasty. Orthopedics. 1998;21(8):875-9.

46. David R, Shtarker H, Horesh Z, Tsur A, Soudry M. Arthrodesis with the Ilizarov device after failed knee arthroplasty. Orthopedics. 2001;24(1):33-6.

47. Henkel TR, Boldt JG, Drobny TK, Munzinger UK. Total knee arthroplasty after formal knee fusion using unconstrained and semiconstrained components: a report of 7 cases. J Arthroplasty. 2001;16(6):768-76.

17
Revisão de artroplastia total de joelho

Marco Antônio Percope de Andrade
Túlio Vinícius de Oliveira Campos

O conhecimento dos princípios da revisão da artroplastia de joelho é fundamental para a realização do tratamento adequado. A longevidade da população e o número de indivíduos submetidos à artroplastia total de joelho têm crescido e são fatores contribuintes para que os procedimentos de revisão façam parte da rotina ortopédica dos hospitais de grande porte.[1]

A revisão da artroplastia de joelho tem como principais causas a falha séptica, a soltura asséptica e a instabilidade **(FIG. 17.1)**. Os maiores desafios para o procedimento são corrigir as perdas ósseas que são de diferentes graus, restaurar a altura da interlinha articular e conferir estabilidade em extensão e flexão ao conjunto. O sucesso da cirurgia de revisão depende do planejamento pré-operatório, da identificação das causas da falha, da obediência aos princípios técnicos e do seguimento pós-operatório adequado.

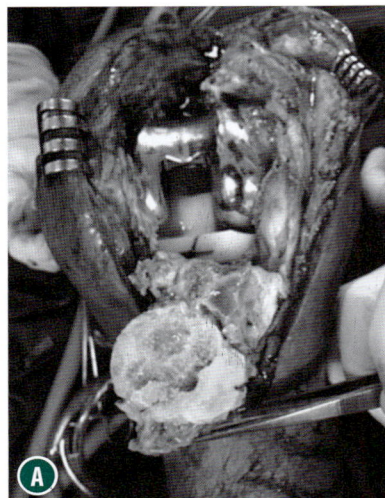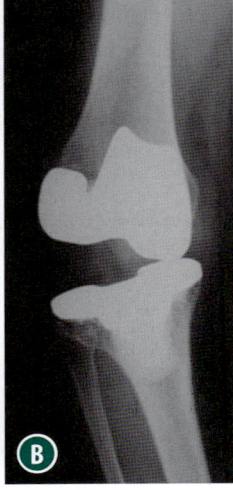

FIGURA 17.1 → Causas de falha da artroplastia de joelho.
A Infecção periprotética em paciente com 42 anos, exposição da prótese e perda do mecanismo extensor. O indivíduo foi submetido a artrodese do joelho. **B** Instabilidade articular após artroplastia de joelho.

AVALIAÇÃO PRÉ-OPERATÓRIA

O planejamento pré-operatório é a etapa mais importante da revisão da artroplastia de joelho. A avaliação deve incluir radiografias panorâmicas com os objetivos de avaliar o eixo do membro inferior, identificar a soltura dos componentes, estimar a magnitude das falhas ósseas, planejar os recursos necessários para o tratamento e identificar eventuais deformidades extra-articulares, além de estimar o diâmetro da haste que será empregada.[2]

Em casos selecionados, a tomografia computadorizada (TC) e a ressonância magnética (RM) podem ser empregadas para estimar as falhas com maior exatidão e para identificar alterações rotacionais dos componentes e áreas de soltura que não são reveladas nas radiografias simples. A cintilografia óssea pode ser usada para avaliar a soltura dos implantes e, em alguns casos, sugerir a presença de processo infeccioso. Para isso, pode-se utilizar o exame trifásico com tecnécio-99 e leucócitos marcados. A hipercaptação tanto na fase de *pool* sanguíneo quanto na fase tardia sugere infecção; a captação apenas na fase tardia denota soltura asséptica, e a cintilografia negativa afasta a possibilidade de soltura com valor preditivo negativo de 95%. A cintilografia óssea tem utilidade a partir do segundo ano após a artroplastia de joelho, já que antes desse prazo, as alterações no exame podem ser devido à remodelação óssea **(FIG. 17.2)**.[3,4]

A avaliação laboratorial deve incluir os exames de rotina que envolvem uma cirurgia de grande porte. A elevação da proteína C-reativa e da velocidade de hemossedimentação pode sugerir a existência de processo infeccioso, apesar da baixa especificidade. No caso de suspeita de infecção periprotética, a punção articular deve ser realizada com o objetivo de identificar o agente infeccioso envolvido e para planejar o antibiótico a ser adicionado ao cimento ortopédico, além de definir o esquema de terapia antimicrobiana pós-operatória. A coleta do líquido articular deve ser feita em frascos apropriados: frasco de hemograma para contagem total e diferencial de leucócitos e frasco de hemocultura para armazenamento das amostras que serão enviadas para a microbiologia. A contagem total de leucócitos superior a 1.700 células/μL ou o diferencial de neutrófilos acima de 65% sugere processo infeccioso periprotético.[5,6]

> **ATENÇÃO!** Recomenda-se, a exemplo da artroplastia primária, investigação de processos infecciosos ocultos à distância, como cáries dentárias, bacteriúria assintomática ou onicomicoses, que devem ser tratadas antes do procedimento de revisão.

No planejamento pré-operatório, deve-se avaliar a perda óssea para que a abordagem correta seja feita. Essa avaliação pode ser realizada utilizando-se a classificação dos defeitos ósseos de acordo com a Anderson Orthopaedic Research Institute (AORI):[7]

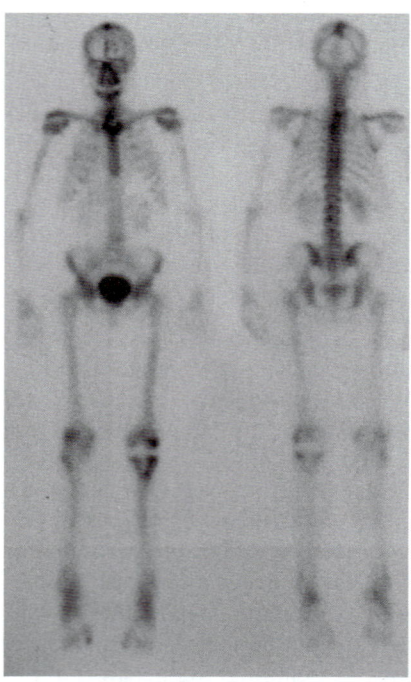

FIGURA 17.2 → Cintilografia óssea trifásica com tecnécio-99 com hipercaptação periprotética do radiofármaco na fase tardia.

Tipo I. Osso metafisário intacto. Não há instabilidade dos componentes.

Tipo II. Perda do osso esponjoso com necessidade de preenchimento com cimento, calço metálico ou enxerto, para restaurar a interlinha articular. O acometimento de um dos côndilos do fêmur ou da tíbia é classificado como **IIA**; se houver acometimento de ambos os côndilos, classifica-se como **IIB**.

Tipo III. Deficiência do osso metafisário, com maior comprometimento dos côndilos femorais ou tibiais. Exige emprego de implantes com maior constrição, sobretudo quando há suspeita de lesão de ligamentos colaterais ou tendão patelar **(FIG. 17.3)**.

Após a classificação da lesão, é preciso avaliar a necessidade de enxerto autólogo ou homólogo, ou de metal trabeculado. Componentes com tamanho especial em pacientes de maior estatura ou a necessidade de maior constrição, nos casos de comprometimento dos ligamentos colaterais, também devem ser previstos no planejamento.

A identificação da etiologia da falha da artroplastia é o primeiro passo para o sucesso da revisão. A diferenciação entre falha asséptica e séptica, que é considerada uma das principais causas de revisão, vai alterar sua abordagem. As principais causas de falha asséptica são instabilidade, afrouxamento ou soltura dos componentes, osteólise, mau alinhamento axial ou rotacional dos componentes, problemas femoropatelares, rigidez e dor de causa desconhecida. O paciente deve ser enquadrado em um dos grupos; dessa forma, o médico será capaz de corrigir as falhas do primeiro procedimento cirúrgico. Em geral, a dor de causa desconhecida pode ser secundária a problemas no quadril ou na coluna lombar, ou, eventualmente, sem fator desencadeante evidente. Esses casos respondem mal à revisão e quase sempre não há remissão da dor.

PRINCÍPIOS TÉCNICOS

Vias de acesso

As vias de acesso na pele devem respeitar cicatrizes prévias e, no caso de cicatrizes múltiplas, deve-se utilizar a mais lateral, já que a vascularização superficial do joelho vem preferencialmente de medial para lateral. A via de acesso profunda deve permitir a exposição adequada e, por isso, em uma quantidade considerável dos casos, devem-se utilizar as abordagens estendidas, como o *snip* do reto femoral, que é a extensão proximal da incisão do reto femoral com 45° de inclinação, proximal e lateralmente; a osteotomia da tuberosidade anterior da tíbia e, nesse caso, deve-se preservar a inserção da musculatura lateral no fragmento osteotomizado; e o rebatimento inferior da patela, descrito por Coomsey e Adams[8] e conhecido na literatura de língua inglesa como *quadriceps turndown* **(FIG. 17.4)**.

Etapas da revisão

De forma didática, pode-se dividir a cirurgia de revisão da artroplastia de joelho em quatro etapas:

1. Criação da superfície plana tibial perpendicular ao eixo mecânico da tíbia.
2. Restauração da altura da interlinha articular com definição do espaço em extensão.
3. Definição do espaço em flexão.
4. Controle rotacional dos componentes.

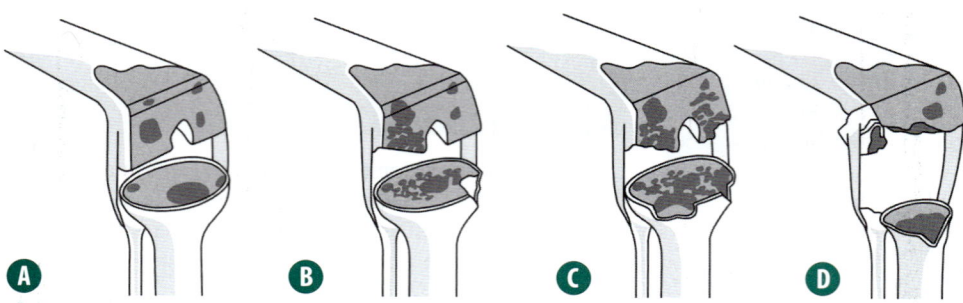

FIGURA 17.3 → Representação esquemática da classificação AORI.

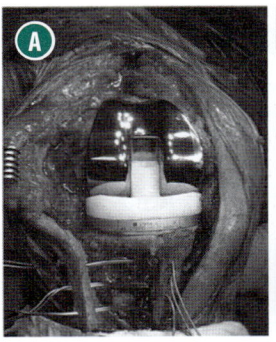
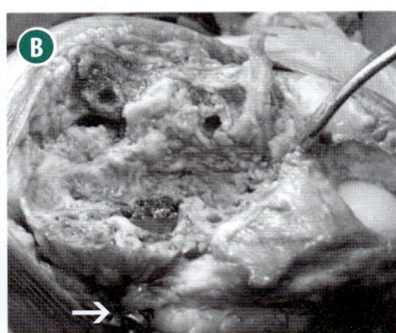
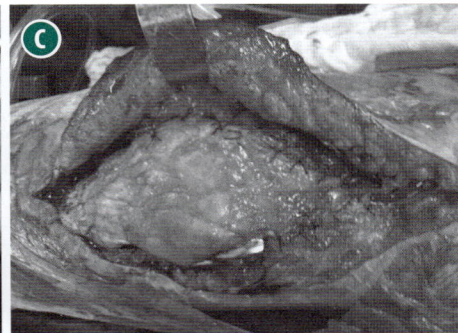

FIGURA 17.4

Ⓐ Via de acesso com osteotomia da tuberosidade anterior da tíbia para revisão de artroplastia de joelho. Nota-se como a exposição cirúrgica é ampliada; dessa forma, consegue-se posicionar os componentes com maior facilidade.

Ⓑ A revisão de artroplastia sem osteotomia da tuberosidade exige ampla liberação de partes moles e atenção para que o posicionamento rotacional do componente tibial seja adequado. Neste caso, emprega-se um pino para sustentar a extremidade distal do tendão patelar (seta).

Ⓒ Realização do quadríceps *turndown*.

A preservação da maior quantidade possível de osso do paciente é importante durante todo o procedimento. Para isso, devem ser utilizados cortes assimétricos que preservem o osso e possibilitem a colocação de cunhas triangulares ou calços metálicos, conferindo a estabilidade para os componentes. O preenchimento dos defeitos ósseos com cunhas metálicas e/ou enxerto autólogo ou homólogo permite a restauração da altura da interlinha e da estabilidade articular.

Corte tibial

O corte tibial é feito com o auxílio de guia intramedular que garante o respeito ao eixo anatômico do osso. Sua altura deve utilizar a cabeça da fíbula como parâmetro, devendo permanecer acima dela, sempre que possível. A tíbia é considerada o pilar da revisão, pois recebe carga em qualquer grau de movimento do joelho. O fêmur distal recebe carga com o joelho em extensão, e sua porção posterior com o joelho em flexão. Assim, o corte tibial perpendicular ao eixo anatômico tibial é fundamental na orientação dos cortes femorais e na cirurgia de revisão da artroplastia de joelho, devendo ser sempre o primeiro corte a ser realizado.

> **DICA: A utilização de hastes no componente tibial aumenta a estabilidade do componente e promove o compartilhamento de carga com a diáfise da tíbia. Dessa forma, consegue-se proteger as eventuais perdas ósseas metafisárias e os enxertos posicionados na região epifisiometafisária.**

O posicionamento rotacional adequado do componente tibial é fundamental para o sucesso da revisão. Os parâmetros de controle rotacional do componente tibial são a tuberosidade anterior da tíbia – o centro deve estar alinhado com a borda medial dessa tuberosidade – e o contorno posterior dos côndilos tibiais – deve-se sempre buscar a visualização de parte óssea posteromedial, o que garante que o componente tibial não esteja rodado internamente **(FIG. 17.5)**.

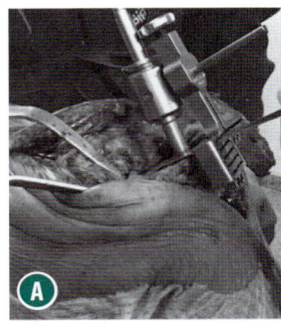
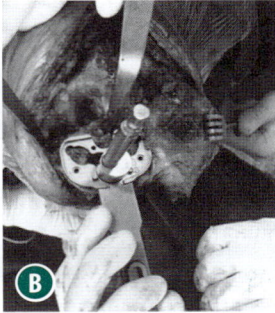

FIGURA 17.5 → Criação da superfície da tíbia.

Ⓐ Mensuração da ressecção do planalto tibial após fresagem do canal tibial e posicionamento do guia intramedular. Nota-se que a ressecção deve ser mínima; o corte tem o objetivo apenas de eliminar a superfície fibrosa que resta da interface cimento-osso. Cortes maiores podem criar falhas ósseas de difícil tratamento.

Ⓑ Teste do posicionamento do planalto tibial com necessidade de *offset* para corrigir a assimetria entre o canal medular e planalto tibial.

Os defeitos ósseos encontrados podem ser classificados de forma simplificada como contidos e não contidos. Defeitos contidos são os que possuem uma borda de osso cortical íntegro ao seu redor; por conseguinte, seu preenchimento pode ser feito por osso esponjoso autólogo ou homólogo. Os defeitos não contidos têm uma quebra na integridade da cortical e não oferecem suporte suficiente para a base tibial, por isso é necessária a substituição do segmento por cunhas e calços metálicos, componentes de metal trabeculado ou enxerto autólogo ou homólogo que ofereça suporte estrutural **(FIGS. 17.6 e 17.7)**.

O espaço em flexão

O tamanho do componente femoral modula o preenchimento do espaço em flexão – componentes de menor tamanho aumentam o espaço em flexão e favorecem a instabilidade da prótese em flexão. Esse é um erro frequente, pois ao medir o tamanho do fêmur durante a revisão, não se

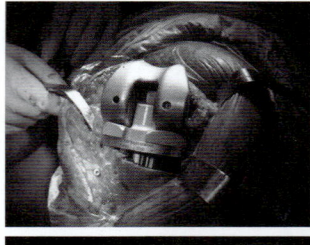
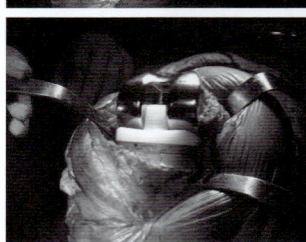
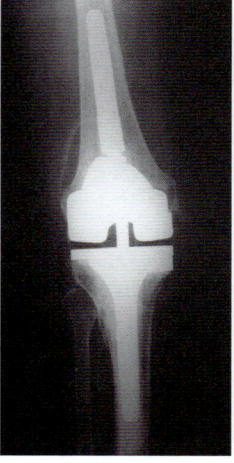
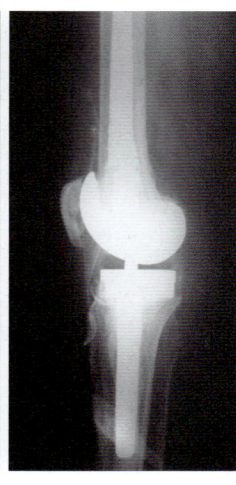

FIGURA 17.6 → Preservação assimétrica do osso tibial, caracterizando perda óssea não contida, com utilização de cunha triangular metálica e extensão diafisária.

considera a perda óssea existente, e a tendência é adaptar um componente menor à falha. A utilização de um componente femoral maior ou, no mínimo, do mesmo tamanho do componente primário acrescenta estabilidade em flexão.

> **ATENÇÃO! A utilização de um calço posterolateral em um componente femoral maior que o medido recupera a estabilidade em flexão e, ao mesmo tempo, roda externamente o componente femoral evitando o erro mais grave, que é a rotação interna do componente femoral.**

Outra forma de interferir na janela em flexão é a utilização de um *offset* na haste do componente femoral, com posteriorização do componente e consequente diminuição do espaço em flexão. O registro do tamanho do componente que foi removido e as informações sobre a estabilidade da prótese são importantes para auxiliar na definição do componente que será utilizado **(FIG. 17.8)**.

Altura da interlinha articular

A altura da interlinha é definida pelo contato do componente femoral e o polietileno tibial. É importante atentar que, após a remoção do componente prévio, podem haver falhas ósseas no fêmur distal que, se não forem compensadas, elevam a altura da linha articular. Com frequência, são necessários calços distais ou enxerto ósseo para o restabelecimento da interlinha articular. Os marcos anatômicos que definem a altura da interlinha articular são o epicôndilo lateral – a interlinha se localiza 2,5 cm distais a ele; o epicôndilo medial – a interlinha se localiza 2,5 a 3 cm distais; e a cabeça da fíbula – a interlinha articular se localiza a cerca de 1,5 a 2 cm superiores a ela **(FIG. 17.9)**.

Rotação do componente femoral

A rotação do componente femoral garante simetria ao espaço em flexão e é estabelecida pelo paralelismo à superfície da tíbia cortada. Deve-se atentar para a relação do componente com os epicôndilos, pois o eixo do componente femoral deve ser paralelo à linha biepicondilar. Esse é outro fator fundamental para o sucesso da revisão. A colocação do componente femoral em rotação interna interfere com a simetria do espaço em flexão, o que causa grave instabilidade em flexão. Além disso, a rotação interna do componente femoral causa também instabilidade patelar.

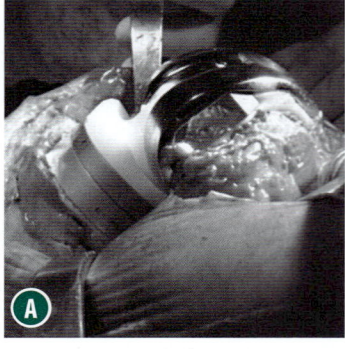
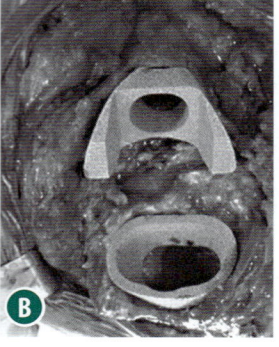

FIGURA 17.7 → Tratamento de falha óssea tibial.
Ⓐ Utilização de calço abaixo do componente tibial para elevar a interlinha articular.
Ⓑ Preenchimento de defeito metafisoepifisário com metal trabeculado.

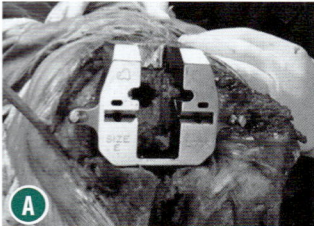
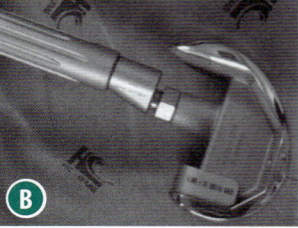

FIGURA 17.8 → Revisão femoral.
Ⓐ Determinação da rotação do componente utilizando a superfície tibial como parâmetro. Os epicôndilos podem também orientar esse alinhamento. Neste caso, foi utilizado componente de tamanho maior para evitar a instabilidade em flexão.
Ⓑ Colocação de calço posterolateral favorecendo a rotação externa do componente femoral.

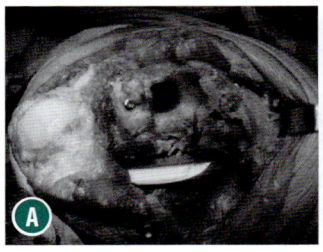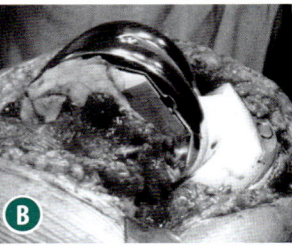

FIGURA 17.9 → Determinação do componente femoral e altura da interlinha articular. A altura da interlinha pode ser definida utilizando como referência os epicôndilos.

Ⓐ Utilização de enxerto autólogo para promover distalização do fêmur.

Ⓑ O mesmo efeito do caso anterior pode ser obtido por calços distais no fêmur.

Por fim, define-se o posicionamento do fêmur no eixo longitudinal. É raro necessitar da realização do corte adicional do fêmur distal. Via de regra, há necessidade de preencher melhor o espaço em extensão, com o objetivo de manter a altura da interlinha articular. Os calços metálicos femorais distais, o enxerto ósseo ou o metal trabecular cumprem bem esse objetivo.

Para preenchimento de defeitos contidos ou menores (AORI I e II), prefere-se empregar o enxerto ósseo impactado. Defeitos maiores podem ser corrigidos por enxertos homólogos estruturados ou autólogos, de acordo com seu tamanho e disponibilidade no paciente. Para defeitos maiores (AORI III), pode-se utilizar implantes metálicos metafisários de metal trabeculado ou enxerto estruturado homólogo. Nos casos de lesão dos ligamentos colaterais, é necessária a utilização de prótese constrita.

SITUAÇÕES CLÍNICAS E SUAS PARTICULARIDADES

Revisão por soltura asséptica ou desgaste do polietileno

A revisão por soltura asséptica faz parte da história natural de um paciente submetido à artroplastia total de joelho, mas, na maioria das vezes, está relacionada a erro técnico. Após um período de sucesso terapêutico, o desgaste natural dos componentes exige um procedimento de troca total ou parcial. Por isso, é importante o acompanhamento anual dos indivíduos submetidos à artroplastia. A causa da revisão asséptica deve sempre ser estabelecida.

Revisão por soltura séptica

As infecções ocorrem em cerca de 0,5 a 3% das artroplastias totais.[9] A apresentação clínica depende do momento em que se instalou o processo infeccioso, e o diagnóstico é difícil na maior parte dos casos. A confirmação depende da identificação do microrganismo nas culturas obtidas no pré ou perioperatório. Tsukayama classificou as infecções periprotéticas em quatro tipos (QUADRO 17.1).

A revisão da prótese infectada vai depender do tipo e do tempo de infecção. Nos casos agudos – que ocorrem até a terceira semana –, pode-se fazer a abordagem com lavagem rigorosa da articulação e troca do polietileno, mas com retenção dos componentes. Nos casos crônicos ou com fístula secretante, é aconselhável a retirada dos componentes e a colocação de espaçador de cimento com antibiótico, que ajuda no tensionamento das partes moles e no combate à infecção. Existe sempre a necessidade de coletar amostras de material para cultura, realizar debridamento agressivo e estabelecer um plano de antibioticoterapia de duração prolongada, geralmente de seis meses.

> **ATENÇÃO!** Em casos crônicos selecionados, com pouco processo inflamatório e bactérias com baixa virulência, pode-se fazer a troca dos componentes em um só tempo. No momento da implantação dos componentes, aconselha-se a troca de todo o instrumental e das luvas e capotes cirúrgicos. O debridamento agressivo e a antibioticoterapia prolongada são também indicados nesses casos.

Revisão para tratamento de instabilidade

A revisão para tratamento de instabilidade exige experiência e planejamento adequado. É fundamental determinar se a causa foi mau alinhamento axial ou rotacional dos

QUADRO 17.1 → Classificação para infecções periprotéticas

I	Culturas positivas no perioperatório. Os pacientes são submetidos à revisão para falha asséptica e têm, identificado no perioperatório, algum microrganismo infectante. O indivíduo deve ter pelo menos duas em cinco amostras positivas.
II	Infecções que ocorrem no pós-operatório imediato, em geral até um mês após a cirurgia. Os pacientes informam complicações do sítio cirúrgico, como deiscência de sutura, hematoma infectado ou celulites.
III	Infecções causadas por disseminação hematogênica. Os pacientes apresentavam a prótese sem sinais de infecção e, de repente, apresentam sinais e sintomas de infecção. Existe história de doença febril aguda (p. ex., pneumonia e infecção do trato urinário) ou procedimentos invasivos, como colonoscopia e manipulação dentária. Esse tipo é mais frequente em pacientes imunossuprimidos, usuários de drogas intravenosas e indivíduos submetidos a cateterismo vesical de repetição.
IV	Infecções diagnosticadas após quatro semanas do procedimento cirúrgico, mas com a contaminação ocorrendo no perioperatório. A apresentação tardia é atribuída ao pequeno inóculo bacteriano e à baixa virulência do germe. É comum na história a descrição de atraso na cicatrização da ferida, ausência de sintomas sistêmicos e piora progressiva da dor.

componentes, ressecção óssea excessiva ou lesão ou avulsão dos ligamentos colaterais. A presença de implantes de maior constrição é imprescindível para tratamento de eventuais falhas por instabilidade.

Revisão para tratamento de dor pós-artroplastia

A revisão da artroplastia cuja causa de falha seja desconhecida tem resultados frustrantes. Recomenda-se a investigação exaustiva da causa da dor e o tratamento de sua causa.

PÓS-OPERATÓRIO

As complicações esperadas para a cirurgia de revisão de prótese de joelho são infecção, problemas no mecanismo extensor, fraturas e rigidez articular. É importante destacar que os resultados para revisão de artroplastia de joelho são melhores quando implantes com menos constrição são utilizados, pela expectativa de maior durabilidade.

O acompanhamento pós-operatório vai depender da causa da revisão. Casos infectados necessitam de maior tempo de internação e antibioticoterapia prolongada. Casos com espaçador de cimento têm maior dificuldade de apoio e movimentação do joelho. No entanto, os princípios do tratamento da prótese primária com apoio e mobilização precoces devem ser aplicados sempre que possível.

Referências

1. Haidukewych GJ, Hanssen A, Jones RD. Metaphyseal fixation in revision total knee arthroplasty: indications and techniques. J Am Acad Orthop Surg. 2011;19(6):311-8.

2. Porteous AJ, Hassaballa MA, Newman JH. Does the joint line matter in revision total knee replacement? J Bone Joint Surg Br. 2008;90(7):879-84.

3. Yue B, Tang T. The use of nuclear imaging for the diagnosis of periprosthetic infection after knee and hip arthroplasties. Nucl Med Commun. 2015;36(4):305-11.

4. Smith SL, Wastie ML, Forster I. Radionuclide bone scintigraphy in the detection of significant complications after total knee joint replacement. Clin Radiol. 2001;56(3):221-4.

5. Nodzo SR, Bauer T, Pottinger PS, Garrigues GE, Bedair H, Deirmengian CA, et al. Conventional diagnostic challenges in periprosthetic joint infection. J Am Acad Orthop Surg. 2015;23(Suppl):S18-25.

6. Dinneen A, Guyot A, Clements J, Bradley N. Synovial fluid white cell and differential count in the diagnosis or exclusion of prosthetic joint infection. Bone Joint J. 2013;95-B(4):554-7.

7. Anderson Orthopaedic Research Institute [Internet]. Alexandria: AORI; [2015] [capturado em 14 mar. 2016]. Disponível em: http://www.aori.org/

8. Coonse KD, Adams JD. A new operative approach to the knee joint. Surg Gynecol Obstet. 1943;77:344.

9. Cui Q, Mihalko WM, Shields JS, Ries M, Saleh KJ. Antibiotic-impregnated cement spacers for the treatment of infection associated with total hip or knee arthroplasty. J Bone Joint Surg Am. 2007;89(4):871-82.

18 Reabilitação fisioterápica do joelho

Silviane Vezzani

O joelho é uma das articulações mais estudadas pela fisioterapia em função da importância dessa articulação e do número de lesões que ocorre nela. Com o passar dos anos, a fisioterapia desenvolveu formas e métodos para melhor tratar o joelho, procurando aprofundar os conhecimentos biomecânicos e fisiológicos, além de resgatar conceitos. Este capítulo aborda a síndrome, ou disfunção, patelofemoral e a tendinite patelar.

SÍNDROME PATELOFEMORAL

Tendo diagnóstico precisamente realizado, intervenções direcionadas aos componentes específicos do problema do paciente (p. ex., dor, desequilíbrio muscular, retração muscular, alinhamento inadequado, etc.) podem ser iniciadas. Existe uma variedade de técnicas de tratamento conservador, incluindo terapia manual, modalidades eletroterapêuticas, cinesioterapia, bandagens funcionais, órteses e educação do paciente. O fisioterapeuta deve escolher a intervenção que melhor corresponde à patologia específica do indivíduo e aplicá-la na correta fase de cicatrização e reparo da lesão.

Anatomia e biomecânica aplicada

Vários conceitos foram descritos em capítulos anteriores. Aqui serão ressaltados os fatores importantes para a reabilitação.

A seleção do tratamento deve ter fundamentação biomecânica sólida. O fator-chave na aplicação da biomecânica patelofemoral é a habilidade de escolher intervenções que treinem os músculos envolvidos, sem agravar a articulação patelofemoral. No exercício de suas funções, a patela tem de acomodar as forças produzidas pela atividade normal e exercidas sobre a articulação. A capacidade de manejar tais forças pode ser reduzida por anormalidades anatômicas ou doenças, ou ser exacerbada por lesão ou sobrecarga. Assim, o conhecimento de como essa articulação se adapta a cargas impostas pela vida diária ou pelo esporte é essencial para a fisioterapia.

De acordo com David Magee,[1] a patela melhora a eficiência da extensão do joelho nos últimos 30° de extensão, pois aumenta a distância do tendão do quadríceps em relação ao eixo de movimento.

Estabilizadores estáticos e dinâmicos

A função do mecanismo da articulação patelofemoral é muito influenciada por estabilizadores tanto estáticos (estruturas não contráteis) quanto dinâmicos (estruturas contráteis). Essa estabilidade se baseia na interação entre a geometria óssea, as contenções ligamentares e retinaculares e os músculos.

Os estabilizadores estáticos da articulação patelofemoral incluem a parte lateral projetada mais anteriormente do sulco femoral, o retináculo extensor (com os ligamentos patelofemoral e patelotibial associados), o trato iliotibial, o tendão do quadríceps e o ligamento da patela **(FIG. 18.1)**.

O quadríceps é um grande estabilizador dinâmico. Ele é constituído por quatro músculos, todos inervados pelo nervo femoral. São eles: vasto lateral, vasto intermédio, reto femoral e vasto medial. Conforme Weber e Ware,[2] o vasto medial possui duas cabeças: a longa, mais superior, e a oblíqua, mais inferior. O alinhamento dos músculos determina sua função na articulação do joelho. Os músculos vasto lateral, vasto intermédio, vasto medial longo e reto femoral produzem torque (força) em extensão do joelho. O vasto medial oblíquo é incapaz de produzir qualquer extensão do joelho sozinho, mas exerce função de extrema importância para conferir a essa articulação contenção dinâmica contra forças que poderiam deslocar a patela

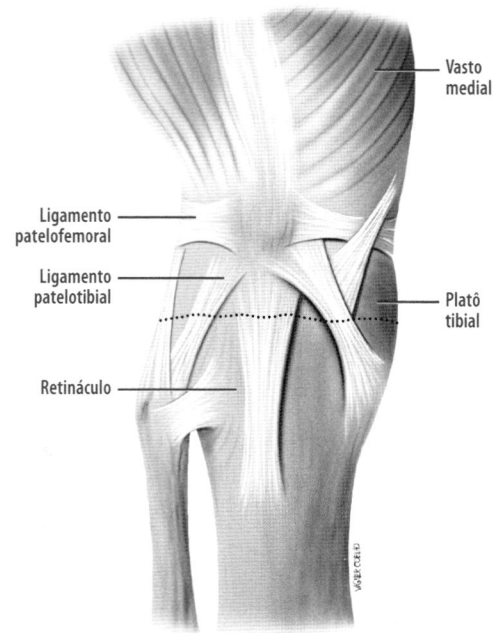

FIGURA 18.1 → Estabilizadores estáticos e dinâmicos da articulação patelofemoral.

lateralmente. O desequilíbrio de forças entre os vastos causa alteração no trajeto femoropatelar.

Forças entre o ligamento da patela e o músculo quadríceps não são iguais em toda a amplitude de movimento (ADM) do joelho. Essas forças são iguais em cerca de 45° de flexão. Durante o movimento de extensão final do joelho, a força desenvolvida no ligamento da patela é maior do que a do quadríceps, devido à vantagem mecânica. Assim, exercícios com extensão final do joelho podem causar irritação no ligamento da patela. É necessário que o paciente evite exercícios nessa amplitude durante certos estágios da reabilitação patelofemoral.

> **DICA: Caso o vastomedial oblíquo esteja enfraquecido, a extensão final do joelho será prejudicada, pois sem esse músculo funcionando como estabilizador da patela, o torque de extensão gerado pelas outras partes do quadríceps não estará sendo aplicado por mecanismo patelofemoral eficiente.**

> **ATENÇÃO! É importante reconhecer que, para ângulos inferiores a 30°, mesmo com potente contração do quadríceps, não há produção de força de compressão extrema, pois é pequeno o ângulo entre as forças do quadríceps e o ligamento da patela. Isso significa que o vetor resultante também será menor.**

O grupo muscular da "pata-de-ganso" (sartório, grácil e semitendíneo) e o bíceps femoral também afetam dinamicamente a estabilidade patelar, pois controlam a rotação interna e externa da tíbia, que pode influenciar de maneira significativa o deslocamento da patela. A dor patelofemoral tende a ser reproduzida em atividades associadas à alta força de reação da articulação patelofemoral (FRAPF), por isso é necessário que um programa de exercícios seja

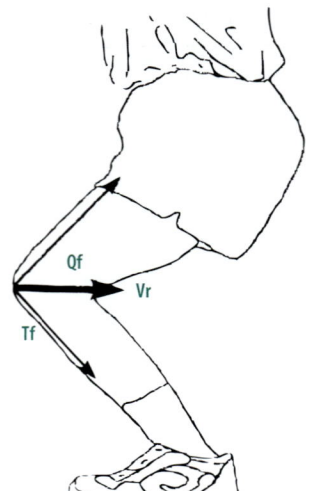

FIGURA 18.2 → Força de reação da articulação patelofemoral (FRAPF).
Qf, tensão quadriciptal.
Tf, tensão do ligamento da patela.
Vr, vetor de forças resultante.

estabelecido para aumentar a força do quadríceps, enquanto mantém o estresse articular em níveis mínimos. Isso é mais importante em fases agudas, nas quais os sintomas são exacerbados com facilidade.

A FRAPF é igual e oposta à resultante da tensão quadriciptal e da tensão do ligamento da patela. A contração do quadríceps cria uma força dirigida superiormente, suportada por uma força direcionada inferiormente, oriunda do ligamento da patela. A resolução dessas duas forças origina um vetor de forças resultante dirigido posteriormente, que causa compressão entre a patela e o fêmur, o qual evoca estresse compressivo na cartilagem articular patelofemoral **(FIG. 18.2)**. A FRAPF aumenta com o grau de flexão do joelho por dois motivos: primeiro, o ângulo entre o ligamento da patela e o quadríceps torna-se mais agudo, aumentando o vetor resultante; segundo, à medida que a flexão do joelho aumenta, os braços efetivos de alavancas do fêmur e da tíbia ampliam, exigindo maior potência do quadríceps para resistir ao momento de flexão do peso corporal.

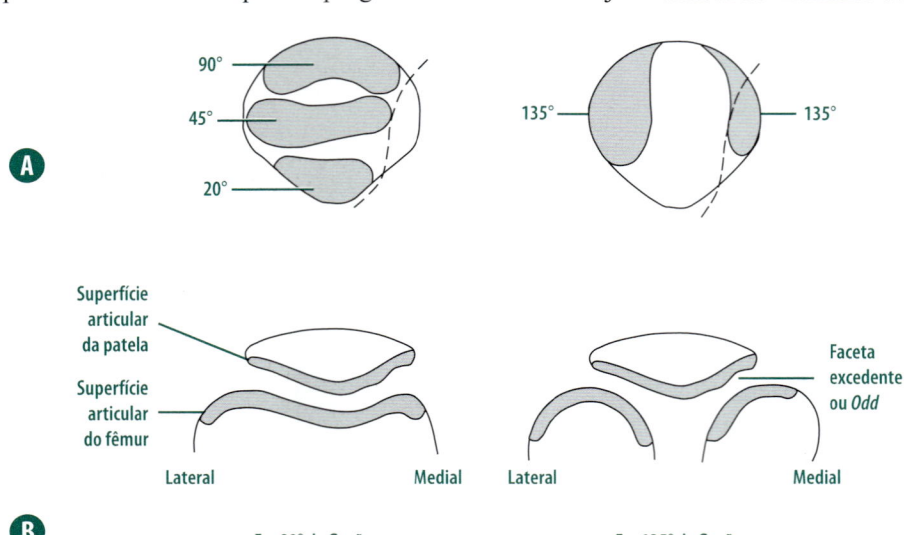

FIGURA 18.3

Ⓐ Área de contato da patela durante diferentes graus de flexão.
Ⓑ Superfície de contato entre a patela e o fêmur.

TABELA 18.1 → Carga patelar em relação à atividade

Caminhar	0,3 vez o peso corporal
Subir escadas	2,5 vezes o peso corporal
Descer escadas	3,5 vezes o peso corporal
Agachar	7 vezes o peso corporal

Fonte: Magee.[1]

A FRAPF absoluta é apenas uma parte da equação para o entendimento dos mecanismos da articulação patelofemoral, sadia ou doente. A outra parte essencial é a compreensão do que acontece com as áreas de contato patelofemorais. A FRAPF aumenta continuamente com a flexão crescente, e o mesmo acontece nas áreas de contato patelofemoral. Durante o movimento de flexão para extensão, diferentes componentes da patela se articulam com o côndilo femoral (FIG. 18.3).

Com o joelho flexionado a 90°, o polo superior da articulação está em contato com o sulco femoral; 45° é o centro da patela, sendo este o local da maioria dos atritos, já que nesse sítio a cartilagem é mais espessa; em 20°, o polo inferior se articula com os côndilos femorais; entre 10 e 0°, não há contato com o sulco femoral. A faceta excedente, ou *ímpar*, articula-se entre 120 e 130° de flexão e, nesse ponto, o tendão do quadríceps também está em contato com o sulco.

Conforme Fulkerson,[3] todas as atividades normais, como andar, correr, subir e descer escadas, abaixar-se e pular, produzem carga no joelho, de maneira padronizada e fisiológica (TAB. 18.1). Sob essas circunstâncias, com o peso corporal aplicado de cima, tanto o braço de alavanca flexora, a tensão quadriciptal, a tensão do ligamento da patela como a força FRAPF e a área de contato patelar estarão crescendo de modo proporcional ao aumento da flexão do joelho. Isso origina uma carga mais constante por unidade de área, com a articulação estando mais preparada para suportá-la.

Biomecânica da articulação patelofemoral durante exercícios de cadeia cinética aberta e fechada

O fato de que a força do quadríceps e a área de contato mudam com os ângulos de flexão do joelho tem implicações significativas na prescrição de diferentes tipos de exercícios terapêuticos. Durante as atividades de reabilitação, a gravidade exerce profunda influência sobre a força do quadríceps. Em exercício de extensão do joelho sentado, o centro de gravidade será encontrado no lado tibial do joelho. Nessa posição, com o joelho em 90°, o centro de gravidade é alinhado com o eixo do joelho, de forma a não criar rotação para o joelho. O quadríceps não precisa, portanto, contrair-se contra a força de gravidade para manter o joelho nessa posição.

Na extensão do joelho, a perna movimenta-se para a posição na qual passa a ser paralela ao solo. Assim que isso ocorre, a resistência imposta pela gravidade aumenta e alcança seu valor máximo quando a perna fica paralela ao solo. Portanto, para estender o joelho nessa posição, o quadríceps terá que produzir quantidade de força crescente, atingindo seu ápice quando o joelho estiver em extensão máxima. Esse aumento na força também é atribuído pela desvantagem mecânica do mecanismo extensor. Além disso, ao aumentar a força do quadríceps com a extensão do joelho, a área de contato diminui, e essa combinação resulta em aumento da pressão na articulação patelofemoral em pequena área. O contrário acontece quando o joelho está flexionado, em que a força do quadríceps não é tão grande, e a área de contato é maior.

Em exercícios de agachamento (cadeia cinética fechada [CCF]), a força do quadríceps é relativamente mínima quando o joelho estende e aumenta de forma regular com a flexão. Esse aumento de força é distribuído por uma grande área de contato, a qual previne excessiva pressão durante as atividades de flexão do joelho. Esses estudos sugerem que o quadríceps pode ser trabalhado em toda a amplitude do joelho. O que deve ser feito é a escolha correta dos exercícios para cada tipo de ângulo.

> **DICA: Para atletas/pacientes com problema no mecanismo extensor, as atividades de fortalecimento em cadeia cinética aberta (CCA) para o quadril são mais seguras de 90 a 50° e de 10 a 0°, ao passo que as atividades em CCF são mais seguras em 45°.**

Avaliação

Este capítulo enfatiza a avaliação fisioterápica utilizando a abordagem global da unidade funcional inferior, descrita pelo fisioterapeuta do Comitê Olímpico Brasileiro, Prado Jr.

De acordo com Prado Jr. (comunicação pessoal), a queixa do paciente precisa ser considerada, mas não se pode esquecer que a região onde os sintomas manifestam-se não é, necessariamente, o centro do problema. Dessa forma, é necessária uma visão global inicial que possa evidenciar sinais importantes em um primeiro momento da avaliação. Realiza-se, em princípio, uma avaliação global, seguida de análise específica e segmentar e, depois, uma avaliação funcional. Na opinião do autor, caso a dor esteja muito exacerbada, a avaliação funcional pode ser feita em um segundo momento do tratamento.

McConnell e Fulkerson[4] sugeriram um *checklist* para avaliação (QUADRO 18.1), que inclui todos os passos para determinar os fatores causais da disfunção patelofemoral. As queixas do paciente, as sensações e as dores devem ser anotadas com precisão, pois as progressões terapêuticas precisam ser também baseadas na comparação de tais informações.

Mensuração do ângulo Q. Há uma suposição básica de que, quanto maior for o ângulo Q, maior será o momento

QUADRO 18.1 → *Checklist* para avaliação

Em pé – avaliação estática
Procurar anormalidades biomecânicas por meio de alinhamentos nas posições:
- Anterior:
  - Posição normal:
    - a) Posição dos pés em relação às pernas
    - b) Ângulo Q
    - c) Geno varo ou geno valgo
    - d) Torção tibial
    - e) Posição talar
    - f) Posição do navicular
    - g) Hálux valgo
  - Pés juntos:
    - a) Patela estrábica
    - b) Volume do vastomedial oblíquo
    - c) Tensão do vasto lateral

De lado
- Posição da pelve – báscula ou *tilt*
- Hiperextensão dos joelhos – geno recurvato
- Posterior:
  - Posição das espinhas ilíacas posterossuperiores (nível)
  - Volume do glúteo
  - Volume do gastrocnêmio e do sóleo
  - Posição do calcâneo

Em pé – avaliação dinâmica
Procurar efeitos do alinhamento ósseo e dos tecidos moles em atividades dinâmicas:
- Caminhar
- Subir e descer degraus
- Agachamento com as duas pernas
- Agachamento com uma perna
Obs.: esses movimentos apenas serão testados se o quadro de dor permitir.

Supino
Determinar fatores que causam os sintomas e formular o diagnóstico:
- Palpação da linha articular tibiofemoral e das estruturas dos tecidos moles da articulação patelofemoral (retináculo lateral, banda iliotibial, etc.)
- Testes tibiofemorais
- Testes ligamentares
- Teste de Thomas – psoas, reto femoral e tensor da fáscia lata
- Teste para os isquiotibiais e o gastrocnêmio
- Teste de Slump para comprimento da dura-máter, principalmente se o paciente refere dor lateral no joelho quando em posição sentada com as pernas estendidas
- Testes para o quadril, se necessário
- Orientação patelar:
  - a) Deslizamento, deslizamento dinâmico
  - b) Báscula ou *tilt* lateral, báscula dinâmica
  - c) Báscula anteroposterior, báscula anteroposterior dinâmica
  - d) Rotação

Deitado de lado
Teste para encurtamento das estruturas laterais:
- Deslizamento medial: teste para estruturas laterais superficiais
- Báscula medial: teste para estruturas laterais profundas
- Teste de Ober para retração da banda iliotibial

Pronação
- Avaliação do pé
- Rotação do quadril
- Flexibilidade do quadríceps
- Mobilidade do nervo femoral
- Palpação das vértebras lombares

lateral sobre a patela. Todavia, a mensuração do ângulo Q é amplamente discutida, pois nenhuma relação direta com a incidência de disfunções patelofemorais foi bem estabelecida por critérios científicos.

Medida do comprimento da perna. A diferença de comprimento das pernas causa marcha anormal e pode estar associada à dor patelar no lado em que a perna é mais curta. Um membro curto resulta em inclinação da pelve para o mesmo lado no movimento final, levando a momento valgo aumentado no joelho.

Pronação excessiva. Pode ser o resultado de deformidades existentes no pé. Com pronação aumentada, há eversão e adução excessiva na subtalar, com obrigatória rotação interna da tíbia, aumentando a rotação interna do fêmur, o que amplia o vetor de força lateral em valgo no joelho, possibilitando lateralização do trajeto patelar.

Classificação das disfunções patelofemorais

Até pouco tempo, o melhor e mais pormenorizado sistema de classificação para disfunções patelofemorais era o desenvolvido por Merchant que usou um modelo médico com base na etiologia (trauma, displasia, condromalacia, osteocondrite e pregas sinoviais).[5] Com a mudança na fisioterapia do modelo médico para o modelo com base na alteração funcional, aquele deixou de ser tão utilizado. O propósito do sistema de classificação fisioterapêutica é auxiliar no diagnóstico apropriado e na intervenção baseada na alteração funcional.

O fisioterapeuta deve responder as seguintes questões:

- O problema está, de fato, relacionado à articulação patelofemoral ou a estruturas associadas?
- Há desequilíbrio muscular?
- Há inflamação?
- Há instabilidade?

Wilk e colaboradores[6] realizaram uma revisão bibliográfica para engendrar um sistema de classificação das disfunções patelofemorais, com base no modelo médico, com a intenção de criar um *manual* para auxiliar a fisioterapia (QUADRO 18.2).

ABORDAGEM FISIOTERÁPICA

O importante é que o profissional possa, por meio de conhecimentos variados, elaborar o tratamento para seu paciente dentro de uma visão global e criteriosa, fazendo com que a terapia constitua um diferencial na vida do indivíduo, e não apenas a aplicação de protocolos preexistentes e o uso indiscriminado de equipamentos.

QUADRO 18.2 → Classificação das disfunções patelofemorais

1. Síndromes de compressão patelar
   - Síndrome da hiperpressão patelar lateral
   - Síndrome da hiperpressão patelar global
2. Instabilidade patelar
   - Subluxação patelar crônica
   - Luxação aguda da patela
   - Luxação repetitiva da patela
3. Disfunção biomecânica
   - Discrepância de comprimento entre os membros inferiores
   - Perda da flexibilidade da musculatura envolvida
   - Desequilíbrios intrínsecos dos pés
   - Alteração do ritmo
4. Trauma direto na patela
   - Lesão da cartilagem articular (isolada)
   - Fratura
   - Fratura/luxação
   - Lesão articular associada a mau alinhamento
5. Lesão dos tecidos moles
   - Prega suprapatelar
   - Síndrome do coxim gorduroso (*fat pad*)
   - Dor no ligamento patelofemoral medial
   - Síndrome de fricção da banda iliotibial
   - Bursites
6. Síndromes por *overuse*
   - Tendinites ("joelho do saltador")
   - Apofisites (Osgood-Schlatter e Sinding-Larsen-Johansson)
7. Osteocondrite dissecante
8. Disfunções neurológicas
   - Distrofia simpática reflexa
   - Dor simpaticamente mantida

O tratamento será dividido por tópicos de problema, apresentando avaliação, formas e técnicas que podem ser usadas para solucionar cada um.

Mobilização dos tecidos moles e articular

Os tecidos moles peripatelares, incluindo a musculatura da unidade funcional inferior e os estabilizadores passivos da patela, têm função-chave na biomecânica patelar. A correção de desequilíbrios nos tecidos moles peripatelares envolve a combinação entre mobilidade e treinamento muscular. Algumas técnicas utilizadas para esse fim são:

- Massagem transversa profunda.
- Facilitação neuromuscular proprioceptiva.
- Técnica de energia muscular.
- *Closed release.*
- Massagem.
- Alongamento de tecido mole (plástico e estático).
- Movimento ativo/passivo.
- *Continuos passive motion.*
- Maitland (mobilização articular).
- Mulligan.
- Osteopatia.

Mobilização patelar

A articulação patelofemoral movimenta-se 5 a 7 cm cranialmente no sulco femoral à medida que o joelho se estende. Permanece lateralmente quando o joelho está flexionado por completo, desliza medialmente à medida que o joelho começa a estender-se e retorna para a posição mais lateral quando o joelho se aproxima da extensão completa (**FIG. 18.4**). Uma posição patelar ótima é conseguida por meio de alongamento das retrações das estruturas laterais e de mudança nos padrões de atividade do vastomedial oblíquo.

O encurtamento do retináculo lateral pode afetar a ativação do vastomedial oblíquo se ele estiver em posição alongada, mantida pelo deslizamento lateral da patela. Isso causará incapacidade dessa musculatura em absorver cargas, devido a mudanças na proporção comprimento-tensão. Deve-se, então, trabalhar, concomitantemente, a liberação das cargas laterais e o recrutamento do vastomedial oblíquo. A mobilização da patela pode ser realizada por deslizamentos lateromedial ou craniocaudal, dependendo da patologia e dos objetivos (**FIG. 18.5**).

Outra possibilidade é o alongamento das estruturas laterais, que pode ser realizado passivamente pelo fisioterapeuta, utilizando a técnica de mobilização do retináculo lateral, chamada de *closed release*, a qual também

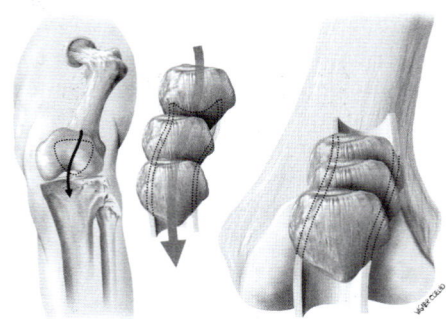

FIGURA 18.4 → Trajeto da patela multiplanar durante a flexão do joelho.

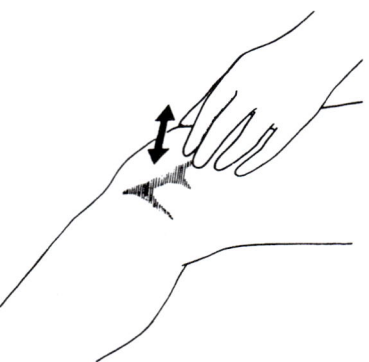

FIGURA 18.5 → Deslizamento patelar: o deslizamento superior aumenta a extensão do joelho; o inferior aumenta a flexão; o medial alonga o retináculo lateral; e o deslizamento lateral alonga estruturas mediais retraídas.

pode ser executada pelo próprio paciente (**FIG. 18.6**). Nesse caso, pode até apresentar melhor resultado do que quando feito pelo fisioterapeuta, pois o paciente está mais relaxado quando autoaplica a técnica. O alongamento do retináculo proporciona um benefício direto para as síndromes de compressão lateral e a subluxação patelares, pois tem como foco normalizar a báscula (*tilt*) da patela.

Técnica

Colocar a região tenar da mão no bordo medial da patela, exercendo pressão posterior no bordo medial. Isso fará com que o bordo lateral se anteriorize, alongando o retináculo. Com a outra mão, realiza-se massagem friccional no retináculo.

O alongamento mais efetivo para o retináculo encurtado adaptativamente é obtido por carga constante de baixa magnitude, usando bandagem, para facilitar o alongamento permanente dos tecidos. Essa técnica utiliza o fenômeno *creep* (resposta ao movimento), o qual ocorre no material viscoelástico quando carga de baixa magnitude é aplicada de forma constante. Tem sido muito documentado que o comprimento dos tecidos moles pode ser aumentado com o alongamento sustentado e que a magnitude da obtenção do aumento é tempo-dependente, ou seja, quanto mais tempo permanecer na posição, maior será o ganho. É preciso lembrar sempre que, após qualquer técnica passiva, é necessário algum movimento ativo da articulação.

Vários métodos de bandagens (*tape*) podem ser empregados. O mais conhecido é *McConnell tape*, que tem o objetivo de corrigir as alterações patelares, como báscula, rotação e deslizamento, por meio de bandas de esparadrapo. Prado Jr. (comunicação pessoal) recomenda Davies, que, segundo ele, é o tipo de bandagem com maior eficiência em atividades dinâmicas.

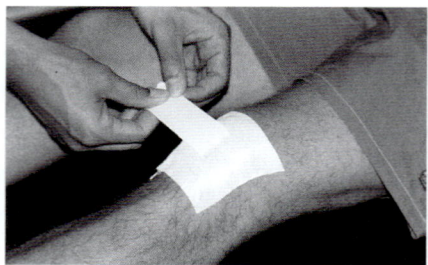

FIGURA 18.7 → Bandagem (*tape*): uso do Hipafix como base.

A bandagem deve ser feita usando dois tipos diferentes de esparadrapos altamente adesivos (há várias marcas no mercado), um para a base e outro para a correção. Deve-se usar tintura de benjoim para limpar e secar a pele, deixando-a mais aderente. Um largo pedaço de esparadrapo, tal como o Hipafix da Smith-Nephew – adere melhor e não causa alergia –, deve ser colocado sobre a pele, cobrindo toda a patela (**FIG. 18.7**). Essa *tape* é usada como base para o outro esparadrapo, o qual irá corrigir a alteração. As **FIGURAS 18.8 a 18.11** ilustram a correção.

O uso da bandagem apresenta várias opiniões, mas parece ser consenso de muitos autores e fisioterapeutas que a bandagem, por si só, não corrige a disfunção patelar, mas seu uso durante os exercícios de reabilitação e atividades diárias e esportivas favorece o recrutamento do vastomedial oblíquo, devido à normalização do trajeto da patela, além de diminuir a dor. As técnicas citadas podem ser usadas em conjunto, sempre de acordo com a patologia do paciente, avaliando qual é a sua necessidade.

Encurtamento muscular

Diversos grupos musculares contribuem para a dor patelofemoral. Na avaliação global inicial do paciente, deve-se detectar quais são os grupos musculares que apresentam retração.

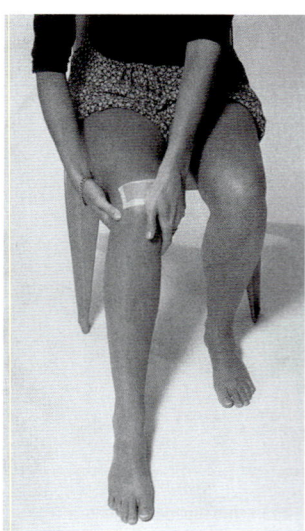

FIGURA 18.6 → Automobilização da patela para alongar o retináculo lateral.

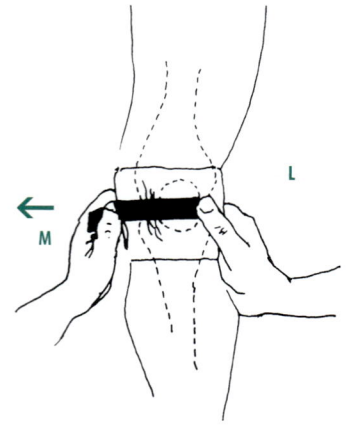

FIGURA 18.8 → Bandagem para corrigir deslizamento lateral.

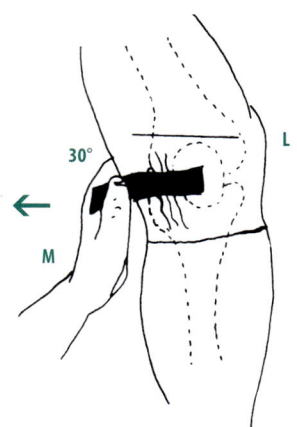

FIGURA 18.9 → Bandagem para corrigir *tilt* lateral.

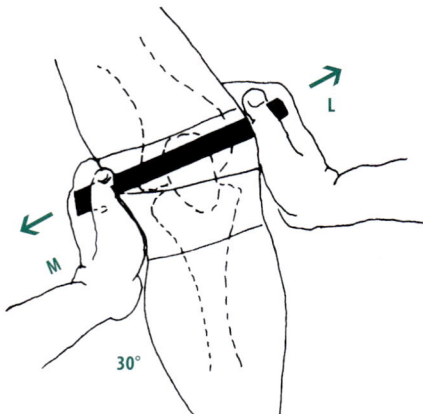

FIGURA 18.11 → Bandagem para corrigir *tilt* anteroposterior inferior.

A diminuição da flexibilidade dos isquiotibiais pode ocasionar dor patelofemoral por exigir maior força de contração do quadríceps para estender o joelho contra um isquiotibial inflexível. A diminuição da flexibilidade do reto femoral pode alterar a mecânica da marcha. Músculos isquiotibiais retraídos causam flexão do joelho. Quando o calcanhar tocar o solo, haverá dorsiflexão aumentada no ligamento tibiotalar. O movimento excessivo na articulação subtalar ocorre para permitir a dorsiflexão, causando, assim, pronação demasiada.

A retração do trato iliotibial e do tensor da fáscia lata (teste de Ober positivo) tem sido associada à dor patelofemoral e às alterações posturais da pelve. A retração do gastrocnêmio não permite a dorsiflexão necessária (10°) para a marcha normal, uma vez que produz movimento excessivo na subtalar, aumentando a rotação interna da tíbia e o vetor de força em valgo.

> **DICA: Trabalhar o encurtamento das musculaturas é parte essencial do tratamento das disfunções patelofemorais.**

O fato de ter a musculatura envolvida mais flexível já diminui as cargas na articulação, melhora a marcha e reposiciona a pelve de forma mais adequada. A avaliação de qual musculatura deve ser trabalhada e de qual a técnica apropriada para tanto deve ser uma questão muito clara para o fisioterapeuta.

Podem ser utilizados vários procedimentos de flexibilidade para diminuir essa condição, como alongamento estático visando ao grupo muscular específico **(FIG. 18.12)** ou alongamentos globais focando a cadeia muscular encurtada **(FIG. 18.13)** ou, ainda, técnicas de energia muscular, preconizadas pelos osteopatas. Na opinião dos autores deste capítulo, as técnicas de energia muscular para o trato iliotibial **(FIG. 18.14)** e o psoas **(FIG. 18.15)** apresentam excelente resultado clínico, e os alongamentos globais são fundamentais para a reeducação postural e a liberação da cadeia cinética.

Treinamento muscular

Os exercícios para o treinamento muscular são usados para melhorar o poder de contração e a força muscular de

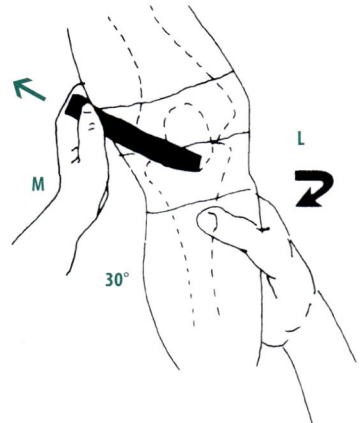

FIGURA 18.10 → Bandagem para corrigir rotação externa.

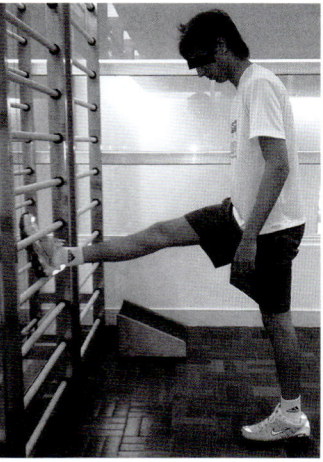

FIGURA 18.12 → Alongamento segmentar do isquiotibial.

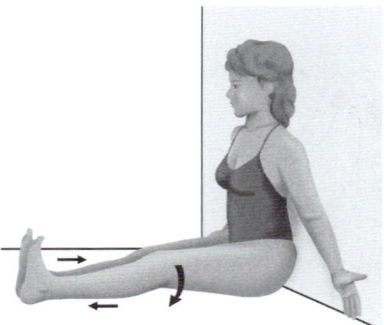

FIGURA 18.13 → Alongamento global.

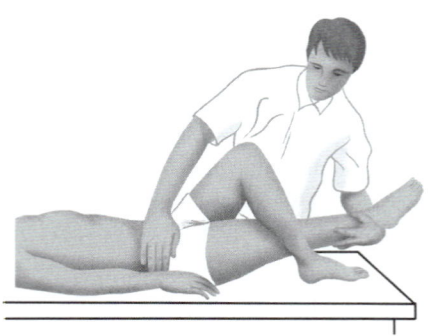

FIGURA 18.14 → Técnica de energia muscular para o trato iliotibial e o tensor da fáscia lata. O alongamento segue a contração isométrica, na qual o paciente tentará mover a perna direita para a direita, contra a resistência constante, por alguns segundos e, depois, alongar novamente. A contração deve ser submáxima.

todo o membro inferior (pelve, quadril, joelho e pé), ou seja, o reequilíbrio de forças. Como a mobilidade dos tecidos moles ao redor da patela aumentou, o treinamento muscular deve ocorrer de forma simultânea, para reforçar e manter essa nova amplitude. O treinamento muscular não é o mesmo que reforço muscular, embora o reforço seja um dos objetivos. A habilidade do músculo de produzir o torque é de pequeno valor se o tempo e o grau de recrutamento da ativação muscular são deficientes. Isso é chamado de capacidade de contração muscular.

Devido à hipótese do papel do vastomedial oblíquo ser o estabilizador medial da patela, o equilíbrio entre a ativação desse músculo e do vasto lateral tem sido analisado como o componente-chave para o manejo conservador das alterações patelofemorais. A ação do vastomedial oblíquo é contrabalançar as forças de deslizamento lateral. A questão na reabilitação tem sido a de encontrar atividades que isolem ou preferenciem o recrutamento desse músculo. Na revisão bibliográfica, os pesquisadores não chegaram ainda a um consenso, devido, em parte, à variedade de medidas e alterações biomecânicas individuais de cada população.

Karst e Jewett, citados na obra de Andrews, gravaram as atividades em EMG do vastomedial oblíquo, do VML, do vasto lateral e do reto femoral e notaram que, durante o exercício de elevação da perna reta, a atividade do reto femoral era muito maior do que a dos vastos.[5] O contrário também é verdadeiro para exercícios de *quad set* (contração isométrica do quadril sem elevação da perna). Essa relação também é real para elevação da perna reta com o quadril em rotação externa ou resistindo à força abdutora, e não há recrutamento preferencial para o vastomedial oblíquo em qualquer uma dessas situações. Conclui-se que, se o objetivo é direcionar os exercícios para o grupo dos vastos, os exercícios de *quad set* são melhores do que a elevação da perna reta.

Pode-se concluir, então, que o vastomedial oblíquo é um estabilizador dinâmico contra forças de deslizamento lateral da patela e é ativado em toda a ADM do joelho, assim como os outros músculos do quadríceps, mas não realiza sozinho a extensão final, como se pensava antes. Ele pode ser fortalecido por treino em extensão final, não porque está estendendo o joelho, mas porque está contraindo contra a força de lateralização da patela de outras partes do quadríceps. Vale ressaltar que focar o tratamento no reforço do vastomedial oblíquo só deve ser realizado se as fibras desse músculo se inserirem na patela em posição que possa prevenir a lateralização da patela dinamicamente **(FIG. 18.16)**.

A

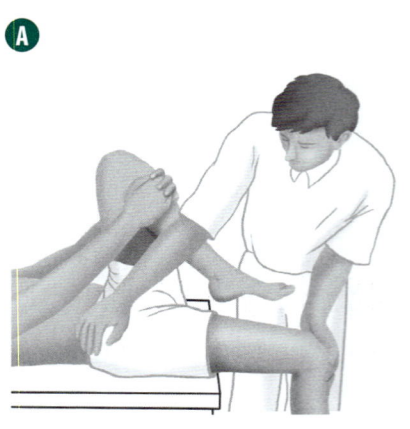

B

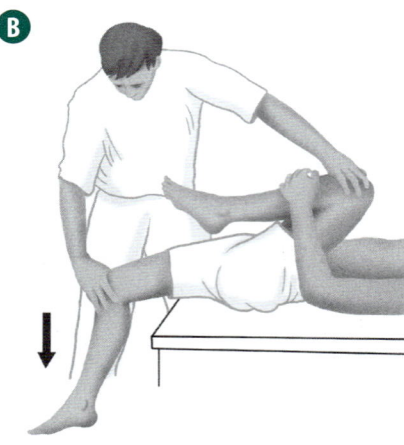

FIGURA 18.15

A Alongamento do psoas: o tratamento com técnica de energia muscular envolve o esforço do paciente para flexionar o quadril contra resistência.
B Alongamento do psoas que segue a contração isométrica e é atingido pela gravidade, somada ao esforço adicional do operador.

Se o paciente apresentar displasia ou se o ângulo de inserção for superior a 55°, as fibras do vastomedial oblíquo vão exibir efeito estabilizador menos efetivo, sem ele atuar como estabilizador patelar; o torque de extensão criado pelas outras partes do quadríceps não estará sendo aplicado por um mecanismo extensor eficiente. Para avaliar esse ângulo, pede-se que o paciente, sentado, coloque seu pé na coxa do examinador e a contraia, o que indicará obliquidade ou não do vasto medial (FIG. 18.17). Nesse caso, o fisioterapeuta não deve apenas focalizar seu tratamento no recrutamento do vastomedial oblíquo, mas em outras estruturas. O uso do *biofeedback* ou da eletroestimulação pode ajudar muito na reeducação neuromuscular.

Existe alguma evidência na literatura que sugere que exercícios em CCF influenciam positivamente o trajeto da patela. Um trabalho importante foi feito por Ingersoll e Knight, citados no Capítulo 10 de Andrews e colaboradores,[5] no qual eles compararam o ângulo do trajeto da patela em grupos de joelhos normais treinados com *biofeedback* e em um programa usando CCF e CCA com um grupo de indivíduos normais realizando um programa inteiro de exercícios em CCA com resistência progressiva.[5] O grupo que executou a combinação de exercícios com o *biofeedback* melhorou as medidas do trajeto da patela, enquanto o grupo que apenas realizou CCA aumentou o deslizamento lateral.

Existem ângulos seguros para a realização de exercícios em CCA ou CCF. Isso implica também ângulos que não são seguros de serem trabalhados. Esses ângulos devem ser usados apenas como guia, sendo que os verdadeiros ângulos a serem abordados e a carga a ser aplicada são determinados pelos sinais e sintomas do paciente. Com frequência, o atleta/paciente sintomático com problemas na articulação patelofemoral experimenta dor e aumento dos sintomas se os exercícios são realizados em ângulos não seguros. Cabe ao fisioterapeuta o conhecimento dessas variáveis.

Durante os exercícios em CCF, cada articulação depende de outra, tanto proximal como distalmente, para alcançar o alinhamento corporal correto. Exemplos são situações nas quais o atleta realiza subida e descida lateral de escada (FIG. 18.18), miniagachamento (FIG. 18.19) ou *leg-press* (FIG. 18.20). Se o quadril não for forte o suficiente para controlar a adução e a rotação interna, o joelho irá assumir alinhamento em valgo, e o pé, pronar (FIG. 18.21). Tal alinhamento aumenta o ângulo Q e predispõe o atleta à dor patelofemoral.

Outro fator importante é a efusão articular do joelho, comprovada na literatura como causa de inibição reflexa do quadríceps, mesmo em pequena quantidade. O vasto medial é mais atingido quando comparado ao vasto lateral. Isso confirma que mesmo uma relativa e pequena efusão pode reduzir a habilidade do vastomedial oblíquo de impedir a lateralidade da patela e, portanto, deve ser tratada. Em contrapartida, também a atrofia do quadríceps causa efusão articular. Assim, deve-se realizar tratamento completo para quebrar o círculo vicioso.

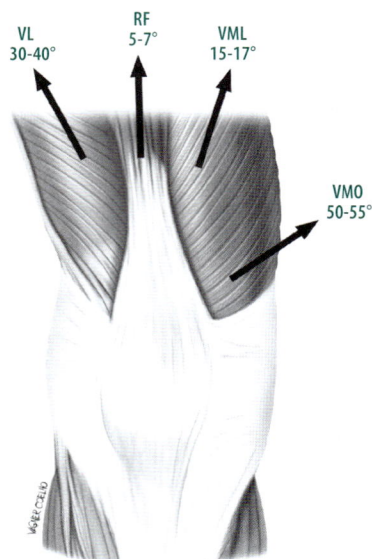

FIGURA 18.16 → Angulação da inserção do quadríceps. O vastomedial oblíquo deve inserir-se cerca de 50 a 55° no bordo superior e medial da patela.

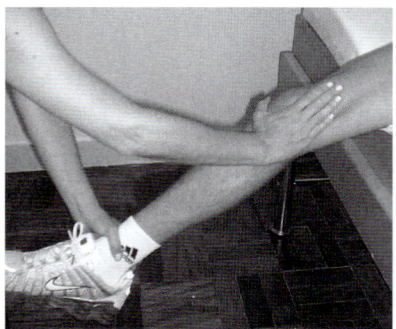

FIGURA 18.17 → Clinicamente, o ângulo de inserção pode ser estimado pela palpação. O joelho do paciente é posicionado em 60° de flexão, e extensão resistida é solicitada contra uma das mãos do examinador; a outra mão palpa o vastomedial oblíquo em relação à patela.

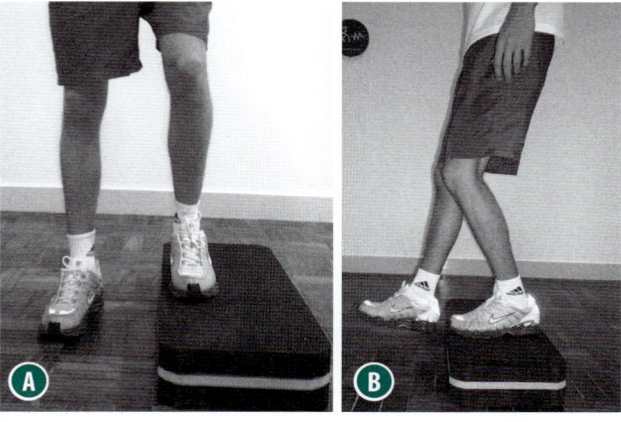

FIGURA 18.18 → Subir lateralmente o degrau. Para aumentar o nível de dificuldade, alterar a altura do degrau.
Ⓐ Vista de frente.
Ⓑ Vista lateral.

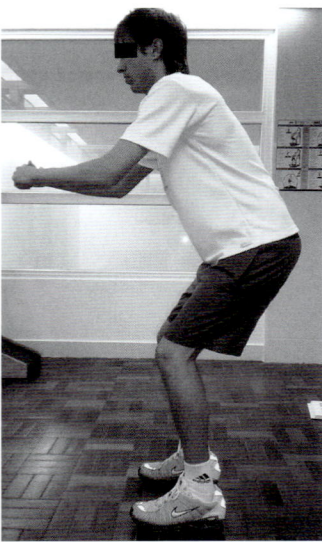

FIGURA 18.19 → Miniagachamento realizado em ADM em ângulos de 0 a 40°.

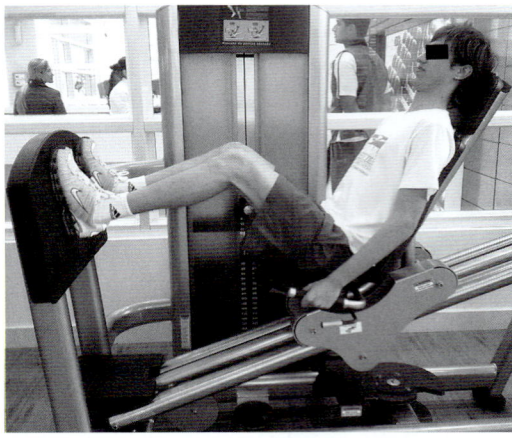

FIGURA 18.20 → Equipamento *leg-press*.

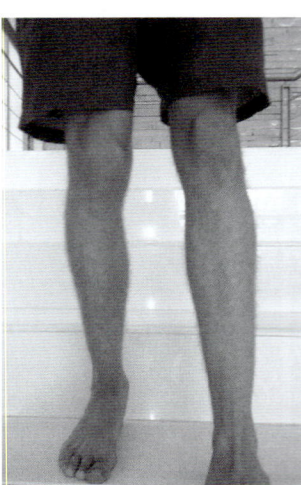

FIGURA 18.21 → Descendo escadas com insuficiência muscular, produzindo valgo e pronação excessiva do pé.

Prática

Deve-se partir do pressuposto de que o paciente apresenta:

- Incapacidade de contrair o músculo quadríceps de forma isolada, ou seja, ao ser solicitado que contraia o quadríceps (*quad set*), contrai os isquiotibiais e o gastrocnêmio. Tal situação é muito comum.

- Incapacidade de controlar ou manter bom poder de contração isométrica quando solicitado a elevar a perna com o joelho em extensão (elevação da perna reta), ou seja, o paciente não apresenta controle muscular suficiente para manter a perna elevada e, provavelmente, não irá segurar o joelho em extensão durante o exercício (*extensor lag*), o que aumenta o problema e estressa as estruturas.

- Retração muscular significativa.

> **DICA: O controle verbal e a execução correta dos exercícios são a chave do sucesso.**

O trabalho muscular para qualquer patologia deve seguir os seguintes passos:

1) Recuperar o poder de contração da musculatura em questão: sugere-se a utilização de bandagem e *biofeedback* para essa fase.

- Utilização de eletroestimulação para o vastomedial oblíquo, com almofada de 30° de flexão, para não sobrecarregar a articulação patelofemoral **(FIG. 18.22)**.

- Utilização da técnica "despertar do quadríceps", preconizada pelo Doutor Henri Dejour.

Caso o vastomedial oblíquo não apresente angulação normal, é difícil ser recrutado, mesmo com a utilização da bandagem.

2) Recuperar o poder de contração isométrica em ângulos múltiplos, tanto do quadril como do joelho **(FIG. 18.23)**. Caso o paciente já tenha conseguido recrutar perfeitamente o vastomedial oblíquo, não há mais necessidade de usar a bandagem, mas o uso do *biofeedback* deve ser incentivado.

- Com o paciente deitado, solicitar a elevação da perna reta, com o joelho em extensão até 45° (acima desse ângulo, há vantagem mecânica para o quadríceps e diminuição do trabalho muscular) e

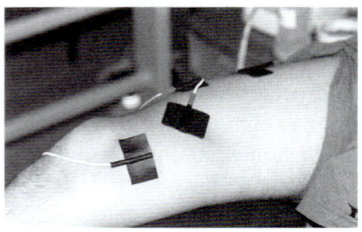

FIGURA 18.22 → Eletroestimulação do vastomedial oblíquo e do reto femoral.

manter por alguns segundos. Deve ser realizado com controle muscular perfeito e sem uso de carga, pois o emprego da carga irá favorecer a musculatura mais forte e inibirá a que está deficiente (conceito básico de estabilização muscular dinâmica) **(FIG. 18.24)**.

- Com o paciente sentado, escolher o ângulo do quadril e do joelho, sempre lembrando dos ângulos seguros, e solicitar que o indivíduo contraia os isquiotibiais e o quadríceps de forma simultânea e de tal maneira que, se tentar, o terapeuta não conseguirá mover a perna **(FIG. 18.25)**.

- Iniciar o trabalho em CCF. Escolher sempre os exercícios de fácil execução e em padrões de realização correta, com o recrutamento ideal da musculatura. Exemplos de exercícios em CCF constam nas **FIGURAS 18.18, 18.19 e 18.26 a 18.28**.

3) Recuperar a capacidade de realizar exercícios funcionais.

- Iniciar níveis mais avançados de CCF.

- Realizar, com borracha de resistência alta na planta do pé e segurada pelas mãos, a extensão do joelho a partir da flexão do quadril. Solicitar vários ângulos e rotações do quadril.

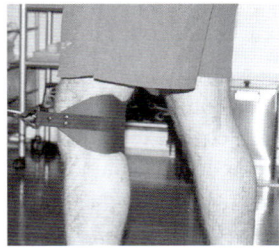

FIGURA 18.26 → Extensão final do joelho com o uso de borrachas.

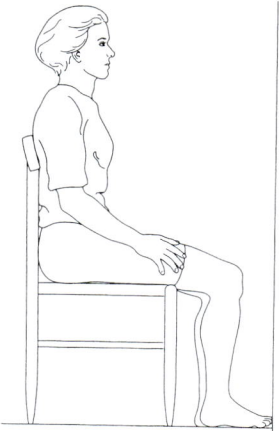

FIGURA 18.23 → Contração isométrica em ângulos múltiplos.

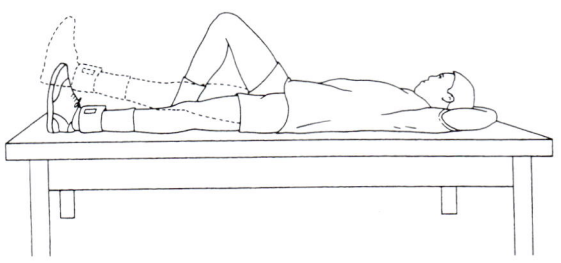

FIGURA 18.24 → Elevação da perna reta com o pé em flexão dorsal.

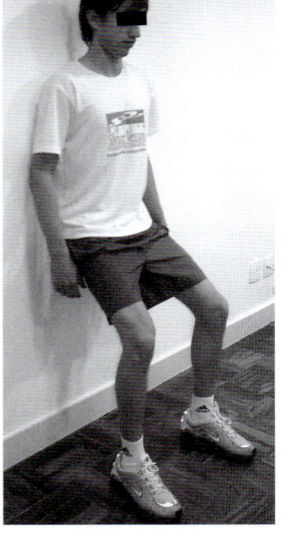

FIGURA 18.27 → Agachamento na parede com as duas pernas. Para aumentar o nível de dificuldade, realizar com bola suíça e também com apenas uma perna.

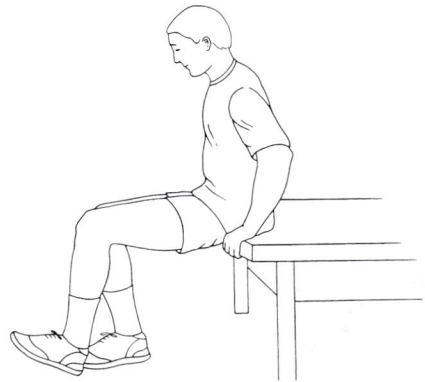

FIGURA 18.25 → Exercícios de contração. Estabelecer os ângulos previamente.

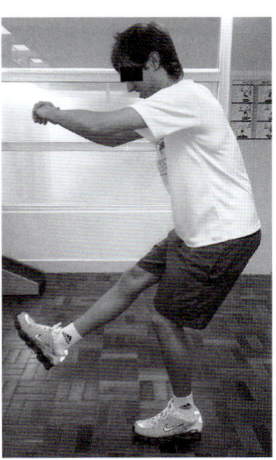

FIGURA 18.28 → Cosaco: agachamento com uma perna de apoio, sendo que a outra avança estendida.

- Executar tais exercícios apenas se o paciente já tem controle muscular perfeito.

4) Treinamento neuromuscular. Recupera a segurança articular para o indivíduo.

> **DICA:** Para fazer o paciente entender como é a cocontração, solicitar o mesmo exercício, mas na articulação do cotovelo, ou seja, pedir que o paciente "tranque" o cotovelo e não permita que o fisioterapeuta mova. É mais fácil.

Para fazer o paciente entender como é a cocontração, solicitar o mesmo exercício, mas na articulação do cotovelo, ou seja, pedir que o paciente "tranque" o cotovelo e não permita que o fisioterapeuta mova. É mais fácil.

- Iniciar exercícios em planos instáveis leves e em ângulos seguros de flexão do joelho. O paciente não deve sentir medo de realizar esses exercícios. Ele ainda deve possuir a memória da dor e da possível luxação; portanto, a escolha do fisioterapeuta precisa levar em consideração esses fatores (FIG. 18.29).

- À medida que o paciente vai ganhando confiança e, em especial, controle, pode-se aumentar o nível de dificuldade (FIG. 18.30).

5) Treinamento de atividades funcionais e esportivas.

- A escolha de exercícios para essa etapa deve ser criteriosa e considerar o que o paciente precisa fazer com a sua articulação. Por exemplo, por que treinar chutes em um tenista? Ou, ainda, por que incentivar saltos com ângulo maior de 45° em nadadores ou em pessoas cuja atividade física é caminhar uma hora por dia? Todas essas questões devem estar claramente respondidas pelo fisioterapeuta antes de iniciar essa fase, que é importantíssima para o tratamento (FIGS. 18.31 E 18.32).

> **ATENÇÃO!** Evoluir rapidamente o nível dos exercícios, sem levar em conta a capacidade de controle muscular, coloca em risco o sucesso do tratamento mesmo em atletas, pois indivíduos com sintomatologia patelofemoral apresentam grandes volumes musculares, mas pouco controle da musculatura estabilizadora articular.

REEDUCAÇÃO POSTURAL E PALMILHAMENTO ADAPTATIVO

Intervenções para diminuir a carga na fase aguda devem envolver correção postural, modificação da atividade, mudança no calçado ou palmilhamento adaptativo.

A correção postural deve ser iniciada de modo precoce, pois, assim, obtém-se resultado satisfatório. Métodos de cadeias musculares (RPG, Godelive, entre outros) são

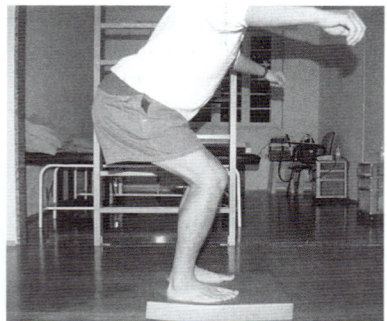

FIGURA 18.29 → Treinamento neuromuscular inicial. Realizar agachamento em superfícies instáveis, executar com uma perna e, depois, com os olhos fechados, para aumentar a dificuldade.

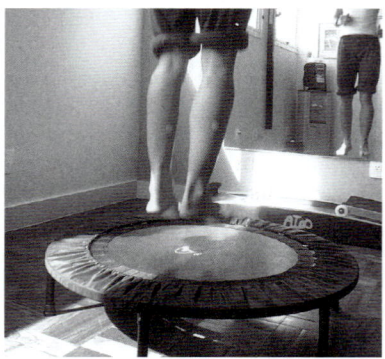

FIGURA 18.30 → Treinamento neuromuscular avançado: saltos na cama elástica.

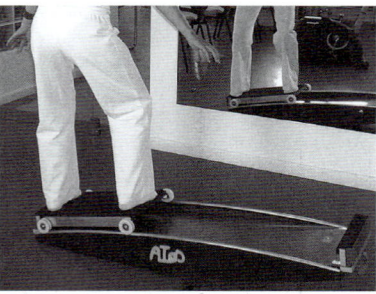

FIGURA 18.31 → Treinamento neuromuscular avançado: plataforma de deslizamento lateral.

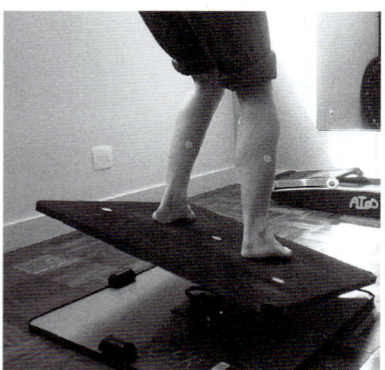

FIGURA 18.32 → Treinamento neuromuscular avançado: *balancer*.

os mais indicados, além da técnica de estabilização central, que já está sendo usada na cinesioterapia para o joelho. Caso seja difícil realizar reeducação completa, a flexibilidade da musculatura encurtada e o reposicionamento pélvico devem ser incentivados. Se o fisioterapeuta não tem formação global, pode solicitar que um colega realize essa avaliação e orientar o trabalho inicial até o encaminhamento.

O uso temporário de palmilhas para diminuir o prejuízo da pronação excessiva do pé na dor patelofemoral tem sido bem empregado (FIG. 18.33). De acordo com Prado Jr. (comunicação pessoal), o palmilhamento adaptativo é indispensável para o sucesso do tratamento, mas não objetiva corrigir pseudodeformidades nos diversos setores e arcos dos pés, mas aceitá-los como alterações estruturais e, por meio do palmilhamento, produzir diminuição do "tempo de pronação". Isso propicia ao pé o toque de forma completa e antecipada no solo, elevando-se o bordo interno dos calcâneos, independentemente do padrão pronador ou supinador. Nem todos os indivíduos com pronação excessiva e dor patelofemoral melhoram com o uso das órteses. Muitos não toleram o uso de palmilhas mesmo com os pés planos. A simples recomendação de uso de calçado com bom suporte interno e que absorva choques pode ser útil.

"JOELHO DO SALTADOR": TENDINITE PATELAR

A tendinite patelar causa morbidade substancial em atletas profissionais e de recreação. Essa condição é mais comum em atletas de esportes com saltos, como basquete e voleibol, mas também ocorre naqueles que precisam permanecer em flexão do joelho no seu gesto esportivo, como futebol, tênis e atletismo.

A patologia mais comum em tendões com dor crônica é a tendinose, e não a tendinite, e refere-se à degeneração do colágeno, ao aumento da substância granulosa e à neovascularização e ausência de células inflamatórias. Tendões são estruturas importantes no sistema musculoesquelético. Eles transmitem as forças geradas pelos músculos para a sua inserção óssea. São relativamente pequenos, mas muito fortes, talvez a metade da força do aço; todavia, sofrem lesão.

A teoria de *overuse* (esforço repetitivo) assegura que cargas crônicas causam ruptura parcial (falha microscópica)

de algumas das fibras. A lesão parece ser resultado de fadiga em estruturas que sofrem cargas, da mesma forma que uma viga de metal será fadigada com cargas repetitivas de baixa magnitude (micromovimentos). Cargas individuais podem ser fisiologicamente aceitáveis, mas, devido à repetição frequente, a recuperação não acontece e a adaptação falha, surgindo, assim, o microtrauma. O conjunto desses microtraumas formará macrolesão e, apenas nesse momento, surgirá dor.

O tendão é exposto a grandes cargas durante a atividade excêntrica, em especial se o movimento ocorre de forma rápida. Essa é a exata situação que acontece na chegada ou na preparação do salto (tendinite patelar). A tendinite patelar é caracterizada por dor no polo inferior da patela e é relacionada à atividade. Deve-se realizar o diagnóstico diferencial com síndrome patelofemoral (QUADRO 18.3).

Todos os dados recém-apresentados encaminham o profissional à reabilitação desse tecido, que não é simples, pelo fato de não ser uma lesão unicamente inflamatória. O objetivo principal é a síntese de colágeno e a tentativa do reparo tecidual. Após essa etapa, deve-se treinar o tendão para suportar cargas novamente. Leadbetter[7] documentou que uma reincidência de lesão tendinosa pode levar à perda permanente de 20% da sua capacidade de reparo.

Tratamento

Um guia simples de tratamento, sugerido por Curwin,[8] está resumido no QUADRO 18.4.

Abordagem fisioterápica

Fisioterapeutas aplicam diversas modalidades no tratamento das disfunções dos tecidos moles, incluindo ultrassom, *laser*, gelo, calor, correntes eletromagnéticas,

QUADRO 18.3 → Apresentação do "joelho do saltador" e da síndrome patelofemoral

Apresentação clássica do "joelho do saltador"	Apresentação clássica da síndrome patelofemoral
Alto risco em atividades esportivas (basquete, vôlei)	Atividades de baixo impacto ou não relacionadas ao esporte
Boa história de dor relacionada à atividade, em associação com dor localizada exatamente no polo inferior da patela	Dor anterior vaga, que ocorre também em repouso (sinal do cinema), não é localizada.
Dor à palpação de moderada a grave no polo inferior da patela	Dor mínima à palpação ou dor nas facetas. Pode haver dor no retináculo lateral
Diagnóstico clínico de tendinite patelar. Investigar alterações musculares envolvidas e iniciar tratamento para tendinite	
Diagnóstico clínico de síndrome patelofemoral. Investigar por completo as alterações patelares e musculares envolvidas e iniciar tratamento	

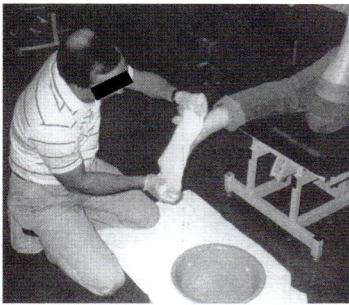

FIGURA 18.33 → Confecção das palmilhas.

QUADRO 18.4 → Tratamento da tendinite patelar

	Inflamatória	Fibroblástica/proliferação	Remodelamento/maturação
Tempo (dias)	0 a 6 dias	5 a 21 dias	20 dias ou mais
Tratamento sugerido	Repouso, gelo, modalidades anti-inflamatórias, diminuir a tensão no tecido	Introdução gradual de estresse, modalidades para aumentar a síntese de colágeno	Estresse progressivo no tecido
Razão fisiológica	Prevenir prolongamento da inflamação. Evitar a quebra de novos vasos e de fibras de colágeno. Promover a síntese da substância granulosa	Aumentar o colágeno. Aumentar colágeno *cross-link*. Aumentar o tamanho das fibrilas e alinhá-las	Aumentar *cross-linking* nos tendões e nos ligamentos e diminuir na cápsula articular. Aumentar o tamanho das fibrilas
Objetivo principal	Evitar ruptura de novos tecidos	Prevenir excessiva atrofia muscular	Otimizar o reparo no tecido

diadinâmicas e interferenciais, eletroestimulação, acupuntura, entre outras. A maioria se propõe a "diminuir a inflamação e promover a cicatrização". Contudo, não se tratam de objetivos específicos à tendinite patelar.

Ultrassom

Uma das modalidades mais comuns na fisioterapia. Em geral, é usado de forma pulsada na fase aguda, para evitar os efeitos térmicos, e de forma contínua nas lesões crônicas. Ainda que alguns autores reportem que ele não influencia na cicatrização do tendão, estudos têm mostrado que o ultrassom aumenta a síntese de colágeno por meio dos fibroblastos, acelera a cicatrização da ferida e aumenta a força tênsil no tendão em cicatrização. É provável que o maior efeito do ultrassom seja quando a atividade de síntese dos fibroblastos é máxima, no estágio proliferativo da cicatrização. Contudo, devido ao caráter crônico da tendinite patelar, ele é mais usado durante a fase de remodelamento.

Massagem transversa profunda

- Utilizada quando o tecido inerte ou cicatricial está causando a restrição.
- Massagem profunda realizada em ângulos retos com a direção das fibras.
- Movimento terapêutico aplicado no local exato da lesão, em área pequena.

Objetivos

- Tentativa de quebrar aderências.
- Tentativa de restaurar a mobilidade passiva dos tecidos.

Efeitos fisiológicos

- Hiperemia localizada traumática.
  - O estresse sobre o tecido aumenta o suprimento sanguíneo.
  - Resulta em analgesia temporária, pela estimulação dos mecanorreceptores.

- Rompe as aderências já formadas (crônica) e evita a formação de novas (aguda).
  - Suaviza a ação de deslizamento.
  - Adelgaça o tecido cicatricial.
- Aumenta a perfusão tecidual.
- Restaura a mobilidade das fibras musculares dentro do músculo.
- Dispersa a coagulação e o extravasamento sanguíneo.

Contraindicações

- Infecção na área a ser tratada.
- Infecção no tecido em que há possibilidade de lesão óssea.
- Bursite.
- Artrite reumatoide ou qualquer lesão colagenosa.
- Tendinite calcária, deve ser feita acima ou em outro local da calcificação.
- Possibilidade de o tratamento aplicar pressão anormal no nervo.

Técnica

- A técnica deve ser aplicada no tecido específico, nesse caso, no bordo inferior da patela; há necessidade de caudalizar esta para expor melhor o tendão.
- Os dedos do terapeuta e a pele devem mover como um só.
- Técnica em ângulos retos com o tecido a ser tratado.
- A técnica deve manejar tecido suficiente (em direção e contra este) para garantir o movimento de fricção.
- A pressão não deve substituir, mas aumentar a técnica de fricção.
- A técnica deve ser profunda o bastante para alcançar o tecido a ser tratado.
- Tempo de 5 a 15 minutos; iniciar a massagem; com 2 minutos de aplicação, questionar se a dor diminuiu; caso não tenha reduzido, parar a técnica e tentar em outra fase.
- O paciente deve estar confortavelmente posicionado.
- A técnica de tratamento deve ser desenvolvida com movimentos ativos.

Redução da carga e repouso relativo

Muitas estratégias estão à disposição para a redução da carga no ligamento da patela sem necessitar parar por completo. De nenhuma maneira deve ser empregada imobilização no ligamento lesionado, porque a carga tênsil estimula a produção de colágeno e direciona o alinhamento. Caso a dor seja apenas para saltar, a natação pode ser uma alternativa. É preciso cuidado com o uso da bicicleta, pois, se o banco não estiver na altura adequada, pode agravar o problema.

Correção biomecânica

Nos esportes de saltos, a força gerada na aterrissagem é maior do que a produzida para saltar. Por isso, a correção biomecânica constitui um componente importante para melhorar a capacidade dos tecidos de absorver energia. Como já discutido, a avaliação global para detectar esses elementos é fundamental, assim como o uso de palmilhas, quando necessário.

Crioterapia

O uso da crioterapia nas lesões tendinosas é bastante conhecido e tem como objetivo diminuir o extravasamento de sangue e proteínas dos neocapilares encontrados nas tendinoses. O gelo também diminui o metabolismo do ligamento, e ambos os mecanismos podem promover o reparo da tendinite patelar. Recomenda-se o emprego do gelo sempre no final da sessão de cinesioterapia e após a atividade, sendo esta parte da prevenção e da manutenção do tratamento.

Cinesioterapia

A chave do tratamento é a cinesioterapia bem delineada, criteriosa e não automática, pois, assim, ocorrerá a síntese de colágeno e haverá diminuição do risco de reincidência. O primeiro ponto a ser lembrado é que o exercício foca o ligamento, não o músculo, ou seja, o ligamento não apresenta mais capacidade de absorver cargas e falha na sua adaptação. Portanto, exercícios que preferenciam cargas não beneficiam o ligamento, como a extensão do joelho na posição sentada com resistência no tornozelo. É provável que o atleta tenha condições de realizar o movimento, porque a musculatura está íntegra, mas não beneficiará o ligamento.

Stanish e colaboradores[9] propuseram o seguinte programa de exercícios excêntricos para o tipo crônico da condição:

- Realizar aquecimento de 5 minutos com alongamentos estáticos para o quadríceps, os isquiotibiais e a panturrilha, de três a cinco séries, mantidos por 15 a 30 segundos.
- Na posição em pé, flexionar um pouco os joelhos, caindo de forma abrupta para agachamento e retornando, a seguir, para a posição inicial. A velocidade da

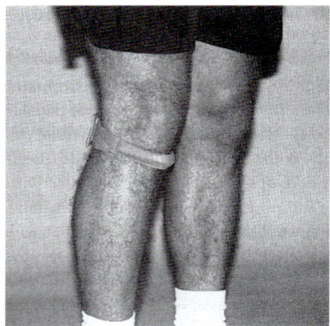

FIGURA 18.34 → Órtese infrapatelar pode ser usada para ajudar a controlar a tendinite patelar.

queda é gradativamente aumentada, até que o paciente esteja apto a executá-la o mais rápido possível sem dor. Dependendo do esporte, nessa fase, é possível colocar cargas nos ombros.

A flexibilidade da musculatura envolvida é fundamental. Vários estudos comprovam a eficácia dos alongamentos dos isquiotibiais para a prevenção e o alívio dos sintomas do "joelho do saltador". Sugere-se um trabalho de flexibilidade geral para todas as musculaturas envolvidas, sobretudo gastrocnêmio, isquiotibiais, psoas, reto femoral, adutores, trato iliotibial e rotadores externos do quadril.

Bandagem patelar

O uso de bandagem nos tendões tem valor discutível. É defendido pela literatura com o objetivo de diminuir a dor pela divergência de forças. Contudo, seu uso prolongado enfraquece o ligamento e piora a lesão, forçando o atleta a usar a bandagem de forma crônica. Os autores deste capítulo discordam do uso da bandagem e defendem que só deve ser empregada em atletas profissionais e em casos de extrema necessidade para jogar. O descarte desse aparato é muito difícil, lento e trabalhoso **(FIG. 18.34)**.

> **DICA:** Atletas com tendinite patelar tendem a não apoiar ou diminuir a carga do membro afetado para evitar a dor. Eles costumam apresentar, além da fraqueza, padrões motores anormais, que devem ser revertidos. Portanto, os exercícios de reforço devem preferir a unilateralidade, pois, se forem realizados com as duas pernas, o favorecimento do membro não afetado continuará.

Referências

1. Magee D. Orthopedic physical assessment. 3rd ed. Oxford: W. B. Saunders; 1997.

2. Weber MD, Ware NA. Knee rehabilitation. In: Andrews JR, Harrelson GL, Wilk K, editors. Physical rehabilitation of the injured athlete. 2nd ed. Philadelphia: W. B. Saunders; 1998. p. 362-4.

3. Fulkerson JP. Patologia da articulação patelofemoral. 3. ed. Rio de Janeiro: Revinter; 2000.

4. McConnell J, Fulkerson J. The knee: patellofemoral and soft tissue injuries. In: Zachazewski JE, Magee DJ, Quillen WS, editors. Athletic injuries and rehabilitation. Philadelphia: W. B. Saunders; 1996. p. 693-728.

5. Andrews JR, Harrelson GL, Wilk K. Physical rehabilitation of the injured athlete. 2nd ed. Oxford: W. B. Saunders; 1998.

6. Wilk KE, Davies GJ, Mangine RE, Malone TR. Patellofemoral disorders: a classification system and clinical guidelines for nonoperative rehabilitation. J Orthop Sports Phys Ther. 1998;28(5):307-22.

7. Leadbetter WB. Cell-matrix response in tendon injury. Clin Sports Med. 1992;11(3):533-78.

8. Curwin S. Tendon injuries: pathophysiology and treatment. In: Zachazewski JE, Magee DJ, Quillen WS. Athletic injuries and rehabilitation. Philadelphia: W. B. Saunders, 1996. p. 27-53.

9. Stanish WD, Rubinovich RM, Curwin S. Eccentric exercise in chronic tendinitis. Clin Orthop Relat Res. 1986;(208):65-8.

19
Perna e tornozelo da criança

João Alírio Teixeira da Silva Jr.
Valney Luiz da Rocha
Carlos Eduardo Cabral Fraga
Raul Carlos Barbosa

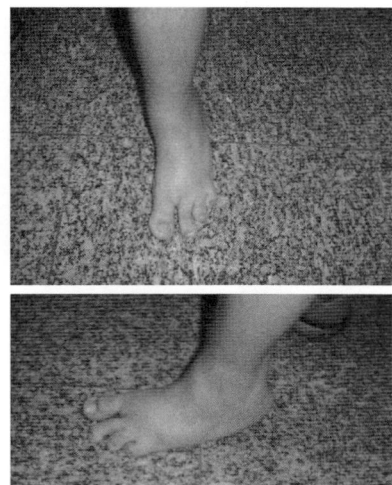

FIGURA 19.1 → Ausência de raios laterais do pé na hemimelia fibular.

As deformidades da perna e do tornozelo da criança são um grande desafio para a equipe que atua na reabilitação. Nos pacientes com deficiências congênitas dos membros, o diagnóstico é feito logo após o nascimento, e os indivíduos costumam apresentar crescimento e desenvolvimento normais. Os esforços da equipe de reabilitação são direcionados para normalização das habilidades funcionais. Na avaliação inicial, devem-se realizar a história clínica e o exame físico globais, pois algumas anomalias associadas podem ocorrer. Vários métodos de tratamento são utilizados para as patologias, e o objetivo principal é oferecer meios para que a criança tenha uma função adequada após o tratamento realizado, mesmo necessitando utilizar órteses ou próteses para auxílio ou substituição da função do membro acometido.

HEMIMELIA FIBULAR

Definição

A deficiência longitudinal congênita da fíbula é descrita como o defeito congênito mais comum dos ossos longos. Froster e Baird[1] relataram que a incidência é de 1 para cada 9.337 nascidos vivos. Não existe evidência de transmissão genética dessa patologia e não há relação com consanguinidade. A deformidade pode variar em sua manifestação desde hipoplasia mínima até aplasia completa da fíbula. Ocorre falha na formação ou restrição no desenvolvimento da fíbula, e a etiologia permanece desconhecida.

Aspectos clínicos

Os achados clínicos dependem do tipo e do grau de displasia da fíbula. Ocorre moderado a grave encurtamento do membro acometido (fêmur e tíbia estão encurtados). De acordo com dados de Achterman e Kalamchi,[2] a hipoplasia do côndilo lateral e o encurtamento congênito do fêmur são anomalias concomitantes que podem ser encontradas em mais de 60% dos pacientes. Podem ocorrer graus variados de instabilidade devido à ausência dos ligamentos cruzados.[3] A subluxação patelofemoral recidivante pode estar associada, e arqueamento anteromedial da tíbia com umbilicação da pele na topografia do ápice da deformidade são comuns. O tornozelo costuma ser equinovalgo com retropé rígido e há frequente ausência dos raios laterais do pé (**FIG. 19.1**). Anomalias envolvendo as extremidades superiores ou vísceras podem ser encontradas, mas, felizmente, são raras.[4,5]

Classificação

Coventry e Johnson[6] foram os primeiros a apresentar uma classificação para a deficiência longitudinal congênita da fíbula, subdividindo-a em três tipos principais, com base na gravidade progressiva da deformidade e no prognóstico.

A classificação clássica de Achterman e Kalamchi[2] é baseada no aspecto da fíbula e é dividida em dois tipos (**FIG. 19.2**):

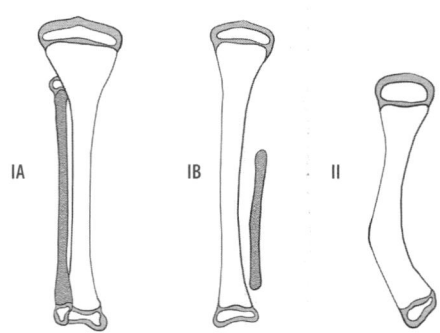

FIGURA 19.2 → Classificação da hemimelia fibular.
Fonte: Achterman e Kalamchi.[2]

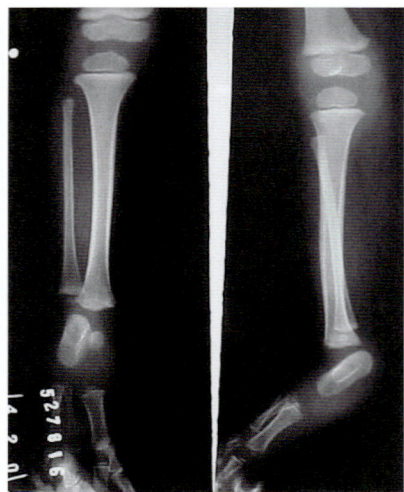

FIGURA 19.3 → Hemimelia tipo IA.

Tipo I. Ausência parcial da fíbula.

Tipo IA. Fíbula hipoplásica (FIG. 19.3).

Tipo IB. Fíbula presente parcialmente em 30 a 50% do seu comprimento.

Tipo II. Ausência total da fíbula (FIG. 19.4).

Essa classificação, apesar de ser a mais usada, não auxilia na orientação do tratamento. Mais recentemente, em 2002, foi proposta por Paley uma classificação baseada no estado da articulação do tornozelo.[7] Esse método serve como um guia para o tratamento reconstrutivo do membro.

Tipo I. Tornozelo normal.

Tipo II. Valgo dinâmico (FIG. 19.5).

Tipo III. Equinovalgo fixo.

Tipo IIIA. Deformidade no tornozelo.

Tipo IIIB. Tipo subtalar (FIG. 19.6).

Tipo IIIC. Combinação do tornozelo associado à subtalar.

Tipo IIID. Tipo talar (FIG. 19.7).

Tipo IV. Associação com o pé torto (equinovaro fixo; FIG. 19.8).

Tratamento

O maior objetivo no tratamento da deficiência fibular, seja parcial ou completa, é a restauração funcional, ou seja, a provisão de um pé plantígrado e igualdade de comprimento dos membros inferiores.

Muitos autores concluíram que a cirurgia de reconstrução e alongamento ósseo não era tão boa quanto a cirurgia radical, tendo tais conclusões por base na alta taxa de recidiva da deformidade equinovalgo do pé. Porém, para a maioria, essa deformidade não seria considerada indicativa de amputação sem a associação com a discrepância de membros inferiores. A solução do problema é a realização combinada de procedimentos cirúrgicos para realinhamento e estabilização articular do tornozelo e da região subtalar. Tais procedimentos podem ser realizados ao mesmo tempo do alongamento ósseo.

Para os tipos I (tornozelo normal) e II (valgo dinâmico), as opções de tratamento incluem:

* Alongamento.

* Epifisiodese.

* Combinação de alongamento e epifisiodese.

Os aparelhos mais utilizados para o alongamento são:

* Fixador circular de Ilizarov. O fixador circular mais utilizado no mundo, há décadas (FIG. 19.9).

* Fixador monolateral. O mais conhecido é o fixador LRS (Limb Reconstruction System) (FIG. 19.10).

* Fixador circular de configuração hexagonal. Fixadores mais modernos que se caracterizam por sua estabilidade, resistência e precisão. São guiados por um programa computadorizado que controla e direciona o tratamento (FIG. 19.11).

Para o tipo III da classificação de Paley, está indicado o procedimento Superankle, que abrange uma série de cirurgias no tornozelo e no pé objetivando a reconstrução da orientação articular, a estabilidade e o realinhamento ósseo. É um pré-requisito ao alongamento ósseo e pode ser feito no mesmo tempo cirúrgico.

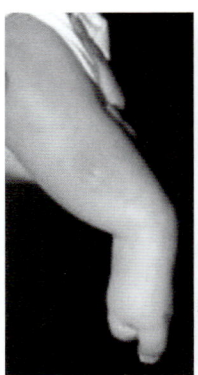
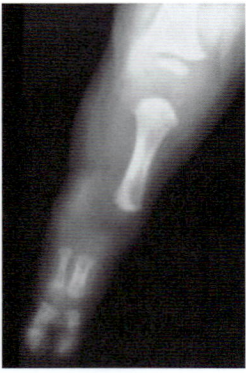
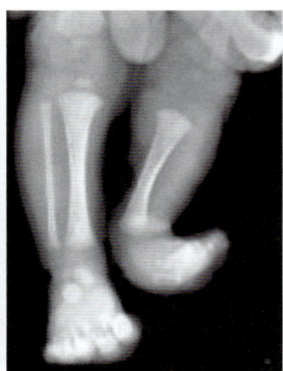
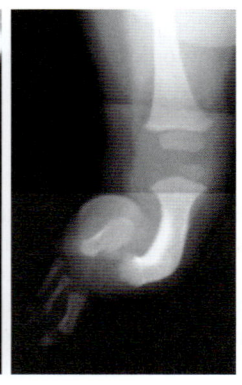

FIGURA 19.4 → Hemimelia tibial tipo II.
Fonte: Achterman e Kalamchi.[2]

Tipo I – Normal

Tipo II – Valgo dinâmico

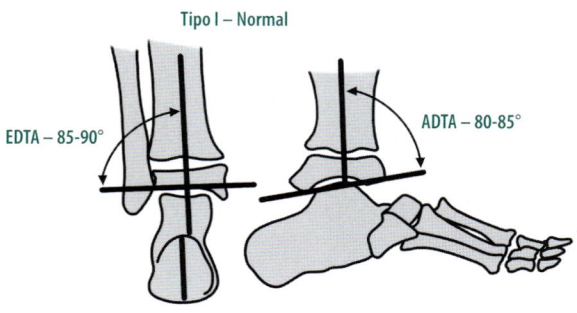

EDTA – 85-90°

ADTA – 80-85°

FIGURA 19.5 → Paley tipo I: tornozelo normal. Tipo II: valgo dinâmico.

Tipo IIIA – Equinovalgo fixo

Tornozelo

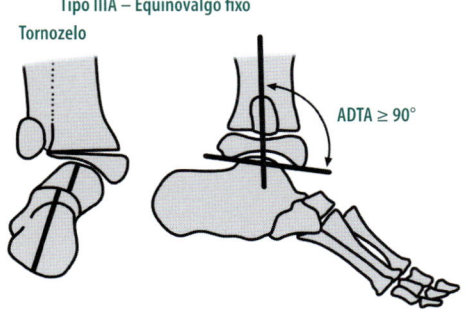

ADTA ≥ 90°

Tipo IIIB – Equinovalgo fixo

Tipo subtalar

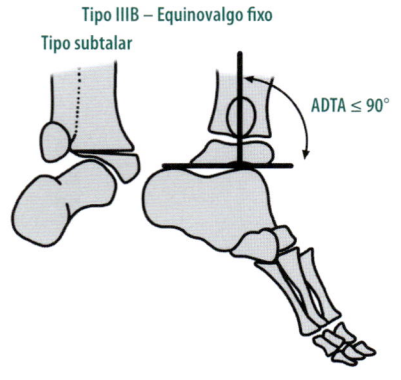

ADTA ≤ 90°

FIGURA 19.6 → Tipo IIIA: deformidade em tornozelo. Tipo IIIB: tipo subtalar.

Tipo IIIC – Equinovalgo fixo

Combinação tornozelo + subtalar

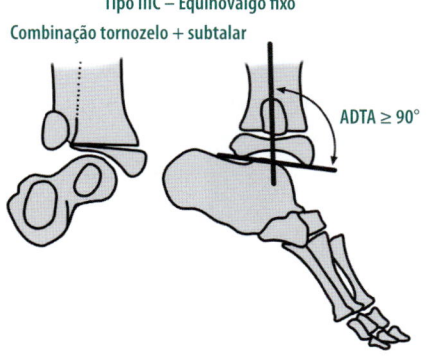

ADTA ≥ 90°

Tipo IIID – Equinovalgo fixo

Tipo talar

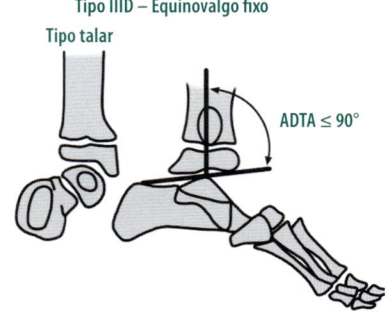

ADTA ≤ 90°

FIGURA 19.7 → Tipo IIIC: combinação do tornozelo associado à subtalar. Tipo IIID: talar.

Tipo VI – Pé torto

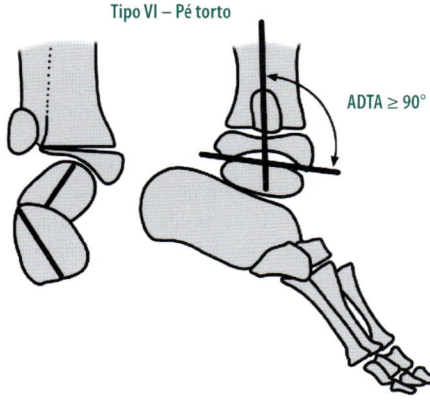
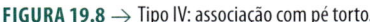

ADTA ≥ 90°

FIGURA 19.8 → Tipo IV: associação com pé torto.

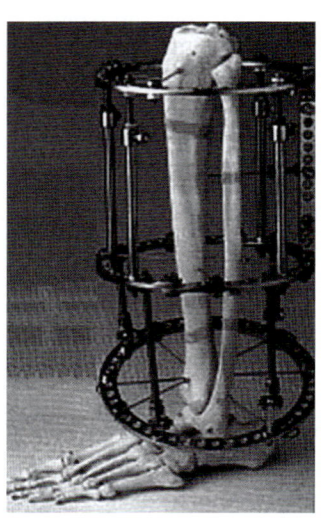

FIGURA 19.9 → Fixador circular de Ilizarov.

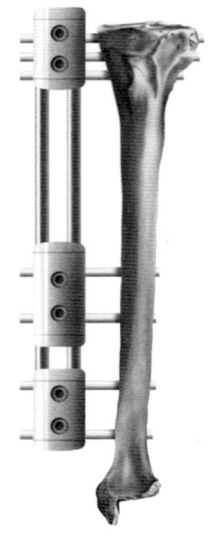

FIGURA 19.10 → Fixador monolateral.

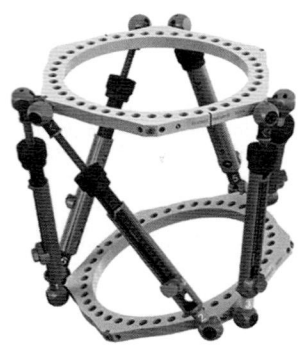

FIGURA 19.11 → Fixador externo hexagonal.

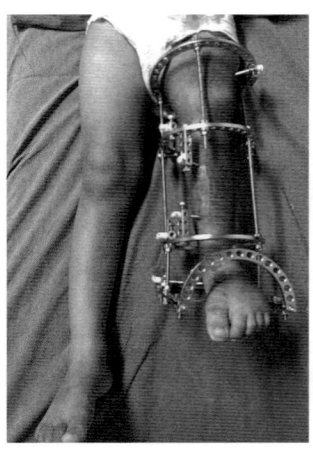

FIGURA 19.12 → Criança em tratamento de hemimelia fibular.

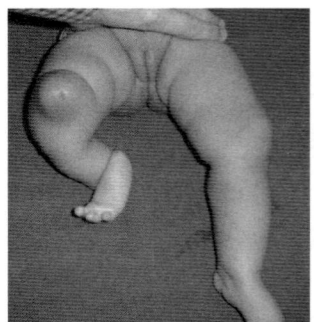

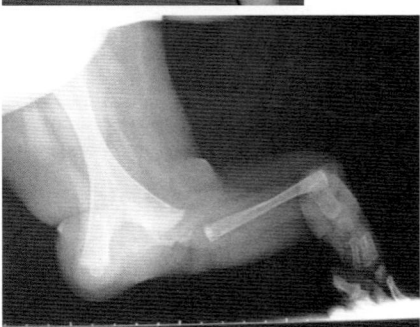

FIGURA 19.13 → Hemimelia tibial associada à duplicação do fêmur direito.

Essa opção de tratamento tem como objetivo a reconstrução do membro (**FIG. 19.12**). Outros protocolos variam desde o tratamento conservador com uso de compensações e órteses ao tratamento cirúrgico com alongamento ósseo até a amputação seguida de protetização nos casos mais graves. Cabe à equipe médica mostrar aos familiares as opções de tratamento e as complicações próprias da patologia e dos tipos de tratamento para se chegar a uma decisão terapêutica. A atuação da equipe multidisciplinar é muito importante.

HEMIMELIA TIBIAL

Também é denominada deficiência longitudinal congênita da tíbia, hemimelia paraxial tibial, agenesia da tíbia e displasia da tíbia. É uma anomalia extremamente rara, sendo estimada a incidência de um caso por 1 milhão de nascidos vivos. De acordo com Kalamchi e Dawe,[8] é frequente a deformidade estar associada a outras anomalias congênitas, como ausência de raios do pé, deficiência focal proximal do fêmur, mão em garra de lagosta, fêmur bífido, hérnia, criptorquidia e doença cardíaca congênita (**FIG. 19.13**).

As manifestações clínicas variam com a gravidade da deficiência. Podem ser delineados três tipos de deficiência longitudinal congênita da tíbia, conforme a classificação de Kalamchi e Dawe.[8]

Tipo I. Ocorre ausência total da tíbia, o pé está em inversão e adução graves, lembrando o pé torto congênito. Os raios mediais podem estar ausentes. O membro acometido é curto, e o joelho está em flexão fixa, com a cabeça da fíbula deslocada em sentido proximal sobre o fêmur distal hipoplásico (**FIG. 19.14**).

Tipo II. A metade distal da tíbia está ausente, mas a parte proximal está presente em grau variável. A articulação femorotibial está bem preservada, mas a fíbula proximal migrou superiormente. A contratura por flexão do joelho é menos perceptível, situando-se em cerca de 25 a 30° (**FIG. 19.15**).

Tipo III. A tíbia distal está displásica, havendo diastase da sindesmose tibiofibular distal de grau variável. O pé está inclinado em posição vara, o maléolo fibular está protuberante e a tíbia distal está hipoplásica e encurtada (**FIG. 19.16**).

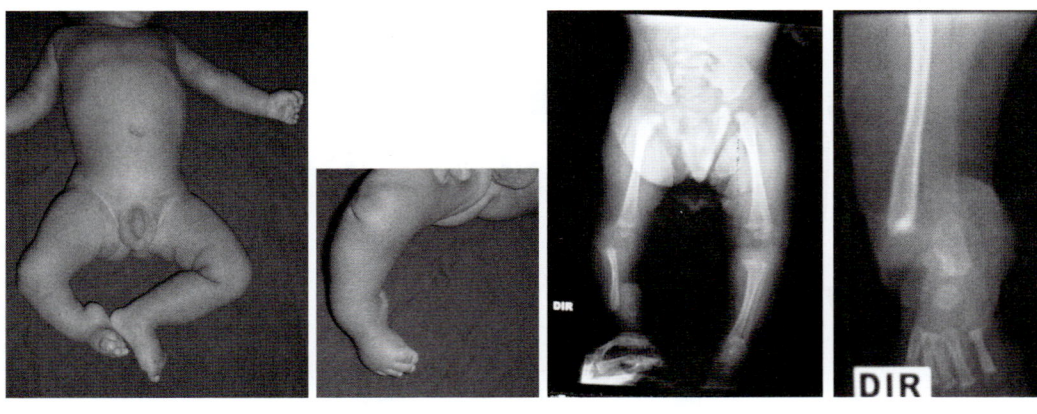

FIGURA 19.14 → Hemimelia tibial tipo I.

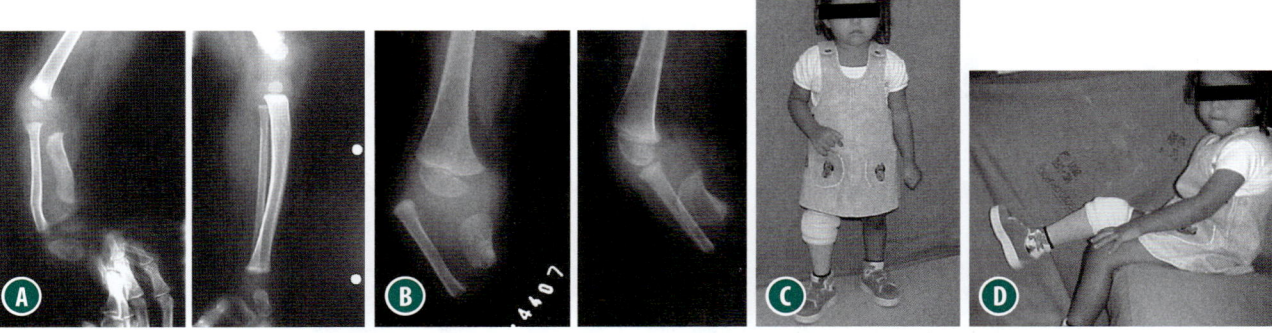

FIGURA 19.15 → Hemimelia tibial tipo II.
Ⓐ e Ⓑ Radiografias pré e pós-operatórias.
Ⓒ e Ⓓ Paciente utilizando prótese de membro inferior direito.

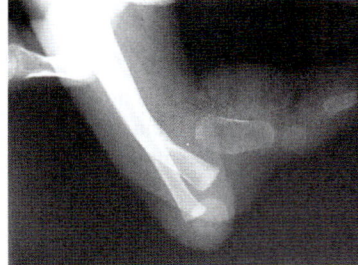

FIGURA 19.16 → Hemimelia tibial tipo III.

A classificação mais moderna para hemimelia tibial é apresentada por Weber[9] **(FIG. 19.17)**.

Tratamento

Quando a tíbia está ausente por completo, a desarticulação do joelho e a adaptação de prótese convencional são um tratamento definitivo com bom resultado estético e funcional. As tentativas de reconstrução do membro geram vários procedimentos cirúrgicos, na maioria das vezes, com resultados funcionais precários.

Os resultados da artroplastia fibulofemoral não costumam ser satisfatórios. Nos casos bilaterais do tipo I de Kalamchi e Dawe, pode-se tentar preservar o pé e a perna pela técnica de artroplastia fibulofemoral modificada de Brown, desde que a função muscular dos isquiotibiais e do quadríceps sejam satisfatórias. Os pais devem ser orientados e compreender os prejuízos da contratura persistente e progressiva em flexão do joelho e da deformidade e instabilidade do tornozelo e pé.

Nos casos do tipo II (ausência da tíbia distal), deve-se realizar a fusão tibiofibular distal para fornecer estabilidade à articulação do joelho. As técnicas de alongamento pelo método de Ilizarov podem ser utilizadas **(FIG. 19.18)**. Caso exista dificuldades para o alinhamento da fíbula e a correção da deformidade do pé, pode-se realizar a amputação de Syme ou Boyd.

> **DICA:** No tipo III (tíbia presente, mas hipoplásica), a modalidade de tratamento dependerá do grau de encurtamento e da estabilidade da articulação do joelho. A sinostose da tíbia e fíbula distais e, se necessário, a amputação de Syme fornecerão boa função.

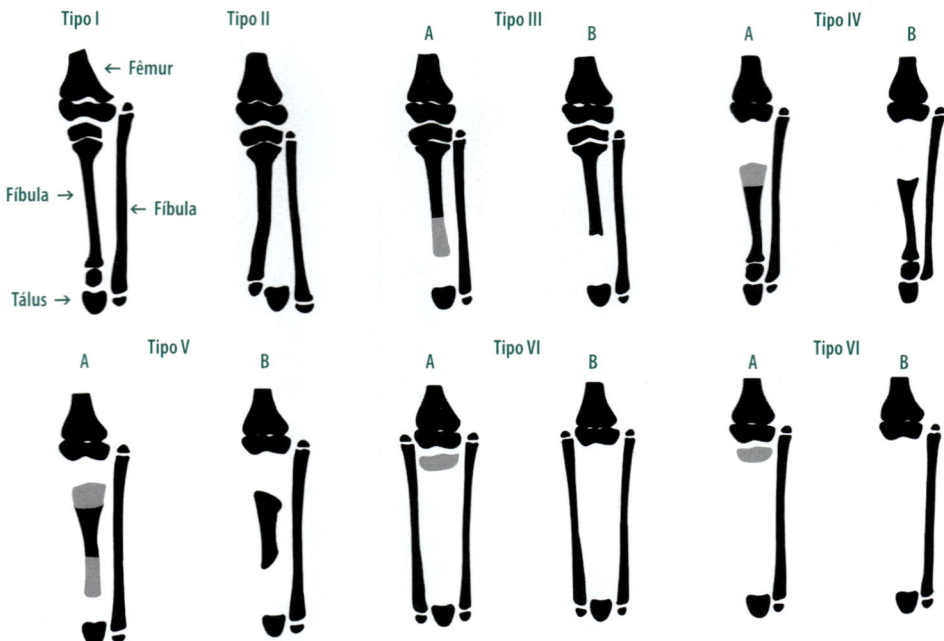

FIGURA 19.17 → Classificação de Michel Weber.

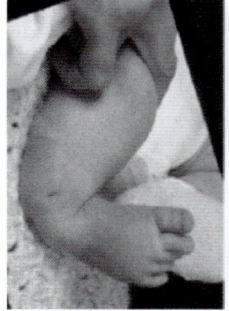
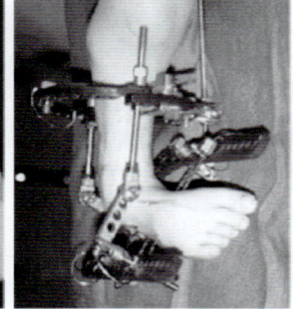
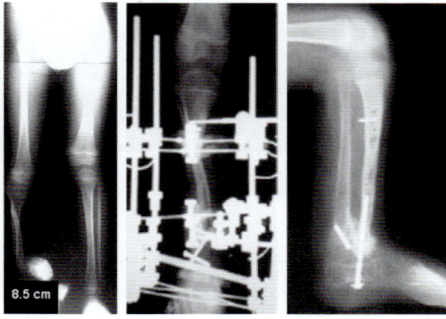

FIGURA 19.18 → Hemimelia tipo II corrigida com fixador externo de Ilizarov.

PSEUDARTROSE CONGÊNITA DA TÍBIA

A pseudartrose congênita da tíbia é uma afecção complexa em que há displasia óssea em sua metade distal e consequente enfraquecimento segmentar dos ossos, angulação da tíbia e fraturas patológicas. Somente em alguns casos, a fratura e a pseudartose estão presentes por ocasião do nascimento.

Andersen[10] estimou a incidência como sendo de 1 por 190 mil nascidos vivos. É caracterizada pelo arqueamento anterolateral da tíbia em seu quarto ou terço distal **(FIG. 19.19)**.

A tíbia afetada é ligeiramente mais curta que a contralateral normal. Pode ocorrer fratura no ápice da deformidade, a consolidação falha e a pseudartrose se desenvolvem. Em casos graves, a pseudartrose já está presente ao nascimento; é frequente a fratura ocorrer quando a criança começa o ortostatismo e a marcha. Modificações císticas ou escleróticas podem estar presentes **(FIG. 19.20)**.

A causa da deformidade é desconhecida. Trata-se de uma displasia óssea com formação defeituosa na metade inferior da tíbia. Ocorre estreitamento do canal intramedular, com proliferação de tecido hamartomatoso ao redor do segmento do osso afetado. Como consequência, ocorre fratura patológica no ápice da deformidade, resultando na pseudartrose. É frequente o envolvimento da fíbula. Está correlacionada com neurofibromatose e o envolvimento costuma ser unilateral.

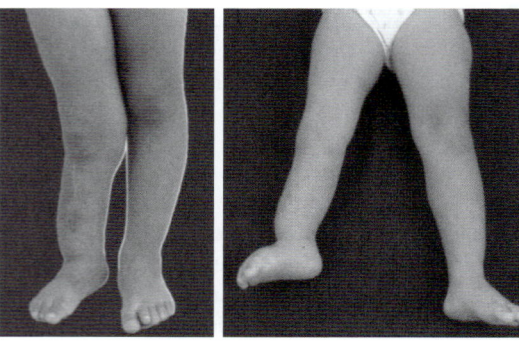

FIGURA 19.19 → Aspecto clínico: angulação de vértice anterior e lateral.

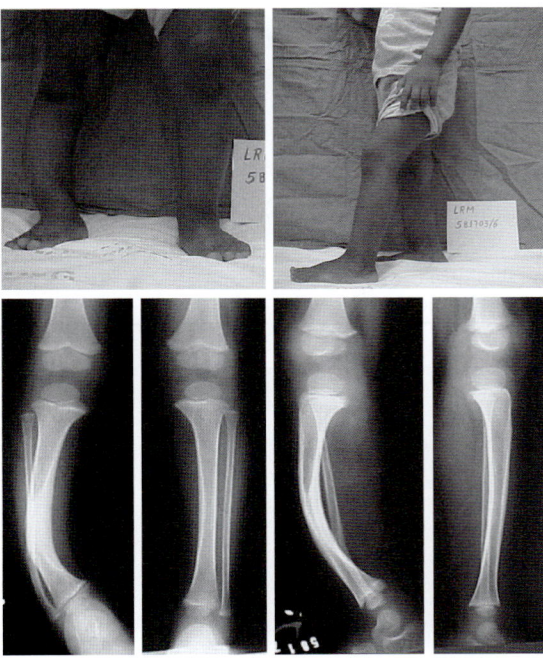

FIGURA 19.20 → Aspectos clínico e radiográfico da deformidade.

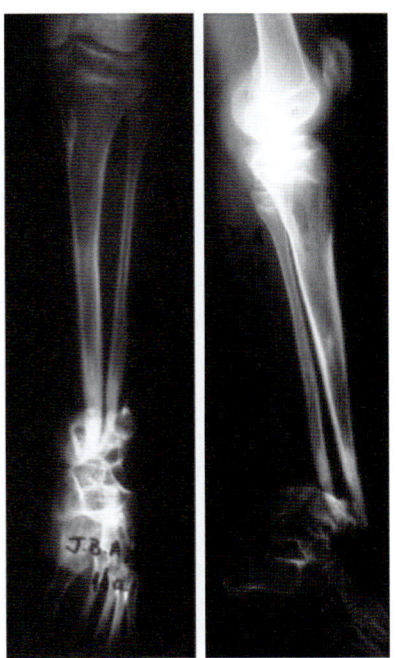

FIGURA 19.21 → Aspecto radiográfico.

Classificação

A pseudartrose congênita da tíbia se manifesta em vários graus e é dividida, de acordo com Andersen,[11] nos tipos tardio, cístico e displástico.

No tipo tardio, ocorre arqueamento anterolateral da tíbia, com atrofia e encurtamento da perna. Não existe associação com neurofibromatose. As radiografias mostram estreitamento intramedular com esclerose e arqueamento anterolateral da tíbia em vários graus. Esse é o estágio incipiente ou pré-pseudartrose. Após um pequeno trauma na infância, ocorre fratura por fadiga no ápice da deformidade; a fratura não consolida e resulta em pseudartrose. Ocorre nas crianças com 5 anos ou mais.

No tipo cístico, a angulação anterolateral da tíbia não está presente ao nascimento, mas desenvolve-se aos poucos, nos primeiros 6 meses de vida. A fratura patológica ocorre em média aos 8 meses. As radiografias revelam uma rarefação parecida com um cisto no terço inferior da tíbia e, algumas vezes, na fíbula. O estreitamento do diâmetro da fíbula é mínimo e não significativo. A maioria dos casos do tipo cístico não está associado à neurofibromatose.[12]

O tipo displástico costuma estar associado à neurofibromatose em 60 a 100% dos casos.[10,13] Ao nascimento, a tíbia tem um grau significativo de arqueamento anterolateral. A fratura pode estar presente ao nascimento ou ocorrer quando a criança começar a engatinhar e realizar ortostatismo. É comum o desenvolvimento de pseudartrose definitiva por volta de 1 ano e meio de vida. As radiografias mostram constrição em forma de ampulheta no terço inferior da tíbia (ápice da deformidade). A cavidade medular está parcial ou obliterada por completo por esclerose, com estreitamento do diâmetro da tíbia. Com frequência, a fíbula também está envolvida. Existe grande dificuldade em se obter consolidação da fratura (**FIG. 19.21**).

Boyd[14] apresentou uma classificação baseada no aspecto radiográfico e na história natural da doença.

- **Tipo I (congênita).** Ocorre com um encurvamento anterior e um defeito da tíbia por ocasião do nascimento. Associada a outras deformidades congênitas, sobretudo o pé torto. Tem bom prognóstico.

- **Tipo II (displásica).** Ocorre com um encurvamento anterior. A fratura ocorre espontaneamente ou após um trauma mínimo antes dos 2 anos de vida. As extremidades ósseas no foco da pseudoartrose são atróficas, lembrando uma ampulheta. Associada a manchas "café-com-leite", estigma de neurofibromatose. Em geral, a fíbula também está comprometida. Este tipo é o mais comum e também o de pior prognóstico.

- **Tipo III (cística).** Desenvolve-se em consequência de um cisto congênito na junção dos terços médio e distal da tíbia. Apresenta melhor prognóstico que o tipo II, podendo até obter-se a cura espontânea do cisto ósseo apenas com a proteção do membro.

- **Tipo IV (esclerótica).** Desenvolve-se na presença de uma zona esclerótica sem estreitamento da tíbia. Inicia-se à semelhança de uma fratura por fadiga. O aspecto radiológico da pseudartrose lembra o de uma pseudartrose hipertrófica. Apresenta melhor prognóstico que os tipos II e III.

- **Tipo V.** Ocorre associada a um perônio displásico e pode ocorrer pseudartrose da fíbula de forma isolada ou em associação com pseudartrose da tíbia.

- **Tipo VI.** Apresenta-se com neurofibroma intraósseo.

Classificação de Crawford[15]

- **Tipo I.** Encurvamento anterior com aumento da densidade cortical, mas com canal medular preservado.

- **Tipo II.** Encurvamento anterior com estreitamento e esclerose do canal medular.

- **Tipo III.** Encurvamento anterior associado a lesão cística ou "pré-fratura".

- **Tipo IV.** Encurvamento anterior com fratura franca ou pseudartrose, envolvendo, em geral, tíbia e fíbula **(FIG. 19.22)**.

Tratamento

O tratamento da pseudartrose congênita da tíbia é um dos problemas mais desafiadores da ortopedia. O problema é complexo, exigindo várias cirurgias, com resultados imprevisíveis.[16,17] É importante explicar aos pais as dificuldades para obter e manter a união, as possíveis complicações e a probabilidade de eventual amputação **(FIG. 19.23)**.

Na fase incipiente, ou pré-pseudartrose, o objetivo do tratamento é a prevenção da fratura por fadiga da tíbia com arqueamento anterolateral. Na criança não deambuladora ou após o início do ortostatismo e da marcha, utiliza-se uma órtese protetora acima do joelho **(FIG. 19.24)**. Antes de chegar à idade da marcha, pode-se realizar a cirurgia de enxertia óssea autógena posterior.[18] Esse procedimento reduz o risco de fratura, mas não o elimina. Deve-se manter o suporte ortótico após o procedimento.

Quando a fratura ocorreu e a pseudartrose definitiva já se desenvolveu, é preciso optar entre a enxertia óssea com placa e fixação intramedular com pino, técnica de compressão e transporte ósseo pelo método de Ilizarov[19,20] ou transplante microcirúrgico vascularizado da fíbula contralateral.[21,22] Em cada procedimento cirúrgico, os tecidos

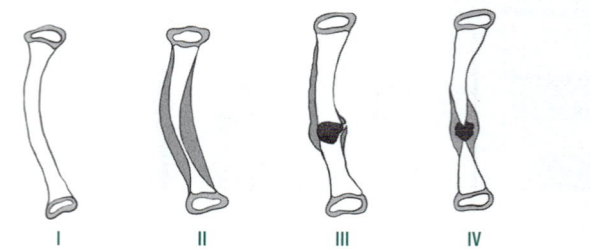

FIGURA 19.22 → Classificação de Crawford.

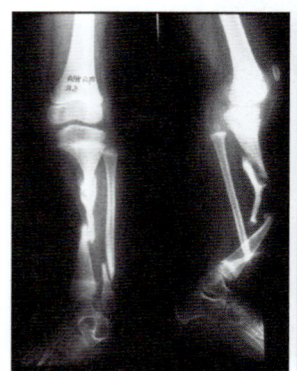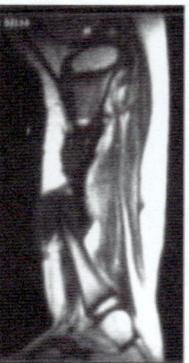

FIGURA 19.23 → Radiografias e ressonância magnética de paciente submetido a procedimento de enxerto ósseo de fíbula contralateral, evoluindo com falha na consolidação.

fibrosos e hamartomatosos localizados no foco da pseudartrose devem ser excisados, o osso esclerótico deve ser removido e o desvio do eixo mecânico da angulação anterolateral deve ser corrigido **(FIG. 19.25)**.

O procedimento de transplante ósseo microcirúrgico de fíbula vascularizada contralateral é um procedimento complexo, com potencial de complicações graves e refratura, devendo ser utilizado em casos de falha com as outras técnicas **(FIG. 19.26)**. Zumiotti e Ferreira[22] relataram 92% de resultados satisfatórios em uma série de 27 pacientes tratados. Os autores preconizam o alongamento prévio quando a discrepância de comprimento dos membros inferiores for maior que 2,5 cm.

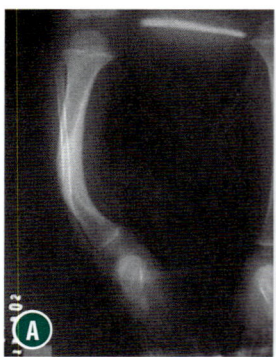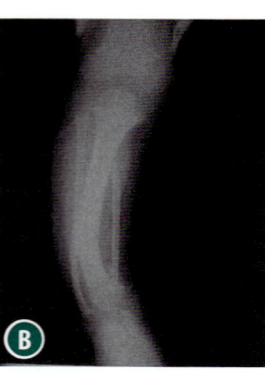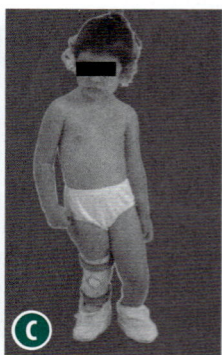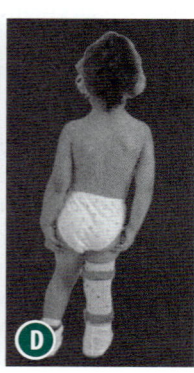

FIGURA 19.24
Ⓐ e **Ⓑ** Enxertia autógena posterior de McFarland.
Ⓒ e **Ⓓ** Paciente utilizando órtese protetora.

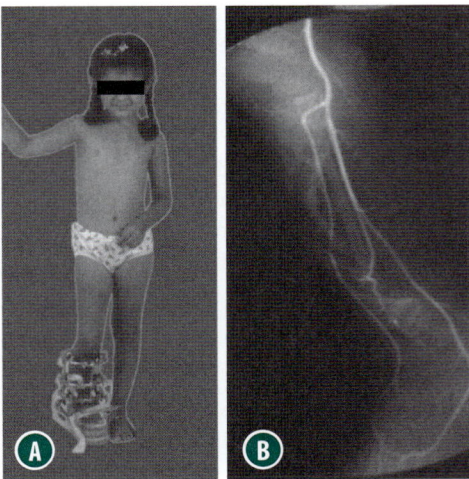

FIGURA 19.25

Ⓐ Paciente utilizando fixador externo de Ilizarov.
Ⓑ Arteriografia pré-operatória de procedimento de transplante microcirúrgico vascularizado.

A técnica de compressão e transporte ósseo com o método de Ilizarov é uma boa indicação no tipo displásico.[23] Após a obtenção da união, o membro deverá ser protegido em órtese com o objetivo de evitar a refratura. Mesmo assim, a incidência de refratura é elevada. Paley e colaboradores[24] relataram 92% de consolidação em 25 casos tratados com fixador externo após o primeiro procedimento cirúrgico e de 100% após o segundo procedimento.

A indicação para amputação na pseudartrose congênita da tíbia tem sido objeto de grande discussão na literatura. Sofield[25] preconiza a realização de tantas cirurgias quanto forem necessárias com o objetivo de obter a consolidação óssea. Masserman[26] e Rathgeb[27] estabelecem que, após duas ou três cirurgias sem sucesso, está indicada a amputação. Morrissy e colaboradores[13] não acreditam que o número de cirurgias seja um fator importante para indicar a amputação. Os autores não encontraram relação estatisticamente significativa entre o número de sessões de enxertia óssea e a consolidação, em 40 pacientes operados. Por outro lado, verificam que a velocidade da reabsorção do enxerto ósseo tem influência determinante no prognóstico da patologia.

PSEUDARTROSE CONGÊNITA DA FÍBULA

A queixa apresentada pode ser edema local e dor no foco da deformidade (em geral, na região metadiafisária), além de encurtamento da perna. No bebê ou nos primeiros anos de vida, a pseudartrose congênita da fíbula pode permanecer silenciosa. É raro ocorrer isolada, sendo vista com maior frequência acompanhando casos de pseudartrose congênita da tíbia.

Os achados radiográficos dependem da gravidade do envolvimento. O canal medular está estreitado com esclerose, a fíbula arqueada é curta e o tornozelo, valgo. A tíbia deve ser avaliada em busca de esclerose intramedular e pseudartrose incipiente.

Tratamento

Quando a articulação do tornozelo está normalmente orientada ou apresenta deformidade em valgo mínima, a deformidade da fíbula é tratada por excisão, enxerto ósseo e fixação intramedular. Quando confirmada a presença de pseudartrose incipiente concomitante da tíbia, estão indicadas excisão do tecido hamartomatoso e colocação de enxerto ósseo posterior. Na presença de tornozelo valgo progressivo, indica-se a sinostose tibiofibular (procedimento de Lagenskiöld). Nos casos graves de deformidade em valgo do tornozelo, pode ser realizada a osteotomia varizante supramaleolar.

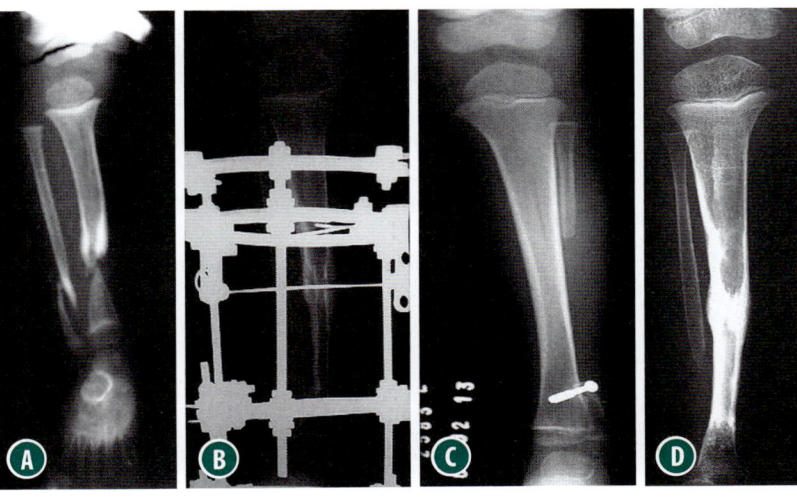

FIGURA 19.26 → Tratamento com fíbula vascularizada e fixador circular de Ilizarov.

Ⓐ Radiografia pré-operatória.
Ⓑ Em uso do fixador.
Ⓒ Radiografia da área doadora.
Ⓓ Após integralização do enxerto e retirada do fixador.

ANGULAÇÃO POSTEROMEDIAL CONGÊNITA DA TÍBIA E FÍBULA

Essa deformidade é óbvia ao nascimento. Os contornos das superfícies anterior e lateral dos dois terços inferiores da perna se apresentam côncavos, enquanto as superfícies posterior e medial são convexas (FIG. 19.27). A panturrilha está atrofiada e o músculo tríceps sural, enfraquecido.

A tíbia e a fíbula afetadas são mais curtas que a perna contralateral normal, com porcentagem média de encurtamento de 13%, variando de 5 a 27%. O pé se apresenta com deformidade calcaneovalga. O tornozelo não apresenta deformidade óssea ou cartilaginosa. As articulações subtalar e mediotarsal apresentam amplitude normal de movimento.

A causa da deformidade é desconhecida, parecendo ser um defeito do desenvolvimento no período embrionário. A condição não é hereditária e não tem predileção por sexo. O envolvimento é quase sempre unilateral.

O arqueamento posteromedial da tíbia e fíbula é evidente; os graus de angulação posterior e medial são quase iguais. A cortical anterior e lateral da tíbia mostra-se espessada. A estrutura óssea trabecular da cavidade intramedular é normal; não há estreitamento dessa cavidade nem esclerose intramedular.

História natural

Não há risco de ocorrência de fraturas por fadiga e não há desenvolvimento de fratura patológica ou pseudartrose. A angulação posteromedial da tíbia e da fíbula diminui com o crescimento ósseo. A correção espontânea do arqueamento é rápida na infância, ocorrendo em cerca de 50% aos 2 anos. Esse índice de correção diminui após os 3 anos. A angulação posterior corrige de forma mais rápida que o arqueamento medial, e a deformidade angular da fíbula corrige menos que a da tíbia. Podem persistir graus variáveis de encurtamento tibial, podendo chegar a 4 cm no final do crescimento. A deformidade calcaneovalga do pé melhora aos poucos, quando a criança começa a ficar na posição ortostática; no adolescente, entretanto, é comum a presença de pé plano valgo.

Tratamento

No recém-nascido, a deformidade calcaneovalga do pé exige atenção imediata. Nos casos mais graves, são usados aparelhos gessados corretivos. Os gessos são trocados toda semana, e as deformidades costumam apresentar correção em três semanas. Nos casos de deformidades leves ou moderadas, os exercícios de alongamento passivo podem ser suficientes para obter e manter a correção.

> **ATENÇÃO! As órteses de membros inferiores estão contraindicadas. A correção é rápida e ocorre durante os primeiros 2 anos de vida.**

A discrepância de comprimento de membros inferiores deve ser corrigida na idade esquelética adequada por meio de epifisiodese contralateral da tíbia e fíbula proximal. Se a discrepância for superior a 5 cm, o alongamento da tíbia está indicado e, em caso de persistência de deformidade residual, pode ser corrigida por osteotomias corretivas ou associadas à correção da discrepância.

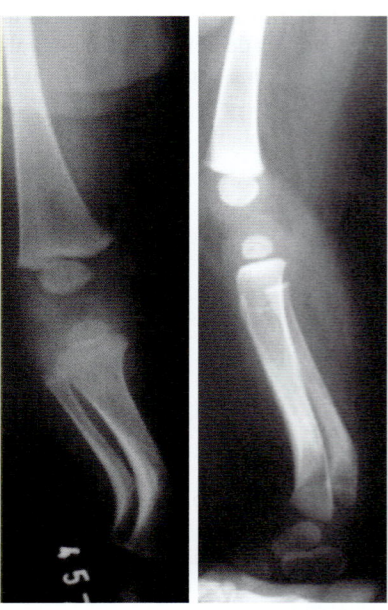

FIGURA 19.27 → Radiografias em anteroposterior e perfil.

Referências

1. Froster UG, Baird PA. Congenital defects of lower limbs and associated malformations: a population based study. Am J Med Genet. 1993;45(1):60-4.

2. Achterman C, Kalamchi A. Congenital deficiency of the fibula. J Bone Joint Surg Br. 1979;61-B(2):133-7.

3. Roux MO, Carlioz H. Clinical examination and investigation of the cruciate ligaments in children with fibular hemimelia. J Pediatr Orthop. 1999;19(2):247-51.

4. Maffulli N, Fixsen JA. Fibular hypoplasia with absent lateral rays of the foot. J Bone Joint Surg Br. 1991;73(6):1002-4.

5. Turek SL. Ortopedia: princípio e sua aplicação. 4. ed. São Paulo: Manole; 1991.

6. Coventry MB, Johnson EW Jr. Congenital absence of the fibula. J. Bone Joint Surg Am. 1952;34 A(4):941-55.

7. Paley D. Principles of deformity correction. Berlin: Springer; 2002.

8. Kalamchi A, Dawe R. Congenital deficiency of the tibia. J Bone Joint Surg Br. 1985;67(4):581-4.

9. Weber M. New classification and score for tibial hemimelia. J Child Orthop. 2008;2(3):169-75.

10. Andersen KS. Congenital pseudarthrosis of the tibia [Thesis]. Copenhagen: [s.n.]; 1978.

11. Andersen KS. Radiological classification of congenital pseudarthrosis of the tibia. Acta Orthop Scand. 1973;44:719-27.

12. Andersen KS. Congenital pseudarthrosis of the tibia and neurofibromatosis. Acta Orthop Scand. 1976;47(1):108-11.

13. Morrissy RT, Riseborough EJ, Hall JE. Congenital pseudarthrosis of the tibia. J Bone Joint Surg Br. 1981;63-B(3):367-75.

14. Boyd HB. Pathology and natural history of congenital pseudarthrosis of the tibia. Clin. Orthop Relat Res. 1982;(166):5-13.

15. Crawford AH. Neurofibromatosis in children. Acta Orthop Scand Suppl. 1986;218:1-60.

16. McCarthy RE. Amputation for congenital pseudarthrosis of the tibia. Indications and techniques. Clin Orthop Relat Res. 1982;(166):58-61.

17. Jacobsen ST, Crawford AH, Millar EA, Steel HH. The Syme amputation in patients with congenital pseudarthrosis of the tibia. J Bone Joint Surg Am. 1983;65(4):533-7.

18. Strong ML, Wong-Chung J. Prophylactic bypass grafting of the prepseudarthrotic tibia in neurofibromatosis. J Pediatr Orthop. 1991;11(6):757-64.

19. Boero S, Catagni M, Donzelli O, Facchini R, Frediani PV. Congenital pseudarthrosis of the tibia associated with neurofibromatosis-1: treatment with Ilizarov's device. J Pediatr Orthop. 1997;17(5):675-84.

20. Guidera KJ, Raney EM, Ganey T, Albani W, Pugh L, Ogden JA. Ilizarov treatment of congenital pseudarthroses of the tibia. J Pediatr Orthop. 1997;17(5):668-4.

21. Gilbert A, Brockman R. Congenital pseudarthrosis of the tibia. Long-term followup of 29 cases treated by microvascular bone transfer. Clin Orthop Relat Res. 1995;(314):37-44.

22. Zumiotti AV, Ferreira MC. Treatment of congenital pseudarthrosis of the tibia by microsurgical fibular transfer. Microsurgery. 1994;15(1):37-43.

23. Ghanem I, Damsin JP, Carlioz H. Ilizarov technique in the treatment of congenital pseudarthrosis of the tibia. J Pediatr Orthop. 1997;17(5):685-90.

24. Paley D, Catagni MA, Argnani F, Prevot J, Bell D, Armstrong P. Treatment of congenital psudoarthrosis of the tibia using Ilizarov technique. Clin Orthop. 1992;280:81-93.

25. Sofield HA. Congenital pseudarthrosis of the tibia. Clin Orthop. 1971:33-42.

26. Masserman RL, Peterson HA, Bianco AJ. Congenital pseudarthrosis of the tibia: a review of literature and 52 cases from the Mayo Clinic. Clin Orthop. 1974;99:140-5.

27. Rathgeb JM, Ramsey PL, Cowell HR. Congenital kyphoscoliosis of the tibia. Clin Orthop. 1974;103:178-90.

20
Pé da criança e do adolescente

Capítulo 20.1

PÉ TORTO CONGÊNITO – TRATAMENTO CONSERVADOR

Carolina Resende Markiewicz Pastre
Cinthia Faraco Martinez Cebrian

O pé torto congênito (PTC) é a deformidade ortopédica congênita mais frequente (incidência de 1 a 2 para cada mil nascidos vivos) e há relatos desde os tempos mais remotos. Os primeiros desenhos que indicavam a deformidade estão em tumbas egípcias[1] datadas de 1.000 a.C. Na Antiguidade, não era raro que recém-nascidos com a deformidade fossem abandonados ou assassinados. Na mitologia grega, Hephaestus (filho de Zeus e Hera), conhecido como deus do fogo e dos ferreiros, era descrito como o único deus imperfeito. Segundo a mitologia, ele foi rejeitado pela mãe por causa da deformidade nos pés e arremessado dos céus à terra (FIG. 20.1.1).

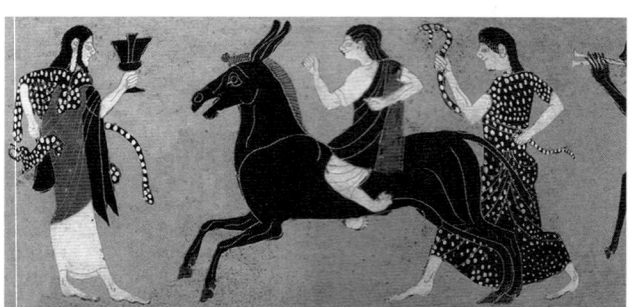

FIGURA 20.1.1 → Retorno de Hephaestus ao Olimpo (Kunsthistorisches Museum – Viena). Observa-se a deformidade no pé de Hephaestus, montado no cavalo.
Fonte: Suli.[2]

Os primeiros relatos do conjunto de deformidades que caracterizam o PTC são de Hipócrates, em 400 a.C., e o tratamento utilizado na época era similar ao que é usado na atualidade, com manipulações e aplicação de bandagens.[1] Conforme Hipócrates, o pé torto é curável na maioria dos casos. É melhor tratar essa lesão precocemente antes que gere atrofia. Entretanto, os ensinamentos de Hipócrates não foram assimilados pela geração que se seguiu.[1]

Na Idade Média, o pé torto foi considerado um castigo divino, contribuindo ainda mais para sua imagem negativa. Nessa época, os responsáveis pelo tratamento do PTC eram charlatões e barbeiros-cirurgiões, e poucos relatos existem sobre a forma de tratamento da época.[1] A partir da metade do século XVIII, formas mais agressivas de manipulações e dispositivos foram criados para modificar a posição dos pés (FIG. 20.1.2). O objeto mais conhecido foi a chave de Thomas (1834-1891), um instrumento de cerca de 32 cm que tinha o objetivo de "destorcer" pés de adultos e crianças (FIG. 20.1.3). Essas técnicas causaram lesões associadas e sequelas, com péssimos resultados.

Uma das figuras públicas mais polêmicas da França, Charles-Maurice de Talleyrand-Périgord (1754-1838), político e diplomata de família aristocrática, não pode seguir carreira militar por apresentar PTC à direita, sendo encaminhado para a carreira religiosa e, após, assumindo cargo de ministro das relações exteriores da França. O sapato que usava foi descrito na literatura com contraforte reforçado e tutor solidarizado para fixá-lo à perna e com o bordo lateral mais elevado na tentativa de correção da supinação (FIG. 20.1.4).

Em 1823, Delpech realizou a primeira tenotomia de Aquiles em dois pacientes que evoluíram com sepse. As altas taxas de infecção desestimularam a maioria dos cirurgiões, mas Stromeyer continuou a realizá-la e acabou por difundir a técnica[1] (FIG. 20.1.5). Em 1881, nos Estados Unidos, Phelps realizou abordagem cirúrgica com extensa liberação medial associada ao alongamento do tendão de Aquiles.

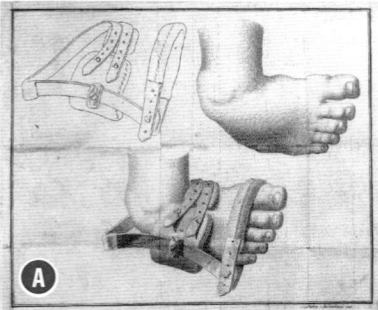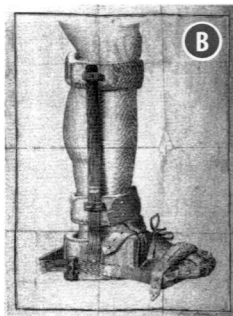

FIGURA 20.1.2 → Antonio Scarpa foi o autor de *Memoria Chirurgica sui piedi torti congeniti dei fanciulli, e sulla maniera di correggere questa deformità*, publicado em 1806. No livro, estão imagens referentes ao tratamento conservador do pé torto da época.
Ⓐ Órtese para correção da deformidade. Ⓑ Órtese para o PTC.
Fonte: Scarpa.[3]

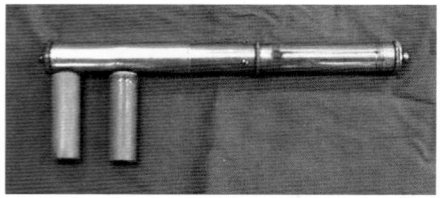

FIGURA 20.1.3 → Chave de Thomas (Owestry Town Museum/UK).
Fonte: Oswestry Town Museum.[4]

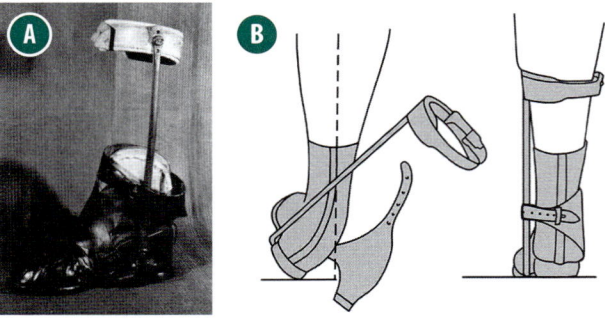

FIGURA 20.1.4 → Objetos de Talleyrand expostos no Chateau de Valençay (França). Observa-se o conjunto sapato/órtese para o membro inferior direito.
🅐 Órtese utilizada por Talleyrand.
🅑 Esquema do modo de ação da órtese, podendo-se observar a varização do retropé e sua tentativa de correção.
Fonte: Claustre.[5]

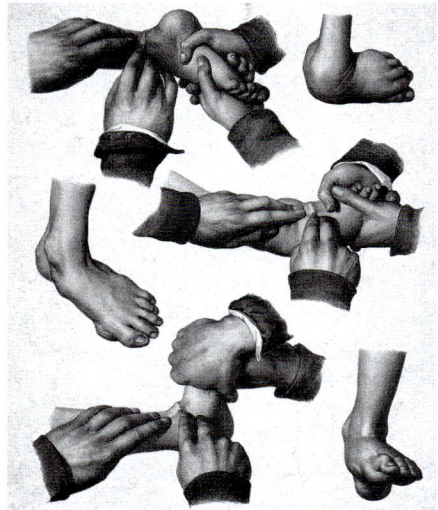

FIGURA 20.1.5 → Esquema ilustrando a tenotomia de Aquiles.
Fonte: Scarpa.[3]

> **DICA:** Ao longo dos anos, a abordagem do tratamento do pé torto vem se modificando. O tratamento cirúrgico com amplas liberações a *la carte* é cada vez menos indicado, dando maior espaço na última década para o método de Ponseti.

MÉTODOS DE TRATAMENTO CONSERVADOR

Método de Kite

Kite era um entusiasta do tratamento conservador. Não concordava com os resultados obtidos com o tratamento cirúrgico e acreditava que as crianças portadoras de PTC mereciam os melhores resultados, mesmo que isso significasse mais trabalho e dedicação.[6] Em 1964, descreveu em sua monografia – *The Clubfoot* – todos os detalhes da técnica, constituída de manipulações e correções com aparelho gessado.[7]

O método consistia na correção isolada e em ordem de cada deformidade. Kite acreditava que só poderia corrigir a próxima deformidade se a anterior estivesse corrigida por completo. A primeira deformidade a ser manipulada é a adução do antepé, seguida da correção do varo do retropé e, então, o equino.[7]

A correção do aduto era realizada com a abdução do antepé, utilizando a articulação calcaneocubóidea como fulcro. A correção do varo do retropé era realizada com eversão, por meio de trocas gessadas ou cunhas no gesso. Por fim, eram aplicados gessos para correção dos equinos do antepé e retropé, com dorsiflexão progressiva.[8,9] Kite acreditava que o pé deveria ficar um pouco plano antes da correção do equino. Após a correção, prescrevia-se uma tala de uso noturno.[6]

Embora tenha relatado bons resultados em 800 casos[6,7] tratados no Atlanta Scottish Rite Hospital, tais resultados não foram reproduzidos por outros serviços, com mais de 90% dos casos necessitando de liberação cirúrgica.[10] Além disso, foram observadas alterações iatrogênicas, como deformidade em mata-borrão, torção lateral do tornozelo, achatamento e deformidade da face superior do corpo do tálus, subluxação do navicular e rigidez ligamentar e capsular.[11]

O método foi abandonado devido à baixa reprodutibilidade, justificada pela utilização de referência anatômica imprecisa e confecção de gessos curtos (botas gessadas),[12] sendo necessário um grande número de trocas gessadas e mais de dois anos de acompanhamento até a correção das deformidades.[13] Com essas dificuldades, o tratamento cirúrgico se tornou popular nas décadas de 1970 a 1990, com diversas técnicas e abordagens cirúrgicas. A clássica liberação medial de Codivilla era bastante utilizada.[14] A partir dos trabalhos de Turco, tornou-se popular a liberação posteromedial, sendo observada com frequência a hipercorreção e o consequente valgismo do retropé. A liberação posteromediolateral extensa tinha bons resultados iniciais, porém, em longo prazo, os pacientes evoluíam com rigidez articular, fraqueza do tríceps sural e dorsiflexores, hipo ou hipercorreção, necrose do tálus, dor e artrose tardia.[11,15,16]

A tendência atual é evitar cirurgias extensas como método de correção primário, utilizando a liberação *a la carte* para correção pontual de deformidades.[17] Os resultados, a princípio, foram bons com a correção da deformidade estética e da função. Porém, estudos com seguimento mais longo demonstraram que se tornaram pés dolorosos, fracos, rígidos e com alterações degenerativas precoces.[18] Essas queixas foram tão importantes que pacientes com 30 anos de pós-operatório apresentavam limitações físicas e incapacidades compatíveis com doença de Parkinson e cardiopatias crônicas.[19]

Método francês

Em 1972, Bensahel e Dimeglio estabeleceram o método francês, ou funcional, como outra forma de tratamento conservador.[20,21] O método consiste em manipulações articulares diárias (durante 30 minutos) realizadas por fisioterapeuta, com alongamentos e estimulações musculares, seguidas de uso de faixas para manter a posição conseguida na sessão. Hoje, essas manipulações podem ser feitas com o uso de um aparelho que realiza movimentos passivos contínuos (*continuous passive motion* [CPM]). O procedimento é realizado diariamente por dois meses, seguido de três vezes por semana até a criança deambular. Uma órtese noturna deve ser usada por mais dois ou três anos.[21]

O método francês se mostrou uma forma bastante efetiva de tratamento, com resultados comparáveis aos do método de Ponseti quanto à correção das deformidades (94% no Ponseti vs. 95% no francês).[22] Embora tenha uma alta taxa de bons resultados, o método francês perde na preferência dos pais ou responsáveis (quando comparado ao método de Ponseti) devido à necessidade de comparecimento ambulatorial diário.[22]

Método de Ponseti

Criado na década de 1940, o método de Ponseti surgiu após avaliação aprofundada da anatomia patológica e funcional do PTC, tornando-se o método preferido para o tratamento do PTC idiopático nas duas últimas décadas. O fundamento da técnica é a mudança plástica dos elementos contraturados que apresentam elevada capacidade elástica e de remodelação óssea, de acordo com a clássica Lei de Wolff.[23] O método combina manipulações seriadas e imobilização com gesso inguinopédico e, na maioria dos casos (70-90%), tenotomia de Aquiles no fim da primeira fase do tratamento.[12,24]

Os bons resultados em curto e longo prazo fizeram com que o método se tornasse o escolhido para o tratamento do PTC pela maioria dos ortopedistas. Em um estudo de 30 anos de seguimento, avaliou-se a função dos pés submetidos ao tratamento conservador pelo método de Ponseti e comparou-se à função dos pés de indivíduos da mesma faixa etária e sem deformidade congênita. A função foi considerada boa ou excelente em 78% dos casos de PTC tratados, comparando-se a 85% dos pés sem deformidades congênitas.[25]

Em artigo de Sanghvi e Mittal,[26] de 2009, foi realizado um estudo comparativo prospectivo e randomizado dos métodos de Kite e Ponseti, conforme as técnicas descritas pelos autores originais. A amostra consistia em 42 pacientes com 64 pés tortos idiopáticos, 34 tratados pelo método de Kite e 30 pelo método de Ponseti. O grupo do método de Kite teve o fulcro da manipulação na articulação calcaneocuboídea, confecção de gesso inguinopédico, abdução até a linha média e ganho de flexão dorsal de tornozelo progressivamente; após fase inicial, foi feito uso da órtese de Thomas até os 4 a 5 anos (apenas noturno após início da marcha). O grupo do método de Ponseti teve fulcro da manipulação na cabeça do tálus e confecção de gesso inguinopédico. Quando se alcançava a correção do cavo, varo e abdução do antepé de 70°, era indicada a tenotomia

percutânea de Aquiles; após a fase inicial, o uso de órtese de abdução dos pés era empregado até os 4 anos.

Como resultado, observou-se que os pacientes submetidos ao tratamento pela técnica de Ponseti alcançaram a correção em um período de tempo menor, com um número menor de gessos e com ganho maior de flexão dorsal sem enfraquecimento do Aquiles quando comparado ao grupo submetido ao método de Kite.[26] Ainda comparando os métodos de Kite e Ponseti, Cummings e colaboradores relataram diferença estatisticamente importante entre o tempo de uso de gesso nas técnicas de Kite (22 meses) e Ponseti (dois a quatro meses).[27]

Outro ponto positivo da técnica de Ponseti é a redução na indicação cirúrgica da liberação posteromedial após o tratamento, quando comparado a outras formas de tratamento conservador.[12]

A técnica

Por questões técnicas, o tratamento do método de Ponseti é dividido em partes. A primeira parte consiste em manipulações seguidas de imobilização, incluindo tenotomia de Aquiles. A segunda parte consiste no uso da órtese de abdução dos pés até os 4 anos de vida.

Manipulação e gesso

O tratamento deve ser iniciado assim que for possível, e as trocas gessadas devem ser semanais. Nas crianças muito pequenas e que ganham peso muito rápido, as trocas podem ser feitas a cada cinco dias. A criança deve estar em um ambiente tranquilo e pode ser alimentada durante o processo. Inicialmente, o pé deve ser manipulado de forma gentil durante um a três minutos, para alongar os ligamentos e, aos poucos, corrigir a deformidade,[7] além de orientar a quantidade de correção que pode ser conseguida a cada troca.[21,28] São suficientes cinco ou seis trocas gessadas para corrigir a maioria dos pés tortos congênitos.

O gesso deve ser longo (inguinopédico), com o joelho fletido em 90° para manter a abdução conseguida[29] e evitar que o gesso caia.[21,28] O gesso deve ser aplicado após a colocação de uma fina camada de algodão, bem moldado, evitando áreas de pressão (em especial sobre o calcanhar) e sendo confortável. Pouca quantidade de gesso deve ser utilizada para que a imobilização fique leve. O dispositivo deve fornecer um suporte plantar para os pododáctilos, permitindo o alongamento dos tendões flexores dos dedos.

A imobilização gessada deve ser retirada no dia da troca, poucas horas antes da manipulação. O gesso pode ser retirado no local do atendimento com o uso de uma lâmina/estilete sobre o material amolecido com água morna. O uso da serra não é indicado, visto que está associado a lesões de pele devido à pouca quantidade de algodão utilizada (FIG. 20.1.6). Outra possibilidade é a retirada domiciliar do gesso. Os pais são orientados a acrescentar uma colher de vinagre à água morna na qual os membros inferiores ficarão submersos. O gesso deve ser desenrolado a partir do final da faixa. Nesse caso, o ortopedista não alisa muito o gesso (para facilitar a penetração da água) e termina cada atadura com uma "bolinha" (FIG. 20.1.7). O fato de o gesso não estar alisado não significa que não tenha sido moldado nos pontos necessários. Após sua retirada, os pais devem ser orientados a higienizar e hidratar a pele da criança.

A primeira deformidade a ser corrigida é o cavo. Essa correção é obtida com a elevação da cabeça do primeiro raio (que está fletido), em um movimento de supinação do pé. O gesso deve manter o antepé supinado e abduzido, resultando no alinhamento adequado do antepé com o retropé. A região plantar deve ser moldada com o objetivo de manter a altura normal do arco longitudinal medial. O antepé não deve ser pronado, pois a pronação aumenta a deformidade (cavo) e não permite a correção do varo.[29] A maioria das crianças obtém a correção do cavo em uma ou duas trocas gessadas.

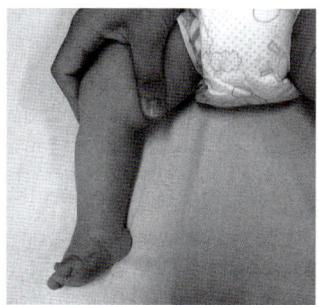

FIGURA 20.1.6 → Lesão de pele medial em antepé ocasionada pela retirada do gesso com serra.

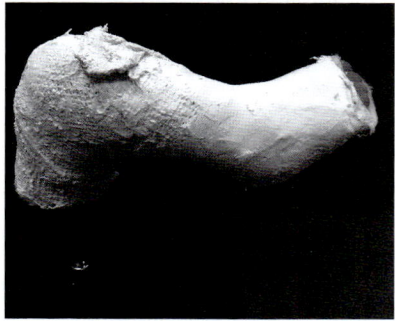

FIGURA 20.1.7 → Destaque às saliências no gesso. Cada saliência corresponde à finalização da atadura gessada em forma de "bolinha". Os pais são orientados a desenrolar a atadura a partir desses pontos.

O varo e a adução, assim como o equino, são as deformidades mais graves no PTC e ocorrem primariamente no retropé. O tálus e o calcâneo estão deformados e em equino, o calcâneo está invertido e aduzido, o navicular e o cuboide estão desviados medialmente e invertidos. As articulações talocalcaneana, talonavicular e calcaneocubóidea estão interligadas, e é por esse motivo que é necessário corrigir os desvios do tarso ao mesmo tempo. A correção das deformidades só é possível após a correção do cavo, momento em que os metatarsos, os cuneiformes, o navicular e o cuboide estão no mesmo plano de supinação. O próximo passo é trazer o cuboide e o navicular para lateral, assumindo suas posições anatômicas. Tal objetivo é alcançado com a abdução do pé em flexão e supinação. A abdução é feita com uma pressão sobre os metatarsos e uma contrapressão sobre a cabeça do tálus. Quando o navicular, o cuboide e todo o mediopé e antepé estiverem posicionados lateralmente em relação à cabeça do tálus, a porção anterior do calcâneo os seguirá e o varo estará corrigido[29] (FIG. 20.1.8).

Ponseti, em seu livro *Congenital Clubfoot – Fundamentals of treatment*, considera que o "erro de Kite" era abduzir o antepé contra uma pressão realizada na articulação calcaneocubóidea. Assim, a abdução do calcâneo fica bloqueada, interferindo na correção do varo do retropé.[29]

A correção do PTC necessita de um alongamento dos ligamentos mediais do tarso e dos tendões, o que só pode ser alcançado através da abdução de todo o pé em 70° e a manutenção dessa abdução por período prolongado. Após a obtenção da abdução, está indicada a correção do equino através da tenotomia percutânea do Aquiles.[29]

Tenotomia percutânea de Aquiles

A tenotomia percutânea de Aquiles faz parte do tratamento conservador do método de Ponseti, mesmo que seja realizada sob anestesia e no centro cirúrgico. A tenotomia deve ser feita somente quando o cavo, a adução e o varo já foram corrigidos. O pé deve apresentar 70° de abdução e menos de 15° de dorsiflexão.[28-30] A abdução de 70° é necessária para que o calcâneo consiga varizar, corrigindo o mau alinhamento da subtalar. A tentativa de correção do equino, antes da correção do varo e da supinação, causa deformidade em mata-borrão.[28,30]

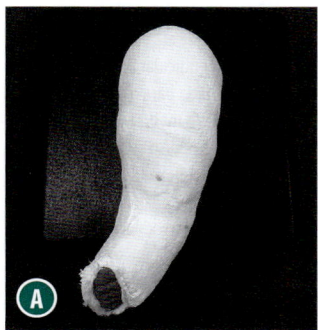
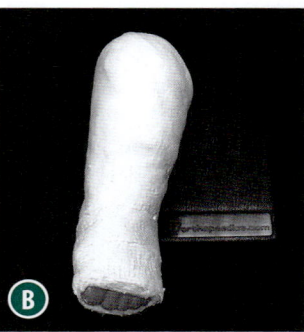
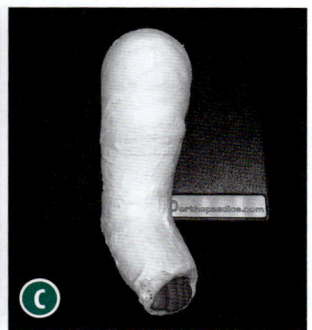

FIGURA 20.1.8 → Aplicação da técnica em moldes.
(A) Supinação do antepé.
(B) Após a correção do cavo, inicia-se o ganho de abdução do antepé.
(C) A tenotomia do Aquiles para correção do equino só é indicada após alcançar 70° de abdução.

Nem todas as crianças submetidas ao método necessitam da tenotomia. Ponseti e Smoley citam que 79% das crianças precisam da tenotomia percutânea,[31] enquanto outros autores relatam taxas de necessidade da tenotomia entre 80 e 90%.[12,32] Com relação à idade, a tenotomia percutânea pode ser realizada sem risco de fraqueza ou alongamento excessivo em crianças de até 1 ano.[7]

De acordo com Ponseti, a tenotomia deve ser realizada em ambulatório, com anestesia local e com o bebê tranquilo. Uma das formas de tranquilizar a criança é oferecer o seio materno ou uma mamadeira.[29] O anestésico tópico (EMLA) deve ser aplicado 45 minutos antes do procedimento[21] e pode ser associado à infiltração de anestésico (como lidocaína). Um pequeno volume deve ser injetado sobre o tendão, para não dificultar sua palpação e a realização do procedimento.[21,33]

Caso não seja possível a tenotomia no setor ambulatorial, pode ser realizada sob sedação ou anestesia geral no centro cirúrgico, lembrando que, para isso, é necessário o jejum absoluto e os cuidados inerentes à anestesia. Bor e colaboradores[34] e Iravani e colaboradores[35] submeteram seus pacientes a um protocolo de tenotomia sob sedação e concluíram que é uma alternativa segura, em especial em crianças maiores que não colaboram com o procedimento sob anestesia local. Parada e colaboradores publicaram um estudo em que 89 pacientes foram submetidos à tenotomia sob anestesia geral sem nenhuma complicação anestésica, mas recomendam uma monitorização pós-operatória mínima de quatro horas em crianças nascidas com menos de 37 semanas.[36]

A tenotomia percutânea é realizada com uma lâmina de bisturi número 11. Para diminuir o risco de lesão iatrogênica de partes moles, o ortopedista pode retirar parcialmente o fio da lâmina, deixando apenas a ponta da lâmina afiada, a qual é introduzida na pele, paralela ao bordo medial do tendão de Aquiles, cerca de 1 cm da inserção do tendão no calcâneo.[7,29,33] A tenotomia, quando realizada muito alta, pode levar a uma tenotomia incompleta; quando realizada muito próxima de sua inserção, pode causar lesão do *anlage* cartilaginoso do calcâneo.[28] Após sua inserção, a lâmina deve ser rodada em 90° com delicadeza, ficando perpendicular ao tendão. Um movimento suave de medial para lateral deve ser realizado, de forma a anteriorizar a ponta da lâmina, transeccionando todo o tendão. Uma manobra ampla para lateral pode colocar em risco o nervo sural e a veia safena menor,[7] enquanto a entrada da lâmina muito medial pode gerar lesão do feixe neurovascular tibial posterior.[33] O sucesso da tenotomia é confirmado quando se obtém um estalido palpável seguido de ganho da dorsiflexão do tornozelo em 15 a 20°[7,21,33] **(FIG. 20.1.9)**. Não há necessidade de sutura, e um curativo deve ser aplicado no local, seguido de gesso inguinopédico muito bem moldado, em abdução de 70° do pé e dorsiflexão máxima do tornozelo.[21] O gesso deve permanecer por três semanas.

Como complicações da tenotomia, podem ser citadas as seguintes ocorrências: sangramento,[28,37] lesão vasculonervosa,[38] pseudoaneurisma,[39] tenotomia incompleta do Aquiles, lesão do calcâneo e achatamento do tálus.[28]

A falta de ganho de dorsiflexão com a tenotomia ou manter o paciente em um gesso pós-tenotomia sem a

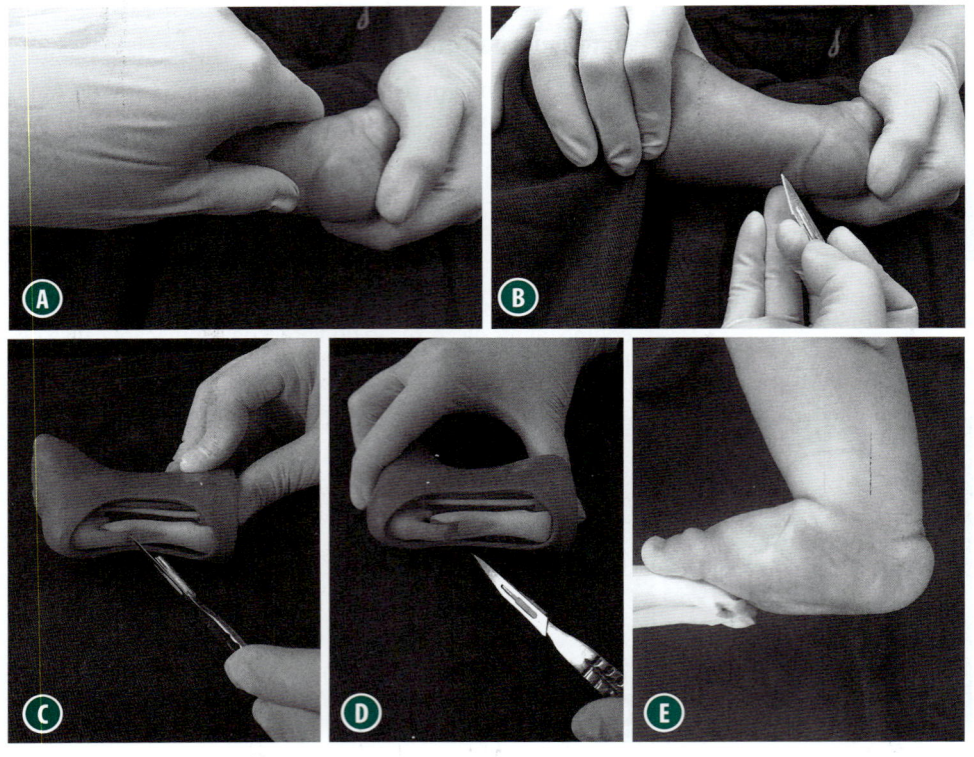

FIGURA 20.1.9 → Tenotomia do Aquiles.

A Palpar o tendão de Aquiles e identificar sua inserção no calcâneo. A tenotomia deve ser realizada a 1 cm da inserção.

B A lâmina é introduzida no mesmo sentido do tendão.

C Ao identificar o bordo medial do tendão, o ortopedista roda suavemente a lâmina até que ela assuma uma posição perpendicular ao tendão e com a lâmina voltada para o aspecto lateral. Evitar o aspecto medial pelo risco de lesão do feixe neurovascular.

D Outro movimento suave deve ser feito em direção ao bordo lateral do tendão, anteriorizando a ponta da lâmina e, assim, obtém-se a tenotomia.

E Nesse momento, pode ser observado o ganho de flexão dorsal.

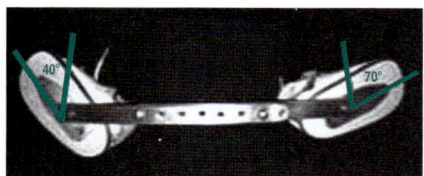

FIGURA 20.1.10 → Observar a rotação externa de 70° no lado esquerdo (PTC corrigido) e de 40° no lado direito (sem deformidade). No caso da deformidade congênita ser bilateral, os dois pés devem assumir rotação externa de 70°.

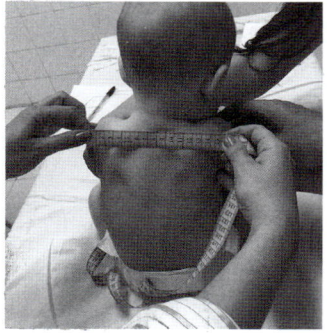

FIGURA 20.1.11 → O tamanho da barra da órtese de abdução deve ser o mesmo da distância entre os ombros da criança. Pacientes que usam órteses com barras fora desse padrão apresentarão dificuldade em usar o dispositivo.

distância entre os ombros do paciente **(FIG. 20.1.11)** e, de preferência, ser expansível para acompanhar o crescimento da criança. Além disso, é fundamental que a barra permita a dorsiflexão do tornozelo de 10 a 15°.[41] O sapato deve ser confortável, fácil de ser colocado, com uma tira central sobre o tornozelo (que impede a ascensão do retropé) e com um orifício em sua região posterior para permitir a visualização do contato do retropé com o solado **(FIG. 20.1.12)**.

A medida da órtese deve ser feita no dia da tenotomia e antes do procedimento. Os pais devem ser orientados a conseguir a órtese e levá-la à consulta no dia da retirada do gesso pós-tenotomia.[21] A órtese deve ser colocada logo após a remoção desse último gesso. Se a órtese não estiver pronta, a correção deve ser mantida com o aparelho gessado. A órtese deve ser utilizada por tempo integral por um período de três meses, sendo retirada apenas para o banho. Após tal período, o paciente passa a usar a órtese durante o período do sono ("uso noturno") até os 4 anos. Ela deve ser adaptada antes de a criança dormir para que se acostume com o seu "sapatinho de dormir". Como as crianças menores dormem por mais tempo e em vários momentos do dia, acabam usando a órtese por um número de horas superior quando comparadas com as crianças maiores.[41] É fundamental que a família esteja bem orientada quanto à necessidade do uso da órtese e que todas as pessoas envolvidas no cuidado do paciente (avós, professores da escolinha, babás, cuidadores, etc.) também façam o uso correto da órtese. A família deve estar ciente do uso da órtese e de sua importância desde a primeira consulta. A educação e o esclarecimento de todas as dúvidas da família é muito importante para garantir a aderência ao tratamento.

dorsiflexão máxima obtida pode resultar em pouca dorsiflexão do tornozelo após a retirada do gesso,[28] causando incapacidade de usar a órtese. A falta de dorsiflexão pode exigir uma segunda tenotomia percutânea. Hosseinzadeh e colaboradores afirmam que 64% dos pacientes submetidos à tenotomia tiveram que ser submetidos a uma nova tenotomia percutânea. Eles foram justamente os que não obtiveram a dorsiflexão esperada durante o primeiro procedimento.[40] É importante salientar que forçar de modo exagerado a dorsiflexão após a secção do tendão pode causar alteração da forma do domo do tálus.[28]

Órtese de abdução dos pés

A órtese de abdução dos pés (tipo Denis-Browne) deve manter os pés em rotação externa de 70°. Nos casos em que o comprometimento é unilateral, o pé normal deve ser mantido em rotação externa de 40° **(FIG. 20.1.10)**. A barra de abdução deve apresentar o mesmo comprimento que a

De acordo com Shabtai e colaboradores,[42] durante o congresso da European Pediatric Orthopaedic Society (EPOS) em Atenas, no ano de 2013, o uso da órtese é o principal desafio do método de Ponseti. É assim considerado muito em função da dificuldade em manter o paciente aderente ao uso da órtese. Mas o que é necessário para que uma criança use a órtese? Primeiro, precisa-se de um pé totalmente corrigido, seguido da utilização de uma órtese adequada ao paciente associada ao convencimento da

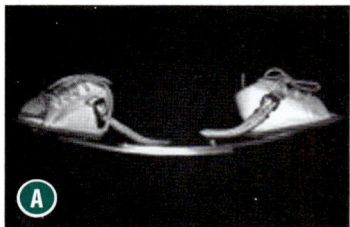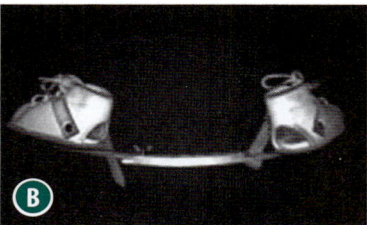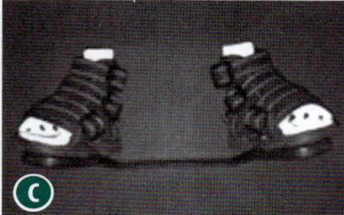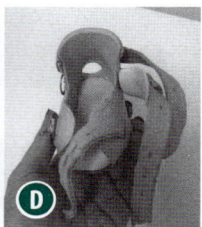

FIGURA 20.1.12 → Exemplos de órtese de abdução e seus componentes.
A e **B** Algumas órteses podem ser de amarrar.
C e **D** Outras podem ser de tiras/fivelas. Observar a tira central em todos os exemplos. A fivela deve estar posicionada medialmente para facilitar a colocação da órtese. Na primeira (imagens **A** e **B**) e na segunda órteses (imagem **C**), notar a dorsiflexão do tornozelo. Observar ainda o orifício posterior (imagens **B** e **D**) para visualização do posicionamento do calcanhar.

necessidade do uso (tanto pelo médico assistente como pelos responsáveis do indivíduo).

Um dos principais fatores associados à recidiva das deformidades é o não uso da órtese ou seu uso inadequado.[41-45] Conforme Morcuende, a recidiva é 10 vezes mais frequente em pacientes não aderentes à órtese.[41] Assim, a melhor maneira de manter a correção obtida é o uso adequado da órtese de abdução. Vale ressaltar que o dispositivo não é responsável por corrigir o pé, mas por manter a correção. Portanto, pés com deformidades residuais ou que apresentem recidiva não devem permanecer com a órtese e devem ser submetidos a novas manipulações até que apresentem a correção total das deformidades. Crianças que apresentam recidivas não diagnosticadas das deformidades e seguem usando a órtese podem apresentar piora das condições e dificuldade em manter o aparelho nos pés.

Órteses com sapatos apertados e/ou com a barra de abdução de tamanho inadequado podem fazer com que a criança fique irritada, dificultando o uso. Além disso, a irritabilidade e a dificuldade em manter o aparelho podem estar associadas a áreas de pressão e lesões de pele. Se a criança retira o pé com frequência, deve-se verificar se a órtese está adequada e se o pé está corrigido, além de orientar a recolocação imediata.

Outro fator que pode colaborar para a desistência do uso da órtese é o econômico. No Brasil, nem sempre as famílias conseguem as órteses pelo Sistema Único de Saúde (SUS). Muitos são orientados, desde o início do tratamento, a respeito da necessidade da aquisição da órtese. Nos casos em que não é possível, pode-se solicitar auxílio do serviço social e contar com possíveis doações. No caso dos serviços que atendem um grande número de pacientes com PTC, pode ser criado um banco de órteses.

Além da órtese de abdução tipo Denis-Browne, há outros modelos de órteses. A de Dobbs, por exemplo, é uma órtese dinâmica que mantém os pés na mesma posição que a anterior, mas tem a sua barra articulada, permitindo que a criança faça movimentos de flexoextensão alternados **(FIG. 20.1.13)**. Chen e colaboradores relatam que essa órtese é bem tolerada, com altos índices de aderência ao uso e poucas complicações.[46] Por outro lado, é um dispositivo caro e de difícil obtenção. As órteses unilaterais ou sem barra de abdução estão associadas a um grande número de recorrência das deformidades[28,47] **(FIG. 20.1.14)** e seu uso não está indicado. A presença da barra é fundamental para manter a rotação externa do pé e manter alongada as estruturas mediais. As adaptações (usar sapatos com os pés invertidos, por exemplo) também estão associadas aos resultados ruins e, por isso, proscritas **(FIG. 20.1.15)**.

Escala de Pirani

A escala de Pirani é um método simples, fácil de ser aplicado e tem como objetivo quantificar as deformidades presentes em um pé torto não operado[48] e monitorar o

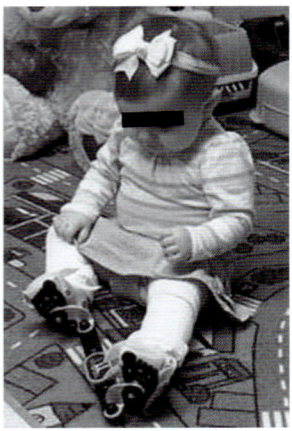

FIGURA 20.1.13 → Órtese dinâmica de abdução de Dobbs.
Fonte: St. Louis Children's Hospital.[49]

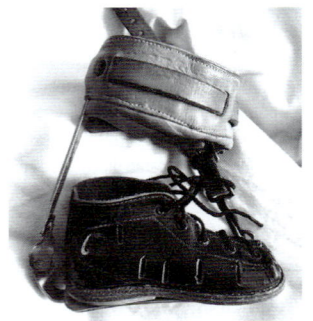

FIGURA 20.1.14 → Exemplo de órtese unilateral para manter a correção do pé torto corrigido. Em desuso devido à associação com elevada taxa de recidiva.
Fonte: Instagram, perfil de @ryedwardm.[50]

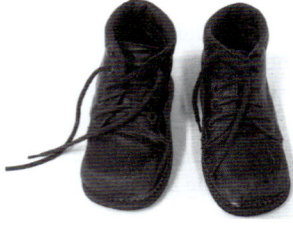

FIGURA 20.1.15 → Exemplo de botas que eram utilizadas com os pés invertidos. Uso proscrito.

progresso da correção obtida.[51] O método inclui a avaliação de seis sinais clínicos (curvatura da borda lateral do pé, prega medial do pé, prega posterior do tornozelo, cobertura do tálus, palpação do calcâneo e redutibilidade do equino) e cada componente é pontuado como 0 (normal), 0,5 (deformidade moderada) ou 1 (deformidade importante).[48] A soma desses valores dá a nota da escala de Pirani **(TAB. 20.1.1)**.

A avaliação é feita a cada visita ambulatorial, durante o tratamento gessado de Ponseti, e também auxilia a identificar o momento da realização da tenotomia,[51] embora não seja o fator determinante para tal. De acordo com Adegbehingbe e colaboradores, o fato de o calcâneo não ser palpável após a completa correção das deformidades não é indicação para repetir a tenotomia.[52]

Pacientes com altos escores de Pirani necessitam de um número maior de trocas gessadas. Os artigos de Awang e colaboradores e de Dyer e Davis identificam uma correlação significativa entre o escore inicial de Pirani e o número de trocas necessárias para correção das deformidades.[53,54]

TABELA 20.1.1 → Escala de Pirani

Curvatura da borda lateral do pé (em repouso)	0	Borda lateral do pé reta (calcâneo e quinto metatarso estão alinhados)
	0,5	Borda lateral do pé com curvatura moderada (a cabeça do quinto metatarso não está alinhada ao resto do pé)
	1	Borda lateral do pé com curvatura acentuada (calcâneo e cuboide não estão alinhados)
Prega medial do pé (com a correção máxima obtida)	0	Ausência de pregas profundas
	0,5	Com pregas profundas que não alteram o contorno do arco longitudinal medial
	1	Com pregas profundas que alteram o contorno do arco longitudinal medial
Prega posterior do tornozelo (com a correção máxima obtida)	0	Ausência de pregas profundas
	0,5	Com pregas profundas que não alteram o contorno do calcanhar
	1	Com pregas profundas que alteram o contorno do calcanhar
Cobertura do tálus (palpar a cabeça do tálus durante a abdução)	0	Cabeça do tálus não palpável
	0,5	Redução parcial do navicular em relação à cabeça do tálus
	1	Cabeça do tálus palpável
Palpação do calcâneo (com a correção máxima obtida)	0	Tuberosidade do calcâneo imediatamente palpável (consistência semelhante à palpação da testa)
	0,5	Tuberosidade do calcâneo palpável (consistência semelhante à palpação do nariz)
	1	Tuberosidade do calcâneo não palpável (consistência semelhante à palpação da bochecha)
Redutibilidade do equino	0	Tornozelo com dorsiflexão
	0,5	Tornozelo flete 0°
	1	Equino

Complicações associadas ao método de Ponseti

Como qualquer método de tratamento, o de Ponseti não está isento de complicações. A falta de conhecimento técnico durante sua aplicação está associada a muitas situações adversas. A agressividade na manipulação gera dor e até distrofia simpático-reflexa. O surgimento do pé em mata-borrão é resultante da tentativa da correção do equino antes que as outras deformidades estejam corrigidas. A deformidade anterior da tíbia acontece devido ao posicionamento inadequado durante a flexão do joelho (**FIG. 20.1.16**). A não obtenção da correção das deformidades pode estar ligada ao não reconhecimento do pé complexo e à de estar ligada ao não reconhecimento do pé complexo e à manutenção da técnica clássica. O pé complexo é discutido a seguir.

Os pacientes podem apresentar lesões de pele decorrentes do uso da imobilização gessada. O calor também pode desencadear lesões cutâneas (**FIG. 20.1.17**). O médico assistente deve prestar atenção durante a confecção do gesso para não criar pontos de pressão que geram lesões de pele. Os locais mais comuns são sobre a cabeça do tálus e no calcanhar. Deve-se dar atenção ao tempo de permanência de cada gesso. Crianças que ganham peso muito rápido devem ser submetidas a trocas gessadas com intervalo menor do que sete dias (**FIG. 20.1.18**).

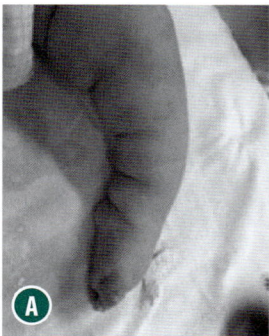
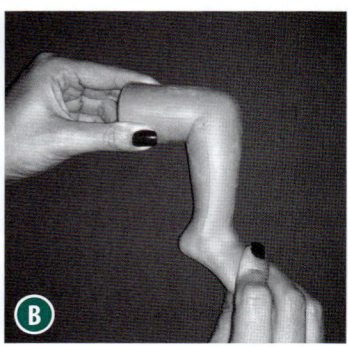
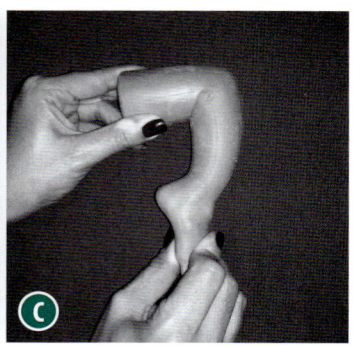

FIGURA 20.1.16
Ⓐ Deformidade anterior da tíbia decorrente do posicionamento inadequado durante a confecção do gesso.
Ⓑ Forma correta de manter a flexão do joelho.
Ⓒ Forma incorreta.

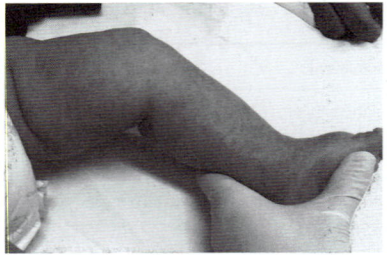

FIGURA 20.1.17 → Lesões de pele decorrentes do uso do gesso associado ao calor intenso.

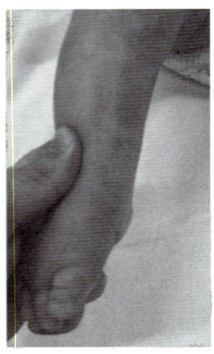

FIGURA 20.1.18 → Observar o edema de pé/perna e a alteração de coloração da pele em uma criança que havia engordado mais do que o habitual e o gesso estava apertado.

Não moldar bem o gesso e/ou utilizar muito algodão pode facilitar que o pé "escorregue". Gessos muito pesados também contribuem para que isso aconteça. A manutenção do pé em uma posição inadequada dentro do gesso causa perda das correções obtidas e o surgimento ou agravamento das deformidades **(FIG. 20.1.19)**. Os pais devem estar orientados a retirar o gesso no caso de alteração da posição do pé.

Outro fator que pode atrapalhar a boa evolução da correção das deformidades ou estar relacionado ao surgimento da recidiva é o fato de a família não conseguir manter a criança com o gesso ou com a órtese. Isso pode ocorrer pela dificuldade emocional em aceitar o gesso/órtese, dificuldades nos cuidados diários enquanto a criança está com o aparelho gessado e até ganho secundário ("auxílios-doença"). A resistência ao uso da órtese deve ser combatida desde o primeiro contato com a família. No momento em que o diagnóstico é feito, todo o método deve ser explicado, inclusive o uso das órteses . A informação e o suporte à família são fundamentais.[41]

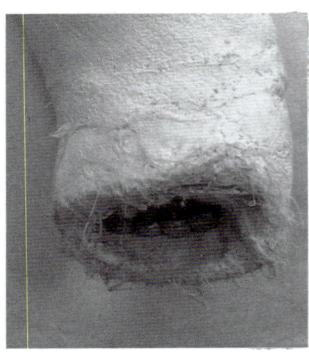

FIGURA 20.1.19 → Observar a relação entre os pododáctilos e o gesso. Os responsáveis devem estar cientes da necessidade da observação do posicionamento dos pododáctilos, além da observação da sua coloração e da capacidade de mobilização. Se os pododáctilos "começam a sumir" dentro do gesso, os familiares devem retirá-lo imediatamente.

PÉ TORTO COMPLEXO IDIOPÁTICO

Embora o PTC apresente, em princípio, as deformidades já descritas, durante o tratamento o pé pode evoluir de forma diferente da esperada. Quando o PTC não responde às manipulações e passa a apresentar outras deformidades, ele necessita de um tratamento diferenciado.

Considera-se pé complexo aquele que apresenta equino rígido com uma prega profunda sobre o calcâneo, flexão de todos os metatarsos com uma prega plantar transversal e retração do hálux em hiperextensão.[55] Além disso, é um pé pequeno e gordinho **(FIG. 20.1.20)**. Na literatura americana, é descrito como *stubby foot*, o que, literalmente, pode ser descrito como "atarracado".

Com relação à causa do aparecimento desse tipo de pé, ainda não há comprovação na literatura. Não se sabe dizer se está relacionado a uma alteração intrínseca do pé ou associado a uma causa iatrogênica, como a má manipulação.[55] No que diz respeito ao pé complexo, duas coisas são importantes: a primeira é identificar seu surgimento, e a segunda é iniciar o tratamento adequado assim que o diagnóstico for feito, mantendo-se nessa nova forma de manipulação.

De acordo com Ponseti e colaboradores,[55] para corrigir o pé complexo, é necessária a identificação precisa da articulação subtalar e da cabeça do tálus. Inicialmente, a adução do antepé é de fácil correção com uma ou duas trocas. O dedo indicador do médico assistente deve ficar posicionado atrás do maléolo lateral, enquanto o polegar faz contrapressão sobre a cabeça do tálus; com a outra mão, o examinador faz a abdução do antepé. A hiperabdução está contraindicada – não se deve exceder 40°. Nesse momento, todos os metatarsos ainda estão fletidos plantarmente, e o retropé está em equino. Para evitar que o gesso caia, as duas últimas deformidades são corrigidas de modo simultâneo, elevando-se as cabeças de todos os metatarsos. O joelho deve ser mantido fletido em 110°. Conforme os autores, uma média de cinco trocas (variando entre 1 e 10) é suficiente para corrigir o pé complexo. Todos os pacientes foram submetidos à tenotomia, que foi realizada a

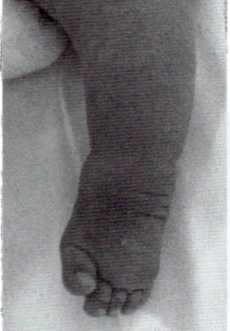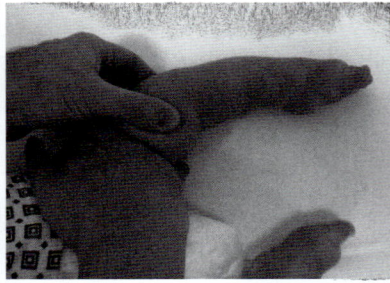

FIGURA 20.1.20 → Pé complexo. É possível notar as seguintes deformidades: equino rígido com uma prega profunda sobre o calcâneo, flexão de todos os metatarsos com uma prega plantar transversal e retração do hálux em hiperextensão.

1,5 cm da prega posterior do calcâneo. Após a tenotomia, o paciente deve ser mantido com a órtese de abdução em 40° de rotação externa.[55]

MÉTODO DE PONSETI *VERSUS* CRIANÇAS MAIORES/PÉS NEGLIGENCIADOS

Na primeira série de pacientes tratados por Ponseti e Smoley,[31] o paciente mais velho tinha 6 meses de vida. No entanto, os bons resultados do método encorajaram outros ortopedistas a aplicarem o método em crianças mais velhas, sobretudo em países em desenvolvimento e subdesenvolvidos. Várias experiências estão sendo publicadas, mas ainda não há consenso sobre o limite superior de idade para aplicação do método.[56] Verma e colaboradores afirmam que o método é efetivo em crianças tratadas entre 12 e 36 meses de vida.[57] Faizan e colaboradores aplicaram o método em crianças de 1 a 3,5 anos, com média de oito trocas gessadas e com 92% de bons resultados.[58] Lourenço e Morcuende relataram bons resultados em 24 pés negligenciados de crianças com idade média de 3,9 anos.[59] Spiegel e colaboradores também encontraram resultados encorajadores em crianças entre 1 e 6 anos.[60] Banksota e colaboradores aplicaram a técnica em crianças com idade entre 5 e 10 anos e relataram que todas necessitaram de um procedimento cirúrgico associado, sendo tenotomia percutânea ou alongamento de Aquiles em 49% dos casos, liberação posterior em 34,5%, liberação posteromediolateral em 14,5% e liberação de partes moles associada a uma osteotomia em 2% dos casos.[61] Ayana e Klungsøyr, na Etiópia, também avaliaram a eficácia do método em crianças entre 2 e 10 anos e afirmam que o método, associado a alguma cirurgia adicional, apresenta bons resultados em pés negligenciados, além de minimizar a necessidade de uma liberação cirúrgica extensa.[62]

MÉTODO DE PONSETI *VERSUS* PÉS TORTOS SINDRÔMICOS

Além de ser o padrão-ouro para o tratamento do pé torto congênito idiopático, o método também tem sido utilizado para a correção das deformidades de pés tortos não idiopáticos (como é o caso dos pés tortos mielodisplásicos e artrogripóticos), mas ainda com poucos relatos na literatura. Conforme Funk e colaboradores, o início do tratamento dos pés tortos não idiopáticos é mais tardio, e o tratamento com trocas gessadas é mais longo quando comparado ao dos pés tortos idiopáticos.[63] Gerlach e colaboradores analisaram os resultados precoces do uso da técnica em pés mielodisplásicos e observaram que 96% dos casos foram corrigidos e que 68% recidivaram em um seguimento de 34 meses, mas tais recidivas foram resolvidas com cirurgia sem a necessidade de uma liberação extensa de partes moles.[64]

Abo El-Fadl e colaboradores orientam o uso da técnica e um alongamento do tendão de Aquiles associado ou não a uma capsulotomia posterior nos casos de pés mielodisplásicos de crianças recém-nascidas.[65] Boehm e colaboradores avaliaram o uso da técnica em pés artrogripóticos e observaram a correção em todos os casos. A recidiva ocorreu em 25% dos casos e estava associada ao uso incorreto da órtese. A correção dos pés com recidiva foi obtida através de uma nova aplicação da técnica ou de uma liberação cirúrgica de partes moles.[66] Morcuende e colaboradores reportaram uma correção inicial de 94% em pés tortos artrogripóticos submetidos ao tratamento conservador.[67] A técnica de Ponseti começa a ser aplicada também aos casos de PTC associados às bandas de constrição (doença de Streeter), com bons resultados. Agarwal e colaboradores relataram três casos que foram tratados com a técnica, associada a uma liberação mais extensa do tendão de Aquiles.[68]

A técnica de Ponseti parece ser uma boa alternativa para o tratamento dos pés tortos não idiopáticos, visto que a taxa de recidiva no tratamento conservador é menor do que as altas taxas de recidiva com o tratamento cirúrgico.[69] Além disso, a aplicação da técnica nesses pés permite uma liberação cirúrgica menos agressiva, caso seja necessária.[64,70] É importante salientar que a aplicação da técnica de Ponseti nesses pés exige um cuidado maior (devido à alteração de sensibilidade e rigidez) para evitar complicações,[64] mas ainda são necessários estudos dos resultados em longo prazo[66] para confirmar a efetividade do método no tratamento do pé torto não idiopático.

MÉTODO DE PONSETI *VERSUS* PÉS RECIDIVADOS

Considera-se recidiva do PTC quando há o retorno das deformidades primárias (equino, varo, adução e cavo).[21] As condições que mais recidivam são o equino, o varo do calcâneo e a supinação durante a marcha.[71] Em 2004, Morcuende e colaboradores identificaram uma taxa de recorrência de 11%.[72]

As recidivas que ocorrem em crianças menores de 2 anos devem ser novamente submetidas ao tratamento pelo método de Ponseti. A única diferença é que o gesso deve permanecer por duas semanas em vez de uma, para dar mais tempo de adaptação ao tecido conectivo. É frequente que duas ou três trocas sejam suficientes e a criança volte a usar a órtese no período de sono. Quando uma criança é submetida mais uma vez ao método e não alcança 15° de dorsiflexão, deve ser submetida a uma nova tenotomia percutânea. O alongamento do Aquiles pode ser uma opção em casos assim.[21] Embora seja possível tratar as recidivas com a reaplicação do método, a melhor forma de tratar é prevenindo que elas aconteçam por meio do uso correto da órtese e da reavaliação rotineira.[73]

O uso do método também foi estendido para os pés recidivados após liberações cirúrgicas, com relatos de bons resultados.[56] Nogueira e colaboradores relataram 86% de bons resultados (pés plantígrados e completamente corrigidos); em 13% dos pés a correção foi parcial, e em apenas 1,2% foi necessária uma nova liberação posteromediolateral.[74]

TRANSFERÊNCIA DO TIBIAL ANTERIOR

Uma característica comum do PTC é a hiperatividade dos músculos supinadores do pé associada à hipoatividade da musculatura eversora. Devido a tal desequilíbrio, algumas crianças apresentam supinação dinâmica durante a marcha. Nesses casos, Ponseti recomenda a transferência do tendão tibial anterior para a cunha lateral nas crianças acima de 2,5 anos.[21] Essa transferência é considerada parte da técnica de Ponseti.[21,31,75]

O tendão tibial anterior é liberado de sua inserção na base do quinto metatarso e transferido através do subcutâneo para outra incisão anterolateral e inserido na terceira cunha. O núcleo de ossificação da cunha lateral deve estar visível ao raio X para que a transferência possa ser realizada. A fixação pode ser feita com a técnica de *pull-out* (com um botão na região plantar)[76] ou com âncora.[21]

Depois da transferência, a órtese pode ser descontinuada, pois a transferência do tendão tibial anterior funciona como uma órtese biológica.[21] Conforme Gray e colaboradores[75] e Kuo e colaboradores,[77] a transferência do tendão tibial anterior melhora a força de eversão do pé. Thompson e colaboradores relataram 87% de bons resultados após quatro anos da realização do procedimento.[78]

CONSIDERAÇÕES FINAIS

O método de Ponseti é, hoje, o melhor para o tratamento do pé torto congênito. Mas, para que se consiga alcançar os excelentes resultados, é importante que o método seja seguido à risca.[44,79] Alterações pessoais do método, tanto de manipulação e imobilização como de ortetização, estão associadas a resultados insatisfatórios, como demora da correção, não correção e surgimento de novas deformidades.

De acordo com Kite[6] – cujo pensamento é de 1963, mas segue atual –, "[...] uma vez que estas crianças andarão sobre os seus pés tortos para o resto de suas vidas, nosso objetivo é conseguir o melhor resultado, mesmo que isso signifique mais trabalho".

Referências

1. Dobbs MB, Morcuende JA, Gurnett CA, Ponseti IV. Treatment of idiopathic clubfoot: an historical review. Iowa Orthop J. 2000;20:59-64.
2. Suli S. Return of Hephaestus to Olympus [Internet]. Vienna: Museum of Art History; 1995 [capturado em 28 fev. 2016]. Disponível em: http://ancientrome.ru/art/artworken/img.htm?id=1060
3. Scarpa A. Memoria chirurgica sui piedi torti congeniti dei fanciulli: e sulla maniera di correggere questa [Internet]. Pavia: Baldassare Comino; 1806 [capturado em 01 out. 2015]. Disponível em: https://archive.org/details/memoriachirurgi00scargoog.
4. Oswestry Town Museum. Orthopaedic experience [Internet]. Oswestry; 2014 [capturado em 01 out. 2015]. Disponível em: http://oswestrytownmuseum.co.uk/index.php/exploring-the-museum/orthopaedic-experience/
5. Claustre J. Le pied a travers l'histoire [Internet]. Paris: Masson; 1991 [capturado em 01 out. 2015]. Disponível em: http://www.talleyrand.org/vieprivee/pied_bot_talleyrand.html
6. Kite JH. Some suggestions on the treatment of clubfoot by cast. J Bone Joint Surg Am. 1963;45(2):406-12.
7. Herring JA. Tachdjian's pediatric orthopaedics. 5th ed. Philadelphia: Saunders; 2013.
8. Kite JH. Principles involved in the treatment of congenital club-foot. J Bone Joint Surg Am. 1939;21(3):595-606.
9. The classic. Principles involved in the treatment of congenital clubfoot by J. Hiram Kite, M.D. reprinted from J. Bone Joint Surg. 21:595-606, 1939. Clin Orthop Relat Res. 1972;84:4-8.
10. Zimbler S. Nonoperative management of the equinovarus foot: long-term results. In: Simons GW, editor. The clubfoot. New York: Springer-Verlag; 1994. p. 191-3.
11. Ponseti IV. Treatment of congenital club foot. J Bone Joint Surg Am. 1992;74(3):448-54.
12. Herzenberg JE, Radler C, Bor N. Ponseti versus traditional methods of casting for idiopathic clubfoot. J Pediatr Orthop. 2002;22(4):517-21.
13. Dobbs MB, Gurnett CA. Update on clubfoot: etiology and treatment. Clin Orthop Relat Res. 2009;467(5):1146-53.
14. Santin RAL, Hungria Filho JS. Pé torto congênito. Rev Bras Ortop [Revisão]. 1977;12:1-15.
15. Ponseti IV, Campos J. The classic: observations on pathogenesis and treatment of congenital clubfoot. Clin Orthop Relat Res. 2009;467(5):1124-32.
16. Laaveg SJ, Ponseti IV. Long-term results of treatment of congenital club foot. J Bone Joint Surg Am. 1980;62(1):23-31.
17. Bensahel H, Csukonyi Z, Desgrippes Y, Chaumien JP. Surgery in residual clubfoot: one-stage medioposterior release "a la carte". J Pediatr Orthop. 1987;7(2):145-8.
18. Siapkara A, Duncan R. Congenital talipes equinovarus: a review of current management. J Bone Joint Surg Br. 2007;89(8):995-1000.
19. Dobbs MB, Nunley R, Schoenecker PL. Long-term follow-up of patients with clubfeet treated with extensive soft-tissue release. J Bone Joint Surg Am. 2006;88(5):986-96.
20. Bensahel H, Guillaume A, Czukonyi Z, Desgrippes Y. Results of physical therapy for idiopathic clubfoot: a long-term follow-up study. J Pediatr Orthop. 1990;10(2):189-92.
21. McCarthy JJ, Drennan JC. Drennan's the child's foot and ankle. 2nd ed. Philadelphia: Wolters Kluver; 2010.
22. Richards BS, Faulks S, Rathjen KE, Karol LA, Johnston CE, Jones SA. A comparison of two nonoperative methods of

idiopathic clubfoot correction: the Ponseti method and the French functional (physiotherapy) method. J Bone Joint Surg Am. 2008;90(11):2313-21.

23. Pirani S, Zeznik L, Hodges D. Magnetic resonance imaging study of the congenital clubfoot treated with the Ponseti method. J. Pediatr Orthop. 2001;21(6):719-26.

24. Scher DM, Feldman DS, van Bosse HJ, Sala DA, Lehman WB. Predicting the need for tenotomy in the Ponseti method for correction of clubfeet. J Pediatr Orthop. 2004;24(4):349-52.

25. Cooper DM, Dietz FR. Treatment of idiopathic clubfoot: a thirty-year follow-up note. J Bone Joint Surg Am. 1995;77(10):1477-89.

26. Sanghvi AV, Mittal VK. Conservative management of idiopathic clubfoot: Kite versus Ponseti method. J Orthop Surg. 2009;17(1):67-71.

27. Cummings RJ, Davidson RS, Armstrong PF, Lehman WB. Congenital clubfoot. J Bone Joint Surg Am. 2002;84-A(2):290-308.

28. Radler C. The Ponseti method for the treatment of congenital club foot: review of the current literature and treatment recommendations. Int Orthop. 2013;37(9):1747-53.

29. Ponseti IV. Congenital clubfoot: fundamentals of treatment. Oxford: Oxford Medical; 1996.

30. Ponseti IV. Commom erros in the treatment of congenital clubfoot. Int Orthop. 1997;21(2):137-41.

31. Ponseti IV, Smoley EN. Congenital club foot: the results of treatment. J Bone Joint Surg Am. 1963;45(2):261-344.

32. Morcuende JA, Abbasi D, Dolan LA, Ponseti IV. Results of an accelerated Ponseti protocol for clubfoot. J Pediatric Orthop. 2005;25(5):623-6.

33. Weinstein SL, Flynn JM. Lovell and Winter's Pediatric Orthopaedics. 8th ed. Philadelphia: Lippincott Williams & Wilkins; 2014.

34. Bor N, Katz Y, Vofsi O, Herzenberg JE, Zuckerberg AL. Sedation protocols for Ponseti clubfoot Achilles tenotomy. J Child Orthop. 2007;1(6):333-5.

35. Iravani M, Chalabi J, Kim R, Ebramzadeh E, Zionts LE. Propofol sedation for infants with idiopathic clubfoot undergoing percutaneous tendoachilles tenotomy. J Pediatr Orthop. 2013;33(1):59-62.

36. Parada SA, Baird GO, Auffant RA, Tompkins BJ, Caskey PM. Safety of percutaneous tendoachilles tenotomy performed under general anesthesia on infants with idiopathic clubfoot. J Pediatr Orthop. 2009;29(8):916-9.

37. Dobbs MB, Gordon JE, Walton T, Schoenecker PL. Bleeding complications following percutaneous tendoachilles tenotomy in the treatment of clubfoot deformity. J Pediatr Orthop. 2004;24(4):353-7.

38. Changulani M, Garg NK, Rajagopal TS, Bass A, Nayagam SN, Sampath J, et al. Treatment of idiopathic club foot using the Ponseti method. Initial experience. J Bone Joint Surg Br. 2006;88(10)1385-7.

39. Burghardt RD, Herzenberg JE, Ranade A. Pseudoaneurysm after Ponseti percutaneous Achilles tenotomy: a case report. J Pediatr Orthop. 2008;28(3):366-9.

40. Hosseinzadeh P, Steiner RB, Hayes CB, Muchow RD, Iwinski HJ, Walker JL, et al. Initial correction predicts the need for secondary Achilles tendon procedures in patients with idiopathic clubfoot treated with Ponseti casting. J Pediatr Orthop. 2016;36(1):80-3.

41. Desai L, Oprescu F, DiMeo A, Morcuende JA. Bracing in the treatment of children with clubfoot: past, present, and future. Iowa Orthop J. 2010;30:15-23.

42. Shabtai L, Segev E, Yavor A, Wientrub S, Hemo Y. Prolonged use of foot abduction brace reduces the rate of surgery in Ponseti-treated idiopathic club feet. J Child Orthop. 2015;9(3):177-82.

43. Batlle AE, Minguez P, Vilalta I, Stitzman M, Ventura N. Results and evolution of the Ponseti method in 400 consecutive patients with idiopathic clubfoot. J Child Orthop. 2013;7(Suppl 1):S7-S33.

44. Zhao D, Liu J, Zhao L, Wu Z. Relapse of clubfoot after treatment with the Ponseti method and the function of the foot abduction orthosis. Clin Orthop Surg. 2014;6(3):245-52.

45. Thacker MM, Scher DM, Sala DA, van Bosse HJ, Feldman DS, Lehman WB. Use of the foot abduction orthosis following Ponseti casts : is it essential? J Pediatr Orthop. 2005;25(2):225-8.

46. Chen RC, Gordon JE, Luhmann SJ, Schoenecker PL, Dobbs MB. A new dynamic foot abduction orthosis for clubfoot treatment. J Pediatr Orthop. 2007;27(5):522-8.

47. George HL, Unnikrishnan PN, Garg NK, Sampath J, Bruce CE. Unilateral foot abduction orthosis: is it a substitute for Denis Browne boots following Ponseti technique? J Pediatr Orthop B. 2011;20(1):22-5.

48. Pirani S, Outerbridge HK, Moran M, Sawatzky B. A method of reliable clubfoot evaluation. J Pediatric Orthop B. 1997;6(4):286.

49. St. Louis Children's Hospital. Dobbs dynamic clubfoot bar [Internet]. St. Louis; c2016 [capturado em 01 nov. 2015]. Disponível em: http://www.stlouischildrens.org/our-services/center-foot-disorders/ponseti-method-clubfoot/dobbs-dynamic-clubfoot-bar

50. Instagram, perfil de @ryedwardm [capturado em 01 nov. 2015]. Disponível em: @ryedwardm

51. Staheli L. Clubfoot: Ponseti management. 3rd ed. Seattle: Global Help; 2009.

52. Adegbehingbe OO, Asuquo JE, Joseph MO, Alzahrani M, Morcuende JA. The heel pad in congenital idiopathic clubfoot: implications of empty heel for clinical severity assessment. Iowa Orthop J. 2015;35:169-74.

53. Awang M, Sulaiman AR, Munajat I, Fazlig ME. Influence of age, weight, and Pirani score on the number of castings in the early phase of clubfoot treatment using Ponseti method. Malays J Med Sci. 2014;21(2):40-3.

54. Dyer PJ, Davis N. The role of Pirani scoring system in the management of club foot by the Ponseti method. J Bone Joint Surg Br. 2006;88(8):1082-4.

55. Ponseti IV, Zhivkov M, Davis N, Sinclair M, Dobbs MB, Morcuende JA. Treatment of the complex idiopathic clubfoot. Clin Orthop Relat Res. 2006;451:171-6.

56. Maranho DAC, Volpon JB. Pé torto congênito. Acta Ortop Bras. 2011;19(3):163-9.

57. Verma A, Mehtani A, Sural S, Maini L, Gautam VK, Basran SS, et al. Management of idiopathic clubfoot in toddlers by Ponseti's method. J Pediatr Orthop B. 2012;21(1):79-84.

58. Faizan M, Jilani LZ, Abbas M, Zahid M, Asif N. Management of idiopathic clubfoot by Ponseti technique in children presenting after one year of age. J Foot Ankle Surg. 2015;54(5):967-72.

59. Lourenço AF, Morcuende JA. Correction of neglected idiopathic club foot by the Ponseti method. J Bone Joint Surg Br. 2007;89(3):378-381.

60. Spiegel DA, Shrestha OP, Sitoula P, Rajbhandary T, Bijukachhe B, Banskota AK. Ponseti method for untreated idiopathic clubfeet in Nepalese patients from 1 to 6 years of age. Clin Orthop Relat Res. 2009;467(5):1164-70.

61. Banskota B, Banskota AK, Regmi R, Rajbhandary T, Shrestha OP, Spiegel DA. The Ponseti method in the treatment of children with idiopathic clubfoot presenting between five and ten years of age. Bone Joint J. 2013;95-B(12):1721-5.

62. Ayana B, Klungsøyr PJ. Good results after Ponseti treatment for neglected congenital clubfoot in Ethiopia. A prospective study of 22 children (32 feet) from 2 to 10 years of age. Acta Orthop. 2014;85(6):641-5.

63. Funk JF, Lebek S, Seidl T, Placzek R. Comparison of treatment results of idiopathic and non-idiopathic congenital clubfoot: prospective evaluation of the Ponseti therapy. Orthopade. 2012;41(12):997-83.

64. Gerlach DJ, Gurnett CA, Limpaphayom N, Alaee F, Zhang Z, Porter K, et al. Early results of the Ponseti method for the treatment of clubfoot associated with myelomeningocele. J Bone Joint Surg Am. 2009;91(6):1350-9.

65. Abo El-Fadl S, Sallam A, Abdelbadie A. Early management of neurologic clubfoot using Ponseti casting with minor posterior release in myelomeningocele: a preliminary report. J Pediatr Orthop B. 2016;25(2):104-7.

66. Boehm S, Limpaphayom M, Alaee F, Sinclair MF, Dobbs MB. Early results of the Ponseti method for the treatment of clubfoot in distal arthrogryposis. J Bone Joint Surg Am. 2008;90(7):1501-7.

67. Morcuende JA, Dobbs MB, Frick SL. Results of the Ponseti method in patients with clubfoot associated with arthrogryposis. Iowa Orthop J. 2008;28:22-6.

68. Agarwal A, Shaharyar A, Kumar A. Clubfoot associates with congenital constriction band: the Ponseti method perspective. Foot Ankle Spec. 2015;8(3):230-3.

69. van Bosse HJP, Marangoz S, Lehman WB, Sala DA. Correction of arthrogrypotic clubfoot with a modified Ponseti technique. Clin Orthop Related Res. 2009;467(5):1283-93.

70. Kowalczyk B, Felus J. Ponseti casting and Achilles release versus classic casting and soft tissue releases for the initial treatment of arthrogrypotic clubfeet. Foot Ankle Int. 2015;36(9):1072-7.

71. Ponseti IV. The Ponseti technique for correction of congenital clubfoot. J Bone Joint Surg Am. 2002;84-A(1 0):1889-90; author reply 1890-1.

72. Morcuende JA, Dolan LA, Dietz FR, Ponseti IV. Radical reduction in the rate of extensive corrective surgery for clubfoot using the Ponseti method. Pediatrics. 2004;113(2): 376-80.

73. Parsa A, Moghadam MH, Jamshidi MHT. Relapsing and residual clubfoot deformities after the application of the Ponseti method: a contemporary review. Arch Bone Jt Surg. 2014;2(1):7-10.

74. Nogueira MP, Battle AME, Alves CG. Is it possible to treat recurrent clubfoot with the Ponseti technique after posteromedial release? Clin Orthop Relat Res. 2009;467(5):1298-1305.

75. Gray K, Burns J, Little D, Bellemore M, Gibbons P. Is tibialis anterior tendon transfer effective for recurrent clubfoot? Clin Orthop Relat Res. 2014;472(2):750-8.

76. Garceau GL. Anterior tibial tendon transfer for recurrent clubfoot. Clin Orthop Relat Res. 1972;84(5):61-65.

77. Kuo KN, Hennigan SP, Hastings ME. Anterior tibial tendon transfer in residual dynamic clubfoot deformity. J Pediatr Orthop. 2001;21(1):35-41.

78. Thompson GH, Hoyen HA, Barthel T. Tibialis anterior tendon transfer after clubfoot surgery. Clin Orthop Relat Res. 2009;467(5):1306-13.

79. Zhao D, Li H, Zhao L, Liu J, Wu Z, Jin F. Results of clubfoot management using the Ponseti method: do the details matter? A systematic review. Clin Orthop Relat Res. 2014;472(4):1329-36.

Capítulo 20.2

PÉ TORTO CONGÊNITO – TRATAMENTO CIRÚRGICO

Wagner Nogueira da Silva
Henrique Carvalho de Resende
Diogo de Vasconcellos Sabido Gomes
Francisco Carlos Salles Nogueira

O tratamento do pé torto congênito (PTC) sempre teve nos métodos conservadores a sua primeira escolha. Atualmente, o método mais utilizado é o de Ponseti. O início do tratamento deve ser o mais precoce possível, como já citaram Santin e Hungria Filho:[1] "[...] o prognóstico do PTC num parto de nádegas é melhor do que num parto cefálico porque os exercícios corretivos podem ser iniciados enquanto se aguarda a cabeça derradeira". O papel da abordagem cirúrgica mantém-se como opção complementar ao insucesso do tratamento incruento.

Durante as décadas de 1970 e 1980, a literatura médica viveu um período de grande entusiasmo cirúrgico com a publicação de novas e mais agressivas técnicas de abordagem, propondo procedimentos extensos de liberação de partes moles. A partir da década de 1990, após diversos trabalhos demonstrarem complicações em longo prazo das liberações extensas, que, somados às clássicas publicações de Ponseti,[2] com longos seguimentos de 18 a 30 anos de tratamento conservador e resultados animadores, o entusiasmo cirúrgico arrefeceu.

Apesar do sucesso do método de Ponseti, o próprio autor reconhece que pelo menos 70% dos pacientes necessitam de abordagem cirúrgica, com tenotomia do tendão calcâneo. Além disso, nos casos de recorrência, que podem chegar a 50%, estaria bem indicada não só a tenotomia do calcâneo, mas também a transferência do tendão tibial anterior.[2]

> **ATENÇÃO!** Na atualidade, o tratamento cirúrgico do pé torto congênito tem seu papel bem definido como opção complementar ao insucesso do tratamento conservador, com a tendência cada vez mais difundida entre os cirurgiões de realizar abordagens menos invasivas e liberações "a la carte", de acordo com os achados patológicos intraoperatórios.

INDICAÇÕES CIRÚRGICAS

Definiu-se que a abordagem cirúrgica está indicada como complemento do tratamento conservador, após não ter sido possível atingir a correção completa do pé, e como tratamento das recorrências que não respondem às novas manipulações. Nos casos idiopáticos resistentes, bem como em alguns sindrômicos e neurogênicos, as liberações de partes moles mais extensas podem ser necessárias.

IDADE PARA REALIZAÇÃO DA CIRURGIA

A idade para a realização da cirurgia ainda é motivo de discussão entre os especialistas. Simons[3,4] propôs que o tamanho do pé fosse o determinante do momento ideal do procedimento, sendo que, quando o pé atingisse pelo menos 8 cm, estaria indicado o procedimento. Existe consenso de que a abordagem cirúrgica deve ocorrer antes dos 12 meses de vida, período em que se inicia a marcha, para que não interfira no desenvolvimento da criança.

Há a opção pela cirurgia precoce, entre os 3 e 6 meses de vida, em que, acredita-se, o crescimento corporal e o potencial de remodelamento do primeiro ano serão fatores importantes na tomada de decisão. Por outro lado, grande parte dos especialistas opta pela cirurgia entre os 9 e 11 meses, período em que, devido ao tamanho da criança, a anatomia do pé já pode ser mais bem visualizada, as estruturas patológicas já estão bem definidas e a criança está prestes a andar, sendo a marcha um importante fator preventivo das recorrências.

TRATAMENTO CIRÚRGICO

A evolução no tratamento cirúrgico do PTC baseou-se, principalmente, na melhor compreensão da anatomia patológica da doença. O reconhecimento de que cada pé apresenta variações patológicas diferentes entre si fez com que as técnicas cirúrgicas evoluíssem de procedimentos padronizados com etapas idênticas para as abordagens ditas "a la carte", nas quais a avaliação prévia e intraoperatória definiria os objetivos de cada procedimento.

> **ATENÇÃO!** A anestesia geral associada à epidural caudal suplementar demonstrou diminuir a necessidade de narcótico pós-operatório com bom controle álgico várias horas após a cirurgia, o que torna o tempo de internação hospitalar mais curto.

Vias de acesso

Muito se discute sobre qual seria o melhor acesso cirúrgico com base na visualização da maior parte das estruturas patológicas a serem abordadas, assim como na melhor cobertura cutânea no pós-operatório e no menor risco de retrações.

Os autores dos diferentes acessos baseiam-se em um entendimento ligeiramente distinto da anatomia patológica com uma abordagem muito diferente para o tratamento cirúrgico dos tecidos moles. No entanto, 60 a 80% de bons ou excelentes resultados têm sido consistentemente relatados no seguimento, na maioria das séries.

> **ATENÇÃO! Debate-se a respeito do tipo mais útil de incisão da pele, mas certamente isso é menos importante do que os procedimentos realizados sob a pele, desde que todos os componentes da deformidade possam ser expostos e tratados de forma segura e eficaz.**

Dentre as dezenas de vias de acesso já propostas, na literatura atual, há três que são universalmente reconhecidas e utilizadas pela maioria dos especialistas, cada uma com vantagens e desvantagens (**FIG. 20.2.1**).

Acesso oblíquo posteromedial de Turco

Conhecido como acesso em taco de hóquei. Iniciado na base do primeiro metatarso, progride obliquamente até a borda posterior do maléolo medial (**FIG. 20.2.1A**). Permite excelente acesso às estruturas mediais e ao tendão calcâneo, mas limita a abordagem de estruturas posterolaterais, como os ligamentos talofibulares e calcaneofibulares, que são visualizados do plano profundo para o superficial. A articulação subtalar é aberta como um livro, com a sua bisagra no canto posterolateral do pé, mais especificamente no ligamento calcaneofibular, que não é liberado.

Acesso circunferencial transverso de Cincinnati

Incisão transversal iniciada medialmente na altura da base do primeiro metatarso progredindo pela prega calcânea, contornando de forma semicircular, proximal 1 cm à

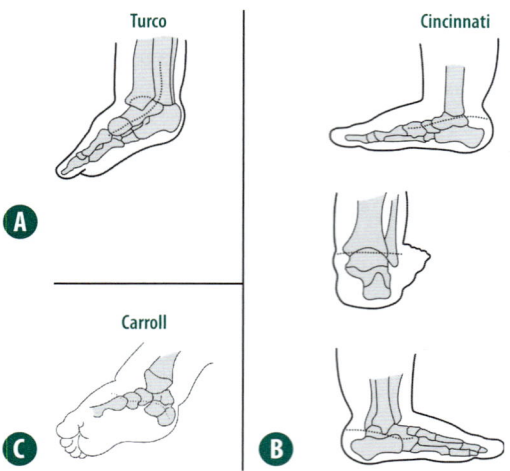

FIGURA 20.2.1

Ⓐ Representação esquemática do acesso de Turco. A incisão inicia na base do primeiro metatarso e progride obliquamente até a borda posterior do maléolo medial.
Ⓑ Representação esquemática do acesso de Cincinnati. A incisão inicia medialmente na base do primeiro metatarso e progride lateralmente pela prega calcânea, de forma semicircular, até a altura do osso cuboide.
Ⓒ Representação esquemática do componente medial em Z do acesso de Carroll. A incisão inicia na altura da base do primeiro metatarso, angula-se no sentido proximal em direção ao maléolo medial e novamente angula-se em sentido distal, no sentido do corpo do calcâneo.

tuberosidade do calcâneo, seguindo-se lateralmente até o osso cuboide (**FIG. 20.2.2**). Permite amplo acesso com visão direta, do plano superficial para o profundo, tanto das estruturas posterolaterais quanto das posteromediais. Porém, permite limitada visualização do tendão calcâneo proximal e da fáscia plantar. A maioria dos cirurgiões que usa a incisão Cincinnati defende-na por ser ampla, cosmética e segura, mesmo em revisões, cruzando cicatrizes longitudinais de cirurgia anterior, embora esteja associada a maior ocorrência de dificuldade de fechamento, deiscência de sutura e necrose de pele.

Acesso duplo de Carroll

Incisão posterolateral associada a uma incisão em Z medial (**FIG. 20.2.1C**). Permite bom acesso posteromedial e ao tendão calcâneo e é segura, mas menos cosmética e associada à retração de pele.

Técnicas cirúrgicas

Procedimento de Turco

Na década de 1970, Turco[5,6] inovou a abordagem do PTC ao propor a liberação ampla de tecidos moles posteromediais em um único tempo cirúrgico. Os procedimentos incluídos na técnica original do autor são:

- Correção da deformidade calcânea: realizando eversão e rotação do calcâneo após liberação completa subtalar (medial, lateral e posterior) associada à liberação do ligamento calcaneofibular.

- Alongamentos tendinosos: calcâneo, flexor longo do hálux e tibial posterior.

- Liberação do ligamento mola (calcaneonavicular plantar).

- Redução e fixação da articulação talonavicular após sua abertura medial, dorsal e plantar.

Diversas modificações foram propostas à técnica de Turco,[5,6] entre elas as feitas por Carroll,[7-9] que incluíam:

- Liberação da fáscia plantar e do abdutor do hálux.

- Capsulotomia calcaneocubóidea.

No seguimento pós-operatório, não é incomum observar a rotação interna e a deformidade em valgo do retropé, por causa da translação lateral do calcâneo.

Procedimento de Goldner

O procedimento de Goldner é baseado na premissa de que a deformidade primária é uma rotação interna do tálus na articulação do tornozelo.[10-12] A correção requer o alongamento do ligamento deltoide com extensa liberação medial e reconstrução da articulação talonavicular. A articulação subtalar não é liberada.

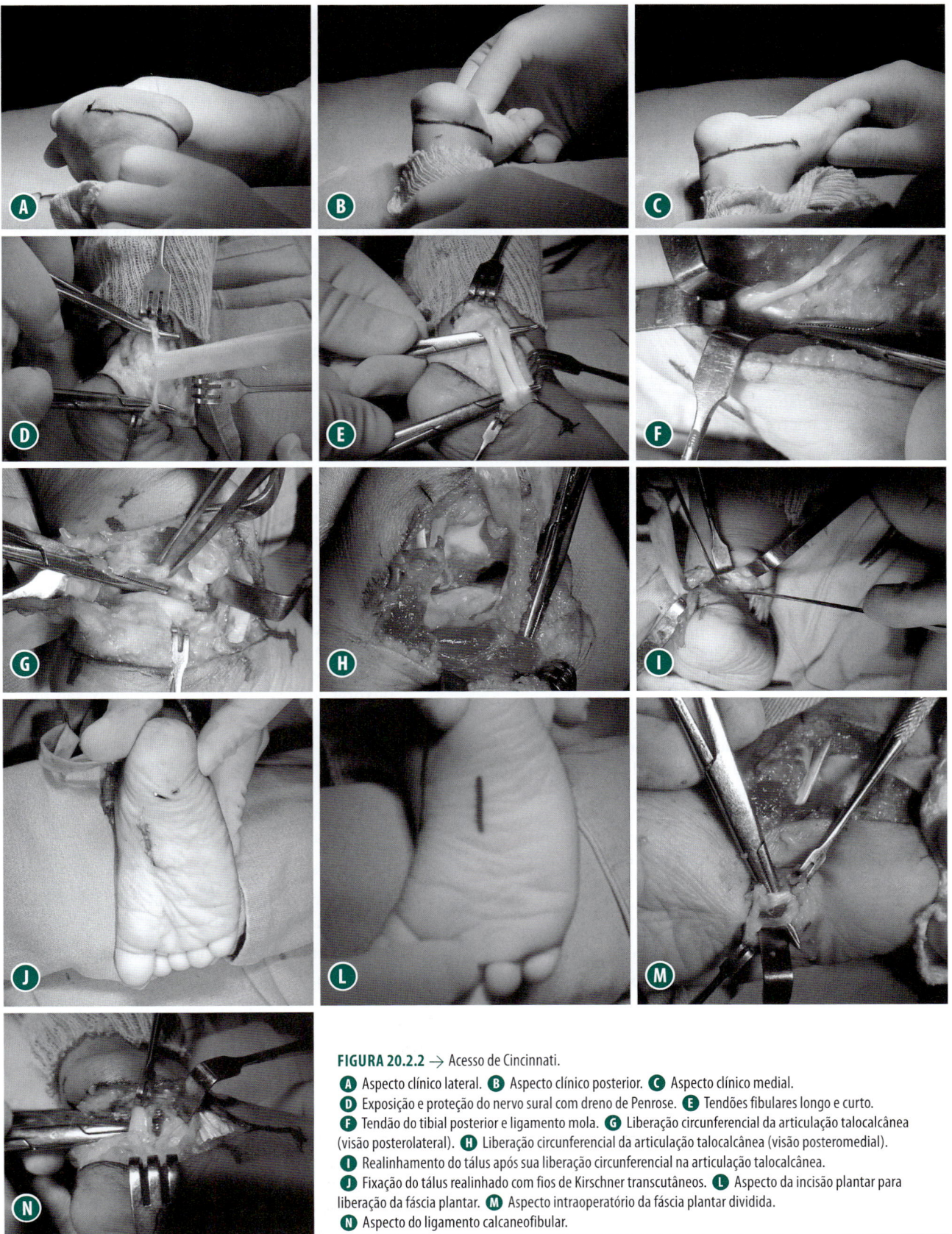

FIGURA 20.2.2 → Acesso de Cincinnati.
(A) Aspecto clínico lateral. **(B)** Aspecto clínico posterior. **(C)** Aspecto clínico medial.
(D) Exposição e proteção do nervo sural com dreno de Penrose. **(E)** Tendões fibulares longo e curto.
(F) Tendão do tibial posterior e ligamento mola. **(G)** Liberação circunferencial da articulação talocalcânea
(visão posterolateral). **(H)** Liberação circunferencial da articulação talocalcânea (visão posteromedial).
(I) Realinhamento do tálus após sua liberação circunferencial na articulação talocalcânea.
(J) Fixação do tálus realinhado com fios de Kirschner transcutâneos. **(L)** Aspecto da incisão plantar para
liberação da fáscia plantar. **(M)** Aspecto intraoperatório da fáscia plantar dividida.
(N) Aspecto do ligamento calcaneofibular.

Procedimento de Carroll e McKay

Estes autores concordaram que a liberação circunferencial e a rotação da articulação subtalar são necessárias para corrigir a deformidade. Ambos acreditavam na importância da preservação do ligamento interósseo talocalcâneo. Discordaram de Goldner e outros sobre o alinhamento do tálus na articulação do tornozelo.[10-12] Carroll[7-9] acreditava que o tálus encontra-se rodado externamente, e McKay[13-15] acreditava que o alinhamento é neutro. Utilizando o acesso de Cincinnati, os autores propuseram um procedimento extenso:

- Liberação circunferencial talocalcaneana (lateral, posterior e medial) com a liberação do ligamento interósseo somente se necessário **(FIG. 20.2.2G e H)**.

- Após a liberação subtalar, realiza-se a correção da rotação do calcâneo (lateralização da porção anterior associada à medialização e dorsalização da tuberosidade posterior) e sua fixação ao tálus **(FIG 20.2.2I e J)**.

- Liberação completa calcaneocubóidea e talonavicular, redução e fixação com fios de Kirschner.

Procedimento de Simons

Simons[16] descreveu a mais extensa liberação cirúrgica para o tratamento do pé torto, ou seja, uma liberação circunferencial da articulação subtalar com a liberação do ligamento interósseo talocalcâneo **(FIG. 20.2.2G e H)** e, muitas vezes, com a liberação circunferencial completa calcaneocubóidea. Essas liberações desestabilizam completamente as articulações, muitas vezes resultando na criação de deformidades translacionais grosseiras extremamente difíceis de resolver. Simons[16] trouxe a atenção para o alinhamento na articulação calcaneocubóidea, debatendo a implicação da subluxação medial aparente ou real vista em radiografias. Sua abordagem era liberar essa articulação circunferencialmente e realinhá-la. Outros autores recomendam a liberação plantar medial parcial, permitindo que esta se abra como uma dobradiça sem desestabilizar-se por completo.

A anatomia patológica de um PTC mostra inversão complexa grave da articulação subtalar em torno do ligamento talocalcâneo com equino, adução e deformidades em cavo e varo. A manipulação e imobilização do método Ponseti abordam diretamente essas alterações. Quando uma extensa liberação cirúrgica é indicada, as técnicas que melhor abordam essa anatomia patológica são as de Carroll[7,17] e McKay,[13-15] que utilizam o acesso de Cincinnati. Ambos os autores enfatizam a importância da preservação do ligamento interósseo talocalcâneo que, quando seccionado, coloca o calcâneo em risco de translação lateral, uma complicação desastrosa. Eles observaram que o alinhamento do tálus na articulação do tornozelo é, provavelmente, um ponto discutível a considerar, pois parece girar de modo espontâneo para a posição correta após a liberação subtalar em ambos os procedimentos.

> **ATENÇÃO!** Apesar de alguns autores terem uma abordagem "tudo ou nada" para a cirurgia, a maioria defende uma abordagem "a la carte". Faz sentido, pois existe um intervalo de gravidade para pés tortos de tal forma que cada um necessita de um tipo de correção.

Em geral, as liberações são feitas de acordo com a anatomia patológica de cada pé. Em grande parte dos pés, as liberações progridem das estruturas mediais para as posteriores e, então, para as laterais. Em alguns casos, os tecidos liberados medialmente e posteriormente já proporcionam correções satisfatórias. Os procedimentos realizados com mais frequência e de acordo com a localização são:

- Liberações mediais plantares:
  - Liberação do abdutor do hálux em sua inserção do calcâneo.
  - Divisão da fáscia plantar em sua porção proximal **(FIG. 20.2.2L e M)**.
  - Divisão proximal do flexor curto do hálux.
  - Abertura medial e plantar da articulação calcaneocubóidea.
  - Liberação do ligamento mola **(FIG. 20.2.2F)**.
  - Abertura medial da cápsula talocalcânea.
  - Alongamento em Z dos tendões tibial posterior, flexor longo dos dedos e flexor longo do hálux **(FIG. 20.2.3C e D)**. Nos pacientes em que os tendões flexores longos dos dedos e do hálux são muito delgados, existe a opção de utilizar a técnica de Coleman, que faz o alongamento de ambos, transformando-os em um tendão conjunto para proporcionar a flexão conjunta dos dedos do pé.
  - Abertura medial, dorsal e plantar da articulação talonavicular.
- Liberações posteriores:
  - Abertura medial, posterior e lateral da articulação talocalcânea **(FIG. 20.2.2H-L)**.
  - Alongamento em Z do tendão calcâneo **(FIG. 20.2.3A e B)**.
- Liberação do ligamento calcaneofibular **(FIG. 20.2.2N)**.
  - Abertura da cápsula articular do tornozelo.
  - Divisão ou secção do ligamento talofibular posterior.
- Liberações laterais:
  - Capsulotomias talonavicular e calcaneocubóidea.
  - Liberação do ligamento interósseo talocalcâneo.
  - Liberação do ligamento calcaneofibular **(FIG. 20.2.2N)**.

Independentemente das liberações realizadas, é importante fazer a correção da rotação do calcâneo e a redução das articulações talonavicular, talocalcânea e calcaneocubóidea, que podem ser fixadas com fios de Kirschner.

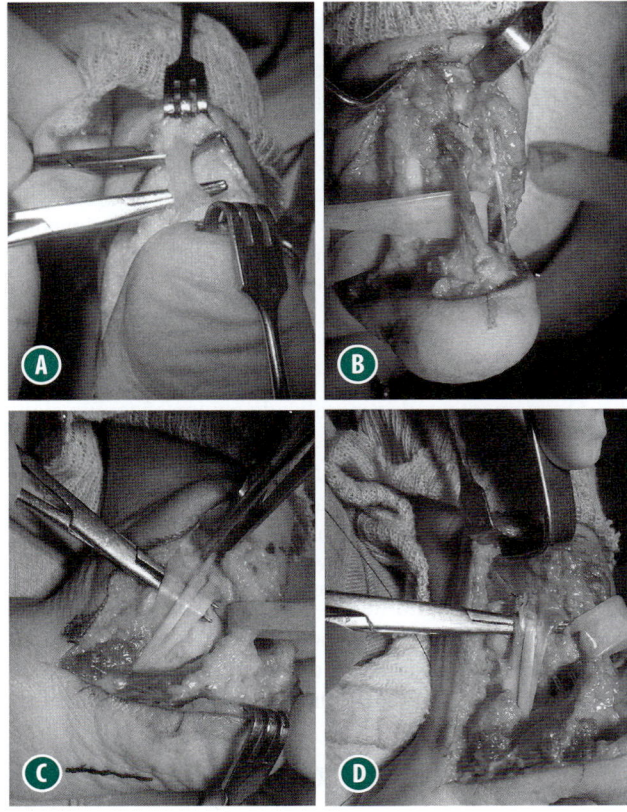

FIGURA 20.2.3
ⓐ Exposição posterior do tendão calcâneo pela incisão de Cincinnati.
ⓑ Tendão calcâneo alongado em Z.
ⓒ Exposição medial dos tendões – tibial posterior, flexor longo dos dedos e flexor longo do hálux.
ⓓ Alongamento dos tendões tibial posterior, flexor longo dos dedos e flexor longo do hálux.

Antes do fechamento da ferida, devem ser tomadas algumas medidas para minimizar o sangramento, porque ele pode causar inchaço considerável, o que pode requerer remoção do gesso. As medidas são: soltar o torniquete e fazer a hemostasia antes do fechamento; aproximar os tecidos subcutâneos com suturas absorvíveis e aproximar as bordas da pele com uma sutura absorvível ou inabsorvível. Se necessário, aplicar dreno de sucção **(FIG. 20.2.4)**.

Alguns cuidados pós-operatórios merecem ser mencionados:

• Imobiliza-se com tala gessada longa posterior com o pé em posição de correção obtida no ato operatório, evitando sofrimento cutâneo e vasculonervoso desnecessário.

• Após sete dias, troca-se a imobilização com a tala por gesso cruropodálico que será mantido por 45 dias.

• Após 15 dias, os pontos são removidos.

• Em seis semanas, o gesso cruropodálico e os fios de Kirschner são removidos no ambulatório.

• Coloca-se um gesso genupodálico por mais seis semanas.

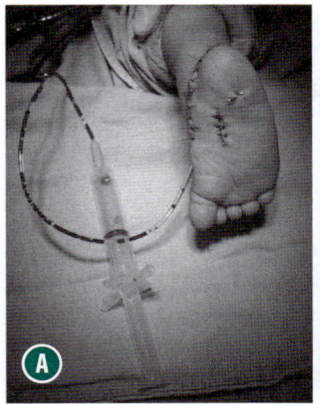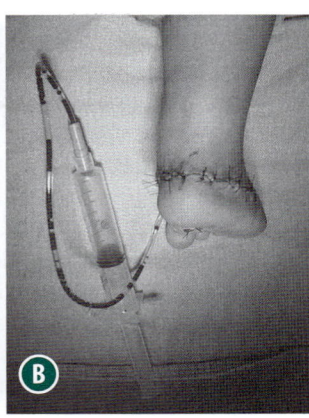

FIGURA 20.2.4
ⓐ Aspecto pós-operatório de procedimento utilizando acesso de Cincinnati. Optou-se pelo uso de dreno de sucção pós-operatório.
ⓑ Aspecto pós-operatório de procedimento utilizando o acesso de Cincinnati. Visão posterior do pé.

• Após 12 semanas da correção da deformidade, deve ser realizada uma avaliação clínica do paciente:

• Caso a função dos músculos fibulares esteja normal e o paciente faça a flexão dorsal do tornozelo no eixo tibial, libera-se de qualquer imobilização e mantém-se controle ambulatorial trimestral.

• Caso a função dos músculos fibulares não esteja adequada ou seja observada tendência à recidiva, aplica-se uma órtese usada no método de Ponseti tipo FAB (*foot abduction brace*) ou uma órtese tornozelo-pé tipo AFO (*ankle-foot orthosis*) em posição sobrecorrigida.

Sapatos especiais não são necessários, de maneira geral, mas, em alguns casos, modificações simples do arco plantar podem ser benéficas.

CORREÇÃO DAS DEFORMIDADES RESIDUAIS OU RECIDIVADAS

A recidiva da deformidade, sendo frequente em função de desequilíbrio das forças musculares, ocorre geralmente entre dez meses e sete anos após a cirurgia. A maioria pode ser tratada através de novas manipulações e imobilização gessada inguinopodálica.

Nas crianças acima de 2 anos e meio, a transferência do tendão tibial anterior para o terceiro cuneiforme pode ser necessária para a prevenção da recorrência do varismo e inversão, por causa do desequilíbrio da força entre os tendões tibial anterior e fibulares, o que ocorre em parte considerável das crianças tratadas de PTC. Caso isso não seja corrigido, o tendão flexor longo do hálux atua, de forma involuntária, com o objetivo de flexionar o hálux causando uma deformidade dinâmica ou rígida do antepé em supinação, que pode estar acompanhada da adução do antepé e inversão do retropé, levando ao desenvolvimento de saliência ou joanete dorsal. A transferência do tibial anterior não corrige a deformidade rígida.

Deslocamento dorsal do navicular

Subluxação ou luxação dorsal do navicular pode ocorrer devido à liberação excessiva da articulação talonavicular, mal alinhamento em rotação externa e cavo residual secundário à liberação insuficiente da fáscia plantar. Subluxação talonavicular assintomática deve ser observada. Se os sintomas justificarem, a cirurgia é indicada.

O procedimento da terceira via de Barnett[18] parece ser um método eficaz para realinhar a articulação na criança com menos de 6 anos. Esse procedimento envolve uma capsulotomia circunferencial da articulação talonavicular, seguida de capsulotomias entre o navicular e o cuboide, o cuneiforme lateral e cuboide e entre as extremidades proximais do terceiro e quarto metatarsos (a terceira rua). A coluna medial do pé é, assim, separada da coluna lateral, permitindo ao navicular o alinhamento completo e sem tensão com a cabeça do tálus. O tratamento na criança mais velha deve ser individualizado e envolve ostectomias, osteotomias e artrodeses.

Deformidade em valgo do retropé

A hipercorreção é a pior das complicações indesejadas e pode ocorrer em diferentes locais no pé. Hipercorreção na articulação talocalcânea (subtalar) causa uma deformidade em valgo retropé, seja pela translação exagerada lateral do calcâneo ou por uma eversão excessiva do complexo articular subtalar. O primeiro tipo é mais comum e visto com mais frequência após a libertação completa da articulação subtalar, incluindo a liberação do ligamento interósseo talocalcâneo, conforme descrito na operação desenvolvida por Simons.[16] Também pode ser visto como complicações do procedimento de Turco,[5,6] em que o ligamento calcaneofibular que se apresenta espessado e encurtado não é liberado. Isso muda o eixo de rotação do centro da articulação subtalar (ligamento interósseo talocalcâneo) para o canto posterolateral, podendo causar uma deformidade em valgo igual a da liberação excessiva, clinicamente manifesta por grave deformidade em valgo do retropé, mas com um ângulo coxa-pé neutro, e com dor no retropé do tipo colisão lateral.

Mesmo na infância, o calcâneo não pode ser reposicionado de forma confiável. Órteses personalizadas podem ser usadas para tentar aliviar os sintomas e, se eles persistirem na criança mais velha, uma osteotomia de deslocamento medial do calcâneo de Koutsogiannis,[19] eficaz para corrigir a deformidade em valgo, pode aliviar os sintomas, embora a deformidade primária não possa ser corrigida.

Varismo do calcâneo

Trata-se de deformidade residual que, embora possa existir isoladamente, muitas vezes apresenta-se como a deformidade mais evidente de uma série de hipocorreções ou deformidades mais complexas. O varismo do calcâneo é corrigido ou por uma osteotomia de fechamento lateral (procedimento de Dwyer) ou de abertura medial, devendo corrigir completamente o varo, colocando a tuberosidade posterior em posição neutra ou de discreto valgo de até 5°.

Equinovaro do calcâneo

O tratamento pode ser realizado em um só tempo alongando o tendão calcâneo por via medial e realizando a osteotomia, por via lateral, por meio de uma cunha de fechamento. A alternativa é realizar a correção em dois tempos pela via medial: primeiro, o alongamento do tendão calcâneo e, depois, a osteotomia de abertura medial.

Tal procedimento deve ser muito cauteloso para evitar afrouxamento e insuficiência funcional do tríceps sural, com a grave complicação de desenvolvimento de deformidade em pé calcâneo, cuja função é muito ruim na marcha.

Varo do calcâneo mais adução do antepé ao nível da articulação de Chopart

Essa deformidade é tratada por meio da liberação medial ao nível do pé associada à artrodese calcaneocubóidea (operação de Evans). A liberação medial ao nível do pé consta do alongamento do tibial posterior, capsulotomias subtalar, perinavicular, cuneiforme-primeiro metatarsiano, tenotomia do adutor do hálux e alongamento do flexor longo do hálux, se necessário. A maioria dos casos tem em associação o equinismo do calcâneo, apresentando todas as deformidades. A operação de Evans apresenta bons resultados para os pés adutovaros recidivados.

Adução do antepé ao nível da articulação de Lisfranc

Esta lesão residual bastante frequente tem indicação cirúrgica nos casos mais graves que apresentam marcha deselegante e pés que têm grande dificuldade em calçar sapatos, devendo ser corrigida com capsulotomia nos casos flexíveis e reposicionamento ou osteotomia da base dos ossos metatarsais nos casos mais rígidos. É importante lembrar-se da anatomia, em que a fise do primeiro metatarso é proximal.

Marcha persistente em rotação interna

A torsão medial da tíbia que acompanha o conjunto de deformidades do PTC é objeto de controvérsias até os dias atuais. Embora exista a deformidade rotacional medial da tíbia em alguns casos de PTC, em outros ocorre o inverso, em adaptação em longo prazo, existindo a rotação lateral da articulação do tornozelo, sendo necessária osteotomia derrotativa medial para a correção.

O diagnóstico clínico da torsão tibial é dado pela orientação medial dos pés quando as patelas estão bem centradas no plano frontal com a ausência concomitante de anteversão do colo femoral e de adução do antepé. A análise de marcha se mostra importante, pois nem sempre o ângulo de progressão do pé negativo – chamado de "marcha de periquito" – se deve à torção medial da tíbia. Há associação significativa entre o aumento da rotação interna do quadril e PTC. Essa anteversão femoral ou acetabular, assim como a torção tibial interna, propicia marcha em rotação interna dos pés, a qual deve ser diferenciada para assegurar que o tratamento cirúrgico, se necessário, seja realizado no local correto. Na prática, são poucos os casos que exigem osteotomia derrotativa da tíbia.

A osteotomia derrotativa tibial costuma ser recomendada para criança com ângulo de progressão do pé mais de 10° mais interno do que a soma da rotação pélvica ipsilateral e a rotação do quadril durante a fase de apoio. Essa recomendação é confirmada pelo ângulo transmaleolar e ângulo coxa-pé relativamente internos. A osteotomia é transversa, sem osteotomia da fíbula, objetivando-se melhorar a relação tibiofibular distal que, no PTC, apresenta desvio posterior do maléolo lateral em relação à tíbia.

DEFORMIDADE RECORRENTE GRAVE E PÉ TORTO INVETERADO

No PTC recorrente, grave e rígido **(FIGS. 20.2.5A-B e 20.2.6A-B)**, há diversas opções para o tratamento da dor e da

incapacidade funcional. A primeira é uma abordagem conservadora que emprega uso de palmilha de elevação do arco, almofadas, cintas e modificações no sapato. A falha dessas modalidades para aliviar a dor é uma indicação para a cirurgia. Modalidades cirúrgicas incluem novas liberações de tecidos moles e osteotomias, artrodese e correção da deformidade gradual **(FIG. 20.2.5C-E)**, podendo ser utilizado um dispositivo de fixação externa, como o aparelho de Ilizarov. Artrodese tríplice não costuma ser indicada em pacientes com menos de 10 anos.

O método Ilizarov

O método de Ilizarov é excelente para correção e redução acentuada das complicações das osteotomias com correções agudas no tratamento do pé torto negligenciado, em especial os riscos de lesão neurovascular, lesões dos tecidos moles e encurtamento do pé. O fixador de Ilizarov é um sistema de fixador externo com dobradiças e hastes rosqueadas para distração progressiva, proporcionando um poderoso meio de obtenção da correção segura de deformidades graves nos pés **(FIG. 20.2.6C-E)**. Quando a rigidez não é muito acentuada, uma montagem sem restrições, com dobradiças e barras de correção, é usada para tirar proveito das articulações existentes. Para deformidades mais graves e rígidas, a distração osteogênica através de osteotomias deve ser realizada.

Cabe ressaltar que as correções dos pés tortos inveterados têm como objetivo principal tornar o apoio plantígrado, em geral com pouco ganho de mobilidade, muitas vezes proporcionando melhora acentuada na qualidade de vida dos pacientes tratados.

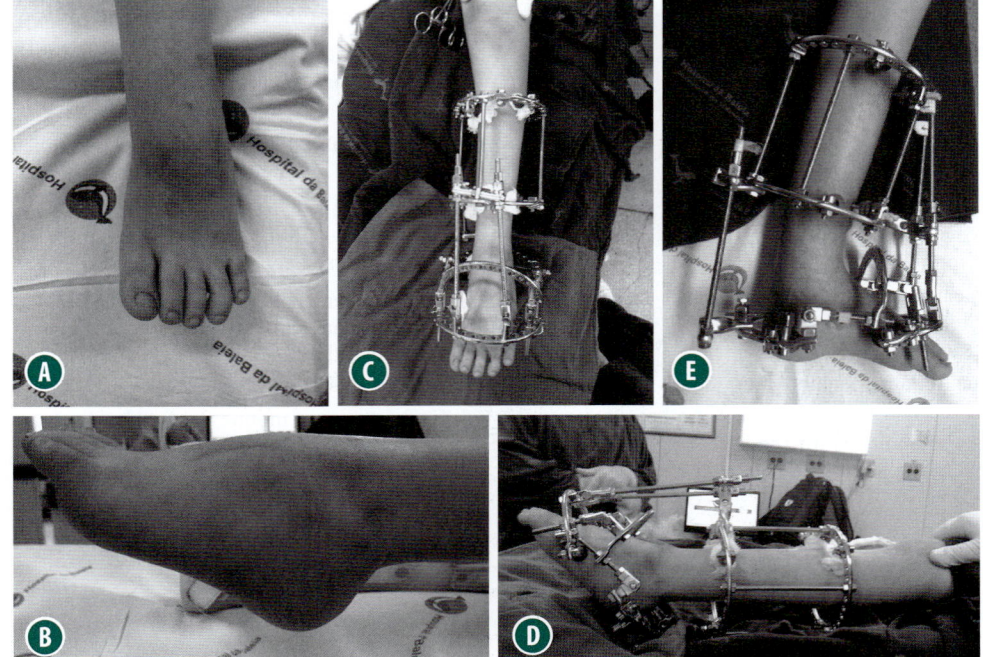

FIGURA 20.2.5 → Ⓐ Pé com deformidade em equino inveterada (aspecto anterior). Ⓑ Visão lateral do mesmo paciente com deformidade em equino inveterada. Verifica-se a formação de ângulo raso entre o dorso do pé e o aspecto anterior da perna. Ⓒ Pós-operatório imediato de montagem de fixador de Ilizarov para correção de equinismo (aspecto anterior). Ⓓ Pós-operatório imediato de montagem de fixador de Ilizarov para correção de equinismo (aspecto lateral). Notam-se as hastes anteriores com porcas numeradas, locais em que a correção gradual será realizada com ajustes diários feitos pelo próprio paciente em seu domicílio.

Ⓔ Aspecto pós-correção de pé torto inveterado pelo método de Ilizarov (verifica-se o pé plantígrado). Nota-se a progressão da correção nas hastes anteriores e na haste posterior, onde foram feitos os ajustes diários pelo próprio paciente em seu domicílio.

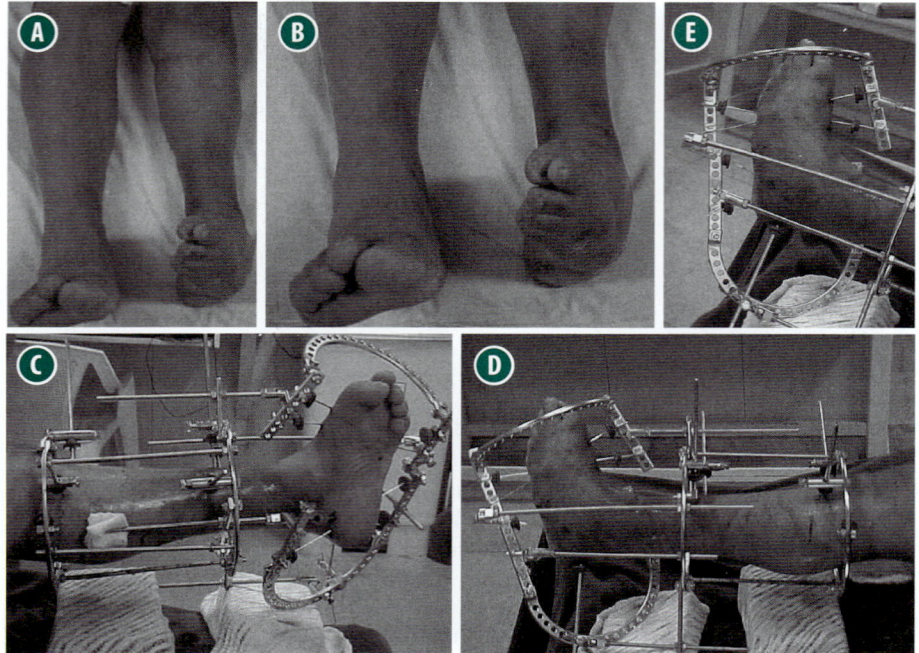

FIGURA 20.2.6

A e **B** Pé torto inveterado.
C Montagem de fixador circular de Ilizarov para correção gradual de pé torto inveterado (aspecto medial).
D Fixador de Ilizarov para correção gradual de pé torto inveterado (aspecto lateral).
E Fixador de Ilizarov (aspecto anterior).

Referências

1. Santin RAL, Hungria Filho JS. Pé torto congênito. Rev Bras Ortop. 1977;12:1-15.

2. Ponseti IV. Treatment of congenital club foot. J Bone Joint Surg Am. 1992;74(3):448-54.

3. Simons GW. Complete subtalar release in club feet. Part I: a preliminary report. J Bone Joint Surg Am. 1985;67(7):1044-55.

4. Simons GW. Complete subtalar release in club feet. Part II: comparison with less extensive procedures. J Bone Joint Surg Am. 1985;67(7):1056-65.

5. Turco VJ. Resistant congenital club foot-one-stage posteromedial release with internal fixation. A follow-up report of a fifteen-year experience. J Bone Joint Surg Am. 1979;61(6A):805-14.

6. Turco VJ. Surgical correction of the resistant club foot. One-stage posteromedial release with internal fixation: a preliminary report. J Bone Joint Surg Am. 1971;53(3):477-97.

7. Carroll NC, McMurtry R, Leete SF. The pathoanatomy of congenital clubfoot. Orthop Clin North Am. 1978;9(1):225-32.

8. Carroll NC. Preoperative clinical assessment of clubfoot. In: Simons GW, editor. The clubfoot. New York: Springer-Verlag; 1993. p. 97.

9. Carroll NC. Surgical technique for talipes equinovarus. Oper Tech Orthop. 1993;3(2):115-20.

10. Goldner JL. Congenital talipes equinovarus: fifteen years of surgical treatment. Curr Pract Orthop Surg. 1969;4:61-123.

11. Goldner JL, Fitch RD. Classification and evaluation of congenital talipes equinovarus. In: Simons GW, editor. The clubfoot. New York: Springer-Verlag; 1994.

12. Goldner JL, Fitch RD. Idiopathic congenital talipes equinovatull (clubfoot). In: Jahss MH, editor. Disorders of the foot and ankle. 2nd ed. Philadelphia: W. B. Saunders; 1991. v. 1, p. 771-829.

13. McKay DW. New concept of and approach to clubfoot treatment: section I-principles and morbid anatomy. J Pediatr Orthop. 1982;2(4):347-56.

14. McKay DW. New concept of and approach to clubfoot treatment: section II-correction of the clubfoot. J Pediatr Orthop. 1983;3(1):10-21.

15. McKay DW. Dorsal bunions in children. J Bone Joint Surg Am. 1983;65(7):975-80.

16. Simons GW. Calcaneocuboid joint deformity in talipes equinovarus: an overview and update. J Pediatr Orthop B. 1995;4(1):25-35.

17. Carroll NC. Pathoanatomy and surgical treatment of the resistant clubfoot. Instr Course Lect. 1988; 37:93-106.

18. Barnett RM Sr. Medial/lateral column separation (third street operation) for dorsal talonavicular subluxation. In: Simons GW, editor. The clubfoot: the present and view of the future. New York: Springer-Verlag; 1994. p. 268-72.

19. Koutsogiannis E. Treatment of mobile flat foot by displacement osteotomy of the calcaneus. J Bone Joint Surg Br. 1971;53(1):96-100.

Capítulo 20.3

PÉ METATARSO-VARO

Dulce Helena Grimm
Victor Hugo M. Ramos

O pé metatarso-varo, *metatarsus adductus* ou *metatarsus adductus varus* é a deformidade do pé mais comum em recém-nascidos. É caracterizado por adução ou desvio medial do antepé em relação ao retropé associado a um grau variável de supinação do antepé.[1] O retropé está em posição neutra ou com discreto valgo. Este capítulo abordará o *metatarsus adductus*.

> **ATENÇÃO! O pé em serpentina, citado com frequência em textos sobre *metatarsus adductus*, é uma deformidade rara, caracterizada pelo valgo do retropé e adução do antepé, grave e rígida quando comparada ao *metatarsus adductus*. Na radiografia, tem como característica a subluxação lateral do navicular em relação ao tálus.**

EPIDEMIOLOGIA

Com incidência de cerca de 1/100-1.000,[2,3] essa apresentação é uma das mais comuns nos pés dos recém-nascidos, mas pode ser considerada ainda maior, visto a não padronização do conceito de metatarso-varo e a subestimação de casos leves que cursam com resolução espontânea. A incidência também aumenta em casos de gemelaridade e sexo feminino; em casos em que o primeiro filho foi acometido, a chance de o filho seguinte também ser é 20 vezes maior que a da população geral.[3,4]

ETIOLOGIA

A etiologia ainda é desconhecida. Como a doença apresenta um espectro variado e muitos casos leves, que apresentam grande flexibilidade nas manobras de correção da deformidade, acredita-se que sua origem está relacionada com alterações posturais durante a gestação. Fatores de risco, como a maior prevalência na gemelaridade, suportam essa teoria. Deformidades mais rígidas e mais complexas, no entanto, têm provável etiologia relacionada a alterações anatômicas estruturadas, como alterações no formato e inclinação articular do primeiro cuneiforme, e luxações ou subluxações tarsometatarsais.

MANIFESTAÇÕES CLÍNICAS

A deformidade costuma ser percebida logo nos primeiros dias de vida, mas alguns casos são percebidos ao início da marcha, quando é notável a marcha em progressão interna dos membros, com o hálux apontando medialmente. O metatarso-varo é uma das principais causas da queixa comum de "marcha em rotação interna da criança", junto a anteversão excessiva do colo femoral e torção interna da tíbia.

No aspecto clínico, o pé apresenta um desvio medial do antepé e graus variáveis de supinação. O retropé está neutro ou com discreto valgo e sua mobilidade está preservada. Na vista plantar **(FIG. 20.3.1)**, a borda lateral apresenta-se convexa com a base do quinto metatarso proeminente, e a borda medial, por consequência, côncava. O arco plantar, em geral, está aumentado nesses pés. Em alguns casos, o hálux, que tende ao desvio medial, apresenta maior abertura da primeira comissura interdigital. A mobilidade da articulação tibiotarsal costuma ser normal. Em associação, a torção interna da tíbia pode estar presente em graus variados, tornando a queixa de marcha em progressão interna mais frequente e evidente.

A presença de displasia do desenvolvimento do quadril ainda é questionada. Estudos prévios associaram a presença de metatarso-varo com a displasia do desenvolvimento do quadril,[5,6] mesmo com publicações mais recentes questionando tal relação.[7,8] A avaliação mais cuidadosa e criteriosa do quadril desses pacientes é recomendada.[9]

Bleck[10] classificou os pés em metatarso-varo quanto ao grau de deformidade e quanto a sua flexibilidade. Em termos de prognóstico e tratamento, a classificação dessas deformidades pela flexibilidade é mais utilizada. Ambas

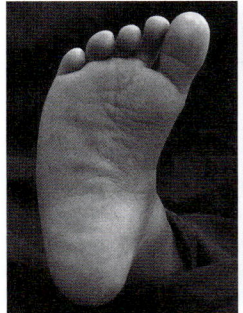
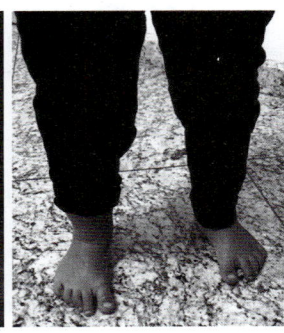
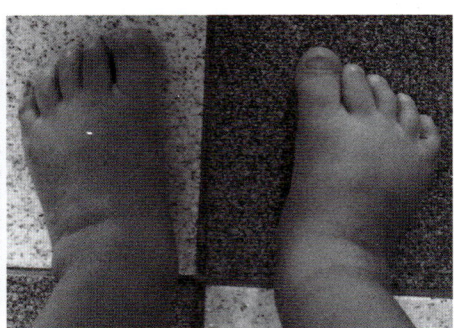

FIGURA 20.3.1 → Imagens mostrando diferentes espectros de pés com metatarso-varo. A primeira imagem mostra como a deformidade é identificada com mais facilidade por meio da inspeção plantar.

as classificações utilizam o conceito da "linha bissetriz do calcâneo", que é a linha que cruza o eixo longitudinal do calcâneo.

Classificação quanto à deformidade **(FIG. 20.3.2)**:

- **Normal**: linha do calcâneo cruza entre o segundo e o terceiro artelhos do pé.

- **Leve**: linha do calcâneo cruza através do terceiro artelho do pé.

- **Moderada**: linha do calcâneo cruza entre o terceiro e o quarto artelhos do pé.

- **Grave**: linha do calcâneo cruza entre o quarto e o quinto artelhos do pé.

Classificação quanto à flexibilidade, considerando a quantidade de correção passiva da deformidade através de manipulação. Estabiliza-se o retropé e abduz-se o antepé:

- **Flexível**: abdução do antepé ultrapassa a linha do calcâneo.

- **Parcialmente flexível**: abdução do antepé vai até a linha, sem ultrapassar.

- **Rígido**: abdução do antepé não chega na linha bissetriz do calcâneo.

AVALIAÇÃO RADIOGRÁFICA

O uso de exames de imagens complementares, como radiografias, não é necessário ao diagnóstico e seguimento. Estão recomendados a pacientes mais maduros (idade escolar e adolescentes), com queixas relacionadas à deformidade e nos quais uma mudança na abordagem de tratamento será necessária. Nessas radiografias, a principal alteração visualizada é a no formato do primeiro cuneiforme, que apresenta forma trapezoide com maior inclinação medial na articulação cuneiforme-metatarsal. A inclinação medial decrescente do primeiro ao quinto metatarso também é identificada **(FIG. 20.3.3)**.

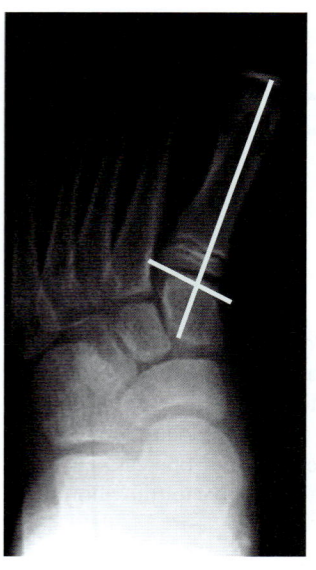

FIGURA 20.3.3 → Radiografia em anteroposterior de uma criança com metatarso-varo. Observa-se o formato trapeizodal do primeiro cuneiforme, maior inclinação da articulação cuneiforme-metatarsal e, por consequência, dos metatarsos.

TRATAMENTO

A história natural mostra que a maior parte das deformidades tem boa evolução a longo prazo. Publicações clássicas como de Ponsetti e Becker,[11] Rushforth[12] e Weinstein[1] demonstraram que a maior parte das deformidades apresenta melhora gradual e correção até os 4 anos e que apenas uma pequena parcela dessa população apresenta deformidade residual com limitações clínicas significativas.

Farsetti e colaboradores, em 1994, relataram um estudo em que foram avaliados 31 pacientes (45 pés), com seguimento de 32 anos e seis meses (18 a 69 anos e seis meses).[13] Na avaliação inicial de 16 pés, a deformidade (leve ou moderada) era flexível, e os indivíduos foram observados, sem tratamento. Do total, 23 pés que apresentavam a deformidade (moderada ou grave) parcialmente flexível ou rígida foram submetidos a tratamento conservador com manipulações e trocas de gesso. O resultado foi considerado bom em todos os pés não tratados e em 90% dos tratados com gesso. Os autores acreditam que o tratamento cirúrgico não está indicado a pacientes com deformidades leves ou moderadas nos pés.

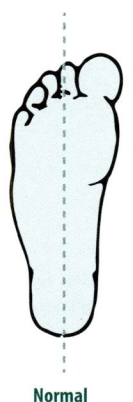
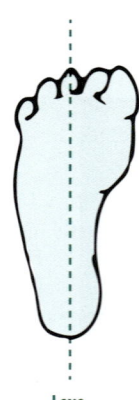
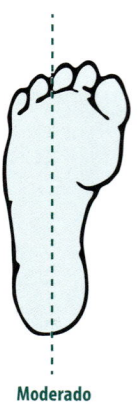
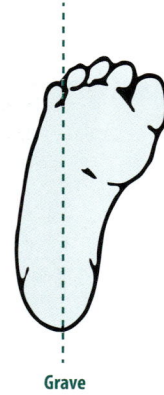

Normal   **Leve**   **Moderado**   **Grave**

FIGURA 20.3.2 → Classificação de Bleck[10] para metatarso-varo. A posição do antepé em relação à linha bissetriz do calcâneo caracteriza a intensidade da deformidade.

> **ATENÇÃO! O papel do ortopedista é a difícil tarefa de saber o equilíbrio entre não submeter pacientes com deformidades, com bom prognóstico, a tratamentos desnecessários e negligenciar deformidades graves que necessitem de tratamento.**

O tratamento conservador, com observação clínica seriada, é o tratamento inicial para a maioria dos pacientes. A maior parte dos pés considerados flexíveis não necessita de "outra" abordagem e evolui bem. Alguns autores sugerem manipulações leves realizadas pelos pais e assistidas pelo ortopedista. O seguimento e o aconselhamento dos pacientes por um ortopedista experiente com esse tipo de tratamento é fundamental, visto que manipulações excessivas e com técnicas inadequadas não são consideradas apenas ineficazes, pois são também prejudicais.[11,12]

Nos casos das deformidades consideradas rígidas ou não totalmente flexíveis, manipulações e trocas gessadas seriadas são indicadas, de preferência, antes dos 6 meses de vida. A manipulação é feita, conforme descrição inicial de Kitee,[14] com uma das mãos sobre o calcâneo, imobilizando a subtalar e utilizando o polegar como fulcro sobre a região da articulação cuboidemetatarsal. Com a outra mão se "pinça" o primeiro raio, e, de forma gentil, o antepé é abduzido. As trocas gessadas podem ser realizadas a cada semana ou 15 dias, e, para evitar recidivas, o tratamento gessado deve ser mantido após correção, pela mesma quantidade de dias necessários para obter o membro corrigido. Vale ressaltar a importância das manipulações serem delicadas e com técnica correta, devido ao risco de valgização forçada do retropé e do desenvolvimento de uma deformidade iatrogênica, tipo "pé em serpentina" **(FIG. 20.3.4)**.

Nos casos em que as manipulações e trocas gessadas não foram eficazes e que não apresentaram melhora espontânea entre os 2 e 4 anos, a liberação de partes moles pode ser indicada. Um dos exemplos conhecidos é a liberação capsular de Heyman e colaboradores,[15] que consiste na abertura medial da articulação do metatarso-cuneiforme, da liberação ligamentar e do tendão abdutor do hálux. Essa técnica está em desuso devido a uma elevada taxa de falha no procedimento (41%); além disso, complicações de pele e cicatrização, dor e rigidez residual articular foram descritas.

Procedimentos ósseos são indicados apenas em pacientes de maior idade, com deformidade residual associada a limitações para adaptação de calçados, dor e limitação nas atividades. Pode ser indicada uma osteotomia de abertura no primeiro cuneiforme junto a osteotomia de fechamento do cuboide, conforme proposto por McHale e Lenhart.[16] Em casos mais graves, está indicada uma osteotomia associada na base do segundo ao quarto metatarso.[17]

O tratamento cirúrgico dessa afecção não é simples e inúmeras complicações estão descritas, como infecção, recidiva, rigidez e degeneração articular, necrose asséptica dos ossos do tarso, entre outras. Considerando esse fato e a boa história natural da doença, reafirma-se que o tratamento cirúrgico é limitado e reservado apenas a uma amostra pequena de casos.

Referências

1. Weinstein SL. Bristol-Myers Squibb/Zimmer award for distinguished achievement in orthopaedic research. Long-term follow-up of pediatric orthopaedic conditions. Natural history and outcomes of treatment. J Bone Joint Surg Am. 2000;82-A(7):980-90.

2. Widhe T. Foot deformities at birth: a longitudinal prospective study over a 16-year period. J Pediatr Orthop. 1997; 17(1):20-4.

3. Hunziker UA, Largo RH, Duc G. Neonatal metatarsus adductus, joint mobility, axis and rotation of the lower extremity in preterm and term children 0-5 years of age. Eur J Pediatr. 1988;148(1):19-23.

4. Wynne-Davies R. Family studies and the cause of congenital club foot. Talipes equinovarus, talipes calcaneo-valgus and metatarsus varus. J Bone Joint Surg Br. 1964;46:445-63.

5. Jacobs JE. Metatarsus varus and hip dysplasia. Clin Orthop. 1960;16:203-13.

6. Kumar SJ, MacEwen GD. The incidence of hip dysplasia with metatarsus adductus. Clin Orthop Relat Res. 1982; (164):234-5.

7. Gruber MA, Lozano JA. Metatarsus varus and developmental dysplasia of the hip: is there a relationship? Orthop Trans. 1991;15:336.

8. Kollmer CE, Betz RR, Clancy M. Relationship of congenital hip and foot deformities: a national Shriner's Hospital survey. Orthop Trans. 1991;15:96.

9. Paton RW, Choudry Q. Neonatal foot deformities and their relationship to developmental dysplasia of the hip: an

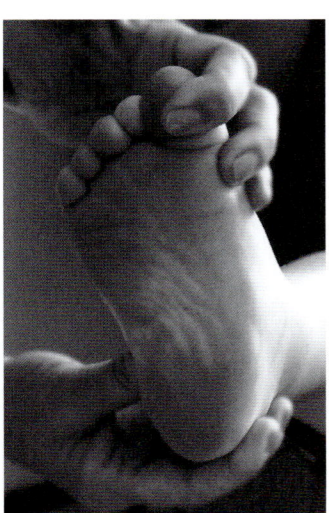

FIGURA 20.3.4 → Imagem mostrando a posição das mãos e do pé durante a manipulação. Com o polegar de uma mão posicionado no fulcro na região do cuboide, a outra mão posicionada no primeiro raio realiza abdução leve e progressiva do antepé. É através dessa manobra que é classificada a flexibilidade dos pés, como descrito por Bleck.[10]

11-year prospective, longitudinal observational study. J Bone Joint Surg Br. 2009;91(5):655-8.

10. Bleck EE. Metatarsus adductus: classification and relationship to outcomes of treatment. J Pediatr Orthop. 1983; 3(1):2-9.

11. Ponsetti IY, Becker JR. Congenital metatarsus adductus: the result of treatment. J Bone Joint Surg Am. 1966;48(4): 702-11.

12. Rushforth GF. The natural history of hooked forefoot. J Bone Joint Surg Br. 1978;60-B(4):530-2.

13. Farsetti P, Weinstein SL, Ponsetti IV. The Long-Term Functional and Radiographic Outcomes of Untreated and Nonoperatively Treated Metatarsus Adductus. J Bone Joint Surg Am. 1994;76(2):257-65.

14. Kite JH. Congenital metatarsus varus. J Bone Joint Surg Am. 1967;49(2):338-97.

15. Heyman CH, Herndon CH, Strong JM. Mobilization of the tarsometatarsal and intermetatarsal joints for the correction of resistant adduction of the fore part of the foot in congenital clubfoot or congenital metatarsus varus. J Bone Joint Surg Am. 1958;40-A(2):299-309.

16. McHale KA, Lenhart MK. Treatment of residual clubfoot deformity: the "bean-shaped" foot-by open wedge medial cuneiform osteotomy and closing wedge cuboid osteotomy. Clinical review and cadaver correlations. J Pediatr Orthop. 1991;11(3):374-81.

17. Berman A, Gartland JJ. Metatarsal osteotomy for the correction of adduction of the fore part of the foot in children. J Bone Joint Surg Am. 1971;53(3):498-506.

PÉ PLANO

Paulo Daw Wen Su
Chang Chia Po
Akel N. A. Junior

O pé plano, conhecido também como valgo ou chato, é um pé que tem redução na altura do arco longitudinal. O ápice do arco desaba e o pé apresenta ampla área de contato plantar; o retropé está em excessivo valgo, o arco longitudinal medial é colapsado e o antepé pode apresentar graus variáveis de abdução ao nível da articulação mediotarsal. Embora a incidência exata de pé plano em crianças seja desconhecida, pode-se constatar que todas as crianças, no nascimento, apresentam arco longitudinal medial mínimo, e mais de 30% dos recém-nascidos têm deformidade calcaneovalgo de ambos os pés. A condição não causa dor no pé e se resolve, geralmente, sem tratamento **(FIG. 20.4.1)**.[1]

A grande procura dos pais por atendimento ortopédico para a criança com pé plano é justificada não somente pela preocupação da estética, mas especialmente por temerem que a deformidade provoque dor ou incapacidade na idade adulta. Na avaliação da criança com pé plano, a prioridade é separar aqueles casos nos quais a história natural do distúrbio resultará em dor ou incapacidade na idade adulta e aqueles em que a anormalidade tem prognóstico benigno.

CLASSIFICAÇÃO

Há autores que classificam o pé plano como congênito ou adquirido, e a deformidade como flexível ou rígida.[2] Neste capítulo, a classificação será como pé plano fisiológico ou patológico. O fisiológico é dividido em:

- Pé plano típico de desenvolvimento.
- Pé plano hipermóvel.
- Pé calcaneovalgo.

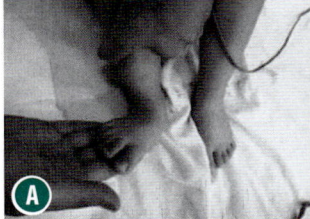
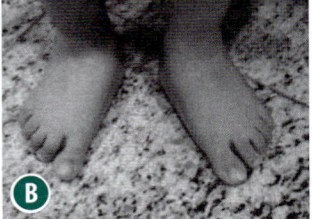

FIGURA 20.4.1 → A Pé plano, conhecido também como valgo ou chato. **B** Pé com redução na altura do arco longitudinal, retropé em excessivo valgo e antepé que pode apresentar graus variáveis de abdução.

No patológico, a divisão é:

- Pé plano flexível com encurtamento do tendão do calcâneo.
- Navicular acessório.
- Coalizões tarsais calcaneonavicular e talocalcaneo.
- Pé talovertical congênito.
- Pé plano neurogênico em mielodisplasia, paralisia cerebral e paralisia infantil.
- Pé em serpentina.
- Pé plano por insuficiência ou ruptura do tendão tibial posterior.

O pé plano fisiológico é uma variação do pé normal, flexível, não apresentando nenhum grau de rigidez. Com frequência, encontra-se acompanhado de frouxidão articular generalizada, podendo existir tendência familiar. Não exige nenhum tratamento, pois tem sido observado que não causa dor ou incapacidade. A família deve ser orientada e tranquilizada, e o paciente deve ser educado na alimentação, com dietas saudáveis, e cuidado nas práticas de exercícios. Crianças obesas têm três vezes mais chances de ter pé plano do que as que têm peso saudável.[3] O pé patológico quase sempre apresenta algum grau de limitação de mobilidade articular, causa dor e incapacidade e requer tratamento para cada caso específico.

EPIDEMIOLOGIA

A prevalência da deformidade varia conforme idade, sexo, peso do corpo e etnia. A incidência de pé plano em adulto é de cerca de 20%.[4] A maioria das crianças, no entanto, nasce sem o arco longitudinal medial. De acordo com Staheli e colaboradores,[5] na maioria das crianças, o arco longitudinal desenvolve-se naturalmente ao redor dos 5 anos. Em um estudo com 835 crianças em idade escolar na Áustria, Pfeiffer e colaboradores[3] relataram que 54% das crianças de 3 anos tinham pé plano, enquanto apenas 24% das crianças de 6 anos apresentavam a deformidade. A prevalência geral da deformidade pé plano flexível foi de 44%, e menos de 1% das crianças tinha pé plano rígido. Os autores também descobriram que os meninos tinham duas vezes mais probabilidade de ter pés planos que as meninas, e crianças obesas tinham três vezes mais chances de ter a deformidade do que as que tinham peso saudável. em uma recente revisão da Cochrane, Evans e Rome[6] estimaram que pés planos estavam presentes em torno de 45% das crianças pré-escolares e em 15% das crianças maiores (média de idade de 10 anos). Os autores também notaram alta prevalência de pés planos em crianças obesas e lassidão articular generalizada.

ETIOLOGIA E HISTÓRIA NATURAL

Encontram-se na literatura duas principais teorias para o desenvolvimento do pé plano flexível. Duchenne[7] e Jones[8] acreditavam que a manutenção do arco longitudinal era baseada na força muscular. No entanto, Basmajian e Stecko[9] defendiam a teoria de que a altura do arco era determinada pelo complexo osso-ligamentos. Eles forneceram evidências de que a função muscular mantém o equilíbrio, promove a propulsão do corpo para frente ao caminhar em terreno irregular, mas não determina a forma do pé.

Harris e Beath[4] encontraram a incidência de pés planos em 14% dos pés de recrutas do exército canadense; dois terços dos pés planos eram flexíveis, caracterizados pelo total alcance dos movimentos da articulação subtalar e do tornozelo. Raramente apresentavam sintomas ou incapacidades. Cerca de 27% dos pés planos examinados tinham encurtamento do tendão do calcâneo e reportavam dores frequentes. Finalmente, pé plano rígido, caracterizado pela diminuição da mobilidade da articulação subtalar, estava presente em 9% de todos os pés planos estudados. Essa deformidade é mais comum associada com coalisão tarsal, podendo ser sintomática.

DEFORMIDADE CALCANEOVALGO

Entre 30 e 50% de todos os recém-nascidos têm deformidade calcaneovalgo nos pés.[1] O retropé está em valgo e o dorso do pé pode ser facilmente dorsifletido contra a tíbia. A deformidade está muito relacionada à posição intrauterina da criança. O pé calcaneovalgo é flexível, assintomático, com anatomia normal, sem alterações estruturais de partes moles e ósseas. O principal diagnóstico diferencial é o pé talovertical congênito, no qual o retropé é fixado em equino, o antepé na posição de abdução e dorsifletido, rígido, com impossibilidade de correção das deformidades com manobras passivas. No pé calcaneovalgo, as deformidades são flexíveis, sendo facilmente possível realizar a flexão plantar e a inversão do pé. Costuma-se resolver a deformidade sem nenhum tratamento, imagens radiográficas não são necessárias para o diagnóstico e é muito rara a necessidade de correção com trocas gessadas sucessivas (**FIG. 20.4.2**).

PÉ PLANO FLEXÍVEL COM CONTRATURA DO TENDÃO DO CALCÂNEO

O pé plano com contratura do tendão do calcâneo provoca calcanhar valgo, movimento tarsal alterado, encurtamento da coluna lateral e restrição da dorsiflexão do tornozelo (**FIG. 20.4.3A**), frequentemente reportando dor e incapacidade. Não foram encontradas evidências convincentes na literatura para apoiar o uso de palmilhas ou modificações de calçados para alívio efetivo dos sintomas, bem como nenhum dispositivo que altera a forma do pé. Procedimentos cirúrgicos, como alongamento do tendão do calcâneo de modo isolado (pode ser realizado ao nível do tendão conjunto [**FIG. 20.4.3B**]) ou proximal somente nos gastrocnêmios (**FIG. 20.4.3C**), ou, ainda, associado a osteotomias, podem ser necessários para aliviar as dores e incapacidades da criança. Porém, o alongamento excessivo do tendão do calcâneo pode provocar sua fraqueza.

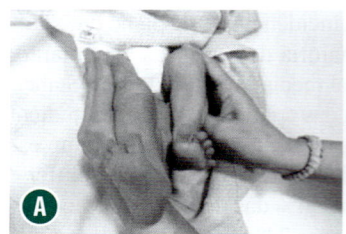 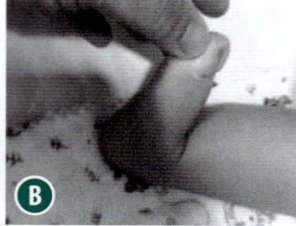 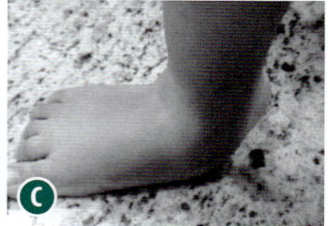

FIGURA 20.4.2
Ⓐ Deformidade calcaneovalgo.
Ⓑ O retropé está em valgo e o dorso do pé pode ser facilmente dorsifletido contra a tíbia; o pé é flexível e assintomático, com anatomia normal.
Ⓒ Pé talovertical congênito, principal diagnóstico diferencial do pé calcaneovalgo; o pé é rígido, há retropé em equinovalgo e o antepé é dorsifletido.

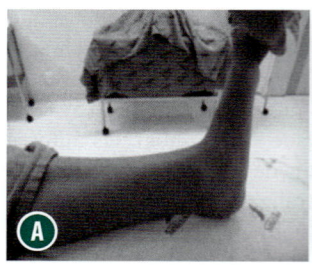 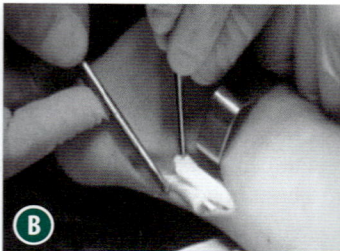 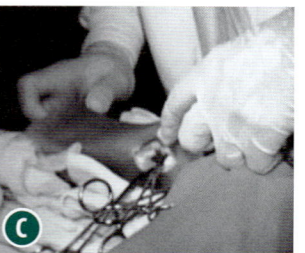

FIGURA 20.4.3
Ⓐ Tendão do calcâneo encurtado com restrição da dorsiflexão do tornozelo.
Ⓑ Alongamento do tendão do calcâneo distalmente; os músculos gastrocnêmios e sóleo são alongados em conjunto.
Ⓒ Alongamento isolado dos gastrocnêmios preservando o sóleo que não tinha encurtamento, diagnosticado pelo teste de Silfverskiold.

Avaliação clínica

O arco longitudinal medial não está presente ao nascimento e desenvolve-se de forma lenta ao redor dos 5 anos,[5] embora alguns autores relatem até 7 a 10 anos.[10] Após uma boa anamnese, com exame físico cuidadoso e análise de exames complementares de imagens do paciente, é preciso observar se a criança com pé plano apresenta dor ou incapacidade, investigar se existe algum grau de rigidez, bloqueio da movimentação da articulação subtalar, presença ou não de hiperfrouxidão articular generalizada, encurtamento do tendão do calcâneo ou demais deformidades associadas em outra região do corpo. O desgaste assimétrico dos calçados também deve ser observado, pois uma criança com pé plano valgo flexível costuma apresentar desgaste na porção medial do solado do calçado. Na presença do encurtamento do tendão do calcâneo, não serão observados desgastes na porção posterior do solado.

No exame físico, toda criança deve ser examinada por completo, não somente nos pés. Deve-se verificar irregularidade na marcha, pois criança com encurtamento de tendão do calcâneo pode ter a marcha alterada, com o início do passo sem o toque do calcanhar, o que é ocasionado pela dificuldade de dorsofletir o tornozelo, iniciando o passo com o apoio total do pé. Deve-se observar se há deformidades na coluna vertebral, como cifose dorsal, hiperlordose lombar e escoliose, e pesquisar reflexos profundos, como hiper ou hiporreflexia, além de identificar pacientes sindrômicos ou neurogênicos. É bastante comum encontrar deformidades angulares e rotacionais dos membros inferiores nas crianças com pé plano hipermóvel (**FIG. 20.4.4**). Em geral, a criança apresenta hiperfrouxidão articular generalizada, com hiperextensão dos cotovelos, lassidão nos dedos e punhos, aumento da amplitude dos movimentos nos quadris e recurvato dos joelhos.

Há estudos contraditórios sobre a relação entre obesidade e pé plano. Alguns estudos relataram que não existe relação entre o índice de massa corporal (IMC) e o pé plano.[11,12] Outros autores observaram que crianças obesas têm três vezes mais chances de ter pés planos do que as que apresentam peso saudável.[3]

O exame físico específico do pé plano deve ser realizado com carga (posição ortostática) e sem carga (paciente sentado). Diante de pé plano hipermóvel, quando a criança está sentada, o pé está normal sem o colapso do arco longitudinal (**FIG. 20.4.5A**); quando o pé suporta o peso, observa-se colapso do arco longitudinal medial (**FIG. 20.4.5B**). Quando o pé apresenta bloqueio da movimentação da articulação subtalar, várias patologias que podem afetar a articulação devem ser investigadas, como infecção, tumores ou doenças reumáticas. Porém, a coalizão tarsal é a causa mais frequente associada ao pé plano fibular espástico (**FIG. 20.4.5C-D**).

O pé plano com deformidade rígida, o antepé pronado, abduzido e dorsifletido nas articulações mediotarsais e o retropé fixado em equinovalgo, com impossibilidade de correção das deformidades com manobras passivas, são condições sinônimas de pé talovertical congênito, conhecido como "deformidade em mata-borrão". Caracteriza-se pela contratura das estruturas anteriores e posteriores do tornozelo e do pé, com flexão plantar do tálus, deslocamento dorsal do navicular e limitação da flexão plantar do antepé (**FIG. 20.4.6A-B**). Deve ser diferenciado do pé plano tálus oblíquo, que muitos autores consideram como um subtipo leve de pé tálus vertical congênito, com melhor prognóstico. Na criança com pé talovertical congênito, deve-se investigar associação com outras patologias, pois cerca de metade dos casos está associada a síndromes ou doenças neurológicas, como artrogripose, mielodisplasia, síndrome de Down e trissomia 13, 15 e 18.

Pés planos com sinal de "muitos dedos" (*too many toes*) indica presença de deformidade em abdução do antepé com relação aos demais segmentos. Quando se observam por trás o tornozelo e o pé de indivíduos normais, aparece

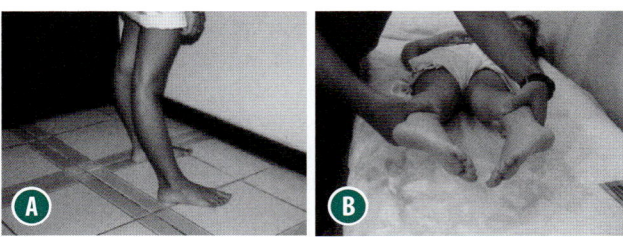

FIGURA 20.4.4 → É comum encontrar hiperfrouxidão articular generalizada em crianças com pé plano hipermóvel. **(A)** Recurvato dos joelhos. **(B)** Aumento da amplitude de movimentos nos quadris, associação com deformidades rotacionais dos membros inferiores.

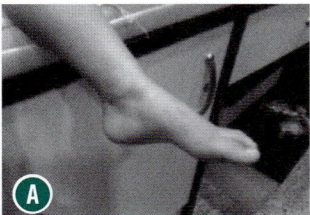
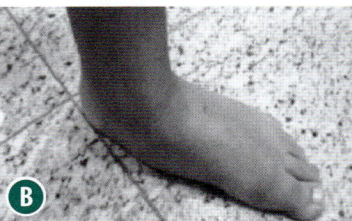
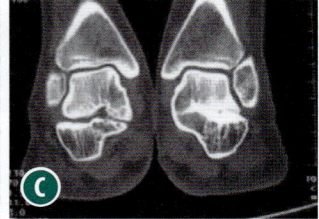
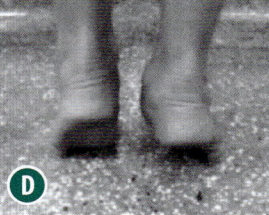

FIGURA 20.4.5 → **(A)** Pé plano hipermóvel. Com o paciente sentado, o arco longitudinal é normal. **(B)** O mesmo pé em posição ortostática. Com a carga, o arco longitudinal colapsa. **(C)** Imagem tomográfica no plano coronal de coalisão tarsal talocalcaneo bilateral. **(D)** Prova da ponta dos pés – normalmente ocorrerá elevação dos calcanhares e varização do retropé. Observa-se que, no pé direito, o retropé não variza; na coalisão tarsal, existe bloqueio na movimentação da articulação subtalar.

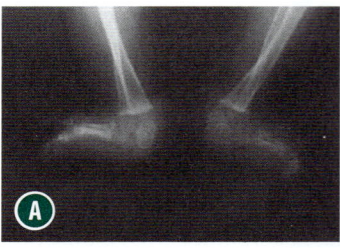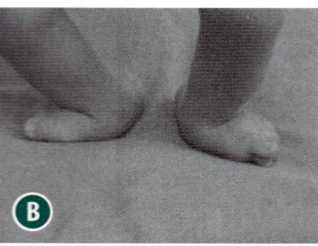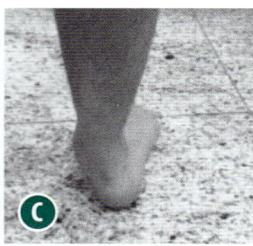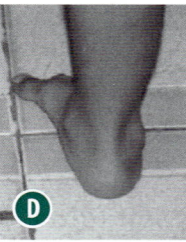

FIGURA 20.4.6 → **Ⓐ** Imagem radiográfica de pé talovertical congênito, com luxação fixa dorsolateral da articulação talonavicular. **Ⓑ** Pé talovertical congênito bilateral, "deformidade em mata-borrão", rígida, antepé pronado, abduzido e dorsifletido nas articulações mediotarsais, com retropé fixado em equinovalgo. **Ⓒ** Pé plano com sinal de "muitos dedos" (*too many toes*), indicando deformidade em abdução exagerada do antepé. **Ⓓ** "Pé em serpentina" (*skewfoot*), em grau intenso de deformidade de adução do antepé associada à translação lateral do médiopé e ao valgismo do retropé.

lateralmente a imagem de apenas um artelho. Na eventualidade de existir abdução exagerada do antepé, surgem mais dedos lateralmente **(FIG. 20.4.6C)**.

Pé plano em grau intenso de deformidade de adução do antepé associada à translação lateral do mediopé e ao valgismo do retropé é chamado de "pé em serpentina" ou *skewfoot* **(FIG. 20.4.6D)**.

Havendo presença de restrição da dorsiflexão do tornozelo, existe, então, encurtamento do tendão do calcâneo. O encurtamento pode ser exclusivamente localizado na musculatura dos gastrocnêmios ou associado com o encurtamento do sóleo, com diagnóstico feito com o teste de Silfverskiold **(FIG. 20.4.7)**.

Exames especiais do pé devem ser realizados de modo rotineiro. O teste de Jack (hiperextensão passiva do hálux)[13] é utilizado para determinar a liberdade de movimentos da articulação subtalar, a integridade do tendão flexor longo do hálux e a sincronização autônoma (reflexa) entre as musculaturas intrínseca e extrínseca do pé. Com o paciente em ortostase, quando provoca a extensão passiva da articulação metatarsofalangiana do hálux, observa-se, ao mesmo tempo, a varização do retropé, o surgimento ou a acentuação do arco longitudinal e a rotação externa da perna, o que é considerado "teste de Jack positivo" **(FIG. 20.4.7A)**.

O teste da ponta dos pés é usado para avaliar a integridade dos tendões calcâneo e tibial posterior e a capacidade neuromuscular de erguer-se na ponta dos pés, fornecendo dados a respeito da mobilidade da articulação subtalar. Consiste em solicitar que a criança fique na ponta dos pés (apoio sobre as cabeças metatarsais). O arco longitudinal se eleva, e o retropé assume posição de valgismo para varismo, indicando o movimento do subtalar livre. Quando há bloqueio da movimentação da articulação subtalar, não ocorre a varização normal do retropé **(FIG. 20.4.7B)**.

Com o teste de Silfverskiold é possível identificar contratura ou encurtamento dos músculos gastrocnêmio, isolados ou associados à contratura do músculo sóleo. É realizado com o paciente em decúbito dorsal horizontal e promove a dorsiflexão do tornozelo. Quando o pé apresenta limitação da dorsiflexão do tornozelo com o joelho em extensão indica a existência de encurtamento do tendão do calcâneo **(FIG. 20.4.7C)**. Em seguida, o joelho é fletido (promovendo relaxamento dos gastrocnêmios). Se melhorar a dorsiflexão do tornozelo, indica que o sóleo não está encurtado, e, se permanecer a limitação da dorsiflexsão, entende-se que existe também a contratura do músculo sóleo **(FIG. 20.4.7D)**. Esse teste é importante na escolha da técnica cirúrgica de alongar o tendão calcâneo.

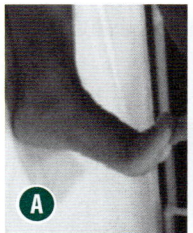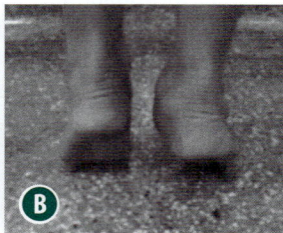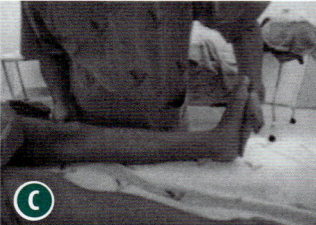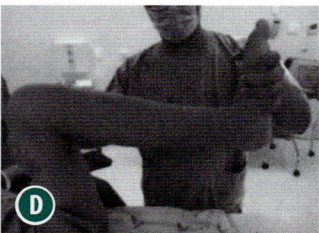

FIGURA 20.4.7

Ⓐ Teste de Jack (hiperextensão passiva do hálux). O paciente em ortostase provoca a extensão passiva da articulação metatarsofalangiana do hálux. Observa-se, ao mesmo tempo, varização do retropé, acentuação do arco longitudinal e rotação externa da perna. **Ⓑ** Teste da ponta dos pés. O arco longitudinal se eleva, e o retropé assume posição de valgismo para varismo, indicando o movimento do subtalar livre. Quando há bloqueio da movimentação da articulação subtalar, não ocorre a varização normal do retropé. **Ⓒ** e **Ⓓ** Teste de Silfverskiold. Na avaliação do pé que apresenta limitação da dorsiflexão do tornozelo, com o joelho em extensão, indica a existência do encurtamento do tendão do calcâneo. Flexionando o joelho (relaxando os gastrocnêmios), melhora-se a dorsiflexão do tornozelo e é indicativo de que o sóleo não está encurtado. Se permanecer a limitação da dorsiflexão, entende-se que existe também a contratura do músculo sóleo.

EXAMES COMPLEMENTARES

Existem vários exames complementares para ajudar no diagnóstico e auxiliar no planejamento dos tratamentos, como imagem radiográfica, podoscopia, podograma ou podografia, tomografia computadorizada, ressonância magnética, baropodometria[14] e outros.

Na avaliação do pé plano valgo flexível e assintomático, não costuma ser necessário solicitar imagem radiográfica, sendo requerida em casos de pés planos sintomáticos e/ou com algum grau de rigidez. Apesar de vários ângulos terem sido descritos para a mensuração de pé plano valgo, nenhum ângulo conseguiu provar ser mais útil ou reprodutível.[15] As incidências mais comuns utilizadas são anteroposterior e de perfil, ambas com cargas. Incidências oblíquas, axial de Harris para retropé e outras podem ser solicitadas em casos especiais. A tomografia computadorizada e a ressonância magnética são pedidas somente em caso de sinal radiográfico positivo ou pé com necessidade de planejamentos cirúrgicos. A tomografia pode auxiliar na localização da barra óssea nas coalizões tarsais calcaneonavicular e talocalcaneano. Os ângulos radiográficos mais utilizados e validados são ângulo de KITE ou talocalcâneo (anteroposterior e perfil), Pitch calcâneo, cobertura talonavicular e taloprimeirometatarsal (anteroposterior e perfil). A linha traçada pelos eixos longitudinais dos ossos do tálus, do navicular, do cuneiforme medial e do primeiro matatarsal deve ser uma linha reta, em posição ortostática. Os ângulos mais utilizados são descritos a seguir.

- **Ângulo talocalcâneo (Kite ou Giannestras).** O ângulo é formado pelas linhas retas longitudinais traçadas entre o maior eixo do tálus e do calcâneo. Os valores normais estão entre 20 e 40° na incidência em anteroposterior e 35 e 50° na incidência em perfil. No pé plano valgo, o ângulo está aumentado em ambas as incidências **(FIG. 20.4.8A-B)**.

- **Ângulo talonavicular.** Traçado entre a linha que segue o maior eixo do tálus e o seu encontro com a linha paralela à superfície articular distal do navicular. Os valores normais estão entre 60 e 80°. Na incidência em anteroposterior, um valor menor do que 60° indica um desvio medial do tálus **(FIG. 20.4.8C)**.

- **Ângulo de inclinação do calcâneo ou calcâneo-solo (Pitch calcâneo).** O ângulo é formado entre a linha traçada ao longo da borda plantar do calcâneo e a superfície plana horizontal. Os valores normais estão entre 15 e 25° na incidência em perfil. Quando o ângulo apresentar menos que 15°, pode-se sugerir que o pé plano apresenta encurtamento do tendão calcâneo **(FIG. 20.4.8D)**.

- **Linha de Mèary Tomeno ou linha de Shade.** Conhecida como linha anatômica normal, na qual é traçada uma linha longitudinal do eixo do tálus com o primeiro osso metatarsal. **(FIG. 20.4.8E)**.[2]

BAROPODOMETRIA

A baropodometria é uma das possíveis formas de avaliar a pisada. O exame é realizado por meio de uma placa sensível à pressão (baropodômetro), com sensores distribuídos por toda a superfície, os quais são capazes de detectar as diferentes cargas aplicadas no pé na posição ortostática, tanto em estática quanto em dinâmica.[16-18] Os dados coletados são processados em um *software*, sendo possível visualizar as pressões plantares de forma numérica, em gráficos, imagens e vídeos, em que poderão ser avaliados os pontos e as trajetórias de descarga de peso dos pés a cada instante do passo, além de poder observar picos de pressão, tempo, desenvolvimento, velocidade, superfície de contato, estabilidade e geometria do baricentro, permitindo que haja melhor compreensão dos biomecanismos podais.[19-21]

A utilização da baropodometria dinâmica demonstrou que apenas 35% das mudanças na pressão plantar durante a marcha pode ser explicada pela medição do alinhamento radiográfico.[14] O exame é indicado para avaliar o tipo de pé (plano, normal ou cavo), o tipo de pisada (pronada, neutra ou supinada), presença de calosidades (o que determina as áreas de maior compressão/tempo), presença de algia plantar (avalia-se a biomecânica podal para identificar as possíveis causas), alterações anatômicas (condições dos pés e marcha em pacientes traumáticos, amputados ou com deformidades congênitas do pé) e possibilidade de haver

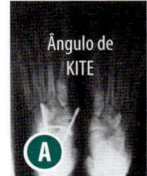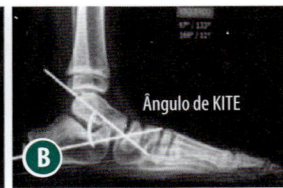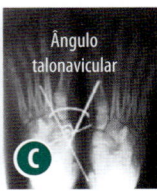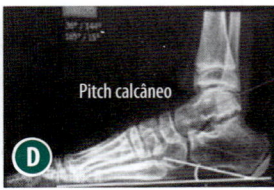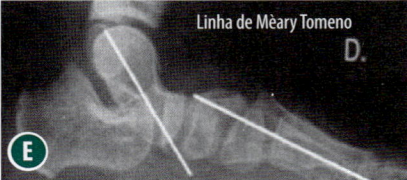

FIGURA 20.4.8

Ⓐ Ângulo de Kite. Formado pelas linhas retas longitudinais traçadas entre o maior eixo do tálus e do calcâneo. Os valores normais estão entre 20 e 40° na incidência anteroposterior. Ⓑ Ângulo de Kite. Os valores normais na incidência em perfil são de 35 e 50°. Ⓒ Ângulo talonavicular. Traçado entre a linha que segue o maior eixo do tálus e o seu encontro com a linha paralela à superfície articular distal do navicular. Os valores normais estão entre 60 e 80°. Ⓓ Ângulo calcâneo-solo ("Pitch calcâneo"). Os valores normais estão entre 15 e 25° na incidência em perfil. Ⓔ Linha de Mèary Tomeno ou linha de Shade. Corresponde a uma linha longitudinal do eixo do tálus com o primeiro osso metatarsal.

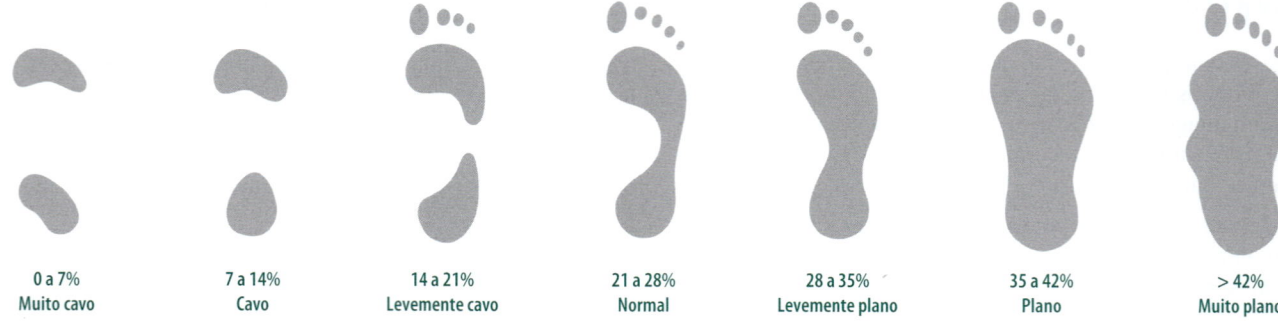

| 0 a 7%
Muito cavo | 7 a 14%
Cavo | 14 a 21%
Levemente cavo | 21 a 28%
Normal | 28 a 35%
Levemente plano | 35 a 42%
Plano | > 42%
Muito plano |

FIGURA 20.4.9 → Tipos de pés de acordo com a Escala do Índice de Arco Plantar.

alterações posturais por conta de uma pisada inadequada, levando à prescrição de órteses plantares ou palmilhas.[18,22] Atualmente, o exame tem sido utilizado em algumas pesquisas para as decisões clínicas pré-operatórias de pé plano e avaliação da evolução de tratamentos ortopédicos, cirúrgicos e fisioterápicos.[14]

A técnica utilizada no *software* da baropodometria para classificar o tipo de pé na estática e na dinâmica é o índice de arco de Cavanagh e Rodgers,[23] que calcula a razão entre a área do mediopé em relação à área total da impressão plantar (com exclusão dos dedos). De acordo com a porcentagem, faz uma escala gradativa dos tipos de pé **(FIG. 20.4.9)**.[24]

Uma pisada normal na dinâmica apresenta a curva do baricentro com uma leve convexidade para a borda lateral do pé e pode ser dividida em cinco etapas:[25]

1. Fase de apoio calcanhar.

2. Contato da região plantar lateral (projeção do corpo anteriormente).

3. Elevação do calcâneo.

4. Descarga do peso sobre a região anterior do pé.

5. Impulso final do antepé com o hálux.

O pé plano valgo apresenta, na maioria das vezes, alterações nas fases do passo, em que, após o apoio do calcâneo medialmente, fazem uma transição pela borda medial do pé (desabamento do arco), realizando a descarga de peso na cabeça do primeiro metatarso e impulsionando com o hálux. A curva do baricentro (linha preta) passa a ser uma reta, formando a pisada pronada.[25,26] **(FIG. 20.4.10)**.

TRATAMENTO DE PÉ PLANO FLEXÍVEL

Muitas vezes, a criança é levada ao consultório de ortopedia porque os pais ficam preocupados que a deformidade do pé cause dor ou incapacidade na idade adulta. Isso tem sido reforçado por alguns profissionais da área da saúde, que recomendam o uso de sapatos corretivos ou palmilhas para o tratamento dessa condição fisiológica e benigna.[1]

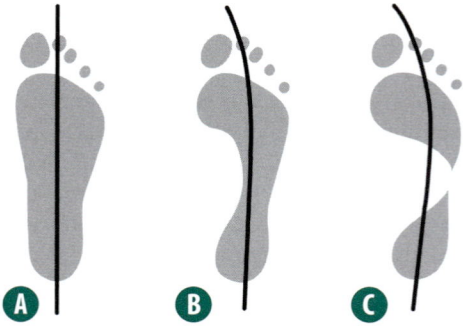

FIGURA 20.4.10 → Curva do baricentro. **A** Pé plano com pisada pronada. **B** Pé normal com pisada neutra. **C** Pé cavo com pisada supinada.

A maioria das crianças levadas ao ortopedista para avaliação de pé plano tem pé flexível, assintomático, que não necessita de tratamento. É necessário, na avaliação, distinguir indivíduos nos quais a história natural da doença resultará em dor ou deficiência na idade adulta, e aqueles com prognóstico benigno. Várias formas de tratamento têm sido utilizadas, incluindo calçados com alteração no solado, palmilhas e diversas técnicas cirúrgicas.

Tratamento conservador

Alguns trabalhos demonstraram a eficácia de modificações nos calçados que poderiam mudar a forma do arco dos pés,[15,27] Wenger e colaboradores[28] realizaram um estudo randomizado e prospectivo, com o objetivo de verificar a eficácia de palmilhas e calçados especiais no tratamento de pé plano em crianças de 1 a 6 anos. O total de 130 crianças foram divididas em quatro grupos:

1. Grupo-controle: sapatos comuns.

2. Alteração no calçado (elevação na borda lateral no solado no antepé, elevação na borda medial do salto, molde do arco londitudinal e salto de Thomas).

3. Calcanheira de Helft.

4. Palmilhas do tipo UCBL (Universiyy of California Biomechanics Laboratory).

As crianças foram examinadas a cada três meses, com o mínimo de três anos de acompanhamento. Ao final, observou-se que, estatisticamente, não houve melhora clínica e radiológica significativa em qualquer grupo, assim como não houve diferença entre os indivíduos do grupo-controle e os pacientes tratados. A conclusão foi que o uso de calçados corretivos ou outros dispositivos não influenciou no curso de pé plano flexível, não demonstrando efeito do tratamento ou da elevação permanente do arco associado com o uso de modificações no sapato.

Recentemente, MacKenzie e colaboradores[29] realizaram uma revisão de literatura entre 1972 e 2009. Em função da heterogeneidade e da baixa qualidade na metodologia dos estudos verificados nessa revisão, os autores observaram que conclusões definitivas não poderiam ser feitas. Apenas três dos 13 estudos avaliados ultrapassaram uma pontuação de QI de 50% e, portanto, o que existe é uma evidência muito limitada para a eficácia das intervenções não cirúrgicas para crianças com pés planos flexíveis.[29] Exercícios intrínsecos de fortalecimento muscular também não tiveram qualquer efeito sobre a altura ou o desenvolvimento do longitudinal.[30] O ortopedista deve explicar à família sobre a evolução natural do pé plano flexível assintomático, esclarecendo que não causará nenhum problema na idade adulta, não sendo necessário nenhum tratamento. Em crianças com pé plano flexível sem encurtamento do tendão de Aquiles e com queixa de algum desconforto nos pés ou nos membros inferiores, o uso de palmilhas pode ser indicado para minimizar o desconforto; porém, é preciso lembrar que não atuariam na mudança do formato dos pés.

De acordo com o estudo de Harris e Beath,[4] o pé plano flexível com encurtamento do tendão de Aquiles representa 27% e, frequentemente, os pacientes apresentam dor. Crianças com pé plano flexível que tenham dor ou desconforto durante a marcha ou a prática de esportes necessitam de tratamento. Um programa de alongamento deve ser orientado, podendo ser feito em casa ou clínica de fisioterapia. Conforme Mosca,[31] o uso de palmilhas não está indicado nesses casos, pois pode aumentar a dor e o desconforto com calosidades mediais.

Tratamento cirúrgico

O pé plano deve ser operado somente se a criança apresentar sintomas dolorosos incapacitantes que não melhoraram com o tratamento conservador. É raro indicar o tratamento cirúrgico para o pé plano flexível na criança, mas, nos últimos anos, foram propostas diversas técnicas cirúrgicas para correção do pé plano flexível, com indicações que incluem a correção da deformidade, prevenindo o desenvolvimento da artrose no futuro e a dor decorrente da forma do apoio, mesmo que a criança não tenha sintomas dolorosos.[32]

> **ATENÇÃO!** Os procedimentos descritos na literatura para correção do pé plano são procedimentos de partes moles, como plicatura, alongamento ou transferência de tendões, osteotomias, artrodeses e artróses com interposição de enxerto ósseo ou materiais sintéticos no *sinus tarsi*.

Procedimento de partes moles

A transferência de tendões e os avanços ligamentares para retensionamento de estruturas ósseas parece ter bons resultados a curto prazo, mas, com o passar do tempo, muitos pacientes apresentaram recidiva da deformidade.[31,33,34] O alongamento isolado do tendão calcâneo é um procedimento pouquíssimo realizado, talvez apenas em crianças muito jovens com deformidade leve do pé, sem apresentar abdução importante do antepé. O local onde o procedimento será realizado deve ser definido pelo exame clínico com a manobra de Silfverskiold **(FIG. 20.4.7C-D)**, lembrando que é preciso ter o cuidado de evitar o alongamento excessivo do tendão, pois poderá provocar sua fraqueza.

Procedimentos ósseos

Artrodese

Existem várias técnicas de artrodese das articulações mediotarsais (Hoke, Miller, Durham, Giannestrus e outros). Quando a deformidade é grave, ocorre correção incompleta, recorrência da dor e artrose das articulações adjacentes em longo prazo.[35,36] Em um pequeno número de pacientes com pé plano, que evoluiu com graus de rigidez da articulação subtalar na adolescência e nos quais a deformidade torna-se progressivamente mais fixa e sintomática, uma artrodese subtalar é necessária para corrigir o valgo do retropé, e uma artrodese talonavicular também, para corrigir a incongruência dessa articulação. Sabe-se que a artrodese subtalar, de forma isolada, pode corrigir a deformidade e aliviar os sintomas, mas a perda de mobilidade de uma articulação produz sobrecarga nas articulações adjacentes, resultando no seu desgaste prematuro. Se uma artrodese estiver indicada, prefere-se a tríplice artrodese (artrodese de todas as três articulações, isto é, subtalar, talonavicular e calcaneocubóidea). A tríplice artrodese deve ser indicada para adolescentes com idade óssea de 12 anos ou mais, ou em adultos.

Artrórise

A artrórise é a estabilização da articulação subtalar com implante por tempo limitado, interferindo na mecânica articular ao nível do *sinus tarsi* com material sintético. Ganhou popularidade na Europa, mas não tem sido muito adotada na América do Norte, embora tenha ganhado seguidores por ser uma técnica de fácil execução e rápida recuperação pós-operatória, com trabalhos referindo bons resultados em curto prazo.[32,34,36] Autores como Richardson[33] e Mosca[37] relataram complicações como reação de corpo estranho, dor, correção incompleta da deformidade, pé fibular espástico, rigidez da subtalar e infecção.

Osteotomias

A osteotomia de deslizamento do calcâneo foi descrita originalmente por Koutsogiannis em 1971. Seu conceito é o realinhamento do calcâneo com o solo, colocando a borda medial da parte osteotomizada em alinhamento com o sustentáculo do tálus. Porém, essa técnica corrige somente o valgo do retropé e não a deformidade de rotação externa no complexo subtalar e na articulação talonavicular (FIG. 20.4.11B).

Osteotomia calcaneocuboide cuneiforme

Rathjen e Mubarak[38] descreveram a técnica "triplo C" para correção do pé plano na qual se realiza uma osteotomia de deslizamento medial do calcâneo, cunha de fechamento com base plantar no primeiro cuneiforme e cunha de abertura no cuboide. Esse procedimento tem a vantagem de corrigir a deformidade sem os problemas associados com artrodese. Em outro estudo, os autores compararam as osteotomias de alongamento do calcâneo e triplo C[39] e relataram que ambas apresentavam boa correção no aspecto clínico e radiológico. Porém, a osteotomia de alongamento do calcâneo, como descrita por Mosca,[37] apresentava melhor correção da articulação talonavicular, e, por consequência, melhor ângulo talo primeiro metatarsal na visão radiográfica em incidência anteroposterior do pé.

Dwyer, em 1963, recomendava a osteotomia do calcâneo com inserção do enxerto ósseo lateralmente, que corrige o valgo do retropé de modo isolado. A técnica tem sido utilizada por alguns autores, além de osteotomias duplas, como alongamento do calcâneo e deslizamento medial combinados.[40]

Osteotomia com alongamento do calcâneo

Essa técnica foi descrita originalmente por Evans, em 1975, o qual observou que no pé plano existe encurtamento relativo da coluna lateral do pé.[41] Assim, o objetivo da cirurgia é a equalização das duas colunas, corrigindo

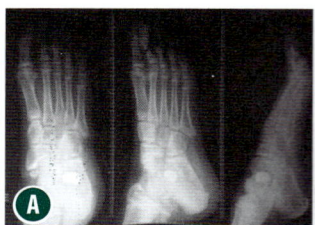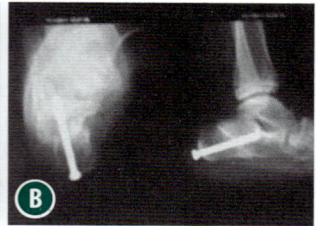

FIGURA 20.4.11 → **Ⓐ** Artrórise como estabilização ao nível do *sinus tarsi* com material sintético. **Ⓑ** Osteotomia de deslizamento do calcâneo.

a deformidade em valgo do retropé no local do problema. No entanto, a descrição da técnica não foi concisa, e maus resultados foram descritos por outros autores que tentaram realizar o procedimento. A técnica foi modificado por Mosca em 1995,[31] o qual descreveu as indicações, modificou a incisão e descreveu a localização específica da osteotomia, tornando-a mais oblíqua, não paralela à articulação calcaneocuboide, com a preocupação de evitar lesões à articulação subtalar. Foram utilizados enxerto tricortical da crista ilíaca, que tem mais resistência, e pinos de Steinmann em vez do afastador para separar os fragmentos osteotomizados.

Mosca[31] orientou a necessidade de estabilizar temporariamente a articulação calcaneocubóidea com pino de Steinmann antes do alongamento para evitar a subluxação dessa articulação, e, no pós-operatório, manter o pé imobilizado com gesso tipo bota por seis semanas, para, então, os pinos serem retirados. Tendo-se constatado a formação do calo ósseo com o controle radiográfico, a marcha é permitida após oito semanas. Procedimentos adicionais na face medial em partes moles, como plicatura medial e plantar da cápsula talonavicular, avanço do tendão tibial posterior e alongamento do tendão do calcâneo são realizados se houver necessidade.

Técnicas cirúrgicas

Evans[41] e Mosca[31]

- Incisão de 4 a 5 cm sobre a superfície lateral do calcâneo, paralela e acima dos tendões fibulares, evitando o nervo sural.

- Exposição da articulação calcaneocubóidea e da metade anterior do calcâneo.

- Usando o osteótomo, realiza-se osteotomia do calcâneo a 1,5 cm proximal da articulação calcaneocubóidea em frente ao tubérculo fibular (Mosca[31] modificou de paralela para oblíqua a articulação calcaneocubóidea, para evitar lesões da articulação subtalar).

- Usa-se um afastador autostático especialmente desenhado por Evans[41] para esse fim (ou modificado por Mosca[31]) e que utiliza pinos de Steinmann de lateral para medial fixando os fragmentos osteotomizados, separando-os para receber o enxerto tricortical retirado da crista ilíaca.

- O tamanho do enxerto não costuma ultrapassar 1,5 cm e seu tamanho é menor no lado medial. A forma do enxerto é trapezoidal.

- Após a colocação do enxerto, alongando o calcâneo lateralmente, a inspeção do pé nesse estágio revelará a correção da abdução do antepé, o calcâneo variza e é possível observar a melhora do formato do arco longitudinal medial e com certa limitação da flexão dorsal

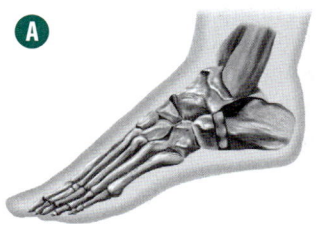
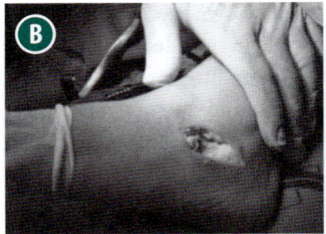
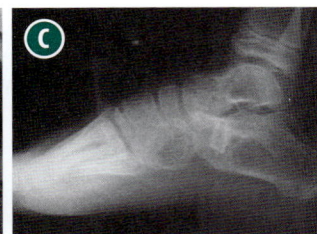

FIGURA 20.4.12
A Osteotomia com alongamento do calcâneo.
B Incisão da pele.
C Controle pós-operatório com enxerto incorporado.

do tornozelo. Se houver necessidade, realiza-se o alongamento do tendão do calcâneo.

• Fixação com pinos de Steinmann e imobilização com bota gessada por seis semanas, retirando os pinos, completando oito semanas sem realizar marcha **(FIG. 20.4.12)**.

Osteotomia calcaneocuboide cuneiforme – "Triplo C"[38]

• Se indicado, realiza-se alongamento do tendão do calcâneo ou fibular longo e curto, ou ambos, através de uma incisão longitudinal post-lateral no 1/3 distal da perna.

• O calcâneo é acessado através de uma incisão lateral. O nervo sural é identificado e reparado dorsalmente, os tendões fibulares são afastados superiormente, expondo o calcâneo lateralmente **(FIG. 20.4.13A)**.

• A osteotomia é realizada através do corte iniciado na cortical lateral do calcâneo com uma serra ou um osteótomo, e é extendido proximal e distalmente, deixando somente uma ponte óssea estreita medialmente. Então, é completado com osteótomo ou rugina sob visão direta **(FIG. 20.4.13B)**.

• Os tecidos moles são liberados medialmente. A liberação do periósteo e a mobilidade livre do fragmento da tuberosidade são essenciais para esse procedimento.

• Uma cunha de osso pode ser removida medialmente para permitir a correção do calcâneo valgo com a cunha de fechamento medial.

• O cuboide é exposto utilizando a parte distal da mesma incisão, afastando plantarmente os tendões fibulares.

• Uma osteotomia é realizada na porção média do cuboide **(FIG. 20.4.14)**.

• Com o auxílio do afastador, mantém-se abertura dos fragmentos e é permitida uma cunha de abertura com a inserção do enxerto ósseo **(FIG. 20.4.15)**.

• Uma incisão medial é então realizada, e o cuneiforme medial é exposto.

• Uma cunha do osso da superfície plantar do 1/3 central do cuneiforme medial é removida **(FIG. 20.4.16)**. Essa osteotomia com cunha de fechamento plantar promove flexão e pronação do antepé, recriando um arco longitudinal **(FIG. 20.4.17)**.

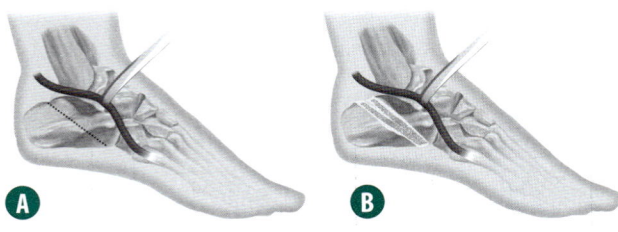

FIGURA 20.4.13 → **A** O calcâneo é acessado através de uma incisão lateral. O nervo sural é identificado e reparado dorsalmente, os tendões fibulares são afastados superiormente, expondo o calcâneo lateralmente. **B** A osteotomia é realizada através do corte iniciado na cortical lateral do calcâneo, com uma serra ou um osteótomo, e é extendido proximal e distalmente, deixando apenas uma ponte óssea estreita medialmente.

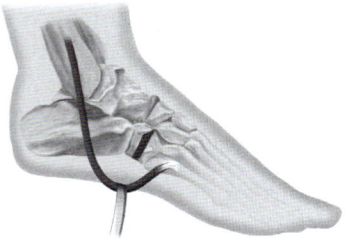

FIGURA 20.4.14 → A osteotomia é realizada na porção média do cuboide.

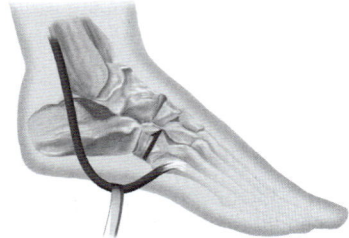

FIGURA 20.4.15 → Inserção do enxerto ósseo (retirado do cuneiforme medial) no cuboide.

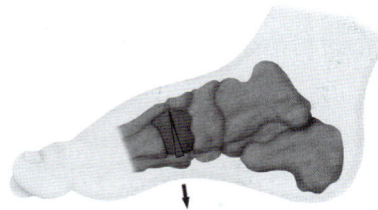

FIGURA 20.4.16 → Uma cunha do osso da superfície plantar do 1/3 central do cuneiforme medial é removida.

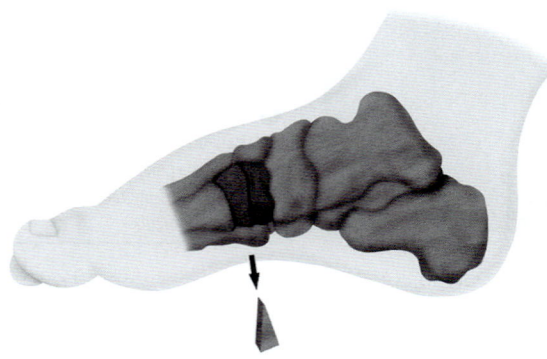

FIGURA 20.4.17 → Após a retirada da cunha óssea plantar do cuneiforme medial, aproximando os fragmentos, promove-se flexão e pronação do antepé, recriando um arco longitudinal.

- É possível utilizar o enxerto retirado do cuneiforme medial e do calcâneo no cuboide. Para aumentar a abertura da osteotomia, pode-se girar o fragmento.

- O calcâneo é, então, deslocado medialmente. Corrige-se a posição e fixa-se percutaneamente com dois fios de Kirschner de 0,62 polegada.

- O enxerto no cuboide é fixado com um fio de Kirschner de 0,62 polegada.

- Finalmente, o antepé é colocado em posição pronada e um pouco aduzido. O cuneiforme é fixado com o quarto fio de Kirschner de 0,62 polegada.

- Os pinos são deixados por fora da pele, dobrados a 90° e protegidos com feltro.

- O membro é imobilizado com uma bota gessada durante cinco semanas sem carga.

- A retirada dos pinos e da bota gessada é feita em torno de cinco semanas. Mantém-se por mais três semanas outra bota, permitindo a carga.

> **ATENÇÃO!** Na avaliação do paciente, é muito importante separar os indivíduos nos quais a história natural do distúrbio resultará em dor ou incapacidade na idade adulta e aqueles que têm anormalidade com prognóstico benigno.[1] Diante de uma criança com pé plano valgo, é importante realizar boa anamnese e exame físico cuidadoso, solicitar imagens e exames complementares que auxilie o profissional no diagnóstico preciso do pé, além de identificar se há pé fisiológico, que não necessita de tratamento, e, nesse caso, prestar esclarecimentos aos pais e tranquilizá-los, bem como educar a criança sobre o controle do peso, com uma dieta saudável e com a prática de exercícios. É importante também na ocorrência de pé patológico, que necessita de tratamento específico, visto que evoluirá com dor e incapacidade no futuro.

Os procedimentos de partes moles – osteotomia, artrórise e artrodese – são técnicas cirúrgicas descritas para o tratamento de pé plano sintomático, e, por isso, o ortopedista deve se aprimorar no conhecimento das técnicas cirúrgicas e suas indicações. Cada técnica pode ser realizada de maneira isolada ou associada com outros procedimentos quando estão bem indicadas, mas não se deve utilizar uma única técnica para solucionar todos os casos de pé plano sintomático.

A preferência dos autores deste capítulo na indicação cirúrgica para o pé plano flexível sintomático é bem seletiva. Após uma boa avaliação do pé, a indicação de alongamento isolado do tendão do calcâneo é mais rara, pois, em geral, o procedimento é indicado no pé com deformidade menos grave. Prefere-se indicar a técnica de alongamento do calcâneo principalmente para os pés com abdução do antepé com sinal positivo de *too many toe*, sempre associado ao alongamento do tendão do calcâneo, quando necessário. No caso de pé plano valgo com deformidades acentuadas, dá-se preferência à indicação da técnica do triplo C, ou, após o alongamento do calcâneo, se observada a persistência de graus de deformidade, é possível associar outros procedimentos, como osteotomia de fechamento plantar do cuneiforme medial ou osteotomia do calcâneo.

Referências

1. Sullivan JA. Pediatric flatfoot: evaluation and management. J Am Acad Orthop Surg. 1999;7(1):44-53.

2. Herring JA, editor. Tachdjian's pediatric orthopaedics: from the Texas Scottish Rite Hospital for Children. 5th ed. Philadelphia: Saunders; 2103. p. 2927-78.

3. Pfeiffer M, Kotz R, Ledl T, Hauser G, Sluga M. Prevalence of flat foot in preschool-aged children. Pediatrics. 2006; 118(2):634-9.

4. Harris RI, Beath T. Army foot survey: an investigation of foot ailments in Canadian soldiers. Ottawa: National Research Council of Canada; 1947.

5. Staheli LT, Chew DE, Corbett M. The longitudinal arch: A survey of eight hundred and eighty-two feet in normal children and adults. J Bone Joint Surg Am. 1987;69(3):426-8.

6. Evans AM, Rome K. A Cochrane review of the evidence for non-surgical intervention for flexible pediatric flat feet. Eur J Phys Rehabil Med. 2011;47(1):69-89.

7. Duchenne GB. Physiology of motion. Philadelphia: W. B. Saunders; 1959. p. 337.

8. Jones BS. Flat foot: a preliminary report of an operation for severe cases. J Bone Joint Surg Br. 1975;57(3):279-82.

9. Basmajian JV, Stecko G. The role of muscles in arch support of the foot: an electromyographic study. J Bone Joint Surg Am. 1963;45(6):1184-90.

10. Canale ST, editor. Cirurgia ortopédica de Campbell. 10. ed. São Paulo Manole; 2006. v. 4, cap. 79, p. 4017.

11. Evans A. The relationship between paediatric foot posture and body mass: do heavier kids really have flatter feet? J Foot Ankle Res. 2013;6(Suppl 1):O12.

12. Lau HC, Wearing SC, Grigg NL, Smeathers JE. The validity of footprint-based measures of arch structure: revisiting the debate of fat versus flat feet in adults. J Foot Ankle Res. 2012;5(1):O54.

13. Mann RA. Biomechanics of the foot and ankle. In: Mann RA, editor. Surgery of the foot. St. Louis: Mosby; 1986. p. 1-30.

14. Westberry DE, Davids JR, Anderson JP, Pugh LI, Davis RB, Hardin JW. The operative correction of symptomatic flat foot deformities in children. Bone Joint J 2013;95-B(5):706-13.

15. Bordelon RL. Correction of hypermobile flatfoot in children by molded insert. Foot Ankle. 1980;1(3):143-50.

16. Freitas GC, Przysiezny WL. Fisioterapia postural. Rio de Janeiro: HP Comunicação; 2008.

17. Bellenzani Neto A. Baropodometria, essencial para o diagnóstico. O Coffito. 2002;(17):16-9.

18. Pryzsiezny WL, Formonte M, Pryzsiezny E. Estudo do comportamento da distribuição plantar através da baropodometria em indivíduos sem queixas físicas. Ter Man. 2003;2(1):38-43.

19. Rash G, Quesada P. Statistic assessment of pedar and f-scan inshoe pressure sensors; revisited. Louisville: Department of Mechanical Engineering; 1996.

20. Razak AHA, Zayegh A, Begg RK, Waha Y. Foot plantar pressure mensurement system: a review. Sensors. 2012;12(7):9884-912.

21. Robinson CC, Detânico RC, Zaro MA, Andrade MC. Comparação entre dois protocolos de baropodometria dinâmica utilizando plataforma de pressão. Técnicouro. 2010;249:70-4.

22. Scremim DR, Gomes GL, Manczak T, Schneider KF, Gamba RH. Aparelho de baropodometria para uso na reabilitação de alterações de marcha. XVIII Congreso Argentino de Bioingeniería e VII Jornadas de Ingeniería Clínica; Mar del Plata; 28 al 30 de sept; 2011

23. Cavanagh PR, Rodgers MM. The arch index: a useful measure from foot prints. J Biomech. 1987;20(5):547-51.

24. Cavanagh PR, Ae M. A technique for the display of pressure distributions beneath the foot. J Biomech. 1980;13(2):69-75.

25. Bricot B. Posturologia clínica. São Paulo: CIES Brasil; 2010.

26. Teodoro ECM, Tomazini JE, Nascimento LFC. Hálux valgo e pés planos: as forças plantares são iguais? Acta Ortop Bras. 2007;15(5):242-5.

27. Bleck EE, Berzins UJ. Conservative management of pes valgus with plantar flexed talus, flexible. Clin Orthop Relat Res. 1977;(122):85-94.

28. Wenger DR, Mauldin D, Speck G, Morgan D, Lieber RL. Corrective shoes and inserts as treatment for flexible flatfoot in infants and children. J Bone Joint Surg Am. 1989;71(6):800-10.

29. Mackenzie JA, Rome K, Evans AM. The efficacy of nonsurgical interventions for pediatric flexible flat foot: a critical review. J Pediatr Orthop. 2012;32(8):830-4.

30. Mann R, Inman VT. Phasic activity of intrinsic muscles of the foot. J Bone Joint Surg Am. 1964;46:469-81.

31. Mosca VS. Calcaneal lengthening for valgus deformity of the hindfoot: results in children who had severe, symptomatic flatfoot and skewfoot. J Bone Joint Surg Am. 1995;77(4):500-12.

32. Giannini S, Ceccarelli F, Benedetti MG, Catani F, Faldini C. Surgical treatment of flexible flatfoot in children. J Bone Joint Surg. 2001;83-A(Suppl 2, Pt 2):73-9.

33. Richardson EG. The foot in adolescents and adults. In: Canale ST, editor. Campbell's operative orthopaedics. 9th ed. St.Louis: Mosby; 1998.

34. Richter M, Zech S. Lengthening osteotomy of the calcaneus and flexor digitorum longus tendon transfer in flexible flatfoot deformity improves talo-1st metatarsal-Index, clinical outcome and pedographic parameter. Foot Ankle Surg. 2013;19(1):56-61.

35. Seymour N. The late results of naviculo-cuneiform fusion. J Bone Joint Surg Br. 1967;49(3):558-9.

36. Scialpi L, Mori C, Mori F. Arthroerisis with Giannini's endo-orthotic implant and Pisani's talocalcaneal arthroerisis. A comparison of surgical methods. J Foot Ankle Surg. 2013;19(2):91-5.

37. Mosca VS. Flexible flatfoot in children and adolescents. J Child Orthop. 2010;4(2):107-21.

38. Rathjen KE, Mubarak SJ. Calcanealcuboid-cuneiform osteotomy for thecorrection of valgus foot deformities in children. J Pediatr Orthop. 1998;18(6):775-82.

39. Moraleda L, Salcedo M, Bastrom TP, Wenger DR, Albiñana J, Mubarak SJ. Comparison of the calcaneo-cuboidcuneiform osteotomies and the calcaneal lengthening osteotomy in the surgical treatment of symptomatic flexible flatfoot. J Pediatr Orthop. 2012;32(8):821-9.

40. Bouchard M, Mosca V S. Flatfoot deformity in children and adolescents: surgical indications and management. J Am Acad Orthop Surg. 2014;22(10):623-32.

41. Evans AM. Calcaneo-valgus deformity. J Bone Joint Surg Br. 1975;57(3):270-8.

Capítulo 20.5

PÉ TALO VERTICAL CONGÊNITO

Marcos Antonio Almeida Matos

DEFINIÇÃO

O pé talo vertical congênito é uma deformidade rígida e rara do pé que representa a mais grave malformação no espectro do pé plano congênito. Sua principal característica é a luxação fixa dorsolateral da articulação talonavicular, associada à flexão plantar extrema e fixa do tálus. A verticalização extrema do tálus em relação ao plano do solo originou o termo que tem sido utilizado na descrição dessa condição: pé talo vertical congênito (PTVC). Todavia, outros termos também são empregados para descrever o PTVC, como pé em "mata-borrão", pé valgo convexo congênito, pé em "cadeira de balanço" e pé plano (chato) congênito com luxação talonavicular.

HISTÓRIA

A deformidade foi relatada pela primeira vez por Henken, em 1914.[1] Entretanto, Lamy e Weissman, em 1939, foram os primeiros a fazer a descrição detalhada do PTVC.[2]

ETIOLOGIA

A causa do PTVC ainda não está esclarecida por completo, mas tudo indica que a forma isolada da condição tenha etiologia distinta da forma que acompanha outras doenças. Lamy e Weissman, em 1939, creditaram a etiologia do PTVC ao desenvolvimento pré-natal ou a uma possível diminuição do espaço intrauterino.[2] Drennan e Sharrard, em 1971,[3] propuseram a teoria do desequilíbrio neuromuscular. Ogata e colaboradores,[4] em 1979, revelaram a herança genética como causa básica da deformidade. Cerca de metade dos casos está associada a síndromes ou doenças neurológicas, como artrogripose, mielodisplasia, síndrome de Down e trissomia 13-15 e 18.

Apesar das dúvidas com relação à etiologia do PTVC, dois padrões de desequilíbrio muscular já foram descritos em portadores de mielodisplasia: paresia do músculo tibial posterior[3] e ausência dos músculos intrínsecos plantares.[5]

Ogata e colaboradores,[4] em 1979, e Stern e colaboradores,[6] em 1989, relataram a ocorrência familiar de PTVC, variando de 12 a 20%. Entretanto, esses autores não diferenciaram a forma isolada daquela associada a outras

condições patológicas. Dobbs e colaboradores,[7] em 2002, indicaram que a deformidade isolada é transmitida como traço autossômico dominante, com expressão variável e penetrância incompleta, que, provavelmente, é codificada por um gene único. Entre as mutações que poderiam estar associadas ao PTVC, já foram citadas a do gene *HOXD10* e *CDMP-1*.[8] Dessa forma, acredita-se que o fator genético possa ser determinante nos casos de PTVC em indivíduos não sindrômicos.

EPIDEMIOLOGIA

Não existem trabalhos populacionais capazes de elucidar as características epidemiológicas do PTVC. Por esse motivo, deve-se recorrer a relatos de séries de casos. Jacobsen e Crawford,[9] em 1983, estimaram que a incidência de PTVC seja de cerca de um décimo da incidência do pé torto congênito, supondo-se uma incidência de 1 para 10 mil nascidos vivos. Tal incidência, entretanto, pode ser ainda menor, tendo em vista que Osmond-Clareke[10] encontrou apenas uma criança com PTVC para cada 120 com pé torto congênito idiopático.

O PTVC ocorre em 2 a 12% dos portadores de artrogripose[11] e em torno de 10% dos portadores de mielodisplasia.[12] Não há predileção por gênero. Entretanto, Duncan e Fixsen,[13] em 1999, detectaram que os meninos são mais acometidos do que as meninas. Ocorre como deformidade isolada em cerca de 50% dos casos e, no restante, encontra-se associado a outras anormalidades, como mielomeningocele, displasia do desenvolvimento do quadril, artrogripose, trissomia 13-15, trissomia 18 e síndrome de Marfan. O envolvimento bilateral ocorre em 50[9] a 71%[13] das crianças, sendo o lado direito mais afetado que o esquerdo.[14]

Revisando as maiores séries publicadas na literatura, encontra-se que o PTVC ocorre isolado em 23,3% do total. Em 76,8% dos casos, manifesta-se associado a outras deformidades. Confirma-se, também, que 47% dos casos são bilaterais (nos sindrômicos, em 46,4% e, na deformidade isolada, em 46,2%). Qualquer que seja o tipo de deformidade, o pé direito está acometido em 71,9% dos pacientes. Os meninos respondem por 55,2% do total, sendo 52% em pacientes sindrômicos e 80% em casos isolados.

ANATOMOPATOLOGIA

A principal alteração no PTVC é a luxação talonavicular dorsolateral, que faz o navicular articular-se com o dorso do tálus. O navicular adapta-se a essa posição, tornando-se pontiagudo e hipoplásico na sua porção plantar. A cabeça do tálus está achatada dorsalmente e sua cartilagem articular expande-se para acomodar a face articular do navicular. O colo e a cabeça do tálus são hipoplásicos, e somente um terço da abóbada talar articula-se com a pinça do tornozelo. A face articular calcânea posterior do tálus apresenta declividade lateral. As faces anterior e média da articulação talocalcânea podem estar ausentes ou substituídas por tecido fibroso, e não há articulação talocalcânea anterior.

O calcâneo também está em flexão plantar e rodado posterolateralmente, aproximando-se do maléolo fibular, o que causa divergência no ângulo entre os eixos do tálus e do calcâneo. O sustentáculo do tálus encontra-se hipoplásico e incapaz de oferecer suporte para a cabeça desse osso. O cuboide está deslocado lateralmente e sua porção plantar é hipotrófica, sendo possível observar graus variáveis de subluxação ou luxação dorsal completa da articulação de Chopart.

> **ATENÇÃO! O ligamento calcaneonavicular plantar (*spring*), as fibras anteriores do deltóideo e os ligamentos tibionavicular e talonavicular dorsal estão encurtados e impedem a redução do tálus com o navicular.**

Há contratura dos ligamentos calcaneocubóideos (bifurcado), causando abdução do antepé. Ocorre, também, o encurtamento dos tendões tibial anterior, extensor longo dos dedos, extensor longo do hálux, fibulares e do calcâneo, sendo que os tendões tibial posterior e fibulares estão deslocados anteriormente. Além disso, existem contraturas capsulares talocalcânea e talocrural, em especial na região posterior **(FIG. 20.5.1)**.

CARACTERÍSTICAS CLÍNICAS

O PTVC é caracterizado por dupla convexidade e dupla concavidade. A face plantar apresenta convexidade com proeminência da cabeça do tálus na região medial e plantar, com denominação comum de deformidade em "mata-borrão". Ademais, toda a coluna medial do pé está alongada e convexa. A face dorsal e a coluna lateral apresentam-se encurtadas e côncavas.

O retropé está fixado em equinovalgo rígido, em consequência do encurtamento do tendão do calcâneo. A deformidade equina do retropé é a chave para diferenciar o PTVC do pé calcaneovalgo postural. O antepé está pronado com rigidez, abduzido e dorsifletido nas articulações mediotarsais. O termo "pé em sapato persa" costuma ser usado para designar a apresentação clássica da deformidade rígida nos PTVCs paralíticos **(FIG. 20.5.2)**.

O diagnóstico diferencial no período neonatal inclui pé calcaneovalgo, encurvamento posteromedial da tíbia e ausência congênita da fíbula. O PTVC também deve ser diferenciado do pé plano com tálus oblíquo e da coalisão tarsal, posto que o prognóstico e o tratamento dessas deformidades divergem bastante entre si. Contudo, deve-se observar que muitos autores consideram o pé plano por tálus oblíquo um subtipo leve de PTVC, com bom prognóstico.

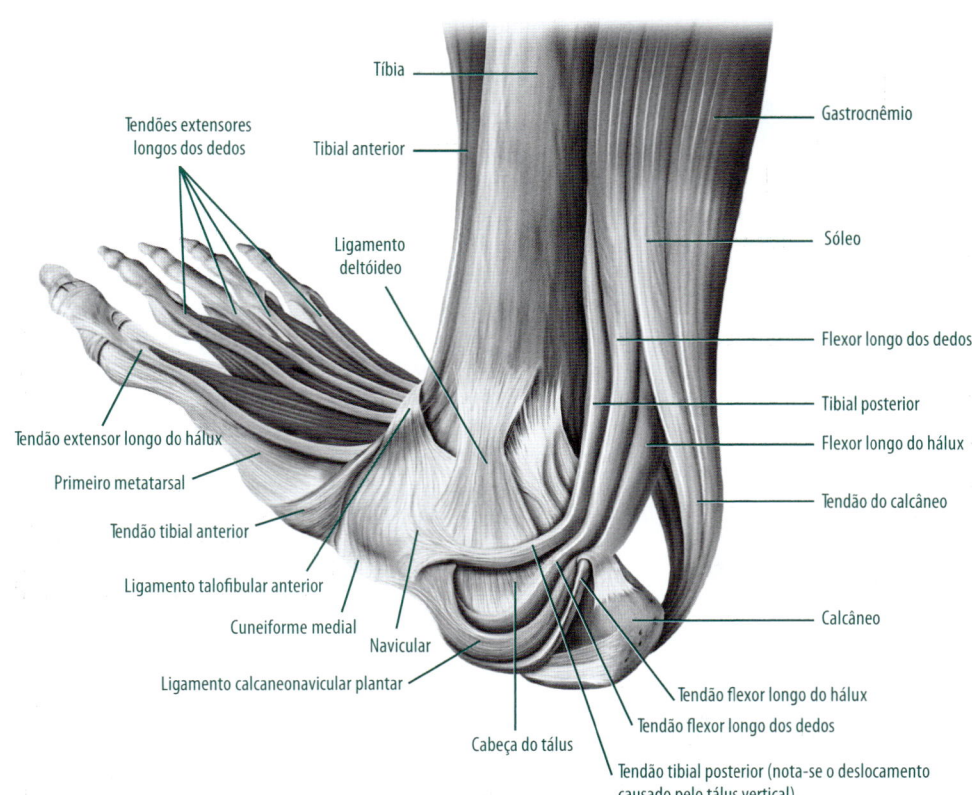

FIGURA 20.5.1 → Anatomia patológica do PTVC, mostrando luxação dorsolateral fixa do navicular sobre o colo e a cabeça do tálus e desvio lateral do cuboide (posição anteroposterior). Nota-se, também, o equinismo fixo do calcâneo (perfil).

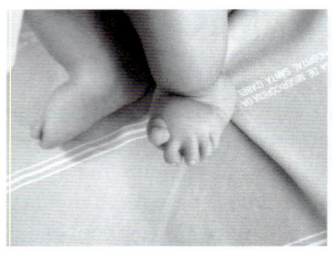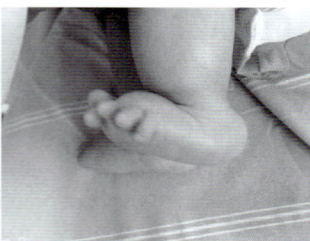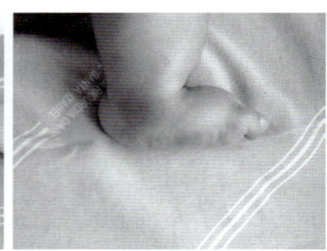

FIGURA 20.5.2 → Aspecto clínico (pé em "mata-borrão") do PTVC.

CLASSIFICAÇÃO

As duas melhores formas de classificar o PTVC foram descritas por Kumar e colaboradores,[14] em 1982, e Hamanish,[15] em 1984. Os dois métodos baseiam-se apenas em características clínicas dos pés e são apresentados nos **QUADROS 20.5.1 e 20.5.2**.

CARACTERÍSTICAS RADIOGRÁFICAS

No neonato, a ossificação do retropé está restrita ao tálus e ao calcâneo, o que limita a avaliação radiográfica nesse período. A ossificação do cuboide costuma ocorrer no primeiro mês após o nascimento. Entretanto, o aparecimento do centro de ossificação do navicular é tardio e pode ser visto só quando a criança já tem de 3 a 5 anos. O núcleo de ossificação do tálus também surge de forma excêntrica em relação ao colo, dificultando ainda mais a compreensão anatomopatológica baseada em radiografias.

QUADRO 20.5.1 → Classificação de Kumar e colaboradores[14]

Graduação	Características clínicas
Tipo I	PTVC flexível que se assemelha ao pé calcaneovalgo ou ao pé plano com tálus oblíquo (nesse caso, a radiografia é útil para esclarecer o diagnóstico).
Tipo II	PTVC associado à artrogripose ou a síndromes complexas. Os pés são muito rígidos e apresentam prognóstico ruim.
Tipo III	PTVC associado à trissomia 13-15 ou 18.
Tipo IV	PTVC associado a disfunções neuromusculares, como mielodisplasia ou paralisia cerebral.

QUADRO 20.5.2 → Classificação de Hamanish[15]

Graduação	Características clínicas
Grupo I	Associado a defeitos do tubo neural (mielomeningocele).
Grupo II	Associado a disfunções neuromusculares (artrogripose).
Grupo III	Associado a síndromes de malformação congênita.
Grupo IV	Associado a anomalias cromossômicas.
Grupo V	Idiopático.

> **DICA: O diagnóstico radiográfico do PTVC é feito no raio X lateral com flexão plantar máxima. Nessa incidência, o PTVC mantém a luxação talonavicular (vista pela quebra do ângulo tálus-primeiro metatarsal), enquanto formas flexíveis de pés planos com tálus oblíquo obtêm redução da articulação talonavicular.**

Apesar das dificuldades, a radiografia do PTVC no recém-nascido apresenta algumas alterações características. O tálus é vertical e seu eixo anatômico é paralelo ao longo eixo da tíbia, enquanto o calcâneo está em posição equinovalga. O antepé está dorsifletido e translocado lateralmente.

As projeções radiográficas no PTVC devem ser obtidas, de preferência, com carga e em posições anteroposterior, perfil, flexão plantar e dorsiflexão máximas. Conforme Katz e colaboradores,[16] alguns ângulos que podem ser medidos nessas incidências oferecem informações objetivas sobre a anatomia da deformidade. Entre eles, destacam-se o talocalcâneo em posições anteroposterior e perfil (ângulo de Kite), tibiotalar, tibiocalcâneo, tálus-primeiro metatarsal e ângulo tálus-horizontal.

O ângulo de Kite está aumentado em posição anteroposterior, em consequência da posição equinovalga do calcâneo; está também aumentado em perfil, devido ao equinismo do calcâneo, associado à verticalização do tálus. Por causa dessa posição do tálus, o ângulo tálus-horizontal aproxima-se de 90°, e o tibiotalar, de 180°. A incidência em flexão dorsal máxima permite o registro da deformidade equina rígida (irredutível) do calcâneo. A relação entre o retropé e o antepé pode ser demonstrada pelo aumento do ângulo tálus-primeiro metatarsal, que revela quebra de continuidade. As mensurações descritas são importantes, mas a característica radiográfica que diferencia o PTVC de outras deformidades clinicamente semelhantes é vista na incidência em flexão plantar máxima: nesse caso, a articulação talonavicular permanece luxada dorsalmente ao colo do tálus (demonstrando a rigidez da deformidade), enquanto a redução dessa articulação é observada no pé plano por tálus oblíquo **(FIG. 20.5.3)**.

TRATAMENTO

O objetivo do tratamento do PTVC é restaurar a relação anatômica normal entre o tálus, o navicular, o calcâneo e o cuboide, assim como restabelecer a competência de suporte

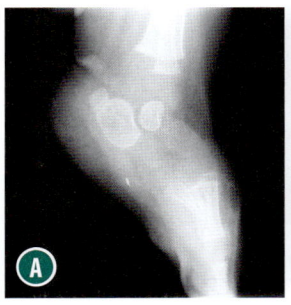
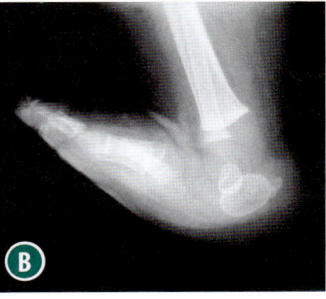

FIGURA 20.5.3
Ⓐ Radiografia lateral do pé direito mostrando o tálus, que está perpendicular à tíbia (calcâneo em equino e antepé em dorsiflexão).
Ⓑ Vista em flexão plantar forçada apresentando manutenção dessa relação, com o navicular não ossificado permanecendo sobre o dorso do tálus.

de carga do primeiro raio. A maioria dos autores concorda que o tratamento com gesso é útil para alongar partes moles e estruturas neurovasculares do dorso do pé e do tornozelo, diminuindo a contratura e a rigidez do pé. Tal alongamento facilita a correção definitiva feita por métodos cirúrgicos.

> **ATENÇÃO! O tratamento conservador deve ser feito utilizando-se moldes gessados suro ou cruropodálicos, colocados após manipulação com exercícios de alongamento passivo da pele e das partes moles da região dorsal do pé. Esses aparelhos gessados devem ser trocados toda semanal, durante um a quatro meses. Após esse período, o resultado pode ser mantido pelo uso de órteses até que a cirurgia seja realizada.**

Portadores de doenças neuromusculares ou de defeitos do tubo neural têm deformidade mais rígida e, com frequência, necessitam de procedimentos de reequilíbrio muscular. Os pés desses pacientes têm prognóstico menos favorável do que os com deformidade isolada, tanto no tratamento conservador como na abordagem operatória subsequente.

Há consenso de que a utilização de gessos seriados é apenas uma etapa pré-operatória que facilita o procedimento cirúrgico. Alguns autores preconizam a realização do método Ponseti inverso. Tal procedimento, também conhecido como técnica de Dobbs, recomenda utilização da série de gessos de Ponseti de forma invertida, seguida de alongamento do tendão calcâneo, fixação da articulação talonavicular com fio de Kirschner, associado a capsulotomias limitadas. Pacientes tratados com esse método obtiveram bom índice de sucesso,[17,18] entretanto, a técnica ainda não apresenta aceitação geral.

Existem, hoje, três métodos para o tratamento cirúrgico primário do PTVC em indivíduos com menos de 2 anos. O primeiro preconiza correção em dois estágios: o estágio inicial destina-se a sanar as deformidades do antepé e do mediopé; o segundo estágio atua na correção do retropé.[9,19-21] O segundo método indica correção em fase única com via de acesso medial e posterior, em geral, com a utilização da abordagem de Cincinnati.[4,22] O terceiro método também preconiza correção em um só tempo, mas emprega via de acesso dorsal para esse fim.[23,24]

Vários autores demonstraram que a correção cirúrgica do PTVC pode ser feita de forma satisfatória em estágio único, com resultados semelhantes e com menor risco de complicações, sobretudo necrose avascular do tálus.[4,25]

A via de acesso de Cincinnati, utilizada também para o tratamento cirúrgico do pé torto congênito, permite excelente exposição das estruturas acometidas, com baixo índice de complicações e melhor aspecto estético.[22,25,26] Também as vias de acesso dorsais descritas por Seimion,[23] em 1987, e Mazzocca e colaboradores,[24] em 2001, são relatadas na literatura como satisfatórias para a correção do PTVC. As opções para o tratamento cirúrgico tardio do PTVC incluem talectomia, naviculectomia, artrodese subtalar e tríplice artrodese. A naviculectomia está recomendada apenas a pacientes maiores de 3 anos, cuja coluna medial do pé está significativamente alongada, enquanto a coluna lateral permanece encurtada. A talectomia, proposta por Lamy e Weissman,[2] foi logo abandonada. Da mesma forma, também a artrodese talocalcânea ou a tríplice artrodese estão reservadas como procedimentos de salvação do pé, não sendo consideradas para o tratamento primário do PTVC **(FIG. 20.5.4)**.

PROCEDIMENTO CIRÚRGICO

Realiza-se a via de acesso de Cincinnati, iniciando no cuneiforme medial e estendendo-se até o maléolo lateral (podendo chegar até à articulação calcaneocubóidea)

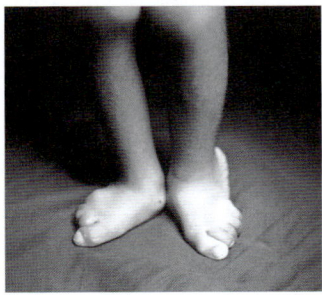
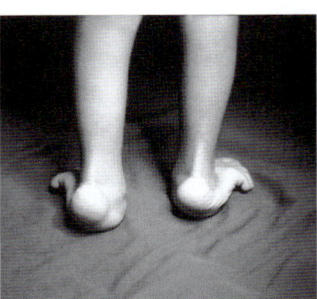
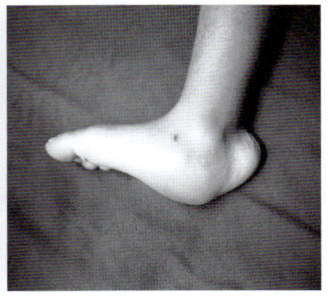

FIGURA 20.5.4 → PTVC inveterado de paciente com 12 anos (caso cedido pelo Dr. Sizinio).

(FIG. 20.5.5). O tendão do calcâneo é alongado por zetaplastia, com sua porção distal desinserida lateralmente no calcâneo. É realizada capsulotomia medial, posterior e lateral das articulações talocrural e talocalcânea, incluindo o ligamento talofibular posterior. O feixe profundo do ligamento deltóideo deve ser preservado. O ligamento calcaneofibular deve ser identificado e liberado.

Os tendões tibial posterior, flexor longo dos dedos e flexor longo do hálux são identificados e, se necessário, realiza-se tenotomia (ou alongamento) para garantir acesso às articulações talocalcânea e talonavicular, mas, de preferência, deve-se apenas fazer o afastamento dessas estruturas. A cápsula talonavicular é liberada circunferencialmente, junto ao ligamento tibionavicular, para expor a cabeça do tálus. O ligamento talocalcâneo interósseo deve ser liberado, se necessário. Realiza-se capsulotomia dorsal, medial e lateral da articulação calcaneocubóidea, com o ligamento bifurcado (calcaneocubóideo e calcaneonavicular).

O tendão tibial anterior é apenas tenotomizado ou desinserido para garantir o acesso. Em outras ocasiões, é preciso dividi-lo em duas porções, sendo uma delas inserida na cabeça ou no colo do tálus, para oferecer equilíbrio dinâmico. De acordo com Duckworth e Smith,[27] esse procedimento é indicado, em especial, em casos de pés paralíticos. Nem sempre é necessário alongar os tendões extensor longo dos dedos, extensor longo do hálux, fibulares longo e curto. Todavia, às vezes, deve-se recorrer não só ao alongamento, como também proceder à tenotomia dessas estruturas, sobretudo os tendões extensores longos dos dedos com o fibular terceiro.

A articulação talonavicular é reduzida e fixada internamente por um fio de Kirschner colocado desde o aspecto posterior do tubérculo lateral do tálus até o completo cruzamento dessa articulação. Outro fio é usado para reduzir e fixar a articulação talocalcânea de plantar para dorsal. Se necessário, pode-se aplicar um terceiro fio para reduzir e fixar a articulação calcaneocubóidea **(FIG. 20.5.6).**

O procedimento pós-operatório deve ser conduzido com imobilização gessada longa por duas a quatro semanas, seguida de imobilização curta por mais seis a oito semanas **(FIG. 20.5.7).** Os fios devem ser retirados ao final de oito semanas. A partir daí, o pé pode ser mantido em órtese por mais seis meses **(FIG. 20.5.8).**

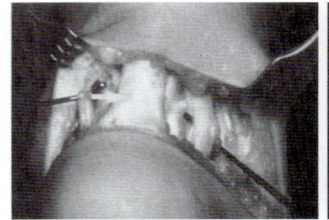 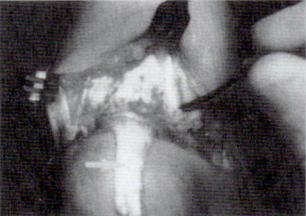

FIGURA 20.5.5 → Acesso cirúrgico. Via de Cincinnati.

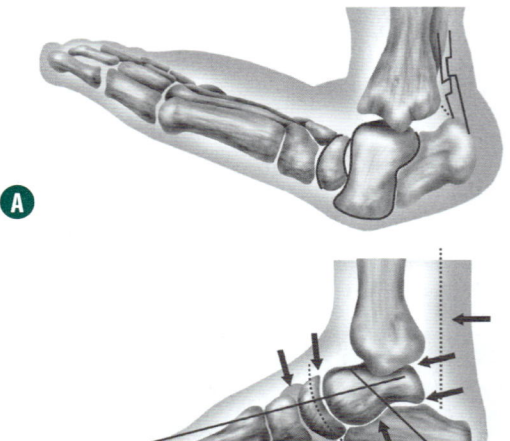

FIGURA 20.5.6
Ⓐ Deformidade em PTVC. **Ⓑ** Redução e fixação das articulações.

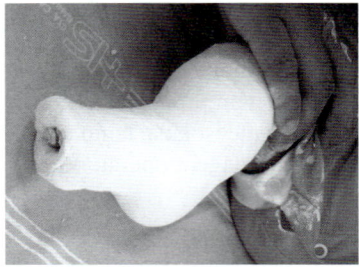

FIGURA 20.5.7 → Aparelho gessado pós-operatório.

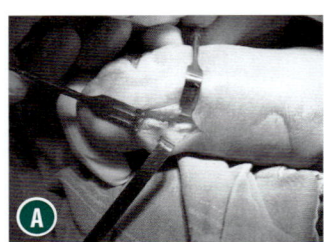 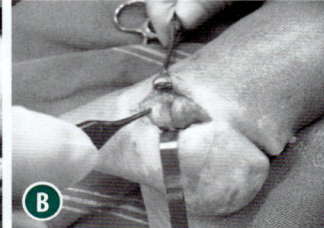 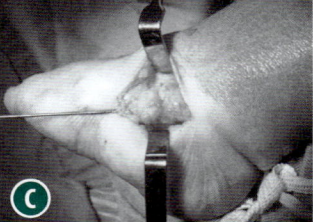 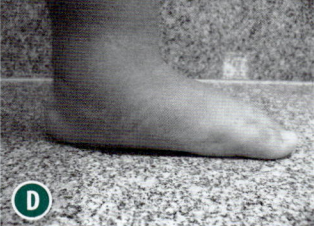

FIGURA 20.5.8
Ⓐ Alongamento do tendão do calcâneo. **Ⓑ** Redução cirúrgica da articulação talocalcânea. **Ⓒ** Fixação da articulação talocalcânea. **Ⓓ** Pós-operatório (um ano).

Referências

1. Henken R. Contribuition à l'ètude des formes asseuses du pied plat valgus congénital. Paris: Maloine, 1914.

2. Lamy L, Weissman L. Congenital convex pes valgus. J Bone Joint Surg Am. 1939;21(1):79-91.

3. Drennan JC, Sharrard WJ. The pathological anatomy of convex pes valgus. J Bone Joint Surg Br. 1971;53(3):455-61.

4. Ogata K, Schoenecker PL, Sheridan J. Congenital vertical talus and its familial occurrence: an analysis of 36 patients. Clin Orthop Relat Res. 1979;(139):128-32.

5. Specht EE. Congenital paralytic vertical talus: an anatomical study. J Bone Joint Surg Am. 1975;57(6):842-847.

6. Stern HJ, Clark RD, Stroberg AJ, Shohat M. Autosomal dominant transmission of isolated congenital vertical talus. Clin Genet. 1989;36(6):427-30.

7. Dobbs MB, Schoenecker PL, Gordon JE. Autosomal dominant transmission of isolated congenital vertical talus. Iowa Orthop J. 2002;22:825-7.

8. Alaee F, Boehm S, Dobbs MB. A new approach to the treatment of congenital vertical talus. J Child Orthop. 2007;1(3):165-74.

9. Jacobsen ST, Crawford AH. Congenital vertical talus. J Pediatr Orthop. 1983;3(3):306-10.

10. Osmond-Clarke H. Congenital vertical talus. J Bone Joint Surg. 1956;38-B(1):334-41.

11. Aroojis AJ, King MM, Donohoe M, Riddle EC, Kumar SJ. Congenital vertical talus in arthrogryposis and other contractural syndromes. Clin Orthop Rel Res. 2005;(434):26-32.

12. Sharrard WJW, Grosfield I. The management of deformity and paralysis of the foot in myelimeningocele. J Bone Joint Surg Br. 1968;50(3):456-65.

13. Duncan RD, Fixsen JA. Congenital convex pes valgus. J Bone Joint Surg Br. 1999;81(2):250-4.

14. Kumar SJ, Cowell HR, Ramsey PL. Vertical and oblique talus. Instr Course Lect. 1982;31:235-51.

15. Hamanish C. Congenital vertical talus: classification with 69 cases and new measurement system. J Pediatr Orthop. 1984;4(3):318-26.

16. Katz MA, Davidson RS, Chan PSH, Sullivan RJ. Plain radiographic evaluation of the pediatric foot and its deformity. Univ Pa Orthop J. 1997;10:30-9.

17. Dobbs MB, Purcell DB, Nunley R, Morcuende JA. Early results of a new method of treatment for idiopathic congenital vertical talus. J Bone Joint Surg Am. 2006;88(6):1192-200.

18. Wright J, Coggings D, Maizen C, Ramachandran M. Reverse Ponseti-type treatment for children with congenital vertical talus: comparison between idiopathic and teratological patients. Bone Joint J. 2014;96(2):274-8.

19. Herndon CH, Heyman CH. Problems in the recognition and treatment of congenital convex pes valgus. J Bone Joint Surg Am. 1963;45(2):413-29.

20. Walker AP, Ghali NN, Silk FF. Congenital vertical talus: the results of staged operative reduction. J Bone Joint Surg Br. 1985;67(1):117-21.

21. Coleman SS, Stelling FH 3rd, Jarret J. Pathomechanics and treatment of congenital vertical talus. Clin Orthop Relat Res. 1970;70:62-72.

22. Kodros SA, Dias LS. Single-stage surgical correction of congenital vertical talus. J Pediatr Orthop. 1999;19(1):42-8.

23. Seimion LP. Surgical correction of congenital vertical talus under the age of 2 years. J Pediatr Orthop. 1987;7(4):405-11.

24. Mazzocca AD, Thomson JD, Deluca PA, Romness MJ. Comparison of the posterior approach versus the dorsal approach in the treatment of congenital vertical talus. J Pediatr Orthop. 2001;21(2):212-7.

25. Drennan JC. Congenital vertical talus. Instr Course Lect. 1996;45:315-22.

26. Garcia Filho FC, Matos MA, Guedes A. A via de acesso de Cincinnati no tratamento do pé torto congênito. Folha Méd. 1995;110(1):101-4.

27. Duckworth T, Smith TW. The treatment of paralytic convex pes valgus. J Bone Joint Surg Br. 1974;56(2):305-13.

Capítulo 20.6

PÉ PARALÍTICO

Patrícia M. de Moraes Barros Fucs
Helder Henzo Yamada
Daniela R. Rancan
Celso Svartman

PÉ NA ARTROGRIPOSE

A artrogripose é um sintoma presente em uma série de doenças congênitas caracterizadas pelas múltiplas contraturas articulares. A substituição das fibras musculares por tecido fibroso e gorduroso durante o período intrauterino gera a contratura dos tecidos moles, causando limitação da mobilidade e rigidez articular. A amioplasia é a principal representante dessas doenças, e o tornozelo e o pé são as regiões mais comumente afetadas Hall.[1]

O objetivo do tratamento do paciente com artrogripose é a independência na vida adulta. Pelo fato de a maioria das crianças afetadas terem potencial para a deambulação e pelo caráter incapacitante da deformidade dos pés, recomenda-se a correção precoce, de preferência em procedimentos combinados para a correção de outras deformidades existentes, ainda durante o primeiro ano de vida. Mesmo nos pacientes não deambuladores, a condição apresentada nos pés dificultará o uso de calçados, a adaptação de órteses e o posicionamento adequado na cadeira de rodas, além de ter aspecto estético desagradável **(FIG. 20.6.1)**.

Pé equinovaro

A deformidade em equinovaro é a mais frequente, ocorrendo em mais de 90% dos pacientes com amioplasia. O retropé apresenta desvio em varo, o antepé está aduzido e supinado e há o equino associado à contratura da musculatura posterior da perna e da cápsula da articulação tibiotársica.

Simis e Fucs[2] revisaram as publicações a respeito do tratamento de pés nessas condições, chamando a atenção para a rigidez característica, o que torna a correção da deformidade e a sua manutenção um verdadeiro desafio, sendo alta a incidência de recidiva durante o crescimento. Admite-se como objetivo do tratamento transformar um pé rígido e deformado em um pé ainda rígido, mas plantígrado e funcional.

O tratamento incruento, conforme Ponseti e colaboradores,[3] com manipulação e gessos seriados pelo método de Ponseti, tem sido cada vez mais utilizado, principalmente durante o primeiro ano de vida. Ainda que não proporcione correção completa da deformidade em todos dos casos, promove o alongamento das estruturas da região posteromedial do pé, facilitando a posterior abordagem cirúrgica com menor complexidade. As trocas gessadas devem ser iniciadas em período precoce e descontinuada quando nenhuma correção adicional puder ser obtida pela manipulação, momento em que o tratamento cirúrgico teria sua melhor indicação. Muitas vezes, é necessária a realização da tenotomia do tendão calcâneo com ou sem a associação da capsulotomia posterior, antes da continuação dos gessos. O atraso nessa indicação causa acomodação cada vez maior das superfícies ósseas articulares à contratura, com sua deformação progressiva **(FIG. 20.6.2)**.

Nos pés sem tratamento prévio e nas falhas da técnica de Ponseti, o tratamento cirúrgico é realizado. É controversa a escolha da técnica a ser empregada como tratamento primário, se liberação de partes moles ou talectomia.

A liberação de partes moles visa à ressecção do tecido fibrótico periarticular, sobretudo da região posteromedial do tornozelo e pé. Apesar de estar relacionada ao alto percentual de resultados insatisfatórios, com deformidade residual e necessidade de cirurgias adicionais, a liberação de partes moles pode ser encarada como uma abordagem inicial mais conservadora, indicada precocemente antes da

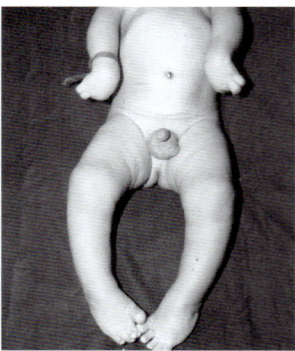

FIGURA 20.6.1 → Paciente portador de artrogripose múltipla congênita apresentando deformidade nos quatro membros.

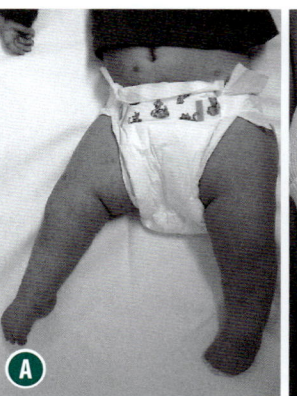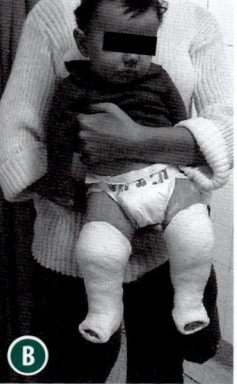

FIGURA 20.6.2 → Ⓐ Paciente com 6 meses e deformidade nos pés (aspecto clínico). Ⓑ Tratamento com manipulação e gessos seriados pelo método de Ponseti.

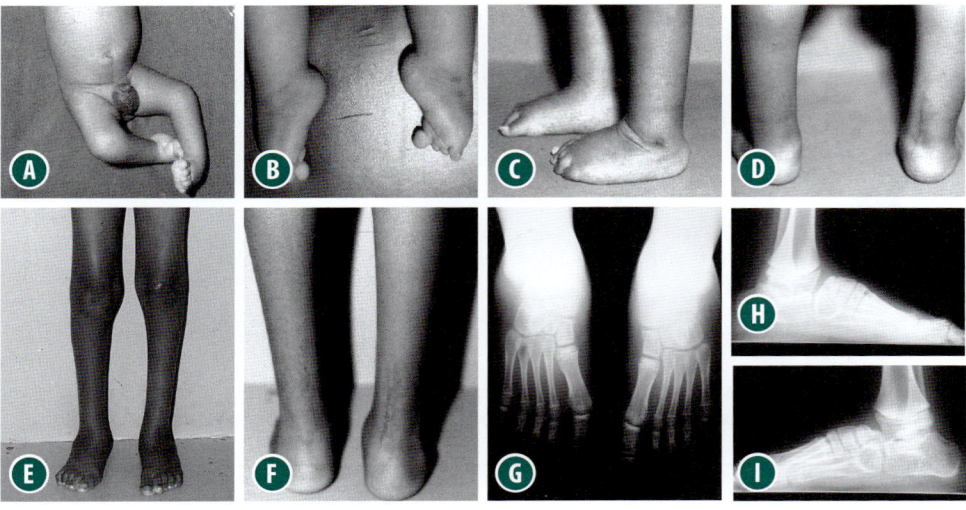

FIGURA 20.6.3
Ⓐ Aspecto clínico inicial.
Ⓑ Após a manipulação e os gessos seriados.
Ⓒ Pós-operatório 2+0 da talectomia (vista lateral).
Ⓓ Pós-operatório 2+0 da talectomia (vista posterior).
Ⓔ Pós-operatório 8+7 da talectomia (vista anterior).
Ⓕ Pós-operatório 8+7 da talectomia (vista posterior).
Ⓖ Radiografia anteroposterior dos pés, pós-operatório 8+7 da talectomia bilateral.
Ⓗ Radiografia lateral do pé direito, pós-operatório 8+7 da talectomia.
Ⓘ Radiografia lateral do pé esquerdo, pós-operatório 8+7 da talectomia.

idade do início da marcha, permitindo a realização da talectomia secundária após, como procedimento de salvação nos casos de recidiva.

A talectomia primária é um procedimento bem estabelecido para o tratamento dos pés rígidos, relacionada a menor incidência de recidiva em diversos estudos quando comparada às demais técnicas cirúrgicas, ainda que altere fundamentalmente a anatomia da articulação do tornozelo **(FIG. 20.6.3)**.

Svartman e colaboradores[4] mostraram que a talectomia é um procedimento com resultados muito satisfatórios. É realizada por uma via de acesso dorsolateral no pé associada à liberação do tecido fibrótico por via de acesso posteromedial, permitindo acomodação do calcâneo sob o pilão tibial com suficiente relaxamento das partes moles para que a correção do equino e do varo ocorra sem tensão. Pode, entretanto, haver a necessidade da realização de procedimentos associados, como a ressecção de cunha no cuboide para a correção da adução e, nos casos de equino acentuado e deformidade no calcâneo, a ressecção parcial do navicular e dos maléolos para promover a melhor adaptação do calcâneo sob a tíbia e a obtenção da posição plantígrada. O calcâneo é fixado à tíbia com fios plantares em posição discretamente posteriorizada, e o mediopé é também fixado ao calcâneo. Utiliza-se o gesso curto durante cerca de oito semanas, quando os fios de síntese são retirados, e o pé volta para o gesso até completar um período de três meses. Após, é colocada uma órtese de polipropileno tipo pé-tornozelo (AFO, do inglês *ankle-foot orthosis*) para uso contínuo **(FIG. 20.6.4)**.

Nos últimos anos, o uso do fixador externo para correção gradual dos pés rígidos vem aumentando, com diferentes montagens e material de diversas empresas sendo utilizados. A correção, assim como no pé torto congênito, é demorada, em média de quatro meses, muitas vezes com pequenos procedimentos cirúrgicos associados (alongamentos de partes moles ou osteotomias dos ossos do pé).

Mesmo podendo apresentar complicações, como infecção no trajeto dos pinos e recidiva das deformidades, é um método bastante viável. Eidelman e Katzman[5] demonstraram bons resultados com o uso do Taylor Spatial Frame.

> **ATENÇÃO! Independentemente da técnica cirúrgica empregada, as séries de casos publicadas apontam o uso das órteses para a manutenção da correção como um dos principais fatores relacionados a bons resultados, devendo ser utilizadas em período integral enquanto houver a possibilidade de recidiva da deformidade.**

Nos casos de recidiva, os principais procedimentos secundários indicados são a própria talectomia e a liberação de partes moles, osteotomias corretivas, enucleação do cuboide e tálus (cirurgia de Verebelyi-Ogston) e tríplice artrodese. A última, por promover a fusão da articulação subtalar e do mediopé, está indicada a partir dos 10 anos, quando a maior parte do crescimento do pé já ocorreu. Finalmente, como indicação de exceção, poderia ser indicada a correção progressiva com a utilização de fixadores externos. Trata-se de tratamento longo, que depende da experiência do cirurgião e de grande cooperação do paciente e da família, ainda mais se o paciente tem pouca idade ou é adolescente **(FIG. 20.6.5)**.

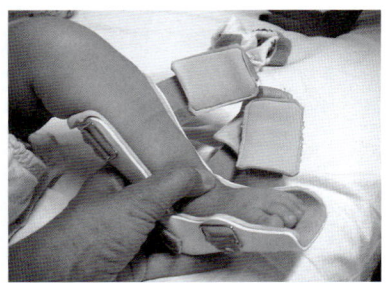

FIGURA 20.6.4 → Órtese antiequino de polipropileno.

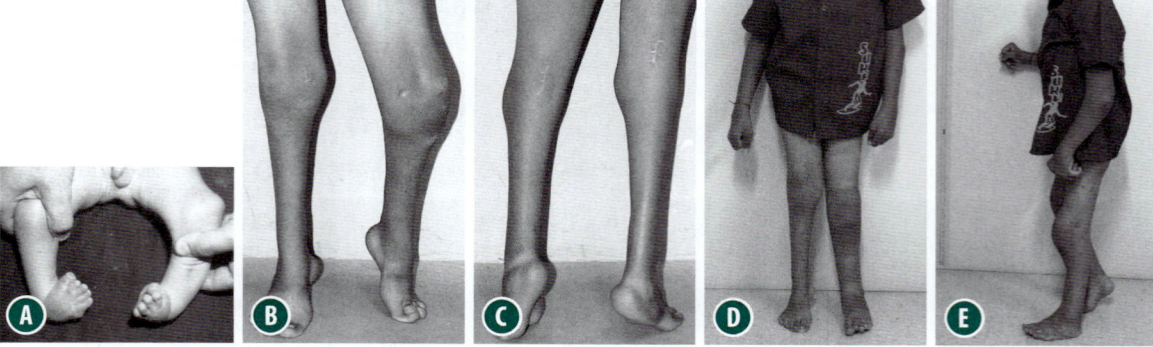

FIGURA 20.6.5 → **A** Aspecto clínico inicial. **B** Pós-operatório 9+10 da talectomia bilateral, vista anterior, recidiva da deformidade. **C** Pós-operatório 9+10 da talectomia bilateral, vista posterior, recidiva da deformidade. **D** Pós-operatório 2+0 da correção do pé com fixador externo, vista anterior. **E** Pós-operatório 2+0 da correção do pé com fixador externo, vista lateral.

Pé talovertical

Caracteriza-se pela contratura das estruturas anteriores e posteriores do tornozelo e pé, com flexão plantar do tálus, deslocamento dorsal do navicular e limitação da flexão plantar do antepé. Clinicamente, observa-se a cabeça do tálus proeminente na região plantar do pé, e o principal achado radiográfico é a descontinuidade entre o eixo do tálus e do primeiro metatarso na incidência lateral **(FIG. 20.6.6)**.

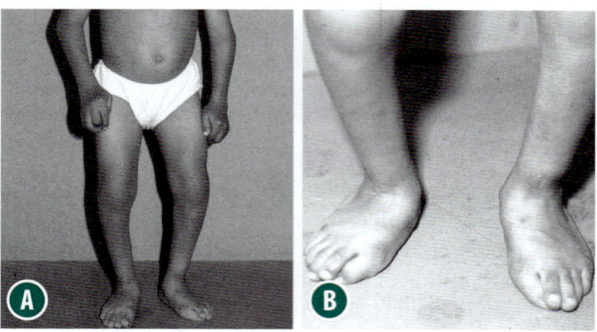

FIGURA 20.6.6 → **A** Paciente portador de artrogripose distal. **B** Pé talovertical bilateral.

Apesar de tratar-se de pé plantígrado, muitas vezes compatível com a marcha, pode ocorrer dor plantar na região onde a cabeça do tálus está saliente, havendo necessidade de correção.

O tratamento com manipulação e gessos em flexão plantar pode ser tentado, mas, geralmente, há indicação de correção cirúrgica. O procedimento empregado é a redução cruenta, que pode ser feita por uma via de acesso posteromedial ou pela via de Cincinnati com a redução da articulação talonavicular, podendo ser necessária a ressecção parcial ou total do navicular, além do alongamento do tendão calcâneo e dos tendões da musculatura extensora e o retensionamento do tendão tibial posterior. Outras opções, além da redução cruenta, são a talectomia e a tríplice artrodese **(FIG. 20.6.7)**. O uso intensivo de órteses também está relacionado à menor ocorrência de recidivas.

PÉ NA MIELOMENINGOCELE

A mielomeningocele (MMC) é o defeito de fechamento do tubo neural com o qual o ortopedista se depara com maior frequência na prática clínica. Caracteriza-se pela presença dos elementos neurais displásicos no interior do saco dural, paralisia sensitiva e motora flácida

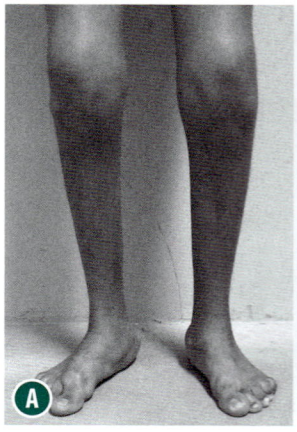
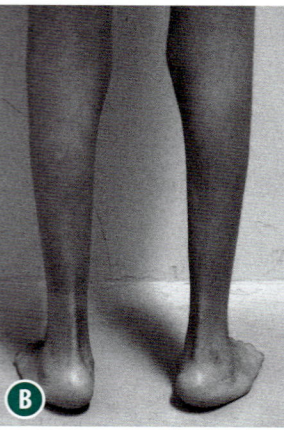
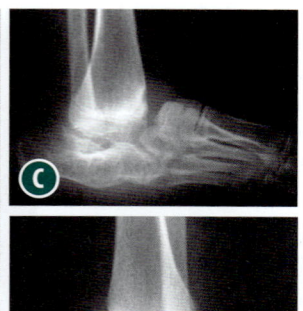
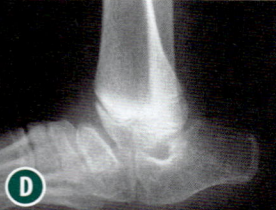

FIGURA 20.6.7
A Aspecto clínico, vista anterior, pós-operatório 12+0 de talectomia bilateral. **B** Aspecto clínico, vista posterior, pós-operatório 12+0 de talectomia bilateral. **C** Radiografia lateral do pé direito, pós-operatório 11+0 da talectomia. **D** Radiografia lateral do pé esquerdo, pós-operatório 11+0 da talectomia.

assimétricas, podendo haver, ainda, o acometimento do neurônio motor superior e inferior, com associação de espasticidade (FIG. 20.6.8).

O nível da disfunção neurológica é o principal indicativo de capacidade deambulatória em longo prazo nos indivíduos portadores de MMC. Em pacientes com nível de disfunção sacral, uma média de 89% manteve o *status* de deambulador comunitário na vida adulta.[6] Por outro lado, nos casos com nível mais alto de acometimento, é comum que ocorra perda da função adquirida durante a infância, especialmente em virtude de fatores como obesidade, presença e gravidade das deformidades e síndrome da medula presa.

A incidência de deformidades nos pés em pacientes com MMC varia de 53 a 90% nas diversas séries publicadas. Somente o desequilíbrio muscular resultante da paralisia não explica a maior parte das deformidades observadas.[7] A incidência de deformidade nos pés parece ter pouca relação com o nível de disfunção neurológica, sendo bastante semelhante nos níveis torácicos e lombar baixo, apesar do diferente grau de desequilíbrio muscular. Isso remete ao conceito mais aceito atualmente, que é o de que o desequilíbrio muscular não é o principal fator causal e que outros fatores, como fibrose e atrofia muscular secundária à denervação, espasticidade e má postura fetal, também devem ser considerados na gênese da deformidade.[8] As deformidades são diversas, desde a condição em equino simples e redutível, até o pé equinovaro com intensa rigidez.

> **ATENÇÃO! O objetivo comum do tratamento é obter um pé plantígrado e bem posicionado, favorecendo a marcha e o uso de calçados e órteses, com a menor incidência possível de complicações relacionadas à insensibilidade característica desses pés.**

O tratamento incruento, com manipulação e gessos seriados, tem utilidade limitada por apresentar pior resultado em comparação ao cirúrgico e, principalmente, pelo alto risco de formação de úlceras de pressão. As principais opções em termos de tratamento cirúrgico são as tenotomias e as transferências musculares, procedimentos que só devem ser realizados após avaliação criteriosa da musculatura funcionante, além da liberação de partes moles e das cirurgias ósseas. Recidivas, necessidade de reintervenção e complicações de cicatrização e da consolidação óssea são constantes na abordagem das deformidades dos pés na MMC.

Deformidade em equino

A deformidade em equino pura é muito frequente nos níveis altos da MMC. Pode ser devido ao desequilíbrio muscular, ao mau posicionamento do paciente e a não utilização de órteses adequadas. Quando a deformidade é flexível, deve ser tratada com órtese; quando não redutível, indica-se o tratamento cirúrgico para melhorar o posicionamento da extremidade e a colocação da órtese, mediante o alongamento ou a tenotomia do tendão calcâneo (FIG. 20.6.9).

Deformidade em equinovaro

A deformidade em equinovaro pode se apresentar desde o nascimento, sendo rígida, semelhante aos pés artrogripóticos e necessitando de tratamento agressivo em virtude da fibrose intensa na região peritalar e da deformação óssea do tálus em idade precoce. Quando presente nas crianças maiores, a causa é, geralmente, o desequilíbrio muscular que vai estabelecendo a deformidade com o tempo.[9]

A deformidade em equinovaro tem como característica a recorrência, apesar da correção obtida inicialmente, o que é, também, uma característica semelhante aos pés artrogripóticos. O tratamento deve ser iniciado o mais cedo possível, mediante a manipulação e o posicionamento do pé e a imobilização com gesso, sendo bem acolchoado em função do déficit sensitivo.[10] A utilização cada vez mais frequente dos gessos seriados, pelo método proposto por Ponseti e colaboradores[3] e indicado nas primeiras semanas de vida, assim como na artrogripose, não evita a necessidade do tratamento cirúrgico, mas melhora as condições locais para posterior intervenção cirúrgica quando necessária. A técnica de Ponseti nos pacientes portadores de sequela de

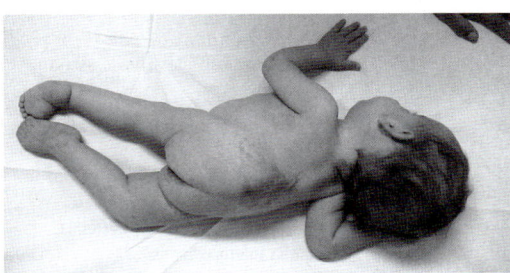

FIGURA 20.6.8 → Paciente portador de sequela de mielomeningocele.

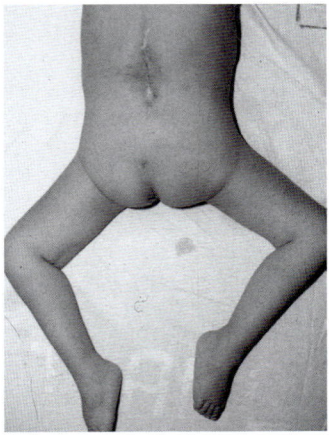

FIGURA 20.6.9 → Paciente portador de pé equino bilateral.

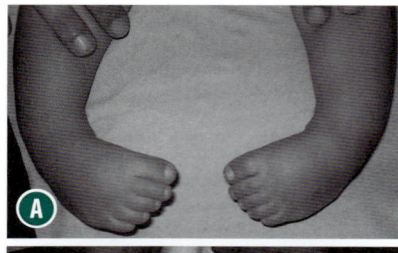

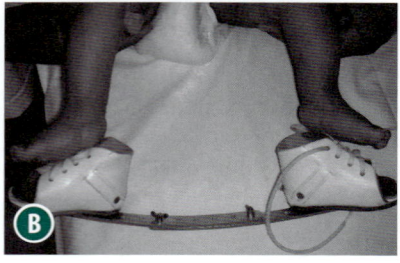

FIGURA 20.6.10 → Paciente portador de pés equinocavovaros.
A Aspecto inicial.
B Aspecto clínico por ocasião da colocação da órtese de manutenção.

MMC, na maioria dos casos, demanda mais tempo e maior número de sessões de manipulação e de gessos. Também uma grande parte dos pacientes é submetida à tenotomia do tendão calcâneo precocemente para facilitar a correção[10] **(FIG. 20.6.10)**.

Quando a deformidade é grave e muito rígida, a liberação de partes moles da região subtalar é o procedimento necessário para a correção do pé equinovaro na MMC. A via de acesso de Cincinnati era a mais utilizada, porém, devido ao alto índice de complicações de pele, vias menores têm sido utilizadas. Exceto nos casos com nível de disfunção sacral, preconiza-se a tenotomia em vez do alongamento dos tendões. Dias e Stern,[11] em uma série de pacientes com MMC e pés equinovaros submetidos à liberação de partes moles extensa, observaram resultados satisfatórios em 77% dos casos com tempo de seguimento médio de 86 meses, sendo que esses resultados foram mais favoráveis nos casos com nível mais baixo de disfunção neurológica.

A falta de pele para cobertura da região posteromedial do pé após a correção da deformidade é uma das principais preocupações e fonte adicional de morbidade. Mesmo após a liberação médio posterolateral adequada, a musculatura alterada na região do tornozelo tem capacidade limitada de promover a remodelação óssea no tálus, que permanece deformado, aumentando a chance de recidiva. Não estão indicadas também nesses pés as transferências tendinosas.

Tendo em vista essas considerações anatômicas, a talectomia também é uma opção para o tratamento do pé equinovaro na MMC.[4] Entretanto, muitos cirurgiões preferem realizar repetidas liberações de partes moles a lidarem com a recidiva em um pé previamente submetido à talectomia **(FIGS. 20.6.11 e 20.6.12)**.

O uso de órtese suropodálica (AFO) em período integral é recomendado após a correção das deformidades. Os procedimentos indicados para o tratamento da recidiva são as repetidas liberações de partes moles, a talectomia, as osteotomias corretivas e a enucleação do cuboide e tálus (cirurgia de Verebelyi-Ogston). A tríplice artrodese pode ser indicada nos pacientes com maturidade esquelética, lembrando que é um procedimento que deve ser evitado em pés insensíveis. Outro método de correção das deformidades rígidas é o da correção progressiva com a utilização de fixadores externos, com ou sem osteotomias prévias. São indicados em recidivas e nos pacientes maiores ou adolescentes, dependendo muito da colaboração do paciente e da família **(FIG. 20.6.13)**.

Deformidade em cavo/cavo varo

O tratamento do pé cavo da MMC depende do grau de rigidez da deformidade e visa melhorar o posicionamento e a adequação do pé nos calçados e órteses. É uma deformidade presente nos níveis baixos, geralmente em pacientes deambuladores, sendo, portanto, importante o apoio

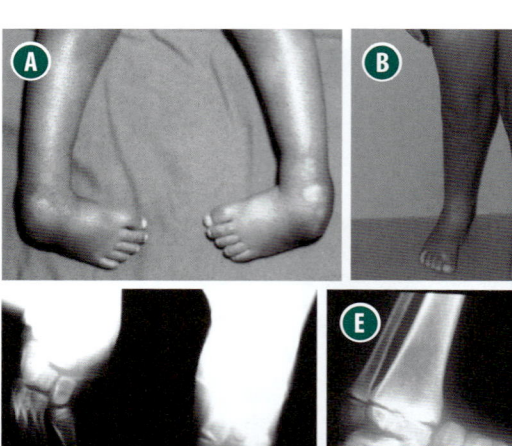

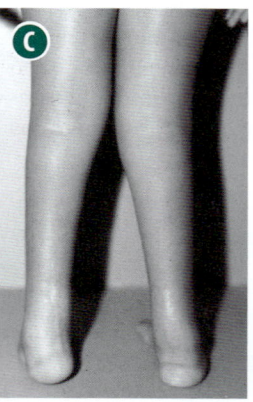

FIGURA 20.6.11
A Pé equinovaro bilateral rígido, aspecto clínico inicial.
B Pós-operatório 7+4 de talectomia, vista anterior.
C Pós-operatório 7+4 de talectomia, vista posterior.
D Pós-operatório 4+11 de talectomia, radiografia anteroposterior.
E Pós-operatório 4+11 de talectomia, radiografia lateral do pé direito.

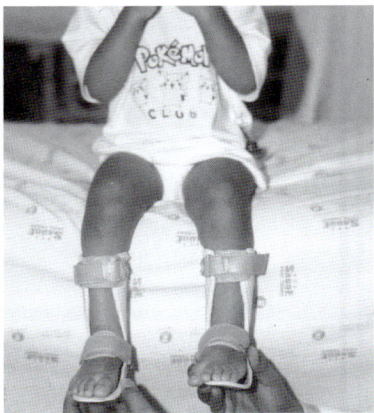

FIGURA 20.6.12 → Paciente em pós-operatório com órtese tipo antiequino de polipropileno (AFO).

plantígrado e sem pontos de pressão anômalos. Quando flexível e nas crianças com baixa idade, está indicada somente a abordagem nas partes moles com liberação da fáscia plantar. Reserva-se a osteotomia dos ossos metatarsais quando a deformidade está mais localizada no antepé, podendo ser associada à liberação plantar, na faixa etária abaixo dos 10 anos. Quando o cavo está associado ao varo do retropé, ainda redutível, está indicada a osteotomia do calcâneo de Dwyer **(FIG. 20.6.14)**.

Deformidade em valgo

A deformidade em valgo do pé na MMC ocorre pela atividade da musculatura lateral do pé, muitas vezes associada à espasticidade, na presença da fraqueza do músculo tibial posterior. Pode ser isolada ou apresentar um componente de plano-abduto, calcâneo ou de torção tibial externa.

A última é observada em crianças deambuladoras e, provavelmente, deve-se ao momento em rotação externa gerado pela força de reação ao solo durante a fase de apoio da marcha em uma situação de inadequado controle motor por parte do músculo tibial posterior.

É importante verificar se a deformidade em valgo está presente no tornozelo, na articulação subtalar ou em ambos, o que pode ser avaliado em uma radiografia em anteroposterior do tornozelo e do pé com carga.

A deformidade em valgo do tornozelo ocorre, geralmente, a partir dos 4 anos. A epífise distal da tíbia torna-se triangular e a fise distal da fíbula passa a situar-se mais proximal do que o esperado para a idade. É comum a fise distal da fíbula situar-se proximalmente ao domo do tálus até os 4 anos, no mesmo nível dos 4 aos 8 e distalmente após os 8 anos. Essas alterações foram estudadas por Dias e Stern[11] e atribuídas à ação de forças anormais sobre a fise distal da fíbula, em especial a fraqueza do tríceps sural, causando seu encurtamento e sua deformidade em valgo.

À medida que o valgo se instala, a distribuição anômala da carga na articulação do tornozelo, com a transformação de forças compressivas em forças de tração, leva ao sobrecrescimento e à saliência do maléolo medial. O valgo do tornozelo também acentua a torção tibial externa, causando geno valgo e dificultando ainda mais a marcha.

O tratamento na criança jovem pode ser feito pela tenodese calcaneofibular – cirurgia de Westin.[12] Esse procedimento consiste na secção do tendão calcâneo junto à junção miotendinosa e sua sutura na região diafisária da fíbula. Está bem estabelecido que a tenodese, quando realizada em pacientes deabuladores, de preferência entre os 4 e 6 anos, estimula o crescimento da fíbula e promove a correção progressiva do valgo **(FIG. 20.6.15)**.

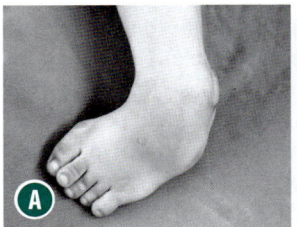
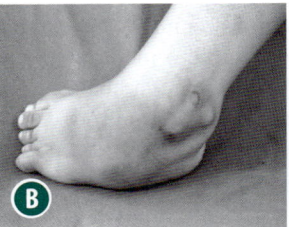
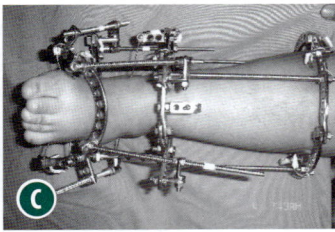
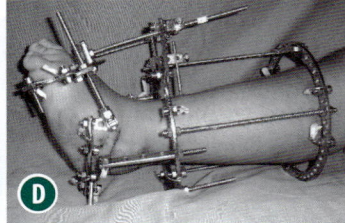

FIGURA 20.6.13 → **A** Deformidade grave e rígida do pé, vista anterior. **B** Vista lateral. **C** Correção da deformidade com fixador externo, vista anterior. **D** Vista lateral.

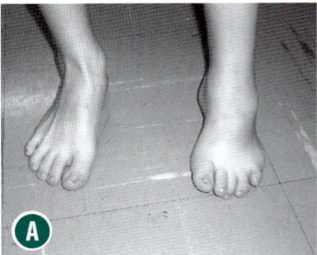
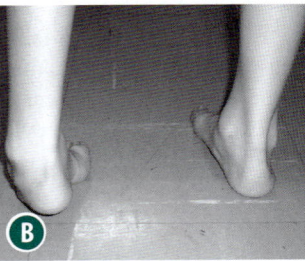
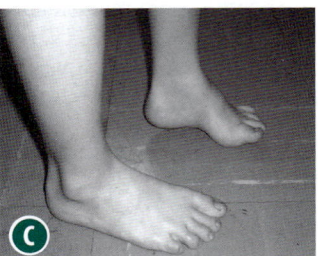

FIGURA 20.6.14 → Paciente portador de pé cavo varo à esquerda.
A Vista anterior.
B Vista posterior.
C Vista medial.

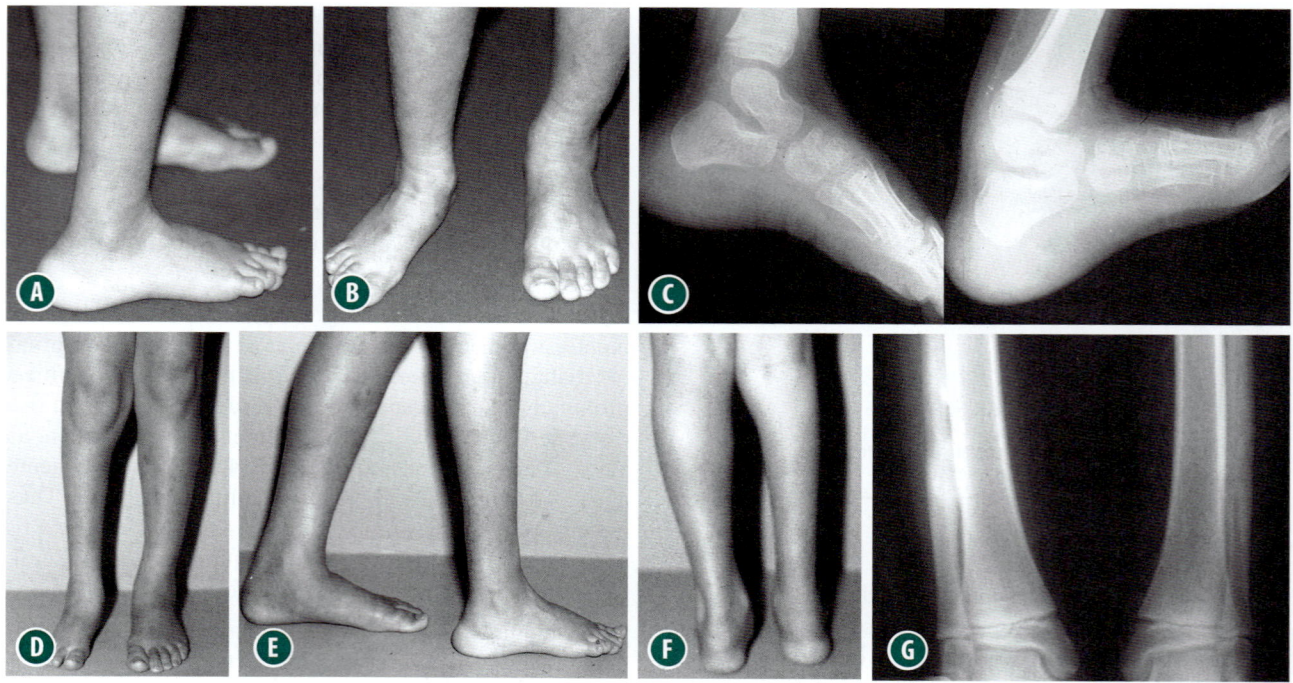

FIGURA 20.6.15 → Paciente masculino.

A e **B** Aspecto clínico inicial. **C** Aspecto radiográfico inicial, incidência lateral. **D** Aspecto clínico pós-operatório 8+6 da tenodese de Westin, vista anterior.
E Aspecto clínico pós-operatório 8+6 da tenodese de Westin, vista lateral. **F** Aspecto clínico pós-operatório 8+6 da tenodese de Westin, vista posterior.
G Aspecto radiográfico do tornozelo anteroposterior, pós-operatório 8+6 da tenodese de Westin.

Nos pacientes esqueleticamente imaturos, a hemi-epifisiodese medial da tíbia distal, quando temporária, tem sido a melhor opção cirúrgica, com ótimos resultados.[13] No início, utilizava-se um parafuso canulado, mas, hoje, é utilizada uma placa em 8 e 2 parafusos, devido à menor incidência de complicações, como proeminência da cabeça do parafuso e dificuldade de remoção.[14]

Após o fechamento da fise, a osteotomia tibial e fibular supramaleolar costuma ser necessária para a correção da deformidade. O objetivo comum das diversas técnicas descritas é corrigir a inclinação tibial sobre o domo do tálus, assim como inverter a relação entre os maléolos lateral e medial.

A deformidade em valgo da articulação subtalar, na qual a utilização de órteses não foi eficaz ou na presença de úlcera medial, deve ser tratada com cirurgia. Nos pacientes abaixo dos 10 anos, as artrorrises da subtalar e as osteotomias do calcâneo com deslocamento medial da tuberosidade podem ser indicadas. Em pacientes com maturidade esquelética documentada, a tríplice artrodese passa a ser a principal opção de tratamento, embora com a ressalva de evitar a artrodese em um pé insensível.

Deformidade em calcâneo

A deformidade em calcâneo pode estar presente nos pacientes com sequela da MMC com nível de disfunção lombar baixo (L4, L5) e sacral. É comum estar relacionada à ação do músculo tibial anterior, normal ou espástico, sem a oposição do tríceps sural, levando o calcâneo a assumir uma posição progressivamente vertical. A atividade do músculo fibular curto também pode estar presente nos casos de valgismo associado.

É uma deformidade bastante incapacitante para a marcha e tem a característica de ser progressiva.[15] Devido à ausência do momento de extensão do joelho realizado pelo tríceps sural, o joelho permanece em flexão durante a fase de apoio da marcha. Além disso, na fase final do apoio, há redução da impulsão, com a dorsiflexão do pé, a extensão dos dedos e a falta de contenção posterior pelo tendão calcâneo, que leva à subluxação posterior da tíbia sobre o tálus, definindo a chamada "retropulsão". Ulceração da pele e osteomielite podem ocorrer como consequência da proeminência do calcâneo e apoio anormal do pé associados ao déficit sensitivo e destruição do coxim gorduroso nas zonas de pressão aumentada.

As órteses podem facilitar a marcha quando utilizadas nas crianças menores, mas não têm capacidade de diminuir a retropulsão do calcâneo. O desequilíbrio muscular deve ser corrigido para evitar as deformidades secundárias, mediante transferências tendinosas ou tenotomias. A transferência de tendões de força muscular grau 4 ou 5 para o calcâneo representa a principal opção de tratamento, sendo a transferência do tendão tibial anterior para o calcâneo a opção clássica de tratamento cirúrgico para a deformidade em calcâneo. Essa transferência pode ser feita anteromedial ou posteromedial, passando pela membrana interóssea. Essa técnica vem sendo utilizada por vários autores como procedimento isolado e apresenta bons resultados quando a diminuição da inclinação do calcâneo e a prevenção da deformidade são considerados. Nos casos dos tendões com força menor que grau 4, a tenotomia simples do tendão tibial anterior pode ser realizada. Outra técnica descrita é a transferência do tendão calcâneo para tíbia. Ambas não previnem ou corrigem a deformidade em valgo do tornozelo (FIG. 20.6.16).

A cirurgia ou tenodese de Westin e colaboradores[12] consiste na sutura do tendão calcâneo na região metadiafisária da fíbula. O objetivo é promover o bloqueio mecânico da retropulsão, com a melhora da deformidade do calcâneo e a correção progressiva da deformidade em valgo do tornozelo através do estímulo do crescimento da fíbula distal. Inicialmente, os autores descreveram a sua utilização em pacientes portadores da sequela de poliomielite com pés calcaneovalgos. Fucs e colaboradores[16-18] observaram melhora clínica e radiográfica em todos os pacientes, mas salientaram a possível hipercorreção ou o aparecimento progressivo da deformidade em equino do pé, relacionados especialmente com a baixa idade do paciente na ocasião da cirurgia. Dias[19] recomendou o uso da técnica de Westin para os pacientes com MMC, chamando a atenção para a possibilidade do alongamento do tendão de calcâneo transferido e o crescimento mínimo da fíbula como complicações

dessa técnica. É importante lembrar que o procedimento pode ser associado à transferência do tendão do músculo tibial anterior para o calcâneo, uma vez que há princípios e efeitos distintos.

PÉ NA PARALISIA CEREBRAL

Na paralisia cerebral espástica, as deformidades do pé estão quase sempre presentes, muitas vezes sendo a principal disfunção para o paciente e a primeira queixa dos pais. As deformidades podem ser dinâmicas, à custa da espasticidade, ou fixas, dependendo do tipo de comprometimento motor do paciente e do tempo de evolução.

As deformidades dos pés podem ser em equino, valgo, varo, cavo ou calcâneo, sendo que, durante o crescimento, alguns pés podem mudar de um tipo de condição para outro.

Com o auxílio dos laboratórios de marcha, é possível observar que as deformidades nos pés podem provocar desequilíbrio no corpo todo, e não se deve observar os pés de forma isolada. Na ausência do sofisticado exame computadorizado da marcha para auxiliar no diagnóstico e no planejamento terapêutico, deve-se aprimorar a propedêutica. Examinar o paciente várias vezes é o melhor conselho. Outra medida que ajuda muito é filmar o indivíduo, pois, posteriormente, é possível rever a gravação e prestar atenção aos detalhes da marcha que, no exame ambulatorial, passam despercebidos.

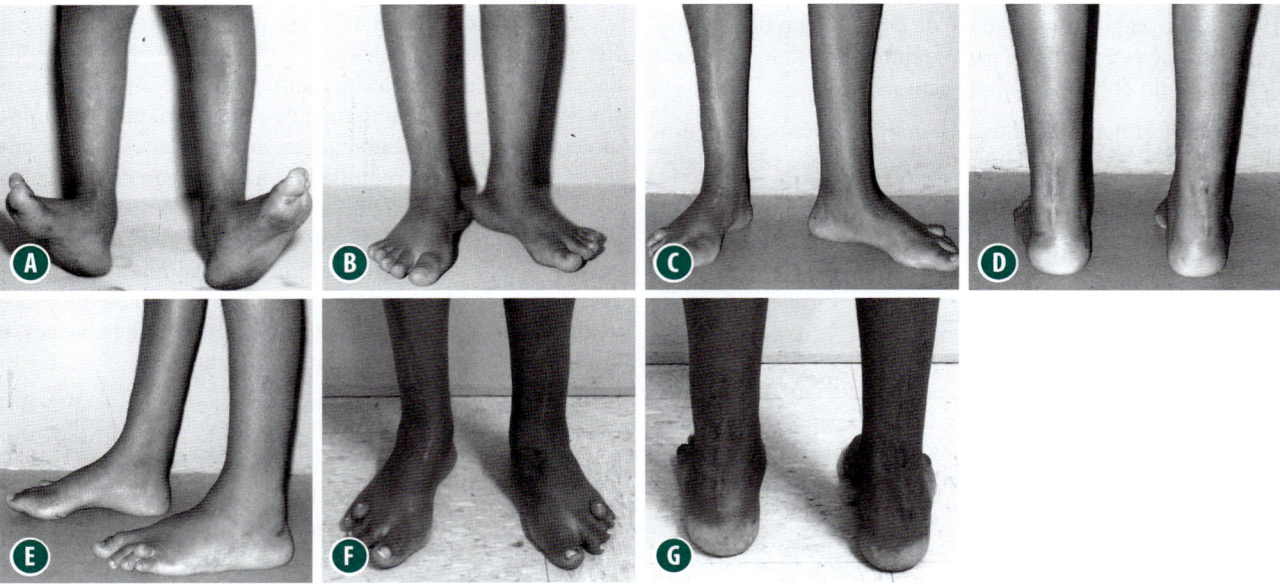

FIGURA 20.6.16 → Paciente do sexo feminino.
A e **B** Aspecto clínico inicial. **C** Aspecto clínico pós-operatório (5 anos) da transposição do tibial anterior para o calcâneo, vista anterior. **D** Aspecto clínico pós-operatório (5 anos) da transposição do tibial anterior para o calcâneo, vista posterior. **E** Aspecto clínico pós-operatório (5 anos) da transposição do tibial anterior para o calcâneo, vista lateral. **F** Idade 23+9, pós-operatório 18+10 da transposição do tibial anterior para o calcâneo e 9+11 da tenodese de Westin, vista anterior. **G** Idade 23+9, pós-operatório 18+10 da transposição do tibial anterior para o calcâneo e 9+11 da tenodese de Westin, vista posterior.

Um fator importante a ser considerado é que a criança, quando examinada no ambulatório, pode apresentar mudanças funcionais por conta das condições locais. Para as crianças normais, o fato de ir ao médico já não é uma situação agradável, e para as crianças com paralisia cerebral pode ser muito assustador. O ambiente estranho, o cansaço, a presença de muitos pacientes e até o medo do médico podem provocar essas mudanças, geralmente com piora da performance do ambiente doméstico, falseando o diagnóstico funcional do paciente. Examinar a criança com calma, aproximando-se gentilmente, colabora muito para o exame.

Deformidade em equino

É a deformidade mais frequente nos portadores de paralisia cerebral espástica, em deambuladores e nos indivíduos que não caminham. A deformidade em equino é a limitação passiva da dorsiflexão do tornozelo partindo da posição neutra. Pode ser funcional ou dinâmica quando decorre apenas da espasticidade dos músculos que formam o tríceps sural. É denominada fixa ou estática quando a espasticidade é acompanhada de encurtamento nesses músculos.

A passagem da espasticidade sem o encurtamento muscular para a condição com encurtamento propriamente dito é gradual. Ocorre porque a espasticidade aumenta o tônus e diminui a elasticidade do músculo, impedindo que ele utilize, na sua ação, todo o seu comprimento fisiológico. Esse fato, somado ao crescimento ósseo, que não é acompanhado pelo crescimento muscular devido à espasticidade, resulta no encurtamento do músculo. Rang, em 1986, mostrou que a velocidade de crescimento do músculo nas crianças é maior do nascimento até os 4 anos, quando o músculo dobra de comprimento.

O comprimento do músculo dobra novamente em um período muito maior de tempo (dos 4 anos até a maturidade esquelética). Isso explica o fato de as deformidades ocorrerem com mais frequência nos primeiros anos de vida, quando o desequilíbrio muscular pela espasticidade aparece, causando, a seguir, a contratura muscular com posturas anômalas e, então, as deformidades.

Cronologicamente, pode-se definir: entre os 18 meses e os 2 anos, ocorre o aparecimento da deformidade; entre 4 e 7 anos, tem-se a deformidade dinâmica; após essa idade, a condição tende a ser fixa. Após essa fase, as contraturas, quando não tratadas, tendem a piorar, e outras deformidades secundárias começam a ser o problema funcional principal para o paciente. Na adolescência, é possível que indivíduos com diplegia tenham marcha agachada ou *crouch gait*, e os portadores de hemiplegia tenham o pé equinovaro acompanhado de recurvato do joelho.

Para diferenciar contratura com encurtamento e espasticidade, é preciso efetuar a dorsiflexão do tornozelo, com o pé em inversão (para bloquear a articulação talonavicular e evitar a falsa dorsiflexão no nível da mediotarsal) e o joelho em extensão. Se ocorrer a dorsiflexão, não há encurtamento muscular. Porém, quando a dorsiflexão do tornozelo não ocorre, fica evidente o encurtamento muscular do tríceps sural (teste *two-joint muscle*). Com o joelho fletido em 90°, se a dorsiflexão do tornozelo for realizada, é indicativo de maior envolvimento dos músculos gastrocnêmios (manobra de Silfverskiöld). Se a dorsiflexão do tornozelo for obtida, com o joelho em extensão, a deformidade é considerada dinâmica ou funcional, ao passo que a deformidade é estática ou fixa se o pé permanecer em flexão plantar.

O equinismo deve ser tratado porque acarreta uma hiperpressão nas cabeças dos ossos metatarsais, gerando metatarsalgia e calosidades; além disso, interfere no equilíbrio e na marcha e altera de maneira desigual o crescimento dos ossos do pé. Outra complicação dessa deformidade nos adolescentes é que, com o equinismo, o pé perde uma de suas funções, que é a absorção da força na marcha; com essa diminuição de absorção, aumenta o estresse no médio e no retropé, causando um colapso. A forma mais comum do colapso é o pé plano-valgo (mais comum nos pacientes com diplegia) e alguns casos em varo (nos que apresentam hemiplegia).

Na hemiplegia, o equinismo é notado, mesmo que leve, pois há a comparação óbvia com o lado normal. O equino unilateral cria um alongamento relativo do membro comprometido com obliquidade pélvica, e uma postura compensatória se instala pela estruturação da escoliose lombar. O equino uni ou bilateral pode ser acompanhado de flexão dos joelhos e dos quadris ou, se tiver contratura dos isquiotibiais, ocorre hiperextensão dos joelhos ou recurvato.

Nas crianças com até 2 anos, o tratamento indicado é o fisioterápico, acompanhado da utilização de órtese suropodálica (AFO) durante todas as atividades do dia e durante o sono, para manter a longitude do complexo gastrocnêmio-sóleo.[20] Com o crescimento, as deformidades podem começar a ficar menos redutíveis, e a realização de bloqueios com toxina botulínica passa a auxiliar a terapêutica. Esse procedimento facilita a fisioterapia e a colocação das órteses e posterga o tratamento cirúrgico. A toxina botulínica age através do bloqueio direto na placa motora do músculo, tendo efeito temporário, em torno de quatro a seis meses, e seu uso pode ser repetido algumas vezes.[21]

O bloqueio com toxina botulínica é um procedimento simples e pode ser realizado em regime ambulatorial com anestesia local. A maior desvantagem é o alto custo. No período em que o músculo está bloqueado, a espasticidade diminui, facilitando os exercícios para o alongamento e o uso das órteses. Assim, quando a espasticidade retorna, o alongamento desejado já foi obtido. O uso de gessos seriados para a deformidade em equino não costuma ser feito em função do inconveniente da imobilização e também por ter efeito temporário, proporcionando apenas atrofia muscular sem atuar na espasticidade. Em ambas as condutas – bloqueios e gessos seriados –, a recidiva é comum.

Nos pacientes em que o tratamento não cirúrgico falhou e nas deformidades fixas e não redutíveis à dorsiflexão passiva do tornozelo, a cirurgia é indicada.[22] Estima-se que 20 a 25% de todos os pacientes vão precisar de algum procedimento cirúrgico para correção da deformidade.[23,24]

O objetivo dos procedimentos cirúrgicos sobre o tríceps sural é diminuir os estímulos que aumentam a espasticidade e promover o alongamento muscular. Porém, em todas as técnicas, ocorre enfraquecimento muscular e hiperalongamento que pode gerar pé calcâneo, associado à marcha em agachamento, situação muito mais grave que a deformidade em equino e de difícil reversão. A indicação para correção cirúrgica da deformidade em equino não se restringe aos pacientes andadores ou potencialmente andadores, pois os que não caminham também devem ter os pés e tornozelos bem posicionados.[25]

O procedimento cirúrgico pode ser feito mediante técnicas que atuam somente na fáscia dos gastrocnêmios ou no tendão do tríceps sural. As técnicas que abordam somente os gastrocnêmios e preservam o músculo sóleo visam corrigir os encurtamentos e afetam menos a força propulsora do tríceps. Na técnica de Strayer[26] é feita a liberação entre os gastrocnêmios e o sóleo e efetua-se a secção transversa da aponeurose, seguida de gesso com o pé em posição neutra. A cirurgia de Vulpius consiste na incisão da aponeurose posterior do gastrocnêmio na transição entre a fáscia e o tendão e uso de gesso. Nesses procedimentos, a quantidade de alongamento que se consegue com a secção da aponeurose é menor que no alongamento do tendão calcâneo, mas de forma mais segura.

As técnicas que abordam o tendão do calcâneo são os procedimentos por deslizamento e zetaplastias. O alongamento por deslizamento pode ser feito utilizando-se as técnicas de Hoke[27] e White.[28] No procedimento de Hoke, são feitos três cortes: dois mediais, sendo um junto à inserção do tendão no calcâneo e o outro a 4 ou 5 cm, proximalmente.

Ambos seccionam metade do tendão. Após, faz-se o terceiro corte, lateral a meia distância dos cortes mediais, que secciona a metade lateral do tendão. Pode-se efetuar por via percutânea, mas com o cuidado de não seccionar todo o tendão.

Na técnica de White, são feitos dois cortes: o primeiro nos dois terços anteriores do tendão, junto à inserção distal, e o segundo nos dois terços mediais, 5 a 7 cm proximalmente ao corte distal. Para ambos, procede-se a dorsiflexão do tornozelo lentamente e visualiza-se o alongamento pelo deslizamento das fibras tendinosas. O resultado do alongamento por deslizamento é bom, mas os riscos de secção completa do tendão e hiperalongamento são maiores (**FIG. 20.6.17**).

No procedimento por zetaplastia (Z-plastia) ou alongamento em Z, secciona-se a metade medial do tendão junto à sua inserção e a metade lateral próximo à transição musculotendínea. Esses dois cortes horizontais são unidos por um corte vertical, no meio do tendão, resultando em dois segmentos do tendão: um ligado ao calcâneo e o outro unido à massa muscular. Sutura-se com pontos separados esses dois segmentos, na medida justa do alongamento, mantendo o tornozelo em posição neutra e o joelho estendido.

No pós-operatório de qualquer uma das técnicas citadas, a criança permanece com gesso cruropodálico por três semanas (com o joelho em extensão) e suropodálico por mais três semanas, permitindo o apoio plantar. Segue-se com o uso de órtese tipo AFO, por um tempo que depende da capacidade de efetuar a dorsiflexão do tornozelo ativamente, mas, de maneira geral, é de seis meses. Após iniciar a movimentação ativa, a órtese passa a ser de uso noturno. Caso a musculatura dorsiflexora permaneça fraca, o uso da órtese deve ser contínuo, por tempo indeterminado.

A escolha da técnica a ser empregada deve ser criteriosa, levando-se em conta a gravidade da deformidade e a idade do paciente. Nas crianças menores com deformidades

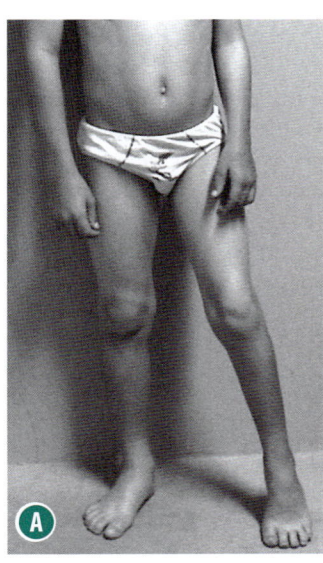
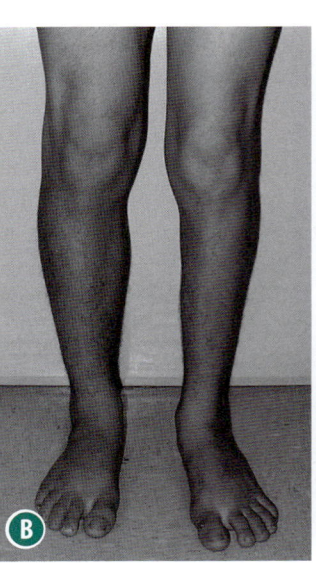
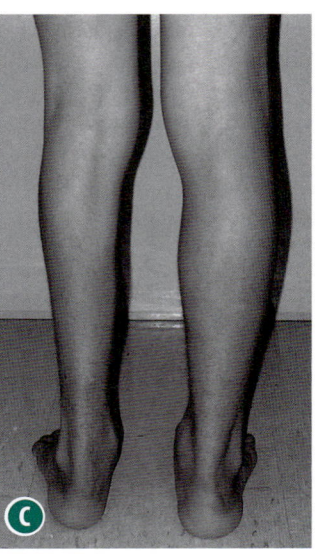

FIGURA 20.6.17
Ⓐ Paciente portador de paralisia cerebral com deformidade em equino à esquerda.
Ⓑ Mesmo paciente após a correção da deformidade, vista anterior.
Ⓒ Vista posterior.

leves, o alongamento por deslizamento geralmente é suficiente; nas maiores e com deformidades graves, a zetaplastia pode ser a única solução para a correção.[29,30]

Independentemente da técnica utilizada, as complicações podem ocorrer. A mais comum é a recidiva e a mais grave é a deformidade em calcâneo. A recidiva da deformidade depende da fraqueza nos dorsiflexores, da falta de fisioterapia ou da não utilização de órtese, podendo, algumas vezes, estar associada à insuficiente correção pela técnica escolhida[31] e pela idade em que ocorreu a correção. O índice de recidiva vai de 2 a 9% na literatura, e Bleck[32] mostrou recidivas em 75% das crianças operadas em torno dos 2 anos, sem recidivas quando operadas acima dos 7 anos e 25 a 30% nos casos de crianças operadas antes dos 4 anos. De acordo com Miller,[33] 25 a 40% dos pacientes operados necessitam de uma segunda operação até a maturidade esquelética, sendo que quase todos os pacientes operados antes dos 5 anos precisarão de uma reoperação. Por isso, sempre que possível, deve-se aguardar que o paciente tenha maior idade para indicar o alongamento, geralmente, até os 5 anos, pois a criança potencialmente andadora estará iniciando a marcha, e a deformidade age como um obstáculo funcional.

A deformidade em calcâneo costuma ser atribuída ao hiperalongamento do tendão do calcâneo. Entretanto, pode ocorrer em crianças maiores, que tiveram alongamento adequado e que vão sofrendo alongamento progressivo devido às contraturas articulares proximais não corrigidas, desenvolvendo postura e marcha agachadas. Uma deformidade em calcâneo é pior, funcionalmente, do que um pequeno grau de equino. É melhor realizar uma segunda operação, para rever a condição equina inaceitável, a correr o risco de ter uma deformidade em calcâneo. O domínio da técnica e bom sentido de proporção são suficientes para não passar da medida e fazer o alongamento justo.

Deformidade em varo

É uma deformidade mais frequente nos pacientes com hemiplegia, podendo também estar presente em quem apresenta diplegia e tetraplegia, embora seja raro. Na deformidade em varo, os dois músculos responsáveis atuam juntos, ou apenas um deles: o tibial posterior pelo varo do antepé e retropé e o tibial anterior pelo varo e supinação do mediopé, lembrando que o tibial posterior também é um músculo flexor plantar. Quando o tríceps está espástico, agrega-se o equinismo, configurando pés equinovaros.

O desvio do pé em varo pode ser observado na marcha caracterizada pelo apoio na borda lateral do pé, que torna a marcha disfuncional, podendo causar o aparecimento de calosidades dolorosas e em casos mais graves impossibilidade de usarem calçados.

A ação do tibial anterior pode ser evidenciada pelo teste de confusão: o paciente, estando sentado, dobra o quadril contra a mão do examinador, que se encontra apoiada no seu joelho. Pode ocorrer dorsiflexão do pé pela contração concomitante do músculo tibial anterior. Se o tibial anterior estiver contribuindo para a supinação do pé durante a marcha, o pé irá supinar durante o teste de confusão.

A indicação do tratamento baseia-se na idade e na avaliação clínica e radiográfica. Na marcha, quando o pé apresenta-se em varo na fase de balanço, deve-se observar se a hiperatividade é do músculo tibial posterior ou anterior e avaliar a flexibilidade da deformidade, se é possível de ser levado à posição neutra.

Radiograficamente, deve-se observar os pés nas projeções anteroposterior e lateral, ambas em ortostase, e na projeção axial do calcâneo, em busca de deformidade na tuberosidade posterior. É comum encontrar diferenças no comprimento das colunas do pé, sendo maior a coluna lateral.

O tratamento dessa deformidade nas crianças abaixo dos 4 anos é iniciado com a utilização de órtese AFO e atividades fisioterápicas. Pode-se utilizar a toxina botulínica na musculatura espástica. Após essa idade, se o pé é flexível e ocorre persistência da deformidade, a correção cirúrgica das partes moles é indicada, pois as deformidades ósseas instalam-se, agravando o quadro. No caso de pés deformados e rígidos, somente procedimentos nas partes moles não propiciam correção.

Diferentes técnicas cirúrgicas podem ser empregadas na correção dos pés. A tenotomia intramuscular do tibial posterior no terço médio da perna, descrita por Ruda e Frost em 1971,[34] tem como principal vantagem não necessitar de utilização de gesso no período pós-operatório. É indicada nas crianças menores, geralmente abaixo dos 6 anos. A transferência do tibial posterior para o dorso do pé não apresenta bons resultados, podendo gerar uma deformidade invertida.[35,36]

A técnica mais utilizada é a da transferência do hemitendão do tibial posterior para o fibular curto (*split*). Essa técnica corrige dinamicamente o varismo do retropé e a adução do médio e antepé.[37] É retirada a metade do tendão, desde a sua inserção junto ao navicular até a junção miotendinosa no terço médio para distal da perna. Em seguida, através de dissecção romba, o hemitendão é levado lateralmente, contornando a tíbia por trás, até os tendões fibulares. Identifica-se o fibular curto em que o hemitendão será suturado. A tensão da sutura deve ser tal que, com o pé em posição neutra, a correção seja mantida. Essa técnica tem demonstrado muitos bons resultados em pés flexíveis. Caso seja necessário o alongamento do tendão calcâneo, pode-se realizar por meio da mesma via de acesso[38] **(FIG. 20.6.18)**.

Nos pés varos e supinados, devido à hiperatividade do tibial anterior, transfere-se o hemitendão do tibial anterior para a borda dorsolateral do pé (*splatt*).[39] Nos pés com hiperatividade tanto do tibial anterior quanto do posterior e fraqueza dos fibulares, é possível associar o *split* dos músculos tibial anterior e posterior.[40]

A deformidade óssea em varo do calcâneo, caso esteja presente, deve ser corrigida pela osteotomia lateral de fechamento de Dwyer, com a retirada de uma cunha óssea no mesmo tempo cirúrgico da transferência tendinosa[41] **(FIG. 20.6.19)**.

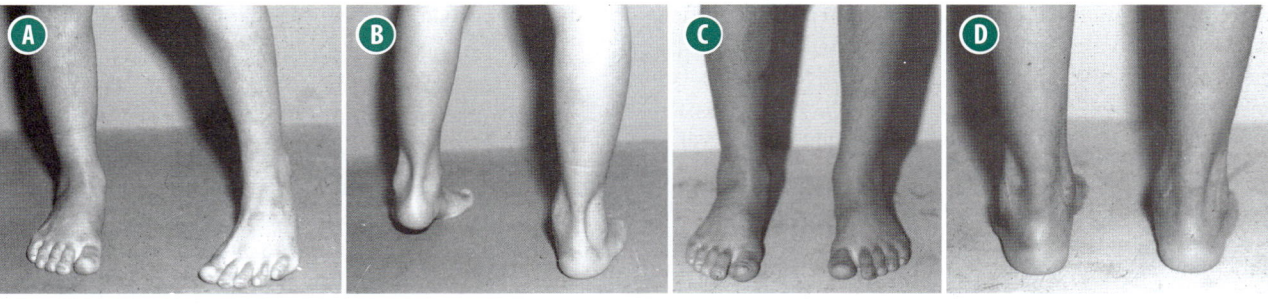

FIGURA 20.6.18 → Paciente portador de deformidade em adução e varo do pé esquerdo.
Ⓐ Aspecto inicial, vista anterior. Ⓑ Aspecto inicial, vista posterior. Ⓒ Aspecto pós-operatório, vista anterior. Ⓓ Aspecto pós-operatório, vista posterior.

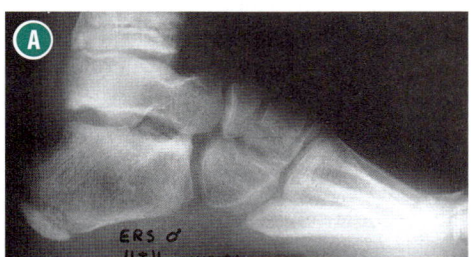

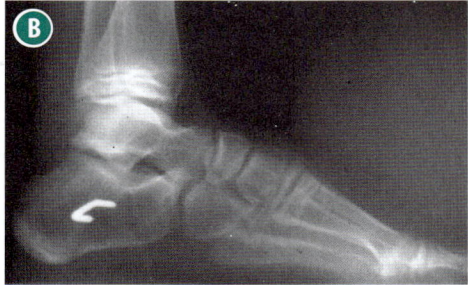

FIGURA 20.6.19 → Exemplo da utilização da osteotomia de Dwyer.
Ⓐ Pré-operatório.
Ⓑ Pós-operatório.

Nas deformidades rígidas em pacientes adolescentes e adultos, a solução para obtenção de um pé plantígrado é a tríplice artrodese modelante. Nos pés varos, a artrodese tem boa correção e pouca recidiva (**FIG. 20.6.20**).

> **ATENÇÃO!** É preciso ter cuidado na avaliação da deformidade nos pacientes com diplegia para não provocar, depois da correção, o aparecimento da deformidade em plano-valgo, que é uma complicação não rara nesses pacientes.

Deformidade em valgo

A deformidade em valgo é mais comum nas diplegias espásticas. Não é uma condição simples, mas é complexa, pois ocorre em diferentes planos e níveis do pé. O tendão do calcâneo está frequentemente encurtado e/ou contraturado, o antepé está em grau variado de abdução, o mediopé mostra um achatamento do arco longitudinal e o tornozelo encontra-se em valgo. Essas deformidades ocorrem às expensas de uma flexão dorsal, no nível das articulações mediotarsianas, que determina o deslocamento do antepé para

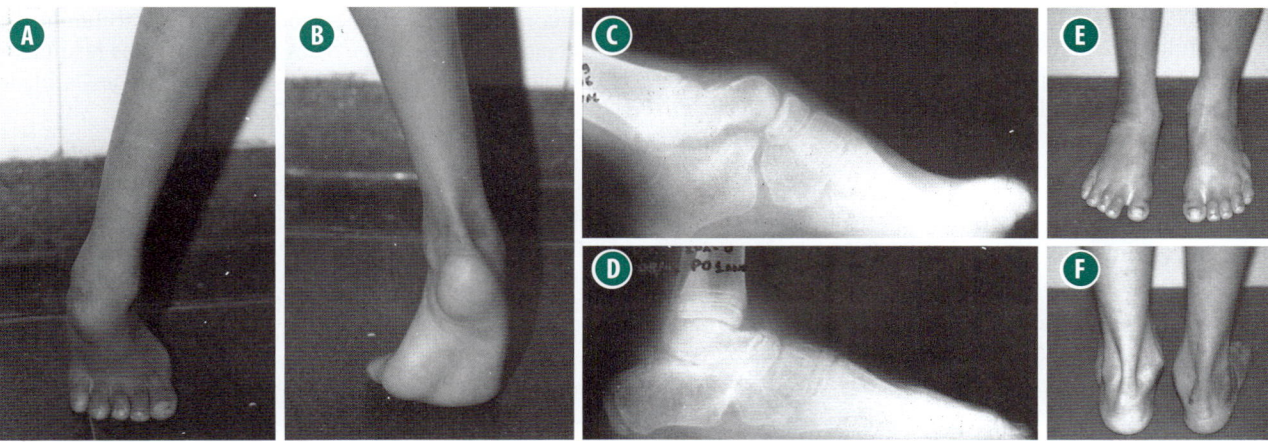

FIGURA 20.6.20 → Deformidade grave em equinovaro do pé.
Ⓐ Vista anterior. Ⓑ Vista posterior. Ⓒ Aspecto radiográfico inicial, incidência lateral. Ⓓ Aspecto radiográfico pós-operatório, incidência lateral.
Ⓔ Aspecto clínico pós-operatório, vista anterior. Ⓕ Aspecto clínico pós-operatório, vista posterior.

fora e o aplanamento da curvatura medial, o que significa um desvio em valgo com o primeiro raio alongado. O pé apresenta-se em eversão, com o calcâneo em equino, às vezes nem tocando o solo, e a cabeça do tálus fazendo proeminência medial. Com carga, pode o calcâneo nem tocar o solo (FIG. 20.6.21).

O desequilíbrio entre o músculo tibial posterior fraco e os fibulares espásticos provoca o valgo do retropé e em alguns casos ocorre devido à fraqueza do tibial posterior e dos fibulares, com desabamento do pé em função da frouxidão capsuloligamentar em graus variados. O paciente que deambula com adução do quadril e valgo do joelho também pode forçar o valgo do pé por conta do peso do corpo, que cai na face medial do pé.

Clinicamente, pode-se mensurar o valgismo do calcanhar no apoio plantar através de duas linhas: uma linha longitudinal posterior que segue o alinhamento da perna e é perpendicular ao solo, e outra linha que segue o desvio do retropé, formando um ângulo com o vértice proximal. Gradua-se o valgismo como leve, quando for menor que 10º, moderado, entre 10 e 15º, e grave, quando for maior que 15º.

O pé valgo flexível é redutível até a adolescência. A flexibilidade é avaliada por meio da manipulação passiva. Observam-se, na radiografia em perfil do pé com carga, o equino do calcâneo e a flexão plantar do tálus. Na radiografia, é possível avaliar o pé plano-valgo através dos ângulos. Na projeção anteroposterior:

- Ângulo talocalcaneano (formado pela intersecção das linhas longitudinais que passam medialmente pelo calcâneo e pelo tálus) – quando estiver acima de 25º representa pé valgo.
- Ângulo talocalcaneano transverso (partindo do ponto mais lateral da articulação calcaneocuboide, traça-se uma linha que passa pela articulação calcaneocubóidea e outra pela articulação talonavicular) – quanto maior o valor angular, mais acentuado é o desvio resultante da subluxação mediotársica. Nos pés normais, o valor angular tende a ser 0º, tornando o ângulo inexistente.
- Ângulo de abdução do mediopé, formado pela intersecção de linhas que passam pela borda lateral do calcâneo e do cuboide indicando a posição do antepé em relação ao retropé. Nos pés normais, encontra-se até 3º no sentido da abdução.

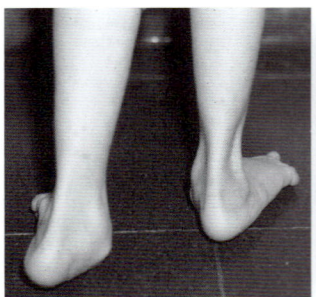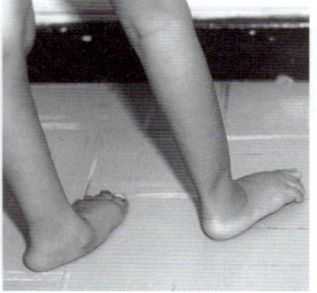

FIGURA 20.6.21 → Exemplos de deformidade em plano valgo.

Na projeção lateral com carga:

- Ângulo talocalcaneano, formado pelos eixos longos do tálus e do calcâneo. Mede-se a flexão plantar do tálus: até 40º, leve; até 50º, moderada; acima de 50º, grave.
- Ângulo de inclinação do calcâneo formado pela intersecção das linhas traçadas pela borda inferior do calcâneo e a paralela ao solo. O valor normal é 20º. Quanto menor o valor, maior a flexão plantar do calcâneo, mostrando a instabilidade mediotársica.

Na incidência axial do calcâneo, deve-se observar se ocorre a deformidade em valgo na tuberosidade posterior do calcâneo.

Na radiografia, é preciso avaliar também a articulação tibiotársica, na projeção anteroposterior, pois é sede frequente do valgismo. O hálux valgo é uma deformidade secundária em deambuladores com pés equinovalgos graves. O hálux é pronado e deslocado lateralmente, pois há hiperpressão em sua face medial e inferior, às vezes com calosidade. É frequente essa deformidade tornar-se sintomática. Nos pacientes não deambuladores, o hálux valgo ocorre pela espasticidade do adutor do hálux, levando o primeiro metatarsiano a deformar-se, associado a um desequilíbrio da musculatura intrínseca e extrínseca do pé. A correção do hálux valgo é feita junto com a do pé.

Nos pés valgos, a indicação do tratamento é dada fundamentalmente pelo grau de comprometimento clínico e radiográfico. O tratamento efetivo é o cirúrgico. Nas crianças abaixo dos 4 anos, é possível fazer uso de órteses tipo AFO com palmilhas de apoio do arco medial. Nessa fase, também pode-se fazer uso de bloqueios com a toxina botulínica.

O momento da correção é importante. A frouxidão capsuloligamentar pode ser grave no início da marcha e diminuir após os 5 ou 6 anos. Outro fator é a maturação neurológica; em geral, os portadores de diplegia iniciam a marcha após os 4 anos, portanto, deve-se aguardar até que o pé represente uma disfunção para o paciente. Apesar de serem pés flexíveis até a adolescência, não se pode retardar a correção, pois as alterações ósseas se estruturam por causa da ação deformante da espasticidade, e os resultados ficam comprometidos. Com essas considerações, a idade para as cirurgias é após os 6 ou 7 anos.

Quando o valgismo do retropé é a principal deformidade no campo clínico e radiográfico, a técnica escolhida para a correção deverá ser endereçada à articulação subtalar propriamente dita. Quando o componente de valgo está associado à abdução, deve-se reduzir a articulação subtalar, alongando a coluna lateral do pé e, dessa forma, diminuindo a abdução. Para o primeiro grupo, há a artrodese extra-articular de Grice e suas modificações e a artrorrise de Pisani. Para o segundo grupo, há a osteotomia de alongamento anterior do calcâneo de Evans. Quando o valgo é da tuberosidade posterior do calcâneo, utiliza-se a osteotomia da tuberosidade. Nos pés rígidos, utiliza-se a tríplice artrodese ou a artrodese da coluna medial. O componente equino é corrigido ao mesmo tempo.

- **Artrodese extra-articular da subtalar – cirurgia de Grice.** Indicada entre 5 e 10 anos, com pés redutíveis. Deve-se cuidar para que haja o alinhamento do enxerto, no seio do tarso, seguindo o alinhamento da tíbia e a redução na subtalar. O enxerto é do ilíaco (por sua melhor qualidade) ou de banco de osso. As complicações da técnica são reabsorção do enxerto, mau alinhamento do enxerto, hipercorreção que torna o pé varo, persistência do valgo pela hipocorreção e diminuição da mobilidade do pé **(FIG. 20.6.22)**.[42]

Existem modificações da técnica original, como a de Cavalier e Judet, e também a de Bachelor e Dennyson, que bloqueiam a articulação subtalar mediante a colocação de um parafuso a cavaleiro. Depois que o pé valgo é manipulado até a posição correta, um parafuso é introduzido da superfície dorsal do colo do tálus obliquamente até o calcâneo. Outras técnicas que visam ao bloqueio da articulação subtalar utilizam agrafes ou próteses de polipropileno, mas não são tão bem aceitas.

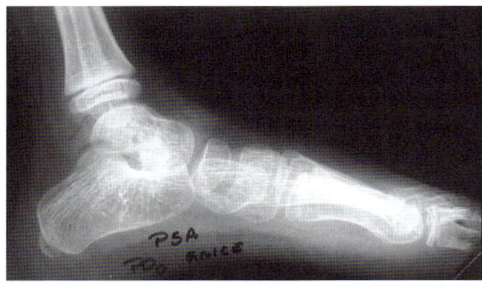

FIGURA 20.6.22 → Radiografia em incidência lateral mostrando a artrorrise extra-articular de Grice.

- **Artrorrise de Pisani.** Técnica de correção de pés planos valgos idiopáticos que foi trazida para os pés paralíticos espásticos.[43] A técnica consiste na colocação de um parafuso com um capuz plástico na extremidade; sua inserção ocorre no calcâneo junto ao seio do tarso, seguindo o alinhamento tibial e perpendicular ao solo. Associada à colocação do parafuso, realiza-se um tempo medial, que consiste na plicatura da cápsula na articulação talonavicular e no tensionamento do tendão do tibial posterior na direção plantar. O parafuso atua mecanicamente bloqueando o movimento de pronação excessiva do tálus com o calcâneo. O princípio da técnica é a correção do desvio da articulação subtalar, que alivia a pressão sobre a articulação calcaneocubóidea, permitindo que o calcâneo cresça e ocupe seu espaço. Com a equalização das colunas, o parafuso perde sua função e deve ser retirado, pois apresenta risco de inversão da deformidade em varo.[44,45] A operação de Pisani tem como vantagem a correção da deformidade no ato cirúrgico; como desvantagem, a necessidade de um segundo procedimento para a retirada do parafuso, além de, muitas vezes, o parafuso soltar e/ou provocar dor **(FIG. 20.6.23)**.[46,47]

- **Osteotomia de deslizamento medial do calcâneo.** técnica de Koutsogiannis. Tem como objetivo alinhar o eixo do calcâneo com o eixo longitudinal da tíbia. A osteotomia tem um trajeto oblíquo de posterossuperior até anterior e plantar, e o fragmento inferior é deslizado medialmente. Pode-se complementar com alongamentos dos fibulares e/ou do tendão do calcâneo, osteotomias no cuboide com cunha de abertura e flexão plantar, e no cuneiforme medial com uma cunha de fechamento para correção da pronação e flexão plantar – *triple C*.[48]

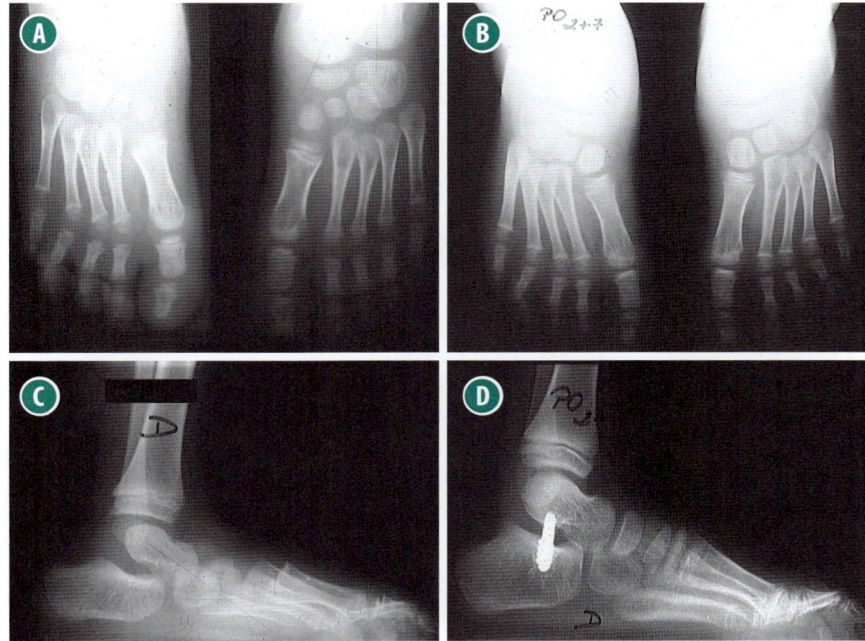

FIGURA 20.6.23 → Radiografias dos pés tratados com a artrorrise da subtalar de Pisani.
A Incidência anteroposterior, pré-operatória.
B Incidência anteroposterior, pós-operatória.
C Incidência lateral, pré-operatória.
D Incidência lateral, pós-operatória.

- **Osteotomia de adição de uma cunha lateral no calcâneo.** Corrige o valgo da tuberosidade pela mudança da área de apoio do calcâneo evertido para uma posição mais próxima do eixo longitudinal da perna. Introduz-se um enxerto em cunha, retirado do ilíaco ou de banco de osso, na osteotomia de abertura lateral do calcâneo.[49]

- **Osteotomia de alongamento anterior do calcâneo de Evans.** Técnica proveniente do tratamento dos pés valgos idiopáticos, que tem sido cada vez mais usada na paralisia cerebral espástica. Sua melhor indicação está nos pés valgos com componente de abdução do mediopé, representado pela subluxação talonavicular. Consiste em osteotomia anterior do calcâneo, a 1 ou 1,5 cm proximal à calcaneocubóidea, e colocação de um enxerto tricortical retirado do osso ilíaco ou uso de enxerto homólogo. Com o alongamento do calcâneo, a coluna lateral do pé fica com seu comprimento mais próximo da medial, alinha a articulação subtalar e reduz a subluxação talonavicular.[50] Os resultados dessa técnica são bons nas deformidades leves e moderadas. A subluxação calcaneocuboide[51] e a falha na integração do enxerto são possíveis complicações[52] **(FIG. 20.6.24)**.

- **Tríplice artrodese.** Indicada nos pacientes com deformidades graves, não redutíveis, a partir de idades próximas da adolescência.[53] A técnica é a da tríplice artrodese modelante de Hoke.[27] Em alguns pés, no pós-operatório, nota-se o escorregamento do tálus, que se estrutura durante a imobilização até consolidar-se por conta da ação de músculos espásticos não equilibrados. Eventualmente, faz-se um acesso complementar medial para redução da posição entre o tálus e o

navicular. Uma modificação da técnica clássica de artrodese foi proposta por Williams e Menelaus:[54] coloca-se um bloco de enxerto ósseo no centro, na região subtalar-calcaneocuboide-talonavicular, para manter a posição de correção do valgo.[55,56] Às vezes, é necessária a combinação com a artodese na tibiotalar, se houver presença de artrose e/ou deformidade.[57]

- **Artrodese da coluna medial com placa moldada.** Utilizada em pacientes com pés valgos graves, com diplegia ou tetraplegia, que são apoiados nos pés quando transferidos de um local para outro. É feito uso de uma placa DCP estreita, com sete ou oito furos e parafusos de 3,5 mm, modelada, refazendo o arco longitudinal e apoiada na face plantar, desde o sustentáculo do tálus até o terço proximal do primeiro metatarsiano. A adaptação da coluna óssea medial ocorre pela ressecção das superfícies articulares, entre o primeiro metatarsiano e a cunha e entre a cunha e o navicular, redução da subtalar com secção do ligamento entre o tálus e o calcâneo e retirada de uma cunha moderada de base inferior na talonavicular. Deve-se ter cuidado de não exagerar na modelagem do arco e provocar uma deformidade em varo. Embora com bons resultados, podem ocorrer falhas na consolidação da artrodese, e, em longo prazo, soltura do material, recidiva da deformidade e dor crônica.[58] **(FIG. 20.6.25)**.

Deve-se identificar quando o valgismo é na articulação tibiotársica. No tornozelo valgo, dependendo da idade e da deformidade, é possível corrigir mediante epifisiodese medial da tíbia distal ou osteotomia supramaleolar varizante da tíbia. O alinhamento do membro deve ser completado verificando-se a presença de deformidades torsionais da perna.

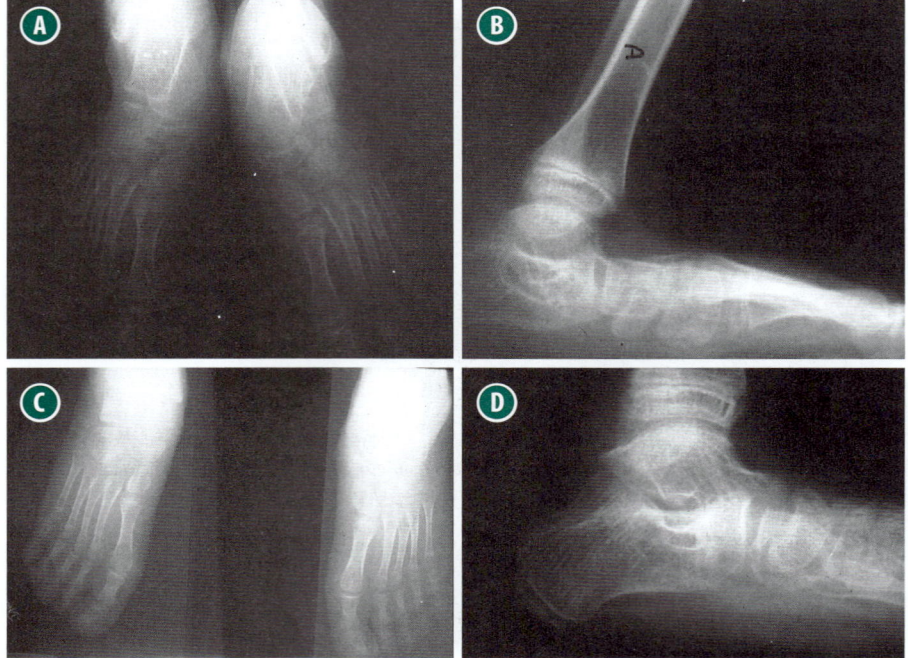

FIGURA 20.6.24 → Exemplo de caso de deformidade em plano valgo abduto submetido à osteotomia de Evans.

A Radiografia em anteroposterior, inicial.
B Radiografia em perfil, inicial.
C Radiografia em anteroposterior, pós-operatória.
D Radiografia em perfil, pós-operatória.

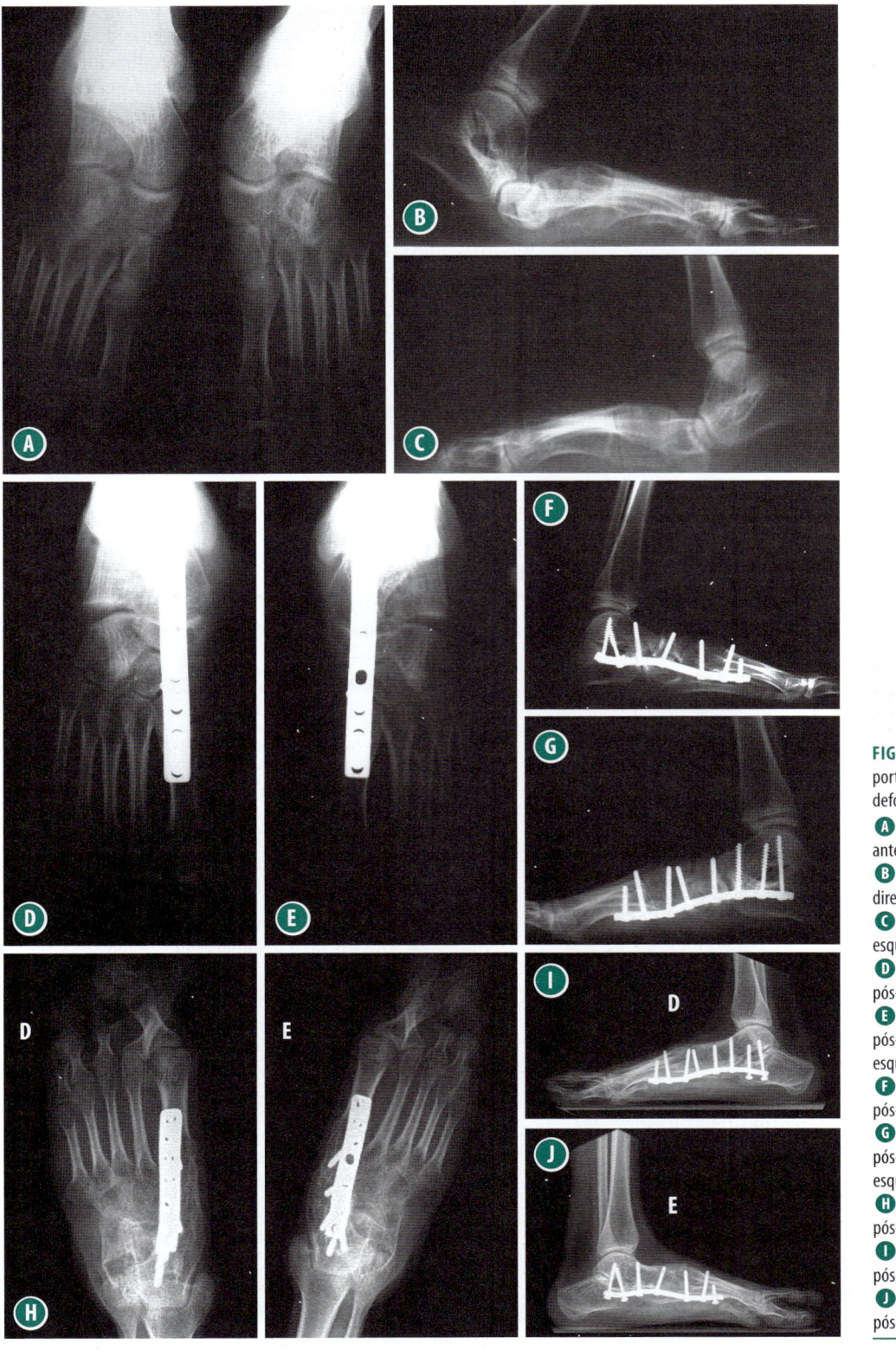

FIGURA 20.6.25 → Paciente portador de paralisia cerebral e deformidade em plano valgo dos pés.

A Idade 13+5, radiografia em anteroposterior com carga inicial.
B Radiografia em perfil do lado direito com carga inicial.
C Radiografia em perfil do lado esquerdo com carga inicial.
D Radiografia em anteroposterior, pós-operatório imediato, lado direito.
E Radiografia em anteroposterior, pós-operatório imediato, lado esquerdo.
F Radiografia em perfil, pós-operatório imediato, lado direito.
G Radiografia em perfil, pós-operatório imediato, lado esquerdo.
H Radiografia em anteroposterior, pós-operatório 9+4.
I Radiografia em perfil, pós-operatório 9+4, lado direito.
J Radiografia em perfil, pós-operatório 9+4, lado esquerdo.

Deformidade em calcâneo

Geralmente, é consequência do hiperalongamento do tendão do calcâneo, mas, como deformidade primária, é rara na paralisia cerebral. A administração dessa complicação requer o uso de uma órtese tipo AFO regular ou a órtese AFO de reação ao solo, além de corrigir as deformidades em flexão dos joelhos e quadris, quando estiverem presentes.

As cirurgias de encurtamento do tendão do calcâneo alongado (pregueamento) não são efetivas. As técnicas de transferência do tendão do tibial anterior para o calcâneo, ou a osteotomia e o deslocamento da tuberosidade do calcâneo, também se mostraram ineficazes. O procedimento que tem sido utilizado com algum sucesso é o da tenodese de Westin, em que é feita a fixação do tendão do calcâneo (seccionado na transição com sua porção muscular) na fíbula com pontos transósseos, mantendo o pé em posição neutra.

Deformidade em cavo, calcaneocavo e cavovaro

O pé cavo é raro na paralisia cerebral. O problema é a excessiva flexão plantar dos ossos tarsais e metatarsais. A elevação do arco torna-se desconfortável por conta do aumento de pressão na cabeça dos metatarsianos e pelo esforço na articulação mediotarsal, ápice do arco. Nos pés calcaneocavos, o tratamento incruento com órteses não tem bons resultados. Recomenda-se cirurgia para prevenir as graves e sintomáticas deformidades.

Nas crianças entre 5 e 10 anos, utiliza-se a cirurgia de Grice para estabilizar o retropé e a transferência do fibular curto e do tibial posterior para o calcâneo, substituindo o tríceps sural fraco.[59] Associa-se a fasciotomia plantar de Steindler. Nas crianças maiores, com deformidades mais graves, é indicada a tríplice artrodese associada à fasciotomia plantar e, se necessário, osteotomia do calcâneo.

Nos pés cavovaros, pode-se fazer somente a fasciotomia plantar nos casos leves. Se não ocorrer melhora com esse procedimento, cirurgias ósseas tornam-se necessárias. Nos casos moderados, a osteotomia tipo Japas é empregada, e, nos casos graves, utiliza-se a osteotomia do tipo Cole, associada ou não à artrodese.

Hálux valgo

O hálux valgo ocorre devido à espasticidade do músculo adutor do hálux com ou sem adução do primeiro osso metatarsal, que causa desequilíbrio entre as musculaturas intrínseca e extrínseca do pé. Também pode ser visto como deformidade secundária ao pé valgo. Clinicamente, pode causar sintomas devido ao mau posicionamento dos artelhos: hálux sobre ou sob o segundo artelho, dor e dificuldades na colocação dos calçados.

O tratamento deve ser orientado de acordo com a origem da deformidade.[60] Caso seja secundária ao pé valgo, é fundamental que o alinhamento do membro inferior seja corrigido antes da indicação da cirurgia para o hálux. Geralmente, quando isso ocorre, obtém-se a mesma correção em relação ao hálux. Se a deformidade for isolada e sintomática, procede-se, primeiramente, a liberação de partes moles, isto é, com tenotomia do adutor do hálux. Quando o resultado não é satisfatório apenas com a tenotomia, sobretudo em crianças maiores e adolescentes, a osteotomia da falange proximal e/ou do primeiro osso metatarsal deve ser realizada. Nos casos de recidiva da deformidade ou dor crônica pós-operatória, a artrodese da primeira articulação metatarsofalangiana tem apresentado excelentes resultados tanto clínica quanto funcionalmente. O médico deve estar atento para a presença do hálux valgo interdigital, que costuma ocorrer nesses pacientes e, eventualmente, também necessita de tratamento cirúrgico.[61]

Referências

1. Hall JG. Genetic aspects of arthrogryposis. Clin Orthop Relat Res. 1985;(194):44-53.

2. Simis SD, Fucs PMB. O tratamento do pé artrogripótico. Rev Bras Ortop. 2008;43(5):151-6.

3. Ponseti IV, Zhivkov M, Davis N, Sinclair M, Dobbs MB, Morcuende J. Treatment of the complex idiopathic clubfoot. Clin Orthop Relat Res. 2006;451:171-6.

4. Svartman C, Fucs PMB, Kertzman PF, Nishi RK, Soni JF, Haguiara WJ. Talectomia no tratamento das deformidades rígidas dos pés na artrogripose e sequela de mielomeningocele. Rev Bras Ortop. 1993;28(7):453-7.

5. Eidelman M, Katzman A. Treatment of arthrogrypotic foot deformities with the taylor spatial frame. J Pediatr Orthop. 2011;31(4):429-34.

6. Hunt GM, Oakeshott P. Outcome in people with open spina bifida at age 35: prospective community based cohort study. British Med J. 2003;326(7403):1365-6.

7. Menelaus MB, Barwood SA, Graham HK. The leg and foot. In: Menelaus MB. Menelau's orthopaedic management of spina bifida cystica. London: Saunders; 1998. p. 107-27.

8. Herring JA. Tachdjian's pediatric orthopaedic. 4th ed. Philadelphia: Saunders; 2007. p. 1871-82.

9. Omeroglu S, Peker T, Omeroglu H, Gulekon N, Mungan T, Danisman N. Intrauterine structure of foot muscles in talipes equinovarus due to high-level myelomeningocele: a light microscopic study in fetal cadavers. J Pediatr Orthop B. 2004;13(4):263-7.

10. Gerlach DJ, Gurnett CA, Limpaphayom N, Alaee F, Zhang Z, Porter K, et al. Early results of the Ponseti method for the treatment of clubfoot associated with myelomeningocele. J Bone Joint Surg Am. 2009;91(6):1350-9.

11. Dias LS, Stern LS. Talectomy in the treatment of resistant talipes equinovarus deformity in myelomeningocele and arthrogryposis. J Pediatr Orthop. 1987;7(1):39-41.

12. Westin GW, Dingeman RD, Gausewitz SH. The results of te-nodesis of tendon Achilles to the fibula for paralytic pes cal-caneus. J Bone Joint Surg Am. 1988;70(3):320-8.

13. Stevens PM, Kennedy JM, Hung M. Guided growth for an-kle valgus. J Pediatr Orthop. 2011;31(8):878-83.

14. Driscoll MD, Linton J, Sullivan E, Scott A. Medial malle-olar screw versus tension-band plate hemiepiphysyidesis for ankle valgus in skeletally immature. J Pedriatr Orthop. 2014;34(4):441-6.

15. Fraser RK, Hoffman EB. Calcaneus deformity in the ambu-lant patient with Myelomeningocele. J Bone Joint Surg Br. 1991;73(6):994-7.

16. Fucs PMB, Svartman C, Assumpção RMC, Savioli FP, Sereza HC, Yamada HH. Efeitos no tornozelo da mielo-meningocele pós-tenodese de Westin. Rev Bras Ortp. 2007;42(11/12):360-6.

17. Fucs PMB, Svartman C, Kertzman P, Assumpção RMC, Sté-fani KC. Pé calcâneo pela técnica de Westin. Rev Bras Ortop Pediatr. 2001;2(2):73-8.

18. Fucs PMB, Svartman C, Santili C, Assumpção RM, Almei-da LLF, Quialheiro LS, et al. Results in the treatment of par-alytic calcaneus-valgus feet with the Westin technique. Int Orthop. 2007;31(4):555-60.

19. Dias LS. Valgus deformity of ankle joint. Pathogenesis of fibular shortening. J Pediatr Orthop. 1985;(5):176-80.

20. Wingstrand M, Hagglung G, Rodby-Bousquet E. Ankle-foot orthoses in children with cerebral palsy: a cross sectional population based study of 2200 children. BMC Musculoske-let Disord. 2014;15:327.

21. Goldberg MJ. Botulinum toxin type A improved ankle func-tion in children with cerebral palsy and dynamic equines foot deformity. J Bone Joint Surg Am. 2000;82(6):874.

22. Assumpção RMC, FUCS PMB, Svartman C. Tratamento cirúrgico do pé equino na paralisia cerebral: uma revisão sistemática e quantitativa na literatura. Rev Bras Ortop. 2008;43(9):388-98.

23. Kadhim M, Miller F. Pes planovalgus deformity in chil-dren with cerebral palsy: review article. J Pediatr Orthop B. 2014;23(5):400-5.

24. Kadhim M, Holmes L Jr, Church C, Henley J, Miller F. Pes planovalgus deformity surgical correction in ambulatory chil-dren with cerebral palsy. J Child Orthop. 2012;6(3):217-27.

25. Svartman C, Fucs PMB, Kertzman PF, Oliveira VM, Prieto EAB. Pé equino na paralisia cerebral: análise do tratamento. Rev Bras Ortop. 1994;29(1/2):33-6.

26. Strayer LM. Recession of the gastrocnemios. J Bone Joint Surg Am. 1950;32:671-6.

27. Hoke M. An operation for stabilizing paralytic feet. J Orthop Surg. 1921;3(10):494-507.

28. White JW. Torsion of the Achilles tendon: its surgical signifi-cance. Arch Surg. 1943;46(5):784-7.

29. Firth GB, McMullan M, Chin T, Ma F, Selber P, Eizenberg N, et al. Lengthening of the gastrocnemius-soleus complex: an anatomical and biomechanical study in human cadavers. J Bone Joint Surg Am. 2013;95(16):1489-96.

30. Firth GB, Passmore E, Sangeux M, Thomason P, Rodda J, Donath S, et al. Multilevel surgery for equinus gait in chil-dren with spastic diplegic cerebral Palsy. J Bone Joint Surg Am. 2013;95(10):931-8.

31. Joo SY, Knowtharapu DN, Rogers KJ, Hoelmes L JR, Mill-er F. Recurrence after surgery for equinus foot deformity in children with cerebral Palsy: assessment of predisposing fac-tors for recurrence in a long-term follow-up study. J Child Orthop. 2011;5(4):289-96.

32. Bleck EE. Orthopaedic management in cerebral Palsy. Lon-don: MacKeith; 1987.

33. Miller F. Knee, legg and foot. In: Miller F. Cerebral Palsy. New York: Springer Science-Business Media; 2005. chap. 11, p. 708-802.

34. Ruda R, Frost HM. Cerebral Palsy: spastic varus and fore-foot adductus, treated by intramuscular posterior tibial ten-don lengthening. Clin Orthop Rel Res. 1971;79:61-70.

35. O'Byrne JM, Kennedy A, Jenkinson A, O'Brien TM. Split tibialis posterior tendon transfer in the treatment of spastic equinovarus foot. J Pediatr Orthop. 1997;17(4):481-5.

36. Root L, Miller SR, Kirz P. Posterior tibial tendon trans-fer in patients with cerebral Palsy. J Bone Joint Surg Am. 1987;69(8):1133-9.

37. Green NE, Griffin PP, Shiavic R. Split posterior tibial-ten-don transfer in spastic cerebral Palsy. J Bone Joint Surg Am. 1983;65(6):748-54.

38. Fucs PMB, Kertzman PF, Svartman C. Tratamento do pé varo espástico da paralisia cerebral pela técnica da transfe-rência do hemitendão do tibial posterior. Rev Bras Ortop. 1997;32(1):17-20.

39. Hoffer MM, Birokat S, Koffman M. 10 year follow-up of the split anterior tibial tendon transfer in Cerebral Palsy pa-tients with spastic equinovarus deformity. J Pediatr Orthop. 1985;5(4):432-4.

40. Barnes MJ, Herring JH. Combined split anterior tibial-ten-don transfer and intramuscular lengthening of the posterior tibial-tendon: results in patients who have a varus deformity of the joint due to spastic cerebral Palsy. J Bone Joint Surg Am. 1991;73(5):734-8.

41. Mosca VS. Calcaneal lengthening for valgus deformity of the hindfoot. J. Bone Joint Surg Am. 1995;77(4):500-12.

42. Fucs PMB, Svartman C, Kertzman PF. Cirurgia de Grice na paralisia cerebral. Rev Bras Ortop. 1995;30:351-6.

43. Pisani G. Trattato di chirurgia del piede. Edizione Minerva Medica; 1990. p. 197- 212.

44. Silva LAA, Fucs PMB. Surgical treatment of planovalgus foot in cerebral palsy by Pisani arthroereisis. Acta Ortop Bras. 2010;18(3):162-5.

45. Sanchez AA, Rathjen KE, Mubarak SJ. Subtalar staple ar-throerisis for planovalgus foot deformity in children with neuromuscular disease. J Pediatr Orthop. 1999;19(1):34-8.

46. Fucs PMB, Svartman C, Kertzman PF, Kusabara A, Bussolo-ro FA, Rosseti FTR. Tratamento do pé plano-valgo espástico pela artrorrise de Pisani. Rev Bras Ortop. 1997;32(2):145-52.

47. Fucs PMB, Kertzman PF, Svartman C, Bussolaro FA, Ku-sabara A, Pecora RAM, et al. Trattamento del piede piatto-valgo spastico secondo la tecnica di artrorisi astragalica di Pisani. Chir del Piede. 1997;21:133-40.

48. Rathjen KE, Mubarak S. Calcaneal: cuboid-cuneiform oste-otomy for the correction of valgus foot deformities in chil-dren. J Pediatr Orthop. 1998;18(6):775-82.

49. Colleman SS. Paralytic eqüinovarus and paralytic planoval-gus. Complex Foot Deformities in Children. Philadelphia: Lea & Febiger; 1993. p. 240-4.

50. Evans D. Calcaneo-valgus deformity. J Bone Joint Surg Br. 1975;57(3):270-8.

51. Adams SB Jr, Simpson AW, Pugh LI, Stasikelis PJ. Calcaneocuboid joint subluxation after calcaneal lengthening for planovalgus foot deformity in children with cerebral palsy. J Pediatr Orthop. 2009;29(2):170-4.

52. Lee IH, Chung CY, Lee KM, Kwon SS, Moon SY, Jung KJ, et al. Incidence and risk factors of allograft bone failure after calcaneal lengthening. Clin Orthop Relat Res. 2015;473(5):1765-74.

53. Umeda K, Fucs PMB, Yamada HH, Assumpção RMC, Svatman C. Tríplice artrodese na paralisia cerebral. Acta Ortop Bras. 2010;18(5):261-70.

54. William PF, Menelaus MB. Triple arthrodesis by inlay grafting- a method suitable for the underdeformed or valgus foot. J Bone Joint Surg Br. 1977;59(3):333-6.

55. Fucs PMB, Svartman C, Kertzman PF, Debes AL, Barros MGAB, Maiochi MR. Tríplice artrodese do pé na paralisia cerebral. Rev Bras Ortop. 1997;32(9):718-26.

56. Trehan SK, Ihekweazu UN, Root L. Long-term outcomes of triple arthrodesis in cerebral Palsy patients. J Pediatr Orthop. 2015;35(7):751-5.

57. Tenenbaum S, Coleman SC, Brodsky JW. Improvement in gait following combined ankle and subtalar arthrodesis. J Bone Joint Surg Am. 2014;96(22):1863-9.

58. Fucs PMB, Svartman C, Assunpção RMC, Yamada HH, Simis SD. Surgical technique: medial column arthrodesis in rigid spastic planovalgus feet. Clin Orthop Relat Res. 2012;470(5):1334-43.

59. Grice DS. Na extra-articular arthrodesis of the subastragalar joint for correction of paralytic flat feet in children. J Bone Joint Surg Am. 1952;34:927-40.

60. Jenter M, Lipton GE, Miller F. Operative treatment for halux valgus in children with cerebral Palsy. Foot Ankle Int. 1998;19(12):830-5.

61. Davis JR, Mason TA, Danko A, Blackhurst D. Surgical management of hallux valgus deformity in children with cerebral Palsy. J Pediatr Orthop. 2001;21(1):89-94.

21
Pé do adulto

Capítulo 21.1

TALALGIAS

Antônio Egydio de Carvalho Jr.
Marta Imamura
Décio Cerqueira de Moraes Filho

A calcaneodinia é uma síndrome dolorosa que acomete a região compreendida entre o limite posterior do arco plantar e as zonas circunvizinhas do calcâneo. Entre as afecções do pé, é das mais frequentes e constitui um desafio em relação ao diagnóstico e ao tratamento. As múltiplas etiologias dificultam o diagnóstico preciso pelo padrão similar com que a dor se apresenta. A patologia é mais bem entendida quando o médico está familiarizado com a anatomia da região, no tocante à morfologia do osso calcâneo, a suas relações com vasos e nervos e às estruturas que possam ocasionar a compressão. As alterações da arquitetura do coxim adiposo interferem na função de amortecimento, implicando lesões subcalcâneas.

ANATOMIA

Desde que os achados sugiram que a dor no calcâneo decorra de compressão dos nervos da região plantar e medial, é necessário recordar a relação deles com o retináculo dos músculos flexores (RMF), com a aponeurose do músculo abdutor do hálux, com a tuberosidade do calcâneo e com a origem dos músculos flexores curtos dos dedos e da fáscia plantar (**FIG. 21.1.1**).

Um bom resumo anatômico é descrito por Baxter e Thigpen[1] e Sarrafian,[2] que, com base na dissecção cirúrgica e em estudos anatômicos, descrevem as variações anatômicas e os locais de compressão do nervo tibial e de seus ramos, os quais se situam profundamente à artéria e à veia tibiais posteriores (**FIG. 21.1.2**). O RMF localizado na região retromaleolar cobre as estruturas neurovasculares e constitui o teto de um túnel, cujo assoalho é a borda medial do calcâneo. No interior deste, ocorre a divisão em cinco ramos do nervo tibial (**FIG. 21.1.3**). Os dois primeiros, superficiais e exclusivamente sensitivos, são os ramos calcâneos mediais. Ambos dirigem-se para a pele e inervam o coxim adiposo. Os três ramos distais emergem logo abaixo do RMF, constituindo-se nos ramos terminais, que são profundos e mistos

(sensitivo-motores). São eles: o nervo ao músculo abdutor do dedo mínimo, o plantar medial e o plantar lateral.

Os ramos plantar medial e lateral estendem-se distalmente, dividindo-se nos nervos digitais. Estes, acompanhados do feixe vascular, penetram abaixo do ventre muscular do

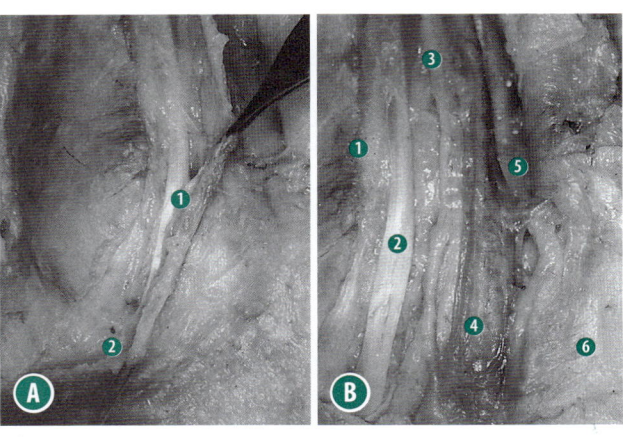

FIGURA 21.1.1
A 1: RMF. 2: aponeurose do músculo abdutor do hálux.
B 1: tendão do músculo tibial posterior. 2: tendão do músculo flexor longo dos dedos. 3: nervo tibial. 4: feixe vascular. 5: tendão do músculo flexor longo do hálux. 6: RMF.

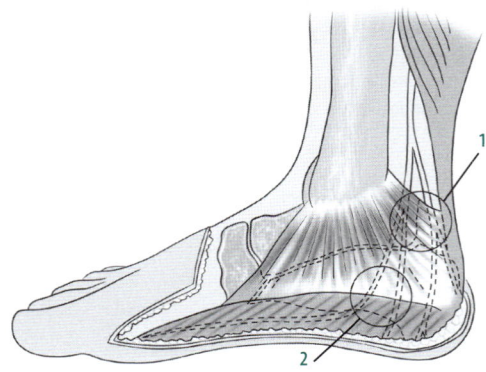

FIGURA 21.1.2 → Locais de compressão do nervo tibial e ramos.
1: túnel do tarso proximal. 2: túnel do tarso distal.

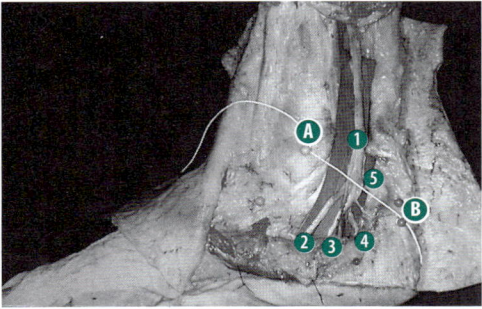

FIGURA 21.1.3 → Nervo tibial e ramos.
A e **B** Limite superior do túnel proximal. 1: nervo tibial. 2: ramo plantar medial. 3: ramo plantar lateral. 4: ramo abdutor do dedo mínimo. 5: ramos calcâneos.

abdutor do hálux. A fáscia profunda desse músculo é espessa, apresentando borda aguda e inelástica **(FIG. 21.1.4)**. Pode se constituir em local de compressão do ramo ao músculo abdutor do dedo mínimo, devido à mudança de direção do seu trajeto, que segue lateralmente, passando sob a tuberosidade plantar do calcâneo **(FIG. 21.1.5)**. A fáscia plantar e os músculos flexores curtos dos dedos originam-se em uma topografia plantar ao nervo na tuberosidade medial do calcâneo. O músculo quadrado plantar e o ligamento plantar longo situam-se dorsalmente ao nervo, isolando-o da superfície óssea. Essas estruturas podem determinar a compressão desse ramo, que é responsável pela dor subcalcânea e na face lateral do pé.

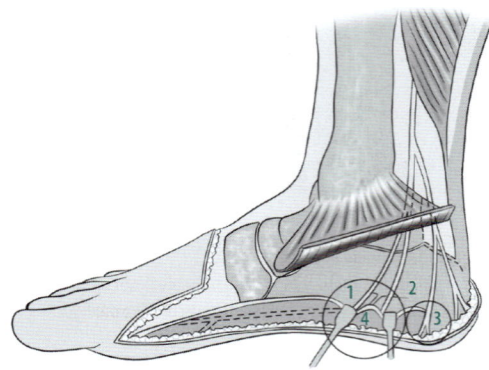

FIGURA 21.1.4 → Desenho da vista medial do retropé, com septo entre o músculo abdutor do hálux e o calcâneo.

Local de compressão dos ramos plantar medial (1), lateral (2) e abdutor do dedo mínimo (3) sob a aponeurose do músculo abdutor do hálux (4).

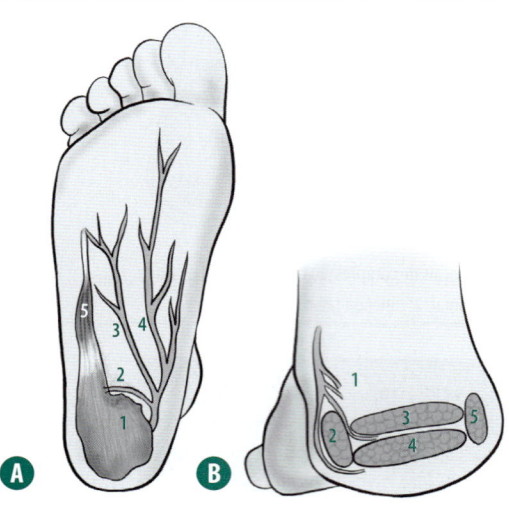

FIGURA 21.1.5 → Desenho do nervo para o músculo abdutor do dedo mínimo com o trajeto entre a musculatura do abdutor do hálux, do quadrado plantar e do flexor curto dos dedos.

🅐 Vista plantar do pé. **1:** tuberosidade plantar do calcâneo. **2:** nervo para o músculo abdutor do dedo mínimo. **3:** nervo plantar lateral. **4:** nervo plantar medial. **5:** músculo abdutor do quinto dedo.

🅑 Corte coronal do retropé. **1:** nervo para o músculo abdutor do dedo mínimo. **2:** músculo abdutor do hálux. **3:** músculo quadrado plantar. **4:** músculo flexor curto dos dedos. **5:** músculo abdutor do dedo mínimo.

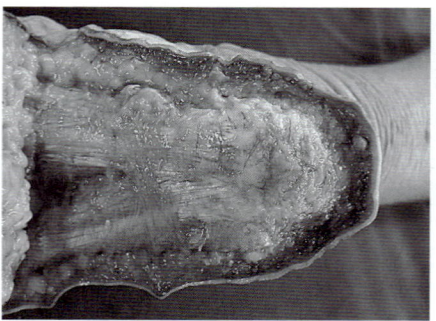

FIGURA 21.1.6 → Origem da fáscia plantar na tuberosidade medial do calcâneo.

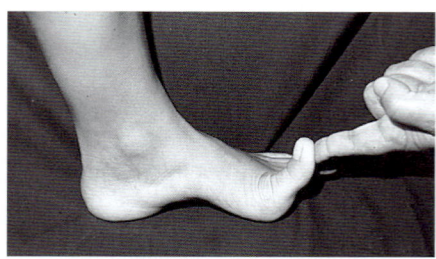

FIGURA 21.1.7 → Teste de Hicks. Dorsiflexão do dedo: tração da fáscia (mecanismo de roldana).

A fáscia plantar origina-se na tuberosidade medial do calcâneo, compõe-se de três feixes e insere-se na base das falanges proximais. Constitui o principal estabilizador passivo do arco longitudinal medial **(FIG. 21.1.6)**. A hiperextensão dos dedos traciona a fáscia plantar, elevando o arco longitudinal medial, invertendo o retropé e rodando externamente a perna **(FIG. 21.1.7)**. Esse teste é denominado por Hicks[3] como o mecanismo da roldana *windlass*.

O coxim adiposo é uma estrutura de organização específica para a absorção dos impactos e a proteção do osso calcâneo. A arquitetura constituída de septos fibrosos entremeados por tecido adiposo permite a absorção de pressão durante a fase inicial da marcha (toque do calcâneo) **(FIG. 21.1.8)**.

DIAGNÓSTICO

A busca do diagnóstico para a talalgia deve englobar uma cuidadosa investigação clínica, na qual se incluem a anamnese completa, o exame físico detalhado e a utilização dos recursos complementares.

História

A dor, como sintoma principal, deve ser valorizada em todas as suas características, ou seja, tipo, localização, intensidade, desenvolvimento, presença de irradiação, interferência nas atividades, além de outros fatores intervenientes. O questionário deve ser centrado na queixa,

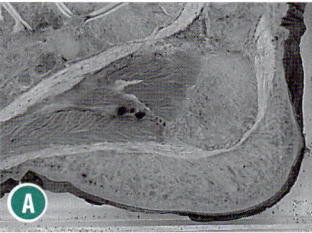 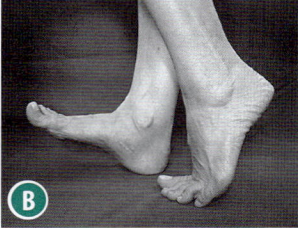

FIGURA 21.1.8
Ⓐ Arquitetura do coxim. Traves fibrosas entremeadas por tecido adiposo.
Ⓑ Toque do calcâneo. Função de absorver impacto.

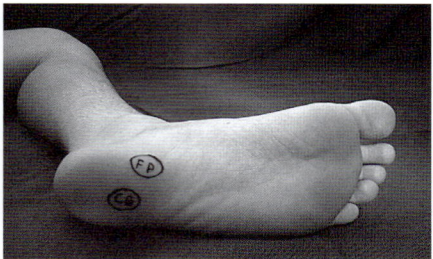

FIGURA 21.1.9 → Ponto-gatilho da dor. Região central: coxim adiposo.
Região medial: fascite plantar.

esmiuçando-se a causa, a duração, os fatores de melhora e de piora, a prática esportiva, o peso e a altura, o tipo de piso habitual no local de trabalho e no esporte, os antecedentes, os tratamentos prévios, a quantificação da incapacidade funcional, entre outros aspectos. A presença de dor bilateral sugere patologia de ordem sistêmica, por exemplo, doença inflamatória específica do tipo soronegativa.[5]

> **ATENÇÃO! A obesidade, a participação em atividades esportivas, o desempenho de funções por longos períodos de tempo na posição ortostática e as deformidades dos pés plano e cavo são fatores desencadeantes e agravantes da talalgia. A irradiação proximal da dor acima do joelho pode representar a manifestação neurológica de uma doença degenerativa discal (distribuição da raiz L5-S1) ou neuropatia periférica.**

Exame físico

O exame físico inicia pelas inspeções estática e dinâmica. As alterações morfológicas, como pé cavo ou plano, podem ser responsabilizadas pela dor subcalcânea. As alterações do relevo dessa região são expressão de patologias inflamatórias ou tumorais. A inspeção da altura do coxim adiposo, assim como seus desvios, indica quebra da sua estrutura anatômica. A palpação deve buscar o ponto de maior sensibilidade dolorosa e sua correlação com a estrutura anatômica subjacente. O ponto-gatilho sugere o diagnóstico preciso, diferenciando-o de várias causas. Assim, a dor à palpação central da região subcalcânea revela maior probabilidade de comprometimento do coxim adiposo, enquanto a dor à palpação da região medial indica processos inflamatórios da fáscia plantar **(FIG. 21.1.9)**.

As zonas de inserção tendínea são locais possíveis de inflamação e devem ser distinguidas das espondilartropatias soronegativas (entesopatias). Existem manobras, como o estiramento passivo, pela dorsiflexão forçada dos dedos, que exacerbam a dor no trajeto da fáscia plantar **(FIG. 21.1.10)**. A percussão sobre um nervo sugere dor irradiada, sendo patognomônica de patologia neurogênica (sinal de Tinel) **(FIG. 21.1.11)**. Os sítios de pesquisa do choque neurogênico

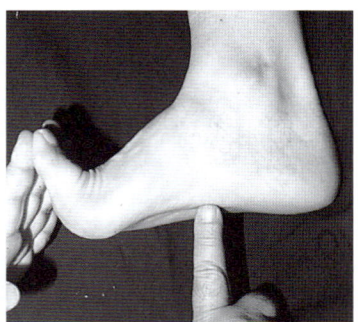

FIGURA 21.1.10 → Manobra de dorsiflexão. O estiramento passivo produz dor no trajeto da fáscia.

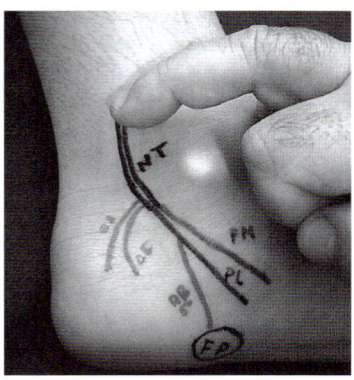

FIGURA 21.1.11 → Percussão sobre o trajeto do nervo tibial e dos ramos. Sinal de Tinel.

correspondem ao trajeto do nervo tibial e dos seus ramos, no interior dos túneis osteofibrosos e em suas emergências. A pesquisa da sensibilidade tátil, térmica e dolorosa estadia o comprometimento do nervo, assim como aponta o ramo ou o tronco nervoso específico.

Exames complementares

Os exames complementares incluem o estudo radiológico, a eletromiografia neuronal, os exames laboratoriais, a ultrassonografia, a tomografia computadorizada (TC), a ressonância magnética (RM) e a cintilografia. A sensibilidade e a especificidade de cada exame têm de ser ponderadas para

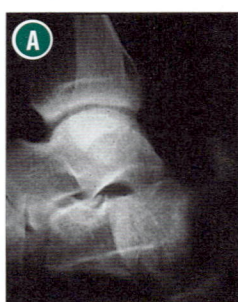 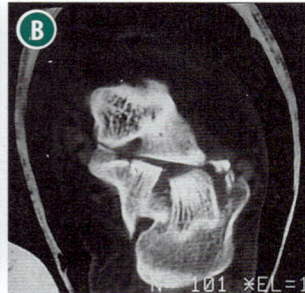 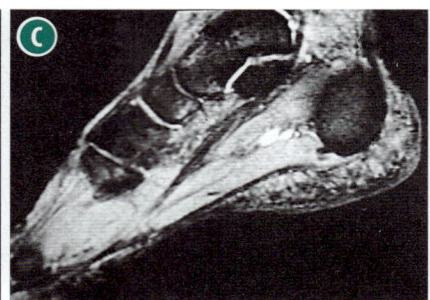 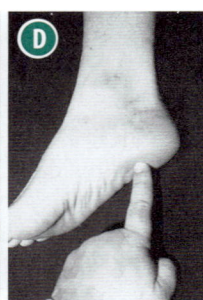

FIGURA 21.1.12 → Exames complementares.
Ⓐ Radiografia: fratura de calcâneo. Provável lesão do coxim. Ⓑ TC: fratura do calcâneo. Provável lesão do coxim.
Ⓒ RM: arquitetura do coxim adiposo. Ⓓ Região dolorosa em sequela de fratura do calcâneo.

evitar o desperdício. O exame radiográfico evidencia a presença de esporão e as alterações morfológicas do tálus e do calcâneo, como exostoses, tumores, desvios resultantes de consolidações viciosas das fraturas, dos processos infecciosos ósseos e, também, da espessura do coxim adiposo (**FIG. 21.1.12**).

As principais incidências radiográficas são a anteroposterior (articulação calcaneocubóidea), a de perfil (articulação subtalar, Chopart e exostoses), a axial posterior do calcâneo (desvios do alinhamento) e a de Bröden (alterações da faceta posterior do calcâneo). O exame eletromiográfico neuronal mede a velocidade de neurocondução, o tempo de latência e as alterações da despolarização, úteis na confirmação de comprometimento neural. Permite localizar o sítio de compressão, distinguindo, por exemplo, a síndrome do túnel do tarso da compressão radicular no nível discal. Os exames laboratoriais orientam o diagnóstico de patologias sistêmicas, inflamatórias ou metabólicas (gota úrica, artrite reumatoide, lúpus eritematoso sistêmico, etc.).

TALALGIAS PLANTARES

O desenvolvimento da dor plantar no calcâneo está relacionado ao aumento de esforços repetitivos e aos exercícios intensos. As causas comuns da dor plantar são patologias do coxim adiposo, fascite plantar e fraturas por estresse.

Patologias do coxim adiposo

O coxim plantar é uma estrutura especializada em receber e amortizar o impacto do peso do corpo na fase do toque do calcâneo durante a deambulação. As cargas suportadas podem corresponder a até sete vezes o peso do corpo. Nos atletas, a dor pode estar relacionada ao impacto constante na prática esportiva, que pode resultar em processo inflamatório. Em determinadas circunstâncias, com traumatismos por cisalhamento, pode haver o desprendimento das inserções do coxim com migração, em geral, para a face medial, e, como consequência, superficialização da tuberosidade plantar do calcâneo. Nos idosos, a atrofia do coxim adiposo

resulta na exposição da tuberosidade posterior e plantar do calcâneo, submetendo-o a pressões anômalas que resultam em processos inflamatórios, do tipo periostite, e em fraturas de estresse por impactos de repetição (**FIG. 21.1.13**). A dor manifesta-se na região plantar central do calcâneo e determina um diagnóstico diferencial com bursite subcalcânea, fraturas de estresse do calcâneo, compressão do ramo do nervo abdutor do dedo mínimo e fascite plantar.

O tratamento consiste na suspensão das atividades de alto impacto e no emprego de calcanheiras com abas de material de alta viscoelasticidade e calçados com sistema de absorção de choque (**FIG. 21.1.14**). De forma secundária, o ultrassom, a massagem do coxim e a estimulação elétrica podem produzir efeito analgésico nas fases agudas. Em algumas situações, a imobilização rígida é necessária. O uso de infiltrações com corticosteroides está contraindicado, pela possibilidade de necrose da gordura plantar.

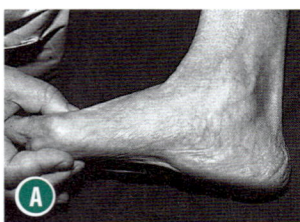 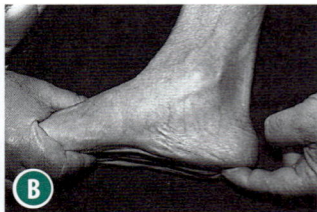

FIGURA 21.1.13
Ⓐ Atrofia do coxim adiposo.
Ⓑ Perda da proteção de amortecimento. Exposição aos traumatismos da tuberosidade plantar do calcâneo.

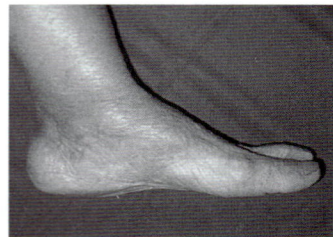 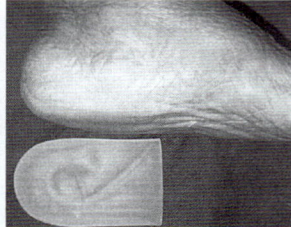

FIGURA 21.1.14 → Tratamento com órtese de alta viscoelasticidade.

Fascite plantar

A fáscia plantar é uma das mais importantes estruturas estáticas de suporte do arco longitudinal medial. A inflamação ocorre por microtraumatismos de repetição na origem da tuberosidade medial do calcâneo. As forças de tração durante o apoio levam ao processo inflamatório, que resulta em fibrose e degeneração. Os dados epidemiológicos mostram que a população feminina é a mais acometida. Esta, em geral, é 60% obesa e encontra-se na faixa etária do climatério, quando aumenta de peso. Nos homens, é a causa mais comum de talalgia plantar em esportistas, com destaque para os que praticam corrida. O pé cavo e o pé plano são fatores predisponentes, assim como os traumatismos de repetição associados à intensidade, à duração e à frequência da atividade esportiva e, também, à dureza do piso.

O quadro clínico caracteriza-se pela dor de início insidioso, sobretudo no primeiro apoio matinal, que, em geral, melhora após um período de atividade. Durante o sono, a inatividade dos músculos dorsiflexores posiciona o pé em equino, o que, como consequência, promove o encurtamento da fáscia plantar. No primeiro apoio, há um estiramento brusco, que traciona a origem da fáscia e exacerba a dor. Os atletas informam que a mudança do ritmo de treinamento, com sua intensificação, ou, ainda, o equipamento coincidem com o início dos sintomas. Referem, também, que corridas, saltos e atividades de impacto pioram a dor.

O exame físico mostra deambulação antálgica sobre a face lateral do pé ou mesmo digitígrada. A palpação revela o ponto-gatilho na região medial e plantar da tuberosidade do calcâneo, relacionada à origem da porção medial da fáscia plantar. A marcha com apoio sobre o calcâneo produz dor. A distensão da fáscia pela manobra de dorsiflexão dos dedos reproduz os sintomas. A presença de pontos dolorosos na porção proximal do músculo gastrocnêmio medial demonstra a concomitância de síndrome dolorosa miofascial que envolve o complexo calcâneo plantar **(FIG. 21.1.15)**.

O diagnóstico por meio de ultrassonografia e, de forma mais específica, de RM faz o estadiamento das lesões fasciais. A imagem da RM identifica a extensão do processo inflamatório, as roturas parcial e total e o espessamento decorrente de cicatrização hipertrófica. A cintilografia, embora tenha alta sensibilidade, não possui especificidade para a demonstração do processo inflamatório na fáscia plantar, sendo de pouca utilidade na prática **(FIG. 21.1.16)**.

> **ATENÇÃO! O diagnóstico diferencial inclui síndrome do túnel do tarso, fraturas por estresse do calcâneo, patologia do coxim adiposo e neurites compressivas. Nos casos de acometimento bilateral, patologias reumáticas devem ser excluídas.**

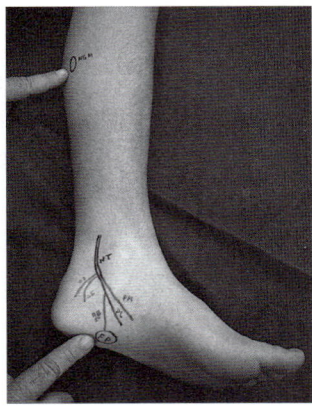

FIGURA 21.1.15 → Síndrome miofascial. Concomitância de ponto doloroso na fáscia plantar e no músculo gastrocnêmio medial.

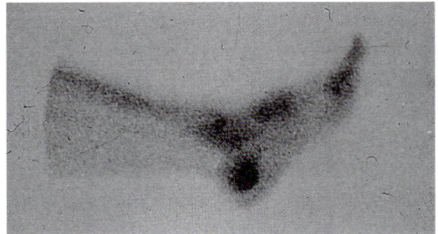

FIGURA 21.1.16 → Cintilografia óssea. Hipercaptação subcalcânea: processo inflamatório inespecífico.

Tratamento
Conservador

O tratamento preconizado é conservador e consiste no emprego de anti-inflamatórios não hormonais e no uso de palmilhas de material macio com suporte para o arco longitudinal medial nos casos de pronação excessiva e elevação do salto. As atividades em ortostatismo prolongado, a deambulação por longas distâncias e a prática de esportes que envolvam saltos e corridas devem ser restringidas. Exercícios de alongamento progressivo da fáscia plantar, do tendão do calcâneo e do músculo gastrocnêmio devem ser realizados, todos os dias, em regime domiciliar. O uso de agentes que promovam calor superficial auxilia na realização dos alongamentos. O recurso da goteira antiequino para uso noturno, evitando a flexão plantar, tem se revelado útil na melhora precoce dos sintomas.

A infiltração com corticosteroides deve ser evitada devido ao risco de infecção e de atrofia do coxim adiposo, além de ser muito dolorosa. O corticosteroide local interfere no metabolismo do tecido colágeno, resultando em degeneração e rotura da fáscia. A literatura aponta que, em 10 a 50% das roturas, havia relato de infiltração prévia. Esse risco serve como advertência para evitar, categoricamente, o emprego de infiltrações com corticosteroide.

A história natural revela que a fascite plantar evolui por períodos de remissão e recidiva, porém, a maioria dos pacientes apresenta melhora após um ano. Devido ao longo tempo necessário para o alívio dos sintomas e à incapacidade funcional que proporciona, o tratamento da fascite plantar desgasta o paciente, em especial os atletas, e é frustrante para o médico. Nesse sentido, tem-se procurado métodos não convencionais visando à precocidade da recuperação funcional e do restabelecimento da qualidade de vida. No exame apurado dos pacientes com essa afecção, tem-se observado uma região de maior dor sobre os músculos da panturrilha, de forma mais específica sobre a porção proximal da cabeça medial do gastrocnêmio, em comparação com o lado oposto não acometido. Essas áreas dolorosas são associadas à presença de bandas de tensão muscular, que, quando palpadas, geram dor referida à distância. Os músculos sóleo, tibial posterior e flexor dos dedos também podem estar acometidos, mas em menor proporção.

A inativação dos pontos-gatilho miofasciais é feita pelo método do agulhamento, que consiste na injeção de anestésico local (lidocaína 1%) por meio de múltiplas punções no local de dor mais intensa (FIG. 21.1.17). Após esse procedimento, são realizadas sessões de termoterapia superficial, seguidas de estimulação elétrica por três dias consecutivos. O efeito analgésico imediato decorre, provavelmente, da quebra mecânica da banda de tensão e do ponto de dor. A prevenção da recorrência desses pontos é obtida por meio de exercícios de relaxamento muscular, seguidos de alongamentos do músculo e da fáscia, de modo regular e progressivo.

Outro método alternativo que vem sendo empregado, com resultados animadores, é o da "onda de choque". Dois tipos de onda, radial e focal, têm sido eficazes na analgesia da fascite plantar. Estudo de metanálise[5] e estudos controlados randomizados[6,7] demostram que a aplicação direta das ondas de choque na entese da fáscia plantar é um método não operatório seguro e eficaz no tratamento da fascite plantar crônica refratária a outros procedimentos terapêuticos conservadores. O número de ondas varia entre 600 e 3 mil, dependendo do aparelho utilizado. Em geral, são realizadas três sessões, com intervalos semanais. Os bons resultados terapêuticos persistem por 12 meses após o término do tratamento na maioria dos pacientes.[6]

Cirúrgico

A indicação para a cirurgia em casos de fascite plantar após a falha do tratamento conservador é um procedimento raro e penoso. A secção da fáscia implica perda do principal estabilizador do arco longitudinal medial. Pode ocorrer diminuição da altura, cuja consequência é a sobrecarga nos raios metatarsais e nas articulações do mediopé. É possível o desenvolvimento de fraturas por estresse e o aparecimento de artrose em fase tardia. A necessidade de intervir na fáscia plantar fica reservada aos casos rebeldes e deve ser judiciosa, apoiada em diagnóstico preciso. A rotura e a hipertrofia na origem da fáscia comprimem os ramos plantares, principalmente o abdutor do dedo mínimo.

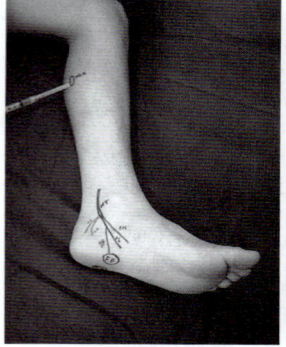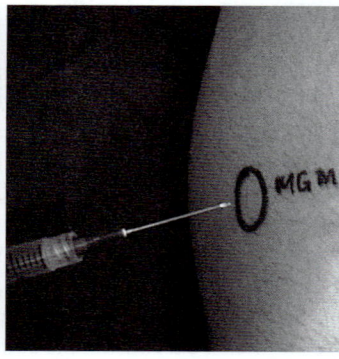

FIGURA 21.1.17 → Método do "agulhamento". Inativação de ponto-gatilho miofascial do gastrocnêmio medial.

Há, ainda, causas compressivas proximais que podem estar associadas à dor da fascite plantar, localizadas nos túneis tarsais proximal e distal. A técnica cirúrgica deve abranger os pontos prováveis de compressão do nervo abdutor do dedo mínimo, isto é, primeiro faz-se a abertura do RMF, a identificação do tronco do nervo tibial e de todos os seus ramos, a abertura da bainha inelástica do músculo abdutor do hálux, a fasciectomia, a desinserção dos flexores curtos, a ressecção de eventual esporão e a neurólise do abdutor do dedo mínimo (FIG. 21.1.18). Portanto, essa cirurgia laboriosa e complexa não pode resumir-se apenas à fasciectomia. A proposta da simples secção da fáscia por via aberta ou mesmo endoscópica deve ser criteriosa, pois, embora produza analgesia em curto prazo, interfere na biomecânica de suporte do arco longitudinal, com consequências indesejáveis em médio e longo prazos. Fica como ressalva a necessidade do uso de palmilhas para a manutenção do arco no pós-operatório, minimizando a perda da fáscia plantar.

No tratamento das roturas da fáscia plantar, devem ser distinguidas as causas traumáticas das decorrentes de degeneração por infiltração inadvertida com corticosteroide. Em rotura recente, indica-se a imobilização. Nos casos crônicos, a cicatrização hipertrófica pode resultar em compressão dos ramos plantares. Para essa situação, indica-se a ressecção da zona hipertrófica pela via plantar medial na região sem apoio, com dissecção aguda, evitando-se a laminação da pele, hemostasia cuidadosa e utilização de drenagem de sucção, para a boa coaptação do ferimento (FIG. 21.1.19). Fica claro que o tratamento cirúrgico para os casos de fascite plantar é reservado ao diagnóstico preciso e à má evolução.

O "famigerado esporão do calcâneo" consiste na exostose presente na tuberosidade plantar (FIG. 21.1.20). A relação exata entre a origem dos músculos flexores curtos dos dedos e a exostose plantar do calcâneo é controversa. A tração exercida por esses elementos no periósteo da tuberosidade é responsabilizada pela formação do esporão. Tal fator mecânico é preponderante, embora o crescimento desse osteófito possa estar associado a processo inflamatório de origem reumática. O esporão pode assumir tamanhos

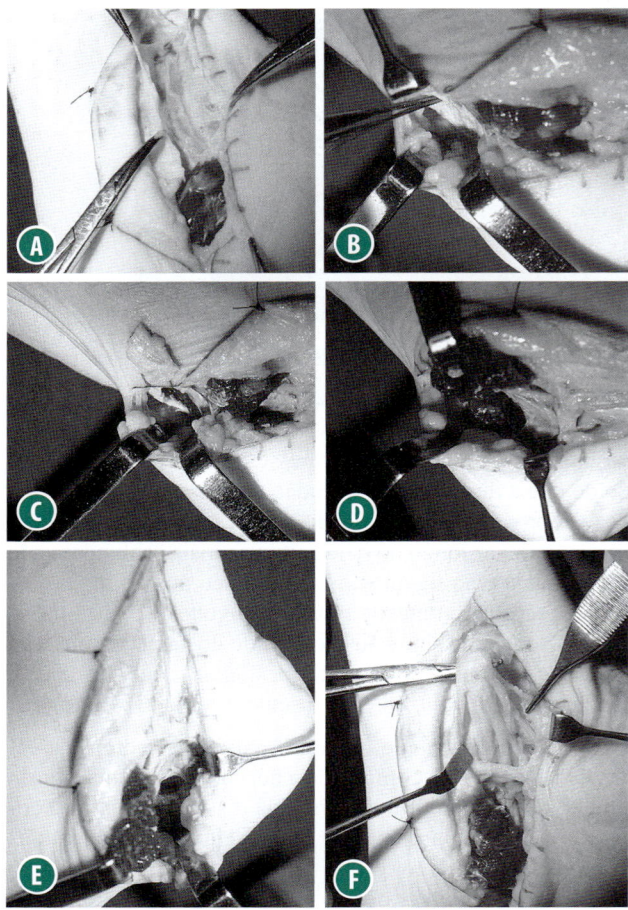

FIGURA 21.1.18 → Tratamento cirúrgico da fascite plantar.
Ⓐ Abertura do túnel proximal: secção do RMF.
Ⓑ Abertura do túnel distal: secção da aponeurose do músculo abdutor do hálux.
Ⓒ Fascietomia.
Ⓓ Desinserção dos músculos flexores curtos do pé.
Ⓔ Neurólise do ramo ao abdutor do dedo mínimo.
Ⓕ Neurólise do nervo tibial e dos ramos.

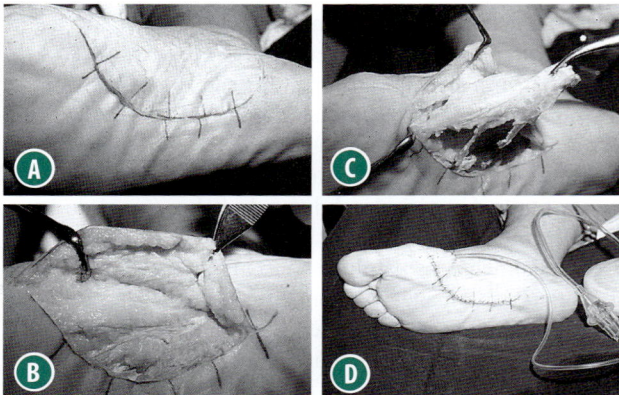

FIGURA 21.1.19 → Tratamento cirúrgico da sequela de rotura da fáscia plantar.
Ⓐ Incisão plantar aguda em zona sem apoio.
Ⓑ Identificação da cicatriz hipertrófica.
Ⓒ Ressecção da fáscia e descompressão do ramo plantar.
Ⓓ Hemostasia e dreno de sucção.

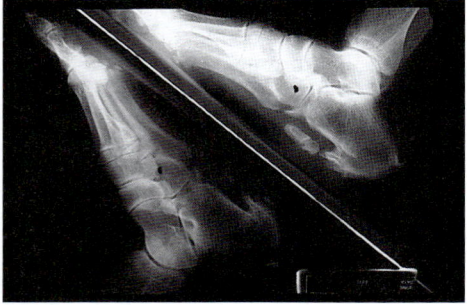

FIGURA 21.1.20 → Esporão de calcâneo: achado casual em pé assintomático.

e direções diversos, mas não guarda relação com a fáscia plantar. Do ponto de vista epidemiológico, é encontrado em 10% da população assintomática, nos indivíduos de meia-idade e em 40 a 50% dos idosos. É preciso ficar claro que não se deve atribuir ao esporão do calcâneo a causa da talalgia plantar. O achado do esporão tem sido valorizado em demasia pelo médico, que facilmente justifica ao paciente a origem dos seus sintomas. Em vez de assumir essa postura simplista, é necessário buscar o diagnóstico preciso, no qual a presença do esporão é considerada um achado fortuito, não implicando tratamento especial.

Fratura por estresse do calcâneo

Outra causa de talalgia plantar é a fratura por estresse do calcâneo. Trata-se de uma lesão óssea causada por traumatismos repetidos de baixa intensidade. A suspeita diagnóstica ocorre em atletas que apresentam síndrome dolorosa plantar. A dor é produzida pelo apoio e interfere sobremaneira na marcha. Observa-se edema localizado na região da tuberosidade plantar do calcâneo. O exame radiográfico pode ser negativo até a terceira semana. Diante de tal suspeita, pode-se solicitar cintilografia ou RM, exames mais específicos para esse período.

O tratamento exige imobilização por um mínimo de seis semanas. É melhor que esta seja feita de maneira removível, para a concomitância de exercícios que impeçam a atrofia muscular. Nos atletas, é possível ponderar o tratamento apenas com a retirada da carga por três semanas e, após, apoio parcial com muletas e uso de sapato com solado macio por mais três semanas. O controle de cura pode necessitar de exames complementares sofisticados, como cintilografia ou RM. O retorno às atividades deve ser gradual, com equipamento que promova a diminuição do impacto sobre o calcâneo (tênis com solado de alta viscoelasticidade).

Entre todos os tipos de talalgias plantares, 95% dos casos respondem de forma satisfatória ao tratamento conservador. Dos 5% restantes, um estudo minucioso é necessário na busca do diagnóstico preciso, que, muitas vezes, está situado distante do pé, como as radiculopatias, os processos inflamatórios sistêmicos e as neurites.

Síndrome do túnel do tarso

Entre as algias no pé, a síndrome do túnel do tarso destaca-se por ser de causa neurogênica. Situa-se no território de distribuição do nervo tibial. As neuropatias periféricas na face medial do retropé resultam da compressão do nervo tibial e de seus ramos, em diversos sítios. Essa compressão pode ser intrínseca ao túnel do tarso, cujo limite superior corresponde à cortical dorsal do calcâneo e cujo limite distal coincide com a margem inferior dos retináculos flexores. Outras possibilidades de compressão situam-se sob a fáscia profunda do músculo abdutor do hálux e, ainda, na região subcalcânea. Dellon e Mackinnon[8] citam ainda que, se a divisão em ramos do nervo tibial for proximal ao túnel do tarso, há aumento do volume e possível constrição com os vasos circunvizinhos.

O estudo anatômico minucioso dessa região pode identificar possíveis variações da normalidade, com respeito aos locais da divisão dos ramos, e correlacioná-las com prováveis zonas de compressão. Esse fator mecânico constitui principal etiopatogenia da dor.

O túnel osteofibroso é composto de assoalho ósseo e teto de tecido fibroso, sendo, portanto, inelástico **(FIG. 21.1.21)**. A região mais espessa do retináculo dos flexores recobre os tendões retromaleolares. O feixe vasculonervoso tem seu trajeto sob a porção mais delgada desse ligamento. O retináculo dos flexores é considerado parte de uma extensão da fáscia profunda da perna; apresenta-se em forma de leque, originando-se na borda posterior do maléolo medial, e insere-se na face medial da tuberosidade posterossuperior do calcâneo. O retináculo estende-se anterior e distalmente até a região posteroinferior do maléolo medial, espraiando-se sobre a borda medial do tálus e do navicular.

Da camada profunda do retináculo dos flexores, partem septos que se inserem no periósteo e separam os tendões dos músculos tibial posterior e flexor longo dos dedos e do feixe

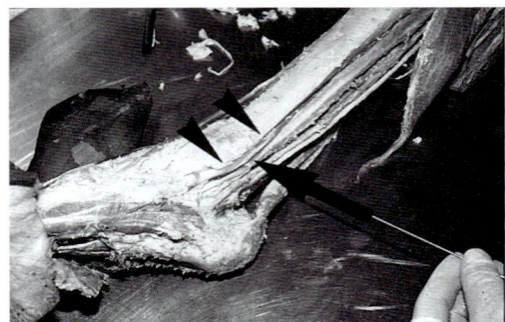

FIGURA 21.1.22 → Conteúdo do túnel do tarso proximal. Tendões retromaleolares e feixe vasculonervoso.

vasculonervoso. O septo entre esses tendões é mais delgado do que a divisão entre o tendão do músculo flexor longo dos dedos e o feixe vasculonervoso. A bainha do tendão do músculo flexor longo do hálux situa-se mais profundamente e é formada pelo ligamento talocalcâneo posterior. Os tendões na região do túnel do tarso são envoltos pela bainha revestida por tecido sinovial. O conteúdo do túnel engloba tendões dos músculos tibial posterior, flexor longo dos dedos, flexor longo do hálux e feixe vasculonervoso **(FIG. 21.1.22)**.

Fica implícito que qualquer patologia inerente a essas estruturas pode comprimir o nervo tibial no interior do túnel osteofibroso. Em decorrência disso, é necessário conhecer a anatomia da região para esclarecer os eventuais sítios de compressão, o que proporciona um diagnóstico mais acurado. Outras possibilidades de aumento da pressão no interior do túnel osteofibroso capazes de comprimir as estruturas nervosas são as exostoses resultantes de fraturas e alterações do relevo ósseo, cistos de bainhas tendíneas, tumores, varizes, presença de músculo sóleo acessório, barras talocalcâneas e deformidade em valgo exagerada do retropé **(FIG. 21.1.23)**.

O conhecimento topográfico da região posteromedial é mais bem compreendido quando se projetam linhas referenciais para determinar as dimensões do túnel do tarso e a perfeita localização da divisão em ramos nervosos **(FIG. 21.1.24)**. Os locais preferenciais de compressão do nervo tibial e dos ramos guardam relações anatômicas com o trajeto e as estruturas ineslásticas. Tais estruturas são o retináculo dos flexores (túnel do tarso proximal), o assoalho ósseo, a fáscia profunda do músculo abdutor do hálux (túnel do tarso distal), a hipertrofia muscular dos flexores curtos dos dedos e, eventualmente, as patologias inflamatórias, como a bolsa adventícia subcalcânea. Nas dissecações cirúrgicas, o encontro dos três ramos nervosos e a descompressão das estruturas constituem o procedimento básico **(FIG. 21.1.25)**.

Quadro clínico

As talalgias resultantes de causa neurogênica são divididas em irradiadas e localizadas no túnel do tarso. A dor referida no dermátomo medial do pé e do tornozelo pode ser irradiada pela compressão da raiz L5-S1; portanto, é sempre

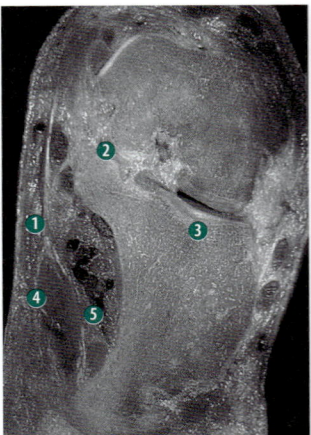
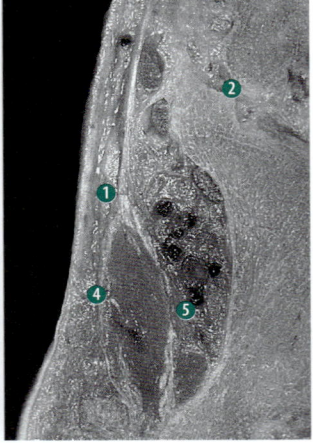

FIGURA 21.1.21 → Corte coronal do túnel osteofibroso.
1: RMF. **2**: tendões retromaleolares. **3**: feixe vasculonervoso. **4**: aponeurose do músculo abdutor do hálux. **5**: músculo abdutor do hálux.

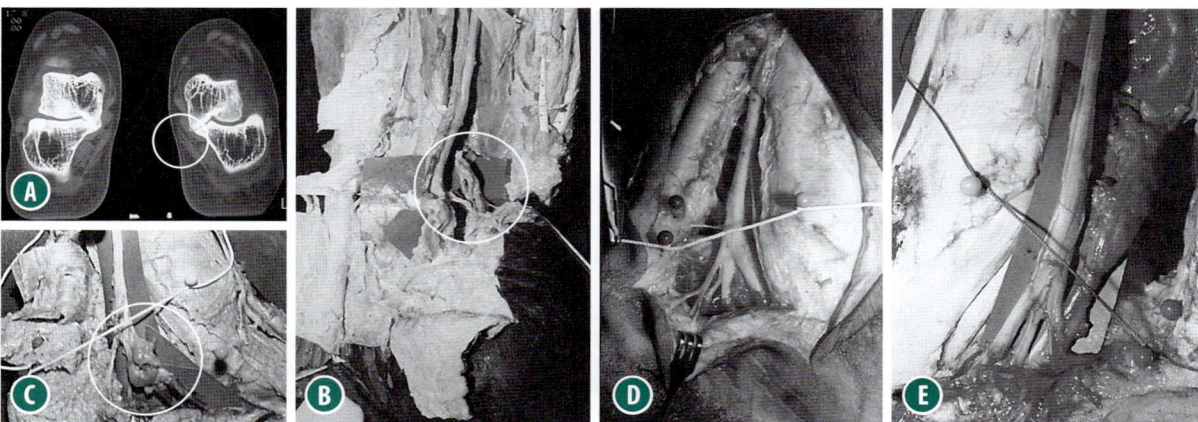

FIGURA 21.1.23 → Causas de compressão do nervo tibial no túnel do tarso.
A Coalizão tarsal talocalcânea.
B Alteração da anatomia vascular: tortuosidade e duplicação arteriovenosa.
C Tumor no tronco do nervo tibial: neurilemoma.
D Músculos acessórios, túnel distal.
E Músculos acessórios, túnel proximal.

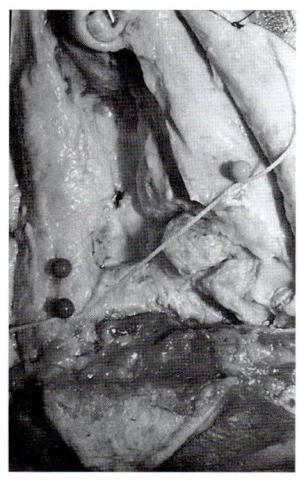

FIGURA 21.1.24 → Limite do túnel do tarso proximal. Ressecção do retináculo, com exposição do assoalho do túnel.

útil questionar o trajeto da dor e lembrar a possibilidade de a calcaneodinia ser resultado de ciatalgia. Os critérios diagnósticos de suspeita da síndrome do túnel do tarso são a característica da dor, a presença do sinal de Tinel e o exame eletromiográfico neuronal indicativo de compressão nesse nível.

A dor como sintoma deve ser valorizada em todas as suas características, isto é, tipo, localização, presença de irradiação, intensidade e interferência nas atividades do paciente. Um questionário deve focar a queixa, a referência de um traumatismo, a participação em esportes, os fatores de melhora e de piora e a presença de dor no lado oposto, pois o envolvimento bilateral evoca a suspeita de doença inflamatória sistêmica.[4] A dor apresenta-se sem localização precisa, com características neuropáticas de choque, queimor e latejo, associada à sensação de ardor e dormência.

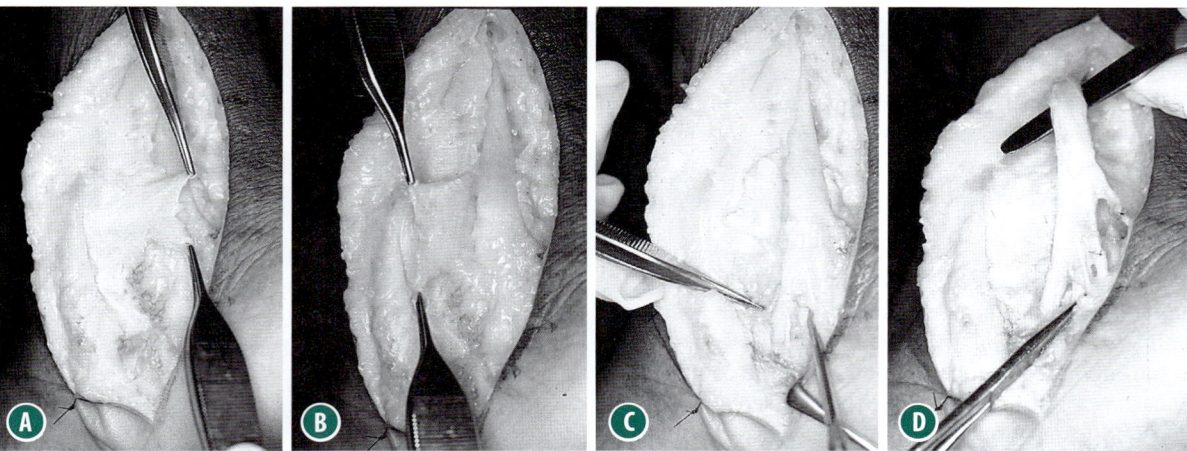

FIGURA 21.1.25
A Liberação do retináculo: operação básica. **B** Exposição do nervo. **C** Ressecção da fáscia. **D** Neurólise dos ramos.

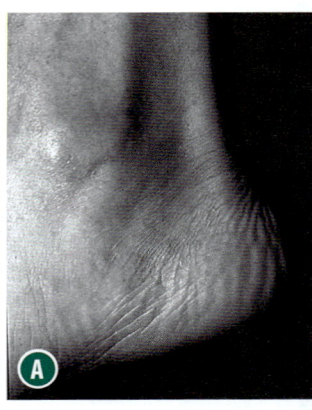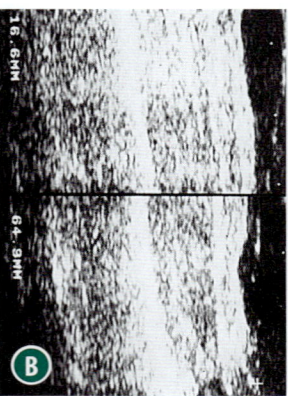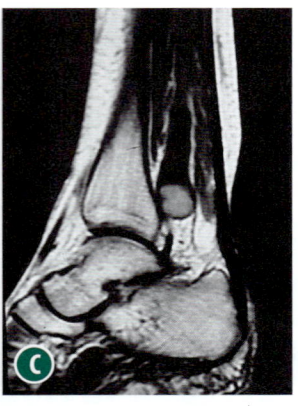

FIGURA 21.1.26
Ⓐ Tumoração ao nível do trajeto do plexo musculonervoso.
Ⓑ e **Ⓒ** Ultrassonografia e RM evidenciando tumor no trajeto do nervo tibial (neurilemoma) nas vistas sagital e axial.

O exame físico deve investigar as alterações do relevo, a morfologia do pé (plano ou cavo) e sinais inflamatórios locais. A palpação informa o ponto de maior sensibilidade; e a percussão (Tinel), o trajeto da dor irradiada. Os exames complementares incluem a radiografia, que pode evidenciar exostoses (hipertrofia do tubérculo posterior do tálus) e protuberâncias resultantes das fraturas do tálus e do calcâneo. Os exames laboratoriais são úteis na confirmação de patologia sistêmica, principalmente com envolvimento bilateral. As principais doenças são a gota úrica, o lúpus eritematoso sistêmico, a espondilite anquilosante e a artrite reumatoide, pois afetam a cápsula articular, as bainhas sinoviais e os ligamentos. O diabetes melito também pode ser causa de dor local, pelo processo degenerativo do nervo tibial e pelo comprometimento dos *vasa nervorum*. O mixedema regional ocasionado pelo hipotireoidismo também é uma causa diferencial de dor nessa região.

O exame eletromiográfico neuronal é útil na confirmação diagnóstica da síndrome compressiva do túnel do tarso, evidenciada pela alteração na velocidade de condução e pelo aumento do tempo de latência. Outra informação desse exame é a pesquisa setorizada dos sítios de compressão, o que facilita o diagnóstico diferencial com as radiculopatias compressivas proximais e as neurites periféricas. A RM é um recurso de imagem quase imprescindível para a identificação de possíveis causas de compressão, entre elas os tumores de quaisquer origens **(FIG. 21.1.26)**, as varicosidades, as tenossinovites e a presença de músculos acessórios (sóleo).

Tratamento

O tratamento inicial constitui-se de medidas conservadoras, como o uso de medicamentos analgésicos de ação central (antidepressivos tricíclicos, neurolépticos fenotiazínicos) e anti-inflamatórios não hormonais. Não é comum a recomendação de infiltração local com cortiscoteroide. A correção da posição anormal do pé é feita por meio de órteses, e, ainda, um programa fisioterapêutico deve ser orientado para a analgesia. Quando os sintomas dolorosos persistem, o tratamento cirúrgico impõe-se, desde que haja uma

causa específica previamente identificada. Este tem a finalidade de descomprimir o nervo tibial no túnel do tarso: abertura do retináculo dos flexores e do abdutor do hálux e neurólise do nervo tibial e de seus ramos. Entre os achados habituais dos procedimentos cirúrgicos, encontram-se, com mais frequência, como causas específicas, hipertensão venosa (varicosidades) **(FIG. 21.1.27)**, alterações do relevo ósseo (*os trigonum*, barra talocalcânea posterior) **(FIG. 21.1.28)**, cistos sinoviais de bainha e das articulações, tenossinovites e tendinopatias (roturas tendíneas) **(FIG. 21.1.29)**, presença de músculo sóleo acessório **(FIG. 21.1.30)** e tumores, como os neurilemomas **(FIG. 21.1.31)** e os sarcomas sinoviais.

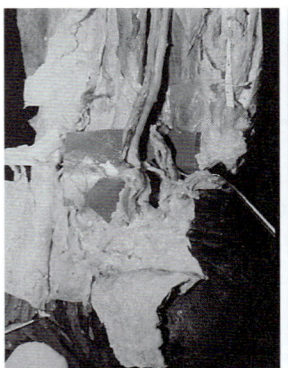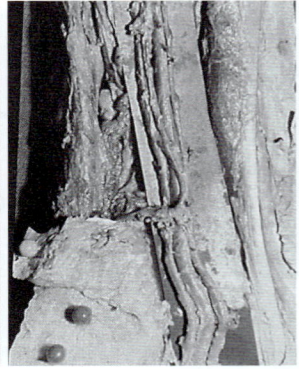

FIGURA 21.1.27 → Varicosidades e tortuosidades venosas comprimindo o nervo tibial.

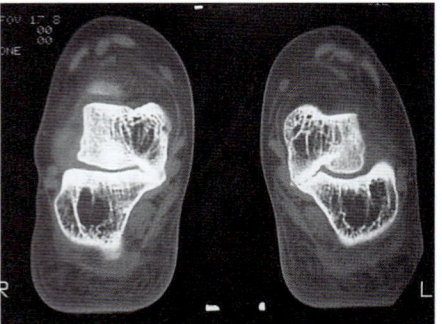

FIGURA 21.1.28 → Coalizão talocalcânea bilateral estreitando o túnel do tarso.

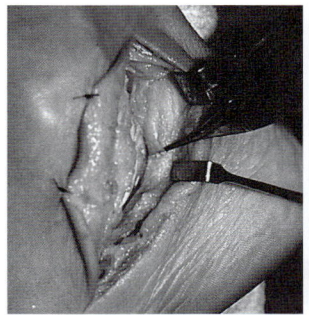
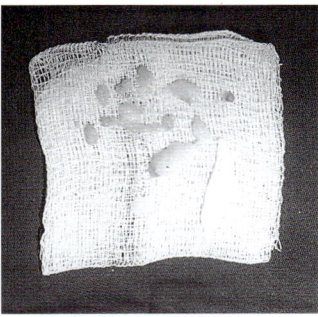

FIGURA 21.1.29 → Tenossinovite do tibial posterior aumentando o conteúdo do túnel do tarso.

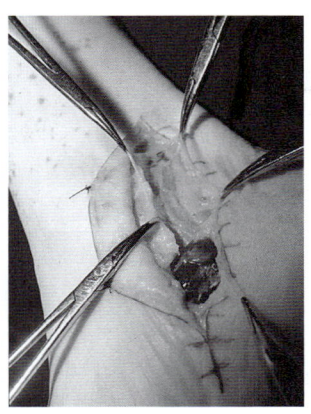

FIGURA 21.1.32 → Prolongamento da incisão para a região plantar: liberação da fáscia do músculo abdutor do hálux e neurólise do ramo ao abdutor do dedo mínimo.

A operação básica consiste na via de acesso ampla, de cerca de 12 cm, curvilínea, à meia-distância da ponta do maléolo medial e da tuberosidade posterossuperior do calcâneo. A abertura da pele deve ser aguda até o plano retinacular. Abre-se o RMF e dissecam-se os componentes do feixe vasculonervoso. Os septos fibrosos entre os tendões retromaleolares e suas bainhas são abertos, se necessário. A descompressão do nervo tibial e dos seus ramos deve se estender ao túnel do tarso distal, com a liberação da aponeurose do músculo abdutor do hálux. Para exposição e neurólise do ramo ao abdutor do dedo mínimo, é preciso prolongar a incisão para a região plantar, adiante da zona de carga sobre o calcâneo **(FIG. 21.1.32)**. Nessas circunstâncias, liberam-se a fáscia plantar e a origem dos músculos flexores curtos do pé, ressecando-se ou não o esporão plantar.

Há, na literatura, a evolução dos procedimentos cirúrgicos para os casos de síndrome do túnel do tarso, que vem desde a técnica de Steindler (fasciectomia plantar, excisão do esporão e liberação dos flexores curtos), a qual, provavelmente, produzia a secção do ramo ao abdutor do dedo mínimo, até a cirurgia proposta por Baxter, cuja finalidade era a descompressão do nervo e dos ramos. A decisão em relação à cirurgia a ser realizada deve atender à solução de uma causa específica, comprovada por meio de exames complementares e tendo como cirurgião um profissional habilitado e habituado a essa região anatômica. É preciso advertir sobre a possibilidade de falha do tratamento cirúrgico, que está longe de ser a panaceia para a abordagem terapêutica das talalgias mediais.

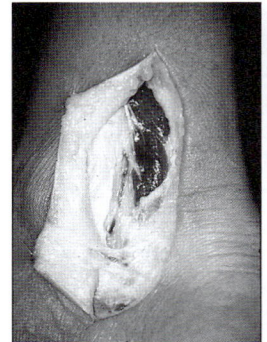
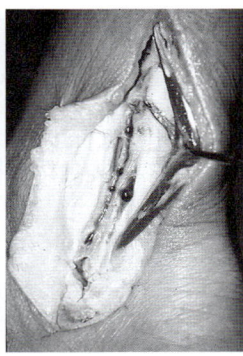
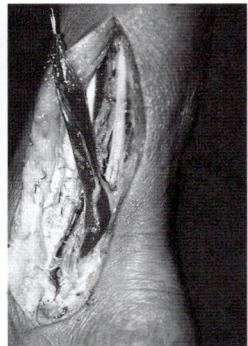
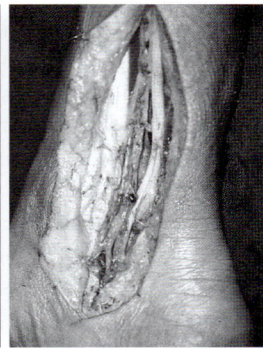
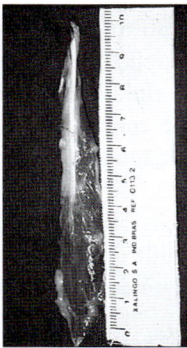

FIGURA 21.1.30 → Músculo sóleo acessório ocupando espaço no compartimento posterior.

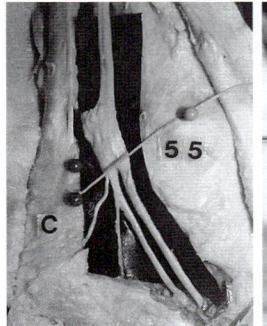
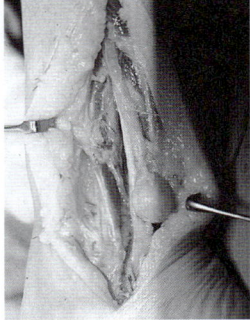
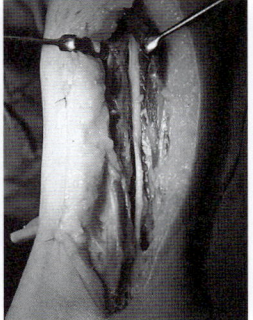
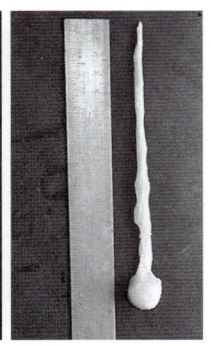

FIGURA 21.1.31 → Neurilemoma. Achado em peça anatômica e achado cirúrgico.

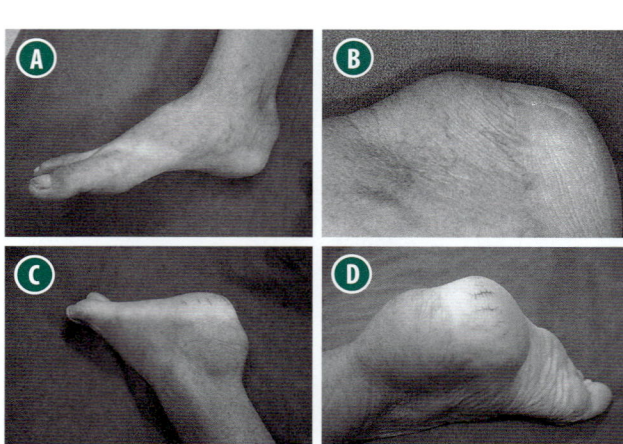
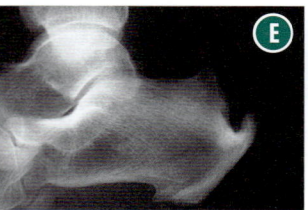

FIGURA 21.1.33
A - **D** Doença de Haglund. Quadro clínico: dor e aumento de volume na região do retropé.
E Exame radiográfico: exuberância da tuberosidade posterossuperior do calcâneo.

TALALGIAS POSTERIORES

Doença de Haglund

Na deformidade de Haglund, a tuberosidade posterossuperior do calcâneo é proeminente, proporcionando um anteparo contra o qual o tendão do calcâneo comprime a bolsa retrotendínea calcânea, presente nesse local **(FIG. 21.1.33)**.

O paciente refere dor de início gradual na região posterior do retropé, associada, principalmente, a atividades que envolvam dorsiflexão do tornozelo e atrito com calçados de contraforte rígido. No exame físico, observam-se aumento do volume na inserção do tendão do calcâneo e dor à palpação sobre a bolsa retrocalcânea, que piora na dorsiflexão forçada do tornozelo **(FIG. 21.1.34)**. O diagnóstico diferencial deve ser feito com o impacto na borda posterior da tíbia, pelo tubérculo posterior do tálus (*os trigonum*) e com as entesopatias do calcâneo. É frequente a associação da doença de Haglund com as tendinopatias na inserção do calcâneo. A bursite retrocalcânea também é uma possibilidade diagnóstica associada, difícil de ser reconhecida de forma isolada. Sabe-se que tendões de alto poder cinético são suscetíveis à deposição dos cristais

de urato – portanto, a possibilidade de gota úrica deve ser investigada.

O tratamento conservador é o de escolha nas fases iniciais, com elevação do retropé, o que afasta o tendão da proeminência óssea, melhorando os sintomas. Medidas analgésicas de medicina física também são recomendadas. Após seis meses de tratamento conservador sem sucesso, indica-se a abordagem cirúrgica, com bursectomia, ressecção da tuberosidade proeminente e, eventualmente, debridamento do tendão do calcâneo.

Impacto posterior (*os trigonum*)

Os pacientes com queixa de dores no compartimento posterior do retropé, anterior à tuberosidade superior do calcâneo e que pioram com a flexão plantar, podem apresentar impacto do tubérculo posterior do tálus à borda posterior da tíbia. Os indivíduos referem incapacidade para as atividades em flexão plantar do tornozelo, como chute e apoio na ponta dos pés. A população de risco é composta por atletas que realizam chute, bailarinas que usam a posição digitígrada e operários que acionam pedais. A palpação da porção posterior da articulação do tornozelo produz dor, assim como a manobra de flexão plantar máxima passiva **(FIG. 21.1.35)**. Esse teste faz o diagnóstico diferencial com a

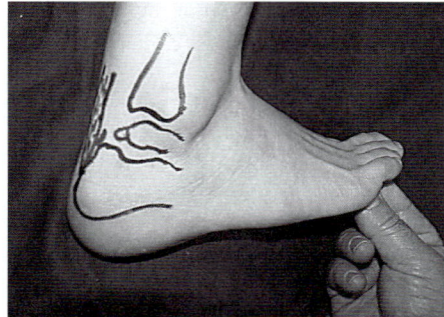

FIGURA 21.1.34 → Dor próxima à inserção do tendão do calcâneo por compressão da bolsa retrocalcânea pela dorsiflexão forçada.

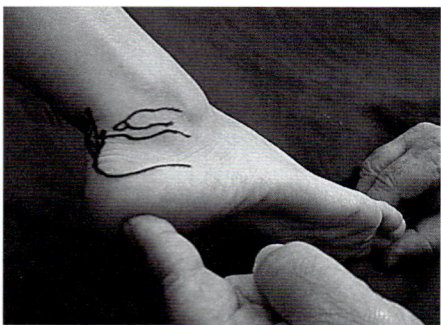

FIGURA 21.1.35 → Dor por impacto do tubérculo do tálus: *os trigonum* contra a borda posterior da tíbia.

doença de Haglund, no qual a dor é referida em dorsiflexão. Pode ocorrer associação com tendinite do tendão do músculo flexor longo do hálux, que passa no interior de um sulco osteofibroso, parte desse tubérculo.

O achado radiográfico na incidência em perfil mostra o tubérculo posterior aumentado (processo de Stieda) ou presença de *os trigonum*, que representa a falta de fusão do núcleo de ossificação desse tubérculo. Fica a advertência de que esses sinais nem sempre são a razão dos sintomas. A RM demonstra o processo inflamatório ocasionado pelo impacto posterior do *os trigonum* com a borda tibial, visíveis como imagem de alta intensidade intraóssea (edema ósseo) e na gordura periarticular.

O tratamento conservador na fase aguda é paliativo. Na maioria das vezes, a abordagem cirúrgica impõe-se, consistindo na ressecção do tubérculo posterior para a descompressão. A via de acesso pode ser lateral ou medial. Prefere-se a via medial, pela possibilidade do tratamento simultâneo da tenossinovite do tendão do músculo flexor longo do hálux, que, em geral, se apresenta sintomático.

Referências

1. Baxter DE, Thigpen CM. Heel pain: operative results. Foot Ankle. 1984;5(1):16-25.

2. Sarrafian SK. Biomechanics of the subtalar joint complex. Clin Orthop Relat Res. 1993;(290):17-26.

3. Hicks JH. The mechanisms of the foot: the plantar aponeurosis and the arch. J Anat. 1954;(88):25-31.

4. Furey JG. Plantar fasciitis: the painful heel syndrome. J Bone Joint Surg Am. 1975;57(5):672-3.

5. Ogden JA, Alvarez RG, Marlow M. Shockwave therapy for chronic proximal plantar fasciitis: a meta-analysis. Foot Ankle Int. 2002;23(4):301-8.

6. Ogden JA, Alvarez R, Levitt R, Cross GL, Marlow M. Shock wave therapy for chronic proximal plantar fasciitis. Clin Orthop Relat Res. 2001;(387):47-59.

7. Hammer DS, Rupp S, Kreutz A, Pape D, Kohn D, Seil R. Extracorporeal shockwave therapy (ESWT) in patients with chronic proximal plantar fasciitis. Foot Ankle Int. 2002;23(4):309-13.

8. Dellon AL, Mackinnon SE. Tibial nerve branching in the tarsal tunnel. Arch Neurol. 1984;41(6):645-6.

Capítulo 21.2

LESÕES TENDÍNEAS

Antônio Egydio de Carvalho Jr.
Marta Imamura

A prática esportiva e os esforços no trabalho tornam os tendões suscetíveis a pequenas lesões, que, em geral, caracterizam disfunções autolimitantes, mas podem ser cumulativas e resultar em doenças causadas por sobrecarga repetitiva. As manifestações agudas ou crônicas das tendinopatias impedem as atividades habituais em diferentes níveis.

O conhecimento da anatomia dos tendões, os quais são a estrutura intermediária entre o músculo e o osso e, portanto, atuantes no movimento, é fundamental para o entendimento de suas alterações patológicas. O tendão é constituído por fibroblastos e intermediado por fibras colágenas (30%) e elásticas (2%), e o restante é composto por água. São estruturas que aparentam ser pouco vascularizadas, mas nutridas o suficiente para promover o processo reparativo. Os pontos de rotura são limitados a determinadas zonas do tendão, atribuindo-se à hipovascularização a causa desse fenômeno. Por conseguinte, o estudo experimental da irrigação intrínseca e extrínseca particular dos tendões tem sido objeto de preocupação. O trajeto dos tendões em túneis, cujo assoalho é ósseo e o teto é constituído de tecido inelástico, como as fáscias e os retináculos, pode produzir o "efeito-polia". Tal efeito, no qual os tendões têm a sua melhor efetividade funcional, pode gerar desgaste mecânico pelo atrito. Por coincidência, nessas regiões ocorrem, com maior incidência, as roturas **(FIG. 21.2.1)**.

Como mencionado, os tendões parecem ser estruturas pouco vascularizadas, mas com boa nutrição para atuar no processo reparativo; portanto, são reativas. O processo de reparação é notável e desenvolve-se a partir de moléculas de colágeno no período de 6 a 14 dias. No início, as fibras são desordenadas e, mais tarde, tornam-se paralelas às solicitações de tração, apresentando, também, ligações cruzadas entre elas. Fica evidente que a movimentação precoce ajuda no alinhamento das fibras e, dessa forma, melhora com mais rapidez a resistência à tração. Com base nesse conceito, o período prolongado de imobilização deve ser evitado. Os exercícios de treinamento durante a idade ativa de jovens e adultos favorecem as forças de tração e as estáticas dos tendões, devido ao estímulo à síntese de colágeno, ao número e ao tamanho das fibras e à concentração de enzimas metabólicas. Em contrapartida, a inatividade dos idosos promove a senescência, entendida como o processo fisiológico que, inevitavelmente, produz alterações degenerativas dos tendões. Apesar de ser objeto de estudos

histoquímicos, não se tem ainda pleno conhecimento de tal processo. É provável que a redução de enzimas essenciais na formação do colágeno ocorra com a idade, caracterizando a maior lentidão dos processos reparadores dos tendões. O tecido colagenoso torna-se endurecido, as fibras, encurtadas e os tendões, friáveis. A capacidade de suportar pesos e a resistência a trações têm o máximo desempenho em torno da terceira década e decrescem com a idade.

> **DICA:** Durante a ação muscular, os tendões são submetidos a forças de tração e deformação, mas retornam ao seu tamanho original. Essa propriedade viscoelástica faz o tendão suportar forças de tração maiores do que as dos músculos, concluindo-se que não há força de contração muscular capaz de romper o tendão normal.

O fenômeno fisiopatológico em resposta aos esforços de repetição consiste na adaptação da matriz celular a esses estímulos. Sobrecargas bruscas ou acumulativas podem quebrar o ciclo de resposta adaptativa e ocasionar microrrotura. A partir daí, ocorre degeneração estrutural, progredindo para rotura parcial e, por fim, secção completa. Os fatores constitucionais, ditos intrínsecos, são relacionados ao trajeto anatômico, à função exercida, ao atrito e às compressões contra as estruturas adjacentes e à irrigação peculiar. Os fatores ambientais associados às atividades por esforços de repetição, as doenças sistêmicas, o tabagismo, a influência dos hormônios, o tipo sanguíneo O e a utilização de antibióticos, como as quinolonas e o ciprofloxacino, têm sido apontados como aspectos predisponentes do comprometimento tendíneo.

Do ponto de vista epidemiológico, cada tendão tem prevalência específica. Dessa forma, é notável maior incidência de tendinopatias do calcâneo no sexo masculino, ao contrário das tendinopatias do tibial posterior, que acometem mais as mulheres. Além disso, a patologia degenerativa do tendão tibial anterior é mais diagnosticada em pacientes do sexo masculino e em idosos, assim como a faixa etária dos 40 aos 50 anos é a mais suscetível às roturas do tendão do calcâneo. Ainda, considerando-se a incidência equivalente de tendinopatias dos fibulares, são reconhecidas duas

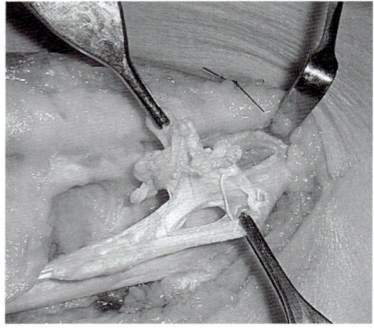

FIGURA 21.2.1 → Tendinopatia degenerativa por atrito no sulco dos fibulares.

etiopatogenias, nas quais a maior incidência em homens se deve ao fator traumático e, nas mulheres, aos processos degenerativos de causas não traumáticas.

> **DICA: As populações de risco para tendinopatias são, portanto, as que exercem atividades com alta demanda dos tendões e as faixas etárias avançadas em virtude do envelhecimento.**

ASPECTOS GERAIS

Diagnóstico

A história clínica detalhada e dirigida permite identificar a queixa principal e as queixas secundárias específicas ao tendão. A anamnese busca a dor como ponto de partida e correlaciona início, evolução e atualidade com o desempenho da atividade física. Os detalhes das características desse episódio doloroso devem ser anotados e interpretados, para relacionar causa e efeito.

As informações úteis para o diagnóstico de tendinopatias incluem o período inicial da instalação da dor, questionando a ocorrência de traumatismos agudos ou esforços de repetição, os fatores de melhora ou intensificação da dor, a evolução e a impotência funcional. Os antecedentes a serem pesquisados dizem respeito aos fatores de risco que, já se sabe, predispõem a tendinopatias. À referência a ressaltos tendíneos, mormente na face lateral do tornozelo, suspeita-se de subluxação dos fibulares, resultando em lesão degenerativa.

O exame físico, pela inspeção, identifica a localização dos sinais flogísticos, o espessamento tendíneo, a falha de continuidade, as alterações morfológicas advindas das incapacidades funcionais (pé plano valgo adquirido pela disfunção do tendão tibial posterior), além das alterações na marcha (pé caído por ruptura do tendão tibial anterior). A palpação do ponto doloroso correlaciona-se com o tendão comprometido. A identificação de solução de continuidade revela o estadiamento de rotura e, se houver nodulações e espessamentos localizados, é possível inferir processos de roturas parciais. A sensação de crepitação sugere processo inflamatório crônico **(FIG. 21.2.2)**.

A observação da amplitude articular indica a integridade ou não do tendão. Da mesma forma, as manobras ativas, como o teste da ponta do pé (tendão do calcâneo), inversão contra resistência (tibial posterior), eversão (fibulares), dorsiflexão (tibial anterior) e a expressão do músculo tríceps sural (sinal de Thompson [**FIG. 21.2.3**]), esclarecem suspeitas acerca da descontinuidade do tendão do calcâneo.

Uma vez levantada a hipótese clínica de lesão tendínea, o passo seguinte é o estadiamento. A realização de exames complementares de imagem, como a ultrassonografia e a ressonância magnética (RM), tem contribuído para esclarecer as alterações periféricas e intrínsecas dos tendões

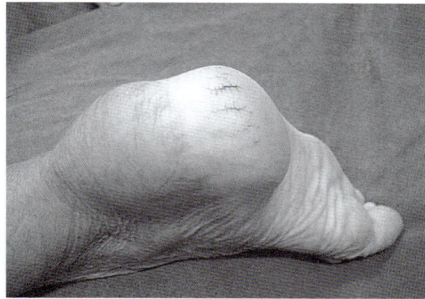

FIGURA 21.2.2 → Aumento de volume na inserção do tendão do calcâneo: tendinose insercional.

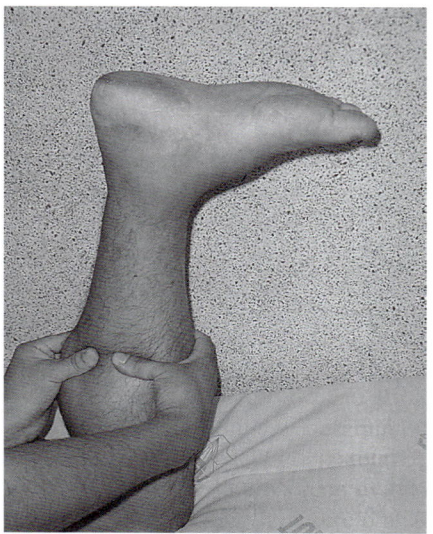

FIGURA 21.2.3 → Sinal de Thompson positivo: a expressão da panturrilha não produz flexão plantar do pé pela solução de continuidade do tendão do calcâneo.

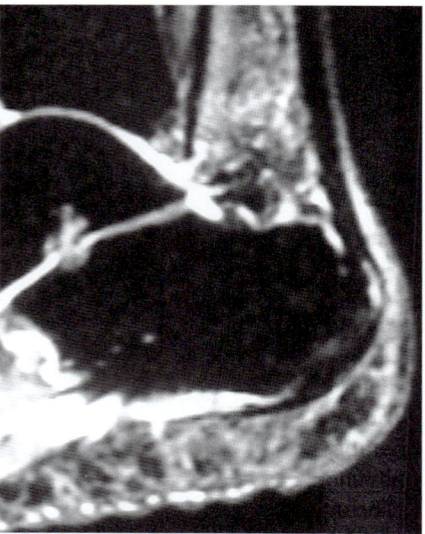

FIGURA 21.2.4 → RM mostrando alto sinal intratendíneo na inserção do tendão do calcâneo.

(FIG. 21.2.4). A ultrassonografia vem sendo empregada nas lesões musculotendíneas com grande sensibilidade, embora a sua interpretação seja técnico-dependente. O "padrão-ouro" para as lesões tendíneas é a RM, exame de extrema sensibilidade e especificidade.

O diagnóstico clínico e o estadiamento completos indicam o tratamento específico. Com base nos estudos de Puddu e colaboradores[1] sobre achados clínicos e anatomopatológicos durante a cirurgia, as lesões tendíneas podem ser classificadas em estágios de:

- Peritendinite pura (tenossinovites).
- Peritendinites com tendinoses (tendinites).
- Tendinoses (roturas).

Nessa classificação, estão compreendidos os estágios de gravidade de tendões não recobertos por bainha sinovial (tendão do calcâneo) e estruturas revestidas por bainha sinovial verdadeira.

Reconhecer o estágio de lesão é decisivo para o tratamento. O estágio 1, pela falta de comprometimento intrínseco do tendão, gera bom prognóstico e necessita somente de medidas conservadoras. Já os estágios 2 e 3 têm prognóstico indefinido, devido ao comprometimento parenquimatoso do tendão. Nesses casos, a conduta é mais agressiva. Contata-se, todavia, que o apuro do diagnóstico e do estadiamento com os métodos de imagem concorre para o bom êxito do tratamento das tendinopatias **(FIG. 21.2.5).**

TENDÃO DO CALCÂNEO
Lesões agudas
Anatomia

O tendão do calcâneo é a extensão da coalizão das fibras dos músculos gastrocnêmio e sóleo. As fibras do tendão têm trajeto sinuoso, torcendo-se desde a sua origem até a inserção em torno de 90°, de tal forma que a fibra posterolateral se insere na região anteromedial. A zona de inserção situa-se 1 cm distal ao tubérculo posterossuperior do calcâneo e estende-se a, mais ou menos, 2 cm na face posterior deste. Para a proteção de sua estrutura anatômica, o tendão do calcâneo localiza-se entre duas bolsas. Relaciona-se com a bolsa tendínea calcânea, entre o tendão e a tuberosidade superior, e com a bolsa subcutânea calcânea, que se situa entre o tendão e a pele. A nutrição do tendão do calcâneo é derivada dos vasos do peritendão provenientes das artérias tibial posterior e fibulares. A zona de menor vascularização costuma ser descrita como aquela localizada entre 2 e 6 cm desde a inserção.

> **DICA:** Durante a marcha, o tendão do calcâneo é submetido a forças de 4 a 7 vezes o peso corporal. No ritmo de corrida, essas forças são ainda maiores, haja visto que, na maratona, as forças de tensão chegam a 1.900 N para um corredor de 70 kg.

Patogenia

A rotura completa esgarça o tendão e separa os cotos **(FIG. 21.2.6).** O processo de cicatrização ocorre sempre; entretanto, o alongamento resultante pode gerar perda de função por conta da necessidade de contração muscular extraordinária para a realização do movimento **(FIG. 21.2.7).** O local de acometimento mais frequente é 2 a 6 cm da inserção. A maior incidência desse local é atribuída à zona hipovascular, como demonstrado nos trabalhos de Trueta. Outros sítios situam-se na inserção do calcâneo, com ou sem fragmento ósseo, e proximalmente no nível da transição miotendínea. Essas possibilidades implicam tratamentos diferenciados, com técnicas específicas. A abordagem para a desinserção é, por eleição, operatória. Nos demais sítios, há a opção pelos métodos conservadores.

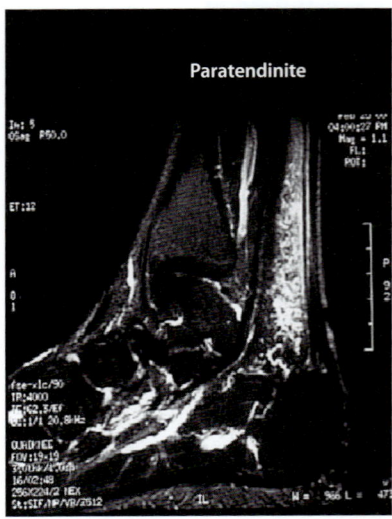
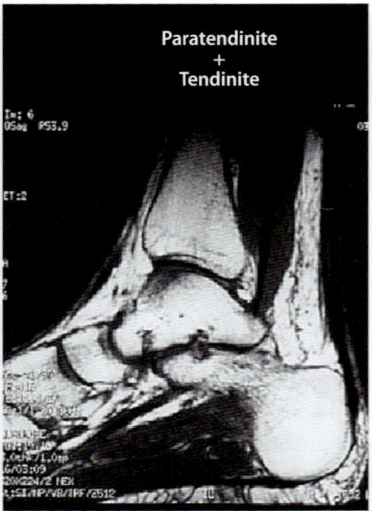
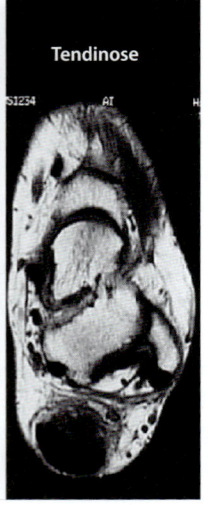

FIGURA 21.2.5 → RM comprovando o estadiamento das tendinopatias do calcâneo.
Fonte: Puddu e colaboradores.[1]

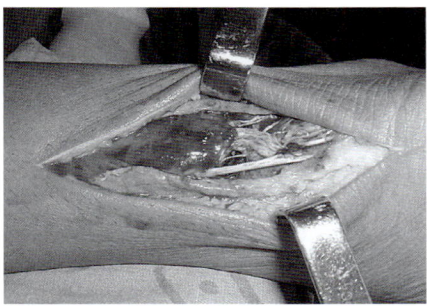

FIGURA 21.2.6 → Ruptura aguda por esgarçamento das fibras do tendão do calcâneo.

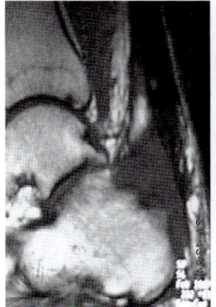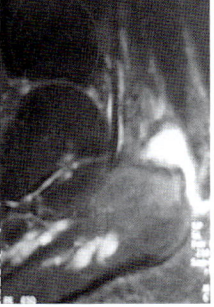

FIGURA 21.2.7 → RM: ruptura crônica do tendão do calcâneo negligenciada, cicatrização com alongamento do tendão.

Quadro clínico

As roturas agudas do tendão do calcâneo podem ser antecedidas de patologia inflamatória local. As tendinopatias, nos diferentes estágios, podem ser pródromos da rotura completa. Isso constitui advertência para que a dor sobre o tendão do calcâneo não seja negligenciada, sob o risco de rotura. É reconhecida a maior incidência em homens, atletas recreacionais e indivíduos na faixa etária dos 30 aos 50 anos. Há o relato de esforço em flexão dorsal.

O indivíduo, durante o movimento de dorsiflexão forçada, como no arranque, sente dor súbita no terço inferior da porção posterior da perna. Refere sensação semelhante a uma "pedrada" na panturrilha e informa perda instantânea da força. Em muitas ocasiões, a marcha é possível, mas desconfortável, o que confunde o diagnóstico imediato. A descontinuidade do tendão do calcâneo pode ser palpável nos pacientes magros logo após a rotura; entretanto, essa silhueta pode ficar mascarada pela presença de edema ou pelo excesso de peso **(FIG. 21.2.8)**. O quadro clínico revela teste de Thompson positivo, isto é, à expressão do músculo tríceps sural, no nível do terço médio da perna, não ocorre flexão plantar. Esse sinal é patognomônico da perda de continuidade do tendão. O aumento de volume, a dor à palpação, a incapacidade de elevar-se na ponta do pé acometido e a dificuldade de manter o apoio monopodálico complementam os sinais clínicos. Mesmo com esse quadro clínico característico, o diagnóstico, em cerca de 25% das lesões, não é realizado no primeiro atendimento médico.

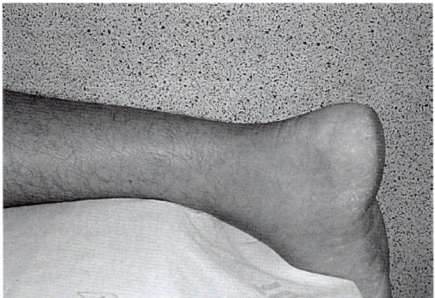

FIGURA 21.2.8 → Sinais clínicos da ruptura aguda do tendão do calcâneo. Nota-se a depressão ocasionada pela descontinuidade do tendão e a equimose.

Decorridos 10 dias, o paciente melhora dos sintomas e sente-se bem. Nesse momento, a solicitação da ultrassonografia ou mesmo da RM pode aclarar o diagnóstico e a gravidade da lesão, facilitando a indicação do tratamento específico. Tal atraso pode acarretar grave prejuízo funcional, exigindo tratamento cirúrgico para a reconstrução do tendão, com técnicas laboriosas e resultados incertos.

Tratamento

Uma vez estabelecido o diagnóstico, o tratamento deve ser instituído de imediato. A conduta inicial consiste em prevenção de edema, analgesia e imobilização provisória. A decisão para o tratamento definitivo depende de fatores como idade, demanda de atividade física e presença de doenças associadas. Há controvérsias na escolha do método, que pode ser cirúrgico ou não. Os argumentos a favor da indicação do tratamento operatório residem no fato da melhor qualidade do tecido de cicatrização e no restabelecimento do seu comprimento. Em certas circunstâncias, a desorganização das fibras é tão intensa que a sutura término-terminal é impraticável. Nesses casos, há necessidade de reforço tendíneo para a maior segurança da sutura.

> **ATENÇÃO! O tratamento conservador fica reservado aos pacientes que não exercem atividade física vigorosa, não se aplicando, portanto, aos atletas. Outras causas da aplicação de tal método recaem sobre os idosos, portadores de doenças sistêmicas, como diabetes, e os que utilizam corticosteroides por um longo período.**

Os fatores locais que contraindicam o tratamento cirúrgico são más condições de pele, como os processos avançados das úlceras de estase e a presença de varicosidades, devido ao risco de problemas na cicatrização. São reconhecidos os altos níveis da reincidência de rotura e também da diminuição da força de flexão plantar. O tratamento conservador usa a imobilização gessada por três meses para obter-se a cicatrização madura. O gesso inicial é colocado em 15° de flexão plantar, por 30 dias. Na primeira troca gessada após um mês, o pé é colocado em 90° e é permitido o apoio. Aos 90 dias, o gesso é retirado e modalidades terapêuticas, de medicina física – como termoterapia e eletroanalgesia – podem ser utilizadas para aliviar a dor e o edema. Eleva-se o salto para impedir movimentos súbitos de dorsiflexão, protegendo o tendão ainda não elástico o suficiente e, portanto, friável. Aplica-se programa de fortalecimento muscular com exercícios isométricos, seguidos de exercícios ativos assistidos com resistência progressiva, que proporcionam elasticidade e força ao tendão.

O longo período de imobilização dificulta a reabilitação e retarda o retorno às atividades normais. Muitos estudos mostram que a mobilização precoce otimiza a recuperação do tecido conjuntivo, com minimização da atrofia muscular, diminuição do tempo de polimerização do colágeno e melhora da orientação e organização de suas fibras. A força tênsil precoce aplicada ao tendão promove tanto a deposição e a orientação de fibras colágenas na linha de estresse do tendão quanto o aumento de aporte sanguíneo na região, favorecendo, assim, o processo cicatricial. Dessa maneira, o tratamento conservador com imobilização rígida por três meses deixa de ter os benefícios da mobilização precoce. Hoje, a abordagem alternativa conservadora propõe a imobilização rígida por 30 dias e, a partir daí, utiliza imobilizador removível, que permite a realização de exercícios.

> **DICA: A intensificação do fortalecimento muscular é instituída quando não houver dor à palpação, a amplitude articular estiver recuperada e o paciente já conseguir a elevação monopodálica. Somente a partir dessa etapa os exercícios excêntricos são indicados.**

A correção dos fatores que predispõem o atleta ao desenvolvimento de tendinite do calcâneo deve ser orientada de modo a evitar recidivas. Assim, o encurtamento generalizado dos músculos da panturrilha deve ser acompanhado por um programa de alongamento. A redução da amplitude do movimento articular do tornozelo e da articulação subtalar também aumenta a carga sobre o tendão, devendo ser seguida da mobilização e do ganho da amplitude articular. As anormalidades biomecânicas nos pés, como a pronação excessiva da articulação subtalar, também são um fator predisponente para tendinite do calcâneo. O tratamento com palmilhas supinadoras pode ser recomendado. Atenção especial deve ser dada aos calçados esportivos. É ideal o uso de calçados com a elevação do retropé, contrafortes flexíveis e amortecedores. O retorno à atividade esportiva deve ser gradual e assistido.

A proposição de reabilitar o paciente no menor tempo possível e de forma plena sugere tratamento cirúrgico. Speck e Klaue[2] observaram perda de 2% na potência e na força muscular de pacientes operados, em comparação com o déficit de 25% nos tratados com imobilização prolongada. As chances de nova rotura também são referidas como maiores nos casos não operados (4% *versus* 2% nos operados). Essas evidências justificam o tratamento operatório,

em especial para indivíduos com atividades esportivas. A reabilitação precoce nos pacientes operados permite o retorno às atividades esportivas, em média, após seis meses. É consenso que o tratamento conservador atrasa a reabilitação final. Outro argumento a favor do tratamento cirúrgico é o menor índice de nova rotura. Após a decisão pela intervenção cirúrgica, o momento ideal é o mais precoce possível. A maioria dos estudos relata maior satisfação entre os pacientes operados nas primeiras 72 horas da lesão. A boa técnica é necessária para minimizar a morbidade e otimizar a rápida recuperação funcional.

A seguir, uma descrição resumida do ato cirúrgico:

- Anestesia: a técnica preferencial é o bloqueio raquimedular; entretanto, pode também ser realizado bloqueio periférico, sendo possível o bloqueio proximal no nível do nervo isquiático ou mesmo o bloqueio a partir do nervo fibular comum.

- O paciente é posicionado em decúbito ventral. A instalação do garrote é opcional, porque, embora facilite a tática operatória, sabe-se que, em tempo prolongado, a hipoxia muscular pode ocasionar lesão tecidual, resultando em fibrose muscular. Por isso, em atletas, recomenda-se cirurgia sem garrote.

- Vias de acesso: as vias de acesso podem ser centrais e paratendíneas. Estas são os acessos medial ou lateral, conforme o tendão que será utilizado em casos de reforço. Assim, emprega-se a lateral quando a opção é pelo tendão do músculo fibular curto e a via medial quando a abordagem visa ao tendão do músculo flexor longo do hálux. Deve-se isolar o nervo sural na via de acesso lateral, por sua proximidade com a borda externa do tendão do calcâneo.

- A incisão cutânea deve ser aguda, perpendicular à pele, interessando os planos superficial e profundo, sem delaminação. Sua extensão varia de 10 a 15 cm e pode ser reta ou em "S" alongado. O peritendão deve ser meticulosamente aberto para a exposição da lesão e reparado com o intuito de facilitar o fechamento completo, evitando a aderência do tendão à pele. Após a identificação do grau de lesão, realiza-se um pequeno debridamento, para preparar os cotos e lavar o hematoma. Aplica-se a técnica de sutura de Kracov, mas outros métodos também são eficazes (**FIG. 21.2.9**). O pé deve estar posicionado em 5° de flexão plantar no momento da sutura, para o tensionamento ideal. Os fios de sutura devem ser estáveis durante o período de cicatrização e promover a menor reação fibrótica possível. Prefere-se o vicril número 1, utilizado nos chuleios lateral, proximal e distal, e o número 0 para completar a sutura na circunferência. Os pontos devem ser embutidos para não criarem zona de atrito com a pele. Uma vez aproximados os cotos, deve-se reconhecer a estabilidade da sutura. Realiza-se manobra de flexão dorsal de 0 a 5°. Se houver falha ou a aproximação dos cotos não for confiável a essa força de tração, deve-se

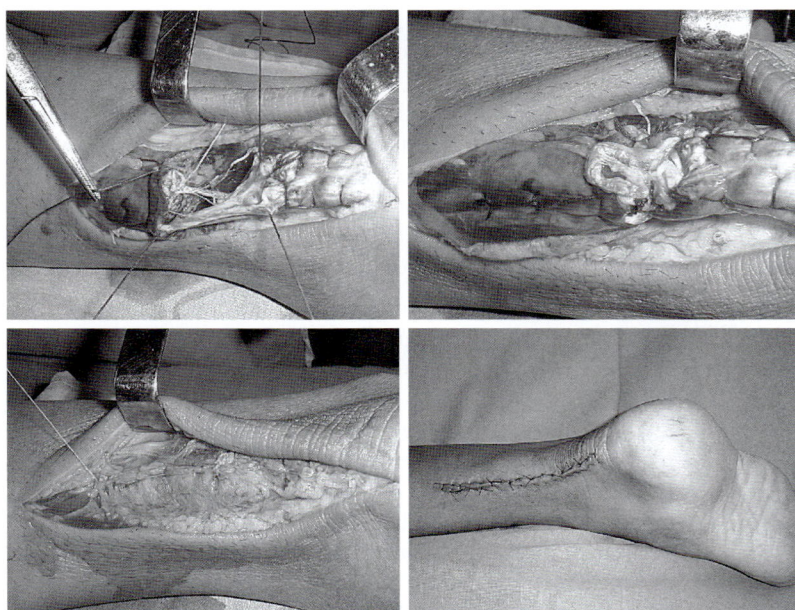

FIGURA 21.2.9 → Etapas da sutura do tendão do calcâneo pelo método de Kracov.

decidir pelo reforço. Várias possibilidades têm sido utilizadas, empregando-se os tendões adjacentes ou mesmo rebatendo tiras proximais do tendão do músculo tríceps sural. A literatura divide-se na escolha pelo tendão ideal, apontando vantagens e desvantagens específicas. Os tendões do músculo fibular curto ou do flexor longo do hálux têm sido disputados na preferência atual, embora o rebatimento distal de faixa proximal do tendão do músculo sóleo seja consagrado pelos bons resultados **(FIG. 21.2.10)**.

• O fechamento inicia-se pelo peritendão, com pontos isolados em toda a extensão de sua abertura com fios de absorção rápida. A aproximação do tecido subcutâneo e da pele pode ser feita em um único plano. Utiliza-se dreno de sucção e instala-se a imobilização gessada, posicionando-se o pé em flexão plantar fisiológica (cerca de 10°).

O paciente deve permanecer acamado e com o membro inferior elevado por cinco ou seis dias. A contração isométrica dos músculos da panturrilha e a movimentação repetida de flexão do quadril com o joelho em extensão (elevação do membro, 20 movimentos, cinco vezes ao dia) são incentivadas para evitar trombose venosa profunda. No primeiro retorno do pós-operatório, é removido o aparelho gessado, feito o curativo e confeccionada nova bota gessada, com o pé posicionado próximo a 0° de flexão plantar, desde que seja

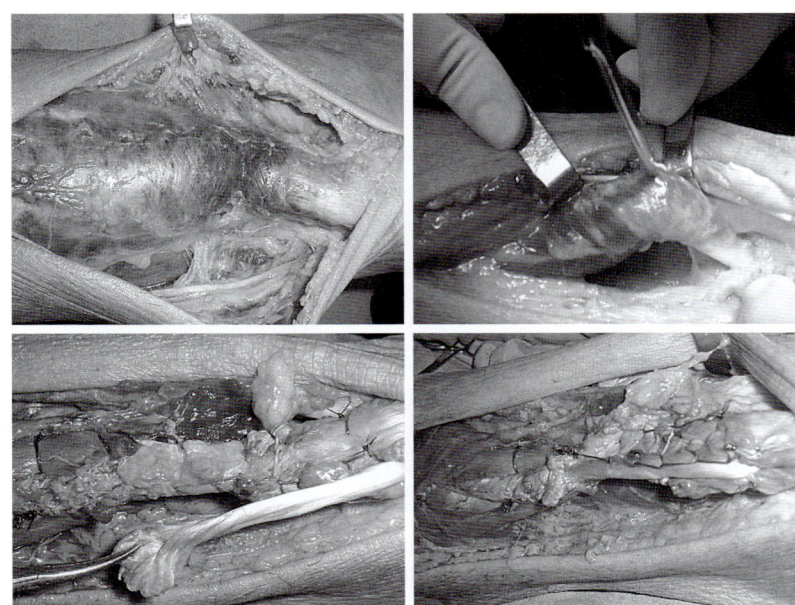

FIGURA 21.2.10 → Etapas da sutura do tendão do calcâneo e utilização de reforço com fibular curto.

suportável pelo paciente. O período de imobilização rígida estende-se de 8 a 12 semanas. O início do apoio dá-se após 30 dias da operação, com gesso adequado. Na fase da remoção da imobilização, o paciente deve ser assistido com meios auxiliares de marcha, como muletas axilares ou andadores. O salto é elevado em 3 cm, para evitar a flexão dorsal durante a marcha com apoio parcial. Iniciam-se exercícios de ganho de amplitude de movimento (ADM) de flexão dorsal e plantar, inversão, eversão e circundução, 20 repetições, três vezes ao dia. Na primeira etapa, dá-se ênfase ao ganho de flexão dorsal, promovendo-se a adaptação elástica do tendão às forças de tração, durante 20 segundos, cinco repetições, cinco vezes ao dia. A marcha com apoio total é iniciada de forma progressiva, após se obter a amplitude de 10° de dorsiflexão. A recuperação progride nas etapas de fortalecimento muscular e reabilitação esportiva.

Outros protocolos pós-operatórios alternativos têm sido propostos.[3] Recomenda-se menor período de imobilização rígida, adoção de imobilizadores removíveis, incentivo à movimentação precoce de flexão plantar (para a orientação do processo cicatricial) e ganho funcional precoce. Essa metodologia exige cuidados mais intensos para evitar a recidiva de rotura. Outra modalidade terapêutica intermediária utilizada é a reparação transcutânea do tendão do calcâneo pela técnica de Ma e Griffith.[4] Quando houver contraindicações formais para o tratamento cirúrgico aberto, esse método apresenta menor índice de morbidade, produz maior segurança na fixação dos cotos e permite manuseio pós-operatório fácil. Entretanto, a inclusão do nervo sural na sutura é uma complicação citada.

O resultado relativo à força muscular é satisfatório, havendo a reaquisição comparável ao lado contralateral normal no período de seis meses a um ano. O emprego do dinamômetro isocinético tem comprovado esse fato e demonstra também pequenas perdas (< 20%) da força de eversão ou flexão plantar do hálux nos casos da utilização dos tendões fibular curto ou flexor longo do hálux, respectivamente. Portanto, o uso de reforços de tendões adjacentes não implica déficit funcional significativo. O retorno às atividades esportivas no mesmo índice da fase pré-lesional tem sido contemplado em 80% dos atletas submetidos ao tratamento cirúrgico. Todavia, ignora-se o percentual nos não operados.

As complicações do tratamento das roturas agudas do tendão do calcâneo são específicas ao método terapêutico. A morbidade resultante do tratamento conservador está relacionada ao processo cicatricial, à imobilização prolongada e à previsível maior incidência de nova rotura. A impossibilidade da máxima aproximação dos cotos pode resultar em alongamento, que interfere no desempenho funcional, diminuindo a força de flexão plantar. A hipertrofia do tecido cicatricial produz espessamento, nodulações e aderências que podem ser dolorosas. A maioria dos casos de impotência funcional pode ser controlada pela simples elevação do salto, o que proporciona menor déficit de marcha, e a dor pode ser tratada com métodos fisioterapêuticos, incluindo a crioterapia, o ultrassom e a estimulação elétrica transcutânea. A manipulação do tecido cicatricial permite a liberação de aderências superficiais. Se houver associação entre fraqueza musculotendínea e dor recalcitrante, às vezes há a necessidade de exploração cirúrgica, tendo como metas o encurtamento fisiológico do tendão e a liberação das aderências da pele e do nervo sural, quando este estiver envolvido na cicatriz exuberante (**FIG. 21.2.11**).

As possibilidades de complicações no tratamento cirúrgico variam em gravidade. A trombose venosa profunda e o tromboembolismo pulmonar são acometimentos raros, mas a alta morbidade indica a profilaxia nos indivíduos que apresentam obesidade e nos que têm antecedentes de vasculopatia. As alterações do processo cicatricial, como cicatriz hipertrófica, infecção superficial – causando o retardo de cicatrização – e profunda – resultando em deiscência –, requerem, em geral, abordagem cirúrgica específica. As técnicas incluem a remoção cirúrgica da cicatriz, os debridamentos, a rotação de retalhos regionais e, às vezes, microcirurgias.

Lesões crônicas

As tendinopatias do calcâneo acometem cerca de 6,5 a 18% dos atletas, sendo que 90% delas ocorrem em corredores.[5] É a lesão tendínea mais frequente do membro inferior, afetando tanto atletas de elite quanto recreacionais e idosos.

Os fatores de risco da lesão crônica estão relacionados às variações anatômicas e funcionais da extremidade inferior que afetam o alinhamento e a mobilidade das articulações. O varismo e o valgismo do retropé, o cavismo, o planismo, assim como os desalinhamentos angulares e rotacionais do membro inferior, podem ser desencadeantes da tendinopatia. O comprometimento crônico da área de hipovascularização relaciona-se ao local mais comum de lesão.

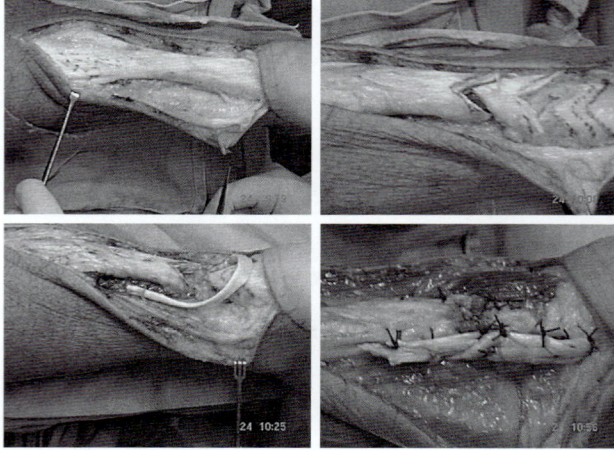

FIGURA 21.2.11 → Sequela de alongamento do tendão do calcâneo após tratamento conservador. Técnica de encurtamento com ressecção segmentar, sutura e reforço com o tendão flexor longo do hálux.

> **ATENÇÃO! Os fatores extrínsecos predisponentes às tendinites do calcâneo são equívocos de treinamento (duração, intensidade e frequência) e do equipamento, como calçado com acolchoamento inadequado da porção posterior, gerando atrito nessa região.**

As tendinopatias crônicas são mais comuns em homens (12:1) e incidem mais em indivíduos do grupo sanguíneo O. As patologias sistêmicas (artrites, gota, hiperlipidemia e diabetes), o uso de antibióticos do grupo das fluoroquinolonas (ciprofloxacino) e de corticosteroides sistêmicos ou locais contribuem para a lesão crônica. O local do comprometimento do tendão do calcâneo separa as tendinopatias propriamante ditas das afecções insercionais no calcâneo[6] **(FIG. 21.2.12).**

Tendinopatias

As tendinopatias são subdivididas em etapas de peritendinite, peritendinite com tendinose e tendinose. A peritendinite é a tradução do processo inflamatório que preserva os aspectos normais do tendão. O infiltrado inflamatório pode resultar na aderência do peritendão nos casos de longa evolução. A peritendinite com tendinose é o estágio subsequente, apresentando, além do processo inflamatório periférico, regiões degeneradas do tendão. As fibras colágenas estão rompidas, com processo de reparação em curso, evidenciado pela presença de linfócitos, histiócitos e vasos neoformados. A regeneração das fibras colágenas está disposta de forma irregular. Na última etapa, correspondente à tendinose, o tendão mostra-se espessado e edematoso, perdendo o seu brilho característico e adquirindo cor amarelada, podendo apresentar nodulações. O seu aspecto fibrilar se acentua. É possível que ocorram pequenas fendas longitudinais, como tradução de rotura parcial e

reparação. Histologicamente, a degeneração parenquimatosa está presente sem a correspondente resposta inflamatória que já ocorreu. Essas alterações degenerativas podem ocasionar roturas completas e são achados histológicos na zona de lesão.

Na peritendinite, observa-se dor no tendão do calcâneo 2 a 6 cm acima da inserção, correspondendo à região com deficiência de vascularização. A dor costuma ocorrer após exercícios e é pior pela manhã. Os sintomas, que no início são esporádicos, tornam-se constantes. O exame físico revela alargamento da região comprometida do tendão. Podem ocorrer nodulações que tornam o relevo posterior irregular, e a dor é pontual sobre a lesão. O teste da flexão plantar repetida, sob apoio, exacerba a dor. Nos casos de tendinopatia de longa evolução, é possível sentir crepitação aos movimentos de flexão e extensão do tornozelo.

O tratamento conservador, na fase de peritendinite, é eficaz. Consiste em diminuição da atividade física, gelo, exercícios de alongamento, elevação do calcâneo e controle do processo inflamatório. Em seis semanas, o paciente torna-se assintomático, e, em 90% deles, a recuperação é total. O uso de anti-inflamatórios não hormonais é necessário em sinais inflamatórios persistentes. O emprego de injeções intratendíneas de corticosteroides é reprovado. A alteração do tecido colagenoso predispõe a rotura completa, constituindo-se em verdadeira iatrogenia. Nos casos recalcitrantes, a imobilização por curto período (quatro semanas) é indicada. O programa de reabilitação visa à restauração da extensibilidade total do tendão. Isso é importante nas peritendinites para evitar aderências pós-inflamatórias que se formam entre o tendão e o paratendão. Exercícios de alongamento são recomendados. A próxima fase consiste no aumento da força muscular. Na peritendinite crônica, o programa de reabilitação intensivo pode durar até seis meses.

Após esse período de tratamento conservador sem êxito, impõe-se o estadiamento com exames complementares, como a ultrassonografia ou a RM, para confirmar ou afastar a possibilidade de tendinose. Nessa circunstância, define-se o estágio de peritendinite com tendinose. O tendão se espessa e apresenta roturas parciais, com tecido cicatricial, que torna a superfície nodular. O perigo de rotura completa é iminente. Fundamentado na persistência dos sintomas e nos achados de imagem, indica-se o tratamento cirúrgico. O debridamento tendíneo remove o tecido cicatricial e promove o afilamento. Na técnica cirúrgica, o paciente é posicionado em decúbito ventral após a passagem do garrote na raiz do membro. A via de acesso pode ser lateral ou medial, de acordo com a preferência para a utilização do reforço tendíneo, com o fibular curto ou o flexor longo do hálux, e, ainda, do plantar delgado, respectivamente. Abre-se o peritendão e identifica-se a zona lesionada, caracterizada por fendas no tendão, depósitos calcificados, nodulações e perda do brilho. Incisiona-se longitudinalmente o tendão, de forma a escarificá-lo sobre

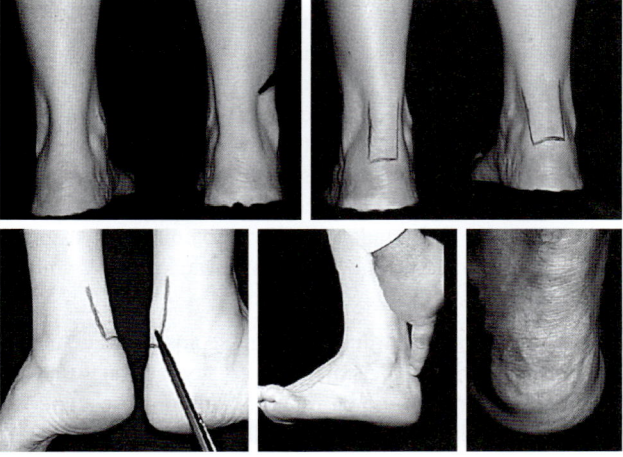

FIGURA 21.2.12 → Locais de comprometimento: no tendão do calcâneo propriamente dito e na inserção.

a lesão. Retiram-se "fatias" do local do processo degenerativo. Nos casos de comprometimento maior do que 50% da área transversa, detectável na RM e visível no ato operatório, indica-se o reforço com tendões adjacentes. O fechamento das fendas tendíneas remanescentes de tecido normal é feito com fios absorvíveis do tipo vicril número 2-0 e do peritendão com 4-0. A imobilização pós-operatória pode ser removível para a realização de exercícios precoces. A carga é permitida assim que não causar desconforto (7 a 10 dias). O período de reabilitação varia de seis a oito meses para atividades plenas (**FIG. 21.2.13**).

O resultado nas fases iniciais é bem-sucedido quando o tratamento conservador é iniciado em momento precoce. Nos casos tardios, o prognóstico depende da gravidade da lesão e da boa técnica cirúrgica, com retorno ao desempenho pré-lesional em cerca de 80% dos casos. No terceiro estágio, o da tendinose estabelecida, as propriedades elásticas do tendão são deficitárias. Nesse caso, são necessárias a excisão do segmento necrosado e a utilização de recursos para a reconstrução da falha tendínea. O rebatimento de fita proximal do tendão,[7] o deslizamento distal da porção proximal do tendão V → Y e o reforço com os tendões adjacentes são táticas cirúrgicas disponíveis. O pé deve ser mantido em 5° de flexão plantar durante a sutura em ponte. O pós-operatório exige imobilização rígida por 12 semanas, sendo seis semanas sem carga e seis com carga. A porcentagem de bons resultados nesse estágio é de cerca de 60%.

Tendinite insercional do calcâneo

A incidência das tendinites insercionais é mais alta nos idosos, em comparação com as tendinopatias. Quando acomete atletas, os corredores são os mais envolvidos. A fisiopatologia é diferente entre idosos e atletas. Nestes, a lesão é ocasionada por microtraumatismos de repetição ou forças cumulativas de impacto. Nos idosos, a alteração degenerativa é produzida pelo atrito. O encurtamento fisiológico do tendão do calcâneo, o pé pronado, a deformidade em cavo e a obesidade são fatores predisponentes a tais alterações. A anamnese informa que a dor se localiza na transição tendão-osso, que piora com exercícios, começa com períodos de acalmia e evolui para sintomatologia constante. A dor piora com esforços, como marcha prolongada e corridas em subida, com progressão para distâncias menores. No estágio final, mesmo os atos diários de subir escadas, agachar-se e elevar-se após período de repouso (dor protocinética) são fatores de piora.

No exame físico, nota-se aumento de volume na região de inserção, que pode coexistir com exostose posterolateral, deformidade de Haglund (protusão do processo posterior e superior do calcâneo) e osteófito intratendíneo. Nos casos agudos, há rubor local e aumento da temperatura. Palpa-se o espessamento tendíneo que faz saliência, produzindo atrito com o contraforte do calçado. A flexão dorsal é dolorosa e limitada relativamente ao lado oposto. É necessário exame radiográfico na projeção de perfil para identificar a profusão do processo posterossuperior do calcâneo e os osteófitos intratendíneos. A RM indica as alterações no parênquima tendíneo, úteis no encaminhamento terapêutico. As alterações de sinais vistas no exame revelam, com nitidez, o grau de comprometimento do tendão. Essa é, portanto, uma ferramenta facilitadora do planejamento cirúrgico, pois mostra a extensão da lesão e a gravidade do processo degenerativo. Os processos patológicos da interface tendão-osso não são distinguíveis com tanta clareza pela ultrassonografia, tendo menos valor do que nas tendinopatias.

A síndrome dolorosa do compartimento posterior do calcâneo é manifestada pela associação de sintomas provenientes da exostose da tuberosidade posterior, do processo inflamatório da bolsa tendínea calcânea e da tendinose insercional. O diagnóstico diferencial do processo mecânico-degenerativo deve ser feito com doenças sistêmicas, como espondiloartropatias soronegativas (quando o acometimento é bilateral), gota úrica e hiperlipidemia familiar.

O tratamento inicial é conservador e semelhante ao da tendinopatia. Revela-se efetivo na fase inicial e consiste em repouso, uso de anti-inflamatórios não hormonais, elevação do salto, órteses para a compensação da pronação e suporte do arco longitudinal medial. A reabilitação visa à analgesia e ao estiramento progressivo do complexo gastrocnêmio-sóleo. Aos atletas recomenda-se reduzir a distância percorrida, evitar pisos duros, correr só em terreno plano e utilizar tênis com contraforte alto, para aliviar o atrito na região inflamada. A infiltração com corticosteroides é proscrita, preferindo-se a imobilização removível por quatro semanas.

O tratamento cirúrgico restringe-se aos casos de maior gravidade e resistentes às medidas conservadoras. A técnica consiste na ressecção da tuberosidade posterossuperior do calcâneo e da bolsa tendínea calcânea e no debridamento tendíneo, acompanhados de reforço quando necessário. A via de acesso depende do planejamento cirúrgico. Pode ser única ou dupla, paratendínea medial ou lateral,

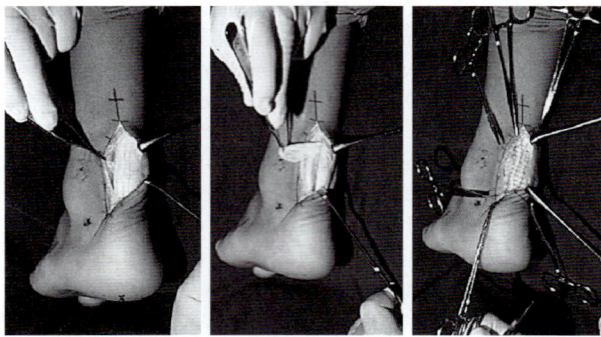

FIGURA 21.2.13 → Afilamento e debridamento do tendão pelo método de escarificação (ressecções longitudinais).

transversa, em L e em Y invertido. O grau de comprometimento do tendão determina o seu debridamento pela escarificação ou sua completa ressecção, necessitando-se de artifícios, como a transposição de tendões adjacentes, o rebatimento da aponeurose do gastrocnêmio ou o deslizamento do tendão do calcâneo em V → Y (FIG. 21.2.14). Nota-se, portanto, que são portes cirúrgicos diferentes, pois a ressecção total da inserção requer imobilização rígida por 12 a 15 semanas, até que se refaça a continuidade da porção transplantada. Os resultados quanto à dor são satisfatórios, mas podem não permitir as atividades esportivas prévias à lesão. O alívio dos sintomas e a recuperação final só ocorrem após 8 a 12 meses de pós-operatório.

TENDÃO DO MÚSCULO TIBIAL ANTERIOR

Anatomia

A dorsiflexão do pé é realizada principalmente pelo músculo tibial anterior, que se origina no terço proximal da face anterior da tíbia, na membrana interóssea e na fáscia crural e faz a saliência da face anterolateral da perna. Dirige-se distalmente, e o seu tendão está contido pelo retináculo superior e inferior, onde cursa pelo túnel, para se inserir no cuneiforme medial e na borda superomedial e plantar do primeiro metatarsal. Na sua passagem pelo compartimento anterior do tornozelo, sofre mudança de direção, quando ocorre o "efeito-polia". O relevo tendíneo localiza-se medialmente aos tendões extensores, que são separados por bainhas tendíneas sinoviais individualizadas. Nessa região, há risco de traumatismos diretos, cortantes e contundentes. O músculo tibial anterior é o principal responsável pela dorsiflexão e pela supinação do pé. Durante a fase de aterrissagem do pé (toque do calcâneo), tem a sua máxima ação na marcha, como desacelerador, e atua como estabilizador durante a fase de rolamento. Ao contrário do padrão vascular do tendão tibial posterior e do tendão do calcâneo, estudos anatômicos *post-mortem* demonstraram que o tendão do tibial anterior não apresenta regiões com déficit de irrigação.

Patogenia

As lesões nesse tendão são consequências de traumatismos diretos, indiretos e por degeneração. Os traumatismos cortantes e contundentes são mais comuns na região dorsal do pé e na face anteromedial do tornozelo, zonas em que o tendão do calcâneo é mais superficial. Nos traumatismos indiretos, podem ocorrer lesões de avulsão. As lesões degenerativas podem se desenvolver em qualquer sítio quando decorrentes de doenças sistêmicas e de desgaste no túnel do compartimento anterior no tornozelo, devido ao atrito das labiações osteofitárias na margem anterior da tíbia e no dorso do pé, pela exostose da articulação cuneonavicular.

A síndrome do compartimento anterior do tornozelo, o qual é constituído de assoalho ósseo e teto retinacular, está relacionada à compressão do nervo fibular profundo por diversas causas. A tendinite, as roturas degenerativas, os processos cicatriciais hipertróficos do tendão tibial anterior, além da presença de ventres musculares volumosos e localizados abaixo de sua topografia usual (acessório), podem ocasionar a compressão nervosa dentro do túnel inelástico. Portanto, os sintomas relacionados à dor na região dorsomedial do tornozelo e do pé, mesmo com características neuropáticas, devem ser diferenciados do acometimento do tendão tibial anterior.

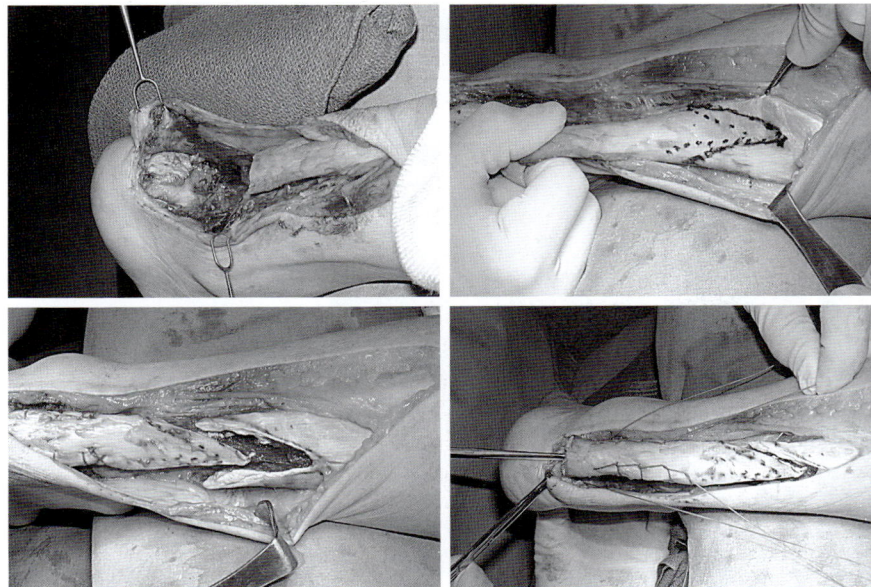

FIGURA 21.2.14 → Tratamento de tendinose insercional: ressecção do segmento do tendão e abaixamento em V → Y.

Quadro clínico

O diagnóstico é fundamentado na suspeita clínica e estadiado por exames complementares, como a ultrassonografia e a RM **(FIG. 21.2.15)**. O paciente queixa-se de dor na face anteromedial do pé e de incapacidade funcional. Os sintomas, na fase aguda, caracterizam-se por dor à palpação no trajeto do tendão, assim como na manobra ativa de dorsiflexão contra resistência. A dor pode ser referida na região de inserção do músculo tibial anterior, localizada na face medial e plantar da base do primeiro metatarsal. Outro local frequente é a articulação naviculocuneiforme, que sofre atrito na exostose contra o calçado. O espessamento do tendão, a presença de líquido em sua bainha e, às vezes, a degeneração intratendínea, podem ser localizados sob os ligamentos retinaculares.

Em casos agudos, após referência de traumatismo contundente, há perda súbita da flexão dorsal do pé, devido à laceração do tendão. O relevo subcutâneo altera-se, e o coto proximal retrai-se, podendo ser palpado até 6 cm acima do local da rotura. O movimento de dorsiflexão do pé passa a ser realizado pela compensação dos músculos extensores dos dedos. Os tendões desses músculos fazem saliência na pele, e a dorsiflexão do pé exibe a hiperextensão dos dedos. Esse fenômeno deve ser verificado pela manobra de dorsiflexão contra resistência, pois o enfraquecimento levanta suspeita diagnóstica.

Na fase crônica, são observadas irregularidades da silhueta do tendão tibial anterior. À palpação, percebem-se nódulo e falha da continuidade, decorrentes de rotura e cicatrização. Nos idosos, ocorrem os casos de rotura espontânea. A anamnese revela a perda lenta e progressiva da dorsiflexão do pé, que altera o padrão de marcha. A dor é insidiosa e, muitas vezes, inexistente. É frequente a associação com neuropatia diabética. A ultrassonografia e a RM esclarecem o estadiamento da lesão e permitem a avaliação do afastamento dos cotos, sendo úteis no planejamento cirúrgico. Na fase aguda, crepitação pode ser detectada abaixo do retináculo extensor, decorrente do processo inflamatório.

Tratamento

A tendinite do tibial anterior é tratada, no início, com repouso, fisioterapia e anti-inflamatórios não hormonais. Orienta-se o uso de calçados que não comprimam o dorso do pé. A maioria dos casos é resolvida com essas medidas. Se a dor for persistente, a imobilização é indicada. Um programa de reabilitação deve ser instituído até a recuperação funcional completa. Em casos de recidiva, o debridamento do tendão ou, ainda, a ressecção de osteófitos ou exostoses, causas do atrito, são indicados.

Em pacientes jovens que sofreram processos de laceração, a reconstrução tendínea deve ser realizada. Se não for possível a aproximação término-terminal, usa-se o recurso do enxerto em ponte com os tendões adjacentes, extensor longo do hálux ou comum dos dedos. A sutura deve ser feita com fios absorvíveis 2-0, com o pé mantido em 5° de dorsiflexão. A imobilização deve ser mantida por 12 semanas, empregando-se bota gessada em 5° de dorsiflexão e discreta supinação, por 30 dias, sem carga, e órtese removível por mais 60 dias, com carga. Após a remoção da órtese, intenso programa de reabilitação deve ser instituído. Estudos com dinamômetro isocinético têm demonstrado de 28 a 30% de perda da força dorsiflexora.

Nos casos de avulsão, se não for possível a inserção após a liberação proximal e a mobilização distal, pode ser empregado enxerto duplicado, proveniente do tendão do extensor longo do quinto dedo.

> **DICA:** Nos processos degenerativos em idosos, o déficit funcional, quando for significativo, pode ser tratado com órtese de polipropileno antiequino ou mola de Codivilla. A eficácia desse tratamento contraindica o procedimento cirúrgico em função da morbidade do procedimento.

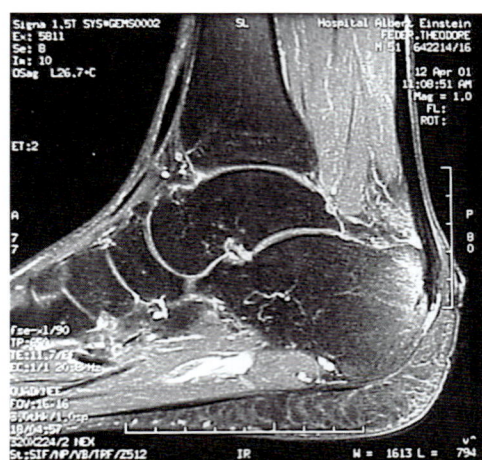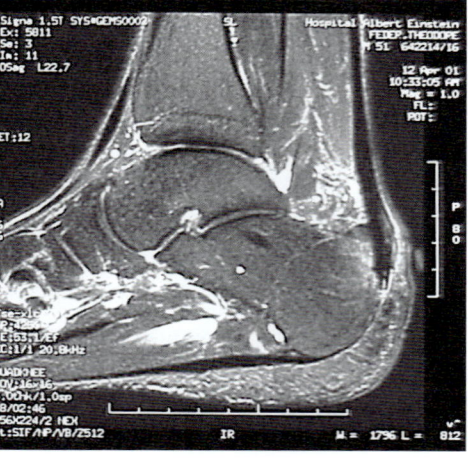

FIGURA 21.2.15 → RM mostrando ruptura do tendão tibial anterior por tendinopatia degenerativa.

TENDÃO DO MÚSCULO TIBIAL POSTERIOR

Anatomia

A origem do músculo tibial posterior é na face posterior e lateral do terço proximal e médio da tíbia e da fíbula, na membrana interóssea e no septo intermuscular. O trajeto do tendão é curvo e faz polia na face posterior do maléolo medial da tíbia. Atravessa o túnel sob o retináculo flexor, até a sua inserção na tuberosidade do navicular, com expansões "em leque" para a cápsula articular cuneonavicular, as bases plantares do primeiro, do segundo e do terceiro cuneiformes e o segundo, o terceiro e o quarto metatarsais. O tendão é revestido por bainha sinovial em toda a sua extensão, até próximo à inserção. A vascularização vem pelos vínculos triangulares, com ramos da artéria tibial posterior.

A principal função do músculo tibial posterior é a de inverter o pé. Participa secundariamente da flexão plantar e da supinação do pé. Além disso, tem ação sinérgica com os tendões retromaleolares e tríceps da perna no movimento de elevação na ponta dos pés. Os fibulares longo e curto são antagonistas e, com os demais músculos extrínsecos e intrínsecos, participam da estabilização dinâmica do pé e do tornozelo. Ainda que o arco longitudinal medial do pé seja mantido pela arquitetura óssea e pelos amarrilhos ligamentares, a perda da função dinâmica do músculo tibial posterior durante a marcha pode resultar em sobrecarga e falência dos elementos estáticos, ocasionando o desabamento do arco.

Patogenia

A etiopatogenia do pé plano adquirido do adulto é resultado, primeiro, da disfunção dinâmica do tendão tibial posterior e, depois, das estruturas de estabilização estática. Em virtude do déficit funcional do tibial posterior, há o predomínio da ação dos músculos fibulares, que agravam e perpetuam a deformidade. A degeneração do tendão do tibial posterior decorre do envelhecimento fisiológico, devido ao seu atrito na polia. O processo inflamatório instala-se, e a nutrição sofre déficit. A diminuição da circulação intra e extratendínea tem sido responsabilizada pela degeneração tecidual, mas não há comprovação definitiva de que a redução da vascularização esteja relacionada à idade. Várias patologias sistêmicas e metabólicas, como o diabetes, as espondiloartropatias soronegativas, a artrite reumatoide, a gota úrica e os distúrbios hormonais, são fatores etiológicos. O tabagismo, o alcoolismo, a hipertensão, o tipo sanguíneo O e a terapia com corticosteroides são agravantes de lesão tendínea.

As alterações estruturais evoluem em estágios:

- Processo inflamatório periférico, tenossinovite.
- Alterações no parênquima tendíneo.
- Roturas parciais.
- Secção completa.

Os principais locais de comprometimento podem estar na região da polia retro e submaleolar e na insercional. Classificam-se as lesões de acordo com o grau de comprometimento do tendão, da deformidade e da presença de degeneração articular. Dessa forma, no estágio I da tenossinovite, não há lesão parenquimatosa do tendão, a deformidade não se instalou, e as articulações não estão envolvidas, ocorrendo apenas dor e aumento de volume local. O estágio II apresenta sinais inflamatórios, com deformidade redutível no apoio da ponta dos pés, demonstrando que, apesar das microrroturas, o tendão é funcional e as articulações não estão comprometidas. No estágio III, ocorre a insuficiência do tendão por sua degeneração. Os elementos de sustentação estática entram em falência, e a deformidade é estruturada. O sofrimento articular apresenta-se em graus variáveis. Um quarto tipo tem sido descrito quando há associação com comprometimento da articulação tibiotarsal.

Quadro clínico

O quadro clínico da disfunção do tendão do músculo tibial posterior tem caráter insidioso, acometendo indivíduos acima dos 50 anos, com prevalência do sexo feminino, maior incidência de acometimento do lado esquerdo e com os antecedentes pessoais já mencionados. A dor é referida ao longo do trajeto do tendão tibial posterior nas fases iniciais e, quando se torna pontual, corresponde ao local da lesão. Na evolução, há a referência de deformidade progressiva que resulta em desabamento do pé. Quando estabelecida a deformidade fixa, em plano-valgo, o local da dor transfere-se para a face lateral, sobre o seio do tarso, devido à compressão das suas estruturas e ao desenvolvimento de artrose subtalar.

O paciente nota desgaste medial do salto e rápida deformação do calçado. Informa dificuldade para percorrer distâncias habituais, fraqueza e insegurança para marcha em terrenos irregulares. O exame físico típico demonstra alteração morfológica do pé, com valgismo do retropé, diminuição da altura do arco longitudinal medial, abdução do antepé e desvio em rotação externa do eixo do pé, em espectro de gravidade proporcional ao tempo de evolução. Na inspeção posterior, no lado afetado, vê-se maior número de dedos, devido ao pé pronado e em abdução. Ocorre edema nas regiões retromaleolar e medial do retropé. A palpação acusa dor no trajeto do tendão do tibial posterior. A dor pode ser desencadeada pela contração ativa do tendão tibial posterior contra resistência. A força supinadora está diminuída, comprovada pelo teste ativo de inversão forçada. No teste de elevação na ponta dos pés, não ocorrerá varismo do calcâneo, e o paciente terá dificuldade para a marcha digitígrada no lado afetado (FIG. 21.2.16).

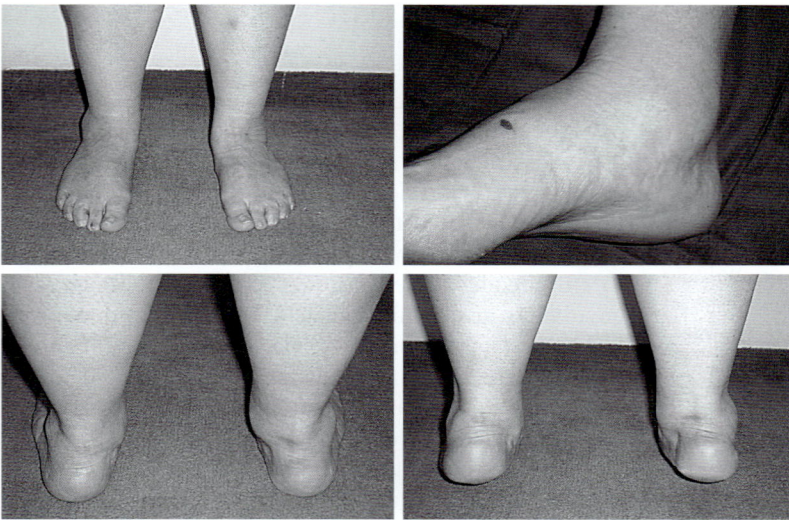

FIGURA 21.2.16 → Insuficiência degenerativa do tendão tibial posterior: aumento no trajeto e valgismo do retropé, sem inversão na ponta dos pés.

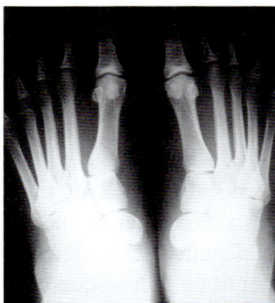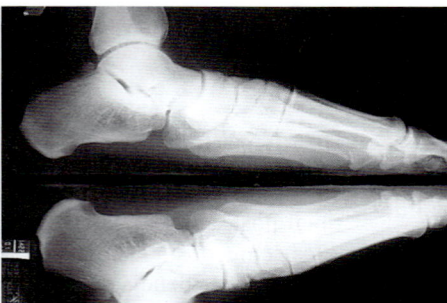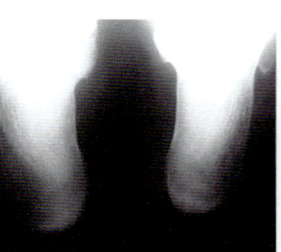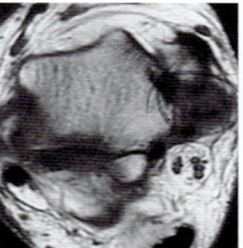

FIGURA 21.2.17 → Exame radiográfico nas projeções de frente, perfil e axial posterior. RM na projeção coronal, tendinopatia do tibial posterior.

Os exames complementares são decisivos para a confirmação diagnóstica e o estadiamento da lesão. O exame radiográfico é solicitado nas projeções de frente e de perfil com apoio e axial posterior do calcâneo. É também útil a radiografia do tornozelo na posição frontal. Os parâmetros radiográficos principais demonstram as seguintes alterações estruturais **(FIG. 21.2.17)**:

- Aumento da divergência talocalcânea.
- Rotação medial do tálus.
- Abdução do mediopé e do antepé.
- Diminuição do arco longitudinal medial.
- Inflexão na articulação talonavicular.
- Verticalização do tálus.
- Alterações do ângulo talonavicular.
- Valgismo do calcâneo.
- Área de impacto do ligamento calcaneofibular.
- Inclinação do tálus na pinça maleolar.
- Diferentes graus de artrose das articulações subtalar, tibiotársica e talonavicular.

Esses são achados indiretos da disfunção do tendão tibial posterior que orientam a oportunidade e a técnica cirúrgica. O emprego da ultrassonografia e da RM forneceu grande impulso no diagnóstico e no estadiamento da lesão do tendão do tibial posterior. O "padrão-ouro" de imagem é, sem dúvida, a RM, que permite a melhor caracterização das lesões insercionais e das tendinopatias do tendão do músculo tibial posterior. A padronização nos planos transversal, coronal e sagital possibilita reconhecer a localização, o tamanho e o percentual de comprometimento na área transversa. A ultrassonografia é capaz de identificar as alterações da ecotextura fibrilar; entretanto, na região insercional do navicular, produz imagens maldefinidas.

Tratamento

O tratamento conservador consiste em medidas gerais de controle da dor e do processo inflamatório, como estas:

- Anti-inflamatórios não hormonais.
- Crioterapia/contraste térmico.
- Ultrassom.
- Estimulação elétrica analgésica.
- Uso de órteses.
- Emagrecimento.

É bom ressaltar que o tratamento conservador, na fase inicial, é eficaz, mas torna-se paliativo devido ao risco de progressão da lesão degenerativa. A utilização de órteses, suportando o arco longitudinal e elevando a borda interna do retropé, produz conforto e alívio da dor. Quando houver contraindicação formal do tratamento operatório, as goteiras de polipropileno são efetivas para o alívio da dor e para o bom desempenho funcional.

O tratamento cirúrgico é indicado em caso de falha da abordagem conservadora e baseia-se no estágio evolutivo da lesão. Após seis meses, nos casos resistentes de tenossinovite sem disfunção do tendão, indicam-se o debridamento sinovial, eventualmente a ressecção de tecido tendíneo desvitalizado e a liberação do retináculo para a descompressão do túnel. Tal procedimento é seguido de intenso programa de reabilitação, e o pé deve permanecer protegido com palmilhas rígidas, para suporte do arco longitudinal medial. No estágio II, os objetivos da operação são o debridamento tendíneo com ressecção do segmento degenerado e o tensionamento das estruturas ligamentares.

Quando for necessária a correção de rotura longitudinal, procede-se à escarificação do tendão e seu afilamento. No caso de ressecção segmentar transversa, cuja distância entre os cotos não permite a aproximação, utiliza-se o reforço com o tendão flexor comum dos dedos. A sutura deve ser realizada com o pé em supinação, para proporcionar a tensão efetiva do tendão. A lesão localizada no nível de inserção no navicular, que necessita de ressecção, exige a transposição do tendão do flexor longo dos dedos, que é seccionado proximalmente ao vínculo com o tendão flexor longo do hálux e solidarizado com o coto do tendão tibial posterior. Insere-se na tuberosidade do navicular ao longo de um túnel ósseo, restabelecendo-se a continuidade do tendão. Quando houver inflexão por afrouxamento capsuloligamentar da articulação talonavicular, realizam-se o encurtamento do ligamento-mola e

a plicatura do deltoide para elevar e conter a cabeça do tálus desviada medialmente **(FIG. 21.2.18)**.

É reconhecido que, após cirurgias, as partes moles isoladas perdem a sua condição inicial por causa do afrouxamento. Na vigência de deformidade em valgo flexível já instalada, é necessário proceder-se ao alinhamento do retropé por meio de osteotomia varizante do calcâneo, de modo simultâneo. Muitas técnicas têm sido propostas, sendo duas da preferência dos autores deste capítulo: a técnica de ressecção de cunha arciforme medial[8] e a osteotomia de translação medial[9] **(FIG. 21.2.19)**. Nos estágios mais avançados, com deformidade grave e artrose subtalar, a artrodese tríplice modelante é a melhor opção.

O tratamento pós-operatório necessita de imobilização gessada por seis semanas, quando se atua somente em partes moles, e 12 semanas, quando a tática cirúrgica se estende até o plano ósseo. Após remover a imobilização, intenso programa de reabilitação é instituído, sendo recomendável o uso de palmilhas para proteção do tendão reconstruído.

Sabe-se hoje que, nos casos I e II, o tratamento cirúrgico não é panaceia por conta da possibilidade de enfraquecimento das estruturas de suporte e de recidiva da deformidade. Portanto, nos casos intermediários dos grupos II e III, a artrodese não deve ser considerada um método de eleição.

TENDÕES DOS MÚSCULOS FIBULARES

Anatomia

As lesões dos tendões dos músculos fibulares têm como etiopatogenia central a causa mecânica, intimamente relacionada à anatomia regional. Os músculos fibulares são os principais pronadores e eversores do pé. Sua ação

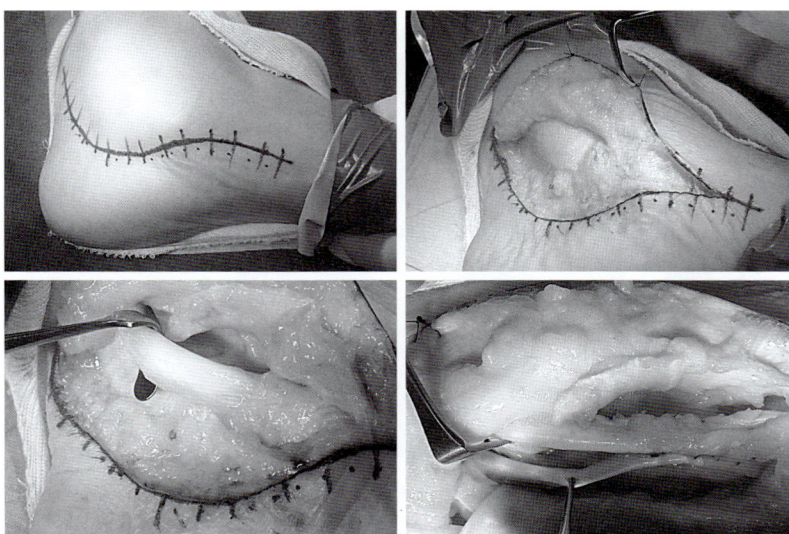

FIGURA 21.2.18 → Debridamento e solidarização do tendão tibial posterior com o flexor longo dos dedos.

fundamental é realizada durante a fase de desprendimento da marcha, e sua localização permite desempenhar o papel de estabilizadores dinâmicos do tornozelo. A visão em secção transversa do tornozelo permite a melhor compreensão do compartimento posterolateral. O sulco dos fibulares constitui o assoalho do túnel osteofibroso, cujo teto corresponde ao retináculo superior dos fibulares (RSF) **(FIG. 21.2.20)**. No interior, próximo à concavidade da fíbula, situa-se o tendão do músculo fibular curto e, diretamente sob o RSF, o tendão do fibular longo **(FIG. 21.2.21)**.

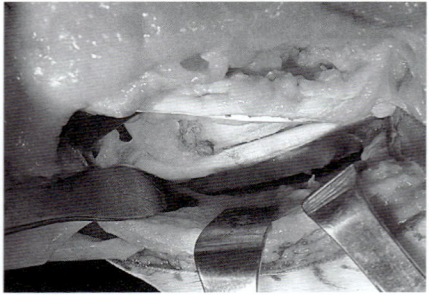

FIGURA 21.2.19 → Osteotomia varizante do calcâneo: técnica coadjuvante para tratamento do estágio II da insuficiência do tendão tibial posterior.

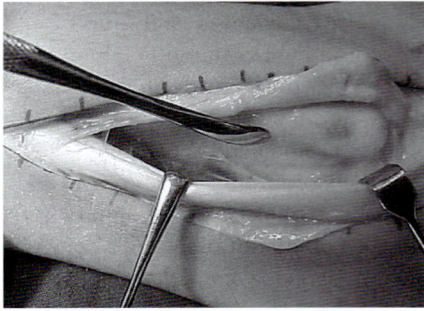

FIGURA 21.2.20 → Sulco dos fibulares, onde ocorre a polia dos tendões. A profundidade é elemento de estabilização.

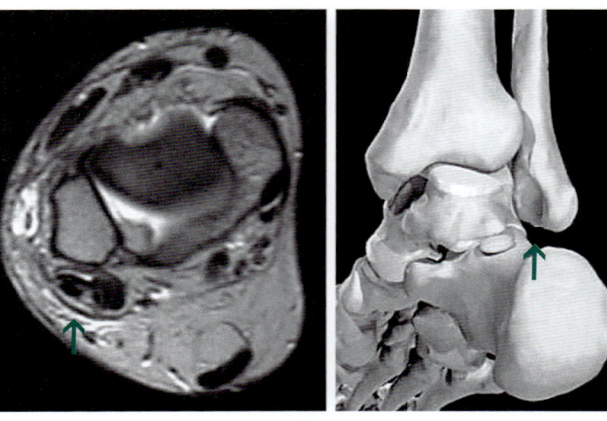

FIGURA 21.2.21 → Estruturas de estabilização dos tendões fibulares: retináculo superior do fibular.

> **ATENÇÃO! O retináculo inferior é a estrutura anatômica que mantém o trajeto dos tendões abaixo do maléolo, mas não é decisivo na luxação ou na subluxação dos tendões.**

O RSF é a principal estrutura das partes moles, que retém os tendões fibulares, impedindo o seu deslocamento anterior. Origina-se na porção lateral do sulco fibular, constituída da crista lateral da fíbula, e insere-se na porção superolateral da tuberosidade do calcâneo, junto à inserção do tendão do calcâneo. A bainha sinovial tendínea é única, originando-se a mais ou menos 3 cm proximalmente ao maléolo lateral e dicotomizando-se até 4 cm inferiormente à extremidade da fíbula. No seu aspecto parietal, confunde-se com os ligamentos calcaneofibular e talofibular posterior. Algumas variações anatômicas podem ser reconhecidas nesse compartimento, como a presença de músculos acessórios, o *peroneus quartus* **(FIG. 21.2.22)**, a convexidade do sulco da fíbula e o afrouxamento do RSF, que são fatores implicados de forma direta na gênese de patologias dos tendões fibulares.

Esses tendões correm em paralelo até a extremidade da fíbula, onde fazem polia, mudando, a partir daí, a direção de seus trajetos **(FIG. 21.2.23)**. O fibular curto dirige-se à zona

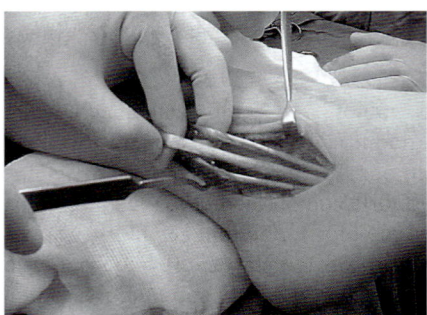

FIGURA 21.2.22 → Presença de *peroneus quartus* como causa de tendinopatia dos fibulares.

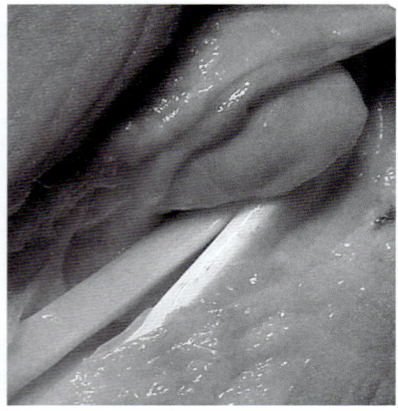

FIGURA 21.2.23 → Trajeto dos fibulares, paralelos proximalmente ao maléolo fibular e divergentes distalmente.

de sua inserção, na base do quinto metatarsal e no fibular longo, mudando mais uma vez de direção ao passar pelo sulco do cuboide. Encaminha-se obliquamente ao local de inserção na base plantar do primeiro e do segundo metatarsais e no cuneiforme medial. Estudos anatômicos – ainda não definitivos – não identificaram zonas de déficit de vascularização nesses tendões. Durante o seu percurso na face lateral do calcâneo, logo abaixo da extremidade do maléolo lateral, os tendões fibulares passam sobre o tubérculo fibular do calcâneo. Tal proeminência atrita com os tendões e pode gerar lesão degenerativa **(FIG. 21.2.24)**.

Etiopatogenia

A primeira publicação sobre luxação dos fibulares é atribuída a Monteggia, em 1803. Em 1924, Meyer descreveu a rotura longitudinal do fibular curto. Larsen[10] restringiu-se ao relato de dois casos dessa lesão, considerando-a entidade rara, mas que deveria ser investigada nas dores persistentes do tornozelo após instabilidade ligamentar de longo curso. Fundamentados em casos clínicos e em estudos *post-mortem* em peças anatômicas, Sobel e colaboradores[11] sugeriram que essa condição é mais comum do que antes se imaginava. Major e colaboradores,[12] focalizando os achados de alterações de sinais vistos na RM, identificaram uma causa frequente de dor lateral no tornozelo, consequência de lesões longitudinais do fibular curto. A década de 1990 foi decisiva para o diagnóstico, o estadiamento e o tratamento das lesões crônicas dos fibulares. As alterações e as variações anatômicas reconhecidas em estudos de dissecção ou por imagens têm permitido a suspeita diagnóstica e o estadiamento das lesões intrínsecas dos fibulares, revelando o aumento na incidência dessas lesões.

Hoje, o tratamento preciso das lesões crônicas dos tendões fibulares deve buscar uma causa etiopatogênica específica. Para isso, é preciso identificar os eventuais fatores predisponentes, como o sulco retrofibular raso ou convexo, a incompetência do RSF, a presença de tendões acessórios e a implantação mais baixa do ventre muscular no interior do túnel fibular e a exuberância do tubérculo fibular do calcâneo. A existência do *os peroneum* pode significar enfraquecimento do tendão fibular longo, por ter no seu interior a presença do sesamoide, tornando-o friável e suscetível a roturas **(FIG. 21.2.25)**. As lesões torsionais do tornozelo podem gerar fratura da crista fibular, na qual se insere o RSF, tornando-o biomecanicamente incapaz de evitar o deslocamento dos fibulares, engendrando superfície laminar cortante para o fibular curto. Nesse sentido, as imagens por raio X, ultrassonografia, TC e, em especial, RM são decisivas.

Quadro clínico

A história do paciente é muito sugestiva de lesão dos tendões fibulares. O início incidioso da dor pode ser consequência de entorses prévias do tornozelo. A dor persistente, associada a edema retromaleolar e a incapacidade funcional, com história pregressa de traumatismo por mecanismo torsional em inversão e flexão plantar, é grande indicativa de presença de rotura crônica. As doenças sistêmicas, como artrite reumatoide, espondiloartropatias soronegativas, gota úrica, alcoolismo e diabetes, são causas imputadas às degenerações desses tendões. O mecanismo de forte e abrupta contração dos fibulares, gerando dorsiflexão e eversão, pode ser referência ao episódio de subluxação ou luxação aguda dos fibulares. O ressalto pode tornar-se um hábito representativo dos episódios de luxação crônica. O informe de instabilidade manifestada por falseios e incapacidade funcional, principalmente em terrenos irregulares, sugere lesão crônica dos fibulares, associada a lesão do complexo ligamentar lateral do tornozelo. A inspeção revela aumento de volume retro e inframaleolar lateral, alteração do relevo do túnel fibular nos casos de luxação inveterada, varismo do retropé e modificações na morfologia do calcâneo por sequelas de fratura (encurtamento, alargamento e redução da altura) **(FIG. 21.2.26)**.

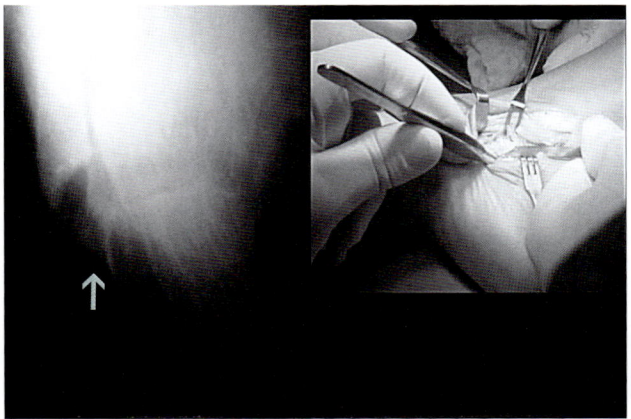

FIGURA 21.2.24 → Tuberosidade fibular do calcâneo. Atrito do tendão do músculo fibular longo.

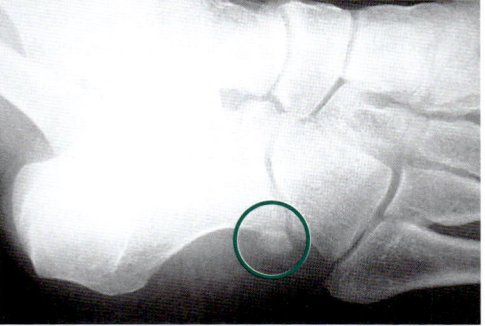

FIGURA 21.2.25 → *Os peroneum:* sesamoide do tendão do fibular longo, situado na região plantar após a polia do sulco do cuboide.

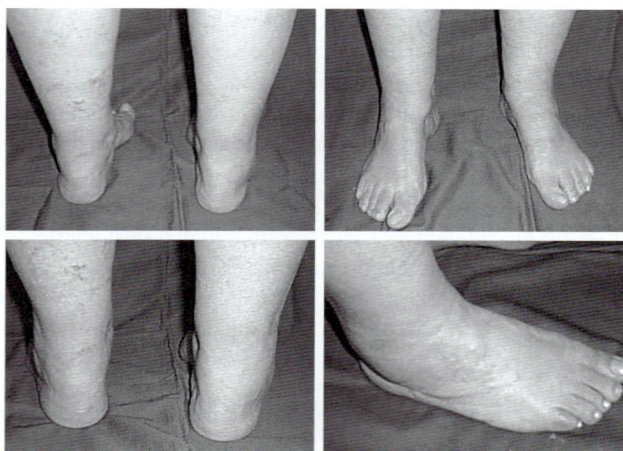

FIGURA 21.2.26 → Inspeção: aumento de volume no trajeto dos fibulares supra e inframaleolares.

A dor indica os eventuais pontos de lesão que costumam se situar na região retromaleolar lateral, sobre a parede lateral do calcâneo, no nível do tubérculo fibular, na zona de inserção do fibular curto ou sob o sulco inferior no cuboide. A dor se exacerba com o mecanismo de dorsiflexão e eversão resistida do tornozelo. A palpação pode identificar crepitação, que significa atrito ocasionado pelo movimento da região lesionada do tendão no interior de sua bainha.

A força muscular de eversão pode estar reduzida quando comparada à do lado não afetado e à força de inversão ipsilateral. A dificuldade em reconhecer clinicamente uma lesão do fibular curto reside no fato de que as roturas longitudinais podem não afetar a força desse tendão – daí a necessidade de complementação diagnóstica com os recursos de imagem para estadiamento apurado e tratamento apropriado precoce. O teste palpatório com o polegar sob o túnel fibular pode reproduzir a dor na manobra a partir da flexão plantar e da inversão para contração ativa e vigorosa de dorsiflexão e eversão. Além da dor, podem ser sentidos crepitação e ressalto. Devido aos sinais e aos sintomas semelhantes aos da instabilidade ligamentar crônica lateral do tornozelo, lesões dos fibulares devem fazer parte do diagnóstico diferencial entre as lesões osteocondrais, corpos livres articulares e síndrome do impacto anterolateral, considerando a possibilidade de associação dessas lesões.

Trabalhos de revisão da literatura mostram queixas de longa duração nas roturas longitudinais do fibular curto. Esse fato sugere que tais alterações degenerativas interferem pouco na função do pé, ou por mecanismo de vicariância do fibular longo ou por suplência das estruturas ligamentares estabilizadoras no compartimento lateral, ainda operantes. Entretanto, a falência do complexo ligamentar lateral nas entorses graves e a simultaneidade das lesões dos fibulares em longo prazo comprovam a relação de nexo causal por aumento de solicitação dos tendões como estabilizadores dinâmicos. Do ponto de vista prático, os

sintomas e os sinais clínicos relacionados ao compartimento posterolateral, principalmente nos pacientes com lesão ligamentar crônica do tornozelo, devem ser valorizados para o estabelecimento do diagnóstico das tendinopatias fibulares em fase precoce. Os tipos de lesão mais comuns dos tendões fibulares são a rotura longitudinal do fibular curto, a subluxação do longo e a síndrome dolorosa do *os peroneum*.

Rotura longitudinal do fibular curto

As lesões degenerativas do tendão fibular curto iniciam-se com processo inflamatório peritendíneo, que evoluiu para as roturas longitudinais. Acomete homens e mulheres de maneira semelhante, com grande amplitude de faixa etária, desde adultos jovens a idosos. A suspeita clínica de rotura longitudinal do fibular curto deve ser considerada na presença de dor, edema retromaleolar e história de instabilidade crônica do tornozelo. O exame físico deve buscar os sinais indiretos de insuficiência dos fibulares, detectados pelo desalinhamento em varo do retropé e pela pesquisa da dor e da mobilidade da articulação subtalar (sinais degenerativos secundários). Os testes de dorsiflexão e eversão forçada podem exacerbar o quadro doloroso e revelar fraqueza muscular nos casos avançados. A pesquisa laboratorial deve excluir patologias sistêmicas, como artrite reumatoide, espondiloartropatia soronegativa, gota úrica e diabetes, que são fatores contribuintes de degeneração tendínea. A frequência dessas lesões tem sido comprovada pela utilização da RM, que permite a identificação dos estágios de comprometimento tendíneo e de associações com outras afecções resultantes do mecanismo de torção em inversão e flexão plantar do tornozelo.

As principais imagens a serem conferidas são:

- Morfologia do fibular curto: achatada, em forma de V **(FIG. 21.2.27)**.

- Alto sinal no interior do tendão, indicando o estadiamento, a topografia e a extensão da lesão.

- Subluxação dos tendões fibulares **(FIG. 21.2.28)**.

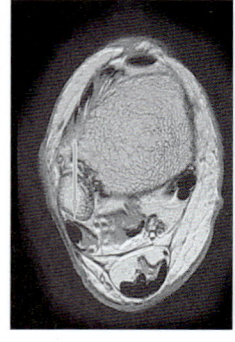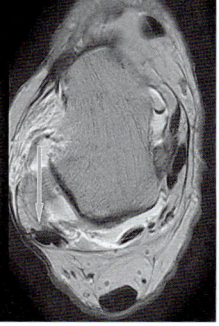

FIGURA 21.2.27 → RM em projeção axial. Nota-se o tendão fibular curto achatado e anterior. Fibular longo tubuliforme e posterior.

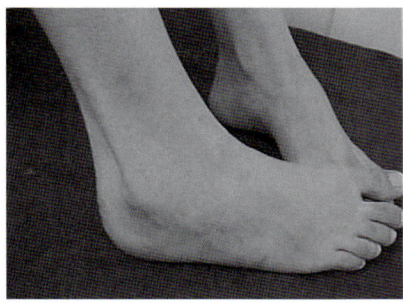
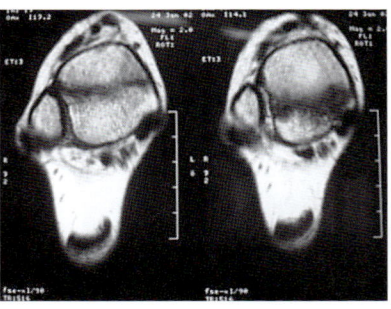

FIGURA 21.2.28 → Luxação do fibular inveterada: RM evidenciando o sulco fibular convexo com luxação anterior dos fibulares.

- Aparência do RSF: afilada e rompida.

- Alterações ósseas na fíbula, no tálus (domo) e no calcâneo (parede lateral – tubérculo do fibular protuso [**FIG. 21.2.29**]).

- Presença de músculos acessórios (*peroneus quartus*) e alterações de implantação do ventre muscular (baixa).

- Comprometimento dos ligamentos do complexo lateral do tornozelo.

- Sulco fibular: convexo ou raso.

As lesões podem ser mensuradas por imagens de RM nos diversos planos de captação (axial e longitudinal) e conferidas no ato operatório. Dessa forma, o estadiamento prévio facilita o planejamento cirúrgico. Qualquer que seja o comprimento da lesão, verifica-se que o interior do sulco fibular é quase sempre afetado. A rotura parte dessa zona de maior atrito, dirigindo-se proximal ou distalmente, variando de 2 a 5 cm. No plano axial transverso, é possível quantificar com um percentual a área de lesão. Assim, considera-se que envolvimentos acima de 50% são indicativos de alterações degenerativas mixoides e de necrose em estágio avançado, inviabilizando procedimentos reconstrutivos.

O tratamento conservador é recomendado para casos de tenossinovite e como procedimento inicial, mesmo em rotura comprovada. Consiste no emprego de anti-inflamatórios não hormonais, órteses para correção do varismo do retropé e fisioterapia. Esta emprega medidas físicas analgésicas, como gelo, ultrassom e estimulação elétrica. Exercícios de alongamento e de fortalecimento, como a eversão contra resistência com o uso de faixas elásticas, sobretudo em flexão plantar, também são realizados. Após um período de tratamento conservador sem melhora e na vigência de lesão intrínseca comprovada por ultrassonografia ou RM, o tratamento cirúrgico está indicado.

A exploração cirúrgica do tendão consiste em reconhecer a alteração de seu brilho (perda da coloração perlácea), fendas e esgarçamentos maiores para o emprego de tática específica (**FIG. 21.2.30**). A via de acesso é por incisão curvilínea de cerca de 10 cm, iniciando-se 7 cm proximal à extremidade da fíbula, sem delaminações até o plano retinacular. Secciona-se o ligamento RSF e expõem-se os tendões. Com a manobra de luxação, é possível verificar alterações nas bordas parietais. As margens do sulco fibular são inspecionadas no sentido de identificar crista fibular cortante ou osteófitos, que devem ser aplanados. O sulco fibular, quando raso ou convexo, deve ser aprofundado pela incisão longitudinal do periósteo e por curetagem do osso cortical e medular. São necessários a cauterização, o uso de cera de osso e criteriosa sutura do periósteo para evitar aderências. A identificação de músculo acessório (*peroneus quartus*) ou de ventre muscular de implantação baixa exige a ressecção para descomprimir o túnel fibular.

O tratamento da lesão do fibular curto depende da área seccional comprometida. Até 50%, faz-se o debridamento com ressecção em fuso e sutura das bordas, tornando-o novamente tubuliforme. Acima de 50%, são feitas a ressecção da porção afetada e a solidarização proximal e distal no fibular longo, com tensão dos cotos. Por fim, o RSF é suturado em "jaquetão". Nessa etapa, pesquisa-se o comprometimento do complexo ligamentar lateral e decide-se sobre qual tática é requerida (reconstrução direta ou tenodese). Se a escolha for a tenodese, a porção fendida do fibular curto pode ser utilizada como enxerto tendíneo na substituição ligamentar (técnica de Chrisman Snook). Nos casos de varismo do retropé com mobilidade subtalar preservada, pode-se realizar a osteotomia valgizante do calcâneo, mediante a técnica de ressecção de cunha lateral (Dwyer) ou de translação lateral.[9] Quando houver artrose da subtalar e rigidez em varo, a artrodese modelante é indicada.

No pós-operatório do debridamento tendíneo sem osteotomia, a imobilização com gesso na posição neutra é

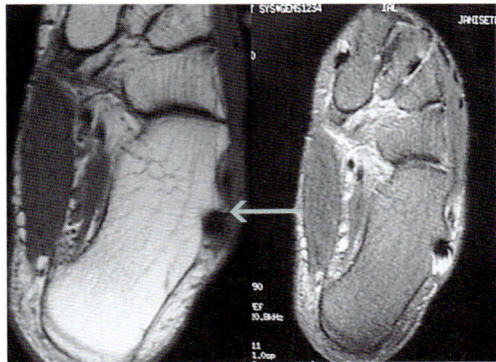

FIGURA 21.2.29 → Tuberosidade fibular do calcâneo protusa. Nota-se a relação com o fibular longo.

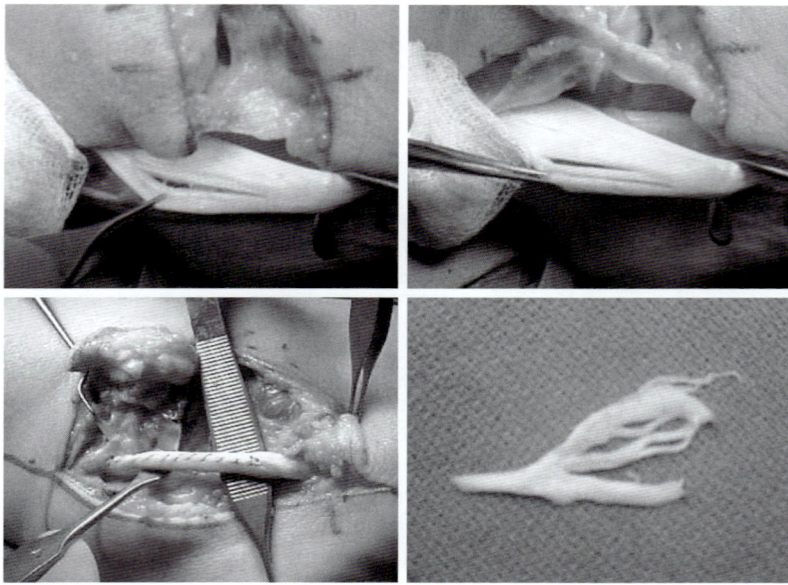

FIGURA 21.2.30 → Lesão degenerativa longitudinal do fibular curto: debridamento e sutura, peça ressecada.

mantida por seis semanas. Depois desse período, inicia-se programa de reabilitação, com foco na analgesia e na recuperação funcional até o retorno às atividades prévias, enfatizando o fortalecimento muscular e a propriocepção.

Subluxação dos fibulares

A luxação traumática dos tendões fibulares costuma ser mais relacionada aos esportistas. Durante a atividade esportiva, os fibulares atuam como estabilizadores dinâmicos do tornozelo e são coadjuvantes na fase de desprendimento do pé. Essas funções podem desencadear lesões de sobrecarga, em função da repetição constante. O mecanismo de lesão mais frequente durante a prática esportiva é a inversão forçada, que produz reflexo protetor de contração dos fibulares na direção de dorsiflexão e eversão. Essa brusca contração muscular tensiona os tendões fibulares contra o RSF, que, por sua vez, pode arrancar sua inserção na crista fibular, ocasionando o seu desprendimento e, por conseguinte, o deslocamento dos fibulares. Ainda que outros mecanismos com várias direções de força possam ser referidos, a falência retentora do RSF é a base da etiopatogenia dessa lesão. As alterações anatômicas, como a ausência congênita do RSF, o afrouxamento devido a traumatismos ou doenças neuromusculares, o sulco raso e o seu preenchimento por tendões anômalos, podem ser fatores que contribuem para o desencadeamento das luxações.

Na história clínica, costuma ser referido episódio de traumatismo torsional agudo, que resultou em aumento de volume e equimose no compartimento posterolateral. Um estalido pode ser referido com sensação de ressalto doloroso. O edema persistente estende-se proximalmente ao maléolo lateral. É importante destacar que o diagnóstico definitivo é complicado na fase aguda. A informação

de episódios de falseio e deslocamentos repetidos dos tendões pode ser confirmada pela manobra de contração brusca resistida dos fibulares, bloqueando-se o movimento de dorsiflexão e eversão. Nos casos crônicos, à palpação, é possível detectar a crepitação no trajeto dos tendões e a presença de luxação habitual que o paciente facilmente provoca (**FIG. 21.2.31**).

O exame radiográfico pode demonstrar fragmento avulsionado da crista fibular na inserção do RSF, sendo mais visível na projeção da pinça maleolar (rotação interna do tornozelo de 15°). Esse achado é patognomônico do deslocamento tendíneo. A tomografia computadorizada (TC) colabora para a mensuração do túnel fibular, identificando suas variações de profundidade. A RM detecta o desvio dos fibulares quando se solicita ao paciente o deslocamento ativo, além de identificar com clareza as lesões tendíneas, ligamentares e retinaculares. Esses achados são decisivos para a escolha do procedimento cirúrgico.

O tratamento na fase aguda consiste de imobilização gessada em 5° de flexão plantar, por seis semanas, para a

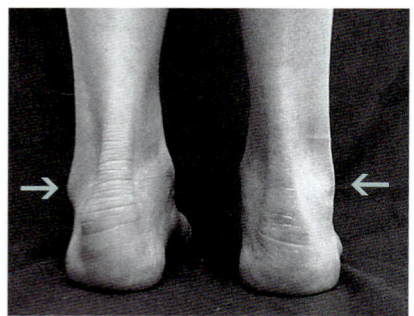

FIGURA 21.2.31 → Vista posterior do retropé. Luxação dos fibulares à esquerda. Nota-se a alteração do relevo.

cicatrização dos elementos de contenção. Os resultados nem sempre são satisfatórios, podendo ocorrer recidiva da luxação. Contudo, o seguimento desses pacientes revela que a maioria não apresenta dor e retorna às atividades pré-lesionais. Em longo prazo, os episódios frequentes de luxação podem conduzir a alterações degenerativas dos tendões fibulares. É provável que a falta de retenção pela insuficiência do RSF e a presença de variações anatômicas predisponham as luxações, devendo ser corrigidas pelo tratamento cirúrgico.

O procedimento cirúrgico, na fase aguda, foca o aprofundamento do sulco fibular, a descompressão do conteúdo do túnel, o retesamento do RSF e o tratamento das eventuais roturas tendíneas. Pode ser necessário, ao mesmo tempo, o tratamento da lesão ligamentar. Para a fase crônica, são propostos vários procedimentos de reconstrução, agindo nas partes moles ou no plano ósseo. As cirurgias reparadoras utilizam reforços de cobertura, que podem provir de fita lateral do tendão do calcâneo mantida presa na tuberosidade posterior deste e inserida na crista lateral da fíbula. O RSF afrouxado pode tornar-se tenso por sutura em "jaquetão". Esses recursos devem estar associados ao aprofundamento do túnel dos fibulares.

Há, ainda, a possibilidade de aprisionar os tendões fibulares pela mudança do seu trajeto sob o ligamento calcaneofibular, na ausência congênita do RSF. Outra opção é a criação de bloqueio ósseo pela osteotomia de deslizamento da porção posterior do maléolo fibular. A dificuldade técnica da fixação interna desse pequeno fragmento ósseo que produza um efetivo bloqueio é a causa do insucesso de tal método. Diante dessas várias técnicas, fica evidente a necessidade da escolha da tática que melhor satisfaça a etiopatogenia do caso em questão (**FIG. 21.2.32**).

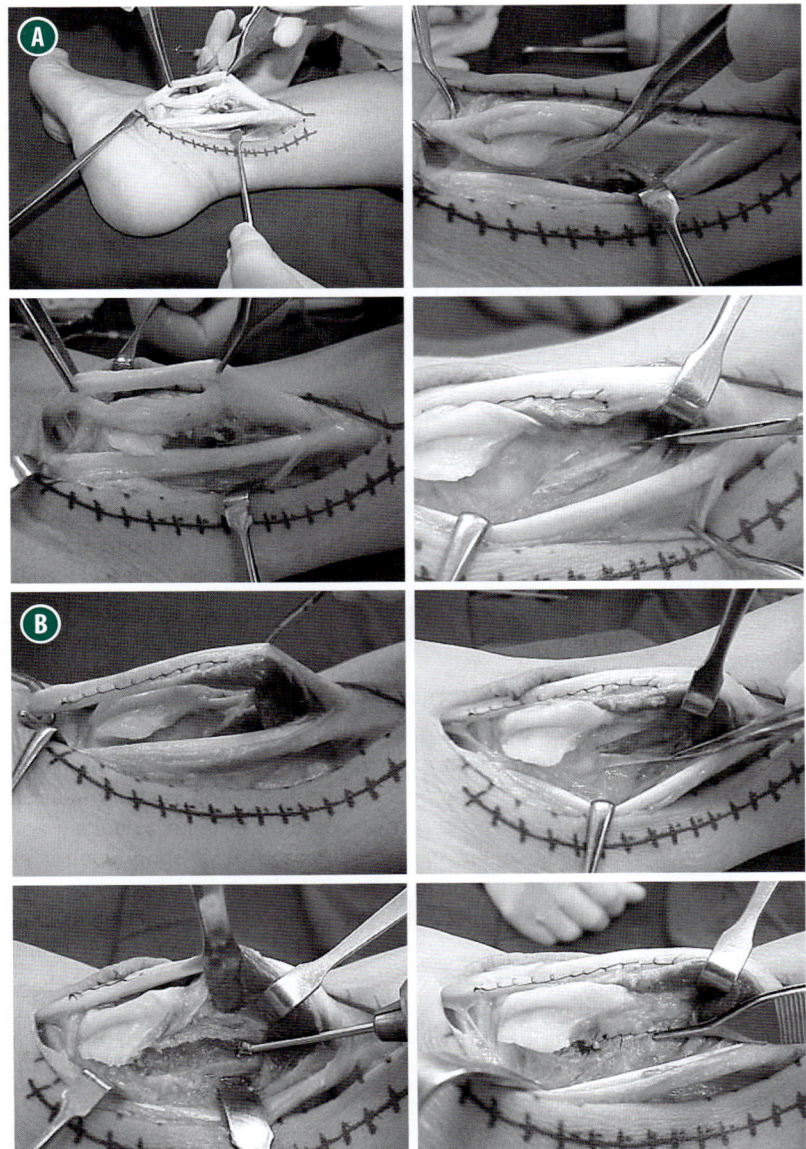

FIGURA 21.2.32

Ⓐ Ato operatório para correção da luxação dos fibulares. Nota-se a lesão no fibular curto e a presença do tendão acessório do fibular quarto.

Ⓑ Ato operatório: sutura da lesão longitudinal, abertura do periósteo, aprofundamento do sulco dos fibulares e fechamento do periósteo.

Patologia do *os peroneum*

A presença desse osso sesamoide na região plantar dentro do fibular longo tem sido apontada como uma das causas de dor na face lateral do pé. Esse ossículo é suportado por quatro estruturas que o fixam à fáscia plantar, à base do quinto metatarsal, ao fibular curto e ao cuboide. Esses tirantes têm a missão de orientar a excursão do fibular longo no sulco do cuboide. O achado radiográfico do *os peroneum* é eventual, quase sempre assintomático e pode apresentar-se bipartido, sendo preciso diferenciá-lo de fratura aguda quando apresenta diástase de bordas irregulares.

A dor nesse local, se for aguda, pode relacionar-se à fratura, e, se for crônica, às alterações degenerativas do fibular longo produzidas pelo atrito no sulco do cuboide. O mecanismo de lesão é produzido por força de supinação e inversão, como ao cair de um meio-fio. Deve-se fazer o diagnóstico diferencial com as lesões ligamentares agudas do tornozelo, com as quais pode estar associada. O local da dor é na região plantar, sob a articulação calcaneocubóidea. O exame físico pode mostrar aumento de volume e algum grau de fraqueza na manobra de eversão resistida, nos casos de rotura completa do fibular longo. Há referência à sensação "de andar sobre uma pedra", devido à migração proximal do ossículo que se instala sob a articulação calcaneocubóidea.

O exame radiográfico nas projeções de perfil e oblíqua interna expõe melhor o *os peroneum*, e, em caso de dúvida, deve ser obtida a radiografia contralateral. A projeção axial posterior e a tomografia na vista coronal podem elucidar a presença da tuberosidade fibular do calcâneo aumentada, que pode constituir-se como diagnóstico diferencial da síndrome dolorosa que acomete o fibular longo. A RM é pouco efetiva nessa lesão, devido ao trajeto curvilíneo do fibular longo, causando o "efeito do ângulo mágico", que produz falsas interpretações.

O tratamento na fase aguda consiste na imobilização gessada por seis semanas e, após, nas reabilitações articular e muscular. Nos casos crônicos, o tratamento cirúrgico objetiva a remoção do *os peroneum* e a reconstrução do fibular longo. Quando a tuberosidade fibular do calcâneo é protusa e sintomática, ele deve ser aplanado. O diagnóstico de fratura desse osso deve ser considerado "em associação" com as lesões ligamentares agudas do tornozelo, referidas antigamente como parte das "lesões ocultas".

Referências

1. Puddu G, Ippolito E, Postacchini F. A classification of Achilles tendon disease. Am J Sports Med. 1976;4(4):145-50.

2. Speck M, Klaue K. Early full weightbearing and functional treatment after surgical repair of acute achilles tendon rupture. Am J Sports Med. 1998;26(6):789-93.

3. Myerson M, Quill GE Jr. Late complications of fractures of the calcaneus. J Bone Joint Surg Am. 1993;75(3):331-41.

4. Ma GW, Griffith TG. Percutaneous repair of acute closed Achilles tendon: a new technique. Clin Othop Relat Res. 1977;(128):247-55.

5. Krissoff WB, Ferris WD. Runners injuries. Physician Sports Med. 1979;7:55-64.

6. Clain MR, Baxter DE. Achilles tendinitis. Foot Ankle. 1992;13(8):482-7.

7. Bosworth DM. Repair of defects in the tendo achillis. J Bone Joint Surg Am. 1956;38(1):111-4.

8. Napoli MMM. Osteotomia cuneiforme do calcâneo para correção do pé plano inveterado: resultados preliminares. Rev Paul Med. 1971;77:213-24.

9. Koutsogiannis E. Treatment of mobile flat foot by displacement osteotomy of the calcaneus. J Bone Joint Surg Br. 1971;53(1):96-100.

10. Larsen E. Longitudinal rupture of the peroneus brevis tendon. J Bone Joint Surg Br. 1987;69(2):340-1.

11. Sobel M, DiCarlo EF, Bohne WH, Collins L. Longitudinal splitting of the peroneus brevis tendon: an anatomic and histologic study of cadaveric material. Foot Ankle. 1991;12(3):165-70.

12. Major NM, Helms CA, Fritz RC, Speer KP. The MR imaging appearence of longitudinal split tears of the peroneus brevis tendon. Foot Ankle Int. 2000;21(6):514-9.

Capítulo 21.3

HÁLUX VALGO

Rafael Trevisan Ortiz
Rafael Barban Sposeto

O hálux valgo (HV) é uma deformidade com impacto mais amplo do que apenas a questão estética. Em 1870, Hueter[1] fez a primeira descrição da patologia e, desde então, controvérsias sobre diversos aspectos pairam sobre o assunto. Considerado o diagnóstico mais prevalente no antepé adulto, o HV apresenta etiologia multifatorial, como predisposição genética, uso habitual de calçados inadequados, deformidades do mediopé e retropé, descontrole neuromuscular e frouxidão ligamentar. No âmbito clínico, está relacionado às queixas do hálux, como dificuldade de colocar calçados, dor, calosidades e limitação funcional, mas também às queixas regionais, como alterações nos dedos laterais, metatarsalgia e dores no mediopé e retropé. A avaliação inicial compreende exame físico estático e dinâmico com exposição adequada de todo o membro e pode ser complementada com estudo radiográfico.

Um número significativo de indivíduos apresenta a deformidade desacompanhada de sintomas; neles, nenhuma intervenção médica é necessária. Contudo, alguma forma de tratamento é exigida em pacientes com queixas de dor, incapacidade funcional e dificuldade ou incapacidade para encontrar calçados confortáveis. Essas pessoas costumam manifestar deformidades evolutivas, com dano à mecânica normal do pé, culminando com sobrecarga e desalinhamento de todo o antepé, prejudicando o padrão de marcha e a qualidade de vida. É importante diferenciar o paciente portador das queixas descritas do indivíduo que reluta em aceitar a desarmonia no alinhamento do pé. O distúrbio de autoimagem corporal que causa intenso descontentamento com o alinhamento do hálux ou dos dedos laterais em um pé equilibrado nos aspectos mecânico e funcional tende a ser acompanhado por expectativas estéticas exigentes e difíceis de serem atendidas. Nessa situação, o médico deve expor com clareza o potencial e a limitação das técnicas que serão empregadas, de tal forma que o tratamento cirúrgico não resulte em frustração para o paciente ou para o ortopedista.

> **DICA:** O objetivo do tratamento é a melhora dos sintomas, de modo que a opção inicial é a abordagem não cirúrgica. Caso não haja melhora dos sintomas de dor ou disfunção, a correção cirúrgica da deformidade tem o objetivo de reequilibrar a mecânica do pé e prover alívio do descontentamento.

Mais de 140 técnicas foram descritas para o tratamento do HV, inclusive minimamente invasivas e percutâneas, que ganharam notoriedade com Wilson e Bösch, a partir dos anos 1980, e Mariano de Prado, nas últimas duas décadas.

DEFINIÇÃO

O HV é uma deformidade irreversível do antepé, caracterizada pelo desvio lateral (valgo) do hálux e medial (varo ou aduto) do primeiro metatarsal, algumas vezes associada à deformidade rotacional (pronação) do primeiro dedo.

A proeminência óssea medial observada na articulação metatarsofalangiana do hálux, o "bunion", geralmente é menos visível à radiografia do que ao exame clínico. Corresponde, de modo geral, à cabeça metatarsal medializada. Em alguns casos, há uma exostose verdadeira; em outros, as partes moles mediais podem apresentar um componente inflamatório significativo, e até mesmo uma bursa pode ser caracterizada.

O hálux valgo interfalangiano pode se manifestar de forma isolada ou associado à deformidade entre o metatarsal e o hálux. Consiste em uma alteração da falange proximal do hálux, que se apresenta com um aspecto trapezoidal com o lado menor voltado para a face lateral. Observa-se valgismo do dedo, mas distal à articulação metatarsofalangiana do hálux (FIG. 21.3.1).

EPIDEMIOLOGIA

A hereditariedade é considerada o fator predisponente mais relevante, com alguns estudos evidenciando tendência familiar em 68% dos casos. Entre os pacientes com HV, 80% queixam-se de restrição ao uso de algum tipo de calçado, 70% apresentam dor na proeminência medial, 60% procuram atendimento por questões estéticas e 40% apresentam comprometimento do segundo dedo, como garra e metatarsalgia.

A patologia tem incidência maior na população idosa, com acometimento de nove mulheres para cada homem. Conforme Goulde colaboradores,[2] um a cada 45 indivíduos a partir dos 50 anos apresenta HV.

ETIOLOGIA

A etiologia do HV está associada a fatores extrínsecos e intrínsecos. O fator extrínseco mais importante é o uso de calçados inadequados. Um calçado com câmara anterior estreita possui pouco espaço para acomodação dos dedos e exerce pressão mediolateral sobre eles. Sob o efeito dessa compressão, as articulações metatarsofalangianas dos dedos mediais valgizam e as dos dedos laterais varizam, contribuindo para a acentuação da postura valga do hálux. Em pacientes suscetíveis, o uso crônico de calçados inadequados pode gerar perda da homeostase articular e ligamentar, e a postura mantida provisoriamente durante o uso do calçado pode se tornar estruturada, permanecendo mesmo sem o calçado. A compressão do antepé por calçados com câmara anterior estreita pode resultar em outras alterações

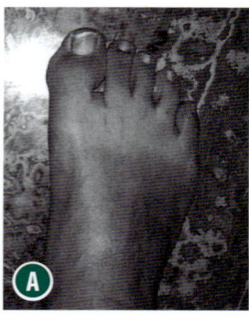
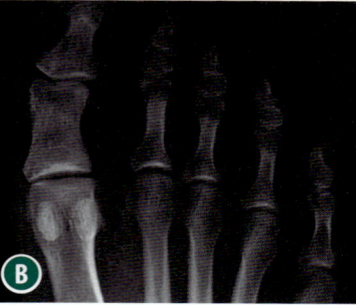

FIGURA 21.3.1

Ⓐ Imagem clínica evidenciando a deformidade em valgo interfalangiano.

Ⓑ Radiografia de anteroposterior com carga do antepé com valgismo interfalangiano.

Fonte: Acervo de imagens do Grupo de Pé e Tornozelo do Instituto de Ortopedia e Traumatologia do Hospital das Clínicas da Faculdade de Medicina da Universidade de São Paulo. Reprodução autorizada.

clinicamente detectáveis, como deformidade dos dedos, calosidades interdigitais, metatarsalgia, neuroma de Morton, joanetilho ou fratura de estresse, dependendo da energia do trauma crônico se dissipar com preferência em um ou outro tecido biológico.

Outra característica do calçado que pode acelerar a deterioração da anatomia normal em indivíduos suscetíveis é o salto alto. Embora o deslocamento do centro de gravidade para anterior esteja muito associado à metatarsalgia, patologia do sesamoide ou fratura de estresse, a elevação do salto no retropé pode fazer com que maior energia seja dissipada em qualquer tecido biológico que compõe o antepé, incluindo o hálux. Essa energia pode resultar em degeneração da capacidade estabilizadora da cápsula articular medial da articulação metatarsofalangiana do hálux e no surgimento do HV. A relação dos calçados com o HV é dupla: o calçado inadequado pode tanto ser responsabilizado como fator determinante para o surgimento da deformidade quanto também seu uso crônico pode explicar a presença de sintomas de dor e limitação funcional nos indivíduos que já apresentam a deformidade **(FIG. 21.3.2)**.

Outros fatores extrínsecos podem estar associados ao HV, como o uso do pé (em algumas atividades físicas que sobrecarreguem cronicamente a articulação, como no *ballet* clássico) e a história de trauma local prévio (é o caso do HV traumático, mais comum em homens que jogam futebol descalços).

Os fatores intrínsecos são, em especial, os elementos anatômicos que estão associados à predisposição para desenvolvimento da deformidade. A maioria dos indivíduos que desenvolve HV ao longo da vida nasce com pés mais ou menos bem alinhados, mas o uso de calçados inadequados (fator extrínseco) em pessoas suscetíveis (portadores de fatores intrínsecos) confere ao hálux o alinhamento valgo.

Alguns indivíduos nascem com tendências muito significativas para o desalinhamento dos pés ao longo da vida; é o caso do hálux valgo juvenil. Neles, a condição se

desenvolve mesmo sem o uso de calçados inadequados, embora o uso habitual de sapatos com câmara anterior estreita possa acentuar a deformidade ou agravar os sintomas de dor e desconforto.

O entendimento dos fatores intrínsecos associados ao HV inicia com o conhecimento da anatomia do pé e do tornozelo. Indivíduos sem patologia no hálux mantêm o alinhamento da articulação metatarsofalangiana através de congruência precisa e simétrica entre a falange proximal e a cabeça do primeiro metatarsal, relação adequada entre o eixo longitudinal do metatarsal e sua articulação distal, e estabilidade ligamentar metatarsofalangiana e entre o cuneiforme medial e o primeiro metatarsal, cuja cabeça articula com a base da falange proximal formando a articulação metatarsofalangiana, cuja estabilidade é mantida primordialmente por partes moles, como os ligamentos colaterais medial e lateral, as duas cabeças do tendão adutor do hálux e o tendão do abdutor do hálux.

Estruturas laterais da articulação metatarsofalangiana

Ligamento colateral lateral. Origina-se no tubérculo lateral da cabeça do primeiro metatarsal e insere-se no tubérculo lateral da base da falange proximal.

Ligamento suspensor lateral metatarsossesamoide. Origina-se no tubérculo lateral da cabeça do primeiro metatarsal e insere-se na margem lateral do sesamoide lateral.

Ligamento transverso metatarsal profundo. Conecta o sesamoide lateral à placa plantar do segundo metatarsal.

Tendão do músculo adutor do hálux. Suas duas cabeças inserem-se de forma variável entre o sesamoide lateral e a falange proximal do hálux.

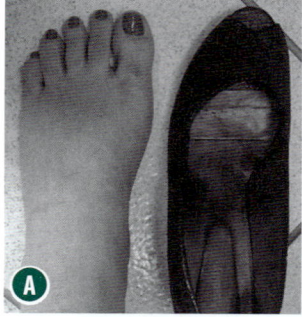
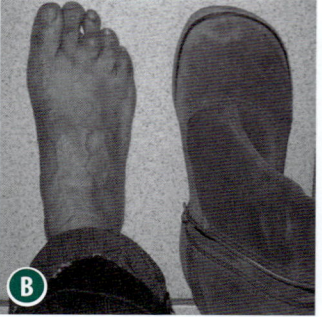

FIGURA 21.3.2

Ⓐ Fica claro na imagem que a largura do pé não será bem acomodada neste calçado, com forças tendendo a deformar o hálux em valgo.

Ⓑ Exemplo de calçado com câmara anterior ampla que acomoda adequadamente a largura do pé.

Fonte: Acervo de imagens do Grupo de Pé e Tornozelo do Instituto de Ortopedia e Traumatologia do Hospital das Clínicas da Faculdade de Medicina da Universidade de São Paulo. Reprodução autorizada.

Estruturas plantares da articulação metatarsofalangiana

Ligamentos sesamoidefalangianos curtos, lateral e medial. Conectam a porção distal de cada sesamoide à base da falange proximal, fazendo parte da inserção distal das duas cabeças do músculo flexor curto do hálux. Esse conjunto é descrito como placa plantar.

Cápsula articular plantar. Importante para o suprimento sanguíneo da cabeça do primeiro metatarsal.

Tendão flexor longo do hálux. Atravessa seu sulco entre os dois sesamoides.

Aponeurose plantar. Auxilia na estabilização dorsal da articulação por inserir-se na cápsula e na base da falange proximal.

Estruturas mediais da articulação metatarsofalangiana

Ligamento colateral medial. Origina-se no tubérculo medial da cabeça do primeiro metatarsal e insere-se no tubérculo medial da base da falange proximal.

Ligamento suspensor medial metatarsosesamoide. Origina-se no tubérculo medial da cabeça do primeiro metatarsal e insere-se na margem medial do sesamoide medial.

Tendão do músculo abdutor do hálux. Insere-se na parte medial e plantar da cápsula articular.

Estruturas dorsais da articulação metatarsofalangiana

Tendões dos músculos extensores do hálux. Curto – lateralmente, inserindo-se na base da falange proximal – e longo – medialmente, inserindo-se na base da falange distal.

Cápsula articular dorsal.

A pressão habitual em valgo no hálux, seja pelo uso de calçados com câmara anterior estreita, seja fisiologicamente durante a marcha, pode resultar em deformidade em valgo da metatarsofalangiana devido ao enfraquecimento das estruturas articulares mediais, associada à retração das estruturas ligamentares laterais e do tendão adutor do hálux. Características anatômicas como hipermobilidade do primeiro raio e pronação estão entre os fatores predisponentes dessa situação. A força de reação do solo contribui para o desvio gradual em valgo do hálux quando a energia passa pela face plantar e medial do dedo, causando enfraquecimento das estruturas mediais ao longo do tempo.

Alterações das resultantes das forças que agem na articulação metatarsofalangiana do hálux têm papel direto na manutenção e progressão do HV. Com o valgo do hálux, o tendão do seu músculo abdutor desvia-se para plantar, mudando seu eixo de ação e tornando-se uma força deformante, ao mesmo tempo em que os tendões flexores longo e curto e extensor longo do hálux, desviados lateralmente em relação à linha média do hálux, aumentam a tensão do lado lateral da articulação.

A energia associada à valgização – que corresponde à pressão que a base da falange proximal exerce sobre o aspecto lateral da cabeça do primeiro metatarsal – afasta as cabeças do primeiro e segundo metatarsais, mas não os sesamoides da cabeça do segundo metatarsal, de forma a criar uma retração também no ligamento lateral suspensor metatarsossesamoide, porém, sem alterar o ligamento transverso profundo plantar. Com a resultante das forças lateralizadas em relação ao eixo do primeiro raio, a crista plantar do primeiro metatarsal não consegue conter sesamoides, e ocorre a luxação medial da cabeça do metatarsal. A compreensão dessa característica tem fins práticos para o tratamento cirúrgico. Considerando que os sesamoides mantiveram sua posição, parte da correção da deformidade consiste em levar a cabeça do metatarsal até os sesamoides, e não o inverso.

Compreendida a anatomia do hálux e a biomecânica envolvida no HV, os fatores intrínsecos associados ao desenvolvimento da condição podem ser entendidos de forma sistemática e serão discriminados a seguir, a saber: hipermobilidade do primeiro raio, pé plano, conformação do primeiro metatarsal, da metatarsofalangiana e da falange proximal e características da cápsula medial (**FIG. 21.3.3**).

Hipermobilidade do primeiro raio

Embora ainda exista bastante controvérsia sobre o assunto, a primeira articulação tarsometatarsal (entre o cuneiforme medial e o primeiro metatarsal) parece estar implicada na gênese do hálux valgo. Morton[3] acreditava que a hipermobilidade desse segmento estava relacionada a diversos dos problemas nos pés, e Lapidus[4] acreditava que a hipermobilidade da primeira articulação tarsometatarsal era a causa primária do HV.

A mobilidade dessa articulação se dá tanto no plano sagital (dorsal-plantar) quanto no axial (mediolateral). O excesso de movimento no plano sagital resulta em elevação ou extensão do primeiro metatarsal quando é submetido a carga. Com isso, para manter o apoio distribuído em todo o antepé, todo o pé prona, mudando a relação dos vetores de força que atuam sobre o primeiro metatarsal, o qual passa a ser empurrado para medial pela base da falange proximal do hálux; dessa maneira, ocorre o distanciamento entre o primeiro e o segundo metatarsal, resultando em aumento do ângulo entre esses ossos e no primeiro metatarsal varo.

Klaue colaboradores[5] demonstraram que a hipermobilidade do primeiro raio está envolvida na origem do HV: o primeiro raio hipermóvel está associado à insuficiência do primeiro raio, pronação do antepé e varização excessiva do primeiro metatarsal com aumento do ângulo intermetatarsal,

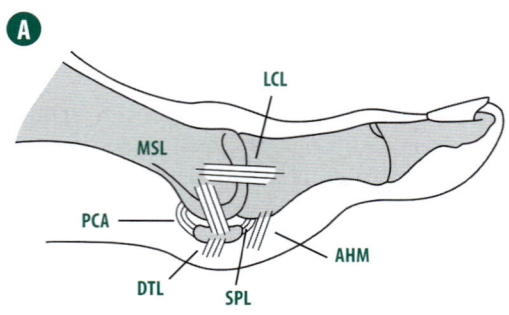
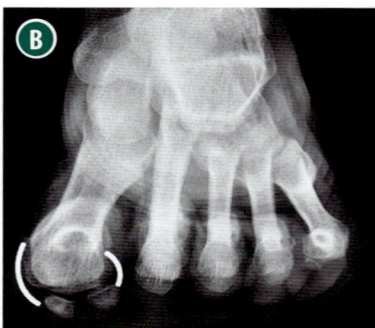
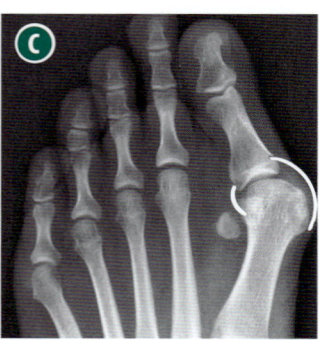

FIGURA 21.3.3

Ⓐ Desenho com os ligamentos da articulação metatarsofalangiana, visão lateral.

Ⓑ Radiografia axial do pé, com lateralização do sesamoide lateral, inferindo encurtamento de partes moles laterais, sobretudo o ligamento suspensor lateral metatarsossesamoide, e frouxidão das estruturas mediais.

Ⓒ Radiografia anteroposterior com carga do pé, inferindo encurtamento de partes moles laterais, em especial o ligamento suspensor lateral metatarsossesamoide, e frouxidão das estruturas mediais.

LCL, ligamento colateral lateral; AHM, inserção do musculo adutor do hálux; SPL, ligamento lateral sesamóideo-falangiano curto; DTL, ligamento transverso profundo; PCA, cápsula plantar; MSL, ligamento suspensor lateral metatarsossesamoide.

Fonte: Imagem B – Acervo de imagens do Grupo de Pé e Tornozelo do Instituto de Ortopedia e Traumatologia do Hospital das Clínicas da Faculdade de Medicina da Universidade de São Paulo. Reprodução autorizada.

causando desenvolvimento das formas mais graves de HV. De modo inverso, o reparo dessa hipermobilidade por meio da artrodese modelante regional corrige de maneira consistente a deformidade. Outros autores, como Coughlin e colaboradores,[6] acreditam que a flexibilidade excessiva pode ser corrigida com osteotomias, não sendo necessárias artrodeses, o que levantaria dúvidas sobre o papel da hipermobilidade no plano sagital como elemento gerador do HV.

Apesar da controvérsia de como esse elemento etiológico pode refletir no tratamento do HV, foi demonstrado que a conformação da primeira articulação tarsometatarsal não é um dado confiável para determinar a instabilidade da articulação. Era tradicional a aceitação de que a interpretação radiográfica da inclinação medial da primeira articulação tarsometatarsal estaria relacionada à instabilidade dessa articulação: existiriam as articulações transversas (conformação que protegeria contra hipermobilidade) e as oblíquas com inclinação medial ou mesmo arredondadas, ou, ainda, curvas (conformações que estariam implicadas na origem da hipermobilidade).

Há evidências apontando que essas diferentes manifestações radiográficas são fenômenos relacionados à inclinação da ampola de raios X em relação ao solo: uma modificação na posição da ampola de apenas 10° pode provocar alterações significativas na manifestação radiográfica da primeira articulação tarsometatarsal. Além disso, articulações oblíquas, arredondadas ou esféricas não estão estatisticamente associadas à hipermobilidade quando comparadas com articulações transversas. Dessa forma, a avaliação radiográfica da conformação da primeira articulação tarsometatarsal não permite prever hipermobilidade da articulação: o examinador deve se valer, fundamentalmente, de critérios clínicos para realizar o julgamento ou utilizar o dispositivo de Klaue.

Pé plano

O pé plano, ou rebaixamento do arco medial do pé, caracteriza-se por extensão do primeiro metatarsal em relação ao retropé, situação muito semelhante à insuficiência do primeiro raio. Com isso, o antepé prona, aumentando a carga na face medial do hálux durante a fase de desprendimento do calcâneo. Esse aumento de carga pode enfraquecer as estruturas mediais da articulação metatarsofalangiana do hálux, favorecendo o surgimento do HV.

Formato da cabeça do primeiro metatarsal

O formato da cabeça do primeiro metatarsal, apesar de controverso e com poucas evidências apoiando essa associação, é discriminado como elemento de suscetibilidade para o HV. Alguns autores acreditam que o formato arredondado da cabeça do primeiro metatarsal predisporia à deformidade em valgo, enquanto uma cabeça mais plana ou triangular resistiria mais às forças valgizantes, diminuindo a chance de desenvolvimento do HV. É possível que a interpretação sobre o formato da cabeça possa ser modificada em função do ângulo da ampola do raio X sobre o pé, minimizando a relevância desse aspecto anatômico da deformidade **(FIG. 21.3.4)**.

Ângulo articular metatarsal distal

Em alguns casos, a cabeça do primeiro metatarsal apresenta desvio em valgo em relação à sua diáfise, criando um HV que possui a articulação congruente entre a cabeça do primeiro metatarsal e a base da falange proximal. Esse componente da deformidade é quantificado por meio do ângulo articular metatarsal distal e sugere uma predisposição congênita ao HV nesses indivíduos **(FIG. 21.3.5)**.

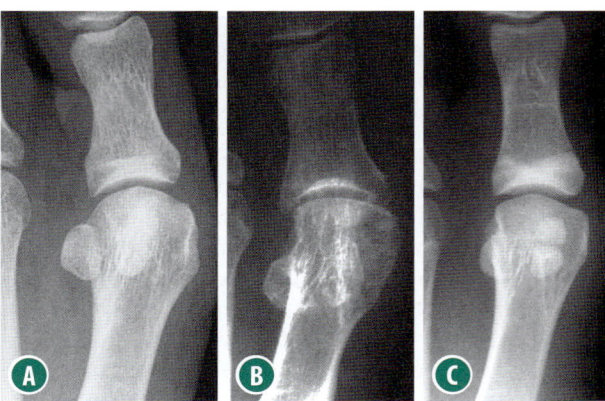

FIGURA 21.3.4 → Exemplos de configuração das cabeças metatarsais.
A Esférica.
B Plana.
C Triangular.
Fonte: Acervo de imagens do Grupo de Pé e Tornozelo do Instituto de Ortopedia e Traumatologia do Hospital das Clínicas da Faculdade de Medicina da Universidade de São Paulo. Reprodução autorizada.

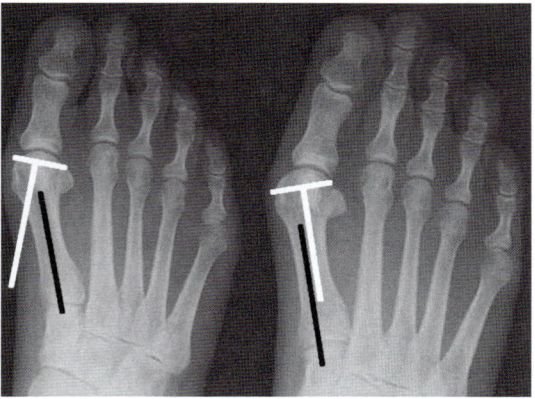

FIGURA 21.3.5 → Radiografia de frente do antepé com carga.
A Ângulo articular metatarsal distal normal.
B Alterado com valgismo.
Fonte: Acervo de imagens do Grupo de Pé e Tornozelo do Instituto de Ortopedia e Traumatologia do Hospital das Clínicas da Faculdade de Medicina da Universidade de São Paulo. Reprodução autorizada.

Formato da falange proximal

Em outros casos, a falange proximal do hálux apresenta uma deformidade em valgo da metáfise distal em relação à sua diáfise, conhecida como hálux valgo interfalangiano.

As linhas tangentes às articulações proximal e distal da falange não estão paralelas e apresentam convergência lateral. Na radiografia, a cortical lateral é mais curta que a medial **(FIG. 21.3.6)**.

Características da cápsula medial

Estudos recentes demonstraram que pés com HV apresentam organização diferente das fibras de colágeno em relação aos pés normais, podendo justificar uma resposta anormal à carga durante a marcha, evoluindo com a deformidade em valgo. Da mesma forma, pacientes com artrite reumatoide e hiperfrouxidão ligamentar apresentam patologia intrassubstancial nas estruturas mediais da articulação metatarsofalangiana. O valgo da articulação metatarsofalangiana do hálux gera enfraquecimento da cápsula medial e do ligamento colateral medial, ao mesmo tempo em que as estruturas laterais estão contraturadas.

> **ATENÇÃO!** Um fator anatômico associado ao surgimento do HV é a presença do *os intermetatarsaeum*, um osso acessório localizado entre as bases dos primeiro e segundo metatarsais que, ocupando esse espaço, pode estar implicado na varização do primeiro metatarsal .

Além dos fatores intrínsecos anatômicos, algumas patologias sistêmicas estão associadas ao HV. Dentre elas, podem ser citadas:

- Doenças neurológicas (paralisia cerebral, poliomielite, acidente vascular cerebral [AVC], doenças da medula espinal).
- Doenças reumatológicas (artrite reumatoide, gota, lúpus, artrite psoriática).
- Hiperfrouxidão ligamentar (doenças do colágeno).

Outras patologias localizadas no antepé podem causar HV:

- Trauma no primeiro raio.
- Tumores no primeiro metatarsal, por atuar com efeito de massa e criar a deformidade.

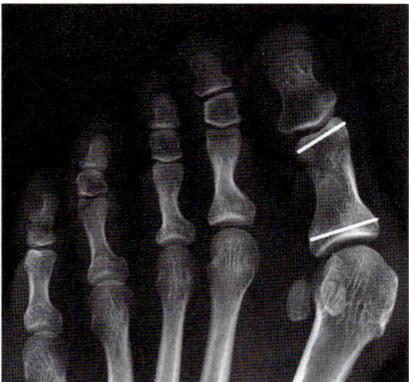

FIGURA 21.3.6 → Radiografia de frente do antepé com carga. Observa-se a falange proximal valga. As linhas brancas paralelas às articulações proximal e distal da falange apresentam convergência lateral. É importante diferenciar essa deformidade do componente de pronação do hálux visto em um plano oblíquo na radiografia anteroposterior.
Fonte: Acervo de imagens do Grupo de Pé e Tornozelo do Instituto de Ortopedia e Traumatologia do Hospital das Clínicas da Faculdade de Medicina da Universidade de São Paulo. Reprodução autorizada.

DIAGNÓSTICO

Os principais motivos que fazem um indivíduo procurar atendimento médico portando HV são dor na proeminência medial, queixas estéticas, dor difusa no hálux ao utilizar calçados fechados (sobretudo aqueles com a câmara anterior estreita ou com solado hiperflexível), dor à mobilização da articulação metatarsofalangiana do hálux e calosidades. Apesar de alguns pacientes manifestarem outras queixas de modo espontâneo, faz parte da prerrogativa do médico pesquisar ativamente sinais de acometimento dos dedos laterais, metatarsalgia, pé plano e disfunção do tendão tibial posterior, que denotam dano mecânico amplo no antepé ou retropé.

Dois diagnósticos diferenciais aos quais o ortopedista deve estar atento são o hálux rígido e a disfunção do tendão tibial posterior. Em alguns indivíduos portadores do hálux rígido, o queilo apresenta-se na região dorsomedial da articulação metatarsofalangiana do hálux; o próprio paciente pode chegar ao consultório informando que tem dor no joanete. Contudo, o exame clínico atento e radiografias simples são suficientes para fazer diferenciar uma patologia da outra. Já no pé plano valgo adquirido do adulto por disfunção do tendão tibial posterior, não é incomum que a queixa do paciente seja o surgimento ou a acentuação do HV; isso ocorre em função do componente de pronação que acompanha a tendinopatia do tibial posterior, fazendo com que o primeiro raio rode e fique apoiado sobre seu aspecto plantar e medial, desequilibrando as forças que mantêm o hálux alinhado e favorecendo seu desvio em valgo. A avaliação estática e dinâmica do alinhamento do retropé e da altura do arco longitudinal medial e a palpação do trajeto do tendão tibial posterior nas suas porções retromaleolar, inframaleolar e insersional contribuem para levantar essa etiologia no surgimento do HV.

Algumas condições sistêmicas ou locais também podem estar associadas ao HV e devem ser investigadas ativamente, como artrite reumatoide e outras reumatopatias ou colagenopatias, diabetes melito e as diferentes apresentações de pé diabético, neuropatias (como paralisia cerebral, sequelas de AVC, Parkinson, entre outras), hálux valgo traumático, entre outras. A presença de HV associado a essas doenças pode exigir uma abordagem diferente no tratamento da deformidade.

Exame físico

O exame físico é a principal ferramenta propedêutica para interpretar as queixas do paciente. A inspeção identifica postura, posição e deformidades do pé e dos seus segmentos entre si, além de sua relação com os membros inferiores, de tal modo a avaliar se alguma deformidade a distância contribui para a patologia do antepé. A palpação localiza topograficamente as estruturas dolorosas a partir de pontos anatômicos de referência na pele. É importante estar atento não apenas ao HV, mas também às patologias associadas e aos diagnósticos diferenciais. O exame físico firma o diagnóstico, permite o planejamento do tratamento clínico e lança as bases para o tratamento cirúrgico.

O exame físico inicia solicitando-se que o paciente retire os calçados e as meias, dobre as barras das calças até acima dos joelhos (se houver dúvidas, pode ser necessária avaliação dos quadris e da coluna) e indique com seu dedo indicador a região anatômica que mais incomoda. O indivíduo deve, então, ser instruído a ficar em pé, com os pés um pouco afastados, e o examinador deve observar o alinhamento de todo o membro inferior de frente, de cada lado e de costas. O paciente pode, nesse momento, caminhar normalmente, e esse padrão de marcha é notado. A seguir, o paciente se senta, é observada a mudança de postura quando a carga é retirada, e inicia-se a palpação.

Estático

Nessa fase do exame, o paciente fica em pé com carga nos dois membros inferiores, e o profissional observa o alinhamento dos quadris, joelhos, tornozelos e pés. No exame específico do pé e tornozelo, deve-se focar a avaliação do alinhamento do retropé (valgo, neutro ou varo), as características do arco plantar longitudinal (plano, normal ou cavo), a postura do antepé (aduto/abduto e supinado/pronado) e os dedos de forma isolada (deformidades em varo, valgo, extensão e flexão).

É importante, no exame dos dedos, avaliar o alinhamento do primeiro raio, observando se o metatarsal é varo – conferindo um aspecto espraiado do antepé –, se o hálux está neutro, varo ou valgo e aonde é o sítio da deformidade (metatarsofalangiana ou interfalangiana).

A deformidade mais comum associada dos dedos laterais é a garra, caracterizada pela extensão das articulações metatarsofalangianas e flexão das articulações interfalangianas proximais e distais. Essa situação evidencia sobrecarga da região central do antepé (metatarsalgia), resultado de distribuição inadequada de pressão no antepé durante a marcha.

Com o paciente sentado, inspeciona-se a região plantar e dorsal do pé em busca de alterações nos fâneros, cicatrizes, sinais flogísticos e calosidades. Nesse momento da avaliação, as calosidades têm importância especial por demonstrarem áreas de aumento de pressão, quer seja extrínseca pelo atrito do calçado nas regiões dorsais e mediais do pé, quer seja intrínseca, pelo desequilíbrio mecânico que causa metatarsalgia de transferência na região plantar (**FIG. 21.3.7**).

Dinâmico

Observa-se a amplitude de movimento ativa e passiva das articulações do tornozelo, complexo subtalar, tarsometatarsal, metatarsofalangiana e interfalangiana, tanto com o paciente sem carga quanto com ele andando.

Avalia-se a amplitude de movimento quantificando em graus e observando dor à mobilidade. As articulações metatarsofalangianas atingem dorsiflexão de 80° e flexão plantar de 30°, e as articulações interfalangianas dorsifletem 10° e atingem flexão plantar de 45°. Diminuição da mobilidade e dor podem estar relacionadas à osteoartrose. Devem ser avaliadas se as deformidades tanto do hálux quanto dos dedos laterais são redutíveis (flexíveis) ou estão estruturadas (rígidas).

Palpação

Palpa-se a região do antepé procurando pontos dolorosos na proeminência medial da articulação metatarsofalangiana do hálux, dorsal nas articulações interfalangianas dos dedos laterais e plantar sob a cabeça dos metatarsais, buscando sintomas de metatarsalgia.

A insuficiência do tendão tibial posterior gera pé plano valgo. Um dos sinais da descompensação da função desse tendão é uma progressão da deformidade em valgo do hálux. Logo, a palpação da inserção do tendão tibial posterior na tuberosidade do navicular é mandatória.

Exames especiais

Teste da redutibilidade do valgismo do hálux (prova de McBride)

Avalia o grau de retração das estruturas articulares laterais. O paciente é examinado com apoio bipodálico, e uma força varizante é aplicada no hálux com o intuito de reduzir a deformidade. Quando não há contraturas, o dedo se alinha com o metatarsal, em varo. Quando não ocorrer, considera-se que há retração das estruturas laterais.

Teste da hipermobilidade do primeiro raio

O exame da estabilidade da articulação entre o cuneiforme medial e o primeiro metatarsal pode ser realizado através de manobras de estresse em que o examinador avalia o aspecto visual anterior ou medial do pé. Em ambas, é importante manter a padronização do pé em 90° em relação à perna, de tal modo que o tornozelo se encontre em posição neutra; diferentes posições do tornozelo podem alterar a mobilidade da primeira articulação tarsometatarsal.

Valendo-se da abordagem anterior, o examinador deixa o calcanhar do paciente apoiado e posiciona-se em frente aos dedos do pé que será examinado. Uma das mãos fixa a cabeça do segundo metatarsal entre o polegar e o indicador. A outra mão estabiliza a cabeça do primeiro metatarsal entre o polegar e o indicador. O examinador mantém a cabeça do segundo metatarsal fixa, enquanto desloca a cabeça do primeiro para dorsal e plantar (plano sagital), observando a presença de instabilidade vertical. A mobilidade é mensurada em milímetros.

Outra forma de avaliação é a abordagem medial. O examinador se posiciona em frente ao arco medial do pé. Com uma das mãos, estabiliza os quatro raios laterais enquanto o tornozelo é mantido em posição neutra. Com a outra mão, o examinador pinça a cabeça do primeiro metatarsal com o polegar e o indicador. Enquanto os raios laterais estão fixos, o primeiro raio é mobilizado na direção dorsal-plantar e observa-se mobilidade no plano sagital. Alguns autores consideram normal uma excursão de até 30°.

Diagnóstico por imagem

A radiografia é um exame de especial importância na avaliação do HV. As incidências mais utilizadas são a anteroposterior (frente) e a mediolateral (perfil) do pé com carga (FIG. 21.3.7). A ortostase é fundamental para estudar a relação funcional entre os ossos do pé. Como o pé é um instrumento de carga, submetê-lo ao peso fisiológico da massa corporal constitui medida necessária para avaliar as relações osteoarticulares em condições convencionais de uso, ainda que, nesse caso, seja um uso estático. Além disso, as radiografias com carga colocam tornozelo, retropé, mediopé e antepé em posições neutras, permitindo uma padronização que é praticamente impossível de ser obtida quando

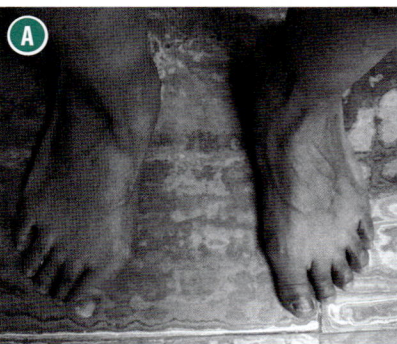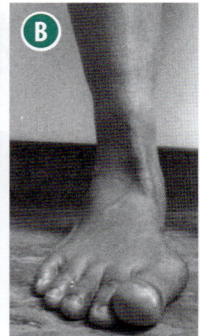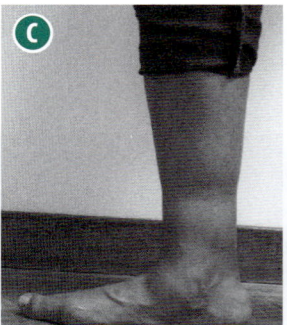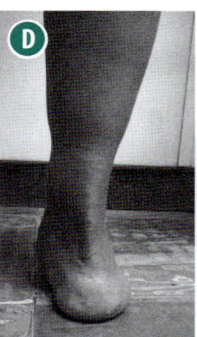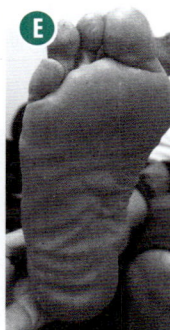

FIGURA 21.3.7 → Imagens clínicas de um pé plano, valgo e abduto associado ao hálux valgo.
Ⓐ Pé abduto com HV. Ⓑ HV e pronado. Ⓒ Queda do arco transverso, pé plano. Ⓓ Retropé valgo.
Ⓔ Distribuição de carga inadequada, sobrecarregando a região plantar do pé e formando calosidades e metatarsalgia.
Fonte: Acervo de imagens do Grupo de Pé e Tornozelo do Instituto de Ortopedia e Traumatologia do Hospital das Clínicas da Faculdade de Medicina da Universidade de São Paulo. Reprodução autorizada.

são feitas radiografias sem carga. Esses estudos permitem avaliar as deformidades do hálux e dos outros ossos e articulações, além de quantificar as relações angulares. Costuma-se realizar também a incidência oblíqua lateral (ou oblíqua apenas), a qual é feita sem carga **(FIG. 21.3.8)**.

Observam-se a presença de alterações artrósicas das articulações, ossos acessórios (como o *os intermetatarsaeum*), deformidade dos dedos, perda da harmonia da fórmula metatarsal e sequelas de fraturas.

A inclinação medial, obliquidade ou esfericidade localizada na primeira articulação tarsometatarsal na radiografia de frente não deve ser encarada como um sinal indireto de instabilidade dessa articulação, tendo em vista que diferentes inclinações da ampola radiográfica em relação ao solo produzem diferentes padrões radiográficos, conforme já comentado.

Os ossos sesamoides podem estar luxados lateralmente no HV, podendo ser visto na incidência de frente do pé com carga. Esse dado radiográfico quantifica a gravidade do HV. Sinais de osteoartrose e luxação dos sesamoides também podem ser apreciados na incidência axial de sesamoides.

Dentre os diversos parâmetros angulares que podem ser observados na radiografia de frente do pé com carga, destacam-se os ângulos descritos a seguir e mostrados na **FIGURA 21.3.9**.

Ângulo de valgismo do hálux

Definido como a intersecção dos eixos longitudinais da diáfise do primeiro metatarsal com a diáfise da falange proximal. Quantifica a deformidade da articulação metatarsofalangiana do hálux. Considera-se normal até 15°.

Ângulo intermetatarsal

É formado pela intersecção dos eixos longitudinais das diáfises do primeiro e do segundo metatarsais. Quantifica a varização do primeiro metatarsal. Considera-se normal até 9°. É importante notar que indivíduos portadores de metatarsos varos (adução dos metatarsais laterais quando avaliados em relação ao retropé) podem apresentar ângulo intermetatarsal relativamente baixo, mascarando HV grave e de tratamento que constuma ser complexo.

Ângulo interfalangiano

Em geral, é convencionado como o ângulo formado entre o eixo longitudinal da diáfise da falange proximal do hálux e o eixo da metáfise distal da falange proximal do hálux. Quantifica o valgismo interfalangiano, sendo normal até 10°. Contudo, alguns pacientes com essa medida quase normal nas radiografias apresentam deformidade clínica significativa, o que pode ser explicada pela falange

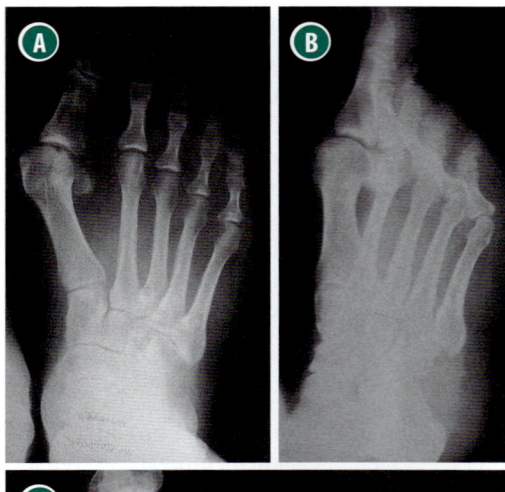

FIGURA 21.3.8
Ⓐ Radiografia anteroposterior.
Ⓑ Incidência em oblíqua sem carga.
Ⓒ Perfil com carga.
Fonte: Acervo de imagens do Grupo de Pé e Tornozelo do Instituto de Ortopedia e Traumatologia do Hospital das Clínicas da Faculdade de Medicina da Universidade de São Paulo. Reprodução autorizada.

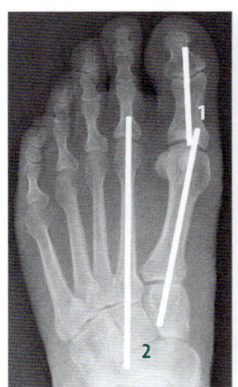
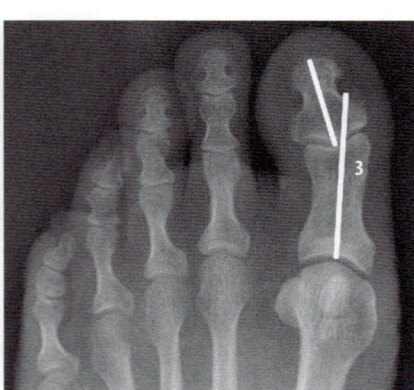
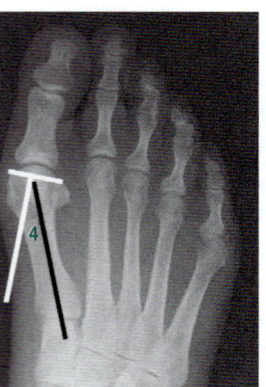

FIGURA 21.3.9 → Radiografia anteroposterior do pé com carga.
1 Ângulo de valgismo do hálux.
2 Ângulo intermetatarsal.
3 Ângulo interfalangiano.
4 Ângulo articular metatarsal distal.
Fonte: Acervo de imagens do Grupo de Pé e Tornozelo do Instituto de Ortopedia e Traumatologia do Hospital das Clínicas da Faculdade de Medicina da Universidade de São Paulo. Reprodução autorizada.

distal valga na radiografia. Assim, de modo alternativo, o ângulo interfalangiano pode ser considerado como o obtido por meio da intersecção entre o eixo da falange proximal e o eixo da falange distal do hálux.

Ângulo articular metatarsal distal

Avalia a posição relativa da articulação da cabeça do primeiro metatarsal com o eixo longitudinal da sua diáfise. É formado levando em consideração o eixo longo da diáfise do primeiro metatarsal e a linha perpendicular à superfície articular da cabeça desse osso. É considerado normal até 10°. Existe controvérsia na aferição da superfície articular da cabeça do primeiro metatarsal, que possui baixa correlação interobservadores e cuja aferição é bastante sensível a pequenas angulações da ampola do raio X.

Algumas considerações devem ser enfatizadas sobre a radiografia no HV:

- A técnica na obtenção da radiografia deve ser executada de modo correto para evitar aferições inadequadas devido a angulações da ampola do raio X fora do padrão habitual.

- A radiografia adequada é com carga. O paciente deve ser instruído a distribuir o peso do corpo de maneira homogênea em todo o pé (no antepé, no retropé, na borda medial e na borda lateral). Posturas antálgicas, por exemplo, posicionam o pé de forma inadequada e modificam as relações entre os ossos e as articulações, alterando a interpretação do examinador sobre os resultados do exame.

- A correlação intraobservador e interobservador é alta nas aferições dos ângulos do valgo do hálux e intermetatarsal; porém, o ângulo articular metatarsal distal apresenta baixa correlação interobservador.

- Há baixa correlação entre os resultados radiográficos e os clínicos após a correção cirúrgica.

- Avaliação radiográfica é necessária, mas o aspecto clínico é soberano.

A radiografia costuma ser suficiente para o diagnóstico e a conduta. Em alguns casos, em especial naqueles em que há suspeita de afecções associadas ou de degeneração articular da articulação metatarsofalangiana do hálux, a ressonância magnética (RM) pode acrescentar dados que interferem e modificam a interpretação médica sobre o caso.

TRATAMENTO

O objetivo do tratamento é aliviar a dor, melhorando o padrão da marcha, o que pode ser alcançado sem corrigir a deformidade, desde que o paciente encontre mecanismos para adaptar-se à deformidade sem dor.

O tratamento do HV não é cirúrgico, de início, sobretudo se houver adequação do calçado e da atividade física que resulta em sobrecarga do pé, embora analgésicos e anti-inflamatórios possam ser utilizados para prover alívio temporário dos sintomas. O indivíduo deve ser orientado a utilizar calçado protetor, cuja característica principal é possuir câmara anterior ampla o suficiente para acomodar o antepé. Além disso, a câmara anterior deve ser constituída de material que não seja rijo demais e que permita alguma resiliência, ou mesmo que seja acolchoado por dentro; assim, quando o antepé for submetido a carga e movimentação dentro do calçado, mesmo que haja pressão do aspecto interno da câmara anterior sobre o pé, o contato na interface calçado-pele será interpretado pelo paciente como algo suave, macio e confortável, e não como algo duro, áspero ou desagradável.

Duas situações que costumam acompanhar o HV e que precisam ser tratadas sob pena de insucesso na transição para o uso consistente e habitual de calçados com padrão protetor são a metatarsalgia e a talalgia. Quando presentes, elas podem ser bem manejadas com a incorporação de mais duas características no calçado protetor, que são solado firme (para distribuir de forma homogênea a pressão em todo o antepé) e elevação do retropé (i.e., salto de 3 a 4 cm para diminuir o estiramento da cadeia posterior) **(FIG. 21.3.10)**.

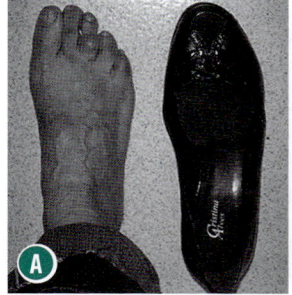 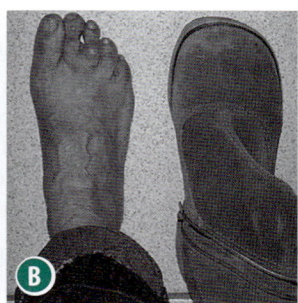 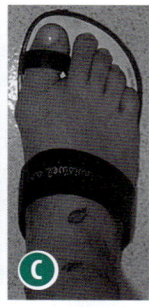 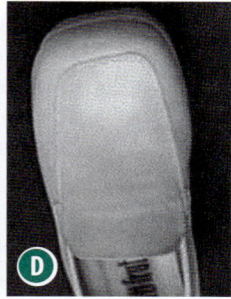

FIGURA 21.3.10

Ⓐ Exemplo de calçado estreito, flexível e inadequado para o paciente com HV e sobrecarga dos raios laterais.
Ⓑ e Ⓒ Exemplos de calçado com câmara anterior ampla e solado firme, mais adequado para o paciente em questão.
Ⓓ Exemplo de calçado aberto.

Fonte: Acervo de imagens do Grupo de Pé e Tornozelo do Instituto de Ortopedia e Traumatologia do Hospital das Clínicas da Faculdade de Medicina da Universidade de São Paulo. Reprodução autorizada.

Órteses que protegem a proeminência medial, acolchoando-a, podem ter efeito inverso, causando mais dor, uma vez que será um volume a mais dentro da câmara anterior competindo por espaço no antepé. Ferrari e colaboradores,[7] em um estudo recente, chegaram à conclusão de que órteses varizantes e espaçadores interdigitais não agregam nenhum benefício no tratamento de HV.

Indivíduos com queixas apenas estéticas e que apresentem dificuldade de utilizar determinados tipos de calçados, em especial aqueles com câmara anterior muito estreita e salto muito alto, não têm, em princípio, indicação cirúrgica, devido ao tempo de recuperação e ao risco de complicações desnecessárias. Contudo, caso haja determinação do paciente com relação a essa modalidade de tratamento, o médico deve esclarecer os benefícios e potenciais riscos envolvidos, as limitações técnicas e ocorrências de eventos adversos, além da possibilidade de insatisfação com o resultado do tratamento. Nessa situação, a combinação que deve ser feita antes é um contrato de meios e não de fins: o médico fará tudo o que estiver ao alcance para tratar o problema, mas não há garantia de resultado. O resultado depende, entre outros fatores, da avaliação subjetiva do paciente, composta por elementos que se encontram fora do alcance do cirurgião. O médico disposto a tratar tais situações clínicas deve estar preparado para lidar com expectativas altas e eventuais frustrações, oferecer informações completas que contribuam para redimensionar as expectativas do paciente para níveis que estejam em conformidade com a realidade e orientar e conduzir o paciente a tomar decisões embasadas.

> **ATENÇÃO!** Não há como garantir que a correção da deformidade resulte em maior habilidade para usar calçados com câmara anterior estreita ou salto alto; embora alguns pacientes sejam capazes de fazê-lo após a cicatrização dos tecidos, essa destreza depende de fatores relacionados ao paciente, que estão além do controle do cirurgião.

Após tratamento conservador correto, se não houver melhora da dor e da função, o tratamento cirúrgico pode ser indicado. Mais de 140 procedimentos foram desenvolvidos para tratar o HV. Para escolher o mais adequado a cada pessoa, é preciso levar em conta o grau de função e atividade, as doenças associadas, as características mecânicas da patologia e a gravidade da deformidade (TAB. 21.3.1).

TABELA 23.1.1 → Classificação da gravidade da deformidade do HV

	Normal	Leve	Moderada	Grave
Ângulo de valgismo do hálux	< 15°	15-19°	20-39°	> 40°
Ângulo intermetatarsal	< 9°	9-11°	12-15°	> 16°
Deslocamento do sesamoide		< 49%	50-74%	> 75%

Fonte: Coughlin.[8]

Como recomendação, o principal elemento no qual o cirurgião deve empenhar atenção é a correção do ângulo intermetatarsal, sem descuidar da correção da luxação dos sesamoides, do ângulo do valgismo do hálux, da preservação da fórmula metatarsal e da avaliação da estabilidade da primeira articulação tarsometatarsal. A correção do ângulo intermetatarsal para níveis normais pode ser obtida a partir de osteotomias no primeiro metatarsal. Para fins didáticos e teóricos, o local dessa osteotomia segue um princípio físico simples: ângulos pouco alterados podem ser tratados com osteotomias distais no primeiro metatarsal; ângulos moderadamente alterados podem ser tratados com osteotomias diafisárias naquele osso; ângulos alterados com gravidade podem ser tratados com osteotomias proximais também no primeiro metatarsal.

Para propósito de compreensão, as cirurgias de correção do HV podem ser divididas em cinco grupos, descritos a seguir.

Procedimentos de partes moles na articulação metatarsofalangiana do Hálux

McBride modificado

É um conjunto de três procedimentos: ressecção da proeminência medial, liberação das estruturas capsuloligamentares laterais e retensionamento da cápsula medial. Foi descrito como um procedimento que serviria ao propósito de corrigir o HV, mas os resultados da técnica realizada de maneira isolada se mostraram desanimadores, e houve recidiva precoce da deformidade. Contudo, o conjunto de procedimentos costuma ser incorporado a quase todas as outras técnicas de correção óssea.

A ressecção da proeminência medial deve ser realizada de modo parcimonioso. Retira-se apenas o volume responsável pela tensão medial sobre as partes moles. A ressecção óssea deve ser feita acompanhando o eixo longo do metatarsal, e não o eixo longo da borda medial do pé. Ressecções exageradas visando ao estreitamento da cabeça metatarsal podem resultar em perda da sustentação medial para a falange proximal e risco aumentado de hálux varo. Além disso, a ressecção isolada da porção articular medial resulta em piora do ângulo da articulação metatarsal distal, que se torna mais acentuado e, portanto, mais valgo. A ressecção exagerada da proeminência medial resulta em valgo iatrogênico do ângulo articular metatarsal distal.

O teste de McBride (prova de redutibilidade do HV) pode ser utilizado no intraoperatório para discernir se há tensão exagerada das partes moles laterais. Sempre que houver essa tensão, a liberação das estruturas laterais é indicada. O ligamento suspensor lateral metatarsossesamoide é a principal estrutura lateral que deve ser seccionada. Sua liberação está associada à correção dos ângulos de HV e intermetatarsal, provavelmente por não instabilizar os sesamoides e permitir que se conquiste espaço para que a cabeça do primeiro metatarsal possa ser lateralizada e assuma a posição reduzida, ou seja, sobre os sesamoides. Schneider,[9] em um estudo de 2013, concluiu que a liberação do ligamento plantar transverso profundo modifica pouco a articulação metatarsofalangiana do hálux, mas tende a hipercorrigir a posição dos sesamoides. O mesmo estudo mostrou que a liberação do tendão adutor do hálux tem um efeito insuficiente na correção do HV, assim como a secção do ligamento colateral lateral.

O retensionamento da cápsula medial da articulação metatarsofalangiana do hálux é uma das últimas etapas **(FIG. 21.3.11)** da redução aberta do HV e contribui para restabelecer a anatomia. Porém, esse procedimento, de forma isolada, é insuficiente para manter a articulação reduzida. O achado intraoperatório de que a manutenção da correção cirúrgica do HV apenas se dá graças à sutura excessivamente tensa das partes moles mediais é um indicativo de que a liberação lateral foi insuficiente, ou de que a cirurgia óssea não reduziu o ângulo intermetatarsal de modo adequado, ou, ainda, de que o comprimento do primeiro metatarsal é excessivo, aumentando a pressão na articulação metatarsofalangiana do hálux.

Procedimentos ósseos no primeiro metatarsal distal

São procedimentos indicados na correção de deformidades leves e moderadas, por apresentarem menor potencial de lateralização do eixo longitudinal do primeiro metatarsal.

Osteotomia tipo Chevron distal

A osteotomia em formato de "V" com abertura de 60° e ápice distal centrado na cabeça do primeiro metatarsal é realizada a partir de via medial à articulação metatarsofalangiana do hálux **(FIG. 21.3.12)**. Essa osteotomia, realizada da

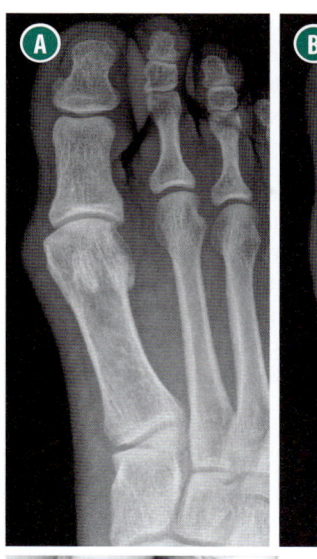
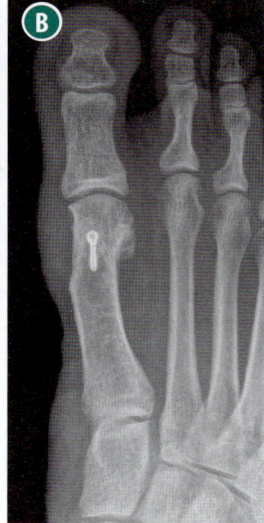
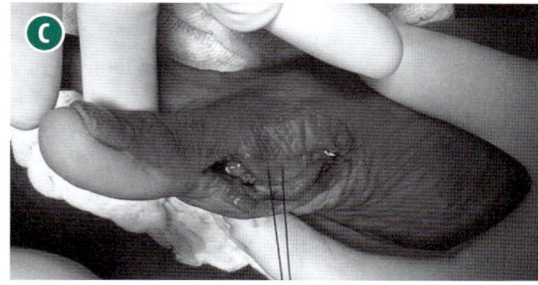

FIGURA 21.3.11 → Correção cirúrgica de HV com procedimentos McBride, Chevron e Akin.

Ⓐ *Bunion* medial antes da ressecção do procedimento de McBride.
Ⓑ Ressecção do *bunion* e fixação da osteotomia Chevron.
Ⓒ Fechamento da cápsula medial com seu retensionamento.

Fonte: Acervo de imagens do Grupo de Pé e Tornozelo do Instituto de Ortopedia e Traumatologia do Hospital das Clínicas da Faculdade de Medicina da Universidade de São Paulo. Reprodução autorizada.

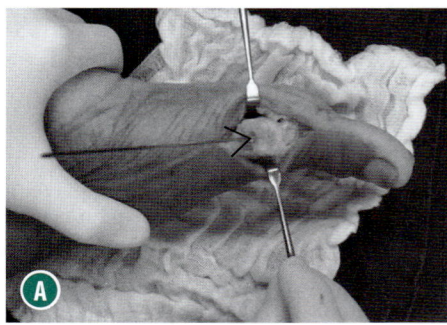
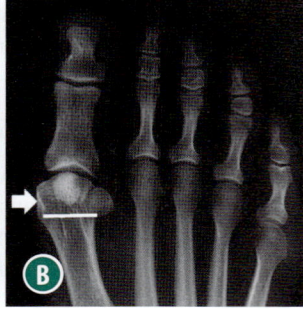
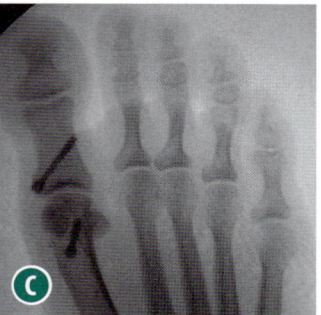

FIGURA 21.3.12
Ⓐ Imagem intraoperatória mostrando a cabeça do primeiro metatarsal medialmente, após a ressecção do *bunion*. As linhas pretas mostram o desenho da osteotomia nesse plano.
Ⓑ Radiografia anteroposterior pré-operatória. A osteotomia tem o conceito de uma translação lateral da cabeça do metatarsal, indicado pela seta, em um plano perpendicular ao eixo do segundo metatarsal.
Ⓒ Radiografia pós-operatória com ressecção do *bunion* e correção da deformidade, através da translação da cabeça do metatarsal.
Fonte: Acervo de imagens do Grupo de Pé e Tornozelo do Instituto de Ortopedia e Traumatologia do Hospital das Clínicas da Faculdade de Medicina da Universidade de São Paulo. Reprodução autorizada.

forma clássica, permite translação lateral do fragmento distal (cabeça do metatarsal) em até 6 mm nos homens e 5 mm nas mulheres. Por ser uma osteotomia estável, a descrição original não contemplava sua fixação, mas, hoje, fixa-se, possibilitando resultados mais previsíveis e uma reabilitação mais precoce.

Sanhudo[10] modificou a angulação da osteotomia, tornando-a assimétrica no plano coronal, com o braço dorsal mais comprido. Assim, além de aumentar a área de contato ósseo e facilitar a fixação, pode ser efetuada uma translação maior, e ela passa a ter potencial para corrigir deformidades mais graves. A rigor, essa variação constitui uma osteotomia diafisária.

Osteotomia de Mitchell[11,12]

Foi descrita para ser fixada com fios de sutura. Inicia-se com uma incisão centrada na articulação metatarsofalangiana do hálux, abre-se a cápsula, ressecando-se o *bunion*. A osteotomia é dupla, sendo a primeira incompleta e mais distal, mantendo de 3 a 6 mm de osso lateral do primeiro metatarsal. A segunda osteotomia é completa, feita 3 mm proximal à primeira. Resseca-se o fragmento ósseo resultante e translada-se para lateral a cabeça do primeiro metatarsal, fixando-a com um fio absorvível 1-0. Suturam-se as partes moles com retensionamento da cápsula medial. Nos dias atuais, a osteotomia é realizada fixando-a com parafusos e até placas de minimicrofragmentos. Uma das complicações descritas é a metatarsalgia de transferência ocasionada pelo encurtamento significativo do primeiro metatarsal decorrente da osteotomia.

Procedimentos ósseos no primeiro metatarsal proximal

Por possuírem um potencial de maior correção angular, são indicadas para os casos moderados e graves.

Osteotomia tipo Chevron proximal[13]

Através de uma incisão medial sobre a base do primeiro metatarsal, é realizada uma osteotomia em "V" de ápice distal na região metafisária proximal. Através da translação lateral da porção do metatarsal distal à osteotomia, o varismo do primeiro metatarsal é diminuído. A fixação pode ser feita com parafusos ou placas. A associação de procedimento distal tipo McBride costuma ser necessária para corrigir o equilíbrio ligamentar distal.

Osteotomia em crescente

Indicada no HV grave com primeiro metatarsal varo. Em geral, é associada com procedimento distal tipo McBride. É realizada uma osteotomia em cúpula com concavidade proximal. O eixo dessa osteotomia corresponde à bissetriz entre a linha perpendicular à superfície dorsal do primeiro metatarsal e a linha perpendicular ao plano da planta do pé. Permite uma correção de ângulo intermetatarsal de 20 a 25° e ângulos metatarsofalangianos de 40 a 50°. Apresenta vantagem teórica em relação às osteotomias de retirada ou abertura de cunha por não alterar o tamanho do primeiro metatarsal. A fixação é necessária, podendo ser feita com parafuso ou placa devido à instabilidade da osteotomia. Uma das principais complicações descritas é a consolidação viciosa em extensão.

Osteotomia de retirada de cunha lateral

Realizada através de uma incisão dorsal na base do primeiro metatarsal, resseca-se a cunha óssea de base lateral, mantendo a cortical medial íntegra para aumentar a estabilidade. O procedimento distal tipo McBride é feito em conjunto e a fixação é necessária, podendo ser feita com parafuso. Alguns autores descrevem complicações como encurtamento do metatarsal e consolidação viciosa em extensão.

Osteotomia de inserção de cunha medial

Inicia-se com o procedimento distal tipo McBride, no qual exostose medial ressecada é guardada para ser utilizada como enxerto. Através de incisão proximal, uma osteotomia na região metafisária é realizada preservando-se a cortical lateral. Valgiza-se o metatarsal de forma a abrir a osteotomia, e o enxerto guardado é inserido. A fixação é necessária, podendo ser feita com parafuso ou com placa. Caso o enxerto da proeminência medial da cabeça metatarsal seja insuficiente, outra fonte pode ser utilizada. Outra opção é a utilização de placas que contenham em seu *design* uma cunha metálica que fica apoiada na cortical medial mantendo a posição de correção para osteotomias proximais da tíbia. Dentre as possíveis complicações, podem ser citadas o alongamento do metatarsal e a instabilização da primeira articulação tarsometatarsal com recidiva do varismo do primeiro metatarsal.

Osteotomia de Scarf[14]

Trata-se de uma osteotomia diafisária. É realizada uma osteotomia transversa longitudinal longa na diáfise do metatarsal, com um corte oblíquo dorsal distal na metáfise em ângulo agudo e outro corte oblíquo plantar proximal na metáfise em ângulo agudo. A associação com procedimento de McBride é necessária, assim como a fixação com parafusos. Demanda apuro técnico para ser realizada e ganhou popularidade nos Estados Unidos pela versatilidade na correção de grandes deformidades. Dentre as possíveis complicações, está a consolidação viciosa, que pode ocorrer secundária ao fenômeno conhecido como *throughing*, um encavilhamento das superfícies da osteotomia que resulta em colapso e rotação.

Procedimentos ósseos na falange proximal do Hálux

Essas osteotomias têm como característica comum o grande potencial para corrigir deformidades.

Osteotomia de Akin

É a retirada de cunha medial da falange proximal do hálux. Indicada para correção do HV interfalangiano. É realizada através de via de acesso medial sobre a falange proximal, seguida de osteotomia para retirada de cunha óssea medial. Manter a cortical lateral íntegra agrega estabilidade. A correção da deformidade é feita fechando-se a cunha e fixando-a (FIG. 21.3.13).

Ressecção artroplástica de Keller

Reservada para pacientes com pouca demanda funcional ou degeneração articular. Trata-se da ressecção da base da Falange Proximal (FP) através da incisão medial. A manutenção da posição adequada pode ser obtida pela fixação percutânea com fios de Kirshner ou através de curativo pós-operatório. As duas potenciais complicações graves descritas são a metatarsalgia de transferência e a deformidade em *cock-up* (garra do hálux). Ambas compartilham a mesma origem: a perda da estabilidade da articulação metatarsofalangiana do hálux decorrente da desinserção da placa plantar distal aos ossos sesamoides. As complicações da ressecção artroplástica de Keller são mais frequentes em deformidades graves em que houve a necessidade de ressecção de grande porção da base da falange proximal ou em indivíduos muito ativos que foram submetidos a essa técnica cirúrgica.

ARTRODESES

Artrodese da primeira articulação tarsometatarsal de Lapidus[4]

A artrodese do cuneiforme medial com o primeiro metatarsal foi descrita em 1922 por Albrecht. Algumas modificações foram sugeridas, até que, em 1934, Lapidus propôs artrodese regional modelante do cuneiforme medial com o primeiro metatarsal e entre o primeiro e o segundo metatarsais, diminuindo o ângulo entre eles e tendo como resultado a correção do varismo do primeiro metatarsal. Está indicada em deformidades graves associadas à instabilidade do primeiro raio e em alguns casos de HV juvenil. O procedimento distal tipo McBride precisa ser associado.

Inicia-se com uma incisão dorsal, dorsomedial ou medial sobre a primeira articulação tarsometatarsal. A dissecção deve ser cuidadosa para preservar o feixe tibial anterior

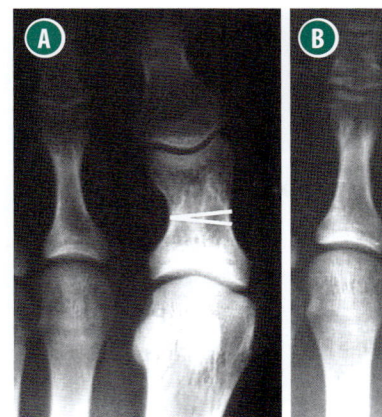
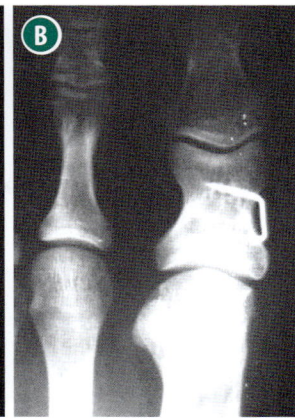

FIGURA 21.3.13 → Radiografia do antepé com carga com HV metatarsofalangiano e interfalangiano.
A Observa-se o valgismo da falange proximal do hálux. Linhas verdes mostram o desenho da osteotomia.
B Correção obtida após ressecção e fixação.
Fonte: Acervo de imagens do Grupo de Pé e Tornozelo do Instituto de Ortopedia e Traumatologia do Hospital das Clínicas da Faculdade de Medicina da Universidade de São Paulo. Reprodução autorizada.

e os nervos sensitivos cutâneos e para realizar hemostasia adequada das veias subcutâneas. A visualização direta das superfícies articulares entre o cuneiforme medial e o primeiro metatarsal permite a retirada da cartilagem e o preparo para a artrodese. Deve-se ter atenção para evitar o encurtamento em excesso do primeiro metatarsal. A cortical lateral desse osso pode ser retirada, bem como a cortical medial do segundo metatarsal, preparando-os para a artrodese entre o primeiro e o segundo metatarsais. A seguir, translada-se a base do primeiro metatarsal para lateral e aproximam-se as cabeças do primeiro e segundo metatarsais, de tal forma a corrigir o ângulo intermetatarsal. Deve-se tomar cuidado para que as superfícies de artrodese estejam em contato, e o uso de enxerto ósseo pode minimizar esse problema. Fixa-se o cuneiforme medial e o primeiro metatarsal e também este ao segundo metatarsal com parafusos ou placas, dependendo da qualidade e do contato ósseo (FIG. 21.3.14).

Artrodese da articulação metatarsofalangiana do Hálux

Essa artrodese está indicada nos casos de deformidades graves, com intensa degeneração articular (como na artrite reumatoide ou na artrite pós-traumática), distúrbios neuromusculares e em alguns HVs recorrentes (revisões). A via de acesso pode ser medial ou dorsal sobre a articulação metatarsofalangiana do hálux. Para exposição adequada, costuma ser necessária a liberação das estruturas laterais, procedimento que pode ser realizado pela própria via medial. O próximo passo consiste no preparo articular com a ressecção da cartilagem da cabeça do metatarsal

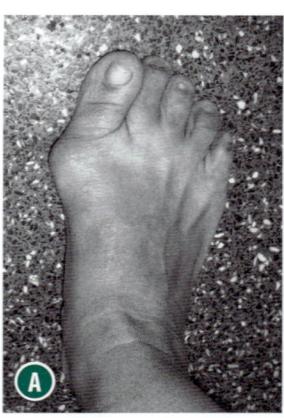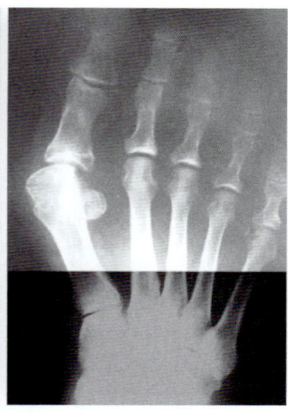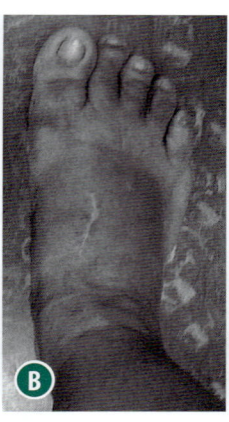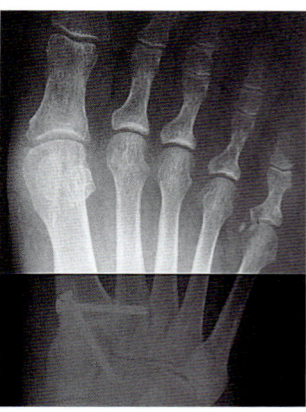

FIGURA 21.3.14 → Correção do ângulo intermetatarsal e do aspecto clínico com o procedimento de Lapidus.
Ⓐ Pré-operatório.
Ⓑ Pós-operatório.
Fonte: Acervo de imagens do Grupo de Pé e Tornozelo do Instituto de Ortopedia e Traumatologia do Hospital das Clínicas da Faculdade de Medicina da Universidade de São Paulo. Reprodução autorizada.

e da falange proximal. Essa etapa pode ser feita com for-mões, curetas, saca-bocados ou com fresas côncavo-conve-xas que permitam encaixe e contato perfeito entre os ossos.

A posição mais descrita de fixação da artrodese é de 15° de valgo do hálux em relação ao primeiro metatarsal na radiografia de frente e 15 a 20° de dorsiflexão da FP em relação ao primeiro metatarsal (o que, em função da incli-nação plantar desse osso, significa um ângulo próximo de neutro em relação ao solo). O posicionamento da articu-lação em extensão com a finalidade de permitir o uso de calçados de salto alto é desaconselhável. Diversas opções de fixação foram descritas, como fios de Kirshner, parafu-sos ou placas. A associação de um parafuso de compressão com uma placa de neutralização dorsal mostra-se biomeca-nicamente superior nos estudos em cadáver e com resulta-dos melhores em estudos clínicos **(FIG. 21.3.15)**.

CIRURGIA PERCUTÂNEA E MINIMAMENTE INVASIVA

Embora o tratamento cirúrgico convencional do HV resultasse em casos que tivessem elevado índice de con-tentamento por parte dos pacientes e dos cirurgiões, algu-mas particularidades das técnicas empregadas e alguns re-sultados insatisfatórios inspiraram profissionais na busca por alternativas que pudessem ser menos mórbidas para o tratamento do HV.

Dentre as questões que se pretendia resolver estavam imobilização no período pós-operatório, restrição prolon-gada de carga, edema duradouro e complicações das par-tes moles e dos procedimentos ósseos secundários a vias de acesso extensas. Morton Polokoff, em 1945, propôs o emprego de cirurgias percutâneas nas patologias do pé e do tornozelo, e técnicas específicas foram retomadas a partir

dos anos 1980, partindo da experiência de Wilson e Bös-ch. Os resultados iniciais desses ensaios se mostraram mui-to irregulares e imprevisíveis, e algumas complicações das tentativas mostraram-se ainda mais mórbidas do que aque-las obtidas com as cirurgias abertas.

Em 1985, Stephen Isham publicou uma modificação da osteotomia de Riverdin. Em seguida, Mariano de Prado, na Espanha, sistematizou um conjunto orgânico de técni-cas e princípios que pudessem ser empregados para o trata-mento de diversas deformidades e afecções do pé e torno-zelo. A partir desse momento, renovou-se o interesse pela técnica em diferentes regiões do mundo.

Uma das formas de correção do HV leve e modera-do de forma percutânea é a osteotomia de Reverdin-Isham. Através de pequena incisão medial distal no nível da me-táfise do primeiro metatarsal, brocas de diferentes calibres são introduzidas. Através de um gesto cirúrgico sistema-tizado, a ressecção do *bunion* é realizada; a seguir, atra-vés da mesma incisão diminuta, mas com diferente gestual padronizado, é possível proceder osteotomia intracapsu-lar e extra-articular, oblíqua, preservando a cortical lateral, com fechamento de cunha medial, possibilitando também a correção do ângulo articular metatarsal distal. A liberação de partes moles laterais é realizada através de outro portal, dorsolateral. Para complementar a correção, uma cunha de base medial é ressecada da base da falange proximal (Akin percutâneo), com uma terceira incisão percutânea.

O princípio básico por trás desse procedimento é a criação, em decorrência de tais osteotomias, de fraturas es-táveis, que não necessitem de fixação interna, dentro de en-velopes de partes moles preservados. As osteotomias po-dem ser imobilizadas com esparadrapos simples, mantidos bem posicionados e protegidos, com curativos e sandálias pós-operatórias. A carga pode ser liberada logo após o pro-cedimento **(FIG. 21.3.15)**.

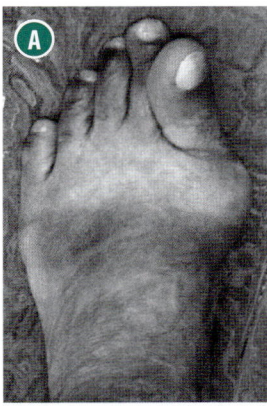 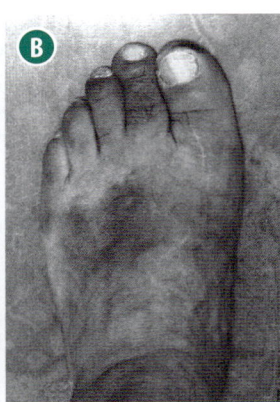 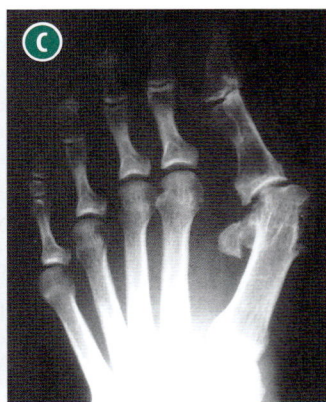 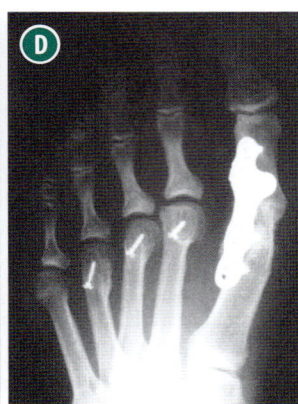

FIGURA 21.3.15 → HV grave com acometimento degenerativo da articulação metatarsofalangiana.
Ⓐ Imagem clínica pré-operatória. Ⓑ Imagem clínica pós-operatória.
Ⓒ Raio X pré-operatório. Ⓓ Raio X pós-operatório, com correção e fixação.
Fonte: Acervo de imagens do Grupo de Pé e Tornozelo do Instituto de Ortopedia e Traumatologia do Hospital das Clínicas da Faculdade de Medicina da Universidade de São Paulo. Reprodução autorizada.

> **ATENÇÃO! O acompanhamento ambulatorial pós-cirúrgico deve ser rotineiro, com retornos frequentes e trocas semanais do curativo e do enfaixamento imobilizador para manutenção da posição das osteotomias até sinais radiográficos de consolidação.**

Alguns cirurgiões foram além e buscaram alternativas técnicas para a fixação das osteotomias, com os intuitos de diminuir a demanda pelos curativos pós-operatórios, manter a redução óssea obtida no intraoperatório e diminuir imprevisibilidade dos resultados. A literatura sobre essa modalidade de tratamento ainda se encontra em fase inicial. Alguns resultados favoráveis têm instigado profissionais a refinarem sua técnica e buscar previsibilidade e consistência de informações, de tal forma a se estabelecer de maneira mais clara os potenciais e os limites da técnica, até que sejam definidos quais pacientes mais se beneficiarão com o emprego da cirurgia percutânea no tratamento do HV.

PÓS-OPERATÓRIO

Nas técnicas convencionais abertas, as suturas são mantidas por 10 a 14 dias. Em tal período, o paciente costuma permanecer sem carga ou com carga exclusiva no retropé, mas é estimulada a mobilidade das articulações. A fixação das osteotomias ou artrodeses com dispositivos mais estáveis de fixação permite liberação precoce da carga com sandália pós-operatória (câmara anterior ampla, solado firme e plano, fixa ao pé através de presilhas de velcro), que ocorrerá após a retirada dos pontos.

Durante as seis primeiras semanas, pode ser utilizado um curativo ou espaçador de silicone entre o primeiro e o segundo dedos, que mantém a redução obtida na cirurgia até a cicatrização das partes moles. Em torno de oito semanas, espera-se que haja consolidação óssea efetiva, permitindo o uso de calçados comerciais. Deve ser respeitada a largura do antepé do paciente, evitando-se o uso de calçados com câmara anterior estreita.

> **ATENÇÃO! Na cirurgia percutânea e minimamente invasiva, estimula-se a carga imediata, protegida com sandália pós-operatória e curativo que posiciona o antepé mantendo a correção obtida. Na maioria dos casos, realizam-se trocas semanais seriadas do curativo, até a consolidação radiográfica.**

COMPLICAÇÕES

As complicações são descritas com taxas variando de 10 a 55% dos casos, desde as mais leves até as mais graves. Dentre as complicações possíveis, podem ser citadas recidiva da deformidade em HV, consolidação viciosa das osteotomias realizadas, infecção, hálux varo, pseudartrose, necrose avascular da cabeça do primeiro metatarsal, lesão vascular, lesão neurológica, manutenção ou piora da dor, rigidez articular, fadiga do material de síntese e trombose venosa profunda.

Referências

1. Hueter C. Klinik der gelenkkrankungen MIT einschluss der orthopaedie. Leipzig: Vogel; 1870.

2. Gould N, Schneider W, Ashikaga T. Epidemiological survey of foot problems in the continental United States: 1978-1979. Foot Ankle. 1980;1:8-10.

3. Morton D. Hypermobility of first metatarsal bone: the inter-linking factor between metatarsalgia and longitudinal arch strains. J Bone Joint Surg Am. 1928;10(2):187-96.

4. Lapidus PW. The author's bunion operation from 1931 to 1959. Clin Orthop Relat Res. 1960;(16):119-35.

5. Klaue K, Hansen ST, Masquelet AC. Clinical, quantitative assessment of first metatarsal mobility in the sagittal plane and its relation to hallux valgus deformity. Foot Ankle Int. 1994;15(1):9-13.

6. Coughlin MJ, Jones CP. Hallux valgus and first ray mobility. A prospective study. J Bone Joint Surg Am. 2007;89(9): 1887-98.

7. Ferrari J, Higgins J, Prior T. Interventions for treating hallux valgus (abductovalgus) and bunions. Cochrane Database Syst Rev. 2004;1:CD000964.

8. Coughlin MJ. Hallux valgus. Instr Course Lect. 1996;78-A: 932-66.

9. Schneider W. Distal soft tissue procedure in hallux valgus surgery: biomechanical background and technique. Int Orthop. 2013;37(9):1669-75.

10. Sanhudo JA. Correction of moderate to severe hallux valgus deformity by a modified chevron shaft osteotomy. Foot Ankle Int. 2006;27(8):581-5.

11. Kalender AM, Uslu M, Bakan B, Ozkan F, Erturk C, Altay MA, et al. Mitchell's osteotomy with mini-plate and screw fixation for hallux valgus. Foot Ankle Int. 2013;34(2): 238-43.

12. Glynn MK, Dunlop JB, Fitzpatrick D. The Mitchell osteotomy for hallux valgus. J Bone Joint Surg Br. 1980; 62-B(2):188-91.

13. Chou LB, Mann RA, Casillas MM. Biplanar chevron osteotomy. Foot Ankle Int. 1998;19(9):579-84.

14. Molloy A, Widnall J. Scarf osteotomy. Foot Ankle Clin. 2014;19(2):166-80.

Capítulo 21.4

PÉ CAVO

Marcos Corsato

O pé cavo é uma deformidade complexa, caracterizada pela elevação exagerada do arco longitudinal devido à flexão plantar rígida do primeiro raio, associada a graus variados de varismo do retropé, adução do antepé e dedos em garra. Essa pronação acentuada do antepé não cede durante a fase de apoio da marcha, mantendo, assim, o pé encurtado e mais folgado no interior do calçado. O primeiro raio fletido plantarmente não permite que o pé everta nas fases de apoio e do desprendimento do hálux durante a marcha. Perde-se, dessa forma, a função normal de absorção do choque na articulação subtalar.

> **ATENÇÃO! O pé cavo é exatamente o oposto do pé chato. É muito menos comum e com provável associação com alguma patologia ortopédica ou neurológica. As doenças neuromusculares, que alteram o tônus muscular, também podem constituir a causa do problema.**

Ao contrário do pé chato, o pé cavo tende a ser mais doloroso, porque mais estresse é direcionado sobre o médio e o retropé. É constituído de vários componentes, que podem estar localizados, com mais predominância, no retropé (deformidade posterior), no antepé (deformidade anterior) ou em ambos (deformidade mista). Na impressão da pegada plantar, a área de contato com o solo está diminuída. Só estão apoiadas as cabeças dos metatarsais e o coxim plantar do calcanhar.

O portador de pés cavos tem dificuldade de se adaptar a muitos calçados, necessitando de ajustes. A flexibilidade articular fica diminuída, porque o eixo da articulação talocalcânea está verticalizado, diminuindo, assim, a mobilidade rotacional das articulações que integram o complexo subtalar (talocalcânea + talonavicular + calcaneocubóidea) durante a marcha. Os dedos podem se apresentar em garra. Tanto o hálux como os dedos menores podem deixar de tocar o solo no final da fase de apoio da marcha, devido à hiperextensão das articulações metatarsofalangianas.

CLASSIFICAÇÃO

O pé cavo apresenta-se com grande variedade de alterações anatômicas. É possível identificar três tipos principais de pés cavos **(QUADRO 21.4.1)**. Tais deformidades podem variar desde pé cavo leve (com dedos em garra flexíveis) até deformidade mais grave, dolorosa, rígida e com alteração da marcha.

Manoli e Grahan[1] descreveram, recentemente, um subtipo de pé cavo no paciente adulto caracterizado, também, pela flexão plantar exagerada do primeiro raio e pelo varismo do calcâneo. Eles o chamaram de pé cavo sutil (*subtle cavus foot*), subpronador (*underpronator*) ou pé travado (*locked foot*) para não ser confundido com o pé cavo-varo neurológico que surge na infância e que evolui durante a adolescência, com piora progressiva das deformidades até chegar à fase adulta.

ETIOLOGIA

O cavismo do pé é a manifestação de distúrbio neuromuscular com algum desequilíbrio muscular. Pelo menos dois terços dos pacientes que buscam tratamento para pé cavo doloroso apresentam alguma alteração neurológica concomitante, e metade deles apresenta alguma das formas da síndrome de Charcot-Marie-Tooth.

Quanto à etiologia, o pé cavo pode ser classificado como de origem:

- **Neuromuscular**
  - Doença muscular:
    - Distrofia muscular (tipo Becker, distal).
    - Distrofia muscular deformante (equino-varo).
    - Tríceps sural excessivamente fraco (pé calcâneo-cavo).
  - Neuropatia dos nervos periféricos e das raízes nervosas lombossacrais:
    - Síndrome de Charcot-Marie-Tooth.
    - Mielomeningocele.
    - Polineurite.
    - Neuropatia periférica.
    - Síndrome da medula presa.
    - Polineuropatia desmielinizante inflamatória.
    - Neurite hipertrófica intersticial de Déjerine-Sottas.
    - Lesão traumática.
  - Doenças da medula espinal e do trato espino-cerebelar:
    - Ataxia de Friedreich.
    - Síndrome de Roussy-Lévy.
    - Atrofia muscular espinal.

QUADRO 21.4.1 → Tipos principais de pés cavos

Tipo/local	Antepé	Retropé
Pé normal discreto	Equilibrado	Neutro ou valgo
Pé cavo-varo	Flexão plantar	Varo
Pé calcâneo-cavo	Equino rígido	Calcâneo
Pé eqino-varo	Equino	Equino

- Lipomeningocele.
- Siringomielia.
- Diastematomielia.
- Disrafismo espinal (medula presa).
- Tumores da medula espinal.
- Poliomielite (paralisia infantil).
- Doença cerebral e cerebelar:
  - Doença cerebelar primária.
  - Paralisia cerebral espástica e/ou atetoide.
  - Hidrocefalia oculta.
- **Congênita**
  - Pé torto congênito residual e inveterado.
  - Artrogripose múltipla congênita.
  - Pé cavo congênito.
  - Coalizão tarsal (talocalcânea e calcaneonavicular).
- **Hereditária ou familiar**
  - Pé cavo idiopático (diagnóstico de exclusão).
  - Familiar (considerar a possibilidade de síndrome de Charcot-Marie-Tooth).
- **Traumática**
  - Sequela de síndrome compartimental.
  - Sequela de esmagamentos, queimaduras e fraturas (p. ex., consolidação viciosa).
  - Lesões tendíneas por ferimentos lacerantes.
  - Tendão do calcâneo excessivamente alongado (iatrogenia).
- **Inflamatória**
  - Artrite reumatoide e afins.

A ampla variedade de doenças neurológicas associadas a pé cavo sugere a possibilidade de que mais de um padrão de desequilíbrio muscular possa estar presente na etiologia da deformidade. A única exceção seria o pé calcâneo-cavo, no qual a fraqueza do músculo tríceps sural é fundamental para o desenvolvimento da deformidade. Em todos os indivíduos com algum grau de pé cavo, pode-se encontrar alguma evidência de tensão nas partes moles posteriores do retropé.

A fraqueza do músculo tibial anterior está presente em alguns tipos de pé cavo e é característica da síndrome de Charcot-Marie-Tooth. Com a fraqueza do músculo tibial anterior e a retração das estruturas posteriores, a tentativa de dorsiflexionar o tornozelo produz hiperextensão das articulações metatarsofalangianas, causada pela hiperfunção dos tendões extensores dos dedos (dorsiflexores acessórios do tornozelo). A fáscia plantar fica cada vez mais retraída por conta da hiperatividade da musculatura intrínseca do pé e dos músculos flexores plantares (curtos e longos) dos quais faz parte e, também, devido à fraqueza dos músculos extensores. Esse encurtamento causa elevação do arco plantar, flexão plantar dos metatarsais e rotação externa da tíbia.

No caso do pé calcâneo-cavo, a fraqueza ou paralisia do músculo tríceps sural leva o calcâneo a assumir uma postura de dorsiflexão. Na criança em crescimento com tal patologia, há círculo vicioso de estímulo fisiológico prejudicial sobre a fise de crescimento na tuberosidade do calcâneo. Isso resulta em dorsiflexão cada vez maior do calcâneo, associada a migração cada vez mais anterior da inserção do tendão do calcâneo. Tais alterações, aos poucos, encurtam e enfraquecem o braço de alavanca do calcâneo. Elas elevam o arco longitudinal; o antepé flexiona plantarmente, devido à ação da gravidade e da função (normal) dos músculos intrínsecos e extrínsecos do pé, e os dedos sofrem, assim, deformidade em garra. Com a hiperextensão das articulações metatarsofalangianas, as cabeças dos metatarsais assumem uma posição cada vez mais flexionada, piorando a deformidade.

Mosca[2] acredita que a deformidade em flexão plantar do primeiro metatarsal seja causada pela hiperatividade do músculo fibular longo e que seja "flexível" no início. Tal situação é chamada de hiperfunção dos fibulares (*peroneal overdrive*). Com o passar do tempo, a deformidade torna-se rígida. O complexo subtalar do retropé tenta compensar o enrijecimento progressivo do antepé, mas, gradualmente, também vai tornando-se enrijecido. O varismo fixo e rígido do calcanhar é o estágio final. Todo o pé fica rígido por completo e perde sua capacidade de absorver o choque.

SINTOMAS

Os sintomas manifestados pelo paciente são tão variados quanto as deformidades apresentadas pela patologia. O comprimento do pé pode diminuir de forma progressiva durante a evolução da doença neurológica. O paciente se queixa de que o sapato começa a "escapar" somente de um dos pés (quando a doença tem manifestação assimétrica) durante a marcha ou refere que os calçados estão ficando "folgados" (quando a manifestação da doença é simétrica).

Há dificuldade no uso de calçados devido à configuração em cavo (calosidades no dorso dos dedos, bursites por compressão no dorso do pé) e aparecimento de calosidades e dores na região plantar (hiperceratose plantar, metatarsalgia, etc.) devido à diminuição da área de contato. No pé calcâneo-cavo, a formação de calosidades sob o calcanhar é única.

As dores no pé estão associadas à marcha prolongada, ao ficar em pé por muito tempo e ao correr, causadas pela diminuição da amplitude articular na subtalar e no antepé, o que resulta em diminuição da capacidade do paciente em absorver o impacto do contato inicial com o solo.

Há muitas patologias com possível associação à presença de pé cavo-varo no adulto:

- Instabilidade lateral crônica do tornozelo.
- Posteriorização da fíbula.
- Recidiva da instabilidade após a reconstrução ligamentar lateral do tornozelo.
- Instabilidade da articulação subtalar.
- Ruptura longitudinal dos tendões fibulares.
- Luxação recidivante dos tendões fibulares.
- Sulco dos tendões fibulares raso ou convexo.
- Tuberosidade fibular hipertrófica.
- Síndrome do *os peroneum* acessório.
- Fíbula distal hipertrofiada.
- Fratura de Jones na base do quinto metatarsal.
- Fratura de estresse na base do quarto metatarsal.
- Calosidade plantar sob a base do quinto metatarsal.
- Calosidades sob as cabeças do primeiro e do quinto metatarsais, ao mesmo tempo.
- Patologia dos sesamoides (sobrecarga, condromalacia, necrose avascular, etc.).
- Fascite plantar.
- Fratura de estresse vertical no maléolo medial.
- Metatarso aducto ou varo.
- Artrite ou artrose no mediopé.
- Artrite do tornozelo em varo.
- Artrite do compartimento medial do joelho.
- Síndrome da banda iliotibial.
- Fraturas de estresse na fíbula e na tíbia.
- Síndrome compartimental produzida por exercício na perna e no pé.
- Retração ou tensão do músculo gastrocnêmio.

DEFORMIDADES

Retropé

O *pitch* do calcâneo é maior do que 30° (radiografia ortostática em perfil do pé) (**FIG. 21.4.1**).

Os componentes do varismo do retropé são:

- Aponeurose plantar (flexível na criança e rígida no adulto). É uma estrutura extremamente tensa e inextensível em caso de pé cavo grave, mantendo o antepé aduzido e flexionado plantarmente, e o calcâneo, invertido.
- Deformidade óssea fixa (devido à rigidez subtalar).
- No caso do pé calcâneo-cavo, existe, também, proeminência plantar exagerada da tuberosidade do calcâneo, associada a atrofia significativa do músculo tríceps

sural. A deformidade característica e a abundância de hiperceratose sob o calcanhar conferem a esse tipo de pé cavo uma semelhança com o cabo de pistola (*pistol grip deformity*).

Antepé

Todos os raios mediais ou do primeiro e do segundo metatarsais estão envolvidos na deformidade em flexão plantar (ou equino) do antepé. A deformidade em adução do antepé pode estar presente. Ocorre marcha sobre a borda lateral do pé se o retropé estiver posicinado em varo. A deformidade em valgo (ou pronação) do antepé pode estar presente quando a borda medial do antepé está mais fletida plantarmente do que a borda lateral.

- Marcha sobre a borda medial do pé no início da fase de apoio (**FIG. 21.4.2A**).
- Pode ser flexível (no indivíduo mais jovem), não havendo dificuldades no desprendimento do hálux no final da fase de apoio.
- Pode ser muito rígida (no indivíduo mais velho). O torque em inversão sobre o calcâneo para apoiar todo o antepé no solo no final da fase de apoio da marcha pode causar instabilidade no tornozelo ou na articulação subtalar, ainda mais se houver fraqueza dos tendões fibulares (**FIG. 21.4.2B**).

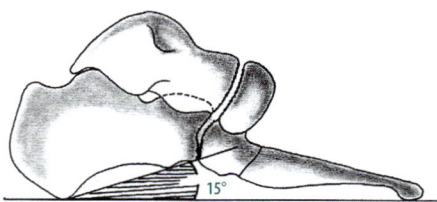

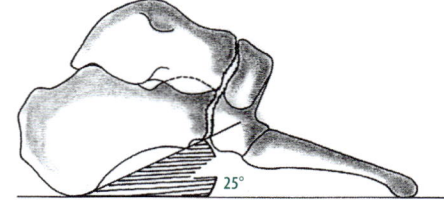

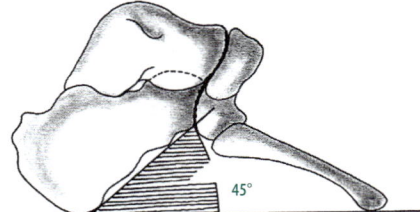

FIGURA 21.4.1 → Esquema da imagem visualizada na radiografia em perfil do pé com carga em indivíduo com o pé plano (*pitch* do calcâneo de 15°), com o arco normal (25°) e com o pé cavo (45°).

Dedos

A deformidade em garra dos dedos pode ser a única queixa do paciente. Ela pode ser:

- Flexível e redutível às manobras de redução passiva.

- Rígida com subluxação dorsal das articulações metatarsofalangianas e com deformidade rígida em martelo das articulações interfalangianas.

- Hálux:
    - Retração da articulação interfalangiana.
    - Pode já existir fusão.
    - Valgo.

ANAMNESE

O diagnóstico preciso nem sempre é possível para todos os pacientes. Contudo, fazer o diagnóstico é fundamental para o conhecimento da história natural da maioria das doenças. Esse conhecimento ajuda muito no planejamento do tratamento e no aconselhamento genético. A conduta varia bastante entre pacientes com doença evolutiva e indivíduos com lesão não progressiva, estável.

História familiar. A história familiar da deformidade deve ser investigada como complemento do diagnóstico. A síndrome de Charcot-Marie-Tooth (patologia autossômica dominante, de manifestação variável) é uma das causas mais frequentes de pés cavos.

Exame físico. É direcionado, em particular, à coluna vertebral, na busca de alterações cutâneas sugestivas de disrafismo (lesões hiperpigmentadas, hirsutas ou encovadas na linha mediana vertebral).

> **ATENÇÃO!** Deve-se pesquisar sempre qualquer história de alteração progressiva na forma e na função do pé, mesmo na presença de alteração neurológica conhecida. A piora rápida da deformidade em cavo em crianças com mielomeningocele pode evidenciar medula espinal presa.

A identificação do varismo do retropé costuma ser realizada com o paciente em pé, de costas para o examinador. Contudo, isso pode se tornar muito difícil nos casos mais leves, devido à ausência de pontos de referência. A avaliação pela frente, com o paciente em pé, tende a ser mais eficiente (teste do *peek-a-boo*).

Exames neurológico e muscular rigorosos. O exame neurológico detalhado das extremidades superiores e inferiores, incluindo os testes motores, sensitivos e reflexos, é mandatário. O exame muscular rigoroso sempre deve ser realizado, sobretudo no planejamento de algum tipo de transferência muscular. Todos os músculos intrínsecos e extrínsecos do pé devem ser testados quanto a sua potência antes do procedimento cirúrgico. O desequilíbrio persistente entre grupos musculares pode deformar a mais rígida das artrodeses.

Avaliação detalhada da marcha. O pé é examinado com o paciente sentado, em pé e caminhando.

Exame da amplitude articular de todas as articulações do pé e do tornozelo. A maioria dos pacientes sempre apresenta algum grau de retração das estruturas moles posteriores.

Teste do bloco lateral de Coleman. A avaliação da flexibilidade do retropé é o teste mais importante para o planejamento cirúrgico. Coleman e Chesnut[3] idealizaram esse teste com base no fato de que existe flexão plantar fixa do primeiro metatarsal. O pé é considerado um tripé, com as cabeças do primeiro e do quinto metatarsais e o calcâneo representando os três pontos de apoio (**FIG. 21.4.2**).

O teste do bloco é realizado, inicialmente, com o paciente de costas, observando-se, assim, o grau do varismo do calcanhar (**FIGS. 21.4.3A e 21.4.4A**). É solicitado ao paciente ficar em pé sobre um bloco de madeira (ou um livro) de 2,5 cm de altura. O hálux e a cabeça do primeiro metatarsal devem ficar pendentes sobre a borda medial do bloco (**FIG. 21.4.3B**). Qualquer mudança no posicionamento em varo do retropé é registrada (**FIGS. 21.4.3C e 21.4.4B**). Se houver melhora do varismo do calcâneo até um grau mais próximo do normal ou levemente em valgo, é possível concluir que a articulação subtalar é flexível e o primeiro raio fletido plantarmente está empurrando o calcanhar em varo, devido ao efeito tripé do pé (**FIG. 21.4.2**). O teste do bloco elimina o efeito do toque no solo do primeiro raio em flexão plantar.

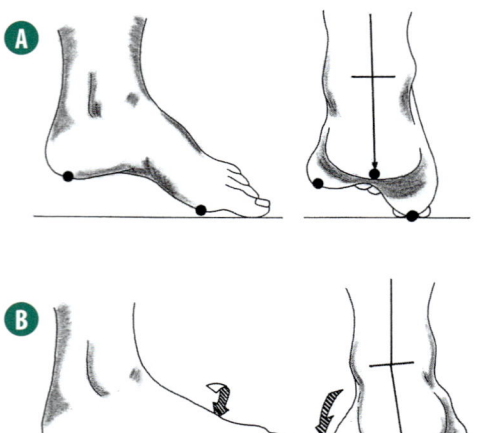

FIGURA 21.4.2 → Efeito do "tripé" (plano formado pelas cabeças do primeiro e do quinto metatarsais e pela tuberosidade do calcâneo). O tripé é afetado pela flexão plantar rígida do primeiro raio, inclinando o plano de modo a deixar o calcâneo em varo.

Ⓐ Torque em varo do calcanhar no momento do apoio do antepé na segunda parte da fase de apoio da marcha.

Ⓑ Deformidade em valgo do antepé no início da fase de apoio da marcha em pé cavo (apoio inicial do antepé, e não do calcanhar, como na marcha com o pé normal).

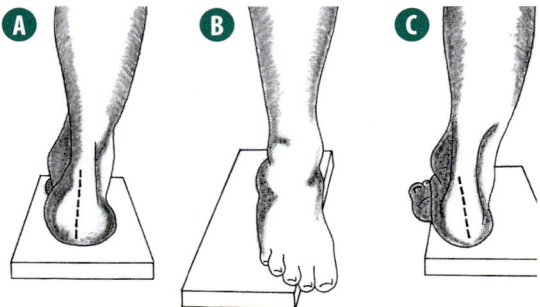

FIGURA 21.4.3 → Teste de Coleman.
A deformidade flexível em varo do retropé ♠ corrigirá para a posição em valgo ♠ e ♠ quando o primeiro metatarsal plantarmente flexionado é deixado "suspenso", sem apoio, fora da borda do bloco de madeira. A falha na correção automática e espontânea para o valgo indica a necessidade de correção cirúrgica do retropé, além dos procedimentos a serem realizados no antepé.

Se o fator responsável pelo varismo for localizado no antepé, a abordagem cirúrgica será direcionada para a correção da pronação do antepé causada pela queda do primeiro raio. Se o varismo do retropé persistir ou ter correção parcial, o ajuste cirúrgico deve englobar tanto o antepé como o retropé.

Teste de Coleman potencializado. O teste de Coleman é potencializado quando o paciente roda externamente o pé contralateral em 90°. Todo o membro contralateral também roda externamente, inclusive a pelve. Isso leva à rotação interna de todo o membro ipsilateral até o tálus. Quando o tálus roda internamente, o primeiro raio é forçado ainda mais no sentido plantar, devido à ação passiva e automática na articulação subtalar. Tal manobra aumenta a quantidade de valgismo do calcanhar, exacerbando, assim, a efetividade do teste **(FIG. 21.4.4)**.

Sinal do calcâneo escondido (*peek-a-boo heel sign* ou sinal de Brian). O paciente é avaliado de frente e em pé. No pé normal, a borda medial do calcâneo fica encoberta em função de um valgismo de 5°. No retropé em varo, a borda medial pode ser observada "espreitando" do lado interno do pé. Existe a possibilidade de teste *peek-a-boo* falso-positivo nos pacientes com coxim plantar hipertrofiado ou com graus exagerados de adução dos metatarsais. A confirmação sempre deve ser feita observando-se, também, o paciente em pé e de costas **(FIG. 21.4.5)**.

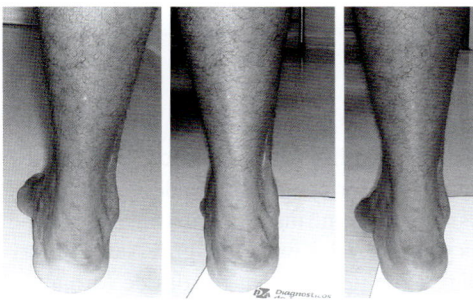

FIGURA 21.4.4 → Teste de Coleman potencializado.

EXAMES

Raio X dos pés com carga (ortostático). A incidência anteroposterior documenta o grau de adução do antepé e evidencia, também, a diminuição do ângulo talocalcâneo traçado entre os longos eixos do tálus e do calcâneo que se encontram praticamente paralelos. A incidência lateral (perfil) é útil para o cálculo do grau de cavismo do pé, mediante a "quebra" na linha de Meary, devido à flexão plantar do primeiro metatarsal **(FIG. 21.4.6)**.

Raio X dos tornozelos com carga (ortostático). A incidência em perfil da articulação tibiotarsal evidencia a posteriorização da fíbula em relação à tíbia, achado comum no pé torto equino-varo e também na entorse de repetição do tornozelo. A incidência anteroposterior pode demonstrar a inclinação em varo do tálus na pinça bimaleolar, o que, às vezes, produz artrite em varo do tornozelo com o passar dos anos.

Raio X da coluna vertebral (completo). Busca imagens que sugiram algum tipo de patologia no interior do canal espinal (alargamento interpedicular, alterações congênitas e espinha bífida oculta, em outro nível que não S1-S2) **(FIG. 21.4.7)**.

- Tomografia computadorizada do crânio.
- Ressonância magnética da coluna vertebral (completa) e do crânio.
- Eletroneuromiografia.
- Pesquisa de potenciais evocados.
- Biópsia do nervo sural e/ou muscular.
- Teste sanguíneo de DNA (síndrome de Charcot-Marie--Tooth).

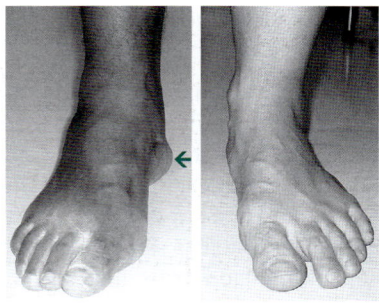

FIGURA 21.4.5 → Teste do *peek-a-boo*.

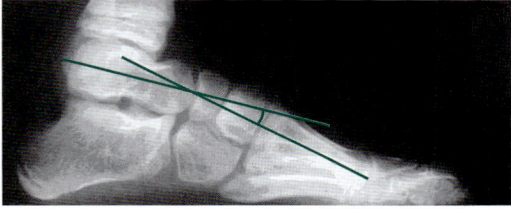

FIGURA 21.4.6 → Raio X de perfil do pé com carga. O ângulo de Meary é calculado pela intersecção das linhas traçadas ao longo do eixo longitudinal do tálus e do primeiro metatarsal. O valor normal desse ângulo é de 0°. A visualização radiográfica do canal do tarso só é possível com o posicionamento do retropé em varo.

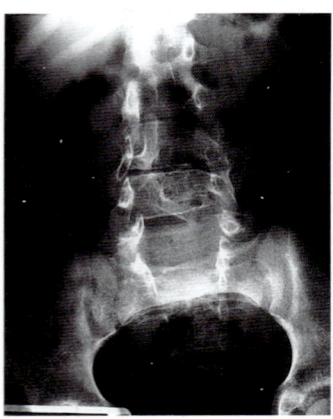

FIGURA 21.4.7 → Raio X anteroposterior da coluna lombossacral evidenciando sinais de raquisquise.

A avaliação com o neurologista ou com o neuropediatra facilita a pesquisa diagnóstica.

TRATAMENTO CONSERVADOR

Infelizmente, não existe tratamento ou cura para as várias doenças neurológicas que causam deformidade em cavo do pé. Além disso, a fraqueza e o desequilíbrio muscular são irreversíveis, mesmo quando é obtida alguma interrupção do processo de deterioração neurológica. A deformidade plantar progride sempre durante o curso da doença. As modificações nos calçados, as órteses suropodálicas (em material rígido, como o polipropileno) e os exercícios (fisioterapia) não conseguem alterar o desenvolvimento do pé cavo-varo. Os efeitos proporcionados também são controversos e limitados.

As palmilhas clássicas que suportam o arco são ineficientes e pioram os sintomas. As palmilhas confeccionadas a partir de molde gessado, em material macio, com depressão sob a cabeça do primeiro metatarsal e com suporte lateral no antepé, podem aliviar a dor e a marcha nos casos em que a deformidade e os sintomas são mais leves. A cirurgia é necessária em deformidades mais graves.

TRATAMENTO CIRÚRGICO

As indicações cirúrgicas básicas para a correção do pé cavo-varo são as mesmas, seja qual for a etiologia: evidência de deformidade progressiva, calosidades dolorosas sob as cabeças dos metatarsais ou na base do quinto metatarsal e instabilidade do tornozelo. A complexidade da reconstrução aumenta com a gravidade e a rigidez das deformidades. As particularidades de cada tratamento limitam-se à necessidade de procedimentos secundários, como as transferências tendíneas, a liberação das partes moles posteriores (cápsulas articulares, tendões e fáscias) e a correção dos dedos em garra. O planejamento final do tratamento é fundamentado na causa da deformidade, na idade do paciente e se a deformidade no retropé é flexível ou não.

Existem três princípios básicos a serem considerados durante o planejamento do procedimento cirúrgico: corrigir todas as deformidades (uma de cada vez), reequilibrar as forças musculares restantes e dispor sempre de outras possibilidades de correção (no caso de recidiva da dor e das deformidades). Uma questão importante do planejamento cirúrgico é deixar claro para o paciente e seus responsáveis que a cirurgia não é curativa e nem sempre é definitiva, podendo haver a necessidade de procedimentos operatórios adicionais no futuro.

O problema fundamental do antepé rígido com retropé flexível é a flexão plantar e a pronação do primeiro metatarsal. Existe também a retração das partes moles plantares. O retropé flexível corrige automaticamente com a correção do antepé. No caso de deformidade rígida do retropé e do antepé, as possibilidades de tratamento operatório são várias, havendo, ainda, a necessidade de correção cirúrgica no retropé, além do antepé.

Procedimentos em partes moles

A correção das deformidades começa sempre com a liberação das partes moles, por meio de fasciotomias, capsulotomias, entre outras técnicas, e com os alongamentos musculares e/ou tendíneos, com o objetivo de realinhar as articulações. No caso do pé cavo-varo, a fasciotomia plantar, a liberação proximal do músculo abdutor do hálux e as capsulotomias plantares naviculocuneiformes e cuneometatarsais são obrigatórias.

Procedimento de Steindler. Liberação da fáscia plantar, do flexor curto dos dedos e do quadrado plantar.

Tenodese do fibular longo no fibular curto. É indicada na presença de hiperfunção dos fibulares, na qual o fibular longo é importante causador da flexão plantar do primeiro raio. A transferência tendínea alivia a força deformante sob o primeiro raio e fortalece a eversão do retropé.

Procedimentos de alongamento do gastrocnêmio. Como na técnica de Strayer, são indicados àqueles pacientes que apresentam retração isolada do gastrocnêmio, aliviando, assim, a força deformante em varo do tendão do calcâneo.

Procedimentos ósseos

Alguns ossos modelam-se de modo anormal durante o crescimento da criança por conta da ação desequilibrada e prolongada dos músculos intrínsecos e extrínsecos do pé. As osteotomias são utilizadas para corrigir essas deformidades ósseas, que somente são identificadas de forma plena após a liberação das partes moles e da redução das articulações.

Osteotomias. O primeiro raio fica fletido plantarmente no decorrer do desenvolvimento do pé cavo-varo. O sítio de tal deformidade está localizado no cuneiforme medial.

- **Cunha de fechamento, de base dorsal, na base do primeiro metatarsal.** É mais utilizada em pés adultos e rígidos. O procedimento deve ser muito bem indicado, pois pode colocar a fise do primeiro metatarsal sob risco de fechamento precoce na criança e expor a cabeça do segundo metatarsal à fratura de fadiga em função do encurtamento do primeiro raio. A osteotomia não é realizada no sítio da deformidade (**FIG. 21.4.8**).

- **Cunha de abertura, de base plantar, no cuneiforme medial.** Só é possível de ser realizada nos pés flexíveis de crianças. O procedimento é seguro, efetivo, confiável e intrinsecamente estável, quase sempre sem necessidade de osteossíntese.

- **Osteotomias de encurtamento.** A coluna lateral do pé pode necessitar de encurtamento se a adução e o varismo persistirem após o(s) procedimento(s) na coluna medial. A técnica consiste em osteotomia de subtração do cuboide, com retirada de cunha (ou trapézio) da base lateral.

- **Osteotomias do calcâneo.** Até a mais grave e rígida deformidade em cavo-varo do pé pode ser corrigida com essas técnicas, sem alterar a movimentação da articulação subtalar. As cunhas de fechamento e de abertura foram idealizadas por Dwyer, para a correção do componente varo do retropé (**FIG. 21.4.9**). As osteotomias de deslizamento do calcâneo (de elevação e/ou de lateralização) surgiram como modificações de tal técnica (**FIG. 21.4.10**).

- **Osteotomias de elevação e de rotação no mediopé.** Essas osteotomias, descritas originalmente por Cole,[4]

Japas,[5] Jahss[6] e Wilcox e Weiner,[7] corrigem de forma satisfatória a deformidade em cavo, mas à custa de artrodeses entre alguns dos ossos do mediopé. Tais procedimentos devem ser indicados, de preferência, na eventualidade de recidivas ou de deformidades residuais.

- **Osteotomias múltiplas dos metatarsais.** Com popularização recente por Sammarco e Taylor,[8] que as utilizam como complemento à osteotomia de elevação do primeiro raio, quando só esta não é suficiente para corrigir a adução e a flexão plantar do antepé. Elas são realizadas, de forma sequencial, se necessário, de medial para lateral. A osteotomia de dorsiflexão é realizada e fixada rigidamente com parafuso.

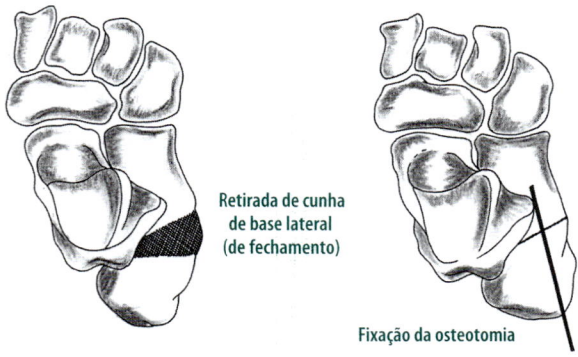

Retirada de cunha de base lateral (de fechamento)

Fixação da osteotomia

FIGURA 21.4.9 → Osteotomia de Dwyer.

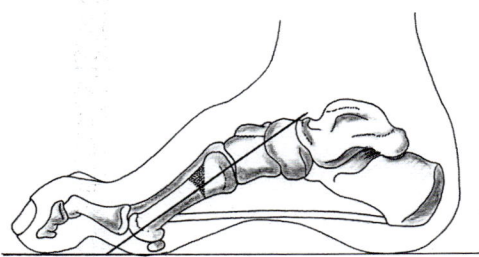

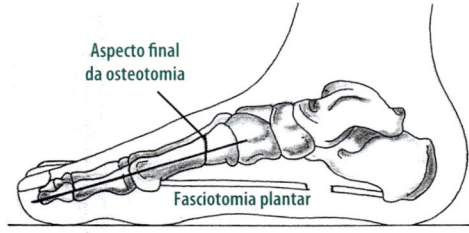

Aspecto final da osteotomia

Fasciotomia plantar

FIGURA 21.4.8 → Osteotomia de elevação do primeiro metatarsal, com retirada de cunha de base dorsal.

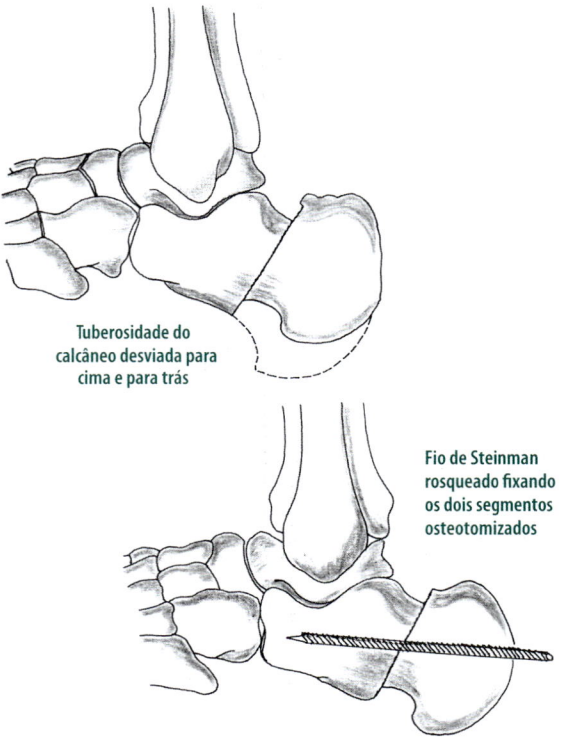

Tuberosidade do calcâneo desviada para cima e para trás

Fio de Steinman rosqueado fixando os dois segmentos osteotomizados

FIGURA 21.4.10 → Osteotomia de elevação e alongamento do calcâneo.

Tríplice artrodese. Não deve ser utilizada como procedimento reconstrutor primário, ou talvez, até secundário, em crianças e adolescentes, pois acarreta sobrecarga, artrose degenerativa precoce ou artropatia de Charcot nas articulações adjacentes remanescentes e não incluídas na artrodese. Além disso, ela não consegue corrigir sozinha a deformidade concomitante do antepé e do retropé ao mesmo tempo. A artrodese deve ser considerada como método de salvamento na existência de artrite grave ou de recidiva da deformidade em pacientes com maturidade esquelética. As recidivas mais leves em indivíduos mais jovens devem ser conduzidas de forma adequada por outras transferências tendíneas, com ou sem a correção da deformidade.

Osteotomias combinadas do calcâneo e dos ossos do tarso com liberação plantar tipo Steindler. A correção das deformidades do pé calcâneo-cavo requer fasciotomia plantar radical (fasciectomia), capsulotomia (sindesmotomia) plantar medial das articulações do mediopé e procedimentos corretivos nos ossos do tarso e do metatarso e no calcâneo. A osteotomia de deslizamento posterior da tuberosidade do calcâneo rebaixa de forma efetiva o arco plantar ao elevar esse osso. É um procedimento efetivo que ainda tem o benefício de preservar a movimentação articular. Eventualmente, as osteotomias com ressecção de cunhas podem ser empregadas no mediopé. A preservação das articulações é o objetivo principal quando essas deformidades são operadas, em especial em crianças. A eliminação do movimento entre as articulações mediotarsais tem efeito menos negativo em longo prazo do que quando a articulação subtalar é bloqueada.

Osteotomia em V – cunha de fechamento. Cole[4] focava o procedimento cirúrgico no mediopé, pois acreditava que fosse o local da deformidade principal. Ele recomendava osteotomia com retirada de cunha de base dorsal que incluía partes do navicular, dos cuneiformes e do cuboide. A retirada dessa cunha de base dorsal corrigiria a deformidade em equino do antepé.

Japa,[5] em 1968, modificou a técnica de Cole[4] ao realizar a osteotomia em forma de V, com seu ápice mais distal localizado nas bases dos metatarsais. Esse ápice distal é pressionado plantarmente para que o antepé seja elevado de sua posição em equino, corrigindo, assim, a deformidade.

Correção dos dedos

Procedimento de Jones. É utilizado quando há deformidade em hiperextensão da articulação metatarsofalagiana do primeiro raio, devido à fraqueza do músculo tibial anterior. O tendão do extensor longo do hálux tenta supri-lo como dorsiflexor acessório, resultando na deformidade, além da flexão secundária da articulação interfalagiana do hálux. A técnica consiste em transferir o tendão do extensor longo do hálux para o colo do primeiro metatarsal, facilitando, assim, a dorsiflexão do tornozelo e evitando a evolução da deformidade em garra do hálux por meio de artrodese interfalangiana.

Procedimentos para a correção dos dedos em garra (técnicas de Du Vries e de Parrish). O tratamento dos dedos em garra vai depender da rigidez da deformidade: se ela estiver localizada nas articulações metatarsofalagianas, ou a articulação interfalangiana proximal for corrigida de modo passivo, ela é considerada flexível e será tratada por meio de liberação das partes moles (tendões extensores e cápsulas articulares) mais estabilização ativa dos dedos na posição neutra por transferência tendínea (técnica de Parrish). No caso de articulações interfalangianas proximais rígidas, é necessária a ressecção das cabeças das falanges proximais (condilectomia) para artroplastia de Du Vries, além da fixação intramedular com fio de Kischner.

Referências

1. Manoli A, Graham B. The subtle cavus foot, "the underpronator." Foot Ankle Int. 2005;26(3):256-63.

2. Mosca VS. The cavus foot. J Pediatr Orthop. 2001;21(4):423-4.

3. Coleman SS, Chesnut WJ. A simple test for hindfoot flexibility in the cavovarus foot. Clin Orthop Relat Res. 1977;(123):60-2.

4. Cole WH. The treatment of claw-foot. J Bone Joint Surg Am. 1940;22(4):895-908.

5. Japas LM. Surgical treatment of pes cavus by tarsal V-osteotomy: preliminary report. J Bone Joint Surg Am. 1968;50(5):927-44.

6. Jahss M. Tarsometatarsal truncated-wedge arthrodesis for pes cavus and equinovarus deformity of the fore part of the foot. J Bone Joint Surg Am. 1980;62(5):713-22.

7. Wilcox PG, Weiner DS. The Akron midtarsal dome osteotomy in the treatment of rigid pes cavus: a preliminary review. J Pediatr Orthop. 1985;5(3):333-8.

8. Sammarco GJ, Taylor R. Cavovarus foot treated with combined calcaneus and metatarsal osteotomies. Foot Ankle Int. 2001;22(1):19-30.

Capítulo 21.5

METATARSALGIAS

Caio Nery
Ernesto Maceira

DEFINIÇÃO

Sob a denominação de "metatarsalgias", estão englobadas várias afecções que se caracterizam por produzir dor no antepé, mais especificamente sob as cabeças dos metatarsais. O termo refere-se à "dor na região metatarsal", reunindo, portanto, sob o mesmo título, diversas causas de ordem local ou geral, primárias ou secundárias, que resultam em distúrbios dolorosos do segmento anterior do pé.

As metatarsalgias podem ser englobadas dentro do conceito de síndrome, a qual seria mais bem definida como síndrome dolorosa do antepé. Por ser de uso corrente, este texto manterá a denominação tradicional.

INCIDÊNCIA

Viladot[1] refere que as metatarsalgias são a causa mais frequente de dores nos pés, e que 80% da população normal apresenta, durante a vida, alguma forma de dor ou calosidade no antepé. As metatarsalgias incidem mais nos adultos, sendo raras nas crianças. Quanto ao gênero, predominam no sexo feminino, na proporção de 8:1, o que sugere fortemente a participação do uso de calçados de saltos altos e ponteiras triangulares e estreitas na gênese de um grande número de casos.

ETIOLOGIA

Viladot[1] sugeriu que o principal fator etiológico das metatarsalgias são as alterações biomecânicas do pé, constituindo 92% do total. Os restantes 8% são distribuídos entre as demais formas. Regnauld[2] atribuiu a etiologia das metatarsalgias a causas mecânicas (92%) e não mecânicas (8%). Além disso, as condições podem ser difusas – quando acometem todo o antepé ou uma parte dele, não podendo ser atribuídas a uma determinada estrutura isoladamente – ou localizadas, quando a sintomatologia atinge uma área tão específica que é possível detectar a estrutura anatômica envolvida.

A classificação mais atualizada, proposta por Espinosa e colaboradores[3] divide as metatarsalgias em três tipos: (1) primárias – devido a patologias que acometem diretamente os metatarsais e suas relações entre si e com as demais porções do pé; (2) secundárias – que determinam aumento ou má distribuição das pressões nos metatarsais sem que estes estejam diretamente envolvidos na gênese da alteração e (3) iatrogênicas – devido a tentativas frustradas de tratamento das diversas patologias locais ou gerais e que acometem os pés (QUADRO 21.5.1).

QUADRO 21.5.1 → Classificação de Espinosa[3] para as metatarsalgias

Tipo	Característica	Etiologia	Patomecânica
Primária	Discrepância de comprimento dos MTs	Congênita	Aumento de pressão sob a cabeça MT
	Flexão excessiva do MTs (equinismo)	Congênita, neurológica (pés cavos), má consolidação	Aumento de pressão sob a cabeça MT
	Insuficiência do primeiro raio	Hipermobilidade da primeira MTC, Braquimetatarsia, pés planos	Transferência de pressões para MTs vizinhos
	Equinismo do antepé	Congênita, pé cavo Contratura do tríceps	Aumento de pressão sob as cabeças dos MTs + hiperextensão das MTFs
	Anomalias das cabeças dos MTs	Congênita, artrite, neoplasia, infecção	Aumento das pressões sob a cabeça do MT
Secundária	Alinhamento dos MTs	Trauma	Aumento das pressões sob as cabeças dos MTs e transferências
	Hálux rígido	Hereditariedade, osteocondrite, trauma, elevação do MT1	Limitação da extensão da MTF1 que determina supinação do antepé e transferência de pressões
	Instabilidade MTF	Artrite reumatoide, gota, ruptura da placa plantar	Instabilidade nos planos sagital e/ou coronal
	Dor neuropática	Neuroma interdigital, síndrome do túnel tarsiano	Neuropatias compressivas
	Doença de Freiberg	Osteonecrose	Aumento de pressão sob a cabeça MT
Iatrogênica	Falha nas cirurgias do antepé	Pseudartrose, consolidação viciosa	Encurtamento, elevação, flexão plantar com aumento de pressão sob as cabeças dos MTs

MT, metatarsal; MTF, articulação metatarsofalangiana; MTC, articulação metatarsocuneiforme.
Fonte: Espinosa e colaboradores.[3]

ANATOMIA E FISIOLOGIA

Anatomia Funcional

Desde a Grécia Antiga, o homem se interessa pelo funcionamento do pé e pelo modo segundo o qual são distribuídas as cargas a ele aplicadas. A partir de estudos anatômicos, Farabeuf, em 1870, definiu a existência de dois arcos longitudinais, um medial e outro lateral, e um arco transverso no pé.[4] Essa observação, no entanto, por se basear em pés sob efeito da rigidez cadavérica e sem o suporte do peso corporal, não se reveste de importância funcional. Apesar disso, influenciou o raciocício de muitos estudiosos, permanecendo viva até os dias atuais (**FIG. 21.5.1**).

Algum tempo depois, Ellis, em 1889,[2] observou que, em vez dos três arcos de Farabeuf,[4] a planta dos pés normais era formada por uma infinidade de arcos de raios diferentes, orientados tanto no plano frontal como no transverso, e que constituíam uma "metade de abóbada". Quando considerados em conjunto, os pés formariam uma "abóbada" completa, elemento arquitetônico que, como em uma catedral, seria capaz de suportar grandes tensões e forças resultantes da ação da gravidade (peso corporal). Essas observações também são limitadas por serem verdadeiras apenas em condições estáticas (**FIG. 21.5.2**).

Observando a posição anatômica do talo e do navicular em relação à abóbada do pé, Hendrix, em 1934, introduziu o conceito de "amortecedor talo navicular", segundo o qual esses dois ossos, em conjunto, atuariam como fulcro de transmissão e atenuação de cargas.[5] As forças provenientes da ação muscular se concentrariam no conjunto talonavicular transmitindo-se para os demais ossos do pé, multiplicando-se e resultando em movimento e deslocamento. A reação do solo seria percebida por cada elemento da abóbada, concentrando-se no "amortecedor talonavicular" e transmitindo-se para o tornozelo e a perna. A dupla função de atenuador e multiplicador de forças colocaria o "amortecedor talonavicular" no centro da fisiologia do movimento do pé. Essa foi a primeira tentativa bem sucedida de entender e correlacionar a anatomia e a fisiologia da distribuição de cargas nos pés humanos. Apesar de sua relevância, as observações permanecem praticamente desconhecidas do público em geral (**FIG. 22.5.3**).

Em 1928, Morton[6] demonstrou a inexistência do arco metatarsal transversal do pé em condições dinâmicas. Segundo suas observações, na região do antepé, a abóbada de Ellis[2] assume forma de segmento de cone, cujo corte inferior se dá no plano das cabeças dos metatarsaismetatarsais, todas apoiadas no solo. Coube a Papparella-Treccia[7] avançar na compreensão da dinâmica do pé ao considerá-lo como o segmento de uma hélice; uma verdadeira mola que, durante a função, desenrola-se sobre si mesma. De acordo com essa concepção, a margem superior da hélice, representada pelo "pé talo" (talo, navicular, cuneiformes e metatarsaisprimeiro, segundo e terceiro metatarsais), é sustentada pela porção inferior da hélice caracterizada pelo "pé calcâneo" (calcâneo, cuboide e os dois metatarsais

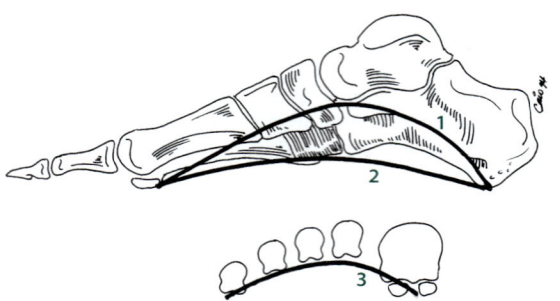

FIGURA 21.5.1 → Ilustrações dos "arcos" longitudinal medial (**1**), longitudinal lateral (**2**) e transverso (**3**), de acordo com a concepção de Farabeuf, em 1870.

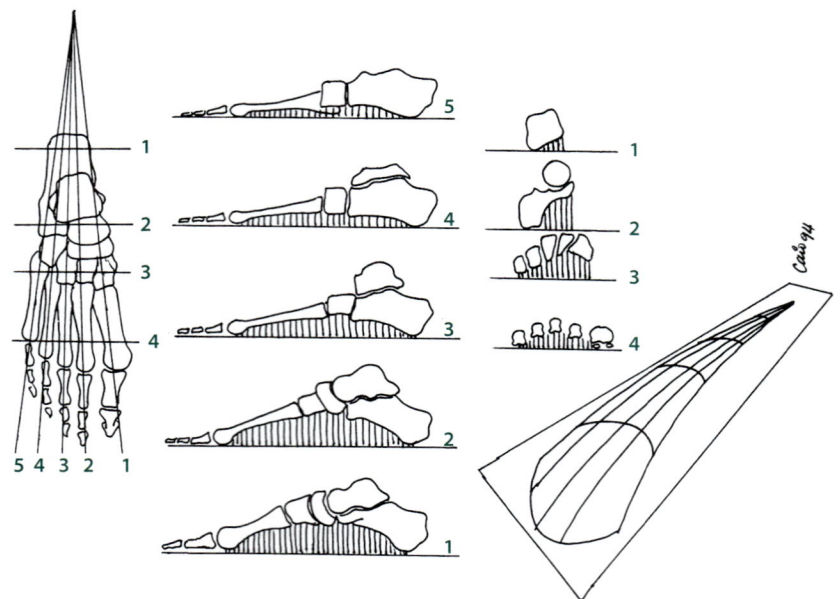

FIGURA 21.5.2 → Ilustração da abóbada plantar conforme Ellis, em 1889. A figura da esquerda representa os limites dos cortes que são apresentados.
Cortes sagitais: (**1**) primeiro arco; (**2**) segundo arco; (**3**) terceiro arco; (**4**) quarto arco e (**5**) quinto arco.
Cortes frontais: (**1**) arco da região do calcâneo; (**2**) arco do sustentáculo do talo; (**3**) arco das cunhas; (**4**) arco dos colos e das cabeças dos metatarsais.

laterais). Alterações nas relações espaciais entre esses dois componentes da hélice determinam os funcionamentos normal e patológico do pé **(FIG. 21.5.4)**.

A integração de todas as ideias válidas precedentes coube a Regnauld,[2] que, conhecendo a anatomia e a ação biomecânica das articulações pé, sugeriu que seu funcionamento se assemelha às arcadas góticas inglesas, orientadas tridimensionalmente como hélices complexas, nas quais sucessivos arcos de raios diferentes situam-se ao nível das articulações mediotarsais, tarsometatarsal, metatarsofalangianas e interfalangianas, combinando sua ação com a de múltiplos e sucessivos arcos de raios diferentes e variáveis. Esses arcos são orientados longitudinalmente de forma a se comportarem como um elemento único de multiplicação e atenuação das forças provenientes do "amortecedor talonavicular".

> **ATENÇÃO!** O entendimento da fisiopatologia das metatarsalgias depende do conhecimento da função do membro inferior como um todo e do tornozelo e pé em particular, bem como da marcha normal.

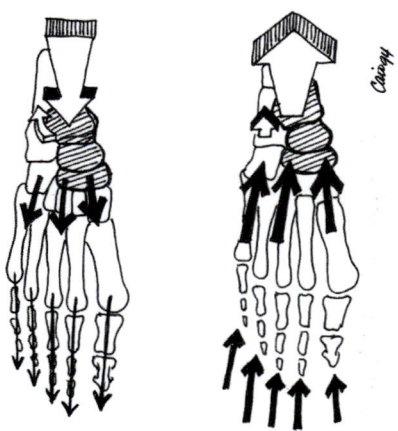

FIGURA 21.5.3 → Amortecedor talonavicular de Hendrixde de 1934. Multiplicador e atenuador de forças dependendo do sentido de atuação dos vetores.

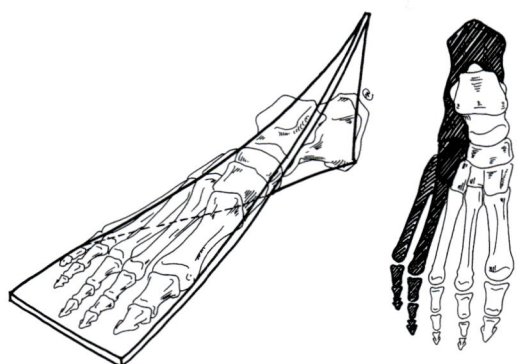

FIGURA 21.5.4 → Hélice de Papparella-Treccia, de 1975, composta pelo pé talo (transparente) e pelo pé calcâneo (hachurado).

O tornozelo, por suas próprias características anatômicas, é o conjunto de articulações no qual são observados os movimentos de flexão e extensão do pé. O eixo de funcionamento dessa região é dirigido no sentido craniocaudal e anteroposterior, de forma que o pé, ao realizar a flexão, aproxima-se da linha média e, na extensão, afasta-se dela **(FIG. 21.5.5A)**. Quando o pé encontra-se apoiado no solo, durante a marcha, ocorrem os mesmos fenômenos que se fazem sentir através da rotação da perna que alterna rotações interna e externa conforme o tempo da marcha.

A articulação subtalar é responsável pela inversão e eversão do pé. Suas facetas articulares são orientadas espacialmente de forma que o eixo funcional se dirija da frente para trás, de medial para lateral e de cima para baixo. Dessa forma, o movimento de inversão é acompanhado da convergência entre o talo e o calcâneo. Na eversão, intensifica-se a divergência entre esses dois ossos **(FIG. 21.5.5B)**. As articulações talonavicular e calcaneocubóidea têm eixos de orientação funcional assimétrica tanto no plano frontal como no transverso. A obliquidade existente entre esses eixos acentua-se na inversão e reduz-se a um mínimo na eversão do retropé. Esse arranjo confere à articulação a capacidade de "travar" e "destravar" o pé, transformando-o em uma estrutura rígida ou flexível conforme a necessidade **(FIG. 21.5.5C)**.

A articulação tarsometatarsal é composta por muitas facetas articulares que se comportam como três segmentos básicos: medial – composto pela articulação entre a cunha medial e a base do primeiro metatarsal; médio – composto pelas articulações dos cuneiformes médio e lateral e os metatarsais segundo e terceiro metatarsais; e lateral – formado pela articulação do cuboide com as bases dos metatarsais quarto e quinto metatarsais. O segmento médio é o mais fixo, e o medial é o mais móvel. Por serem mais móveis, os segmentos medial e lateral participam ativamente por meio da constante atuação dos músculos a eles inseridos, da "dinâmica" do apoio estático do pé. É sobre esse conjunto de facetas, dispostas como três segmentos e que constituem uma unidade funcional única, que atua a articulação mediotarsal, "travando" ou "destravando" o pé. Durante a inversão do retropé, acentua-se a divergência entre os eixos das articulações talonavicular e calcaneocubóidea; em função disso, ocorre o aumento da obliquidade do conjunto tarsometatarsal no plano frontal e a redução da convexidade do mesmo conjunto no plano coronal. Os metatarsais se aproximam entre si e se tornam firmes. Esse conjunto de eventos torna o pé discretamente cavo, varo e rígido. O resultado de tais fenômenos é que o homem é capaz de realizar o deslocamento do centro de gravidade para a frente, praticamente "subindo" no antepé, deslocando-se no espaço. Durante a eversão do retropé, ocorre o fenômeno inverso: reduz-se a divergência entre os eixos das articulações talonavicular e calcaneocubóidea que determina a redução da obliquidade do conjunto tarsometatarsal no plano frontal, ao mesmo tempo em que aumenta sua convexidade no plano coronal. Os metatarsaismetatarsais se afastam e

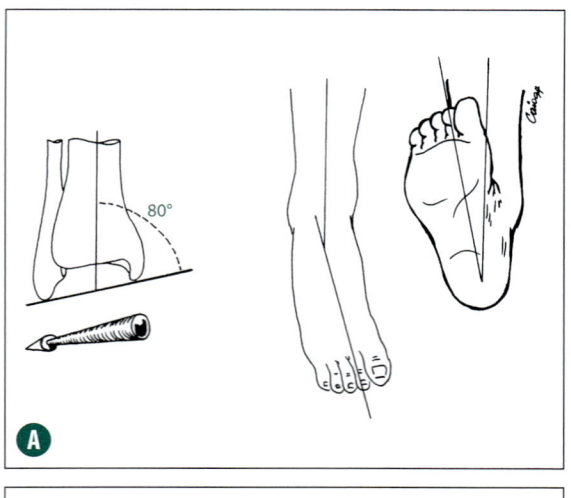
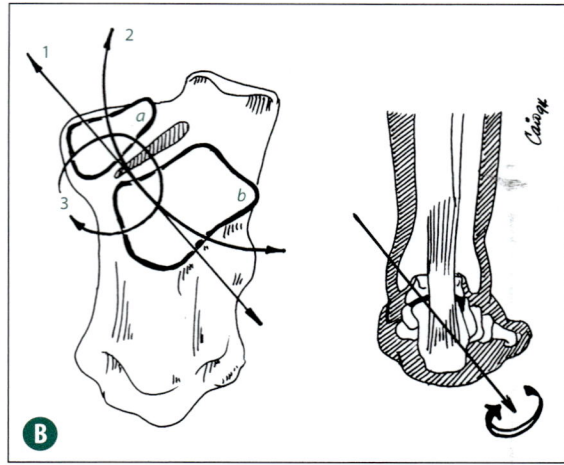
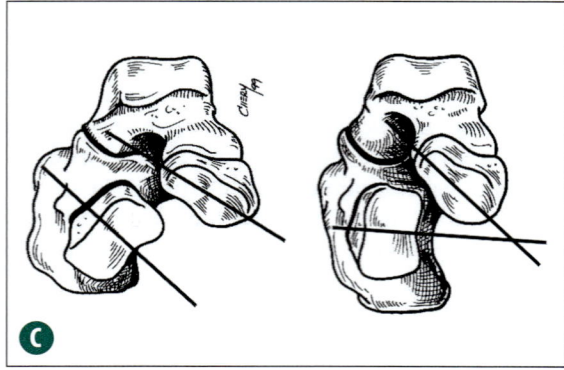
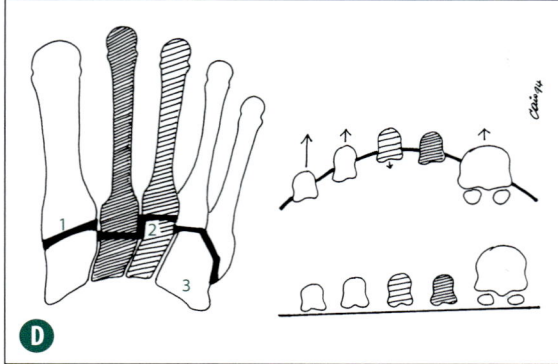

FIGURA 21.5.5

Ⓐ Eixo de funcionamento da articulação tibiotarsal, inclinado da frente para trás, de cima para baixo e de medial para lateral, e as consequentes movimentações do pé sobre ele.

Ⓑ Eixos de funcionamento da articulação subtalar que ocorrem ao redor das facetas do sustentáculo tali (a) e tálamo (b). 1: pistonamento. 2: rotação de raio longo do talo sobre o calcâneo no plano transverso. 3: rotação de raio curto do talo sobre o calcâneo, no plano frontal. A figura da direita demonstra o eixo funcional final, resultante da combinação dos eixos mencionados.

Ⓒ Eixos de funcionamento da articulação mediotarsal (talonavicular e calcaneocubóidea). Durante a eversão, os eixos se tornam praticamente paralelos, liberando as articulações à frente; durante a inversão, os eixos convergem, travando as articulações à sua frente.

Ⓓ Segmentos básicos (1) medial, (2) médio e (3) lateral da articulação tarsometatarsal. Os cortes frontais mostram a "mobilidade" dos raios durante o apoio: o segundo raio praticamente não se move, enquanto o primeiro, o quarto e o quinto sobem ao mesmo tempo em que o terceiro desce. Os metatarsais são ossos longos cuja extremidade proximal tem forma poliédrica e a distal arredondada. Diferem entre si em tamanho e calibre, sendo o primeiro metatarsal o mais curto e largo. As cabeças dos metatarsais situam-se em diferentes planos frontais, e a relação entre esses planos estabelece a fórmula metatarsal: *index plus* é aquela na qual o primeiro metatarsal é maior do que os demais; *index plus-minus* é a fórmula na qual as cabeças dos primeiro e segundo metatarsais ocupam o mesmo plano frontal, e *index minus* é quando o plano da cabeça do primeiro é posterior ao do segundo metatarsal.

---

relaxam. Esse conjunto de eventos torna o pé discretamente plano, valgo e flexível **(FIG. 21.5.5D)**.

> **ATENÇÃO!** Por predispor ao aparecimento de deformidades, da mesma forma que o biotipo do indivíduo pode sugerir tendências patológicas, o estudo das fórmulas metatarsais e suas variantes é de grande importância.

Maestro e colaboradores[8] foram os idealizadores do conceito de morfotipos do antepé, a partir de estudos e mensurações realizadas em radiografias de indivíduos com e sem patologia. Usando pontos de referência anatômicos nas radiografias dos pés obtidas em ortostase, foram sendo identificadas relações matemáticas que se repetem, definindo os diferentes morfotipos. Na **FIGURA 21.5.6**, são apresentados os parâmetros radiográficos utilizados por Maestro e colaboradores[8] em suas mensurações do antepé. O morfotipo "harmônico", que é a fórmula mais adequada que um antepé pode assumir para perpetuar-se como uma estrutura funcionalmente competente e indolor, apresenta dois níveis de harmonia. O primeiro nível é percebido entre o osso sesamoide fibular (lateral) e a cabeça do quarto metatarsal, e o segundo nível corresponde ao comprimento relativo dos raios metatarsais.

Conforme esses níveis de harmonia, o centro do sesamoide fibular deve estar alinhado com o terço médio (central) da cabeça do quarto metatarsal, considerando a linha

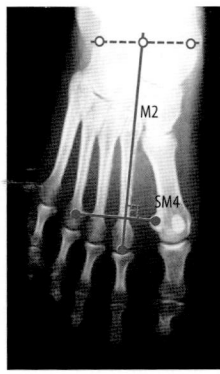
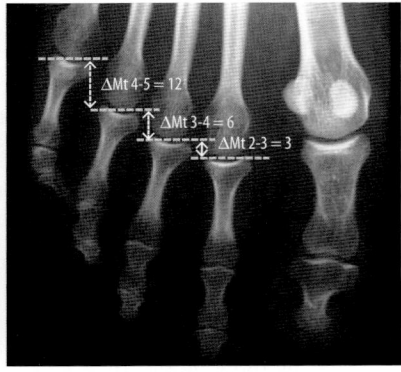

FIGURA 21.5.6 → O antepé "harmônico" de Maestro, em que o centro do sesamoide fibular se alinha com a cabeça do quarto metatarsal. Considerando a linha perpendicular (SM4) ao eixo longitudinal do antepé (M2) e as diferenças dos comprimentos dos metatarsais (ΔMt) entre o segundo e o terceiro, terceiro e quarto e entre o quarto e o quinto, há uma progressão geométrica de razão 2, como 3 mm, 6 mm e 12 mm.

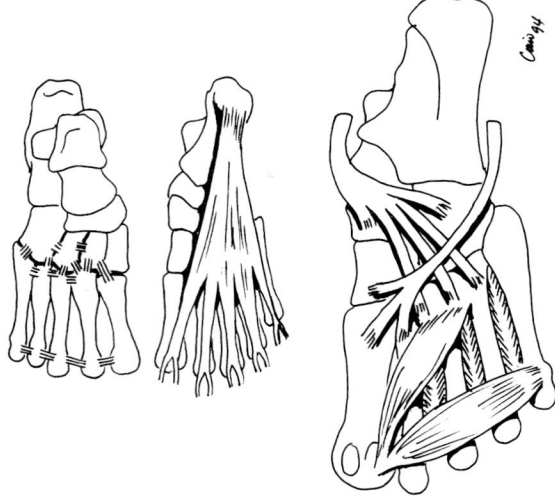

FIGURA 21.5.7 → Elementos estáticos e dinâmicos de estabilização do antepé.

perpendicular ao eixo longitudinal do antepé, e as diferenças entre os comprimentos dos metatarsais laterais (segundo ao quinto) devem seguir uma progressão geométrica de razão 2. Assim, considerando-se as diferenças de comprimento entre o segundo e terceiro metatarsais (M2-M3), entre o terceiro e quarto (M3-M4) e entre os quarto e quinto (M4-M5), há uma progressão geométrica de razão 2, por exemplo 3 mm:6 mm:12 mm ou 4 mm:8 mm:16 mm.

Embora haja outros morfotipos de antepé na população normal, pode-se considerar o "morfotipo harmônico" como o modelo a ser seguido sempre que é preciso corrigir cirurgicamente um pé. O planejamento das osteotomias e o consequente reposicionamento das estruturas – sesamoides halucais, cabeças dos metatarsais e falanges dos raios correspondentes – deve considerar essas relações matemáticas como objetivo a ser alcançado.

A estabilidade do antepé é garantida por uma série de elementos estáticos e dinâmicos (**FIG. 21.5.7**):

- **Estáticos.** Anatomia e disposição geométricas das facetas articulares, ligamentos tarsometatarsais (especialmente frágeis no primeiro raio, no qual a estabilidade é garantida pelo ligamento de Lisfranc, entre a base do primeiro e o cuneiforme medial), fáscia plantar (principal estabilizador estático do arco longitudinal medial do pé), ligamentos intermetatarsais ou transversos superficial e profundo.

- **Dinâmicos.** Músculo tibial posterior e suas várias inserções plantares, músculo fibular longo, músculo adutor do hálux com suas porções oblíqua e transversa e músculos interósseos.

A quebra da harmonia do delicado equilíbrio anatômico e funcional que se estabelece entre as diversas estruturas estáticas e dinâmicas do pé é a causa básica das metatarsalgias.

Biomecânica

A deformidade ou alteração funcional que determina o aparecimento da metatarsalgia em um indivíduo se faz de maneira cíclica e repetitiva, razão pela qual é indispensável o conhecimento detalhado da biomecânica da marcha.[9-12] Para fins de sistematização, apresenta-se a seguir a avaliação do ciclo da marcha através do choque do calcâneo, evento que marca de forma imperativa a sequência de ocorrências que caracterizarão uma passada (**FIG. 21.5.8**).

Fase de apoio (duração de 60% do ciclo da marcha)

- Fase de duplo apoio inicial e choque do calcâneo (duração de 10% do ciclo da marcha):
  - A fase do duplo apoio inicial tem início com o choque do calcâneo, momento em que ocorre rápida descarga de peso que supera o peso corporal em 10 a 25%, ao mesmo tempo em que são detectadas forças de desaceleração do pé.
  - O tornozelo que vinha em situação de extensão, ocorrida durante a oscilação do membro, inicia sua flexão, obrigando a unidade tibiofibular a rodar internamente. O "rolamento" da tuberosidade posterior do calcâneo sobre o solo que acompanha esses primeiros momentos do suporte do peso corporal é conhecido como "primeiro *rocker*".
  - Ao mesmo tempo, a articulação subtalar que vinha invertida sofre rápida eversão, aumentando a divergência entre o talo e o calcâneo.
  - A articulação mediotarsal reduz a obliquidade entre seus eixos e "destrava" a transição tarsometatarsal.
  - O pé se apoia pronado ("achatado") sobre o solo.
  - Existe atividade elétrica na musculatura pré-tibial e ausência de atividade na musculatura flexora e intrínseca do pé.

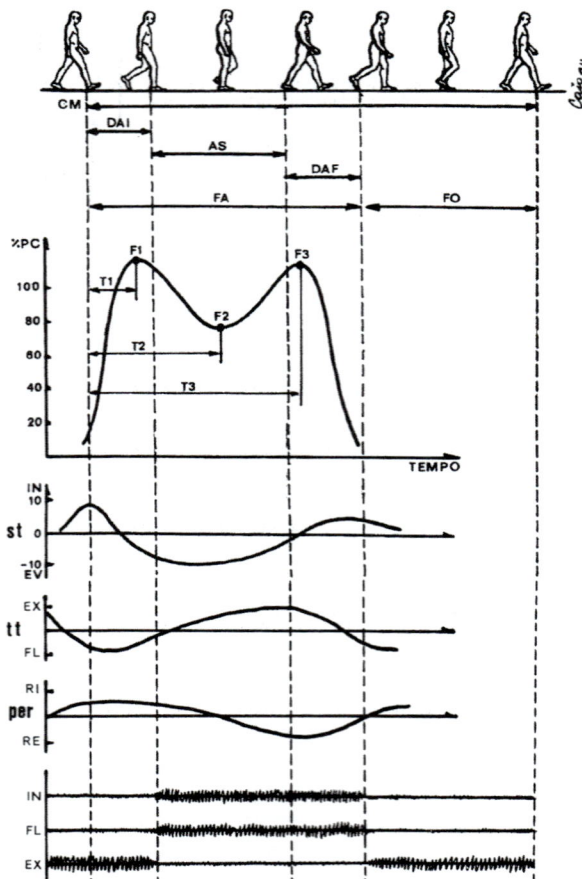

FIGURA 21.5.8 → Esquema clássico do ciclo da marcha (CM) com seus diversos componentes: fase de apoio (FA), que ocupa 60% do tempo total do ciclo, e fase de oscilação (FO), que ocupa os restantes 40%. A FA é subdividida em duplo apoio inicial (DAI – 10%), apoio simples (AS – 20%) e duplo apoio final (DAF – 30%). O gráfico de pressão (expressa em % do peso corporal [PC]) indica os três pontos de reação vertical (F1, F2 e F3) correspondentes ao primeiro, segundo e terceiro *rockers*, respectivamente. T1, T2 e T3 são os tempos (expressos em % do tempo total de duração da FA) durante os quais atuam as reações verticais. O gráfico "st" indica, em graus, a posição em inversão (IN) ou eversão (EV) da articulação subtalar nos diversos tempos do passo. O gráfico "tt" indica, em graus, a posição em extensão (EX) e flexão (FL) da articulação tibiotarsal nos diversos tempos do passo. O gráfico "per" indica a posição relativa da perna quanto à rotação interna (RI) ou externa (RE) nos diversos tempos do passo. O último gráfico demonstra a atividade elétrica nos grupos musculares dos inversores (IN), flexores (FL) e extensores (EX) nos diversos tempos do passo.

- Fase de apoio simples ou apoio monopodálico (duração de 20% do ciclo da marcha):

  - O centro de gravidade do corpo se desloca sobre o pé apoiado e há um decréscimo da carga suportada para níveis de 80% do peso corporal enquanto o pé oposto oscila.

  - Enquanto o corpo se desloca para a frente, o tornozelo inicia uma extensão, obrigando a unidade tibiofibular a rodar externamente, passando pela posição neutra. Esse momento é conhecido como "segundo *rocker*" e caracteriza-se pelo "rolamento" que se dá na articulação tibiotalar.

- A subtalar, que antes estava evertida, inicia sua inversão intensa, reduzindo a divergência entre o talo e o calcâneo.

- A mediotarsal acentua a obliquidade entre seus eixos funcionais e "trava" a articulação tarsometatarsal.

- O antepé, nesse momento, constitui uma estrutura rígida que irá funcionar como alavanca.

- Surge atividade elétrica na musculatura flexora e intrínseca do pé enquanto vai cessando a atividade elétrica no grupo pré-tibial.

- Fase de duplo apoio final e desprendimento do passo (duração de 30% do ciclo da marcha):

  - Ocorre um novo aumento das cargas distribuídas ao pé, agora concentradas no antepé, que voltam a superar o peso corporal em 25%.

  - O tornozelo sofre flexão intensa que obriga a unidade tibiofibular a realizar uma vigorosa rotação externa.

  - A subtalar atinge o máximo de sua inversão e fixa-se nessa posição, na qual a divergência entre o talo e o calcâneo é mínima, e o conjunto é o mais estável possível.

  - A articulação mediotarsal atinge o ponto máximo de obliquidade entre seus eixos funcionais e bloqueia completamente a mobilidade da tarsometatarsal, o que transforma o pé em uma alavanca rígida sobre a qual o corpo pode se elevar.

  - O calcanhar se eleva do solo em consequência da vigorosa ação dos músculos flexores enquanto o peso corporal se concentra no antepé. Em virtude disso, ocorre o "rolamento" sob as cabeças metatarsais, constituindo o que se convencionou chamar de "terceiro *rocker*". Podem ser percebidas forças de aceleração atuando sobre o pé durante a fase final do duplo apoio final, momentos antes do desprendimento do passo (*toe off*).

  - Durante toda essa fase, a atividade da musculatura do compartimento pré-tibial cessa, enquanto torna-se máxima a atividade dos flexores e da musculatura intrínseca do pé.

> **ATENÇÃO! É muito importante salientar que o antepé está em contato com o solo durante praticamente a metade do ciclo da marcha e, em 30% desse tempo, atua como elemento principal do suporte e da distribuição das cargas.**

Fase de oscilação (duração de 40% do ciclo da marcha)

A fase de oscilação do membro durante o ciclo da marcha tem início com o desprendimento do passo (*toe-off* ou *push-off*), que depende primordialmente da efetiva e completa elevação do pé com relação ao solo (*foot clearance*).

- O "descolamento" do pé em relação ao solo ocorre pela flexão do quadril e joelho do membro que iniciou a oscilação, além da extensão do quadril e joelho do membro oposto, que está realizando a fase de apoio simples de seu ciclo da marcha.

- O tornozelo deve realizar extensão ampla de forma a colaborar com o desprendimento do pé, ao mesmo tempo em que prepara o posicionamento de todo o conjunto para o choque do calcâneo que se aproxima.

- A principal ação extensora do tornozelo e do pé é exercida pelo músculo tibial anterior, mas o equilíbrio do movimento é favorecido pela ação moduladora dos extensores longos dos dedos, do hálux e dos tendões fibulares.

Distribuição de cargas na planta dos pés

O aspecto fundamental na gênese das metatarsalgias mecânicas é a distribuição das cargas na planta dos pés. Esse assunto despertou o interesse de diversos autores, mas a dificuldade do estudo permitiu que muitas observações equivocadas se disseminassem e se perpetuassem no meio médico. Todos os autores, entretanto, são concordes em afirmar que as forças exercidas nas plantas dos pés são diferentes quando são analisados o apoio estático e o dinâmico.

Avaliação estática

Em condições estáticas, o peso do corpo se distribui, predominantemente, para o calcanhar (60%). O antepé recebe 32%, dos quais 28% situam-se sob as cabeças dos metatarsais e 4% nos dedos. O mediopé recebe apenas 8% do peso total.[12] Essa observação, semelhante às de Padovani[13] e Valenti[14] – 56 e 44%, respectivamente, para o retro e antepés – e de Viladot[1] – 70 e 30% –, destoa com a antiga ideia de que 50% da carga seria distribuída ao retropé e 50% para o antepé (FIG. 21.5.9).[6] As maiores divergências são observadas quando se estudam as cargas que incidem sobre as cabeças dos metatarsais.

Morton[6] foi contra as observações dos autores que o precederam, e, com o auxílio de um aparelho que ele próprio desenvolveu – o estaticômetro –, demonstrou que o arco transverso do pé só existe em posição de descarga e que todas as cabeças dos metatarsais apoiam no solo e recebem cargas durante a função. Segundo esse autor, a carga aplicada ao antepé se dividiria em seis partes iguais. Cada sesamoide do hálux atuaria como uma cabeça metatarsal, de forma que o primeiro metatarsal seria responsável por dois sextos e cada metatarsal lateral seria responsável por um sexto da carga total. Dickson e Dively[15] reviveram as observações dos anatomistas aplicando-lhes interpretação vetorial. Conforme essas interpretações, elaborou a teoria do apoio trípode, segundo a qual as cargas distribuídas ao pé seriam totalmente suportadas pelo calcâneo e pelas cabeças dos primeiro e quinto metatarsais, fato aceito e bastante divulgado na época, encontrando ainda inúmeros adeptos nos dias atuais. Viladot,[16] Martorell[17] e Pisani[18] determinaram, utilizando métodos de mensuração e cálculos diferentes, que as cargas se distribuem igualmente entre todas as cabeças dos metatarsais, não havendo predomínido de qualquer um dos raios metatarsais.

Todas essas observações não resistiram ao avanço tecnológico que determinou mudanças substanciais nos conceitos emitidos por esses autores. A sofisticação dos

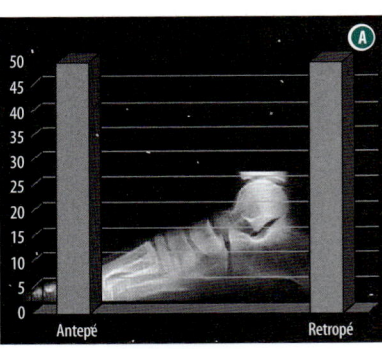
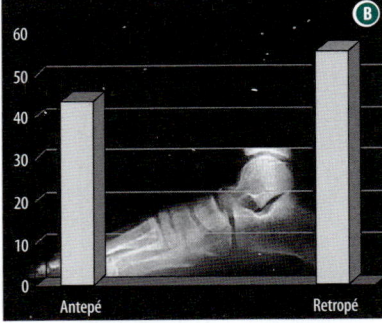
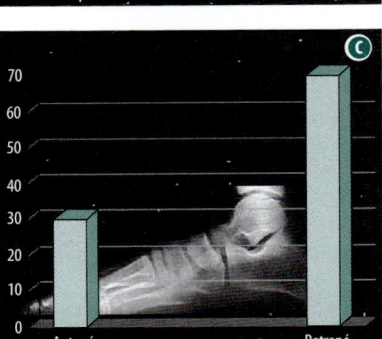
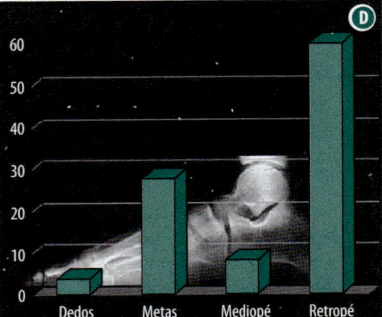

FIGURA 21.5.9 → Distribuição das cargas nas regiões dos pés em condições estáticas.

Ⓐ Conceito errôneo dos anatomistas – 50% para o retropé e 50% para o antepé.[6]

Ⓑ Conceito de Padovani[13] e Valenti[14] – 56% para o retro e 44% para o antepé – mais realista e baseado em experimentação.

Ⓒ Conceito de Viladot,[16] que calculou vetores e chegou a resultados bem razoáveis – 70% para o retropé e 30% para o antepé.

Ⓓ Conceito atual de Cavanagh e colaboradores[12] – 60% para o retropé, 8% para o mediopé e 32% para o antepé, sendo 28% para os metatarsais e 4% para os dedos – calculados a partir de baropodometria computadorizada.

equipamentos e a participação dos processadores eletrônicos nos cálculos permitiu a Cavanagh e colaboradores[12] revelarem que todos os metatarsais estão envolvidos no suporte das forças aplicadas ao antepé em condições estáticas. No entanto, há nítido predomínio de concentração de cargas nos metatarsais centrais, especialmente o segundo e o terceiro, e não sob a cabeça do primeiro raio, como se acreditava no passado (FIG. 21.5.10).

Avaliação dinâmica

Como já visto, durante a dinâmica da marcha, as cargas distribuídas para o antepé, no momento da elevação do calcâneo, superam o peso corporal em cerca de 25%.[9] O desenrolar dos eventos já descritos prepara o antepé para suportar e distribuir essas cargas com o menor gasto de energia e o maior rendimento possíveis. Stamm[19] acreditava que, nessa fase, o primeiro metatarsal seria o responsável por todo o suporte de cargas, teoria que recebeu o apoio de muitos autores, incluindo Viladot.[1] Valenti[14] teorizou que ao primeiro metatarsal caberia o quádruplo das cargas suportadas pelos demais metatarsais isoladamente. Essa ideia corresponde a que 50% do suporte das cargas aplicadas sobre o antepé durante a marcha seria suportado pelo primeiro metatarsal, enquanto os laterais suportariam os restantes 50%.

Betts e colaboradores,[20] servindo-se de métodos eletrônicos computadorizados, determinaram que as cargas distribuídas no antepé durante a marcha concentram-se nos três metatarsais centrais, predominando sob o segundo raio. A participação do primeiro e do terceiro é semelhante e bastante superior à do quarto e quinto metatarsais (FIG. 21.5.11). A participação do hálux no desprendimento do passo variou muito dentro do grupo de indivíduos normais estudados, sendo que em apenas um terço dos casos havia uma atividade efetiva do hálux no suporte de cargas. Esses conhecimentos são imprescindíveis para a correta avaliação clínica do paciente portador de metatarsalgias e dos exames complementares, desde o mais simples até o mais sofisticado, disponíveis para a complementação diagnóstica.

FISIOPATOLOGIA

A partir dos conhecimentos de biomecânica e fisiologia aqui expostos, é possível compreender a fisiopatologia das metatarsalgias. No início da fase de apoio da marcha, ocorre o choque do calcâneo e tem início o "primeiro *rocker*", que dura 10% do total do ciclo da marcha. Como o antepé não está apoiado durante essa fase, a única forma de surgir quadro de metatarsalgia nesse momento seria através da completa anulação da dinâmica normal da marcha, em pés equinos graves ou durante o uso de calçados de saltos altos (FIG. 21.5.12). Na presença de deformidades estruturadas e rígidas, a interpretação das alterações funcionais é simples, através da sobrecarga às cabeças metatarsais que passam a suportar forças maiores por períodos de tempo mais amplos.

Quando o pé está completamente apoiado, inicia-se o "segundo *rocker*", concentrado na articulação tibiotarsal e dura 20% do ciclo da marcha. Sob a ação de agente que acentue a abóbada plantar (doenças neuromusculares, pé cavo idiopático, calçados de saltos altos, etc.), reduz-se a divergência entre o talo e o calcâneo enquanto os eixos funcionais da articulação mediotarsal acentuam sua obliquidade relativa, determinando o aumento da inclinação e redução da convexidade frontal da articulação tarsometatarsal. Esses eventos reduzem a divergência dos metatarsais ao mesmo tempo em que os projetam em direção plantar. Essa é a origem das metatarsalgias do segundo *rocker* (FIG. 21.5.13).

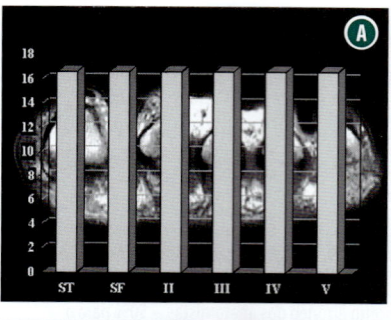
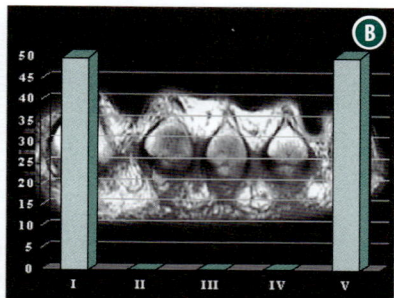
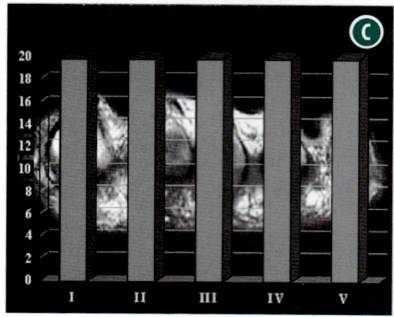
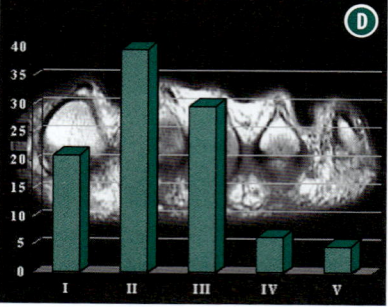

FIGURA 21.5.10 → Distribuição das pressões no antepé (cabeças metatarsais) em condições estáticas.

Ⓐ Morton[6] – seis partes iguais – cada sesamoide funciona como uma cabeça (16,6% para cada).

Ⓑ Dickso e Dively[15] – teoria do apoio trípode – primeiro e quinto ficam com 50% da carga enviada ao retropé.

Ⓒ Viladot,[16] Martorell[17] e Pisani[18] – cargas iguais em todas as cabeças – 20% para cada.

Ⓓ Cavanagh e colaboradores[12] – predomínio dos segundo e terceiro metatarsais.

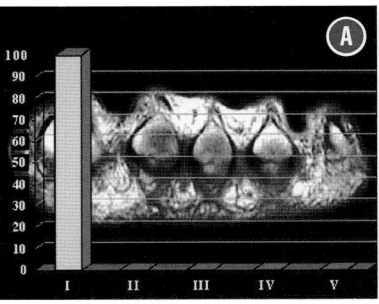 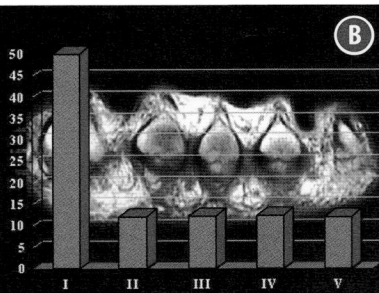 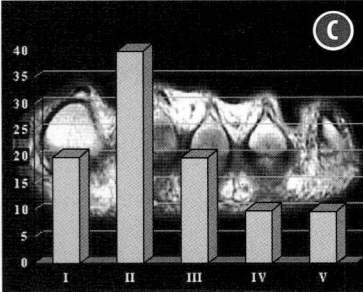

FIGURA 21.5.11 → Distribuição das pressões no antepé (cabeças metatarsais) em condições dinâmicas.
Ⓐ Stamm[19] e Viladot[1] – 100% da carga no primeiro metatarsal.
Ⓑ Valenti[14] – 50% das cargas sob o primeiro e os demais com cargas iguais (12,5%).
Ⓒ Betts e colaboradores[20] – predomina o segundo. Os primeiro e terceiro se equivalem e atuam mais que o quarto e o quinto metatarsais – a partir de baropodometria computadorizada.

Terminada a fase de apoio simples, o calcanhar se eleva do solo à medida em que a carga se desloca para o antepé. Instala-se o "terceiro *rocker*" que ocorre sob as cabeças dos metatarsais. Nessa fase é que se torna mais importante a fórmula metatarsal e as sutis relações entre os comprimentos relativos entre os ossos metatarsais. O "terceiro *rocker*" dura 30% do tempo total do ciclo da marcha e é nessa fase que os quadros de metatarsalgia mecânica no pé humano são mais frequentes (**FIG. 21.5.14**).

DIAGNÓSTICO

Diagnóstico clínico

A principal queixa clínica do quadro de metatarsalgias é a dor. Suas características (tipo, intensidade, periodicidade, localização e irradiação) dependem do agente etiológico, mas, de forma geral, relacionam-se diretamente com a marcha ou a ortostase prolongadas. Nos quadros iniciais, a dor costuma ser leve e pouco incapacitante, melhorando com o repouso. Com a progressão e estruturação das deformidades, torna-se intensa, constante e altamente incapacitante. O segundo achado de exame mais constante é a hiperqueratose nas regiões onde se observa a descarga anômala das pressões, geralmente indicando as estruturas anatômicas relacionadas.

Como característica, a metatarsalgia do "segundo *rocker*" apresenta áreas de hiperqueratose sob as cabeças dos metatarsais submetidos às maiores cargas. Podem ser únicas ou múltiplas na dependência das alterações internas da arquitetura do pé como um todo, mas não apresentam

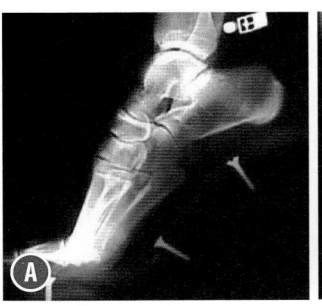 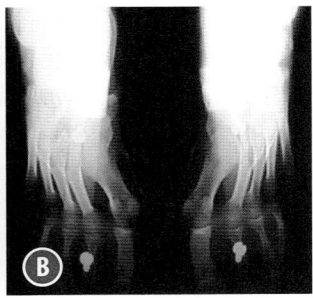

FIGURA 21.5.12
Ⓐ Radiografia (vista lateral) em ortostase de paciente usando calçado de saltos altos.
Ⓑ Radiografia (dista dorsoplantar) em ortostase de paciente usando calçado de saltos altos. Na vigência de deformidades leves e redutíveis ou alterações funcionais, no entanto, pode ser bastante complexa a identificação das alterações responsáveis pela metatarsalgia. Uma fórmula bastante comum é a decorrente do encurtamento isolado ou combinado dos componentes do tríceps sural. É muito importante realizar exame clínico detalhado para identificar as contraturas ou retrações dos ventres dos gêmeos que colaboram de forma efetiva no surgimento e na manutenção das metatarsalgias.

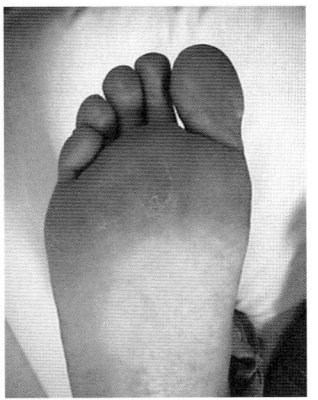

FIGURA 21.5.13 → Aspecto plantar do pé de paciente portadora de metatarsalgia do "segundo *rocker*". Percebem-se hiperqueratoses localizadas sob as cabeças do terceiro e quinto metatarsais.

FIGURA 21.5.14 → Vista plantar do pé de paciente portadora de metatarsalgia do "terceiro rocker". Percebe-se uma grande hiperqueratose que se estende por toda a região que engloba as cabeças dos segundo a quarto metatarsais, o que se convenciona chamar de "metatarsalgia dos raios centrais".

tendência à coalizão[3,11] **(FIG. 21.5.15A)**. Como se trata de condição que ocorre durante o apoio "plano" no pé e depende do desvio plantar dos metatarsais, não há o componente propulsivo na gênese da metatarsalgia do "segundo *rocker*" e, por isso, as hiperqueratoses são restritas à área correspondende às cabeças envolvidas **(FIG. 21.5.15B)**.

As metatarsalgias do "terceiro *rocker*" são diferentes, apresentam áreas de hiperqueratose mais amplas, mais distais e que não permitem a identificação isolada das cabeças dos metatarsais envolvidos. São percebidas mais como hiperqueratoses regionais, resultantes dos movimentos propulsivos e rotacionais existentes no "terceiro *rocker*".[3,11]

É possível ver hiperqueratoses típicas do "terceiro *rocker*" como áreas elípticas grandes e ocupando extensa área do antepé, sobre a qual instalam-se hiperqueratoses típicas do "segundo *rocker*", com áreas ovais circunscritas à pele sob determinada cabeça metatarsal. Nessa condição não muito frequente, é preciso identificar causas que combinam os dois tipos de alterações funcionais. O exame clínico, além de objetivar a detecção de todas as deformidades associadas ao quadro, deve tentar estabelecer seu grau de redutibilidade, fator determinante da escolha do tratamento adequado. Dessa forma, o examinador deve seguir uma sistemática criteriosa, dispensando igual atenção ao exame estático e dinâmico dos pés.

Devem ser avaliadas a mobilidade e a estabilidade dos artelhos, sobretudo do hálux, que pode apresentar-se rígido, assim como a hipermobilidade do primeiro raio e o grau de encurtamento do tríceps sural e seus componentes. A prova de Silfverskiöld deve ser aplicada para a diferenciação entre o encurtamento dos gêmeos e o encurtamento do complexo gastrossóleo.

É imperativa a avaliação da marcha com e sem os calçados. A avaliação dos sapatos também fornece informações acerca do desenvolvimento do passo e de desvios do retropé, do antepé e dos dedos. Prefere-se que o paciente apresente-se com vestimenta que permita a avaliação dos membros inferiores como um todo. A detecção de desvios angulares e torcionais dos membros, paralisias, anquiloses e outros tipos de limitações certamente influencia o diagnóstico e a terapêutica finais.

A observação cuidadosa do tegumento, dos fâneros e do estado circulatório e neurológico dos membros inferiores é imperativa, sobretudo em grupos de risco, como os pacientes com neuropatia e vasculopatia (diabetes, hanseníase, alcoolismo, etc.). A anotação criteriosa dos achados pode estabelecer um padrão para a evolução do quadro e auxiliar no estabelecimento do grau de "risco" de ulcerações ou artropatia nesses indivíduos.

> **ATENÇÃO!** Na vigência de grave patologia de base, a abordagem do paciente deve ser multidisciplinar, estabelecendo-se prioridades de acordo com o grau de comprometimento dos demais sistemas.

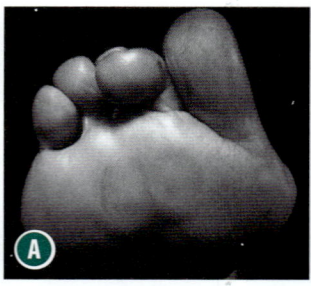 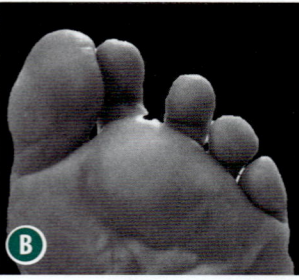

FIGURA 21.5.15
A Típica hiperqueratose da metatarsalgia do "segundo *rocker*".
B Típica hiperqueratose da metatarsalgia do "terceiro *rocker*".

Diagnóstico complementar

Para o estudo específico das alterações locorregionais envolvidas na gênese da metatarsalgia, pode ser necessária uma grande variedade de recursos auxiliares. Via de regra, inicia-se com estudo radiográfico dos pés nas incidências clássicas anteroposterior e lateral com carga. Eventualmente, necessita-se fazer incidências especiais para os sesamoides e incidências oblíquas dos pés. As deformidades observáveis são dedutíveis a partir do raciocínio fisiopatológico das metatarsalgias, mas radiografias normais não afastam a possibilidade da existência de patologias determinantes de metatarsalgias.

O registro dos achados patológicos na imagem plantar é muito útil e pode ser feito através do fotopograma, em que se utiliza filme radiográfico velado sobre o qual o paciente pisa, tendo a sola dos pés umedecida com líquido revelador, podograma de "carimbo" ou xerografia das plantas dos pés. No entanto, o método mais útil é o de Harris e Beat,[21] no qual é obtida a imagem plantar estática com diferenciais de pressão resultante da compressão de uma trama quadriculada de diferentes níveis de dureza existentes na borracha que serve de assoalho para a plataforma sobre a qual o paciente fica em pé **(FIG. 21.5.16)**. As pressões exatas exercidas por cada região do pé podem ser obtidas a partir da calibração prévia da plataforma com pesos conhecidos.

Outros recursos de diagnóstico por imagem, como podoscopia simples **(FIG. 21.5.17)**, ultrassom, tomografias axiais

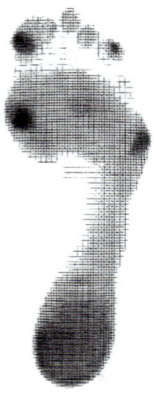

FIGURA 21.5.16 → Podograma obtido em plataforma de Harris a partir de paciente portador de metatarsalgia dos primeiro e quinto metatarsais cujas cabeças aparecem representadas pelas manchas mais escuras. Nesse caso, nota-se também zona de hiperpressão sob o hálux.

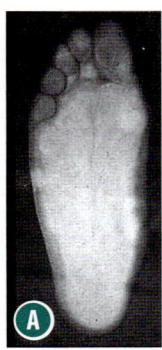 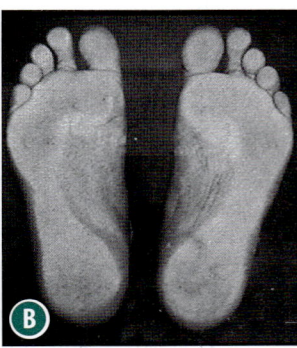 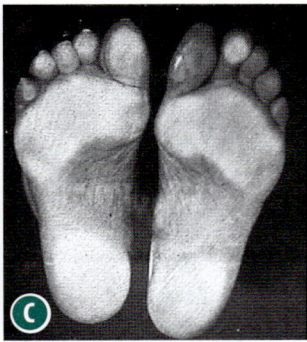

FIGURA 21.5.17 → Imagens podoscópicas.

A Paciente com pés planos – notar área de hiperpressão sob a cabeça do primeiro metatarsal (zona mais pálida).

B Imagem podoscópica normal, sem áreas de concentração de pressões.

C Imagem podoscópica de portador de pés cavos em que é possível perceber, nitidamente, pela palidez da pele plantar, a concentração de pressões da região dos antepés.

computadorizadas, ressonância nuclear magnética e cintilograma do esqueleto, podem ser necessários, caso haja suspeita etiológica. Exames especializados (angiografias e eletroneuromiografias) e análises bioquímicas podem ser feitos quando houver manifestações gerais acompanhando o quadro de metatarsalgia **(FIG. 21.5.18)**.

> **ATENÇÃO! Os exames mais acurados para a avaliação dos quadros dolorosos do antepé são a baropodometria computadorizada e a análise da marcha. Vários equipamentos de baropodometria estão disponíveis no mercado, mas todos procuram, por meio de sensores eletrônicos colocados em plataformas ou palmilhas, mensurar as cargas nas plantas dos pés durante a ortostase, a marcha ou a corrida. A partir dos registros dessas cargas, é possível a análise física, gráfica e temporal dos eventos da marcha.**

Baropodometria

O exame baropodométrico é, hoje, um recurso bastante acessível ao paciente e ao médico generalista, o qual deve dominar os detalhes da baropodometria para extrair dela o maior contingente de informações possível.

Existem no mercado equipamentos produzidos por diversas empresas, com aspectos externos diversos, mas dotados de recursos muito semelhantes. Em resumo, um conjunto de sensores elétricos ou piezoelétricos, capazes de

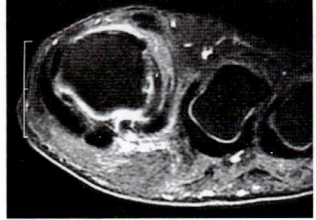 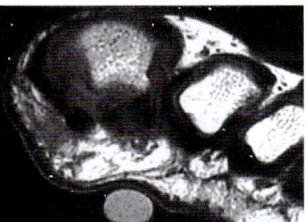

FIGURA 21.5.18 → Imagens de ressonância magnética de paciente portadora de metatarsalgia decorrente de sesamoidite fibular. Percebe-se a diferença de sinal entre os sesamoides tibial (normal) e fibular (afetado), que não poderia ser diagnosticada através da radiografia simples.

perceber e mensurar as pressões que lhes são aplicadas, é distribuído em plataformas rígidas colocadas no solo ou em palmilhas flexíveis que podem ser colocadas nos calçados ou nas órteses ou, ainda, aderir-se aos pés do indivíduo a ser avaliado. Durante a marcha, a movimentação dos pés e o deslocamento de todo o corpo produzem áreas plantares variáveis sobre as quais atuam forças diferentes e mutáveis e suas consequentes pressões. Os dados vão sendo coletados e analisados por um multiprocessador eletrônico que os organiza e armazena para futura utilização. As matrizes de dados produzidas a cada exame podem ser apresentadas em formatos diferenciados, bi ou tridimensionais, relacionando áreas dos pés com cores que representam as pressões ali mensuradas ou sob a forma gráfica que possibilita a análise temporal correlacionando os achados positivos aos eventos mais marcantes da marcha **(FIGS. 21.5.19 e 21.5.20)**.

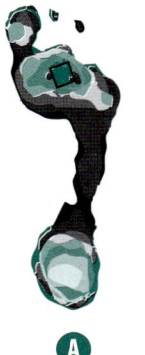 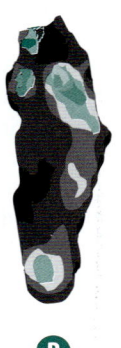 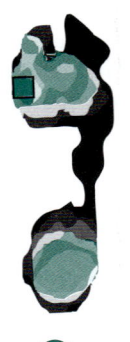 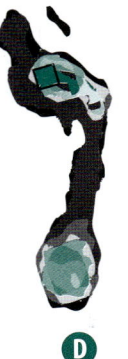 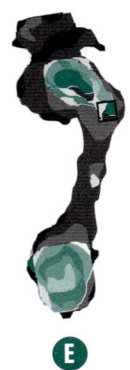

A   **B**   **C**   **D**   **E**

FIGURA 21.5.19 → Imagens plantares de exames baropodométricos como são apresentadas pelo programa F-Scan da Tekscan (Estados Unidos). Os diferentes tons de verde indicam pressões mais elevadas, enquanto as partes em cinza representam as pressões mais baixas.

A Indivíduo normal – notar que o quadrado que indica o pico de pressão máxima situa-se entre as cabeças do segundo e terceiro metatarsais.

B Paciente portador de pé plano e hálux rígido.

C Paciente portador de sesamoidite mecânica.

D Paciente portador de metatarsalgia dos raios centrais – segundo e terceiro – por antepé triangular simples.

E Paciente portador de metatarsalgia do quinto raio (M5).

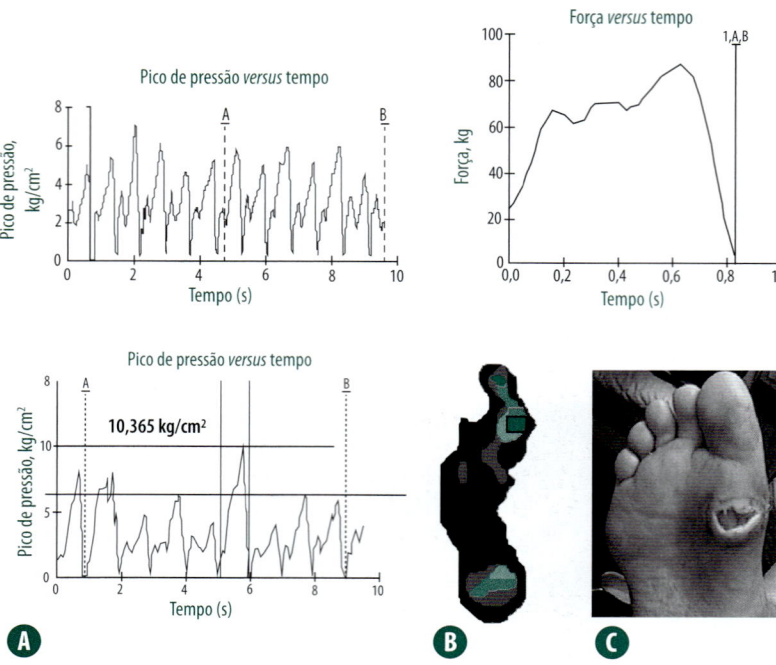

FIGURA 21.5.20 → Gráficos da pressão e da força pelo tempo como são apresentados pelo programa F-Scan da Tekscan (Estados Unidos). No gráfico da esquerda, são apresentadas as curvas correspondentes a 12 passos. No gráfico da direita, apenas um passo foi selecionado para a melhor visualização da curva da força × tempo que, nesse caso, apresenta sobrecarga na região do mediopé (presença de um pico em vez de um vale) e do antepé (paciente pesa 60 kg, mas apresenta força no antepé de quase 90 kg, superando o limite de 125% = 75 kg).

FIGURA 21.5.21 → Dados referentes a paciente com neuropatia diabética.

(A) No gráfico, percebe-se que os picos máximos de pressão estão em cerca de 6 kg/cm², mas chegam, esporadicamente, a superar os 10 kg/cm².

(B) A imagem plantar produzida pelo computador aponta para a concentração de pressões na região sob a cabeça do primeiro metatarsal e hálux.

(C) Infelizmente, apesar dos cuidados dispensados aos portadores de "pé em risco", esse paciente evoluiu para a formação de úlcera plantar na zona de maior pressão.

Ainda não há um formato padronizado de apresentação dos resultados, mas os parâmetros relacionados a seguir permitem que, independentemente da forma, o profissional esteja apto a interpretar um exame que lhe chegue às mãos.

- **Duração do passo.** Em condições normais, a fase de apoio do passo dura cerca de 0,70 segundo, sendo que o 0,30 segundo inicial corresponde ao apoio do retropé, o 0,10 segundo intermediário representa a atuação do mediopé e o 0,30 segundo final é referente à atividade do antepé.[20] Essa relação é muito sensível e é uma das primeiras a alterar-se frente a condições fisiológicas adversas ou em virtude de agentes patológicos. A título de exemplo, demonstrou-se que os portadores de hálux valgo e metatarsalgias apresentam, desde o início do quadro, redução da duração do passo para níveis médios de 0,50 segundo. Acredita-se que o futuro da compreensão da fisiologia da marcha esteja diretamente ligado à interpretação temporal que possa ser dada aos eventos observados, daí sua vital importância.

- **Área plantar.** A área plantar corresponde à somatória da área de cada eletrodo acionado em determinado tempo do passo e varia bastante em função das dimensões do paciente e do evento estudado. Não existe valor normal para a área plantar dos pés, mas sua análise é muito importante em conjunto aos demais parâmetros da baropodometria, sobretudo em condições de análise de indivíduos amputados, ortetizados ou prostetizados.

- **Picos de pressão (kg/cm²) e pico de força máxima (kg).** Todos os aparelhos disponíveis hoje fornecem, instante a instante, a localização e intensidade dos picos de pressão e força máxima nas plantas dos pés. Mensurações populacionais em indivíduos descalços e calçados demonstraram que as pressões são significativamente

menores nos indivíduos calçados, mesmo quando testados com sapatos considerados "inadequados". Os achados são muito variáveis, mas pode-se considerar como normais pressões médias de 2,4 kg/cm² em condições dinâmicas.[22] Com base em dados da literatura,[22] também é possível assumir como limite superior da normalidade o valor de 10 kg/cm². É muito importante salientar que pressões muito inferiores podem ser causa de dor ou ulcerações quando atuam em área restrita e por tempo prolongado **(FIG. 21.5.21)**. Por sua grande participação na fisiologia do passo, já discutida anteriormente, os raios acometidos com mais frequência pela hiperpressão são os segundo e terceiro. Pacientes portadores de pés insensíveis apresentam níveis pressóricos nas plantas dos pés consistentemente mais elevados do que os indivíduos normais, razão pela qual são muito beneficiados pela avaliação baropodométrica rotineira.

- **Deslocamento do baricentro.** A análise do deslocamento do baricentro (COP, do inglês *center of pressure*) é um dos mais simples e importantes dados oferecidos pelo estudo baropodométrico da marcha. Em condições normais, o COP aparece no momento do choque do calcâneo, na borda posterolateral do calcanhar, desloca-se medial e anteriormente, descrevendo curva suave na zona sem apoio da abóbada plantar e instalando-se no antepé, entre as cabeças do primeiro e segundo metatarsais. Nesse ponto, permanece algum tempo, deslocando-se finalmente para o espaço entre o hálux e o segundo dedo até que ocorra o "desprendimento" do passo.[23] Esse padrão de normalidade ocorre em 70% da população **(FIG. 21.5.22)**, mas apresenta variações denominadas variantes: "lateral", "medial" e "central". Essas denominações referem-se aos desvios observados na linha de deslocamento do baricentro, classificando-as conforme o predomínio de ocorrências em cada região do pé. A variante lateral ocorre em 20% da população e as demais em 10%. **(FIG. 21.5.22 B, C e D)**. A análise do padrão de deslocamento do baricentro auxilia na identificação de alterações sutis da marcha, além de corroborar o diagnóstico de alterações mais grosseiras. A utilização de saltos altos determina a "centralização" e a "retificação" da linha de deslocamento do COP, impedindo sua progressão normal. As graves alterações resultantes da amputação de segmentos dos pés determinam o surgimento de padrões anacrônicos de deslocamento do baricentro, que representam graficamente a desestruturação da fisiologia e da distribuição de cargas em função da mutilação sofrida **(FIG. 21.5.22 E e F)**.[24]

- **Velocidade do baricentro.** Em condições fisiológicas, o baricentro desloca-se em velocidades diferentes nas diversas regiões do pé. De modo geral, sua velocidade é considerada baixa na região do retropé, alta na região do mediopé e baixa no antepé, embora as diferenças sejam sutis.[23] Os achados[24,25] apontam para as velocidades médias de 19 cm/s no retropé, 36 cm/s no mediopé e 17 cm/s no antepé, demonstrando a relação aproximada de 1:2:1. Assim como todos os demais parâmetros utilizados em baropodometria, esse também apresenta grande variação populacional, mas funciona muito bem como indicador em condições patológicas que tendem a perverter essa relação. A utilização de calçados de saltos altos determina aumento da velocidade de deslocamento do baricentro no retropé e redução da velocidade no mediopé, mantendo constantes os valores na região do antepé.

- **Impulso vertical.** É obtido pelo produto da força (expresso em percentagem do peso corporal) pelo tempo (expresso em percentagem da fase de apoio)[23] e representa a reação exercida pelo solo contra as estruturas do pé em função do peso aplicado sobre elas. Nos indivíduos normais, corresponde a 21% para o retropé, 25% para o mediopé e 54% para o antepé, o que demonstra a enorme responsabilidade desse último no suporte das cargas durante a marcha.[22,23]

- **Índice funcional do antepé.** Refere-se à proporção entre as forças aplicadas em dois pontos medidos entre as cabeças dos primeiro e segundo metatarsais e no centro do calcanhar. De acordo com Grundy e colaboradores,[22] essa relação em indivíduos normais é de 3,33:1, predominando a função do antepé. Os autores determinaram que, enquanto houver possibilidade de compensação dinâmica dos desequilíbrios funcionais, o paciente tende a reduzir o índice funcional do antepé para níveis próximos do valor 1. Ao se intensificarem as dificuldades, perde-se a capacidade de equilibrar artificialmente o quadro, e o índice funcional do antepé sobe para valores maiores que os normais. Em indivíduos portadores de hálux valgo e metatarsalgia, foram encontrados[23] valores de até 5,33 para esse índice; a correção cirúrgica, quando atingidos resultados satisfatórios, foi capaz de reconduzir os pacientes estudados a valores médios de 2,99.

TRATAMENTO

Tratamento conservador

O tratamento das metatarsalgias é, de preferência, conservador, devendo iniciar pelo uso de órteses e calçados adequados, pela reabilitação dos segmentos atingidos por deformidades redutíveis e pela normalização da distribuição das cargas às zonas sobrecarregadas ou patológicas. É claro que o tratamento médico, quando a metatarsalgia decorre de doenças gerais, é imperativo; ao mesmo tempo em que é providenciado o suporte e o controle adequados da doença de base, institui-se o tratamento ortopédico que será aqui detalhado. Infelizmente, não há evidências científicas que confirmem a eficácia do tratamento conservador das metatarsalgias de todos os tipos.

A terapia física deve se concentrar na restauração da mobilidade articular dos segmentos afetados e no alongamento muscular e tendíneo, sobretudo da musculatura intrínseca do pé, do complexo gastrossolear e dos isquiotibiais. Já está demonstrada, embora não especificamente com relação às metatarsalgias, a efetividade da fisioterapia no sentido de normalizar a mobilidade articular dos membros inferiores com a aplicação de programas bem conduzidos por períodos de tempo adequados. O debridamento e a redução das hiperqueratoses também são procedimentos de extrema valia na redução da dor e das dificuldades do paciente com metatarsalgia, devendo ser realizados por profissional especializado.

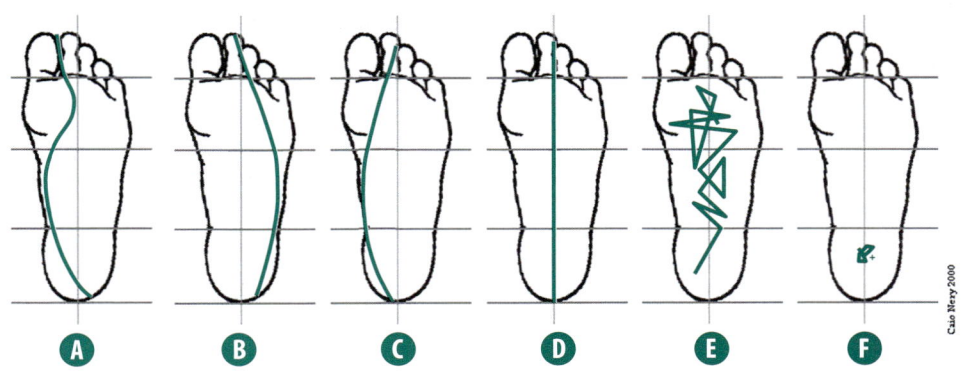

FIGURA 21.5.22 → Padrões de deslocamento do baricentro (COP) .
Ⓐ Padrão normal (70%).
Ⓑ Variante lateral do deslocamento normal (20%).
Ⓒ Variante medial do deslocamento normal.
Ⓓ Variante central do deslocamento normal (medial + central = 10%).
Ⓔ Padrão misto.
Ⓕ Sem deslocamento. Esses são padrões decorrentes de graves alterações funcionais da marcha.

Cláu Nery 2000

> **ATENÇÃO!** A escolha dos calçados com câmaras anteriores amplas e acomodativas, solas rígidas e convexas revestidas internamente por material moldável e capaz de distribuir as pressões anômalas entre as cabeças metatarsais está entre os recursos mais úteis na prática diária com os pacientes portadores de metatarsalgias.

No momento, o sistema de prescrição e confecção de palmilhas de maior aceitação e que oferece os melhores resultados é o sistema desenvolvido por Valenti.[14] O autor observou que as metatarsalgias são, na maioria, dinâmicas, ocorrendo durante a marcha ou exercício e não em situações estáticas (QUADRO 21.5.2). Além disso, o autor baseou-se no conceito de "insuficiência propulsiva", segundo o qual haveria, por motivos variados, alteração da força da musculatura extrínseca e intrínseca do pé que se faria sentir especialmente nos momentos finais do passo, ocasião em que as pressões se concentram sob as cabeças dos metatarsais. Em razão dessa "insuficiência", as cargas permaneceriam por tempo muito prolongado sob as cabeças metatarsais, causando sua sobrecarga e, ao final, o aparecimento do quadro doloroso.

QUADRO 21.5.2 → Palmilhas de Valenti[14]

Inúmeros autores criaram e desenvolveram calçados e órteses para o tratamento das metatarsalgias, mas foi Valenti[14] quem conseguiu a melhor e mais perfeita forma de abordar o problema. O autor produziu avanços reais quando passou a idealizar e confeccionar palmilhas para as metatarsalgias ao imaginá-las durante a atividade da marcha, mudando radicalmente o que vinha sendo feito até então.

Antes da colaboração de Valenti,[14] a forma mais corriqueira de órtese para as metatarsalgias era o pelote retrocapital que, ao fazer apoio na região dos colos dos metatarsais envolvidos, promoveria sua elevação e consequente descarga. O local, o tamanho e a orientação desses pelotes seriam determinados pela análise clínica do paciente, podendo envolver um ou mais metatarsais. A aplicação desse recurso seria correta e atuaria de maneira satisfatória se seu usuário não deambulasse. Ocorre que, na fase final do passo, momento da transferência das cargas para o antepé, os metatarsais encontram-se em apoio quase vertical contra o solo através de suas cabeças. O pelote, colocado na região dos colos dos metatarsais, é inativo exatamente no momento de maior sobrecarga (FIG. 21.5.23).

Com isso em mente, Valenti[14] idealizou um sistema através do qual são colocados retângulos de espuma de borracha de densidades variáveis sob as articulações metatarsofalangianas, com o intuito de aumentar a pressão nos metatarsais insuficientes e reduzir as pressões nos sobrecarregados. Por estenderem-se desde a região do colo até a base das falanges proximais, os retângulos de espuma não desprotegem as cabeças metatarsais nos últimos momentos do passo. A construção dessas palmilhas é feita sempre sobre material fino e flexível ao qual podem ser adicionados suportes para a abóbada, cunhas valgizantes ou varizantes do retropé e cunhas pronadoras ou supinadoras do antepé, no intuito de corrigir e dar suporte global às deformidades instaladas.

De modo geral, durante a fase de adaptação às palmilhas, o paciente pode referir leve desconforto que não chega a ser incapacitante. Pode haver referência à percepção dos acidentes e elevações da palmilha, mas a informação de que algum metatarsal está "muito alto" pode indicar o exagero na altura do elemento de sustentação. Se a sintomatologia dolorosa que deu origem ao tratamento não se modifica durante o uso das palmilhas, os elementos corretivos podem estar insuficientes. As correções devem ser bastante sutis – de 1 em 1 mm –, de forma a facilitar a observação por parte do médico e do paciente. Quando adequadas e bem-sucedidas em seu mister, as palmilhas devem ser revisadas a intervalos regulares de seis a oito meses, por serem passíveis de deformações plásticas e desgaste devido ao uso.

Fonte: Valenti.[14]

Quando decorrente desse fenômeno, a metatarsalgia, via de regra, faz-se presente nos raios vizinhos, os quais tentam compensar o "insuficiente", assumindo parte de sua carga. É muito importante, portanto, examinar com cuidado o paciente portador de metatarsalgia mecânica, procurando estabelecer os locais da dor e todos os fenômenos compensatórios que a acompanham. Muitas vezes, o desalinhamento e as deformidades dos dedos (martelo, garra, taco de golfe) alteram o eixo de funcionamento dos músculos, que, por sua vez, promovem e mantêm condições para a má distribuição de cargas entre as cabeças metatarsais.

Valenti[14] determinou a ordem de frequência das metatarsalgias mais comuns conforme mostra a TABELA 21.5.1.

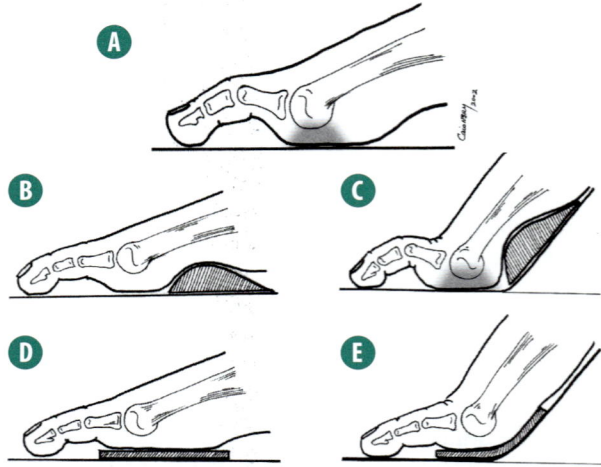

FIGURA 21.5.23 → Esquema demonstrativo das bases do raciocício desenvolvido por Valenti para criar suas palmilhas para metatarsalgias.
(A) Situação hipotética em que há sobrecarga sob a cabeça de um metatarsal qualquer.
(B) Posicionamento do "pelote" retrocapital e ação efetiva da órtese durante a ortostase elevando o colo do metatarsal.
(C) Durante a marcha, o "pelote" retrocapital é absolutamente inefetivo, permitindo que a cabeça metatarsal se projete contra o solo, recebendo toda a sobrecarga.
(D) Elementos de Valenti que consistem em retângulos de espuma, colocados longitudinalmente sob a região metatarsofalangiana do raio a ser protegido.
(E) Durante a marcha, a cabeça metatarsal continua sob o efeito protetor do elemento de espuma.

TABELA 21.5.1 → Ordem de frequência das metatarsalgias mais comuns segundo Valenti (1979)

Metatarsalgia	Raios envolvidos	Sigla
II e III	Segundo e terceiro	M23
II isolada	Segundo	M2
III isolada	Terceiro	M3
I isolada	Primeiro	M1
I e V (com a variante I, IV e V)	Primeiro e quinto (às vezes o quarto)	M15 (ou M145)
I A V	Todos os raios	M12345
V isolada	Quinto	M5
IV isolada (com a variante IV e V)	Quarto (às vezes o quarto e o quinto)	M4 (ou M45)

Fonte: Valenti.[14]

Seguindo a sistemática e a frequência das metatarsalgias proposta por Valenti,[14] são descritas a seguir as indicações ortésicas mais corriqueiras.

Metatarsalgia II & III (M23)

Como já mencionado, os saltos altos determinam, em condições dinâmicas, o leve cavismo dos pés. Essa condição desencadeia a projeção plantar das cabeças dos metatarsais centrais (especialmente os segundo e terceiro). Além disso, o formato das câmaras anteriores dos calçados femininos, exíguas e apoiadas sobre solas estreitas, favorecem a inversão da concavidade fisiológica do antepé, que se torna convexo, com os primeiro e quinto raios visivelmente insuficientes (FIG. 21.5.24). Para esse tipo de metatarsalgia, recomenda-se o uso de calçado de câmara anterior larga e ampla, com sola flexível e saltos de até 3 cm.

A órtese visa aumentar a carga sob os metatarsais insuficientes (primeiro, quinto e, às vezes, o quarto), reduzindo as pressões sob os demais. A palmilha deve contar com base muito delgada e flexível, à qual se pode acrescentar almofada para a acomodação da abóbada nos pés planos ou cavos em espuma de compressividade de 80%.

O suporte para a cabeça do primeiro metatarsal deve ter a largura igual à de sua imagem radiográfica e comprimento três vezes maior do que sua medida, também considerando a radiografia. A altura varia de 3 a 6 mm e o material de confecção deve ser espuma com 80% de compressividade. O posicionamento do suporte na plataforma da palmilha deve ser feito de forma que seu ponto médio corresponda exatamente à projeção plantar do centro geométrico da cabeça do primeiro metatarsal.

O suporte "completo" para o quinto metatarsal deve ter largura idêntica à da imagem radiográfica de sua cabeça e comprimento que acomode toda sua extensão (base, diáfise e cabeça), prolongando-se até o ponto médio da falange proximal do quinto dedo. A altura varia de 3 a 6 mm, sendo também confeccionado em espuma com 80% de compressividade. Quando for necessário, pode ser acrescentado um elemento de suporte para a cabeça do quarto metatarsal, confeccionado seguindo os mesmos critérios usados na descrição do suporte para a cabeça do primeiro (FIG. 21.5.25).

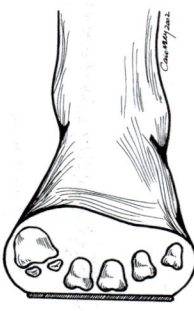

FIGURA 21.5.24 → Ilustração da inversão do posicionamento relativo das cabeças metatarsais quando os pés são colocados no interior de calçados com câmaras anteriores muito exíguas, apoiadas sobre solas estreitas demais.

Metatarsalgia II isolada (M2)

A palmilha visa redistribuir as cargas sob os primeiro, terceiro, quarto e quinto metatarsais, deixando livre o segundo, sobrecarregado. Sobre base delgada e flexível, aplicam-se suportes para as cabeças do primeiro, terceiro e quarto, cujas larguras sejam iguais às de suas imagens radiográficas e cujos comprimentos sejam três vezes maiores do que suas medidas, também vistas pela radiografia. As alturas dos suportes variam de 3 a 6 mm conforme a observação relativa ao posicionamento espacial de cada cabeça. Para os suportes das cabeças do primeiro e terceiro metatarsais, podem ser usadas espumas com 50% de compressividade; para as demais, utiliza-se espuma de 80% de compressividade. O posicionamento desses suportes deve ser feito de modo que seu ponto médio coincida com a projeção plantar do centro geométrico das respectivas cabeças dos metatarsais que pretendem suportar. Sob o quinto metatarsal, aplica-se o suporte "completo" de acordo com os mesmos critérios já descritos (FIG. 21.5.26).

Metatarsalgia III isolada (M3)

O objetivo da órtese é a redistribuição das cargas sob as cabeças dos primeiro, segundo, quarto e quinto metatarsais, descarregando o terceiro. A sistemática de construção

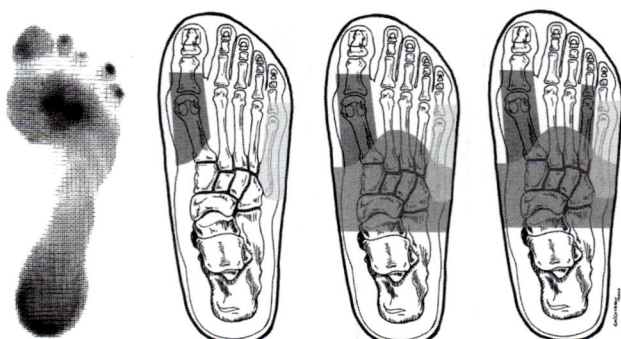

FIGURA 21.5.25 → Podograma de Harris de paciente portador de M23 e sugestões de palmilhas para o tratamento.

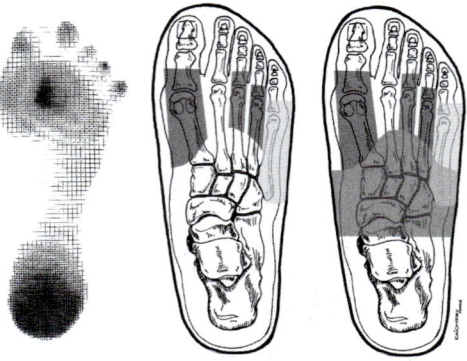

FIGURA 21.5.26 → Podograma de Harris de paciente portador de M2 e sugestões de palmilhas para o tratamento.

da palmilha é a mesma delineada para a palmilha da metatarsalgia II isolada, tomando-se o cuidado de deslocar o suporte que se situava sob o terceiro metatarsal para a região do segundo. As demais recomendações são idênticas (FIG. 21.5.27).

Metatarsalgia I isolada (M1)

A metatarsalgia I isolada pode decorrer, na maioria das vezes, do hálux rígido ou da inflamação dos sesamoides do hálux (sesamoidite). Como são condições bastante diversas, recomenda-se órteses diferenciadas para cada uma delas. No **hálux rígido**, a rigidez da articulação metatarsofalangiana supera, em importância, a sobrecarga na gênese da dor. Por essa razão, as órteses utilizadas na abordagem visam evitar a extensão do hálux, ao mesmo tempo em que acomodam indistintamente todos os metatarsais. Recomenda-se a utilização de palmilha plana confeccionada em espuma de 80% de compressividade, com 10 mm de altura, na qual se recorta um vazio para o hálux que se inicia a partir do ponto médio da cabeça do primeiro metatarsal.

A aplicação de barra metatarsal externa, que consiste em uma barra semicilíndrica de couro colada à sola do calçado exatamente sob as cabeças dos metatarsais, com 30 mm de largura e 10 mm de altura, auxilia no desprendimento do passo sem a extensão dos dedos, preservando a articulação metatarsofalangiana do primeiro raio, dolorosa. Como recurso alternativo a essas barras, pode ser usado o calçado de sola rígida, pois atinge o mesmo objetivo.

No tratamento da **sesamoidite**, pode ser confeccionada palmilha de suporte fino e flexível sobre o qual se aplica almofada modelada para a abóbada plantar, cuja borda medial se prolongue sob o primeiro metatarsal até interromper-se bruscamente a 4 ou 5 mm de distância dos sesamoides do hálux. É recomendável a utilização de espuma de 50% de compressividade para o suporte do primeiro metatarsal. Acrescentam-se à palmilha suportes para as segunda, terceira e quarta cabeças metatarsais e o suporte "completo" para o quinto metatarsal, todos em espuma de 80% de compressividade.

Com o intuito de intensificar a descarga dos sesamoides, pode ser muito útil acrescentar almofada subdigital ao hálux, de 3 mm de espessura e confeccionada com espuma de 80% de compressividade (FIG. 21.5.28).

Metatarsalgia I e V (M15)

O intuito da órtese é descarregar as cabeças do primeiro e quinto metatarsais, distribuindo as pressões entre as cabeças centrais. Sobre o suporte fino e flexível que sempre caracteriza as palmilhas de Valenti, aplica-se suporte para o primeiro metatarsal, de 6 mm de altura, em espuma de 80% de compressividade, e que se interrompa de maneira arqueada, a 4 ou 5 mm de distância da borda proximal dos sesamoides do hálux.

Sob as cabeças dos segundo a quarto metatarsais, aplicam-se suportes de 3 a 6 mm de altura, confeccionados em espuma de 50% de compressividade, seguindo as mesmas regras já apresentadas. Sob o quinto metatarsal, aplica-se suporte "de descarga", que consiste em uma barra longitudinal de 3 a 5 mm de altura, em espuma de 80% de compressividade, que apoia a base e toda a diáfise daquele osso, interrompendo-se em forma arqueada a 3 mm de sua cabeça. Eventualmente, a metatarsalgia I e V envolve também o quarto raio. Nesses casos, ou seja, metatarsalgia I, IV e V (M145), basta suprimir da prescrição feita o suporte do quarto metatarsal, que passa a ter alívio da carga por ação dos elementos vizinhos (FIG. 21.5.29).

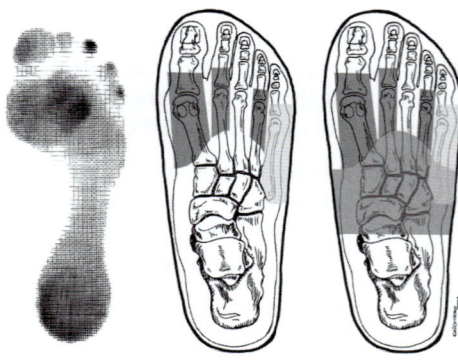

FIGURA 21.5.27 → Podograma de Harris de paciente portador de M3 e sugestões de palmilhas para o tratamento.

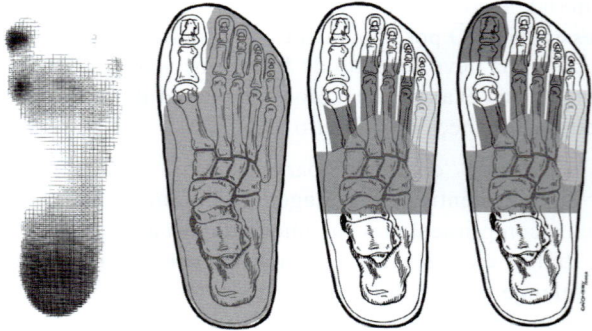

FIGURA 21.5.28 → Podograma de Harris de paciente portador de M1 e sugestões de palmilhas para o tratamento.

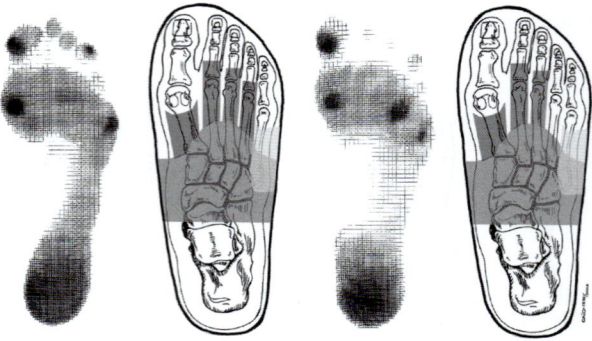

FIGURA 21.5.29 → Podogramas de Harris de pacientes portadores de M15 e M145 ao lado de palmilhas para o tratamento.

Metatarsalgia I a V (M12345)

As pan-metatarsalgias ocorrem mais frequentemente em decorrência do pé cavo balanceado, sobretudo na variante "pé cavo anterior", ou quando, em decorrência de patologias locais ou gerais, altera-se ou desaparece o coxim gorduroso de apoio metatarsal (diabetes, artrite reumatoide, lipodistrofias, etc.). Para esses pacientes, recomenda-se o uso de calçados de câmaras anteriores amplas, em couro macio e com saltos de, no máximo, 3 cm.

A palmilha tem o objetivo de reproduzir o correto relacionamento espacial entre os cinco metatarsais, redistribuindo entre eles as cargas devidas. O primeiro passo para a confecção dessa palmilha é a preparação do "apoio metatarsal", obtido através da realização de molde da região retrocapital da abóbada do pé, estando ele sem carga (QUADRO 21.5.3). Sobre o suporte flexível e ultrafino, aplica-se suporte metatarsal que tem continuidade com a almofada para o apoio da abóbada, nas dimensões adequadas e em espuma de 80% de compressividade. Acrescenta-se apoio para as diáfises dos primeiro e quinto metatarsais.

Se for necessário antecipar a transferência de cargas das cabeças metatarsais para os dedos, pode ser usado apoio digital convexo de 6 mm de altura, confeccionado em espuma macia (80% de compressividade), situado bem à frente das cabeças metatarsais e sob as falanges proximais dos cinco dedos (FIG. 21.5.30).

QUADRO 21.5.3 → Apoio metatarsal de Valenti[14]

O "apoio metatarsal" foi idealizado para substituir o "pelote" ou "piloto" retrocapital que, segundo a visão de Valenti,[14] é recurso cuja concepção é errônea e inadequada. De acordo com o autor, ao observar a porção anterior da abóbada do pé, nota-se que ela se eleva posteriormente, ao mesmo tempo em que se reduz anteriormente –o inverso do que sugere o pelote retrocapital.

As maiores alturas, portanto, devem se concentrar na porção proximal e medial do apoio metatarsal, enquanto as menores alturas se observam em sua borda lateral e anterior (FIG. 21.5.31).

Segundo Valenti,[14] esse apoio deve ter o formato trapezoidal, em que a maior base é anterior e segue a inclinação lateral das cabeças metatarsais. A menor base, posterior, corresponde a cerca de dois terços da base anterior. A melhor forma de calcular as alturas ideais é obter molde da região com o pé em repouso (sem apoio do peso corporal).

Fonte: Valenti.[14]

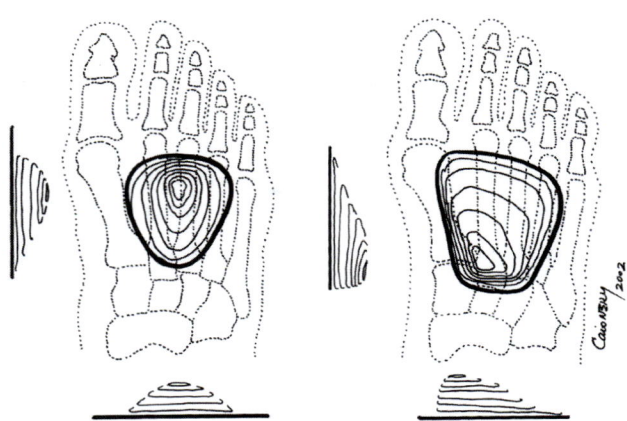

FIGURA 21.5.31 → Ilustrações do pelote retrocapital e do apoio metatarsal de Valenti.

Metatarsalgia V (M5)

É uma condição muito comum nos pés cavos levemente descompensados em varo. Sobre suporte delgado, aplicam-se elementos de suporte para as cabeças dos primeiro a quarto metatarsais, em espuma de 80% de compressividade. Sob o quinto, aplica-se suporte "de descarga", que consiste em barra longitudinal de 3 a 5 mm de altura, em espuma de 80% de compressividade, que apoia a base e toda a diáfise daquele osso, interrompendo-se em forma arqueada a 3 mm de sua cabeça.

A altura do elemento que faz o suporte da cabeça do primeiro metatarsal deve ser 1 a 2 mm inferior ao utilizado para o suporte das cabeças dos demais apoios a fim de obter discreta pronação do antepé sem sobrecarga ao primeiro metatarsal. Nos pés extremamente fexíveis, pode ser útil a aplicação de cunha pronadora, de 3 ou 4 mm na borda lateral da palmilha, que atuaria retardando o desbalanceamento dos pés cavos (FIG. 21.5.32).

Metatarsalgia IV (M4)

Essa é uma variante bastante rara de desequilíbrio de distribuição das cargas no antepé, e a maioria dos casos

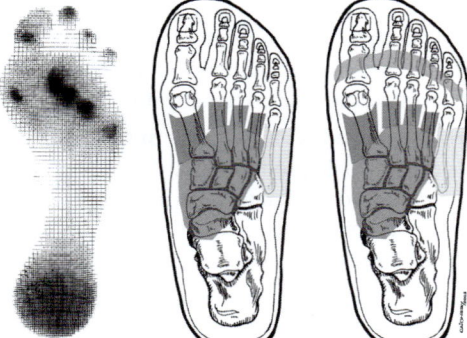

FIGURA 21.5.30 → Podograma de Harris de paciente portador de M12345 e sugestões de palmilhas para o tratamento.

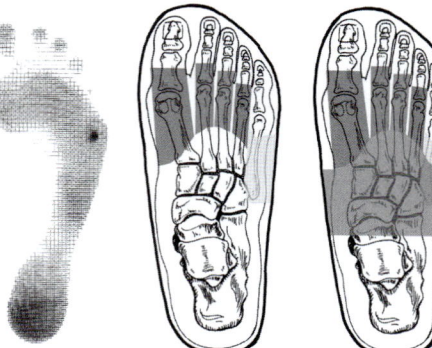

FIGURA 21.5.32 → Podograma de Harris de paciente portador de M5 e sugestões de palmilhas para o tratamento.

decorre de problemas locais. Sua compensação é bastante difícil em função da grande flexibilidade dos quarto e quinto raios. A palmilha consta de suporte fino e flexível sobre o qual aplicam-se suportes de 3 mm de espessura para a cabeça do primeiro metatarsal, 4 mm sob as cabeças dos segundo e terceiro e "completo" para o quinto metatarsal, todos em espuma de 80% de compressividade (FIG. 21.5.33).

Quando se associa o quadro doloroso sob a cabeça do quinto metatarsal – metatarsalgia IV e V (M45) – em vez do suporte "completo" para o quinto, utiliza-se o suporte "de descarga" já descrito, também em espuma de 80% de compressividade (FIG. 21.5.34).

O tratamento conservador inclui ainda a aplicação de programa de reabilitação cujo objetivo principal é a flexibilização das articulações do tornozelo e do pé, reduzindo as deformidades não estruturadas ao mesmo tempo em que se promove o reequilíbrio global do indivíduo. Conforme as queixas dolorosas diminuem, pode-se iniciar programação mais audaciosa, com estimulação ao ganho de força e práticas desportivas.

De forma geral, as metatarsalgias acometem pacientes esqueleticamente maduros, não sendo razoável esperar a cura dos processos que lhes deram origem apenas com a utilização de palmilhas. Faz-se exceção aos quadros agudos, pós-traumáticos ou inflamatórios inespecíficos; cessado o uso das palmilhas, são recriadas as condições para o retorno

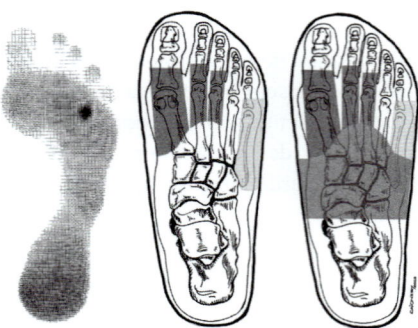

FIGURA 21.5.33 → Podograma de Harris de paciente portador de M4 e sugestões de palmilhas para o tratamento.

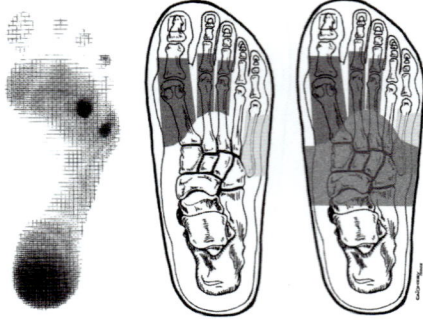

FIGURA 21.5.34 → Podograma de Harris de paciente portador de M45 e sugestões de palmilhas para o tratamento.

da sintomatologia dolorosa. Isso equivale a dizer que o tratamento das metatarsalgias aqui expostas visa oferecer suporte e compensação às deformidades e desequilíbrios, mas raramente alcança níveis definitivos ou de cura.

Tratamento cirúrgico

O tratamento cirúrgico das metatarsalgias deve ser indicado somente quando se esgotaram os recursos não invasivos, quando houver deformidades rígidas e quando o quadro doloroso causar desconforto e incapacidade importantes. Em virtude da extrema complexidade, o reequilíbrio do antepé e seu perfeito relacionamento com os demais segmentos (médio e retropé) é muito difícil de ser obtido através de procedimentos cirúrgicos, não sendo infrequentes as reintervenções.

O paciente e sua família devem ser informados sobre essas dificuldades e a possibilidade de insucesso no tratamento, apesar de seus esforços e dos cuidados da equipe médica. Toda e qualquer situação capaz de introduzir instabilidade psicossocial ao paciente deve ser identificada e afastada antes de realizado o tratamento cirúrgico das metatarsalgias. O estabelecimento de um relacionamento médico-paciente amigável e cordial, mas franco e realista, pode melhorar a taxa de bons resultados ou até mesmo a aceitação de pequenas limitações.

> **ATENÇÃO!** As condutas devem ser baseadas na evidência do envolvimento das diversas regiões do pé na gênese da metatarsalgia, em seu caráter funcional ou dependente de deformidades regionais e em sua flexibilidade (redutibilidade).

Quando a metatarsalgia decorre de deformidades amplas que são redutíveis, indica-se o tratamento da deformidade principal, pois, ao se normalizarem as relações funcionais dos ossos, articulações e músculos, acredita-se que ocorra também a normalização da distribuição das cargas no antepé e o desaparecimento da sintomatologia. Quando a metatarsalgia decorre de deformidades rígidas, além da correção das deformidades originais, são utilizadas técnicas capazes de modificar a forma e/ou o posicionamento dos metatarsais, mudando seu relacionamento espacial e a distribuição de cargas. A literatura médica está repleta de técnicas cirúrgicas para o tratamento das metatarsalgias, indicando, indubitavelmente, a grande controvérsia acerca da patologia e do tratamento.

As osteotomias realizadas na base dos metatarsais são mais "efetivas" no sentido de produzir as alterações pretendidas no posicionamento dos metatarsais, mas apresentam o inconveniente de serem tecnicamente difíceis, de baixa reprodutibilidade e de recuperação lenta.

Por muitos anos, foi realizada a osteotomia em "V" de ápice proximal na região das bases dos metatarsais para o tratamento da metatarsalgia única ou combinada. A técnica, atribuída a Rippstein,[26] foi na verdade descrita por Aiello,[27] sendo bastante estável no plano sagital e permitindo boa mobilidade no plano transverso, o que garante o realinhamento entre as cabeças metatarsais. Logo após a cirurgia, o paciente deve ser estimulado a deambular, promovendo, desse modo, o reequilíbrio das pressões sob as cabeças metatarsais. Os resultados obtidos com essa técnica, apesar do prolongado período de edema pós-operatório, são muito bons. Os desvios incontroláveis, os calos exuberantes e as metatarsalgias de transferência figuram entre as possíveis complicações do método. Em virtude dos problemas que podem ocasionar, as osteotomias "abandonadas", como a aqui referida, estão caindo em descrédito, sendo preferíveis as técnicas que se servem de métodos de fixação e estabilização dos fragmentos.

A **FIGURA 21.5.35** apresenta algumas osteotomias diafisárias e metafisárias proximais existentes na literatura, cujas aplicabilidades foram fortemente restritas por suas dificuldades técnicas. Como ensina Dockery,[28] as osteotomias diafisárias para o tratamento das metatarsalgias estão praticamente fora de uso em virtude de sua consolidação dificultosa e lenta que dá ensejo a um grande número de complicações. Apesar disso, ainda existem alguns autores importantes que as utilizam.

As osteotomias distais, na região do colo do metatarsal, são as mais utilizadas no tratamento das metatarsalgias. Através da elevação ou do encurtamento metatarsal, pretendem o reposicionamento da cabeça e a consequente redistribuição de cargas. A preferência atual recai sobre as técnicas mais estáveis, dotadas de recursos para a fixação do foco de osteotomia e passíveis de cicatrização mais

rápida com menores taxas de complicações. A **FIGURA 21.5.36** apresenta as osteotomias distais mais utilizadas no mundo.

Dentre as técnicas mais atualizadas, destaca-se a osteotomia de Weil,[29-34] na qual realiza-se osteotomia oblíqua na cabeça e no colo metatarsais, de forma que o fragmento cefálico possa recuar alguns milímetros (2 a 4 mm), reduzindo o tamanho do osso e mudando a área de apoio da cabeça. A técnica prevê a utilização de pequeno parafuso para a fixação do fragmento cefálico **(FIG. 21.5.37)**. Tanto a inclinação da osteotomia quanto sua fixação favorecem a estabilidade local, permitindo a deambulação e reabilitação precoces. Essa osteotomia ainda permite a ressecção de pequeno segmento ósseo capaz de potencializar a elevação da cabeça metatarsal, reduzindo com mais efetividade seu suporte de cargas **(FIG. 21.5.38)**. A técnica pode ser utilizada em um único raio ou de forma combinada apresentando consolidação em período de três a quatro semanas, durante as quais o paciente deambula com o auxílio de sapato pós-operatório.

Vários autores apontam dificuldades e resultados indesejáveis com a osteotomia de Weil, ainda mais quando se faz necessário o encurtamento superior a 3 mm.[35-37] Além da possibilidade de rigidez e dificuldades para a movimentação do dedo operado, existe a possibilidade de ser

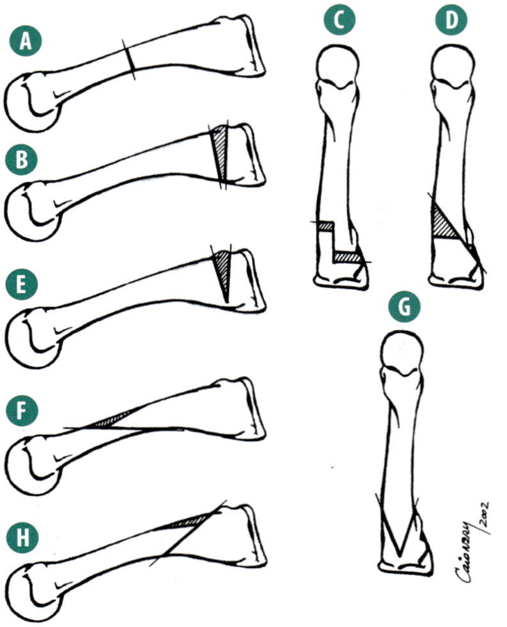

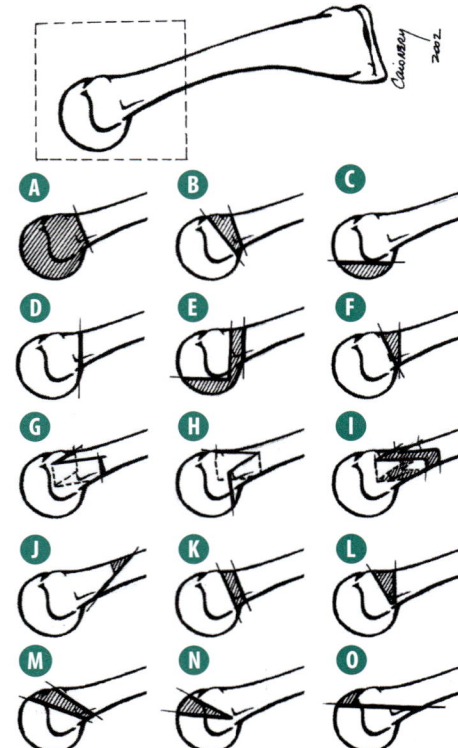

FIGURA 21.5.35 → Ilustrações das osteotomias diafisárias e metafisárias proximais utilizadas no tratamento das metatarsalgias (as áreas hachuradas correspondem a ressecções ósseas).
- **A** Meisenbach, 1916.
- **B** Mau, 1940.
- **C** Giannestras, 1954.
- **D** Giannestras, 1966.
- **E** Sgarlato, 1971.
- **F** Mann e DuVries, 1973.
- **G** Aiello, 1981.
- **H** Turan e Lindgren, 1989.

FIGURA 21.5.36 → Ilustrações das osteotomias metafisárias distais utilizadas no tratamento das metatarsalgias (as áreas hachuradas correspondem a ressecções ósseas).
- **A** Dickson, 1948.
- **B** Borggreve, 1949.
- **C** DuVries, 1953.
- **D** Addante, 1969.
- **E** Suppan, 1973.
- **F** Wolf, 1973.
- **G** Jacoby, 1973.
- **H** Graver, 1973.
- **I** Reese, 1973.
- **J** Helal, 1975.
- **K** Mercado e Smith, 1979.
- **L** Kuwada, 1983.
- **M** Jimenez, 1983.
- **N** Schwartz, 1983.
- **O** Weil, 1994.

produzida a deformidade do dedo "elevado" ou "flutuante" como consequência dessa osteotomia.

Estudos biomecânicos demonstraram que o plano ideal da osteotomia de Weil – paralelo ao plano da sola do pé – como foi proposto no início, é impossível de realizar. Na melhor das hipóteses, o ângulo da osteotomia será de 10°de inclinação com relação ao solo, o que determina algum grau de deslocamento plantar sempre que a cabeça metatarsal é deslocada proximalmente. Com esse "abaixamento" da cabeça metatarsal, o eixo de funcionamento da articulação metatarsofalangiana passa a ocupar posição plantar com relação aos tendões lumbricais que assumem função extensora, em vez de sinergistas na flexão.[37,38] Por esse fenômeno, explica-se a elevação e a perda da força flexora dos artelhos submetidos à osteotomia de Weil com encurtamentos exagerados.

De modo geral, pode-se afirmar que a osteotomia de Weil é um excelente instrumento no tratamento das metatarsalgias, mas deve ser realizada de forma criteriosa para evitar resultados indesejáveis. Os detalhes mais importantes devem ser lembrados: (1) iniciar o corte a 2 mm da borda dorsal da superfície articular da cabeça metatarsal; (2) realizar o corte da osteotomia o mais próximo possível do plano da planta do pé (ou plano do solo quando se imagina o paciente em ortostase); (3) não encurtar o raio mais do que 3 mm.

Na tentativa de evitar os inconvenientes da osteotomia de Weil, Maceira[37,38] descreveu uma osteotomia tripla que, a um só tempo, produz elevação da cabeça e encurtamento metatarsal, mantendo, no entanto, o fragmento cefálico em alinhamento anatômico com a difáfise e metáfise proximal do raio. A osteotomia, inicialmente chamada de "triple Weil" por ser aplicada de maneira similar à osteotomia de Weil, agora é conhecida como osteotomia de Maceira e tem como principal vantagem manter o relacionamento coaxial dos segmentos proximal e distal à zona da osteotomia **(FIG. 21.5.39)**. A osteotomia de Maceira permite grandes encurtamentos dos metatarsais, mas é muito mais exigente no momento da fixação (osso cortical e plano de corte que dificultam a colocação do parafuso) e demora mais para consolidar de modo firme e definitivo.

Tomando como base as considerações biomecânicas e fisiopatológicas apresentadas relativas à influência dos tempos da marcha na gênese das metatarsalgias, recomenda-se a aplicação da osteotomia de Maceira no tratamento das metatarsalgias do "segundo *rocker*", em que predomina a flexão dos metatarsais e a concentração de pressões sob as cabeças. Nas metatarsalgias do "terceiro *rocker*", em que predomina a dismetria dos raios metatarsais, podem ser usadas tanto a osteotomia de Maceira como a de Weil, com predomínio dessa última, considerando sua relativa facilidade e respeitados seus limites de indicação.

O planejamento do tratamento deve passar pela análise criteriosa das relações entre os diversos segmentos do membro inferior, dos segmentos funcionais do pé e dos raios metatarsais entre si. Deve-se buscar a harmonia descrita por Maestro e colaboradores[8] e utilizar as mais corretas ferramentas para que o melhor arranjo seja alcançado.

Nos casos de grave desestruturação do antepé, como ocorre na artrite reumatoide, tem-se optado pelo realinhamento do antepé proposto por Lilièvre,[39] no qual as cabeças dos metatarsais laterais (segundo ao quinto) são ressecadas, tomando-se o cuidado de realizar essa "decapitação" obliquamente, de forma que a extremidade distal do metatarsal se assemelhe a um "bico de flauta", evitando o apoio plantar sobre a borda aguda de osso. No primeiro raio, associa-se a artrodese metatarsofalangiana que tem demonstrado ser o recurso mais efetivo na estabilização e na preservação dos resultados em médio e longo prazos **(FIG. 21.5.40)**.

Seja qual for a técnica utilizada, a reabilitação faz parte do tratamento das metatarsalgias para obter marcha equilibrada e correta, identificando e eliminando erros e atitudes

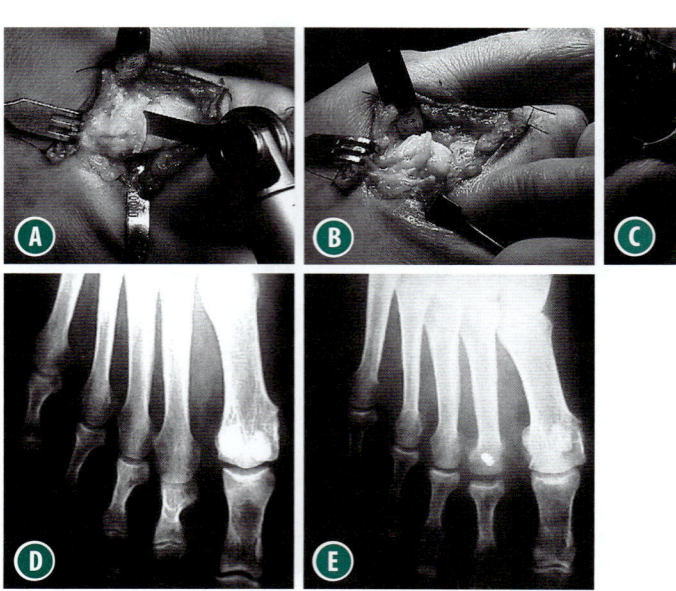

FIGURA 21.5.37

Ⓐ Iniciando a osteotomia de Weil.
Ⓑ Completada a ostetomia, a cabeça do metatarso é deslocada proximalmente 2 a 3 mm.
Ⓒ Fixação do foco de osteotomia com parafuso especial autocortante e quebrável.
Ⓓ Radiografia dorsoplantar pré-operatória.
Ⓔ Radiografia dorsoplantar pós-operatória – notar o "encurtamento" do metatarsal produzido pela osteotomia de Weil e o "espaço" criado para a redução da articulação metatarsofalangiana.

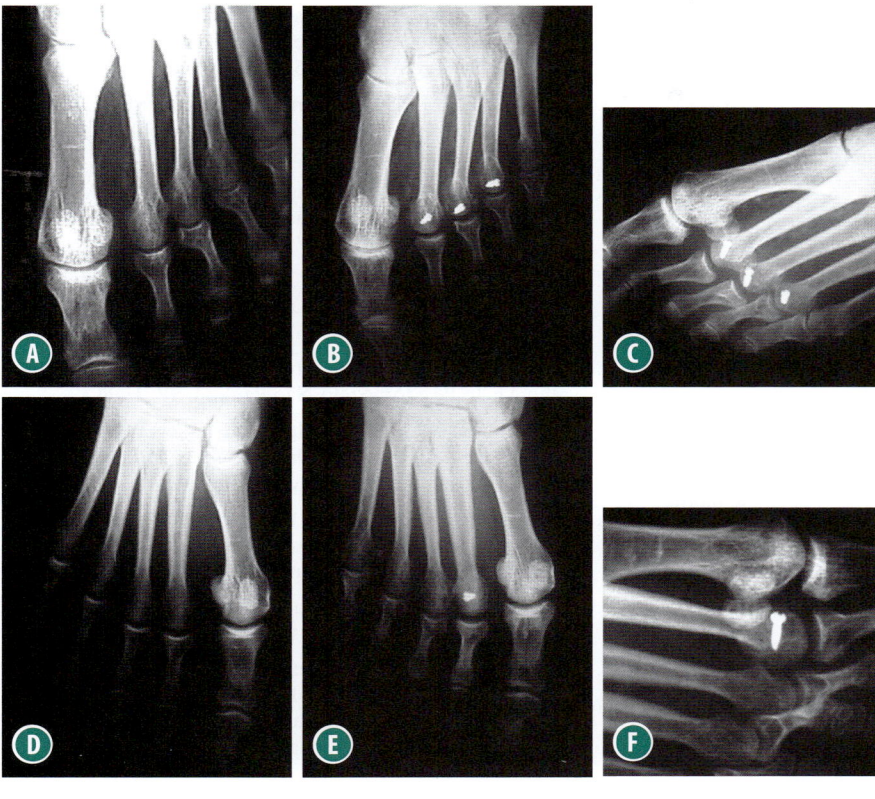

FIGURA 21.5.38 → Exemplos de pacientes portadores de metatarsalgias submetidos ao tratamento cirúrgico pela osteotomia de Weil.
Ⓐ Radiografia dorsoplantar pré-operatória de paciente portador de metatarsalgia dos três raios centrais (M234).
Ⓑ Radiografia dorsoplantar pós-operatória do mesmo paciente apresentado em A.
Ⓒ Radiografia oblíqua pós-operatória do mesmo paciente apresentado em A.
Ⓓ Radiografia dorsoplantar pré-operatória de paciente portador de metatarsalgia do segundo raio (M2).
Ⓔ Radiografia dorsoplantar pós-operatória do mesmo paciente apresentado em D.
Ⓕ Radiografia oblíqua do mesmo paciente apresentado em D.

viciosas adquiridos em virtude da dor. Além desse trabalho geral, destacam-se as terapêuticas locais que visam à flexibilização dos dedos, das metatarsofalangianas e do retropé, permitindo que o pé possa se reposicionar aproveitando amplamente as alterações produzidas pelas técnicas cirúrgicas. Nesse cenário, destacam-se os exercícios para recobrar a propriocepção, imprescindíveis para a integração neuromuscular dos membros inferiores.

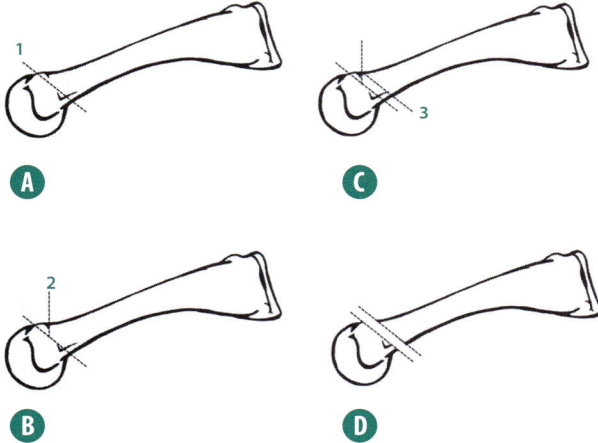

FIGURA 21.5.39 → Ilustração da osteotomia de Maceira ("triple Weil").
Ⓐ Primeiro corte – a osteotomia distal se inicia logo à frente do limite da superfície articular da cabeça metatarsal e é inclinada o suficiente para evitar tocar a porção plantar dos côndilos.
Ⓑ O segundo corte é vertical e deve ter a mesma medida da quantidade de encurtamento pretendida para o metatarsal que está sendo operado.
Ⓒ O terceiro corte é mais proximal e inicia exatamente no ponto demarcado na cortical dorsal pelo segundo corte, devendo ser realizado em plano paralelo ao da primeira osteotomia.
Ⓓ Retirados os segmentos ósseos determinados pelas osteotomias, ao aproximar a cabeça metatarsal da diáfise, obtém-se um metatarso mais curto e certo grau de elevação da cabeça, além de manter a posição "coaxial" dos fragmentos, preservando a função dos elementos estabilizadores e da musculatura intrínseca do raio.

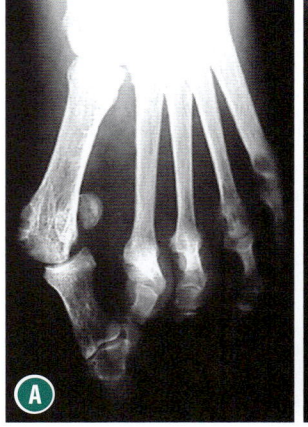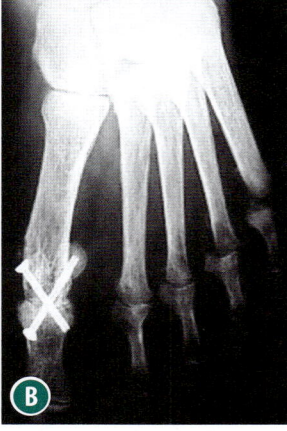

FIGURA 21.5.40 → Radiografias dorsoplantares de paciente portador de artrite reumatoide submetido à artrodese da articulação metatarsofalangiana do hálux e à amputação das cabeças dos metatarsais laterais (do segundo ao quinto) – realinhamento de Lelièvre.
Ⓐ Pré-operatório.　Ⓑ Pós-operatório.

Referências

1. Viladot A. Metatarsalgias. In: Viladot PA. Patologia do antepé. 3. ed. São Paulo: Rocca; 1987.

2. Regnaud B. Metatarsalgias. In: Regnaud B. The foot. Berlin: Springer-Verlag; 1986.

3. Espinosa N, Brodsky JW, Maceira E. Metatarsalgia. J Am Acad Orthop Surg. 2010;18(8):474-85.

4. Sarrafian SK. Anatomy of the foot and ankle: descriptive topographic and functional. Philadelphia: Lippincott Williams & Wilkins; 1993.

5. Lake N. The foot. London: Balliere-Tindall & Cox; 1952.

6. Morton D. Hypermobility of the first metatarsal bone: the interlinking factor between metatarsalgia and longitudinal arch strains. J Bone Joint Surg. 1928;10(2):187-92.

7. Papparella-Treccia R, Ronconi S. Il piede e la sua battaglia antigravitaria. Rela IV Congr. Tecnica Ort.; 1975.

8. Maestro M, Besse JL, Ragusa M, Berthonnaud E. Forefoot morphotype study and planning method for forefoot osteotomy. Foot Ankle Clin. 2003;8(4):695-710.

9. Wright DG, Desai SM, Henderson WH. Action of the subtalar and ankle-joint complex during the stance phase of walking. J Bone Joint Surg Am. 1964;46:361-82.

10. Mann R, Inman VT. Phasic activity of intrinsic muscles of the foot. J Bone Joint Surg Am. 1964;46:469-81.

11. Espinosa N, Maceira E, Myerson MS. Current concept review: metatarsalgia. Foot Ankle Int. 2008;29(8):871-9.

12. Cavanagh PR, Rodgers MM, Iiboshi A. Pressure distribution under symptom-free feet during barefoot standing. Foot Ankle. 1987;7(5):262-76.

13. Padovani J. Physiologie du pied, pied plat valgus douloureux. Traité Chir Orthop. Paris: Masson; 1937.

14. Valenti V. Ostesis del pie. Méd. Madrid: Panamercana; 1979.

15. Dickson FD, Dively RJ. Functional disorders of the foot. Philadelphia: Lippincott Williams & Wilkins; 1963.

16. Viladot A. Metatarsalgia due to biomechanical alterations of the forefoot. Orthop Clin North Am. 1973;4(1):165-86.

17. Martorell J. Algunos aspectos de la metatarsalgia. Podologie. 1971;6:159-64.

18. Pisani G. Biodinámica dell'avanpiede. Minerva Ortop. 1975;26:590-8.

19. Stamm TT. Some aspects of surgery of the foot. London: J. C. Huston; 1963.

20. Betts RP, Franks CI, Duckworth T, Burke J. Static and dynamic foot-pressure measurements in clinical orthopaedics. Med Biol Eng Comput. 1980;18(5):674-84.

21. Harris RI, Beath T. Army foot survey: an investigation of foot ailments in Canadian soldiers. Canada: National Research Council of Canada; 1947.

22. Grundy M, Tosh PA, McLeish RD, Smidt L. An investigation of the centres of pressure under the foot while walking. J Bone Joint Surg Am. 1975;57(1):98-103.

23. Katoh Y, Chao EYS, Laughman RPT, Schneider E, Morrey BF. Biomechanical Analysis of foot function during gait and clinical aplications. Clin Orthop Relat Res. 1983;(177):23-33.

24. Chamlian TR, Nery C, Réssio C, Masiero D. Avaliação podobarométrica nas amputações do médio e antepé. Acta Fisiátrica. 2001;8(3):120-9.

25. Nery CAS. Osteotomia em hevron para o tratamento do hálux valgo: parte 2: avaliação baropodométrica. Rev Bras Ortop. 1995;30(6):433-40.

26. Salomão O. Metatarsalgias iatrogênicas. In: Salomão O, Carvalho AE Jr. Pé e tornozelo. São Paulo: USP; 1994.

27. Hetherington VJ. Metatarsalgia and lesser metatarsal surgery. In: Hetherington VJ. Hallux valgus and forefoot surgery. New York: Churchill Livingstone; 1994.

28. Dockery GL. Evaluation and treatment of metatarsalgia and keratotic disorders. In: Myerson MS. Foot and ankle disorders. Philadelphia: W. B. Saunders; 2000.

29. Barouk LS. Weil head-neck oblique osteotomies: possibilities. Techniques of osteotomies on the forefoot. Bordeaux; 1994.

30. Trnka HJ, Muhlbauer M, Zettl R, Myerson MS, Ritschl P. Comparison of the results of the Weil and Helal osteotomies for the treatment of metatarsalgia secondary to dislocation of the lesser metatarsophalangeal joints. Foot Ankle Int. 1999;20(2):72-9.

31. Trnka HJ, Gebhard C, Mühlbauer M, Ivanic G, Ritschl P. The Weil osteotomy for treatment of dislocated lesser MTP joints: good outcome in 21 patients with 42 osteotomies. Acta Orthop Scand. 2002;73(2):190-4.

32. Vandeputte G, Dereymaeker G, Steenwerckx A, Peeraer L. The Weil osteotomy of the lesser metatarsals: a clinical and pedobarographic follow-up study. Foot Ankle Int. 2000;21(5):370-4.

33. Barouk LS. Weil's metatarsal osteotomy in the treatment of metatarsalgia. Orthopade. 1996;25(4):338-44.

34. O'Kane C, Kilmartin TE. The surgical management of central metatarsalgia. Foot Ankle Int. 2002;23(5):415-9.

35. Migues A, Slullitel G, Bilbao F, Carrasco M, Solari G. Floating-toe deformity as a complication of the Weil osteotomy. Foot Ankle Int. 2004;25(9):609-13.

36. Trnka HJ, Nyska M, Parks BG, Myerson MS. Dorsiflexion contracture after the Weil osteotomy: Results of cadaver study and three-dimensional analysis. Foot Ankle Int. 2001;22(1):47-50.

37. Maceira E, Farinas F, Tena J, Escobar R, Baltes J. Analysis of metatarsophalangeal stiffness following Weil osteotomies. Rev Med Cir Pie. 1998;12:35-40.

38. Maceira E. A systematic approach to the patient suffering from metatarsalgia. Revista del Pie y Tobillo. 2003;17:14-29.

39. Lelièvre J. Patologia del pie. Barcelona: Toray-Masson; 1970.

Capítulo 21.6

PÉ REUMÁTICO

Marcos Corsato
João de Carvalho Neto

ASPECTOS CLÍNICOS GERAIS

A metatarsalgia é o sintoma mais precoce e mais frequente da artrite reumatoide, embora a doença também possa manifestar-se, em princípio, no retropé. O envolvimento do antepé no processo da doença é duas vezes mais recorrente do que no retropé. Mesmo que a patologia no antepé possa coexistir com a do retropé, é raro os pacientes apresentarem essas manifestações em simultaneidade.

A sinóvia inflamada, de etiologia desconhecida, é a base da artrite reumatoide. Deve-se suspeitar sempre de hálux valgo, que apresenta higroma medial na cabeça do primeiro metatarsal ("joanete").

O pé, por possuir muitas articulações, pode apresentar-se com dor difusa durante o processo da doença ativa (sinovite intensa com edema, mas com pouca deformidade). O antepé, na fase aguda, pode ter edema inespecífico e sensibilidade aumentada nas articulações metatarsofalangianas (MTFs). As bolsas estão hipertrofiadas, e nódulos reumatoides podem estar presentes.

O aumento de volume articular (sinovite aguda que corresponde a derrame articular) é mais evidente nas articulações MTFs. Pode-se observar o afastamento dos dedos do pé entre si, como em leque, e o paciente começa a se queixar de sapatos muito apertados. A bursite intermetatarsal sintomática é uma patologia do espaço interdigital. Sintomas sugestivos de neuroma de Morton também são sinais precoces de envolvimento do antepé, quando a bolsa intermetatarsal dilatada pressiona o nervo digital. O teste da pressão laterolateral entre as cabeças metatarsais, mesmo leve, desencadeia dor. Se o neuroma de Morton for diagnosticado em ambos os lados, é preciso considerar a possibilidade de causa sistêmica. Outra bursite frequente no antepé é a do sesamoide medial.

As articulações MTFs são sempre as mais atingidas no pé reumatoide (FIG. 21.6.1). O sinal clássico da artrite reumatoide no antepé é o hálux valgo, com o envolvimento intra-articular das articulações MTFs (deformadas em hiperextensão) e das interfalangianas (deformadas em flexão nos dedos menores). O hálux é forçado mecanicamente em valgo, devido à hiperpronação do antepé, deformando-se aos poucos, mesmo quando não há envolvimento da sua articulação MTF no processo da doença. Na fase avançada da patologia, a deformidade em valgo do hálux é grave, com atrofia intensa da sua cápsula medial. O hálux pode apresentar-se rígido em 5,6 a 12,9% das mulheres e, nas raras vezes em que se deforma em varo, está quase sempre associado à artrite psoriática. A articulação interfalangiana do hálux também pode ficar instável e deformar-se em extensão, com formação de bursite, calosidade ou ulceração plantar.

Os dedos do pé desviam-se no nível da articulação MTF devido ao estiramento da placa plantar e da cápsula articular no decorrer da doença, ocasionando luxação/subluxação lateral e dorsal das falanges proximais. Assim, as cabeças dos metatarsais são pressionadas no sentido plantar, originando os dedos em garra, e o coxim gorduroso

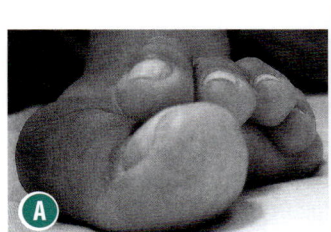
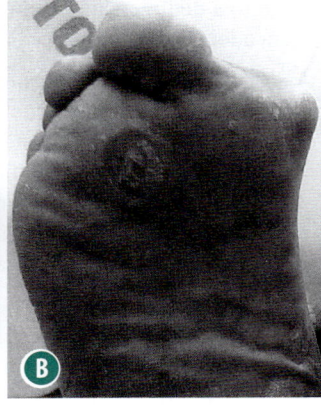
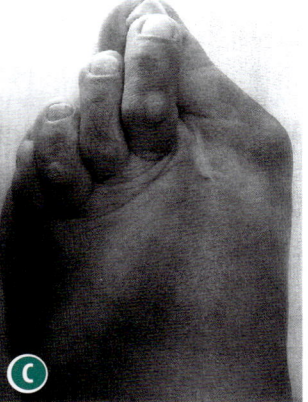

FIGURA 21.6.1

Ⓐ Visão axial do antepé demonstrando o que acontece quando as cabeças metatarsais ficam desviadas em flexão plantar fixa e o coxim gorduroso plantar migra distalmente. Nota-se que os dedos não participam mais do apoio plantar, agravando o problema.

Ⓑ A visão plantar do antepé indica o intenso alargamento causado pelo hálux valgo grave, a formação de calosidade, a migração distal do coxim gorduroso plantar e a perda da função dos dedos.

Ⓒ A visão dorsal do antepé evidencia o hálux valgo grave, que origina uma enorme proeminência medial e cavalgamento sob o segundo dedo.

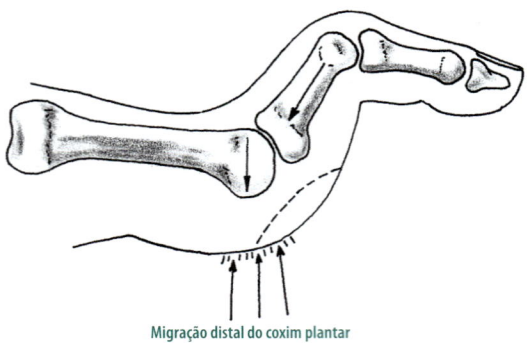

Migração distal do coxim plantar

FIGURA 21.6.2 → Com a evolução da doença reumatoide, devido ao desequilíbrio na musculatura intrínseca do pé, surgem deformidades nos dedos menores e subluxações dorsais metatarsofalangianas progressivas. Com o passar do tempo, a retração das deformidades nos dedos traciona distalmente o coxim gorduroso plantar.

plantar é tracionado anteriormente junto aos dedos (**FIG. 21.6.2**). A perda da efetividade do coxim plantar faz surgir calosidades na pele (hiperceratose) e bolsas hipertrofiadas muito dolorosas sob as cabeças desprotegidas dos metatarsais. Tais calosidades são mais pronunciadas sob as cabeças do segundo e do terceiro metatarsais e sob o hálux. O quinto dedo fica deformado em adução sob o quarto (*curley toe*, ou dedo encaracolado).

Surgem calosidades e, às vezes, ulcerações dorsais sobre as articulações interfalangianas proximais (IFPs) à medida que o dedo em martelo se estrutura, sobretudo no segundo e no terceiro dedos. Essas calosidades surgem devido à pressão exercida pelo uso de calçados inadequados. Ocorrem também calosidades na extremidade das polpas digitais e deformidades nas unhas dos dedos em martelo, e não é rara a presença da vasculite reumatoide e do fenômeno de Raynaud. Após cerca de 10 anos de doença ativa, a incidência da sinovite MTF diminui. A incidência da deformidade em martelo dos dedos menores aumenta em proporção à duração da patologia. O comprometimento da articulação interfalangiana distal no processo da doença ("dedo em linguiça") levanta a suspeita de espondiloartropatia soronegativa.

O aumento de volume também pode ser observado, envolvendo as bainhas tendíneas ao redor do tornozelo: a do tendão tibial posterior (TTP) e a dos tendões fibulares, com igual frequência, e a dos tendões extensores e do calcâneo (pseudobainha), menos afetada. O aumento de volume do retropé é observado medialmente sobre a articulação talonavicular e lateralmente em frente ao maléolo fibular, no seio do tarso. A sinovite do tornozelo é mais bem visualizada anteriormente, sendo mais frequente nas crianças do que nos adultos. A sinovite no interior do túnel do tarso pode causar neuropraxia do nervo tibial posterior.

A patologia do retropé e do tornozelo é leve, mas pode progredir com rapidez e afetar o antepé. Na maioria dos indivíduos, o retropé está alinhado a mais ou menos 7° de valgo em relação à perna. O eixo do peso corporal costuma passar medialmente ao eixo da articulação subtalar. Diversos fatores podem alterar a estabilidade do retropé e ocasionar dor. Com certa frequência, os pacientes interpretam mal a localização dessa dor e apontam o tornozelo como o local de origem.

As estruturas anatômicas que estabilizam a eversão do complexo articular talocalcaneonavicular são os ligamentos (cervical, calcaneofibular, deltóideo, talocalcâneo medial), os tendões (TTP, flexor longo dos dedos) e as superfícies ósseas (processo talar lateral sobre o calcâneo no seio do tarso).

A deformidade em valgo do retropé surge pela hipermobilidade das suas articulações. As condições que causam isso são sinovite crônica, perda da cartilagem articular, erosão das articulações talonavicular e subtalar, frouxidão decorrente dos tecidos moles e, em especial, forças pronadoras exercidas sobre essas articulações. A articulação calcaneocubóidea é a menos afetada das três, e a subtalar é sempre acometida com maior gravidade.

> **ATENÇÃO! Entre os pacientes com artrite reumatoide com envolvimento subtalar, a deformidade em valgo pode surgir em, mais ou menos, 25% dos casos. Somente 2% desenvolvem retropé em varo associado a joelho valgo ou em longo período de repouso sem o uso de órtese acomodativa.**

A articulação talonavicular, que é a mais afetada no retropé, fica instável, e a cabeça do tálus desvia-se em direção plantar e medial. O pé tende a entrar em colapso, mas a deformidade é reversível com tratamento cirúrgico. O calcâneo pode, também, colidir contra a fíbula distal, e o paciente queixa-se de dor na região do maléolo lateral na manobra de eversão. O diagnóstico diferencial deve ser feito com a artrite subtalar, que deve doer tanto à manobra de eversão quanto à de inversão, e com a tenossinovite fibular, que desencadeia dor na tentativa da eversão contra resistência.

Nos casos avançados, o calcanhar, em valgo extremo, não fica mais sob o eixo da tíbia; o mediopé está retorcido até chegar ao extremo de a cabeça do tálus começar a sustentar o peso corporal medialmente, apoiada de forma direta no solo. O pé, sem a capacidade de transformar-se em alavanca rígida no final da fase de apoio da marcha, assume uma forma ainda mais achatada durante tal tentativa, hiperpronando-se em vão.

O TTP pode romper-se, e a biomecânica local, completamente alterada, pode impedir que ele funcione de forma efetiva como estabilizador medial do retropé. A doença também pode vir a atingi-lo, mediante a bainha sinovial. Isso acaba aumentando o valgismo, a pronação do mediopé e a abdução do antepé. Essa é a complicação mais difícil de tratar no pé reumatoide. Como regra, a deformidade em valgo do retropé reumatoide não é causada pela disfunção do TTP.

Outras anormalidades presentes no tornozelo ou no joelho, em geral deformidades em valgo, podem contribuir para o colapso do retropé. A patologia do tornozelo pode apresentar poucos sintomas. Às vezes, ele é poupado de qualquer envolvimento. A sinovite do tornozelo pode ser muito bem tolerada, mas pode, também, resultar em atrofia da sua linha articular, com perda gradual da movimentação. A instabilidade do tornozelo pode surgir devido a erosões no domo do tálus e à frouxidão ligamentar, de modo que a deformidade em valgo também pode ser causada pela patologia no interior da articulação tibiotarsal, em vez do retropé.

É essencial, portanto, a distinção entre a patologia do retropé e a do tornozelo. A doença do mediopé apresenta-se, inicialmente, com dor bem localizada, que piora durante o final da fase de apoio da marcha (desprendimento do hálux, ou *toe-off*) ou na marcha com os pés descalços. Com a evolução da doença, ocorre rigidez tarsometatarsal, que se manifesta com desconforto difuso e, embora raro, com instabilidade ou luxação da articulação de Lisfranc.

ACHADOS RADIOGRÁFICOS

Deve-se obter uma série-padrão de radiografias do paciente com pés reumatoides: anteroposterior e perfil ortostáticas e anteroposterior ortostática dos tornozelos (em especial quando houver qualquer patologia no retropé ou no tornozelo). A importância das incidências ortostáticas é essencial na avaliação das luxações e das subluxações associadas à doença reumatoide. A incidência tangencial das cabeças metatarsais também ajuda muito na avaliação do antepé (estudo do apoio plantar das cabeças metatarsais, posicionamento dos sesamoides e presença ou não de esporões sob as cabeças metatarsais).

É possível determinar o grau da pronação e o valgismo do retropé por meio da avaliação dos ângulos talometatarsal lateral e talocalcaneano lateral. Radiografias comparativas são sempre úteis, e mudanças significativas podem ser observadas de três até seis meses após as radiografias iniciais.

Os achados radiográficos clássicos da artrite reumatoide são as erosões ósseas subcondrais. A simetria de tais alterações não é necessária para o diagnóstico da doença. As articulações envolvidas com mais frequência são as MTFs, as metatarsocuneiformes e a articulação talonavicular.

> **DICA:** A tomografia computadorizada (TC) é útil para determinar o foco da artrite no retropé e no mediopé. A ressonância magnética (RM) é indicada para identificar a presença de massas no interior do túnel do tarso, diagnosticar roturas tendíneas e diferenciar o nódulo reumatoide da bursite plantar.

As seguintes alterações precoces podem ser encontradas nas radiografias:

- Periostite "de vizinhança" nos metatarsais (em especial na artrite reumatoide juvenil).

- Osteoporose periarticular intensa (sobretudo a localizada no antepé).

- Edema de partes moles.

- Perda da superfície cartilaginosa articular (tipicamente, o estreitamento uniforme do espaço articular). Essa alteração, localizada na articulação talonavicular, é o primeiro sinal de manifestação da artrite reumatoide no retropé.

- Erosões justarticulares (em especial nas cabeças metatarsais laterais).

As alterações tardias encontradas nas radiografias podem ser:

- Condrólise: osteófitos (presentes em 36% das vezes), ossículos periarticulares (20%), anquilose óssea (5%) e esclerose subcondral (5%).

- Luxações e subluxações: o estreitamento da linha articular das MTFs dos dedos menores significa subluxação/luxação articular.

DIAGNÓSTICO

Às vezes, é praticamente impossível determinar a origem da dor localizada no retropé e no tornozelo por meio dos exames clínicos e radiológicos quando ambos os locais estão envolvidos. A infiltração diagnóstica de anestésico local com pequena quantidade de corticoide pode ajudar a esclarecer qual é a área afetada. Quando o retropé e o tornozelo estão envolvidos, é melhor infiltrar o tornozelo, utilizando-se a via anteromedial, para evitar qualquer infiltração do anestésico lateralmente no interior da articulação subtalar, a qual é abordada por meio de infiltração no sentido para baixo e medial da agulha, através do seio do tarso, tomando-se o cuidado de evitar o recesso lateral da membrana sinovial do tornozelo. Em geral, se a área correta for infiltrada, o paciente acusará alívio significativo dos sintomas. A bolsa intermetatarsal também pode ser infiltrada pelo espaço interdigital. Tal manobra pode ajudar a distinguir entre os sintomas de neuroma e os de sinovite articular metatarsofalangiana.

O diagnóstico diferencial do retropé em valgo inclui:

- Rotura do tendão tibial posterior.

- Neuroartropatia de Charcot nas articulações do mediopé e do retropé.

- Artrite degenerativa tarsometatarsal.

- Pés planos flácidos.

- Fratura-luxação de Lisfranc antiga.

- Osteoartrite degenerativa idiopática da articulação tarsometatarsal.

TRATAMENTO

Tratamento conservador

Antes do tratamento cirúrgico para o pé e para o tornozelo reumatoide, é indicado um período inicial de tratamento conservador. Às vezes, a cirurgia pode não acontecer em função de complicações clínicas ou por falta de solução cirúrgica adequada. O aspecto mais importante do tratamento conservador é a adoção de calçados específicos para pacientes com doença reumatoide. Um tipo específico de calçado pode ser recomendado ou um sapato qualquer pode ser modificado para acomodar as deformidades do pé.

Os calçados não corrigem as deformidades, mas podem acomodá-las melhor, minimizando bastante a dor. Como o antepé é o local em que mais se observam os sintomas e a patologia da artrite reumatoide, sempre é indicado um sapato com biqueira larga e profunda. Assim, se uma palmilha ou qualquer outro dispositivo precisar ser adicionado ao interior do calçado, o paciente precisará de outro com pelo menos um número maior. A modificação mais comum é o coxim metatarsal. O suporte para o arco longitudinal medial também é muito útil, fornecendo maior superfície de contato plantar, distribuindo as pressões plantares de maneira mais uniforme e controlando a tendinite do tibial posterior.

Alguns pacientes apresentam a pele da região plantar afilada, com o coxim gorduroso plantar atrófico e fora de sua posição original, como resultado da patologia. O revestimento interno da palmilha com material macio, como o Plastazole, é de grande utilidade para esses pacientes. Escavações pré-moldadas na palmilha sob as áreas de pressão mais dolorosas na planta dos pés também ajudam a reduzir a dor e a minimizar as calosidades. A escavação pode ser preenchida com algum tipo de material que reduza as forças de cisalhamento (Spenco ou Sorbothane). A deformidade em valgo e a pronação leve podem, de certa maneira, ser controladas com algum reforço nos contrafortes do calçado, geralmente com fibra de vidro ou polipropileno. Além disso, um salto mais alargado ou o salto de Thomas (prolongado medialmente) pode reforçar o retropé, auxiliando a estabilização.

Às vezes, se há envolvimento significativo do retropé e do tornozelo, órtese de polipropileno suropodálica (órtese tornozelo-pé) adaptável ao calçado pode ajudar a estabilizar o pé durante algum tempo. Ela também está indicada, se for pré-moldada, na compensação do desalinhamento entre o antepé e o retropé. Se houver rigidez considerável do tornozelo ou após artrodese deste, calçado com salto acolchoado absorvedor de choque e solado em mata-borrão é útil para melhorar a deambulação. Essas modificações também devem ser incorporadas ao calçado do paciente que vai usar órtese tipo tornozelo-pé. Devido ao envolvimento frequente dos membros superiores no processo da doença, tirantes de velcro são mais adequados do que os cadarços comuns na fixação dos calçados aos pés.

Tratamento cirúrgico

Os procedimentos cirúrgicos indicados no tratamento do pé reumatoide são quase sempre destrutivos e não anatômicos (p. ex., o procedimento de Hoffman) e devem ser realizados mais tarde, no final do processo da doença (uma vez que ela tenha seguido o seu curso de forma ampla). A correção cirúrgica do antepé reumatoide deve sempre considerar o problema da dor, e não da função. Três incisões longitudinais dorsais são utilizadas como vias de acesso para as articulações MTFs (FIG. 21.6.3A): uma medial para a articulação MTF do hálux, outra sobre o segundo espaço interdigital e a última sobre o quarto espaço intermetatarsal.

Caso haja deformidade em valgo grave nos dedos, a reconstrução do hálux torna-se mais fácil quando o procedimento é iniciado pelas articulações MTFs desse dedo. Quase sempre é difícil obter a correção completa da articulação MTF do hálux quando tal deformidade está presente. As articulações mediotarsais são abordadas por via dorsal, embora poucas vezes haja indicação de tratamento cirúrgico nessa região. Poucos casos de artrite da articulação metatarsocuneiforme do primeiro raio têm indicação de artrodese.

As cirurgias no retropé visam à correção da hiperpronação do pé reumatoide. As artrodeses devem ser sempre seletivas, iniciando-se com a correção e a estabilização da articulação talonavicular, havendo altas taxas de falha na consolidação. A artrodese tripla, quase sempre modelante, fica reservada para os casos mais avançados. As articulações móveis e indolores, preservadas durante o processo da doença, devem ser mantidas assim sempre que possível, a menos que a mobilidade seja maior do que as duas amplitudes normais, colocando em risco a arquitetura do pé. As operações são realizadas posicionando-se o paciente na mesa operatória com coxim sob a hemipelve ipsilateral, de modo a acessar com mais facilidade as faces lateral e medial do pé. As articulações do retropé são todas abordadas por duas incisões: uma medial e outra lateral.

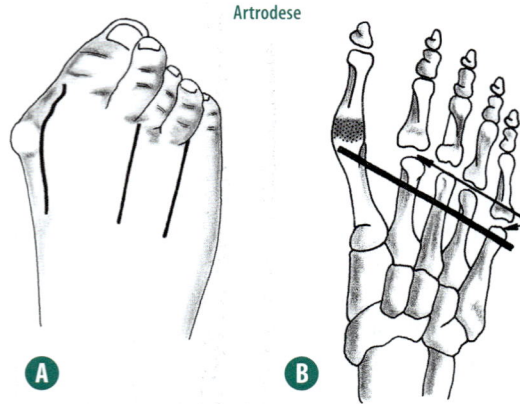

Artrodese

Ⓐ   Ⓑ

FIGURA 21.6.3

Ⓐ As três incisões longitudinais são direcionadas sobre a articulação metatarsofalangiana do hálux e também sobre o segundo e o terceiro espaços interdigitais, sendo prolongadas proximalmente.
Ⓑ Procedimento de Clayton-Hoffman.

A incisão lateral oblíqua sobre o seio do tarso deve ser evitada na correção de valgismo excessivo do retropé, pois é quase impossível aproximar as bordas da incisão cirúrgica após a correção da deformidade. É preferível a incisão longitudinal, que se inicia anterior ao maléolo lateral, prolongando-se distalmente pelo seio do tarso em direção à articulação calcaneocubóidea e terminando imediatamente antes da exposição dos tendões fibulares. Essa incisão é paralela e alguns centímetros posterior ao trajeto do terceiro tendão fibular (ou do tendão extensor longo do quinto dedo, na ausência daquele). A incisão deve ser longa o suficiente para evitar tensão demasiada nas bordas da pele ou levemente sinuosa, facilitando, assim, o fechamento. A faceta posterior da articulação subtalar e a articulação calcaneocubóidea são de fácil visualização ao rebater-se distal e medialmente a origem e o ventre muscular do extensor curto dos dedos. A articulação talonavicular é abordada por incisão longitudinal dorsomedial. O navicular pode ser identificado através de sua proeminente tuberosidade na face medial do mediopé.

O tornozelo é exposto anteriormente pelo leito da bainha do tendão tibial anterior ou entre este e o tendão extensor longo do hálux. Outra incisão mais lateral, longitudinal e paralela à borda lateral do tendão extensor longo do hálux, também pode ser utilizada para abordar o tornozelo. Tal incisão é similar à anterior e, da mesma forma, pode expor as articulações laterais do retropé, se necessário. A fíbula distal pode ser osteotomizada e rebatida lateralmente, para proporcionar melhor exposição do tornozelo.

Operações no antepé

Desde o início do processo da doença, os pacientes podem apresentar sintomas específicos e localizados, em vez da metatarsalgia generalizada, inclusive a dor da neurite interdigital. A bolsa intermetatarsal inflamada ocasiona metatarsalgia de Morton, devido à pressão exercida sobre o nervo digital ou à bolsa dolorosa. A excisão cirúrgica da bolsa tem implicações diagnósticas e terapêuticas. É muito difícil o paciente com doença reumatoide apresentar envolvimento específico e isolado do antepé que possa ser tratado como um paciente comum.

Quase sempre, as articulações metatarsofalangianas destruídas no antepé reumatoide são excisadas (FIG. 21.6.3B). Esse tipo de procedimento cirúrgico tem sido realizado há muito tempo. Clayton[1] popularizou a técnica da excisão da cabeça do metatarsal junto à base da falange proximal. Os sesamoides só são retirados se estiverem fundidos na região plantar da cabeça do metatarsal ou com deformação grosseira. A doença reumatoide é quase sempre progressiva e, se as deformidades das articulações restantes aumentarem ao longo do tempo, em especial nas articulações do retropé, as deformidades do antepé podem recidivar. A excisão das articulações MTFs não permite a previsão exata da posição final de qualquer um dos dedos. É muito importante realinhar com precisão os tecidos moles após as ressecções ósseas.

A artroplastia da placa plantar flexora melhora a técnica da artroplastia excisional. As quatro articulações laterais são abordadas em sequência. Se as articulações estiverem luxadas, todos os quatro tendões extensores são liberados dorsalmente antes da exposição das cabeças metatarsais. A cabeça do metatarsal é excisada obliquamente (em direção distal-dorsal para plantar-proximal), removendo sempre mais osso da sua face plantar. Esse procedimento ajuda a prevenir o crescimento de mais tecido ósseo plantar, o que pode vir a incomodar o paciente mais uma vez, recidivando, assim, a metatarsalgia. Uma pequena porção da base da falange proximal também pode ser ressecada, liberando a placa plantar, que pode ser reposicionada sobre a extremidade ressecada do metatarsal e transfixada com fio de Kirschner de 1 mm de diâmetro, centralizando, assim, os tendões flexores sob o raio envolvido. Os fios são mantidos no local por três a seis semanas. Nos pacientes com tipo mais rígido de doença reumatoide, os fios podem ser retirados em cerca de três semanas.

Outro tipo de artroplastia excisional pode ser realizado por meio de incisão longitudinal em Y no espaço interdigital (técnica de Kenneth Johson).[2] A incisão é centrada sobre a face lateral do segundo dedo e a face medial do terceiro e prolongada proximalmente no segundo espaço interdigital. Deve-se evitar a lesão do feixe neurovascular. A cabeça do metatarsal pode ser removida junto à base da falange proximal, dependendo da gravidade da deformidade (p. ex., luxação das cabeças metatarsais). As bordas plantares adjacentes da incisão são suturadas juntas com fio de categute simples. A parte dorsal da incisão é fechada a seguir, procedendo-se à sindactilização dos dois dedos adjacentes. O mesmo procedimento é realizado, a seguir, entre o quarto e o quinto dedos. A fixação intramedular com fios de Kirschner pode ser utilizada, mas não é obrigatória, visto que, em alguns estudos comparativos, tal técnica não melhorou os resultados finais clínicos ou radiográficos. O impacto ósseo entre as extremidades ósseas ressecadas é observado nas radiografias pós-operatórias de quase 70% dos pacientes, mas não apresenta qualquer sintoma ou correlação clínica com as várias queixas possíveis observadas.

A via transversa arciforme plantar sob as cabeças dos metatarsais também pode ser utilizada, com a vantagem de melhor exposição de todas elas no mesmo campo cirúrgico e possibilidade de antecipar a imagem final da apresentação metatarsal refeita (de tal modo que, ao final, o hálux seja o mais longo, seguido pelo segundo raio, pelo terceiro e assim por diante, em disposição arciforme). A cirurgia é realizada com o paciente em pronação. É possível, também, liberar os tendões extensores por visão direta. A excisão da pele plantar excessiva, algo em torno de até 2 cm do lado proximal da incisão, traz de volta o coxim plantar à posição original. As principais implicações no emprego dessa técnica são a dissecção trabalhosa e o sangramento abundante logo após a liberação do torniquete.

Nas deformidades leves do antepé, sem metatarsalgia significativa ou doença em atividade, que não melhorarem com o tratamento conservador, são indicadas falangectomias proximais parciais com sindactilizações parciais dos dedos menores, em especial nas deformidades localizadas somente no segundo e no terceiro dedos. A principal crítica ao procedimento é o fato de não evitar o aparecimento da metatarsalgia durante o período de evolução pós-operatório, sendo necessária a ressecção das cabeças dos metatarsais em outro momento. A artrodese da articulação metatarsofalangiana do hálux estabiliza e corrige de forma definitiva a sua deformidade, permitindo que os pacientes voltem a utilizar calçados comuns e, em combinação com a artroplastia excisional das articulações metatarsofalangianas dos dedos menores, alivia a dor incapacitante no antepé. A artrodese da articulação metatarsofalangiana do hálux só deve ser realizada após os procedimentos nos quatro dedos laterais. Muitas técnicas são possíveis. É melhor abordar duas superfícies planas para que as extremidades ósseas tenham alguma estabilidade intrínseca. Qualquer tipo de superfície de contato pode ser criada a partir das extremidades ósseas cruentas: tipo em cavilha, bola e soquete, entre outras.

Devido ao encurtamento dos raios laterais pela excisão, é importante a ressecção de conteúdo suficiente da cabeça metatarsal e da base da falange proximal, de modo que o primeiro raio não fique tão alongado. O posicionamento do hálux é muito importante. Ele deve ser fixado com angulação em valgo de 15 a 20° e dorsifletido em 15° em relação ao solo. O dedo não deve ficar nem um pouco pronado, com seu leito ungueal sempre apontando dorsalmente. A osteossíntese é realizada por meio de várias técnicas. Muitos fios de Kirschner de 1 mm de espessura ou parafusos esponjosos podem ser utilizados (**FIG. 21.6.4**). Dois pinos de Steinmann com pontas nas duas extremidades podem ser introduzidos retrogradamente pela articulação. Alguns ainda preferem empregar placa tubular de pequenos fragmentos de um terço de cana, instalada dorsalmente. Esses métodos devem sempre ser usados se houver tecido ósseo de má qualidade. O tempo médio para a consolidação radiográfica é de três meses.

Os casos em que ocorre anquilose fibrosa não apresentam dor e funcionam de forma satisfatória. A degeneração articular interfalangiana do hálux após a artrodese MTF é uma alteração radiográfica, sem qualquer significado clínico (**FIG. 21.6.5**).

A articulação MTF do hálux pode ser poupada quando se encontra indolor, flexível e com função normal, substituindo a técnica da artrodese por osteotomia oblíqua longa de encurtamento do primeiro metatarsal tipo Wilson ou Mitchel (**FIG. 21.6.6**) ou pela artroplastia excisional da base da falange proximal tipo Keller (**FIG. 21.6.7**). A grande vantagem de tal método é permitir ao paciente deambular no terceiro dia de pós-operatório, facilitando muito os cuidados com idosos e diminuindo o risco de coagulopatias. A crítica, claro, está no fato de não estabilizar o pé por meio da artrodese da articulação MTF do hálux, que é o principal objetivo para a intervenção cirúrgica no pé reumatoide.

A utilização da artroplastia da articulação metatarsofalangiana do hálux com implante de silicone é muito controversa por conta do grande número de complicações pós-operatórias. Esse procedimento é indicado para melhorar o alinhamento do pé e a função do hálux em pacientes com doença reumatoide com a MTF luxada ou subluxada e com tecido ósseo de boa qualidade. Esses implantes também podem ser úteis nos casos com resultado insatisfatório após ressecção completa da articulação MTF do hálux. A profilaxia antibiótica deve ser utilizada, e todas as deformidades ósseas e de partes moles precisam ser corrigidas. A parte mais importante dos cuidados pós-operatórios é a troca dos curativos pelo cirurgião. Toda e qualquer correção deve ser obtida ao final do procedimento cirúrgico. A correção conseguida é mantida pelas bandagens do curativo pós-operatório.

Operações no retropé

Alguns detalhes técnicos durante o planejamento cirúrgico corretivo do retropé devem ser lembrados: o calcanhar deve sempre ficar apoiado no solo, perpendicular

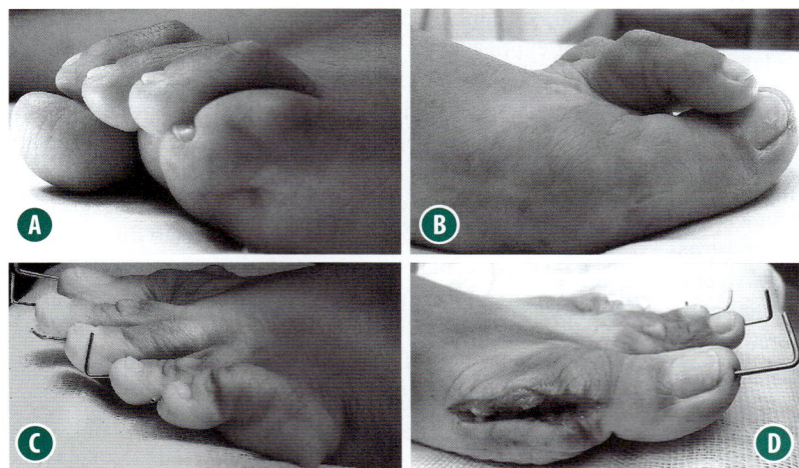

FIGURA 21.6.4

Ⓐ e Ⓒ Visualização pré e pós-operatória lateral do antepé.

Ⓑ e Ⓓ Visualização pré e pós-operatória medial do antepé. A via de acesso para abordagem dos dedos menores utilizada foi a transversa plantar.

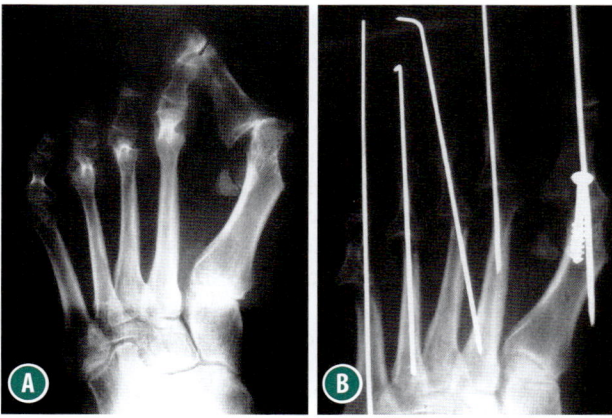

FIGURA 21.6.5

A Aspectos radiográficos do antepé na incidência anteroposterior no período pré-operatório.

B Pós-operatório. A paciente já havia sido submetida a cirurgia prévia para correção do hálux valgo, provavelmente por não ter sido observado que a etiologia do joanete era, de fato, a artrite reumatoide, ocasionando a abordagem insatisfatória e a consequente recidiva da deformidade.

ao eixo funcional das linhas articulares da perna (joelho e tornozelo). Durante a marcha, o eixo do peso corporal deve passar adiante e ao longo do pé, sem imprimir qualquer força rotacional anormal sobre ele.

> **ATENÇÃO! A alteração mais significativa nos tecidos moles é observada no túnel do tarso, com sinovite ao redor da bainha tendínea do tibial posterior, do flexor longo dos dedos e do flexor longo do hálux. Se o tratamento conservador não conseguir controlar a sinovite, o túnel do tarso deve ser explorado, os tendões liberados e o excesso sinovial removido das suas bainhas. Tal procedimento evita a rotura do TTP.**

É quase sempre necessário estabilizar o retropé, o que deve ser feito logo, antes do aparecimento do retropé valgo intenso. Os pacientes com destruição da articulação talonavicular devem ser submetidos precocemente a artrodese dessa articulação. Se essa artrodese for realizada, é muito difícil que os pacientes necessitem de fusão nas articulações restantes. O objetivo da artrodese do retropé é obter pé plantígrado, com as cabeças metatarsais alinhadas.

O paciente deve ser examinado em pé e sentado, e as radiografias devem ser realizadas sempre em pé com apoio. Não existe qualquer indicação para execução de radiografias sem carga. O pé deve ser avaliado na posição ortostática quanto à presença ou não de deformidades em plano-valgo, ao grau de envolvimento do antepé e a qualquer pronação mais importante do hálux ou ao desvio lateral dos dedos no nível das articulações MTFs. A angulação em valgo do retropé é mensurada com o longo eixo da perna. O paciente é inspecionado quanto à presença de espasmo nos músculos fibulares e à projeção do calcâneo contra a fíbula distal.

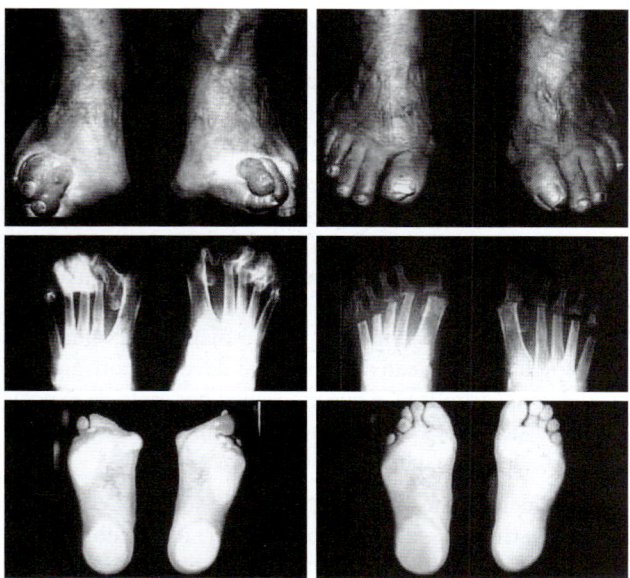

FIGURA 21.6.6 → Aspectos pré (coluna da esquerda) e pós-operatórios (direita) de pé reumatoide tratado com artroplastia com preservação parcial da articulação MTF do hálux por meio da técnica de Wilson.

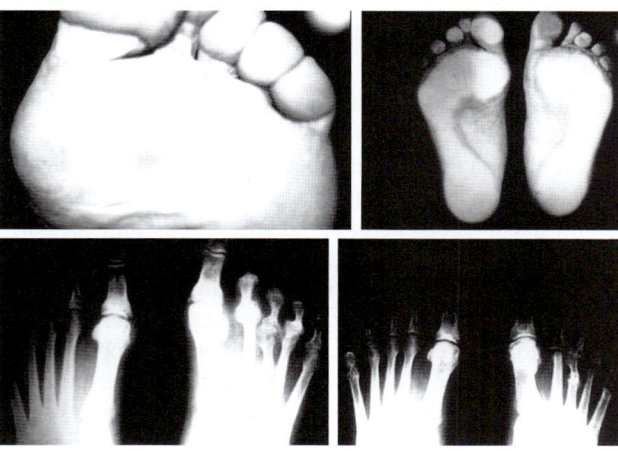

FIGURA 21.6.7 → Aspectos clínicos e radiográficos pré (à esquerda) e pós-operatórios (à direita) de paciente submetido a artroplastia tipo Keller associada à técnica de Hoffman para a correção cirúrgica do antepé reumatoide à esquerda.

A artrodese deve ser executada na remoção das superfícies articulares e no desbastamento do osso subcondral subjacente. Além disso, para que haja melhor vascularização ao longo do osso subcondral em direção ao foco da artrodese, podem ser realizadas múltiplas perfurações com fio de Kirschner (2 mm de espessura) nas duas superfícies articulares. A osteossíntese sempre é necessária, para prover fixação rígida e manter a posição obtida. Isso pode ser conseguido com parafusos canulados de 6,5 mm de espessura, um na articulação talonavicular de 50 mm, e o último na articulação calcaneocubóidea de 35 mm **(FIG. 21.6.8)**. Deve-se tentar cruzar os parafusos em ângulo reto entre si, evitando que a rosca do parafuso fique atravessada no foco da artrodese; em caso de dúvida, utilizam-se parafusos de rosca curta. Às vezes, é útil o emprego de enxerto ósseo para estabilizar a articulação. A articulação calcaneocubóidea também pode ser fixada com grampos de Blount.

Dois tipos de procedimento com enxerto ósseo podem ser realizados para estabilizar a articulação subtalar: uma cavilha óssea é modelada a partir de bloco de enxerto retirado do ilíaco e introduzida em um túnel ósseo preparado ao longo das duas superfícies articulares, ou a articulação é removida e preenchida com enxerto de osso esponjoso extraído de qualquer leito metafisário disponível. Qualquer deformidade significativa do retropé deve ser corrigida no momento da artrodese, o que é possível por meio da exposição das articulações e da liberação das superfícies articulares por afastador forte, chamado de *spreader*.

A faceta posterior da articulação subtalar é exposta com o auxílio desse afastador laminar, instalado no seio do tarso. Essa via de acesso também expõe as outras duas facetas da articulação subtalar: a anterior e a média, que se encontram sob a cabeça e o colo do tálus, respectivamente. A correção do valgismo do retropé em geral deixa um espaço vazio mais lateral pela faceta posterior da articulação subtalar, sendo preenchido com enxerto ósseo. A articulação talonavicular deve sempre ter fixação rígida com parafusos e/ou grampos.

O retropé não deve ser hipercorrigido se deformidade grave do antepé também estiver presente. É normal ainda existir alguma movimentação residual no mediopé, de modo que o antepé pode compensar a deformidade do retropé, mesmo quando ela for muito grave. Pode ser necessário deixar algum valgismo residual no retropé para que se consiga o pé plantígrado. Os pacientes são imobilizados com bota gessada sem carga por seis semanas e, depois, em bota com salto, até a consolidação. As radiografias não evidenciam de imediato a consolidação da artrodese. Na ausência de dor, há consolidação fibrosa, clínica, no local. Os pacientes que apresentam dor são outra vez imobilizados em bota gessada de marcha por mais quatro semanas.

Articulação do tornozelo: sinovectomia

A sinovite do tornozelo resistente ao tratamento clínico constitui uma indicação para sinovectomia. O debridamento artroscópico pode aliviar de forma significativa os sintomas do paciente. É muito difícil a realização de sinovectomia rigorosa por meio da artroscopia em função das limitações do espaço articular, embora técnicas de distração articular tenham melhorado o acesso à articulação. Qualquer tornozelo com sinovite persistente e cujos exames clínicos e radiográficos revelem articulação passível de salvamento deve ser considerado para sinovectomia.

Artrodese

O único procedimento possível para tratamento do tornozelo doloroso, destruído pela artrite reumatoide, é a artrodese. Os pacientes em geral apresentam outras deformidades articulares no pé ou no membro inferior. A artrodese alivia a dor, mas não é capaz de melhorar a função do membro se outras deformidades mais importantes estiverem presentes. Não há técnica cirúrgica universal para as artrodeses do tornozelo. A compressão no foco da artrodese diminui o tempo de consolidação. A pseudartrose é sempre uma complicação esperada. As seguintes técnicas podem ser utilizadas:

- Técnicas de artrodese por compressão, utilizando-se fixadores externos (Calandruccio).
- Utilização da fíbula como enxerto de suporte lateral ou escora (Gatellier-Adams).
- Uso da tíbia como área doadora para enxerto de deslizamento pela articulação (Blair).

A artrodese bem-sucedida requer anatomia óssea preservada do tálus e da tíbia e técnica cirúrgica precisa. Alguma inflamação residual com perda óssea pode ainda estar presente na articulação, causando angulação em valgo ou mesmo em varo. Operações anteriores (p. ex., artrodese tríplice) podem afetar a complicada vascularização do corpo do tálus. Até mesmo o tecido ósseo do tálus pode estar escasso se o paciente já passou por artroplastia total do tornozelo.

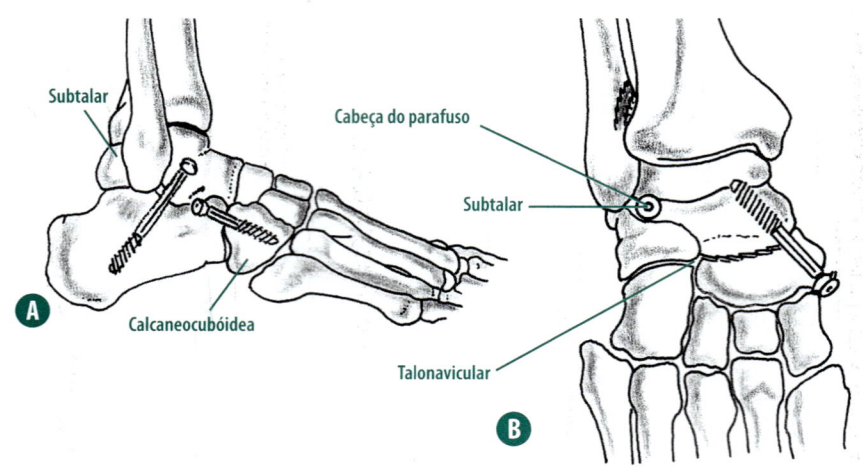

FIGURA 21.6.8

A Esquema lateral do retropé mostrando a localização dos parafusos canulados esponjosos de 6,5 mm, rosca de 16 mm, estabilizando as articulações subtalar e calcaneocubóidea. A inserção do parafuso de fixação da articulação subtalar também pode ser realizada por meio de incisão posteroplantar ao longo da tuberosidade do calcâneo e fora da zona de apoio deste.

B Esquema anterior mostrando o local de entrada (ou saída) do parafuso de fixação da subtalar. Ele não deve ficar muito lateralizado, nem muito próximo à superfície articular do tornozelo. Deve-se ter muito cuidado durante a fixação da articulação talonavicular, para evitar a fratura da eminência medial do osso navicular.

A posição neutra para a artrodese parece ser a que apresenta os melhores resultados: ângulo de 90° entre a tíbia e a superfície plantar do pé, em perfil, e 5° de valgo. Essa posição permite importante movimentação tarsal no plano transverso das articulações talonavicular e calcaneocubóidea. O tornozelo deve ficar, também, em 10° de rotação externa. Nos pacientes com retropé rígido ou artrodese tríplice, é melhor fundir o tornozelo em 5° de dorsiflexão, para facilitar a elevação da posição sentada.

A osteossíntese está indicada nas artrodeses de tornozelo. Essa técnica funciona muito bem nos tornozelos de portadores de condições não reumatoides, nos quais existe osso de boa qualidade e a fixação dos parafusos é mantida com rigidez. Esses parafusos podem ser adequados para fixar tecido ósseo de boa a moderada qualidade no paciente com doença reumatoide. Toda a cirurgia pode ser feita pela via anterolateral, embora sejam possíveis vários locais para introdução dos parafusos. O primeiro parafuso é colocado pela metáfise tibial medial distal e direcionado lateral e inferiormente pelo tálus, em direção ao seio do tarso. Se também a subtalar precisar ser artrodesada, a faceta posterior deve ser preparada para a artrodese, removendo as superfícies articulares. O segundo parafuso é introduzido a partir da porção superolateral da metáfise tibial distal, pela linha tibiotalar, até o corpo do tálus. A fixação interna requer posicionamento preciso dos ossos, porque, estando os parafusos instalados, a posição não pode mais ser alterada **(FIG. 21.6.9A e D)**. Se o paciente apresentar osso osteoporótico, a fíbula distal é usada como enxerto **(FIG. 21.6.9E e F)**. O pós-operatório deve incluir bota gessada por seis semanas sem carga, seguida por bota gessada de marcha até qualquer evidência clínica de consolidação (sem dor com carga total no gesso) ou qualquer evidência radiográfica satisfatória.

O fixador externo, aplicado de maneira apropriada, fornece imobilização satisfatória para o tornozelo e facilita a fusão óssea. Infelizmente, os fixadores são volumosos e, como esses pacientes apresentam várias deformidades, a deambulação pode tornar-se difícil. Um dispositivo deve ser selecionado para possibilitar a compressão adequada em mais de um plano. As indicações para o uso de fixadores externos em pacientes com doença reumatide são as seguintes:

- Procedimento cirúrgico prévio falho, inclusive artrodese, ou prótese de tornozelo na qual foi empregada enxertia óssea.
- Infecção prévia, na qual a osteossíntese poderia estar contraindicada.
- Como adjuvante para outras técnicas de artrodese.
- Na presença de má qualidade óssea.

ARTRITE DA SEGUNDA ARTICULAÇÃO METATARSOFALANGIANA

Tal afecção vem sendo abordada com maior frequência nos últimos anos, talvez pela facilidade de detecção por meio da RM, exame cada vez mais usado hoje , pois era rotulada como metatarsalgia central sem muita preocupação com diagnóstico mais preciso. Sabe-se que cerca de 19% das artrites reumatoides se iniciam pelos pés e, nestes, a região preferida é a metatarsofalangiana, o que justifica a artrite reumatoide como provável substrato patológico **(FIG. 21.6.10)**.

A maioria dos casos de artrite da segunda articulação metatarsofalangiana não reside em portadores de artrite

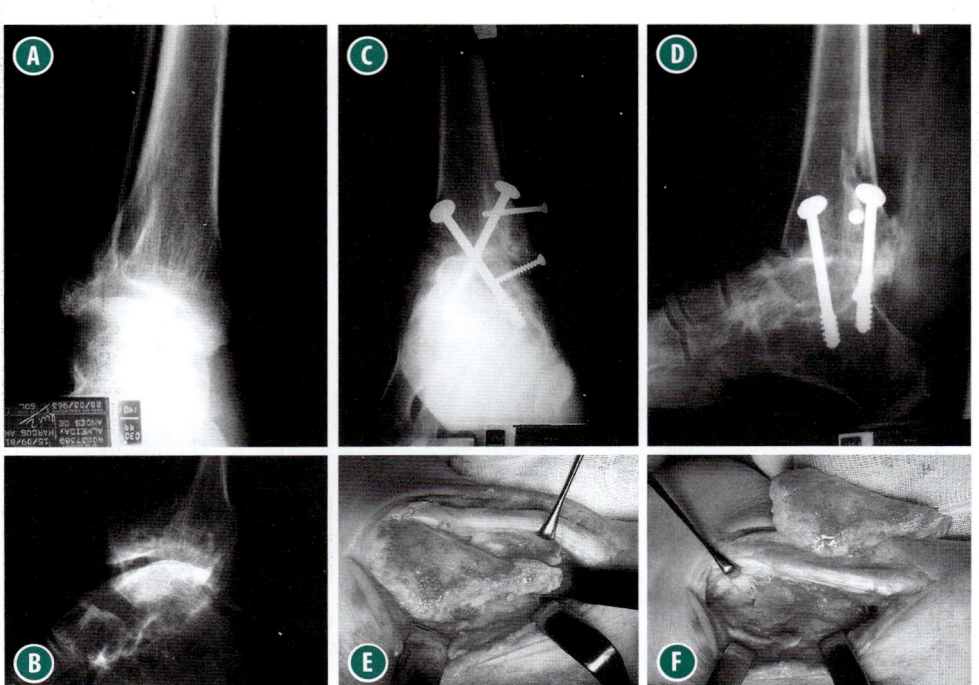

FIGURA 21.6.9

Ⓐ e Ⓑ Radiografias em posições anteroposterior e perfil pré-operatórias do tornozelo direito de paciente com artrite reumatoide e instabilidade tibiotársica importante, levando à postura em varo do retropé. Ⓒ e Ⓓ Radiografias de controle em posições anteroposterior e perfil pós-operatórias, evidenciando a fixação com parafusos canulados de 6,5 mm pela articulação e a fixação do enxerto preparado da fíbula distal. Ⓔ e Ⓕ Detalhe da técnica de preparação do enxerto da fíbula distal, cuja cortical lateral é arranjada e, depois da retirada do maléolo lateral, é invertida e colocada em contato direto com a linha articular e fixada à metáfise tibial e ao tálus por parafusos esponjosos de rosca total.

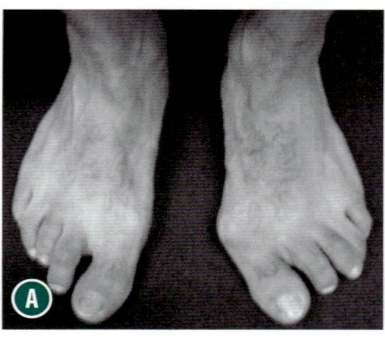
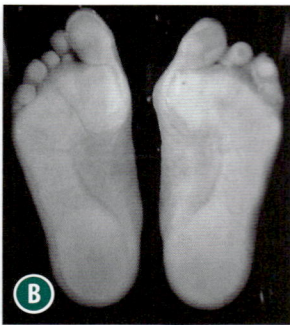
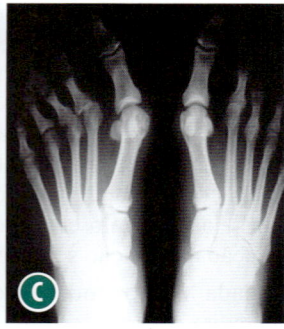

FIGURA 21.6.10
Ⓐ Vista clínica dorsal.
Ⓑ Vista plantar.
Ⓒ Radiografia dorsoplantar.

reumatoide, isto é, não há sinal clínico ou laboratorial dessa doença. É possível pensar, então, que a patologia se desenvolveria por origem traumática, porque alguns pacientes eram esportistas, que aumentaram de modo repentino seus esportes em maior tempo ou mais intensidade, sem nenhum sinal clínico ou laboratorial de artrite reumatoide. Contudo, Mann e Mizel[3] apresentaram sete casos dessa artrite da segunda articulação metatarsofalangiana, com grande produção sinovial e causa desconhecida. Jahss,[4] por sua vez, descreveu a sinovite em associação com o desenvolvimento de hálux valgo, causado pela insuficiência progressiva do primeiro raio, com consequente sobrecarga do segundo, levando a artrite (sinovite) de origem traumática (microtrauma) **(FIG. 21.6.11)**.

Diagnóstico

O sintoma inicial sempre é a dor localizada na segunda articulação metatarsofalangiana, não só metatarsalgia na cabeça do segundo metatarsal, mas em toda a sua volta, inclusive na região dorsal, durante a marcha normal ou ao praticar esportes. Há aumento de volume dessa região, com limitação de movimentos e dor à palpação e aos movimentos passivos e ativos da articulação.

Os exames subsidiários começam pela radiografia simples na posição ortostática dorsoplantar e oblíqua, que, nos casos iniciais, não apresenta qualquer alteração. Somente nos casos mais avançados pode haver uma subluxação ou luxação metatarsafalangiana **(FIG. 21.6.12)**.

É evidente que, nos casos de suspeita de artrite reumatoide, os exames laboratoriais devem ser feitos. Todavia, na maioria das vezes, são negativos. O mapeamento ósseo, ou cintilografia, apesar de ser um exame inespecífico, costuma indicar hipercaptação tanto na artrite reumatoide como na traumática **(FIG. 21.6.13)**. A RM é o exame que mais fornece detalhes, com grande proliferação de partes moles, sobretudo da membrana sinovial **(FIG. 21.6.14)**. Existe instabilidade da segunda articulação MTF no período mais avançado, por rotura do coxim plantar e/ou do ligamento colateral.

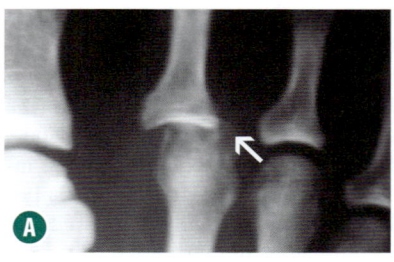

Ⓐ

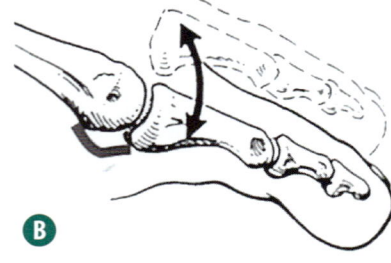

Ⓑ

FIGURA 21.6.12
Ⓐ Radiografia mostrando a luxação MTF.
Ⓑ Esquema mostrando o mecanismo.

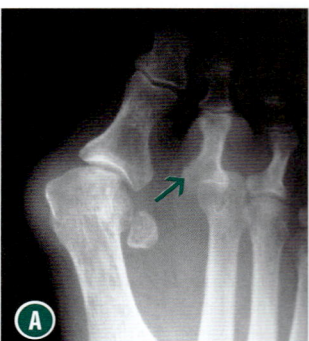

Ⓐ

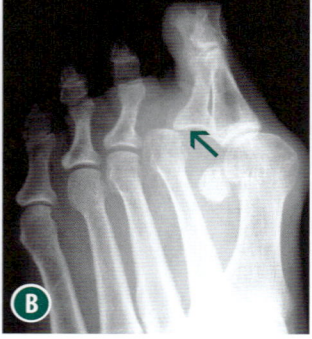

Ⓑ

FIGURA 21.6.11
Ⓐ Radiografia dorsoplantar. Ⓑ Radiografia oblíqua com luxação metatarsofalangiana.

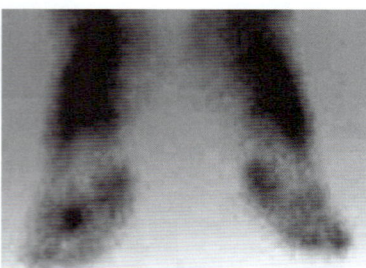

FIGURA 21.6.13 → Cintilografia mostrando hipercaptação do fármaco na segunda MTF.

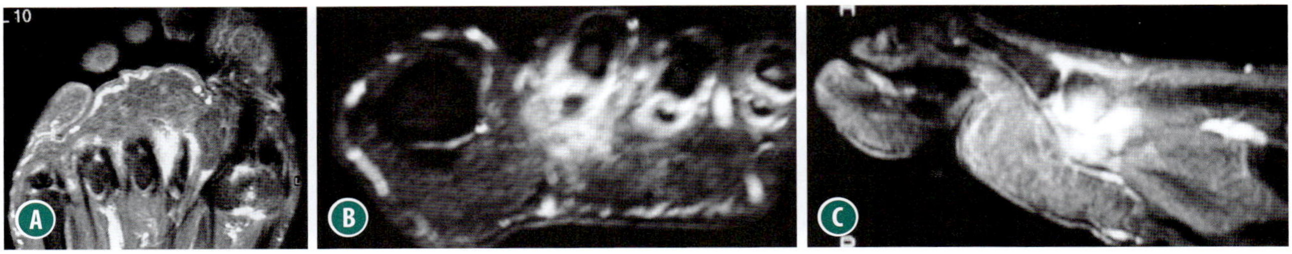

FIGURA 21.6.14 → RM mostrando líquido na articulação, o que denota reação inflamatória.
Ⓐ Frontal. **Ⓑ** Transversa. **Ⓒ** Longitudinal.

Tratamento

Tratamento conservador

Suspensão temporária das atividades esportivas, suporte de metatarsais, fisioterapia antiálgica e anti-inflamatórios. O retorno às atividades esportivas deve ser lento e gradativo, após, pelo menos, três semanas. Na sequência, são indicadas infiltrações com anestésico e corticoide intra-articular, duas ou três vezes, em períodos semanais, desde que não haja luxação ou subluxação.

> **ATENÇÃO! O tratamento inicial sempre deve ser conservador, a não ser nos casos já evoluídos com subluxação ou luxação.**

Tratamento cirúrgico

O tratamento cirúrgico está indicado quando o conservador falhar ou em quadro avançado com luxação ou subluxação. É realizada sinovectomia sempre que houver hiperplasia da membrana sinovial **(FIG. 21.6.15)**, seguida de alongamento do tendão extensor e transferência tendínea do flexor longo do dedo para as funções de interósseo ou lumbrical, que pode ser de forma assimétrica para corrigir os desvios laterais do dedo tipo Parrish **(FIG. 21.6.16)**.

Na presença de pé com *index minus*, isto é, o segundo metatarsal muito mais longo do que o primeiro, recomenda-se, também, a osteotomia de Weil modificada. Além disso, quando há desvio lateral do dedo – desde que não seja tipo Parrish, isto é, com luxação determinando o desvio –, é

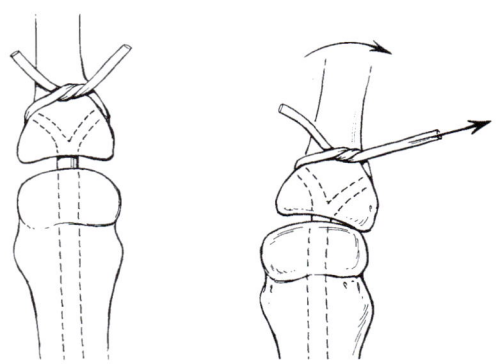

FIGURA 21.6.16 → Parrish (modificado).

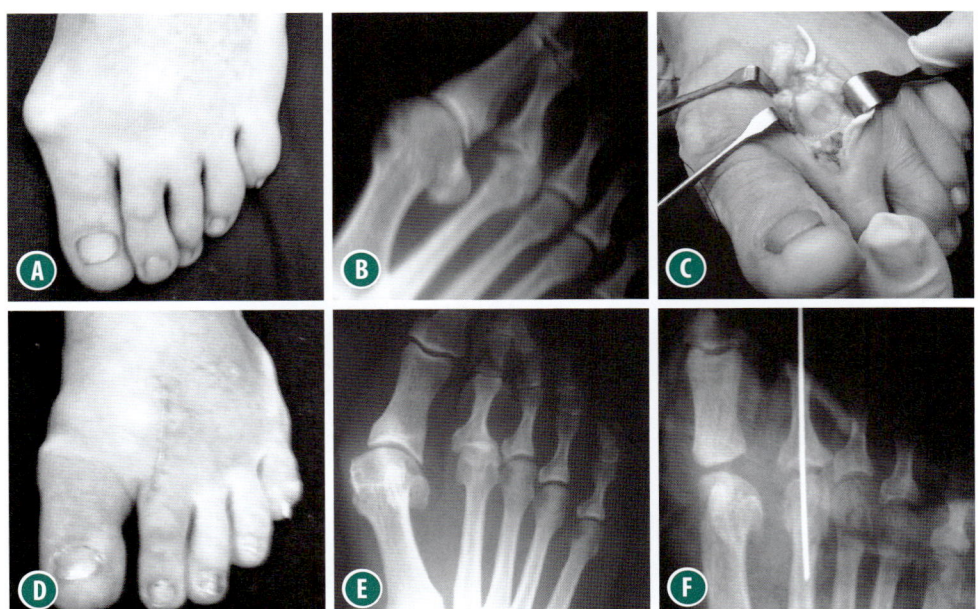

FIGURA 21.6.15
Ⓐ Clínica pré-operatória.
Ⓑ Radiografia pré-operatória.
Ⓒ Lesão osteocondral.
Ⓓ Pós-operatório.
Ⓔ Radiografia pré-operatória.
Ⓕ Radiografia pós-operatória com fixação com fio de Kirschner.

realizada a transferência do tendão extensor para interósseo, passando plantarmente à articulação intermetatarsal. No caso de dedo em martelo, isso também deve ser corrigido.

Referências

1. Clayton ML. Evolution of surgery of the forefoot in rheumatoid arthritis. J Bone Joint Surg Br. 1982;64(5):640-5.

2. Saltzman CL, Johnson KA, Donnelly RE. Surgical treatment for mild deformities of the rheumatoid forefoot by partial phalangectomy and syndactylization. Foot Ankle. 1993;14(6):325-9.

3. Mann RA, Mizel MS Monoarticular nontraumatic synovitis of the metatarsophalangeal joint: a new diagnosis? Foot Ankle. 1982;6(1):18-21.

4. Jahss MH. Disorders of the foot. Philadelphia: W. B. Saunders; 1982. v. 1.

PÉ DIABÉTICO E LESÕES CUTÂNEAS

Paulo César de César

O diabetes melito (DM) é uma doença prevalente, cujos dados epidemiológicos de duas décadas atrás já relatavam 110 milhões de portadores no mundo,[1] sendo a principal causa de cegueira, insuficiência renal e amputações não traumáticas.[2] Um estudo nos Estados Unidos mostra que a prevalência de DM está aumentando, sobretudo o tipo II, apresentando, hoje, índice de 7,8% da população americana com a doença, prevalência que, em 1990, era de 4,9%.[3] É provável que tal fato se deva ao aumento da obesidade que, atualmente, acomete 20% da população americana.

As complicações nos pés são a principal causa de internação hospitalar em indivíduos com diabetes, sendo que 20% destes apresentarão alguma úlcera nos pés no decorrer da vida e 6% necessitarão de alguma amputação ao nível dos membros inferiores. Cerca de 66% das amputações não traumáticas se devem ao DM, portanto, o diagnóstico adequado e a instituição da correta terapêutica são essenciais nas complicações do pé diabético. Em termos didáticos, pode-se dividir as complicações no pé diabético em dois tipos: neuropatia e neuroartropatia.

DIAGNÓSTICO

Embora não seja o objetivo básico deste capítulo, é importante saber quais são os critérios diagnósticos para DM:

- Glicose plasmática em jejum igual ou maior que 126 mg/dL em duas medidas distintas.
- Glicose plasmática, em qualquer circunstância, igual ou maior que 200 mg/dL, se acompanhada de poliúria, polidipsia ou perda de peso.
- Glicose plasmática igual ou maior que 200 mg/dL duas horas após a administração de 75 g de glicose via oral (teste de tolerância à glicose) em duas medidas distintas.

NEUROPATIA

A neuropatia diabética é a causa básica para o surgimento de úlcera nos pés diabéticos. Esse é um ponto importante, pois, com frequência, o paciente pensa que a úlcera diabética é causada pela diminuição ou falta de circulação sanguínea, o que não é verdade. A maioria das úlceras em pés diabéticos – cerca de 80% – é causada pela neuropatia. A causa exata da neuropatia não é bem estabelecida, mas estudos de autópsia mostram que alterações no *vasa nervorum*, causando isquemia do nervo, têm um importante papel na gênese da doença. Há duas teorias para essa alteração microvascular. A primeira seria pelo acúmulo de sorbitol, e a segunda, pelo depósito intraneural de produtos de glicolização. O risco de desenvolver neuropatia está associado a descontrole glicêmico, idade e peso.[4] A prevalência de neuropatia aumenta em 1,7% ao ano após o diagnóstico de DM,[5] e cerca de 35% dos portadores de diabetes apresentam neuropatia detectável pelo exame físico.[6] Existem três tipos de neuropatia: sensitiva, motora e autonômica. Cada uma tem um papel de contribuição no surgimento e desenvolvimento da úlcera diabética.

A causa principal da ulceração em pés diabéticos é a perda da sensibilidade dolorosa protetora decorrente da neuropatia sensitiva. No entanto, apenas a neuropatia não causa ulceração, é necessário haver uma área de pressão aumentada na pele, o que, quase sempre, ocorre em área de proeminência óssea. Portanto, a úlcera nos pés diabéticos ocorre devido ao somatório da neuropatia periférica e da sobrecarga na pele, quase sempre associada à proeminência óssea. As úlceras neuropáticas, em geral, são plantares, em zona de apoio durante a marcha, com pressão aumentada, ocorrendo com mais frequência na região plantar nas cabeças metatarsais (**FIG. 21.7.1**), no sesamoide medial ou na base do quinto metatarsal.

Assim como a neuropatia isolada não causa ulceração, o aumento de pressão de maneira isolada também não. Um estudo comparou as pressões plantares em pacientes com diabetes e outros com artrite reumatoide. As alterações de pressão plantar foram comparáveis nos dois grupos, porém, apenas o grupo com diabetes, devido à neuropatia periférica, apresentou ulceração plantar nos pés,[7] reforçando a teoria de que a úlcera plantar só ocorre pela associação de neuropatia periférica e aumento de pressão plantar.

Quando as úlceras são em área de não carga, ou seja, dorsal, medial ou lateral no pé, costumam estar relacionadas com uso de calçado inadequado pressionando

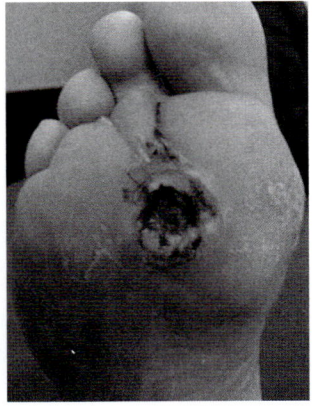

FIGURA 21.7.1 → Úlcera plantar na cabeça metatarsal.

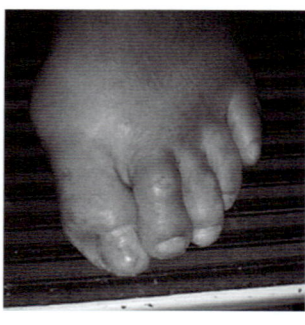

FIGURA 21.7.2 → Úlcera dorsal no segundo dedo causada por uso de calçado inadequado.

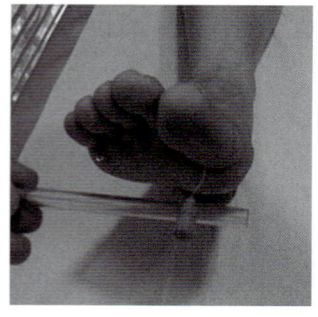

FIGURA 21.7.4 → Teste com monofilamento.

determinada região (**FIG. 21.7.2**). As úlceras causadas por sapato inadequado podem ter evolução rápida, havendo casos em que o uso por uma hora de um sapato apertado pode ser o suficiente para o desenvolvimento de úlcera. A neuropatia autonômica também contribui, pois, alterando as características da pele, facilita sua lesão, assim como a neuropatia motora, que causa um desbalanço muscular, o qual gera deformidades, em especial os dedos em garra, facilitando a presença de proeminências ósseas (**FIG. 21.7.3**).

O indivíduo sem neuropatia também pode ter sobrecarga na pele por proeminência óssea plantar, mas, como sente dor, ou seja, tem sensibilidade dolorosa protetora, vai deixar de caminhar, modificar a pisada ou procurar atendimento e colocar uma palmilha. Já o indivíduo com DM e neuropatia não tem sensibilidade dolorosa protetora e só identifica a sobrecarga na pele quando apresenta uma ulceração ou, pelo menos, uma calosidade precedendo a úlcera.

Avaliação neurológica

Um ponto muito importante no manejo do pé diabético é a identificação do paciente com neuropatia, ou seja, a identificação do sujeito com perda da sensibilidade protetora e, por consequência, com pé em risco de desenvolver ulceração.

Há diversos métodos para identificar neuropatia: monofilamento Semmes-Weinstein, outros monofilamentos, teste de temperatura, teste vibratório, estimulação elétrica ou estudos de velocidade de condução de nervos motores. A forma mais utilizada na prática clínica para identificação de neuropatia é o monofilamento 5.07 de Semmes-Weinstein, que apresenta uma boa confiabilidade no diagnóstico de neuropatia.[8] O teste consiste em pressionar o monofilamento 5.07 de maneira perpendicular, na pele da planta do pé, com força de 10 g, que corresponde à força com a qual o monfilamento se curva. O paciente, com os olhos fechados, responde se sente o monfilamento; caso não sinta, perdeu a sensibilidade protetora, ou seja, tem neuropatia periférica e risco de desenvolver úlcera diabética (**FIG. 21.7.4**). São testados com o monofilamento o hálux, o quinto dedo, a região plantar das cabeças metatarsais dos primeiro ao quinto metatarsais, as regiões medial e lateral do mediopé e a região plantar do calcâneo.

Classificação

A partir do momento que o paciente perde a sensibilidade protetora, pode desenvolver úlcera neuropática, a qual deve ser classificada para que o tratamento seja bem direcionado.

É importante entender a evolução histórica das classificações, pois uma substitui a outra na tentativa de aperfeiçoar a anterior e facilitar a compreensão da patologia. Nos anos 1970, Wagner realizou um trabalho que ficou conhecido como classificação de Wagner para as úlceras no pé diabético.[9] Essa classificação, por ter sido utilizada por muito tempo e pela simplicidade, ainda é utilizada. Consiste em seis graus de lesão, os quatro primeiros referindo-se à profundidade da úlcera, e os dois últimos, ao grau de isquemia do pé.

Grau 0: pé de risco, com neuropatia e risco de úlcera ou com história prévia de úlcera.

Grau 1: úlcera superficial, com acometimento apenas de pele e subcutâneo.

Grau 2: úlcera mais profunda com acometimento de tendão, fáscia ou cápsula articular.

Grau 3: úlcera com acometimento ósseo, osteomielite ou presença de abscesso.

Grau 4: isquemia parcial do pé.

Grau 5: isquemia total do pé.

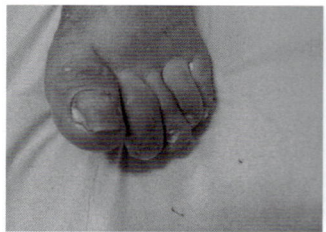
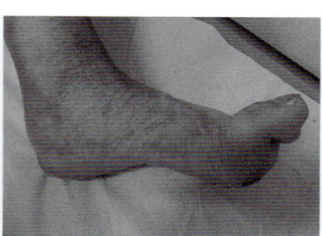
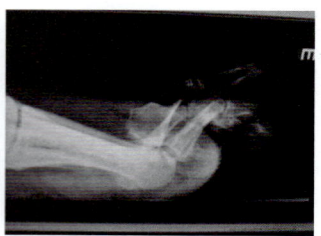

FIGURA 21.7.3 → Neuropatia motora. O paciente apresenta garra dos dedos devido à neuropatia motora. Por conta do desbalanço muscular, apresentou luxação dorsal do hálux causando úlcera plantar na cabeça do primeiro metatarsal por sobrecarga.

O problema da classificação de Wagner é misturar questões de profundidade e infecção com questões de insuficiência vascular, por exemplo, pé com osteomielite do calcâneo e com isquemia do quinto dedo seria grau 3 ou 4? Outro problema é que, como a classificação vai de 0 a 5, passa a impressão de um quadro evolutivo que iniciaria no grau 0 e evoluiria até o 5, o que não é verdade, pois o componente isquêmico evolui de maneira independente da profundidade da úlcera.

Para tentar eliminar esses problemas, criou-se a classificação profundidade-isquemia,[10] que é uma modificação da classificação de Wagner **(FIG. 21.7.5)**. Consiste na separação dos componentes – a profundidade é avaliada de 0 a 3 de maneira semelhante à classificação de Wagner **(FIG. 21.7.6)**, e o componente isquêmico é avaliado de maneira independente em A, B, C e D. O item A consiste em pé sem evidência clínica de isquemia, com pulsos palpáveis, cor normal, enchimento capilar normal e crescimento de pelos. O B é um pé com isquemia, mas sem gangrena, situação normalmente encontrada na prática clínica. O item C é gangrena parcial do pé, e o D é gangrena total do pé. Por exemplo, uma úlcera com infecção óssea e diminuição da vascularização, mas sem gangrena do pé, é classificada como 3B.

A classificação da Universidade do Texas[11] **(QUADRO 21.7.1)** é uma melhoria na classificação profundidade-isquemia, conseguindo ser mais precisa nas informações fornecidas.

Os dados referentes à profundidade e isquemia são os mais importantes na evolução de uma úlcera, além da localização anatômica. As úlceras do terço distal dos metatarsais têm índice menor de mortalidade e maior de salvamento do membro que as lesões mais proximais, entretanto, o tempo de fechamento das úlceras proximais e distais é semelhante.[12] Em geral, as úlceras do retropé têm maior incidência de complicações e maior risco de amputação.

Avaliação da úlcera

Considerando as classificações citadas, percebe-se que, para definir o tipo de úlcera a ser tratada e, assim, indicar o adequado tratamento, é muito importante que se defina a presença ou não de dois critérios: infecção e isquemia.

Infecção

Um grande número de úlceras não apresenta infecção, portanto, não está indicado o uso de rotina de antibióticos. A infecção no pé diabético ocorre por contaminação direta dos planos profundos a partir da úlcera, portanto, se não há úlcera ativa ou história de úlcera prévia, a chance de uma infecção é muito baixa, pois a infecção hematogênica é rara, ou seja, a infecção em pé diabético é de fora para dentro. A infecção profunda, como osteomielite ou abscesso, costuma ficar evidente no exame físico com a presença

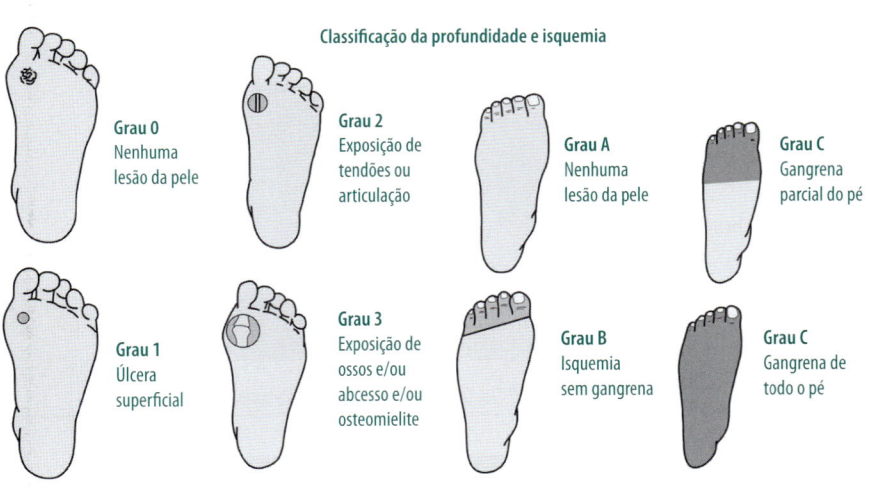

Classificação da profundidade e isquemia

Grau 0
Nenhuma lesão da pele

Grau 1
Úlcera superficial

Grau 2
Exposição de tendões ou articulação

Grau 3
Exposição de ossos e/ou abscesso e/ou osteomielite

Grau A
Nenhuma lesão da pele

Grau B
Isquemia sem gangrena

Grau C
Gangrena parcial do pé

Grau C
Gangrena de todo o pé

FIGURA 21.7.5 → Classificação de Brodsky: profundidade-isquemia.

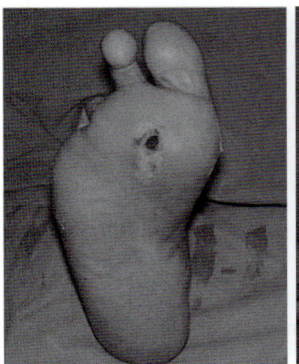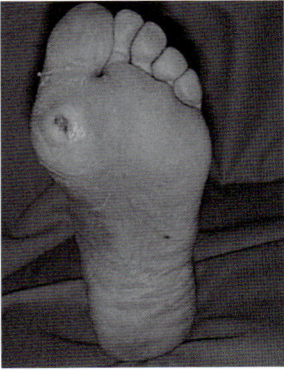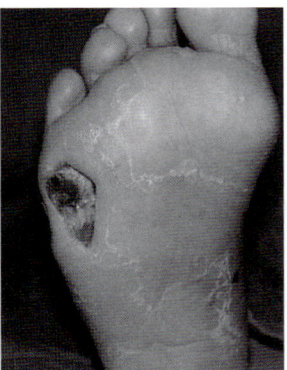

FIGURA 21.7.6 → Úlceras de graus 1, 2 e 3 respectivamente. Na aparência, são úlceras semelhantes, mas diferem na profundidade. Na úlcera grau 3, a cabeça do quinto metatarsal está exposta.

QUADRO 21.7.1 → Classificação da Universidade do Texas

	0	1	2	3
A	Pré ou pós-lesão ulcerativa completamente epitelizada, sem infecção ou isquemia	Úlcera superficial, não envolvendo tendão, cápsula ou osso	Úlcera penetrando tendão ou cápsula	Úlcera penetrando osso ou articulação
B	Pré ou pós-lesão ulcerativa, completamente epitelizada, mas com infecção	Úlcera superficial, não envolvendo tendão, cápsula ou osso, mas com infecção	Úlcera penetrando tendão ou cápsula, com infecção	Úlcera penetrando osso ou articulação, com infecção
C	Pré ou pós-lesão ulcerativa, completamente epitelizada, com isquemia	Úlcera superficial, não envolvendo tendão, cápsula ou osso, mas com isquemia	Úlcera penetrando tendão ou cápsula, com isquemia	Úlcera penetrando osso ou articulação, com isquemia
D	Pré ou pós-lesão ulcerativa, completamente epitelizada, com infecção e isquemia	Úlcera superficial, não envolvendo tendão, cápsula ou osso, com infecção e isquemia	Úlcera penetrando tendão ou cápsula, com infecção e isquemia	Úlcera penetrando osso ou articulação com infecção e isquemia

de secreção purulenta, eritema, osso exposto e odor fétido. Cerca de dois terços dos indivíduos com diabetes com infecções nos pés não apresentam febre ou leucocitose. O descontrole glicêmico com necessidade de aumento na dosagem de insulina pode ser um sinal sugestivo de infecção. Outro achado sugestivo é uma úlcera tratada da forma adequada, sem isquemia e que não fecha, apesar do tratamento conservador correto. Este é um dado que deve ser bem enfatizado: úlcera bem tratada que não fecha deve levantar suspeita de isquemia ou osteomielite, eventualmente nas duas situações concomitantes.

Quando avalia-se infecção em uma úlcera, é preciso avaliar se há infecção de tecidos moles ou um caso de infecção óssea, ou seja, osteomielite. O teste do probe, quando positivo, evidencia com alta probabilidade a presença de osteomielite. Consiste em introduzir, através da úlcera, um instrumento estéril, o probe. Se o instrumento tocar diretamente no osso, este está exposto, sem cobertura de partes moles, considera-se o teste positivo.

O teste do probe foi descrito por Grayson e colaboradores,[13] que demonstraram que o teste, quando positivo, tem 85% de especificidade para osteomielite. Esse estudo foi criticado por alguns autores, pois foi realizado apenas em pacientes internados, o que poderia ter mascarado os resultados, pois a prevalência de osteomielite é maior em pacientes internados. Entretanto, Mutluoglu e colaboradores[14] fizeram um estudo com o teste do probe tanto em pacientes internados quanto em ambulatoriais e demonstraram valor preditivo positivo de 87% e valor preditivo negativo de 62%. Outro estudo mostrou que o teste do probe, quando positivo, tem 98% de sensibilidade, 78% de especificidade, 95% de valor preditivo positivo e 91% de valor preditivo negativo para o diagnóstico de osteomielite quando comparado a estudo histológico e cultural.[15] Como conclusão, pode-se dizer que o teste do probe é um método auxiliar importante, com baixo custo, fácil realização e boa confiabilidade no diagnóstico de osteomielite **(FIG. 21.7.7)**, mas não deve ser usado de forma isolada, e sim, combinado com outros métodos de diagnóstico.

Os exames de imagem são úteis na investigação do pé diabético. O raio X deve ser o primeiro exame de imagem a ser solicitado, entretanto, deve ser avaliado com cuidado e desconfiança nos casos de suspeita de osteomielite, pois pode levar algumas semanas para mostrar alterações **(FIG. 21.7.8)**. Revisando a literatura, foi encontrado que o raio X, na presença de úlcera, tem 75% de sensibilidade e 74% de especificidade para osteomielite.[16]

A cintilografia com tecnécio 99 (três ou quatro fases) é um exame bastante sensível para osteomielite, normalmente mostrando o diagnóstico duas semanas antes que o raio X **(FIG. 21.7.9)**. A sensibilidade da cintilografia com Tc 99 é de 91% para osteomielite, entretanto, a especificidade da cintilografia é até mais baixa que a do raio X, sendo de 54%.[16] Portanto, um exame cintilográfico negativo praticamente exclui o diagnóstico de osteomielite. O acréscimo da

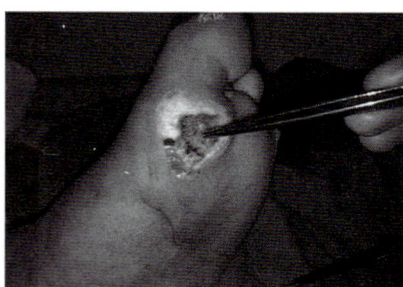

FIGURA 21.7.7 → Teste do probe ou *probe-to-bone*.

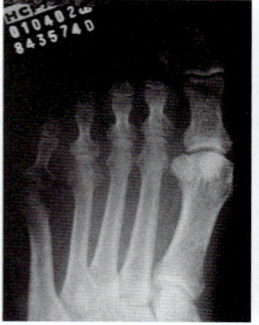 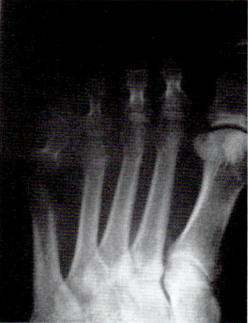

FIGURA 21.7.8 → Radiografias com intervalo de três semanas entre uma e outra. Úlcera grau III com osso exposto. Primeiro, sem osteólise; após, com osteólise da cabeça do quinto metatarsal.

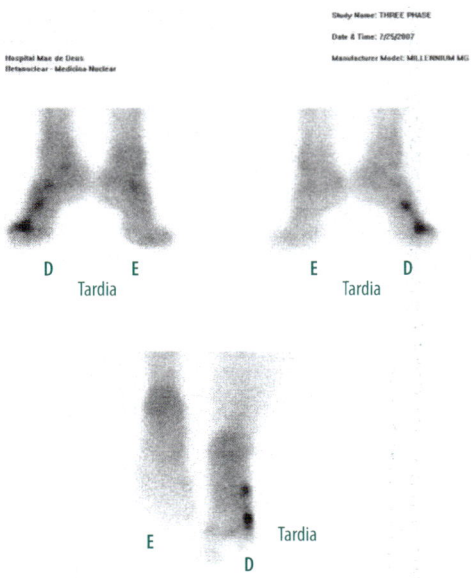

FIGURA 21.7.9 → Cintilografia com hipercaptação.

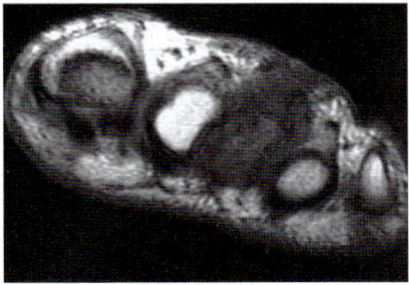

FIGURA 21.7.10 → RM evidenciando infecção na cabeça do terceiro metatarsal.

cintilografia com gálio 67 não melhora muito a especificidade, pois a utilização sequencial de tecnécio e gálio tem acurácia de apenas 70% para infecção. O exame com leucócitos marcados com índio 111 melhora a especificidade para osteomielite, mas ainda assim com resultados variáveis e conflitantes, tendo especificidade que varia de 78 a 96%.[16]

A ressonância magnética (RM) tem sido muito solicitada na avaliação do pé diabético com suspeita de infecção, pois é um exame relativamente rápido e sem exposição do paciente a radioisótopos **(FIG. 21.7.10)**. É o exame com maior sensibilidade, ao redor de 100%,[16] entretanto, tem especificidade de 81%.[16] Portanto, a exemplo do raio X e da cintilografia, em alguns casos, não é suficiente para diagnóstico diferencial. O principal diagnóstico que pode confundir com osteomielite é o de neuroartropatia diabética, também chamado de neuroartropatia de Charcot. Quando a combinação do exame físico e do raio X não for suficiente para definir o diagnóstico de osteomielite, a RM pode ser útil tanto para diagnóstico quanto para determinar a extensão da infecção. Um impeditivo para a RM é o custo, não sendo disponível em todos os serviços.

Como será discutido mais adiante, a infecção em pé diabético quase sempre ocorre por contaminação externa a partir de uma úlcera. Portanto, no diagnóstico de infecção, a avaliação clínica com presença ou história de úlcera é muito importante. O diagnóstico diferencial fundamental é entre osteomielite e neuroartropatia de Charcot, e mesmo com RM é difícil fazer tal diagnóstico. Um estudo mostrou que, na neuroartropatia de Charcot, a RM mostra baixo sinal no osso subcondral tanto em T1 quanto em T2, e a osteomielite mostra baixo sinal em T1 e alto em T2.[17] Na neuroartropatia de Charcot, o edema ósseo na RM é justarticular; na osteomielite, o edema envolve maior extensão do osso, não sendo restrita a parte justarticular. Apesar

dessas diferenças na RM entre neuroartropatia de Charcot e osteomielite, o diagnóstico diferencial deve ser feito avaliando-se vários fatores, sobretudo clínicos, não tendo base apenas em um exame de imagem.

A necessidade de obtenção de cultura a partir da úlcera é um assunto bastante controverso. O germe isolado a partir de uma cultura superficial na úlcera pode não corresponder ao germe de planos profundos na lesão. Uma metanálise demonstrou que a cultura com *swab* de planos superficiais, comparada com cultura de planos profundos, em úlceras dos membros inferiores, teve 49% de sensibilidade e 62% de especificidade na correta identificação do organismo infeccioso.[18] A Infectious Diseases Society of America enfatiza que deve ser feito o debridamento da úlcera e a limpeza antes de coletar material para cultura,[19] entretanto, na prática clínica, quando é necessária uma limpeza ampla da úlcera, a realização é em bloco cirúrgico, não no ambulatório. Não se trata mais de diagnóstico, mas de tratamento cirúrgico ao paciente. Portanto, o exame cultural não é um exame diagnóstico para definir se há ou não infecção, mas um exame que deve ser coletado de planos profundos e orientar a utilização do antibiótico.

No diagnóstico de infecção, é preciso ter em mente que a grande questão a ser respondida é se há osteomielite e/ou abscesso, pois, se houver, a úlcera é de grau III, exigindo tratamento diferente das úlceras graus I e II. Para responder à questão, os principais critérios de avaliação são os seguintes:

- Presença de úlcera ou história de úlcera prévia.

- Teste do probe com contato direto no osso.

- Aspecto do pé (presença de hiperemia, abscesso) e da úlcera, se estiver presente (secreção purulenta, exposição óssea).

- Raio X com presença de osteólise, sobretudo se houver comunicação do osso com a úlcera.

- Em casos selecionados, deve-se solicitar cintilografia óssea ou RM.

- Em casos de necessidade absoluta de diagnóstico diferencial entre osteomielite e neuroartropatia de Charcot, pode ser necessária a biópsia óssea, com exame microbiológico e histológico.

A anatomia do pé é peculiar, com vários compartimentos, restrições anatômicas que permitem a progressão da infecção em uma direção e não em outra. Por exemplo, uma úlcera plantar no pé pode, através dos tendões flexores, ter a infecção progredindo até o compartimento posterior profundo da perna, e o que era uma infecção no pé pode progredir para infecção no pé e na perna (FIG. 21.7.11). Portanto, a progressão de uma infecção em pé diabético é influenciada pelo ponto de entrada, pelos tendões presentes no compartimento afetado e pelo organismo infectante.[20]

Isquemia

Como já mencionado, a isquemia, ou, utilizando uma nomenclatura mais adequada, a doença vascular periférica (DVP), é um ponto muito importante na avaliação do pé diabético. Em geral, solicita-se uma avaliação do cirurgião vascular, entretanto, os ortopedistas devem estar a par de uma série de conceitos. Os sintomas de DVP no paciente com diabetes podem ser mascarados, podendo não ocorrer os sintomas clássicos de claudicação ou as alterações características ao exame físico. Há também quadros muito evidentes de DVP (FIG. 21.7.12).

O DM dobra o risco de desenvolvimento de DVP e há uma direta relação entre o controle do DM e o desenvolvimento de DVP, pois 1% de elevação da hemoglobina glicosilada (HbA1c) eleva em 26% o risco de desenvolvimento de DVP.[21,22] O paciente com DVP e DM tem entre cinco e 10 vezes mais risco de amputação maior em relação ao paciente com DVP, mas sem DM. O estudo PARTNERS[23] mostrou que em indivíduos com diabetes e acima de 50 anos, usando-se o índice tornozelo-braço, a DVP teve diagnóstico em 29%. Em pacientes com úlcera diabética nos pés, 50% tinha DVP.

Pode-se entender a DVP como uma inflamação dos vasos, e uma das razões para que ela seja mais comum no paciente com diabetes é que a hiperglicemia bloqueia a síntese de óxido nítrico ao nível endotelial,[24] causando diminuição na oferta de óxido nítrico na parede do vaso. O óxido tem por função a vasodilatação, limita o processo inflamatório na parede do vaso e diminui a ativação plaquetária. Assim, a falta de óxido nítrico facilita o desenvolvimento de DVP. A própria resistência à insulina gera o aumento de ácidos graxos livres, ativando o processo

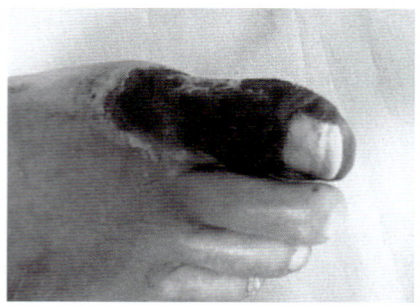

FIGURA 21.7.12 → Pé parcialmente isquêmico – hálux.

inflamatório.[25] É frequente os pacientes com DM terem valores elevados de proteína C-reativa, um dos marcadores de processo inflamatório.

Avaliação da doença vascular periférica

Uma situação clássica é a DVP gerar estenose das artérias ilíacas, femorais e tíbio-peroneras, causando dor na nádega e coxa, panturrilha e pé, respectivamente.[26] Nos pacientes em geral, a DVP é mais comum na artéria femoral superficial, gerando dor ao nível da panturrilha. No indivíduo com diabetes, a localização mais comum de DVP é na artéria tibial e, com mais frequência, tem obstruções longas,[27] gerando dor ao nível do pé; no entanto, como há presença de neuropatia periférica, esses pacientes podem ser assintomáticos do ponto de vista vascular, mesmo na presença de DVP. A palpação dos pulsos tibial posterior e pedioso dorsal é imprescindível, mas é importante lembrar que a avaliação vascular adequada consiste na palpação dos pulsos das artérias carótida, braquial, radial, femoral, poplítea, pediosa dorsal e tibial posterior.

Na DVP, a pele fica seca, brilhante e com poucos pelos, e as unhas ficam rígidas e frágeis. Na condição na forma crônica, o membro fica pálido quando elevado; quando colocado para baixo, fica com aspecto avermelhado, o que se deve à perda do reflexo venoarteriolar, pois, com a isquemia crônica, as arteríolas e vênulas dilatam-se e perdem a capacidade de contração quando o membro está pendente. Como já mencionado, as úlceras no pé diabético são, na maioria, de origem neuropática, ocorrendo em zona de carga. Quando as úlceras são em zona de não carga, por

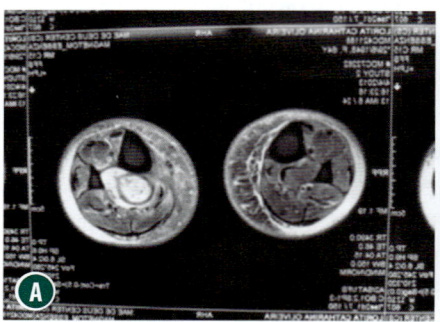 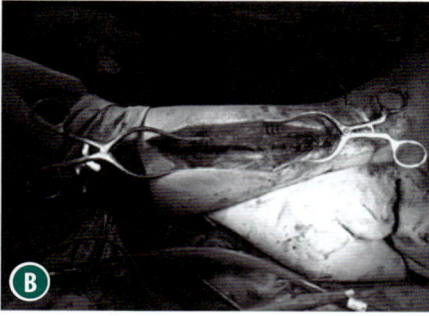

FIGURA 21.7.11

Ⓐ Paciente que tinha, inicialmente, pequena úlcera no maléolo medial. A partir da progressão da infecção pelos tendões tibial posterior, flexor longo dos dedos ou flexor longo do hálux, desenvolveu abscesso no compartimento posterior profundo da perna.

Ⓑ Drenagem do abscesso na perna.

exemplo, dorso ou ponta dos dedos ou na região interdigital, deve-se suspeitar de úlcera com componente isquêmico. O uso de calçado inadequado pode, também, causar úlcera no dorso e na ponta dos dedos ou na região interdigital, assim como em outra região de não carga, porém, havendo úlcera em região de não carga, deve-se sempre suspeitar de componente isquêmico. Outro ponto importante é que, em caso de úlcera tratada de forma adequada e que não cicatriza, considera-se sempre a ocorrência de osteomielite ou DVP causando isquemia.

Para diagnóstico de DVP ou para avaliação da sua gravidade, um teste utilizado é o índice tornozelo-braço (ITB) (TAB. 21.7.1), pois é um método não invasivo, que consiste na relação entre a pressão sistólica da artéria tibial posterior ou da artéria pediosa dorsal e a pressão sistólica da artéria braquial, em que a pressão sistólica ao nível do tornozelo é dividida pela pressão sistólica ao nível do braço e, a partir dessa divisão, há uma graduação da DVP.

Quando o ITB é maior que 1,3, considera-se falso, o que se deve à calcificação dos vasos, assim como quando há valor de ITB normal em paciente com diabetes, situação em que é possível, mesmo assim, um quadro de patologia vascular. No paciente sem diabetes, o ITB normal praticamente exclui DVP. Portanto, o ITB é menos confiável no paciente com diabetes que no indivíduo sem a doença.

Outro exame não invasivo diagnóstico é a pressão ao nível do dedo, em geral o hálux. Como os vasos no pé são mais poupados pela aterosclerose, os dados da pressão ao nível do dedo são mais confiáveis. Considera-se uma pressão ao nível do dedo abaixo de 55 mmHg ou índice dedo-braço menor que 0,7 como indicativos de DVP. A pressão, ao nível do dedo, inferior a 30 mmHg indica pé com incapacidade ou, pelo menos, dificuldade de fechamento de úlcera.[21,28] Um método promissor de avaliação não invasiva é a pressão transcutânea de oxigênio, mas ainda está sendo melhor investigada e parece ser influenciada por edema, inflamação ou infecção ao nível do pé diabético.[26]

A ultrassonografia duplex (ecodopler) é um método rápido e de baixo custo para avaliação de DVP. É um exame que apresenta mais dificuldade para avaliar a artéria tibial que os vasos mais proximais. A sensibilidade para detecção de lesões com redução de mais de 50% do diâmetro é de 89% na artéria ilíaca e 69% na artéria poplítea. A sensibilidade quando há obstrução total do vaso é de 90% na artéria tibial e 82% na artéria peroneal.[29] A forma da onda, na ecodopler, dá a graduação da DVP (FIG. 21.7.13).

TABELA 21.7.1 → Teste do índice tornozelo-braço

Valor do ITB	Interpretação
> 1,3	Elevação falsa, calcificação dos vasos
0,9-1,3	Normal
0,5-0,9	Doença arterial periférica, claudicação
< 0,5	Isquemia crítica, ulceração e dor em repouso

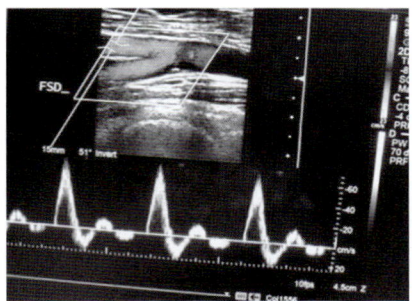

FIGURA 21.7.13 → Ecodopler. Artéria femoral superficial com onda trifásica.

Onda trifásica: fluxo normal, geralmente pulsos palpáveis.
Onda bifásica: leve a moderada DVP.
Onda monofásica ou ausente: grave DVP.

Existem métodos mais elaborados para avaliação vascular. Nesse tipo de avaliação, é preciso ter o seguimento junto a um cirurgião vascular. É possível dividir os exames vasculares mais elaborados em três tipos: angiografia com subtração digital, ressonância magnética angiográfica e tomografia computadorizada angiográfica. A angiografia com subtração digital é o padrão de comparação para qualquer exame de imagem vascular, mas não é um exame propriamente, pois exige a punção da artéria e utilização de contraste. A angiografia com subtração digital é utilizada como um procedimento endovascular e, como tem punção arterial, oferece risco de complicações como hematoma, pseudoaneurisma, dissecção ou fístula arteriovenosa.[30] A ressonância magnética angiográfica é um exame menos invasivo com sensibilidade e especificidade de até 94% para detecção de lesões hemodinamicamente significativas em artérias periféricas.[30]

Comparada com a tomografia computadorizada angiográfica, a ressonância fornece menos informações quanto a vaso, calcificações e características da placa. A tomografia tem se tornado o exame mais solicitado em uma avaliação mais meticulosa da artéria em pés diabéticos. A tomografia computadorizada angiográfica é superior aos outros dois exames, pois propicia mais informações quanto a parede do vaso, lesão aterosclerótica com característica da placa, ulceração, calcificação e presença de trombo. A tomografia computadorizada angiográfica tem acurácia semelhante à da angiografia com subtração digital na detecção de estenoses acima de 50% do vaso e tem sensibilidade entre 92 e 95% e especificidade entre 93 e 96%.[26] A tomografia tem como desvantagens o artefato metálico, que pode causar alteração do exame, a exposição à radiação pelo paciente e a nefrotoxicidade do contraste (FIG. 21.7.14). Tanto a ressonância magnética angiográfica quanto a tomografia computadorizada angiográfica usam contraste endovenoso.

A partir da identificação de um quadro de DVP, as seguintes opções terapêuticas estão disponíveis: tratamento conservador, amputação, *bypass* cirúrgico ou intervenção endovascular.

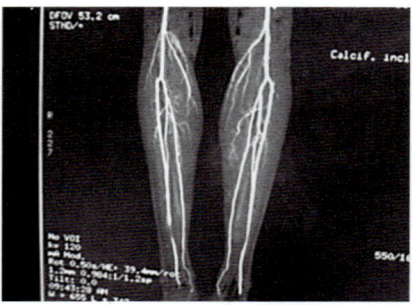

FIGURA 21.7.14 → Tomografia computadorizada angiográfica com mínimas calcificações e irregularidades parietais, mas sem estenoses significativas.

TRATAMENTO DA ÚLCERA DIABÉTICA

O perfil do paciente deve ser traçado no início do tratamento. Dois pontos muito importantes são o grau de controle do diabetes e o nível nutricional. A avaliação do controle do diabetes é feita através da dosagem da hemoglobina glicosilada (HbA1c), que mostra o valor médio da glicemia nos últimos três meses. O ideal é um valor menor que 7%, pois tal valor mostra que, na média, a glicemia desse período foi de 150 mg/dL, e cada 1% de variação na A1c representa uma variação de 35 mg/dL na média glicêmica dos últimos três meses. O nível nutricional é avaliado pela dosagem da albumina sérica: o valor menor que 3,5 mg/dL é indicativo de desnutrição. Outros fatores que influenciam de forma negativa no resultado cirúrgico ou no fechamento da úlcera são insuficiência renal com ou sem hemodiálise, tabagismo, incapacidade de apoiar o membro afetado, obesidade e pacientes não colaboradores.[31]

Como regra, na prática clínica, o ponto mais importante no tratamento da úlcera diabética é o profissional saber se a úlcera é grau I ou II, a ser tratada com debridamento no ambulatório e alguma técnica de descarga da úlcera, ou se está tratando uma úlcera grau III, cuja resolução é cirurgia em nível hospitalar. Essa deve ser a conduta. O sistema de classificação PEDIS (Perfusão, Extensão, Dimensão e profundidade, Infecção e Sensibilidade)[32] aponta algumas evidências interessantes no manejo das infecções em úlceras diabéticas. O sistema divide a infecção no pé diabético em quatro tipos:

Tipo 1. Sem infecção: ferida não purulenta e sem sinais inflamatórios. Conduta: não está indicado coleta de material para exame microbiológico.

Tipo 2. Infecção leve: lesão envolvendo pele ou subcutâneo associada à presença de dois ou mais sinais: calor local, edema local, dor local, secreção purulenta e eritema maior que 0,4 e até 2 cm ao redor da úlcera. Conduta: coleta de material para exame microbiológico em regime ambulatorial, coleta de planos profundos após debridamento superficial, preferencialmente de tecidos moles sangrantes ou coleções profundas.

Tipo 3. Infecção moderada: eritema maior que 2 cm com um dos achados descritos no Tipo 1 ou envolvimento de estruturas mais profundas: fascite, pioartrite, osteomielite ou abscesso profundo. Conduta: coleta de material para exame microbiológico em bloco cirúrgico, após remoção do tecido desvitalizado, coleta de material dos planos profundos ou, se necessário, amostra percutânea de tecido ósseo.

Tipo 4. Infecção grave: qualquer infecção em pé diabético com síndrome da resposta inflamatória sistêmica – duas alterações: temperatura corporal maior que 38 °C ou menor que 36 °C, $PaCO_2$ menor que 32 mmHg, leucócitos superiores a 12.000 ou inferiores a 4.000/mm com 10% de formas imaturas, frequência cardíaca maior que 90 bpm e frequência respiratória maior que 20/min. Conduta: coleta de material para exame microbiológico em bloco cirúrgico, após remoção do tecido desvitalizado, coleta de material dos planos profundos ou, se necessário, amostra percutânea de tecido ósseo.

Tratamento das úlceras graus I e II

As úlceras nos graus I e II, quanto à profundidade, são tratadas seguindo-se três princípios: debridamento, alívio de carga na úlcera e correção de deformidades. Além da questão da profundidade, a classificação PEDIS orienta em relação à conduta a ser tomada quanto à infecção.

Debridamento

O debridamento deve ser feito em ambiente ambulatorial, uma vez por semana, com lâmina de bisturi número 15, devendo-se remover todo o tecido necrótico e as calosidades adjacentes à úlcera. Nas lesões grau I, em geral, não se usa antibiótico, nas de grau II, pode ser necessário, sendo orientado a partir de material coletado de maneira asséptica e adequada da profundidade da úlcera. A coleta de material é controversa, como já discutido, sobretudo em ambiente ambulatorial. Outra opção é a utilização empírica de antibiótico ou a associação de antibióticos de amplo espectro.

Muitas vezes, as infecções no pé diabético são causadas por mais de um agente infeccioso. Os mais prevalentes são os cocos gram-positivos (*Staphylococcus aureus* e estreptococos beta-hemolítico); nas úlceras mais crônicas, além dos cocos, há também as enterobactérias (*Escherichia coli*, *Proteus* spp., *Morganella* spp. e outras). Nas lesões com antibioticoterapia prévia prolongada, é possível haver infecção por *Acinotobacter* ou até fungos, e, nas úlceras maceradas com odor fétido, pode-se ter infecção por *Pseudomonas* spp.[33]

Redistribuição de carga

A redistribuição de carga é o ponto principal no tratamento. O uso de palmilha é importante na prevenção, mas não tem indicação no tratamento para fechamento da úlcera. Como já mencionado, a úlcera neuropática ocorre em área de hiperpressão, portanto, o tratamento consiste na redução da pressão na úlcera através da redistribuição de carga por toda a planta do pé. Hoje, a forma mais utilizada – o *gold standard* – para redistribuição de carga é o gesso de contato total (GCT) **(FIG. 21.7.15)**.

O GCT diminui a pressão na úlcera, pois distribui a carga em toda a planta do pé, a imobilização diminui o trauma de repetição na borda da lesão, e a diminuição do edema melhora a microcirculação, sendo utilizado para úlceras plantares de qualquer tamanho e localização, desde que não haja infecção profunda e haja boa circulação ao nível da úlcera. Com o uso do GCT, ocorre fechamento de 73 a 90% das úlceras em seis semanas[34] **(FIG. 21.7.16)**. Entretanto, é de vital importância a orientação para prevenção da recidiva da lesão, pois 20 a 42% das úlceras recidivam em 18 a 25 meses.

Um estudo de Shaw e colaboradores[35] demonstrou que o GCT reduz a pressão plantar porque transfere 30% da carga corporal diretamente da perna para o gesso, diminuindo a pressão plantar na úlcera. Porém, o estudo mostra que essa diminuição de pressão é mais efetiva no antepé do que no calcâneo, havendo neste, inclusive, aumento de pressão com o gesso, o que explicaria por que as úlceras plantares no calcâneo respondem menos ao GCT que as plantares do antepé. Outra razão que faz o gesso efetivo é que o paciente não consegue retirá-lo em casa, portanto, usa-o 24 horas por dia. Nesse ponto, é importante lembrar que pacientes com diabetes, muitas vezes, não são muito colaboradores.

Um estudo mostrou que, com 12 semanas de tratamento, o GCT gerou fechamento de 89,5% das úlceras, a robobota colaborou para o fechamento de 65% das lesões, e o sapato pós-operatório com meio-solado (semelhante ao Barouk) causou o fechamento de 58,3% das úlceras.[36]

O GCT exige meticulosa técnica para colocação, necessitando de um técnico gessista qualificado, e, mesmo assim, durante o tratamento, 6% dos pacientes apresentam nova úlcera, com maior frequência na crista tibial. Contraindicações ao uso do GCT: infecção profunda, isquemia, edema excessivo, obesidade, paciente pouco colaborador e distúrbio de marcha.

Para colocar o GCT, é necessário seguir algumas regras:

- A úlcera deve ser debridada usando-se um bisturi com lâmina 15.

- A lesão deve ser protegida com o uso de uma espuma (*restom*) com orifício do tamanho da úlcera no centro. Assim, reduz-se a pressão ao nível da lesão.

- Com uma espuma, proteger as áreas de potencial impacto do gesso na pele, como crista tibial, maléolo medial, maléolo lateral e tuberosidade do calcâneo, evitando o surgimento de novas úlceras por atrito do gesso na pele.

- O gesso não pode ser muito acolchoado, pois o excesso de algodão pode permitir a movimentação do pé

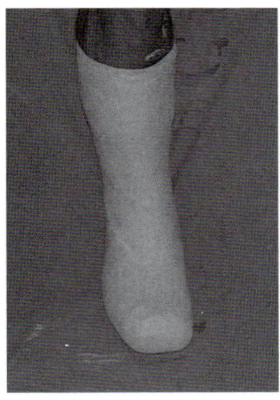

FIGURA 21.7.15 → Gesso de contato total.

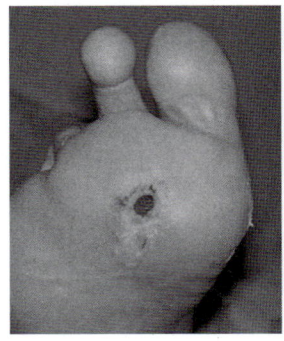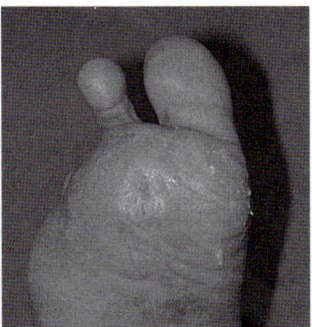

FIGURA 21.7.16 → Úlcera antes e após tratamento com GCT. Fechamento em seis semanas.

com a carga, criando nova zona de hiperpressão e, então, nova lesão.

- Os dedos devem receber cuidado extra e que sejam, de preferência, bem protegidos com algodão e fechados com o gesso. Essa conduta protege os dedos do atrito no gesso e evita ulceração dorsal. Os dedos quase sempre apresentam alguma deformidade nos pacientes com diabetes e neuropatia.

- Três rolos de gesso normal são usados para a confecção da bota gessada. Quando o gesso está endurecendo, o paciente é sentado e, com o joelho e o tornozelo a 90°, o pé é apoiado em uma superfície lisa e plana, para a planta do pé ficar plana e o tornozelo ficar em neutro.

- Após o endurecimento do gesso normal, é colocado um rolo de gesso sintético sobre a bota gessada com o objetivo de aumentar a resistência da bota.

- O GCT deve ser trocado uma vez por semana. Com o passar do tempo de tratamento, pode ser trocado de duas em duas semanas **(FIG. 21.7.17)**.

As úlceras no calcâneo são de difícil tratamento, primeiro porque costumam ter infecção óssea associada, pela proximidade da pele e do osso; segundo, como já mencionado, o GCT não tem muita efetividade em reduzir a pressão plantar ao nível do calcâneo; terceiro, a região do calcâneo é hipovascularizada, mesmo no pé normal. No pé

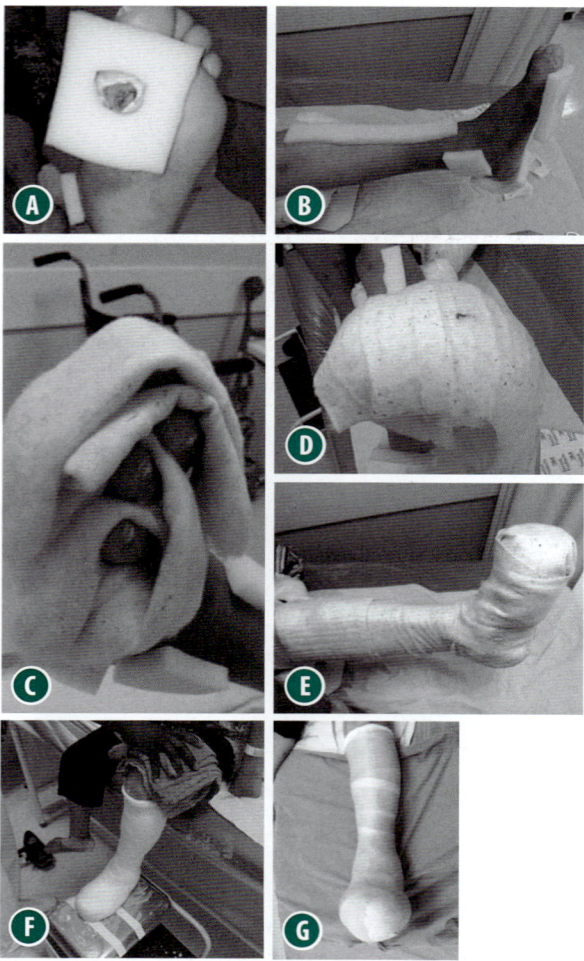

FIGURA 21.7.17

Ⓐ Proteção da úlcera com espuma (*restom*).

Ⓑ Colocação de espuma (*restom*) para proteção de proeminências ósseas.

Ⓒ e Ⓓ Proteção dos dedos com algodão.

Ⓔ Colocação do algodão.

Ⓕ Após a passagem do gesso, apoio em superfície plana com o joelho e o tornozelo em 90°. É muito importante que o pé não fique em equino.

Ⓖ Colocação de camada de gesso sintético para aumentar a resistência do GCT.

diabético, a região do calcâneo acaba, com frequência, sendo mais hipovascularizada. Mesmo assim, as diretrizes no tratamento da úlcera diabética no calcâneo são as mesmas, mas o paciente tem de estar ciente que a sua úlcera é de difícil tratamento.

Correção das deformidades

A maioria das úlceras neuropáticas é fechada com medidas conservadoras, como debridamento, diminuição de pressão e, em alguns casos, acréscimo de antibiótico, não sendo necessário intervenção cirúrgica. Às vezes, a correção cirúrgica das deformidades se faz necessária para o fechamento primário, mas, em especial, no tratamento de úlceras recidivadas. A preferência é para que sempre sejam

usadas medidas preventivas para evitar úlceras ou sua recidiva, como palmilha e sapato feito sob medida para portador de diabetes. Alguns casos exigem a realização de cirurgia.

Os dedos em garra podem gerar úlceras dorsais nas articulações interfalangianas proximais, sendo realizadas, então, tenotomias e artroplastia ou artrodese interfalangiana proximal. Deve-se dar atenção à ocorrência de dedo com volume aumentado em forma de linguiça (*sausage toe*), pois é indicativo de osteomielite. As úlceras no hálux ocorrem mais na região plantar, sobretudo plantarmedial à articulação interfalangiana, por diminuição da dorsiflexão do hálux **(FIG. 21.7.18)**.

Como ocorre a diminuição da dorsiflexão da metatarsofalangiana do hálux, há aumento da pressão plantar no hálux com o consequente surgimento de calosidade plantar e, então, o surgimento de úlcera plantar no hálux. Nesses casos, as seguintes opções são possíveis:

* Ressecção dos côndilos da falange proximal do hálux ou só a ressecção da parte plantar dos côndilos. Esse procedimento é seguro e simples, mas pode falhar, ainda mais se houver importante restrição de dorsiflexão do hálux, pois pode ocorrer a hiperextensão da articulação interfalangiana do hálux e nova área de hiperpressão e potencial ulceração.

* Osteotomia de dorsiflexão na base da falange proximal. Esse é um procedimento efetivo tendo o risco de complicações com a consolidação devido à neuropatia. No paciente com essa condição, é necessário um período maior de proteção pós-operatório.

* Ressecção econômica na base da falange proximal do hálux, semelhante ao Keller, mas com menor ressecção óssea **(FIG. 21.7.19)**. O procedimento é efetivo no tratamento da úlcera plantar do hálux, mas pode gerar metatarsalgia de transferência com consequente úlcera plantar nos metatarsais laterais. Tamir e colaboradores[37] relatam 28 artroplastias de ressecção (20 pacientes) em úlceras resistentes no hálux (26 úlceras IA e duas úlceras IIA). Na média, houve fechamento da úlcera em 3,1 semanas, complicações maiores em seis procedimentos (21%) e, em 18 artroplastias, foi realizado um seguimento médio de 26 meses. Nesse subgrupo que pode ser seguido, foram quatro recidivas (22%) em período de 26 meses.

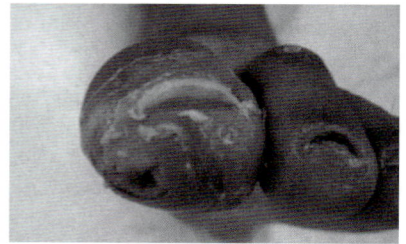

FIGURA 21.7.18 → Úlcera neuropática plantar no hálux.

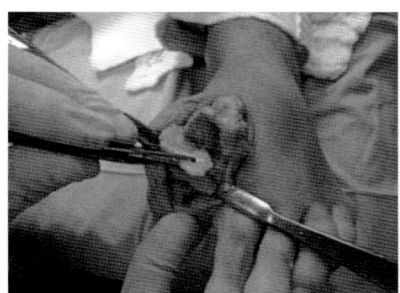

FIGURA 21.7.19 → Artroplastia em metatarsofalangiana do hálux com ressecção econômica da base da falange proximal do hálux. O procedimento melhora a dorsiflexão do hálux e diminui a pressão plantar na sua falange distal durante a marcha.

Cerca de 74% das úlceras diabéticas ocorrem plantares no antepé, sendo que 19% ocorrem plantares à cabeça do primeiro metatarsal. Quando há úlceras de antepé, avalia-se a contratura de Aquiles com consequente restrição de dorsiflexão de tornozelo. Lin e colaboradores,[38] em estudo em úlceras refratárias ao GCT com contratura de Aquiles, relataram que a tenotomia percutânea de Aquiles levou ao fechamento de 93% das úlceras em 39,3 dias, sem relato de recidiva.

Em outro estudo, Mueller e colaboradores[39] compararam dois grupos: o primeiro com uso de GCT e o segundo com alongamento do tendão de Aquiles e uso de GCT. Como resultados, relataram maior índice de fechamento da úlcera quando o alongamento é acrescido ao GCT e, mais importante, redução de 52% no índice de recidiva da úlcera em dois anos com uso de alongamento do tendão de Aquiles. Portanto, em úlceras plantares em antepé, a conduta é avaliar se há restrição de dorsiflexão do tornozelo; se estiver presente, ou seja, menos de 5° de dorsiflexão, proceder ao alongamento do Aquiles. Entretanto, tal alongamento não é desprovido de complicações, sobretudo a ruptura total do tendão e, pelo excesso de dorsiflexão, o surgimento

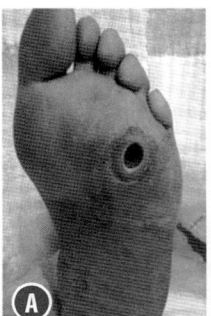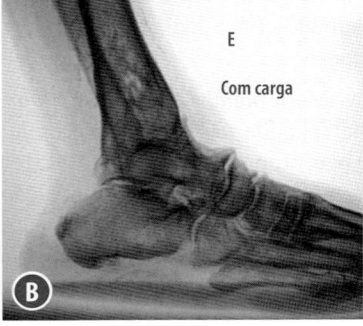

FIGURA 21.7.20

Ⓐ A paciente, por trauma antigo, desenvolveu uma deformidade com flexão plantar rígida no tornozelo, com leve varo do pé, causando úlcera recidivante plantar do quarto metatarsal.
Ⓑ Radiografia pré-operatória. Foi realizada artrodese de tornozelo para corrigir a deformidade em equino.

de úlceras plantares no calcâneo. Holstein e colaboradores[40] contraindicam o alongamento do Aquiles em pacientes com grave neuropatia que anestesia no nível do calcâneo. Em alguns casos, há equino do pé não por contratura do tendão de Aquiles, mas por deformidade óssea ao nível do tornozelo, causando sobrecarga plantar no antepé e úlcera recidivante (**FIG. 21.7.20**).

A osteotomia de metatarsais não é de comum realização em função do risco de complicações com a consolidação óssea devido à neuropatia, ocasionando desenvolvimento de neuroartropatia de Charcot. Entretanto, se for necessária a realização de uma osteotomia de metatarsal, as fixações realizadas devem ser mais rígidas que o habitual, assim como o aumento de tempo de descarga do membro. Nas úlceras plantares do primeiro metatarsal, a sesamoidectomia – em casos selecionados, sobretudo do medial – pode ser suficiente para o tratamento. Em casos selecionados, pode ser necessário osteotomia de dorsiflexão na base do primeiro metatarsal. O mesmo vale para os metatarsais laterais, em que casos de úlceras recidivantes podem requerer osteotomia de elevação da cabeça ou mesmo ressecção da cabeça envolvida. Em casos de úlceras plantares de antepé com osteomielite da cabeça do metatarsal, o procedimento de escolha é a ressecção da cabeça, o que será discutido na seção de osteomielite.

Tratamento das úlceras grau III

Em teoria, é possível ter úlcera grau III sem infecção profunda, como está apresentado na classificação da Universidade do Texas, mas, na prática, a maioria das úlceras grau III é de tratamento cirúrgico, pois exige debridamento do osso infectado ou drenagem do abscesso, se este estiver presente (**FIG. 21.7.21**). A Infectious Diseases Society of America define o grau de urgência na intervenção cirúrgica em uma infecção no pé diabético, considerando três situações como urgência cirúrgica: presença de gás nos planos profundos no exame de imagem, por exemplo, na radiografia; presença de abscesso e ocorrência de fascite necrotizante. Seriam situações cirúrgicas, mas de menor urgência, a úlcera com presença de extensa área de tecido necrótico e a exposição de osso ou articulação.[41,42] A partir da cultura de material coletado de planos profundos, durante o procedimento cirúrgico, é feita a prescrição da antibioticoterapia.

OSTEOMIELITE

Na úlcera grau III, é frequente haver infecção óssea – osteomielite. Serão abordadas, aqui, as questões terapêuticas. A antibioticoterapia, mesmo quando orientada por cultura, não substitui a ressecção cirúrgica do osso infectado, sendo o antibiótico um adjuvante. O tratamento clássico nas úlceras grau III com infecção é o uso durante seis semanas de antibiótico intravenoso, entretanto, isso só é válido quando, com o debridamento cirúrgico, não é possível

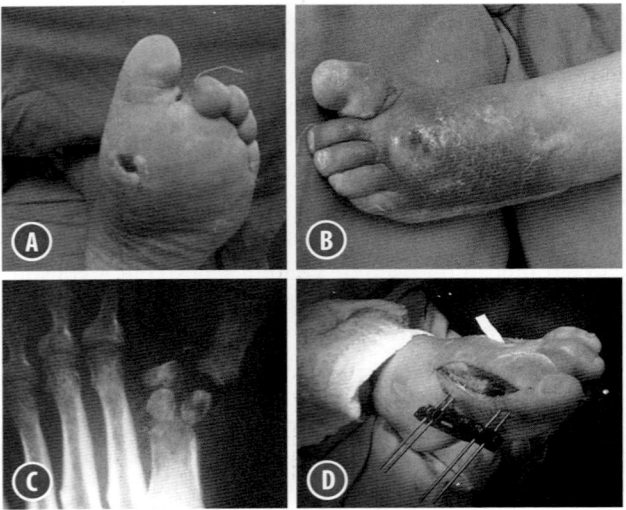

FIGURA 21.7.21
Ⓐ Úlcera plantar na cabeça do primeiro metatarsal.
Ⓑ No aspecto dorsal do pé, havia abscesso com drenagem ativa.
Ⓒ Radiografia mostrando evidência de osteólise, indicando quadro de osteomielite.
Ⓓ Úlcera tratada com ressecção do tecido desvitalizado, ressecção da cabeça do primeiro metatarsal e colocação de minifixador externo e fio de Kirshner.

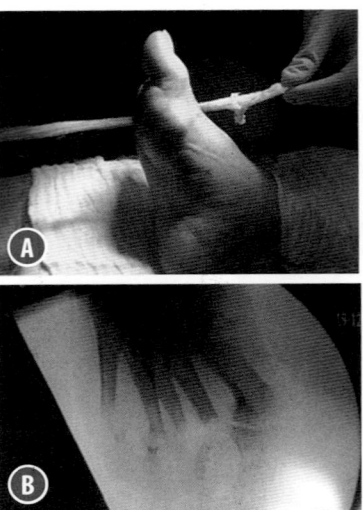

FIGURA 21.7.22
Ⓐ Debridamento de úlcera grau III por incisão dorsal.
Ⓑ Ressecção das cabeças dos segundo e terceiro metatarsais.

a ressecção de todo tecido infectado (osso e partes moles). Quando se consegue ressecar todo tecido infectado com o ato cirúrgico, pode-se, em um período mais precoce, passar para o antibiótico via oral. Por exemplo, quando há osteomielite de um dedo e, com a amputação deste, resseca-se todo o osso infectado, faz-se necessário menos tempo de antibiótico que em um caso de osteomielite da tuberosidade do calcâneo que, com a ressecção parcial da tuberosidade, é provável não haver ressecção de todo o tecido infectado. O uso isolado de antibiótico no tratamento de osteomielite em pé diabético, ou seja, a não necessidade de ressecção cirúrgica do osso infectado, foi sugerido em um artigo,[43] mas a evidência científica foi inconsistente.

A maioria das osteomielites no pé diabético ocorre no antepé, sendo mais frequente com a infecção da cabeça metatarsal a partir de uma úlcera plantar. O tratamento é cirúrgico com a ressecção da cabeça metatarsal por abordagem dorsal e debridamento da úlcera plantar. Dependendo da situação, pode ser feita uma incisão medial ou lateral. O debridamento da úlcera deve ser agressivo e é preciso realizar limpeza ampla da área infectada (**FIG. 21.7.22**).

A incisão dorsal é fechada e a úlcera plantar é mantida aberta para permitir a drenagem. Na prática, muitas vezes, transforma-se uma úlcera circular em elíptica ressecando um pouco de pele e fechando as pontas, o que facilita a cicatrização da lesão. A osteomielite de uma cabeça metatarsal é tratada com sua ressecção. Uma questão de mais difícil decisão é quando há mais de uma cabeça metatarsal envolvida: quantas cabeças metatarsais podem ser ressecadas sem que ocorra sobrecarga nas cabeças restantes, causando sobrecarga plantar nas demais cabeças, nova calosidade e

nova ulceração? Apesar de não haver evidência científica clara para essa decisão, é possível ressecar até duas cabeças metatarsais laterais preservando as outras duas cabeças laterais e mais a cabeça do primeiro metatarsal. Quando há três cabeças metatarsais laterais envolvidas, ressecam-se as quatro cabeças laterais. Caso a cabeça do primeiro metatarsal esteja infectada e mais duas laterais também estejam infectadas, devem ser ressecadas as cinco ou, dependendo do caso, deve-se realizar uma amputação transmetatarsal. Como já mencionado, quando há uma úlcera plantar de antepé com cirurgia, deve-se avaliar e, se estiver presente, tratar a contratura e o encurtamento do tendão de Aquiles.

Casos com necessidade de amputação de um raio, ou seja, quase todo o metatarsal e o correspondente dedo, são denominados amputação parcial do pé. Pode-se ter uma ressecção de raio medial, intermédio ou lateral. A amputação de raio, sempre que possível, deve ser tentada, pois gera resultados funcionais melhores que a amputação transmetatarsal.

A úlcera plantar com infecção na cabeça do primeiro metatarsal pode ser devido à osteomielite no osso sesamoide, e não propriamente a uma infecção na cabeça do primeiro metatarsal. Em geral, a infecção se dá no sesamoide medial, que é maior e tolera mais carga. Como já mencionado, caso a radiografia seja inconclusiva, a RM é usada para o diagnóstico, mas é preciso lembrar-se de que, especialmente na ausência de úlcera, a positividade no exame de RM pode significar uma fratura por estresse ou uma sesamoidite, e não osteomielite do sesamoide. O tratamento para osteomielite do sesamoide é sua ressecção total; após, o hálux deve ser mantido em posição neutra com o curativo entre quatro e seis semanas, para permitir adequada cicatrização das partes moles, pois a ressecção do sesmoide medial, pelo enfraquecimento do tendão flexor breve medial do hálux, pode causar desvio em valgo do hálux, assim como a ressecção do sesamoide lateral, pelo enfraquecimento do tendão flexor breve lateral do hálux, pode causar desvio em varo do hálux. Se os dois sesamoides devem ser ressecados, é preciso fazer uma estabilização da articulação metatarsofalangiana, estabilização inicialmente temporária e, mais tarde, definitiva, se necessário, com artrodese metatarsofalangiana do hálux, pois, com o enfraquecimento de ambos os tendões flexores breves do hálux, a articulação metatarsofalangiana sofre deformação em extensão, causando a garra do hálux.

A osteomielite dos dedos é tratada com amputação. Seu nível depende de onde está a infecção no dedo, podendo ser uma amputação parcial ou, se todo o dedo estiver comprometido, uma desarticulação na articulação metatarsofalangiana. Sempre que possível, deve-se preservar parte do dedo, pois o coto funciona como um espaçador, não permitindo que os dedos adjacentes ocupem o espaço vazio deixado pelo amputado, desviando e gerando nova deformidade. Isso vale, em especial, para o segundo dedo, em que a amputação total pode ocasionar desvio em valgo do hálux, gerando ou agravando o *halux valgus*. Na amputação parcial do dedo, é necessário preservar, pelo menos, 5 mm a mais de pele e subcutâneo plantar que o nível de amputação ósseo para utilizar essa pele plantar para realizar o fechamento primário da amputação. Ao nível do hálux, é importante que se preserve, pelo menos, 1 cm da falange proximal, desde que esta esteja livre de infecção, obviamente.[44] A preservação da base da falange proximal do hálux ajuda a preservar a função da fáscia plantar, mantendo a função de carga do primeiro metatarsal.

A úlcera de retropé com osteomielite é um problema de difícil solução. Há um estudo relatando que a amputação é o tratamento mais viável.[45] Uma causa frequente de ulceração e consequente infecção no calcâneo são as úlceras de decúbito posteriores no calcâneo por apoio na cama, em pacientes acamados, ou apoio na cadeira, no caso de pacientes que utilizam cadeira de rodas. Nessa situação, é possível realizar uma ressecção parcial do calcâneo, ressecando sua tuberosidade ou até realizar uma ressecção total do calcâneo. Em geral, esses pacientes deambulam com órtese AFO (*ankle foot orthoses*), portanto, não costuma

ser necessária a reinserção do tendão de Aquiles, caso seja possível a preservação desse tendão. Essas órteses tipo AFO devem ter na parte externa a forma do calcâneo para permitir a adequada utilização de um calçado. As ressecções parciais ou totais devem ser feitas por incisão longitudinal posterior e fechadas primariamente, ou receberem curativo fechando por segunda intenção. Nesses casos, pode-se utilizar o fechamento com curativo a vácuo (**FIG. 21.7.23**). Como alternativa à ressecção parcial ou total do calcâneo, há a amputação abaixo do joelho.

NEUROARTROPATIA

A neuroartropatia, ou neuroartropatia de Charcot, é um processo destrutivo osteoarticular que acomete com mais frequência pé e tornozelo nos indivíduos com diabetes (**FIG. 21.7.24**). Em termos didáticos, pode-se entender a neuroartropatia de Charcot como uma fratura por estresse em um pé insensível, em que o paciente faz a fratura por estresse e continua caminhando no pé fraturado, pois não tem dor, e acaba deformando a região. A descrição original de neuroartropatia foi de J. M. Charcot e Féré, em 1883, por isso, utiliza-se tanto a nomenclatura de neuroartropatia quanto de neuroartropatia de Charcot, sendo a descrição original feita para descrever alterações provenientes de *tabes dorsalis*.[46]

A prevalência de neuroartropatia de Charcot varia de 0,08% na população com diabetes até 13% nos pacientes com a doença apresentando alto risco.[47] No entanto, de maneira geral, espera-se que 1 a 2,5% dos portadores de diabetes desenvolvam neuroartropatia. A doença acomete o indivíduo com, em média, 10 anos de diagnóstico de DM, entre a quinta e sexta décadas de vida, é mais comum em homens que em mulheres e, em 30% dos casos, o envolvimento é bilateral.[47] O diabetes é a causa mais frequente de neuroartropatia, mas hanseníase, alcoolismo, neurossífilis, siringomielia, lesão de nervo periférico ou insensibilidade dolorosa congênita também podem produzir tal quadro. Como a neuroartropatia inicialmente apresenta edema, calor, rubor e até dor, apesar da neuropatia sensitiva, os pacientes são, de modo frequente e errôneo, diagnosticados com quadros infecciosos. É muito importante a diferenciação entre neuroartropatia de Charcot aguda e infecção.

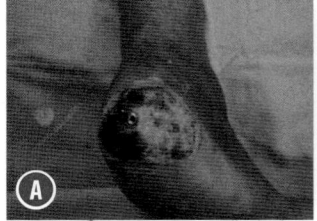 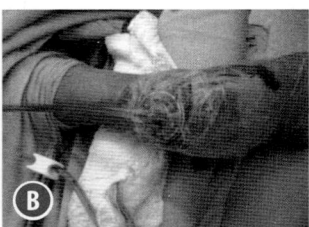

FIGURA 21.7.23

Ⓐ A paciente tinha sido submetida à reconstrução de neuroartropatia de Charcot no retropé e desenvolveu essa úlcera no calcâneo.
Ⓑ Condição tratada e fechada com utilização de curativo a vácuo.

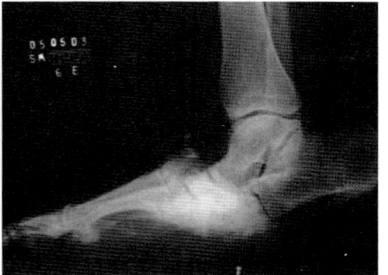

FIGURA 21.7.24 → Radiografia de um caso de neuroartropatia de Charcot do mediopé.

Todos os pacientes com neuroartropatia têm uma característica em comum, a neuropatia autonômica, sendo a DM a causa mais frequente dessa condição. Hoje, há duas teorias aceitas para o desenvolvimento de neuroartropatia: neurotraumática e neurovascular. Na teoria neurotraumática, há um evento traumático, em geral uma lesão por esforço repetitivo, como se fosse fratura por estresse ou evento traumático isolado, por exemplo, uma fratura, amplificado pela perda de sensibilidade protetora dolorosa, gerando Charcot. Em um estudo na Inglaterra e Irlanda, 36% dos pacientes referiram algum episódio traumático e 12%, alguma cirurgia no pé nos seis meses que antecederam o Charcot agudo no pé.[48] Pela teoria neurovascular, haveria o desenvolvimento de *shunts* arteriovenosos, causando estado hipervascular pela perda da função simpática, que ocasionaria reabsorção óssea e fraqueza mecânica destes.

Petrova e colaboradores[49,50] relataram que os pacientes com neuroartropatia de Charcot no DM tipo I teriam idade menor, mas mais tempo de duração do DM do que os casos de neuroartropatia de Charcot em pacientes com DM tipo II. Também relataram que os indivíduos com neuroartropatia no DM tipo I têm redução da densidade óssea, o que não ocorre nos casos de neuroartropatia nos pacientes com tipo II. Demonstraram também que a neuropatia periférica é mais acentuada nos pacientes com neuroartropatia no DM II do que nos sujeitos com neuroartropatia no DM I. Os autores concluíram que, no tipo II, a neuroartropatia é mais relacionada com a causa neurotraumática, com mais neuropatia e mais perda de sensibilidade protetora, além de associação frequente com obesidade. Já a teoria neurovascular estaria mais relacionada com a neuroartropatia no DM I com pronunciada reabsorção óssea. Na prática, é provável que haja sobreposição da causa neurotraumática e neurovascular no mesmo paciente, talvez tendo um componente como predominante em cada paciente.

Fatores de risco para neuroartropatia

- Neuropatia.
- Aumento da pressão plantar.
- Idade.
- Obesidade.
- Trauma.
- Contratura do Aquiles ou tríceps sural.

A ocorrência de neuropatia é essencial ao desenvolvimento de neuroartropatia. O pé com neuroartropatia de Charcot tem picos de pressão plantar significativamente mais elevados quando comparado com pés sem neuropatia ou pés com a condição, mas sem úlcera. A idade média nos indivíduos com Charcot é de 58 + ou − 9 anos, sendo bem mais alta que os indivíduos com neuropatia com úlcera e os com neuropatia e sem úlcera. A obesidade está presente em dois terços dos pacientes com Charcot.[51] O trauma

pode iniciar um quadro de neuroartropatia de Charcot, com intensidade que pode ser leve, como entorse ou fratura por estresse, ou mais acentuado, como fratura propriamente ou cirurgia. Os pacientes com diabetes podem apresentar restrição de dorsiflexão de tornozelo, causando sobrecarga do pé. Um estudo ecográfico demonstrou alterações estruturais no Aquiles de pacientes com diabetes.[52]

Diagnóstico de neuroartropatia de Charcot

O diagnóstico de neuroartropatia de Charcot é clínico, sendo os exames de imagens utilizados para auxiliar na identificação do diagnóstico e para definir o estágio da neuroartropatia. A primeira questão a ser respondida é qual estágio está sendo tratado, ou seja, se é neuroartropatia aguda, subaguda ou crônica. Esse é um conhecimento essencial, pois, qualquer que seja a localização anatômica da neuroartropatia, seu estágio indica qual tratamento deve ser realizado. O estágio da neuroartropatia é definido pela classificação de Eichenholtz,[53] que, na década de 1960, identificou que a neuroartropatia de Charcot tem uma história natural, relativamente constante e independente da localização anatômica.

Classificação de Eichenholtz

Essa classificação é dividida em três estágios:

Estágio I. Fase aguda, desenvolvimento-fragmentação: é o início do processo, com o pé apresentando edema, calor e rubor. Após, há alterações no raio X com fragmentação do osso subcondral, fratura periarticular, subluxação ou luxação (**FIG. 21.7.25**).

Estágio II. Fase subaguda, coalescência: diminuição do edema, calo e rubor. No raio X há formação de novo osso e esclerose no osso subcondral.

Estágio III. Fase crônica, consolidação: resolução do edema, podendo ocorrer deformidade residual. No raio X há remodelação óssea e diminuição da esclerose óssea (**FIG. 21.7.26**).

Posteriormente, acrescentou-se o estágio 0[54] na classificação de Eichenholtz, que consiste no paciente que tem neuroartropatia aguda, com edema, calor e rubor, mas sem alterações radiográficas, em que a RM é o único exame de

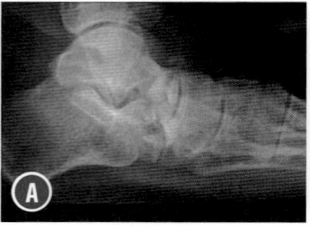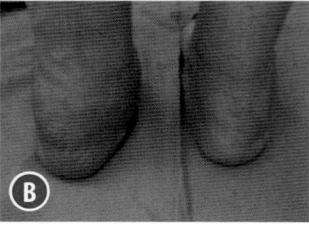

FIGURA 21.7.25
Ⓐ Radiografia com neuroartropatia aguda especialmente na calcaneocuboidea com fragmentação óssea.
Ⓑ Edema no retropé.

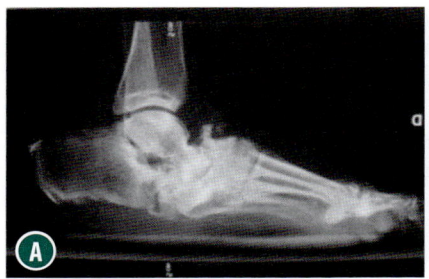
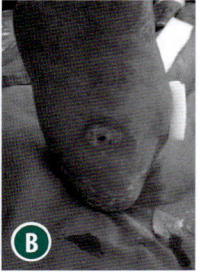

FIGURA 21.7.26
Ⓐ Neuroartropatia crônica com consolidação e deformidade.
Ⓑ Devido a essa deformidade, a paciente desenvolveu úlcera plantar fechada com GCT, mas, depois, recidivou e foi submetida à correção cirúrgica.

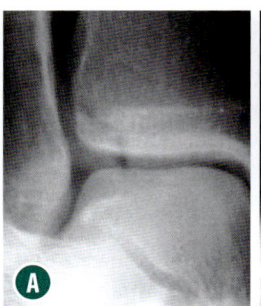
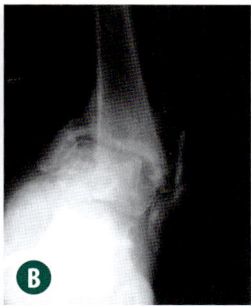

FIGURA 21.7.27
Ⓐ Fratura de tornozelo em paciente com diabetes.
Ⓑ A neuropatia não foi diagnosticada e, a partir de uma fratura sem deslocamento, houve grave comprometimento do tornozelo.

imagem capaz de confirmar o diagnóstico. Outra situação que merece atenção é que a neuroartropatia pode ser desencadeada por um episódio isolado traumático, portanto, um paciente com diabetes, com cerca de 10 anos de doença, deve ser tratado de maneira diferenciada quando tiver uma fratura de tornozelo, por exemplo (FIG. 21.7.27). Atenção deve ser dada ao pós-operatório de uma fratura de tornozelo no paciente com DM de longa data, pois o fato de ter diabetes não impossibilita que a cirurgia de osteossíntese seja realizada. Entretanto, é preciso deixar o paciente o dobro ou o triplo do tempo sem carga, quando comparado ao indivíduo sem diabetes, proteger com robobota após o início do apoio duas a três vezes o tempo estipulado, além de usar técnicas cirúrgicas mais rígidas que no paciente sem a doença, por exemplo, usar dois ou três parafusos sindesmoideos, mesmo que não haja lesão da sindesmose. Caso contrário, pode haver desencadeamento de uma neuroartropatia a partir do trauma da fratura ou a partir do trauma da cirurgia de osteossíntese.

A classificação do estágio da neuroartropatia é essencial para a orientação do tratamento, mas é importante saber a classificação anatômica da lesão, ou seja, qual a localização da neuroartropatia. A classificação utilizada é a de Brodsky,[55] tendo sido acrescidos, em seguida, os estágios 4 e 5.

Classificação Anatômica

Tipo 1.. Tarsometatarso (Lisfranc).

Tipo 2. Chopart/Subtalar.

Tipo 3A. Tornozelo.

Tipo 3B. Calcâneo.

Tipo 4. Mais de um local, seja no mesmo momento ou sequencial.

Tipo 5. Antepé.

O tipo 1 (tarsometatarso) é o local mais frequente de Charcot, correspondendo a 60% dos casos. A sequela possível é a presença de uma deformidade fixa (*rocker-bottom*) e, menos frequente, o desenvolvimento de instabilidade do mediopé (FIG. 21.7.28).

O tipo 2 (Chopart/Subtalar) é o segundo mais frequente, ocorrendo em 20% dos casos. A sequela mais frequente é a instabilidade. O tipo 3 ocorre em 10% dos casos, sendo dividido em 3A (tornozelo) – neuroartropatia com maior incidência de instabilidade, causando o desenvolvimento de úlceras maleolares pela instabilidade em varo ou valgo (FIG. 21.7.29) – e 3B (calcâneo), que é um tipo incomum e caracteriza-se pela fratura-avulsão ao nível da tuberosidade do calcâneo, podendo gerar queda do arco longitudinal do pé e insuficiência do tendão de Aquiles. O tipo 4 caracteriza-se pela presença de neuroartropatia em duas localizações distintas, seja ao mesmo tempo ou em momentos diferentes, complicando o tratamento e o prognóstico. Corresponde a 6% dos casos. O tipo 5 (antepé) é incomum na prática ortopédica.

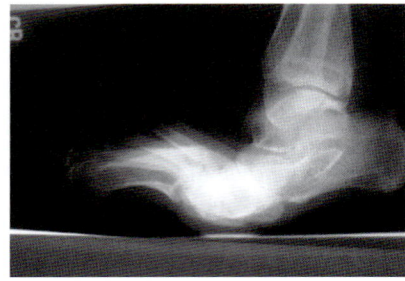

FIGURA 21.7.28 → Neuroartropatia de Charcot do mediopé.

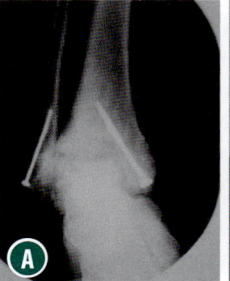
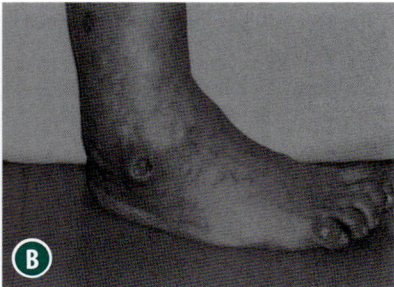

FIGURA 21.7.29
Ⓐ Desenvolvimento de neuroartropatia após fratura de tornozelo.
Ⓑ Devido ao desvio em varo, o paciente desenvolveu úlcera no maléolo lateral.

Tratamento da neuroartropatia de Charcot

Cerca de 75% das neuroartropatias são tratadas de modo conservador. Qualquer que seja o local anatômico, o grande objetivo do tratamento é o adequado diagnóstico no estágio I (agudo) de Eichenholtz, no qual há pé/tornozelo deformável. A partir do diagnóstico, no estágio I, deve-se proteger o membro afetado para que o pé/tornozelo não deforme, permitindo que a patologia se resolva, ou seja, evolua até o estágio III (consolidação) com pé plantígrado. Portanto, a função do ortopedista é fazer o adequado diagnóstico e proteger o membro até que ele consolide em adequada posição.

A proteção do membro é feita através da utilização de gesso e da orientação de não apoiar o membro comprometido durante a fase aguda. O tempo de descarga corresponde à fase aguda, o que é definido pela avaliação clínica. Quando há o término da fase aguda, em geral, quatro a seis semanas, com a regressão de edema, rubor e calor, o gesso é mantido, mas libera-se carga parcial, a qual é aumentada de forma gradual até o final do tratamento, que é a consolidação da deformidade. Portanto, um ponto importante é definir quando termina a fase aguda e pode-se liberar carga.

O consenso da Associação Americana de Diabetes, em relação à neuroartropatia de Charcot, autoriza o médico a definir o final da fase aguda da neuroartropatia apenas em critérios clínicos, com a redução do processo inflamatório, ou seja, o desaparecimento de calor, rubor e edema. Sobretudo durante a fase aguda, deve-se monitorar o paciente todas as semanas com radiografias, pois pode haver acentuação do deslocamento, mesmo com gesso e descarga. O tempo de descarga e o posterior tempo de proteção com gesso varia de acordo com sítio anatômico. No mediopé, o período de descarga é de quatro a seis semanas com proteção posterior com gesso ou robobota de quatro a seis meses; no retropé, a descarga acontece de seis a oito semanas com proteção de quatro a seis meses. Já no tornozelo, a descarga é de oito semanas com proteção posterior, primeiro com gesso e, depois, com uma órtese tornozelo-pé de até 12 meses. Na verdade, o tempo total de gesso com apoio depende da estabilidade no sítio do Charcot nos parâmetros clínico e radiográfico.

O apoio parcial do membro afetado com GCT, o mesmo utilizado no tratamento de úlceras neuropáticas, já na fase aguda, é o tratamento apregoado por Pinzur e colaboradores,[56] sendo uma alternativa a descarga total do membro. Entretanto, o apoio na fase aguda do Charcot, mesmo com gesso, oferece maior risco de deformação do pé ou tornozelo, sendo considerado uma alternativa, em especial, para tratamento dos pacientes com baixa aderência ao tratamento ou com real incapacidade de não apoiar o membro comprometido.

Tratamento cirúrgico da neuroartropatia de Charcot

A maioria dos casos de neuroartropatia não necessita de cirurgia, porém, esta pode ser necessária. O paciente deve estar ciente do maior risco de não consolidação e infecção nas cirurgias, podendo ocorrer até amputação. Na maioria das vezes em que indica-se cirurgia na neuroartropatia de Charcot, o paciente tratado apresenta deformidade já consolidada, ou seja, estágio III de Eichenholtz, não responsiva às medidas conservadoras como palmilha e sapato para portador de diabetes e que tem úlcera ativa ou recidivante. As opções cirúrgicas são variadas, dependendo de cada caso: exostectomia, balanceamento de partes moles, fixação interna com placa e parafusos, fixação interna com haste intramedular retrógrada, fixação externa ou fixação externa com correção gradual da deformidade.

Mediopé

Em uma série com 41 pés com neuroartropatia de Charcot do mediopé estágio III de Eichenholtz (consolidação), em 22 pés (54%), foi realizado tratamento conservador, em nove (22%), realizou-se artrodese corretiva do mediopé, em seis (14%), exostectomia plantar isolada, em dois (5%), drenagem de abscesso e, em dois (5%), amputação.[57] Portanto, na maioria das vezes, o tratamento da neuroartropatia do mediopé é conservador.

Pinzur[58] montou um algoritmo que orienta o tratamento do Charcot do mediopé (ALGORITMO 21.7.1), apresentando estágios decisórios:

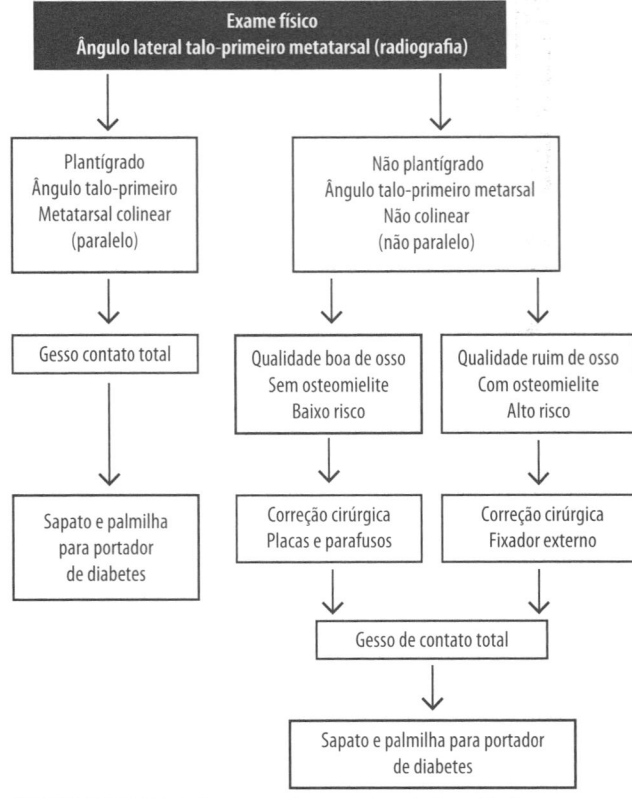

ALGORITMO 21.7.1 → Tratamento de neuroartropatia do mediopé.

Estágio 1. Pé plantígrado e com colinearidade (paralelismo) do eixo do tálus e do primeiro metatarsal na radiografia lateral com carga. Os pacientes são tratados com gesso.

Estágio 2. Pé não plantígrado, sem colinearidade ou que acentua a deformidade durante o tratamento com gesso, devendo ser estabilizado. Os pacientes que necessitam de estabilização, Estágio 2, devem ser divididos entre os Estágios 3 e 4.

Estágio 3. Pacientes de baixo risco, isto é, não obesos, sem úlcera ativa, sem osteomielite e com boa densidade óssea. Esses indivíduos são tratados com correção das deformidades, fixação interna e, se necessário, alongamento de Aquiles (**FIG. 21.7.30**).

Estágio 4. Pacientes de alto risco – obesos, com osteomielite ou pobre densidade óssea. Em tais casos, deve-se corrigir a deformidade, utilizar fixação externa e, em geral, alongar o Aquiles (**FIG. 21.7.31**).

É preciso ter cuidado para não criar confusão: quando o tratamento é de estágio 1 de Pinzur no mediopé, trata-se de quadro de um pé plantígrado, sem deformação; nessa situação, define-se se esse estágio 1 de Pinzur é agudo ou crônico na classificação de Eichenholtz, pois o tratamento é distinto. Quando há Charcot do mediopé plantígrado e for um quadro crônico, ou seja, houve proteção com descarga do pé na fase aguda e ele consolidou em boa posição, deve-se apenas prescrever palmilha e sapato para diabetes. Caso seja estágio 1 de Pinzur, mas com quadro agudo de Eichenholtz, deve-se proteger o membro com a descarga, conforme já discutido, até que haja consolidação.

Na maioria das vezes, o Charcot agudo é tratado de modo conservador com gesso, mas pode haver Charcot agudo do mediopé com tamanha instabilidade e deslocamento que exija uma cirurgia de estabilização já na fase aguda, o que é bem incomum. A principal causa de cirurgia em Charcot agudo é o deslocamento agudo que gere sofrimento da pele e ulceração iminente. Qualquer que seja a localização anatômica, a cirurgia em neuroartropatia é a artrodese. As lesões são instáveis, portanto, as simples redução e fixação, esperando a estabilidade dada pelos ligamentos, não são suficientes, sendo necessária a realização de artrodese, com a consolidação óssea sendo a geradora de estabilidade.

A indicação de cirurgia em neuroartropatia do mediopé costuma ser feita na fase crônica (consolidação), em pacientes que, apesar do uso de sapatos específicos e palmilhas, têm úlceras de repetição. Portanto, a indicação de cirurgia na fase crônica se dá pela falha de tratamento conservador. A cirurgia nessa fase consiste de osteotomia, geralmente com cunha biplanar, fixação com parafusos e placa, ou fixador externo, dependendo do caso, e alongamento de Aquiles. No pós-operatório da correção do mediopé, o gesso sem carga deve ser deixado por dois meses e, após, gesso com carga parcial e progressiva por adicionais dois a quatro meses. A exostectomia plantar, ou seja, a ressecção da proeminência plantar geradora da úlcera, é

um procedimento simples e indicado em casos selecionados, entretanto, é preciso tomar cuidado para não indicar exostectomia isolada quando há instabilidade do mediopé, pois, nessa situação, o quadro pode piorar, visto poder gerar mais instabilidade com a ressecção óssea.

Sammarco[59] usou o termo "superconstrução" para designar a fixação da neuroartropatia do mediopé com a utilização de placa plantar bloqueada combinada com parafusos intramedulares nos metatarsais. Tais parafusos são longos e frequentemente fixando articulações não afetadas pela neuroartropatia (**FIG. 21.7.32**). No estudo de Sammarco,[59]

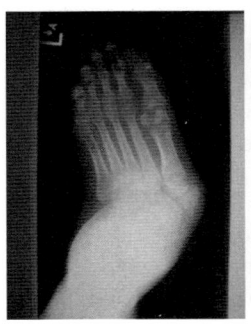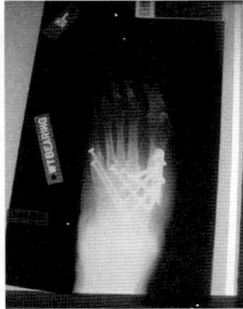

FIGURA 21.7.30 → Estágio 3 de Pinzur. Correção cirúrgica de neuroartropatia do mediopé com uso de placa plantar medial (Cortesia do Dr. Lew Schon).

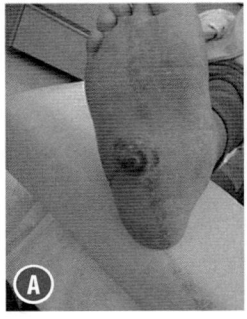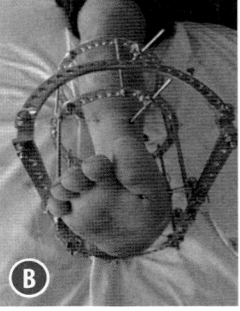

FIGURA 21.7.31

A Estágio 4 de Pinzur. Neuroartropatia de Charcot do mediopé com osteomielite.
B Os seguintes procedimentos foram realizados: ressecção do osso infectado, osteotomia com cunha plantar e medial para corrigir a deformidade e estabilização com fixador externo, além do procedimento de Strayer modificado (ressecção do gastrocnêmio).

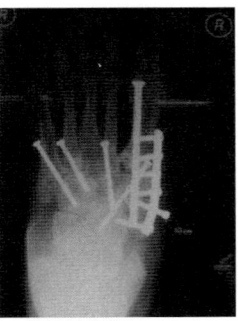

FIGURA 21.7.32 → Correção cirúrgica de neuroartropatia de Charcot do mediopé utilizando parafuso intramedular, neste caso, apenas no primeiro metatarsal, além de placa medial. Houve soltura de um dos parafusos da placa.

foram realizados 22 casos de fixação do mediopé, sendo utilizado parafuso canulado de 6,5 mm, havendo quebra de, pelo menos, um parafuso em oito (36,4%) dos 22 casos. Marks e colaboradores,[60] em estudo biomecânico em cadáver, demonstraram que as placas plantares são superiores biomecanicamente quando comparadas aos parafusos sólidos para a fixação do mediopé.

Uma situação de difícil decisão é o caso de neuroartropatia de Charcot com osteomielite, geralmente associada à presença de úlcera. Pinzur e colaboradores[61] relatam 73 casos de neuroartropatia de Charcot com osteomielite, envolvendo pé ou tornozelo, que foram tratados com cirurgia em tempo único. Era feita a ressecção do osso infectado, encaminhamento desse material para cultura para orientação de antibioticoterapia parenteral, osteotomia para redução do pé em uma posição plantígrada e estabilização do pé e tornozelo com fixador externo circular de três anéis (um semianel no pé e dois anéis na perna). Era realizado o fechamento da úlcera ou a utilização de alguma forma de curativo, por exemplo, curativo a vácuo. O fixador externo era mantido por oito semanas quando a neuroartropatia era no pé e 12 semanas quando era no tornozelo. Após a retirada do fixador externo, usava-se GCT por quatro a seis semanas e, então, era prescrito sapato para diabetes. Usando esse protocolo, os autores relataram 95,7% de salvação do membro acometido.

Retropé e tornozelo

A neuroartropatia de Charcot do retropé e tornozelo é de difícil tratamento pelo risco de deformação, mesmo com adequada imobilização, sendo o objetivo do tratamento a manutenção do eixo de carga do membro inferior centrado no tornozelo e na articulação subtalar. Na fase aguda, o tratamento segue os princípios gerais com imobilização e descarga do membro até o término da fase aguda, que é a regressão do edema, calor e rubor, e, após, a carga protegida do membro. O Charcot de tornozelo, em especial, pode progredir para marcada instabilidade já na fase aguda, sendo necessária a estabilização, o que é feito com haste intramedular retrógrada *in situ*, ou seja, a haste é passada para estabilizar e não propriamente para artrodesar. Quando houver úlcera ativa com infecção e for necessário estabilizar o retropé/tornozelo, utiliza-se fixação externa.

Um ponto importante válido sobretudo para a neuroartropatia de Charcot de tornozelo é que, às vezes, não é possível a consolidação da artrodese, mas isso não significa, necessariamente, fracasso no resultado, pois pode-se ter uma não consolidação estável alinhada de forma adequada, que permita a utilização de uma órtese e, assim, o paciente consegue ter função adequada. Em uma revisão de oito estudos prévios a respeito de neuroartropatia de Charcot, não apenas de tornozelo, o índice de consolidação nas artrodeses foi de 70%, mas nem todos os casos de não consolidação tiveram evolução ruim[62] (FIG. 21.7.33).

Na fase crônica, a indicação de cirurgia é feita nos pacientes com úlceras recidivantes, apesar do uso, no retropé,

de sapato especial e palmilha e, no tornozelo, uso de órtese tipo tornozelo-pé. A indicação cirúrgica ocorre mais no tornozelo, em que as deformidades em varo ou valgo fazem difícil a adaptação de uma órtese. No retropé, a cirurgia consiste de tríplice artrodese modelante ou osteotomia ao nível da Chopart, frequentemente com retirada de cunha plantar ao nível da articulação de Chopart e fixação com síntese interna (FIG. 21.7.34).

No tornozelo, o procedimento consiste em artrodese, havendo várias formas de fixação, como fixação externa, placa angulada, parafusos ou haste intramedular retrógrada. É provável que a mais utilizada seja a artrodese com haste intramedular retrógrada através de extensa abordagem lateral com ressecção da fíbula distal (FIG. 21.7.35). A fixação externa é mais utilizada em casos de osteomielite

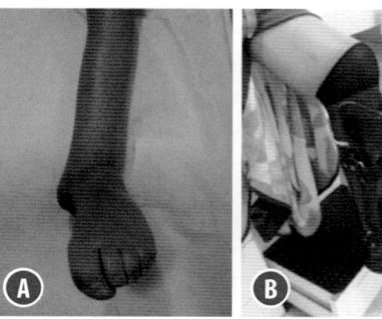

FIGURA 21.7.33
Ⓐ Neuroartropatia de Charcot instável em tornozelo esquerdo.
Ⓑ O paciente se adaptou bem à utilização de uma órtese e optou-se por manter o tratamento conservador.

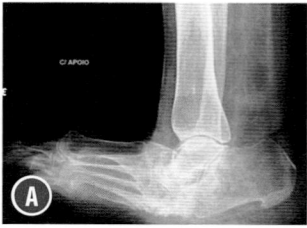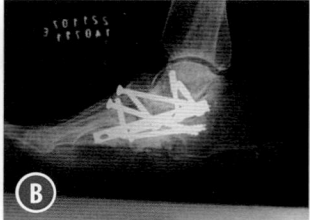

FIGURA 21.7.34
Ⓐ Neuroartropatia do retropé, com prévia exostectomia plantar.
Ⓑ Tratamento cirúrgico de neuroartropatia do retropé, realizando-se osteotomia com fixação ao nível da articulação de Chopart.

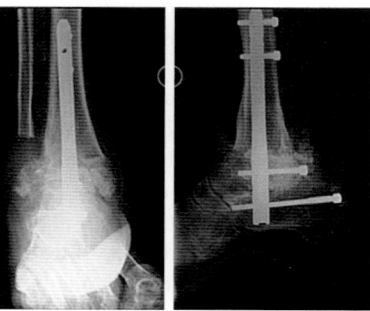

FIGURA 21.7.35 → Neuroartropatia de tornozelo tratada com artrodese tibiotalocalcaneana com haste intramedular retrógrada.

ou se há baixa qualidade do osso para fixação. É muito importante o adequado posicionamento do tornozelo: neutro a 5° de dorsiflexão, 5 a 10° de valgo do retropé e leve rotação externa. A neuroartropatia de Charcot ao nível do tornozelo tem risco elevado de desenvolver instabilidade, com o consequente desvio em varo ou valgo quando o paciente está apoiando o membro e, assim, causar ulceração no maléolo medial ou lateral, dependendo do desvio. Nesses casos, a artrodese objetiva estabilizar o tornozelo e prevenir a recidiva da úlcera (FIG. 21.7.36).

ORIENTAÇÕES AO PACIENTE COM DIABETES

Orientar o indivíduo portador de diabetes é um ponto muito importante, pois objetiva a prevenção de complicações. As orientações a seguir devem ser passadas aos pacientes com pés com neuropatia e consequente risco para ulceração:

- Entender a patologia, visto que os pés estão em risco.

- Olhar os pés duas vezes ao dia, usar um espelho para ver as regiões difíceis de ver adequadamente por falta de flexibilidade ou por diminuição da acuidade visual. Procurar feridas, bolhas e áreas de eritema.

- Ter cuidado com queimaduras, testando antes a temperatura da água do chuveiro, por exemplo, com o braço, membro que não tem neuropatia. Cuidar com o uso de bolsa de água quente para dores musculares.

- Ter cuidado com calosidade. As calosidades são pré-úlceras, pois áreas de hiperpressão podem gerar lesões. Os calos devem ser retirados por profissionais. Não usar agentes químicos para retirar os calos. Usar agentes hidratantes para pele prescritos por médicos e cuidar com o acúmulo de creme entre os dedos, pois pode gerar lesões.

- Ter cuidado com as unhas, cortando-as reto; não cortar arredondando os cantos e não lixar.

- Cuidar o tipo de calçado. Sapato da moda é inimigo do pé de paciente com diabetes. Os sapatos devem ser feitos, de preferência, sob medida, para o pé diabético, em especial nos pacientes com neuropatia. O couro é um bom material. Ter muito cuidado quando usar um sapato pela primeira vez, pois ele deve ser usado por não mais que uma hora. Mudar o calçado durante o dia pode aliviar possíveis áreas de hiperpressão. Verificar se não há algo sólido, por exemplo, uma pedra, dentro do calçado antes de colocá-lo.

- Usar meias brancas, preferencialmente de algodão ou lã. A meia branca ficará marcada, suja por alguma secreção se houver ferimento no pé.

- Consultar o ortopedista e o endocrinologista de confiança com regularidade, em especial após o diagnóstico de neuropatia.

Referências

1. Reiber GE. The epidemiology of diabetic foot problems. Diabetic Med. 1996;13(suppl 1):6-11.

2. Hoogwerf BJ, Sferra J, Donley BG. Diabetes mellitus: overview. Foot Ankle Clin. 2006;11(4):703-15.

3. Pearson WS. Ten-year comparison of estimates of overweight and obesity, diagnosed diabetes and use of office-based physician services for treatment of diabetes in the United States. Prev Med. 2007;45(5):353-7.

4. Adler AI, Boyko EJ, Ahroni JH, Stensel V, Forsberg RC, Smith DG. Risk factors for diabetic peripheral sensory nerophaty. Results of the Seattle prospective diabetic foot study. Diabetes Care. 1997;20(7):1162-7..

5. Jaspan RL. The neuropathies of diabetes. In: De Groot IJ, editor. Endocrinology. 2nd ed. Philadelphia: W. B. Saunders; 1989. p. 1475.

6. Brand PW. The insensitive foot (including leprosy). In: Jahss MH, editor. Disordes of foot and ankle: medical and surgical management. 2nd ed. Philadelphia: W. B. Saunders; 1991. p. 2170.

7. Masson EA, Hay EM, Stockley I, Veves A, Betts RP, Boulton AJ. Abnormal foot pressures alone may not cause ulceration. Diabet Med. 1989;6(5):426-8.

8. Sosenko JM, Gadia MT, Natori N, Ayyar DR, Ramos LB, Skyler JS. Neurofunctional testing for the detection of diabetic peripheral neuropathy. Arch Intern Med. 1987; 147(10):1741-4.

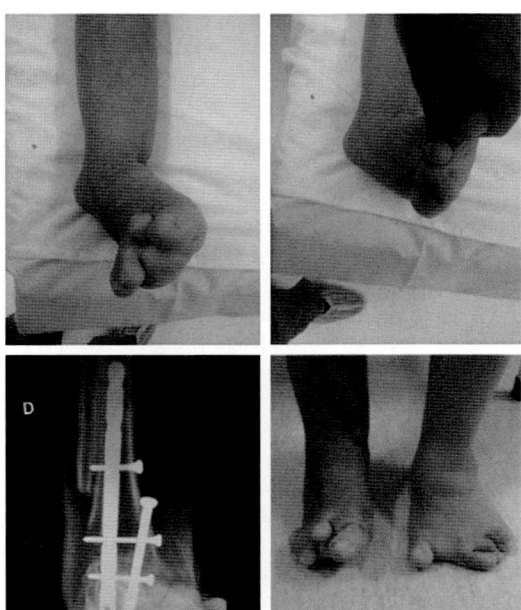

FIGURA 21.7.36 → Neuroartropatia de Charcot em tornozelo com grave instabilidade causando ulceração no maléolo lateral. Tratamento feito com artrodese tibiotalocalcaneana com haste intramedular retrógrada.

9. Wagner F. A classification and treatment program for diabetic, neurophatic and dyvascular foot problems. Americam Academy of Orthopaedic Surgeons. Instruc Course Lect. 1979;28:143-65.

10. Brodsky J. Outpatient diagnosis and management of the diabetic foot. American Academy of Orthopaedic Surgeons. Instruc Course Lect. 1993;42:121-39.

11. Lavery LA, Armstrong DG, Harkless LB. Classification of diabetic foot wounds. J Foot Ankle Surg. 1996;35(6):528-31.

12. Kaufman J, Breeding L, Rosenberg N. Anatomic location of acute diabetic foot infections. Am Surg. 1987;53(2):109-12.

13. Grayson ML, Gibbons GW, Balogh K, Levin E, Karchmer AW. Probing to bone in infected pedal ulcers: a clinical sign of underlying osteomyelitis in diabetic patients. JAMA. 1995;273(9):721-3.

14. Mutluoglu M, Uzun G, Sildiroglu O, Turhan V, Mutlu H, Yildiz S. Performance of the prone-to-bone test in a population suspected of having osteomyelitis of the foot in diabetes. J Am Podiatr Med Assoc. 2012;102(5):369-73.

15. Morales Lozano R1, González Fernández ML, Martinez Hernández D, Beneit Montesinos JV, Guisado Jiménez S, Gonzalez Jurado MA. Validating the probe-to-bone test and other tests for diagnosing chronic osteomyelitis in diabetic foot. Diabetes Care. 2010;33(10):2140-5.

16. Sella EJ. Current concepts review: diagnostic imaging of the diabetic foot. Foot Ankle Int. 2009;30(6):568-76.

17. Tan PL, Teh J. MRI of diabetic foot: differentiation of infection from neurophatic change. Br J Radiol. 2007;80(959):939-48.

18. Lipsky BA. Osteomyelitis of the foot in diabetic patients. Clin Infect Dis. 1997;25(6):1318-26.

19. Chakraborti C, Le C, Yanofsky A. Sensitivity of superficial culture in lower extremity wounds. J Hosp Med. 2010; 5(7):415-20.

20. Aragón-Sánchez J, Lázaro-Martínez JL, Pulido-Duque J, Maynar M. From the diabetic foot ulcer and beyond: how do foot infections spread in patients with diabetes? Diabet Foot Ankle. 2012;3.

21. Norgren L, Hiatt WR, Dormandy JA, Nehler MR, Harris KA, Fowkes FG, et al. Inter-society consensus for the management of peripheral arterial disease (TASC II). J Vasc Surg. 2007;45(Suppl S):S5-67.

22. Selvin E1, Marinopoulos S, Berkenblit G, Rami T, Brancati FL, Powe NR, et al. Meta-analysis: glycosylated hemoglobina and cardiovascular disease in diabetes mellitus. Ann Intern Med. 2004;141(6):421-31.

23. Cronenwett JL, Johnston KW. Rutherford's vascular surgery. 7th ed. Philadelphia: Saunders; 2010.

24. Beckman JA, Creager MA, Libby P. Diabetes and atherosclerosis: epidemiology, pathophysiology, and management. JAMA. 2002;287(19):2570-81.

25. Montagnani M, Golovchenko I, Kim I, Koh GY, Goalstone ML, Mundhekar AN, et al. Inhibition of phosphatidylinositol 3-kinase enhances mitogenic actions of insulin in endothelial cells. J Biol Chem. 2002;277(3):1794-9.

26. Blume PA, Zgonis T. Medical and surgical management of the diabetic foot and ankle. Clin Pod Med Surgery. 2014; 31:11-26.

27. Jude EB, Oyibo SO, Chalmers N, Boulton AJ. Peripheral arterial disease in diabetic and nondiabetic patients: a comparison of severity and outcome. Diabetes Care. 2001;24(8):1433-7.

28. Schaper NC, Andros G, Apelqvist J, Bakker K, Lammer J, Lepantalo M, et al. Diagnosis and treatment of peripheral arterial disease in diabetic patients with foot ulcer. A progress report of the International Working Group on the Diabetic Foot. Diabetes Metab Res Ver. 2012;28(Suppl 1):218-24.

29. Moneta GL, Yeager RA, Lee RW, Porter JM. Noninvasive localization of arterial occlusive disease: a comparison of segmental Doppler pressure and arterial duplex mapping. J Vasc Surg. 1993;17(3):578-82.

30. Koelemay MJ, Lijmer JG, Stoker J, Legemate DA, Bossuyt PM. Magnetic resonance angiography for the evaluation of lower extremity arterial disease: a meta-analysis. JAMA. 2001;285(10):1338-45.

31. Zgonis T, Stapleton JJ, Roukis TS. Advanced plastic surgery techniques for soft tissue coverage of diabetic foot. Clin Podiatr Med Surg. 2007;24(3):547-68, x.

32. International Consensus Group on the Diabetic Foot. Practical guidelines on the management and the prevention of the diabetic foot. Amsterdam; 2007.

33. Lipsky BA, Berendt AR, Deery HG, Embil JM, Joseph WS, Karchmer AW, et al. Diagnosis and treatment of diabetic foot infections. Clin Infect Dis. 2004;39(7):885-910.

34. Myerson M, Papa J, Eaton K, Wilson K. The total contact cast for management of neuropathic plantar ulceration of the foot. J Bone Joint Surg Am. 1992;74(2):261-9.

35. Shaw JE, Hsi WL, Ulbrecht JS, Norkitis A, Becker MB, Cavanagh PR. The mechanism of plantar unloading in total contact casts: implications for design and clinical use. Foot Ankle Int. 1997;18(12):809-17.

36. Armstrong DG, Nguyen HC, Lavery LA, van Schie CH, Boulton AJ, Harkless LB. Off-loading the diabetic foot wound: a randomized clinical trial. Diabetes Care. 2001; 24(6):1019-22.

37. Tamir E, Tamir J, Beer Y, Kosashvili Y, Finestone AS. Ressection arthroplasty for resistant ulcers underlying the hallux in insensate diabetics. Foot Ankle Int. 2015;36(8):969-75.

38. Lin SS, Lee TH, Wapner KL. Plantar forefoot ulceration with equinus deformity of the ankle in diabetic patients: the effect of tendo-Achilles lengthening and total contact casting. Orthopedics. 1996;19(5):465-75.

39. Mueller MJ, Sinacore DR, Hastings MK, Strube MJ, Johnson JE. Effect of Achilles tendon lengthening on neuropathic plantar ulcers. A randomized clinical trial. J Bone Joint Surg Am. 2003;85-A(8):1436-45.

40. Holstein P1, Lohmann M, Bitsch M, Jørgensen B. Achilles tendon lengthening, the panacea for plantar forefoot ulceration? Diabetes Metab Res Rev. 2004;20 Suppl 1:S37-40.

41. Lipsky BA, Berendt AR, Cornia PB, Pile JC, Peters EJ, Armstrong DG, et al. 2012 Infectious Diseases Society of America clinical practice guideline for the diagnosis and treatment of diabetic foot infections. Clin Infect Dis. 2012; 54(12):e132-73.

42. Lipsky BA, Peters EJ, Senneville E, Berendt AR, Embil JM, Lavery LA, et al. Expert opinion on the management of infections in the diabetic foot. Diabetes Metab Res Rev. 2012;28(Suppl 1):163-78.

43. Jeffcoate WJ, Lipsky BA. Controversies in diagnosing and managing osteomyelitis of the foot in diabetes. Clin Infect Dis. 2004;39(suppl 2):115-22.

44. Quill G, Myerson M. Clinical, radiographic and pedobarographic analysis of the foot after hallux amputation. Proceedings of 58th American Association of Orthopaedic Surgeons Annual Metting; 1991 March 7-12; Anaheim, Calif.

45. Jany R, Burkus J. Long-term follow-up of Syme amputations for peripheral vascular disease associated with diabetes mellitus. Foot Ankle. 1988;9(3):107-10.

46. Sanders LJ. The Charcot foot: historical perspective 1827-2003. Diabetes Metab Res Rev. 2004;20(Suppl 1):S4-8.

47. Suder NC, Wukich DK. Prevalence of diabetic neuropathy in patients undergoing foot and ankle surgery. Foot Ankle Spec. 2012;5(2):97-101.

48. Game FL, Catlow R, Jones GR, Edmonds ME, Jude EB, Rayman G, et al. Audit of acute Charcot's disease in the UK: the CDUK study. Diabetologia. 2012;55(1):32-5.

49. Petrova NL, Foster AV, Edmonds ME. Difference in presentation of Charcot osteoarthropathy in type 1 compared with type 2 diabetes. Diabetes Care. 2004;27(5):1235-6.

50. Petrova NL, Foster AV, Edmonds ME. Calcaneal bone mineral density in patients with Charcot neuropathic osteoarthropathy: diferences between type 1 and type 2 diabetes. Diabet Med. 2005;22(6):756-61.

51. Pinzur MS, Sage R, Stuck R, Kaminsky S, Zmuda A. A treatment algorithm for neuropathic (Charcot) midfoot deformity. Foot Ankle. 1993;14(4):189-97.

52. Batista F, Nery C, Pinzur M, Monteiro AC, de Souza EF, Felippe FH, et al. Achilles tendinopathy in diabetes mellitus. Foot Ankle Int. 2008;29(5):498-501.

53. Eichenholtz SN. Charcot joints. Springfield: Charles C Thomas; 1966.

54. Shibata T, Tada K, Hashizume C. The results of arthrodesis of the ankle for leprotic neuroarthropathy. J Bone Joint Surg Am. 1990;72(5):749-56.

55. Brodsky JW. The diabetic foot. In: Coughlin MJ, Mann RA, editors. Surgery of foot and ankle. 7th ed. St. Louis: Mosby; 1999. p. 895-969.

56. Pinzur MS, Lio T, Posner M. Treatment of Eichenholtz srage I Charcot foot arthropathy with a weight bearing total contact cast. Foot Ankle Int. 2006;27(5):324-9.

57. Myerson MS, Henderson MR, Saxby T, Short KW. Management of midfoot diabetic neuroarthropathy. Foot Ankle Int. 1994;15(5):233-41.

58. Pinzur MS. Neutral ring fixation for hight-risk non-plantigrade Charcot midfoot deformity. Foot Ankle Int. 2007;28(9):961-6.

59. Sammarco VJ. Superconstructs in the treatment of Charcot foot deformity: plantar plating, locked plating and axial screw fixation. Foot Ankle Clin. 2009;14(3):393-407.

60. Marks RM, Parks BG, Schon LC. Midfoot fusion technique for neuroarthropathic feet: biomechanical analysis and rationale. Foot Ankle Int. 1998;19(8):507-10.

61. Pinzur M, Gil J, Belmares J. Deformity and maintenance with ring fixation treatment of osteomyelitis in Charcot foot with single-stage resection of infection, correction of deformity and maintenance with ring fixation. Foot Ankle Int. 2012;33(12):1069-74.

62. Johnson JE. Operative treatment of neuropathic arthropathy of the foot and ankle. J Bone Joint Sur Am. 1998; 80(11):1700-9.

22
Deformidades rotacionais e angulares dos membros inferiores

José B. Volpon

O crescimento é um processo dinâmico, que não significa apenas ganho de massa e aumento das dimensões corpóreas, pois envolve mecanismos complexos desde transformações bioquímicas, fisiológicas e metabólicas a psicossociais. Com relação ao aparelho locomotor, há alterações das relações espaciais entre os segmentos corpóreos que não só alteram o aspecto visual do indivíduo, mas causam modificações posturais e no desempenho físico. O resultado é uma postura definida, com movimentação harmônica entre os vários segmentos, que se articulam com finalidade, controle e economia de energia.

O alinhamento dos membros inferiores deve ser considerado em relação aos três planos, isto é, frontal, transversal e sagital mediano, o qual se manifesta por desvios angulares que podem ser fisiológicos ou anormais. Na prática, os

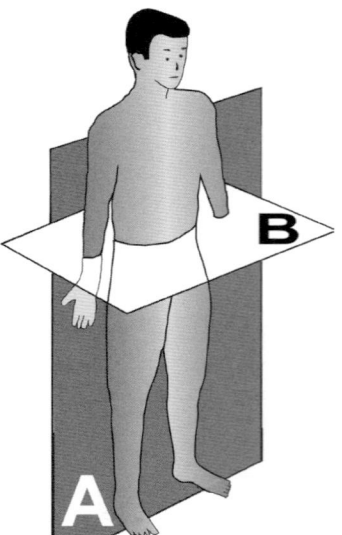

FIGURA. 22.1 → Planos anatômicos em que ocorrem os principais desvios. No plano frontal, há os desvios angulares (valgo e varo) e, no plano transversal, desvios rotacionais.

desvios nos planos frontal e transversal são mais frequentes e mais importantes (FIG. 22.1). Diz-se que um desvio é simples quando ocorre em apenas um plano e no mesmo segmento do membro. Considera-se um desvio como complexo quando afeta mais de um plano, está presente em mais de um osso ou afeta mais de um segmento do mesmo osso. Pode ser, ainda, primário ou surgir como mecanismo compensatório de uma deformidade prévia e, nesse caso, os desvios são denominados secundários ou compensatórios.

Como mostrado por Staheli e colaboradores,[1] durante o crescimento, há grande variação nas relações angulares entre os segmentos dos membros inferiores, tanto no plano frontal quanto no transversal, mesmo em crianças normais. Essas variações são fisiológicas, não necessitam de tratamento e corrigem-se de forma espontânea. O desafio, em alguns casos, é diferenciar a variação fisiológica de uma condição anômala, e a sabedoria consiste em distinguir a variante normal da condição patológica. Essa abordagem será a essência deste capítulo.

Outra dificuldade é, diante de um caso em que não houve correção com o crescimento, avaliar a repercussão daquela alteração para a vida adulta, em termos de desempenho físico e comprometimento articular. A história natural de alguns maus alinhamentos segmentares ainda não está estabelecida por completo. Quando uma alteração é grosseira, obviamente, não há dificuldade em interpretá-la, mas, nas situações limítrofes, o conhecimento disponível ainda não é suficiente para avaliar seu significado ao longo da vida.

SUBSTRATO ANATÔMICO

Em termos de desempenho mecânico, os membros inferiores são influenciados pelas ações musculares, estruturas articulares, ligamentares e ósseas. Cada osso longo tem um eixo anatômico e um mecânico. O eixo anatômico é formado pelo eixo longitudinal da diáfise, e o eixo mecânico é definido como uma linha reta que une centros da articulação proximal e distal do osso, no plano frontal ou sagital. Na tíbia, os dois eixos praticamente são coincidentes, enquanto, no fêmur, eles são diferentes e convergem distalmente no plano frontal ($7° \pm 2$) (FIG. 22.2A).

Quando o membro inferior é considerado como um todo, os conceitos de eixo mecânico e anatômico podem ser igualmente aplicados. No plano frontal, o eixo anatômico do membro inferior é o que se manifesta de forma mais evidente e corresponde ao ângulo que os eixos anatômicos do fêmur e da tíbia têm entre si, que é em torno de 6° de valgo (ângulo femorotibial).[2] As variações dos eixos anatômicos no plano frontal se expressam em termos de valgo e varo.

A conceituação de eixo mecânico dos membros inferiores vem dos estudos de Pauwels[3] e Maquet.[4] Esse eixo é traçado do centro da cabeça femoral ao centro do tornozelo e deve cruzar o joelho $8,0 \pm 7,0$ mm medialmente, em

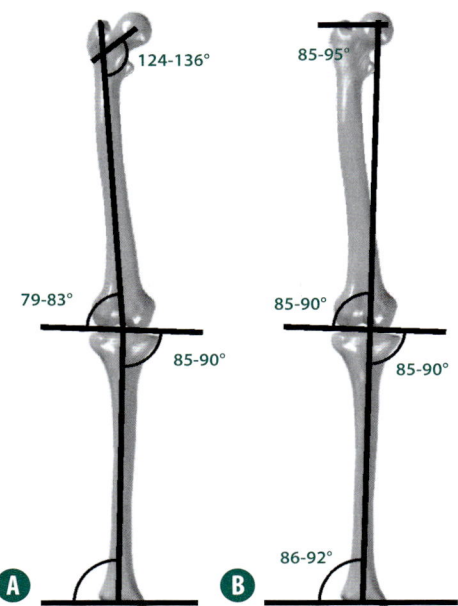

FIGURA 22.2 → Eixos dos membros inferiores no plano frontal.
Ⓐ Os eixos anatômicos dos ossos longos correspondem ao eixo longitudinal da diáfise; do membro inferior, corresponde à angulação entre o fêmur e a tíbia.
Ⓑ O eixo mecânico representa a resultante da descarga de forças. Para o membro inferior, é dado por uma linha que vai do centro da cabeça do fêmur até o centro do tornozelo e deve cruzar alguns milímetros medialmente no joelho.

relação ao centro da articulação,[5] e representa o trajeto da transmissão de carga para todo o membro inferior **(FIG. 22.2B)**. Se o eixo anatômico é o elemento mais aparente do alinhamento dos membros inferiores, o eixo mecânico é o seu substrato funcional. Há outras relações entre os dois eixos, bem como o alinhamento e a orientação articular, mas não serão abordadas neste capítulo.

O alinhamento do membro inferior no plano frontal, anatômica e mecanicamente, pode ser avaliado pela radiografia panorâmica com carga dos membros inferiores, realizada com o cuidado de posicionar as patelas para frente, não importando a posição dos pés.

Com relação ao plano transversal, os ossos separadamente e o membro inferior apresentam os chamados "desvios rotacionais" (também conhecidos como torcionais), que são pouco aparentes na radiografia simples e necessitam de incidências especiais ou da avaliação pela tomografia computadorizada, mas podem ser estimados pelo exame físico.

ATENÇÃO! Os desvios angulares dos membros inferiores podem ocorrer nos planos frontal, sagital e transversal. Podem ser simples, combinados ou acompanhados de outras alterações. Para a análise, são importantes o conceito de eixos anatômico e mecânico dos membros inferiores, o exame físico específico e a interpretação correta de radiografias padronizadas.

Para o fêmur, é importante o conceito de ângulo de versão. Trata-se do ângulo definido pela intersecção do eixo formado pelo colo e pela cabeça femoral, com o eixo dos côndilos femorais, no plano transversal. Essa característica pode ser bem entendida na **FIGURA 22.3**, em que três fêmures estão colocados lado a lado, com apoio nos côndilos femorais. Percebe-se que a cabeça femoral afasta-se uma distância diferente em cada peça, em relação ao plano de apoio dos côndilos. É como se o osso estivesse com uma extremidade torcida em relação à outra. O ângulo que expressa esse afastamento é chamado de anteversão femoral (quando a cabeça femoral vai para anterior) e retroversão femoral (quando a cabeça femoral vai para posterior). Esse ângulo pode ser medido na tomografia computadorizada; para adulto, ele é de $36,8° \pm 7,3$ **(FIG. 22.4)**.[6]

A tíbia também apresenta uma versão fisiológica, como se tivesse sido torcida, pois, no plano transversal, a extremidade distal está rodada externamente, no adulto, em torno de $34,03° \pm 17,22°$ **(FIG. 22.5)**.[7]

Como pode ser observado, tanto nas peças anatômicas como nos valores numéricos médios obtidos por imagem, há bastante variação individual entre os ângulos torcionais e, certamente, para uma dada pessoa, essas angulações compensam-se e estão correlacionadas espacialmente.

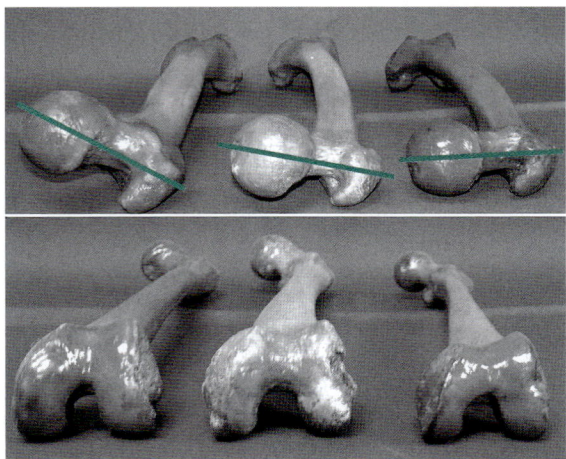

FIGURA 22.3 → Peças de fêmures de indivíduos normais para ilustrar o ângulo de anteversão, definido como o ângulo que o eixo do colo-cabeça femoral forma com o eixo dos côndilos femorais no plano frontal.

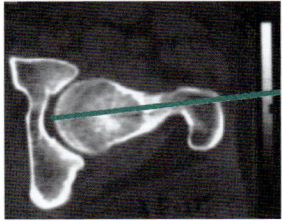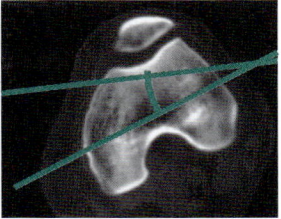

FIGURA 22.4 → Medida do ângulo de versão femoral pela tomografia computadorizada, que corresponde ao ângulo formado pelos eixos do colo-cabeça femoral e o eixo dos côndilos femorais no plano frontal.

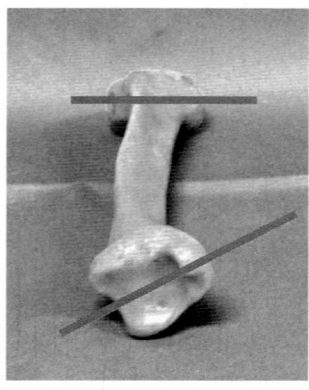

FIGURA 22.5 → O ângulo de versão (torção) da tíbia ocorre entre os eixos transversais das duas extremidades do osso e faz com que a extremidade do osso fique direcionada externamente.

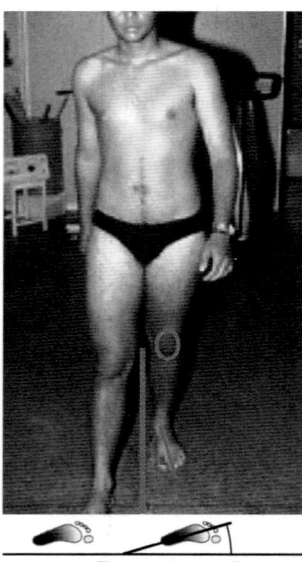

FIGURA 22.6 → Exame dos ângulos de progressão da patela e do pé em relação ao eixo de deslocamento da pessoa, em linha reta. No indivíduo normal, a patela está voltada para frente ou discretamente rodada para fora, e o pé está voltado para fora.

AVALIAÇÃO

Os desvios angulares e rotacionais dos membros inferiores ocorrem com mais frequência na criança e, nesse caso, a idade e outros parâmetros devem ser considerados. Entretanto, em qualquer circunstância, a avaliação deve ser feita tanto estática quanto dinamicamente e de maneira metódica. Para os casos mais complexos, é necessária a análise em laboratório de marcha, mas como esse recurso é pouco disponível, há possibilidade de boa abordagem por meio do exame clínico cuidadoso, radiografias e, eventualmente, tomografia computadorizada.

Os desvios no plano frontal são mais notados com maior facilidade, mas os no plano transversal (desvio rotacional ou torcional) são mais difíceis de serem avaliados. Além disso, é importante identificar desvios que ocorrem em dois ou mais planos e qual ou quais segmentos do osso estão afetados.

Primeiro, o indivíduo deve ser examinado à distância, estaticamente, quando se atenta para postura, simetria, ângulo dos joelhos, posição pélvica e de tronco, presença de posicionamentos anormais dos membros inferiores, entre outros aspectos. É muito importante notar que, no adulto normal, os joelhos se tocam, as patelas ficam direcionadas para a frente e os pés mantêm-se discretamente afastados e em rotação externa.

Depois, realiza-se exame da deambulação, quando os mesmos aspectos já mencionados são observados de modo dinâmico. Nesse momento, com o observador de frente, o paciente deve se aproximar, em linha reta, e verifica-se a orientação da patela e do pé em relação à linha de progressão na marcha. O ângulo formado por essas duas estruturas em relação à linha de deslocamento chama-se de ângulo de progressão (da patela ou do pé), que é positivo se o direcionamento for lateral, e negativo se for medial. Essas características devem ser observadas tanto na fase de apoio quanto na de balanço (FIG. 22.6). Quanto ao exame em crianças, é interessante observá-las também em deambulação livre e a correr.

Em seguida, o paciente é deitado, colocado em posição simétrica, com patelas para cima, e o ângulo frontal do joelho é obtido pela goniometria. Além disso, no caso de geno varo, é medida a distância entre os pontos mais afastados dos joelhos, e, para o geno valgo, a distância entre os maléolos mediais. Essas medidas podem ser feitas também com o indivíduo de pé, havendo a vantagem de incluir a ação do peso do corpo no alinhamento. Entretanto, o erro é menor quando elas realizadas pelo mesmo examinador, com a pessoa deitada, e com o cuidado de manter as patelas em posição neutra.

Os movimentos passivos e ativos das articulações são realizados, avaliando-se a estruturação ou não dos desvios encontrados. No joelho, é importante verificar se há frouxidão ligamentar associada (FIG. 22.7). Deve-se também realizar a manobra de Ober para avaliar o trato iliotibial e verificar se há retração dos músculos isquiotibiais (medida do ângulo poplíteo) ou do tríceps sural (excursão do tornozelo, com o joelho flexionado e estendido), pois algumas alterações, principalmente dinâmicas, têm influência das partes moles.

Depois, é iniciada a semiologia específica para os desvios rotacionais de modo a estabelecer o perfil rotacional, como definido por Staheli e colaboradores.[1] Primeiro, é necessário examinar o pé para excluir deformidades que podem modificar o ângulo de progressão, como ocorre nos pés adutos ou valgos. Esses aspectos não serão discutidos neste capítulo e será assumido que o pé é normal.

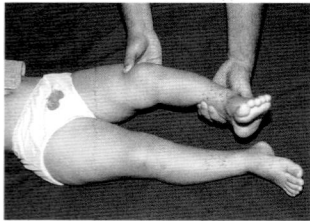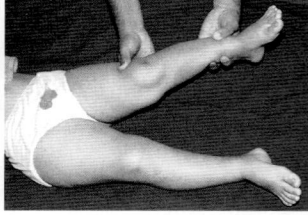

FIGURA 22.7 → Aspecto da avaliação dos desvios angulares do joelho, que inclui a pesquisa das partes moles. Neste caso, há grande instabilidade lateromedial causada pela frouxidão dos ligamentos.

O exame do quadril deve ser feito com a avaliação das rotações interna e externa com o indivíduo em decúbito ventral (quadril em extensão) e com os joelhos fletidos 90° (pernas na vertical). A perna serve como referencial, como se fosse o ponteiro de um goniômetro. A situação mais frequente é o aumento da anteversão femoral e, nesse caso, há exagero da rotação interna do quadril, em detrimento da rotação externa (FIG. 22.8). Se houver, associadamente, deformidade na tíbia – por exemplo, valgo –, primeiro, a perna deve ser rodada até que a patela fique em completo contato com a mesa de exame. Essa será a "posição zero", a partir da qual serão calculadas as rotações do quadril.

Nos casos patológicos, o excesso de anteversão pode ser estimado pela palpação do trocânter maior, enquanto se realiza a rotação interna do quadril a partir da posição vertical da perna. O grau de rotação interna que faz com que o trocânter maior fique em máxima saliência lateral corresponde, aproximadamente, ao excesso da anteversão.

Segue-se a avaliação da versão (torção) tibial, que é feita ainda em decúbito ventral e com a perna na vertical. Verifica-se o ângulo formado entre o eixo longitudinal do pé e o da coxa, denominado ângulo pé-coxa. Deve haver cuidado para não segurar o pé do paciente, pois isso altera o ângulo; a perna deve ser apenas apoiada para manter o posicionamento correto (FIG. 22.9). Se o pé estiver deformado, o ângulo é estimado pela orientação dos eixos transmaleolares e o eixo da coxa (sendo os maléolos segurados entre os dedos). Da mesma forma que o ângulo de progressão, se o pé apontar lateralmente, o valor do ângulo será positivo, e negativo se o pé apontar medialmente.

> **ATENÇÃO!** Os desvios rotacionais ocorrem no plano transversal e são menos aparentes que os desvios angulares no plano frontal, mas podem ser avaliados com uma semiologia cuidadosa e sistemática. O perfil rotacional é obtido com a avaliação dos ângulos de progressão da patela e do pé, com a análise da movimentação do quadril para diagnóstico da alteração da versão femoral, avaliação do eixo da excursão patelar e da torção tibial.

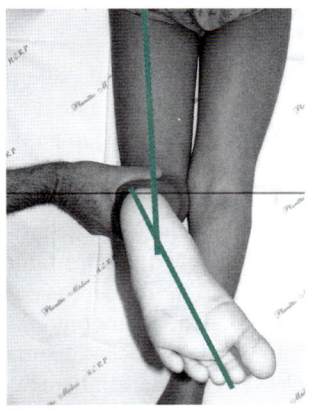

FIGURA 22.9 → A avaliação da torção da tíbia é feita pela medida do ângulo pé-coxa, que consiste na estimativa da angulação entre os eixos longitudinais da coxa e do pé, em decúbito ventral e com os joelhos flexionados 90°. Neste caso, o ângulo é negativo, pois o eixo do pé está voltado medialmente. Para o pé deformado, a torção tibial também pode ser avaliada com o paciente sentado na beira do divã, com as pernas pendentes. Em situação normal, os pés ficam voltados para fora. Coloca-se um dedo na tuberosidade anterior da tíbia, e os maléolos ficam presos entre o indicador e o polegar da outra mão. Assim, estima-se o ângulo formado entre o eixo transmaleolar e o plano transversal.
Fonte: Staheli e Engel.[8]

Outra manobra útil é flexionar os quadris, deixando os joelhos dobrarem de forma livre. Com a flexão do joelho, a tíbia costuma rodar internamente e o pé ficar neutro ou um pouco rodado medialmente. Assimetria ou mudança significativa dessa rotação indica alteração do ângulo de torção da tíbia, desde que os pés sejam normais (FIG. 22.10).

A patela deve ser especialmente avaliada com relação a alinhamento, presença de instabilidades ou dor femoropatelar. O exame dinâmico é realizado na posição sentada e com as pernas pendentes. Pede-se ao paciente que faça movimentos sucessivos de flexão e extensão do joelho e observa-se o posicionamento e o trajeto da patela.

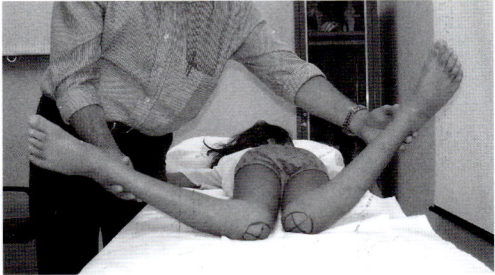

FIGURA 22.8 → Avaliação clínica do ângulo de anteversão do fêmur. O exame deve ser realizado com o indivíduo de bruços, com os quadris estendidos e em posição neutra. O joelho é flexionado 90° e a perna é colocada em uma posição em que patela apoia-se completamente no divã. Quando ocorre aumento da anteversão, há aumento da rotação interna e limitação da rotação externa.

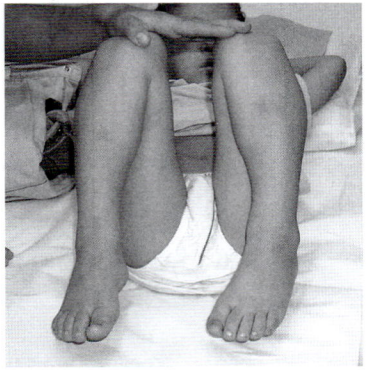

FIGURA 22.10 → A torção tibial pode ser avaliada também com o indivíduo em decúbito dorsal com flexão dos joelhos, de modo que as pernas fiquem soltas. Normalmente, o pé fica em posição neutra ou em rotação interna discreta. Alterações correspondem a modificações do ângulo de torção, cujo valor é estimado pelo ângulo que o pé aponta, em relação ao plano transversal.

INTERPRETAÇÃO DOS DESVIOS

Uma vez caracterizado o desvio, qualquer que seja o plano, é necessário estabelecer se ele está na faixa de normalidade, se é variação fisiológica ou se é condição patológica (deformidade). Para tanto, é importante verificar os antecedentes familiares, as características raciais, o grau do desvio, a simetria ou não da alteração, a velocidade de progressão e o desvio, se é simples ou complexo. Outro fator importante são os antecedentes mórbidos, pois doenças debilitantes e prolongadas no passado podem atuar como fator de base para desencadeamento ou manutenção de uma angulação anômala. Qualquer assimetria de alinhamento ou de movimentação articular deve ser investigada por meio de radiografias e, quando houver suspeitas clínicas, é necessária a avaliação do pediatra (principalmente para doenças osteometabólicas) ou do geneticista (para condições sindrômicas).

É importante, na criança, conhecer a história natural dos desvios e as variações fisiológicas. Avaliações intermediárias podem ser feitas apenas com medidas clínicas, sendo úteis os registros fotográficos e a construção de gráficos (angulação versus idade).

EVOLUÇÃO DOS DESVIOS DOS JOELHOS NO PLANO FRONTAL

O ângulo frontal do joelho varia com a idade. É varo no recém-nascido, retifica dos 6 meses até 1 ano e, depois, tende a valgizar, com o máximo em torno dos 4 anos.[9] Após essa idade, o ângulo apresenta tendência para diminuir e estabilizar para, depois, apresentar pico de valgização de curta duração na adolescência (FIG. 22.11).

As situações fisiológicas relacionam-se com variações temporais ou quantitativas. O primeiro caso ocorre com o geno varo, em que a criança já está andando e ainda conserva o padrão de joelho de recém-nascido (FIG. 22.12A). No segundo caso, a criança tem o tipo de ângulo normal para a idade, mas o valor está muito exagerado. Isso acontece em torno dos 3 a 4 anos, período em que é natural o aumento do valgismo (FIG. 22.12B).

Desvios fisiológicos acontecem em crianças com familiares adultos sem deformidades semelhantes, que são hígidas, sem passado mórbido importante, com estatura e peso normais para a idade, desenvolvimento neuromotor normal e com deformidade que é simétrica, estável ou progride de modo muito lento.

Se, pelos critérios apresentados, a criança for normal, ela deverá ser apenas observada, visto que mesmo discretas assimetrias são corrigidas de forma espontânea (FIGS. 22.13 e 22.14). Não há necessidade de radiografias frequentes, e o seguimento é feito com as medidas das distâncias intermaleolar ou intercondilar (valgo ou varo, respectivamente) a cada seis meses. A construção de um gráfico das medidas intermaleolares (geno valgo) ou intercondilares (geno varo) em relação à idade é útil, pois é um registro fácil de ser interpretado e auxilia na previsão do comportamento da angulação. Não há evidência científica de que botas, palmilhas, ginástica, fisioterapia, órteses e outras atividades e ferramentas atuem de forma terapêutica ou que tenham indicação nos desvios fisiológicos.[10] Entretanto, quando for encontrada contratura em abdução (teste de Ober positivo) associada a geno valgo acentuado, na criança hígida, deve haver tratamento fisioterápico da contratura, pois ela poderá atuar como fator de atraso na recuperação espontânea.

O acompanhamento das crianças com desvio angular é importante, não somente para tranquilizar os familiares, mas para verificar se a condição é realmente fisiológica e está com o comportamento esperado. Além disso, as faixas de normalidade são muito amplas[1] e não há limites precisos entre valores normais e patológicos. Um desvio inicialmente interpretado como fisiológico pode, mais tarde, caracterizar-se como patológico, com o aparecimento de outras alterações.

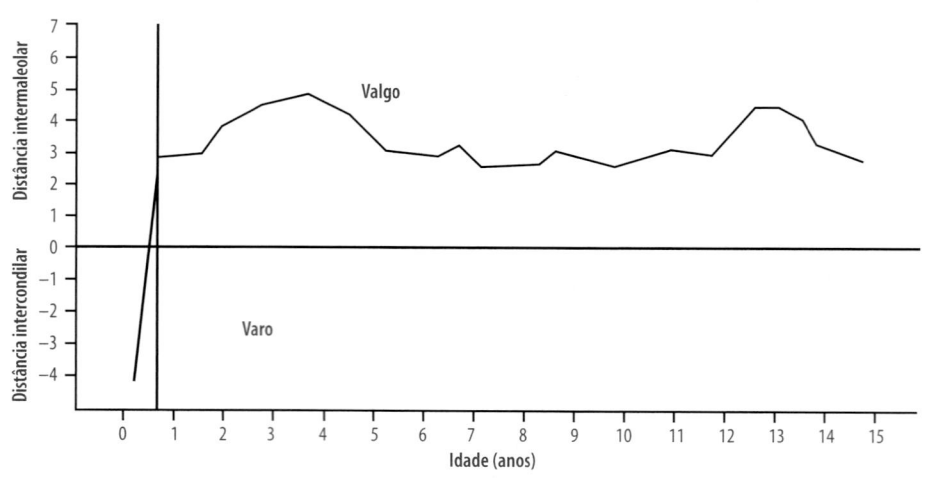

FIGURA 22.11 → Gráfico que ilustra a variação do ângulo frontal do joelho, em relação à idade, de 0 a 15 anos, na população normal. O recém-nascido tem os joelhos varos que valgizam de forma rápida. Após, com 1 ano, o joelho é valgo e esse ângulo aumenta até os 4 anos. Depois, decresce, estabiliza e apresenta discreto pico em valgo na adolescência.
Fonte: Volpon e colaboradores.[9]

> **ATENÇÃO!** Os desvios angulares podem ocorrer na criança normal com grande faixa de valores que variam conforme a idade. Devem ser diferenciadas as variações fisiológicas daquelas de base patológica. As primeiras não devem receber tratamento específico, e a criança é apenas acompanhada. Não há evidência científica de que o tratamento com botas, palmilhas, ginástica ou fisioterapia atue na evolução natural dos desvios que ocorrem na criança hígida.

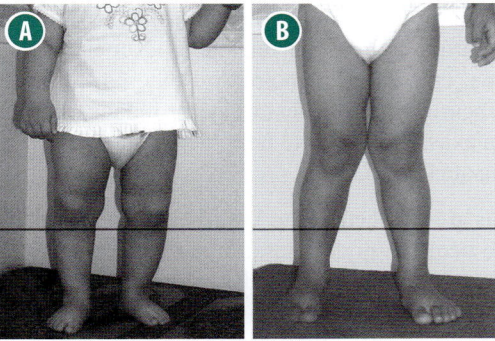

FIGURA 22.12 → Ilustrações de variações fisiológicas do ângulo frontal do joelho.
Ⓐ Persistência do geno varo após início da marcha.
Ⓑ Exagero da valgização. As deformidades são simétricas e moderadas, e as pessoas são hígidas.

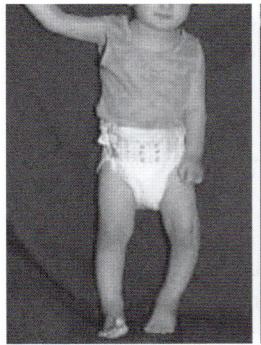
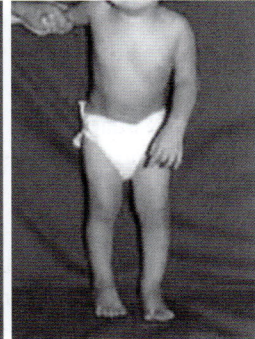

FIGURA 22.13 → Ilustração de correção espontânea do geno varo moderado discretamente assimétrico, em criança normal. Não houve tratamento.

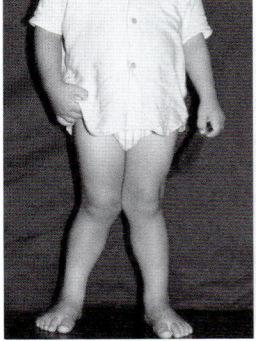
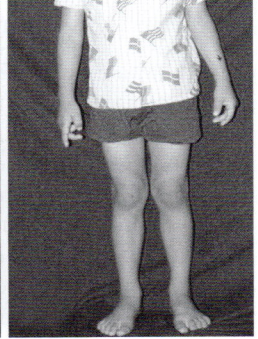

FIGURA 22.14 → Ilustração de correção espontânea do geno valgo moderado e discretamente assimétrico, em criança normal. Não houve tratamento.

Por outro lado, quando o desvio é assimétrico, progressivo, complexo, acompanhado de alterações radiográficas, associado a outras más-formações ou a situações constitucionais, ele é considerado patológico, sendo que a conduta depende muito da doença de base, do grau e da progressão da deformidade e do paciente como um todo. Assim, o tratamento deve ser individualizado e realizado por profissionais experientes **(FIG. 22.15)**. Nas correções cirúrgicas, é muito importante avaliar todos os tipos de desvios, as relações entre eles, os mecanismos compensatórios e as relações entre os eixos anatômico e mecânico, tanto para cada segmento como para o membro inferior como um todo.

Dentre as condições mais importantes de mau alinhamento no plano frontal, há as seguintes:

- **Geno valgo associado à obesidade infantil.** O tratamento é da obesidade. Geralmente o valgismo, mais aparente do que real, é causado pelo volume exagerado das coxas. O aspecto do paciente melhora com o emagrecimento.

- **Geno valgo associado à fratura metafisária proximal da tíbia.** Essa fratura, mesmo alinhada, pode causar geno valgo por assimetria do crescimento. Não há explicação satisfatória para a anomalia, que pode ser atribuída a razões mecânicas[11] à hipervascularização local.[12] Entretanto, a família deve ser prevenida dessa complicação na fase de tratamento da fratura e, se ocorrer, o efeito deformador costuma esgotar-se em torno de um ano. De início, faz-se apenas observação e não está clara na literatura a evolução natural da deformidade **(FIG. 22.16)**. No entanto, evitam-se cirurgias corretivas precoces, pois pode haver recidiva da deformidade ou mesmo hipercorreção.

- **Geno varo ou valgo por lesões da placa de crescimento.** Ocorrem com mais frequência nas fraturas que cruzam a porção proliferativa da placa de crescimento. Com o tratamento, forma-se calo ósseo (barra óssea) que bloqueia unilateralmente o crescimento.[13] A prevenção da complicação deve ser feita pelo reconhecimento do tipo de fratura que deve ser reduzida anatomicamente e fixada de forma rígida.[14] Se houver barra óssea, é tão mais lesiva quanto mais jovem for a criança ou mais periférica a localização. Diferentes modalidades de cirurgias podem ser necessárias para

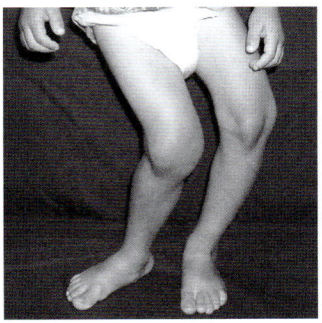

FIGURA 22.15 → Grave deformidade de alinhamento dos membros inferiores, caracterizando um desvio complexo. As deformidades são acentuadas, assimétricas e acometem mais de um osso, em mais de um plano.

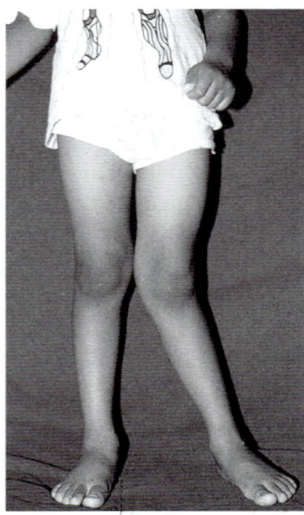

FIGURA 22.16 → Geno valgo ocorrido após consolidação de fratura metafisária proximal da tíbia.

o tratamento, conforme idade, tipo de epífise, grau de deformidade e tamanho da barra, entre outras considerações.

- **Doenças osteometabólicas.** Tais condições, sobretudo o raquitismo familiar resistente à vitamina D, podem causar deformidades complexas nos membros inferiores, com associação de vários tipos de desvios, em vários níveis e em diferentes planos (**FIG. 22.17**). É importante estar atento para essa possibilidade, pois, muitas vezes, os pacientes consultam o ortopedista primeiro. Antes do tratamento ortopédico, o endocrinologista deve atuar no sentido de equilibrar a doença do ponto de vista metabólico. As deformidades complexas são tratadas com osteotomias múltiplas, geralmente pelo método de Ilizarov, associado ou não à equalização dos membros. Entretanto, Giordano Neto e colaboradores.[15] referiram bons resultados com o tratamento conservador realizado por gesso e cunhas.

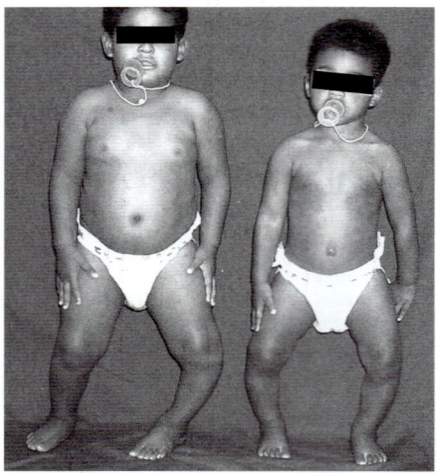

FIGURA 22.17 → Raquitismo resistente à vitamina D em dois irmãos. Há deformidade grave em varo nos joelhos e desvio em mais de um plano.

- **Doença de Blount.** Ocorre por um defeito displásico na face medial da placa de crescimento proximal da tíbia, causando deformidade progressiva e grave. Essa condição deve ser tratada de maneira precoce e conservadora nos casos leves e iniciais, mas cirurgicamente nos casos já estabelecidos. Esse tema será abordado em detalhes em outro capítulo deste livro.

- **Displasias ósseas associadas ou não a condições sindrômicas.** Muitas displasias e síndromes manifestam-se, em geral, por alteração do alinhamento do joelho, sendo a progressão variável, caso a caso. Se houver deformidade grave instalada ou piora progressiva, o tratamento cirúrgico deve ser realizado por meio de osteotomias, com fixação interna ou externa. Quando ocorre encurtamento associado, deformidades graves ou complexas, o tratamento pelo método de Ilizarov é a escolha atual.

- **Sequelas de infecções.** As osteomielites na criança muito pequena podem lesar a placa de crescimento e causar deformidades angulares graves no quadril, joelho ou tornozelo, pois incidem em idade em que há grande potencial de crescimento. A região da placa epifisária destruída é substituída por barra óssea que causa bloqueio do crescimento. Em formas mais graves, toda a placa de crescimento é afetada e resulta em encurtamento progressivo. O tratamento é difícil, inclui idade, tipo de epífise, grau de destruição, tipo de deformidade e encurtamento associado. Cada caso deve ser avaliado de forma individual.

- **Desvios causados por grande frouxidão ligamentar no joelho.** Essas situações, em geral, são associadas a condições sindrômicas. Tais desvios não têm tratamento estabelecido na criança.

- **Causa idiopática.** Algumas crianças são normais sob todos os aspectos de investigação, mas apresentam geno varo ou valgo assimétricos. Geralmente, o outro joelho é normal. Se leves, há tendência para correção espontânea; se mais acentuados, pode ser considerado o tratamento conservador, que costuma ser obtido por meio de gesso e cunhas e realizado com cuidado para não causar ulcerações cutâneas ou danos nos ligamentos e nas cartilagens articular e de crescimento (**FIG. 22.18**).

- **Geno valgo do adolescente.** Essa é uma situação singular que ocorre na adolescência quando, na fase de grande crescimento, os familiares percebem que os joelhos do indivíduo estão se deformando. Não há causa aparente, pois a pessoa é saudável, mas, provavelmente, a deformidade representa um exagero do pico final de valgização que, com o final do crescimento, não dispõe de tempo para regressão espontânea. A deformidade progride de maneira rápida, segue a velocidade de crescimento da pessoa, é simétrica, causa atrito e incômodo na face interna da coxa, compromete a estética, o desempenho esportivo, altera o andar e, no

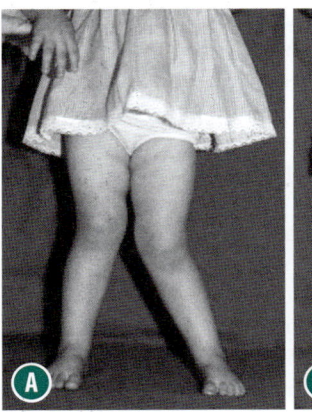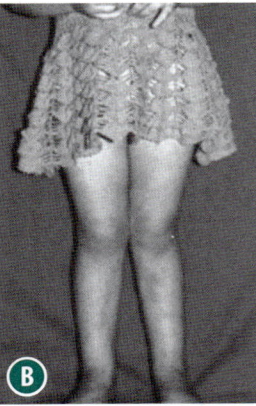

FIGURA 22.18

A Geno valgo idiopático em criança hígida.

B Após tratamento com gesso e cunhas.

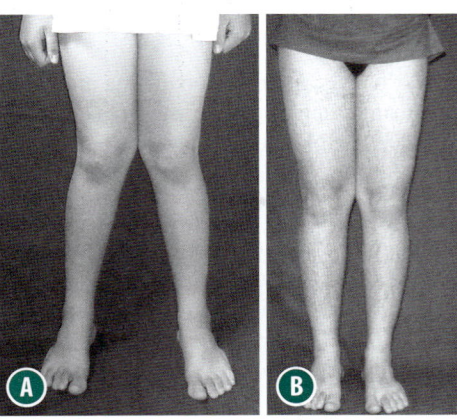

FIGURA 22.20

A Aspecto pré-operatório do geno valgo do adolescente.

B Correção obtida ao final do crescimento pela epifisiodese com parafuso inserido percutaneamente.

futuro, pode causar degeneração articular. Assim, é importante que seja reconhecida e tratada na fase de instalação, pois pode ser feita uma intervenção cirúrgica eficiente e de baixa morbidade, que é a epifisiodese (temporária ou permanente).

Embora com alguma contra-argumentação, a maioria dos autores situa o componente principal da deformidade na extremidade distal do fêmur e recomenda a epifisiodese nesse local.[16] As epifisiodeses são procedimentos clássicos e muitas técnicas são disponíveis. Evoluíram dos clássicos agrafes de Blount para a modalidade percutânea por meio de parafuso que atravessa a placa epifisária, causando bloqueio do crescimento medial da região distal do fêmur (**FIG. 22.19**). O procedimento está indicado para distâncias intermaleolares (medidas com o paciente deitado) maiores que 10 cm, que estão aumentando e comprometem a estética e a função.

A epifisiodese deve ser realizada no estirão de crescimento, em idade adequada, geralmente 12 ou 13 anos para

as meninas e 13 ou 14 anos para os meninos, mas pode ser usada idade óssea para maior precisão. Outro fator importante é situar o indivíduo na curva de crescimento, o que significa realizar medidas seriadas da estatura para decidir a melhor idade da operação, pois o ideal é coincidir a correção do desvio com o final do crescimento e, assim, evitar a retirada do parafuso (**FIG. 22.20**). Entretanto, o seguimento no período pós-operatório é muito importante, pois poderá ocorrer tendência para inversão da deformidade, e o parafuso deve ser retirado no momento adequado.[16]

Há duas críticas com relação à epifisiodese. A primeira é que ela perfura a placa de crescimento, podendo, potencialmente, gerar lesões imprevisíveis. A segunda é que, em caso de necessidade, o parafuso pode ser muito difícil de retirar. A recomendação é para usar parafusos de aço, osso esponjoso, não canulado e de rosca total. Mesmo assim, para programar a retirada de um parafuso, deve-se ter à mão o instrumental especial para a retirada de implantes. Uma tentativa forçada de retirada do parafuso pode causar danos irreversíveis à cartilagem de crescimento ou quebra do implante. Após a retirada do parafuso, o canal resultante deve ser preenchido com tubo de silicone, para evitar a formação de barra óssea.

Para evitar as dificuldades encontradas com parafuso e com os grampos de Blount (quebra), Stevens[17] concebeu uma placa de banda de tensão, popularmente conhecida como "placa em 8". Essa placa realiza a epifisiodese preservando a placa de crescimento, pois é fixada no osso por dois parafusos e pode ser retirada com facilidade. O autor a recomenda para desvios patológicos, mesmo em crianças menores. O estudo de Wiemann e colaboradores[18] comparou a "placa em 8" com os grampos de Blount e não encontrou diferenças entre os resultados finais. A "placa em 8" pode ser uma opção razoável pra a hemiepifisiodese, mas tem um índice inaceitável de falhas na doença de Blount.[19]

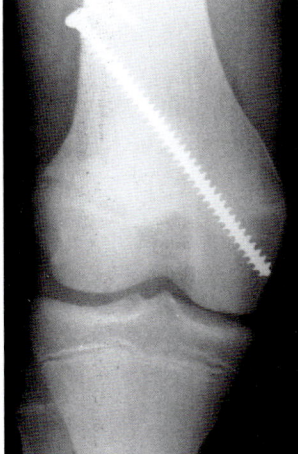

FIGURA 22.19 → Radiografia do joelho após epifisiodese para tratamento do geno valgo do adolescente, realizada pela inserção de um parafuso que cruza a porção medial da placa de crescimento.

DESVIOS ROTACIONAIS

A interpretação dos desvios rotacionais dos membros inferiores segue o mesmo raciocínio exposto para as deformidades angulares. Ou seja, há necessidade de conhecer a história natural da condição na criança normal e diferenciar os casos patológicos.

No entanto, após estabelecer o perfil rotacional, é preciso caracterizar e localizar em que osso (ou ossos) o desvio se localiza. Quando há desvios rotacionais concomitantes no fêmur e na tíbia, o efeito final sobre a rotação do membro pode estar aumentado ou diminuído, conforme o sentido de cada desvio.

Em termos clínicos, as seguintes condições podem ser observadas:

- **Aumento isolado da anteversão femoral.** É a situação mais frequente.[20] O indivíduo caminha com as patelas voltadas para dentro (direção medial; ângulo de progressão negativo), e o pé tem o mesmo ângulo de progressão da patela (negativo). Além disso, há excesso da rotação interna passiva do quadril e limitação da rotação externa **(FIG. 22.21)**.

- **Alteração isolada da torção tibial.** Nesse caso, o ângulo de progressão da patela é normal, mas o de progressão do pé está alterado, podendo ser negativo (torção interna) ou positivo (torção externa). O ângulo pé-coxa está alterado.

- **Aumento da anteversão femoral combinada com alteração torcional da tíbia.** Há disparidade entre os ângulos de progressão da patela e do pé. Se o ângulo de progressão do pé for no mesmo sentido e maior que o da patela, significa que há desvio torcional nos dois ossos, e os efeitos se somam. Se o ângulo de progressão do pé for menor que o da patela, há torção externa da tíbia, em contraposição ao aumento da anteversão

do fêmur, e os efeitos se subtraem. Um indivíduo pode ter um ângulo de progressão normal do pé e graves desvios rotacionais no fêmur e na tíbia que se compensam. Essa situação cria um efeito singular no joelho em que é impossível alinhar rotacionalmente as patelas com os pés. Se os pés forem colocados juntos, as patelas ficam voltadas para dentro (patelas estrábicas). Se as patelas forem voltadas para frente, os pés ficam em rotação externa excessiva **(FIG. 22.22)**. Essa é uma situação bastante grave em que surge torção tibial externa compensatória ao aumento prévio da anteversão femoral, o que afeta diretamente a patela, que fica mal direcionada tanto estática quanto dinamicamente (*mal tracking*) e pode causar dor e degeneração femoropatelar no futuro. Embora, nesses casos, a posição dos pés durante a marcha possa ser enganosa, a semiologia dos desvios leva ao diagnóstico de aumento da torção externa da tíbia e aumento da anteversão femoral.

EVOLUÇÃO DOS DESVIOS ROTACIONAIS

Durante a sétima semana de desenvolvimento fetal, o membro inferior roda internamente de modo a trazer o hálux em direção medial, e o recém-nascido apresenta torção tibial interna e aumento da anteversão, o que faz com que muitas crianças, ao começar a deambulação, ainda mantenham o membro inferior em rotação interna. Na criança recém-nascida, o valor médio da anteversão femoral é em torno de 45°. Embora haja alguma inconsistência na literatura, admite-se que o excesso de anteversão femoral possa corrigir-se de modo espontâneo até os 16 anos.[21] Esses mesmos autores referem que 90% das crianças que deambulam em rotação interna apresentam correção espontânea com o crescimento, e os 10% restantes poderão,

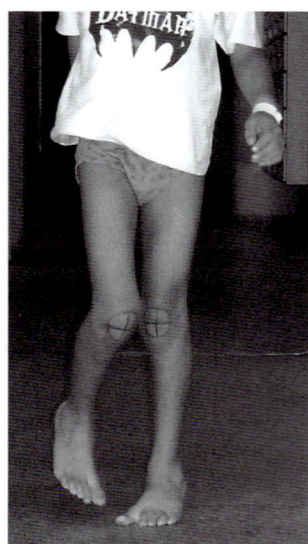

FIGURA 22.21 → Marcha de paciente com anteversão. Os ângulos de progressão das patelas e dos pés são negativos (este caso trata-se de sequela de paralisia cerebral e há outras alterações, inclusive abdução dinâmica do hálux esquerdo).

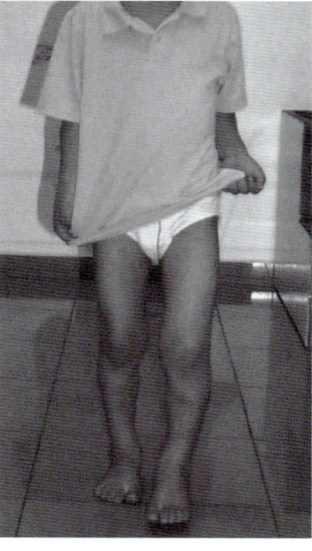

FIGURA 22.22 → Aspecto da marcha de um paciente com torção interna das tíbias. O ângulo de progressão da patela é normal e o ângulo de progressão dos pés é negativo.

no futuro, apresentar alguma sintomatologia relativa à persistência do desvio rotacional **(FIG. 22.23)**.

Com relação à torção externa da tíbia, com 1 ano atinge +10° e aumenta de maneira significativa até os 10 anos, quando chega a +34°.[6] Como tanto a anteversão do fêmur quanto a torção interna da tíbia tendem a decrescer após o nascimento, o ângulo de progressão do pé, gradativamente, estabiliza-se em torno de +10°.

TRATAMENTO DOS DESVIOS ROTACIONAIS

As queixas decorrentes dos desvios rotacionais são, principalmente, de natureza estética, e as faixas de normalidade para os parâmetros rotacionais são amplas, o que faz com que haja tolerância em relação ao problema durante o crescimento, pois ainda não há método de tratamento não cirúrgico eficaz. Faixas elásticas, cabos distorçores, talas noturnas e palmilhas são inúteis.[20,22] Assim, a conduta é expectante na criança hígida, a não ser que surja deformidade compensatória como a torção externa da tíbia, em resposta ao aumento da anteversão femoral. Muitas dessas crianças têm o hábito de sentar sobre os membros inferiores em rotação interna máxima. É difícil dizer se essa característica é causa ou efeito, mas, de maneira geral, recomenda-se a correção do hábito.

Antes da deambulação, algumas crianças têm os membros inferiores rodados externamente e limitação da rotação interna dos quadris. Isso se deve à contratura dos rotadores externos dos quadris, e o tratamento é fisioterápico, com boa resposta. Outras crianças, geralmente antes de 1 ano, têm persistência da torção interna das tíbias de maneira acentuada e, às vezes, assimétrica. Nesses casos, além da

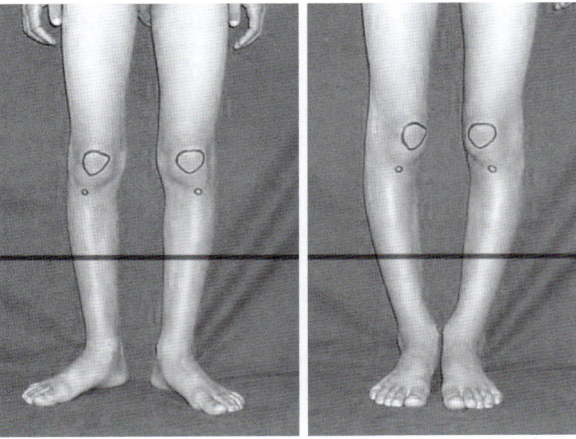

FIGURA 22.23 → Grave mau alinhamento rotacional dos membros inferiores causado pelo aumento de anteversão femoral e torção externa compensatória da tíbia. Se as patelas forem colocadas voltadas para frente, os pés ficam em rotação externa excessiva. Se o posicionamento dos pés é retificado, as patelas ficam mal alinhadas. Este mecanismo de torções contrárias causa distúrbio da articulação femoropatelar.

torção interna da tíbia normal para a idade, pode haver retração do agrupamento tendíneo medial do joelho, que gera posicionamento da perna rodado internamente. Essa situação resolve-se de modo espontâneo, ou a recuperação pode ser acelerada pela manipulação.

> **ATENÇÃO! Os desvios patológicos têm fatores de base e estão associados a condições mórbidas prévias. Geralmente, os desvios são assimétricos, progressivos e acometem um ou mais ossos e mais de um plano anatômico. Demandam tratamento especializado por profissionais experientes e requerem correções cirúrgicas.**

PROGNÓSTICO DOS DESVIOS ROTACIONAIS E ANGULARES PERSISTENTES DO MEMBRO INFERIOR E CONSEQUÊNCIAS FUTURAS

Alguns avanços foram feitos em termos de verificar as repercussões dos desvios rotacionais e angulares persistentes, ao longo da vida. Um passo importante foi a introdução do conceito de eixo mecânico, que pode estar afetado por desvios em qualquer plano.

Durante uma vida média, cerca de um bilhão de ciclos de movimentos são aplicados nos membros inferiores.[2] Assim, perturbações das relações anatômicas e biomecânicas podem acelerar a degradação natural dos tecidos, o que ocorre com o envelhecimento. No adulto, a maioria das artropatias dos membros inferiores é de causa mecânica, e o processo inflamatório é secundário.[23] O desvio do eixo mecânico no joelho cria um braço de alavanca que não só altera a distribuição de cargas, mas amplia em muito as forças transarticulares, o que pode gerar sobrecargas localizadas e artrose unicompartimental.[24,25]

Reconhecendo o papel da rotação na marcha e transmissão de carga, fica claro que as deformidades rotacionais no adulto têm papel potencial no desenvolvimento da artropatia degenerativa. Entretanto, com relação ao quadril, há resultados conflitantes com trabalhos que mostram correlação positiva entre artrose e alterações da anteversão,[21,26] enquanto outros, não.[27,28] Como a articulação do quadril é aproximadamente esférica, parece acomodar-se à mudança de posição causada pela versão femoral anormal, mas deve haver um limite de tolerância que ainda não está determinado.

Para o joelho, há correlação positiva entre artropatia patelofemoral e aumento da anteversão femoral[29] e artropatia do compartimento medial com diminuição da anteversão.[29] A má rotação da tíbia, sobretudo se associada ao varo, causa artrose do joelho.[30,31] O tornozelo, pela capacidade de absorção de choques da subtalar, ficaria relativamente protegido, e parece não haver correlação entre desvio rotacional e artrose tibiotarsal.[2]

Se, no adulto, há ainda muitas dúvidas e controvérsias sobre a repercussão mecânica dos desvios ao longo da vida, isso sugere que é preciso haver cautela em relação aos mesmos desvios na criança. Primeiro, porque há maior variação das medidas angulares, não somente dentro da mesma faixa etária, mas também ao longo de todo o crescimento. Segundo, a maioria dos desvios rotacionais corrige-se de forma espontânea, pois há evidente desproporção entre a frequência desse tipo de achado na criança e no adulto. Terceiro, porque os limites de normalidade ainda são desconhecidos e, por último, não há evidência científica de que métodos não cirúrgicos sejam eficientes.

Há, no entanto, na criança, algumas afecções que, com frequência, causam desvios angulares que são francamente patológicos e, como tal, devem ser abordados. O exemplo mais clássico é a sequela de paralisia cerebral que aumenta a anteversão femoral, causa deformidade em flexão do joelho, desvios estáticos ou dinâmicos do tornozelo, entre outros problemas. Está demonstrado pela análise em laboratório de marcha que esses desvios são muito danosos e causam grandes repercussões em termos de modificação de braço de alavanca, eficiência motora, deformidades secundárias e consumo de energia.[32] Nesses casos, a abordagem terapêutica visa corrigir de modo cirúrgico as deformidades existentes na tentativa de facilitar o máximo possível a função motora e prevenir sequelas.

Para a criança hígida e sem afecções de base, alguns fatos estão estabelecidos, sendo um deles o efeito nocivo existente entre a persistência do aumento da anteversão femoral e o desenvolvimento de torção tibial externa compensatória, que causa sérias anomalias na dinâmica da excursão patelar e leva à degeneração articular. Isso serve de alerta para o adequado acompanhamento do paciente no sentido de evitar esse tipo de ocorrência. Se ocorrer, deve ser tratada com cirurgia.[33]

Referências

1. Staheli L, Corbett M, Wyss C, King H. Lower-extremity rotational problems in children. J Bone Joint Surg Am. 1985; 67(1):39-47.

2. Paley D. Rotation and angulation-rotation deformities. In: Paley D. Principles of deformity correction. Berlin: Springer-Verlag; 2002. p. 1-18;235-68.

3. Pauwels SF. Biomechanics of the locomotor apparatus. Berlin: Springer-Verlag; 1980.

4. Maquet PGJ. Biomechanics of the knee: with application to the pathogenesis and the surgical treatment of osteoarthritis. 2nd ed. Berlin: Springer-Verlag; 1984.

5. Paley D, Herzenberg JE, Tetsworth K, McKie J, Bhave A. Deformity planning frontal and sagittal plane corrective osteotomies. Orthop Clin North Am. 1994;25(3):425-65.

6. Kristiansen LP, Gunderson RB, Steen H, Reikeras O. The normal development of tibial torsion. Skelet Radiol. 2001;30(9):519-22.

7. Strecker W, Franzreb M, Pfeifer T. Computerized measurement tomography measurement of torsion angle of the lower extremities. Unfallchirurg. 1994;97(11):609-13.

8. Staheli L, Engel GM. Tibial torsion. A method of assessment and a survey of normal children. Clin Orthop Relat Res. 1972;86:183-6.

9. Volpon JB, Abreu EMA, Furchi G, Nisiyana CY. Estudo populacional do alinhamento do joelho no plano frontal durante o desenvolvimento. Rev Bras Ortop. 1986;21(3):91-6.

10. Volpon JB. Modificações fisiológicas e patológicas do joelho durante o crescimento. Rev Bras Ortop. 1995;30(12):53-6.

11. Weber BG. Fractures of the tibial metaphysis. In: Weber BE, Brunner CH, Freuler F. Treatment of fractures in children and adolescents. Berlin: Springer-Verlag; 1980. p. 325-9.

12. Zionts LE, Harcke TH, Brooks KM, MacEwen GD. Post-traumatic tibia valga: a case demonstrating asymmetric activity at the proximal growth plate on the technetium bone scan. J Pediatr Orthop. 1987;7(4):458-62.

13. Gomes LSM, Volpon JB. Traumatic separation of epiphyses. An experimental study in rabbits. Clin Orthop Relat Res. 1988;(236):286-95.

14. Gomes LSM, Volpon JB. Experimental physeal fracture-separations treated with rigid internal fixation. J Bone Joint Surg Am. 1993;75(12):1756-64.

15. Giordano Neto V, Moraes AHS, Asmar Filho J, Curvo RFV. Tratamento das deformidades angulares dos membros inferiores no raquitismo nutricional: genuvaro e genuvalgo. Rev Bras Ortop. 1996;31(7):605-8.

16. Volpon JB. Idiopathic genu valgum treated by epiphyseodesis in adolescence. Int Orthop. 1997;21(4):228-31.

17. Stevens PM. Guided growth for angular correction. A preliminary series using a tension band plate. J Pediatr Orthop. 2007;27(3):253-9.

18. Wieman JM 4th, Tryon C, Szalay EA. Physeal stapling versus 8-plate hemiepiphysiodesis for guided correction of angular deformity about the knee. J Pediatr Orthop. 2009;29(5):481-5.

19. Schroelucke S, Bertrand S, Clapp J, Bundy J, Gregg FO. Failure of orthofix eight-plate for the treatment of Blount disease. J Ped Orthop. 2009;29(1):57-60.

20. Fabry G, Cheng LX, Molenaers G. Normal and abnormal torsional development in children. Clin Orthop Relat Res. 1994;(302):22-6.

21. Tönnis D, Heinicke A. Diminished femoral antetorsion syndrome: a cause of pain and osteoarthritis. J Ped Orthop. 1991;11(4):419-31.

22. Knittel G, Staheli LT. The effectiveness of shoe modification for intoeing. Orthop. Clin North Am. 1976;7(4):1019-25.

23. Radin EL, Burr DB, Caterson B, Brown TD, Boyd RD. Mechanical determinants of osteoarthrosis. Sem Arthr Rheum. 1991;21(suppl 2):12-21.

24. Barrett JP Jr, Rahskoff E, Sirna EC, Wilson A. Correlation between roentgenographic patterns and clinical manifestations of symptomatic idiopathic osteoarthritis of the knee. Clin Orthop Relat Res. 1990;(253):179-83.

25. Hernborg JA, Nilsson BE. The natural course of untreated osteoarthritis of the knee. Clin Orthop Relat Res. 1977;(123):130-7.

26. Reikeras O, Hoiseth A. Femoral neck angles in osteoarthritis of the hip. Acta Orthop Scand. 1982;53(5):781-4.

27. Kitaoka HB, Weiner DS, Cook AJ, Hoy WA Jr, Askew MJ. Relationship between femoral anteversion and osteoarthritis. J Ped Orthop. 1989;9(4):396-404.

28. Wedge JH, Munkasacsi I, Loback D. Anteversion of the femur and idiopathic osteoarthrosis of the hip. J Bone Joint Surg Am. 1989;71(7):1040-3.

29. Eckhoff DG, Kramer RC, Alongi CA, Vangerven DP. Femoral anteversion and arthritis of the knee. J Ped Orthop. 1994;14(5):608-10.

30. Turner MS, Smillie IS. The effect of tibial torsion on the pathology of the knee. J Bone Joint Surg Br. 1981;63-B(3):396-8.

31. Yagi T, Sasaki T. Tibial torsion in patients with medial-type osteoarthritic knee. Clin Orthop Relat Res. 1986;(213): 177-82.

32. Öunpuu S. Patterns of gait pathology. In: Gage JR. The treatment of gait problems in cerebral palsy. 2nd ed. London: Cambridge University; 2002. p. 217-37.

33. Delgado ED, Schoenecker PL, Rich MM, Capelli AM. Treatment of severe torsional malalignment syndrome. J Ped Orthop. 1996;16(4):484-8.

23
Desigualdade de comprimento dos membros inferiores

Pedro Henrique Mendes
Régis N. Rodrigues

A desigualdade de comprimento dos membros inferiores (DCMI), ou anisomelia, apresenta diferentes desafios a cada paciente, pois muitos fatores individuais influenciam no prognóstico e na escolha do tratamento, como discrepância congênita ou adquirida, idade do paciente na apresentação do caso, padrão de crescimento, doença progressiva ou estática, estabilidade emocional e aceitação aos objetivos do tratamento.

É necessário ter certeza da verdadeira causa da dismetria, pois aparentes encurtamentos podem ser consequentes de obliquidade pélvica, escoliose e contraturas do quadril, joelho, tornozelo ou pé. As alterações posturais podem ser reversíveis com manobras especiais de compensação para cada segmento afetado.

A DCMI costuma ser identificada em processo de recrutamento das forças armadas, triagens escolares de escoliose e consultas de rotina na população adulta e infantil. Os aspectos peculiares na dismetria da criança incluem a avaliação da dinâmica de crescimento dos membros e a projeção da discrepância na maturidade esquelética. Tais parâmetros servem para a decisão do ortopedista em relação ao melhor tratamento.

Quando a diferença de comprimento é relativamente pequena (1 a 2,5 cm), é raro haver sintomas e pode ser cosmeticamente aceitável com ou sem qualquer tipo de compensação. Uma significativa parcela da população adulta tem discrepâncias de mais de 1 cm, e a maioria dos cirurgiões não considera opção cirúrgica para discrepâncias abaixo de 2,5 cm.

> **ATENÇÃO!** O objetivo deste capítulo é auxiliar no reconhecimento da patologia pelo exame clínico, colaborar na escolha da melhor avaliação através de exames complementares, identificar as causas que estão gerando a dismetria, entender o crescimento normal e o impacto do crescimento anormal no membro do paciente, estimar o crescimento residual dos membros e colaborar na escolha dos métodos de equalização disponíveis.

EPIDEMIOLOGIA E CRESCIMENTO NORMAL

A dismetria dos membros inferiores apresenta relativa frequência tanto na população adulta quanto na pediátrica. Rush e Steiner[1] encontraram alterações de comprimento dos membros em 77% de adultos jovens durante o alistamento militar, e Hellsing[2] identificou que 36% apresentavam valores entre 0,5 cm e 1,5 cm. Na população pediátrica, 2,6% entre 5.303 adolescentes assintomáticos apresentaram dismetria grande o suficiente para causar obliquidade pélvica durante o exame de triagem de escoliose.

Ao nascimento, o comprimento dos membros corresponde a 20% de seu tamanho ao final do crescimento, e a diferença de tamanho entre fêmur e tíbia é de 1,2 cm em comparação com os 10 cm ao fim da maturidade esquelética. O fêmur contribui com cerca de 52% do crescimento total do membro, e a tíbia, 48%. Tais porcentagens mudam durante o crescimento, pois desaceleram após a adolescência. O crescimento ocorre em quatro placas fisárias e no pé, mas a maior atividade está ao redor do joelho (fêmur distal, 37%; tíbia proximal, 27%) (FIG. 23.1).

Kelly e Diméglio[3] descreveram quatro períodos de crescimento: pré-natal (exponencial), até os 5 anos (rápido), dos 5 anos à puberdade (estável) e puberdade (aceleração/desaceleração). A velocidade de crescimento após os 5 anos é de 2,5 cm/ano (1,5 cm no fêmur e 1 cm na tíbia), passando para 5 cm/ano no período de aceleração na puberdade. O pico de velocidade dos membros antecede-se em seis meses ao da coluna vertebral, o que explica a assimetria no corpo dos adolescentes. Assim, no começo da puberdade (estágio 2 de Tanner e idade esquelética de 13 anos para meninos e 11 para meninas), ainda estima-se o crescimento de 10 cm para meninos e 9 cm para as meninas até o alcance da maturidade esquelética.

CAUSAS DE DISMETRIA DOS MEMBROS INFERIORES

As causas de dismetria dos membros inferiores estão descritas na QUADRO 23.1 e na FIGURA 23.2.

IMPACTO CLÍNICO

Estudos atribuem uma série de consequências à DCMI, como dor lombar baixa, escoliose secundária, ciatalgia, estresse excessivo no joelho e no quadril, fraturas de estresse dos membros inferiores, fascite plantar e dor parapatelar. Na observação clínica, nota-se assimetria da marcha quando a discrepância excede 2 cm, com sobrecarga do membro mais longo e aparecimento de mecanismos compensatórios, como flexo ou "salto", com o membro mais longo ou marcha em equino do membro mais curto.

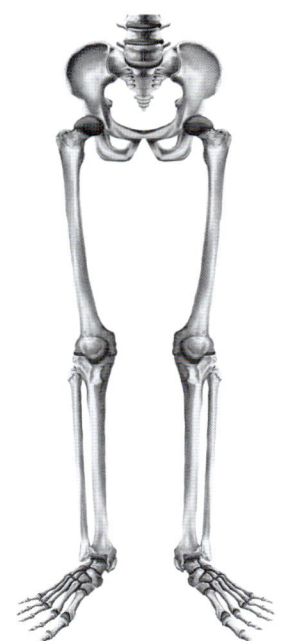

% Total de crescimento do membro	% de crescimento por osso	Média de crescimento nas fises >5 anos	Crescimento nas fises por ano (Menelaus)	Crescimento nas fises por ano (Dimeglio)
15%	29%	3-4 mm		
37%	71%	10 mm	9 mm	12 mm
28%	57%	6 mm	6 mm	8 mm

% Total de crescimento do membro	% de crescimento por osso	Média de crescimento nas fises >5 anos	Final do crescimento	
			Homens	Mulheres
21%	43%	4-6 mm	Menelaus 16	14
			Dimeglio 15,5	13,5

FIGURA 23.1 → Representação do crescimento do membro inferior.

QUADRO 23.1 → Causas de dismetria dos membros inferiores

Causas de encurtamento do membro	Causas de alongamento do membro
Deficiências congênitas Fêmur Tíbia Hemimelia tibial ou fibular **Anomalias neurológicas assimétricas** Hemimielomeningocele Poliomielite Hemiparesias Neuropatia periférica **Trauma** Pseudartrose Grandes queimados Lesão fisária **Infecção** **Tumor** Encondroma Osteocondroma Cisto ósseo unicameral **Irradiação** **Doença de Blount** **Doença de Legg-Perhtes-Calvé** **Hemiatrofia** Idiopática Síndrome de Russell-Silver Sequela de pé torto congênito unilateral Pseudartrose congênita de tíbia	**Sobrecrescimento pós-traumático** Fratura diafisária de fêmur/tíbia **Síndromes de sobre crescimento de partes moles** Neurofibromatoses com gigantismo Klippel-Trénaunay Síndrome de Beckwith-Wiedemann Síndrome de Proteus **Artrite inflamatória** **Tumor** Hemihipertrofia-idiopática **Infecção** Hemangioma, linfangioma Osteomielite diafisária Abcesso de Brodie metafisário

> **DICA: A associação de DCMI com lombalgia em adultos não está clara na literatura médica, não sendo um consenso. Porém, há relatos de melhora de dor lombar preexistente após procedimento de alongamento ósseo.**

DIAGNÓSTICO

Clínico

A avaliação da dismetria dos membros inferiores deve ser incorporada em exames de triagem, tanto pelo ortopedista quanto na atenção básica, pois na ausência de dor ou disfunção do membro, a criança pode tolerar ou mascarar dismetrias substanciais.

O exame começa com a história patológica pregressa, na qual é possível ter o máximo de informação, como infecção, trauma, desordens neurológicas, pigmentação anormal da pele, anormalidade vascular e altura dos pais. A seguir, realiza-se ectoscopia do paciente usando apenas roupas íntimas e ficando em pé, de frente e de costas; visualizam-se o tórax e os segmentos dos membros inferiores, com os joelhos estendidos e os pés tocando o solo. O tamanho das mãos pode ajudar em casos de hemi-hipertrofia. O examinador avalia o nivelamento da bacia repousando as mãos sobre as cristas ilíacas posterossuperiores com o paciente de costas, buscando evidências de desnivelamento pélvico e dismetria dos membros inferiores.

Segue-se com a avaliação dinâmica do paciente em busca de claudicação, obliquidade pélvica, posições

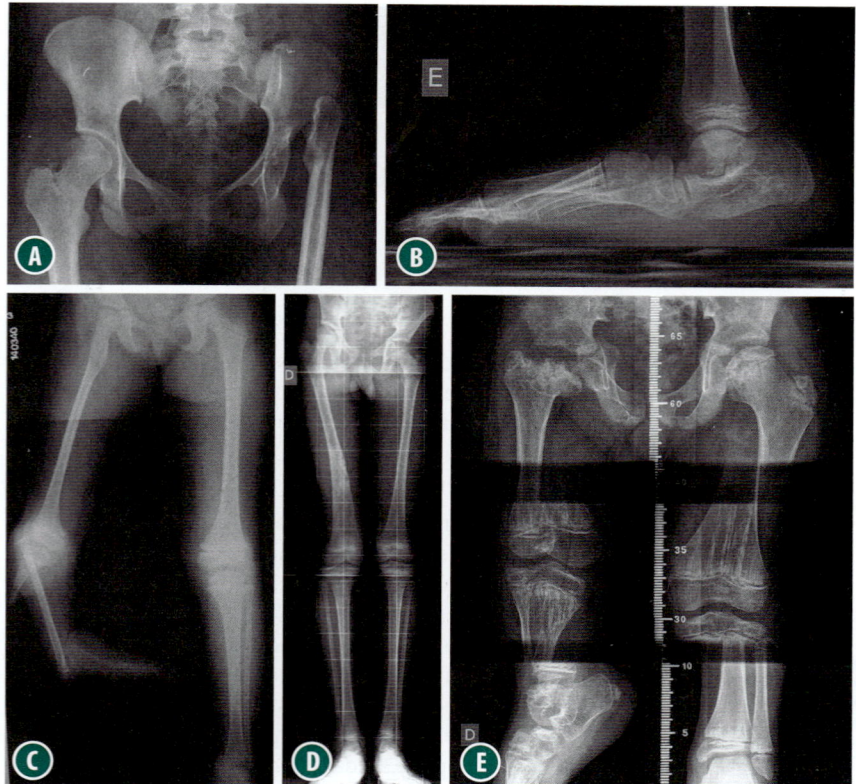

FIGURA 23.2 → Diferentes causas de dismetria dos membros inferiores.

Ⓐ Sequela de artrite séptica.
Ⓑ Sequela de pé torto congênito.
Ⓒ Hemimelia tibial.
Ⓓ Sobrecrescimento do fêmur por osteomielite.
Ⓔ Sequela de doença de Legg-Perthes-Calvé.

viciosas, espasticidade, diferença na altura dos joelhos, mecanismos compensatórios como equino ou flexo de joelho/quadril. É mandatória a avaliação dos pés (para investigação de hemimelia fibular ou pé torto congênito). Realiza-se o teste dos blocos de madeira graduados em centímetros, em diferentes alturas, colocados no lado mais curto. Conforme colocam-se alturas progressivas, observa-se o nivelamento da bacia **(FIG. 23.3)**.

Com o paciente em decúbito dorsal, realiza-se o teste de Galeazzi colocando o quadril fletido 90° e os pés simétricos na mesa de exame, observando as alturas do fêmur e da tíbia **(FIG. 23.4)**.

Para a mensuração da dismetria, o paciente deve estar em decúbito dorsal com os membros alinhados, joelhos estendidos e pés juntos. É utilizada a fita métrica para aferir a distância da cicatriz umbilical ao maléolo medial. Tal mensuração apresenta problemas, pois o umbigo pode variar de altura, como nas situações de ganho de peso e gestação, do mesmo modo que a obliquidade pélvica pode oferecer medidas inexatas e, por isso, é definida como **medida clínica aparente**.

A **medida clínica real** utiliza parâmetros que não mudam durante a vida, como a espinha ilíaca anterossuperior e o maléolo medial, determinando com maior fidelidade o comprimento do membro. O contorno de partes moles dos membros pode causar alteração nas medidas e imprecisão dos resultados, por exemplo, a redução do volume muscular no membro mais curto.

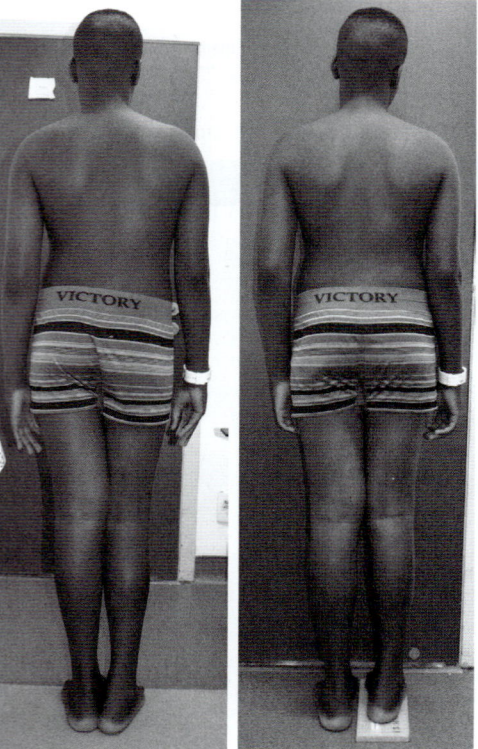

FIGURA 23.3 → Equalização do desnível da bacia após compensação com blocos de madeira graduados.

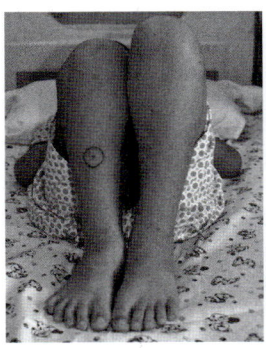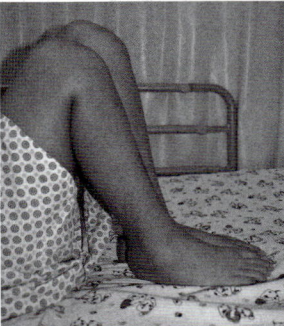

FIGURA 23.4 → Teste de Galeazzi.

Radiológico

O exame radiológico pode fornecer medidas precisas e comprovar o local da discrepância dos membros. O posicionamento do paciente deve ser ideal, corrigindo ao máximo posições que possam alterar o resultado final do exame, como o flexo dos joelhos e quadris.

Podem ser utilizados três métodos para a aferição da dismetria, os quais são descritos a seguir.

Escanometria dos membros inferiores

Com o paciente deitado em decúbito dorsal, são feitas radiografias sucessivas em anteroposterior do quadril, joelho e tornozelo (FIG. 23.5). O paciente não se movimenta, apenas o bloco com o chassi é movimentado sob a mesa de exames. Usa-se uma régua milimetrada radiopaca que serve para a aferição final do comprimento do membro, utilizando como reparo pontos iguais nos dois lados.

Radiografia panorâmica dos membros inferiores

Com o paciente em pé, a fonte de raio é posicionada a 2,5 m de distância do indivíduo, usando-se filme longo de 90 cm, com o qual é possível registrar a bacia, os joelhos e os tornozelos. Deve ser realizado, de preferência, com o uso de compensação da dismetria (FIG. 23.6). Esse exame ainda permite o traçado dos eixos mecânico e anatômico, fundamentais na avaliação pré-operatória de alongamentos e outras osteotomias corretivas.

Sabharwal e colaboradores[4] estudaram e compararam os resultados entre a escanometria e a radiografia panorâmica, obtendo um resultado similar na medição final dos exames, exceto quando havia alteração expressiva do eixo mecânico. Porém, a radiografia panorâmica apresenta algumas vantagens: menor irradiação do paciente, avaliação global do membro, mensuração dos eixos e possibilidade de planejamento pré-operatório.

Tomografia computadorizada

A tomografia permite a visualização de todo o membro. As vantagens incluem menor irradiação do paciente,

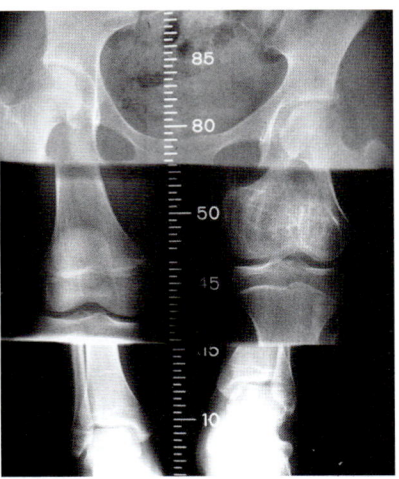

FIGURA 23.5 → Escanometria dos membros inferiores.

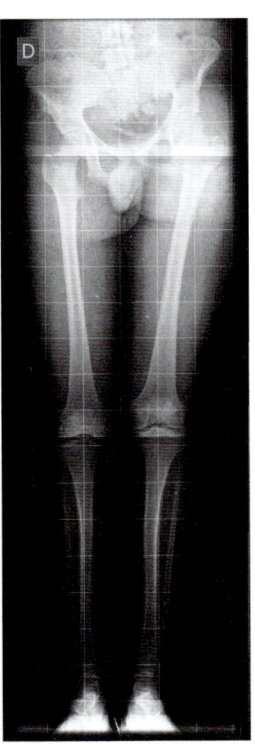

FIGURA 23.6 → Raio X panorâmico dos membros inferiores.

mesmo quando todo o membro é irradiado, melhor acurácia, menor suscetibilidade ao erro em paciente mal posicionado, melhor acomodação em casos de contraturas articulares (como joelho e quadril) e realização do exame em indivíduo com fixador externo.

AVALIAÇÃO DO CRESCIMENTO DA CRIANÇA

O principal desafio na avaliação dos casos de dismetria na criança é identificar qual será a medida final dos membros, além da forma e do momento de intervir, diferentemente do adulto, que, em geral, apresenta-se na avaliação com a dismetria definitiva. Muitos métodos foram desenvolvidos para predizer tais questões e ajudar no tratamento. É mandatório saber a desigualdade do comprimento e quando ocorrerá a maturidade esquelética. A idade óssea é mais fidedigna ao padrão de crescimento do que a cronológica, sendo, então, utilizada na maioria dos métodos preditores da dismetria.

Gráfico de Green e Anderson[5]

Para a confecção do gráfico, foram usados dados longitudinais do crescimento dos membros inferiores para predizer o crescimento remanescente do fêmur distal e da tíbia proximal, em que é possível observar que suas linhas de crescimento no início – quase retas – vão curvando-se de modo progressivo, conforme aproxima-se o final do crescimento.

Inicialmente, um estudo com 800 indivíduos foi usado para construir o gráfico, em 1947. O estudo seguinte obteve maior acurácia dos desvios-padrão ao usar a idade óssea pelo método de Greulich e Pyle[6] (baseado nos centros de ossificação de mão e punho esquerdo). Em 1963, foi realizado um novo estudo longitudinal usando 50 meninos e 50 meninas, os quais foram seguidos todos os anos para refinar o gráfico de crescimento remanescente do fêmur e da tíbia.

Tomando como ponto inicial a idade óssea, a quantidade de crescimento remanescente do membro como um todo pode ser lido no gráfico, mas ele não considera as diferentes estaturas dos pacientes, nem fatores de inibição do crescimento que podem gerar valores diferentes daqueles mostrados no gráfico (**FIGS. 23.7 a 23.9**).

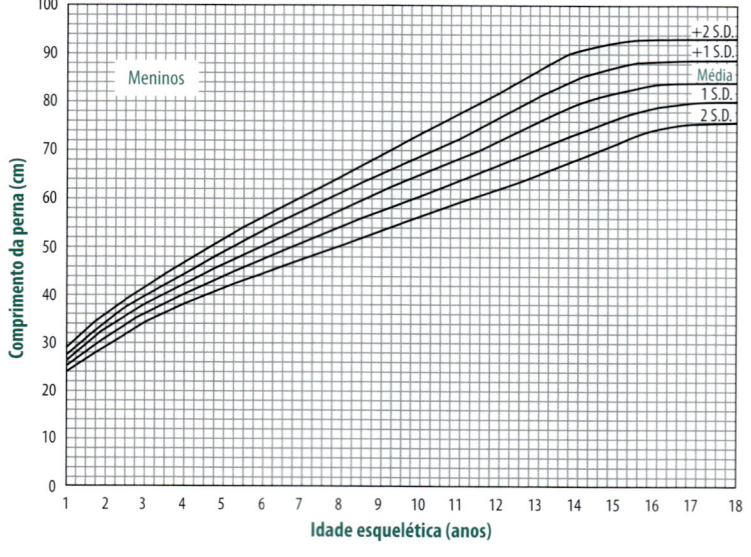

FIGURA 23.7 → Gráfico do comprimento total do membro *versus* idade óssea para meninos. Pode-se predizer a projeção futura baseando-se na avaliação presente.

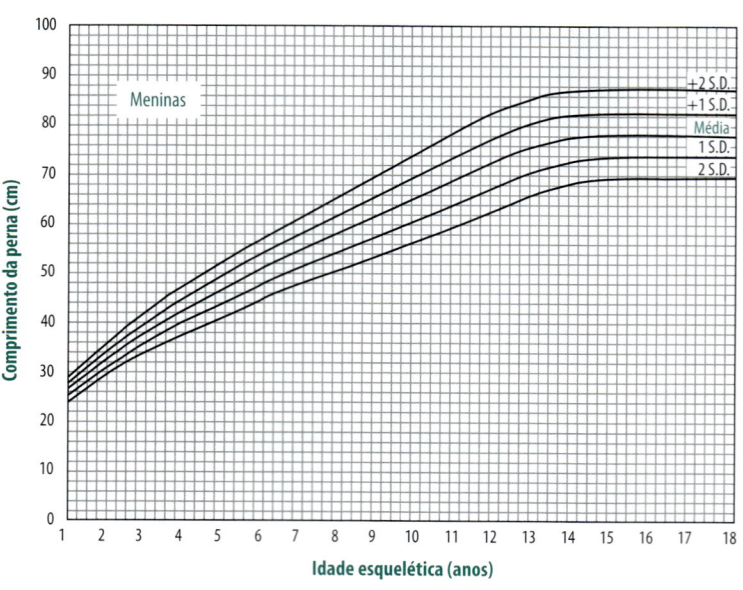

FIGURA 23.8 → Gráfico do comprimento total do membro *versus* idade óssea para meninas.

Crescimento remanescente no fêmur distal e na tíbia proximal normal nas várias idades esqueléticas
Médias e desvios *standard* obtidos de séries longitudinais de 50 meninas e 50 meninos

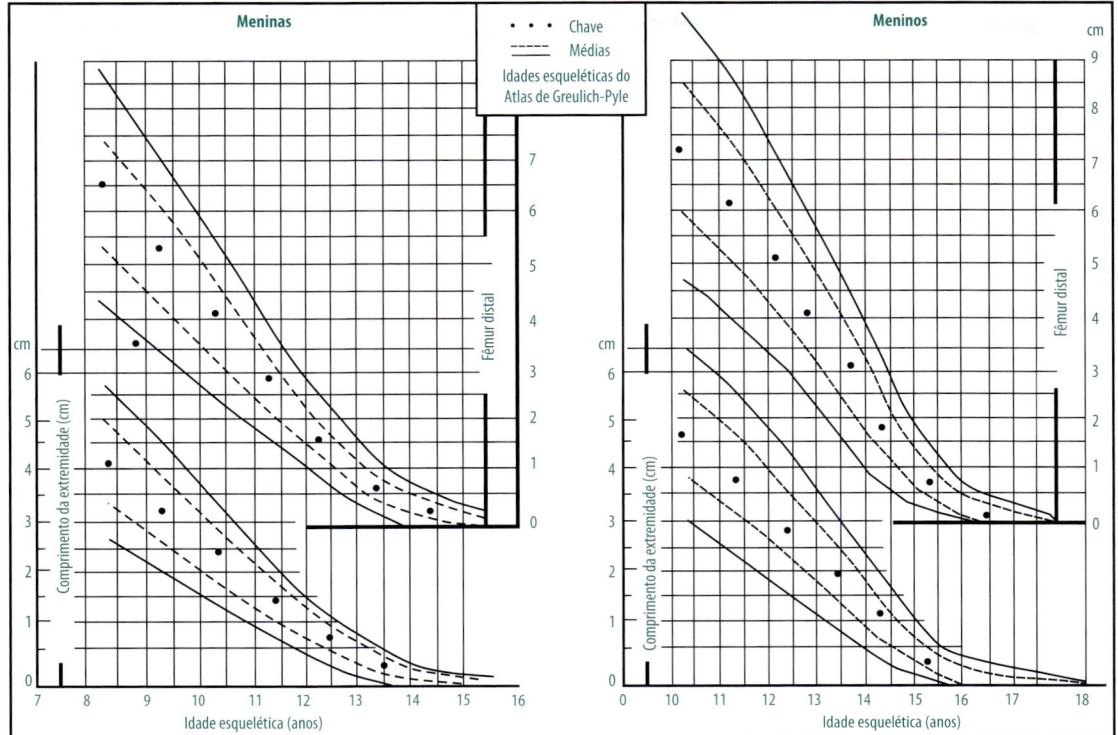

FIGURA 23.9 → Gráfico mostrando a quantidade de crescimento potencial nas fises do fêmur distal e da tíbia proximal de meninos e meninas em função da idade óssea. Pode ser usado para determinar o comprimento final após a epifisiodese em pacientes de 1 a 18 anos.

> **DICA: A curva de crescimento remanescente ajuda a determinar quando o paciente está acima ou abaixo da média do crescimento, ou seja, pacientes com a tíbia e o fêmur com dois desvios-padrão acima da média têm ainda um grande crescimento remanescente e, portanto, grande inibição quando submetidos a epifisiodeses, se comparados com pacientes que estejam dois desvios-padrão abaixo da média.**

É importante a obtenção de algumas medidas dos comprimentos para estabelecer um padrão de crescimento do paciente, especialmente dois a três anos antes do procedimento planejado **(TAB. 23.1)**.

Modelo aritmético de Menelaus/White

O modelo aritmético proposto por White Stubbins[7] é útil quando precisa-se apenas de um dado pontual para predizer a desigualdade final do membro. Foi desenvolvido para ajudar a definir o melhor momento da epsifiodese, não para descrever e avaliar crescimento. Os autores sugerem um crescimento de 1 cm por ano no fêmur distal e 0,6 cm na tíbia proximal, e as desigualdades crescem 0,3 mm por ano. Tais dados correspondem a 37% do crescimento do membro ocorrendo pelo fêmur distal e 27% pela tíbia proximal.

Menelaus estima o final do crescimento dos meninos aos 16 anos e aos 14 para as meninas. Recomenda o uso do método quando a idade cronológica e a óssea tenham apenas um ano de diferença e uso do comprimento dos membros aferidos clinicamente com blocos de compensação, não com medições radiográficas. Esse método é mais adequado para pacientes durante os últimos anos de crescimento, momento em que a idade óssea e a esquelética se correlacionam **(TAB. 23.2)**.

Gráfico de linhas retas de Moseley

Na tentativa de simplificar e melhorar a acurácia do gráfico de Green e Anderson, Moseley[8] desenvolveu um nomograma para idade óssea derivado dos dados daqueles autores para corrigir o percentil de crescimento (variação na maturidade e tamanho relativo do paciente). Nesse gráfico, o crescimento de cada membro é anotado em uma linha reta. O efeito da epifisiodese pode ser determinado usando uma ou três linhas de referências (tíbia proximal, fêmur distal ou ambos) e, assim, achar o comprimento equivalente dos membros na maturidade **(FIG. 23.10)**.

O método permanece muito útil para predizer o comprimento final do membro com uma media de erro de 0,6 cm. Após intervenção cirúrgica, a epifisiodese, o alongamento e a desigualdade podem continuar a ser monitorados pelo mesmo gráfico.

TABELA 23.1 → Tabela de Anderson

DETERMINANDO A DISCREPÂNCIA DOS MEMBROS INFERIORES Método do crescimento remanescente	
A) Crescimento pregresso	
1) Crescimento de ambos os membros = (comprimento atual − primeira aferição do comprimento)	1) $70 - 60 = 10$ cm 1) $66,2 - 58,2 = 8$ cm
2) Discrepância atual = (comprimento do membro mais longo − comprimento do mais curto)	2) $70 - 66,2 = 3,8$
3) Inibição do crescimento = $\dfrac{\text{(comprimento do membro mais longo − comprimento do mais curto)}}{\text{comprimento do membro mais longo}}$	3) $\dfrac{10 - 8}{10} = 0,2$
B) Previsão de crescimento futuro	
1) Marque, no gráfico de Green-Anderson apropriado para o sexo, o comprimento do membro mais longo	1)
2) Projete, no eixo do comprimento, uma linha que tangencia o comprimento do membro na maturidade	2) $= 81,1$ cm
3) Determine o comprimento futuro do membro mais longo = (comprimento na maturidade − comprimento atual)	3) $= 81,1 - 70 = 11,1$ cm
4) Progressão futura da discrepância = (crescimento futuro do membro mais longo × inibição do crescimento (A3)	4) $= 11,1 \times 0,2 = 2,2$ cm
5) Discrepância prevista na maturidade = discrepância atual + crescimento futuro	5) $= 3,8 + 2,2 = 6$ cm
C) Previsão do efeito da cirugia	
1) O efeito da epifisiodese do fêmur distal e tíbia proximal para um determinado sexo e idade esquelética pode ser determinado pelo gráfico de Green-Anderson 2) O efeito do alongamento não é afetado pelo crescimento	1) Epifisiodese de tíbia proximal (2,7 cm) Epifisiodese de fêmur distal (4,1 cm) Epifisiodese de ambos (2,7 + 4,1 = 6,8 cm)

TABELA 23.2 → Tabela de Menelaus

DETERMINANDO A DISCREPÂNCIA DOS MEMBROS INFERIORES Método aritmético			
Dados do comprimento dos membros			
Idade (anos)	**Idade esquelética (anos)**	**Lado direito (cm)**	**Lado esquerdo (cm)**
7 + 10	8 + 10	60	58,2
8 + 4	9 + 4	64,4	61,9
9 + 3	10 + 3	70	66,2
Pré-requisitos do crescimento			
Fise distal do fêmur cresce 10 mm/ano Fise proximal da tíbia cresce 6 mm/ano		Meninas param de crescer aos 14 anos Meninos param de crescer aos 16 anos	
A) Crescimento pregresso			
1) Dados do comprimento no intervalo de tempo mais longo disponível = idade da última consulta − idade na primeira		1) $9 a + 3 m - 7 a + 10 m = 1 a + 5 m = 1,42 a$	
2) Anos de crescimento remanescente = (14 ou 16) − idade da última consulta		2) $14 - 9 a + 3 m = 4 a + 9 m = 4,75 a$	
3) Crescimento pregresso dos membros = medida atual − primeira medição		3) Mais longo $70 - 60 = 10$ cm mais curto $66,2 - 58,2 = 8$ cm	
4) Taxa de crescimento do membro mais longo = $\dfrac{\text{crescimento passado}}{\text{intervalo de tempo}}$		4) $\dfrac{10}{1,42} = 7,04$ cm/a	
5) Inibição do crescimento = $\dfrac{\text{(crescimento do membro mais longo − mais curto)}}{\text{crescimento do membro mais longo}}$		5) $\dfrac{(10 - 8)}{10} = 0,2$ cm	
B) Previsão de crescimento futuro			
1) Crescimento futuro do membro mais longo = anos remanescentes × taxa de crescimento 2) Aumento futura da discrepância = medida futura do membro maior × inibição 3) Discrepância na maturidade = discrepância presente + aumento futuro da discrepância		1) $4,75 \times 7,04 = 33,4$ cm 2) $33,4 \times 0,2 = 6,7$ cm 3) $(70 - 66,2) + 6,7 = 10,5$	
C) Previsão do efeito da cirugia			
Efeito da epifisiodese = taxa de crescimento × anos remanescentes		Femoral $1 \times 4,75 = 4,75$ cm Tibial $0,6 \times 4,75 = 2,85$ cm Ambos $1,6 \times 4,75 = 7,6$ cm	

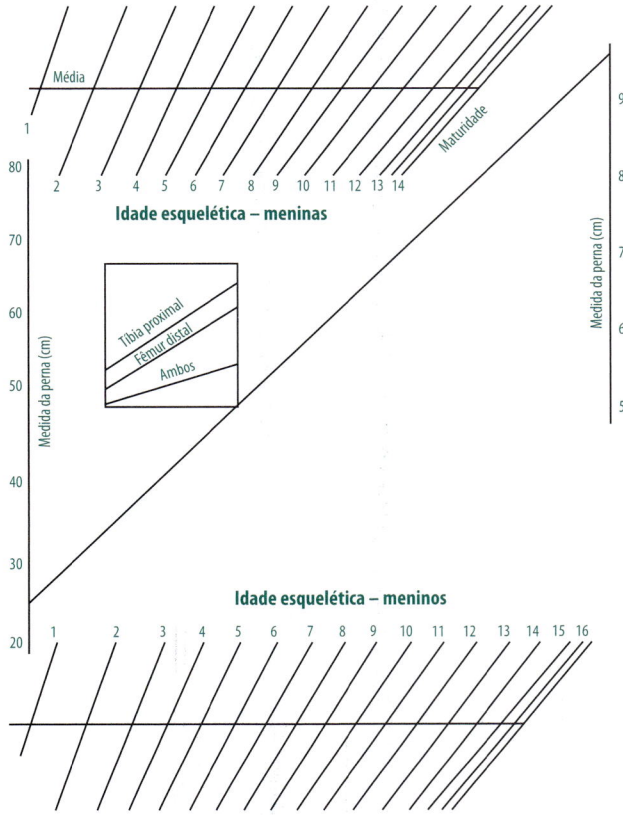

FIGURA 23.10 → Gráfico de linhas retas composto de três partes: a área do comprimento do membro com a linha predeterminada para o crescimento do membro mais longo, área de linhas declinadas para marcar a idade esquelética e declives de referência para predizer o crescimento após epifisiodese.

Método de Dimeglio

O método é similar ao de Menelaus/White, mas com diferenças em relação a crescimento e idade óssea. Kelly e Dimeglio[3] calcularam o crescimento do joelho em torno de 2 cm ao ano (1,1 cm no fêmur e 0,9 na tíbia), o aparecimento da puberdade (idade óssea de 11 anos para meninas e 13 para meninos) e o final do crescimento com idade óssea de 13,5 para meninas e 15,5 para meninos.

A partir desses dados, foram criados quatro cenários para valores de discrepâncias e momento da epifisiodese (fêmur distal e tíbia proximal):

- 5 cm – Epifisiodese no fêmur e tíbia no começo da puberdade.

- 4 cm – Epifisiodese do fêmur e tíbia seis meses após o começo da puberdade.

- 3 cm – Epifisiodese apenas do fêmur no começo da puberdade.

- 2 cm – Epifisiodese apenas do fêmur um ano após o começo da puberdade.

A estratégia pode sofrer uma adaptação individual, mas enfatiza a importância da realização do tratamento no início da puberdade (estágio 2 de Tanner) e idade óssea de 11 anos para meninas e 13 para meninos.

Método multiplicador de Paley

O método multiplicador de Paley[9] define valores multiplicadores para cada idade e gênero. Tais valores diminuem com a idade e quando há deformidades prévias. Ao usar o método, é preciso saber se a desigualdade é congênita ou do desenvolvimento, podendo, assim, estimar a desigualdade de comprimento do membro na maturidade.

Para discrepâncias **congênitas**, o resultado final na maturidade esquelética pode ser calculado da seguinte forma:

Desigualdade na maturidade = $(L - C) \times M$, em que:

L = comprimento do membro mais longo.

C = comprimento do membro mais curto.

M = multiplicador da idade e gênero.

As desigualdades do **desenvolvimento** apresentam uma taxa de inibição de crescimento constante, portanto, devem ser calculadas a taxa de inibição e a quantidade de crescimento remanescente do membro mais longo.

Desigualdade na maturidade = $(L - C) + [1 - (C - C') / (L - L')] \times L (M - 1)$, em que:

L = comprimento do membro mais longo atual.

L' = comprimento do membro mais longo de 6 a 12 meses atrás.

C = comprimento do membro mais curto atual.

C' = comprimento do membro mais curto de 6 a 12 meses atrás.

M = multiplicador da idade e gênero **(TAB. 23.3)**.

Por meio dessas duas fórmulas de cálculos, são estimados os momentos e os efeitos das epifisiodeses. O método encontrou também a mesma acurácia usando a idade cronológica que os outros que usam a idade óssea.

Em resumo, todos os métodos listados para prever crescimento assumem que o crescimento do membro é constante, assim como seu padrão de inibição. Mesmo com o conhecimento prévio das várias possibilidades de padrões de inibição, não parece haver importância clínica no estabelecimento do comprimento final do membro.

Não há estudos que comprovem com consistência a superioridade de um método sobre o outro, assim como que o uso da idade óssea melhore a estimativa da desigualdade final dos membros.

FIGURA 23.11 → Multiplicadores para idade e sexo.

Idade (anos)	Homens		Mulheres	
	Fêmur	Tíbia	Fêmur	Tíbia
0	5,90	5,40	4,64	4,76
1	3,26	3,21	2,94	2,99
2	2,60	2,56	2,39	2,39
3	2,24	2,22	2,05	2,06
4	2,00	2,00	1,82	1,84
5	1,82	1,82	1,66	1,67
6	1,68	1,69	1,53	1,54
7	1,56	1,57	1,42	1,43
8	1,46	1,47	1,33	1,34
9	1,37	1,38	1,26	1,26
10	1,30	1,31	1,19	1,18
11	1,24	1,24	1,12	1,12
12	1,18	1,17	1,07	1,06
13	1,12	1,11	1,03	1,02
14	1,07	1,06	1,00	1,00
15	1,03	1,03	–	–
16	1,01	1,01	–	–
17	1,00	1,00	–	–

TRATAMENTO

Há diversas opções de tratamento tendo por bases primárias a medida da desigualdade, porém, as expectativas em relação ao resultado do tratamento são fundamentais. Distúrbios psiquiátricos, comprometimento do núcleo familiar, aspecto estético do membro e preparo psíquico e social devem ser considerados no planejamento do tratamento para evitar possíveis complicações.

O tratamento pode ser conservador com compensações, encurtamento do lado mais longo (epifisiodeses e encurtamento agudo) e opções de alongamento do lado mais curto (alongamento gradual com o uso de fixadores e hastes).

Compensações

Compensação do calçado ou palmilha

Usado no início de marcha em equino com o lado mais curto, o que ocorre quando a dismetria alcança a diferença de 5% do lado contralateral, ou para encurtamentos de até 2 a 3 cm – acima deste valor, a compensação torna-se pouco estética e não funcional. A compensação também é indicada em pacientes que não preenchem o perfil para o tratamento cirúrgico.

É preciso ter em mente que a discrepância a ser compensada pode ser diferente da mensurada na radiografia, o que pode indicar diferença da altura do pé. O uso de blocos de compensação é importante para avaliar a altura mais confortável experimentada pelo paciente. Denomina-se essa manobra de "teste do conforto".

As palmilhas são de uso limitado, pois, quando são maiores de 1 cm, podem causar transtornos, tornando o calçado apertado ou desconfortável. Pode-se, então, utilizar solados colados a sapatos normais ou contar com a confecção de sapatos especiais associados ou não à palmilha **(FIGS. 23.11 e 23.12)**.

Encurtamento do lado mais longo

Epifisiodeses

Epifisiodese é a técnica utilizada para bloquear o crescimento ósseo nas placas fisárias. Pode-se utilizá-la de forma temporária (potencialmente reversível) ou definitiva

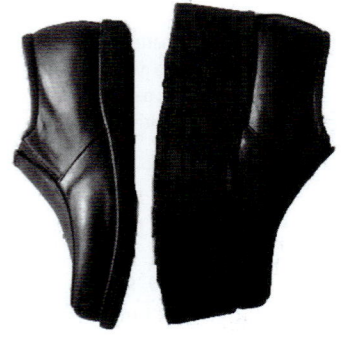

FIGURA 23.11 → Sapatos adaptados.

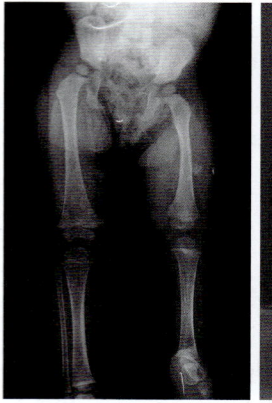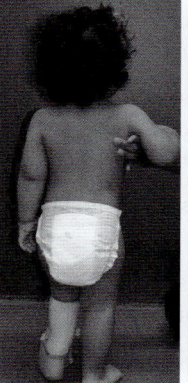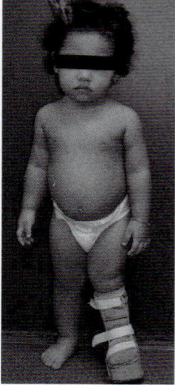

FIGURA 23.12 → Órtese do tipo *ankle foot orthosis* (AFO) com solado compensatório/hemimelia fibular.

(irreversível) em candidatos que ainda apresentam crescimento para recuperar a diferença de comprimento dos membros. Não está estabelecido se, com a retirada do bloqueio, o crescimento do membro retorne ao normal ou ocorra um sobrecrescimento rebote.

A técnica costuma ser indicada em casos leves a moderados de dismetria ou ao redor de 3 a 5 cm. Pode ser realizada em qualquer fise, porém, como as mais ativas dos membros inferiores são do fêmur distal e da tíbia proximal, estas são as preferíveis, assim como a facilidade técnica para acessá-las. É um procedimento muito útil em casos de sobrecrescimento do membro, como hemi-hipertrofia, ou do lado contralateral em lesões fisárias (sequela de trauma, infecção ou tumor) com o intuito de frear o crescimento do membro mais longo e, com isso, atenuar a dismetria.

A decisão entre a epifisiodese temporária ou definitiva é baseada no crescimento residual existente do membro mais curto. Quando a previsão de crescimento remanescente for semelhante à dismetria, indica-se a epifisiodese definitiva, e, quando for maior que a discrepância, opta-se pela temporária, pressupondo uma reversão posterior. As vantagens do método são baixa taxa de complicações, imobilização pós-operatória desnecessária e pequeno período para recuperação.

Técnicas de epifisiodeses

A primeira descrição de técnica foi feita por Phemister,[10] consistindo na retirada com osteotomo de pequeno bloco ósseo de córtex de cerca de 3 cm de comprimento, 1,5 cm de largura e 1 cm de profundidade do fêmur e ou da tíbia, curetagem da fise e reinserção do bloco após sua rotação em 180° **(FIG. 23.13)**.

Blount[11] descreveu o uso de grampos inseridos cruzando a fise e promovendo a parada de crescimento. É necessária a colocação de três grampos de cada lado em posição anterior, média e posterior para que a parada do crescimento seja uniforme, evitando desvios angulares secundários; além disso, não se deve descolar o periósteo para a sua inserção. Alguns tipos de agrafes que podem ser citados são Blount, grampo de fratura, Ellison, Depalma e Kremser **(FIG. 23.14)**. O mal resultado estético deixado por até quatro cicatrizes ao redor dos joelhos promoveu o interesse em buscar técnicas percutâneas.

A técnica descrita por Métaizeau,[12] que hoje é muito utilizada, consiste na epifisiodese percutânea com parafusos transfisários. A técnica original recomenda o uso de parafuso esponjoso com rosca total cruzando a fise, mas resultados satisfatórios foram demonstrados com o uso de parafuso canulado de rosca parcial. Os parafusos podem ser passados de forma oblíqua, conforme mostrado na **FIGURA 23.15**, ou perpendiculares à fise, seguindo o eixo longitudinal do osso. Essa técnica tem a vantagem de ser colocada apenas uma síntese de cada lado do osso, assim com a facilidade técnica para a retirada do implante, caso seja necessário.

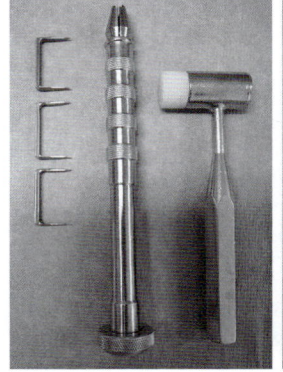 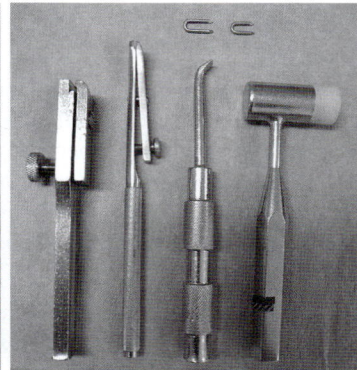

FIGURA 23.14 → Agrafes (grampos) e material de colocação usados para a realização de epifisiodeses.

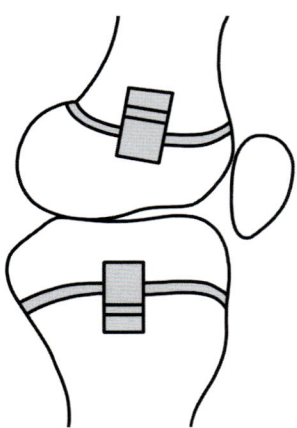

FIGURA 23.13 → Técnica de Phemister.

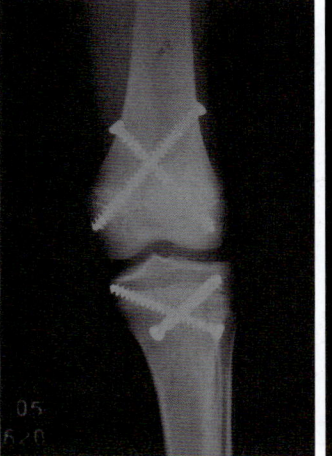 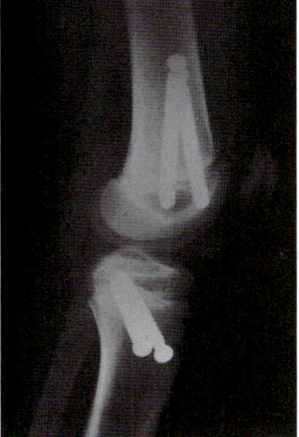

FIGURA 23.15 → Epifisiodese de fêmur e tíbia (Métaizeau).

A epifisiodese definitiva é um procedimento ablativo da fise, realizada de forma percutânea diretamente sobre a topografia da fise. Deve-se atentar nas ondulações desta, assim como na destruição até o terço central ou menos, para ficar estável o suficiente e não correr risco de desvios ou precisar de imobilização. A remoção da fise em sua porção anterior e posterior é obrigatória. Podem ser usados como instrumentos a broca, a trefina e a cureta (FIG. 23.16).

> **ATENÇÃO!** As complicações das epifisiodeses podem ser assimetria residual do membro operado, deformidades angulares pelo crescimento de restos da fise deixados durante o procedimento ou mal posicionamento das sínteses e falhas nos implantes, em especial os grampos.

Encurtamento agudo

A decisão de esperar o final do crescimento e encurtar o lado maior pode ser uma opção atrativa e precisa, mas a perda de alguns centímetros é mais aceita por pessoas que terão estatura elevada no final do crescimento do que por indivíduos de baixa estatura.

Como há a medida final do membro, esse procedimento elimina as dúvidas quanto ao potencial de crescimento do membro mais curto e permite a correção concomitante de deformidade angular ou rotacional. Serve também como complemento em falhas na epifisiodese realizada durante o crescimento e que não alcançou o objetivo final.

O procedimento é realizado dando-se mais preferência ao fêmur, no qual é possível obter de 5 a 6 cm de encurtamento. O limite para a cirurgia são fatores mecânicos e funcionais, como a formação de uma "barriga" no músculo (aumento de diâmetro da coxa), o que dificulta o fechamento da ferida e altera a simetria dos membros, pois o membro mais curto costuma ter um diâmetro menor da coxa (FIG. 23.17). Devido à tortuosidade e à diminuição da velocidade de fluxo do sistema venoso pelo encurtamento, o aparecimento de fenômenos tromboembólicos locais pode ocorrer.

O encurtamento deve ser limitado em 10% ou menos do comprimento do osso, o que diminui o risco de

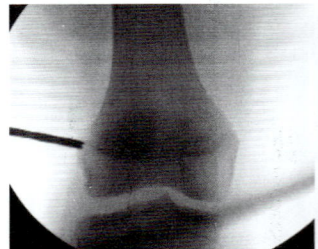
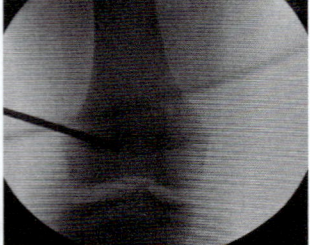

FIGURA 23.16 → Epifisiodese definitiva.

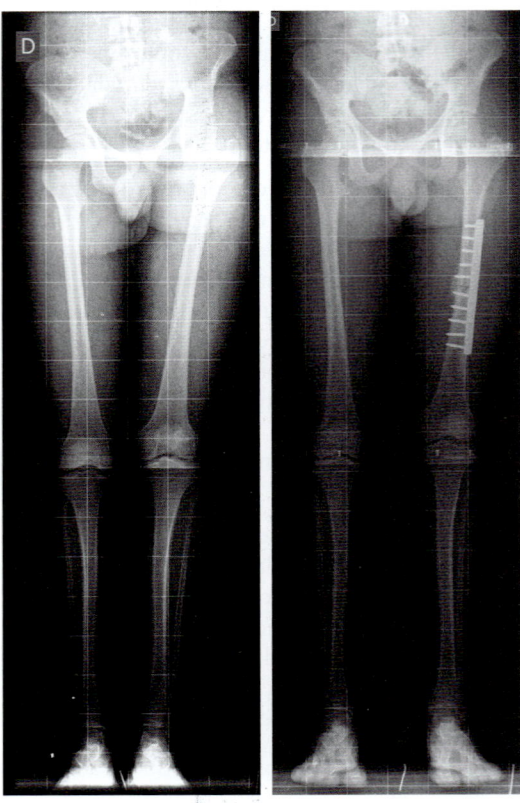

FIGURA 23.17 → Encurtamento agudo do fêmur.

enfraquecimento do joelho. O uso de placas diminui a chance de embolia gordurosa e de necrose asséptica da cabeça femoral provocado por haste intramedular. Desvio rotacional, angular, infecção e pseudartrose são complicações passíveis de ocorrer.

O encurtamento pode ser subtrocantérico, médio diafisário ou supracondilar. A tíbia tolera encurtamentos menores, como 2,5 a 3 cm, e há necessidade de encurtamento fibular concomitante. As complicações são mais frequentes se for feita a comparação com o fêmur e incluem síndrome compartimental, alterações neurovasculares e enfraquecimento muscular do pé.

Alongamento do lado mais curto

Estimulação da fise

O conceito de estimulação fisária intriga pesquisadores até hoje, pois sabe-se que a hiperemia é acompanhada de sobrecrescimento. Diversos procedimentos têm sido estudados, como produção de fistula arteriovenosa, obstrução venosa local, infecção de baixa virulência, colocação de implante tipo "corpo estranho", uso de substâncias irritativas, USG, *laser*, realização de osteotomias metafisárias e descolamento do periósteo local. Todos apresentam baixa reprodutibilidade e uso restrito na prática clínica. O transplante vascularizado da fise e a aplicação de hormônios dentro dela são técnicas estudadas com resultados promissores para o futuro.

Alongamento gradual

Em geral, os alongamentos graduais utilizam fixadores externos e podem ser instalados através da fise (condrodiástase) apenas para o esqueleto imaturo, ou no local da corticotomia (calotáse) para qualquer faixa etária.

A **condrodiástase** consiste na distração mecânica da fise, na qual acontece a separação fisária após alguns dias, seguida do alongamento. Utiliza-se a velocidade para o alongamento de 0,5 mm por dia ou menos. Os benefícios do alongamento são a possibilidade de corrigir deformidade angular o mais próximo possível de sua origem (quando está presente a lesão fisária) e alongar distalmente a ação muscular deformante, como a ação do adutor na região distal no fêmur.

Como limitação para a realização da condrodiástase, há o fato de a separação fisária ser muito dolorosa podendo haver até um som quando ocorre a separação e a distração súbita de partes moles. Além disso, a fixação na epífise é menos estável, com risco maior de artrite séptica pela contaminação dos pinos e apresentando como principal complicação o fechamento fisário após o fim da distração. O procedimento fica reservado a crianças próximas ao final do crescimento para minimizar as consequências de possíveis danos à fise.

A **calotáse** é o meio mais utilizado para alongamento gradual, realizado após a corticotomia de baixa energia geralmente metafisária do osso longo e a preservação do envelope de partes moles ao redor, método que foi descrito por Ilizarov e Aldegheri.

A corticotomia realizada com osteótomo pode ser completa (atravessando toda a cortical), completada apenas com a distração do aparelho **(FIG. 23.18)**, ou realizada com perfurações com broca e conexão dos furos com o osteótomo, conforme De Bastiani e colaboradores.[13] O importante é a manutenção do suprimento sanguíneo intramedular e o mínimo dano às partes moles para melhor qualidade do tecido ósseo a ser formado. Evita-se o uso de serra pelo risco de lesão térmica e necrose óssea.

O processo de regeneração óssea inicia com fase coloidal, derivado do coágulo, com uma matriz extracelular e produção celular derivada do tecido perivascular. Seguem fases angiogênica, fibrilar, lamelar e inorgânica, ou seja, a regeneração não passa por um nódulo cartilaginoso, portanto, é mais simples **(FIG. 23.19)**.

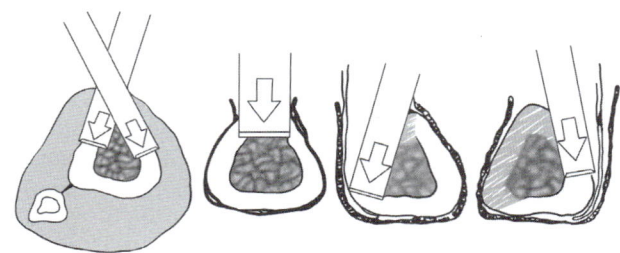

FIGURA 23.18 → Técnica de corticotomia.

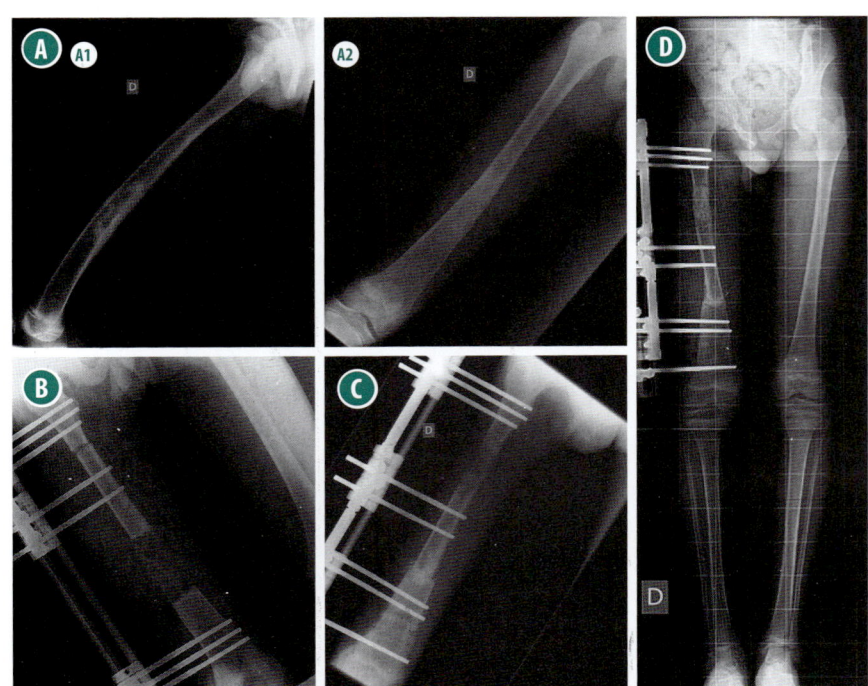

FIGURA 23.19

A Osteomielite crônica.
B Corticotomia proximal e ressecção de fragmento diafisário com sequestro ósseo e subsequente transporte ósseo.
C Formação do regenerado (tecido ósseo neoformado).
D Resultado final.

A distração inicia-se após três a 14 dias da corticotomia. Tal período varia de acordo com a idade do paciente (quanto mais velho, maior latência) e o local da osteotomia (diáfise maior latência). De modo geral, tende a ser mais longa em ossos com cirugias prévias ou trauma.

A velocidade do alongamento é de 1 mm por dia (0,25 mm a cada 6 h), o que representa a tolerância do calo ósseo e dos tecidos moles, sem interferir em seus suprimentos sanguíneos. O fixador externo só é retirado após a consolidação completa do tecido ósseo neoformado, evitando a complicação de fratura após a retirada do aparelho. O tempo de consolidação do regenerado costuma ser o dobro do tempo do alongamento, que é de cerca de 1 cm por mês.

Dispositivos para alongamento ósseo

Aparelho de Wagner

Wagner iniciou o uso de seu aparelho em 1972 e, por muito tempo, esse foi o tratamento de escolha para o alongamento de membros. Eram inseridos 2 pinos de Schanz no osso acima e abaixo da osteotomia, conectados a um dispositivo especial de telescopagem. Era realizada uma distração aguda de 1 cm e, após alguns dias, iniciava o alongamento. Após o final do alongamento, se não houvesse consolidação "razoável", eram feitas fixação interna com placa e enxertia de ilíaco.

> **DICA:** Wagner enfatizou diversos princípios que são verdades até hoje, como a orientação de que as articulações acima e abaixo do alongamento deveriam ser estáveis, e o paciente precisaria estar envolvido, pois o tratamento é demorado e complicado, tendo seu sucesso relacionado também ao compromisso com a reabilitação.[14,15]

Raras foram as indicações de alongamentos para indivíduos com menos de 8 anos, pois Wagner acreditava que não eram capazes de cooperar ou entender o tratamento. Seu aparelho e sua técnica foram suplantados pela corticotomia e calotase, assim como outras formas de fixadores.

Fixador axial dinâmico

De Bastiani e colaboradores[13] popularizaram o conceito da calotase. O aparelho consiste em uma ou duas peças externas conectadas a um distrator linear simples com uma peça telescópica (disponível em vários tamanhos) ou com uma peça final que é articulada e ajustável.

O fixador monolateral tem como vantagens a facilidade técnica de aplicação e a maior tolerância pelo paciente em comparação com o fixador circular. Porém, o manejo para correção de mal alinhamento ou subluxação articular é mais restrito que os fixadores circulares. Como exemplo de fixadores monolaterais, podem ser citados o Orthofix®, o Monotube® e o MEFiSTO® (Monolateral External Fixation System for Trauma and Orthopaedics) **(FIGS. 23.20 e 23.21)**.

Aparelhos circulares

Ilizarov começou seu trabalho em Kurgan, Sibéria, no final de 1940. Os horrores da guerra e suas sequelas o impressionavam e, com isso, lançava-se arduamente a seus estudos e pesquisas com fixação externa para tratamento de fratura, deformidade angular e alongamento ósseo.

Era necessário criar um aparelho que fosse, ao mesmo tempo, estável, anulando as forças de cisalhamento e torsionais que provocam desvios entre os fragmentos e também elástico o suficiente para permitir a transmissão de forças axiais benéficas. Estava criado, assim, o conceito de micromovimento e dinamização. Ilizarov[16] estudou o modo de obter neoformação óssea após a corticotomia e viu que a resposta biológica estende-se às partes moles adjacentes quando estas são submetidas a distração, proporcionando estabilidade extrínseca ao conjunto osso-fixador *(tension stress effect)*.

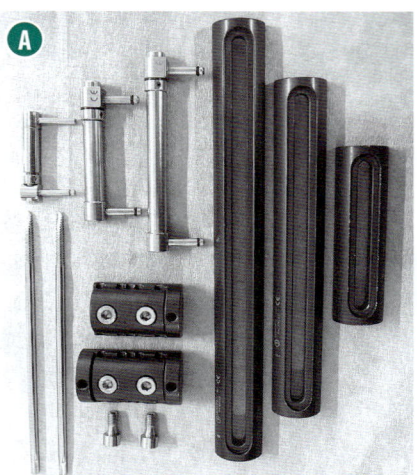

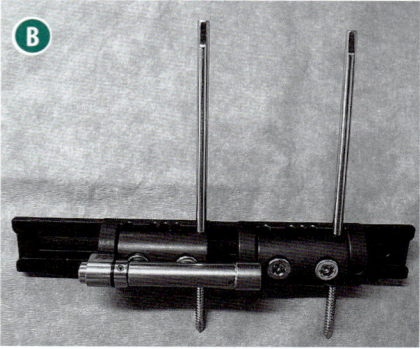

FIGURA 23.20 → Aparelho Limb Reconstruction System (LRS) Orthofix®.
A Peças avulsas.
B Montagem básica para alongamento.

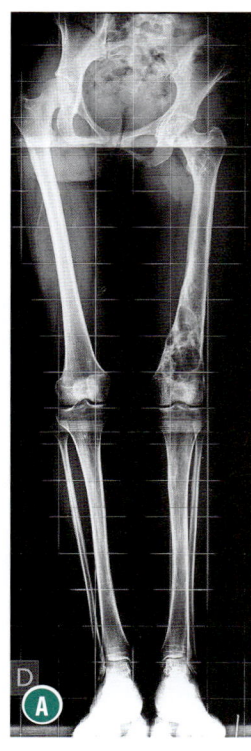
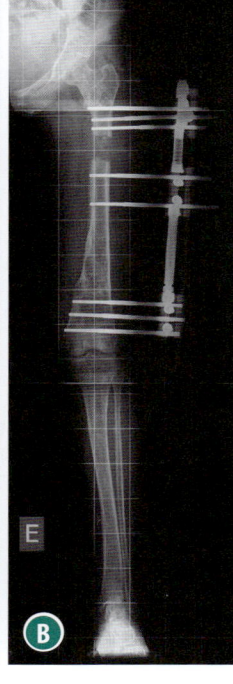
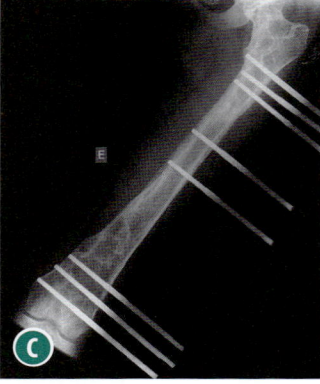

FIGURA 23.21 → Alongamento gradual com LSR.
Ⓐ Displasia fibrosa e dismetria.
Ⓑ Corticotomia proximal e alongamento.
Ⓒ Resultado final: regenerado e consolidado por completo.

Ilizarov[16] desenvolveu, então, um fixador circular composto por fios finos (1,5 e 1,8 mm) cruzados em ângulo mais próximo possível a 90° e tensionados nos anéis da armação. Esse fixador era mais complexo que outros aparelhos e permitia a carga durante todo o processo de tratamento. As vantagens são maior flexibilidade na correção de deformidades, possibilidade de correção angular e rotacional e possibilidade de estender o aparelho além do segmento que está sendo alongado para estabilizar a articulação adjacente ou melhorar a fixação (p. ex., joelho em alongamentos do fêmur). Porém, o procedimento demanda maior conhecimento da anatomia e das características mecânicas do próprio aparelho.

Há também os fixadores TrueLock®, variações modernas do fixador original de Ilizarov, com anéis mais leves feitos de alumínio. O Taylor Spatial Frame® utiliza *softwares* de computador que permitem o planejamento pré-operatório e o controle de correções no pós-operatório. Ele é composto por dois anéis conectados com seis peças telescópicas que podem, de forma independente, alongar ou encurtar, o que permite ao aparelho a correção de deformidades complexas em vários planos.

Alongamento sobre haste intramedular

Aguardar um tempo prolongado de consolidação do regenerado para a retirada do aparelho é uma desvantagem significativa associada com o alongamento gradual com fixadores. Foi proposto, então, o alongamento com fixador sobre haste intramedular em tíbia ou fêmur, bloqueados ao final do alongamento, permitindo, assim, diminuição do tempo de fixador externo pela metade e retorno mais rápido da mobilidade do joelho. Pode ser necessária a colocação de enxerto ósseo ao final do alongamento.

Aparelhos totalmente implantáveis

Os aparelhos totalmente implantáveis têm a vantagem clara de não haver necessidade do uso de fixador externo, evitando seus obstáculos e suas complicações. São exemplos desses aparelhos a Haste Albizza e a ISKD® (Intramedullary Skeletal Kinectic Distractor), que utilizam em suas tecnologias mecanismos de catraca ou embreagem. Há também a FITBONE®, que usa mecanismo elétrico controlado percutâneo, e a PRECICE®, cujo funcionamento é por controle remoto externo guiado magneticamente.

COMPLICAÇÕES DOS ALONGAMENTOS

O sucesso do tratamento é relacionado mais à ausência de complicações que podem surgir com o alongamento do que com a quantidade de comprimento final alcançado. As complicações variam de 14 a 134% (mais de uma complicação por alongamento) e costumam ser maiores quanto maior for o alongamento.

O paciente deve estar ciente de que o método é passível de complicações, as quais podem ser erro técnico na colocação do aparelho e na osteotomia, lesão neurovascular

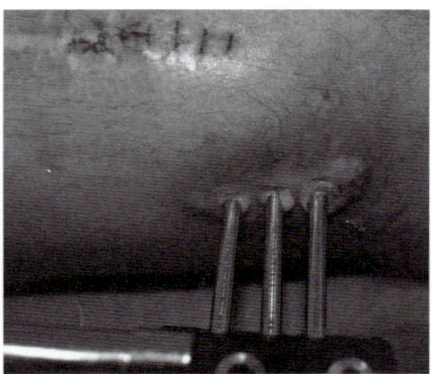

FIGURA 23.22 → Infecção no trajeto dos pinos.

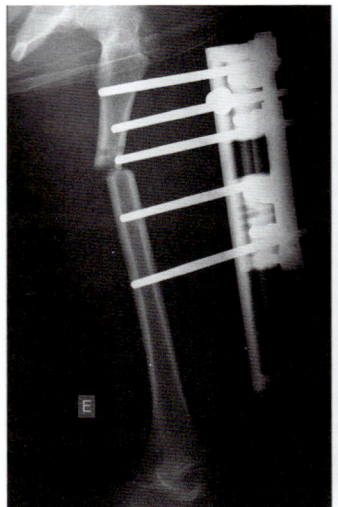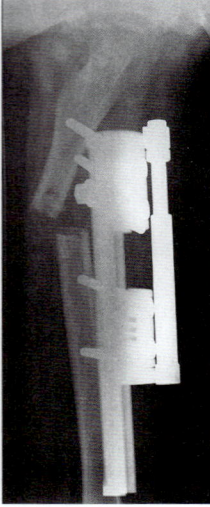

FIGURA 23.23 → Perda do alinhamento-translação.

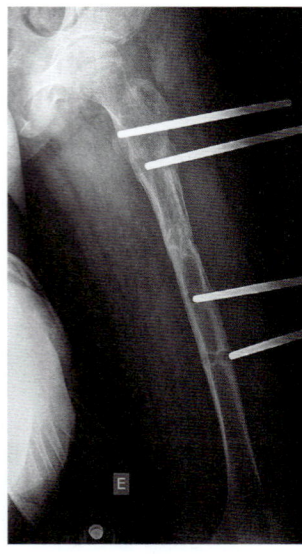

FIGURA 23.24 → Soltura de pino de Shanz.

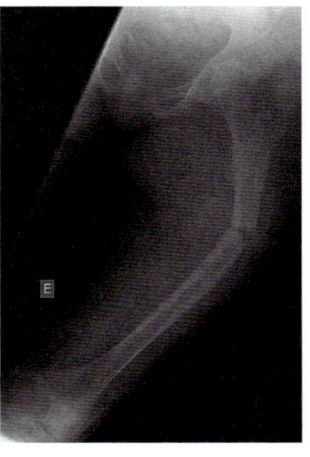

FIGURA 23.25 → Fratura do regenerado.

(colocação de pinos ou fios fora dos corredores de segurança), fratura, tensão da pele, síndrome compartimental, mal funcionamento do aparelho, infecção no trajeto dos pinos **(FIG. 23.22)**, mal alinhamento do membro durante o alongamento **(FIG. 23.23)**, soltura de pinos (osteólise) **(FIG. 23.24)**, osteomielite, consolidação prematura do regenerado, pouca formação óssea, fratura após retirada do aparelho **(FIG. 23.25)**, dor, algodistrofia e rigidez muscular causando desde contraturas articulares até luxações.

Os tratamentos dos obstáculos e das complicações podem variar com aumento da peridiocidade dos curativos, antibiótico oral ou venoso, tratamento fisioterápico adequado, debridamento cirúrgico, enxerto ósseo, ajuste do aparelho por mal alinhamento, alongamento de partes moles para contratura ou subluxação e redução da velocidade de distração. Por conta das muitas complicações que aparecem durante o tratamento, o ideal é sempre ter uma equipe multidisciplinar para tratar o paciente na sua integralidade, como enfermeiro, assistente social, fisioterapeuta e psicólogo.

Referências

1. Rush WA, Steiner HA. A study of lower extremity length inequality. Am J Roentgenol Radium Ther. 1946;56(5):616-23.

2. Hellsing AL. Leg length inequality. A prospective study of young men during their military service. Ups J Med Sci. 1988;93(3):245-53.

3. Kelly PM, Diméglio A. Lower-limb growth: how predictable are predictions? J Child Orthop. 2008;2(6):407-15.

4. Sabharwal S, Zhao C, McKeon JJ, McClemens E, Edgar M, Behrens F. Computed radiographic measurement of limb-length discrepancy. Full-length standing anteroposterior radiograph compared with scanogram. J Bone Joint Surg Am. 2006;88(10):2243-51.

5. Anderson M, Green W, Messner MB. Growth and predictions of growth in the lower extremities. J Bone Joint Surg Am. 1963;45-A:1-14.

6. Greulich WW, Pyle SI. Radiographic atlas of skeletal development of the hand and wrist. 2nd ed. Stanford: Stanford University; 1959.

7. White JW, Stubbins SG. Growth arrest for equalizing leg lengths. JAMA. 1944;126:1146.

8. Moseley CF. A straight line graph for leg length discrepancies. J Bone Joint Surg. 1978;59(2):174-9.

9. Paley D. Rotation and angulation-rotation deformities. In: Paley D. Principles of deformity correction. Berlin-Heidelberg: Springer-Verlag; 2002. p. 1-18; 235-68.

10. Phemister D. Operative arrestment of longitudinal growth of bones in the treatment of deformities. J Bone Joint Surg Am. 1933;15(1):1-15.

11. Blount WP, Clarke GR. Control of bone growth by epiphyseal stapling. A preliminary report. J Bone Joint Surg Am. 1949;31(3):464-78.

12. Métaizeau JP, Wong-Chung J, Bertrand H, Pasquier P. Percutaneous epiphysiodesis using transphyseal screws (PETS). J Pediatr Orthop. 1998;18(3): 363-9.

13. De Bastiani G, Aldegheri R, Renzi-Brivio L, Trivella G. Limb lengthening by callus distraction (callotasis). J Pediatr Orthop. 1987; 7(2):129-34.

14. Wagner H. Operative lengthening of the femur. Clin Orthop Relat Res. 1978;136:125-42.

15. Wagner H. Surgical lengthening or shortening of femur and tibia: progress in orthopedic surgery. Berlin: Springer; 1977. v. 1.

16. Ilizarov GA. Clinical application of the tension-stress effect for limb lengthening. Clin Orthop Relat Res. 1990;(250):8-26.

24
Correção de deformidades com fixador externo

Paulo Bertol

As deformidades dos ossos longos podem acometer tanto adultos como crianças e ser causadas por inúmeras doenças. Podem ser de origem congênita, estando, portanto, presentes desde o nascimento, ou adquiridas em decorrência de distúrbios no crescimento ou em função de pós-trauma, sobretudo quando há comprometimento da placa de crescimento. Localizam-se na diáfise, na metáfise ou na justarticular. As deformidades, podem, ainda, apresentar-se com localização intra-articular. Situam-se nos planos frontal, sagital ou oblíquo, e, às vezes, estão presentes angulações, translações, rotações ou discrepâncias no comprimento do membro. Quanto à evolução, a deformidade pode ser estática, e, assim, não se agravar com o passar do tempo, ou progressiva, que é típica do paciente em crescimento.

Com relação à apresentação clínica, as deformidades podem ser assintomáticas ou sintomáticas, causando disfunção, dor e alterações degenerativas nas articulações. Para o paciente, muitas vezes, a aparência estética constitui a queixa principal, o que pode ser a origem de futuros problemas psicossociais.

O tratamento correto das deformidades, ainda hoje, representa um desafio para o ortopedista. Para obter a correção adequada da condição, é necessário identificar de maneira correta os vários componentes da patologia, já que a correção completa não depende apenas do método ou da habilidade técnica do cirurgião, mas também da correção de todos os componentes da deformidade, ou seja, o encurtamento, a angulação, a rotação e a translação.

Deformidades complexas dos membros inferiores, que acometem tanto crianças quanto adultos, só serão corrigidas efetivamente após detalhado planejamento pré-operatório e seguimento dos princípios básicos da correção. Diversas osteotomias têm sido descritas para correção de deformidades. Entretanto, em muitos casos, devido à falta de acurácia do planejamento cirúrgico, deformidades secundárias ocorrem na tentativa da correção da patologia primária.

Na década de 1990, graças ao planejamento pré-operatório detalhado e à melhoria dos materiais de fixação, da técnica cirúrgica e da reabilitação pós-operatória do paciente, houve grande progresso no tratamento das deformidades dos membros. A fixação externa tem sido usada de modo efetivo no manejo das deformidades,[1-7] por meio de correções agudas após osteotomias[3,8,9] ou de maneira gradual. A grande vantagem desse método de fixação, empregando fixadores uniplanares ou circulares, é a capacidade de modificar a posição dos fragmentos ósseos quando necessário no pós-operatório. Fixadores dinâmicos unilaterais têm sido usados com sucesso na correção de deformidades angulares e rotacionais,[2,8] bem como na restauração do comprimento do membro.[10] Entretanto, os fixadores externos circulares, com fixação multiplanar, são mais efetivos para a correção simultânea de deformidades complexas em vários níveis.[11]

Este capítulo enfoca os benefícios do planejamento pré-operatório detalhado para a correção de deformidades complexas e para o realinhamento dos membros inferiores por meio da aplicação da fixação externa.

CONSIDERAÇÕES BIOMECÂNICAS

As articulações do quadril, joelho e tornozelo, em condições normais, situam-se anatomicamente na mesma linha e estabelecem relação constante com o eixo de carga, de modo a suportar o peso do corpo. Essa colinearidade das articulações do quadril, joelho e tornozelo é o alinhamento normal, determinado pela linha que se estende desde o centro da cabeça femoral até o centro do tornozelo, isto é, o eixo mecânico, que deve passar pelo centro do joelho (**FIG. 24.1**). Quando isso não ocorre, há alinhamento inadequado (**FIG. 24.2**).

O eixo anatômico do fêmur e da tíbia também é importante. Na tíbia, o eixo anatômico coincide com o mecânico, o que não ocorre no fêmur, pois o eixo anatômico forma com o mecânico um ângulo de 6° (**FIG. 24.3**).

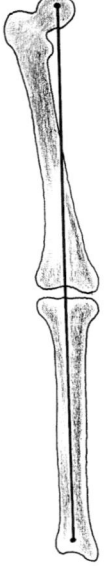

FIGURA 24.1 → O eixo mecânico estende-se desde o centro da cabeça femoral até o centro do tornozelo, passando pelo centro do joelho.

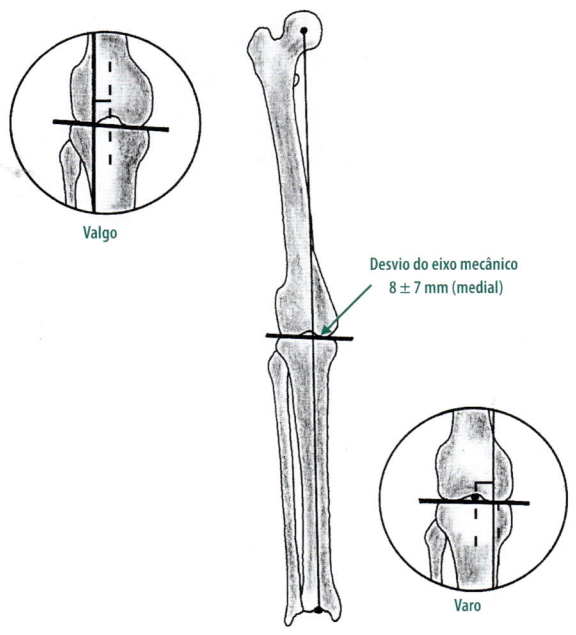

FIGURA 24.2 → Na deformidade em valgo, o eixo mecânico passa lateralmente ao centro do joelho. Na deformidade em varo, medialmente a esse ponto.

Ainda que o alinhamento normal considere que o eixo mecânico passa pelo centro do joelho, estudos evidenciam que ele passa medialmente ao centro do joelho (6 a 7 mm).[12,13] O quadril, por sua forma esférica, e o tornozelo, pela proximidade da articulação subtalar, toleram melhor as alterações do eixo. Assim, o joelho é a articulação mais vulnerável às modificações da relação normal entre o eixo mecânico e a superfície articular.

Quando a deformidade determina um alinhamento inadequado, o eixo de carga passa medial ou lateralmente ao centro do joelho.[14] Nas deformidades em varo, o eixo mecânico passa medialmente e, nas em valgo, lateralmente ao centro do joelho, produzindo aumento nas transmissões de forças ao longo dos compartimentos femorotibiais medial e lateral **(FIG. 24.4)**.

Outra consideração importante é a orientação da superfície articular com relação ao eixo mecânico. Qualquer deformidade no plano coronal que altere o alinhamento provocará desvio do eixo mecânico e afetará a transmissão da carga ao longo das superfícies articulares. Cada uma das superfícies articulares tem inclinação anatômica normal com relação ao eixo mecânico ou anatômico.[6,13] O conhecimento dessas linhas de referência e do ângulo que elas formam com o eixo mecânico é fundamental para determinar a localização exata da deformidade e planejar a correção. No entanto, se um lado do paciente for normal, pode-se utilizar essas medidas como referência. O alinhamento inadequado altera a distribuição de forças nas articulações dos membros inferiores, principalmente no joelho. A consequência natural de tal alteração biomecânica, com a maior concentração de forças sobre um dos compartimentos do joelho, é o aparecimento de artropatia degenerativa.

DEFINIÇÃO DE DEFORMIDADE

As deformidades ósseas conduzem a desvio do eixo mecânico dos membros, ocasionando alinhamento inadequado e má orientação articular. O alinhamento inadequado pode resultar de deformidade do fêmur e da tíbia, frouxidão

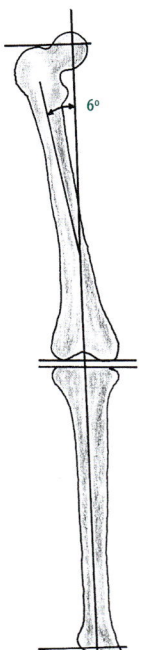

FIGURA 24.3 → No fêmur, o eixo mecânico forma com o anatômico em um ângulo de 6°. Na tíbia, o eixo mecânico coincide com o anatômico.

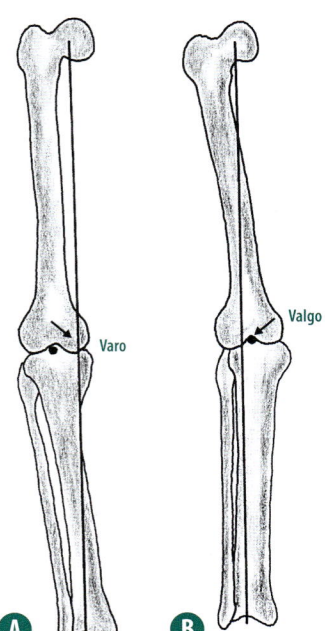

FIGURA 24.4 → Desvio do eixo mecânico.

A Desvio medial ao centro do joelho (varo mecânico).

B Desvio lateral ao centro do joelho (valgo mecânico).

ligamentar excessiva, subluxação e, também, da combinação dessas condições. Angulações dos membros inferiores podem ocorrer no plano frontal, produzindo deformidades em varo ou valgo no plano sagital, causando desvios em procurvato ou recurvato; podem ocorrer também na combinação dos dois planos, ou seja, deformidades no plano oblíquo (anterolateral, posteromedial, entre outros).

As deformidades dos membros inferiores no plano frontal são comuns e podem provocar alterações degenerativas nas articulações do quadril, joelho e tornozelo, devido à incapacidade delas de compensar a deformidade.[15] O alinhamento inadequado no plano sagital é mais bem tolerado e menos significativo em graus do que aquele no plano frontal.

O alinhamento inadequado no plano sagital é compensado pelas articulações do quadril, joelho, tornozelo, subtalar e mediotarsal. Em sua apresentação clínica, o alinhamento inadequado pode ser sintomático e estar associado a alterações degenerativas nas articulações. O recurvato da tíbia distal deixa a parte anterior do tálus descoberta e causa osteoartrose. O procurvato da tíbia distal pode ocasionar dor e impacto anterior da articulação tibiotarsal. A condição em procurvato da tíbia proximal pode estar associada à deformidade em flexão do joelho, resultando em aumento de pressão sobre a patela e condromalacia.

> **DICA:** Na avaliação radiológica de uma deformidade, a primeira medida a ser tomada é localizar a deformidade por meio do teste do mau alinhamento. A deformidade nem sempre é evidente à primeira vista. Conforme ressaltado, as alterações podem ser diafisárias, metafisárias ou próximas da superfície articular, chamadas de justarticulares. As deformidades diafisárias e metafisárias são de fácil identificação. As justarticulares, localizadas próximo à superfície ou mesmo na articulação, são mais difíceis de identificar. Na correção de deformidades, é fundamental reconhecer a alteração com precisão e tratá-la de forma correta. Jamais se deve criar uma deformidade com o objetivo de tratar outra. Por exemplo, se a condição está localizada no fêmur, deve ser corrigida nesse nível e não na tíbia, e vice-versa. Cooke e colaboradores[16] demonstraram que a melhor maneira para corrigir uma deformidade combinada (fêmur distal e tíbia proximal) é por meio de osteotomia em dois níveis.

AVALIAÇÃO CLÍNICA DA DEFORMIDADE

Na avaliação clínica, todos os aspectos da deformidade, como o encurtamento, a angulação, a rotação e a translação, devem ser pesquisados. Da mesma forma, é preciso analisar a probabilidade de existência de fatores extradeformidade associados à condição ou que são seus causadores. Para isso, apresenta-se um algoritmo que deve ser seguido para avaliação clínica da deformidade.

Visão anterior do paciente

- Alinhamento no plano frontal:
  - Inclinação pélvica.
  - Joelho (varo ou valgo).
  - Deformidade no pé (varo, valgo, aduto, abduto, supinação ou pronação).
  - Deformidade óbvia na diáfise.
  - Sinal de Trendelenburg.
- Alinhamento rotacional:
  - Orientação da patela (rotação interna ou externa).
  - Orientação do pé (neutro, rotação interna ou externa).
- Discrepância no comprimento dos membros:
  - Inclinação pélvica.
  - Deformidade em flexão do joelho.
  - Deformidade em equino do pé e do tornozelo.
  - Diferença no comprimento (blocos de madeira).

Visão lateral do paciente

- Alinhamento no plano sagital:
  - Lordose e cifose da coluna.
  - Deformidade em flexão do quadril.
  - Deformidade em recurvato e flexão dos joelhos.
  - Equino ou calcâneo do tornozelo.
  - Pé plano ou cavo.
  - Deformidade óbvia da diáfise.

Visão posterior do paciente

- Alinhamento no plano frontal:
  - Escoliose.
  - Inclinação pélvica.
  - Joelho (varo ou valgo).
  - Calcâneo (varo, valgo ou equino).

Paciente deambulando

- Ângulo de progressão de marcha.
- Padrão de marcha.

Paciente sentado

- Mobilidade da articulação subtalar.
- Mobilidade e estabilidade do tornozelo.

Paciente deitado em supino

- Mobilidade do joelho (flexão, extensão).
- Estabilidade do joelho.
- Mobilidade do quadril (abdução, adução, flexão, teste de Thomas).
- Orientação patelar.
- Exame neurovascular.
- Medida da discrepância real e aparente.
- Ângulo poplíteo.
- Circunferência da coxa e da perna.

Paciente deitado pronado

- Teste de Ely.
- Rotação do quadril.
- Ângulo coxa-pé.

> **ATENÇÃO! Somente é possível realizar o teste do mau alinhamento se for obtida radiografia panorâmica ortostática, incluindo a pelve e os tornozelos. As rótulas devem situar-se no plano frontal durante o exame. Um dos erros cometidos com frequência é posicionar o paciente com os pés paralelos. Nessa situação, se o indivíduo for portador de deformidade torcional, como anteversão excessiva ou torção interna ou externa da tíbia, as rótulas estarão lateralizadas ou medializadas. Portanto, o importante é manter a rótula no plano frontal, não levando em consideração a posição dos pés. Quando o indivíduo apresentar discrepância associada à deformidade, o membro mais curto deve ser elevado com blocos ajustados, de acordo com a discrepância aproximada, para nivelar as cristas ilíacas.**

AVALIAÇÃO RADIOLÓGICA DA DEFORMIDADE

A avaliação radiológica deve complementar os achados do exame clínico. Para a correta análise das deformidades, tanto no plano frontal quanto no sagital, é essencial obter radiografia panorâmica dos membros inferiores em posição ortostática. A radiografia deve incluir quadril, joelhos, tornozelos e pés em chapa única, nas projeções frontal e de perfil. A maioria das crianças cabe em radiografias de 1 m de altura. Já nos adultos, o quadril geralmente excede o tamanho dos filmes que costumam ser usados. Portanto, de maneira ideal, deve-se utilizar chassi maior, de 1,30 m. Se esse chassi não estiver disponível, dois ou três chassis com filmes em tamanho convencional podem ser empregados, com a desvantagem de obter radiografias com

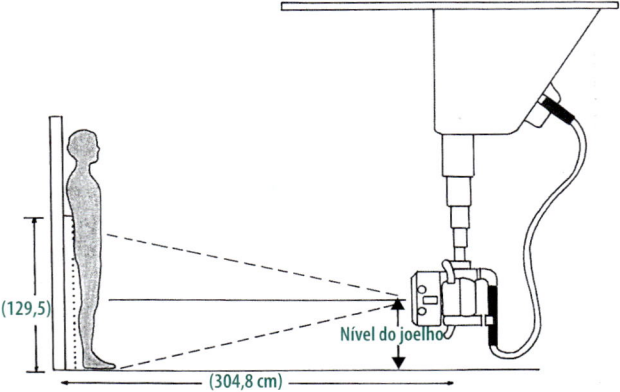

FIGURA 24.5 → A radiografia deve ser feita com o paciente em pé. As rótulas devem ser mantidas no plano frontal, desconsiderando-se a posição do pé.

espaços entre os filmes, correspondentes à espessura das bordas do chassi. Em tal situação, é necessário que os filmes sejam colados uns aos outros, de modo que seja mantido esse espaço para obter o alinhamento verdadeiro do membro. É muito importante, nessas radiografias, que as rótulas se mantenham centradas e direcionadas para a frente no plano frontal, evitando medidas irreais **(FIG. 24.5)**.

A avaliação incorreta ocorre quando o técnico de radiologia posiciona o paciente com os joelhos juntos, mas com os pés direcionados para a frente. Se o indivíduo tiver torção interna ou externa da tíbia, esse posicionamento resultará em descentralização da patela, e ela estará lateralizada ou medializada, respectivamente, ocasionando medida incorreta da deformidade. O posicionamento correto do paciente para a radiografia panorâmica é obtido orientando a patela no sentido anterior, palpando-a com os dedos polegar e indicador e rodando o pé até que ela fique centralizada. A radiografia confirmará a posição correta mostrando a patela centrada entre os côndilos femorais.

Quando houver discrepância dos membros inferiores, o membro mais curto deve ser elevado com blocos, ajustados de acordo com a discrepância aproximada e o nivelamento das cristas ilíacas. Isso impede que o paciente use mecanismos compensatórios, como flexão do joelho contralateral, equino do pé e do tornozelo ipsilaterais, inclinação pélvica e escoliose, para tentar contrabalançar a diferença de comprimento dos membros inferiores. Tais mecanismos de compensação podem distribuir o peso corporal de forma desigual, alterando o alinhamento e a medida do comprimento ósseo nas radiografias.

Nas radiografias em projeção frontal, a linha que se estende do ápice do trocânter maior até o centro da cabeça femoral pode ser utilizada para determinar a orientação do fêmur proximal com relação ao eixo mecânico. O valor normal é de 90°. No joelho, a linha tangente aos côndilos femorais forma, com o eixo mecânico, um ângulo de 87° (± 2°). A intersecção da linha que segue as superfícies articulares da tíbia com o eixo mecânico forma um ângulo de 87° (± 2°).

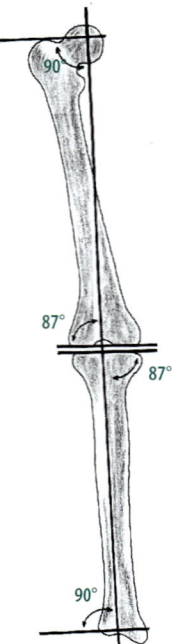

FIGURA 24.6 → Eixo mecânico em relação à orientação articular no plano frontal no nível do quadril, do joelho e do tornozelo. A linha desde o ápice do grande trocânter até o centro da cabeça femoral forma com o eixo mecânico um ângulo de 90°. As linhas articulares do fêmur e da tíbia estabelecem com o eixo mecânico um ângulo de 87°. O ângulo entre a linha articular distal da tíbia e o eixo mecânico é de 90°.

No tornozelo, a intersecção da linha da superfície articular da tíbia com o eixo mecânico forma um ângulo de 90° **(FIG. 24.6)**.

No plano sagital, a cabeça femoral tem anteversão de 5 a 15°. A superfície articular da tíbia proximal tem 9° de inclinação posterior, enquanto a tíbia distal tem 5° de inclinação anterior **(FIG. 24.7)**.

O conhecimento dessas linhas de referência e do ângulo que elas formam com o eixo mecânico é fundamental

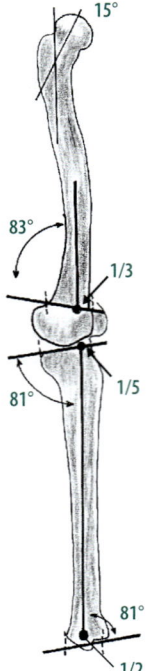

FIGURA 24.7 → Eixo mecânico em relação à orientação articular no plano sagital no nível do quadril, joelho e tornozelo. A anteversão do colo varia entre 5 e 15°. A inclinação posterior da tíbia proximal é em torno de 9°. A inclinação anterior da tíbia distal é de 5°.

para determinar a localização exata da deformidade e planejar a correção de maneira precisa. No entanto, se um lado do paciente for normal, pode-se utilizar tais medidas como referência.

PLANEJAMENTO PRÉ-OPERATÓRIO

A primeira etapa do planejamento pré-operatório consiste em determinar onde está localizado o ápice da deformidade angular. Conforme a localização do ápice, a deformidade é denominada diafisária, metafisária ou justarticular.

Nas deformidades diafisárias, o ápice é óbvio e de fácil identificação. Já nas metafisárias e justarticulares, o ápice é menos evidente e mais difícil de ser reconhecido, localizando-se na interlinha articular ou próximo dela.

Paley e colaboradores[6,11,17] desenvolveram o "teste do mau alinhamento" (*malalignement test*) para identificar desvios do eixo mecânico no plano frontal. Esse teste é utilizado quando há desvio do eixo mecânico. Serve para identificar a origem do alinhamento inadequado na radiografia panorâmica dos membros inferiores.

O teste do mau alinhamento emprega a medida dos ângulos formados pelas linhas articulares do fêmur e da tíbia em relação ao eixo mecânico dos respectivos ossos. O ângulo lateral distal do fêmur e o medial proximal da tíbia têm, em média, 87° e variação normal de 85 a 90°. Valores fora dessa variação significam alinhamento inadequado. O teste é realizado da seguinte forma **(FIG. 24.8)**:

Primeira etapa. Traça-se o eixo mecânico do membro inferior desde o centro da cabeça femoral até o centro do tornozelo. Se essa linha passar medialmente ao centro do joelho, é indicativo de desvio medial do eixo mecânico.

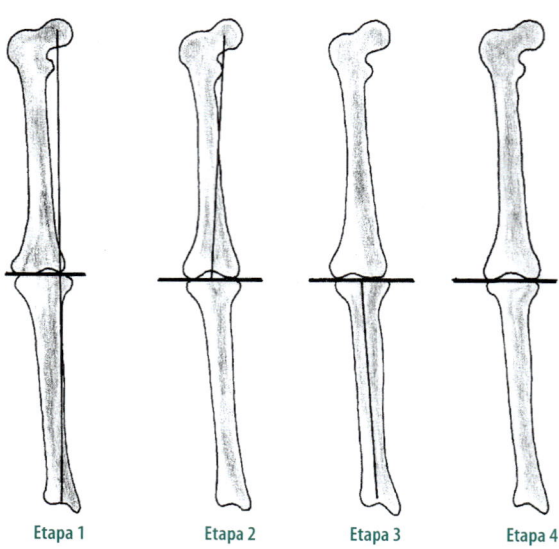

| Etapa 1 | Etapa 2 | Etapa 3 | Etapa 4 |

FIGURA 24.8 → Teste do mau alinhamento.

Tal situação ocorre na deformidade em varo. Se a linha passar lateralmente ao eixo mecânico, é indicativo de desvio lateral do eixo mecânico, situação que ocorre nas deformidades em valgo.

Segunda etapa. Traça-se o eixo mecânico do fêmur desde o centro da cabeça femoral até o centro do joelho. Traça-se igualmente a linha intercondilar do fêmur. Mede-se o ângulo entre a linha intercondilar e o eixo mecânico, que deve ser de 87° (± 2°). Se o valor obtido se situar fora desses limites, o fêmur estará contribuindo para o desvio do eixo mecânico.

Terceira etapa. Traça-se o eixo mecânico da tíbia desde o centro do joelho até o centro do tornozelo. Traça-se, também, a linha dos platôs tibiais. Mede-se o ângulo entre a linha dos platôs tibiais e o eixo mecânico, cujo valor deve ser de 87° (± 2°). Se o valor obtido estiver fora desses limites, a tíbia estará contribuindo para o desvio do eixo mecânico.

Quarta etapa. Compara-se a orientação das linhas intercondilares e dos platôs tibiais. Elas devem ser paralelas. Se houver divergência maior do que 1 ou 2°, existe frouxidão ligamentar excessiva, o que contribui para o desvio do eixo mecânico.

É de extrema importância determinar qual osso está contribuindo para o desvio do eixo mecânico. O alinhamento inadequado do membro inferior pode se originar dos seguintes fatores: deformidade do fêmur, da tíbia ou do joelho devido à frouxidão ligamentar excessiva ou à subluxação, ou, ainda, uma combinação deles.

A orientação inadequada do joelho no plano frontal proporciona mau alinhamento. A orientação incorreta do quadril ou do tornozelo origina mau alinhamento mínimo ou mesmo nenhum no plano frontal, porque o ápice da deformidade é próximo das articulações. Portanto, o teste do mau alinhamento nem sempre detecta problemas de orientação articular no quadril e no tornozelo. Para determinar se essas articulações estão normalmente orientadas em relação ao eixo mecânico, é necessário fazer o teste de orientação articular.

Quando há deformidade do fêmur ou da tíbia, a orientação do quadril e do tornozelo no plano frontal é avaliada com relação ao eixo mecânico do fêmur proximal e da tíbia distal, respectivamente. O ângulo de orientação do fêmur proximal é obtido traçando-se uma linha horizontal que vai do centro da cabeça femoral ao bordo superior do trocânter maior. Essa linha forma, com o eixo mecânico, o ângulo de orientação do fêmur proximal – ângulo lateral proximal do fêmur –, cujo valor é de 90° (± 5°). O pilão tibial forma, com o eixo mecânico, da tíbia o ângulo de orientação distal da tíbia – ângulo lateral distal da tíbia –, cujo valor normal é de 90°, com variação de 88 a 95° **(FIG. 24.6)**.

Na correção de deformidades, é fundamental identificar a deformidade e tratá-la corretamente. Jamais se deve criar uma deformidade com o objetivo de tratar outra. Exemplo disso está na correção do valgo distal do fêmur. Na literatura, o tratamento recomendado inclui osteotomia distal do fêmur ou proximal da tíbia. Não se recomenda corrigir a deformidade isolada do fêmur por meio da osteotomia na tíbia normal. Tal procedimento causará a inclinação persistente da interlinha articular e a eventual subluxação.[18] Cooke e colaboradores[16] demonstraram que a melhor maneira para corrigir deformidade combinada (fêmur distal e tíbia proximal) é por meio de osteotomia nos dois níveis.

PRINCÍPIOS E REGRAS PARA REALIZAR OSTEOTOMIAS

A técnica cirúrgica utilizada para a correção de deformidades angulares inclui a utilização de fixador externo circular do tipo Ilizarov ou uniplanar. Quando é empregado o fixador circular de Ilizarov, por meio da colocação de dobradiças, podem ser corrigidas deformidades angulares em um ou mais planos. Com esse fixador também é possível corrigir deformidade rotacional, transladar segmento ósseo e, ao mesmo tempo, alongar o membro, se houver dismetria. O objetivo final é sempre o de restaurar o eixo mecânico e corrigir a dismetria dos membros.

Hoje, são realizados dois tipos básicos de osteotomias para a correção de deformidades pelo método de Ilizarov. No primeiro tipo, a osteotomia é feita por corte reto, geralmente transverso ao segmento a ser corrigido e no local da deformidade. Nesse procedimento, as dobradiças podem ser colocadas no foco da osteotomia e no lado convexo da deformidade **(FIG. 24.9)**. A distração do lado côncavo permite a correção da angulação por meio de cunha de abertura. Se, além da correção da deformidade, deseja-se alongar o segmento, as dobradiças devem ser colocadas no mesmo nível da osteotomia e no lado convexo da deformidade, mas afastadas do osso **(FIG. 24.10)**.

Se a dobradiça for colocada proximal ou distalmente ao foco da osteotomia, além de corrigir a angulação, ocorrerá translação dos segmentos ósseos **(FIG. 24.11)**. Com frequência, a translação se faz necessária para restaurar o eixo mecânico. Portanto, na correção de deformidades, é importante manter as dobradiças no nível da osteotomia para

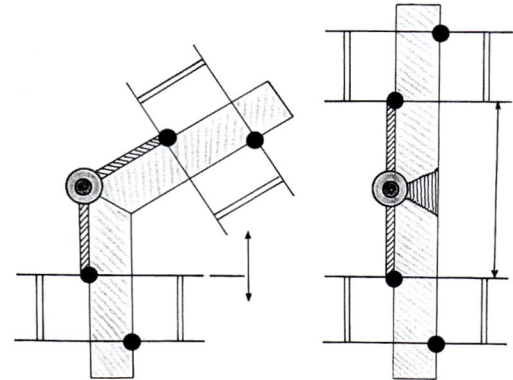

FIGURA 24.9 → Osteotomia no local da deformidade. Dobradiças no foco da osteotomia e no lado convexo da deformidade. Correção em cunha de abertura.

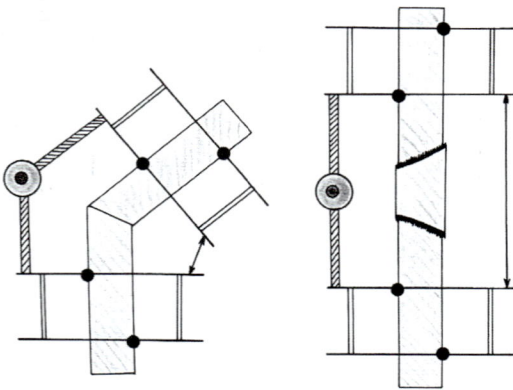

FIGURA 24.10 → Osteotomia no local da deformidade. As dobradiças afastadas do osso permitem correção e alongamento.

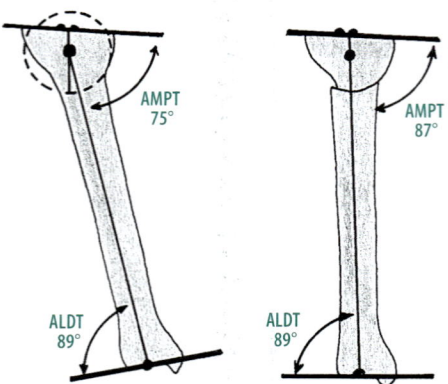

FIGURA 24.12 → Osteotomia em cúpula.
AMPT, ângulo medial proximal da tíbia; ALDT, ângulo lateral distal da tíbia.

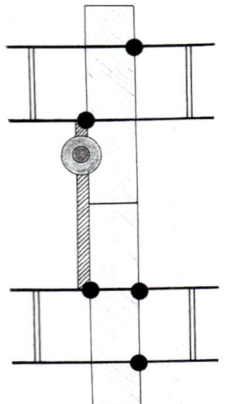

FIGURA 24.11 → Dobradiças colocadas fora do foco. O efeito será a correção da deformidade com translação.

evitar a translação dos segmentos ósseos, a não ser que isso faça parte do planejamento cirúrgico.

O segundo tipo é a osteotomia em cúpula, alternativa ao corte reto. Apresenta a vantagem de ser mais estável, mas é mais difícil de realizar e restringe outras correções, como rotação **(FIG. 24.12)**.

A exposição cirúrgica é também importante na realização das osteotomias. Havendo maior exposição e dissecção, haverá maior risco de lesões vasculares, o que dificultará a osteogênese. O efeito deletério da exposição extensa pode ser minimizado pela preservação cuidadosa do periósteo e do envelope de partes moles que circundam o osso. O periósteo, o endósteo e o osso cortical contribuem para a osteogênese. Sempre que possível, o periósteo deve ser suturado após a realização da osteotomia.

A energia utilizada para realizar a secção do osso a ser corrigido é fator adicional que pode interferir no potencial osteogênico e dificultar a consolidação. Serras oscilantes e brocas de alta velocidade causam necrose térmica das extremidades ósseas e de partes moles; portanto, devem ser evitadas. Alternativas de baixa energia incluem osteótomos manuais e a serra de Gigli.

Em condições normais, o nível satisfatório para fazer a osteotomia é no ápice da deformidade, também chamado de centro de rotação da angulação. As deformidades com ápices metafisário e diafisário, em geral, não apresentam grandes problemas para osteotomia e fixação. Existem situações em que é impossível realizar a osteotomia no ápice da deformidade, como quando o ápice está localizado justarticular, sobre a placa de crescimento ou na interlinha articular. Tais circunstâncias apresentam problemas tanto para a osteotomia como para a fixação. Se o centro de correção for colocado no ápice da deformidade, causará separação transepifisária na criança, enquanto, no adulto, exigirá osteotomia peri ou intra-articular. Por essa razão, nas deformidades justarticulares, o nível mais conveniente para realizar a osteotomia é o metafisário, enquanto as dobradiças são mantidas no ápice da deformidade **(FIG. 24.13)**. A assincronia entre o nível da osteotomia e a colocação das dobradiças produz translação do segmento distal, que é importante para restaurar o eixo mecânico sem a necessidade de hipercorreção.

Nesses casos, embora seja necessário realizar a osteotomia metafisária, as dobradiças são colocadas no nível do centro de rotação da angulação, ou seja, no ápice da deformidade. A colocação das dobradiças, em posição que não coincide com o ápice da deformidade, ocasiona, por sua vez, angulação e translação. O movimento de translação é importante, pois evita a necessidade de realizar hipercorreção para restaurar o eixo mecânico, o que produziria nova deformidade **(FIGS. 24.14 e 24.15)**.

DEFORMIDADES EM DOIS PLANOS

As deformidades podem ocorrer de maneira combinada, isto é, em dois planos. Um componente situa-se no plano frontal (varo ou valgo) e outro no plano sagital (procurvato ou recurvato). Essas deformidades denominam-se biplanares ou em plano oblíquo. A análise cuidadosa das deformidades biplanares revelou que a maioria dessas condições pode ser corrigida em um único plano, resultante

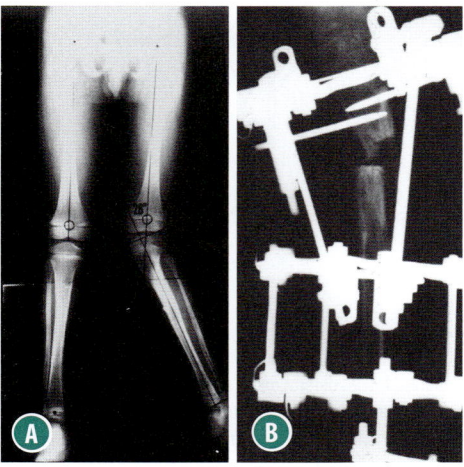

FIGURA 24.13

Ⓐ Paciente portador de hemimelia fibular e deformidade em valgo do joelho esquerdo. O ápice justarticular da deformidade localiza-se sobre a fise. Como a osteotomia não pode ser realizada nesse nível, deve ser feita no nível metafisário.
Ⓑ Osteotomia realizada no nível da metáfise, fora do centro de rotação, e dobradiças colocadas no ápice da deformidade (centro de rotação). A correção é o resultado da angulação e da translação do segmento distal.

entre o plano frontal e o lateral.[11,19] Esse novo plano, denominado plano oblíquo, situa-se em algum ponto entre os planos frontal e sagital. Bär e Breitfuss[20] demonstraram que, em algum ponto entre os planos frontal e sagital, existe um plano resultante, chamado de plano real da deformidade (**FIG. 24.16**). Assim, em uma situação que tenha dois componentes, um no plano frontal e outro no sagital, pode-se atuar em apenas um plano, corrigindo simultaneamente ambos os desvios (**FIG. 24.17**).

> **ATENÇÃO! A maioria das deformidades é corrigida de maneira gradual, de modo que ocorra a distração de 1 mm por dia no local da osteotomia. A correção aguda da deformidade, ou seja, no momento da osteotomia e da colocação do fixador, é indicada para deformidades menores de 20°. Esse parâmetro não é válido para algumas regiões onde há risco nas estruturas neurovasculares, como é o caso da deformidade em valgo da tíbia proximal, na qual o nervo fibular pode ser distendido na correção aguda de deformidade de até 5° de magnitude.[11]**

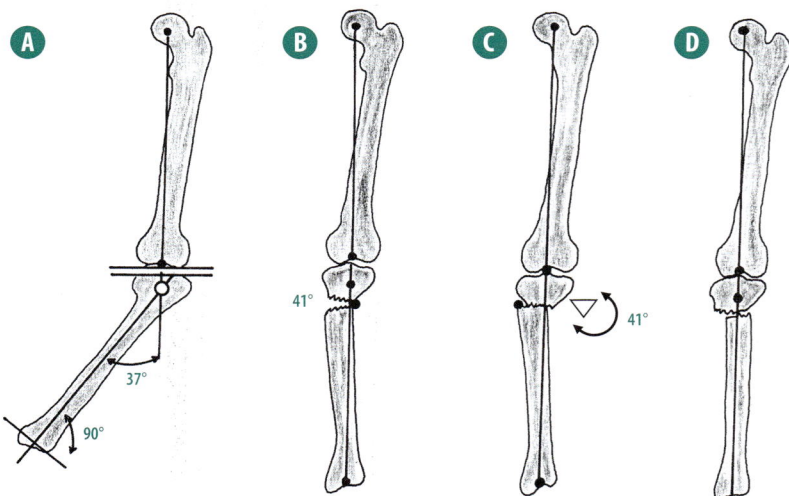

FIGURA 24.14

Ⓐ Deformidade em varo de 37° da tíbia proximal. Nesse caso, existem três possibilidades de correção.
Ⓑ Osteotomia em cunha de abertura e necessidade de hipercorrigir 41° para restabelecer o eixo mecânico.
Ⓒ Osteotomia com retirada de cunha e necessidade de hipercorrigir 41° para restabelecer o eixo mecânico.
Ⓓ Osteotomia e translação. Nesse caso, o eixo mecânico é restabelecido sem a necessidade de hipercorreção.

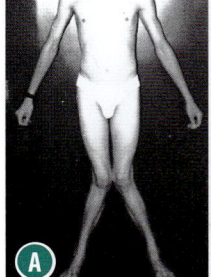 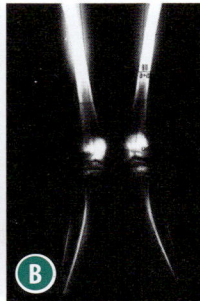 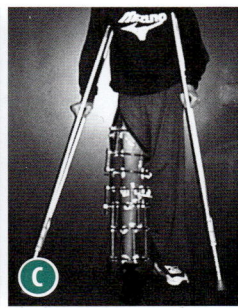 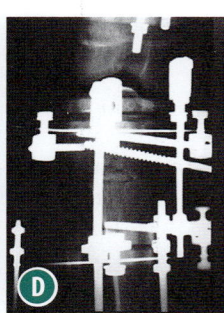 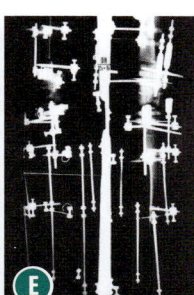 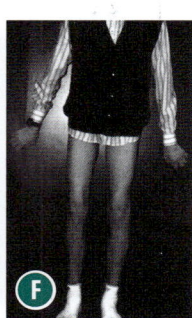

FIGURA 24.15

Ⓐ Paciente de 14 anos, portador de displasia metafisária com deformidade em valgo dos joelhos. Ⓑ Raio X panorâmico dos membros inferiores mostrando deformidade no fêmur e na tíbia. Ⓒ Paciente após a correção das deformidades no fêmur e na tíbia com fixador circular. Ⓓ Aspecto radiológico da translação na tíbia.
Ⓔ Aspecto radiológico após a correção do fêmur e da tíbia. Ⓕ Aspecto clínico do paciente após a retirada do aparelho.

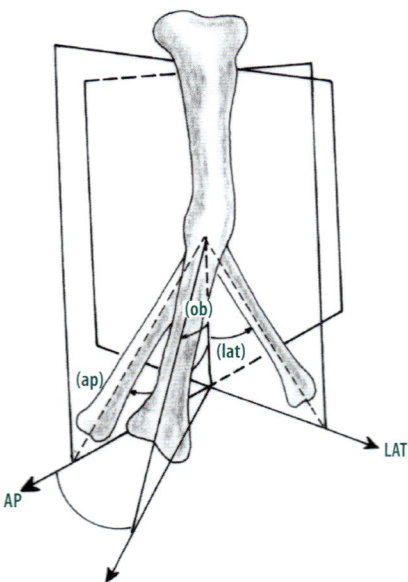

FIGURA 24.16 → Entre os planos frontal e lateral, existe um plano resultante – o plano real da deformidade –, sobre o qual se pode atuar e corrigir simultaneamente a deformidade em dois planos.

A maioria das deformidades é corrigida de maneira gradual, de modo que ocorra a distração de 1 mm por dia no local da osteotomia. A correção aguda da deformidade, ou seja, no momento da osteotomia e da colocação do fixador, é indicada para deformidades menores de 20°. Esse parâmetro não é válido para algumas regiões onde há risco nas estruturas neurovasculares, como é o caso da deformidade em valgo da tíbia proximal, na qual o nervo fibular pode ser distendido na correção aguda de deformidade de até 5° de magnitude.[11]

Existem várias maneiras para determinar a magnitude e a localização do plano real da deformidade. Ao definir o plano, pode-se estabelecer o eixo de rotação necessário para a correção. O plano real da deformidade também pode ser determinado graficamente.[11] Para tanto, é preciso conhecer a magnitude da deformidade nos planos frontal e sagital, que é fornecida pela radiografia. A resultante, cujo valor é sempre maior do

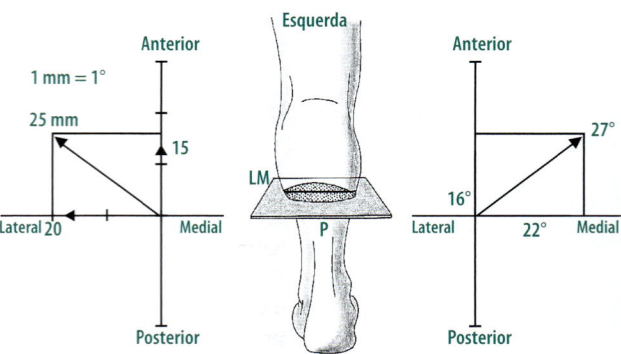

FIGURA 24.18 → As magnitudes das deformidades medidas na radiografia, nos planos frontal e lateral, são colocadas no gráfico. O vetor fornece a magnitude da deformidade resultante no plano oblíquo que deve ser corrigida. Considera-se que 1 mm corresponde a 1°. Neste caso, a magnitude é de 27°.

que os valores da deformidade em cada plano, constitui o ângulo real da deformidade e a sua orientação **(FIG. 24.18)**.

CORREÇÃO AGUDA OU GRADUAL

A velocidade de distração de 1 mm por dia não interfere na osteogênese e possibilita a neo-histogênese nas partes moles durante o processo de alongamento. De maneira similar, a correção da deformidade angular por meio de fixador deve ser ajustada de modo que ocorra a distração de 1 mm por dia no local da osteotomia. Em virtude de o dispositivo de distração do fixador circular situar-se distante do foco da osteotomia, para que se atinja esse nível de distração no foco, é necessário que a distração tenha maior velocidade no local do dispositivo.

As deformidades podem ser corrigidas de maneira aguda ou gradual. A correção gradual, por se realizar na velocidade apropriada de 1 mm por dia, não compromete as estruturas neurovasculares. Na correção aguda, entretanto, pode haver comprometimento. Se a correção for realizada em direção que não comprometa as estruturas neurovasculares, como é o caso de deformidade em varo da tíbia proximal, o grau de correção pode ser maior. Nessa situação, até

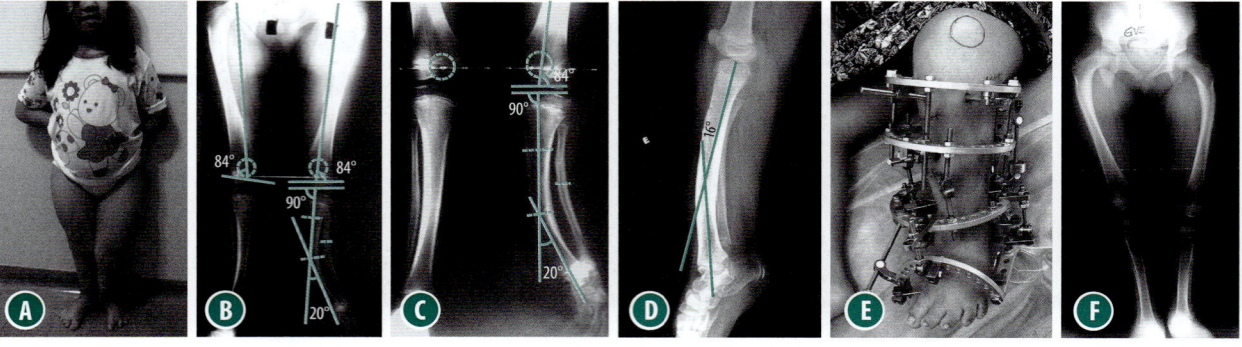

FIGURA 24.17

A Paciente de 11 anos portadora de displasia óssea mostrando deformidade da tíbia esquerda. **B** - **D** Deformidade da tíbia em dois planos. Valgo de 20° no plano frontal e procurvato de 16° no plano sagital. Encurtamento de 4,2 cm da tíbia. **E** Aspecto da paciente durante a correção com fixador circular. **F** Aspecto radiológico após a correção e o alongamento.

20° de correção aguda podem ser realizados sem que haja problemas. Todavia, quando as estruturas neurovasculares estiverem em risco, como na correção de deformidade em valgo da tíbia proximal, em que o nervo fibular pode ser distendido, até 5° de correção aguda constitui risco.[6]

INDICAÇÕES PARA CORREÇÃO DAS DEFORMIDADES

As deformidades dos membros inferiores podem ser sintomáticas ou assintomáticas. As sintomáticas causam dor, inflamação, limitação da mobilidade articular e alteração da marcha. As indicações para o realinhamento cirúrgico, nesses casos, dependem de alguns fatores, que incluem a maturação esquelética, o grau de desconforto, a incapacidade e a progressão da deformidade.[21,22]

O tratamento das deformidades tem como objetivos básicos o alívio dos sintomas e a prevenção da osteoartrose secundária. Nas deformidades assintomáticas, é muito difícil especificar indicações cirúrgicas mais precisas, por não haver dados suficientes na literatura sobre sua história natural.[23-26] Entretanto, mesmo em pacientes com deformidades ósseas assintomáticas, há algumas indicações de tratamento cirúrgico que devem ser considerados. Nesse quadro, incluem-se pacientes que apresentam variação do ângulo mecânico distal do fêmur em valgo maior do que 5°, ângulo mecânico proximal da tíbia em varo maior do que 5° e desvio do eixo mecânico maior do que 15 mm. Já outras deformidades assintomáticas devem ser corrigidas de modo profilático se as radiografias evidenciarem a presença de doença degenerativa das articulações. Outro grupo de deformidades assintomáticas para o qual se deve considerar a correção engloba deformidade em procurvato (antecurvato) da tíbia distal maior do que 15°, deformidade em recurvato da tíbia distal maior do que 10° e deformidade em varo ou valgo da tíbia distal maior do que 10°, quando a mobilidade da articulação subtalar estiver limitada.

O importante antes de qualquer cirurgia é não somente identificar e tratar o local correto da deformidade, mas também evitar que surja deformidade secundária na tentativa de corrigir a verdadeira.

APLICAÇÃO CLÍNICA DA FIXAÇÃO EXTERNA NA CORREÇÃO DE DEFORMIDADES

Tíbia vara de Blount

A principal característica da doença de Blount é sua contínua progressão, produzindo varo proximal associado a torção interna da tíbia. Essa patologia apresenta-se clinicamente de três maneiras: forma infantil, juvenil e tardia

ou do adolescente. A primeira forma atinge crianças de até 4 anos, e 50 a 70% dos casos são bilaterais. A segunda, juvenil, afeta crianças de 4 a 10 anos, e a forma tardia, ou do adolescente, manifesta-se após os 10 anos e apresenta-se com mais frequência de modo unilateral.

A história natural tem mostrado que essa doença causa alterações irreversíveis da porção medial da epífise da tíbia, provenientes de distúrbio do crescimento da parte medial da fise. Há vários métodos para o tratamento da tíbia vara. O tratamento com órteses corretivas, utilizadas especialmente na forma infantil, até o presente momento, não mostrou evidências quanto a sua efetividade. A maioria dos pacientes requer tratamento cirúrgico. Para tanto, existem diferentes técnicas que podem ser utilizadas. A osteotomia da tíbia é o método cirúrgico mais empregado na correção da tíbia vara, em especial nos casos em que a deformidade não é muito acentuada (< 15 a 20°).[27-31] A correção aguda, quando se realiza osteotomia da tíbia, necessita de fixação por meio de placa e, posteriormente, de nova cirurgia para a sua remoção. Além disso, a correção aguda da tíbia proximal pode gerar graves complicações de origem neurovascular.[32] Nas deformidades mais acentuadas da tíbia vara do adolescente, a osteotomia proximal da tíbia, com correção aguda e fixação, está associada a elevado percentual de complicações, entre as quais hipercorreção ou hipocorreção da deformidade angular.[27] A osteotomia metafisária da tíbia com correção gradual empregando fixador externo tem sido utilizada com sucesso e com maior segurança, conforme relatam diversos autores.[9,33] Com o emprego de fixador externo, é possível monitorar a correção da deformidade até a obtenção do alinhamento e a restauração do eixo mecânico **(FIG. 24.19)**.

Nas deformidades mais acentuadas em que ocorreu colapso do platô tibial medial, é utilizada a osteotomia transepifisária para elevar o platô, associada a epifisiodese da fise lateral da tíbia e da fíbula proximal.[28,34,35] Esse procedimento é associado à osteotomia proximal da tíbia, com correção gradual do varismo, rotação interna e encurtamento. Para tal abordagem, utiliza-se o fixador de Ilizarov, o qual facilita a translação do segmento distal da tíbia, sendo fundamental para restabelecer o eixo mecânico.

A distração fisária assimétrica da tíbia tem sido proposta como procedimento alternativo para a correção da tíbia vara do adolescente (Aldegheri; Trivella; Lavini, 1989; Aldegheri, 1999; De Pablos; Franzreb, 1993). Nesse procedimento, realizado por meio de fixador externo, faz-se a distração assimétrica no nível da fise proximal da tíbia **(FIG. 24.20)**. A indicação mais apropriada dessa técnica é para os casos de tíbia vara de início tardio ou do adolescente, quando a placa de crescimento estiver aberta ou com fechamento parcial (< 50%) e não houver deformidade importante da epífise proximal da tíbia.[30,31] Quando houver encurtamento associado da tíbia, esse procedimento é particularmente indicado. Uma vez instalado o fixador externo, a distração é iniciada 24 horas depois, a uma velocidade de 1,5 mm por dia. Não é necessário realizar osteotomia da fíbula.

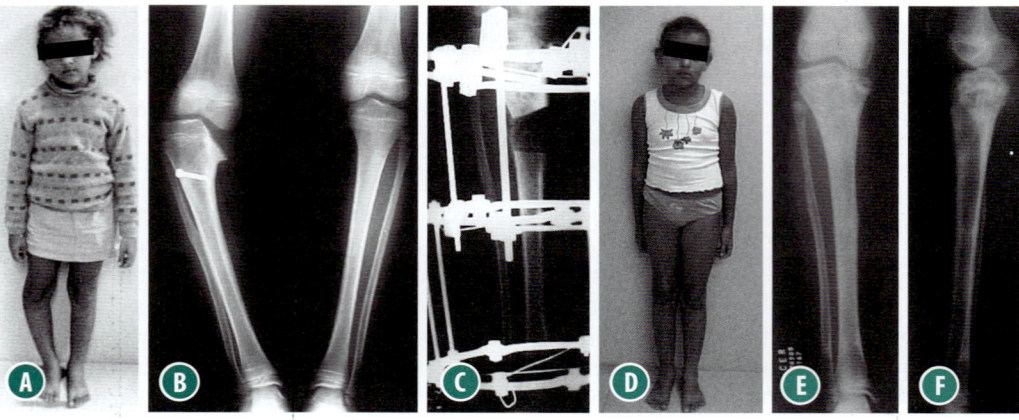

FIGURA 24.19

Ⓐ Paciente de 7 anos com tíbia vara. Ⓑ Aspecto radiológico após tratamento por meio de osteotomia de valgização mostrando recidiva da deformidade. Ⓒ Radiografia após elevação do platô tibial, epifisiodese da fíbula e fise lateral da tíbia associadas a correção do varo e alongamento. Ⓓ - Ⓕ Aspecto clínico e radiológico após correção e alongamento.

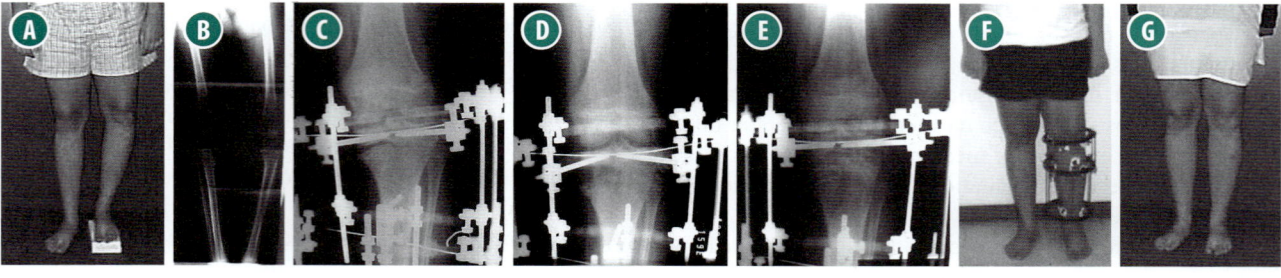

FIGURA 24.20

Ⓐ Paciente de 12 anos e 8 meses com tíbia vara de Blount. Ⓑ Raio X ortostático dos membros inferiores. Ⓒ Aspecto radiológico da correção por distração fisária assimétrica utilizando fixador circular. Fase inicial. Ⓓ Aspecto radiológico da correção por distração fisária assimétrica utilizando fixador circular. Fase intermediária. Ⓔ Aspecto radiológico da correção por distração fisária assimétrica utilizando fixador circular. Fase final. Ⓕ Aspecto da paciente com fixador de Ilizarov durante a correção. Ⓖ Aspecto da paciente após a retirada.

DICA: Quando uma deformidade for sintomática, não existe dúvida quanto à indicação de correção cirúrgica. Quando for assintomática, nem sempre deve ser corrigida. No entanto, algumas indicações de tratamento devem ser observadas. Nessa situação, incluem-se pacientes que apresentam variação do ângulo lateral distal do fêmur em valgo maior do que 5°, ângulo medial proximal da tíbia em varo maior do que 5° e que têm desvio do eixo mecânico maior do que 15 mm. Na tíbia distal, as deformidades assintomáticas que devem ser corrigidas englobam procurvato (antecurvato) maior do que 15° e recurvato maior do que 10°. Deformidades assintomáticas em varo ou valgo da tíbia distal maiores do que 10° devem ser corrigidas, sobretudo quando a mobilidade da articulação subtalar estiver limitada.

Contratura em flexão do joelho

A contratura em flexão do joelho, quando acima de 30°, representa um problema de difícil solução. Os métodos clássicos de correção, por meio de gesso seriado, fisioterapia, liberação de partes moles posteriores e osteotomia supracondilar do fêmur, não são efetivos quando a etiologia da contratura dificulta ou impede a correção. A liberação de partes moles, na maioria das vezes, não é suficiente para a correção das deformidades mais graves, ainda mais quando a etiologia engloba patologia de partes moles, como artrogripose múltipla congênita. Além disso, existe o risco de comprometer estruturas neurovasculares com o uso dessa técnica. A osteotomia supracondilar pode ser utilizada nas deformidades menores de 20 a 30°, mas não tem a mesma aplicação nas deformidades acima dessa magnitude e, além disso, cria uma deformidade secundária para corrigir a primária.[38]

ATENÇÃO! A complicação mais frequente que acompanha a correção da deformidade em flexão do joelho é a subluxação posterior da tíbia, presente quando são utilizados os métodos tradicionais de correção. A escola russa desenvolveu uma técnica de correção gradual da deformidade em flexão por meio de fixador externo.[39] Esse método emprega fixador externo no fêmur e na tíbia, conectando-os, por dobradiças, ao centro de rotação da articulação do joelho.[38,40]

Técnica de colocação do fixador circular. A montagem do fixador circular com dois anéis no fêmur e dois na tíbia é suficiente **(FIG. 24.21)**. As dobradiças são colocadas no centro de rotação da articulação do joelho **(FIG. 24.22)**. Na prática, o centro de rotação está localizado na intersecção da linha que segue a cortical posterior da diáfise do fêmur com a linha da incisura intercondilar. Inicia-se o procedimento de colocação do fixador com a passagem de fio de Steinmann, sob controle do intensificador de imagem, pelo centro de rotação determinado. O fio é seccionado a 1 cm da pele, em cada lado, e deve ser paralelo à interlinha articular. Ele servirá como referência para a colocação das dobradiças.

Nas deformidades mais graves, existe o risco de descolamento epifisário durante a correção. Nesses casos, é importante que seja passado um fio suplementar pela epífise da tíbia e do fêmur, conectado por meio de bandeirinha ao anel adjacente, para evitar o escorregamento da epífise durante a correção do flexo **(FIG. 24.23)**. A correção é feita de maneira gradual, em velocidade de 2 mm ao dia, dividida em quatro distrações de 0,5 mm, o que corresponde, no nível articular, a cerca de 1 mm ao dia.

> **ATENÇÃO! Nas contraturas mais graves, é importante fixar as epífises do fêmur e da tíbia ao anel adjacente, para evitar o descolamento durante a correção.**

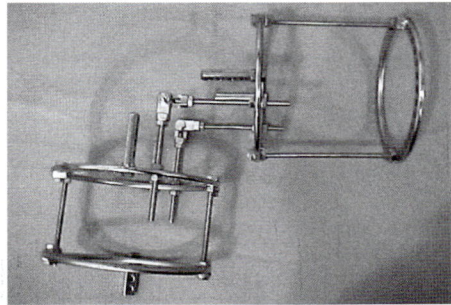

FIGURA 24.21 → Pré-montagem do fixador de Ilizarov para correção de flexo do joelho. Anel proximal (fêmur) e distal (tíbia). Dobradiças posicionadas no eixo de rotação.

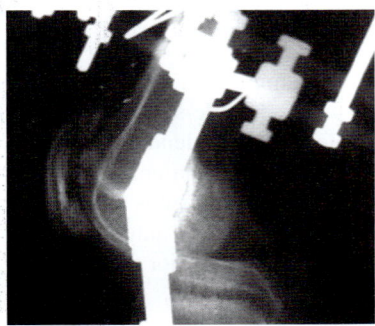

FIGURA 24.22 → Posição das dobradiças no eixo de rotação do joelho, situado na intersecção entre a linha da cortical posterior do fêmur e a incisura intercondilar.

A deformidade deve ser hipercorrigida (cerca de 10°), e o fixador é mantido por mais quatro a seis semanas após a correção **(FIGS. 24.24 e 24.25)**. Depois da retirada do aparelho, o joelho é imobilizado com gesso em extensão por quatro semanas. Ao retirar o gesso, prescreve-se órtese em extensão com joelheira anterior. Imediatamente, é preciso iniciar a fisioterapia para recuperar a mobilidade. Nas contraturas mais acentuadas, é aconselhável liberar os isquiotibiais antes de colocar o fixador.

> **ATENÇÃO! A complicação mais frequente que acompanha a correção da deformidade em flexão do joelho é a subluxação posterior da tíbia. A correção gradual, por meio de fixador externo e colocação de dobradiças no centro de rotação do joelho, evita essa complicação. A deformidade deve ser hipercorrigida, e o fixador deve ser mantido por quatro a seis semanas após a correção. Depois da retirada do aparelho, o joelho deve ser imobilizado com gesso, em extensão, por quatro semanas.**

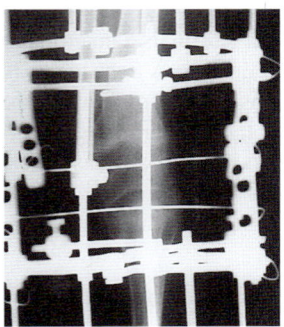

FIGURA 24.23 → Fio de Steinmann passado pelas epífises do fêmur e da tíbia para evitar o escorregamento.

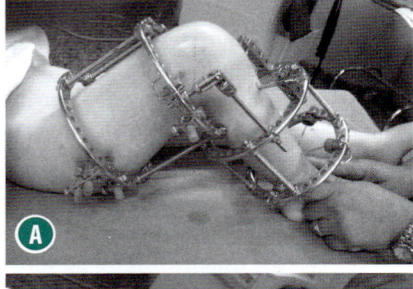

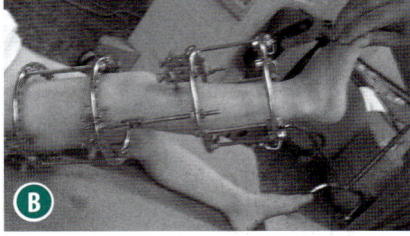

FIGURA 24.24
Ⓐ Paciente de 7 anos com flexo do joelho direito por sequela de artrite séptica. Fixador circular instalado no fêmur e na tíbia com dobradiças colocadas no eixo de rotação do joelho. **Ⓑ** Aspecto clínico após a correção.

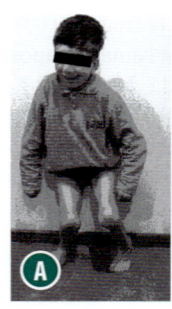 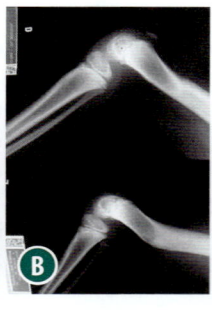 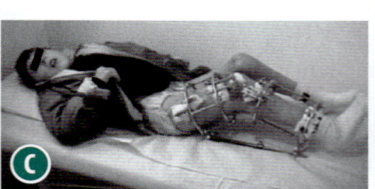 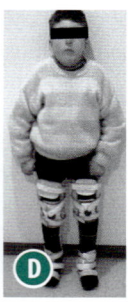

FIGURA 24.25
Ⓐ Paciente de 7 anos com flexo de joelho bilateral causado por pterígio congênito.
Ⓑ Radiografia de perfil dos joelhos.
Ⓒ Paciente após a colocação do fixador no lado direito.
Ⓓ Paciente usando órtese para manutenção da correção.

Deformidades no pé e no tornozelo

As cirurgias convencionais são satisfatórias para a correção da maioria das deformidades do pé. Artrodese tripla modelante, talectomia, alongamentos tendíneos e liberações articulares são procedimentos comumente usados em muitas doenças.

Deformidades complexas do pé e do tornozelo, infelizmente, não podem ser corrigidas por cirurgia convencional, e outros métodos de tratamento são necessários. Essa situação ocorre em deformidades graves, nas quais a quantidade de pele é insuficiente para obter a correção. Várias técnicas cirúrgicas, como manipulações após liberação cirúrgica do pé, e diversos retalhos musculares têm sido empregados.[41] Além disso, os métodos tradicionais de correção das deformidades do pé em crianças de mais idade e adultos podem necessitar de grandes ressecções ósseas, produzindo encurtamento significativo do pé.[42,43]

Como alternativa, o fixador externo de Ilizarov tem sido empregado no tratamento das deformidades complexas do pé.[44-47] Ele realiza distração longitudinal da pele, dos vasos e dos nervos, bem como dos tecidos conjuntivos e ligamentos, produzindo alongamento e regeneração celular dessas estruturas.[42,43] A aplicação desse método permite correções das mais variadas deformidades, como equino, equino com varo ou valgo do retropé, equino com adução ou supinação do antepé e deformidade em cavo associada ou não às já mencionadas. Além disso, o método possibilita realizar artrodese primária ou secundária das articulações tibiotarsal, subtalar e mediotarsal, com ou sem deformidades associadas.

Alguns autores têm recomendado a técnica de distração com fixador externo para o tratamento de pé torto congênito recidivado em crianças já tratadas cirurgicamente.[4,47] Outros utilizam essa técnica somente em crianças de mais idade e adultos com pé torto inveterado.[4,42,46]

As técnicas para correção de deformidades no pé e no tornozelo, utilizando o fixador externo de Ilizarov, podem ser divididas em dois tipos: no primeiro, é utilizada somente a distração lenta e gradual dos tecidos moles; no segundo, são associadas osteotomias. Em crianças com menos de 8 anos, as deformidades podem ser corrigidas apenas por distração dos tecidos moles. O método de Ilizarov para a distração da articulação e dos tecidos moles é similar à técnica de correção com aparelhos gessados. A distração gradual, assim como a correção com gesso, faz com que a posição deformada do pé seja redirecionada para a posição correta. Os ossos são empurrados para uma posição incongruente, mas a cartilagem cresce e preenche a incongruência.[42,44,46,48] A plasticidade biológica possibilita o remodelamento das deformidades nas crianças nessa idade.

Detalhes da técnica para correção de deformidades complexas do pé

Há duas maneiras de construção do aparelho para a distração das contraturas do pé e do tornozelo: constrita e não constrita. Os aparelhos constritos têm um único eixo de rotação, no qual as dobradiças são centradas na articulação a ser tratada. A montagem constrita é tipicamente aplicada em grandes articulações, como joelho, cotovelo e tornozelo. Por sua vez, a montagem não constrita é empregada nas articulações com mais de um eixo de rotação, sendo utilizada para correção de deformidades complexas, multidirecionais, como ocorre no pé torto congênito, na artrogripose, nos pés neurogênicos, na poliomielite e nas deformidades pós-traumáticas. A montagem do fixador de Ilizarov para a correção de deformidades multidirecionais, como no pé torto congênito, visa à correção de cada elemento que compõe a deformidade (equino, cavo, varo, aduto, supinação) **(FIG. 24.26)**. Uma montagem é utilizada na perna e outra no pé com conexão por meio de dobradiças ou hastes entre elas **(FIG. 24.27)**.

Em crianças de mais idade e em adultos é frequente a necessidade de osteotomias para facilitar a correção, devido à reduzida capacidade de remodelamento.[42,48] Existem dois tipos de osteotomias para correção das deformidades do pé: em forma de "U" e em forma de "V". A osteotomia em U é realizada por meio de secção semicircular, que começa na parte posterior do corpo do tálus e estende-se para baixo, em direção à articulação talocalcânea, estendendo-se anteriormente até a cabeça do tálus. A osteotomia em V é a mais utilizada, cujo ramo posterior se situa atrás dos tendões dos fibulares e posterior à faceta talar. No ramo anterior do V, o calcâneo é seccionado entre as facetas anterior e média e em direção ao colo do talus **(FIG. 24.28)**.

A osteotomia supramaleolar também pode ser utilizada para correção de deformidades do pé e do tornozelo.[42] Ela é indicada para correção de deformidades no nível

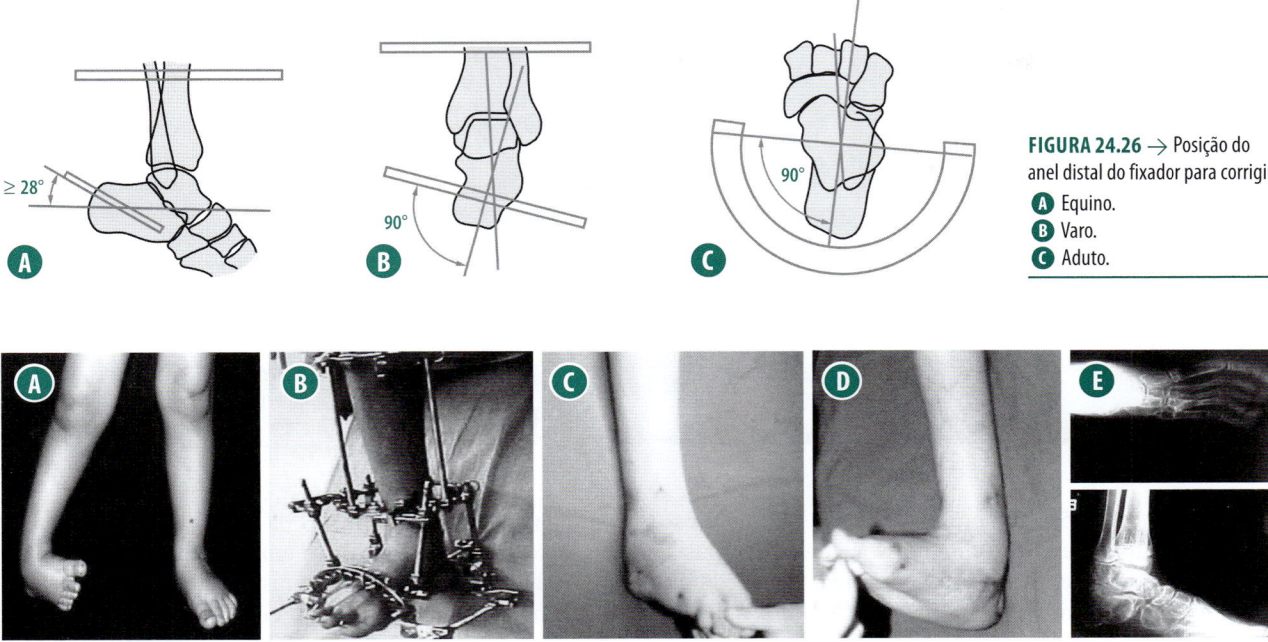

FIGURA 24.26 → Posição do anel distal do fixador para corrigir.

(A) Equino.
(B) Varo.
(C) Aduto.

FIGURA 24.27

(A) Paciente de 7 anos com pé torto congênito no lado direito.
(B) Após a correção com fixador de Ilizarov.
(C) e **(D)** Mobilidade do pé após a retirada do fixador.
(E) Radiografia do pé após a correção.

metafisário ou justarticular distal da tíbia. Deformidades em equino, na presença da anquilose do tornozelo, também podem ser corrigidas por meio da osteotomia supramaleolar e correção gradativa com translação posterior do fragmento distal por meio de fixador (**FIG. 24.29**).

> **DICA:** As deformidades do pé em crianças com menos de 8 anos são corrigidas somente por meio da distração dos tecidos moles. Acima dessa idade, é necessário adicionar osteotomias do tálus e do calcâneo, as quais facilitam a correção. A indicação da correção gradual por meio de fixador externo no pé torto congênito limita-se aos casos de pé inveterado e que não foi tratado ou ao pé recidivado em crianças acima de 4 anos.[4,47] Utilizando o fixador circular de Ilizarov, a distração gradual faz com que a parte deformada do pé seja redirecionada para a posição correta.

Hemimelia fibular

A hemimelia fibular é a mais frequente deficiência congênita dos ossos longos.[49-51] Não é uma anomalia isolada, pois integra o espectro de displasia do membro. Clinicamente, a ausência da fíbula pode ser parcial ou completa, associada à variedade de anomalias do membro, incluindo encurtamento e deformidade angular da tíbia,

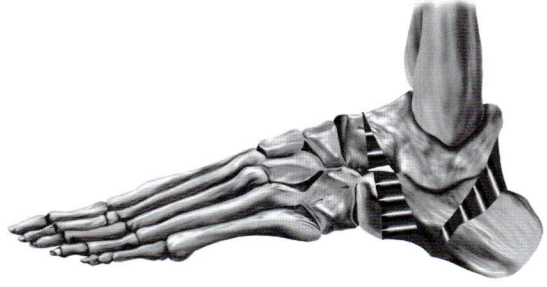

FIGURA 24.28 → Diagrama mostrando a osteotomia em V após a distração.

articulação do tornozelo em forma de cúpula (*ball and socket*), anomalias do tarso, ausência dos raios laterais do pé, encurtamento do fêmur, deficiência proximal focal do fêmur e, em alguns casos, anomalias na mão. As maiores deficiências são encurtamento acentuado do membro, deformidade angular da tíbia e equinovalgo do pé.[50,52,53]

Há diversas classificações para a deficiência longitudinal da fíbula. Basicamente, todas elas estabelecem três graus de deficiência desse osso, conforme a gravidade crescente da deformidade. A classificação de Catagni[45,54] é a mais utilizada. De acordo com o aspecto radiológico, cada tipo serve para prever o grau de encurtamento futuro e, assim, orientar o tratamento. Os autores classificam em **tipo I**, no qual a fíbula está presente, mas em forma de miniatura. A projeção final de encurtamento chega, no

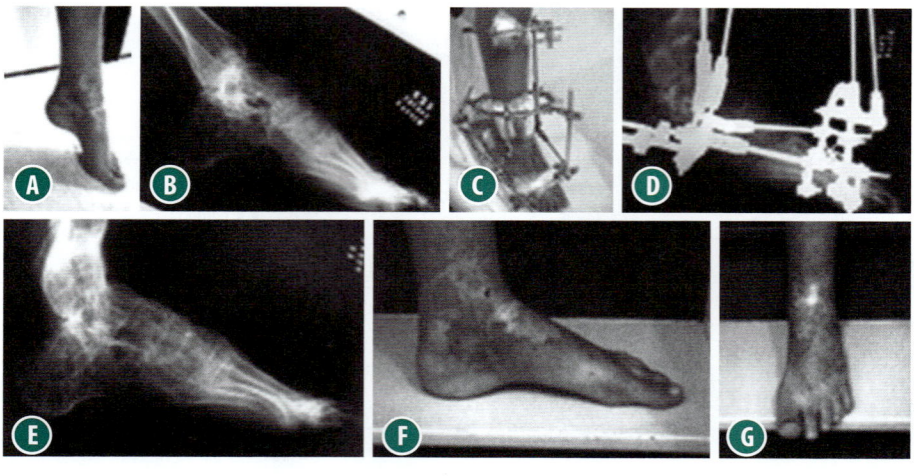

FIGURA 24.29

A Paciente masculino de 18 anos com deformidade rígida em equino do pé esquerdo. Sequela de traumatismo.
B Radiografia mostrando anquilose da articulação tibiotarsal.
C Aspecto da montagem com fixador circular.
D Aspecto radiológico mostrando a translação posterior do fragmento distal para preservar o eixo mecânico.
E Aspecto radiológico após a correção.
F e **G** Aspecto clínico após a correção.

máximo, em 15% (5 a 6,5 cm). No **tipo II**, a fíbula está parcial ou totalmente ausente e associada à hipoplasia femoral de grau leve. O encurtamento final é de 35% do comprimento do membro (11 a 15,5 cm). No **tipo III**, a fíbula está ausente e o fêmur é hipoplásico. O encurtamento pode chegar a 60% do comprimento do membro (19 a 24 cm). Nesse tipo, além da deformidade e do encurtamento acentuado da tíbia, estão presentes deformidade em equinovalgo do pé e luxação do tornozelo, associadas à deformidade e ao encurtamento do fêmur.

Paley e Herzenberg[55] introduziram uma classificação levando em conta a patologia do pé e conforme o número de alongamentos que serão necessários. Eles dividiram a doença em quatro tipos, de acordo com a orientação e o grau de flexibilidade das articulações do tornozelo e pé. **Tipo I**: tornozelo móvel e orientação normal. **Tipo II**: tornozelo móvel, mas em valgo. **Tipo IIIA**: tornozelo móvel em equinovalgo. **Tipo IIIB**: tornozelo rígido em equinovalgo. Os autores acreditam que a deformidade em equino e valgo do pé decorre da orientação inadequada da articulação do tornozelo, a qual está orientada lateral e posteriormente. A classificação proposta por eles pode ser usada em neonatos e infantes e orienta o tipo de tratamento cirúrgico a ser realizado.

Hoje, as opções de tratamento da hemimelia são a amputação tipo Syme ou Boyd, seguida de colocação da prótese, ou o procedimento de reconstrução do membro, que visa corrigir todas as deformidades. Na literatura, não existe consenso sobre qual das opções terapêuticas é a melhor. Muitos estudos têm documentado o sucesso tanto com a amputação precoce[52,53] quanto com a técnica de reconstrução.[37,50,54,56] A maioria dos autores, no entanto, concorda que o alongamento é o tratamento preferencial para os pacientes que têm discrepância de grau leve a moderado com deformidade no pé de grau aceitável com, no mínimo, três raios presentes. Os casos controversos são aqueles que apresentam deformidade grave do pé associada a grande desigualdade no comprimento dos membros. Isso ocorre devido à inibição significativa do crescimento da tíbia e à

combinação das discrepâncias da tíbia e do fêmur. A amputação do tipo Syme ou Boyd tem sido recomendada para essa forma da patologia.[52,53] A justificativa para tal opção de tratamento consiste na falha em obter resultados satisfatórios com a reconstrução. Existe unanimidade entre os autores que preconizam a amputação, seguida da colocação de prótese, de que essa abordagem requer um breve período de internação hospitalar, apresenta baixa taxa de complicações e não requer intervenções cirúrgicas frequentes.[53] Entretanto, não existem provas científicas suficientes que justifiquem ser a amputação, seguida da colocação da prótese, o melhor tratamento. No Brasil, assim como em países europeus, os pais têm dificuldade em aceitar a amputação como forma tradicional de tratamento, utilizada em muitos centros na América do Norte. Por essa razão, aceitam melhor os métodos terapêuticos que preservam o membro, como a reconstrução por meio de correção das deformidades e alongamentos repetidos.

Catagni[45] divide a cirurgia reconstrutiva em vários estágios durante o crescimento, dependendo da gravidade da deformidade. A **deformidade de grau I** pode ser tratada por um único alongamento da tíbia perto do final do crescimento. O tratamento da **deformidade de grau II** divide-se em três estágios. Estágio 1: utilização de órtese até 10 ou 12 meses de vida. Estágio 2: por volta dos 12 meses, faz-se correção da deformidade do tornozelo, correção da deformidade angular e alongamento da tíbia. Estágio 3: por volta do final do crescimento, faz-se o segundo alongamento e a correção dos desvios axiais do fêmur, da tíbia ou de ambos. Para tratar a **deformidade de grau III**, que é a forma mais grave de hemimelia fibular, com ausência total da fíbula, são necessários cinco estágios: entre 3 e 6 meses, entre 5 e 6 anos, entre 8 e 10 anos, entre 12 e 13 anos e no final da maturidade esquelética.

Paley e Herzenberg[55] dividem a cirurgia de reconstrução no tratamento da hemimelia fibular em correção da deformidade angular da tíbia, do pé e do tornozelo e equalização do membro. Com o objetivo de minimizar o impacto psicológico do tratamento, os autores recomendam separar os alongamentos e as reconstruções ao máximo. O primeiro alongamento é realizado entre 1,5 e 4 anos; o segundo, entre 6 e 8 anos, e o final, entre 12 e 14 anos. Concomitante ao primeiro alongamento, é realizada a liberação posterolateral do pé. Nesse procedimento, os autores preconizam o alongamento do tendão do calcâneo e dos músculos fibulares, a ressecção da membrana interóssea remanescente e do septo fibroso fibular, bem como a osteotomia supramaleolar para correção do valgo e procurvato do tornozelo. O fixador de Ilizarov tem sido utilizado para os procedimentos de reconstrução no tratamento da hemimelia fibular (FIG. 24.30). A razão mais importante para a escolha desse aparelho consiste, sobretudo, na sua capacidade de manter a correção da deformidade do pé e estabilizar as articulações durante o período de correção da deformidade angular e do alongamento da tíbia.

Pseudoartrose congênita da tíbia

A pseudoartrose congênita da tíbia é uma enfermidade rara, na qual ocorre fratura patológica no terço médio ou distal, cuja causa é atribuída à displasia óssea e à ausência de formação de osso normal nessa região. A etiologia da pseudoartrose congênita da tíbia é desconhecida, porém, na prática, observa-se a sua associação com diversas doenças, como neurofibromatose, displasia fibrosa e mielodisplasia.

São muitas as classificações descritas na literatura. No Brasil, a mais usada é a referida por Ilizarov e Gracheva[57] e modificada por Catagni,[58] por ser prática na indicação do método específico de tratamento para cada tipo de pseudoartrose. Mahmoud e colaboradores[59] propuseram uma classificação, na qual a doença é dividida em três tipos, de acordo com a presença de mobilidade no foco e as cirurgias prévias. As pseudoartroses do **tipo I** são atróficas, móveis e sem cirurgias prévias. As do **tipo II** são atróficas, móveis, mas com cirurgias prévias, e as do **tipo III** são hipertróficas e sofreram ou não cirurgias prévias. O tratamento da pseudoartrose é um dos mais difíceis no meio ortopédico. Muitas técnicas têm sido usadas,[51,60-64] e os resultados são variados.

Métodos terapêuticos convencionais para a pseudoartrose congênita da tíbia apontam taxa variável de sucesso em alcançar a união óssea.[61,62,65] Morrissy e colaboradores[65] compararam diferentes técnicas de enxerto com o enxerto ósseo em camadas e obtiveram taxa de sucesso de 12,5%. Nas últimas décadas, duas formas de tratamento têm sido utilizadas com maior sucesso: enxerto ósseo vascularizado e fixador externo de Ilizarov.

Weiland e colaboradores,[64] recentemente, relataram os resultados de 19 casos de pseudoartrose congênita da tíbia tratados com a transferência microvascularizada da fíbula e conseguiram 95% de sucesso. O elevado sucesso da técnica usada por esses autores é atribuído ao considerável potencial biológico do enxerto vascularizado. O método microcirúrgico necessita de pessoal treinado e especializado e é muito mais invasivo do que a aplicação do fixador externo.

O tratamento com a fixação externa, por meio do método de Ilizarov, é menos agressivo e fundamenta-se na histogênese de compressão e distração do tecido ósseo e das partes moles (FIG. 24.31). Propicia, além da cura da doença, solução para outros problemas que acompanham a patologia, como o encurtamento e a deformidade angular. O método de Ilizarov parece superior a todas as outras técnicas conhecidas e, conforme mostram vários autores, a consolidação é obtida em 90 a 100% dos casos.[57,66-68]

Sequelas de lesões fisárias

As lesões fisárias em crianças, responsáveis pela formação de barras ósseas, causam a associação de dois problemas de difícil solução – deformidade angular e encurtamento do segmento ósseo. Até 1967, o tratamento recomendado para as deformidades angulares era osteotomia corretiva e epifisiodese total. Langenskiöld,[69] em 1967, propôs uma nova alternativa terapêutica que compreendia a ressecção da barra óssea e a interposição de tecido adiposo, com o objetivo de restabelecer o crescimento no local da lesão.

No paciente em crescimento, a ressecção de barras ósseas transfisárias é indicada sempre que a extensão do

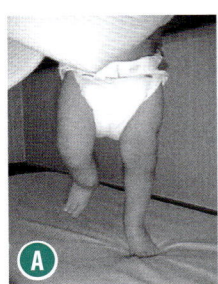 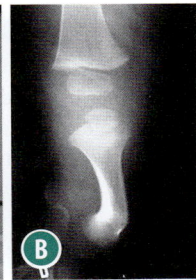 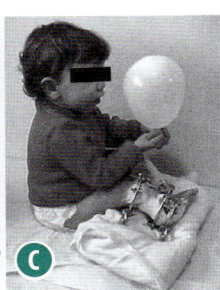 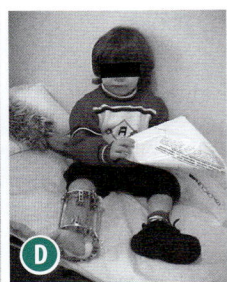 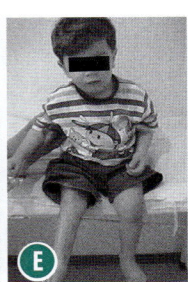 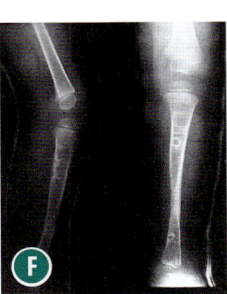

FIGURA 24.30

Ⓐ Paciente de 1 ano e 6 meses com hemimelia fibular de grau III com dismetria de 6,2 cm. Ⓑ Radiografia da perna mostrando deformidade da tíbia em dois planos.
Ⓒ Paciente logo após a colocação do fixador. Ⓓ Aspecto do paciente durante o uso do aparelho.
Ⓔ Aspecto clínico do paciente após a liberação do pé e o alongamento de 6,5 cm. Ⓕ Aspecto radiológico após a correção da deformidade e o alongamento.

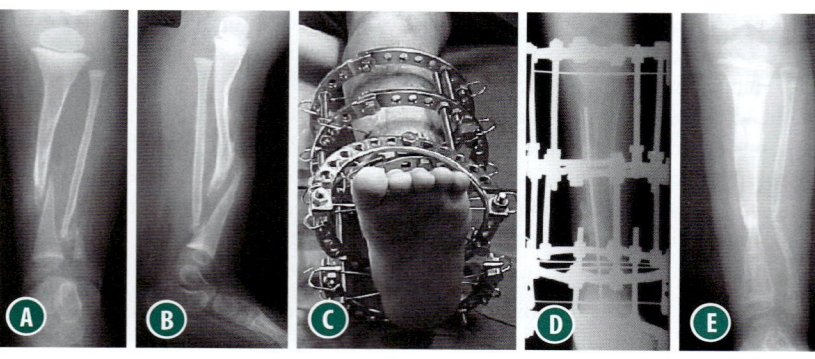

FIGURA 24.31 → Paciente de 7 anos com pseudoartrose congênita da tíbia.

Ⓐ e Ⓑ Radiografias de frente e perfil.
Ⓒ Tratamento com fixador de Ilizarov na perna e inclusão do pé.
Ⓓ Radiografia da perna durante alongamento com osteotomia proximal da tíbia. Observa-se fio de Kirschner intramedular para manter o alinhamento após a ressecção das extremidades ósseas no foco da pseudoartrose.
Ⓔ Radiografia após a consolidação.

comprometimento da fise for menor do que 50% da área total,[69,70] especialmente nas lesões periféricas. Nas lesões centrais, é raro ocorrer deformidade, predominando o encurtamento e, nesses casos, a indicação é fazer alongamento metafisário.

Quando é realizada a ressecção de barra óssea, é frequente a deformidade angular associada. Se a deformidade for maior do que 20°, é provável que a correção espontânea não ocorra. Portanto, além da ressecção da barra óssea, deve-se realizar osteotomia corretiva.[70] A fixação externa pode ser utilizada tanto para estabilizar a osteotomia, na correção aguda, como para realizar a correção gradual. Por meio do fixador externo, pode-se alongar o segmento e corrigir a dismetria que costuma estar associada **(FIG. 24.32)**.

Cañadell e De Pablos[71] apresentaram a técnica da distração fisária no tratamento das barras ósseas, a partir da qual é realizada a separação progressiva da epífise e a fratura da barra óssea, utilizando fixador externo. Com essa técnica, é possível corrigir a deformidade angular e, simultaneamente, alongar o segmento afetado, sem efetuar a ressecção da barra óssea. Tal método terapêutico é indicado próximo à maturidade esquelética, tendo em vista a possibilidade de recorrência da deformidade se o crescimento não for reassumido pela fise lesada, quando o tratamento é realizado em crianças de menor idade.

Displasias ósseas

As displasias ósseas compreendem um grupo de patologias que se caracteriza por causar alterações importantes no sistema musculoesquelético, incluindo baixa estatura, desproporção tronco-membros, dismetrias e deformidades rotacionais e angulares dos membros inferiores.[72] Com frequência, ocorrem deformidades angulares e rotacionais associadas em mais de um nível e em diferentes planos. A correção dessas condições complexas é facilitada pelo uso do fixador externo de Ilizarov, o qual oferece maior versatilidade pela possibilidade de correção em vários planos.

O problema da baixa estatura, geralmente observado nessas patologias, constitui um capítulo à parte no tratamento das displasias ósseas. Nessa condição em particular, embora seja possível realizar o alongamento uniforme dos segmentos ósseos dos membros inferiores, é preciso considerar que as complicações são muito mais frequentes quando se realizam alongamentos múltiplos simultâneos do que quando se faz a correção isolada de deformidades angulares e rotacionais.[72]

O fixador circular de Ilizarov **(FIG. 24.33)** oferece a possibilidade de executar a correção das deformidades por meio de pequenas incisões e sem fixação interna, para restaurar o alinhamento anatômico dos membros. Além disso, com a utilização do fixador circular, realiza-se a correção gradual

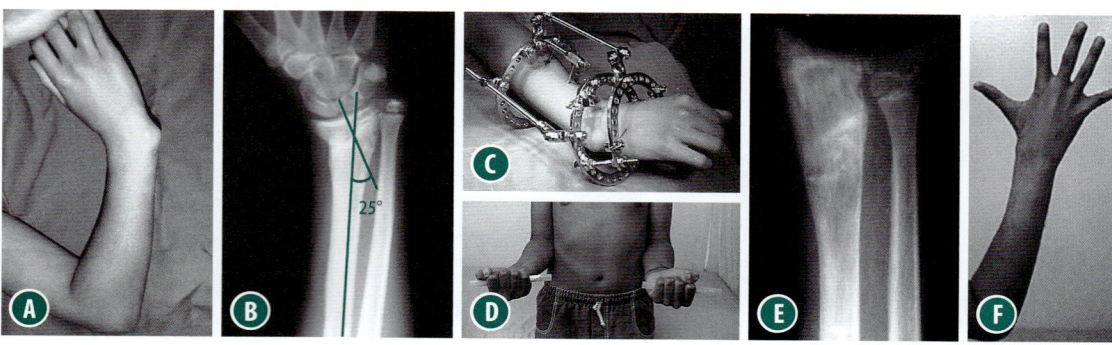

FIGURA 24.32
Ⓐ Paciente de 14 anos com deformidade do punho direito devido à lesão da fise do rádio. Ⓑ Aspecto radiológico da deformidade do rádio.
Ⓒ Correção e alongamento do rádio por meio de fixador de Ilizarov. Ⓓ Aspecto clínico após o tratamento.
Ⓔ Radiografia do punho mostrando alongamento do rádio e correção da deformidade. Ⓕ Aspecto funcional após o tratamento.

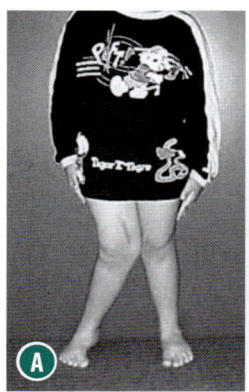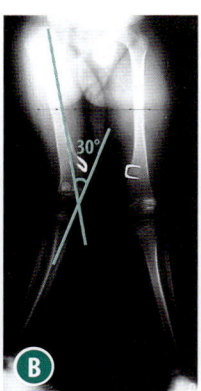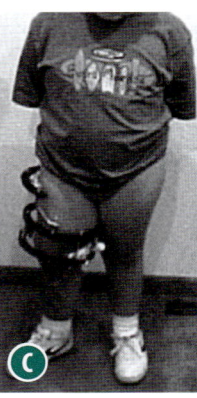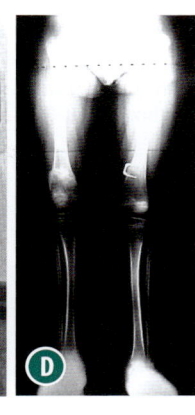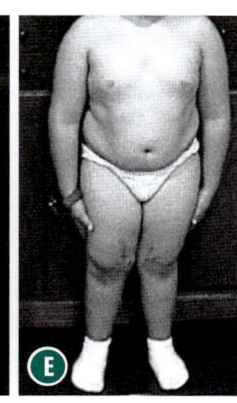

FIGURA 24.33

🅐 Paciente de 7 anos com displasia metafisária. Recidiva de geno valgo após cirurgia convencional.

🅑 Radiografia ortostática pré-operatória.

🅒 Aspecto do paciente durante a correção gradativa do fêmur direito com fixador de Ilizarov.

🅓 Radiografia ortostática dos membros inferiores após a correção, observando-se a restauração do eixo mecânico.

🅔 Paciente após a retirada do aparelho.

da deformidade, o que proporciona mais segurança quando a osteotomia é executada em locais de risco, como na metáfise proximal da tíbia. Essa situação ocorre especialmente na correção das deformidades em valgo do joelho, em que o risco de comprometimento vascular e nervoso é acentuado na correção aguda.[32] A correção de deformidades em valgo do joelho maiores do que 20° deve ser feita de maneira gradual para evitar essas complicações.

Referências

1. Atar D, Lehman WB, Grant AD, Strongwater A, Frankel V, Golyakhovsky V. Treatment of complex limb deformities in children with the Ilizarov technique. Orthopedics. 1991;14(9):961-6.

2. Fowler JL, Gie GA, Maceachern AG. Upper tibial vagus osteotomy using a dynamic external fixator. J Bone Joint Surg Br. 1991;73(4):690-1.

3. Green SA, Garland DE, Moore TJ, Barad SJ. External fixation for the uninfected angulated nonunion of the tibia. Clin Orthop Relat Res. 1984;(190):204-7.

4. Grill F. Correction of complicated extremity deformities by external fixation. Clin Orthop Relat Res. 1989;(241):166-8.

5. Korzinek K, Tepic S, Perren SM. Limb lengthening and three-dimensional deformity corrections. Arch Orthop Trauma Surg. 1990;109(6):334-9.

6. Paley D, Tetsworth KT. Deformity correction by the Ilizarov technique. In: Chapman MW, Madison M, editors. Operative orthopaedics. 2nd ed. Philadelphia: Lippincott Williams & Wilkins; 1993. p. 883-948.

7. Schlenzka D, Poussa M, Osterman K. Metaphyseal distraction for lower limb lengtheining and correction of axial deformities. J Pediatr Orthop. 1990;10(2):202-204.

8. Knapp RF Jr, Price CT. Correction of distal femoral deformity. Clin Orthop Relat Res. 1990;(255):75-7.

9. Price CT, Scott DS, Greenberg DA. Dynamic axial external fixation in the surgical treatment of tibia vara. J Pediatr Orthop. 1995;15(2):236-43.

10. Price CT, Mann JW. Experience with the orthofix device for limb lengthening. Orthop Clin N Am. 1991;22(4):651-3.

11. Paley D, Herzenberg JE, Tetsworth K, McKie J, Bhave A. Deformity planning for frontal and sagital plane corrective osteotomies. Orthop Clin North Am. 1994;25(3):425-65.

12. Hsu RW, Himeno S, Coventry MB, Chao EY. Normal axial alignment of the lower extremity and load-bearing distribution at the knee. Clin Orthop Relat. Res. 1990;(255):215-27.

13. Moreland JR, Basset LW, Hanker GJ. Radiographic analysis of the axial alignment of the lower extremity. J Bone Joint Surg Am. 1987;69(5):745-9.

14. Johnson F, Leitl S, Waugh W. The distribution of load across the knee: a comparison of static and dynamic measurements. J Bone Joint Surg Br. 1980;62(3):346-9.

15. Perry J, Antonelli D, Ford W. Analysis of knee joint forces during flexed knee stance. J Bone Joint Surg Am. 1975; 57(7):961-7.

16. Cooke TD, Pichora D, Siu D, Scudamore RA, Bryant JT. Surgical implications of varus deformity of the knee with obliquity of joint surfaces. J Bone Joint Surg Br. 1989;71(4):560-5.

17. Paley D, Chaudray M, Pirone AM, Lentz P, Kautz D. Treatment of malunions and mal-nonunions of the femur and tibia by detailed preoperative planning and the Ilizarov techniques. Orthop Clin North Am. 1990;21(4):667-91.

18. Paley D, Tetsworth KT. Mechanical axis deviation of the lower limbs: preoperative planning of uniapical angular deformities of the tibia and femur. Clin Orthop Relat Res. 1992;(280):48-64.

19. Johnson EE. Multiplane correctional osteotomy of the tíbia for diaphyseal malunion. Clin Orthop Relat Res. 1987; (215):223-2.

20. Bär HF, Breitfuss H. Analysis of angular deformities on radiographs. J Bone Joint Surg Br. 1989;71(4):710-1.

21. Dietz FR, Merchant TC. Indications for osteotomy of the tibia in children. J Pediatr Orthop. 1990;10(4):86-90.

22. Kling TF Jr, Hensinger RN. Angular and tortional deformities of the lower limbs in children. Clin Orthop Relat Res. 1983;(176):136-47.

23. Danielsson L, Hernborg JS. Morbidity and mortality of osteoarthritis of the knee (gonarthrosis) in Malmö, Sweden. Clin Orthop Relat Res. 1970;(69):224-6.

24. Hernborg JS, Nilsson BE. The natural course of untreated osteoarthritis of the knee. Clin Orthop Relat Res. 1977;(123):130-7.

25. Kettelkamp DB, Hillberry BM, Murrish DE, Heck DA. Degenerative arthritis of the knee secondary to fracture malunion. Clin Orthop Relat Res. 1988;234:159-61.

26. Wedge JH, Munkacsi I, Loback D. Anteversion of the femur and idiopathic osteoarthritis of the hip. J Bone Joint Surg Am. 1989;71(7):1040-3.

27. Henderson CH, Kemp GJ Jr, Greene W. Adolescent tibia vara: alternatives for operative treatment. J Bone Joint Surg Am. 1992;74(3):342-50.

28. Schoenecker PL, Meade WC, Pierron RL, Sheridan JJ, Capelli AM. Blount's disease: a retrospective review and recommendations for treatment. J Pediatr Orthop. 1985; 5(2):181-6.

29. Smith CF. Current concepts review: tibia vara (Blount's disease). J Bone Joint Surg Am. 1982;64(4):630-2.

30. De Pablos J, Franzreb M. Treatment of adolescent tibia vara by asymmetrical physeal distraction. J Bone Joint Surg Br. 1993;75(4):592-6.

31. De Pablos J, Alfaro J, Barrios C. Treatment of adolescent Blount disease by asymmetric physeal distraction. J Pediatr Orthop. 1997;17(1):54-8.

32. Steel H, Sandrow RE, Sullivan P. Complications of tibial osteotomy in children for genu varum or valgum: evidence that neurological changes are due to ischemia. J Bone Joint Surg Am. 1971;53(8):1629-35.

33. Gaudinez R, Adar U. Use of orthofix t-garche fixator in late-onset tibia vara. J Pediatr Orthop. 1996;16(4):455-60.

34. Sasaki T, Yagi T, Monji J, Yasuda K, Kanno Y. Transepiphyseal plate osteotomy for severe tibia vara in children: follow-up study of four cases. J Pediatr Orthop. 1986;6(1):61-5.

35. Siffert RS. Intraepiphyseal osteotomy for progressive tibia vara: case report and rationale of management. J Pediatr Orthop. 1982;2(1):81-5.

36. Aldegheri R, Trivella G, Lavini F. Epiphyseal distraction. Clin Orthop Relat Res. 1989;(241):117-36.

37. Aldegheri R. Distraction osteogenesis for lengthening of the tibia in patients who have limb-length discrepancy of short stature. J Bone Joint Surg Am. 1999;81(5):624-34.

38. Herzenberg JE, Davis JR, Paley D, Bhave A. Mechanical distraction for treatment of severe knee flexion contractures. Clin Orthop Relat Res. 1994;(301):80-8.

39. Volkov MV, Oganesyan OV. Restoration of function in the knee and elbow with a hinge-distractor apparatus. J Bone Joint Surg Am. 1975;57(5):591-60.

40. Bongiovanni JC, Palazzo Neto E, Boatto H, Amorim R. Tratamento da deformidade em flexão do joelho pelo método de Ilizarov. Rev Bras Ortop. 1997;32(8):615-8.

41. Ponten B. The fasciocutaneus flap: its use in soft tissue defects of the lower leg. Br J Plast Surg. 1981;34(2):215-18.

42. Paley D. The correction of complex foot deformities using Ilizarov's distraction osteotomies. Clin Orthop Relat Res. 1993;(293):97-111.

43. Paley D. Complex foot deformity correction using the Ilizarov circular external fixator with distraction but without osteotomy. In: Simons GW, editor. The clubfoot: the present and a view of the future. New York: Springer; 1994. p. 297-309.

44. Cantin MA. The Ilizarov external fixator in severe foot deformities: preliminary results. In: Simons GW, editor. The clubfoot: the present and a view of the future. New York: Springer; 1994.

45. Catagni MA. Management of fibular hemimelia using the Ilizarov method. Instr. Course Lect. 1992;41:431-4.

46. De la Huerta F. Correction of the neglected clubfoot by the Ilizarov method. Clin Orthop Rela Res. 1993;(301):89-93.

47. Grant AD, Atar D, Lehman WB. The Ilizarov technique in correction of complex foot deformities. Clin Orthop Relat Res. 1992;(280):94-103.

48. Herzenberg JE, Paley D. Ilizarov management of clubfoot deformity in young children. Foot Ankle Clin. 1998;3(4):649-61.

49. Coventry MB, Johnson EW Jr. Congenital absence of the fibula. J Bone Joint Surg Am. 1952;34(4):941-55.

50. Farmer W, Laurin C. Congenital absence of the fibula. J Bone Joint Surg Am. 1860;42(1):1960.

51. Ollerenshaw R. Congenital defects of the long bones of the lower limb: a contribution to the study of their causes, effects, and treatment. J Bone Joint Surg Am. 1925;7(3):528-52.

52. Achterman C, Kalamchi A. Congenital deficiency of the fibula. J Bone Joint Surg Br. 1979;61(2):133-7.

53. Birch JG, Walsh SJ, Small JM, Morton A, Koch KD, Smith C, et al. Syme amputation for the treatment of fibular deficiency: an evaluation of long-term physical and psychological functional status. J Bone Joint Surg Am. 1999;81(11):1511-8.

54. Catagni MA, Bolano L, Cattaneo R. Management of fibular hemimelia using the Ilizarov method. Orthop Clin North Am. 1991;22(4):715-22.

55. Paley D, Herzenberg J. Lenghtening reconstruction versus amputation and prosthetic replacement. Proceedings of 10th Annual Baltimore Course; 2000. p. 181-192.

56. Song BY, Paley D, Herzenberg JE. Lengthening reconstruction surgery for fibular hemimelia. Proceedings of 10th Annual Meeting of the Pediatric Orthopaedic Society of North America; 1998; Cleveland. Cleveland: POSNA; 1998.

57. Ilizarov GA, Gracheva VI. Bloodless treatment of congenital pseudarthrosis of the crus with simultaneous elimination of shortening using dosed distraction. Ortop Travmatol Protez. 1971;32(2):42-6.

58. Catagni MA. Classificazione e trattamento delle pseudoartrosi di gamba senza perdita di sostanza ossea. Annali 1. Congresso ASAMI; 1986; Longone al Segrino. Longone al Segrino; 1986. p. 95-7.

59. Mahmoud El-R, Paley D, Herzenberg J. Congenital pseudoartrosis of tibia. 10th Annual Baltimore course; 2000;4:54-62.

60. Charnley J. Congenital pseudarthrosis of the tibia treated by the intramedular nail. J Bone Joint Surg Am. 1956;38(2):283-90.

61. Morrissy RT. Congenital pseudarthrosis of the tibia: factores that affect results. Clin Orthop Relat Res. 1982;(166):21-7.

62. Paterson D. Congenital pseudarthrosis of the tibia: an overview. Clin Orthop Relat Res. 1989;(247):44-54.

63. Umber JS, Mos SW, Coleman SS. Surgical treatment of congenital pseudarthrosis of the tibia. Clin Orthop Relat Res. 1982;(166):28-33.

64. Weiland AJ, Weiss AP, Moore JR, Tolo VT. Vascularized fibular grafts in the treatment of congenital pseudarthrosis of the tibia. J Bone Joint Surg Am. 1990;72(5):654-62.

65. Morrissy RT, Riseborough EJ, Hall JE. Congenital pseudarthrosis of the tibia. J Bone Joint Surg Br. 1981;63(3):367-75.

66. Boero S, Catagni M, Donzelli O, Facchini R, Frediani PV. Congenital pseudarthrosis of the tibia associated with neurofibromatosis-1: treatment with Ilizarov's device. J Pediatr Orthop. 1997;17(5):675-84.

67. Bongiovanni JC, Palazzo Neto E, Engelen CL, Catagni MA. Tratamento da pseudoartrose congênita da tíbia (PTC) pelo método de Ilizarov. Rev Bras Ortop. 1996;31(8):625-32.

68. Paley D, Catagni M, Argnani F, Prevot J, Bell D, Armstrong P. Treatment of congenital pseudoartrosis of the tibia using the Ilizarov technique. Clin Orthop Relat Res. 1991;(280):81-93.

69. Langenskiöld A. The possibilities of eliminating premature partial closure of an epiphyseal plate caused trauma or disease. Acta Orthop Scand. 1967;38:267-79.

70. Peterson HA. Partial growth plate arrest and its treatment. J Pediatr Orthop. 1984;4(2):246-58.

71. Cañadell J, De Pablos J. Breaking bony bridges by physeal distraction: a new approach. Int Orthop. 1985;9(4):223-9.

72. Bell DF, Boyer MI, Armstrong PF. The use of the Ilizarov technique in the correction of limb deformities associated with skeletal dysplasia. J Pediatr Orthop. 1992;12(3):283-90.

25
Amputações dos membros inferiores na criança

William Dias Belangero
Bruno Livani
Mauricio L. D. Mongon
Michael Davitt

Toda perda é difícil de ser encarada e assimilada em qualquer época da vida. A perda parcial ou total de um membro reflete de modo negativo no indivíduo, não só do ponto de vista estético, mas também funcional, emocional e social. Nas crianças, as repercussões físicas produzidas pelas amputações dos membros podem ser minimizadas pela plasticidade motora própria dessa faixa etária, o que assegura grande capacidade de adaptação, a qual será tanto maior quanto mais precoce for a amputação. Assim, crianças com malformações e amputações congênitas, mesmo que múltiplas, adaptam-se de forma surpreendente e obtêm boa qualidade de vida.

Apesar da fácil adaptação, o ortopedista e o técnico em prótese devem estar atentos para o fato de que o paciente pediátrico demanda cuidados específicos à sua faixa etária, visto que, enquanto durar o seu crescimento físico, modificações frequentes nas órteses e nas próteses são necessárias. Deve-se considerar, também, que a infância é lúdica por natureza e que o pleno desenvolvimento motor e psicossocial da criança deve ser a principal meta a ser atingida, exigindo uma equipe de trabalho dedicada e multidisciplinar.

CAUSAS DE AMPUTAÇÕES NA CRIANÇA

De forma didática, podem-se dividir as causas de amputação na criança em congênitas e adquiridas. As congênitas são secundárias a malformações vasculares, a bandas de constrição amniótica e a defeitos de formação ou de diferenciação embriológica, como as deficiências terminais e intercalares, transversas e para-axiais (amelias, hemimelias, focomelias). Já as adquiridas são, em sua maioria, secundárias a traumas, infecções e tumores.[1-4]

Causas congênitas

Quando a criança nasce com algum tipo de ausência ou malformação dos membros, cabe ao médico esclarecer e orientar os pais sobre todo o processo de adaptação e reabilitação pelo qual a família e a criança devem passar. A incorporação da órtese ou prótese nas malformações dos membros inferiores deve começar, em geral, no final do primeiro ano de vida, quando a criança inicia o ortostatismo, reduzindo-se, assim, o risco de rejeição da prótese.[3]

Os defeitos congênitos mais frequentes que podem exigir correções cirúrgicas e amputação são a deficiência longitudinal da fíbula e da tíbia e a deficiência do fêmur proximal. Essas malformações costumam estar associadas a outras deformidades nos joelhos e nos pés e a grandes discrepâncias de comprimentos dos membros, que inviabilizam a marcha normal.[2] Apesar de existirem boas técnicas de alongamento ósseo, o ortopedista não pode focalizar sua atenção apenas na discrepância e esquecer as outras malformações associadas, que são de difícil tratamento, inaceitáveis no aspecto estético e pouco funcionais. Sem entrar no mérito dessa discussão, que foge do escopo deste capítulo, deve-se ter em mente que a amputação ou a desarticulação, para esses pacientes, é uma excelente alternativa de tratamento, que deve ser sempre considerada com os pais.

É preciso que o profissional lembre-se que cada caso é único e que condutas preestabelecidas devem ser reavaliadas com cuidado em cada paciente. Quanto menor for a idade da criança, mais difícil será definir, na primeira consulta, qual ou quais procedimentos cirúrgicos precisam ser feitos. É fundamental que o ortopedista e os pais estabeleçam metas a atingir e que o tratamento seja definido sempre com a participação de todos. Em princípio, deve-se selecionar qual a articulação mais distal possível a ser preservada, e, a partir daí, iniciar a correção da discrepância, das deformidades e das instabilidades articulares[3] **(FIG. 25.1)**.

Hemimelia tibial e fibular

De forma geral, as hemimelias tibiais são mais difíceis de tratar do que as fibulares. Nas hemimelias tibiais longitudinais (completas), indica-se, normalmente, a desarticulação do joelho, mas, no caso de a extremidade proximal da tíbia existir, pode-se indicar a tibialização da fíbula. Entretanto, o resultado funcional tende a ser inferior à desarticulação do joelho e protetização. Nas hemimelias fibulares, a amputação do tipo Syme ou Boyd tem sido a cirurgia de escolha, apesar do risco da migração proximal do coxim do calcanhar.[5,6] McCarthy e colaboradores[7] apresentaram os resultados de um estudo com 25 crianças com hemimelia fibular submetidas ao alongamento (10 pacientes) e à amputação do tipo Syme e Boyd (15 pacientes), acompanhadas por 6,9 anos e 7,1 anos, respectivamente. Apesar de o grupo submetido ao alongamento ter tido bom resultado, com ganho do comprimento e capacidade para deambular, os autores concluíram que as crianças com amputação

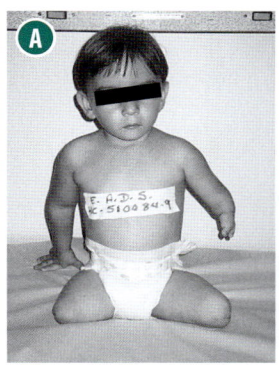 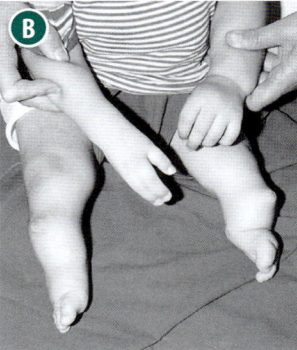 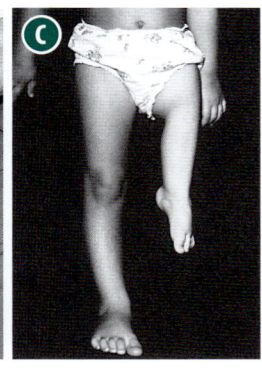

FIGURA 25.1
Ⓐ Exemplo de amputação com causa congênita.
Ⓑ Hemimelia tibial.
Ⓒ Deficiência femoral proximal.

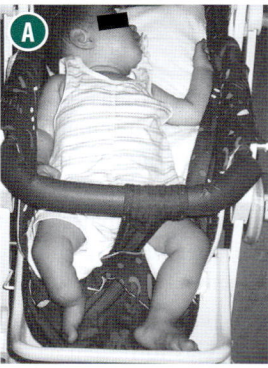 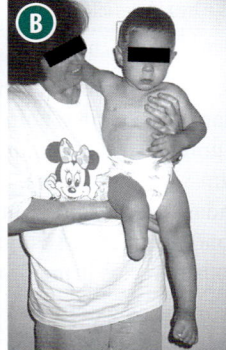 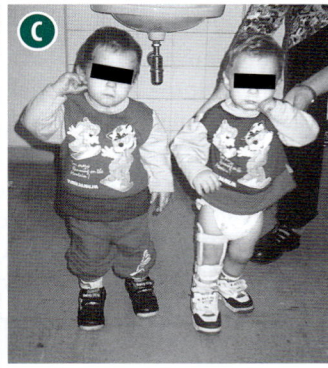

FIGURA 25.2
Ⓐ Exemplo de hemimelia fibular à esquerda.
Ⓑ Criança submetida à amputação do tipo Syme.
Ⓒ Criança com desenvolvimento motor semelhante.

eram mais ativas, relatavam menos dor, estavam mais satisfeitas e tinham sofrido menos complicações. Além disso, o custo final do tratamento tinha sido menor **(FIG. 25.2)**.

Deficiência femoral proximal

Nesse tipo de deformidade, é comum a associação de outras malformações, como hemimelia fibular, ausência do ligamento cruzado anterior, displasia acetabular ou anomalias dos pés.[6,8] As indicações para a amputação, nessa condição, estão reservadas aos casos em que a discrepância de comprimento final esperado seja superior a 17 cm ou naqueles com instabilidade das articulações do joelho e do quadril.[9] Nessas circunstâncias, pode-se realizar a artrodese do joelho, com preservação das cartilagens de crescimento da tíbia e do fêmur, associada à amputação do tipo Syme ou Boyd. Desse modo, o membro resultante funcionará como o da desarticulação do joelho. É importante que a articulação do quadril esteja estável. Caso contrário, será necessário obter a estabilidade com procedimentos cirúrgicos prévios.

Uma alternativa terapêutica a esses pacientes é a cirurgia de Van Nes, descrita por Borggreve, na Alemanha.[3,6] O procedimento combina artrodese do joelho com preservação das placas de crescimento, com rotação externa da tíbia em 180°, para colocar o pé voltado para trás. A articulação do tornozelo passa a funcionar como joelho, e o pé como coto para a adaptação da prótese. Para evitar a derrotação espontânea da tíbia, deve-se utilizar a modificação descrita por Torode e Gillespie,[10] que reduz a incidência dessa

complicação. Não se pode esquecer, no entanto, que esse procedimento está contraindicado nos casos em que existe agenesia completa da fíbula, que, por sua vez, costuma estar associada à ausência dos raios laterais do pé e a tornozelo estável e em valgo. Na experiência dos autores deste capítulo, o procedimento não é bem aceito no Brasil em função de razões estéticas e dificuldades na protetização. Na adolescência ou idade adulta, os indivíduos solicitam uma nova amputação, com retirada do pé e protetização como desarticulados de joelho.

Como conclusão, deve-se ter em mente que o tratamento da criança com deformidade congênita pode levar muitos anos, já que é provável que ela deva ser acompanhada enquanto estiver em crescimento. Para tanto, é fundamental que o ortopedista passe aos pais e à criança confiança e amizade, além da competência profissional necessária para o bom andamento do caso. Órteses ou próteses não convencionais são, muitas vezes, imprescindíveis para fornecer ao paciente condições de exercer suas atividades motoras. Tais dispositivos são indicados quando os responsáveis ou o próprio paciente não aceitam o tratamento cirúrgico, quando este não está recomendado pela falta de maturação esquelética ou porque o ortopedista ainda está inseguro em relação ao melhor procedimento. São indicados também no início do tratamento das deficiências longitudinais fibulares ou tibiais, nos períodos entre as cirurgias de reconstrução e, ainda, quando existirem deformidades associadas, tanto no membro inferior quanto no superior, fazendo com que o paciente necessite das mãos ou dos pés para as suas atividades **(FIG. 25.3)**.

Causas adquiridas

As amputações de causa adquirida, em sua maioria, são produzidas por trauma com máquinas agrícolas (p. ex., serras, tratores e cortadores de grama), materiais explosivos, armas de fogo ou queimaduras (elétricas ou térmicas), acidentes com aro de bicicleta e automobilísticos.[1-4,6] No Brasil, as amputações produzidas por artefatos militares são raras; entretanto, em outros países, são causas frequentes de amputação na criança. Vale a pena salientar que campanhas de esclarecimento e prevenção devem ser veiculadas pelos meios de comunicação com a finalidade de educar e mostrar que as crianças ainda são as maiores vítimas da negligência e da irresponsabilidade dos adultos.

As amputações decorrentes de doenças infecciosas são promovidas por uma série de agentes, como *Streptococcus* SP., *Haemophilus influenza* e *Meningococcus*, que ocasionam o quadro clínico conhecido como púrpura fulminante. Em geral, na evolução, há o aparecimento de isquemia das extremidades, que evolui para gangrena seca. Nessa doença, a espera do melhor momento para atuar é importante, sem, no entanto, deixar que o processo de necrose evolua à própria sorte. Há necessidade de acompanhamento diário, para que, se houver indicação, fasciotomias sejam feitas com o intuito de diminuir a progressão da necrose muscular[3,11] **(FIG. 25.4)**.

Doenças de origem neurológica podem ser causa de amputação nos pés. A insensibilidade congênita à dor, a mielomeningocele e a ausência congênita do sacro oferecem condições propícias à formação de úlceras nos pés pela diminuição da sensibilidade cutânea e pela disfunção vasomotora, que podem evoluir com infecção e ser resolvidas somente com a amputação.[12]

CONSIDERAÇÕES TÉCNICAS RELATIVAS À AMPUTAÇÃO NA CRIANÇA

Os mesmos princípios que norteiam as amputações nos adultos podem, *a priori*, ser aplicados à criança, respeitando-se, porém, as particularidades de tal faixa etária no que se refere a indicação, técnica cirúrgica e reabilitação. A princípio, todo coto de amputação deve ter boa cobertura

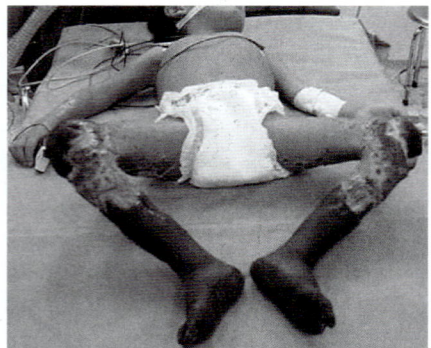

FIGURA 25.4 → Exemplo clínico de meningococcemia com evolução para gangrena seca em ambas as extremidades inferiores.

cutânea e de partes moles, ausência de neuromas, mobilidade articular satisfatória e bom equilíbrio muscular entre os grupos agonistas e antagonistas. Nas crianças, as próteses adaptam-se de forma mais fácil e rápida quando não são sofisticadas, de particular interesse para os países com recursos econômicos escassos ou desperdiçados. Contudo, devem-se considerar os princípios mencionados a seguir.

Preservar todas as epífises possíveis. As epífises devem ser preservadas, pois o apoio que elas fornecem na desarticulação é de melhor qualidade do que o suporte obtido nas amputações diafisárias. A placa de crescimento mantida na desarticulação preserva o crescimento ósseo, e a cartilagem articular remanescente evita o sobrecrescimento oposicional. Assim, é importante que o ortopedista pediátrico esteja familiarizado com as técnicas de desarticulação do membro inferior.[2,3,11]

> **ATENÇÃO!** Nunca se deve decidir a conduta na primeira avaliação. Antes, é preciso conhecer as limitações e o grau de adaptação da criança às deficiências. Recomenda-se definir com os responsáveis a meta a atingir. Eles devem estar a par de todas as possibilidades terapêuticas, por isso, é preciso mostrar a importância do processo de reabilitação precoce. É fundamental utilizar todos os recursos terapêuticos (cirúrgicos e não cirúrgicos) para que a criança desenvolva sua potencialidade motora e psicossocial de forma plena.

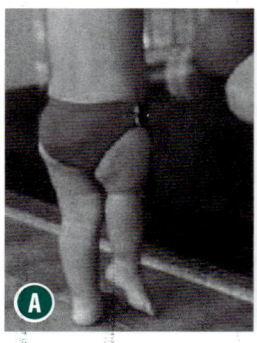 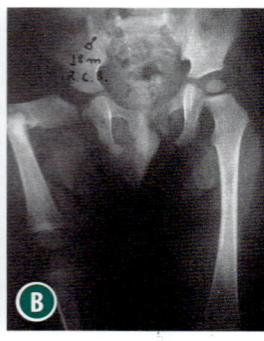 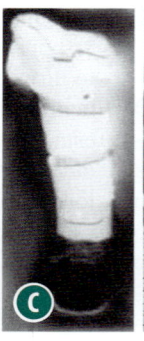 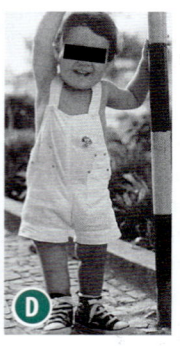

FIGURA 25.3
- **A** Criança com deficiência femoral proximal.
- **B** Radiografia de pelve.
- **C** Órtese para equalização do membro.
- **D** Aspecto clínico.

Considerar o sobrecrescimento ósseo. Nas amputações transdiafisárias, o canal medular permanece aberto, com consequente diminuição da pressão intramedular, atrofia óssea e formação de espículas ósseas na extremidade do coto, as quais, provavelmente, vão necessitar de revisões durante o crescimento. A espícula óssea formada na ponta do coto é o resultado do crescimento ósseo aposicional, que pode ser tanto no nível do osso cortical como do esponjoso. Esse fenômeno, denominado sobrecrescimento, demonstrado em estudos experimentais e clínicos, tem incidência que pode variar de 20 a 80% dos casos, sendo mais frequente no úmero, seguido pela fíbula, pela tíbia e pelo fêmur.

É interessante notar que o fenômeno do sobrecrescimento é menor nas amputações realizadas após os 12 anos de vida e que a simples retirada das espículas ósseas resulta na recidiva do processo em até 50% das vezes. Deve-se mencionar que esse crescimento pode ocorrer tanto nas amputações congênitas como nas adquiridas e tanto na região diafisária como na metafisária, mas, sem dúvida, é mais comum nas amputações de origem adquirida. Como já demonstrado, a patogênese desse crescimento depende de causas locais e, portanto, a epifisiodese não está indicada nem para prevenir nem para retardar o aparecimento. Do ponto de vista clínico, essa complicação é potencialmente grave, pois pode dificultar a reabilitação da criança ou fazer com que ela abandone o uso da prótese[13-17] **(FIG. 25.5)**.

Para minimizar ou evitar o aparecimento de tal complicação, Marquardt, em 1996,[18] descreveu uma técnica baseada na utilização de enxerto osteocartilaginoso retirado do segmento amputado para ocluir o canal medular do coto, restabelecendo a pressão intramedular, reduzindo a atrofia óssea e criando um coto com extremidade semelhante à da desarticulação. Bernd e colaboradores[15] apresentaram os resultados dessa técnica em 50 amputações realizadas em pacientes com esqueleto imaturo, sendo 19 no membro inferior (11 na tíbia e oito no coto) e 31 no membro superior. Após 7,3 anos de acompanhamento médio, todos os pacientes que tinham sofrido amputações no membro inferior continuavam usando suas próteses e não haviam sido submetidos a novas operações por sobrecrescimento ósseo. Dos 31 procedimentos realizados no úmero, seis necessitaram de outra operação. Os autores concluíram que a obliteração do canal medular é um procedimento que deve sempre ser realizado nas amputações transdiafisárias primárias e também nos casos de revisão, pois acreditam que é a melhor forma de tratar e de evitar o sobrecrescimento ósseo na criança.

Com a finalidade de aumentar a área de apoio ósseo e evitar a movimentação da fíbula durante a marcha nas amputações abaixo do joelho, foi descrita a sinostose tibiofibular, obtida com retalho osteoperiosteal entre a tíbia e a fíbula. Em uma publicação recente, Drvaric e Kruger[19] concluíram que a sinostose tibiofibular é empregada com facilidade nas crianças, mas que esse procedimento não evita o aparecimento das espículas ósseas, não sendo, portanto, indicado para tal finalidade **(FIG. 25.6)**.

Considerar o processo abundante de cicatrização e adaptação. Na criança, é possível obter cotos com maior comprimento ressecando menos osso, pois este tolera a sutura sob tensão e a utilização de enxertos de pele, mesmo nas áreas de apoio. Isso ocorre pelas características próprias do tegumento infantil, que é bastante irrigado e mais elástico, tendo, portanto, maior capacidade de acomodações e adaptação.

Em geral, a pele enxertada na criança torna-se espessa e resistente à fricção, desempenhando o mesmo papel da pele normal. As aderências intra-articulares, o neuroma doloroso e a dor no membro fantasma, grandes incômodos para os adultos que sofreram amputação, são complicações menos frequentes na criança. Nas amputações de causa adquirida, a dor fantasma é inexistente na criança com menos de 6 anos, sendo rara entre os 6 e os 12 anos, mas, se presente, com menor intensidade. O aparecimento de neuromas dolorosos tem incidência menor, 3%.[2-4,11] Há autores que citam que a dor fantasma é mais comum em crianças com amputação por câncer e que a quimioterapia é um fator de risco que deve ser mais bem investigado.[2]

Considerar a amputação diafisária quando for possível obter coto com maior comprimento. Caso a amputação

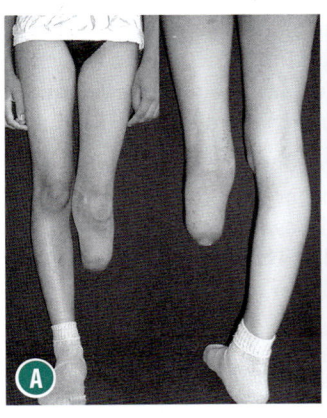 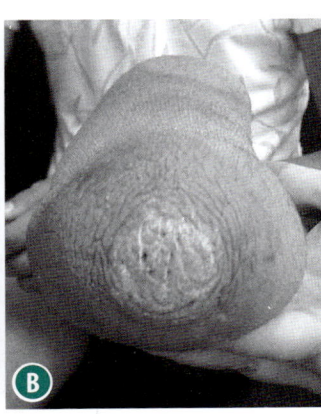 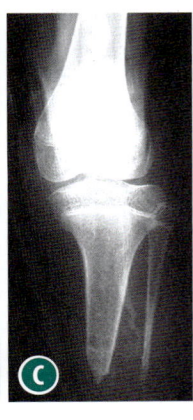

FIGURA 25.5
Ⓐ Amputação abaixo do joelho.
Ⓑ Com hiperceratose.
Ⓒ Por sobrecrescimento ósseo.

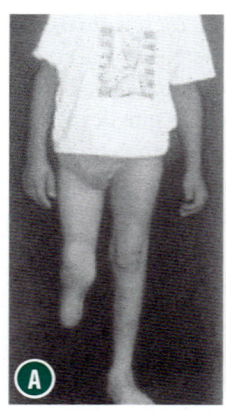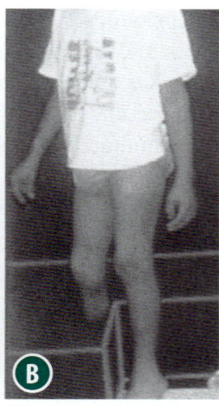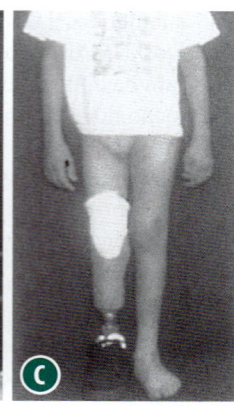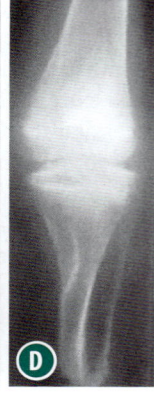

FIGURA 25.6
Ⓐ - Ⓒ Amputação abaixo do joelho.
Ⓓ Nota-se, na radiografia do coto, sinostose tibiofibular.

ou a desarticulação do tipo Syme não seja possível, deve-se optar pela amputação abaixo do joelho, em vez de usar a desarticulação do joelho.[16] Estudos que avaliam a qualidade da marcha mostram que a criança com desarticulação do joelho tem menor capacidade para desenvolver atividades esportivas do que as que tiveram amputação abaixo do joelho.[20] Além disso, não se deve menosprezar o potencial de crescimento da placa proximal da tíbia, que é a placa mais importante desse osso. Assim, cotos que possam parecer curtos após a amputação acabam tornando-se adequados, no tamanho e na função, com o crescimento da criança.

Na experiência dos autores, tanto o procedimento de Marquardt quanto as pontes ósseas são mais efetivas quando realizadas em crianças após os 12 anos. Quanto mais novo o indivíduo, maior a chance do enxerto osteocartilaginoso e da ponte óssea se remodelarem e formarem saliências ósseas que impeçam ou dificultem a protetização, tornando a revisão do coto inevitável. Em relação à ponte óssea em crianças pequenas, ainda há o agravante da luxação da cabeça da fíbula devido ao crescimento assimétrico entre a tíbia e fíbula proximais, com dor local e dificuldade para protetização.

NÍVEIS USUAIS DE AMPUTAÇÃO NA CRIANÇA

Amputações no pé e no tornozelo

Para decidir o melhor nível de amputação no pé, deve-se, em primeiro lugar, avaliar as condições da pele e da região plantar, que é específica para receber carga. Tão importante quanto a condição da pele é o equilíbrio entre os músculos agonistas, que atuam no pé para evitar o aparecimento de posições anômalas do coto, que facilitam a formação de regiões de hiperpressão e úlceras dolorosas.

Em geral, se um ou mais artelhos forem retirados, é preferível a desarticulação no lugar da amputação transfalangiana, exceto no caso do hálux, em que a amputação poderá fornecer ainda boa capacidade de desprendimento do solo durante a marcha. Nas desarticulações, é preciso preservar a cartilagem hialina, e não se deve realizar a sutura conjunta dos tendões flexor e extensor pelo predomínio desse grupo muscular. Nas amputações do antepé, do ponto de vista funcional e para a boa adaptação protética, deve-se preservar, pelo menos, o primeiro e o segundo raios (de forma parcial ou completa) ou, então, o terceiro, o quarto e o quinto raios (parcial ou completamente). Se esses requisitos não puderem ser alcançados, deve-se partir para a amputação transmetatarsal (realizada na base dos metatarsais com epifisiodese da base do primeiro metatarsal) ou, então, para a desarticulação na articulação de Lisfranc.

Quanto às amputações do mediopé (entre a articulação de Chopart e a de Lisfranc) e do retropé (nível proximal à articulação de Chopart), o estado do balanço muscular é muito importante, pois o desequilíbrio provocado pela perda da inserção do músculo tibial anterior e dos extensores dos dedos tende a fazer o coto adotar a posição de equino, que dificulta o uso de prótese e favorece o aparecimento de úlceras por sobrecarga. Por esse motivo, as amputações do tipo Syme ou Boyd[21,22] são as mais empregadas na criança. A amputação do tipo Syme[21] provê excelente coto, tanto para o adulto quanto para a criança. Nestas, sobretudo as de menos de 5 anos, isso é feito sem a ressecção dos maléolos e da cartilagem articular da tíbia, fixando-se o coxim plantar na porção anterior da epífise distal da tíbia com suturas transósseas. Isso é possível porque, com o crescimento, ocorre remodelação dos maléolos, que se tornam imperceptíveis. Nas crianças maiores, pode haver necessidade de ressecção parcial destes, mas é preciso tomar cuidado para não lesar a placa de crescimento distal e nem a cartilagem articular da tíbia.

A amputação de Syme produz coto que permite apoio terminal e deambulação sem prótese, mas com encurtamento do membro. A complicação mais comum nessa técnica é a migração posterior do coxim plantar pela tração do tendão do calcâneo, que pode ser minimizada pela tenotomia desse tendão.

A amputação de Boyd[21] consiste na retirada do tálus e na artrodese do calcâneo com a epífise distal da tíbia, preservando-se a placa de crescimento. Após a consolidação da artrodese, não há risco de migração do coxim plantar, e o encurtamento final é menor, possibilitando à criança apoio e deambulação sem a prótese com mais facilidade[23] **(FIGS. 25.7 a 25.9)**. Para que se realize uma protetização adequada e sem dificuldades, quando possível, deve-se atentar para deixar o membro amputado em torno de 8 a 10 cm mais curto que o contralateral para que se mantenha espaço suficiente para o pé protético.[24,25]

Amputação transtibial

Nas amputações transtibiais, afora os problemas já discutidos, é recomendável a realização da ponte óssea entre a tíbia e a fíbula, para criar uma barra paralela ao solo que aumente a área de contato e favoreça o apoio terminal e indolor do coto. Além disso, esse procedimento reduz a flacidez da musculatura remanescente, pelo desaparecimento do momento de abdução e adução da fíbula em relação à tíbia durante as fases de balanço e apoio.[20,26] Diversas técnicas foram descritas para realizar essa ponte óssea, mas o procedimento é recomendável apenas em crianças após os 12 anos, objetivando-se evitar as complicações da ponte óssea como já descrito. É fundamental que a face anterior da tíbia seja aparada para reduzir seu contato com a prótese, evitando-se atrito entre a crista da tíbia e a prótese, o que causa úlceras, dor, dificuldade para uso da prótese e necessidade de revisão do coto.

Nos casos em que é possível salvar o calcâneo e a fáscia plantar, ambos podem ser utilizados como um retalho pediculado, com o calcâneo sendo fundido na tíbia remanescente. Esse retalho é muito útil nos casos nos quais o retropé está preservado, como na pseudartrose congênita da tíbia. As vantagens dessa técnica são inúmeras, pois esta mantém a melhor superfície de carga como um retalho com sensibilidade preservada e que permite apoio terminal total em uma amputação diafisária da tíbia. Além disso, é um coto que resiste ao tempo, sem necessidade de novas revisões[27] **(FIG. 25.10)**.

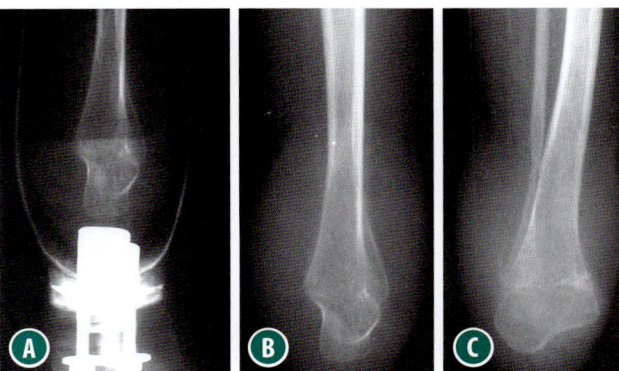

FIGURA 25.8 → Radiografias do caso apresentado na figura anterior.
Ⓐ Com a prótese.
Ⓑ Incidência anteroposterior mostrando a artrodese entre o calcâneo e a tíbia, com a placa de crescimento distal da tíbia fechada.
Ⓒ Incidência em perfil.

Em geral, o coto ideal deve ter o comprimento de secção óssea ao nível da transição miotendínea do músculo gastrocnêmio. O comprimento mínimo deve ser no nível da tuberosidade anterior da tíbia. No nível mínimo, a secção da fíbula deve ser realizada ao nível do colo da fíbula em crianças pequenas. Nos adolescentes e adultos, a fíbula deve ser ressecada por completo e a faceta articular tibiofibular proximal aplanada para permitir a protetização adequada nesses cotos muito curtos. O fechamento e a cobertura de partes moles não deve ser globoso, com cerca de 6 mm de tecido mole entre a extremidade óssea e a pele, que deve deslizar livremente sobre os tecidos mais profundos e não apresentar redundâncias nas extremidades da sutura, já que a fixação da prótese é feita por meio do contato da pele e das partes moles subjacentes com o cartucho **(FIGS. 25.11 e 25.12)**. Desse modo, é importante que o cartucho seja confeccionado para adaptar-se com precisão, respeitando todos os contornos do coto, promovendo, assim, conforto durante a marcha, já que todas as forças dinâmicas geradas nesse processo são transmitidas da parte óssea para a prótese com a intermediação das partes moles.[20]

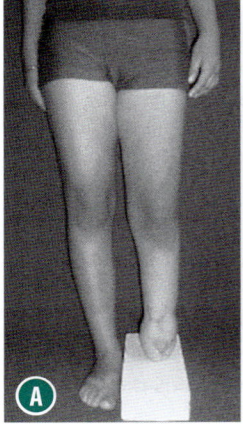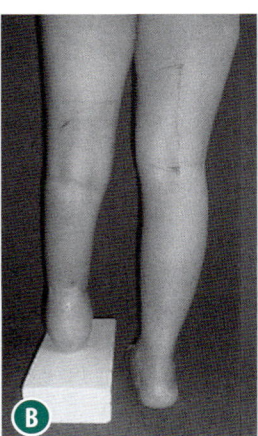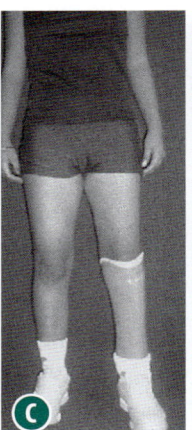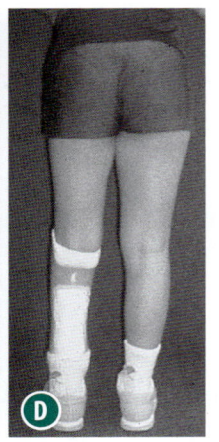

FIGURA 25.7
Ⓐ e **Ⓑ** Exemplo de amputação tipo Boyd.
Ⓒ e **Ⓓ** Com a prótese.

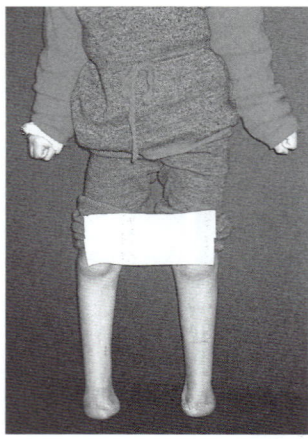

FIGURA 25.9 → Criança submetida à amputação de Syme bilateral, permitindo deambulação, inclusive sem a prótese.

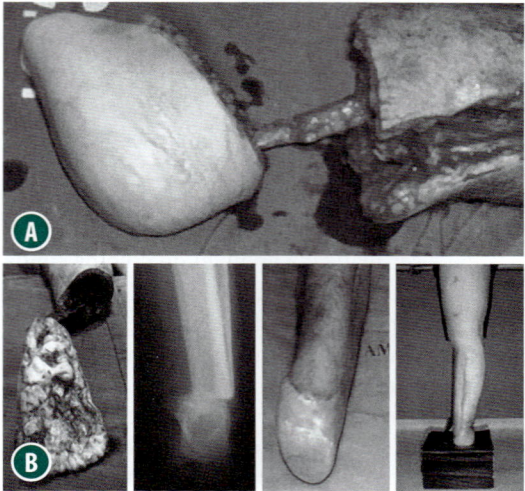

FIGURA 25.10

Ⓐ Aspecto intraoperatório do retalho com o pedículo do feixe tibial posterior.
Ⓑ Evolução do coto com o apoio terminal indolor.

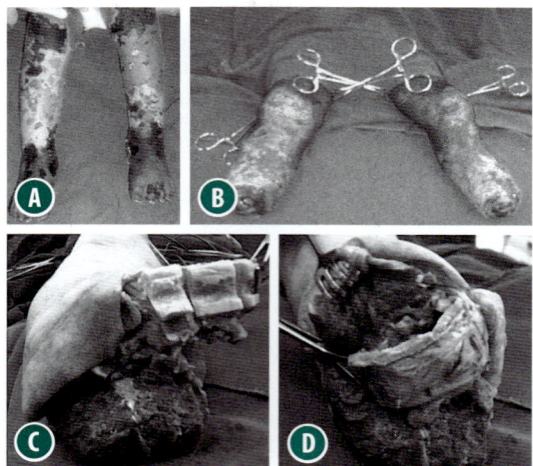

FIGURA 25.11

Ⓐ Criança com meningococcemia e necrose dos pés.
Ⓑ Aspecto intraoperatório da amputação transtibial.
Ⓒ e Ⓓ Aspecto intraoperatório da ponte óssea realizada com retalhos periosteais da tíbia e da fíbula.

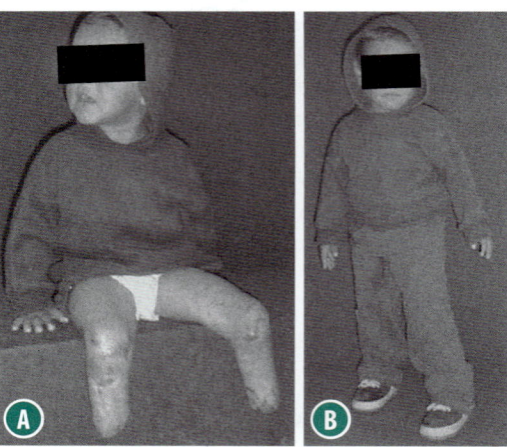

FIGURA 25.12

Ⓐ Aspecto pós-operatório final dos cotos.
Ⓑ Criança reabilitada e protetizada.

Desarticulação do joelho e amputação transfemoral

Como a epífise distal do fêmur é responsável por cerca de 70% do crescimento total desse osso, a amputação transfemoral não é uma boa opção de tratamento, sobretudo nas crianças pequenas. Quanto menor a idade do paciente, menor o comprimento do coto ao término do seu crescimento. Mesmo que, na época da amputação o coto tenha comprimento suficiente para o uso da prótese, este poderá tornar-se insuficiente na idade adulta. Sempre que for possível, deve-se preferir a desarticulação do joelho, fazendo-se todo o possível para preservar a cartilagem de crescimento, mesmo que seja preciso lançar mão da rotação de retalhos ou de reconstruções microcirúrgicas.

Ao contrário do adulto, a extremidade distal do coto não fica tão volumosa e, com o tempo, ocorre diminuição do volume e adaptação do fêmur à prótese, permitindo apoio terminal indolor. Apesar de todas essas considerações, a desarticulação, do ponto de vista funcional, tem desempenho inferior à amputação abaixo do joelho, sobretudo em atividades esportivas[20] (**FIG. 25.13**).

Havendo necessidade de realizar a amputação da coxa, deve-se tomar cuidado e estar atento para as deformidades em flexão e abdução, que podem ocorrer de forma secundária. A miodese e a mioplastia dos flexores e adutores sob tensão estão entre as etapas mais importantes da cirurgia para restaurar o equilíbrio muscular, necessário na desaceleração da flexão do quadril e na extensão do joelho protético.[20] Dentre os músculos a serem inseridos, o adutor magno é o mais importante, devendo-se evitar contraturas em flexão do quadril durante a sutura do quadríceps. Sempre que possível, o canal medular deve ser ocluído com o uso de fragmento ósseo que pode ser extraído da diáfise femoral ou utilizando-se a patela.

Amputações dos membros inferiores na criança 739

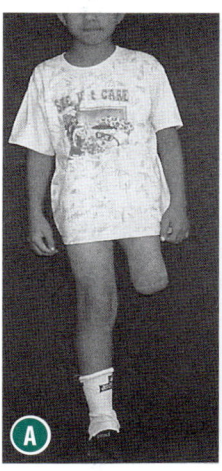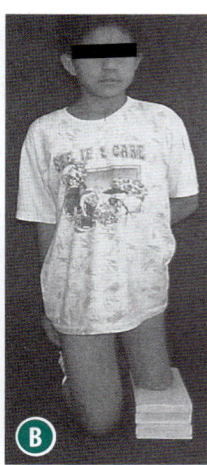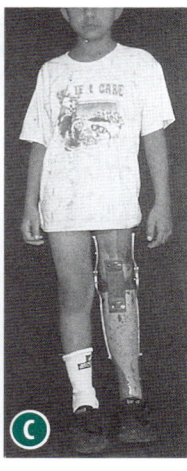

FIGURA 25.13
Ⓐ Desarticulação do joelho.
Ⓑ Apoio terminal sem prótese.
Ⓒ Criança já protetizada.

Em todas as amputações, drenos de aspiração devem ser usados para evitar a formação de hematomas. O curativo deve ser, de preferência, rígido e bivalvado, devido ao edema no pós-operatório **(FIG. 25.14)**. Após a cicatrização da ferida, o coto deve ser moldado e mantido com bandagens elásticas para receber a prótese.[28]

PROTETIZAÇÃO DA CRIANÇA AMPUTADA

Considerações gerais

A marcha de um indivíduo com amputação protetizada deve ser segura, eficiente e simétrica. Como as transmissões de forças e movimentos são feitas pelo encaixe ou por

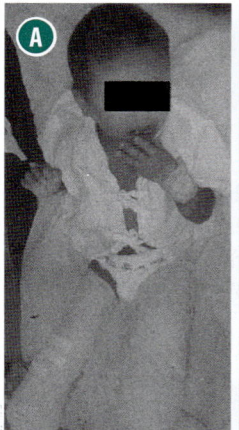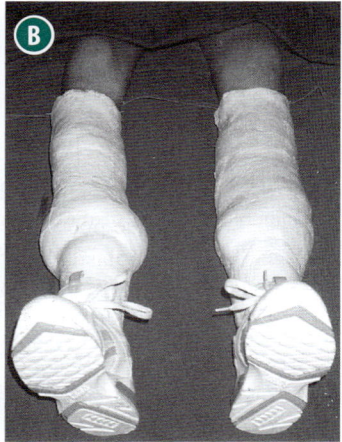

FIGURA 25.14
Ⓐ Com curativos rígidos pós-operatórios.
Ⓑ Criança submetida à amputação abaixo dos joelhos do tipo Syme.

cartuchos protéticos, que fazem a interface entre o coto e o membro artificial, é importante que as causas de desvios do padrão normal da marcha sejam investigadas. Tais causas podem ser inerentes ao paciente ou à prótese. Se inerentes ao paciente, o desvio pode ser devido ao comprimento ou à forma inadequada do coto, à fraqueza muscular, à contratura articular ou à presença de hipersensibilidade cutânea por neuromas. Quando inerentes à prótese, deve-se avaliar a adaptação do cartucho ao coto, bem como o alinhamento da prótese em relação ao membro nas fases da marcha, por meio de observações clínicas, radiográficas e, se possível, com o uso de laboratório de marcha.

> **ATENÇÃO! Na amputação dos membros inferiores na criança, deve-se considerar que:**
>
> • A desarticulação é preferível à amputação transdiafisária.
>
> • As epífises e as placas de crescimento devem ser preservadas.
>
> • O sobrecrescimento ósseo diafisário e metafisário é mais frequente abaixo dos 12 anos.
>
> • O processo de cicatrização e a adaptação funcional são intensos nessa faixa etária.

Considerações específicas

A prótese deve ser colocada antes que a criança comece a ficar em pé ou inicie o ortostatismo, que, em geral, ocorre próximo aos 9 meses de vida. As próteses para desarticulação do joelho em crianças que ainda engatinham não devem ser com movimento articular, o qual só deverá ser liberado após os 3 ou 4 anos.[3]

Como a criança está em constante crescimento e desenvolvimento motor, a prótese deve ser adaptada a essa situação. O crescimento dos membros inferiores ocorre tanto longitudinal quanto circunferencialmente, e o alinhamento ósseo no plano frontal também muda. É comum que a criança nasça com os joelhos em varo e passe para valgo próximo dos 3 ou 4 anos, adquirindo o alinhamento final em torno dos 6 anos.[26] A prótese deve acomodar todas essas mudanças fisiológicas. Para tanto, os artifícios mais usados são a colocação de várias meias que compensam o maior diâmetro da prótese e o uso de coxins no fundo do cartucho, que são retirados à medida que a criança vai crescendo. Por esse motivo, as próteses, às vezes, necessitam de sistemas de fixação, como cintos ou extensões supracondilares **(FIG. 25.15)**. A criança precisa, em média, de nova prótese a cada 18 meses. O acompanhamento é feito com retornos frequentes (a cada três ou quatro meses), e deve-se estar atento para as solicitações anatômicas e funcionais, já que o paciente só reclama quando os problemas são muito significativos.

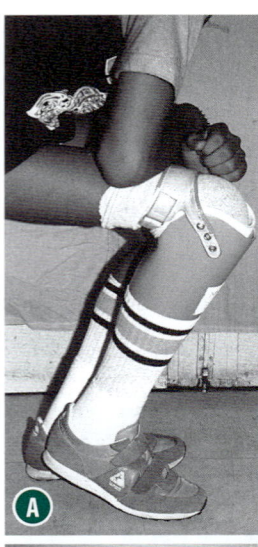
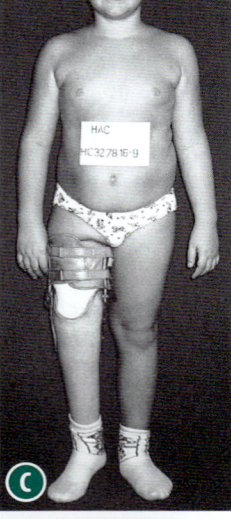
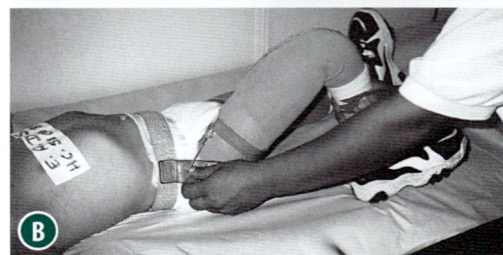

FIGURA 25.15

Ⓐ Sistemas de conteção para próteses.
Ⓑ Cintos pélvico e coxal.
Ⓒ Cinta supracondilar.

Como a criança é bastante ativa e, muitas vezes, sem a noção exata dos perigos que a cercam, é importante que sua prótese seja leve, reforçada e segura, para que não produza lesões e proteja as articulações remanescentes de solicitações mecânicas exageradas. O técnico em prótese e o ortopedista devem considerar a probabilidade de que suas orientações sejam ignoradas ou esquecidas, que os componentes soltos da prótese se perderão e que problemas de adaptação só serão referidos quando forem muito evidentes. O treinamento para uso, colocação e retirada da prótese e a avaliação constante das condições da pele devem ser feitos pelos responsáveis, os quais devem acompanhar toda a fase de treinamento e reeducação.

A criança tem como grande aliado o seu potencial de adaptação, que poderá atuar a favor, inclusive, de suas decisões profissionais. Por fim, deve-se sempre fortalecer a presença da família junto à criança, ponto de partida e equilíbrio para todo o processo de adaptação.

CONSIDERAÇÕES FINAIS

Deve-se, sempre que possível, preservar as fises e as articulações, em especial do joelho (tanto pela qualidade da marcha quanto pelos custos da protetização); quanto mais longo o coto, menor será o consumo energético. O coxim plantar do calcâneo, sendo viável sua preservação, pode ser excelente opção. Quando não for possível, os princípios técnicos descritos por Ertl para carga terminal sobre o coto devem ser respeitados.

Qualquer que seja a técnica aplicada, é preciso respeitar alguns princípios técnicos para o restabelecimento funcional do indivíduo que sofreu a amputação, sendo que a qualidade final do coto está intrinsecamente relacionada com um bom desempenho na marcha.

Referências

1. Belangero WD, LivaniII B, Angelini AJ, Davitt M. Amputação dos membros inferiores na criança: relato de experiência em 21 casos. Acta Ortop Bras. 2001;9(3):6-10.

2. Herzenberg JE. Congenitl limb deficiency and limb lenght discre. In: Canale ST, Beaty JH. Operative pediatric orthopaedics. 2nd ed. St. Louis: Mosby; 1995.

3. Krajbich JI. Lower-limb deficiencies and amputation in children. J Am Acad Orthop Surg. 1998;6(6):358-67.

4. Müller G. Amputation in children. In: Weber BG, editor. Treatment of fractures in children and adolescents. Berlim: Springer-Verlag; 1980. p. 394-9.

5. Birch JG, Walsh SJ, Small JM, Morton A, Koch KD, Smith C, et al. Syme amputation for the treatment of fibular deficiency: an evaluation of long term physicall and psychological functional status. J Bone Joint Surg Am. 1999;81(11): 1511-8.

6. Herring JA, Birch JG. The child with a limb deficiency. Rosemont: American Academy of Orthopaedic Surgeons; 1980.

7. McCarthy JJ, Glancy GL, Chnag FM, Eilert RE. Fibular hemimelia comparison of outcome measurements after amputation and lengthening. J Bone Joint Surg Am. 2000;82(12):1732-5.

8. Silva WN, Pinto AFD, Machado JC, Lopes AAM. Anormalidades do joelho no fêmur curto congênito. Rev Bras Ortop. 1998;33(8):607-10.

9. Herring JA, Birch JG. The child with a limb deficiency. Rosemont: American Academy of Orthopaedic Surgeons; 1997.

10. Torode IP, Gillespie R. Rotationplasty of the lower limb for congenital defects of the femur. J Bone Joint Surg Br. 1983;65(5):569-73.

11. Neff G. Amputation in the growth period including deficiencies present a birth. In: Murdoch G, Wilson AB Jr. Amputation: surgical practice and patient management. Oxford: Burtterworth Heinemann; 1996.

12. Rang M. Neuromuscular disease. In: Wenger DR, Rang M. The art and practice of children's orthopaedics. New York: Raven; 1993. p. 534-87.

13. Abraham E, Pellicore RJ, Hamilton RC, Hallman BW, Ghosh L. Stump overgrowth in juvenile amputees. J Pediatr Orthop. 1986;6(1):66-71.

14. Benevenia J, Makley JT, Leeson MC, Benevenia K. Primary epiphyseal transplants and bone overgrowth in childhood amputations. J Pediatr Orthop. 1992;12(6):746-50.

15. Bernd L, Bläsius K, Lukoschek M, Lücke R. The autologous stump plasty: treatment for bony overgrowth in juvenile amputees. J Bone Joint Surg Br. 1991;73(2):203-6.

16. Crenshaw AH. Cirurgia ortopédica de Campbell. 7. ed. São Paulo: Manole; 1989.

17. Smith J, Thompson JM. Phanton limb pain and chemotherapy in pediatric amputees. Mayo Clin Proc. 1995;70(4):357-64.

18. Marquardt EG. The autogenous stump capping procedure. In: Murdoch G, Wilson AB Jr. Amputation: surgical practice and patient management. Oxford: Burtterworth Heinemann; 1996.

19. Drvaric DM, Kruger LM. Modified ertl osteomyoplasty for terminal overgrowth in childhood limb deficiencies. J Pediatr Orthop. 1996;23(3):392-4.

20. Radclife CW. Prótese. In: Rose J, Gamble JG. Marcha humana. 2. ed. Colombia: Premier; 1998. p. 175-212.

21. Jain AS. The Syme ankle desarticulation. In: Murdoch G, Wilson AB Jr. Amputation: surgical practice and patient management. Oxford: Burtterworth Heinemann; 1996. p. 80-6.

22. Speer DP. The patogénesis of amputation stump overgrowth. Clin Orthop Relat Res. 1981;(159):294-307.

23. Fulp T, Davids JR, Meyer LC, Blackhurst DW. Longitudinal deficiency of the fibula: operative treatment. J Bone Joint Surg Am. 1996;78(5):674-82.

24. Livani B, Castro G, Filho JR, Morgatho TR, Mongon ML, Belangero WD, et al. Sensate composite calcaneal flap in leg amputation: a full terminal weight-bearing surface-experience in eight adult patients. Strat Trauma Limb Reconstr. 2011;6(2):91-6.

25. Livani B, de Castro GF, Filho JR, Belangero WD, Ramos TM, Mongon M. Pedicled sensate composite calcaneal flap to achieve full weight-bearing surface in midshaft leg amputations: case report. J Reconstr Microsurg. 2011;27(1):63-6.

26. Salenius P, Vankka E. The development of the tibiofemoral angle in children. J. Bone Joint Surg Am. 1975;57(2):259-61.

27. Mongon ML, Piva FA, Mistro Neto S, Carvalho JA, Belangero WD, Livani B. Cortical tibial osteoperiosteal flap technique to achieve bony bridge in transtibial amputation: experience in nine adult patients. Strat Trauma Limb Reconstr. 2013;8(1):37-42.

28. Tachdjian MO. Atlas of pediatric orthopaedic surgery. Philadelphia: W. B. Saunders; 1994.

26
Infecções osteoarticulares

Renato Xavier

CONSIDERAÇÕES GERAIS

Dentre os diversos problemas clínicos ou cirúrgicos que ocorrem em Ortopedia Pediátrica, as infecções osteoarticulares estão entre as que necessitam mais rapidez nas respostas de diagnóstico e tratamento imediato e preciso. Isso porque muitas crianças peregrinam em alguns ambulatórios ou consultórios, sem diagnósticos, sem exames complementares e, evidentemente, sem tratamento adequado.

Como o retardo no início de uma terapia correta, esse fato leva a desastrosas sequelas, tanto nas artrites sépticas como nas osteomielites crônicas. Sabe-se que são quadros clínicos considerados como potencialmente curáveis com antibioticoterapia na fase inicial da patologia, desde que se defina um diagnóstico exato e rápido do problema. Em muitas situações, poderá necessitar drenagem cirúrgica que também resultará em uma solução que cure a infecção, antes que surjam as terríveis e permanentes sequelas **(FIG. 26.1)**. Muitas vezes são de tratamentos difíceis e com períodos prolongados de hospitalização, com custos altíssimos do ponto de vista financeiros e até mesmo em situações mais graves sem nenhuma possibilidade clínica ou cirúrgica de resolução do problema residual.

Geralmente, o quadro clínico é bem característico, tanto nas artrites séptica como nas osteomielites agudas. Podem ocorrer, com certa frequência, algumas dificuldades de diferenciar o diagnóstico entre essas duas patologias, uma vez que a proximidade anatômica de localização do processo inflamatório inicial pode levar a essas dificuldades.

Para evitar os possíveis retardos no diagnóstico e tratamento, recomenda-se que, sempre que se depare com a suspeita de um processo infeccioso osteoarticular, a investigação laboratorial e de imagens seja realizada a nível hospitalar. Isso poderá encurtar o tempo para se obter os dados necessários para um diagnóstico realmente precoce **(FIG. 26.2)**.

Outra situação que deve ser lembrada, principalmente nos recém-nascidos, quando ainda não tem um sistema imunológico desenvolvido, com anticorpos herdados da mãe, é de que o quadro clínico é atípico. Ou seja, a elevação da temperatura não é tão sugestiva como nas crianças maiores. Também a dor localizada, além de ter uma dificuldade natural de ser definida, pode se manifestar de maneira mais branda. Da mesma forma, o hemograma pode igualmente não demonstrar as alterações clássicas de um processo infeccioso característico em crianças maiores e adolescentes.

Deve-se também lembrar que, em pacientes imunodeprimidos com baixa resistência por algumas patologias prévias, além de serem mais propensas a infecções, não só osteoarticulares, como em outros órgãos, a sintomatologia pode nos levar a interpretações errôneas no diagnóstico e consequentemente no tratamento.

Essas falhas no diagnóstico podem surgir em pacientes prematuros ou recém-nascidos em UTIs ou berçários, ainda, podem surgir em tratamentos com antibióticos, mesmo que por outras causas clínicas, muitas vezes, por períodos prolongados. Essas crianças estão predispostas a adquirir infecções por terem baixa resistência. Lembrar sempre da possibilidade de estar-se frente a um quadro de artrite séptica ou osteomielite neonatal.

Quando ocorrer um retardo no diagnóstico e, consequentemente, no tratamento, pode-se deparar como um quadro de septicemia. Nessas situações, será necessário um tratamento mais agressivo com antibióticos adequados, preferencialmente com acompanhamento por pediatra, evidentemente em regime hospitalar e com exames laboratoriais e de imagens precisos e confiáveis.

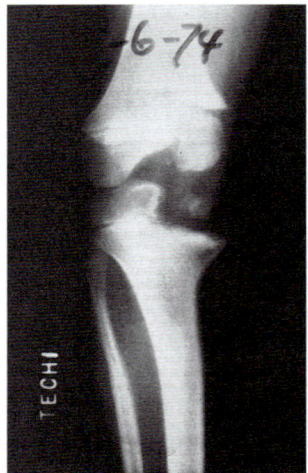

FIGURA 26.1 → Destruição e deformidade articular e epifisária por osteomielite proximal da tíbia. Lesão irreversível, com prejuízos importantes da função articular e do crescimento ósseo.

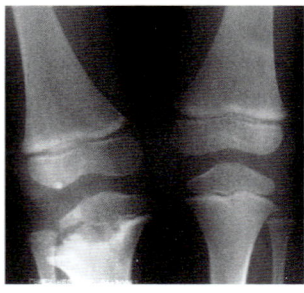

FIGURA 26.2 → Osteomielite proximal da tíbia. Necrose e lise óssea metafisária.

Dependendo a agressividade da infecção e de fatores do próprio paciente, bem como os retardos no início de tratamento, uma artrite séptica pode evoluir para uma osteomielite ou vice-versa. Mesmo sabendo da existência da barreira metáfiso/fisária, a qual impediria a transposição de infecções bacterianas (FIG. 26.3).

Como é de conhecimento geral, o quadro grave de septicemia, mesmo com tratamento adequado, pode levar ao óbito. Geralmente deve e pode ser evitado com os meios atuais disponíveis de diagnóstico e tratamento.

OSTEOMIELITE

A osteomielite é qualquer infecção óssea que compromete a cortical, a esponjosa e o canal medular. Trata-se de uma infecção com rápida propagação, podendo comprometer a vida do paciente. A destruição óssea causada pela necrose tende à cronificação se não for tratada. Quase todo o ortopedista já passou pela angustiante situação de deparar--se com pacientes mal diagnosticados, tardiamente tratados ou, até mesmo, com intervenção terapêutica errônea, com o processo já em estado crônico. Esses erros são imperdoáveis e inaceitáveis, uma vez que modernos e eficientes métodos de exames complementares e antibióticos eficientes estão disponíveis. É preciso salientar que, além da sequela permanente, o comprometimento emocional de uma criança ou adolescente, portador de infecção crônica de vários anos, é extremamente prejudicial para a vida escolar, social e esportiva.

> **ATENÇÃO! Não se pode permitir que a osteomielite hematogênica aguda evolua para a fase de cronificação (ou iatrogênica crônica).**

Classificação

Osteomielite hematogênica aguda

É a forma mais comum de infecção óssea. Em alguns casos, são detectados focos infecciosos a distância, como dentários, respiratórios, cutâneos, ferimentos e escoriações.

Em outras situações, não são verificados locais com infecção que possam ser causadores de contaminação a distância e ocasionar osteomielite hematogênica.

Osteomielite crônica

Ocorre quando a abordagem terapêutica da osteomielite na fase aguda é iniciada com atraso, devido ao estabelecimento tardio do diagnóstico, ou na falta de tratamento da mesma, propiciando, por conseguinte, a cronificação do processo infeccioso, com grande quantidade de tecido necrosado e sequestro ósseo, o qual, por sua vez, pode comprometer todo o osso longo (osteomielite pandiafisária).

Abscesso ósseo

É um tipo mais brando de infecção óssea, no qual a virulência da bactéria fica mais contida pelo sistema de defesa do paciente. Existe englobamento do foco inicial, não permitindo sua expansão e formando um verdadeiro abscesso intraósseo (FIG. 26.4), ou abscesso de Brodie.

Osteomielite pós-traumática

Decorre de contaminação direta com a pele, por ferimentos ou fraturas expostas, previamente infectados ou não, e que, por continuidade ou proximidade, podem ocasionar osteomielite (FIG. 26.5).

Osteomielite pós-operatória (ou cirúrgica)

Cirurgia de grande porte, com tempo prolongado de exposição tecidual e hemostasia imperfeita que ocasionam hematoma pós-operatório. Os pinos e os parafusos dos fixadores externos, os alongadores ósseos e a atração esquelética atuam como acesso direto para o tecido ósseo.

Fisiopatologia

Na osteomielite hematogênica aguda, em geral, existe um foco infeccioso responsável por bactérias circulantes ou bacteremia silenciosa. A região metafisária de ossos

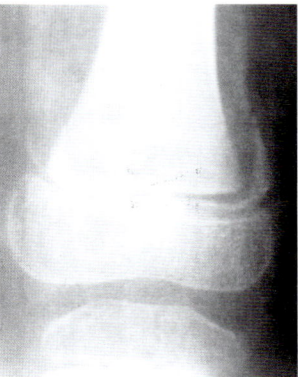

FIGURA 26.3 → Osteomielite aguda, com sinais de periostite distal do fêmur.

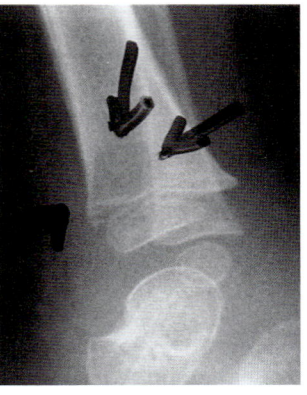

FIGURA 26.4 → Abscesso de Brodie, justaepifisário distal de tíbia, assinalado.

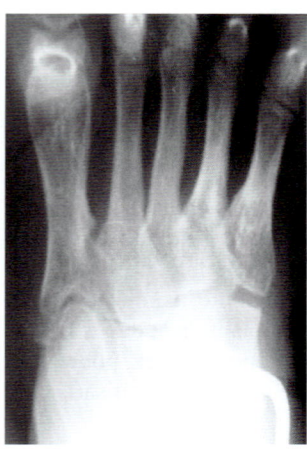

FIGURAS 26.5 → Infecção óssea pós-traumática por ferimento grave do pé, decorrente de fraturas expostas. Alterações do primeiro e do segundo metatarsais, com irregularidades diafisárias articulares.

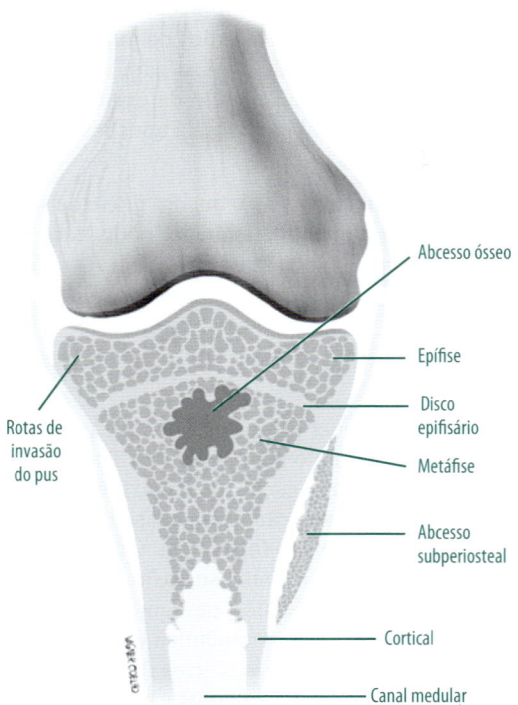

FIGURA 26.6 → Evolução da osteomielite hematogênica aguda.

longos é especialmente mais vascularizada, por tratar-se de uma zona de crescimento. Há circulação capilar término-terminal, em que pequenos êmbolos bacterianos não prosseguem na circulação, ocasionando o foco infeccioso inicial. Nesse momento, está formada a osteomielite **(FIG. 26.6)**. Após, desenvolve-se reação inflamatória local, com formação de exsudato e infiltração intersticial. O aumento de pressão intra-óssea resultante determina a área de isquemia e posterior necrose óssea, formando o chamado de abscesso intraósseo. Concomitante com todo esse processo inicial de instalação bacteriana no osso, ocorre também o início dos mecanismos de defesa do paciente, com o aporte de leucócitos polimorfonucleares, que tentam impedir a proliferação bacteriana. Essa fase dura cerca de 48 horas e, até esse momento, no qual ainda não se deu necrose óssea, a antibioticoterapia pode ser eficiente.

Após o edema local, com isquemia e subsequente surgimento de tecidos necrosados, forma-se o abscesso ósseo. O pus infiltra-se pelos canais de Havers e Volkmann, inicialmente na região metafisária, seguindo, depois, para o canal medular e espaço subperiosteal **(FIG. 26.7)**. Sem a drenagem cirúrgica, o pus descola o periósteo, ocasionando mais necrose tecidual, e invade partes moles, produzindo, às vezes, fístula para o exterior. O descolamento do periósteo determina uma reação de neoformação óssea, a qual, como achado radiográfico, corresponde à periostite. A pressão intraóssea aumentada, somada à isquemia determinada pelo descolamento do periósteo, resulta em fragmento ósseo de tamanho variado, que sofre necrose. Surge, então, o sequestro ósseo.

Toda essa evolução dura dias ou semanas. O momento exato da transição da fase aguda para a crônica ocorre a partir da formação de osso necrosado por isquemia. Em termos práticos, é muito difícil determinar com exatidão quando essa transição ocorre. Alguns autores consideram até 48 horas. O importante é que o diagnóstico e o tratamento sejam realizados antes de surgir necrose óssea e invasão periosteal **(FIG. 26.8)**.

Em geral, a invasão do osso ocorre da região metafisária para o canal medular e a diáfise. A placa epifisária funciona

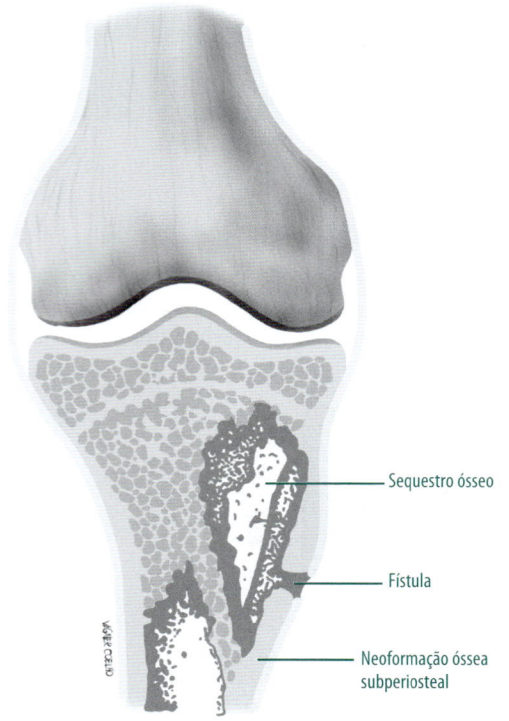

FIGURA 26.7 → Osteomielite crônica

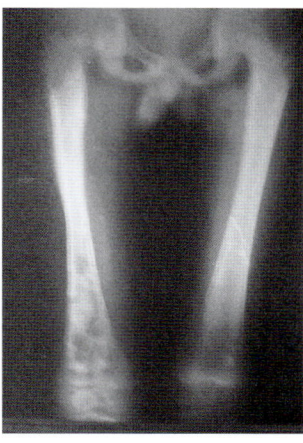

FIGURA 26.8 → Osteomielite pandiafisária. Extenso comprometimento ósseo, com formação de um sequestro diafisário.

com barreira, impedindo a invasão na epífise. No entanto, em articulações, como a coxofemoral, a glenoumeral e a tibiotarsal, a localização intra-articular da fise pode resultar em espaço livre para a coleção purulenta invadir essas cavidades. Em tais situações, ocorre também artrite séptica. O inverso também pode ser observado, ou seja, a artrite séptica dessas articulações pode ocasionar osteomielite metafisária e, posteriormente, diafisária **(FIG. 26.9)**. Em alguns casos, torna-se difícil estabelecer qual condição iniciou o processo.

Etiologia

Teoricamente, qualquer bactéria pode produzir osteomielite. A maioria é causada por *Staphylococcus aureus*. Estreptococos do Grupo B, enterococos, pneumococos, gonococos, salmonela e pseudomonas também se constituem como agentes etiológicos. A cultura do material vai fornecer com exatidão o agente causador, desde que seja colhido com técnicas estéreis e antes de ser administrado antibiótico.

Diagnóstico

O surgimento dos dados clínicos da osteomielite hematogênica aguda acompanha a evolução do processo infeccioso e está de acordo com a fisiopatologia. O diagnóstico é clínico e com exames complementares laboratoriais e de imagem.

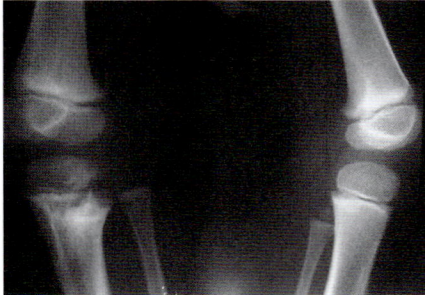

FIGURA 26.9 → Osteomielite em fase de cronificação na região proximal da tíbia.

Dor

Geralmente é a primeira queixa. Apresenta-se com instalação aguda e aumento de intensidade progressiva com o passar das horas. Não cede com analgésicos comuns, nem recrudesce em um curto período. O paciente torna-se inquieto, irritadiço, perde o apetite e diminui suas atividades habituais. Com a evolução, é possível verificar sonolência e prostração. A dor é gerada pela hiperemia tecidual e pelo aumento de pressão intraóssea.

Impotência funcional

Surge também na fase inicial. Piora com a evolução. Quando ocorre edema e infiltração de partes moles, torna-se mais acentuada, impossibilitando o exame da articulação mais próxima e impedindo a realização de movimentos ativos e passivos. A claudição é um fator constante quando o membro inferior estiver envolvido.

Edema

Surge nos primeiros dias, acompanhando o quadro de dor. Inicialmente, é leve e vai tornando-se mais volumoso. Nas proximidades de articulações superficiais, deve-se diferenciar edema de derrame articular.

Hiperemia

É decorrente da reação inflamatória local, acompanhando a dor e o edema. Em geral, existe aumento de calor local.

Hipertermia

Como na maioria dos processos infecciosos, a hipertermia na osteomielite é quase sempre elevada (geralmente acima de 39°C). Tende a ser constante com a evolução da bacteremia ou da septicemia. Não cede com facilidade com antitérmicos usuais. Os sinais de comprometimento geral são comuns aos processos infecciosos, como prostração, abatimento, apatia e anorexia. Além disso, são progressivos também com a evolução. Os sinais de toxemia e comprometimento pulmonar (como pneumonia por estafilococo) surgem com a septicemia.

Em um paciente com o quadro clínico sugestivo de osteomielite, recomenda-se internação hospitalar de urgência. Isso é justificado pelo fato de que a rapidez dos exames complementares estabelecerá, de forma mais precoce, diagnóstico e tratamento mais rápidos.

Exames complementares

- **Hemograma**. Geralmente apresenta leucocitose característica de infecção aguda nos primeiros dias da doença. Com a evolução de cerca de uma semana, surge desvio à esquerda e, posteriormente, detectam-se anemia e baixa hemoglobina.

- **Velocidade de hemossedimentação**. Está elevada desde o início, geralmente em valores superiores a 15 mm na primeira hora. Também é um dos critérios laboratoriais de cura quando normalizada.

- **Proteína C reativa (PCR)**.

- **Hemocultura.** Pode ser utilizada como recurso auxiliar, pois é positiva na metade dos casos.

- **Cultura e antibiograma.** A cultura é o método auxiliar que confirma o diagnóstico etiológico. A punção de coleta do material deve ser realizada em perfeitas condições de assepsia e antes de ser administrado qualquer antibiótico. Em alguns casos, é necessário sedar o paciente para puncionar. Quando observado pus na seringa de coleta, está feito o diagnóstico de osteomielite.

- **Pesquisa do Gram.** Se positivo ou negativo, poderá dar uma pista a respeito do germe, Gram+ ou Gram–, podendo-se instituir tratamento antes do resultado da cultura e antibiograma.

- **Radiologia.** Nos primeiros 5 a 7 dias, não são detectadas alterações ósseas locais. Podem ser observados edema de partes moles e infiltração local pelo exsudato e porose ou desmineralização óssea metafisária, seguida de necrose óssea. Com o descolamento do periósteo, haverá neoformação óssea, com o correspondente quadro radiológico de periostite característico dessa fase **(FIG. 26.10)**.

- **Ecografia.** Sua utilização, na osteomielite, recai na possibilidade de mostrar as infiltrações de partes moles e edema. Também é auxiliar no diagnóstico diferencial com artrite séptica.

- **Cintilografia óssea.** É um exame que evidencia muito bem a área de hiperemia, onde o contraste tem captação maior **(FIG. 26.11)**. Apesar de não ser um exame específico para processo infeccioso, é de extrema utilidade também no diagnóstico diferencial. Existem marcadores ósseos específicos para a infecção, como o gadolínio e outros.

- **Tomografia computadorizada (TC).** Tem pouca utilidade para o diagnóstico na fase aguda. É mais indicada para localizar sequestros ósseos **(FIG. 26.12)** na osteomielite crônica. Apresenta maior precisão do que a radiografia simples em casos de infecção em osso esponjoso (ilíaco e vértebras).

- **Ressonância (RM).** Não é um exame de rotina. Pode ser solicitada em casos de dúvida no diagnóstico e como diagnóstico diferencial. A qualidade da imagem é excelente, principalmente para partes moles adjacentes ao osso.

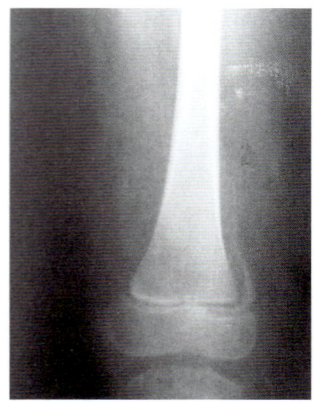

FIGURA 26.10 → Descolamento do periósteo do fêmur, com periostite facilmente evidenciada por raio X.

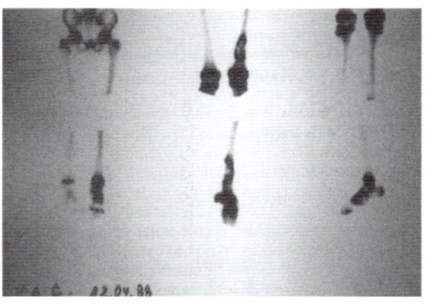

FIGURA 26.11 → Cintilografia óssea evidenciando área "quente" por maior captação no terço distal do fêmur. A radiografia nessa fase precoce é normal.

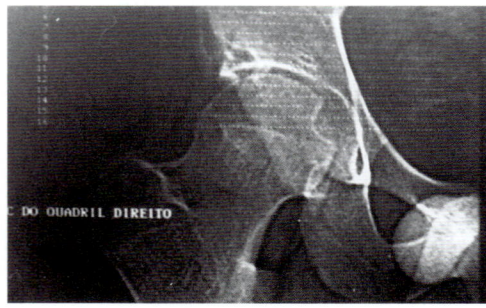

FIGURA 26.12 → Sequestro ósseo perfeitamente identificado em tamanho e localizado por TC.

pode produzir um quadro de edema e hiperemia similar, embora seja muito rara em crianças. O tumor de Ewing pode produzir hipertermia, com dor intensa e edema. Seu aspecto radiológico pode confundir com osteomielite na fase de periostite. No entanto, o principal diferencial da osteomielite continua sendo a artrite séptica, devido ao fato de ambas apresentarem o mesmo quadro clínico e pela proximidade anatômica da região metafisária com a articulação.

Diagnóstico diferencial

Deve ser feito com patologias que apresentem reação inflamatória aguda e artrite reumatoide. A gota também

Tratamento

O tratamento da osteomielite consiste, inicialmente, de punção local, com o paciente sedado ou anestesiado, em centro cirúrgico. Com o surgimento de pus, realiza-se a drenagem cirúrgica de partes moles. Se houver pus subperiosteal, são feitas algumas perfurações ósseas com broca adequada ou é aberta uma pequena janela com formão fino. O local é lavado, e todo material bacteriano e necrosado é retirado. Deve ser realizada irrigação contínua com entrada e saída de sucção contínua. Não se deve utilizar antibióticos ou detergentes no local, apenas solução fisiológica. Recomenda-se manter a irrigação por 24 a 48 horas, no máximo. Pode-se obter cultura do material aspirado antes da retirada da sucção. A ferida cirúrgica é suturada de modo convencional. O membro afetado deve ser imobilizado em tala gessada, férula, órtese plástica ou, ainda, com tração em partes moles, dependendo da região afetada.

Os cuidados gerais de hidratação, analgesia, sedação e alimentação adequada são um aspecto importante no tratamento da osteomielite. Recomenda-se que o pediatra acompanhe o tratamento, do ponto de vista clínico e nutricional. Durante os primeiros dias, na presença de atividade bacteriana intensa e quadro febril elevado, não se pode descuidar da possibilidade de surgimento de outros focos infecciosos (pneumonias, encefalites, meningites, etc.).

Antibioticoterapia

O tratamento clínico das infecções osteoarticulares consiste em analgésicos, antitérmicos e antibióticos. A antibioticoterapia deve ser instituída o mais rápido possível, logo após a coleta de material para cultura e antibiograma.

Mesmo que praticamente todos os patógenos possam infectar o osso ou as articulações, o *Staphylococcus aureus* é o mais encontrado nos casos, constituindo-se o principal agente etiológico nessas infecções (90% das osteomielites hematogênicas). Também podem estar implicados os estafilococos dos Grupos A e B, enterobactérias e *Haemophilus influenzae*. O tratamento empírico quase sempre é iniciado levando-se em conta a idade do paciente e a apresentação clínica. Uma boa escolha é iniciar o tratamento por via endovenosa, com antibióticos bactericidas, que tenham penetração no osso e nas cavidades articulares, evitando os que possam causar efeitos colaterais, como oto ou nefrotoxicidade. Em recém-nascidos, associa-se a oxacilina a um aminoglicosídeo. Em crianças após o período neonatal até a idade adulta, utiliza-se, de preferência, a oxacilina associada à cefalosporina de terceira geração. Como alternativa à oxacilina, pode-se empregar vancomicina ou clindamicina, particularmente no caso de *Staphylococcus aureusmeticilino*-resistente. A linezolida também pode ser utilizada nessa situação. Além disso, antibióticos como ciprofloxacino e rifampicina podem ser uma combinação adequada para pacientes acima dos 18 anos.

Nos portadores de anemia falciforme, devido à possibilidade de infecção por salmonela, utiliza-se cefalosporina de terceira geração (p. ex., ceftriaxona) por via venosa junto à oxacilina. Nos portadores de osteomielite por

traumatismos, os agentes implicados incluem S. aureus, bacilos coliformes e *Pseudomonas aeruginosa*. O antibiótico de escolha é a oxacilina, associada à cafalosporina de terceira geração com atividade antipseudomonas (p. ex., ceftazidima). A vancomicina e a teicoplanina devem ser reservadas para casos de infecção sabidamente adquiridas em hospital ou resistentes aos antibióticos usuais.

Após colher o material de secreção purulenta, deve-se enviar para cultura e antibiograma. Com o resultado dessa análise, definem-se as associações antibióticas a serem utilizadas (TAB. 26.1). O tempo de antibioticoterapia intravenosa vai depender da curva térmica e da evolução clínica do paciente, podendo também ser utilizada a velocidade de hemossedimentação ou a proteína C como critérios de avaliação. Usualmente, o tempo de tratamento é de 4 a 6 semanas, sendo que, após os 10 primeiros dias, se o paciente estiver estável do ponto de vista clínico, a medicação deve ser passada para via oral a nível ambulatorial.

Complicações

Osteomielite crônica

A cronificação da fase aguda é um problema de difícil solução na maioria dos casos de osteomielite, pela necrose óssea e de partes moles estabelecida pela isquemia (FIG. 26.13). A maioria das osteomielites crônicas é fruto de diagnósticos tardios ou incorretos ou de tratamentos insuficientes ou retardados. Portanto, são iatrogenias. A invasão do material purulento nos canais de Volkmann e no interior

TABELA 26.1 → Antibióticos utilizados no tratamento das infecções osteoarticulares

Fármaco	Dose	Administração
Oxacilina (Staficilin)	100 a 200 mg/kg/dia (máximo de 12 g/dia)	6/6 h, IV
Ceftriaxona (Rocefim)	25 a 100 mg/kg/dia	6/6 h, IV
Cefazolina (Kefazol)	20 mg/kg/dia	8/8 h, IV ou IM
Ciprofloxacino (Cipro)*	200 a 400 mg/kg/dia	12/12 h, IV
Ceftazidima (Fortaz)	150 mg/kg/dia (máximo de 6 g/dia)	8/8 h, IV
Clindamincina (Dalacin)	20 a 40 mg/kg/dia	6/6 h ou 8/8 h, IV ou IM
Vancomicina (Vancocina)	40 mg/kg/dia	6/6 h ou 8/8 h, IV
Linezolida (Zynox)	Prematuros até sete dias: 10 mg/kg/dia	12/12 h, IV ou VO
	Recém-nascido a termo até os 12 anos: 10 mg/kg/dia	8/8 h, IV ou VO
	Acima de 12 anos: 40 a 60 mg/kg/dia	12/12 h, IV ou VO

* Não recomendado para menores de 18 anos.

do canal medular, expandindo-se também subperiosteal-mente, determinará uma área maior ou menor de isquemia. Nesse momento, surge o chamado de sequestro ósseo **(FIG. 26.14)** e instala-se a cronificação do processo.

O sequestro pode ser um pequeno fragmento, de difícil visualização com raio X ou em cortes tomográficos, às vezes atingindo um tamanho extremo, comprometendo toda a diáfise nos casos de osteomielite pandiafisária. Podem surgir fístulas de partes moles e ocorrer eliminação espontânea de fragmentos de osso sequestrado.

Diagnóstico

Em geral, não é difícil diagnosticar a osteomielite crônica, uma vez que a história do paciente, com frequência, revela o processo agudo. Nos casos de debilidade clínica, sub ou má nutrição e pacientes imunodeprimidos, o quadro inicial pode ser mascarado, e o diagnóstico só será feito na fase crônica.

A radiografia tende a ser suficiente para estabelecer o diagnóstico, com o aspecto característico de periostite, invasão de partes moles, desmineralização óssea ao redor da área comprometida e extensão do osso necrosado ou sequestro ósseo **(FIG. 26.15)**. A fistulografia é muito útil nas situações em que fica difícil localizar o trajeto fistuloso **(FIG. 26.16)** e com sequestro de pequeno tamanho. A TC e a RM

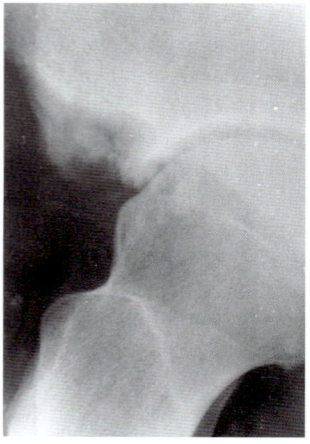

FIGURA 26.13 → Osteomielite crônica do ilíaco, com sequestro ósseo detalhado.

podem ilustrar zonas difíceis de ser observadas no raio X convencional e também com pequenos ou múltiplos fragmentos do osso necrosado.

Tratamento

O tratamento básico da osteomielite crônica baseia-se na ressecção de todas as partes moles necrosadas e na retirada cirúrgica dos fragmentos de osso sequestrado, bem como na curetagem das extremidades comprometidas do ponto de vista vascular.

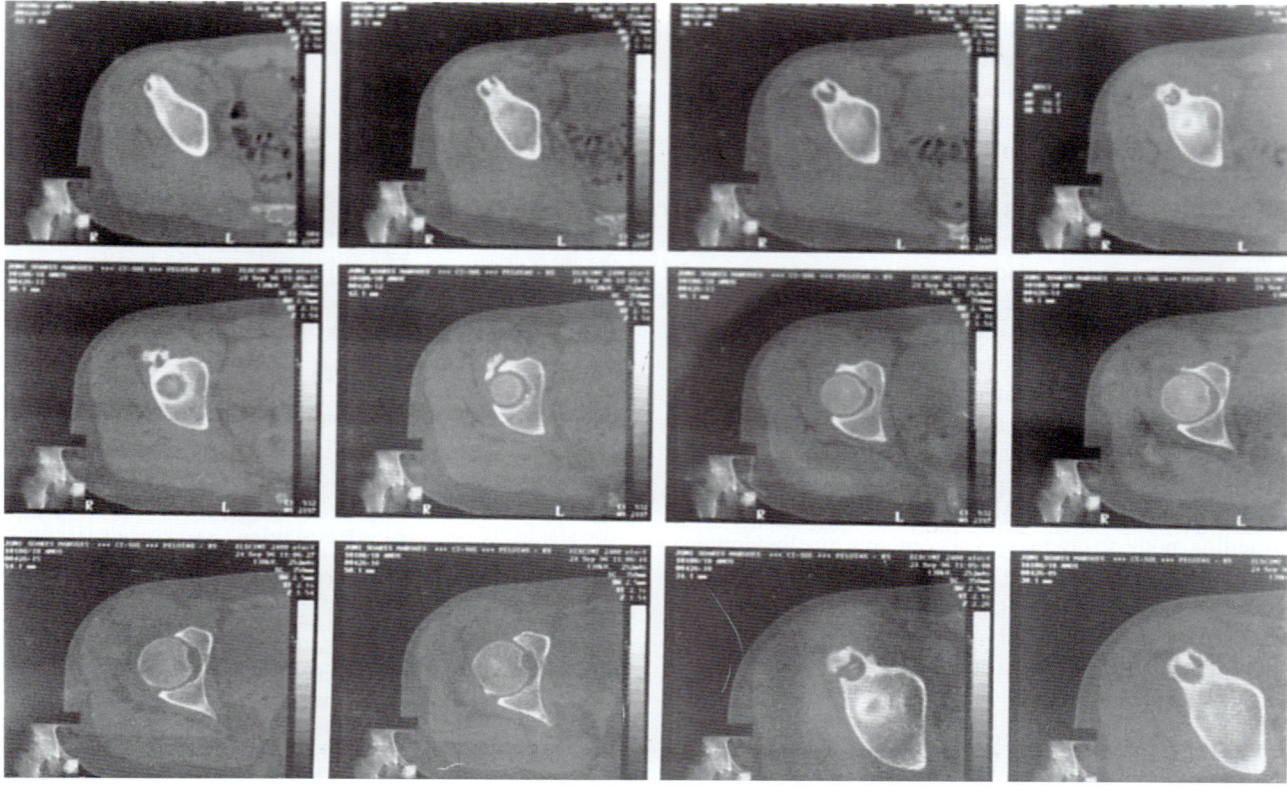

FIGURA 26.14 → Cortes de TC da região do quadril direito em um paciente com osteomielite crônica, com presença de sequestro.

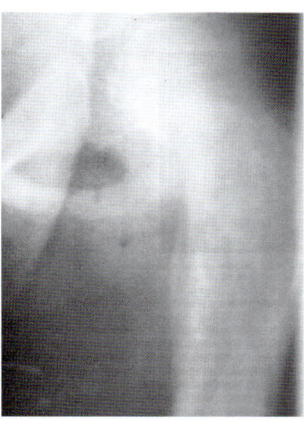

FIGURA 26.15 → Osteomielite crônica do colo do fêmur.

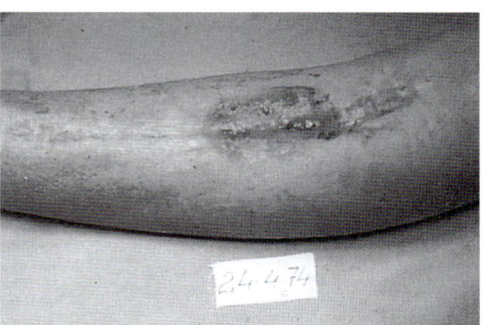

FIGURA 26.17 → Aspecto de osteomielite crônica. Observam-se várias cicatrizes cirúrgicas. Área de exposição óssea anterior: sequestro.

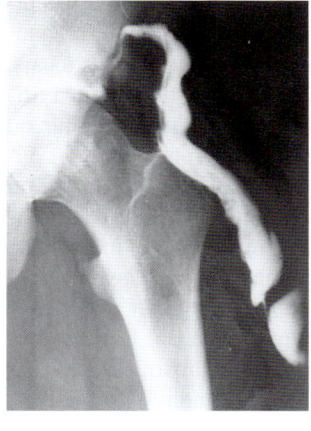

FIGURA 26.16 → Fistulografia com delimitação do osso sequestrado pelo contraste e pela identificação do trajeto fistuloso.

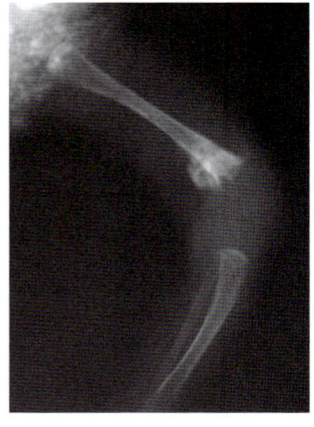

FIGURA 26.18 → Osteomielite hematogênica aguda distal do fêmur com lise.

Nas situações de perda óssea por necrose, fraturas por infecção e pseudoartrose, deve-se utilizar algum tipo de fixador externo, de preferência os circulares (tipo Ilisarov), que permitem controlar o comprimento e as angulações do osso e realizar transporte ósseo ou alongamento, quando indicado. Nos casos de comprometimento de pele em que existir área de osso exposto, sem possibilidade de cobertura com pele local **(FIG. 26.17)**, o auxílio do cirurgião plástico é importante para cobrir a área exposta, com enxerto de pele ou retalhos musculocutâneos.

A escolha do antibiótico deve ser de acordo com a cultura e o antibiograma da secreção local. Em pacientes com longa evolução e diversos tratamentos cirúrgicos ou clínicos, a cultura pode ser mascarada por antibióticos prévios. A amputação deve ser considerada como recurso extremo, lembrando que, em casos crônicos, de reagudizações periódicas, o risco de septicemia e morte deve ser bem-avaliado. Em amputações de osteomielites de longa evolução, o paciente sente-se socialmente reintegrado e curado após a amputação, pois se livra de ferimento constrangedor, odor desagradável e curativos diários. Com o uso de prótese, pode obter qualidade de vida sem riscos de recidiva.

Septicemia e morte

Com o retardo do tratamento adequado, pode surgir recidiva ou reagudização do processo infeccioso, por alta virulência bacteriana ou baixa resistência do paciente. É possível que ocorra bacteremia e, até mesmo, óbito.

ARTRITE SÉPTICA

A contaminação articular e a instalação do processo infeccioso no interior da articulação ocorrem quando a metáfise apresenta localização intra-articular (p. ex., quadril e ombro) ou por invasão de partes moles, por contiguidade **(FIGS. 26.18 e 26.19)**.

A infecção articular denomina-se artrite séptica e, em geral, é causada por bactéria patogênica com disseminação via hemática ou em decorrência de uma osteomielite metafisária. A infecção articular leva a destruição da cartilagem, a necroses epifisárias e a luxações, que serão de dificílimo tratamento ou apresentarão sequelas irreversíveis. Portanto, da mesma forma que na osteomielite, um diagnóstico precoce e um tratamento perfeitamente eficiente são muito importantes.

Fisiopatologia

A penetração da bactéria ocorre por via hematogênica, na maioria das vezes devido à existência prévia de um foco séptico a distância. Pode haver contaminação por

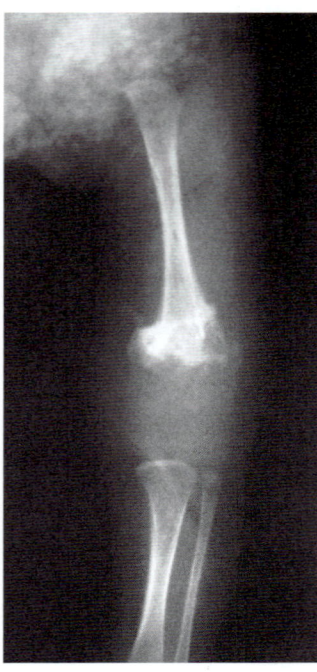

FIGURA 26.19 → Radiografia em perfil demonstrando o comprometimento da epífise distal do fêmur por osteomielite aguda e consequente artrite séptica.

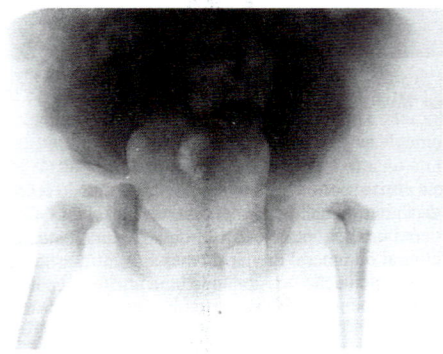

FIGURA 26.20 → Luxação coxofemoral esquerda por artrite séptica.

contiguidade, nos casos de punções de artéria femoral, nas quais se verifica alta incidência de artrite do quadril em recém-nascidos. Por contaminação direta consideram-se as artrites sépticas secundárias a punções articulares ou a ferimentos articulares. As artrites secundárias à punção de artéria femoral ou a punções articulares são iatrogênicas. Podem e devem ser evitadas.

Mecanismos de destruição articular

A infecção intra-articular destrói a cartilagem hialina por um processo de condrólise química. As *enzimas* produzidas pelas bactérias e por seus produtos de degradação são condrolíticas. A *estreptoquinase* e a *estreptodornase* agem diretamente sobre o ácido *condroitinossulfúrico*, que é um dos componentes protéicos da cartilagem articular. Inicialmente, há perda da matriz cartilaginosa, seguida de perda de colágeno cartilaginoso. Essas enzimas proteolíticas produzidas pela bactéria promovem erosões na superfície articular, que se desprendem para o interior da articulação como pequenos grumos ou fragmentos livres. No espaço de tempo de 24 a 48 horas, já se observam essas alterações destrutivas, que serão tanto mais graves quanto maior for o tempo decorrido com pus dentro da articulação.

O *aumento do volume líquido* dentro da articulação produz uma pressão intra-articular exagerada e distensão capsular. Isso resulta em isquemia da membrana sinovial e na consequente *diminuição da irrigação* sanguínea, com menos suprimento nutricional para a cartilagem hialina. O aumento de pressão pode resultar em isquemia também da epífise, com posterior necrose epifisária.

Algumas articulações são especialmente suscetíveis a necrose, como a *escapuloumeral* e a *coxofemoral*, pois a cápsula articular na qual estão as artérias que nutrem a epífise se prolonga até a região metafisária. Portanto, no quadril e no ombro, a metáfise é intra-articular. Nesses locais, é possível e bastante frequente que uma artrite séptica origine uma osteomielite do colo do úmero ou do fêmur ou até mesmo diafisária. O mecanismo inverso também pode ocorrer, ou seja, uma osteomielite do colo do úmero ou do fêmur pode drenar da metáfise intra-articular para o interior da articulação, ocasionando uma artrite infecciosa. Especialmente nessas duas articulações, a distensão produzida pelo aumento de líquido intra-articular pode levar a uma subluxação ou mesmo a uma luxação. É muito frequente nos pacientes tardiamente diagnosticados verificar essas situações drásticas, inclusive com o desaparecimento total da epífise. No caso da articulação coxofemoral **(FIG. 26.20)**, isso causa uma perda irreversível da função articular, uma deformidade com encurtamento, adução e flexão e mobilidade diminuída. Não haverá mais crescimento epifisário nesse local. Quando a luxação for de ombro, por artrite séptica, ainda que diminuída, a mobilidade é razoável, pois se forma uma neoarticulação fibrosa **(FIG. 26.21)**, na qual não há ação do peso corporal como no quadril. A consequência maior fica por conta do encurtamento do úmero.

Diagnóstico

O diagnóstico de artrite séptica é baseado nos dados e nos sinais e sintomas que caracterizam uma infecção aguda, geralmente similares aos da osteomielite, com a diferença de que o pus se encontra dentro do espaço articular. Portanto, a evolução e a fisiopatologia são também semelhantes.

A dor é sempre muito intensa, progressiva, ocasionada pela distensão capsular, na qual se encontram terminações nervosas sensitivas para dor e pressão. A limitação da mobilidade articular é muito importante, sendo uma das primeiras queixas. É praticamente impossível realizar movimentos ativos ou passivos em uma articulação com artrite séptica.

Existem "posições de defesa" características de cada articulação que servem para o paciente se proteger da dor.

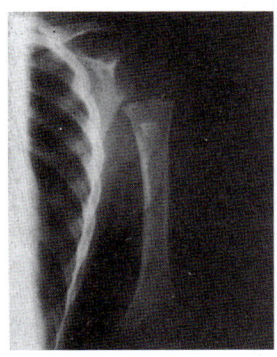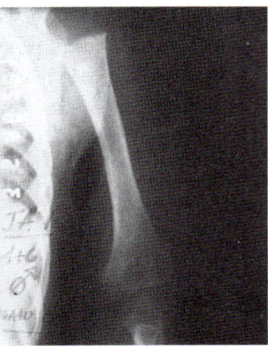

FIGURA 26.21 → Luxação escapuloumeral e destruição da epífise proximal.

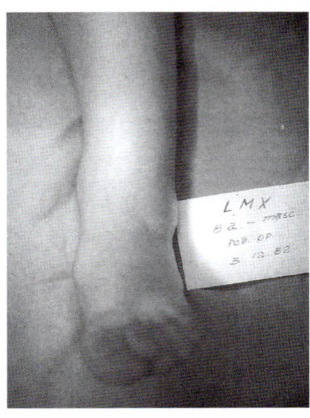

FIGURA 26.22 → Aumento de volume de partes moles no tornozelo por artrite séptica.

São adotadas posições intermediárias entre flexão e extensão e entre rotação interna e externa, dependendo da articulação. É importante saber que, na articulação coxofemoral, a distensão capsular leva o quadril em flexão, rotação externa e abdução.

Aumento de volume é um sinal constante que resulta da proliferação bacteriana e de líquido sinovial. Costuma ser percebido com facilidade, pois a maioria das articulações é superficial **(FIG. 26.22)**. Pode-se encontrar dificuldades na articulação coxofemoral, por ser mais profunda, nas articulações sacroilíacas e na coluna vertebral.

Calor local, vermelhidão (hiperemia) e temperatura elevada são similares aos verificados na osteomielite aguda, pois o processo infeccioso é idêntico.

Exames complementares

- **Hemograma**. Apresenta-se alterado, com leucocitose e desvio à esquerda, da mesma maneira que na osteomielite.

- **VSG**. Está sempre elevada em valores acima de 20 mm desde as fases iniciais e tende a elevar-se após o terceiro ou o quarto dia até 60 mm ou mais. É um dado laboratorial muito importante.

- **Radiologia**. As alterações precoces que podem ser vistas em radiografias simples são espessamento de cápsula sinovial, infiltração e edema de partes moles e da região periarticular e, principalmente, um aumento do espaço articular. Esse último dado significa que existe líquido com aumento da pressão intra-articular **(FIG. 26.23)**. Após 48 horas de evolução, pode-se verificar com mais facilidade o afastamento entre as superfícies articulares e, até mesmo, os sinais de subluxação ou luxação em determinadas articulações, como quadril e ombro. Nos casos em que existir artrite e osteomielite, encontram-se os mesmos sinais de destruição óssea descritos para osteomielite, junto às alterações da infecção articular. Especial atenção deve ser dada à articulação do quadril em relação à possibilidade de luxação. Um dos primeiros sinais radiográficos junto ao

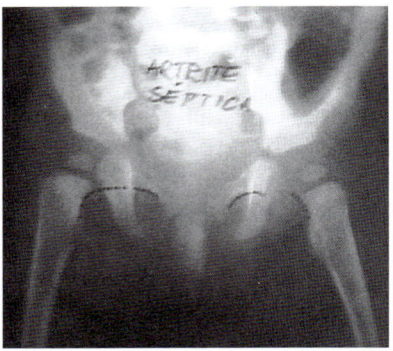

FIGURA 26.23 → Afastamento lateral da cabeça do fêmur esquerdo – subluxação – na fase inicial de uma artrite séptica de quadril. Notam-se afastamento lateral da cabeça do fêmur e linha de Shenton quebrada. Mesmo sendo sinais da fase inicial, é evidente que já existe um grande aumento de pressão intra-articular.

aumento do espaço articular é o afastamento lateral da epífise e uma linha de Shenton "quebrada".

- **Ultrassonografia**. É considerada atualmente um dos exames complementares mais importantes no diagnóstico de artrite séptica. Evidencia de maneira precoce a presença de líquido intra-articular, mesmo em quantidades pequenas, na fase inicial da infecção. É evidente que, em estágios mais avançados, com muito pus intra-articular, as alterações são evidenciadas com facilidade na ecografia e, também, com radiografias simples.

- **Cintilografia.** Evidencia maior captação de maneira bastante precoce, mostrando áreas "quentes" significando reação inflamatória, hiperemias e reação infecciosa. Na presença de sinais positivos de artrite séptica vistos no ultrassom ou no raio X, não há necessidade de ser realizada cintilografia. Nas infecções da pelve, como artrite séptica do quadril **(FIG. 26.24)**, nas articulações sacroilíacas e na sínfise pubiana, esse exame é fundamental para localizar o foco infeccioso.

- **Cultura e antibiograma**. A aspiração do líquido intra-articular por punção pode ser realizada em pacientes que colaboram, sob anestesia local. Normalmente, a dor é muito intensa, e a punção articular torna-se

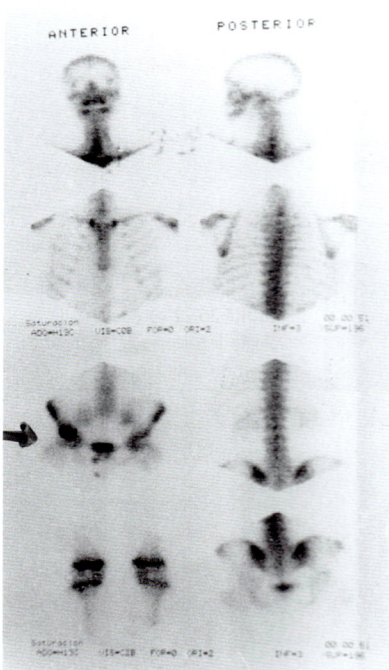

FIGURA 26.24 → Captação em área quente na região do quadril direito, em cintilografia por Tecnécio 99.

difícil dessa maneira. É necessário sedar o paciente ou submetê-lo a uma anestesia geral. Deve-se realizar a punção sob anestesia geral, em centro cirúrgico, no mesmo momento de se iniciar o tratamento cirúrgico. O material flui pelo êmbolo com muita facilidade, devido ao aumento de pressão intra-articular. Muitas vezes, a pressão é tão intensa que faz o enchimento imediato da seringa. O material colhido é enviado para o laboratório para os testes bacteriológicos: cultura, antibiograma e bacterioscopia, com todas as técnicas de assepsia, para evitar-se contaminação externa. Se o paciente já estiver em tratamento com antibióticos, a cultura pode ser mascarada e não terá validade.

- **Punção.** É o exame complementar que fecha o diagnóstico de artrite séptica. A maioria das articulações é fácil de ser puncionada, pois o aumento de volume favorece a localização, aumentando o espaço articular. A articulação coxofemoral é a mais profunda e mais difícil de ser puncionada. Recomenda-se a via de acesso anterolateral, de preferência sob visualização de intensificador de imagem. Cada articulação tem seu ponto correto de puncionar. A punção, obrigatoriamente, tem de ser realizada sob extremas condições de assepsia.

Tratamento

O primeiro ponto fundamental é a drenagem cirúrgica. Sob anestesia geral e em condições de assepsia, é realizada uma artrotomia que permita lavar o espaço articular

e aliviar a pressão em todos os casos. Não se recomendam as punções de esvaziamento repetidas, pois não promovem uma lavagem eficiente e não podem ser retirados os grumos e o material necrótico por uma agulha, mesmo que seja de grosso calibre. Da mesma maneira que a punção, cada articulação tem sua via de acesso igual à da cirurgia convencional. No quadril, pode-se utilizar a via anterior de Smith-Petersen. No joelho, utilizam-se duas incisões parapatelares no nível do polo superior da patela. A artrotomia permite lavar de forma cuidadosa e exaustiva a articulação, retirando todo o material purulento e necrótico. Não se utilizam antibióticos locais, nem detergentes biológicos. Após a lavagem articular, instalam-se um sistema de irrigação contínua por um cateter e um sistema de sucção contínua mecânico em outro cateter. Portanto, há um tubo de irrigação e outro de drenagem. Utiliza-se soro fisiológico puro com gotejamento abundante e contínuo. Deve ser observado constantemente o sistema de sucção, para verificar possíveis obstruções por coágulos ou restos de material necrótico. A drenagem é mantida por 24 a 48 horas. O risco de contaminação secundária por pseudomonas é maior após 48 horas.

Em condições ideais, deve ser colhido o material do dreno de sucção para cultura em 24 e 48 horas para certificar-se da "esterilização" do espaço articular. Esse procedimento, teoricamente, serve como parâmetro para retirar a irrigação. Outra maneira para interromper a irrigação é quando se observa o líquido de drenagem com aspecto límpido, sem grumos, nem material hemorrágico. Quando se retira o tubo de irrigação, deixa-se o de sucção por mais 24 horas.

Outro ponto importante é imobilizar a articulação com tala gessada, ou tração em alguns casos de artrite do quadril, permitindo, com o repouso articular, uma rápida diminuição do quadro doloroso e do espasmo articular. O tempo de imobilização pode durar de 10 a 30 dias, conforme a resposta ao tratamento e a dor referida pelo paciente. Nos casos em que ocorreu luxação ou subluxação, o prazo de imobilização é maior, para manter a articulação reduzida. Após a retirada da imobilização, é instituído um programa de reabilitação com exercícios ativos e passivos. A administração de antibióticos segue os mesmos princípios descritos anteriormente e utilizados na osteomielite. Da mesma maneira, analgésicos e antitérmicos são usados como no tratamento descrito para a osteomielite.

TUBERCULOSE OSTEOARTICULAR

A tuberculose é uma infecção granulomatosa causada por uma bactéria chamada de *Mycobacterium tuberculosis*, que pode causar osteomielite ou artrite tuberculosa. A via de entrada costuma ser hematogênica, por um foco tuberculoso primário pulmonar ou intestinal (ganglionar mesentérico). Tanto a forma humana quanto a bovina do bacilo de Koch podem estabelecer-se no osso ou na articulação.

Depende de características regionais, contaminação de rebanho bovino, pasteurização do leite, vacinação preventiva, exposição e contatos com portadores de tuberculose e estado nutricional e imunológico. Nas regiões menos desenvolvidas, a incidência é muito maior, por todos os fatores já citados.

Tanto a artrite como a osteomielite por bacilo de Koch (BK) podem atingir qualquer articulação ou osso. Não há uma idade específica para a tuberculose, mas as crianças apresentam uma incidência mais elevada. Geralmente, é monoarticular ou monostótica. Como é uma infecção de evolução muito lenta e que causa muita destruição de tecido ósseo ou cartilaginoso, sem respeitar a barreira epifisária, é muito comum se observar artrite e osteomielite tuberculosa no mesmo local. Ou seja, há uma destruição articular e epifisária concomitante.

Na fisiopatologia dessa infecção, ocorre a invasão da articulação, e o BK instala-se na membrana sinovial. Inicialmente, há uma reação inflamatória, com produção de líquido sinovial e espessamento da membrana. Forma-se um tecido de granulação que cobre a superfície cartilaginosa, dando origem ao chamado de *pannuses* destruindo a superfície articular com áreas de erosão. Na epífise, há uma invasão do tecido ósseo esponjoso, que tende a expandir-se, invadindo a articulação, para o espaço subperiosteal e, posteriormente, para partes moles, chegando a fistulizar na pele. O BK causa uma lise óssea lenta, mas muito destrutiva e sem muita neoformação óssea ou reação periosteal. Pode-se formar um abscesso tuberculoso de partes moles, como se verifica na tuberculose vertebral.

Diagnóstico

É muito mais frequente encontrar tuberculose articular do que osteomielite. A artrite tuberculosa ataca, principalmente, a articulação coxofemoral, seguida do joelho, do tornozelo, da articulação sacroilíaca, do ombro e de outras regiões. Na forma de osteomielite, a mais frequente é a tuberculose vertebral, conhecida como mal de Pott, que acomete geralmente uma ou mais vértebras torácicas **(FIG. 26.25)**. Na maioria dos casos, há história prévia de tuberculose na família ou no próprio paciente. Nessa situação, fica mais fácil a conexão de dados clínicos que evidenciem o diagnóstico de tuberculose. Os locais de infecção anterior no próprio paciente são pulmões, brônquios ou gânglios mesentéricos. A dor é o sintoma inicial. Surge de forma lenta e não muito intensa. Depende muito da fase de evolução da doença ou do tempo que o paciente levou até a chegada ao ortopedista.

Como é uma infecção de início insidioso, todos os sinais clínicos são lentos e sem características específicas ou patognomônicas de tuberculose. A dor tende a ser progressiva. Na artrite, a dor é exacerbada com movimentos ativos e passivos. A limitação funcional também surge de forma lenta e insidiosa. É mais intensa nas articulações que

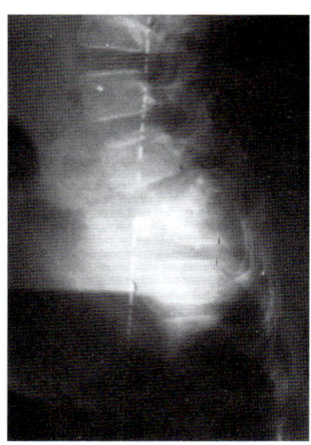

FIGURA 26.25 → Colapso de vértebra lombar por destruição anterior do corpo vertebral. Mal de Pott.

recebem carga, como o quadril e o joelho. No mal de Pott, há uma defesa antálgica da musculatura paravertebral, com escoliose não estruturada. Posteriormente, surge uma cifose característica e típica dessa infecção, localizada em geral na região torácica alta e decorrente da destruição progressiva de um ou mais corpos vertebrais anteriormente, em forma de cunha. Nas articulações superficiais, pode-se notar um edema endurecido e derrame articular, que também surgem de forma lenta e progressiva. Ao fazer-se uma palpação manual, surge dor devido ao edema sinovial e à reação inflamatória. Aumento de temperatura pode ou não estar presente. Costuma haver um leve calor local. A febre também não é um dado constante. Surge em geral à tarde ou à noite e entre 37,5 e 38° C. Pode-se observar que o paciente apresenta sinais gerais de fraqueza, astenia, anorexia, apatia e perda de peso.

Radiologia

Os sinais radiográficos iniciais são inespecíficos e surgem com aumento de volume de partes moles por edema sinovial e periarticular. Porose óssea metafisária e alargamento do espaço articular são notados ainda na fase inicial. Em seguida, notam-se a destruição da cartilagem articular e o pinçamento do espaço. Depois, surgirão sinais de destruição óssea e invasão de partes moles pelo pus, formando-se um abscesso. Em geral, isso é mais comum de se verificar na tuberculose vertebral. Como é uma doença de evolução muito lenta, esses sinais acompanham a lentidão do processo, e as variações radiográficas levam semanas para mostrar alterações. Existem verdadeiros "abscessos frios", que levam meses até serem diagnosticados.

As maiores dificuldades radiográficas são em relação à invasão de partes moles. Ainda em referência à tuberculose vertebral, pode-se notar que o abscesso invade anteriormente partes moles, mas pode também comprimir a medula, ocasionando sinais neurológicos que dependem do grau de compressão **(FIG. 26.26)**, mas que podem chegar ao extremo de originar uma paraplegia. Outra maneira de ocorrer compressão medular é pelo disco intervertebral herniado

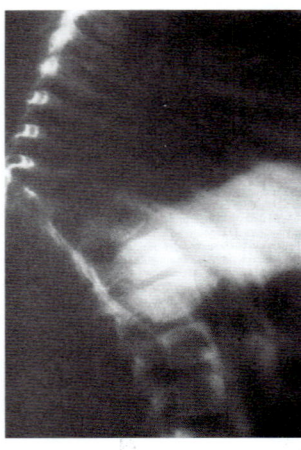

FIGURA 26.26 → Destruição, colapso e fusão de três corpos vertebrais com cifose localizada. Sequela de tuberculose vertebral.

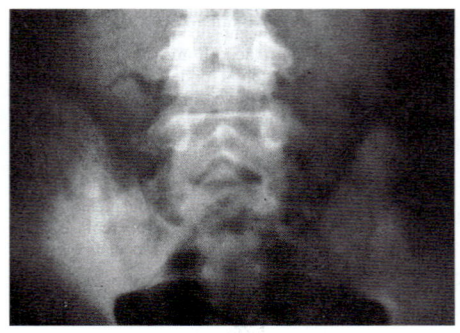

FIGURA 26.27 → Radiografia simples mostrando osteoporose do ilíaco esquerdo e do sacro. Pinçamento do espaço articular. "Borramento" da articulação sacroilíaca esquerda.

com o pus, por sequestros ósseos posteriores, pelo deslocamento (subluxação ou luxação) de vértebras. Nos casos de tuberculose sacroilíaca, deve-se realizar incidências oblíquas especiais e de ambas as articulações para compará-las **(FIG. 26.27)**.

É importante realizar radiografias de tórax ou de abdome, para detectar possíveis sinais de um foco inicial pulmonar ou intestinal. A cintilografia óssea pode ser indicada como forma de localizar o processo de forma mais precoce do que a radiografia convencional. A TC mostra com mais detalhes e também de forma mais precisa as alterações ósseas ou articulares correspondentes. Considera-se que deve ser um exame de rotina, principalmente na suspeita clínica de sacroileíte ou mal de Pott. A invasão de partes moles com formação de abscesso é mais facilmente detectada com a TC.

Laboratório

No hemograma, notam-se apenas anemia leve e leucocitose. A VSG está aumentada, como em qualquer outro processo infeccioso. O teste cutâneo de Mantoux costuma ser positivo, mas não significa doença ativa. No exame laboratorial do líquido sinovial obtido por punção articular, observam-se leucocitose bastante elevada e diminuição de glicose e de proteínas.

O exame bacteriológico pode, eventualmente, visualizar o bacilo de Koch, firmando o diagnóstico. A inoculação em cobaia também pode ser um dado positivo no diagnóstico.

Não é muito utilizado, pela demora de resposta que pode ocorrer desde o período da inoculação até a confirmação de doença na cobaia. A biópsia de membrana sinovial pode mostrar um granuloma tuberculoso e ser o ponto final do diagnóstico.

Tratamento

Os cuidados com o estado geral e nutricional da criança com tuberculose osteoarticular são muito importantes. Deve ser instituída uma dieta hiperprotéica, com um bom equilíbrio mineral e de vitaminas. Repousar no leito e evitar excessos de exercícios físicos são também medidas que diminuem o gasto energético do paciente. A articulação atingida deve ser imobilizada com tala gessada ou órtese ou com tração, ao menos na fase de dor e no período inicial de tratamento. Pelo menos uma vez por dia deve-se instituir um programa de fisioterapia para evitar a anquilose, que é uma das piores sequelas da tuberculose. No mal de Pott, deve-se imobilizar a coluna com um colete ou órtese toracolombar que a mantenha em um grau de extensão, para evitar uma deformidade cifótica muito intensa ou, ainda, um colapso de corpo vertebral que possa ocasionar até mesmo compressão medular e paraplegia secundária.

O tratamento com drogas tuberculostáticas segue o esquema tradicional, com o chamado de esquema tríplice, por um período aproximado de seis meses a um ano, de acordo com a resposta clínica, laboratorial e radiográfica obtida. O acompanhamento clínico por um pediatra é muito importante, pois as drogas usadas podem apresentar efeitos colaterais que devem ser verificados precocemente, e a maneira de tratar deve, nesses casos, ser remanejada.

Portanto, o tratamento clínico com o esquema tríplice consta de hidrazida do ácido isonicotínio (isoniasida), estreptomicina e rifampicina. O tratamento cirúrgico da tuberculose consta de:

- **Drenagem do abscesso.** Quando ocorrer um abscesso de partes moles, ele deve ser drenado cirurgicamente, sobretudo na forma vertebral, na qual pode ocorrer a compressão de estruturas como traqueia, esôfago e medula. Quando se drena um abscesso, toda a cavidade deve ser também curetada e lavada, e um sistema de drenagem deve ser deixado de 24 a 48 horas.

- **Sinovectomia.** É indicada em casos de pouco resultado com o tratamento clínico, principalmente no joelho, no punho e no tornozelo, pela facilidade de acesso e de fisioterapia pós-operatória. A sinovectomia retira o granuloma tuberculoso e toda a membrana sinovial comprometida com reação inflamatória.

- **Curetagem.** A curetagem primária do foco ósseo deve ser feita sempre, pois elimina o granuloma intraósseo e retira osso necrosado e tecidos desvitalizados. Deve-se cuidar para não lesar a placa de crescimento, o que pode ser feito com auxílio de intensificador de imagem ou raio X.

- **Artrodese.** Está indicada nos casos de destruição da superfície articular, em qualquer articulação, uma vez que a condrólise é irreversível e não existe um processo de remodelação ou regeneração. Na tuberculose vertebral, a artrodese é feita pelas vias anterior e posterior. Em algumas articulações, pode-se utilizar fixadores externos como métodos de imobilização e compressão.

SÍFILIS ÓSSEA

A sífilis óssea é uma infecção causada pelo *Treponema pallidum*, sendo transmitida por via hematogênica. É uma osteomielite sifilítica e, em geral, não causa artrite por invasão articular. Com os cuidados pré-natais e com o advento da antibioticoterapia e da prevenção de doenças sexualmente transmissíveis, a incidência de sífilis tende a diminuir.

Pode ser adquirida de duas formas:

- **Congênita.** Quando a mãe está infectada e transmite ao feto. O recém-nascido já pode apresentar sinais da doença logo após o parto. Em algumas formas de contaminação fetal menos intensas ou mais próximas à época do parto, a criança apresentará sinais clínicos em 4 a 6 meses após o nascimento. Nas formas de intensa contaminação e mais precoces na vida embrionária, pode levar, inclusive, a natimortos. Em geral, a sífilis congênita é generalizada, ou seja, uma infecção poliostótica, metáfise/diafisárias e simétrica. É possível haver fraturas patológicas, dependendo do grau de lise óssea apresentado e da osteoporose secundária existente. Clinicamente, pode-se verificar face luética característica, com nariz em sela, em alguns casos. Podem surgir encurvamentos e deformidades angulares de membros inferiores e superiores. É comum haver dor à compressão óssea. Em algumas situações, uma biópsia óssea pode ser necessária para selar o diagnóstico (FIG. 26.28).

- **Adquirida.** Quando o indivíduo é portador da doença, na maioria das vezes por transmissão sexual e por via hematogênica, pode ocorrer infecção óssea. Nessa forma adquirida, a manifestação costuma ser monostótica. Pode ocorrer comprometimento neurológico da mesma forma que na sífilis congênita. Nesses casos, é sempre aconselhável uma avaliação neurológica. O diagnóstico laboratorial quase sempre apresenta sorologia positiva. O hemograma pode apresentar leucocitose, mas não é específico. A sedimentação está elevada. No caso de artrite sifilítica, a punção e o estado laboratorial do líquido podem fazer o diagnóstico.

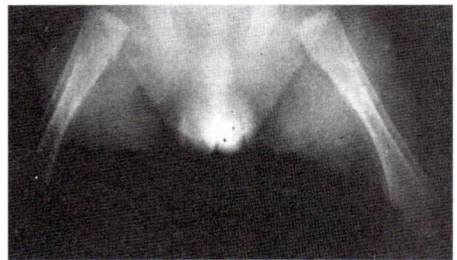

FIGURA 26.28 → Periostite de ambos os fêmures, com duas ou mais camadas de aposição óssea, em um paciente com sífilis congênita.

Tratamento

Em geral, a resposta à penicilina é muito boa em doses terapêuticas por um período de quatro semanas. Os cuidados com o estado geral e nutricional do paciente são muito importantes e devem ser acompanhados por um pediatra. As fraturas patológicas que podem ocorrer são tratadas de forma conservadora.

INFECÇÕES POR FUNGOS

As infecções osteoarticulares por fungos são bastante raras. As características clínicas são muito vagas. A sintomatologia dolorosa é de início lento e insidioso e de pouca intensidade na fase inicial. Os sinais e sintomas podem ser similares aos da tuberculose óssea. Quando ocorrer comprometimento articular, há limitação da mobilidade e aumento de volume bem evidentes. O aspecto radiográfico também não é específico, pois as lesões podem variar de acordo com o fungo e com o estágio de evolução. Em geral, são lesões líticas, localizadas e de pequena extensão, simulando, muitas vezes, o aspecto de cistos. Quando ocorrer artrite por fungo, o aspecto é de destruição da superfície articular, com pinçamento da interlinha e aumento de volume.

O exame laboratorial consiste na cultura de material colhido por aspiração ou por curetagem. Pode ser também necessária uma biópsia para esclarecer o diagnóstico.

As infecções mais frequentes são por fungos do tipo *actinomicose*, *coccidiomicose* e *blastomicose*. O tratamento depende do tipo de fungo encontrado. Nos abscessos intraósseos, deve-se realizar curetagem e limpeza da cavidade. Nas artrites micóticas, a sinovectomia é uma alternativa quando o tratamento com antimicóticos não apresentar resultados satisfatórios e quando houver comprometimento da membrana sinovial muito intenso. É comum o tratamento ser prolongado, e os cuidados clínicos devem ser rigorosos em relação aos paraefeitos das drogas antifúngicas.

Leituras recomendadas

Beaupré A, Carroll N. The tree syndromes of the iliac osteomyelitis in children. J Bone Joint Surg Am. 1979;61(7):1087-92.

Capitaneo MN, Kirkpatrick JA. Early roentgen observations in acute osteomylitis. Am J Roentgenol Radium Ther Nucl Med. 1970;108(3):488-96.

King DM, Mayo KM. Subacute haematogenous osteomyelitis. J Bone Joint Surg Br. 1969;51(3):458-63.

Rasool MN. Osseous manifestations of tuberculosis in children. J Pediar Orthop. 2001;21(6):738-43.

Royle SG. Investigations of irritable hip. J Pediatr Othop. 1992; 12(3):396-7.

Schimchak M. Infecciones ósseas y articulares em el niño. Montevideo: Bibliomédica; 2004.

Song KS, Ogden JA, Ganey T, Guidera KJ. Contiguous discitis and osteomyelitis in children. J Pediatr Orthop. 1997; 17(4):470-7.

Tucson CE, Hoffman EB, Mann M. Isotope bone scanning in acute osteomyelitis and septic arthritis in children. J Bone Joint Surg Br. 1994;76(2):306-10.

Versfeld GA, Solomon A. A diagnostic approach to tuberculosis of bones and joints. J Bone Joint Surg Br. 1982;64(4):446-9.

Vinod MB, Matussek J, Curtis N, Graham HK, Carapetis JR. Duration of antibiotics in children with osteomyelitis and septic arthritis. J Pediatr Child Health. 2002;38(4):363-7.

Wang MN, Chen WM, Lee KS, Chin LS, Lo WH. Tuberculous osteomyelitis in young children. J Pediatr. Orthop. 1999;19(2):151-5.

Willey AM, Trueta J. The vascular anatomy of the spine and its relation to pyogenic vertebral osteomyelitis. J Bone Joint Surg Br. 1959;41-B:796-801.

27
Doenças osteometabólicas

Akira Ishida
José Antonio Pinto
Francesco Camara Blumetti
Henrique Sodré
Eiffel Tsuyoshi Dobashi

As doenças osteometabólicas incluem um grupo extenso de afecções que alteram o metabolismo ósseo, resultando em aumento ou redução generalizada da massa óssea, produção anormal de tecido osteoide, distúrbios de mineralização e anomalias decorrentes do armazenamento de substâncias incomuns na estrutura esquelética. Hoje, com o advento da biologia molecular, foram introduzidos novos conceitos que produziram grande impacto nas pesquisas do metabolismo ósseo. Essas novas pesquisas facilitaram a identificação de alterações genéticas que caracterizam quadros clínicos bem-definidos. A importância dessas recentes conquistas está no melhor direcionamento do tratamento, com a finalidade de corrigir o erro bioquímico primordial.

ESCORBUTO

O escorbuto é uma afecção metabólica causada pela deficiência de ácido ascórbico (vitamina C). O homem não possui a enzima necessária para a síntese desse micronutriente a partir da glicose, sendo a ingesta a única fonte. Os principais alimentos que contêm vitamina C são os vegetais e as frutas (sobretudo as cítricas). Os casos de escorbuto têm sido raros, sendo mais relatados em regiões climáticas desérticas e isoladas e em populações carentes, de países subdesenvolvidos. Entretanto, alguns autores apontam o ressurgimento da doença nos países desenvolvidos, principalmente em moradores de rua, idosos, portadores de transtornos psiquiátricos, indivíduos com dentição inadequada, homens que moram sozinhos, pessoas que aderem a dietas radicais ou com doença gastrintestinal, alcoolistas e pacientes sob internação hospitalar prolongada.

A deficiência de ácido ascórbico produz a síntese de fibras de colágeno defeituosas, com repercussão sistêmica. No esqueleto, altera a estrutura e a permeabilidade dos capilares e leva à formação de tecido ósseo de má qualidade, com baixa resistência às forças de tensão.

Características clínicas

No escorbuto infantil, também conhecido como doença de Barlow, as crianças apresentam irritabilidade, hiperestesia e hipotonia muscular, sobretudo dos membros inferiores, obrigando o paciente a ficar com as articulações fletidas. A febre e as hemorragias das gengivas e do tecido subcutâneo são muito frequentes. Também podem ser observadas ulcerações orais e dificuldade de cicatrização em ferimentos na pele. Se a ingestão materna de vitamina C foi adequada durante a gestação, os sintomas retardam, podendo aparecer somente entre os 6 e 9 meses de vida. A dor óssea e articular acompanha toda a fase aguda da doença, sendo que, com frequência, nota-se aumento do diâmetro dos membros e das articulações decorrente dos hematomas. Estudos recentes apontam a deficiência de ácido ascórbico como possível fator causal para a síndrome dos tremores infantis, afecção mais comum no subcontinente indiano e caracterizada por tremores, deficiência mental, pigmentação anormal da pele e anemia.

> **DICA:** O papel do ácido ascórbico na síntese do colágeno é bem-definido e estudado. Sua função é atuar na hidroxilação dos aminoácidos prolina e lisina, convertendo-os em hidroxiprolina e hidroxilisina, ambas responsáveis pelas ligações cruzadas que estabilizam o colágeno. O ácido ascórbico tem sido referido como importante agente antioxidante, sendo descrita sua deficiência como possível fator adjuvante para o desenvolvimento de certas neoplasias e doenças crônicas.

Características laboratoriais

O nível de ácido ascórbico plasmático abaixo de 2 mg/L caracteriza o déficit vitamínico. Entretanto, o resultado do exame pode ser de difícil interpretação. A mensuração do ácido nas células brancas do sangue é considerada um teste mais confiável.

Características radiográficas

Os achados radiográficos podem ser vistos, em geral, nos ossos longos. A linha metafisária densa na zona de calcificação provisória contrasta com a osteopenia generalizada, com adelgaçamento das corticais ósseas. Essa linha, chamada de linha branca de Frankel, pode aparecer em outras afecções, como as intoxicações por metais pesados, a sífilis e o raquitismo na fase de cura.

A diminuição da densidade óssea lembra o vidro esmerilhado. São comuns os esporões laterais na região justafisária da metáfise, também chamados de sinal de Pelken. As fraturas, quando presentes, costumam ocorrer na mesma zona. A fragilidade capilar resulta em hemorragias subperiosteais, que se calcificam, apresentando imagem "fantasma" que envolve o osso afetado **(FIG. 27.1)**.

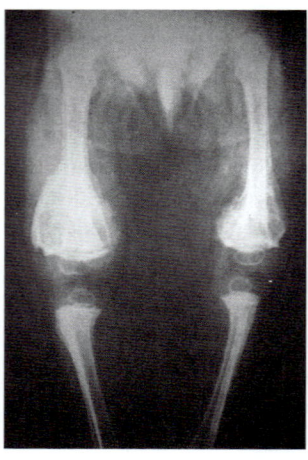

FIGURA 27.1 → Aspecto radiográfico dos membros inferiores de paciente com escorbuto grave. As hemorragias subperiosteais se calcificam, formando imagem "fantasma" ao redor do osso normal.

Tratamento

O escorbuto é uma doença evitável, que responde bem à ingestão da vitamina C. Se o tratamento for instituído no início, é provável que toda a sintomatologia desapareça sem deixar sequelas. As necessidades mínimas diárias de vitamina C, de acordo com a Organização Mundial da Saúde (OMS), variam de 25 mg/dia para os bebês e até 70 mg/dia para as mulheres lactantes. A dose terapêutica recomendada à população geral é de 200 mg/dia.

RAQUITISMO

O raquitismo e a osteomalacia caracterizam-se pela incapacidade de mineralização da matriz óssea recém-formada, resultando no acúmulo de tecido osteoide, que diminui a resistência do osso. O raquitismo ocorre no indivíduo em crescimento, atingindo, em especial, as regiões em que a velocidade de produção de osteoide é maior, ou seja, na placa fisária e nos ossos trabecular e cortical recém-formados. Essas alterações estruturais na zona metafisária caracterizam os achados radiográficos da doença. A osteomalacia consiste no mesmo processo, mas ocorre após o final do crescimento esquelético. Portanto, o envolvimento se dá apenas no osso lamelar (cortical e trabecular).

A vitamina D pode ser sintetizada na pele pela exposição solar ou ser absorvida de fontes alimentares (óleo de fígado de bacalhau, peixes, gema de ovo, bife de fígado, queijos e outros produtos com suplementação). No primeiro caso, a radiação UVB desencadeia reação que converte o 7-desidrocolesterol e o ergosterol presentes na pele nas vitaminas D3 (colecalciferol) e D2 (calciferol), respectivamente. Indivíduos com baixa exposição solar e pele negra têm risco aumentado de desenvolver a deficiência. No segundo caso, a vitamina D é absorvida no trato gastrintestinal em sua forma D2 ou D3. Em ambas as situações, os compostos são transportados ao fígado, onde sofrem a primeira hidroxilação em 25-hidroxivitamina D. A conversão final ocorre no rim, dando origem à 1,25-di-hidroxivitamina D (também chamada de calcitriol), que é sua forma ativa.

Os principais sítios de ação da vitamina D são o intestino delgado (promove o aumento da absorção de cálcio e fosfato), as paratireoides (diminui a produção de paratormônio [PTH]), o tecido ósseo (pode aumentar a reabsorção apenas em altas dosagens) e o rim (*feedback* negativo da produção de calcitriol). As causas etiológicas do raquitismo podem ser divididas nos seguintes grupos:

- **Raquitismos causados pela deficiência de vitamina D.** Esse grupo reúne os tipos carencial (que também pode ser causado por baixa ingesta de cálcio ou fósforo, embora essa seja uma causa rara) e ligado a distúrbios gastrintestinais (doença gástrica, síndromes de má absorção e disfunções hepatobiliares).

> **ATENÇÃO!** Além da importância para o sistema esquelético e para a homeostase do cálcio, os níveis séricos adequados de vitamina D também vêm sendo implicados como fator de prevenção de doenças cardiovasculares, autoimunes e tumores.

- **Raquitismos vitamina D-dependentes (RVDD).** São os tipos ocasionados por erro inato do metabolismo da vitamina D. Fazem parte desse grupo o RVDD tipo I (pseudodeficiência de vitamina D) e o RVDD tipo II (resistência periférica à forma ativa da vitamina D).

- **Raquitismos vitamina D-resistentes hipofosfatêmicos.** São os tipos de raquitismo caracterizados pela hipofosfatemia, incluindo o raquitismo hipofosfatêmico ligado ao cromossomo X (RHX) e o raquitismo hipofosfatêmico autossômico dominante.

- **Outras formas de raquitismo.** Outros tipos de raquitismo que não se encaixam nos grupos anteriores são colocados aqui. Entre eles, destaca-se a osteodistrofia renal.

Características clínicas

As crianças com raquitismo apresentam-se com apatia, irritabilidade, hipotonia muscular e fraqueza, podendo chegar a manifestações mais graves, como tetania e convulsões, no caso de hipocalcemia significativa. Em geral, são crianças de baixa estatura e, às vezes, com diversas alterações esqueléticas. No crânio, são observadas proeminência dos ossos frontais (bossa frontal), aumento do componente cartilaginoso nas linhas de sutura (*caput quadratum* ou bossa frontal de Parrot) e achatamento parietal. Na dentição, há defeitos no esmalte e atraso no surgimento dos dentes permanentes.

Na região torácica, podem ser evidenciadas proeminência da junção costocondral (rosário raquítico), endentação das costelas inferiores (sulco de Harrison) e *pectus carinatum*. Os pacientes com raquitismo apresentam maior incidência de infecções respiratórias. Na coluna, ocorrem

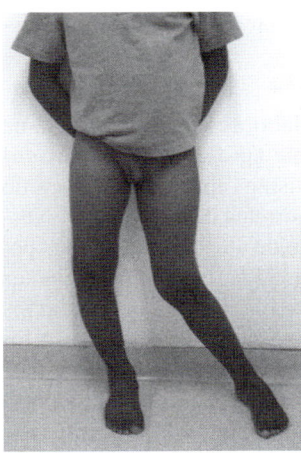

FIGURA 27.2 → Paciente com raquitismo apresentando "joelhos em ventania".

deformidades, sobretudo a cifose e a escoliose leve. Nota-se, também, diarreia distensão abdominal associada à obstipação. Os membros se apresentam com graus variados de arqueamento (FIG. 27.2), o que, em associação à fraqueza muscular, pode gerar marcha oscilante. As articulações têm aspecto alargado por conta do comprometimento da região epifisiometafisária.

Características radiográficas

Nos casos mais leves, as alterações radiográficas podem ser bastante sutis, sendo necessários outros dados para chegar-se ao diagnóstico. Os membros, em geral, são os locais em que surgem as primeiras alterações radiográficas. É comum ocorrer o adelgaçamento da cortical e a rarefação do trabeculado ósseo, com aspecto borrado ou grosseiro. A metáfise é alargada, com aspecto em taça (FIG. 27.3), e a zona de calcificação provisória está ausente. Linhas radioluzentes, que formam um ângulo reto com o eixo do osso, podem ser vistas, representando áreas de enfraquecimento com acúmulo de osteoide. São conhecidas como linhas de Looser ou pseudofraturas de Milkman e devem ser diferenciadas das fraturas verdadeiras.

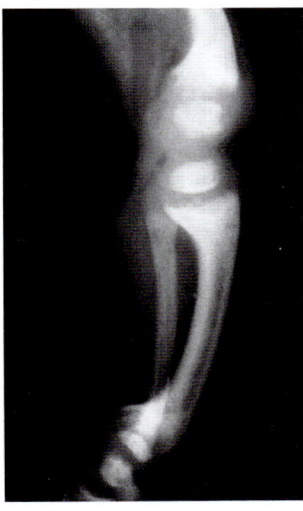

FIGURA 27.3 → Aspecto radiográfico do raquitismo grave, com arqueamento do fêmur e da tíbia e presença de metáfise "em taça".

Características laboratoriais

O padrão das alterações laboratoriais no raquitismo é muito variável e depende do tipo estudado. Dosagens de cálcio, fósforo e fosfatase alcalina são os exames iniciais a serem solicitados antes de testes mais complexos e, muitas vezes, desnecessários. A fosfatase alcalina costuma estar aumentada em todas as formas de raquitismo, refletindo o aumento do *turnover* ósseo. O cálcio pode estar normal ou diminuído, exceto nas formas por deficiência de fosfato ou hipofosfatêmica hereditária, na qual sua dosagem será normal. O fósforo tende a estar reduzido em todos os tipos, exceto na osteodistrofia renal, em que está aumentado.

Outros exames incluem a dosagem de PTH, que estará aumentado em todos os casos, excetuando-se as formas com hipofosfatemia (hereditária ou nutricional). A dosagem da vitamina D na forma com uma ou duas hidroxilações pode auxiliar na diferenciação do local do erro metabólico. Também é descrita na literatura a dosagem do FGF23, fator de crescimento fibroblástico implicado na gênese dos raquitismos hipofosfatêmicos.

Raquitismos causados pela deficiência de vitamina D

A causa mais comum de raquitismo carencial é a deficiência da vitamina D, embora uma revisão recente da literatura aponte para a deficiência de cálcio como a principal causa nos países africanos e em algumas regiões tropicais da Ásia.[1] A deficiência nutricional pode ocorrer em qualquer grupo etário, apesar de ser mais comum no período neonatal, durante o estirão de crescimento e na velhice. As crianças prematuras apresentam risco mais elevado, devido à deficiência de cálcio e fosfato, ao menor tempo para acumular vitamina D na gestação e ao eventual uso de medicamentos (p. ex., diuréticos de alça, corticosteroides) nas unidades neonatais. Os bebês em aleitamento exclusivo devem receber suplementação, pois a ingestão de leite materno não proporciona quantidade suficiente de vitamina D.

> **ATENÇÃO!** Os níveis baixos de vitamina D no adulto são observados em mulheres grávidas e na fase de amamentação. As mulheres idosas também são mais acometidas. Outros fatores de risco são países de baixa insolação, uso excessivo de bloqueadores solares, uso de roupas que cobrem todo o corpo e confinamento por tempo prolongado. No Brasil, acredita-se que a prevalência seja maior na Região Sul, embora ainda não haja dados suficientes para corroborar tal hipótese.

O principal grupo de risco é representado pela população carente das metrópoles nos países subdesenvolvidos. Entretanto, alguns estudos apontam para aumento dos casos de deficiência de vitamina D nos países desenvolvidos, sobretudo em bebês de pele escura, com baixa exposição solar e submetidos a aleitamento materno exclusivo sem suplementação.

Diversos fatores gastrintestinais podem produzir deficiência de vitamina D, como as sequelas de cirurgias de úlceras e a síndrome de *dumping*, com restrição quase que exclusiva aos indivíduos adultos. As doenças intestinais que cursam com má absorção também são implicadas entre as possíveis causas, como doença celíaca e de Crohn, retocolite ulcerativa, fibrose cística (raro), sarcoidose, tuberculose e sequela de operações de derivação (p. ex., cirurgia bariátrica). Distúrbios hepatobiliares que cursam com diminuição da secreção de bile também dificultam a absorção da vitamina D. Além disso, em pacientes com doença hepática avançada, ocorre deficiência na primeira hidroxilação da vitamina D.

O melhor tratamento para o raquitismo carencial é a prevenção. As recomendações da OMS para a ingesta diária de vitamina D são de 200 UI para todas as faixas etárias, exceto de 51 a 65 anos (400 UI) e acima dos 65 anos (600 UI). Neonatos prematuros também podem utilizar doses mais altas, como profilaxia (400 a 1.000/dia). Além disso, medidas que favoreçam a exposição solar são eficazes para possibilitar a síntese endógena de vitamina D. O raquitismo carencial pode ser tratado com doses diárias de 1.500 a 5.000 UI de calciferol via oral, por períodos de três a seis meses. Outra opção é a administração com dose única intramuscular (600.000 UI) ou por via oral (200.000 UI repetidos após três meses).

Raquitismos vitamina D-dependentes

Os RVDDs são distúrbios raros do metabolismo da vitamina D, caracterizados pelos sintomas e sinais clássicos do raquitismo causado pela deficiência do micronutriente. O RVDD tipo I teve como descrição original "pseudodeficiência de vitamina D". Tal condição se deve a um defeito no gene que codifica a hidroxilase renal responsável pela conversão da 25 (OH) vitamina D em 1,25 (OH)$_2$ vitamina D. Em geral, manifesta-se em período precoce, antes dos 2 anos de vida, sendo comum o início nos primeiros 6 meses. O tratamento se faz com a forma ativa da vitamina D, o calcitriol.

O RVDD tipo II, chamado por alguns autores de "resistência periférica hereditária à vitamina D", por ser designação mais apropriada, difere do tipo I por apresentar altos níveis de 1,25 (OH)$_2$ D circulantes. Um achado típico da doença é a alopecia, que pode estar presente em dois terços dos casos. O tratamento se faz com calcitriol e cálcio, ambos em altas doses.

Um terceiro tipo de RVDD também foi descrito. Nele, é produzida proteína anômala que se liga ao receptor do calcitriol, impedindo que este atue nas células-alvo.

Raquitismos vitamina D-resistentes hipofosfatêmicos

Em 1937, Albright e colaboradores[2] relataram, na literatura, casos de crianças que apresentavam sinais clínicos e radiográficos de raquitismo, em que a melhora do quadro era resistente a doses normais de vitamina D. Nessa situação, foi necessário o uso de altas concentrações para obter resultado no tratamento. Além disso, os pacientes apresentavam, como característica comum, níveis baixos de fósforo plasmático. Por esses motivos, tal afecção foi chamada por esses autores de raquitismo vitamina D-resistente hipofosfatêmico, que não deve ser confundido com resistência periférica à ação da vitamina D já citada. Essa nomenclatura vem sendo usada de forma tradicional, embora, nos dias atuais, esse grupo englobe uma série de doenças em que o fator comum é a hipofosfatemia causada por hiperfosfatúria.

O raquitismo hipofosfatêmico é a principal forma de raquitismo hereditário nos países desenvolvidos. Os principais tipos incluídos nesse grupo são o RHX e o raquitismo hipofosfatêmico autossômico dominante **(FIG. 27.4)**, sendo o primeiro o mais comum. Por meio de estudos de biologia molecular, foi detectada a participação de um fator fosfatúrico, sendo o FGF23 o mais bem analisado e o mais implicado na etiopatogenia de tais distúrbios.

A síndrome paraneoplásica denominada osteomalacia induzida por tumor, que costuma ser incluída nesse grupo de doenças, também tem no FGF23 um possível fator etiogênico. Essa condição é observada, em geral, em tumores de origem mesenquimal, sendo o mais comum o hemangiopericitoma. Entretanto, também são relatados casos em tumores de origem endodérmica e epidérmica.

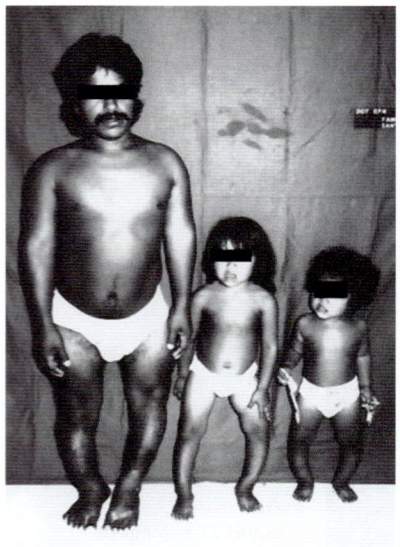

FIGURA 27.4 → Família com raquitismo hipofosfatêmico de herança autossômica dominante. Notam-se a baixa estatura e o arqueamento dos membros inferiores.

Neste capítulo, a forma RHX é descrita por ser a mais trivial. A tríade clínica mais estudada consiste em hipofosfatemia, deformidades dos membros inferiores e atraso de crescimento. Por ter caráter de transmissão ligado ao cromossomo X, o sexo masculino apresenta um quadro clínico mais expressivo do que o feminino. Tais pacientes, em geral, atingem a estatura máxima de 160 cm, sendo que a média pode apresentar-se abaixo do terceiro percentil. As alterações metabólicas mostram diminuição dos níveis de fósforo, devido à diminuição da absorção nos túbulos. Entretanto, como a calcemia tende a ser normal, não ocorre hiperparatireoidismo secundário.

No sistema ósseo, encontra-se toda a variedade de sinais de raquitismo. O arqueamento dos membros inferiores é a característica fenotípica que mais chama a atenção, acompanhada de coxa vara e marcha anserina. Outros aspectos típicos que aparecem com menor frequência são cranioestenose, dolicocefalia, escoliose, pseudofraturas, dor articular, entesopatias e disacusia neurossensorial. A dentição é deficiente, sendo, com frequência, acompanhada de infecções periodontais e abscessos. Ao contrário das outras formas de raquitismo, no RHX, os pacientes não apresentam hipotonia ou fraqueza muscular.

O tratamento do RHX é feito com administração oral de fosfato associado ao calcitrol. A terapia é por tempo prolongado, sendo necessário aguardar o fim do crescimento estatural dos pacientes. A principal complicação terapêutica é a indução de hiperparatireoidismo secundário devido ao excesso de fosfato. As deformidades ósseas residuais podem ser tratadas com osteotomias ou hemiepifisiodeses.

OSTEODISTROFIA RENAL

A osteodistrofia renal é causada por doença crônica dos rins. A patogenia consiste em diminuição do cálcio sérico e elevação do fósforo, causando atividade aumentada na paratireoide (hiperparatireoidismo secundário). Além disso, é sabido que a integridade dos rins é fundamental para transformar a vitamina D em sua forma ativa, o calcitriol. Seja qual for a etiologia, os níveis baixos de cálcio impedem a mineralização do osteoide formado e o aumento nos níveis de paratormônio, resultando em maior desmineralização óssea.

HIPERPARATIREOIDISMO PRIMÁRIO

Em 1937, Albright e colaboradores[2] demonstraram que o hiperparatireoidismo estava muito mais associado à nefropatia, devido ao distúrbio iônico do cálcio e do fósforo, do que às alterações ósseas. Hoje, com a disponibilidade dos exames bioquímicos, sabe-se que apenas 20 a 25% dos pacientes com hiperparatireoidismo apresentam alterações ósseas detectáveis pelas radiografias. Nos Estados Unidos, essa porcentagem é ainda menor, chegando a menos de 5%. É provável que isso se deva ao uso rotineiro da dosagem de cálcio, iniciada na década de 1970.

O hiperparatireoidismo primário é a causa mais comum de hipercalcemia, com incidência que varia entre 1/500 a 1/1.000.

Nas mulheres pós-menopáusicas, a incidência de hiperparatireoidismo primário pode alcançar 2 a 3% dos casos. Em termos de frequência, somente é superado pelo diabetes melito e pelas tireopatias. O hiperparatireoidismo primário pode ocorrer em todas as idades, sendo mais frequente acima da quinta década. As mulheres são mais afetadas, com proporção de 3:1.

Etiologia

A maioria dos casos de hiperparatireoidismo (cerca de 80%) é causada por adenoma benigno solitário. As formas com acometimento hiperplásico das quatro glândulas paratireoides não ultrapassam 20% de todos os casos. Em raras situações (menos de 0,5%), o hiperfuncionamento é causado por carcinoma. É possível ter fator hereditário. Nessas situações, observa-se hiperplasia primária das células principais, que pode estar associada a neoplasias endócrinas múltiplas.

Fisiopatologia

Em condições normais, o aumento da calcemia provoca diminuição da secreção do PTH. No hiperparatireoidismo primário, ocorre perda de tal mecanismo regulador por uma das causas já mencionadas. O PTH é um hormônio hipercalcemiante, aumentando a reabsorção de cálcio do tecido ósseo. Nos rins, aumenta a excreção de fósforo e promove a reabsorção de cálcio. Além disso, desempenha papel fundamental na absorção do cálcio no trato digestivo, tanto de forma direta, agindo nas células intestinais, quanto de forma indireta, estimulando a produção renal de $1,25 (OH)_2$ vitamina D.

> **ATENÇÃO!** O aparecimento do hiperparatireoidismo primário na infância indica, em geral, etiologia genética, como as neoplasias endócrinas múltiplas.

Quadro clínico

As características clínicas do hipertireoidismo estão relacionadas à hipercalcemia, ocasionando alterações renais, ósseas, gastrintestinais e neuropsiquiátricas. Na maioria dos pacientes, as manifestações são frustradas porque os níveis de cálcio sérico estão, em média, 1 mg/dL acima da normalidade. Em um estudo brasileiro recente, 47% dos pacientes com hiperparatireoidismo primário eram assintomáticos.[3] Muitas vezes, a suspeita diagnóstica é levantada pelo aparecimento de nefrolitíase, que, no País, pode estar presente em 25% dos casos sem alterações ósseas.

Os sintomas de hipercalcemia são mal-estar geral, sede, poliúria, anorexia e os frequentes tremores. Os pacientes podem apresentar dores musculares e fraqueza generalizada. O envolvimento renal pode se dar pela nefrolitíase, como já mencionado. Nos países desenvolvidos, a incidência dessa complicação reduziu de forma drástica nas últimas décadas, atingindo níveis de aproximadamente 15 a 20%.[4] A hipercalciúria e a nefrocalcinose também podem estar presentes. Em alguns casos, um padrão leve de insuficiência renal pode se desenvolver. Entretanto, o mecanismo fisiopatológico ainda não é bem compreendido.

As manifestações ósseas são fraturas patológicas causadas pela osteoporose secundária. Às vezes, é possível observar os dedos em "baqueta de tambor", devido à reabsorção das falanges distais. Entre as manifestações neuropsiquiátricas, os pacientes podem se apresentar com depressão, ansiedade e déficit cognitivo leve. O acometimento gastrintestinal, hoje, é incomum, caracterizado por úlcera péptica e pancreatite. Outras apresentações incomuns ocorrem no sistema cardiovascular, como arritmias, hipertensão, hipertrofia ventricular e calcificações valvulares. Em alguns casos raros, a doença pode se manifestar como um quadro agudo de hipercalcemia, também chamado de hiperparatireoidismo primário agudo ou crise da paratireoide.

Alterações radiográficas

No esqueleto, em particular nos ossos longos, o excesso de paratormônio causa uma condição denominada osteíte fibrosa cística. De forma característica, ocorre reabsorção do osso cortical, como no terço distal do antebraço, com a preservação do osso esponjoso, como na coluna lombar. Ainda que a cortical seja delgada, a microarquitetura óssea está preservada. Além disso, alguns estudos apontam para aumento da secção transversa do osso, através de um mecanismo compensatório de aposição periosteal. Esses dois fatores podem contribuir para que a fragilidade óssea não seja tão acentuada.

Podem ser observadas erosões do osso subperiosteal nas falanges distais e afilamento do terço distal da clavícula. Pseudotumores também podem ser detectados, chamados de tumores marrons (formados por células gigantes). A calota craniana mostra aspecto em "sal e pimenta", devido às áreas de reabsorção pontilhadas da tábua óssea. Nos casos de longa evolução, é possível visualizar calcificações da cartilagem hialina.

> **DICA: A densitometria óssea é uma ferramenta de grande importância que pode auxiliar na indicação de tratamento cirúrgico, de acordo com o grau de perda da massa óssea. Além disso, por sua alta sensibilidade, é capaz de detectar a osteíte fibrosa cística na fase precoce.**

Diagnóstico laboratorial

Os achados laboratoriais são caracterizados por hipercalcemia, hipofosfatemia e PTH sérico elevado. A calcemia pode estar dentro dos valores normais. A fosfatase alcalina está elevada quando o hiperparatireoidismo é acompanhado de alterações ósseas. A 1,25 $(OH)_2$ vitamina D costuma estar aumentada, enquanto a 25 OH vitamina D pode estar diminuída. Marcadores específicos de formação (fosfatase alcalina óssea, osteocalcina) e de reabsorção óssea (C-telopeptídeo) podem estar elevados mesmo na ausência de doença óssea aparente. Citocinas inflamatórias relacionadas ao metabolismo ósseo, como a interleucina-6 e o fator de necrose tumoral, também podem estar aumentadas. Na urina, há hipercalciúria e aumento da deoxipiridinolina e N-telopeptídeo urinários.

Entre os diagnósticos diferenciais de pacientes que apresentam hipercalciúria e PTH elevado, estão aqueles que fazem uso regular de diuréticos tiazídicos ou lítio. As doenças neoplásicas são consideradas a segunda maior causa de hipercalcemia, a qual é acompanhada de baixos níveis de PTH. Também é importante a caracterização de pacientes que apresentam doença hereditária, associada às neoplasias endócrinas múltiplas dos tipos I e II, ao hiperparatireoidismo primário familiar e à adenomatose cística familiar da paratireoide.

Tratamento

O tratamento do hiperparatireoidismo costuma ser cirúrgico, com extirpação das glândulas hiperplásicas ou adenomatosas **(FIG. 27.5)**. Em 1990, o National Institute of Health (Estados Unidos) promoveu uma conferência para o estabelecimento de indicações de tratamento cirúrgico no hiperparatireoidismo primário assintomático.[5] Essas indicações foram revisadas por Bilezikian e colaboradores, em 2002,[6] e consistem em: (1) cálcio sérico em 1 g/dL acima do valor normal; (2) calciúria acima de 400 mg em 24 horas; (3) *clearance* de creatinina 30% acima do valor esperado para a idade; (4) *T-score* na densitometria óssea abaixo de 2,5 desvios-padrão; e (5) idade abaixo de 50 anos. Qualquer um desses critérios pode ser utilizado como indicação isolada de tratamento cirúrgico nos pacientes assintomáticos. Nos casos sintomáticos, a cirurgia está recomendada, a não ser que haja contraindicações clínicas.

Na avaliação pré-operatória, o mais comum é a utilização de ultrassonografia ou ressonância magnética (RM) para melhor identificar a anatomia regional. A localização precisa pré-operatória por meio de cintilografia com Tc-99m-sestamibi é útil em pacientes submetidos à cirurgia prévia, além de possibilitar abordagens minimamente invasivas. A mensuração intraoperatória do PTH também é um importante aliado, aumentando o sucesso do tratamento cirúrgico. A cirurgia deve ser realizada por um cirurgião experiente devido às dificuldades técnicas encontradas, como a variação anatômica e o pequeno tamanho das glândulas.

Após a cirurgia, pode haver um quadro de hipocalcemia, chamado "síndrome da fome do osso", ocasionada pelo fenômeno de rápido depósito, que deve ser tratada com altas doses de vitamina D e cálcio. Esse quadro pode ser

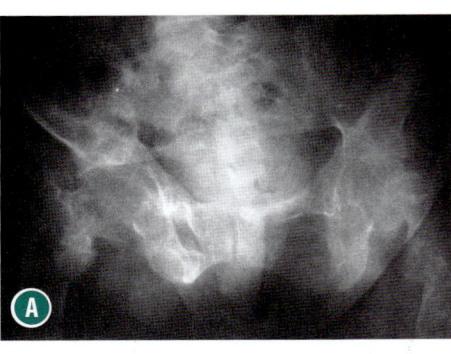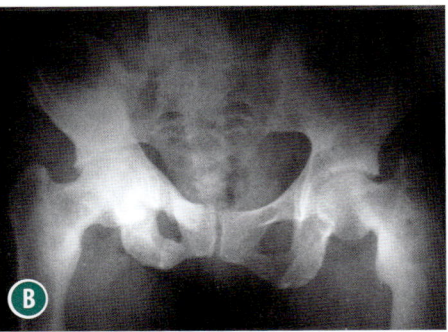

FIGURA 27.5
A Radiografia de paciente com hiperparatireoidismo primário em apresentação inicial.
B Três anos após a ressecção do adenoma da paratireoide.
Fotos cedidas pelo prof. Dr. Reynaldo Jesus-Garcia.

prevenido pelo uso de bisfosfonato potente no pré-operatório. Entre as complicações pós-operatórias mais frequentes, encontram-se o hipoparatireoidismo e a lesão do nervo laríngeo recorrente. A melhora da densidade óssea é observada após a cirurgia, com aumento de 10 a 12% em 10 anos. Alguns sintomas constitucionais podem não remitir após o tratamento, bem como a úlcera péptica e a hipertensão.

Os pacientes assintomáticos submetidos a tratamento conservador devem ser monitorados com cuidado, já que, em 25% dos casos, os critérios para abordagem cirúrgica são preenchidos durante a evolução. A dosagem semestral de cálcio sérico deve ser feita. Além disso, todos os anos, os pacientes devem ser submetidos a densitometria óssea e dosagem de creatinina.

A farmacoterapia fica restrita a indivíduos com contraindicação cirúrgica. Nesses casos, devem ser mantidas adequada hidratação e dieta com baixos níveis de cálcio. As possibilidades terapêuticas consistem no uso de bisfosfonatos e raloxifeno, modulador seletivo do receptor de estrógeno. Uma classe de agentes calcimiméticos, representada pelo cinacalcet, é a nova "arma" terapêutica no hiperparatireoidismo. Tal medicamento tem a vantagem de atuar sobre o distúrbio primário, promovendo a redução dos níveis de PTH.

HIPERPARATIREOIDISMO SECUNDÁRIO

As glândulas paratireoides podem sofrer hiperplasia secundária à hipocalcemia, não importando sua origem. Várias situações patológicas podem ocasionar tal distúrbio metabólico, como o raquitismo e a osteomalacia, as doenças renais e as disfunções hepatobiliares. O hiperparatireoidismo secundário pode regredir se a doença de base for tratada. Nas formas em que o hiperparatireoidismo secundário torna-se refratário ao tratamento e mantém altos níveis de cálcio, alguns autores utilizam a denominação de hiperparatireoidismo terciário.

Estágios terminais das insuficiências renais

A maioria dos pacientes portadores de hiperparatireoidismo secundário apresenta doenças renais. De forma gradativa, ocorre hipertrofia glandular que pode atingir até 25 vezes o tamanho original. O tratamento costuma ser feito pelo controle dos níveis de cálcio e fósforo plasmáticos e pelo uso de calcitriol. Recentemente, novos agentes vêm sendo utilizados com sucesso. O cinacalcet, fármaco calcimimético citado na seção anterior, é um deles. Há, também, o paracalcitol, análogo do calcitriol, que diminui a ocorrência de hipercalcemia secundária ao tratamento.

Os pacientes com doença renal crônica submetidos ao transplante renal costumam apresentar normalização dos valores de PTH, em média, de um a três anos após a cirurgia. Somente 5% dos transplantados renais necessitam de ressecção das paratireoides.

MUCOPOLISSACARIDOSES

As mucopolissacaridoses correspondem a um grupo complexo de doenças de depósito lisossomal, decorrentes da incapacidade de metabolizar da forma normal os mucopolissacarídeos ou glicosaminoglicanos. Essas macromoléculas são degradadas por enzimas presentes nos lisossomos. O heparam sulfato, o queratam sulfato e o dermatam sulfato são subprodutos do processo de degradação de tais células que podem se acumular em diversos órgãos, ocasionando deformidades ósseas e alterações clínicas que serão descritas mais adiante. O quadro clínico depende da deficiência enzimática responsável pelo erro metabólico.

As síndromes resultantes dependem do gene ou dos genes envolvidos na síntese enzimática. São conhecidos sete tipos básicos, com seus subtipos, porém, aos poucos, novos erros bioquímicos são detectados, definindo novas formas de mucopolissacaridose (MPS). Todas as MPSs têm herança autossômica recessiva, exceto a síndrome de Hunter (MPS II), em que a herança é ligada ao cromossomo X. Com frequência, as crianças são normais ao nascimento e vão desenvolvendo as características clínicas específicas de cada síndrome ao longo dos anos. Em geral, os pacientes apresentam características faciais grosseiras, associadas à baixa estatura. O depósito de mucopolissacarídeos nas estruturas periarticulares expressa-se no aspecto clínico pela rigidez articular, exceto na MPS IV, em que predomina a frouxidão ligamentar.

Nesse grupo de doenças, os sinais radiográficos não são conclusivos, mas certas características podem induzir a suspeita do diagnóstico. O crânio pode apresentar espessamento da calota, associado a deformidades na sela túrcica em forma de "sapatilha". O tórax mostra as costelas alargadas, lembrando remos (**FIG. 27.6**). Na pelve, é comum o achado de coxa vara na maioria das MPSs, sendo frequente a displasia da epífise da cabeça femoral em graus variados (**FIG. 27.7**). Os achados radiográficos dos ossos longos evidenciam encurtamento e alargamento das diáfises, as metáfises estão alargadas – sobretudo nos punhos, nos joelhos e no quadril (**FIG. 27.8**). Nas mãos, há o aspecto "em ponta de lápis" na parte proximal dos metacarpais e nas falanges trapezoidais, bem como a tendência de obliquidade da articulação radioulnar distal (**FIG. 27.9**).

A análise da urina é importante para o *screening* do tipo específico de MPS. Entretanto, a inconstância da excreção urinária obriga o médico a utilizar os achados clínicos e radiográficos para chegar ao diagnóstico final.

As estratégias terapêuticas para as MPSs vêm mudando muito nos últimos anos. No passado, não havia qualquer tipo de tratamento específico, apenas medidas direcionadas para as alterações orgânicas apresentadas. Um grande passo foi dado com a introdução da terapia de reposição enzimática e com o transplante de medula óssea, que demonstraram benefícios em algumas das MPSs, discutidas a seguir. Hoje, estudos estão sendo dirigidos para outras alternativas terapêuticas. Um deles consiste no uso de moléculas que podem atuar tanto na redução da síntese de substrato dos glicosaminoglicanos quanto no aumento da atividade enzimática residual. Além disso, diversas abordagens para a substituição do gene defeituoso estão sendo estudadas. Essas novas opções terapêuticas experimentais representam possíveis soluções futuras para o tratamento das MPSs.

MPS I (síndrome de Hurler)

Essa forma de mucopolissacaridose foi descrita por Gertrudes Hurler em 1919.[7] Ellis e colaboradores, em 1936,[8] utilizaram o termo gargoilismo, chamando a atenção para o aspecto grotesco da fáscies dos pacientes com essa condição, que lembrava as feições esculpidas nas calhas das igrejas do século XIII.

A MPS I é causada pela deficiência da alfa-L-iduronidase, resultando em um amplo espectro de alterações clínicas. Sua prevalência é de cerca de 1:100.000 habitantes. Tal síndrome pode ser dividida em três fenótipos diferentes: a forma Hurler, representando a mais grave, a Scheie, com características mais atenuadas e inteligência preservada, e a forma mista. Os três subtipos apresentam achados laboratoriais idênticos, com excreção de dermatam sulfato e heparam sulfato na urina, acúmulo excessivo de S-35 na cultura de fibroblastos e déficit de alfa-L-iduronidase nos leucócitos e fibroblastos.

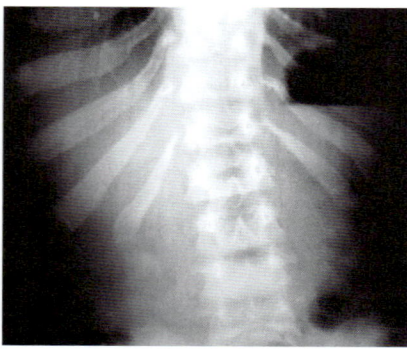

FIGURA 27.6 → Radiografia de paciente com MPS tipo I, apresentando as costelas com aspecto de remos.

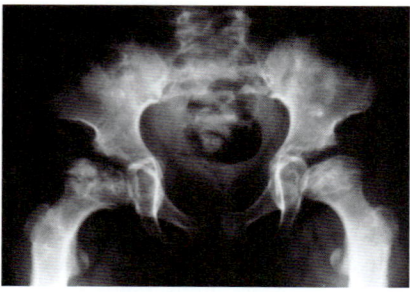

FIGURA 27.7 → Radiografia da pelve de paciente com mucopolissacaridose, demonstrando displasia da epífise femoral proximal.

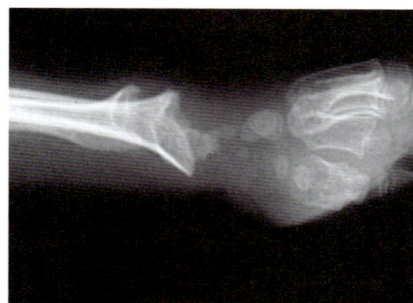

FIGURA 27.8 → Radiografia do punho de paciente com MPS tipo I, evidenciando alargamento metafisário característico da doença.

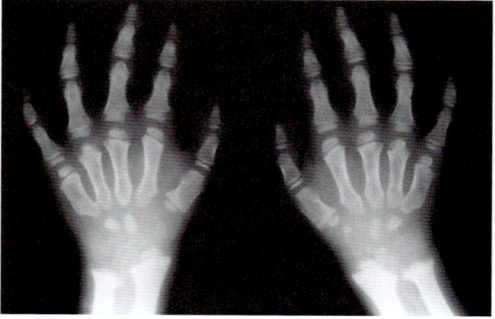

FIGURA 27.9 → Radiografia das mãos de paciente com MPS tipo I. Notam-se o aspecto "em ponta de lápis" na parte proximal dos metacarpais, as falanges trapezoidais e a obliquidade da articulação radioulnar distal.

MPS I-H (síndrome de Hurler)

A síndrome de Hurler é o protótipo clínico das MPSs, sendo também o tipo de maior gravidade. No nascimento, embora as crianças possam se apresentar com hérnias umbilicais ou inguinais, não são observadas as características clínicas típicas, as quais se manifestam após os 6 meses de vida. Os lactentes são robustos, com rinorreia persistente, articulações rígidas e cifose toracolombar. Entre 12 e 24 meses, surgem as deformidades esqueléticas (disostose múltipla), hepatoesplenomegalia, opacificação da córnea, sopros cardíacos e o aspecto grosseiro da face, com hipertelorismo e nariz "em sela" **(FIG. 27.10)**. A baixa estatura também passa a ser notada após 12 a 14 meses de vida. A deficiência mental é progressiva, iniciando aos 2 anos. Outros achados incluem hirsutismo, macroglossia, disacusia e hidrocefalia. É raro os pacientes sobreviverem além dos 10 anos.

A coluna vertebral mostra alterações mais características, com vértebras acunhadas anteriormente na transição toracolombar. Nos lactentes, a cifose é acentuada e as vértebras têm formato ovoide. Na coluna cervical, um quarto dos pacientes pode apresentar algum tipo de anomalia, como hipoplasia do odontoide.

O tratamento ortopédico da MPS I visa à correção de deformidades, contraturas articulares e desvios angulares. A instabilidade atlantoaxial, muitas vezes, requer artrodese da coluna cervical alta. Hoje, duas modalidades de tratamento clínico vêm sendo utilizadas para a MPS I: a reposição enzimática com a laronidase e o transplante de medula. As duas opções parecem agir na melhora em curto prazo dos portadores de MPS I. A terapia de reposição enzimática

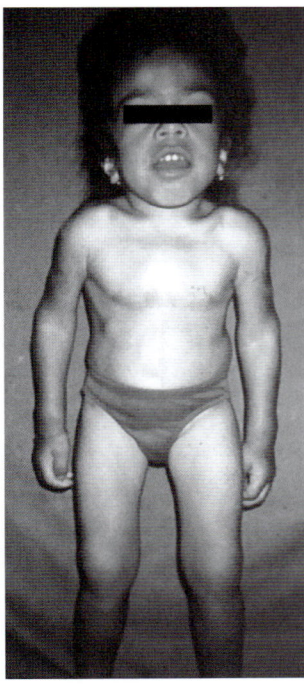

FIGURA 27.10 → Paciente com MPS tipo I, demonstrando fáscies grosseira típica da doença.

demonstrou ser eficaz na melhora da marcha e da função pulmonar. O transplante de medula óssea parece aumentar a sobrevida geral, embora não melhore as manifestações esqueléticas.

MPS I-S (síndrome de Scheie)

Inicialmente descrita como MPS V, devido ao fenótipo distinto, a síndrome de Scheie, hoje, é designada como MPS I-S. Os achados bioquímicos são idênticos à síndrome de Hurler. A estatura é mais próxima ao normal, e a inteligência está preservada. Entretanto, os pacientes apresentam opacificação da córnea e glaucoma. Nas mãos, há o aspecto em garra, com alta frequência de síndrome do túnel do carpo. Em relação às alterações cardíacas, encontra-se valvulopatia aórtica, que, dependendo da gravidade, será responsável pela sobrevida do indivíduo.

MPS II (síndrome de Hunter)

Essa patologia foi descrita, pela primeira vez, por Charles Hunter, em 1917,[9] e é caracterizada pela deficiência de iduronato-2-sulfatase. O quadro clínico manifesta-se de forma mais branda do que o da síndrome de Hurler. O início das manifestações ocorre mais próximo dos 2 anos de vida. A herança é ligada ao cromossomo X, portanto, somente os homens são afetados. Sua incidência nos Estados Unidos é estimada em 1:65.000 a 1:130.000 em indivíduos do sexo masculino. É de extrema importância saber que a mãe e as irmãs do paciente afetado são portadoras sãs.

A síndrome de Hunter também apresenta variabilidade fenotípica. Na forma mais grave, a sobrevida não ultrapassa os 15 anos. O aspecto clínico é semelhante ao da síndrome de Hurler. As funções mentais e neurológicas se deterioram a partir dos 2 anos, causando oligofrenia grave, acompanhada de agressividade. Na forma tardia, a oligofrenia apresenta grau variável, quase sempre benigna. As mãos também evidenciam o aspecto em garra. Na urina, há aumento da excreção de dermatam sulfato e heparam sulfato.

> **DICA:** É preciso distinguir as diferenças principais entre a MPS I e a MPS II. A síndrome de Hunter não ocorre no sexo feminino e pode apresentar progressão mais lenta, acometendo indivíduos com mais de 50 anos. Os homens afetados apresentam as córneas transparentes.

O tratamento clínico pode ser feito pela terapia de reposição enzimática com idursulfase. Os resultados ainda não foram bem estabelecidos, mas os primeiros estudos demonstraram diminuição da excreção urinária de glicosaminoglicanos, redução do tamanho dos órgãos e melhora da marcha. O transplante de medula óssea, na síndrome de Hunter, fornece benefícios limitados. Estudos atuais estão direcionados para a terapia gênica com substituição do

gene defeituoso responsável pela síntese da iduronato-2-
-sulfatase. O papel do cirurgião ortopédico na MPS II, assim como na síndrome de Hurler, recai sobre a correção de
deformidades e contraturas articulares.

MPS III (síndrome de Sanfilippo)

É provável que a síndrome de Sanfilippo seja a mais
comum das MPSs. Existem quatro subtipos, dependendo
da deficiência enzimática: tipo A (deficiência da heparam
N-sulfatase), tipo B (deficiência da N-acetil-alfa-D-glu-
cosaminidase), tipo C (deficiência da acetil-CoA:alfa-glu-
cosaminida acetiltransferase) e tipo D (N-acetilglucosami-
na-G-sulfatase). À observação clínica, esses subtipos são
muito semelhantes, embora o A seja o mais grave.

> **ATENÇÃO! A deficiência mental progressiva pode ser o
> único sinal inicial, já que as alterações esqueléticas e
> viscerais são mínimas.**

O início dos sintomas se dá por volta dos 3 aos 6 anos.
É comum que os pacientes se apresentem com hiperatividade, deterioração das funções cognitivas e atraso do
desenvolvimento. Outros achados incluem hirsutismo, crânio aumentado, hepatoesplenomegalia leve e, algumas vezes, disostose múltipla e rigidez articular leves. Em geral,
após os 8 ou os 10 anos, os indivíduos apresentam deficiência mental grave. A sobrevida se estende até a segunda ou terceira décadas de vida. O diagnóstico é feito pela
dosagem dos níveis enzimáticos em cultura de fibroblastos
ou em leucócitos. Na urina, há aumento dos níveis de heparam sulfato. Ainda não há tratamento específico, embora pesquisas com terapia gênica já estejam em andamento.

MPS IV (síndrome de Morquio-Brailsford)

Descrita em 1929 por Morqui,[10] a MPS tipo IV é, hoje, subdividida em tipo A (deficiência da N-acetilgalactosa-
mina-6-sulfatase) e B (deficiência da beta-galactosidase).
Acreditava-se que o tipo A era mais grave do que o B. Entretanto, pela dosagem enzimática específica, percebeu-se que
ambos apresentam variabilidade fenotípica similar, tornando impossível diferenciar as duas formas no aspecto clínico.

As manifestações surgem aos 2 anos de vida. O crescimento diminui, quase parando na fase pré-escolar. O crânio
e a face mostram alterações mais brandas do que na MPS
I, mas a boca é extensa, o nariz é achatado e alargado e os
maxilares, proeminentes. A turvação da córnea se inicia em
torno dos 6 anos.

Na coluna, a característica mais evidente é a platispondilia, que confere ao paciente déficit de estatura acentuado,
levando à forma básica do nanismo central. As vértebras
apresentam proeminência anterior **(FIG. 27.11)**. A caixa torácica está dilatada no sentido anteroposterior, com intensa
protusão do esterno.

Os ossos longos são arqueados e de comprimento
reduzido, as epífises mostram-se fragmentadas, e as metáfises, alargadas. Os joelhos são valgos, e os pés, planos
(FIG. 27.12). A frouxidão ligamentar apresenta-se, em especial,
nos punhos e nas pequenas articulações. A hipoplasia do
odontoide com instabilidade atlantoaxial é frequente e pode ocasionar mielopatia **(FIG. 27.13)**.

Os dentes são espaçados e escuros devido à fina camada
de esmalte. Outras manifestações são insuficiência aórtica,

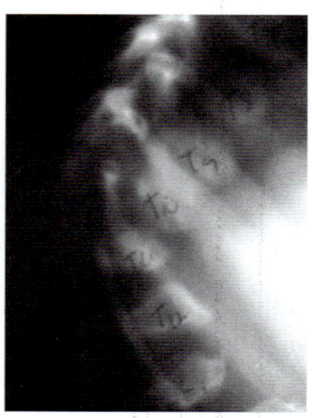

FIGURA 27.11 → Radiografia da
coluna de paciente com MPS tipo IV.
É possível notar a cifose toracolombar
e as vértebras com proeminência
anterior.

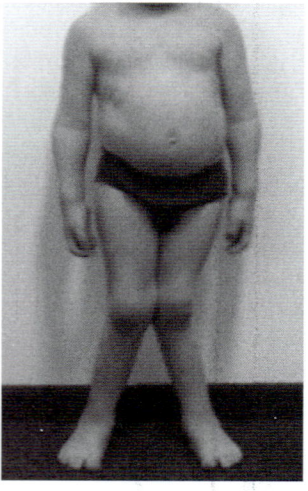

FIGURA 27.12 → Paciente com MPS
tipo IV, apresentando joelho valgo e
pés planos. Observa-se, também, a
proeminência abdominal, associada à
hepatoesplenomegalia.

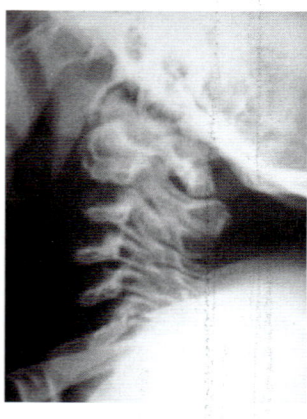

FIGURA 27.13 → Paciente com
MPS do tipo IV, com instabilidade
atlantoaxial decorrente de hipoplasia
do odontoide.

surdez, hérnias, opacidade da córnea e hepatoesplenome-galia. A excreção urinária de queratam sulfato está aumentada. A morte pode ocorrer em idade precoce, em torno dos 20 anos. Alguns indivíduos sobrevivem além dos 50 anos, dependendo do comprometimento pulmonar. Ainda não há abordagem terapêutica específica. Um ponto importante do tratamento ortopédico desses pacientes é, muitas vezes, a necessidade de artrodese da coluna cervical alta na presença de instabilidade atlantoaxial.

MPS VI (síndrome de Maroteaux-Lamy)

A MPS VI é causada pela deficiência de N-acetilgalac-tosamina-4-sulfatase. Na urina, a excreção de dermatam sulfato está aumentada. O quadro clínico, em geral, se instala entre 1 e 3 anos de vida, caracterizado por déficit de estatura e rigidez das articulações. O quadril pode possuir alterações radiográficas semelhantes à doença de Legg-Perthes-Calvé, mas em faixa etária mais precoce. A MPS VI também é subdivida em três tipos clínicos: leve, moderado e grave.

Já existe tratamento específico para a MPS VI, utilizando reposição enzimática com galsufase, que parece melhorar o padrão de marcha dos pacientes. Dependendo da gravidade do quadro, os indivíduos acometidos sobrevivem, às vezes, até a terceira década de vida.

A síndrome de Maroteaux-Lamy é clinicamente semelhante à MSP I-H, diferenciando-se por sobrevida mais longa e preservação da inteligência.

MPS VII (síndrome de Sly)

A síndrome de Sly é uma doença muito rara, causada pela deficiência de betaglucuronidase, com aumento da excreção urinária de dermatam sulfato e heparam sulfato. Sua forma mais grave manifesta-se no período pré-natal, com hidropsia fetal e hepatoesplenomegalia. Nas formas leves, os pacientes podem chegar à adolescência. O fenótipo é semelhante à síndrome de Hurler.

OSTEOGÊNESE IMPERFEITA

Conceito

Grupo de doenças hereditárias, bem definidas, que apresentam fragilidade óssea excessiva. As consequências são fraturas de repetição, que evoluem para deformidades progressivas do esqueleto **(FIG. 27.14)**. Essas deformidades somam-se às manifestações extraósseas, que envolvem os dentes e outros órgãos devido ao comprometimento do tecido conjuntivo.

Histórico

As primeiras descrições na literatura datam do final do século XVIII e início do século XIX, saliento

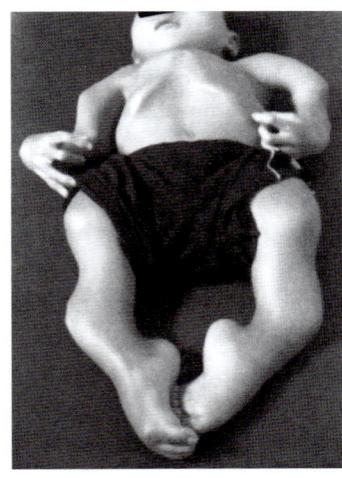

FIGURA 27.14 → Paciente com osteogênese imperfeita, apresentando múltiplas deformidades esqueléticas.

a característica de indivíduos de uma mesma família evidenciarem extrema fragilidade óssea. O relato inicial foi feito por Ekmann,[11] cirurgião militar suíço que, em 1788, elaborou uma tese sobre a osteomalacia congênita. Em 1833, Lobstein[12] descreveu vários descendentes de mesma família com grave forma congênita de fragilidade óssea, denominando-a osteopsatirose.

Alguns anos depois, em 1849, Vrolik[12] relatou a forma letal, que apresentava múltiplas fraturas ao nascimento. O óbito costumava ocorrer nos primeiros dias de vida devido a hemorragias intracranianas, torácicas e abdominais. O autor introduziu o termo osteogênese imperfeita, que, apesar de não definir o erro metabólico exato, permanece utilizado no mundo todo.

Etiologia

Os exames histológicos e bioquímicos realizados em portadores de osteogênese imperfeita demonstraram que o defeito do colágeno é o responsável básico pela expressividade da síndrome.[13] O colágeno é composto por cadeias moleculares de proteínas, sendo a glicina uma das principais moléculas de interligação das espirais de polipeptídeos.

A principal forma de colágeno do tecido ósseo é o tipo I, que representa cerca de 90% do colágeno corporal, sendo também o maior componente da pele. Sua estrutura é composta por duas cadeias 1(I), codificadas pelo gene *COL1A1*, localizado no cromossomo 17, e uma cadeia a2(I), codificada pelo gene *COL1A2*, localizado no cromossomo 7.

Uma falha genética, causando a substituição de um aminoácido por outro dentro das cadeias dos polipeptídeos (p. ex., glicina pela arginina ou cisteína), modifica toda a organização do esqueleto proteico. O resultado pode ser a produção de colágeno defeituoso ou em quantidade diminuída, causando o espectro de alterações, as quais serão discutidas a seguir.

Classificação

Apesar da extensa heterogeneidade dos quadros clínicos, desde o início do século, duas formas bem definidas foram identificadas. Em 1906, Looser[14] classificou a osteogênese imperfeita em dois tipos. O primeiro era congênito e letal,[12] com fraturas múltiplas ao nascimento. O segundo era o tipo tardio,[12] com as fraturas iniciando após o primeiro ano de vida. Em 1949, Seedorf[15] reconheceu, no tipo tardio, duas formas diferentes de expressividade. Demonstrou existir uma forma acompanhada de múltiplas fraturas, associadas a deformidades graves dos membros e comprometimento extenso da coluna vertebral.

Hoje, com os achados genéticos, epidemiológicos, laboratoriais e de ultraestrutura, tornou-se difícil elaborar uma classificação que abranja todos esses fatores. Com finalidade didática, a classificação de Sillence, de 1978, modificada em 1981,[11] é a que se mostrou mais completa até o momento. Essa classificação forneceu, às anteriores, dados epidemiológicos, dividindo os tipos quanto à presença ou à ausência da esclera azul e subdividindo em A e B, dependendo da manifestação de dentinogênese imperfeita.

Classificação de Sillence[11]

- **Tipo I.** Herança autossômica dominante; escleras azuis, forma leve, início das fraturas após o nascimento, maioria na idade pré-escolar.

- **Tipo II.** Herança autossômica recessiva; escleras azuis, forma letal no período perinatal.

- **Tipo III.** Herança autossômica recessiva; escleras normais, forma grave, fraturas ao nascimento, deformidade progressiva, audição normal.

- **Tipo IV.** Herança autossômica dominante; escleras normais, forma com gravidade moderada, fragilidade óssea, audição normal.

- **Subtipo A.** Sem dentinogênese imperfeita.

- **Subtipo B.** Com dentinogênese imperfeita.

Nos dias atuais, com a evolução no estudo da ultraestrutura do colágeno e dos avanços da genética molecular, foram definidos mais de 20 genes desencadeadores de 30 variedades de alterações moleculares causadoras de fragilidade óssea. Recentemente, foram descritos três novos tipos de osteogênese imperfeita (V, VI e VII), com manifestações fenotípicas similares às de outras formas, mas sem envolvimento do colágeno tipo I.

Incidência

Nos estudos realizados por Wynne-Davies e Gormley,[16] a incidência na população inglesa do Reino Unido atinge cerca de 6/100.000 dos nascimentos. Na América Latina, levantamentos epidemiológicos efetuados por Orioli e colaboradores[17] no período de 1978 a 1983 mostraram a prevalência de 4,3/100.000. No Brasil, Kim,[18] estudando 25 crianças portadoras de osteogênese imperfeita, encontrou, entre os tipos, a seguinte distribuição: 36% com tipo I, 12% com tipo II, 44% com tipo III e 4% com tipo IV, sendo que um paciente não foi classificado. Como a própria autora cita, é preciso lembrar que o trabalho foi realizado em hospital pediátrico, e a distribuição pode sofrer influência devido a muitos casos do tipo I passarem despercebidos, sendo atendidos somente por ocasião das fraturas.

Quadros clínico e radiográfico

As manifestações clínicas da osteogênese imperfeita dividem-se em dois grupos: 1) relacionadas diretamente com o enfraquecimento do esqueleto; e 2) decorrentes de distúrbio do tecido colágeno nos outros órgãos, como dentinogênese imperfeita, esclera azul e surdez.

Manifestações esqueléticas

A fragilidade óssea caracteriza o estigma básico da osteogênese imperfeita, resultando em fraturas múltiplas por traumas mínimos. O processo estende-se a todo o esqueleto, tanto axial como periférico.

Na forma mais grave ou doença de Vrolik (tipo II), as fraturas ocorrem intraútero, resultando em encurtamento acentuado dos membros. O quadro simula um tipo de nanismo micromélico ao nascimento. As imagens radiográficas mostram formas aberrantes nos ossos longos e no crânio. As diáfises apresentam-se sinuosas e achatadas, com múltiplos pontos de fraturas e neoformação óssea **(FIG. 27.15)**. O alargamento do diâmetro anteroposterior configura o tórax em quilha, com múltiplos nódulos nas costelas e na junção condrocostal. O comprimento do tronco está diminuído pela platispondilia intensa.

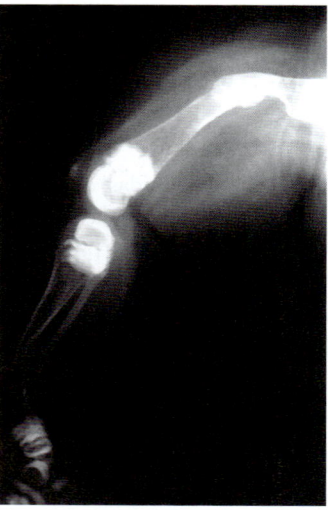

FIGURA 27.15 → Radiografia do membro inferior de paciente com osteogênese imperfeita do tipo II com sobrevida atipicamente alta. O aumento da densidade óssea na região metafisária ocorreu após tratamento com bifosfonatos.

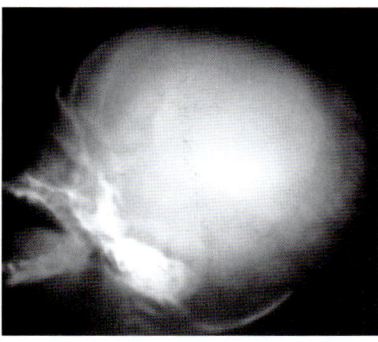

FIGURA 27.16 → Paciente com osteogênese imperfeita do tipo I demonstrando o típico aspecto do osso wormiano na calota craniana.

O crânio irregular e aumentado contrasta com a face afilada, resultando no formato triangular denominado "rosto de duende". Nas imagens radiográficas da abóboda craniana, podem ser são identificadas ilhas de ossificação com áreas radiotransparentes, lembrando placas de *iceberg* **(FIG. 27.16)**.

A maioria das crianças afetadas morre no primeiro ano de vida, por hemorragias intracranianas, torácicas ou complicações respiratórias decorrentes do colabamento dos arcos costais. Nos tipos I, III e VI, as alterações estruturais ósseas demonstram grande variação na expressividade, resultando em nuances radiográficas de difícil padronização.

Em 1992, Hanscom e colaboradores[19] propuseram uma classificação baseada na gravidade do comprometimento radiográfico dos pacientes, analisando as radiografias de 43 portadores de osteogênese imperfeita.

Classificação de Hanscom e colaboradores[19]

- **Tipo A.** Forma leve de osteogênese imperfeita; mantém contornos vertebrais.
- **Tipo B.** Encurvamento dos ossos longos, com cortical larga. A pelve mantém os seus contornos.
- **Tipo C.** Encurvamento dos ossos longos, com cortical fina e protusão acetabular desenvolvida após os 5 a 10 anos.
- **Tipo D.** As mesmas características do tipo C, associadas a cistos na região metafisária dos ossos longos (joelho) em torno dos 5 anos. As fises fecham em período precoce por volta dos 15 anos.
- **Tipo E.** As deformidades resultam em incapacidade extrema, e a cifoescoliose é precoce e muito grave. Nos ossos longos, as corticais quase não são detectáveis.
- **Tipo F.** Desabamento completo das costelas, incompatível com sobrevida.

Os tipos C e D desenvolvem escoliose grave. Hoje, a densitometria óssea é um método de avaliação mais eficaz do que a radiografia, pois consegue quantificar de forma mais acurada a diminuição de massa óssea. Além disso, serve também para o acompanhamento dos pacientes submetidos a tratamento medicamentoso.

Manifestações extraesqueléticas

Surdez

A perda da acuidade auditiva na osteogênese imperfeita pode ter como fisiopatologia a compressão do nervo vestibulococlear, causada pelo colabamento do meato acústico. Outras causas são a anquilose da cadeia de ossículos ou a otosclerose coclear. Atinge cerca de 50% dos adultos, em geral iniciando na primeira década de vida.

Defeito dentário

A dentinogênese imperfeita é resultado da fragilidade da camada de dentina, predispondo a infecções gengivais crônicas. Esse sinal foi utilizado por Sillence, em 1981,[11] como parâmetro de distinção entre os tipos A e B. Apesar do fator destrutivo inicial, assegurando ao dente aspecto cinza-azulado e serrilhado, a dentinogênese imperfeita compromete mais os dentes decíduos do que os permanentes.

Defeitos do tecido conjuntivo

A presença ou ausência da esclera azul define os tipos III e IV da classificação de Sillence. No passado, acreditava-se que a presença de esclera azul estava associada ao gene determinante de fragilidade óssea. Hoje, sabe-se que esse aspecto resulta do adelgaçamento das camadas da esclera, deixando transparecer a cor azulada do plexo coroide. A presença ou ausência desse sinal não interfere na gravidade do quadro ósseo. Outras manifestações extraósseas da osteogênese imperfeita são hérnias inguinais e abdominais.

Tratamento

A pesquisa no campo da osteogênese imperfeita permanece aberta. Existem vários centros de estudo que se dedicam a investigar novos métodos de tratamento para diminuir a fragilidade óssea e corrigir as deformidades ocasionadas pelas fraturas.

Tratamento medicamentoso

Diversos fármacos vêm sendo utilizados na tentativa de obter aumento da resistência óssea dos portadores de osteogênese imperfeita, mas, infelizmente, não existe medicamento que tenha ação específica e resultados absolutos.

Nas formas leves e moderadas da doença, sabe-se que, quando as crianças atingem a puberdade e a adolescência, ocorre diminuição acentuada da frequência de fraturas. Esse fenômeno deve-se ao efeito dos hormônios sexuais sobre os osteoblastos, que apresentam receptores androgênicos e estrogênicos. Tal premissa originou pesquisas que empregaram hormônios gonadais no tratamento, com o intuito de aumentar a resistência óssea dos portadores de osteogênese imperfeita. Entretanto, os resultados foram duvidosos e, na maioria das vezes, com efeitos colaterais indesejáveis, como puberdade precoce, inversão dos caracteres sexuais secundários e fechamento prematuro da fise de crescimento.

As vitaminas A e D, o fluoreto de sódio, a calcitonina e o óxido de magnésio foram administrados em indivíduos com osteogênese imperfeita, mas nenhum demonstrou ser de valor definitivo quanto à melhora da doença ou à diminuição da incidência de fraturas. O pamidronato, substância da classe dos bifosfonatos, demonstrou ser eficaz em crianças e adolescentes com a doença. Seu uso foi associado à melhora da massa óssea mensurada na densitometria, diminuição do número de fraturas e melhora da mobilidade dos pacientes. Esses efeitos benéficos são observados nos primeiros dois a quatro anos de uso do fármaco. Ainda não há evidências clínicas definitivas para a recomendação de seu uso após tal período. Novas modalidades terapêuticas estão surgindo, como o uso de células-tronco mesenquimais. Todavia, encontram-se em estudo experimental.

Prevenção de fraturas e deformidades

O paciente com osteogênese imperfeita, sobretudo na forma grave, deve dispor de todo apoio familiar, na tentativa de evitar ao máximo a incidência de fraturas. A arquitetura do ambiente familiar e recreativo também é relevante para diminuir o risco de fraturas. Órteses mais leves e imobilizações pneumáticas vêm sendo desenvolvidas para melhorar a qualidade de vida desses indivíduos, procurando permitir o ortostatismo nos casos mais graves. Com frequência, os longos períodos de imobilização podem associar-se a osteopenia por desuso. A melhora da massa muscular torna-se um fator importante para combater tal intercorrência. As crianças devem ser estimuladas à prática de natação e exercícios regulares de baixo impacto.

Tratamento das fraturas

O tempo de consolidação da fratura no paciente com osteogênese imperfeita é o mesmo do de indivíduos normais. Portanto, o tempo de imobilização deve englobar os mesmos parâmetros. Devido ao quadro repetitivo de fraturas, os desvios angulares costumam ser mais tolerados, pois se torna difícil a manutenção e a contenção do alinhamento. A intervenção cirúrgica está indicada quando os desvios angulares dos ossos longos atingem níveis incompatíveis com a necessidade funcional do paciente.

Em 1959, Sofield e Millar[20] publicaram a técnica clássica de múltiplas osteotomias, orientando o alinhamento da diáfise e fixando com haste intramedular. Hoje, novas técnicas de fixação intramedular vêm sendo difundidas, como a haste telescópica, que acompanha o crescimento ósseo[21] **(FIG. 27.17)**. As sínteses com placas devem ser evitadas devido à má qualidade do osso cortical, que impede a boa fixação.

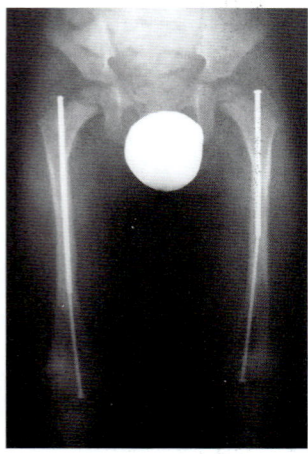

FIGURA 27.17 → Paciente com osteogênese imperfeita tratado com as hastes telescópicas de Bailey-Dubow.

Diagnóstico pré-natal

Recentemente, tornou-se importante a necessidade do diagnóstico pré-natal de doenças congênitas agressivas, como os tipos II e III da osteogênese imperfeita, para o planejamento familiar. A ultrassonografia, em geral, identifica a osteogênese tipo II na 14ª ou 16ª semanas de gestação, e a osteogênese tipo III da 16ª a 18ª. As formas mais leves são detectadas apenas no final da gravidez ou no período pós-natal.

Diagnóstico diferencial

Lesão não acidental. É de extrema importância a diferenciação entre o quadro de fraturas por fragilidade óssea excessiva e o causado por lesões não acidentais (abuso infantil), sobretudo nas crianças menores. O achado de fraturas múltiplas, em diversos estados de consolidação, fraturas de arcos costais posteriores e fraturas metafisárias tem grande chance de corresponder a casos de lesão não acidental **(FIG. 27.18)**.

> **DICA:** Com o advento da biologia molecular, testes genéticos podem ser aplicados aos fetos com suspeita de osteogênese imperfeita, em amostras obtidas por biópsia de vilo corial (10 a 14 semanas de gestação) ou amniocentese (15 a 18 semanas de gestação).

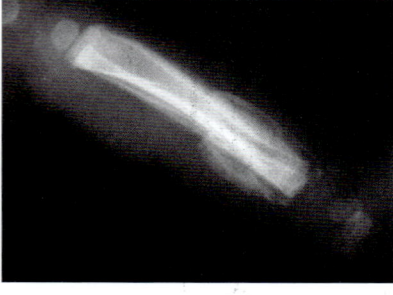

FIGURA 27.18 Radiografia da perna de paciente com fratura decorrente de lesão não acidental.

Raquitismo hipofosfatêmico. As alterações ósseas surgem quando a criança inicia a marcha. Radiologicamente, apresentam desmineralização óssea, ossos longos encurvados e metáfises irregulares do tipo "taça". Os exames laboratoriais de cálcio, fósforo e fosfatase alcalina auxiliam na identificação dessa afecção.

Displasia camptomélica. Caracteriza doença genética autossômica recessiva, podendo envolver fenda palatina, micrognatia, face achatada, hipertelorismo, hipoplasia de escápula, anomalias costais, da coluna e da pelve. Os ossos, na realidade, estão encurvados, em vez de fraturados.

Osteoporose idiopática juvenil. Etiologia desconhecida, manifesta-se na pré-puberdade, com evolução autolimitada e remissão em cerca de cinco anos. O cálcio sérico mantém-se baixo.

Síndrome da osteoporose-pseudoglioma. Apresenta rarefação generalizada dos ossos longos e da coluna, mas as alterações oculares, como microftalmia, macrocórnea e opacidade corneana, identificam essa doença como uma entidade isolada.

Referências

1. Pettifor JM. Nutritional rickets: deficiency of vitamin D, calcium, or both? Am J Clin Nutr. 2004;80(6):1725-9.

2. Albright F, Butler AM, Bloomberg E. Rickets resistant to vitamin D therapy. Am J Dis Chil. 1937;54:529-47.

3. Bandeira F, Griz L, Caldas G, Bandeira C, Freese E. From mild to severe primary hiperparathyroidism: the Brazilian experience. Arq Bras Endocrinol Metab. 2006;50(4):657-63.

4. Bilezikian JP, Rubin M, Silverberg SJ. Asymptomatic primary hyperparathyroidism. Arq Bras Endocrinol Metab. 2006;50(4):647-56.

5. National Institutes of Health. Diagnosis and management of asymptomatic primary hyperparathyroidism [Internet]. Bethesda: NIH; 1990 [capturado em 3 out. 2008). Disponível em: http://consensus.nih.gov/1990/1990AsymptomaticH yperparathyroidisim082html.htm

6. Bilezikian JP, Potts JT Jr, Fuleihan Gel-H, Kleerekoper M, Neer R, Peacock M, et al. Summary statement from a workshop on asymptomatic primary hyperparathyroidism: a perspective for the 21st century. J Bone Miner Res. 2002;17(Suppl 2):N2-11.

7. Hurler G. Über einen Typ multipler Abartungen, vorwiegend am Skelettsystem. Zeitschrift für Kinderheilkunde. 1919;24:220-34.

8. Ellis RWB, Sheldon W, Capon NB. Gargoylism (chondro-osteo-dystrophy, corneal opacities, hepatosplenomegaly, and mental deficiency). QJM. 1936;5(1):119-39.

9. Hunter C. A rare disease in two brothers. Proc R Soc Med. 1917;10:104-16.

10. Morquio L. The classics: on a form of familial osseous dystrophy. Bull. Soc. Pediat. 27:145, 1929. Clin Orthop Relat Res. 1976;(114):10-1.

11. Sillence D. Osteogenesis imperfecta: an expanding panorama of variants. Clin Orthop Relat Res. 1981;(159):11-25.

12. Weil UH. Osteogenesis imperfecta: historical background. Clin Orthop Relat Res. 1981;(159):6-10.

13. Prockop DJ. Mutations in collage genes: consequences for rare and common diseases. J Clin Invest. 1985;75(3):783-7.

14. Looser E. Zur Kenntnis der osteogenesis imperfecta congenita et tarda. Mitt Grenzbiet Med Chir. 1906;15:161-207.

15. Seedorf KS. Osteogenesis imperfecta: a study of clinical features and heredity based on 55 Danish families comprising 180 affected persons. Copenhagen: Ejnar Munksgaard; 1949.

16. Wynne-Davies R, Gormley J. Clinical and genetic patterns osteogenesis imperfecta. Clin Orthop Relat Res. 1981; (159):26-35.

17. Orioli IM, Castilla EE, Barbosa-Neto JG. The birth prevalence rates for the skeletal dysplasias. J Med Genet. 1986;23(4):328-32.

18. Kim CA. Contribuição para o estudo da osteogênese imperfeita: aspectos genéticos-clínicos de 25 casos [dissertação]. São Paulo: Universidade de São Paulo; 1991.

19. Hanscom DA, Winter RB, Lutter L, Lonstein JE, Bloom BA, Bradford DS. Osteogenesis imperfecta. Radiographic classification, natural history, and treatment of spinal deformities. J Bone Joint Surg Am. 1992;74(4):598-616.

20. Sofield HA, Millar EA. Fragmentation, realignment, and intramedullary rod fixation of deformities of the long bones in children. J Bone Joint Surg Am. 1959;41(8):1371-91.

21. Bailey RW, Rodriguez RP, Dubow HI. Clinical experiences with the use of an intramedullary device that elongates with bone growth in children with brittle bones. J Bone Joint Surg Am. 1976;58(5):725.

28
Osteoporose na criança e no adulto

Roberto Guarniero

A osteoporose é uma doença metabólica do tecido ósseo, caracterizada por perda gradual de massa óssea, que enfraquece os ossos por deterioração da sua microarquitetura tecidual, tornando-os mais frágeis e suscetíveis a fraturas. A definição de osteoporose está relacionada à alteração dos valores da densitometria óssea, resultantes da perda de massa. Assim, há os seguintes termos: osteopenia, quando a perda é de 1 a 2,5 desvios-padrão identificados pelo exame, e osteoporose, quando a perda é maior do que 2,5 desvios-padrão. A condição pode ser considerada grave quando, além do critério referido, existir fratura.

As doenças osteometabólicas englobam um grande número de condições clínicas. As situações mais frequentes no consultório do ortopedista em que ocorre osteopenia são a osteoporose e a osteomalacia. A primeira é a diminuição absoluta da massa óssea, aumentando o risco de fratura. A osteomalacia é o acúmulo de tecido osteoide não mineralizado no osso trabecular resultante de limitação da deposição do mineral no tecido.

A osteoporose pode ser idiopática, situação em que a condição clínica é denominada osteoporose primária. Também pode ocorrer como doença secundária a uma série de condições clínicas, como anormalidades endócrinas e neoplasias. A osteoporose primária é subdividida em osteoporose pós-menopausa (tipo I) e osteoporose senil, relacionada à idade do indivíduo (tipo II). A **TABELA 28.1** apresenta as diferenças entre os dois tipos.

A osteoporose secundária pode ocorrer nas seguintes condições clínicas:

- Hiperparatireoidismo.
- Diabetes melito.
- Ingestão de corticosteroides.
- Menopausa cirúrgica.
- Tumores da medula óssea.
- Mieloma múltiplo.

TABELA 28.1 → Comparação entre as osteoporoses pós-menopausa e senil

	Pós-menopausa	Senil
Epidemiologia		
Idade (anos)	55 a 75	> 70 (mulher) e > 80 (homem)
Sexo mulheres/homens	6/1	2/1
Fisiologia – metabolismo		
Patogênese	Atividade de osteoclastos >>	Atividade de osteoclastos <<
Perda óssea	+ reabsorção/trabecular	Formação/cortical e trabecular
Ritmo de perda óssea	Rápida – curta duração	Lento – longa duração
Densidade óssea	> 2 desvios-padrão	Valor normal inferior
Quadro clínico		
Localização de fraturas	Vértebra, punho, quadril	Vértebra (múltiplas), úmero proximal, quadril
Outros sinais	Perda de dentição	Cifose dorsal
Quadro laboratorial		
Cálcio	Normal	Normal
Progesterona	Normal	Normal
Fosfatase alcalina	Normal (> com fratura)	Normal (> com fratura)
Calciúria	Aumentada	Normal
Hormônio da paratireoide	Diminuído	Aumentado
Vitamina D – síntese	Diminuída	Diminuída
Absorção intestinal de cálcio	Diminuída	Diminuída
Prevenção		
Paciente com risco elevado	Estrógeno – calcitonina Cálcio – vitamina D Bifosfonados (alendronato)	Cálcio – vitamina D Diminuir fatores de risco Bifosfonados (alendronato)

Fonte: Birdwood.[1]

EPIDEMIOLOGIA

Nos Estados Unidos, cerca de 1,3 milhão de fraturas por ano são atribuídas à osteoporose, com o custo de US$ 20 bilhões. As três localizações clássicas para as fraturas osteoporóticas são o punho (Colles, extremidade distal dos ossos do antebraço), a coluna vertebral e a região do quadril (fêmur proximal). O risco de fraturas osteoporóticas depende do sexo, da raça e da idade do indivíduo. Por exemplo, o risco de fratura do quadril é de 17% para a mulher branca e de 6% para o homem branco; 6% para a mulher negra e de 3% para o homem negro. Nesse mesmo país, a cada ano, ocorrem em torno de 500 mil fraturas vertebrais e 250 mil fraturas da região do quadril causadas pela doença.

FATORES DE RISCO PARA A OSTEOPOROSE

Genéticos e biológicos

- História familiar.
- Raça branca.
- Escoliose.
- Osteogênese imperfeita.
- Menopausa precoce.

Comportamentais e ambientais

- Alcoolismo.
- Tabagismo.
- Inatividade e sedentarismo.
- Má nutrição.
- Baixa ingestão de cálcio.
- Amenorreia induzida por excesso de exercícios.
- Dieta com alta ingestão de fibras.
- Dieta com alta ingestão de fosfatos.
- Dieta com alta ingestão de proteínas.

QUADRO CLÍNICO

História

É muito importante avaliar as operações realizadas, o uso de medicamentos e as doenças concomitantes. Em especial, substâncias como corticoides, anticonvulsivantes, medicamentos para a tireoide, antiácidos e heparina devem ser considerados **(FIG. 28.1)**.

Sinais e sintomas

A osteoporose é uma doença insidiosa que pode evoluir durante muitos anos sem qualquer sintoma. É assintomática,

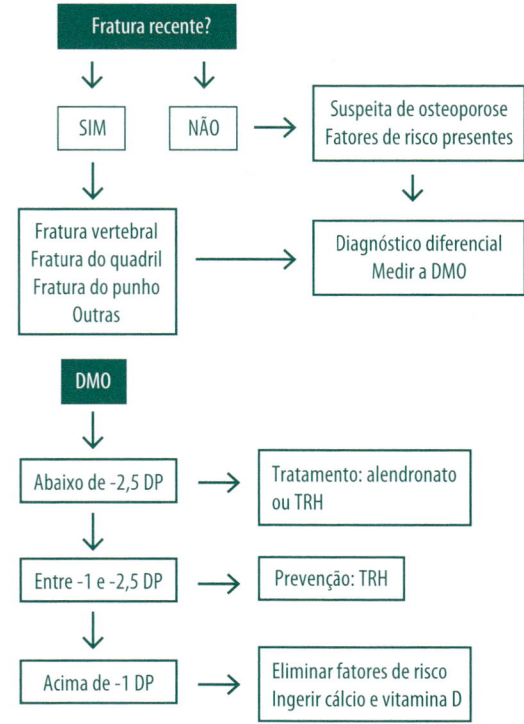

FIGURA 28.1 → Algoritmo para a osteoporose.
DMO, densidade mineral óssea; DP, desvio-padrão; TRH, terapia de reposição hormonal.

a não ser que ocorra fratura. Como referido, as fraturas mais comuns são por compressão vertebral, fratura do punho e da região do quadril/fêmur proximal e fraturas dos arcos costais, da pelve e do úmero. Evidentemente, a manifestação clínica de fratura do corpo vertebral, por compressão, é dor na região dorsolombar, que piora com o caminhar e com a movimentação do paciente, melhorando com o repouso. As demais fraturas apresentam o quadro clínico de emergência característico de cada uma delas.

> **ATENÇÃO! As fraturas vertebrais podem ser assintomáticas, sobretudo em relação à dor, havendo como queixa a diminuição da altura do paciente e a presença de deformidade vertebral – cifose.**

As fraturas vertebrais podem ser assintomáticas, sobretudo em relação à dor, havendo como queixa a diminuição da altura do paciente e a presença de deformidade vertebral – cifose.

Quadro laboratorial

Os exames de laboratório são normais na osteoporose. A dosagem da fosfatase alcalina sérica pode ser usada como medida de resposta clínica em pacientes que estão em tratamento. No sangue, é possível dosar também:

- Hormônio paratireoidiano.
- Metabólitos da vitamina D.
- Eletroforese de proteínas.
- Teste de função da tireoide.
- Testosterona (no homem).

Testes bioquímicos na urina:

- Calciúria de 24 horas.
- Creatinina de 24 horas.
- N-telopeptídeos.

Quadro radiográfico

Na maioria das situações clínicas, é difícil reconhecer a osteoporose pelo exame radiográfico convencional, desde que não haja fratura até a ocasião do exame. Na radiografia simples, deve-se procurar por perda do trabeculado ósseo e afilamento da cortical óssea.

Nos dias atuais, o diagnóstico é confirmado pela densitometria óssea. A densitometria de dupla energia baseada em raios X é uma técnica eficaz, sendo considerada, como o "padrão-ouro" para a densitometria óssea. As indicações para o exame são:

- Mulheres com deficiência de estrógeno e fatores de risco para osteoporose.
- Indivíduos em tratamento prolongado com glicocorticoides.
- Indivíduos com anormalidades na coluna vertebral.
- Indivíduos com hiperparatireoidismo primário.
- Controle terapêutico da osteoporose.

Biópsia óssea

A biópsia óssea é realizada em casos em que seja necessária a elucidação de determinada condição do metabolismo ósseo.

OSTEOPOROSE NA CRIANÇA E NO ADOLESCENTE

A osteoporose é rara na faixa etária pediátrica. À semelhança do que ocorre com os adultos, essa doença na criança é classificada em primária e secundária. O tipo mais comum nessa faixa etária é o secundário.

As primárias são: osteoporose juvenil idiopática e as do tipo congênito, representadas pela osteogênese imperfeita e pela homocistinúria. As secundárias são as que ocorrem nas endocrinopatias (diabetes melito), nas doenças inflamatórias crônicas (artrite reumatoide juvenil), no hiperparatireoidismo, nos distúrbios nutricionais (deficiência proteica e de cálcio) ou pelo uso continuado de determinados medicamentos

(corticoterapia). Também pode surgir em situações de imobilização prolongada e na paralisia cerebral.

Osteoporose juvenil idiopática

Trata-se de uma doença ortopédica metabólica rara, de etiologia desconhecida, em que ocorre equilíbrio negativo para o cálcio em alguns pacientes. Certos autores referem deficiência de vitamina D e de calcitonina. Acomete indivíduos pré-púberes, com sintomas inespecíficos. Podem ocorrer fraturas nos ossos longos ou nos corpos vertebrais, com mínimo traumatismo. Os pacientes apresentam diminuição da massa óssea quando submetidos à densitometria. Ocorre cura espontânea após a maturidade. Evidentemente, a sintomatologia está relacionada de forma direta ao grau de osteoporose apresentado. Podem desenvolver-se artralgia (joelhos e tornozelos), dor lombar, com ou sem fratura vertebral, cifose e escoliose vertebrais.

> **ATENÇÃO!** De acordo com as deformidades presentes, os pacientes podem apresentar dificuldade para a marcha. O prognóstico é bom, dependendo das fraturas e das deformidades. Não há tratamento específico.

Osteoporoses secundárias

Em relação à osteoporose da criança e do adolescente, o diagnóstico diferencial com os quadros secundários é fundamental. O principal diagnóstico diferencial é realizado com as formas mais leves de acometimento da osteogênese imperfeita. O QUADRO 28.1 apresenta as principais causas secundárias de osteoporose na criança e no adolescente.

> **DICA:** A prevenção da osteoporose deve começar na adolescência, com a combinação de exercícios físicos apropriados e dieta adequada, além da adoção de um padrão de vida saudável.

TRATAMENTO

O objetivo primário do tratamento da osteoporose é a prevenção. Deve-se dar ênfase à fase de formação máxima de massa óssea, o "pico de massa óssea", que ocorre entre

QUADRO 28.1 → Causas de osteoporose secundária em crianças e adolescentes

- Endocrinopatias: hiperparatireoidismo; hipogonadismo; hipertireoidismo
- Doenças metabólicas: homocistinúria; raquitismo; síndrome de má absorção
- Doenças renais
- Doenças ósseas: osteogênese imperfeita
- Doenças malignas: leucemia; linfoma
- Outras: desuso; medicamento prolongado; doença de Still (artrite reumatoide juvenil)

Fonte: Adaptado de Tachdjian.[3]

os 20 e 30 anos. Assim, o trabalho de prevenção deve ser realizado em crianças, em adolescentes e também em adultos jovens, chamando a atenção para a necessidade de nutrição adequada, prática constante de exercícios físicos e apropriada ingestão de cálcio e vitamina D.

De acordo com Notelovitz,[2] foi proposto o "triângulo terapêutico", que pode ser utilizado por mulheres de qualquer idade e cujas arestas consistem em exercícios para estimular a formação de osso "novo"; boa nutrição – cálcio –, para a melhor mineralização do tecido neoformado; e concentração normal de estrógenos, para equilibrar a velocidade de perda óssea. A ingestão de cálcio e a administração suplementar de vitamina D devem fazer parte de qualquer regime terapêutico para a osteoporose.

A terapia com estrógeno na pós-menopausa está associada à redução de 40 a 50% no risco de fraturas do quadril relacionadas à doença e de cerca de 90% no risco de fraturas vertebrais nos estudos publicados. Portanto, é possível classificar a terapia de reposição hormonal como o tratamento – fisiológico – ideal da osteoporose. Cumpre salientar que a reposição hormonal também é aprovada como método de prevenção da osteoporose.

> **ATENÇÃO!** A reversão da osteoporose estabelecida não é possível até o momento. Entretanto, a intervenção clínica precoce pode preveni-la na maioria dos indivíduos e a intervenção clínica tardia pode alterar a progressão do quadro osteoporótico já estabelecido.

Como terapia medicamentosa alternativa à reposição hormonal, mencionam-se duas classes de fármacos principais: agentes antirreabsorção do tecido ósseo e agentes estimuladores da formação óssea. Os agentes antirreabsorção são substâncias que inibem a atividade osteoclástica. São muito úteis em pacientes nas fases de rápida remodelação óssea da doença. São exemplos os estrógenos, a calcitonina e os bifosfonados. Os estimuladores da formação óssea, cujo representante atual é o fluoreto de sódio, são capazes de aumentar a formação, gerando, assim, um crescimento importante na massa óssea, em detrimento da reabsorção do tecido ósseo. Contudo, os resultados dos estudos clínicos com a administração de fluoreto são conflitantes. A esperança de tratamento adequado com esse tipo de medicamento reside na administração do paratormônio, que logo estará disponível para uso nos portadores de osteoporose. Quando administrado de forma intermitente e em baixas doses, é um potente estimulador da formação osteoblástica do tecido ósseo.

O hormônio da paratireoide tem efeito anabólico, estimula a reabsorção e a formação do tecido ósseo, atuando no mecanismo de acoplamento da remodelação óssea, promovendo, assim, grande ganho de massa óssea. A dose de injeções diárias de 20 mg de hormônio da paratireoide

fração 1-34 (teriparatida) diminui o risco de fraturas vertebrais e não vertebrais, aumentando a massa óssea em todo o corpo, sobretudo nas vértebras e no fêmur. Seu uso é seguro e bem tolerado tanto para homens como para mulheres. Está recomendado para a osteoporose grave e com fraturas, tendo grande efeito na doença quando induzida por corticoides, persistindo os efeitos por até seis meses depois da retirada.

O raloxifeno é o modulador seletivo de receptores de estrógenos atualmente indicado e utilizado para a prevenção e o tratamento da osteoporose. Sua principal indicação é para mulher pós-menopáusica com déficit de densidade mineral óssea na coluna vertebral e que possa apresentar intolerância a bifosfonados. Não há dados em relação à utilização nos homens e, também, ao uso combinado com a terapia de reposição hormonal.

Os agentes mais estudados que diminuem a reabsorção óssea, atuando sobre o osteoclasto, são os bifosfosnados. O etidronato é o bifosfonado de primeira geração, inicialmente lançado para o tratamento da doença de Paget. Hoje, há estudos que comprovam a eficácia do alendronato e do risedronato no tratamento da osteoporose e na prevenção de fraturas vertebrais e não vertebrais. Esses fármacos são indicados para mulheres e homens e, também, na osteoporose secundária induzida por corticoides. Estão contraindicados em indivíduos com gastrites, esofagites, osteomalacia e deficiência grave de cálcio e vitamina D. Não há, ainda, consenso a respeito do tempo de uso do medicamento.

O alendronato foi aprovado pela Food and Drug Administration para a prevenção da osteoporose, na dosagem de 5 mg ao dia. Para tratamento, a dose recomendada do alendronato é de 10 mg ao dia e do risedronato, 5 mg ao dia. As doses semanais de 70 mg do alendronato e de 35 mg do risedronato são mais bem toleradas e aceitas pelos pacientes.

Outros bifosfonados estão em estudo, como é o caso do ibandronato com uso endovenoso trimestral. O pamidronato tem estudos indicando o uso de 30 mg em infusão venosa a cada três meses. O zoledronato está sendo proposto para uso na osteoporose na dosagem de 4 mg em infusão venosa, uma vez ao ano. Quando a osteoporose é do tipo secundário, o tratamento específico da doença de base é necessário.

Referências

1. Birdwood GFB. Understanding osteoporosis and its treatment: a guide for physicians and their patients. New York: Parthenon; 1996.

2. Notelovitz M. Osteoporose: prevenção, diagnóstico e conduta. Rio de Janeiro: Publicações Científicas; 2001.

3. Tachdjian MO. Pediatric orthopedics. Philadelphia: Saunders; 1990.

29
Tumores ósseos benignos e lesões pseudotumorais

Reynaldo Jesus-Garcia
Luiz Alimena

TUMORES PRODUTORES DE TECIDO ÓSSEO

Osteoma

Definição

Lesão formadora de tecido osteoblástico, benigna, constituída por tecido ósseo normal, maduro e bem diferenciado, com uma estrutura predominantemente laminar e de crescimento lento.

Características clínicas

Apresenta aspecto radiográfico de adensamento, homogêneo. Os osteomas se desenvolvem de forma quase exclusiva no crânio, na face, na região dos seios paranasais (frontal e etmoidal em 75% das vezes) e na mandíbula (**FIG. 29.1**). É baixa a frequência em crianças ou adolescentes.

Podem aparecer nos ossos longos como massas ósseas justacorticais (**FIG. 29.2**).

A síndrome de Gardner é a associação dos osteomas de crânio ou dos ossos longos com cistos epidermoides cutâneos, fibromatose, polipose adenomatosa do colo, lesões cutâneas ou subcutâneas e polipose intestinal

Diagnóstico diferencial

O principal diagnóstico diferencial do osteoma é com o osteossarcoma justacortical. Diagnósticos possíveis são o osteocondroma séssil, a miosite ossificante, o "periostoma" – que corresponde à calcificação pós-traumática de um hematoma subperiosteal –, a displasia fibrosa calcificada e a melorreostose (imagem semelhante à cera derretida ao lado da vela).

Tratamento

São lesões benignas latentes que devem ser acompanhadas no ambiente clínico, sem necessidade de abordagem cirúrgica. Nos pacientes em que há compressão de estruturas, pode haver necessidade de ressecção da lesão.

Prognóstico

O prognóstico é bom. No osteomas localizados junto aos seios da face, pode haver compressão de estruturas nervosas, inclusive da órbita ou intracranianas. Recorrências são raras e creditadas a resíduos do tumor deixados na cirurgia. A transformação maligna não é descrita na literatura.

Osteoma osteoide

É uma lesão osteoblástica, que costuma ser benigna ativa, caracterizada por seu pequeno tamanho (em geral,

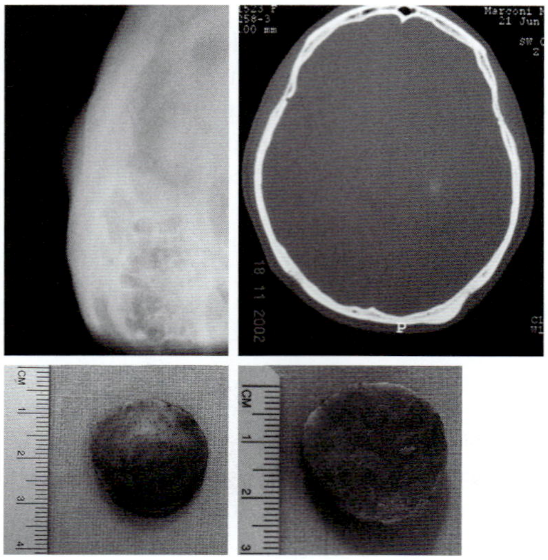

FIGURA 29.1 → Osteoma de calota craniana. As duas primeiras imagens são, respectivamente, a radiografia e a tomografia.

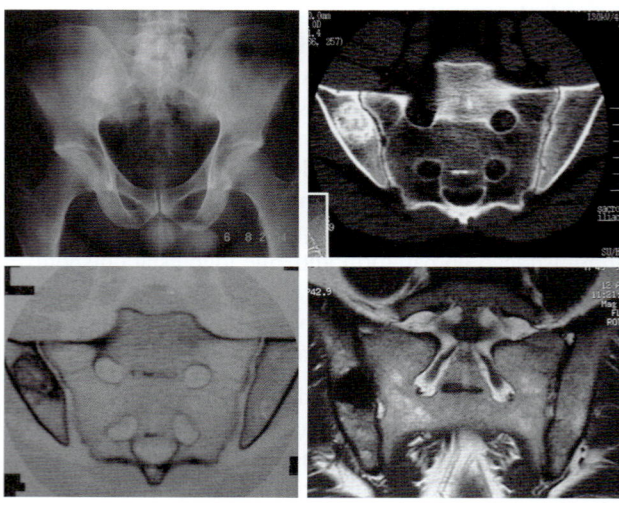

FIGURA 29.2 → Osteoma de sacro, achado de exame durante propedêutica de crise de lombalgia.

menor que 1,5 cm), com bordos bem definidos e presença frequente, mas não constante, de uma zona periférica de neoformação óssea reativa. O nicho é formado por tecido celular muito vascularizado que contém osteoide.[1]

Características clínicas

O osteoma osteoide pode se desenvolver em qualquer osso. A maior incidência ocorre nos ossos longos (cerca de 65% dos casos), sobretudo na região da diáfise da tíbia e do fêmur.[2] A localização nas vértebras, principalmente no arco neural, é comum na casuística dos autores deste capítulo. Pode se localizar no acetábulo **(FIG. 29.3)**, na cabeça ou no colo do fêmur, ocupando nesses casos uma região intra--articular.[3]

Predomina nos adolescentes e adultos jovens. A lesão costuma ser dolorosa, talvez pela presença de fibras nervosas no tumor,[4,5] e não é comum aumentar de volume com a evolução. A queixa clínica típica é a de dor persistente, vaga, que piora à noite e melhora com a utilização de anti--inflamatórios ou analgésicos, sobretudo salicilatos. A dor melhora em cerca de 30 minutos. No entanto, da mesma forma que nessa lesão benigna, outros processos neoplásicos e inflamatórios apresentam dor persistente, pioram à noite e também são aliviados pelos salicilatos.

Pode haver hipotrofia global ou locorregional da musculatura do membro acometido pelo osteoma osteoide. Quando o osteoma osteoide se localiza em uma diáfise como a da tíbia, em especial ao longo da borda subcutânea, podem estar presentes tumefação, sensibilidade, eritema e endurecimento da lesão **(FIG. 29.4)**.

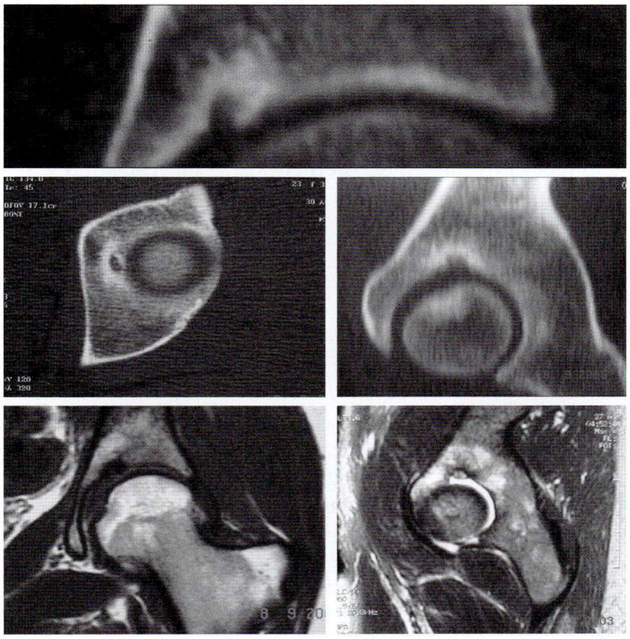

> **ATENÇÃO!** Quando o osteoma é localizado junto à articulação, pode ser acompanhado de reação articular e produção de líquido sinovial, simulando uma artrite.

Quando o osteoma é localizado junto à articulação, pode ser acompanhado de reação articular e produção de líquido sinovial, simulando uma artrite.

O osteoma osteoide localizado na vértebra pode ocasionar o aparecimento de escoliose dolorosa. Pode, ainda, haver espasmo importante da musculatura que acompanha o quadro de cervicobraquialgia ou dor ciática e escoliose.

Diagnóstico por imagem

O osteoma osteoide clássico que ocorre na diáfise dos ossos longos apresenta-se como um nicho radiotransparente oval ou arredondado com uma zona reacional de esclerose densa ao redor da lesão **(FIG. 29.5)**.

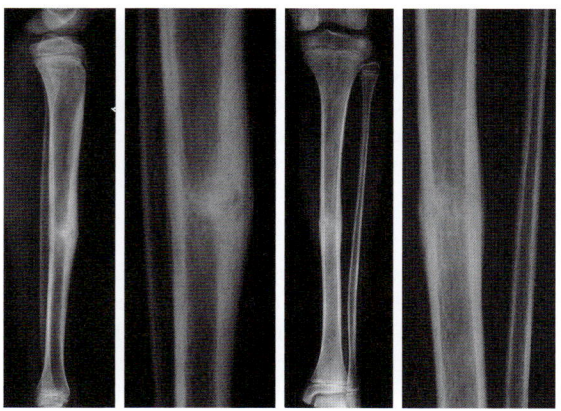

FIGURA 29.4 → Osteoma osteoide localizado na tíbia.

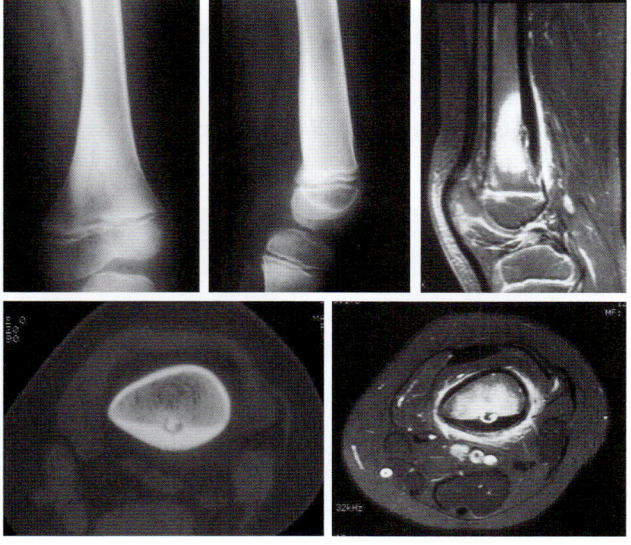

FIGURA 29.5 → Osteoma osteoide da tíbia. As radiografias de frente e perfil evidenciam o nicho e a esclerose reacional.

FIGURA 29.3 → Osteoma osteoide localizado no acetábulo.

As radiografias e a tomografia computadorizada (TC) podem demonstrar efetivamente o nicho osteolítico.[6] A ressonância magnética (RM) não se mostrou válida no diagnóstico do osteoma osteoide.[7-10] Tal condição pode se localizar no osso esponjoso da metáfise ou na região subperiosteal, locais onde não se observa o processo reacional de esclerose.

A imagem fornecida pela cintilografia do esqueleto mostra um aumento de concentração localizado, mas tal achado não é patognomônico do osteoma osteoide e pode não auxiliar no diagnóstico diferencial.[11] Antes de proceder à biópsia ou à ressecção de uma lesão com essas características, deve-se confirmar o achado com mapeamento do esqueleto (que deve mostrar aumento importante da concentração), TC e RM. Deve-se ainda afastar outros diagnósticos diferenciais.

Diagnóstico diferencial

Deve-se diferenciar o osteoma osteoide do osteoblastoma. As principais diferenças são o tamanho (o osteoblastoma é maior), o grau de esclerose (o osteoma osteoide tem, em geral, maior grau de tecido esclerótico circundante) e o curso natural (o osteoblastoma costuma ser mais agressivo). Outros diagnósticos diferenciais importantes são o abcesso de Brodie, a fratura de estresse e a ilhota óssea.[12-14]

História natural

O osteoma osteoide é uma lesão autolimitada, com tendência à maturação espontânea em dois a cinco anos.[15,16] O nicho sofre calcificação e ossificação de modo progressivo, confundindo-se com o osso esclerótico ao redor. Com a maturação da lesão, a dor diminui. O curso natural é a transformação de uma lesão estádio B-2 (ativa) em B-1 (latente). A cintilografia continua mostrando aumento da concentração, mesmo após a maturação e calcificação do nicho.

Tratamento

O tratamento do osteoma osteoide consiste na ressecção ampla e completa do nicho com uma pequena área de esclerose a seu redor. Não há necessidade de ressecção de toda a área de esclerose. Os procedimentos "intracapsulares", como a curetagem ou a abordagem do nicho com trefinas ou *probes*, durante a excisão, podem ocasionar recorrência.

Há publicações atuais com várias técnicas que tentam a ressecção percutânea do nicho, localizado com o auxílio da radioscopia e da TC. Essas técnicas também se utilizam de brocas, curetas, cauterização, sondas e "*probes*" de radiofrequência pela via percutânea.[9,15,17,18] A eletrocoagulação pode apresentar falhas e apresenta a desvantagem de não permitir o diagnóstico anatomopatológico da lesão. No entanto, apesar da baixa taxa de recidiva apresentada com essas técnicas, são considerados métodos de ressecção intracompartimental, que devem ser utilizados com extrema cautela. A biópsia antes da cirurgia quase nunca é necessária.

São descritos também métodos em que a injeção de tecnécio difosfonado é utilizada algumas horas antes da cirurgia e, no momento desta, utiliza-se um *probe* que capta a radiação do osteoma osteoide. Após a ressecção do nicho, a medida da concentração do radiofármaco deve cair em pelo menos 90% no campo operatório. Por outro lado, a medida da concentração do fragmento ósseo retirado deve apresentar alto índice de captação.

No serviço dos autores deste capítulo, há preferência pelo método tradicional de tratamento, com a abordagem direta da lesão e a ressecção do nicho com a utilização de trefinas **(FIG. 29.6)**. Resseca-se apenas uma pequena margem de osso reacional, esclerótico, ao redor da lesão.

Nos ossos longos das extremidades e na coluna, o procedimento é realizado na sala de operações do centro cirúrgico. Nas raízes dos membros, realiza-se na sala da TC.

Prognóstico

O prognóstico é bom, podendo haver cura com a evolução natural ou com a cirurgia. As recorrências podem acontecer nos pacientes submetidos às cirurgias intracapsulares ou marginais.[16]

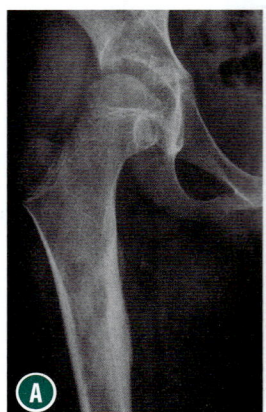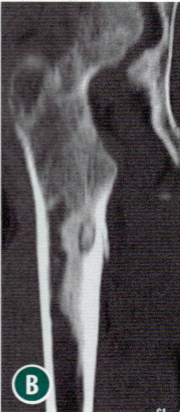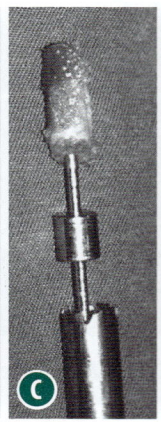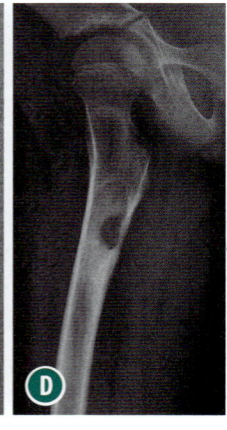

FIGURA 29.6

A Radiografia do fêmur, em que se observa uma área radiotransparente, que corresponde ao nicho do osteoma osteoide.

B Imagem da construção coronal da TC em que se evidencia o nicho radiotransparente, cercado por osso esclerótico.

C Cilindro ósseo sendo retirado pela trefina.

D Radiografia do fêmur no pós-operatório, em que se evidencia o defeito criado com a retirada do cilindro e desaparecimento do osso esclerótico.

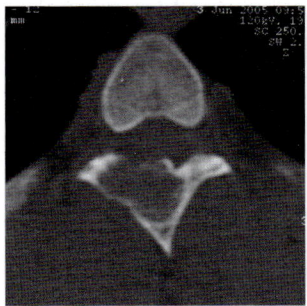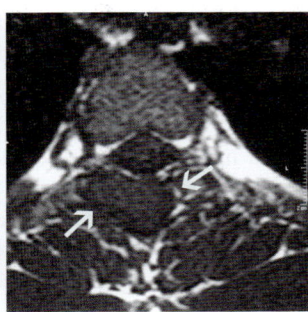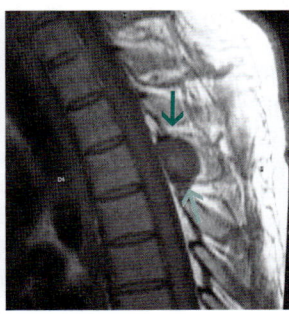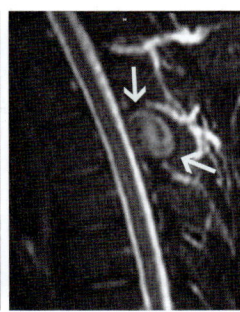

FIGURA 29.7 → Osteoblastoma com características de maior agressividade do que um osteoma ou osteoma osteoide.

Osteoblastoma

Lesão benigna ativa com estrutura histológica semelhante à do osteoma osteoide, do qual se diferencia pelo maior tamanho (em geral, maior do que 1,5 cm), pela habitual ausência de uma zona periférica de formação óssea reativa e pela maior agressividade, com tendência ao crescimento progressivo. Sua incidência é de cerca de 20% em relação à frequência do osteoma osteoide. Dahlin chamava o osteoblastoma de "osteoma osteoide gigante".[19]

Características clínicas

O osteoblastoma acomete indivíduos na infância e na adolescência. Costuma se localizar nas vértebras em cerca de 50% dos casos (em particular no segmento do arco neural), no ilíaco, nas costelas e nos ossos das mãos e dos pés. O osteoblastoma costuma não apresentar sintomas tão intensos como o osteoma osteoide.

Diagnóstico por imagem

No exame radiográfico, são lesões predominantemente osteolíticas, com rara predominância de conteúdo osteoblástico. A porção central pode ser radiotransparente por completo, mas mostra, com frequência, alguma área de maior densidade. De modo diferente do osteoma osteoide, que é mais frequente na cortical dos ossos, o osteoblastoma é preferencialmente intramedular.[20] Também não é frequente o achado de uma área de esclerose óssea ao redor do osteoblastoma.

Devido à natureza benigna dessas lesões, costumam ser bem circunscritas. No entanto, a destruição óssea pode se mostrar tão agressiva que a lesão pode sugerir um tumor ósseo maligno. A expansão óssea e a dilatação aneurismática são achados que podem estar presentes no osteoblastoma **(FIG. 29.7)**.

Diagnóstico diferencial

Devem ser considerados como diagnóstico diferencial o osteoma osteoide, o osteoma, o osteossarcoma e a osteomielite crônica.

Tratamento

O tratamento corresponde à ressecção da lesão com margens amplas. Isso é necessário devido à agressividade local de algumas formas de osteoblastoma. As cirurgias intracapsulares ou marginais (como as curetagens) ocasionam as recorrências, em geral com comportamento mais agressivo do que o da lesão inicial. Nenhum método adjuvante, seja radioterapia ou quimioterapia, deve ser utilizado no tratamento desta ou de outras lesões benignas do esqueleto.[20,21]

O prognóstico é bom após a cirurgia realizada com margens amplas de ressecção. Nos pacientes com recidiva local, deve-se proceder à revisão cirúrgica e à ampliação das margens.

TUMORES PRODUTORES DE TECIDO CARTILAGINOSO

Condroma

Tumor benigno caracterizado pela formação de cartilagem hialina madura. Deve ser diferenciado histologicamente do condrossarcoma, que se caracteriza pela formação de cartilagem imatura com grande celularidade, pleomorfismo e presença de grandes células com núcleos duplos ou com mitoses.

Os condromas são frequentes. Aparecem como lesões radiolúcidas, sobretudo nos ossos das mãos e pés e, com menor regularidade, nas costelas e nos ossos longos. Em geral, desenvolvem-se na parte central do osso, quando são chamados de encondroma. Podem, ainda, localizar-se nos tecidos moles ou em uma articulação, situação em que recebem o nome de condromatose sinovial.

A lesão pode ser solitária ou parte de uma encondromatose múltipla, que afeta vários ossos. Os casos de encondromatose múltipla, com distribuição predominantemente unilateral, são designados doença de Ollier.[22] Quando os encondromas estão acompanhados de hemangiomas múltiplos nos tecidos moles, denomina-se a síndrome de Maffucci.[23]

Características clínicas

Os encondromas são, muitas vezes, achados de exame. Em geral, são lesões únicas, benignas latentes, com diagnóstico devido a radiografias realizadas por outros motivos. Nas falanges dos pés e das mãos, nos metacarpos e nos metatarsos, a presença do encondroma pode ser descoberta devido a uma fratura patológica, após trauma leve.

Diagnóstico por imagem

As radiografias mostram uma área lítica, geralmente em forma ovoide, que afila e insufla a cortical adjacente **(FIG. 29.8)**.

Não costuma haver reação periosteal. Nos ossos chatos e na coluna, a TC proporciona a visibilização dos detalhes intrínsecos da lesão, como o aspecto algodonoso da matriz do encondroma **(FIG. 29.9)**. É também o principal exame para a análise da invasão da cortical óssea pelo tumor. Se

houver essa invasão, é mais provável que a lesão seja um condrossarcoma, não um condroma benigno.

Com o crescimento ósseo durante a infância e adolescência, o encondroma sofre aumento lento de tamanho; após a maturidade do esqueleto, os encondromas costumam permanecer inalterados, transformando-se em lesões benignas latentes. A cintilografia do esqueleto com tecnécio revela discreto aumento da concentração, particularmente nas áreas mais periféricas da lesão ativa. No entanto, o mapeamento não é válido no diagnóstico diferencial entre condroma e condrossarcoma.[24]

Na RM, os condromas se apresentam com sinal baixo ou médio nas sequências ponderadas em T1 e alta em T2. Nas sequências de gradiente de eco, o condroma pode aparecer com menor sinal do que no T2. As calcificações da cartilagem apresentam sinal nulo e são características. Há aumento do sinal com a injeção de gadolíneo, o que também é característico das lesões cartilaginosas **(FIG. 29.10)**.[25,26]

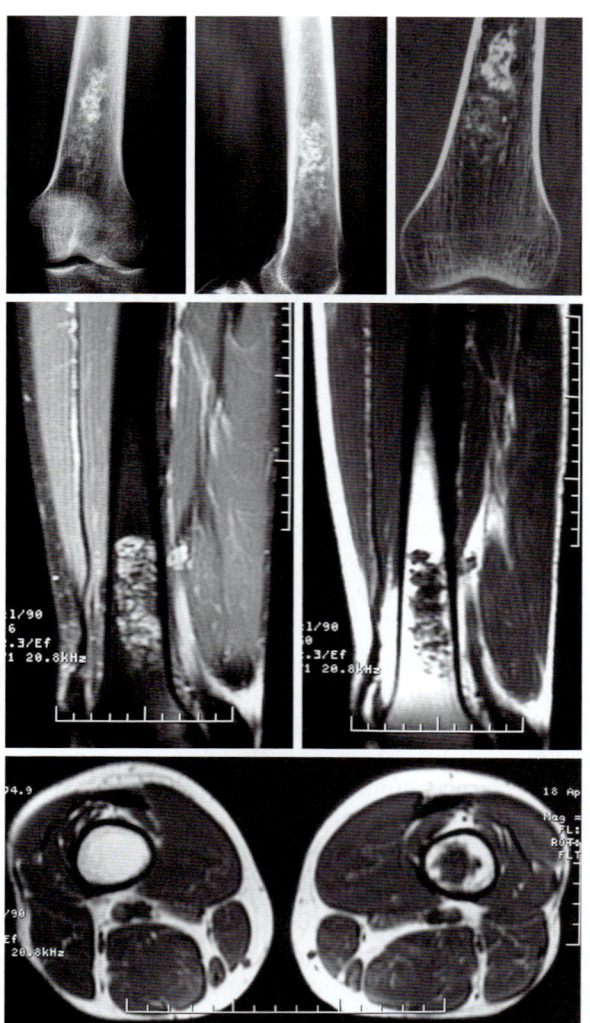

FIGURA 29.8 → Exames por imagem de um condroma típico.

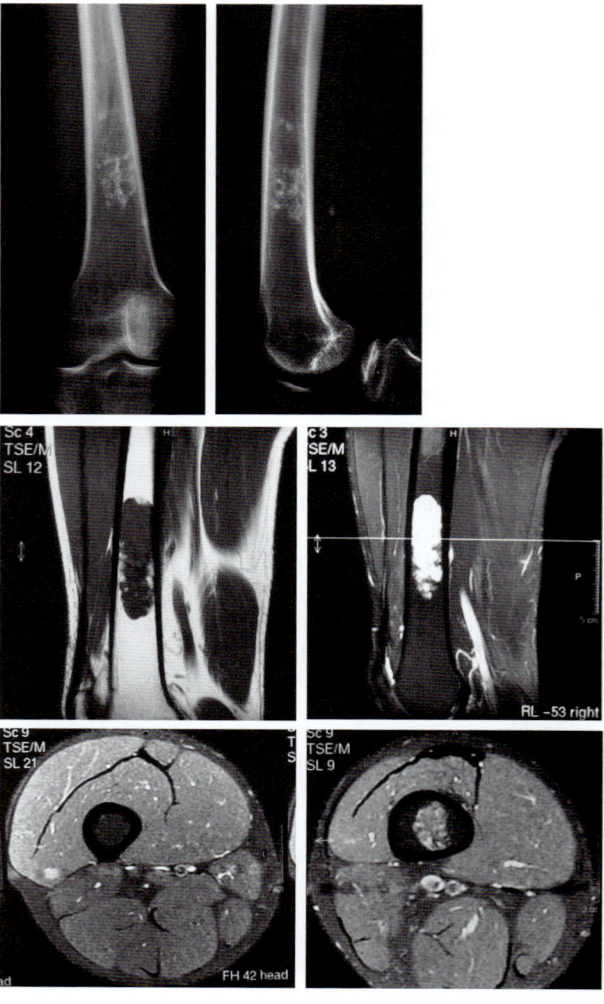

FIGURA 29.9 → Encondroma estudado pelos exames de imagem e com aspecto característico.

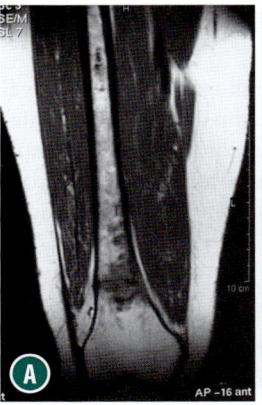
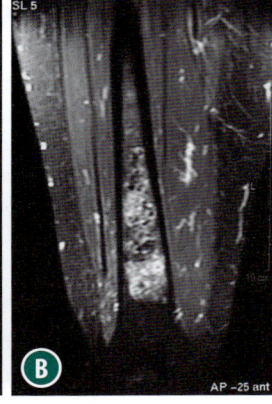
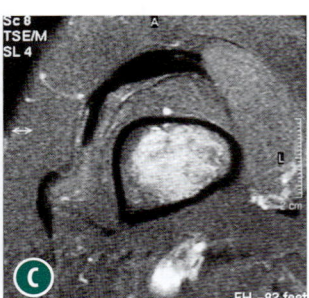

FIGURA 29.10 → RM ponderada em cortes coronais em T1 **A** e T2 **B** e em corte axial ponderando em T2 **C** . Note o tecido cartilaginoso no interior do canal medular.

Anatomopatologia

A distinção histológica entre o condroma e o condrossarcoma às vezes é difícil, sobretudo quando só se dispõe de uma pequena amostra do tecido obtida em uma biópsia. Com frequência, a localização do tumor e suas características radiográficas e clínicas auxiliam no diagnóstico diferencial entre um tecido cartilaginoso benigno ou maligno. Nos pacientes com lesões cartilaginosas, a análise dos exames de imagem é fundamental para o patologista.

> **ATENÇÃO! No aspecto microscópico, o condroma possui todas as características da cartilagem hialina normal. Formam-se lóbulos que podem penetrar no osso esponjoso. As células são pequenas e regulares com núcleos únicos localizados dentro de uma lacuna. Não se encontram necrose ou estroma mixoide, característicos do condrossarcoma.**

Estadiamento

No esqueleto em fase de crescimento, os encondromas são lesões benignas ativas B-2. Depois da maturidade esquelética, tais lesões tendem a tornar-se lesões latentes de grau B-1. Na vida adulta, a degeneração maligna pode ocorrer, havendo a transformação em condrossarcoma secundário.

São considerados como "condromas calcificados" as lesões cartilaginosas intensamente calcificadas que aparecem na metáfise ou na diáfise dos ossos longos, com ou sem sintomas, e que devem ser tratadas de modo conservador, desde que se descarte a possibilidade do diagnóstico de condrossarcoma. Os condromas calcificados são lesões raras nas crianças e representam o envelhecimento da cartilagem que se calcifica após, com o passar dos anos **(FIG. 29.11)**.

Tratamento

O tratamento dos encondromas é realizado através de curetagem e autoenxertia. A cirurgia realizada com margens marginais costuma ser suficiente, e as recorrências são raras. Nos casos de recorrência, uma nova curetagem com nova utilização de enxerto é suficiente para a cura do processo.[27]

Deve-se sempre ter em mente que o risco de recorrência local ou implantação acidental de tecido tumoral em todos os casos de tumores cartilaginosos benignos ou malignos é alto. Devido a isso, a cirurgia com margens amplas é recomendada, sempre que possível, no lugar da curetagem, em tumores cartilaginosos de ossos que não estejam localizados nas mãos ou nos pés.[28] É importante salientar que as fraturas que ocorrem no condroma, de modo diferente do que ocorre nas fraturas de lesões císticas, não costumam levar à cura do processo. O hematoma da fratura não atinge toda a lesão que é ocupada por cartilagem. Nas lesões císticas, toda a lesão é ocupada pelo hematoma, e pode haver cura e desaparecimento do cisto.

Os encondromas de mãos e pés que se apresentam com fratura devem ser tratados, no início, sem cirurgia, com imobilização que possibilite a consolidação da fratura. É rara a transformação maligna do encondroma solitário, sobretudo os localizados nas mãos e nos pés; no entanto, essa transformação é mais frequente nos encondromas localizados nos ossos longos e nos pacientes portadores de doença de Ollier.[29]

Doença de Ollier

A encondromatose múltipla é um defeito não hereditário, caracterizado pela presença de múltiplos encondromas

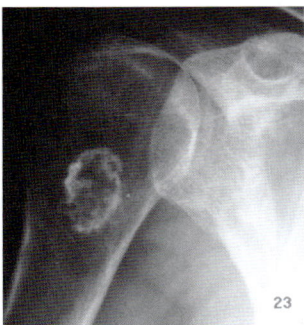

FIGURA 29.11 → Condroma calcificado de úmero.

23

que afetam as regiões metafisária e diafisária de um ou vários ossos. Se o comprometimento é extenso e as lesões são unilaterais, à semelhança do caso original descrito por Ollier em 1899,[30] aplica-se o termo "enfermidade de Ollier".[28] Nessa doença, não existe tendência familiar, e alguns investigadores preferem chamá-la de displasia óssea, mais do que um tumor verdadeiro.[22]

A síndrome de Maffucci é um transtorno congênito, não hereditário, caracterizado por encondromatose, associado à presença de tecido mole angiomatoso (hemangiomatose). Os hemangiomas costumam ser cavernosos e podem ser unilaterais ou bilaterais, localizados ou disseminados.[23,31] Há, ainda, maior associação com gliomas intracraniais.

Aspectos clínicos

Os ossos afetados costumam ser arqueados e encurtados, com alargamento das regiões metafisárias. Os ossos mais afetados são fêmur, tíbia e ossos da bacia, seguidos por falanges, ossos metacarpais e metatarsais (**FIG. 29.12**).

Os sinais de encondromatose manifestam-se desde cedo na infância. O acometimento dos ossos dos membros inferiores pode ocasionar joelho varo de muitos graus. O acometimento causa encurvamento dos ossos longos, com ápice da curva na região metafisária. Quando as mãos são afetadas, o progressivo aumento de volume dos dedos pode ser a primeira queixa. Os dedos costumam se apresentar de forma grotesca e com uso funcional prejudicado.

Tratamento

O tratamento da doença de Ollier envolve cirurgias como curetagem e enxertia das lesões que estejam causando deformidade importante, sobretudo nos membros inferiores. As osteotomias da extremidade proximal da tíbia ou distal do fêmur são necessárias, muitas vezes, para corrigir as deformidades. Em geral, evoluem para consolidação. É frequente a utilização de técnicas de alongamento, junto à correção do alinhamento, em especial nos membros inferiores. Hoje, com a utilização dos fixadores externos,

abre-se uma nova perspectiva no tratamento dessas lesões múltiplas.[32]

Com a utilização dos fixadores externos, é possível equalizar os membros ao mesmo tempo em que as angulações são corrigidas. Na experiência dos autores deste capítulo, o uso do Ilizarov mostrou transformação dos encondromas em cartilagem normal com posterior ossificação endocondral (**FIG. 29.13**).[32]

A transformação sarcomatosa na doença de Ollier pode se desenvolver na vida adulta. Na Mayo Clinic, entre 1907 e 1985, foram relatadas 16 transformações entre 55 pacientes, o que corresponde a 30% de malignização.[33] O crescimento localizado após a vida adulta e a dor são evidências prováveis de malignização. Em tais circunstâncias, a biópsia com a finalidade de detecção precoce da malignização é indicada.[29] Há também relatos de múltiplas transformações no mesmo paciente.[34]

Osteocondroma

O osteocondroma é uma exostose óssea, coberta por uma capa de cartilagem e classificada como lesão benigna latente (B-1) ou ativa (B-2). Pode ser considerada defeito do desenvolvimento, em que há um distúrbio na localização e na direção da cartilagem endocondral de crescimento, mais do que uma verdadeira neoplasia. A exostose possui sua própria placa de crescimento.[35] Tal placa produz osso que vai formando a exostose. Histologicamente, esse osso é desorganizado em sua estrutura, mas é osso esponjoso e cortical normal.

Incidência e localização

O osteocondroma é o tumor benigno mais comum. Cerca de 10% entre todos os tumores ósseos e 30% entre os benignos são osteocondromas. A exostose costuma ser detectada na infância e adolescência.

Os osteocondromas ocorrem em ossos que apresentam ossificação endocondral. As localizações principais são a região do joelho e as metáfises distal do fêmur e proximal

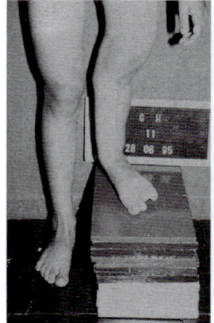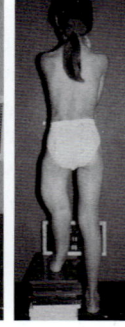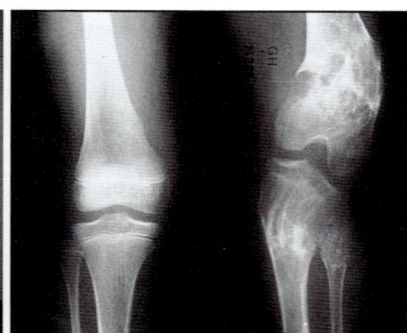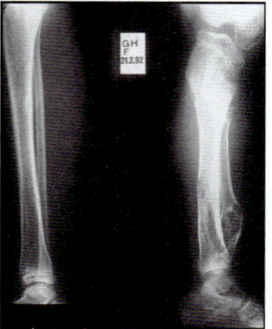

FIGURA 29.12 → Aspecto por imagem de paciente portadora de doença de Ollier comprometendo o fêmur distal e a tíbia proximal, ocasionando encurtamento do membro.

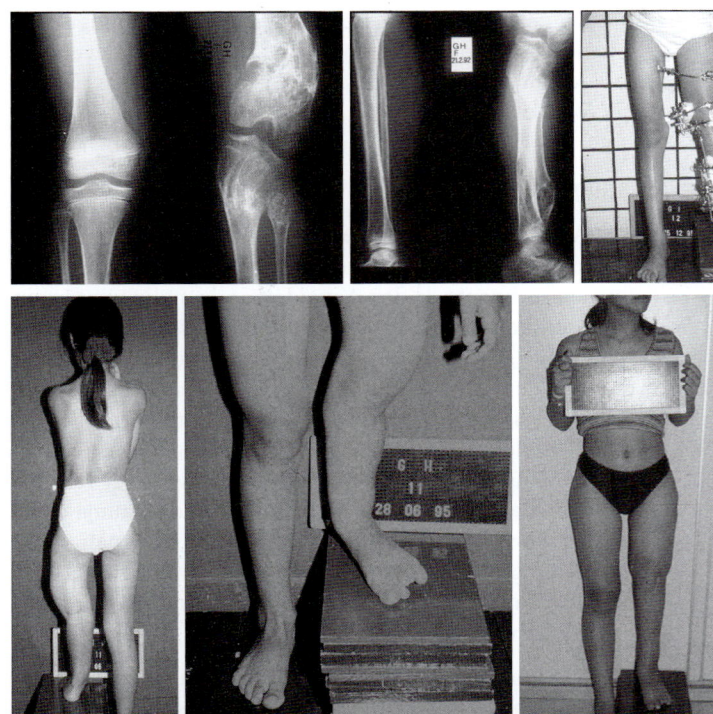

FIGURA 29.13 → Tratamento de paciente com doença de Ollier e uso do fixador externo de Ilizarov

da tíbia. Em seguida, são as regiões proximais do úmero e do fêmur. As lesões são localizadas na região metafisária do osso e tendem a crescer no sentido da diáfise, afastando-se da epífise.

Anatomopatologia

A lesão pode ser séssil ou pediculada. A exostose é coberta por uma camada fina de pericôndrio, que é aderente à cartilagem e contínua com o periósteo do osso adjacente. A capa de cartilagem costuma variar de 1 a 3 mm em espessura. Quanto mais jovem o paciente, mais espessa é a capa de cartilagem. A espessura dessa capa em crianças e adultos jovens não tem relação com malignidade do tumor. O interior da exostose é constituído por osso esponjoso normal, contínuo com o osso da metáfise adjacente. Uma bolsa pode se formar sobre o osteocondroma, sendo, em geral, decorrente do processo inflamatório que ocorre pela irritação dos músculos e tendões adjacentes. A bolsa pode conter líquido e corpos fibrosos, algumas vezes calcificados. O exame microscópico revela ossificação endocondral normal; focos de cartilagem proliferativa são encontrados nas camadas profundas. Pode haver medula óssea fibrosada, impregnada por detritos de cartilagem calcificada. A medula óssea do interior da exostose é predominantemente gordurosa.[36]

Características clínicas

A lesão costuma ser de descoberta incidental, no exame radiográfico ou durante a palpação de um tumor endurecido e fixo ao osso da região acometida **(FIG. 29.14)**. A dor resulta do trauma direto no tumor ou do processo inflamatório que acomete a bolsa adjacente ao osteocondroma. Pode ocorrer fratura da base da exostose e consequente dor localizada.

É comum o paciente relatar que o osteocondroma apareceu há poucas semanas, mesmo aqueles de grande volume. Isso ocorre devido à total ausência de sintomas da condição e seu desenvolvimento na mesma proporção do desenvolvimento do osso onde está localizado. Mesmo pacientes com múltiplos osteocondromas podem não perceber sua existência até a fase adulta tardia.

Diagnóstico por imagem

O osteocondroma é uma exostose, uma projeção óssea com a cortical contínua com a do osso subjacente, preenchida por osso esponjoso, também contínuo com o da metáfise.

O diagnóstico do osteocondroma é radiológico. A presença de continuidade da cortical do osteocondroma com a cortical do osso onde está localizado e a continuidade de seu osso esponjoso com a da região metafisária do osso hospedeiro são característicos da lesão.

O osteocondroma pode ser séssil ou pediculado. No séssil, a base alargada pode dificultar o diagnóstico. Em indivíduos com essa condição, os exames de imagem podem sugerir o diagnóstico diferencial com um osteossarcoma **(FIG. 29.15)**.

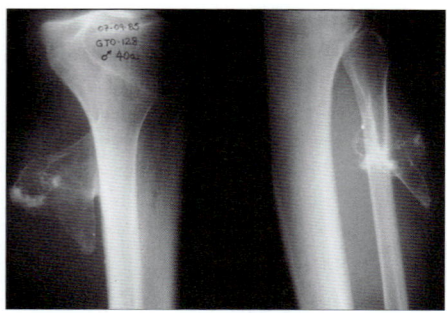

FIGURA 29.14 → Osteocondroma apresentando seu aspecto típico nos exames de imagem.

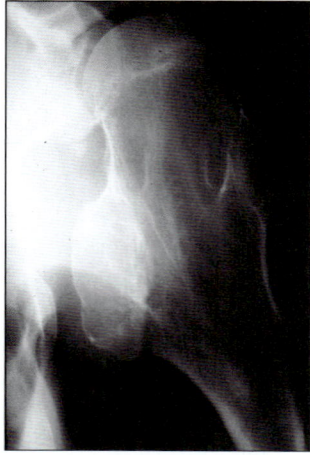

FIGURA 29.15 → Osteocondroma séssil que pode simular um osteossarcoma.

A capa cartilaginosa da exostose não é vista através de radiografias simples e há necessidade da TC para determinar sua real extensão. A presença de uma "bursa" inflamatória e seu conteúdo também é evidenciada com a TC ou com a RM. Os lóbulos de cartilagem calcificada podem ser visíveis como "manchas algodonosas características" no exame radiográfico **(FIG. 29.16)**.

Tratamento

A simples presença de um osteocondroma solitário não é indicação absoluta para sua ressecção cirúrgica. A ressecção do osteocondroma está indicada quando houver compressão de nervos, artérias e tendões ou quando a exostose estiver interferindo no crescimento da extremidade, causando alterações funcionais ou mecânicas, ou, ainda, quando houver irritação da "bursa".

A fratura do osteocondroma pode ocorrer e, nessa circunstância, pode-se optar pelo tratamento conservador ou cirúrgico. Durante a cirurgia, a exostose com sua capa cartilagínea e o pericôndrio devem ser removidos como um bloco, na tentativa de evitar a recorrência do processo, que pode ocorrer quando todo o pericôndrio ou parte da capa de cartilagem não são retirados na cirurgia.

Os osteocondromas sésseis com contornos regulares não necessitam de ressecção. Já os pediculados devem ser ressecados para evitar bursites, lesões tendinosas, lesões nervosas e malignização.

Malignização da exostose

A malignização do osteocondroma deve ser suspeitada quando ele começa a crescer rapidamente e o paciente refere aparecimento de dor. A incidência de malignização em osteocondromas solitários é de 0,1% na Escola Paulista de Medicina.[37] Os achados radiográficos precoces são a perda da linha de demarcação na superfície externa da exostose e a perda de continuidade da exostose com a cortical óssea, além do aumento da espessura da capa de cartilagem. O diagnóstico e o tratamento precoce devem ser realizados, ressecando-se a lesão. A transformação costuma ocorrer para condrossarcoma grau I (baixo grau) de malignidade, e o prognóstico, desde que seja feita uma cirurgia com margens amplas, é satisfatório, com pequena chance de recidiva ou metástases.

São comuns as recidivas em partes moles que aparecem após a ressecção marginal da exostose, quando blocos de células cartilaginosas ficam implantados nos tecidos moles. Em vista disso, a ressecção deve ser feita sem descolar o pericôndrio da exostose. O periósteo da base da exostose deve ser incisado, geralmente em forma de elipse, facilitando a ressecção do pericôndrio e periósteo que recobrem o osteocondroma. A via de acesso deve ser ampla e todo o osteocondroma, com sua capa de cartilagem e seu pericôndrio, deve estar totalmente separado dos tecidos normais antes de realizar a osteotomia da base. A tentativa de ressecar o osteocondroma sem sua adequada dissecção ocasiona dificuldade e erros técnicos.

Deve-se destacar que, da mesma forma que em outras lesões cartilaginosas, a implantação nos tecidos moles, de blocos de células da capa de cartilagem do osteocondroma, pode dar origem a recidivas locais.

Exostose múltipla hereditária

A exostose múltipla hereditária – ou osteocondromatose múltipla – é uma anomalia do desenvolvimento do esqueleto, caracterizada pelo aparecimento na infância e adolescência de exostoses ósseas cobertas por uma capa de cartilagem hialina, mais frequente na região metafisária dos ossos longos, de dimensões diversas, com distribuição geralmente simétrica. Trata-se de uma doença com transmissão genética hereditária, autossômica dominante, com penetrância completa e expressividade variável **(FIG. 29.17)**.[38]

Entre os achados clínicos mais frequentes nos pacientes com múltiplos osteocondromas, encontram-se a baixa estatura (cerca de 40% dos afetados) em relação aos indivíduos normais de sua família, valgismo a nível do joelho e

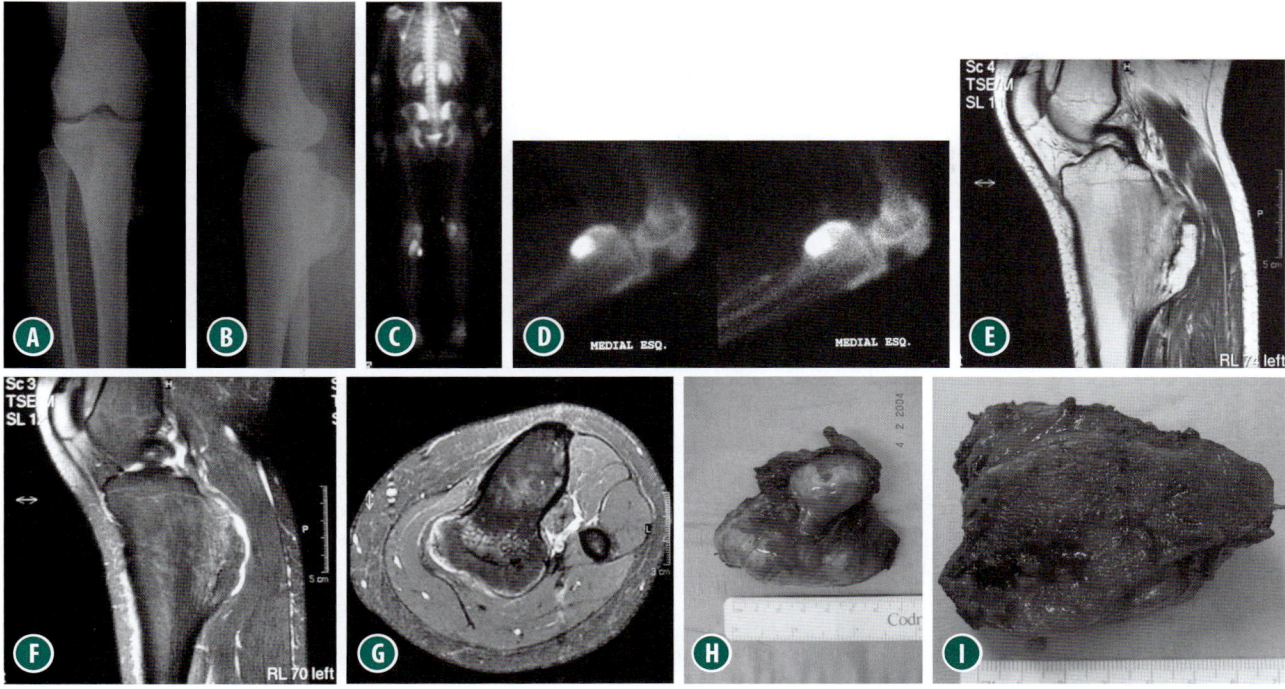

FIGURA 29.16 → Exames de raio X **A** e **B**, Cintilografia **C** e **D**, RM **E** - **G** e peça cirúrgica **H** e **I**, mostrando o aspecto do osteocondroma em T1 e T2.

tornozelo e assimetria das cinturas pélvica e escapular. Em torno de 75% dos pacientes apresentam deformidade óssea reconhecível, sendo mais comum o envolvimento de joelho (95%), antebraço (85%) ou tornozelo (80%).

Como achados radiográficos, evidenciam-se ao nível do antebraço a ulna hipoplásica com a extremidade distal afilada e o rádio encurvado, com a extremidade proximal luxada posterolateralmente em grau variável, acompanhado de desvio ulnar do punho (deformidade de Bessel-Hagen) **(FIG. 29.18)**.[37]

Na perna, o encurtamento da fíbula e a sinostose tibiofibular distal são também achados frequentes **(FIG. 29.19)**.

O crescimento das exostoses acompanha o crescimento do indivíduo, cessando com a fusão das epífises. Qualquer crescimento dessas formações, uma vez concluído o período de maturação do esqueleto, é indício de atividade da exostose e, na maioria das vezes, sinal precoce de transformação maligna.[39] A malignização, assim como na exostose simples, é para condrossarcoma e, como características, destacam-se o crescimento lento e o aparecimento após a segunda década de vida. No Setor de Tumores Ósseos da Escola Paulista de Medicina, foram estudados 133 pacientes portadores de exostose múltipla hereditária e, entre eles, 13 desenvolveram transformação maligna, o que representa 9,77%.[37]

Tentou-se não ressecar várias exostoses em um mesmo tempo cirúrgico, pois a perda sanguínea poderia ser significativa e aumentar muito a morbidade do procedimento cirúrgico. Os pacientes foram acompanhados pelos médicos,

na medida do possível, de forma expectante e conservadora, indicando as cirurgias apenas após o término do crescimento.

Condroblastoma

Também conhecido como tumor de Codman, é um tumor cartilaginoso benigno, com apresentação típica na epífise dos ossos longos. Pode acometer também as apófises ósseas (trocânteres e tuberosidades) e a patela. É classificado como benigno ativo (B-2) ou agressivo (B-3) **(FIG. 29.20)**.

Anatomopatologia

Caracteriza-se por um tecido muito celular e relativamente indiferenciado, constituído por células redondas ou poligonais, semelhantes aos condroblastos, e por células gigantes multinucleadas do tipo osteoclástico, isoladas ou em grupos. Em geral, encontra-se pouco material intercelular, mas é típica a presença de pequenas quantidades de matriz cartilaginosa intercelular com zonas de calcificação focal, conhecidas como "tela de galinheiro". Pode haver figuras de mitose, mas são típicas.

Características clínicas

As lesões costumam acometer a epífise dos ossos longos, em contato com a placa epifisária cartilaginosa, progredindo às vezes até a metáfise contígua. Os locais com acometimento mais frequente foram a epífise proximal da tíbia, a distal do fêmur e a proximal do úmero **(FIG. 29.21)**.

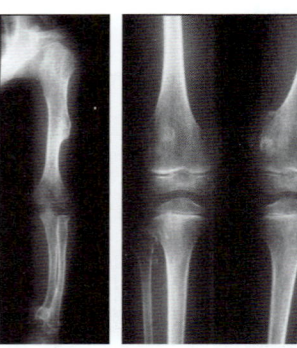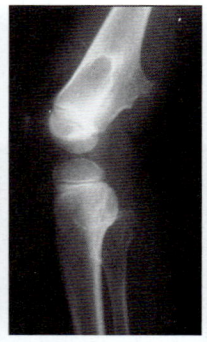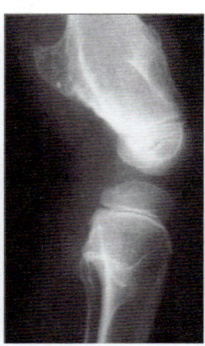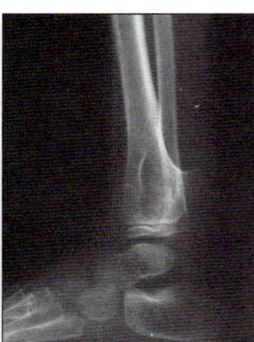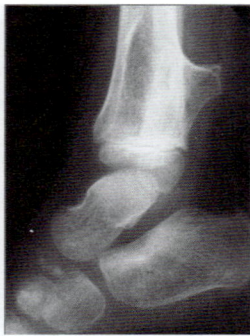

FIGURA 29.17 → Exames por imagem de um paciente portador de múltiplas exostoses osteocartilaginosas.

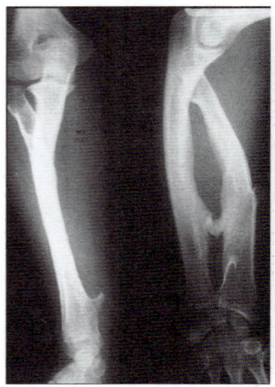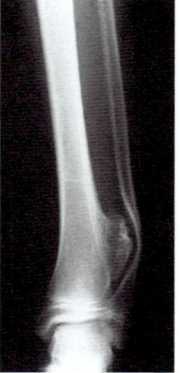

FIGURA 29.18 → Deformidade de Bessel Hagen. Evidencia-se a presença de um osteocondroma no rádio com encurvamento e encurtamento da ulna. Em alguns pacientes, há luxação posterolateral da cabeça do rádio.

> **ATENÇÃO!** No condroblastoma, o tumor ocorre na fase tardia da adolescência, entre os 10 e 17 anos. Costuma atingir pacientes que ainda se apresentam com a placa de crescimento aberta. É raro o acometimento de indivíduos após essa fase.

O condroblastoma é uma das raras lesões epifisárias. Diferentemente do que ocorre no tumor de células gigantes (TCG), os indivíduos afetados estão com a placa de crescimento aberta. O TCG afeta indivíduos com a placa de crescimento fechada.

Devido à localização epifisária, a queixa articular é frequente. Alguns pacientes podem apresentar como primeiro sinal o derrame sinovial. No entanto, a invasão da articulação após ruptura da cartilagem epifisária ocorre em apenas 10% dos casos.

Diagnóstico por imagem

O condroblastoma epifisário apresenta-se como uma lesão radiolúcida, lítica, arredondada, de 1 a 4 cm de diâmetro, geralmente delimitada por um halo de osso esclerótico. São comuns as áreas de calcificação moteada em seu interior. A cortical óssea da região pode estar insuflada e o osso subcondral, destruído, dando a impressão de a lesão se abrir para a articulação.

A TC é válida ao mostrar com precisão a localização da lesão na epífise, as calcificações no interior da lesão e o comprometimento ou não da placa de crescimento e da epífise adjacente **(FIG. 29.22)**. Na RM, a lesão se apresenta com um edema extenso, abrangendo uma área muito maior do que a lesão. Tal aspecto gera, muitas vezes, o falso diagnóstico de malignidade e a impressão de que a lesão é mais extensa do que a demonstrada nas imagens da radiografia e da TC.

Diagnóstico diferencial

Deve-se diferenciar o condroblastoma epifisário do TCG (que aparece em indivíduos com as placas de crescimento fechadas), da osteonecrose e do cisto ósseo justarticular (que apresenta artrotomografia característica com contraste penetrando o interior do cisto por falha na TC).

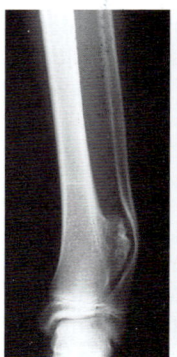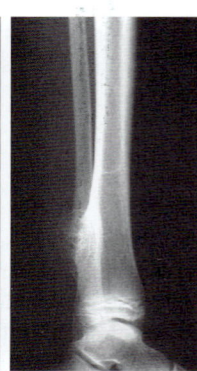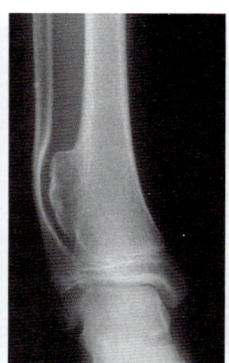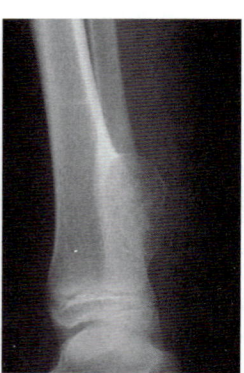

FIGURA 29.19 → Comprometimento da articulação tibiofibular distal comum nos pacientes portadores de exostose múltipla hereditária.

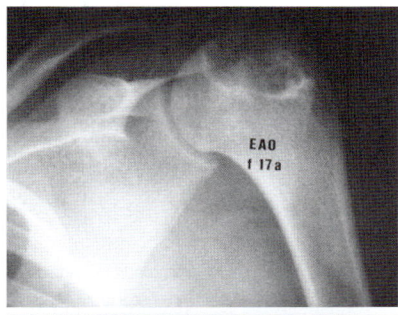

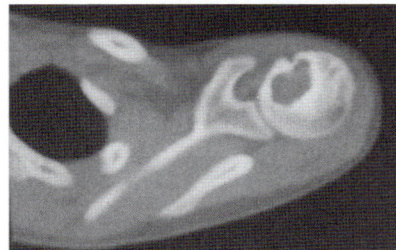

FIGURA 29.20 → Condroblastoma epifisário da região proximal do úmero.

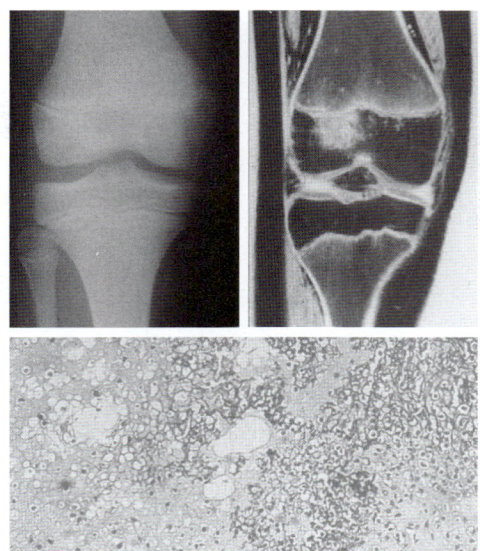

FIGURA 29.21 → Condroblastoma epifisário da epífise distal do fêmur.

No úmero, a área de radiolucência na tuberosidade maior pode ser confundida com lesão lítica, particularmente com o condroblastoma.

Tratamento

O tratamento de escolha é a curetagem da lesão com autoenxertia. A curetagem deve ser ampla, com o auxílio do *drill* e de brocas tipo "cebolinha". Deve-se trabalhar com extremo cuidado e com ampla visão do tumor, para evitar a lesão da placa de crescimento e da cartilagem epifisária. Quando isso ocorre, por inadvertência ou tática cirúrgica, deve-se prever alteração do crescimento, angulação do osso ou mesmo degeneração articular precoce. A cirurgia realizada com limites marginais pode ser uma tática, mas deve-se estar ciente do risco de recorrência.

A curetagem simples, sem a utilização de enxertia, é acompanhada de maior risco de recidiva local do que a curetagem com enxertia e deve ser evitada.

Condroma fibromixoide

Lesão cartilaginosa, classificada como benigna ativa (B-2), na qual o tecido cartilaginoso é entremeado com áreas de tecido mixoide e fibroso. O tecido mixomatoso, aparentemente, surge devido à necrose do tecido condroide, enquanto o tecido fibroso é o resultado da reparação das áreas degeneradas. É a lesão cartilaginosa benigna mais rara.

Características clínicas

O tumor acomete adolescentes e adultos jovens. A localização principal é o membro inferior, sendo a tíbia acometida em cerca de metade dos pacientes, seguida por fêmur, metatarso e calcâneo. A queixa clínica é mínima ou inexistente. O paciente refere leve dor na região, podendo aparecer um discreto edema. Com a progressão da lesão, pode haver aumento de volume local.

Diagnóstico por imagem

O fibroma condromixoide aparece como uma área arredondada ou ovalada, disposta excentricamente na região metafisária de um osso longo **(FIG. 29.23)**. Um fino halo de osso reativo margeia a parte externa da lesão, enquanto a parte interna aparece com um contorno irregular, mas, por vezes, com discreta esclerose. A lesão é de difícil distinção, pela imagem, de um cisto ósseo aneurismático.

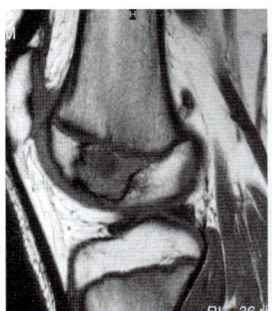
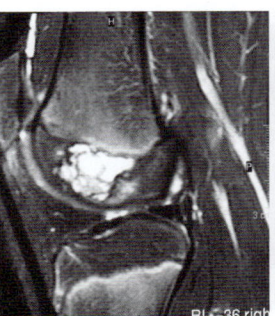
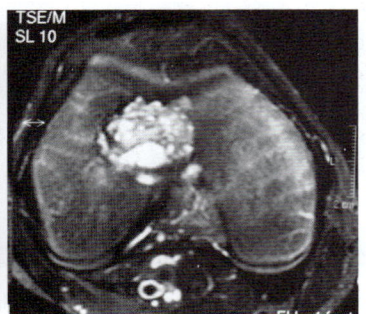

FIGURA 29.22 → Imagens ponderadas em T1 e T2 evidenciando a matriz condroide e o edema ocasionado pelo condroblastoma.

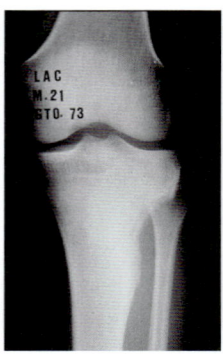
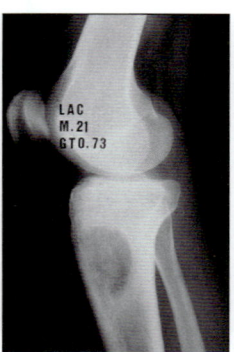
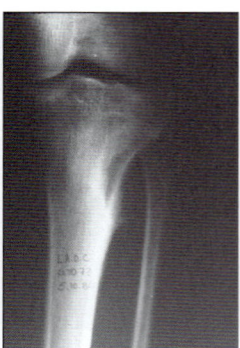
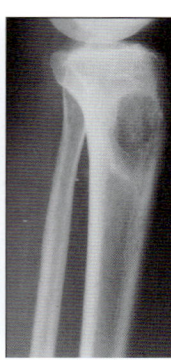

FIGURA 29.23 → Fibroma condromixoide da região proximal da tíbia. Nota-se a localização excêntrica no osso.

A TC mostra com nitidez os detalhes do tumor, em especial sua relação com a placa de crescimento e as estruturas vizinhas. A cintilografia mostra aumento de concentração no local **(FIG. 29.24)**.

Tratamento

O tratamento consiste na curetagem da lesão seguida de auto ou homoenxerto, evitando-se a lesão da placa de crescimento quando presente. O cimento acrílico costuma não ser utilizado nessas lesões, visto que são benignas. A recorrência é extremamente rara e não há lugar para o tratamento quimioterápico ou radioterápico na lesão benigna.

TUMOR DE CÉLULAS GIGANTES

Definição

Tumor benigno agressivo, caracterizado por um tecido muito vascularizado constituído por estroma de células fusiformes ou ovoides e pela presença de numerosas células gigantes do tipo osteoclástico, uniformemente distribuídas por todo o tecido neoplásico. Figuras de mitose estão presentes nas células estromais, mas o núcleo das células mononucleares e células gigantes não é hipercromático nem anaplásico. Há mínima evidência de produção de matriz, exceto pelo achado de pequenas quantidades de fibras colágenas.

Características clínicas

A faixa etária de acometimento localiza-se entre os 20 e 40 anos, geralmente em pacientes com as placas de crescimento fechadas. A idade do indivíduo ajuda a diferenciar a lesão de um cisto ósseo aneurismático e de um condroblastoma epifisário, que são mais frequentes em grupos etários mais jovens.

Desenvolve-se com maior preferência nas epífises dos ossos longos, sendo mais acometidas a epífise distal do fêmur, a proximal da tíbia e a distal do rádio. Cerca de 50% dos TCGs são encontrados ao redor do joelho.

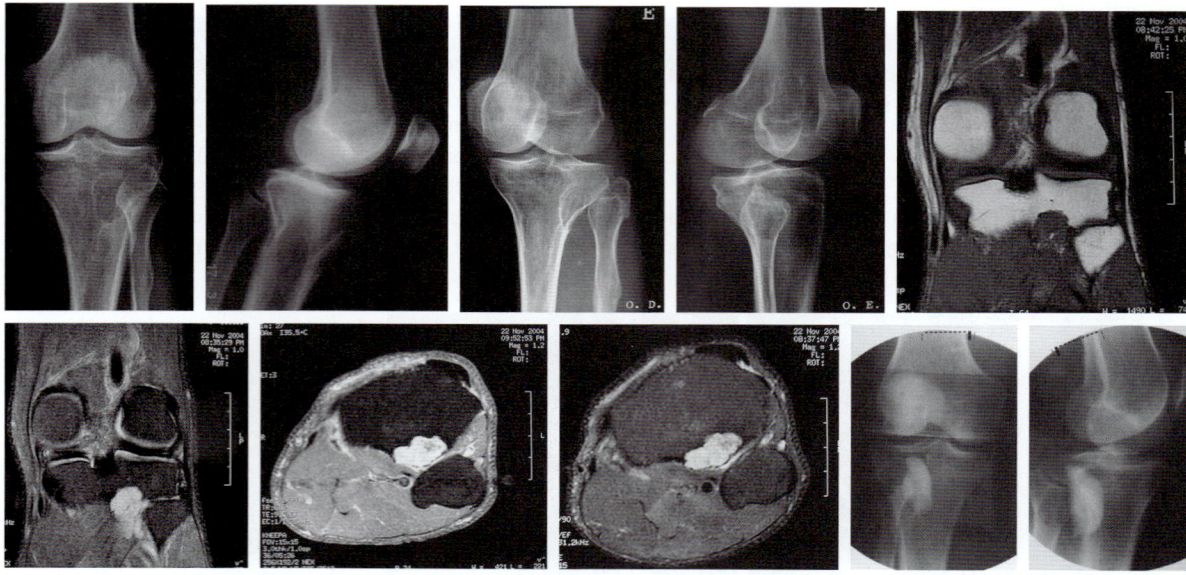

FIGURA 29.24 → Raio X, TC e RM de um fibroma condromixoide localizado na região posterior da tíbia.

No TCG, a queixa principal do paciente é dor e aumento de volume. Pode haver sintomatologia articular, algumas vezes com aumento do líquido sinovial e sinovite. A fratura patológica pode ser o primeiro sinal da presença da lesão. Tumores localizados na coluna ou no sacro costumam apresentar-se com distúrbios neurológicos como primeira manifestação. A apresentação multifocal é rara.

Diagnóstico por imagem

São tumores de aspecto osteolítico, que destroem toda a epífise, chegando até a cartilagem articular. Embora não seja o mais frequente, podem apresentar trabeculação ou pseudotrabeculação interna. O aspecto na maioria das vezes é de agressividade radiológica. Na evolução, o tumor insufla o osso cortical epifisário, invade a região metafisária e evolui para fratura da extremidade óssea **(FIGS. 29.25 e 29.26)**.

Os TCGs podem ser bem delimitados ou não. No entanto, anéis ou halos de esclerose são raros e, se presentes, sugerem outros diagnósticos. A neoformação óssea periosteal é rara na ausência de fratura patológica. Uma lesão grande pode perder sua excentricidade e crescer até envolver todo o diâmetro transverso do osso. Nessa fase de evolução, é comum invadir, insuflar e destruir a cortical, comprometendo os tecidos moles. Na coluna vertebral, apresentam-se como lesões líticas puras, acometendo o corpo vertebral, às vezes insuflando o osso (o osteoblastoma e o cisto ósseo aneurismático são mais frequentes no arco neural).[22]

Na TC, ficam evidentes as margens da lesão. A realização da artrotomografia pode auxiliar no estudo da cartilagem articular e do osso subcondral.[23] Para alguns autores, a injeção de contraste ocasionaria maior realce,[23] enquanto outros pensam o contrário.[24] Podem ser encontrados níveis líquidos, embora esse achado seja mais comum no cisto ósseo aneurismático.[25,26]

Na RM, o TCG apresenta baixo sinal ou sinal intermediário nas imagens ponderadas em T1 e sinal elevado nas imagens ponderadas em T2.[27,28] Nos TCGs com grande quantidade de hemossiderina, o sinal pode ser de menor intensidade ou ausente, tanto em sequências ponderadas em T1 quanto em T2 **(FIG. 29.27)**.[29,30]

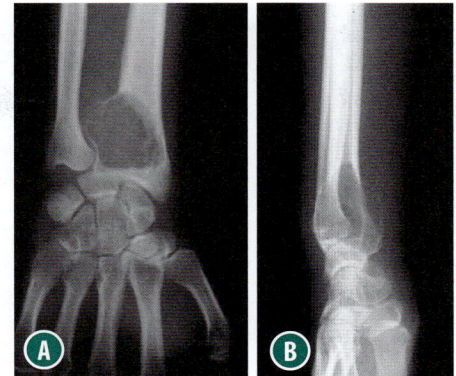

FIGURA 29.25 → TCG acometendo a região do rádio distal.
Ⓐ Radiografia de frente.
Ⓑ De perfil.

Campanacci[31] apresentou uma classificação radiográfica do TCG em três diferentes graduações com o objetivo de selecionar melhor o tratamento:

- **I – Quiescente e intraósseo.** São radiograficamente quiescentes e parecem ser indolentes; são lesões pequenas e intraósseas **(FIG. 29.28)**.
- **II – Ativo com periósteo intacto.** Parecem ser lesões mais ativas; têm aparência radiografia agressiva, sendo mais extensas, mas com periósteo intacto **(FIG. 29.29)**.
- **III – Agressivo, com invasão dos tecidos moles.** Têm um aspecto ainda mais agressivo e estendem-se além do periósteo e nos tecidos adjacentes **(FIG. 29.30)**.

Diagnóstico diferencial

Há muitas lesões que podem ser confundidas com TCG. Por outro lado, esse tumor pode simular diversas outras lesões que afetam as extremidades dos ossos.

Cisto ósseo aneurismático. Em geral, é mais diafisário, aparece em faixas etárias menores e apresenta níveis líquidos evidentes. Deve-se salientar que o cisto ósseo aneurismático pode coexistir com o TCG. Deve-se considerar também o cisto ósseo aneurismático sólido (granuloma reparativo de células gigantes), que se localiza nas

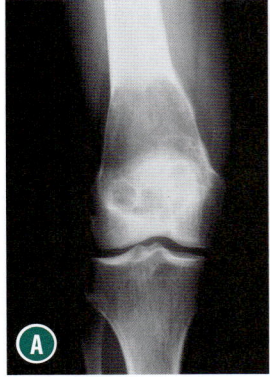
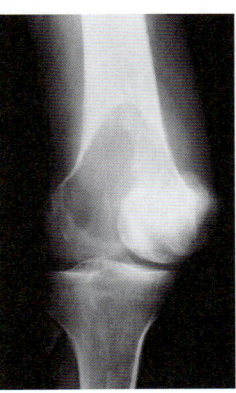
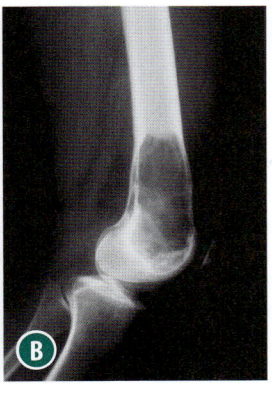

FIGURA 29.26 → TCG acometendo a extremidade distal do fêmur.
Ⓐ Radiografia de frente.
Ⓑ De perfil.

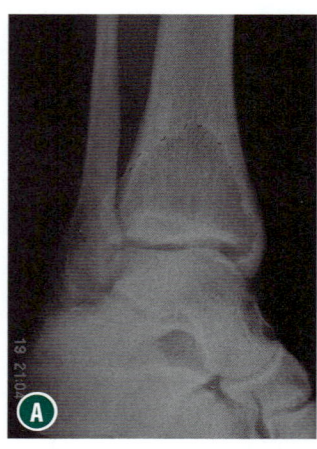
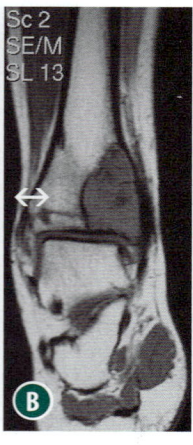
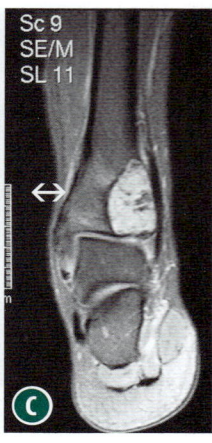
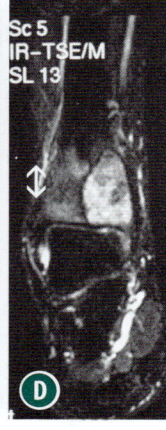

FIGURA 29.27 → Imagem de RM de um TCG da epífise distal da tíbia, mostrando os diferentes sinais nas diferentes aquisições de imagens.

Ⓐ Radiografia do TCG da tíbia distal.
Ⓑ Imagem coronal ponderada em T1.
Ⓒ Imagem ponderada em T2.
Ⓓ Imagem ponderada em T2 após a injeção de contraste e supressão de gordura.

extremidades articulares e apresenta as mesmas características do TCG convencional.[32,33]

Histiocitoma fibroso benigno. Pode localizar-se na extremidade dos ossos longos. Alguns autores acreditam que se trata de um estágio final, resolvido, de um TCG.[34]

Tumor marrom do hiperparatireoidismo. Pode simular um TCG. No entanto, a lesão é acompanhada de osteopenia, reabsorção cortical ou subperiosteal das falanges distais e perda da lâmina dura dos dentes.[35]

Cisto ósseo justarticular ou **gânglio intraósseo.** Pode ser confundido com o TCG. Entretanto, nessa lesão os bordos escleróticos são comuns.

Condrossarcoma. Pode se localizar na epífise do osso e, especialmente quando não apresenta calcificações, pode simular um TCG.

> **ATENÇÃO! O TCG multicêntrico (entidade rara) deve ser diferenciado de metástases osteolíticas, mieloma, tumor marrom do hiperparatireoidismo e granulomas reparativos multicêntricos de células gigantes.**

Tratamento

Devido à frequente localização do TCG junto à articulação, o desafio é remover todo o tumor e preservar ou restaurar a função da articulação adjacente. Embora as ressecções apresentem a melhor chance de cura, é comum a necessidade de sacrificar a articulação com grave alteração

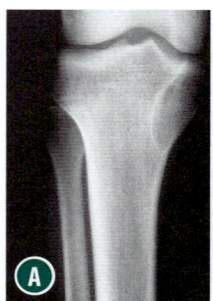
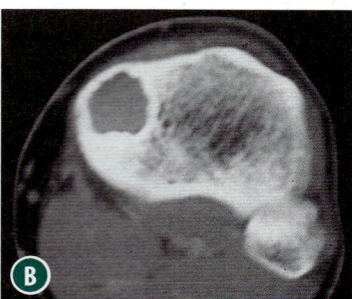
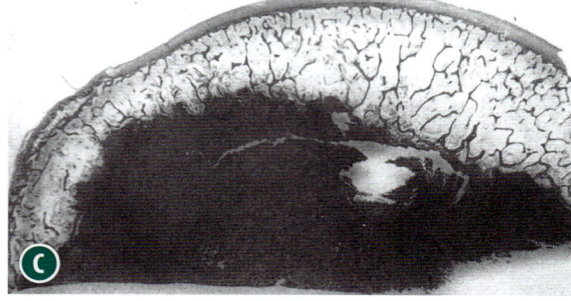

FIGURA 29.28 → TCG classificado como grau I de Campanacci.
Ⓐ Radiografia.
Ⓑ TC do TCG de grau I, com halo de esclerose, bordas bem delimitadas e sem comprometimento da cortical do osso.
Ⓒ Fotomicrografia de TCG corada pela hematoxilina eosina e com aumento de 100 vezes. Na camada mais superior da lâmina, nota-se a cartilagem articular; na camada intermediária, a parede espessa e, na camada inferior, o tumor. Esse aspecto e o arranjo histológico são encontrados nas fases iniciais do desenvolvimento do tumor e nos tumores de grau I.
(Lâmina histológica preparada pelo Prof. Dr. Heverton Cesar de Oliveira.)

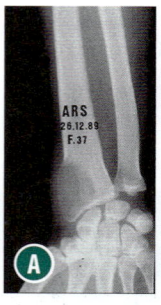
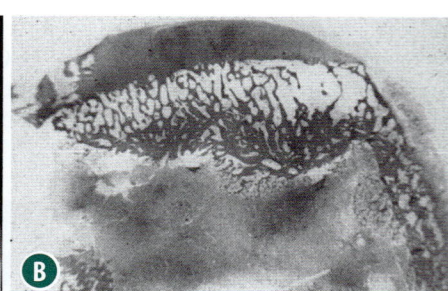

FIGURA 29.29 → TCG classificado como grau II de Campanacci.
Ⓐ Radiografia de TCG de grau II, com bordas bem delimitadas e sem invasão dos tecidos moles ou da articulação, mas com afilamento e insuflação da cortical do osso.
Ⓑ Fotomicrografia de TCG corada pela hematoxilina eosina e com aumento de 100 vezes. Na camada mais superior da lâmina, nota-se a cartilagem articular; na camada intermediária, a parede com trabéculas delicadas e de menor espessura do que na Figura 29.28C, e, na camada mais inferior, o tumor. Esse aspecto anatomopatológico é encontrado nos tumores classificados como grau II.
(Lâmina histológica preparada pelo Prof. Dr. Heverton Cesar de Oliveira.)

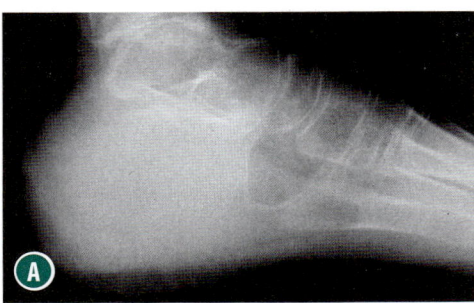

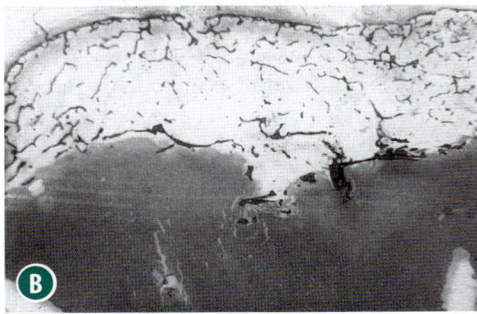

FIGURA 29.30 → TCG classificado como grau III de Campanacci.

(A) Radiografia de TCG de grau III, agressivo, com destruição total do osso e invasão das articulações ao redor.

(B) Fotomicrografia de TCG corada pela hematoxilina eosina e com aumento de 100 vezes. Na camada mais superior da lâmina, nota-se a cartilagem articular; na camada intermediária, praticamente não existente e, na camada inferior, o tumor com grande agressividade. Esse aspecto anatomopatológico é encontrado nos tumores classificados como grau III.

(Lâmina histológica preparada pelo Prof. Dr. Heverton Cesar de Oliveira.[26])

da função. A decisão deve ser feita considerando-se a extensão da cirurgia necessária, pesando-se o risco de recorrência em relação ao déficit funcional resultante da cirurgia. Deve-se considerar o local, a extensão e a agressividade do tumor.

Nos ossos "dispensáveis", como fíbula, ulna, costelas e ossos da mão e do pé, uma ressecção completa pode ser feita com pequena ou nenhuma sequela funcional. Infelizmente, cerca de 50% dos TCG são localizados na região do fêmur distal e da tíbia proximal, e uma ressecção exige reconstrução do tipo artrodese ou substituição com a utilização de auto ou homoenxertos, ou mesmo uma endoprótese **(FIG. 29.31)**.

Amputação

É uma indicação rara, somente para lesões avançadas, nas quais há maciça destruição óssea, perto de grandes articulações, em especial após múltiplas recorrências, infecção secundária ou degeneração maligna **(FIG. 29.32)**.

Radioterapia

Indicada somente para lesões avançadas, nas quais há maciça destruição óssea e múltiplas recorrências e também nas degenerações malignas. Muitas vezes, é o único método disponível para o tratamento dos TCGs recidivados na coluna vertebral ou no sacro, que acometem vários segmentos vertebrais.[36] Além dessas situações, contraindica-se com veemência a radioterapia no tratamento dos TCGs.

É importante ressaltar que a radioterapia não é um tratamento de escolha para o TCG. Há muitos relatos na literatura a respeito da malignização do TCG após esse tratamento.

Deve-se lembrar que a maior parte dos TCGs que apresentaram transformação maligna, seja para fibro-hisciocitoma ou para fibrossarcoma, foram tumores que receberam a radioterapia como forma de tratamento.

Embolização

Indicada somente para os tumores que se mostraram muito vascularizados ou que sejam inabordáveis com cirurgia. Pode também ser uma técnica importante após fracasso nas várias tentativas de ressecção do tumor. É possível conseguir a oclusão dos vasos que nutrem o tumor e a própria circulação colateral. Os resultados costumam ser eficazes quanto ao alívio da dor, mas temporários, uma vez que há recanalização dos vasos e consequente revascularização com novo crescimento do tumor. A embolização é considerada muito mais uma técnica pré-operatória para diminuição da vascularização do tumor do que um método de tratamento.

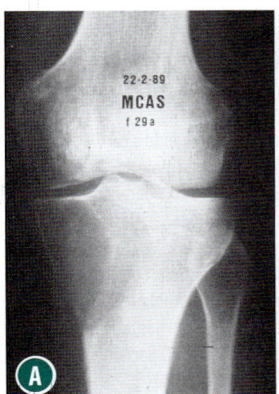
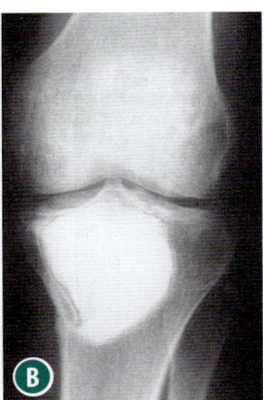
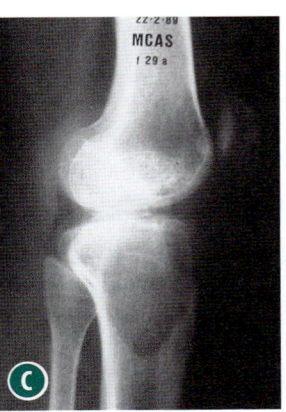

FIGURA 29.31 → Tratamento de um TCG da extremidade proximal da tíbia, submetido à remoção parcial do tumor em bloco e curetagem da região subcondral.

(A) e **(B)** Imagens do tumor.

(C) A indicação cirúrgica é a ressecção do tumor em bloco nas áreas junto ao osso esponjoso, onde a margem pode ser ampliada e a curetagem, até o osso subcondral, na região justarticular.

Reconstrução do defeito criado

O estadiamento radiográfico de Campanacci é útil para o planejamento cirúrgico da reconstrução. Quanto mais alto o grau, mais agressiva e radical deve ser a cirurgia. Se a lesão inicial é grande, com aparência agressiva e com ruptura da cortical, a ressecção completa é indicada. Infelizmente, a maior incidência dos tumores que chegam ao serviço onde os autores deste capítulo atendem apresenta-se no meio-termo entre ser pequeno e completamente intraósseo, ou grande com destruição da cortical. Tais tumores requerem considerável julgamento, planejamento e bom senso. É preciso sempre indicar a opção mais segura, pois "trata-se de um tratamento oncológico".

Autoenxerto

Técnica utilizada para a reconstrução de pequenos defeitos criados pelo tratamento dos TCGs de grau I de Campanacci. Deve-se sempre levar em consideração o risco de implantação de TCG na área doadora e, por isso, a cirurgia de obtenção do enxerto deve ser feita antes de iniciar a cirurgia do tumor.

É também uma técnica muito utilizada para a correção do defeito criado após a ressecção da extremidade distal do rádio e a substituição por autoenxerto, vascularizado ou não, da extremidade proximal da fíbula do paciente **(FIG. 29.33)**.[40,41]

O autoenxerto nunca deve ser realizado concomitante ou após a abordagem do tumor, mesmo que seja por equipes diferentes. Devido ao grau avançado que os tumores chegam ao serviço de atendimento dos autores deste capítulo, raramente é possível utilizar esse método de reconstrução em sua prática diária.

É importante salientar que o TCG implanta-se nos tecidos moles. Portanto, a retirada do enxerto nas cirurgias em que se emprega o autoenxerto deve ser realizada antes de abordar o tumor. Nunca deve ser realizada no mesmo momento ou depois de o tumor ser abordado.

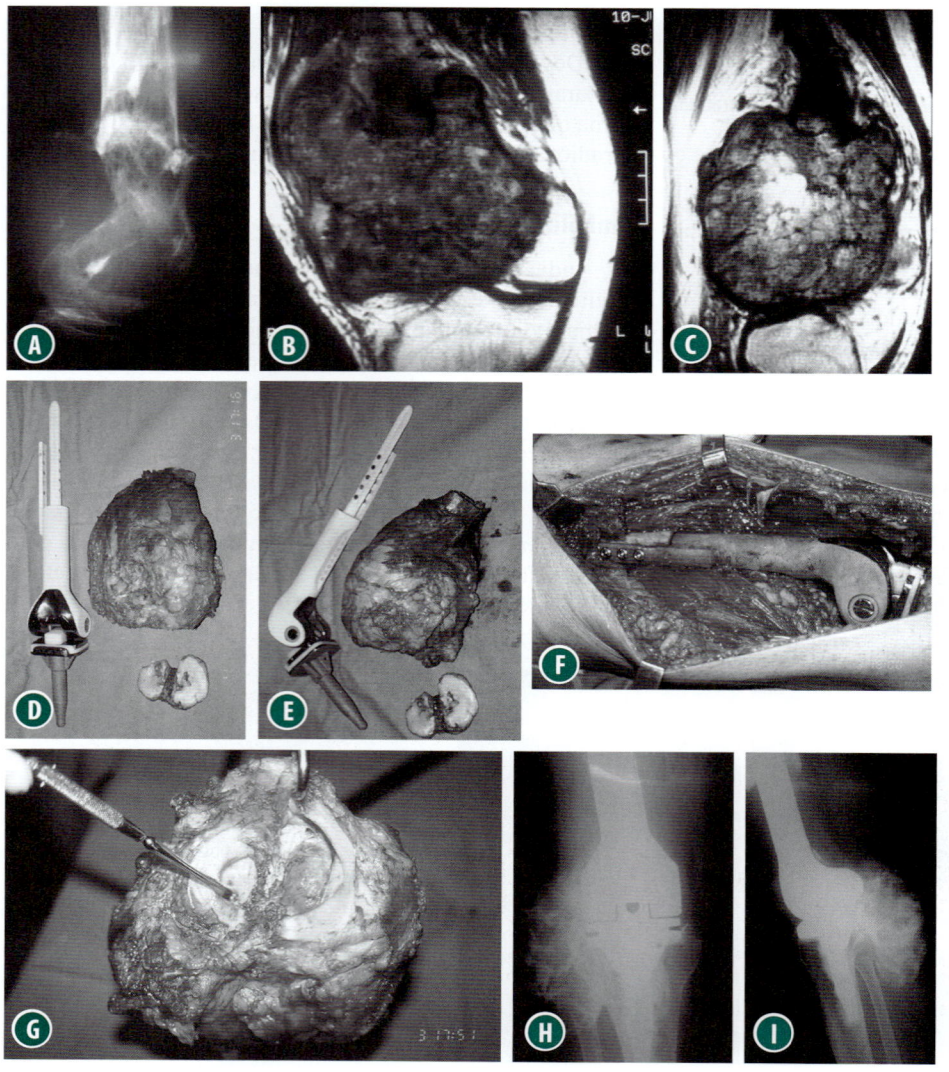

FIGURA 29.32 → Paciente submetido à amputação devido ao importante comprometimento causado pelo TCG, com recidiva local após tentativa de preservação do membro com uma endoprótese.
Ⓐ Imagem inicial do tumor com grande destruição óssea.
Ⓑ e **Ⓒ** RM ponderada em T1 evidenciando o tumor de grandes proporções, destruindo toda a extremidade distal do fêmur.
Ⓓ - **Ⓕ** Cirurgia com ressecção do tumor e substituição por uma prótese não convencional.
Ⓖ Espátula mostrando a cartilagem do côndilo femoral amolecida após a destruição do osso subcondral pelo tumor. Nota-se que o tumor não destruiu a cartilagem articular. Após 12 meses, o paciente retornou com importante recidiva na região poplítea, evidenciada nas radiografias das imagens **Ⓗ** e **Ⓘ**. O paciente foi então submetido à amputação.[29]

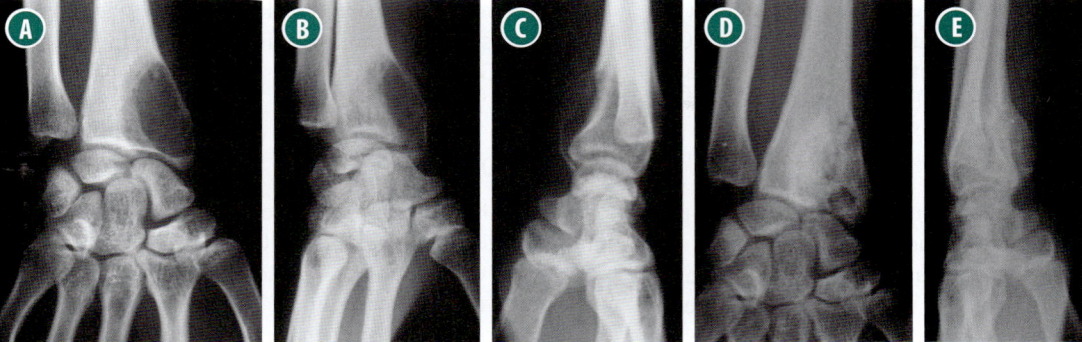

FIGURA 29.33 → TCG da extremidade distal do rádio, tratado com curetagem e colocação de autoenxerto.
Ⓐ - Ⓒ Tumor classificado como grau I de Campanacci.
Ⓓ e Ⓔ Radiografias do pós-operatório mostrando o resultado após a utilização de autoenxerto.

Nos tumores classificados como grau II ou III de Campanacci, não se utiliza o auto ou o homoenxerto para a reconstrução do tumor, dando-se preferência à utilização de outros métodos.[37]

Homoenxerto

É a utilização do homoenxerto de banco de ossos, que pode ser empregado isoladamente ou em combinação com autoenxerto, em geral para o preenchimento de grandes cavidades. É o método de escolha na experiência diária dos autores para a substituição da extremidade do fêmur, da tíbia ou do úmero, quando há necessidade da ressecção em bloco, devido ao intenso comprometimento do osso subcondral e da cartilagem articular, causado pelo tumor **(FIG. 29.34)**.

Esse método apresenta muitas limitações, pois, embora permita a substituição da extremidade óssea, apresenta, com o passar dos anos, alterações da cartilagem articular, que tende a evoluir para uma degeneração, com consequente artrose. No entanto, se for possível remover o tumor em um primeiro tempo, pode-se tratar a degeneração articular que se instala após alguns anos com endopróteses convencionais, em cirurgias com maior chance de sucesso, vários anos após sua realização.

Artrodese

É a fusão da articulação com o auxílio de auto ou homoenxerto e de uma síntese metálica intra ou extramedular. No entanto, outras técnicas devem ser tentadas antes de "sacrificar" a articulação.

Endopróteses não convencionais

São as endopróteses desenhadas para a substituição de grandes segmentos ósseos. É preferível utilizar esse método para as neoplasias malignas. O TCG, por ser uma lesão benigna, muito embora agressiva, deve ser tratado com métodos biológicos de reconstrução.

Muitos pacientes chegaram ao serviço onde os autores atendem apresentando tumores de tamanho gigantesco

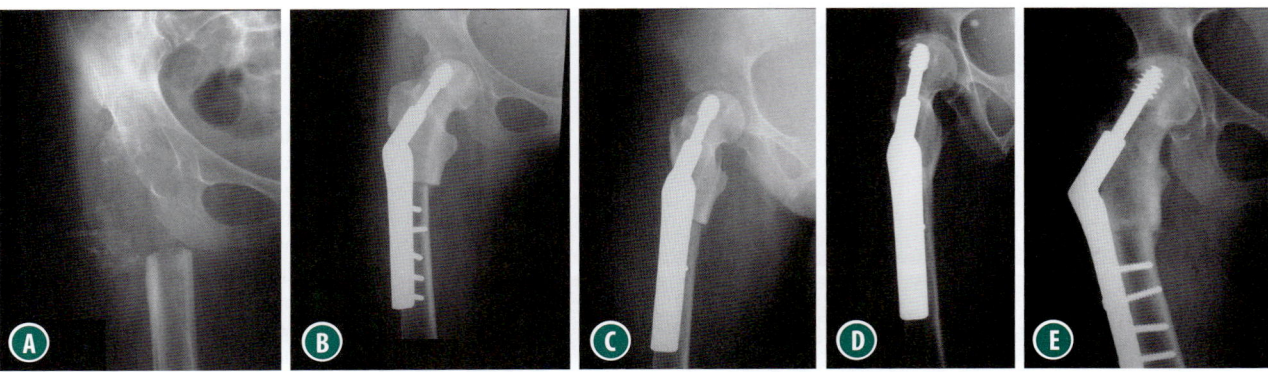

FIGURA 29.34 → TCG tratado com ressecção da extremidade proximal do fêmur e sua substituição por homoenxerto de banco, osteoarticular.
Ⓐ Radiografia do tumor.
Ⓑ e Ⓒ Pós-operatório evidenciando o segmento de homoenxerto substituindo a extremidade proximal do fêmur.
Ⓓ e Ⓔ Controle radiográfico pós-operatório mostrando a integração do enxerto com boa função da articulação.

e sem nenhuma condição de ser realizada outra técnica de cirurgia. Deve-se ter em mente que os portadores de TCG são indivíduos jovens e com muitos anos de sobrevida, o que significa várias trocas de próteses **(FIG. 29.35)**.

Metilmetacrilato

É o cimento acrílico ósseo, que pode ser utilizado para preenchimento do defeito criado, no lugar do auto ou homoenxerto. Há diversas técnicas utilizadas para o tratamento adjuvante das paredes da lesão após a curetagem, como a utilização do fenol, o congelamento com nitrogênio líquido e a cauterização com o termocautério.

Na experiência dos autores, utiliza-se a cauterização das paredes, após a curetagem, seguida do preenchimento com o cimento acrílico. Acredita-se que a alta temperatura do cimento (cerca de 100 °C), em contato com as paredes previamente curetadas, ocasiona a destruição das células das paredes da cavidade. Há também uma reação química que é tóxica para as células neoplásicas. Além dessas duas vantagens do cimento em relação ao enxerto, obtém-se sustentação imediata e, no seguimento da lesão, há maior facilidade na detecção e no diagnóstico precoce das recidivas, devido à nítida interface que se estabelece entre o osso e o cimento **(FIG. 29.36)**.

Em grande parte dos casos não há necessidade da utilização de osteossíntese ou de reforço da estrutura do cimento com pinos ou parafusos. No entanto, quando, após a ressecção/curetagem da lesão, a cavidade fica com uma forma "rasa", pode haver necessidade de fixação do bloco de cimento ao osso com parafusos. Nesses casos, existe a possibilidade de estar carregando células do tumor para o tecido normal. Na opinião dos autores, a fusão do cimento ao osso em um único tempo é mais adequada do que em dois tempos, como preconizado por alguns autores **(FIG. 29.37)**.

No momento, está sendo realizado um estudo prospectivo sobre os efeitos do nitrogênio líquido no índice de recidiva do TGC.

Recidiva local

Os TCGs recidivam com frequência quando tratados com curetagem simples. Em 1990, as Musculoskeletal Tumor Society da Europa e dos Estados Unidos apresentaram, após estudo multicêntrico em 677 pacientes portadores de TCG, uma taxa de recorrência de 45% após a curetagem e o preenchimento com enxerto.[38] O mesmo estudo mostrou que, nos pacientes em que houve a utilização de um adjuvante após a curetagem da lesão, como o fenol, o peróxido de hidrogênio e o nitrogênio líquido, a taxa de recidiva local foi de 17%.[42] A taxa de recorrência dos pacientes que foram submetidos à curetagem, seguida da utilização de fenol e preenchimento da cavidade com cimento, foi de 3%. O consenso após esse estudo foi o da utilização da curetagem, seguida do uso de um adjuvante, e o preenchimento da cavidade com cimento.

Na prática dos autores, utiliza-se a curetagem seguida da cauterização das paredes da lesão com o eletrocautério. Após, são utilizados o fenol e o preenchimento da cavidade com o cimento acrílico. Com isso, procura-se transformar as margens cirúrgicas de marginais de uma curetagem em "margens amplas". A recorrência, que ocorreu em 17% dos pacientes, manifestou-se em um período de dois anos após a cirurgia, com pico de incidência aos oito meses de pós-operatório.

O único fator que, certamente, tem influência no aumento da taxa de recorrência é a qualidade da cirurgia. A curetagem ou a ressecção mal indicada ou mal realizada, qualquer que seja o método de reconstrução utilizado,

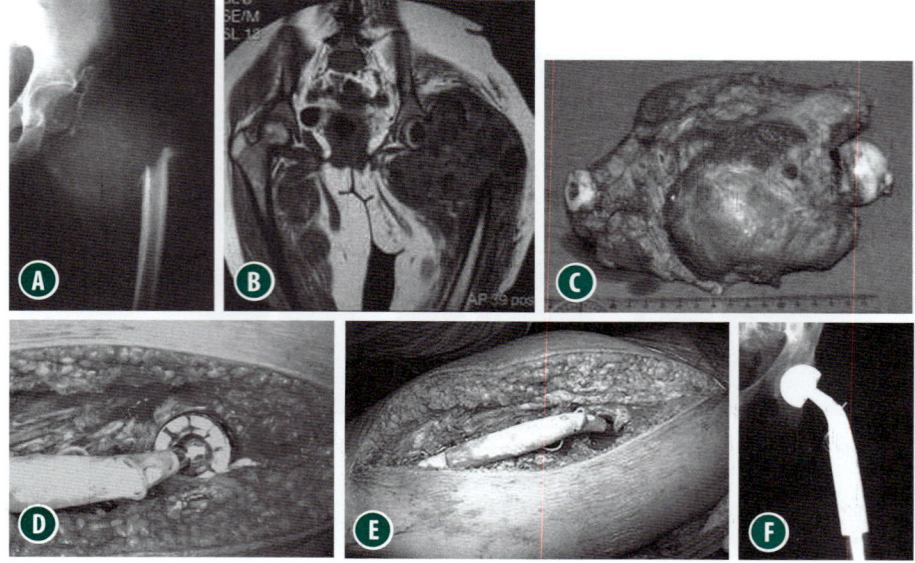

FIGURA 29.35 → TCG da extremidade proximal do fêmur, de grande volume e fase de evolução. Foi submetido a ressecção e substituição por endoprótese não convencional. Nota-se a grande destruição que o tumor ocasionou no fêmur proximal.
Ⓐ Radiografia do tumor.
Ⓑ RM ponderada em T1 evidenciando áreas de necrose e formação de níveis líquidos nas áreas de hemorragia no interior do tumor.
Ⓒ Aspecto do tumor ressecado.
Ⓓ e **Ⓔ** Aspecto da substituição por uma endoprótese não convencional.
Ⓕ Endoprótese de substituição utilizada.

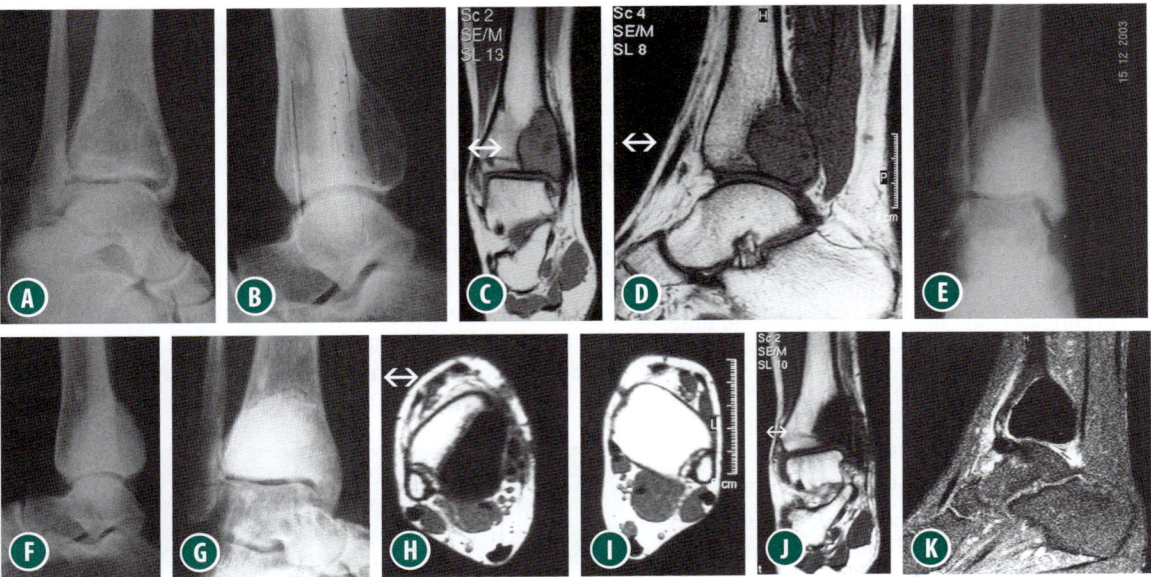

FIGURA 29.36 → TCG da epífise distal medial da tíbia, submetido à curetagem, método adjuvante e preenchimento com cimento acrílico.

Ⓐ e **Ⓑ** Radiografia de frente e perfil do tumor ocupando a epífise e metáfise, abaulando o osso, sem sinais de reação esclerótica nos limites com o osso esponjoso e sem reação periosteal, aspectos característicos do TCG.

Ⓒ e **Ⓓ** RM ponderada em T1 evidenciando com precisão o tumor, apresentando baixo sinal e limites nítidos no contato com a cortical. Não há edema nem reação periosteal. O paciente foi submetido à cirurgia.

Ⓔ – **Ⓖ** Nota-se o cimento acrílico utilizado para o preenchimento da cavidade criada pela ressecção do tumor.

Ⓗ e **Ⓘ** Nota-se no corte axial da TC e da RM ponderada em T1 o cimento, sem sinais de soltura e com nítida interface com o osso.

Ⓙ e **Ⓚ** RM em T1 e T2 mostrando o sinal ausente do cimento. Nota-se ainda os limites bem diferenciados entre o cimento e o osso. Esses exames são válidos no diagnóstico precoce das recidivas locais.

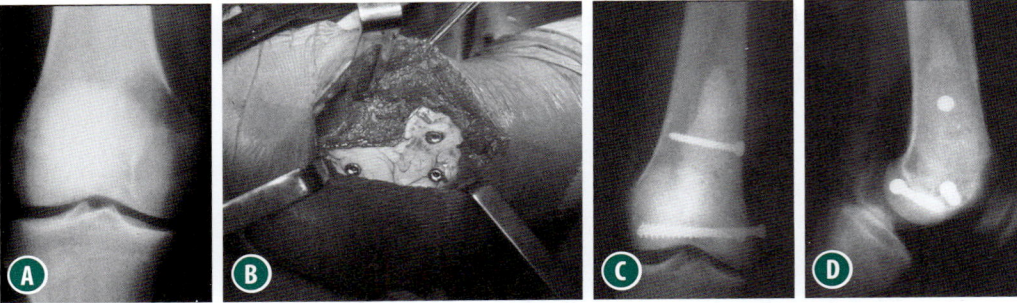

FIGURA 29.37 → Curetagem de TCG com necessidade de utilizar parafusos para fixar o cimento de modo adequado. Nesses casos, deve-se considerar que o parafuso pode carregar células das margens da lesão para o osso normal.

Ⓐ Observa-se o TCG comprometendo o côndilo femoral medial.

Ⓑ Cimento preenchendo a cavidade formada com a ressecção do tumor e sua fixação com parafusos.

Ⓒ e **Ⓓ** Radiografias mostrando o cimento preenchendo a cavidade e fixado por parafusos.

causará maior taxa de recidiva local. Um fato de extrema importância, evidenciado no material dos autores, é a maior taxa de metástases pulmonares nos TCGs que apresentaram extensão para os tecidos moles.

Metástases

A frequência de metástases é de cerca de 2 a 3%. A maioria é para o pulmão. Metástases para outras regiões, incluindo os linfonodos regionais, são raras.[43] A chance de metástases pulmonares é maior nos casos que apresentam recidiva local, sobretudo quando se localizam em partes moles **(FIG. 29.38)**.[39]

LESÕES PSEUDOTUMORAIS

Cisto ósseo unicameral

Lesão pseudotumoral, classificada como benigna ativa e caracterizada por uma cavidade única, repleta de líquido amarelo transparente, que pode apresentar o aspecto sanguinolento após um trauma ou uma fratura.

Sua etiologia é desconhecida. O aparecimento do cisto parece estar relacionado a uma alteração local do crescimento do osso.[44-47] Parece tratar-se mais de uma lesão reativa do que uma neoplasia verdadeira.[48]

Manifestações clínicas

Os cistos ósseos solitários aparecem na infância e adolescência e têm predileção pela metáfise proximal do úmero e do fêmur **(FIGS. 29.39 e 29.40)**.

Após a adolescência, o calcâneo e a pelve são as localizações mais frequentes, além das lesões que acometem as diáfises dos ossos longos **(FIGS. 29.41 e 29.42)**.

Os sintomas mais comuns são dor e tumefação ou rigidez antálgica da articulação mais próxima. No entanto, o primeiro sinal mais frequente da presença do cisto é a fratura. Acredita-se que essa complicação do cisto ocorra em cerca de 70% dos pacientes. Nos adultos, a lesão costuma ser um "achado de exame".

Os cistos ósseos são considerados latentes quando não apresentam sinais de crescimento nas radiografias de controle. Nota-se, ainda, com o passar dos meses e dos anos, que o cisto migra em direção à diáfise, afastando-se da placa de crescimento. Os cistos são considerados ativos quando apresentam sinais de crescimento, seja após o tratamento expectante de observação, seja após um tratamento cirúrgico. A lesão mostra crescimento em relação ao crescimento

normal do osso, e o cisto não se afasta da placa de crescimento, ocasionando deformidade e encurtamento do osso. Nesses casos, pode-se evidenciar uma discrepância do membro acometido em relação ao membro contralateral.

Diagnóstico por imagem

Os cistos que se localizam na proximidade da placa de crescimento são lesões radiotransparentes, localizadas centralmente, bem circunscritas e com margens escleróticas. Com a evolução, o cisto se afasta da placa de crescimento. A cortical óssea apresenta adelgaçamento e posterior abaulamento. Não existe reação periosteal, a menos que ocorra uma fratura do cisto.

> **ATENÇÃO! Os cistos mais agressivos podem atravessar a placa de crescimento da metáfise proximal da cabeça do úmero e invadir a epífise. Nesses casos, é necessária a abordagem do cisto, para evitar sua progressão.**

Os cistos mais agressivos podem atravessar a placa de crescimento da metáfise proximal da cabeça do úmero e invadir a epífise. Nesses casos, é necessária a abordagem do cisto, para evitar sua progressão.

Pode-se evidenciar na radiografia um sinal característico de "fragmento caído", que corresponde a fragmentos de cortical da fratura atual ou prévia que se desprenderam e estão imersos no líquido da cavidade cística **(FIG. 29.43)**.[49,50]

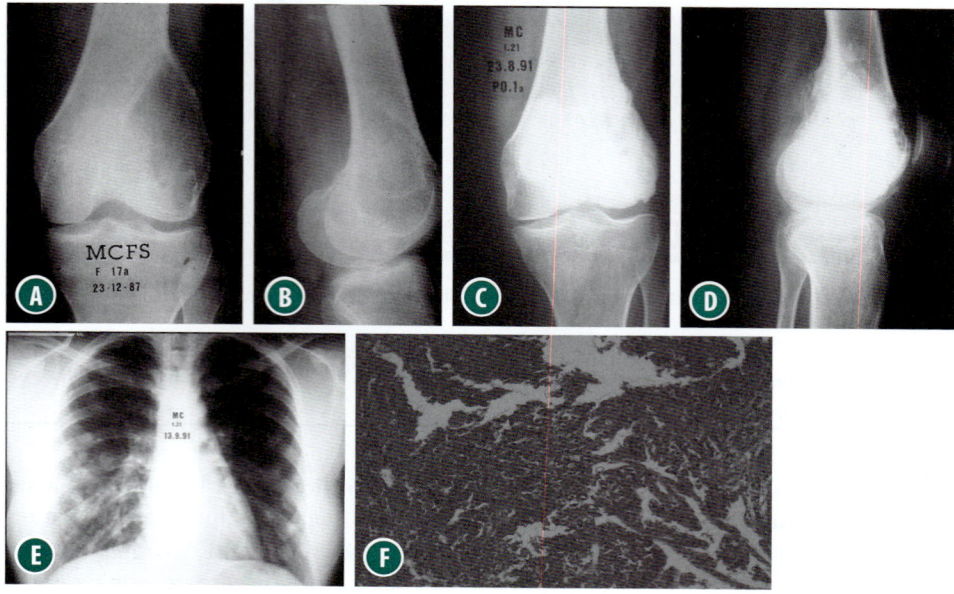

FIGURA 29.38 → Paciente portadora de TCG da extremidade distal do fêmur. Submetida à curetagem da lesão e cimentação, evoluiu com recidiva local em partes moles e metástases pulmonares.

Ⓐ e Ⓑ Radiografia do joelho no pré-operatório.

Ⓒ e Ⓓ Radiografias no pós-operatório.

Ⓔ Radiografia do tórax com as metástases do TCG.

Ⓕ Exame anatomopatológico das lesões revelando padrão típico do TCG.

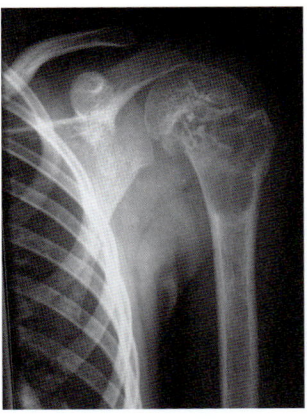

FIGURA 29.39 → Cisto ósseo solitário acometendo a metáfise proximal do úmero.

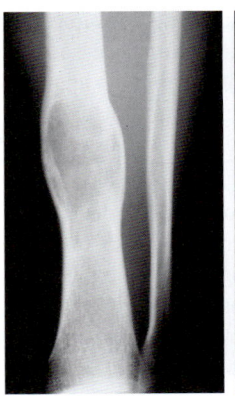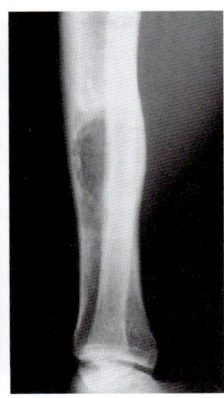

FIGURA 29.41 → Cisto ósseo solitário comprometendo a diáfise de um osso longo. Nota-se nas radiografia a lesão osteolítica, que insufla e afila as corticais da tíbia, levando a uma fragilidade óssea, o que ocasionou a queixa de dor do paciente.

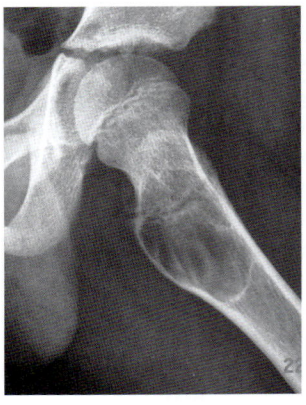

FIGURA 29.40 → Cisto ósseo solitário comprometendo a metáfise proximal do fêmur.

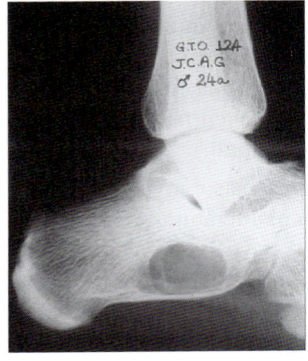

FIGURA 29.42 → Cisto ósseo solitário comprometendo o calcâneo.

O diagnóstico do cisto nos ossos longos é radiográfico. Na pelve ou nos ossos do pé, a TC pode ser útil. A RM mostra o sinal característico do líquido: sinal baixo ou intermediário em T1 e sinal brilhante e homogêneo em T2.[51,52] Tanto a TC quanto a RM podem mostrar nível líquido, presença de fratura e proximidade do cisto com a placa de crescimento.

Anatomopatologia

Histologicamente, o cisto ósseo solitário é um diagnóstico de exclusão. A biópsia realizada com a técnica aberta ou percutânea com trefina não costuma revelar nenhum tecido característico, e o resultado do exame anatomopatológico é inconclusivo.

É importante salientar que, quando existe evidência radiográfica de ocorrência de cisto ósseo solitário, a biópsia com laudo anatomopatológico "inconclusivo" ou "material insuficiente" é satisfatória para iniciar o tratamento. O importante nesses casos é diferenciar, pela biópsia, outras lesões. É raro o diagnóstico do exame anatomopatológico da biópsia ser conclusivo.

Diagnóstico diferencial

O principal diagnóstico diferencial é com o cisto ósseo aneurismático. O cisto ósseo solitário é uma lesão solitária,

central, com mínima ou nenhuma expansão do osso, sem reação periosteal e sem extensão para as partes moles. Em contrapartida, o cisto ósseo aneurismático é uma lesão excêntrica, de aspecto insuflado, e sempre acompanhada de uma sólida reação periosteal.

Outros diagnósticos diferenciais são:

- **Displasia fibrosa.** Não apresenta trabeculações e tem aspecto de vidro fosco.

- **Fibroma não ossificante.** É excêntrico e com bordos escleróticos espessos.

- **Tumor marrom do hiperparatireoidismo.** Pode ser confundido com o cisto ósseo solitário quando se localiza na região metafisária proximal do úmero ou do fêmur. Vem acompanhado de osteopenia importante e reabsorção da cortical óssea.

- **Lipoma intraósseo.** Representa o aumento de conteúdo de gordura do triângulo de Ward. Alguns autores consideram uma lesão óssea, não um achado anatômico normal.[53,54]

Tratamento

Os cistos ósseos solitários são lesões benignas latentes e, em raras vezes, benignas ativas. São lesões que evoluem para a cura espontânea depois da maturidade do esqueleto, portanto, não se deve "exagerar" no tratamento desses cistos. O objetivo principal do tratamento é evitar o aparecimento das fraturas. Há autores que acreditam que as fraturas conduzem, devido ao sangramento, ao desaparecimento e à cura dos cistos.

Os cistos que se apresentam perto da época de maturidade do esqueleto apresentam uma parede espessa, com pequeno risco de fratura e aspecto radiográfico típico. Nesses pacientes, não há necessidade de biópsia ou tratamento. Indica-se apenas a observação do cisto a cada ano, com radiografias, até a maturidade completa do esqueleto. Deve-se salientar que o cisto pode não desaparecer por completo e continuar, após a idade adulta, como uma deformidade do osso. Nesses casos, não há necessidade de restringir em nenhum momento a atividade física e esportiva dos indivíduos.

Os cistos que se apresentam nos ossos de carga, como na extremidade proximal do fêmur, em que o risco de fratura é iminente, devem ser tratados de forma mais ativa por conta da incapacidade causada por uma fratura nessa região. Tal condição pode ocasionar encurtamento do colo, coxa vara ou necrose da cabeça femoral.[55,56]

Uma das opções menos agressivas e invasivas de tratamento para os cistos, descrita na literatura, é a aspiração do conteúdo do cisto, seguida da injeção de acetato de metilpredinisolona na cavidade. Essa técnica foi proposta por Scaglietti em 1976 e difundiu-se no mundo.[57] Muitas publicações na literatura repetiram a técnica com resultados semelhantes àqueles conseguidos com o tratamento conservador expectante.[58,59] Na rotina dos autores deste capítulo, a técnica não é utilizada, visto que os resultados apresentados nas várias publicações mostram cerca de 70% de sucesso, semelhante aos resultados obtidos com o tratamento conservador expectante do cisto. Além disso, a necessidade de anestesia em crianças e a morbidade do procedimento podem ser evitadas com o tratamento expectante.[57,60]

Campanacci,[31] também do Instituto Rizolli, revisou a técnica e os casos tratados por Scaglietti e concluiu que 90% dos cistos ósseos solitários devem ser tratados sem cirurgia. Os que devem ser submetidos à cirurgia são os localizados no membro superior, que apresentem fraturas com grande desvio. O ideal é que, no momento da cirurgia, o cisto seja aberto, curetado com cuidado, preservando-se as placas de crescimento e, após, fixado e preenchido com autoenxerto. No entanto, mesmo com a realização de uma cirurgia adequada, esse procedimento apresenta taxa de recorrência que varia de 15 a 55%.

Como alternativa, alguns autores têm realizado a injeção de medula óssea autóloga, da crista ilíaca, objetivando a cura do cisto e a não realização de cirurgia. Tal como outros métodos não cirúrgicos, a taxa de sucesso fica em cerca de 70% de bons resultados.[61-65]

Há autores que propuseram outras técnicas, abertas ou percutâneas, como a ressecção subtotal e a diafisectomia,[66] a realização de perfurações da cortical e a introdução de fios de Kirschner ou parafusos canulados,[67] a utilização de hastes flexíveis intramedulares[68,69] ou até a injeção de "pastilhas de gesso" no interior do cisto,[70] proteína morfogenética óssea, homoenxerto liofilizado de banco e outros compostos inorgâncios da cerâmica, como o fosfato tricálcico, sempre com resultados ao redor de 70% de sucesso.

> **DICA:** É importante salientar que o cisto ósseo solitário deve ser tratado com bom senso. Nenhum método que ofereça menos de 70% de cura deve ser utilizado, uma vez que o cisto, tratado de modo expectante, evolui em 70% das vezes para a cura espontânea.

Na instituição onde os autores deste capítulo atendem, os cistos ósseos solitários do membro superior são tratados de forma conservadora, expectante, enquanto aqueles localizados nos membros inferiores são submetidos, na maioria das vezes, a tratamento cirúrgico com curetagem e autoenxertia. Deve-se ter em mente que o tratamento cirúrgico dos cistos, sobretudo dos localizados nos membros superiores, pode causar grande dificuldade técnica para realizar a reconstrução após a curetagem. Para a realização de uma curetagem adequada, há necessidade de aproximar-se da placa de crescimento. Após a curetagem, é frequente o cirurgião deparar-se com epífise e diáfise separadas pelo espaço de alguns centímetros, sem osso, onde estava alojado o cisto. A fixação da epífise é difícil e costuma gerar lesão da placa de crescimento do úmero proximal.

Outro problema que ocorre na tentativa de curetagem do cisto é a lesão, com a cureta, das placas epifisárias das tuberosidades do úmero que não são visíveis na radiografia nas crianças de baixa idade. A curetagem também pode ocasionar lesão da placa de crescimento da epífise da cabeça do úmero (FIGS. 29.44 e 29.45).

Resultados e prognóstico

A taxa de recorrência das fraturas na instituição onde os autores deste capítulo atendem foi de 22%[60] nos

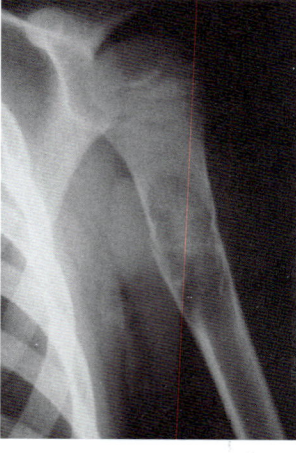

FIGURA 29.43 → Imagem característica no cisto ósseo unicameral representado pelo fragmento de osso.

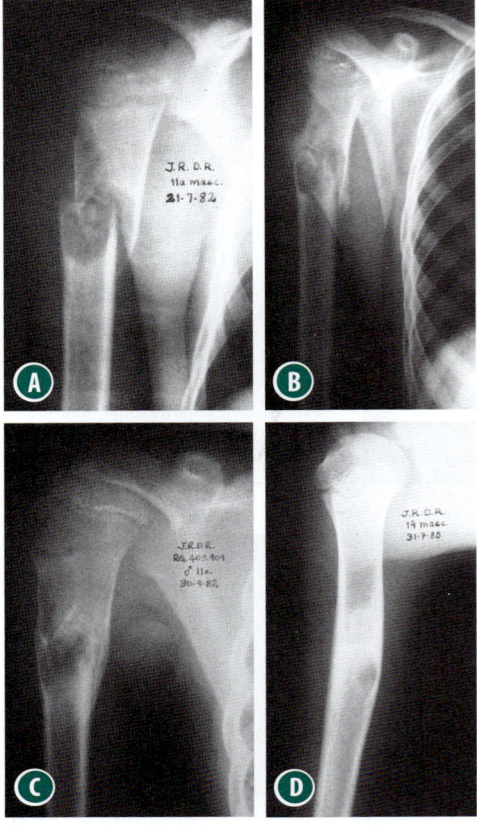

FIGURA 29.44 → Sequência de imagens do seguimento de paciente portador de cisto ósseo solitário, tratado de modo conservador.

Ⓐ Radiografia inicial evidenciando o cisto com fratura.

Ⓑ Radiografia do cisto 30 dias após a fratura.

Ⓒ Radiografia do cisto 70 dias após a fratura. Notam-se a consolidação do cisto e o espessamento das paredes na região do calo ósseo.

Ⓓ Radiografia do úmero três anos após a fratura com evidente resolução do cisto.

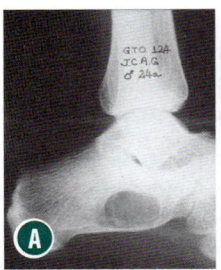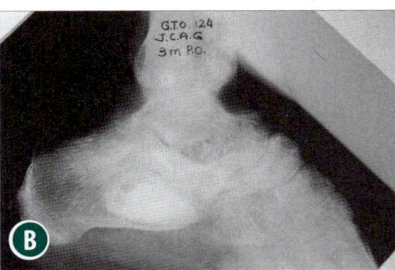

FIGURA 29.45

Ⓐ Cisto ósseo solitário do calcâneo.

Ⓑ Tratamento com curetagem, seguida de enxertia.

membros superiores tratados pelo método conservador, e, nesses casos, apenas uma refratura ocorreu. Nos membros inferiores, a curetagem com enxertia foi acompanhada de imobilização gessada até a integração radiológica dos cistos.

O prognóstico dos pacientes é excelente. Na casuística dos autores, não foi encontrada nenhuma complicação, com a consolidação de todos os cistos e com função normal, seja no membro superior ou no inferior. Todas as crianças com fraturas nos membros superiores foram imobilizadas por cerca de quatro semanas, voltaram para a atividade esportiva no período de oito semanas após o diagnóstico e desenvolveram função normal, apenas com orientação para reabilitação domiciliar. Mesmo os pacientes que apresentaram novas fraturas evoluíram de modo satisfatório, não havendo comprometimento do resultado funcional, após a maturidade do esqueleto, em nenhum dos indivíduos.[60]

Cisto ósseo aneurismático

Lesão benigna ativa ou agressiva, pseudotumoral, de características osteolíticas expansivas, constituída por espaços de tamanho variado, cheios de sangue, separados entre si por tabiques de tecido conjuntivo, onde é possível ver trabéculas de tecido ósseo ou osteoide e células gigantes osteoclásticas.

Características clínicas

Os cistos ósseos aneurismáticos ocorrem em crianças, adolescentes e adultos jovens. Costumam acometer a região metafisária dos ossos longos ou os elementos do arco neural nas vértebras da coluna vertebral. Com a expansão, a lesão pode atingir a epífise dos ossos. Apresenta-se como um tumor excêntrico que insufla a cortical óssea, evoluindo com o crescimento para destruição da região metafiso-epifisária do osso **(FIG. 29.46)**.

A queixa de dor no local, de várias semanas ou meses de duração, costuma estar presente. Se o osso envolvido é superficial, um leve abaulamento doloroso pode ser palpável. Quando perto de uma articulação, algum grau de comprometimento articular pode existir. Na coluna vertebral, devido ao comprometimento do arco posterior, pode haver compressão das raízes nervosas ou da medula, e sintomas como fraqueza e distúrbios sensitivos nos membros podem estar presentes. Pode evoluir em direção ao corpo vertebral e comprometer o disco, invadindo vértebras adjacentes.

Diagnóstico por imagem
Radiografia

Os achados radiográficos variam com a maturidade e a localização da lesão. Em geral, três estágios progressivos:

- A lesão apresenta-se restrita ao osso esponjoso, sem atingir o córtex. Nessa fase, costuma ser uma lesão arredondada e centralizada na metáfise.

- Torna-se excêntrica, afila e insufla a cortical, atingindo o periósteo, com imagem em "bolhas de sabão". A área insuflada é contida por uma camada com imagem em "casca de ovo", com margem interna mal definida, sem esclerose óssea. No interior da lesão, septos delicados podem ser vistos. Pode ser encontrada reação periosteal em "casca de cebola" e triângulo de Codman.

- Com a progressão, a lesão se expande, o osso cortical é destruído, e a lesão progride até os tecidos moles. São comuns as fraturas nessa fase. Pode haver também o aparecimento de cristas e espículas nas corticais.

Tomografia computadorizada

A TC é válida na determinação da extensão do comprometimento, sobretudo na coluna e nos ossos da bacia. Auxilia no diagnóstico diferencial, determinando a densidade do conteúdo da lesão.

A TC pode mostrar com nitidez os níveis líquidos que ocorrem devido à sedimentação do sangue no interior do cisto, durante o tempo de decúbito dorsal para a realização do exame (FIG. 29.47).[71,72]

Cintilografia do esqueleto

A cintilografia do esqueleto mostra aumento de concentração com padrão em anel rodeando a periferia do cisto. Apesar de esse achado aparecer no cisto ósseo solitário e no infarto ósseo, é de valor junto aos demais estudos de imagem.[73,74]

Arteriografia

A arteriografia não é de valor na determinação do diagnóstico diferencial, mas auxilia no estadiamento da lesão. É um exame útil quando há planejamento de embolização da lesão.

Ressonância magnética

Na RM, é possível evidenciar uma lesão bem definida, com contornos lobulados e presença de níveis líquidos nas "lojas" do cisto. Há uma borda bem definida, de baixo sinal, ao redor do cisto. A RM é útil na determinação da extensão da lesão nos tecidos moles (FIG. 29.48).

Biópsia

A biópsia do cisto ósseo aneurismático deve ser feita com cuidado. Indica-se a biópsia percutânea, desde que se tenha um conjunto de agulhas de várias formas e calibres e que possibilitem a coleta de material das paredes internas da lesão.[75,76] Em geral, a biópsia percutânea, quando realizada sem o instrumental adequado, obtém somente coágulos sanguíneos para exame anatomopatológico. No entanto, quando há certeza de obtenção de material adequado e representativo na biópsia, a informação do patologista de que não há material neoplásico, mas somente sangue no anatomopatológico, é satisfatória. Essa informação permite

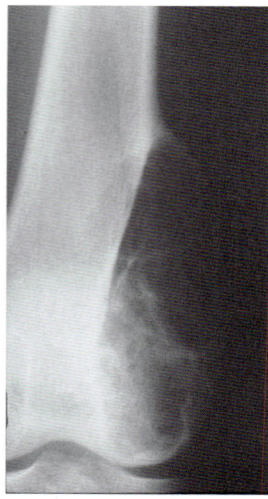

FIGURA 29.46 → Imagem típica de um cisto ósseo aneurismático comprometendo a extremidade distal do fêmur. Nota-se a localização metafisodiafisária, excêntrica, que insuflou a cortical óssea.

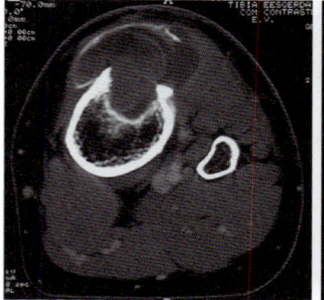
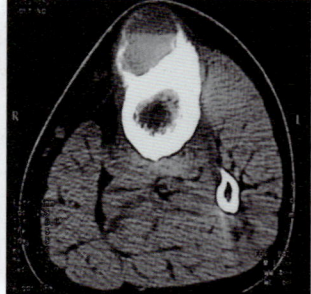

FIGURA 29.47 → Imagem de cisto ósseo aneurismático da tíbia. Nota-se a imagem característica de níveis líquidos nos cortes da TC. Essa imagem é comum nos cistos ósseos.

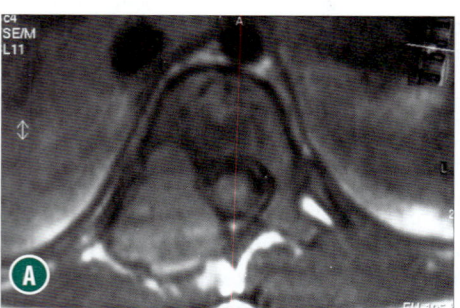
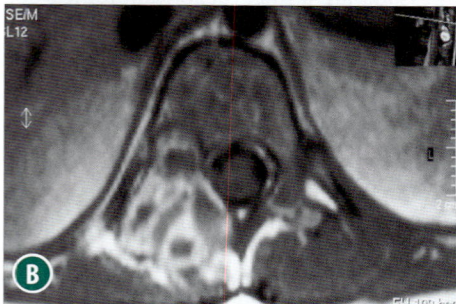

FIGURA 29.48 → RM de uma vértebra comprometida por cisto ósseo aneurismático.
Ⓐ Imagem ponderada em T1.
Ⓑ Imagem ponderada em T2. Nota-se que o cisto destruiu o pedículo e a lâmina e progride em direção ao corpo vertebral.

a instituição imediata do tratamento, sem a necessidade de repetição da biópsia.

Diagnóstico diferencial

Como lesões benignas, podem ser citadas o granuloma eosinófilo, o cisto ósseo unicameral e o TCG. Entre as malignas, o principal diagnóstico diferencial é o osteossarcoma telangiectásico.

Anatomopatologia

O cisto ósseo aneurismático é de difícil diagnóstico diferencial histológico com o TCG e com o osteossarcoma telangiectásico.[60,77] Encontram-se, com frequência, áreas de cisto ósseo aneurismático em TCGs.

Tratamento

O cisto ósseo aneurismático é uma lesão agressiva. A incidência de recidiva local após a curetagem é alta. Há relatos de recorrência "explosiva" após curetagem realizada de forma inadequada.

Na instituição dos autores, são indicadas as cirurgias marginais (curetagem ampliada/ressecção) ou a ressecção da lesão com margens amplas. Em algumas localizações, o tratamento pode ser feito com ressecção simples do osso ou segmento ósseo afetado (p. ex., costela e fíbula). Nas lesões localizadas na coluna, em que há destruição da estrutura óssea, assim como em algumas regiões dos ossos longos que comprometem a estrutura, a utilização de métodos de osteossíntese deve ser indicada.

Se a curetagem ampliada ou a ressecção obtiveram margens adequadas, procede-se à utilização de autoenxerto ou homoenxerto para o preenchimento da cavidade. O enxerto deve ser impactado com cuidado. Acredita-se que a impactação mecânica do enxerto e a ocupação de todo o espaço de onde o tumor foi removido contribuem com a não proliferação e a diminuição da taxa de recidiva do cisto ósseo aneurismático (FIG. 29.49).

No primeiro momento, o cimento acrílico não é utilizado, pois acredita-se que o tratamento do cisto ósseo aneurismático deve ser feito com métodos exclusivamente biológicos. Também não é indicada a utilização dos substitutos ósseos nessas lesões. Somente em casos de recidiva, em pacientes já submetidos à cirurgia com margens adequadas e com boa enxertia é que, na cirurgia de revisão, o cimento acrílico é utilizado.

A embolização pré-operatória do cisto com molas cirúrgicas (molas de Gianturco), Ivalon® ou Gelfoam® tem sido utilizada com sucesso na prática dos autores deste capítulo. A técnica consiste em obstruir, com a embolização, as artérias que nutrem o cisto; com isso, alguns dias após a embolização, consegue-se uma cirurgia com menor sangramento, facilitando a técnica operatória e obtendo-se

melhores margens. A técnica de embolização não pode ser utilizada como método de tratamento definitivo, uma vez que, em poucas semanas, há recanalização das artérias e revascularização do cisto.

Fármacos escleróticos têm tido utilização recente em tumores de difícil acesso (Ethibloc®). No entanto, a taxa de morbidade com o emprego dessas substâncias, em especial em crianças, reserva o método para casos excepcionais.

Semelhante ao que ocorre nos cistos solitários, as lesões localizadas em regiões junto à placa de crescimento, como na extremidade proximal do úmero ou do fêmur, podem causar lesões do suprimento sanguíneo das epífises e ocasionar necrose avascular.[78,79] Na coluna, pode ser indicada a substituição da vértebra por uma prótese de corpo vertebral, sobretudo nos casos em que o cisto compromete o corpo e o arco neural, causando instabilidade da coluna, com risco para a medula (FIG. 29.50).

Da mesma forma que em outras lesões benignas e pseudotumorais, a quimiotepia e a radioterapia são contraindicadas, uma vez que essas técnicas não apresentam nenhum efeito sobre células que não estejam em divisão celular ou apresentem mitoses.

Resultados e prognóstico

O risco de recorrência do cisto depende das margens cirúrgicas conseguidas. As cirurgias marginais, desde que com bom preenchimento com auto ou homoenxerto, têm mostrado pequena taxa de recorrência. A utilização inicial de cimento acrílico no cisto ósseo aneurismático é contraindicada. Alguns autores têm mostrado bons resultados com a utilização de nitrogênio líquido, mas é preferível a utilização do fenol ou do nitrogênio líquido como métodos adjuvantes, após a remoção das lesões.

Cisto ósseo justarticular

Trata-se de um cisto justarticular, pseudotumoral, não neoplásico, repleto de conteúdo mucinoso e revestido por tecido fibroso. Sua etiologia não é totalmente conhecida. Nem sempre se encontra a comunicação com a articulação adjacente.

Manifestações clínicas

Pode aparecer em qualquer idade, mas é mais frequente acima dos 14 anos. A queixa mais comum é o edema. É raro haver tumor palpável ou fratura do cisto. É possível ter queixa de dor; quando presente, pode estar relacionada ao esforço articular. Como característica, o cisto acomete a região distal, seguida pela região proximal da tíbia. Pode aparecer ainda no fêmur e na ulna. Há relatos de pacientes com cistos bilaterais e simétricos.

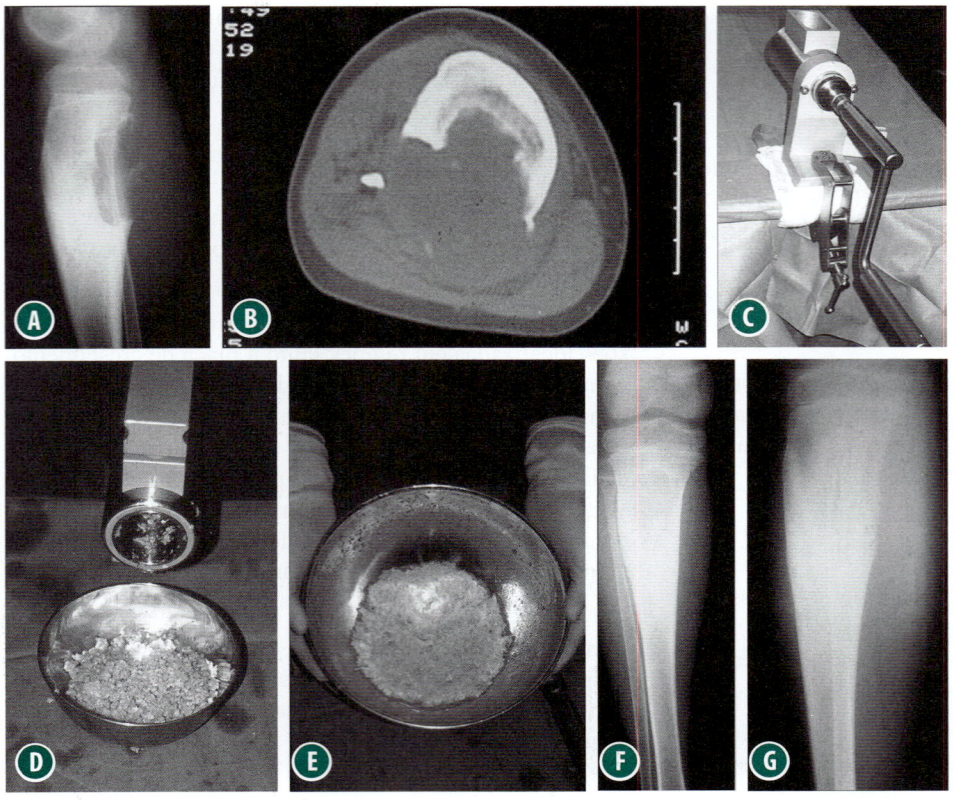

FIGURA 29.49

Ⓐ e Ⓑ Cisto ósseo aneurismático de tíbia, tratado com curetagem e preenchimento da cavidade com homoenxerto de banco. Preparação do enxerto que vai ser triturado em múltiplos fragmentos e impactado na cavidade já curetada.

Ⓒ Moedor de ossos.

Ⓓ e Ⓔ Osso sendo preparado.

Ⓕ e Ⓖ Radiografias do pós-operatório.[60]

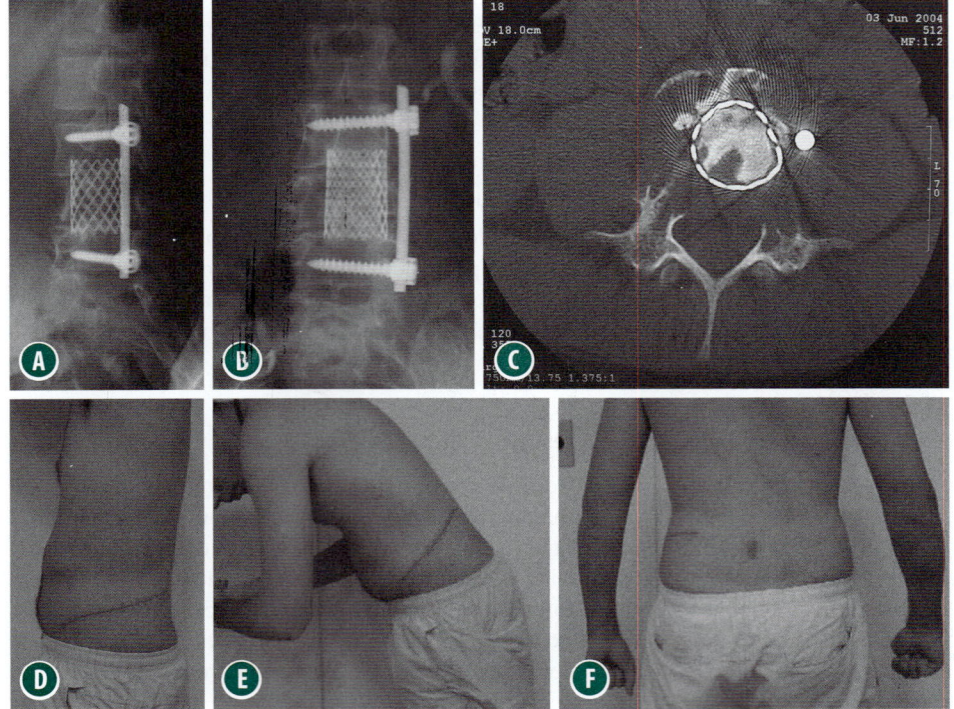

FIGURA 29.50 → Cisto ósseo aneurismático de coluna vertebral. Foi necessária a utilização de instrumentação da coluna por vias anterior e posterior. Foi também realizada a embolização, prévia à cirurgia.

Ⓐ e Ⓑ Parafusos fixados ao corpo vertebral por via lateral e fixados por uma barra.

Ⓑ Observa-se que o conjunto de instrumentação se completa por via anterior com uma prótese de corpo vertebral, preenchida por autoenxerto.

Ⓒ TC da vértebra comprometida mostrando, no pós-operatório, a integração do enxerto no interior da prótese de corpo que se mostra bem fixada às vértebras contíguas.

Ⓓ Paciente demonstrando a via de acesso extraperitoneal lombar que foi utilizada para a cirurgia.

Ⓔ Movimentação do paciente, apesar da artrodese de coluna.

Ⓕ Na visão posterior do paciente, a via de acesso que foi utilizada para a biópsia aberta.

Diagnóstico por imagem

O cisto acomete a epífise e varia de tamanho, desde milímetros a 5 ou mais centímetros. São lesões excêntricas, com margens perfeitamente definidas por um fino anel esclerótico. A superfície articular adjacente é normal, em contraste com a superfície articular. Muitas vezes, o diagnóstico diferencial com os cistos subcondrais artrósicos pode trazer dificuldade no diagnóstico diferencial (**FIG. 29.51**).

Tratamento

A curetagem com a utilização de autoenxerto é o método de eleição. As lesões costumam evoluir para a cura sem sequelas ou complicações. Em alguns pacientes, pode haver uma ou mais recorrências, mas são casos esporádicos.[80,81]

Defeito fibroso cortical – fibroma não ossificante

Lesão pseudotumoral, benigna latente B-1 e raramente benigna ativa B-2, caracterizada pela presença de um tecido fibroso, disposto em rodamoinhos, nos quais podem ser observadas numerosas células gigantes multinucleadas, pigmento de hemossiderina e histiócitos repletos de lipídios.[77,82] Sua etiologia é obscura.

Em estudo radiográfico, Caffey[82] demonstrou que os defeitos fibrosos corticais podem ser encontrados em 30 a 40% das crianças com menos de 2 anos, com maior frequência na metáfise distal do fêmur. Outros autores acreditam que se trata de um defeito do desenvolvimento, mais do que uma verdadeira lesão neoplásica.[83-86]

Características clínicas e radiográficas

Costuma localizar-se na região metafisária dos ossos longos em crianças e adolescentes. Aparece mais no fêmur e na tíbia, sendo rara a aparição no membro superior (**FIG. 29.52**). É visto ao raio X como pequenos defeitos radiotransparentes na cortical do osso: defeito fibroso cortical, claramente delimitado por halo de esclerose (osso reativo). Quando há progressão da lesão e invasão da medular, é denominado fibroma não ossificante (**FIG. 29.53**).

> **ATENÇÃO!** Conforme aumenta de tamanho, o cisto se afasta progressivamente da placa epifisária. É uma lesão assintomática e tende a desaparecer com o crescimento dos ossos. Pode mostrar aumento progressivo de tamanho e provocar dores ou fraturas patológicas.

Tanto os defeitos corticais quanto os fibromas não ossificantes podem ser múltiplos, acometendo um ou vários ossos.[87] Nesses casos, as lesões assumem os padrões mostrados na **FIGURA 29.54**.

A TC mostra com nitidez o adelgaçamento cortical e o envoltório medular e, com precocidade, as eventuais fraturas (**FIG. 29.55**).

Tratamento

Visto que as lesões fibrosas são autolimitadas, é raro indicar cirurgia. No entanto, os grandes fibromas não ossificantes podem evoluir para fratura (**FIG. 29.56**).

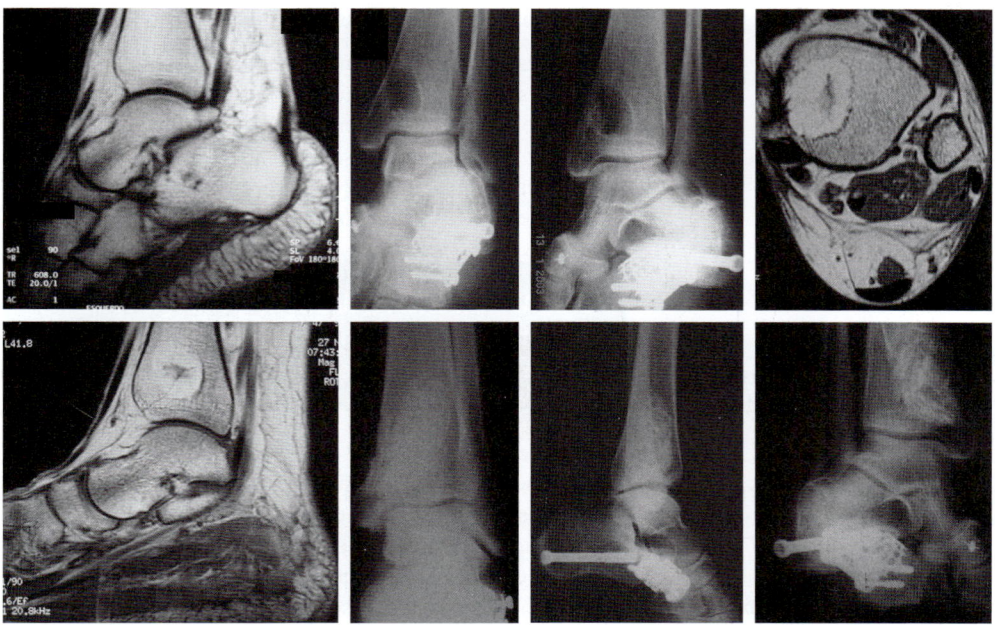

FIGURA 29.51 → Cisto ósseo justarticular da tíbia distal. É possível notar, nos exames de imagem, a comunicação do cisto com a articulação.

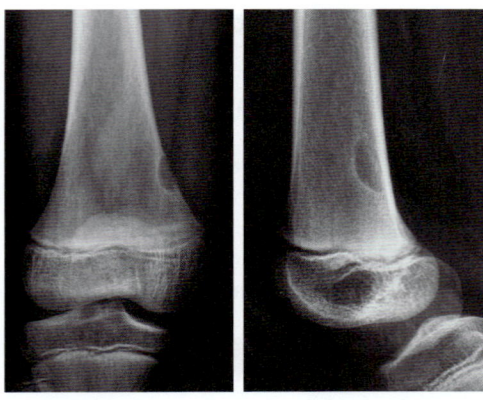

FIGURA 29.52 → Defeito fibroso cortical de aspecto típico na região distal do fêmur. Observam-se o pequeno tamanho da lesão, o halo de esclerose reacional e a localização cortical e metafisária.

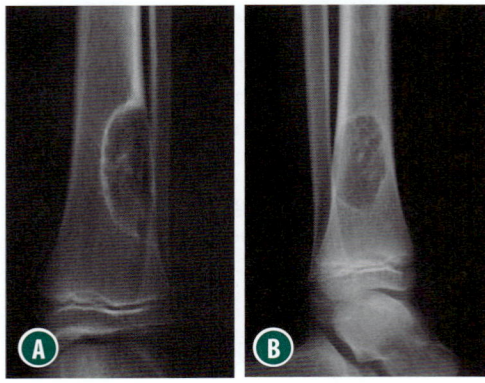

FIGURA 29.53 → Fibroma não ossificante da extremidade distal da tíbia. Nota-se o halo de esclerose que caracteriza a lesão, nas incidências de frente e de perfil, nas imagens **Ⓐ** e **Ⓑ**, respectivamente.

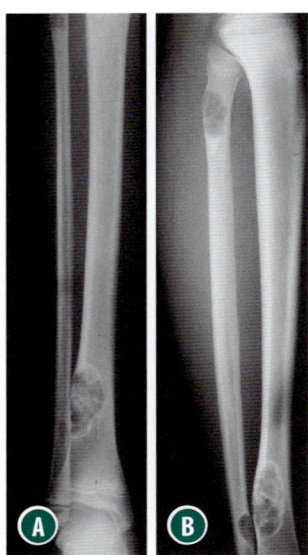

FIGURA 29.54 → Fibroma não ossificante múltiplo acometendo a tíbia e a fíbula.

Ⓐ e **Ⓑ** Imagens características nas radiografias de frente e perfil, respectivamente.

Nesses casos, a cirurgia intralesional, com ou sem enxerto ósseo, está indicada. A quimioterapia e a radioterapia, assim como em outras lesões benignas, estão contraindicadas.

Granuloma de células de Langerhans (granuloma eosinófilo)

Lesão não neoplásica, pseudotumoral, benigna agressiva, de etiologia desconhecida. Caracteriza-se por proliferação intensa de elementos retículo-histiocitários.[77] As lesões podem ser solitárias ou múltiplas. A manifestação faz parte da um conjunto de doenças de etiopatogenia desconhecida,[88-90] que se caracteriza pela presença de histiócitos, conhecida como "histiocitose-X" ou "histiocitose de células de Langerhans".[91-95]

- **Enfermidade de Hand-Schüller-Christian.** Também chamada de xantomatoese; apresenta lesões ósseas, diabetes insípido e exoftalmo.

- **Enfermidade de Letterer-Siwe.** Também chamada de reticulose não lipídica; ocorre quando a disseminação da enfermidade provoca comprometimento geral, linfoadenopatia, hepatoesplenomegalia e anemia; pode levar a criança a óbito.

- **Granuloma de células de Langerhans.** Granuloma eosinófilo; ocorre quando o comprometimento é exclusivamente ósseo. Todos esses processos podem ser manifestações de um mesmo transtorno básico, designado de histiocitose-X ou reticuloendoteliose.

Em geral, quanto mais jovem o paciente, mais grave é a enfermidade.[96]

Características clínicas

O granuloma eosinófilo afeta crianças e adolescentes, e as lesões ósseas se localizam quase sempre nas seguintes regiões: crânio, fêmur, mandíbula, costelas, vértebras (vértebra plana de Calvé) e ossos chatos.

As lesões costumam acometer as diáfises e, mais raro, as metáfises. São osteolíticas e podem ser acompanhadas de uma reação periosteal em casca de cebola. Nas crianças de menor idade, com as fises abertas, a lesão pode atravessar a placa de crescimento e atingir a epífise, causando deformidades ósseas graves **(FIG. 29.57)**.

> **DICA:** As manifestações clínicas do granuloma eosinófilo incluem dor, sinais inflamatórios e tumefação local adjacente à área de comprometimento ósseo.

O paciente pode apresentar febre, aumento da velocidade de hemossedimentação e leucocitose. O comprometimento das vértebras pode estar acompanhado de sintomas neurológicos secundários à compressão da medula ou das raízes. A dor na região afetada do osso costuma estar presente com semanas ou meses de duração. Pode haver hipotrofia do membro e marcha claudicante. A fratura patológica pode ser o primeiro sinal da doença.

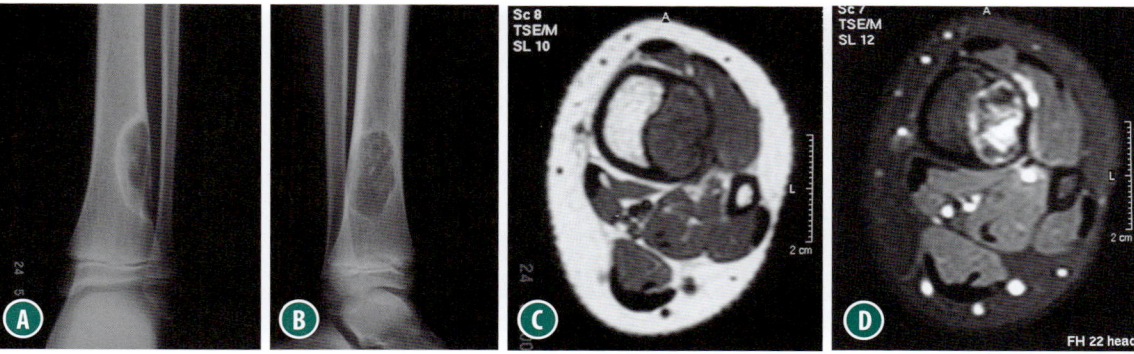

FIGURA 29.55 → Características do fibroma não ossificante.
Ⓐ e Ⓑ Lesão na tíbia distal.
Ⓒ Imagem axial da RM ponderada em T1 evidenciando a lesão com baixo sinal.
Ⓓ Imagem ponderada em T2 mostrando o sinal elevado do fibroma não ossificante.

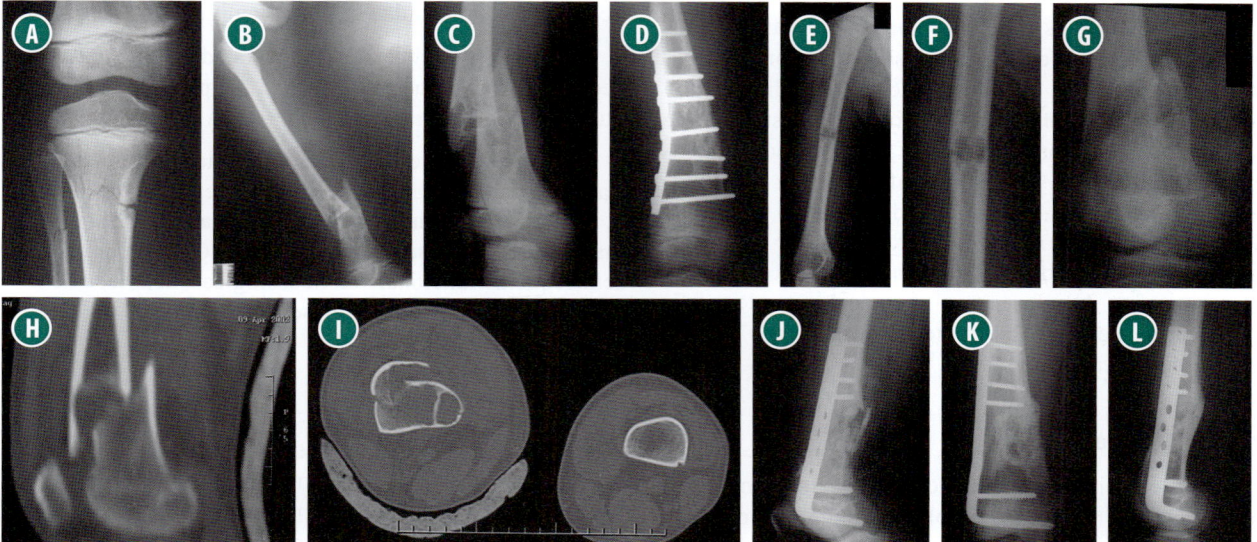

FIGURA 29.56 → Fibromas não ossificantes que evoluíram para fratura.
Ⓐ Fibroma na metáfise proximal da tíbia, tratado com imobilização, sem necessidade de cirurgia.
Ⓑ - Ⓓ Localizado na extremidade distal do fêmur, submetido à cirurgia com osteossíntese e autoenxerto. Nota-se o aspecto da fratura através do fibroma e a consolidação após a cirurgia.
Ⓔ e Ⓕ Fratura em fibroma não ossificante em úmero, tratado de modo conservador.
Ⓖ - Ⓛ Fratura da região metafisária distal do fêmur, comprometida por fibroma não ossificante, tratado com curetagem e autoenxerto fixado por osteossíntese com placa angulada e que evoluiu para consolidação e resolução do fibroma e consolidação da fratura.

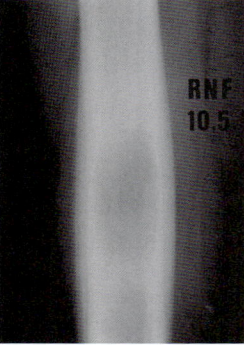

FIGURA 29.57 → Osso longo acometido por granuloma eosinófilo com a imagem de reação periosteal característica.

Diagnóstico por imagem

Radiografia

No crânio e em outros ossos chatos, é típica a lesão geográfica em bisel ou em duplo contorno. Algumas vezes, observa-se um pequeno foco esclerótico, semelhante a um sequestro, lembrando um processo de osteomielite.

Na coluna, é comum o comprometimento do corpo vertebral e o aparecimento da vértebra em moeda, ou a vértebra plana de Calvé.[97] Podem estar comprometidas várias vértebras torácicas e lombares. No início, há lesão

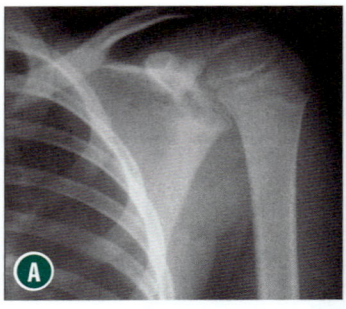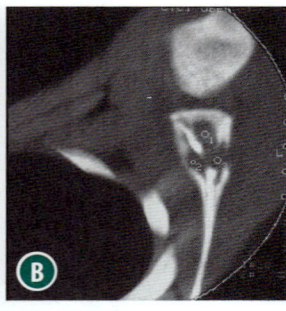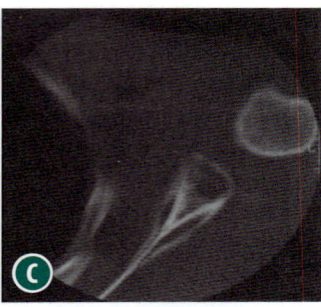

FIGURA 29.58 → TC de granuloma eosinófilo.

A Radiografia da escápula mantendo difíceis o diagnóstico e a definição exata da lesão.

B e **C** Evidencia-se com precisão os limites da lesão, as características da destruição óssea e a reação periosteal típica do granuloma eosinófilo.

lítica pura, seguida de seu colapso, sem acometimento dos discos adjacentes e com densidade homogênea, apesar do achatamento.

Nos ossos longos, o granuloma de células de Langerhans se apresenta como uma lesão radiotransparente, com reação periosteal em casca de cebola. O diagnóstico diferencial com tumor de Ewing, linfoma e osteomielite deve sempre ser lembrado. Embora não seja tão frequente quanto no tumor de Ewing, no linfoma ou na osteomielite, pode haver erosão e destruição do endósteo e da cortical óssea de maneira irregular. No granuloma de células de Langerhans, o comprometimento da cortical costuma ser menos agressivo. Nas fases tardias, as lesões tendem a ficar mais circusncritas e, diferentemente de outros processos malignos, menos agressivas.[96,98]

Mapeamento do esqueleto

A cintilografia do esqueleto com tecnécio, semelhante ao que ocorre no mieloma múltiplo nos adultos, pode apresentar falsos-negativos em cerca de 35% dos pacientes.

Tomografia computadorizada

A TC é muito válida, sobretudo na coluna e nas cinturas escapular e pélvica. Pode-se evidenciar com nitidez a reação periosteal e os duplos contornos das lesões **(FIG. 29.58)**.

Diagnóstico diferencial

* **Tumor de Ewing.** O diagnóstico nos casos isolados é, basicamente, anatomopatológico, uma vez que o aspecto por imagem pode ser muito semelhante entre ambos.

* **Osteomielite.** Igual ao tumor de Ewing.

Tratamento

O granuloma eosinófilo é uma lesão benigna, que pode ser autolimitada e cuja cura é espontânea. No entanto, o tratamento é indicado com frequência, devido a dor, edema e agressividade da lesão, com crescimento progressivo.

Indica-se remoção da lesão por curetagem e auto ou homoenxerto. São contraindicadas a injeção intralesional de corticosteroides e a radioterapia, a qual não deve ser, em nenhum caso, indicada em lesões benignas **(FIGS. 29.59 e 29.60)**.

As lesões na coluna devem ser tratadas com conduta expectante, uma vez que costumam evoluir para a cura, com restituição parcial da forma da vértebra e sem sequelas funcionais.

A abordagem cirúrgica do granuloma de células de Langerhans da coluna vertebral é excepcionalmente rara. A instrumentação da coluna, em especial em crianças, costuma ser desnecessária, visto que a evolução para a cura, sem sequelas funcionais ou neurológicas, acontece de modo espontâneo em poucos meses.

Displasia fibrosa

Lesão benigna ativa, pseudotumoral, osteofibrosa, que se caracteriza pela substituição do osso lamelar normal por um tecido fibroso que contém trabéculas de tecido ósseo imaturo e metaplasia do estroma fibroso ósseo. É uma lesão do esqueleto em crescimento.[99,100]

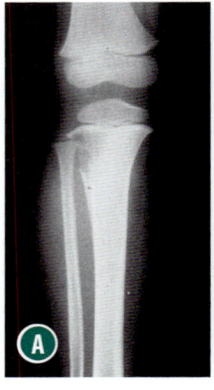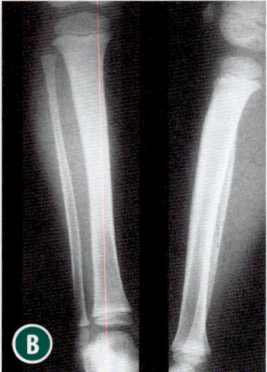

FIGURA 29.59

A Evolução de um paciente portador de granuloma eosinófilo da extremidade proximal da tíbia, junto à placa de crescimento.

B Foi submetido à curetagem da lesão e colocação de autoenxerto, evoluindo com a cura do processo, como pode ser evidenciado nas radiografias de frente e perfil.

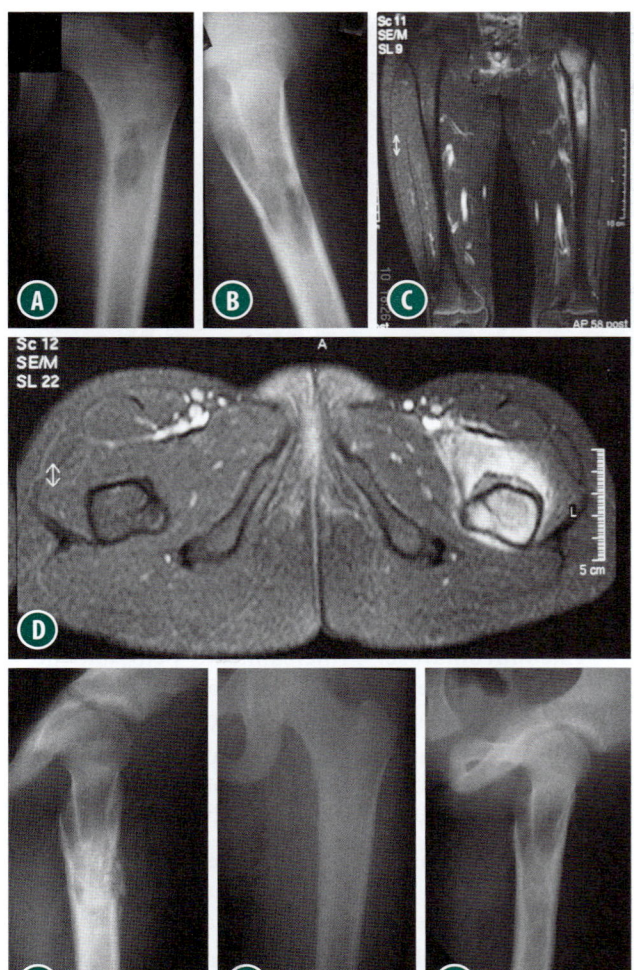

FIGURA 29.60 → Granuloma eosinófilo tratado com curetagem e autoenxertia, com boa evolução.

Ⓐ e Ⓑ Radiografias de frente e perfil mostrando o comprometimento agressivo do granuloma de células de Langerhans que acometeu o fêmur proximal. Observa-se a reação periosteal em casca de cebola.

Ⓒ e Ⓓ RM ponderada em T2 em imagens coronal e axial evidenciando o importante comprometimento causado pelo granuloma.

Ⓔ Pós-operatório da curetagem e preenchimento com autoenxerto.

Ⓕ e Ⓖ Pós-operatório tardio com a resolução da lesão e restauração da forma anatômica do fêmur.

As lesões da displasia fibrosa podem ser solitárias (monostóticas) ou múltiplas (poliostóticas). As últimas são acompanhadas, às vezes, de pigmentação cutânea (manchas café com leite), desenvolvimento sexual precoce, acromegalia, hipertireoidismo e síndrome de Cushing, puberdade precoce, maturação esquelética prematura ou hipertireoidismo (síndrome de McCune-Albright). Essa síndrome é de acometimento quase exclusivo em meninas.

A síndrome de Mazabraud constitui-se de tumores fibrosos e fibroxantomas dos tecidos moles em associação à displasia fibrosa poliostótica.[101]

Características clínicas

A displasia fibrosa costuma manifestar-se na infância ou adolescência, aparecendo como uma deformidade progressiva ou como uma fratura. No entanto, pode somente se manifestar na idade adulta. Entre as localizações mais frequentes, figuram o fêmur, a tíbia, os ossos da face e as costelas.

O espectro clínico varia desde lesões monostóticas assintomáticas até deformidades esqueléticas associadas a um comprometimento poliostótico. A queixa mais frequente é dor, seguida de distúrbios menstruais em mulheres. A regressão da lesão é rara. A transformação maligna para osteossarcoma, fibrossarcoma, condrossarcoma ou fibro-histiocitoma maligno também é rara e fica em cerca de 2,4%, podendo ocorrer de modo espontâneo.[102-105]

No comprometimento poliostótico, em cerca de 90% dos pacientes, há tendência à distribuição segmentar. É frequente o comprometimento de fêmur, tíbia, fíbula, alguns dos ossos do pé e uma parte dos ossos da bacia de um mesmo lado do corpo. Essa distribuição segmentar é uma característica da displasia fibrosa. Em geral, as lesões progridem durante o desenvolvimento do esqueleto e se transformam em quiescente após a maturidade **(FIG. 29.61)**.

Diagnóstico por imagem

Radiografia

Apresentam-se como lesões radiolúcidas intramedulares, com aspecto "nebuloso", descrito classicamente como aspecto de "vidro fosco". O aspecto pode ser radiotransparente com a presença de vários cistos intramedulares. As lesões com maior grau de ossificação aparecem mais escleróticas e densas. Em geral, há perda da bem definida distinção entre cortical óssea e canal medular **(FIG. 29.62)**.

As áreas alteradas são bem definidas e, às vezes, circundadas por uma zona de esclerose reacional conhecida como "sinal do anel". Pode haver erosão endosteal que provoca adelgaçamento e irregularidade do córtex. O aspecto radiográfico muitas vezes lembra um osso diafisário sem limites entre cortical e canal medular, dando a imagem de um osso maciço. É raro a lesão sofrer abaulamento e expandir o osso.[106]

Os ossos acometidos apresentam um "enfraquecimento", o que ocasiona encurvamento e deformidade, em especial nos ossos de carga. A região proximal do fêmur em "cajado de pastor" é comum nos pacientes com comprometimento da região proximal do fêmur **(FIGS. 29.63 e 29.64)**.

Diagnóstico diferencial

Destacam-se pela importância os seguintes diagnósticos diferenciais:

- **Encondroma.** Sobretudo quando a displasia fibrosa apresenta componente cartilaginoso secundariamente calcificado.

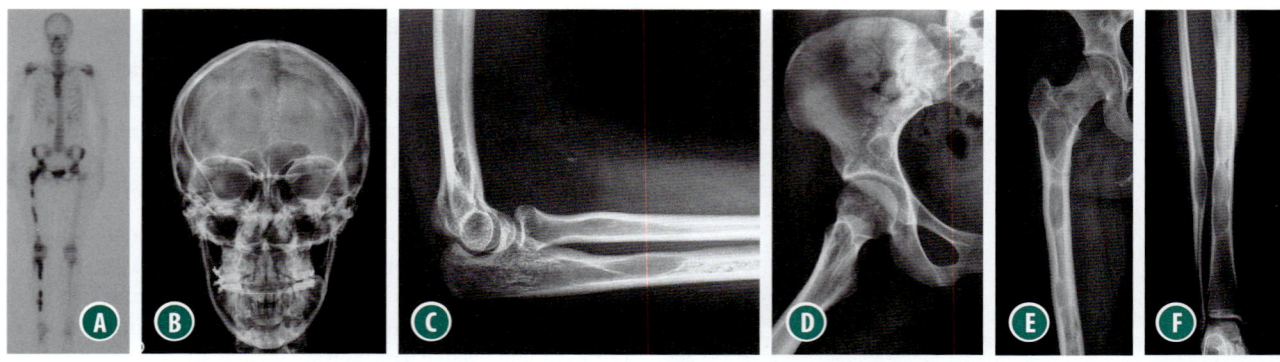

FIGURA 29.61 → Comprometimento de um único lado do corpo com vários ossos acometidos pela displasia fibrosa.
🅐 Mapeamento do esqueleto com alteração da concentração nos ossos do lado direito do esqueleto.
🅑 Crânio com leve comprometimento.
🅒 Ulna alterada pela displasia em toda área estudada na radiografia.
🅓 Bacia e quadril com múltiplas lesões fibrosas.
🅔 Parte proximal do fêmur comprometida.
🅕 Tíbia e fíbula com várias áreas displásicas.

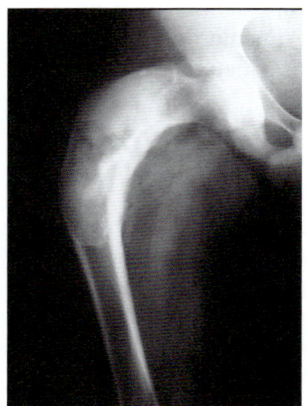

FIGURA 29.62 → Displasia fibrosa de fêmur proximal com aspecto típico.

- **Encondromatose.** Principalmente pelo fato de a doença de Ollier também apresentar a preferência por um dimidio do corpo, em especial o membro inferior.
- **Fibroma desmoide.** De aspecto semelhante nos exames de imagem, com diferencial somente pela biópsia.
- **Displasia osteofibrosa.** Quando se localiza na tíbia.
- **Adamantinoma.** Da mesma maneira que a displasia osteofibrosa, a localização na tíbia pode dificultar o diagnóstico diferencial com a displasia fibrosa.
- **Cisto ósseo solitário.** Principalmente quando se localiza em ossos longos, na região diafisária.
- **Neurofibromatose.** Especialmente quando, nas crianças, se localiza na tíbia, com evolução frequente para pseudartrose, algumas vezes, congênita.

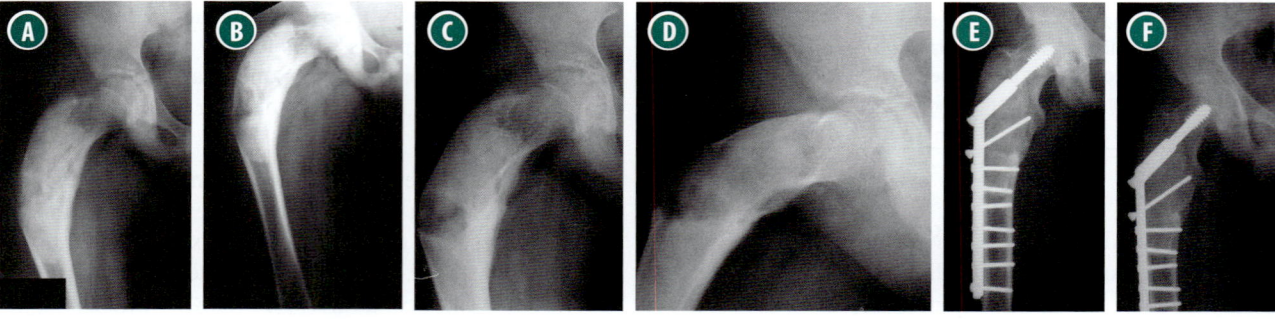

FIGURA 29.63 → Displasia fibrosa do fêmur, com o aspecto típico e com o encurvamento secundário à carga, e evolução para fratura.
🅐 Aspecto ao diagnóstico.
🅑 e 🅒 Evolução com encurvamento e sobrecarga medial com absorção óssea lateral.
🅓 Evidencia-se o estágio pré-fratura em que já havia reabsorção óssea importante na região do grande trocânter e sobrecarga importante na região medial do fêmur.
🅔 O paciente foi submetido a osteotomia valgizante e fixação com placa e pino-parafuso, evoluindo com consolidação.
🅕 Radiografia com 10 anos de pós-operatório.

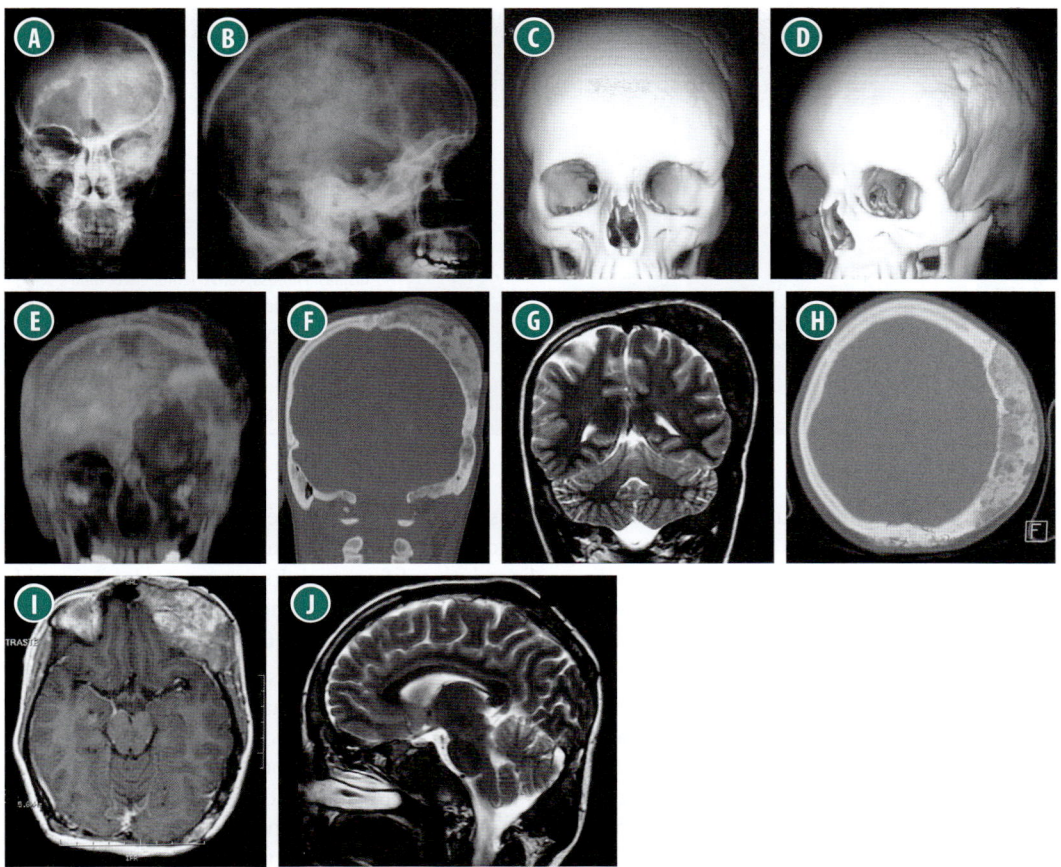

FIGURA 29.64 → Displasia fibrosa da calota craniana com evidência do importante comprometimento dos ossos.

A e **B** Radiografias de frente e perfil do crânio mostrando o comprometimento, sobretudo à esquerda, com importante assimetria.

C e **D** Reconstrução tridimensional com TC; nota-se o aumento de volume da região parieto-occipital direita.

E - **J** TC e RM com imagens em vários planos, nas quais evidencia-se o comprometimento dos ossos da calota, assim como da base do crânio. Observa-se que não há comprometimento do cérebro.

Tratamento

As lesões monostóticas da displasia fibrosa são, em sua maioria, assintomáticas e não necessitam de tratamento. As indicações cirúrgicas são: 1) deformidade grave ou progressiva de um membro; 2) pseudartrose após fratura; 3) fraturas nos ossos longos em adultos e 4) dor persistente. Deve-se procurar retardar o tratamento dos pacientes, pois os resultados das cirurgias em indivíduos adultos são melhores do que em crianças, quando existe grande chance de recorrência do processo.

Quando o tratamento cirúrgico é necessário nas lesões monostóticas, o autoenxerto, associado ou não a uma técnica de osteossíntese, é o método de escolha **(FIG. 29.65)**.

A lesão costuma evoluir para cura, com reestruturação e, dependendo da idade, remodelação do osso para sua forma anatômica. A consolidação é mais lenta do que no osso normal, mas, se houver boa síntese e preenchimento da área de onde o tumor foi removido com quantidade adequada de enxerto, o resultado satisfatório é o esperado.

A utilização de homoenxerto de banco, nesses casos, devido à grande quantidade que pode ser disponibilizada e à lenta reabsorção que ocorre, permite a restituição da integridade do osso e a cura da lesão. A utilização de substitutos do osso pode ser indicada na falta do autoenxerto ou do homoenxerto. No entanto, não é indicada a utilização desses substitutos devido ao maior risco de complicações, como a não integração e a rejeição do material, seguida ou não de infecção.

Ossificação heterotópica (miosite ossificante)

Processo não neoplásico que, às vezes, é relacionado ao traumatismo. Caracteriza-se pela proliferação de tecido fibroso e pela formação de grandes quantidades de osso neoformado. Pode haver também a presença de cartilagem. A lesão pode aparecer na superfície externa de um osso ou se desenvolver nos tecidos moles, distantes da superfície perióstica.[77,107]

O termo "miosite ossificante", embora seja muito utilizado, é inadequado, pois o músculo nem sempre está

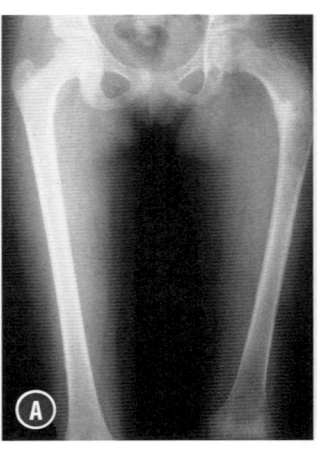
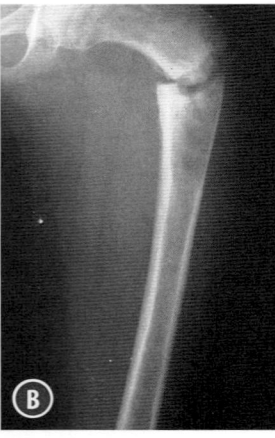
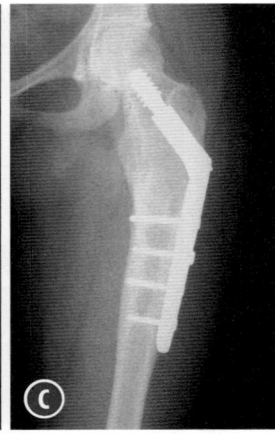

FIGURA 29.65 → Displasia fibrosa tratada por curetagem da lesão e osteossíntese.
Ⓐ Aspecto radiográfico característico da displasia fibrosa, com o fêmur encurvado e sem limites definidos entre cortical e medular.
Ⓑ A lesão evoluiu para fratura, e o tratamento foi a osteossíntese sem necessidade da utilização de enxerto.
Ⓒ Consolidação da lesão.

comprometido, e o processo não apresenta natureza inflamatória. Existem duas formas distintas:

• **Miosite ossificante progressiva.** Forma congênita, hereditária e fatal.

• **Miosite ossificante circunscrita ou localizada.** Subdividida de acordo com a presença ou ausência de trauma:

   • A – Pós-traumática (60-75%).

   • B – Sem história de trauma (25-40%).

      1. Associada a doenças sistêmicas (paraplegia, tétano, coma, etc.).

      2. Idiopática: "tumor ósseo pseudo-maligno dos tecidos moles". Apesar da presença de um fino halo de osso bem diferenciado na periferia, não cessa o crescimento e pode evoluir para transformação maligna.

Características clínicas

A queixa mais comum é dor e inchaço localizado, o qual tem frequente associação com limitação do movimento da articulação vizinha. A história de trauma deve ser pesquisada, mas nem sempre o paciente associa o trauma verdadeiro ao aparecimento da lesão, podendo hipervalorizar o trauma ou subestimá-lo.

Diagnóstico por imagem

Poucas semanas depois do aparecimento da queixa dolorosa, uma massa firme, mas depressível, pode ser palpada nos tecidos moles, e as radiografias podem ser negativas nessa ocasião. É possível a lesão não apresentar nenhum sinal de calcificação.

Somente depois de cerca de quatro semanas é que começa a aparecer uma reação periosteal no osso adjacente à lesão. A partir da quinta ou sexta semana, é que aparece a imagem característica de calcificação. A massa óssea torna-se latente, podendo regredir um pouco ou tornar-se aderida ao osso adjacente (periostoma pós-traumático ou

periostite ossificante). Às vezes, é possível identificar uma zona de radiotransparência entre a lesão e o osso, o que auxilia no diagnóstico diferencial. Esse aspecto de não envolvimento do osso é de extrema importância no diagnóstico diferencial com o osteossarcoma (**FIG. 29.66**).

A imagem nos estágios finais da ossificação heterotópica, que aparece nas fases de maturação, é de uma lesão arredondada, com o centro radiotransparente e periferia densamente calcificada, com aspecto ósseo. A lesão pode estar localizada a certa distância do osso. A TC é de extrema valia no diagnóstico, pois mostra o não envolvimento do córtex ósseo, assim como a periferia mais calcificada em relação ao centro da massa (**FIG. 29.67**).

Anatomopatologia

O tecido patológico pode ser muito celular. Quando a lesão afeta a superfície externa de um osso, a distinção radiográfica e histológica com o osteossarcoma justacortical pode ser difícil. Nos tecidos moles, também pode ser difícil o diagnóstico diferencial com os sarcomas dos tecidos moles.

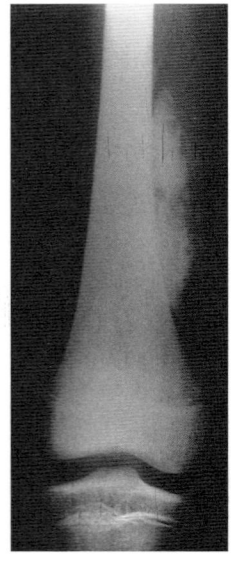

FIGURA 29.66 → Miosite ossificante em sua fase inicial na região medial da coxa, junto ao fêmur.

Tratamento

O tratamento costuma ser conservador, desde que os diagnósticos diferenciais tenham sido afastados em definitivo. A cirurgia realizada na tentativa de ressecção das massas de ossificação heterotópica gera, na maioria das vezes, maior agressão aos tecidos e consequentes novas áreas de ossificação. Devido a isso, recomenda-se o tratamento conservador para a ossificação heterotópica. As lesões que estejam realmente ocasionando limitações articulares, bursites ou compressões de feixes vasculonervosos devem ser ressecadas, mas somente após um período de 12 a 18 meses do término da fase de atividade da lesão.[82]

Tumor marrom do hiperparatireoidismo

Lesão não neoplásica, circunscrita, caracterizada pela presença de grande número de osteoclastos, cuja organização frequente ocorre em grupos; são separados por um tecido fibroso muito vascularizado com áreas de neoformação óssea e formação de osteoide. O osso ao redor da lesão costuma mostrar evidência de reabsorção osteoclástica aumentada. Áreas de hemorragias recente e antiga estão presentes.

> **ATENÇÃO! O tumor marrom do hiperparatireoidismo se manifesta por lesões císticas, encontradas nos ossos tubulares, na mandíbula e no maxilar.**

O hiperparatireoidismo primário é causado pelo excesso de produção do hormônio paratireóideo, o que se dá, em geral, devido a adenomas de paratireoide, hiperplasia primária difusa da paratireoide ou carcinoma secretante de hormônio paratireóideo.

As alterações produzidas no esqueleto são causadas pelo excesso de hormônio paratireóideo. Há aumento difuso da reabsorção óssea associado com hipercalcemia e hipofosfatemia. O excesso de perda óssea é, em parte, compensado pela neoformação de osteoide e osso, o que eleva os níveis de fosfatase alcalina.

Diagnóstico por imagem

O tumor marrom caracteriza-se por lesão radiotransparente, com margens pouco definidas, que frequentemente expande a cortical e é circundado por uma fina camada de osso formado a partir do periósteo. A lesão com características císticas pode ser trabeculada, apresentando aspecto multiloculado. A lesão envolve, com predominância, as regiões diafisárias dos ossos longos, atingindo suas extremidades somente em fases avançadas.

Há sinais que costumam acompanhar as lesões do tumor marrom e que auxiliam na conclusão diagnóstica:

- Presença de múltiplas áreas císticas em outros ossos.
- Osteopenia generalizada.
- Reabsorção óssea periosteal, especialmente nas falanges distais e na extremidade lateral das clavículas.

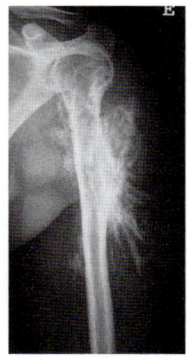
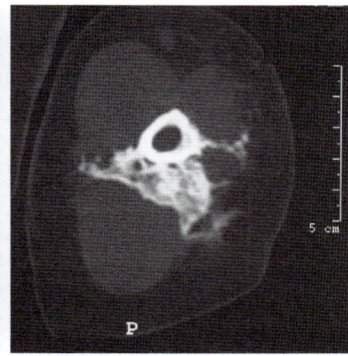

FIGURA 29.67 → Miosite ossificante. Evidencia-se na TC a separação entre miosite e osso.

- Desaparecimento da lâmina dura dos dentes.
- Aparecimento de áreas radiotransparentes, granulares no crânio.

Tratamento e prognóstico

O tratamento deve iniciar com a remoção das paratireoides que estão produzindo o hormônio. Além disso, o controle hormonal e o metabólico devem ser realizados antes de abordar as lesões ósseas.

O tratamento ortopédico consiste em proteger os ossos para que não haja evolução para fraturas. Às vezes, há necessidade de fixação intramedular com o objetivo de dar sustentação ao paciente, sobretudo em casos graves nos quais o comprometimento é múltiplo, com vários ossos longos comprometidos.

Não se deve abordar as lesões tentando sua remoção, seja por curetagem ou por ressecções com margens mais amplas. Se houver controle do tumor primário da paratireoide, o paciente evolui sistematicamente para a regeneração dos ossos e a restituição de todo o arcabouço ósseo. Se não houver fraturas, o indivíduo evolui para a normalidade em alguns meses após o controle da secreção do hormônio da paratireoide.

O prognóstico depende do controle do tumor primário. Há casos de neoplasias malignas da paratireoide que evoluem com metástases e óbito do paciente. Os portadores de adenomas evoluem em poucos meses para o controle total do hiperparatireoidismo.

Referências

1. Edeiken J, DePalma AF, Hodes PJ. Osteoid osteoma. (Roentgenographic emphasis). Clin Orthop Relat Res. 1966; (49):201-6.

2. Cohen MD, Harrington TM, Ginsburg WW. Osteoid osteoma: 95 cases and a review of the literature. Semin Arthritis Rheum. 1983;12(3):265-81.

3. Norman A, Abdelwahab IF, Buyon J, Matzkin E. Osteoid osteoma of the hip stimulating an early onset of osteoarthritis. Radiology. 1986;158(2):417-20.

4. Schulman L, Dorfman HD. Nerve fibers in osteoid osteoma. J Bone Joint Surg Am. 1970;52(7):1351-6.

5. Sherman MS, McFarland G Jr. Mechanism of pain in osteoid osteomas. South Med J. 1965;58:163-6.

6. Gamba JL, Martinez S, Apple J, Harrelson JM, Nunley JA. Computed tomography of axial skeletal osteoid osteomas. AJR Am J Roentgenol. 1984;142(4):769-72.

7. Sans N, Galy-Fourcade D, Assoun J, Jarlaud T, Chiavassa H, Bonnevialle P, et al. Osteoid osteoma: CT-guided percutaneous resection and follow-up in 38 patients. Radiology. 1999;212(3):687-92.

8. Assoun J, Richardi G, Railhac JJ, Baunin C, Fajadet P, Giron J, et al. Osteoid osteoma: MR imaging versus CT. Radiology. 1994;191(1):217-23.

9. Assoun J, Railhac JJ, Bonnevialle P, Poey C, Salles de GJ, Baunin C, et al. Osteoid osteoma: percutaneous resection with CT guidance. Radiology. 1993;188(2):541-7.

10. Poey C, Clement JL, Baunin C, Assoun J, Puget-Mechinaud C, Giron J, et al. Percutaneous extraction of an osteoid osteoma of the lumbar spine under CT guidance. J Comput Assist Tomogr. 1991;15(6):1056-8.

11. Lisbona R, Rosenthall L. Role of radionuclide imaging in osteoid osteoma. AJR Am J Roentgenol. 1979;132(1):77-80.

12. Greenspan A, Steiner G, Knutzon R. Bone island (enostosis): clinical significance and radiologic and pathologic correlations. Skeletal Radiol. 1991;20(2):85-90.

13. Greenspan A. Bone island (enostosis): current concept: a review. Skeletal Radiol. 1995;24(2):111-5.

14. Greenspan A, Stadalnik RC. Bone island: scintigraphic findings and their clinical application. Can Assoc Radiol J. 1995;46(5):368-79.

15. De Souza DL, Frost HM. Osteoid osteoma: osteoblastoma. Cancer. 1974;33(4):1075-81.

16. Moberg E. The natural course of osteoid osteoma. J Bone Joint Surg Am. 1951;33(1):166-70.

17. Muscolo DL, Velan O, Pineda AG, Ayerza MA, Calabrese ME, Santini AE. Osteoid osteoma of the hip. Percutaneous resection guided by computed tomography. Clin Orthop Relat Res. 1995;(310):170-5.

18. Ward WG, Eckardt JJ, Shayestehfar S, Mirra J, Grogan T, Oppenheim W. Osteoid osteoma diagnosis and management with low morbidity. Clin Orthop Relat Res. 1993;(291):229-35.

19. Dahlin DC, Johnson EW Jr. Giant osteoid osteoma. J Bone Joint Surg Am. 1954;36-A(3):559-72.

20. Marsh BW, Bonfiglio M, Brady LP, Enneking WF. Benign osteoblastoma: range of manifestations. J Bone Joint Surg Am. 1975;57(1):1-9.

21. Fechner RE, Mills SE. Tumors of the bones and joints: atlas of tumor pathology. Washington: Armed Forces Institute of Pathology; 1993.

22. Levine E, De Smet AA, Neff JR. Role of radiologic imaging in management planning of giant cell tumor of bone. Skeletal Radiol. 1984;12(2):79-89.

23. Hudson TM, Schiebler M, Springfield DS, Enneking WF, Hawkins IF Jr, Spanier SS. Radiology of giant cell tumors of bone: computed tomography, arthro-tomography, and scintigraphy. Skeletal Radiol. 1984;11(2):85-95.

24. Prando A, deSantos LA, Wallace S, Murray JA. Angiography in giant-cell bone tumors. Radiology. 1979;130(2):323-31.

25. Kaplan PA, Murphey M, Greenway G, Resnick D, Sartoris DJ, Harms S. Fluid-fluid levels in giant cell tumors of bone: report of two cases. J Comput Tomogr. 1987;11(2):151-5.

26. Resnik CS, Steffe JW, Wang SE. Case report 353: Giant cell tumor of distal end of the femur, containing a fluid level as demonstrated by computed tomography. Skeletal Radiol. 1986;15(2):175-7.

27. Brady TJ, Gebhardt MC, Pykett IL, Buonanno FS, Newhouse JH, Burt CT, et al. NMR imaging of forearms in healthy volunteers and patients with giant-cell tumor of bone. Radiology. 1982;144(3):549-52.

28. Herman SD, Mesgarzadeh M, Bonakdarpour A, Dalinka MK. The role of magnetic resonance imaging in giant cell tumor of bone. Skeletal Radiol. 1987;16(8):635-43.

29. Aoki J, Moriya K, Yamashita K, Fujioka F, Ishii K, Karakida O, et al. Giant cell tumors of bone containing large amounts of hemosiderin: MR-pathologic correlation. J Comput Assist Tomogr. 1991;15(6):1024-7.

30. Aoki J, Tanikawa H, Ishii K, Seo GS, Karakida O, Sone S, et al. MR findings indicative of hemosiderin in giant-cell tumor of bone: frequency, cause, and diagnostic significance. AJR Am J Roentgenol. 1996;166(1):145-8.

31. Campanacci M. Giant cell tumor: bone and soft tissue tumors. Wien: Springer; 1990. p. 117-51.

32. Bertheussen KJ, Holck S, Schiodt T. Giant cell lesion of bone of the hand with particular emphasis on giant cell reparative granuloma. J Hand Surg Am. 1983;8(1):46-9.

33. Oda Y, Tsuneyoshi M, Shinohara N. Solid variant of aneurysmal bone cyst (extragnathic giant cell reparative granuloma) in the axial skeleton and long bones. A study of its morphologic spectrum and distinction from allied giant cell lesions. Cancer. 1992;70(11):2642-9.

34. Matsuno T. Benign fibrous histiocytoma involving the ends of long bone. Skeletal Radiol. 1990;19(8):561-6.

35. Manaster BJ, Doyle AJ. Giant cell tumors of bone. Radiol Clin North Am. 1993;31(2):299-323.

36. Chakravarti A, Spiro IJ, Hug EB, Mankin HJ, Efird JT, Suit HD. Megavoltage radiation therapy for axial and inoperable giant-cell tumor of bone. J Bone Joint Surg Am. 1999; 81(11):1566-73.

37. Wunder JS, Gokgoz N, Parkes R, Bull SB, Eskandarian S, Davis AM, et al. TP53 mutations and outcome in osteosarcoma: a prospective, multicenter study. J Clin Oncol. 2005;23(7):1483-90.

38. Miller G, Bettelli G, Fabri N. Joint Study European Musculoskeletal Oncology Society and US Musculoskeletal Tumor Society on curettage of giant cell tumor of bone. Bologna: Cappelli; 1990. p. 203-13.

39. Jesus-Garcia R, Wajchenberg M, Justino MAF, Korukian M, Ishihara HY, Ponte FM. Tumor de células gigantes: análise da invasão articular, fratura patológica, recidiva local e metástase para o pulmão. Rev Bras Ortop. 1997;32(11):849-56.

40. Kocher MS, Gebhardt MC, Mankin HJ. Reconstruction of the distal aspect of the radius with use of an osteoarticular allograft after excision of a skeletal tumor. J Bone Joint Surg Am. 1998;80(3):407-19.

41. Kumta SM, Leung PC, Yip K, Hung LK, Panozzo A, Kew J. Vascularized bone grafts in the treatment of juxta-articular giant-cell tumors of the bone. J Reconstr Microsurg. 1998;14(3):185-90.

42. Malawer MM, Bickels J, Meller I, Buch RG, Henshaw RM, Kollender Y. Cryosurgery in the treatment of giant cell tumor. A long-term followup study. Clin Orthop Relat Res. 1999;(359):176-88.

43. Lewis JJ, Healey JH, Huvos AG, Burt M. Benign giant-cell tumor of bone with metastasis to mediastinal lymph nodes. A case report of resection facilitated with use of steroids. J Bone Joint Surg Am. 1996;78(1):106-10.

44. Broder HM. Possible precursor of unicameral bone cysts. J Bone Joint Surg Am. 1968;50(3):503-7.

45. Cohen J. Etiology of simple bone cyst. J Bone Joint Surg Am. 1970;52(7):1493-7.

46. Cohen J. Simple bone cysts. Simple bone cysts. Studies of cyst fluid in six cases with a theory of pathogenesis. J Bone Joint Surg Am. 1960;42-A:609-16.

47. Weisel A, Hecht HL. Development of a unicameral bone cyst. Case report. J Bone Joint Surg Am. 1980;62(4):664-6.

48. Morton KS. The pathogenesis of unicameral bone cyst. Can J Surg. 1964;55:140-50.

49. McGlynn FJ, Mickelson MR, El-Khoury GY. The fallen fragment sign in unicameral bone cyst. Clin Orthop Relat Res. 1981;(156):157-9.

50. Struhl S, Edelson C, Pritzker H, Seimon LP, Dorfman HD. Solitary (unicameral) bone cyst. The fallen fragment sign revisited. Skeletal Radiol. 1989;18(4):261-5.

51. Conway WF, Hayes CW. General case of the day. Giant osteoarthritic subchondral cyst with a pathologic fracture. Radiographics. 1988;8(4):818-22.

52. Conway WF, Hayes CW. Miscellaneous lesions of bone. Radiol Clin North Am. 1993;31(2):339-58.

53. Milgram JW. Intraosseous lipomas with reactive ossification in the proximal femur. Report of eight cases. Skeletal Radiol. 1981;7(1):1-13.

54. Milgram JW. Intraosseous lipomas. A clinicopathologic study of 66 cases. Clin Orthop Relat Res. 1988;(231):277-302.

55. Norman-Taylor FH, Hashemi-Nejad A, Gillingham BL, Stevens D, Cole WG. Risk of refracture through unicameral bone cysts of the proximal femur. J Pediatr Orthop. 2002r;22(2):249-54.

56. Roposch A, Saraph V, Linhart WE. Treatment of femoral neck and trochanteric simple bone cysts. Arch Orthop Trauma Surg. 2004;124(7):437-42.

57. Scaglietti O, Marchetti PG, Bartolozzi P. Topical effect of corticosteroids in microcrystals in various diseases of the skeleton. Arch Putti Chir Organi Mov. 1976;27:9-31.

58. Zampa V, Bargellini I, Michelassi MC, Trippi D, Ortori S, Cosottini M, et al. MR evaluation of bone cysts treated with intracavital steroid injection. Eur Radiol. 2003;13(6):1348-56.

59. Chuo CY, Fu YC, Chien SH, Lin GT, Wang GJ. Management strategy for unicameral bone cyst. Kaohsiung J Med Sci. 2003;19(6):289-95.

60. Korukian M, Jesus-Garcia R, Ishihara HY, Ponte FM, Tsantarlis PK. Tratamento conservador do cisto ósseo solitário do úmero. Rev Bras Ortop. 1995;30(11):831-8.

61. Docquier PL, Delloye C. Autologous bone marrow injection in the management of simple bone cysts in children. Acta Orthop Belg. 2004;70(3):204-13.

62. Docquier PL, Delloye C. Treatment of simple bone cysts with aspiration and a single bone marrow injection. J Pediatr Orthop. 2003;23(6):766-73.

63. Delloye C, Docquier PL, Cornu O, Poilvache P, Peters M, Woitrin B, et al. Simple bone cysts treated with aspiration and a single bone marrow injection. A preliminary report. Int Orthop. 1998;22(2):134-8.

64. Rougraff BT, Kling TJ. Treatment of active unicameral bone cysts with percutaneous injection of demineralized bone matrix and autogenous bone marrow. J Bone Joint Surg Am. 2002;84-A(6):921-9.

65. Arazi M, Senaran H, Memik R, Kapicioglu S. Minimally invasive treatment of simple bone cysts with percutaneous autogenous bone marrow injection. Orthopedics. 2005;28(2):108-12.

66. Mackenzie DB. Treatment of solitary bone cysts by diaphysectomy and bone grafting. S Afr Med J. 1980;58(4):154-8.

67. Kuboyama K, Shido T, Harada A, Yokoe S. Therapy of solitary unicameral bone cyst with percutaneous trepanation. Rinsho Seikei Geka. 1981;16:288-93.

68. Knorr P, Schmittenbecher PP, Dietz HG. Elastic stable intramedullary nailing for the treatment of complicated juvenile bone cysts of the humerus. Eur J Pediatr Surg. 2003;13(1):44-9.

69. Knorr P, Schmittenbecher PP, Dietz HG. Treatment of pathological fractures of long tubular bones in childhood using elastic stable intramedullary nailing. Unfallchirurg. 1996;99(6):410-4.

70. Peltier LF, Jones RH. Treatment of unicameral bone cysts by curettage and packing with plaster-of-Paris pellets. 1978. Clin Orthop Relat Res. 2004;(422):145-7.

71. Hudson TM. Fluid levels in aneurysmal bone cysts: a CT feature. AJR Am J Roentgenol. 1984;142(5):1001-4.

72. Hudson TM, Hamlin DJ, Fitzsimmons JR. Magnetic resonance imaging of fluid levels in an aneurysmal bone cyst and in anticoagulated human blood. Skeletal Radiol. 1985;13(4):267-70.

73. Makhija MC. Bone scanning in aneurysmal bone cyst. Clin Nucl Med. 1981;6(10):500-1.

74. Hudson TM. Scintigraphy of aneurysmal bone cysts. AJR Am J Roentgenol. 1984;142(4):761-5.

75. Marcove RC, Sheth DS, Takemoto S, Healey JH. The treatment of aneurysmal bone cyst. Clin Orthop Relat Res. 1995;(311):157-63.

76. Ritschl P, Karnel F, Hajek P. Fibrous metaphyseal defects: determination of their origin and natural history using a radiomorphological study. Skeletal Radiol. 1988;17(1):8-15.

77. Dahlin DC, Unni KK. Osteosarcoma of bone and its important recognizable varieties. Am J Surg Pathol. 1977;1(1):61-72.

78. Albinana J, Gonzalez-Moran G, Morcuende JA. Femoral head avascular necrosis associated with metaphyseal aneurysmal bone cyst. J Pediatr Orthop B. 1995;4(1):110-3.

79. Farsetti P, Tudisco C, Rosa M, Pentimalli G, Ippolito E. Aneurysmal bone cyst. Long-term follow-up of 20 cases. Arch Orthop Trauma Surg. 1990;109(4):221-3.

80. Crabbe WA. Intra-osseous ganglia of bone. Br J Surg. 1966; 53(1):15-7.

81. Feldman F, Johnston AD. Ganglia of bone: theories, manifestations, and presentations. CRC Crit Rev Clin Radiol Nucl Med. 1973;4(3):303-32.

82. Caffey J. On fibrous defects in cortical walls of growing tubular bones: their radiologic appearance, structure, prevalence, natural course, and diagnostic significance. Adv Pediatr. 1955;7:13-51.

83. Hudson TM, Stiles RG, Monson DK. Fibrous lesions of bone. Radiol Clin North Am. 1993;31(2):279-97.

84. Cunningham JB, Ckerman LV. Metaphyseal fibrous defects. J Bone Joint Surg Am. 1956;38-A(4):797-808.

85. Dunham WK, Marcus NW, Enneking WF, Haun C. Developmental defects of the distal femoral metaphysis. J Bone Joint Surg Am. 1980;62(5):801-6.

86. Kumar R, Swischuk LE, Madewell JE. Benign cortical defect: site for an avulsion fracture. Skeletal Radiol. 1986;15(7):553-5.

87. Moser RP Jr, Sweet DE, Haseman DB, Madewell JE. Multiple skeletal fibroxanthomas: radiologic-pathologic correlation of 72 cases. Skeletal Radiol. 1987;16(5):353-9.

88. Cline MJ. Microbicidal activity of human eosinophils. J Reticuloendothel Soc. 1972;12(3):332-9.

89. Wester SM, Beabout JW, Unni KK, Dahlin DC. Langerhans' cell granulomatosis (histiocytosis X) of bone in adults. Am J Surg Pathol. 1982;6(5):413-26.

90. Bokkerink JP, de Vaan GA. Histiocytosis x. Eur J Pediatr. 1980; 135(2):129-46.

91. Favara BE, McCarthy RC, Mierau GW. Histiocytosis X. Hum Pathol. 1983;14(8):663-76.

92. Lieberman PH, Jones CR, Steinman RM, Erlandson RA, Smith J, Gee T, et al. Langerhans cell (eosinophilic) granulomatosis. A clinicopathologic study encompassing 50 years. Am J Surg Pathol. 1996;20(5):519-52.

93. Lieberman PH, Jones CR, Filippa DA. Langerhans cell (eosinophilic) granulomatosis. J Invest Dermatol. 1980;75(1):71-2.

94. Lieberman PH, Jones CR, Dargeon HW, Begg CF. A reappraisal of eosinophilic granuloma of bone, Hand-Schuller-Christian syndrome and Letterer-Siwe syndrome. Medicine. 1969;48(5):375-400.

95. Meyer JS, Harty MP, Mahboubi S, Heyman S, Zimmerman RA, Womer RB, et al. Langerhans cell histiocytosis: presentation and evolution of radiologic findings with clinical correlation. Radiographics 1995;15(5):1135-46.

96. Mirra JM, Gold RH, Rand F. Disseminated nonossifying fibromas in association with cafe-au-lait spots (Jaffe-Campanacci syndrome). Clin Orthop Relat Res. 1982;(168): 192-205.

97. Compere EL, Johnson WE, Coventry MB. Vertebra plana (calv'e's disease) due to eosinophilic granuloma. J Bone Joint Surg Am. 1963;45:1322.

98. Mirra JM, Gold RH, Marafiote R. Malignant (fibrous) histiocytoma arising in association with a bone infarct in sicle-cell disease: coincidence or cause-and-effect? Cancer. 1977;39(1):186-94.

99. Harris WH, Dudley HR Jr, Barry RJ. The natural history of fibrous dysplasia. An orthopaedic, pathological, and roentgenographic study. J Bone Joint Surg Am. 1962;44-A:207-33.

100. Christian H. Defects in membranous bone, exophtalmos and diabetes insipidus. Med Clin North Am. 1920;3:849.

101. Gober GA, Nicholas RW. Case report 800: Skeletal fibrous dysplasia associated with intramuscular myxoma (Mazabraud's syndrome). Skeletal Radiol. 1993;22(6):452-5.

102. Rodenberg J, Jensen OM, Keller J, Nielsen OS, Bunger C, Jurik AG. Fibrous dysplasia of the spine, costae and hemipelvis with sarcomatous transformation. Skeletal Radiol. 1996;25(7):682-4.

103. Ruggieri P, Sim FH, Bond JR, Unni KK. Malignancies in fibrous dysplasia. Cancer. 1994;73(5):1411-24.

104. Schwartz DT, Alpert M. The malignant transformation of fibrous dysplasia. Am J Med Sci. 1964;247:1-20.

105. Yabut SM Jr, Kenan S, Sissons HA, Lewis MM. Malignant transformation of fibrous dysplasia. A case report and review of the literature. Clin Orthop Relat Res. 1988;(228):281-9.

106. Dorfman HD, Ishida T, Tsuneyoshi M. Exophytic variant of fibrous dysplasia (fibrous dysplasia protuberans). Hum Pathol. 1994;25(11):1234-7.

107. Jesus-Garcia R, Laredo Filho L, Domingues IJBL, Fuzike MK, Belmonte LM. Ossificação heterotópica: estudo de 25 casos e considerações sobre a dificuldade diagnóstica. Rev Bras Ortop. 1990;25(4):110-8.

30
Tumores ósseos malignos e lesões metastáticas

Alexandre David

Felipe C. Birriel

Luiz Alimena

Mesmo não sendo patologias comuns, os tumores ósseos e as lesões pseudotumorais não são raras. O ortopedista deve desconfiar, saber reconhecer e conduzir da maneira correta esse tipo de lesão. Muitas lesões não são verdadeiros tumores, mas hamartomas ou displasias, porém, a Organização Mundial da Saúde (OMS) assim as enquadra por apresentarem comportamentos e evoluções semelhantes.

Sendo muitas dessas lesões de tendência evolutiva e algumas de evolução letal, é de fundamental importância a postura médica ao deparar-se com a patologia, principalmente se o profissional não está habituado a tratá-las. Inúmeros casos têm evolução desfavorável devido às condições sociais, econômicas e culturais próprias do Brasil; contudo, há casos que evoluem mal em função de uma conduta médica inicial inadequada. A demora na realização de uma biópsia óssea pode ser prejudicial, mas uma biópsia mal realizada é pior ainda, podendo indicar uma amputação em um paciente que poderia se beneficiar de uma cirurgia preservadora de membros.

O diagnóstico precoce, assim como em outros tipos de neoplasias, é a chave para um bom resultado de tratamento. No passado, a possibilidade de cura local era obtida mediante amputações ou desarticulações. Contudo, 80% dos pacientes com tumores ósseos primários malignos acabavam falecendo da doença em função de micrometástases circulantes. Nos últimos 30 anos, em função dos protocolos de quimioterapia que podem aniquilar as células tumorais circulantes e as do foco primário, os índices de cura subiram, variando entre 50 e 70%. A atuação da quimioterapia associada aos métodos de imagem mais precisos, como a ressonância magnética (RM) e a tomografia computadorizada (TC), permitiu a realização de cirurgias preservadoras de membros, cada vez com maior frequência. houve benefício até mesmo com os tumores não sensíveis à quimioterapia, pois fomentaram a experiência crescente dos cirurgiões, no sentido da preservação de segmentos.

Tumores ósseos representam menos de 1% de todos os tumores diagnosticados. Nos Estados Unidos, as estatísticas apontam para cerca de 10 casos novos de tumores ósseos primários malignos por ano a cada milhão de habitantes. Entre eles, o mieloma é o mais frequente, seguido por osteossarcoma, condrossarcoma e sarcoma de Ewing. Contudo, se forem considerados todos os tumores ósseos malignos, os secundários ou metastáticos são os mais frequentes, sobretudo os oriundos de mama, próstata, pulmão, rim e tireoide. Nesses locais citados, o conceito de cura pela atuação ortopédica evidentemente não se aplica, devendo o ortopedista preocupar-se mais com as reconstruções do esqueleto, mormente com métodos que se mantenham durante a sobrevida do paciente.

Entre os tumores benignos, os mais frequentes são fibroma não ossificante, osteocondroma, condroma, tumor de células gigantes e osteoma osteoide.

Nas lesões pseudotumorais, o cisto ósseo simples, o granuloma eosinofílico e o cisto ósseo aneurismático são os que mais ocorrem. Nos dois últimos grupos em que a curetagem simples da lesão levava a um índice muito elevado de recidiva (cerca de 40%), a terapia local adjuvante reduziu essa taxa a menos de 10%.

DIAGNÓSTICO

Diagnóstico clínico

Geralmente, o diagnóstico de tumor ósseo não é difícil. Porém, deve-se ter em mente que lesões metabólicas e infecciosas podem ter um comportamento que mimetize um tumor ósseo, e isso precisa ser considerado pelo ortopedista que primeiro atenda o paciente.

Os tumores benignos costumam acometer indivíduos nas três primeiras décadas da vida ou aparecem como achado radiológico de uma lesão antiga. Sua tendência, em regra, é para a involução (FIG. 30.1).

Os tumores malignos acometem qualquer idade, ainda que cada tipo prefira uma determinada faixa etária (FIG. 30.2). Sua tendência é evolutiva e tem a capacidade de emitir metástases.

Qualquer dor, atraumática ou não, que não ceda aos métodos convencionais de tratamento, como repouso e anti-inflamatório, deve ser considerada como possibilidade de tumor ósseo. O trauma, em geral, é referido como fator causal em 30% dos casos, mas sabe-se que esse fator é somente "descobridor" de uma lesão subjacente pré-existente.

Em uma escala de 0 a 10, a dor nas lesões malignas costuma variar de seis a nove. As benignas estão entre dois e quatro ou são indolores.

No Brasil, os tumores malignos são descobertos com uma média de três a seis meses do sintoma inicial. Os benignos o são entre seis e 12 meses do início ou através de achado radiológico. Nos malignos, esse tempo é

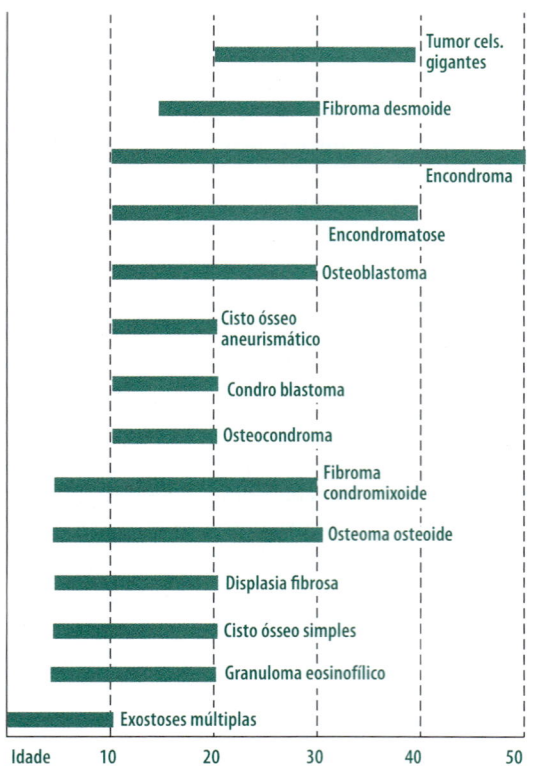

FIGURA 30.1 → Os tumores ósseos benignos são mais frequentes nas primeiras décadas da vida.

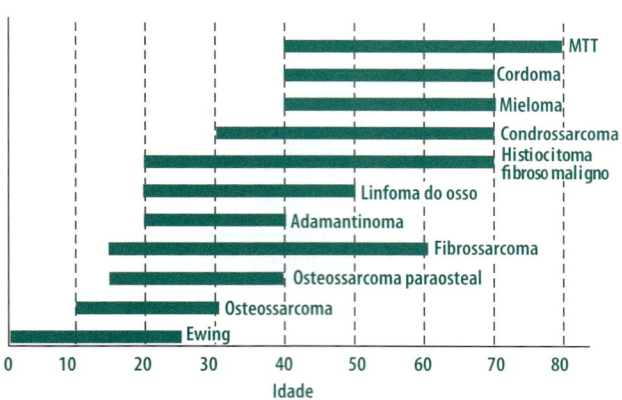

FIGURA 30.2 → Os tumores ósseos primários malignos têm ocorrência em diversas idades da vida. As metástases preferem indivíduos acima dos 40 anos.

intoleravelmente longo e deve-se a inúmeros fatores, inclusive médicos, como o atraso na investigação e conduta ou no encaminhamento tardio a serviço de referência oncológica. Esse tempo faz com que sarcomas passem de localizados a sistêmicos, com prognóstico bem reservado.

O "inchaço" é queixa frequente, mas pode estar mascarado nas lesões profundas. A fratura patológica pode ser o primeiro evento que leva o indivíduo ao ortopedista. Essa é uma condição que ocorre com mais frequência nas metástases ósseas e no cisto ósseo simples. Quando ocorrer em um sarcoma primário, há forte comprometimento do tratamento

e do prognóstico. A febre pode estar presente no sarcoma de Ewing e na osteomielite aguda. A conduta nos dois casos é tão díspar que deve estar na memória do ortopedista.

A diminuição da mobilidade e da força é mais frequente nas lesões próximas à articulação. O emagrecimento está presente nos sarcomas já sistêmicos e, muitas vezes, nas metástases.

> **ATENÇÃO!** História de doença local prévia ou doença em outro local, tratada ou não, pode sugerir doença mais agressiva local ou metástase de carcinoma. Ao exame físico, os achados averiguados são aumento de volume, dor à palpação, estado e temperatura da pele, cicatrizes, mobilidade articular e efusão articular, principalmente.

O aumento de volume pode estar mascarado até atingir grande tamanho, como ocorre na pelve, na coxa proximal e no ombro. Os tumores malignos, com volumes maiores que 300 cm^3, têm muito mau prognóstico.

A dor só é grande nos sarcomas de alto grau. Isso faz com que muitos pacientes demorem a procurar atendimento médico. Nos tumores benignos, pode estar ausente.

Nas lesões de crescimento rápido, a pele pode apresentar-se lisa, brilhante e com rede venosa aumentada. O calor local é maior nos sarcomas de alto grau, mas costuma ser mais baixo que em uma infecção aguda. O sarcoma de Ewing pode ser uma exceção. A presença de cicatrizes relacionadas à lesão pode indicar biópsia ou cirurgia prévia, algumas vezes prejudicando o planejamento final de tratamento.

A limitação de mobilidade articular ocorre, muitas vezes, nas lesões epifisárias, bem como em algumas metafisárias. A efusão articular apresenta um dilema, pois tanto pode ser hiperérgica como significar invasão articular.

Diagnóstico por imagem

A radiografia continua sendo o melhor exame de imagem para o diagnóstico dos tumores ósseos. É o que fornece ao médico o maior número de dados que apontam a condição. A radiografia mostra:

- Local da lesão no esqueleto (alguns tumores apresentam-se em ossos longos, e outros, em ossos chatos).

- Local no osso acometido (a maioria está na metáfise, enquanto outros apresentam-se ou são exclusivos da epífise ou da diáfise).

- Densidade da lesão (lítica, blástica ou mista) e calcificações intralesionais.

- Bordas calcificadas (finas, largas), ou não, nas lesões geográficas, e ausência de bordas nas lesões permeativas.

- Estado da cortical (erodida, insuflada, destruída).

- Reação periosteal (em "raios de sol", enevoada, em "capas múltiplas") grosseira ou fina e interrompida ou contínua.

- Estado da fise (íntegra, penetrada ou destruída).

- Número de lesões (única ou múltipla).

- Fratura patológica ou estado pré-fraturário.

Cada tumor ou lesão pseudotumoral tem características próprias, podendo apresentar, de maneira constante, vários desses sinais descritos **(FIGS. 30.3 e 30.4)**.

A TC e a RM são também exames para o estudo local dos tumores, mostrando melhor os seus limites periféricos e no canal medular, além de propiciar um estudo mais completo devido aos inúmeros cortes que proporcionam nos diversos planos. A TC é mais empregada para o estudo dos tumores cujo componente calcificado é maior **(FIG. 30.5)**. A RM mostra melhor as partes moles periféricas e o canal medular **(FIG. 30.6)**, além de poder sugerir, com técnicas apropriadas, o tipo de tecido que compõe o tumor.

A cintilografia é um exame que aborda o estado dinâmico da lesão, mais no sentido da resposta do hospedeiro ao tumor do que da agressividade da lesão. É usada para o estudo local, mas principalmente para a investigação de outras lesões no esqueleto, do mesmo tumor ou de metástases de carcinomas.

A arteriografia, apesar de menos usada, ainda tem valor, sobretudo nas regiões como oco axilar, região inguinal, oco poplíteo e outras dobras. Deve ser realizada em dois planos. Os tumores de alto grau tendem a rechaçar os vasos, enquanto os de baixo grau tendem a englobá-los **(FIG. 30.7)**.

Como o pulmão é o local preferencial de disseminação dos sarcomas, a radiografia e a TC de pulmão são os exames de escolha para a investigação de metástases, em primeiro lugar **(FIG. 30.8)**.

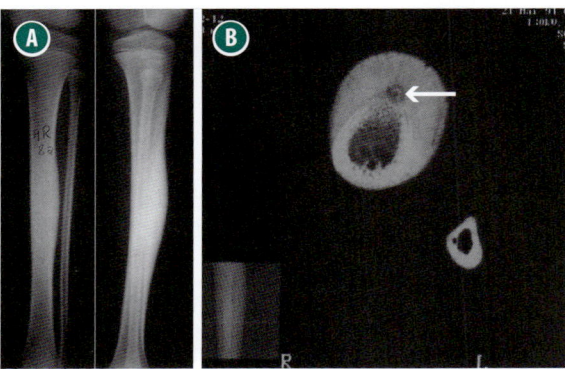

FIGURA 30.5
A Lesão diafisária de tíbia com esclerose exuberante.
B TC em corte axial revelando *nidus* de osteoma osteoide.

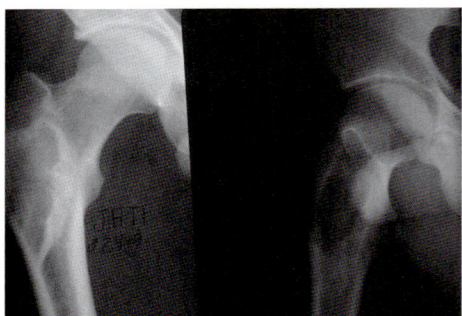

FIGURA 30.3 → Lesão geográfica bem definida, osteolítica, com borda esclerótica. Leve expansão e afilamento cortical lateral, em fêmur proximal; características de benignidade.

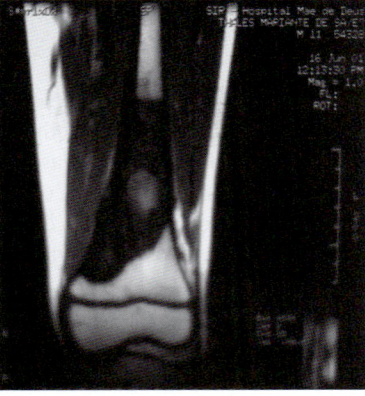

FIGURA 30.6 → RM de lesão do fêmur distal, mostrando com detalhes os limites proximal e distal e leve expansão para as partes moles.

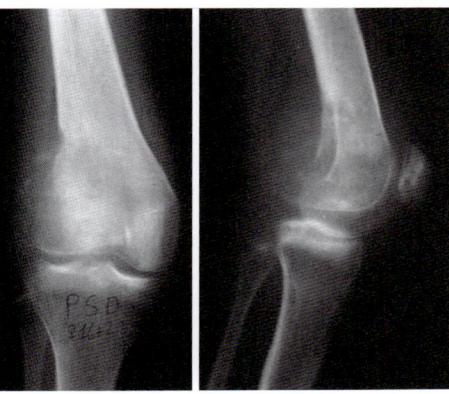

FIGURA 30.4 → Lesão permeativa de limites imprecisos, osteolítica, medular, com destruição da cortical lateral, expansão lateral e posterior, com pouca ossificação no fêmur distal; características de malignidade.

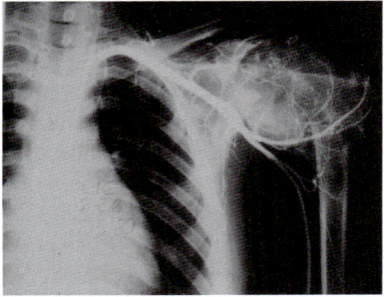

FIGURA 30.7 → Arteriografia revelando o rechaçamento inferior dos vasos axilares, em lesão proximal de úmero.

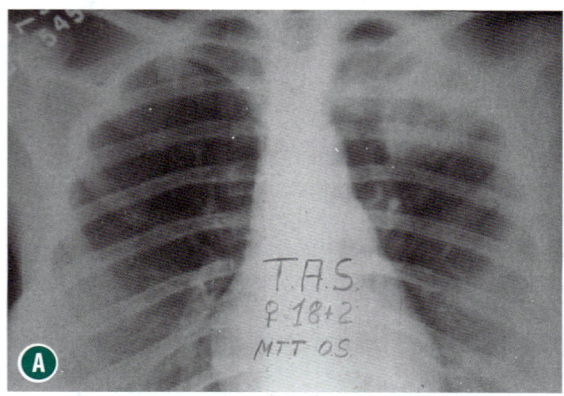
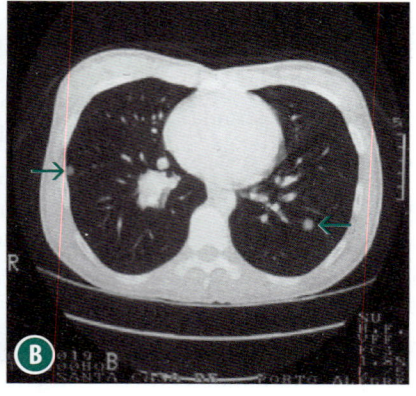

FIGURA 30.8

A Radiografia de tórax com grande lesão metastática no ápice do pulmão esquerdo.

B TC mostrando lesões metastáticas de osteossarcoma em ambos os pulmões. Lesões menores que 1 cm são de difícil detecção na radiografia.

Diagnóstico laboratorial

O laboratório é de pouca utilidade no diagnóstico dos tumores ósseos. Vários testes são positivos, mas inespecíficos, pois estão alterados em muitas outras patologias. Podem ser citados os seguintes testes: hemossedimentação elevada, proteína C-reativa elevada, fosfatase alcalina elevada e hemoglobina sérica baixa. Outros são um pouco mais específicos, como desidrogenase láctica elevada no sarcoma de Ewing e no osteossarcoma. Poucos são bem específicos, como eletroforese de proteínas com "pico" em gamaglobulina no mieloma e antígeno prostático elevado no carcinoma de próstata metastático ou não.

Diagnóstico histológico

A biópsia define o diagnóstico em quase 100% dos casos. Algumas lesões não requerem biópsia, tal a evidência clínica e radiológica que aponta para o diagnóstico correto. Elas são tratadas ou observadas sem necessidade desse exame. Contudo, a maioria das lesões exige a realização de biópsia. A questão recai, então, em quando, onde, como e quem a realiza.

> **ATENÇÃO!** O ideal é fazer a biópsia após terem sido feitos os exames de imagem, pois, usualmente, apontam para o melhor local a fazê-la. Entretanto, às vezes, em função de atrasos ou de não serem necessários exames mais elaborados, a biópsia pode ser feita após a radiografia simples.

Estudos multi-institucionais revelam que as biópsias realizadas em hospitais gerais levam a erros de diagnóstico e de conduta muito maiores que em hospitais de referência oncológica, inclusive gerando amputações desnecessárias e prejudicando o prognóstico. Biópsia por agulha **(FIG. 30.9)** ou de forma aberta é uma decisão a ser tomada levando-se em conta que a quantidade de tecido deve ser representativa. Com patologista experiente, a maioria das lesões pode ter biópsia com agulha, pois o índice de positividade é de cerca de 90%. Se a dúvida de diagnóstico for grande, a biópsia aberta tem melhor indicação, pois poderá colher maior amostra de tecido. A incisão deve ser a menor possí-

vel, o mais diretamente na lesão, longitudinal nos membros, além de fugir de vasos e nervos importantes. A dissecção deve ser evitada, assim como a colocação de drenos. O trajeto da biópsia é considerado contaminado do ponto de vista oncológico e deve ser ressecado quando houver cirurgia definitiva, em bloco com a peça operatória.

> **ATENÇÃO!** O ideal é que a biópsia seja realizada pelo cirurgião ou membro da equipe que vai realizar a cirurgia. Ele colocará a incisão no trajeto imaginário da cirurgia definitiva, evitando ressecções desnecessárias de tecidos sadios. A morbidade certamente será menor. A pressa na realização da biópsia não deve ser confundida com atropelo.

CLASSIFICAÇÃO

Classificação histológica

A OMS classifica os tumores ósseos e as lesões pseudotumorais pelo tipo histológico predominante nos diversos tipos. A última revisão, de 2013, classifica-os da seguinte forma:[1]

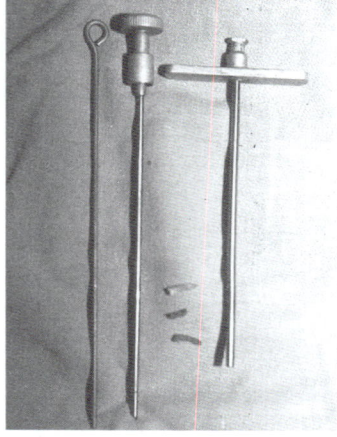

FIGURA 30.9 → Agulha de biópsia com diâmetro de 2 mm, própria para biópsias ósseas, com amostras colhidas por esse instrumento.

Tumores osteogênicos

Benigno

Osteoma
Osteoma osteoide

Intermediário (localmente agressivo)

Osteoblastoma

Maligno

Osteossarcoma central de baixo grau
Osteossarcoma convencional
    Osteossarcoma condroblástico
    Osteossarcoma fibroblástico
    Osteossarcoma osteoblástico
    Osteossarcoma secundário

Tumores condrogênicos

Benigno

Osteocondroma
Condroma
    Encondroma
    Condroma periosteal
Osteocondromixoma
Exostose subungueal
Osteocondromatose parosteal bizarra
Condromatose sinovial

Intermediário (localmente agressivo)

Fibroma condromixoide
Tumor cartilaginoso atípico/condrossarcoma de grau I

Intermediário (raramente metastático)

Condroblastoma

Maligno

Condrossarcoma de graus II e III
Condrossarcoma desdiferenciado
Condrossarcoma mesenquimal
Condrossarcoma de células claras

Tumores fibrogênicos

Intermediário (localmente agressivo)

Fibroma desmoplástico do osso

Maligno

Fibrossarcoma do osso

Tumores fibro-histiocíticos

Histiocitoma fibroso benigno/fibroma não ossificante

Neoplasias hematopoiéticas

Malignas

Mieloma de células plasmáticas
Mieloma solitário do osso
Linfoma não Hodgkin do osso

Tumores osteoclásticos de células gigantes

Benigno

Lesão de células gigantes dos ossos curtos

Intermediário

Tumor de células gigantes do osso

Maligno

Malignidade em tumor de células gigantes

Tumores notocordais

Benigno

Tumor notocordal benigno

Maligno

Cordoma, NOS
Cordoma condroide
Cordoma desdiferenciado

Tumores vasculares

Benigno

Hemangioma

Intermediário (localmente agressivo, raramente fazendo metástase)

Hemangioma epitelioide

Maligno

Hemangioendotelioma epitelioide
Angiossarcoma

Tumor miogênico

Maligno

Leiomiossarcoma do osso

Tumores lipogênicos

Benigno

Lipoma do osso

Maligno

Lipossarcoma do osso

Tumores de natureza neoplásica indefinida

Benigno

Cisto ósseo simples
Displasia fibrosa
Displasia osteofibrosa
Hamartoma condromesenquimal
Doença de Rosai-Dorfman

Intermediário (localmente agressivo)

Cisto ósseo aneurismático
Histiocitose de células de Langerhans
    Monostótico
    Poliostótico
Doença de Erdheim-Chester

Miscelânia tumoral

Sarcoma de Ewing
Adamantinoma
Sarcoma pleomórfico indiferenciado de alto grau do osso

ESTADIAMENTO

O estadiamento dos tumores ósseos, proposto por Enneking e colaboradores,[2] em 1980, é adotado no mundo todo. Leva em conta o comportamento biológico do tumor e a resposta do hospedeiro, bem como o estado em que o tumor se encontra no paciente (isolado, múltiplo ou metastático). O comportamento aqui citado refere-se à clínica, radiologia e histopatologia juntas, não de modo isolado. Em geral, uma clínica agressiva corresponde a uma radiologia e uma patologia agressivas (grau 3 ou 4), mas nem sempre isso ocorre. A classificação de Enneking avalia justamente o conjunto dos três fatores, pois disso depende o prognóstico, apontando o tratamento.

Além do critério aqui descrito, a classificação baseia-se em três fatores: grau (G), local (T) e ausência ou presença de metástases (M).

O **grau** refere-se à intensidade de crescimento da lesão e divide-se em:

- **G0** – Tumores benignos em geral (B).

- **G1 (I)** – Tumores malignos de baixo grau. São os que crescem devagar, quase não dão sintomas. A radiografia revela destruição e invasão tópica indolente, muitas vezes com osso reacional ao redor. A histologia mostra boa diferenciação celular, com poucas mitoses e matriz distinta; metástases são raras ou aparecem tardiamente.

- **G2 (II)** – Tumores malignos de alto grau. São os que crescem rápido, apresentando sinais e sintomas referidos ao início, de forma explícita. A radiografia mostra destruição tópica de aspecto permeativo, com destruição cortical, reação periosteal e invasão de tecidos vizinhos. A histologia é indiferenciada, com muitas mitoses, células aberrantes e matriz imatura. As metástases são frequentes.

O local (T) refere-se a se o tumor está ou não confinado a um espaço anatômico (compartimento) cercado por barreiras naturais. Divide-se em:

- **T0** – Lesões benignas B1 e B2. São contidas por membrana, cápsula ou osso reacional.

- **T1** – Lesões malignas contidas em um compartimento (A) e algumas B3 **(FIG. 30.10)**.

- **T2** – Lesões malignas que saíram de seu compartimento original e invadiram outro ao redor (B) e algumas B3 **(FIG. 30.11)**.

A metástase (M), se estiver ausente, é classificada como M0, ou Ml (III) se estiver presente. Conforme os fatores descritos anteriormente, os tumores **benignos** são classificados como:

- **B1 (inativo ou latente)** – Tumores assintomáticos, que costumam ser descobertos como achado radiológico ou por uma fratura patológica. A maioria não requer tratamento.

- **B2 (ativo)** – Tumores sintomáticos, com crescimento local lento e dor leve. A radiografia mostra lesão geográfica, com afilamento e/ou expansão cortical. O tratamento usual é curetagem associada à terapia adjuvante local.

- **B3 (agressivo)** – Lesões benignas que crescem rápido e dão sinais e sintomas muito claros, simulando, muitas vezes, uma lesão maligna. A radiologia revela muita destruição óssea, com expansão acentuada, contudo, na maioria das vezes, contida pelo periósteo. O tratamento pode ser intralesional com adjuvantes locais ou ressecção segmentar e reconstrução quando necessária.

Os tumores **malignos** são classificados da seguinte forma: **I** (baixo grau), **II** (alto grau) e **III** (qualquer grau com metástase). Faz-se também a subdivisão **A**, quando é intracompartimental, ou **B**, se for extracompartimental. Muitas lesões malignas de alto grau intracompartimentais (**IIA**) *ab initio* aparecem na primeira consulta já como **IIB**, devido ao seu comportamento agressivo e/ou ao atraso no diagnóstico. Um exemplo típico dessa situação é o osteossarcoma convencional. Ele compromete o tratamento e, algumas vezes, o prognóstico.

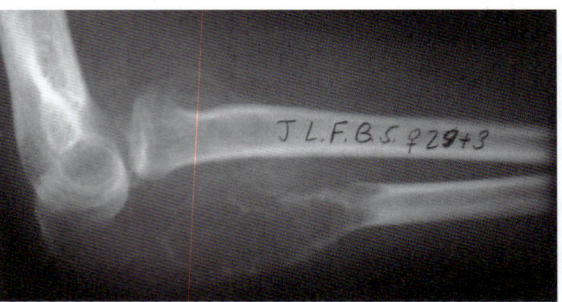

FIGURA 30.10 → Lesão B3. Apesar da insuflação, a lesão não ultrapassa os limites do periósteo e, portanto, segue sendo intracompartimental.

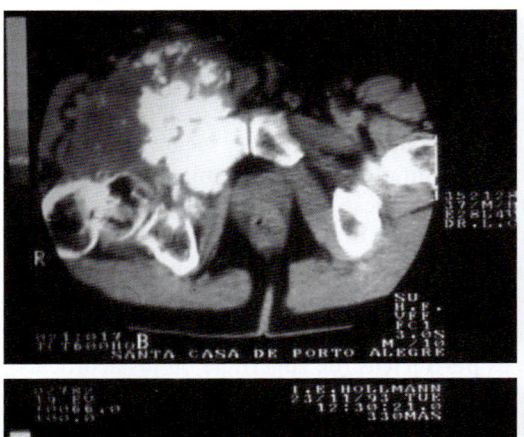
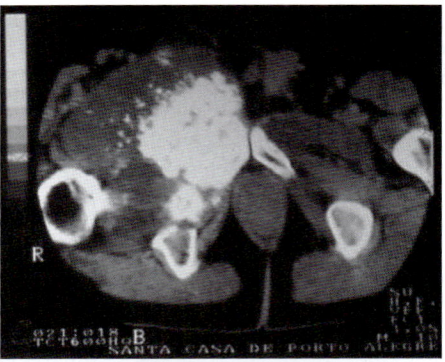
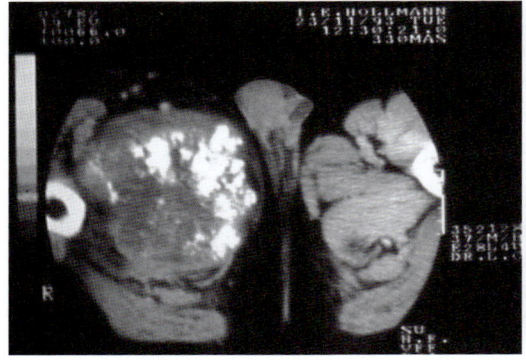
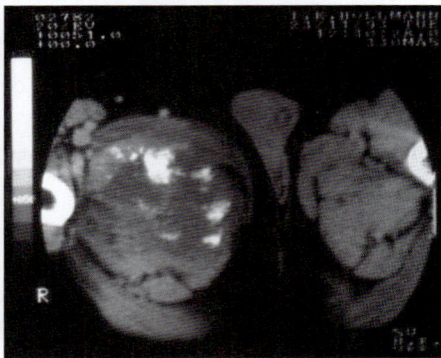

FIGURA 30.11 → Lesão IB. Condrossarcoma do púbis direito. Observa-se a invasão para os tecidos vizinhos, sendo, portanto, extracompartimental.

> **ATENÇÃO! Os tumores malignos apresentam ao seu redor um tecido reacional (pseudocápsula) que representa o conflito entre o tumor e o hospedeiro. Os tumores malignos têm a característica de possuírem pequenos focos no tecido reacional, fato que deve ser levado em consideração no momento do tratamento cirúrgico.**

TRATAMENTO

O objetivo primário no tratamento dos tumores ósseos é a ressecção oncológica da lesão, ou seja, a eliminação de todas as células tumorais no hospedeiro. Para o perfeito entendimento de tal premissa, é necessária a compreensão dos critérios de MARGEM de ressecção. Diz-se que uma margem foi **intralesional** (como a curetagem) quando o tumor foi operado dentro do próprio tecido tumoral. Uma margem **marginal** é a que foi realizada extracapsular, para os tumores benignos, e através da zona reativa (na pseudocápsula), para os tumores malignos. Margem **ampla** refere-se àquela obtida além da zona reativa, já em tecido sadio e dentro do compartimento onde está o tumor. A margem é chamada de **radical** quando ressecou todo(s) o(s) compartimento(s) onde se encontrava o tumor **(FIG. 30.12)**. Atente-se para o fato de que tanto uma cirurgia preservadora de membro quanto uma amputação pode comprometer a margem necessária, se mal realizada, em qualquer caso.

Os tumores benignos costumam ser seguidos sob observação (B1), tratados com margem intralesional e adju-

vante local (B2 e B3), ou ressecados com margem marginal ou ampla, com ou sem reconstrução (B3). Outros métodos, como injeção de corticoide tópico e outros fármacos também são empregados em algumas lesões.

Os tumores malignos primários, independentemente do grau, devem ser tratados com margem ampla ou radical. Com o avanço da quimioterapia e das técnicas cirúrgicas, a margem ampla tem sido a regra, ficando a margem radical para poucos casos, muito invasivos. Os sarcomas de alto grau são os mais beneficiados pela quimioterapia

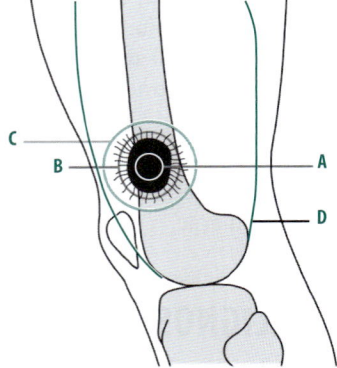

FIGURA 30.12 → Representação esquemática de um tumor no fêmur distal, extracompartimental. As linhas radiadas representam o tecido reacional perilesional. A linha A representa uma ressecção intralesional (como uma curetagem). A linha B reproduz uma ressecção no tecido reacional e, portanto, marginal. A linha C representa uma ressecção em tecido sadio, dentro do compartimento da lesão original, ou margem ampla. A linha D representa uma ressecção de todo(s) o(s) compartimento(s) onde a lesão está, isto é, radical.

e são tratados dentro de protocolos que colocam a cirurgia usualmente entre dois períodos de tratamento quimioterápico. A quimioterapia feita antes da cirurgia é denominada quimioterapia neoadjuvante. Os sarcomas de baixo grau não costumam responder ao tratamento quimioterápico e são tratados apenas com cirurgia. A radioterapia fica restrita aos casos de ressecções inadequadas ou de acesso cirúrgico muito difícil.

> **ATENÇÃO! Os tumores malignos secundários (metastáticos) e os sistêmicos (como o mieloma) têm atuação óssea basicamente ortopédica, no sentido de melhorar a qualidade de vida do paciente. O tratamento oncológico nesses casos fica aos cuidados de quimioterapia, hormonioterapia, transplante de medula e radioterapia, entre outros procedimentos.**

O objetivo secundário do tratamento dos tumores ósseos é a reconstrução do aparelho locomotor. Às vezes, a reconstrução não é necessária, como ocorre nos ossos ditos "dispensáveis", ou seja, aqueles que podem ser ressecados gerando um mínimo de disfunção. Entre os ossos "dispensáveis" estão a fíbula proximal e média, a asa do ilíaco e mesmo todo o ilíaco, as costelas e a escápula. A reconstrução, quando necessária, pode ser obtida de várias formas. Enxertos autólogos e homólogos, autoenxertos tumorais aniquilados por radiação, autoclavagem e outros métodos; sínteses de matriz óssea e/ou mineral, endopróteses, placas especiais, hastes cimentadas ou não, entre outros, estão no arsenal terapêutico do ortopedista oncológico. A escolha do método varia conforme a agressividade da lesão, com a perspectiva de vida e de crescimento do paciente. Como regra, procura-se uma solução que o paciente sobreviva, se possível, conservando o máximo do segmento e da função do membro. Há situações em que muitos métodos de reconstrução servem para o mesmo problema, e esse dilema não tem resposta fácil. O paciente e a família, além de toda a equipe multidisciplinar, devem participar dessa decisão. Jamais deve ser uma indicação apenas do ortopedista.

Devido à limitação da abrangência desta revisão, este capítulo limita-se apenas às lesões mais prevalentes e, portanto, àquelas que os ortopedistas em geral mais provavelmente se depararão em sua clínica diária.

TUMORES ÓSSEOS MALIGNOS

Osteossarcoma

O osteossarcoma é um tumor ósseo maligno caracterizado pela formação direta de osso ou osteoide pelas células tumorais. Após o mieloma, é o mais frequente sarcoma primário do osso, com cerca de 20% dos casos. Abrange 0,2% das neoplasias malignas humanas, com dois a três casos novos para cada milhão de habitantes por ano.

Seu pico de incidência é na adolescência, com predomínio (1,5:1) no sexo masculino. Dos casos, em torno de 75% estão na faixa etária entre os 10 e os 30 anos. É mais recorrente nas metáfises próximas ao joelho e ao ombro. O osteossarcoma pode se desenvolver secundariamente em doença de Paget, infarto ósseo, osteomielite crônica, displasia fibrosa, osteogênese imperfeita, tumor de células gigantes, osteoblastoma e irradiação prévia.

Esse tumor abarca uma larga variedade de lesões com características clínicas e patológicas distintas. Dois grupos fundamentais podem ser bem separados, os **centrais** (medulares) e os **periféricos** (de superfície ou justacorticais). Por questões de prevalência, neste capítulo, será abordado apenas o tipo central, "osteossarcoma central convencional", e o periférico, "osteossarcoma parosteal".

Osteossarcoma central convencional

Esse é um osteossarcoma de alto grau de malignidade que surge na porção medular do osso e, rapidamente, destrói a cortical e invade os tecidos vizinhos. É a variante mais comum. Acomete mais as metáfises de fêmur distal, tíbia proximal e úmero proximal, podendo, também, acometer as diáfises e qualquer osso. Prevalece no sexo masculino.

A maioria dos casos ocorre entre os 10 e os 20 anos, sendo infrequente abaixo dos 10 anos e muito raro antes dos 5 e após os 40 anos. Clinicamente, tem história de crescimento rápido, em semanas, com dor persistente de média intensidade e massa palpável de consistência óssea ou firme. Pele luzidia e lisa, com rede venosa aumentada, está presente nos casos mais avançados. Pode ocorrer aumento de volume articular hiperérgico ou por invasão tumoral, expondo o primeiro dilema cirúrgico do tratamento preservador de membro: ressecar intra ou extra-articular?

A fratura patológica não é rara e apresenta o segundo problema cirúrgico: deve-se amputar ou pode-se, ainda, tentar a preservação do segmento? Muitos pacientes comparecem já com comprometimento do estado geral, com emagrecimento, anemia e anorexia, indicando doença sistêmica. Outros apresentam metástases pulmonares na primeira consulta, o que piora muito o prognóstico.

A radiografia revela diferentes graus de ossificação da lesão, desde uma osteólise intensa até esclerose exuberante. Em geral, o aspecto enevoado da medular, a erosão intensa da cortical, as imagens em "raios de sol" e o "triângulo de Codman" periféricos apontam para o caráter agressivo da lesão. A fise costuma não ser rompida na fase inicial, mas é invadida nos casos mais antigos **(FIG. 30.13)**.

A cintilografia revela o conflito local tumor/hospedeiro, além de poder mostrar metástases ósseas (pouco comum no osteossarcoma) e *skip* metástases (lesões no mesmo osso). A RM é, sem dúvida, o melhor exame atual para mostrar a extensão da lesão no canal medular, nas partes moles vizinhas, invasão da fise **(FIG. 30.14)** e/ou articulação vizinha e *skip* metástases. É um exame que permite mais segurança ao cirurgião, relativamente às margens de ressecção.

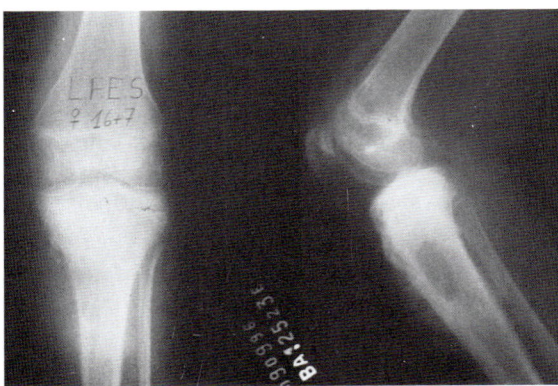

FIGURA 30.13 → Osteossarcoma proximal da tíbia, com cinco meses de evolução. Observa-se ruptura cortical, "raios de sol", triângulo de Codman e comprometimento da epífise.

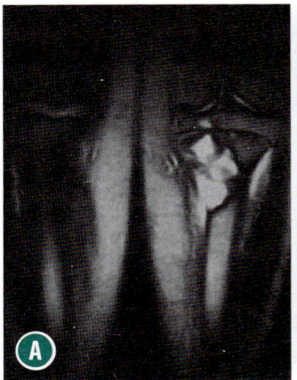 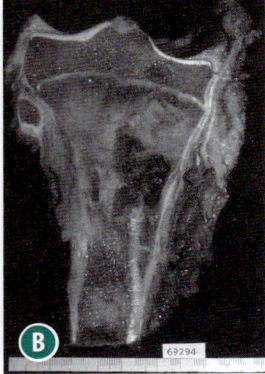

FIGURA 30.14

Ⓐ RM de osteossarcoma proximal da tíbia com pequena área de invasão epifisária.
Ⓑ Peça de ressecção mostrando a área da epífise comprometida, revelada pela ressonância.

O osteossarcoma convencional é sensível à quimioterapia, como a maioria das lesões de alto grau. O tratamento atual está definido dentro de protocolos que compreendem três fases: quimioterapia (quimioterapia neoadjuvante), cirurgia e quimioterapia pós-operatória (adjuvante). O papel desse tratamento é, fundamentalmente, aniquilar possíveis células neoplásicas circulantes e provocar o máximo de necrose no tumor primário.

A cirurgia visa eliminar o tumor com margens amplas ou radicais. Isso pode ser obtido através de cirurgias ablativas, como amputações e desarticulações, ou por cirurgias preservadoras de membro **(FIG. 30.15)**

> **ATENÇÃO! Os índices de cura obtidos antes da quimioterapia, apenas com as amputações, eram de 20% e passaram para 50 a 70% com os protocolos atuais. Fatores como procura imediata a centros de referência, tamanho tumoral, resposta à quimioterapia e presença de metástases, influenciam nos índices de cura.**

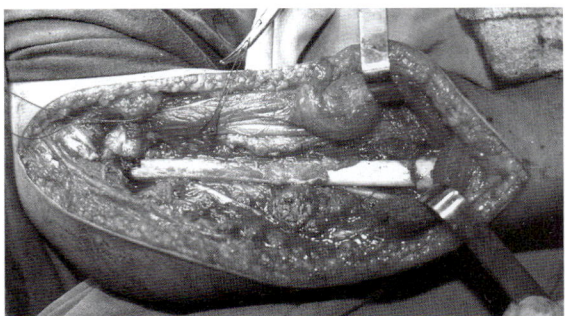

FIGURA 30.15 → Transoperatório de uso de fíbula vascularizada para defeito residual de ressecção de tumor do úmero.

Do ponto de vista cirúrgico, é inegável que a quimioterapia e os exames de imagem, como a RM, influenciaram os cirurgiões de modo favorável na realização de cada vez mais cirurgias preservadoras. A quimioterapia provoca necrose e ossificação da lesão, tornando-a mais firme, e sua ressecção, mais segura. A RM mostra os limites com boa precisão, permitindo ressecções mais econômicas, sem comprometer as margens, com mais osso e função.

Se o tipo de ressecção está bem estabelecido (margem ampla), a reconstrução segue um capítulo com muita controvérsia. As endopróteses, que tinham seu uso indiscutível nas cirurgias preservadoras, estão sendo cada vez mais questionadas para uso em pacientes com bom prognóstico. Nestes, como serão indivíduos sobreviventes e jovens, as soluções biológicas estão sendo cada vez mais utilizadas, pois são mais duradouras. Enxertos autólogos do ilíaco e da fíbula, enxertos homólogos (banco de osso e dos pais), enxertos autólogos tumorais irradiados ou autoclavados, osso liofilizado, hidroxiapatita e proteína morfogenética do osso estão entre as soluções biológicas mais empregadas.

O osteossarcoma telangectásico é outra variante central, também de alto grau, mais destrutivo e raro, que tem comportamento e resposta ao tratamento semelhantes ao tipo convencional.

Osteossarcoma parosteal

O osteossarcoma parosteal é de baixo grau e origina-se na superfície externa do osso. Perfaz 10% de todos os osteossarcomas. Acomete indivíduos em uma faixa etária mais elevada que o convencional e tem incidência levemente maior no sexo feminino. Seu crescimento é lento, sem dar sintomas, até atingir maiores proporções. Costuma envolver o osso, a partir de uma base de implantação menor, e acomete mais a região posterior do fêmur distal e o úmero proximal.

Radiograficamente, aparece como uma massa esclerótica, lobulada, com aspecto de "couve-flor", observando, muitas vezes, uma linha radiolúscida entre partes do tumor e a cortical do osso **(FIG. 30.16)**.

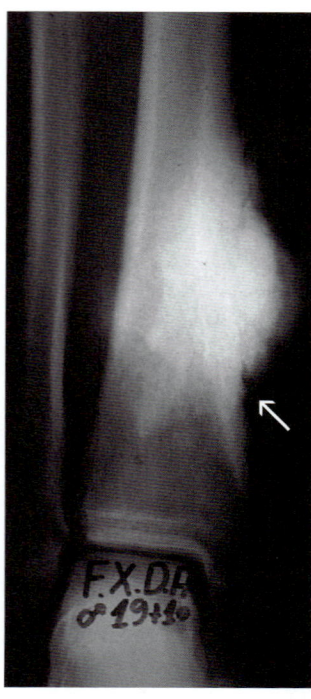

FIGURA 30.16 → Lesão radiodensa, periférica, de aspecto lobulado, da tíbia distal de adulto jovem. Observa-se plano de clivagem, inferior, entre lesão e cortical do hospedeiro. Osteossarcoma parosteal.

A medular costuma ser preservada, embora possa ser invadida, fato observado, principalmente, na TC, e não na radiografia, mormente nas lesões circunferenciais. Como tumor de crescimento lento, pode englobar vasos e nervos, ao contrário de rechaçá-los, como acontece no osteossarcoma convencional. Esse fato pode levar o paciente à amputação.

Como todo sarcoma bem diferenciado, não há boa resposta à quimioterapia, sendo o tratamento essencialmente cirúrgico. As recidivas locais podem ocorrer em casos de ressecções marginais. As metástases pulmonares são raras e tardias.

A variante de superfície "osteossarcoma periosteal" é mais rara e tem manifestação clínica, radiológica e comportamental intermediária entre o osteossarcoma convencional e o parosteal. O uso de quimioterapia é controverso e tratamento cirúrgico é mandatório, com margens amplas de ressecção.

Sarcoma de Ewing

O sarcoma de Ewing é um tumor ósseo altamente maligno, de origem neuroectodérmica, formado por pequenas células de núcleos redondos, ricas em glicogênio. A etiologia celular é controversa, e o diagnóstico diferencial entre outros tumores de células redondas do osso, como o linfoma e o neuroblastoma metastático, pode ser difícil. A presença do glicogênio intracelular nas biópsias fixadas em álcool, coradas pelo PAS (corante usado pela Patologia para fazer a lâmina com o diagnóstico), assim como a imuno-histoquímica, auxilia muito o diagnóstico.

É menos frequente que o osteossarcoma, mas duas vezes mais frequente quando observa-se a faixa etária abaixo dos 10 anos. Corresponde a cerca de 10 a 15% dos sarcomas ósseos abaixo dos 20 anos e 3% de todas as neoplasias malignas pediátricas. Acomete mais as diáfises e metáfises dos ossos longos (fêmur, tíbia, úmero e fíbula), ainda que possa atingir ossos chatos, como a pelve e a escápula. Nesses últimos, o prognóstico costuma ser pior.

Trata-se de um tumor muito consumptivo; 80% dos pacientes têm micrometástases e cerca de 25% têm metástases detectáveis na apresentação, pulmonares ou ósseas. Dor, tumefação, febre, sintomas semelhantes aos de virose e fratura patológica são achados frequentes. A radiografia costuma revelar lesão muito permeativa, lítica, destrutiva, com focos de ossificação reativa discretos, além de reação periosteal em "casca de cebola", descontínua e fina, nem sempre presente (FIG. 30.17).

Os quadros clínico e radiológico confundem-se amiúde com a osteomielite aguda hematogênica, devendo-se, necessariamente, fazer a diferenciação em função da conduta, que é muito diferente. Alguns casos de sarcoma de Ewing comparecem ao serviço de referência, infelizmente, drenados como osteomielite, comprometendo o prognóstico. Um exame citológico e um bacterioscópico na sala cirúrgica são de valia inestimável, pois apontam para a conduta adequada.

A cintilografia é de grande importância na detecção das metástases ósseas, pois o sarcoma de Ewing é dos sarcomas que mais gera metástase em osso.

A RM é de grande utilidade na avaliação dos limites do sarcoma (FIG. 30.18) e da resposta à quimioterapia. A TC pulmonar na realização de cortes finos detecta pequenas lesões.

Anemia, leucocitose e taxas elevadas de desidrogenase láctica (DHL) sugerem lesão agressiva. A queda nos índices de DHL indica boa resposta à quimioterapia. O sarcoma de Ewing é um tumor muito radiossensível e, por muito

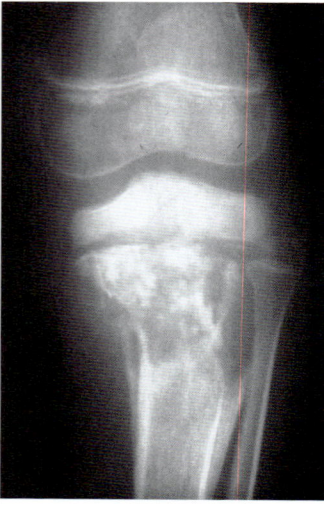

FIGURA 30.17 → Lesão permeativa, osteolítica, metafisodiafisária, em indivíduo da primeira década de vida. Observa-se reação periosteal em "camadas" e interrompida. Sarcoma de Ewing.

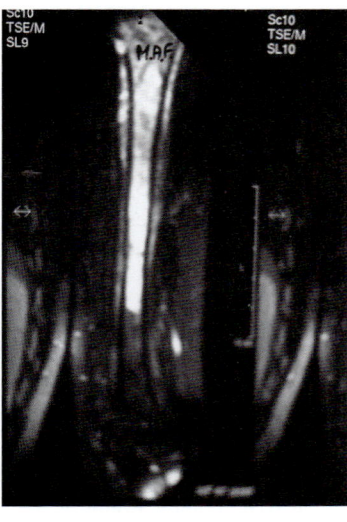

FIGURA 30.18 → RM de sarcoma de Ewing do úmero. Limite distal medular bem definido.

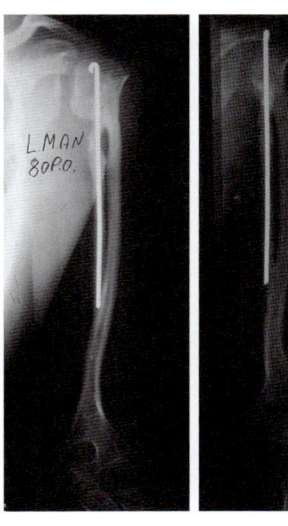
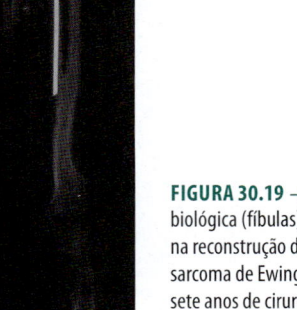

FIGURA 30.19 → Solução biológica (fíbulas) empregada na reconstrução de úmero em sarcoma de Ewing, com quase sete anos de cirurgia.

tempo, a radioterapia foi o tratamento de eleição, associada à quimioterapia. Contudo, o surgimento de sarcomas secundários em locais antes irradiados tornou o método uma exceção. Hoje, protocolos de quimioterapia, cirurgia e, novamente, quimioterapia, são os mais utilizados, ficando a radioterapia para tumores de difícil acesso e ressecção, como coluna e alguns em pelve.

São obtidos índices de cura de 80% nas lesões localizadas do esqueleto apendicular, e de 40 a 50% no esqueleto axial. As soluções cirúrgicas biológicas, à semelhança do osteossarcoma, são as mais empregadas **(FIG. 30.19)**.

Condrossarcoma

Tumor ósseo maligno caracterizado pela formação de cartilagem, mas não de osso, pelas células tumorais. Distinto do condroma por haver alta celularidade, grande pleomorfismo e numerosas células com grandes ou duplos núcleos. As mitoses não são frequentes.

O condrossarcoma apresenta larga variedade de características clínicas, histológicas e comportamentais, existindo inúmeras variantes além do condrossarcoma central convencional. É menos frequente que o osteossarcoma, atinge indivíduos entre 30 e 60 anos, sendo muito raro abaixo dos 20 anos. Ao contrário do condroma, que acomete mais as extremidades dos membros (falanges, metacarpais), o condrossarcoma é encontrado mais em pelve, fêmur, costelas, escápula e úmero.

Pode ser primário *(novamente)* ou secundário a uma lesão cartilaginosa benigna, como um encondroma (central) ou um osteocondroma (periférico). Ocorre com maior frequência na doença de Ollier ou nas exostoses múltiplas hereditárias.

Clinicamente, manifesta-se com dor dolente, contínua e aumento de volume de crescimento lento ao longo de meses. Tem comportamento biológico de uma lesão de baixo grau (grau 1), intermediário (grau 2) ou alto grau (grau 3). Agressividade local, recidivas locais, metástases e prognóstico pioram com o grau. O diagnóstico histológico diferencial entre os tumores cartilaginosos benignos e malignos não é fácil, sendo a localização, a clínica e a radiologia de extrema valia na caracterização da lesão.

No âmbito radiológico, a lesão central aparece como uma lesão lítica, um pouco arredondada, com erosão endosteal, calcificações puntiformes, em arcos ou anéis **(FIG. 30.20)**. Nos casos avançados, há erosão cortical e massa em partes moles semelhante à medular. A lesão periférica manifesta-se com espessamento da capa cartilaginosa e borramento do limite ósseo.

O tratamento dos condrossarcomas é eminentemente cirúrgico, pois é resistente à quimio e radioterapia. Uma ressecção ampla, com boa margem cirúrgica, é fundamental,

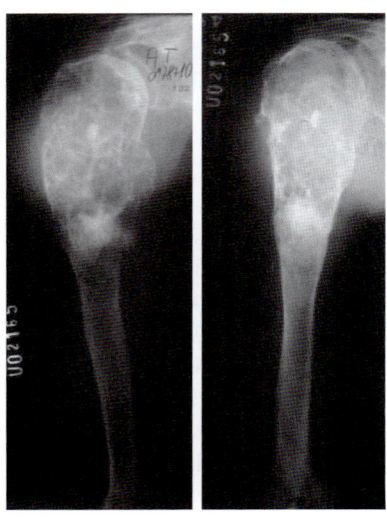

FIGURA 30.20 → Lesão permeativa, osteolítica, do úmero proximal, com expansão e erosão cortical, em indivíduo idoso. Observa-se calcificações no interior.

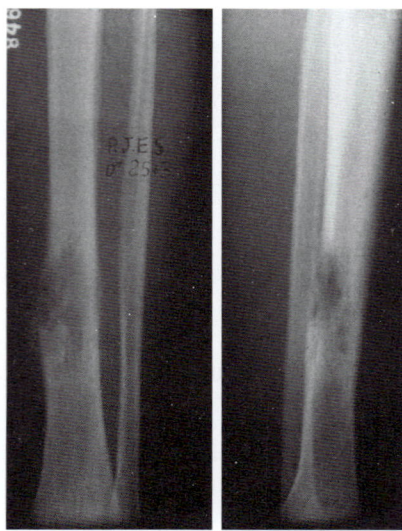

FIGURA 30.21 → Lesão permeativa, osteolítica, com destruição cortical e pouca reação do hospedeiro em diáfise tibial. Caso de histiocitoma fibroso maligno.

pois as células neoplásicas implantam-se facilmente nas partes moles adjacentes, causando recidiva local frequente, já que essas células nutrem-se por embebição.

> **ATENÇÃO!** Assim como nas demais neoplasias malignas, o plano cirúrgico depende muito dos exames de imagem, sobretuda RM e/ou TC, fundamentais na pelve, na qual é possível realizar cirurgia preservadora, como a hemipelvectomia interna (sem a ablação do membro).

Existem outros tipos de condrossarcoma bem mais raros, como o mesenquimal, que responde à quimioterapia, o desdiferenciado, de alta malignidade, e o condrossarcoma de células claras, de melhor prognóstico.

Sarcoma pleomórfico (histiocitoma fibroso maligno)

Esse é um tumor ósseo maligno pouco frequente, com a mesma estrutura de sua contrapartida em partes moles. Histologicamente, compõe-se de bandas de fibras colágenas e células fusiformes semelhantes a fibroblastos, arranjadas de maneira estoriforme, junto com células redondas com característica de histiócitos. Contém células bizarras, pleomórficas e de múltiplos núcleos, atipias e mitoses frequentes, células gigantes multinucleadas e células inflamatórias, principalmente linfócitos.

É uma neoplasia de alta malignidade, acometendo mais indivíduos em torno dos 40 anos e a metáfise dos ossos longos, sobretudo ao nível do joelho. Pode acometer os linfonodos regionais. No aspecto radiológico, mostra-se osteolítica, permeativa, destruindo a cortical e invadindo os tecidos moles **(FIGS. 30.21 e 30.22)**. A associação com infarto ósseo não é rara.

O diagnóstico diferencial é feito com o osteossarcoma telangectásico, o tumor de células gigantes e o fibrossarcoma. O tratamento é similar ao dos protocolos descritos de osteossarcoma convencional. Como ocorrem em indivíduos com mais idade, as endopróteses têm maior indicação.

Linfoma primário do osso

É o tumor maligno linfoide primário do osso. Trata-se de um tumor de células redondas, originado das células linfoides da medula óssea, com clínica, curso e prognóstico distinto do sarcoma de Ewing e mais raro. Predomina no sexo masculino, com pico entre 30 e 40 anos, podendo acometer qualquer idade a partir dos 20 anos. É mais frequente no esqueleto axial e nos ossos craniofaciais. Nos ossos longos, localiza-se mormente nas diáfises de fêmur, tíbia e úmero.

A clínica é arrastada, com dor leve e descontínua. O aumento de volume, a fratura patológica e dor irradiada mielorradicular são menos frequentes. A radiografia revela imagem permeativa, mista ou lítica, com frequente aspecto em "roído de traça" e áreas de opacidade difusa **(FIG. 30.23)**.

O diagnóstico diferencial inclui osteomielite, granuloma eosinofílico, metástase, histiocitoma fibroso maligno, Ewing, osteossarcoma e fibrossarcoma.

O curso geralmente é arrastado, mas imprevisível. Muitos casos ficam localizados por muito tempo, outros dão MTT em linfonodos ou em outros ossos, outros ainda evoluem com lesões em fígado, baço e outros órgãos. MTT pulmonares são raras.

O tratamento é fundamentalmente quimio e radioterápico. Em lesões muito destrutivas ou com risco iminente de fratura a atuação ortopédica com ressecções, hastes com cimento, endopróteses e outras medidas devem ser adotadas.

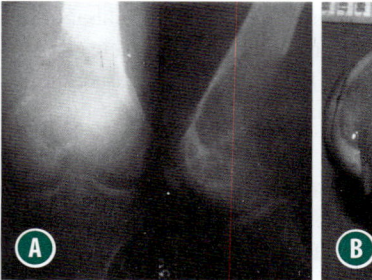
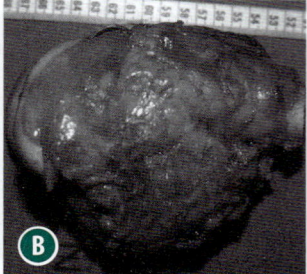

FIGURA 30.22
Ⓐ Histiocitoma fibroso maligno distal do fêmur. Destruição e quase ausente reação do hospedeiro.
Ⓑ Peça de ressecção do mesmo caso.

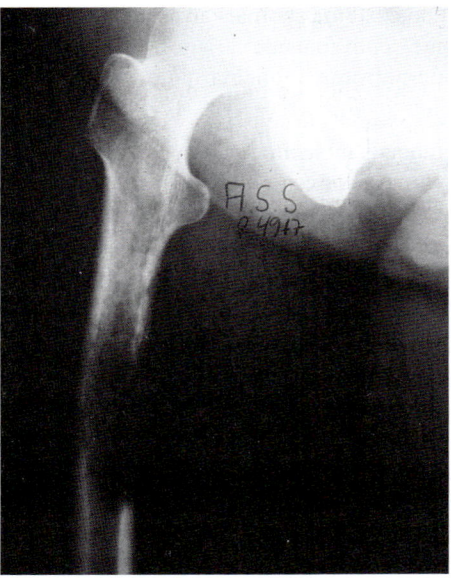

FIGURA 30.23 → Linfoma ósseo em diáfise do fêmur de adulto. Observa-se o aspecto característico em "roído de traça" e os limites imprecisos.

Mieloma

O mieloma, tumor ósseo maligno primário mais frequente, é caracterizado pela proliferação descontrolada de plamócitos, com lesões ósseas difusas. Lesões "isoladas" são também conhecidas como plasmacitoma; lesões disseminadas são denominadas mieloma múltiplo, mas atualmente conhecidas apenas como mieloma.

Indivíduos entre 50 e 70 anos são os acometidos com mais frequência. Locais comuns são coluna, pelve, crânio **(FIG. 30.24)**, costelas, esterno, esqueleto e metáfise e diáfise dos ossos longos. A clínica é consumptiva, com adinamia, perda de peso e anorexia. Dor e fratura patológica costumam ser os primeiros achados locais.

O laboratório pode revelar anemia, sedimentação elevada, inversão albumina/globulina, pico monoclonal em gamaglobulina na eletroforese de proteínas séricas, hipercalcemia e presença de proteínas anormais no sangue e na urina (proteína de Bence-Jones). O diagnóstico é firmado, em geral, pelo mielograma através da punção esternal ou pela biópsia por agulha de alguma lesão.

A radiografia mostra lesões focais osteolíticas, às vezes coalescentes, sem osso reacional, com destruição cortical e, às vezes, fraturas patológicas **(FIG. 30.25)**. A cintilografia, devido à extrema consumpção da patologia, costuma ser negativa, pois não há resposta do hospedeiro. Respostas positivas ocorrem nas fraturas patológicas.

O tratamento é quimioterápico por ser patologia sistêmica. O transplante de medula está sendo utilizado com algum sucesso. O tratamento ortopédico resume-se às fraturas patológicas e lesões pré-fraturárias. A radioterapia fica reservada para lesões isoladas de difícil solução cirúrgica.

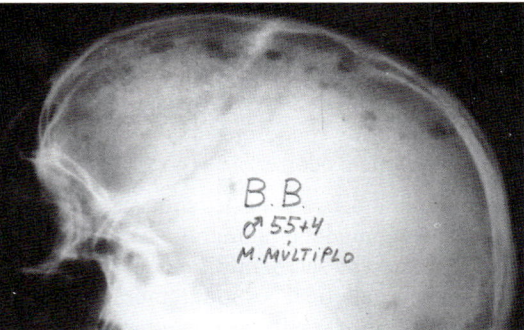

FIGURA 30.24 → Radiografia do crânio de paciente com mieloma. Observam-se as inúmeras lesões osteolíticas, pequenas e sem bordas escleróticas.

Cordoma

O cordoma é um tumor maligno de baixo grau ou intermediário, oriundo das células da notocorda. Compreende cerca de 1 a 4% dos tumores ósseos primários malignos, com pico de incidência na sexta década de vida, sendo abaixo dos 30 anos. Predomina no sexo masculino (2:1).

Localiza-se no esqueleto espinal, sendo que 60% dos casos surgem no sacro/cóccix. Costuma dar sintomas após vários meses ou anos. No sacro, a dor é o sintoma predominante, de intensidade moderada e persistente. É comum haver constipação, devido à projeção anterior do tumor sobre o reto. A lesão é suspeitada ao toque retal. Parestesias são sintomas tardios, e massa posterior é incomum.

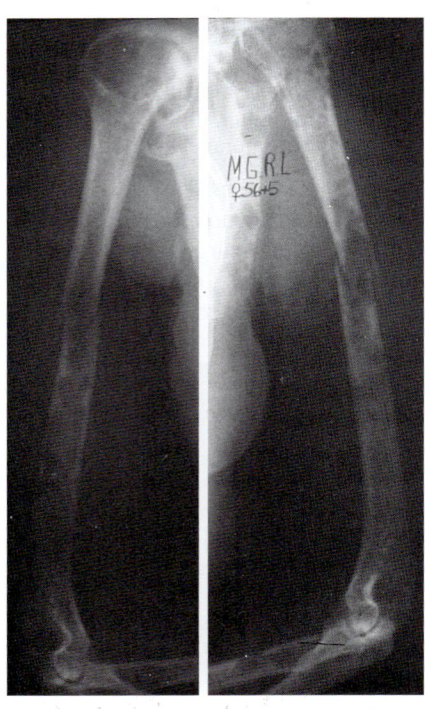

FIGURA 30.25 → Úmero de paciente com mieloma. Múltiplas lesões, totalmente osteolíticas, sem bordas e fratura patológica diafisária.

Nas colunas cervical, torácica e lombar são frequentes os sintomas relativos à compressão medular ou radicular. Na região esfeno-occipital, ocorrem cefaleia crônica e sintomas de compressão de nervos cranianos, mormente o nervo ocular. Distúrbios endócrinos devido ao acometimento da pituitária podem ocorrer.

No aspecto radiológico, são lesões solitárias, centrais, líticas e destrutivas; contudo, a radiografia é muitas vezes inconclusiva, sobretudo no sacro, mostrando apenas borramento. Outras vezes, calcificações intratumorais são visíveis. A RM costuma mostrar a lesão, com grande projeção anterior, sobre intestino e bexiga (FIG. 30.26).

O cordoma é um tumor não responsivo a qualquer tipo de terapia, exceto à cirurgia, a qual deve buscar a ressecção ampla, pois recidivas locais são de difícil solução. Muitas vezes, o reto necessita ser ressecado com a lesão para obter-se a margem, gerando colostomia provisória ou definitiva.

Ressecções de raízes nervosas de S2 para cima geram disfunções importantes, como incontinências esfincterianas, impotência no homem, anestesia em "sela" e paralisias de músculos correspondentes. Quando uma raiz S2 pode ser preservada, alguns pacientes recuperam a potência e o controle esfincteriano.

METÁSTASES

A metástase óssea é a forma mais frequente de neoplasia maligna do esqueleto. Na disseminação do tumor, é superada apenas pela metástase pulmonar e hepática. As metástases do esqueleto a partir dos carcinomas abrangem mais de 95% dos casos. Os sarcomas geram metástases ósseas com pouca frequência, sendo o sarcoma de Ewing o mais prevalente. Mais de 80% das condições ósseas originam-se em mama, próstata, pulmão, rim e tireoide, nessa ordem. Dos carcinomas, 15 a 30% geram metástase óssea.

Essa condição pode surgir sem suspeita do tumor primário, com história de tumor tratado no passado ou concomitante com o tumor primário. Pode surgir após 15 anos da cirurgia no foco primário. Geralmente, após o surgimento da primeira metástase óssea, o óbito ocorre dentro de dois

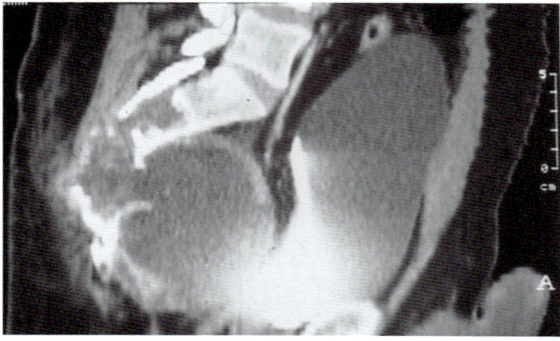

FIGURA 30.26 → RM sagital de cordoma volumoso do sacro. O volume é fundamentalmente anterior, rechaçando reto e bexiga.

anos. O prognóstico costuma ser mais arrastado a partir da mama, em pacientes com mais de 50 anos, e da próstata. Metástases de hipernefroma e folicular de tireoide podem ser solitárias por longo tempo.

Locais preferenciais incluem coluna vertebral (corpo), pelve, fêmur proximal e úmero proximal. São raras abaixo do joelho e cotovelo, e aí as de pulmão são prevalentes. Metástases de mama e tireoide acometem mais o tronco e o crânio; as de próstata e útero apresentam-se com mais frequência em coluna lombar, sacro e pelve.

À semelhança do mieloma, as metástases predominam em indivíduos entre 50 e 70 anos. Cada tipo prevalece de acordo com a idade do tumor primário. A sintomatologia focal inclui dor, déficit funcional, aumento de volume, fratura patológica e compressão radicular. Evoluem de forma sistêmica, com disseminação e piora do estado geral. Metástases ósseas costumam ser silenciosas nas lesões blásticas e mistas, assim como a dor, que costuma preceder alterações radiográficas nas lesões líticas.

O laboratório é de pouca valia, mas é comum mostrar calcemia e calciúria elevadas nas lesões líticas disseminadas, fosfatase alcalina elevada nas metástases blásticas e fosfatase ácida e antígeno prostático elevados nas metástases prostáticas. Na suspeita metastática, o exame clínico de mama, próstata, tireoide, tórax e abdome é essencial. Geralmente, é conduzido pelo oncologista clínico.

No diagnóstico diferencial, incluem-se os sarcomas osteolíticos, o mieloma, a doença de Paget, o osteossarcoma e o linfoma, principalmente. Na radiografia, as lesões costumam ser líticas nas lesões de rim, pulmão (FIG. 30.27), mama, tireoide e trato gastrintestinal, além de serem blásticas na próstata (FIG. 30.28) e na mama. Como é possível perceber, a mama pode ter uma manifestação variável.

A cintilografia óssea auxilia na detecção de outros focos no esqueleto. CT e RM têm pouca utilidade nessa patologia, exceto nas compressões radiculares ou de outras estruturas nobres. A biópsia por agulha costuma ser necessária para o diagnóstico. Muitas vezes, entretanto, a patologia não é capaz de revelar o foco primário. Vários pacientes vão a óbito sem terem o diagnóstico do tumor primário revelado.

Tratamento

O tratamento das metástases é quase sempre paliativo. Vários medicamentos são usados, mais no sentido de dar conforto à sobrevida do paciente do que com fins curativos. Entre os fármacos, incluem-se antiblásticos, hormônios, corticosteroides, iodo 131, analgésicos e narcóticos, difosfonados e alcoolização de raízes.

A radioterapia é muito empregada na redução da massa, para estancar ou diminuir o crescimento e parar ou diminuir a dor. É preciso lembrar-se, contudo, de que não é isenta de complicações e as mais sérias são necrose óssea e fratura, radiculopatias e déficit circulatório.

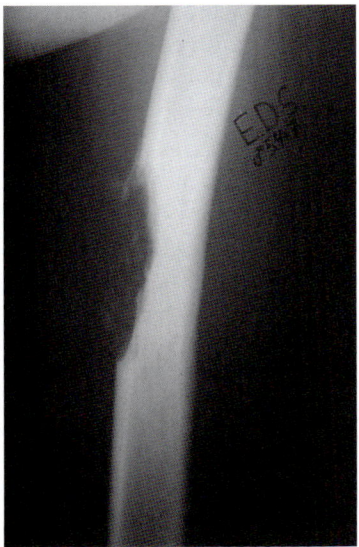

FIGURA 30.27 → Radiografia de lesão osteolítica em hemicilindro de osso longo, muito comum acima dos 50 anos, em metástase de pulmão e rim. O caso exemplificado é de câncer de pulmão.

Tal como no mieloma, a atuação ortopédica no esqueleto sobrepõe-se, por assim dizer, à oncológica. São duas exceções, nas quais margem não é o mais importante. Nessas duas patologias, o fundamental é dar ao paciente soluções ortopédicas que lhe ofereçam sobrevida. Nos ossos longos, há critérios para fixação ortopédica de fraturas iminentes, sendo o mais utilizado o índice de Mirels **(TAB. 30.1)**. Fraturas patológicas devem ser fixadas ou, melhor ainda, substituídas, uma vez que não se espera sua consolidação normal.

As metas do tratamento visam, em ordem decrescente, à deambulação independente, deambulação com suporte, movimentação sem marcha, alívio da dor e higiene. Na coluna vertebral, o tratamento busca a descompressão de raiz ou do canal medular e a estabilização. Muitas vezes, essa solução pode ser apenas uma ressecção artroplástica, por exemplo, em pacientes em mau estado geral, para aliviar a dor, permitir a higiene, sentar; dar melhor qualidade de sobrevida, enfim.

TABELA 30.1 → Tabela da Mirels para decisão sobre a necessidade de fixação em fraturas iminentes metastáticas nos ossos longos

Critérios	Pontuação		
	1	**2**	**3**
Localização	M. superior	M. inferior	Região trocantérica
Dor	Leve	Moderada	Intensa
Padrão radiológico	Blástico	Misto	Lítico
Perímetro ósseo acometido	< 1/3	1/3 a 2/3	> 2/3

Se a soma dos pontos ficar em nove para cima, indica fixação cirúrgica. Oito pontos é limítrofe. Abaixo disso a conduta é expectante.

Os meios cirúrgicos, estabilizadores e/ou restauradores, nos membros mais empregados são endopróteses **(FIGS. 30.29 e 30.30)**, hastes com cimento, placas e parafusos. Na coluna vertebral, hastes variadas e próteses de corpo vertebral são as mais empregadas.

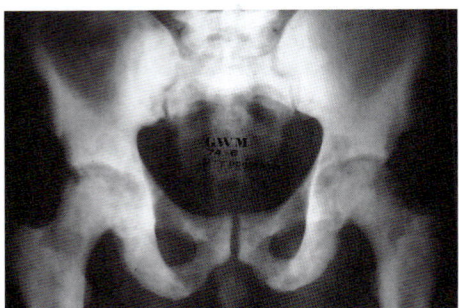

FIGURA 30.28 → Lesões blásticas disseminadas em pelve e fêmures proximais por carcinoma de próstata.

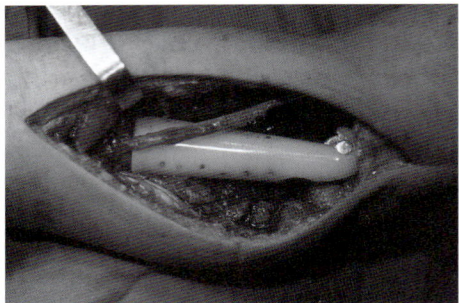

FIGURA 30.29 → Transoperatório de uso de endoprótese articulada distal do úmero para reconstrução de ressecções de tumores diversos.

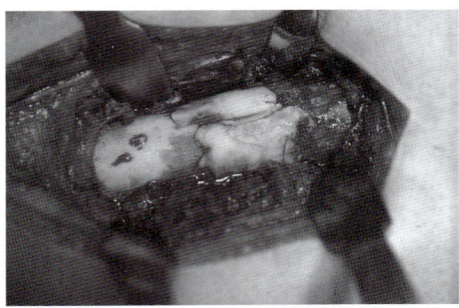

FIGURA 30.30 → Transoperatório de cimento e haste (cimento armado) para as lesões diafisárias dos ossos longos, principalmente metástase e mieloma.

Referências

1. Fletcher CDM, Bridge JA, Lee J-C, editors. WHO classification of tumours of soft tissue and bone. 4th ed. Lyon : IARC Press, 2013.

2. Enneking WF, Spanier SS, Goodman MA. A system for the surgical staging of musculoskeletal sarcoma. Clin Orthop Rel Res. 1980;(153):106-20.

31
Paralisia cerebral

Mauro César de Morais Filho
Carlos Alberto dos Santos
Antônio Carlos Fernandes
Fernando Farcetta Junior
Francesco Camara Blumetti

Paralisia cerebral (PC) é o termo utilizado para designar um grupo de desordens motoras e posturais resultantes de uma anomalia ou lesão não progressiva do cérebro imaturo. Associadas ao distúrbio da motricidade, que caracteriza a PC, podem ocorrer alterações sensoriais, cognitivas e da percepção, assim como crises convulsivas.

A PC também é conhecida por outros nomes, como encefalopatia estática, termo bastante utilizado na literatura neurológica, ou mesmo doença de Little. A definição cronológica de cérebro imaturo não é consensual, mas a tendência é considerar PC os casos em que a lesão neurológica aconteceu até os 2 anos de vida.[1,2] Após tal idade, os casos tendem a ter nomenclatura de acordo com o agente causal, como sequela de encefalite, de traumatismo craniencefálico ou de acidente vascular cerebral. De qualquer modo, o tratamento ortopédico dos indivíduos com essas condições é bastante similar ao aplicado em pacientes com PC, na maioria dos casos. Apesar de haver o conceito de a lesão do sistema nervoso central não ser progressiva, as manifestações periféricas podem mudar com o tempo, sobretudo durante o crescimento musculoesquelético.

EPIDEMIOLOGIA E ETIOLOGIA

A incidência de PC varia de 0,6 a 5,9 pacientes em cada mil nascidos vivos ou de uma a sete crianças em mil, incidência que deve ser mais comum em regiões com cuidados maternoinfantis mais deficientes.[3] Nos Estados Unidos, a incidência de PC está em torno de dois para cada mil nascidos vivos.[4]

Com relação à etiologia, é possível fazer uma divisão em três grupos:

Causas pré-natais. Aqui, situam-se as infecções intrauterinas, como rubéola, toxoplasmose e citomegalovírus, além das malformações que acometem o sistema nervoso central.

Causas perinatais. Trabalho de parto prolongado com anoxia, incompatibilidade do sistema Rh e fatores relacionados à prematuridade são elementos considerados causas perinatais.

Causas pós-natais. As principais são as infecções, como a meningite e a meningoencefalite, além dos traumatismos.

Nas últimas décadas, tem se observado uma mudança com relação à etiologia da PC, mas a incidência permanece constante. Em virtude do avanço da assistência ao recém-nascido, as causas relacionadas ao tocotraumatismo e à anoxia perinatal têm declinado, porém, o número de prematuros extremos e gestações gemelares é cada vez maior. Quando o peso ao nascimento é menor que 1.500 gramas, a incidência de PC é de 90 por mil nascidos vivos. Em contrapartida, em crianças com peso maior que 2.500 gramas ao nascimento, a incidência cai para três em mil.[4] Com relação à gestação gemelar, Stanley relata chance 12 vezes maior de ocorrer PC em comparação com uma gestação única e relaciona essa incidência ao baixo peso ao nascimento.[5]

Outro aspecto importante é que as causas pré-natais, como infecções intrauterinas e má-formações, ocupam cada vez mais espaço como agentes etiológicos, e alguns autores chegam a relatar que 80% dos casos de PC têm como causa alterações que antecedem o período do parto.[5,6]

> **ATENÇÃO!** O diagnóstico de PC é clínico e é realizado com a identificação dos fatores de risco na história, como prematuridade e peso menor que 1.000 gramas ao nascimento, em conjunto à observação do atraso da aquisição das etapas motoras durante o primeiro ano de vida.

Estudos de imagem do sistema nervoso central, como tomografia computadorizada e ressonância magnética, são realizados na rotina para confirmação do diagnóstico, porém, em geral, guardam pouca relação com o quadro clínico do paciente.

CLASSIFICAÇÃO

Os pacientes podem ser classificados de acordo com o padrão topográfico ou os tipos clínicos. Na classificação topográfica, os tipos observados com maior frequência são:

Diparesia. Comprometimento predominante dos membros inferiores e, geralmente, simétrico. O prognóstico de marcha depende da idade de aquisição do controle postural do tronco; é provável que crianças que conseguem sentar antes dos 3 anos sejam deambuladoras.

Hemiparesia. Comprometimento de um hemicorpo, sendo a assimetria uma importante característica. Ótimo prognóstico para a marcha, quaisquer que sejam as deformidades presentes. Como a lesão cerebral costuma ser focal, a incidência de crises convulsivas é mais alta nesse grupo.

Tetraparesia ou envolvimento global. Grave comprometimento, muitas vezes sem prognóstico para a marcha. A ocorrência de crises convulsivas, problemas respiratórios e digestivos é frequente. Os quatro membros são comprometidos, assim como o tronco.

Outras formas menos frequentes. Dupla hemiparesia, ou seja, os quatro membros são comprometidos, mas de forma assimétrica. O tronco costuma ter melhor controle do que na tetraparesia, e um hemicorpo pode exibir maior acometimento, com deformidades significativas no membro superior. Pode ocorrer também triparesia – quando três membros são acometidos, sendo mais comum os dois membros inferiores e um membro superior – e monoparesia, quando apenas um membro é acometido, o qual costuma ser um inferior.

A classificação de acordo com o tipo clínico tem como base a alteração do movimento que o paciente apresenta, e os tipos mais frequentes são:

- **Espástico.** A espasticidade é a desordem motora mais comum na PC, com incidência próxima de 75% dos casos em algumas séries. É caracterizada por hiper-resposta ao reflexo do estiramento muscular, sendo velocidade-dependente. A presença de deformidades musculoesqueléticas é comum nesse grupo de pacientes, e a lesão no cerebral é localizada no sistema piramidal.

- **Extrapiramidal.** Tem como característica principal a presença de movimentos involuntários, e a topografia da lesão são os gânglios da base. É o segundo grupo de alterações neuropáticas mais frequentes na PC, com deformidades musculoesqueléticas infrequentes. Pode ser dividido nos seguintes subtipos:

    - **Atetose.** Forma mais comum dentre os distúrbios extrapiramidais. Tem como característica a presença de movimentos lentos e serpenteantes nas extremidades, que parasitam o movimento voluntário.

    - **Coreia.** Movimentos involuntários e rápidos nas raízes dos membros, que muitas vezes impossibilitam o movimento voluntário, são as principais características.

    - **Distonia.** Definida por movimentos atetoides mantidos em posturas fixas, que se modificam com o tempo.

- **Atáxico.** É o tipo neuropático mais raro na PC e tem como principal característica a falta de coordenação dos movimentos. A topografia da lesão é o cerebelo e existe frequente associação com o tipo espástico.

- **Misto.** Com a mudança na etiologia na PC nas últimas décadas, com incremento dos fatores intrauterinos e prematuridade, tem-se observado com mais frequência a presença de formas mistas, nas quais a forma espástica, em geral, é combinada com a forma extrapiramidal ou atáxica.

- **Hipotônico.** Forma rara e que costuma tornar-se espástica com o crescimento.

Uma terceira forma de classificar os pacientes com paralisia cerebral é através do desempenho motor habitual praticado no domicílio, na escola e na comunidade. Para isso, emprega-se o sistema Gross Motor Function Classification System (GMFCS), proposto por Palisano e colaboradores, em 1997 **(FIG. 31.1)**.[7] O advento desse sistema de classificação foi crucial no intuito de tornar mais homogênea e objetiva a comunicação científica e clínica envolvendo pacientes com PC. Com o uso da classificação topográfica (ou anatômica) e do tipo clínico, é possível, por exemplo, classificar um indivíduo como tendo diparesia espástica; no entanto, dentro dessa denominação, há uma enorme diversidade de níveis motores e quadros clínicos. Pode-se encontrar uma criança com PC tipo diparesia espástica que anda sem apoio e sem órteses e joga futebol, assim como é possível encontrar pacientes com diparesia espástica que se locomovem apenas em cadeiras de rodas. O GMFCS, portanto, completa de forma bastante efetiva a classificação de pacientes com PC a partir de um enfoque funcional. Para fins clínicos, utiliza-se com mais frequência o GMFCS de 6 a 12 anos. Os indivíduos são divididos em cinco níveis, conforme a função na comunidade, no domicílio e na escola.

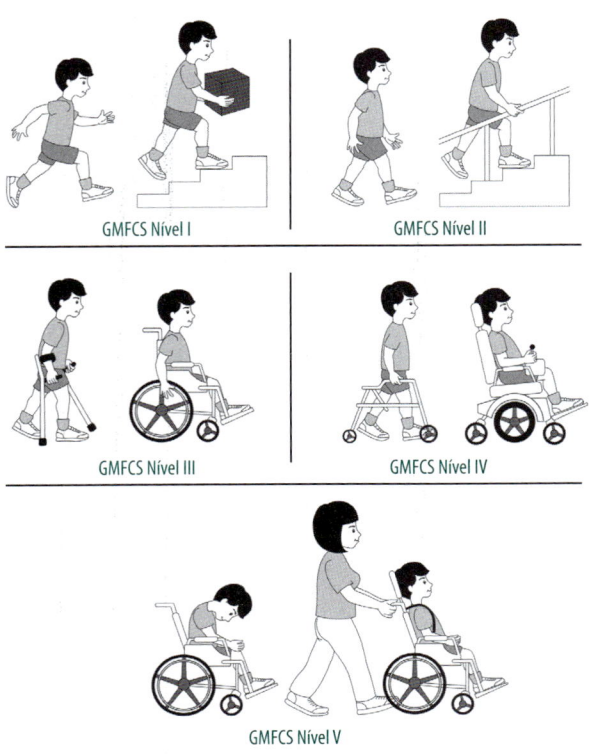

GMFCS Nível I GMFCS Nível II

GMFCS Nível III GMFCS Nível IV

GMFCS Nível V

FIGURA 31.1 → Classificação da PC em cinco níveis motores de acordo com o GMFCS.

- **Nível I.** Marcha comunitária sem restrições e sem uso de órteses. As dificuldades aparecem em atividades motoras mais elaboradas e amplas, como a prática esportiva, subir escadas e rampas e andar em terrenos irregulares.

- **Nível II.** Marcha sem meios auxiliares, mas com limitação para andar na comunidade e fora de casa. Pode necessitar de auxílio para subir escadas e rampas. O uso das órteses suropodálicas é mais frequente nesse grupo.

- **Nível III.** Marcha com assistência de meios auxiliares (muletas ou andador). Apresenta limitação para andar na comunidade e fora de casa. Pode necessitar de cadeira de rodas para longas distâncias, mas a marcha ainda é o meio preferencial de locomoção.

- **Nível IV.** Uso de cadeira de rodas para o deslocamento na comunidade e fora de casa. Ortostatismo e marcha restritos ao domicílio e a ambientes fechados, com limitações. Apresenta controle cervical e de tronco.

- **Nível V.** Grave acometimento motor. Controle cervical e de tronco comprometidos. Deslocamento apenas com tecnologia assistiva.

ALTERAÇÕES MOTORAS NA PC

As alterações motoras na PC podem ser divididas em primárias, secundárias e terciárias, e a compreensão dessa estratificação é fundamental para o planejamento terapêutico. Todos os distúrbios resultantes diretamente da lesão cerebral são ditos como alterações primárias, como espasticidade, alterações do equilíbrio, movimentos involuntários, fraqueza muscular e perda da seletividade. As alterações secundárias são o produto da presença da espasticidade sobre o esqueleto em crescimento, com o surgimento de deformidades musculoesqueléticas. Tais deformidades são progressivas e sequenciais, pois, de início, são dinâmicas e redutíveis ao exame físico, após o adequado relaxamento do paciente. Com a manutenção da alteração primária, ou seja, da espasticidade, em combinação com o crescimento corpóreo, as deformidades tornam-se estruturadas e passam a ser estáticas, sendo, a partir desse ponto, irredutíveis, mesmo com o adequado relaxamento.

Em um primeiro momento e de forma básica, as alterações secundárias são caracterizadas por encurtamentos musculares, que aos poucos podem evoluir para contraturas articulares e deformidades ósseas, com o surgimento das disfunções de braço de alavanca.[2] Por definição, as disfunções de braço de alavanca ocorrem quando um músculo já acometido pelas alterações primárias da PC (fraqueza, falta de seletividade e espasticidade) passa a ter alinhamento ósseo anormal e desfavorável para atuar. O problema pode ocorrer nos tornozelos, quando o aumento da torção tibial externa e os pés planos valgos causam prejuízo na ação do tríceps sural na fase de apoio. O mesmo também pode ocorrer nos quadris, quando o aumento da anteversão femoral – e, em casos extremos, uma subluxação ou luxação – provoca disfunção da musculatura glútea, além de gerar fulcro instável de movimento.

As alterações terciárias são chamados de mecanismos compensatórios, que ocorrem em consequência ou em resposta às alterações primárias e secundárias.[6] Muitas vezes, os mecanismos compensatórios são necessários para que a função seja preservada, mas sempre acarretam aumento do gasto energético e prejuízo estético para a marcha. Como exemplo, podem-se citar a rotação externa e a abdução do quadril que ocorre quando o paciente apresenta marcha com joelho rígido, com limitação para a flexão na fase de balanço. Esse mecanismo compensatório nos quadris é chamado de circundução e é fundamental para a liberação dos pés para que a fase de balanço ocorra, porém, gera movimentos não previstos na marcha normal, com aumento da demanda de energia.

> **ATENÇÃO!** Quando se pensa nos princípios gerais do tratamento na PC, a estratificação das alterações em primárias, secundárias e terciárias é de suma importância, pois as primeiras medidas devem ser sempre voltadas ao combate ou ao controle das disfunções relacionadas à lesão cerebral (alterações primárias).

Infelizmente, os problemas com equilíbrio e controle seletivo são de difícil manejo terapêutico, assim como o fortalecimento muscular. A espasticidade pode ser controlada das seguintes maneiras:

- **Controle sistêmico e reversível.** Essa modalidade de controle pode ser realizada através da utilização de fármacos de ação sistêmica, como benzodiazepínicos e baclofeno. O equilíbrio entre ação satisfatória e baixos efeitos colaterais com a administração por via oral não é de fácil obtenção em virtude da barreira hematencefálica, o que torna comprometida a eficácia dessa opção de tratamento. A administração por via intratecal do baclofeno, por uma bomba de infusão programável implantada no subcutâneo, tem melhor ação sobre o controle da espasticidade e tem sido o método de escolha de uso dessa substância nos Estados Unidos.

- **Controle sistêmico e irreversível.** A rizotomia dorsal seletiva pode ser empregada para redução da espasticidade, de maneira definitiva. É seccionada parte das raízes posteriores (sensitivas) na região da coluna lombar, com o objetivo de reduzir o arco reflexo medular e, portanto, a espasticidade. Os critérios de seleção do paciente são muito rigorosos e baseados na presença de aumento do tônus muscular, com ausência de componente extrapiramidal, boa força muscular e adequado controle seletivo. Mesmo com a adequada seleção do paciente, é fundamental uma equipe de neurocirurgia habituada com o procedimento e integrada dentro de uma abordagem multidisciplinar no tratamento da PC.

- **Controle local e reversível.** A redução focal e temporária da espasticidade pode ser obtida com a aplicação de bloqueios periféricos com fenol ou toxina botulínica. A duração é de cerca de quatro a seis meses, sendo que a espasticidade retorna de maneira gradual após o término do efeito. O bloqueio com fenol é realizado em nervos motores e causa desmielinização temporária. O ponto em que o fenol é mais utilizado é no ramo anterior do nervo obturador, com o objetivo de controle da espasticidade dos adutores de quadril. A aplicação de toxina botulínica é efetuada no músculo e gera bloqueio temporário na liberação de acetilcolina na placa motora. Deve-se respeitar a dosagem máxima por peso corporal e por músculo a ser tratado.

- **Controle local e irreversível.** As cirurgias ortopédicas podem ser empregadas para controle da espasticidade de maneira focal. Tal objetivo pode ser atingido através de uma transferência ou um alongamento musculotendíneo. Como exemplo de transferência, pode-se citar a do reto anterior da coxa, que, quando espástico, limita a flexão do joelho na fase de balanço e dificulta a liberação do pé do mesmo lado. Esse distúrbio é tratado, em geral, com a transferência do reto anterior para flexor de joelho, procedimento para remover o efeito deletério da espasticidade do músculo durante a fase de balanço. Também pode ser notado um maior relaxamento muscular após alongamentos cirúrgicos, como observado na abdução dos quadris após tenotomia dos adutores.

As alterações secundárias são o produto do crescimento corporal em um paciente espástico e são caracterizadas em última instância pelas deformidades musculares e ósseas. As deformidades são geradas pelo desequilíbrio entre agonistas e antagonistas através de uma articulação. Um agonista muito espástico pode gerar deformidade mesmo na presença de um antagonista competente. O inverso também é verdade, pois na presença de antagonistas muito fracos, as deformidades podem surgir mesmo sem espasticidade significativa dos agonistas. A profilaxia contra essas alterações consiste em controle da espasticidade, uso de órteses e programas de reabilitação, com a participação de profissionais das áreas de fisioterapia e terapia ocupacional, com o objetivo de promover o desenvolvimento motor e manter o comprimento muscular. Uma vez presentes as deformidades, o tratamento de escolha é a correção cirúrgica. Os procedimentos utilizados com mais frequência na PC serão discutidos adiante, assim como suas indicações.

As alterações terciárias não costumam necessitar de tratamento específico, pois com o adequado manejo das alterações primárias e secundárias, as compensações são controladas. Um erro frequente é insistir no tratamento das alterações terciárias sem identificar ou tratar as verdadeiras fontes do problema. Um exemplo é a flexão dos quadris durante a marcha, terciária à flexão dos joelhos na fase de apoio. O problema primário geralmente é a espasticidade dos isquiotibiais em conjunto a alguma deficiência do músculo solear. Após, surgem as contraturas em flexão dos joelhos, que impedem a correta extensão dessas articulações e dos quadris na fase de apoio da marcha. Para tratar essa sequência de eventos, é preciso suprir a deficiência do músculo solear através da utilização de órteses e corrigir a deformidade em flexão dos joelhos. A abordagem cirúrgica isolada nos flexores de quadril, sem a preocupação de intervir nos problemas primários e secundários, causa a manutenção do problema.

TRATAMENTO

Princípios gerais

A queixa do paciente aliada ao exame físico, a classificação de acordo com o GMFCS e os exames complementares permitem maior poder de decisão quanto à indicação do tratamento. Falhas em qualquer uma dessas etapas podem gerar resultados aquém dos esperados.

Com relação às indicações cirúrgicas, o tratamento é dividido de acordo com o GMFCS, já que o objetivo difere em cada nível motor, bem como a abordagem a ser aplicada. Como exemplo, um paciente do nível motor III, deambulador com pé plano valgo, pode ser abordado de modo diferente de outro paciente do nível motor V com o mesmo problema. Isso pode ocorrer, pois, em geral, o objetivo do paciente do nível motor III é funcional e visa, na maior parte das vezes, à melhora da marcha. Por outro lado, no paciente do nível motor V (não deambulador), o objetivo do tratamento é sintomático e busca a melhora do posicionamento e da qualidade de vida.

> **ATENÇÃO!** O sucesso do tratamento cirúrgico ortopédico na PC depende da precisão na indicação, da correta execução do planejamento e do adequado processo de reabilitação.

O GMFCS é de suma importância para orientar a forma de tratamento a ser aplicada em cada paciente, com base no seu nível motor. Combinada ao GMFCS, quando é planejada uma intervenção cirúrgica nos membros inferiores em pacientes com PC, a divisão dos indivíduos nos grupos descritos a seguir também pode ser útil: não deambuladores e com prognóstico de marcha, não deambuladores e sem prognóstico de marcha e deambuladores.

Não deambuladores e com prognóstico de marcha (níveis motores III e IV)

Os pacientes apresentam equilíbrio de tronco e nível cognitivo favoráveis para a marcha, mas as deformidades são os fatores limitantes da aquisição. Tal situação não é muito frequente na PC, mas não pode deixar de ser considerada. Como exemplo, podem ser citadas crianças em idade pré-escolar nas quais a adução dos quadris limita a troca de passos ou pacientes com deformidades importantes e bilaterais dos pés em equino-varo-aduto-supinado, sendo o contato ao solo realizado com a região dorsolateral, com grande instabilidade. Nesse grupo, também podem ser encontrados pacientes maiores de 10 anos e que não tiveram acesso a nenhum tratamento prévio, nos quais as deformidades em flexão dos quadris e joelhos encontram-se em conjunto ao equino dos tornozelos. A intervenção ortopédica tem indicação com o objetivo de proporcionar alinhamento biomecânico adequado para manutenção da postura ortostática e treino de marcha. Para os pacientes com GMFCS nível III, o objetivo é buscar a marcha funcional, enquanto, para indivíduos de nível IV, as metas são o ortostatismo para auxiliar nas transferências e nos cuidados e marcha para pequenas distâncias.

Deambuladores funcionais (nível motor I, II e III)

Nos pacientes que têm marcha, as cirurgias ortopédicas são consideradas com os seguintes objetivos: tornar o padrão de deambulação o mais próximo possível da normalidade, prevenir e tratar sobrecarga articular, reduzir o gasto energético e melhorar o desempenho. O processo de tomada de condutas deve ser realizado com base nos cinco pilares mencionados a seguir:

- **História clínica.** Dados como tratamentos pregressos já efetuados, motivação do paciente, acesso à reabilitação pós-operatória, expectativa adequada dos familiares com relação ao resultado passível de ser obtido e a existência de queixas relacionadas às alterações da marcha; todas essas são informações fundamentais e devem ser levantadas antes da indicação cirúrgica.
- **Exame físico.** O exame físico é parte fundamental do processo de tomada de condutas e deve ser realizado com o paciente na condição mais relaxada possível. Sugere-se que, antes da formalização da indicação cirúrgica, o paciente seja examinado pelo menos duas vezes, em dias separados, pois o grau de espasticidade pode ser influenciado por fatores externos, como frio, dor e uso de medicamentos. Os objetivos básicos do exame físico são mensurar a amplitude de movimento das articulações dos membros inferiores, detectar a presença de deformidades, quantificar a espasticidade e graduar a força muscular. Ao término dessas duas primeiras etapas, já há subsídios para classificar o paciente com base no GMFCS.
- **Exames de imagem.** Radiografias simples dos pés com carga (frente e perfil) são úteis para identificação e quantificação de deformidades. Mesmo a subluxação dos quadris sendo menos frequente em pacientes com marcha, a congruência dessa articulação deve ser checada com radiografias simples em anteroposterior. As deformidades fixas em flexão dos joelhos podem ser quantificadas com radiografia em perfil com extensão máxima, e, na presença de deformidades clínicas acentuadas em valgo do retropé, a realização de radiografia do tornozelo em anteroposterior deve ser realizada para a exclusão do componente tibial desse problema (valgo do tornozelo);
- **Exame tridimensional da marcha.** O exame realizado em laboratório de marcha é muito importante durante o tratamento de pacientes com PC, quando o objetivo é a melhora do padrão de deambulação. Além de o exame fornecer uma base objetiva para a avaliação da eficácia do tratamento realizado, permite também a identificação de alterações dinâmicas, que podem passar despercebidas ao exame físico. Além disso, na presença de alterações em vários segmentos, o exame é um método auxiliar valioso na identificação dos problemas primários e secundários, e diferenciação destes em relação às compensações. Pacientes assimétricos e distúrbios rotacionais dos membros inferiores têm avaliação facilitada através do exame tridimensional da marcha, com aumento da eficácia do tratamento e redução da morbidade. Em 2011, em uma revisão sistemática da literatura, Wren e colaboradores observaram a presença de relatos consistentes relacionando o uso clínico da análise tridimensional da marcha e melhores resultados pós-operatórios.[8]
- **Exame sob anestesia.** O cirurgião ortopédico tem a oportunidade única de examinar o paciente mais uma vez, mas sem o efeito da espasticidade. Essa modalidade de exame físico é muito valiosa, pois permite a avaliação mais precisa do encurtamento muscular, com o paciente totalmente relaxado.

> **ATENÇÃO! Quando os cinco pilares descritos são realizados de maneira criteriosa, as informações obtidas costumam ser complementares e conduzem a um tratamento com maior chance de sucesso. Caso as informações encontradas sejam divergentes, recomenda-se nova avaliação do paciente no futuro, e, caso necessário, a não indicação do tratamento cirúrgico naquele momento.**

A presença de espasticidade adiciona algumas peculiaridades no manejo perioperatório na PC. Muitas vezes, as imobilizações gessadas são necessárias com o intuito de fazer a manutenção das correções obtidas até a cicatrização tecidual, mas deve-se evitar imobilismo prolongado. A perda de massa muscular ocorre durante o período de imobilização na PC, assim como na população sadia, porém, seu retorno é muito mais lento nos indivíduos com paralisia. Além do mais, já existe uma osteopenia por baixa demanda de atividade, que pode agravar-se após longos períodos de imobilização. Recomenda-se que a imobilização gessada seja realizada com adequado acolchoamento, sobretudo nas áreas de proeminências ósseas. Entretanto, a realização de descompressão no formato de janelas nas áreas de maior pressão, como os calcâneos, exerce efeito favorável na redução da formação de escaras.

Após qualquer intervenção ortopédica na PC, é esperado no pós-operatório aumento da espasticidade e ocorrência de espasmos musculares, que podem acentuar o quadro álgico no período. O medicamento utilizado de rotina é o diazepan na dose de 0,1 mg/kg de 8/8 horas, com o objetivo de reduzir essas alterações e proporcionar um pós-operatório mais confortável. Nas intervenções múltiplas (três ou mais segmentos) ou procedimentos ósseos, sugere-se o controle da dor com cateter peridural, junto ao controle intravenoso. Recomenda-se o uso de antibioticoterapia profilática, com início na indução anestésica e término após 48 horas de pós-operatório, com cefazolina, na dose de 25 mg/kg/dose, a cada 8 horas.

Não deambuladores e sem prognóstico de marcha (nível motor IV e V)

O tratamento tem como objetivos a melhora do posicionamento e das condições para a realização da higiene e a prevenção de dor e úlceras de pressão.

Conforme já salientado, o tratamento é baseado de acordo com o GMFCS. A seguir, inicia-se uma descrição detalhada dos procedimentos executados com mais frequência nos pacientes com PC, de acordo com o nível motor. Os procedimentos descritos são agrupados de acordo com o nível motor nos quais são mais utilizados, mas não são restritos a tais níveis, podendo ocorrer variações.

Indicações e tratamentos cirúrgicos das deformidades mais frequentes na PC

Subluxação e luxação dos quadris

A subluxação progressiva dos quadris é um problema visto com mais frequência nos pacientes não deambuladores.[9] A subluxação do quadril na PC é definida quando a extrusão da cabeça femoral pelo índice de Reimers é maior que 30% (**FIG. 31.2**). Soo e colaboradores observaram uma relação linear entre o nível motor e a prevalência de subluxação e luxação dos quadris na PC.[10] A prevalência geral de quadris com extrusão maior que 30% nesse estudo foi

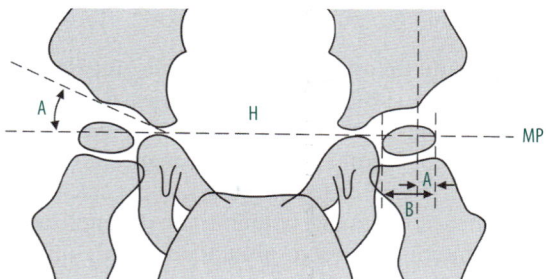

FIGURA 31.2 → Mensuração da extrusão da cabeça femoral pelos índices de Reimers e acetabular.

de 35%, porém, quando divididos em grupos, observou-se que a prevalência de subluxação ou luxação do quadril era de 0% nos pacientes GMFCS I, enquanto nos de nível V era de 90% (**FIG. 31.3**). Os quadris são geralmente normais ao nascimento, e, em virtude da espasticidade dos adutores e flexores de quadril, em conjunto à presença de valgo e anteversão acentuados do fêmur proximal gerados pelo atraso na aquisição das etapas motoras e ausência de ortostatismo, ocorre extrusão gradual e progressiva. A luxação total ocorre dos 6 aos 10 anos, mas a sintomatologia costuma surgir na segunda década de vida. A incidência de dor em virtude da luxação dos quadris é muito variável pela dificuldade de avaliação e heterogeneidade das amostras, porém, as descrições mais consistentes na literatura mencionam valores em torno de 50%.[11] Existe forte associação entre deformidades vertebrais e luxação dos quadris na PC, mas nem sempre é fácil determinar o que é causa e o que é consequência.

AI, índice acetabular; H, Hilgenreiner; B, largura total da epífise proximal do fêmur; A, porcentagem da epífise proximal do fêmur que está lateral ao limite lateral do acetábulo. Para determinar qual a porcentagem de extrusão da epífise (índice de Reimers), é preciso dividir A por B.

Objetivo do tratamento. Manutenção dos quadris locados e indolores, com amplo arco de movimento. Evitar progressão e tratar a subluxação. Proporcionar o adequado posicionamento na posição sentada e prevenir a instalação de obliquidade pélvica e deformidade vertebral secundária.

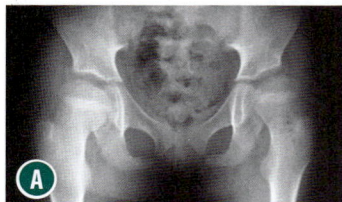
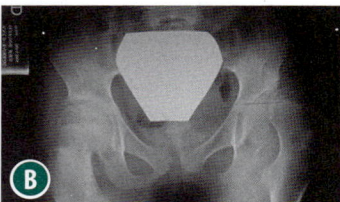
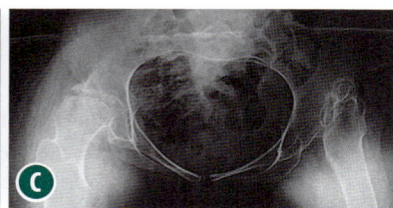

FIGURA 31.3 → Subluxação progressiva do quadril esquerdo em uma paciente com PC tipo tetraparesia espástica GMFCS V.
Ⓐ Paciente com 9 anos e diagnóstico de PC tipo tetraparesia espástica GMFCS V. Nota-se subluxação dos quadris na radiografia efetuada em 2002. A osteotomia varizante bilateral do fêmur foi indicada na ocasião, mas a família recusou o procedimento.
Ⓑ Na radiografia efetuada em 2004, observa-se progressão da subluxação no lado esquerdo. Na ocasião, foi indicada a reconstrução do quadril esquerdo, com osteotomia varizante do fêmur e acetabuloplastia tipo Dega. Novamente, o tratamento foi recusado pela família, pois a paciente estava assintomática.
Ⓒ Paciente com retorno em 2014, 10 anos após a última avaliação, com queixa de dor no quadril esquerdo. Observa-se a total destruição da cabeça femoral no lado esquerdo.

Indicações

- **Espasticidade de adutores de quadril, porém sem encurtamento (abdução com joelhos estendidos > 30°) e radiografia em extrusão menor que 25%.** Nessa situação, o problema pode ser manejado com o controle da espasticidade nos adutores de quadril através da aplicação de toxina botulínica ou da fenolização do ramo anterior do nervo obturador. Por definição, ainda não existe subluxação dos quadris, mas em um paciente não deambulador, nível motor IV ou V pelo GMFCS, a situação é considerada de risco. Durante o efeito dos bloqueios, preconiza-se fisioterapia motora vigorosa para ganho de abdução dos quadris e estímulo de ortostatismo. Caso ocorra redução na abdução passiva dos quadris ou progressão da extrusão da cabeça femoral na radiografia de bacia, uma nova abordagem terapêutica deve ser considerada. Em 2008, Graham e colaboradores observaram que a aplicação de toxina botulínica nos adutores de quadril, em junto ao uso da órtese de abdução, não foi efetivo para prevenir a progressão da subluxação dos quadris na PC.[12] No estudo, a progressão da subluxação dos quadris ocorreu tanto nos pacientes que receberam quanto nos que não receberam a aplicação da toxina botulínica, apesar de uma discreta redução na taxa de progressão ter sido observada quando a substância foi utilizada.

- **Encurtamento dos adutores de quadril, com extrusão dos quadris superior a 30%.** Quando a abdução lenta dos quadris com os joelhos estendidos for inferior a 30°, deve-se considerar a realização da tenotomia do adutor longo, curto e grácil. Tal procedimento costuma ser efetivo para crianças menores que 6 anos e com extrusão dos quadris (índice de Reimers inferior a 40%). Quando o teste de Thomas for positivo, deve-se associar a tenotomia do psoas no pequeno trocânter e, quando houver deformidade fixa em flexão dos joelhos, o alongamento dos isquiotibiais também deve ser considerado. A utilização de imobilização pós-operatória é controversa e dispensável em muitos casos. Quando possível, recomenda-se o uso de espuma para manutenção da abdução com tiras de velcro para fixação nas coxas e pernas. Caso seja realizado o alongamento dos isquiotibiais, deve-se usar imobilização gessada para manutenção da extensão dos joelhos por quatro semanas.

- **Extrusão superior a 40%, sem displasia acetabular.** Quando o índice de Reimers é maior que 40% e a criança tem mais que 4 anos, a probabilidade de resolução total da subluxação dos quadris após a tenotomia dos adutores, associada ou não à tenotomia do psoas e ao alongamento dos isquiotibiais, é baixa. Em tal situação, deve-se considerar o acréscimo da osteotomia derrotativa externa e varizante dos fêmures aos procedimentos mencionados no item anterior. A meta é tornar o ângulo cervicodiafisário com valores entre 100 e 110° e rotação externa maior que a interna para os pacientes com GMFCS IV e V. Quando a osteotomia varizante do fêmur for realizada em um indivíduo com marcha (geralmente GMFCS II ou III), deve-se evitar tentar manter o ângulo cervicodiafisário em torno de 120°. Os métodos preferenciais de fixação interna são com placas-lâminas de ângulo fixo ou placas LCP para quadril infantil. A imobilização pós-operatória é similar à empregada para a tenotomia dos adutores. A osteotomia varizante do fêmur não é indicada em crianças menores que 4 anos em virtude da dificuldade em haver implantes ósseos adequados, pelo alto risco de recidiva e pelo fato de a subluxação ser tratada, em geral, de maneira satisfatória com procedimentos de partes moles nessa faixa etária. Se o índice acetabular for inferior a 25°, não é necessária a realização de acetabuloplastia (**FIG. 31.4**).

- **Extrusão maior que 40% e displasia acetabular (índice acetabular maior que 25°).** Quando a subluxação dos quadris passa dos 50%, a probabilidade de existir displasia acetabular torna-se mais alta. O ortopedista deve ter em mente a orientação de que os procedimentos ósseos devem ser considerados em crianças maiores de 4 anos, em virtude das razões citadas no item anterior. Com isso, quando o índice acetabular for superior a 25°, é necessário considerar a acetabulolastia tipo Dega, junto a tenotomia dos adutores e psoas, alongamento dos isquiotibiais e osteotomia varizante do fêmur (**FIGS. 31.5 e 31.6**). A abertura da cápsula articular e posterior capsuloplastia são indicadas, de modo geral, quando o quadril encontra-se totalmente luxado. Alguns autores não utilizam imobilização gessada no pós-operatório com o objetivo de promover mobilização precoce e evitar a ocorrência de fraturas patológicas, no entanto, a utilização do gesso pelvicopodálico por quatro semanas continua sendo preconizado pela maioria dos autores.

A redução dos quadris na PC utilizando as técnicas citadas é conseguida até os 12 anos, quando a cartilagem trirradiada do acetábulo ainda está aberta e a cabeça femoral mantém reserva cartilaginosa.

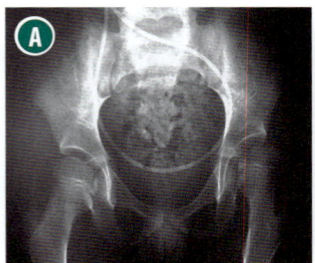 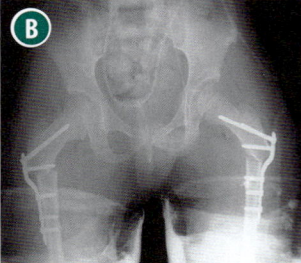

FIGURA 31.4 → Subluxação dos quadris em paciente com PC tetraparesia espástica GMFCS V, cujo tratamento foi realizado com osteotomia varizante dos dois fêmures.
Ⓐ Extrusão de 30% do quadril direito e 40% no esquerdo.
Ⓑ Osteotomia varizante do fêmur realizada bilateralmente e fixada com placa tipo LCP para quadril infantil.

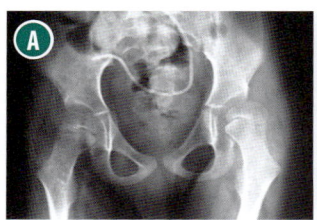
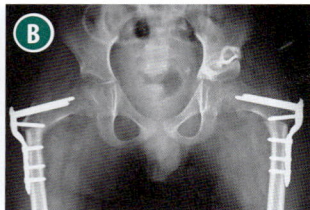

FIGURA 31.5 → Subluxação dos quadris em paciente com 8 anos, com PC tetraparesia espástica GMFCS V tratada através da osteotomia varizante dos fêmures e acetabuloplastia tipo Dega à esquerda.
Ⓐ Extrusão do quadril direito de 30% e de 50% no esquerdo, com displasia acetabular.
Ⓑ Realizada a osteotomia varizante dos fêmures, com fixação com placa LCP para quadril infantil e acetabuloplastia periacetabular tipo Dega à esquerda.

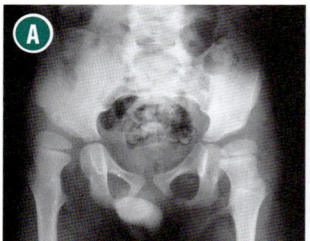
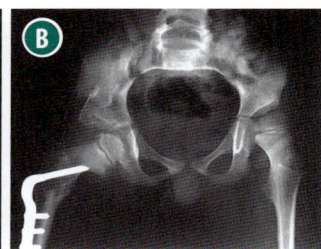

FIGURA 31.6 → Subluxação dos quadris em paciente com 6 anos, com PC tetraparesia espástica GMFCS V, tratada com osteotomia varizante do fêmur e acetabuloplastia tipo Dega à direita.
Ⓐ Subluxação do quadril direito de 50%, com displasia acetabular, e subluxação de 30% no lado esquerdo.
Ⓑ Realizada osteotomia varizante do fêmur direito, com fixação com placa-lâmina de ângulo fixo, em conjunto com acetabuloplastia periacetabular tipo Dega no mesmo lado.

Complicações. As complicações são mais comuns nos procedimentos de maior porte e costumam estar relacionadas com a utilização do gesso pelvicopodálico, como a formação de escaras em áreas de pressão. A complicação mais frequente descrita na literatura após redução do quadril na PC é a fratura da região supracondiliana do fêmur após a retirada da imobilização gessada. A condição pode ocorrer após trauma mínimo e ser tratada com gesso inguinopodálico até a melhora dos sintomas, pois não apresenta desvio e é estável. Todos os cuidados devem ser tomados para evitar necrose avascular da epífise femoral após a redução do quadril na PC, como a liberação de partes moles e o encurtamento femoral **(FIG. 31.7)**. No pós-operatório imediato, as complicações são clínicas. Os distúrbios respiratórios e as alterações secundárias ao sangramento cirúrgico são os principais componentes desse grupo.

Redução do quadril luxado na PC em pacientes esqueleticamente maduros

A redução dos quadris em pacientes com PC que já atingiram a maturidade esquelética é um desafio. É comum que procedimentos em partes moles sejam insuficientes como forma isolada de tratamento. O fechamento da cartilagem trirradiada do acetábulo limita o uso das osteotomias

periacetabulares, sendo efetivas para extrusões inferiores a 50%. A pacientes que compõem esse grupo, muitas vezes é necessário o emprego de osteotomias duplas ou triplas da pelve, com aumento da morbidade. Também podem ser considerados os procedimentos em "prateleira" ou mesmo a osteotomia de Chiari, mas o apoio da cabeça femoral no acetábulo será realizado em área sem cartilagem articular. Outro fator limitante é que, muitas vezes, a cabeça femoral já possui algum nível de degeneração, o que pode contribuir para sintomatologia no futuro. Em suma, o tratamento da subluxação dos quadris antes da maturidade esquelética é uma opção com menor morbidade e com maior probabilidade de ser bem sucedida em pacientes com PC.

Objetivos do tratamento. Manter os quadris locados e estáveis. Evitar instalação de quadro degenerativo e dor, e, quando presente, manter capacidade de deambulação.

Indicações. De acordo com Miller e Bagg,[10] os quadris que atingem a maturidade esquelética com índice de Reimers menor que 30% serão estáveis na vida adulta. Quando a extrusão é de 30 até 60%, a probabilidade de progressão é de 25%. Pacientes com índice de Reimers maior que 60% na maturidade esquelética apresentam, de modo invariável, progressão da subluxação dos quadris.[10] Com base em tais informações, acredita-se que a reconstrução de quadril nesse grupo de pacientes deva ser considerada e discutida com os familiares, quando a extrusão ao exame radiográfico for superior a 30%.

Procedimentos. A tenotomia dos adutores tem indicação quando a abdução dos quadris for menor que 30° com os joelhos estendidos, e o alongamento do músculo psoas deve ser considerado perante um teste de Thomas positivo ao exame físico. Caso o paciente tenha marcha, liberações amplas dos adutores devem ser evitadas, ou seja, realizar a tenotomia do adutor longo e grácil. Nessa mesma situação, é preferível a realização do alongamento do músculo psoas pela técnica intrapélvica, com o objetivo de evitar enfraquecimento dos flexores de quadril.

Para a reconstrução do quadril, é necessária a realização da osteotomia de rotação externa e varizante do fêmur, junto à acetabuloplastia **(FIG. 31.8)**. Com relação à osteotomia do fêmur, os princípios são os mesmos já descritos.

Para tratamento da displasia acetabular, a opção tem sido pela osteotomia periacetabular tipo Dega modificado ou a osteotomia em prateleira tipo Staheli **(FIG. 31.9)**. No pós-operatório, o uso do gesso pelvico-podálico por quatro semanas é desejável. Para os pacientes deambuladores submetidos à osteotomia da pelve em prateleira, é necessária a proteção contra a descarga de peso até a integração do enxerto, que costuma ocorrer com oito semanas.

Complicações. A complicação mais frequente é a instalação de processo degenerativo na articulação do quadril e dor, mesmo com a redução cirúrgica. Em pacientes deambuladores, pode haver prejuízo para a marcha no pós-operatório em virtude do longo período sem carga ou mesmo instalação de insuficiência do glúteo médio quando a varização for excessiva.

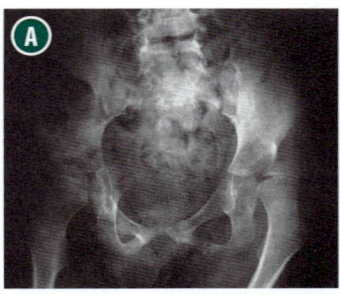
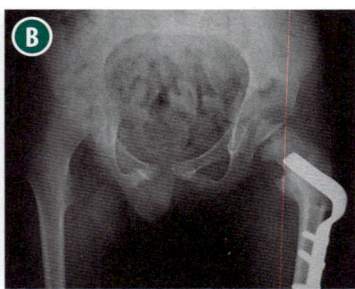
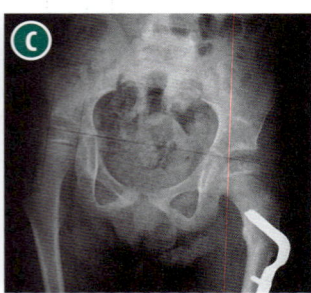

FIGURA 31.7 → Necrose avascular da epífise femoral após a reconstrução do quadril na PC.
A Paciente com 6 anos e diagnóstico de PC tipo tetraparesia espástica com subluxação do quadril esquerdo, GMFCS V.
B Nota-se o desenvolvimento da necrose avascular na porção lateral da epífise femoral seis meses após a realização da osteotomia varizante do femur e da acetabuloplastia tipo Dega.
C Após 18 meses da cirurgia, a necrose de epífise do fêmur esquerdo já está ossificada e não é notada deformidade importante da cabeça femoral. O quadril esquerdo encontra-se reduzido; no lado direito, há subluxação discreta.

Indicações para a realização da osteotomia varizante do fêmur bilateralmente

A realização da osteotomia varizante do fêmur faz parte do procedimento reconstrutivo do quadril na vigência de uma subluxação ou luxação. No entanto, a realização desse procedimento no lado oposto é objeto de controvérsia. Sempre que houver condições clínicas, a recomendação é que a osteotomia varizante do fêmur deva ser efetuada bilateralmente com o objetivo de tentar manter a simetria dos membros inferiores, evitar a progressão da subluxação do quadril com menor acometimento e manter o balanço pélvico. A questão da simetria dos membros inferiores é muito importante a pacientes com marcha e que fazem ortostatismo, em geral, indivíduos com GMFCS III e IV.

Luxação inveterada dos quadris

A luxação inveterada é uma situação mais frequente em pacientes na segunda década de vida, GMFCS IV ou V, tendo associação com dor, dificuldade no posicionamento sentado, dificuldade para realização da higiene e troca do vestuário, e, em casos extremos, com a formação de escaras, com localização mais comum na região trocanteriana. O tratamento é paliativo e visa, em última instância, ao alívio dos sintomas.

> **ATENÇÃO!** Quando a reconstrução cirúrgica dos quadris não é mais possível de ser realizada, tem-se o quadro de luxação inveterada.

Objetivo do tratamento. Melhora da dor e do posicionamento, além de proporcionar melhores condições para os cuidados de higiene.

Indicações

*   **Dificuldade para a realização da higiene e limitação no posicionamento, mas sem dor.** Nessa situação, é preconizada, de início, a liberação de partes moles. Em geral, as estruturas encurtadas são os flexoadutores de quadril e flexores de joelhos. A tenotomia dos adutores longo, curto e grácil e do psoas no pequeno trocânter são os procedimentos realizados com maior frequência, além da tenotomia distal dos isquiotibiais mediais. A aplicação de fenol a 5% no ramo anterior do nervo

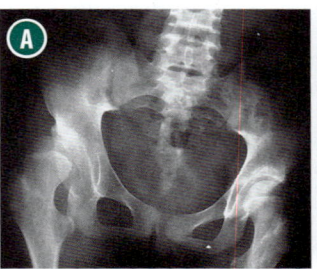
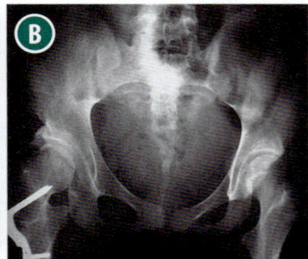

FIGURA 31.8 → Subluxação do quadril em paciente com 13 anos tratada com osteotomia varizante do fêmur e osteotomia da pelve em prateleira à direita.
A Caso de PC tipo diparesia espástica, GMFCS III, subluxação do quadril direito de 50% e displasia acetabular.
B Pós-operatório de 12 meses. Realizada a osteotomia varizante do fêmur direito e a acetabuloplastia tipo prateleira pela técnica de Staheli.

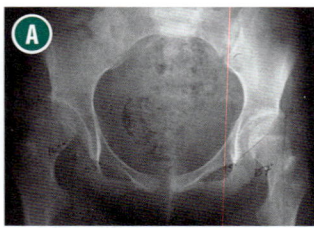
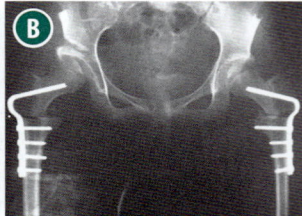

FIGURA 31.9 → Subluxação do quadril em paciente esqueleticamente maduro com tratamento por osteotomia varizante do fêmur e acetabuloplastia tipo Dega modificado.
A Paciente de 15 anos, diagnóstico de PC tipo diparesia espástica GMFCS III, com subluxação do quadril direito de 45%.
B Realizada a osteotomia varizante dos fêmures e osteotomia da pelve à direita tipo Dega modificado.

obturador pode ser adicionada ao plano de tratamento, pois gera desmielinização da estrutura, com consequente redução da espasticidade dos adutores remanescentes por cerca de seis meses. Com isso, o período pós-operatório tende a ser mais confortável e a reabilitação, mais eficiente. Caso os procedimentos sejam insuficientes para promover a abdução dos quadris e essa for a queixa principal, pode-se realizar a osteotomia valgizante do fêmur proximal.

* **Dor com ou sem problemas para a higiene e o posicionamento.** Nesse quadro, além da liberação de partes moles descrita no item anterior, tem indicação a ressecção do fêmur proximal. As técnicas mais utilizadas são a de McHale, Castle e a ressecção da cabeça e colo femorais na linha intertrocantérica, em conjunto a capsuloplastia e interposição de partes moles (FIG. 31.10). Utiliza-se de rotina a técnica de McHale, que, além da ressecção do fêmur proximal ao nível da linha intertrocantérica, realiza uma osteotomia valgizante subtrocantérica com os objetivos de aumentar a abdução dos quadris e locar o pequeno trocânter ao nível do acetábulo para evitar a migração proximal e dispensar a utilização de tração no pós-operatório (FIG. 31.11). Vale a pena ressaltar que, em alguns pacientes, a simples liberação de partes moles é útil no alívio da dor, não sendo necessária a ressecção do fêmur proximal. Outra situação especial é quando já existe valgo do colo do fêmur e o pequeno trocânter encontra-se na altura do acetábulo. Nesse quadro, a ressecção da cabeça e do colo femorais ao nível da linha intertrocantérica, junto à adequada interposição de partes moles, pode proporcionar bom resultado no alívio da dor e do posicionamento.

* **Luxação inveterada unilateral do quadril com deformidade em "ventania".** Nessa circunstância, além dos procedimentos descritos que devem ser empregados para o quadril luxado, o lado oposto, que se encontra em abdução e rotação externa, também deve ser tratado. Recomenda-se, no início, a liberação dos abdutores e rotadores externos; caso a deformidade persista, deve-se considerar a osteotomia derrotativa interna e varizante do fêmur.

Complicações. O problema pós-operatório mais comum é a persistência da dor e das limitações para o posicionamento. O tratamento da luxação inveterada dos quadris e da deformidade em "ventania" é de extremos trabalho e dificuldade, devendo ser sempre evitado através da abordagem precoce. A migração proximal do fêmur pode ocorrer após as ressecções, sobretudo quando feitas abaixo do pequeno trocânter. Em situações extremas, pode ocorrer exposição do fragmento proximal do fêmur.

Rotação interna dos quadris

A marcha com o desvio interno dos pés é vista com frequência na PC e pode causar dificuldade na liberação dos pés para a fase de balanço, com instabilidade. Tal alteração

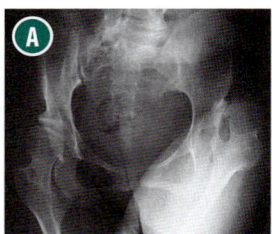
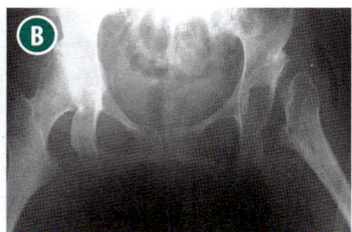

FIGURA 31.10 → Luxação inveterada do quadril esquerdo tratada através da ressecção do colo e cabeça femorais na linha intertrocantérica e liberação de partes moles.
Ⓐ Paciente com 25 anos e diagnóstico de PC tipo tetraparética espástica, GMFCS V, não deambuladora e com luxação inveterada do quadril esquerdo. Apresentava dor à manipulação e grande limitação no posicionamento dos membros inferiores para a realização da higiene perineal.
Ⓑ Pós-operatório imediato de tenotomia dos flexores e adutores do quadril esquerdo, tenotomia dos isquiotibiais à esquerda e ressecção do fêmur proximal esquerdo ao nível da linha intertrocantérica, com o objetivo de aliviar a dor e melhorar o posicionamento para a higiene.

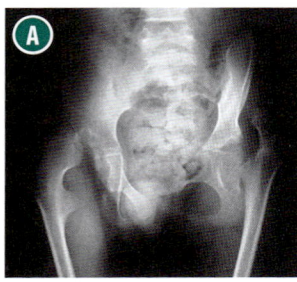
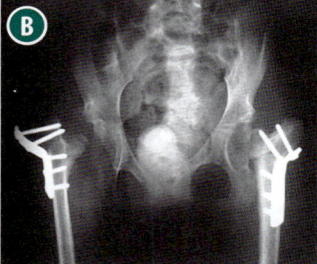

FIGURA 31.11 → Luxação inveterada dos quadris na PC tratada com ressecção do fêmur proximal na linha intertrocantérica e osteotomia valgizante subtrocantérica do fêmur (procedimento de McHale).
Ⓐ Luxação inveterada dos quadris em paciente com 15 anos, PC tipo tetraparesia espástica, GMFCS V.
Ⓑ Realizado o procedimento de McHale, com ressecção do fêmur proximal na base do colo, junto à osteotomia valgizante subtrocantérica.

também gera prejuízo na estética do andar, além de provocar desgaste aumentado dos calçados. A causa mais descrita do desvio interno dos pés na PC é a rotação interna dos quadris associada ao aumento da anteversão femoral, mas torção tibial interna e deformidade em varo-aduto dos pés também podem ser fatores etiológicos.[13] Além disso, Gage considera o aumento da anteversão femoral uma possível causa da disfunção dos glúteos durante a marcha, em virtude do encurtamento gerado no braço de alavanca desses músculos.[2]

Objetivos do tratamento. Promover o adequado alinhamento dos pés no plano transverso para que a transição entre as fases de apoio e balanço ocorra de maneira livre e sem tropeços. Proporcionar marcha com padrões estéticos mais próximos da normalidade e evitar desgaste excessivo de calçados. Restaurar o braço de alavanca do fêmur proximal para o adequado funcionamento da musculatura glútea.

Indicações. As alterações rotacionais e torsionais na PC não têm boa resposta ao tratamento conservador, e é frequente não se observar resolução espontânea da rotação interna dos quadris com o crescimento corporal. O procedimento de escolha para o tratamento é a osteotomia de rotação externa do fêmur com fixação interna rígida. De acordo com a literatura, os resultados da osteotomia do fêmur nas regiões proximal e distal são similares com relação à capacidade de correção da deformidade.[14,15] De qualquer maneira, os relatos acerca da osteotomia realizada proximalmente são mais frequentes e esta é a abordagem de rotina.

Com relação ao método de fixação interna, há duas possibilidades principais. A primeira é a utilização de placa-lâmina angulada, que possibilita a realização da osteotomia na região intertrocantérica, com potencial biológico favorável para a consolidação, além de gerar síntese mais estável, com possibilidade de carga precoce (FIG. 31.12). Outra possibilidade é a utilização de placa reta com parafusos de autocompressão. Nessa situação, torna-se necessária a fixação com ao menos três parafusos proximais e três distais ao foco da osteotomia (que fica localizada na região subtrocantérica), o que gera maior exposição cirúrgica (FIG. 31.13). O uso do intensificador de imagem, fundamental na técnica da placa-lâmina, costuma ser dispensado, e o tempo cirúrgico pode ser reduzido com a utilização da placa reta. Em virtude da maior necessidade de exposição cirúrgica e do nível da osteotomia ser, em geral, diafisário, condições biológicas para a consolidação com a placa reta são menos favoráveis quando comparadas com a técnica com a placa-lâmina angulada.

Em uma revisão, publicada em 2013, dos casos tratados na rotina dos autores deste capítulo, submetidos à osteotomia de rotação externa do fêmur na região proximal, observou-se que tanto a abordagem intertrocantérica quanto a subtrocantérica foram efetivas para melhora clínica e dinâmica da rotação interna dos quadris na PC. No entanto, a abordagem intertrocantérica, com fixação com placa-lâmina, promoveu redução mais significativa da rotação interna do quadril e da anteversão femoral ao exame físico e exibiu tendência para uma redução mais importante da rotação interna durante a marcha.[16]

A placa LCP para quadril infantil também tem sido utilizada, em procedimentos mais recentes, como opção para a fixação interna da osteotomia de rotação externa do fêmur na PC (FIG. 31.14).

> **ATENÇÃO!** A osteotomia de rotação externa do fêmur tem indicação quando existe desvio interno dos pés durante a marcha, com prejuízo estético e funcional, e a causa é o aumento da rotação interna dos quadris.

Os seguintes fatores estão presentes quando os quadris são a causa do problema:

*   **Exame físico:** rotação interna do quadril maior que 60° e rotação externa inferior a 30°. Anteversão femoral maior que 30°.

*   **Exame tridimensional da marcha:** rotação interna dinâmica do quadril aumentada, ou seja, superior ao desvio-padrão da normalidade. Ausência de rotação interna da pelve e do tronco.

*   **Tomografia computadorizada:** não utilizada de rotina em virtude da alta variabilidade interobservador. Pode ser útil em algumas situações através da confirmação dos achados de exame físico. Como método isolado, sua eficácia é inferior ao exame físico e ao exame de marcha.

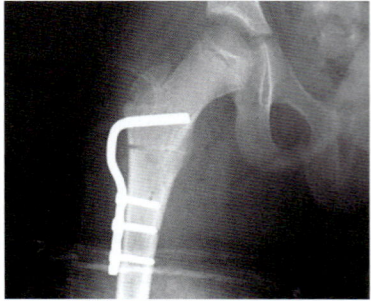

FIGURA 31.12 → Osteotomia de rotação externa do fêmur fixada em placa-lâmina.

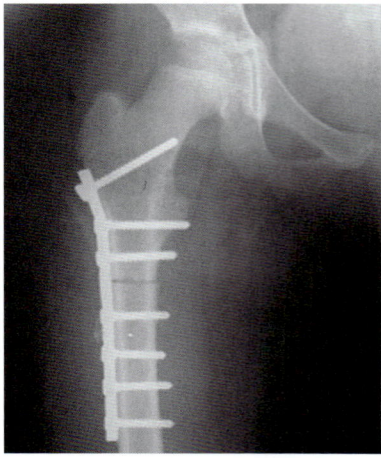

FIGURA 31.13 → Osteotomia de rotação externa do fêmur fixada com placa reta tipo DCP.

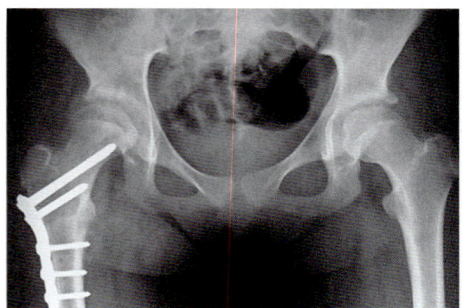

FIGURA 31.14 → Osteotomia de rotação externa do fêmur fixada com placa LCP para quadril infantil.

Complicações. A pseudartrose e a falha no material de osteossíntese não são frequentes na população pediátrica, porém, na experiência pessoal dos autores deste capítulo, têm maior probabilidade de ocorrer quando é utilizada a placa reta. A persistência e a recidiva do problema podem ocorrer em uma parcela significativa dos casos. Nem sempre é fácil diferenciar a recidiva da rotação interna da persistência ou correção incompleta. Na recidiva, a correção foi obtida, mas, com o crescimento corporal, ocorre retorno gradual da rotação interna. Na persistência ou correção incompleta, a manutenção do desvio interno dos pés já é observada nos estágios iniciais do processo de reabilitação e se mantém mesmo com o crescimento. Kim e colaboradores relataram um índice da recidiva da deformidade de 33%, após 6,5 anos de seguimento, e relacionaram esse dado com a idade em que a intervenção foi realizada.[13] Os autores encontraram chance aumentada de recidiva quando a osteotomia derrotativa externa do fêmur foi realizada antes dos 10 anos.

Em um estudo realizado pelos autores deste capítulo e publicado em 2012, também foi observada relação entre a idade da execução da osteotomia de rotação externa do fêmur e a recidiva da deformidade, e os resultados foram similares aos observados por Kim e colaboradores.[13] No mesmo estudo, encontrou-se também uma porcentagem significativa dos casos (1/3 das osteotomias realizadas) com persistência da rotação interna, ou seja, uma provável correção incompleta.[17] Para minimizar a chance de o problema ocorrer, é recomendado realizar sempre a osteotomia de rotação externa do fêmur com o paciente em decúbito ventral, pois, assim, o controle intraoperatório das rotações dos quadris é mais fácil de ser realizado (**FIG. 31.15**). O uso de um fio de Kirschner acima e outro abaixo da osteotomia pode ser uma ferramenta útil servindo de referência para a quantidade de correção.

Para os pacientes com pouca idade (em geral, indivíduos abaixo dos 10 anos) e com rotação interna acentuada dos quadris durante a marcha, a transposição posterior da origem dos rotadores internos (procedimento de Majestro-Frost) pode ser considerada como alternativa à osteotomia de rotação externa do fêmur, em virtude do risco de recidiva.[18] Até este momento, a literatura é escassa no que se refere aos resultados do procedimento, porém, a experiência pessoal dos autores mostra que a rotação interna dos quadris pode ser atenuada em alguns casos após a transposição posterior da origem dos rotadores internos anatômicos.

Flexão dos quadris

A deformidade em flexão dos quadris é frequente na PC e costuma acompanhar a deformidade em flexão dos joelhos. Pelo fato de o músculo psoas ser a maior fonte geradora de momento flexor ao nível dos quadris, além de ser biarticular, considera-se que ele é o principal componente da deformidade em flexão.

Nos pacientes com nível motor pelo GMFCS IV ou V, a deformidade em flexão é um dos componentes da subluxação progressiva dos quadris e deve ser tratada com tenotomia do psoas no pequeno trocânter, como já discutido. Esta seção tem foco nos pacientes com marcha (GMFCS I, II e III), nos quais a contratura do psoas está relacionada com a limitação para a extensão dos quadris na fase de apoio e aumento da anteversão pélvica.

Objetivo do tratamento. Proporcionar aumento da flexão dos quadris e redução da anteversão pélvica, sobretudo em pacientes que não necessitam de apoio para a marcha.[19]

> **ATENÇÃO!** A correção da flexão dos quadris é parte integrante do tratamento da marcha em agachamento, ou seja, da marcha com aumento da flexão dos joelhos na fase de apoio.

Indicações. A tenotomia intrapélvica do psoas é a forma mais indicada de alongamento dos flexores de quadril em pacientes com PC deambuladores. O objetivo é promover alongamento da porção tendinosa do psoas, sem comprometer a integridade da porção muscular do ilíaco e do próprio psoas, preservando a força muscular. No entanto, através da utilização dessa técnica, é esperada deformidade residual em flexão nos pós-operatório em virtude da característica conservadora dessa modalidade de alongamento muscular.[19,20]

A tenotomia intrapélvica do psoas é indicada quando a deformidade em flexão ao exame físico, mensurada através do teste de Thomas, é superior a 15°. Além disso, observa-se durante a marcha aumento da anteversão pélvica e limitação para a extensão dos quadris na fase de apoio. Outro aspecto observado com frequência na marcha de pacientes com encurtamento do músculo psoas é o aumento do arco de movimento da pelve no plano sagital, com formato em dupla onda.

No pós-operatório, não é necessária a utilização de imobilização, mas os pacientes são orientados a não permanecerem muito tempo sentados durante as primeiras três semanas para evitar a cicatrização em flexão dos quadris. O decúbito ventral é estimulado em momento precoce (segundo dia pós-operatório) com os objetivos de promover alongamento adicional dos flexores de quadril e evitar a formação de escaras na região sacral.

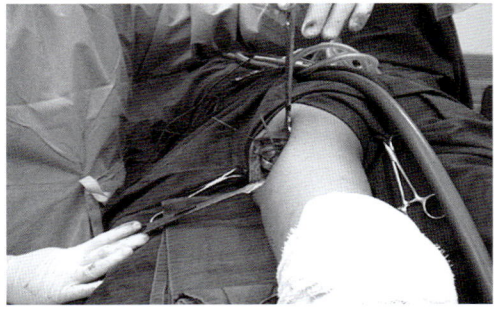

FIGURA 31.15 → Paciente posicionado em decúbito ventral para a realização da osteotomia de rotação externa do fêmur. Colocam-se dois fios de Kirschner, um acima e outro abaixo da osteotomia para controle da rotação.

Complicações. A complicação mais temida da tenotomia intrapélvica do psoas é a lesão do nervo femoral, que é mais superficial e medial. Em virtude da proximidade com o peritônio, pode ocorrer íleo paralítico no período pós-operatório imediato em virtude da manipulação; por esse motivo, recomenda-se que a dieta por via oral seja liberada apenas após checar a presença dos ruídos hidroaéreos. De maneira geral, a técnica é segura e proporciona alongamento muscular conservador em pacientes nos quais não se deseja enfraquecer os flexores de quadril, porém, é necessário ter familiaridade com a técnica e conhecimento completo da anatomia local.

Deformidade em flexão dos joelhos

A deformidade em flexão dos joelhos é muito incapacitante em pacientes com PC que têm marcha, pois pode comprometer a estabilização passiva dos joelhos na fase de apoio e aumentar o gasto energético, pela necessidade de ativação contínua do quadríceps. A causa da flexão dos joelhos pode ser o encurtamento dos isquiotibiais ou mesmo a insuficiência do músculo solear, que, por sua vez, pode ser determinada primariamente ou ser iatrogênica após alongamento cirúrgico excessivo do tríceps sural. A fraqueza do mecanismo extensor dos joelhos também é uma possível causa da deformidade em flexão dos joelhos na PC.

Objetivo do tratamento. Aumentar a extensão dos joelhos na fase de apoio e restabelecer os mecanismos passivos de estabilização articular, reduzindo o gasto energético para a marcha. Aumentar a extensão dos joelhos no balanço terminal e contato inicial, para que o ciclo tenha início com o toque do calcâneo ao solo e o primeiro mecanismo de rolamento ocorra de maneira adequada.

Indicações

*   **Ângulo poplíteo dentro da normalidade (< 45°), joelhos com extensão passiva completa e aumento da flexão dos joelhos na fase de apoio da marcha.** Nessa situação, o aumento da flexão dos joelhos na fase de apoio da marcha é uma alteração dinâmica e sem encurtamento muscular ao exame físico. O tratamento deve ser focado no controle da espasticidade do isquiotibiais mediais através da aplicação de toxina botulínica, e, caso haja aumento da dorsiflexão dos tornozelos na fase de apoio, o controle deve ser feito com a utilização de órteses suropodálicas rígidas em 90° ou de reação ao solo (**FIGS. 31.16 e 31.17**).

*   **Aumento do ângulo poplíteo (> 45°), joelhos com extensão passiva completa e aumento da flexão dos joelhos na fase de apoio da marcha.** Nesse quadro, o encurtamento dos isquiotibiais já está presente, mas costuma ser leve e ainda não comprometer os mecanismos passivos de estabilização articular. A aplicação de toxina botulínica é pouco efetiva e torna-se necessário o alongamento cirúrgico dos isquiotibiais mediais. Como os joelhos ainda preservam extensão passiva completa ao exame físico, o alongamento cirúrgico deve ser feito na transição entre os terços médio e distal da coxa, com o objetivo de fazê-lo de maneira intramural. Portanto, a indicação cirúrgica nessa situação é o alongamento intramural dos músculos semitendinoso, grácil e semimembranoso. Deve-se evitar o alongamento conjunto do bíceps femoral, pois, quando é realizado, existe maior probabilidade pós-operatória de *recurvatum* dos joelhos e aumento da inclinação anterior da pelve.[21]

*   **Aumento do ângulo poplíteo, joelhos com deformidade fixa em flexão ao exame físico e aumento da flexão na fase de apoio na marcha.** Com o surgimento das deformidades fixas em flexão dos joelhos, os mecanismos passivos de estabilização articular são comprometidos e passa a existir sobrecarga ao mecanismo extensor. A magnitude do tratamento aumenta conforme aumenta a deformidade fixa em flexão dos joelhos, já que o objetivo final é a restauração da extensão passiva completa. Nessa situação, o alongamento isolado dos isquiotibiais mediais pode ser insuficiente para atingir o objetivo, e torna-se necessária a

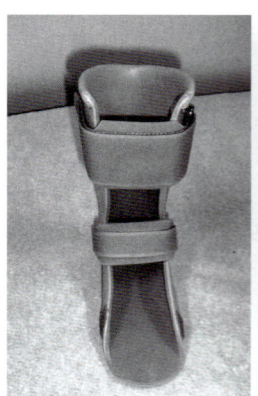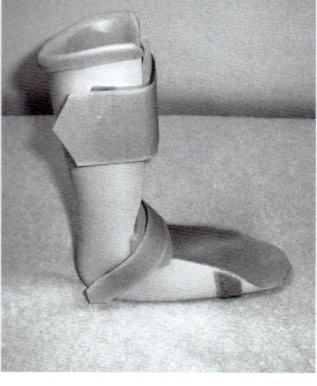

FIGURA 31.16 → Órtese suropodálica rígida.

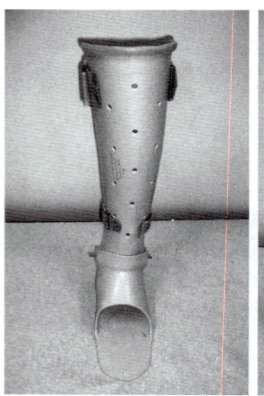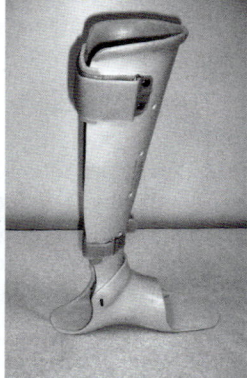

FIGURA 31.17 → Órtese de reação ao solo.

combinação com outros métodos. Deformidades fixas menores que 20° são passíveis de correção com liberação de partes moles e utilização de gesso inguinopodálico em extensão máxima. Além do alongamento intramural dos músculos semimembranoso e grácil, realiza-se de rotina a transferência do semitendinoso para tubérculo dos adutores com o objetivo de evitar o aumento da inclinação anterior da pelve no pós-operatório, já que a função extensora do quadril desse músculo é preservada em tal situação (**FIG. 31.18**).[22]

O alongamento do bíceps femoral pode ser necessário quando houver deformidades fixas em flexão, mas não se deve deixar de lembrar dos potenciais efeitos no futuro, como o *recurvatum* e o aumento da anteversão pélvica. Para as deformidades mais acentuadas, a literatura recomenda a realização de trocas seriadas de gesso após a liberação de partes moles até a obtenção da correção total.[23] A osteotomia extensora supracondiliana dos fêmures é colocada como alternativa à troca seriada de gessos.[24]

Quando bem executada, a osteotomia extensora supracondiliana do fêmur cursa com taxa de complicações inferiores à troca seriada de gessos, desde que os seguintes passos sejam seguidos: 1) alongar previamente os isquiotibiais mediais e, quando possível, transferir o semitendinoso para o tubérculo dos adutores; 2) para deformidades menores que 30°, utilizar a técnica minimamente invasiva e preservar a integridade da cortical posterior para que a estabilidade seja mantida – nessa situação, não é necessária a fixação interna, e a imobilização em gesso inguinopodálico por seis semanas é suficiente para a adequada consolidação (**FIG. 31.19**); 3) deformidades maiores que 30° necessitam de encurtamento femoral através de ressecção de cunha trapezoidal, com base anterior, para que lesões neurovasculares sejam evitadas – nessa situação, torna-se necessária a fixação interna com fios de Kirchner cruzados ou com placas-lâminas (**FIG. 31.20**). O tempo de consolidação é de cerca de oito semanas e recomenda-se a manutenção dos joelhos em extensão total no período.

Complicações. A mais temida complicação do tratamento da deformidade em flexão dos joelhos na PC é a lesão neurovascular. A lesão nervosa é bem mais frequente do que a vascular, e o risco de ocorrer cresce com o aumento da deformidade estruturada. Geralmente, a lesão nervosa é caracterizada por neuropraxia do nervo ciático ou de algum de seus ramos. O quadro clínico inicial é composto por alteração de sensibilidade, paralisia e dor

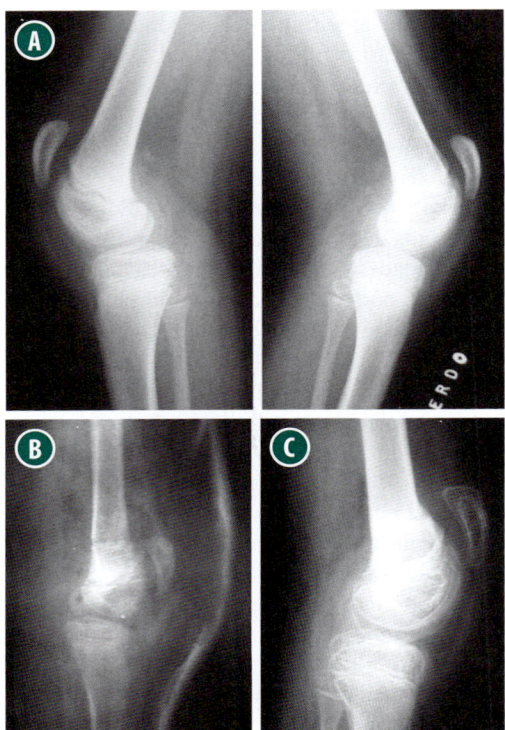

FIGURA 31.19 → Osteotomia extensora minimamente invasiva do fêmur distal.
A Deformidade pré-operatória em flexão inferior a 30° na radiografia dos joelhos em perfil.
B Pós-operatório imediato. Nota-se a preservação da cortical posterior e consequente estabilidade proporcionada, mesmo sem fixação interna.
C Consolidação total após oito semanas.

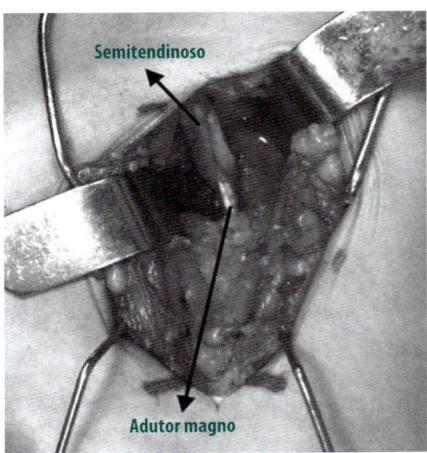

FIGURA 31.18 → Transferência do semitendinoso para o tubérculo dos adutores.

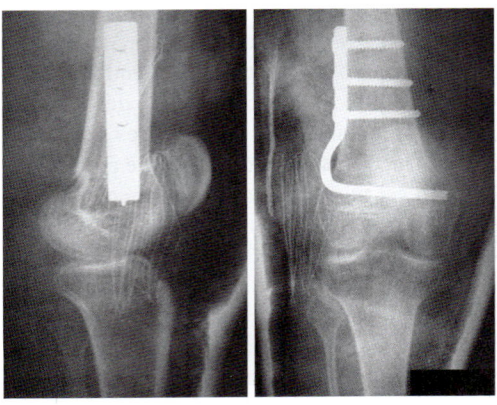

FIGURA 31.20 → Osteotomia extensora do fêmur distal com encurtamento e fixação interna com placa-lâmina.

com características neuríticas, como sensação em agulhada, queimação ou formigamento. É necessário o controle agressivo do quadro álgico com o objetivo de proporcionar conforto ao paciente e evitar recidiva precoce da deformidade. O grupo de dor da Associação de Assistência à Criança Deficiente (AACD) recomenda a introdução de prednisona (1 mg/kg/dia) por sete dias, e, caso persistam os sintomas, tem indicação a utilização de carbamazepina (100 mg/dia-dose inicial).

Após a fase dolorosa, tem início a de reinervação, que pode ter duração de vários meses. No final, muitas vezes mais de um ano após a lesão, a sensibilidade e a motricidade são recuperadas na maioria dos casos, porém, o processo de reabilitação tornou-se prejudicado e bastante sofrido para o paciente. Com base nesses aspectos, os esforços devem ser concentrados para que a lesão nervosa seja evitada. Para isso, alguns princípios devem ser seguidos com rigor: 1) na presença de deformidades estruturadas maiores que 30°, caso a opção tenha sido correção aguda em apenas um tempo cirúrgico, realizar o encurtamento femoral através da osteotomia com ressecção de cunha trapezoidal; 2) se a deformidade for corrigida de forma gradual através da troca seriada de gesso, interromper a correção caso surja alteração neurológica; 3) lembrar-se de que a correção gradual da deformidade em flexão dos joelhos com a utilização de fixador externo costuma não ser bem-sucedida em pacientes espásticos em virtude da maior incidência de soltura de fios e pinos, dor e aumento da hipertonia muscular.

Patela alta

Pacientes adolescentes que apresentam marcha em agachamento têm forte associação com patela alta, que, em última análise, caracteriza insuficiência do mecanismo extensor. O encurtamento ou avanço distal do tendão patelar pode ser indicado nesse grupo de pacientes para evitar progressão ou recidiva da deformidade.[20] Para tanto, antes de realizar o encurtamento ou avanço distal do tendão patelar, é necessário que a deformidade em flexão do joelho seja corrigida, utilizando as orientações mencionadas no item anterior (FIG. 31.21).

Para os pacientes com imaturidade esquelética, pode-se realizar o encurtamento na substância do tendão patelar ou o avanço distal pela técnica subperiosteal descrita por Novachek e colaboradores.[25] Para os pacientes já com as fises fechadas, o avanço distal da tuberosidade anterior da tíbia é uma opção a ser considerada. No período pós-operatório, a utilização de aparelho gessado inguinopodálico é desejável por seis semanas.

Joelho rígido

O joelho considerado rígido é aquele que apresenta limitação na flexão durante a fase de balanço. Na marcha normal, a flexão máxima dos joelhos acontece no terço inicial do balanço e tem magnitude aproximada de 60°. Na

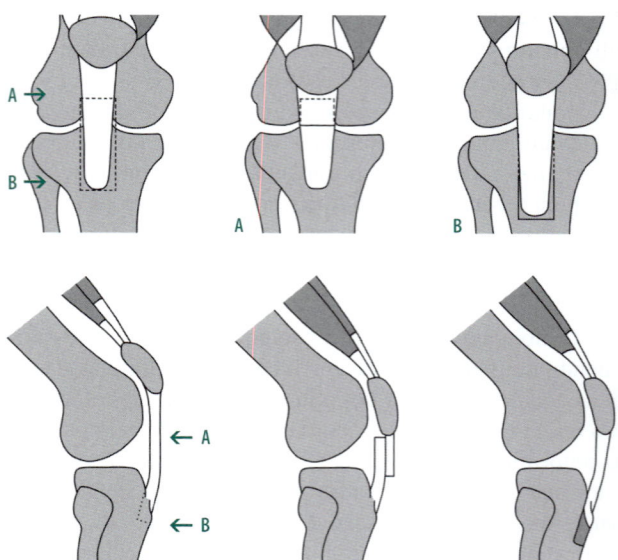

FIGURA 31.21 → Técnicas de encurtamento ou avanço distal do tendão patelar. A primeira coluna exemplifica a técnica de avanço distal do tendão patelar para pacientes com imaturidade esquelética por meio da abordagem subperiosteal. A coluna central apresenta o encurtamento do tendão patelar na substância tendinosa, utilizado tanto para pacientes com imaturidade quanto para os que já têm maturidade esquelética. A última coluna ilustra o avanço distal do tendão patelar ao nível da tuberosidade anterior da tíbia.

PC, alguns fatores podem limitar a flexão dos joelhos no balanço, como a espasticidade do músculo reto anterior da coxa, o déficit de força muscular dos flexores de quadril e tríceps sural, a redução na velocidade de marcha e a grande instabilidade para a deambulação com redução da fase de balanço. O indivíduo com flexão reduzida dos joelhos no balanço tem dificuldade para a liberação dos pés, podendo tropeçar ou necessitar do uso de mecanismos compensatórios com aumento do gasto energético. Quando a causa do joelho rígido for espasticidade do músculo reto anterior da coxa, o tratamento cirúrgico costuma ser bem-sucedido com melhora do padrão de marcha.

Objetivo do tratamento. Aumentar o arco de movimento dos joelhos através do aumento da flexão na fase de balanço, facilitando a liberação dos pés. Espera-se que no pós-operatório o paciente tropece menos, reduza o desgaste de calçados, tenha mais facilidade para subir degraus e melhor desempenho para a marcha em virtude da redução dos mecanismos compensatórios.

Indicações. Queixa de tropeços com frequência, desgaste na ponta dos caçados, dificuldade de fletir os joelhos e subir degraus. Teste de Ely-Duncan positivo ao exame físico e limitação no pico de flexão dos joelhos na fase de balanço (menor que 50°). Eletromiografia com atividade inapropriada do músculo reto anterior da coxa durante o balanço médio. Velocidade de marcha acima de 70% dos valores de referência para a idade e força muscular maior que 3 nos flexores de quadril e gastrocnêmio. A presença dos fatores citados sugere espasticidade do músculo reto anterior da coxa como causa do joelho rígido, problema que pode ser tratado das seguintes maneiras:

- **Transferência distal do reto anterior da coxa para flexor de joelho.** O tratamento clássico é realizado com a transferência do reto anterior da coxa para flexor de joelho. O objetivo é aumentar a flexão dos joelhos na fase de balanço, sem comprometer a função proximal do reto anterior como flexor de quadril. A transferência distal do reto anterior da coxa tem resultados superiores quando comparada à tenotomia distal e à tenotomia proximal. Os sítios mais frequentes para transferência são os músculos grácil, semitendinoso, sartório e fáscia lata, com resultados similares na avaliação pós-operatória.[26] Um dos pré-requisitos para a realização do procedimento é que os joelhos não tenham deformidade fixa em flexão. O seguimento de um protocolo pós-operatório rígido é fundamental para o sucesso do tratamento. Tão logo a dor permita – geralmente no segundo dia após a cirurgia –inicia-se a mobilização passiva dos joelhos três vezes ao dia, até que a flexão passiva atinja 90°. A partir desse ponto, o paciente é liberado para alta hospitalar, mas os exercícios de flexão passiva devem ser continuados por mais quatro semanas, quando é retomada a descarga de peso. Para que esse esquema seja possível, recomenda-se a imobilização pós-operatória com imobilizadores removíveis de joelhos, como as talas de lona.

  Em uma revisão dos casos trabalhados pelos autores deste capítulo, publicada em 2015, observou-se que o aumento do arco de movimento dos joelhos após a transferência distal do reto anterior da coxa ocorreu apenas nos pacientes de níveis motores I e II pelo GMFCS. Com base nisso, hoje, recomenda-se esse procedimento com predominância nos grupos citados, ou seja, GMFCS I e II.[27]

- **Alongamento intramural do reto anterior da coxa.** O alongamento intramural do reto anterior da coxa é uma opção à transferência distal deste músculo para flexor de joelhos. A literatura é mais rica com relação aos resultados da transferência distal do reto anterior da coxa, porém, Cruz Jr. e colaboradores descreveram resultados similares com o uso do alongamento intramural em um estudo com 42 pacientes, com tempo de seguimento pós-operatório de 18 meses.[28]

Complicações. O principal efeito adverso da transferência do reto anterior da coxa na PC é a não resolução dos problemas, o que pode acontecer quando as indicações para o procedimento não foram precisas e a espasticidade do reto anterior da coxa não for a principal causa do joelho rígido. O aumento da flexão dos joelhos na fase de apoio em longo prazo também pode acontecer, ainda mais se havia deformidade fixa no ato da transferência ou se os isquiotibiais mediais não foram alongados no mesmo ato cirúrgico.[29]

Equino dos tornozelos

O equino dos tornozelos é a deformidade mais comum na PC, mas o tratamento realizado de forma inadvertida pode trazer sequelas irreversíveis em longo prazo, como deformidade em calcâneo e marcha agachada. O primeiro ponto a ser definido é que a deformidade em equino dos tornozelos tem comportamento diferente nas formas hemiparética e diparética da PC. Nos pacientes com hemiparesia, a deformidade tem início mais precoce e compromete, na maioria das vezes, os músculos solear e gastrocnêmio. Nos indivíduos com diparesia, o equino dos tornozelos tende a ser menos acentuado, e o principal componente da deformidade é o músculo gastrocnêmio. É de extrema importância uma avaliação clínica criteriosa com o objetivo de identificar qual músculo está encurtado e a real magnitude do encurtamento. Recomenda-se a realização da dorsiflexão passiva dos tornozelos, com o paciente relaxado, joelho fletido e estendido. Com o joelho em flexão, o músculo gastrocnêmio está relaxado e, caso haja restrição na dorsiflexão, será dada pelo encurtamento do solear. Com a extensão do joelho, o encurtamento do músculo gastrocnêmio passa a ser também avaliado.

De maneira geral, o alongamento cirúrgico do tríceps sural deve ser sempre o mais conservador possível, pois existe a possibilidade de instalação de fraqueza muscular após alongamentos excessivos. Tal premissa ganha dimensão quando é abordado o tratamento da deformidade em equino, pois, na fase de apoio, durante o segundo rolamento, o músculo solear tem importante função na extensão do joelho. Além disso, na marcha normal, a maior fonte de produção de potência para a propulsão é o músculo gastrocnêmio no pré-balanço. Portanto, um tríceps sural fraco pode ser a fonte do aumento da flexão dos joelhos na fase de apoio e da redução da velocidade de marcha pela fraca propulsão no pré-balanço.

Objetivos do tratamento. Proporcionar apoio plantígrado para aumento da estabilidade na fase de apoio e restaurar os mecanismos de rolamento dos tornozelos. Proporcionar dorsiflexão na fase de balanço para que a liberação dos pés não seja comprometida.

Indicações

- **Fraqueza dos dorsiflexores do tornozelo, ausência de encurtamento do tríceps sural e equino apenas durante a fase de balanço.** Essa circunstância é gerada basicamente pelo déficit de dorsiflexores dos tornozelos. A espasticidade do tríceps sural é leve ou ausente. O equino é observado apenas na fase de balanço, pois, na fase de apoio, como não existe encurtamento muscular, ocorre dorsiflexão dos tornozelos com a recepção de carga. O tratamento deve ser focado para o controle da flexão plantar na fase de balanço, meta que pode ser atingida com a utilização de órteses suropodálicas que permitam a dorsiflexão e impeçam apenas o equino.

- **Espasticidade do tríceps sural, ausência de encurtamento muscular ao exame físico, equino dos tornozelos durante as fases de apoio e de balanço.** Nessa situação, a deformidade tem característica dinâmica e o alongamento cirúrgico deve ser evitado. Preconiza-se como linha inicial de tratamento o controle focal da espasticidade com toxina botulínica e a utilização de órteses suropodálicas com bloqueio para a flexão plantar.

- **Encurtamento do músculo gastrocnêmio (limitação para a dorsiflexão com o joelho estendido apenas), equino dos tornozelos nas fases de apoio e balanço.** Quando apenas o músculo gastrocnêmio está encurtado, deve-se evitar o alongamento de todo o tríceps sural. Os alongamentos cirúrgicos realizados no terço proximal da perna (zona I) são a melhor opção pelo fato de ser possível o isolamento do músculo gastrocnêmio e o alongamento apenas dessa estrutura. O músculo solear deve ser deixado intacto, e as técnicas cirúrgicas mais utilizadas são a de Strayer e de Bauman.

- **Encurtamento de todo o tríceps sural (limitação para a dorsiflexão com o joelho fletido e estendido) e equino dos tornozelos nas fases de apoio e balanço.** Os músculos gastrocnêmio e solear estão encurtados e devem ser abordados com cirurgia para tratamento da deformidade. As técnicas cirúrgicas podem envolver o alongamento das fáscias desses músculos no terço médio da perna (zona II), com preservação do ventre muscular do solear (procedimento de Vulpius), ou o alongamento distal (zona III) na substância do tendão calcâneo (alongamento percutâneo tipo Hooke ou em Z). De maneira geral, quanto mais distal é o alongamento, maior é a capacidade de correção da deformidade, porém, maior é a probabilidade de enfraquecimento muscular pós-operatório.

Complicações. As principais complicações do tratamento da deformidade em equino dos tornozelos ocorrem em longo prazo e são decorrentes da deficiência de força muscular do tríceps sural. Dorsiflexão acentuada dos tornozelos e aumento da flexão dos joelhos na fase de apoio podem ocorrer após alongamentos musculares do tríceps sural, assim como instalação da deformidade em calcâneo dos pés. Uma vez presentes, tais alterações são de difícil manejo e devem ser evitadas escolhendo-se a opção sempre mais conservadora de tratamento da deformidade em equino dos tornozelos na PC.

Alterações da torção tibial

A torção tibial pode estar alterada na PC. Ao exame clínico, considera-se adequada a torção tibial externa situada entre 15 e 20°. A mensuração tomográfica pode ser útil, porém, assim como ocorre na mensuração da anteversão femoral, existe considerável variabilidade interobservador. Na PC, a alteração mais frequente da torção tibial é o aumento da torção externa, observado, em geral, após a primeira década de vida e muitas vezes associado à deformidade em plano valgo dos pés e aumento da flexão dos joelhos no apoio. Quando o aumento da torção tibial externa ocorre em conjunto ao aumento da rotação interna do quadril do mesmo lado, a força de reação ao solo é deslocada lateralmente durante a fase de apoio com sobrecarga em valgo no joelho.

O aumento da torção tibial externa também pode encurtar o braço de alavanca do segmento pé, o que desfavorece de atuação dos músculos solear e gastrocnêmio durante a fase de apoio. Tal alteração é denominada disfunção de braço de alavanca e tem associação frequente com a marcha em agachamento.

Objetivos do tratamento. Proporcionar uso de órteses, restaurar braço de alavanca do tríceps sural, reduzir sobrecarga biomecânica dos joelhos no plano coronal (sobrecarga em valgo) e dar melhora estática do alinhamento dos pés.

Indicações. A realização da osteotomia derrotativa interna da tíbia deve ser considerada quando o aumento da torção tibial externa gera disfunção de braço de alavanca na marcha em agachamento, impede o uso de órteses necessárias para melhor desempenho da deambulação ou gera sobrecarga em valgo sintomática dos joelhos. A meta é proporcionar eixo coxa-pé de 0 até 10° de desvio externo. Se não houver deformidade angular da tíbia proximal, a preferência é pela realização do procedimento na região supramaleolar em virtude do menor risco de lesão neurovascular. A fixação pode ser obtida por fios de Kirchner cruzados ou com placas em T e parafusos de pequenos fragmentos. O uso da placa em T permite descarga mais precoce de peso, sendo a preferência **(FIG. 31.22)**. Nas primeiras quatro semanas de pós-operatório, preconiza-se o uso de gesso suropodálico com o objetivo de promover estabilidade anteroposterior; após esse período, pode ser confeccionado um novo gesso para receber carga parcial. A consolidação ocorre entre seis e oito semanas de pós-operatório, e a realização concomitante da osteotomia da fíbula pode facilitar a correção da deformidade, além de

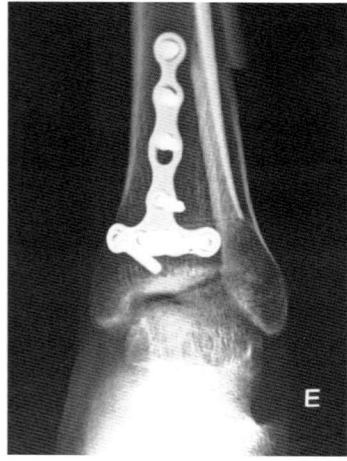

FIGURA 31.22 → Osteotomia distal da tíbia na PC fixada em placa em T.

permitir compressão do foco da osteotomia da tíbia. A associação da deformidade em valgo dos tornozelos com o aumento da torção tibial externa não é frequente na PC, mas deve-se levantar suspeita dessa condição quando houver apoio acentuado na borda medial dos pés com pronação da borda lateral. A realização de radiografia em anteroposterior dos tornozelos oferece diagnóstico definitivo.

Complicações. A hipocorreção ou inversão da deformidade pode acontecer após a realização da osteotomia derrotativa da tíbia. O uso de fios de Kirchner proximal e distal ao foco de osteotomia pode fornecer melhor informação acerca da correção que está sendo realizada, reduzindo, assim, a chance de erro. O feixe neurovascular medial do tornozelo deve ser protegido de maneira criteriosa durante a realização do procedimento para evitar lesões.

Pé plano valgo

Assim como o aumento da torção tibial externa, a deformidade em plano valgo dos pés é vista com maior frequência em pacientes com diparesia. Além de gerar instabilidade na fase de apoio, a deformidade também pode comprometer o braço de alavanca do tríceps sural, dificultar o uso de órteses e gerar dor. A etiologia do pé plano valgo não está definida na PC, mas há hipóteses, como o encurtamento do tríceps sural, a espasticidade dos fibulares e o deficiente alinhamento biomecânico proximal.

Objetivo do tratamento. Proporcionar pés estáveis na fase de apoio, indolores, com bom alinhamento e passíveis de serem ortetizados.

Indicações. Na PC, a deformidade em valgo do retropé é acompanhada, com frequência, pela abdução do antepé, com encurtamento da coluna lateral. A equalização entre as colunas e o procedimento mais utilizado nesse grupo de pacientes é o alongamento da coluna lateral do pé. A topografia do procedimento costuma estar situada no terço distal do calcâneo ou na articulação calcaneocubóidea, e o alongamento da coluna lateral é obtido por meio de cunha de adição de enxerto ósseo (na maioria das vezes, autólogo). O tensionamento do tendão do tibial posterior e da cápsula talonavicular medial, o encurtamento da coluna medial do pé ao nível da primeira cunha, a osteotomia para flexão plantar do primeiro raio são procedimentos muitas vezes combinados com o alongamento da coluna lateral com o objetivo de aumentar a correção da deformidade. Uma alternativa ao alongamento da coluna lateral do pé é a realização da osteotomia tripla (osteotomia de alongamento do cuboide, osteotomia flexora plantar do primeiro cuneiforme e osteotomia de deslizamento medial do calcâneo).

Em pacientes maiores que 12 anos, a estabilização definitiva da coluna medial através da artrodese talonavicular pode ser realizada em conjunto ao alongamento da coluna lateral e tem relação com a manutenção da correção em longo prazo. Já em indivíduos com maturidade esquelética e graves deformidades, o procedimento de escolha para a correção do pé plano valgo é a artrodese tríplice modelante, realizada, na maioria das vezes, através de dupla via. Uma alternativa à artrodese tríplice é o alongamento da coluna lateral dos pés ao nível da articulação calcaneocubóidea, com consequente artrodese, combinada com a artrodese talonavicular.

> **ATENÇÃO!** Para pacientes abaixo de 8 anos e com deformidade acentuada em plano valgo, a artrorrise subtalar pode ser aventada como opção de tratamento até que o pé tenha melhor estrutura óssea para uma abordagem mais definitiva.

A utilização atual da classificação do GMFCS serve como um guia para a abordagem nos pés. Pacientes com GMFCS I e II têm tratamento preferencial com correção do pé plano valgo através de osteotomias, devendo-se evitar as artrodeses em virtude do elevado nível funcional. Para os indivíduos com GMFCS IV e V, as artrodeses são uma boa opção em virtude da baixa qualidade óssea e baixa demanda. Para os pacientes GMFCS III, a escolha pela técnica a ser utilizada deve ser guiada pela função do paciente.

Complicações. A deformidade em plano valgo na PC é complexa e de difícil resolução. A recidiva ou correção parcial da deformidade é frequente, sendo mais observada quando não é empregada nenhuma forma de artrodese. Por outro lado, as fusões articulares nos pés de pacientes com PC causam sobrecarga das articulações adjacentes em longo prazo, podendo ser sintomática. De maneira geral, há pouca correlação clínica e radiológica das alterações degenerativas dos pés na PC, com forte probabilidade de ser gerada pela reduzida demanda do segmento, ou seja, sinais de sofrimento articular no exame por imagem não estão, necessariamente, relacionados com queixas álgicas.

Pé varo adulto

O pé varo adulto é visto com mais frequência em pacientes com hemiparesia e compromete a estabilidade na fase de apoio. O varo do retropé na fase de apoio sugere participação do músculo tibial posterior na etiologia do problema, enquanto a supinação na fase de balanço é característica de atividade patológica do tibial anterior. A determinação exata do agente causal não é simples e, na maioria dos casos, ambos os músculos estão envolvidos.

Objetivos do tratamento. Aumentar a estabilidade dos pés na fase de apoio, melhorar o alinhamento no plano transverso pela redução dos desvios interno e distribuir de maneira mais adequada a carga na região plantar.

Indicações

- **Supinação do antepé apenas na fase de balanço, sem ocorrer varo do retropé no apoio, tibial anterior com força muscular maior que 3 e ausência de**

deformidade significativa em equino. Nessa situação, a transferência do hemitendão do tibial anterior para a borda lateral do pé é uma boa opção de tratamento. Uma alternativa técnica é a utilização do fibular curto como sede para a transferência, que deve ser realizada com o tornozelo em leve dorsiflexão e eversão. No pós-operatório, recomenda-se imobilização com gesso suropodálico por seis semanas.

- **Varo do retropé na fase de apoio, sem supinação do balanço, deformidade em equino do tornozelo e tibial anterior fraco.** Na presença desses dados, os procedimentos focados no músculo tibial posterior devem ser mais efetivos para a correção da deformidade. Existe a possibilidade do alongamento ou da transferência do hemitendão para fibular curto. A transferência é a preferência quando a deformidade é dinâmica e tem menor probabilidade de recidiva.

- **Deformidade dinâmica ou não estruturada em varo do retropé na fase de apoio e supinação do antepé no balanço.** A combinação entre o alongamento intramural do músculo tibial posterior com a transferência do hemitendão do tibial anterior para fibular curto é a opção mais abrangente para tratar esse problema, e a imobilização pós-operatória deve seguir o tempo necessário para a cicatrização da transferência (seis semanas).

- **Deformidades estruturadas em pacientes com imaturidade esquelética.** Além de haver alongamento das estruturas contraturadas, são necessárias osteotomias para melhora do alinhamento ósseo. Se houver varo fixo do retropé, além do alongamento do tibial posterior, é necessária a realização da osteotomia de valgização tipo Dwyer. Caso exista adução do antepé, o encurtamento da coluna lateral na região do osso cuboide é uma boa alternativa. Para deformidade em cavo, após a realização da fasciotomia plantar, deve-se considerar a osteotomia para dorsiflexão do primeiro metatarso, ou mesmo as tarsectomias.

- **Deformidades estruturadas em pacientes com maturidade esquelética.** Quando o paciente já finalizou o crescimento esquelético, a correção deve ser obtida com o alongamento das estruturas contraturadas junto à artrodese tríplice modelante do pé.

Complicações. A falha na identificação do músculo deformante ou a não realização da correção das contraturas de partes moles pode causar recidiva da deformidade ou hipocorreção. As tarsectomias podem tornar um membro já atrofiado ainda mais curto, quando comparado com o lado oposto em pacientes com hemiparesia.

Referências

1. Sussman MD, Aiona MD. Treatment of spastic diplegia in patients with cerebral palsy. J Pediatr Orthop B. 2004; 13(2):S1-S38.

2. Gage J. The treatment of gait problems in cerebral palsy. London: Mac Keith; 2004.

3. Warner CW Jr. Paralisia cerebral. In: Terry CS. Cirurgia ortopédica de Campbell. 10. ed. São Paulo: Manole; 2003.

4. Renshaw TS. Paralisia cerebral. In: Morrissy RT. Ortopedia pediátrica de Lovell e Winter. 5. ed. São Paulo: Manole; 2001. p. 610-1.

5. Stanley F, Blair E, Alberman E. Cerebral palsies: epidemiology and causal pathways. London: Mac Keith; 2000.

6. Davids JR, Õunpuu S, DeLuca PA, Davis RB. Optimization of walking ability of children with cerebral palsy. J Bone Joint Surgery. 2003;85-A(11):2224-34.

7. Palisano R1, Rosenbaum P, Walter S, Russell D, Wood E, Galuppi B. Developmental and reliability of a system to classify gross motor function in children with cerebral palsy. Dev Med Child Neurol. 1997;39(4):214-33.

8. Wren TAL, Gorton III GE, Õunpuu S, Tucker CA. Efficacy of clinical gait analysis: a systematic review. Gait Posture. 2011;34(2):149-53.

9. Miller F, Bagg MR. Age and migration percentage as risk factors for progression in spastic hip disease. Dev Med Child Neurol. 1995;37(5):449-55.

10. Soo B, Howard JJ, Boyd R, Reid SM, Lanigan A, Wolfe R, et al. Hip displacement in cerebral palsy. J Bone Joint Surg Am. 2006;88(1):121-9.

11. Mubarak SJ, Valencia FG, Wenger DR. One-stage correction of the spastic dislocated hip. J Bone Joint Surg. 1992;74-A(9):1347-57.

12. Graham HK, Boyd R, Carlin JB, Dobson F, Lowe K, Nattrass G, et al. Does botulinum toxin a combined with bracing prevent hip displacement in children with cerebral palsy and "hips at risk"? A randomized, controlled trial. J Bone Joint Surg Am. 2008;90(1):23-33.

13. Kim H, Aiona M, Sussman M. Recurrence after femoral derotational osteotomy in cerebral palsy. J Pediatr Orthop. 2005;25(6):739-43.

14. Kay RM, Rethlefsen SA, Hale JM, Skaggs DL, Tolo VT. Comparison of proximal and distal rotational femoral osteotomy in children with cerebral palsy. J Pediatr Orthop. 2003;23(2):150-4.

15. Pirpiris M, Trivett A, Baker R, Rhoda J, Nattrass GR, Graham HK. Femoral derotation osteotomy in spastic diplegia. Proximal or distal? J Bone Joint Surg Br. 2003;85(2):265-72.

16. Morais Filho MC, Neves DL, Abreu FP, Kawamura CM, dos Santos CA. Does the level of proximal femur rotation osteotomy influence the correction results in patients with cerebral palsy? J Pediatr Orthop B. 2013;22(1):8-13.

17. Morais Filho MC, Kawamura CM, Santos dos CA, Mattar R. Outcomes of correction of internal hip rotation in patients with spastic cerebral palsy using proximal femoral osteotomy. Gait Posture. 2012;36(2):201-4.

18. Majestro TC, Frost HM. Spastic internal femoral torsion. Clin Orthop. 1971;79:44-56.

19. Morais Filho MC, Godoy W, Santos CA. Effects of intramuscular psoas lengthening on pelvic and hip motion in patients with spastic diparetic cerebral palsy. J Pediatr Orthop. 2006;26(2):260-4.

20. Novacheck TF, Trost JP, Schwartz MH. Intramuscular psoas lengthening improves hip function in children with cerebral palsy. J Pediatr Orthop. 2002;22(2):158-64.

21. Kay RM, Rethlefsen SA, Skaggs D, Leet A. Outcome of medial versus medial and lateral hamstrings lengthening surgery in cerebral palsy. J Pediatr Orthop. 2002;22(2):169-72.

22. Ma FYP, Selber P, Graham HK, Harvey AR, Wolf R, Nattrass GR. Lengthening and transfer of hamstrings for a flexion deformity of the knee in children with bilateral cerebral palsy. J Bone Joint Surg Br. 2006;88(2):248-54.

23. Westberry DE, Davids JR, Jacobs JM, Pugh LI, Tanner SL. Effectiveness of serial casting for resistant or recurrent knee flexion contractures following hamstring lengthening in children with cerebral palsy. J Pediatr Orthop. 2006;26(1): 109-14.

24. Morais Filho MC, Neves DL, Abreu FP, Juliano Y, Guimarães L. Treatment of fixed knee flexion deformity and crouch gait using distal femur extension osteotomy in cerebral palsy. J Child Orthop. 2008;2(1):37-43.

25. Õunpuu S, Muik E, Davis RB, Gage JR, DeLuca PA. Rectus femoris surgery in children with cerebral palsy. Part I: the effect of rectus femoris transfer location on knee motion. J Pediatr Orthop. 1993;13(3):325-35.

26. Stout JL, Gage JR, Schwartz MH, Novacheck TF. Distal femoral extension osteotomy and patellar tendon advancement to treat persistent crouch gait in cerebral palsy. J Bone Joint Surg Am. 2008;90(11):2470-84.

27. Blumetti FC, Morais Filho MC, Kawamura CM, Cardoso MO, Neves DL, Fujino MH, et al. Does the GMFCS level influence the improvement in knee range of motion after rectus femoris transfer in cerebral palsy? J Pediatr Orthop B. 2015;24(5):433-9

28. Cruz AI Jr, Õunpuu S, DeLuca PA. Distal rectus femoris intramuscular lenthening for the correction of stiff-knee gait in children with cerebral palsy. J Pediatr Orthop. 2011;31(5):541-7.

29. Morais Filho MC, Binha AMP, Novo NF. Efeitos da transferência do reto femoral e do alongamento dos isquiotibiais sobre a marcha de pacientes com paralisia cerebral. Rev Bras Ortop. 2006;41(7):241-4.

32
Reabilitação na paralisia cerebral

Alice C. Rosa Ramos
Anny Michelly Paquier Binha
Valéria Cassefo Silveira
Márcia Harumi Uema Ozu
Maria Cristina S. Galvão
Telma Luiza Coppini Previatto
Josiane Fonseca Ferreira
Antônio Carlos Fernandes

Paralisia cerebral (PC) é o distúrbio do desenvolvimento mais comum em crianças, causando deficiência física. É um grupo de desordens de desenvolvimento, movimento e postura, causando limitação na execução de tarefas. Atribui-se a condição a distúrbios não progressivos ocorridos durante o desenvolvimento do cérebro, em fetos ou bebês. As desordens motoras costumam ser acompanhadas de convulsões, distúrbios de comportamento, cognição, comunicação, visão e audição.

Em função do conjunto de limitações, o indivíduo com sequela de PC deve ser tratado por uma equipe multidisciplinar, formada por profissionais habituados a trabalhar em conjunto, estabelecendo prioridades e planejando ações integradas, abordando todos os distúrbios provenientes da lesão encefálica. A experiência da Associação de Assistência à Criança Deficiente (AACD) com pessoas com PC demonstra que cada profissional envolvido no processo de reabilitação deve dividir a mesma compreensão básica acerca dos problemas da criança, pois somente assim o tratamento surtirá o efeito desejado.

Devido à lesão do sistema nervoso central, o portador de PC pode apresentar diversas manifestações que afetam o sistema musculoesquelético, como tônus muscular alterado, dificuldade no controle motor seletivo, desequilíbrio entre músculos agonistas e antagonistas e reações de retificação e equilíbrio deficientes. Por conta dessas alterações, a criança pode desenvolver contraturas musculares e deformidades que necessitam, muitas vezes, de tratamento cirúrgico.

Os familiares fazem parte do dia a dia do paciente; portanto, devem acompanhar de perto todas as etapas do tratamento ministrado. Eles devem ser reconhecidos pela equipe como integrantes ativos do tratamento, participando das consultas, avaliações e terapias. As expectativas da equipe quanto ao prognóstico e ao tratamento precisam ser compreendidas e assimiladas pelos pais. É fundamental observar a criança, ouvir a família e trabalhar em equipe.

DESENVOLVIMENTO MOTOR NORMAL E PATOLÓGICO

O desenvolvimento motor é um processo sequencial e contínuo, relacionado à idade cronológica; através dele, a criança adquire várias habilidades motoras que vão progredindo desde movimentos simples e desorganizados até habilidades motoras organizadas e complexas. Esse desenvolvimento é moldado a partir de diferentes estímulos externos e inúmeros fatores, tanto biológicos quanto ambientais, que podem alterar o desenvolvimento normal do indivíduo. Alguns desses fatores podem ser distúrbios cardiovasculares, baixo peso, infecções, desnutrição, alterações respiratórias e neurológicas e prematuridade. Mesmo as crianças que não apresentam alterações neurológicas podem ter desvios em áreas do seu desenvolvimento neuropsicomotor. Problemas de coordenação e controle de movimento podem prolongar-se até a vida adulta.

As ações corretivas ou preventivas em relação aos desvios observados no desenvolvimento neuropsicomotor dependem do conhecimento quanto às sequências normal e regular das aquisições motoras.

> **ATENÇÃO! O movimento é a base para o aprendizado precoce, além de ser importante para o desenvolvimento e a manutenção da integridade musculoesquelética.**

A criança usa o movimento para organizar seu ambiente, comunicar-se e interagir fisicamente com objetos e pessoas. Também o utiliza para fazer suas mudanças posturais, ajustar posturas e responder às demandas do ambiente. Em geral, o controle postural é usado para determinar a necessidade de intervenção visando à promoção do desenvolvimento motor. As interações entre ambiente e tarefa, propriedades físicas e neurológicas da criança e a auto-organização do sistema sensório-motor são os principais componentes do modelo dinâmico de desenvolvimento motor da criança.

Processos de controle postural incluem o desenvolvimento de sistemas sensoriais e processos centrais de organização visual e vestibular e informações somatossensoriais para a orientação do corpo, mudanças musculoesqueléticas – como as que aumentam a força e alteram a morfologia do corpo –, desenvolvimento de sinergias neuromusculares para manter a estabilidade e desenvolvimento de mecanismos adaptativos para modificar o controle postural em resposta às alterações do ambiente e das tarefas.

O controle cervical é um importante aspecto no desenvolvimento postural e é comum estar afetado nas crianças com paralisia cerebral. Durante o desenvolvimento, a criança apresenta padrões primários que sofrem ação do ambiente, o que exige atividade proveniente da ação contra a gravidade. Desse modo, ela passa a adquirir tônus muscular extensor e equilíbrio adequado entre a musculatura flexora e a extensora, assim como entre os músculos agonistas e antagonistas. As principais aquisições motoras estão documentadas em diversos estudos como marcos do desenvolvimento, que podem ser usados como parâmetros para a avaliação do desenvolvimento das habilidades da criança e expressar, também, o nível de funcionalidade em que ela se encontra.

No nascimento, há a passagem abrupta do meio intrauterino, que favorece ao bebê a experimentação motora imersa no líquido amniótico, para o extrauterino, no qual, pela primeira vez, a gravidade exerce forte influência sobre seu comportamento motor. Concomitante à ação limitante da gravidade, há a ação estimuladora para o surgimento e/ou o aperfeiçoamento das capacidades motoras. Para a ação muscular eficaz, além de estado tônico propício, é necessário que o músculo apresente comprimento adequado. A ação da gravidade nas diferentes posturas que o bebê experimenta propicia o alongamento muscular tanto axial quanto apendicular, condição primordial para as sinergias motoras, pois permite o trabalho harmonioso dos músculos.

A graduação do movimento requer a integração entre diversos sistemas de *feedback* com centros de controle motor, preparada por meio de suporte e transferência de peso. Cada movimento desloca o centro de gravidade e requer ajustes posturais. Em qualquer postura, a movimentação permite à criança vivenciar diferentes distribuições de peso, em que determinado segmento corporal está com a maior parte da sustentação e outro segmento está mais livre, gerando um trabalho harmonioso e a dissociação entre os segmentos. A percepção dessa ação integrada faz com que a criança experimente o alcance, a passagem de uma posição para outra e o deslocamento nas diferentes posturas. A execução dessas atividades motoras requer o desenvolvimento sequencial do controle postural nos três planos, bem como a integração das reações de endireitamento e equilíbrio.

No sistema nervoso lesionado, existem os padrões primários, que sofrem a ação do ambiente. Isso exige atividade contra a gravidade, mas produz ação muscular inadequada, em que não ocorre o contrabalanço da musculatura flexora e extensora, produzindo, assim, o desequilíbrio das ações musculares. Devido a essa ação muscular inadequada, surgem movimentos e posturas anormais (padrões patológicos de postura e movimento), que causam fixações (os músculos não apresentam condições de alongamento para trabalhar de forma adequada) inicialmente proximais, que impedem a entrada das reações automáticas (retificação e equilíbrio). Isso conduz a compensações motoras, que são adaptações às exigências do meio. Ao repetir tais padrões motores patológicos, perde-se a variabilidade da atividade motora e formam-se bloqueios, que geram base pobre de movimento, propiciando o aparecimento de contraturas musculares e deformidades, com eventual necessidade de procedimentos cirúrgicos.

> **ATENÇÃO!** Pode parecer difícil estabelecer a história natural do encurtamento muscular na PC, mas reconhece-se que deformidades podem se desenvolver se os músculos são mantidos em posição de encurtamento. Aspectos clínicos comuns na PC, como reflexos de estiramento exacerbados e contrações musculares inadequadas, tendem a manter o músculo na posição encurtada.

O controle funcional do movimento requer a geração de respostas musculares adequadas, embora seja comum algum grau de resposta inadequada estar presente no repertório motor humano normal. O controle é perturbado se isso se torna excessivo. Quando os músculos demonstram propriedades fisiológicas e anatômicas alteradas, podem desenvolver contraturas fixas.

Na PC, a contratura muscular consiste no encurtamento de fibras devido à redução de sarcômeros ao longo de seu comprimento. Essa estrutura anômala parece ser o resultado de função anormal prolongada. O tamanho da fibra muscular é uma condição variável, determinada pela interação dinâmica de vários fatores, como crescimentos ósseo e muscular, atividade contrátil e posição articular. A ação muscular e a da gravidade aplicam forças aos ossos, que podem causar desalinhamentos e torções indesejáveis se condições patológicas estiverem presentes, como tônus muscular alterado, contraturas musculares e desequilíbrio entre agonistas e antagonistas.

Há três estágios evolutivos no decorrer do desenvolvimento das deformidades musculoesqueléticas, classificadas de acordo com o grau de comprometimento articular estático e dinâmico e a alteração da conformação óssea:

- Espasticidade dinâmica, gerando atitudes viciosas.

- Contratura caracterizada pela limitação do movimento articular estático e dinâmico, de difícil redução e que pode necessitar de tratamento cirúrgico.

- Contratura articular, caracterizada por alteração osteoarticular, com limitação da mobilidade.

CLASSIFICAÇÃO POR ATRIBUTOS FUNCIONAIS

Além do uso de sistemas de classificação que levam em consideração o tipo de PC e a distribuição topográfica do acometimento, o paciente deve ser classificado de acordo com seus atributos funcionais. A utilização de escalas funcionais permite que os objetivos possíveis de serem alcançados possam ser traçados de acordo com o nível funcional de cada paciente.

O Gross Motor Function Classification System (GMFCS) é uma escala de classificação que descreve a *performance* motora em cinco níveis distintos, de I a V.[1] As diferenças entre esses níveis funcionais baseiam-se na mobilidade funcional (sentado e em pé), na necessidade de tecnologia assistiva (adaptações para ficar sentado, uso de andadores, muletas e/ou cadeiras) e em extensão menor em atributos qualitativos. Tal escala é focada no desenvolvimento motor habitual alcançado pelo paciente em casa, na escola e na comunidade. A criança classificada no nível I apresenta o menor comprometimento motor. No nível V, demonstra importantes limitações funcionais. Os demais níveis mostram desempenhos intermediários entre os extremos. Desde que a classificação seja aplicada de modo correto, não ocorre mudança no nível motor do paciente durante seu desenvolvimento. Cada nível é descrito de modo específico para as faixas etárias menos de 2 anos, entre 2 e 4 anos, entre 4 e 6 anos e entre 6 e 12 anos.

A edição revista e ampliada[2] incluiu a faixa etária de 12 a 18 anos e enfatiza os conceitos da Organização Mundial de Saúde, em Classificação Internacional de Funcionalidade, refletindo o impacto dos fatores ambientais e pessoais e métodos de mobilidade.

Nível I. Anda sem restrições; as limitações aparecem em habilidades motoras amplas.

Nível II. Anda sem meios auxiliares; tem limitações para andar fora de casa e na comunidade.

Nível III. Anda com assistência de meios auxiliares; tem limitações para andar fora de casa e na comunidade.

Nível IV. Autodeslocamento com limitações; a criança é transportada ou usa cadeira de rodas motorizada fora de casa e na comunidade.

Nível V. Autodeslocamento muito limitado, mesmo com o uso de tecnologia assistida.

O Manual Ability Classification System (MACS)[3] é uma classificação também com cinco níveis (de I a V, descritos a seguir), utilizada para determinar como o indivíduo com PC, entre 4 e 18 anos, utiliza suas mãos para manipular objetos nas atividades diárias, considerando-se a habilidade em iniciar sozinho a manipulação, necessidade de assistência ou adaptações.

Nível I. Manipula objetos facilmente e com sucesso. No máximo, limitações na facilidade de realizar tarefas manuais que requerem velocidade e precisão. Porém, quaisquer limitações nas habilidades manuais não restringem a independência nas atividades diárias.

Nível II. Manipula a maioria dos objetos, mas com qualidade e/ou velocidade de realização um pouco reduzida. Certas atividades podem ser evitadas ou realizadas com alguma dificuldade; maneiras alternativas de realização poderiam ser empregadas, mas as habilidades manuais costumam não restringir a independência nas atividades diárias.

Nível III. Manipula objetos com dificuldade; necessita de ajuda para preparar e/ou modificar as atividades. O desempenho é lento e obtido com sucesso limitado em relação a qualidade e quantidade. As atividades são realizadas mesmo se tiverem sido organizadas ou adaptadas.

Nível IV. Manipula uma variedade limitada de objetos de fácil manipulação em situações adaptadas. Desempenha parte das atividades com esforço e sucesso limitado. Requer suporte e assistência contínuos e/ou equipamento adaptado para, mesmo assim, realizar parcialmente a atividade.

Nível V. Não manipula objetos e tem habilidade muito limitada para desempenhar até mesmo ações simples. Requer assistência total.

TRATAMENTO DA ESPASTICIDADE E DISCINESIA

Em primeiro lugar, é importante o profissional diferenciar os distúrbios de movimento (espasticidade, distonia, coreoatetose) para, então, indicar o melhor tratamento. A espasticidade nem sempre necessita de tratamento, pois pode auxiliar uma função motora comprometida. Além disso, antes de iniciar qualquer tratamento específico para espasticidade, é preciso excluir alterações clínicas como infecções, lesões de pele ou obstipação intestinal, que podem aumentar o grau de hipertonia.

> **ATENÇÃO!** Órteses, eletroterapia e cinesioterapia são adjuvantes no tratamento dos distúrbios do movimento, tentando inibir os padrões motores anormais.

Quanto aos medicamentos mais usados na PC para o tratamento dos distúrbios de movimento, podem ser citadas as seguintes substâncias:

- Baclofeno: relaxante muscular que atua nos receptores GABA (agonista do ácido gama-aminobutírico). Deprime o sistema nervoso central por meio de uma diminuição dos neurotransmissores glutamato e aspartato, inibindo a ação reflexa mono e polissináptica. Os efeitos colaterais mais observados são agitação psicomotora, alteração de comportamento, sonolência e diminuição do limiar convulsivo.

- Benzodiazepínicos: usados para tratamento de espasticidade e discinesia. Os fármacos mais usados do grupo são diazepam e clonazepam. Os efeitos colaterais mais frequentes são sedação e hipersecreção brônquica.

- Triexifenidil: fármaco anticolinérgico que exerce efeito inibitório direto sobre o sistema nervoso parassimpático. É usado para distonia e coreoatetose. Está contraindicado em casos de glaucoma de ângulo fechado e alguns tipos de arritmia cardíaca em função do efeito parassimpaticolítico. A descontinuidade do medicamento deve ser gradativa para não gerar efeitos indesejados, como alteração de comportamento.

- Tizanidina: relaxante muscular de ação central (ação agonista sobre os receptores alfa-adrenérgicos). Utilizada em adultos com espasticidade; não recomendada para crianças e adolescentes.

Outros fármacos menos usados na criança são dantrolene sódico, levodopa e carbidopa. Os benefícios das medicações por via oral são limitados por seus efeitos colaterais. Assim, outras técnicas foram desenvolvidas para auxiliar no tratamento dos distúrbios de movimento, como o bloqueio neuromuscular ou neurólise química mista com toxina botulínica tipo A (TBA) e fenol, rizotomia seletiva dorsal, bomba de baclofeno e cirurgias ortopédicas.

O bloqueio neuromuscular com toxina botulínica tipo A é usado para tratamento da espasticidade ou distonia mais localizada, como em tríceps sural para pé equino, adutores de quadril para diminuir a progressão ou prevenir a subluxação do quadril e isquiotibiais para melhorar a postura sentada e a marcha agachada. Além disso, pode ser usado para postergar e diminuir o número de procedimentos cirúrgicos ortopédicos e também para otimizar resultados de outras terapias. O fenol também pode ser utilizado de forma isolada ou associado à toxina botulínica tipo A, com a finalidade de fazer o bloqueio do nervo ou de pontos motores para tratamento de espasticidade. Pode ser associado o uso de gesso seriado pós-bloqueio neuromuscular, para maior ganho de amplitude de movimento (ADM) articular.

De acordo com uma revisão da Cochrane de 2004, o bloqueio neuromuscular é aceito como tratamento seguro na PC, adjunto a outras terapias.[4] O melhor resultado ocorre quando o objetivo do tratamento está claro, tanto para a equipe quanto para a família. De acordo com Nolan e colaboradores,[5] o bloqueio pode diminuir a espasticidade e melhorar a ADM, a função motora grossa e a função do membro superior quando bem indicado. Os efeitos colaterais são mínimos e de curta duração. Os mais comuns são hematomas nos pontos de punção, edema e neuralgia (este nos casos do uso de fenol).

> **ATENÇÃO!** O bloqueio está contraindicado quando há deformidades articulares ou musculotendíneas estruturadas, lesão dérmica no local da aplicação ou quando a espasticidade auxilia na função.

A bomba de baclofeno intratecal é outra opção para tratamento de espasticidade ou distonia generalizada. É considerado um método seguro, efetivo e reversível, mas de alto custo. O baclofeno via oral tem efeito limitado por ter dificuldade em transpor a barreira hematencefálica; para atingir uma boa concentração, acabam gerando efeitos colaterais. Assim, com o advento da bomba de baclofeno, é possível ter melhores resultados com menos efeitos adversos. Sonolência, hipotonia, cefaleia e tontura são alguns dos efeitos colaterais do baclofeno intratecal. Nos casos de intoxicação, pode ocorrer insuficiência respiratória,

bradicardia, hipotensão e convulsões. O risco da bomba é de infecção no local da implantação e, como o cateter é de dobras, desconexão e fístulas liquóricas.

A rizotomia seletiva dorsal também pode ser indicada para o tratamento de espasticidade incapacitante em crianças a partir de 4 anos. A indicação mais precisa e formal é para o indivíduo com diparesia espástica, com força muscular preservada, bom equilíbrio e boa ADM, e cuja espasticidade impeça ou prejudique a marcha. Também está indicada para facilitar higiene e posicionamento. É contraindicada nos movimentos involuntários. As complicações mais comuns da rizotomia seletiva dorsal são incontinência urinária, retenção urinária temporária, disestesia, perda do ortostatismo pela diminuição da espasticidade, dor e deformidade na coluna.

O ENVELHECIMENTO DO INDIVÍDUO COM PARALISIA CEREBRAL

Muitos sistemas podem ser afetados durante o desenvolvimento da criança com PC e, por isso, há um alto risco para condições secundárias no adulto.

Dor, deformidade articular, síndromes de *overuse*, fraturas, alterações cardiovasculares, pulmonares, gastrintestinais e geniturinárias, além de alterações visuais e auditivas e problemas sociais podem ser observados no adulto com PC.

Há escassez de informações sobre adultos com PC na literatura. O número de indivíduos adultos com a doença é desconhecido e está aumentando, associado com o aumento da sobrevida de neonatos de baixo peso e da longevidade do adulto da população em geral. Além disso, há redução significativa de serviços de saúde especializados em crianças com doenças crônicas e que se tornam adultos. Por haver esse crescimento da população adulta com PC, é importante que o profissional avalie quais são os problemas e quais cuidados devem ser tomados com essa parcela da população.

O adolescente com PC costuma apresentar baixa autoestima, isolamento social e limitado acesso às informações sobre puberdade e sexualidade. A criança com incapacidade tem 1,6 vez maior chance de abuso físico e 2,2 vezes maior chance de abuso sexual. Assim, um trabalho de esclarecimento e prevenção deve ser direcionado aos pacientes e cuidadores.

Algumas condições clínicas podem piorar com o envelhecimento, como disfagia, refluxo gastresofágico, incontinência urinária, obstipação e dor musculoesquelética, podendo causar declínio funcional. Osteoporose, fraturas após quedas e perda de equilíbrio, força e flexibilidade são frequentes. A fadiga no adulto com PC é aumentada em relação à população geral, e a independência nas atividades de vida diária piora com a idade.

Na PC discinética adulta, é importante avaliar doenças da coluna vertebral, como problemas degenerativos e mielopatia cervical, decorrentes, em especial, da presença de movimentos repetitivos (involuntários). Assim, em casos de piora neurológica em pacientes com movimentação involuntária, deve-se investigar tais distúrbios, sobretudo na coluna cervical. A osteoartrose pode ocorrer de forma precoce no adulto com PC devido ao desequilíbrio muscular (espasticidade e movimentos discinéticos).

Os programas de esportes podem auxiliar na melhora da *endurance* e do fortalecimento muscular, além de auxiliar nas relações interpessoais e na autoestima. A prescrição do exercício deve ser baseada no interesse e na habilidade do indivíduo e precisa incluir segurança, efetividade e divertimento. Intensidade, frequência e duração da atividade, para melhorar a capacidade física e promover saúde na PC, são desconhecidas.

A expectativa de vida é influenciada pela presença de déficit mental grave e mobilidade reduzida, e os principais preditores são a falta de habilidades funcionais básicas, incluindo mobilidade e alimentação. A detecção precoce de infecções, o suporte ventilatório e nutricional e a gastrostomia parecem aumentar a expectativa de vida. O óbito, em geral, é decorrente de problemas respiratórios e convulsões de difícil controle.

FISIOTERAPIA

É senso comum que pacientes com desordens motoras se beneficiam do tratamento terapêutico, mas a intervenção deve ser uma ação coordenada e organizada para resolver problemas, com estratégias que proporcionem o maior grau de independência possível.[6] A PC, além de ser uma das mais frequentes desordens neurológicas que acometem a criança, talvez seja a mais desafiadora para a equipe de reabilitação.

Como já enfatizado, a PC compreende um amplo grupo de desordens de movimento e postura com o prognóstico da função motora grossa sendo muito variável. Por isso, o uso do GMFCS[1,7] na reabilitação do indivíduo com PC é muito útil tanto para o estabelecimento de metas de tratamento quanto para a comunicação com os demais profissionais da equipe e com os pais, preparando-os para colaborarem com o processo de reabilitação.

Diante da diversidade, evidencia-se a necessidade de que os objetivos de tratamento devem ser flexíveis e individualizados, pois os pacientes têm particularidades dependendo do seu nível de função, idade, tipo clínico e presença ou não de outros acometimentos associados. Na prática clínica da AACD, há instrumentos padronizados que auxiliam tanto na escolha dos objetivos de tratamento quanto na mensuração da eficácia das intervenções fisioterapêuticas.

A mensuração da função motora grossa em crianças com PC é um processo muito complexo. Embora os indivíduos se desenvolvam em maior ou menor proporção, é certo que a aquisição das habilidades motoras estará atrasada ou desordenada.

A Medida da Função Motora Grossa (GMFM, do inglês *Gross Motor Function Measure*), desenvolvida por Russell e colaboradores,[8] é uma medida destinada a avaliar mudanças quantitativas na função motora grossa de crianças com PC. Há duas versões: a GMFM-88 e a GMFM-66, com itens que abrangem o espectro de atividades desde deitar e rolar até as habilidades de andar, correr e pular, marcos do desenvolvimento motor grosso típico. É esperado que uma criança com 5 anos sem déficits motores seja capaz de completar todas as atividades motoras da GMFM.

Com o desenvolvimento e aperfeiçoamento da GMFM, tem sido documentado que, de acordo com a gravidade da função motora, havia variações distintas na maneira pela qual as crianças com PC desenvolviam suas atividades motoras grossas avaliadas pela GMFM. A **FIGURA 32.1** ilustra a forma de deslocamento mais característica dos pacientes com PC para cada um dos níveis do Gross Motor Function Classification System (GMFCS) após os 6 anos.

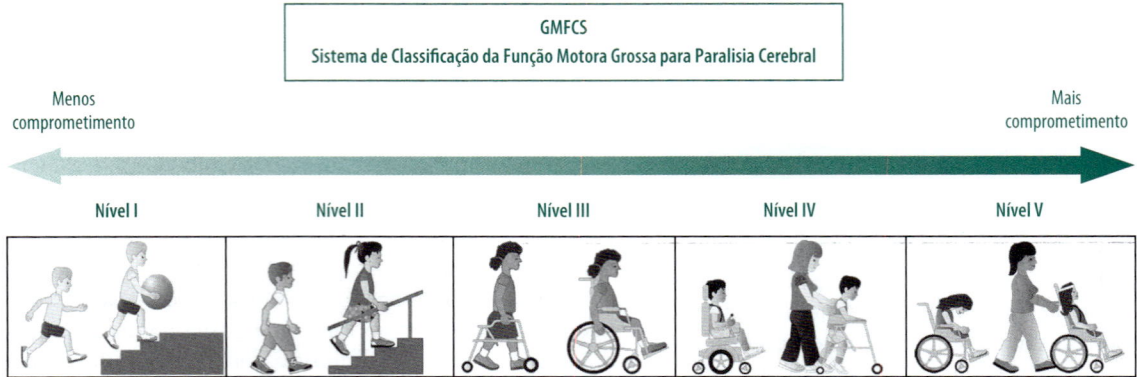

GMFCS
Sistema de Classificação da Função Motora Grossa para Paralisia Cerebral

Menos comprometimento

Mais comprometimento

Nível I   Nível II   Nível III   Nível IV   Nível V

Uma vez classificada, a criança tende a permanecer no mesmo nível durante seu desenvolvimento motor, e cada nível apresenta sua particularidade quanto à evolução funcional.

FIGURA 32.1 → Ilustração do GMFCS, elaborada pelo setor de Fisioterapia Infantil da AACD (Ibirapuera), com base nas ilustrações e descritores dos níveis motores do GMFCS.
Fonte: Palisano e colaboradores.[7]

A estabilidade da função motora tem sido comprovada por Palisano e colaboradores,[9] McCormick e colaboradores[10] e Gorter e colaboradores.[11] Sendo assim, o uso do GMFM e do GMFCS pode auxiliar no prognóstico motor, no planejamento da reabilitação e na avaliação dos resultados após intervenções específicas.

Em associação a essas medidas, podem-se coletar mais informações do potencial da criança ao observar a maneira pela qual ela se move, qual a interferência do tônus e como ocorrem os ajustes posturais para desempenhar determinada função. Deve-se, primeiro, observar a tarefa ou as atividades que podem ser realizadas pelo indivíduo sem que precise de ajuda e, em seguida, atividades que executa com auxílio. Com a avaliação pronta e bem detalhada, é possível eleger estratégias de atendimento que permitirão alcançar as metas do tratamento fisioterapêutico de crianças com PC. O método de escolha deve estar de acordo com as necessidades do paciente e deve, se possível, associar todos os aspectos positivos de outras intervenções.

Devido à complexidade da PC, há necessidade de oferecer outros recursos terapêuticos isolados ou associados para agregar benefícios ao tratamento. Tais recursos podem ser eletroestimulação neuromuscular funcional, fisioterapia aquática, escalada terapêutica, terapia de contensão induzida, integração sensorial, terapia assistida por animais, bandagem funcional, Therasuit, entre outros. A esses recursos, somam-se novas abordagens, como marcha sustentada com auxílio de órtese robótica, realidade virtual e condicionamento físico adaptado.

Treino de marcha sustentada com auxílio de órtese robótica (Lokomat®)

O sistema Lokomat® é composto por uma órtese robótica, uma esteira elétrica e um sistema de suspensão do peso corporal, que possibilita a reprodução de um padrão de marcha próximo ao fisiológico, facilitado pela suspensão de parte do peso corporal (**FIG. 32.2**).

O objetivo é o trabalho de fortalecimento muscular e de controle motor direcionado à atividade da marcha, além de reativar reflexos de locomoção do sistema nervoso, sobretudo em certos centros da medula espinal. É indicado para pacientes que, devido à lesão neurológica, apresentam distúrbios na marcha.[12] Na AACD, as patologias que se beneficiam desse treino são PC, lesão medular incompleta (ASIA C e D) e lesão encefálica adquirida (acidente vascular encefálico e traumatismo craniencefálico).

Realidade virtual

A realidade virtual é uma tecnologia que simula os aprendizados da vida real e permite aumentar a intensidade de treinamento enquanto fornece ambiente tridimensional, variabilidade, direcionamento e *feedback* sensorial (visual, sensorial e auditivo), além de estimular o equilíbrio e o controle postural. É uma nova tecnologia que permite a interação dos usuários com um cenário gerado por computador (mundo virtual), fazendo correções enquanto eles desempenham as tarefas, conforme foi descrito por Saposnik e colaboradores.[13]

Condicionamento físico adaptado

Muitos estudos têm procurado desenvolver programas de exercícios com treinamento anaeróbico, aeróbico e ganho de força muscular. Os resultados demonstram melhora do condicionamento cardiovascular, da percepção corporal, de funcionalidade, controle postural, força muscular e da qualidade de vida em crianças e adultos jovens com PC[14] (**FIGS. 32.3 a 32.5**).

> **ATENÇÃO!** Apesar das novas abordagens e tecnologias à disposição do paciente com PC, pode ocorrer deterioração de funcionalidade devido ao aparecimento de deformidades osteomioarticulares, acarretando a necessidade de intervenções cirúrgicas ortopédicas.

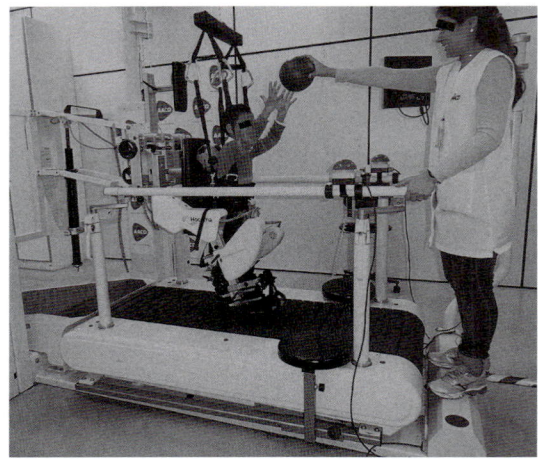

FIGURA 32.2 → Paciente em treino de marcha com auxílio de órtese robótica Lokomat®.

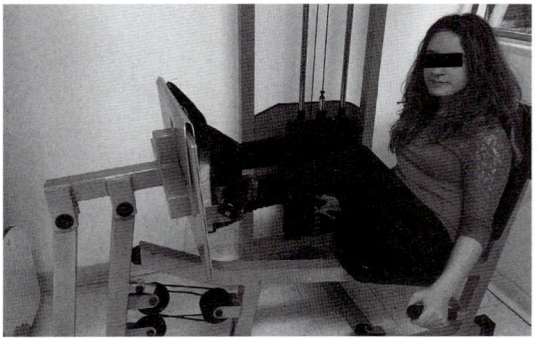

FIGURA 32.3 → Paciente em treino de fortalecimento muscular de quadríceps – *leg press*.

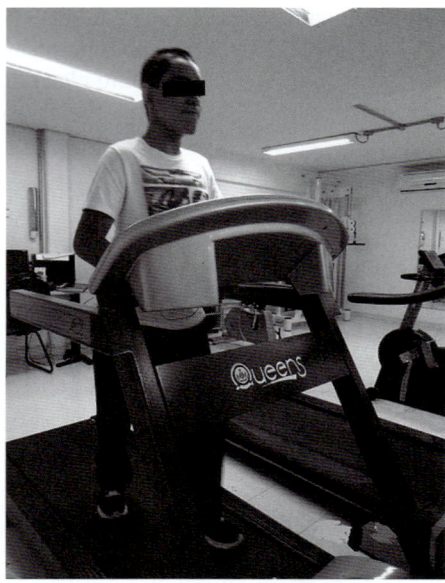

FIGURA 32.4 → Paciente em treino de condicionamento físico – treino aeróbico em esteira.

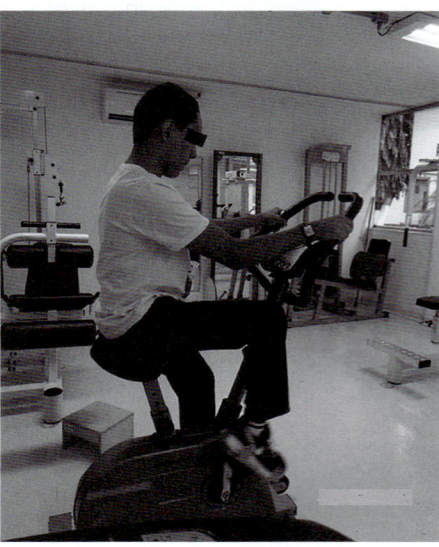

FIGURA 32.5 → Paciente em treino de condicionamento físico – treino aeróbico em bicicleta ergométrica.

Mediante a classificação motora e o prognóstico esperado para cada indivíduo, o cirurgião elege a técnica cirúrgica mais adequada para proporcionar melhora na funcionalidade e posicionamento do paciente. As crianças que apresentam maiores ganhos motores com as correções cirúrgicas são as que apresentam marcha sem ou com aditamento (andadores ou muletas), dentre os quais podem ser citados os diparéticos e hemiparéticos, classificados nos níveis I, II e III do GMFCS.

Observa-se que os pacientes classificados pelo GMFCS como nível IV, após cirurgias ortopédicas para correções de deformidades em membros inferiores, podem adquirir

marcha terapêutica e curtas distâncias com uso de aditamento (andador com adaptação para apoio em antebraço), facilitando o deslocamento domiciliar. Nos pacientes do nível V, os objetivos após as intervenções cirúrgicas são a melhora do posicionamento na postura sentada em cadeira de rodas adaptada, a facilitação da higiene e do vestuário e/ou o alívio de dor quando presente.

Durante a internação, após a intervenção cirúrgica, são orientados posicionamentos, mudanças de decúbito e mobilização passiva até o ortostatismo. Tais condutas variam de acordo com o diagnóstico e o protocolo cirúrgico.

As cirurgias de alongamentos musculares seguem os seguintes protocolos: no segundo dia de pós-operatório, há o início da mobilização passiva; em torno do sétimo dia de pós-operatório, ortostatismo; e, em torno do 15º dia, posicionamento sentado a 90°. Após a alta hospitalar, os pacientes que não estejam em acompanhamento semanal são encaminhados para orientações periódicas durante um período mínimo de seis meses. A finalidade dessa orientação é para que os familiares possam realizar exercícios de alongamentos suaves (ou básicos) todos os dias. Para os casos mais comprometidos motoramente e com quadro álgico importante, mantém-se o protocolo de atendimento semanal, em especial em fisioterapia aquática, por período de três meses. Existem também as internações para reabilitação intensiva com atendimentos diários de terapias, com objetivo de acelerar o período de recuperação dos pacientes, permanecendo por um período de dois meses internado na instituição.

Para pacientes que realizam tratamento semanal na AACD, visando à aquisição de marcha ou melhora do padrão, o tempo de tratamento varia de nove a 12 meses após a cirurgia. Por volta da quarta ou quinta semana, iniciam-se os exercícios ativos com resistência manual e posicionamento sentado a 90° com joelhos em flexão ou extensão por maiores períodos. São realizados alongamentos suaves e exercícios de fortalecimento, os quais somente serão mais vigorosos após um tempo mínimo de quatro semanas, quando costuma ocorrer a cicatrização muscular e tendínea.

Nas cirurgias ósseas, exceto nas osteotomias derrotatórias de fêmur, nas quais é comum não colocar gesso, após a retirada deste – que permanece por volta de seis semanas – e confirmada a consolidação óssea através de raio X, o paciente é liberado pelo ortopedista para carga total de peso em membros inferiores. O ortostatismo e a marcha têm início precoce com uso de órteses e talas de lona em membros inferiores e, se necessário, aditamento (FIGS. 32.6 e 32.7).

A recuperação da força muscular pode ser observada após três meses de cirurgia e reabilitação, mas, ao longo de um ano, pode ser observado maior aprimoramento da marcha, com adaptabilidade e aprendizado frente ao novo alinhamento corporal que foi proporcionado com a cirurgia.

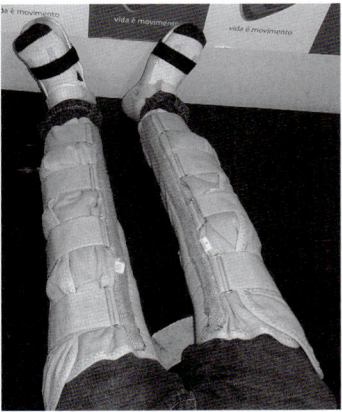

FIGURA 32.6 → Posicionamento com talas de lona em membros inferiores no pós-operatório imediato.

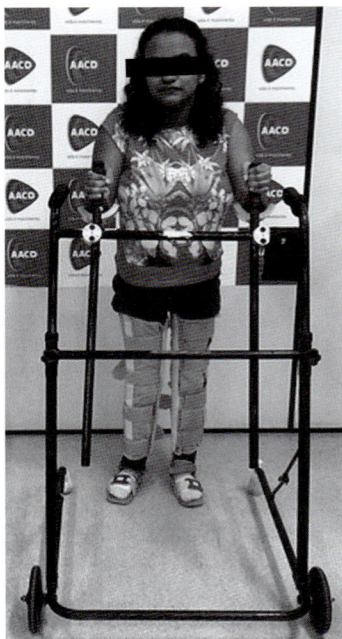

FIGURA 32.7 → Ortostatismo no pós-operatório com órteses tornozelo-pé, talas de lona e andador com apoio em antebraços.

A ATUAÇÃO DA TERAPIA OCUPACIONAL NA PARALISIA CEREBRAL

Na PC, a formação do terapeuta ocupacional dá condições para o estabelecimento e a efetivação de programas de tratamento que visam à facilitação do movimento, possibilitando experiências e aprendizados sensório-motores. Além disso, estimula as funções cognitivas e perceptivas, auxilia na execução e adaptação das atividades de vida diária, incentiva o brincar e o lazer e, o que é mais importante, propicia o "fazer".

É importante mencionar a importância do trabalho de uma equipe multidisciplinar e a integração entre os vários profissionais, pois a possibilidade de uma visão global a partir da especialidade de cada profissional traz muitos benefícios para o paciente e a família. Ainda não existe um protocolo estabelecido para o tratamento da PC que englobe todos os aspectos dentro dessa patologia, em virtude de sua mutabilidade, variação de quadros clínicos e influência do fator cronológico.

A terapia ocupacional utiliza alguns métodos/conceitos na intervenção terapêutica, como o conceito neuroevolutivo Bobath, a coordenação motora Beziérs e as bases da teoria de Piaget para estimulação perceptocognitiva. É importante salientar que o método e/ou conceito utilizado é a análise crítica para sua escolha, de acordo com a necessidade de cada paciente e complementando, quando possível, os aspectos positivos de outras abordagens.

Algumas abordagens realizadas na PC são:

Intervenção precoce. Tem por objetivo ampliar as possibilidades de estimulação do sistema nervoso central por meio das experiências sensório-motoras. De acordo com Silva,[15] as experiências sensoriais têm um papel importante no fortalecimento e na eliminação de algumas conexões sinápticas durante todo o período crítico de desenvolvimento inicial do indivíduo, fazendo com que os eventos precoces que ocorrem durante o desenvolvimento do sistema nervoso central influenciem o padrão final das conexões entre as células nervosas. Os bebês com PC costumam apresentar pouca mobilidade, e os movimentos que realizam são de amplitude e variedades diminuídas, prejudicando as inúmeras possibilidades de experiências sensório-motoras que caracterizam essa primeira fase do desenvolvimento e que são essenciais na construção das próximas etapas.

Função manual. Muitas vezes, o desenvolvimento da função da mão é prejudicado pela prevalência de certas posturas que variam de acordo com a alteração tônica. O papel do terapeuta ocupacional é o de estimular as funções táteis e proprioceptivas, além do ganho de amplitude articular, controle do movimento, simetria, coordenação bimanual e visomotora, através de um repertório diferente de atividades (FIG. 32.8).

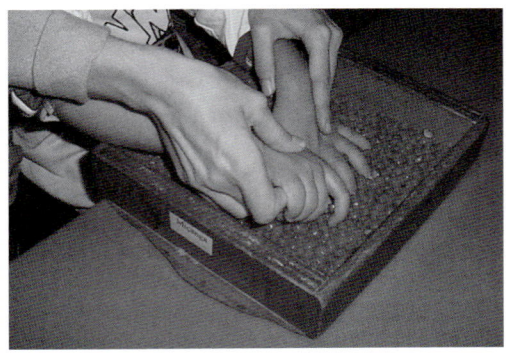

FIGURA 32.8 → Estímulo tátil bimanual.

Brincar como recurso terapêutico. É por meio do brincar e das brincadeiras com o próprio corpo, com o corpo do outro e com os objetos, que o indivíduo vai desenvolvendo todo seu repertório motor, sensorial, cognitivo, social e emocional. A criança com PC necessita ser auxiliada para ter a oportunidade de descobrir e aprender, interagindo com o ambiente e buscando a propriedade e função dos objetos, manipulando-os e transformando-os. Ao terapeuta, cabe fornecer dicas aos pais para facilitar esse processo, ressaltando a importância de brincar e fazer com a criança, e não por ela. É importante a realização de uma análise das propriedades e características do brinquedo, procurando adaptar sua manipulação e exploração à capacidade individual da criança. Kudo[16] afirma que o brinquedo precisa oferecer desafios fáceis de serem superados, instigando a criança à resolução de problemas, superando, aos poucos, os obstáculos. É essencial que o terapeuta tenha domínio sobre o desenvolvimento cognitivo e programe atividades que sejam pertinentes à fase na qual a criança está.

Atividade de vida diária. As tarefas do cotidiano incluem alimentação, higiene, vestuário e comunicação escrita, e sua execução depende do sucesso de várias áreas coordenadas de modo intrínseco. Além de condições motoras, faz-se necessário um bom planejamento motor, envolvendo noção do próprio corpo, dos seus movimentos no espaço, do tempo (ritmo, sequência) e da noção espacial. Coordenação visomotora, capacidade cognitiva e iniciativa também são componentes das tarefas cotidianas tão automáticas para o homem, sendo impossível fragmentá-las durante a execução.

> **ATENÇÃO!** A grande meta do profissional de reabilitação é que o paciente com PC seja o mais independente possível nos cuidados pessoais.

No paciente com PC, é necessário identificar quais são os déficits associados, além da deficiência motora, que concorrem negativamente para a realização das tarefas do dia a dia. Uma vez determinados e havendo possibilidade de intervenção, algumas medidas podem ser tomadas como fornecer "dicas" e orientações verbais e visuais para os indivíduos com maior dificuldade. Nos casos em que o comprometimento motor é maior e o prognóstico de ganho de independência em qualquer um dos itens é reservado, o terapeuta auxilia a família e/ou cuidadores por meio de posicionamento adequado, manuseios e adaptações de acordo com a necessidade individual de cada paciente **(FIGS. 32.9 e 32.10)**. O terapeuta também utiliza outros recursos, como reabilitação virtual, integração sensorial e estimulação visual.

Na terapia ocupacional, enfatiza-se a atuação no pré e no pós-operatório das cirurgias dos membros superiores na PC. O cirurgião do membro superior encaminha o paciente, após a avaliação ortopédica funcional, para avaliações específicas no setor de terapia ocupacional até análise e confecção de órteses para os membros superiores.

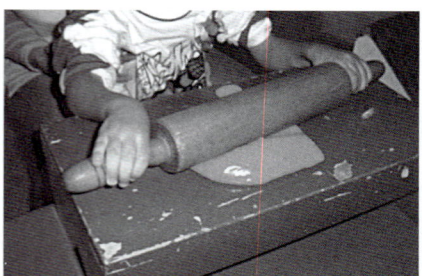

FIGURA 32.9 → Trabalho para ganho de força muscular de ombros, cotovelos e punhos.

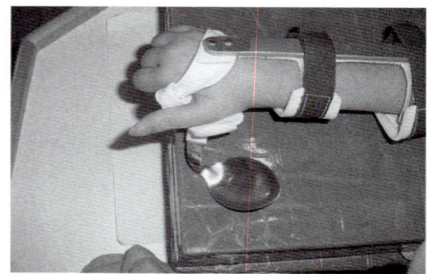

FIGURA 32.10 → Adaptação para alimentação.

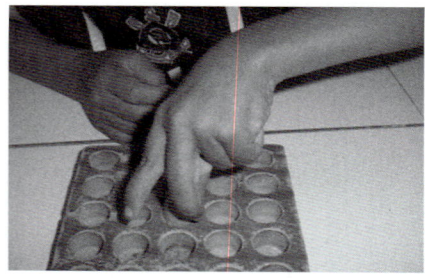

FIGURA 32.11 → Item 10 do Teste de Função Motora da Mão (encaixar em buracos).

Avaliações funcionais dos membros superiores. Fornecem subsídios funcionais acerca do membro superior em questão, para pontuar se este será ou não beneficiado por um procedimento cirúrgico. Para tanto, são utilizados três importantes instrumentos de avaliação: o Teste de Função Motora da Mão **(FIG. 32.11)** – que avalia a capacidade de manipulação, alcance, agilidade e alguns itens relacionados às atividades do dia a dia –, o Jebsen Taylor Hand Test – que avalia a sensibilidade proprioceptiva e a capacidade de reconhecer o objeto através do tato – e a Avaliação da Sensibilidade, que avalia a discriminação de dois pontos **(FIG. 32.12)**. Obtêm-se, assim, dados importantes que dão maior segurança ao profissional para predizer ganhos funcionais da possível intervenção cirúrgica. Nessa fase do atendimento, o paciente já terá sido classificado pelo MACS.

Após a realização das avaliações, o paciente será reencaminhado ao ambulatório para que o cirurgião de

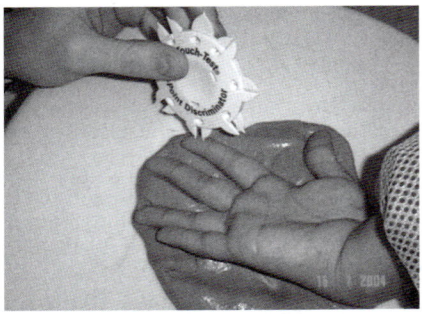

FIGURA 32.12 → Avaliação da discriminação de dois pontos.

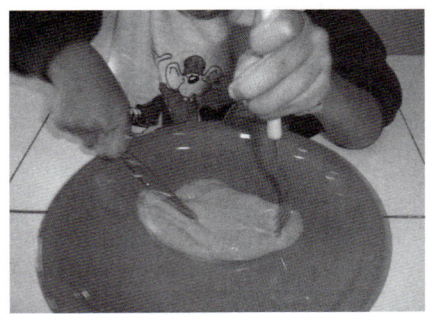

FIGURA 32.13 → Introdução do membro operado na alimentação.

membros superiores faça sua análise e verifique a contribuição destes para sua proposta cirúrgica. No caso de uma proposta cirúrgica funcional, o paciente realizará protocolo de pós-operatório no setor de terapia ocupacional.

REABILITAÇÃO PÓS-OPERATÓRIA

A reabilitação pós-operatória inicia-se na primeira semana após o procedimento cirúrgico. Para cirurgias de alongamentos e transferências (configurando-se, em sua maioria, cirurgias com intuito funcional), na primeira semana de pós-cirurgia, o paciente retorna ao ambulatório para a troca de gesso e inspeção da cicatriz. Na segunda semana, retorna para retirada dos pontos e troca de gesso. Nesse momento, o terapeuta realiza a prescrição da órtese e o encaminhamento para o setor de terapia ocupacional.

Início no setor de terapia ocupacional

Iniciando a terapia pós-operatória no setor de terapia ocupacional, é realizada uma avaliação global do paciente, na qual o profissional inspeciona os aspectos gerais da cicatriz, edema, dor, alterações na pele, hidratação, coloração, sudorese, alergias, entre outros aspectos. A postura do segmento envolvido e sua ADM também são importantes nesse primeiro contato.

Primeiro mês de pós-operatório

Nesse período, há um cuidado especial com a cicatriz e o edema, o qual se sabe que pode ser fator limitante de movimento. A movimentação é ativa assistida lenta com o intuito de preservar e ganhar ADM por meio de atividades simples e repetição.

Segundo mês pós-operatório

O movimento torna-se mais internalizado, pois o paciente já tem maior consciência da nova postura do membro. Assim, a movimentação ativa livre permite ao terapeuta ocupacional corrigir posturas e padrões restantes.

Terceiro mês pós-operatório

Do terceiro mês em diante, inicia-se a movimentação resistida graduada com o objetivo de ganho de força muscular. É a partir desse período que o trabalho do terapeuta tem ainda mais importância, pois, após todo o trabalho de internalização e reeducação do movimento e ganho de força muscular do membro, inicia-se sua introdução nas atividades de vida diária e vida prática, pois este é o foco do trabalho de reabilitação do membro superior cirúrgico, ou seja, que ele atue como auxiliar nas atividades **(FIG.32.13)**.

O protocolo dura um período mínimo de três meses e máximo de seis meses, podendo ser prorrogado conforme decisão médica e terapêutica. Os testes de função motora da mão são reaplicados para dar dados comparativos dos reais ganhos obtidos após a intervenção cirúrgica.

A intervenção da terapia ocupacional que atua na reabilitação do paciente com PC busca seu retorno funcional, entendendo também como função, o valor dos gestos e das expressões que, por vezes, são pontuados como pequenos, mas que são traduzidos pelo paciente como uma diferença circunstancial em todo o seu corpo.

CONSIDERAÇÕES FINAIS

Os principais objetivos do programa de reabilitação na PC são estimulação do desenvolvimento neuropsicomotor, redução da formação de padrões patológicos de movimento e postura, estimulação de mobilidade, prevenção de deformidades, estimulação da comunicação/linguagem e de aspectos cognitivos, assistência às disfunções clínicas e orientação e educação familiar para melhorar a funcionalidade do indivíduo, sua inserção social, escolar e profissional, além de restaurar sua qualidade de vida e de sua família.

É importante que o atendimento seja flexível, pois crianças e adultos têm diferentes necessidades, dependendo do tipo clínico e do nível funcional. Diante da complexidade da PC, faz-se necessária uma intervenção multidisciplinar coordenada que possa acolher o paciente e sua família, oferecendo estratégias que facilitem a sua inclusão em todos os contextos.

Referências

1. Palisano R, Rosenbaum P, Walter S, Russell D, Wood E, Galuppi B. Development and reliability of a system to classify gross motor function in children with cerebral palsy. Dev Med Child Neurol. 1997;39(4):214-23.

2. Canchild Centre for Childhood Disability Research. Gross Motor Function Classification System expanded and revised [Internet]. Canadá: McMaster University, Institute for Applied Health Sciences, 2007 [capturado em 8 mar. 2016]. Disponível em: https://canchild.ca/en/resources/42-gross-motor-function-classification-system-expanded-revised-gmfcs-e-r.

3. Eliasson AC, Krumlinde-Sundholm L, Rösblad B, Beckung E, Arner M, Ohrvall AM, et al. The Manual Ability Classification System (MACS) for children with cerebral palsy: scale development and evidence of validity and reliability. Dev Med Child Neurol. 2006;48(7):549-54.

4. Ade-Hall RA, Moore AP. Botulinum toxin type A in the treatment of lower limb spasticity in cerebral palsy. Cochrane Database Syst Rev. 2000;(2):CD001408.

5. Nolan KW, Cole LL, Liptak GS. Use of botulinum toxin type A in children with cerebral palsy. Phys Ther. 2006;86(4):573-84.

6. Narumia LC, Ozu MHU, Galvão MCS. Fisioterapia na paralisia cerebral. In: Moura EW, Lima E, Borges D, Silva PAC. Fisioterapia: aspectos clínicos e práticos da reabilitação. 2. ed. São Paulo: Artes Médicas; 2010. p. 27-63.

7. Palisano R, Rosenbaum P, Bartlett D, Livingston M. Content validity of the expanded and revised Gross Motor Function Classification System. Dev Med Child Neurol. 2008;50(10):744-50.

8. Russell DJ, Rosenbaum PL, Wright M, Avery LM. Gross Motor Function Measure (GMFM-66 & GMFM-88) user's manual. São Paulo: Memnon; 2011.

9. Palisano R, Cameron D, Rosenbaum P, Walter SD, Russel D. Stability of the Gross Motor Function Classification System. Dev Med Child Neurol. 2006;48(6):424-8.

10. McCormick A, Brien M, Plourde J, Wood E, Rosenbaum P, McLea J. Stability of the Gross Motor Function Classification System in adults with cerebral palsy. Dev Med Child Neurol. 2007;49(4):265-9.

11. Gorter JW, Ketelaar M, Rosenbaum P, Helders PJ, Palisano R. Use of the GMFCS in infants with CP: the need for reclassification at age 2 years or older. Dev Med Child Neurol. 2009;51(1):46-52.

12. Fernandes AC, Ramos ACR, Morais Filho MC, Ares MJJ, coordenadores. Reabilitação. 2. ed. São Paulo: Manole; 2014.

13. Saposnik G., Mamdani M., et al. Effectiveness of virtual reality exercises in stroke rehabilitation (EVREST): rationale, design, and protocol of a pilot randomized clinical trial assessing the Wii gaming system. Int J Stroke. 2010;5(1): 47-51.

14. Verschuren O1, Ketelaar M, Takken T, Helders PJ, Gorter JW. Exercise programs for children with cerebral palsy: a systematic review of the literature. Am J Phys Med Rehabil. 2008;87(5):404-17.

15. Silva RK. A Neuroplasticidade no desenvolvimento de crianças com paralisia cerebral. Temas Desen. 2000;9(53):62-9.

16. Kudo AM, Pierri SA. Brinquedos e brincadeiras no desenvolvimento infantil. In: Kudo AM, organizador. Fisioterapia, fonoaudiologia e terapia ocupacional em pediatria. São Paulo: Sarvier; 1994. p. 247-52.

33
Mielomeningocele

Luciano Dias
Vineeta T. Swaropp

MIELOMENINGOCELE

Os defeitos do tubo neural são consequência da falha do fechamento durante a embriogênese. A mielomeningocele, também chamada de espinha bífida, é o defeito mais comum do tubo neural e o que incapacita de forma mais grave, mas é compatível com a sobrevivência.[1]

A mielomeningocele é um edema cístico, cheio de líquido, formado pela dura e pela aracnoide. A mielodisplasia dos elementos neurais manifesta-se nas vértebras como um defeito dos elementos posteriores. O saco salienta-se através desse defeito da coluna e contém em seu interior as raízes dos nervos. A displasia da medula espinal e das raízes nervosas causa paralisia motora e sensorial, dos intestinos e da bexiga, aquém do nível da lesão.[2] Pacientes com mielomeningocele podem, também, apresentar lesões concomitantes da medula espinal, como diastematomielia ou hidromielia, ou anormalidades estruturais do cérebro, como hidrocefalia ou malformação de Arnold-Chiari. Essas lesões também são capazes de comprometer a função neurológica.

O tratamento completo requer cuidados ideais para prevenir, monitorar e tratar uma variedade de potenciais complicações, capazes de afetar as funções, a qualidade de vida e a sobrevivência. Os melhores resultados decorrem de uma abordagem com equipe multidisciplinar, com especialistas em cirurgia ortopédica, neurocirurgia, urologia, reabilitação, fisioterapia e terapia ocupacional, além de ortótica. É importante também o auxílio de nutricionistas, assistentes sociais, especialistas em escaras e psicólogos.

Incidência

A incidência de bebês nascidos com defeitos no tubo neural mostra variações por região e por raça, ainda que venha ocorrendo redução na quantidade de novos casos. Atribui-se tal redução a dois fatores principais: exames pré-natais, com interrupção eletiva de gestações afetadas, e aumento da percepção da importância da administração de ácido fólico a mulheres, antes da gravidez e durante a gestação. O Serviço de Saúde Pública norte-americano recomenda que todas as mulheres em idade fértil, capazes de engravidar, consumam 400 µg de ácido fólico por dia para reduzir o risco de uma gestação afetada por mielomeningocele ou outros defeitos do tubo neural. Estima-se que 50 a 70% dos casos possam ser evitados. O consumo total de folato deve ser inferior a 1 mg/dia, já que os efeitos secundários de uma ingestão maior ainda não são bem conhecidos.[3]

Etiologia

Acredita-se que a mielomeningocele seja consequência de falha da fusão das dobras neurais durante a neurulação, que ocorre entre os 26º e 28º dias de gestação. As condições que resultam de anormalidades durante a fase de fechamento do tubo neural, como mielomeningocele e anencefalia, são chamadas de defeitos de neurulação. Condições como meningocele, lipomeningocele e diastematomielia decorrem de anormalidades que ocorrem durante a fase de canalização, em torno do 28º dia de gestação, e são conhecidas como defeitos pós-neurulação.

A causa dessa falha embrionária não é conhecida; suspeita-se ser de origem multifatorial, envolvendo fatores genéticos e ambientais. A deficiência de folato é um importante contribuinte.

Diagnóstico

O diagnóstico pré-natal da mielomeningocele e de outros defeitos do tubo neural envolve exames bioquímicos do sangue materno para alfafetoproteína ou uso de avaliação com o ultrassom. A alfafetoproteína sérica da mãe – uma glicoproteína secretada pelo saco vitelino fetal e pelo fígado – é utilizada como exame para sondagem de defeitos abertos no tubo neural há mais de 30 anos. A taxa de detecção de anencefalia é superior a 95% e de defeitos abertos no tubo neural, entre 65 e 80%.[4] Entretanto, os defeitos fechados no tubo neural não aumentam a alfafetoproteína, e a sondagem bioquímica não é eficaz. Além disso, alfafetoproteína sérica aumentada não é diagnóstico definitivo para defeitos abertos do tubo neural, já que isso pode também estar associado a outras anormalidades, como gastrosquise, onfalocele, nefrose congênita e morte fetal.

Com o aperfeiçoamento das técnicas de ultrassom, os diagnósticos pré-natais que utilizam esse equipamento podem ser bastante precisos. Um relato recente de sondagem pré-natal na Europa informou que 88% dos 725 casos de defeitos no tubo neural foram detectados no pré-natal, mediante uso do ultrassom, em média na 17ª semana de gestação.[5] A técnica do ultrassom tridimensional, usando vistas em múltiplos planos, é capaz de atingir precisão diagnóstica em um único corpo vertebral em cerca de 80% dos pacientes.[4] Diante da suspeita de um diagnóstico de mielomeningocele por meio do ultrassom, a avaliação criteriosa de toda a coluna e a busca de outras anormalidades devem ser asseguradas, uma vez que malformações associadas são encontradas em 23% dos pacientes.[6]

Condições associadas

Hidrocefalia

Após o reparo e o fechamento do defeito da mielomeningocele, ocorridos nas primeiras 48 horas de vida, muitos bebês apresentam algum grau de hidrocefalia. Com o uso de novos protocolos, buscando reduzir as taxas de colocação de válvulas para desvio ventrículo peritonial (DVP) em indivíduos com mielomeningocele, cerca de 60% dos bebês precisarão de um desvio.[7] A incidência de hidrocefalia com necessidade de DVP foi relatada como tendo correlação com o nível funcional da lesão mielomeningocélica. Entre 97 e 100% dos pacientes com lesão no nível torácico demandam colocação de válvula, comparados a 87% de bebês com lesões no nível lombar e 37% no nível sacral.[7,8]

Pacientes que não necessitam de DVP podem ter prognóstico melhor em termos de função das extremidades superiores e equilíbrio do tronco em comparação com indivíduos que precisam do desvio.[9] Um estudo comparando um grupo de 98 pacientes com mielomeningocele e DVP, e outro grupo de 63 pacientes sem DVP, descobriu que aqueles que não tinham DVP eram mais independentes na deambulação, quando consideradas distâncias médias e maiores.[10] Além disso, os autores observaram que pacientes sem DVP têm tendência a andar em velocidade e tamanho da passada significativamente maior, em comparação a indivíduos com a condição.[10]

> **ATENÇÃO!** Infecção e obstrução da válvula são complicações graves, com potencial para afetar o desenvolvimento motor e intelectual de um paciente. Dados ainda não publicados, pesquisados por um dos autores deste capítulo, também mostram que pacientes com incidência de infecção da válvula apresentam redução na mobilidade funcional na escola e na comunidade, em comparação a pacientes que não tiveram infecção (comunicação pessoal com L. Dias). O conhecimento dessa informação permitirá aos cuidadores o aconselhamento eficaz dos pacientes com mielomeningocele e DVP em relação às expectativas de deambulação funcional.

Malformação de Chiari II

A malformação de Chiari II está presente em quase todos os pacientes com mielomeningocele.[1] Caracteriza-se pelo deslocamento caudal do lobo posterior do cerebelo e da medula do feto em desenvolvimento para o canal vertebral. Quando o tronco cerebral ou a medula espinal estão comprimidos no canal vertebral, pode ocorrer disfunção progressiva, manifestada por fraqueza ou paralisia das cordas vocais, dificuldade para alimentar-se, chorar ou respirar.[1] No entanto, esses sintomas não são específicos e podem também ser consequência de mau funcionamento da válvula, algo a ser excluído antes da descompressão cirúrgica, em caso de malformação de Chiari II.

Medula presa

A síndrome da medula presa (SMP) é um distúrbio funcional da medula espinal, induzido por estiramento da sua porção caudal, presa por uma estrutura não elástica, como tecido cicatricial.[11] A imagem por ressonância nuclear magnética (RNM) da coluna vertebral mostra sinais do aprisionamento na maioria dos pacientes com mielomeningocele; todavia, os sinais clínicos estão presentes em apenas 30% deles.[9]

> **ATENÇÃO!** O sintoma clínico mais comum de SMP é a escoliose progressiva (44%).[12] A causa de preocupação, em especial, é a escoliose que surge antes dos 6 anos, na ausência de anormalidades vertebrais congênitas. Como a escoliose não é comum em pacientes com mielomeningocele lombar inferior e sacral, quando encontrada nessa população, pode significar SMP.

Outros sintomas comuns são as mudanças na marcha associadas à perda de força muscular (35%) e espasticidade (26%),[12] sobretudo nos isquiotibiais mediais, dorsiflexores e eversores do tornozelo. Sintomas comuns adicionais, associados à medula presa, incluem perda da função motora, dor nas costas no local do defeito reparado da espinha bífida[13] e mudanças na função urológica. O mau funcionamento da válvula deve ser descartado desde o princípio, diante de suspeita de medula presa. Quando for feito um diagnóstico de SMP, o tratamento cirúrgico, feito por um cirurgião habilitado e com experiência nesse procedimento, é indicado para a prevenção de outras perdas. Em geral, ocorrerá estabilidade ou melhora dos sintomas com a liberação da medula.[1]

Hidromielia

A hidromielia é o acúmulo de líquido cerebrospinal no canal central aumentado da medula espinal, podendo ocorrer devido ao mau funcionamento da válvula ou à hidrocefalia não tratada. A RNM da coluna feita em um grupo com 231 pacientes com mielomeningocele revelou hidromielia em 49%.[14] Os sintomas podem apresentar-se como escoliose progressiva, problemas urológicos, dor e defeitos motores ou sensoriais.[1] Redução da força de preensão e atrofia tenar são também sinais confiáveis de hidromielia.[9] Contudo, nem todos os pacientes desenvolvem sintomas que exijam tratamento para hidromielia.

Trato urinário

A maior parte dos pacientes com mielomeningocele apresenta disfunção neurogênica da bexiga, podendo desenvolver deterioração progressiva do trato urinário superior e doença renal crônica. O tratamento para reduzir a pressão da bexiga e minimizar a estase urinária é importante para a prevenção dessas complicações. Além disso, a monitoração regular da função do trato urinário é necessária para a detecção de alterações no funcionamento da bexiga, capazes de indicar mau funcionamento do DVP ou SMP.[1] O controle inclui cateterismo asséptico intermitente da bexiga, necessário em 85% dos pacientes com mielomeningocele.[12] Profilaxia antibiótica e medicamentos anticolinérgicos podem, também, ser benéficos para reduzir o refluxo vesicular-ureteral.

Controle intestinal

Os nervos do intestino e do ânus são afetados na maior parte dos pacientes com mielomeningocele, causando dismotilidade, controle insatisfatório do esfíncter e, com frequência, incontinência fecal. A motilidade intestinal reduzida pode causar constipação e fecaloma, que, por sua vez, podem causar aumento da pressão intra-abdominal, gerando mau funcionamento do DVP.[1] O controle intestinal tem por meta chegar à continência e evitar o fecaloma, provocando a eliminação regular das fezes com a utilização de laxantes orais, supositórios e/ou enemas.

QUESTÕES DE SAÚDE GERAL

Alergia ao látex

Pacientes com mielomeningocele apresentam incidência elevada de reações alérgicas ao látex, uma vez que são expostos a produtos com esse material, em consequência de repetidos procedimentos cirúrgicos, implante de materiais com látex e cateterismo.[15]

> **ATENÇÃO!** Ocorre alergia ao látex em 18 a 40% dos pacientes com mielomeningocele.[12,15,16] A reação pode ser uma anafilaxia grave, pondo em risco a vida, em até 26% dos casos.[12] Por isso, é imprescindível evitar a exposição ao látex de pacientes com mielomeningocele, tanto no ambiente hospitalar quanto fora dele. Todos os procedimentos cirúrgicos realizados nesses pacientes devem ser feitos em ambiente estritamente livre de látex.

COMPLICAÇÕES

Obesidade

O cuidado com a alimentação é importante em pacientes com mielomeningocele, e o aconselhamento adequado deve iniciar bem cedo. A obesidade é comum nesses pacientes, causando prejuízo motor.

Escaras

O risco de escaras de pressão é um problema grave em pacientes com mielomeningocele, pela perda da proteção da sensibilidade. Na literatura, os relatos de incidência de escaras de pressão variam de 17 a 82% dos pacientes.[17-21] Os locais mais comuns são sobre o sacro, na tuberosidade isquial, no trocânter maior e nos pés.[20] Deve-se prevenir, com muita dedicação, o aparecimento de escaras de pressão.

> **DICA:** Todos os pacientes devem evitar andar sem a proteção correta dos pés, em especial, sobre superfícies irregulares ou quentes. As órteses precisam ser examinadas, no mínimo, uma vez ao ano, assegurando o ajuste adequado e a ausência de pontos de pressão ou bordas cortantes. Ao engessar, deve-se utilizar muita forração, e fazer a aplicação sem irregularidades. Podem ser usados forros de espuma autoaderentes para suplementar o forro sobre os pontos de pressão, como na porção anterior do joelho, calcanhar ou maléolos do tornozelo. Além disso, a artrodese cirúrgica dos pés deve ser evitada por completo, já que a rigidez consequente, em um pé sem sensibilidade, tem relação com o aparecimento de mudanças neuropáticas na pele.[19]

Fraturas

Fraturas em ossos longos ocorrem em até 20% dos pacientes com mielomeningocele, podendo envolver a fise, metáfise ou diáfise.[22,23] O aumento do risco de fratura pode ter relação com diversos fatores, incluindo osteoporose por desuso, contraturas articulares e imobilização póscirúrgica, em especial pós-gesso pelvipodálico. Além disso, o nível de envolvimento neurológico mais alto parece corresponder à prevalência de fraturas.[22] Acredita-se que pode ser atribuído à osteopenia, associada à falta relativa de mobilidade. Essas fraturas podem resultar de traumas sem importância ou fisioterapia, com cuidadores sendo alvo de muita suspeita. Além disso, os cuidadores precisam conhecer a apresentação característica de uma fratura metafiseal ou diafiseal, em indivíduos com mielomeningocele que podem não ter dor por falta de sensibilidade normal.

Deve haver suspeita de fratura quando o paciente apresenta extremidade quente e edemaciada.[23] Outros sinais de fratura incluem eritema, aumento de temperatura superior a 37,7°C, contagem de células brancas superior a 10.000/mm^3, taxa elevada de sedimentação de eritrócitos, indisposição generalizada ou náusea e vômito.[22-24] Na ausência de percepção da apresentação de uma fratura, pode ser dado um diagnóstico incorreto de celulite ou ostemielite, retardando o tratamento correto. Feito o diagnóstico de fratura metafisial ou diafiseal, é rápida a consolidação. A maior parte das fraturas pode ser tratada sem cirurgia, normalmente com necessidade de imobilização de duas a quatro semanas apenas.[22,23]

Fraturas fiseais costumam ter causa e apresentação clínica diferentes. São mais comuns em pacientes que deambulam, com nível de envolvimento lombar baixo.[22,23] Os pacientes podem apresentar queixas de dor leve e costumam apresentar calor e edema, embora possam ter apenas aumento mínimo de temperatura, taxa sedimentar baixa de eritrócitos e contagem baixa de células brancas.[23] Radiografias podem mostrar alongamento da placa de crescimento, com metáfise levemente aumentada e irregular.[22] São fraturas que cicatrizam com mais lentidão e costumam demandar imobilização por até oito semanas.

Infecção

Pacientes com mielomeningocele têm risco aumentado de infecção pós-operatória, com possível origem multifatorial. Os fatores contribuintes incluem falta de sensibilidade, paralisia da bexiga e envelope protetor insatisfatório de tecidos moles. Quanto a cirurgias de coluna, em especial, pode ocorrer infecção em até 50% dos indivíduos.[25] Pode ocorrer colonização bacteriana no trato urinário devido à paralisia da bexiga.

> **ATENÇÃO!** As taxas de infecção em cirurgias de coluna mostram-se mais elevadas na presença de infecção concomitante do trato urinário; assim, é recomendada obtenção de culturas urinárias pré-operatórias.[25]

PROGNÓSTICO PARA DEAMBULAÇÃO

Na comunidade ortopédica, discute-se sobre a validade de tratar a deambulação precoce de pacientes com mielomeningocele. Há quem afirme que a deambulação precoce pode trazer benefícios fisiológicos e psicológicos a uma criança com a doença, mesmo que ela, mais tarde, utilize a cadeira de rodas. Outros questionam tais benefícios. Um estudo comparou um grupo de 36 pacientes com mielomeningocele de nível alto, participantes de um programa de caminhadas, a um grupo de 36 indivíduos com prescrição de uso de cadeira de rodas bem cedo na vida.[26] Ao término do acompanhamento, apenas 12 pacientes do grupo de caminhadas conservaram a capacidade de uma efetiva deambulação. Apesar disso, quem andou precocemente apresentou menos fraturas e úlceras de pressão, ficou mais independente e conseguiu fazer melhor as transferências, na comparação com o grupo em cadeira de rodas.[26]

Muitos fatores influenciam o potencial para deambular, e um dos mais importantes é o nível de envolvimento motor. Outros incluem equilíbrio ao sentar, espasticidade de extremidades superiores, obesidade, idade e disponibilidade de apoio ortótico adequado. Deformidades musculoesqueléticas da coluna, da pelve, dos joelhos e dos pés também mostram influência significativa na capacidade de andar.[27]

O nível de envolvimento neurológico e a consequente força dos grupos musculares têm papel crucial no alcance e na manutenção da deambulação. Asher e Olson[27] estudaram a condição deambulatória de 98 indivíduos com mielomeningocele e encontraram diferença surpreendente na capacidade de andar em pacientes com nível de envolvimento L4 e L3. A maioria das pessoas estudadas com nível de envolvimento em L4 eram deambuladoras funcionais, em casa e na comunidade, comparadas àquelas com envolvimento na L3, quase que unanimemente deambuladoras não funcionais.[27] No mesmo estudo, 20 a 21 pacientes com nível de envolvimento na L5 ou sacral eram deambuladores comunitários.

A manutenção da capacidade de andar na fase adulta também tem relação com o nível funcional de envolvimento. Uma revisão de 20 adultos com mielomeningocele, com idade entre 20 e 45 anos, mostrou que 95% deles, com envolvimento L3 ou mais abaixo, continuaram deambulando.[28] Em contrapartida, apenas 22% com nível de envolvimento L2 ou mais acima mantiveram a capacidade de deambular. A dificuldade para manter a capacidade de andar quando adulto está relacionada com os elevados custos energéticos para essa atividade. Além disso, em pacientes com nível alto de envolvimento, há uma incidência elevada de deformidade na coluna que demanda tratamento cirúrgico. Contraturas de flexão no quadril e no joelho também são comuns e propensas à recorrência na vida adulta, apesar de tratamentos agressivos na infância.[9]

Correlato ao nível de envolvimento funcional, um dos fatores físicos mais importantes para manter a deambulação é a força no quadríceps e nos isquiotibiais.[27,29] Seitzberg e colaboradores acompanharam um grupo de 32 pacientes com mielomeningocele e descobriram uma possibilidade melhor de manter a deambulação na vida adulta se a força do quadríceps apresentasse, pelo menos, grau 4 durante a infância.[29] Descobriram, ainda, que os indivíduos em geral, com grau 3 ou mais na função dos isquiotibiais durante a infância, apresentaram possibilidade significativamente maior de deambular quando adultos. Porém, observaram que a função dos isquiotibiais não era relevante em pacientes com força normal do quadríceps.[29]

Outro estudo, com 109 pacientes, também revelou correlação entre a força do quadríceps e a capacidade para deambular.[30] Nesse grupo, 82% dos indivíduos com força no quadríceps grau 4 ou acima deambulavam comunitariamente, ao passo que 88% com grau 2 ou menos não eram deambuladores funcionais.

A força do músculo iliopsoas também parece importante na deambulação. McDonald e colaboradores[31] acompanharam um grupo de 291 pessoas com idade média de 14,5 anos, e descobriram que 100% delas, com grau de simetria 4 ou 5 na força do iliopsoas, deambulavam. Em contraste, 89% com grau 3 ou menos, na força do iliopsoas, não deambulavam.

O equilíbrio ao sentar é fator que pode ser avaliado em idade mais precoce; também mostra ser fator de previsão do potencial de deambulação em pacientes com níveis mais altos de envolvimento. A capacidade de sentar-se, sem o apoio das mãos, indica funcionamento quase normal do sistema nervoso central. Diante de necessidade de apoio manual para sentar-se, o uso de órtese e apoio externo para deambular, provavelmente, ficará bastante prejudicado.[9] Um estudo de 206 pacientes com mielomeningocele confirmou que equilíbrio ao sentar era um elemento independente de previsão de deambulação na comunidade.[32] Nesse estudo, indivíduos com nível lombar e sacral, sem deficiência de equilíbrio ao sentar, e pacientes com nível sacral com deficiência leve no equilíbrio ao sentar, apresentaram possibilidade de ser deambuladores independentes.

CLASSIFICAÇÃO FUNCIONAL

A classificação mais conhecida da mielomeningocele e de uso mais comum baseia-se no nível neurológico da lesão.[32,33] São identificados quatro grupos principais, com base no nível da lesão e na associação da capacidade funcional e deambulatória (TABELA 33.1).

Nível de envolvimento torácico/lombar alto

O primeiro grupo inclui indivíduos com envolvimento torácico e da região lombar superior, o que representa cerca de 30% dos pacientes com mielomeningocele. Esse grupo é definido pela ausência de atividade funcional do quadríceps, tendo um nível neurológico de L3 ou acima.[32] Para conseguirem deambular na infância, os sujeitos inseridos nesse grupo precisam ser aparelhados no nível da pelve, com uma órtese de reciprocidade na marcha (RGO) (FIG. 33.1) ou uma órtese quadril-joelho-tornozelo-pé (HKAFO) (FIG. 33.2). A maioria dos pacientes desse grupo, entre 70 e 90%, precisa de cadeira de rodas para movimentar-se na vida adulta.[9,34] A incapacidade de manter deambulação comunitária na vida adulta tem relação com o alto custo energético para conseguir deambular, seja com uma RGO ou com uma HKAFO.

Nível de envolvimento lombar baixo

Nesse grupo, cerca de 30% dos pacientes com mielomeningocele apresentam nível de envolvimento na região lombar inferior. Os pacientes funcionais no grupo têm atividade voluntária do quadríceps e dos isquiotibiais mediais (grau 3 ou acima), mas carecem de atividade voluntária (abaixo do grau 2) dos músculos glúteo médio,

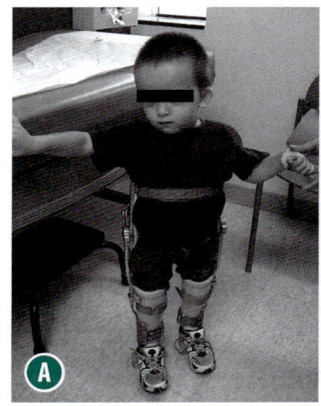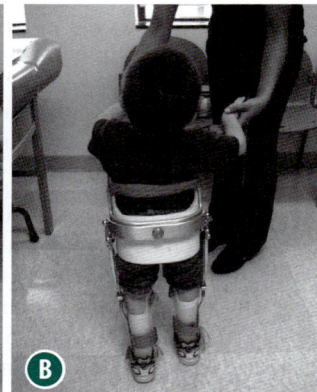

FIGURA 33.1 → Órtese de reciprocidade na marcha (RGO).
Ⓐ Frente.
Ⓑ Posterior.

TABELA 33.1 → Classificação funcional da mielomeningocele

Grupo	Nível de lesão neurológica	Prevalência	Capacidade funcional	Capacidade para deambular	MS
Torácico/lombar alto	L3 ou acima	30%	Quadríceps não funcional (≤ que grau 2)	Na infância, demanda aparelho até o nível da pelve para deambular (RGO, HKAPO) 70-90% demandam cadeira de rodas para mobilidade na vida adulta	1,1, 1
Lombar baixo	L3-L5	30%	Quadríceps, tendão médio ≥ que grau 3. Atividade funcional ausente (≤ que grau 2) do glúteo médio e máximo, gastrossóleo	Requer AFOs e muletas para deambular	3, 3, 1
Sacral superior	S1-S3	30%	Quadríceps, glúteo médio grau 3 Atividade funcional ausente (≤ que grau 2) do gastrossóleo	Requer AFOs para deambular 94-100% mantêm deambulação na comunidade na vida adulta	6, 6, 6
Sacral inferior	S3-S5	5-10%	Quadríceps, glúteo médio, gastrossóleo ≥ que grau 3	Deambula sem aparelho ou apoio 94-100% mantêm deambulação na comunidade na vida adulta	6, 6, 6

AFO, *ankle-foot orthosis.*

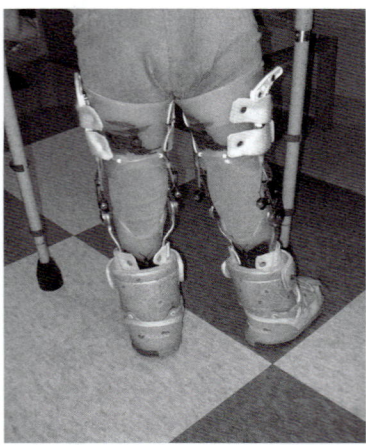

FIGURA 33.2 → Órtese quadril-joelho-tornozelo-pé (HKAFO).

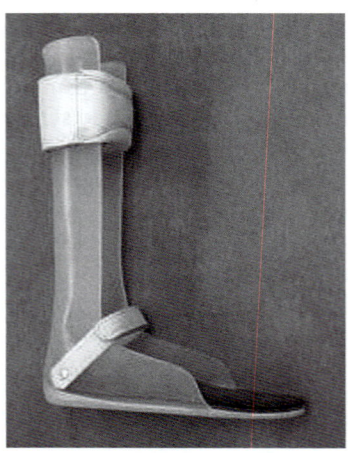

FIGURA 33.3 → Órtese tornozelo-pé (AFO).

glúteo máximo e gastrossóleo. Sendo assim, os sujeitos precisam de órteses para controlar a posição dos pés e tornozelos, além de muletas ou andador para que deambulem. Entre 80 e 95% dos pacientes mantêm deambulação comunitária durante a vida adulta, embora a maior parte use uma cadeira de rodas para movimentar-se por longas distâncias.[32,34]

Esse grupo inclui pacientes com nível de envolvimento L3 a L5, embora os com nível L3 representem uma população transitória, sendo incluídos no grupo apenas se apresentarem evidências de maior função do quadríceps e função média dos isquiotibiais.[32] Uma vez que há necessidade de funcionamento dos isquiotibiais mediais para deambular na comunidade, existe uma diferença importante na capacidade de andar entre crianças com nível de envolvimento L3 e L4.[27] Devido a isso, crianças com nível de envolvimento L4 apresentam potencial maior em decorrência ao uso de cuidados ortopédicos adequados na prevenção de deformações musculoesqueléticas.

> **DICA:** O tratamento agressivo das contraturas de quadril, do mau alinhamento rotacional da tíbia e de deformidades do joelho, do tornozelo e do pé é fundamental para a manutenção da deambulação funcional.

Nível de envolvimento sacral alto

Pacientes com nível de envolvimento da região superior do sacro representam cerca de 30% dos portadores de mielomeningocele. Sujeitos nesse grupo têm atividade funcional no quadríceps e no glúteo médio (grau 2 ou acima), mas não têm atividade funcional no gastrocnêmio-sóleo. Pacientes com nível sacral alto caminham sem dispositivo auxiliar, embora precisem de órtese tornozelo-pé (AFO) **(FIG. 33.3)**. Essas crianças apresentam marcha gluteal característica, insegura, com obliquidade pélvica e rotação excessivas durante a marcha.

Nível de envolvimento sacral baixo

O último grupo, com cerca de 5 a 10% de portadores de mielomeningocele, apresenta envolvimento da região inferior do sacro. São pacientes com função do quadríceps e glúteo médio, que se distinguem daqueles com envolvimento na região superior do sacro, com base na presença de atividade funcional do gastrocnêmio-sóleo. Pacientes com nível de envolvimento na região sacral inferior andam sem aparelhos ou dispositivos auxiliares e apresentam um padrão de marcha que se aproxima da marcha normal, pois têm função normal dos glúteos médio e máximo.

Entre 94 e 100% dos pacientes com nível de envolvimento sacral mantêm a deambulação na comunidade na vida adulta.[27,34,35] Nesse grupo, o tratamento agressivo da síndrome da medula presa, o combate à artrodese no pé e o tratamento das deformidades do joelho, do tornozelo e do pé são importantes para promover a deambulação funcional.

ESCALA DE MOBILIDADE FUNCIONAL

Existem muitos instrumentos específicos da população pediátrica para levantamento de dados da qualidade de vida, do estado de saúde, do funcionamento físico e da mobilidade em pacientes com deficiências físicas. Muitos, porém, como o Instrumento de Coleta de Dados de Resultados Pediátricos (PODCI, do inglês *Pediatric Outcome Data Collection Instrument*) e o Questionário de Saúde Infantil (CHQ, do inglês *Child Health Questionnaire*) demandam tempo para administração e análise. É por isso que a Escala de Mobilidade Funcional (FMS, do inglês *Functional Mobility Scale*) foi descrita, em 2004, como um recurso útil e simples para descrever a situação mais localizada da mobilidade funcional em crianças com deficiências e para auxiliar a comunicação entre os cirurgiões ortopédicos e os profissionais de saúde.[36]

A FMS foi criada, inicialmente, para descrever a mobilidade funcional em crianças com paralisia cerebral, mas os autores também relataram o sucesso de seu uso para a avaliação de crianças com mielomeningocele.[36] A FMS é única, uma vez que possibilita a atribuição de pontos de forma rápida e prática à mobilidade, por meio de três distâncias distintas, que representam a mobilidade em casa (5 metros), na escola (50 metros) e na comunidade (500 metros). Assim, funciona para que haja distinção entre grupos de crianças, com níveis variados de deficiência, sendo um meio de comunicação padronizado entre os profissionais de saúde.[36] A FMS é sensível também na detecção de mudanças após intervenções operatórias.[36]

Para aplicar a FMS, a criança recebe um escore de 1 a 6, baseado na capacidade de andar para cada uma das distâncias investigadas (TABELA 33.2). O escore 1 é usado quando a criança usa cadeira de rodas; 2 quando usa um andador; 3 quando usa duas muletas; 4 quando usa uma muleta ou dois bastões de apoio; 5 quando é independente em superfícies niveladas e 6 quando é independente em todas as superfícies. Duas outras classificações são C para uma criança que engatinha para movimentar-se em casa e N para aquela que não percorre toda a distância solicitada. Por exemplo, uma criança que deambula com muletas em casa e na escola e usa uma cadeira de rodas para longas distâncias recebe FMS de 3, 3, 1.

O uso da escala permite um quadro clínico preciso do estado funcional de determinado paciente, em ponto distinto do tempo. É comum que os pais ou o paciente apresente dificuldade para optar por uma única resposta a perguntas sobre a função, indicando o escore mais alto de funcionamento. Isso pode causar impacto na interpretação de estudos de resultados, com os pais escolhendo respostas diferentes em distintos intervalos de tempo, quando tiver ocorrido mudança real muito pequena no funcionamento.[36] Uma das grandes vantagens da FMS é sua capacidade de dar conta, em separado, de distâncias representativas de casa, da escola e da comunidade, abordando as complexidades da mobilidade funcional no mundo real.

TABELA 33.2 → Escala de Mobilidade Funcional

Classificação	Função
1	Usa cadeira de rodas
2	Usa andador com independência
3	Usa muletas com independência
4	Usa um ou dois bastões com independência
5	Independente em superfícies niveladas
6	Independente em todas as superfícies
C	Engatinha por determinada distância
N	Não percorre a distância determinada

ANÁLISE DA MARCHA

A análise da marcha é definida como medida, descrição e investigação sistemáticas de quantidades que caracterizam a locomoção humana.[37,38] Sua análise clínica tem sido alvo de muita atenção em relação à aplicação no tratamento de crianças com paralisia cerebral. Cada vez mais, essa análise recebe reconhecimento como um componente valioso da avaliação ortopédica completa de pacientes com mielomeningocele. Há relatos de seu uso na literatura para levantar dados sobre várias manifestações dessa doença, inclusive subluxação/luxação do quadril, contratura em extremidades inferiores e anormalidades rotacionais.[39-42]

Dois grupos principais de pacientes com mielomeningocele podem se beneficiar, de forma especial, da análise da marcha: 1) pacientes com lesão na região lombar inferior, que andam com apoio externo e órteses abaixo do joelho; e 2) pacientes com lesões no nível sacral, que andam sem auxílio externo e AFOs.[9] Os estudos mostram que a velocidade média de locomoção em paciente com envolvimento da região lombar inferior é de 60% do normal.[39] A velocidade média da locomoção com envolvimento da região superior do sacro é de cerca de 70% do normal.[41]

Considerando-se, especificamente, pacientes com mielomeningocele, a análise da marcha tem utilidade na investigação de movimentos anormais que ocorrem como compensação à fraqueza muscular. Por exemplo, devido à fraqueza dos músculos glúteo médio e máximo, ocorrem movimentos compensatórios na pelve e no quadril, como rotação pélvica ativa aumentada e abdução do quadril durante a fase da postura, para facilitar a progressão do membro para frente e manter uma deambulação independente. Todas as crianças com envolvimento na região lombar inferior mostram aumento da inclinação pélvica anterior, embora os movimentos compensatórios fiquem menos pronunciados, com envolvimento motor dos níveis inferiores.[9]

A análise da marcha ajuda a determinar o curso do tratamento para pacientes com contratura de flexão-adução de quadril e pacientes no nível inferior sacral ou no nível sacral com subluxação unilateral ou luxação do quadril.[39] A análise da marcha mostra-se útil, também, ao aumentar a avaliação dos efeitos do mau alinhamento rotacional da extremidade inferior. Especificamente, ajuda a compreender a relação entre torção externa da tíbia e estresse aumentado do valgo, na articulação do joelho.[43] Além disso, as informações obtidas com a análise da marcha a respeito da cinemática coronal e transversal do plano, na pelve e no quadril, bem como da cinética do plano coronal do quadril e do joelho, são importantes na prescrição de órteses e auxiliares eficazes da marcha.[42]

VISÃO GERAL DOS CUIDADOS ORTOPÉDICOS

Durante os últimos 30 anos, os cuidados gerais de crianças com mielomeningocele mudaram de forma substancial em todas as especialidades, inclusive nas áreas de neurocirurgia, urologia, reabilitação, ortótica e ortopedia. Em relação a essa última, o advento da análise da marcha, no final da década de 1980, contribuiu para uma compreensão melhor das deformidades subjacentes e seu efeito no funcionamento. Isso causou uma mudança no foco do tratamento ortopédico, da meta de mudanças radiográficas à melhora funcional.[44]

> **DICA: A meta principal do atendimento ortopédico de um paciente com mielomeningocele é tornar o sistema musculoesquelético o mais funcional possível.**

Conforme já analisado, a capacidade de andar é muito dependente do nível neuromuscular da lesão. O fato de a deambulação ser ou não a meta para todas as crianças com mielomeningocele é controverso. Além disso, os provedores devem auxiliar as famílias a evitar a negligência do desenvolvimento total da criança enquanto o foco está no uso das extremidades inferiores. A ênfase no desenvolvimento intelectual e da personalidade, mediante uso da mobilidade com cadeira de rodas, de programas de esportes em cadeira de rodas, começando na pré-escola, além do foco educacional, pode gerar grande aumento da independência.[9]

As deformidades ortopédicas congênitas e adquiridas são encontradas em pacientes com mielomeningocele e estão presentes no nascimento, incluindo cifose, hemivértebras, luxação teratológica do quadril, pé torto congênito e talo vertical. Deformidades desenvolvimentais adquiridas têm relação com o nível de envolvimento,[25] sendo causadas por paralisia, sensibilidade diminuída nas extremidades inferiores e desequilíbrio muscular.[22] Por exemplo, pé calcâneo e luxação do quadril são duas deformidades ortopédicas adquiridas, parcialmente causadas por desequilíbrio muscular. As deformidades ortopédicas podem, ainda, resultar de lesão iatrogênica, como na síndrome da medula presa pós--operatória. Por isso, cabe ao cirurgião ortopédico monitorar o equilíbrio da coluna e suas deformidades e auxiliar no monitoramento da condição neurológica de cada paciente.

O exame do recém-nascido com mielomeningocele deve incluir a identificação do nível de paralisia em cada extremidade. Qualquer condição associada, como pé torto congênito e contratura do quadril ou do joelho, deve ser reconhecida e tratada de forma adequada. Além disso, o teste manual de músculos deve ser realizado por fisioterapeuta habilitado para avaliar o nível de funcionamento neurológico. Isso deve ser feito antes do fechamento do defeito na coluna, novamente de 10 a 14 dias após o fechamento e, depois, uma vez ao ano. Visto que o nível motor de determinado paciente deve permanecer igual durante sua vida, alguma mudança na força muscular pode sinalizar medula espinal presa.

Após o exame inicial do recém-nascido, deve ocorrer com regularidade o acompanhamento ortopédico, a cada três ou quatro meses, durante o primeiro ano de vida. Passado esse período, os indivíduos são examinados de seis em seis meses, até os 11 ou 12 anos e, após, passam a ser acompanhados uma vez ao ano. O exame de acompanhamento ortopédico periódico deve incluir a investigação e a monitoração das funções motora e sensorial, do alinhamento da coluna e da integridade da pele. As órteses devem ser examinadas com regularidade, garantindo ajuste apropriado e sem áreas de irritação ou pontos de pressão na pele. Pacientes com mielomeningocele têm comorbidades médicas múltiplas que precisam ser levadas em conta como parte de qualquer tratamento ortopédico. Por causa disso, o atendimento ortopédico ideal deve ser administrado como parte de uma equipe multidisciplinar, que inclui neurocirurgião, urologista e fisiatra.

CONTROLE ORTOPÉDICO

Coluna

Deformidades de coluna, como escoliose e cifose, têm alta prevalência em pacientes com mielomeningocele. Uma deformidade na coluna pode apresentar-se como deformação do desenvolvimento, condição adquirida e associada ao nível de paralisia, como uma deformidade congênita, resultante de malformações, como hemivértebras ou barras não segmentadas, ou como uma combinação das duas.[25]

A frequência das deformidades da coluna está correlacionada ao nível de envolvimento neurológico. Assim, pacientes com lesão de nível alto devem radiografar a coluna a cada ano, no mínimo, para avaliar qualquer deformidade. Indivíduos com nível de envolvimento lombar inferior ou sacral apresentam baixa incidência de escoliose; assim, toda curvatura anormal deve deixar o cuidador alerta em relação à possível ancoramento subjacente da medula (medula presa).

Escoliose

A escoliose do desenvolvimento costuma apresentar-se com uma curva longa e profunda em forma de C e, em geral, com a convexidade no lado oposto da pelve elevada.[25] Há relatos de que a prevalência de escoliose em pacientes com mielomeningocele está entre 62 e 90%.[45-48] Foram identificados muitos fatores em indivíduos com a doença, correlatos ao aparecimento da escoliose.

Um fator importante é o nível funcional de envolvimento.[25,45,48,49] Trivedi e colaboradores[48] aplicaram critérios rígidos a uma população de 141 pacientes para definirem a incidência do desenvolvimento de escoliose, definida como um ângulo de Cobb maior que 20°. Descobriram a prevalência de escoliose em 93% dos sujeitos com nível funcional torácico, 72% na região lombar alta, 43% na região lombar baixa e menos que 1% em pacientes no nível sacral.[48] Outros fatores importantes para a previsão do aparecimento de escoliose incluem a condição deambulatória[25,45,50] e o nível do último arco laminar intacto.[46,48,51] Fatores de previsão menos importantes são luxação/subluxação do quadril e espasticidade da extremidade inferior.[25]

A escoliose costuma aparecer aos poucos, em pacientes com menos de 10 anos; depois, aumenta rapidamente, com o estirão da adolescência.

> **ATENÇÃO! É preciso estar atento para o aparecimento de curva escoliótica em criança com menos de 6 anos, pois pode haver relação com hidromielia ou síndrome da medula presa subjacente.**

Müller e colaboradores[50] descobriram que a progressão da curva tinha relação com seu tamanho, sendo que curvas com menos de 20° progrediam lentamente. Já curvas com mais de 40° progrediram de forma grave e rápida, quase que 13° ao ano.[50]

No caso de um sujeito com magnitude da curvatura inferior a 20°, o tratamento recomendado é a observação, com radiografias de acompanhamento feitas a cada quatro a seis meses.[25] Quando a magnitude da curva ultrapassa 20°, pode ser considerado o tratamento com colete, embora haja controvérsias no caso de pacientes com mielomeningocele. Há um consenso geral de que o tratamento com colete não detém a progressão da curva. A meta, porém, para uso de aparelho nessa população, não é corrigir a deformidade, mas dar apoio ao tronco, em posição funcional, e controlar a curva durante o crescimento, sendo possível, assim, que ocorra retardo em relação à necessidade de estabilização cirúrgica.[52] O colete costuma consistir em uma órtese toracolombossacral moldada de acordo com o paciente, usada durante o dia. O ideal seria que o aparelho auxiliasse no equilíbrio ao sentar-se, liberando as mãos para uso funcional, mas sem interferir na função pulmonar, no aparelho para os membros inferiores, no autocateterismo ou no sentar-se.[25] Diante da prescrição da órtese toracolombossacral para paciente com mielomeningocele, o indispensável é a garantia de um ajuste correto, além de aconselhar que o indivíduo tenha a pele investigada todos os dias, de modo a evitar complicações.

Indicações de tratamento operatório da escoliose em pacientes com mielomeningocele ainda não têm definição rígida. A maioria dos profissionais da área concorda que curvas progressivas, com magnitude superior a 50° e interferência no equilíbrio ao sentar sejam casos de tratamento cirúrgico.

> **ATENÇÃO! Considerado o alto risco de complicações em pacientes com mielomeningocele, como infecção e pseudoartrose, o tratamento cirúrgico deve ser analisado caso a caso. As consequências funcionais de uma cirurgia de coluna na deambulação, nas habilidades motoras e nas atividades cotidianas devem ser revisadas.**

Há estudos que, de forma específica, avaliam o efeito da fusão da coluna na capacidade deambulatória, sugerindo que a deambulação pode ficar mais difícil após a cirurgia.[45,53,54] Além disso, múltiplos estudos mostram, também, ausência de diferença significativa na capacidade para realizar atividades da vida diária após uma intervenção cirúrgica.[45,53,54] Com novos instrumentos e mudanças no controle pós-operatório, entretanto, há possibilidade de melhoras significativas no resultado final[44]

A meta do tratamento cirúrgico da curvatura de coluna, em pacientes com mielomeningocele, é prevenir mais deformidades e criar uma coluna estável e equilibrada, ao mesmo tempo em que são evitadas complicações.[20] Em pacientes que deambulam, é importante preservar o movimento pélvico quanto à função; assim, sempre que possível, deve ser evitada a fusão lombossacral.

> **ATENÇÃO! O aumento dos riscos de complicações associadas a uma cirurgia de coluna nessa população incluem falha de implantes, deslocamento e pseudoartrose, infecções, fraturas pós-operatórias das extremidades inferiores e complicações neurológicas.**

Cifose

A deformidade cifótica está presente em 8 a 21% dos pacientes com mielomeningocele, ocorrendo, com mais frequência, na região lombar superior ou toracolombar.[20,55-57] Os indivíduos podem apresentar curva grande e rígida no nascimento, que costuma ultrapassar 80°.[57,58] Há relatos de progressão dessa curva até o nível de uma lesão neurológica,[55] com variação de 4 a 12° por ano.[20,56,58,59]

A história natural de cifose congênita rígida é uma progressão rápida, em especial após o primeiro ano de vida, quando a criança começa a sentar-se.[25] O ápice da curva costuma localizar-se na coluna lombar superior.[56] Curvas rígidas podem estar associadas a anormalidades vertebrais, a uma angulação apical acentuada e ao potencial de deterioração da pele sobre a saliência da deformidade.[60] O desenvolvimento do controle do tronco e do equilíbrio ao sentar pode gerar lordose torácica compensatória em pacientes idosos.[57]

O tratamento da cifose rígida é indicado para prevenir a progressão da alteração, corrigir a postura sentada anormal e evitar a escara no ápice da deformidade.[25] O tratamento conservador, por meio de uso de aparelho e/ou sistemas modificados de sentar-se em cadeira de rodas, mostrou-se bastante ineficiente.[61] Há recomendação de cirurgia como tratamento preferencial; todavia, critérios absolutos não foram bem definidos na literatura quanto a indicações e momento oportuno, alcance da ressecção e da fusão, ou tipo de instrumentação.

A cifectomia com osteotomia e ressecção dos corpos vertebrais e fusão da coluna é o tratamento cirúrgico padrão[62] e um dos procedimentos mais desafiadores para os cirurgiões de coluna, associado às elevadas taxas de complicação e mortalidade.[44,56,58,61] Aperfeiçoamentos no resultado final foram vistos mediante uso de técnicas mais recentes, como intervenção precoce, fusão mais longa e desaceleração descrita por Lindseth e Stelzer.[56] Com essa técnica, os autores relataram a correção persistente, com potencial de continuação do crescimento das vértebras lombares remanescentes, aumentando a capacidade da cavidade abdominal.[56]

Quadril

A deformidade em torno do quadril é bastante comum em pacientes com mielomeningocele, podendo consistir em contraturas da articulação do quadril, subluxação ou luxação. O aparecimento de uma alteração no quadril tem relação com o nível de envolvimento neurológico do indivíduo. Para cada tipo de deformidade do quadril, o tratamento depende do nível do envolvimento neurológico, do tipo de deformidade presente e da capacidade funcional do paciente.[58]

Contraturas do quadril

São vários os fatores que contribuem para o aparecimento de contraturas no quadril, incluindo desequilíbrio muscular, posicionamento e espasticidade.[58,63] O desequilíbrio muscular tem um papel importante, conforme percebido no paciente com nível de envolvimento na região lombar inferior, que não tem a força normal nos músculos glúteos. Nesse caso, a força relativamente maior nos flexores do quadril e nos adutores causa deformações em torno do quadril.

O tipo e a gravidade da contratura dependem, em parte, do grau de desequilíbrio muscular presente.[63] O posicionamento é um colaborador, em especial, nos pacientes com níveis altos de envolvimento que contam com cadeiras de rodas para a mobilidade.[58] Espasticidade da musculatura do quadril pode ser encontrada em pacientes com SMP.

> **ATENÇÃO!** A contratura do quadril e a resultante perda do movimento podem afetar as funções do paciente muito mais do que uma subluxação ou uma luxação do quadril. Se não tratadas de maneira correta, pode ocorrer obliquidade pélvica e deformidade compensatória da coluna.[22]

Nos pacientes que deambulam, a contratura em flexão do quadril leva o indivíduo a colocar-se de pé com lordose e com o tronco inclinado para a frente, para uso dos braços como apoio, resultando em maior custo energético.[64] O efeito das contraturas do quadril na marcha é documentado em sua análise. Gabrieli e colaboradores[39] descobriram que pacientes com flexão unilateral do quadril e/ou contraturas de adução apresentavam aumento da obliquidade pélvica, tendo marcha assimétrica e escoliose compensatória. Os autores concluíram que o padrão simétrico de marcha tinha relação com a ausência de contratura ou contraturas bilaterais e simétricas do quadril, embora não houvesse relação com deslocamento do quadril. As metas atuais de tratamento, baseadas em estudos dos resultados funcionais, concentram-se na manutenção da amplitude de movimento do quadril, com liberação da contratura, em especial, nas contraturas de adução e flexão unilaterais do quadril.[39,64-66]

O exame clínico de rotina de paciente com mielomeningocele deve incluir o teste de Thomas para investigar existência ou não de contratura da flexão do quadril. Pelo fato de uma deformação de flexão do quadril tender a reduzir-se nos dois primeiros anos de vida, a não ser em pacientes com níveis altos de envolvimento, é rara a indicação de tratamento nessa faixa etária. As recomendações específicas baseiam-se no nível de envolvimento funcional do sujeito. Em pacientes com nível alto de envolvimento torácico ou da região lombar, uma contratura de flexão de até 30 a 40° pode ser tolerada, desde que não interfira no uso de órtese e na deambulação. No paciente com nível alto que tenta andar com uma órtese de reciprocação da marcha, contraturas mais graves em flexão do quadril podem causar diminuição da distância para andar e aumento da lordose lombar. O tratamento é indicado para oferecer amplitude suficiente de movimento, possibilitando à pessoa sentar-se com conforto em uma cadeira de rodas, deitar-se em supino no leito e usar uma órtese para colocar-se de pé e andar.[58] A liberação dos tecidos moles é feita por meio de uma abordagem anterior e costuma incluir o sartório, o reto femoral, o iliopsoas e o tensor da fáscia lata. Se necessário, também pode ser dividida a cápsula anterior do quadril. Para prevenir recorrência de contraturas, há necessidade de fisioterapia para manter a amplitude de movimentos, podendo ser usada uma tala leito corporal total durante a noite. Nos casos muito graves de deformação superior a 60°, pode ser usada a osteotomia proximal de extensão do fêmur, em especial se ocorrerem úlceras de pressão em consequência de deformidades do quadril.[58,64]

Para indivíduos com envolvimento da região lombar inferior, contraturas menores em flexão do quadril podem resultar em grande prejuízo funcional. Em quem caminha com AFOs e muletas, uma contratura em flexão do quadril superior a 20° pode causar inclinação pélvica anterior significativa, resultando em menor velocidade ao andar e maior demanda das extremidades superiores.[39,67] Quando há indicação de tratamento cirúrgico nesse grupo, deve-se ter cuidado para preservar o poder de flexão do quadril. No caso de contraturas superiores a 20°, que interferem na função, é liberado o tensor da fáscia lata e o reto femoral. O sartório é descolado da espinha ilíaca anterossuperior e reconectado à espinha ilíaca anteroinferior. O alongamento do iliopsoas, se necessário, é feito intramuscularmente, acima da borda da pelve.

Quando estiver presente uma contratura em adução, interferindo no funcionamento, o tratamento inclui miotomia do longo adutor e do grácil. O adutor breve é incluído, se necessário. Pode haver necessidade de osteotomia em valgo subtrocatérica do fêmur proximal, nos casos graves, para que se obtenha abdução suficiente, melhorando a obliquidade pélvica. Contraturas em abdução costumam reagir bem ao procedimento de OberYount.[68,69] Imobilização com gesso, após a liberação das contraturas de quadril, é desnecessária. É usada uma tala corporal total, em tempo integral, durante os 10 primeiros dias, seguida de mobilização precoce e uso noturno da tala.

Subluxação/luxação de quadril

Metade dos pacientes com mielomeningocele apresenta instabilidade do quadril durante os 10 primeiros dias de vida, seja com luxação ou subluxação do quadril.[9,58] O tratamento desse problema comum e complicado ainda é controverso. Nas décadas de 1960 e 1970, o aconselhado era um método com tratamento agressivo, e o procedimento preferido era transferir o tendão do iliopsoas.[62,70,71] Outros métodos empregados incluíam a transferência do oblíquo externo e a osteotomia de varização do fêmur. A meta do tratamento era a redução anatômica do quadril. Foi quando, em 1978, Feiwell e colaboradores[66] descreveram a importância de uma pelve nivelada e da amplitude adequada de movimentos dos quadris em vez de uma redução anatômica da articulação. A partir de então, o foco mudou da obtenção da redução radiográfica do quadril para o alcance de resultados funcionais máximos.[64,65] Dados da análise da marcha oferecem suporte a esse método.[39] O tratamento moderno da instabilidade do quadril baseia-se no nível de envolvimento funcional do paciente e consiste, em grande parte, na manutenção da amplitude dos movimentos do quadril, somente com liberação da contratura.

Antes, o tratamento para instabilidade do quadril era a reconstrução para pacientes que deambulavam e que não deambulavam. As taxas de sucesso ou de fracasso informadas costumavam basear-se somente nos resultados anatômicos e radiográficos, sem a devida atenção às consequências funcionais do tratamento cirúrgico. Aos poucos, foram surgindo preocupações quanto à uma redução de quadril radiograficamente exitosa, se tal procedimento levava a uma amplitude reduzida de movimentos e fraturas patológicas que comprometiam os resultados funcionai.[72] Feiwell e colaboradores[66] compararam os resultados funcionais de pacientes submetidos a redução do quadril aos de indivíduos não submetidos, não encontrando melhoras na amplitude de movimentos ou na capacidade de deambular em pacientes submetidos à cirurgia. Além disso, descobriram que a cirurgia não proporcionava redução da dor ou diminuição da necessidade de uso do aparelho.

Ao contrário, estudos múltiplos demonstraram uma taxa elevada de complicações, levando à redução na função deambulatória em pacientes submetidos à redução cirúrgica do deslocamento do quadril. Sherk e colaboradores[73] compararam uma série de pacientes que se submeteram ao tratamento cirúrgico devido à luxação a sujeitos que não se submeteram a ele, descobrindo que 36%, no grupo do tratamento cirúrgico, tiveram piora na capacidade deambulatória, em consequência de complicações cirúrgicas. Foi relatada, também, piora do déficit neurológico após o tratamento cirúrgico da luxação do quadril.[72] Outra série relatou taxa elevada de complicação em pacientes tratados com cirurgia, com incidência de 29% de perda de movimentos e 17% de fraturas patológicas.[66]

> **DICA:** Há consenso geral na literatura de que a capacidade para deambular não depende da condição do quadril, sendo, em vez disso, o fator mais importante para determinar a deambulação o nível de envolvimento funcional.[28,66,72,73] Conservar a força muscular do iliopsoas e do quadríceps é mais relevante ao potencial de deambulação continuada, na vida adulta, do que a condição da articulação do quadril.

Para pacientes com nível de envolvimento torácico e da região lombar alta, a estabilidade da articulação do quadril causa pouco efeito clínico na função.[64,66,73] O tratamento deve limitar se à liberação da contratura, permitindo uma postura adequada ao sentar, cuidados do períneo e facilitação do uso de órtese para deambular. Não há evidências convincentes em apoio à redução do quadril nesse grupo de pacientes.

Há alta incidência de instabilidade no quadril de pacientes com níveis de envolvimento na região lombar alta, devido ao desequilíbrio muscular subjacente. O uso da análise da marcha mostra que a instabilidade do quadril tem efeito mínimo na simetria da marcha.[39] Além disso, pacientes com luxação unilateral do quadril têm 60% do normal da velocidade para andar, o que corresponde ao de pacientes sem luxação do quadril, em estudos anteriores realizados no mesmo centro.[39] Assim, não há recomendação da realocação cirúrgica do quadril instável, unilateralmente, em pacientes com nível de envolvimento da região lombar inferior. Conforme já abordado, as contraturas unilaterais dos tecidos moles devem ser tratadas para que sejam mantidos pelve nivelada e quadris flexíveis.[39,64]

A instabilidade do quadril em pacientes com nível de envolvimento sacral é um pouco rara, embora apresente um dilema de tratamento desafiador. O deslocamento do quadril na pessoa que anda sem apoio pode causar disfunção do nível do braço de alavanca.[39,44] Os indivíduos podem desenvolver aumento da inclinação lateral devido à perda do fulcro em decorrência do quadril deslocado.[74] Componentes desse grupo colocam alta demanda sobre o quadril, comprometendo, devido à instabilidade, a força funcional do abdutor do quadril.[39] Deve ser feita uma análise criteriosa relativa à redução cirúrgica nesse grupo, uma vez que a redução concêntrica pode ser útil para a manutenção da deambulação independente até a vida adulta, a prevenção de assimetria ao andar e a conservação da integridade da articulação do quadril.[39]

Na consideração do tratamento cirúrgico, a realização de tomografia computadorizada (TC) dos quadris, com reconstruções tridimensionais, pode ajudar no planejamento pré-operatório para que a deficiência do acetábulo seja mais bem investigada e para que selecione-se o tipo mais apropriado de osteotomia da pelve. Há indicação de "plicação" capsular diante da presença de debilidade, devendo ser corrigido o mau alinhamento rotacional do fêmur no mesmo momento. O varo em excesso deve ser evitado para preservar a função abdutora do quadril em relação à estabilidade na postura e liberação dos pés durante o balanço do andar.

Nos pacientes com envolvimento sacral alto, indica-se radiografia do quadril para detectar possível luxação ou subluxação. Quando presente, indica-se osteotomia de varização bilateral. Quando há displasia acetabular, recomenda-se osteotomia pélvica, tipo Dega, San Diego. Só casos de luxação total exigem plicação de cápsula. Estudos recentes realizados no laboratório de marcha dos autores deste capítulo demonstraram melhora de marcha depois da cirurgia. É frequente a necessidade de tenotomia dos adutores.

Rigidez do quadril

O tratamento da rigidez grave do quadril, consequente da cirurgia prévia, apresenta-se como um grave problema.[64] Uma opção de tratamento é o procedimento de Castle, que corresponde à ressecção do fêmur proximal acima do trocânter menor.[75] Depois, uma aba capsular é fechada atravessando o acetábulo, com o músculo quadríceps suturado em torno da extremidade do fêmur submetido à ressecção. A meta do procedimento é possibilitar aos pacientes uma amplitude melhor de movimentos para seu funcionamento, embora as desvantagens incluam a necessidade de tração pós-operatória e alto risco de ossificação heterotópica pós-operatória.

O procedimento de McHale é outra opção para o tratamento dessa complicação grave.[76] Consiste na ressecção da cabeça do fêmur, com uma osteotomia subtrocatérica em valgo no fêmur. Na experiência do autor em pacientes com paralisia cerebral, esse procedimento possibilita boa amplitude de movimentos na flexão, na extensão, na abdução e na adução, gerando melhora na capacidade de sentar-se e a facilidade de realizar cuidados do períneo. No pós-operatório, usa-se a tala para todo o corpo em vez de imobilização com gesso, de modo a possibilitar amplitude precoce de movimentos e cuidados mais facilitados do períneo (FIG. 33.4).

Deformidades do joelho

As duas deformidades mais comuns em torno do joelho, em pacientes com mielomeningocele, incluem contratura em flexão e em extensão do joelho. Outras deformidades encontradas com menor frequência são deformidade em valgo do joelho, varo do joelho ou instabilidade tardia do joelho com dor. É comum a ocorrência de contraturas em pacientes com nível de envolvimento torácico e lombar alto; com menor frequência, em pacientes com nível de envolvimento lombar baixo.[22] Pode ocorrer deformidade da articulação do joelho em consequência de muitos fatores, inclusive forças estáticas de posicionamento, fibrose dos músculos do entorno, desequilíbrio muscular ao redor da articulação do joelho e fraturas com consolidação viciosa.[74]

Contratura em flexão do joelho

Ao nascimento, a contratura em flexão do joelho é um achado comum no recém-nascido saudável, e costuma desaparecer durante os seis primeiros meses de vida.[77] Difere da contratura fixa em flexão do joelho, que pode ocorrer em pacientes com meningocele que deambulam e que não deambulam. Em geral, as contraturas mais graves estão presentes em indivíduos com nível de envolvimento torácico quando comparados aos pacientes com nível lombar.[77-80] O uso precoce de tala pode ajudar a prevenir contratura em flexão do joelho nos pacientes com lesões de nível alto.

A etiologia da contratura de flexão do joelho é multifacetada e pode ser, em parte, consequência da posição supinada típica de pacientes com quadris abduzidos, flexionados e com rotação externa, e joelhos flexionados. Outro fator tem ligação com a fraqueza subjacente do quadríceps, combinada com tempo prolongado em posição sentada, causando contratura gradativa dos tendões e do bíceps femoral e, eventualmente, contratura da cápsula posterior do joelho. Espasticidade e contratura dos tendões podem ser consequência da síndrome da medula presa. Em pacientes que deambulam, a fraqueza do quadríceps, combinada à paralisia dos músculos gastrocnêmio-sóleo e glúteo, leva a flexionar o joelho. Finalmente, deformação em flexão no joelho pode ficar exacerbada por má consolidação de fraturas.[81]

Na maior parte dos pacientes que não deambulam, a contratura de flexão do joelho não causa grande impacto na mobilidade ou na capacidade de transferência. Nos indivíduos que deambulam, todavia, a contratura de flexão do joelho ocasiona o andar agachado, que demanda muita energia. Flexão aumentada do joelho, durante a deambulação, gera aumento do custo de oxigênio e deambulação menos eficiente.[40] Deformidades em flexão superior a 20°

interferem no ajuste da órtese, o que pode evitar que o paciente fique ereto e deambule.[78] A análise da marcha é útil para quantificar a flexão do joelho durante a deambulação, algo que pode diferir do encontrado no exame clínico estático. Com o uso de análise computadorizada da marcha, um dos estudos descobriu que o grau real de flexão do joelho durante a marcha era significativamente maior que o grau da contratura analisada em âmbito clínico.[40] Trata-se de uma informação útil à avaliação dos pacientes e ao planejamento do tratamento adequado.

Devido ao aumento do gasto energético da marcha agachada, o tratamento cirúrgico em flexão do joelho está indicado quando a contratura for superior a 20° e em paciente com potencial para deambular.[40,78]

Liberar a contratura pode, ainda, ser indicado para pacientes que não deambulam, quando a posição fixa em flexão interfere no equilíbrio ao sentar, ao colocar-se de pé para a transferência ou ao transferir-se da cadeira para o leito.[79] O tratamento consiste na liberação radical dos flexores do joelho, inclusive tendões, gastrocnêmio e cápsula posterior. Também é importante corrigir qualquer contratura em flexão do quadril ao mesmo tempo, se presente.

A liberação do joelho é feita usando-se incisão transversal, localizada, cerca de 1 cm acima da dobra posterior da pele, que vai do meio até a lateral. No paciente com envolvimento torácico ou lombar alto, todos os tendões mediais e laterais são divididos e ressecados. Pode ser feito o alongamento de tendão em pacientes com nível baixo de envolvimento para conservar algum poder de flexão. Feito isso, a origem do tendão gastrocnêmio é liberada dos côndilos femorais laterais, possibilitando a exposição da cápsula articular posterior do joelho. É realizada, então, uma capsulotectomia extensa, deixando intacto o ligamento cruzado posterior. Depois do fechamento da ferida com sutura não absorvível, é colocado um aparelho longo de gesso com o joelho estendido, cuidando-se para proteger a patela de modo a evitar pressão. Se for obtida extensão total no momento da cirurgia, o gesso é mantido durante três semanas. Se não for obtida, pode-se fazer a troca de gesso em uma semana, melhorando a extensão do joelho.

Em raras ocasiões, pode haver necessidade de uma osteotomia supracondilar de extensão do fêmur para que se consiga extensão completa do joelho, diante de insucesso na secção radical dos flexores da região. Isso é empregado, basicamente, em pacientes adultos que mantêm a capacidade de deambular na comunidade, embora tenham limitações decorrentes de contratura fixa em flexão do joelho.

Na maior parte dos casos, a liberação dos flexores do joelho é exitosa para corrigir a deformidade. Dias relatou uma série de 23 joelhos submetidos à liberação radical dos flexores. Na avaliação dos resultados, depois de 38 meses, 21 dos 23 joelhos mantiveram a correção, com uma contratura dos flexores inferior a 10°.[78] Outro estudo, uma revisão prospectiva de 45 joelhos com liberação radical dos

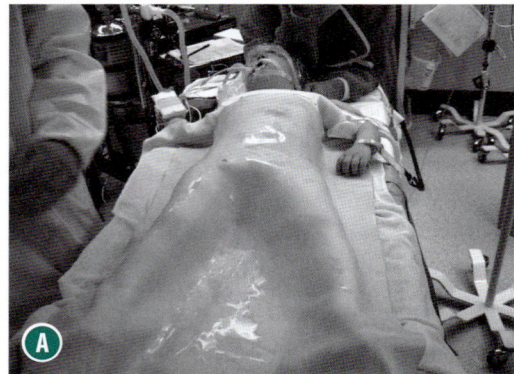

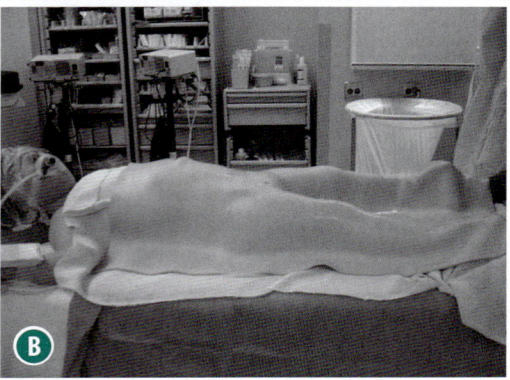

FIGURA 33.4
(A) e (B) Tala de corpo total.

flexores, descobriu que a contratura média da flexão do joelho reduzira de 39 para 5° após a liberação cirúrgica.[79] A contratura média final da flexão do joelho, no acompanhamento de 13 anos, ficou em 13°.[79] Os autores observaram uma taxa elevada de recorrência da contratura em flexão do joelho em pacientes com nível torácico, comparados aos portadores de envolvimento lombar ou lombossacral.[79] Observaram, ainda, melhora funcional em termos de capacidade de andar nos pacientes com nível de envolvimento L3/4 e L5/S1.

Contratura de extensão do joelho

A contratura em extensão do joelho é menos comum que a em flexão. Na maioria dos casos, ocorre bilateralmente, estando presente já no nascimento.[78] A extensão do joelho costuma estar associada a outras anomalias congênitas, como luxação do quadril ipsilateral, contratura em rotação externa do quadril e deformidade em equinovaro do pé.[78,82] Outras causas de contratura fixa em extensão incluem desequilíbrio entre a função extensora do quadríceps e a fraqueza dos isquiotibiais, uso intensivo do aparelho de extensão, má consolidação da fratura supracondilar do fêmur e iatrogenia após tratamento cirúrgico de uma contratura de flexão.[22,80]

O tratamento inicial envolve um programa de gessos seriados, que pretende alcançar, no mínimo, 90° de flexão de joelho. Na maioria dos pacientes jovens, o uso do gesso seguido de fisioterapia obtém sucesso. Há indicação de tratamento cirúrgico quando a contratura persistente em extensão interfere na marcha, no sentar, no uso de cadeira de rodas ou na realização de transferências.[80,83] O procedimento preferido é a extensão em V-Y do quadríceps, com capsulotomia anterior, conforme a necessidade, para que seja possível atingir 90° de flexão no momento da cirurgia.[78,80,83] Isso é feito mediante o uso de uma incisão oblíqua anterior, com início superior-medial, abaixo do trocânter menor, estendendo-se distal e lateralmente.[78,82] O mecanismo extensor é dividido superiormente à patela, com uma incisão em V invertida. Quando necessário, a cápsula anterior é dividida transversalmente até os ligamentos colaterais mediais e anteriores. Em seguida, o quadríceps é suturado, com o joelho mantido em flexão de 45°. Depois, o joelho é imobilizado, com um aparelho longo de gesso, com 45° de flexão desse joelho, por duas a três semanas. A fisioterapia com movimentos ativos e passivos começa após duas a três semanas. Têm sido positivos os resultados da plastia do quadríceps, em termos de melhora da marcha e do ato de sentar-se. Parsch e Manner[80] relataram resultados muito bons após plastia do quadríceps em nove de 10 pacientes. Dias e Stern[78] relataram que 13 dos 15 pacientes com plastia de quadríceps mantiveram, no mínimo, 90° de flexão, em acompanhamento de 43 meses.

Nos pacientes de nível lombar baixo ou Sacral Alto, em que a contratura do joelho recidivou, após o release, há indicação de correção através de uma osteotomia de extensão supra condiliana, usando placa de fixação e gesso cruro podálico.

Em pacientes não deambulatórios, sem função normal do quadríceps, outra opção de tratamento da contratura de extensão do joelho é a tenotomia do tendão patelar.[83,84] Sandhu e colaboradores[84] relataram um resultado exitoso em cinco de oito pacientes sem necessidade de ser feita outra cirurgia, após quatro anos de acompanhamento. Os autores conseguiram 50 a 70° de flexão do joelho com tenotomia do tendão patelar e, também, 90° ou mais de flexão com a divisão das retináculas medial e lateral. Entretanto, os autores salientam que a tenotomia patelar é indicada apenas para pacientes sem função normal do quadríceps, recomendando para os demais uma plastia formal do quadríceps.

Deformidade em valgo do joelho e instabilidade tardia

A deformidade em valgo do joelho, encontrada especialmente em pacientes com nível de envolvimento na região lombar baixa e sacral, gera instabilidade, dor e artrite na vida adulta. Foi identificado um padrão específico de marcha em pacientes sintomáticos, com fraqueza dos músculos abdutores do quadril e gastrocnêmio. A marcha característica, descrita por Williams e colaboradores,[85] envolve balanço em abdução, com deformidades do joelho em valgo e flexão durante a fase de apoio, seguida de giro e desvio do pé fixo em pronação. Esse padrão de marcha

causa aumento do esforço nos ligamentos do joelho e superfícies articulares. Williams e colaboradores[85] relataram uma série de 72 pessoas que deambulam na comunidade, com mais de 23 anos, descobrindo que 17 (24%) apresentavam sintomas significativos no joelho.

O uso da análise da marcha contribui para a compreensão do esforço anormal sobre o valgo no joelho, possibilitando a identificação de múltiplos fatores que levam a esse esforço. Aqui se inclui mau alinhamento rotacional do fêmur, anteversão femoral – associada à torção externa excessiva da tíbia – movimento excessivo do tronco e da pelve e contratura em flexão do joelho.[35,41,44,86] O tratamento cirúrgico das deformidades rotacionais excessivas pode reduzir o estresse sobre o valgo no joelho, sendo indicado para pacientes com mais de 6 anos.[44] A correção de deformidades rotacionais proporciona melhora significativa no esforço e na dor do joelho, podendo evitar o aparecimento de mudanças degenerativas posteriores.[43,86] Além disso, quando o valgo do joelho está associado à contratura de flexão do joelho ou ao valgo do retropé, tais deformações devem ser tratadas com a mesma visão cirúrgica.[74]

> **DICA: Pacientes com estresse em valgo no joelho devem ser encorajados a usar uma AFO e muletas com apoio no antebraço para reduzir a obliquidade e a rotação pélvicas, aumentando, então, a estabilidade na fase postural e reduzindo o esforço da articulação do joelho.[35,41]**

Deformidade rotacional

As deformidades rotacionais das extremidades inferiores ocorrem em pacientes com mielomeningocele, deambuladores ou não. O fêmur pode ter envolvimento, com deformidade rotacional externa do quadril, em função da contratura da cápsula posterior do quadril e dos músculos rotadores externos. Além disso, com marcha anormal e níveis de atividade em crianças com mielomeningocele, é possível que a torção femoral do recém nascido normal não seja reduzida com o crescimento.[22] Ainda mais comuns em pacientes com a doença são as deformidades de torção que envolvem a tíbia. A torção interna da tíbia é uma deformidade congênita, associada, com frequência, ao pé torto congênito. Torção externa da tíbia, em geral associada a encurtamento da fíbula e deformidades do valgo do tornozelo, é uma deformidade adquirida, resultante de desequilíbrio muscular. Em alguns pacientes que deambulam, o movimento proximal persistente giratório da pelve e do quadril, acima do pé na fase de apoio, induz à torção tibial externa.[9]

Em pacientes que não deambulam, as deformidades rotacionais são, principalmente, um problema estético. Há indicação de tratamento em pacientes deambuladores, cuja marcha recebe impacto da deformidade, como no caso de torção interna da tíbia, que causa deformidade significativa dos dedos do pé para dentro, causadora de tropeço e queda dos indivíduos. No começo, o tratamento deve ser conservador, utilizando cabos giratórios acoplados a um aparelho AFO. Em pacientes com mais de 5 anos, com deformidade rotacional tibial e femoral grave, as indicações de tratamento cirúrgico incluem marcha trabalhosa e dificuldade no ajuste das órteses, resultando em ulceração da pele e dor.[43] Uma investigação detalhada do padrão da marcha do paciente, com a análise tridimensional da marcha, quando viável, deve ser feita para determinar o alcance da correção necessária da deformidade. A meta do tratamento é diminuir a necessidade do uso de aparelhos e alcançar, na medida do possível, um padrão normal de marcha.[87]

Torção do fêmur

Em pacientes portadores de mielomeningocele e deambuladores, pode ocorrer tanto a rotação externa excessiva do quadril quanto a interna, causando impacto na marcha. A deformidade rotacional interna do quadril pode causar estresse grave em valgo no joelho, quando associada à torção da tíbia. A rotação externa da articulação do quadril contribui para a rotação externa grave dos dedos do pé, quando associada à torção externa da tíbia. O exame físico criterioso, incluindo análise tridimensional da marcha, se possível, é necessário para assegurar a identificação de todos os componentes da deformidade rotacional que afeta a marcha. Conforme antes referido, o tratamento inicial envolve o cabo giratório, acoplado a um aparelho AFO.

Se a deformidade e o problema de marcha resultante persistirem além da idade de 5 a 6 anos, há indicação de osteotomia do fêmur. Nesse caso, ela é feita no nível subtrocantérico, com o segmento distal submetido à rotação para levar o pé a uma posição de rotação neutra.[87] Costuma ser usada uma placa AO de compressão dinâmica, com cinco ou seis furos. No pós-operatório, é usada uma tala de corpo inteiro ou de abdução, durante quatro a seis semanas, até que ocorra cicatrização suficiente para permitir mobilização e suporte de peso.

Torção tibial interna

A torção interna da tíbia exige tratamento cirúrgico quando a torção dos dedos do pé para dentro causa distúrbio significativo da marcha, com tropeços frequentes. Na cirurgia, é importante reconhecer todos os desequilíbrios musculares associados. Por exemplo, músculo tibial anterior espástico pode exigir tenotomia, com excisão do tendão, no momento da correção da deformidade rotacional.

Torção tibial externa

A torção externa excessiva da tíbia pode também afetar a marcha e a cosmese e causar dificuldades com o ajuste da órtese. A rotação externa da tíbia coloca o maléolo médio em posição mais anterior, gerando atrito na AFO, podendo causar uma úlcera de pressão na face medial do tornozelo.[87] Melhorar a torção externa da tíbia não somente aliviará os problemas de pele, mas ainda melhorará a eficácia do aparelho AFO em relação ao alcance da extensão do joelho. Mesmo na ausência de uma contratura fixa em flexão do joelho, uma torção externa da tíbia superior a 20° pode levar a uma forma de andar com agachamento, uma vez que o AFO não consegue melhorar a extensão do joelho durante a fase postural.[88] Assim, deve ser considerada uma osteotomia de rotação interna, quando o grau de torção externa ultrapassar 20°, para que ocorra melhora da extensão do joelho durante a fase postural.[88] Ao planejar a correção cirúrgica, toda a extremidade inferior do paciente deve ser examinada com cuidado, com atenção especial dada ao retropé, uma vez que o valgo do retropé pode ocorrer associado à torção externa da tíbia. No caso, as duas deformações demandam tratamento para que se obtenha um resultado exitoso.[74]

Quando há indicação de tratamento cirúrgico para torção interna ou externa da tíbia, o procedimento preferido é a osteotomia da fíbula e a osteotomia de desrotação distal da tíbia.[89] Em pacientes com mielomeningocele, porém, sabe-se que osteotomias rotacionais da tíbia apresentam uma taxa alta de complicações, como retardo da consolidação e infecção da ferida.[90] Assim, deve-se dar muita atenção aos detalhes técnicos do procedimento.

> **DICA:** A osteotomia deve ser feita logo acima da fise tibial distal, e a da fíbula, por meio de incisão separada. A osteotomia deve ser feita usando-se múltiplas perfurações e uma corticotomia, na tentativa de reduzir lesões térmicas ao osso e conservar o potencial de cicatrização. É usada uma placa de compressão dinâmica AO, normalmente com cinco furos, para proporcionar fixação estável.

Em seguida, a ferida é fechada sobre um dreno, com suturas descontínuas e não absorvíveis, sendo colocado um aparelho gessado curto na perna. Há proibição de suporte de peso durante as primeiras três semanas. Depois, é feita a troca do aparelho gessado, e as suturas são retiradas. O paciente pode ter liberada a carga, com o aparelho gessado que permite andar durante mais três semanas, ou até que haja consolidação suficiente. O uso desse método, em uma série de 10 osteotomias, não mostrou incidentes de não consolidação.[43]

A utilização de osteotomias da extremidade inferior para tratar deformações rotacionais teve sucesso, em termos de parâmetros de marcha e amplitude de movimentos, em 80 a 90% dos pacientes.[87,90] Em relação à torção tibial externa excessiva, a osteotomia desrotativa irá melhorar a extensão do joelho durante a fase de apoio. Uma osteotomia corretiva pode também retardar ou prevenir o aparecimento de mudanças degenerativas tardias em torno do joelho.[43] Duntemann e colaboradores[43] usaram a análise tridimensional da marcha para examinar oito pacientes com torção externa da tíbia. Descobriram aumento do esforço em valgo no joelho em 100% dos pacientes. Após a osteotomia tibial desrotativa, ocorreu uma melhora significativa no momento anormal do joelho, além de melhora da extensão do joelho na fase de apoio.

Estudos recentes realizados na clínica dos autores deste capítulo mostraram que quando a osteotomia da tíbia foi feita para os casos de rotação externa, a recidiva foi de 22%, mas, em casos de rotação interna, a recidiva foi 0%. Complicações como consolidação retardada e perda da fixação ocorreram em 6% dos casos. A recidiva não foi relacionada com a idade do indivíduo.

Deformidade do pé/tornozelo

Há deformidade do pé em quase todos os pacientes com mielomeningocele.[22,91] O espectro encontrado de deformidades do pé inclui calcâneo, equino, varo, valgo, pé torto equinovaro aduto e talo vertical. As deformidades dos pés podem impedir o uso eficaz de órteses para a deambulação, causar dificuldades ao calçar os sapatos, criar problemas estéticos ou favorecer o aparecimento de úlceras de pressão. O objetivo comum do tratamento é um pé plantígrado, passível de uso de aparelho, com amplitude de movimentos preservada ao máximo. É importante o teste seriado manual da musculatura para detectar desequilíbrio muscular sutil, capaz de causar deformações mais significativas. Uma intervenção precoce, com aparelho gessado ou outro aparelho ou tratamento cirúrgico pode prevenir deformações ósseas fixas. Os princípios cirúrgicos incluem uso de excisões do tendão, mais confiáveis que transferências ou alongamento de tendão. No caso de deformidades ósseas, as osteotomias oferecem correção, ao mesmo tempo em que conservam o movimento articular. Artrodese cirúrgica deve ser radicalmente evitada, uma vez que o enrijecimento resultante, combinado com um pé sem sensibilidade, pode resultar no desenvolvimento de mudanças neuropáticas da pele.[19,92] Após o tratamento cirúrgico, deve ser usado um aparelho AFO para manter a correção e evitar recorrência.

Equinovaro aduto

O equinovaro aduto é a deformidade mais comum do pé, sendo relatada em 30 a 50% dos pacientes com mielomeningocele.[20,22,93] A incidência de pé torto equinovaro aduto varia de acordo com o nível de envolvimento neurológico. Ocorre em cerca de 90% dos pacientes com níveis de envolvimento torácico ou lombar e em 50% de acometidos no nível de envolvimento sacral[58] **(FIG. 33.5)**.

O ensino tradicional refere-se ao controle não cirúrgico como um procedimento de raro sucesso, com necessidade de cirurgia extensiva para soltar os tecidos moles, a fim de proporcionar correção. Entretanto, dois estudos recentes relataram resultados com o uso do método Ponseti

de manipulação em série e aparelho de gesso no pé torto associado à mielomeningocele.[94,95] Gerlach e colaboradores[94] relataram que a correção inicial foi alcançada em 27 dos 28 pés tortos. Ocorreram recidivas em 68% dos pés com essa deformidade, porém, tratadas com êxito, sem cirurgia extensiva para liberar os tecidos moles, exceto em quatro pés.

Da mesma maneira, Janicki e colaboradores[95] relataram a correção inicial, com o método Ponseti, em nove de nove pés. Cinco apresentaram recidiva e três demandaram liberação extensiva dos tecidos moles. Os pesquisadores observaram úlceras da pele em dois pés com essa deformidade. O método Ponseti pode ajudar na redução da necessidade de cirurgia extensiva dos tecidos moles, embora as famílias devam ser aconselhadas a respeito do risco elevado de recorrência, do potencial para a necessidade de mais tratamento, do risco de lesões da pele e de fraturas. Em nossa clinica, a técnica de Ponseti mostrou resultados excelentes em 30% dos casos. Em 70% foi necessário outras cirurgias, como o release posterior ou o póstero medial lateral. A técnica de Ponseti pode ser utilizada, mas a resposta do tratamento não é igual aos casos de pé equinovaro idiopático.

Diante de indicação de cirurgia para liberar tecidos moles, o período ideal de tratamento situa-se em torno de 10 a 12 meses de vida. O tratamento cirúrgico consiste em uma liberação radical posteromedial lateral, usando-se a incisão de Cincinnati. Todos os tendões são excisados em vez de alongados, inclusive o tendão tibial anterior. A articulação subtalar, a calcaneocuboide e a talonavicular são liberadas por completo. Pode haver necessidade de uma liberação plantar separada, por meio de incisão plantar. Resultados melhores foram obtidos com o uso de um fio de Kirschner temporário (fio K) para provocar desrotação do talo, no encaixe do tornozelo[93] **(FIG. 33.6)**. O fio K é colocado no interior do aspecto posterolateral do talo de modo a ratá-lo, medialmente, e o navicular é reduzido sobre a cabeça do talo. Um segundo fio K é direcionado por meio do corpo do talo para o navicular, de modo a manter a redução, sendo depois removido o fio temporário. Outro fio K é utilizado para manter o alinhamento correto da articulação talocalcânea. No pós-operatório, é usada uma tala longa na perna, com o pé em

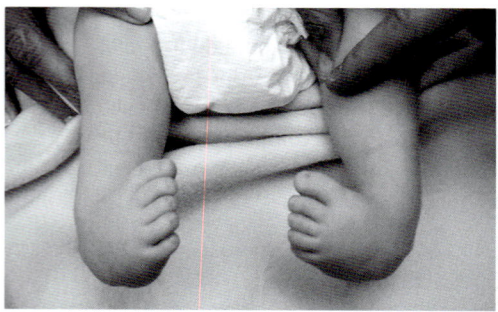

FIGURA 33.5 → Pé torto equinovaro aduto rígido em bebê com mielomeningocele.

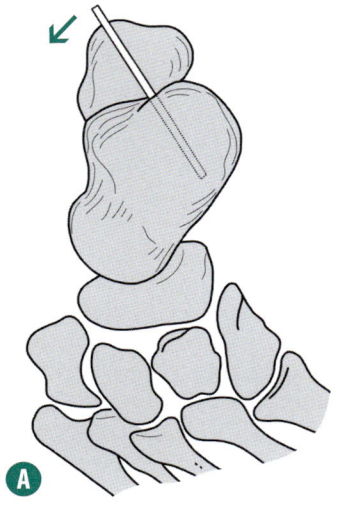
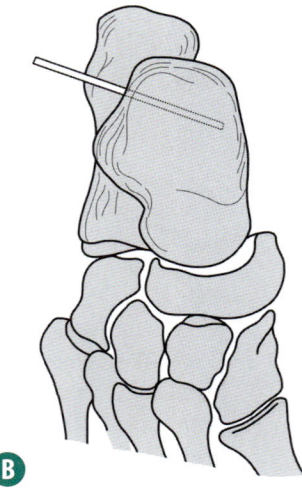

FIGURA 33.6 → Fio K temporário, inserido no aspecto posterolateral do talo para a sua desrotação, medialmente, para o encaixe do tornozelo.

Ⓐ Vista posterior do tornozelo e do talo.
O fio K é inserido na superfície posterolateral do talo. Observar a rotação externa do talo para o encaixe do tornozelo.
Ⓑ A rotação anormal do talo é corrigida. O fio K é usado para causar desrotação do talo para sua posição normal. Com o talo em alinhamento normal e a articulação talonavicular reduzida, usa-se, depois, outro fio K para manter essa correção.

equino leve para reduzir a tensão sobre as suturas descontínuas, usadas para fechamento da pele. Depois de duas semanas, o paciente muda para um gesso longo na perna, com o pé mantido na posição correta. Esse gesso fica no local durante seis semanas. Depois do uso do gesso, é usado um AFO, dia e noite, para manter a correção.

Há relatos de bons resultados após liberação cirúrgica em 61 a 83% dos pacientes.[93,96] Há variação nos resultados, conforme o nível de envolvimento motor. De Carvalho e colaboradores[93] relataram 50% de resultados insatisfatórios em pacientes com nível de envolvimento torácico e lombar alto, na comparação com apenas 11% de resultados insatisfatórios em indivíduos com níveis de envolvimento sacral e lombar baixo.

> **ATENÇÃO!** Na mielomeningocele, o pé torto costuma ser gravemente rígido, similar ao encontrado em pacientes com artrogripose. Muitos têm, também, torção grave interna da tíbia. A taxa de recorrência após o tratamento cirúrgico é mais alta que em pacientes com pé torto idiopático, podendo ser devido, em parte, à falta de musculatura normal em torno da articulação do tornozelo e à falta de suporte de peso.[93] Por isso, é importante que, no momento da remoção do gesso, seja prescrito um parapódio além do AFO.

Ocorre recidiva parcial ou total em 20 a 50% dos pacientes, após correção cirúrgica primária.[58] Pacientes com recidiva parcial costumam desenvolver deformidade em adução, resultante do desequilíbrio no crescimento entre uma coluna lateral alongada e uma medial encurtada. Se o uso da órtese não oferece êxito, a correção cirúrgica consiste em uma combinação de encurtamento da coluna lateral e alongamento da coluna média. Isso é realizado com a "osteotomia dupla", que consiste em uma osteotomia de fechamento em cunha do cuboide, com uma osteotomia de abertura em cunha do cuneiforme medial[97] **(FIG. 33.7)**. Foram encontrados bons resultados com o uso dessa técnica em crianças com mais de 4 anos.[97]

Quando ocorre recidiva total, o melhor procedimento para a obtenção de um pé plantígrado é a talectomia[78,98] **(FIG. 33.8)**. Usando uma incisão de Olier, é feita uma tentativa de remover o talo como peça única. As articulações tibiotalar, subtalar e talonavicular são identificadas e amplamente abertas. Quando a contratura e as cicatrizes dificultam a dissecção, podem ser usados fios e imagens intraoperatórias para confirmar a localização das articulações. Para evitar a recidiva, é importante que não sejam deixados fragmentos do talo no local. Após a retirada do talo, o calcâneo é empurrado para o encaixe do tornozelo e ali mantido em posição com um fio K. Depois, é aplicado o aparelho gessado curto na perna, durante, pelo menos, seis semanas. Dias e Stern[78] relataram bons resultados em 82% dos pés tratados com talectomia. Os autores observaram que deformidades graves em equinovaro adulto dos pés não são corrigidas pela talectomia; assim, qualquer deformidade residual em adução deve ser tratada em separado, com uma osteotomia concomitante de fechamento em cunha do cuboide.

Equino

Costuma ocorrer deformidade em equino em pacientes com níveis de envolvimento torácico e lombar alto, embora haja relatos de pacientes com todos os níveis de envolvimento.[99] Pode ser usado um AFO para tentar evitar o equino. O tratamento cirúrgico é indicado para que seja obtido um pé plantígrado e passível de uso de aparelho. O tipo de procedimento cirúrgico escolhido depende da gravidade da deformidade. Alterações leves respondem a uma simples excisão do tendão de Aquiles. Contraturas mais graves exigem uma liberação radical posterior, incluindo a articulação tibiotalar posterior e talocalcânea. Os autores preferem usar uma incisão de Cincinnati limitada, com excisão de todos os tendões.[99] O ligamento calcaneofibular deve ser dividido para que a correção total seja obtida. Pode ser usado um fio K na articulação talocalcânea para manter um

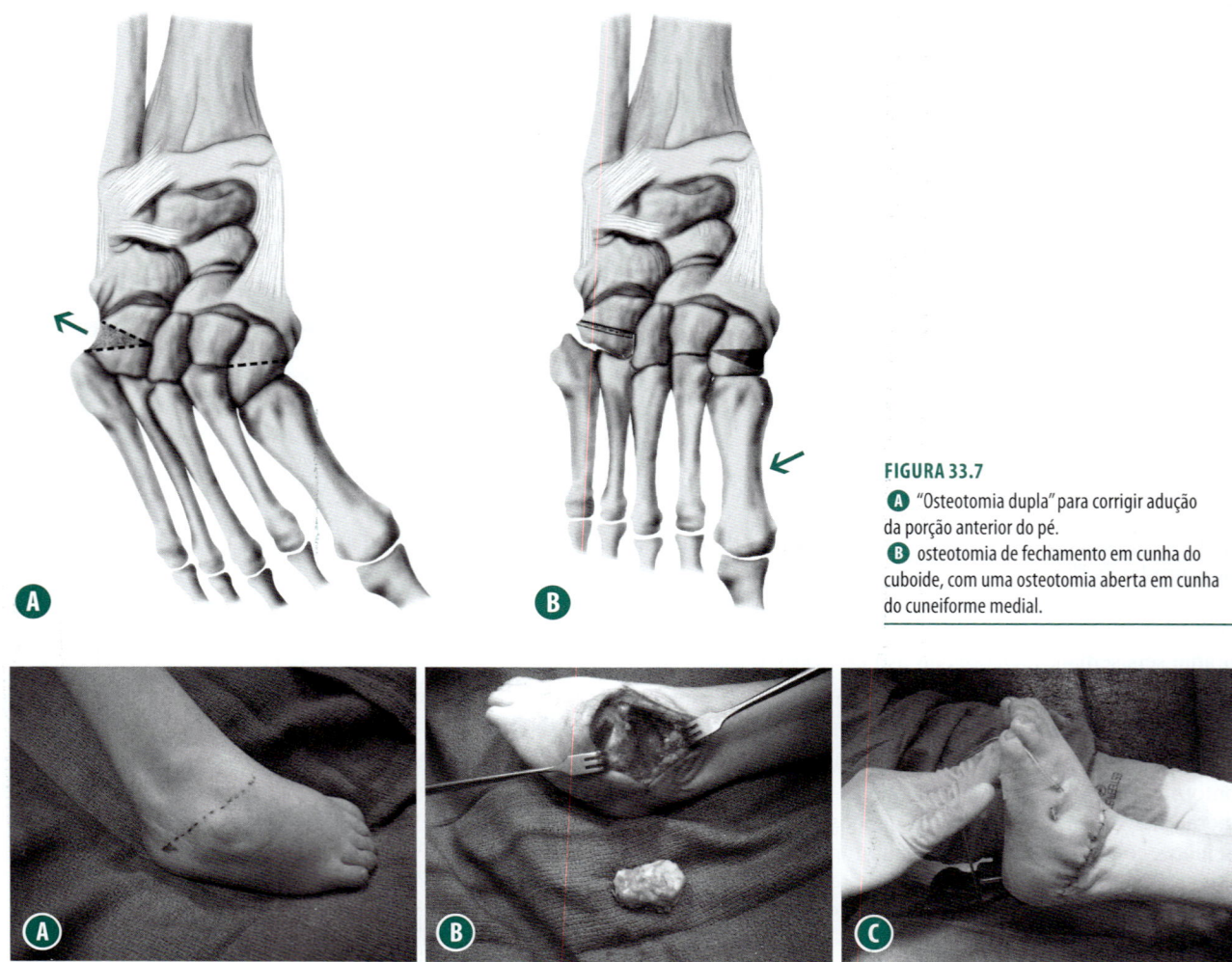

FIGURA 33.7
Ⓐ "Osteotomia dupla" para corrigir adução da porção anterior do pé.
Ⓑ osteotomia de fechamento em cunha do cuboide, com uma osteotomia aberta em cunha do cuneiforme medial.

FIGURA 33.8 → Talectomia para pé torto equinovaro aduto recorrente do pé.
Ⓐ Pé com deformidade e localização da incisão.
Ⓑ Talo removido em bloco.
Ⓒ Correção conseguida.

alinhamento neutro do retropé. É empregado aparelho gessado curto na perna durante, pelo menos, seis semanas, no pós-operatório, seguido de um AFO durante o dia e a noite.

Talo vertical

A deformidade em talo vertical ocorre em cerca de 10% dos pacientes com mielomeningocele,[22] sendo caracterizada por deformidades do pé conhecidas como pé plano rígido em mata-borrão, com mau alinhamento do retropé e do médio pé. O talo está quase na vertical, o calcâneo em equino e valgo. O navicular está deslocado dorsal e lateralmente ao talo. Ocorre talo vertical em duas formas de pacientes com mielomeningocele. A congênita, que é a mais comum, ou a de desenvolvimento. A meta do tratamento é restaurar a relação normal entre talo, navicular e calcâneo e proporcionar uma superfície plantígrada que suporte peso.[100] O tratamento convencional envolve a liberação total posteromedial-lateral e dorsal quando o paciente tem entre 10 e 12 meses de vida. Porém, uma nova técnica de manipulação em série e imobilização com aparelho gessado, seguida de fixação calcâneo talonavicular aberta com fio K e tenotomia percutânea do tendão do calcâneo, tem relatos de excelentes resultados em curto prazo no talo vertical congênito idiopático.[101] Os autores têm usado esse método para a correção inicial do talo vertical no recém-nascido com mielomeningocele, com bom sucesso inicial **(FIG. 33.9)**.

Diante da necessidade de liberação extensiva dos tecidos moles, há relatos de bons resultados com uma correção cirúrgica em um só estágio, que trata do retropé e da porção frontal do pé. Com uma incisão de Cincinnati, o tendão do calcâneo é alongado em Z, e as cápsulas posteriores das articulações tibiotalar e subtalar são abertas. Os tendões tibial posterior e anterior são descolados de suas inserções e

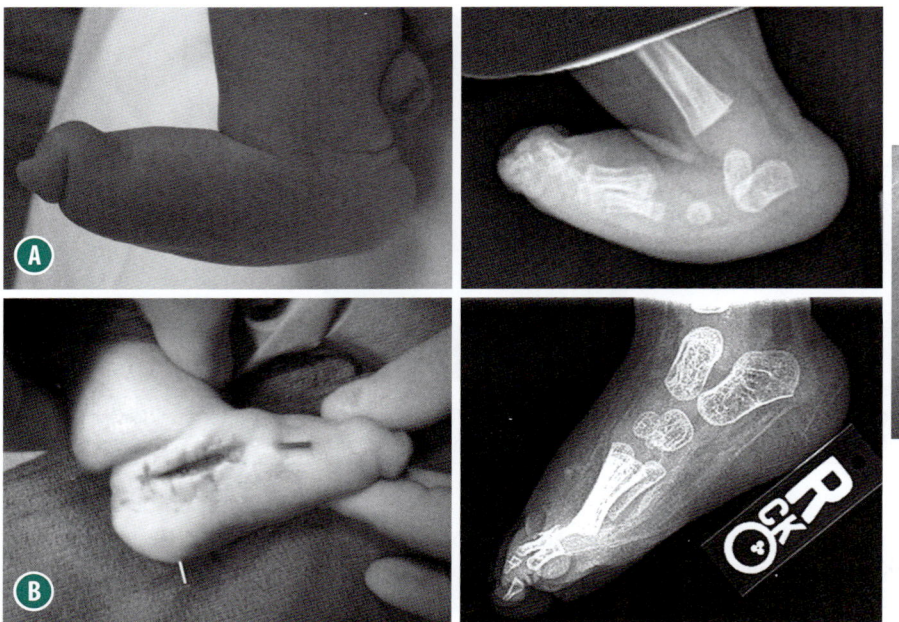
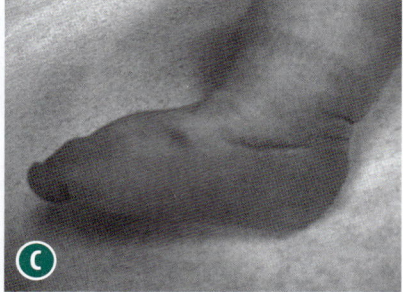

FIGURA 33.9 → Deformidade em pé talo vertical num bebê com mielomeningocele.
A Imagem do pré-tratamento que demonstra a deformidade do pé.
B Imagem pós-operatória que demonstra a correção da deformidade.
C Resultado da correção

marcados para reparo posterior. Depois, a face média e dorsal da articulação talonaviclar e a face média e lateral da articulação subtalar são abertas. Quando necessário, é aberta também a articulação calcaneocuboide. Em seguida, é colocado um fio K no aspecto posterolateral do talo e usado como um controle manual para elevar o talo até uma posição de redução, ao mesmo tempo em que é feita a flexão plantar do navicular e da porção frontal do pé (**FIG. 33.10**). A articulação talonavicular e a subtalar recebem, em seguida, um fio em posição de redução e, quando necessário, podem ser alongados os tendões extensor e peroneiros.

Na clínica dos autores deste capítulo, houve uma pequena experiência relativa ao pé talo vertical, com o uso da técnica descrita por Dobbs e colaboradores.[101] Como o número é pequeno, não há uma opinião definitiva, mas acredita-se que os resultados são melhores do que a técnica de Ponseti para o pé equinovaro.

Calcâneo e calcaneovalgo

Ocorre deformidade do calcâneo em cerca de 30% dos pacientes com mielomeningocele. É mais comum em indivíduos com nível de envolvimento L4 ou L5 por conta da força ou da espasticidade dos dorsiflexores do tornozelo, combinada à fraqueza da flexão plantar.[20,22,102] Ocorre calcaneovalgo por desequilíbrio entre os eversores e os inversores do tornozelo. Quando a condição não é rígida, pode ser útil um AFO para manter o pé em posição neutra. Quando a deformidade é rígida, pode ser difícil tratá-la de forma conservadora ou cirúrgica.

ATENÇÃO! Deixada sem tratamento, a deformidade em calcâneo causa perda do movimento de toque do dedo maior do pé para a passada e uma marcha com agachamento.[20,102] Suporte persistente de peso sobre uma deformidade em calcâneo leva a um calcanhar bulboso propenso a úlceras de pressão e a osteomielite secundária.[20]

A torsão externa da tíbia costuma surgir associada ao calcaneovalgo, mas pode ser evitada por meio da correção precoce do desequilíbrio muscular.[9] O tratamento cirúrgico com liberação anterolateral que inclua uma tenotomia de todos os dorsiflexores do tornozelo, do peroneiro breve e do longo é capaz de obter um pé plantígrado e passível de uso de aparelho. Rodrigues e Dias[103] relataram uma série de 76 pacientes tratados com liberação anterolateral e obtiveram bom resultado em 82%. Os resultados insatisfatórios se deram devido à recorrência, que exige uma segunda liberação, ou à deformidade em equino, que exige liberação do tendão do calcâneo. Os autores descobriram que a liberação anterolateral é um procedimento mais simples que a transferência do tendão tibial anterior para o calcâneo (os Cálcis), com resultados similares.[103] Contudo, Park e colaboradores[102] relataram, recentemente, uma série de 31 pés calcâneos tratados com transferência do tendão tibial anterior e com cirurgias ósseas concomitantes em 12 pés. Não observaram recorrência ou piora da deformidade em paciente algum e nenhum outro tipo de deformidade do pé apareceu após a cirurgia.

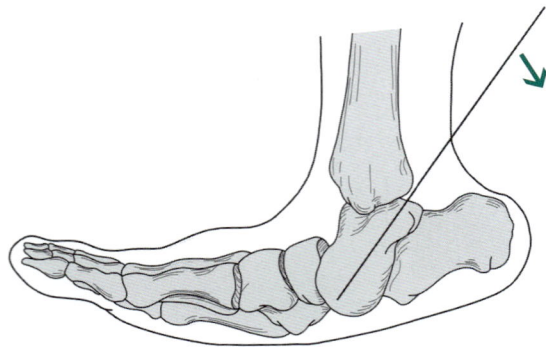

FIGURA 33.10 → Fio K colocado no aspecto posterolateral do talo e usado como controle manual para elevar o talo para uma posição reduzida, ao mesmo tempo em que é feita flexão plantar do navicular e da porção anterior do pé.

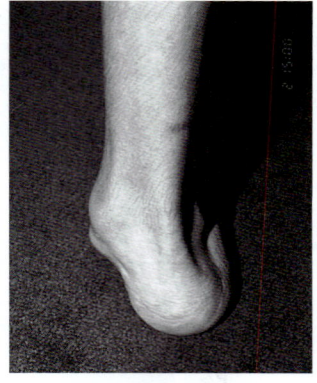

FIGURA 33.11 → Deformidades em valgo em paciente com mielomeningocele. Vista posterior que demonstra valgo em retropé.

Nos pacientes que desenvolveram deformidade óssea significativa, a correção cirúrgica requer não somente a liberação de todos os tendões extensores e peroneais, se necessário, mas também correção óssea. Uma osteotomia de fechamento em cunha do calcâneo, com a liberação plantar, pode melhorar o alinhamento do retropé. Quando o calcaneovalgo está presente, pode haver necessidade de osteotomia em cunha na face lateral do cuboide para o alcance da correção total.

Tornozelo e do retropé valgo

As deformidades em valgo no caso do retropé e tornozelo são comuns em pacientes com mielomeningocele que deambulam. O tratamento exitoso depende da identificação da localização anatômica exata da deformidade, que pode surgir na tíbia distal, no retropé ou em ambos. As deformidades em valgo tendem a tornar-se mais acentuadas com o amadurecimento da criança, no início da deambulação e no aumento de peso.[92]

A deformidade em valgo **(FIG. 33.11)** é comum em pacientes com níveis de envolvimento lombar baixo devido a desequilíbrio muscular, suporte de peso e efeitos da força da gravidade. Quando flexíveis, essas deformidades são, no início, controladas com AFO rígido para dar estabilidade. É comum, com a progressão do retropé para mais valgo, o aparecimento de irritação e lesão da pele sobre o maléolo médio e a cabeça do talo, em consequência de pressão excessiva contra o aparelho. Há indicação de cirurgia para deformidades graves e rígidas que causam dor, dificuldade para uso de aparelho ou ulceração.[92] As opções de tratamento incluem osteotomia distal da tíbia, hemiepifisiodese distal da tíbia ou osteotomia de deslocamento medial do calcâneo.

Para o valgo do tornozelo devido a uma deformidade na tíbia distal **(FIG. 33.12)**, o tratamento cirúrgico depende da gravidade da deformidade e da quantidade de crescimento restante. Há indicação de hemiepifisiodese para deformidades leves, com crescimento remanescente suficiente.

A parada temporária do crescimento da fise medial, com continuação do crescimento da fise lateral, possibilita a correção gradativa da inclinação do valgo. Há relatos de uso de um único parafuso canulado em uma série de 50 pés, com melhora satisfatória do valgo de tornozelo, baixa morbidade e ausência de incidência de fechamento permanente da fise.[104] Para evitar o fechamento permanente, o parafuso deve ser removido em até dois anos depois da inserção.

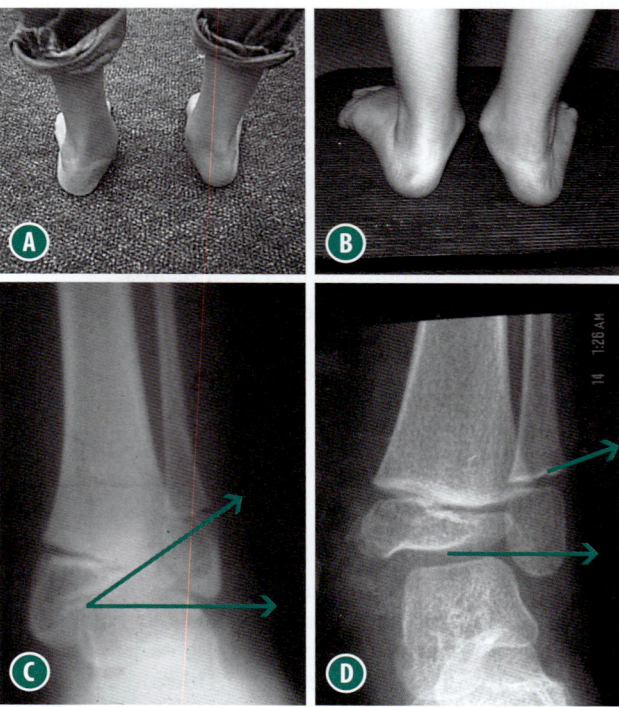

FIGURA 33.12 → Deformidade distal em valgo da tíbia.
(A) Valgo leve em paciente com imaturidade esquelética.
(B) Valgo grave em paciente com maturidade esquelética.
(C) Raio X em AP do tornozelo mostrando a deformidade em valgo do tornozelo.
(D) Raio X mostrando a correção obtida pós operatória tardia.

No caso de valgo mais grave do tornozelo, ou na criança mais velha com pouco crescimento restante, há indicação de osteotomia distal da tíbia. Esses procedimentos estão associados à incidência elevada de complicações, como retardo de consolidação, pseudoartrose, infecção da ferida e perda da correção. Os autores, todavia, vêm obtendo sucesso com a osteotomia transfisial, descrita por Lubicky e Altiok.[105] Deve-se ter cuidado ao criar a osteotomia com múltiplas perfurações de orifícios, conectados por um osteótomo em vez de instrumentos elétricos. Se estiver presente a torção tibial externa concomitante, como costuma ocorrer, a rotação interna do fragmento distal pode ser feita em conjunto.

O tratamento cirúrgico para deformidade em valgo do retropé consiste na osteotomia por deslizamento medial do calcâneo na tentativa de conservar o movimento subtalar, ao mesmo tempo em que é corrigida a deformidade. Esse procedimento foi descrito por Koutsogiannis[106] como um tratamento para pé plano idiopático, embora tenha sido também relatado em uma série de pacientes com mielomeningocele.[92] Mediante o uso de uma incisão lateral em L para proporcionar exposição apropriada, são elevadas abas de espessura total de modo a permitir a dissecção extraperióstea do calcâneo. É feita uma osteotomia oblíqua, e a quantidade de deslocamento do fragmento distal, necessária para a correção, costuma ser 50% da largura do fragmento.[92] Deve-se usar um fio K, que é perpassado para a fixação interna, deixado no local durante três semanas. Após esse período, retira-se o fio e o paciente pode começar a suportar peso, com aparelho gessado na perna. O uso desse procedimento em 38 pés de pacientes com mielomeningocele proporcionou bons resultados em 82% deles.[92] Nessa série, três dos resultados insatisfatórios foram devidos a uma deformidade concomitante em valgo distal da tíbia, que não foi identificada.

Cavo, varo e cavovaro

A deformidade em cavovaro (**FIG. 33.13**) ocorre em pacientes com mielomeningocele no nível sacral e em pacientes com lipomeningocele. A deformidade principal é o cavo, sendo o varo causado por desequilíbrio muscular entre o músculo tibial posterior e os peroneais, bem como fraqueza muscular intrínseca. O tratamento baseia-se na flexibilidade ou não da deformidade. Pode ser usado o teste de bloqueio de Coleman para determinar se a deformidade do retropé é flexível ou fixa.[107] Quando o varo do retropé é flexível, o tratamento limita-se à região frontal do pé e consiste na liberação plantar radical. Se o varo do retropé é rígido, a correção envolve a porção frontal do pé e o retropé.[108] O desequilíbrio muscular pode ser corrigido ao mesmo tempo.

Mubarak e Van Valin[109] descreveram o uso de osteotomias seletivas que preservam as articulações para correção da deformidade. Recomendam osteotomia em cunha de fechamento do primeiro metatarso, osteotomia plantar em cunha do cuneiforme médio, osteotomia em cunha de fechamento para o cuboide e, quando necessário, osteotomia deslizante do calcâneo e do segundo e terceiro metatarsos. Realizaram também liberação plantar e transferência do tendão peroneal longo para o breve, quando necessária. em uma série de 20 pés, em pacientes com etiologias subjacentes variadas, 95% obtiveram resultados de bons a muito bons com esse protocolo.[109] Deve ser evitada artrodese tripla nessa população de indivíduos com prejuízo da sensibilidade.[108]

CUIDADOS PÓS-OPERATÓRIOS

Comparados à população em geral, indivíduos com mielomeningocele correm maior risco de ter complicações pós-operatórias. Deve-se cuidar para evitar tais complicações, que incluem escaras, pseudoartrose e fraturas. Quanto à escolha de imobilização, sempre que possível, deve ser evitado o aparelho gessado de corpo total. Uma alternativa útil é a tala removível, modelada no corpo do paciente. Oferece imobilização apropriada inclusive para pacientes submetidos a procedimentos cirúrgicos ósseos, ao mesmo tempo em que facilita os cuidados e oferece conforto. Além disso, a tala para corpo inteiro pode ser removida para amplitude leve de movimentos, assim que a cicatrização adequada se fizer presente, evitando rigidez e contratura (**FIG 33.4 A e B**).

Outro benefício dessa tala é a possibilidade de usá-la à noite, após o período inicial de imobilização pósoperatória, para proporcionar alongamento adicional com a finalidade de ampliar os efeitos da cirurgia e prevenir recidivas da deformidade. Enquanto imobilizado após a cirurgia, é importante aconselhar a família e os cuidadores para evitarem a pressão sobre o aspecto posterior dos calcanhares do paciente.

> **DICA:** Aconselha-se o uso de uma toalha pequena, enrolada e colocada sob a panturrilha distal, mantendo o calcanhar solto livremente, de modo a evitar a escara de pressão.

O uso de fixação interna rígida com placa e parafuso, em vez da fixação com o fio de Kirschner, apresenta muitas vantagens. A fixação rígida possibilita um período de imobilização mais curto, com amplitude de movimentos e suporte de peso ocorrendo mais cedo. Além disso, a fixação rígida da osteotomia ajuda a reduzir o risco de pseudoartrose.

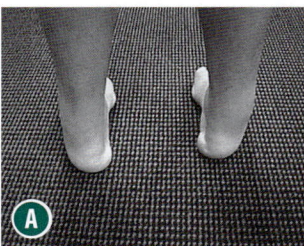
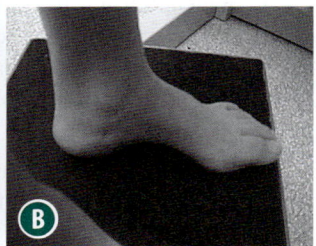

FIGURA 33.13 → Deformidade cavovaro em paciente com mielomeningocele.
Ⓐ Vista posterior que demonstra varo em retropé.
Ⓑ Vista lateral que demonstra o cavo.

O cirurgião deve, de forma adequada, orientar o paciente e a família sobre as formas de evitar algumas complicações pós-operatórias. Em especial, deve-se proibir o engatinhar durante, pelo menos, três a quatro semanas após terminada a imobilização. Engatinhar aumenta muito a tensão na região supracondilar do fêmur, que é um lugar comum para fraturas pós imobilização. Há mais possibilidades de a família aderir às orientações pós operatórias se orientada sobre a justificativa das recomendações.

A terapia pós-operatória deve iniciar cedo – logo que as feridas cirúrgicas se estabilizarem e houver cicatrização adequada. As metas da fisioterapia devem ser ajustadas a cada paciente, embora costumem incluir a prevenção de contraturas, com amplitude ativa e passiva de movimentos, programa de fortalecimento muscular, suporte precoce de peso e treino da marcha.

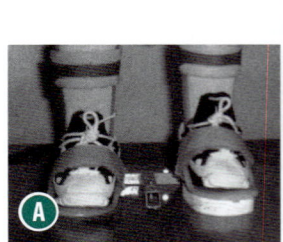
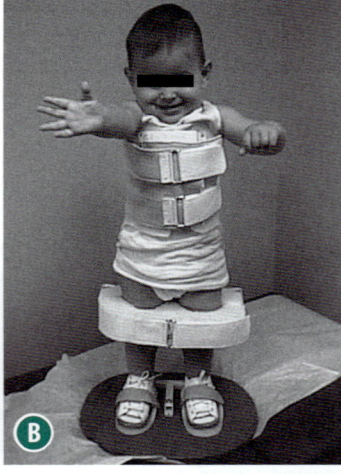

FIGURA 33.14 → Estrutura para colocar-se em pé.
A Posicionamento dos pés.
B Paciente usando o aparelho.

ÓRTESES

Quase todas as crianças com mielomeningocele precisarão do suporte de órteses para fazer a deambulação. A exceção a essa regra envolve alguns pacientes com nível de envolvimento na região sacral baixa. A meta do tratamento ortótico é facilitar a mobilidade independente, com o mínimo de restrições. O tipo de aparelho necessário depende do déficit motor presente e do equilíbrio do tronco. Há várias outras indicações de uso de órtese em pacientes com mielomeningocele, não importando a deambulação. Elas incluem manutenção do alinhamento correto e prevenção de deformidade, correção da deformidade flexível e proteção contra membro insensível.[74]

Um aparelho de uso noturno pode ser indicado para evitar deformidades ortopédicas. Exemplificando, um paciente com envolvimento torácico pode se beneficiar de uma tala para todo o corpo, usada à noite, para prevenir flexão do quadril e contraturas de rotação externa além de contraturas de flexão do joelho e equino. Para esse uso, a tala para todo o corpo é modelada com os quadris abduzidos em 15° e com a extensão de joelho e tornozelo neutra.[9] Para pacientes com níveis baixos de envolvimento, pode ser usado um AFO à noite a fim de evitar contratura em equino. Sempre que uma tala é usada à noite, o indivíduo e a família devem ser orientados sobre cuidados com a pele e o ajuste correto para que sejam prevenidas áreas de escaras por pressão.

Em pacientes com nível de envolvimento na região lombar alta, há necessidade de órteses para suporte de peso na posição ereta e na mobilidade. Uma estrutura para colocar-se de pé **(FIG. 33.14)**, isto é, um aparelho pré-fabricado envolvendo tronco-quadril-extremidade inferior, permite que a criança se coloque nessa posição, sem o apoio das mãos. Costuma ser prescrito para crianças com 12 a 18 meses, ou assim que demonstre controle adequado da cabeça e do pescoço. Deve ser usado até três horas por dia, divididas em períodos de 20 a 30 minutos.

Para ter mobilidade, pacientes com nível de envolvimento torácico e lombar alto precisam de uma órtese que cruze o quadril para controle do tronco sobre a pelve e os membros inferiores.[74] Exemplos disso são a RGO **(FIG. 33.1)** e a HKAFO **(FIG. 33.2)**. A RGO, muito empregada com um andador, é indicada para a criança por volta de 24 meses de vida, com bom equilíbrio ao sentar-se, sem apoio das mãos e bom funcionamento da extremidade superior. A RGO é contraindicada em pacientes com escoliose grave, contratura de flexão de quadril superior a 30° ou déficit visual grave. Como alternativa à RGO, há indicação de parapódio para a criança com equilíbrio insatisfatório do tronco ou espasticidade da extremidade superior.

A HKAFO pode ser usada em pacientes com envolvimento lombar alto que conseguem deambular com balanço, usando muletas. Porém, é importante ressaltar aos cuidadores a probabilidade de que a maior parte dos indivíduos com níveis mais altos de envolvimento optará por usar uma cadeira de rodas para locomover-se. Esse aparelho possibilita uma forma energeticamente eficaz de obter mobilidade com independência. Deve-se considerar vários fatores quanto ao modelo da cadeira de rodas: no assento, pode haver necessidade de uma almofada especial para reduzir as áreas de pressão e, assim, prevenir úlceras de decúbito sobre o ísquio e o sacro; apoios do tronco devem ser acrescentados ao descanso para as costas, conforme a necessidade; apoios removíveis para os braços devem ser considerados para permitir a transferência mais fácil para a cadeira e dela para outra superfície.

Pacientes com nível de envolvimento do sacro e da lombar baixo precisarão de AFO fixo **(FIG. 33.3)** para compensar a fraqueza muscular abaixo do joelho.[67] A AFO funciona como substituto para a fraqueza ou paralisia dos flexores e dorsiflexores plantares do tornozelo, devendo ser projetada para ser rígida o suficiente, de modo a proporcionar estabilidade ao tornozelo e ao pé, ao mesmo tempo em que mantém o ângulo de 90° entre a canela e o tornozelo, prevenindo dorsiflexão excessiva que gera flexão do joelho e consequente marcha em agachamento. Costuma haver necessidade de reforço de carbono na criança mais velha. Além disso, pode ser preciso forro especial sobre pontos de pressão, como o maléolo medial e a cabeça do talo para prevenir escaras. Alguns pacientes, com tendência à marcha agachada, serão beneficiados pelo uso de uma AFO de reação ao solo (FIG. 33.15) para auxiliar na extensão do joelho durante a postura ereta.

Pacientes com nível de envolvimento lombar baixo podem ter benefícios com uma órtese joelho-tornozelo-pé para evitar estresse excessivo do valgo na região do joelho, caso o paciente seja jovem demais para uma osteotomia de desrotação. Seja usando uma uma órtese joelho-tornozelo-pé, seja usando AFO, pacientes com nível de envolvimento lombar baixo ou sacral alto, com fraqueza dos extensores e abdutores do quadril, poderão se beneficiar com uso de muletas para melhorar a cinemática pélvica e do quadril. Nesse caso, as muletas possibilitam que as extremidades superiores repartam o peso, reduzindo o estresse sobre a musculatura das extremidades inferiores e possibilitando um padrão de marcha mais funcional.[88] Pacientes que tomam conhecimento de muletas em uma idade ainda jovem são mais receptivos ao uso, quando comparados a adolescentes e a adultos jovens.

O mau alinhamento rotacional é comum em pacientes com nível de envolvimento lombar baixo e sacral alto. AFOs com cabos giratórios são úteis para corrigir a marcha com os dedos dos pés para dentro ou para fora, até o alcance de uma idade apropriada para a correção cirúrgica. Esses indivíduos podem ter o uso iniciado por volta dos 2 anos de vida.

CUIDADOS NO ADULTO

Com a melhora dos cuidados gerais de pacientes com mielomeningocele e com o número cada vez maior de indivíduos que chegam à idade adulta, há necessidade de mais atenção às questões singulares associadas a adultos com mielomeningocele. Pode ser difícil para o sujeito adulto encontrar provedores apropriados, uma vez que poucos médicos têm experiência com o plano de cuidados detalhado dos pacientes com essa doença. O ideal é que os cuidados aos adultos sejam prestados em local multidisciplinar, da mesma forma que se dá com o paciente pediátrico.

Questões ortopédicas em adultos tendem a corresponder com o nível funcional de envolvimento de cada um. Pacientes com nível torácico apresentam FMS 1, 1, 1 ou 2, 2, 1 e, com menor frequência, 3, 3, 1. Apresentam alta incidência de deformidade da coluna, o que requer tratamento cirúrgico, e contraturas de quadril e flexão de joelho. Apesar do tratamento agressivo na infância, algumas recorrências de contratura na vida adulta são comuns. Pacientes com lesões na região lombar inferior provavelmente mantêm a capacidade de deambular quando adultos[28] e costumam ter FMS de 3, 3, 1.

> **DICA: Para auxiliar os pacientes a conservarem a deambulação, as contraturas de quadril precisam de tratamento agressivo, da mesma forma que qualquer deformidade de joelho, tornozelo, pé ou mau alinhamento rotacional.**

A maior parte dos pacientes com nível de envolvimento sacral manterá a deambulação na comunidade na fase adulta,[27,35] com FMS de 6, 6, 3. Da mesma forma que com pacientes no nível lombar baixo, todo o mau alinhamento rotacional e deformidade de joelho, tornozelo ou pé deve ser corrigido. Além disso, a síndrome da medula presa deve ser tratada com agressividade. A artrodese ao nível do pé precisa ser evitada.[19,35]

As escaras de pressão são um grande problema nos adultos com mielomeningocele. Em estudo com 87 adultos, 82% tiveram alguma ferida de pressão nos cinco anos anteriores.[21] Nesse estudo, as feridas localizavam-se, principalmente, nos pés, que são áreas de sensibilidade prejudicada. Os autores identificaram risco mais alto de escaras de pressão em pacientes com déficit de memória, má-formação de Arnold-Chiari e história de feridas anteriores. Indivíduos com tais condições devem ser monitorados com atenção e orientados quanto a um programa de exame e cuidados pessoais da pele.[21]

Além disso, observa-se uma quantidade de adultos com nível de envolvimento torácico ou lombar alto que desenvolvem linfedema grave na extremidade inferior. Isso traz problemas com o ajuste de aparelho e as escaras de pressão, o que gera declínio funcional. Prevenção e tratamento são feitos com meias elásticas de compressão, com ajuste criterioso. Se disponível, é benéfico o encaminhamento a um terapeuta ocupacional ou a uma clínica de tratamento do linfedema.

A consequência de longo prazo em pacientes adultos com envolvimento grave sacral foi avaliada na literatura.[35]

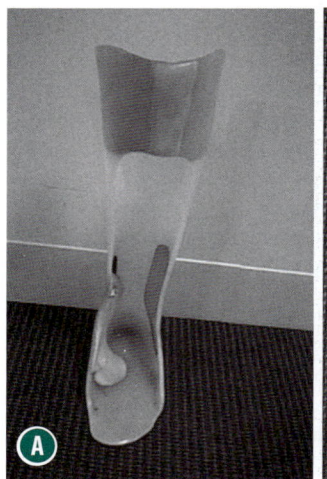 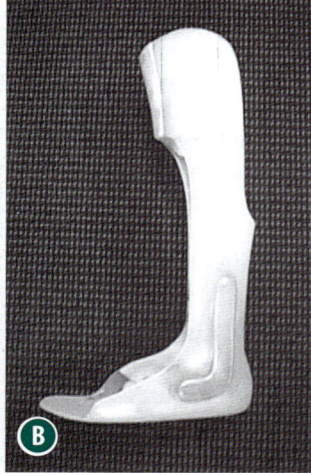

FIGURA 33.15 → Órtese tornozelo-pé de reação ao solo.
Ⓐ Vista frontal.
Ⓑ Vista lateral.

Um estudo observou um grupo de 36 adultos com idade entre 19 e 51 anos, por cerca de 10 anos. Embora 97% dos pacientes inicialmente deambulassem na comunidade, apenas 69% permaneceram assim até o acompanhamento final. Os autores descobriram redução na sensibilidade plantar em 42% dos indivíduos e degeneração da pele em 75%. Além disso, 64% haviam desenvolvido infecções dos tecidos moles na superfície plantar da cabeça do metatarso e no calcanhar. O desenvolvimento de osteomielite ocorreu em 42% dos pacientes, o que demandou 14 amputações em níveis variados. Todos os pacientes foram submetidos a procedimentos ortopédicos, chegando a um total de 371 procedimentos.

Selber e Dias[35] avaliaram um grupo de 46 adultos, com idade entre 18 e 38 anos. Em 39 deles, foram feitos 217 procedimentos ortopédicos. Todavia, ao contrário do que foi encontrado no estudo acima, no acompanhamento final foi descoberto que 89% dos pacientes mantiveram a deambulação na comunidade, 70% dos quais sem apoio externo. Além disso, foram feitas apenas duas amputações. Selber e Dias[35] atribuíram esses resultados ao tratamento intensivo da síndrome da medula presa, à correção cirúrgica das deformidades musculoequeléticas e à recusa de artrodese no pé.

LIPOMA INTRAESPINAL

O lipoma associado à medula espinal, que ocorre em um a cada 4 mil nascimentos, é o tipo mais comum de disrafismo oculto de coluna.[110] Lipomeningocele é um lipoma subcutâneo, conectado ao *conus medullaris* por meio de um defeito vertebral e da dura, que pode resultar em síndrome da medula presa, sendo este o tipo mais comum. Outras possibilidades incluem lipomas intradurais ou lipoma do filo (terminal graxo do filo), mas dentre todos, os lipomas da coluna lombossacral correspondem por 25 a 35% desses casos de síndrome da medula presa.[110]

O lipoma intraespinal é uma entidade separada da mielomeningocele com embriogênese, apresentação clínica e prognóstico diferentes. Ao contrário da mielomeningocele, a suplementação de folato não demonstrou efeito na redução da incidência de lipomas intraespinais.[111] Pacientes com lipoma intraespinal não desenvolvem hidrocefalia ou máformação de Chiari e apresentam inteligência normal.[112] Além disso, os déficits neurológicos que resultam da medula presa são assimétricos e podem não causar dermatomas adjacentes.

Ainda que a maioria dos pacientes com lipomas intraespinais tenha função neurológica normal no nascimento, pode ocorrer deterioração neurológica em qualquer idade até a vida adulta. Quando não detectado ou tratado de forma incorreta, isso pode causar disfunção grave de extremidades inferiores. Com tratamento e cuidado apropriados, a maior parte dos pacientes com lipomas intraespinais mantém FMS de 6, 6, 6. É raro o número de pacientes com FMS de 3, 3, 3.

Assim que o defeito em pacientes com lipomas intraespinais é fechado, os dois achados principais que provocam a avaliação incluem marcadores cutâneos e déficits neurológicos.[111] As manifestações cutâneas de lipoma de coluna incluem depressão, protuberâncias, seios dermatológicos, hemangiomas no sacro e manchas pilosas na área lombossacral.[110,111] Ocorrem déficits neurológicos pela síndrome da medula presa ou por compressão da medula, e costumam ocorrer em períodos de crescimento rápido da altura ou do peso. O desequilíbrio muscular causado por ancoramento da medula causa deformidades ortopédicas, em especial, no pé, que costuma demandar correção cirúrgica.

Uma vez que o ancoramento da medula causa desequilíbrio muscular, a excisão cirúrgica do lipoma, com desancoramento da medula, não costuma levar à recuperação total.[9] Assim, há indicação de tratamento cirúrgico agressivo e precoce. Além disso, levando-se em conta que a recidiva do ancoramento da medula ocorre em cerca de 30% dos pacientes,[110] recomenda-se acompanhamento permanente com teste manual da força muscular, para facilitar a detecção precoce e intervenções.

Uma revisão recente de 151 pacientes demonstrou que a deformidade adquirida do pé era a manifestação ortopédica mais comum, visto que ocorreu em 75% dos pés em pacientes com lipomeningocele.[110] Dessas, a deformidade mais comum foi o cavovaro, seguida de cavo com ou sem dedos em garra. A correção cirúrgica (ver título "Cavo, varo e cavovaro") foi necessária em cerca de 60% de pacientes com lipomeningocele. Deformidades congênitas dos pés também foram percebidas, inclusive pé equinovaro adulto, talo vertical e pé hipoplásico. Outra manifestação ortopédica comum incluía escoliose, que ocorreu em 20% dos indivíduos, sendo que nenhum precisou de tratamento cirúrgico. Discrepância no comprimento dos membros estava presente em 11% dos pacientes. O lado menor era o acometido por fraqueza ou deformidade.

Como em pacientes com espinha bífida, devem ser evitadas as artrodeses, para correção das deformidades do pé. Osteotomias periarticulares arriscadas a alongamentos tendinosos ou transferências, levam a excelentes resultados, mantendo um pé móvel, plantígrado, e facilitando o uso de órteses.

Referências

1. Mclone DG, Bowman RM. Overview of the management of myelomeningocele (spina bifida). Waltham: UpToDate; 2015.

2. Herring J. Neuromuscular disorders. In: Herring J, editor. Tachdjian's pediatric orthopaedics. Philadelphia: Saunders; 2008. p. 1405-53.

3. Centers for Disease Control and Prevention (CDC). Recommendations for the use of folic acid to reduce the number of cases of spina bifida and other neural tube defects. MMWR Recomm Rep. 1992;41(RR-14):1-7.

4. Cameron M, Moran P. Prenatal screening and diagnosis of neural tube defects. Prenat Diagn. 2009;29(4):402-11.

5. Boyd PA, Devigan C, Khoshnood B, Loane M, Garne E, Dolk H, et al. Survey of prenatal screening policies in Europe for structural malformations and chromosome anomalies, and their impact on detection and termination rates for neural tube defects and Down's syndrome. BJOG. 2008;115(6):689-96.

6. Stoll C, Alembik Y, Dott B. Associated malformations in cases with neural tube defects. Genet Couns. 2007;18(2):209-15.

7. Chakraborty A, Crimmins D, Hayward R, Thompson D. Toward reducing shunt placement rates in patients with myelomeningocele. J Neurosurg Pediatrics. 2008;1(5):361-5.

8. Rintoul NE, Sutton LN, Hubbard AM, Cohen B, Melchionni J, Pasquariello PS, et al. A new look at myelomeningoceles: functional level, vertebral level, shunting, and the implications for fetal intervention. Pediatrics. 2002;109:409-13.

9. Dias L. Myelomeningocele and intraspinal lipoma. In: Sponseller PD, editor. Orthopaedic knowledge update: pediatrics-2. 2nd ed. Rosemont: American Academy of Orthopaedic Surgeons, 2002. p. 249-259.

10. Battibugli S, Gryfakis N, Dias L, Kelp-Lenane C, Figlioli S, Fitzgerald E, et al. Functional gait comparison between children with myelomeningocele: shunt versus no shunt. Dev Med Child Neurol. 2007;49(10):764-9.

11. Yamada S, Won DJ, Siddiqi J, Yamada SM. Tethered cord syndrome: overview of diagnosis and treatment. Neurol Res. 2004;26(7):719-21.

12. Bowman RM, McLone DG, Grant JA, Tomita T, Ito JA. Spina bifida outcome: a 25-year pospective. Pediatr Neurosurg. 2001;34(3):114-20.

13. Sarwark JF, Weber DT, Gabrieli AP, McLone DG, Dias L. Tethered cord syndrome in low motor level children with myelomeningocele. Pediatr Neurosurg. 1996;25(6):295-301.

14. La Marca F, Herman M, Grant JA, McLone DG. Presentation and management of hydromyelia in children with Chiari type-II malformation. Pediatr Neurosurg. 1997;26(2):57-67.

15. Rendeli C, Nucera E, Ausili E, Tabacco F, Roncallo C, Pollastrini E, et al. Latex sensitisation and allergy in children with myelomeningocele. Childs Nerv Syst. 2006;22(1):28-32.

16. Emans JB. Current concepts review: allergy to latex in patients who have myelodysplasia. J Bone Joint Surg Am. 1992;74(7):1103-9.

17. Bartonek A, Saraste H, Samuelsson L, Skoog M. Ambulation in patients with myelomeningocele: a 12-year follow-up. J Pediatr Orthop. 1999;18(2):202-6.

18. Díaz Llopis I, Bea Muñoz M, Martinez Agulló E, López Martinez A, García Aymerich V, Forner Valero JV. Ambulation in patients with myelomeningocele: a study of 1500 patients. Paraplegia. 1993;31(1):28-32.

19. Maynard MJ, Weiner LS, Burke SW. Neuropathic foot ulceration in patients with myelodysplasia. J Pediatr Orthop. 1992;12(6):786-8.

20. Akbar M, Bremer R, Thomsen M, Carstens C, Abel R. Kyphectomy in children with myelodysplasia: results 1994-2004. Spine. 2006;31(9):1007-13.

21. Plaum PE, Riemer G, Frøslie KF. Risk factors for pressure sores in adults patients with myelomeningocele: a questionnaire-based study. Cerebrospinal Fluid Res. 2006;3:14.

22. Westcott MA, Dynes MC, Remer EM, Donaldson JS, Dias LS. Congenital and acquired orthopedic abnormalities in patients with myelomeningocele. Radiographics. 1992; 12(6):1155-73.

23. Kumar SJ, Cowell HR, Townsend P. Physeal, metaphyseal and diaphyseal injuries of the lower extremities in children with myelomeningocele. J Pediatr Onthop. 1984;4(1):25-7.

24. Anschuetz RH, Freehafer AA, Shaffer JW, Dixon MS Jr. Severe fracture complications in myelodysplasia. J Pediatr Orthop. 1984;4(1):22-4.

25. Guille JT, Sarwark JF, Sherk HH, Kumar SJ. Congenital and developmental deformities of the spine in children with myelomeningocele. J Am Acad Orthop Surg. 2006;14(5):294-302.

26. Mazur JM, Shurtleff D, Menelaus M, Colliver J. Orthopaedic management of high-level spina bifida. Early walking compared with early use of a wheelchair. J Bone Joint Surg Am. 1989;71(1):56-61.

27. Asher M, Olson J. Factors affecting the ambulatory status of patients with spina bifida cystica. J Bone Joint Surg Am. 1983;65(3):350-6.

28. Barden GA, Meyer LC, Stelling FH 3rd. Myelodysplastics fate of those followed for twenty years or more. J Bone Joint Surg Am. 1975;57(5):643-7.

29. Seitzberg A, Lind M, Bierin-Sørensen F. Ambulation in adults with myelomeningocele. Is it possible to predict the level of ambulation in early life? Childs Nerve Syst. 2008;24(2):231-7.

30. Schopler SA, Menelaus MB. Significance of the strength of the quadriceps muscles in children with myelomeningocele. J Pediatr Orthop. 1987;7(5):507-12.

31. McDonald CM, Jaffe KM, Mosca VS, Shurtleff DB. Ambulatory outcome of children with myelomeningocele: effect of lower-extremity muscle strength. Dev Med Child Neurol. 1991;33(6):482-90.

32. Swank M, Dias LS. Walking ability in spina bifida patients: a model for predicting future ambulatory status based on sitting balance and motor level. J Pediatr Orthop. 1994;14(6):715-8.

33. Sharrard WJ. The orthopaedic surgery of spina bifida. Clin Orthop Relat Res. 1973;(92):195-213.

34. Stillwell A, Menelaus MB. Walking ability in mature patients with spina bifida. J Pediatr Orthop. 1983;3(2):184-90.

35. Selber P, Dias L. Sacral-level myelomeningocele: Long-term outcome in adults. J Pediatr Orthop 1998;18(4):423-7.

36. Graham HK, Harvey A, Rodda J, Nattrass GR, Pirpiris M. The Functional Mobility Scale (FMS). J Pediatr Orthop. 2004;24(5):514-20.

37. Gage JR, DeLuca PA, Renshaw TS. Gait analysis: principles and applications. Emphasis on it use in cerebral palsy. J Bone Joint Surg. 1995;77:1607-23.

38. Gage JR, Novacheck TF. An update on the treatment of gait problems in cerebral palsy. J Pediatr Orthop B. 2001; 10(4):265-74.

39. Gabrieli AP, Vankoski SJ, Dias LS, Milani C, Lourenco A, Filho JL, et al. Gait analysis in low lumbar myelomeningocele patients with unilateral hip dislocation or subluxation. J Pediatr Orthop. 2003;23(3):330-4.

40. Moen T, Gryfakis N, Dias L, Lemke L. Crouched gait in myelomeningocele: a comparison between the degree of knee flexion contracture in the clinical examination and during gait. J Pediatr Orthop. 2005;25(5):657-60.

41. Vankoski S, Moore C, Statler KD, Sarwark JK, Dias L. The influence of forearm crutches on pelvic and hip kinematics in children with myelomeningocele: don't throw away the crutches. Dev Med Child Neurol. 1997;39(9):614-9.

42. Duffy CM, Hill AE, Cosgrove AP, Corry IS, Mollan RA, Graham HK. Three-dimensional gait analysis in spina bifida. J Pediatr Orthop. 1996;16(6):786-91.

43. Dunteman RC, Vankoski SJ, Dias LS. Internal derotation osteotomy of the tibia: pre- and postoperative gait analysis in persons with high sacral myelomeningocele. J Pediatr Orthop. 2000;20(5):623-8.

44. Dias L. Orthopaedic care in spina bifida: past, present, and future. Dev Med Child Neurol. 2004;46(9):579.

45. Müller EB, Nordwall A. Prevalence of scoliosis in children with myelomeningocele in western Sweden. Spine. 1992;17(9):1097-102.

46. Piggott H. The natural history of scoliosis in myelodysplasia. J Bone Joint Surg Br. 1980;62-B(1):54-8.

47. Samuelsson L, Eklöf O. Scoliosis in myelomeningocele. Acta Orthop Scand. 1988;59(2):122-7.

48. Trivedi J, Thomson JD, Slakey JB, Banta JV, Jones PW. Clinical and radiographic predictors of scoliosis in patients with myelomeningocele. J Bone Joint Surg Am. 2002;84-A(8):1389-94.

49. Glard Y, Launay F, Viehweger E, Hamel A, Jouve JL, Bollini G. Neurological classification in myelomeningocele as a spine deformity predictor. J Pediatr Orthop B. 2007;16(4):287-92.

50. Müller EB, Nordwall A, Odén A. Progression of scoliosis in children with myelomeningocele. Spine. 1994;19(2):147-50.

51. Shurtleff DB, Goiney R, Gordon LH, Livermore N. Myelodysplasia: the natural history of kyphosis and scoliosis. A preliminary report. Dev Med Child Neurol Suppl. 1976;(37):126-33.

52. McCarthy RE. Management of neuromuscular scoliosis. Ortho Clin North Am. 1999;30(3):435-49.

53. Schoenmakers MAGC, Gulmans VAM, Gooskens RHJM, Pruijs JE, Helders PJ. Spinal fusion in children with spina bifida: influence on ambulation level and functional abilities. Eur Spine J. 2005;14(4):415-22.

54. Mazur J, Menelaus MB, Dickens DR, Doig WG. Efficacy of surgical management for scoliosis in myelomeningocele: Correction of deformity and alteration of functional status. J Pediatr Orthop. 1986;6(5):568-75.

55. Carstens C, Koch H, Brocai DR, Niethard FU. Development of pathological lumbar kyphosis in myelomeningocele. J Bone Joint Surg Br. 1996;78(6):945-50.

56. Lindseth RE, Stelzer L Jr. Vertebral ecision for kyphosis in children with myelomeningocele. J Bone Joint Surg Am. 1979;61(5):699-704.

57. Mintz LJ, Sarwark JF, Dias LS, Schafer MF. The natural history of congenital kyphosis in myelomeningocele. A review of 51 children. Spine. 1991;16(8 Suppl):S348-50.

58. Akbar M, Bresch B, Seyler TM, Wenz W, Bruckner T, Abel R, et al. Management of orthopaedic sequelae of congenital spinal disorders. J Bone Joint Surg Am. 2009;91(Suppl 6):87-100.

59. Hoppenfeld S. Congenital kyphosis in myelomeningocele. J Bone Joint Surg Br. 1967;49(2):276-80.

60. Smith JT, Novais E. Treatment of gibbus deformity associated with myelomeningocele in the young child with use of the vertical expandable prosthetic titanium rib (VEPTR). J Bone Joint Surg Am. 2010;92(12):2211-5.

61. Lintner SA, Lindseth RE. Kyphotic deformity in patients who have a myelomeningocele. Operative treatment and long-term follow-up. J Bone Joint Surg Am. 1994;76(9):1301-7.

62. Sharrard WJ. Spinal osteotomy for congenital kyphosis in myelomeningocele. J Bone Joint Surg Br. 1968;50(3):466-71.

63. Freehafer AA, Vessely JC, Mack RP. Iliopsoas muscle transfer in the treatment of myelomeningocele in patients with paralytic hip deformities. J Bone Joit Surg Am. 1972; 54(8):1715-29.

64. Feiwell E. Surgery of the hip in myelomeningocele as related to adult goals. Clin Orthop Relat Res. 1980;(148):87-93.

65. Swaroop VT, Dias LS. What is the optimal treatment for hip and spine in myelomeningocele? In: Wright JG, editor. Evidence-based orthopaedics. Amsterdam: Elsevier Health Sciences; 2008. p. 273-7.

66. Feiwell E, Sakai D, Blatt T. The effect of hip reduction on function in patients with myelomeningocele. Potential gains and hazards of surgical treatment. J Bone Joint Surg Am. 1978;60(2):169-73.

67. Vankoski SJ, Sarwark JF, Moore C, Dias L. Characteristic pelvic, hip, and knee kinematic patterns in children with lumbosacral myelomeningocele. Gait Posture 1995;3(1):51-7.

68. Ober FR. Fasciotomy for sciatic pain. J Bone Joint Surg AM. 1941;23(2):471-3.

69. Yount CC. The role of the tensor fasciae femoris in certain deformities of the lower extremities. J Bone Joint Surg Am. 1926;8(1):171-93.

70. Sharrard WJ. Long-term follow-up of posterior transplant for paralytic dislocation of the hip. J Bone Joint Surg Br. 1970; 52:551-6.

71. Cruess RL, Turner NS. Paralysis of hip abductor muscle in spina bifida. Results of treatment by the Mustard procedure. J Bone Joint Surg Am. 1970;52(7):1364-72.

72. Sherk HH, Ames MD. Functional results of iliopsoas transfer in myelomeningocele hip dislocations. Clin Orthop Relat Res. 1978;(137):181-6.

73. Sherk HH, Uppal GS, Lane G, Melchionni J. Treatment versus non-treatment of hip dislocations in ambulatory patients with myelomeningocele. Dev Med Child Neurol. 1991;33(6):491-4.

74. Swaroop VT, Dias L. Orthopedic management of spina bifida. Part I: hip, knee, and rotational deformities. J Child Orthop. 2009;3(6):441-9.

75. Castle ME, Schneider C. Proximal femoral resection-interposition arthroplasty. J Bone Joint Surg Am. 1978;60(8): 1051-4.

76. McHale KA, Bagg M, Nason SS. Treatment of the chronically dislocated hip in adolescents with cerebral palsy with femoral head resection subtrochanteric valgus osteotomy. J Pediatr Orthop. 1990;10(4):504-9.

77. Wright JG, Menelaus MB, Broughton NS, Shurtleff D. Natural history of knee contractures in myelomeningocele. J Pediatr Orthop. 1991;11(6):725-30.

78. Dias LS, Stern LS. Talectomy in the treatment of resistant talipes equinovarus deformity in myelomeningocele and arthrogryposis. J Pediatr Orthop. 1987;7(1):39-41.

79. Marshall PD, Broughton NS, Menelaus MB, Graham HK. Surgical release of knee flexion contractures in myelomeningocele. J Bone Joint Surg Br. 1996;78(6):912-6.

80. Parsch K, Manner G. Prevention and treatment of knee problems in children with spina bifida. Dev Med Child Neurol Suppl. 1976;(37):114-6.

81. Drabu KJ, Walker G. Stiffness after fractures around the knee in spina bifida. J Bone Joint Surg Br. 1985;67(2):266-7.

82. Curtis BH, Fisher RL. Congenital hyperextension with anterior subluxation of the knee. Surgical treatment and long-term observations. J Bone Joint Surg Am. 1969;51(2):255-69.

83. Birch R. Surgery of the knee in children with spina bifida. Dev Med Child Neurol Suppl. 1979;(37):111-3.

84. Sandhu PS, Broughton NS, Menelaus MB. Tenotomy of the ligamentum patellae in spina bifida: management of limited flexion range at the knee. J Bone Joint Surg Br. 1995;77(5):832-3.

85. Williams JJ, Graham GP, Dunne KB, Menelaus MB. Late knee problems in myelomeningocele. J Pediatr Orthop. 1993;13(6):701-3.

86. Lim R, Dias L, Vankoski S, Moore C, Marinello M, Sarwark J. Valgus knee stress in lumbosacral myelomeningocele: a gait-analysis evaluation. J Pediatr Orthop. 1998;18(4):428-33.

87. Dias LS, Jasty MJ, Collins P. Rotational deformities of the lower limb in myelomeningocele. Evaluation and treatment. J Bone Joint Surg Am. 1984;66(2):215-23.

88. Vankoski SJ, Michaud S, Dias L. External tibial torsion and the effectiveness of the solid ankle-foot orthoses. J Pediatr Orthop. 2000;20(3):349-55.

89. Dodgin DA, De Swart RJ, Stefko RM, Wenger DR, Ko JY. Distal tibial/fibular derotation osteotomy for correction of tibial torsion: review of technique and results in 63 cases. J Pediatr Orthop. 1998;18(1):95-101.

90. Fraser KJ, Menelaus MB. The management of tibial torsion in patients with spina bifida. J Bone Joint Surg Br. 1993;75(3):495-7.

91. Noonan KJ, Didelot WP, Lindseth RE. Care of the pediatric foot in myelodysplasia. Foot Ankle Clin. 2000;5(2):281-304, vi.

92. Torosian CM, Dias LS. Surgical treatment of severe hindfoot valgus by medial displacement osteotomy of the os calcis in children with myelomeningocele. J Pediatr Orthop. 2000;20(2):226-9.

93. de Carvalho Neto J, Dias LS, Gabrieli AP. Congenital talipes equinovarus in spina bifida: treatment and results. J Pediatr Orthop. 1996;16(6):782-5.

94. Gerlach DJ, Gurnett CA, Limpaphayom N, Alaee F, Zhang Z, Porter K, et al. Early results of the Ponseti method for the treatment of clubfoot associated with myelomeningocele. J Bone Joint Surg Am. 2009;91(6):1350-9.

95. Janicki JA, Narayanan UG, Harvey B, Roy A, Ramseier LE, Wright JG. Treatment of neuromuscular and syndrome-associated (nonidiopathic) clubfeet using the Ponseti method. J Pediatr Orthop. 2009;29(4):393-7.

96. Flynn JM, Herrera-Soto JA, Ramirez NF, Fernandez-Feliberti R, Vilella F, Guzman J. Clubfoot release in myelodysplasia. J Pediatr Orthop B. 2004;13(4):259-62.

97. Lourenco AF, Dias LS, Zoellick DM, Sodre H. Treatment of residual adduction deformity in clubfoot: the double osteotomy. J Pediatr Orthop. 2001;21(6):713-8.

98. Sherk HH, Ames MD. Talectomy in the treatment of the myelomeningocele patient. Clin Orthop Relat Res. 1975;(110):218-22.

99. Frawley PA, Broughton NS, Menelaus MB. Incidence and type of hindfoot deformities in patients with low-level spina bifida. J. Pediatr Orthop. 1998;18(3):312-3.

100. Kodros SA, Dias LS. Single-stage surgical correction of congenital vertical talus. J Pediatr Orthop. 1999;19(1):42-8.

101. Dobbs MB, Purcell DB, Nunley R, Morcuende JA. Early results of a new method of treatment for idiopathic congenital vertical talus. Surgical technique. J Bone Joint Surg Am. 2007;89(2 Suppl 1):111-21.

102. Park KB, Park HW, Joo SY, Kim HW. Surgical treatment of calcaneal deformity in a select group of patients with myelomeningocele. J Bone Joint Surg Am. 2008;90(10):2149-59.

103. Rodrigues RC, Dias LS. Calcaneus deformity in spina bifida: results of anterolateral release. J Pediatr Orthop. 1992;12(4):461-4.

104. Stevens PM, Belle RM. Screw epiphysiodesis for ankle valgus. J Pediatr Orthop. 1997;17(1):9-12.

105. Lubicky JP, Altiok H. Transphyseal osteotomy of the distal tibia for correction of valgus/varus deformities of the ankle. J Pediatr Orthop. 2001;21(1):80-8.

106. Koutsogiannis E. Treatment of mobile flatfoot by displacement osteotomy of the calcaneus. J Bone Joint Surg. 1971;53:96-100.

107. Coleman SS, Chesnut WJ. A simple test for hindfoot flexibility in the cavovarus foot. Clin Orthop Relat Res. 1977;(123):60-2.

108. Schwend RM, Drennan JC. Cavus foot deformity in children. J Am Acad Orthop Surg. 2003;11(3):201-11.

109. Mubarak SJ, Van Valin SE. Osteotomies of the foot for cavus deformities in children. J Pediatr Orthop. 2009;29(3):294-9.

110. Gourineni P, Dias L, Blanco R, Muppavarapu S. Orthopaedic deformities associated with lumbosacral spinal lipomas. J Pediatr Orthop. 2009;29(8):932-6.

111. Finn MA, Walker ML. Spinal lipomas: clinical spectrum, embryology, and treatment. Neurosurg Focus. 2007;23(2):E10.

112. Kanev PM, Lemire RJ, Loeser JD, Berger MS. Management and long-term follow-up review of children with lipomyelomeningocele, 1952-1987. J Neurosurg. 1990;73(1):48-52.

34 Reabilitação nos defeitos de fechamento do tubo neural

Antonio Carlos Fernandes
Adriana Bosquê Justo
Kátia Regina Bloch Macan

O defeito de fechamento do tubo neural (DFTN) é uma má-formação complexa do tubo neural que engloba diversas doenças, das quais a mielomeningocele é a patologia mais frequente. Devido ao acometimento de múltiplos órgãos e sistemas, é importante que o tratamento seja realizado por uma equipe interdisciplinar formada por médicos, terapeutas e técnicos. Sempre que possível, o tratamento de reabilitação deve ser iniciado logo após a alta hospitalar em um centro de reabilitação especializado.

Um programa de reabilitação eficaz depende da condição geral do paciente, da equipe interdisciplinar e da participação efetiva da família. É indispensável uma visão global do paciente, assim como a integração entre os membros da equipe, a qual deve atuar de forma integrada e coordenada, para potencializar o melhor resultado possível.

O trabalho deve ser conduzido de acordo com a idade e o nível neurológico de lesão do indivíduo. Por isso, não há uma abordagem terapêutica comum a todos os pacientes, mas um planejamento individual e flexível, de acordo com as necessidades em cada etapa do desenvolvimento.

> **ATENÇÃO! É importante informar aos pais sobre os objetivos do tratamento de reabilitação. As informações devem ser transmitidas de forma clara e consistente, eliminando dúvidas e expectativas inadequadas. A participação familiar deve ser sempre requisitada e incentivada.**

MODALIDADES DE TERAPIAS

De acordo com a faixa etária e a etapa do desenvolvimento neuropsicomotor, as seguintes modalidades de terapias são indicadas.

Grupo de estimulação precoce

O grupo de estimulação precoce é constituído por três bebês de 8 meses a 2 anos e meio, com suas respectivas mães e terapeutas (fisioterapeuta, terapeuta ocupacional, fonoaudiólogo e psicólogo). Tem como objetivo estimular o paciente, para que ele desenvolva condições para comunicar-se, locomover-se, tornar-se independente em alimentação e descobrir sua individualidade. Comunicação, alimentação, posicionamento, manuseios e atividades lúdicas são pontos importantes a serem trabalhados. Essa intervenção oferece à mãe e ao bebê o ambiente e tempo adequados para adaptação ao tratamento. Além da terapia conjunta, torna-se possível a troca de experiências e o auxílio mútuo entre os familiares e os pacientes.

Fisioterapia individual

É indicada para pacientes que apresentam retardo no desenvolvimento neuropsicomotor ou que necessitam de tratamento pós-operatório. Os objetivos são promover o estímulo das etapas motoras, prevenir deformidades, fortalecer a musculatura, orientar o uso adequado de órteses e orientar também a família **(FIG. 34.1)**.

O fisioterapeuta deve atuar na obtenção de uma evolução motora satisfatória e na independência nas atividades de vida diária (AVDs), favorecendo a deambulação ou o deslocamento em cadeira de rodas. As capacidades, necessidades e limitações de cada paciente devem ser analisadas e revisadas com frequência.

Treino de deambulação

O paciente inicia o treino de deambulação logo após adquirir a postura ortostática, com o uso de órteses. O objetivo é promover a independência na deambulação em superfícies planas e irregulares, rampas e escadas. O treino é iniciado com andador. Após a independência com o andador, este pode ser substituído por muletas e bengalas.

Fisioterapia respiratória

É indicada a pacientes que apresentam alterações da biomecânica respiratória, as quais podem ocorrer em função de deformidades costovertebrais (escoliose, cifose congênita), alterações neurológicas devido à má-formação de Arnold-Chiari, fraqueza da msusculatura abdominal e encurtamento da musculatura acessória da respiração. O tratamento tem como objetivo proporcionar a melhora da biomecânica respiratória e da higiene brônquica, para prevenir quadros de infecção pulmonar.

Fisioterapia aquática

Tem como objetivo terapêutico fortalecer a musculatura preservada para estimular o desenvolvimento

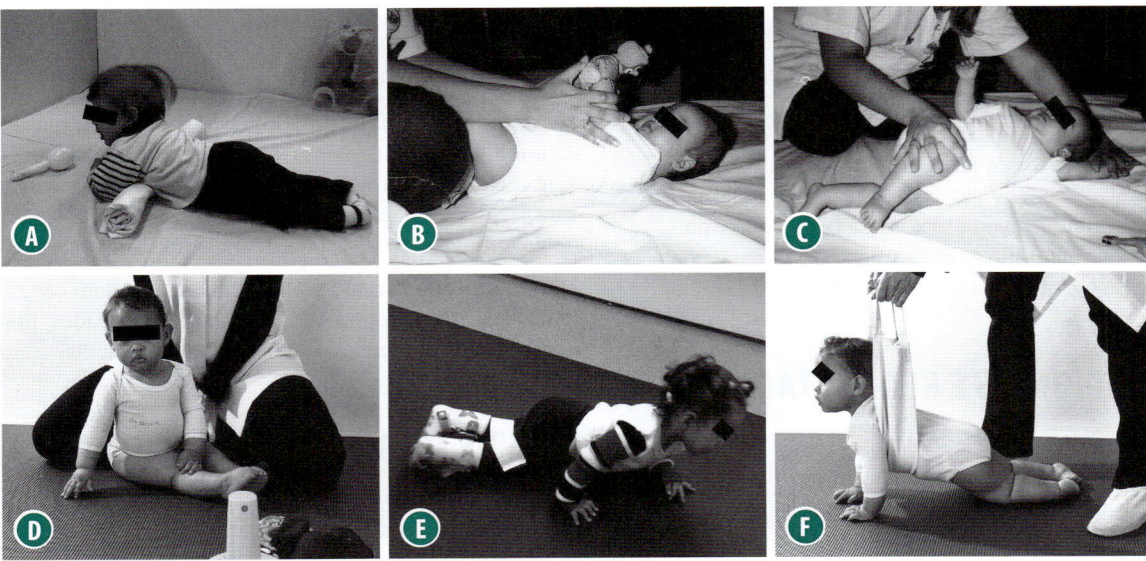

FIGURA 34.1 → Estímulo das etapas motoras baixas.
A Linha média. **B** Controle cervical. **C** Sentar. **D** Rolar. **E** Arrastar. **F** Engatinhar.

neuropsicomotor e prevenir deformidades que possam dificultar a aquisição das etapas motoras. Ocorre através de uma abordagem específica, com a utilização dos princípios hidrodinâmicos associados a técnicas e atividades. O objetivo final é a aprendizagem neuropsicomotora com transferência positiva, que corresponde à capacidade de realizar uma atividade no solo, o que antes somente era feito no meio líquido.

Terapia ocupacional

Tem como objetivo a ampliação das capacidades funcionais do paciente, tanto no aspecto motor quanto no cognitivo. O plano de tratamento é estabelecido de acordo com a fase de aquisição motora em que o indivíduo se encontra. O terapeuta ocupacional é responsável por traçar estratégias embasadas na avaliação das limitações do paciente. As atividades devem ser selecionadas com muito critério, levando-se em consideração os aspectos individuais do paciente, permitindo que sejam interessantes e lúdicas, para despertar a aderência ao tratamento.

Integração sensorial

Os pacientes que não vivenciam todos os aspectos do desenvolvimento motor esperado podem apresentar algum tipo de desordem sensorial relacionadas ao processamento vestibular, visual, tátil ou proprioceptivo. A integração sensorial trabalha para organizar as informações sensoriais de forma a emitir uma resposta adaptativa, trabalhando o alerta do paciente, para melhorar a capacidade de atenção e a concentração nas atividades.

Fonoaudiologia

É indicada a indivíduos que apresentam alterações na sensibilidade intraoral, recusa alimentar, sensibilidade auditiva, alterações de fala e linguagem, desvios fonéticos fonológicos, dificuldade de leitura e escrita e deficiência auditiva.

Psicologia

Após o nascimento de uma criança portadora de DFTN, a família necessita de suporte psicológico, para ser acolhida em suas angústias e ansiedades frente à nova realidade. Trabalha-se auxiliando os pais, tanto no processo de luto da perda do filho ideal como na formação do vínculo afetivo com o filho real. O trabalho do psicólogo também é direcionado à criança nos primeiros meses de vida, com o objetivo de promover a estimulação precoce. Esse trabalho continua nas fases seguintes do desenvolvimento até a vida adulta, com foco principal nas questões emocionais vinculadas às limitações e diferenças.

Pedagogia

Indivíduos com DFTN podem apresentar déficit cognitivo e dificuldade de aprendizagem. Por esse motivo, é importante o acompanhamento com um pedagogo na fase escolar em Atendimento Educacional Especializado. Os objetivos são a estimulação cognitiva e pedagógica, trabalho com as dificuldades de aprendizagem nas áreas práxicas, gráficas, gnósicas, visuais e de cálculo, além da prática da inclusão escolar.

Reabilitação desportiva

É um trabalho oferecido ao paciente que demonstra interesse em realizar alguma modalidade esportiva. Como exemplos, pode-se citar natação, capoeira, tênis de mesa e bocha. O educador físico orienta a escolha de acordo com o nível de lesão e as limitações físicas do paciente. A reabilitação desportiva torna-se um diferencial no processo de reabilitação, pois, além da melhora da autoestima, proporciona melhora no condicionamento físico e desenvolve a integração social.

NÍVEIS FUNCIONAIS E REABILITAÇÃO FÍSICA

A classificação de Hoffer e colaboradores[1] é a mais utilizada, tendo como base o teste muscular e sensitivo do paciente. A classificação estabelece quatro grupos distintos de lesão neurológica, facilitando a compreensão e direcionando o tratamento. Cada grupo apresenta características funcionais distintas, sendo possível traçar o prognóstico de deambulação e estabelecer um tratamento mais adequado e dirigido a cada caso.

- **Nível torácico.** Os pacientes não apresentam musculatura ativa nem sensibilidade nos quadris ou abaixo. Os membros inferiores permanecem em posição de abandono. Alguns indivíduos podem apresentar um esboço de contração da musculatura flexora de um ou ambos os quadris, não considerada como funcional. Devido ao nível alto de lesão, o prognóstico de deambulação é ruim.

- **Nível lombar alto.** Os indivíduos deste grupo apresentam alguma sensibilidade abaixo dos quadris, com atividade muscular eficaz dos flexores e adutores dos quadris e, às vezes, dos extensores de joelhos. O prognóstico de deambulação é regular.

- **Nível lombar baixo.** Os pacientes apresentam alguma sensibilidade abaixo dos quadris, atividade muscular de flexores e adutores de quadris, extensores e flexores de joelhos e, eventualmente, abdutores dos quadris e/ ou dorsiflexores dos tornozelos. O prognóstico de deambulação é bom.

- **Nível sacral.** Pacientes com este nível de lesão apresentam todas as características musculares relatadas no grupo anterior, além da musculatura extensora dos quadris e, às vezes, força flexora plantar. A maioria apresenta paralisia da musculatura intrínseca dos pés, associada às alterações de sensibilidade, sobretudo na face plantar.

Hoffer e colaboradores[1] também estabeleceram o padrão de deambulação, classificando-o em quatro níveis:

- **Deambuladores comunitários.** São pacientes que deambulam dentro e fora de casa, com ou sem o uso de órteses. Podem utilizar cadeira de rodas para longas distâncias.

- **Deambuladores domiciliares.** Deambulam somente em casa, com uso de órteses. São independentes para realizar transferências.

- **Deambuladores não funcionais.** São pacientes que só deambulam durante as sessões de fisioterapia e utilizam a cadeira de rodas para a maioria das atividades. Em geral, são pacientes que estão iniciando o treino de deambulação ou em fase de interrupção da marcha.

- **Não deambuladores.** São indivíduos que usam cadeira de rodas para locomoção em todas as atividades. Podem ser independentes ou não em transferências.

ESCALA DE MOBILIDADE FUNCIONAL

A escala de mobilidade funcional (FMS) foi desenvolvida por Graham e colaboradores[2] para classificar a mobilidade funcional das crianças com paralisia cerebral, considerando os equipamentos de auxílios usados. Entretanto, também pode ser utilizada para pacientes portadores de DFTN, permitindo melhor visualização e compreensão do *status* funcional. A avaliação é obtida com base no questionário feito para as crianças e pais em relação a locomoção, equipamentos usados e distância percorrida. A FMS classifica a habilidade de locomoção em três distâncias específicas: 5, 50 e 500 m. As órteses e os equipamentos usados devem ser incluídos para a classificação. Para cada distância, atribui-se um valor de 1 a 6:

1. Usa cadeira de rodas.
2. Usa andador.
3. Usa muletas canadenses.
4. Usa bengalas.
5. Independente em superfície plana.
6. Independente em todas as superfícies.

Por exemplo, uma criança que deambula com independência em casa em todas as superfícies, mas usa muletas na escola e cadeira de rodas para longas distâncias, é classificada como FMS 6 3 1.

ÓRTESES E ACESSÓRIOS

Órteses são aparatos que auxiliam a função do membro paralisado, promovendo estabilidade e posicionamento articular adequado. São indicadas para pacientes que possuem as articulações alinhadas e sem deformidades estruturadas. É importante lembrar que as órteses não corrigem as deformidades existentes. Devido à pele insensível, o uso de órtese com deformidade estabelecida pode promover áreas de úlceras de pressão. Antes do uso das órteses, as deformidades devem ser corrigidas com cirurgia.

Os dispositivos devem ser leves, bem adaptados, resistentes e acolchoados. Os materiais mais utilizados na fabricação das órteses são o polipropileno e o polietileno. Para uma adaptação anatômica mais adequada, é comum que as órteses sejam prescritas com a utilização prévia de molde em gesso.

***Parapodium* com mesa** é um dispositivo utilizado para o ortostatismo nos níveis torácico e lombar alto em pacientes que já têm controle de tronco regular. Permite todos os benefícios fisiológicos do ortostatismo, como prevenção da osteopenia, facilitação do esvaziamento vesical e intestinal, prevenção de deformidades e conscientização na fase de pré-deambulação. Caso o prognóstico seja favorável, a posição ortostática antecede a fase de deambulação. A mesa é utilizada como estímulo para manter a criança na posição ortostática, permitindo atividades lúdicas e alimentação. Recomenda-se a utilização três vezes ao dia, por um período de 40 minutos cada **(FIG. 34.2)**.

A **órtese de reciprocação** (RGO, do inglês *reciprocating gait orthosis*) é uma órtese utilizada para treino de deambulação em pacientes do nível torácico ou lombar alto, que apresentam deambulação não funcional com o uso de órtese longa convencional.

Conforme o paciente promove a extensão do quadril durante a marcha, a RGO promove a flexão do quadril contralateral. Assim, a criança inicia a troca de passos de maneira reciprocada. Dessa forma, a deambulação consome menor gasto energético, permitindo que o paciente caminhe por distâncias maiores. Os indivíduos necessitam de um prolongamento torácico acoplado à órtese longa para melhor funcionamento do mecanismo de reciprocação **(FIG. 34.3)**.

A **órtese longa** é utilizada para pacientes dos níveis torácico e lombar alto, que possuem bom equilíbrio de tronco e estão prontos para iniciar o treino de deambulação. Tem acoplado um cinto pélvico em forma de "U" para posicionar os quadris em extensão e impedir o apoio na cicatriz cirúrgica da região lombar. Para pacientes com anteriorização do tronco na postura ortostática, é necessário acoplar o prolongamento torácico para o melhor alinhamento do tronco. As articulações devem ser travadas. A família é orientada a utilizar a órtese longa na criança e estimular o treino de deambulação com auxílio de aditamento diariamente no domicílio.

> **DICA:** Em pacientes com luxação de quadril unilateral e discrepância dos membros inferiores, deve-se compensar a desigualdade no solado do tênis e não na órtese longa.

As **goteiras suropodálicas** são utilizadas para pacientes de todos os níveis de lesão neurológica e indicadas para posicionamento, prevenção de deformidades no pé, ortostatismo e deambulação **(FIG. 34.4)**. Para a deambulação, é preferível que as goteiras sejam utilizadas com tênis. Tal medida facilita o uso e permite uma integração maior da criança ao seu meio de convivência. Na presença de áreas de pressão, o uso deve ser suspenso devido à alteração de sensibilidade.

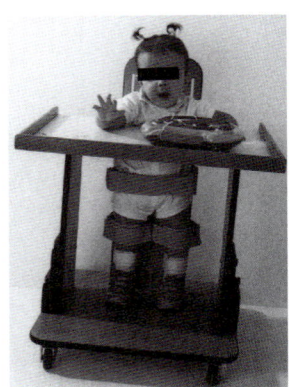

FIGURA 34.2 → *Parapodium* com mesa, para ortostatismo.

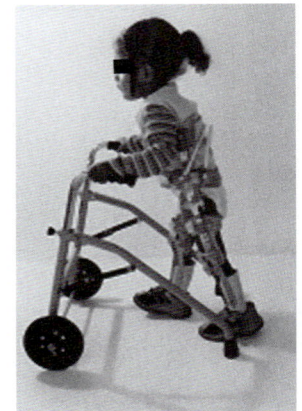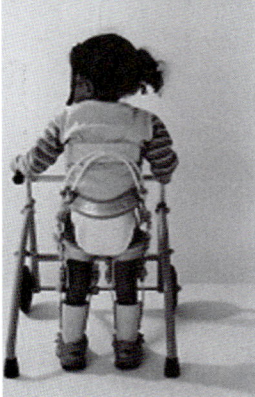

FIGURA 34.3 → Paciente de nível torácico em uso de RGO e andador. Deambuladora domiciliar.

As **goteiras suropodálicas com hastes laterais e cinto pélvico em U** têm indicação a pacientes que apresentam nível lombar baixo e rotação interna ou externa dos membros inferiores **(FIG. 34.5)**. O uso desse dispositivo permite o alinhamento de modo mais adequado das articulações durante a deambulação. Alguns pacientes usam as articulações de quadril e joelhos destravados, e o uso de aditamento se faz necessário.

As **goteiras de lona para os joelhos** são órteses de posicionamento cruromaleolares, utilizadas para a prevenção de deformidades em flexão, favorecendo o alinhamento em extensão dos joelhos. Outro dispositivo é a **mesa de chão recortada**, utilizada para estimular o paciente a permanecer na posição sentada, de modo adequado. Facilita a utilização dos membros superiores, estimulando as atividades lúdicas, em especial em crianças pequenas com nível alto de lesão neurológica.

A **calça de posicionamento** é indicada para o posicionamento adequado do bebê em decúbito dorsal ou decúbito lateral, possibilitando postura simétrica e estimulando o sentar, favorecendo o controle de tronco. É confeccionada pela própria família **(FIG. 34.6)**.

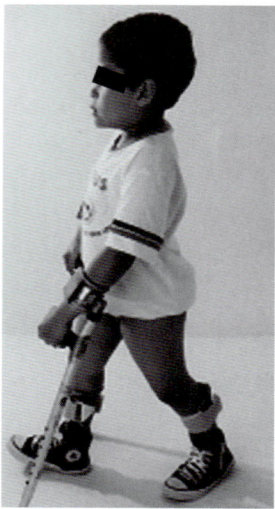

FIGURA 34.4 → Goteira suropodálica.

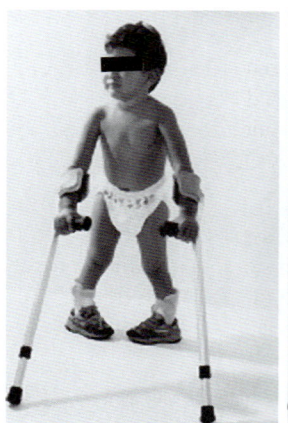 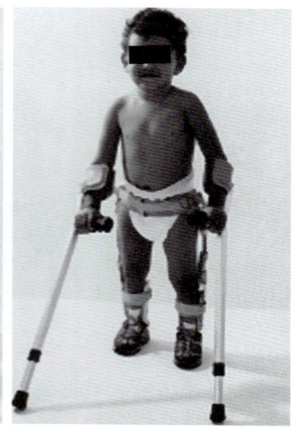

FIGURA 34.5 → Goteira suropodálica com hastes laterais e cinto pélvico para controle de atitude em rotação interna dos membros inferiores, sem estruturação.

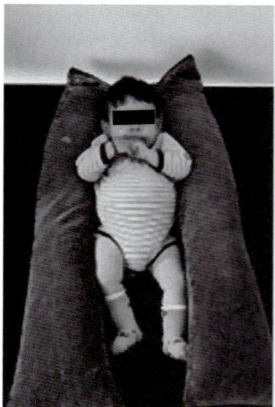 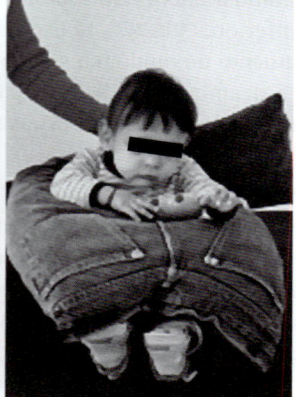

FIGURA 34.6 → Calça de posicionamento.

O **enfaixamento em 8** é utilizado no indivíduo com postura em abandono, em geral, no nível torácico, para proporcionar o alinhamento dos membros inferiores e evitar a instalação de deformidades.

TRATAMENTO FISIOTERAPÊUTICO

Nível torácico

O tratamento tem o objetivo de estimular o desenvolvimento neuropsicomotor, prevenir deformidades através de alongamentos e posicionamento adequado do paciente e fortalecer os músculos dos membros superiores e do tronco. A facilitação de transferências deve ser trabalhada para diminuir o grau de dependência do indivíduo. Os pacientes costumam apresentar bom controle cervical, adquirem a posição sentada com ou sem apoio bimanual, deslocam-se arrastando em prono no solo e realizam as transferências com os membros superiores. A ausência de sensibilidade e de propriocepção nos membros inferiores pode facilitar a ocorrência de ferimentos, úlceras de pressão, lesões abrasivas e fraturas. Por isso, o arrastar-se no solo deve ser estimulado com precaução apenas no início da infância e em ambiente controlado. A criança deve ter mobilidade com o uso de cadeiras de rodas.

O ortostatismo é obtido com o uso do *parapodium*. A presença de deformidades articulares acima de 30° nos quadris e joelhos, além de deformidades nos pés, impossibilita a prescrição e o uso do *parapodium*, tornando o ortostatismo inviável. É importante o teste antes da utilização, para observar o posicionamento adequado, sua aceitação e possíveis áreas de pressão.

Crianças que apresentam membros inferiores alinhados, controle de tronco regular e motivação para deambular podem iniciar o treino de deambulação. O treino é dependente de órtese longa bilateral, com cinto pélvico em "U", prolongamento torácico e RGO (órtese de reciprocação) acoplado para estimular a troca de passos de modo reciprocado e diminuir o gasto energético, facilitando a aquisição da deambulação. O uso do andador é necessário no início, podendo evoluir para muletas canadenses.

A obesidade interfere de modo negativo no processo de reabilitação, em especial no uso de órteses para o treino de deambulação. Pacientes de nível torácico costumam interromper a deambulação antes da adolescência. São raros os deambuladores comunitários na vida adulta.

Nível lombar alto

O tratamento visa estimular o desenvolvimento neuropsicomotor, fortalecer a musculatura dos membros superiores, do tronco e da musculatura preservada dos membros inferiores, prevenir as deformidades dos membros inferiores através de alongamentos passivos e realizar o treino de ortostatismo e deambulação. Os pacientes adquirem bom controle cervical e de tronco, deslocam-se engatinhando, são capazes de passar para a postura de pé com auxílio dos membros superiores e deambular com o auxílio de terceiros ou apoiando-se na mobília com mau alinhamento postural e sobrecarga das articulações. O ortostatismo deve ser realizado com o *parapodium*, assim que possível.

Para a deambulação, os pacientes necessitam do uso de órtese longa bilateral com cinto pélvico em U e auxílio de andador ou muletas canadenses. Crianças com musculatura fraca dos membros inferiores podem ser beneficiadas com o uso de RGO. Em caso de anteriorização do tronco, é indicado o prolongamento torácico. De acordo com a evolução satisfatória, o mecanismo da RGO e o cinto pélvico podem ser removidos. Apesar de alguns pacientes conseguirem deambular apenas com goteiras suropodálicas e andador, esse procedimento não é recomendado. No nível lombar alto, a paralisia completa dos flexores mediais dos joelhos pode causar sua sobrecarga e artrose precoce. A ausência de controle pleno dos quadris também pode promover uma deambulação inadequada.

Uma parte dos pacientes abandona a deambulação na adolescência. A obesidade, a recidiva de deformidades, o alto gasto energético, a perda da motivação e a resistência ao uso contínuo da órtese longa são os principais fatores desencadeantes da interrupção da deambulação.

Nível lombar baixo

O tratamento fisioterapêutico segue os objetivos do grupo anterior. Deve-se enfatizar o fortalecimento muscular dos membros superiores, do tronco e da musculatura preservada dos membros inferiores, além do ortostatismo e o treino de deambulação. Os indivíduos são estimulados a realizar todas as etapas motoras, como manter a postura ajoelhada e semiajoelhada com apoio e a realizar a transferência para a postura em pé com apoio, das mãos. Não é necessário o uso do *parapodium* para iniciar o ortostatismo nesse grupo.

A deambulação é feita, inicialmente, com uso de goteiras suropodálicas e andador, e, depois, com bengalas canadenses, desde que não haja deformidades em membros inferiores. Para controle das rotações dos quadris ou torções tibiais internas ou externas, em alguns pacientes, pode ser útil a adaptação de hastes laterais e cinto pélvico em U às goteiras.

É importante ressaltar a necessidade do uso de bengalas canadenses para prevenir complicações futuras nos joelhos, em consequência da sobrecarga articular, o que ocorre devido à ausência da musculatura glútea e consequente sinal de Trendelemburg. A utilização das muletas deve ser reforçada pelo médico e pelo fisioterapeuta, mesmo que o paciente consiga deambular somente com goteiras. A maioria dos indivíduos atinge a deambulação comunitária.

Nível sacral

No nível sacral, a maioria dos pacientes consegue deambular somente com o uso de goteiras suropodálicas. Alguns conseguem deambular sem o uso de órteses quando têm preservada a função do gastrocnêmio e do solear. Nesse grupo, são comuns as deformidades nos tornozelos e pés, em função do desequilíbrio muscular distal.

O tratamento fisioterapêutico é mais fácil, visto que a maioria dos pacientes apresenta um desenvolvimento neuropsicomotor adequado. A deambulação inicia-se em fase precoce, muitas vezes sem a presença do terapeuta. Os indivíduos adquirem a deambulação comunitária, desde que não apresentem complicações neurológicas ou deformidades ortopédicas associadas.

Os fatores que interferem na deambulação dos pacientes com DFTN são os seguintes:

- **Nível neurológico de lesão.** É o fator mais importante para a aquisição da deambulação. Quanto mais alto o nível da lesão, maior é a paralisia motora e pior é o prognóstico de deambulação.

- **Deformidades.** A presença de deformidades do tronco e dos membros inferiores pode tornar incompatível o uso de órtese, impossibilitando a deambulação. Pacientes dos níveis torácico e lombar alto são os mais prejudicados pela presença de deformidades.

- **Obesidade.** Interfere de modo negativo em todo o processo de reabilitação e no uso de órteses. Pode limitar a deambulação, pois requer maior gasto energético, sobretudo em afetados nos níveis torácico e lombar alto.

- **Complicações neurológicas.** Hidrocefalia descompensada, hidromielia, medula presa e outras complicações podem propiciar alterações no equilíbrio, perda da força muscular, espasticidade e o início de deformidades. Quando não tratadas da forma adequada, interferem no prognóstico de deambulação.

- **Déficit cognitivo.** Alterações cognitivas podem dificultar a compreensão, a aceitação das terapias e o uso de órteses e auxiliares de marcha, prejudicando a aquisição e a manutenção da deambulação.

- **Nível socioeconômico.** Pacientes com graves problemas socioeconômicos podem apresentar dificuldades de acesso ao centro de reabilitação, à aquisição de órteses e à manutenção do tratamento terapêutico de modo regular. O prognóstico de marcha torna-se mais comprometido.

Fisioterapia no pós-operatório

O tratamento fisioterapêutico inicia-se no pós-operatório imediato, no leito hospitalar. Para a correção cirúrgica das deformidades da coluna, como cifose congênita, escoliose, ou hiperlordose lombar, o fisioterapeuta deve seguir o protocolo pós-operatório da forma correta, de acordo com as orientações do cirurgião. É importante a mudança de decúbito a cada duas horas para prevenir áreas de pressão e o posicionamento dos membros inferiores. Movimentos passivos suaves nos membros inferiores e superiores são indicados, assim como o uso das órteses de posicionamento. Indivíduos com artrodese de coluna devem evitar movimentos de flexão, hiperextensão, rotação e inclinação do tronco. Os alongamentos passivos nos membros inferiores, assim como o uso de órteses, são de grande importância. Se o paciente tem indicação de ortostatismo e marcha, o mesmo deve ser feito após a prescrição do médico.

Após a correção cirúrgica das deformidades do quadril, é importante a manutenção do paciente em decúbito dorsal e ventral durante o período de cicatrização. O ideal é não adotar a postura sentada até a liberação do ortopedista. Após a primeira semana do pós-operatório, o fisioterapeuta pode orientar a família a realizar alongamentos passivos dos membros inferiores, ainda mais dos flexores dos quadris, posicionar de forma adequada e fortalecer os membros superiores. O ortostatismo deve iniciar após o período de cicatrização e com o uso de órteses. Após a correção das deformidades dos joelhos, é indicado o alongamento da cadeia posterior dos membros inferiores (**FIG. 34.7**).

Outra indicação é a movimentação passiva suave de flexão-extensão do joelho para o retorno da amplitude de movimento e, se houver movimentação ativa dos membros inferiores, devem-se iniciar os exercícios de fortalecimento. É importante o uso noturno de talas de lona para joelhos como prevenção de recidiva da deformidade.

Cirurgias de correção de deformidades de tornozelo e pé seguem basicamente o mesmo tratamento fisioterapêutico no pós-operatório. Durante a fase gessada, o fisioterapeuta deve orientar a família a realizar, todos os dias, alongamentos passivos dos flexores dos quadris e isquiotibiais, posicionar os membros inferiores de maneira adequada e fortalecer a musculatura dos membros superiores e a musculatura preservada dos inferiores. O ortostatismo só deve ser iniciado após consolidação ou liberação do ortopedista. Após a retirada do gesso, o uso da órtese é fundamental para manutenção da correção cirúrgica.

TRATAMENTO DA TERAPIA OCUPACIONAL

A terapia ocupacional baseia-se no fazer e nas habilidades funcionais. A avaliação leva em conta como as atividades são realizadas e qual a necessidade de intervenção, seja por meio de adaptações do ambiente, mobiliário, facilitação da funcionalidade, orientação de posicionamento, fortalecimento muscular ou pelo uso de órteses. Dentre os aspectos avaliados, encontram-se, fundamentalmente, o brincar. No aspecto lúdico ("brincar pelo brincar"), é muito importante como fator estimulador das descobertas e da autoestima e no desenvolvimento cognitivo e motor. Através da ação sobre o ambiente, a criança desenvolve a capacidade de exploração do próprio corpo e dos objetos ao seu redor. A terapia promove o aprimoramento de noções de espaço, tempo, função dos objetos, ação e reação, representação de sua realidade através do jogo simbólico, encadeamento de estórias, entendimento de regras e resolução de problemas.

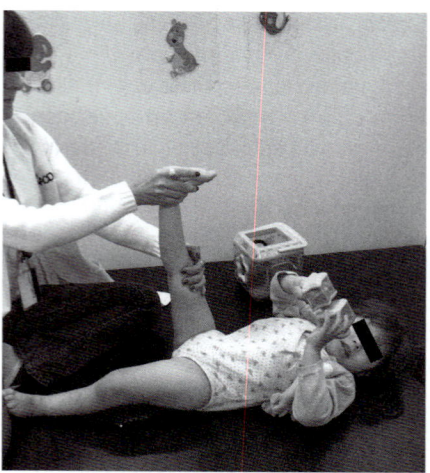

FIGURA 34.7 → Paciente submetida a alongamento dos flexores do joelho.

Outros aspectos promovidos pelo terapeuta ocupacional são a participação nas AVDs, as quais podem ser subdivididas em alimentação, vestuário, higiene, uso dos materiais escolares, treino do uso do toalete (caso haja sensibilidade e controle) ou treino da colocação de fraldas e cateterismo independentes. Também são observados: controle postural contra a gravidade, reações de proteção e endireitamento ativas, força/destreza/coordenação/função dos membros superiores, atenção, concentração, permanência na atividade, uso bimanual, hipersensibilidade tátil, capacidade de deslocamentos e necessidade de prescrição de tecnologia assistiva (órteses, cadeiras de rodas, adaptação do mobiliário e adaptações para uso do computador).

Pensando em aprimorar as atividades manuais e a exploração dos objetos, o trabalho da terapia ocupacional deve enfocar também o estímulo das aquisições motoras da criança, como o fortalecimento da musculatura do tronco, para o melhor posicionamento sentado e aumentando a possibilidade de liberação dos membros superiores para a função. São feitas atividades que estimulem o deslocamento de peso com reação de endireitamento, estimulando a musculatura de sustentação do tronco. Podem ser usadas para isso, por exemplo, pranchas de equilíbrio com o paciente sentado, bolas, alcance em diferentes alturas para descarga de peso em membros superiores, apoio lateral e alcance contralateral ultrapassando a linha média.

Uma característica muito observada nas crianças com DFTN é a hipersensibilidade tátil que gera aversão ao toque em certas texturas. Tal condição limita a exploração dos objetos e a participação nas AVDs, sobretudo a alimentação. Trabalha-se, na terapia, a dessensibilização das mãos por meio da gradativa introdução de diferentes tipos de materiais nas atividades oferecidas, para que a criança entre em contato com texturas diversas. De forma lúdica, desperta a curiosidade e a intenção do toque, como massinhas de modelar, areia, canetas para pintar as mãos, guache, brinquedos ásperos, livros de pano, velcro, espuma de barbear, bolinhas de sabão, entre outros. A falta de experimentação de materiais diversos, associada ao déficit de aquisição motora, é evidenciada nas dificuldades quanto ao desempenho da coordenação motora e à aquisição dos padrões de preensão, em especial as preensões finas e elaboradas, como a polpa a polpa. Dentro das atividades escolhidas, o terapeuta utiliza materiais que permitem variadas vivências para alcance e preensão dos objetos, a fim de desenvolver essas habilidades.

O terapeuta também tem a tarefa de avaliar as possibilidades de maximizar a participação dos pacientes nas AVDs. Orienta adaptações como cadeiras plásticas, que podem ser ajustadas ao tamanho da criança utilizando-se flutuadores de piscina. Os indivíduos mais velhos são desestimulados a utilizar banheiras apertadas, facilitando também a postura da mãe no acompanhamento e na realização da atividade. A criança é orientada a participar da atividade de maneira lúdica, enfatizando a função de itens como sabonete, esponja e *shampoo*, e estimulando sua atuação mediante modelo.

A experimentação e vivência das atividades, tanto em terapia quanto em casa, é fundamental para o aprendizado da função dos objetos e a aquisição da coordenação motora necessária. Por vezes, são ouvidos relatos das famílias mostrando que na rotina não há tempo suficiente para que a criança possa realizar atividades sozinha em sua casa. Os pais são orientados para que essa vivência seja efetivada em casa aos finais de semana, período em que há possibilidade de maior tempo disponível. A repetição das tarefas permite o domínio de sua execução, uma vez que a criança aprende fazendo.

Um bom posicionamento para a realização das AVDs e das atividades escolares é imprescindível para sua realização com menor desgaste energético possível, suportes adequados para liberação dos membros superiores e adaptações que facilitem a função. Como exemplo, o uso do canto da parede ou sofá para a troca de roupas, tendo a criança apoio no tronco para manter o equilíbrio enquanto eleva os membros superiores. Cadeiras de rodas adaptadas também podem melhorar o desempenho nas atividades, tanto na escola quanto em casa.

Cabe ao terapeuta ocupacional verificar dificuldades no manuseio dos materiais escolares e propor adaptações quando a criança não apresenta preensão adequada para o grafismo, por exemplo, com o uso de engrossadores ou lápis jumbo. Também são objetivos da terapia o treino do uso de régua, tesoura e demais materiais que necessitem de maior precisão e uso bimanual.

Adequação postural

A cadeira de rodas é um dispositivo de tecnologia assistiva que favorece o deslocamento e o acesso da criança na exploração do ambiente e dos materiais. O item deve ser indicado o mais cedo possível dentro do processo de reabilitação. A maior interação da criança com o meio promove importantes ganhos cognitivos e musculares, melhora da autoestima e participação social.

A adequação postural em cadeira de rodas refere-se tanto à prescrição da cadeira com componentes mais adequados às necessidades e funcionalidades individuais quanto à avaliação do uso de adaptações, as quais devem garantir estabilidade, conforto, segurança, distribuição de peso e pressão, acomodação de deformidades, alinhamento dos segmentos que apresentem mobilidade, alívio do atrito e cisalhamento em região da gibosidade ou áreas cicatriciais, manutenção e facilitação das habilidades funcionais, possibilidades de independência e autonomia.

> **DICA: A prescrição de cadeira de rodas não invalida o treino de ortostatismo e de deambulação.**

A avaliação do melhor tipo de equipamento assistivo e seus acessórios é um processo dinâmico que leva em consideração a funcionalidade do paciente, em qualquer nível de execução. Proporciona independência e autonomia na autopropulsão e nas transferências, assim como o posicionamento adequado do corpo para realização do seguimento visual e contato adequado com o ambiente e as pessoas. Para uma avaliação precisa, é necessário o conhecimento da biomecânica da postura sentada e da autopropulsão, dos equipamentos existentes no mercado (cadeira de rodas e adaptações) e suas particularidades, as características da patologia e suas necessidades específicas, a funcionalidade do indivíduo e suas condições biopsicossociais e necessidades.

As adaptações são equipamentos inseridos na cadeira de rodas, de acordo com as necessidades individuais. São consideradas adaptações os assentos, encostos, apoios de tronco, cabeça e pé, almofadas, cintos de segurança, mesas de atividade e demais itens que possam vir a ser criados para necessidades específicas.

Através do posicionamento correto da pelve no assento, são confeccionadas todas as adaptações, levando-se em consideração deformidades fixas como obliquidades, retroversões e rotações pélvicas. O objetivo é permitir o melhor contato com o ambiente e facilitar as funções vitais e as AVDs **(FIG. 34.8)**.

No DFTN, as características que necessitam de observação criteriosa no processo de avaliação são:

- Equipamentos confeccionados com materiais leves, evitando sobrecarga nos membros superiores.

- Presença de cicatrizes e gibosidade: áreas que necessitam de acomodação e alívio de pressão, evitando úlceras, tendo ao redor alívio de contato com o encosto.

- Úlceras por pressão na região sacroisquiática: necessitam de avaliação criteriosa do tipo de almofada. O uso do mapeamento de pressão no assento pode ser indicado nesses casos, para comprovação da eficácia clínica da almofada.

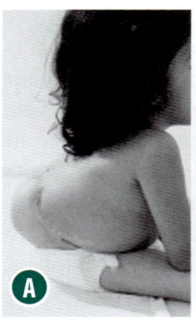 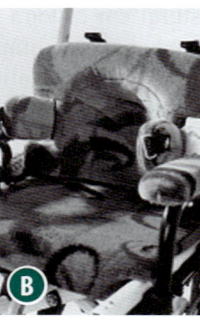 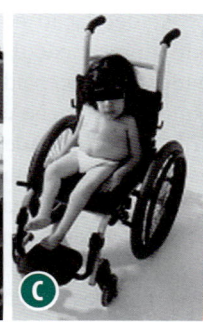 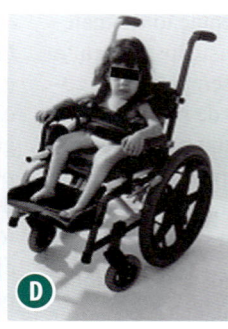

FIGURA 34.8 → Criança portadora de cifose congênita. Adequação postural.

Ⓐ Paciente sentada na maca de exame.

Ⓑ Detalhes da cadeira de rodas com adaptações.

Ⓒ Mesma menina sentada em cadeira de rodas não adaptada.

Ⓓ Sentada em cadeira de rodas com adaptações para acomodar a cifose, apoio para os membros superiores e os pés, com melhora da postura.

- Suporte de tronco: para pacientes com instabilidade postural ou necessidade de apoio mecânico para liberação dos membros superiores para a função. O ápice do apoio deve ficar posicionado na altura da linha mamilar, não nas axilas, evitando ponto de pressão em região de plexo braquial ou compressão dos vasos sanguíneos. A profundidade do apoio de tronco não deve limitar a mobilidade dos membros superiores na linha média.

- Desproporcionalidade entre comprimento dos membros superiores e do tronco devido às deformidades da coluna: o assento deve ser feito com altura suficiente para compensação do tamanho do tronco, evitando a elevação desnecessária dos ombros durante o deslocamento, possibilitando a preensão no sobrearo da cadeira sem movimentações desnecessárias, além da flexo-extensão do ombro na autopropulsão.

- Hidrocefalia grave: falta de controle cervical associado ao grande tamanho da cabeça. O suporte deve garantir maior área de apoio e evitar hiperextensão cervical e compressão das vértebras da região, além de garantir a segurança no deslocamento, evitando queda brusca da cabeça. Nesses casos, não é habitual prender a cabeça com faixas, pois isso exacerba a hiperextensão cervical. O mais indicado é o uso de equipamentos que possibilitem a alteração da incidência da gravidade no corpo (inclinação), mantendo o indivíduo sentado, mas inclinando todo o conjunto (assento e encosto) e minimizando os riscos de lesões na região.

- Alinhamento dos membros inferiores: a posição em abandono dos membros inferiores é observada com frequência nos pacientes sentados, causando um padrão exacerbado de abdução. Nos casos em que não haja deformidades que limitem a adução dos membros inferiores, suportes laterais podem ser usados para melhor alinhamento. Quando existem deformidades instaladas sem previsão de correção cirúrgica, é necessária a criação de adaptações que façam a acomodação, respeitando a abdução atual que apresenta.

- Obliquidade pélvica fixa: costuma estar acompanhada de escoliose irredutível. Nesses casos, há necessidade da criação de uma base de suporte que acomode o desnível da pelve ao mesmo tempo em que privilegia o posicionamento cervical, mantendo-o alinhado para favorecer as funções de deglutição, visão, respiração e o contato do indivíduo com o ambiente. O assento pode ser feito com almofadas viscoelásticas, de ar ou água para as pequenas deformidades, até optar-se pelo molde do corpo do paciente, em grandes desníveis a serem acomodados.

- Pés com deformidades não ortetizáveis devido às deformidades fixas e que necessitam de acomodação especial: o apoio dos pés no apoio é fundamental para garantir o retorno venoso adequado dos membros inferiores. O apoio do pé deve permitir inclinações e ser forrado com espuma viscoelástica para evitar pontos de pressão. Em casos extremos, é indicado o suporte dos membros inferiores na região sural, mantendo o apoio angulado.

Sistema de mapeamento de pressão

O sistema de mapeamento de pressão tem como objetivo auxiliar na escolha do melhor tipo de almofada para o assento da cadeira de rodas, para a melhor distribuição de pressão, através do mapeamento da descarga de peso efetuada no assento. O mapeamento é feito com o objetivo de testar os tipos de almofada propostos e para calibrar a quantidade de ar ou de água do equipamento atual, aliviando áreas críticas e minimizando o risco de úlceras por pressão. Através da visualização gráfica, também facilita a compreensão do paciente para a prevenção da úlcera (**FIG. 34.9**).

O paciente se senta sob um tapete coberto de sensores que mapeiam múltiplos pontos do assento e transferem as informações para um computador, que demonstra os níveis pressóricos obtidos sob a forma de gráficos. Tais gráficos

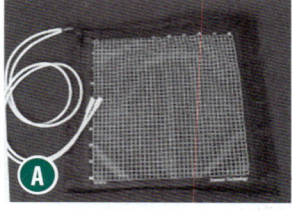 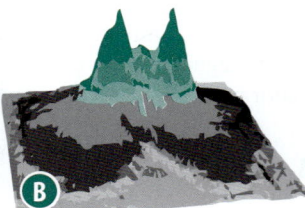

FIGURA 34.9 → Sistema de mapeamento de pressão com uma superfície maleável, equipada com uma série de sensores eletrônicos distribuídos em rede.

Ⓐ Detalhes da almofada colocada sobre o assento a ser testado.

Ⓑ Imagem em três dimensões, que proporciona a verificação dos picos mínimos (em tons de cinza) e máximos (em tons de verde) das pressões obtidas durante o teste. Os picos em verde correspondem neste caso aos apoios sob os ísquios.

evidenciam os locais de pressão adequada em cor cinza, enquanto os pontos de pressões indesejáveis são mostrados nas cores verde claro e verde escuro. Esses pontos demonstram que a pressão exercida está maior que a pressão normal dos capilares sanguíneos (32 mmHg), causando dificuldade na irrigação sanguínea dessa área. Esse é um dos fatores causadores da úlcera por pressão, além de atrito, cisalhamento, calor e umidade.

Referências

1. Hoffer M, Feiwell E, Perry R, Perry J, Bonnett C. Functional ambulation in patients with myelomeningocele. J Bone Joint Surg Am. 1973;55(1):137-48.

2. Graham HK, Harvey A, Rodda J, Nattrass GR, Pirpiris M. The Functional Mobility Scale (FMS). J Pediatr Orthop. 2004; 24(5):514-20.

35 Artrogripose múltipla congênita

Luiz Antônio Munhoz da Cunha
Dulce Helena Grimm

A expressão "artrogripose múltipla congênita" (AMC) é usada para designar diversas entidades clínicas com evolução e história natural conhecidas e que apresentam em comum a limitação do arco de movimento articular ao nascimento. A palavra "artrogripose" tem origem grega (*arthro* = articulação; *gryp* = encurvada) e significa limitação dos movimentos e contratura articular não progressiva presentes ao nascimento. É, portanto, um termo genérico que deve ser associado mais a um achado clínico do que a uma doença específica.

O primeiro relato de artrogripose foi feito por Adolf Wilhem Otto, em 1841, em seu trabalho intitulado *Monstrum Humanum Extremitatibus Incurvatis*. Outro fato muito comentado na literatura é a famosa pintura de Ribera, em 1642, *Le Pied-bot*, exposta no Museu do Louvre, em Paris, que mostra a figura de um menino com sinais de AMC e envolvimento dos quatro membros. Em 1923, Stern descreveu quatro casos de uma síndrome bem característica, na qual os pacientes apresentavam contraturas e deformidades articulares envolvendo os quatro membros.[1] Ele a chamou de artrogripose múltipla congênita. Em 1932, Sheldon relatou indivíduos com quadro clínico semelhante e sugeriu o termo amioplasia, em função do grande comprometimento muscular observado.[2]

Fisher e colaboradores[3] referiram que, para o diagnóstico de AMC ser feito, são necessárias algumas associações de sinais clínicos, como contratura e limitação dos movimentos comprometendo pelo menos duas articulações em duas áreas diferentes do corpo, presença de membros com aspecto fusiformes, ausência e/ou distribuição anormal de pregas cutâneas, deformidades angulares dos membros, pterígio cutâneo e alterações do sistema nervoso central sem evidência de doença neurológica progressiva.

Os objetivos deste capítulo são relatar as principais doenças relacionadas à AMC e descrever e comentar as orientações terapêuticas para as principais deformidades observadas nas suas formas clínicas mais comuns.

INCIDÊNCIA

A AMC é uma condição rara que ocorre em 1 a cada 3 mil nascidos vivos. Porém, de acordo com Staheli e colaboradores,[4] uma em cada 200 crianças que nascem vivas apresenta formas clínicas isoladas de contratura articular, não propriamente AMC, como pé torto congênito e luxação do quadril.

ETIOLOGIA

A etiologia é desconhecida, mas sabe-se que a ocorrência de AMC está relacionada à limitação dos movimentos articulares do feto por acinesia. Estudos em animais revelam que qualquer fator que determine a restrição dos movimentos fetais normais causa contratura articular no nascimento. Quanto mais precoce for a restrição dos movimentos em relação ao desenvolvimento, mais graves serão as contraturas no nascimento. Pode-se dizer que, na AMC, as alterações não estão relacionadas a malformações próprias do período embrionário, mas a alterações secundárias à restrição dos movimentos que acontecem no período fetal, ou seja, após 8 a 10 semanas de vida intrauterina.

Os prováveis fatores relacionados à diminuição do movimento fetal, conforme Hall,[5] estão listados a seguir.

- **Anormalidades da estrutura ou da função nervosa**, tanto do sistema nervoso central como do sistema nervoso periférico, chamadas de processo neuropático. O paciente apresenta deformidades fixas em flexão ou em extensão dos membros por falha na formação, na maturação ou na função das estruturas nervosas centrais ou periféricas. Esse grupo de doenças não costuma estar relacionado a um padrão de herança determinado.

- **Anormalidades da estrutura ou da função muscular**, chamadas de processo miopático. Essas alterações são mais raras e estão relacionadas, com frequência, a um forte fator hereditário. Observam-se alterações musculares similares àquelas detectadas nas distrofias musculares e nas doenças mitocondriais. São comuns as deformidades da coluna vertebral e do tórax.

- **Anormalidades do tecido conjuntivo**. Há desenvolvimento anormal de tendões, ligamentos, ossos e articulações, o que impede o movimento normal durante o período fetal, como observado no nanismo condrodiastrófico.

- **Limitação do espaço intrauterino**, como observado em gestações gemelares ou oligoidrâmnios.

- **Comprometimento vascular intrauterino**, em que a dificuldade de irrigação das estruturas osteomusculares pode gerar contratura musculoligamentar isquêmica.

- **Doenças maternas**, como diabetes, esclerose múltipla e miastenia grave estão associadas a contraturas articulares desenvolvidas no período intrauterino.

Como comentado, algumas formas de artrogripose podem representar distúrbio genético (autossômico dominante, autossômico recessivo ou ligado ao sexo) ou cromossômico. Até o momento, quatro localizações gênicas associadas a síndromes artrogripóticas foram descritas: cromossomo 9q34, relacionado à síndrome de contratura letal congênita; cromossomo 5q35, descrito em israelenses-árabes e relacionado à contratura articular múltipla não progressiva; cromossomo 15q21.1, relacionado à artrogripose por síndrome de disfunção renal colestática; e cromossomo 12q13, relacionado a contratura articular múltipla, micrognatia, pterígios e fraturas.

Narkis e colaboradores,[6] estudando beduínos do sul de Israel, onde, pela consanguinidade presente, a incidência de formas hereditárias de artrogripose é maior, determinaram que essas formas não estão baseadas apenas em um único defeito genético. Existe heterogenicidade na artrogripose congênita em tal população: o mesmo fenótipo é causado por mutações de diferentes genes ainda a serem determinados. Resultados semelhantes foram referidos por Kimber e colaboradores,[7] que estudaram indivíduos afetados com artrogripose distal do tipo I.

CLASSIFICAÇÃO

As duas classificações mais conhecidas para a AMC são as de Hall[4] e Goldberg.[8] A classificação de Hall (QUADRO 35.1) baseia-se na análise de 350 casos de AMC, sendo os pacientes divididos em três tipos principais:[4]

- Contraturas articulares congênitas com envolvimento primário dos membros.
- Contraturas articulares congênitas múltiplas com envolvimento de outras partes do corpo.
- Contraturas articulares congênitas associadas a disfunções do sistema nervoso central.

A classificação de Goldberg (QUADRO 35.2) baseia-se na anamnese e no exame clínico e é também chamada de Classificação Clínica das Síndromes Artrogripóticas. Ela divide as principais AMCs em quatro grupos:[8]

1) Artrogripose generalizada (envolvimento dos quatro membros).
2) Artrogripose acometendo extremidades (envolvimento principal das mãos e dos pés).
3) Artrogripose associada a pterígio.
4) Síndromes de sinostoses (ossos e articulações).

Neste capítulo, será utilizada a classificação clínica de Goldberg para orientar a descrição das principais síndromes artrogripóticas.

Grupo 1: artrogripose generalizada (envolvimento dos quatro membros)

- Amioplasia (artrogripose clássica).
- Síndrome de Larsen.
- Síndrome unha-patela.

QUADRO 35.1 → Classificação de artrogripose de Hall

Tipo	Envolvimento	Exemplos
I	Principalmente membros	Amioplasia Artrogripose distal tipo I Sinostoses Aracnodactilia
II	Membros e outras áreas do corpo	Pterígio múltiplo Sindrome de Freeman-Sheldon Osteocondrodisplasias Pterígio poplíteo
III	Membros e disfunção do sistema nervoso central	Pterígio múltiplo letal Síndrome alcoólica fetal Anomalias cromossômicas

QUADRO 35.2 → Classificação de artrogripose de Goldberg

Envolvimento/ principais características	Exemplos
Quatro membros	Amioplasia Síndrome de Larsen Síndrome unha-patela Aracnodactilia
Mãos e pés	Artrogripose distal Síndrome de Freeman-Sheldon Síndrome de Möebius
Pterígio	Pterígio múltiplo Pterígio poplíteo
Sinostoses	Sinostose umerorradial Síndrome de Nievergelt-Pearlman

Amioplasia (artrogripose clássica)

A amioplasia, também conhecida como artrogripose clássica, é a forma mais comum e representa um terço de todos os casos de nascidos vivos com artrogripose.[9] A etiologia é desconhecida, e a incidência é considerada esporádica. Hall[5] refere que não encontrou casos de recorrência familiar em cerca de 200 sujeitos examinados.

A avaliação anatomopatológica da estrutura muscular mostra a substituição do músculo estriado por tecido fibroso ou adiposo. Alguns autores observam redução do número de células no corno anterior da medula espinal, sobretudo na região lombossacral, similar ao que foi relatado por Sharrad[10] nos casos de poliomielite anterior aguda. Brown e colaboradores,[10] ao estudarem pacientes com AMC, correlacionaram os achados clínicos com o nível neurológico da possível lesão medular determinado por paresia ou paralisia dos músculos comprometidos.

Na amioplasia, as lesões musculares não são progressivas e também não há comprometimento da capacidade cognitiva. O envolvimento típico ocorre nos quatro membros (FIG. 35.1). Observam-se redução da massa

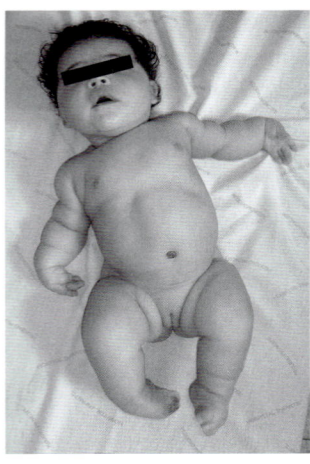

FIGURA 35.1 → Menina com comprometimento dos quatro membros, sem tratamento prévio.

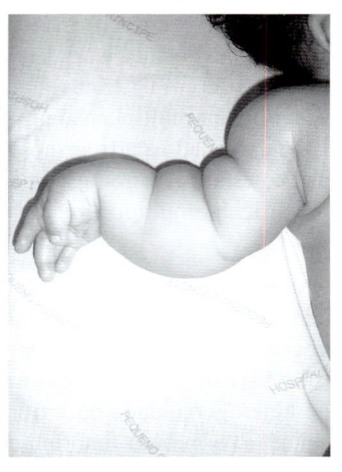

FIGURA 35.2 → Deformidade do membro superior em paciente com amioplasia apresentando o polegar empalmado.

muscular e contraturas articulares múltiplas. Os membros apresentam-se com aspecto fusiforme, e não ocorre o pregueamento cutâneo articular normal, detectando-se, muitas vezes, pregas sobre as articulações acometidas. Hemangiomas na face são comuns.

> **ATENÇÃO! Em cerca de 10% dos indivíduos com amioplasia, há anomalias viscerais, como gastrosquise, atresia intestinal e defeitos na parede abdominal.**

Crianças com amioplasia, embora tenham grave comprometimento musculoesquelético ao nascimento, tendem a apresentar desempenho funcional satisfatório na maturidade, tanto na área física quanto na mental. A fisioterapia precoce, as órteses e as intervenções cirúrgicas favorecem a reabilitação e permitem um melhor desempenho na vida adulta.

Quadro clínico

Os pacientes com amioplasia apresentam contratura e limitação da mobilidade articular dos membros superiores e inferiores e, também, da coluna vertebral. Em geral, existe grande comprometimento funcional dos membros superiores. É comum que as articulações dos ombros estejam caídas e em rotação interna. O exame clínico mostra diminuição significativa da força muscular, associada à limitação da rotação externa e da abdução. Os cotovelos apresentam atitude viciosa em flexão ou extensão.

A deformidade mais comum ocorre em extensão. Nesses casos, os pacientes manifestam, no exame clínico, significativa diminuição da força muscular dos flexores (bíceps e braquial). A deformidade mais frequente da articulação do punho é em flexão, na qual se detecta grande retração das partes moles volares. Deformidades em extensão do punho são raras. Há alta variabilidade nas deformidades da mão. O padrão mais comum é o polegar empalmado, extensão da articulação metacarpofalangiana do segundo ao quinto dedos e semiflexão das articulações interfalangianas **(FIG. 35.2)**.

QUADRO 35.3 → Distribuição das deformidades dos membros inferiores de acordo com o envolvimento neurológico

Tipo de deformidade	Nível neurológico
Flexão e adução do quadril com ou sem luxação, extensão dos joelhos e pé torto congênito (PTC)	L4, L5, S1
Flexão do joelho e PTC	L3, L4, parcial L5
Flexão e abdução do quadril, flexão do joelho e PTC	L3, L4, parcial S1 a S2
Flexão do quadril, extensão do joelho com valgo, equino do pé	L4, L5
Equino do pé	L4
PTC, músculos intrínsecos do pé fracos	L4, parcial L5, S3

Fonte: Brown e colaboradores.[10]

O comprometimento dos membros inferiores na amioplasia é muito variável. A maioria dos indivíduos apresenta deformidade em rotação externa dos membros inferiores e envolvimento das articulações do quadril, joelho e pé, existindo, de acordo com Brown e colaboradores,[10] variação de tais deformidades em seis tipos, de acordo com o nível neurológico **(QUADRO 35.3)**.

O quadril, em geral, apresenta-se em flexão e adução. Pode estar luxado em cerca de 35% dos afetados, e a luxação pode ser uni ou bilateral. Os joelhos podem estar em flexão ou extensão. Os pés apresentam contraturas importantes das partes moles e deformidade em talovertical, talo oblíquo, equinovaro, equino, além de deformidades dos dedos **(FIG. 35.3)**. A coluna vertebral também pode apresentar deformidades complexas. Dos pacientes, 20 a 35% tendem a apresentar curvas rígidas, que têm três diferentes padrões: congênita, paralítica e características de escoliose idiopática.

Tratamento

Na amioplasia, o tratamento é multidisciplinar. A abordagem ortopédica deve visar à correção das deformidades

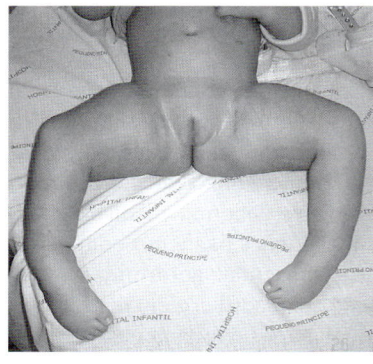

FIGURA 35.3 → Pé torto congênito bilateral em portadora de amioplasia com 9 meses de vida.

fixas e ao ganho de mobilidade das articulações envolvidas. A fisioterapia deve ser iniciada em momento precoce para melhorar a amplitude do arco de movimento passivo. Em recém-nascidos, podem ocorrer fraturas por tocotraumatismo ou por mobilização articular intempestiva por parte do examinador. A imobilização gessada necessária para o tratamento das fraturas pode atrasar de forma significativa o início da fisioterapia e, por conseguinte, o processo de reabilitação. O médico assistente deve, no entanto, ter conhecimento de alguns princípios gerais que orientam os diferentes tipos de tratamento na amioplasia. Quando uma deformidade tem indicação cirúrgica, a intervenção deve ser realizada o quanto antes, pois isso favorece a correção. Pela grande tendência à recidiva, as cirurgias ósseas, como osteotomias, devem ser executadas o mais perto possível do término do crescimento (sobretudo nas deformidades em flexão dos joelhos). Após a correção de uma deformidade, seja por métodos conservadores ou por procedimentos cirúrgicos, deve-se iniciar a mobilização o mais rápido possível para garantir o ganho de mobilidade articular.

> **ATENÇÃO!** Como em outras doenças neuromusculares, a visão da equipe de reabilitação deve ser realista, não criando falsas expectativas para a família, mas desenvolvendo todo o potencial do paciente dentro de metas preestabelecidas.

Órteses devem ser indicadas para a manutenção das correções obtidas com os diferentes métodos de tratamento. Uma característica das deformidades artrogripóticas é a grande tendência à recorrência após abordagem conservadora ou cirúrgica. As recidivas ocorrem de forma rápida e, muitas vezes, tornam-se mais rígidas do que as deformidades iniciais. Quando requerem reintervenção cirúrgica, esta é, na maioria dos casos, muito mais difícil.

Deformidades dos membros superiores

Os membros superiores devem ser considerados uma unidade funcional. Os objetivos do tratamento dos membros superiores podem concentrar-se em independência para a própria higiene e para a alimentação.

No paciente com pouca idade, o tratamento inicial costuma ser conservador. Nos primeiros meses de vida, a indicação de fisioterapia é fundamental, tanto para o ganho quanto para a manutenção da mobilidade articular passiva. A equipe responsável pelo tratamento deve tomar cuidado ao avaliar as alterações funcionais em crianças que já desenvolveram adaptações espontâneas para as atividades da vida diária. Muitas alterações funcionais podem ter seu desempenho melhorado por dispositivos especiais projetados e construídos pela própria equipe multidisciplinar, sendo muito importante contar com a participação de um técnico especialista em órteses.

O tratamento cirúrgico das deformidades dos membros superiores é exceção e deve ser planejado com cuidado, sempre considerando a ocorrência de perda funcional quando se intervém em adaptações adquiridas de modo espontâneo. Para a limitação na abdução e na rotação externa dos ombros, que costumam ser importantes, são descritas cirurgias de liberação de partes moles e osteotomias rotativas do úmero. Porém, a indicação desses procedimentos é bastante limitada. Para os pacientes que apresentam envolvimento bilateral dos cotovelos, nos quais as articulações estão rígidas em extensão, é essencial, antes de planejar o tratamento, verificar a necessidade ou não do uso de muletas. Se a criança não necessitar de ambos os cotovelos em extensão para locomover-se, um deles pode ser corrigido, pois a flexão favorece a alimentação independente, e a deformidade em extensão, algumas vezes, facilita a higiene da região perineal.

A fisioterapia dos cotovelos deve objetivar, pelo menos, o ganho de 90° de flexão passiva. Na eventualidade de tal amplitude de movimento não ser atingida, pode-se considerar a liberação posterior do cotovelo em torno de 1 ano de vida. A atividade muscular voluntária pode ser melhorada por técnicas de transposição muscular. Porém, algumas vezes, a função depende da força conjunta de grupos musculares, em especial o movimento a ser melhorado. Nesses casos, pode ocorrer alguma perda funcional. Lahoti e Bell[11] referem que os resultados da transposição do peitoral maior para restaurar a flexão do cotovelo em pacientes com artrogripose deterioram com o tempo. Eles analisaram sete sujeitos que se submeteram a 10 procedimentos de transposição do peitoral maior para restaurar a flexão do cotovelo e observaram que, em oito deles, ocorreu uma deformidade progressiva, com limitação do arco de flexão do cotovelo (menor do que 90°). Fundamentados nesse estudo, os autores recomendam que, em casos de comprometimento bilateral, esse tipo de procedimento deve ser realizado apenas em um dos lados.

Outra opção para melhorar a flexão do cotovelo é o transplante microneurovascular do músculo grácil para flexor do cotovelo, descrito por Kay.[12] É raro a deformidade em flexão dos cotovelos necessitar de tratamento cirúrgico, pois costuma ser compatível com bom desempenho funcional. A atitude em flexão palmar e o desvio ulnar dos punhos são abordados, em geral, de maneira conservadora, por meio da mobilização passiva, para alongamento das partes moles, e da manutenção da correção obtida com órteses. As articulações metacarpofalangianas, que se encontram em extensão, também são tratadas de forma conservadora pela mobilização passiva. A experiência desses autores com a liberação articular cirúrgica para melhorar o arco de movimento das pequenas articulações da mão não é muito favorável, ocorrendo, no pós-operatório, perda progressiva da mobilidade alcançada na cirurgia, provavelmente pela adaptação não esférica das superfícies articulares.

A deformidade em flexão com desvio ulnar dos dedos, que acontece na maioria dos pacientes, também é tratada de forma conservadora com os mesmos métodos fisioterapêuticos. As deformidades frequentes que impedem a pinça efetiva e o movimento de oponência entre o polegar e o indicador são a adução do metacarpal e a flexão da articulação metacarpofalangiana (polegar empalmado). Tais deformidades podem necessitar de correção por procedimentos cirúrgicos plásticos e reconstrutivos, para melhorar a pinça entre o polegar e o indicador. Na literatura, são referidos bons resultados com a plástica da primeira comissura associada à liberação do músculo adutor do polegar e à transposição tendínea, bem como à artrodese da articulação metacarpofalangiana do polegar quando não existem tendões para transpor.

É importante, no tratamento das deformidades dos membros superiores, não interferir de modo negativo na capacidade funcional dos pacientes, sobretudo porque eles têm grande capacidade de adaptação a suas atividades. A realização de procedimento cirúrgico que não tenha indicação precisa pode prejudicar de forma significativa e permanente o desempenho funcional do indivíduo.

Deformidades dos membros inferiores

É comum os membros inferiores necessitarem de tratamento para melhorar a função da extremidade envolvida e/ou para facilitar o uso de órteses.

> **DICA: É fundamental que o paciente submetido à correção da deformidade em flexão do joelho utilize órteses no período pós-operatório para evitar as recidivas das contraturas.**

Deformidades do quadril

O envolvimento do quadril é comum e ocorre na maioria dos pacientes com amioplasia. A atitude viciosa em flexão, em abdução e em rotação externa é a deformidade mais frequente. Os pacientes costumam ser tratados de forma conservadora por meio de manipulação passiva e alongamento. Alguns podem necessitar de gessos corretivos em associação com fisioterapia. O tratamento cirúrgico, que é

eventual, está reservado para casos resistentes em que persista a contratura em flexão acima de 45°.

Cerca de um terço dos pacientes com amioplasia tem luxação de quadril uni ou bilateral. A luxação do quadril, neles, é denominada teratológica, pois há alterações anatômicas significativas. É diferente da luxação congênita típica, que, hoje em dia, também é denominada displasia do desenvolvimento do quadril, pois os pacientes com amioplasia apresentam fraqueza muscular, deformidades dos joelhos associadas à luxação do quadril e, além disso, grande tendência à rigidez articular após o tratamento cirúrgico do quadril luxado. Essas complicações potenciais dividem as opiniões de diversos autores em relação à abordagem terapêutica do quadril artrogripótico.

Existe consenso na literatura sobre a indicação de tratamento cirúrgico para luxação unilateral do quadril, que produz obliquidade pélvica e escoliose, as quais causam desequilíbrio funcional do tronco para sentar (o paciente senta-se em uma só nádega) e, também, dismetria de comprimento dos membros inferiores quando em bipedestação. Porém, as opiniões dos diferentes autores são controversas quando o comprometimento do quadril é bilateral. Em geral, a opção é conservadora e está fundamentada no bom desempenho funcional dos pacientes. O tratamento cirúrgico está relacionado a complicações como rigidez articular, reluxação e necrose avascular. Na amioplasia, a luxação do quadril tem relação com a grande alteração estrutural da articulação. Por essa razão, é raro o tratamento cirúrgico ser eficaz. A maioria dos autores contraindica a cirurgia quando há limitação importante da mobilidade articular, pois, muitas vezes, a rigidez articular assegura a estabilidade e a capacidade funcional.

Além disso, nas diferentes séries de pacientes tratados com cirurgia, não se observa ganho de mobilidade adicional ao comparar-se o arco de movimento nos períodos pré e pós-operatórios. A cirurgia, apesar de controversa, é defendida por alguns autores. Staheli e colaboradores[13] e Szöke e colaboradores[14] referiram bons resultados com a redução precoce via anteromedial da luxação na artrogripose. Esses autores acreditam que a redução do quadril melhora a qualidade da marcha tanto no aspecto estético quanto no funcional. Szöke e colaboradores[14] analisaram 26 pacientes e 40 lados de quadril e relataram 80% de bons resultados. Não referiram rigidez articular em nenhum lado do quadril dos nove pacientes com envolvimento bilateral.

A experiência do serviço do Hospital Infantil Pequeno Príncipe é semelhante com esse procedimento. Um levantamento dos resultados em 16 lados de quadris tratados com cirurgia mostrou 88% de resultados satisfatórios. Ademais, a cirurgia realizada pela via anteromedial envolve uma pequena dissecção dos tecidos moles, e a perda sanguínea é desprezível, permitindo que o procedimento seja executado em ambos os lados em um só tempo cirúrgico. A redução cirúrgica pelo acesso anterior iliofemoral, recomendada por vários autores, é o método mais complexo, requerendo maior dissecção operatória da articulação. Esse procedimento precisa ser, em geral, associado à osteotomia de subtração femoral – que permite o encurtamento, diminuindo a tensão das partes moles e favorecendo a diminuição da articulação. Isso também suprime o risco de lesão vascular da cabeça do fêmur. Esse parece ser o procedimento mais indicado para pacientes com envolvimento unilateral do quadril e idade acima de 18 meses.

Yau e colaboradores,[15] analisando 38 lados de quadris (luxados, subluxados e/ou atitudes viciosas por contraturas de partes moles), referiram resultados funcionais semelhantes em quadris luxados tratados por meio de redução cirúrgica quando comparados com outras formas de tratamento, como redução incruenta ou liberação de partes moles, executadas em pacientes com quadris subluxados e/ou com atitudes viciosas por contraturas de partes moles. O tempo de acompanhamento dos pacientes desse estudo foi de 20 anos. LeBel e Gallien[16] descreveram resultados funcionais encorajadores com o tratamento cirúrgico da luxação teratológica. Apesar da incidência de 20% de necrose avascular pós-operatória, os autores observaram boa função em 76% dos pacientes.

Deformidades dos joelhos

As alterações dos joelhos são muito comuns, sendo que mais da metade dos sujeitos com amioplasia apresenta contratura dos joelhos em flexão ou extensão. A deformidade mais encontrada é a atitude viciosa em flexão, a qual interfere de forma significativa na habilidade para deambular. Essa deformidade representa um grande desafio para o profissional que se propõe a corrigi-la.

No recém-nascido, a fisioterapia é o método terapêutico de escolha. O objetivo do tratamento deve ser o de corrigir a deformidade em flexão dos joelhos para valores inferiores a 20°. Na eventualidade de permanecer maior do que isso, o tratamento cirúrgico deve ser considerado, pois a deformidade dificulta de forma significativa a marcha independente. Se a cirurgia for indicada, ela deve ser realizada, de preferência, no primeiro ano de vida. A cirurgia corretiva para o joelho em flexão consiste na liberação das partes moles posteriores associada à capsulotomia. Muitas vezes, a correção não fica adequada, sendo necessárias trocas sucessivas de gesso para a obtenção do máximo de extensão possível dos joelhos. Nessas situações, deve-se utilizar feltro ou espuma para proteger a pele na face anterior de joelhos e calcanhares, a fim de evitar áreas de pressão ou escaras.

Em contraturas graves, o uso de fixador externo para correção progressiva da deformidade ou de osteotomia encurtadora do fêmur para o relaxamento das partes moles é requerido para obter a extensão dos joelhos. As osteotomias extensoras para corrigir deformidades residuais em flexão dos joelhos, quando realizadas em crianças pequenas, tendem à recidiva. No entanto, algumas vezes, elas devem ser executadas, pois são o único recurso terapêutico

que permite a adaptação de órtese no membro inferior com o intuito de favorecer o treinamento para a obtenção de marcha independente.

As deformidades em hiperextensão e/ou extensão dos joelhos respondem melhor ao tratamento conservador do que as em flexão. São candidatos ao tratamento cirúrgico os pacientes que apresentam deformidades resistentes à fisioterapia. Nesses casos, estão indicados o alongamento do quadríceps e a capsulotomia anterior em torno dos 6 meses de vida.

Fucs e colaboradores[17] relataram resultados satisfatórios em cinco pacientes (oito joelhos) submetidos a quadricepsplastia em uma série de oito pacientes (13 joelhos) com artrogripose. A correção da deformidade em extensão dos joelhos pode favorecer o tratamento de outras deformidades com associação frequente, como luxação do quadril e PTC, por permitir melhor posição para a imobilização gessada no período pós-operatório.

Deformidades dos pés

Na amioplasia, a frequência e a complexidade das deformidades dos pés constituem um grande desafio para o tratamento. A deformidade em equinovaro (PTC) é a mais comum, seguida pelo pé talovertical. Além dessas, são observadas deformidades que acometem os dedos.

A abordagem terapêutica inicial do PTC artrogripótico é a mesma do PTC típico. Logo após o nascimento, inicia-se a correção progressiva das deformidades por meio de trocas sucessivas de aparelhos gessados. Em geral, não é possível a correção satisfatória apenas com métodos conservadores, sendo, então, indicado o tratamento cirúrgico. As deformidades na artrogripose são muito rígidas e tendem à recidiva após o tratamento ortopédico, seja por métodos conservadores ou cirúrgicos. Essas características podem ser bem evidenciadas nos comentários de Lloyd-Roberts e Lettin[18] sobre os objetivos do tratamento do PTC artrogripótico serem os de "corrigir um pé deformado e transformá-lo em um pé plantígrado e rígido".

Para o tratamento cirúrgico do PTC artrogripótico, são considerados procedimentos primários a liberação das partes moles posteriores, laterais e mediais, muitas vezes associada a procedimentos ósseos, e a talectomia. Não há consenso na literatura sobre quais dessas técnicas devem ser utilizadas. Widmann e colaboradores[19] descrevem resultados cirúrgicos satisfatórios ao realizarem, primariamente, em crianças com menos de 1 ano de vida com PTC artrogripótico, procedimentos de liberação de partes moles, associando ressecção tendínea e fixação das articulações tibiotarsal e talonavicular. O índice de recidiva foi muito baixo no acompanhamento pós-operatório médio de 4,3 anos.

A experiência do serviço de ortopedia pediátrica do Hospital Infantil Pequeno Príncipe está na liberação de partes moles como procedimento primário. Em uma revisão de casos operados, observou-se que 19 foram submetidos à liberação posteromediolateral (LPML), três ao mesmo procedimento, mas associado a métodos ósseos, e um à liberação posterior isolada; 16 pés (38%) necessitaram de segundo procedimento e, destes, dois realizaram terceira revisão. Dos procedimentos de revisão, sete foram talectomia. Recomenda-se, no pós-operatório, o uso de órteses por período prolongado com o objetivo de manter as correções obtidas com a cirurgia. Mesmo que ocorram recidivas com a liberação de partes moles, esse tipo de procedimento permite qualquer outra cirurgia complementar. A talectomia, como intervenção primária, é usada para a correção de deformidades graves em equinovaro, como as observadas no nanismo condrodiastrófico e na síndrome de Freeman-Sheldon. Nas recidivas, as indicações são mais frequentes, e a talectomia também pode ser associada a ressecção e artrodese da articulação calcaneocubóidea para diminuir a coluna externa do pé.

Pirpiris e colaboradores[20] sugerem que, para diminuir a incidência de recidiva em PTC artrogripótico submetido à talectomia, o cirurgião associe a artrodese calcaneocubóidea a esse procedimento. Quando ocorre recidiva ou deformidade residual após a talectomia, as segundas intervenções são muito mais difíceis no aspecto técnico. A artrodese do pé pode ser uma opção para a correção de deformidades residuais em crianças acima de 12 anos. Para diminuir as chances de recidiva das deformidades, tanto em procedimentos primários como em secundários, o cirurgião deve procurar fixar, com fio de Kirschner, as principais articulações envolvidas nas deformidades. Deve, também, tomar cuidado especial com a possibilidade de sofrimentos vascular e cutâneo que ocorrem pela grande contratura e tensão das partes moles, sendo, algumas vezes, prudente optar-se pelo fechamento cutâneo por segunda intenção, desde que isso não comprometa a integridade do feixe vasculonervoso.

Nicomedez e Leong[21] referem que a artrodese tibiocalcaneana pode melhorar a função em alguns pacientes que apresentem dor após a talectomia. Porém, os autores recomendam análise criteriosa de risco-benefício, pois, em dois pacientes, foram observados sinais de artrite degenerativa do joelho e do mediopé. O tempo médio de acompanhamento desse estudo foi de cinco anos.

O pé valgo convexo congênito não é uma deformidade comum em pacientes com amioplasia. Quando presente, deve-se considerar a possibilidade diagnóstica de artrogripose distal ou de síndrome de pterígio. Aroojis e colaboradores,[22] procurando determinar a incidência e a gravidade das deformidades em pé talovertical de indivíduos com artrogripose, avaliaram e classificaram 229 pacientes que foram divididos em cinco grupos: I, pacientes com amioplasia; II, indivíduos com artrogripose distal; III, pacientes com síndromes específicas; IV, sujeitos com grave envolvimento sistêmico e neurológico; e V, pacientes com síndromes de contraturas graves e ainda não classificadas. Os autores não identificaram pé talovertical em pacientes do grupo I. Constataram que indivíduos dos grupos III e IV apresentaram deformidades graves e refratárias ao tratamento, sendo, muitos deles, incapazes de adquirir marcha independente. Em pacientes do grupo II, as deformidades eram moderadas, enquanto a deformidade presente em pacientes do grupo V, em sua maioria, não impediram a capacidade de marcha e responderam bem ao tratamento cirúrgico. Com base nisso, pode-se dizer que, inicialmente, o tratamento é conservador. Outrossim, são realizadas trocas sucessivas de aparelhos gessados, para alongar a contratura das partes moles e melhorar as relações osteoarticulares. Na maioria dos casos, a abordagem conservadora é ineficaz, sendo, então, recomendado o tratamento cirúrgico em torno dos 6 meses de vida.

A intervenção cirúrgica pode ser em dois tempos, como preconizado por Coleman[23] (inicialmente, com a liberação anterolateral e com a correção da relação talonavicular e subtalar e, no segundo tempo, com a liberação posterior para corrigir o equino), associada a tenossuspensão interna do tendão do tibial posterior, como referido por Kidner[23] ou em um só tempo, por meio da incisão de Cincinnati.

A artrodese extra-articular subtalar pode ser necessária para manter a correção adequada do retropé mesmo em crianças pequenas. Em uma revisão de casos tratados no Hospital Infantil Pequeno Príncipe, observaram-se resultados semelhantes em 23 pés taloverticais operados, sendo seis pela técnica de Coleman convencional e 17 pelo método de Coleman modificado (em um só tempo pela incisão de Cincinnati).

Deformidades em flexão dos pododáctilos e de dedos sobrepostos podem ocasionar áreas dolorosas por hiperpressão, o que dificulta o uso de calçados e, também, a adaptação de órteses. O tratamento dessas deformidades costuma ser necessário e deve ser feito por métodos cirúrgicos.

Deformidades da coluna vertebral

Na amioplasia, um terço dos pacientes apresenta escoliose. Essa deformidade manifesta-se, na forma mais geral, com curvas em "C" semelhantes ao padrão observado em outras doenças neuromusculares. A história natural da escoliose na artrogripose clássica não é bem determinada. Sarwark e colaboradores[24] estudaram 64 pacientes e encontraram escoliose em 35% deles. Yingsakmongkol e Kumar[25] relataram 32 pacientes com escoliose entre os 46 estudados.

> **ATENÇÃO!** É importante que todos os pacientes com amioplasia sejam avaliados de forma periódica, desde o nascimento, quanto à presença de escoliose. Isso permite o diagnóstico e o tratamento precoces, antes que surjam deformidades incapacitantes e de difícil resolução.

O tipo de curva mais frequente é a toracolombar de raio longo, que se caracteriza por rigidez e progressão e por não responder ao uso de imobilização gessada ou de órteses. Outros padrões de curvas podem ser tratados com órteses, como as curvas flexíveis com valores angulares abaixo de 40°, que ocorrem em crianças pequenas. Porém, pela evolução pouco previsível dessas deformidades, o acompanhamento deve ser cuidadoso em relação à possibilidade de progressão. Para as curvas progressivas acima de 50°, indica-se o tratamento cirúrgico, seja qual for a idade do paciente. Os melhores resultados da abordagem cirúrgica estão relacionados à combinação de artrodese vertebral pelas vias anterior e posterior, em virtude da gravidade das curvas e, também, da possibilidade de torção do tronco, em pacientes com grande potencial de crescimento vertebral submetidos a artrodese posterior ou anterior isolada.

Síndrome de Larsen

A principal característica dos pacientes com síndrome de Larsen é a luxação congênita de articulações de grande porte (FIG. 35.4). Além disso, eles apresentam grande flexibilidade ligamentar e dismorfismo facial caracterizado por fronte alargada e "aplanamento" da ponte nasal. É uma doença de relativa raridade e que já foi relacionada tanto a padrão de herança autossômico dominante quanto recessivo.

Entre as articulações envolvidas, estão os joelhos, o quadril e os cotovelos, os quais costumam sofrer luxação. Ocorrem, também, deformidades congênitas nos pés, como pé equinovaro, pé equinovalgo e pé em "serpente" (skewfoot). Os metatarsais e os metacarpais são encurtados. Existem múltiplos centros de ossificação no carpo, e o centro de ossificação extra, observado no calcâneo, é considerado patognomônico da doença. Conforme Babat e Ehrlich,[26] esses são os sinais que contribuem para a confirmação do diagnóstico nessa síndrome.

Na coluna cervical, são comuns as instabilidades intervertebrais, que podem gerar consequências desastrosas quando não diagnosticadas ou não tratadas de modo adequado (FIG. 35.5). Laville e colaboradores[27] estudaram 38 pacientes com síndrome de Larsen e referiram que 14 foram a óbito nos primeiros anos de vida. As causas relacionadas à morte foram alterações respiratórias e cardiovasculares e instabilidade da coluna cervical.

O tratamento ortopédico na síndrome de Larsen deve visar à estabilização articular e à correção das deformidades associadas. As articulações luxadas devem ser reduzidas e estabilizadas por métodos conservadores e cirúrgicos, existindo, no entanto, alto índice de reluxações após o tratamento, em especial quando o quadril está comprometido. Para o paciente conseguir marcha independente, é necessário estabilizar os joelhos, o que, em geral, é conseguido por métodos cirúrgicos. Podem ser indicadas osteotomias para reorganizar biomecanicamente as articulações luxadas. Um exemplo disso é a osteotomia extensora dos joelhos, realizada em pacientes com luxação anterior pela inclinação posterior acentuada do planalto tibial. Na correção das deformidades dos pés, muitas vezes, é necessária a associação de procedimentos ósseos e de partes moles. Nos casos em que existe instabilidade de coluna cervical, o tratamento indicado é a artrodese vertebral precoce.

Síndrome unha-patela

A entidade clínica conhecida como síndrome unha-patela caracteriza-se por múltiplas displasias que acometem as unhas, os joelhos, os cotovelos e o quadril. Ela tem um padrão de transmissão hereditária autossômica dominante fortemente ligado ao grupo sanguíneo ABO.

A displasia ungueal é o sinal clínico mais comum, ocorrendo em cerca de 98% dos casos, comprometendo mais os quirodáctilos que os pododáctilos. A gravidade da displasia é maior nos polegares e menos importante nos dígitos mais ulnares (FIG. 35.6). Nos joelhos, pode haver ausência ou hipoplasia da patela, bem como instabilidade femoropatelar em diversos graus (FIG. 35.7). A luxação congênita da patela (FIG. 35.8) costuma estar relacionada à dificuldade funcional e, com frequência, necessita de realinhamento cirúrgico. Na articulação do cotovelo, pode-se observar aumento do

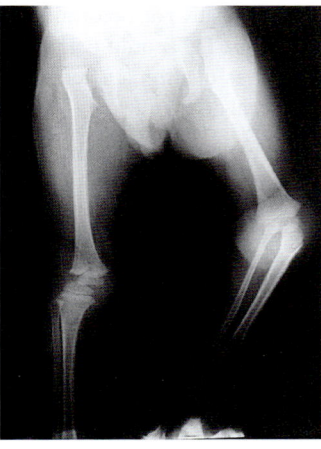

FIGURA 35.4 → Radiografia dos membros inferiores de portador de síndrome de Larsen, com 11 meses de vida, que apresenta luxação bilateral no quadril e nos joelhos.

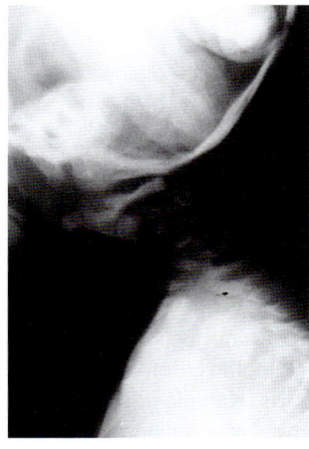

FIGURA 35.5 → Radiografia da coluna cervical de portador de síndrome de Larsen, com 11 meses de vida.

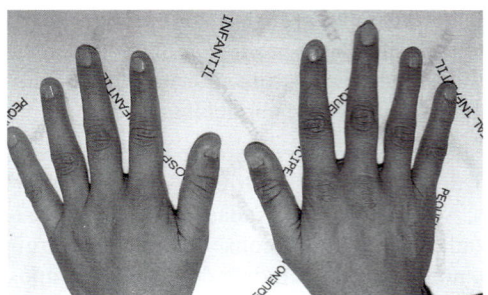

FIGURA 35.6 → Mãos de portadora de síndrome unha-patela. Observa-se o maior comprometimento nas unhas do polegar e do indicador.

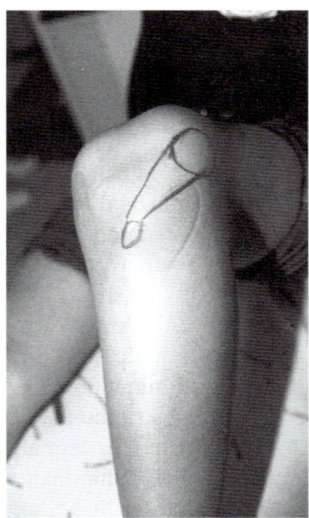

FIGURA 35.7 → Aspecto clínico de luxação congênita da patela em portadora de síndrome unha-patela.

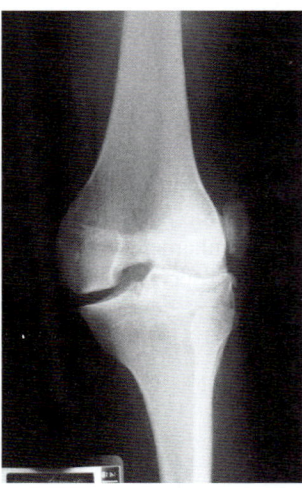

FIGURA 35.8 → Radiografia de luxação congênita da patela da mesma paciente da Figura 35.7.

ângulo de carregamento, e, muitas vezes, a articulação entre a cabeça do rádio e o capítulo está subluxada ou luxada. A asa dos ilíacos é proeminente em 75% dos pacientes e tem aspecto de "orelhas de elefante" **(FIG. 35.9)**. Crianças com essa síndrome podem apresentar contraturas nos dedos, pterígio antecubital, contraturas nos joelhos, deformidades rígidas dos pés e pigmentação da íris. Na vida adulta, podem desenvolver nefropatia com insuficiência renal.

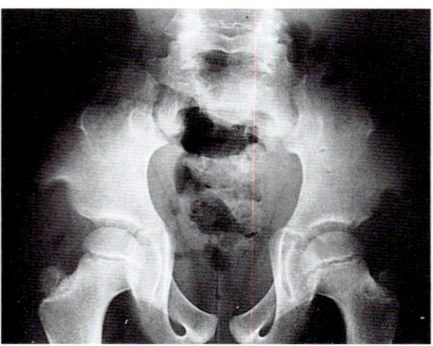

FIGURA 35.9 → Radiografia da pelve de paciente com síndrome unha-patela, na qual se observa exostose nos ilíacos.

Grupo 2: artrogripose envolvendo extremidades (predominantemente mãos e pés)

- Artrogripose distal.
- Síndrome de Freeman-Sheldon.

Artrogripose distal

A artrogripose distal foi descrita, no início, por Hall e colaboradores, em 1982, e caracteriza-se por deformidades e contraturas de forma mais predominante nas mãos e nos pés.[28] Os pacientes com artrogripose distal são divididos em dois grupos. No tipo I, há envolvimento somente das mãos e dos pés; no II, além do comprometimento dessas estruturas, há, também, outras manifestações clínicas associadas.

O padrão de herança no tipo I é autossômico dominante, relacionado ao cromossomo 9, de forma mais específica 9p22-q22.3.[29] O envolvimento de outras articulações, como joelhos e quadril, é raro, e, nesses casos, com frequência, as deformidades não têm a mesma intensidade observada em outras formas de artrogripose.

É indiscutível que o sinal clínico que mais caracteriza a artrogripose distal do tipo I é a deformidade das mãos. Ao nascimento, as crianças apresentam-se com os dedos das mãos flexionados e sobrepostos, com o polegar empalmado. Com o passar do tempo, ocorre melhora significativa da deformidade, e as mãos tornam-se muito funcionais. De acordo com Goldberg,[8] a inspeção cuidadosa revela as quatro características principais da mão na artrogripose distal do tipo I:

- Desvio ulnar dos dedos no nível das articulações metacarpofalangianas.
- Deformidades em flexão das articulações metacarpofalangianas e interfalangianas em várias combinações.
- Região palmar em cúpula, com prega palmar transversa única.
- Polegar fletido e aduzido e com limitação dos movimentos, ocasionando prega cutânea que se estende da palma até a falange proximal.

Conforme já explicado, a evolução natural das deformidades das mãos é muito favorável. Os pacientes costumam responder de maneira satisfatória ao tratamento conservador com fisioterapia e, em longo prazo, desenvolvem função quase normal. Algumas vezes, a correção cirúrgica da prega cutânea, que se estende da palma à falange proximal do polegar, pode ajudar a melhorar a função. É mais raro serem indicados procedimentos cirúrgicos para melhorar a força dos músculos extensores dos dedos. Na vida adulta, esses pacientes apresentam deformidades residuais, como camptodactilia e desvio ulnar dos dedos na articulação metacarpofalangiana.

> **ATENÇÃO! Na artrogripose distal, as deformidades mais comuns dos pés são o pé equinovaro e o talovertical.**

Como as deformidades dos pés são semelhantes às observadas na amioplasia, o tratamento deve seguir as mesmas diretrizes: é conservador no início, mas, com frequência, passa a ser cirúrgico. O comprometimento de outras articulações é variável, e, quando isso ocorre, o tratamento deve ser individualizado. As crianças com artrogripose distal tipo I não têm anomalias viscerais e apresentam capacidade cognitiva normal.

Na artrogripose distal tipo II, além das deformidades das mãos e dos pés, há deformidades associadas, como fenda palatina ou lábio fendido, língua pequena, abertura limitada da boca, malformações faciais, baixa estatura, anomalias vertebrais e frequente comprometimento da capacidade cognitiva, que se encontra dentro de valores limítrofes. Dependendo da combinação dos sinais clínicos, os pacientes podem, ainda, ser subdivididos em:

- **Artrogripose distal tipo II-A.** Conhecida como síndrome de Gordon, há a associação de deformidades como camptodactilia, PTC e fenda palatina. Metade dos indivíduos nessa condição pode apresentar luxação congênita do quadril. As duas principais características não ortopédicas desse grupo são baixa estatura e fenda palatina.

- **Artrogripose distal tipo II-B.** Os pacientes com esse tipo de doença apresentam PTC grave e dedos das mãos afilados e lisos, com grande desvio ulnar. Como alteração não ortopédica característica, possuem dismorfismo facial. Alguns dos portadores apresentam, também, doenças mitocondriais.

- **Artrogripose distal tipo II-C.** As deformidades ortopédicas predominantes concentram-se nos pés, ou seja, PTC e dedos "em martelo". A deformidade não ortopédica é lábio fendido, associado ou não à lesão do palato.

- **Artrogripose distal tipo II-D.** Os pacientes com tal condição apresentam deformidade complexa das mãos e dos pés e escoliose.

- **Artrogripose distal tipo II-E.** Deformidade de relativa frequência, sem componente hereditário; caracteriza-se pela abertura limitada da mandíbula (trismo). Os pacientes apresentam, também, deformidade característica da mão, com flexão do punho, hiperextensão das articulações metacarpofalangianas e flexão das interfalangianas proximais.

Síndrome de Freeman-Sheldon

A síndrome de Freeman-Sheldon é caracterizada pelo envolvimento da face ("face do assobiador"), bem como por deformidades das mãos, dos pés e da coluna vertebral. A face inexpressiva está associada a olhos encovados, epicanto, estrabismo e nariz pequeno. O queixo tem sulco profundo em forma de H. A boca é pequena, e o aspecto dos lábios é "em assobio". A fibrose da musculatura ao redor da boca pode causar dificuldade na ingestão de alimentos sólidos **(FIG. 35.10)**.

As deformidades das mãos são constantes e apresentam um padrão que varia muito pouco. Caracterizam-se por camptodactilia e desvio ulnar dos dedos (dedos "em ventania"), ou seja, a deformidade clássica da artrogripose, mas com desvio ulnar mais acentuado. Todos os dedos estão envolvidos de forma semelhante. Além do desvio ulnar, as articulações metacarpofalangianas estão fletidas e a mobilidade para extensão é muito limitada. As articulações interfalangianas proximais também estão fletidas, podendo ocorrer deformidade secundária em "colo de cisne". O polegar pode estar fixo com adução e com rigidez das articulações metacarpofalangiana e interfalangiana. Essas alterações são tratadas com fisioterapia e terapia ocupacional; porém, a resposta não é tão satisfatória como na artrogripose distal.

A deformidade em equinovaro dos pés está presente em 80% dos casos,[28] sendo resistente ao tratamento conservador, com recidivas comuns após a intervenção cirúrgica. A escoliose é uma manifestação frequente e deve ser abordada como nas demais formas de artrogripose múltipla congênita **(FIG. 35.11)**. A inteligência é normal, e a baixa estatura, comum. Não existe consenso em relação ao

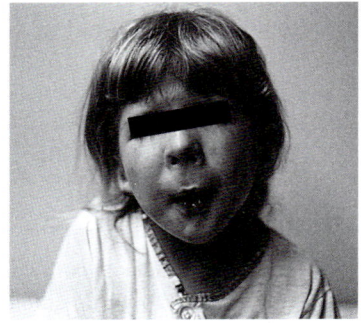

FIGURA 35.10 → Face com "aspecto de assobiador", típica do paciente com síndrome de Freeman-Sheldon.

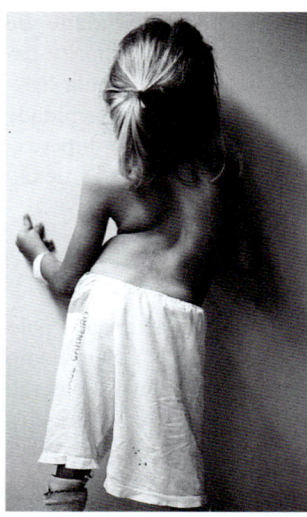

FIGURA 35.11 → Deformidade grave da coluna vertebral em paciente com síndrome de Freeman-Sheldon.

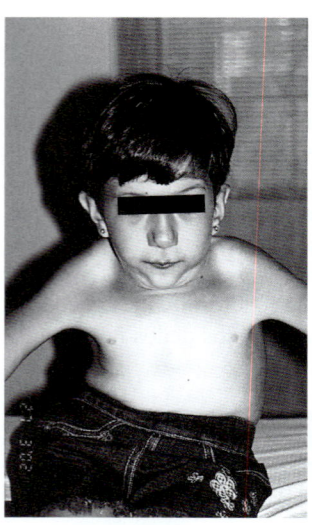

FIGURA 35.12 → Criança com síndrome de pterígio múltiplo, apresentando "pescoço alado".

padrão de herança dessa doença, podendo ser tanto familiar como esporádico. Algumas complicações anestésicas, como dificuldade respiratória e hipertermia maligna, estão descritas na literatura.

Grupo 3: artrogripose associada a pterígio

- Síndrome do pterígio múltiplo.
- Síndrome do pterígio poplíteo.

O termo "pterígio" origina-se do grego e significa "pequena asa". Há muitas síndromes que evoluem com pterígio, mas as duas que têm maior relevância clínica são a síndrome de pterígio múltiplo e a de pterígio poplíteo. O sinal clínico característico das síndromes com pterígio é a presença de membranas (pregas cutâneas) ao longo das articulações. O pterígio pode ser localizado ou generalizado. O localizado é o que ocorre, por exemplo, no pescoço na síndrome de Klippel-Feil; na região antecubital nas síndromes unha-patela e de Freeman-Sheldon; na região poplítea em casos de agenesia sacral; e, também, em diversas regiões, como observado nas formas graves de amioplasia.

Quando generalizado, é o sinal clínico predominante no quadro geral do paciente. Os diagnósticos diferenciais a serem considerados são síndrome de pterígio múltiplo, síndrome do pterígio poplíteo e, ainda, algumas patologias letais. O padrão de herança nas patologias letais e no pterígio múltiplo é autossômico recessivo, ao passo que, na síndrome de pterígio poplíteo, é autossômico dominante.

Síndrome do pterígio múltiplo

A síndrome do pterígio múltiplo é caracterizada pela presença de vários pterígios, com distribuição variável, os quais podem ser despercebidos quando a criança nasce, porém, à medida que ela cresce, tornam-se mais evidentes, e a mobilidade articular fica mais limitada (FIG. 35.12).

A escoliose é uma deformidade comum e ocorre em mais da metade dos pacientes. Pode haver defeito na ossificação ou na segmentação vertebral, o que torna a deformidade ainda mais resistente ao tratamento conservador. As alterações nos pés são comuns, sobretudo o pé talovertical. Existem, também, deformidades nos dedos das mãos. Os pacientes, em geral, apresentam baixa estatura, e a inteligência é normal. O tratamento deve ser individualizado de acordo com a gravidade e com o tipo da deformidade.

Síndrome do pterígio poplíteo

A síndrome do pterígio poplíteo é caracterizada pela presença dos pterígios na região poplítea. É também conhecida como síndrome fasciogenitopoplítea. Defeitos faciais congênitos são comuns, como fenda palatina ou lábio leporino. Podem estar associadas, também, anomalias nos genitais. O pterígio poplíteo está presente ao nascimento e tem no seu interior "banda fibrosa", que pode se estender do ísquio ao calcâneo. Muitas vezes, para o diagnóstico correto da "banda fibrosa", é necessária uma investigação por ressonância magnética. O tratamento precoce do pterígio permite melhor resultado funcional. Um detalhe técnico que deve ser observado na intervenção cirúrgica da síndrome do pterígio poplíteo é que as estruturas vasculares estão localizadas mais profundamente ao nervo do que o habitual.

Grupo 4: síndromes de sinostoses

São entidades clínicas que se caracterizam por apresentarem fusões cartilaginosas ou ósseas. Outros sinais clínicos estão presentes, como ausência de pregas cutâneas normais, hipoplasia da musculatura e limitação da mobilidade articular. Esses sinais são também comuns na amioplasia, o que obriga o diagnóstico diferencial entre essas duas condições, sobretudo nos casos em que a sinostose é umerorradial. Na avaliação inicial por imagem, o exame radiográfico da região afetada pode demonstrar uma linha entre os dois ossos envolvidos, a qual se ossifica em momento posterior.

Referências

1. Stern WG. Arthrogryposis multiplex congenita. JAMA. 1923;81:1507-10.

2. Sheldon W. Amyoplasia congenita. Arch Dis Child. 1932; 7(39):117-36.

3. Fisher RL, Johnstone WT, Fisher WH Jr, Goldkamp OG. Arthrogryposis multiplex congenita: a clinical investigation. J Pediatr. 1970;76(2):255-61.

4. Staheli LT, Hall JG, Jaffe KM, Paholke DO, editors. Artrogryposis: a text atlas. Cambridge: Cambridge University; 1998.

5. Hall JG. Arthrogryposis associated with unsuccessful attempts at termination of pregnancy. Am J Med Genet. 1996;63(1):293-300.

6. Narkis G, Landau D, Manor E, Ofir R, Birk OS. Genetics of arthrogryposis: linkage analysis approach. Clin Orthop Relat Res. 2007;456:30-5.

7. Kimber E, Tajsharghi H, Kroksmark AK, Oldfors A, Tulinius M. A mutation in the fast skeletal muscle troponin I gene causes myopathy and distal arthrogryposis. Neurology. 2006;67(4):597-601.

8. Goldberg MJ. The dysmorfic child: an orthopedic perspective. New York: Raven; 1987.

9. Hall JG, Reed SD, Driscoll EP. Part I: amyoplasia: a common, sporadic condition with congenital contractures. Am J Med Genet. 1983;15(4):571-90.

10. Brown LM, Robson MJ, Sharrard WJ. The pathophysiology of arthrogryposis multiplex congenita neurologica. J Bone Joint Surg Br. 1980;62(3):291-6.

11. Lahoti O, Bell MJ. Transfer of pectoralis major in arthrogryposis to restore elbow flexion. J Bone Joint Surg Br. 2005;87(6):858-60.

12. Ezaki M. Congenital hand deformities. In: Green DP, Hotchkiss RN, Pederson WC, editors. Green's operative hand surgery. 4th ed. New York: Churchill Livingstone; 1999. p. 473-80.

13. Staheli LT, Chew DE, Elliott JS, Mosca VS. Management of hip dislocations in children with arthrogryposis. J Pediatr Orthop. 1987;7(6):681-5.

14. Szöke G, Staheli LT, Jaffe K, Hall JG. Medial-approach open reduction of hip dislocation in amyoplasia-type arthrogryposis. J Pediatr Orthop. 1996;16(1):127-30.

15. Yau PW, Chow W, Li YH, Leong JC. Twenty-year follow-up of hip problems in arthrogryposis multiplex congenita. J Pediatr Orthop. 2002;22(3):359-63.

16. LeBel ME, Gallien R. The surgical treatment of teratologic dislocation of hip. J Pediatr Orthop B. 2005;14(5):331-6.

17. Fucs PM, Svartman C, de Assumpção RM, Lima Verde SR. Quadricepsplasty in arthrogryposis (amyoplasia): long-term follow-up. J Pediatr Orthop B. 2005;14(3):219-24.

18. Lloyd-Roberts GC, Lettin WF. Arthrogryposis multiplex congenita. J Bone Joint Surg Br. 1970;52(3):494-508.

19. Widmann RF, Do TT, Burke SW. Radical soft-tissue release of the arthrogrypotic clubfoot. J Pediatr Orthop B. 2005;14(2):111-5.

20. Pirpiris M, Ching DE, Kuhns CA, Otsuka NY. Calcaneocuboid fusion in children undergoing to talectomy. J Pediatr Orthop. 2005;25(6):777-80.

21. Nicomedez FP, Li YH, Leong JC. Tibiocalcaneal fusion after talectomy in arthrogryposis patients. J Pediatr Orthop. 2003;23(5):654-7.

22. Aroojis AJ, King MM, Donohoe M, Riddle EC, Kumar SJ. Congenital vertical talus in arthrogryposis and other contractural syndromes. Clin Orthop Relat Res. 2005;(434):26-32.

23. Coleman SS. Complex foot deformities in children. Philadelphia: Lea & Febiger; 1983.

24. Sarwark JF, MacEwen GD, Scott, CI Jr. Amyoplasia (a common form of Arthrogryposis). J Bone Joint Surg Am. 1990;72(3):465-9.

25. Yingsakmongkol W, Kumar SJ. Scoliosis in arthrogryposis multiplex congenita: results after nonsurgical and surgical treatment. J Pediatr Orthop. 2000;20(5):656-61.

26. Babat LB, Ehrlich MG. A paradigm for the age-related treatment of knee dislocations in Larsen's syndrome. J Pediatr Orthop. 2000;20(3):396-401.

27. Laville JM, Lakermance P, Limouzy F. Larsen's syndrome: review of the literature and analysis of thirty-eight cases. J Pediatr Orthop. 1994;14(1):63-73.

28. Hall JG, Reed SD, Greene G. The distal arthrogryposis: delineation of new entities-review and nosologic discussion. Am J Med Genet. 1982;11(2):185-239.

29. Bamshad M, Watkins WS, Zenger RK, Bohnsack JF, Carey JC, Otterud B, et al. A gene for distal arthrogryposis type I maps to pericentromeric region of chromosome 9. Am J Hum Genet. 1994;55(6):1153-8.

36
Reabilitação em artrogripose múltipla congênita

Luiz Antônio Munhoz da Cunha
Daniela Carla Prestes
Schirley Aparecida Manhães
Giana Giostri

A artrogripose múltipla congênita (AMC) representa um conjunto de doenças cujas características em comum são a contratura articular e a limitação do arco de movimento, as quais não são progressivas e estão presentes ao nascimento. Para que o diagnóstico de artrogripose possa ser feito, é necessário o comprometimento de duas ou mais articulações, que podem estar envolvidas em graus variáveis, ocasionando desde dificuldade funcional mínima até dependência completa para as atividades da vida diária.

CLASSIFICAÇÃO

As duas classificações mais conhecidas para a AMC são a de Hall,[1] em 1981, e a de Goldberg,[2] em 1987. A AMC, em sua forma clínica mais comum, compromete os quatro membros e é conhecida como amioplasia ou artrogripose clássica **(FIG. 36.1)**. Para diagnóstico e tratamento adequados, é preciso o envolvimento de uma equipe multidisciplinar.

CONSIDERAÇÕES GERAIS

A reabilitação na AMC envolve não só a abordagem médica das deformidades do sistema musculoesquelético ou de outros sistemas do organismo muitas vezes envolvidos, mas também a participação de equipe multidisciplinar, que tem como objetivos a melhora funcional do paciente com relação a suas atividades de vida diária, a mobilização doméstica e as inclusões escolar e social como um todo. É necessário, ainda, que os membros da equipe de reabilitação trabalhem o desenvolvimento psicológico, emocional, social, educacional e vocacional do paciente em suas diversas faixas etárias.

A grande variedade do comprometimento funcional dos pacientes com AMC, nas suas diferentes manifestações, obriga a descrição da reabilitação de forma geral. Na AMC, os principais objetivos da reabilitação estão relacionados ao desenvolvimento de habilidades para cuidados pessoais, comunicação, mobilização e convívio social. Muitos pacientes com artrogripose apresentam evolução clínica favorável e, na vida adulta, conseguem desempenhar seu papel social como cidadãos produtivos e autossuficientes. Cabe aos profissionais que conduzem o processo de reabilitação determinar quais limitações funcionais podem ser prevenidas, quais podem ser minimizadas ou tratadas como um todo e quais não são passíveis de modificação e, portanto, permanecem como incapacidade funcional definitiva.

Kottke e colaboradores[3] desenvolveram um gráfico composto por cinco curvas que relaciona a capacidade funcional à idade do paciente **(FIG. 36.2)**. A capacidade funcional é dividida em totalmente dependente, parcialmente dependente, parcialmente independente, autossuficiente e desenvolvimento ótimo da função. A idade é dividida em nascimento, infância, idade adulta, aposentadoria e morte.

Katic e colaboradores[4] ressaltaram que os resultados na reabilitação de pacientes com artrogripose são mais eficientes quando existe envolvimento de ambos os pais. Por meio da análise de 10 pacientes atendidos no primeiro ano de vida, os autores concluíram que, para o sucesso das ações de reabilitação, são necessários o início precoce do tratamento e o envolvimento dos pais, com habilidade para aprender rapidamente as orientações de equipe experiente.

EQUIPE DE REABILITAÇÃO

Na AMC, como em outras doenças neuromusculares, são muito importantes a participação e a interação entre os diferentes profissionais de saúde para que as metas de reabilitação sejam alcançadas com êxito. A AMC é constituída por um conjunto de doenças que devem ser abordadas principalmente em instituições de atendimento terciário, as

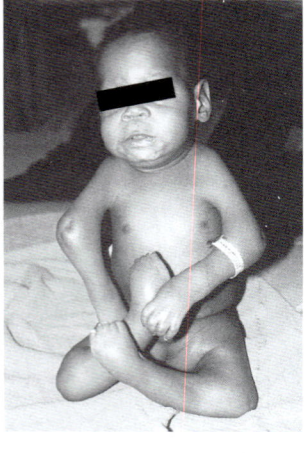

FIGURA 36.1 → Portador de amioplasia (artrogripose clássica) com 1 ano de vida.

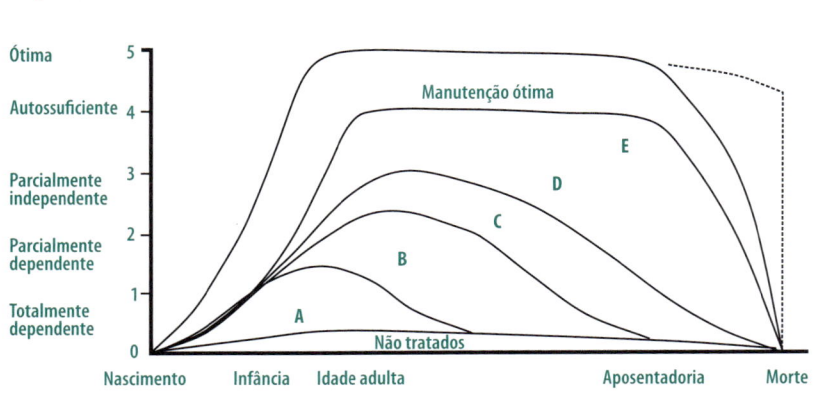

Função

FIGURA 36.2 → Representação gráfica, desenvolvida por Kottke, Lehman e Stillwell (1990), que determina o desempenho de pacientes submetidos à reabilitação de acordo com seu nível funcional em diferentes fases da vida.
Fonte: Staheli e colaboradores.[5]

quais devem possuir, em seu corpo clínico, um grupo de profissionais envolvidos com reabilitação, como fisiatras, ortopedistas, neurologistas, fisioterapeutas, terapeutas ocupacionais, assistentes sociais, enfermeiros, psicólogos, fonoaudiólogos, pedagogos, técnicos em órteses e terapeutas recreacionais. A compreensão e o respeito pela atividade de cada um dos membros da equipe multidisciplinar e a orientação integrada com informações coerentes e complementares de cada um dos participantes para a família condicionam a confiança da reabilitação e o sucesso das metas estabelecidas.

Os profissionais da equipe de reabilitação devem reunir-se de forma periódica para a discussão dos casos em tratamento, a avaliação das dificuldades apresentadas pelos pacientes ou familiares, a revisão das metas estabelecidas, a troca de ideias sobre novas abordagens para melhorar a *performance* do paciente e a avaliação de novos casos.

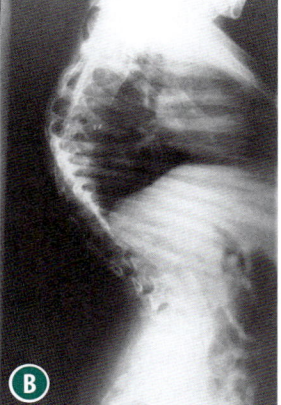

FIGURA 36.3 → Radiografia da coluna vertebral mostrando cifoescoliose grave em uma portadora de síndrome de pterígio múltiplo com 6 anos.
Ⓐ Anteroposterior.
Ⓑ Perfil.

PROCESSO DE REABILITAÇÃO

É muito importante que a equipe médica estabeleça o diagnóstico correto da doença relacionada à artrogripose. Algumas formas, com lesões associadas do sistema nervoso central ou de outros sistemas, podem apresentar história natural definida e, assim, orientar as ações de reabilitação. De acordo com Chen,[6] após o diagnóstico e pelo fato de malformações associadas à AMC serem frequentes, os pais ficam muito apreensivos com relação a defeitos que possam passar despercebidos pela equipe. O conhecimento dessas possibilidades e da história natural das principais formas de AMC pode minimizar a ansiedade dos familiares. Um exemplo disso é o que ocorre na síndrome de pterígio múltiplo, em que, além das deformidades estéticas causadas pelo pterígio cutâneo e das deformidades ortopédicas nos membros superiores e inferiores, é previsível o desenvolvimento de cifoescoliose grave (FIG. 36.3). A equipe deve estar atenta a esse tipo de eventualidade e tratá-la na ocasião adequada.

Os desenvolvimentos tecnológico e social modificam de forma significativa a qualidade da reabilitação. As instituições envolvidas devem ter acesso a produtos e técnicas comprovados pela literatura e capazes de modificar o nível de reabilitação do paciente, dando-lhe independência, boa *performance* e qualidade de vida. Devem, também, estabelecer mecanismos que promovam o desenvolvimento de pesquisas éticas para o avanço tecnológico de novas abordagens e produtos que tenham esses mesmos objetivos. É importante que grupos organizados de pais e pacientes trabalhem em conjunto com organizações governamentais, para a implementação e ao aperfeiçoamento de políticas de saúde que melhorem a qualidade de vida dos portadores de AMC, tornando-os o mais independentes possível.

O trabalho integrado durante o aprendizado escolar e a orientação vocacional devem ser valorizados. A equipe multidisciplinar deve atuar na escola, junto a sua coordenação de ensino, promovendo ações que possibilitem melhor qualidade de aprendizagem e de avaliação do indivíduo deficiente com dificuldades de utilizar métodos convencionais, como a destreza e a coordenação necessárias para a execução da linguagem escrita em pacientes com grande envolvimento dos membros superiores. É necessário que o

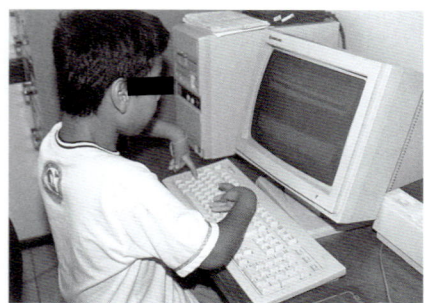

FIGURA 36.4 → Portador de amioplasia, em idade escolar, fazendo uso de computador para linguagem escrita.

terapeuta desenvolva adaptações para o uso dos membros superiores ou de outros métodos alternativos para a linguagem escrita, como o computador (FIG. 36.4).

Com o desenvolvimento tecnológico, o custo do tratamento pode ser elevado. Os profissionais de saúde envolvidos devem ter a sensibilidade de oferecer o que está disponível e acessível, mas compatível com o nível socioeconômico da família. Isso, seguramente, evitará a degradação das condições econômicas da família, que, com o intuito de oferecer o melhor, pode equivocar-se no custo-benefício de produtos e procedimentos oferecidos. A utilização de recursos econômicos familiares e sociais deve ser bastante debatida pelos membros da equipe de reabilitação, para evitar gastos desnecessários, que ocasionam iatrogenia social.

Dentro dos valores culturais da sociedade ocidental, a estética tem um papel muito importante. A equipe médica deve, sempre que possível, abordar esse aspecto de forma realista, orientando os pacientes e os familiares sobre as implicações estéticas da doença. Esses profissionais precisam ser otimistas em relação às ações de reabilitação, procurando estimular a família sobre o futuro da criança, sem, no entanto, criar expectativas inalcançáveis. O envolvimento familiar no processo de recuperação funcional modifica o seu resultado, e a família deve ter participação ativa na equipe, sendo orientada para implementar os métodos terapêuticos no domicílio. Quando as dificuldades encontradas no tratamento domiciliar forem trazidas para avaliação da equipe, estas devem ser muito consideradas; no entanto, na eventualidade de alguma falha, esta deve ser pouco valorizada, pois dificilmente a família envolvida na reabilitação é negligente. As recomendações devem ser flexíveis, e o relacionamento, o mais cordial possível. Quando a família desejar, a equipe deve apoiar uma segunda opinião profissional, podendo, todavia, orientar serviços adequados para que isso se concretize.

FISIOTERAPIA E TERAPIA OCUPACIONAL

A abordagem terapêutica por meio da fisioterapia e da terapia ocupacional é um dos pontos mais importantes para a melhora clínica da criança com artrogripose. O objetivo principal deve sempre ser o de conseguir a maior independência funcional possível. Para tanto, o terapeuta pode utilizar diferentes técnicas em faixas etárias distintas, pois as solicitações funcionais modificam-se com o tempo. O relacionamento contínuo com a família transforma o terapeuta em um elo muito importante na condução do processo de reabilitação, tanto na orientação em relação à execução dos procedimentos terapêuticos domiciliares como em diversas outras situações (o momento de consultar outros profissionais da equipe, integração escolar, etc.).

> **ATENÇÃO!** É muito importante o profissional da equipe de reabilitação saber priorizar as abordagens terapêuticas de acordo com o envolvimento funcional, otimizando a recuperação do paciente e evitando seu estresse e da família com excesso de intervenções.

Os métodos terapêuticos são aplicados em frequência variável e dependem da gravidade das deformidades (FIG. 36.5). Procura-se, então, priorizar situações que causem maior dificuldade funcional para o paciente. Um exemplo disso são os bebês com dificuldade para alimentar-se. Para promover a melhora nas condições da alimentação, a equipe deve solicitar a participação da família, que deverá executar tarefas bem definidas para a melhora da postura da mandíbula, do pescoço e do tronco. São também necessárias ações para fortalecer os músculos, por meio do uso de "chupetas" especiais e do controle da sucção/deglutição do bebê portador de AMC. Portanto, é melhor concentrar as terapias nesses objetivos específicos do que dividi-las com alongamentos passivos de contraturas de articulações periféricas, que submetem a família e o bebê a estresse desnecessário e que podem ser retardadas até o controle adequado da alimentação.

As prioridades terapêuticas modificam-se com a idade e com as aquisições determinadas pelo tratamento. Por isso, a equipe de reabilitação deve, periodicamente, reavaliar cada paciente e reestruturar o programa de reabilitação.

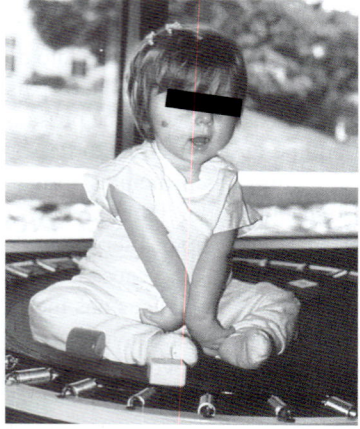

FIGURA 36.5 → Paciente com AMC durante sessão de terapia.

OBJETIVOS DA REABILITAÇÃO

Os objetivos gerais a serem abordados em portadores de AMC podem ser assim definidos:

- Intervenção nas dificuldades alimentares.
- Estímulo para o desenvolvimento motor.
- Orientação para higiene e transporte.
- Orientação nas atividades da vida diária.
- Orientação e adaptação para atividades recreacionais e profissionais.
- Participação comunitária para orientação de projetos e leis que possam favorecer os diferentes níveis de reabilitação do paciente com AMC.

Alguns procedimentos específicos na reabilitação física do paciente com AMC podem ser assim definidos:

- Alongamento dos tecidos encurtados para aumentar o arco de movimento das articulações envolvidas.
- Manutenção e melhora do arco de movimento por meio do uso de órteses.
- Avaliação e melhora da força muscular.
- Reabilitação após intervenções cirúrgicas para correções de deformidades.

Intervenção nas dificuldades alimentares

A reabilitação oral para favorecer a alimentação do portador de AMC exige diversos membros da equipe multidisciplinar. Em geral, é necessária a participação do pediatra, do otorrinolaringologista, do terapeuta físico, do terapeuta ocupacional, do fonoaudiólogo e do nutricionista.

Os pacientes devem ser avaliados quanto à capacidade de alimentação independente. Quando necessário, são indicadas intervenções posturais do pescoço, do tronco e da mandíbula, para melhorar a qualidade da alimentação e minimizar o risco de aspiração durante as mamadas. O uso de adaptações, como mamilos artificiais, favorece a alimentação no seio materno quando ela está dificultada pelo tamanho do mamilo em relação à abertura da cavidade oral do paciente, pois melhora o posicionamento da língua e dos lábios durante o movimento de sucção. O uso de órteses orais, como "chupetas especiais", o treinamento da sucção/deglutição e a escolha de tipos diferentes de consistência do líquido a ser deglutido na mamadeira são medidas que facilitam a alimentação e o ganho de peso do paciente com AMC.

Estímulo para o desenvolvimento motor

A avaliação cuidadosa do desenvolvimento motor em suas diferentes fases, em relação à idade, orienta as metas a serem alcançadas com as intervenções do terapeuta.

Nos primeiros meses de vida, o controle da cabeça é de fundamental importância para o desenvolvimento de outras habilidades. Todos os esforços devem ser voltados para o controle e o fortalecimento da musculatura ao redor do pescoço. O controle do tronco nos diferentes planos de movimento deve ser estimulado. Uma das formas é educar os pais na maneira de sustentar o bebê no colo, inicialmente com suporte de tronco e cabeça e, de forma progressiva, abaixando o suporte anterior das mãos para estimular o equilíbrio. O movimento das articulações contra a gravidade deve ser empregado após o controle do tronco. Em torno dos 6 meses de vida, os pacientes devem ser encorajados a rolar no solo **(FIG. 36.6)**. Isso pode ser facilitado por meio do uso de brinquedos e pela convivência com outras crianças sem a doença.

> **DICA:** No período pré-escolar, a criança deve ser estimulada por atividades terapêuticas e recreacionais. A boa distribuição entre atividades lúdicas e terapêuticas ajuda a evitar o estresse do paciente e favorece a reabilitação, pois esta será instituída em um indivíduo mais colaborativo e integrado em sociedade.

A mobilização do paciente deve ser estimulada para que ele seja o mais independente possível. A transição da posição prona ou supina para o sentar independente, deste para a estabilização em pé e, depois, para a deambulação pode ser uma meta difícil de ser alcançada, necessitando de muito empenho de todos os envolvidos no processo de reabilitação. O terapeuta pode orientar o responsável após cuidado do paciente a lançar mão de diversas estratégias que ajudem a criança portadora de AMC a mover-se no solo e obter a bipedestação. O uso de blocos de espuma espalhados no solo, como apoio, pode fornecer maior mobilidade no ambiente domiciliar e também ajudar a criança a adquirir a capacidade de sentar com mais facilidade.

Os pais não devem preocupar-se pela forma "esquisita" como a criança se arrasta no chão, pois isso está relacionado à força muscular e à amplitude de movimento das suas articulações. A utilização de brinquedos que permitam a mobilização independente, como triciclos ou outros com rodas que possibilitem ao paciente "montar em cima", auxilia a modificar a deambulação do portador de AMC. Vale ressaltar, também, que a correção ortopédica das deformidades e o uso de órteses promovem maior estabilidade e possibilidade de marcha independente.

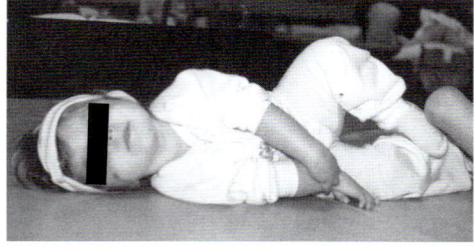

FIGURA 36.6 → Paciente com AMC fazendo exercícios no solo durante sessão de fisioterapia.

Sempre que necessário, sobretudo em crianças em idade escolar, pode-se recomendar dispositivos de autoajuda, como andadores e muletas, que são facilitadores do equilíbrio e da marcha. É recomendável, algumas vezes, para permitir a integração dos pacientes com AMC às atividades escolares, o uso de equipamentos que favoreçam uma mobilização mais rápida, como cadeiras de roda motorizadas.

Orientação para higiene e transporte

Deformidades graves do pescoço e do tronco, presentes ao nascimento, podem causar dificuldades para os pais durante o banho. O uso de suportes plásticos de apoio permite melhor posicionamento e mais conforto para o paciente e para o cuidador durante o banho (FIG. 36.7).

Adaptações no carrinho de transporte do bebê, confeccionadas em espuma ou outro material com densidade controlada, oferecem suporte adequado para as diferentes deformidades, em especial da coluna e do pescoço.

Orientação nas atividades da vida diária

A função do aparelho locomotor pode ser melhorada por medidas desenvolvidas pela equipe de reabilitação. A melhora funcional para a execução adequada das atividades de vida diária constitui um diferencial importante no tratamento de pacientes com AMC. Por exemplo, uma das ações mais significativas do membro superior é a possibilidade de o paciente realizar a "pinça interdigital" (FIG. 36.8), que, entre outras coisas, permite a alimentação independente. O terapeuta deve avaliar essa possibilidade, oferecendo alimentos de diversas formas e tamanhos. Uma vez que isso seja possível, o próximo passo é procurar favorecer o movimento mão-boca.

Se não há possibilidade de flexão ativa do cotovelo, mas as articulações apresentam bom arco de movimento, o paciente pode levar a mão à boca quando apoiar a borda externa do antebraço em blocos de espuma ou no canto da mesa. Pode-se, também, para a alimentação independente, desenvolver dispositivos que aumentem a estabilização do talher na mão, como correias de velcro ou talas plásticas.

Outro desafio para a equipe de reabilitação é ensinar à criança vestir-se de forma independente. A escolha e a fabricação de roupas e calçados de fácil uso, largos e com ajustes de velcro ou com botões e casas de simples manipulação, facilitam a aquisição independente do vestuário na criança com AMC. Elaborar suportes para as roupas que permitam que o paciente com treinamento possa colocá-las sozinho é uma das funções da equipe de tratamento.

A capacidade para o banho e para a toalete pode ser desenvolvida na idade pré-escolar. Esse tipo de aquisição tem relação direta com a capacidade de mover-se e vestir-se. O cuidador deve preparar o ambiente para que o paciente possa ter higiene adequada e segura. Sem dúvida, para a higiene e a toalete adequadas, o paciente, no início, deve ter a capacidade de movimentar-se até o banheiro, retirar suas roupas, acessar o vaso sanitário e usar o papel higiênico. Estudando cada criança de modo individual e avaliando sua capacidade, a equipe de reabilitação pode desenvolver, no domicílio, medidas facilitadoras, como barras laterais, plataforma especial de acesso ao vaso sanitário, roupas de fácil manipulação e suportes para toalha e papel higiênico de simples manuseio.

Em idade escolar, o ambiente de estudo do paciente com AMC, tanto na escola como em casa, deve ter concepção arquitetônica personalizada. Na adolescência, a equipe de reabilitação deve estar atenta a medidas práticas necessárias para a melhora da qualidade de vida do portador de AMC. Adaptações na cozinha ajudam no preparo de alimentos e na limpeza de utensílios domésticos; manipuladores para o telefone facilitam a apreensão e a discagem; e aparelhos domésticos manejados por controle remoto são, entre tantos outros, alguns exemplos de providências a serem tomadas. Além disso, para o sexo feminino, alguns cuidados especiais, como depilação e secagem dos cabelos, devem ser analisados pela equipe e facilitados pelo desenvolvimento de produtos especiais e personalizados para cada paciente.

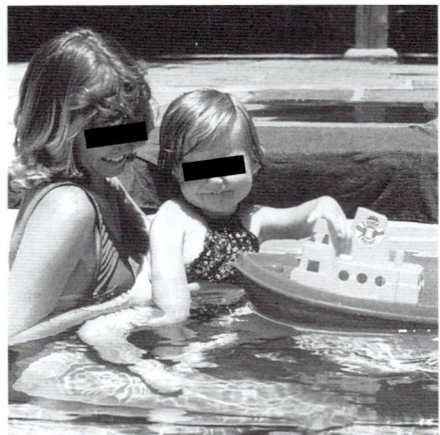

FIGURA 36.7 → Criança com AMC sendo amparada por sua mãe durante sessão de hidroterapia.

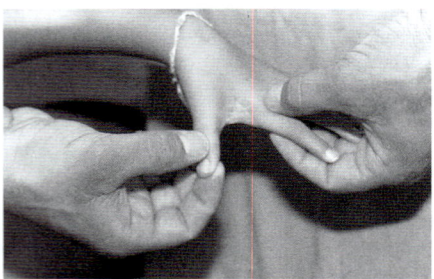

FIGURA 36.8 → Portadora de AMC, com 2 anos, em treinamento para a execução da "pinça interdigital".

Orientação e adaptação para atividades recreacionais e profissionais

À medida que o paciente cresce, aumentam as solicitações sociais, tanto as recreacionais como as profissionais. A equipe, por meio do técnico desportivo, deve adaptar possibilidades esportivas, como natação, dança e esportes em cadeiras de rodas e, até mesmo, alguns tipos de atividades coletivas com bola. Além disso, todos os esforços devem ser feitos para permitir que o adolescente com AMC possa utilizar transportes coletivos, para frequentar locais próprios de convívio social com seus pares. Muitas vezes, isso só pode ser conseguido com o uso de meios de locomoção rápidos, como cadeiras de rodas motorizadas.

A inclusão do paciente com AMC na escola e, depois, no trabalho promove autoestima considerável e vida digna e independente. Desde a primeira infância até a adolescência, toda a equipe deve trabalhar para permitir que os portadores da doença tenham a possibilidade de profissionalizarem-se. A comunicação oral e escrita deve ser bastante desenvolvida, e, como é frequente o envolvimento dos membros superiores, o uso do computador deve ser iniciado de forma precoce. Algumas vezes, quando a função do membro superior é muito limitada, o paciente pode necessitar, para a digitação adequada, apreender com os dentes uma haste, que tocará o teclado do computador.

Participação comunitária para orientação de projetos e leis

É função de todas as instituições e entidades de atendimento e apoio a crianças com deficiência física assessorar órgãos públicos e privados na elaboração de uma legislação que regule o direito dos portadores de diferentes tipos de deficiência. A inclusão social e profissional só será conseguida por meio da destruição de barreiras discriminativas e arquitetônicas que aumentam as muitas dificuldades encontradas pelos indivíduos. As ações assistenciais para a saúde e as possibilidades escolares e profissionais podem ser modificadas pelas comunidades organizadas e que lutam pelos direitos dos seus cidadãos.

PROCEDIMENTOS ESPECÍFICOS NA REABILITAÇÃO FÍSICA

Alongamento dos tecidos encurtados para aumentar o arco de movimento das articulações envolvidas

Entre os procedimentos usados para a reabilitação física dos pacientes com AMC, o alongamento dos tecidos encurtados para o aumento do arco de movimento das articulações é o mais realizado. Para que os resultados com as técnicas de alongamento sejam satisfatórios, é necessário que o terapeuta tenha sensibilidade para conseguir a colaboração do paciente durante as sessões de alongamento e envolver a família para que execute, em casa, alguns procedimentos. Por razões ainda não totalmente esclarecidas, a melhora nas restrições de movimento articular é mais eficaz no primeiro ano de vida. Além da orientação do posicionamento correto, as diferentes técnicas de estiramento passivo e imobilização em órteses e gessos favorecem a reabilitação.

O terapeuta deve, primeiro, avaliar o plano de movimento das principais articulações (QUADRO 36.1) e ter bom entendimento das potencialidades do paciente para priorizar a intervenção em algumas articulações. O estiramento passivo das articulações deve ser realizado todos os dias, com a criança relaxada. O ato de alongar pode ser desconfortável, mas não deve ser doloroso. Em vez de realizar várias vezes o estiramento dos tecidos encurtados, o terapeuta deve manter o alongamento conseguido por alguns segundos e realizar menos repetições do movimento de estiramento, o que diminui o desconforto do paciente nas sessões de fisioterapia (FIG. 36.9).

A família deve ser orientada para que as sessões domiciliares de estiramento ocorram da forma menos estressante possível. Para isso, devem ser incluídos alguns minutos de alongamento durante a execução de rotinas, como trabalhar as articulações dos membros superiores no momento de vestir a criança e as articulações dos membros inferiores durante as trocas de fralda. Recomenda-se ao terapeuta iniciar

QUADRO 36.1 → Movimentos das principais articulações dos membros superiores e inferiores

	Flexão	Extensão	Abdução	Adução	Rotação interna	Rotação externa	Pronação	Supinação
Ombro	X	X	X	X	X	X		
Cotovelo/antebraço	X	X					X	X
Punho	X	X						
Quadril	X	X	X	X	X	X		
Joelho	X	X						
Tornozelo	X	X						

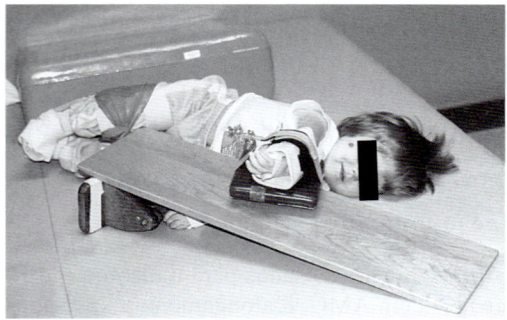

FIGURA 36.9 → Paciente durante sessões de alongamento das contraturas articulares do punho e da mão.

os exercícios de estiramento passivo nas articulações dos membros superiores, enfatizando as contraturas do punho e da mão. Nos primeiros meses de vida, as crianças normais exploram os dedos da mão oralmente. O estímulo para a exploração oral dos dedos na AMC pode favorecer o ganho de movimento nas articulações do ombro e do cotovelo.

> **ATENÇÃO! O ato de realizar o estiramento em tecidos encurtados pode ser desconfortável, mas não deve ser doloroso.**

Manutenção e melhora do arco de movimento por meio do uso de órteses

Um dos fatores que interfere no resultado funcional final dos pacientes com AMC é a capacidade de manter com gesso e/ou órteses as correções obtidas por meio do alongamento dos tecidos contraturados. Para a melhora de alguns tipos de deformidades, sobretudo nos membros inferiores, é necessário que, após manipulações sequenciais realizadas toda semana, o ortopedista confeccione o aparelho gessado de manutenção. A correção das deformidades pelo estiramento das partes moles e pela manutenção com gesso, em especial o pé torto congênito **(FIG. 36.10)**, é variável, sendo, na maioria das vezes, parcial. Em geral, há necessidade de complementar o tratamento com cirurgias.

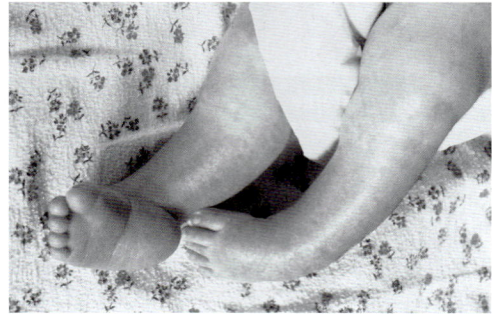

FIGURA 36.10 → Deformidade dos pés (pé torto congênito) em recém-nascido com AMC.

Quando possível, as correções obtidas com a abordagem conservadora ou cirúrgica devem ser mantidas com órteses, que, além de favorecerem algumas atividades da vida diária, podem ser retiradas para o banho ou quando causam muito desconforto (nessas situações, existe o risco de lesões cutâneas por hiperpressão). A indicação preferencial de órteses é para deformidades do punho e da mão nas crianças pequenas e na manutenção de correções de deformidades tratadas por métodos conservadores ou cirúrgicos. Nas deformidades das mãos em bebês e crianças pequenas, o uso de órteses de contato total distribui melhor as pressões, em particular quando confeccionadas com material de resistência moderada. Para isso, a equipe de reabilitação deve contar com um técnico capaz de executar as diferentes prescrições de órteses.

Pela grande tendência a recidiva, o uso de órteses de manutenção após a correção das deformidades é muito importante e tem relação direta com o resultado funcional final. O desenvolvimento de dispositivos de autoajuda e de órteses para os membros superiores melhora a função destes e facilita as atividades de vida diária, a escolaridade e as atividades laborais dos pacientes com AMC. A adaptação correta das órteses nos membros inferiores, entre outras funções, favorece o equilíbrio do tronco, a bipedestação e a marcha independente **(FIG. 36.11)**.

Avaliação e melhora da força muscular

> **ATENÇÃO! Para qualquer articulação, o aumento do arco de movimento favorece o ganho de força muscular e os resultados obtidos em eventuais procedimentos cirúrgicos ortopédicos.**

A avaliação da força muscular em crianças pequenas pode ser muito difícil e baseia-se na observação dos

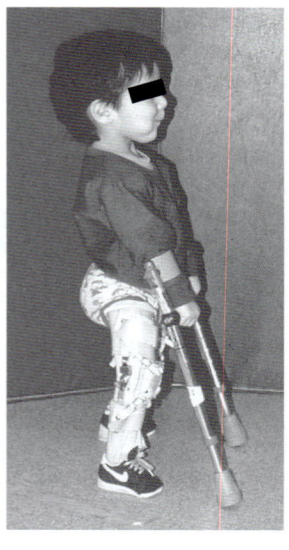

FIGURA 36.11 → Paciente em idade pré-escolar usando órtese de sustentação e muletas axilares.

movimentos ativos. Para melhor avaliação, o terapeuta deve colocar a criança em diferentes posições e analisar a ação dos músculos ativos pela reação do paciente a cada uma das posições **(FIG. 36.12)**. A avaliação inicial pode ser modificada com o tempo, pois, nos primeiros meses de vida, ocorre desenvolvimento motor significativo. A melhora da força muscular pode ser conseguida em lactentes pela interação com brinquedos usados em posições com gravidade nula e com os quais a ação de determinados músculos seja fortalecida. As variações de posição da criança no solo favorecem e estimulam o ato de rolar e fortalecem os músculos do tronco e dos membros.

Nas crianças em idade pré-escolar, a avaliação da força muscular pode ser facilitada, pois a colaboração na execução de determinados movimentos orienta o examinador na valorização da ação muscular. O terapeuta deve determinar a capacidade do paciente em controlar a ação flexora da gravidade por meio da força dos músculos extensores do quadril e do joelho. O fortalecimento desses músculos com técnicas específicas é um dos principais fatores determinantes da marcha independente. Quando, mesmo com músculos ativos, as contraturas articulares, em flexão do quadril e do joelho, impedem a ação eficaz contra a tendência flexora da gravidade, há indicação para a correção ortopédica dessas deformidades.

Reabilitação após intervenções cirúrgicas para correções de deformidades

Em crianças maiores e adolescentes, a melhora da função pode estar relacionada a adaptações funcionais, nas quais músculos mais fortes substituem os mais fracos. Além disso, a própria observação do paciente de que músculos trabalhados melhoram sua força é um estímulo para a fisioterapia de fortalecimento muscular. Com o crescimento e o aumento do peso corporal, os pacientes devem ser orientados a evitar o excesso de peso, pois isso compromete a ação de músculos que não têm força normal.

A perfeita associação entre o tratamento cirúrgico e a reabilitação pós-operatória maximiza o resultado funcional do paciente. Ao tratar as contraturas das articulações dos membros superiores, deve-se levar em conta não só as limitações naquele momento, mas suas implicações futuras. Por exemplo, é importante lembrar que o alongamento cirúrgico do músculo peitoral para melhorar a atitude em rotação interna do ombro pode inviabilizar uma indicação futura de transposição deste para realizar a flexão do cotovelo, que se constitui em atividade muito mais importante para a função dos membros superiores. Isso pode ser verificado, também, quando o paciente é dependente de função de pinça e utiliza, para tanto, ambos os membros superiores. Nesse caso, se o músculo peitoral for alongado, a pinça poderá ficar comprometida. A correta avaliação da força muscular e das contraturas articulares pode orientar a indicação de qualquer um desses procedimentos.

A orientação funcional pós-operatória deve ser estabelecida de acordo com a idade do paciente e com a complexidade do procedimento cirúrgico realizado. Um exemplo são os diferentes procedimentos indicados para a melhora da flexão do cotovelo e a consequente possibilidade de levar a mão à boca. Entre eles, estão as liberações das partes moles do cotovelo, que devem ser realizadas próximo a 1 ano de vida; as transferências tendíneas, que devem ser realizadas em torno dos 5 anos; e a transferência microcirúrgica do músculo grácil, procedimento que exige envolvimento de uma equipe treinada em microcirurgia. Nos membros inferiores, os resultados operatórios também estão relacionados à reabilitação adequada. A redução do quadril na luxação teratogênica da AMC, a liberação de partes moles no pé torto congênito e os demais procedimentos cirúrgicos têm seu resultado potencializado pela equipe de reabilitação.

O MEMBRO SUPERIOR NA ARTROGRIPOSE MÚLTIPLA CONGÊNITA

Alguns aspectos específicos do envolvimento dos membros superiores na AMC podem ser considerados à parte. Weeks[7] descreveu o envolvimento do membro superior na doença, classificando-o em três categorias:

- **Grupo 1.** Alterações neuromusculares localizadas, cujo principal envolvimento é o das mãos. Pode haver deformidades como atitude em pronação do antebraço, polegar empalmado, desvio ulnar com flexão das articulações metacarpofalangianas e incapacidade para extensão do punho e dos dedos.
- **Grupo 2.** Alterações clássicas da amioplasia. Ocorre o envolvimento de todo o membro superior, observando-se atitude em rotação interna e pronação do braço e do antebraço, cotovelo em extensão, punho e articulações metacarpofalangianas em flexão e desvio ulnar, dedos em semiflexão e polegar empalmado **(FIG. 36.13)**.

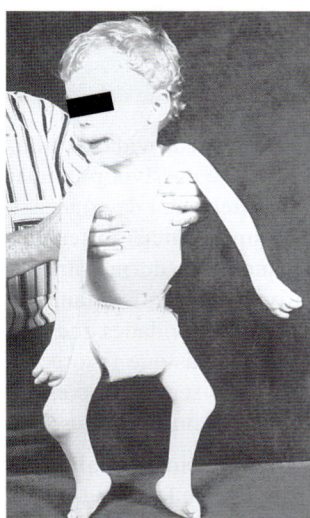

FIGURA 36.12 → Paciente com AMC sendo sustentado pelo terapeuta para avaliação da mobilidade passiva dos membros.

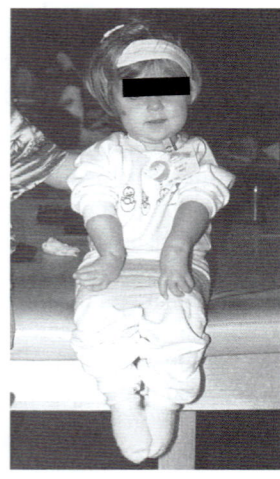

FIGURA 36.13 → Paciente com amioplasia apresentando deformidade típica do membro superior.

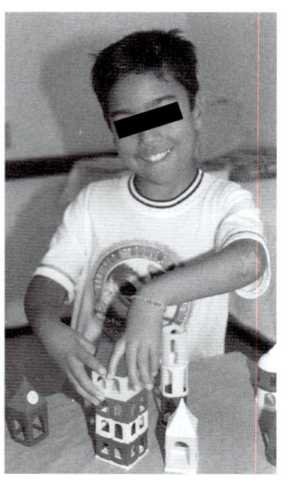

FIGURA 36.14 → Portador de AMC brincando com jogos de encaixe para melhorar a coordenação dos membros superiores.

- **Grupo 3.** Inclui as manifestações da artrogripose associadas a síndromes neuromusculares e a outras deformidades congênitas complexas.

A complexidade funcional do membro superior, que é um dos diferenciais mais expressivos da espécie humana em relação aos demais animais, pode estar muito comprometida na AMC. Todos os esforços, como já mencionado, devem estar voltados para o desenvolvimento da pinça e a consequente capacitação do paciente para o movimento de levar a mão à boca, a alimentação, a higiene e o vestuário. O terapeuta deve se preocupar, ainda, com as atividades de vida diária, como abrir e fechar portas e usar o telefone.

A avaliação funcional do membro superior depende de uma série de atividades preparatórias para que os objetivos principais sejam alcançados. Atividades lúdicas, como jogos de encaixe **(FIG. 36.14)**, porta-moedas, alcançar peças no alto – como móbiles –, tampar e destampar vidros, abrir e fechar casas e botões, abrir e fechar zíperes, estimulam desempenhos importantes dos membros superiores que antecedem funções mais complexas.

A criatividade do terapeuta para adaptações funcionais em diferentes tarefas do dia a dia e o devido treinamento para seu uso modificam a qualidade de vida e o resultado funcional da reabilitação de pacientes com AMC. Entre outras, podem ser citadas as situações que favorecem a capacidade de o paciente alimentar-se sozinho, como usar copo com alças laterais e canudo; talheres com cabo engrossado e longo, que possam ser mantidos nas mãos por tiras de velcro; prato fundo para o alimento não escorregar e ventosas na base que o fixem à mesa; além de cadeira e mesa adaptadas de modo individual às demais deformidades da criança.

O desenvolvimento de dispositivos para facilitar o vestuário já foi comentado, mas vale ressaltar que o treinamento com todos os tipos de "obstáculos" na colocação e na retirada das roupas deve ser abordado pelo terapeuta **(FIG. 36.15)**. A capacidade do paciente em realizar a higiene pessoal pode ser melhorada por meio de adaptações, como escova de dentes com angulação, largura e tamanho do

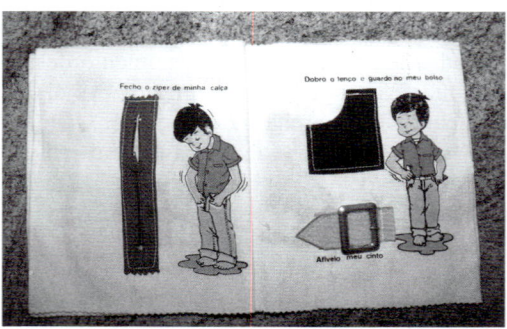

FIGURA 36.15 → Livro de pano com simuladores de casa e botão, zíperes e outras tarefas que ajudam no treinamento do vestuário.

cabo individualizados, esponjas adaptadas em suportes especiais para favorecer a limpeza durante o banho, cadeiras com braços e outros dispositivos, como alças laterais e tapetes antiderrapantes para serem utilizados durante o banho, tornando esse momento agradável e seguro.

> **ATENÇÃO!** A ação dos músculos antigravitacionais é bastante comprometida por deformidades em flexão das articulações do quadril e do joelho.

O terapeuta deve, também, orientar atividades lúdicas e escolares, pois, por meio delas, é possível propiciar o desenvolvimento da capacidade intelectual da criança, e ela própria poderá compreender a importância do seu empenho na reabilitação física. A qualidade do movimento interfere no desempenho das atividades gerais e também nas aprimoradas. É importante mesclar atividades que propiciam a coordenação global com aquelas que favorecem a coordenação motora fina, lembrando sempre que esta é pré-requisito para o desenvolvimento da linguagem escrita.

É por meio do desenvolvimento psicossocial que a criança com AMC consegue integrar-se de forma adequada ao meio em que vive.

ASPECTOS PSICOLÓGICOS NA ARTROGRIPOSE MÚLTIPLA CONGÊNITA

Considerações gerais

Para os pacientes e seus familiares, o significado psicológico e a reação ante a doença são variáveis. Há interdependência entre os fenômenos físicos e psíquicos e existem implicações psicossociais, as quais também demandam atendimento especializado. Na AMC, essa interdependência é muito significativa, pois existem deformidades presentes ao nascimento que acompanham o paciente pelo resto da vida **(FIG. 36.16)**. A expectativa idealizada pelos pais é frustrada em função das alterações do esquema corporal da criança e pela não correspondência à imaginação e aos planos feitos em torno dela. A mãe é tomada por um sentimento de culpa e impotência por ter fracassado em gerar um filho perfeito, o filho de sua ilusão. Como refere Catherine Mathelin,[8] "[...] o que conta é aquele amor materno que se quer dar a qualquer preço a um filho que deverá, de fato, devolvê-lo sendo perfeito". Esse momento demanda muito esforço psíquico por parte dos pais. Freud e Lacan[9] o definem como "[...] a perda de um objeto particularmente investido". É necessário que os pais possam falar sobre o que está acontecendo, dar um sentido, dissociando a imagem do filho das deformidades presentes, projetando sobre ele um futuro possível, considerando seus limites, potencialidades e desejos.

A notícia da deformidade ao nascimento

O momento de maior angústia para os pais é quando eles recebem a notícia da deformidade. Em geral, sentem-se decepcionados e incapazes de acolher o bebê e de superar os desdobramentos dessa situação, como, por exemplo, enfrentar o tratamento. Não raro, permanecem nutrindo a

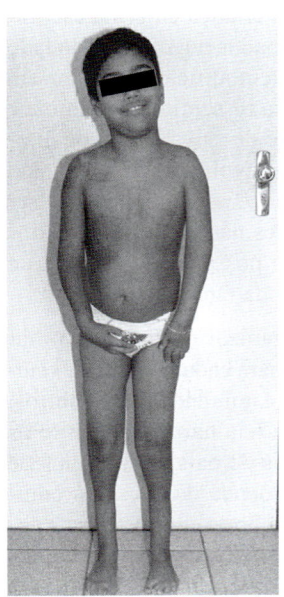

FIGURA 36.16 → Criança de 4 anos com deformidades típicas da amioplasia.

presença de um filho imaginário, para lutar contra a decepção e o sentimento de culpa. Pela dificuldade para retirar da sua imaginação o filho ideal e de compreender a doença, fomentam um sentimento de comiseração por si mesmos e de lamentação por sua própria sorte. Nesse momento, com frequência, são observados sinais de ansiedade, comportamento agressivo e incessantes questionamentos acerca de possíveis causas e de responsáveis pelo acontecimento.

Chen[6] refere que, muitas vezes, os pais têm dificuldades de entender e aceitar o diagnóstico, e muitos deles tendem a procurar respostas e terapias milagrosas para seus filhos. A evolução natural do comportamento dos pais passa por cinco fases: comoção ou choque, negação, tristeza, raiva e ansiedade e equilíbrio e reorganização. A última fase é o momento em que se sentem aptos a assumir o filho, que deixa de ser um bebê deficiente e torna-se o filho deles. Enquanto existir projeção da realidade psíquica dos pais, eles farão um trabalho de elaboração, com verbalizações que colocam em dúvida o diagnóstico, o tratamento e os procedimentos realizados e sugeridos pela equipe de saúde. Nessa fase, não costumam ter serventia as falas "consoladoras" da equipe de reabilitação, a não ser para deprimi-los ainda mais, pois inviabilizam suas formas de expressão.

A equipe deve compreender e aceitar as atitudes desesperadas e agressivas dos pais, não as encarando de modo pessoal, mas como representação do que a situação é para eles, uma vez que tais condutas são projeções e manifestações de mecanismos de defesa. A compreensão que se inicia com a interação da família com o médico, que costuma ser o primeiro a dar a notícia, deve expandir-se para a relação com os demais profissionais da equipe de reabilitação. Uma intervenção precoce, além de engendrar e fundamentar a relação entre os pais e os demais membros da equipe, oferece suporte, desfaz preconceitos e fantasias e auxilia na condução da situação de forma realista, reduzindo o medo e oferecendo possibilidades.

Como a AMC é uma deformidade que acompanha o paciente por toda a vida, além do momento da notícia aos pais, todo o período subsequente representa desafios, podendo emergir sentimentos, reações e comportamentos prejudiciais à relação do casal e dos pais com a criança.

Diagnóstico pré-natal

Na eventualidade de diagnóstico pré-natal viável, ele será favorável, pois permitirá que os pais busquem informações junto a especialistas ou associações de pais de crianças portadoras da mesma doença. Além disso, o acompanhamento psicológico poderá prepará-los para enfrentar a realidade e lidar com ela.

Orientação psicológica

Percebendo e considerando as necessidades comuns e individuais de cada casal e família, cabe à equipe médica a provisão de informações realistas e ricas sobre a etiologia e a evolução da doença. Além disso, a equipe deve orientá-los a contatar outras famílias de portadores de AMC e, também, a buscar material informativo para leitura. Outro fato favorável é acomodar as consultas médicas e terapêuticas à rotina do casal e, especialmente, da criança, tendo em vista a intensidade do tratamento.

A presença de pais ou familiares durante as hospitalizações, caso sejam necessárias, também deve ser requerida e encorajada, para minimizar os sentimentos negativos e o estresse desencadeados na criança. A dinâmica familiar e o entendimento que seus membros fazem da doença produzem um impacto significativo no comportamento psíquico da criança durante todo o processo de reabilitação. Mais uma vez, deve-se enfatizar a importância do acompanhamento psicológico. Nessa fase, podem ocorrer separação do casal, depressão e sentimento de inabilidade para educar o filho, e deve-se evitar o afastamento da figura materna, pois isso causaria grandes dificuldades para o casal e para a criança.

> **ATENÇÃO!** A equipe não deve encarar como pessoais as atitudes agressivas e desesperadas dos pais por ocasião da notícia da deformidade do filho, pois tais manifestações são apenas projeções de mecanismos de defesa.

A cada período do desenvolvimento do portador de AMC, podem surgir conflitos e dificuldades relacionados a limitações funcionais, alterações estéticas e dificuldades para socialização, os quais precisam ser abordados pelo psicólogo.

Orientações para o período neonatal

As perturbações do bebê, aliadas aos transtornos da mãe, estruturais ou transitórios, interferem na formação emocional da criança. É na relação mãe-bebê que se constitui o aparelho psíquico da criança. Caso a mãe esteja tão abalada que não consiga olhar o bebê, tocá-lo, falar com ele ou o faça destacando sua deficiência, isso se refletirá no autoconceito deste. Dessa forma, é provável que o autoconceito seja fundamentado nas incapacidades da criança, muito mais do que em suas potencialidades, permanecendo ao longo de seu desenvolvimento.

Na tentativa de compensar os sentimentos de rejeição e culpa, os pais apresentam uma atitude de superproteção, que são a devoção e os cuidados exagerados. Assim, devido à insegurança, não conseguem encorajar e permitir que a criança explore o mundo, privando-a de experiências desenvolvimentais que contribuem para a estruturação da personalidade e do ajustamento psicossocial. Cabe ao psicólogo trabalhar essas dificuldades emocionais, possibilitando que os pais exponham seus sentimentos e conflitos, ajudando-os a entender seus problemas e lidar com eles e com a criança. Se isso não acontecer, o bebê perceberá que

não corresponde às expectativas dos pais e construirá um autoconceito negativo, terá autoestima reduzida e apresentará dificuldades de estabelecer relações interpessoais, por medo de se expor e de competir, tendendo ao cerceamento social.

O medo da desaprovação intensifica a relação de dependência, sobretudo entre a mãe e a criança. Um aspecto que exemplifica bem essa dependência é a necessidade de assistência para a realização de tarefas particulares e de cuidados pessoais, como alimentação e toalete. Orientações para adaptação do ambiente, utensílios e recursos lúdicos com os quais a criança convive facilitam a exploração do meio em que ela vive e permitem o domínio de situações e o amadurecimento para o convívio social.

Orientações para o período infantil e pré-escolar

Algumas medidas práticas devem ser tomadas para evitar que, por excesso de ndulgência dos pais, os portadores de AMC cresçam inseguros, sem limites, e que, por não saberem conduzir-se, optem pelo isolamento social. A criança, tão logo tenha condições, deve ser informada sobre os aspectos que envolvem sua situação.

Em torno dos 2 anos, a criança sem comprometimento neurológico tem condições cognitivas e psíquicas para adquirir e assimilar informações. Nessa fase, ela conhece o próprio corpo e algumas de suas funções e já está formando sua imagem corporal. Em relação ao aspecto emocional, a partir dos 12 meses, ela rivaliza com os outros, justamente para exercitar a vivência em grupo, passando por momentos em que se interessa por outras crianças, mas trata-as como objetos manipuláveis.

A rivalidade entre irmãos pode acontecer em virtude do envolvimento exagerado dos pais e, por vezes, de outros familiares com o tratamento da criança portadora da doença. Os irmãos podem sentir que a criança enferma está recebendo atenção extra, serem caçoados por estarem ao lado dela ou, ainda, serem solicitados a modificar sua rotina em função do irmão, o que lhes causa ressentimento, ciúme e culpa. A relação entre os irmãos é decisiva para a dinâmica familiar adequada e para o desenvolvimento emocional e social do portador de deficiência. Essa questão deve ser tratada pelo psicólogo, em sessões nas quais sentimentos normais de amor, tristeza e raiva possam ser admitidos e manejados por todos os membros da família.

Recursos práticos, como organizar na rotina familiar momentos de atenção individual para cada filho, por exemplo, ler uma história, fazer uma caminhada, entre outros, constituem benefício para o convívio harmônico entre os irmãos. A participação em grupos de pais e/ou irmãos de crianças portadoras da mesma doença dá acesso à comparação com outros casos e ao suporte prático para a família. Estimular o portador de AMC a frequentar lugares onde possa conviver com outras crianças para atividades recreacionais auxilia na reabilitação, pois possibilita que ele construa relações de amizade e desenvolva a experiência social. O suporte social é fundamental para as novas interações que a criança com AMC desenvolverá em sua vida, sobretudo para a entrada na escola.

Orientações para o período escolar

A entrada na escola caracteriza-se em um tempo de transição e preparação para o portador de AMC e seus familiares. Nesse período, a criança aprende a manejar-se e a estabelecer relações por si mesma, longe da supervisão dos pais. Outrossim, depara-se com novas regras, que possibilitam que ela adquira habilidades acadêmicas e sociais, as quais devem ser orientadas e estimuladas pelos pais e pelos professores. Os primeiros têm a missão de encorajar o filho, e os segundos, o objetivo de incluí-lo dentro de todas as atividades escolares, pois, dessa forma, promovem autoestima positiva e incrementam a competência social, que são aspectos fundamentais para que a criança supere as fases subsequentes do desenvolvimento.

A criança, diante de sua deficiência, pode sentir-se muito diferente, incapaz para tudo, inferiorizada e hostilizada pelos colegas, como se tivesse valor apenas pelo seu corpo. Pode organizar-se em torno de seus próprios limites físicos e dos seus reflexos psíquicos, tornando-se inconformada, insegura e agressiva. É importante que a criança esteja ciente das capacidades nas quais pode progredir, dos obstáculos que precisa superar e das limitações com as quais terá que conviver, para estabelecer um autoconceito adequado, que lhe dará segurança pessoal e, por conseguinte, a capacidade para formular expectativas e objetivos de vida que ela considere importantes, de acordo com suas possibilidades reais de sucesso.

Fundamental, como já exposto, é também a atitude dos pais, que precisam encarar os fatos, reconhecer o filho em suas particularidades, vencendo e/ou aceitando seu fracasso e estimulando seu progresso, ajudando-o aos poucos a preparar-se e construir sua vida. Para auxiliar a criança em sua melhor estruturação, o ambiente deve ser adaptado para que ela se sinta mais segura em seus afazeres e possa participar de atividades sociais e/ou comunicar-se pelo computador ou outras formas de interação que permitam estabelecer amizades e suporte social.

Orientações para o período da adolescência

A adolescência caracteriza-se por um período evolutivo também de transição, no qual ocorrem alterações físicas, fisiológicas e psicológicas, como a descoberta da "identidade adulta". Outrossim, é no final dessa fase que o indivíduo terá de escolher qual a atividade profissional futura que o tornará autossuficiente e feliz. Além das inseguranças típicas dessa faixa etária, que atormentam qualquer adolescente, o portador de AMC deve enfrentar as

particularidades relacionadas a suas deformidades. As dificuldades para mobilização e higiene e as alterações estéticas são angustiantes. Sabe-se o quanto o físico é importante para o adolescente. Implícita nesses aspectos também está a sexualidade. Portanto, é difícil viver essa fase considerando sua deficiência.

Nesse período, são frequentes, entre os portadores de AMC, sentimentos de inferioridade e insegurança mais acentuados do que entre adolescentes sem a doença. A tendência ao convívio social em grupo e o desejo do contato com o sexo oposto, intensos nessa fase, também estão complicados devido aos sentimentos de oposição ao meio. O adolescente, então, alimenta um autoconceito negativo. A equipe de reabilitação deve trabalhar bem as possibilidades físicas, a estrutura da personalidade e o interesse do adolescente portador de AMC.

A reabilitação física deve visar à melhora postural e psíquica e também ao equilíbrio emocional, buscando independência e desenvolvimento social, considerando que esses são os aspectos proeminentes de tal período. Para favorecê-los, é preciso orientar o uso de dispositivos de autoajuda, como muletas, andadores ou cadeiras de roda, que devem ser escolhidos e personalizados pelo usuário para que sejam incorporados como aliados, e não como algo negativo que só chama mais a atenção para a deficiência. Todo suporte deve almejar aparar vulnerabilidades, reforçar as potencialidades e promover a confiança do adolescente e do adulto jovem.

O adulto com artrogripose múltipla congênita

O autoconceito e a autossuficiência de cada adulto são construídos de modo individual, de acordo com sua vida pregressa, mas ele deve continuar olhando em frente, formulando objetivos relacionais, vocacionais e de lazer, bem como estratégias possíveis para sua realização. Há, no portador da deficiência, a tendência de valorizar sua incapacidade e as implicações desta nas áreas emocional e social, dificultando a adaptação. Manter contato com portadores ou não da mesma deficiência fornece uma visão mais realista das oportunidades e das possibilidades, levando o indivíduo a menos frustrações e a mais conquistas. Aliam-se a isso o estabelecimento de contatos com os recursos e as ofertas da comunidade, com as leis de assistência aos portadores de deficiência e o contínuo exercício das relações pessoal, intrafamiliar e social, o que constitui o desfecho do exercício de cidadania e inclusão social, tornando o portador de AMC um cidadão produtivo e íntegro como qualquer outro na sociedade.

> **DICA: A relação entre irmãos é decisiva para a dinâmica familiar adequada e para o desenvolvimento emocional e social da criança portadora de deficiência.**

Referências

1. Hall JG. An approach to congenital contractures: arthrogryposis. Pediatr Ann. 1981;10(7):1526.

2. Goldberg MJ. The dysmorfic child: an orthopedic perspective. New York: Raven; 1987.

3. Kottke FJ, Lehman JF, Stillwell GK. Preface. In: Kottke FJ, Lehman JF, Stillwell GK. Krusen's handbook of physical medicine and rehabilitation. 4th ed. Philadelphia: W.B. Saunders; 1990.

4. Katic D, Anticevic D, Jukica M. Medical rehabilitation in arthrogryposis multiplex congenital in the first year of life. Lijec Vjesn. 2002;124(1/2):236.

5. Staheli LT, Hall JG, Jaffe KM, Paholke PO, editors. Arthrogryposis: a text atlas. Cambridge: Cambridge University; 1998.

6. Chen H. Arthrogryposis. Omaha: eMedicine; 2007.

7. Weeks PM. Surgical correction of upper extremity deformities in arthrogrypotics. Plast Reconstr Surg. 1965;36(4):459-65.

8. Mathelin C. O sorriso da Gioconda: clínica psicanalítica com os bebês prematuros. Rio de Janeiro: Companhia de Freud; 1999.

9. Freud S, Lacan J. Dicionário de psicanálise. Salvador: Ágalma; 1997.

PARTE III

Traumatologia

COORDENADOR: JORGE LUIZ TRAMONTINI

37
Fraturas e lesões fisárias

Rui Maciel de Godoy Junior

SINONÍMIA

Muitos termos têm sido utilizados para designar as fraturas e lesões fisárias, como fraturas de Salter-Harris, fraturas da placa de crescimento, lesões fisárias, fraturas pediátricas, fraturas da infância e fraturas e lesões epifisárias.

Como o diferencial é o comprometimento da fise, o termo utilizado neste capítulo é fraturas e lesões fisárias ou, simplesmente, lesões fisárias.

DEFINIÇÕES GERAIS

As crianças são diferentes dos adultos. Apesar de parecer óbvio, é importante o reconhecimento desse fato, pois a diferença interfere de maneira direta na ocorrência e no tratamento das fraturas. Os ossos nas crianças estão em crescimento, que é determinado pela fise (placa de crescimento ou cartilagem de crescimento), que está localizada entre a metáfise e a epífise nos ossos longos. O comportamento do sistema musculoesquelético das crianças é bastante diverso do dos adultos. Elas apresentam reparação dos tecidos mais rápida, portanto, consolidação mais precoce das fraturas. A remodelação óssea é uma característica importante nas crianças e é tanto maior quanto menor a idade do indivíduo.

Entorses e contusões articulares que ocorrem com frequência nos adultos são, em geral, lesões benignas. Contudo, quando traumas semelhantes ocorrem nas crianças, podem acarretar lesões de potencial gravidade acometendo as epífises e as fises. Assim, um trauma que acarretaria fratura, luxação ou lesão ligamentar no adulto pode provocar uma lesão na cartilagem de crescimento se ocorrer em criança. As lesões fisárias ocorrem nas crianças em parte devido à maior resistência dos ligamentos e da cápsula articular em comparação à placa de crescimento. Nessa população, tais estruturas são de duas a cinco vezes mais resistentes do que a fise.

A fise de um osso longo ou a apófise podem ser danificadas de diversas formas, sendo que a mais comum é o traumatismo (fraturas). As fises podem ser afetadas também de outras maneiras, como lesões por desuso, radiação ionizante, infecção, lesões tumorais ou por insuficiência vascular; lesões por queimaduras pelo frio ou calor, lesões por estresse e iatrogênicas. Este capítulo dará enfoque às lesões traumáticas.

O risco de ocorrência de lesão fisária pode estar aumentado no trauma de alta energia, na fratura exposta e quando várias tentativas de redução da fratura são realizadas. Quando a fise está comprometida em toda a sua extensão, há fusão entre a metáfise e a epífise com consequente parada do crescimento. Quando a lesão fisária é parcial, é possível observar deformidades angulares. A deformidade angular e o encurtamento ocasionado pelas lesões da fise parcial ou completa podem variar na dependência da localização da fise, duração e extensão da lesão fisária. Quanto menor for a idade da criança na ocasião da lesão, maior é a sequela ao final do crescimento.

EPIDEMIOLOGIA

Cerca de 30% das fraturas dos ossos longos nas crianças envolvem as fises. Compere[1] encontrou 15% de lesões fisárias nos traumas envolvendo o sistema esquelético da criança. Rogers[2] encontrou alterações de crescimento na fise em 10% dos casos de lesões fisárias traumáticas. Levantamentos mais recentes, como de Mann e Rajmaira,[3] mostraram, que quando todas as fraturas envolvendo a fise são consideradas, a taxa de distúrbios do crescimento é próxima a 30%. Por outro lado, apenas 2% apresentam resultado final com alteração funcional significativa.

O rádio distal é o local mais acometido, correspondendo a 44% das lesões fisárias, conforme Neer e Horowitz.[4] A seguir, na ordem de frequência, há o úmero distal, a fíbula distal, a tíbia distal, a ulna distal, o úmero proximal, o fêmur distal, a tíbia proximal e a fíbula proximal. Os membros superiores são mais acometidos por lesões fisárias do que os membros inferiores. Meninos são mais acometidos que meninas, em proporção aproximada de 2:1. Esse fato pode ser atribuído à maior tendência dos meninos de envolverem-se em atividades de risco.

Devido às características próprias dos respectivos estirões de crescimento, as meninas são mais afetadas na faixa etária dos 11 aos 12 anos, enquanto a maioria dos meninos é acometida pelas lesões fisárias em momento mais adiante, entre 12 e 14 anos. Essas faixas etárias correspondem aos estirões quando a placa de crescimento é mais fraca. É interessante notar que a faixa etária é diversa quando a lesão fisária ocorre no úmero distal, sendo de 4 a 5 anos nas meninas e de 5 a 8 anos nos meninos.

HISTÓRICO

De acordo com Peterson,[5] no século XIV, Ambroise Paré, na França, fez a primeira referência à cartilagem de crescimento ao descrever os "apêndices" dos ossos longos. Em 1727, Stephen Hales observou que a distância entre perfurações realizadas na diáfise de ossos longos em galinhas não aumentava com o crescimento. Concluiu, então, que o crescimento longitudinal ocorria nas extremidades ósseas.

John Hunter (1728-1793) é considerado o "pai da cartilagem de crescimento" por conta de seus estudos em galinhas em crescimento que mostraram que o aumento em comprimento dos ossos ocorria por geração de novo osso pela fise. Hipócrates fez a primeira descrição de uma fratura envolvendo a fise.

Existe uma lenda de que as amazonas provocavam lesões nas epífises em recém-nascidos do sexo masculino para assegurar a supremacia das mulheres. De acordo com Schott e Gameiro,[6] uma revisão histórica importante foi realizada por Poland no livro de 1898, no qual publica uma das primeiras classificações dessas lesões.

Em 1855, Malgaigne notou que a lesão fisária isolada era rara, sendo frequente o envolvimento da metáfise. Holmes, em 1868, foi o primeiro a notar alterações de crescimento ósseo após lesões da fise.

ANATOMIA

Existem duas cartilagens de crescimento nos ossos longos imaturos. Uma horizontal, que é responsável pelo crescimento longitudinal do osso, e outra esférica, que responde pelo crescimento da epífise. A placa horizontal, de fácil visualização nas radiografias dos ossos em crescimento, separa a metáfise da epífise nas crianças. Este capítulo, ao referir-se às lesões fisárias, reporta-se a essa placa horizontal.

> **ATENÇÃO!** A fise é um sistema organizado, localizado nas extremidades dos ossos longos, responsável pela ossificação endocondral.

Na fise, os condrócitos estão dispostos em camadas ou "zonas", com diferentes estágios de maturação. Pode-se identificar as seguintes zonas: de reserva ou repouso, de proliferação e zona hipertrófica. A zona hipertrófica é dividida em camadas: de maturação, de degeneração e de calcificação, estando adjacente à metáfise.

Na periferia da fise, existe o anel pericondral de Lacroix, que é um dos meios de estabilização da placa de crescimento. Em algumas doenças, como na epifisiólise proximal do fêmur, esse anel apresenta-se enfraquecido, sendo um dos fatores que permitem a epifisiolistese.

FISIOPATOLOGIA

Os aspectos histológicos da cartilagem de crescimento são importantes para a compreensão do prognóstico das fraturas fisárias. A camada germinativa da cartilagem está adjacente à epífise e é nutrida por vasos epifisários.

As células cartilaginosas crescem da epífise em direção à metáfise, formando colunas de células que se degeneram, fragmentam e hipertrofiam. Os fragmentos de células se mineralizam. Essa é a zona de calcificação provisória, adjacente à metáfise. É interessante notar que não há circulação na zona cartilaginosa.

A neovascularização ocorre da metáfise em direção à epífise. Células endoteliais se transformam em osteoblastos e usam os restos das células degeneradas para formar osso imaturo. Esse osso imaturo sofre progressiva remodelação em osso maduro e, finalmente, forma o sistema haversiano do osso. Lesões que afetem o suprimento vascular tanto da epífise quanto da metáfise interrompem o crescimento ósseo. Contudo, as lesões à camada de cartilagem podem não ser significativas se as superfícies foram reposicionadas e o suprimento vascular para a cartilagem de crescimento não foi interrompido em definitivo. Quando os dois leitos vasculares se tocam, a fise se fecha e não é possível haver mais crescimento ósseo.

As fraturas fisárias costumam acontecer através da camada de calcificação da zona hipertrófica, que é a região mais suscetível ao trauma, tendo menor resistência devido às características das células com volume aumentado. Entretanto, acredita-se que várias camadas da fise podem estar comprometidas, dependendo do tipo de força transmitido à cartilagem de crescimento. Forças de compressão provocam lesões na camada de calcificação da zona hipertrófica, assim como as forças de cisalhamento, que provocam rutura na zona hipertrófica, e forças de tensão ou tração acarretam lesão na zona de proliferação. A zona de reserva ou de repouso – também conhecida como camada germinativa – fica adjacente à epífise, e a lesão das células dessa camada acarreta a parada de crescimento na fise.

EXAME FÍSICO

> **ATENÇÃO!** O quadro clínico característico de dor, edema e impotência funcional após traumatismo em uma criança ou adolescente deve ser valorizado. Muitas vezes, o diagnóstico correto não é realizado, em especial nas lesões do tipo I de Salter-Harris (ocorre apenas lesão na cartilagem de crescimento, sem fratura da metáfise ou da epífise), quando o desvio é pequeno.

A queixa em geral é de dor, que parece estar localizada na articulação, após um trauma. Edema próximo à articulação e dor localizada à palpação da fise podem estar presentes. Nas lesões dos membros inferiores, a criança não consegue apoiar o peso sobre o membro acometido. Quando a lesão é no tornozelo, ela consegue engatinhar, mas não consegue apoiar-se sobre o membro ao ficar em pé. No membro superior, é frequente encontrar impotência funcional ou limitação da amplitude de movimento articular.

As possíveis complicações relacionadas ao crescimento ósseo remanescente devem sempre ser lembradas, e a gravidade dessas lesões deve ser explicada aos pais ou familiares.

A possibilidade de trauma não acidental não pode ser descartada, assim como síndrome da criança espancada, síndrome de maus-tratos ou síndrome de Silverman (FIG. 37.1). Tais hipóteses devem ser aventadas em especial nas fraturas de membros inferiores em crianças pequenas que ainda não deambulam. As lesões múltiplas em diferentes tempos de evolução, assim como uma dissociação entre história do trauma e o exame físico encontrado, são também importantes características a serem consideradas.

EXAMES COMPLEMENTARES

A radiografia é o exame preferencial a ser realizado na suspeita de uma lesão fisária. Não se deve realizar outros tipos de exames antes da obtenção de radiografias de boa qualidade. Em geral, são suficientes para o diagnóstico preciso e para orientar o tratamento a ser realizado. Algumas vezes, o diagnóstico com radiografias simples pode ser difícil devido às características de contorno irregular das fises e de sua natureza cartilaginosa. Em especial no tipo I de Salter-Harris, o exame pode mostrar apenas um pequeno alargamento da fise. Nesses casos, as radiografias comparativas podem auxiliar muito o diagnóstico.

> **ATENÇÃO! As radiografias com manobras de estresse em valgo ou varo podem estar indicadas em algumas situações especiais. A relação custo-benefício deve ser considerada, uma vez que essas manobras podem agravar a lesão fisária.**

Em alguns casos de traumas graves, com o paciente apresentando muita dor, pode-se ter dificuldade em obter radiografias apropriadas. Pode-se realizar primeiro uma imobilização provisória para conforto do paciente e, então, fazer o exame. Quando as radiografias de boa qualidade não puderem ser obtidas pela dificuldade de posicionar o paciente com traumatismos graves ou politraumatismos, a tomografia computadorizada (TC) deve ser considerada.

Em algumas situações especiais, o diagnóstico preciso e o planejamento do tratamento são realizados apenas após a realização da TC. Entretanto, as tomografias nem sempre estão disponíveis e o custo é alto. Portanto, sua utilização correta requer bom senso do ortopedista que está tratando o paciente. A TC auxilia muito na compreensão do traço de fraturas muito cominutivas envolvendo a metáfise e a epífise e nas fraturas em mais de um plano (como nas fraturas triplanares do tornozelo).

A ressonância magnética (RM) ainda é pouco utilizada nas lesões fisárias. É um exame de alto custo, que requer certo tempo para a realização e, a exemplo da TC, nem sempre está disponível. Por outro lado, mostra o edema da medula óssea que não é detectado pelas radiografias ou pela TC. As imagens da RM demoram para ser obtidas, o que, em uma criança, pode ser um fator limitante. Dependendo da sua idade, a criança pode necessitar de sedação para a realização da RM.

A TC é um exame de relativa rapidez, mas envolve doses altas de radiação. Se for considerada a exposição à radiação, sempre que possível, deve-se utilizar a RM em vez da TC nas crianças.

Novas sequências de imagens obtidas por RM têm sido utilizadas para avaliação da fise; talvez esse exame possa vir a mostrar em um momento precoce as lesões que determinam os distúrbios de crescimento.

A ultrassonografia, apesar de auxiliar no diagnóstico de fraturas em crianças, não é utilizada para o diagnóstico das lesões fisárias.[7] A cintilografia, embora tenha sido utilizada no passado para diagnosticar lesões da fise não identificadas nas radiografias, foi substituída pela TC e pela RM.

CLASSIFICAÇÃO

Várias classificações para as lesões fisárias são encontradas na literatura médica, mas apenas as mais importantes serão consideradas neste capítulo. A primeira classificação das lesões fisárias é creditada a Poland e data de 1898, logo após a descoberta dos raios X por Roentgen, em 1895 (FIG. 37.2). A classificação mais conhecida e utilizada é a de Salter e Harris.[8] Constava de cinco tipos, mas Rang[9] descreveu outro, que passou a ser incorporado à classificação inicial de Salter-Harris (FIG. 37.3). Peterson[10] descreveu sua

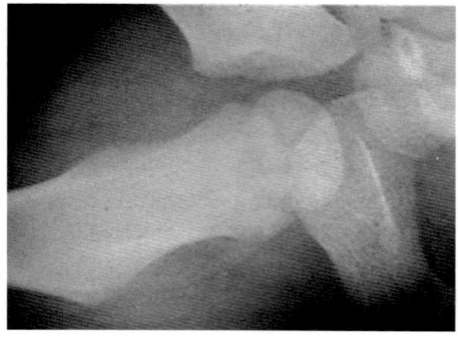
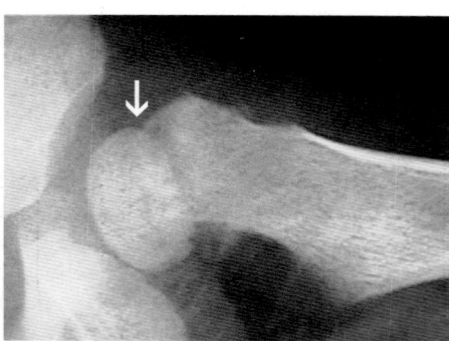

FIGURA 37.1 → Síndrome da criança espancada em paciente do sexo masculino, com 3 anos. Nota-se a fratura no colo do fêmur esquerdo (seta). A lesão corresponde a um descolamento epifisário do tipo I de Salter-Harris.

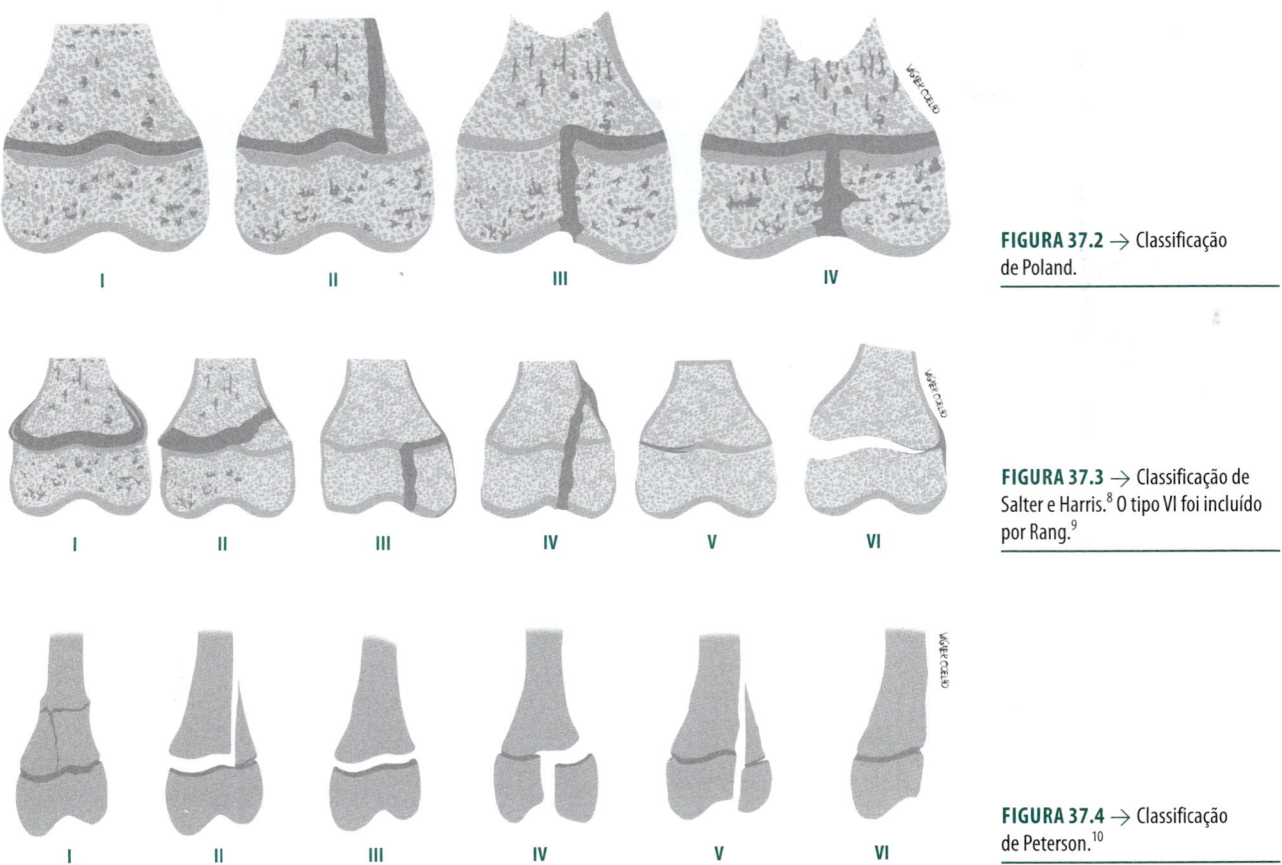

FIGURA 37.2 → Classificação de Poland.

FIGURA 37.3 → Classificação de Salter e Harris.[8] O tipo VI foi incluído por Rang.[9]

FIGURA 37.4 → Classificação de Peterson.[10]

classificação com seis tipos, tomando o cuidado de relacionar o tipo de lesão com a gravidade, ou seja, em ordem crescente de comprometimento da cartilagem de crescimento e de necessidade de intervenção cirúrgica. Assim, de acordo com Peterson,[10] as lesões do tipo I necessitam de tratamento operatório em 0,7% dos casos; as do tipo II, em 4,5%; do tipo III, 10,3%; todo tipo IV, 17,3%; do tipo V, 19,4%; e do tipo VI, em 100% dos casos **(FIG. 37.4)**.

Classificação de Salter-Harris

- **Tipo I.** Fratura através da zona hipertrófica da fise, separando a metáfise da epífise. A fratura sem desvio pode ser de difícil diagnóstico, pois não há comprometimento ósseo. Em geral, o prognóstico é excelente. A maioria dessas lesões é passível de tratamento conservador, reduzindo-se o desvio (se presente) e imobilizando-se com aparelho gessado. Entretanto, a redução cirúrgica com fixação pode ser necessária nos casos em que houver instabilidade e não for possível a manutenção da redução incruenta.

- **Tipo II.** Fratura que acarreta o comprometimento parcial da cartilagem de crescimento e tem um fragmento metafisário de tamanho variável, conhecido como fragmento de Thurston Holland (radiologista inglês que fez a descrição do fragmento em 1929). O periósteo do

lado desse fragmento permanece intacto, facilitanto a redução. É o tipo de fratura mais frequente.

- **Tipo III.** Tipo combinado de lesão da fise com fratura intra-articular da epífise. Não há acometimento da metáfise. É rara e com frequente necessidade de redução cirúrgica para o restabelecimento anatômico da superfície articular e da própria fise.

- **Tipo IV.** Fratura que compromete a metáfise, atravessando a fise e a epífise até a articulação. São fraturas que necessitam de redução precisa, pois mínimos desvios podem levar a pontes ósseas com consequentes deformidades. Alguns autores acreditam que, dependendo da energia envolvida no trauma que provocou a lesão, mesmo com reduções anatômicas, o risco de pontes ósseas é muito grande.

- **Tipo V.** Lesões por compressão da fise. O diagnóstico precoce é muito difícil com as radiografias, quase impossível. Deve-se suspeitar dessas lesões de acordo com o quadro clínico e o mecanismo do trauma. Mesmo com a RM, ainda não é possível estabelecer o diagnóstico precoce. Embora trabalhos recentes apontem nessa direção, ainda não há um consenso, sendo certo que a RM mostra um edema medular ósseo que pode significar lesão da fise. São lesões raras, e o ortopedista deve estar alerta avisando aos familiares sobre a possibilidade e eventuais complicações futuras.

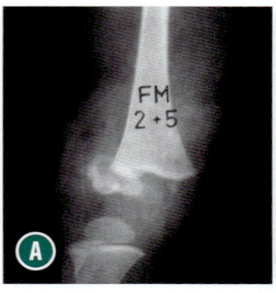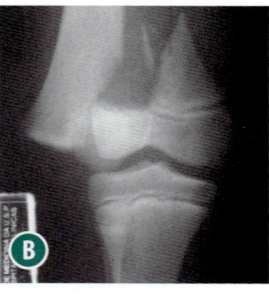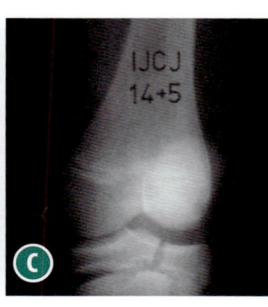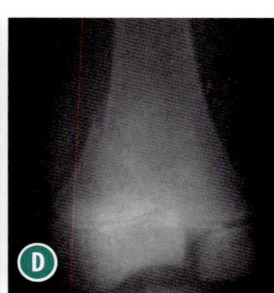

FIGURA 37.5

A Lesão fisária tipo I de Salter-Harris no fêmur distal.
B Lesão fisária tipo II de Salter-Harris no fêmur distal.
C Lesão fisária tipo III de Salter-Harris na tíbia proximal.
D Lesão fisária tipo IV de Salter-Harris no fêmur distal.

• **Tipo VI.** Foi acrescentado à classificação original de Salter-Harris por Rang.[9] Trata-se de uma lesão periférica na fise, denominada lesão pericondral, com formação de ponte óssea e consequente deformidade angular **(FIG. 37.5)**.

PRINCÍPIOS GERAIS DO TRATAMENTO

As lesões fisárias dos tipos I e II de Salter-Harris apresentam, de modo geral, bom resultado com a redução incruenta e a imobilização gessada. São lesões estáveis, e a manutenção da redução no gesso não é difícil, desde que este seja bem confeccionado. Às vezes, pode ocorrer interposição do periósteo ou de partes moles, impedindo a redução. Nesses casos, pode ser necessária a intervenção cirúrgica para obter-se redução adequada.

As lesões dos tipos III e IV de Salter-Harris representam uma descontinuidade da fise e da epífise com comprometimento da superfície articular (fratura intra-articular). A fratura intra-articular pode acarretar osteoartrose no futuro; a lesão fisária, por sua vez, pode causar um comprometimento do crescimento com deformidades e/ou encurtamentos. Portanto, de maneira geral, essas lesões requerem o tratamento operatório para realinhamento tanto da superfície articular quanto da fise. As lesões costumam ser instáveis e, muitas vezes, a simples imobilização gessada em fraturas sem desvio não é suficiente.

As lesões dos tipos V e VI de Salter-Harris acarretam a formação de barra óssea e parada parcial ou total do crescimento **(FIG. 37.6)**. Procedimentos cirúrgicos posteriores podem ser necessários para ressecar a barra óssea ou corrigir eventuais deformidades **(FIG. 37.7)**.

> **ATENÇÃO! As contraindicações absolutas para a redução cruenta ou incruenta de uma lesão fisária são poucas. Em geral, são situações raras nas quais os riscos anestésicos são muito maiores do que as eventuais complicações advindas dos desvios presentes nas fises.**

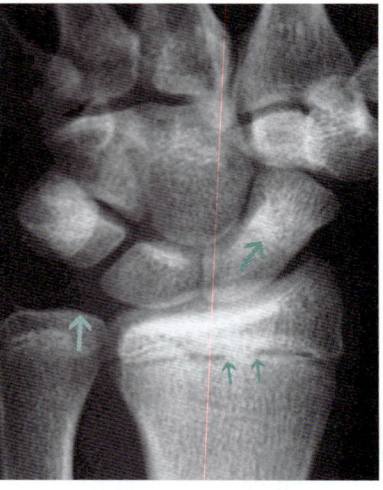

FIGURA 37.6 → Lesão fisária distal tipo V de Salter-Harris acometendo o rádio. Nota-se o hipercrescimento relativo da ulna e a fratura do escafoide associada (setas).

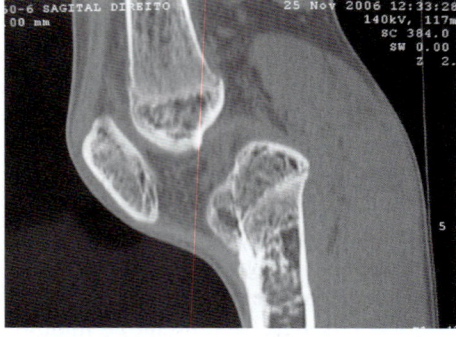

FIGURA 37.7 → Lesão fisária tipo V de Salter-Harris acometendo a tíbia proximal. Corte sagital de TC mostrando o fechamento parcial da fise, provocando a deformidade em recurvato do joelho.

As contraindicações relativas para redução cruenta ou incruenta de lesão fisária incluem as dos tipos I e II de Salter-Harris com desvio mínimo. Nas fraturas com desvio grande, mas com tempo de evolução superior a duas ou três semanas, deve-se considerar o risco de se agravar a lesão na fise, já que as manobras de redução envolvem forças maiores do que nas fraturas recentes. Deve-se considerar também o potencial de remodelação, que pode ser suficiente para um resultado satisfatório, dependendo do local da fratura, do desvio e da idade do paciente.

TRATAMENTO CONSERVADOR

A maioria das lesões fisárias é tratada de maneira conservadora, ou seja, não operatória. Muitos fatores devem ser considerados ao decidir o tratamento – é importante observar a gravidade da lesão, a localização anatômica, a classificação da lesão, o plano da deformidade, a idade do paciente e o potencial de crescimento da fise acometida. As lesões dos tipos I e II de Salter-Harris podem ser tratadas com redução incruenta e gesso, com reavaliação em uma semana, para averiguar a manutenção da redução.

A redução incruenta deve ser realizada com cuidado, evitando-se manobras intempestivas que possam agravar a lesão na fise. Para isso, o bom relaxamento do paciente é importante, e o anestesista tem papel primordial nessas reduções. Muitas vezes, é preciso aceitar reduções não anatômicas, que são preferíveis a repetidas manobras que podem danificar as células germinativas da fise. Deve-se dar mais importância às manobras de tração do que às de manipulação durante a redução incruenta, para proteger ao máximo a fise.

A lesão da fise deve ser restaurada da melhor maneira possível para assegurar o funcionamento adequado da articulação. As deformidades angulares podem ocorrer como consequência de uma redução inadequada. A localização e a direção do desvio devem ser consideradas no planejamento do tratamento. Em geral, deformidades angulares maiores podem ser mais aceitas nos membros superiores do que nos inferiores. Da mesma maneira, as deformidades em valgo são mais toleráveis do que as em varo, e deformidades em flexão são mais toleráveis do que as em extensão. As deformidades proximais dos membros inferiores (p. ex., no quadril) são mais bem compensadas do que as distais (joelho e, principalmente, tornozelo). A correção espontânea de uma deformidade angular é maior quando ocorrer no mesmo plano do movimento articular (p. ex., deformidade em flexão ou extensão próxima do joelho). Nesses casos, a função costuma retornar ao normal, dependendo do grau da deformidade e do potencial de crescimento restante na fise.

A idade do paciente na ocasião do trauma é muito importante para auxiliar na previsão do resultado final. É evidente que a maior correção (remodelação) pode ser esperada nos pacientes mais jovens. As lesões fisárias nos adolescentes em final de crescimento podem ter poucas consequências em relação a encurtamentos ou deformidades angulares. Já as lesões em crianças com grande potencial de crescimento remanescente podem causar problemas clínicos significativos **(FIG. 37.8)**.

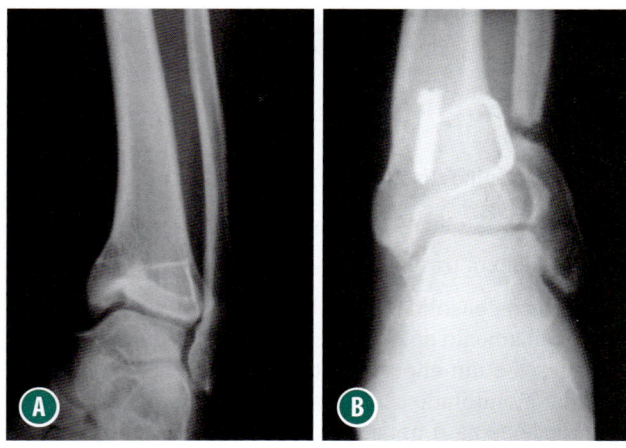

FIGURA 37.8
Ⓐ Sequela de lesão fisária tipo III de Salter-Harris na tíbia distal.
Ⓑ Tratamento realizado (osteotomia valgizante no tornozelo).

TRATAMENTO OPERATÓRIO

As lesões fisárias mais graves, dos tipos III e IV de Salter-Harris, por envolverem a superfície articular, costumam necessitar de redução anatômica. Dessa maneira, o tratamento operatório é praticamente uma regra, com a redução cruenta e a fixação interna, já que são lesões instáveis. A fixação deve ser criteriosa, evitando-se agravar a lesão da fise. De modo geral, recomenda-se a utilização de fios lisos, paralelos à fise. Ao realizar a osteossíntese da metáfise ou da epífise, deve-se evitar cruzar a fise. Sempre que possível, evitar que os fios cruzem de maneira oblíqua a cartilagem de crescimento. Sempre que o material de síntese cruzar a placa fisária, a sua retirada deve ser realizada assim que possível.

As lesões do tipo V de Salter-Harris quase nunca são diagnosticadas na fase aguda. Em geral, o diagnóstico e o tratamento são realizados após a formação de uma barra óssea evidente entre a metáfise e a epífise. Deve-se ter sempre em mente a possibilidade de ocorrência dessa lesão, conforme o quadro clínico e o mecanismo envolvido no trauma. Não se pode esquecer de alertar os pais ou familiares da criança sobre as potenciais complicações das lesões do tipo V de Salter-Harris. Na maioria dos casos, o diagnóstico somente é realizado após seis meses ou mais do traumatismo.

SEGUIMENTO

O acompanhamento a longo prazo é fundamental para determinar se complicações vão ou não ocorrer. As lesões fisárias devem ser reavaliadas de forma precoce e frequente para assegurar que a redução e as relações anatômicas estejam mantidas. Algumas fraturas fisárias são mais propensas a desenvolver complicações relacionadas à parada parcial ou completa do crescimento da fise. As fraturas que são consideradas de maior risco são:

- Fêmur distal.
- Tíbia distal.
- Rádio e ulna distais.
- Tíbia proximal.
- Cartilagem trirradiada.

Após a consolidação da fratura, é prudente realizar o acompanhamento do paciente, realizando radiografias após seis meses e um ano. Qualquer distúrbio no crescimento deve ser monitorado e tratado na ocasião apropriada, se necessário. Assim, o tratamento das lesões fisárias pode ser dividido em duas fases. A primeira ocorre quando deve-se assegurar a consolidação em uma posição satisfatória; a segunda, quando houver comprovação de que não houve distúrbio de crescimento.

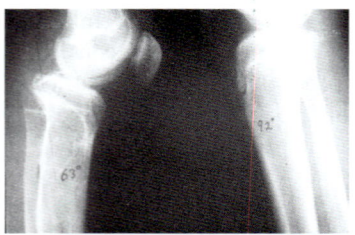
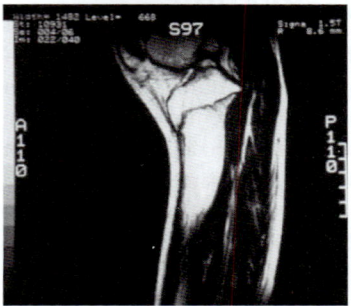

FIGURA 37.9 → Joelho recurvato após lesão fisária na tíbia proximal.

COMPLICAÇÕES

- **Aceleração do crescimento.** Apesar de rara, é uma complicação possível nas lesões fisárias. Costuma ocorrer nos primeiros seis a 18 meses após o trauma inicial, e o hipercrescimento é de pequena monta. Alguns casos podem necessitar de intervenção cirúrgica com epifisiodese para manter a proporcionalidade, em especial nos membros inferiores. Se a diferença for acima de 6 cm, o que é ainda mais raro, procedimentos maiores como os alongamentos ósseos podem ser necessários nos membros inferiores.

- **Parada de crescimento.** A parada completa ou parcial de crescimento pode causar discrepâncias de comprimento, dependendo da idade do paciente. Quanto mais jovem for, maiores são as potenciais complicações decorrentes da parada de crescimento. A lesão completa da fise é mais rara do que a lesão parcial, a qual pode ser periférica ou central. As lesões parciais decorrem da formação de pontes ósseas (ou barras ósseas) ligando a epífise à metáfise por meio da cartilagem de crescimento. A localização dessa ponte óssea vai determinar a deformidade observada clinicamente. Dessa maneira, uma ponte óssea através da porção medial da fise distal do fêmur gera o aparecimento em caráter progressivo de joelho varo. Uma barra lateral acarretaria um joelho valgo, e uma barra óssea na porção anterior da fise proximal da tíbia pode acarretar um joelho recurvato **(FIG. 37.9)**.

Dependendo do tamanho da barra óssea e de sua localização, é possível a ocorrência de outras deformidades. Uma barra óssea no centro da fise distal da tíbia pode gerar um tipo de deformidade conhecida como tornozelo em cúpula. Além da deformidade, é preciso considerar também a presença do encurtamento, que não é tão acentuado quanto na lesão completa da fise, mas está presente em maior ou menor grau. Dependendo da idade e da fise acometida, além de corrigir as deformidades, pode ser necessário tratar a discrepância de comprimento. As lesões dos tipos III e IV de Salter-Harris podem acarretar irregularidades articulares, com osteoartrose pós-traumática. Langenskiöld[11] descreveu a cirurgia de ressecção da barra óssea com interposição de gordura. Para que os resultados da ressecção sejam bons, a barra deve ter origem traumática e menos de 50% da área total da fise, e a criança deve ter potencial de crescimento de pelo menos dois anos. No planejamento dessas operações, a TC tem papel importante na localização precisa da barra e na avaliação da sua área total. A técnica não é indicada nas barras formadas após quadro infeccioso. Nas barras cuja área total ultrapassar 50% da área da fise, outros métodos devem ser realizados, por exemplo, as correções com osteotomias.

CONSIDERAÇÕES SOBRE ALGUMAS LESÕES ESPECÍFICAS

Fraturas do fêmur distal

Tais situações correspondem a 5% de todas as fraturas fisárias. O desvio da fratura no plano sagital pode causar comprometimento neurovascular na fossa poplítea. Costumam ser fraturas instáveis que necessitam de fixação. Os desvios no plano coronal (valgo-varo) são mais estáveis e é incomum que gerem lesões neurovasculares.

Ao exame clínico, a coxa pode estar angulada e encurtada. Dor, edema e derrame articular podem ser muito acentuados. A hemartrose é mais intensa nas fraturas dos tipos III e IV de Salter-Harris. Deve-se realizar um exame neurovascular cuidadoso, observando se há abolição ou diminuição dos pulsos periféricos, além de testar a integridade dos nervos tibial posterior e fibular. As lesões da fise distal do fêmur podem causar deformidades angulares. Alguns graus de angulação são aceitáveis; além disso, angulações posteriores de até 20° podem remodelar-se em crianças menores de 10 anos. Angulações em valgo e varo são aceitáveis em até 5° (FIG. 37.10).

> **ATENÇÃO! O tratamento varia conforme a gravidade da lesão. As lesões dos tipos I e II de Salter-Harris podem ser tratadas com redução incruenta e gesso, desde que sejam estáveis. É frequente que as dos tipos III e IV necessitem de redução cruenta anatômica e fixação interna.**

As complicações incluem a parada de crescimento parcial ou total, com deformidades angulares e/ou encurtamento progressivos em 30 a 80% dos pacientes. De acordo com Riseborough e colaboradores,[12] cerca de 50% dos casos de lesões dos tipos I e II no fêmur distal evoluem com distúrbios de crescimento.

Como a incidência de distúrbio de crescimento é alta, uma discrepância de comprimento maior que 2 cm pode acometer até um terço dos indivíduos. As deformidades angulares e a discrepância de crescimento estão mais associadas à gravidade do desvio inicial do que à qualidade da redução obtida. Uma deformidade angular de mais de 5° pode se desenvolver em até um terço dos pacientes. A deformidade angular no plano coronal pode não se corrigir de modo espontâneo com o crescimento.

Arkader e colaboradores[13] consideram que a classificação de Salter-Harris e o desvio da fratura são importantes para o prognóstico da lesão da fise no comprometimento do fêmur distal. O método de tratamento também pode alterar o prognóstico. Os autores encontraram maior incidência de complicações quando a fise foi atravessada por material de síntese.

> **ATENÇÃO!**
> - **Não hesitar em fazer a redução aberta quando a incruenta não for satisfatória.**
> - **Os pinos ou parafusos devem ser posicionados paralelos à fise. Sempre que possível, evitar cruzar a cartilagem de crescimento.**
> - **Avaliar com cuidado o estado neurovascular do membro acometido.**
> - **Avisar aos pais do paciente sobre a possibilidade de alterações no crescimento.**
> - **Iniciar a movimentação articular em período precoce para evitar rigidez.**

Fraturas da tíbia distal

É frequente o envolvimento da fise nas fraturas distais da tíbia em crianças. A importância dessas fraturas relaciona-se com o fato de que podem provocar deformidades angulares, encurtamentos, incongruência na superfície articular ou mesmo uma combinação dessas lesões.

A fratura triplanar e a fratura de Tillaux são dois tipos diferentes que acometem a tíbia distal. Na classificação da fratura triplanar, há dois tipos de fraturas: em duas e em três partes. Uma fratura em duas partes é do tipo IV de Salter-Harris, que ocorre quando a porção medial da fise distal da tíbia já está fechada. As fraturas em três partes são uma combinação dos tipos II e III de Salter-Harris, que ocorre quando apenas a porção média da fise distal da tíbia está fechada. Tal lesão envolve uma fratura na porção anterolateral da epífise distal da tíbia (semelhante à fratura de Tillaux) e uma fratura de um grande fragmento posterior composto das porções medial e posterior da epífise da tíbia e um fragmento metafisário de tamanho variável. A fíbula também pode estar fraturada. Essas lesões ocorrem, em geral, um pouco antes do fechamento da fise e são devido a forças de rotação externa.

As fraturas de Tillaux são do tipo III de Salter-Harris, envolvendo a porção anterolateral da epífise distal da tíbia. Isso ocorre porque a fise distal da tíbia se fecha primeiro na

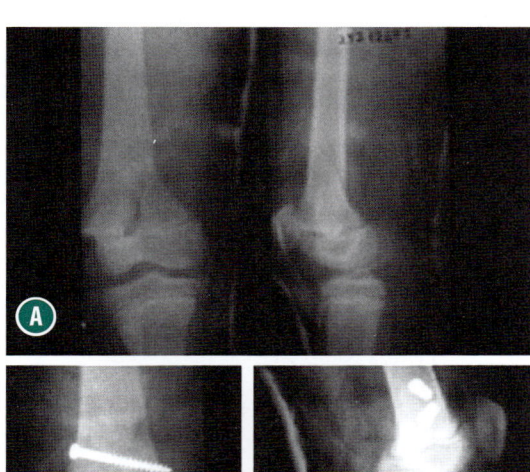
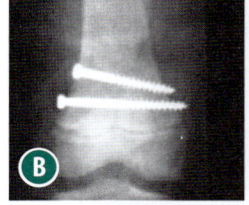
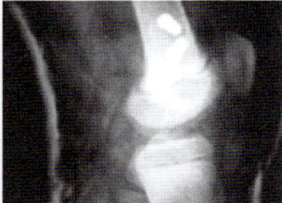
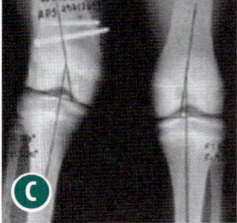
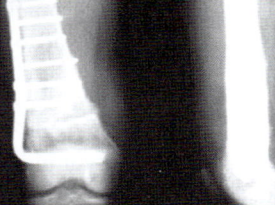

FIGURA 37.10
Ⓐ Lesão fisária do tipo II de Salter-Harris no fêmur distal.
Ⓑ Após realização de redução incruenta e fixação percutânea.
Ⓒ Evolução com deformidade angular e tratamento com osteotomia.

sua porção média; depois, fecha-se a porção medial, e a porção lateral é a última a se fechar. A fratura de Tillaux ocorre nos adolescentes, após o fechamento das porções média e medial da fise, antes que a porção lateral esteja fechada (geralmente entre os 12 e 15 anos). Como essas lesões ocorrem em adolescentes, já no final de seu crescimento, as complicações devido à parada de crescimento são raras e, quando presentes, têm pouco significado clínico. Por outro lado, como são fraturas articulares, necessitam de redução anatômica para evitar incongruência articular.

O tratamento das fraturas dos tipos III e IV de Salter-Harris na tíbia distal costuma ser operatório. As lesões podem acarretar parada de crescimento caso a redução não seja anatômica. As deformidades em varo, secundárias a uma ponte óssea na porção medial da fise, são as mais frequentes. Os encurtamentos vêm a seguir, como o segundo problema que pode decorrer dessas lesões.

Kling e colaboradores,[14] avaliando fraturas da tíbia distal com lesão fisária que necessitaram de redução cirúrgica, deram destaque à importância da redução anatômica para diminuir as complicações de desvios angulares e encurtamentos. Iwinska-Zelder e colaboradores[15] consideram que a RM é fundamental para o diagnóstico preciso dessas lesões, sendo superior às imagens obtidas com as radiografias e a TC.

A síndrome compartimental na panturrilha e no pé pode ocorrer após uma fratura fisária na tíbia distal. Deve-se evitar o diagnóstico tardio dessa complicação, pois a falta de tratamento adequado e precoce pode favorecer sequelas graves. Yeap e colaboradores[16] reportaram sobre um menino de 14 anos com síndrome compartimental após uma fratura Salter-Harris tipo II na tíbia distal. O caso evoluiu com infecção grave após a fasciotomia e terminou com amputação.

Fraturas do rádio e ulna distais

As lesões fisárias na ulna distal são menos frequentes do que no rádio distal. Quando ocorrem, estão associadas à alta incidência de parada de crescimento. Como a fise distal da ulna responde por 70 a 80% de seu crescimento longitudinal, essas lesões podem ter complicações importantes.

A fise distal do rádio é a mais envolvida em lesões na criança, as quais ocorrem, em geral, na faixa etária dos 6 aos 10 anos. O mecanismo característico é a queda sobre a mão espalmada. A maioria das lesões é dos tipos I e II de Salter-Harris. Como as fises distais do rádio e da ulna são responsáveis por 70 a 80% do crescimento do antebraço, o potencial de remodelação de eventuais deformidades é grande. Lee e colaboradores[17] encontraram distúrbios de crescimento em 7% dos pacientes com fraturas fisárias do rádio distal. Os distúrbios de crescimento nas fraturas fisárias da ulna distal devem ocorrer nessa mesma proporção ou talvez até em maior porcentagem.

Nos traumas de alta energia, nas fraturas expostas e nos casos em que várias tentativas de redução incruenta foram realizadas, a possibilidade de distúrbio de crescimento no rádio e na ulna distal é maior. Recomenda-se o seguimento cuidadoso desses pacientes. Os familiares devem ser informados dessa possibilidade.

O grau de desvio que pode ser aceitável nas fraturas fisárias do rádio e da ulna distais não é bem conhecido. Entretanto, sabe-se que desvios de até 50% remodelam por completo em um ano e meio. Wilkins[18] discorre sobre o potencial de remodelação das crianças.

Uma complicação que pode ocorrer nas fraturas com grande desvio do tipo II de Salter-Harris no rádio distal é a compressão do nervo mediano. Nesses casos, a redução incruenta deve ser realizada no momento mais precoce possível. Geralmente, há retorno completo da função do nervo sem deixar sequelas.

Fraturas da tíbia proximal

Embora as fraturas da tíbia e fíbula sejam as mais frequentes nos membros inferiores na criança, as fraturas fisárias da tíbia proximal são muito raras. Porém, quando ocorrem, apresentam alta incidência de complicações. Nos casos com desvio, a artéria poplítea está vulnerável, já que na região da metáfise tibial ela se encontra imediatamente posterior ao músculo poplíteo.

Moore e Mackenzie[19] referem que, das lesões do tipo I de Salter-Harris, metade é sem desvio, sendo diagnosticadas nas radiografias com estresse. As lesões do tipo I ocorrem em idade precoce, em média aos 10 anos. As do tipo II são as mais comuns, sendo um terço sem desvio. As do tipo III, em geral, acometem o côndilo lateral ou estão associadas à lesão do ligamento colateral medial (ou seja, o trauma é em valgo). As lesões do tipo IV costumam causar deformidades angulares. As do tipo V, em geral, são diagnosticadas mais tarde. Quando a porção anterior da fise se fecha, a deformidade em joelho recurvato pode ser acentuada.

As complicações incluem lesões vasculares e nervosas (paralisia transitória do nervo fibular). As fraturas com desvio podem evoluir com síndrome compartimental.

Lesões da cartilagem trirradiada

São lesões raras que podem evoluir com displasia acetabular progressiva e subluxação do quadril. Os ossos da bacia na criança têm grande quantidade de cartilagem, o que confere alta resistência e capacidade de absorver energia. Quando ocorrem fraturas da bacia na criança, mesmo sem desvio, deve-se entender que o trauma envolveu grande quantidade de energia. Assim, além de pesquisar a presença de eventuais lesões associadas (tórax, abdome, etc.), pode-se esperar a possível parada de crescimento na cartilagem trirradiada. Quanto menor for a idade da criança por ocasião do trauma, maior a possibilidade do desenvolvimento de uma displasia acetabular (FIG. 37.11).

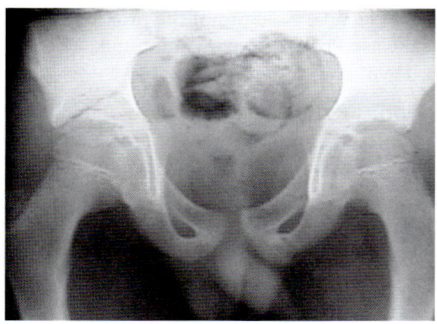

FIGURA 37.11 → Disjunção da sínfise púbica e luxação do quadril esquerdo. Nota-se que houve lesão da cartilagem trirradiada, com fechamento precoce e displasia acetabular.

Quando a lesão da cartilagem trirradiada ocorre em crianças acima dos 12 anos, a anormalidade de crescimento acetabular é mínima. Durante a adolescência, as possíveis alterações na morfologia acetabular e na congruência articular são de natureza leve. Por outro lado, em crianças abaixo dos 10 anos, a parada de crescimento do acetábulo é frequente e pode acarretar displasias semelhantes às encontradas nas sequelas de displasia do desenvolvimento do quadril. Visto que a displasia piora durante o crescimento da criança, a deformidade acetabular resultante pode necessitar de correção cirúrgica.

Lesões fisárias nos quirodáctilos e nos pododáctilos

São lesões por traumas diretos nas extremidades dos pododáctilos. A cartilagem de crescimento da falange distal pode apresentar uma fratura do tipo I ou II de Salter-Harris. Como a fise da falange distal está logo abaixo da matriz ungueal, esta pode romper-se e formar um hematoma subungueal. É considerada fratura exposta e, quando ocorre nos pododáctilos, é conhecida como fratura de Pinckney. Na mão, essas lesões da falange distal são conhecidas como fraturas de Seymour.

Hochholzer e Schöffl[20] chamam a atenção para as fraturas dos dedos em crianças e adolescentes que praticam escalada. O estresse repetido ao qual os dedos das mãos são submetidos pode provocar fraturas dos tipos II e III de Salter-Harris. Essas lesões são consideradas como fratura de fadiga, provocam dores e até osteoartrose precoce.

PERSPECTIVAS

Transplante de cartilagem de crescimento

Muitas experiências têm sido realizadas para avaliar a eficácia de materiais para interposição nos defeitos da fise após a ressecção de barras ósseas (cera de osso, gordura, cartilagem, silicone, polimetilmetacrilato). Nenhum desses materiais mostrou-se superior aos demais no sentido de prevenir a recidiva da barra óssea. A cartilagem pode ser o material ideal, com diversas fontes doadoras. Entretanto, muitas dificuldades estão associadas a cada uma dessas áreas doadoras.

- A cartilagem das apófises pode não ter o potencial de crescimento da fise.

- O aloenxerto de cartilagem ainda não é uma opção viável.

- A transferência da cartilagem de uma área para outra envolve difícil decisão sobre qual seria a melhor área doadora.

Talvez o implante de células-tronco seja uma possibilidade viável. Ahn e colaboradores[21] têm relatado pesquisas nesse sentido. Jouve e colaboradores[22,23] mostraram os resultados com cultura de condrócitos em coelhos. A engenharia de tecidos tem pesquisado a cartilagem articular, com Mason e colaboradores[24] mostrando sua experiência nesse campo. Talvez esses métodos possam representar um papel importante na substituição da cartilagem de crescimento no futuro.

Referências

1. Compere EL. Growth arrest in long bones as a result of fractures that include the epiphysis. JAMA. 1935;105(26):2140-6.

2. Rogers LF. The radiography of epiphyseal injuries. Radiology. 1970;96(2):289-99.

3. Mann DC, Rajmaira S. Distribution of physeal and nonphyseal fractures in 2,650 long-bone fractures in children aged 0-16 years. J Pediatr Orthop. 1990;10(6):713-6.

4. Neer CS, Horowitz BS. Fractures of the proximal humeral epiphyseal plate. Clin Orthop. 1965;41:24-31.

5. Peterson HA. Physeal and apophyseal injuries. In: Rockwood CA Jr., Wilkins KE, Beaty JH. Fractures in children. 4th ed. Philadelphia: Lippincott-Raven; 1996. p. 103-65.

6. Schott PCM, Gameiro VS. Fraturas e lesões epifisárias. In: Hebert S, Xavier R, Pardini Junior AG, Barros Filho TEP. Ortopedia e traumatologia: princípios e prática. 3. ed. Porto Alegre: Artmed; 2003. p. 895-905.

7. Hübner U, Schlicht W, Outzen S, Barthel M, Halsband H. Ultrasound in the diagnosis of fractures in children. J Bone Joint Surg Br. 2000;82(8):1170-3.

8. Salter RB, Harris WR. Injuries involving the epiphyseal plate. J Bone Joint Surg Am. 1963;45:587-622.

9. Rang M, editor. The growth plate and its disorders. Baltimore: Williams & Wilkins; 1969.

10. Peterson HA. Physeal fractures: Part 3. Classification. J Pediatr Orthop. 1994;14(4):439-48.

11. Langenskiöld A. Surgical treatment of partial closure of the growth plate. J Pediatr Orthop. 1981;1(1):3-11.

12. Riseborough EJ, Barrett IR, Shapiro F. Growth disturbances following distal femoral physeal fracture-separations. J Bone Joint Surg Am. 1983;65(7):885-93.

13. Arkader A, Warner WC Jr, Horn BD, Shaw RN, Wells L. Predicting the outcome of physeal fractures of the distal femur. J Pediatr Orthop. 2007;27(6):703-8.

14. Kling TF, Bright RW, Hensinger RN. Distal tibial physeal fractures in children that may require open reduction. J Bone Joint Surg Am. 1984;66(5):647-57.

15. Iwinska-Zelder J, Schmidt S, Ishaque N, Hoppe M, Schmidt J, Klose KJ, et al. Epiphyseal injuries of the distal tibia. Does MRI provide additional information? Radiologe. 1999;39(1):25-9.

16. Yeap JS, Fazir M, Ezlan S, Kareem BA, Harwant S. Compartment syndrome of the calf and foot following a displaced Salter-Harris type II fracture of the distal tibia: a review of the literature and a case report. Med J Malaysia. 2001;56(Suppl C):66-9.

17. Lee BS, Esterhai JL Jr, Das M. Fracture of the distal radial epiphysis. Characteristics and surgical treatment of premature, post-traumatic epiphyseal closure. Clin Orthop Relat Res. 1984;(185):90-6.

18. Wilkins KE. Principles of fractures remodeling in children. Injury. 2005;36(Suppl. 1):A3-11.

19. Moore MS, Mackenzie WG. Fracture of the proximal tibial epiphysis. Clinical Case Presentation. Wilmington: Alfred I. Dupont Institute; 1996.

20. Hochholzer T, Schöffl VR. Epiphyseal fractures of the finger middle joints in young sport climbers. Wilderness Environ Med. 2005;16(3):139-42.

21. Ahn JJ, Rho JY, Canale T. Mesenchymal stem cells therapy in growth plate cartilage injury. Annual Meeting Bulletin – POSNA; 2002. p. 81.

22. Jouve JL, Mottet V, Cottalorda J, Frayssinet P, Bollini G. Reimplantation of growth plate chondrocyte cultures in central growth plate defects: Part I. Characterization of cultures. J Pediatr Orthop B. 1998;7(2):167-73.

23. Jouve JL, Cottalorda J, Mottet V, Frayssinet P, Petit P, Bollini G. Reimplantation of growth plate chondrocyte cultures in central growth plate defects: Part II. Surgical experimentation in rabbits. J Pediatr Orthop B. 1998;7(2):174-8.

24. Mason JM, Breitbart AS, Barcia M, Porti D, Pergolizzi RG, Grande DA. Cartilage and bone regeneration using gene-enhanced tissue engineering. Clin Orthop Relat Res. 2000;(379 Suppl):S171-8.

38
Traumatismos da coluna vertebral na criança

André Luis Fernandes Andújar
Luis Eduardo Munhoz da Rocha
Jean Carlo Frigotto Queruz

Por conta de características biomecânicas próprias da criança, até os 8 a 11 anos, os aspectos das lesões na coluna vertebral diferem das dos adultos, modificando até a forma de tratamento.[1] É necessário elevado grau de suspeita e conhecimento dessas características para os corretos diagnóstico e tratamento.

Lesões associadas da coluna, contíguas ou não, sobretudo musculoesqueléticas, são comuns, e o médico deve ter alto grau de suspeita para diagnosticá-las. Os exames físicos completo e radiográfico de toda a coluna vertebral são mandatórios em crianças com suspeita de lesão traumática da coluna vertebral.[1]

EPIDEMIOLOGIA

As lesões traumáticas da coluna vertebral na infância são eventos raros, compreendendo 1 a 3% de todas as fraturas na criança e 2 a 5% de todas as lesões traumáticas da coluna vertebral.[2] Apesar de sua relativa raridade, os efeitos são, com muita frequência, devastadores, apresentando elevada incidência de lesão neurológica associada (até 50%) e mortalidade (4 a 41%).[3]

MECANISMOS DO TRAUMA

Os acidentes de trânsito consistem na causa mais frequente, seguidos da prática de esportes de contato, quedas, ferimento por arma de fogo, maus tratos e trauma obstétrico.[4,5]

ANATOMIA E DESENVOLVIMENTO DA COLUNA VERTEBRAL NA INFÂNCIA

A anatomia da coluna vertebral pediátrica difere da anatomia do adulto. O conhecimento da presença dos núcleos de ossificação e de sincondroses, além de sua evolução até a ossificação final na adolescência, é crítico para a diferenciação entre o normal e o que pode ser considerado como lesão, necessitando, portanto, de tratamento.

O atlas, ou C1, é derivado de três núcleos de ossificação, o corpo e dois arcos neurais. O núcleo do corpo apresenta-se ossificado em apenas 20% das crianças ao nascimento, ossificando-se em todas até 1 ano de vida. Possui três sincondroses, entre o corpo e os dois arcos anteriormente e entre os dois arcos posteriormente, que costumam se ossificar até o sétimo e o terceiro ano de vida, respectivamente.[6,7]

O áxis, ou C2, possui cinco centros de ossificação: o corpo, os dois arcos neurais, o odontoide e o do ápice do odontoide. Os arcos neurais fundem-se posteriormente até os 3 anos, enquanto a epífise apical do odontoide, as sincondroses neurocentrais (entre o corpo e os arcos) e a basilar do odontoide (entre o corpo e o odontoide) fundem-se entre 3 e 6 anos. Essa última, no entanto, pode permanecer visível na radiografia como uma linha radioluscente até por volta dos 12 anos, sendo, com frequência, confundida com fratura.[6,7]

De C3 a C7, o padrão de desenvolvimento é semelhante, apresentando três núcleos de ossificação, sendo um no corpo vertebral e os dois arcos neurais. Estes se fundem entre 3 e 6 anos. Os corpos vertebrais apresentam aspecto acunhado nas radiografias até por volta dos 7 anos, devido à ossificação ainda insuficiente. Na adolescência, surgem núcleos de ossificação secundários nos processos transversos e espinhosos, que podem completar sua fusão até os 25 anos.[6,7]

As facetas articulares cervicais são mais horizontalizadas ao nascimento e tornam-se mais verticalizadas com o crescimento, conferindo maior estabilidade à coluna cervical. Até os 8 anos, o diâmetro cefálico da criança, quando comparado ao torácico, é maior que no adulto. Todas essas características fazem com que o fulcro do movimento da coluna cervical localize-se em C3C4 até os 8 anos de idade, descendo de maneira progressiva para C5C6 após os 12 anos.[8]

Essas diferenças anatômicas e biomecânicas da coluna cervical da criança, como o diâmetro cefálico aumentado, a horizontalização das facetas, o fulcro do movimento na coluna cervical alta e a ossificação incompleta dos corpos vertebrais, somadas à frouxidão ligamentar e ao tônus muscular menos desenvolvido, fazem as lesões da coluna cervical abaixo dos 11 anos serem mais raras, localizarem-se mais na coluna cervical alta, comprometerem com mais frequência estruturas não ósseas e apresentarem elevada mortalidade.[9]

Após os 11 anos, assumem características típicas do adulto, que são lesões ósseas na coluna cervical baixa (entre C5 e T1) e com menor mortalidade. Da mesma forma, as lesões neurológicas, quando presentes, apresentam maior capacidade de recuperação quando abaixo dos 11 anos, o que se explica pela maior capacidade de regeneração dos tecidos da criança.[10]

Na coluna toracolombar da criança, também há maior proporção de tecido cartilaginoso em relação ao ósseo (o que explica o formato acunhado e arredondado do corpo na radiografia em perfil). O tônus muscular é menos potente e também há frouxidão ligamentar que, somado ao fato de os discos intervertebrais possuírem um núcleo pulposo mais hidratado do que o dos adultos, faz com que a coluna toracolombar consiga absorver e transmitir a energia do trauma com maior eficiência, dissipando-a para os níveis adjacentes, o que confere certa "proteção" e explica a raridade de suas lesões.[5]

Essas mesmas características biomecânicas da criança também permitem o desenvolvimento de lesões específicas raras nos adultos, como fraturas em múltiplos segmentos, fratura do limbo (ou da apófise vertebral), lesão medular sem fratura (SCIWORA) e discrepância entre o nível da lesão medular e da lesão na coluna.[11]

AVALIAÇÃO INICIAL E DIAGNÓSTICO

O alto índice de suspeição, a avaliação correta e o diagnóstico precoce seguidos do tratamento adequado e padronizado são fundamentais para a obtenção do melhor prognóstico na presença de um trauma. Toda criança politraumatizada, com trauma craniencefálico, inconsciente ou que refira cervicalgia, fraqueza ou parestesia após um trauma, é portadora de lesão raquimedular até que se prove o contrário e assim deve ser tratada.[12]

Crianças com trauma também devem ser avaliadas e tratadas pelo protocolo do Suporte Avançado de Vida no Trauma. No transporte do paciente para o serviço hospitalar, deve-se lembrar da diferença entre o diâmetro cefálico da criança e do adulto. O maior diâmetro cefálico da criança abaixo de 8 anos determina o indesejável alinhamento em flexão da coluna cervical quando posicionada em maca de transporte convencional. Para essa população, o correto é utilizar maca com uma depressão suave na região do crânio ou utilizar um coxim elevando todo o tronco, permitindo, assim, a extensão da coluna cervical para um alinhamento mais fisiológico **(FIG. 38.1)**.[13]

No atendimento hospitalar, é importante colher a história completa do acidente, investigando-se o uso do cinto de segurança e o mecanismo do trauma e avaliando a presença de sintomas, como crise convulsiva, perda de consciência, cefaleia, cervicalgia e perda de controle esfincteriano. Na inspeção, deve-se procurar por hematomas e escoriações, inclusive no dorso, que costumam passar despercebidos. Na palpação, deve-se procurar por pontos de dor e contraturas musculares e avaliar o alinhamento dos processos espinhosos. É preciso avaliar os membros superiores e inferiores e realizar exame neurológico completo, inclusive com avaliação dos reflexos anal e bulbocavernoso para descartar a presença de choque medular. A utilização do protocolo de corticoterapia maciça não encontra consenso na literatura e tem sido cada vez menos empregada em função dos potenciais riscos que acrescenta.[7,10]

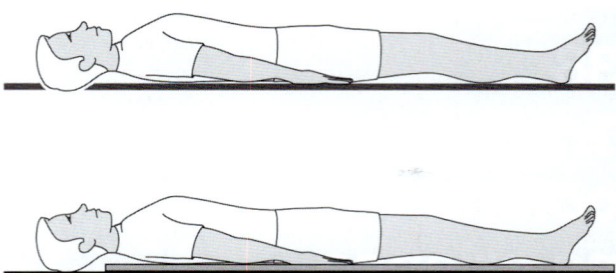

FIGURA 38.1 → Macas com posição adequada à coluna da criança.

EXAMES COMPLEMENTARES

A avaliação radiográfica ideal da coluna pediátrica após um trauma não apresenta consenso. A sensibilidade da radiografia simples varia de 75% em crianças menores de 8 anos a 93% naquelas com mais idade. Em crianças com diagnóstico de lesão na coluna, é importante radiografar toda a coluna, pois há de 11 a 34% de possibilidade de haver lesões concomitantes em outras áreas da coluna. [14-16]

A tomografia computadorizada (TC) tem indicação em lesões de alta energia, deficits neurológicos, crepitação, trauma craniencefálico, estado mental alterado ou em paciente que não colabore com o exame físico ou radiográfico.[17] O risco de exposição excessiva à radiação deve ser considerado em pacientes pediátricos, pois uma única varredura tomográfica resulta, teoricamente, em aumento de 13 a 25% de risco relativo à indução de câncer de tireoide.[14] Na presença de déficit neurológico ou história de déficit transitório antes da chegada, a ressonância magnética (RM) está indicada.[4,18]

LESÕES DA COLUNA CERVICAL

As lesões da coluna cervical podem ser diferenciadas em três faixas etárias distintas: infantil, juvenil precoce e juvenil tardio.[12] O período infantil caracteriza-se pela ausência de bom controle cefálico. As crianças estão expostas a traumas por tração e torção durante o parto e, depois, por traumas em flexoextensão, que costumam ser causados por maus-tratos.[12]

Considera-se juvenil precoce o período desde o desenvolvimento de um bom controle cefálico até os 8 anos, sendo comuns as lesões não ósseas proximais a C4.[12] O período juvenil tardio inicia aos 8 anos. O padrão de lesão modifica-se aos poucos, até que passa a apresentar características típicas dos adultos após os 11 anos.[12]

Luxação occipitocervical

São lesões raras e com frequente associação com óbito. Nas vítimas fatais de acidentes de trânsito, são duas vezes mais frequentes que nos adultos, corroborando com a maior incidência de lesões na coluna cervical alta nas crianças abaixo de 8 anos. São consequentes de traumas de alta energia e associadas a outras lesões. São de extrema instabilidade e não se deve fazer tração exagerada durante o tratamento.[7,12,19]

O diagnóstico radiográfico pode não ser evidente até que seja aplicada tração ao crânio. A razão de Powers pode colaborar no diagnóstico, mas é muito imprecisa e difícil de medir, ainda mais nas crianças menores. A RM permite identificar lesão ligamentar, lesão medular ou do tronco cerebral e presença de hematomas, sendo a principal ferramenta diagnóstica.[7,12,19] Na sua suspeita, deve-se evitar flexoextensão do crânio e manter a cabeça imobilizada com halo craniano. As lesões ligamentares mais graves e agudas devem ser tratadas com cirurgia com artrodese occipitocervical. Em lesões crônicas ou instabilidades leves, pode-se tentar o tratamento conservador com halovest ou halogesso.[7,12,20]

Fraturas do côndilo occipital

É frequente que essas lesões passem despercebidas devido à dificuldade de visualização em radiografias simples. O diagnóstico é feito com auxílio da TC, geralmente em pacientes com trauma craniencefálico, nos quais é solicitada TC de crânio.[19,21-23]

Anderson e Montesano classificaram essas fraturas em três tipos, sendo os tipos 1 e 2 estáveis e de tratamento conservador com colar Philadelphia por cerca de seis semanas, enquanto o tipo 3 é considerado instável e de tratamento cirúrgico **(FIG. 38.2)**.[24]

Fraturas do atlas (C1)

As fraturas do atlas são causadas por trauma axial e são raras na infância. Nas crianças menores, podem ocorrer através da sincondrose neurocentral. A TC é muito útil para o diagnóstico, mas a RM pode mostrar também lesões ligamentares associadas.[18] Em geral, o tratamento conservador com colar do tipo Philadelphia é suficiente.[19]

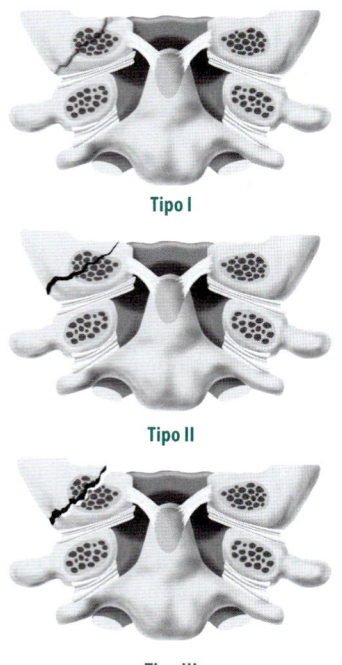

Tipo I

Tipo II

Tipo III

FIGURA 38.2 → Classificação de Anderson e Montesano para fraturas do côndilo occipital.

Espondilolistese traumática do áxis (C2)

Também conhecida como "fratura do enforcado", as lesões dos pedículos de C2 quase nunca são acompanhadas de déficit neurológico e são raras na infância. A avaliação radiográfica deve ser cuidadosa, pois a sincondrose neurocentral é de fácil confusão com fratura. A TC confirma o diagnóstico. Também é preciso diferenciar da pseudossubluxação de C2 sobre C3 (presente em 40% das radiografias de crianças sem lesões), devendo-se avaliar o alinhamento da coluna cervical pela cortical anterior dos processos espinhosos e não pela cortical posterior dos corpos vertebrais, como se faz nos adultos **(FIG. 38.3)**. A linha posterior de Swischuk também pode colaborar nessa diferenciação.[20,25]

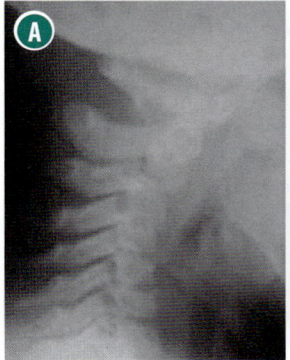 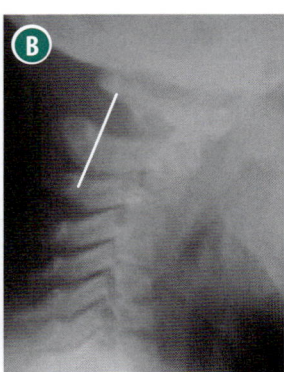 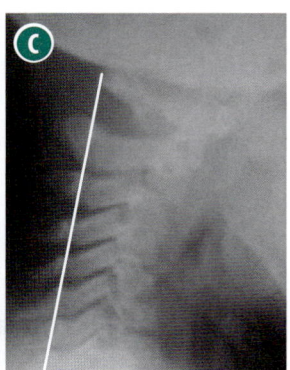

FIGURA 38.3

Ⓐ Radiografia em perfil de criança normal de 4 anos, mostrando aparente subluxação C2-C3, que é afastada traçando-se a linha de Swichuk Ⓑ e a linha espinolaminar posterior Ⓒ.

O tratamento da "fratura do enforcado" pode ser realizado por um colar do tipo Philadelphia quando não desviada ou com desvio de até 3 mm. Quando apresentar desvio maior, deve-se reduzir e manter a redução com halogesso ou halovest.[20,25]

Fratura do odontoide

As fraturas do odontoide ocorrem, em geral, pela sincondrose basilar do odontoide, equivalente ao tipo 2 de Anderson e D'Alonzo, em especial abaixo dos 8 anos de vida. É raro ser acompanhada de déficit neurológico. A TC auxilia no diagnóstico devido à dificuldade em obter a incidência radiográfica transoral em crianças.

O tratamento consiste em reduzir e imobilizar com halogesso ou halovest por dois a três meses, mesmo nos pacientes acima dos 8 anos com fraturas tipo II de Anderson e D'Alonzo (FIG. 38.4), já que é rara a evolução com pseudartrose, como nos adultos. A falha no diagnóstico pode provocar consolidação viciosa ou predispor ao *os odontoideum*.[7,20]

Fraturas da coluna subaxial (C3-C7)

O padrão de lesão mais comum nesta região é a fratura por compressão anterior associada à lesão ligamentar posterior, que pode ser bastante extensa. Nesses casos, é raro necessitar de tratamento cirúrgico, sobretudo se houver lesão ligamentar extensa. A indicação é de redução com ou sem tração seguida de imobilização rígida, geralmente em hiperextensão, com halogesso ou halovest por cerca de três meses.[7]

O tratamento cirúrgico será indicado nas fraturas da coluna subaxial quando a redução completa da lesão não for possível ou na presença de instabilidade residual. A artrodese por via anterior deve ser evitada, pois impede o crescimento anterior dos corpos vertebrais, devendo-se indicar somente em fraturas do tipo explosão com a presença de fragmentos ósseos dentro do canal, comprimindo a medula. No acesso posterior, deve-se tomar o cuidado de não expor níveis adjacentes aos da artrodese planejada em função da elevada possibilidade de fusão espontânea.[7,12]

LESÕES DA COLUNA TORACOLOMBAR

A maioria das lesões nessa região da coluna é estável, podendo ser tratada de modo conservador. As fraturas dos processos espinhosos e transversos, quando isoladas, podem ser tratadas apenas com sintomáticos.[5]

Fraturas do tipo compressão anterior com menos de 50% de perda da altura anterior do corpo vertebral podem ser tratadas com órteses do tipo Jewett. No entanto, a presença dessas lesões em múltiplos níveis pode causar o aumento global da cifose torácica, tornando necessário o tratamento cirúrgico. Tendem a evoluir com recuperação espontânea da altura do corpo vertebral de acordo com o potencial de crescimento, mas, no caso de haver lesão da apófise vertebral, pode evoluir com cifose progressiva mesmo após a consolidação, devendo-se ter o cuidado de monitorá-las ao longo do crescimento.[5]

As fraturas em flexodistração, quando totalmente ósseas (fratura tipo Chance), podem ser tratadas com colete gessado em hiperextensão por dois a três meses, desde que se obtenha uma boa redução da fratura. Sempre considerar a elevada associação de lesões intra-abdominais ou retroperitoneais, as quais devem ser descartadas antes da colocação do gesso. Quando comprometem estruturas não ósseas, devem ser tratadas com cirurgia, em geral por via posterior.[5,26]

As fraturas do tipo explosão, quando não acompanhadas de lesão neurológica e com perda de altura anterior do corpo vertebral menor que 50%, podem ser tratadas de forma conservadora, podendo-se utilizar colete gessado por três a quatro meses. Assim como nas fraturas em múltiplos níveis, devem ser acompanhados por longo tempo por conta do risco de desenvolver deformidade em cifose no decorrer do crescimento. O tratamento cirúrgico, quando indicado, pode ser abordado somente pela via posterior, já que o corpo vertebral tem alta capacidade de remodelação e recuperação espontânea de sua altura, não havendo a necessidade da complementação da via anterior (FIG. 38.5).[5]

As fraturas-luxação, devido a seu alto grau de instabilidade e lesão neurológica associada, devem ser tratadas com cirurgia.[5]

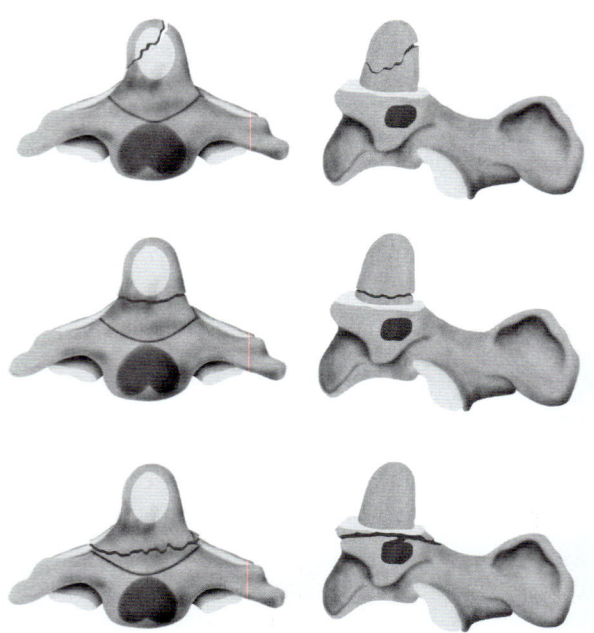

FIGURA 38.4 → Classificação de Anderson e D'Alonzo para fraturas do odontoide.

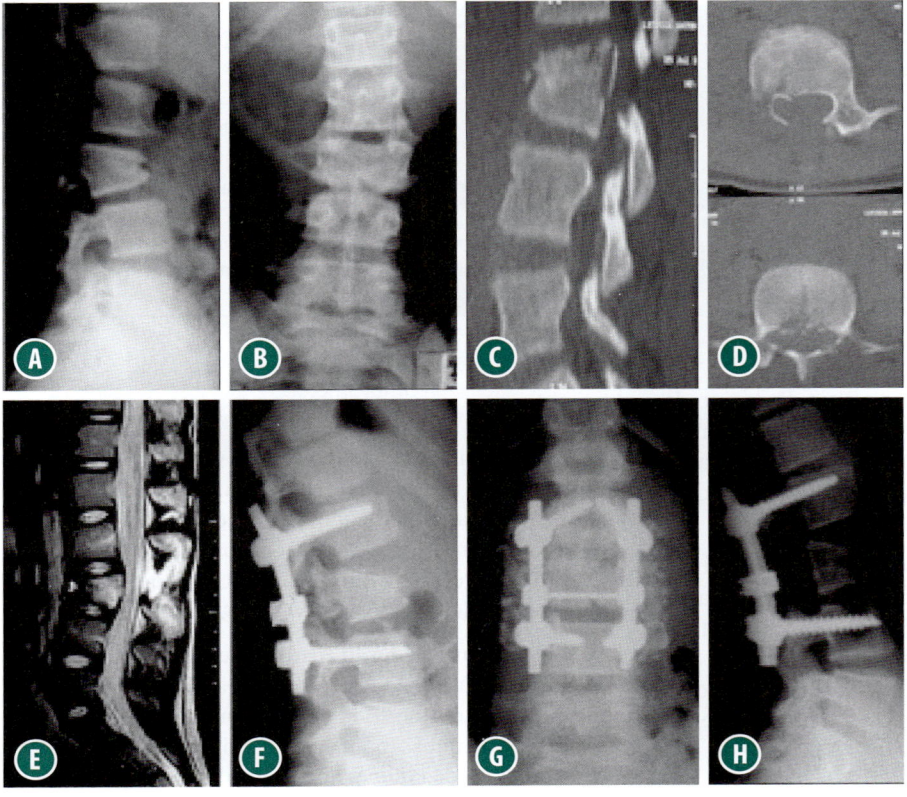

FIGURA 38.5 → Exemplo de uma paciente com 12 anos e 9 meses, vítima de acidente de trânsito, com fratura do tipo flexodistração.
🅐 e 🅑 Radiografias.
🅒 e 🅓 TC.
🅔 RM pré-operatórias.
🅕 e 🅖 Radiografias pós-operatórias imediatas mostrando acunhamento anterior do corpo vertebral.
🅗 Na radiografia aos seis meses de pós-operatório, há total recuperação e remodelamento ósseo do corpo vertebral de L3.

LESÕES ESPECÍFICAS DA INFÂNCIA

Fratura do limbo

A fratura do limbo é também conhecida como fratura da apófise posterior do corpo vertebral ou fratura da placa terminal. É uma lesão incomum, caracterizada por um arrancamento da apófise anelar cartilaginosa das margens posteroinferior ou superior do corpo vertebral. Essas apófises fundem-se ao corpo vertebral somente entre 18 e 25 anos.

A lesão foi classificada inicialmente por Takata e colaboradores, sendo, depois, acrescentado o tipo IV por Epstein e Epstein **(QUADRO 38.1)**.[27,28]

A fratura do limbo ocorre, tipicamente, em adolescentes e adultos jovens, porém, há casos descritos de pacientes mais jovens e de indivíduos dos 13 até os 41 anos. Cerca de 60% dos casos envolvem a margem posteroinferior de L4, 30% em L5 e 10% em L3. A coluna cervical e S1 também têm sido descritas como possíveis locais dessas lesões. O mecanismo do trauma é controverso e costuma apresentar relação com esforço durante atividades esportivas.[7,29]

O quadro clínico pode assemelhar-se ao de uma lombociatalgia por hérnia discal, geralmente com história insidiosa. Pode-se associar contratura muscular com restrição de movimentos da coluna lombar e de membros inferiores. Sinais e sintomas neurológicos podem estar presentes, como Lasègue, parestesia e perda de força.[29]

QUADRO 38.1 → Classificação de Takata

Tipo	Característica
I	Avulsão marginal cartilaginosa pura sem envolvimento ósseo.
II	Presença de fragmento central ósseo envolvendo ossos cortical e esponjoso.
III	Localização lateral na forma de "lágrima".
IV	Comprometimento de toda a parede posterior do corpo vertebral.

Fonte: Epstein e Epstein.[28]

É incomum obter a observação da lesão nas radiografias simples, e a RM pode confundir a fratura com hérnia discal. O exame de escolha para o diagnóstico é a TC, que permite identificar o fragmento ósseo arrancado do rebordo vertebral **(FIG. 38.6)**.[29] O tratamento cirúrgico da fratura do limbo consiste na ressecção do fragmento e descompressão do tecido neural. Quando a história for crônica, a ressecção do fragmento pode ser difícil, pois ele fica aderido e localizado abaixo do ligamento longitudinal posterior, dificultando sua identificação e, muitas vezes, exigindo a utilização de um *drill*.[29]

Fraturas em múltiplos níveis

Devido à capacidade de absorver e transmitir a força deformante do trauma para os níveis adjacentes, é comum

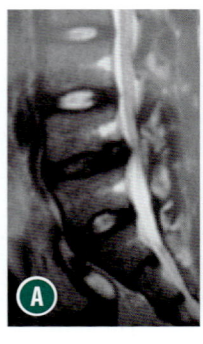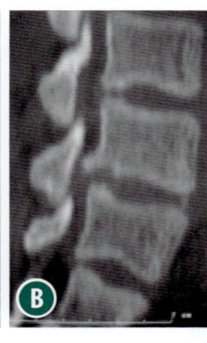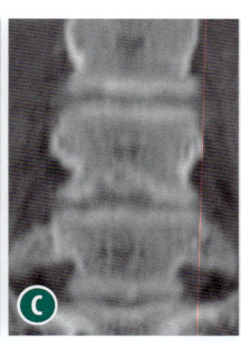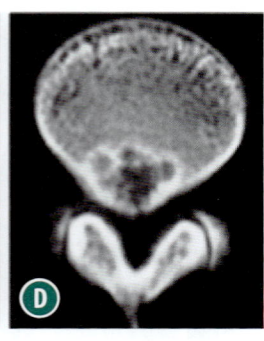

FIGURA 38.6 → Paciente de 13 anos e quadro de lombociatalgia com seis meses de evolução.
(A) RM mostrando quadro semelhante a hérnia discal.
(B) - **(D)** TC confirmando o diagnóstico de fratura dos rebordos posterior e inferior de L4.

a ocorrência de fraturas em múltiplos níveis. Esse tipo de lesão acomete a coluna toracolombar e pode ser responsável por até 35% das fraturas toracolombares nas crianças.[30] O mecanismo de lesão é a hiperflexão, e as fraturas podem ser contíguas ou não.[5]

Em geral, são fraturas do tipo compressão anterior, cujo tratamento conservador costuma ser o mais indicado. Nesses casos, é importante avaliar não somente a cifose regional, mas também a global. Nos casos em que há aumento da cifose torácica global, pode ser necessário uso de colete do tipo Milwaukee ou até mesmo o tratamento cirúrgico.

Lesão medular sem alteração radiográfica

O termo SCIWORA (sigla em inglês para **S**pinal **C**ord **I**njury **W**ith**O**ut **R**adiologic **A**bnormalities) foi utilizado pela primeira vez por Pang e Wilberger em 1982.[4] Refere-se a qualquer tipo de lesão medular sem sinais de fratura ou luxação evidentes em radiografias simples, excluindo-se lesões por arma branca, choque elétrico, trauma obstétrico e lesão congênita. São lesões típicas da infância, mas que também podem ocorrer nos adultos, porém, com menor frequência.

Lesões medulares completas costumam evoluir com pouca recuperação neurológica, enquanto lesões incompletas evoluem com melhora significativa ou recuperação completa. As causas mais comuns são acidentes automobilísticos, quedas de altura, lesões em atividades esportivas e maus-tratos. O tratamento cirúrgico não tem indicação. A necessidade e o tipo de imobilização dependem dos achados da RM, com base na extensão e na localização da lesão ligamentar.[7,10]

Lesão medular discrepante do nível da fratura

Devido aos mesmos mecanismos que justificam a SCIWORA nas crianças, também é possível que o nível da lesão medular não seja o mesmo da lesão na coluna. Isso significa que, em algumas situações, na presença de lesão neurológica completa, deve-se procurar por fraturas em níveis mais distais que o da lesão neurológica.[31]

Maus-tratos

A incidência de lesões na coluna vertebral decorrentes de maus-tratos não está bem definida, o que se deve, possivelmente, à falta de diagnóstico e notificação. Em geral, envolvem o corpo vertebral e, com raridade, os elementos posteriores. A lesão medular pode estar associada, mesmo com ausência de fratura (SCIWORA).

O mecanismo de lesão costuma ser hiperflexão e hiperextensão alternados, devido ao chacoalhamento da criança por parte do agressor. É comum encontrar múltiplas fraturas do tipo compressão anterior e, nos casos mais graves, fratura-luxação da coluna, que se localiza, com frequência, nas colunas lombar e toracolombar e, com menos frequência, na coluna cervical. É importante fazer o diagnóstico diferencial com infecção e malformação congênita.

A coluna da criança é muito flexível e, para que haja uma lesão traumática, o trauma de origem deve ser de muita alta energia. É importante uma história bem colhida nesses casos, pois, na presença de inconsistências entre a história e o tipo de lesão, é elevada a possibilidade de maus-tratos. É importante seguir os princípios de conduta em casos de maus-tratos, como avaliação completa da criança, proteção de seu possível agressor (geralmente, através da internação hospitalar), notificação aos órgãos competentes para investigação da família e tratamento adequado da lesão.[32-35]

Referências

1. Murphy RF, Davidson AR, Kelly DM, Warner WC Jr, Sawyer JR. Subaxial Cervical Spine Injuries in Children and Adolescents. J Pediatr Orthop. 2015;35(2):136-9.

2. Stulík J, Pesl T, Kryl J, Vyskocil T, Sebesta P, Havránek P. Spinal injuries in children and adolescents. Acta Chir Orthop Traumatol Cech. 2006;73(5):313-20.

3. Hadley MN, Zabramski JM, Browner CM, Rekate H, Sonntag VK. Pediatric spinal trauma. Review of 122 cases of spinal cord and vertebral column injuries. J Neurosurg. 1988;68(1):18-24.

4. Pang D, Wilberger JE. Spinal cord injury without radiographic abnormalities in children. J Neurosurg. 1982;57(1):114-29.

5. Hubbard D. Fractures of the dorsal and lumbar spine. Orthop Clin N Am. 1976;7(3):605-14.

6. Bailey DK. The normal cervical spine in infants and children. Radiology. 1952;59(5):712-9.

7. Gore Pa, Chang S, Theodore N. Cervical spine injuries in children: attention to radiographic differences and stability compared to those in the adult patient. Seminars in pediatric neurology. Elsevier Inc. 2009;16(1):42-58.

8. Parisini P, Di Silvestre M, Greggi T. Treatment of spinal fractures in children and adolescents: long-term results in 44 patients. Spine. 2002;27(18):1989-94.

9. McGrory BJ, Klassen RA, Chao EY, Staeheli JW, Weaver AL. Acute fractures and dislocations of the cervical spine in children and adolescents. J Bone Joint Surg Am. 1993;75(7):988-95.

10. Parent S, Mac-Thiong JM, Roy-Beaudry M, Sosa JF, Labelle H. Spinal cord injury in the pediatric population: a systematic review of the literature. J Neurotrauma. 2011;28(8):1515-24.

11. Hubbard DD. Injuries of the spine in children and adolescents. Clin Orthop Relat Res. 1974;(100):56-65.

12. Lebwohl NH, Eismont FJ. Cervical spine injuries. In: Weinstein SL, editor. The pediatric spine. 2nd ed. Philadelphia: Lippincott Williams & Wilkins; 2001. p. 555.

13. Herzenberg JE, Hensinger RN, Dedrick DK, Phillips WA. Emergency transport and positioning of young children who have an injury of the cervical spine. The standard backboard may be hazardous. J Bone Joint Surg Am. 1989;71(1):15-22.

14. Lustrin ES, Karakas SP, Ortiz AO, Cinnamon J, Castillo M, Vaheesan K, et al. Pediatric cervical spine: normal anatomy, variants, and trauma. Radiographics. 2003;23(3):539-60.

15. Carreon LY, Glassman SD, Campbell MJ. Pediatric spine fractures: A review of 137 hospital admissions. J Spinal Disord Tech. 2004;17(6):477-82.

16. Hadley MN, Zabramski JM, Browner CM, Rekate H, Sonntag VK. Pediatric spinal trauma: review of 122 cases of spinal cord and vertebral column injuries. J Neurosurg. 1988;68(1):18-24.

17. Garton H, Hammer M. Detection of pediatric cervical spine injury. Neurosurgery. 2008;62(3):700-8.

18. Launay F, Leet AI, Sponseller PD. Pediatric spinal cord injury without radiographic abnormality: a meta-analysis. Clin Orthop Relat Res. 2005;(433):166-70.

19. Fenoy AJ, Menezes AH. Pediatric craniocervical trauma. In: Kim DH, Ludwig SC, Vaccaro AR, Chang J-C, editors. Atlas of spine trauma: adult and pediatric. Philadelphia: Saunders-Elsevier; 2008. p. 160-72.

20. Junewick JJ. Pediatric craniocervical junction injuries. AJR Am J Roentgenol. 2011;196(5):1003-10.

21. Alcelik I, Manik KS, Sian PS, Khoshneviszadeh SE. Occipital condylar fractures. Review of the literature and case report. J Bone Joint Surg Br. 2006;88(5):665-9.

22. Cakmakci H. Essentials of trauma: head and spine. Pediatr Radiol. 2009;39 Suppl 3:391-405.

23. Strehle EM, Tolinov V. Occipital condylar fractures in children: rare or underdiagnosed? Dentomaxillofac Radiol. 2012;41(2):175-6.

24. Anderson PA, Montesano PX. Morphology and treatment of occipital condyle fractures. Spine. 1988;13(7):731-6.

25. Cattel H, Filtzer D. Pseudosubluxation and other normal variations in the cervical spine in children. A study of one hundred and sixty children. J Bone Joint Surg Am. 1965; 47(7):1295-309.

26. Arkader A, Warner WC, Tolo VT, Sponseller PD, Skaggs DL. Pediatric chance fractures: a multicenter perspective. J Pediatr Orthop. 2011;31(7):741-4.

27. Takata K, Inoue S, Takahashi K, Ohtsuka Y. Fracture of the posterior margin of a lumbar vertebral body. J Bone Joint Surg Am. 1988;70(4):589-94.

28. Epstein NE, Epstein JA. Limbus lumbar vertebral fractures in 27 adolescents and adults. Spine. 1991;16(8):962-6.

29. Yen CH, Chan SK, Ho YF, Mak KH. Posterior lumbar apophyseal ring fractures in adolescents: a report of four cases. J Orthop Surg. 2009;17(1):85-9.

30. Roche C, Carty H. Spinal trauma in children. Pediatr Radiol. 2001;31(10):677-700.

31. Andújar ALF, DeOliveira GC, DeSouzaJr W, De Souza MP, Kotzias Neto A. Lesões traumáticas na coluna toracolombar do paciente pediátrico. Anais do 10. Congresso Brasileiro de Coluna; 2005.

32. Piatt Jr JH. Isolated spinal cord injury as a presentation of child abuse. Pediatrics. 1995;96(4):780-2.

33. Carrion W V, Dormans JP, Drummond DS, Christofersen MR. Circumferencial growth plate fracture of the thoracolumbar spine from child abuse. J Pediatr Orthop. 1996; 16(2):210-4.

34. Diamond P, Hansen CM, Christofersen MR. Child abuse presenting as a thoracolumbar spinal fracture dislocation: a case report. Pediatr Emerg Care. 1994;10(2):83-6.

35. Cullen JC. Spinal Lesions in battered babies. J Bone Joint Surg Br. 1975;57(3):364-6.

39
Traumatismos da coluna cervical no adulto

Tarcísio E. P. de Barros Filho
Reginaldo Perilo Oliveira
Alexandre Fogaça Cristante
Ivan Dias da Rocha
Lucas P. Higino

Lesões na coluna cervical devem ser suspeitadas em qualquer indivíduo com queixa de dor cervical após trauma. O manejo inicial de paciente politraumatizado é estabelecido pelo protocolo do suporte avançado de vida no trauma, com prioridade direcionada para a permeabilização de vias aéreas, a ventilação e o comprometimento circulatório. As causas mais comuns de lesão da coluna cervical são acidentes automobilísticos, mergulho em água rasa e atividades esportivas. Há uma distribuição etária bimodal entre esses pacientes, o primeiro pico ocorre em pessoas entre 15 e 24 anos, e o segundo na faixa acima de 55 anos.

Devido às importantes diferenças anatômicas existentes no chamado "complexo occipitocervical", que engloba o osso occipital, o atlas e o áxis (coluna cervical alta), considera-se que o estudo das lesões desse segmento deve ser feito de forma separada dos traumas, que ocorrem da terceira até a sétima vértebras cervicais, região considerada como coluna cervical baixa. Existem inúmeras classificações descritas para análise das lesões do complexo occipitocervical, e, em cada um dos tópicos, constam as mais adequadas à prática clínica.

HISTÓRIA E EXAME FÍSICO

É frequente o médico estar diante de um indivíduo politraumatizado e com diminuição do nível de consciência. Com isso, a obtenção de dados do trauma se torna difícil, o que exige que lesões que colocam a vida em risco sejam prontamente tratadas. Para o atendimento de paciente em um local sem recursos ou mesmo no local do acidente, deve-se assumir que há lesão cervical até que se prove o contrário.

A coluna cervical deve ser imobilizada com colar rígido, bandagens e apoios, evitando o risco de movimentos que possam piorar ou criar uma lesão. O paciente deve ser transportado em prancha rígida de forma a proteger toda a coluna vertebral e levado a um centro capaz de prestar o atendimento adequado.

O indivíduo que se encontra consciente torna mais fácil a tarefa de obter informações sobre o trauma. Informações sobre quedas, colisões automotivas, ferimentos por armas de fogo e tantas quantas forem obtidas auxiliam o médico a quantificar a gravidade das lesões. É preciso pesquisar ativamente se há dor cervical à mobilização ativa e dor à palpação dos processos espinhosos. Se houver, exames subsidiários são fundamentais. No paciente acordado e consciente que não apresenta dor à palpação e à mobilização ativa, exames de imagem são desnecessários.

As lesões associadas a alterações neurológicas normalmente são reconhecidas, mas muitas lesões cervicais passam despercebidas mesmo em centros de referência, e seu diagnóstico acaba sendo tardio, às vezes associado à piora clínica. É fundamental suspeitar da presença dessas lesões, sobretudo nos acidentes envolvendo traumas de alta energia ou em traumas de baixa energia em pacientes idosos (fratura do processo odontoide). Alguns sinais associados devem aumentar a suspeita, como fraturas e equimoses de face em pacientes desacordados (muito associados com lesões da região cervical alta), além de mudanças no padrão respiratório e pressóricas em politraumatizados (que podem ocorrer decorrentes de lesão medular). O exame físico neurológico deve ser executado no paciente alerta e acordado. Testes motores, sensitivos e dos reflexos devem ser incluídos nesse exame **(QUADRO. 39.1)**.

QUADRO 39.1 → Exame físico neurológico da coluna cervical

Vértebra	Sensibilidade	Motricidade	Reflexos	Músculo-chave
C5	Face lateral do ombro e braço	Flexão do cotovelo	Bicipital	Bíceps
C6	Face lateral do antebraço e primeiro e segundo dedos	Extensão do punho	Estilorradial	Extensores do carpo
C7	Terceiro dedo	Flexão do punho	Tricipital	Tríceps
C8	Face medial do antebraço e quarto e quinto dedos	Flexão dos dedos	Não há	Flexores dos dedos
T1	Face medial do braço	Abdução dos dedos	Não há	Músculos interósseos

A pesquisa do reflexo bulbocavernoso em paciente com déficit neurológico ou inconscientes é mandatória para determinar se a pessoa se encontra em choque medular, assim como o teste da sensibilidade perianal.

EXAMES DE IMAGEM

A radiografia simples da coluna cervical em três posições – lateral, anteroposterior e transoral – constitui o exame inicial e é capaz de detectar de 83 a 99% das lesões. Radiografias oblíquas têm pouco valor para a avaliação inicial do paciente politraumatizado e não devem ser solicitadas. Para que a radiografia seja considerada adequada, é imprescindível que toda a coluna cervical, incluindo a transição C7-T1, esteja contida no exame. A transição cervicotorácica pode estar sobreposta ao ombro, o que torna sua visualização difícil. Por isso, manobras como tração dos membros superiores ou radiografia na posição do nadador são obtidas no intuito de eliminar essa sobreposição.

As estruturas que devem ser observadas na radiografia em perfil são espaço retrofaríngeo, linha espinolaminar e alinhamento anterior e posterior do corpo e dos processos espinhosos. O espaço retrofaríngeo normal tem até 7 mm entre C2 e C3 e até 21 mm entre C6 e C7. Valores aumentados têm sensibilidade de 65% para lesões cervicais ocultas.

O alinhamento das linhas cervicais anterior e posterior e a harmonia das curvas devem estar mantidos. Qualquer quebra nessas linhas ou aumento de espaço entre os processos espinhosos pode representar lesão cervical. Translação maior que 3,5 mm entre dois corpos vertebrais e aparecimento de cifose maior que 11° também sugerem lesão ligamentar. Além disso, deve-se dar atenção a possíveis translações ou diminuições de altura dos corpos vertebrais. As radiografias anteroposteriores também são importantes para descartar lesões com componente rotacional ou angulações laterais.

Um exame radiográfico adequado deve, obrigatoriamente, incluir a transição C7-T1, apesar de apenas 57% desses exames o fazerem. Por esse motivo, a tomografia computadorizada (TC) de coluna cervical tem sido cada vez mais utilizada para avaliação inicial do paciente politraumatizado. A TC oferece uma sensibilidade mais alta em relação à radiografia em três posições. Permite a visualização de fragmentos intracanal, fraturas de lâminas e pedículos. Além disso, a tomografia helicoidal permite reconstruções de alta qualidade em vários planos, além de serem exames rápidos.

O papel da ressonância magnética (RM) na avaliação inicial do indivíduo vítima de trauma ainda está sendo estabelecido. Trata-se de um exame muito superior para visualização de partes moles, como ligamentos, disco e medula. Sua maior utilidade está na detecção de hérnias discais traumáticas, hematomas epidurais, edema ou compressão da medula e lesão ligamentar posterior. A ressonância é muito importante no paciente com rebaixamento de nível de consciência para avaliar sinais de compressão neurológica ou lesões ligamentares.

Infelizmente, não é todo serviço que dispõe de tomografia para avaliação do sujeito com dor cervical após um evento traumático. A seguinte abordagem pode ser realizada para o paciente consciente, orientado, sem história de uso de álcool ou outras substâncias e que apresenta radiografias adequadas e normais: analgesia com anti-inflamatórios e analgésicos e reavaliação após uma hora. Se o paciente estiver sem dor ao repouso e sem dor à palpação de processos espinhosos, abre-se o colar cervical e pede-se para a pessoa fazer movimentação ativa em rotação para esquerda e direita em flexão. O colar pode ser retirado se não houver dor após a movimentação ativa. Se o paciente referir dor ou apresentar alteração do nível de consciência, ou se a radiografia não for adequada, deve-se manter o colar e transferir o indivíduo para um centro com tomógrafo para melhor avaliação. Em centros de trauma, o raio X cervical vem sendo substituído pela tomografia helicoidal cervical por ser rápida e dar muito mais informação.

FRATURAS E LUXAÇÕES DA COLUNA CERVICAL ALTA

Nesse segmento da coluna cervical, algumas lesões características ocorrem com evolução e tratamento diferentes. Portanto, serão analisadas individualmente: fraturas do côndilo occipital, luxações de C1-C2, fraturas do atlas, fraturas do dente do áxis (processo odontoide) e "fratura do carrasco".

> **ATENÇÃO! A presença de alterações (fratura, luxação) em um nível deve ser seguida de investigação de lesões em outros segmentos da coluna. Lesões não contíguas podem ocorrer em 5 a 10% dos casos, dependendo das séries.**

Anatomia e biomecânica

O conjunto formado pelas duas primeiras vértebras cervicais associadas ao osso occipital tem sido conceituado como unidade cervicocrânio. Há algumas lesões, bastante características, que ocorrem, exclusivamente, nessa região da coluna, justificando a revisão da anatomia e da biomecânica desse segmento para melhor compreensão das afecções traumáticas que nele podem ocorrer.

Os côndilos occipitais são as partes laterais do osso occipital, que é constituído de quatro partes: basilar (anteriormente), laterais ou condilares e escamosa (posteriormente). A parte basilar, bastante fina na região foraminal, estende-se anteriormente em formato quadrangular, até unir-se ao osso esfenoide por uma articulação cartilaginosa que se ossifica por volta dos 25 anos de vida. Os côndilos aproximam-se entre si anteriormente ao forame magno. No aspecto inferolateral, estão as superfícies articulares para as facetas do atlas. Na borda medial do côndilo, há uma incisura ou tubérculo para a inserção do ligamento alar e, em sua base, encontra-se o canal para o nervo hipoglosso. No aspecto posterolateral aos côndilos, encontra-se o processo jugular e sua incisura, por onde passam a veia jugular interna e os pares 9, 10 e 11 dos nervos cranianos.

Articulando-se com os côndilos occipitais está a primeira vértebra cervical, o atlas, que não apresenta corpo vertebral, sendo formado por arcos anterior e posterior e duas massas laterais. Essas porções se articulam com o occipício por meio da faceta articular superior. Articula-se com o áxis a segunda vértebra cervical, por meio de sua faceta articular inferior. O áxis apresenta lâmina, pedículo, processo espinhoso, processos transversos e forames, da mesma forma que as demais vértebras cervicais, com algumas diferenças quanto às proporções. Observa-se, no entanto, sobre seu corpo, o processo odontoide, ou dente do áxis, literalmente o pivô da articulação atlantoaxial. Nessa articulação, ocorre cerca de 50% do movimento de rotação da cabeça.

A coluna cervical alta é responsável por 60% da rotação no plano axial, 40% da flexoextensão e 45% da movimentação global. O atlas roda sobre o áxis cerca de 80 a 88°. A amplitude de flexoextensão entre occipício-C1 e entre C1-C2 é de 20 a 30°. A inclinação lateral é de cerca de 20° entre C1 e C2. Essa grande amplitude de movimento é o resultado de restritores ósseos de menor importância em relação a estruturas ligamentares.

Os principais ligamentos da região cervical alta são a membrana tectorial, que é a extensão do ligamento longitudinal posterior e os ligamentos alares que se estendem da ponta do odontoide até a parte anterior do forame magno. Esses ligamentos correm diretamente entre o occipício e a segunda vértebra cervical sem nenhuma inserção em C1, fazendo com que essa vértebra seja apenas intermediário.

O ligamento nucal, o longitudinal posterior e o cruciforme conferem estabilidade regional ao movimento de flexão da porção superior da coluna cervical. A estabilidade aos movimentos de rotação e inclinação lateral é conferida pelos ligamentos alares. A rotação da cabeça para a direita é limitada pelo ligamento alar esquerdo, e vice-versa, conforme esclarecem Dvorak e Panjabi.[1] Durante a inclinação da cabeça para um lado, a porção occipital do ligamento alar do mesmo lado está relaxada, enquanto a porção mais próxima ao atlas, estirada. O atlas move-se na mesma direção da inclinação, mas não há rotação. O movimento de extensão da parte superior da coluna cervical é limitado, principalmente, pela porção transversa dos ligamentos alares. Quando se adiciona à rotação da cabeça o movimento de flexão, há estiramento máximo dos ligamentos alares, com maior vulnerabilidade de lesão, conforme Dvorak e Panjabi.[1]

Fraturas do côndilo occipital

As fraturas do côndilo occipital são consideradas raras. A primeira descrição de fratura do côndilo occipital citada na literatura é a de Bell, em 1817.[2] Ele observou um paciente jovem, vítima de trauma craniencefálico. Somente em 1900 houve a segunda publicação médica, de autoria de Kissinger, referente a esse tipo de fratura, também extraída de um caso clínico. Em 1987, Dvorak e Panjabi publicaram seu estudo sobre a anatomia funcional dos ligamentos alares,[1] e, em 1988, Anderson e Montesano propuseram uma classificação para as fraturas do côndilo occipital.[3]

As fraturas desse tipo são de tratamento conservador, evoluindo de forma bastante favorável se não forem associadas a outras lesões, como as originárias de trauma craniencefálico, e a fraturas de vértebras cervicais. A despeito desse fato, constituem-se como de difícil diagnóstico se não houver a suspeita de sua existência e a utilização de um método diagnóstico adequado para a identificação.

Incidência

Em uma revisão da literatura, é possível observar pontos comuns nas histórias naturais das fraturas do côndilo occipital, como mecanismo de trauma, sexo, faixa etária acometida, tipos de fratura, métodos diagnósticos, tratamento, comprometimento de estruturas vizinhas e evolução após a abordagem terapêutica.

Em geral, essa fratura é causada por circunstâncias envolvendo traumas de grande energia, como acidentes automobilísticos, na maioria dos casos, e ocorrências na prática esportiva. Em função dos próprios fatores causais, mormente são acometidos os indivíduos jovens, na segunda e terceira décadas de vida, sobretudo os do sexo masculino. Há casos descritos acometendo indivíduos idosos, crianças e mulheres; no entanto, essas fraturas resultam, também, de acidentes automobilísticos.

Classificação

As fraturas do côndilo occipital classificam-se, conforme proposta de Anderson e Montesano em publicação de 1988,[3] de acordo com a anatomia regional, a biomecânica das estruturas envolvidas e suas morfologias (FIG. 39.1).

Apresentam-se três grupos de fraturas do côndilo occipital. No primeiro grupo (tipo I), observa-se fratura impactada do côndilo occipital, tendo como mecanismo de trauma a carga axial do crânio sobre o atlas. Nesta, há comunicação do côndilo occipital sem ou com mínimo desvio dos fragmentos em direção ao forame magno. A membrana tectorial encontra-se intacta, bem como o ligamento alar contralateral à fratura, garantindo estabilidade a ela. No segundo grupo (tipo II), a fratura do côndilo occipital é parte da fratura da base do crânio, que se apresenta com traço em direção ao forame magno. É causada por trauma direto regional e é estável em função da integridade dos

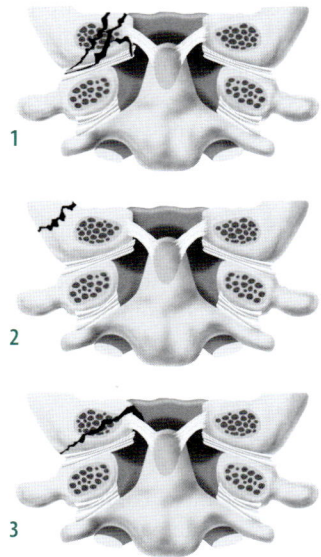

FIGURA 39.1 → Esquema de classificação de Anderson e Montesano.
Fonte: Anderson e Montensano.³

ligamentos alares e da membrana tectorial. O terceiro grupo (tipo III) engloba a fratura-avulsão do côndilo occipital pelo ligamento alar, causada por rotação ou inclinação lateral da cabeça ou pela associação dos dois movimentos. Nesse caso, devido à lesão do ligamento alar contralateral e da membrana tectorial, há instabilidade potencial.

O quadro clínico das fraturas do côndilo occipital é bastante inespecífico. A queixa do paciente, em geral, consiste em dor na face posterior do pescoço e espasmos da musculatura paravertebral cervical, dificultando, assim, o diagnóstico. Raramente, pode-se observar paralisia dos pares de nervos cranianos 9, 10 e 11. Essa sintomatologia é atribuída ao grande potencial apresentado por tal fratura de comprometimento do canal do hipoglosso, que se encontra na base do côndilo occipital. Ainda, as laterais dos côndilos formam o processo jugular, que contém o sulco jugular. Este, associado à porção correspondente do osso temporal, forma o forame jugular, que engloba a veia jugular interna e os pares cranianos já citados.

Quadro clínico

O trauma craniencefálico acompanha a maioria dessas fraturas, colaborando, também, para a constituição do quadro clínico dos pacientes, dificultando o diagnóstico (p. ex., devido a possível alteração do nível de consciência) e sendo, muitas vezes, o responsável pelo óbito. Cabe ressaltar a possível associação dessas lesões às fraturas de vértebras cervicais, focando-se, muitas vezes, o diagnóstico dessas últimas, em vez do diagnóstico das fraturas do côndilo occipital.

Diagnóstico

As fraturas do côndilo occipital são de difícil diagnóstico em função da inespecificidade de seu quadro clínico. Como sua visualização com as técnicas radiográficas convencionais é pouco acessível, são necessários métodos diagnósticos por imagem mais sofisticados para seu reconhecimento, sendo a tomografia com reconstrução sagital e coronal o exame de escolha (**FIG. 39.2**).

> **ATENÇÃO!** Devido à necessidade de exames específicos para o diagnóstico das fraturas do côndilo occipital, muitas vezes, elas passam despercebidas. Por isso, o paciente pode manifestar um quadro de dor persistente na região cervical posterior, acompanhado de espasmo muscular por longo período, sem que se suspeite da existência da lesão. Outra situação bastante comum é o diagnóstico dessas fraturas como achado de exames para verificação de quaisquer outras lesões do segmento craniocervical, como fratura do processo odontoide ou fratura da base do crânio.

Tratamento

A abordagem conservadora das fraturas do côndilo occipital evolui com bons resultados, ficando o paciente livre de dor cervical, além de manter o arco total de movimento do segmento envolvido, em média, após três meses de tratamento. Preconiza-se o uso do colar tipo Philadelphia para os casos classificados como tipo I ou II, de Anderson e Montesano,³ e imobilização mais rígida, como halogesso ou gesso tipo Minerva, para os classificados como tipo III.

As lesões dos pares cranianos devem ser tratadas, inicialmente, com corticoterapia associada à imobilização. Observa-se recuperação espontânea da função desses nervos em alguns dias, caracterizando a sua neuropraxia.

Prognóstico

O prognóstico isolado dessas lesões é absolutamente favorável. Entretanto, quando associadas a trauma craniencefálico, fraturas de vértebras cervicais e lesões medulares nesse mesmo nível, deve-se ter extrema cautela, uma vez que constituem os fatores determinantes na evolução e no prognóstico dos pacientes. Como se trata de uma fratura intra-articular, algumas dessas condições podem evoluir com dor na região occipital posterior do tipo cefaleia cervicogênica.

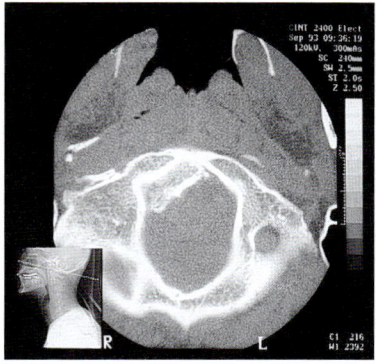

FIGURA 39.2 → Corte tomográfico evidenciando fratura do tipo III.

Luxação atlanto-occipital

As luxações atlanto-occipitais são lesões raras, muitas vezes não diagnosticadas devido a sua relação com traumas cranianos e a seu alto índice de mortalidade. A detecção pode ser um desafio. Provavelmente, o método mais útil para a suspeita diagnóstica na avaliação radiográfica seja a relação entre o odontoide e o basion (FIG. 39.3). Essa relação pode ser medida pelas chamadas "linhas de Harris". O intervalo entre o basion e uma linha vertical localizada atrás do osso odontoide é denominado intervalo basion-axial e deve ser menor que 12 mm. O intervalo entre o basion e a ponta do odontoide é denominado basion odontoide e deve ser também menor que 12 mm. Outras medidas que podem ser traçadas são a linha de Wackenheim e o índice de Powers. A linha de Wackenheim é uma linha traçada paralela à face interna do *clivus* em direção ao odontoide, linha essa que deve tangenciar a ponta do odontoide. O índice de Powers é a relação das distâncias entre o basion e a parte posterior do arco de C1 e a distância entre o opstotion e o arco anterior de C1. Em geral, essa relação deve ser menor que 1.

Outros exames devem ser considerados na suspeita da lesão, como tomografia e ressonância. Traynelis e colaboradores[4] classificaram essas lesões de acordo com o desvio no raio X em três tipos. O tipo 1 apresenta desvio anterior do occipício em relação ao atlas. O tipo 2 tem desvio superior, e o tipo 3 apresenta desvio posterior. Outra classificação possível é a de Harborview, a qual leva em conta a gravidade da lesão. Conforme essa classificação, o tipo 1 seria as lesões estáveis, nas quais a RM mostra edema ou hemorragia da região ligamentar, mas as linhas de Harris estão mantidas. Nos pacientes conscientes, pode-se fazer um teste com tração com 11 quilos; se não houver distração das estruturas, está descartada a instabilidade. No tipo 2, existe completa lesão dos ligamentos, mas a linha de Harris ainda está no limite. A tração cervical mostra distração das estruturas. O tipo 3 é de lesões nas quais observa-se luxação com alteração nas linhas de Harris. O tratamento, se a lesão for tipo 1, consiste em imobilização com halogesso por 8 a 12 semanas. Nos tipos 2 e 3, a fusão occipitocervical é necessária.

Fraturas e luxações de atlas (C1) e áxis (C2)

As fraturas osteoarticulares traumáticas das duas primeiras vértebras cervicais diferem das demais em virtude das particularidades anatômicas. O atlas não tem corpo vertebral, sendo constituído por dois arcos ósseos, um anterior e outro posterior e, entre eles, as massas laterais. Não há processo espinhoso desenvolvido na união das hemilâminas posteriores, apenas a presença de pequeno tubérculo dorsal.

Nas massas laterais, existem as superfícies articulares superiores em articulação com o osso occipital e as inferiores com o áxis. Na face medial de cada massa lateral, insere-se o ligamento transverso, que divide o forame delimitado pelos arcos e pelas massas laterais em dois segmentos: o anterior, no qual se localiza o dente do áxis, e o posterior, pelo qual passa a medula.

> **ATENÇÃO! O áxis tem a particularidade de apresentar, na superfície cranial do corpo vertebral, o dente, que se localiza no segmento anterior do forame do atlas entre o seu arco anterior e o ligamento transverso.**

Fratura do atlas

As fraturas da primeira vértebra cervical representam 2% de todas as fraturas da coluna vertebral. Uma compressão axial (vertical) do crânio sobre o atlas força-o sobre o áxis, ocasionando sua ruptura nos pontos mais fracos, que são os arcos anterior e posterior, com consequente afastamento das massas laterais, o que constitui a denominada fratura de Jefferson. Podem aparecer, também, fraturas isoladas do arco posterior, que são consideradas resultantes da compressão vertical sobre a cabeça em extensão.

A pressão exercida sobre o atlas não só determina a fratura dos arcos, mas também a ruptura do ligamento transverso, que é a principal estrutura a assegurar a estabilidade anterior dessa vértebra, impedindo o seu escorregamento sobre o áxis. As fraturas do atlas são organizadas por meio da classificação de Levine e Edwards (FIG. 39.4). A classificação A (tipo 1) é fratura do processo transverso;

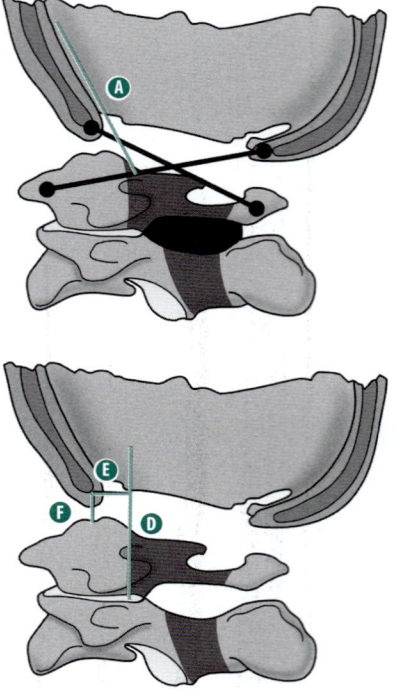

FIGURA 39.3 → Linhas de Harris **F**, **E** e **D**, linha de Wackenheim **A** e linhas da relação de Powers (verde).

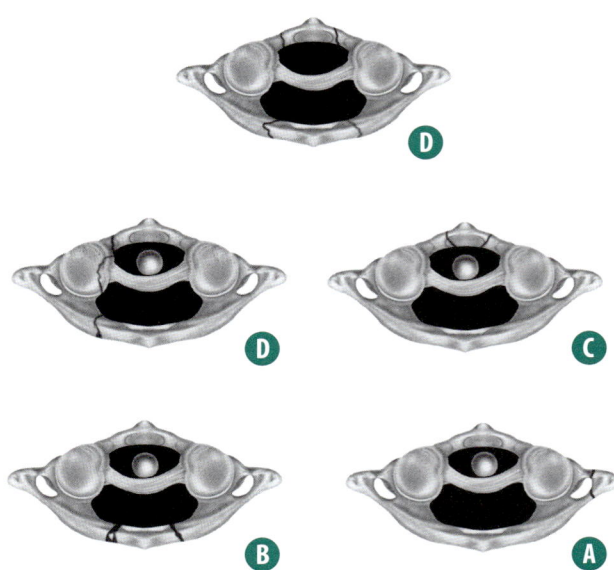

FIGURA 39.4 → Classificação de Levine e Edwards.

B (tipo 2) é fratura do arco posterior; D (tipo 3) é fratura da massa lateral; C (tipo 4) é fratura do arco anterior; e D (tipo 5) é fratura de explosão ou de Jefferson. As fraturas tipo 3, 4 e 5 são potencialmente instáveis dependendo do desvio, cominuição e associação com lesões ligamentares. Nas fraturas de Jefferson, é fundamental para o prognóstico saber se houve ou não ruptura do ligamento transverso.

Nas radiografias de frente, o diagnóstico é feito pela observação da articulação C1-C2. Normalmente, deve haver continuidade da linha vertical traçada sobre as margens laterais das massas laterais do atlas e dos maciços articulares do áxis. Quando há fratura dos arcos anterior e posterior do atlas, tal continuidade desaparece devido ao afastamento das massas laterais.

Resta saber até quando o afastamento é compatível com a integridade do ligamento transverso. Estudos experimentais em cadáveres demonstram que, se o afastamento for maior do que 7 mm, houve ruptura do ligamento (método de Spencer) **(FIG. 39.5)**. Se ocorrer ruptura, haverá instabilidade em C1-C2, que permanecerá mesmo após a

consolidação das fraturas dos arcos, facilitando a luxação de C1-C2, mesmo com pequenos traumatismos **(FIG. 39.6)**.

O tratamento das fraturas tipo 1 é com colar cervical por seis semanas. As fraturas tipo 2 também podem ser tratadas com colar cervical, mas existe uma grande associação destas com a fratura do odontoide, o que pode mudar o plano de tratamento da lesão. As fraturas tipo 3 são potencialmente instáveis e, apesar de inicialmente o tratamento conservador ser preconizado, é interessante começar o tratamento com tração craniana e substituição desta por halogesso para evitar uma possível perda de redução. A perda da redução no seguimento pode significar a necessidade de cirurgia. As fraturas tipo 4 sem desvio podem também ser tratadas de maneira conservadora, porém, aquelas em que o odontoide também encontra-se fraturado e desviado junto ao fragmento anterior de C1 são altamente instáveis, exigindo tratamento cirúrgico com fusão atlantoaxial.

O tratamento indicado na fratura de Jefferson (tipo 5) é a redução por tração craniana e a imobilização por três a quatro meses. Nos casos em que há ruptura do ligamento transverso, é necessária artrodese occipitocervical imediata, o que abrevia o tratamento, mas implica limitação também da flexão. Por vezes, o estudo radiográfico rotineiro da fratura de Jefferson revela apenas a fratura do arco posterior. A fratura do arco anterior só é evidenciada por meio da TC.

Existem diversas técnicas cirúrgicas para obter uma fusão entre C1 e C2. Elas podem envolver amarrilho entre C1 e C2 (técnicas de Gallie e de Brooks), parafusos transarticulares (técnica de Magerl), parafusos pediculares de C2 e de massa lateral em C1 (técnica de Harms) e parafusos translaminares em C2 e de massa lateral em C1 (técnica de Wright). O uso de enxerto consiste em uma etapa comum a todas as técnicas. A técnica com amarrilho não é indicada quando há lesão do arco posterior, pois ele está desconectado do restante da vértebra.

Magerl[5] descreveu uma técnica usando parafusos transarticulares. Eles proporcionam estabilidade muito superior à técnica com amarrilho, além de dispensarem a integridade do arco posterior. As taxas de sucesso nas artrodeses ficam próximas dos 100% **(FIGS. 39.7 e 39.8)**.

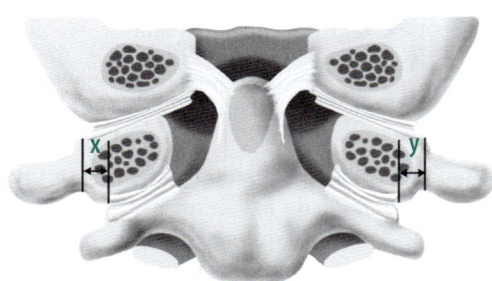

FIGURA 39.5 → Método de Spencer.

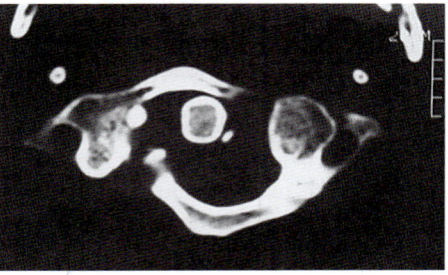

FIGURA 39.6 → Corte axial tomográfico evidenciando fratura do atlas com grande desvio das massas laterais, indicando instabilidade.

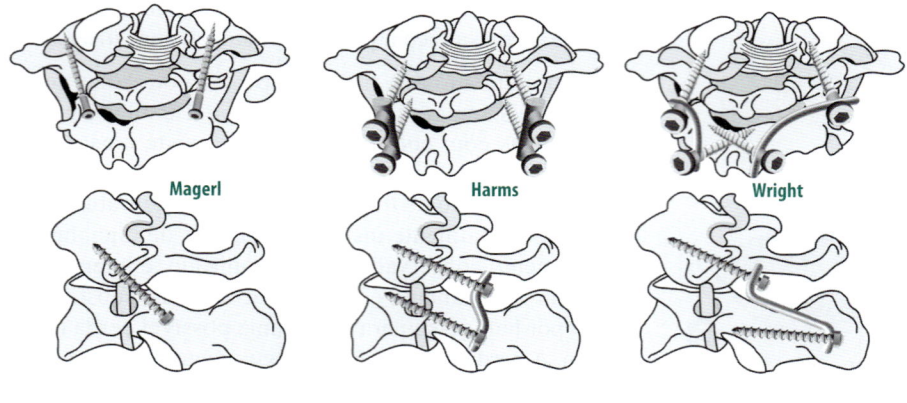

FIGURA 39.7 → Técnicas de artrodese C1-C2.

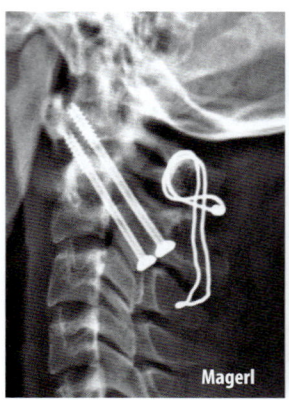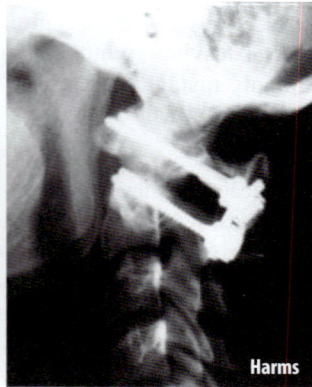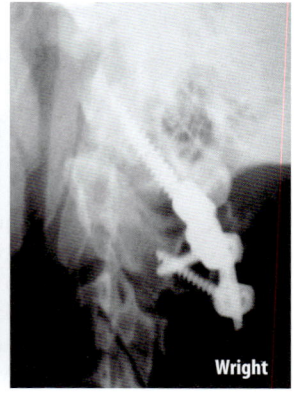

FIGURA 39.8 → Técnicas de artrodese C1-C2 (radiografias).

Luxação atlantoaxial

A subluxação rotatória é mais frequente na criança e costuma ter pequena gravidade. Está associada a quadros infecciosos, doenças virais e, em quase todos os casos, são quadros autolimitados. Não são, portanto, lesões traumáticas.

O adulto apresenta a luxação como decorrência de traumatismos, em geral acidentes automotivos. O quadro clínico pode variar desde dor cervical nas subluxações até torcicolo com flexão do pescoço para um lado e rotação da cabeça para o lado oposto. Além disso, as fraturas das massas laterais associadas são comuns. Mais uma vez, uma forte suspeita clínica se faz necessária para o diagnóstico correto, pois o paciente não costuma apresentar déficit neurológico e as imagens, muitas vezes, são inadequadas.

A mensuração do intervalo atlanto-odontoide é importante para a determinação da integridade do ligamento transverso. Nos adultos, não deve exceder 3 mm; na criança, 5 mm. Na radiografia transoral, é importante notar a presença ou não de assimetria entre as massas laterais de C1 em relação ao odontoide às massas laterais de C2. A assimetria persistente, não corrigível com a rotação da cabeça, é critério básico para o diagnóstico de deformidade rotatória fixa atlantoaxial. A tomografia é fundamental para quantificar a deformidade rotatória e é ainda melhor quando feita de forma dinâmica, com rotação de 15° para ambos

os lados. A RM é útil na identificação de lesões ligamentares associadas.

Fielding e Hawkins,[6] em 1977, foram os primeiros a agrupar essas lesões e utilizar o termo "deformidade rotatória fixa" para denominá-las. São lesões classificadas em quatro tipos **(FIG. 39.9)**:

Tipo I. Deformidade rotatória fixa sem desvio anterior. Tipo mais comum e benigno, correspondendo a 47% dos casos.

Tipo II. Desvio anterior com intervalo atlanto-odontoide entre 3 e 5 mm. Há associação com lesão do ligamento transverso, ocorrendo em 30% dos casos. A rotação ocorre pelo desvio de uma massa lateral que roda sobre a articulação contralateral íntegra.

Tipo III. Desvio anterior com intervalo atlanto-odontoide maior do que 5 mm. É visto em pacientes com lesão do ligamento transverso e estabilizadores secundários. Há desvio anterior de ambas as massas laterais.

Tipo IV. Desvio posterior constituindo um tipo raro, associado a processo odontoide deficiente.

O tratamento das lesões é variado e depende do tipo de lesão. As lesões rotacionais nas crianças, geralmente decorrentes de processos infecciosos, têm curso benigno. São tratadas com medicamentos analgésicos e anti-inflamatórios e com imobilização cervical para melhora da dor. Se a subluxação persistir, tração mentoniana ou com halo

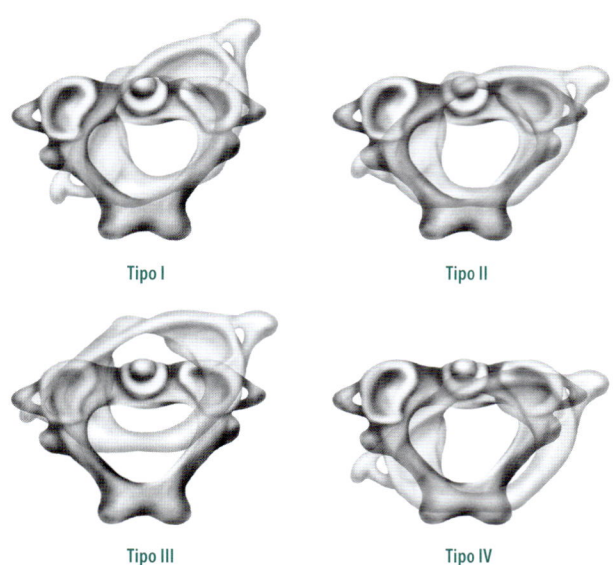

FIGURA 39.9 → Classificação de Fielding e Hawkins.

craniano deve ser instituída. A cirurgia de artrodese entre C1 e C2 consiste em uma opção de exceção e é utilizada na falha dos tratamentos anteriores.

Luxações traumáticas requerem tratamento cirúrgico no intuito de obter artrodese C1-C2 e garantir a estabilidade do segmento.

Fraturas do odontoide

As fraturas do odontoide são 9 a 15% das fraturas cervicais da população adulta. Correspondem à fratura cervical mais comum na população com mais de 70 anos. Nos idosos, são decorrentes de traumatismos de baixa energia por quedas da própria altura. Na população mais jovem, a fratura de odontoide é resultado de traumatismos de maior energia, como acidentes automobilísticos. A fratura de odontoide está associada a movimento de flexoextensão exagerado. A associação de lesões neurológicas varia de 2 a 27%, sendo de alta gravidade ou até mesmo fatal quando presente.

A classificação de Anderson e D'Alonso, proposta em 1970, é a mais aceita e difundida.[7] A fratura é dividida em três tipos **(FIG. 39.10)**:

I – Fraturas perto do topo.

II – Fraturas junto à base.

III – Fraturas envolvendo o corpo de C2.

As fraturas do tipo I, perto do topo do odontoide, ocorrem acima do ligamento transverso. Geralmente, dão-se por avulsão pelo ligamento apical ou alar, sendo infrequentes e estáveis.

As fraturas do tipo II ocorrem entre o ligamento transverso e o corpo do áxis, sem extensão para as facetas articulares de C2. É o tipo mais comum e relativamente instável. Ocorrem em região de menor vascularização e estão associadas ao maior risco de pseudoartrose.

O tratamento das fraturas do tipo II pode ser feito de forma conservadora ou cirúrgica. Além do padrão da fratura, é importante considerar as condições clínicas do paciente para a decisão do tipo de tratamento mais adequado. O tratamento conservador pode ser feito através da imobilização externa com órtese cervicotorácica rígida, gesso do tipo Minerva ou halocolete. Com o tratamento conservador, o risco de pseudoartrose varia de 26 a 80% na literatura. Esse risco elevado de pseudoartrose é atribuído à instabilidade da fratura.

Os fatores de risco para pseudoartrose são desvio inicial maior do que 4 a 6 mm, angulação maior do que 10°, retardo no diagnóstico e idade acima dos 40 a 65 anos. Indivíduos com fatores de risco significativos para pseudoartrose podem ser tratados com maior segurança de forma cirúrgica. Como opção, nos pacientes com traço de fratura favorável, pode-se fazer a osteossíntese com o uso de parafuso interfragmentário pela via anterior **(FIG. 39.11)**.

Essa técnica permite a preservação da rotação entre C1 e C2 e, se o ligamento transverso for competente, não há necessidade do arco posterior de C1 estar intacto, como nas técnicas que utilizam amarrilhos posteriores para artrodesar C1 e C2. Além disso, a via de acesso anterior é mais anatômica. Essa técnica dispensa a necessidade de enxerto de crista ilíaca, o que reduz a morbidade pós-operatória.

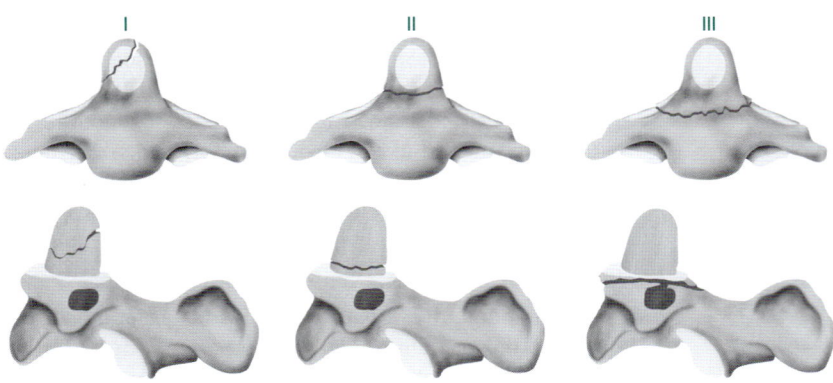

FIGURA 39.10 → Classificação de Anderson e D'Alonso.

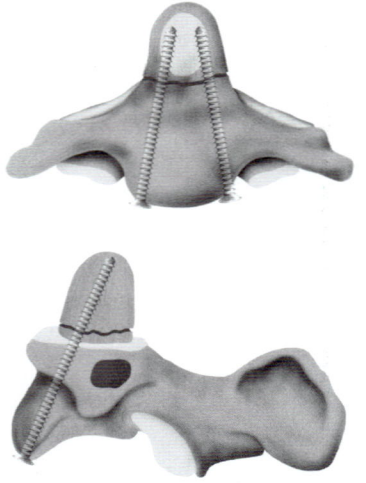

FIGURA 39.11 →
Osteossíntese do odontoide.

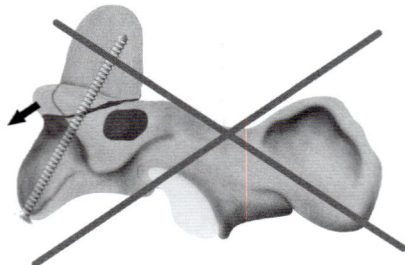

FIGURA 39.13 → Traço de fratura inadequado para a osteossíntese.

Os resultados referentes à consolidação da fratura com o uso do parafuso interfragmentário variam de 83 a 100%.

Essa técnica não é indicada para fraturas irredutíveis por métodos fechados e lesões crônicas. Idosos com osteoporose e fraturas patológicas também constituem contraindicação. Em alguns casos, a osteossíntese não é tecnicamente possível pelas características do traço de fratura (FIG. 39.12).

No intuito de guiar a indicação dessa técnica, Grauer e colaboradores[8] dividiram as fraturas do tipo II em três subtipos conforme a morfologia do traço de fratura. O tipo IIA refere-se às fraturas sem desvio. O tipo IIB corresponde à fratura com desvio que corre de anterossuperior para posteroinferior ou uma fratura transversa. Esse subtipo é considerado favorável e permite o uso do parafuso interfragmentário pela via anterior.

O tipo IIC da classificação corresponde a um traço de fratura que vai de anteroinferior para posterossuperior ou existe cominuição significativa. Esse tipo não pode ser tratado de forma satisfatória através da osteossíntese (FIG. 39.13).

Nos casos em que a osteossíntese não é recomendada, a fratura pode ser tratada com artrodese entre C1 e C2 pela via posterior, com a desvantagem da perda de grande parte da rotação da coluna cervical.

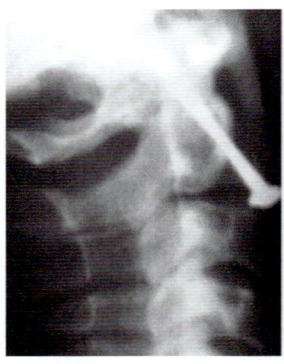
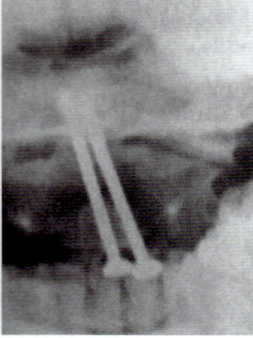

FIGURA 39.12 → Osteossíntese do odontoide.

A fratura de odontoide do tipo III da classificação de Anderson e D'Alonso apresenta um traço de fratura que se estende pelo corpo de C2. É mais estável do que as fraturas do tipo II e tem bom aporte sanguíneo. Na maior parte dos casos, as fraturas do tipo III podem ser tratadas por imobilização externa, como órtese cervicotorácica rígida, sendo opções o gesso tipo Minerva e o halovest. A preferência pela órtese rígida deve-se pelo fato de permitir maior conforto ao paciente para higienização e evitar as complicações decorrentes da instalação de um halo, principalmente complicações relacionadas à colocação dos pinos na calota craniana.

Espondilolistese traumática do áxis

A espondilolistese é a segunda forma mais frequente de fratura de C2 (38%), sendo um tipo comum de lesão fatal. O termo "fratura do carrasco" foi atribuído a essa fratura em virtude de sua associação com vítimas de enforcamento. Sabe-se que existe bastante diferença entre uma condição causada por enforcamento e uma causada por acidente automobilístico, que é a principal causa atual desse tipo de lesão. Diferenças em relação ao mecanismo de trauma, lesão de tecidos moles, prognóstico e características clínicas são observadas, apesar do padrão radiográfico parecido.

O áxis é uma vértebra única com características anatômicas peculiares. Seus pedículos alongados são as partes mais fracas do anel ósseo. O anel de C2 também é "enfraquecido" pelos forames transversários. Dessa forma, forças de flexoextensão produzem um fulcro capaz de lesionar caracteristicamente a região, produzindo a espondilolistese de C2. A fratura pedicular aumenta o diâmetro do canal e, dessa forma, é raro encontrar lesões neurológicas nos indivíduos. Uma incidência de 6 a 10% de lesão neurológica é observada nos pacientes com espondilolistese traumática do áxis. A principal forma de ocorrência de lesão neurológica ocorre quando um fragmento do corpo se desloca dorsalmente para dentro do canal. Essa lesão deve ser reconhecida pelo potencial dano neurológico que carrega.

É fundamental procurar por lesões associadas. Em um terço dos pacientes, é possível encontrar outra fratura na coluna vertebral, sobretudo nas três vértebras cervicais proximais. O diagnóstico dessas lesões pode ser estabelecido através de radiografias simples. A classificação de Effendi modificada por Levine e Edwards foi elaborada a partir de radiografias em perfil e é útil para traduzir o mecanismo de lesão.[9] O espaço discal entre C2 e C3 e as articulações facetárias são analisados e proporcionam informações importantes. O grau e o tipo de desvios dos fragmentos anterior e posterior são levados em consideração (FIG. 39.14).

I   Fraturas sem desvio angular e com translação não maior do que 3 mm. O disco entre C2 e C3 é normal e estável.

II   Fraturas com desvio tanto angular quanto translacional.

IIA   Fraturas com angulação acentuada, mas pouca ou nenhuma translação.

III   Fratura com desvios graves e com luxação uni ou bifacetária ao nível de C2 e C3.

O tipo I, de maior estabilidade, não apresenta lesão discoligamentar entre C2 e C3 como os tipos II, IIA e III. O mecanismo de lesão envolve hiperextensão e carga axial. Lesões neurológicas são muito raras, mas deve-se dar atenção a possíveis fraturas associadas. O tratamento empregado consiste no uso de colar cervical rígido tipo Philadelphia por 12 semanas ou halo craniano. Esse tratamento proporciona altas taxas de consolidação.

As fraturas tipo II são, com frequência, associadas a fraturas por compressão de C3, e existe uma força em flexão em seu mecanismo. O disco e o ligamento longitudinal posterior são lesados. O tratamento também é conservador na maioria das vezes. Halo craniano é utilizado para redução, e se esta for obtida, um halocolete pode ser empregado. Angulação de até 15° e os desvios de 4 mm são aceitáveis.

As fraturas instáveis ou irredutíveis podem ser tratadas de modo cirúrgico. A artrodese anterior entre os corpos de C2 e C3 consiste em boa opção. A discectomia e a utilização de uma placa fornecem bom resultado e preservam o movimento entre C1 e C2.

As fraturas tipo IIA apresentam uma deformidade cifótica com abertura do espaço entre C2 e C3. A tração pode piorar essa lesão. O ligamento longitudinal anterior é, por vezes, a única estrutura intacta entre C2 e C3. As lesões tipo III apresentam luxações facetarias uni ou bilaterais, são

instáveis e necessitam de tratamento cirúrgico. O mecanismo de trauma envolve forças de compressão em flexão produzindo falha nos pedículos, que se estende anteriormente. As opções incluem artrodese posterior de C1 a C3, artrodese posterior entre C2 e C3 utilizando parafusos interfragmentares em C2 e uma abordagem anterior com fusão dos corpos vertebrais de C2 e C3.

FRATURAS E LUXAÇÕES DA COLUNA CERVICAL BAIXA

Existem muitas classificações para as lesões da coluna subaxial. A classificação Allen-Ferguson foi uma das primeiras utilizadas, mas sua importância hoje é muito mais de aspecto histórico. Ela divide as lesões em seis tipos, conforme o mecanismo de trauma: compressão-flexão, compressão axial, distração-flexão, compressão-extensão, distração-extensão e flexão lateral. Hoje, as classificações mais usadas são a SLIC e a nova classificação do grupo AO.

Sistema de pontuação da Classificação de Lesão Subaxial

O sistema de pontuação da Classificação de Lesão Subaxial (SLIC) foi criado para solucionar a falta de consenso entre os grupos de classificação. Para criar a escala, foi realizada uma revisão sistemática do tratamento cirúrgico dos traumas da coluna cervical baixa e, a partir disso, foi desenvolvido um algoritmo de tratamento baseado nas evidências de um consenso entre especialistas. A classificação considera as seguintes características:

- Morfologia.
- Situação do complexo discoligamentar.
- Estado neurológico.

Com base nesses parâmetros, uma tabela é usada para atribuir a pontuação para cada lesão: os indivíduos com pontuação inferior a 4 não requerem intervenção cirúrgica; pontuação 4 significa que o tratamento pode ser cirúrgico ou conservador (muitas vezes, a decisão é tomada com base na experiência pessoal do cirurgião); pontuação superior a 4 significa, em geral, que é necessária intervenção cirúrgica (TAB. 39.1).

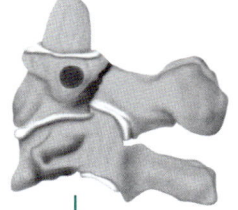
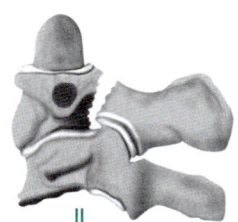
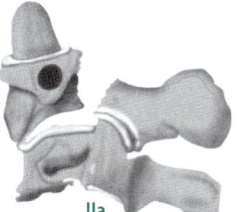
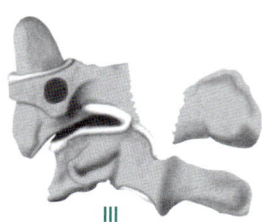

I   II   IIa   III

FIGURA 39.14 → Classificação da fraturas-luxações C1-C2.

TABELA 39.1 → Classificação SLIC

Morfologia	Pontos
Sem alteração	0
Compressão + explosão	1+1=2
Distração (p. ex., faceta "empoleirada", hiperextensão)	3
Rotação ou translação (p. ex., luxação facetária, sinal da lágrima, estágios avançados da lesão em flexocompressão)	4
Complexo discoligamentar	
Intacto	0
Indeterminado (p. ex., aumento do espaço interespinhoso, alteração de sinal na RM)	1
Ruptura (p. ex., aumento do espaço discal, facetas "empoleiradas" ou luxadas)	2
Avaliação neurológica	
Sem alteração	0
Lesão de raiz	1
Lesão medular completa	2
Lesão medular incompleta	3
Piora da compressão medular	+1

Classificação AO

A nova classificação para fratura cervical subaxial preconizada pelo grupo AO foi desenvolvida a partir de imagens de TC e, eventualmente, de RM. Esse sistema de classificação descreve as lesões com base em quatro critérios: morfologia, lesão facetária, estado neurológico e modificadores específicos.

A **morfologia** é descrita por três categorias básicas:

- **Tipo A.** Lesões de compressão: falha das estruturas anteriores sob compressão ou fraturas insignificantes mecanicamente dos processos espinhosos (p. ex., processo espinhoso ou fratura da lâmina). Lesões do tipo A são divididas em cinco subtipos em ordem crescente de gravidade **(FIG. 39.15)**:

A0: sem fratura ou fratura mínima.

A1: fratura por compressão envolvendo uma única placa terminal sem envolver a parede posterior.

A2: *split* coronal envolvendo as duas placas, mas não a parede posterior.

A3: explosão envolvendo uma única placa terminal.

A4: explosão ou *split* sagital envolvendo as duas placas.

- **Tipo B.** Lesões de banda de tensão, que acometem a banda de tensão anterior ou posterior e são divididas em três subgrupos. Deve-se observar que, se houver translação, a classificação feita é "tipo C" **(FIG. 39.16)**.

B1: lesão óssea da banda de tensão posterior.

B2: lesão completa capsuloligamentar posterior e de estruturas ósseas.

B3: lesão da banda de tensão anterior.

- **Tipo C.** Lesão de translação em qualquer eixo, categoria que inclui lesões com deslocamento ou translação de um corpo vertebral em relação ao outro em qualquer direção **(FIG. 39.17)**.

Para a **lesão facetária**, uma série de descritores foram criados para descrever a gama de lesões que podem ocorrer no complexo articular facetário. Se houver várias lesões na mesma faceta (p. ex., uma pequena fratura e uma luxação), apenas o mais alto nível de lesão é classificado (luxação). Se ambas as facetas da mesma vértebra estão lesionadas, a lesão da faceta do lado direito é listada antes da do lado esquerdo, se as lesões forem de diferentes subcategorias. O modificador bilateral (BL) é utilizado se ambas as facetas tiverem o mesmo tipo de lesão. Se apenas lesões de faceta são identificadas (sem lesão A, B ou C), são listadas primeiro após o nível da lesão **(FIG. 39.18)**.

F1: fratura facetária sem desvio. Fragmento inferior a 1 cm, menos de 40% da massa.

F2: fratura facetária com desvio ou fragmento superior a 1 cm, mais de 40% da massa.

F3: massa lateral flutuante – fratura do pedículo e da lâmina.

F4: subluxação ou luxação facetária.

O **estado neurológico** é classificado em seis partes:

N0: sem déficit.

N1: déficit transitório resolvido em 24 horas.

N2: radiculopatia.

N3: lesão medular incompleta.

N4: lesão medular completa.

NX: paciente sem condição de exame físico.

"+": em caso de progressão do déficit.

Os **modificadores específicos** são modificadores adicionais criados para descrever condições relevantes para a tomada de decisão clínica:

M1: lesão do CLP sem rotura completa.

M2: herniação discal.

M3: doença osteometabólica que causa rigidez.

M4: sinais de lesão da artéria vertebral.

A classificação final deve seguir a soma de todos os parâmetros, por exemplo: fratura C4 A4 F1 N0 indica fratura da quarta vértebra cervical em explosão com fratura facetária no mesmo nível sem desvio e sem alteração neurológica.

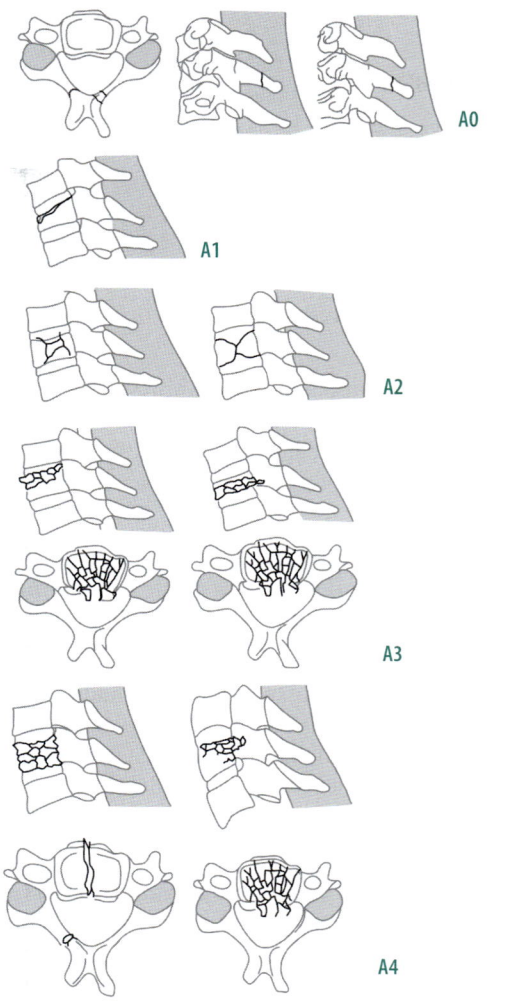

FIGURA 39.15 → Fraturas do tipo A (Classificação AO).

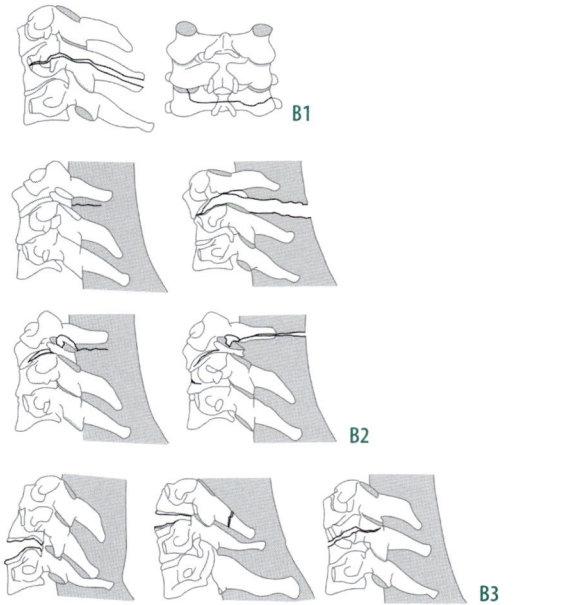

FIGURA 39.16 → Fraturas do tipo B (Classificação AO).

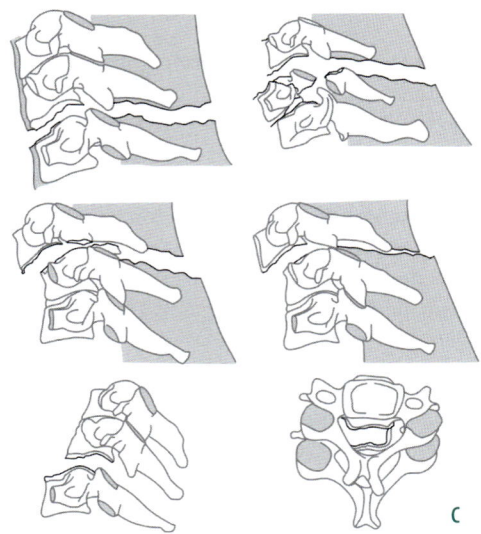

FIGURA 39.17 → Fraturas do tipo C (Classificação AO).

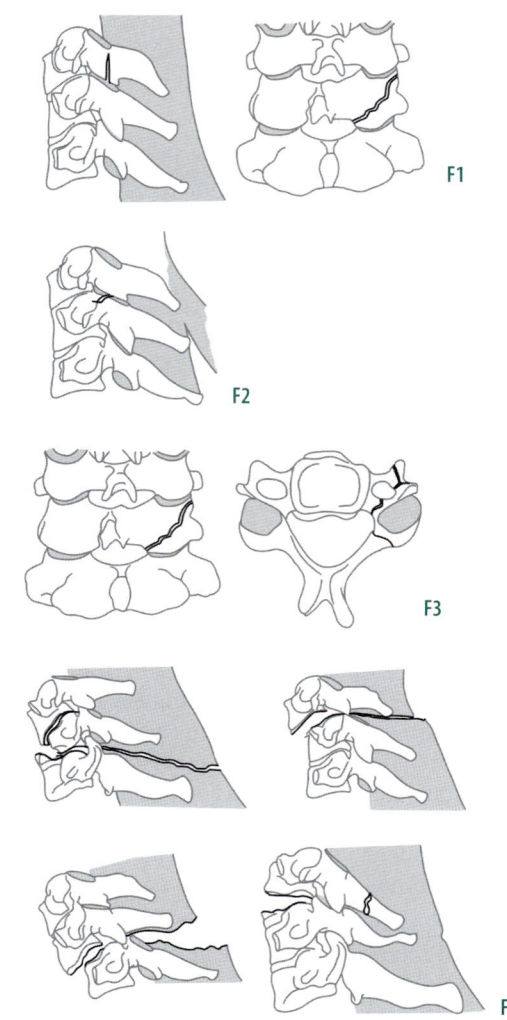

FIGURA 39.18 → Lesão facetária (Classificação AO).

Tratamento

As lesões traumáticas da coluna cervical exigem tratamento de urgência, pois podem, no início, já ser determinantes de lesão medular ou causá-las *a posteriori*, o que pode resultar em incapacidades definitivas e muito graves nos pacientes. Uma vez feito o diagnóstico, se houver sinais de comprometimento medular, deve-se tomar medidas imediatas para o tratamento. Estudos recentes demonstram que, quanto mais cedo a coluna vertebral é estabilizada com a descompressão da medula lesionada, maiores são as chances de recuperação.

Os exames radiográficos devem ser realizados, incluindo o perfil, anteroposterior, oblíquo e transoral da coluna cervical. Deve-se sempre procurar visualizar até o disco C7-T1. Exames radiográficos inadequados podem não identificar lesões na transição toracolombar. A TC deve ser usada para esclarecer quaisquer dúvidas nas radiografias simples, revelar lesão oculta e avaliar a fratura ou fratura-luxação com mais detalhes. A RM pode ser útil na avaliação de algumas condições especiais, como déficit neurológico inexplicado, piora do quadro clínico, planejamento cirúrgico, além de ser útil também na avaliação de lesões ligamentares ocultas, as quais podem passar despercebidas em até 20% dos exames radiográficos.

> **ATENÇÃO!** No socorro à vítima de acidente com suspeita de lesão cervical, deve haver cuidado especial para não fazer movimentos em flexão, extensão, rotação ou lateralidade do pescoço. A maneira mais correta de transportar o paciente é em decúbito dorsal sobre superfície rígida, com pessoas ou coxins laterais mantendo a cabeça firme para evitar movimentos de rotação. O ideal é a colocação imediata de colar, o qual deve fazer parte do equipamento das equipes de socorro.

Deve ser instituído o tratamento ortopédico precoce para redução da fratura ou da luxação, pois sua realização reconduzirá o canal vertebral a suas formas e dimensões normais, obtendo-se, assim, descompressão medular.

Com frequência, as luxações determinam lesões medulares, quando deve ser instituído o tratamento medicamentoso de imediato e quando deve ser feita a redução, por meio da tração com halo craniano, que é um método eficiente e bem tolerado pelo paciente. Após instalar o halo, inicia-se tração em posição de repouso. O peso inicial deve ser de 4 a 8 kg, dependendo do peso do paciente, com a cama colocada em proclive, funcionando como contratração.

A cada 15 a 30 minutos, o peso é aumentado 2,3 kg por nível cervical de cranial para caudal até o nível da luxação. Faz-se, então, o controle radiológico, naturalmente em perfil, até atingir a redução dos processos articulares. Nesse momento, faz-se uma discreta flexão para que os ápices dos processos articulares inferiores de vértebra suprajacente

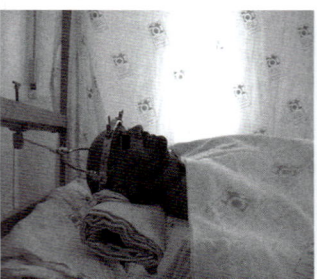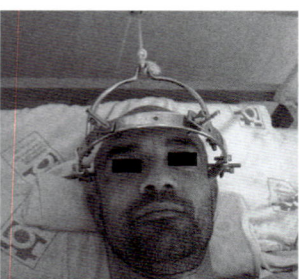

FIGURA 39.19 → Paciente com halo craniano.

passem para trás dos superiores da vértebra infrajacente. Obtido isso, realiza-se a extensão da coluna cervical, colocando coxim sob os ombros do paciente. Após a redução, diminui-se a tração para 4 ou 5 kg, para sua manutenção **(FIG. 39.19)**.

A redução é mais difícil em casos de luxações unilaterais. Para ser obtida, há necessidade, em geral, de colocar a tração excentricamente deslocada para o lado da inversão.

Contraindica-se a redução por manipulação sob anestesia geral, por ser um método extremamente perigoso. Mesmo usando a tração progressiva, é preciso muita cautela, iniciando-se com pequenos pesos e levando-se em consideração o desenvolvimento muscular do paciente e o quadro radiológico, pois, nos casos de indivíduos com pouca musculatura e luxação bilateral, há a possibilidade de distração e estiramento medular.

Nos casos em que a opção for o tratamento conservador, o paciente deve permanecer em tração por três a quatro semanas e, após, colocar aparelho gessado do tipo Minerva ou halogesso, mantendo-o por três meses. Passado esse período, o aparelho gessado é retirado, e o estudo é feito com radiografias dinâmicas em flexão e extensão.

Devido à frequência da instabilidade resultante das luxações e para evitar a incômoda imobilização, é indicada a estabilização cirúrgica. A cirurgia pode ser executada através das vias anterior, posterior ou dupla via. Estudos anatômicos e biomecânicos mais recentes dão suporte ao uso de instrumentação com materiais mais modernos de síntese, como *cages* e placas anteriores ou parafusos de massa lateral posterior **(FIG. 39.20)**.

Nos casos em que é conseguida a redução incruenta com halo craniano, há a possibilidade de realizar artrodese por via anterior com maior facilidade, procedendo-se à discectomia do nível acometido associada à colocação de enxerto tricortical de crista ilíaca, no espaço entre os corpos vertebrais, sendo sustentado ou não por placa e parafusos anteriores. As vantagens do acesso anterior são muitas, entre as quais destacam-se operação em decúbito dorsal, abordagem direta do disco, pouco sangramento, possibilidade de síntese firme e pós-operatório simples. Atualmente, o enxerto tricortical foi substituído por *cage* de *peek*, demonstrando número semelhante de consolidação da artrodese sem as comorbidades do sítio doador de enxerto **(FIG. 39.21)**.

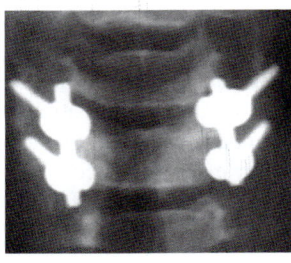
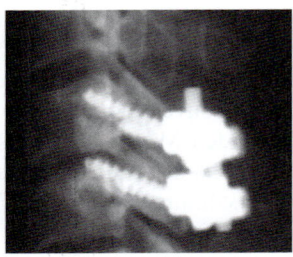
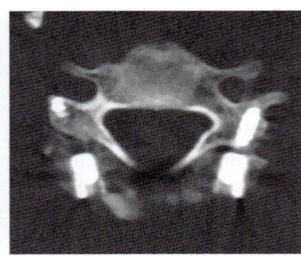

FIGURA 39.20 → Fixação com parafusos de massa lateral.

ATENÇÃO! A fixação posterior da coluna cervical por meio de implantes ancorados nas massas laterais vertebrais tem sido muito utilizada devido à vantagem mecânica em relação às fixações que utilizam a técnica de cerclagem interespinhosa, e, inclusive, devido a outras vantagens técnicas, como a possibilidade de sua aplicação quando os elementos posteriores estão ausentes ou fraturados.

Alguns autores preconizam a técnica descrita por Cloward. Porém, ocorrem com certa frequência casos de extrusão do enxerto, deformidade em flexão e recidiva da luxação, o que também é citado na literatura. O uso do enxerto pela técnica de Smith-Robinson e a fixação com placa metálica agregam solidez ao conjunto, impedindo a flexão e a extensão.

A conduta é diferente em casos com lesão medular associada. Há necessidade constante de mudança de decúbito, evitando-se, com isso, a formação de úlceras de compressão. O paciente deve ser mobilizado para evitar a estase brônquica, que produz piora da insuficiência respiratória já existente. Requer-se, ainda, fisioterapia precoce para apressar a reabilitação. Com o paciente em tração, é difícil a realização desses processos terapêuticos. Por isso, o procedimento cirúrgico é indicado de imediato, pois, com a retirada precoce da tração sem suporte externo, como aparelho gessado do tipo Minerva ou halogesso, pode-se perder a redução.

Alguns autores[10] não indicam qualquer ação local nos casos de lesão medular, a não ser a redução da lesão osteoarticular, argumentando que os traumas anatômicos medulares são irreparáveis. Todavia, não há como saber se as lesões são, de fato, anatômicas ou irreversíveis antes da evolução do processo patológico. Durante esse tempo, lesões que seriam total ou parcialmente reversíveis podem tornar-se irreversíveis. Ainda, mesmo considerando a irreversibilidade do comprometimento medular, é preciso considerar que sempre existem compressões e estiramentos radiculares suscetíveis e cura ou melhora com a retirada do agente mecânico, e isso pode proporcionar ao paciente retorno ou melhora da função, mesmo de um só músculo ou da sensibilidade de uma região, o que é de grande valia para o indivíduo com tetraplegia.

Tais autores[10] foram levados a essa atitude pelo descrédito da laminectomia usada de forma indiscriminada com a finalidade descompressiva. Isso é lógico, pois a compressão da medula não é exercida apenas pela lâmina, mas também por fragmentos ósseos, que, de forma obrigatória, devem ser reduzidos, ou mesmo por hérnias discais, que devem ser removidas, não sendo possível a resolução dessas últimas duas condições. Além disso, é frequente que a laminectomia cause instabilidade, produzindo piora das condições neurológicas e deformidades.

Nas luxações com comprometimento medular, consideram-se os seguintes fatores:

- Compressão da medula e/ou das raízes pelas vértebras deslocadas.
- Possível retropulsão do disco como fator compressivo.
- Necessidade de estabilizar a coluna para evitar subsequentes lesões medulares, sem o uso de suportes externos, o mais rápido possível.

Assim, a compressão pelas vértebras deslocadas é feita pela redução da luxação, e a compressão pelo disco só pode ser removida pela sua ressecção, que deve ser total, com exposição da dura-máter, substituindo-o por enxerto retirado do ilíaco, segundo a técnica de Smith-Robinson. O uso da placa com o parafuso é optativo, estando indicado quando o enxerto colocado não fornecer boa fixação ou quando for realizada a corpectomia por fraturas explosivas. Evidentemente, esse procedimento só é possível pela via anterior de acesso à coluna cervical.

Com base na classificação AO, é possível tratar as fraturas cervicais baixas da maneira exposta a seguir.

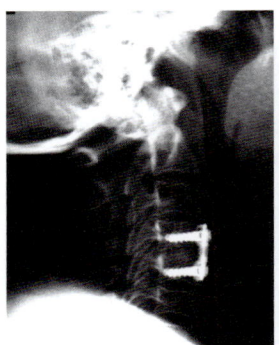
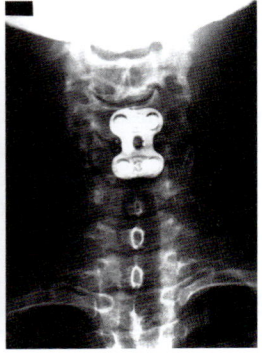

FIGURA 39.21 → Fixação anterior com placa e *cage*.

Lesões do tipo A

Nas lesões do tipo A da classificação AO, há um mecanismo de compressão axial que determina uma lesão do corpo vertebral em variados graus, que podem ou não limitar sua capacidade de sustentar a coluna anterior e manter o alinhamento.

Nas lesões em que a fratura é pequena (A0 e A1), os critérios de estabilidade são mantidos e, normalmente, não há déficit neurológico. Essas fraturas, que são as mais comuns, são tratadas de maneira incruenta, com uso de colares ou órteses cervicais rígidas por três meses. A consolidação da fratura refaz a coluna anterior e permite cargas fisiológicas. Se, durante o curso do tratamento conservador, houver piora do alinhamento (nítida cifose localizada), deve-se indicar o tratamento cirúrgico, da mesma maneira que o descrito nos casos de fraturas mais complexas.

Nas fraturas mais complexas do corpo (A2 e A3), a capacidade de sustentação é perdida e os critérios de instabilidade podem aparecer, assim como a lesão neurológica pode estar presente. Nesses casos, a indicação cirúrgica é mandatória. Se for ausente, o determinante na indicação será a presença de critérios de instabilidade.

A cirurgia consiste na descompressão do canal vertebral quando necessário, por via cervical anterior, associando corpectomia da vértebra fraturada (**FIG. 39.22**), discectomia superior e inferior e sua substituição por uma estrutura que suporte carga axial (aloenxerto estrutural, *cage* ou autoenxerto tricortical do ilíaco) e placa de neutralização. Essa placa deve ser de baixo perfil para evitar lesões esofágicas e disfagia, de titânio e constrita.

Lesões do tipo B

- **B1 – Lesão óssea de banda de tensão posterior.** Lesões infrequentes que podem ser tratadas de maneira conservadora se o seu desvio for pequeno ou se não houver outros critérios de instabilidade envolvidos, como lesões neurológicas. Caso a opção seja o tratamento cirúrgico, em geral, é realizado por via posterior através da artrodese com parafusos de massa lateral.

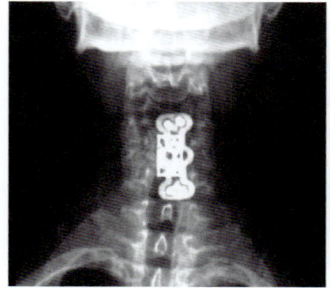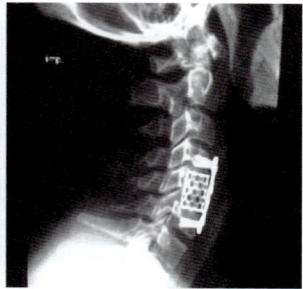

FIGURA 39.22 → Corpectomia cervical e estabilização com *cage* e placa cervical anterior.

- **B2 – Lesão completa capsuloligamentar posterior e estruturas ósseas.** Lesões potencialmente instáveis, muitas vezes diagnosticadas apenas através de RM se não houver acometimento ósseo envolvido. A utilização de RM com imagem sagital pesada em T2 com supressão de gordura pode auxiliar no diagnóstico de lesões diminutas que poderiam passar despercebidas. No caso de inviabilidade da RM, pode-se utilizar radiografias dinâmicas, ou seja, perfil em flexão e extensão.

  As radiografias dinâmicas só podem ser realizadas com os pacientes despertos e orientados, pois a presença de dor durante o procedimento deve ser notificada, e o exame deve ser interrompido. De preferência, o exame deve ser feito com extensão e flexão ativa, pois a mobilização passiva pode exceder os limites de movimento de uma lesão instável e causar lesões neurológicas. Nos casos em que uma instabilidade for identificada, indica-se cirurgia. Se houver suspeita de luxação, a lesão já é classificada como tipo C na nova classificação AO.

- **B3 – Lesão da banda de tensão anterior.** Lesões em hiperextensão são menos frequentes e têm diagnóstico difícil, pois pode haver redução espontânea. Em casos sem fraturas ou luxações, somente com lesão do ligamento longitudinal anterior e disco intervertebral, o tratamento conservador com colar sob molde pode ser usado. Espera-se que ocorra anquilose espontânea entre os níveis.

Lesões do tipo C

Essas são lesões de translação em qualquer eixo. Tal categoria inclui lesões com deslocamento ou translação de um corpo vertebral em relação ao outro em qualquer direção. São fraturas associadas a mecanismos rotacionais ou translacionais, instáveis, em que o tratamento cirúrgico é indicado.

A redução pode ser cruenta ou incruenta (tração com halo), seguida da artrodese por via anterior, posterior ou combinada – nos casos de lesões muito complexas. A via anterior é a preferência pelos autores deste capítulo para redução e fixação pelas possíveis vantagens já descritas, apesar de haver na literatura médica muitos defensores do acesso posterior, sendo ainda uma questão de escolha e preferência do cirurgião.

Em geral, usam-se vias combinadas em caso de lesões irredutíveis por uma das vias, quando há perda das estruturas estabilizadoras na coluna anterior e na coluna posterior ou quando a instabilidade é considerada muito importante.

Referências

1. Dvorak J, Panjabi MM. Functional anatomy of the alar ligaments. Spine. 1987;12(2):182-9.

2. Bell C. Surgical observations. Middlesex Hosp J. 1817; 4:469-70.

3. Anderson PA, Montesano PX. Morphology and treatment of occipital condyle fractures. Spine. 1988;13(7):731-6.

4. Traynelis VC, Marano GD, Dunker RO, Kaufman HH. Traumatic atlanto-occipital dislocation. Case Report. J Neurosurg. 1986;65(6):863-70.

5. Magerl FSCS. Stable posterior fusion of the atlas and axis by transarticular screw fixation. In: Kehr PW, Weidner A, editors. Cervical spine. Berlin: Springer-Verlag; 1986. p. 322-7.

6. Fielding JW, Hawkins RJ. Atlanto-axial rotatory fixation. (Fixed rotatory subluxation of the atlanto-axial joint). J Bone Joint Surg Am. 1977;59(1):37-44.

7. Anderson ID, D'Alonso RT. Fractures of the odontoid process of the axis. J Bone Joint Surg Am. 1974;56(8):1663-74.

8. Grauer JN, Shafi B, Hilibrand AS, Harrop JS, Kwon BK, Beiner JM, et al. Proposal of a modified treatment-oriented classification of odontoid fractures. Spine J. 2005;5(2): 123-9.

9. Levine AM, Edwards CC. Fractures of the atlas. J Bone Joint Surg Am. 1991;73(5):680-91.

10. Geisler FH, Dorsey FC, Coleman WP. Recovery of motor function after spinal-cord injury: a randomized, placebo-controlled trial with GM-1ganglioside. N Engl J Med. 1991;324(26):1829-38.

40
Traumatismos da coluna toracolombar

Helton L. A. Defino
Erasmo de Abreu Zardo

As fraturas das colunas torácica e lombar são as mais frequentes do esqueleto axial e correspondem a cerca de 89% das fraturas da coluna vertebral. Na transição toracolombar, ocorrem dois terços, entre T11 e L2 (50% das fraturas da coluna torácica em T12 e 60% das fraturas da coluna lombar em L2)[1,2] (**FIG. 40.1**). A incidência das ocorrências da coluna toracolombar varia de 18 a 160 casos por 1000.000 habitantes/ano, é mais frequente no sexo masculino e entre a idade de 20 a 40 anos.[2-5] A lesão neurológica ocorre em 22 a 51% dessas condições e aumenta de acordo com a gravidade (22% nas fraturas tipo A; 28% nas tipo B e 51% nas tipo C).[6-8] A maior incidência de fraturas na região toracolombar está relacionada com a redução da estabilidade entre a coluna torácica, que é mais rígida e estável, com a coluna lombar, a qual apresenta maior mobilidade.

ATENÇÃO! As causas mais frequentes de fraturas da coluna toracolombar são queda de altura, acidentes automobilísticos e trauma direto. Nos pacientes politraumatizados, sua incidência é maior, bem como sua associação com as lesões neurológicas.[2,7,9]

O conhecimento das características individuais de cada tipo de fratura associado à condição geral do paciente deve orientar a estratégia terapêutica, a qual tem sido muito influenciada pelo desenvolvimento dos recursos terapêuticos que ocorreram no âmbito da cirurgia da coluna vertebral e apresenta muita controvérsia. Neste capítulo, serão abordados o diagnóstico, a classificação das fraturas e a filosofia atual do tratamento.

AVALIAÇÃO DO PACIENTE

História

O quadro clínico apresenta grande espectro de variação e está relacionado à gravidade da fratura, à lesão das estruturas nervosas e ao estado geral do paciente. Os sintomas podem variar desde dor moderada ou intensa após

atividades habituais ou pequenos traumas – a exemplo do que ocorre na osteoporose ou nas fraturas estáveis – até sintomas de dor intensa, que podem estar associados ao déficit neurológico nos membros inferiores. Os indivíduos atendidos na sala de emergência com fratura toracolombar devem ser tratados como politraumatizados, pois lesões cardiopulmonares ocorrem em 40% deles, lesões abdominais são observadas em 20%, lesões da cabeça e dos ossos longos, em 10 a 50%, e fraturas secundárias ou múltiplas da coluna vertebral são vistas em 20%.[7,10] As fraturas podem não ser diagnosticadas no atendimento inicial dos pacientes politraumatizados ou inconscientes (20% dos indivíduos).[10]

Os detalhes acerca das condições do trauma e do seu mecanismo permitem a identificação de outras lesões associadas, como ocorre nas quedas de altura, nas quais é frequente a ocorrência simultânea de fraturas do calcâneo, do platô tibial e do acetábulo, sendo o inverso também verdadeiro. A presença de lesão neurológica associada deve ser avaliada, e qualquer queixa neurológica, ainda que transitória, deve ser examinada em detalhes. A sensibilidade da região perianal deve ser sistematicamente avaliada.

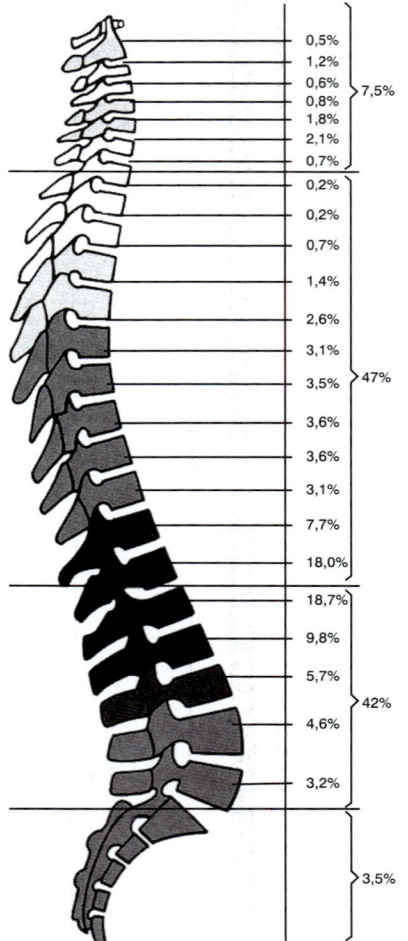

FIGURA 40.1 → Distribuição percentual das fraturas da coluna vertebral.

Exame físico

As funções vitais do sujeito (vias aéreas, respiração e condições circulatórias) devem ser avaliadas no início do atendimento. A seguir, o exame completo da coluna vertebral e o exame neurológico devem ser realizados.

O paciente deve ser manipulado com cuidado durante o exame físico, para não ocorrer lesões adicionais. As roupas devem ser cortadas para a remoção, permitindo a inspeção de toda a extensão do tronco, a qual deve ser direcionada à procura de ferimentos, abrasões, hematomas e gibosidade localizada. Os processos espinhosos devem ser palpados em toda a extensão da coluna vertebral, na busca de pontos dolorosos, saliências ou afastamento, que podem indicar lesão instável do segmento vertebral **(FIG. 40.2)**.

O exame neurológico é executado para o diagnóstico das lesões das estruturas nervosas, a diferenciação das lesões totais e parciais da medula espinal e a detecção do choque medular. Ele deve ser eficiente e seguro para avaliar a integridade ou a lesão do segmento, sendo realizado com base na análise da sensibilidade, da função motora e dos reflexos táteis. O exame da sensibilidade perianal, do tônus e da contração voluntária dos esfíncteres anais, apesar de ser negligenciado com frequência na avaliação inicial, é muito importante e permite a diferenciação entre lesões medulares completas e incompletas. A flexão e extensão dos artelhos também devem ser examinadas com atenção, pois podem ser os únicos movimentos preservados nos pacientes com lesão neurológica.

O exame neurológico consiste na avaliação da sensibilidade, da função motora e dos reflexos. A sensibilidade do paciente é examinada no sentido craniocaudal a partir da região cervical. Avalia-se a sensibilidade à variação de temperatura, à dor e a sensibilidade tátil. Essas são funções mediadas pelo trato espinotalâmico lateral, cujas fibras estão na porção anterolateral da medula espinal. A avaliação da sensibilidade vibratória por meio do diapasão ou da posição espacial dos membros examina as condições do trato posterior da medula espinal (funículos grácil e cuneiforme) **(FIG. 40.3)**.

A distribuição dos dermátomos está ilustrada no Capítulo 41, **FIGURA 41.3**. Algumas regiões anatômicas possuem relação com esses dermátomos e importância semiológica, como os mamilos (T4), o processo xifoide (T7), o umbigo (T10), a região inguinal (T12 a L1) e a região perineal (S2, S3 e S4) **(VER FIG. 41.4)**.

A avaliação da função motora tem como objetivo determinar o grau de movimento e a função dos tratos corticospinais. É insuficiente a constatação apenas da presença ou ausência de movimento nas extremidades, requerendo-se a quantificação com relação ao grau de força muscular, a qual é determinada por meio de uma escala que varia de 0 a 5. A paralisia total é considerada 0; a presença de contração muscular palpável ou visível, 1; a presença de movimento ativo, mas que não vence a força da gravidade, 2; movimento ativo que vence a força da gravidade, 3; movimento ativo que vence alguma resistência, 4; e movimento ativo normal, 5 **(FIG. 40.4)**.

É preciso ter em conta que as raízes inervam mais de um músculo e que os músculos, em geral, recebem fibras nervosas de mais de uma raiz nervosa. Os reflexos tendinosos profundos são mediados pelas células do corno anterior da medula espinal, e o córtex cerebral exerce uma ação inibidora para evitar resposta exacerbada aos estímulos recebidos. A ausência desse reflexo pode indicar lesão do nervo periférico, interrompendo o arco reflexo, ou a presença de choque medular. Os reflexos tendíneos profundos de maior importância clínica são bicipital (C5), estilorradial (C6), tricipital (C7), patelar (L4) e do calcâneo (S1) **(FIG. 40.5)**.

Os reflexos abdominais e cremastéricos são testes do neurônio motor superior. A ausência desses reflexos sinaliza lesão do neurônio, enquanto a perda assimétrica sugere lesão no neurônio motor inferior **(FIG. 40.6)**. Esse último tipo de lesão também pode ser diagnosticado pela presença de reflexos patológicos evidenciados pelos testes de Babinski ou Oppenheim **(FIG. 40.7)**.

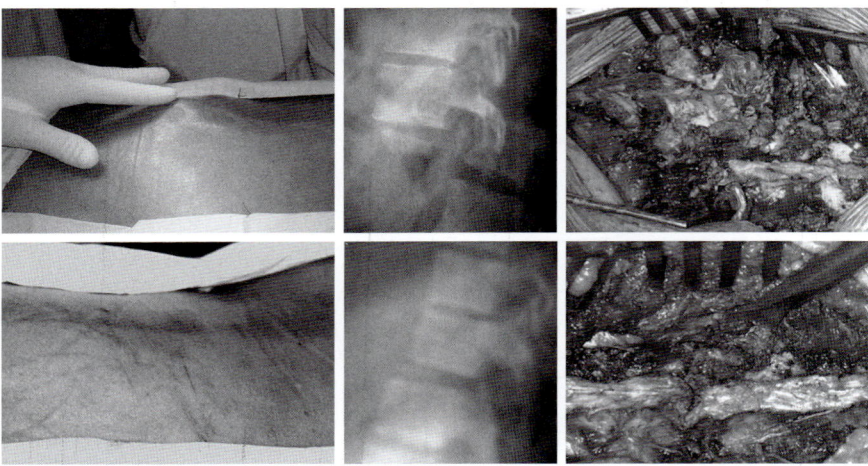

FIGURA 40.2 → Aspecto clínico do local da fratura e sua correlação com a lesão das estruturas anatômicas.

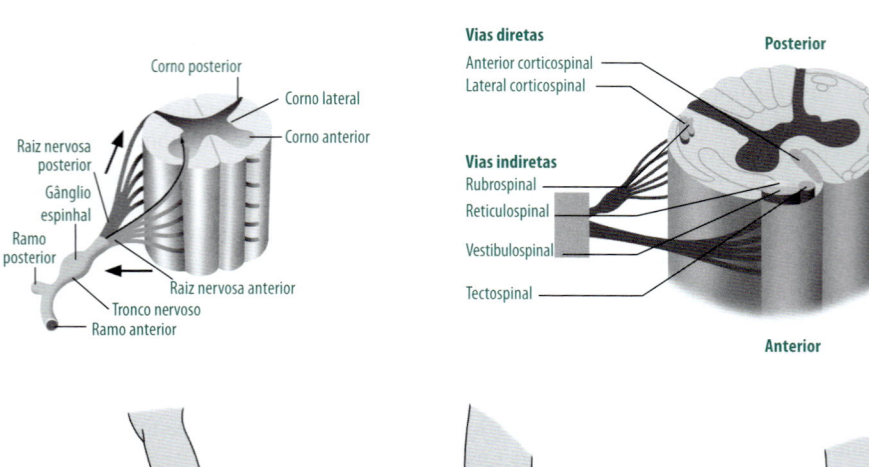

FIGURA 40.3 → Medula espinal, tratos e raízes nervosas.

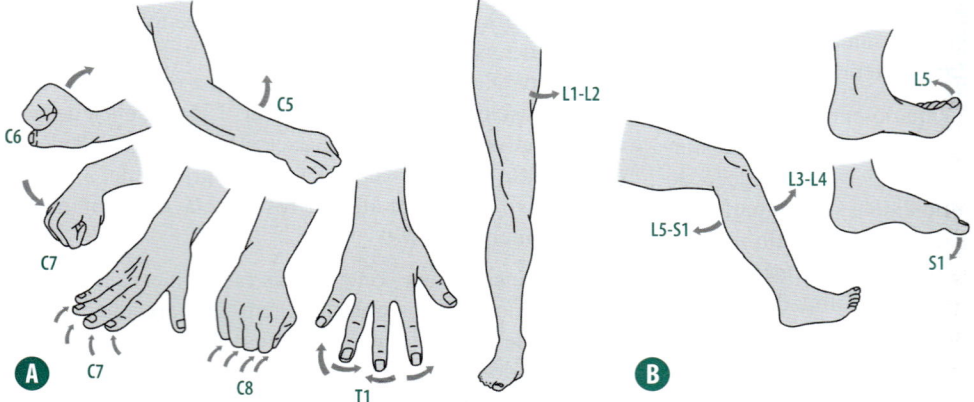

FIGURA 40.4
- **A** Miótomos do membro superior.
- **B** Do membro inferior.

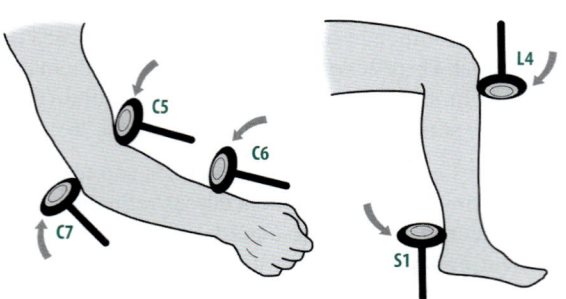

FIGURA 40.5 → Reflexos tendinosos profundos dos membros superior e inferior.

O reflexo bulbocavernoso é de grande importância na avaliação de pacientes com trauma raquimedular que se encontram em choque medular, o qual pode ocorrer imediatamente após o traumatismo da medula espinal, mesmo que a lesão medular não seja completa e permanente. Nessa situação, ocorre ausência total da sensibilidade, dos movimentos e do reflexo bulbocavernoso, que costuma estar presente. O retorno desse reflexo, que pode ser obtido por meio da estimulação do pênis ou do clitóris, provocando contração do esfíncter anal, indica o término do choque medular, permitindo, então, a determinação do déficit neurológico

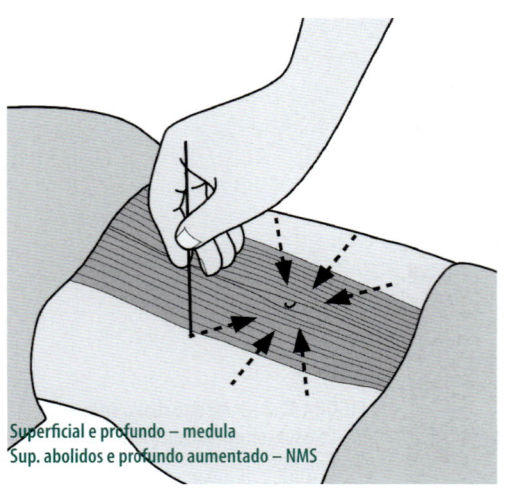

FIGURA 40.6
Reflexo abdominal.

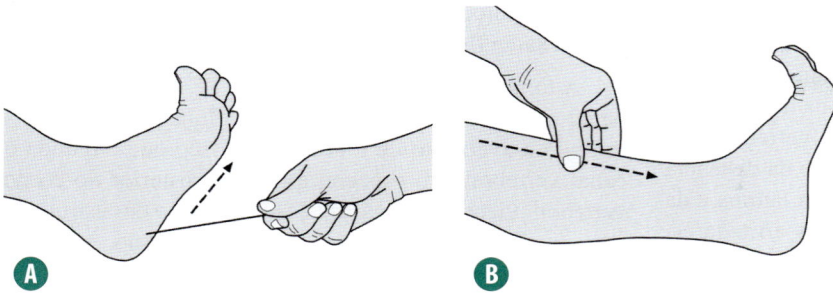

FIGURA 40.7
Ⓐ Sinal de Babinsky.
Ⓑ Sinal de Oppenheim.

após a lesão (VER FIG. 41.5). Nas lesões completas da cauda equina, esse reflexo não reaparece mais.

A medula espinal termina ao nível de L1-L2, podendo ser atingida por lesões acima desse nível. As lesões abaixo de L1-L2 podem comprometer as raízes nervosas da cauda equina e apresentam padrão de lesão do neurônio motor inferior. As lesões do cone medular afetam as raízes sacrais que inervam a bexiga e o intestino, e as raízes lombares permanecem intactas (síndrome cone medular) (FIG. 40.8).

A avaliação clínica dos pacientes estabelece o **nível de lesão neurológica**, que é considerado como sendo o segmento mais caudal da medula espinal que apresenta as funções sensitivas e motoras normais de ambos os lados.

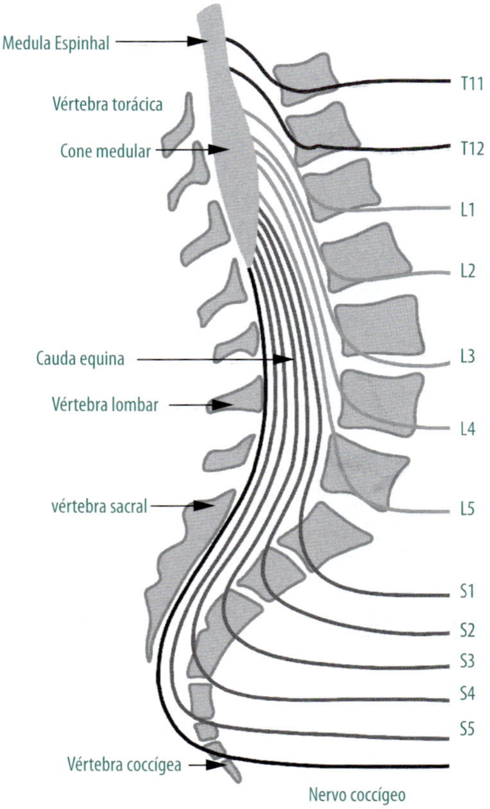

Quando a expressão **nível sensitivo** é utilizada, refere-se ao nível mais caudal da medula espinal que apresenta sensibilidade inalterada, podendo, do mesmo modo, ser definido o **nível motor**. O **nível esquelético** da lesão é determinado por meio de radiografias e corresponde à vértebra lesionada.

> **ATENÇÃO!** A lesão medular é denominada **completa** quando há ausência de sensibilidade e de função motora nos segmentos sacrais baixos da medula espinal. A lesão é **incompleta** nas situações em que é observada preservação parcial das funções motoras abaixo do nível neurológico e inclui os segmentos sacrais baixos da medula espinal.

A American Spine Injury Association (ASIA) desenvolveu, em 1992, padrões para a avaliação e classificação neurológica do trauma raquimedular (VER FIG. 41.6). A avaliação neurológica é fundamentada na sensibilidade e na função motora e possui uma etapa compulsória, com base na qual são determinados os níveis da lesão neurológica, motor e sensitivo, e obtêm-se números que, em conjunto, fornecem um escore. A outra etapa é opcional (avaliação da sensibilidade profunda, propriocepção e dor profunda) e não interfere na formação do escore, mas acrescenta importantes informações à avaliação clínica dos pacientes.

Avaliação radiográfica

A avaliação radiográfica dos pacientes com suspeita de fratura da coluna toracolombar deve ser realizada por meio de radiografias convencionais nas posições anteroposterior e perfil. Cerca de 3 a 5% dos pacientes apresentam fraturas múltiplas da coluna vertebral. Havendo confirmação da fratura, deve ser realizada radiografia em perfil de toda a extensão da coluna, incluindo as junções craniovertebral e lombossacral, com a finalidade de diagnosticar outras fraturas não contíguas.[11]

A avaliação mais rápida e prática consiste na realização das radiografias em anteroposterior e perfil da coluna vertebral, que permitem o reconhecimento das lesões das três colunas e fornecem a base para identificar o tipo específico de fratura. Nas radiografias em anteroposterior,

Medula Espinhal
Vértebra torácica
Cone medular
— T11
— T12
— L1
— L2
Cauda equina
Vértebra lombar
— L3
— L4
vértebra sacral
— L5
— S1
— S2
— S3
— S4
— S5
Vértebra coccígea
Nervo coccígeo

FIGURA 40.8 → Relação anatômica da terminação da medula espinal, cone medular e cauda equina com as vértebras lombares.

as vértebras devem ser examinadas no sentido craniocaudal à procura de deslocamentos ou angulação das vértebras no plano coronal (frontal), assim como de aumento do diâmetro lateral do corpo vertebral, aumento da distância interpedicular, diminuição da altura do corpo vertebral, alinhamento dos processos espinhosos, aumento da distância entre os processos espinhosos, integridade da lâmina e da parte interarticular, continuidade das facetas articulares, fratura do processo transverso e fratura ou luxação da costela. Além das lesões ósseas descritas, deve ser também observada a presença de hemotórax, pneumotórax e ar ou líquido intraperitoneal, que pode estar relacionado às lesões associadas (**FIG. 40.9**).

As radiografias em perfil permitem a avaliação de deslocamentos no plano sagital, perda da altura do corpo e do disco intervertebral, aumento da distância entre os processos espinhosos e continuidade da junção entre a lâmina, o pedículo e o corpo vertebral e a curvatura sagital da coluna vertebral. A medida do ângulo de cifose ou índice sagital possibilita, ainda, a avaliação da estabilidade do segmento vertebral. Nas radiografias em perfil, é possível avaliar perda de altura ou cominuição da parede posterior do corpo vertebral e retropulsão óssea no canal vertebral. Entretanto, o grau de comprometimento do canal vertebral é subestimado em alguns casos. Nos pacientes politraumatizados e inconscientes, é recomendada a realização de radiografias em anteroposterior e perfil de toda a extensão da coluna vertebral, com a finalidade de evitar que fraturas possam passar despercebidas, devido à falta de dados na anamnese ou no exame físico.

A tomografia computadorizada (TC) tem importante papel na avaliação das fraturas da coluna vertebral, permitindo a avaliação de todo o anel ósseo que circunda o canal vertebral, em especial a parede posterior do corpo vertebral, identificando áreas de compressão das estruturas nervosas e quantificando o grau da compressão. As estruturas posteriores da vértebra podem também ser mais bem visualizadas por meio da TC, e a reconstrução tridimensional por tal técnica ampliou suas vantagens, possibilitando a visualização de deformidades e deslocamentos no plano axial e de fraturas horizontais a partir da vértebra. Esse exame permite a avaliação de toda a extensão da coluna vertebral sem a necessidade de mudança de posicionamento do paciente, o que é de especial importância nas lesões instáveis. A possibilidade das reconstruções tridimensionais nos planos sagital e coronal eliminou a desvantagem desse instrumento para a avaliação de lesões no plano horizontal e de desvios no eixo axial (**FIG. 40.10**).

> **ATENÇÃO!** Cerca de 25% das fraturas do tipo explosão classificadas de modo incorreto como fraturas do tipo compressão nas radiografias simples, e exames complementares, como TC ou ressonância magnética (RM), auxiliam no esclarecimento do diagnóstico da morfologia da fratura.[12]

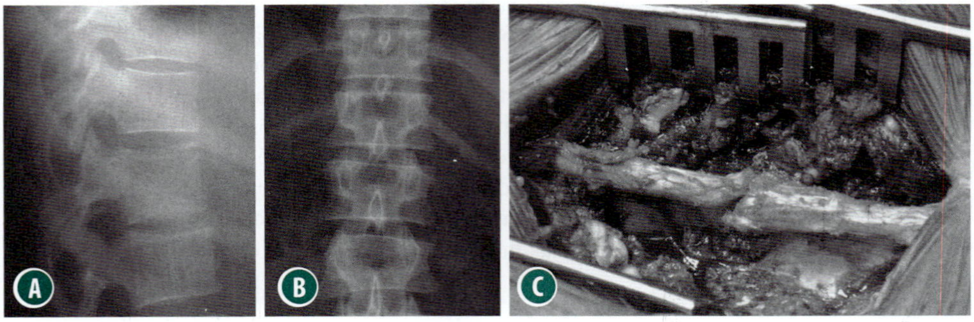

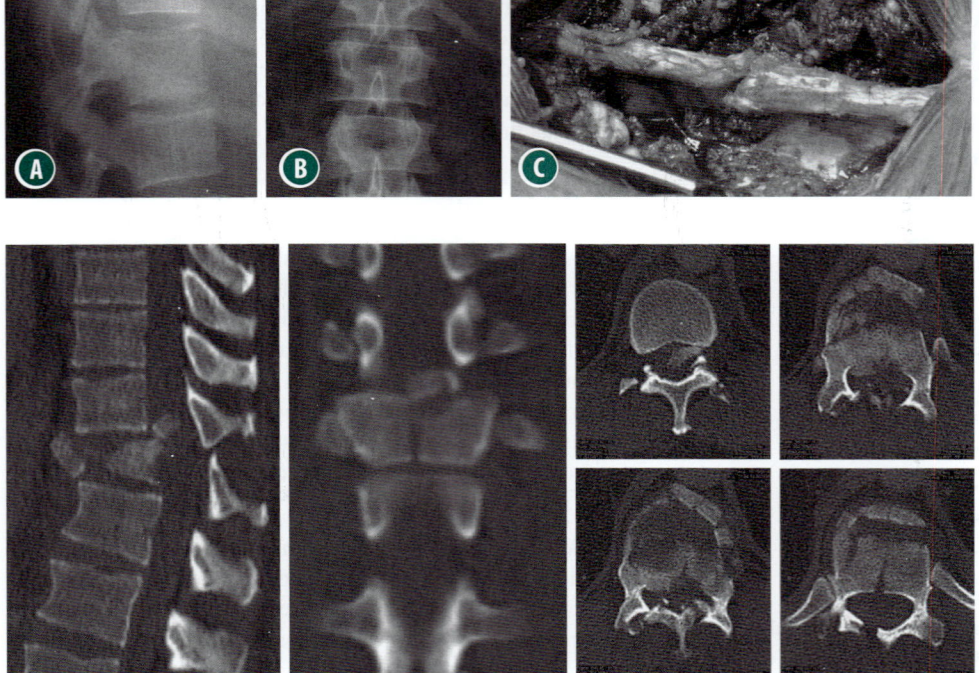

FIGURA 40.9
A e **B** Radiografias em anteroposterior e perfil mostrando o aumento da distância entre os processos espinhosos.
C Foto intraoperatória ilustrando a lesão do complexo ligamentar posterior.

FIGURA 40.10 → TC ilustrando fratura da parede posterior do corpo vertebral e o fragmento invertido.

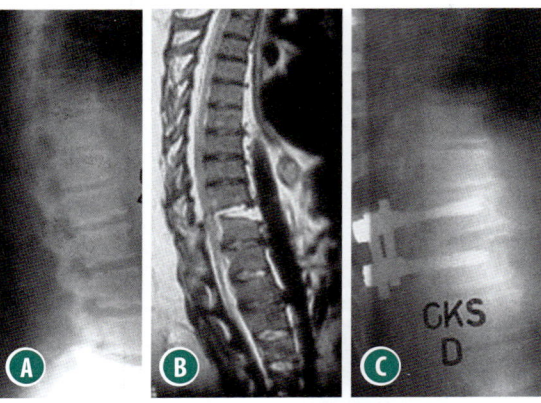

FIGURA 40.11 → RM mostrando lesão ligamentar não evidenciada pela radiografia simples.
Ⓐ Radiografia pré-operatória.
Ⓑ RM.
Ⓒ Radiografia pós-operatória.

A RM possibilita a observação e a delimitação dos tecidos moles e de suas lesões, sobretudo ligamentos, disco intervertebral e medula espinal. Tal exame permite a localização do nível da lesão da medula espinal e a diferenciação entre edema e hematoma, que apresenta grande importância no prognóstico da lesão. Ao contrário do hematoma, o edema tem bom prognóstico com relação à recuperação funcional, sendo caracterizado pela visualização de medula espinal normal ou espessada em T1 e com um sinal hiperintenso em T2. O hematoma apresenta sinal hipointenso e heterogêneo em T1 e, em T2, sinal hipointenso com borda de hiperintensidade. A RM é indicada para todos os traumatismos da coluna vertebral que apresentem déficit neurológico. De forma mais específica, é recomendada nas situações em que existe discordância entre os achados do exame neurológico e da radiografia, como nas lesões discoligamentares (FIG. 40.11).

CLASSIFICAÇÃO

Inúmeras classificações para as fraturas da coluna toracolombar foram propostas nas últimas décadas, e a classificação de Magerl e colaboradores[13] tem sido a mais utilizada e aceita nos últimos anos. No entanto, a complexidade da classificação de Magerl motivou o desenvolvimento de novas classificações que utilizam os mesmos princípios, mas associados com escores (morfologia da fratura, integridade do complexo ligamentar e quadro neurológico) para orientar a decisão terapêutica.[8,13,14]

As três forças que produzem os mecanismos básicos de lesão mencionados são **compressão**, **distração** e **rotação**. Desse modo, a análise da morfologia da fratura possibilita a determinação da patogênese da lesão. A perda da altura do corpo vertebral está relacionada às forças de compressão; a ruptura anterior ou posterior, às forças de distração; e os desvios rotacionais, à rotação. As lesões da coluna vertebral são, na realidade, o resultado da combinação desses mecanismos (FIG. 40.12).

Apesar de todos os esforços para classificar as fraturas, há muitos parâmetros que atuam sobre a história natural e o prognóstico das lesões traumáticas da coluna vertebral que não têm sido incluídos nas classificações. Alguns dos parâmetros são grau de cominuição do corpo vertebral, compressão do canal vertebral, fratura da lâmina, qualidade do osso, obesidade, quadro neurológico e lesões associadas.

As classificações permitem o entendimento do mecanismo do trauma que produziu a lesão no segmento vertebral. No entanto, a utilização das classificações para avaliar a história natural e a evolução da fratura deve ser feita com muita cautela, pois, em especial nas fraturas do tipo explosão e que apresentam grande controvérsia relacionada com o tratamento, fraturas com morfologia semelhante podem apresentar desfechos clínicos diferentes (FIG. 40.13).

Existem três tipos básicos de fraturas em tal classificação: tipos A, B e C. Nas fraturas do tipo A, forças de compressão causam fraturas por compressão e explosão; nas fraturas do tipo B, forças de distração ocasionam roturas transversas que podem ser anteriores ou posteriores; e, nas do tipo C, o torque axial produz lesões rotacionais (FIG. 40.12). Os três tipos básicos de fraturas são classificados em grupos e subgrupos com base na morfologia mais detalhada da fratura, permitindo uma descrição mais precisa. Existe progressão da gravidade da fratura nessa classificação, de modo que a gravidade aumenta do tipo A para o C e dentro dos

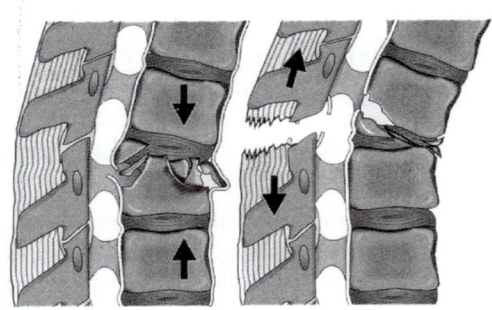
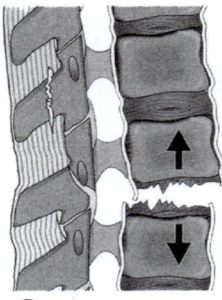
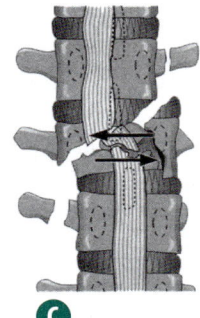

FIGURA 40.12 → Mecanismos básicos de lesão.
Ⓐ Compressão.
Ⓑ Distração.
Ⓒ Rotação.

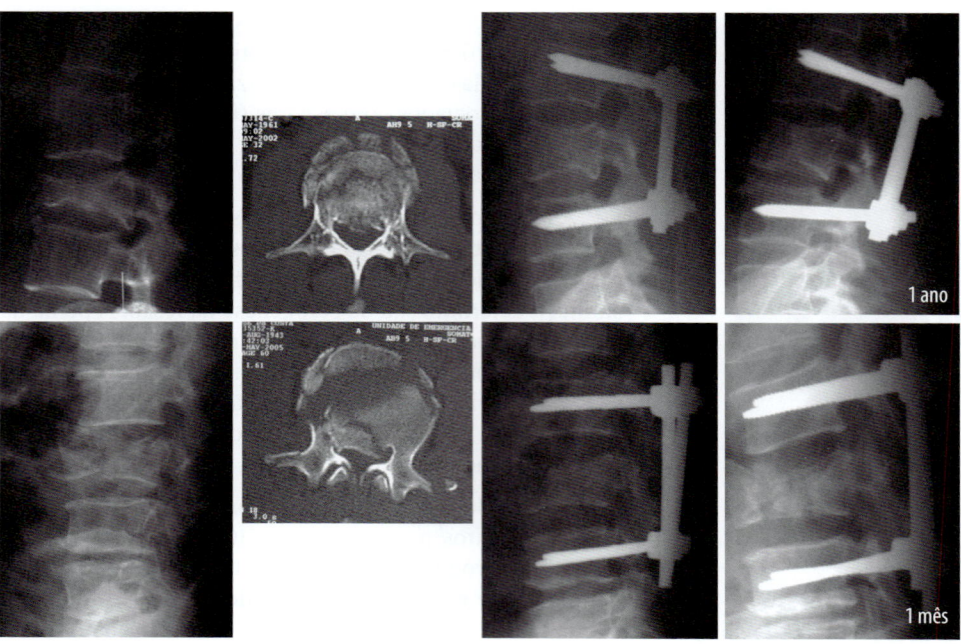

FIGURA 40.13 → Exemplos de fratura do tipo explosão (A3) sem lesão neurológica e com desfechos diferentes com relação à perda da correção.

QUADRO 40.1 → Tipos, grupos e subgrupos da classificação de Magerl

Tipo	Grupo	Subgrupo
A: compressão	A1: impactadas	• A1.1: impacção da placa vertebral • A1.2: encunhamento • A1.3: colapso do corpo
	A2: *split*	• A2.1: sagital • A2.2: coronal • A2.3: pinça
	A3: explosão	• A3.1: incompleta • A3.2: *burst-split* • A3.3: completa
B: distração	B1: lesão ligamentar posterior	• B1.1: rotura transversa do disco • B1.2: rotura do disco + fratura tipo A
	B2: lesão óssea posterior	• B2.1: fratura transversa (fratura de Chance) • B2.2: espondilólise com lesão do disco • B2.3: espondilólise + fratura tipo A
	B3: hiperextensão	• B3.1: subluxação em hiperextensão • B3.2: espondilólise com hiperextensão • B3.3: luxação posterior
C: rotação	C1: tipo A + rotação	• C1.1: impacção • C1.2: *split* • C1.3: explosão
	C2: tipo B + rotação	• C2.1: lesão B1 + rotação • C2.2: lesão B2 + rotação • C2.3: lesão B3 + rotação
	C3: cisalhamento e rotação	• C3.1: *slice* • C3.2: oblíqua

Fonte: Magerl e colaboradores.[13]

grupos e subgrupos, considerando-se, também, a instabilidade e o prognóstico das lesões (QUADRO. 40.1).

Fraturas do tipo A: compressão do corpo vertebral

As fraturas do tipo A são causadas por força de compressão axial, associada ou não à flexão. Nesse grupo, a altura do corpo vertebral está diminuída e os ligamentos posteriores estão intactos, não ocorrendo translação no plano sagital- retirar.

Grupo A1: fraturas impactadas

A deformidade do corpo vertebral ocorre devido, sobretudo, à compressão do osso esponjoso do corpo vertebral. A coluna posterior está íntegra e não há compressão do canal vertebral. Essas lesões são estáveis, e é raro ocorrer o déficit neurológico (FIG. 40.14).

• **A1.1: impacção da placa terminal.** A placa vertebral terminal apresenta a forma de ampulheta; a parede posterior do corpo vertebral está íntegra, e o encunhamento é inferior a 5°.

• **A1.2: fratura-encunhamento.** A redução da altura do corpo vertebral resulta em angulação superior a 5°, e a parte posterior do corpo vertebral permanece intacta. A redução da altura do corpo vertebral pode ocorrer na parte superior, anterolateral ou inferior.

• **A1.3: colapso do corpo vertebral.** Esse tipo de lesão é observado nos pacientes com osteoporose, e ocorre perda simétrica do corpo vertebral sem extrusão significativa dos fragmentos, de modo que o canal vertebral não é comprimido.

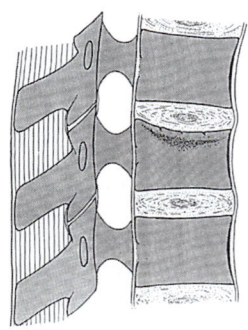

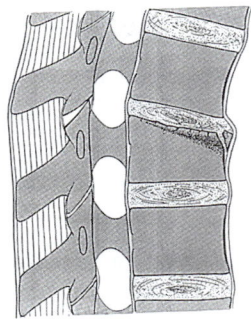

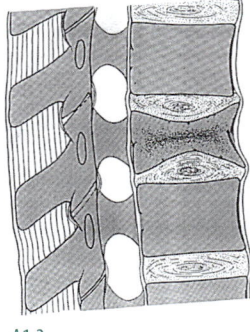

A1.1

A1.2

A1.3

FIGURA 40.14 → Fraturas do tipo A: impactadas.
A1.1: Impacção da placa vertebral.
A1.2: Encunhamento.
A1.3: Colapso do corpo.

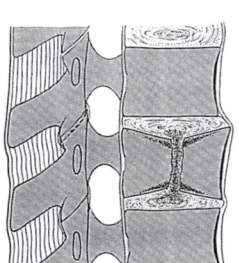

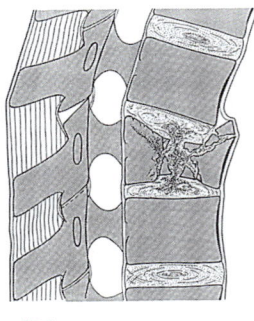

A2.2

A2.3

FIGURA 40.15 → Fraturas do tipo A2: separação (*split*).
A2.2: Separação coronal.
A2.3: Pinça (*pincer fracture*).

QUADRO 40.2 → Fraturas do tipo B: grupos e subgrupos

Tipo B: Lesão por distração

B1. Lesão posterior predominantemente ligamentar
    B1.1: rotura transversa do disco intervertebral
    B1.2: associada a fratura do tipo A do corpo vertebral

B2. Lesão posterior predominantemente óssea
    B2.1: fratura transversa da vértebra (fratura de Chance)
    B2.2: espondilólise com lesão do disco intervertebral
    B2.3: espondilólise com fratura do tipo A do corpo vertebral

B3. Lesão em hiperextensão
    B3.1: subluxação em hiperextensão
    B3.2: espondilólise com hiperextensão
    B3.3: luxação posterior

Grupo A2: *split fractures* (separação)

O corpo vertebral está dividido nos planos coronal ou sagital, enquanto o fragmento principal apresenta graus variáveis de desvio. A coluna posterior não está acometida, e sua associação com déficit neurológico é incomum **(FIG. 40.15)**.

Grupo A3: fraturas tipo explosão

O corpo vertebral apresenta cominuição parcial ou completa, com extrusão centrífuga de seus fragmentos. Os fragmentos da parede posterior estão desviados para o interior do canal e são a causa do déficit neurológico, que é elevado e aumenta dentro dos subgrupos desse tipo de fratura. O complexo ligamentar posterior encontra-se íntegro, podendo ocorrer fenda vertical ao longo do arco vertebral ou do processo espinhoso **(FIG. 40.16)**.

- **A3.1: fratura tipo explosão incompleta.** A parte superior ou inferior do corpo vertebral apresenta cominuição, enquanto a outra parte permanece intacta.

- **A3.2: *burst-split*.** A, metade da vértebra (a superior, com maior frequência) apresenta cominuição, enquanto a outra apresenta fenda no plano sagital.

- **A3.3: fraturas tipo explosão completas.** Todo o corpo vertebral apresenta cominuição. O diâmetro do canal vertebral, em geral, encontra-se muito reduzido pelos fragmentos da parede posterior do corpo vertebral.

> **ATENÇÃO!** Nas fraturas do tipo A não ocorre desvio translacional ou no plano horizontal, e a diminuição da altura do corpo vertebral, que costuma ocorrer em sua parte anterior, ocasiona a cifose, que é o achado radiográfico mais frequente nesse tipo de fratura.

Fraturas do tipo B: lesão por distração

Nesse tipo de fratura, a rotura e o alongamento dos elementos posteriores discoligamentares (grupo B1) e ósseos (grupo B2) são causados pelo mecanismo de flexão-distração, enquanto o de hiperextensão (com ou sem cisalhamento anterior) é o responsável pela rotura e pelo alongamento anterior (grupo B3) **(FIG. 40.12)**. A lesão pode, ainda, estender-se até o corpo vertebral por meio da sua compressão, e, desse modo, as fraturas do tipo A reaparecem nesses dois grupos (B1 e B2) **(QUADRO 40.2)**.

Grupo B1: rotura posterior predominantemente ligamentar

A rotura do complexo ligamentar posterior associada a subluxação bilateral, luxação ou fratura da faceta articular é a principal lesão desse grupo de fraturas, a qual está associada a rotura transversa do disco intervertebral ou a fratura tipo A do corpo vertebral **(FIG. 40.17)**.

B1.1: associada a rotura transversa do disco intervertebral

As lesões desse grupo subdividem-se, ainda, em subluxação em flexão, luxação anterior e subluxação ou luxação anterior com fratura facetária (FIG. 40.17).

B1.2: rotura do disco intervertebral associada a fratura do tipo A do corpo vertebral

Tal combinação pode ocorrer se o eixo transverso do momento de flexão fica situado próximo à parede posterior do corpo vertebral. Desse modo, o momento de flexão pode ocasionar a rotura transversa da coluna posterior e, ao mesmo tempo, a compressão do corpo vertebral, que corresponde às fraturas do tipo A (FIG. 40.17).

Grupo B2: rotura posterior predominantemente óssea

O principal critério para o enquadramento das lesões nesse grupo é a ruptura da coluna posterior através da lâmina, dos pedículos ou do istmo. Como ocorre no grupo B1, tais lesões podem estar associadas a ruptura transversa do disco intervertebral ou a fratura do tipo A (FIG. 40.18).

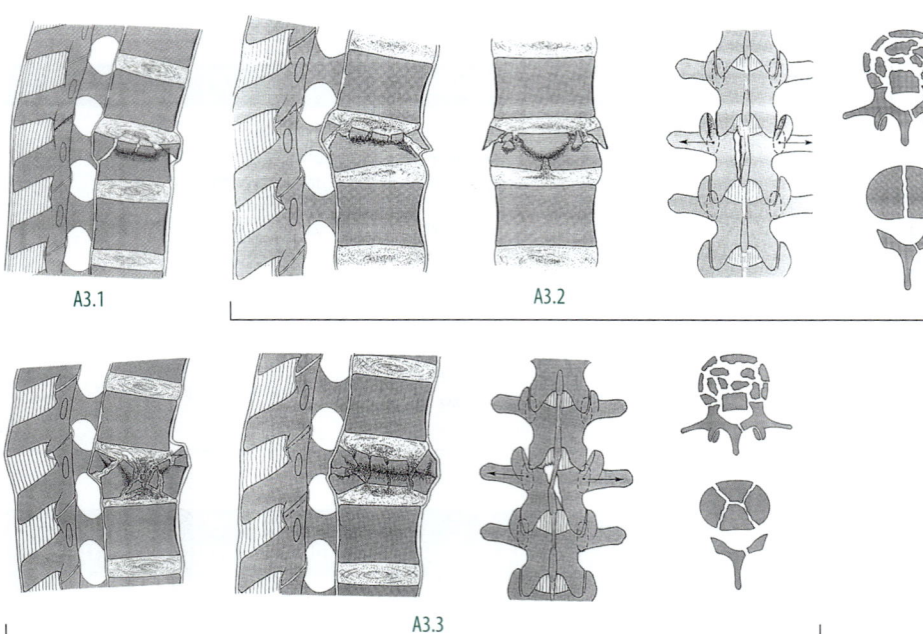

A3.1   A3.2

A3.3

FIGURA 40.16 → Fraturas do tipo A3: explosão.
A3.1: Incompleta.
A3.2: *Burst-split*.
A3.3: Completa.

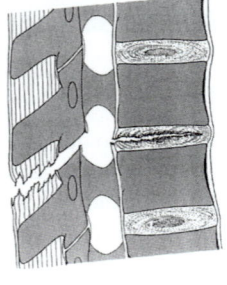

B1.1

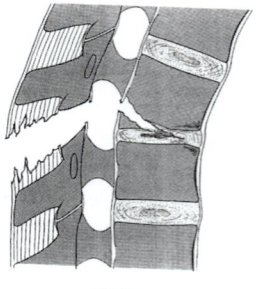

B1.2

FIGURA 40.17 → Fraturas do subgrupo B1: lesão ligamentar posterior.
B1.1: Rotura transversa do disco intervertebral.
B1.2: Rotura do disco associada a fratura tipo A.

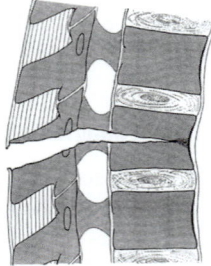

B2.1

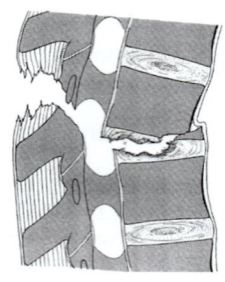

B2.2

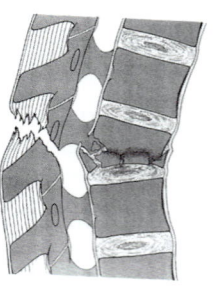

B2.3

FIGURA 40.18 → Fraturas do subgrupo B2: lesão posterior predominantemente óssea.
B2.1: Fratura transversa da vértebra (Chance).
B2.2: Espondilólise com lesão do disco intervertebral.
B2.3: Espondilólise com fratura tipo A do corpo vertebral.

- **B2.1: fratura transversa das duas colunas** (fratura de Chance).

- **B2.2: espondilólise com lesão do disco intervertebral.**

  - B2.2.1: ruptura ao longo do pedículo e do disco.

  - B2.2.2: rotura ao longo da parte interarticular e do disco (flexão-espondilólise).

- **B2.3: espondilólise com fratura do tipo A do corpo vertebral.**

  - B2.3.1: fratura ao longo do pedículo associada a fratura do tipo A.

  - B2.3.2: fratura ao longo do istmo associada a fratura do tipo A.

A presença de edema, hematoma subcutâneo, dor acentuada no local da lesão e espaço entre os processos espinhosos são sinais clínicos indicativos de lesão por distração dos elementos posteriores. A deformidade cifótica pode estar presente, e o desnivelamento entre os processos espinhosos sinaliza desvio translacional.

Grupo B3: rotura anterior ao longo do disco intervertebral

As lesões em hiperextensão são raras, e a rotura, que tem sua origem na parte anterior, pode ficar limitada à coluna anterior ou estender-se posteriormente. Os cisalhamentos anteroposteriores causam rotura das duas colunas **(FIG. 40.19)**.

- **B3.1: subluxação em hiperextensão.** Trata-se de uma lesão discoligamentar pura, que reduz de forma espontânea e é difícil de ser diagnosticada.

- **B3.2: espondilólise com hiperextensão.** Ao contrário do que ocorre com a espondilólise em flexão, o diâmetro sagital do canal vertebral é alargado à medida que o corpo vertebral desloca-se anteriormente, enquanto a lâmina permanece em seu lugar, não havendo lesão das estruturas nervosas.

- **B3.3: luxação posterior.** Uma das lesões mais graves da coluna lombar, associada, com frequência, à paraplegia completa.

Fraturas do tipo C: lesão dos elementos anteriores e posteriores com rotação

Três grupos de lesões que apresentavam padrões semelhantes foram concentrados nas fraturas do tipo C: tipo A, associado a rotação, tipo B, associado a rotação, e lesões do tipo cisalhamento-rotação. Excluindo-se algumas raras exceções, as lesões do tipo C são os traumas mais graves das colunas torácica e lombar, estando associadas a maior porcentagem de déficit neurológico. A lesão das estruturas nervosas é causada pelo deslocamento de fragmentos ósseos para o interior do canal vertebral ou pelo esmagamento das estruturas nervosas, devido ao desvio translacional **(QUADRO 40.3)**.

As características comuns do tipo C são lesão dos elementos anteriores e posteriores da coluna vertebral, desvio rotacional, potencial para desvio translacional em todas as direções no plano horizontal, lesão de todos os ligamentos longitudinais e do disco, fratura do processo articular (geralmente unilateral), fratura do processo transverso, luxação da costela ou fratura próxima à vértebra, avulsão lateral da placa vertebral, fratura irregular do arco neural e fratura assimétrica do corpo vertebral. Esses achados, típicos do torque axial, estão associados aos padrões básicos das lesões dos tipos A e B, que ainda podem ser identificados. Uma vez que os padrões de lesões dos tipos A e B já foram apresentados, a descrição das lesões do tipo C ficará restrita somente às características das lesões especiais desse grupo **(FIGS. 40.20 a 40.22)**.

QUADRO 40.3 → Fraturas do tipo C: grupos e subgrupos

Tipo C: lesão por rotação	
C1	Lesões do tipo A associadas a rotação (lesões por compressão associadas a rotação) C1.1: impactada C1.2: *split* (separação) C1.3: explosão
C2	Lesões do tipo B associadas a rotação C2.1: lesões do tipo B1 + rotação C2.2: lesões do tipo B2 + rotação C2.3: lesões do tipo B3 + rotação
C3	Lesões por cisalhamento e rotação C3.1: fratura tipo *slice* C3.2: fratura oblíqua

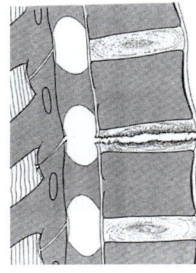

B3.1

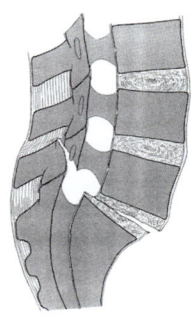

B3.2

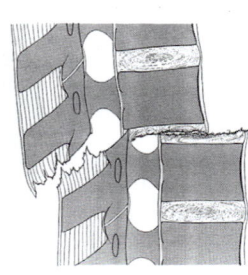

B3.3

FIGURA 40.19 → Fraturas do subgrupo B3: lesão por hiperextensão-ruptura ao longo do disco intervertebral.
B3.1: Subluxação em hiperextensão.
B3.2: Espondilólise com hiperextensão.
B3.3: Luxação posterior.

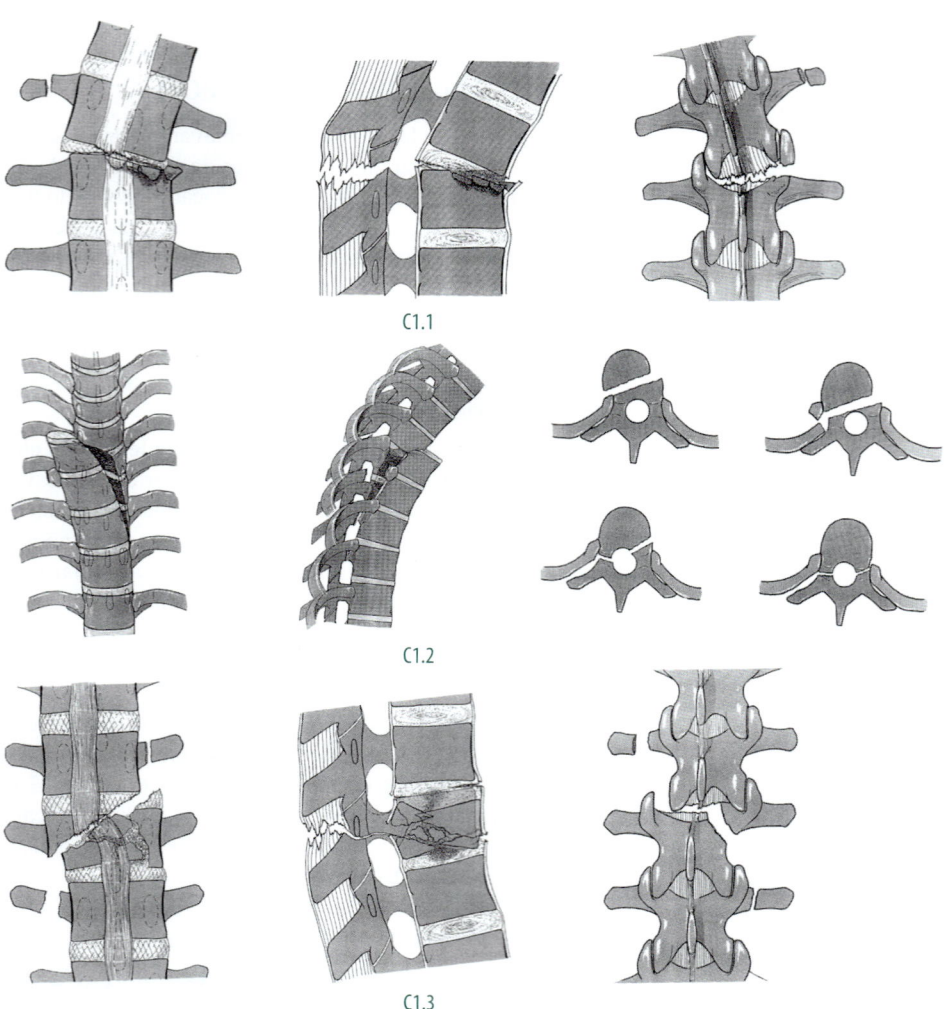

C1.1

C1.2

C1.3

FIGURA 40.20 → Fratura do subgrupo C1: lesões do tipo A associadas a rotação.
C1.1: Impacção.
C1.2: Separação (*split*).
C1.3: Explosão.

Grupo C1: fraturas do tipo A com rotação

Reúne as fraturas por encunhamento, separação (*split*) ou explosão, que estão associadas a rotação **(FIG.40.20)**.

Grupo C2: fraturas do tipo B com rotação

As lesões mais frequentes do tipo C2 são as variantes da flexão-subluxação associadas a rotação. As luxações unilaterais são menos comuns **(FIG. 40.21)**.

Grupo C3: fraturas por cisalhamento e rotação

As fraturas desse grupo são causadas por um mecanismo envolvendo rotação e cisalhamento **(FIG. 40.22)**.

Instabilidade

O termo "instabilidade" apresenta pouca utilidade quando não é especificado o parâmetro para o qual determinada estrutura física não resiste após a aplicação de certa força. A definição de Whitesides acerca da instabilidade traumática da coluna vertebral é a que mais auxilia no entendimento dessa condição: "Uma coluna vertebral estável deve suportar forças de compressão anterior através do corpo vertebral, forças de tensão posterior e rotação, manter o corpo ereto, sem o aparecimento de cifose progressiva, e proteger o canal vertebral de lesões adicionais".[15] Conforme tal definição, qualquer redução da capacidade da coluna vertebral em suportar forças de compressão, tensão ou rotação na posição ereta pode ser considerada instabilidade. As fraturas do tipo A seriam primariamente instáveis às forças de compressão; as do tipo B, às forças de distração; e as do tipo C, às forças de rotação.

> **ATENÇÃO! Ainda que a instabilidade possa ser definida como a perda da resistência a uma força primária, é necessária uma definição mais precisa do tipo e do grau da instabilidade para a elaboração do tratamento.**

Existem lesões cuja estabilidade ou instabilidade podem ser bem definidas quando submetidas a forças de diferentes direções e magnitudes, e, entre esses dois grupos de lesões, observam-se fraturas cuja instabilidade varia

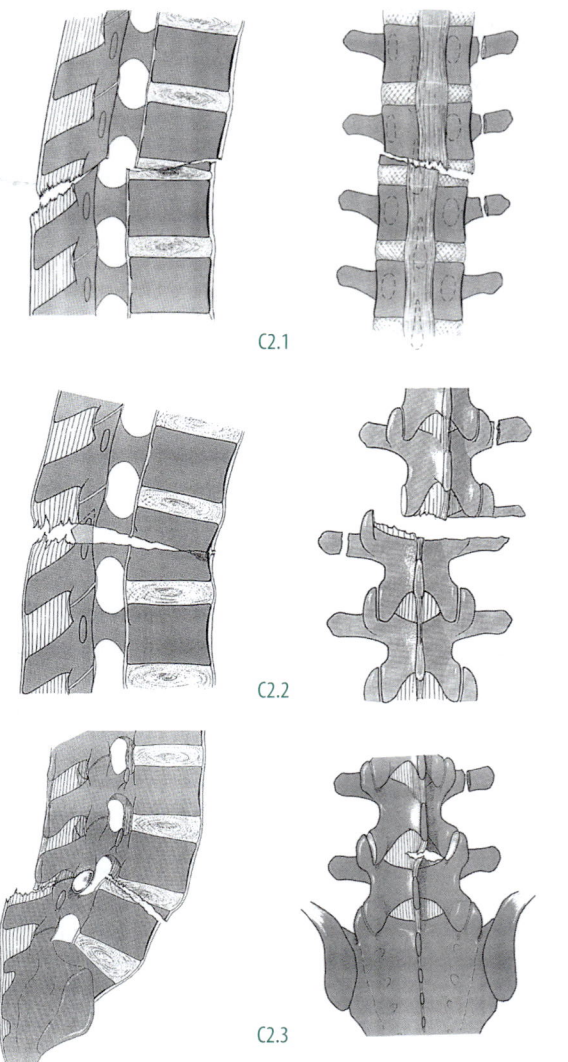

C2.1

C2.2

C2.3

FIGURA 40.21 → Fraturas do subgrupo C2: fraturas do tipo B associadas a rotação.
C2.1: Lesão tipo B1 mais rotação.
C2.2: Lesão tipo B2 mais rotação.
C2.3: Lesão tipo B3 mais rotação.

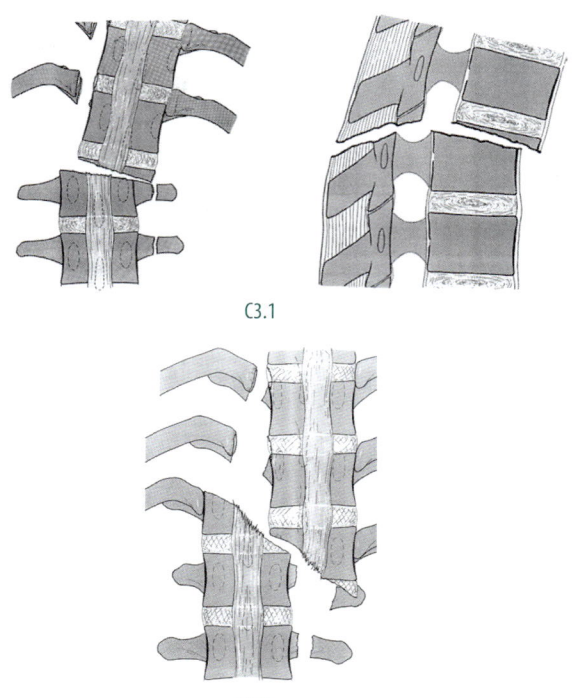

C3.1

C3.2

FIGURA 40.22 → Fraturas do subgrupo C3: lesão por cisalhamento e rotação.
C3.1: Fratura tipo *slice*.
C3.2: Fratura oblíqua.

conforme a magnitude e a direção da força, além das lesões com instabilidade parcial ou estabilidade residual. Como exemplo, pode-se citar a maioria das fraturas do tipo A, que são instáveis à compressão e estáveis a forças de distração, cisalhamento e rotação. Uma luxação anterior é instável a forças de flexão e cisalhamento anterior e estável a forças de extensão e compressão após sua redução. O tipo de instabilidade presente e a estabilidade residual devem ser considerados na seleção do tratamento, que tem por objetivo a restauração da estabilidade por meio do menor consumo e da menor morbidade possíveis.

As fraturas do tipo A podem apresentar vários graus de instabilidade à força de compressão, dependendo da extensão da lesão do corpo vertebral, ocorrendo o mesmo com a estabilidade a forças de flexão, que pode estar íntegra ou reduzida, dependendo do grau de lesão do corpo vertebral. No entanto, a estabilidade à flexão nunca é totalmente perdida (como pode ocorrer com a estabilidade à compressão), pois o complexo ligamentar posterior encontra-se íntegro nesse tipo de fratura. Não há translação no plano horizontal, e, na verdade, as únicas fraturas estáveis ocorrem no tipo A, sendo que a estabilidade diminui de forma progressiva das fraturas estáveis A1 para as fraturas instáveis A3. Até o momento, não há condições de avaliar, por meio de exames de imagens, as fraturas do corpo vertebral que suportam a colocação de carga axial, daquelas que apresentarão consolidação sem colapso do corpo vertebral ou aquelas com probabilidade de apresentar colapso do corpo vertebral e necessidade de reconstrução anterior.

A integridade do complexo ligamentar posterior e do ligamento longitudinal anterior é a responsável pela manutenção da resistência às forças de distração, que é muito importante em algumas modalidades de tratamento que aplicam tração longitudinal (Harrington, fixador interno), não resultando em afastamento excessivo no nível da fratura. A coluna vertebral é estável em extensão devido à integridade do ligamento longitudinal anterior, e os elementos posteriores mantêm a função de estabilização. A extensão pode ser utilizada para a redução das fraturas do tipo A nos tratamentos conservadores, pois os elementos posteriores podem atuar como fulcro. No entanto, esse princípio não pode ser aplicado nas fraturas do tipo explosão completa, que apresentam acentuado afastamento da lâmina.

Nas fraturas dos grupos B1 e B2, a estabilidade à flexão está perdida por conta da rotura transversa posterior, que, algumas vezes, está associada à perda da estabilidade para o cisalhamento anterior. Nas lesões associadas a fraturas do tipo A, a instabilidade está ligada à redução da estabilidade à compressão axial. A estabilidade à extensão costuma estar preservada pela integridade do ligamento longitudinal anterior, que, às vezes, encontra-se apenas descolado do corpo vertebral. Luxação ou subluxação anterior podem ocorrer, e, mesmo na sua ausência, o potencial para translação no plano sagital deve ser considerado.

Nas fraturas dos grupos B1 e B2, a aplicação de forças de distração posterior pode resultar em cifose ou afastamento excessivo das vértebras. A estabilização nesses tipos de lesão deve ser realizada por meio da aplicação de compressão posterior e restauração da resistência da coluna anterior às forças de compressão, quando necessário. A estabilização de tais fraturas pode ser obtida pelo tratamento conservador – imobilização em hiperextensão –, que é adequado para lesões predominantemente ósseas, nas quais a integridade das facetas articulares impede a translação anterior. A abordagem conservadora pode ser também utilizada na fratura transversa das duas colunas (B2.1), pois o atrito da grande superfície óssea fraturada impede o desvio anterior. No entanto, o tratamento cirúrgico (fixação e artrodese) deve ser realizado nas lesões discoligamentares, que apresentam baixo potencial de cicatrização e consequente possibilidade de instabilidade crônica.

As lesões do grupo B3 são instáveis à extensão e, quando reduzidas, são estáveis à compressão axial. As fraturas que apresentam o complexo ligamentar posterior íntegro são também estáveis à flexão, ao contrário das lesões das estruturas posteriores (luxação posterior e alguns traumas com perda da resistência a tensão e cisalhamento).

As fraturas do tipo C são instáveis ao torque axial, e a maioria dos casos apresenta, ainda, a instabilidade característica dos tipos A e B. A instabilidade rotacional é causada pelo próprio padrão de fratura do corpo vertebral ou pela avulsão das conexões de partes moles (disco, ligamentos, músculos) e de fraturas de estruturas ósseas que influenciam a rotação (processo transverso e costela). Com exceção de algumas fraturas incompletas de tal grupo, as fraturas do tipo C são os traumas mais instáveis, apresentando a maior incidência de lesão neurológica associada. O potencial para translação horizontal em todas as direções está presente na maioria dos casos. Uma vez que essas lesões podem reduzir de forma espontânea, a translação pode não ser observada nas radiografias.

O tratamento cirúrgico é o de escolha nas lesões do tipo C, devido a seu alto grau de instabilidade e baixo potencial de cicatrização das estruturas discoligamentares. Nas lesões dos tipos A e B, a fixação interna resiste ao encurtamento, à flexão ou à extensão e, algumas vezes, ao cisalhamento sagital; nas lesões rotacionais do tipo C, a fixação interna resiste ao torque axial e, em alguns casos, ao cisalhamento no plano horizontal.

TRATAMENTO

O tratamento das lesões traumáticas da coluna toracolombar é realizado para restaurar a anatomia e as condições fisiológicas do segmento vertebral, restabelecer a função máxima dos pacientes, restabelecer a estabilidade do segmento vertebral lesado, promover dor residual mínima, recuperar o déficit neurológico, prevenir a incapacidade futura e a dor residual e iniciar de modo precoce a reabilitação e o retorno às atividades profissionais. Esses objetivos podem ser obtidos por métodos de tratamento conservador ou cirúrgico, e a decisão terapêutica está relacionada não somente com as características da fratura, mas também com o estado geral do paciente, presença de lesões associadas, filosofia de tratamento do cirurgião e recursos técnicos disponíveis.

A maioria das fraturas da coluna toracolombar é lesão estável e que pode ser tratada por métodos conservadores, como repouso no leito, órteses, imobilização gessada ou mobilização precoce. Não existe consenso acerca do tipo de tratamento conservador (órteses, gesso, deambulação sem imobilização) e tempo de imobilização. A evidência da eficácia das órteses no tratamento conservador das fraturas da coluna toracolombar não foi demonstrada, pois os suportes externos não têm efeito mecânico sobre a coluna lombar.[16-19]

As fraturas que envolvem o corpo vertebral e são tratadas de modo conservador apresentam, em geral, pequeno aumento da cifose do segmento fraturado, e as cifoses com valores menores de 30° não costumam apresentar repercussão clínica. Os pacientes que apresentam cifose e anquilose anterior do segmento vertebral fraturado apresentam, em geral, bons resultados clínicos mesmo na presença de cifose residual. Não tem sido observada a correlação cifose residual do segmento vertebral fraturado e sintomas clínicos nos pacientes tratados de modo conservador.[16,20,21]

O tratamento cirúrgico tem sido indicado nas fraturas instáveis, na presença de compressão do canal vertebral e nos pacientes com déficit neurológico. A lesão do complexo ligamentar posterior, observada nas fraturas dos tipos B e C, é fator de grande importância para a estabilidade das lesões traumáticas da coluna toracolombar e é parâmetro utilizado para a indicação do tratamento cirúrgico. A grande controvérsia sobre a indicação do tratamento está no âmbito das fraturas do tipo explosão, não existindo consenso até o momento acerca do tratamento ideal[9,12,18,22-24] (FIGS. 40.12 e 40.23 a 40.25).

O tratamento cirúrgico das fraturas da coluna toracolombar tem sido realizado por meio da fixação vertebral, abrangendo o menor número de segmentos e permitindo a mobilização e deambulação precoce sem a utilização de órteses ou imobilização externa. A fixação vertebral posterior por meio de sistemas de fixação pedicular associados com a artrodese posterior tem sido o método tradicionalmente utilizado. No entanto, a necessidade de realização da artrodese posterior tem sido questionada, e há relatos de resultados clínicos semelhantes com ou sem a realização

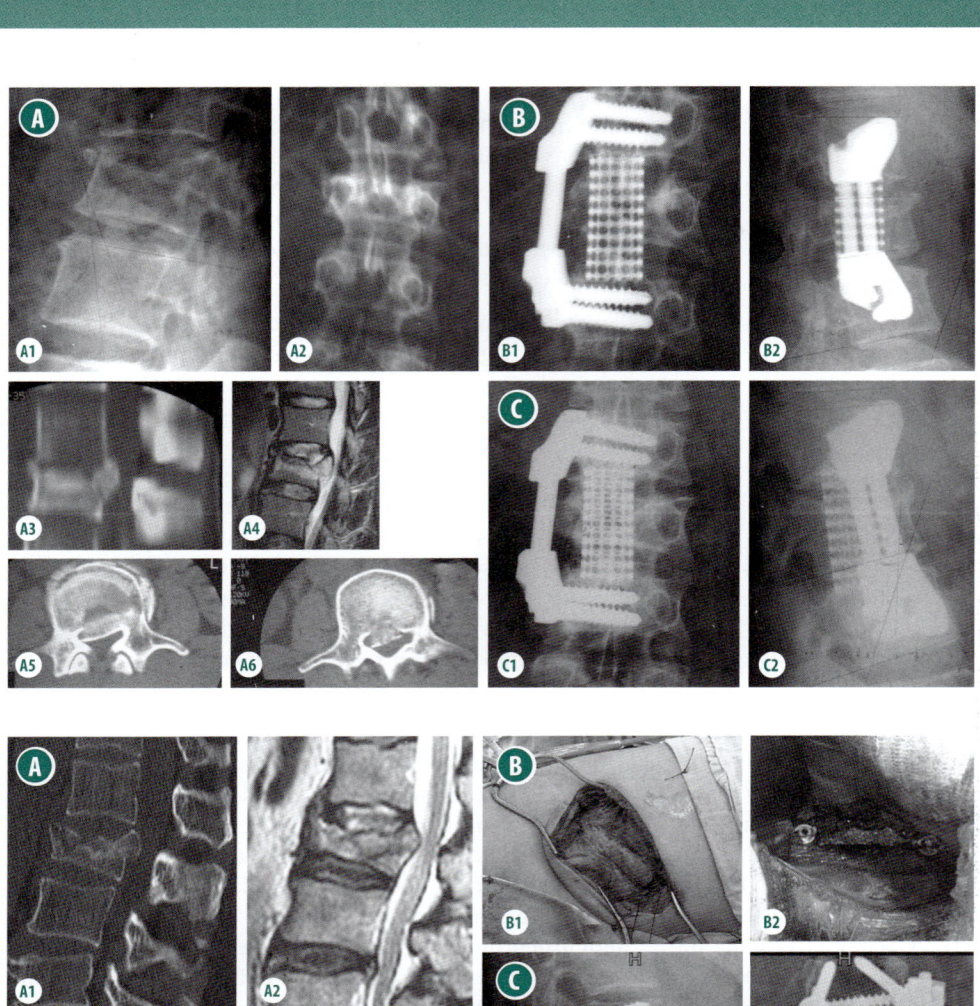

FIGURA 40.23 → Fratura do tipo explosão tratada por meio da abordagem anterior e descompressão.
Ⓐ Pré-operatório.
Ⓑ Pós-operatório imediato.
Ⓒ 18 meses de pós-operatório.

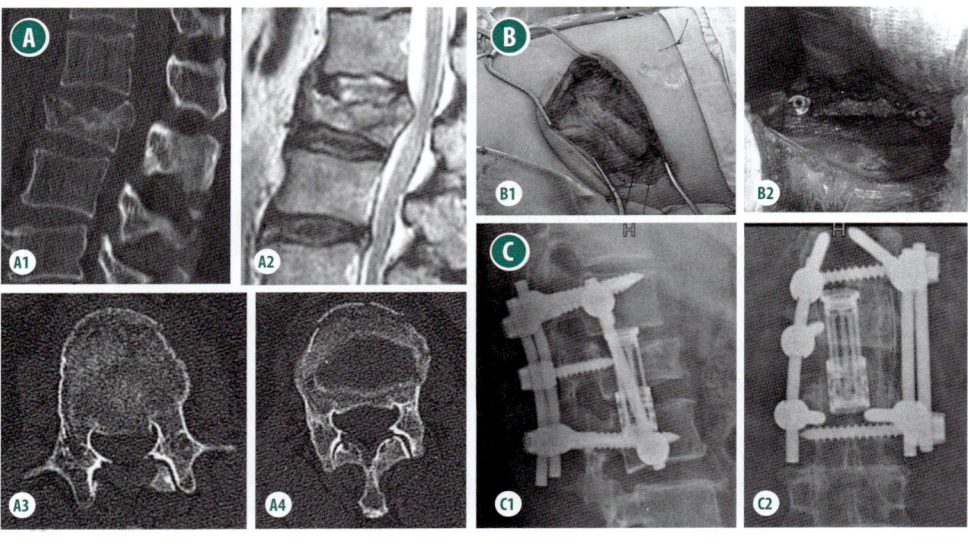

FIGURA 40.24 → Fratura do tipo explosão tratada por meio da abordagem anterior e posterior.
Ⓐ Imagens pré-operatórias.
Ⓑ Detalhes da abordagem anterior menos invasiva.
Ⓒ Radiografias pós-operatórias.

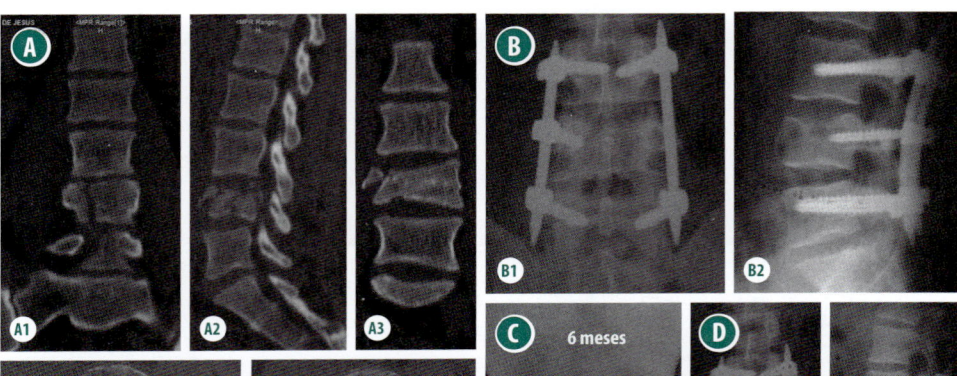

FIGURA 40.25 → Fratura do tipo explosão tratada por meio da abordagem posterior e com colocação percutânea dos implantes.
Ⓐ Imagens pré-operatórias.
Ⓑ Radiografias pós-operatórias.
Ⓒ Foto mostrando as cicatrizes cirúrgicas.
Ⓓ Radiografias com seis meses de pós-operatório.

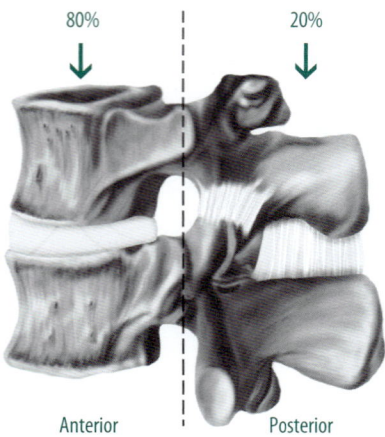

80% 20%

Anterior | Posterior

FIGURA 40.26 → Distribuição das cargas axiais sobre o segmento vertebral.

da artrodese vertebral posterior.[25] A realização de cirurgia percutânea minimamente invasiva para a estabilização do segmento vertebral lesado tem sido também utilizada para a estabilização das fraturas da coluna toracolombar e apresenta menor sangramento intraoperatório, menor tempo de cirurgia, menor período de hospitalização e menor intensidade de dor pós-operatória.[26-28] Porém, a realização desse procedimento requer a utilização de equipamentos especiais e possui curva de aprendizado para a colocação percutânea dos implantes e exposição a maior radiação **(FIG. 40.25)**. As fraturas dos tipos B e C, com exceção da fratura tipo Chance, apresentam indicação cirúrgica, e não há muita controvérsia. A grande controvérsia está no tratamento das fraturas tipo A3 (explosão).

A importância da coluna anterior na sustentação de 90% da carga axial do segmento vertebral **(FIGS. 40.26 e 40.27)** é conceito bem estabelecido no âmbito da cirurgia da coluna vertebral. A reconstrução da coluna anterior é necessária para restabelecer a capacidade de suporte do segmento vertebral nas fraturas que apresentam grande cominuição do corpo vertebral. A reconstrução pode ser realizada por meio da abordagem anterior ou por abordagem posterolateral, a qual tem sido muito utilizada na última década **(FIG. 40.28)**.

A descompressão do canal vertebral pelos fragmentos ósseos do segmento vertebral lesado proporciona melhores condições para a recuperação do tecido nervoso lesado e pode ser realizada por meio da abordagem anterior **(FIG. 40.23)** ou posterolateral **(FIG. 40.28)**. Não existe consenso acerca do momento ideal para a realização da descompressão das estruturas nervosas. O resultado da metanálise mostrou que a descompressão precoce apresentou melhores resultados que a descompressão tardia e o tratamento conservador.[7,9,12,22,23] Nos pacientes com lesões incompletas e progressivas devido à descompressão do canal medular, o procedimento deve ser realizado em caráter de urgência.[29]

Os parâmetros utilizados para a indicação do tratamento cirúrgico estão fundamentados na presença de instabilidade, déficit neurológico e compressão do canal vertebral, ou, ainda, na presença de lesões associadas que impedem a realização através de abordagem conservadora. As indicações absolutas para a realização do tratamento cirúrgico são lesões abertas com exposição da medula espinal, déficit neurológico após intervalo de tempo sem sintomas, déficit neurológico progressivo, fraturas irredutíveis por meios conservadores ou risco de lesão neurológica devido à instabilidade.[9,12,23]

As fraturas isoladas do processo transverso, do processo espinhoso e da parte interarticular têm sido mencionadas como lesões menores e, em geral, são causadas por trauma direto ou avulsão resultante da contração

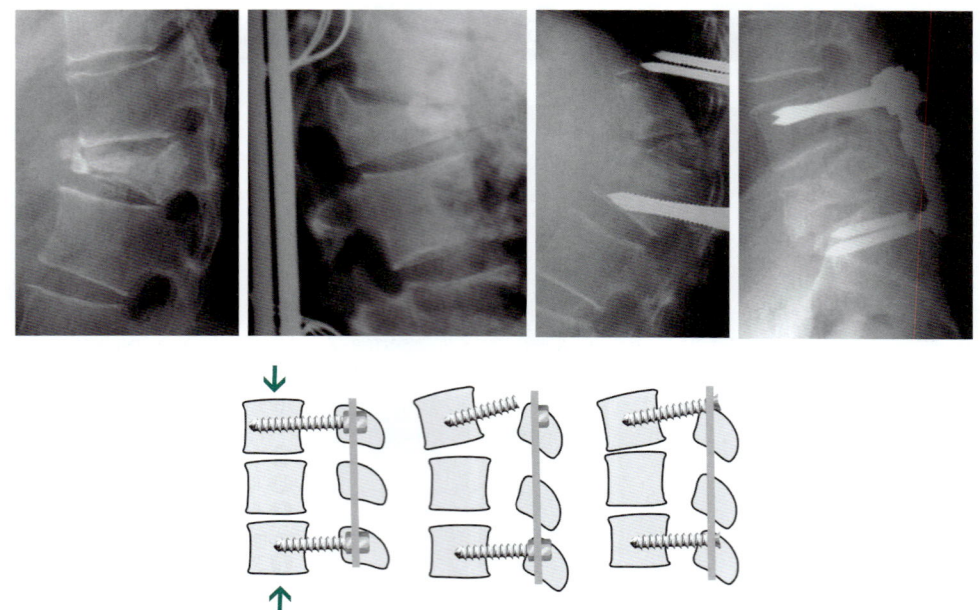

FIGURA 40.27 → Exemplos de perda da correção devido à falta do suporte anterior.

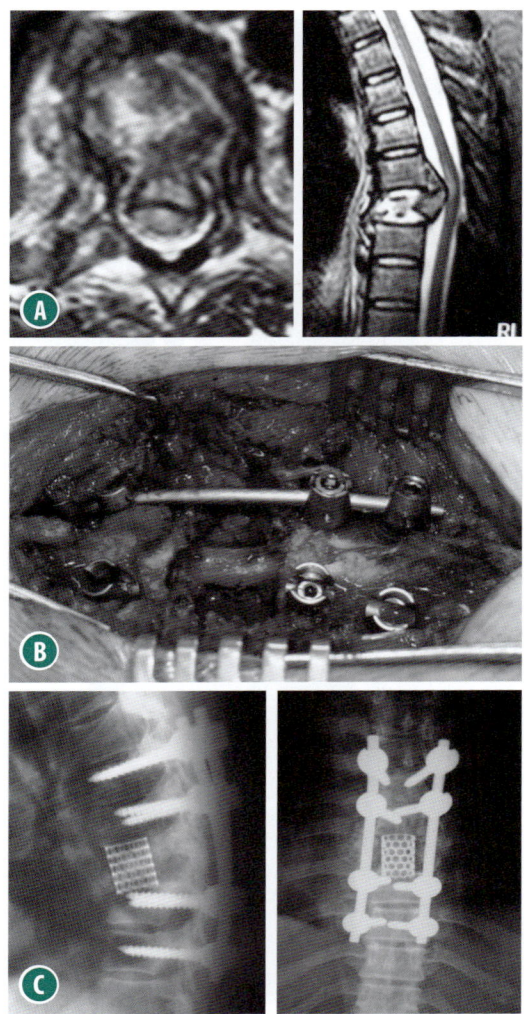

FIGURA 40.28 → Fratura com compressão do canal vertebral, sem déficit neurológico (Frankel E), tratada por meio da abordagem posterolateral.
Ⓐ Imagens pré-operatórias.
Ⓑ Fotografia intraoperatória demonstrando a descompressão e a abordagem posterolateral.
Ⓒ Radiografias pós-operatórias.

muscular. Essas lesões são consideradas estáveis e devem ser tratadas com o objetivo de alívio dos sintomas dolorosos, não sendo necessária imobilização. No entanto, tal conduta deve ser adotada somente após exclusão de instabilidade e de outras lesões. Como exemplo, tem-se a associação da fratura do processo transverso de LV com fraturas do sacro e disfunção da bexiga devido à lesão das raízes nervosas sacrais.

ABORDAGEM ANTERIOR

As indicações primárias para a realização da abordagem anterior estão relacionadas com a restauração da capacidade de suporte anterior do segmento vertebral e descompressão do canal vertebral, sendo as indicações primárias da abordagem anterior a insuficiente descompressão do canal vertebral e a restauração da coluna anterior do segmento vertebral acometido.[30-32] Nas fraturas do tipo A, a abordagem anterior pode ser indicada nas fraturas A2 (tipo *split*) e nas A3 (tipo explosão). A abordagem anterior pode ser realizada de modo isolado nesses tipos de fratura ou utilizada em combinação com a fixação posterior (**FIGS. 40.23 e 40.24**).

Apesar dos relatos de bons resultados com a utilização da abordagem anterior isolada para o tratamento das fraturas do tipo A3, observa-se nos pacientes, embora sem repercussão clínica, perda da correção no plano sagital (**FIG. 40.23**). Nas fraturas dos tipos B ou C, tem sido utilizada a abordagem anterior associada com abordagem e fixação posterior. A abordagem posterior permite a redução e o alinhamento do segmento vertebral, que não pode ser obtido por meio da anterior, a qual, sendo isolada e com fixação com sistema de fixação rígida, deve ser utilizada com cautela e em pacientes selecionados, não tendo sido o método de eleição dos autores deste capítulo para as fraturas dos tipos B e C.

Uma indicação adicional para a abordagem anterior é a presença do fragmento reverso. Nas lesões por distração e associadas às fraturas do tipo explosão, o fragmento da parede posterior do corpo vertebral costuma estar desviado no sentido posterior e cranial e pode apresentar rotação de até 90° em torno do seu próprio eixo, ficando a sua superfície, que corresponde à placa vertebral terminal, em contato com o corpo vertebral. No momento, a abordagem posterior tem sido utilizada de modo mais amplo, e o fragmento da parede posterior do corpo vertebral pode ser retirado por meio da abordagem posterior (**FIG. 40.29**).

A abordagem clássica para o segmento vertebral localizado entre T10-L2 é a abordagem toracoabdominal.[33] É um procedimento complexo devido às estruturas anatômicas localizadas nessa região de transição do segmento torácico e lombar. Essa abordagem cirúrgica permite o acesso à parte anterolateral do corpo vertebral; o diafragma e suas inserções devem ser seccionados e a 10ª costela, ressecada (**FIG. 40.30**). Essa abordagem permite ampla exposição da parte anterolateral do segmento T10-L2, mas apresenta grande morbidade pela secção das estruturas anatômicas e abertura do tórax. Uma opção de abordagem menos invasiva é a transpleural retroperitonial, que permite a abordagem de T12-L1 por meio da divulsão e do afastamento adequado das estruturas anatômicas. O procedimento é realizado por meio da retirada da 10ª costela, da abertura da pleura e do afastamento e descolamento do diafragma. O segmento T12-L1 pode também ser abordado sem a abertura da pleura, por meio da retirada da XI costela e do descolamento da pleura e abordagem retroperitonial, que evita a abertura do tórax, e a secção do diafragma, apresentando menor morbidade.

Fraturas do tipo A

A maioria das fraturas pertencentes a esse grupo é estável, e a lesão está localizada na parte anterior do corpo

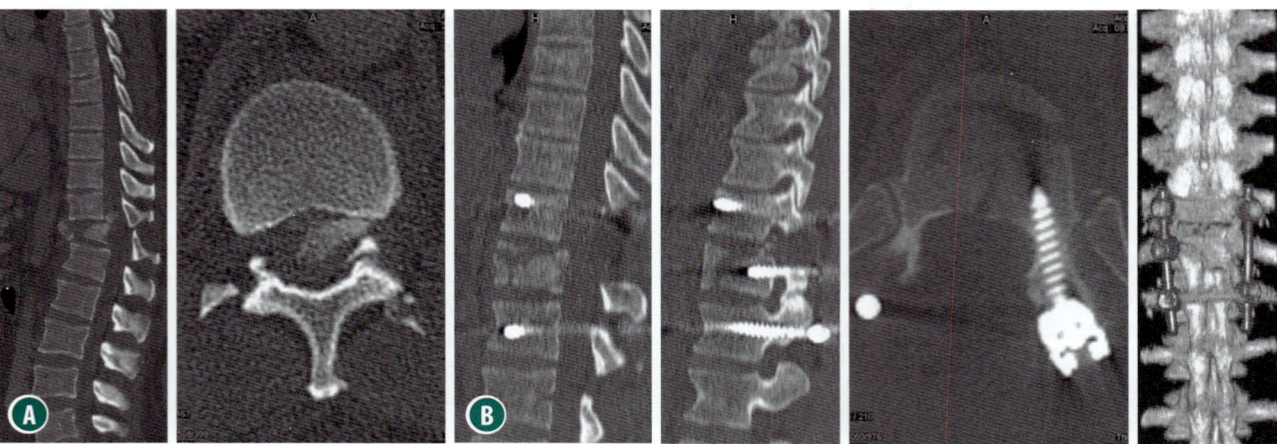

FIGURA 40.29 → Exemplo de fratura com compressão do canal vertebral e presença de fragmento reverso da parede posterior do corpo vertebral, cujo tratamento foi realizado por meio da abordagem posterior.

Ⓐ Imagens pré-operatórias.
Ⓑ Imagens pós-operatórias.

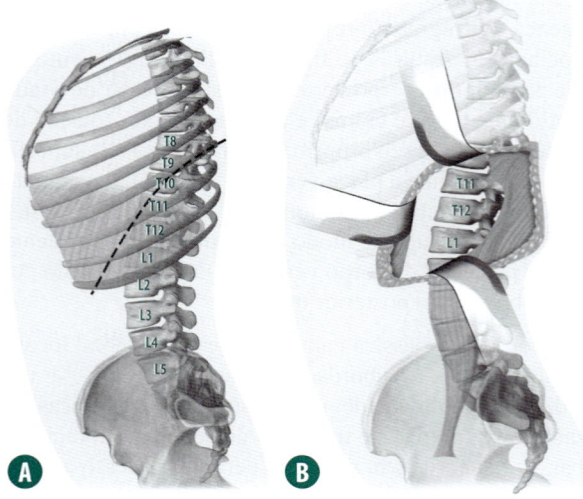

FIGURA 40.30

Ⓐ Abordagem toracoabdominal.
Ⓑ Abordagem transpleural retroperitonial.

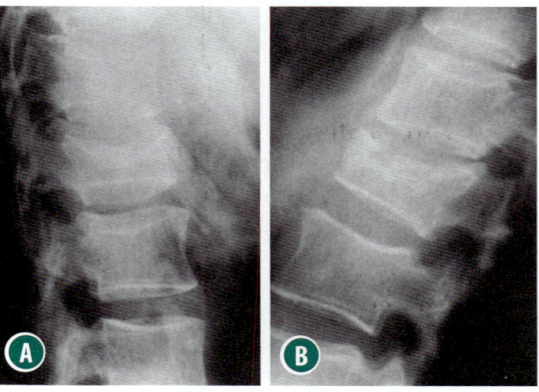

FIGURA 40.31 → Fraturas do tipo A1.
Ⓐ Radiografia inicial.
Ⓑ Radiografia de acompanhamento meses após o tratamento conservador.

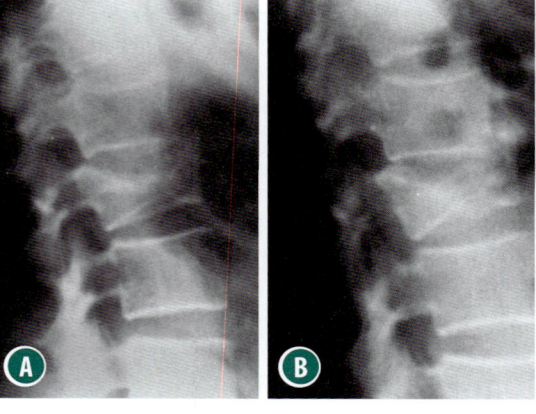

FIGURA 40.32 → Fraturas do tipo A2.
Ⓐ Radiografia inicial.
Ⓑ Radiografia de acompanhamento meses após o tratamento conservador.

vertebral, de modo que nenhuma ou mínima lesão está presente na parte posterior, onde as estruturas osteoligamentares estão íntegras **(FIGS. 40.31 e 40.32)**.

O tratamento conservador tem sido indicado nas fraturas com menos de 40 a 50% de encunhamento da parte anterior do corpo vertebral ou na presença de cifose inferior a 25 a 30°.[7,9,12,18,19,20,21,29]

> **ATENÇÃO! O tratamento conservador depende, fundamentalmente, da gravidade da lesão óssea e dos sintomas dos pacientes, podendo ser realizado por meio da utilização de órteses, coletes (TLSO, Jewett) ou imobilização gessada por seis a 12 semanas.**

Alguns autores acreditam que as fraturas localizadas na parte superior ou média da coluna torácica não necessitam de imobilização externa, pela estabilidade inerente da caixa torácica. Até mesmo na região toracolombar, a necessidade de imobilização externa tem sido questionada.[9,12,18,20] O tratamento cirúrgico está indicado na presença de encunhamento do corpo vertebral acima de 40 a 50% ou cifose superior a 25 a 35°. Nessas situações, há lesão dos ligamentos posteriores e grande potencial de colapso e desenvolvimento de deformidade, uma vez que essas fraturas corresponderiam ao tipo B da classificação de Magerl.[9,12,18,20]

Nas fraturas do tipo A3 (fraturas por explosão), não existe consenso na literatura quanto ao melhor método de tratamento, mas a porcentagem de ocupação do canal raquídeo, a angulação e o quadro neurológico têm sido os principais parâmetros utilizados para a indicação do tratamento. A abordagem cirúrgica costuma ser recomendada quando há compressão do canal vertebral superior a 40 a 50%, cifose maior do que 25° ou déficit neurológico (sensibilidade e motricidade dos membros inferiores, funções urinárias e intestinais, sensibilidade da região perianal, função e tônus do esfíncter anal). O tratamento cirúrgico pode ser realizado por abordagem posterior, anterior ou combinada, existindo grande discussão acerca do tema (**FIGS. 40.23 a 40.25**).

A abordagem posterior, em especial nos pacientes que não apresentam déficit neurológico, tem sido proposta por vários autores, que empregaram sistemas de fixação pedicular abrangendo uma vértebra acima e outra abaixo daquela fraturada, restauração da altura do corpo vertebral e do alinhamento sagital do segmento vertebral fraturado e descompressão do canal vertebral (por meio de ligamentotaxia ou impacção dos fragmentos por meio de laminotomia), seguida de artrodese.[9,23,34-36] A colocação de enxerto transpedicular, técnica divulgada por Daniaux[37] nos primórdios da realização das artrodeses curtas para o tratamento das fraturas, também tem sido utilizada como complemento da abordagem terapêutica, com a finalidade de preenchimento do espaço interno do corpo vertebral após a restauração da sua altura, em analogia ao procedimento técnico executado nas fraturas do platô tibial.

Os resultados clínicos com a utilização da fixação posterior curta têm alcançado índices muito satisfatórios.[23,34-36] No entanto, observam-se relatos frequentes de perda de correção no plano sagital e na altura do corpo vertebral e quebra tardia de implantes com necessidade de remoção. Tais parâmetros não têm influenciado os resultados clínicos e não são considerados maus resultados ou falha do método por aqueles que o advogam.

A abordagem posterior tem sido utilizada por meio da técnica percutânea minimamente invasiva, que elimina a morbidade relacionada com a abordagem aberta convencional (**FIG. 40.25**). As vantagens desse procedimento estão relacionadas com a diminuição do sangramento intraoperatório, do tempo cirúrgico, do período de hospitalização e da intensidade de dor pós-operatória. Uma das desvantagens desse procedimento seria a não realização da artrodese dos elementos vertebrais posteriores. No entanto, existem relatos clínicos de resultados semelhantes com e sem a realização da artrodese posterior no tratamento das fraturas da coluna toracolombar.[13,25] A realização da estabilização percutânea das fraturas da coluna toracolombar e a não realização da artrodese posterior podem representar uma nova tendência e novas perspectivas no tratamento das fraturas da coluna toracolombar, mas ainda é necessária evidência científica de alto nível para essa recomendação terapêutica.[26,38] Novas tecnologias têm sido também utilizadas para o preenchimento do corpo vertebral fraturado (metilmetacrilato, hidroxiapatita) por meio de técnicas minimamente invasivas, bem como a realização de cirurgia videoendoscópica para a abordagem anterior, existindo ainda a limitação do custo do procedimento e a evidência científica da sua superioridade em relação às técnicas convencionais.[26,39,40]

Nas fraturas que apresentam déficit neurológico e compressão do canal vertebral de 40 a 50%, a descompressão do canal está indicada, apesar da grande controvérsia existente acerca do real papel da descompressão sobre a recuperação das estruturas nervosas lesadas. Tem sido demonstrada a reabsorção dos fragmentos ósseos localizados no interior do canal vertebral, porém, muitos autores acreditam que a descompressão do canal vertebral potencializa a recuperação neurológica.[7,9,14,16,23] A descompressão do canal vertebral pode ser realizada de maneira indireta, por meio de ligamentotaxia, e por abordagem posterolateral ou anterior.

Com a tendência para a realização de cirurgias menos invasivas, o acesso sobre a 11ª costela tem sido preconizado, sendo possível a realização da abordagem anterior sem necessidade de abertura do tórax para atingir o segmento toracolombar. Com a execução desse acesso de menor morbidade e com a não exposição do ilíaco para a retirada de enxerto, deve-se reavaliar a morbidade da abordagem anterior *versus* a posterior no tratamento de tais fraturas (**FIGS. 40.27 e 40.30**). Somente estudos randomizados e que selecionem os tipos e grupos específicos de fraturas utilizando parâmetros abrangentes de avaliação poderão indicar a melhor opção de tratamento.

Fraturas do tipo B

A lesão do complexo ligamentar caracteriza esse tipo de fraturas, o qual pode ainda apresentar os mesmos padrões de lesão do corpo vertebral das fraturas do tipo A (compressão, separação ou explosão) e até compressão do canal vertebral. A lesão do complexo ligamentar torna esse grupo instável e com grande probabilidade de desvios nas situações em que as lesões não são identificadas e tratadas de forma adequada.

O tratamento cirúrgico está indicado para fraturas do tipo B, com exceção das fraturas de Chance (B2.1), nas

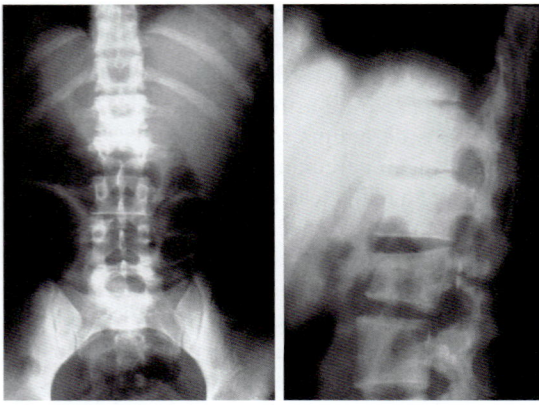

FIGURA 40.33 → Fratura do tipo B2.1 (Chance).

quais a lesão ocorre pelo tecido ósseo **(FIG. 40.33)**. Por meio da sua consolidação, a estabilidade é obtida, impedindo a ocorrência de desvios **(FIG. 40.31)**. O tratamento conservador é realizado por meio do repouso no leito nas fases iniciais, seguido de imobilização em hiperextensão (colete gessado ou órtese), até que ocorra consolidação óssea, em geral em três a quatro meses.

O tratamento cirúrgico está diretamente relacionado às características da fratura e aos princípios biomecânicos adotados em seu tratamento. A abordagem preferencial desse tipo de lesão é pela via posterior. Nas situações em que o corpo vertebral se encontra íntegro ou com manutenção de sua capacidade de suporte de carga, é possível a realização de fixação monossegmentar associada a artrodese posterior **(FIG. 40.34)** ou de artrodese e fixação bissegmentar.[41] A abordagem anterior está indicada para fraturas que apresentam compressão do canal vertebral acima de 40 a 50% ou para aquelas que requerem a reconstrução da parte anterior do corpo vertebral. Todavia, sua realização isolada está contraindicada nessas fraturas, devido a lesões dos ligamentos posteriores, os quais atuam como tirantes de tensão.

As fraturas do grupo B3 são raras, e o tratamento cirúrgico é indicado em decorrência das características disco-ligamentares dessas lesões, que as tornam instáveis e com probabilidade de apresentar desvios. A abordagem cirúrgica está também intimamente relacionada ao tipo da lesão e aos princípios biomecânicos. A artrodese anterior associada à fixação posterior com a função de tirante de tensão ou à imobilização pós-operatória em discreta flexão podem ser utilizadas nas lesões cuja estabilidade à flexão esteja preservada **(FIG. 40.11)**. Nas luxações posteriores e em algumas fraturas-luxações com cisalhamento, é necessária a fixação anterior e posterior ou o emprego de sistema de fixador.

Fraturas do tipo C

Nesse grupo de fraturas, estão concentrados os traumatismos mais graves da coluna vertebral, os quais apresentam lesão das estruturas estabilizadoras do segmento vertebral. Eles são muito instáveis e com grandes desvios. O tratamento operatório é o mais indicado nesse caso, sendo eleito o método de redução e fixação cirúrgicas associadas à artrodese.

O tratamento cirúrgico deve ser realizado com base nas características da lesão e de acordo com os princípios biomecânicos já mencionados. Nesse grupo de fraturas, em geral, é necessária a reconstrução da parte anteroposterior do segmento vertebral, que pode ser executada pela abordagem posterior associada à abordagem anterior ou somente pela posterior, por via posterolateral da porção anterior da coluna vertebral **(FIG. 40.35)**. A utilização da abordagem anterior isolada está contraindicada devido à lesão dos ligamentos posteriores e à insuficiência para estabilizar tal fratura.

O tratamento das fraturas da coluna toracolombar é tema polêmico e não existe consenso acerca do método terapêutico ideal. Os diferentes parâmetros adotados na indicação do tratamento, as divergências dos objetivos terapêuticos a serem alcançados e os critérios utilizados para a avaliação das terapias têm sido o ponto central e a origem das discordâncias com relação ao tratamento das fraturas da coluna toracolombar. O estabelecimento de objetivos claros e bem definidos e a escolha do tratamento com base em princípios

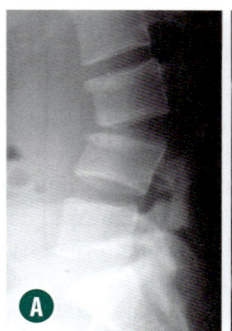 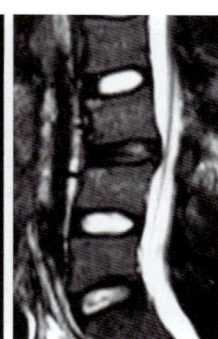 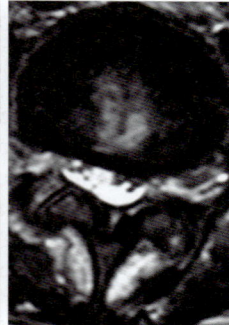 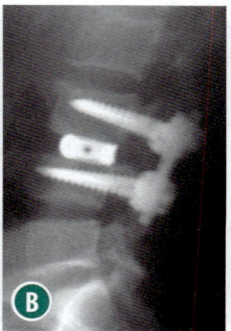 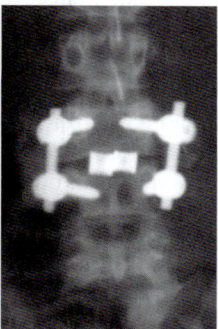

FIGURA 40.34 → Fratura do tipo B tratada por meio de fixação monosegmentar posterior.
A e **B** Imagens pré e pós-operatórias (respectivamente) da fixação monossegmentar associada com o espaçador intersomático.

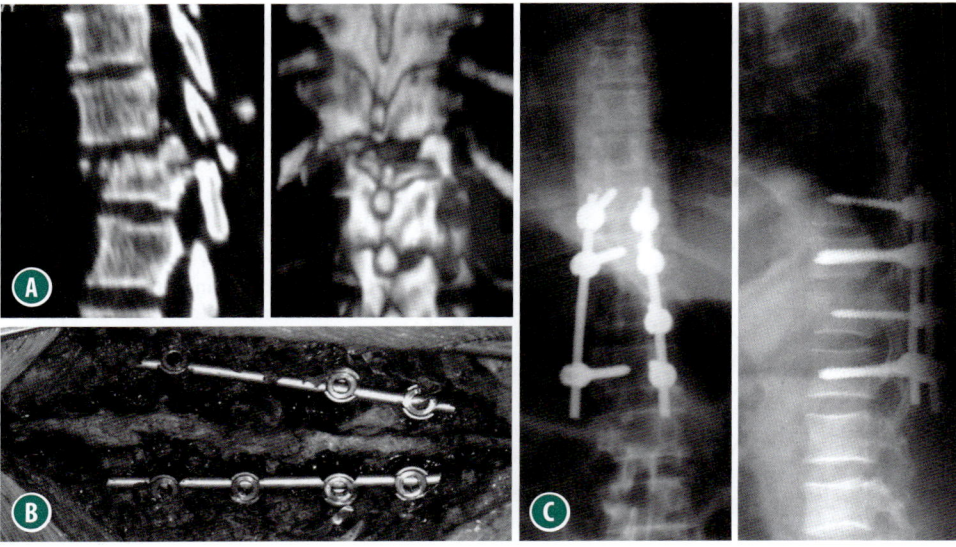

FIGURA 40.35 → Fratura do tipo C tratada por meio da fixação posterior.
Ⓐ Imagens pré-operatórias.
Ⓑ Fotografia intraoperatória.
Ⓒ Radiografias pós-operatórias.

biomecânicos são fundamentais para a obtenção de bons resultados. A avaliação de resultados em longo prazo para saber se os objetivos estão, de fato, sendo alcançados e o que fazer para melhorar os achados insatisfatórios também é indispensável.

Referências

1. Campos MF, Ribeiro AT, Listik S, Pereira CAB, Andrade Sobrinho J, Rapoport A. Epidemiologia do traumatismo da coluna vertebral. Coluna/Columna. 2008;35(2):88-93.

2. Hu R, Mustard CA, Burns C. Epidemiology of incident spinal fracture in a complete population. Spine. 1996;21(4):492-9.

3. el-Khoury GY, Whitten CG. Trauma to the upper thoracic spine: anatomy, biomechanics, and unique imaging features. AJR Am J Roentgenol. 1993;160(1):95-102.

4. Gertzbein SD. Scoliosis research society. Multicenter spine fracture study. Spine. 1992;17(5):528-40.

5. Gertzbein SD, Khoury D, Bullington A, St John TA, Larson AI. Thoracic and lumbar fractures associated with skiing and snowboarding injuries according to the AO Comprehensive Classification. Am J Sports Med. 2012;40(8):1750-4.

6. Knop C, Blauth M, Bühren V, Hax PM, Kinzl L, Mutschler W, et al. Surgical treatment of injuries of the thoracolumbar transition. 1: Epidemiology. Unfallchirurg. 1999;102(12):924-35.

7. Ovalle FAT, Rios EC, Balbuena FR. Incidence and functional evolution of traumatic injuries of the spine. Coluna/Columna 2014;13(3):223-7.

8. Schroeder GD, Vaccaro AR, Kepler CK, Koerner JD, Oner FC, Dvorak MF, et al. Establishing the injury severity of thoracolumbar trauma: confirmation of the hierarchical structure of the AOSpine Thoracolumbar Spine Injury Classification System. Spine. 2015;40(8):E498-E503.

9. Avanzi O, LandinII E, Meves R, Caffaro MFS, Bortoli J. Fratura toracolombar explosão: correlação entre o comprometimento do canal vertebral e os resultados do tratamento conservador. Coluna/Columna. 2009;8(1):49-56.

10. Keene JS. Radiographic evaluation of thoracolumbar fractures. Clin Orthop Relat Res. 1984;(189)58-64.

11. Calenoff L, Geimer PC, Rosen JS. Lumbar fracture-dislocation related to range-of-motion exercises. Arch Phys Med Rehabil. 1979;60(4):183-4.

12. Ballock RT, Mackersie R, Abitbol JJ, Cervilla V, Resnick D, Garfin SR. Can burst fractures be predicted from plain radiographs? J Bone Joint Surg Br. 1992;74(1):147-50.

13. Magerl F, Aebi M, Gertzbein SD, Harms J, Nazarian S. A comprehensive classification of thoracic and lumbar injuries. Eur Spine J. 1994;3(4):184-201.

14. Oner FC1, Sadiqi S, Lehr AM, Dvorak MF, Aarabi B, et al. Towards the development of an outcome instrument for spinal trauma: an international survey of spinal surgeons. Spine. 2015;40(2):E91-6.

15. White A, Panjabi MM. Clinical biomechanics of the spinel. Philadelphia: Lippincott; 1978.

16. Cantor JB, Lebwohl NH, Garvey T, Eismont FJ. Nonoperative management of stable thoracolumbar burst fractures with early ambulation and bracing. Spine. 1993;18(8):971-6.

17. Giele BM, Wiertsema SH, Beelen A, van der Schaaf M, Lucas C, Been HD, et al. No evidence for the effectiveness of bracing in patients with thoracolumbar fractures. Acta Orthop. 2009;80(2):226-32.

18. Manzone P, Stefanizzi J, Ávalos EM, Barranco SM, Ihlenfeld C. Estudio comparativo del tratamiento ortésico en las fracturas toraco-lumbosacras según la gravedad del trauma. Coluna/Columna. 2011;10(1):47-54.

19. Shen WJ, Shen YS. Nonsurgical treatment of three-column thoracolumbar junction burst fractures without neurologic deficit. Spine. 1999;24(4):412-5.

20. Weinstein JN, Collalto P, Lehmann TR. Thoracolumbar "burst" fractures treated conservatively: a long-term follow-up. Spine. 1988;13(1):33-8.

21. Wood K, Buttermann G, Mehbod A, Garvey T, Jhanjee R, Sechriest V. Operative compared with nonoperative treatment

of a thoracolumbar burst fracture without neurological deficit. A prospective, randomized study. J Bone Joint Surg Am. 2003;85-A(5):773-81.

22. Esperidião AP, Umeta RSG, Caffaro MFS, Meves R, Landim E, Avanzi O. Avaliação radiográfica do colapso sagital na fratura toracolombar tipo B de Magerl. Coluna/Columna. 2010;9(4):387-93.

23. Hübner AR, Azevedo VG, Martins M, Suárez ADH, Carneiro MF, Ribeiro M. Análise comparativa de técnicas de fixação para fraturas da coluna toracolombar. Coluna/Columna. 2011;10(4):275-8.

24. Sonagli ME, Graells XSI, Negrisoli MB, Sonagli M, Benato ML, Zaninelli EM, et al. Estudo biomecânico da fixação pedicular curta na fratura-explosão toracolombar. Coluna/Columna. 2011;10(3):183-7.

25. Chou PH, Ma HL, Wang ST, Liu CL, Chang MC, Yu WK. Fusion may not be a necessary procedure for surgically treated burst fractures of the thoracolumbar and lumbar spines: a follow-up of at least ten years. J Bone Joint Surg Am. 2014; 96(20):1724-31.

26. Kumar A, Aujla R, Lee C. The management of thoracolumbar burst fractures: a prospective study between conservative management, traditional open spinal surgery and minimally interventional spinal surgery. Springerplus. 2015;4:204.

27. Oh T, Scheer JK, Fakurnejad S, Dahdaleh NS, Smith ZA. Minimally invasive spinal surgery for the treatment of traumatic thoracolumbar burst fractures. J Clin Neurosci. 2015; 22(1):42-7.

28. Wang H, Zhou Y, Li C, Liu J, Xiang L. Comparison of open versus percutaneous pedicle screw fixation using the sextant system in the treatment of traumatic thoracolumbar fractures. J Spinal Disord.Tech. 2014 Jul 11. [Epub ahead of print]

29. Silva LMP, Coutinho PMSLC, Maia RFF, Pereira BJS, Silva MJSV, Sousa PM. Varanda fixação pedicular percutânea de fraturas vertebrais toracolombares sem compromisso neurológico. Coluna/Columna. 2013;12(3):238-41.

30. Dunn HK. Anterior spine stabilization and decompression for thoracolumbar injuries. Orthop Clin North Am. 1986; 17(1):113-9.

31. Ito H, Tsuchiya J, Asami G. A new radical operation for Pott's disease. J Bone Joint Surg. 1934;16(3):499-515.

32. Kaneda K, Abumi K, Fujiya M. Burst fractures with neurologic deficits of the thoracolumbar-lumbar spine. Results of anterior decompression and stabilization with anterior instrumentation. Spine. 1984;9(8):788-95.

33. Mirbaha MM. Anterior approach to the thoraco-lumbar junction of the spine by a retroperitoneal-extrapleural technic. Clin Orthop Relat Res. 1973;(91):41-7.

34. Defino HL, Canto FR. Low thoracic and lumbar burst fractures: radiographic and functional outcomes. Eur Spine J. 2007;16(11):1934-43.

35. Defino HL, Rodriguez-Fuentes AE. Treatment of fractures of the thoracolumbar spine by combined anteroposterior fixation using the harms method. Eur Spine J. 1998;7(3): 187-94.

36. Rajasekaran S, Kanna RM, Shetty AP. Management of thoracolumbar spine trauma: an overview. Indian J Orthop. 2015;49(1):72-82.

37. Daniaux H. Transpedicular repositioning and spongioplasty in fractures of the vertebral bodies of the lower thoracic and lumbar spine. Unfallchirurg. 1986;89(5):197-213.

38. Oh T, Scheer JK, Fakurnejad S, Dahdaleh NS, Smith ZA. Minimally invasive spinal surgery for the treatment of traumatic thoracolumbar burst fractures. J Clin.Neurosci. 2015;22(1):42-7.

39. Li H, Yang L, Xie H, Yu L, Wei H, Cao X. Surgical outcomes of mini-open Wiltse approach and conventional open approach in patients with single-segment thoracolumbar fractures without neurologic injury. J Biomed Res. 2015;29(1):76-82.

40. Scheer JK, Bakhsheshian J, Fakurnejad S, Oh T, Dahdaleh NS, Smith ZA. Evidence-Based Medicine of Traumatic Thoracolumbar Burst Fractures: A Systematic Review of Operative Management across 20 Years. Global Spine J. 2015;5(1):73-82.

41. Defino HL, Scarparo P. Fractures of thoracolumbar spine: monosegmental fixation. Injury. 2005;36(Suppl 2):B90-7.

41
Trauma raquimedular

Helton L. A. Defino
Erasmo de Abreu Zardo

No papiro de Edwin Smith, o mais antigo relato conhecido sobre lesão traumática da medula espinal, a condição já era considerada como não passível de tratamento. Passados mais de 3 mil anos, não foi identificada uma cura para esse tipo de lesão. Nas últimas décadas, tem-se realizado um grande número de pesquisas quanto a diagnóstico, prognóstico e tratamento das lesões por traumatismo raquimedular (TRM), bem como as sequelas deixadas.

A lesão da medula espinal ocorre em cerca de 15 a 20% das fraturas da coluna vertebral, e a incidência desse tipo de lesão apresenta variações nos diferentes países. Estima-se que, na Alemanha, ocorram, todos os anos, 17 casos novos por milhão de habitantes; nos Estados Unidos, essa cifra varia de 32 a 52; e, no Brasil, cerca de 40 casos, perfazendo o total de 6 a 8 mil casos por ano, cujo custo aproximado é de US$ 300 milhões.[1,2]

A lesão ocorre com mais frequência no sexo masculino, na proporção de 4:1, na faixa etária entre 15 e 40 anos. Acidentes automobilísticos, quedas de alturas, acidentes por mergulho em água rasa e ferimentos por arma de fogo têm sido as principais causas de TRM. A incidência dos TRMs em decorrência de ferimentos por projéteis de arma de fogo tem aumentado de modo considerável, refletindo o alto nível de violência nos grandes centros urbanos. A relação entre a velocidade dos veículos no momento da colisão e a ocorrência de fraturas da coluna toracolombar foi demonstrada em estudos de perícia técnica realizados após os acidentes.[3] O mergulho em águas rasas é outro fator que representa importante causa de TRM, com predomínio em pessoas jovens do sexo masculino, sobretudo no verão.[4]

A localização anatômica da lesão está diretamente relacionada ao mecanismo do trauma, e cerca de dois terços das lesões medulares estão localizados no segmento cervical. Lesões da medula na região torácica ocorrem em 10% das fraturas desse segmento e em 4% das fraturas da coluna toracolombar.[5]

CONSIDERAÇÕES ANATÔMICAS

A coluna vertebral é formada por 33 ou 34 vértebras (sete cervicais, 12 torácicas, cinco lombares, cinco sacrais e quatro ou cinco coccígeas). O forame, ou conduto vertebral, é composto pela parede posterior do corpo vertebral e pela parede anterior do arco vertebral, e a superposição dos vários forames vertebrais forma o canal raquídeo, que aloja e protege a medula espinal. Essa medula, nos adultos, possui cerca de 45 cm e estende-se desde a altura do atlas (C1) até a primeira ou segunda vértebra lombar. Ela se afila para formar o cone medular, do qual se estende um filamento delicado, denominado *filum terminale*, que se insere próximo ao primeiro segmento coccígeo. Na parte baixa do canal vertebral, descendem as raízes dos nervos espinais caudais, que, junto com o *filum terminale*, formam a cauda equina, que inicia ao nível de T11 e termina caudalmente no nível do terceiro segmento sacral, ocupando, sozinha, o canal vertebral abaixo de L2 (**FIG. 41.1**).

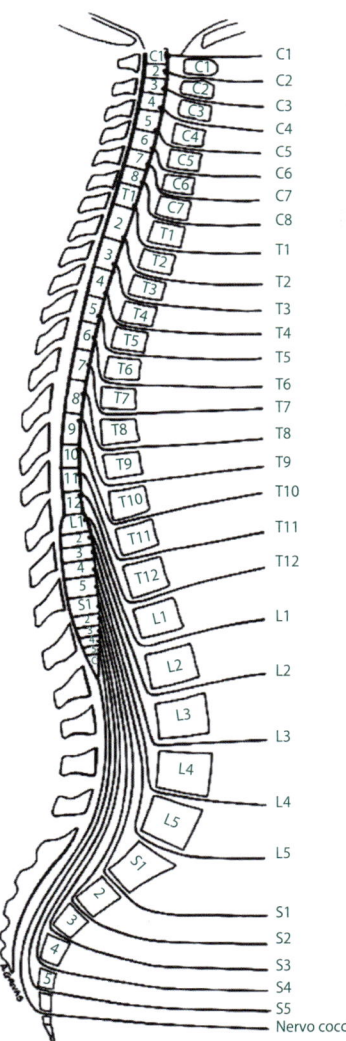

FIGURA 41.1 → Desenho ilustrando a relação entre as vértebras, a medula espinal e as raízes nervosas.

A medula espinal está dividida em segmentos, e as raízes nervosas que emergem da medula no nível de cada segmento são designadas por algarismos que se referem ao nível de sua saída. Da medula espinal, 31 pares de nervos espinais originam-se (oito cervicais, 12 torácicos, cinco lombares, cinco sacrais e um coccígeo). O primeiro par emerge entre o occipital e o atlas (C1), de modo que, na coluna cervical, o nervo sobressai cranialmente à vértebra correspondente. Somente a partir do primeiro segmento torácico, o nervo espinal emerge caudalmente à vértebra correspondente. Cada raiz nervosa recebe informações sensitivas de áreas da pele denominadas **dermátomos**, e, de maneira similar, cada raiz nervosa inerva um grupo de músculos denominados **miótomos**.

A localização do segmento da medula espinal não está na mesma altura do segmento ósseo vertebral correspondente. Por exemplo, é observado que o segmento medular C8 está localizado no nível entre C6 e C7, e o segmento medular T12, no nível de T10 (**FIG. 41.1**).

A medula espinal é um grande condutor de impulsos nervosos sensitivos e motores entre o cérebro e as demais regiões do corpo. Possui tratos orientados longitudinalmente (substância branca) circundando áreas centrais (substância cinzenta), onde a maioria dos corpos celulares dos neurônios espinais está localizada. Ao corte transversal, a substância cinzenta apresenta forma de H e pode ser subdividida em cornos anterior, lateral e posterior. No corno anterior, estão situados os corpos celulares dos neurônios motores e visceromotores (aferentes); no corno posterior, os neurônios sensitivos (eferentes); no corno lateral, os neurônios do sistema simpático. As fibras motoras oriundas do corno anterior juntam-se às fibras sensitivas do corno posterior para formar o nervo espinal.

Os tratos da substância branca constituem vias nervosas ascendentes e descendentes, que conduzem impulsos nervosos em direção ao cérebro e de várias partes do cérebro para o resto do corpo (**FIG. 41.2**). Os tratos mais importantes, do ponto de vista clínico, são:

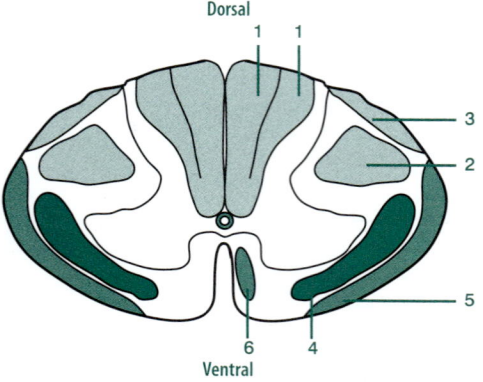

FIGURA 41.2 → Desenho ilustrando os principais tratos da medula espinal. (1) fascículos grácil e cuneiforme. (2) trato corticospinal lateral. (3) trato espinocerebelar dorsal. (4) trato espinotalâmico lateral. (5) trato espinocerebelar ventral.

- **Fascículos grácil e cuneiforme.** Localizados na porção posterior da medula espinal, entre o sulco mediano posterior e o posterolateral, conduzem impulsos proprioceptivos provenientes de músculos, tendões e articulações, impulsos de localização e discriminação táteis e sensações vibratórias, como as produzidas pelo cabo do diapasão colocado sobre um osso recoberto de pele.

- **Tratos corticospinal lateral e ventral.** As vias piramidais transmitem o impulso motor para os motoneurônios do corno anterior pelo trato corticospinal lateral (que cruza para o lado oposto no bulbo) e pelo trato corticospinal ventral, que desce sem cruzar para o lado oposto, na parte anterior da medula espinal. Controlam a força motora e são testados por meio de contrações voluntárias ou involuntárias mediante estímulo doloroso.

- **Tratos espinocerebelares ventral e dorsal.** Relacionados à propriocepção, conduzem impulsos ao cerebelo pela medula espinal.

- **Trato espinotalâmico lateral.** Medeia os impulsos da sensibilidade dolorosa e da temperatura do lado contralateral. Também tem origem na coluna posterior, cruza para o lado oposto na comissura anterior e ascende pelo funículo lateral ao tálamo. Clinicamente, pode ser avaliado beliscando-se a pele ou por meio de estímulo com objetos pontiagudos, como agulha ou alfinete.

- **Trato espinotalâmico ventral.** Transmite impulsos relacionados ao tato. Tem origem na coluna posterior, cruza para o lado oposto na comissura anterior e ascende pelo funículo anterior até o tálamo.

FISIOPATOLOGIA

A transferência de energia cinética para a medula espinal, o rompimento de axônios, a lesão de células nervosas e a rotura de vasos sanguíneos causam tanto a lesão primária na medula espinal quanto seu estágio agudo (até oito horas após o trauma), ocorrendo hemorragia e necrose da substância cinzenta, seguidas de edema e hemorragia. Formam-se petéquias hemorrágicas na substância cinzenta, logo no primeiro minuto da LME, que se aglutinam na primeira hora, resultando em necrose central hemorrágica, condição que pode se estender para a substância branca nas quatro a oito horas seguintes, como consequência de redução geral do fluxo sanguíneo no local da lesão. A seguir, células inflamatórias migram para o local da lesão, acompanhadas de proliferação de células da glia, e, em uma a quatro semanas, ocorre a formação de tecido cicatricial e de cistos no interior da medula espinal.

A redução do fluxo sanguíneo para o segmento lesado da medula espinal pode, ainda, ser ocasionada por alterações do canal vertebral, hemorragia, edema ou diminuição da pressão sistêmica, que conduzem à lesão adicional, também denominada secundária. Tal redução do fluxo sanguíneo pode provocar a morte das células e dos axônios que não foram inicialmente lesados.

A separação física dos tratos da medula espinal não costuma ocorrer nos traumatismos não penetrantes, tendo sido observada uma separação física dos axônios somente em alguns casos de ferimento por arma de fogo.[6] A separação dos axônios é um processo gradual que ocorre no local da lesão após alguns dias do traumatismo, sendo o resultado de uma série de eventos patológicos relacionados à lesão da membrana celular e de suas proteínas, e não da separação física imediata do axônio. A interrupção da condução do estímulo nervoso logo após o trauma, provocada pela energia cinética da lesão, pode ser decorrente de despolarização imediata da membrana do axônio, associada à falha de sua repolarização, o que ocasiona perda de potássio.[7]

A isquemia do sistema nervoso central (SNC) é caracterizada por grande influxo de cálcio para as células.[8] Ocorrem reações metabólicas, como falha das mitocôndrias e ativação de fosfolipases, proteases e adenosina trifosfatase, cujo resultado é a perda de energia e o colapso da membrana celular, que também é mediada pela produção de radicais livres e pela ativação das fosfolipases e lipases. A impossibilidade da célula em converter completamente o oxigênio em dióxido de carbono e água promove a formação de radicais livres, que resulta na peroxidação lipídica e na subsequente falha da membrana celular. Esses eventos justificam a utilização da metilprednisolona nas primeiras oito horas após o TRM, que é administrada com o objetivo de inibir a peroxidação lipídica.[9]

AVALIAÇÃO CLÍNICA

O atendimento do indivíduo no local do acidente é de grande importância para a avaliação inicial, o reconhecimento das lesões e a prevenção de lesões adicionais durante o seu resgate e transporte para o local onde deverá receber o atendimento definitivo. Devem ser sempre consideradas a presença de lesão da coluna vertebral e a manutenção da imobilização do paciente até que a lesão possa ser avaliada com segurança, por meio de radiografias e de outros exames complementares. Os traumas instáveis da coluna vertebral, sem lesão neurológica, sobretudo em indivíduos politraumatizados, vítimas de colisões em alta velocidade, inconscientes ou alcoolizados, têm grande potencial de lesão adicional das estruturas nervosas durante o resgate e o transporte. Existem inúmeros exemplos clínicos de pacientes com quadro neurológico normal após o acidente e que sofreram lesão das estruturas nervosas durante o resgate e o transporte. Em indivíduos inconscientes e vítimas de colisão de automóveis ou quedas, a possibilidade de a coluna cervical estar lesada é de 5 a 10%, e, em um estudo de 300 portadores de fratura da coluna cervical, constatou-se que cerca

de um terço das fraturas não foi diagnosticado no momento do atendimento inicial.[10]

A avaliação do paciente compreende a história, o exame físico, a análise neurológica e o estudo radiográfico. A história do trauma e as informações acerca do estado geral prévio do paciente são de grande utilidade para auxiliar no esclarecimento do mecanismo de trauma e de suas possíveis lesões associadas. A presença de traumatismo cranioencefálico, intoxicação alcoólica, lesões múltiplas e traumas da face e acima da clavícula aumenta a probabilidade da ocorrência de fratura da coluna vertebral.

O exame físico geral do indivíduo inicia pela avaliação das vias aéreas, com o controle da coluna cervical, respiração, ventilação e circulação (ABC, de *airway*, *breathing* e *circulation*), pois a prioridade no atendimento inicial deve ser a avaliação, a preservação e o tratamento das funções vitais básicas.

Portadores de fratura da coluna vertebral sem lesão neurológica apresentam dor local, que pode irradiar-se para os membros, e incapacidade funcional, acompanhada de espasmo da musculatura adjacente. Nos indivíduos com trauma medular, observam-se respiração diafragmática, perda da resposta ao estímulo doloroso, incapacidade de realizar movimentos voluntários nos membros, alterações do controle dos esfíncteres, priapismo e presença de reflexos patológicos (sinais de Babinski e Oppenheim), indicando lesão do neurônio motor superior. Os pacientes com tal condição podem apresentar, também, queda da pressão arterial, acompanhada de bradicardia, condição que caracteriza o denominado choque neurogênico. Nesses, a lesão das vias eferentes do sistema nervoso simpático medular e a consequente vasodilatação dos vasos viscerais e das extremidades, associadas à perda do tônus simpático cardíaco, não permitem que a pessoa consiga elevar sua frequência cardíaca. Tal situação deve ser reconhecida e diferenciada do choque hipovolêmico, no qual a pressão arterial está diminuída e acompanhada de taquicardia. A reposição de líquidos deve ser evitada no choque neurogênico, para não sobrecarregar a volemia.

O exame neurológico consiste na avaliação da sensibilidade, da função motora e dos reflexos. A análise da sensibilidade é realizada no sentido craniocaudal, desde a região cervical, e envolve, também, a avaliação da sensibilidade quanto a variação de temperatura, dor e tato, que são funções mediadas pelo trato espinotalâmico lateral, cujas fibras estão na porção anterolateral da medula espinal. O exame da vibração por meio de diapasão ou da posição espacial dos membros avalia as condições do trato posterior da medula espinal (funículos grácil e cuneiforme).

A distribuição dos dermátomos está ilustrada na **FIGURA 41.3**. Algumas regiões anatômicas têm relação com os dermátomos e importância semiológica, como os mamilos (T4), o processo xifoide (T7), o umbigo (T10), a região inguinal (T12 a L1) e a região perineal (S2, S3 e S4) **(FIG. 41.4)**.

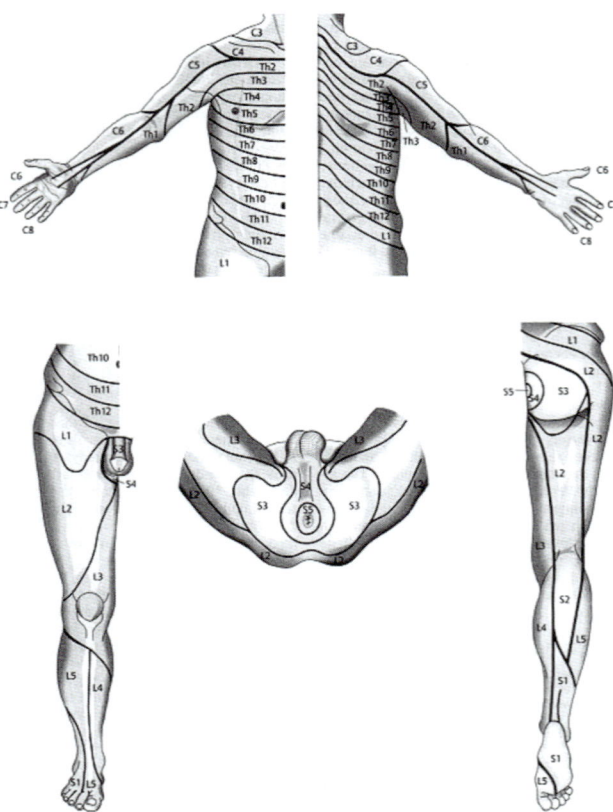

FIGURA 41.3 → Distribuição dos dermátomos no membro superior, no membro inferior e na região perineal.

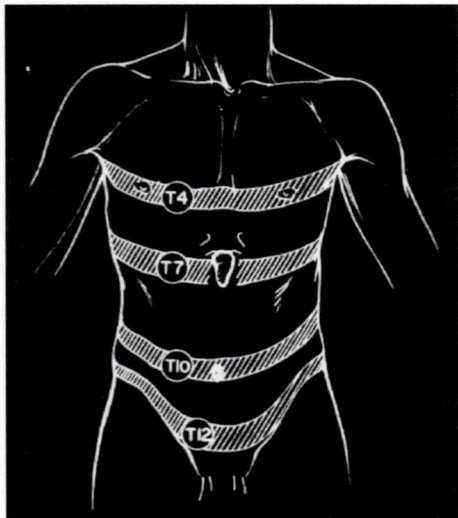

FIGURA 41.4 → Desenho ilustrando a relação entre as áreas anatômicas de importância semiológica e os seus respectivos dermátomos.

A avaliação da função motora tem como objetivo a determinação do grau de movimento que o paciente possui, examinando a função dos tratos corticospinais. A constatação apenas da presença ou ausência do movimento nas extremidades é insuficiente. O movimento deve ser quantificado com relação ao grau de força muscular, estabelecido por meio uma de escala que varia de 0 a 5. A paralisia total é considerada 0; a presença de contração muscular palpável ou visível, 1; a presença de movimento ativo, mas que não vence a força da gravidade, 2; movimento ativo que vence a força da gravidade, 3; movimento ativo que vence alguma resistência, 4; movimento ativo normal, 5.

É importante lembrar que as raízes inervam mais de um músculo, e que os músculos geralmente recebem fibras nervosas de mais de uma raiz nervosa.

Os reflexos tendíneos profundos são mediados pelas células do corno anterior da medula espinal, e o córtex cerebral exerce ação inibidora para evitar resposta exacerbada aos estímulos recebidos. A ausência desse reflexo pode indicar lesão do nervo periférico, interrompendo o arco reflexo, ou presença de choque medular. Os reflexos tendíneos profundos de maior importância clínica são bicipital (C5), estilorradial (C6), tricipital (C7), patelar (L4) e do calcâneo (S1).

Os reflexos abdominais e cremastéricos são testes do neurônio motor superior; sua ausência indica lesão em tal neurônio, enquanto a perda assimétrica sugere lesão no neurônio motor inferior. As lesões do neurônio motor superior podem, também, ser diagnosticadas pela presença de reflexos patológicos evidenciados pelos testes de Babinski ou de Oppenheim.

O reflexo bulbocavernoso é de grande importância na avaliação dos pacientes com TRM que apresentam choque medular. Este pode ocorrer imediatamente após o traumatismo da medula espinal, mesmo que a lesão medular não seja completa e permanente. Nessa situação, o paciente demonstra ausência total da sensibilidade, dos seus movimentos e do reflexo bulbocarvenoso, que normalmente está presente. O retorno desse reflexo, que pode ser obtido por meio da estimulação do pênis ou do clitóris, provocando contração do esfincter anal, indica o término do choque medular, permitindo a determinação do déficit neurológico após a lesão (**FIG. 41.5**).

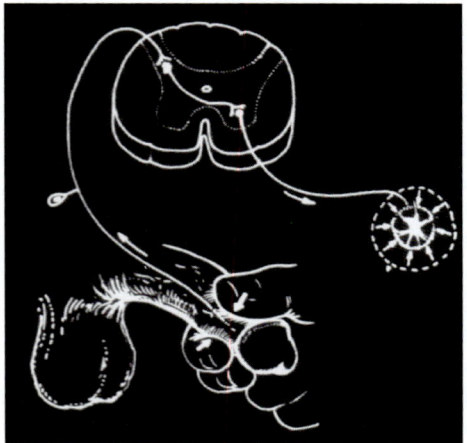

FIGURA 41.5 → Desenho ilustrando o reflexo bulbocavernoso e sua avaliação no sexo masculino.

A avaliação clínica dos pacientes determina o **nível de lesão neurológica**, que é considerado o segmento mais caudal da medula espinal que apresenta as funções sensitivas e motoras normais de ambos os lados. Quando o termo **nível sensitivo** é utilizado, a referência se dá ao nível mais caudal da medula espinal que apresenta sensibilidade normal, podendo, do mesmo modo, ser definido o **nível motor**. O **nível esquelético** da lesão é determinado por meio de radiografias e corresponde à vértebra lesionada.

A lesão medular é considerada completa quando existe ausência de sensibilidade e de função motora nos segmentos sacrais baixos da medula espinal e incompleta nas situações em que é observada preservação parcial das funções motoras abaixo do nível neurológico, incluindo os segmentos sacrais baixos da medula.

Algumas síndromes medulares têm sido descritas e apresentam quadro neurológico característico, dependendo da localização da lesão no interior da medula espinal. A **síndrome da medula central** ocorre, principalmente, na região cervical e apresenta comprometimento dos membros superiores mais acentuado que dos membros inferiores. Na **síndrome da medula anterior**, há preservação da propriocepção e perda variável da função motora e da sensibilidade à dor. Na **síndrome de Brown-Séquard**, a hemissecção da medula ocasiona perda das funções motora e proprioceptiva do lado da lesão e perda da sensibilidade à dor e à temperatura do lado oposto. Na **síndrome da medula posterior**, a função motora e a sensibilidade à dor e ao tato estão preservadas, enquanto a propriocepção está alterada. A lesão da medula espinal no nível sacral, geralmente no nível ósseo de T12-L1 (síndrome do cone medular), resulta em incontinências fecal e vesical e em alteração da função sexual. A sensibilidade está alterada em três a quatro segmentos sacrais distais e coccígeos (anestesia em cela), enquanto o reflexo bulbocavernoso encontra-se ausente. A lesão isolada dos nervos espinais da cauda equina (lesão da cauda equina) no interior do canal vertebral costuma ocorrer nas fraturas distais em L1 a L2, não sendo, de fato, lesões da medula. O quadro clínico depende da raiz atingida, e podem ser observados paresia do membro inferior, arreflexia, distúrbios da sensibilidade e incontinências fecal e vesical.

O termo tetraplegia refere-se à perda da função motora e/ou sensitiva nos segmentos cervicais da medula por conta de lesão dos elementos neuronais no interior do canal vertebral. A tetraplegia resulta em alteração das funções dos membros superiores, do tronco, dos membros inferiores e dos órgãos pélvicos, não sendo incluídas nessa categoria as lesões traumáticas do plexo braquial e dos nervos periféricos fora do canal vertebral.

A paraplegia refere-se à perda da função motora e/ou sensitiva nos segmentos torácicos, lombares e sacrais da medula espinal, secundária à lesão dos elementos neurais no interior do canal vertebral. Tal termo pode ser utilizado para definir as lesões da cauda equina e do cone medular, mas não em lesões dos plexos lombar e sacral e dos nervos periféricos localizadas fora do canal vertebral.

AVALIAÇÃO DA AMERICAN SPINE INJURY ASSOCIATION

A American Spine Injury Association (ASIA, Associação Americana do Trauma Raquimedular) desenvolveu, em 1992,[11] padrões para a avaliação e classificação neurológica do TRM, que apresenta, no momento, grande aceitação mundial **(FIG. 41.6)**.

A avaliação neurológica baseia-se na sensibilidade e na função motora e possui etapa compulsória, na qual são determinados o nível da lesão neurológica, o nível motor e o nível sensitivo, além de ser possível obter números que, em conjunto, fornecem um escore. A outra etapa é opcional (avaliação da sensibilidade profunda, da propriocepção e de dor profunda) e não entra na formação do escore, mas acrescenta importantes informações na avaliação clínica dos pacientes.

O exame da sensibilidade é realizado por meio da avaliação da sensibilidade tátil e dolorosa do paciente, pesquisada nos 28 dermátomos de ambos os lados, atribuindo-se valor numérico de acordo com o achado clínico: 0, ausente; 1, comprometida; 2, normal; NT, não testada, quando, por qualquer motivo, a avaliação do dermátomo não puder ser realizada. O esfíncter anal externo também deve ser examinado, por meio da introdução do dedo do examinador no orifício anal com a finalidade de determinar se a lesão é completa ou incompleta (sensibilidade presente, sim; ausente, não) **(FIG. 41.6)**.

A avaliação da função motora é realizada pelo exame, de ambos os lados, de músculos denominados músculos-chave, em 10 pares de miótomos, e a força muscular é graduada de acordo com a seguinte escala: 0, paralisia total; 1, contração palpável ou visível; 2, movimento ativo sem oposição da força da gravidade; 3, movimento ativo contra a força da gravidade; 4, movimento ativo contra alguma resistência; 5, movimento ativo contra grande resistência; NT, não testada. Os músculos selecionados para a avaliação e os níveis neurológicos correspondentes são **(FIG. 41.6)**:

- C5: flexores do cotovelo.
- C6: flexores do punho.
- C7: extensores do cotovelo.
- C8: flexores do dedo (falanges média e distal).
- T1: abdutores (dedo mínimo).
- L2: flexores do quadril.
- L3: flexores do joelho.
- L4: dorsiflexores do tornozelo.
- L5: extensor longo dos dedos.
- S1: flexores plantares do tornozelo.

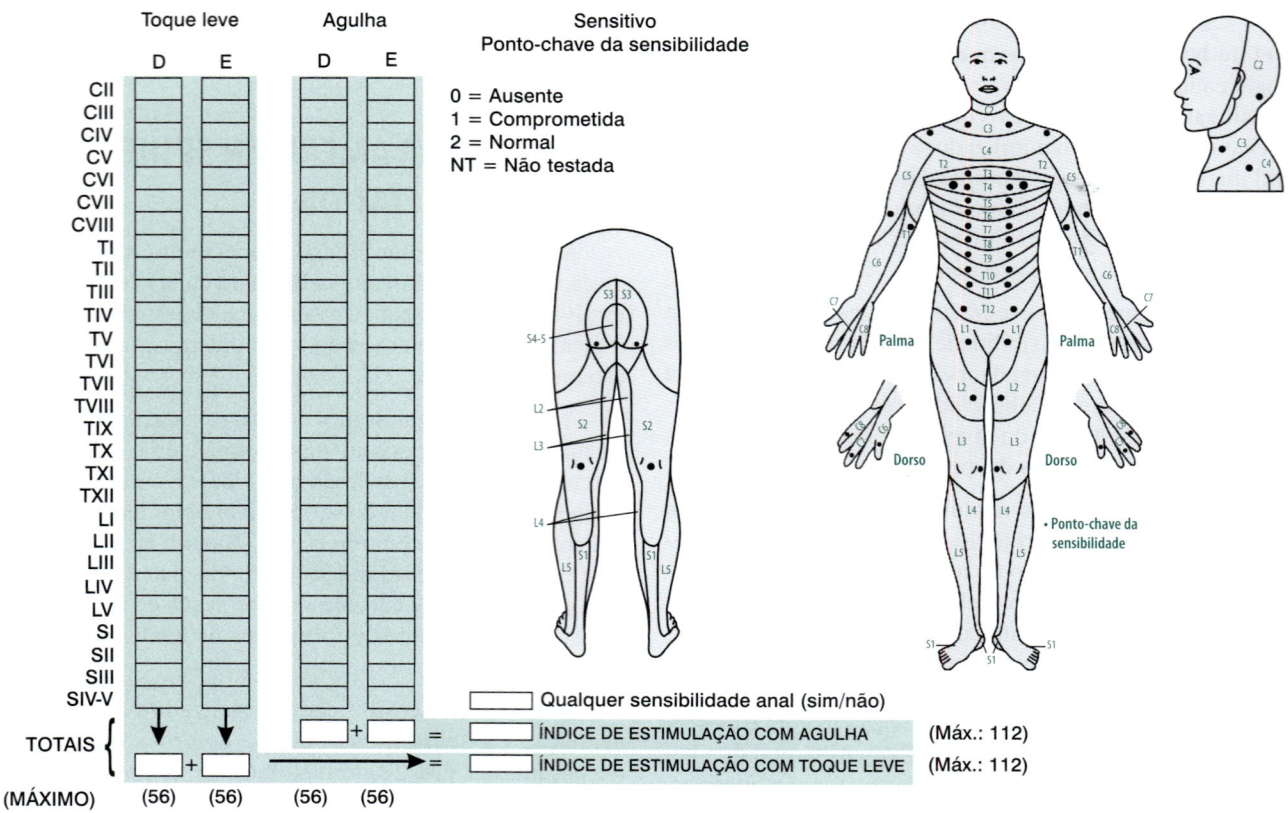

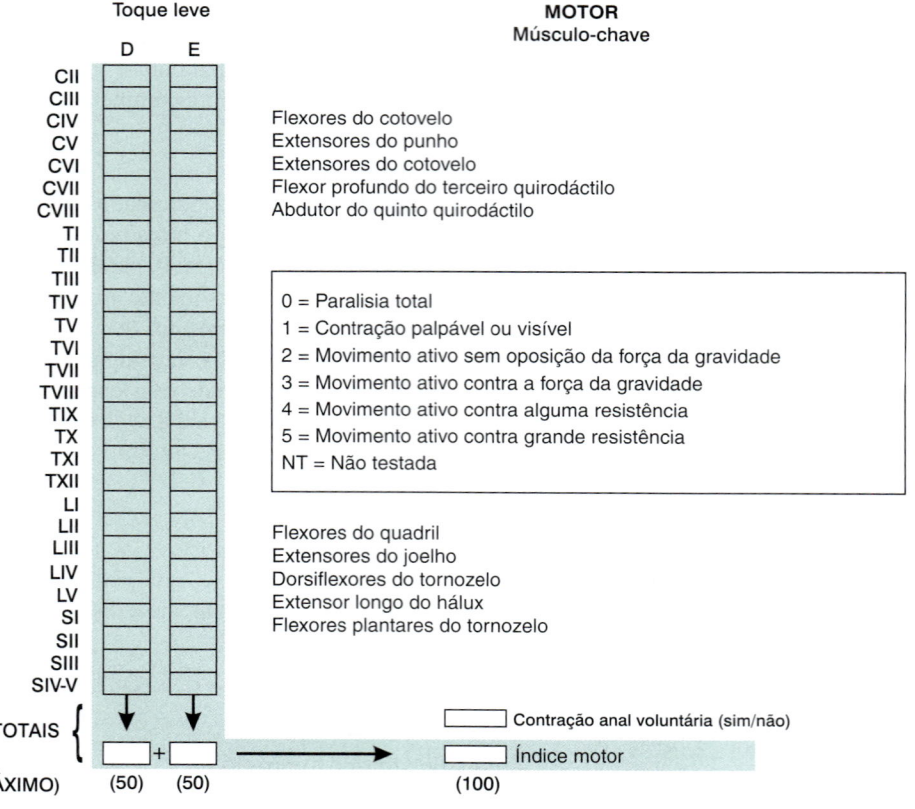

FIGURA 41.6 → Esquema de avaliação neurológica dos traumatismos raquimedulares proposto pela ASIA.

Além do exame dos 10 pares de miótomos mencionados, o esfíncter anal externo deve ser também analisado para avaliar a capacidade de contração voluntária (sim ou não), dado que auxilia na diferenciação entre lesão incompleta e completa. Como opção, o diafragma, o deltoide e os isquiotibiais também podem ser avaliados, e sua força é anotada como ausente, diminuída ou normal.

A somatória dos diferentes valores numéricos referentes à força motora, à sensibilidade tátil e à sensibilidade dolorosa dá origem a escores cujo valor máximo é 100 para a avaliação motora e 112 para a sensitiva.

A avaliação da deficiência é baseada na modificação da escala de Frankel e colaboradores,[12] que foi modificada pela ASIA e consiste em cinco graus de incapacidade (FIG. 41.6):

- Lesão completa (A): não existe função motora ou sensitiva nos segmentos sacrais S4 a S5.

- Lesão incompleta (B): preservação da sensibilidade e perda da força motora abaixo do nível neurológico, estendendo-se até os segmentos sacrais S4 a S5.

- Lesão incompleta (C): a função motora é preservada abaixo do nível neurológico, e a maioria dos músculos-chave abaixo desse nível tem grau menor ou igual a 3.

- Lesão incompleta (D): a função motora é preservada abaixo do nível neurológico, e a maioria dos músculos-chave abaixo desse nível apresenta grau maior ou igual a 3.

- Normal (E): sensibilidade e força motora normais.

AVALIAÇÃO RADIOGRÁFICA

A coluna vertebral deve ser avaliada por meio de radiografias realizadas nos planos anteroposterior e lateral, procurando analisar a assimetria, o alinhamento das vértebras e as roturas das partes moles. É muito importante a visualização de todas as vértebras da coluna cervical e da transição cervicotorácica. Na impossibilidade da visualização desse segmento da coluna vertebral por meio de radiografias convencionais, a realização das radiografias sob tração dos membros superiores (FIG. 41.7) pode auxiliar no diagnóstico, bem como o estudo tomográfico computadorizado.

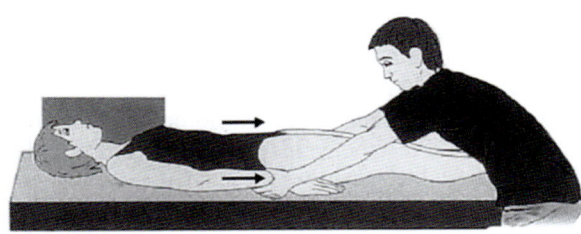

FIGURA 41.7 → Aplicação de tração nos membros superiores para auxiliar na visualização da parte baixa da coluna cervical durante a realização de radiografias convencionais.

As radiografias dinâmicas (hiperflexão e hiperextensão) são contraindicadas para pacientes com déficit neurológico ou inconscientes. Esse tipo de avaliação deve ser utilizado somente em indivíduos que apresentam radiografias normais, sem alteração neurológica e em perfeito estado de alerta, de modo que possam realizar flexão e extensão ativas da coluna cervical de modo voluntário e com o total controle da situação.

A realização das radiografias nos planos anteroposterior, perfil e transoral para a observação do processo odontoide permite o diagnóstico de 84% das fraturas da coluna cervical. A tomografia computadorizada (TC) possibilita o diagnóstico de fraturas ocultas da região cervical,[13] sendo também muito útil na avaliação da morfologia da fratura, da estabilidade do segmento lesado e da compressão do canal vertebral pelos fragmentos da vértebra fraturada.

A ressonância magnética (RM) tem auxiliado sobremaneira o diagnóstico de TRMs e, sempre que possível, deve ser utilizada na fase primária do diagnóstico, pois permite a análise detalhada das partes moles, com melhor visualização de contusões medulares, hematomas, lesões ligamentares, hérnias discais e coleções líquidas.

TRATAMENTO

O tratamento de TRMs deve ser instituído no momento do atendimento inicial, ainda fora do ambiente hospitalar, durante o resgate e o transporte do paciente, com o objetivo de evitar lesões adicionais ou ampliação das lesões já existentes. A imobilização da coluna cervical deve ser realizada em todos os indivíduos politraumatizados e retirada somente após a confirmação da ausência de lesão. Cuidados especiais devem ser tomados durante o transporte dos pacientes e a retirada de capacetes de ciclistas ou motociclistas vítimas de acidente (FIGS. 41.8 e 41.9).

Todo paciente com lesão da coluna cervical ou que sofreu trauma com mecanismo potencialmente causador de lesão deve ser imobilizado no local do acidente e durante o transporte, usando combinação de colar rígido cervical, blocos de suporte e bandas de estabilização sob maca rígida para limitar a mobilização. Estima-se que de 3 a 25% das lesões medulares ocorrem após o trauma inicial, durante o transporte ou nas fases iniciais do atendimento.

Como 20% das lesões da coluna envolvem múltiplos níveis adjacentes, deve-se considerar que toda a coluna está sob risco durante o transporte e a manipulação do paciente. Todos os movimentos devem ser controlados e supervisionados até exclusão dessa hipótese.

O tratamento na emergência tem como objetivo principal a manutenção e o restabelecimento das funções vitais do paciente, de modo que a abordagem terapêutica específica do trauma do segmento vertebral com lesão medular é realizada somente após a resolução de tal fase. É importante lembrar a possibilidade de ocorrência de

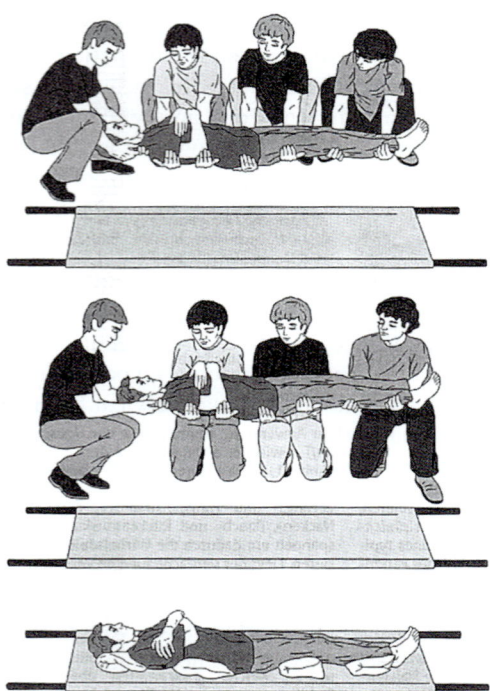

FIGURA 41.8 → Desenho ilustrando os cuidados iniciais na remoção e no transporte dos pacientes.

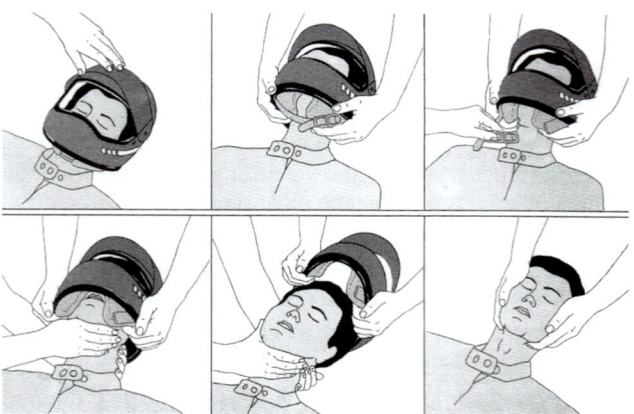

FIGURA 41.9 → Desenho ilustrando a sequência e os cuidados necessários na remoção do capacete.

choque neurogênico (hipotensão associada a bradicardia) nos indivíduos com lesão acima de T6, para evitar a administração de líquidos e a consequente sobrecarga hídrica.

A metilprednisolona tem sido empregada até oito horas após a lesão da medula espinal, com base nos resultados observados nos National Spinal Cord Injury Study (NASCIS I e II), realizados em 1990 e 1992, nos quais foi detectada melhora neurológica significativa no grupo de pacientes em que esse medicamento foi administrado.[14] A metilprednisolona tem a capacidade de reduzir a peroxidação lipídica e de preservar a integridade das estruturas neuronais, atuando no nível da lesão

secundária, devido à isquemia e à ação dos radicais livres. Tal agente tem maior efeito do que a dexametasona na inibição da peroxidação lipídica, e outros fármacos, como o mesilato de tiralazade, também têm sido utilizados, pois são potentes inibidores da peroxidação lipídica e não apresentam os efeitos colaterais dos corticoides.

A dose recomendada de metilprednisolona é de 30 mg/kg de peso, aplicada em bolo durante 15 minutos, e, 45 minutos após essa dose em bolo, administram-se 5,4 mg/kg em infusão constante, por 23 horas. A dose total é de 154,2 mg/kg de peso em 24 horas e deve ser consumida nas primeiras oito horas após o trauma. Depois desse período, a administração de tal medicamento não alcança o objetivo desejado e pode acarretar certos efeitos nocivos. A utilização desses fármacos, muito disseminada nos Estados Unidos, tem sido objeto de críticas em outros países, já que não há consenso sobre seu papel protetor nos TRMs. A administração da metilprednisolona é contraindicada em casos de ferimentos por arma de fogo ou branca, pacientes com risco de morte, indivíduos abaixo de 14 anos e mulheres grávidas.[15]

Devido aos efeitos colaterais apresentados pela administração de corticoides, outros medicamentos com os mesmos efeitos inibidores da peroxidação lipídica têm sido estudados, destacando-se, entre eles, o mesilato de tiralazade, que pertence à classe dos compostos conhecidos como 21-aminoesteroides ou lazaroides. Esse agente apresentou resultados semelhantes aos observados com a metilprednisolona, mas ainda não está disponível para utilização.[16]

Os benefícios da metilprednisolona na recuperação neurológica, quando administrada dentro das oito horas inicias do trauma, têm sido sugeridos, mas não provados. Quando administrada por 24 horas, seu uso é associado a significativo aumento de complicações clínicas graves.

O tratamento com metilprednisolona é recomendado como uma opção que somente deve ser considerada com o conhecimento da evidência de que riscos e efeitos colaterais são mais consistentes que os benefícios. Como contraponto, o recente estudo e a revisão sistemática da Fundação Cochrane sobre o tema "Esteroides na lesão aguda da medula espinhal", publicado em 2012, endossa a administração do fármaco por proporcionar melhora da recuperação neurológica.[17]

O tratamento definitivo da lesão no segmento vertebral fraturado está descrito no capítulo sobre fraturas da coluna vertebral. Tem como principais objetivos: a preservação da anatomia e da função da medula espinal, a restauração do alinhamento da coluna vertebral, a estabilização do segmento vertebral lesado, a prevenção de complicações gerais e locais e o restabelecimento precoce das atividades dos pacientes, devendo ser realizado o mais cedo possível, desde que as condições gerais do indivíduo permitam. Na impossibilidade da realização do tratamento definitivo, a redução da fratura e o realinhamento do canal vertebral podem ser obtidos por meio da aplicação de tração longitudinal, utilizando-se o halo craniano nas lesões cervicais.

O realinhamento da coluna vertebral e a ligamentotaxia, produzidos pela instrumentação dos elementos vertebrais, promovem a descompressão indireta das estruturas nervosas do segmento vertebral.

> **DICA: A estabilização precoce das lesões, não no sentido da sua recuperação neurológica, cujo papel da descompressão é muito discutível, mas no sentido de facilitar a mobilização precoce dos pacientes e promover de modo mais rápido a reabilitação e a reintegração social, reduzindo as complicações inerentes a essas lesões, é uma tendência terapêutica.**

Não existe, até o momento, tratamento cirúrgico capaz de restaurar as funções da medula espinal lesada, e o objetivo da abordagem cirúrgica é apenas a redução e o realinhamento do segmento vertebral lesado e a restauração da estabilidade de tal segmento, de modo a evitar lesões adicionais da medula e favorecer sua recuperação. Outra vantagem dos métodos modernos de fixação vertebral é a possibilidade da mobilização precoce dos pacientes, sem a utilização de imobilização externa, o que facilita a reabilitação no período pós-operatório.

As indicações da intervenção cirúrgica têm sido baseadas na presença de instabilidade do segmento vertebral e de lesão neurológica, havendo controvérsia com relação a esse tópico. A paralisia após intervalo de quadro neurológico normal e a paralisia rápida e progressiva ou incompleta que evolui para paralisia completa têm sido consideradas indicação absoluta e urgente de tratamento cirúrgico (**FIGS. 41.10 a 41.16**).

Em relação ao tratamento dos traumatismos da medula espinal, acredita-se que a prevenção seja talvez mais importante e de maior alcance do que os métodos terapêuticos disponíveis no momento. A força causadora da lesão

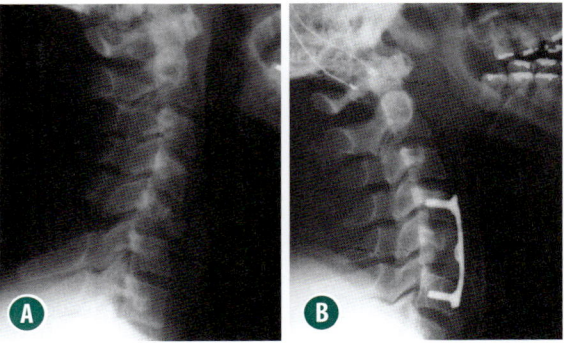

FIGURA 41.11 → Radiografias em perfil da coluna cervical.
Ⓐ Fratura de C5.
Ⓑ Técnica de fixação anterior com placa e enxerto corticoesponjoso após corporectomia de C5.

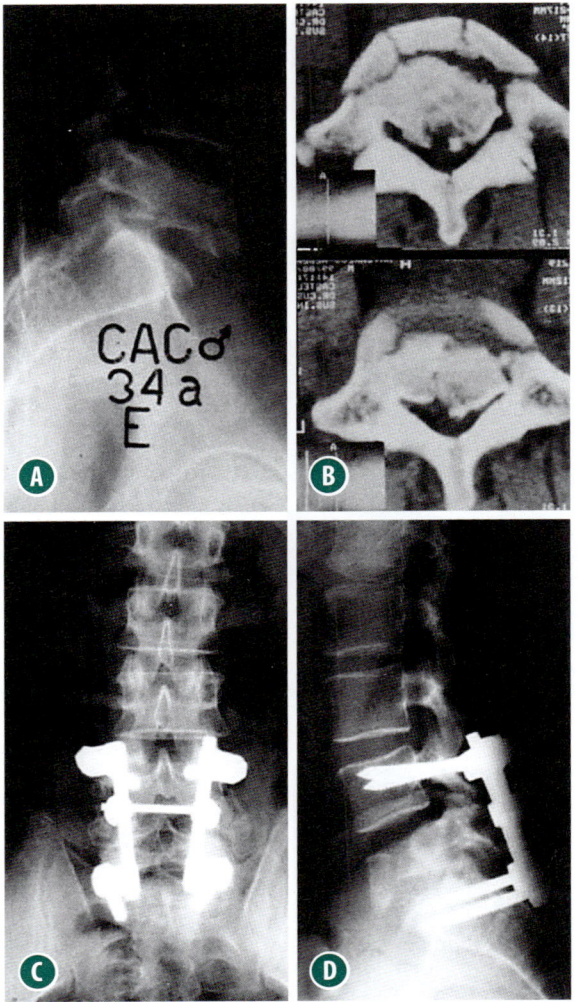

FIGURA 41.12
Ⓐ Radiografias em perfil.
Ⓑ Estudo tomográfico computadorizado axial de fratura cominutiva de L5.
Ⓒ Radiografia pós-operatória em posição anteroposterior.
Ⓓ Radiografia pós-operatória em perfil após redução, fixação e artrodese posterior com sistema pedicular.

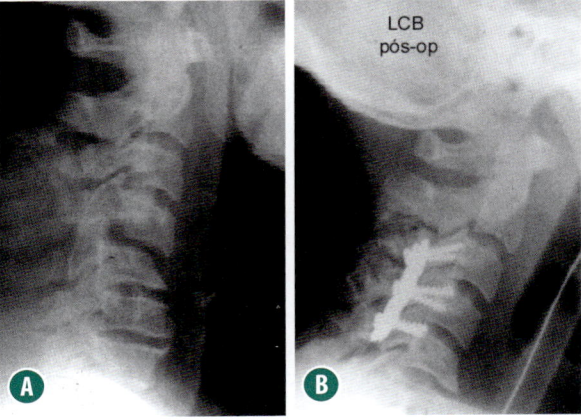

FIGURA 41.10
Ⓐ Radiografias em perfil da coluna cervical de um paciente com diagnóstico de luxação em C4 e C5.
Ⓑ Técnica de fixação posterior com placas e parafusos após a redução.

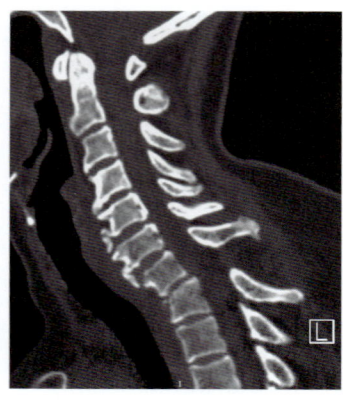

FIGURA 41.13 → TC sagital evidenciando colapso parcial de T1 e aumento da distância interespinhosa C7-T1.

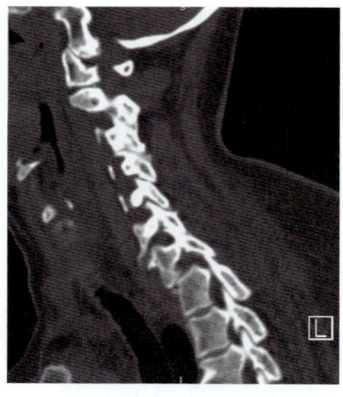

FIGURA 41.14 → TC parassagital evidenciando luxação facetária C7-T1.

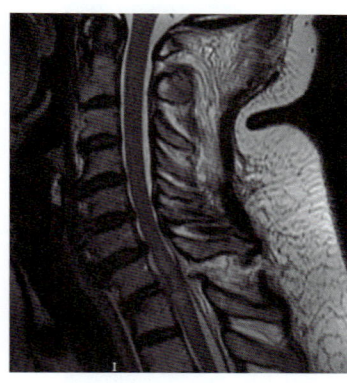

FIGURA 41.15 → RNM em T2 sagital evidenciando lesão ligamentar posterior complexa e herniação discal anterior C7-T1.

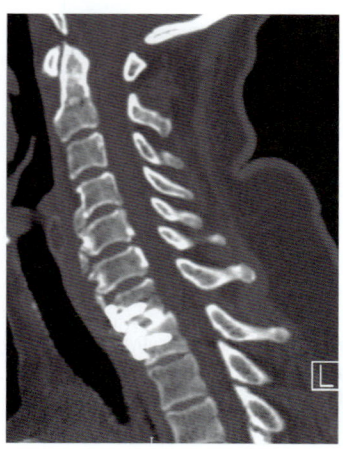

FIGURA 41.16 → TC sagital pós-operatório evidenciando redução e estabilização da lesão via anterior.

e o tipo das lesões das estruturas nervosas são os fatores mais importantes na determinação do prognóstico, restando a estabilização, a descompressão do segmento vertebral lesado, a farmacoterapia da lesão medular – restrita às janelas terapêuticas – e o tratamento clínico do paciente para o controle e para a atuação da equipe médica.

O tratamento medicamentoso das lesões medulares tem recebido grande atenção nos últimos anos. Diversas pesquisas têm sido realizadas com o objetivo de recuperar a lesão medular com a utilização de fármacos. Os gangliosídeos (moléculas de glicopeptídeos derivadas do ácido siálico) têm, *in vitro,* a capacidade de estimular a formação e o crescimento dos neuritos, que são expansões protoplasmáticas dos axônios, capazes de originar novas conexões e regenerações funcionais.[18] Em pacientes com trauma raquimedular, foi observada a melhora da recuperação dos índices sensitivos e motores e da função esfincteriana com a administração do GM1.[15] Os gangliosídeos não devem ser administrados em conjunto à metilprednisona, pois os resultados observados com a associação de tais medicamentos são inferiores aos resultados com a administração isolada dos fármacos.[15]

Outros medicamentos, ainda que em fase de experimentação, merecem ser mencionados, como os anticorpos bloqueadores dos fatores inibitórios de regeneração,[19] os fatores neurotróficos,[20] os antagonistas do N-metil-D-aspartato,[21] os bloqueadores dos canais de cálcio,[22] a 4-aminopiridina[23] e os antioxidantes e bloqueadores de radicais livres.[20] No entanto, apesar de promissores, os efeitos desses agentes têm sido observados apenas de modo experimental, não existindo evidências clínicas, com exceção da metilprednisolona e dos gangliosídeos.

ESTRATÉGIAS EXPERIMENTAIS VISANDO À RESTAURAÇÃO DA FUNÇÃO APÓS TRAUMA RAQUIMEDULAR

Os estudos em desenvolvimento para reparo das lesões medulares são categorizados pelo objetivo (alvo) e classificados em três "R":

1º – Resgate. Visa à preservação do tecido por meio de descompressão cirúrgica, hipotermia terapêutica, manipulação da resposta inflamatória e dieta neuroprotetora.

2º – Reativação. Visa ao aproveitamento de circuitos sobreviventes por intermédio de estimulação epidural, alívio do bloqueio de condução e hipoxia intermitente.

3º – Religamento. Visa à regeneração axonal através de manipulação genética de neurônios corticais, transplante de células da glia, células-tronco neurais, neutralização de inibidores de mielina e modificação da matriz.

Esses estudos revelaram-se pouco reprodutíveis e com resultados ainda controversos. A estimulação epidural na reabilitação tem o melhor risco-benefício em indivíduos com lesões crônicas e completas. Para pacientes com lesão incompleta, a hipoxia intermitente apresenta baixo risco para o paciente, tornando-se uma interessante opção.

A capacidade de resgate (preservação de tecidos), reativação e religação (reparo de lesões já estabelecidas ou novas vias para zonas poupadas) para restauro da função após lesões medulares poderão ser alcançadas em breve.

De acordo com o UK National Institute For Health, nos próximos cinco a 10 anos, deverão ser realizadas pesquisas com o objetivo de responder às 10 maiores dúvidas dos pacientes e profissionais da saúde sobre o tema:

1. Atividade física, reabilitação funcional, estimulação elétrica funcional e hidroterapia realmente melhoram a função muscular e a neuroplasticidade?

2. Terapia com células-tronco melhora o desfecho e é dependente do tipo de lesão (agudo, crônico, completo, incompleto)?

3. A disponibilidade de cuidados após a alta hospitalar melhora o prognóstico (p. ex., fisioterapia)?

4. Qual é a melhor estratégia para reduzir a incidência de infecções urinárias e complicações secundárias?

5. Quanto à conduta no pós-operatório de TRM com estabilização: repouso absoluto no leito por quatro a seis semanas ou mobilização precoce?

6. A alta hospitalar para um ambiente de reabilitação funcional melhora o prognóstico?

7. A participação de uma equipe multidisciplinar e o acompanhamento em centro especializado de reabilitação melhoram os resultados (saúde e bem-estar)?

8. A intervenção nutricional melhora o prognóstico de disfunção intestinal secundária?

9. Quais são os efeitos do envelhecimento no desenvolvimento de complicações, como espasticidade e incontinência urinária e fecal, e necessidade de *home care*?

10. O diagnóstico precoce e o tratamento melhoram o prognóstico em:
    a. Síndrome da cauda equina.
    b. Mielite transversa.

Referências

1. Müller EJ, Muhr G. Wirbelsäulenverletzungen. Sttutgart: Thieme; 1997.

2. D'Andrea Greve JM. Traumatismos raquimedulares nos acidentes de trânsito e uso de equipamentos de segurança. Diagnóstico & Tratamento. 1997;2(1):10-3.

3. Bridwell KH, DeWald RL, editors. The textbook of spinal surgery. 2nd ed. Philadelphia: Lippincott-Raven; 1996.

4. Kadurin CL. Traumatismo raquimedular por mergulho em água rasa: proposta de um programa de prevenção [dissertação]. Ribeirão Preto: Universidade de São Paulo; 1998.

5. Slucky AV, Eismont FJ. Treatment of acute injury of the cervical spine. J Bone Joint Surg Am. 1994;76(12):1882-9.

6. Bunge RP, Puckett WR, Becerra JL, Marcillo A, Quencer RM. Observations on the pathology of human spinal cord injury. A review and classification of 22 new cases with details in from a case of chronic cord compression with extensive focal demyelination. Adv Neurol. 1993;59:75-89.

7. Kakulas BA. Pathology of spinal injuries. Cent Nerv Syst Trauma. 1984;1(2):117-29.

8. Balentine JD, Hoganh EL, Banik NL. Calcium and the pathogenesis of spinal cord injuries. In: Dacey RG Jr, Winn HR, Rimel RW, Jane JA, editors. Trauma of the central nervous system. New York: Raven; 1985. p. 297-308.

9. Hall ED, Braugler JM. Glucocorticoid mechanisms in acute spinal cord injury: a review and therapeutic rationale. Surg Neurol. 1982;18(5):320-7.

10. Bohlman HH. Acute fractures and dislocations of the spine: an analysis of three hundred hospitalized patients and review of the literature. J Bone Joint Surg Am. 1979;61(8):1119-22.

11. American Spinal Injury Association; International Medical Society of Paraplegia. International standards for neurological and functional classification of spinal cord injury. Chicago: American Spine Injury Association; 1992.

12. Frankel HL, Hancock DO, Hyslop G, Melzak J, Michaelis LS, Ungar GH, et al. The value of postural reduction in the initial management of closed injuries of the spine with paraplegia and tetraplegia. I. Paraplegia. 1969;7(3):179-92.

13. Post MJ, Green BA. The use of computed tomography in spina trauma. Radiol Clin North Am. 1983;21(2):327-75.

14. Bracken MB, Holford TR. Effects of timing of methylprednisolone or naloxone administration on recovery of segmental and long-tract neurological function in NASCIS 2. J Neurosurg. 1993;79(4):500-7.

15. Barros Filho TEP. Tratamento medicamentoso do traumatismo raquimedular. Rev Bras Ortop. 2000;35(5):143-6.

16. Bracken MB, Shepard MJ, Holford TR, Leo-Summers L, Aldrich EF, Fazl M, et al. Administration of metylprednisolone for 24 or 48 hours or tirilazad mesylate for 48 hours in the treatment of acute spinal cord injury. Results of the third National Acute Spinal Cord Injury Randomized Controlled Trial. National Acute Spinal Cord Injury Study. JAMA. 1997;277(20):1597-604.

17. Bracken MB. Steroids for acute spinal cord injury. Cochrane Database Syst Rev. 2012;1:CD001046.

18. Geisler FH, Dorsey FC, Coleman WP. Recovery of motor function after spinal cord injury: a randomized placebo-controlled trial with GM-1 ganglioside. N Engl J Med. 1991; 324(26):1829-38.

19. Schwab ME, Bandtlow CE. Neurobiology: inhibitory influences. Nature. 1994;371(6499):658-9.

20. Amar AP, Levy ML. Pathogenesis and pharmacological strategies for mitigating secondary damage in acute spinal cord injury. Neurosurgery. 1999;44(5):1027-39.

21. Tator CH. Biology of neurological recovery and functional restoration after spinal cord injury. Neurosurgery. 1998;42(4):696-708.

22. Fehlings MG, Tator CH, Linden RD. The effect of nimodopine and dextran on axonal function and blood flow following experimental spinal cord injury. J. Neurosurg. 1989; 71(3):403-16.

23. Gebrin AJ, Cristante AF, Marcon RM, Da-Silva CF. Intervenções farmacológicas no trauma raquimedular: uma nova visão terapêutica. Acta Ortop Bras. 1997;5(3):123-36.

42
Reabilitação da lesão da medula espinal

Marcelo J. J. Ares
Adriana Rosa Lovisotto Cristante
Sandra Tripodi

Apesar do grande número de tentativas para a descoberta de medidas que revertam os danos causados por uma lesão na medula espinal, o tratamento de reabilitação ainda constitui o melhor recurso para que o portador atinja, de acordo com seu potencial residual, o máximo de independência para o seu nível e grau de lesão, obtendo o maior número de informações para alcançar a melhor qualidade de vida.

O processo de reabilitação deve começar no momento mais precoce possível, de preferência já nas unidades de terapia intensiva, para evitar complicações que interfiram de forma negativa no desempenho funcional do paciente. Nessa fase inicial, deve-se dar especial atenção às alterações respiratórias (em particular nas lesões cervicais e torácicas altas) e vasculares (prevenção de trombose venosa profunda e tromboembolismo pulmonar), além de evitar retenção vesical e intestinal – promovendo o esvaziamento correto da bexiga e o hábito intestinal adequado – e prevenir deformidades musculoesqueléticas e úlceras por pressão. Orientações diretas e precisas à equipe que trabalha com o paciente na fase aguda otimizam o resultado nessa fase e preparam o indivíduo para as fases seguintes da reabilitação.

É na fase inicial que se observa maior interface do médico ortopedista e/ou neurocirurgião com a equipe de reabilitação, quando diferentes causas acarretam lesão medular, como politraumas, hérnias discais, tumores intra ou extramedulares, entre outras.

TRATAMENTO DE REABILITAÇÃO

O paciente, ao reunir condições clínicas e emocionais ideais, pode iniciar o tratamento de reabilitação. Tal processo, que deve ter participação ativa do indivíduo, familiares e cuidadores, é realizado por equipe especializada coordenada pelo médico fisiatra (QUADRO 42.1).

O tratamento de reabilitação abrange os treinamentos motor e esfincteriano, a prevenção e correção das complicações, o acompanhamento psicológico e a orientação sexual e profissional.

PERFIL EPIDEMIOLÓGICO

De acordo com dados obtidos a partir da Sociedade Internacional de Lesão Medular, na América Latina, a taxa de incidência estimada é em torno de 19 a 25 novos casos/milhões/ano de lesão medular traumática.[1] No Brasil, estima-se a incidência de 19 a 29 novos casos/milhões/ano.[2]

Por etiologia traumática, constatou-se a seguinte distribuição: acidente de trânsito (31%), violência (16%), quedas (39%) e esportes/recreação (14%). A etiologia traumática é a mais comum, e as não traumáticas passaram a ser mais bem diagnosticadas após o desenvolvimento de técnicas mais elucidativas, como a ressonância magnética.

> **ATENÇÃO!** É muito importante que todos saibam quais são as principais causas de lesão medular traumática, para que sejam implantadas medidas preventivas capazes de diminuir sua ocorrência (p. ex., campanhas de segurança no trânsito, cuidado ao mergulhar e estímulo ao desarmamento).

FASES CLÍNICAS E AVALIAÇÃO FISIÁTRICA

No decorrer de sua evolução, o paciente com lesão medular passa por fases clínicas e emocionais distintas, cada uma com suas particularidades. O quadro clínico geral inicial é denominado **choque medular**, caracterizado por paralisia flácida e anestesia abaixo do nível da lesão, abolição de reflexos vesical, intestinal e genital com duração variável (média de três semanas).

Nessa fase, não é possível definir o prognóstico de evolução da lesão, pois o quadro não oferece definição exata da intensidade da lesão anatômica. O término da fase de choque medular é marcado pelo retorno dos reflexos medulares (cutâneo-anal e/ou bulbocavernoso), exceto nas lesões de cone medular e cauda equina, nas quais a flacidez persiste devido à interrupção dos arcos reflexos medulares, caracterizando a lesão de motoneurônio inferior.

Quando a lesão está localizada acima do cone medular, surgem a hipertonia, a hiper-reflexia e os automatismos medulares, típicos da lesão do neurônio motor superior.

QUADRO 42.1 → Composição da equipe envolvida no processo de reabilitação do indivíduo com lesão medular

Fisiatra	Dentista
Urologista	Enfermeiro
Cirurgião plástico	Fisioterapeuta (solo e água)
Cardiologista	Terapeuta ocupacional
Neurocirurgião	Psicólogo
Ortopedista: membros superiores, membros inferiores e coluna	Assistente social
	Educador físico
Clínico geral	Técnico de órteses e próteses
Infectologista	Nutricionista
Psiquiatra	Bioengenheiro

Quando o paciente sai do choque medular, deve-se avaliar o nível e o grau da lesão e, a partir de então, estabelecer o prognóstico. Nas lesões não traumáticas que evoluem de maneira insidiosa, essas alterações não são bem diferenciadas.

Na determinação do nível de lesão, identificam-se os segmentos mais caudais da medula com função motora e sensitiva preservada em ambos os lados do corpo, lembrando que o comprometimento dos quatro membros é denominado tetraplegia e o dos membros inferiores, paraplegia.

A partir de 2012, o termo *single-level* começou a ser utilizado como referência ao último nível motor e sensitivo normal em ambos os lados do corpo. Visto que a escala da American Spinal Injury Association(ASIA) é padronizada no mundo, esta será a escala utilizada neste capítulo. Ela indica os músculos-chave para o nível motor (QUADRO 42.2) e os dermátomos ou pontos-chave sensitivos para o nível de sensibilidade, conforme descrito a seguir.

Nível motor

A seguinte escala de graduação de força muscular é utilizada para determinação do nível motor:

0 = Ausência de contração muscular.

1 = Contração muscular voluntária palpável ou visível.

2 = Movimentação ativa em todo o arco de movimento com eliminação da gravidade.

3 = Movimentação ativa em todo o arco de movimento contra a força da gravidade.

4 = Movimentação ativa em todo o arco de movimento contra a resistência moderada.

5 = Movimentação ativa em todo o arco de movimento contra grande resistência.

NT = Músculo não testável.

Deve-se considerar como nível motor o músculo-chave mais distal com força 3 ou mais, desde que os músculos rostrais apresentem força de grau 5.

QUADRO 42.2 → Escala ASIA para lesão medular

Raiz	Músculo-chave Membro superior	Raiz	Músculo-chave Membro inferior
C5	Flexores do cotovelo	L2	Flexores de quadril
C6	Extensores do punho	L3	Extensores de joelho
C7	Extensor do cotovelo	L4	Dorsiflexores do tornozelo
C8	Flexor profundo do terceiro dedo	L5	Extensor longo do hálux
T1	Abdutor do quinto dedo	S1	Flexores plantares do tornozelo

Nível sensitivo

O nível sensitivo é determinado pelos dermátomos com sensibilidades dolorosa (ponta de alfinete) e táctil leve (algodão) preservadas, em ambos os lados do corpo. A percepção da dor e do tato leve é avaliada em cada um dos pontos-chave e graduada de acordo com a seguinte escala (FIG. 42.1):

0 = Ausência de sensibilidade.

1 = Sensibilidade alterada (hipo ou hiperestesia).

2 = Sensibilidade normal.

NT = Não testável.

Quanto ao grau de lesão, a classificação pode ser:

- **Incompleta.** Presença de função motora e/ou sensitiva abaixo do nível da lesão, incluindo os dermátomos e miótomos inervados pelos segmentos sacrais.

- **Completa.** Ausência de função motora e sensitiva abaixo do nível de lesão.

Para favorecer a realização do prognóstico funcional, também é utilizada a classificação de Frankel/ASIA,[3] mostrada no QUADRO 42.3.

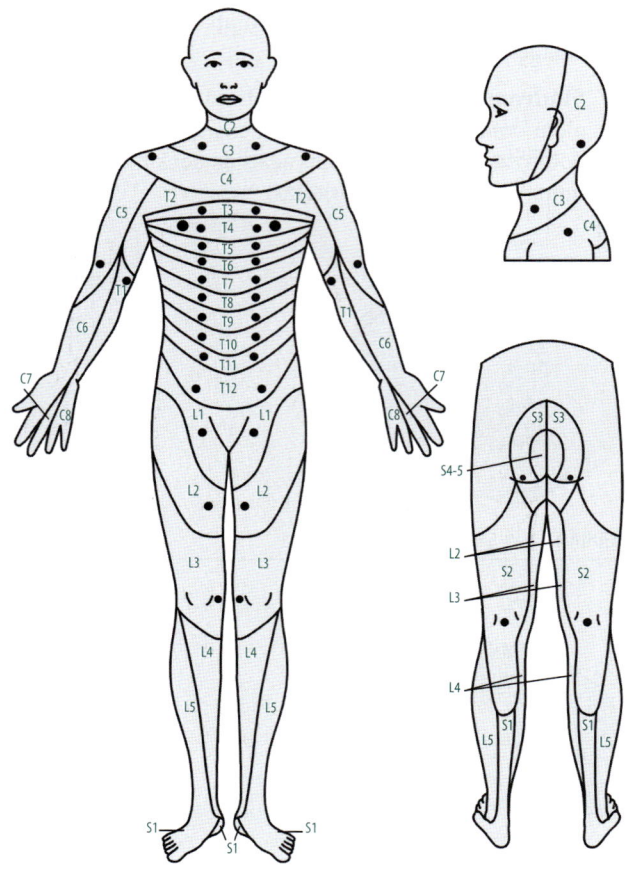

FIGURA 42.1 → Pontos-chave/sensibilidade.

QUADRO 42.3 → Classificação de Frankel

A – Completa: ausência de função sensitivo-motora nos segmentos sacrais.

B – Incompleta: há função sensitiva abaixo do nível da lesão, incluindo os dermátomos sacrais, mas não há função motora.

C – Incompleta: além da sensibilidade, há função motora abaixo do nível da lesão, incluindo os dermátomos sacrais. A maioria dos músculos-chave localizados abaixo da lesão tem grau muscular inferior a 3.

D – Incompleta: há função motora abaixo do nível de lesão, incluindo os dermátomos sacrais. A maioria dos músculos-chave localizados abaixo da lesão tem grau muscular superior ou igual a 3.

E – Quadro neurológico normal.

> **ATENÇÃO! Com a realização do exame físico de forma precisa, o fisiatra chega ao diagnóstico de quadros clínicos que apresentam certas peculiaridades (as síndromes medulares), o que auxilia na determinação do prognóstico e na programação de metas no processo de reabilitação.**

As síndromes medulares encontradas com maior frequência pelo fisiatra no momento do exame físico são:

- **Síndrome medular transversa.** Lesão completa da medula acima do cone medular, com perda motora e sensitiva totais, geralmente acompanhada de espasticidade **(FIG. 42.2)**.

- **Síndrome medular anterior.** Lesão medular incompleta com perda motora e de sensibilidade térmica e dolorosa, mas com preservação da sensibilidade profunda (propriocepção) **(FIG. 42.3)**.

- **Síndrome centromedular.** Lesão incompleta da medula cervical cursando com maior comprometimento motor dos membros superiores com relação aos inferiores **(FIG. 42.4)**.

- **Síndrome de Brown-Sequard.** Lesão medular incompleta cuja principal característica é a hemissecção da medula com perda motora e proprioceptiva homolateral e perda da sensibilidade térmica e dolorosa contralateral à lesão **(FIG. 42.5)**.

- **Síndrome do cone medular.** Lesão sacral e de raízes lombares, mas no interior do canal medular com perda motora flácida e ausência de sensibilidade nos seguimentos lombossacrais correspondentes **(FIG. 42.6)**.

- **Síndrome da cauda equina.** Lesões que ocorrem dentro do canal espinal, mas abaixo do cone medular com perda motora flácida e sensitiva dos músculos e dermátomos inervados pelas raízes lesadas, ocasionando lesões completas ou incompletas de acordo com o grau de comprometimento das diversas raízes lombossacrais **(FIG. 42.7)**.

O médico deve esclarecer ao paciente quais as alterações desencadeadas pela lesão na medula espinal, como transcorrerá o processo de reabilitação e quais os objetivos a serem atingidos, sempre lembrando que o tratamento é individualizado.

Após a realização da avaliação inicial, pode-se traçar metas para o tratamento de reabilitação, de acordo com parâmetros já citados. Tais metas devem ser realistas, objetivas e com tempo definido para cumprimento, sendo concluídas, sempre que possível, com sucesso nas áreas física, emocional, educacional e profissional.

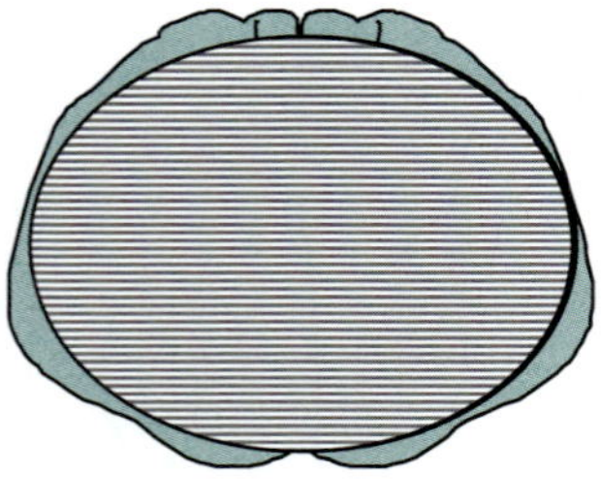

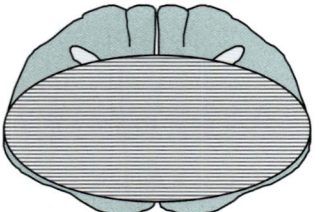

FIGURA 42.2 → Síndrome medular transversa.

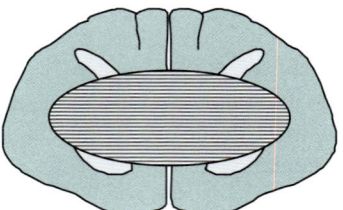

FIGURA 42.4 → Síndrome centromedular.

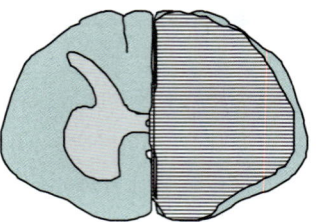

FIGURA 42.3 → Síndrome medular anterior.

FIGURA 42.5 → Síndrome Brown-Séquard.

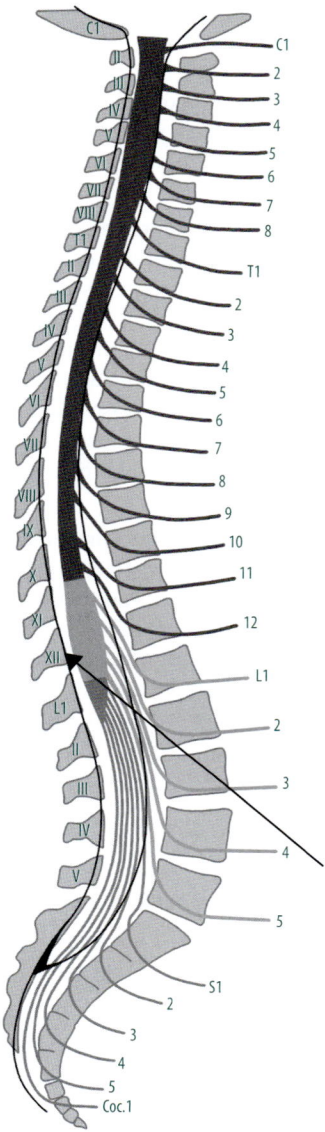

FIGURA 42.6 → Síndrome do cone medular.

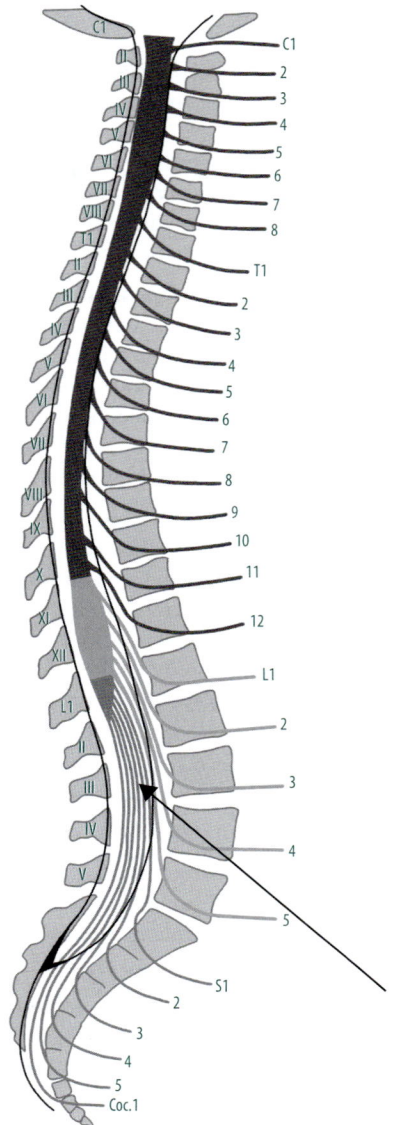

FIGURA 42.7 → Síndrome da cauda equina.

PROGNÓSTICO FUNCIONAL

Após a avaliação física e considerando as características individuais dos pacientes, é possível traçar metas funcionais para diferentes níveis de lesão. As **lesões completas** serão o tipo utilizado para avaliar as seguintes funções:

- Atividades de vida diária: alimentação, vestuário, higiene elementar e básica, escrita, utilização de aparelhos (com órteses e adaptações).

- Trocas posturais.

- Transferências em diferentes planos.

- Manejo de cadeira de rodas.

- Ortostatismo e treino de marcha (quando indicado).

Para cada umas dessas atividades, o paciente pode ser classificado em dependente, independente ou semi-independente (quando necessita de auxílio de outra pessoa para completar uma tarefa).

Lesões medulares cervicais

C1 a C3. O comprometimento do músculo diafragma leva os pacientes a serem dependentes de respiração assistida e a frequentarem o centro de reabilitação apenas para orientações, visto que são totalmente dependentes do ponto de vista motor.

C4. Em alguns casos, os indivíduos podem se manter livres dos respiradores e realizar atividades como leitura, controle de botões eletrônicos e cadeira de rodas com adaptações (como capacetes ou ponteiras orais), apoiando-se nas possibilidades da tecnologia assistiva.

C5. Preservação do deltoide e bíceps braquial. Nesse nível de lesão, os pacientes podem ter independência na alimentação, higiene elementar, digitação e escrita manual com auxílio de adaptações. Podem impulsionar a cadeira de rodas manual com pinos em plano em curtas distâncias e controlar a cadeira motorizada. O ortostatismo costuma ser executado em prancha ortostática ou *stand in table*.

C6. Com o acréscimo dos músculos braquiorradial e extensor radial do carpo, surge o mecanismo de tenodese, que possibilita maior habilidade em atividades como alimentação, vestuário de tronco superior, higiene básica e transferências. Os indivíduos acometidos deslocam-se impulsionando cadeiras de rodas com pinos sobre aros em terrenos planos e realizam ortostatismo em *stand in table* ou prancha ortostática. A partir deste nível, podem dirigir carro adaptado.

C7. Os pacientes têm extensão ativa do cotovelo, o que permite importante ganho funcional tanto nas transferências quanto nas atividades de vida diária, com algumas adaptações desenvolvidas junto à terapia ocupacional. Ganham também independência no manejo da cadeira de rodas em plano e aclives suaves. Ortostatismo também em *stand in table* ou prancha ortostática.

C8. Nível mais baixo da tetraplegia com deficiência nos músculos intrínsecos da mão. O sujeito tem independência total, com ortostatismo em *stand in table*.

T1 a T12 – níveis torácicos. A preservação total dos membros superiores permite plena independência para atividades de vida diária e transferências, manejo de cadeira de rodas e condução de veículos adaptados.

A preservação do equilíbrio do tronco, por meio da ação dos músculos abdominais e paravertebrais – que estão mais preservados quanto mais baixa for a lesão – também facilita as atividades de vida diária.

O ortostatismo pode ser obtido em *stand in table* nos níveis torácicos mais altos ou com auxílio de órteses e meios auxiliares (andador ou muletas canadenses) nos níveis torácicos mais baixos, de acordo com a indicação da equipe e o desempenho do paciente nas terapias.

Níveis lombares e sacrais

Nos níveis lombares mais altos (L1 e L2), os pacientes podem obter marcha com órteses (em geral, longas), porém, nos níveis lombares baixos e sacral, a marcha pode ser mais funcional, de acordo com a musculatura preservada.

> **ATENÇÃO! Quanto mais baixo o nível, menor a necessidade de ortetização e maior a chance da marcha ser comunitária, nunca desconsiderando a importância da preservação de sensibilidade superficial e profunda para a obtenção de marcha de boa qualidade.**

ASPECTOS CLÍNICOS DA LESÃO MEDULAR
Alterações vesicais

A disfunção vesical é uma das alterações clínicas esperadas na lesão medular, portanto, é preciso acompanhar de forma periódica o funcionamento do trato urinário superior e inferior desde a fase aguda.

O manejo inadequado da bexiga neurogênica pode causar complicações, como infecções urinárias de repetição, cálculos vesicais e renais, lesões de uretra, fístulas penoescrotais, refluxo vesicoureteral e hidronefrose, podendo evoluir para perda da função renal. Com a proposta de um atendimento multidisciplinar, com destaque ao médico urologista e à equipe de enfermagem, pretende-se reduzir a morbidade e mortalidade atribuídas à disfunção vesical, fato constatado nas últimas décadas do acompanhamento dos portadores de lesão medular.

Na fase aguda (choque medular), a bexiga apresenta-se atônica, com músculos (detrusor e esfíncter) flácidos. Preconiza-se nessa fase o uso de sonda vesical de demora e, assim que possível, a realização do cateterismo vesical intermitente a cada quatro horas para garantir o esvaziamento vesical adequado e, portanto, evitar complicações.

Após a saída do "choque medular", o funcionamento vesical comporta-se do seguinte modo, de acordo com a classificação de Lapides:

- Bexiga reflexa (reflexo cutâneo-anal +, ausência de desejo e inibição miccionais).
- Bexiga não inibida (reflexo cutâneo-anal +, desejo + e inibição miccional ausente).
- Bexiga arreflexa (reflexo cutâneo-anal, – desejo e inibição miccionais ausentes).
- Bexiga paralítico-motora (reflexo cutâneo-anal –, desejo +, inibição –).
- Bexiga paralítico-sensitiva (reflexo cutâneo-anal, desejo ausente, portanto, sem inibição).

Diante do exposto, é necessária a realização de exames periódicos para avaliar o aspecto dos rins e das vias urinárias (ultrassonografia), a função renal (ureia e creatinina), a ocorrência de infecções urinárias (urina 1 e urocultura com antibiograma) e o armazenamento, transporte e esvaziamento da urina no trato urinário inferior – bexiga e uretra (estudo urodinâmico). A partir desses exames e do quadro clínico, o paciente é orientado quanto ao melhor método de esvaziamento vesical (Credé, estimulação suprapúbica, Valsalva ou cateterismo vesical intermitente) e, se necessário, opta-se pela realização de cirurgias (ampliação vesical, esfincterotomia).

Alterações intestinais

As alterações do trânsito intestinal secundárias à lesão medular estão entre as principais dificuldades encontradas pelos pacientes durante o processo de reabilitação. Os problemas mais frequentes verificados são a ocorrência de incontinência fecal, dificuldade para evacuação e necessidade de assistência para um bom esvaziamento intestinal.

Acredita-se, hoje, que as alterações estejam relacionadas com o nível e o grau de lesão medular. Nas lesões completas de motoneurônio superior, além da perda do desejo de evacuação e do controle sobre a musculatura voluntária, há dissinergia anorretal (com espasticidade esfincteriana), alteração de motilidade e perda da complacência do colo, podendo gerar não apenas incontinência fecal, mas também tendência à obstipação com distensão e desconforto abdominal.

Nas lesões de motoneurônio inferior (cone medular e cauda equina), parece haver flacidez da musculatura do assoalho pélvico e do esfíncter anal externo associada à perda do controle parassimpático sobre a região anorretal, portanto, com a diminuição do tônus de repouso do esfíncter anal interno, acarretando o quadro de incontinência fecal frequente.

Na fase de choque medular, o íleo paralítico ou adinâmico é comum, podendo provocar distensão abdominal grave. Devem ser instituídas as medidas gerais de esvaziamento intestinal, com dieta rica em fibras, ingestão de líquidos em abundância e administração de laxantes suaves de superfície.

Nas lesões completas, após a saída da fase de choque medular, estabelece-se o padrão de disfunção intestinal, que parece não se alterar com o decorrer do tempo. Portanto, desde a fase subaguda, é necessária uma abordagem ampla do paciente através da anamnese e do exame físico. Diante do quadro clínico, considerando-se a queixa intestinal e o tipo de lesão medular (nível e grau), procede-se às orientações das medidas de esvaziamento intestinal.

Na fase subaguda ou crônica, o objetivo é realizar evacuação eficaz com frequência regular, horário preestabelecido pelo paciente e fezes de consistência adequada. O indivíduo deve ser esclarecido a respeito da influência da lesão medular na mudança do padrão de funcionamento intestinal e da importância da sua participação ativa no processo de reeducação intestinal.

Para estabelecer um ritmo de evacuações, é necessário que haja, a priori, disciplina quanto aos horários de refeições, atividades sociais, físicas e descanso. Quanto às medidas laxativas, há um consenso quanto à orientação de dieta rica em fibras e líquidos para melhorar a consistência das fezes, deixando-as mais pastosas.

Para os pacientes com lesão de motoneurônio superior, pode-se associar o uso de laxantes suaves periodicamente, com frequência diária ou dias alternados. Caso a obstipação persista, está indicado o uso de supositórios (glicerina ou à base de sorbitol) ou toque retal manual (com luva glicerinada) antes do banho para desencadear a evacuação reflexa.

Os pacientes portadores de lesão de motoneurônio inferior podem beneficiar-se dos laxantes suaves ou da manobra de Valsalva, que, ao aumentar a pressão intra-abdominal, facilita a evacuação por efeito mecânico. O auxílio manual também pode ser utilizado na extração de fezes, utilizando luva glicerinada. Os indivíduos podem chegar a evacuar mais do que uma vez ao dia, inclusive durante a realização de manobras de esvaziamento vesical (Valsalva e Credé). É importante reavaliar a medicação de uso habitual de todos os pacientes, pois, muitas vezes, oferece efeitos anticolinérgicos e pode dificultar esse aspecto da reabilitação.

Alterações vasculares e autonômicas

Desde a fase aguda, os pacientes portadores de lesão medular apresentam alterações vasomotoras e autonômicas que podem causar algumas complicações.

A trombose venosa profunda pode ocorrer pela tríade imobilismo, hipercoagulabilidade e vasoplegia. Pode haver evolução para o tromboembolismo pulmonar, sendo importante atuar sempre de maneira profilática, ou seja, fazendo mudanças de decúbito a cada duas horas, elevação de membros inferiores, uso de meias elásticas, botas pneumáticas, movimentação passiva de membros inferiores e profilaxia medicamentosa com anticoagulantes, se necessário.

Há funcionamento inadequado do sistema nervoso autônomo em portadores de lesão medular torácica alta (acima de T6) e cervical, podendo repercutir clinicamente com hipotensão ortostática, crise autonômica hipertensiva e regulação térmica.

Na hipotensão ortostática, a disfunção do sistema nervoso autônomo causa perda do tônus vascular. Portanto, diante de mudanças bruscas de posição (do decúbito horizontal para a postura sentada e, após, ortostatismo terapêutico com uso de equipamentos próprios), pode ocorrer hipotensão, gerando quadro de mal-estar, palidez e até síncope. Para prevenir essa manifestação clínica, é necessária uma exposição gradativa na mudança do decúbito, que deve ser feita tanto em termos de inclinação quanto de tempo. Também pode ser testado o uso de meias elásticas três quartos de média compressão, que podem auxiliar minimizando os sintomas descritos.

A crise autonômica hipertensiva ou disreflexia que ocorre em pacientes com nível de lesão acima de T6 é desencadeada por estímulos nociceptivos, sendo os mais importantes as distensões de vísceras ocas (bexiga e intestino), que geram resposta anômala do sistema nervoso autônomo. À observação clínica, manifesta-se o aparecimento de rubor e sudorese facial, taquicardia seguida de bradicardia, cefaleia e hipertensão arterial de instalação súbita. Portanto, diante de uma crise, a conduta é colocar o paciente sentado com os membros pendentes, afrouxar roupas, fazer o esvaziamento vesical com cuidado e, caso já esteja vazio, realizar o esvaziamento intestinal. O paciente deve apresentar melhora logo em seguida. Caso mantenha os sintomas, com hipertensão arterial, deve-se instituir tratamento medicamentoso, sob orientação médica com urgência (sugere-se evitar o uso de diuréticos).

O portador de lesão medular acima do nível T6 também apresenta dificuldade no controle e na manutenção do equilíbrio térmico. Envolvidos nesse mecanismo estão as vias periféricas aferentes, a medula espinal e o hipotálamo. Em decorrência das alterações do sistema nervoso simpático (sudorese, controle vasomotor) e somático (tremor), a correta regulação térmica é prejudicada. Assim, orienta-se que sempre seja mantida uma temperatura ambiente agradável e confortável (entre 20 e 25°C), uma vez que os indivíduos não desencadeiam mecanismos de adaptação de forma rápida e eficaz, distúrbio que é chamado de poiquilotermia.

> **ATENÇÃO! Muito cuidado deve ser tomado com a utilização de calor ou frio na tentativa de regularização da temperatura corporal em função da alteração de sensibilidade comum aos pacientes, pois há risco de causar até queimaduras.**

Alterações musculoesqueléticas

Na lesão medular, o sistema musculoesquelético também pode estar associado a complicações, como deformidades por encurtamentos musculotendíneos, ossificação heterotópica e osteoporose (com a consequente maior chance de fraturas), que podem prejudicar a manutenção da qualidade de vida dos pacientes.

Deformidades

Para prevenir as deformidades, é preciso adotar medidas como a instituição de cinesioterapia diária, com alongamentos suaves e passivos que permitam não só a manutenção da amplitude de movimento articular, mas também o relaxamento muscular nos pacientes com espasticidade e o posicionamento adequado das extremidades.

O ortostatismo – iniciando em prancha ortostática e, após, de forma gradativa, em *stand in table* ou com órteses – constitui uma forma eficaz de alongamentos para os membros inferiores, além de trazer benefícios do ponto de vista cardiovascular e relaxamento muscular nos pacientes espásticos.

Algumas órteses são prescritas para o posicionamento de membros inferiores, como as goteiras antiequino ou suropodálicas, que, devido à hipoestesia/anestesia prevalente nos indivíduos, devem ser confeccionadas sob molde de gesso e ter acolchoamento total.

> **ATENÇÃO! Para o posicionamento dos membros superiores em pacientes com tetraplegia, que não têm extensão ativa de punho, indicam-se órteses estabilizadoras. O paciente sempre deve ser orientado a manter a postura alinhada em qualquer posição, seja em decúbito ventral, sentado na cadeira de rodas ou na posição ortostática.**

Quando a espasticidade for intensa e interferir na postura, podendo constituir fator deformante, são instituídas, além das medidas já citadas, medicações miorrelaxantes de ação central (como baclofeno, tizanidina e diazepam). Diante da espasticidade exacerbada de alguns grupos musculares, pode-se efetuar os bloqueios neurolíticos com fenol a 5%. Os pontos mais comuns de aplicação são:

- Membros superiores – nervo musculocutâneo.
- Membros inferiores – ramo anterior do nervo obturador.

O fenol também pode ser utilizado nos pontos motores de músculos. Quando é detectada espasticidade mais restrita a algum grupo muscular, opta-se pelo bloqueio com toxina botulínica.

Quando o paciente apresenta deformidades estruturadas, pode-se proceder ao tratamento cirúrgico. Para estabelecer a conduta, devem ser considerados o nível e o grau de lesão e o objetivo da cirurgia – posicionamento ou função.

Na população pediátrica, além dos cuidados já citados, deve-se dar maior atenção à coluna vertebral, que, com frequência significativa, evolui com deformidade. De acordo com Bergström e colaboradores,[4] em levantamento publicado em 1999, foi verificado que a escoliose ocorre com mais frequência e com maior gravidade nas crianças cuja lesão medular deu-se em idade mais precoce, com paraplegia e com lesões completas. Também o ângulo de lordose foi mais frequente nos indivíduos com paraplegia em relação aos acometidos por tetraplegia.

Nas crianças com lesão medular, pode ser utilizado o colete bivalvado infra-axilar acolchoado precocemente (apenas em curvas flexíveis), acompanhado de controles clínico e radiológico frequentes. Alguns casos evoluem para o tratamento cirúrgico.

Ossificação heterotópica

A ossificação heterotópica é uma complicação que pode ocorrer, em geral, do primeiro mês ao primeiro ano pós-lesão, com pico de incidência no quarto mês pós-lesão. Sua fisiopatologia é ainda obscura, mas acredita-se que alguns fatores estimulariam células mesenquimais a migrarem para as articulações e darem origem a tecido ósseo normal extra-articular.

O quadro clínico inicial da patologia é comum ao de outras complicações, como trombose, fraturas, celulites cursando com edema, hiperemia e discreta limitação de amplitude articular, devendo-se realizar o diagnóstico diferencial o quanto antes. As articulações mais acometidas são os quadris, cotovelos e joelhos e, dependendo da magnitude de ossificação, pode haver grande perda da amplitude de movimento articular e até bloqueio da articulação acometida. Portanto, trata-se de complicação passível de repercussão para a reabilitação.

Existem muitos protocolos propondo tratamento para tentar estabilizar a ossificação heterotópica diagnosticada de forma precoce, como o uso de etidronato dissódico, indometacina e, com uso mais recente, radioterapia (dose anti-inflamatória, única sessão).

Podem ser propostas cirurgias para reverter ossificações estabilizadas com bloqueio articular que limitam a independência nas atividades de vida diária ou prejudiquem o posicionamento adequado do paciente.

Osteoporose

Condição caracterizada por massa óssea reduzida e deterioração da microarquitetura do esqueleto. Pode ser uma consequência da lesão medular. O declínio na densidade mineral óssea já pode ser detectado em exames radiológicos nos membros inferiores paralíticos a partir da sexta semana após o trauma e progride de forma rápida no período de um a dois anos com subsequente diminuição da velocidade de perda de massa óssea. Tal fato torna-se relevante na medida em que resulta em fragilidade óssea e, portanto, com maior risco de fraturas.

> **ATENÇÃO!** Diante do diagnóstico de fratura, em geral, o tratamento deve ser efetuado seguindo a conduta do tratamento habitual de fraturas no paciente adulto com idade equivalente. Se possível, evitar trações e ter muito cuidado ao instituir-se tratamento conservador usando gesso, sempre bem acolchoado devido ao risco de úlceras por pressão.

A avaliação pela densitometria óssea parece ter boa correlação com o risco de fraturas. Tem sido proposto o uso de bifosfonados, cálcio e vitamina D para o tratamento da osteoporose no paciente com lesão medular, apesar de esse tema ainda ser controverso.

O paciente deve ser orientado pelo médico quanto aos riscos de fratura, além de receber orientação de técnicas corretas de transferências e demais atividades de vida diária e manejo correto da espasticidade quando esta for fator relevante.

Alterações da função sexual

Na fase do choque medular, observa-se ausência de ereção (psicogênica e reflexa), lubrificação e ejaculação devido à interrupção dos estímulos psicogênicos descendentes responsáveis pela ativação do centro toracolombar (T11-L2) e à inatividade reflexa do centro sacro (S2-S4).

O pênis pode apresentar aumento de volume provocado por vasoplegia, manifestação que não deve ser interpretada como ereção.

A amenorreia está presente em 50% das mulheres, com duração média de quatro meses. Após esse período anovulatório, as menstruações retomam seu ritmo habitual e a mulher recupera sua capacidade conceptiva.

Superada a fase de choque medular, as alterações nos mecanismos de ereção, emissão e ejaculação dependem do nível e da extensão da lesão medular.

De maneira geral, pode-se dizer que homens com lesão medular completa acima do centro sacro (S2-S4) preservam o mecanismo reflexo da ereção, enquanto indivíduos com lesão sacral mantêm o mecanismo psicogênico, mas, em geral, é fugaz e insuficiente para consumar o coito. Nessa situação, a utilização de fármacos vasoativos locais ou de ação sistêmica auxiliam a obter ou intensificar a ereção. Devido à falta de sensibilidade, as próteses penianas não são utilizadas em função do alto risco de possíveis complicações.

A ejaculação, decorrente de um complexo processo, sofre maior comprometimento que a ereção, mantendo-se preservada em alguns homens com lesão medular incompleta e em algumas lesões completas dos segmentos sacros medulares.

Com relação ao orgasmo, muitos pacientes referem experimentar o prazer sexual com características diferentes às sentidas antes de sofrer a lesão medular. Essas sensações de prazer, denominadas paraorgasmo, costumam ser desencadeadas por estímulos provenientes de áreas erógenas extragenitais e da criação ou recriação de fantasias sexuais. Portanto, o prazer experimentado pela pessoa com lesão medular não está limitado ao fato de dar prazer a seu parceiro, tendo condições de atingir seu próprio prazer.

Com relação à fertilidade, sabe-se que a mulher com lesão medular, em idade fértil, preserva sua capacidade de procriar, mas a gravidez é sempre de alto risco, o que exige que todos os cuidados da mulher grávida devam ser reforçados com controles clínicos e laboratoriais frequentes até a 32ª semana e permanentes a partir da 34ª semana. A incidência de abortos, natimortos e malformações é semelhante à da população geral.

Durante a gravidez, as complicações mais observadas são infecção urinária, constipação, anemia, trombose venosa profunda, aumento da espasticidade e úlceras por pressão. Associam-se às lesões cervicais e torácicas altas o risco de problemas respiratórios e a disreflexia autonômica. No trabalho de parto, mãe e filho devem ser monitorados, sendo preconizado o parto normal na maioria das situações.

Nas pacientes com lesão medular acima de T10, a ausência de contração voluntária da musculatura abdominal pode dificultar o trabalho de parto, existindo indicação de episiotomia associada a fórceps ou parto cesariano. O trabalho de parto também pode desencadear, nas grávidas com lesões acima de T6, crise autonômica hipertensiva, que exige intervenção médica imediata por meio de bloqueio epidural ou anestesia geral e parto cesariano.

Em resumo, pode-se afirmar que, mesmo sendo considerada uma gravidez de risco, a maternidade pode ser alcançada pela mulher com lesão medular, sempre que tenha um correto acompanhamento com cuidados e controles médicos adequados. Já o homem com lesão medular pode apresentar sua capacidade reprodutora comprometida devido às alterações constatadas na espermogênese e nos mecanismos de emissão e ejaculação.

A maior e melhor sobrevida dos pacientes e sua reintegração familiar, social e profissional despertou o anseio de ter filhos, impondo aos profissionais novas metas e desafios científicos. Com esses objetivos, muitos métodos, como a vibro e eletroejaculação, têm sido desenvolvidos para a obtenção de esperma e posterior inseminação artificial. É preciso destacar que essas técnicas também devem ser utilizadas com cautela, sobretudo em pessoas com lesão medular cervical ou torácica alta, pois podem desencadear a temida crise autonômica hipertensiva. Em casos mais recentes e refratários, tem sido proposta a alguns pacientes a reprodução assistida com a técnica de fertilização *in vitro*.

A orientação sexual deve fazer parte do programa de reabilitação do indivíduo com lesão medular, confrontando-o com a sua realidade atual, dissipando mitos sobre sua incapacidade sexual, mostrando as diferentes formas de dar e obter prazer através da ativação de múltiplas zonas erógenas e informando sobre as diferentes técnicas dirigidas a melhorar seu desempenho sexual e sua capacidade de procriação.

Conhecendo seus limites e suas possibilidades, o indivíduo evita ansiedades e frustrações provocadas pela repressão sexual; além disso, são estimuladas as potencialidades remanescentes, pois o relacionamento sexual estimula a valorização do próprio corpo, propicia a comunicação e fortalece a autoestima, fatores muito importantes na vida de toda pessoa e também na reabilitação global do paciente afetado por lesão medular.

Úlceras por pressão

As úlceras por pressão são complicações de alta morbidade. Costumam ocorrer em regiões de saliência óssea, em pessoas sem sensibilidade preservada e que permanecem muito tempo na mesma posição. As proeminências ósseas comprimem a pele, prejudicando a circulação sanguínea e favorecendo a isquemia e a necrose da pele adjacente.

A prevenção da úlcera por pressão constitui-se em conjunto de medidas muito importantes:

* Mudança de decúbito a cada duas horas.
* Manutenção do bom estado nutricional e de hidratação.
* Uso de assento adequado na cadeira de rodas (água ou ar, quadrada e sem orifício central).
* Realização de *pushup* (manobra de elevação nos indivíduos com paraplegia e de inclinação nos com tetraplegia enquanto estiverem na cadeira de rodas a cada 20 ou 30 minutos).
* Uso de roupas, calçados e órteses bem acolchoados e realização de inspeção diária da pele para detectar pontos de hiperemia.

Quanto ao grau e à abordagem terapêutica, as úlceras são classificadas em:

* **Grau 1.** Hiperemia por mais de 24 horas com acometimento de epiderme. Conduta: hidratação, mudança de decúbito e evitação de apoio da região **(FIG. 42.8)**.
* **Grau 2.** Acometimento da epiderme e da porção superficial da derme. Conduta: conservadora com curativos, mudança de decúbito e evitação de apoio da região **(FIG. 42.9)**.
* **Grau 3.** Acometimento do tecido subcutâneo. Conduta: conforme o caso, o tratamento pode ser conservador com curativo; caso deseja-se acelerar o tratamento, em situações especiais, pode ser indicado o tratamento cirúrgico **(FIG. 42.10)**.
* **Grau 4.** Envolvimento de planos musculares e ósseos. Conduta: tratamento cirúrgico **(FIG. 42.11)**.
* **Úlcera "fechada".** Acometimento até de planos ósseos. Conduta: cirurgia **(FIG. 42.12)**.

Alterações respiratórias

Nos pacientes cuja lesão aboliu ou prejudicou a inervação do nervo frênico (acima de C4), ocorre a alteração do

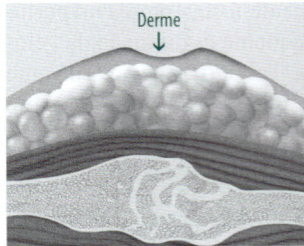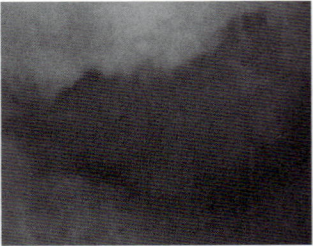

FIGURA 42.8 → Úlcera por pressão – grau 1.

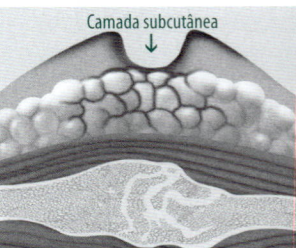

FIGURA 42.9 → Úlcera por pressão – grau 2.

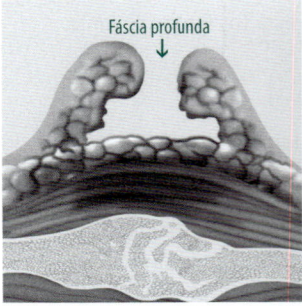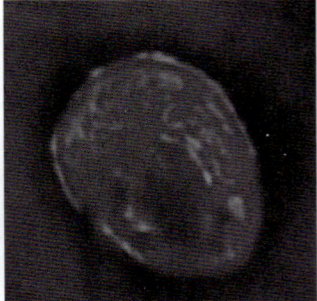

FIGURA 42.10 → Úlcera por pressão – grau 3.

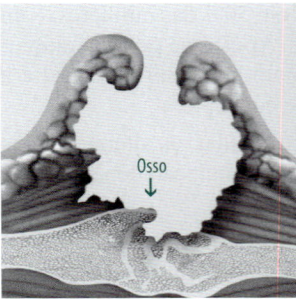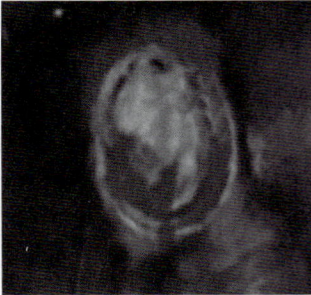

FIGURA 42.11 → Úlcera por pressão – grau 4.

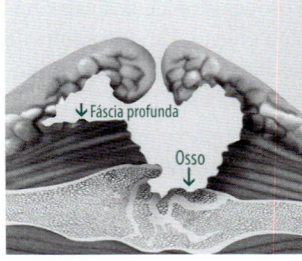

FIGURA 42.12 → Úlcera "fechada".

ritmo respiratório, sendo que a maioria necessita de ventilação assistida para sobrevivência.

Quando ocorre a preservação da inervação diafragmática, mas com prejuízo no funcionamento da musculatura intercostal, consequente diminuição da capacidade vital e maior risco de infecções respiratórias, a fisioterapia respiratória e a prevenção de afecções nas vias aéreas contribuem para melhor qualidade de vida.

Em situações que necessitem da manipulação traqueal de vias aéreas – como nas aspirações em pacientes com traqueostomia –, há risco de estímulo vagal com consequente parada cardíaca. Portanto, esses procedimentos devem ser realizados com extremo cuidado e precaução.

Dor mielopática

A dor mielopática ou dor após a lesão medular pode localizar-se ao nível da lesão, com irradiação nos dermátomos correspondentes à área de transição, ou abaixo do nível de lesão, sendo, geralmente, difusa e mal localizada. Apresenta-se sob forma de queimação, agulhada, facada, choque, latejamento, pressão, entre outras sensações. Sua intensidade sofre variações, piorando no período noturno.

A fisiopatologia é bastante complexa e ainda não esclarecida por completo, mas parece resultar da somatória de múltiplos fatores, dentre os quais destacam-se, por sua importância:

- Destruição da região do corno dorsal da medula espinal.
- Alterações nos interneurônios com a conseguinte expansão do campo receptivo e desorganização funcional segmentar.
- Deficiência do sistema supressor de dor.
- Geração de impulsos ectópicos no nível da lesão.

O tratamento exige uma completa abordagem multidisciplinar, avaliando todas as causas que podem gerar ou agravar o quadro. Em primeiro lugar, devem ser identificados e removidos alguns fatores, como foco de fratura instável, siringomielia pós-traumática e infecções. Descartadas essas possíveis complicações, deve-se dar esclarecimentos ao paciente, utilizando palavras acessíveis, sobre a origem dessa sensação, e explicar que esse tipo de dor tem um significado diferente da dor aguda e, portanto, não tem a conotação de dano ou doença.

O uso de antidepressivos tricíclicos e anticonvulsivantes tem se mostrado de grande valia no tratamento dos pacientes, que devem ter também apoio psicológico, terapia física e motivação para reiniciar suas atividades nas áreas profissional e social. Quando essas medidas não conseguem atingir a melhora, pode-se recorrer a procedimentos neurocirúrgicos.

CONSIDERAÇÕES FINAIS

São destacadas, no QUADRO 42.4, possíveis interfaces entre a lesão medular adquirida e a ortopedia.

QUADRO 42.4 → Interfaces entre a lesão medular adquirida e a ortopedia

Etiologia	Traumática	Considerar o papel do ortopedista como cirurgião de coluna, na avaliação e na condução do trauma raquimedular agudo. Nos casos de politrauma, o ortopedista generalista age no tratamento de possíveis fraturas de membros associados da melhor forma possível, tentando reestabelecer o arco de movimento funcional para facilitar o processo de reabilitação, qualquer que seja o nível e o grau de lesão medular.
	Não traumática	Nas etiologias não traumáticas, pode-se dar destaque a algumas situações nas quais talvez o ortopedista seja o primeiro contato médico dos pacientes: as doenças degenerativas da coluna – osteoartrose e patologias discais, que podem evoluir com estenose de canal e consequente lesão medular ou síndrome de cauda equina. São consideradas também as fraturas patológicas causadas por tumores, osteoporose e mal de Pott, além de outras que podem manifestar-se inicialmente com quadro álgico, prévio à lesão medular, e que requerem investigação e conduta cautelosas.
Durante a reabilitação de pacientes crônicos	Questões musculoesqueléticas	Sugere-se a correção cirúrgica de deformidades (nas quais são incluídas as restrições causadas pela ossificação heterotópica) quando estejam interferindo nos aspectos funcionais e na qualidade de vida do paciente. A ortetização e o tratamento de reabilitação no pós-operatório devem ser lembrados por sua importância. Também é fundamental que o paciente esteja esclarecido quanto ao seu prognóstico e aos objetivos da cirurgia ortopédica.
		Para os pacientes crônicos, sugere-se que o tratamento de eventuais fraturas de membros, por traumas, sigam os mesmos preceitos dos pacientes convencionais, exceto, caso opte-se por tratamento conservador, cautela com lesões de pele devido à diminuição de sensibilidade.
	Osteomielite	Infelizmente, alguns pacientes com úlceras por pressão podem evoluir com osteomielite, que requer, além de acompanhamento com infectologista, intervenções cirúrgicas para limpeza e eventuais ressecções ósseas.
	Crianças	As crianças com lesão medular adquirida podem evoluir com deformidade vertebral secundária (escolioses neuromusculares). Podem necessitar de intervenção cirúrgica com especialista em coluna para realinhamento do tronco.
Cirurgias funcionais	Membros superiores	Em alguns pacientes com tetraplegia já reabilitados, com quadro neurológico estabilizado, podem ser sugeridas algumas cirurgias de membros superiores para algum ganho funcional. Os procedimentos mais comuns seriam para ganho ou fortalecimento da pinça da chave e ganho de força em tríceps braquial, cada qual com suas técnicas específicas. Tal aspecto deve ser abordado sempre pela equipe multidisciplinar (envolvendo terapia ocupacional, psicologia, médico fisiatra, médico ortopedista especialista em mão), pois a indicação deve ser adequada ao tipo de lesão medular e às expectativas do paciente. Vale ressaltar que existe a necessidade de tratamento de reabilitação pré e pós-cirúrgico para alguns desses procedimentos.

Referências

1. American Spinal Injury Association. Padrões internacionais para classificação neurológica e funcional das lesões da medula espinal. Chicago: ASIA; 1996.

2. Campos da Paz A, Beraldo PSS, Almeida MCRR, Neves EGC, Alves CMF, Khan P. Traumatic injury to the spinal cord. Prevalence in Brazilian hospitals. Paraplegia. 1992; 30(9):636-40.

3. Frankel HL, Coll JR, Charlifue SW, Whiteneck GG. Long term survival in spinal cord injury: a fifty year investigation. Spinal Cord. 1998;36(4):266-74.

4. Bergström EM, Short DJ, Frankel HL, Henderson NJ, Jones PR. The effect of childhood spinal cord injury on skeletal development: a retrospective study. Spinal Cord. 1999; 37(12):838-46.

43 Traumatismos da cintura escapular e do tórax

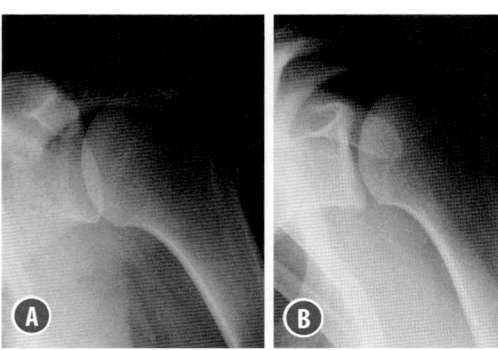

FIGURA 43.1
Ⓐ Radiografia na incidência anteroposterior.
Ⓑ Incidência anteroposterior verdadeiro.

Junji Miller Fukuyama
Eduardo Yoshiaki Nakandakari

A escápula exerce uma importante função por estabilizar o membro superior ao esqueleto axial por meio da congruência deste com as costelas e das articulações glenoumeral, acromioclavicular, clavícula e esternoclavicular.

FRATURAS DE ESCÁPULA

As fraturas de escápula são pouco frequentes. A incidência encontra-se entre 3 e 5% das lesões da cintura escapular[1,2] e entre 0,4 e 1% de todas as fraturas,[3,4] em pacientes com idade média dos 35 aos 45 anos. A escápula, por ter bordas espessas, grande mobilidade e envoltório muscular, tem diminuída sua incidência de fraturas.[5-7]

As lesões associadas à fratura de escápula variam entre 35 e 98% dos pacientes,[5-7] sendo que as principais são o pneumotórax, as fraturas de costelas ipsilaterais e a contusão pulmonar.

Quadro clínico

O paciente procura uma posição confortável com o braço em adução, evitando movimentos dolorosos. A equimose presente costuma ser pequena. A presença de fratura do processo coracoide ou do corpo da escápula é expressa clinicamente com dor à inspiração profunda devido à inserção do músculo peitoral menor no coracoide ou do serrátil anterior no corpo da escápula.[8]

Exames complementares

As radiografias anteroposterior verdadeira do ombro (**FIG. 43.1**), axilar e de perfil de escápula (**FIG. 43.2**) auxiliam no diagnóstico, já que uma única incidência pode dificultar a identificação da lesão por conta da sobreposição do tórax.

A incidência radiográfica axilar, em perfil de escápula e com 30° de inclinação caudal, auxiliam no estudo das fraturas de acrômio. A incidência de Stryker[9] (**FIG. 43.3**) e a oblíqua posterior de Goldberg[10] com inclinação cefálica de 20° ajudam no diagnóstico das fraturas do coracoide.

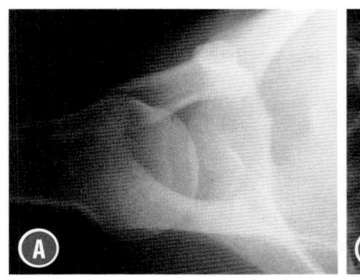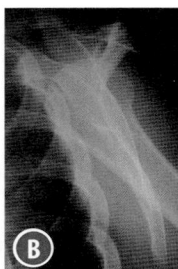

FIGURA 43.2
Ⓐ Radiografia em incidência axilar.
Ⓑ Incidência em perfil de escápula.

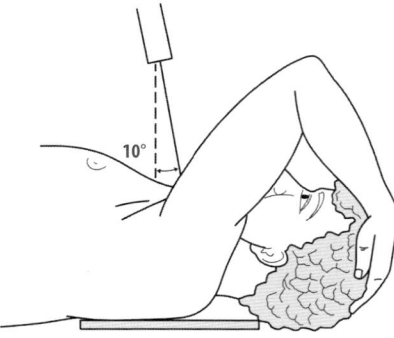

FIGURA 43.3 → Posicionamento do paciente para incidência de Stryker.

A tomografia computadorizada (TC) auxilia muito na identificação das lesões, no planejamento e no tratamento a ser realizado. O complexo da cintura escapular pode ser mais bem avaliado com a tomografia de reconstrução tridimensional.[8]

Classificação das fraturas da escápula

As fraturas da escápula são classificadas conforme o acometimento anatômico, ou seja, corpo e espinha, colo da glenoide, glenoide, coracoide e acrômio.

Zdravkovic e Damholt[11] classificaram as fraturas em **(FIG. 43.4)**:

Tipo 1. Fraturas do corpo (A).

Tipo 2. Fraturas da apófise (coracoide [G] e acrômio [E]).

Tipo 3. Fraturas do ângulo superior e lateral (colo [D] e glenoide [B e C]).

De acordo com Goss (modificação do esquema de Ideberg)[12,13] **(FIG. 43.5)**, as fraturas da glenoide podem ser classificadas em:

Tipo 1. Fraturas da borda da glenoide, sendo 1A anterior e 1B, posterior.

Tipo 2. Fratura transversa que desloca a cabeça umeral inferiormente.

Tipo 3. Fratura oblíqua que pode estar associada à luxação acromioclavicular.

Tipo 4. Horizontal.

Tipo 5. Horizontal associada a uma fratura da metade inferior da glenoide.

Tipo 6 (incluído por Goss).[14] Fratura cominutiva da superfície articular.

Goss[15] descreveu lesões do ombro baseado no conceito do complexo suspensório do ombro **(FIG. 43.6)**. Esse complexo é formado por estruturas ósseas (glenoide, coracoide, acrômio e clavícula distal) e ligamentares (ligamentos acromioclaviculares, coracoclaviculares e coracoacromial), sendo responsável pela estabilidade entre o membro superior e o esqueleto axial. As lesões em mais de uma dessas estruturas criarão uma instabilidade com possíveis complicações futuras, por exemplo, fratura do colo da glenoide com luxação acromioclavicular ou fratura de clavícula. Outro exemplo seria a fratura da glenoide tipo 3 de Ideberg associada à lesão da clavícula ou do acrômio. São lesões de dupla ruptura que, em geral, têm indicação cirúrgica.

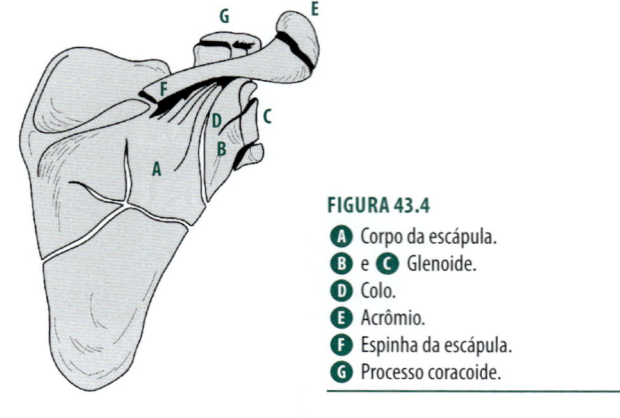

FIGURA 43.4
- **A** Corpo da escápula.
- **B** e **C** Glenoide.
- **D** Colo.
- **E** Acrômio.
- **F** Espinha da escápula.
- **G** Processo coracoide.

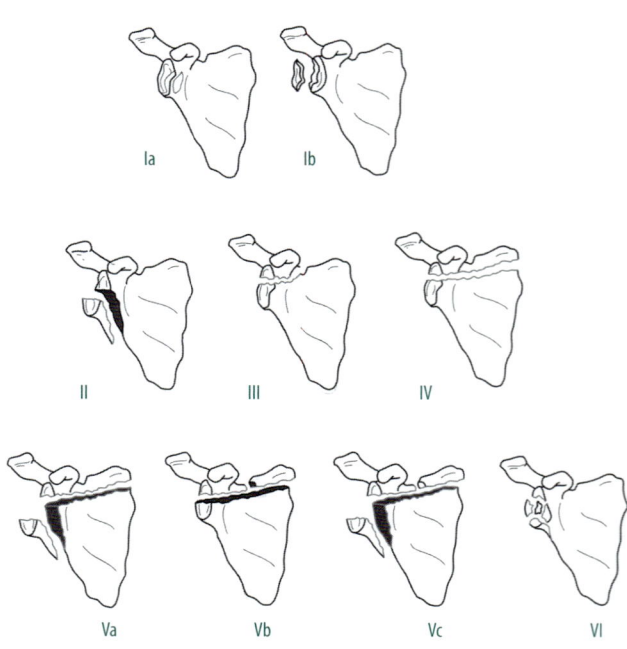

FIGURA 43.5 → Classificação de Goss para fraturas da glenoide (modificação do esquema de Ideberg).

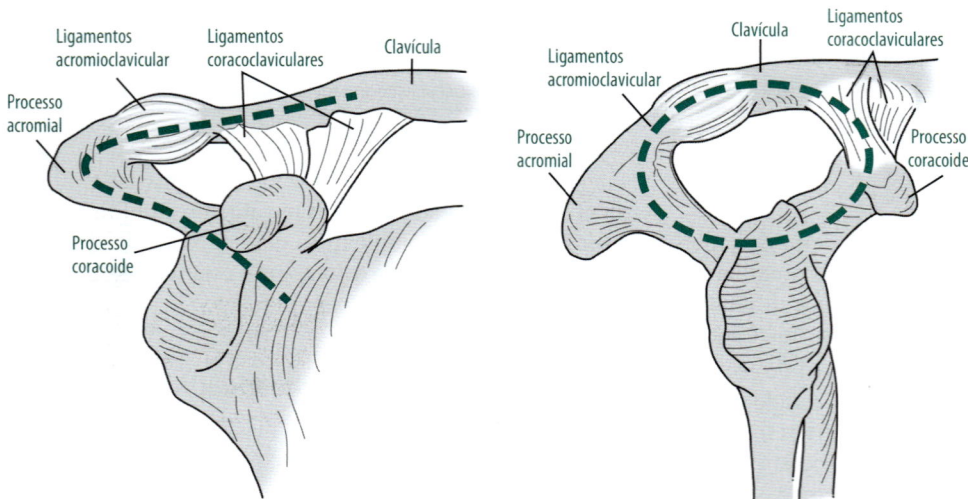

FIGURA 43.6 → Complexo suspensório do ombro.
- **A** Vista anteroposterior.
- **B** Vista lateral.

Tratamento

As fraturas do corpo e da espinha da escápula são tratadas de forma não cirúrgica com imobilização com tipoia e crioterapia até sua consolidação. Após, realizam-se cinesioterapia e fortalecimento muscular.[8]

> **ATENÇÃO! As fraturas extra-articulares do colo da glenoide desviadas podem ser tratadas de forma conservadora, desde que não estejam associadas a lesões da clavícula ou da articulação acromioclavicular, já que essas estruturas auxiliam na estabilização.[8]**

Quando ocorre uma fratura da escápula associada à fratura da extremidade superior do úmero ou lesões da clavícula, constitui-se o "ombro flutuante", pois tem-se um segmento instável (clavícula lateral, acrômio e glenoide ou da extremidade proximal do úmero e a glenoide). De acordo com Herscovici e colaboradores,[16,17] nesses casos, é indicado o tratamento cirúrgico de uma ou mais lesões, para reabilitação mais precoce, o que evitaria a ptose do ombro (FIGS. 43.7 a 43.10).

Preconiza-se o tratamento cirúrgico em fraturas intra-articulares da glenoide que envolvem mais de 25% da superfície articular ou com desvios. Se a cabeça umeral estiver centrada na maior porção da cavidade glenoidal e estiver estável, realiza-se o tratamento conservador. Caso contrário, o tratamento cirúrgico é indicado.[18] (FIGS. 43.11 e 43.12).

Nas fraturas da glenoide do tipo 3, Goss indica o tratamento cirúrgico nos casos com desvio igual ou superior a 5 mm.[20] Muitas vezes, a fratura de acrômio, clavícula ou lesões da articulação acromioclavicular podem estar associadas a esse tipo de fratura da glenoide. Utiliza-se a via de acesso anterior para fraturas do coracoide e da borda anterior da glenoide. A via posterior é realizada para abordagem das fraturas da fossa da glenoide, colo e borda posterior. A osteossíntese é realizada, com parafusos canulados, associada ou não à placa de suporte.

Em geral, as fraturas de acrômio são laterais à articulação acromioclavicular, o que pode causar confusão com *os acromiale*. Essa fratura pode ocorrer por um trauma superior direto ou trauma da cabeça umeral contra o acrômio. Nesses casos, se a cabeça estiver ascendida, deve-se suspeitar de uma lesão do manguito rotador associado.

Kuhn e colaboradores[21] classificaram as fraturas de acrômio em (FIG. 43.13):

Tipo 1. Pequeno desvio.

Tipo 2. Desviadas sem redução do espaço subacromial.

Tipo 3. Desviadas com redução do espaço subacromial.

Nos casos em que ocorre as fraturas do tipo 3 com diminuição do espaço subacromial ou da base do acrômio,

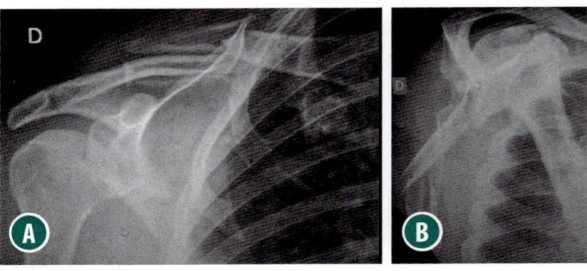

FIGURA 43.7 → Radiografias anteroposterior e perfil de escápula de ombro direito (fraturas da clavícula e do corpo da escápula).
Fonte: Bucholz e colaboradores.[19]

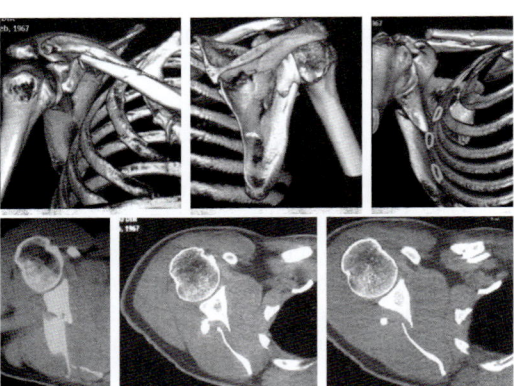

FIGURA 43.8 → TC evidenciando fraturas de clavícula e escápula.
Fonte: Bucholz e colaboradores.[19]

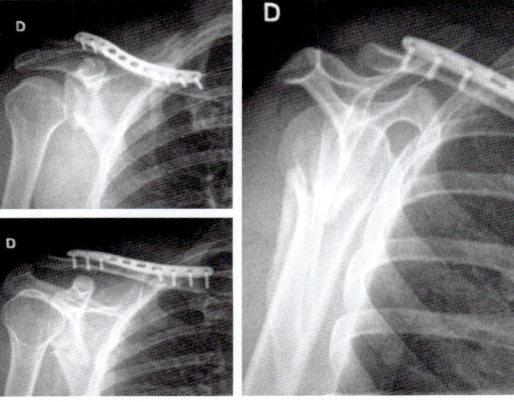

FIGURA 43.9 → Pós-operatório com fixação apenas da fratura da clavícula.

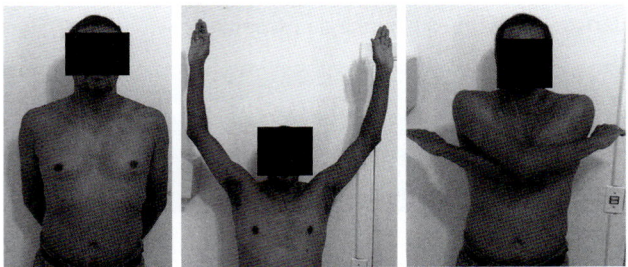

FIGURA 43.10 → Paciente sem queixa; sofreu fratura de clavícula e escápula, ambas já consolidadas.

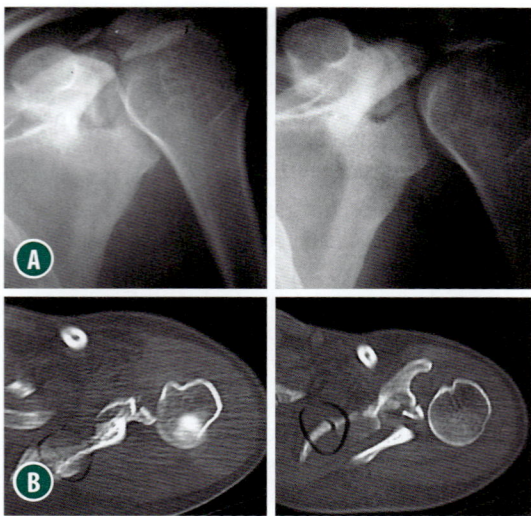

FIGURA 43.11
Ⓐ Radiografias evidenciando fraturas da glenoide e espinha da escápula com desvio.
Ⓑ TC da mesma lesão.

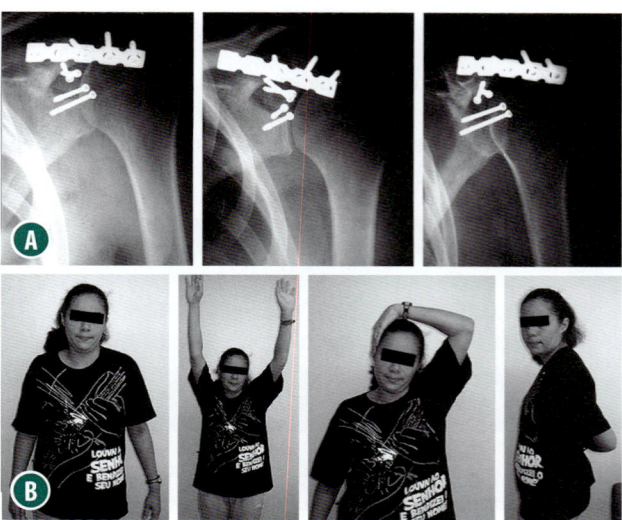

FIGURA 43.12
Ⓐ Pós-operatório da fratura de glenoide e espinha da escápula – realizada dupla via para acesso anterior e posterior.
Ⓑ Pós-operatório de um ano com bom arco de movimento em ombro esquerdo.

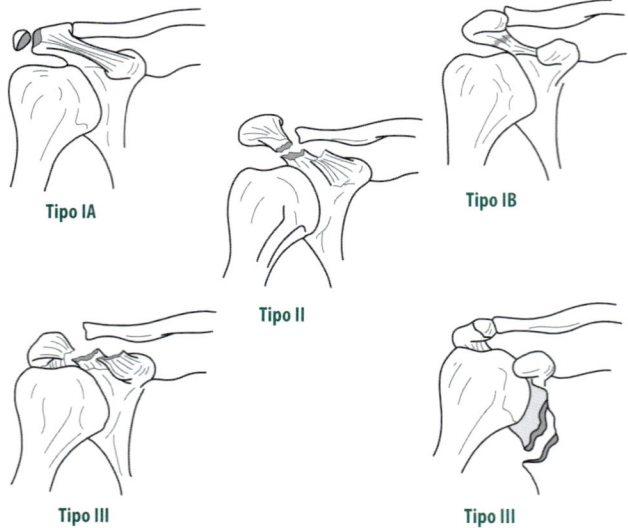

Tipo IA

Tipo IB

Tipo II

Tipo III

Tipo III

FIGURA 43.13 → Classificação de Kuhn para as fraturas do acrômio.

indica-se redução e fixação para evitar o impacto ou pseudartrose próximo à espinha da escápula.

> **ATENÇÃO! As fraturas do coracoide podem ocorrer por trauma direto ou tração dos ligamentos coracoclaviculares na luxação acromioclavicular.**

Na maioria das vezes, as fraturas isoladas do coracoide são tratadas de forma conservadora. Quando existe uma fratura desviada, associada à luxação acromioclavicular, indica-se a fixação de ambas as lesões.[8] As fraturas da escápula também podem ocorrer por avulsão, ou seja, contração muscular, tração ligamentar ou fratura por estresse. Contrações musculares involuntárias devido a choque elétrico, crise convulsiva ou contrações musculares excessivas podem causar a fratura, bem como a fratura do processo coracoide associada à luxação acromioclavicular. Conforme Binazzi e colaboradores,[22] o tratamento não operatório produz bons resultados.

Luxação de escápula

A luxação da escápula é uma lesão rara, pois pode ocorrer o deslocamento da escápula para dentro da caixa torácica, entre as costelas. Muitas vezes, a luxação está associada à fratura de escápula e costelas e lesões dos músculos romboides. Além das radiografias, a TC auxilia no diagnóstico e no planejamento da cirurgia. Conforme De Palma, a redução sob anestesia geral é realizada com hiperadução do ombro e manipulação da borda axilar.[23] Na fase aguda, em geral, a escápula permanece estável após sua redução.[24]

Dissociação escapulotorácica

A dissociação escapulotorácica é o deslocamento lateral da escápula e todo o membro superior, associado a fratura da clavícula, luxação acromioclavicular ou esternoclavicular. Ebraheim e colaboradores[25] relataram que essa lesão é rara e considerada como uma "amputação traumática e fechada do membro superior", na qual a maioria dos pacientes acaba falecendo.

O acometimento de partes moles, que, com frequência, estão associadas a essa lesão, são as lacerações dos músculos deltoide e peitoral, lesão arterial e lesão do plexo braquial;

na maioria das vezes, com fraturas do membro superior ipsilateral. O mecanismo mais comum é o trauma direto, como acidente automobilístico. No aspecto clínico, observa-se edema importante, equimose e, muitas vezes, membro superior inerte, em função da lesão do plexo braquial e ausência de pulso, nos casos de lesão vascular associada.

O deslocamento lateral da escápula é observado na radiografia posteroanterior de tórax, quando comparado com o lado não acometido. A distância de mais de 1,5 cm entre a borda medial da escápula e a coluna sugere dissociação escapulotorácica.[26]

Sampson e colaboradores[27] questionaram o tratamento das lesões vasculares e osteoarticulares nos casos de lesão do plexo braquial associado, pois muitas fraturas não evoluem com a recuperação funcional do membro acometido.

FRATURAS DE CLAVÍCULA

A clavícula é o osso subcutâneo que faz a ligação da cintura escapular ao tronco. Seu nome é o diminutivo de *clavis* (em latim, "clave" ou "nota musical", em referência ao símbolo musical devido ao seu formato em "S"). É o primeiro osso a se ossificar e o único a se formar por ossificação intramembranosa, ou seja, não passa pela fase cartilaginosa.

Mecanismo de trauma

As fraturas de clavícula podem ocorrer por trauma direto ou indireto. A causa costuma ser por queda sobre a mão estendida. São mecanismos de trauma frequente, tanto nos adultos quanto nas crianças. Podem ocorrer também as fraturas não traumáticas da clavícula causadas por lesões tumorais, por estresse ou após o uso de fita Mersilene para tratamento cirúrgico da luxação acromioclavicular.[28]

As fraturas obstétricas ocorrem devido à compressão da clavícula contra a sínfise púbica da mãe, durante o parto normal em apresentação pélvica. É a lesão mais comum associada ao parto.[29] O sexo masculino é o mais acometido, sendo o lado direito o mais afetado.[30]

Quadro clínico

Nem sempre é observado o quadro de pseudoparalisia nas fraturas de clavícula no recém-nascido, ou seja, casos em que passam despercebidos no exame físico feito na sala de parto ou na enfermaria. Geralmente, o diagnostico é feito após a formação de calo ósseo observado pela mãe, o que costuma ocorrer entre o sétimo e o décimo dia de vida.[31] A diminuição da utilização do membro acometido, além de edema local, inclinação ipsilateral da cabeça, com rotação contralateral do queixo e crepitações ósseas, são características de uma fratura completa com quadro de pseudoparalisia no recém-nascido. No entanto, esse quadro pode estar presente em outras doenças, como lesão do plexo braquial, fratura epifisária da extremidade proximal do

úmero ou osteomielite aguda da clavícula da região proximal do úmero.[32]

A apresentação clínica no adulto é mais evidente. A condição pode ocorrer por trauma direto ou indireto. Observa-se desvio inferior e anterior do membro acometido, quando comparado com o membro contralateral. Assim como na criança, o adulto também pode permanecer com a cabeça inclinada para o mesmo lado da fratura, com o queixo rodado contralateral, buscando relaxar o músculo esternocleidomastoide, acompanhado do apoio da mão contralateral sob o cotovelo. Como a clavícula é totalmente subcutânea, sua palpação pode ser realizada em toda a extensão, podendo estar dolorosa.

É rara a ocorrência de lesões associadas. No entanto, é importante ficar atento a essas possíveis lesões:

- Esqueléticas: luxação esternoclavicular ou acromioclavicular, fratura do processo coracoide, fratura da primeira costela, dissociação escapulotorácica, "ombro flutuante".

- Pulmonares e pleurais: pneumotórax e hemotórax.

- Plexo braquial: principalmente no nervo ulnar, na lesão direta.

- Vasculares: laceração, oclusão, vasoespasmo ou compressão aguda pelo desvio da fratura, sendo os vasos acometidos com maior frequência a artéria subclávia, a veia subclávia e a veia jugular interna.

Exames complementares

Radiografias costumam ser suficientes para o diagnóstico das fraturas de clavícula. Em geral, a incidência anteroposterior e outra com inclinação cefálica de 45° são suficientes para a avaliação das fraturas da diáfise.[33] As fraturas da extremidade distal da clavícula são mais bem observadas em incidências radiográficas especiais. As incidências anteroposterior, a inclinação caudocranial de 20° e a incidência axilar auxiliam no estudo dessas fraturas.[34]

As fraturas da extremidade proximal da clavícula são de difícil diagnóstico pelas radiografias de rotina devido à sobreposição das costelas e vértebras. A incidência com inclinação cefálica de 40° auxilia na visualização.[8]

> **ATENÇÃO!** A TC colabora na compreensão, sobretudo das fraturas das extremidades proximal ou distal da clavícula, além de auxiliar no diagnóstico de possíveis lesões ósseas associadas.[8]

Classificação

Allman[35] classificou as fraturas de clavícula em (FIG. 43.14):

Grupo 1. Fraturas do terço médio.

Grupo 2. Fraturas do terço distal.

Grupo 3. Fraturas do terço medial.

Craig[36] subdividiu as fraturas dos grupos 2 e 3 em:

Grupo 2. Fratura da extremidade distal da clavícula.

- Tipo I – Sem desvio.
- Tipo II – Medial aos ligamentos coracoclaviculares.

  A – Com os ligamentos conoide e trapezoide íntegros no fragmento distal.

  B – Com ruptura do ligamento conoide, mas com o ligamento trapezoide íntegro no fragmento distal.
- Tipo III – Fraturas articulares.
- Tipo IV – Fraturas com desvio do fragmento proximal com os ligamentos inseridos ao periósteo (característico em crianças).
- Tipo V – Multifragmentar.

Grupo 3. Fratura da extremidade proximal da clavícula.

- Tipo I – Sem desvio.
- Tipo II – Desviado e com ruptura ligamentar.
- Tipo III – Intra-articular.
- Tipo IV – Descolamento epifisário (característico em crianças e adolescentes).
- Tipo V – Multifragmentar.

As fraturas diafisárias são as mais frequentes, correspondendo a 80% das fraturas de clavícula. O grupo 2 corresponde a 15%; o 3, a 5%.[37]

Tratamento

O tratamento conservador é a principal escolha nas fraturas de clavícula nos recém-nascidos e nas crianças, pois há grande potencial de consolidação e remodelação óssea. A manutenção do membro acometido junto ao corpo, com uma bandagem por sete a 10 dias, resulta na consolidação óssea, sendo que esta completa-se após 14 dias

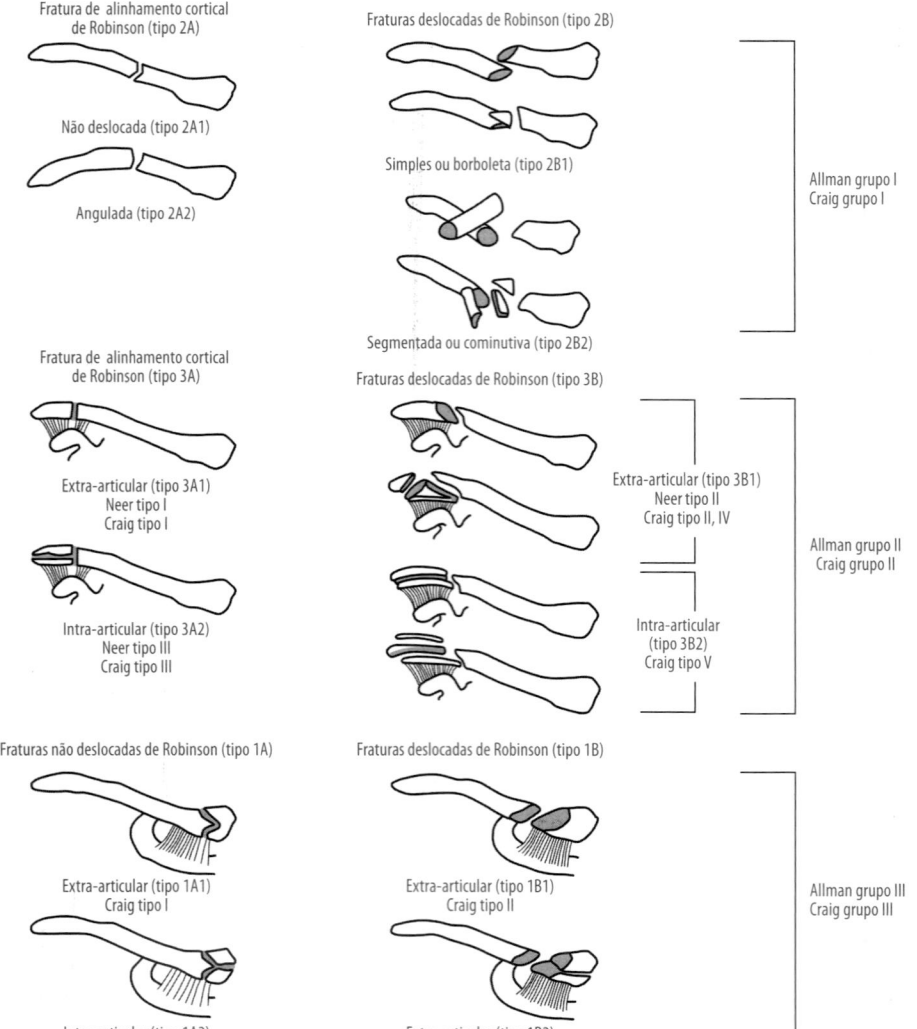

FIGURA 43.14 → Classificação de Allman para as fraturas de clavícula.

nos recém-nascidos. Realiza-se o teste de Moro após a consolidação óssea para descartar uma possível associação da lesão do plexo braquial.[32] Nas crianças jovens, a imobilização com bandagem tipo figura-de-oito, por três semanas, é o suficiente nas fraturas desviadas e tipoia nas fraturas sem desvio. Nas crianças mais velhas, a imobilização com tipoia ou bandagem em figura-de-oito ocorre por volta de seis semanas.[38]

Adultos

O objetivo do tratamento das fraturas da clavícula no adulto é a consolidação óssea, mantendo a função com a mínima deformidade residual. O tratamento conservador é o *gold standard* para maioria das fraturas da clavícula. Faz-se imobilização com tipoia ou bandagem em figura-de-oito por seis a oito semanas.

O tratamento cirúrgico está indicado nos seguintes casos: lesão neurovascular, grandes desvios dos fragmentos, fratura exposta, múltiplas fraturas (fixação para facilitar a mobilização do paciente), "ombro flutuante", fratura de clavícula tipo II desviada, pacientes com dificuldade de permanecer imobilizado (decorrente de outras doenças, como Parkinson, convulsões ou demais condições neurológicas) e estética: pacientes que preferem a cicatriz cirúrgica em vez da deformidade pela consolidação.

A osteossíntese pode ser realizada com placa e parafuso, fixação intramedular e cerclagem com fios não absorvíveis no processo coracoide ao fragmento proximal nas fraturas da extremidade distal da clavícula, associada ou não com fixação intramedular (FIG. 43.15).

A maioria das fraturas da extremidade proximal da clavícula é de tratamento não cirúrgico. Quando existe indicação para cirurgia, a escolha da fixação é difícil. A fixação intramedular com fios de Kirchner pode causar migração

medial. Friedel e Fritz sugeriram a fixação com cordão de polidioxanona de 2 mm.[39]

Complicações

A consolidação viciosa no adulto pode ser prejudicial nos casos com encurtamento maior que 15 mm.[40] Nesses casos, pode-se realizar osteotomia da clavícula e fixação interna com uso de enxerto ósseo para ganho de comprimento. É preciso lembrar ao paciente que existe o risco de pseudartrose.[41] Isso não ocorre nas crianças devido ao seu grande potencial de remodelação óssea.

A presença de calo ósseo exuberante ou desvio importante da fratura de clavícula pode diminuir o espaço costoclavicular, causando compressão de artéria carótida, artéria, veia subclávia ou plexo braquial.[42]

A artrite pós-traumática pode ocorrer após o tratamento das fraturas intra-articulares. Em geral, são fraturas diagnosticadas muito tarde. O paciente pode queixar-se de dor na articulação acometida ou dor por diminuição do espaço abaixo da articulação acromioclavicular, decorrente de osteófitos, causando bursite subacromial e compressão do manguito rotador. O tratamento cirúrgico é indicado após a falha no tratamento conservador, mesmo após infiltração local. Realiza-se a artroplastia de ressecção para o tratamento cirúrgico de artrite pós-traumática.[37]

É raro ocorrer pseudartrose de clavícula, sendo que cerca de 75% dos casos têm a diáfise acometida e apenas em 25% há acometimento da extremidade distal.[43-45] Quando assintomáticas, realiza-se o tratamento conservador. A indicação cirúrgica ocorre nos pacientes com dor atribuída a pseudartrose, disfunção da cintura escapular ou comprometimento neurovascular.[46] A redução aberta e a fixação com placa de compressão, além da colocação de enxerto ósseo, são procedimentos que têm demonstrado excelentes índices de consolidação.[45,47,48]

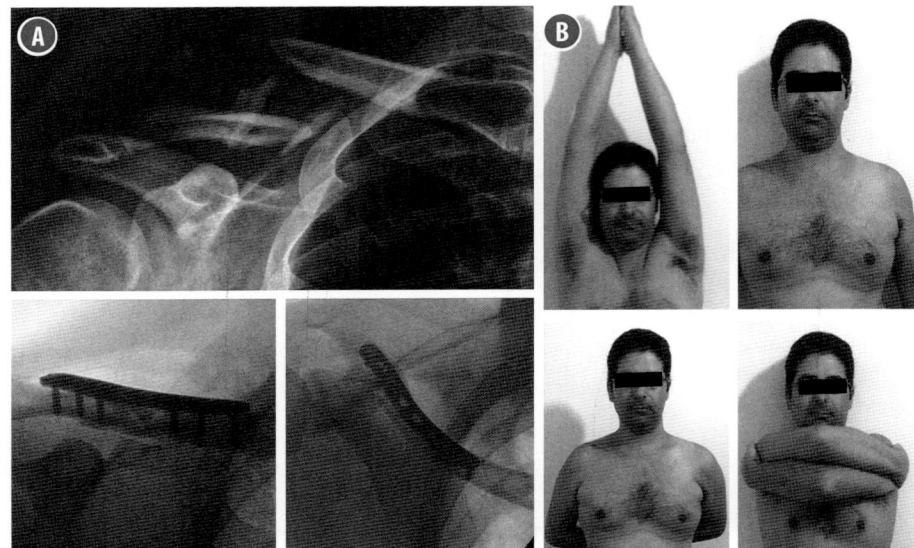

FIGURA 43.15
Ⓐ Fratura de clavícula com desvio tratada de modo cirúrgico com placa e parafusos.
Ⓑ Pós-operatório de dois meses com movimentação completa do ombro e ausência de dor.

ARTICULAÇÃO ACROMIOCLAVICULAR

É uma articulação diartrodial entre a extremidade lateral da clavícula e a porção medial do acrômio, com um disco fibrocartilaginoso intra-articular completo ou parcial, que se degenera e pode perder a função após a quarta década de vida.[49] Os estabilizadores estático e dinâmico garantem a congruência articular:

Estabilizadores estáticos. Ligamentos acromioclavicular (porção superior, inferior, anterior e posterior) e coracoclavicular (composto pelos ligamentos conoide e trapezoide).

Estabilizadores dinâmicos. Porções anterior do músculo deltoide e superior do músculo trapézio.

Conforme Inman e colaboradores, ocorre 20° de movimentação da articulação acromioclavicular durante os primeiros 30° de abdução e após os 135° de elevação do braço. Além disso, a clavícula gira até 50° durante a elevação do ombro, demonstrando sua importância na sincronia entre as articulações glenoumeral e escapulotorácica.[50]

> **ATENÇÃO! As luxações acromioclaviculares acometem mais homens (5:1 até 10:1) e, em especial, nas três primeiras décadas de vida.[8]**

Mecanismo de trauma

As lesões na articulação acromioclavicular podem ocorrer por trauma direto, quando a força é aplicada inferior e medial ao dorso do acrômio. Quando não ocorre nenhuma fratura, essa força desloca os ligamentos acromioclaviculares e, em seguida, afeta os ligamentos coracoclaviculares. Por fim, atinge as inserções musculares do deltoide e do trapézio na clavícula. Com isso, acomete todo o mecanismo suspensor da clavícula.[9]

Outro mecanismo mais raro seria a aplicação direta de uma força superior sobre o braço em adução. Essa força seria transmitida do braço para o acrômio, atingindo apenas os ligamentos acromioclaviculares, pois ocorreria uma diminuição do espaço entre o processo coracoide e a clavícula.

Quadro clínico

O quadro clínico pode variar desde uma dor localizada na articulação acromioclavicular até deformidades, como queda do membro acometido e proeminência superior ou posterior da região distal da clavícula. Pode ocorrer também a elevação e proeminência do acrômio, sugerindo desvio subacromial ou subcoracoide da clavícula.

Exames complementares

O diagnóstico é realizado com radiografias adequadas para avaliação da articulação. De acordo com Doneux e colaboradores,[34] as principais incidências radiográficas para avaliação da articulação acromioclavicular são:

- Anteroposterior com correção da anteversão da glenoide com o membro em rotação neutra.

- Inclinação cranial de Zanca:[51] incidência anteroposterior com inclinação cefálica de 10 a 15° **(FIG. 43.16)**.

- Axial da escápula: incidência na mesma direção da espinha da escápula com inclinação caudal de 15 a 25°.

As radiografias sob estresse são utilizadas para verificar a possível lesão dos ligamentos coracoclaviculares. Por isso, são realizadas em ambos os ombros, para comparar o espaço coracoclavicular. No entanto, Bossart e colaboradores encontraram baixo percentual de lesões do grau 3 no grupo que não tinha evidência e concluíram que não se justifica a realização desse tipo de exame.[52]

Classificação

Williams e colaboradores[53] classificam as luxações acromioclaviculares em **(FIG. 43.17)**:

Tipo 1. Entorse do ligamento acromioclavicular, ligamentos coracoclaviculares íntegros e congruência da articulação acromioclavicular.

Tipo 2. Ruptura dos ligamentos acromioclaviculares, entorse dos ligamentos coracoclaviculares e subluxação da articulação acromioclavicular.

Tipo 3. Ruptura dos ligamentos acromioclaviculares, ruptura dos ligamentos coracoclaviculares e incongruência de 25 a 100% da articulação acromioclavicular. **Variante do tipo 3** – Lesão fisária e fratura do processo coracoide.

Tipo 4. Ruptura dos ligamentos acromioclaviculares, ruptura dos ligamentos coracoclaviculares, desinserção dos

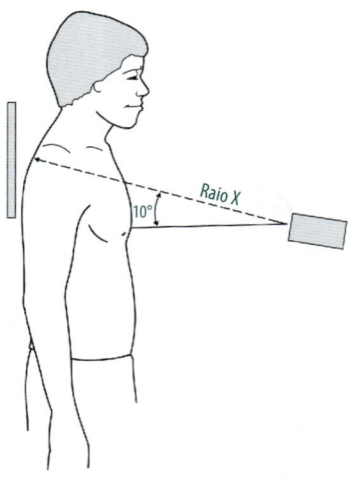

FIGURA 43.16 → Posicionamento do paciente para incidência de Zanca.

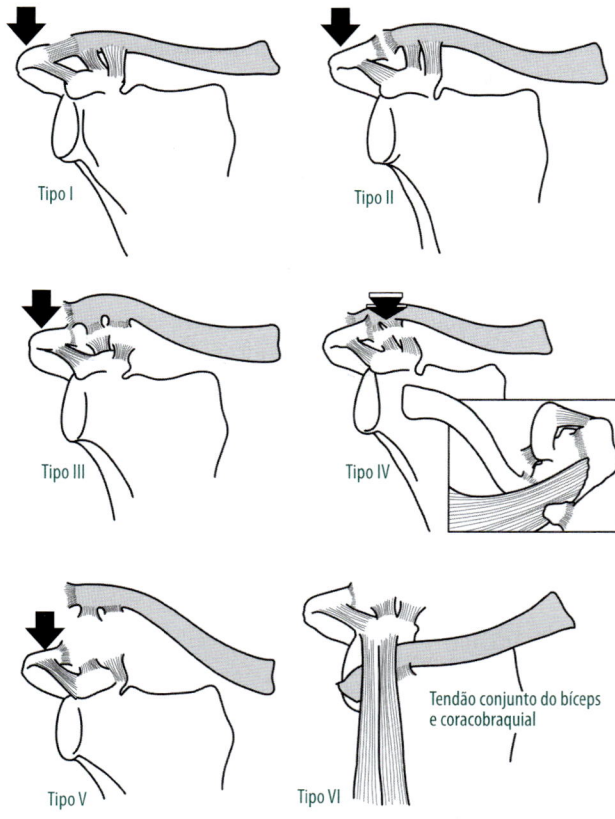

Tipo I

Tipo II

Tipo III

Tipo IV

Tipo V

Tipo VI

Tendão conjunto do bíceps e coracobraquial

FIGURA 43.17 → Classificação de Rockwood para as luxações acromioclaviculares.

músculos trapézio e deltoide da clavícula distal e desvio posterior da clavícula através do músculo trapézio.

Tipo 5. Ruptura dos ligamentos acromioclaviculares, ruptura dos ligamentos coracoclaviculares, desinserção dos músculos trapézio e deltoide até a metade distal da clavícula e incongruência de 100 a 300% da articulação acromioclavicular.

Tipo 6. Ruptura dos ligamentos acromioclaviculares e coracoclaviculares, desinserção dos músculos trapézio e deltoide da clavícula distal e desvio inferior da clavícula (subcoracoide ou subacromial).

Tratamento

Nas lesões dos tipos 1 e 2, o tratamento conservador tem bons resultados, pois não houve acometimento de todos os estabilizadores da articulação acromioclavicular.[8]

O tratamento cirúrgico está indicado em pacientes jovens ou trabalhadores braçais com lesões do tipo 3. Já o tratamento conservador é indicado para indivíduos mais idosos ou que não utilizam muito o membro acometido no trabalho.[8] Nas demais lesões (tipos 4, 5 e 6), o tratamento cirúrgico tem bons resultados, uma vez que todos os estabilizadores foram afetados.

Tipos de tratamento cirúrgico

- Fixação com fios ou pinos cruzando a articulação acromioclavicular associado ou não ao reparo ou reconstrução ligamentar.

- Cerclagem subcoracoide com fio inabsorvível, fáscia, sutura sintética ou com enxerto de tendão, associado ou não ao reparo ou reconstrução ligamentar.

- Parafuso de compressão do intervalo coracoclavicular, associado ou não ao reparo ou reconstrução ligamentar.

- Excisão da extremidade distal da clavícula, associado ou não ao reparo ou reconstrução ligamentar.

- Transferência dinâmica de músculo, associado ou não ao reparo ou reconstrução ligamentar.

Nas luxações acromioclaviculares crônicas, realiza-se a artroplastia de ressecção lateral da clavícula, associada à transferência do ligamento coracoacromial para a medular da clavícula, além de fixação provisória.[54]

Complicações

Na artrite acromioclavicular, realiza-se o procedimento cirúrgico preconizado por Weaver e Dunz e colaboradores[19] (artroplastia de ressecção e transferência do ligamento coracoacromial para a medula da clavícula e sua fixação).

A erosão da clavícula ou do processo coracoide após a fixação coracoclavicular é uma complicação que pode ocorrer nas cerclagens sintéticas. Pode acontecer também migração dos fios e quebra do parafuso de compressão coracoclavicular.

ARTICULAÇÃO ESTERNOCLAVICULAR

A articulação esternoclavicular caracteriza-se por uma articulação diartrodial e é a única entre o membro superior e o esqueleto axial. Ela possui pouca estabilidade óssea, pois menos da metade da extremidade medial da clavícula se articula com o esterno. Portanto, essa articulação depende muito da estabilidade ligamentar (ligamento do disco intra-articular e ligamentos costoclavicular, interclavicular e capsular).

O ligamento do disco intra-articular é uma estrutura fibrosa que vai da junção sincondral da primeira costela até o esterno. Esse disco estabiliza medialmente a clavícula.[55]

O ligamento costoclavicular ou romboide é dividido em fascículo anterior (surge da superfície medial anterior da primeira costela e insere-se na região lateral e superior) e fascículo posterior (origina-se mais lateralmente ao fascículo anterior e direciona-se medial e superiormente). A porção anterior estabiliza a rotação da clavícula para cima e lateralmente, enquanto a porção inferior resiste à rotação para baixo e medial.[56]

O ligamento interclavicular está localizado na região superior do esterno e liga uma articulação esternoclavicular a outra. Ele auxilia os ligamentos capsulares impedindo a perda da altura e postura dos ombros.[57] O ligamento capsular é o espessamento anterossuperior e posterior da cápsula articular. É o ligamento mais forte e impede o desvio superior da extremidade medial da clavícula quando ela sofre um trauma na extremidade distal para inferior.[56]

A articulação esternoclavicular tem grande amplitude de movimento, funcionando como uma articulação de bola/soquete. A clavícula é capaz de realizar elevação por volta de 30 a 35°, rotação em seu eixo de 45 a 50° e amplitude de movimento de 35° no sentido anterior-posterior.[58]

Mecanismo de trauma

No trauma direto, é rara a ocorrência de luxação da articulação esternoclavicular, sobretudo devido à estabilidade ligamentar.

O trauma indireto é o mecanismo de trauma mais frequente nas luxações.[59] Ocorre a luxação posterior quando o ombro ipsilateral sofre compressão medial e anteriorização. Na luxação anterior, o ombro sofre força medial e posterior.

Embora essa articulação seja pequena, seus fortes ligamentos mantêm sua congruência articular, o que torna rara sua luxação.[60] Com isso, a luxação ocorre, com frequência, por traumas de alta energia. A causa mais comum de luxação esternoclavicular é decorrente de acidente automobilístico. A segunda causa está relacionada ao esporte.[61]

Classificação

Classificação anatômica

Anterior. Ocorre desvio anterior ou anterossuperior da clavícula. É a luxação mais frequente (20:1).[62]

Posterior. Quando ocorre o deslocamento posterior ou posterossuperior da clavícula em relação ao esterno.

Classificação etiológica

Etiologia traumática

- Entorse:
  - Leve: os ligamentos permanecem íntegros.
  - Moderada: ocorre lesão parcial ligamentar com quadro de subluxação anterior ou posterior.
  - Grave: ruptura completa dos ligamentos, com luxação anterior ou posterior.
- Luxação aguda: lesão completa dos ligamentos intra-articulares e capsulares.
- Luxação recidivante: rara, ocasião na qual ocorre instabilidade articular recorrente, devido a não cicatrização ligamentar adequada.

- Luxação não reduzida: casos em que optou-se por não reduzir ou condições não diagnosticadas no momento do trauma.

Etiologia atraumática

- Luxação ou subluxação espontânea: quadro indolor caracterizado pelo seu deslocamento articular, em movimentos da mão acima da cabeça, que se reduz após abaixar o membro ipsilateral.
- Luxação congênita ou do desenvolvimento: casos raros de luxação; ocorrem devido à displasia óssea da clavícula ou do esterno, condições que predispõem a esse tipo de lesão.[63]
- Artrite: decorrente de diversas etiologias (osteoartrose, artropatias, osteíte condensante, hiperostose, artrite pós-menopausa).
- Infecção.

Quadro clínico

O paciente se encontra com dor e edema local, além de o membro acometido ficar apoiado sobre o membro contralateral. A piora da dor ocorre à compressão medial do ombro afetado, e há dificuldade de repousar o ombro na posição supina.

A porção medial fica proeminente na luxação anterior; já nos casos de luxação posterior observa-se uma depressão. Em geral, os pacientes podem queixar-se de dificuldade respiratória e de deglutição, além do quadro de congestão venosa no membro afetado.

Exames complementares

Na radiografia com incidência anteroposterior, a observação é difícil por conta da sobreposição de imagens sobre as demais estruturas torácicas. Na radiografia com incidência "serendipty",[9] é realizada a radiografia de ambas as clavículas com inclinação de 40° cranial, na qual é possível comparar o lado afetado com o contralateral.

Na radiografia com incidência de Heinig,[9] os raios tangenciam a articulação esternoclavicular no sentido laterolateral do indivíduo. Já na radiografia com incidência de Hobbs,[64] o feixe passa em sentido posteroanterior nas clavículas, quando o paciente encontra-se sentado e inclinado sobre a mesa.

A TC é o melhor exame para avaliar a articulação esternoclavicular. Deve-se realizar o estudo das duas articulações, até a metade de ambas as clavículas, para sua comparação.

Tratamento

Tanto na entorse leve quanto na moderada, o tratamento conservador é preconizado. A imobilização de três a quatro dias nos casos leves e de quatro a seis semanas nos moderados é o suficiente, sendo associada à crioterapia e à analgesia.

Alguns casos de entorse moderada podem permanecer apresentando dor mesmo após o período de tratamento. Nestes, realiza-se a excisão do disco intra-articular por laceração.[65,66]

Devido à proximidade de estruturas nobres, a luxação esternoclavicular anterior costuma ser tratada de forma não cirúrgica (FIG. 43.18). Mesmo quando é realizada a redução incruenta, essa articulação fica instável devido à lesão ligamentar importante e à estrutura óssea articular plana.

> **ATENÇÃO!** A redução articular na luxação posterior pode ser realizada nos casos em que o paciente queixa-se de dificuldade de deglutir ou respirar, ou quando apresenta alteração vascular, como congestão. Nessas condições, é importante alertar um profissional da cirurgia torácica, pois existem casos em que a extremidade medial da clavícula luxada lesou a artéria pulmonar, a veia braquiocefálica ou mesmo a artéria mamária interna.[67,68]

A redução incruenta pode ocorrer com as seguintes técnicas:

Técnica tração-abdução. Coloca-se um coxim entre as escápulas com o paciente em supino. Realiza-se tração, abdução e extensão do membro acometido. Em alguns casos, utiliza-se uma pinça na clavícula para auxiliar sua redução.

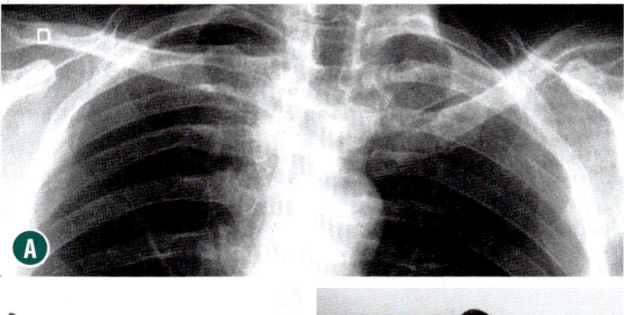

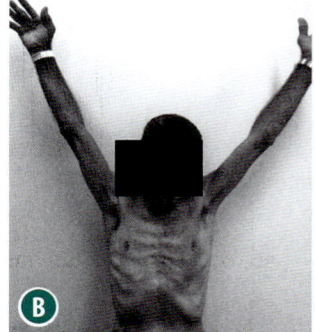
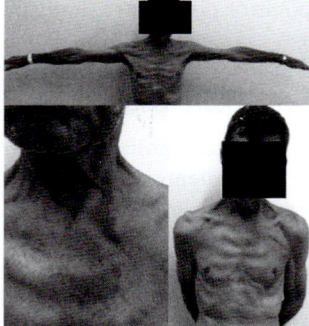

FIGURA 43.18
Ⓐ Luxação esternoclavicular no lado esquerdo.
Ⓑ Tratamento conservador com seis semanas de evolução.

Técnica tração-adução. O paciente encontra-se na mesma posição, mas realiza-se tração, adução e extensão do membro acometido. Se necessário, utiliza-se uma pinça para auxílio no procedimento.

Nos casos de ser necessária a redução aberta da luxação esternoclavicular, realizam-se o reparo ligamentar e a estabilização articular com fios de Kirschner[69,70] ou pinos de Steinmann.[71,72] Devido às possíveis complicações, alguns autores realizaram essa estabilização com alça de fibra de carbono,[73] fáscia lata[74] ou tendão.[75]

A artroplastia de ressecção medial da clavícula está indicada nos casos de artrose associada, pois a artrodese limitaria muito os movimentos do membro superior.

Complicações

As complicações que podem ocorrer são artrite, infecção e migração do fio ou pino.

TRAUMA TORÁCICO

Nos Estados Unidos, depois das doenças cardiovasculares e do câncer, o trauma é a terceira causa de morte na população geral[1] e a principal causa na população jovem mundial.[2] O trauma torácico é responsável por 20 a 25% das mortes decorrentes do trauma.[3,4] Sua incidência é de cerca de 40%,[5] mas sua importância está aumentando devido à crescente violência urbana e aos meios de transporte, que estão cada vez mais velozes.[6] Além disso, os traumas torácicos afetam órgãos vitais, como coração e pulmão.

A abordagem feita nesses pacientes segue o princípio do suporte avançado de vida no trauma (ATLS), já que muitas das lesões aqui relatadas podem comprometer a vida.[7] Ou seja, o cirurgião de emergência deve avaliar rapidamente e realizar a imediata intervenção.

Classificação

O trauma de tórax pode ser fechado ou penetrante.

Fechado. Sem abertura da cavidade pleural. Acidentes automobilísticos e quedas são as principais causas, sendo 40,7% dos traumas torácicos decorrentes de acidentes de trânsito e 25% por quedas.[8]

Penetrante. Abertura da cavidade pleural. Ferimentos por arma de fogo e arma branca são as principais causas. Esse tipo de lesão tem menor gravidade quando comparado ao trauma fechado, pois cerca de 85% dos traumas penetrantes causam lesões pulmonares, que são tratadas com drenagem torácica.[4] Quando o ferimento penetrante alcança o coração, apenas 38% dos indivíduos sobrevivem. A taxa de mortalidade varia conforme a causa. As lesões causadas por arma branca apresentam mortalidade de 44%; os ferimentos causados por arma de fogo representam 83%.[9]

Atendimento

Os pacientes que sofrem trauma de tórax devem ser atendidos conforme o princípio do ATLS. Após a anamnese e o exame físico detalhados, os exames complementares são realizados.

A radiografia de tórax auxilia nos diagnósticos, no tratamento e no acompanhamento. Todavia, algumas lesões não são diagnosticadas somente pelas radiografias, mas podem ser detectadas na TC. Foram diagnosticadas 50% das lesões pleurais e 34% das pulmonares na TC, mas não foram detectadas nas radiografias.[10]

> **ATENÇÃO! Anoxia e hemorragia são as principais causas de morte nos casos graves de trauma torácico.**

A infusão de soluções de cristaloides e hidrocoloides é o procedimento inicial para o tratamento de hemorragia. Quando detectado o hemotórax, a drenagem de tórax é preconizada. Realiza-se também a drenagem de pneumotórax no paciente submetido à ventilação positiva.[11]

A toracotomia deve ser realizada com urgência nos casos de hemorragia maciça (> 1.500 mL) ou com valor acima de 200 mL por hora, em três horas, ou perdas acima de 1.500 mL em menos de 24 horas.[4] Além das hemorragias, realiza-se a toracotomia nos casos de tamponamento cardíaco, rotura de grandes vasos, pneumotórax, lesões brônquicas e lesões diafragmáticas ou esofágicas. A taxa de mortalidade após a toracotomia de urgência varia conforme o tipo de lesão (85% nos traumas fechados e 56% nos penetrantes).[12] No entanto, a incidência de casos graves com indicações cirúrgicas de urgência é baixa (10 a 15%).[13]

A videotoracoscopia é realizada nos casos de suspeita de lesão diafragmática, hemotórax progressivo (sangramento pelo dreno de tórax de 150 a 200 mL/h), hemotórax coagulado (sem expansão pulmonar de 3 a 90 dias após o trauma), pacientes estáveis que sofreram ferimentos em zona de transição toracoabdominal ou trauma em região precordial com suspeita de lesão cardíaca e/ou lesões associadas, sangramento ativo de vasos intercostais e retirada de corpo estranho sem tamponamento de grandes vasos ou coração.[14]

> **ATENÇÃO! A analgesia é muito importante nos pacientes vítimas de trauma torácico porque facilita a respiração, evitando complicações como atelectasia e pneumonia. Por isso, além da analgesia parenteral, muitos centros de trauma associam a analgesia epidural.**

Contusão pulmonar

Ocorre muitas vezes por trauma direto ou força de desaceleração e rotação, sobretudo em acidentes automobilísticos. É a principal causa de mortalidade nos traumas torácicos.[8]

As lesões na parede torácica podem não ser proporcionais à energia da lesão do parênquima pulmonar. Arcos costais mais elásticos são características de pacientes jovens. Portanto, os indivíduos podem sofrer contusões pulmonares graves sem apresentarem fratura associada das costelas.

Quando ocorrem fraturas em três costelas consecutivas em mais de um local, o paciente apresenta tórax instável.[15] Embora tenha uma baixa incidência (10%) nos que sofrem trauma torácico, a taxa de mortalidade é considerável (33%).[16] A lesão tem sua importância porque ocorre um movimento paradoxal do local afetado no ciclo respiratório. Com isso, o paciente tem função respiratória muito diminuída, podendo necessitar de entubação.[17] As principais complicações que ocorrem nos pacientes tratados de forma conservadora são pneumonia, empiema, ventilação mecânica prolongada, dor crônica e consolidação viciosa ou pseudartrose que resultam em deformidade torácica.[18-22]

Mesmo com a taxa de mortalidade relativamente alta e com as possíveis complicações do tórax instável, sua indicação cirúrgica permanece relativa. Quando os pacientes são submetidos à fixação das fraturas de costelas, apresentam menores taxa de pneumonia, permanência na ventilação mecânica e permanência em unidade de terapia intensiva.[22]

Lesão da aorta

A lesão da aorta apresenta alta taxa de mortalidade, sendo que muitos indivíduos acometidos não chegam ao hospital a tempo de realizarem um tratamento invasivo e efetivo. Ocorre mais no istmo e, muitas vezes, está relacionada a um mecanismo de compressão ou desaceleração.[23]

Na radiografia de tórax, o borramento do contorno aórtico, o aumento da largura do mediastino e o desvio da traqueia são sinais de hematoma na região do mediastino.[23] A TC e a ecografia transesofágica são outros exames que auxiliam no diagnóstico, mas o padrão-ouro é a aortografia, a qual só pode ser realizada em pacientes estáveis.[23] Diagnosticada a lesão da aorta, o paciente deve ser submetido ao tratamento cirúrgico de imediato, que pode ser realizado através da interposição de enxerto, por desvios temporários do fluxo sanguíneo ou endovascular.[24]

Lesão cardíaca

A lesão cardíaca está entre as principais causas de morte em pacientes que sofrem trauma torácico. Apenas 10% destes chegam ao hospital com vida. Mesmo assim, a taxa de mortalidade é elevada. A lesão cardíaca é responsável por 41% das mortes de pacientes vítimas de trauma torácico.[25] Os principais mecanismos do trauma fechado, responsáveis pela lesão grave, são a rotação do coração, a transferência pressórica abdominal e a compressão esternal direta.

Os casos de trauma penetrante e as lesões por arma branca têm melhor prognóstico quando comparados às lesões por arma de fogo, pois estas resultam em lesões complexas e irregulares no ventrículo com acometimento de mais de uma câmara, favorecendo o sangramento na caixa torácica.[26-28] As principais lesões encontradas são tamponamento cardíaco, lesão valvular ou arrancamento dos grandes vasos. São lesões de difícil diagnóstico inicial, sendo a ecocardiografia o padrão-ouro recomendado nesses casos.[28,29]

Os sinais e sintomas de tamponamento cardíaco são distensão jugular, hipotensão, abafamento das bulhas cardíacas, aumento da área cardíaca e cianose de extremidades superiores. A toracotomia exploradora está indicada nos casos suspeitos de lesão cardíaca. A estabilidade hemodinâmica do paciente e o tipo anatômico da lesão são fatores de prognóstico nas lesões cardíacas.[9]

Lesão de vias aéreas

As lesões das vias aéreas e do parênquima pulmonar são as maiores causas de morbidade e mortalidade, ou seja, poucos indivíduos chegam ao hospital com vida. Sua taxa de letalidade é de 30%, mas a incidência é baixa, representando 0,3 a 1% dos traumas de tórax.[30]

Tanto o trauma penetrante quanto o fechado podem causar lesão traqueobrônquica. A hiperpressão das vias aéreas, decorrente da compressão da caixa torácica, associada ao fechamento da glote por reação ao trauma, pode resultar na rotura da traqueia.[31] Dispneia, enfisema subcutâneo e sintomas de pneumotórax são indicativos de lesões de vias aéreas.[32] A broncoscopia está indicada nos casos de suspeita dessas lesões. Define-se o diagnóstico, sua localização e sua extensão. Com esses dados, opta-se pelo tratamento cirúrgico ou conservador.[33]

O tratamento conservador é realizado nas lesões que acometem menos de um terço da circunferência da traqueia ou dos brônquios. Porém, o procedimento cirúrgico é realizado quando não ocorre a expansão pulmonar mesmo após drenagem pleural.[34] Realiza-se a sutura das lesões quando não acometem toda a circunferência da traqueia; já nas lesões com destruição tecidual ou múltiplas fraturas dos anéis traqueais, sua ressecção parcial e a anastomose são preconizadas.[31-35]

Lesão diafragmática

A lesão do diafragma também pode ser decorrente de trauma penetrante ou fechado. As lesões penetrantes na zona de transição toracoabdominal devem ser investigadas devido à possibilidade de lesão diafragmática associada. Dos pacientes com lesões penetrantes na zona de transição toracoabdominal, 20 a 40% podem cursar com lesão diafragmática. Essa zona de transição é delimitada pelo quarto espaço intercostal na face anterior, sexto espaço intercostal nas faces laterais, ponta da escápula na face posterior e rebordos costais em seu limite inferior.[36]

Muitas vezes, o diagnóstico da lesão diafragmática, em especial quando isolada, não é realizado. Não são diagnosticadas 10 a 30% das lesões mesmo após a realização de exame físico, radiografia de tórax, ultrassonografia, TC e lavado peritoneal diagnóstico.[37] A herniação do estômago é o principal achado nas endoscopias nos casos de lesão diafragmática. A videotoracoscopia está sendo cada vez mais indicada nos pacientes com suspeita de terem essa lesão. Além do diagnóstico, é possível realizar o tratamento cirúrgico.[38]

Lesões do diafragma isoladas ou associadas a uma lesão visceral abdominal de tratamento não cirúrgico podem ser tratadas de forma conservadora. O tratamento cirúrgico é preconizado nas lesões penetrantes na zona de transição toracoabdominal, associado a sinais de peritonite, hérnia de víscera abdominal para tórax, órgãos torácicos com indicação cirúrgica ou em pacientes hemodinamicamente instáveis.[39]

Referências

1. Hardegger FH, Simpson LA, Weber BG. The operative treatment of scapular fractures. J Bone Joint Surg Br. 1984; 66(5):725-31.

2. Rowe CR. Fractures of the scapula. Surg Clin North Am. 1963; 43:1565-71.

3. Newell ED. Review of over 2,000 fractures in the past seven years. South Med J. 1927;20:644-8.

4. Wilson PD. Experience in the management of fractures and dislocations (based on an analysis of 4390 cases) by the staff of the fracture service NIGH Boston. Philadelphia: Lippiricott Williams & Wilkins; 1938.

5. Armstrong CP, Van der Spuy J. The fractured scapula: Importance in management based on a series of 62 patients. Injury. 1984;15(5):324-9.

6. MeGahan JP, Rab GT, Dublin A. Fractures of the scapula. J Trauma. 1980;20(10):880-3.

7. Thompson DA, Flynn TC, Miller PW, Fischer RP. The significance of scapular fractures. J Trauma. 1985;25(10):974-7.

8. Rockwood CA, Matsen FA. The shoulder. 2nd ed. Philadelphia: W. B. Saunders; 1998.

9. Rockwood CA, Green DP. Fractures. 4th ed. Philadelphia: Lippincott Williams & Wilkins; 1996.

10. Goldberg RP, Vicks B. Oblique angle to view for coracoid fractures. Skeletal Radiol. 1983;9:195-7.

11. Zdravkovic D, Damholt VV. Comminuted and severely displaced fractures of the scapula. Acta Orthop Scand. 1974; 45(1):60-5.

12. Ideberg R. Unusual glenoid fractures: a report on 92 cases. Acta Orthop Sacand. 1987;58:191-2.

13. Ideberg R. Fractures of the scapula involving the glenoid fossa. In: Bateman JE, Welsh RP. Surgery of the shoulder. Philadelphia: BC Decker; 1984. p. 63-6.

14. Goss TP. Fractures of the glenoid cavity. J Bone Joint Surg Am. 1992;74(2):299-305.

15. Goos TP. Double disruption of the superior shoulder suspensory complex. J Orthop Trauma. 1993;7(2):99-106.

16. Herscovici D Jr, Sanders R, DiPasquale T, Gregory P. Injuries of the shoulder girdle. Clin Orthop Relat Res. 1995; (318):54-60.

17. Herscovici D Jr, Fiennes AG, Allgöwer M, Rüedi TP. The floating shoulder: ipsilateral clavicle and scapular neck fractures. J Bone Joint Surg Br. 1992;74(3):362-4.

18. Rockwood CA. Management of fractures of the scapula. J Bone Joint Surg. 1986;10:219.

19. Bucholz RW, Heckman JD, Court-Brown CM, Tornetta P. Rockwood and Green's fractures in adults. 7th ed. Philadelphia: Lippincott Williams & Wilkins; 2010.

20. Goss TP. Scapular fractures and dislocations: diagnosis and treatment. J Am Acad Orthop Surg. 1995;3(1):22-33.

21. Kuhn JE, Blasier RB, Carpenter JE. Fractures of the acromion process: a proposed classification system. J Orthop Trauma. 1994;8(1):6-13.

22. Binazzi R, Assiso J, Vaccari V, Felli L. Avulsion fractures of the scapula: report of eight cases. J Trauma. 1992;33(5):785-9.

23. DePalma AF. Surgery of the shoulder. 3rd ed. Philadelphia: Lippincott Williams & Wilkins; 1983.

24. Key A, Conwell HE. The management of fractures, dislocations and sprains. St. Louis: Mosby; 1964.

25. Ebraheim NA, Pearlstein SR, Savolaine ER, Gordon SL, Jackson WT, Corray T. Scapulothoracic dissociation (closed avulsion of the scapula, subclavian artery, and brachial plexus): a newly recognized variant, a new classification, and a review of the literature and treatment options. J Orthop Trauma. 1987;1(1):18-23.

26. Kelbel JM, Harden OM, Huurman WW. Scapulothoracic dissociation: a case report. Clin Orthop Relat Res. 1986; (209):210-4.

27. Sampson LN1, Britton JC, Eldrup-Jorgensen J, Clark DE, Rosenberg JM, Bredenberg CE. The neurovascular outcome of scapulothoracic dissociation. J Vasc Surg. 1993; 17(6):1083-8; discussion 1088-9.

28. Martell JR Jr. Clavicular nonunion: complication with the use of mersilene tape. Am J Sports Med. 1992;20(3):360-2.

29. Rubin A. Birth injuries: incidence, mechanisms, and end result. Obstet Gynecol. 1964;23:218-21.

30. Balata A, Olzai MG, Porcu A, Spano B, Ganau R, Corchia C. Clavicular fractures in the newborn infant. Pediatr Med Chir. 1984 Jan-Feb;6(1):125-9.

31. Cummings CW. Neonatal skeletal fractures: birth trauma or child abuse? J Can Assoc Radiol. 1979;30(1):30-3.

32. Tachdjian MO. Pediatric orthopaedics. Philadelphia: W. B. Saunders; 1972.

33. Widner LA, Riddewold HO. The value of the lordotic view in diagnosis of the fractured clavicle. Rev Interam Radiol. 1980;5(2):69-70.

34. Doneux PS, Checchia SL, Miyazaki NA. Padronização do estudo radiográfico da cintura escapular. Rev Bras Ortop. 1998;33(11):883-8.

35. Allman FL Jr. Fractures and ligamentous injuries of the clavicle and its articulation. J Bone Joint Surg Am. 1967; 49(4):774-84.

36. Craig EV. Fractures of the clavicle. In: Rockwood CA, Matsen FA III, editors. The shoulder. Philadelphia: W. B. Saunders; 1990. p. 367-412.

37. Neer CS 2nd. Fractures of the clavicle. In: Rockwood CA, Green DP, editors. Fractures in adults. Philadelphia: Lippincott Williams & Wilkins; 1984. p. 707-13.

38. Dameron TB Jr, Rockwood CA Jr. Fractures of the shaft of the clavicle. In: Rockwood CA, Wilkins KE, King RE, editors. Fractures in children. Philadelphia: Lippincott Williams & Wilkins; 1984. p. 608-24.

39. Friedel W, Fritz T. PDS cord fixation of sternoclavicular dislocation and paraarticular clavicular fractures. Unfallchirurg. 1994;97:263-5.

40. Eskola A, Vainionpää S, Myllynen P, Pätiälä H, Rokkanen P. Outcome of clavicular fractures in 89 patients. Arch Orthop Trauma Surg. 1986;105(6):337-8.

41. Bateman JE. Thje shoulder and Neck. Philadelphia: W. B. Saunders; 1978.

42. Howard FM, Schafer SJ. Injuries to the clavicle with neurovascularcomplications: a study of fourteen cases. J Bone Joint Surg Am. 1965;47(7):1335-46.

43. Neer CS 2nd. Nonunion of the clavicle. J Am Med Assoc. 1960;172:1006-11.

44. Rowe CR. An atlas of anatomy and treatment of mid-claviclular fractures. Clin Orthop Relat Res. 1968;58:29-42.

45. Jupiter JB, Lffert RD. Non-union of the clavicle. Associated complications and surgical management. J Bone Joint Surg. J Bone Joint Surg Am. 1987;69(5):753-60.

46. Paffen PJ, Jansen EW. Sugical treatment of clavicular fractures with Kirshner, wires: a comparative study. Arch Chir Need. 1978;30(1):43-53.

47. Manske DJ, Szabo RM. The operative treatment of midshaft clavicular non-unions. J Bone Joint Surg Am. 1985; 67(9):1367-71.

48. Checchia SL, Doneux PS, Miyazaki AN, Fregoneze M, Silva LA, Cemin FS, et al. Avaliação dos resultados do tratamento cirúrgico da pseudartrose de clavícula. Rev Bras Ortop. 2003;38(1/2):31-40.

49. DePalma AF. The role og the disks of the sternoclavicular and acromioclavicular joints. Clin Orthop. 1959;13:7-12.

50. Inman VT, Saunders JB, Abbott LC. Observations on the function of the shoulder joint. J Bone Joint Surg Am. 1944; 26(1):1-30.

51. Zanca P. Shoulder pain: involvement of the acromioclavicular joint: analysis of 1,000 cases. Am J Roentgenol Radium Ther Nucl Med. 1971;112(3):493-506.

52. Bossart PJ, Joyce SM, Manaster BJ, Packer SM. Lack of efficacy of 'weighted' radiographs in diagnosing acute acromioclavicular separation. Ann Emerg Med. 1988;17(1):20-4.

53. Williams GR, Nguyen VD, Rockwood CA. Classification and radiographic analysis of acromioclavicular dislocations. Appl Radiol. 1989;18:29-34.

54. Weaver JK, Dunn HK. Treatment of acromioclavicular injuries, especially complete acromioclavicular separation. J Bone Joint Surg Am. 1972;54(6):1187-94.

55. DePalma AF. Surgical anatomy of acromioclavicular and sternoclavicular joints. Surg Clin North Am. 1963;43:1541-50.

56. Bearn JG. Direct observations on the function of the capsule of the sternoclavicular joint in clavicular support. J Anat. 1967;101(Pt 1):159-70.

57. Grant JCB. Method of anatomy. 7th ed. Baltimore: Lippincott Williams & Wilkins; 1965.

58. Lucas DB. Biomechanics of the shoulder joint. Arch Surg. 1973;107(3):425-32.

59. Heinig CF. Retrosternal dislocation of the clavicle: early recognition, x-ray diagnosis, and management. J Bone Joint Surg Am. 1968;50:830.

60. Cave EF. Fractures and others injuries. Chicago: Year Book Medical; 1958.

61. Omer GE Jr. Osteotomy of the clavicle in surgical reduction of anterior sternoclavicular dislocation. J Trauma. 1967;7(4):584-90.

62. Nettles JL, Linscheid R. Sternoclavicular dislocations. Trauma. 1968;8:158-64.

63. Guerin J. Recherches sur les laxations congenitales. Gaz Med Paris. 1841;9:97.

64. Hobbs DW. Sternoclavoicular Joint: a new axial radiographic view. Radiol. 1968;90(4):801.

65. Bateman JE. The shoulder and neck. Philadelphia: W. B. Saunders; 1972.

66. Duggan N. Recurrent dislocation of the sternoclavicular cartilage. J Bone Joint Surg Am. 1931;13(2):365.

67. Worman LW, Leagus C. Intrathoracic injury following retrosternal dislocation of the clavicle. J Trauma. 1967; 7(3):416-23.

68. Cooper GJ, Stubbs D, Walter DA, Wilkinson GA, Saleh M. Posterior sternoclavicular dislocation: a novel method of external fixation. Injury. 1992;23(8):565-67.

69. Denham RH Jr, Dingley AF Jr. Epiphyseal separation of the medial end of the clavicle. J Bone Joint Surg Am. 1967;49(6):1179-83.

70. Brooks AL, Henning CD. Injury to the proximal clavicular epiphysis. J Bone Joint Surg Am. 1972;54:1347-8.

71. DePalma AF. Surgery of the shoulder. 2nd ed. Philadelphia: Lippincott Williams & Wilkins; 1973.

72. Brown JE. Anterior sternoclavicular dislocation-a method of repair. Am J Orthop. 1961;31:184-9.

73. Burri C, Neugebauer R. Carbon fiber replacement of the ligaments of the shoulder girdle and the treatments of lateral instability of the ankle joint. Clin Orthop Relat Res. 1985;(196):112-7.

74. Allen AW. Living suture grafts in the repair of fractures and dislocations. Arch Surg. 1928;16(5):1007-20.

75. Barth E, Hagen R. Surgical treatment of dislocations of the sternoclaviclar joint. Acta Orthop Sacnd. 1983;54(5):746-7.

44
Paralisia obstétrica

Jose Antonio Galbiatti
Flavio Faloppa

A paralisia obstétrica (PO) é definida como uma paralisia flácida parcial ou total que acomete o membro superior e é decorrente da lesão do plexo braquial ocorrida no parto, tendo associação frequente com distocia dos ombros e rara com o parto cesáreo. Há, hoje, estudos comprovando novas etiologias, como origem congênita e intrauterina e causadas pelas forças endógenas do parto vaginal. A definição clássica traz sinais que a causa seria os partos com distocia de ombros ou das manobras do parto executadas pelo profissional (médico ou não) que assistiu o parto. Esses novos achados vêm mudando a direção – pelo menos em parte – das causas da PO, tanto é que a literatura médica tem se referido ao evento com o termo mais atual, ou seja, paralisia do plexo braquial neonatal (PBBN).

A PO é conhecida desde a Antiguidade. Em 1872, Duchenne de Boulogne, na obra *Traité de l'électrisation localisée*, empregou o termo "paralisia de origem obstétrica" e descreveu a paralisia das raízes superiores. A paralisia de Erb[1] é um epônimo utilizado até hoje para representar o quadro clínico da PO do tronco superior (C5 e C6). Em 1885, Klumpke[2] descreveu a paralisia mais rara das raízes inferiores (C8 e T1).

Estudos experimentais de Clark e colaboradores[3] apresentaram a anatomia do plexo braquial e demonstraram bem os níveis de rupturas e arrancamentos. Taylor[4] corroborou esses resultados com intervenções cirúrgicas que, por limitações do instrumental cirúrgico e das técnicas anestésicas, causavam alta incidência de óbitos, o que o fizeram abandonar o tratamento cirúrgico. Assim, os autores limitaram-se a realizar o tratamento das sequelas da PO, em uma época fértil de publicações e desenvolvimentos dessas técnicas, o que será visto neste capítulo.

Com a melhoria das condições cirúrgicas e o advento da microcirurgia, ocorreu uma retomada nas condutas cirúrgicas já em recém-nascidos, realizada por Gilbert e Tassin.[5]

EPIDEMIOLOGIA

O último grande estudo estatístico realizado na Califórnia (Estados Unidos) pelos obstetras Gilbert e colaboradores,[6] em 1999, com 1.094.298 partos, encontrou incidência de 1,5 por mil nascidos vivos. Como será visto a seguir, esses números variam.

Em 2006, a Sociedade Canadense de Pediatria apresentou alguns dados da incidência (0,42 a 5,1 por mil nascidos vivos), considerados fatores de risco relativos sem comprovação efetiva:[7]

- Obesidade materna.
- Aumento excessivo de peso durante a gravidez.
- Diabetes materna.
- Macrossomia fetal.
- Mãe com idade avançada.
- Distocia do ombro.
- Parto instrumentado (fórceps, ventosas).
- Mutiparidade.
- Histórico de lesão do plexo braquial em gestações pregressas.
- Trabalho de parto prolongado.
- Dificuldades durante o parto.

Para alguns autores,[8] são fatores de risco significativos o peso da criança maior que 4 kg, a distocia do ombro e as apresentações pélvicas. Em estudos de Molberg e colaboradores,[9] em 2005, realizados na Suécia com 281.575 nascimentos, 20.426 nasceram por parto vaginal e utilizaram extração assistida por vácuo (tipo de ventosas colocadas no couro cabeludo do feto e utilizadas para tração). A conclusão foi que são fatores de risco significativos para ocorrência de PO a distocia do ombro, o peso maior que 3,9 kg, o uso de manobra de compressão do abdome e o uso prolongado do aparelho de vácuo. A assistência por vácuo é quase inexistente no Brasil.

Quanto ao lado acometido, existe uma pequena predominância do lado direito, o que pode estar relacionado com a apresentação occipito-esquerda-anterior, que é a mais frequente e predispõe ao choque do ombro direito contra o púbis da mãe durante a manobra de expulsão.

A etiologia da lesão congênita é controversa, pois o debate não é apenas intelectual, apresentando implicações médico-legais evidentes. Pode-se encontrar publicações como a de Paradiso e colaboradores,[10] que relata uma criança de 18 dias com lesão de C5-C6, cujo exame de eletromiografia era compatível com uma lesão antiga, datada antes do nascimento.

Zaki e colaboradores[11] publicaram sobre doença familiar congênita com paralisia do plexo braquial que se caracteriza pela presença de deformidade no braço no momento do nascimento e fraqueza na distribuição típica observada em pacientes com paralisia do plexo braquial. A história positiva em uma família revelou oito indivíduos afetados nos membros superiores ao nascimento. Os estudos cromossômicos foram normais nos pacientes afetados das três famílias. A história de malformação do útero materno não foi relatada em qualquer um dos casos. Os avanços dos estudos genéticos permitem sugerir que a herança familiar congênita da paralisia do plexo braquial seria autossômica dominante com penetrância incompleta, herança ligada ao cromossomo X. Ainda há muito avanço a ser feito nesses novos conceitos das causas da PO, mas parece razoável supor que a patologia do nervo intrínseca e herdada que afeta o plexo braquial, como a neuropatia braquial familial ou a neurite com predileção pelo plexo braquial, pode diminuir a resistência do plexo, tornando-o mais vulnerável às forças geradas por estiramento, espontânea contração uterina ou tração durante o parto; seriam, pelo menos, cocausas.

Há crianças que nascem com paralisia sem anormalidade no parto, sem distocia nem manobra particular, sugerindo que, em certos casos, haveria ligação com posições intrauterinas anormais, associadas a um oligoidrâmnio, ou às forças endógenas do parto vaginal.

ANATOMIA

O plexo braquial **(FIG. 44.1)** é formado pela união dos ramos anteriores das raízes de C5, C6, C7, C8 e T1, emergindo entre os músculos escaleno anterior e médio. Em muitos casos, recebe a contribuição de C4, quando é chamado de pré-fixado. Nos casos em que essa contribuição é de T2, chama-se de pós-fixado. Os ramos posteriores das raízes não fazem parte do plexo braquial e inervam a musculatura posterior do pescoço, descrita em um artigo de Albertoni e colaboradores.[12]

Em sua descrição clássica, o plexo braquial inicia-se com o tronco superior, que resulta da união das raízes de C5 e C6. O tronco médio corresponde à raiz de C7, e o tronco inferior origina-se das raízes C8 e T1. Cada tronco se subdivide em uma porção anterior, e em outra, posterior. As divisões anteriores do tronco superior e do médio formam o fascículo lateral; as posteriores dos três troncos originam o fascículo posterior; e a divisão anterior do fascículo inferior continua como fascículo medial. Os fascículos estão localizados na região infraclavicular profundamente ao músculo peitoral menor e recebem essas denominações por sua relação anatômica com a artéria axilar.

Outra relação importante com o plexo braquial é o gânglio simpático, que se encontra logo abaixo da raiz T1, chamado de gânglio cervicotorácico ou estrelado, e mantém comunicações com T1. Lesões nessa região acarretam a diminuição da função do sistema nervoso simpático, gerando predomínio do parassimpático, resultando em ptose palpebral, enoftalmia e miose, conjunto de sinais que leva o nome de Claude Bemard-Horner.

O nervo frênico não faz parte do plexo braquial, sendo formado por ramos de C4, podendo receber, também, fibras de C5. Situa-se medialmente ao plexo, passando sobre o músculo escaleno anterior, e sua identificação é importante no ato cirúrgico.

Os primeiros nervos originados do plexo braquial, logo após o forame vertebral, são o nervo dorsal escapular (ramo de C5 que inerva o músculo elevador da escápula), romboides maior e menor – que têm como ação principal a medialização da escápula e o nervo torácico longo, formado por ramos de C5, C6 e C7, inervando o músculo serrátil anterior, cuja ação é a estabilizão da escápula, evitando que esta fique alada.

O nervo supraescapular origina-se no tronco superior e inerva os músculos supra e infraespinais, importantes rotadores externos do ombro. Do fascículo lateral, originam-se o nervo peitoral lateral, o nervo musculocutâneo e a raiz lateral do nervo mediano. Do fascículo medial, originam-se

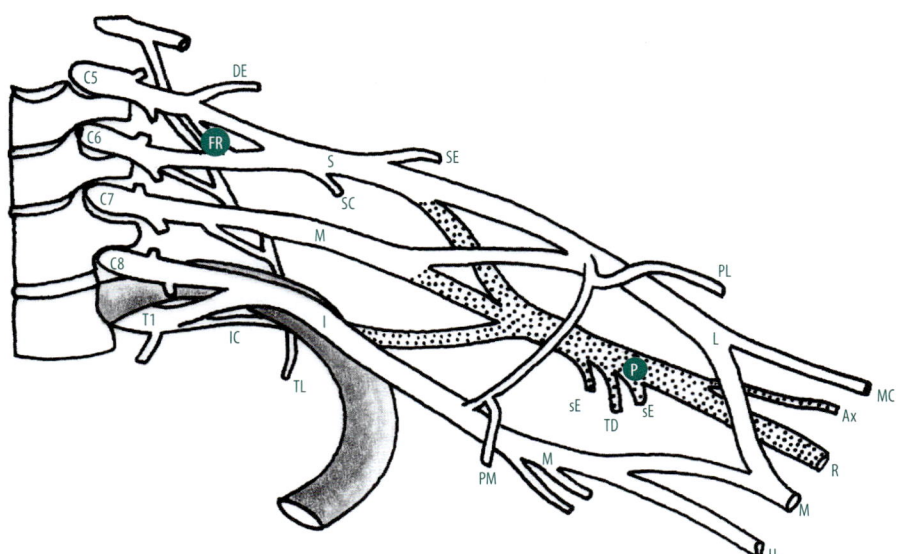

FIGURA 44.1 → Esquema do plexo braquial.

C5, C6, C7, C8: raízes cervicais;
T1: primeira raiz torácica;
DE: nervo dorsal da escápula;
FR: nervo frênico;
IC: nervo intercostal;
TL: nervo torácico longo;
S, M, I: troncos superior, médio e inferior;
SC: nervo subclávio;
SE: nervo supraescapular;
PM: nervo peitoral medial;
PL: nervo peitoral lateral;
L, P, M: fascículos lateral, posterior e medial;
sE: nervo subescapular;
TD: nervo toracodorsal;
MC: nervo musculocutâneo;
AX: nervo axilar;
R: nervo radial;
M: nervo mediano;
U: nervo ulnar.

os nervos peitoral medial, cutâneo medial do braço, cutâneo medial do antebraço, ulnar e a porção medial do mediano. Do fascículo posterior, têm origem os nervos subescapular, toracodorsal, axilar e radial.

QUADRO CLÍNICO

A história obstétrica, de acordo com Gilbert e colaboradores,[6] pode auxiliar na definição do mecanismo do trauma, a intensidade e suas lesões associadas. O diagnóstico da PO é essencialmente clínico e feito pelo exame neurológico ainda no berçário. Alguns autores recomendam aguardar três semanas para a definição do quadro clínico.

> **DICA: O membro superior acometido apresenta-se flácido e pode ser doloroso à manipulação, causando choro. É importante examinar o membro superior oposto e os membros inferiores para o diagnóstico diferencial com paralisia cerebral ou outras lesões.**

O exame físico neurológico realizado nos primeiros dias ou semanas do nascimento pode trazer informações sobre a paralisia das raízes altas e a paralisia total, dois grandes tipos clínicos que serão descritos a seguir. Para as lesões nervosas, os autores deste capítulo utilizam as classificações conforme Seddon,[13] que considera três graus funcionais:

Neuropraxia. Sem alteração morfológica neural, definida como bloqueio localizado de condução por alteração metabólica e representada clinicamente por paralisia motora, discreta alteração sensitiva e simpática, apresentando recuperação total ao longo de algumas semanas.

Axonotmese. Interrupção axonal, sem lesão do endoneuro, causando degeneração waleriana distal à lesão. Ocorre regeneração axonal variável orientada pela preservação do endoneuro. O tempo de recuperação depende, acima de tudo, da distância da lesão aos efetores (basicamente à placa motora muscular).

Neurotmese. Determina a lesão total do nervo com destruição das estruturas internas e externas. Não ocorre regeneração espontânea, sendo necessário o tratamento cirúrgico.

Na prática clínica, é frequente a dificuldade de classificação das lesões, sobretudo da axonotmese. Sunderland[14] dividiu, com estudos anatomopatológicos, as lesões neurais em cinco grupos:

Grupo I. Corresponde à neuropraxia de Seddon.

Grupo II. Axonotmese com lesão mielínica e preservação do endoneuro.

Grupo III. Axonotmese com lesão endoneural e preservação do perineuro.

Grupo IV. Axonotmese com lesão do endoneuro e do perineuro e preservação do epineuro.

Grupo V. Corresponde à neurotmese de Seddon, isto é, lesão completa do nervo.

Em relação às lesões do plexo braquial, devem ser consideradas as avulsões ao nível da medula espinal, também chamadas de lesões pré-ganglionares, por se encontrarem proximais aos gânglios dos neurônios sensitivos e dos neurônios motores, cujo núcleo se encontra no corno anterior da medula espinal, que não permite reparação. Nessa situação, ocorre, também, lesão do ramo posterior da raiz nervosa, gerando denervação da musculatura paravertebral da região cervical. Em geral, apresentam perda de função motora dos nervos com origem mais proximais nas raízes do plexo braquial, que são – como descrito na anatomia do plexo braquial – os nervos dorsal escapular e o torácico longo, causando perda da estabilização muscular da escápula.

A **FIGURA 44.2** ilustra a medula espinal, com a origem de raízes nervosas periféricas, demonstrando as quatro possibilidades em relação às lesões do plexo braquial, isto é, neuropraxia, axonotmese, neurotmese e avulsão de raiz.

PARALISIA DAS RAÍZES ALTAS

Também chamada de Erb-Duchenne, é a paralisia mais frequente (75% dos casos na literatura clássica), acometendo as raízes C5 e C6. No aspecto clínico, a criança apresenta o membro superior em atitude de rotação interna e pronação do antebraço, com impossibilidade de abdução

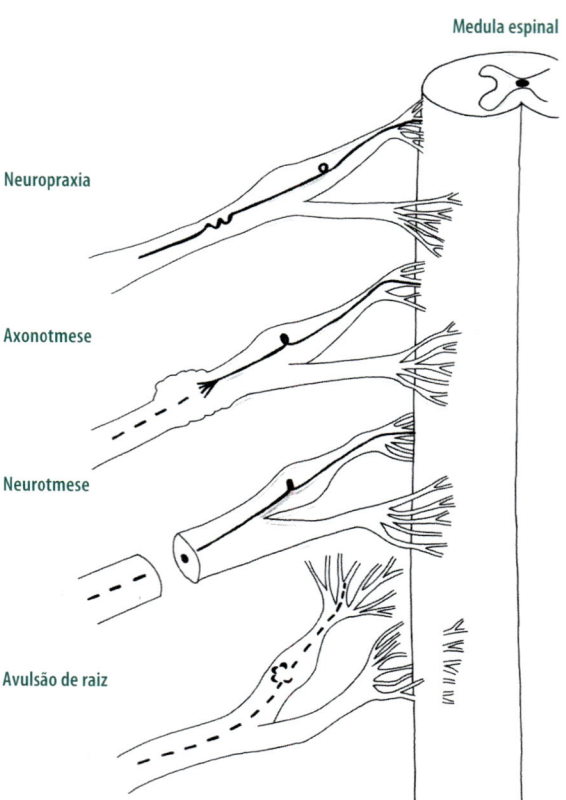

FIGURA 44.2 → Esquema demonstrando um neurônio em raízes nervosas, exemplificando os possíveis tipos de lesões.

ativa do ombro. A função da mão é normal, com flexão e extensão do punho e dos dedos[15-17] **(FIG. 44.3)**.

Se o nascimento da criança ocorreu por apresentação cefálica, o prognóstico costuma ser favorável, pois, em geral, a lesão é uma lesão em continuidade, Sunderland grau I ou II do tronco superior. A flexão do cotovelo costuma recuperar-se aos 2 ou 3 meses, e a recuperação é total em 90% dos casos. Se a criança nasceu por apresentação pélvica, pode ter ocorrido avulsão das raízes C5 e C6 da medula espinal. Nesse caso, não deve ocorrer recuperação espontânea, e o ombro deve estar flácido. Pode haver paralisia dos romboides e do serrátil anterior; colocando-se o recém-nascido em decúbito ventral com apoio sobre os dois membros superiores, pode-se notar a escápula alada. Em um terço dos casos, nota-se paralisia do nervo frênico, que pode ser confirmada por radiografia simples do tórax de frente e perfil.

Outra variedade da paralisia alta é aquela associada à lesão de C7; clinicamente, o cotovelo pode estar um pouco fletido e apresentar, também, paralisia parcial ou total da extensão ativa do punho e dos dedos. Em geral, a lesão de C5 e C6 é mais grave, grau II ou III de Sunderland. A recuperação é espontânea e completa em 65% dos casos. Em ambas as situações, o reflexo de Moro apresenta-se assimétrico, e o reflexo de preensão, preservado **(FIG. 44.4)**. Não existem sinais vasomotores, e a criança reage a estímulos dolorosos no antebraço e na mão.

Gilbert[15] é o autor que contabiliza a maior experiência pessoal em cirurgia de paralisia do plexo braquial neonatoal. Em artigo de 2010, registrou 1.173 casos, dos quais 37% foram paralisia total do plexo braquial, com lesão de C5; 42% apresentaram lesão de C5 e C6 e 21% tiveram lesão de C5, C6 e C7.

PARALISIA TOTAL

A paralisia do plexo braquial é total ao nascimento, quando todo o membro superior é flácido, com mão em garra e sem tônus muscular. Há duas apresentações clínicas de evolução: em uma, há recuperação rápida da flexão dos dedos e da musculatura intrínseca da mão, e o sinal de Claude Bernard-Horner é negativo. Nesse caso, o membro superior inteiro é flácido, sem nenhum tônus muscular, não respondendo a estímulos sensitivos. O reflexo de Moro é assimétrico, e o reflexo de preensão está ausente. A evolução espontânea é desfavorável entre mais da metade dos casos. Na segunda apresentação, a paralisia é total e está associada ao sinal de Claude Benard-Horner positivo. A lesão mais frequente é a ruptura de C5, C6, C7 e a avulsão de C8 e T1. Podem ser encontrados sinais vasomotores, como palidez ou vermelhidão da pele. A evolução espontânea é sempre desfavorável. Mesmo se uma pequena recuperação ocorra ao nível do ombro e do cotovelo, a mão permanece insensível e pouco útil.

Uma situação especial e muito rara é a paralisia baixa (C8 e T1, também chamada de paralisia de Klumpke), em que há deficiência motora e sensitiva na mão, com o ombro e o cotovelo preservando a mobilidade ativa. O reflexo de Moro está presente, e o de preensão, ausente.

A evolução da fase aguda é variável. Há regressão espontânea em um percentual muito grande de casos, que pode ser de 40 a 90%, com regressão em, no máximo, 18 meses. Às vezes, tudo se normaliza em alguns dias e a recuperação é total. Em algumas situações, a paralisia regride de uma paralisia total na fase inicial, tornando-se limitada às raízes superiores.

As lesões antigas em pacientes não tratados evoluem para sequelas decorrentes do desequilíbrio muscular, com deformidades osteoarticulares e contraturas musculares. Vários autores postularam que o desequilíbrio muscular resulta em deformidade da articulação glenoumeral, gerando maior limitação na amplitude de movimento, força e função para o paciente. Análises recentes de volume muscular e área da secção transversal da região do ombro em crianças com lesões do plexo braquial crônicas apoiam essa hipótese. A apresentação mais frequente é a da paralisia das raízes altas, em que o membro superior afetado está em rotação interna e pronação, com incapacidade parcial ou total de abdução e rotação externa ativas do ombro. Quando os

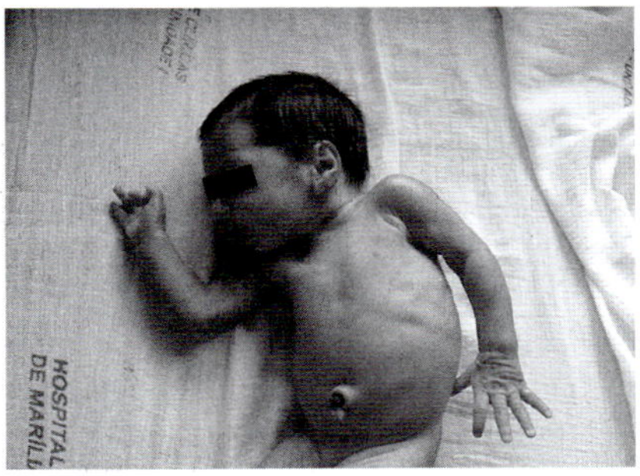

FIGURA 44.3 → Recém-nascido com paralisia obstétrica alta (raízes C5 e C6) do membro superior esquerdo. Observa-se atitude de adução e rotação interna do ombro, com déficit de flexão do cotovelo, sugerindo integridade da raiz C7, pela presença da extensão dos dedos.

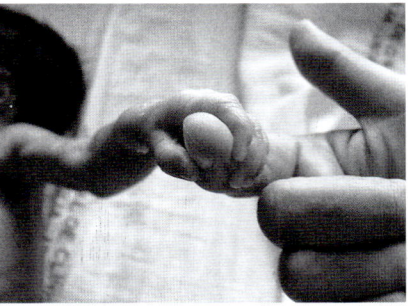

FIGURA 44.4 → O mesmo paciente da Figura 44.3. O observador realiza o reflexo de preensão presente na mão esquerda, indicando integridade das raízes C8 e T1, característica de PO alta.

indivíduos são solicitados a levar a mão à boca, observa-se o clássico "sinal do corneteiro" **(FIG. 44.5)**.

A maioria dos autores utiliza uma classificação funcional proposta por Mallet e adaptada por Gilbert,[18] que considera abdução ativa, rotação externa, mão na cabeça, mão atrás e mão na boca, avaliando de forma indireta os grupos musculares e as articulações envolvidas nos movimentos, assim como as deformidades e o déficit funcional que os limitam **(FIG. 44.6)**.

DIAGNÓSTICO DIFERENCIAL

Encontram-se como diagnósticos diferenciais mais frequentes a paralisia cerebral e as lesões osteoarticulares da cintura escapular, como as fraturas da clavícula e da diáfise do úmero, que estão presentes em 10 a 15% dos casos em apresentação cefálica. O descolamento epifisário proximal do úmero, a osteomielite neonatal, a artrite piógena do ombro e a sífilis congênita são diagnósticos diferenciais possíveis no tratamento da paralisia obstétrica.

EXAMES COMPLEMENTARES

Ao nascimento, o exame radiográfico do tórax pode demonstrar fratura da clavícula ou do úmero ou sinais de paralisia do diafragma, condições que podem estar associadas a lesões do plexo braquial. O núcleo de ossificação proximal do úmero aparece somente após o terceiro mês de vida, e, havendo suspeita de descolamento epifisário, o exame ultrassonográfico pode ser útil, revelando um núcleo epifisário desviado em relação à metáfise.

O estudo eletromiográfico pode auxiliar no diagnóstico. Em geral, é muito otimista em relação à regeneração nervosa, pois um pequeno grupo de fibras nervosas regeneradas é suficiente para criar um potencial de ação, mas costuma ser insuficiente para a recuperação de função motora útil, sobretudo do músculo bíceps braquial. De acordo com Gilbert e colaboradores,[15,16] esse exame tem pouco valor diagnóstico pré-operatório, sendo, porém, útil para

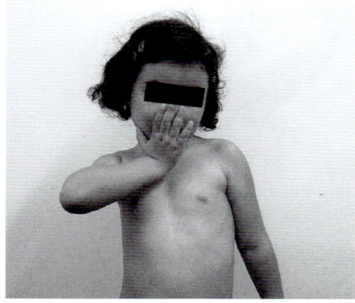

FIGURA 44.5 → Paciente colocando a mão do membro superior com PO na boca. Evidencia-se o "sinal do corneteiro", que ocorre, sobretudo, pelo déficit da rotação externa do ombro.

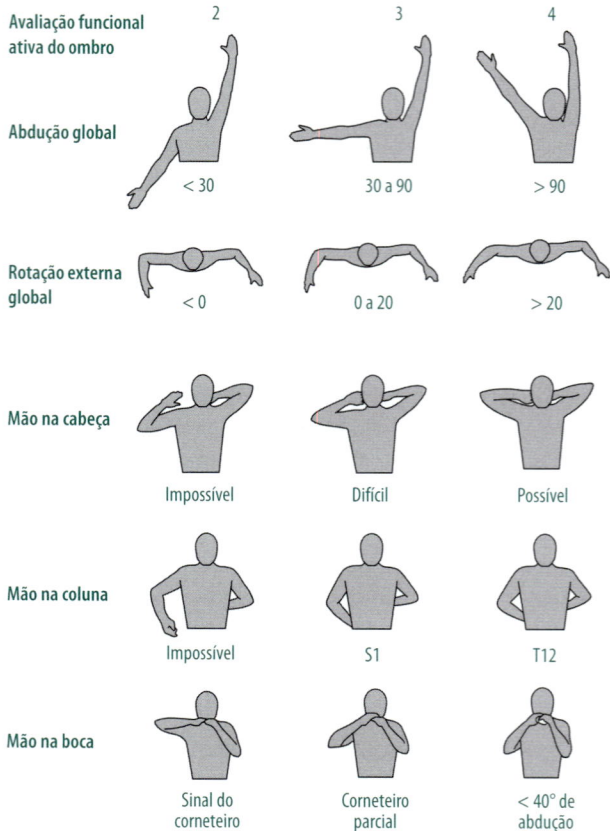

FIGURA 44.6 → Classificação funcional de Mallet para o ombro.

acompanhamento pós-cirúrgico das reparações nervosas do plexo braquial em crianças.

A mielografia cervical pode ser realizada na terceira semana de vida, podendo diferenciar avulsões completas, incompletas e meningomieloceles, mas é um exame pouco difundido, considerado insuficiente por apresentar alta porcentagem de resultados falso-negativos. A tomomielotomografia computadorizada permite visualizar as raízes e sua fixação ou não à medula espinal. É invasivo e, com o advento da ressonância magnética (RM), caiu em desuso. A RM tem auxiliado a definir o nível da lesão, mas não permite definir em todos os pacientes se há ou não avulsão de raízes.

TRATAMENTO

Conservador

O tratamento inicial da PO é sempre conservador. No berçário, é realizada uma imobilização tipo enfaixamento toracobraquial, ou usa-se um alfinete de fraldas para prender a manga da roupa ao tórax por 10 a 14 dias, com o intuito de aliviar a dor causada pelo movimento do membro superior lesado e permitir a cicatrização inicial. O uso de imobilização com gesso ou com órtese em posição de esgrimista ou "em estátua da liberdade" foi abandonado, pois, além de ineficaz, pode causar rigidez articular e luxação inferior do ombro pela inatividade do músculo deltoide.

A fisioterapia e/ou terapia ocupacional precoce é importante para a prevenção de retrações que causam alterações osteoarticulares, devendo ser orientada por um profissional experiente e realizada pelos pais e familiares. Os exercícios passivos devem manter a mobilidade de todas as articulações do membro superior relacionadas com as paralisias musculares. Em geral, no ombro, devem ser realizados exercícios para abdução e rotação externa; no cotovelo, exercícios para flexão e extensão; e, no antebraço, exercícios para pronação e supinação. A maioria dos autores recomenda o acompanhamento fisioterápico e de terapia ocupacional das crianças até a fase da adolescência, valorizando os esportes em piscina e a importância do acompanhamento multidisciplinar com apoio psicológico, inclusive dos pais, em especial nos casos mais graves. As crianças com paralisa do plexo braquial neonatal e suas mães têm maior risco para uma variedade de problemas psicológicos, e os profissionais devem estar cientes disso e recomendar o apoio psicológico para evitar ou minimizar tal situação.[19-21]

Indivíduos que não apresentam evolução favorável em relação às paralisias e não recuperam a atividade do músculo bíceps braquial até o terceiro mês de vida têm indicação de exploração cirúrgica do plexo braquial.[5,6,16,17,22,23] Outros autores propõem novos fluxogramas para o planejamento do tratamento da PO. No Canadá, Bade e colaboradores propuseram,[24] em uma publicação de 2014, que as lesões obstétricas do plexo braquial são lesões complexas com vasta gama de gravidade e prognóstico. Os padrões de reinervação e recuperação não são conhecidos por completo e são pouco previsíveis.

Bade e colaboradores[24] referiram ser impossível fazer um prognóstico com precisão em cada criança em uma única idade e com um único momento do exame, o que levou ao desenvolvimento da pontuação no teste em 3 meses e o teste de biscoito (*cookies*) até os 9 meses de vida da criança. Avalia-se como o bebê leva a mão à boca segurando um biscoito com o membro afetado pela paralisia. Nessa publicação, foi apresentado o fluxograma de proposta de tratamento. Os pacientes que passassem nos testes dos biscoitos, mas que tinham má função ativa do ombro (em especial a rotação externa) e boa amplitude de movimento passivo podiam se beneficiar de microcirugia do plexo braquial. Ela podia ser isolada com neurotização de ramos do nervo acessório (XI par craniano) para o nervo supraescapular ou excisão do neuroma e reconstrução cirúrgica completa das raízes lesadas.

A reconstrução cirúrgica do plexo braquial na criança requer conhecimentos microcirúrgicos e anatômicos precisos. O plexo braquial é abordado pela via de acesso clássica. A incisão é feita acompanhando a borda posterior do músculo esternocleidomastóideo até a clavícula, seguindo sobre ela lateralmente até atingir a região deltopeitoral, podendo ser ampliada por esse sulco até a região axilar, devendo ser exposto desde a apófise transversa de C5 até o espaço infraclavicular. Com técnicas microcirúrgicas, são utilizadas neurólises externas e internas quando encontra-se continuidade das fibras nervosas, ressecção de neuromas com enxerto de nervo e neurotizações internas e externas ao plexo braquial, quando necessárias. Os enxertos de nervos são obtidos do nervo sural e, nas neurotizações externas, são utilizados os nervos do plexo cervical, os ramos do nervo acessório (XI par craniano), os nervos intercostais e, mais recentemente descritos, os fascículos do nervo ulnar (C8 e T1 preservados) para o nervo musculocutâneo, cirurgia descrita como nervosa por Oberlin e colaboradores[25] e utilizada por Al-Qattan e colaboradores.[26] Deve ser realizada em pacientes com até 4 anos e deve-se, no intraoperatório, realizar a neuroestimulação para definir o fascículo que inerva os flexores do punho, procedendo à secção desse fascículo e neurotizando sua porção proximal sobre o nervo musculocutâneo, que ativa o músculo bíceps braquial.

Outras cirurgias têm sido descritas, como a transferência de parte do nervo radial, sendo o ramo motor da cabeça longa do tríceps para a porção anterior do nervo axilar. A transferência do nervo peitoral medial para musculocutâneo, com bons resultados na recuperação de flexão do cotovelo em 70 a 80% dos pacientes, leva em conta esse princípio de reconstrução neural, mas muitos artigos são publicados ainda com tempo de seguimento curto. Outra cirurgia descrita diz respeito à utilização da raiz nervosa de C7 contralateral para reparação de lesões do tronco superior, para a qual a literatura apresenta bons resultados.

A reparação nervosa pode ser realizada por suturas com fios de náilon 7-0 ou 8-0 e/ou com cola de fibrina (a qual tem a vantagem de abreviar o tempo cirúrgico). Em relação à retirada do nervo sural como enxerto, é preciso considerar que, diferentemente do adulto (devido à espessura do tecido subcutâneo), deve-se fazer na criança uma longa incisão em toda a extensão do nervo na face posterior da panturrilha, e, na sutura da incisão, realizar z-plastia na região proximal e distal para facilitar a adequação da cicatriz reta ao crescimento do corpo. São encontradas descrições de técnicas endoscópicas para retirada do nervo sural, minimizando a cicatriz da área doadora, mas a técnica ainda é pouco utilizada.

Nas reconstruções nervosas, com enxerto de nervo ou neurotizações, deve-se priorizar a recuperação da rotação externa e da abdução do ombro, da flexão do cotovelo e da supinação do antebraço. No aspecto anatômico, isso exige a reparação do nervo supraescapular, do fascículo lateral (nervo musculocutâneo) e do posterior (nervo axilar). Nas paralisias totais, é importante recuperar a sensibilidade da mão por meio da reparação do nervo mediano. No pós-operatório, a criança deve ser imobilizada em um aparelho gessado englobando a cabeça, o tórax e o membro superior, por três semanas. A recuperação nervosa é lenta, e os resultados funcionais podem ser observados a partir do oitavo mês pós-operatório, estendendo-se por dois a quatro anos.

O tratamento das sequelas da PO é iniciado, em geral, após os 2 anos de vida do indivíduo. As deficiências mais frequentes são encontradas no ombro e no cotovelo. As deformidades devem-se, basicamente, a três fatores: em primeiro lugar, são causadas pela fraqueza de um grupo muscular em relação ao outro, o que pode perpetuar o desequilíbrio da força muscular; em segundo lugar, o processo de cicatrização neuromuscular entre agonista e antagonista, que pode desenvolver contrações anormais, também chamadas de cocontrações e que resultam em movimentos mínimos ou ineficazes; e, em terceiro lugar, pode gerar desequilíbrios estruturais e residuais, causando deformidades articulares, incluindo contraturas, subluxações e luxações.

Pensando em prevenir ou tratar as alterações da forma mais precoce possível, apesar de escassos, alguns estudos relataram o uso da toxina botulínica (Botox®) em pacientes com PO do plexo braquial. Faltam artigos com evidência para comprovar a eficácia do tratamento, mas Arad e colaboradores[27] apresentaram um estudo que analisa retrospectivamente o uso de toxina botulínica para o tratamento de paralisia do plexo braquial neonatal. O estudo foi de coorte restrospectivo com longo seguimento e concluiu que, para o ombro, o auxílio não é bom, mas, para as contraturas do cotovelo, é útil.

OMBRO

Os tratamentos das lesões ortopédicas do ombro só se justificam quando existe boa função da mão. Devem ser indicados antes do aparecimento de deformidades ósseas, e a avaliação da articulação deve ser feita por radiografia, tomografia computadorizada (TC) **(FIG. 44.7)** e RM no pré-operatório, para também nortear o tratamento.

As deformidades e limitações funcionais do ombro na PO estão ligadas, na maioria dos casos, ao desequilíbrio dos rotadores externos e internos: o músculo subescapular, que é o mais potente dos músculos do manguito rotador, é um rotador interno, e, na maioria das lesões, mantém sua inervação e concomitante função, o que pode ser explicado, pois ele é inervado por fibras das raízes C7 e C8. Nas lesões de C5 e C6 e ± C7, ele é, em geral, ativo e sempre mais potente que os rotadores externos e abdutores inervados por C5 e C6 (músculos deltoide, supraespinal, infraespinal e redondo menor). Acarreta posição permanente de rotação interna do ombro, que pode causar contratura em rotação interna, o que ocorre em 50 a 70% dos pacientes. Clinicamente, essa contratura se manifesta pela adução e limitação da rotação externa passiva, "cotovelo no corpo", evidenciada pelo "sinal do corneteiro". Outros músculos podem estar envolvidos na deformidade por sua ação contínua, como os músculos peitoral maior, redondo maior e grande dorsal.

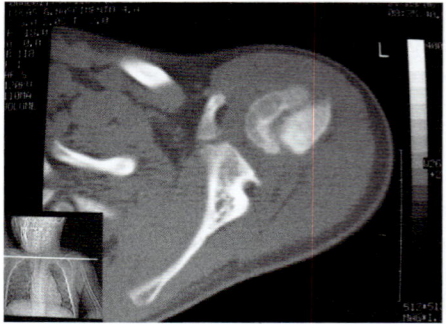

FIGURA 44.7 → TC do ombro para avaliar congruência articular no pré-operatório.

As deformidades ósseas relacionam-se à tração do tendão conjunto, que leva ao alongamento do processo coracoide, ocupando o espaço anterior à cabeça umeral. A cavidade glenóidea pode sofrer alterações, diminuindo sua altura e tornando-se rasa. Há tendência de subluxação ou luxação posterior da articulação glenoumeral.

As cirurgias estão alicerçadas no alongamento das partes moles capsuloligamentares e tendinosas e nas transferências musculares, com a finalidade de melhorar o sincronismo muscular durante o movimento do ombro e evitar a piora das deformidades ósseas. Em uma breve revisão da literatura para a correção da deformidade em adução e rotação interna,[28] pode-se acompanhar a evolução do procedimento a partir de Sever, em 1916, que preconizou a tenotomia dos músculos subescapular e peitoral maior, pouco utilizada hoje, pois pode causar luxação posterior do ombro. L'Episcopo,[29] descreveu a transferência do músculo redondo maior para a porção posterolateral do úmero, o mais próximo da borda lateral do músculo tríceps. O autor aconselhava sempre a associação prévia da cirurgia de Sever.

Zachary, em 1947, descreveu uma modificação da técnica de L'Episcopo com transferência do músculo grande dorsal junto ao músculo redondo maior. Descreveu sua técnica voltada a pacientes adultos, com lesões do plexo braquial ocorridas durante a II Guerra Mundial. Após, a técnica foi utilizada para as sequelas da PO por Hoffer e colaboradores,[30] que a modificaram realizando tenotomia do peitoral maior e transferência dos músculos redondo maior e grande dorsal para o manguito rotador.

A técnica cirúrgica de Hoffer e colaboradores[30] ocorre da seguinte maneira: é feita uma pequena incisão axilar anterior para que se possa realizar a tenotomia ou, conforme procede-se hoje, alongamento Z do músculo peitoral maior, aumentando-se a abdução e a rotação externa passivas. Uma segunda incisão, axilar posterior, é feita para a identificação e secção dos tendões do redondo maior e do grande dorsal, permitindo, assim, uma maior abdução do ombro. Deve-se ter cuidado para evitar a lesão do nervo radial e das estruturas do espaço quadrangular. O espaço entre a margem posteroinferior do deltoide e do manguito rotador é identificado, e o braço é posicionado em máxima abdução e em rotação externa. Os tendões do redondo maior e do grande dorsal são transferidos à cabeça longa do tríceps e inseridos no manguito rotador o mais superior e anteriormente possível. Os tendões transferidos são passados através de duas pequenas incisões no manguito rotador e suturados neles mesmos.

O braço é mantido, no pós-operatório, com gesso por seis a oito semanas. Uma das dificuldades é a massa muscular do músculo redondo maior dificultando o seu avanço ideal o mais anterior ao manguito rotador. Pagotta e colaboradores,[31] em 2004, apresentaram 203 pacientes operados por ele, com modificação da técnica de Hoffer, transferindo unicamente o músculo grande dorsal para o manguito rotador. Dos pacientes, 142 (69,9%) foram operados logo após o nascimento; houve reparação microcirúrgica do plexo braquial (C5-C6) em 51 pacientes; em C5-C6-C7, foram 63 pacientes; e paralisia total, em 28 indivíduos, demonstrando que a reparação microcirúrgica não soluciona em definitivo os problemas da PO, podendo haver necessidade de cirurgia complementar. Muitas vezes, há associação com retração do músculo subescapular, necessitando associar a cirurgia de transferência do músculo grande dorsal da liberação proximal do músculo subescapular junto à escápula. Nessa série, Gilbert realizou tal procedimento em 41 pacientes (20,2%).

A técnica complementar foi descrita por Carlioz e Brahimi[32] e Rigault e Blanchard,[33] sendo a desinserção da origem do músculo subescapular na escápula associada à cirurgia de Hoffer. Na opinião dos autores deste capítulo, a transferência apenas do grande dorsal é melhor, pois a dissecção é mais fácil e é possível realizar uma inserção mais anterior do grande dorsal no manguito, melhorando o ângulo de ataque para a rotação externa do ombro e abdução (FIGS. 44.8 a 44.12). Publicações como a de Pearl e colaboradores,[34] de 2006, relataram a realização da cirurgia de transferência do músculo grande dorsal para contraturas em rotação interna do ombro associadas à liberação da articulação glenoumeral por via artroscópica, em geral em crianças menores de 4 anos. Os autores são unânimes em concordar que, com o crescimento, há uma perda global da função do membro afetado pelas sequelas da PO.

> **ATENÇÃO!** Persistindo a posição do membro superior em rotação interna após os procedimentos de partes moles, pode-se proceder a osteotomia de rotação externa do úmero em ombros com congruência articular adequada. É condição essencial que não exista subluxação ou luxação posterior do ombro

A osteotomia do úmero é uma técnica cirúrgica (preferida pelos autores) na qual, através de um acesso lateral, é exposto o terço médio do úmero. Realiza-se osteotomia transversa. O úmero é rodado de modo que a rotação externa obtida seja de cerca de 45° e que reste ainda uma

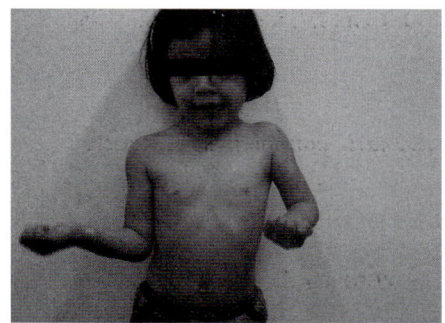

FIGURA 44.8 → Criança com 4 anos apresentando sequela de PO virgem de tratamento no membro superior esquerdo. Nota-se déficit de rotação externa do ombro esquerdo.

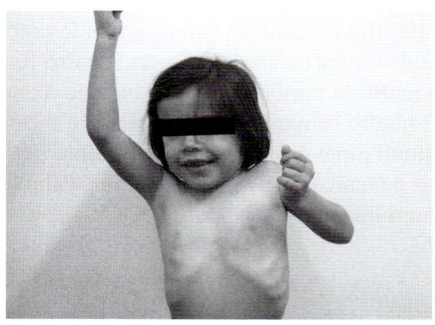

FIGURA 44.9 → Mesma paciente da figura anterior. Nota-se déficit da abução do ombro entre 30 e 90°.

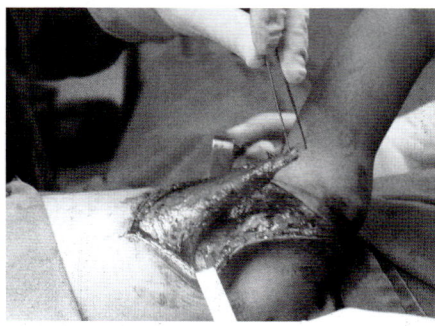

FIGURA 44.10 → Aspecto cirúrgico de vista posterior de cirurgia de transferência do músculo grande dorsal para a turberosidade maior do úmero. Reparado na pinça, o tendão do referido músculo já dissecado.

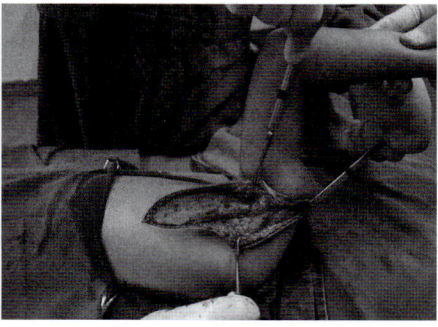

FIGURA 44.11 → Vista posterior do final do procedimento cirúrgico de transferência do músculo grande dorsal para a tuberosidade maior do úmero.

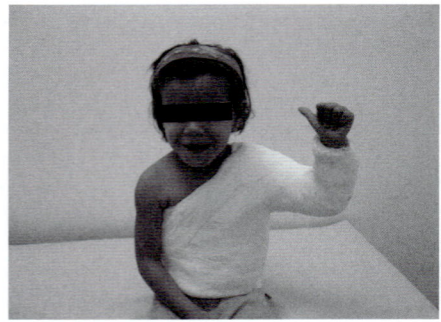

FIGURA 44.12 → Gesso confeccionado após cirurgia de transferência do músculo grande dorsal e mantido por seis semanas.

rotação interna de amplitude igual. O úmero é fixado com uma pequena placa de compressão de 3,5 mm (quatro furos), e o membro é mantido imobilizado em abdução e em rotação externa por quatro semanas. Pode-se realizar a osteotomia mais proximal junto às inserções do músculo deltoide no úmero, mas é tecnicamente mais difícil e costuma apresentar maior sangramento.

COTOVELO

No cotovelo, o tratamento das sequelas da PO visa restabelecer a flexão. O procedimento cirúrgico utilizado depende do grau de comprometimento neurológico do membro superior e, por consequência, dos músculos funcionantes remanescentes que possam ser usados na reativação do movimento. Como opções de transferências, há os músculos peitoral menor ou maior, o tríceps e o grande dorsal, que são transferidos para o tendão do músculo bíceps braquial. Após a maturação fisária do epicôndilo medial, pode-se utilizar a flexoplastia de Steindler (transferência da musculatura flexopronadora do antebraço, em conjunto ao epicôndilo medial, para uma posição mais proximal no úmero), empregada por Al-Qattan[35] e Gilbert e colaboradores.[22]

Outra deformidade é a atitude em supinação do antebraço. Não havendo subluxação ou luxação da cabeça do rádio, pode-se realizar a cirurgia de Zancolli,[36,37] que consiste na tenotomia em Z do tendão do bíceps, passando a porção distal em redor do rádio, suturando na porção proximal, invertendo a função do tendão e transformando-o em pronador do antebraço. Outra opção é a osteotomia do rádio, mas exige síntese óssea e secção parcial da membrana interróssea. Allende e Gilbert,[38] em 2003, apresentaram trabalho em que realizaram o tratamento de 66 crianças com deformidade em supinação do antebraço e recomendaram:

- Cirurgia de alongamento em Z e inversão do bíceps (Zancolli) que, no pré-operatório, apresenta pronossupinação passiva completa e não tem luxação da cabeça do rádio.

- Cirurgia de alongamento em Z, inversão do bíceps (Zancolli) e liberação da membrana interróssea quando,

no pré e no intraoperatório, não consegue a completa pronossupinação e não haja luxação da cabeça do rádio.

- Osteotomia do rádio nos pacientes com deformidade fixa, deformidade óssea e alguma limitação articular.

- Osteotomia do rádio e transferência do bíceps para ulna ou sobre o tendão do músculo braquial em pacientes com luxação irredutível da cabeça do rádio.

- Osteotomia do rádio e cirurgia de alongamento em Z e inversão do bíceps (Zancolli) em indivíduos com graves deformidades e alguma mobilidade passiva, associada à liberação da membrana interróssea até obter adequada pronossupinação.

> **ATENÇÃO!** As sequelas da PO são importantes em relação à recuperação da função da mão, mesmo nos pacientes com reparação nervosa microcirúrgica precoce do plexo braquial.[39]

Cada situação é particular no que se relaciona às paralisias e deve ser avaliada também no tocante aos músculos que se encontram funcionantes, pois são as estruturas que permitirão a transferência tendinosa para ativar, mesmo que parcialmente, as áreas paralisadas. Em uma situação específica para a extensão do punho, pode-se utilizar o músculo pronador redondo ou o flexor ulnar do carpo transferido sobre o extensor radial curto do carpo. Contudo, os resultados não são excepcionais. A maior série da literatura de Duclos e Gilbert,[39] em 1999, apresentou 55 casos operados com resultados pós-operatórios de recuperação ativa da extensão do punho em 42,5% e de estabilização em extensão em 32,5% dos casos.

A PO ou paralisia do plexo braquial neonatal é um tema encontrado em poucos trabalhos com bom nível de evidências e raros prospectivos randomizados[40,41] em função das particularidades de cada paciente, fato que ainda gera grande discussão na literatura. Os autores têm tendência à experiência pessoal, o que é presente também neste capítulo.

Referências

1. Erb W. Uber eine eigenthümliche lokalisation von Lähmengen im plexus brachialis. Veh Naturhist Med (Heidelberg). 1874;2:130.

2. Klumpke A. Contribution à l'étude des paralysies radiculaires du plexus brachial. Paralysies radiculaires totales, paralysies radiculaires inferieures. De la participation des filets sympathiques oculo-pupilaires dans ces paralysies. Etude clinique et experimentale. Rev Med. 1885:591-763.

3. Clark LP, Taylor AS, Prout TR. A study on brachial birth palsy. Am J Med Sci. 1905;130(4):670-707.

4. Taylor AS. Brachial birth palsy and injuries of similar type in adults. Surg Gynecol Obstet. 1920;30:494-502.

5. Gilbert A, Tassin JL. Réparation chirurgicale du plexus brachial dans la paralysie obstétricale. Chirugie. 1984;11:70-5.

6. Gilbert WM, Nesbitt TS, Danielsen B. Associated factors in 1611 cases of brachial plexus injury. Obstet Gynecol. 1999;93(4):536-40.

7. Socété Canadiense de Pédiatrie. La paralysie périnatale du plexus brachial. Paediatr Child Health. 2006;11(2):112.

8. Slooff AC. Obstetric brachial plexus lesions and their neurosurgical treatment. Clin Neurol Neurosurg. 1993; 95(Suppl):S73-7.

9. Mollberg M, Hagberg H, Bager B, Lilja H, Ladfors L. Risk factors for obstetric brachial plexus palsy among neonates delivered by vacuum extraction. Obstret Ginecol. 2005;106(5 Pt 1):913-8.

10. Paradiso G, Grañana N, Maza E. Prenatal brachial plexus paralysis. Neurology. 1997;49(1):261-2.

11. Zaki MS, El Sabbagh MH, Aglan MS. Familial congenital brachial palsy: a report of two affected Egyptian families. Genet Couns. 2004;15(1):27-36.

12. Albertoni WM, Galbiatti JA, Canedo AC, Merlotti M. Estudo anatômico do plexo braquial na criança até os seis meses de idade. Rev Bras Ortop. 1994;29(3):162-9.

13. Seddon HJ. A classification of nerve injuries. Br Med J. 1942;2:237-40.

14. Sunderland S. A classification of peripheral nerve injuries producing loss of function. Brain. 1951;74(4):491-516.

15. Gilbert A. La paralysie obstétricale du nouveau-né: une expérience de 34 ans. E-mémoires de l'Académie Nationale de Chirurgie. 2010;10(3):32-5.

16. Gilbert A, Whitaker I. Obstetrical brachial plexus lesions. J Hand Surg. 1991;16-B:489-91.

17. Gilbert A. Long-term evaluation brachial plexus surgery in obstetrical palsy. Hand Clin. 1995;11(4): 583-94; discussion 594-5.

18. Leffert RD. Brachial plexus. In: Wolfe DW, Pederson WC, Hotchkiss RN, Kozin SH. Green's operative hand surgery. London: Churchill Livingstone; 1999. p. 1557-87.

19. Bellew M, Kay SP. Early parental experiences of obstetric brachial plexus palsy. J Hand Surgery Br. 2003;28(4): 339-46.

20. Alyanak B, Kilinçaslan A, Kutlu L, Bozkurt H, Aydin A. Psychological adjustment, maternal distress, and family functioning in children with obstetrical brachial plexus palsy. J Hand Surg Am. 2013;38(1):137-42.

21. Bialocerkowski A, O'Shea K, Pin TW. Psychometric properties of outcome measures for children and adolescents with brachial plexus birth palsy: a systematic review. Dev Med Child Neurol. 2013;55(12):1075-88.

22. Gilbert A, Valbuena S, Posso C. Obstetrical brachial plexus injuries: late functional results of the Steindler procedure. J Hand Surg Eur. 2014;39(8):868-75.

23. Gilbert A, Brockman R, Carlioz H. Surgical treatment of brachial plexus birth palsy. Clin Orthop Relat Res. 1991;(264):39-47.

24. Bade SA, Lin JC, Curtis CG, Clarke HM. Extending the indications for primary nerve surgery in obstetrical brachial plexus palsy. BioMed Res Int. 2014;2014

25. Oberlin C, Béal D, Leechavengvongs S, Salon A, Dauge MC, Sarcy JJ. Nerve transfer to biceps muscle using a part of ulnar nerve for C5-C6 avulsion of the brachial plexus: anatomical study and report of four cases. J Hand Surg Am. 1994;19(2):232-7.

26. Al-Qattan MM, Thallaj A, Abdelhamid MM. Ulnar nerve to musculocutaneous nerve transfer in an ulnar ray-deficient infant with brachial plexus birth palsy: case report. J Hand Surg Am. 2010;35(9):1432-4.

27. Arad E, Stephens D, Curtis CG, Clarke HM. Botulinum toxin for the treatment of motor imbalance in obstetrical brachial plexus palsy. Plast Reconstr Surg. 2013;131(6):1307-15.

28. Giostri GS, Machezini EJ, Pasin AP. Rotação interna na paralisia obstétrica: comparação dos resultados dos procedimentos de Sever-L'Episcopo e osteotomia derrotadora do úmero. Rev Bras Ortop. 1996;31(1):33-5.

29. L'Episcopo JB. Tendon transplantation in obstetrical paralysis. Am J Surg. 1934;25(1):122-5.

30. Hoffer MM, Wickenden R, Roper B. Brachial plexus birth palsies. Results of tendon transfers to the rotator cuff. J Bone Joint Surg Am. 1978;60(5):691-5.

31. Pagotta A, Haerle M, Gilbert A. Long-term results on abduction and external rotation of the shoulder after latissimus dorsi transfer for sequelae of obstetric palsy. Clin Orthop Relat Res. 2004;(426):199-205.

32. Carlioz H, Brahimi L. La place de la désinsertion interne du sous-scapulaire dans le traitement de la paralysie obstétricale du membre supérieur chez l'enfant. Ann Chir Inf. 1971;12:159-68.

33. Rigault P, Blanchard JP. Désinsertion proximale du sous-scapulaire et transplantation du grand rond et du grand dorsal par voie postérieure dans le traitement des séquelles de la paralysie dite obstétricale du plexus brachial. Rev Chir Orthop Réparatrice Appar Mot. 1970;56:755-62.

34. Pearl M, Edgerton BW, Kazimiroff PA, Burchette RJ, Wong K. Arthroscopic release and latissimus dorsi transfer for shoulder internal rotation contractures and glenohumeral deformity secondary to brachial plexus birth palsy. J Bone Joint Surg Am. 2006;88(3):564-74.

35. Al-Qattan MM. Elbow flexion reconstruction by steindler flexorplasty in obstetric brachial plexus palsy. J Hand Surg Br. 2005;30(4):424-7.

36. Zancolli EA, Zancolli ER Jr. Palliative surgical procedures in sequelae of obstetric palsy. Hand Clin. 1988;4(4):643-69.

37. Zancolli EA. Paralytic supination contracture of the forearm. J Bone Joint Surg Am. 1967;49(7):1275-84.

38. Allende CA, Gilbert A. Forearm supination deformity after obstetric paralysis. Clin Orthop Relat Res. 2004;(426): 206-11.

39. Duclos L, Gilbert A. Restoration of wrist extension by tendon transfer in cases of obstetrical brachial plexus palsy. Ann Chir Main Super. 1999;18(1):7-12.

40. Bialocerkowski A, Gelding B. Lack of evidence of the effectiveness of primary brachial plexus surgery for infants (under the age of two years) diagnosed with obstetric brachial plexus palsy. Int J Evid Based Healthc. 2006;4(4):264-87.

41. Chang KW, Justice D, Chung KC, Yang LJ. A systematic review of evaluation methods for neonatal brachial plexus palsy. J Neurosurg Pediatr. 2013;12:395-405.

45
Traumatismos do ombro

Osvandré Lech

Paulo César Faiad Piluski

Antonio L. Severo

Carlos Humberto Castillo Rodriguez

Marcelo Lemos

O ombro é uma articulação "universal", pois tem a maior mobilidade entre todas as articulações do sistema musculoesquelético. Com ele, os indivíduos podem realizar amplos movimentos com o membro superior, por meio de intrincada biomecânica, que permite movimentos integrados com o cotovelo, o punho e a mão. Nesse processo, o ombro é responsável por colocar o membro superior em diferentes localizações, permitindo ampla variedade de atividades, como pintar, lutar, jogar, pegar e erguer objetos, entre outras.

Entre os assuntos abordados neste capítulo, estão as lesões responsáveis pela maior quantidade de atendimentos, ou seja, luxações e instabilidades, lesão SLAP, luxação acromioclavicular e fraturas proximais do úmero, da escápula e da clavícula.

LUXAÇÕES E INSTABILIDADES

Conceito

O conceito antigo estabelecia que a luxação era entendida como a perda da relação anatômica entre a cavidade glenoidal e a cabeça do úmero. Esse conceito foi alterado a partir dos estudos sobre a biomecânica dos ligamentos glenoumerais e dos aspectos patológicos a respeito da luxação e da instabilidade. Em síntese, a maioria dos autores concorda que existe um *continuum* entre luxação e instabilidade. Em outras palavras, pensava-se que a luxação era causada exclusivamente pela ruptura traumática, em que ocorria a desinserção do lábio da reborda da cavidade glenoidal, e a instabilidade, pela cápsula hipermóvel. Ambas não teriam qualquer relação entre si. Sabe-se, hoje, que elas podem coexistir no mesmo ombro. Por isso, tais patologias devem ser avaliadas sob o mesmo prisma. Entretanto, se os aspectos patológicos de ambas as entidades podem interagir, as formas de tratamento são completamente diferentes.

A luxação do ombro é uma das patologias mais antigas já descritas. É com Hipócrates (460-377 a.C.), pai da Medicina, que surgem estudos mais detalhados, como a anatomia do ombro, a classificação, o tratamento conservador (mais de seis técnicas para redução incruenta) e a primeira abordagem cirúrgica, na qual ferro em brasa de formato retangular era colocado na axila, causando retração muscular. Desde então, várias descobertas ocorreram, entre elas, a fratura-impacção posterolateral da cabeça do úmero, descrita pelos radiologistas Hill e Sachss,[1] conhecida como lesão de Hill-Sachs, e a desinserção do lábio anterior, descrita por Broca e Hartman.[2] Perthes,[3] em 1906, publicou um artigo em que propunha o tratamento cirúrgico dessa lesão por meio da sutura da cápsula ao lábio glenoidal com pontos transósseos. Porém, foi Bankart, em 1923 e 1938,[4,5] que popularizou a condição como "lesão essencial", presente em todos os seus casos cirúrgicos e responsável pelas recidivas após a luxação inicial.

Formas de apresentação/classificação

Thomas e Matsen classificaram as instabilidades pelas siglas TUBS e AMBRII. A primeira refere-se a pacientes com **T**rauma **U**nilateral que, com frequência, têm lesão de **B**ankart e respondem bem à cirurgia (*Surgery*). A segunda refere-se a pacientes que, como resultado de frouxidão ligamentar constitucional própria, ou seja, de etiologia **A**traumática, **M**ultidirecional, têm **I**nstabilidade com desenvolvimento insidioso e componente **B**ilateral, respondendo bem à reabilitação; caso não haja boa evolução, a capsuloplastia (*Inferior capsular shift*) deve ser realizada, com o fechamento do **I**ntervalo dos rotadores durante o procedimento cirúrgico. Esses dois acrônimos costumam ser vistos no final do espectro da doença, no qual, ambos, traumático e atraumático, podem estar presentes. Há também um terceiro acrônimo, o das instabilidades adquiridas por microtraumas repetitivos nos atletas (IOAS).

Instabilidade traumática. Causada por força violenta (impacto direto, queda, etc.) sobre a articulação escapuloumeral, sem lesão prévia, podendo ocorrer ruptura e desinserção do lábio, dos ligamentos glenoumerais e da cápsula, assim como também pode ocorrer lesão óssea da glenoide. Nesses casos, pode originar-se uma instabilidade unidirecional e levar o braço na posição do trauma costuma reproduzir os sintomas. As consequências podem levar o paciente a abandonar o trabalho ou esporte. O índice de artrose glenoumeral aumenta bastante quando o paciente teve história de luxação.

Instabilidade atraumática. Ocorrem episódios de subluxações apenas, sem qualquer fator traumático determinante. Em geral, não há ruptura das estruturas anatômicas (lábio ou cápsula). Todo o conjunto capsular é considerado "maior" (hipermóvel) do que o normal, permitindo movimento articular excessivo de translação. O recesso inferior (*inferior pouch*) é aumentado de tamanho. A cápsula articular aumentada é de fácil detecção por exame de ar-trorressonância magnética (artro-RM), na qual se observa maior acúmulo de contraste. A subluxação pode ter direção anterior, posterior ou inferior. Na maioria dos casos, há associação dessas direções, constituindo instabilidade multidirecional. Esse tipo de instabilidade pode ser voluntária (o paciente subluxa a cabeça do úmero conforme sua própria vontade) ou involuntária. A hipermobilidade de outras articulações pode ou não estar associada.

Instabilidade microtraumática ou *overuse*. Ocorre por sobreuso, sobretudo em esportistas de arremesso ou nadadores, causando alongamento das estruturas capsuloligamentares e desequilíbrio muscular. Pode estar relacionada a impacto posterossuperior e gerar lesões no lábrum posterossuperior e/ou lesões parciais do tendão supraespinal.

Instabilidade recidivante. Ocorre em torno de 80% dos casos de luxação traumática primária e caracteriza-se por novas luxações engendradas por traumatismos de menor intensidade. Em casos extremos, não é rara a história de luxação do ombro durante o sono ou quando a pessoa leva a mão atrás da cabeça. A instalação do quadro de luxação recidivante do ombro depende de muitos fatores, como:

- **Idade do paciente.** Considerado o fator mais importante, já que, quanto mais cedo ocorrer a primeira luxação, maior será a possibilidade de novas luxações.

- **Intensidade do trauma inicia.** Produz ruptura capsular de variável extensão.

- **Tipo e tempo de duração da imobilização.** O período de três semanas de imobilização contínua após o primeiro episódio de luxação traumática não é mais consenso entre os autores, pois sabe-se que, uma vez ocorrida a ruptura do lábio, a cicatrização espontânea anatômica não mais acontece. A imobilização após a redução incruenta de luxação traumática tem eficácia maior no controle da dor e da inflamação do que na possível cura. Questiona-se, também, a eficácia da imobilização por três semanas nas luxações traumáticas subsequentes. Não há qualquer razão para tal conduta terapêutica, já que a lesão de Bankart está estabelecida, bem como outras lesões possíveis. A maioria dos autores opta, hoje, por imobilização de poucos dias com tipoia apenas, com o objetivo de oferecer conforto e diminuição de dor. Itoi preconiza imobilização em posição de rotação externa como forma de aproximar o lábio da glenoide para aumentar as chances de cicatrização e diminuir a recidiva. Apesar dos bons resultados em seu estudo inicial, estes não foram reprodutíveis por outros autores em trabalhos semelhantes.

- **Reabilitação funcional.** O reforço de grupos musculares específicos proporciona melhor estabilidade da cintura escapular e tenta devolver a propriocepção perdida.

Silliman e Hawkins classificaram as instabilidades em dois grupos: voluntário (tipo I) e involuntário (tipo II), sendo este dividido em anterior (a), posterior (b) e multidirecional (c). Essas três subdivisões ainda são separadas em traumático (agudo ou crônico), subluxação e atraumático (hiperlassidão ou sobreuso).

Anatomia funcional

A articulação do ombro é bastante rasa (2,5 mm), dependendo das partes moles para a estabilidade. Esse mecanismo complexo de estabilização é composto por fatores estáticos (fossa glenoidal, lábio, cápsula articular e ligamentos glenoumerais, entre outros) e dinâmicos (manguito rotador, cabeça longa do bíceps e estabilizadores da escápula), os quais atuam de maneira contínua para permitir ao ombro o mais alto grau de mobilidade (QUADRO 45.1). Ejnisman e colaboradores,[6] ao dissecarem 18 cadáveres (36 ombros) e aplicarem estudo imuno-histoquímico para análise dos mecanorreceptores do ligamento glenoumeral inferior, encontraram 1.197 mecanorreceptores, com predomínio nas porções mais próximas da inserção do lábio da cavidade glenoidal. A existência de mecanorreceptores provê propriocepção, funcionando como gatilhos na estabilidade intrínseca do ombro. Assim, lesões nesses mecanorreceptores, como ocorre nas luxações, alteram a propriocepção e acarretam atraso na resposta de contração muscular dos estabilizadores glenoumerais. O lábio é uma estrutura fibrocartilaginosa cuja função é aumentar a concavidade da cavidade glenoidal, criando maior estabilidade física da articulação glenoumeral. Essa grande instabilidade permite que o ombro seja a única articulação a realizar movimento a 360°. Maior mobilidade exige menor número de estruturas que restrinjam os movimentos. Existem dois tipos de elementos que auxiliam na estabilidade dessa articulação:

- **Elementos passivos.** Lábio, cápsula articular, ligamentos glenoumerais superior, médio e inferior, chamados de complexo do ligamento glenoumeral inferior, formado por uma banda anterior, que está tensionada em rotação externa e restringe a translação anterior com o membro superior em 45° de abdução, um recesso axilar e uma banda posterior, que impede a translação posterior em rotação interna; ligamento coracoacromial e ligamento coracoumeral. A pressão negativa intra-articular é um fenômeno físico de relativa importância na estabilidade glenoumeral, já que ela "traciona" a cabeça do úmero contra a cavidade glenoidal, da mesma forma que a lâmina e a lamínula são tracionadas entre si, quando líquido é interposto entre elas. Expressão genética da cápsula e dos ligamentos tem sido estudada no intuito de determinar seu papel na instabilidade e novos métodos de tratamento, conforme Leal e colaboradores.[7] Estudos de Belangero e colaboradores[8,9] demonstraram que a alteração na expressão de alguns genes interfere na estrutura das fibrilas de colágeno e pode ter influência na deformação capsuloligamentar, gerando instabilidade.

QUADRO 45.1 → Variáveis patológicas que modificam os fatores de estabilidade do ombro

Fatores de estabilidade	Anatomopatologia
Aspecto da cavidade glenoidal	Congênita: aspecto anormal; displasia Fratura causando aspecto anormal
Aspecto do úmero	Congênita: aspecto anormal; displasia Fratura/cirurgia produzindo aspecto anormal
Congruidade articular	Congênita: displasia Adquirida: fratura, lesão de Bankart, osteoartrite
Lábio	Lesão de Bankart
	Franjeamento secundário à frouxidão
Estruturas capsuloligamentares	Lesão traumática, microtrauma cumulativo com deformidade plástica Frouxidão congênita Perda do *feedback* proprioceptivo
Pressão intra-articular negativa	Lesão capsular Defeito no intervalo rotador Frouxidão capsular
Deficiência do manguito rotador	Lesão traumática, microtrauma cumulativo
Bíceps	Lesão SLAP Ruptura do tendão
Mobilidade escapulotorácica	Discinesia: fadiga e fraqueza do serrátil Paralisia do nervo torácico longo

Fonte: Adaptado de Cole e Warner.[10]

- **Elementos ativos.** Manguito rotador (formado pelos músculos subescapular, supraespinal, infraespinal e redondo menor), cabeça longa do bíceps e outros músculos da cintura escapular (deltoide, peitoral maior e trapézio) **(FIG. 45.1)**.

A associação dos elementos passivos e ativos e a colocação dessa articulação no plano tridimensional (cabeça do úmero em retroversão de 20 a 40° e escápula antevertida, exceto a cavidade glenoidal, cuja retroversão é de 8°) permitem a estabilidade adequada para a maioria das atividades diárias.

A instabilidade é a condição patológica em que a translação na interface glenoumeral torna-se excessiva, causando dor e desconforto, representando a quebra do equilíbrio entre os estabilizadores estáticos e os dinâmicos do ombro. Pode variar em graus (subluxação, luxação e microinstabilidade), direção (anterior, inferior, posterior e multidirecional), etiologia (traumática e atraumática) e volição (voluntária e involuntária).

A articulação escapuloumeral é considerada a mais instável do corpo humano, devido ao pequeno contato de superfície articular entre a cavidade glenoidal e a cabeça do úmero (que tem superfície articular três vezes maior do que a da cavidade glenoidal).

LUXAÇÃO GLENOUMERAL TRAUMÁTICA

Epidemiologia

A luxação glenoumeral traumática é a mais frequente entre todas as luxações que acometem as articulações, com ocorrência em torno de 1,5 a 2% da população em geral e em cerca de 7% de grupos selecionados de atletas.

Classificação

As luxações glenoumerais classificam-se em anterior, posterior, inferior e superior.

- **Anterior.** **(FIGS. 45.2 e 45.3)** Compreende cerca de 85% dos casos e pode ser de vários tipos (subcoracoide – o mais comum –, subglenoidal, subclavicular e intratorácico). Ocorre por trauma direto e violento em direção

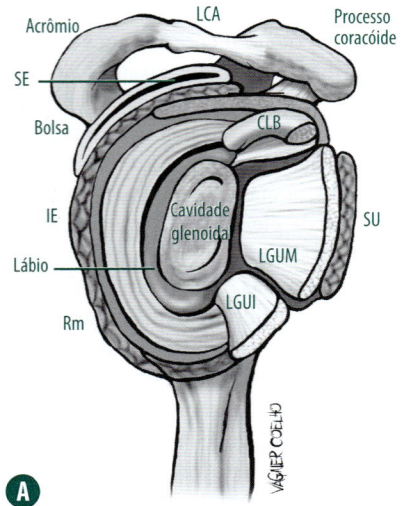

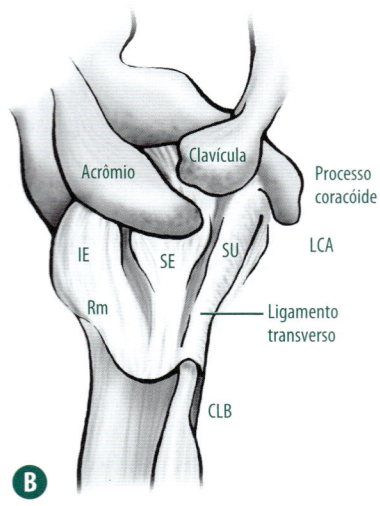

FIGURA 45.1

Ⓐ Corte sagital da cavidade glenoidal demonstrando os elementos estabilizadores da articulação glenoumeral.

Ⓑ Vista axial dos músculos que compõem o "manguito rotador". LCA, ligamento coracoacromial; SE, músculo supraespinal; SU, músculo subescapular; IE, músculo infraespinal; Rm, músculo redondo menor; CLB, cabeça longa do bíceps; LGUM, ligamento glenoumeral médio; LGUI, ligamento glenoumeral inferior.

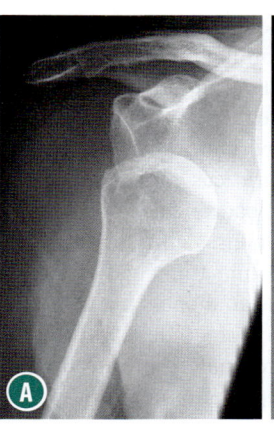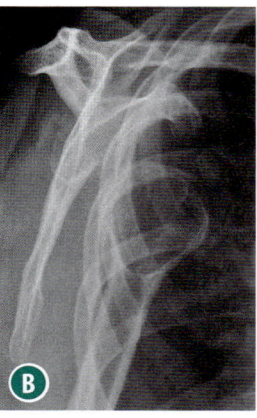

FIGURA 45.2

Ⓐ Radiografia na incidência anteroposterior demonstrando luxação glenoumeral anterior.

Ⓑ Incidência perfil da escápula confirmando a direção da luxação.

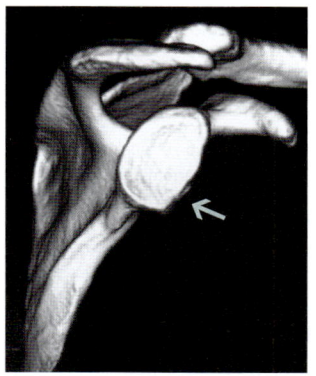

FIGURA 45.3 → Tomografia computadorizada com reconstrução 3D e supressão da cabeça umeral demonstrando o grau de perda óssea da glenoide anterior (seta).

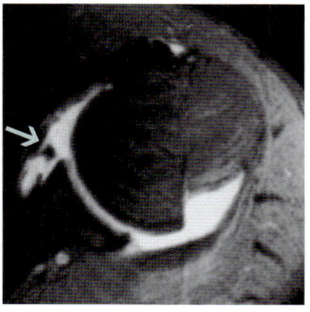

FIGURA 45.4 → Artro-TC em corte axial da articulação glenoumeral demonstrando o afundamento posterolateral da cabeça umeral (lesão de Hill-Sachs) e a desinserção do lábio anterior; lesão de Bankart (seta).

posteroanterior sobre o ombro (raro) ou por mecanismo de queda ao solo, acompanhado de movimento rotacional com o membro superior em abdução e rotação externa (muito comum). Há perda da relação anatômica entre a cavidade glenoidal e a cabeça do úmero, que se aloja anteriormente, produzindo ruptura do lábio, conhecida por lesão de Bankart, e dos ligamentos glenoumerais, que compõem a cápsula articular, além do afundamento do canto posterossuperior da cabeça do úmero (lesão de Hill-Sachs), conforme demonstra a **FIGURA 45.4**.

- **Posterior.** De incidência mais rara, costuma ser ocasionada por choque elétrico ou crise convulsiva, em que a musculatura se contrai com maior intensidade, fazendo com que os rotadores internos se sobreponham aos fracos rotadores externos, causando luxação posterior. Pode ocorrer, também, durante trauma direto de direção anteroposterior. A cabeça do úmero se aloja na parte posterior da cavidade glenoidal, havendo ruptura da cápsula articular posterior. Essas lesões são, muitas vezes, de diagnóstico tardio, já que a clínica é precária e o paciente consegue realizar alguns movimentos com o ombro. Sem incidência radiográfica de perfil e axilar, a lesão pode passar despercebida **(FIG. 45.5)**. Na luxação posterior, ocorre lesão de Hill-Sachs inversa e, dependendo da extensão do defeito, acarreta instabilidade posterior. Nos casos de recorrência com defeito ósseo anterior na cabeça umeral entre

20 e 40% de perda óssea, é preconizada a cirurgia de McLaughlin modificada por Neer,[11,12] isto é, a osteotomia do tubérculo menor, preservando a inserção do subescapular e sua transferência para o defeito ósseo, estabilizando a articulação.

- **Inferior (*luxatio ereta*).** Produzida por força violenta com o braço em abdução máxima. A cabeça do úmero se aloja na axila em posição extra-articular. O diagnóstico clínico é facilitado pela atitude característica do paciente, que chega ao serviço de emergência segurando o braço em posição elevada.

- **Superior.** Nesse tipo raro de luxação, é necessária a ocorrência concomitante de fratura do acrômio e pode ocorrer lesão do manguito rotador. O efeito gravitacional do peso do braço determina a redução da luxação.

Diagnóstico

De acordo com Rowe,[13] muitas informações específicas devem ser obtidas para o diagnóstico clínico correto, como mecanismo da lesão inicial (traumático, atraumático,

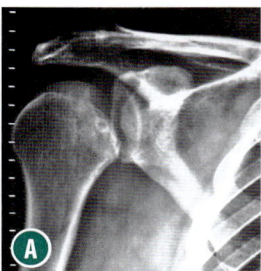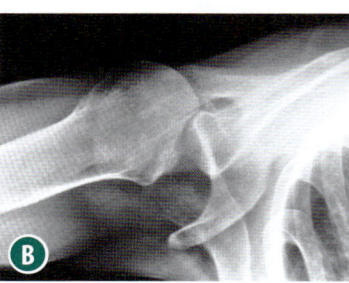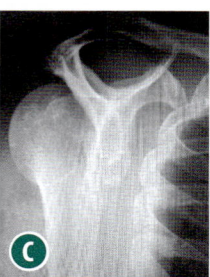

FIGURA 45.5 → Luxação glenoumeral posterior.

Ⓐ Incidência oblíqua de ombro (errada), não deixa clara a relação entre cabeça umeral e glenoide.

Ⓑ Incidência axilar comprovando a luxação posterior e a lesão de Hill-Sachs invertida.

Ⓒ Incidência em perfil da escápula demonstrando a posição posterior da cabeça umeral em relação à glenoide e ao corpo da escápula. Normalmente, a cabeça umeral deve estar centralizada na glenoide e no "Y" da escápula.

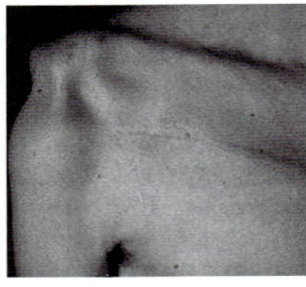

FIGURA 45.6 → Sinal da dragona (saliência do acrômio na pele) com perda do contorno do ombro. Esse sinal demonstra a luxação anterior do ombro.

voluntário, etc.), posição do braço deslocado (abdução e rotação externa nas luxações anteriores, abdução e rotação interna nas luxações posteriores e abdução acima de 100° nas luxações inferiores), facilidade ou dificuldade de redução realizada anteriormente, mecanismo de recorrência, tipo e duração de imobilização do ombro durante a luxação inicial, sinais e sintomas de lesões nervosas e extensão das limitações físicas do paciente.

Exame físico

Observa-se o sinal da dragona, que é a ausência da cabeça do úmero em seu local anatômico, estando luxado anterior ou posteriormente. São detectados também proeminência do acrômio e "vazio" anatômico logo abaixo (FIG. 45.6). A luxação anterior é de simples observação; a posterior, ao contrário, é mais difícil de constatar, pois a cabeça do úmero se localiza no meio do deltoide posterior. O exame vascular, mediante palpação da artéria radial e realização do teste de Allen, é indispensável. O exame neurológico inclui pesquisa da sensibilidade e da motricidade dos nervos axilar, musculocutâneo, radial, mediano e ulnar.

Exame radiográfico

A obtenção da série de trauma (raio X simples com as incidências anteroposterior "verdadeira", lateral da escápula e axilar) é imprescindível para o diagnóstico correto (FIG. 45.7). Única incidência oblíqua ou anteroposterior do ombro é o caminho mais fácil para o erro diagnóstico, situação que ocorre com muita frequência, mesmo em serviços especializados. É muito importante que os ortopedistas discutam as incidências radiográficas com o radiologista e os técnicos em radiologia. A padronização da técnica radiológica correta é uma das primeiras atitudes a ser discutida em ambientes onde essa rotina ainda não está estabelecida (FIGS. 45.8 e 45.9). Incidências adicionais incluem a de Stryker (visualização do processo coracoide e Hill-Sachs) e Bernageau (avaliação do rebordo anteroinferior da glenoide), além da incidência anteroposterior com rotação interna e externa do úmero (avaliação do defeito ósseo de Hill-Sachs). A artrotomografia computadorizada (artro-TC) e a artro-RM auxiliam no diagnóstico de desinserções capsulares e lesões ósseas associadas (FIG. 45.10). A artro-RM permite avaliar a extensão de lesão capsulolabial e as ligamentares, além de rupturas do manguito rotador, sobretudo em pacientes com luxações traumáticas em idade superior a 40 anos. A artro-TC ou a TC com reconstrução 3D e supressão da cabeça umeral também permite avaliar a extensão de perda óssea na glenoide e no úmero.

Lesões anatômicas associadas

As lesões anatômicas associadas com maior frequência à luxação do ombro são as de Bankart e suas variantes, a de Hill-Sachs, a SLAP, as fraturas, a lesão do manguito rotador, a lesão do ligamento glenoumeral inferior na inserção umeral (HAGL) e a vasculonervosa.

Lesão de Bankart. É a desinserção da porção anterior da cápsula articular anterior e do lábio junto à reborda da cavidade glenoidal. Ocorre na luxação glenoumeral anterior (FIG. 45.11). Está presente em cerca de 85% dos casos de luxações recidivantes. A lesão de Bankart "invertida" é a

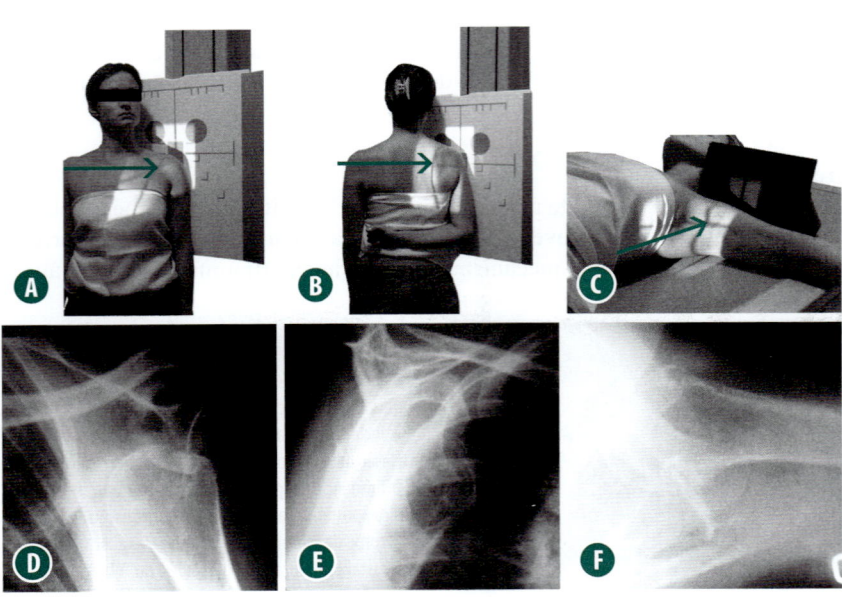

FIGURA 45.7 → Série de trauma. Incidências essenciais de radiografias simples para a avaliação de traumatismo no ombro.

Ⓐ Anteroposterior "verdadeira" com 30° de lateralização; é examinada, em especial, a articulação glenoumeral.

Ⓑ Lateral da escápula. Substitui a incidência transtorácica, possibilitando a avaliação de luxações anteriores e posteriores da cabeça do úmero.

Ⓒ Axilar. Analisa as fraturas-luxações, o colo da cavidade glenoidal, entre outras estruturas.

Ⓓ Correspondente radiográfico na incidência anteroposterior demonstrando luxação anterior.

Ⓔ Confirmação da luxação anterior na incidência em perfil da escápula.

Ⓕ Confirmação da luxação anterior na incidência axilar.

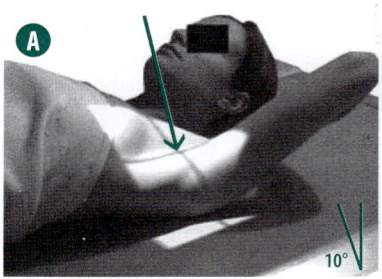
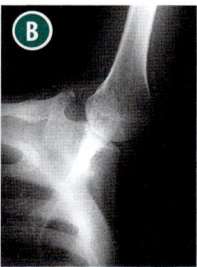

FIGURA 45.8

Ⓐ Paciente em posição supina – membro superior flexionado em abdução, com elevação de 90 a 120° – mão espalmada sob a cabeça (essa posição da mão coloca o úmero em leve rotação interna) – raios X central posicionado sobre o processo coracoide, com angulacão iinferossuperior de 10°.

Ⓑ A imagem radiológica mostrará os aspectos posterossuperior e anteroinferior da cabeça do úmero, permitindo uma avaliação adequada da margem óssea onde ocorrem as fraturas de Hill-Sachs nos quadros de luxação anterior recidivante glenoumeral.

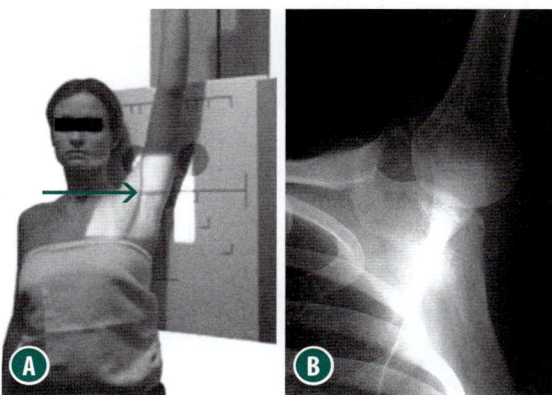

FIGURA 45.9

Ⓐ Paciente em ortostatismo com membro superior em abdução máxima – raio X central posicionado no centro do cavo axilar.

Ⓑ Essa incidência é utilizada para avaliação adicional na investigação diagnóstica de instabilidade articular glenoumeral, sobretudo no estudo de lesões do lábio glenoide com pequenas fraturas da margem anteroinferior da glenoide (lesões de Bankart).

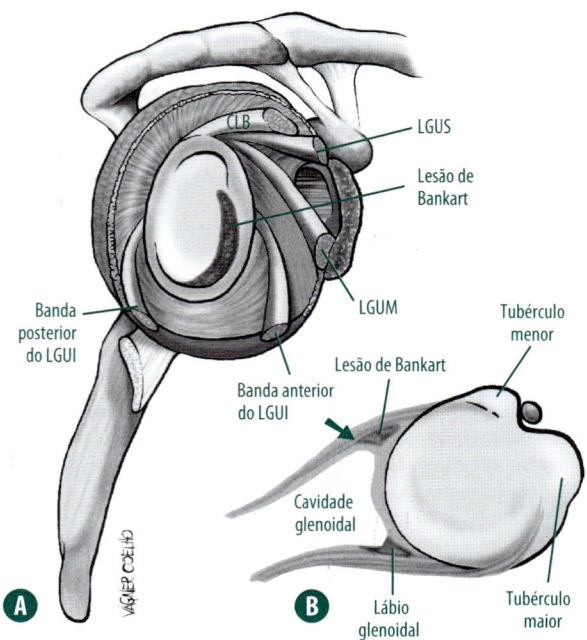

FIGURA 45.11

Ⓐ Representação esquemática da lesão de Bankart no plano sagital.

Ⓑ Lesão de Bankart no plano coronal.

desinserção do lábio e/ou da cápsula articular no rebordo posterior da cavidade glenoidal e ocorre nas luxações traumáticas posteriores.

Lesão de Hill-Sachs. Afundamento do osso cortical do canto superolateral da cabeça do úmero, descrito pelos radiologistas Harold Hill e Maurice Sachs, em 1940.[1] Essa lesão se deve à luxação anterior da cabeça do úmero, quando o braço é deslocado em abdução e rotação externa, impactando o osso cortical pouco condensado ("mole") da cabeça do úmero contra o osso cortical muito condensado ("duro") da cavidade glenoidal anterior. O defeito que ocorre é do tipo afundamento **(FIG. 45.12)**. O conceito é de que existe relação direta entre o tamanho desse afundamento e a recidiva da luxação do ombro (quanto maior o

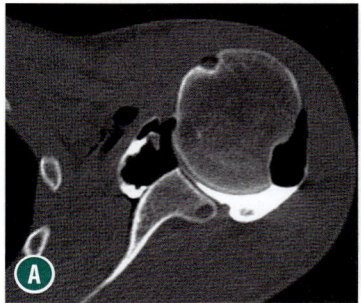
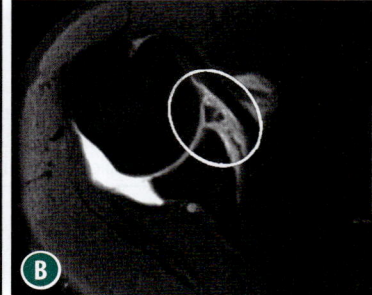
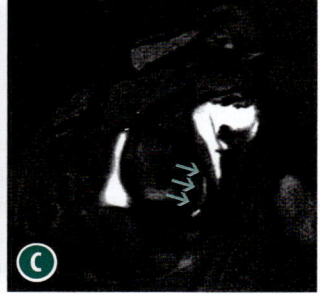

FIGURA 45.10

Ⓐ O corte axial de artro-TC mostra a desinserção do lábio anteroinferior da cavidade glenoidal (Bankart). O contraste radiopaco penetra anteriormente, demonstrando de forma clara a desinserção do lábio.

Ⓑ Artro-RM no plano axial evidenciando a lesão de Bankart.

Ⓒ Artro-RM no plano sagital demonstrando lesão labral anteroinferior (setas).

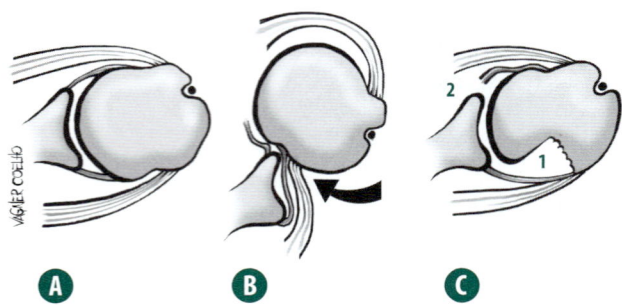

FIGURA 45.12 → Mecanismo de formação da lesão de Hill-Sachs.
A Articulação glenoumeral normal.
B Luxação glenoumeral anterior, na qual ocorre desinserção da cápsula anterior e do lábio do rebordo da cavidade glenoidal. Nesse caso, a cabeça do úmero, que tem maior quantidade de osso esponjoso, fica comprimida contra a reborda da cavidade glenoidal, que tem maior quantidade de osso cortical.
C Em um mesmo mecanismo de luxação, podem ser observadas as lesões de Hill-Sachs (**1**) e Bankart (**2**).

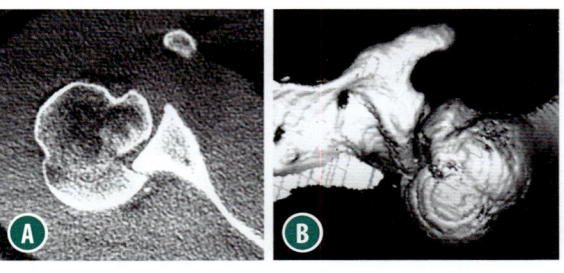

FIGURA 45.13
A Tomografia computadorizada em corte axial evidenciando luxação posterior com afundamento anterior da cabeça umeral (Hill-Sachs "invertida").
B Reconstrução tridimensional.

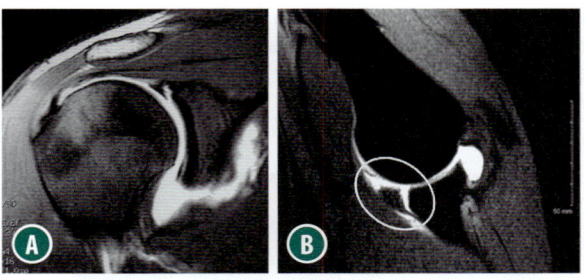

FIGURA 45.14
A Artro-RM em corte coronal demonstrando o extravasamento de contraste na inserção do bíceps, correspondente à lesão SLAP de grau II.
B Artro-RM na incidência ABER.

afundamento da cabeça, menor a força do braço de alavanca necessária na próxima luxação).

A lesão de Hill-Sachs invertida ocorre na porção anterior da cabeça do úmero e deve-se à luxação posterior do ombro (**FIG. 45.13**).

Lesão SLAP. A lesão anterior e posterior do lábio superior (*slap lesion*, descrita por Snyder e colaboradores,[14] em 1990) é a desinserção da reborda superior do lábio, local onde se insere a cabeça longa do bíceps. Essa lesão está associada a graus variáveis de instabilidade do ombro e ao uso excessivo do membro superior, sobretudo em atividades esportivas. Snyder e colaboradores[14] descreveram quatro tipos de lesão. Em seguida, outras associações foram descritas e agrupadas a sua classificação. Hoje, são reconhecidos 10 tipos de lesões. Essa condição é de difícil diagnóstico clínico e caracteriza-se por dor mal localizada e discreto grau de instabilidade glenoumeral. O teste de O'Brien é utilizado como diagnóstico, embora alguns autores afirmem que tal teste não é patognomônico, já que pode ser também positivo nas alterações da articulação acromioclavicular. A radiografia simples e a tomografia computadorizada (TC) são igualmente ineficazes para o diagnóstico correto.

A artro-RM fornece imagens adequadas para identificar a lesão (**FIG. 45.14**), sendo o método de imagem de escolha. O corte na incidência de abdução e rotação externa é a melhor forma de realizar a identificação. O radiologista deve ter experiência em patologia musculoesquelética para considerar tal diagnóstico, também por existir grande variação anatômica na inserção bicipital, o que pode ocasionar confusão na interpretação da patologia, não sendo raros laudos com resultados falso-negativos e falso-positivos. A artroscopia é o melhor método de diagnóstico e tratamento da lesão (**FIG. 45.15**). As lesões do complexo bíceps-lábio são tratadas de acordo com o grau e variam desde o simples debridamento do rebordo (*shaving*), no grau I, até reinserção com uso de

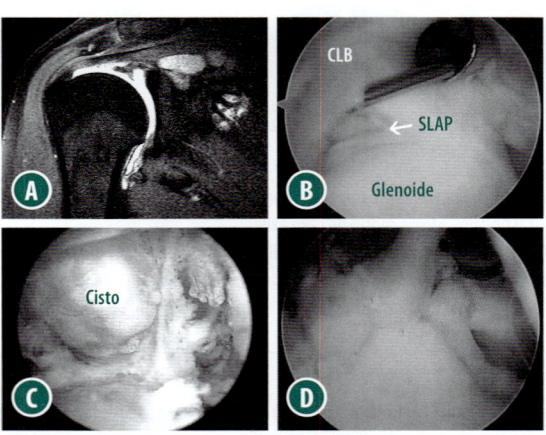

FIGURA 45.15
A Artro-RM evidenciando lesão SLAP associada a cisto gangliônico paralabral.
B Imagem artroscópica demonstrando desinserção do lábrum posterossuperior (SLAP II).
C Cisto gangliônico identificado através da lesão SLAP.
D Imagem artroscópica do reparo labral realizado após ressecção do cisto.

âncoras e mesmo a tenotomia e tenodese do bíceps. Também podem ser acompanhadas de cisto paralabral gangliônico, que, em geral, é formado por mecanismo valvular, que pode inclusive acarretar em compressão do nervo supraescapular, ocasionando diminuição de força do supraespinal e infraespinal. Nesses casos, a ressecção do cisto associada ao reparo labral é o tratamento adequado, sendo controversa a descompressão do nervo no ligamento transverso.

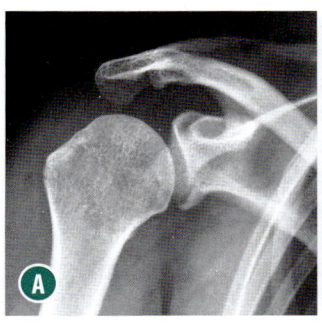
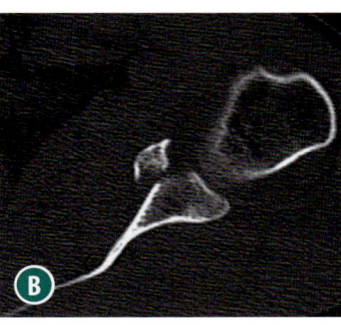
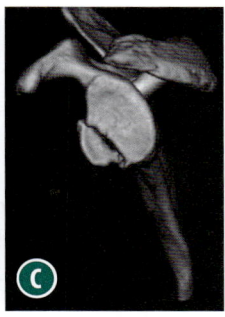

FIGURA 45.16
Ⓐ Radiografia em AP demonstra fratura do rebordo anterior da glenoide.
Ⓑ Confirmada por TC em corte axial.
Ⓒ TC com reconstrução auxilia a visibilização do tamanho do fragmento ósseo do rebordo anterior da glenoide.

Fraturas. É de cerca de 10% a incidência de fraturas associadas às luxações do ombro. Podem ser localizadas na reborda anterior ou posterior da cavidade glenoidal e no tubérculo maior da cabeça do úmero. A análise das radiografias obtidas com a série de trauma ou artro-TC permite que diferentes condutas sejam adotadas, conforme o caso:

- *Na reborda da cavidade glenoidal* (**FIG. 45.16**). Essas fraturas, anteriores ou posteriores, têm indicação de tratamento conservador quando atingirem menos de 25% da superfície da cavidade glenoidal e tiverem menos de 2 mm de deslocamento. Se o traço de fratura envolver mais de 25% ou estiver deslocado, a indicação é fixação cirúrgica.

- *No tubérculo maior da cabeça do úmero.* Indica-se tratamento conservador ou cirúrgico, conforme o grau de deslocamento. Desvios superiores a 5 mm são de indicação cirúrgica em função do risco de impacto subacromial e permitem reabilitação de forma precoce.

Lesão do manguito rotador. As luxações traumáticas, em particular em pacientes acima dos 40 anos, costumam ser acompanhadas de rupturas do manguito rotador. Porém, não são exclusivas dessa faixa etária e dependem da energia do trauma, devendo ser sempre lembradas e investigadas. A justificativa é que, após essa idade, os tecidos musculares se tornam mais rígidos, pela crescente perda líquida, oferecendo menor resistência ao trauma. A conduta ideal é imobilização por um curto período de tempo, apenas durante a fase dolorosa, não excedendo 5 a 10 dias. Se houver sintomas ou sinais de ruptura do manguito rotador, um exame de imagem deve ser solicitado para confirmar o diagnóstico clínico.

- **Lesão HAGL (*humeral avulsion of the glenohumeral ligaments*).** Avulsão da porção umeral dos ligamentos glenoumerais, reconhecida após luxações primárias. É provável que represente a variação da relação normal da ruptura ou o alongamento da cápsula anterior (**FIG. 45.17**).

- **Lesão ALPSA (*anterior labroligamentous periosteal sleeve avulsions*).** Avulsão labioligamentar anterior periosteal, com cicatrização desta, medialmente ao colo escapular, mais abaixo do seu local original de inserção, permitindo translação umeral excessiva, pela diminuição da concavidade (**FIG. 45.18**).

- **Lesão GLAD (*glenoid labrum articular disruption*).** Ruptura articular do lábio glenoidal, em que o lábio anterior está rompido, levando um fragmento da cartilagem articular da cavidade glenoidal (**FIG. 45.19**).

- **Lesão Perthes.** É a desinserção subperiosteal do lábio glenoidal. Semelhante à ALPSA, mas não ocorre cicatrização medial, e o lábio permanece na mesma posição. Diferencia-se da lesão de Bankart por não haver ruptura capsulolabial (**FIG. 45.20**).

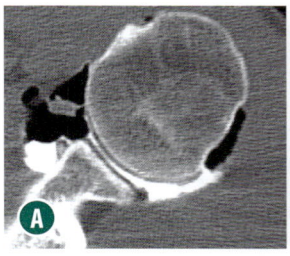
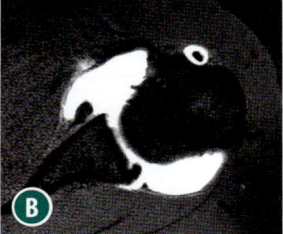

FIGURA 45.18 → Na lesão ALPSA, não ocorre ruptura total do lábio, mas sua desinserção do sítio original e a posterior cicatrização junto à cavidade glenoidal, em posição mais medial, perdendo, dessa forma, o efeito de barreira anterior do lábio.

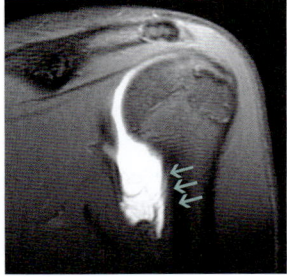

FIGURA 45.17 → A avulsão do ligamento glenoumeral inferior da sua inserção no úmero é demonstrada na artro-RM (setas). A lesão produz grande instabilidade articular, pois esse ligamento é o mais importante restritor da rotação externa.

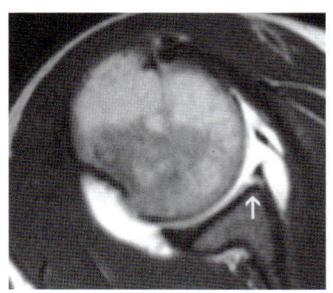

FIGURA 45.19 → A lesão GLAD difere da lesão de Bankart por apresentar, com a desinserção do lábio, um pequeno fragmento de cartilagem articular, sem, no entanto, ocasionar fratura da reborda da cavidade glenoidal (Bankart ósseo).

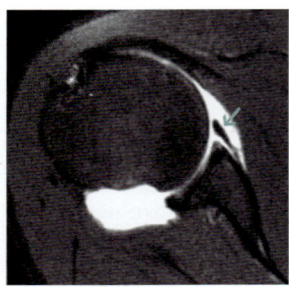

FIGURA 45.20 → A lesão de Perthes tem como característica o "descolamento" periosteal do lábio, não ocorrendo ruptura completa ou alteração na posição.

Lesão neurovascular. As lesões da artéria axilar são raras e ocorrem com maior frequência nas fraturas da diáfise do úmero. As lesões nervosas são mais recorrentes do que se imagina. Podem ser do tipo neuropraxia (leve), axonotmese ou neurotmese (grave, com secção nervosa total). O plexo braquial localiza-se medialmente ao processo coracoide, para onde a cabeça pode deslocar-se, causando sua compressão. O nervo axilar, que se origina do ramo posterior do plexo braquial e contorna a articulação glenoumeral, é responsável pela inervação dos músculos deltoide e redondo menor **(FIG. 45.21)**. O nervo axilar está sujeito a lesões do tipo estiramento (neuropraxia ou axonotmese) durante as luxações posteriores ou anteriores.

> **ATENÇÃO! A conduta adequada nos casos de lesão neuromuscular é a redução imediata da luxação e, tão logo seja possível, exame físico neurológico completo de todo o membro superior afetado, para estabelecer os déficits motores e sensitivos.**

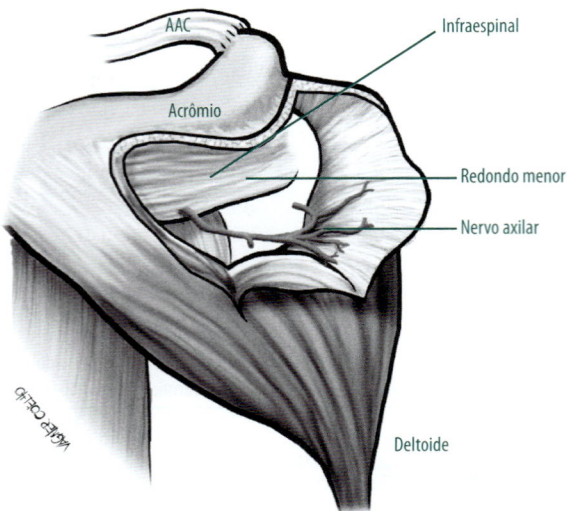

FIGURA 45.21 → O nervo axilar é um ramo do fascículo posterior do plexo braquial. Direciona-se inferiormente ao longo da parede posterior da axila e passa pelo espaço quadrangular, onde toca o colo cirúrgico do úmero. Nesse ponto, é vulnerável à lesão por fraturas do úmero ou por luxação anterior. No interior do espaço quadrangular, divide-se em dois ramos: o profundo entra pela face profunda do deltoide e o inerva; o ramo superficial inerva o redondo menor e emite um ramo cutâneo para a face lateral do braço. *AAC, articulação acromioclavicular.*

O acompanhamento deve ser semanal, até a quinta ou sexta semana, quando a eletroneuromiografia deve ser obtida para esclarecer a dimensão da lesão, assim como exame de RM dos plexos braquial e cervical, em casos de suspeita de lesões altas do plexo braquial. Após o período de imobilização indicado, que costuma ser de duas a três semanas, inicia a reabilitação para mobilidade passiva articular e estimulação elétrica dos grupos musculares paralisados. Podem ser utilizados, ainda que seja discutível, corticoides e vitamina B6 como fatores coadjuvantes nas primeiras semanas de lesão nervosa causada por luxação traumática. Os procedimentos cirúrgicos (neurólise, enxerto de nervo, etc.) estão liberados após o terceiro mês de evolução, se uma nova eletromiografia determinar que a lesão não está evoluindo bem. Os melhores resultados cirúrgicos são obtidos entre o terceiro e o sexto mês. A partir daí, a degeneração walleriana que se estabelece distalmente à lesão é responsável pelos maus resultados.

Tratamento das lesões traumáticas anteriores e/ou posteriores

Esses casos são de emergência, já que há um quadro de dor intensa. As reduções incruentas podem ser feitas em qualquer lugar, seja no hospital, na clínica ou mesmo no próprio local do acidente. O conceito moderno é que a redução seja a menos traumática possível, esteja o paciente acordado ou sob anestesia. Em geral, desvia-se a atenção do paciente com muitas perguntas, enquanto são realizados tração contínua do membro luxado e suaves movimentos de rotação externa e interna. Em muitos casos, a redução é obtida com facilidade, sem anestesia. A manobra de redução é facilitada na presença de um componente de instabilidade associado. É comum os pacientes dizerem que luxaram e que autorreduziram o ombro. O contrário se observa em indivíduos com um primeiro quadro de luxação traumática sem componente de instabilidade – a redução incruenta é difícil e pode requerer breve anestesia geral para melhor relaxamento. Sabe-se, também, que a redução vai tornando-se cada vez mais fácil conforme a quantidade maior de luxações.

Manobras de redução incruenta mais utilizadas

- **Tração e contratração.** Essas duas forças são aplicadas na mesma linha de posição do braço. Empregam-se, em geral, lençol e manobras de rotação interna e externa suaves **(FIG. 45.22A)**.

- **Tração e contratração lateral.** Idêntica à manobra anterior, indicada nos casos em que a luxação anterior tem muitos dias de evolução ou quando o relaxamento muscular está inadequado **(FIG. 45.22B)**.

- **Método de Stimson.** Com o paciente em decúbito ventral sobre uma mesa, o membro acometido é tracionado por 2 a 3 kg de peso. Essa redução pode demorar 15 a 20 minutos **(FIG. 45.22C)**.

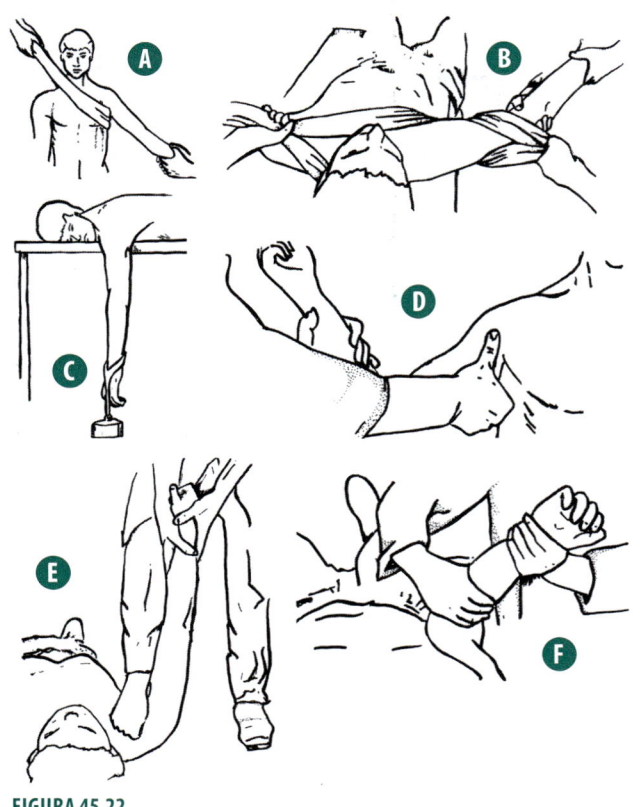

FIGURA 45.22

Ⓐ Manobra de tração e contratração.
Ⓑ Manobra de tração e contratração lateral.
Ⓒ Método de Stimson.
Ⓓ Método de Milch.
Ⓔ Método de Hipócrates.
Ⓕ Método de Kocher.

- **Método de Milch.** Utiliza as forças de abdução, rotação externa e pressão do polegar, conduzindo a cabeça do úmero para dentro da articulação **(FIG. 45.22D)**.
- **Método de Hipócrates.** Conhecido e empregado durante toda a história da medicina, hoje está em abandono, já que aplica a técnica de alavanca. O cirurgião faz tração no punho e contratração na axila do paciente, utilizando o pé **(FIG. 45.22E)**.

- **Método de Kocher.** Utiliza igualmente o princípio de alavanca. Não sendo suave, pode causar lesão adicional à articulação. Utiliza-se tração contínua no braço, com o cotovelo em 90°. Após o relaxamento muscular, realiza-se rotação externa gradativa e faz-se, então, adução e flexão do braço sobre o outro. Por fim, a rotação interna do braço leva-o à redução **(FIG. 45.22F)**.

- **Método de Spaso.** Método pouco difundido, no qual o paciente é posicionado em decúbito dorsal, ombro fletido a 90°, cotovelo em extensão e mantendo tração longitudinal no membro acometido para promover a elevação da escápula ipsilateral da mesa de exames. A tração é mantida até que o paciente consiga relaxamento suficiente para permitir que sua escápula encoste à maca. O ombro, nesse instante, deve ser rodado externamente de maneira gentil para promover a redução. Por fim, são realizadas a rotação interna e a extensão do membro já reduzido. Em estudo comparativo com a manobra de Kocher, Rezende e colaboradores[15] concluíram que ambos os métodos apresentaram bons resultados quanto à redução da luxação e baixo índice de complicações. Entretanto, a manobra de Spaso se mostrou mais eficaz, rápida e de fácil aplicação.

Em qualquer dos métodos, é essencial o controle radiográfico pós-redução para a avaliação das relações anatômicas e das possíveis fraturas. Quando a redução incruenta não ocorre mesmo com anestesia geral, deve-se pensar em interposição de partes moles, como cabeça longa do bíceps ou inversão do lábio. Nesses casos, a redução cirúrgica é indicada.

Tempo de imobilização

Em linhas gerais, o ombro deve manter-se imobilizado em tipoia, *velpeau* ou outro tipo adequado por um curto período que permita o controle da dor. A abordagem clássica sugere duas a três semanas de imobilização, porém, imobilizações por longos períodos não são mais indicadas, pois sabe-se que a cicatrização entre o lábio cartilaginoso e a reborda óssea da cavidade glenoidal não ocorre, sendo imobilizado até o controle da dor, de 7 a 10 dias. Itoi e colaboradores[16] sugeriram imobilização em rotação externa

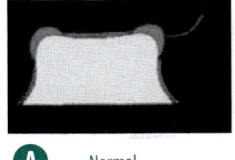 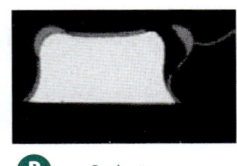 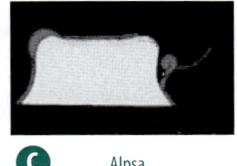 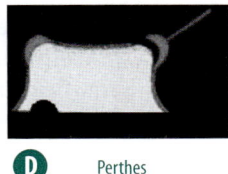 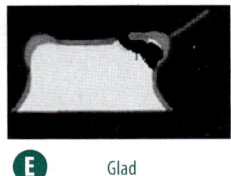

Ⓐ Normal   Ⓑ Bankart   Ⓒ Alpsa   Ⓓ Perthes   Ⓔ Glad

FIGURA 45.23 → As diferentes lesões do lábio relacionadas à luxação anterior do ombro.
Ⓐ Inserção normal do lábio na cavidade glenoidal.
Ⓑ Ruptura da cápsula e do lábio na lesão de Bankart.
Ⓒ Avulsão do lábio com cicatrização em posição mais medial na cavidade glenoidal na lesão ALPSA.
Ⓓ O levantamento subperiosteal sem deslocamento do lábio ocorre na lesão de Perthes.
Ⓔ A avulsão do lábio com pequeno fragmento de cartilagem caracteriza a lesão GLAD.

como forma de diminuir a recidiva e promover cicatrização capsulolabral, mas os trabalhos subsequentes não conseguiram reproduzir os bons resultados iniciais apresentados pelos pesquisadores. Após a imobilização, institui-se reabilitação em todos os casos. A conduta atual é orientar o paciente para que utilize a tipoia de maneira intermitente, não sendo necessário o seu uso contínuo.

> **ATENÇÃO!** O trabalho do reabilitador experiente é de fundamental importância para a obtenção de bons resultados. Objetiva-se conseguir a mobilidade articular total e o reforço dos diferentes grupos musculares. A natação e outras formas de hidroterapia são recomendadas na fase inicial de reabilitação.

Manejo após a primoluxação

Após adequadas redução, imobilização e avaliação das lesões associadas, surge a controvérsia: tratamento cirúrgico deve ser indicado após um único episódio de luxação?

O assunto segue controverso, mas há diversos estudos que demonstram evidência para indicar o tratamento cirúrgico em um grupo especial de pacientes, chamado de grupo de risco para recidiva. A idade e a atividade do indivíduo são os fatores mais importantes. Diversos estudos demonstram que a idade na qual ocorre o primeiro episódio afeta a recidiva. Robinson e colaboradores[17] demonstraram 87% de recidiva em pacientes que experimentaram o primeiro episódio abaixo de 20 anos contra 30% naqueles com idade acima de 30 anos. Sachs e colaboradores[18] também reportaram a idade abaixo de 25 anos no primeiro episódio de luxação como principal fator para recorrência. Em geral, os estudos apontaram para uma taxa de recidiva que varia de 72 a 95% em idade abaixo de 20 anos, 70 a 82% entre 20 e 30 anos e 14 a 22% em pacientes acima de 50 anos.

Taylor e Arciero[19] avaliaram primoluxações em jovens (com menos de 24 anos) e encontraram 97% com lesões de Bankart, 89% com lesão de Hill-Sachs e 10% de lesões SLAP. Baker e colaboradores[20] e Norlin[21] encontraram resultados similares nos seus estudos em pacientes com média de idade de 22 anos. Baker e colaboradores relataram 87% de lesões de Bankart e 64% de lesões de Hill-Sachs. Norlin referiu incidência de 100% de lesões de Bankart e Hill-Sachs. Antonio e colaboradores[22] analisaram os resultados de exames de artro-RM e os estratificaram por idade em dois grupos, menor ou maior e igual a 30 anos. No grupo etário abaixo de 30 anos, encontraram 82% de lesões de Bankart, 71% de lesões de Hill-Sachs, 14% de SLAP e 39% com extensa lesão labral envolvendo lábrum anterossuperior e anteroinferior e apenas 2,9% de lesões do manguito rotador associadas, enquanto esse índice saltou para 53% nos pacientes acima de 30 anos.

Outro fator que corrobora a indicação é o de que as lesões se tornam mais complexas com o maior número de episódios de luxação. Urayama e colaboradores[23] demonstraram que há de 2,6 a 6,7 mm de alongamento da cápsula inferior e anteroinferior em pacientes jovens que tiveram luxações recorrentes. Habermeyer e colaboradores[24] avaliaram pacientes desde o primeiro episódio até a luxação recorrente crônica e demonstraram que ocorre progressiva lesão capsulolabral e ligamentar de acordo com o número de episódios de luxação.

A perda óssea da glenoide anterior é um fator que também é agravado durante as recorrentes luxações, conforme demonstraram Griffith e colaboradores,[25] que encontraram incidência três vezes maior de perda óssea em indivíduos com luxação crônica que após um único episódio.

Por fim, o desenvolvimento de artrose pós-traumática também é um fator a ser considerado, sendo mais frequente após diversos episódios do que após um episódio isolado, como demonstraram Hovelius e colaboradores[26] em estudo com 25 anos de seguimento (maior seguimento sobre o tema até o momento). Os autores encontraram ocorrência de 18% de artrose após um único episódio contra 40% em portadores de luxação recidivante. Portanto, com base nos estudos recentes, há forte evidência de que pacientes abaixo de 25 anos que tenham lesão labral comprovada e atividades laborais, recreativas, com membros superiores ou esportes de alto rendimento ou de risco, nos quais uma luxação poderia colocar em risco sua vida, são candidatos a reparo cirúrgico logo após o primeiro episódio de luxação traumática, não somente pelo risco aumentado de recidiva, mas também pela alteração nos escores de mensuração de qualidade de vida, conforme demonstraram Boone e Arciero.[27] Como é alto o índice de recidiva de luxação de ombro em pacientes desse grupo, a indicação de reparação cirúrgica em luxação primária é altamente benéfica para o paciente, constituindo-se a indicação ideal de reparação por via artroscópica.

LUXAÇÃO RECIDIVANTE DO OMBRO

Trata-se da continuidade do processo iniciado pela luxação primária e costuma ser de etiologia traumática. Partindo-se do princípio de que a luxação traumática produz desinserção do lábio (lesão de Bankart) e de que o processo de cicatrização não ocorre, é fácil supor que a maioria dos luxadores "primários" se torna "recidivantes" **(FIG. 45.23)**.

Epidemiologia e definição

A luxação anterior recidivante do ombro é uma lesão bastante frequente nos consultórios ortopédicos, acometendo mais os jovens, muitas vezes atletas e praticantes de esportes de contato, e pode evoluir para episódios recorrentes de instabilidade sintomática, podendo ser bastante incapacitante. Ocorre em todas as idades, com complicações relativas a cada período, em jovens durante esportes de contato e em idosos após traumas de baixa energia.

Estabelecimento da lesão

Perthes[3] e Bankart[5] descreveram a ruptura do complexo capsulolabial da borda da cavidade glenoidal e do colo escapular como "lesão essencial" causadora de luxação anterior recorrente **(FIG. 45.10)**. Speer e colaboradores,[28] simulando a lesão de Bankart em cadáveres, encontraram apenas mínima translação anterior. Barber e colaboradores, em estudo artroscópico de ombros com luxação recidivante, detectaram 62% dos pacientes com lesão de Bankart e grave instabilidade e 13% sem lesão do lábio evidente e estáveis sob anestesia. Isso levou a crer que a luxação anterior recorrente requer um componente anatomopatológico adicional, como a deformação plástica da cápsula ou seu alongamento. Com esse novo conceito, foi esclarecida a falência de tratamentos que visavam apenas ao reparo da "lesão essencial". Pollock e colaboradores,[29] realizando um estudo em cadáveres, demonstraram que ocorre alongamento capsuloligamentar e labial progressivo e irreversível com os episódios de luxação recorrentes.

De acordo com Pötzl e colaboradores[30] e Rowe,[13] a avulsão do complexo capsulolabial anteroinferior ocorre em 90% dos pacientes com luxação anterior traumática do ombro. A forma mais comum de instabilidade do ombro é a subluxação anterior recorrente ou a luxação resultante de trauma. Em geral, o primeiro episódio está associado a trauma indireto, com vetor de força anteriormente direcionado, aplicado ao braço em abdução e rotação lateral ("posição de risco"), fazendo com que a cabeça do úmero se choque contra a borda fibrocartilaginosa da cavidade glenoidal, causando sua desinserção (lesão de Bankart), mas, em alguns casos, pode apenas lesar a cápsula sem acometer o lábio. Com o braço na "posição de risco", a resistência à rotação externa é condicionada pelo complexo glenoumeral inferior (banda anterior, recesso axilar e banda posterior do ligamento glenoumeral inferior), que atua como rede (*hammock*), retendo a cabeça do úmero na articulação. O impacto direto sobre o ombro também pode causar sua luxação anterior, embora com menor frequência. Os sintomas de instabilidade desenvolvem-se durante os primeiros dois anos após a luxação primária.

A incidência exata da taxa de recorrência ainda permanece incerta, com porcentagens variando de 17 a 100%, em proporção inversa à idade durante o primeiro episódio; porém, em idosos, apresenta relação direta ao risco de lesões do manguito rotador. Em geral, os estudos apontam para uma taxa de recidiva que varia de 72 a 95% em idade abaixo de 20 anos, 70 a 82% entre 20 e 30 anos e 14 a 22% em pacientes acima dos 50 anos. A idade em que a luxação primária ocorre é considerada o principal fator prognóstico para determinar o risco de instabilidade recorrente. Muitos outros fatores de risco têm sido sugeridos para a luxação recidivante do ombro, incluindo história familiar de instabilidade recorrente, fratura-avulsão radiologicamente visível da borda glenoidal, grande lesão de Hill-Sachs e também fatores relacionados à juventude, como retorno precoce a atividades competitivas e de contato, reabilitação inadequada e maior probabilidade de avulsão capsulolabral na luxação primária. Com a manutenção das recidivas, algumas alterações adicionais podem ocorrer. Entre elas, podem ser citadas erosão da borda anteroinferior da cavidade glenoidal, aumento da lesão de Hill-Sachs, aumento da desinserção do lábio, lesão da inserção bicipital (SLAP), adaptação dos mecanorreceptores com diminuição da propriocepção, lesão do manguito rotador e lesão do nervo axilar.

As lesões de Hill-Sachs costumam ser pequenas e não contribuem para a instabilidade, sendo esta mais frequente quando a lesão de Hill-Sachs é combinada com perda óssea da glenoide anterior, configurando as lesões bipolares. Entretanto, quando são maiores do que 30% da superfície articular umeral, podem, durante o movimento de rotação externa, encaixar com a cavidade glenoidal anterior *(engaging Hill-Sachs)* e, dessa forma, necessitar de correção. Itoi e colaboradores,[16] em 2007, introduziram o conceito de *glenoid track*, ou "caminho da glenoide", para definir o risco que a lesão de Hill-Sachs determina para a cabeça do úmero de se enganchar no rebordo anterior da glenoide, de acordo não só com o tamanho da lesão, mas também com sua localização. Nesse trabalho, os autores usaram modelo de cadáver no qual mediram a representação do diâmetro da glenoide na cabeça umeral com o braço em rotação externa e em diferentes graus de abdução (60, 90 e 120°). Determinaram que, quando o braço é elevado, a área de contato da glenoide percorre um trajeto da porção inferomedial para superolateral da porção articular posterior da cabeça umeral. Eles definiram essa zona de contato como *glenoid track*. Assim, quando se tem uma *glenoid track* sem significativa perda óssea, existe estabilidade. Os autores determinaram ainda que a distância da margem medial da área de contato até a margem medial da inserção do manguito rotador no úmero é de $18,4 \pm 2,5$ mm ou $84 \pm 14\%$ da largura da glenoide com o braço em 60° de abdução da escápula ou 90° de abdução do tronco. Determinaram que, quando o diâmetro da lesão de Hill-Sachs sobrepassa esse diâmetro da glenoide, ocorre enganche da lesão no rebordo anterior da glenoide com necessidade de tratamento cirúrgico também da lesão de Hill-Sachs.

Gerometta e colaboradores[31] descreveram um método radiográfico para mensurar o tamanho do defeito de Hill-Sachs – utilizando radiografias em anteroposterior com rotação interna, mensuram-se o tamanho/a profundidade do defeito de Hill-Sachs e o raio da circunferência da cabeça umeral. A razão entre as duas medidas corresponde ao índice de Hardy **(FIG. 45.24)**. Se for maior que 20%, preconiza associar ao reparo artroscópico da lesão de Bankart o "remplissage". Se houver associação com perda óssea anterior da glenoide, a indicação passa a ser a cirurgia de Latarjet.

Há renovado interesse também na importância da morfologia da porção anteroinferior da borda óssea da cavidade glenoidal na instabilidade glenoumeral. Owens e

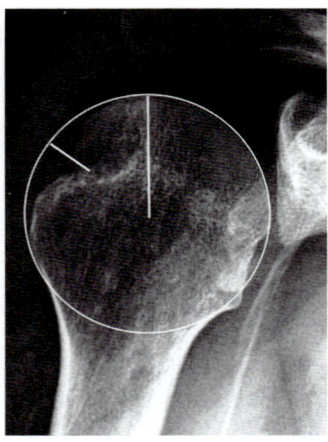

FIGURA 45.24 → O Índice de Hardy é utilizado para mensurar o tamanho do defeito ósseo de Hill-Sachs através de porcentagem dada através da razão entre o defeito ósseo e o raio da circunferência da cabeça umeral, na radiografia em AP, com rotação interna.

colaboradores[32] avaliaram a morfologia da glenoide de jovens atletas que tiveram luxações recidivantes e correlacionaram a morfologia da glenoide com maior número de recidivas. Encontraram maior risco nas glenoides com maior comprimento e menor largura, ou seja, "altas e finas", do que nas "baixas e largas", e aumento de 20% de risco a cada 1 mm de aumento da distância coracoumeral.

A lesão por impressão e a fratura-avulsão alteram a configuração do formato de pera da cavidade glenoidal e produzem a chamada "pera invertida". O grau de perda óssea da glenoide está diretamente relacionado à instabilidade recorrente e à falência de estabilizações cirúrgicas artroscópicas. Burkart e De Beer[33] encontraram 4% de recidiva após reparo artroscópico das lesões de Bankart em pacientes sem perda óssea, contra 67% de recidiva em indivíduos que apresentavam perda óssea da glenoide. Portanto, a avaliação da perda óssea se torna mandatória para definir o correto tratamento e a indicação da técnica cirúrgica mais adequada para cada caso.

Avaliação clínica e por imagem

História detalhada e exame físico cuidadoso são fundamentais na avaliação de qualquer indivíduo com instabilidade do ombro, documentando possíveis déficits neurovasculares e selecionando o tipo de luxação (traumática, atraumática, voluntária) para melhor definir o tratamento. Detalhes sobre início, duração e frequência dos sintomas são úteis na história. O exame físico deve ser comparativo com o lado contralateral e deve buscar sinais de frouxidão capsular generalizada; testes provocativos devem ser realizados para definir a direção e a extensão da instabilidade. Entre os testes mais importantes, há o sinal da apreensão anterior, o teste da recolocação, o sinal do sulco e o teste da gaveta anterior e posterior. O teste de apreensão deve ser realizado em diferentes graus de abdução e rotação externa. Apreensão positiva em pequenos graus de abdução e rotação externa é indicativa de perda óssea na glenoide anterior, e o enganche da cabeça umeral na glenoide determina extensa lesão de Hill-Sachs ou lesão bipolar. O exame sob anestesia deve confirmar os achados anteriores. O teste de Gagey é utilizado para mensurar o grau de frouxidão ligamentar, com o membro superior junto ao corpo realizando rotação lateral. Indivíduos com rotação lateral acima de 90° costumam apresentar hiperlassidão capsuloligamentar.

A avaliação radiológica segue a série de trauma para ombro (anteroposterior verdadeira, perfil da escápula e axilar), identificando fraturas associadas. Incidências adicionais incluem a de Stryker (visualização do processo coracoide e Hill-Sachs) e apical oblíqua de Garth ou Bernageau (avaliação do rebordo anteroinferior da glenoide), além da incidência anteroposterior com rotação interna e externa do úmero (avaliação do defeito ósseo de Hill-Sachs). Investigação radiológica especializada, exame sobre anestesia ou diagnóstico artroscópico também são utilizados. A artro-RM é superior à TC na avaliação das lesões labrais e ligamentares, enquanto a TC com reconstrução 3D e com supressão da cabeça umeral fornece maior informação a respeito da perda óssea na glenoide e do defeito de Hill-Sachs (FIG. 45.10).

Diagnóstico diferencial

A instabilidade posterior é o grande diagnóstico diferencial a ser descartado por meio de boa anamnese e bom exame físico, com complementação de exames radiográficos. A artropatia de Charcot, geralmente secundária à siringomielia, e a hipoplasia congênita da cavidade glenoidal são diagnósticos mais raros e apresentam instabilidade grosseira ao exame físico.

Tratamento conservador

Após episódios recorrentes de luxação, não há necessidade de longo período de imobilização com tipoia, sendo esta recomendada por curto período, apenas para controle da dor. O tratamento conservador tem por base um programa de reabilitação voltado ao reforço muscular do manguito rotador, deltoide e peitoral maior e da musculatura escapular, assim como no controle neuromuscular proprioceptivo, com gradual retorno à atividade prévia. Pacientes sedentários, com baixa demanda funcional, sintomas ocasionais de instabilidade, crianças, indivíduos acometidos por luxação voluntária, luxações posteriores e idosos são candidatos, a princípio, a um programa de reabilitação. Os indivíduos com instabilidade atraumática são os que apresentam melhor resultado com essa abordagem, com reforço muscular na tentativa de substituir os estabilizadores estáticos por dinâmicos, trabalhando a propriocepção e o controle neuromuscular. Deve ser realizado por um período mínimo de seis meses, podendo se prolongar por um ano.

Altos índices de recorrência são relatados com o método conservador, sobretudo em pacientes jovens e naqueles com menos de 25 anos. Burkhead e Rockwood[34] observaram que apenas 16% dos pacientes com luxações e subluxações traumáticas responderam ao tratamento conservador, enquanto 80% dos indivíduos com luxação atraumática e 90% dos com luxação posterior responderam bem ao programa de reabilitação.

Tratamento cirúrgico

Mais de 150 procedimentos cirúrgicos já foram descritos para a instabilidade anterior do ombro. É indicado como tratamento primário para os pacientes com instabilidade traumática e para aqueles em que a abordagem conservadora falhou. Pacientes jovens, competitivos, praticantes de esportes de contato, que apresentam instabilidade traumática, são mais bem tratados por estabilização cirúrgica. Após a euforia inicial pelo método artroscópico, notou-se elevado índice de falha com recidivas e subluxações. Estudos demonstraram que essas falhas são relacionadas não ao método em si, mas devido a má escolha do paciente. Assim, é essencial o correto diagnóstico e a avaliação das lesões associadas para indicar a melhor opção cirúrgica, evitando falhas e recidivas. Dentre as opções mais utilizadas, encontram-se o reparo das lesões labrais como Bankart, aberto ou artroscópico, associadas ou não ao "remplissage" (tenodese do infraespinal junto ao defeito de Hill-Sachs), e as cirurgias de Latarjet e Eden-Hybinette.

Burkart e De Beer,[33] analisando 194 reparos artroscópicos de lesões de Bankart, concluíram que pacientes candidatos à cirurgia artroscópica não devem apresentar falhas ósseas significativas, *engaging* Hill-Sachs ou defeito ósseo na glenoide anterior em que a cavidade glenoidal tem o formato de pera invertida, além de atletas de contato sem lesões ósseas que podem ser tratados por esse método. Indicam, ainda, que a técnica de Latarjet fica reservada para indivíduos com significativa perda óssea da cavidade glenoidal.

Balg e Boileau[35] desenvolveram um sistema de pontos (ISIS – *Instability Severity Index Score*; QUADRO 45.1) para selecionar os pacientes candidatos à cirurgia artroscópica, considerando fatores de risco, como idade do primeiro episódio, grau de prática esportiva, realização ou não de esporte de contato, presença de hiperfrouxidão ligamentar, tamanho da lesão de Hill-Sacks e presença de sinais de

QUADRO 45.1 → ISIS – Instability Severity Index Score

Fatores prognósticos		Pontos
Idade no momento da cirurgia	≤ 20 anos	2
	> 20 anos	0
Nível do esporte (pré-operatório)	Competitivo	2
	Recreacional ou nenhum	0
Tipo de esporte (pré-operatório)	Contato ou arremesso	2
	Outros	0
Hiperlassidão do ombro	Anterior ou inferior	2
	Normal	0
Hill-Sachs no raio X em anteroposterior	Visível em rotação externa	2
	Não visível em rotação externa	0
Perda do contorno da glenoide no raio X em anteroposterior	Com perda	2
	Sem perda	0
Pontos possíveis (total)		10

Fonte: Adaptada de Balge Boileau.[35]

lesão do rebordo anterior da glenoide. De acordo com essa escala de pontos, se o paciente tiver uma pontuação maior do que 6, em um total de 10 pontos possíveis, apresenta taxa alta e inaceitável de recidiva de 70%, sendo indicada, então, cirurgia de Bristow-Latarjet.

Reparo cirúrgico da lesão labral (Bankart) e capsuloplastia aberta

Bankart,[5] em 1938, descreveu o reparo com suturas do lábio à cavidade glenoidal e à cápsula, utilizando perfurações no rebordo da cavidade glenoidal. O aprimoramento dessa técnica com o uso de âncoras associado à capsuloplastia faz com que ela seja um procedimento ainda muito usado no tratamento da instabilidade anterior traumática do ombro (FIG. 45.25).

Desde os anos 1980, há consenso quanto à reconstrução anatômica da articulação do ombro, produzindo altos índices de sucesso, com pouca ou nenhuma limitação da amplitude de movimento. Praticantes de esportes de contato ou com pequenos defeitos ósseos anteroinferiores da cavidade glenoidal apresentam melhores resultados com a

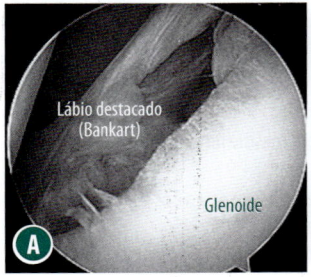
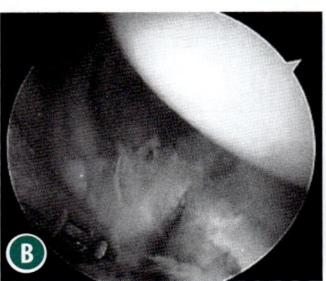
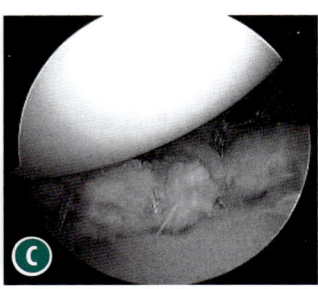

FIGURA 45.25
Ⓐ Imagem artroscópica em visão pelo portal posterior da lesão labral anterior (Bankart).
Ⓑ Imagem artroscópica da lesão de Bankart visibilizada por portal anterior.
Ⓒ Imagem artroscópica pós-reparo da lesão labral.

técnica aberta quando comparados à técnica artroscópica, conforme descrevem Mohtadi e colaboradores[36] em trabalho prospectivo e randomizado comparando as duas técnicas, observando 11% de recidiva no grupo aberto e 23% no grupo artroscópico. Também apresentam melhores resultados com o reparo aberto os pacientes com lesão tipo HAGL, isto é, avulsão do ligamento glenoumeral inferior da sua inserção umeral. Calvo e colaboradores[37] relataram que a seleção adequada do paciente é fundamental para a escolha da técnica cirúrgica a ser empregada, diminuindo, assim, o risco de recidiva. Consideraram o reparo artroscópico menos efetivo e com maior chance de recidiva em indivíduos que apresentaram defeito ósseo articular do rebordo da cavidade glenoidal maior do que 15%, em jovens com idade abaixo de 28 anos, em pacientes com frouxidão capsuloligamentar e em esportistas que praticam atividade de contato com o membro superior elevado. Nesses casos, o reparo aberto é o mais indicado. Aqueles com perda óssea maior que 25% da glenoide anterior são mais bem tratados com procedimentos ósseos abertos, visando à correção. A frequência de luxações recorrentes acima de cinco vezes pode levar o cirurgião a pensar no procedimento de reparo aberto.

O acesso deltopeitoral é usado quase que exclusivamente. Entretanto, a incisão de pele vertical, mais estética e menos invasiva, estendendo-se da linha axilar em direção ao processo coracoide, é utilizada. A dissecção do tendão do músculo subescapular é realizada como camada em separado, antes da execução da capsulotomia. Várias formas de incisão da cápsula são descritas (vertical, horizontal, em forma de "T") para a realização da capsulotomia. O reparo da lesão de Bankart pode ser efetuado a partir de vários materiais e técnicas, como originalmente descrito com pontos transósseos, mas o uso de âncoras de sutura é o preferido por muitos cirurgiões. A plicatura da cápsula é executada para retensionar de modo adequado o complexo capsuloligamentar anteroinferior, evitando a limitação da rotação externa que ocorre quando o tensionamento é realizado de forma excessiva. A combinação de séries de resultados relatados usando técnicas abertas revelou taxa de recorrência após tratamento cirúrgico entre 5 e 8%, em média.

Reparo cirúrgico artroscópico

A estabilização artroscópica primária é a técnica de escolha na primoluxação ou em pacientes com recorrência que apresentam apenas lesões labrais ou com pequenos defeitos ósseos na glenoide, bem como pequena lesão de Hill-Sachs. Por preservar o subescapular, apresenta menor morbidade e permite diagnóstico mais apurado da articulação e das possíveis lesões associadas. Pacientes que apresentam defeito ósseo da glenoide anterior superior a 25% têm contraindicação de reparo artroscópico devido ao maior risco de falha. Alguns estudos mais recentes apontam que uma perda óssea da glenoide anterior de cerca de 13 a 15% seria suficiente para produzir mais recidivas,

recomendando técnicas abertas nesses casos ou reparo artroscópico com a incorporação do fragmento ósseo no reparo e quando associado à lesão de Hill-Sachs extensa a realização do "remplissage" (tenodese do infraespinal preenchendo o defeito ósseo na cabeça umeral), como forma de diminuir os índices de falha (**FIG. 45.26**). O escore de pontos ISIS, descrito por Balg e Boileau,[35] é uma ferramenta útil na definição da técnica cirúrgica a ser empregada.

Boileau e colaboradores[38] também descreveram uma classificação artroscópica para as lesões do lábio glenoidal e da cápsula na instabilidade crônica pós-traumática:

1) Lesões labiais:
   a) Lesão de Bankart clássica.
   b) Lesão de Bankart + destacamento do lábio superior e da área de fixação do bíceps.
   c) Lesão de Bankart + lesão do lábio posterior.
   d) Lesão circunferencial do lábio.
   e) Lesão de Bankart ausente.

2) Lesões ligamentares:
   a) Destacamento isolado do ligamento glenoumeral inferior (LGUI) da glenoide.
   b) Destacamento do LGUI da glenoide + lesão intraligamentar.
   c) Destacamento do LGUI da glenoide e da inserção umeral.
   d) Lesão intraligamentar pura do LGUI sem destacamento da inserção glenoide ou umeral.

O reparo artroscópico da lesão de Bankart e/ou suas variantes junto à borda decorticada da cavidade glenoidal é o procedimento usual. Entretanto, pacientes com instabilidade recidivante apresentam a cápsula anteroinferior cada vez mais atenuada conforme ocorrem os episódios de subluxação e luxação. Nesses casos, o tensionamento da cápsula anterior pelo avanço superior do lábio durante o reparo da lesão de Bankart e suas variantes ou associado à plicatura da cápsula deve ser realizado.

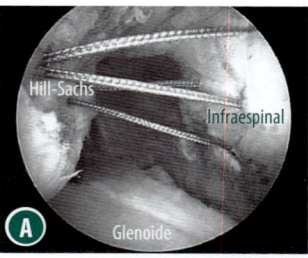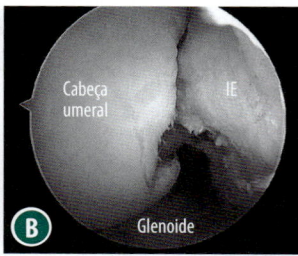

FIGURA 45.26 → A técnica de "remplissage" consiste na tenodese do infraespinal junto ao defeito ósseo da cabeça umeral.

Ⓐ Ancoras são posicionadas medialmente ao defeito ósseo e os fios passados através do infraespinal e posteriormente realizado a sutura.

Ⓑ Realizando então o preenchimento do defeito ósseo.

O reparo artroscópico pode ser realizado com o paciente posicionado em decúbito lateral ou cadeira de praia, através de um portal posterior e dois anteriores. As lesões são identificadas por meio de inspeção articular. Em geral, o destacamento de Bankart ocorre na posição entre 3 a 6 horas na glenoide. O lábio e a cápsula são então mobilizados, com cruentização da borda anterior da glenoide, na qual são introduzidas as âncoras de sutura, que costumam ser absorvíveis **(FIG. 45.27)**. A primeira é colocada na posição mais inferior possível (5 horas), com passagem do fio o mais inferior junto à cápsula e ao lábrum, cerca de 1 cm do ponto de fixação, realizando o retensionamento do ligamento glenoumeral inferior. As demais âncoras são posicionadas aos poucos em direção superior na glenoide (em média, três âncoras são necessárias), repetindo-se a passagem de fios através do lábio e da cápsula e realizando o reparo com nós firmes, avançando o tecido sobre a glenoide (anterior *bumper*). Quando utilizadas âncoras sem nós, o passo inicial é a passagem dos fios pelo tecido para, então, realizar a fixação da âncora. Quanto ao uso de âncoras simples (com um fio) ou duplamente carregadas (dois), não parece haver diferença de resultados, conforme Godinho e colaboradores.

Complicações e fatores relacionados à recorrência após tratamento cirúrgico

A avaliação inadequada pré-operatória resulta na seleção inapropriada do paciente, sendo a falha em reconhecer a instabilidade multidirecional ou voluntária uma causa comum, assim como a indicação da técnica em pacientes com acentuada perda óssea. O erro cirúrgico é outro fator relacionado, tendo no tratamento inadequado de todos componentes da instabilidade sua causa trivial. A exceção ocorre em atletas e praticantes de esportes de contato, que apresentam novas lesões com força suficiente para luxar o ombro, não importando a qualidade do reparo realizado. Entre as anormalidades mais encontradas após a falha do tratamento instituído estão a lesão de Bankart não cicatrizada, a avulsão umeral dos ligamentos glenoumerais, a grande lesão óssea da borda da cavidade glenoidal, a frouxidão

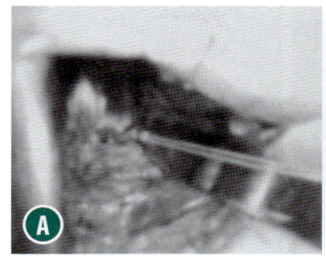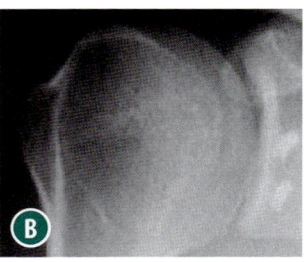

FIGURA 45.27
A As âncoras são fixadas na cavidade glenoidal, e os fios de sutura são passados através do lábio e da cápsula para reinserção dessas estruturas.
B Aspecto radiográfico em posição anteroposterior no pós-operatório evidenciando a posição das âncoras.

capsular excessiva, as lesões do intervalo rotador, a extensa lesão de Hill-Sachs (maior de 30%), capaz de causar luxação, a redução da retroversão da cabeça do úmero ou a excessiva retroversão da cavidade glenoidal.

Uma das complicações mais temidas é a artrose glenoumeral ocasionada por âncoras metálicas **(FIG. 45.28)**. Pode ocorrer por extrusão do implante ou por má técnica de inserção, quando permanece proeminente, ocasionando lesão cartilaginosa na cabeça do úmero durante os movimentos do ombro. Essa complicação é muito frequente, e diversos casos são relatados na literatura. Para evitá-la, deve ser empregada a técnica adequada de inserção das âncoras e feita a escolha correta dos implantes, além de instituído um rigoroso controle pós-operatório. Quando identificado o problema, a âncora deve ser removida de imediato para evitar resultados desastrosos. O uso de implantes bioabsorvíveis reduz o problema, sendo o mais apropriado para a correção das lesões articulares, mas também não é isento de complicações, sendo a osteólise ao redor da âncora absorvível a situação mais frequente.

Técnica de Latarjet

A perda óssea da glenoide é um importante fator associado à recorrência de luxações. Diversos métodos são

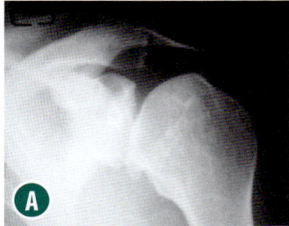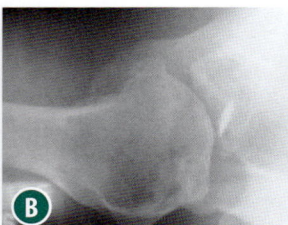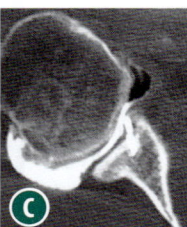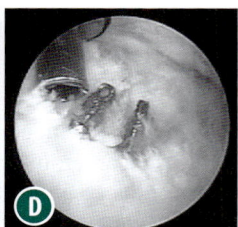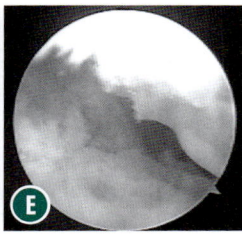

FIGURA 45.28
A Radiografia na incidência anteroposterior mostrando alterações degenerativas na cabeça do úmero, com formação de osteófitos inferiores e achatamento da cabeça. Presença de duas âncoras metálicas na cavidade glenoidal.
B Incidência axilar revelando a artrose glenoumeral e a extrusão das âncoras, causando abrasão na superfície cartilaginosa.
C TC demonstrando com clareza a presença da âncora metálica extrusa na articulação.
D Imagem artroscópica evidenciando as âncoras proeminentes na superfície da cavidade glenoidal.
E Após a remoção das âncoras, é possível verificar a degeneração articular existente.

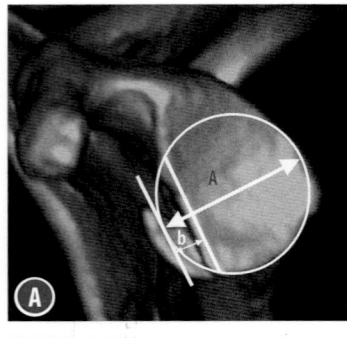
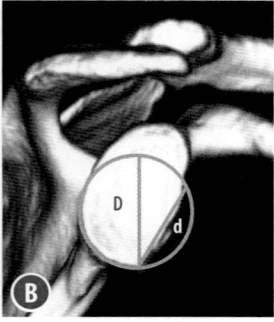

FIGURA 45.29

Ⓐ Um dos métodos de mensuração de percentual de perda óssea da glenoide, segundo Sugaya, é determinado através da razão entre o defeito ósseo e o diâmetro da circunferência da glenoide (b/A) em imagem de TC com reconstrução 3D.

Ⓑ O índice X de Gerber também pode ser utilizado, dividindo a distância do defeito ósseo e o diâmetro da glenoide(d/D). Índice X maior que 40% é indicativo de técnica de Latarjet.

descritos e utilizados para mensuração da perda óssea da glenoide (**FIG. 45.29**). Burkhart e De Beer[33] descrevem uma equação através de medida artroscópica, o *bare spot* como centro da porção inferior da glenoide, mensuram o diâmetro posterior e subtraem do diâmetro anterior. O valor é então dividido pelo valor do diâmetro posterior e multiplicado por 2 (Dp − Da/Dp · 2). O valor percentual encontrado corresponde à perda óssea anterior. Ikemoto e colaboradores[39] propuseram a mensuração através de medidas do diâmetro anteroposterior da glenoide no local de perda óssea através de TC *multislice*. Sugaya[40] preconiza o uso de TC com reconstrução 3D com supressão da cabeça umeral para mensurar a perda óssea; através de círculo concêntrico na porção inferior da glenoide em seu maior diâmetro, calcula-se a perda óssea anterior, sendo essa medida a razão entre o defeito ósseo e o diâmetro da glenoide.

Latarjet[41] descreveu, em 1954, o uso de enxerto ósseo do coracoide para aumentar a superfície anteroinferior da glenoide, refazendo o rebordo e evitando, assim, o deslocamento anterior da cabeça umeral. Consiste na transferência do processo coracoide osteotomizado e do tendão conjunto e sua fixação na borda anteroinferior da cavidade glenoidal, funcionando como barreira à luxação anterior, bem como limitando a rotação externa. Patte propôs algumas modificações no procedimento, criando o triplo efeito estabilizador, hoje muito difundido:[42,43]

- Efeito suspensório realizado pelo tendão conjunto sobre o subescapular e a cápsula anteroinferior quando o membro superior está em abdução e rotação externa.

- Efeito ósseo pelo aumento do diâmetro anteroposterior da glenoide.

- Efeito capsuloligamentar que é dado a partir da sutura da cápsula com a porção do ligamento coracoacromial, removido com o coracoide osteotomizado.

Yamamoto e colaboradores[44] demonstraram, em estudo realizado em cadáveres, que o efeito suspensório

realizado pelo tendão conjunto (*sling efect*) é o principal responsável pela estabilidade no procedimento de Latarjet.

A cirurgia de Latarjet é a opção mais indicada nos casos de perda óssea superior a 25% da glenoide anterior. No entanto, alguns estudos demonstram que perdas ósseas de 13 a 15% já são suficientes para produzir instabilidade, sendo indicado o procedimento de Latarjet, sobretudo quando ocorre perda óssea bipolar, isto é, com defeito ósseo de Hill-Sachs (**FIG. 45.30**).

Quanto à técnica cirúrgica, o paciente é posicionado em cadeira de praia com um coxim colocado entre as escápulas e com o membro superior livre para que possa ser movimentado em abdução e rotação externa durante o ato cirúrgico. A incisão inicia-se da ponta do coracoide até cerca de 4 a 5 cm inferior, em direção à axila. O deltoide e o peitoral são afastados expondo o processo coracoide, e utiliza-se um afastador de Hohmann na porção superior do processo coracoide, expondo-o. O ligamento coracoacromial é identificado e incisado cerca de 1 cm da sua inserção no coracoide. O peitoral maior é desinserido da borda medial do coracoide, mantendo o tendão conjunto inserido na ponta. Realiza-se osteotomia do coracoide com uso de serra de medial para lateral na sua base e sua porção inferior é, então, regularizada e cruentizada. Dois orifícios são realizados no enxerto com distância de 1 cm entre eles.

O subescapular é identificado posicionando o membro superior ao lado do corpo e em rotação lateral, e as porções inferior e superior do subescapular são identificadas. A abertura do subescapular é realizada no sentido das fibras na junção dos dois terços superiores com o terço inferior, expondo a cápsula articular, que é aberta verticalmente na interlinha articular. Um afastador de Fukuda é introduzido na articulação afastando a cabeça umeral, e a glenoide é exposta. O defeito ósseo é identificado e regularizado com osteótomo, deixando uma superfície plana e cruenta para fixação do enxerto. O enxerto de coracoide é posicionado no rebordo anterior da glenoide em posição de 4 ou 5 horas e então

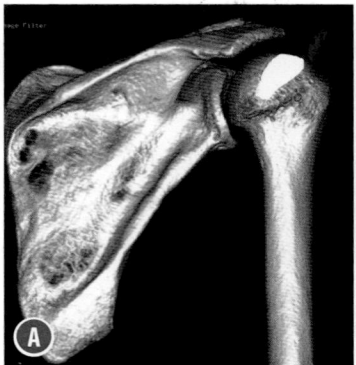
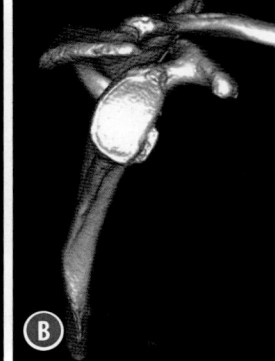

FIGURA 45.30 → Imagem de TC com reconstrução demonstrando a extensão da lesão de Hill-Sachs Ⓐ e defeito ósseo da glenoide anterior Ⓑ, configurando lesão bipolar.

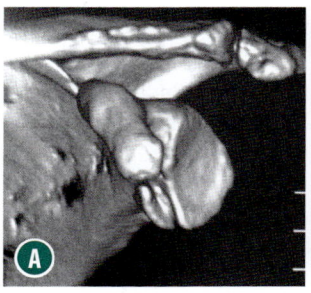
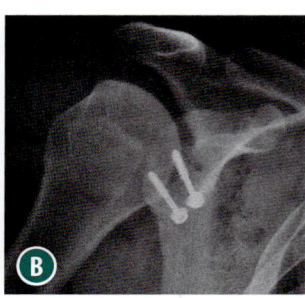
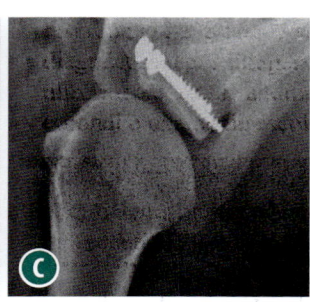

FIGURA 45.31

A Defeito ósseo da glenoide anterior visibilizado em TC com reconstrução 3D e supressão da cabeça umeral. Radiografia AP **B** e axilar **C** glenoumeral demonstra pós-operatório de cirurgia de Latarjet, com parafusos fixando enxerto de coracoide na glenoide anterior.

fixado com parafusos esponjosos de rosca parcial ou maleolares, com cuidado para não ficar muito lateralizado, o que causa impacto e artrose. O afastador articular é removido, e a cápsula é suturada junto à porção do ligamento coracoacromial remanescente ao coracoide, completando, assim, o efeito de triplo bloqueio **(FIG. 45.31)**.

Complicações

A maioria das complicações está relacionada a erros técnicos. Griesser e colaboradores[45] relataram cerca de 30% de complicações, sendo a recidiva de apenas 2,9% e reoperações em cerca de 7%. As complicações mais frequentes são fratura do enxerto coracoide, a qual pode ser evitada mantendo uma distância adequada entre os dois furos e evitando o aperto excessivo dos parafusos – a técnica de *two finger* deve ser aplicada, e brocas largas acima de 3,2 mm devem ser evitadas; posição lateralizada ou demasiado medializada do coracoide; pseudartrose do coracoide; rigidez e restrição da rotação externa; e artrose glenoumeral.

INSTABILIDADE ATRAUMÁTICA/ MULTIDIRECIONAL DO OMBRO

A instabilidade multidirecional está contida em um espectro de alterações anatomofuncionais do complexo capsuloligamentar do ombro e dos músculos do manguito rotador. Para melhor compreensão da patologia, é necessário conhecer a anatomia funcional da articulação glenoumeral.

O estabilizador estático mais importante da articulação glenoumeral é o complexo capsuloligamentar, que inclui os ligamentos glenoumerais superior, médio e inferior e o ligamento coracoumeral. Não há estrutura anatômica que seja responsável pela estabilidade articular em todas as posições. A relativa contribuição desses estabilizadores difere de acordo com a posição articular e, em menor grau, com suas variações anatômicas.

O sistema capsuloligamentar encontra-se frouxo ao longo de quase todo o arco de movimento. Ele exerce função estabilizadora somente quando se encontra sob tensão, próximo aos limites da amplitude de movimentos da articulação glenoumeral. Conforme Harryman e colaboradores,[46] o ligamento glenoumeral superior fica sob tensão quando a articulação glenoumeral está em extensão, flexão, rotação externa e adução, resistindo à translação inferior e posterior. O afrouxamento dessas estruturas do intervalo rotador aumenta a translação posterior e inferior da cabeça do úmero.

O ligamento glenoumeral médio tensiona-se com o braço em rotação externa e abdução de 45°. Está ausente ou mal definido em um terço dos espécimes, sendo considerado fator de risco para instabilidade glenoumeral. O ligamento glenoumeral inferior é o estabilizador primário da translação anterior, posterior e inferior, quando o ombro se encontra abduzido de 45 a 90°. Ele é formado por três componentes: banda anterior, banda posterior e bolsa axilar, interposta entre as duas bandas, as quais originam-se na parte anteroposterior da cavidade glenoidal inferior e inserem-se no colo anatômico em formato de "V". Com a rotação externa do ombro, a banda anterior se abre, sustentando a cabeça do úmero. Com a rotação interna, a banda posterior do ligamento estabiliza a cabeça posteriormente. Esse mecanismo recíproco faz com que o complexo do ligamento glenoumeral inferior estabilize a cabeça do úmero tanto na translação anterior quanto na posterior. Quando o recesso axilar está aumentado, as bandas anteriores e posteriores ficam mal definidas, o volume capsular global aumenta e a estabilidade diminui.

O grande e notável recesso capsular inferior é um achado fisiopatológico encontrado em pacientes com instabilidade multidirecional **(FIG. 45.32)**. Outro achado importante nessa patologia é o intervalo dos rotadores, caracterizado por defeito que aparece como fenda ou tecido capsular atenuado. Assim, sua insuficiência é um fator considerável na fisiopatologia da doença.

Zlatkin e colaboradores[47] demonstraram, por meio de estudos anatômicos e de RM, que a cápsula articular anterior pode apresentar diferentes inserções na cavidade glenoidal. Propuseram uma classificação em três tipos: no tipo I, a cápsula insere-se imediatamente no rebordo da cavidade glenoidal; no II, a inserção é mais medial; no III, a inserção é mais medial ainda, ocasionando maior frouxidão capsular e maior suscetibilidade à instabilidade **(FIG. 45.33)**.

Lippitt e colaboradores[48] demonstraram que o manguito rotador exerce um importante papel como estabilizador da articulação[2] glenoumeral, por meio da compressão da cabeça do úmero contra a cavidade glenoidal. Essa

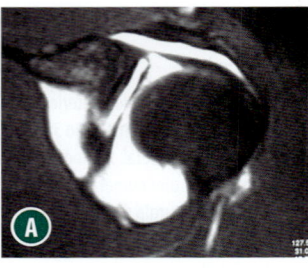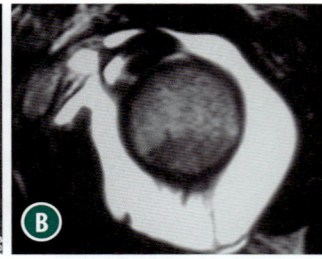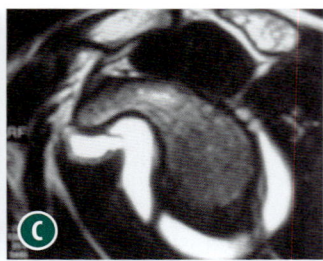

FIGURA 45.32 → A enorme complacência capsular presente nos pacientes com instabilidade multidirecional é evidenciada por meio da artro-RM.
Ⓐ Corte coronal revelando o recesso axilar aumentado, com a presença de grande quantidade de contraste.
Ⓑ Corte sagital demonstrando a distensibilidade capsular global que está presente e o recesso sublabial aumentado.
Ⓒ Neste corte, é possível identificar com precisão as bandas anterior e posterior do complexo do ligamento glenoumeral inferior.

compressão depende da coordenação de forças dinâmicas exercidas pelos músculos do manguito rotador. Parece ser um mecanismo estabilizador muito importante durante a amplitude média do movimento glenoumeral, em que as estruturas capsuloligamentares estão frouxas. Em contrapartida, para que o manguito rotador possa exercer essa função, é necessário que, por meio da ação dos músculos estabilizadores da escápula, a superfície glenoidal e o lábio permaneçam perpendiculares à cabeça do úmero, evitando que uma força de cisalhamento caudal produza subluxação inferior.

Outro fator de extrema importância relacionado à instabilidade multidirecional é o déficit proprioceptivo. Os mecanorreceptores presentes na articulação do ombro fornecem informações quanto a posição, direção e velocidade articular. Quando estimulados por pressão ou tensão nos ligamentos, durante a rotação articular, resultam em contração reflexa da musculatura adjacente, controlando a súbita aceleração e a desaceleração do úmero na cavidade glenoidal. A frouxidão capsuloligamentar produz atraso na reação neuromuscular e, nessas condições, os mecanorreceptores não são estimulados até que a cabeça do úmero subluxe e a cápsula seja alongada.

Diagnóstico

Na instabilidade multidirecional, a obtenção de diagnóstico ortopédico correto é um exercício de raciocínio lógico. Os diagnósticos errôneos mais comuns incluem instabilidade unidirecional, síndrome do impacto, hérnia de disco cervical, síndrome da abertura torácica, entre outros.

História clínica

O paciente acometido com maior frequência é o adolescente ou adulto jovem – muitos são atletas que realizam atividades físicas com os membros superiores (ginastas, nadadores, jogadores de vôlei e beisebol, entre outros esportes). Tal condição é rara após os 30 anos. A prevalência quanto ao sexo é semelhante. Com base em estatísticas de diversas séries publicadas, 55% dos pacientes eram do sexo feminino e 45% do masculino. A incidência de instabilidade bilateral não é incomum.

Indivíduos com instabilidade multidirecional podem se apresentar de diversas maneiras. Alguns não conseguem dizer com exatidão quando as dores no ombro iniciaram. As queixas são vagas, como "cansaço", "dificuldade para realizar as tarefas do dia a dia" ou "sente que o ombro é frouxo e que já vai sair do lugar". Indivíduos com hipermobilidade articular podem apresentar episódios de luxação ou subluxação sem qualquer evento traumático, apenas ao realizar as tarefas habituais da vida diária. Em outro grupo, a instabilidade desenvolve-se de forma gradual, por meio de microtraumas de repetição ou sobreuso. São, em geral, esportistas com alta demanda nos membros superiores. Não costuma haver descrição de qualquer evento traumático. Outras vezes, o paciente refere que um leve movimento causou a luxação completa ou a subluxação, mas a redução foi espontânea, realizada com facilidade por ele próprio. Existem pessoas que se queixam de ombros instáveis e dolorosos durante a prática de atividades profissionais que envolvem esforços repetitivos, mas esta não é considerada uma causa determinante de lesão por esforços repetitivos e distúrbios osteomusculares relacionados ao trabalho.

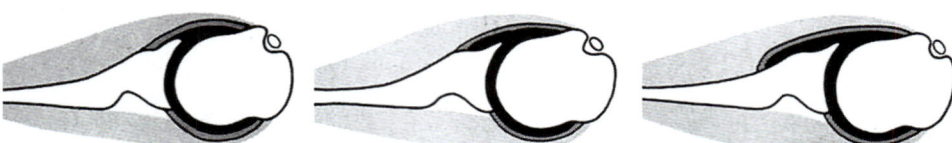

FIGURA 45.33 → Classificação da inserção capsular anterior proposta por Zlatkin. No tipo I, a cápsula insere-se imediatamente na reborda da cavidade glenoidal. No II, a inserção é medializada, enquanto, no tipo III, a inserção é mais medial ainda, o que ocasiona maior frouxidão capsular, sendo mais suscetível ao deslocamento anterior. Pacientes com esse tipo de inserção capsular podem sofrer luxação anterior sem que esta ocasione lesão de Bankart.

Em contrapartida, ombros com instabilidade multidirecional também podem sofrer arrancamento do complexo capsulolabial com ou sem trauma ósseo (lesão de Bankart) ou afundamento da superfície posterossuperior da cabeça do úmero (lesão de Hill-Sachs). Deve-se afastar a história de hipermobilidade familiar, presente nas síndromes de Ehlers-Danlos e de Marfan, nas alterações do tecido conjuntivo e em outras doenças de frouxidão ligamentar. Hawkins e Angelo[49] relataram que a queixa primária é dor na maioria dos pacientes. Podem estar presentes vários graus de instabilidade, sintomas transitórios (parestesia) e fadiga fácil, que, de acordo com Leffert,[50] ocasionam a denominada "síndrome do braço morto" (*dead arm syndrome*).

A direção da instabilidade pode ser de fácil definição se o médico perguntar sobre dificuldades em realizar tarefas nas três principais direções de subluxação: inferior – dor ou parestesias (por tração do plexo braquial) ao carregar malas ou pacotes; posterior – sintomas ao abrir porta ou usar o braço na frente do corpo (em adução, rotação interna e elevação de 90°) e anterior – dificuldade para realizar atividades com o braço abduzido e rodado externamente, como atirar pedra ou objeto ou dormir com os braços abertos e as mãos sob a cabeça. Atenção especial deve ser dada para identificar o componente voluntário da instabilidade multidirecional. O perfil psicológico deve ser avaliado no consultório, pelo ortopedista. Em caso de dúvida, a avaliação psicológica com profissional experiente é útil. Com frequência, são observados adolescentes inibidos, com autoestima diminuída ou com excessiva necessidade de chamar a atenção sobre a sua pessoa, e a luxação com imediata redução pode ser o passaporte para que seja o centro das atenções.

Craig[51] resume os principais itens da história "ideal" em:

1. Ausência de trauma, trauma mínimo ou microtraumatismos de repetição.
2. Dor com o braço em posições variáveis, sobretudo nos esportes.
3. Cansaço ao carregar peso.
4. Luxação inicial ocasionada por trauma mínimo.
5. Luxação inicial tratada por autorredução.
6. Sentimento de ombro "frouxo".
7. Sintomas neurológicos transitórios ("síndrome do braço morto").
8. Queixas de frouxidão em outras articulações.

Exame físico

O ortopedista deve procurar evidências de frouxidão ligamentar generalizada, como hiperextensão dos cotovelos e das articulações metacarpofalangianas, subluxação da patela, polegar colocado em contato com o antebraço e sinal do sulco (**FIG. 45.34**), que comprovam frouxidão glenoumeral inferior e rotações interna e externa exageradas (**FIG. 45.35**).

O sinal do sulco pode ser um achado do exame físico em ombros normais, decorrente de características inerentes à articulação e sem relação com instabilidade. Essa manifestação é mais comum em mulheres e menos frequente nas faixas etárias maiores. A mobilidade aumentada das articulações escapulotorácica, acromioclavicular e esternoclavicular é mais difícil de ser avaliada, e o paciente refere dor e/ou desconforto.

Todas as manobras clínicas que demonstram instabilidade devem ser utilizadas: teste da gaveta anterior e posterior, sinal da apreensão anterior e posterior, sinal do sulco, teste de recolocação (*realocation test*), teste de Fukuda, teste de Gagey, entre outras (**FIGS. 45.36**). O objetivo desses testes é observar as translações da cabeça do úmero com relação à cavidade glenoidal nas direções anterior, posterior ou inferior, registrando sempre a intensidade da translação e a descrição de dor e/ou desconforto referida pelo paciente. Essa anotação é útil para avaliar a evolução do tratamento.

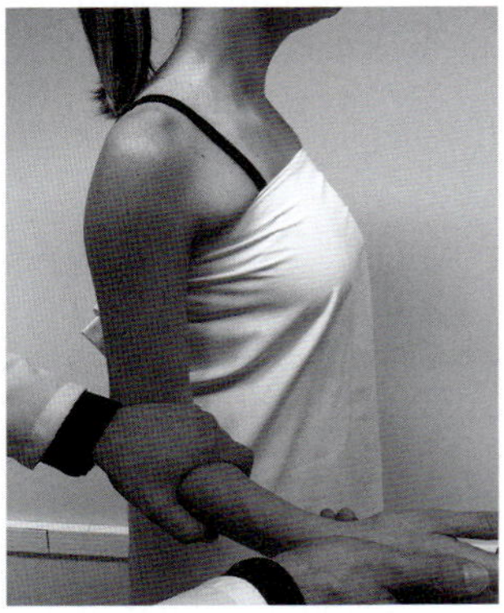

FIGURA 45.34 → O sinal do sulco é obtido quando o membro superior é tracionado no sentido caudal, com o cotovelo fletido. A cabeça do úmero desloca-se inferiormente em relação à cavidade glenoidal, e a pressão negativa intra-articular se encarrega de colabar a articulação.

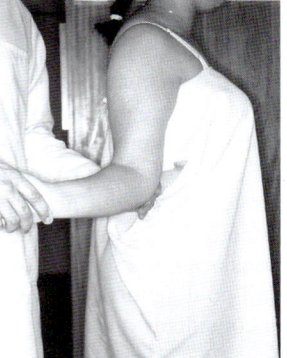

FIGURA 45.35 → A rotação externa considerada fisiológica é de cerca de 80 a 90°. Nesse caso de instabilidade atraumática da glenoumeral, o examinador obtém cerca de 150° de rotação externa, demonstrando a excessiva elasticidade capsuloligamentar (teste de Gagey).

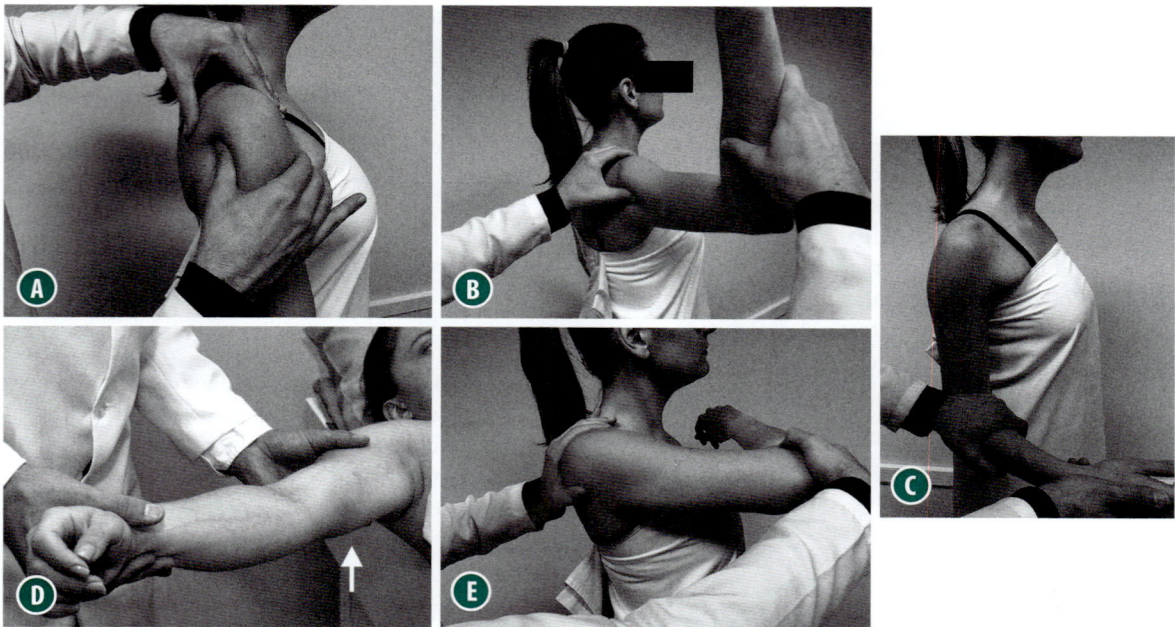

FIGURA 45.36

Ⓐ Teste da gaveta anterior e posterior – colocando-se atrás do paciente, que está em pé ou sentado e com o braço ao lado do corpo, o examinador fixa, com uma das mãos espalmada sobre o ombro, a escápula do paciente e, com a outra, segura firmemente a cabeça do úmero, que procura deslocar em sentido anterior e posterior. O deslocamento menor do que 25% da cabeça do úmero em relação à cavidade glenoidal, se bilateral e sem queixa clínica de dor, pode ser considerado apenas hiperelasticidade articular; porém, a presença de queixa clínica específica de dor associada a deslocamentos semelhantes ou maiores indica instabilidade ou frouxidão capsuloligamentar.

Ⓑ Sinal da apreensão – o examinador, colocado atrás do paciente, faz, com uma das mãos, abdução, rotação externa e extensão passivas forçadas do braço do paciente, ao mesmo tempo em que pressiona, com o polegar da outra mão, a face posterior da cabeça do úmero. Quando há instabilidade anterior, a sensação de luxação iminente produz temor e apreensão do paciente.

Ⓒ Sinal do sulco – o braço do paciente, que está posicionado ao lado do corpo, é puxado pelo examinador em sentido caudal. O aparecimento de sulco de 1 cm, ou mais, entre o acrômio e a cabeça do úmero indica frouxidão capsuloligamentar. Deve-se lembrar que frouxidão ligamentar não significa instabilidade; frouxidão é um sinal, e instabilidade, um sintoma.

Ⓓ Teste de recolocação – o paciente é posicionado em decúbito dorsal, com o cotovelo fletido em 90°. O braço dele é abduzido em 90° e colocado em rotação externa máxima por uma das mãos do examinador, que, com a outra, segura a cabeça do úmero e a traciona para cima, procurando subluxá-la. Essa manobra costuma provocar dor (sem "apreensão") nos pacientes com subluxação anterior. A seguir, com o paciente na mesma posição, o examinador empurra a cabeça do úmero para baixo, procurando reduzi-la. Nessas condições, a dor pode continuar naqueles que têm síndrome do impacto secundária à instabilidade, mas deve cessar nos pacientes com subluxação e que quase sempre toleram a rotação externa máxima quando a cabeça do úmero é recolocada na sua posição normal.

Ⓔ Teste da instabilidade posterior (teste de Fukuda) – o examinador faz adução, flexão e rotação interna passivas do braço do paciente, procurando deslocar posteriormente a cabeça do úmero. Quando há instabilidade posterior, a cabeça do úmero resvala na borda posterior da cavidade glenoidal e subluxa.

O exame físico deve ser efetuado diversas vezes ao longo do tratamento, pois novos achados clínicos podem modificar o raciocínio diagnóstico. Como essa é uma entidade dinâmica, pode ser difícil mesmo ao mais experiente examinador determinar se o ombro está se movendo de posição reduzida para deslocada, ou vice-versa. Para auxiliar nesse aspecto, o examinador deve colocar o polegar no canto posterolateral do acrômio e o indicador no processo coracoide e avaliar o movimento da cabeça do úmero e, então, definir direção da translação. O exame físico sob anestesia é uma ferramenta útil no diagnóstico, sendo obrigatório no pré-operatório, ao considerar o tratamento cirúrgico.

Ejnisman e colaboradores[6] apresentaram os resultados do exame físico com testes habituais e do exame físico sob anestesia em 48 portadores de instabilidade do ombro, sendo 38 multidirecionais. Demonstraram que, após

a sedação, ocorrem mudanças importantes nos achados de exame físico, possibilitando detectar sinais de instabilidade não verificados neste.

Imagenologia

A avaliação por radiografia simples em geral é normal, embora seja possível observar pequenos defeitos ósseos no rebordo anterior da cavidade glenoidal (lesão de Bankart) ou afundamento do canto posterossuperior da cabeça do úmero (lesão de Hill-Sachs). As incidências solicitadas são anteroposterior "verdadeira", em neutro, rotação interna e externa, lateral da escápula e axilar. A TC demonstra pequenos defeitos ósseos que não são detectados nas radiografias. A artrotomografia demonstra as lesões citadas e também o volume capsular, que deve estar aumentado.

A artro-RM é, hoje, o melhor exame de imagem para a complementação diagnóstica da instabilidade multidirecional. Além de todos os achados anteriores, evidencia lesões da desinserção do lábio superior e avalia com mais precisão o volume capsular, demonstrando aumento do recesso inferior (*inferior pouch*) (FIG. 45.32).

Tratamento conservador

O tratamento conservador é, sem dúvida, a escolha inicial para todos os casos de instabilidade multidirecional, como tem sido defendido por vários autores. Está indicado em todas as formas de instabilidade (multidirecional, unidirecional anterior, posterior) pelo período mínimo de um ano, de acordo com Neer[12] e com a maioria dos autores, embora, mais recentemente, alguns cirurgiões descrevam que três a seis meses sejam suficientes para que se conclua sobre o sucesso ou não de tal abordagem. Se a instabilidade é voluntária, especula-se que a única forma de tratamento seja a conservadora, sendo a cirurgia contraindicada.

Burkhead e Rockwood[34] relataram 88% de resultados satisfatórios em pacientes com instabilidade multidirecional tratados com um programa de reabilitação específico. Pollock[52] observou que uma grande quantidade de pacientes com subluxação atraumática (80%) pode ser tratada com sucesso por meio de um programa de reabilitação. Obteve 88% de bons e excelentes resultados com o tratamento conservador em portadores de subluxação multidirecional involuntária não traumática.

Gibson e Frostick[53] avaliaram 40 pacientes, sendo 12 atletas de competição, submetidos a um programa específico de reabilitação. Como resultado, 24 pacientes retornaram ao esporte e à atividade plena, completamente assintomáticos. Tiveram melhora significativa cinco dos pacientes mas com alguma restrição funcional, em geral associada à atividade prolongada com o braço acima da cabeça, mas insuficiente para necessitar de cirurgia. Abandonaram o tratamento cinco pacientes e seis pacientes foram submetidos à cirurgia após falha do tratamento conservador por seis meses. Os autores concluíram que o tratamento conservador, com um programa fundamentado no fortalecimento e, em especial, no controle muscular do manguito rotador e dos estabilizadores da escápula, apresenta resultados satisfatórios.

Reabilitação

O programa de reabilitação visa à ativação e ao recondicionamento dos estabilizadores dinâmicos, ao fortalecimento muscular, à analgesia com movimento ativo do ombro, à reeducação do controle neuromuscular e à propriocepção das articulações glenoumeral e escapulotorácica.

O programa de reabilitação deve sempre buscar a funcionalidade do movimento e suas diferentes possibilidades de execução na cadeia cinética do membro superior. Em se tratando de atletas, na fase final do tratamento, o programa deve ser direcionado para as necessidades do esporte, com exercícios mais provocativos, visando ao treinamento do gesto esportivo. Pacientes com instabilidade podem progredir para subluxação e desenvolver síndrome do impacto secundária. Essa sintomatologia resulta de sobrecarga nos músculos do manguito rotador, que, na tentativa de manter o equilíbrio artrocinemático, entra em fadiga. Nessa fase, a terapia miofascial para dessensibilização da dor miogênica pode ser utilizada. O paciente também pode se beneficiar com uma única infiltração de anestésico com esteroide no espaço subacromial. Isso alivia os sintomas da tendinite, para que a reabilitação não seja interrompida. Da mesma maneira, podem ser administrados anti-inflamatórios não esteroides em associação.

A ativação e o recondicionamento dos músculos estabilizadores é a etapa caracterizada pelo programa básico de exercícios para o ombro e a cintura escapular. O reforço muscular deve ser "global", mas mais voltado para o manguito rotador, os escapulares e o deltoide, sempre realizados abaixo da linha horizontal, para impedir o impacto secundário. De maneira ideal, os músculos que devem ser reforçados são os rotadores internos e externos. As três porções do deltoide – anterior, lateral e posterior – também devem ser reforçadas. A fadiga do deltoide e do manguito rotador promove maior recrutamento dos músculos escapulares, que, dessa forma, tornam-se propensos à fadiga, resultando em disfunção do ritmo escapuloumeral.

O programa inicia com exercícios isotônicos resistidos, com elásticos (*Theraband*) de resistência progressiva para os movimentos de rotação externa, extensão e rotação interna nas primeiras duas semanas. Após esse período, acrescentam-se os movimentos de abdução e flexão, progredindo até a *Theraband* de cor verde, em torno da quinta ou sexta semana de fisioterapia. O intervalo para progressão para o próximo elástico é, em geral, de duas semanas. Os pacientes devem ser instruídos a não progredir para o próximo elástico se houver qualquer desconforto ao exercitar-se com o elástico atual.

Na fase seguinte, são instituídos exercícios com halteres para rotação interna e externa e extensão e flexão do ombro. A partir da 10ª ou 12ª semana, são acrescentados exercícios em cadeia aberta e fechada. Assim, o paciente é instruído a realizar os exercícios de *military press* e elevação do braço no plano da escápula até 90° (frontal) em cadeia aberta, flexão do ombro em cadeia fechada (apoio na parede, frente para o solo modificado, frente para o solo militar) e apoio de frente para o solo com os pés elevados a 45 cm, para enfatizar a atividade das fibras superiores do trapézio superior e do serrátil anterior.

Os indivíduos com instabilidade necessitam de maior trabalho muscular para manter o equilíbrio artrocinemático durante o movimento. Com a repetitividade, há maior consumo energético do que em pessoas assintomáticas, e a primeira consequência é a fadiga, que inibe a força e a propriocepção. Portanto, deve-se orientar o paciente para que realize seus exercícios em amplitudes que não coloquem sob tensão excessiva a cápsula articular e os ligamentos. Em conjunto com o trabalho de reforço muscular, atenção especial deve ser dada aos aspectos neuromusculares do ombro e da cintura escapular. O controle neuromuscular caracteriza-se pela contínua inter-relação de impulsos aferentes e eferentes que capacitam o indivíduo a perceber a posição articular (propriocepção) e a capacidade de produzir contração muscular voluntária para a estabilização ou a alteração do posicionamento articular, ajustando a cabeça do úmero para evitar deslocamentos excessivos. Esse controle depende das interações proprioceptiva e cinestésica entre cápsula-ligamentos e tendões-músculos. Terminações de Ruffini e de Paccini, bem como os mecanorreceptores de Golgi, estão presentes nas estruturas capsulolabiais e nos ligamentos glenoumerais.

Ejnisman[54] demonstrou, por meio da análise imuno-histoquímica, que os mecanorreceptores do ligamento glenoumeral inferior do ombro predominam nas porções mais próximas da inserção do lábio glenoidal. As terminações de Ruffini e Golgi são adaptadores rápidos que determinam mudanças bruscas de posição. Estímulos nessas células produzem reflexos de contração muscular, com o objetivo de estabilizar a articulação e, por consequência, protegê-la. Os mecanorreceptores atuam como gatilho ou alerta, emitindo impulsos para o sistema nervoso central (SNC), que aciona mecanismos reflexos, os quais, por sua vez, protegem a articulação, evitam os movimentos inadequados, sensibilizam a orientação espacial do indivíduo e ativam os estabilizadores dinâmicos musculares. Quanto maior o estímulo (energia mecânica), mais rapidamente são feitos os disparos de impulsos pelos mecanorreceptores.

O SNC recebe a intensidade e a frequência dos impulsos, analisando a posição articular. Os receptores de ação rápida identificam as mudanças de tensão dos ligamentos, mas decrescem rapidamente quando os impulsos tornam-se constantes, respondendo, portanto, pelo monitoramento da aceleração ou desaceleração da tensão ligamentar. Já os receptores de ação lenta são capacitados para manter as respostas durante o período de estímulo contínuo. Eles identificam o movimento e a posição do ligamento, possibilitando a interpretação do SNC do movimento e da posição articular.

> **ATENÇÃO! A estabilidade articular pode ser trabalhada por meio de ativação proprioceptiva e exercícios de coordenação muscular.**

O controle neuromuscular reacional é de extrema importância para a função normal do ombro. Os meios terapêuticos para auxiliar a reabilitação do controle neuromuscular reacional incluem exercícios de força muscular,

facilitação neuromuscular proprioceptiva (FNP) e pliométricos. Os exercícios de energia muscular caracterizam-se por contrações isométricas entre agonistas e antagonistas realizadas de forma alternada ou em cocontração em posicionamentos multiangulares do braço. São exercícios empregados para corrigir disfunções somáticas e falhas posicionais pela melhora da relação entre função muscular e controle articular, ao reprogramar o sistema eferente gama do fuso muscular. Na instabilidade multidirecional, é aplicado um exercício do tipo "contrair e relaxar", em que se posiciona a articulação de modo passivo e, em seguida, solicita-se ao paciente para reagir por meio de contrações isométricas submáximas e de baixa frequência, evitando fadiga localizada. Progride-se realizando as contrações em posições mais provocativas para cada instabilidade. São treinados, também, os músculos escapulotorácicos (propulsores/retropulsores e levantadores/depressores). São indicados exercícios para os romboides, o trapézio e o serrátil anterior.

Os exercícios pliométricos consistem em movimento veloz, envolvendo uma atividade caracterizada por pré-alongamento muscular excêntrico, seguido de contração muscular concêntrica, resultando na ativação do ciclo "encurtamento-alongamento". As estruturas-alvo de ativação são os componentes elásticos musculares, os órgãos tendíneos de Golgi e os fusos musculares, os quais ativam o reflexo miotático, cuja resposta é proporcional à fase excêntrica do exercício. Durante a pré-carga excêntrica, o músculo submete-se a um rápido alongamento, que ativa o reflexo miotático do fuso muscular. Isso resulta nas contrações das fibras extrafusais agonistas, produzindo atividade contrátil concêntrica do músculo. Quanto mais rápido o músculo for alongado na fase excêntrica, maior será a contração concêntrica resultante. Os exercícios pliométricos dessensibilizam os órgãos tendíneos de Golgi, que são inibidores da contração muscular, aumentando seus limiares de potencial de ação por meio de maior acúmulo de força durante a pré-carga excêntrica. Os órgãos tendíneos de Golgi e os fusos fornecem informações sobre o senso de posicionamento em determinado ângulo articular, detectando seu grau de movimento e conferindo coordenação eficiente.

A FNP pode ser empregada na instabilidade multidirecional, para realçar a aferência dos receptores musculares e as respostas neuromusculares por meio de padrões de movimentos rotacionais e diagonais combinados. Tais padrões podem iniciar pela escápula, com o paciente em decúbito lateral e empregando técnicas de contração-relaxamento, contrações isométricas (energia muscular) e inversão lenta. Os padrões eleitos para estabilização escapular por FNP compreendem propulsão-depressão, depressão-retropulsão, depressão-propulsão e elevação-retropulsão. Recomenda-se cautela no início dos exercícios de FNP, para evitar carga em amplitude de risco de distorção artrocinemática e consequente recrudescimento dos sintomas.

Tratamento cirúrgico

Reconstrução cirúrgica aberta: capsuloplastia em "T" de Neer (*inferior capsular shift*)

Esse procedimento somente é indicado depois de falha comprovada no tratamento conservador já descrito. Além disso, o paciente deve apresentar os sintomas típicos de instabilidade multidirecional e ser compreensivo o suficiente para colaborar no pós-operatório.

A cirurgia deve corrigir todos os componentes da instabilidade – anterior, inferior e posterior. Como os tecidos da parte anterior do ombro têm melhor qualidade e a anatomia é mais bem entendida, deve-se tentar esse procedimento com a abordagem anterior. A abordagem por via posterior foi abandonada por um número crescente de cirurgiões, pois o consenso é o de que a cápsula posterior é muito fina para permitir capsuloplastia confiável. É comum tal procedimento de partes moles apenas redundar em fracasso técnico, e o cirurgião deve, então, optar por um dos múltiplos métodos de bloqueio ósseo. O exame físico sob anestesia no pré-operatório imediato deve dar segurança ao cirurgião quanto ao lado correto da abordagem cirúrgica. Deve-se lembrar que as luxações voluntárias costumam ser posteriores e devem ser evitadas ao máximo, pois o índice de insucesso é alto.

Todos os procedimentos cirúrgicos que tentam corrigir instabilidade unidirecional (Bristow-Latarjet, Putti-Platt, Magnusson-Stack, entre outros) não são efetivos para a correção da instabilidade multidirecional, já que não reparam o excesso tecidual do recesso inferior. A sequência cirúrgica clássica é:

- Abordagem de 7 a 10 cm pelo sulco deltopeitoral ou pelas linhas de Langer, que produzem melhor estética.

- A veia cefálica é rebatida lateralmente, já que drena o músculo deltoide; este e o peitoral maior são afastados com dois afastadores Richardson; a fáscia clavipeitoral é aberta, e o tendão conjunto é afastado medialmente, expondo por completo o músculo subescapular.

- A porção mais superficial do subescapular é dividida e reparada, da mesma maneira como se descasca uma laranja; a sua porção mais profunda fica aderida à cápsula articular para deixá-la mais grossa.

- A cápsula anterior é aberta em forma de "T" (a incisão vertical passa cerca de 1 cm medial ao tubérculo menor, e a horizontal passa na "linha do equador" da articulação); o objetivo é criar dois retalhos – o inferior e o superior –, que serão posteriormente transpassados.

- Coloca-se retrator de Fukuda para afastar lateralmente a cabeça do úmero e avalia-se de forma criteriosa o lábio anterior, tentando localizar qualquer desinserção labial ou falha importante na estrutura dos ligamentos glenoumerais médio e inferior. Se essa lesão estiver presente, fixa-se o complexo capsulolabial junto à reborda óssea anterior da cavidade glenoidal, utilizando-se vários tipos de materiais (âncoras, fios transósseos, etc.).

- Continua-se a desinserção do retalho inferior ao redor do colo do úmero indo até o final do recesso inferior e o início da cápsula posterior (nesse momento, o braço deve estar em abdução e rotação externa). Recomenda-se tomar cuidado para não lesar a artéria circunflexa anterior, que passa junto à porção mais inferior do subescapular, e o nervo axilar, que trafega junto ao recesso.

- Com o braço em cerca de 20 a 25° de rotação externa e 20° de abdução, traciona-se o retalho inferior o mais alto e lateral possível, de forma a fazer desaparecer por completo o recesso inferior (*inferior pouch*). É possível perceber com o dedo que a cápsula posterior está igualmente tensionada. Fixa-se esse retalho com vários pontos de sutura.

- O retalho superior é trazido para baixo, transpondo-o por cima do retalho inferior, e fixado com vários pontos de sutura.

- Se o intervalo dos rotadores (espaço atenuado, pois existe somente a cápsula entre os músculos subescapular e supraespinal) estiver aberto, deve ser fechado com alguns pontos de sutura (FIG. 45.37).

- Reinsere-se o subescapular no seu ponto anatômico sem qualquer encurtamento ou sobreposição.

- A permanência hospitalar é mínima, entre um e dois dias.

- A imobilização pós-operatória é de cerca de quatro a seis semanas, com o membro superior em posição neutra junto ao tronco. Se forem usadas tipoias convencionais, não se pode esquecer de colocar volume entre o braço e o abdome, para obter a posição neutra.

- Os exercícios isométricos para manter o tônus muscular podem começar no quarto dia pós-operatório.

Checchia e colaboradores[55-57] obtiveram 92% de bons resultados no tratamento de 13 pacientes utilizando a técnica descrita. Veado e colaboradores[58] relataram seus resultados no tratamento de 45 pacientes (47 ombros) – dos quais oito tinham instabilidade com etiologia "adquirida" e

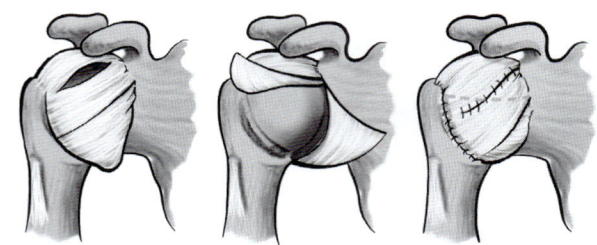

FIGURA 45.37 → Se o intervalo dos rotadores estiver atenuado a ponto de criar instabilidade, deve ser fechado (linha pontilhada) no momento do fechamento dos retalhos.

três "não traumática" – com a técnica de reparo da lesão de Bankart e tensionamento capsular, obtendo 91% de bons e excelentes resultados.

Reconstrução artroscópica

A capsuloplastia artroscópica consiste em diminuir o volume capsular por intermédio de plicaturas capsulares. O fechamento do intervalo dos rotadores tem sido considerado controverso, não sendo mais defendido por muitos autores. Apesar dos bons resultados com a técnica, permanecem ainda inferiores aqueles obtidos para o tratamento da luxação anterior traumática e aos da capsuloplastia aberta nos casos de IMD. Nos dias atuais, o uso de ancoras é preconizado, mesmo com lábio intacto, por fornecer maior resistência e ancoragem à plicatura capsulolabral, a qual deve ser realizada tanto nas porções anteroinferior como posterior da cápsula, diminuindo o recesso axilar e retensionando os ligamentos glenoumerais. Treacy e colaboradores[59] obtiveram 88% de resultados satisfatórios no tratamento artroscópico. Kim e colaboradores[60] obtiveram 90% de resultados satisfatórios no tratamento artroscópico da instabilidade multidirecional por meio de reparo capsulolabial e retensionamento capsular e enfatizaram os achados artroscópicos de lesão no lábio posteroinferior nesses pacientes, conhecida hoje como lesão de Kim (FIG. 45.38).

> **DICA: O cirurgião deve ter sempre em mente a diferença entre hipermobilidade (sem dor) e instabilidade (com dor). O sinal do sulco pode ser um achado do exame físico em ombros normais, decorrente de características inerentes à articulação, não havendo correlação com instabilidade.**

A diferença entre hipermobilidade e instabilidade parece banal, mas não é. Vários pacientes com ombros hipermóveis se negam a aceitar o tratamento cirúrgico, pois argumentam que não têm dor. Além disso, a correlação entre instabilidade e luxação é muito estreita e deve ser bem entendida, para que, ao tratar uma patologia, não se esqueça de tratar a outra.

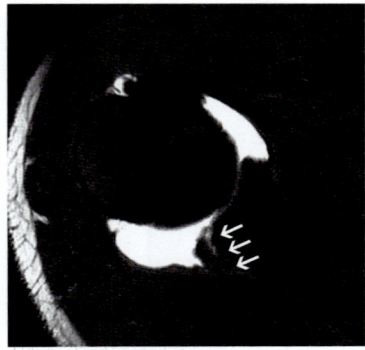

FIGURA 45.38 → Artro-RM demonstra lesão no lábio posterior (setas).

INSTABILIDADE GLENOUMERAL POSTERIOR

Trata-se de uma subluxação posterior da cabeça do úmero com relação à cavidade glenoidal, que, felizmente, acomete um número muito reduzido de pessoas e é frequente não receber diagnóstico. Pode-se apresentar como componente de um quadro de instabilidade tríplice (anterior + posterior + SLAP), como componente de instabilidade multidirecional ou como componente unidirecional posterior em um indivíduo com hiperlassidão, ou seja, um ombro com hiperfrouxidão que sofreu um trauma resultando em lesão labral posterior. O quadro mais comum é o de subluxação, cujo principal sintoma é dor na região posterior e não a sensação de instabilidade.

Diagnóstico clínico e de imagem

A maior porcentagem de pacientes se encontra no grupo "idiopático" (sem causa aparente). Esportes como arco e flecha e lançamento de dardo são predisponentes. Subluxações e luxações posteriores podem ocorrer nos desequilíbrios musculares causados por neuropatias, crise epiléptica, choque elétrico e em trauma anterior do ombro, com o membro superior em adução e rotação interna.

Deve-se perguntar sempre ao paciente: houve traumatismo ou início de dor, desconforto e a sensação de que o "ombro sai do lugar" ocorreu de forma insidiosa? Foi necessário auxílio para reduzir a luxação ou ocorreu "autorredução"? É possível reproduzir a luxação? Outras articulações são frouxas? (Ocorre concomitância em apenas 50% dos casos, e não na maioria deles, como se pensava antes.) O ortopedista deve ter em mente quatro pontos importantes:

1. A instabilidade (subluxação ou luxação) posterior ocorre com o membro superior fletido em 90°, rotação interna e fazendo força.

2. A subluxação posterior é mais frequente do que a luxação traumática posterior.

3. Ela é muito menos diagnosticada do que a anterior.

4. Ela é associada com frequência à instabilidade multidirecional, por isso o exame sob anestesia pré-cirúrgico é muito importante.

O diagnóstico clínico é feito por meio de comparação bilateral e inclui diversos testes (FIG. 45.36 e QUADRO 45.2). A artro-RM é o exame de escolha para avaliar lesões labrais e capsuloligamentares. A TC pode ser utilizada na avaliação de lesões ósseas da glenoide posterior e da cabeça umeral (Hill-Sachs reverso).

Tratamento conservador

É o método ideal de tratamento, embora dependa de reabilitador experiente e paciente cooperativo. O objetivo

QUADRO 45.2 → Classificação de Fukuda

Grau I
• Subluxação e redução somente com estresse
• *Jerk test* positivo (*in-out*, de dentro para fora)
• Assintomático
• Melhor prognóstico

Grau II
• Subluxação e redução com muita facilidade
• *Jerk test* desnecessário (*out-in*, a articulação mantém-se subluxada)
• Sintomático
• Pior prognóstico

é realizar o reforço muscular dos rotadores externos (infraespinal, redondo menor e porção posterior do deltoide), dos rotadores internos (peitoral maior, subescapular, redondo maior e latíssimo do dorso) e de toda a musculatura estabilizadora da cintura escapular (romboides, levantador da escápula, trapézio, serrátil anterior). Durante o período de tratamento conservador, o paciente deve evitar o estiramento das estruturas posteriores (esportes de arremesso) e subluxações "voluntárias".

Na falha do tratamento conservador, o cirúrgico com reparo artroscópico das lesões é indicado. Garstman e colaboradores[61] recomendam uma inspeção minunciosa em busca de possíveis lesões associadas, e estas, quando presentes, devem ser tratadas. Em casos de perda óssea da glenoide posterior, um enxerto ósseo de ilíaco pode ser utilizado.

Lesão SLAP

As lesões do complexo bíceps-labial superior, ou lesões SLAP, são alterações de origem traumática, localizadas no lábio glenoidal, em suas porções anterossuperoposteriores, tomando-se como referência central a inserção do tendão da cabeça longa do bíceps. As lesões do lábio anterossuperior já haviam sido observadas em atletas arremessadores, por Andrews e Carson,[62] mas, em 1996, Snyder e colaboradores[63] descreveram um padrão de lesão que se inicia posteriormente e estende-se anteriormente, sendo denominado *SLAP lesions* (*superior labrum anterior and posterior*) e classificado em quatro tipos. Conforme Snyder e colaboradores,[63] o mecanismo de lesão é a compressão na superfície articular superior, combinada com força proximal de subluxação na cabeça do úmero, ocorrendo pinçamento do bíceps e do lábio entre a cabeça do úmero e a cavidade glenoidal.

Mecanismo de trauma

As lesões SLAP são mais frequentes em atletas que utilizam o membro superior de forma intensa, como arremessadores, tenistas (sobretudo no saque e no *smash*), praticantes de vôlei e nadadores. O encurtamento capsular posterior associado à hiper-rotação externa da cabeça umeral produz rosqueamento do tendão bicipital ao redor

da cabeça do úmero, causando tensão na sua inserção superior na cavidade glenoidal e gerando a lesão. Outros mecanismos descritos são a extensão e a rotação externa máximas durante a aceleração do arremesso, a desaceleração e a queda com apoio sobre a mão e o cotovelo em extensão e ombro abduzido em 30° e com flexão de 70°.

Ainda que relacionadas à disfunção e dor no ombro do atleta, essas lesões podem ocorrer em não atletas. Rupturas parciais ou totais do manguito rotador podem estar associadas em cerca de 40% dos pacientes. O exame físico detalhado é essencial para o diagnóstico. Diversos testes foram propostos, mas não existe teste patognomônico para esse tipo de lesão. A avaliação inclui os testes de O'Brien (**FIG. 45.39**), bíceps *load test* (**FIG. 45.40**), *palm up test* (**FIG. 45.41**), *realocation test* (teste de recolocação; **FIG. 45.36D**), além dos testes clássicos para a avaliação do manguito rotador (Neer, Jobe, Patte, Hawkins, Gerber, etc.). Apesar de não serem específicos, o teste de O'Brien positivo e os demais reforçam a suspeita de lesão.

As radiografias simples tendem a ser normais. O método mais eficaz para o diagnóstico dessas lesões é a artro-RM. A lesão é vista com mais facilidade nos cortes

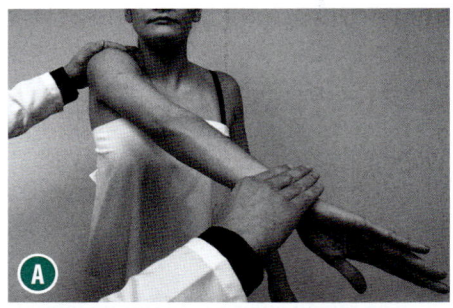

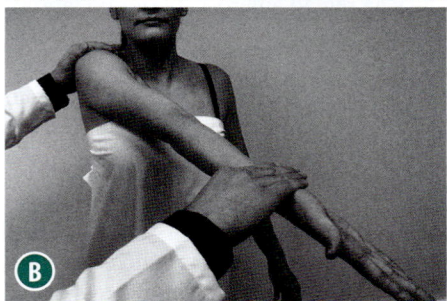

FIGURA 45.39

Ⓐ Teste da compressão ativa de O'Brien: em um primeiro tempo, o paciente, em pé, posiciona o membro superior com o cotovelo em extensão, o ombro em 90° de flexão, 10 a 20° de adução e em rotação interna e pronação máximas, apontando o polegar para o solo, e o examinador, posicionado atrás do paciente, força o membro superior deste para baixo, solicitando que ele exerça resistência.

Ⓑ Na sequência, em um segundo tempo, mantendo a mesma posição, o paciente faz ativamente rotação externa e supinação máximas, colocando a palma da mão para cima. O teste é considerado positivo para lesão do complexo bíceps-lábio (SLAP) se, no primeiro tempo, houver dor que desaparece ou é aliviada no tempo seguinte. O estalido doloroso intra-articular no primeiro tempo do teste indica lesão do lábio glenoidal. Dor na articulação acromioclavicular ou no ápice do ombro é sugestiva de alteração acromioclavicular nesse teste.

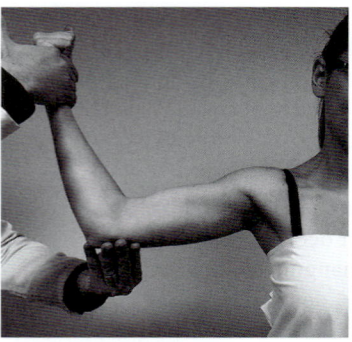

FIGURA 45.40 → Bíceps *load test*: o paciente é posicionado com o braço em 120° de abdução e com máxima rotação externa, o antebraço é supinado ao máximo e o cotovelo, posicionado em 90° de flexão. O paciente é solicitado a realizar a flexão do cotovelo contra a resistência do examinador. A presença de dor durante a manobra sugere lesão do complexo bíceps-lábio.

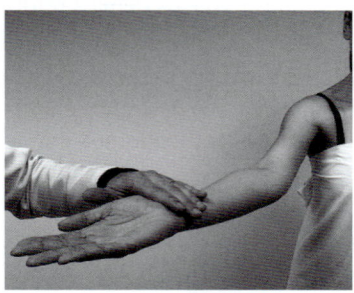

FIGURA 45.41 → Teste do bíceps (*speed* ou *palm up test*): indica a presença de alterações da cabeça longa do bíceps e é testado pela flexão ativa do membro superior, em extensão e rotação externa, contra a resistência do examinador. O paciente acusa dor no nível do sulco intertubercular com ou sem impotência funcional associada.

coronais e na incidência ABER. Contudo, variações anatômicas são importantes na região anterossuperior do lábrum e devem ser distinguidas de condições patológicas. As variações mais frequentes incluem forame sublabral, que, de acordo com Woertler e Waldt,[64] pode ser encontrado em até 70% dos pacientes. Na artro-RM, o forame sublabral apresenta extravasamento de contraste para direção medial e do tubérculo supraglenoidal, enquanto uma extensão lateral e para o bíceps sugere lesão.

Godinho e Monteiro[42] publicaram um estudo comparando os achados de artroscopia, artro-RM e teste de O'Brien. Em 90% dos casos em que havia lesão, o teste de O'Brien foi positivo, a artro-RM foi positiva em 80,5% e a associação dos métodos apresentou positividade de 78%. A análise desses dados mostra a importância do bom exame físico.

Classificação

Snyder e colaboradores[63] classificaram as lesões SLAP em quatro tipos. Em seguida, outros tipos foram descritos e acrescidos a essa classificação. Nos dias atuais, são conhecidos 10 tipos de lesão, que constituem, na verdade, associações das lesões descritas por Snyder e colaboradores[63] a lesões do lábio anterior e posterior **(QUADROS 45.3 e 45.4)**.

Tratamento

O tratamento da lesão tipo I pode ser conservador, com repouso, analgesia e reabilitação, com a qual se procura restabelecer o equilíbrio muscular e estirar a cápsula posterior, cujo encurtamento é frequente. Caso necessite de cirurgia, esta é feita por via artroscópica, realizando o debridamento e a regularização da lesão do lábio com *shaver* ou radiofrequência, não sendo exigida fixação com âncoras. Nas lesões do tipo II, a fixação é necessária, em geral, com duas âncoras, posicionadas posterior e anteriormente. Hoje, a tendência é de posicionamento das ancoras posteriormente apenas, evitando o "estrangulamento" do bíceps e a perda de rotação externa. Nos tipos III e IV, a ressecção da alça labial é realizada nos casos de lesão menor do que 50% do diâmetro do bíceps; quando a lesão é maior do que isso, realiza-se a tenotomia e a tenodese do bíceps, que tem sido indicada nos pacientes acima dos 40 anos. Nas demais lesões, o lábio é reinserido com o uso de âncoras e, depois, reinsere-se a porção superior. Após a cirurgia, o paciente utiliza tipoia por cerca de três semanas, quando inicia a fisioterapia passiva para ganho de mobilidade. Exercícios ativos e de reforço muscular não são permitidos antes de seis semanas.

FRATURAS PROXIMAIS DO ÚMERO

Fraturas do úmero proximal são comuns e ocorrem em cerca de 4 a 5% de todas as fraturas, ficando atrás apenas das fraturas de quadril e rádio distal em idosos. Tem distribuição bimodal, sendo relacionada à osteoporose em pacientes idosos e a traumas de alta energia em jovens. Felizmente, mais de 80% delas são consideradas minimamente desviadas, estáveis e de tratamento conservador. As fraturas proximais do úmero envolvem a diáfise proximal, os colos anatômico e cirúrgico, os tubérculos maior e menor e a cabeça do úmero e podem ser entendidas por meio do conceito das quatro partes, como descrito por Codman,[68] em 1934 **(FIG. 45.42)**, e popularizado na classificação de Neer

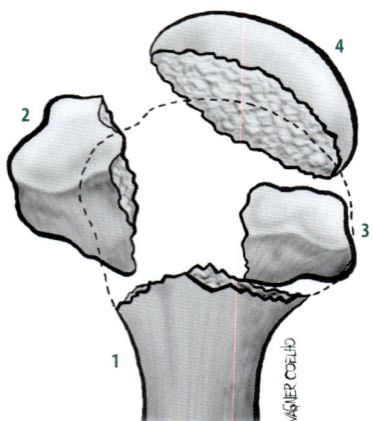

FIGURA 45.42 → O conceito de quatro partes, que representa o nível mais frequente dos traços de fratura, divide o úmero proximal da seguinte forma: (**1**) diáfise; (**2**) tubérculo maior; (**3**) tubérculo menor; (**4**) cabeça.

QUADRO 45.3 → Classificação da lesão SLAP em associação aos achados clínicos e mecanismos de lesão

Tipo	Complexo bíceps-lábio	Extensão*	Comentários
Snyder e colaboradores[14]			
I	Fibrilações (*fraying*)	11-1	Pode ser um achado ocasional; é mais significativo em jovens envolvidos em atividades com o membro superior elevado.
II	Desinserção do bíceps da cavidade glenoidal	11-1	Mais comum; associado a tração aguda, atividades repetitivas com o membro superior acima da cabeça e microinstabilidade.
III	Lesão em "alça de balde" com bíceps intacto	11-1	Associado à queda com o membro superior em extensão.
IV		11-1	Pode estar associado ao tipo II; relacionado à queda com o membro superior em extensão.
Maffet e colaboradores[65]			
V	*Flap* anterior ou posterior	11-5	Lesão de Bankart com extensão superior ou lesão SLAP com extensão anteroinferior.
VI		11-1	Provavelmente representa o tipo IV ou, com menor frequência, o tipo III, com desinserção da cavidade glenoidal e ruptura anterior ou posterior da "alça de balde".
VII		11-3	Desinserção do complexo bíceps-lábio, com extensão para o ligamento glenoumeral médio. Associado à luxação anterior traumática.
VIII		7-1	Desinserção do complexo bíceps-lábio superior, com extensão posterior, similar ao tipo II B de Morgan, mas com maior extensão da lesão. Associado à luxação posterior traumática.
Resnick[66]			
IX		7-5	Desinserção do complexo bíceps-lábio com extensão anterior e posterior (circunferencial), com desinserção total ou quase total do lábio. Mais frequente em traumas.
X		11-1+	Desinserção do complexo bíceps-lábio, com extensão para o intervalo rotador.
Beltran[66]			
Morgan e colaboradores[67]		11-3	Lesão do lábio anterossuperior, similar ao tipo X. Associação com movimentos repetidos com o membro superior acima da cabeça.
II A	Tipo II		
II B	Tipo II	9-11	Lesão do lábio posterossuperior. Associação com lesão do infraespinal.
II C	Tipo II	9-3	Lesão do lábio superior com extensão anterior e posterior. Associação com lesão do infraespinal.

* A extensão da lesão do lábio é mensurada por meio da divisão da cavidade glenoidal em zonas, como um relógio, sendo que a posição de 12 horas está localizada na porção superior; a de 6 horas, na inferior; a de 3 horas, na anterior; e a de 9 horas, na posterior.

QUADRO 45.4 → Classificação das lesões SLAP

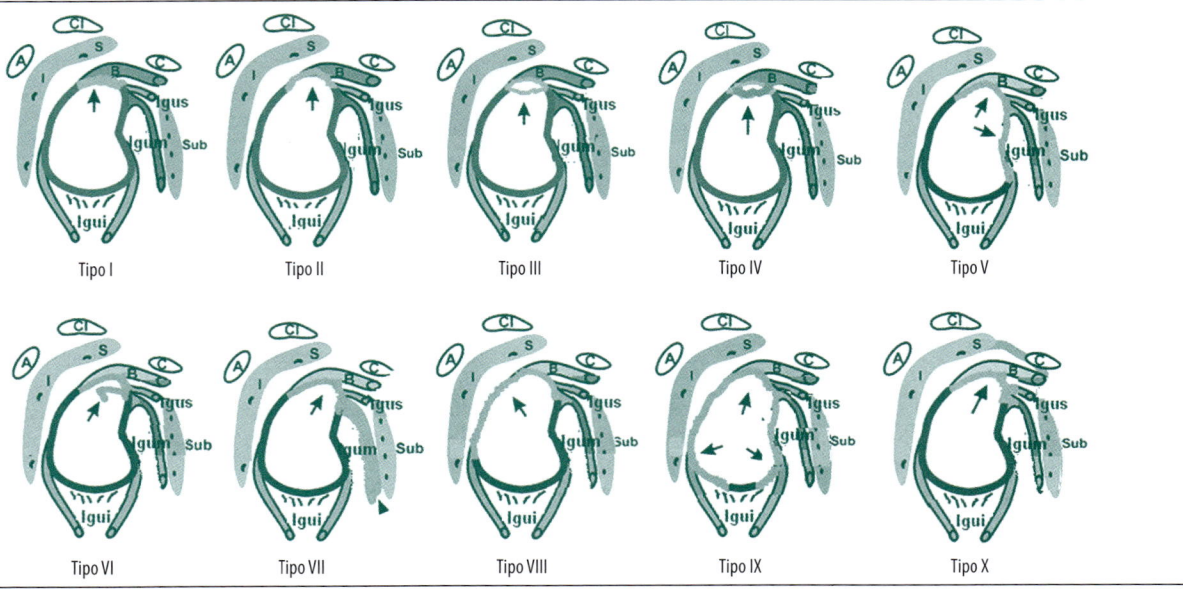

A, acrômio; CI, clavícula; C, coracoide; S, supraespinal; I, infraespinal; B, cabeça longa do bíceps; Sub, subescapular; LGUS, ligamento glenoumeral superior; LGUM, ligamento glenoumeral médio; LGUI, ligamento glenoumeral inferior.
Fonte: Adaptado de Mohana-Borges e colaboradores.[66]

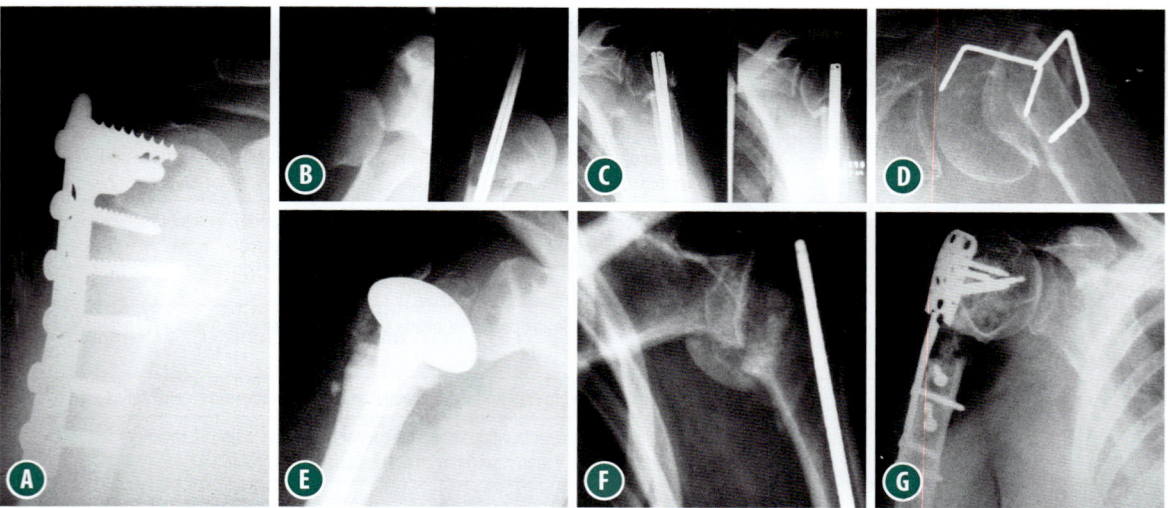

FIGURA 45.43 → Exemplos de fraturas proximais do úmero tratadas de maneira subótima que evoluíram com graves sequelas.

Ⓐ Placa excessivamente alta, tocando o acrômio, com o tubérculo maior em cima da cabeça.

Ⓑ Fratura em duas partes do colo do úmero tratada com redução incruenta e fixação com dois fios de Kirschner passados pelo "manguitorotador" e deixados para fora da pele.

Ⓒ Pseudoartrose do colo do úmero devido a débil tensão dada pelo fio de Ethibond® na amarria da pinagem intramedular.

Ⓓ Pseudoartrose e má rotação devido ao uso de grampo de Blount, incapaz de fornecer fixação adequada nesse nível.

Ⓔ Hemiartroplastia de fratura em quatro partes, em que são observadas duas proeminências acima da prótese.

Ⓕ Pinagem intramedular em caso de fratura-luxação posterior sem redução.

Ⓖ Fixação com placa e parafusos, restando um GAP, reabsorção óssea.

de 1970.[11] Os resultados funcionais demonstram que é uma das fraturas de maior dificuldade de tratamento. Há uma grande quantidade de complicações associadas, sobretudo pseudartroses e fraturas viciosamente consolidadas, razão pela qual essa fratura deve ser tratada por ortopedista experiente. Doneux e colaboradores[69] apresentaram uma classificação para as pseudartroses do colo do úmero, com base em 22 casos (21 pacientes). Eles definiram quatro tipos: (I) em duas partes do tipo alta, em que a cabeça está deslocada e com cavitação; (II) em duas partes do tipo baixa, localizada no colo cirúrgico; (III) em três partes ou "complexas"; e (IV) com perda de fragmento ósseo.

Não obstante, a curva de aprendizado é igualmente longa, possibilitando uma enorme quantidade de pacientes com sequelas definitivas, pois o primeiro tratamento foi "subótimo". A **FIGURA 45.43** apresenta alguns exemplos de tais sequelas. Os aspectos anatômicos relevantes dessa região são mostrados nas **FIGURAS 45.44 e 45.45**. A proximidade entre a estrutura óssea e os nervos da região predispõe a lesões nervosas associadas. Por ordem de incidência, os nervos lesados com maior frequência nas fraturas e nas fraturas-luxações são nervo axilar (inerva o deltoide e o redondo menor), plexo braquial (localizado medialmente ao processo coracoide), nervo supraescapular (inerva os músculos supra e infraespinais) e nervo musculocutâneo (inerva o bíceps braquial e o coracobraquial).

A vascularização da cabeça do úmero ocorre, em especial, pela artéria circunflexa anterior e seu ramo ascendente (artéria arqueada) e pela artéria circunflexa posterior. Além disso, diversas outras artérias (supraescapular,

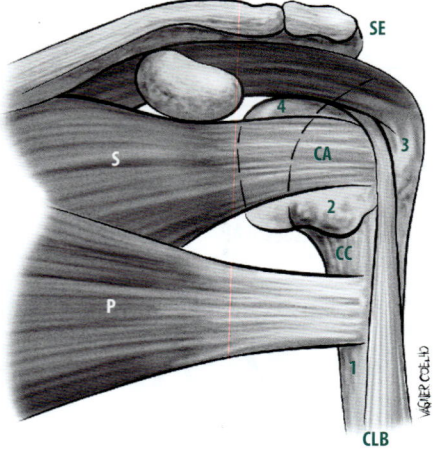

FIGURA 45.44 → Anatomia cirúrgica proximal do úmero e a teoria das quatro partes, descrita por Codman e popularizada por Neer: diáfise (parte 1), onde se insere o peitoral maior (**P**), além do latíssimo do dorso e do redondo maior; tubérculo menor (parte 2), onde se insere o subescapular (**S**). Tubérculo menor (parte 3), onde se insere o supraespinal (**SE**), além do infraespinal e do redondo menor. Acima dos tubérculos está o colo anatômico (**CA**). Abaixo deles, o colo cirúrgico (**CC**), e, entre eles, a goteira bicipital, por onde passa a cabeça longa do bíceps (**CLB**); cabeça do úmero (parte 4). Os três músculos descritos tendem a tracionar os fragmentos do osso no qual se inserem, estabelecendo a desvascularização da cabeça do úmero.

toracoacromial e subescapular) proporcionam suprimento sanguíneo pelo manguito rotador (**FIG. 45.45**). O entendimento da vascularização da cabeça do úmero é importante para a compreensão do frequente fenômeno de necrose avascular, que ocorre nas fraturas cominutivas, em especial nas em quatro partes com deslocamento medial da diáfise.

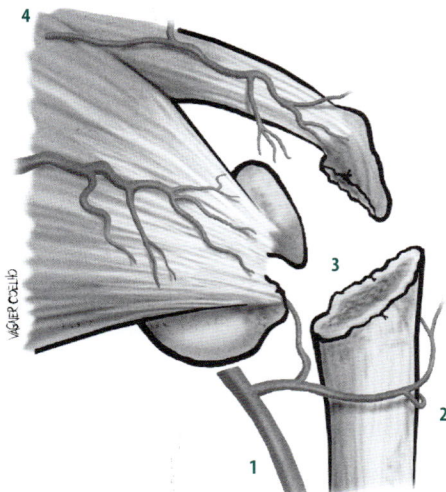

FIGURA 45.45 → Vascularização da cabeça do úmero. A artéria axilar (**1**) se ramifica em artéria circunflexa umeral anterior (**2**) e posterior (**3**). Além disso, as artérias supraescapular (**4**) e subescapular (**5**) chegam até a cabeça do úmero pelos músculos do "manguito rotador".

Na presença de fratura do úmero proximal, os fragmentos se desviam, devido à ação muscular exercida sobre eles. Os músculos supraespinal, infraespinal e redondo menor se inserem no tubérculo maior e tendem a desviar o fragmento no sentido posterossuperior. O músculo subescapular se insere no tubérculo menor e, quando fraturado, sofre desvio medial por ação de rotação interna. A diáfise desvia-se medialmente por ação do peitoral maior, que é um potente adutor. O mecanismo de lesão ocorre, em geral, por traumatismo direto sobre o ombro ou queda no solo apoiando-se com a mão ou com o cotovelo. Nos jovens, esse trauma precisa ser grave para produzir fratura; já nos idosos, pode ser leve, devido à osteoporose. Outras causas determinantes de fratura do úmero proximal que não devem ser esquecidas são crise convulsiva, choque elétrico e metástase.

A apresentação clínica assemelha-se à das fraturas em geral: quadro agudo, dor, edema, crepitação local, impotência funcional e equimose, que inicia em 24 a 36 horas. O braço é mantido em rotação interna e abdução, apoiado no tórax. Se a fratura está localizada no colo cirúrgico, os movimentos de rotação podem estar presentes, confundindo o examinador. O exame neurovascular da extremidade é essencial. A ausência de pulso radial e a alteração de sensibilidade, em especial na área cutânea do deltoide, são sinais que antecipam a presença de traumatismo grave.

O diagnóstico definitivo é dado pelo exame radiográfico. A série de trauma (**FIG. 45.6**) é fundamental para o diagnóstico seguro dos traumatismos no terço proximal do úmero. A incidência em posição anteroposterior verdadeira evidencia a relação entre a cabeça do úmero, a cavidade glenoidal e o acrômio. As incidências escapular e axilar possibilitam a avaliação de luxações e deslocamentos dos tubérculos. Poeze e colaboradores[70] demonstram que o desvio visibilizado na incidência de perfil da escapula é fator preditivo para bom prognóstico no tratamento conservador, relacionando melhores resultados com desvio de até 55° nessa incidência. A TC e esse mesmo exame com reconstrução 3D possibilitam melhor informação sobre a cominuição da cabeça do úmero, que, às vezes, é incompleta com a série de trauma (**FIG. 45.46**).

> **ATENÇÃO!** A incidência das fraturas proximais do úmero é relacionada diretamente com o aumento da osteoporose, ocorrendo em torno de 3 a 5% de todas as fraturas e em 70% das fraturas de úmero, em indivíduos acima de 40 anos.

Classificação

Entre as classificações descritas na bibliografia, a de Neer 11 é a mais utilizada, pois baseia-se nos aspectos anatômicos e permite um prognóstico correto. Além disso, possibilita a indicação cirúrgica adequada a cada tipo de fratura ou fratura-luxação, como a utilização de parafusos interfragmentários, cerclagem e/ou amarria, pinagem intramedular, hemiartroplastia, entre outras. Essa classificação foi publicada em 1970.

A classificação AO é menos utilizada que a de Neer, mas vem recebendo crescente atenção no meio dos cirurgiões de trauma. Essa classificação se baseia no risco de necrose avascular da cabeça do úmero e agrupa as fraturas em ordem crescente de gravidade, em três grupos principais, subdivididos em três subgrupos, os quais também apresentam subdivisões. Dentro da classificação AO, o código alfanumérico que representa as lesões é o 1.1, por tratar-se do úmero (1) e da porção proximal (1). As fraturas

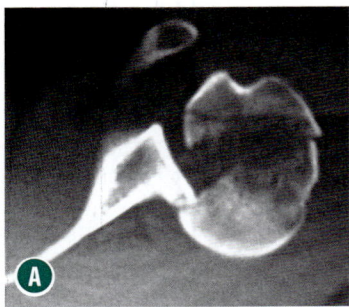
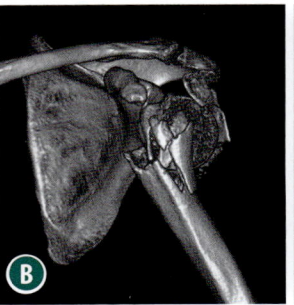
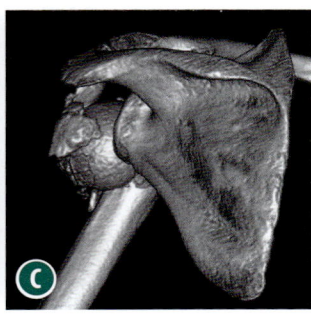

FIGURA 45.46 → A TC é um excelente meio diagnóstico, em especial quando a série de trauma não permite concluir sobre o deslocamento dos fragmentos. **A** *Head-split* (cabeça fraturada ao meio) com luxação posterior. **B** e **C** TC com reconstrução 3D permitindo melhor entendimento da cominuição e do desvio dos fragmentos.

do grupo A são extra-articulares e unifocais. As do grupo B também são extra-articulares, mas apresentam dois focos de fratura. As do grupo C são articulares, apresentando pior prognóstico (QUADRO 45.5).

É importante frisar que apenas um método de tratamento não é suficiente para resolver todas as fraturas. O uso do raciocínio ortopédico e o emprego de uma classificação aceita universalmente são fundamentais para o sucesso do tratamento. A classificação de Charles Neer está indicada apenas para as fraturas deslocadas mais de 1 cm ou 45°, não considerando as chamadas "fraturas de deslocamento mínimo" apresentadas a seguir. A classificação de Neer das fraturas proximais está descrita no QUADRO 45.6.

Hertel e colaboradores[71] realizaram uma classificação baseada na vascularização da cabeça umeral e no risco das fraturas evoluírem para necrose avascular. Nesse trabalho, o autor descreve três fatores de risco de necrose avascular por fratura de úmero proximal. Primeiro, quando a fratura compromete o calcar ou a cortical medial do úmero proximal em mais de 8 mm, o risco de lesão da artéria circunflexa posterior é grande, podendo causar necrose da cabeça. Segundo, a quantidade de fragmentos da fratura – quanto mais cominutiva ou mais partes tenha a fratura, maior o risco de necrose. Terceiro, é a presença de fratura tipo *head split* ou fratura da cabeça umeral. Edelson

e colaboradores[72] descreveram uma classificação tomográfica, com melhor detalhamento dos fragmentos, que ocorrem, em especial, em fraturas cominuídas. Carrerra e colaboradores[73] propõem uma classificação baseada na compressão ou não do osso esponjoso metafisário, classificando em compressivas e não compressivas.

Tipos de fraturas

Podem ser com deslocamento mínimo, fraturas e fraturas-luxações em duas, três e quatro partes e fraturas especiais.

Fraturas com deslocamento mínimo

São fraturas em que o deslocamento é inferior a 1 cm ou 45° de angulação, não importando o número de fragmentos presentes – isto é, podem existir três ou quatro fragmentos distintos. Quando eles não estão deslocados, são considerados de deslocamento mínimo. Felizmente, essas situações são a maioria, em torno de 80% das fraturas proximais do úmero. O tratamento adequado é o repouso do membro em tipoia ou *velpeau* por três semanas, até que a dor e o edema diminuam e um mínimo calo fibroso se crie. A partir daí, é iniciado um programa de reabilitação supervisionada – exercícios para obter mobilidade

QUADRO 45.5 → Classificação AO das fraturas proximais do úmero

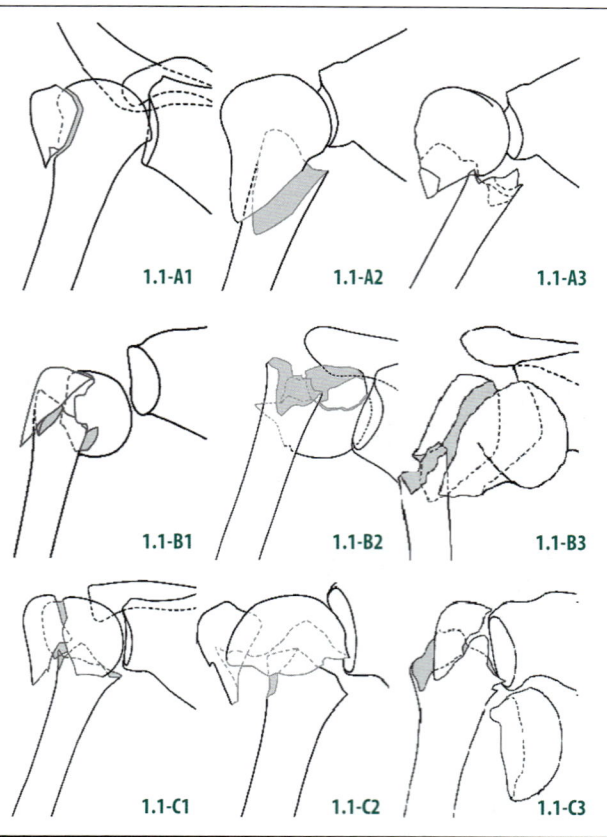

1.1-A1   1.1-A2   1.1-A3

1.1-B1   1.1-B2   1.1-B3

1.1-C1   1.1-C2   1.1-C3

QUADRO 45.6 → Classificação de Neer das fraturas proximais do úmero

FD	2P	3P	4P
CA			
CC			
GT			
PT			
FL	AAAP P	P	

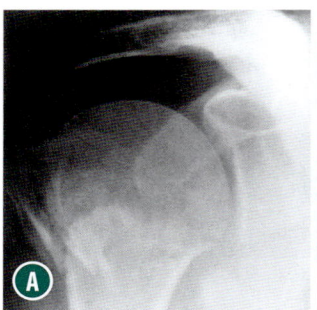
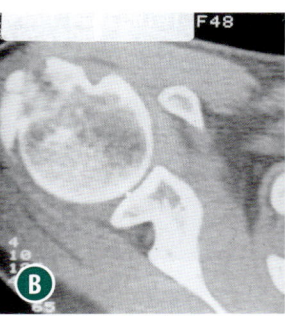
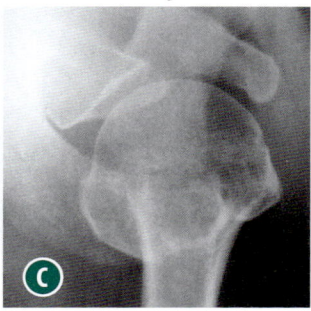

FIGURA 45.47 → Fratura em três partes com deslocamento mínimo entre os fragmentos.
Ⓐ Raio X em posição anteroposterior.
Ⓑ TC.
Ⓒ Consolidação sem deslocamento.

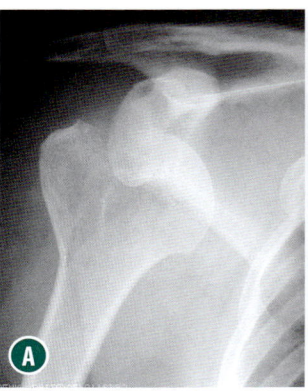
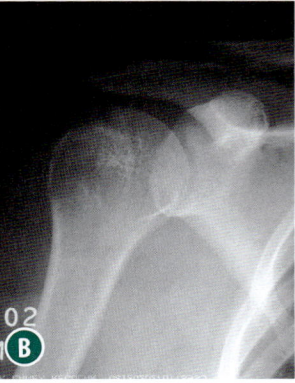
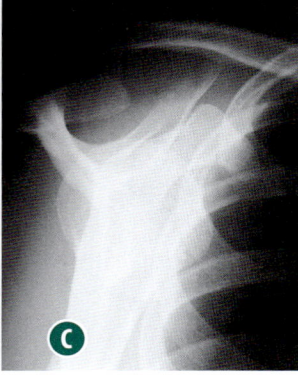

FIGURA 45.48
Ⓐ Luxação anterior com fratura deslocada do tubérculo maior.
Ⓑ Redução incruenta na incidência anteroposterior.
Ⓒ Perfil da escápula. Optou-se pelo tratamento conservador, já que o fragmento ficou solidamente em contato com a cabeça.

(pêndulos, roldana, bastão, etc.) (**FIGS. 45.47 e 45.48**). É importante o controle radiográfico frequente, para certificar-se de que não houve deslocamento dos fragmentos (**FIG. 45.49**). Movimentos intempestivos podem deslocar a fratura, retardar a consolidação ou produzir pseudartrose, com grave comprometimento funcional.

Lefevre-Colau e colaboradores[74] realizaram uma comparação randomizada de uma série de pacientes tratados de forma conservadora. Compararam mobilização passiva imediata com imobilização convencional e concluíram que a mobilização passiva três dias após a fratura melhora consideravelmente o resultado funcional dos pacientes com fratura de úmero proximal. Snyder e colaboradores[14] compararam os resultados do tratamento conservador de fraturas de úmero proximal em duas, três e quatro partes com tratamento cirúrgico com placas de ângulo fixo, evidenciando melhora significativa em relação à recuperação da amplitude de movimento nos pacientes com tratamento conservador e um índice maior de complicações nos pacientes tratados com cirurgia.

Fraturas e fraturas-luxações em duas partes

Ocorrem em cerca de 10% dos casos e têm um dos fragmentos deslocados mais de 1 cm ou com mais de 45° de angulação. Podem acometer os colos cirúrgico e anatômico e os tubérculos maior e menor.

Nos colos cirúrgico e anatômico

Podem necessitar de redução incruenta (tração, flexão e adução) se forem estáveis. Nas fraturas instáveis, a redução cirúrgica fechada, com o uso de fios metálicos percutâneos (**FIG. 45.50**), ou aberta, está indicada. Em situações especiais, a cabeça longa do bíceps pode interpor-se ao foco de fratura, dificultando a redução incruenta. Na fratura do colo cirúrgico, a inserção do músculo peitoral maior é o fator determinante do deslocamento medial da diáfise do úmero.

Diversas técnicas para redução e fixação aberta são descritas para o tratamento desse tipo de fratura, sendo, hoje, mais indicado o uso de placas bloqueadas com fixação angular, sobretudo em ossos osteoporóticos, permitindo melhor fixação e mobilização mais precoce.

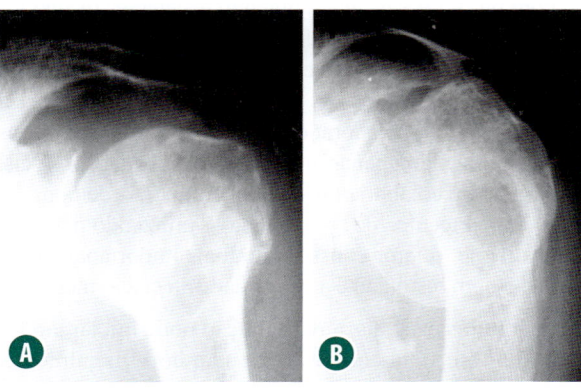

FIGURA 45.49
Ⓐ Tratamento conservador de fratura sem deslocamento do colo anatômico.
Ⓑ Controle radiográfico após 30 dias, mostrando deslocamento entre os fragmentos e ausência de consolidação.

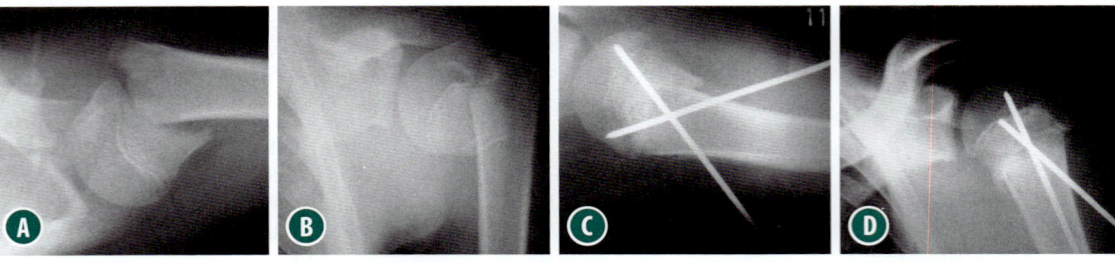

FIGURA 45.50

Ⓐ Fratura do colo cirúrgico do úmero proximal com deslocamento (duas partes de Neer) em um paciente de 17 anos, ainda com a fise aberta. Radiografia na incidência axilar.
Ⓑ Radiografia na incidência anteroposterior.
Ⓒ e Ⓓ A opção foi por redução percutânea e fixação com fios rosqueados, que evitam migração. Um fio foi introduzido lateralmente e outro anteriormente.

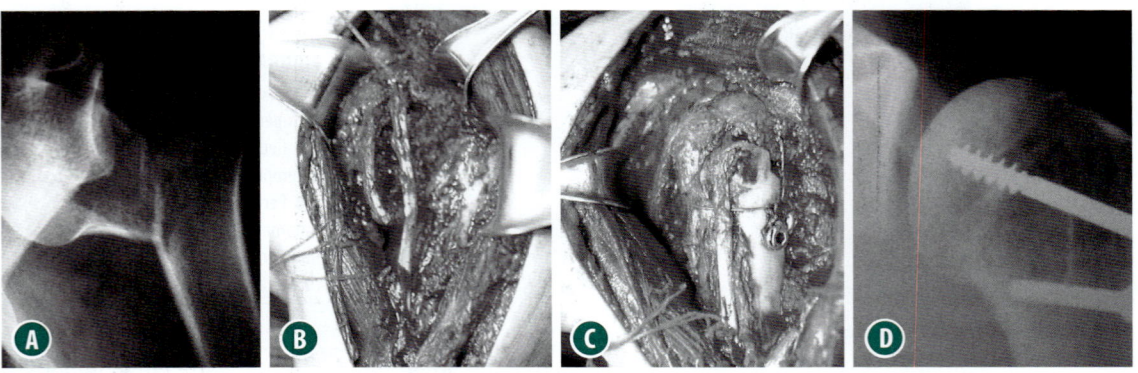

FIGURA 45.51

Ⓐ e Ⓑ Fratura em duas partes com luxação anterior da cabeça, vista no raio X e no transoperatório, com a cabeça longa do bíceps dentro do foco de fratura.
Ⓒ e Ⓓ A técnica simples de amarria dos fragmentos com Ethibond® associada à síntese mínima com dois parafusos corticais, vista no transoperatório e no raio X, permitiu a consolidação primária.

Na impossibilidade de utilização desse tipo de implante, placas convencionais, como DCP em lâmina, podem ser utilizadas, ou ainda técnicas com fixação mínima com parafuso associado à amarria (**FIG. 45.51**) e diversos tipos de placas e variados sistemas de amarria são utilizados (**FIGS. 45.52 e 45.53**).

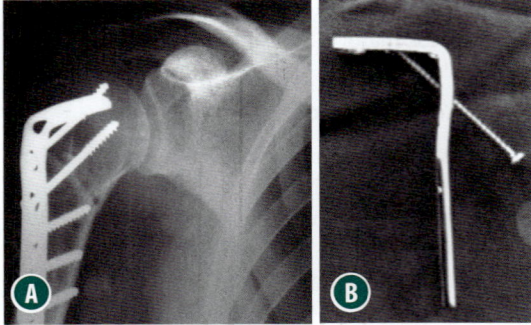

FIGURA 45.52 → Diversos sistemas de fixação e placas são utilizados no tratamento das fraturas do úmero proximal.

Ⓐ Uma das placas empregadas é a DCP 3,5 mm dobrada e modelada, funcionando como placa-lâmina.
Ⓑ A placa é moldada de forma que o parafuso proximal seja introduzido na diáfise e atravesse o furo da placa na cabeça do úmero, dando maior sustentação à montagem.

Os autores deste capítulo avaliaram os resultados do tratamento das fraturas de úmero proximal com a técnica de Matsen modificada, usando a placa DCP 3,5 mm em lâmina e obtiveram 77% de bons e excelentes resultados pelo escore de UCLA e Constant, considerando fraturas em duas, três e quatro partes. Warner e colaboradores[75] avaliaram os resultados da técnica de fixação percutânea das fraturas de úmero proximal com pinos de Kirschner, obtendo excelentes resultados com essa técnica, com pouco índice de complicações. Checchia e colaboradores[55-57] obtiveram 91,4% de bons e excelentes resultados nas fraturas em duas partes com uso de placa em lâmina. Veado e colaboradores[58] obtiveram 88% de bons resultados utilizando apenas amarria com fios inabsorvíveis, enquanto Faria e colaboradores[76] obtiveram 76% de bons resultados com a técnica de "paraquedas", utilizando parafuso e amarria. Hoje, o fator considerado mais importante para a redução e o bom resultado é a integridade do calcar medial.

Nas fraturas estáveis, a reabilitação pode iniciar tão logo o paciente se sinta confortável e sem dor. Inicialmente, obtém-se a maior mobilidade passiva possível e, então, a força muscular. As fraturas cominutivas necessitam de um período maior de imobilização, através de *velpeau* ou tipoia. A mobilização fisioterapêutica deve iniciar quando houver calo fibroso evitando a perda da redução.

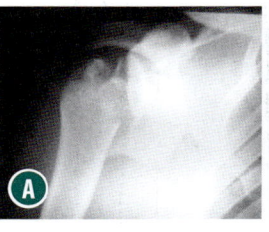
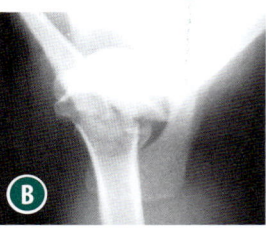
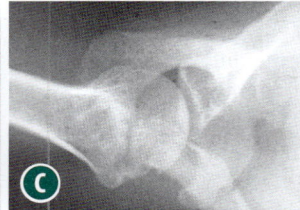
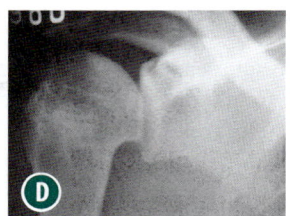

FIGURA 45.53 → Fratura-luxação do colo anatômico em jovem de 26 anos.
Ⓐ Radiografias na incidência anteroposterior.
Ⓑ Radiografia na incidência axilar.
Ⓒ e Ⓓ Realizadas redução e amarria com Ethibond® apenas. Evoluiu com consolidação e, após 18 meses de acompanhamento, não apresentou qualquer sinal de necrose avascular, conforme evidenciado nas radiografias anteroposterior e axilar.

No tubérculo maior

Nessas fraturas, o deslocamento maior que 5 mm é considerado de indicação cirúrgica, já que desvios maiores estão associados a piores resultados e a impacto subacromial. Essas fraturas deslocam-se posterior e superiormente, tracionadas pelos músculos supra e infraespinais. Por isso, a manutenção da redução incruenta é difícil, exceto nos casos em que ocorra luxação anterior da cabeça do úmero **(FIG. 45.54)**. Nos casos em que o tubérculo maior está ou permanece deslocado, são necessárias a redução cirúrgica com fixação interna com parafusos (se o tamanho e a cominuição do fragmento permitirem, com o cuidado de fixação bicortical) e a amarria com fio inabsorvível **(FIG. 45.55)**.

Se há cominuição de pequeno fragmento, este é removido, e a reparação convencional do manguito rotador é realizada. A via de abordagem ocorre por incisão transdeltóidea, junto à rafe, semelhante à abordagem para a cirurgia do manguito rotador **(FIG. 45.56)**. Deve-se evitar o uso de parafusos nessa região de osso esponjoso e, muitas vezes, osteoporótico, pois é fácil a ocorrência de soltura do material de síntese. A bibliografia é rica em exemplos de perda de redução cirúrgica devido ao uso de material convencional de síntese. Quando utilizado, deve ter fixação bicortical e

ser associado à amarria. As fraturas nessa área do esqueleto comportam-se de forma diferente do que no antebraço ou no fêmur. O objetivo é obter a melhor redução possível usando o mínimo de material de inclusão. A ideia de que o ombro é uma articulação não óssea de partes moles deve ser considerada.

Fraturas no tubérculo maior são raras e podem ser acompanhadas ou não de luxação posterior da cabeça do úmero.

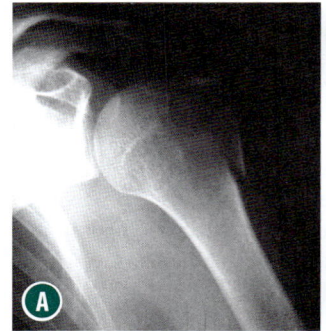
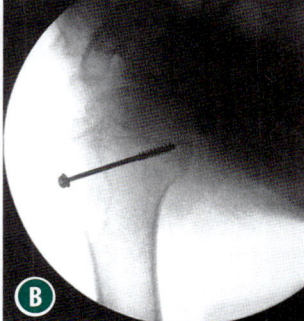

FIGURA 45.55
Ⓐ Fratura da tuberosidade maior do úmero com grande fragmento ósseo.
Ⓑ Fixação com parafuso e amarria com fio inabsorvível.

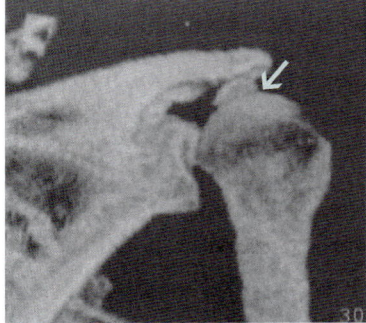

FIGURA 45.54 → TC computadorizada com reconstrução demonstra fratura do tubérculo maior, com grande deslocamento do fragmento, localizado entre a cabeça do úmero e o acrômio (seta).

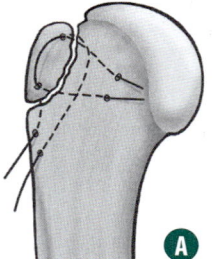
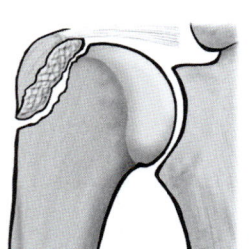

FIGURA 45.56
Ⓐ Fratura-arrancamento do tubérculo maior com deslocamento superior e posterior, devido à tração exercida pelos músculos supra e infraespinais.
Ⓑ A forma mais adequada de tratamento é a amarria dos fragmentos com fios inabsorvíveis por meio de abordagem transdeltoide no nível da rafe.

No tubérculo menor

O músculo subescapular é o fator determinante do deslocamento do fragmento. Essas fraturas podem ser tratadas de forma conservadora, na ausência de deslocamento. Quando deslocadas ou com interposição do fragmento que bloqueia a rotação interna, está indicada a redução cirúrgica com fixação ou ressecção do fragmento e a reinserção do músculo subescapular por uma pequena via do sulco deltopeitoral **(FIG. 45.57)**.

Fraturas e fraturas-luxações em três partes

Envolvem o colo cirúrgico e o tubérculo maior ou menor, tendo um ou mais fragmentos deslocados mais de 1 cm ou mais de 45° **(FIG. 45.58)**. Essas fraturas são, na verdade, instáveis e de difícil tratamento conservador. No deslocamento do tubérculo maior, a cabeça do úmero é tracionada pelo músculo subescapular, que se insere no tubérculo menor e determina rotação interna da cabeça. Inversamente, no deslocamento do tubérculo menor, a cabeça do úmero é tracionada pelos músculos supra e infraespinais, que se inserem no tubérculo maior, determinando a rotação externa da cabeça **(FIG. 45.59)**. A vascularização da cabeça do úmero é considerada adequada, já que o suprimento se dá pelos tubérculos íntegros e pelas cápsulas, exceto em algumas situações, como múltiplas e frustradas tentativas de redução incruenta e redução cirúrgica realizada de modo intempestivo, desperiostizando fragmentos e feita em idosos.

A redução cirúrgica por meio de abordagem pelo sulco deltopeitoral é o tratamento de escolha. A bibliografia adverte para os maus resultados (necrose avascular da cabeça do úmero, pseudartrose, dor residual e rigidez pós-operatória) desse tipo de abordagem. O uso da placa bloqueada de ângulo fixo é o tratamento de escolha. A placa PHILOS® da AO, com o conceito de fixação angular, com parafusos de ângulo fixo rosqueados à placa, diminui os riscos de soltura do implante. A integridade do calcar deve ser observada e, se houver cominuição, deve ser observado o posicionamento de parafusos nessa região associando amarria à placa, evitando a varização da cabeça umeral. O uso de enxerto ósseo primário restabelecendo o calcar medial também é preconizado

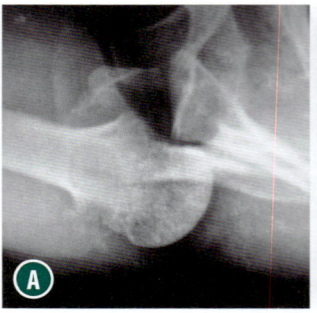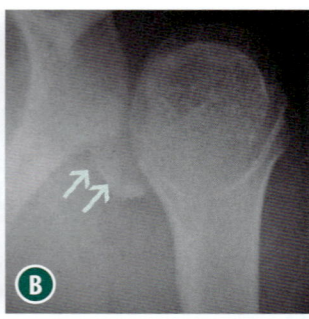

FIGURA 45.57 → Radiografia na incidência axilar **A** e perfil da escápula **B** evidencia uma fratura – luxação posterior com fratura da tuberosidade menor do úmero.

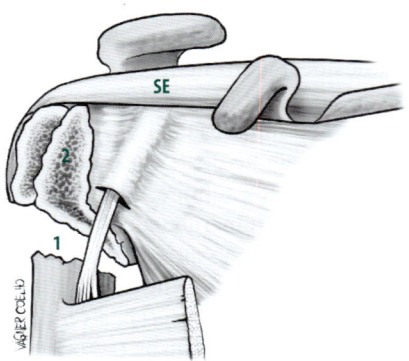

FIGURA 45.58 → Clássica fratura em três partes, envolvendo **1**: o colo cirúrgico e **2**: o tubérculo maior. O deslocamento posterossuperior do tubérculo maior é esperado pela tração do músculo supraespinal (SE).

por alguns autores, quando ocorre sua cominuição, obtendo redução e estabilização adequada da fratura.

Outro detalhe deve ser observado quando da utilização desse tipo de implante: a redução deve ser realizada inicialmente e fixada de forma provisória com fios de Kirschner, para depois ser colocada a placa. Caso não tenha sido alcançada perfeita redução, pode ocorrer falha da síntese ou extrusão dos parafusos **(FIG. 45.60)**. Duralde e Leedy[77] avaliaram os resultados da fixação com placa de ângulo fixo, obtendo 90% de ótimos resultados com 72% de alinhamento anatômico da fratura e 10% de complicações. Os autores

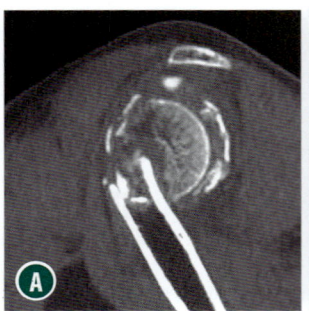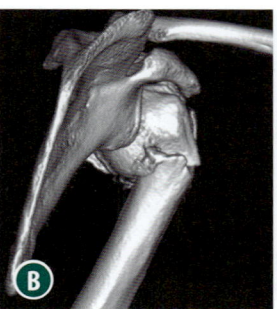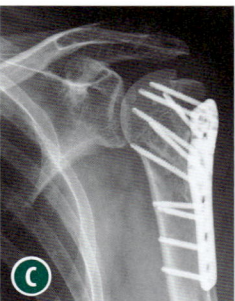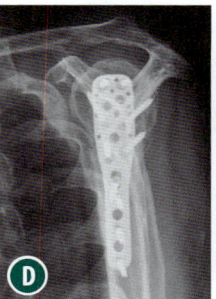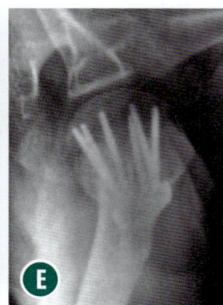

FIGURA 45.59 → Fratura de úmero proximal em 3 partes, porém com grande cominuição da tuberosidade maior . TC em corte sagital **A** e com reconstrução **B** auxiliam a entender o desvio dos fragmentos. Redução e fixação com placa de ângulo fixo bloqueada, nas incidências AP, perfil e axilar **C** , **D** , **E** .

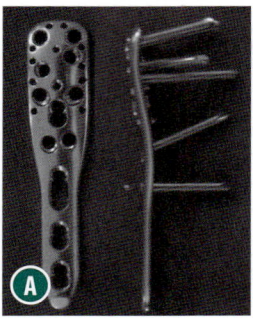
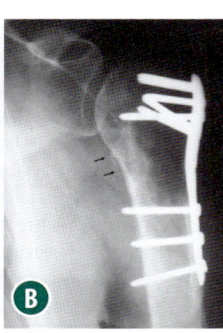
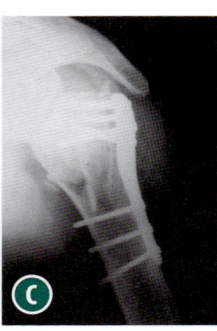
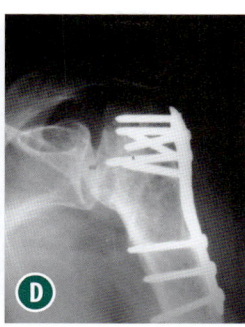
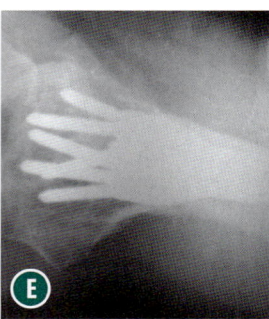

FIGURA 45.60

Ⓐ A placa Philos® da AO possui parafusos rosqueados à placa com ângulo fixo.

Ⓑ Essa configuração promove uma grande estabilidade, sobretudo em ossos osteoporóticos. Porém, necessita de redução anatômica para a colocação, sob risco de extrusão dos parafusos fixados na cabeça do úmero, perda de redução e necrose avascular.

Ⓒ Radiografia na incidência anteroposterior mostrando fratura do colo do úmero fixada com placa Philos®. As setas indicam que a fratura está em varo.

Ⓓ Perda da fixação com desabamento em varo da cabeça do úmero. Evolução para necrose avascular, vista no raio X anteroposterior.

Ⓔ Vista no raio X axilar. O número excessivo de parafusos na cabeça do úmero pode ter contribuído para a necrose avascular.

deste capítulo avaliaram os resultados em 41 pacientes submetidos a tratamento com fixação com placa bloqueada de úmero proximal, obtendo 80% de bons e excelentes resultados, com média de UCLA de 29,8 e Constant de 77,8 pontos. Myazaki e colaboradores[78] obtiveram UCLA médio de 29,5, e Cohen e colaboradores[79] descreveram média de UCLA de 30 pontos.

A hemiartroplastia é um tratamento ainda empregado em pacientes mais idosos e com osteoporose intensa, ou naqueles com impossibilidade de reconstrução.

Fraturas e fraturas-luxações em quatro partes

A cabeça do úmero não costuma articular-se com a cavidade glenoidal e está totalmente desvascularizada pelos deslocamentos simultâneos dos tubérculos e da diáfise. Tais fraturas ocorrem, na maioria das vezes, em idosos com osso osteoporótico. No entanto, pacientes jovens também

têm sido acometidos por esse tipo de fratura em acidentes de trânsito ou trauma grave. O índice de necrose avascular associado a esse tipo de fratura é grande, variando de 21 a 75%. Um tipo especial de fratura em quatro partes é a com impacção em valgo, descrita por Jakob e colaboradores.[80] Nestas, além de ocorrer impacção do fragmento articular à diáfise, as tuberosidades apresentam desvio mínimo, com o manguito rotador íntegro.

A ausência do desvio lateral do segmento articular preserva a cápsula inferomedial e o periósteo do aspecto medial do colo anatômico do úmero. A integridade das artérias posteromediais minimiza o dano à vascularização da cabeça do úmero e reduz a incidência de osteonecrose para cerca de 8 a 26%. Os tratamentos habituais das fraturas em quatro partes incluem redução cirúrgica e fixação interna, sobretudo em pacientes jovens e ativos, hemiartroplastia e, como condição mais recente, a artroplastia total reversa **(FIG. 45.61)**. Todavia, a maioria dos

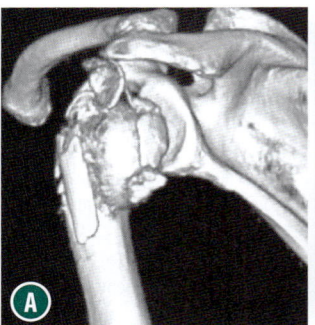
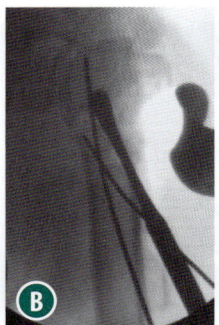
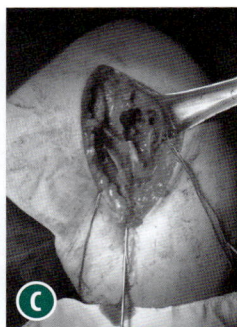
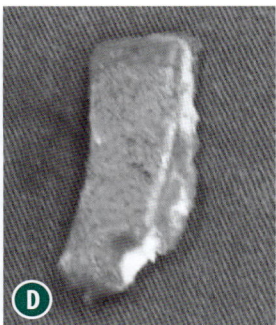
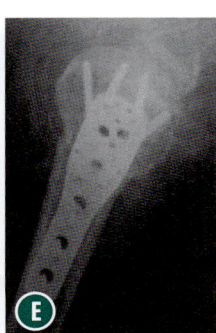

FIGURA 45.61

Ⓐ TC com reconstrução mostra fratura em 4 partes.

Ⓑ Redução provisória com fios de Kirschner sob intensificador de imagens.

Ⓒ Após redução se observa extensa perda óssea.

Ⓓ Enxerto ósseo de ilíaco tricortical pode ser utilizado em casos de extensa perda óssea , permitindo suporte e estabilidade adicional.

Ⓔ Radiografia demonstrando redução adequada.

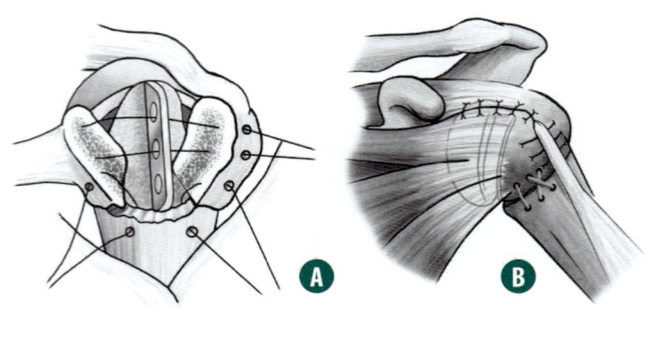
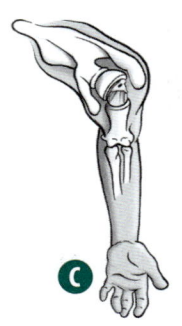

FIGURA 45.62 → Detalhes técnicos são imprescindíveis para o sucesso da hemiartroplastia por fratura.
A Os tubérculos maior e menor devem ser identificados.
B Eles devem ser firmemente amarrados entre si e com a diáfise umeral, mantendo-se um pouco abaixo da altura do topo da prótese; enxerto esponjoso retirado da cabeça do úmero deve ser colocado entre esses três fragmentos ósseos para estimular a consolidação, pois isso é pré-requisito para a elevação.
C A prótese deve ter a correta retroversão, entre 20 e 30°.

autores aponta uma grande quantidade de complicações semelhantes àquelas descritas nas fraturas de três partes. Assim como nas fraturas em três partes, a placa bloqueada de ângulo fixo é a opção de escolha, permitindo melhor fixação da fratura. Os conceitos abordados quanto à técnica são os mesmos já descritos.

Na escolha da hemiartroplastia, os ortopedistas dispõem, hoje, de uma ampla variedade de modelos de próteses, sendo que tal diversidade influencia nos resultados. Além disso, sabe-se que os melhores resultados na hemiartroplastia são obtidos quando:

- O caso for tratado na fase aguda (nos casos crônicos, a musculatura está hipotrofiada e retraída).

- A anatomia normal for respeitada (a cirurgia de ombro trata de tecidos moles, não apenas de tecido ósseo).

- As considerações técnicas forem exatas quanto à colocação da prótese **(FIG. 45.62)**. Esse procedimento deve ser realizado por um cirurgião com *treinamento específico*, e não por "interessados" no assunto. O mau resultado inicial é difícil de ser corrigido por uma segunda cirurgia.

- A reabilitação for precoce e supervisionada (cirurgião, reabilitador, paciente e familiares devem trabalhar como uma *equipe*).

Vários trabalhos da literatura mundial demonstram que a consolidação dos tubérculos entre si e com a diáfise em posição anatômica é o fator determinante para o sucesso da hemiartroplastia nas fraturas em quatro partes do úmero proximal **(FIG. 45.63)**. A restauração do *offset* lateral e o posicionamento adequado do tubérculo maior, isto é, levemente abaixo da cabeça do úmero, são aspectos preditivos de bom prognóstico. A altura correta da prótese é outro fator determinante para a obtenção de bom resultado. Ikemoto e colaboradores[39] descreveram o uso do peitoral maior como parâmetro para o correto posicionamento da prótese, devendo a GT estar posicionada cerca de 5,6 cm acima da borda superior do peitoral.

Fraturas especiais

- **Fratura impactada da cabeça do úmero (*impression fracture*).** Ocorre, em geral, durante luxação posterior. A cabeça estará comprimida contra a reborda posterior da cavidade glenoidal, ocasionando afundamento ou impactação. A porcentagem de superfície articular impactada determina qual procedimento será adotado. Por isso, a TC impõe-se como melhor método diagnóstico, embora a incidência axilar da série de trauma também possa ser empregada. Para os defeitos com menos de 20% de envolvimento da cabeça do úmero,

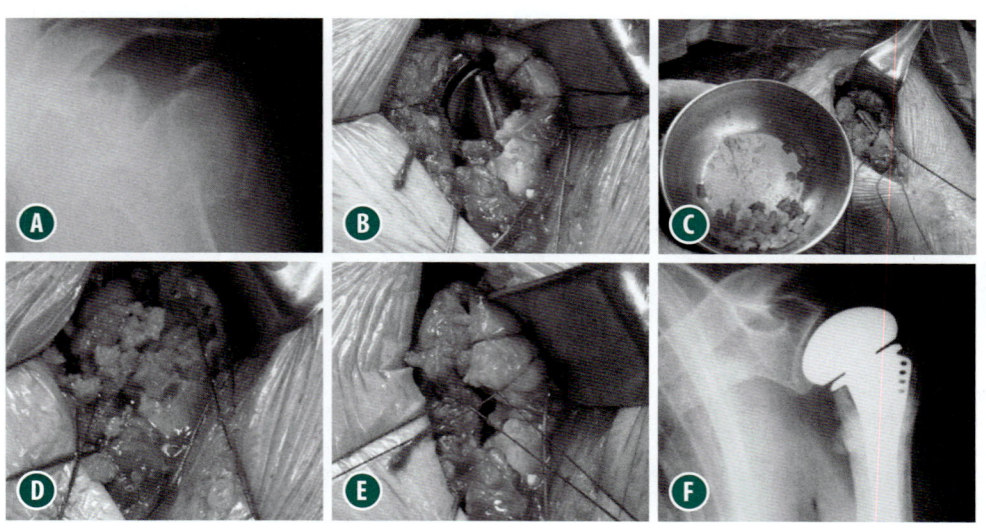

FIGURA 45.63 → **A** Fratura em quatro partes do úmero proximal em uma paciente de 68 anos, vista no raio X AP, submetida a artroplastia.
B Os tubérculos são identificados e tracionados, com suturas de reparo, e fios inabsorvíveis resistentes são passados pela diáfise.
C e **D** Enxerto ósseo é colocado entre os tubérculos e entre estes e a diáfise.
E Os tubérculos são amarrados firmemente entre si e na diáfise, para que ocorra a consolidação.
F A radiografia em posição AP mostra a consolidação que ocorreu, com evolução de três meses e a boa fixação da prótese

indicam-se redução incruenta da luxação e imobilização com o membro superior em leve rotação externa. Se o envolvimento da cabeça for entre 20 e 50%, associado à instabilidade que permita frequentes luxações posteriores, utiliza-se a transferência do tubérculo menor e o músculo subescapular para a área do defeito (cirurgia de McLaughlin modificada por Neer). Se o envolvimento da cabeça for maior do que 50%, a melhor indicação é a prótese de ombro.

- **Fratura tipo rachadura da cabeça do úmero (*head split*).** É bastante rara e apresenta grandes dificuldades para a reconstrução cirúrgica, já que a fixação não costuma ser adequada, o material de síntese causa lesão à superfície articular da cavidade glenoidal, entre outros problemas **(FIG. 45.46)**. A melhor indicação para esses casos é a prótese de ombro, não importando a faixa etária.

Artroplastia reversa para fraturas de úmero proximal

O tratamento de fraturas complexas no idoso pode ser difícil, e os resultados de osteossíntese podem ser comprometidos por osteonecrose, perda de função e problemas pelo material de osteossíntese **(FIG. 45.64)**. Nos casos de hemiartroplastia, a reabsorção das tuberosidades e a falha do manguito rotador podem ser um problema. Devido a tais questões, existe um crescente número de autores que preconizam a artroplastia reversa primária no tratamento das fraturas complexas do úmero proximal, sobretudo em pacientes idosos, com baixa demanda funcional e com osteoporose acentuada e insuficiência do manguito rotador. A justificativa para essa indicação é que a prótese reversa produz resultados mais uniformes, pois não há dependência de consolidação dos tubérculos, já que não depende do manguito rotador para realizar elevação, e sim do deltoide. Outro fator importante é a possibilidade de reabilitação precoce e curto tempo de imobilização, pois não necessita aguardar consolidação dos tubérculos. Outras indicações são as sequelas de fraturas, como reabsorção ou não consolidação de tuberosidades pós-hemiartroplastia, instabilidade pós-hemiartrosplastia e falhas de osteossíntese. Ainda são poucos os estudos que avaliam a artroplastia reversa para fraturas de úmero proximal com seguimento adequado. Contudo, ela aparece como uma indicação para casos complexos com fatores de risco para falha da RAFI ou hemiartroplastia.

LUXAÇÃO ACROMIOCLAVICULAR

A luxação acromioclavicular (LAC) é um deslocamento traumático da articulação acromioclavicular, em que a escápula (acrômio) desloca-se inferiormente, existindo da mesma forma algum desvio superior e/ou posterior da clavícula.

Incidência

Corresponde a cerca de 12% de todas as luxações e a 3% de todas as lesões da cintura escapular. De acordo com Zuckermann e colaboradores,[81] 90% das LACs ocorrem em homens. Rowe[13] publicou, em 1988, uma clássica revisão sobre o assunto, destacando que as LACs constituem 3% de todas as lesões da cintura escapular. Estudos independentes de Cave colaboradores[82] e Nettles e Linscheid[83] apontaram para a mesma porcentagem: entre as luxações da clavícula, 90% destas ocorrem na articulação acromioclavicular e apenas 10% na esternoclavicular.

História

A perda da relação anatômica entre a clavícula distal e o acrômio (LAC) foi a primeira patologia do ombro a receber atenção na literatura médica. Encontram-se descrições sobre tal lesão nos escritos clássicos de Hipócrates, Galeno e Paul e Ogina, no século VII. A descrição do primeiro tratamento conservador (uso de tipoia) é de Pilcher, em 1886. A primeira descrição cirúrgica (fixação com fio metálico) é de Buedinger, em 1900. Com o avanço dos cuidados de assepsia e antissepsia desenvolvidos, os métodos de correção cirúrgica da deformidade estabeleceram-se.

Hoje, essa patologia possui uma das maiores relações de tratamento conservador ou cirúrgico conhecidas na traumatologia e ortopedia. A diversidade de tratamentos é tamanha que são listadas facilmente mais de 50 técnicas conservadoras e 40 cirúrgicas. A anatomia, a biomecânica e a radiologia são, hoje, conhecidas e consideradas aspectos "fáceis" dessa entidade. A classificação ideal **(QUADRO 45.7)** e

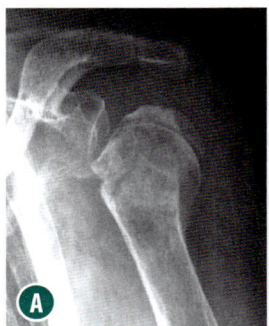
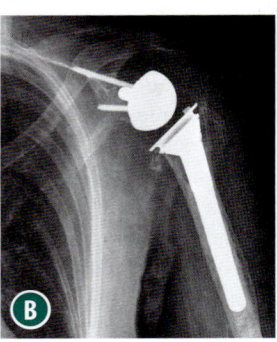
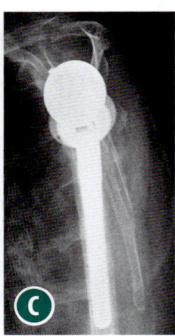
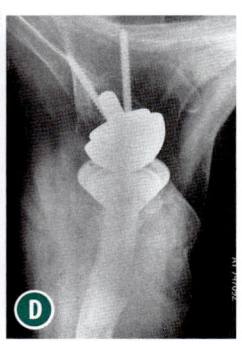

FIGURA 45.64
A Sequela de fratura em 4 partes de úmero proximal em paciente idosa. Artroplastia reversa é uma opção para casos complexos em pacientes idosos. Pós-operatório nas incidências AP **B** , Perfil **C** e axilar **D** .

QUADRO 45.7 → Classificações das LACs

Autor	Tipo
Kessel e Watson[84]	• I: lesão LAC • II: lesão LAC e LCC
Tossy e colaboradores[85]	• I: clavícula em posição com o acrômio • II: clavícula elevada 50% • III: clavícula elevada 100% acima do acrômio
Allman[86]	• I: estiramento da cápsula (sem subluxação) • II: ruptura da cápsula (com subluxação) • III: ruptura LAC e LCC (luxação)
Rockwood[87]	• I: contusão LAC • II: ruptura LAC, elevação mínima vertical da clavícula • III: ruptura LAC e LCC, elevação de 25 a 100% • IV: ruptura LAC e LCC, deslocamento posterior da clavícula • V: ruptura LAC e LCC, elevação de 100 a 300% • VI: ruptura LAC e LCC, deslocamento infracoracoide

LAC, ligamento acromioclavicular; LCC, ligamentos coracoclaviculares (trapezoide e conoide).

as decisões sobre a forma de tratamento constituem, no entanto, aspectos difíceis e fontes de acaloradas discussões acadêmicas em mesas-redondas, pelas múltiplas opiniões. Uma consideração sobre LAC, no entanto, é unânime: o número de sequelas é maior do que se imagina.

Anatomia

A articulação acromioclavicular (AAC) é uma diartrose plana vertical, localizada entre a parte final da clavícula e medial à margem do processo acromial da escápula, medindo, em um adulto jovem, de 9 a 19 mm.

A estabilidade da AAC é realizada por ligamentos capsulares (ligamentos acromioclaviculares superior, inferior, anterior e posterior) e extracapsulares (ligamentos conoide e trapezoide). É de grande importância a estabilidade dinâmica proporcionada pelos músculos que cruzam a AAC (deltoide e trapézio), promovendo suporte suspensório dinâmico durante o mecanismo de elevação do membro superior. Na ruptura dos ligamentos acromioclaviculares e coracoclaviculares, a estabilidade dinâmica proporcionada pela fáscia deltoide-trapézio torna-se o principal estabilizador da AAC no mecanismo de elevação do membro superior.

As principais funções da AAC e de seus ligamentos são:

• Suspender e ancorar a escápula na clavícula, mantendo um espaço coracoclavicular médio de 11 a 13 mm, sustentando o peso do membro superior.

• Manter a largura do ombro por meio do comprimento da clavícula, proporcionando ancoragem e alavanca para guiar a rotação escapular, movendo o acrômio para fora e evitando o impacto com o tubérculo maior durante a elevação do ombro.

• Proteger a parte infraclavicular do plexo braquial, pelos ligamentos coracoclaviculares, e os vasos subclávios.

Mecanismos do trauma

Pode ser causada por um mecanismo direto e indireto. O mecanismo direto é ocasionado por trauma sobre a parte posterior do acrômio e a espinha da escápula, normalmente queda sobre o ombro. Ocorre, com frequência, em acidentes com motocicleta ou cavalo e em esportes de contato. Nessa situação, é produzida força inferior sobre o acrômio, e a clavícula desloca-se medial e inferiormente, até encostar medialmente no batente ósseo da primeira costela. A sequência de lesões é ruptura dos ligamentos acromioclaviculares, da porção média do ligamento conoide e da inserção clavicular do trapezoide.

O mecanismo indireto, menos frequente, dá-se devido a trauma com o braço em abdução e ligeira flexão. Dessa forma, força cranial é transmitida ao longo do úmero, cruzando a articulação glenoumeral até o acrômio, produzindo deslocamento superior e medial do acrômio em relação à clavícula. Os ligamentos coracoclaviculares ficam encurtados e os acromioclaviculares se rompem, luxando a AAC. Por vezes, a força é de tal magnitude que pode fraturar o acrômio e luxar superiormente a cabeça do úmero.

Quadro clínico e radiologia

A história clínica de queda sobre o ombro está quase sempre presente, embora possa ocorrer por muitas outras situações – acidente automobilístico, impacto direto, entre outras. O exame físico demonstra dor local, dificuldade para elevar o membro superior, escoriações e/ou equimose local. É comum a presença do "sinal da tecla".

O exame radiográfico consiste em radiografia simples apenas. De preferência, obtém-se a incidência de Zanca bilateral **(FIG. 45.65)**, realizada com raio X em posição anteroposterior "verdadeira" do ombro, com 10 a 15° de inclinação cefálica, para comparação contralateral. O peso de 3 a 5 kg preso ao punho com o objetivo de deslocar ainda mais a deformidade pode ser dispensável, já que não contribui para um melhor diagnóstico.

A série de trauma, especialmente a incidência axilar, deve sempre ser realizada, pois demonstra o deslocamento posterior da clavícula, presente na luxação de grau IV, que pode passar despercebida no exame inicial. A conduta terapêutica diante de luxação acromioclavicular aguda continua sendo motivo de controvérsia entre os cirurgiões, ou seja, se o correto é realizar tratamento conservador ou cirúrgico, ainda mais quando se trata de lesão classificada como tipo III de Rockwood **(QUADRO 45.7)**.

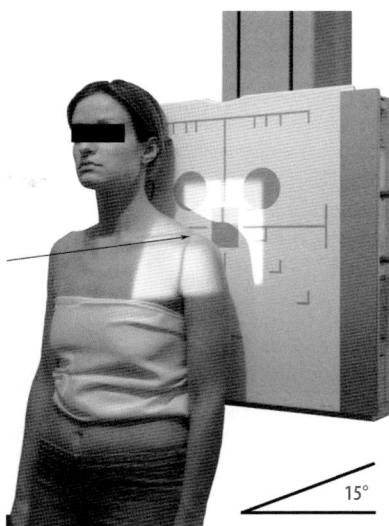

FIGURA 45.65 → Incidência radiológica de Zanca. O paciente é posicionado em ortostatismo, com os membros superiores ao longo do corpo. A ampola do raio X é posicionada na direção do processo coracoide, com angulação inferossuperior de 15°.

Classificação

Conforme mostra o QUADRO 45.7, as primeiras classificações surgiram na década de 1960 e preocupavam-se em demonstrar apenas se havia perda de relação anatômica entre a clavícula e o acrômio. Rockwood[87] apresentou uma ampla classificação, composta por seis tipos (FIG. 45.66) e muito aceita ainda hoje.

Tratamento

Tratamento conservador *versus* cirúrgico

Não há dúvidas: o método conservador é a melhor forma de tratamento para as LACs I e II, enquanto a abordagem cirúrgica é a única forma de tratamento correto das LACs IV, V e VI. Os pacientes com lesão dos tipos I e II são tratados, na maioria das vezes, com métodos conservadores, com imobilização em tipoia por duas a seis semanas e mobilização precoce do membro em torno da segunda semana, além de analgésicos e anti-inflamatórios. Tipoias com tiras de redução (Kenny-Howard) não são mais utilizadas, pela ineficiência e pelo desconforto. As LACs dos tipos IV, V e VI devem ser tratadas por métodos cirúrgicos, pois a grande deformidade e o grave desarranjo muscular podem ocasionar, em médio e em longo prazos, sequelas funcionais, como diminuição de força, parestesias e dor/fadiga no trapézio e no membro superior acometido (FIG. 45.67).

A LAC de grau III ainda é de tratamento controverso. Diversos estudos comparativos entre os métodos não mostraram diferenças significativas quanto aos seus resultados.

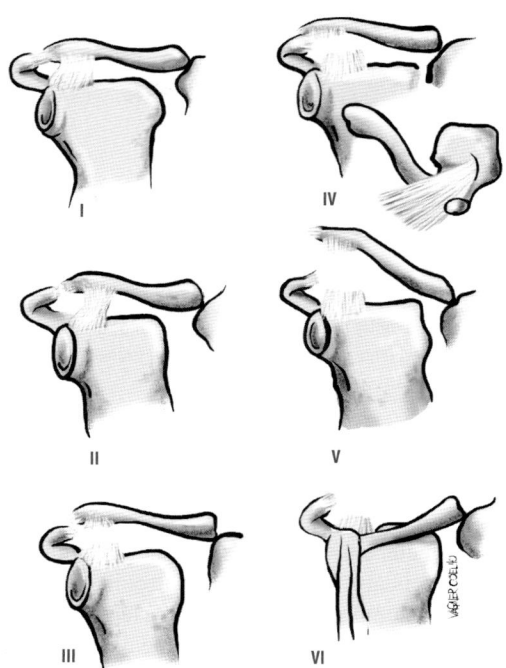

FIGURA 45.66 → Classificação de Rockwood para as luxações acromioclaviculares. A descrição de cada um dos graus está no Quadro 45.7.

O tratamento conservador utiliza imobilização com tipoia por um período de três a seis semanas, dependendo da redução dos sintomas. Alguns aspectos importantes devem ser considerados:

- A discussão com o paciente a respeito do grau da lesão, da demanda funcional necessária para a obtenção de vida normal, do membro superior dominante, da expectativa dele em relação à lesão e outras orientações ajudam a compreender exatamente aquilo que se espera do tratamento.

- Os dados bibliográficos ajudam o cirurgião a optar – o conjunto dos estudos de seis autores envolvendo mais de 200 pacientes mostrou índices muito próximos de maus resultados em ambas as formas de tratamento: 11,6% no conservador (dor crônica na cintura escapular por disfunção do trapézio, síndrome do impacto pela anteriorização da escápula, alterações degenerativas precoces na clavícula distal, etc.) e 16,4% no cirúrgico (instabilidade ou subluxação quando a fixação não é firme, permitindo translação anteroposterior da clavícula, ossificação subclavicular em 25 a 30% dos casos de amarria, distrofia simpático-reflexa e capsulite adesiva, osteólise distal da clavícula, migração/infecção de fios metálicos, etc.). Murena e colaboradores[88] demonstraram maior incidência de discinesia escapular e SICK síndrome com o tratamento conservador comparado ao tratamento cirúrgico. Korsten e colaboradores,[89] em revisão sistemática, não encontraram evidências de superioridade do tratamento cirúrgico, mas recomendam-no a pacientes jovens e ativos.

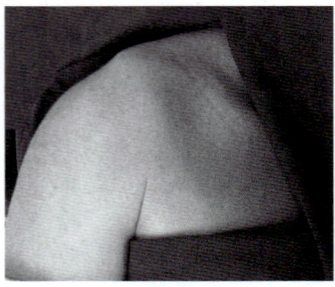

FIGURA 45.67 → Quadro clínico de luxação acromioclavicular de grau V. A elevação da clavícula é evidente, ocorrendo a redução se pressionada inferiormente (sinal da tecla).

QUADRO 45.8 → Critérios de Copeland em relação à opção pelo tratamento conservador ou cirúrgico na LAC III

A favor da cirurgia	Contra a cirurgia
Paciente jovem, magro	Paciente idoso, obeso
Atlético	Não atlético
Trabalhador braçal	Profissão/estilo sedentário
Lado dominante	Lado não dominante
Articulação instável	Articulação estável
Clavícula no subcutâneo	Trapézio intacto
Não se importa com incisão	Prefere a deformidade
Confiável (fará fisioterapia)	Não confiável

• Os ortopedistas norte-americanos ligados à medicina do esporte contraindicam qualquer tratamento cirúrgico da LAC de grau III em atletas de elite do futebol, hóquei, basquete, entre outros esportes. Tais atletas são imprescindíveis aos seus clubes e patrocinadores nas disputadas das temporadas esportivas. Além disso, eles optam por correr o risco de futura sequela, já que a sua milionária carreira não é muito longa. Já a maioria dos ortopedistas brasileiros não trata atletas de elite com altíssimos salários – ao contrário, lidam com pacientes que precisam de bons braços para a árdua jornada de trabalho –, mas recebe a influência científica norte-americana.

Copeland,[90] da Inglaterra, descreve, em sua excelente obra de cirurgia do ombro, os principais fatores "a favor" e "contra" a cirurgia. Tais fatores estão resumidos no **QUADRO 45.8**.

Opção pessoal de tratamento nas LACs III

A opção é cirúrgica, embora os conceitos de Copeland[90] sejam sempre lembrados. O procedimento cirúrgico é ambulatorial, e a anestesia é feita por meio de bloqueio interescalênico de Winnie. O paciente é colocado em posição "quase-sentado", de 60°. A incisão cirúrgica é anteroposterior, indo do processo coracoide à clavícula, com desinserção parcial do deltoide anterior e do trapézio. A lesão traumática é identificada; a reconstrução original dos ligamentos trapezoide e conoide não é realizada. O pequeno menisco intra-articular pode ser ressecado se estiver destruído. A clavícula distal não é ressecada para evitar instabilidade acromioclavicular. Com broca AO 3,2, realizam-se dois furos na clavícula, no nível do processo coracoide (eles devem ser distantes um do outro cerca de 2 cm), conforme mostra a **FIGURA 45.68A**.

A amarria da clavícula ao processo coracoide pode ser efetuada por meio de dois métodos:

• Uso de dois fios inabsorvíveis fortes (Orthocord® ou Fiberwire®), entre os dois furos e ao redor do processo coracoide **(FIG. 45.68B)**. A pinça de mixter curva ajuda muito na passagem do fio.
• Uso de âncora fixada na base dorsal do processo coracoide. Ambas as extremidades do fio são passadas pelos furos da clavícula **(FIG. 45.68C)**.

A amarria dos fios obedece ao mesmo procedimento em qualquer uma das técnicas, isto é, a clavícula deve ser hipercorrigida (mantida forçadamente abaixo da linha do acrômio), pois isso evita subluxação pós-operatória da

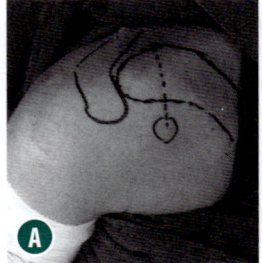 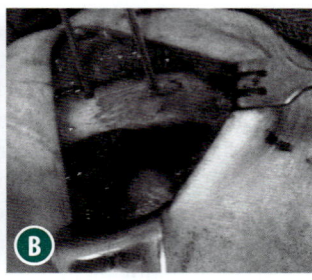 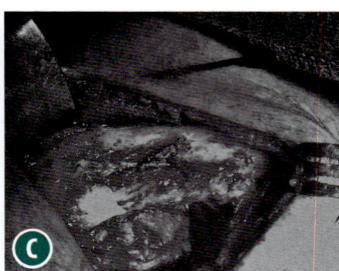 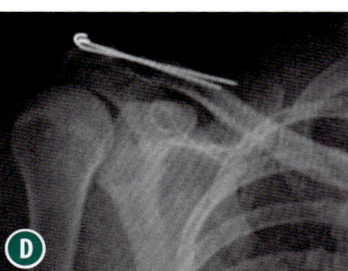

FIGURA 45.68

🅐 Dois furos na clavícula, no nível do processo coracoide, com 2 cm de distância entre si.
🅑 Passagem de dois fios de Orthocord® ou Fiberwire® entre os furos e por baixo do processo coracoide.
🅒 "Hipercorreção da luxação" (a clavícula é empurrada para baixo da linha com o acrômio) e amarria do fio Orthocord® ou Fiberwire®.
🅓 Dois fios de Kirchner são passados através da articulação acromioclavicular, são retirados em 6 a 8 semanas. Radiografia demonstra hipercorreção.

clavícula. A fixação temporária da articulação acromiocla-vicular com fios de Kirschner pode ser associada, o que gera maior estabilidade. Iannotti[91] demonstrou que a asso-ciação de duas técnicas, estabilizando os deslocamentos horizontal e vertical, produz melhores resultados. Um ou dois fios de Kirschner são fixados de forma transacromial até a clavícula e removidos em seis semanas (FIG. 45.68D).

Deve-se dar especial atenção à reconstrução do liga-mento acromioclavicular, já que ele é o principal responsá-vel pela translação anteroposterior. O deltoide é, então, sutu-rado ao trapézio, com o cuidado de evitar qualquer forma de "jaquetão" entre esses dois músculos. A sutura simples, sem tensão, é a mais indicada. A pele é suturada com técnica in-tradérmica, já que tal área tem importância estética. O mem-bro superior é colocado em tipoia simples por poucos dias, quando são iniciados os movimentos pendulares. Deve-se alertar o paciente sobre o risco de reluxação quando ele se apoia com a mão para sair do leito. A mobilidade passiva é de fácil obtenção, e os exercícios passivos e ativos assistidos podem ser iniciados na segunda semana de pós-operatório.

Tratamento cirúrgico das LACs

Há vários métodos de tratamento cirúrgico descritos na literatura para as luxações acromioclaviculares agudas. É possível dividi-los nos três grandes grupos mais utiliza-dos: 1) fixações acromioclaviculares, estabilizando o deslo-camento horizontal; 2) fixações coracoclaviculares com pa-rafuso e suturas subcoracoides, que fornecem estabilidade no plano vertical; e 3) transferências musculoligamentares. A excisão distal da clavícula e as transferências muscula-res dinâmicas são de rara utilização como métodos isolados, mas podem ser combinadas com outras técnicas de fixação.

A fixação transacromial é muito empregada por gene-ralistas, na qual, após a redução da luxação, fios de Kirs-chner, de Steinman ou parafusos são introduzidos na fa-ce lateral do acrômio através da AAC, até a parte distal da clavícula, estabilizando a luxação. Esse método assegura o bom alinhamento da clavícula em relação ao acrômio, mas pode lesar as superfícies articulares, e a migração dos pinos e/ou a quebra são complicações bastante frequentes. O ma-terial metálico deve permanecer por 6 a 10 semanas, quan-do, então, deve ser retirado. Durante esse período, é acon-selhável evitar a abdução do braço. O uso de tipoia deve ser contínuo. Tal método é mais bem indicado quando há associação dessa lesão com a fratura do processo coracoi-de. Essa situação incomum deve ser investigada nos casos de deformidades sem alteração radiológica do espaço co-racoclavicular.

A fixação coracoclavicular com parafuso foi des-crita pela primeira vez por um cirurgião geral, em 1941, Bosworth, e popularizada por Rockwood,[87] na década de 1980, como método extra-articular de reparação da luxação acromioclavicular. Tal técnica produz boa redução quan-do bem executada. Um parafuso próprio ou maleolar deve ser inserido a mais ou menos 3 a 4 cm da parte distal da clavícula em direção à base do processo coracoide. O de-bridamento da articulação e o reparo dos ligamentos cora-coclaviculares e da fáscia deltoide-trapézio podem ser re-alizados durante esse procedimento. A soltura ou a quebra do parafuso pode ocorrer, sobretudo em pacientes jovens ativos, e, portanto, deve ser retirado logo após a cicatriza-ção dos ligamentos (FIG. 45.69).

A sutura subcoracoide é um método muito efetivo, re-sistente e que não necessita de segunda intervenção para a retirada do material de fixação. A técnica original foi des-crita em 1965 por Allredge, que utilizava fios de aço sub-coracoide passando ao redor da clavícula. Neer modificou esse procedimento, utilizando fios inabsorvíveis fortes, subcoracoides e transclaviculares, evitando, assim, sublu-xação anterior e fratura por fricção da clavícula. A sutura dos ligamentos coracoclaviculares e a reparação da fáscia deltoide-trapézio devem ser realizadas sempre que possí-vel. Motta Filho e colaboradores,[93] em um estudo multi-cêntrico, relataram os resultados obtidos em 50 pacientes tratados com amarrilhos coracoclaviculares, usando fios de sutura inabsorvíveis. Nesse grupo, houve 20% de subluxa-ção residual, mas com alto grau de satisfação. Os pacientes ficam imobilizados em tipoia por três a seis semanas, quan-do, então, iniciam a reabilitação.

Simoni e colaboradores[94] utilizaram duas mini-inci-sões para realizar a passagem dos fios na clavícula e no subcoracoide, minimizando a desinserção do deltoide e ob-tendo um bom resultado estético. São usadas duas peque-nas vias de acesso verticais, uma na parte superior e distal da clavícula e outra na parte inferior e anterior, no nível do processo coracoide, de mais ou menos 3 cm, evitando, as-sim, grandes desinserções musculares e facilitando a pas-sagem subcoracoide dos fios. Inicialmente, realiza-se, por meio da incisão anterior, a passagem de dois fios subcora-coides inabsorvíveis fortes. Em seguida, uma pequena in-cisão superior na parte distal da clavícula é realizada, com discreto descolamento (2 cm) da origem do deltoide, ou por meio da lesão muscular, quando presente. Quatro orifí-cios são feitos na clavícula. Em seguida, utilizando um pe-queno passador de fios (fios de cerclagem fino e trançado), transportam-se os fios subcoracoides através dos orifícios realizados na clavícula. Após a redução, os fios são forte-mente suturados sobre a clavícula, e segue-se o reparo fas-ciomuscular meticuloso do deltoide e do trapézio.

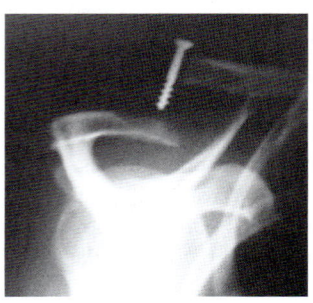

FIGURA 45.69 → Falha de redução de LAC. É provável que o cirurgião desconhecia a técnica de Bosworth e tentou fixar a clavícula não ao coracoide, mas ao acrômio. Obviamente, houve perda da redução.

Brasil Filho[95] descreveu uma técnica de amarria subcoracoide, realizando incisão posterior à clavícula, com desinserção apenas do trapézio e uso de âncoras fixadas ao coracoide. Avaliou, em seguida, um grupo de pacientes com RM e relatou que em todos os casos ocorreu cicatrização, a qual, no entanto, foi deficiente em metade dos indivíduos. A placa gancho, na qual a placa é fixada na clavícula e subacromial através de um gancho, mantém a redução e tem sido também utilizada. Gstettner e colaboradores[96] relataram melhores resultados com a técnica quando feita comparação com tratamento conservador nas LACs de grau III. A crítica a tal método é a necessidade de remoção da placa e suas complicações, como impacto subacromial e erosão do acrômio. O procedimento de Cadenat modificado também utiliza a placa gancho e associa a transferência do ligamento coracoacromial com fragmento ósseo do acrômio anterior para a borda anterior da clavícula distal, fixando-o com parafuso após cruentização da clavícula. Cerciello e colaboradores[97] relataram resultados satisfatórios com o procedimento.

Métodos artroscópicos de fixação vêm sendo publicados, com bons resultados, mas a maioria necessita de incisões complementares, o que altera a ideia de cirurgia minimamente invasiva. Woodmass e colaboradores[98] reportaram alto índice de complicações com técnicas artroscópicas em casos crônicos, em especial as que utilizam túnel ósseo para reconstrução com enxerto de semitendíneo. Melhores resultados são obtidos com técnicas de Tigth Rope e *endobotom* em casos agudos.

Luxação acromioclavicular crônica

A luxação acromioclavicular crônica é a complicação mais frequente quando a lesão é subestimada, devendo ser tratada como entidade à parte. Considera-se luxação acromioclavicular crônica a lesão sem tratamento adequado após três meses do trauma. Muitas dessas lesões são assintomáticas ou oligossintomáticas, não justificando correção cirúrgica. As luxações acromioclaviculares crônicas e sintomáticas podem causar dor na AAC, diminuição de força, sinais neurológicos de compressão do plexo braquial, com parestesias distais e fadiga muscular do trapézio. A dor e a diminuição de força podem ocorrer devido à osteólise distal da clavícula. Parestesia, hipoestesia ou paresia do membro superior afetado dão-se por compressão do feixe neurovascular.

A técnica preferencial para reparação da luxação acromioclavicular crônica é a descrita por Weaver e Dunn,[99] na qual se resseca a extremidade distal da clavícula, com transferência do ligamento coracoacromial para a clavícula. A estabilização da AAC é realizada com suturas subcoracoides resistentes com fios inabsorvíveis transclaviculares, como na lesão aguda. É necessário o reparo rigoroso muscular deltoide-trapézio sobre a clavícula. Rockwood[87] preconizou a estabilização da AAC com parafuso coracoclavicular associado ao procedimento de Weaver-Dunn.

Mazzoca e colaboradores[100,101] preconizaram o uso de enxerto de semitendíneo para as reconstruções biológica e anatômica, passando este por subcoracoide e depois através do acrômio e refazendo os ligamentos coracoclaviculares e acromioclavicular. Fauci e colaboradores[102] relataram bons resultados com a técnica quando comparada a uso de enxerto sintético no tratamento de LAC crônica.

Complicações

A fratura articular da clavícula é pouco frequente e pode passar despercebida nas lesões de tipos I e II. Os principais sintomas dessa complicação é a dor na AAC e a adução forçada do braço após o período inicial de imobilização. A TC pode auxiliar no diagnóstico. A ressecção distal da clavícula por via artroscópica ou aberta deve ser utilizada nesses casos.

A ossificação do espaço coracoclavicular não é rara, em especial quando a sutura subcoracoide é utilizada como método terapêutico. No aspecto clínico, não causa qualquer transtorno. A osteólise distal da clavícula é uma complicação eventual, podendo causar dor crônica na AAC. No aspecto radiológico, apresenta osteoporose regional, microcistos e osteófitos marginais.

As complicações do tratamento conservador costumam estar relacionadas a imobilizações com banda de apoio clavicular, podendo provocar irritação da pele, escaras e/ou úlceras de contato.

A RM é o exame mais preciso e apresenta com clareza a reabsorção da ponta distal da clavícula. O tratamento é a ressecção distal da clavícula, por via aberta ou artroscópica. Cabe ressaltar, no entanto, que, após os 40 anos, são comuns alterações degenerativas na AAC em exames de RM, normalmente sem sintomatologia associada.

A migração e/ou quebra do material de síntese são muito frequentes nas fixações transacromiais, mas a simples retirada do material de síntese é capaz de resolver tal situação. A migração do material pode atingir estruturas nobres torácicas, vasculares e neurológicas, com graves repercussões clínicas. A erosão ou a fratura da clavícula está relacionada à passagem de material de síntese ao redor da clavícula na sutura subcoracoide, podendo, também, ocorrer quando são utilizados parafusos coracoclaviculares. Além disso, há as complicações resultantes do ato cirúrgico, como infecção superficial, osteomielite e/ou artrite séptica.

Referências

1. Hill HA, Sachs MD. The grooved defect of the humeral head: a frequently unrecognized complication of dislocation of the shoulder joint. Radiology. 1940;35:690-700.

2. Broca A, Hartman H. Bulletins de la Societé Anatomique de Paris. Paris: Adrien Delahaye et E. Lecrosnier; 1890. 5e Serie, tome IV, p. 312.

3. Perthes G. Uber operationen bei habitueller Schulterluxation. Deutsch Ztschr Chir. 1906;85:199-227.

4. Bankart ASB. Recurrent or habitual dislocation of the shoulder-joint. Br Med J. 1923;2(3285):1132-3.

5. Bankart ASB. The pathology and treatment of recurrent dislocation of the shoulder dislocations. Br J Surg. 1938;26:23-9.

6. Ejnisman B, Faloppa F, Carrera EF, Andreoli CV, Alves MTS, Odashiro A, et al. Estudo imunohistoquímico dos mecanorreceptores do ligamento glenoumeral inferior em cadáveres humanos. Rev Bras Ortop. 2002;37(7):289-98.

7. Leal MF, Belangero PS, Cohen C, Figueiredo EA, Loyola LC, et al. Identification of suitable reference genes for gene expression studies of shoulder instability. PLoS ONE. 2014;9(8):e105002.

8. Belangero PS, Leal MF, Cohen C, Figueiredo EA, Smith MC, Andreoli CV, et al. Expression analysis of genes involved in collagen cross-linking and its regulation in traumatic anterior shoulder instability. J Orthop Res. 2016;34(3):510-7.

9. Belangero PS, Leal MF, Figueiredo EA, Cohen C, Pochini Ade C, Smith MC, et al. Gene expression analysis in patients with traumatic anterior shoulder instability suggests deregulation of collagen genes. J Orthop Res. 2014;32(10):1311-6.

10. Cole BJ, Warner JJP. Anatomy, biomechanics, and pathophysiology of glenohumeral instability. In: Iannotti JP, Williams GR. Disorders of the shoulder: diagnosis and management. Philadelphia: Lippincott Williams & Wilkins; 1999.

11. Neer CS 2nd. Displaced proximal humeral fractures part I: classification and evaluation. J Bone Joint Surg Am. 1970; 52(6):1077-89.

12. Neer CS 2nd. Shoulder reconstruction. Philadelphia: Saunders; 1990.

13. Rowe CR. Dislocations of the shoulder. In: Rowe CR. The shoulder. London: Churchill-Livingstone; 1988. p. 165-291.

14. Snyder SJ, Karzel RP, Del Pizzo W, Ferkel RD, Friedman MJ. SLAP lesions of the shoulder. Arthroscopy. 1990;6(4):274-9.

15. Rezende BRM, Almeida Neto JI, Sousa UJ, Bomfim LS, Ferreira Júnior MS. Luxação glenoumeral: um estudo prospectivo randomizado comparando as técnicas de Spaso e Kocher. Acta Ortop Bras. 2015;23(4):192-6.

16. Itoi E, Hatakeyama Y, Kido T, Minagawa H, Yamamoto N, Wakabayashi I, et al. Imobilization in external rotation after shoulder dislocation reduces the risk of recurrence. A randomized controlled trial. J Bone Joint Surg Am. 2007; 89(10):2124-31.

17. Robinson CM1, Howes J, Murdoch H, Will E, Graham C. Functional outcome and risk of recurrent instability after primary traumatic anterior shoulder dislocation in young patients. J Bone Joint Surg Am. 2006;88(11):2326-36.

18. Sachs RA, Lin D, Stone ML, Paxton E, Kuney M. Can the need for future surgery for acute traumatic anterior dislocation be predicted? J Bone Joint Surg Am. 2007; 89(8):1665-74.

19. Taylor DC, Arciero RA. Pathologic changes associated with shoulder dislocations. Arthroscopic and physical examination findings in first-time, traumatic anterior dislocations. Am J Sports Med. 1997;25(3):306-11.

20. Baker CL, Uribe JW, Whitman C. Arthroscopic evaluation of acute initial anterior shoulder dislocations. Am J Sports Med. 1990;18(1):25-8.

21. Norlin R. Intraarticular pathology in acute, first-time anterior shoulder dislocation: an arthroscopic study. Arthroscopy. 1993;9(5):546-9.

22. Antonio GE, Griffith JF, Yu AB, Yung PS, Chan KM, Ahuja AT. First-time shoulder dislocation: high prevalence of labral injury and age-related differences revealed by MR arthrography. J Magn Reson Imaging. 2007;26(4):983-91.

23. Urayama M, Itoi E, Sashi R, Minagawa H, Sato K. Capsular elongation in shoulders with recurrent anterior dislocation. Quantitative assessment with magnetic resonance arthrography. Am J Sports Med. 2003;31(1):64-7.

24. Habermeyer P, Jung D, Ebert T. [Treatment strategy in first traumatic anterior dislocation of the shoulder. Plea for a multi-stage concept of preventive initial management]. Unfallchirurg. 1998;101(5):328-41;discussion 327.

25. Riffith JF, Antonio GE, Yung PS, Wong EM, Yu AB, Ahuja AT, et al. Prevalence, pattern, and spectrum of glenoid bone loss in anterior shoulder dislocation: CT analysis of 218 patients. AJR Am J Roentgenol. 2008;190(5):1247-54.

26. Hovelius LK, Sandstrom BC, Rosmark DL, Saebo M, Sundgren KH, Malmqvist BG. Long-term results with the Bankart and Bristow-Latarjet procedures: recurrent shoulder instability and arthropathy. J Shoulder Elbow Surg. 2001;10(5): 445-52.

27. Boone JL, Arciero RA. First-time anterior shoulder dislocations: has the standard changed? Br J Sports Med. 2010; 44(5):355-60.

28. Speer K. A biomechanical evaluation of the Bankart lesion. Proceedings of Annual Meeting of American Shoulder and Elbow Surgeons; 1993; San Francisco. Rosemont: ASES; 1993.

29. Pollock RG, Wang VM, Bucchieri JS, Cohen NP, Huang CY, Pawluk RJ, et al. Effects of repetitive subfailure strains on the mechanical behavior of the inferior glenohumeral ligament. J Shoulder Elbow Surg. 2000;9(5):427-35.

30. Pötzl W, Witt KA, Hackenberg L, Marquardt B, Steinbeck J. Results of suture anchor repair of anteroinferior shoulder instability: a prospective clinical study of 85 shoulders. J Shoulder Elbow Surg. 2003;12(4):322-6.

31. Gerometta A, Rosso C, Klouche S, Hardy P. Arthroscopic Bankart shoulder stabilization in athletes: return to sports and functional outcomes. Knee Surg Sports Traumatol Arthrosc. 2014 Apr 22. [Epub ahead of print]

32. Owens BD, DeBerardino TM, Nelson BJ, Thurman J, Cameron KL, Taylor DC, and al. Long-term follow-up of acute arthroscopic Bankart repair for initial anterior shoulder dislocations in young athletes Am J Sports Med. 2009;37(4): 669-73.

33. Burkart SS, De Beer JF. Traumatic glenohumeral bone defects and their relationship to failure of arthroscopic Bankart repairs: significance of the inverted-pear glenoid and the humeral engaging Hill-Sachs lesion. Arthroscopy. 2000; 16(7):677-94.

34. Burkhead WZ, Rockwood CA. Treatment of instability of the shoulder with exercise program. J Bone Joint Surg Am. 1992;74(6):890-6.

35. Balg F, Boileau P. The instability severity index score. A simple pre-operative score to select patients for arthroscopic or open shoulder stabilization. J Bone Joint Surg Br. 2007;89(11):1470-7.

36. Mohtadi NG, Chan DS, Hollinshead RM, Boorman RS, Hiemstra LA, Lo IK, et al. A randomized clinical trial comparing open and arthroscopic stabilization for recurrent traumatic anterior shoulder instability: two-year follow-up with disease-specific quality-of-life outcomes. J Bone Joint Surg Am. 2014;96(5):353-60.

37. Calvo E, Granizo JJ, Fernández-Yruegas D. Criteria for arthroscopic treatment of anterior instability of the shoulder. J Bone Joint Surg Br. 2005;87(5):677-83.

38. Boileau P, Zumstein M, Old J, O'Shea O. Decision process for the treatment of anterior instability. In: Boileau P, editor. Shoulder concepts 2010. Arthroscopy and arthroplasty. Montpellier: Sauramps Medical; 2010. p. 65-78.

39. Ikemoto RY, Murachovsky J, Nascimento LG, Bueno RS, de Oliveira LH, Fujiki EN, et al. A new method to evaluate glenoid erosion in instable shoulder. Int Arch Med. 2013;6(1):42.

40. Sugaya H. Techniques to evaluate glenoid bone loss. Curr Rev Musculoskelet Med. 2014;7(1):1-5.

41. Latarjet M. Technique de la butee coracodienne preglenoidienne dans le traitement des luxations recidivantes de l'epaule. Lyon Chir. 1958;54:604-7.

42. Godinho GG, Monteiro PCVF. Tratamento cirúrgico da instabilidade anterior do ombro pela técnica de Didier-Patte. Rev Bras Ortop. 1993;29(9):640-4.

43. Joshi MA, Young AA, Balestro JC, Walch G. The Latarjet-Patte procedure for recurrent anterior shoulder instability in contact athletes. Clin Sports Med. 2013;32(4):731-9.

44. Yamamoto N, Muraki T, An KN, Sperling JW, Cofield RH, Itoi E, et al. The stabilizing mechanism of the Latarjet procedure: a cadaveric study. J Bone Joint Surg Am. 2013;7(95):1390-7.

45. Griesser MJ, Harris JD, McCoy BW, Hussain WM, Jones MH, Bishop JY, et al. Complications and re-operations after Bristow-Latarjet shoulder stabilization: a systematic review. J Shoulder Elbow Surg. 2013;22(2):286-92.

46. Harryman DT 2nd, Sidles JA, Clark JM, McQuade KJ, Gibb TD, Matsen FA 3rd. Translation of the humeral head on the glenoid with passive glenohumeral motion. J Bone Joint Surg Am. 1990;72(9):1334-43.

47. Zlatkin MB, Bjorkengren AG, Gylys-Morin V, Resnick D, Sartoris DJ. Cross-sectional imaging of the capsular mechanism of the glenohumeral joint. AJR Am J Roentgenol. 1988;150(1):151-8.

48. Lippitt SB, Vanderhooft JE, Harris SL, Sidles JA, Harryman DT 2nd, Matsen FA 3rd. Glenohumeral stability from concavity-compression: a quantitative analysis. J Shoulder Elbow Surg. 1993;2(1):27-35.

49. Hawkins RJ, Angelo RL. Glenohumeral osteoarthrosis: a late complication of the Putti-Platt repair. J Bone Joint Surg Am. 1990;72(8):1193-7.

50. Leffert RO. Problemas neurológicos. In: Rockwood CA, Matsen FA 3rd, editor. Ombro. Rio de Janeiro: Revinter; 2002. v. 2, p. 965-87.

51. Craig E, editor. The shoulder. New York: Raven; 1995. v. 6.

52. Pollock RG. Multidirectional and posterior instability of the shoulder. In: Norris TR. Orthopaedic knowledge update: shoulder and elbow. Rosemont: American Academy of Orthopaedic Surgeons; 1997.

53. Gibson JC, Frostick SP. Multidirectional instability: muscle strength or muscle control? Proceedings of 8th International Conference on Shoulder Surgery; 2001; Cape Town. Cape Town; 2001.

54. Ejnisman B. Estudo imuno-histoquímico dos mecanorreceptores do ligamento glenoumeral inferior em cadáveres humanos [tese]. São Paulo: Escola Paulista de Medicina, Universidade Federal de São Paulo; 2001.

55. Checchia SL, Miyazaki AN, Fregoneze M, Santos PD, Silva LA, Nascimento LGP. Fratura em quatro partes do ombro: tratamento não artroplástico. Rev Bras Ortop. 2007;42(5):133-8.

56. Checchia SL, Santos PD, Fregoneze M, Miyazaki AN, Silva LA. Avaliação dos resultados do tratamento cirúrgico das fraturas metadiafisárias proximais do úmero com a placa PFS-80 longa. Rev Bras Ortop. 2007;42(3):71-6.

57. Checchia SL, Santos PD, Miyazaki NA, Leite AFM, Simmer Filho J, Menezes MVC. Tratamento cirúrgico da luxação recidivante anterior do ombro em pacientes convulsivos. Rev Bras Ortop. 2000;35(9):340-6.

58. Veado MA, Silva ED, Meira MG. Tratamento cirúrgico da instabilidade anterior recidivante do ombro com reparo da lesão de Bankart e/ou tensionamento capsular. Rev Bras Ortop. 1997;32(9):741-5.

59. Treacy SH, Savoie FH 3rd, Field LD. Arthroscopic treatment of multidirectional instability. J Shoulder Elbow Surg. 1999;8(4):345-50.

60. Kim SH, Ha KI, Han KY. Biceps load test: a clinical test for superior labrum anterior and posterior lesions in shoulders with recurrent anterior dislocations. Am J Sports Med. 1999;27(3):300-3.

61. Gartsman GM1, Roddey TS, Hammerman SM. Arthroscopic treatment of multidirectional glenohumeral instability: 2-to 5-year follow-up. Arthroscopy. 2001;17(3):236-43.

62. Andrews JR, Carson WG. The arthroscopic treatment of glenoid labrum tears in the throwing athlete. Orthop Trans. 1984;8:44-9.

63. Snyder SJ, Banas MP, Belzer JP. Arthroscopic evaluation and treatment of injuries to the superior glenoid labrum. Instr Course Lect. 1996;45:65-70.

64. Woertler K, Waldt S. MR imaging in sports-related glenohumeral instability. Eur Radiol. 2006;16(12):2622-36.

65. Maffet MW, Gartsman GM, Moseley B. Superior labrum-biceps tendon complex lesions of the shoulder. Am J Sports Med. 1995;23(1):93-8.

66. Mohana-Borges AV, Chung CB, Resnick D. Superior labral anteroposterior tear: classification and diagnosis on MRI and MR arthrography. AJR Am J Roentgenol. 2003;181(6):1449-62.

67. Morgan CD, Burkhart SS, Palmeri M, Gillespie M. Type II SLAP lesions: three subtypes and their relationships to superior instability and rotator cuff tears. Arthroscopy. 1998;14(6):553-65.

68. Codman EA. The shoulder: rupture of the supraspinatus tendon and other lesions in or about the subacromial bursa. Boston: Thomas Todd; 1934.

69. Doneux SP, Miyazaki AN, Spir IAZ, Bringel R, Ramos CH, Checchia SL. Pseudoartrose do colo do úmero: análise

dos resultados do tratamento. Rev Bras Ortop. 1998;33(9): 677-84.

70. Poeze M, Lenssen AF, Empel JM, Verbruggen JP. Conservative management of proximal humeral fractures: can poor functional outcome be related to standard transcapular radiographic evaluation? J Shoulder Elbow Surg. 2010;19: 273-81.

71. Hertel R, Hempfing A, Stiehler M, Leunig M. Predictors of humeral head ischemia after intracapsular fracture of the proximal humerus. J Shoulder Elbow Surg. 2004;13(4):427-33.

72. Edelson G, Saffuri H, Obid E, Vigder F. The three-dimensional anatomy of proximal humeral fractures. J Shoulder Elbow Surg. 2009;18(4):535-44.

73. Carrerra EF, Wajnsztejn A, Lenza M, Archetti Netto N. Reprodutibilidade de três classificações defraturas na região proximal do úmero. Einstein. 2012;10(4):473-9.

74. Lefevre-Colau MM, Babinet A, Fayad F, Fermanian J, Anract P, Roren A, et al. Immediate mobilization compared with conventional immobilization for the impacted non-operatively treated proximal humeral fracture. A randomized controlled trial. J Bone Joint Surg Am. 2007;89(12): 2582-90.

75. Warner JP, Jaberg H, Jakob RP. Percutaneous stabilization of unstable fractures of the humerus. JBJS. 1992;74:508-15.

76. Faria RSS, Ribeiro FR, Amin BO, Tenor Junior AC, Pereira da Costa M, Filardi Filho CS, et al. Acromioclavicular dislocation: postoperative evaluation of the coracoclavicular ligaments using magnetic resonance. Rev Bras Ortop. 2015;50(2):195-9.

77. Duralde XA, Leedy LR. The results of orif of displaced unstable proximal humeral fractures using a locking plate. J shoulder elbow surg. 2010;19(4):480-8.

78. Miyazaki NA, Estelles JRD, Fregoneze M, Santos PD, Silva LA, Val Sella G, et al. Avaliação das complicações do tratamento cirúrgico das fraturas da extremidade proximal do úmero com "placa bloqueada". Rev Bras Ortop. 2012;47(5):568-74.

79. Cohen M, Amaral MV, Monteiro M, Brandão BL, Motta Filho GR. Osteossíntese das fraturas da extremidade proximal do úmero com sistema de placa de ângulo fixo com parafusos bloqueados: técnica e resultados. Rev Bras Ortop. 2009;44(2):106-11.

80. Jakob RP, Miniaci A, Anson PS, Jaberg H, Osterwalder A, Ganz R. Four-part valgus impacted fractures of the proximal humerus. J Bone Joint Surg Br. 1991;73(2):295-8.

81. Zuckerman JD, Koval KJ, Cuomo F. Fractures of the scapula. In: Heckman JD, editor. Instructional course lectures. Rosemont: American Academy of Orthopaedic Surgeons; 1993. v. 42, p. 271-81.

82. Cave EF, Burke JF, Boyd RJ. Trauma management. Chicago: Year Book Medical; 1974.

83. Nettles JL, Linscheid RL. Sternoclavicular dislocations. J Trauma. 1968;8(2):158-64.

84. Kessel L, Watson M. The painful arc syndrome. Clinical classification as a guide to management. J Bone Joint Surg Br. 1977;59(2):166-72.

85. Tossy JD, Mead NC, Sigmond HM. Acromioclavicular separations: useful and practical classification for treatment. Clin Orthop Relat Res. 1963;(28):111-9.

86. Allman FL Jr. Fractures and ligamentous injuries of the clavicle and its articulation. J Bone Joint Surg Am. 1967;49(4):774-84.

87. Rockwood CA. Subluxations and dislocation about the shoulder. In: Rockwood CA, Green DP, editors. Fractures. 2nd. ed. Philadelphia: J. B. Lippincott; 1984. p. 860-910.

88. Murena L, Canton G, Vulcano E, Cherubino P. Scapular dyskinesis and SICK scapula syndrome following surgical treatment of type III acute acromioclavicular dislocations. Knee Surg Sports Traumatol Arthrosc. 2013;21(5):1146-50.

89. Korsten K, Gunning AC, Leenen LP. Operative or conservative treatment in patients with Rockwood type III acromioclavicular dislocation: a systematic review and update of current literature. Int Orthop. 2014;38(4):831-8.

90. Copeland S. Operative shoulder surgery. New York: Churchill Livingstone; 1995.

91. Iannotti JP. Nonprosthetic management of proximal humeral fractures. J. Bone Joint Surg Am. 2003;85(8):1578-93.

92. Bosworth BM. Acromioclavicular separation: new method of repair. Surg Gynecol Obstet. 1941;73:866-71.

93. Motta Filho G, Motta Filho LAJ, Tumolo LH, Simoni M, Pitágoras T, Lech O. Estudo multicêntrico do tratamento cirúrgico da luxação acromioclavicular com amarrilho coracoclavicular: análise de 50 casos. Rev Bras Ortop. 1998;33(9):665-9.

94. Simoni M, Brandão BL, Tumolo LH. Tratamento da luxação acromioclavicular com amarrilhos coracoclaviculares por meio de duas miniincisões. Rev Bras Ortop. 2005;40(8):483-9.

95. Brasil Filho R. Acesso póstero-superior: nova via no tratamento cirúrgico da luxação acromioclavicular. Anais do 34. Congresso Brasileiro de Ortopedia e Traumatologia; 2002; São Paulo. São Paulo; 2002.

96. Gstettner C, Tauber M, Hitzl W, Resch H. Rockwood type III acromioclavicular dislocation: surgical versus conservative treatment. J Shoulder Elbow Surg. 2008;17(2):220-5.

97. Cerciello S, Edwards TB, Morris BJ, Cerciello G, Walch G. The treatment of type III acromioclavicular dislocations with a modified Cadenat procedure: surgical technique and mid-term results. Arch Orthop Trauma Surg. 2014;134(11):1501-6.

98. Woodmass JM, Esposito JG, Ono Y, Nelson AA, Boorman RS, Thornton GM, et al. Complications following arthroscopic fixation of acromioclavicular separations: a systematic review of the literature. Open Access J Sports Med. 2015;6:97-107.

99. Weaver JK, Dunn HT. Treatment of acromioclavicular injuries: especially complete acromioclavicular separations. J Bone Joint Surg Am. 1972;54(6):1187-94.

100. Mazzocca AD, Arciero RA, Bicos J. Evaluation and treatment of acromioclavicular joint injuries. Am J Sports Med. 2007;35(2):316-29.

101. Mazzocca AD, Santangelo SA, Johnson ST, Rios CG, Dumonski ML, Arciero RA. A biomechanical evaluation of an anatomical coracoclavicular ligament reconstruction. Am J Sports Med. 2006;34(2):236-46.

102. Fauci F, Merolla G, Paladini P, Campi F, Porcellini G. Surgical treatment of chronic acromioclavicular dislocation with biologic graft vs synthetic ligament: a prospective randomized comparative study. J Orthop Traumatol. 2013;14(4):283-90.

46
Fraturas da diáfise do úmero

Celso Folberg
Fábio Milach Gervini (in memorian)*
Ricardo Canquerini

As fraturas da diáfise do úmero apresentam incidência de 3% sobre todas as fraturas e constituem 20% das fraturas do úmero em adultos. A maioria das lesões desse tipo ocorre em seu terço médio (60%), seguido pelos terços proximal (30%) e distal (10%). Na maioria dos casos, o tratamento conservador pode ser usado com bons resultados, até porque algum encurtamento ou desvio angular pode ser aceito sem maiores complicações. O tratamento cirúrgico tem indicações específicas, que, hoje, apresentam alguma expansão, devido ao maior desenvolvimento das técnicas minimamente invasivas. A avaliação criteriosa para

*N. de E. Fabio Gervini foi coautor deste capítulo em edições prévias. Faleceu recentemente antes da revisão atual desta edição. Cirurgião habilidoso, colega e amigo, sempre será lembrado pelo seu entusiasmo com a cirurgia do ombro. Este capítulo é dedicado à sua memória.

decidir o tipo de tratamento baseia-se no conhecimento da anatomia umeral e na chamada "personalidade da fratura", a qual leva em consideração o tipo de fratura e todo o contexto clínico do paciente e suas expectativas, avaliando-se cada caso em particular.

ANATOMIA

A diáfise do úmero estende-se desde a borda superior do músculo peitoral maior até a região supracondilar distalmente. O formato cilíndrico da diáfise proximal vai se tornando mais cônico no terço distal da diáfise umeral. Existem três bordas e três superfícies na diáfise. As superfícies anteromedial, anterolateral e posterior são divididas pelas bordas anterior, lateral e medial. No terço médio, anterolateralmente, apresenta-se a tuberosidade do deltoide e, posteriormente à tuberosidade, está o sulco para o nervo radial. Esse último desce em curso espiroidal de medial e posterior para lateral, sendo protegido do contato direto com o úmero nessa região pelos músculos tríceps (porção medial) e braquial. De acordo com o trabalho anatômico de Whitson[1], tal sulco é a origem do músculo braquial. As origens e as inserções musculares nessa região apresentam-se como demonstrado na **FIGURA 46.1**.

Os septos intermusculares medial e lateral dividem o braço nos compartimentos anterior e posterior. No anterior, estão os músculos bíceps braquial, coracobraquial e braquial, com artéria e veia braquiais e nervos mediano, ulnar e musculocutâneo cursando medialmente ao bíceps. No compartimento posterior, estão o músculo tríceps braquial e o nervo radial. Em seu curso distal, o nervo ulnar perfura

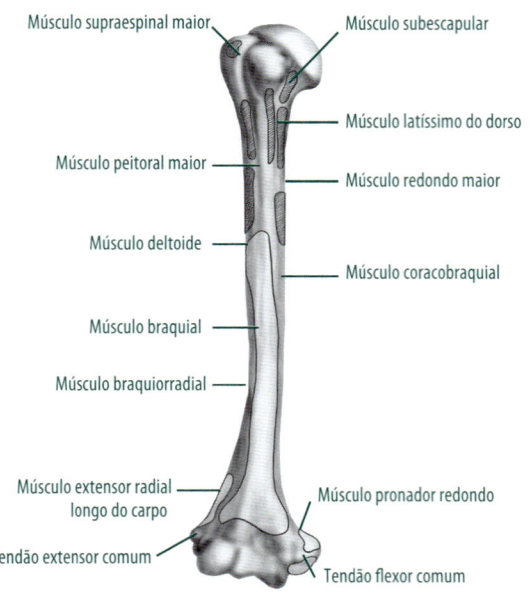

Músculo supraespinal maior
Músculo subescapular
Músculo latíssimo do dorso
Músculo peitoral maior
Músculo redondo maior
Músculo deltoide
Músculo coracobraquial
Músculo braquial
Músculo braquiorradial
Músculo extensor radial longo do carpo
Músculo pronador redondo
Tendão extensor comum
Tendão flexor comum

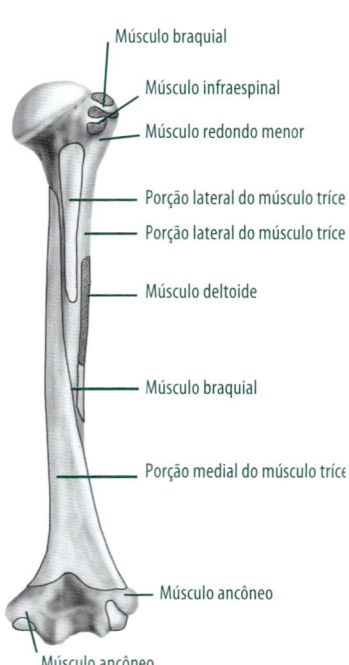

Músculo braquial
Músculo infraespinal
Músculo redondo menor
Porção lateral do músculo tríce
Porção lateral do músculo tríce
Músculo deltoide
Músculo braquial
Porção medial do músculo tríce
Músculo ancôneo
Músculo ancôneo

FIGURA 46.1 → Diáfise do úmero dividida em terços proximal, médio e distal e origens e inserções musculares no úmero.

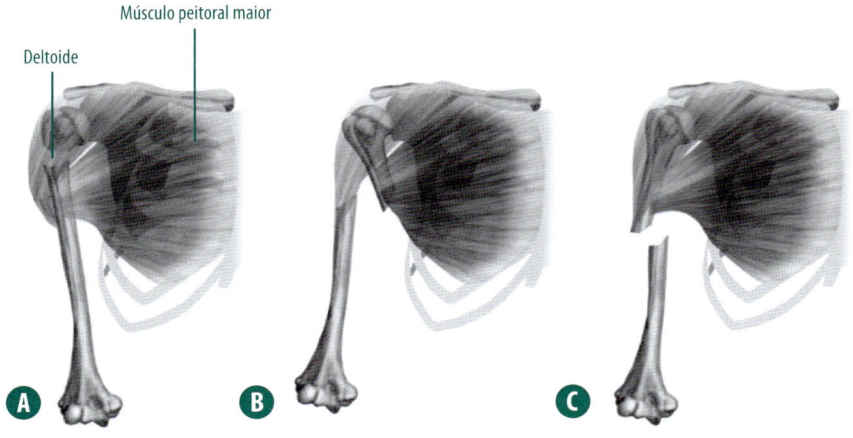

Deltoide

Músculo peitoral maior

A **B** **C**

FIGURA 46.2 → As inserções musculares do úmero geram diferentes desvios dos fragmentos, de acordo com a localização da fratura.

A Fraturas localizadas acima da inserção do peitoral maior.

B Fraturas entre a inserção do deltoide e a inserção do peitoral maior.

C Fraturas distais à inserção do deltoide.

o septo intermuscular medial, e o nervo radial faz o mesmo com o septo intermuscular lateral.

A ação muscular determina o desvio dos fragmentos nas fraturas da diáfise do úmero de acordo com suas inserções (**FIG. 46.2**). Nas fraturas acima da inserção do peitoral maior, o fragmento proximal está em abdução e rotação, pela ação do manguito rotador, e o fragmento distal desvia medialmente devido à força do peitoral maior (**FIG. 46.2A**). Nas fraturas abaixo da inserção do peitoral maior e acima da inserção do deltoide, o fragmento proximal desvia para medial pela força dos músculos peitoral maior, redondo maior e latíssimo do dorso, e o fragmento distal permanece lateral, pela ação do deltoide (**FIG. 46.2B**). Nas fraturas distais à inserção do deltoide, o fragmento proximal está abduzido e fletido, enquanto o distal está tracionado proximalmente (**FIG. 46.2C**).

MECANISMO DE LESÃO

A fratura da diáfise do úmero pode ocorrer por trauma direto ou indireto, sobretudo em quedas com a mão espalmada, acidentes automobilísticos, traumatismos diretamente sobre o úmero ou em desportistas, como praticantes de artes marciais e esportes radicais em geral.

A energia absorvida pelo úmero no momento do trauma determina, em grande parte, o grau de deslocamento. Em fraturas com traumatismos de baixa energia, os septos intermusculares atuam na estabilização dos fragmentos, e o peso do braço ajuda a manter o alinhamento e o comprimento do úmero. Em contrapartida, os traumatismos de alta energia ocasionam cominuição óssea e lesões mais graves de partes moles adjacentes, ocorrendo maior instabilidade da fratura. Klenerman[2] demonstrou de forma experimental que forças puramente de compressão geram fraturas de úmero proximal ou distal; forças angulares resultam em fraturas transversas da diáfise umeral; forças torsionais causam fraturas espiraladas, e a combinação de forças torsionais e angulares ocasiona fraturas de traço oblíquo, muitas vezes com fragmento em "asa de borboleta".

CLASSIFICAÇÃO

A classificação AO é a mais utilizada nos dias atuais. Contudo, é possível definir as fraturas considerando-se a localização, o traço, se exposta ou fechada, a presença de lesão periarticular, nervosa e/ou vascular associada e a condição intrínseca do osso (**QUADRO 46.1**).

A classificação AO/ASIF (**FIG. 46.3**) baseia-se no grau de cominuição da fratura, separando em três grandes grupos (fraturas não cominutivas, com "asa de borboleta" e cominutivas) e suas subdivisões. É a mais utilizada em trabalhos científicos.

QUADRO 46.1 → Classificação das fraturas diafisárias do úmero

Localização anatômica
- Acima da inserção do peitoral maior
- Abaixo da inserção do peitoral maior e acima da inserção do deltoide
- Abaixo da inserção do deltoide

Traço e característica da fratura
- Transversa
- Oblíqua
- Espiralada
- Segmentar
- Cominutiva

Lesão de partes moles (Gustilo)
- Fechada
- Exposta: grau I, II ou III

Lesão periarticular
- Glenoumeral
- Cotovelo

Lesão nervosa
- Nervo radial
- Nervo mediano
- Nervo ulnar

Lesão vascular
- Artéria braquial
- Veia braquial

Condições intrínsecas do osso
- Normal
- Patológico: metabólico, neoplásico, infeccioso

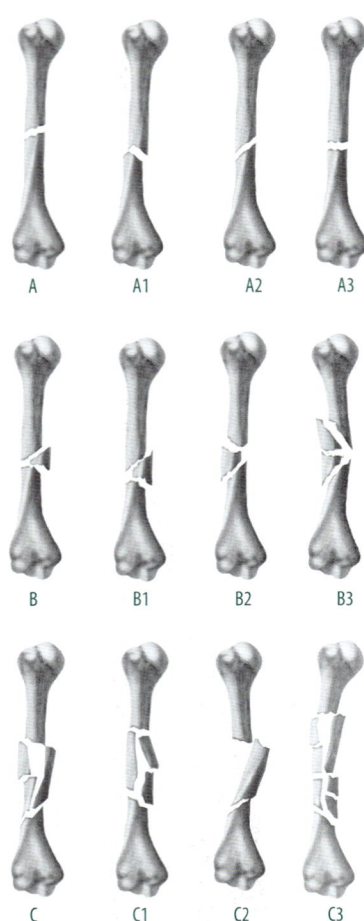

FIGURA 46.3 → Classificação das fraturas diafisárias de úmero pela AO/ASIF.
Tipo A: traço único. Tipo B: traço com fragmento tipo "asa de borboleta".
Tipo C: cominutiva (todos com suas subdivisões).

DIAGNÓSTICO

Na maioria dos casos, a história do traumatismo que produziu a fratura é evidente. Quedas sobre o braço ou com a mão espalmada, lesões torsionais e acidentes automobilísticos, industriais ou por ferimentos penetrantes (tipo arma de fogo) são as causas mais frequentes. Os sinais clássicos de fratura são dor, edema, deformidade, crepitação e mobilidade anormal, que podem estar presentes de acordo com o tipo de fratura.

Nos casos de acidentes de alta energia, outras lesões associadas podem ocorrer, e o objetivo do exame inicial deve ser avaliar e tratar situações que apresentam risco à vida. Passada essa etapa, realiza-se o exame osteoarticular de rotina nos casos de politrauma e, nas situações de traumatismo localizado no membro superior, o exame completo da extremidade.

Após a suspeita clínica de fratura, que será confirmada com radiografias, a atenção deve voltar-se para a pesquisa de lesões associadas. Devem ser investigadas as condições da

pele e das partes moles, a presença de exposição óssea e/ou articular, edema e/ou deformidade nas articulações adjacentes e o *status* neurovascular. Os nervos mediano, ulnar e radial devem ser testados para sensibilidade e motricidade, um de cada vez. O uso de *doppler* no exame vascular e a medida da pressão compartimental devem ser instituídos na suspeita de síndrome compartimental do braço e do antebraço.

O exame radiográfico de rotina inclui as incidências anteroposterior e de perfil do úmero, envolvendo as articulações do ombro e do cotovelo. Essas radiografias devem ser obtidas com o paciente movendo-se sem rodar o membro afetado isoladamente sobre o foco de fratura. Lesões muito cominutivas podem requerer radiografias com tração para melhor avaliação. Em caso de suspeita de lesão de ombro ou cotovelo, radiografias com incidências específicas dessas regiões devem ser solicitadas. Nos casos de fraturas patológicas, a cintilografia óssea, a tomografia computadorizada (TC) ou a ressonância magnética (RM) são úteis para esclarecer a extensão da doença.

Se houver lesão nervosa, o diagnóstico é clínico. Durante a primeira semana de lesão, os exames eletrofisiológicos não conseguem diferenciar neuropraxia de axonotmese e de neurotmese. Somente após três semanas, o exame de velocidade de condução nervosa pode fazer tal discriminação. Após seis a oito semanas, o surgimento de potenciais de reinervação diferenciam axonotmese de neurotmese. Na suspeita de lesão vascular, a arteriografia pode ser solicitada para diagnóstico elucidativo. Porém, em lesões graves, a urgência da intervenção cirúrgica precede a espera pelo exame.

TRATAMENTO

Existem diversas maneiras de tratar as fraturas da diáfise do úmero. Basicamente, o tratamento pode ser dividido em conservador e cirúrgico. Em primeiro lugar, a fratura deve ser classificada de acordo com o exposto no QUADRO 46.1, bem como as condições do paciente quanto a idade, sexo e estado clínico. A partir de uma avaliação detalhada de todos esses aspectos, o tratamento deve ser escolhido.

Tratamento conservador

A maioria das fraturas da diáfise do úmero é de tratamento conservador. Em geral, as não deslocadas evoluem de maneira satisfatória, com chances de consolidação de 90 a 100%. Nas fraturas com deslocamento, há necessidade de fazer a redução incruenta. O realinhamento dos fragmentos é facilitado pela posição pendente do úmero e pelo relaxamento do seu envelope muscular. Na impossibilidade de redução anatômica, certos graus de desvio rotacional, encurtamento e angulação podem ser aceitos com bom prognóstico no seguimento do tratamento conservador. São descritos a seguir os parâmetros para a manutenção do tratamento conservador.

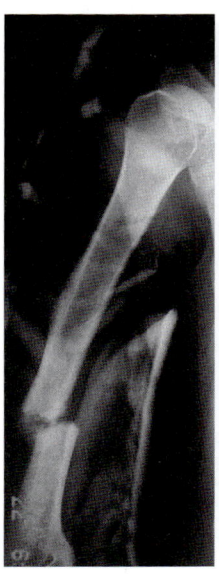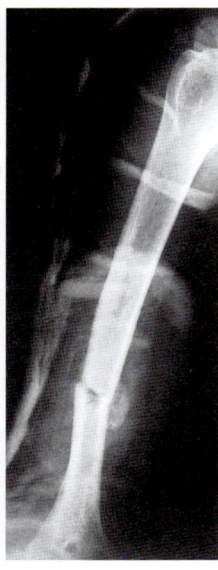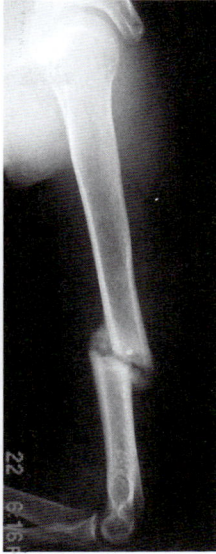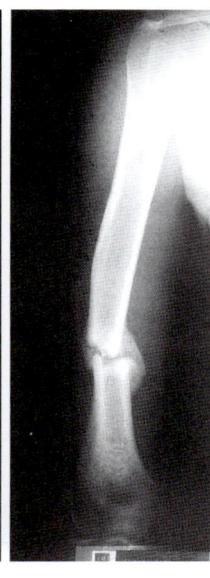

FIGURA 46.4 → Fratura do terço distal da diáfise do úmero com traço transverso. Realizado tratamento conservador com evolução satisfatória e presença de calo ósseo.

Valores aceitáveis de desvio e encurtamento:

- Angulação anterior de até 20°.
- Varo de até 30°.
- Encurtamento de até 2,5 cm.

É importante classificar a fratura porque, de acordo com seu tipo, ela se comporta de maneira diferente quanto à consolidação. As transversas simples, por exemplo, apresentam dificuldades na consolidação por conta da pouca superfície de contato e das forças de distração no foco de fratura, ao contrário das oblíquas, espiraladas e cominutivas, que costumam evoluir de maneira mais satisfatória quanto à consolidação (**FIGS. 46.4 e 46.5**).

Métodos de tratamento conservador

"Pinça de confeiteiro" ou tala gessada em "U"

Técnica amplamente usada, sobretudo na urgência, no primeiro atendimento. Consiste na colocação de tala gessada em "U", que inicia na axila, passando pelo cotovelo e indo até a borda acromial. Após, é colocada tipoia tipo *collar and cuff*, para sustentação do membro superior, em que pode ser regulada a flexão do cotovelo de acordo com a angulação da fratura. Essa tala é colocada utilizando-se o próprio peso do membro superior, em que o paciente inclina o corpo para frente, favorecendo a colocação da imobilização e, ao mesmo tempo, possibilitando a redução e o alinhamento da fratura. Ainda que, muitas vezes, seja um método provisório, alguns autores sugerem seu uso como definitivo, até o final do tratamento (**FIG. 46.6**).

> **ATENÇÃO!** A tala gessada em "U" pode ser empregada em pacientes com fraturas oblíquas, cominutivas e, até mesmo, transversas, nas quais se obtenha alinhamento e redução aceitáveis. Deve ser evitada em pacientes obesos, politraumatizados e em fraturas em que não se consiga redução satisfatória.

Gesso pendente

O método do gesso pendente é fundamentado na gravidade, sendo colocado um aparelho gessado braquiopalmar

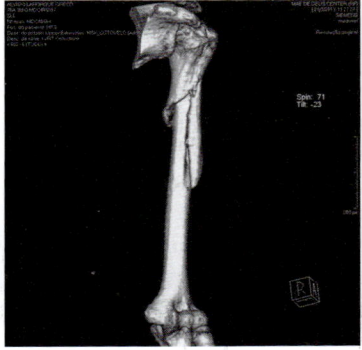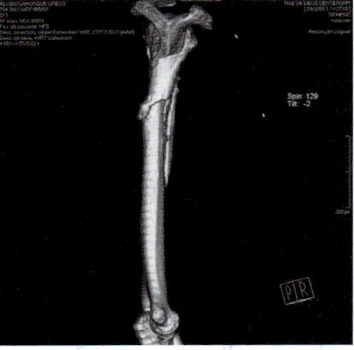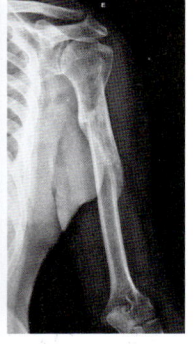

FIGURA 46.5 → Fratura do terço proximal do úmero com traço oblíquo longo, com terceiro fragmento lateral estendendo-se desde a cabeça umeral até o terço médio, mas com discreto deslocamento e bom alinhamento. Realizado tratamento conservador, havendo consolidação com resultado satisfatório.

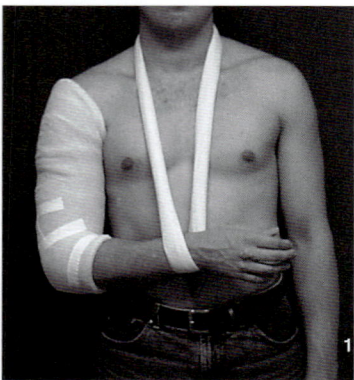

FIGURA 46.6 → "Pinça de confeiteiro" ou tala gessada em U.

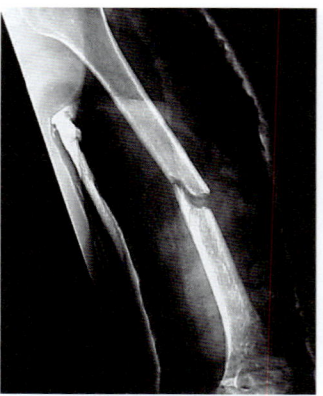

FIGURA 46.8 → Fratura do terço médio tratada com aparelho gessado. Há nítida diástase do foco de fratura, podendo evoluir para pseudartrose.

desde a parte superior do foco da fratura até a palma da mão, sustentado por tipoia, que passa por uma argola fixada no gesso à altura do punho. O paciente deve ser cooperativo e estar disposto a manter o membro acometido sempre na posição pendente, inclusive dormir sentado **(FIG. 46.7)**.

Está indicado nas fraturas oblíquas, cominutivas e, também, nas transversas deslocadas e com encurtamento, nas quais o peso do membro superior acometido, somado ao do gesso, reduz e alinha a fratura. A localização da argola também pode ser usada como fator para correção da angulação da fratura, uma vez que a argola, quando colocada na posição dorsal do punho, corrige a angulação em varo e, quando colocada na posição ventral, corrige a angulação em valgo. O mesmo vale para o tamanho da tipoia, pois, quando se quer corrigir uma angulação ventral, deve-se encurtar a tipoia e, quando se pretende corrigir a angulação dorsal, deve-se alongá-la. Esse tipo de imobilização deve ser evitado nas fraturas que tenham tendência a diástase, pois a distração no foco de fratura é uma das maiores causas de pseudartrose **(FIG. 46.8)**. O controle radiográfico semanal deve ser realizado pelo menos no primeiro mês de tratamento.

Como deve ser usado o gesso pendente:

- Gesso braquiopalmar iniciando acima da fratura.
- Cotovelo em 90°, com o antebraço neutro.
- Argola para colocação da tipoia no nível do punho.
  - Dorsal corrige varo.
  - Ventral corrige valgo.
  - Tipoia curta corrige angulação ventral.
  - Tipoia longa corrige angulação dorsal.
- Evitar nas fraturas transversas que possam evoluir para diástase.
- Controle radiográfico semanal.

Velpeau

Método em que o membro superior é imobilizado junto ao tronco. Pode ser do tipo gessado ou não gessado, em que são usadas apenas faixas elásticas ou malha tubular (*velpeau* de verão). Quando necessário, pode ser utilizado coxim axilar para alinhar melhor a fratura. É mais indicado para crianças, pois confere boa imobilização da fratura e, ao mesmo tempo, limita bastante as tarefas diárias, forçando certo repouso. Pode ser empregado, também, no adulto e no idoso, como opção de tratamento, sobretudo, nas fraturas não deslocadas e nas que se mantêm bem reduzidas (estáveis) **(FIG. 46.9)**.

Órtese de Sarmiento (brace)

Esse método é fundamentado na compressão dos músculos ao redor do úmero, mantendo todas as articulações do membro superior livres. Pode ser de gesso ou de polipropileno com tiras para compressão. É colocado apenas no braço, deixando o ombro e o cotovelo livres para realizar exercícios, conforme descrito por Sarmiento e colaboradores.[3] Está indicado como continuação do tratamento, em fase secundária, após o uso de outra imobilização mais rígida e em que já há menos mobilidade no foco de

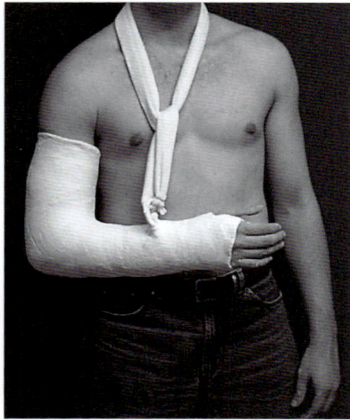

FIGURA 46.7 → Gesso pendente: aparelho gessado braquiopalmar com o cotovelo fletido em 90° e antebraço em pronossupinação neutra.

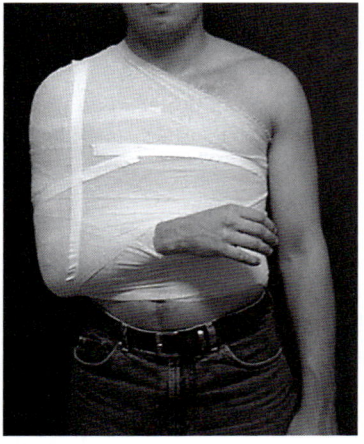

FIGURA 46.9 → *Velpeau* não gessado.

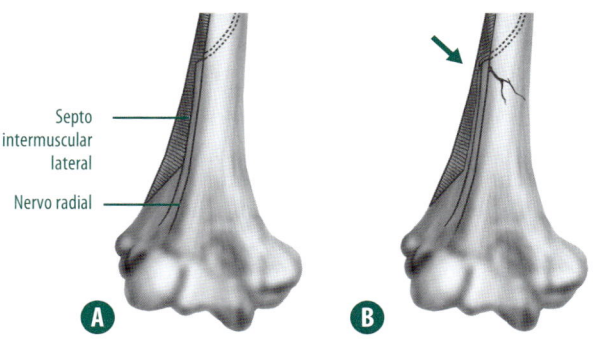

FIGURA 46.10

Ⓐ O nervo radial está em contato direto com o úmero ao perfurar o septo intermuscular lateral.

Ⓑ Pode ser atingido pelo fragmento distal nas fraturas da diáfise do úmero distal com traço oblíquo, conforme sugerido por Holstein e Lewis.[6]

fratura e menor edema. Isso costuma acontecer após três a quatro semanas. Alguns autores preconizam seu emprego já no início do tratamento. Sarmiento e colaboradores[4] documentaram 97% de consolidação em 620 casos, incluindo 94% de consolidação em fraturas expostas de baixo grau. No entanto, Rutgers e Ring[5] encontraram uma taxa em torno de 10% de não consolidação, além do risco de limitação permanente de mobilidade. As fraturas transversas e oblíquas do terço proximal se encontram nesse grupo e têm pior evolução com *brace*. Além disso, pacientes obesos ou com lesão do plexo braquial têm mais propensão à falha com esse tipo de tratamento.

Tratamento cirúrgico

A redução aberta com fixação é indicada para fraturas em que não foi obtida redução fechada satisfatória, o que costuma acontecer nas fraturas segmentares. O tratamento é indicado também nas fraturas oblíquas do terço distal do úmero, descritas por Holstein e Lewis,[6] em 1963 (FIG. 46.10), nas quais o nervo radial passa junto ao foco de fratura e em que, na tentativa de redução fechada, pode ocorrer lesão nervosa. No paciente com fratura patológica da diáfise do úmero, a fixação interna intramedular é o método mais indicado. Nas fraturas com lesão vascular associada, deve haver estabilização tanto pela manipulação pós-operatória quanto pela proteção do procedimento vascular. O tratamento cirúrgico é recomendado para fraturas da diáfise com lesões concomitantes do membro superior ipsilateral que necessitem de mobilização precoce, bem como para pacientes politraumatizados (FIG. 46.11).

Denard e colaboradores[7] compararam o tratamento conservador com *brace versus* osteossíntese em 213 pacientes. Encontraram uma diferença significativa na ocorrência de pseudartrose (20,6 *vs*. 8,7%, respectivamente) e consolidação viciosa (12,7 *vs*. 1,3%, respectivamente). Não houve diferença entre os grupos em termos de infecção, lesão iatrogênica do nervo radial e tempo de consolidação.

Septo intermuscular lateral Nervo radial

As indicações absolutas e relativas de tratamento cirúrgico encontram-se no QUADRO 46.2.

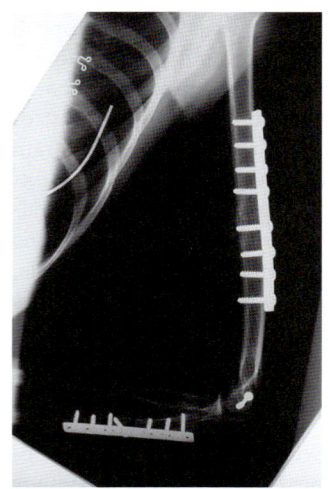

FIGURA 46.11 → Paciente politraumatizado com fratura da diáfise do úmero tratada com cirurgia com placa associada à fratura do cotovelo e do antebraço.

QUADRO 46.2 → Indicações absolutas e relativas de tratamento cirúrgico

Indicações absolutas	Indicações relativas
Fraturas múltiplas	Fraturas espirais longas
Fraturas expostas	Fraturas transversas
Fratura de úmero bilateral	Lesão do plexo braquial
Fraturas segmentares ou cotovelo flutuante	Paralisia primária do nervo radial
Fraturas patológicas	Déficit neurológico/Parkinson
Lesão vascular	Obesidade
Paralisia do radial após redução fechada	Pacientes não cooperativos devido ao abuso de álcool ou drogas
Pseudartrose	

Métodos de tratamento cirúrgico

Fixador externo

O fixador externo constitui um método que vem sendo muito utilizado devido ao aumento dos casos de trauma de trânsito com fraturas expostas e ao aumento de ferimentos por arma de fogo. Por se tratar de um procedimento invasivo, devem ser respeitadas as suas indicações, pois complicações graves podem ocorrer, como lesão do nervo radial, quando da colocação dos pinos ou da redução fechada da fratura. Clement e colaboradores[8] realizaram um estudo em cadáveres, colocando 40 fixadores externos, e observaram quatro lesões de nervo radial e nove pinos em contato com o nervo durante a colocação percutânea. O estudo reforça a recomendação de que sempre seja feita uma pequena incisão com dissecção e proteção do nervo na colocação dos pinos (**FIG. 46.12**).

A recomendação principal do uso do fixador externo é nas fraturas expostas, sobretudo naquelas com lesão de partes moles associadas, bem como em casos de perdas ósseas, facilitando a realização dos curativos ou coberturas necessários para a boa evolução das partes moles. A conversão para osteossíntese definitiva com placa deve ocorrer entre sete e 14 dias.[9] Também pode ser usado como opção de tratamento nas fraturas muito cominutivas e segmentares de pacientes que precisam ser mobilizados precocemente. É indicação absoluta no tratamento de pseudartrose infectada do úmero. Marsh e colaboradores[10] avaliaram 15 pacientes tratados com fixador externo para fratura exposta da diáfise umeral e observaram que houve consolidação em todos os casos. Salientaram, porém, que, em dois casos, ocorreu troca do fixador externo e, em outros dois, foi realizada osteossíntese com placa e enxerto ósseo após o primeiro tempo com fixador externo.

Princípios básicos da técnica cirúrgica

A colocação do fixador externo deve seguir uma técnica cirúrgica precisa, que consiste na entrada dos pinos na face lateral do úmero, dois pinos proximais e dois distais ao foco de fratura, fixados nas duas corticais, lateral e medial. Com isso, as barras do fixador externo ficam na face lateral do braço. A colocação dos fios deve ser realizada por meio de uma pequena incisão de pele e dissecção cuidadosa de partes moles até o osso, com proteção do trajeto por onde será colocado o pino (**FIG. 46.13**).

Placas

A fixação com placa é o método mais utilizado na osteossíntese do úmero devido a alta taxa de consolidação e baixa taxa de reoperação, além de evitar desconforto ou rigidez nas articulações adjacentes. As placas DCP de 4,5 mm têm como objetivo fornecer fixação interna rígida e, se necessário, dar compressão no foco de fratura, conforme descrito pelo Grupo AO. Estudos apresentam índices de consolidação de 84 a 100%. As placas são indicadas nas fraturas de redução e alinhamento difíceis pelo método incruento, em fraturas com lesão vascular associadas e em pacientes politraumatizados. Funcionam bem nas fraturas transversas deslocadas, pois, nesse tipo de fratura, há tendência para diástase do foco. Em fraturas expostas, é possível a fixação primária com placa no momento da limpeza e do debridamento das lesões de partes moles (obviamente, quando houver partes moles suficientes para cobrir o implante). Connolly e colaboradores[11] obtiveram 87% de consolidação sem complicações em 46 fraturas expostas que variavam de Gustilo I a IIIC.

A técnica de placa em ponte é utilizada com mais frequência em fraturas cominutivas, obtendo-se estabilidade relativa e promovendo a consolidação pelo micromovimento no foco fraturário. No Brasil, Livani e Belangero[12] apresentaram bons resultados com o uso de placa-ponte em fraturas diafisárias do úmero com duas pequenas incisões. Mais recentemente, com o surgimento das placas bloqueadas e das moldadas de fábrica, a síntese em ossos

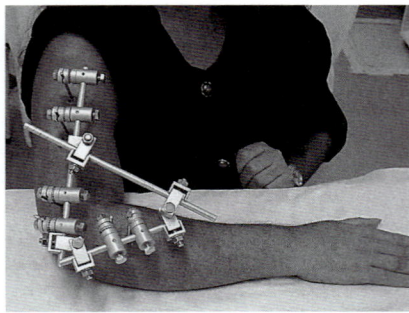

FIGURA 46.12 → Fixador externo utilizado em uma fratura exposta do terço distal do úmero em que foi necessário incluir uma barra no antebraço para melhor imobilização da fratura.

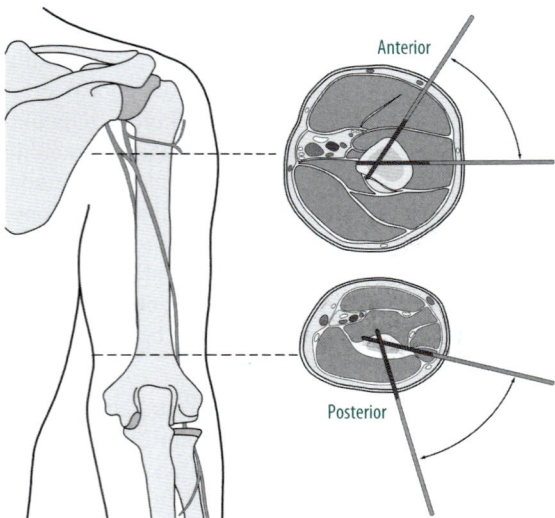

Anterior

Posterior

FIGURA 46.13 → Zona segura de colocação dos pinos do fixador externo de úmero.

osteoporóticos e em fraturas diafisárias com extensão periarticular também ficou facilitada.

Princípios básicos da técnica cirúrgica

Estabilidade absoluta

A abordagem do úmero no terço superior é mais adequada pelo sulco deltopeitoral, descendo pelo terço médio, que, em geral, deve ser trabalhado na borda anterolateral, afastando o bíceps medialmente. As fraturas do terço inferior devem ser abordadas pela face posterior, uma vez que o nervo radial deve ser visualizado. A placa pode ser colocada na face lateral do úmero nas fraturas do terço proximal, na face lateral ou posterior do terço médio (FIG. 46.14), e, de preferência, na face posterior nas fraturas distais. A fixação da placa deve ser feita por parafusos pegando em, no mínimo, seis (com frequência, sete ou oito) corticais proximais e a mesma quantidade de corticais distais ao foco de fratura, devendo-se dar compressão quando possível. O pós-operatório permite mobilização precoce de todo o membro superior, não exigindo maior imobilização além de tipoia simples.

Estabilidade relativa

Para realização da osteossíntese minimamente invasiva com placa em ponte, o paciente é colocado em decúbito dorsal com braço em mesa auxiliar radiotransparente. São utilizadas duas incisões anteriores no úmero, em torno de 4 a 5 cm de comprimento cada. Proximalmente, a incisão situa-se na altura da tuberosidade deltóidea do úmero (plano entre deltoide e bíceps) e, distalmente, acima da prega flexora (plano lateral ao tendão distal do bíceps). É realizada uma dissecção central no músculo braquial, e então criado um túnel submuscular por onde passa uma placa estreita reta DCP 4,5 mm ou placa bloqueada, sendo mais comum a de 10 a 12 furos. A fratura, então, é reduzida com o auxílio de fluoroscopia e fixada de acordo com os princípios AO, com um mínimo de seis corticais de cada lado.

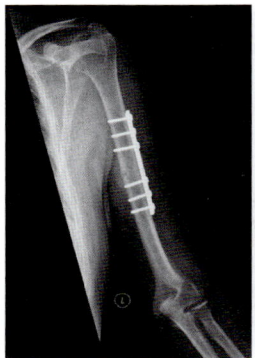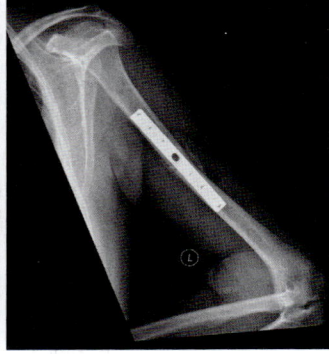

FIGURA 46.14 → Fratura do terço médio do úmero, com traço transverso, tratada com placa colocada na face lateral do úmero. Observam-se três parafusos proximais e três distais, com um mínimo de seis corticais de cada lado, conforme recomendação.

Fixação intramedular

A vantagem das hastes intramedulares em relação às placas é justamente em relação à abordagem cirúrgica, uma vez que, quando realizada sob foco fechado, a circulação sanguínea periosteal é preservada. Além disso, diminui o risco de lesão do nervo radial (apesar de poder ocorrer lesão com manipulação vigorosa e intensa) e evita trauma muscular.

> **ATENÇÃO! O avanço importante na fixação interna intramedular alcançado com as hastes bloqueadas deu-se porque, além da abordagem menos agressiva das hastes, elas também proporcionam fixação mais rígida com o uso de parafusos de bloqueio, eliminando as forças rotacionais. Esse método apresenta índices de consolidação de 69 a 100%.**

Hastes de diâmetro menor estão associadas a maiores taxas de complicações. Portanto, recomenda-se utilizá-las com cuidado em úmeros com canal menor ou igual a 8 mm.[13] As contraindicações para a colocação de haste intramedular sob foco fechado são a lesão do nervo radial e a pseudartrose atrófica.

Princípios básicos da técnica cirúrgica

As hastes podem ser introduzidas de maneira anterógrada (introdução proximal pela cabeça umeral) ou retrógrada (introdução distal). A preferência é pela colocação da haste de maneira retrógrada, por meio de abordagem posterior e distal pelo tríceps braquial, introduzindo a haste logo acima da fossa do olécrano. A desvantagem da colocação da haste proximalmente é a violação do manguito rotador, com consequente risco de rigidez do ombro.

Vários são os estudos comparativos sobre diferentes métodos de tratamento das fraturas da diáfise do úmero. Em um estudo realizado por Osman e colaboradores,[14] 104 indivíduos com fraturas da diáfise do úmero foram avaliados no período de 1994 a 1997 e comparados quanto ao método terapêutico. Foram tratados 32 pacientes de forma conservadora, apresentando 93% de bons resultados, sendo que, em três deles (7%), houve falha no tratamento; 28 foram submetidos a tratamento cirúrgico com placa, sendo que 26 (93%) deles evoluíram para consolidação, e dois (7%) apresentaram pseudartrose. Em 44 indivíduos, foram utilizados dispositivos intramedulares, sendo divididos em dois grupos de 22, um com uso de pinos flexíveis, que apresentou pseudartrose em dois casos (9%) e outro com haste intramedular tipo Seidel, em que não houve ocorrência de pseudartrose.

Em um estudo randomizado prospectivo de 47 fraturas diafisárias do úmero, Changulani e colaboradores[15] compararam 23 pacientes operados com haste intramedular fresada e 24 com placa DCP. Não houve diferença significativa no escore da American Shoulder and Elbow Surgeons (p > 0,05). Contudo, menor tempo de consolidação para haste intramedular (p < 0,05) foi constatado. Em relação às complicações, houve mais infecção com placa DCP e mais encurtamento (1,5 a 4 cm) e limitação do ombro (*impingement*) com haste (melhora após sua remoção). Não se detectou diferença em relação à taxa de consolidação e função do membro. Os autores concluíram que a haste intramedular pode ser considerada uma melhor solução para fraturas diafisárias do úmero, devido ao menor tempo de consolidação e à menor taxa de complicações graves, como infecção.

Lin[16] encontrou índices de 100% de consolidação com o uso de hastes bloqueadas intramedulares em 48 pacientes e 96% de consolidação em 25 indivíduos com osteossíntese com placa e parafusos. Chapman e colaboradores[17] compararam pacientes tratados com hastes intramedulares e placas e constataram que houve 93% de consolidação com o uso de placas nas primeiras 16 semanas *versus* 87% das hastes intramedulares. Observaram, também, presença de mais dor e limitação no ombro nos indivíduos tratados com haste intramedulares, mas maior associação de limitação do cotovelo nos abordados com placa, principalmente nas fraturas do terço distal. Concluíram, portanto, que ambos os métodos são semelhantes e satisfatórios em fraturas com indicação de tratamento cirúrgico.

Todavia, McCormack e colaboradores,[18] comparando prospectivamente 23 pacientes com osteossíntese com placas e 21 com hastes intramedulares, encontraram um número muito maior de complicações com o uso de hastes. Com isso, recomendam, de preferência, o uso de placas em relação às hastes intramedulares, mesmo que os índices de consolidação sejam próximos (placas, 95,7%; hastes, 90,5%). Já Zatti e colaboradores[19] recomendam o uso de hastes intramedulares elásticas retrógradas em relação às placas. Eles compararam 14 casos de uso de haste com 16 pacientes tratados com placas e encontraram números semelhantes em relação à consolidação, porém, as complicações com o uso de hastes intramedulares foram mais leves.

Em um estudo de metanálise realizado por Bhandari e colaboradores,[20] em 2006, foi comparado o resultado do tratamento com placas DCP e com hastes intramedulares nas fraturas diafisárias do úmero. Essa metanálise reuniu 215 estudos (1969 a 2000), mas só três foram elegíveis (155 pacientes). Os resultados dos tratamentos com placas DCP apresentaram menor risco relativo de nova operação (RR = 0,26; p = 0,03). O uso das placas DCP também reduziu a taxa de complicações no ombro. Já uma metanálise de Heineman e colaboradores,[21] composta por quatro estudos randomizados comparando haste e placa, não encontrou diferença significativa no número total de complicações, pseudartrose, infecção, lesão do nervo radial e reoperação. Ouyang e colaboradores,[22] em outra metanálise, também não encontraram diferenças entre placa e haste, mas, com placa, houve menor risco de impacto e restrição da mobilidade do ombro. Benegas e colaboradores[23] compararam 19 casos de haste intramedular com 21 casos de osteossíntese

minimamente invasiva e não encontraram diferenças na função do ombro ou do cotovelo. As taxas de complicação foram semelhantes entre os grupos.

> **ATENÇÃO!** No tratamento cirúrgico das fraturas diafisárias do úmero, tanto as placas quanto as hastes bloqueadas apresentam bons resultados. As hastes bloqueadas tendem a manifestar morbidade menor se introduzidas de maneira retrógrada, não violando, assim, o manguito rotador. Em ambas as técnicas, é fundamental treinamento adequado do cirurgião para melhores resultados e menores complicações.

Em relação à mobilidade do ombro, Flinkkilä e colaboradores[24] compararam 29 pacientes operados com placa DCP e 44 com haste intramedular anterógrada, com acompanhamento médio de 6,2 anos para placa e 5,5 para haste. Demonstraram não haver diferença significativa quanto à força isométrica e à amplitude de movimento (ADM), apesar de a flexão ser melhor nos casos operados com placa. A força isométrica e a ADM permaneceram inferiores ao membro contralateral. Os autores concluíram, portanto, que a fixação com haste intramedular anterógrada, se aplicada da maneira correta, não pode ser responsabilizada pela limitação da mobilidade do ombro, e que a força e a ADM não se recuperam totalmente após a síntese de fraturas diafisárias do úmero. Portanto, o uso de haste intramedular ou placa e parafusos na osteossíntese de diáfise umeral possuem morbidade e resultados semelhantes na literatura, com a preferência oscilando entre os lados, dependendo dos achados apresentados pelos autores.

COMPLICAÇÕES

Lesão do nervo radial

A lesão do nervo radial ocorre em 6 a 12% das fraturas diafisárias do úmero.[25] Na maioria dos casos, a lesão é do tipo neuropraxia ou axonotmese, com resolução espontânea em três a quatro meses. Em recente metanálise, Shao e colaboradores[26] demonstraram a prevalência de 11,8% em fraturas diafisárias do úmero, sobretudo nas transversas e espiraladas dos terços médio e médio-distal. Apesar de a fratura oblíqua do terço distal ter sido relacionada por Holstein e Lewis[6] a lesões do nervo radial (FIG. 46.10), essa complicação está mais associada às fraturas do terço médio do úmero (60 a 69% dos casos). Os mesmos autores evidenciaram nessa revisão sistemática da literatura uma taxa de recuperação espontânea do nervo radial de 70% e uma taxa de recuperação geral de 88%.

O diagnóstico clínico é feito testando-se a extensão do punho fechado (FIG. 46.15A) e a extensão metacarpofalangiana com as articulações interfalangianas fletidas (FIG. 46.15B). A extensão das articulações interfalangianas proximais dos

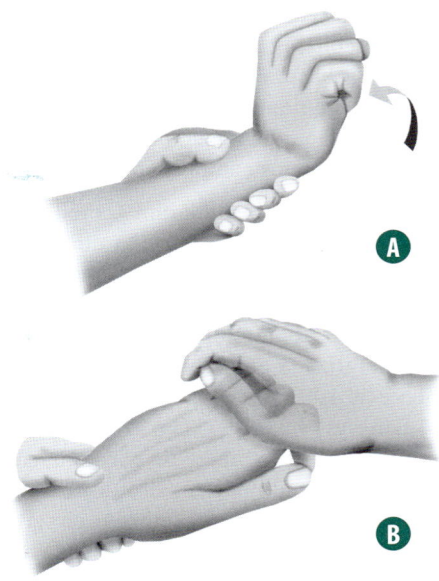

FIGURA 46.15
Ⓐ Teste para extensores do punho (com punho fechado).
Ⓑ Teste para extensor comum dos dedos (com articulações interfalangianas proximais em flexão).

dedos está presente em lesões do nervo radial, pois é realizada pelos intrínsecos inervados pelo mediano e pelo ulnar. Em lesões do nervo radial no terço inferior do úmero, o envolvimento pode ser apenas do nervo interósseo posterior, mantendo-se a extensão do punho pelo extensor radial longo do carpo. Conforme já citado, o estudo eletromiográfico e da velocidade de condução nervosa pode auxiliar no acompanhamento somente a partir de, no mínimo, três semanas de lesão. Os achados da ecografia na detecção da lesão do nervo radial nas fraturas diafisárias do úmero foram descritos por Bodner e colaboradoress,[27] e essa ferramenta pode tornar-se uma boa alternativa para a identificação precoce de lesão do nervo radial.

A transecção do nervo radial está associada às fraturas expostas do úmero em traumas graves de membro superior. A exploração imediata desses casos graves não tem bons resultados, devido à própria gravidade da lesão e à necessidade de se utilizar enxertia nervosa.[28] Já as lesões em que o nervo está intacto, como em fraturas fechadas, quase sempre recuperam bem, mesmo após trauma de alta energia. Os primeiros sinais de recuperação ocorrem por volta de sete semanas, completando-se, em geral, em seis meses.[28]

Nos casos de lesão do nervo radial associada à fratura exposta, a exploração cirúrgica está indicada. Foster e colaboradores[29] relataram incidência de 64% de laceração ou interposição do nervo no foco de fratura em 24 casos de fraturas expostas da diáfise umeral com neuropatia radial. A neuropatia radial surgida após a manipulação da fratura também justifica a intervenção precoce desse nervo, bem como lesão vascular e lesão grave de partes moles (QUADRO 46.3).

QUADRO 46.3 → Indicações de exploração precoce da neuropraxia radial na fratura de úmero

Neuropraxia do radial após redução fechada
Fratura exposta
Lesão vascular
Ferimento por arma de fogo de alta velocidade
Lesão grave de partes moles

Excetuando-se os casos citados, o manejo recomendável dessa lesão é conservador. A maioria da bibliografia sugere observação por três a quatro meses e exploração cirúrgica se houver persistência da lesão. Esse seria o tempo suficiente para a recuperação de neuropraxia ou axonotmese, além de possibilitar a avaliação mais precisa do tipo de lesão nervosa e a consolidação da fratura.

O tratamento conservador da lesão de nervo radial deve ser realizado para a manutenção da mobilidade passiva do punho e da mão até a recuperação do nervo. Exercícios devem ser executados pelo fisioterapeuta ou pelo próprio paciente ou familiar, todos os dias. A tala com extensão passiva dinâmica dos dedos nas articulações metacarpofalangianas (FIG. 46.16) auxilia no treinamento e deve ser utilizada algumas horas por dia. Está indicado, também, o uso de tala noturna para manter o punho em extensão neutra.

Lesões vasculares

As lesões vasculares associadas à fratura diafisária do úmero são uma emergência traumatovascular. Houve incidência de 3% nos 240 casos de fratura diafisária do úmero revisadas por Mast e colaboradores.[30] Em geral, estão associadas lesão penetrante por arma de fogo, fratura exposta, interposição entre os fragmentos ósseos ou compressão pelo hematoma e/ou edema. O diagnóstico clínico de lesão da artéria braquial é facilitado nos casos de fratura exposta e pode ser complementado com arteriografia, dependendo do caso e da urgência do tratamento cirúrgico. A osteossíntese de úmero está sempre indicada nesses casos, imediatamente antes do procedimento vascular, desde que a lesão esteja tamponada e a extremidade não apresente risco iminente.

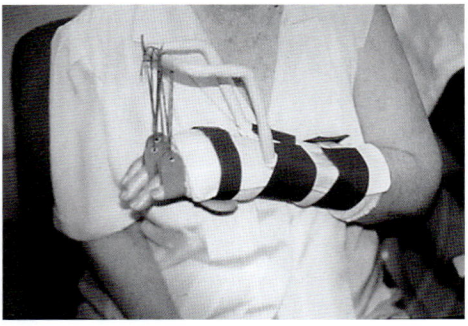

FIGURA 46.16 → Tala de extensão dinâmica dos dedos para lesão de nervo radial.

Mesmo assim, a discussão prévia ponderada do caso com o cirurgião vascular é que vai, de fato, ditar a sequência na abordagem cirúrgica do paciente. O acompanhamento pós-operatório deve estabelecer um controle rigoroso da condição vascular da extremidade, que pode necessitar de fasciotomias de alívio no braço, no antebraço e na mão.

Consolidação viciosa

A consolidação viciosa poucas vezes é um problema pós-fratura de diáfise umeral. Como já citado, desvios angulares de 20 a 30° podem ser aceitos, sobretudo em pessoas obesas. A grande mobilidade articular do ombro pode compensar desvios rotacionais de até 15°. Encurtamentos de até 2,5 cm não causam prejuízos funcionais. Em casos de desvios mais extremos com perda funcional, osteotomia corretiva com placa e parafusos está indicada.

Pseudartrose

A literatura de modo geral considera fraturas não consolidadas depois dos três meses como um retardo de consolidação, e, depois dos seis meses, como uma pseudartrose. Essa condição pode ocorrer em 10 e até 30% dos casos, dependendo do método de tratamento escolhido. Fraturas expostas e segmentares, traumatismo de alta energia e fraturas mal reduzidas e/ou com problemas de fixação estão mais propensos a essa complicação. Outrossim, em pacientes com rigidez de ombro ou de cotovelo, por colocarem maior estresse no foco de fratura, é preciso considerar o maior risco de pseudartrose. Tal risco também está aumentado em indivíduos com idade avançada, diabetes, desnutrição e obesidade, sob uso de corticosteroides ou de anticoagulantes, que tenham passado por irradiação prévia e com fraturas sob queimaduras.

Martinez e colaboradores[31] compararam o tratamento com placas e hastes intramedulares nas pseudartroses do úmero. Foram avaliados 50 pacientes: 24 com haste intramedular não fresada e enxerto (grupo A) e 26 com placa DCP e enxerto (grupo B). Todas as fraturas consolidaram. No grupo A, o tempo foi de 4,2 meses; no B, 4,7 meses (estatisticamente significativo: p < 0,05). Os resultados funcionais e a ADM de cotovelo e ombro foram similares. Houve três casos de neuropraxia iatrogênica do radial no grupo B. Os autores concluíram que ambos os métodos são bons, mas a consolidação com haste intramedular foi alcançada mais cedo e com menos complicações.

Hierholzer e colaboradores[32] estudaram o efeito do tipo de enxerto na consolidação pós-fixação com placa e enxertia em pacientes com retardo de consolidação ou pseudartrose diafisária do úmero. Associados à placa DCO, foram utilizados enxerto autólogo em 45 pacientes e matriz óssea desmineralizada em 33. No grupo de enxerto autólogo, obteve-se 100% de consolidação (em um período médio de 4,5 meses *versus* 97% no grupo de matriz óssea desmineralizada (tempo médio de consolidação de 4,2 meses). Portanto, o estudo não mostrou diferença significativa em relação à consolidação entre o enxerto esponjoso autólogo e a matriz óssea desmineralizada associados à placa DCP. Os autores chamam a atenção para o fato de ter havido mais complicações no grupo de enxerto autólogo, com maior morbidade no sítio doador e um caso de infecção superficial, que necessitou de tratamento cirúrgico.

Conforme todas essas circunstâncias, é desnecessário reforçar a importância da história e do exame físico na abordagem do paciente com pseudartrose diafisária do úmero. Deve-se analisar radiografias e solicitar TC em caso de melhor avaliação. Na suspeita de infecção, a cintilografia óssea com gálio auxilia no diagnóstico.

Para o tratamento das pseudartroses, os seguintes princípios devem ser seguidos:

- Manutenção da estabilidade óssea.

- Eliminar *gaps*.

- Manter ou restaurar a vascularização.

- Erradicar a infecção (se presente).

O tratamento comprovadamente eficaz é realizado com placa e parafusos **(FIGS. 46.17 e 46.18)** ou haste intramedular, ambas acompanhadas de enxertia óssea corticoesponjosa, exceto nos casos em que a pseudartrose é do tipo hipertrófica

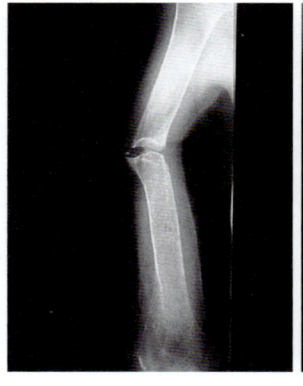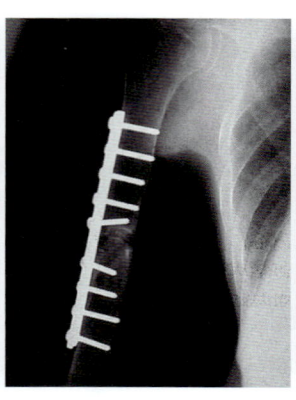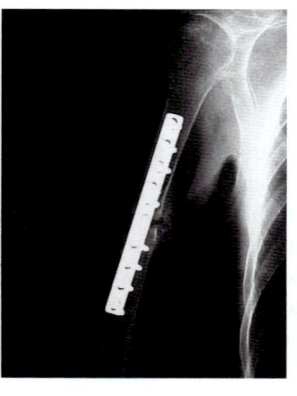

FIGURA 46.17 → Pseudartrose do terço médio da diáfise do úmero. Realizado tratamento cirúrgico, com placa colocada na face lateral do úmero mais enxertia óssea. A imagem de perfil mostra a formação de calo ósseo com dois meses de evolução.

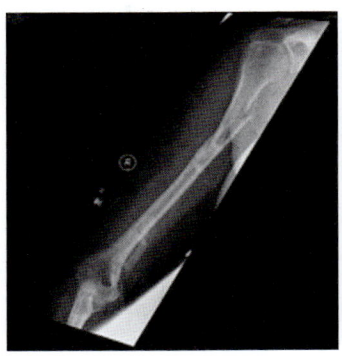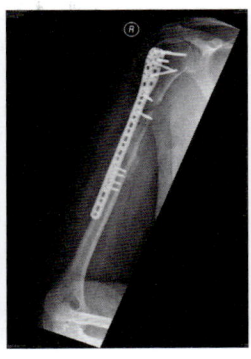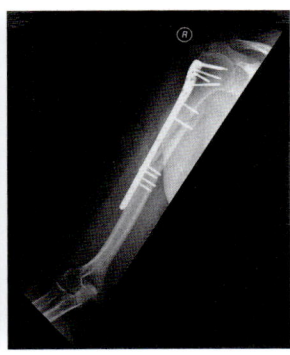

FIGURA 46.18 → Retardo de consolidação com 90 dias de evolução (dor e mobilidade no foco) tratado com placa de úmero proximal bloqueada e enxerto ósseo.

ou hipervascular e necessita apenas de estabilização óssea para consolidação. O uso de enxertia com fíbula vascularizada em situações mais complexas apresentou bons resultados para Jupiter.[33] Mais recentemente, o aloenxerto de fíbula intramedular associado a placa e parafusos foi utilizado com sucesso por Crosby e colaboradores.[34] Nos casos de osteopenia mais extensa ou lesão metastática, o emprego de haste intramedular está indicado.

As pseudartroses infectadas devem ser tratadas com fixador externo e debridamento extenso do tecido comprometido. Curativos frequentes e antibioticoterapia adequada (de preferência, orientada pelo infectologista) constituem a base do tratamento. Em um segundo momento, sem evidência de infecção (controlada pela velocidade de sedimentação globular e proteína C-reativa), pode-se pensar em osteossíntese com placa e parafusos e enxertia ou aguardar a consolidação com o próprio fixador externo.

RESUMO

- As fraturas da diáfise do úmero correspondem a 3% das fraturas em geral. No terço médio da diáfise umeral, ocorrem 60% das suas fraturas.

- Os desvios dos fragmentos nas fraturas diafisárias estão relacionados às inserções musculares, principalmente do deltoide e do peitoral maior. Em traumatismos de baixa energia, os septos intermusculares intactos auxiliam na estabilização dos fragmentos, ocorrendo o inverso com traumatismos de alta energia e lesão mais extensa de partes moles.

- A abordagem da fratura deve levar em consideração a localização, o traço, a lesão associada de partes moles e neurovasculares, a lesão periarticular e as condições intrínsecas do osso.

- O tratamento costuma ser conservador, com *velpeau*, *brace*, gesso pendente ou tala tipo "pinça de confeiteiro". A redução da fratura pode ser aceita com encurtamento de até 2,5 cm, desvio rotacional de até 15° e desvios angulares de 20 a 30°. Nas fraturas transversas, principalmente, deve-se evitar a distração no foco de fratura, pelo risco de pseudartrose.

- As indicações de tratamento cirúrgico são: dificuldades na redução ou na manutenção do alinhamento, fraturas oblíquas deslocadas do terço distal da diáfise, fraturas segmentares, patológicas e expostas, lesão vascular associada e indivíduos politraumatizados com fratura de antebraço ipsilateral.

- A osteossíntese com placas ou hastes intramedulares bloqueadas apresenta índices de sucesso semelhantes. Em fraturas patológicas, o uso da haste intramedular é a melhor indicação.

- A lesão do nervo radial associada à fratura diafisária umeral fechada deve ser tratada de forma conservadora, com observação por três a quatro meses e exploração cirúrgica se não houver recuperação do nervo nesse período. Entretanto, no caso de fratura exposta e lesão nervosa, está indicada a intervenção cirúrgica do nervo radial na fase aguda.

- A falha na consolidação da fratura após seis a oito meses (pseudartrose) deve ser tratada com osteossíntese com placa ou haste intramedular. Nos casos de associação de pseudartrose com lesão do nervo radial ou pseudartrose atrófica, o tratamento consiste em uso de placa e exploração/reparo do nervo ou enxertia óssea, respectivamente.

Referências

1. Whitson RO. Relation of the radial nerve to the shaft of the humerus. J Bone Joint Surg Am. 1954;36(1):85-8.

2. Klenerman L. Experimental fractures of the adult humerus. Med Biol Eng. 1969;7(4):357-64.

3. Sarmiento A, Kinman PB, Galvin EG, Schmitt RH, Phillips JG. Functional bracing of fractures of the shaft of the humerus. J Bone Joint Surg Am. 1977;59(5):596-601.

4. Sarmiento A, Zagorski JB, Zych GA, Latta LL, Capps CA. Functional bracing for the treatment of fractures of the humeral diaphysis. J Bone Joint Surg Am. 2000;82(4):478-86.

5. Rutgers M, Ring D. Treatment of diaphyseal fractures of the humerus using a functional brace. J Orthop Trauma. 2006;20(9):597-601.

6. Holstein A, Lewis GB. Fractures of the humerus with radial-nerve paralysis. J Bone Joint Surg Am. 1963;45(7):1382-8.

7. Denard A Jr, Richards JE, Obremskey WT, Tucker MC, Floyd M, Herzog GA. Outcome of nonoperative vs operative treatment of humeral shaft fractures: a retrospective study of 213 patients. Orthopedics. 2010;33(8):1-8.

8. Clement H, Pichler W, Tesch NP, Heidari N, Grechenig W. Anatomical basis of the risk of radial nerve injury related to the technique of external fixation applied to the distal humerus. Surg Radiol Anat. 2010;32(3):221-4.

9. Suzuki T, Hak DJ, Stahel PF, Morgan SJ, Smith WR. Safety and effi- cacy of conversion from external fixation to plate fixation in humeral shaft fractures. J Orthop Trauma. 2010;24(7):414-9.

10. Marsh JL, Mahoney CR, Steinbronn D. External fixation of open humerus fractures. Iowa Orthop J. 1999;19:35-42.

11. Connolly S, McKee MD, Zdero R, Waddell JP, Schemitsch EH. Immediate plate osteosynthesis of open fractures of the humeral shaft. J Trauma. 2010;69(3):685-90.

12. Livani B, Belangero W. Bridging plate osteosynthesis of humeral shaft fractures. Injury. 2004;35(6):587-95.

13. Stannard JP, Harris HW, McGwin G Jr, Volgas DA, Alonso JE. Intramedullary nailing of humeral shaft fractures with a locking flexible nail. J Bone Joint Surg Am. 2003;85-A(11):2103-10.

14. Osman N, Touam C, Masmejean E, Asfazadourian H, Alnot JY. Results of non-operative and operative treatment of humeral shaft fractures: a series of 104 cases. Chir Main. 1998;17(3):195-206.

15. Changulani M, Jain UK, Keswani T. Comparison of the use of the humerus intramedullary nail and dynamic compression plate for the management of diaphyseal fractures of the humerus: a randomised controlled study. Int Orthop. 2007;31(3):391-5.

16. Lin J. Treatment of humeral shaft fractures with humeral locked nail and comparision with plate fixation. J Trauma. 1998;44(5):859-64.

17. Chapman JR, Henley MB, Agel J, Benca PJ. Randomized prospective study of humeral shaft fractures fixation: intramedullary nails versus plates. J Orthop Trauma. 2000;14(3):162-6.

18. McCormack RG, Brien D, Buckley RE, McKee MD, Powell J, Schemitsch EH. Fixation of fractures of the shaft of the humerus by dynamic compression plate or intramedullary nail. A prospective, randomized trial. J Bone Joint Surg Br. 2000;82(3):336-9.

19. Zatti G, Teli M, Ferrario A, Cherubino P. Treatment of closed humeral shaft fractures with intramedullary elastic nails. J Trauma. 1998;45(6):1046-50.

20. Bhandari M, Devereaux PJ, McKee MD, Schemitsch EH. Compression plating versus intramedullary nailing of humeral shaft fractures: a meta-analysis. Acta Orthop. 2006;77(2):279-84.

21. Heineman DJ, Poolman RW, Nork SE, Ponsen KJ, Bhandari M. Plate fixation or intramedullary fixation of humeral shaft fractures. Acta Orthop. 2010;81(2):216-23.

22. Ouyang H, Xiong J, Xiang P, Cui Z, Chen L, Yu B. Plate versus intramedullary nail fixation in the treatment of humeral shaft fractures: an updated meta-analysis. J Shoulder Elbow Surg. 2013;22(3):387-95.

23. Benegas E, Ferreira Neto AA, Gracitelli ME, Malavolta EA, Assunção JH, Prada Fde S, et al. Shoulder function after surgical treatment of displaced fractures of the humeral shaft: a randomized trial comparing antegrade intramedullary nailing with minimally invasive plate osteosynthesis. J Shoulder Elbow Surg. 2014;23(6):767-74.

24. Flinkkilä T, Hyvönen P, Siira P, Hämäläinen M. Recovery of shoulder joint function after humeral shaft fracture: a comparative study between antegrade intramedullary nailing and plate fixation. Arch Orthop Trauma Surg. 2004;124(8):537-41.

25. Prodromo J, Goitz R. Management of radial nerve palsy associated with humerus fracture. J Hand Surg Am. 2013;38(5):995-8.

26. Shao YC, Harwood P, Grotz MR, Limb D, Giannoudis PV. Radial nerve palsy associated with fractures of the shaft of the humerus: a systematic review. J Bone Joint Surg Br. 2005;87(12):1647-52.

27. Bodner G, Huber B, Schwabegger A, Lutz M, Waldenberger P. Sonographic detection of radial nerve entrapment within a humerus fracture. J Ultrasound Med. 1999;18(10): 703-6.

28. Ring D, Chin K, Jupiter JB. Radial nerve palsy associated with high-energy humeral shaft fractures. J Hand Surg Am. 2004;29(1):144-7.

29. Foster RJ, Swiontkowski MF, Bach AW, Sack JT. Radial nerve palsy caused by open humeral shaft fractures. J Hand Surg Am. 1993;18(1):121-4.

30. Mast JW, Spiegel PG, Harvey JP Jr, Harrison C. Fractures of the humeral shaft: a retrospective study of 240 adult fractures. Clin Orthop Relat Res. 1975;(112):254-62.

31. Martinez AA, Cuenca J, Herrera A. Treatment of humeral shaft nonunions: nailing versus plating. Arch Orthop Trauma Surg. 2004;124(2):92-5.

32. Hierholzer C, Sama D, Toro JB, Peterson M, Helfet DL. Plate fixation of ununited humeral shaft fractures: effect of type of bone graft on healing. J Bone Joint Surg Am. 2006;88(7):1442-7.

33. Jupiter JB. Complex non-union of the humeral diaphysis: treatment with medial approach, an anterior plate, and a vascularized fibular graft. J Bone Joint Surg Am. 1990; 72(5):701-7.

34. Crosby LA, Norris BL, Dao KD, McGuire MH. Humeral shaft nonunions treated with fibular allograft and compression plating. Am J Orthop. 2000;29(1):45-7.

47
Traumatismos do cotovelo na criança

Ingo Schneider
Hamilton C. Ribas Filho
Álvaro Carneiro
Helena Elisa Stein

FRATURAS SUPRACONDILARES DO ÚMERO

Incidência

Fratura quase que exclusiva do esqueleto imaturo, ocorrendo na primeira década da vida. É mais frequente em meninos, e o lado esquerdo é o mais acometido.

Características anatômicas

Muitos fatores são apontados como predisponentes das fraturas supracondilares.

Remodelação metafisária do úmero distal

Coincidindo com o pico de aparecimento da fratura, por volta dos 6 anos de vida, existe, na região metafisária do úmero distal, intensa remodelação óssea, de tal maneira que a área metafisária do úmero distal é praticamente constituída de osso recém-formado, com trabéculas ósseas menos definidas e mais finas e corticais adelgaçadas.

Anatomia óssea

Na criança, o diâmetro da região é menos cilíndrico do que no adulto, com a metáfise estendendo-se distalmente dentro das fossas coronóidea e do olécrano. Verifica-se falha entre as duas fossas, uma vez que a cortical anterior e a posterior quase se tocam, exibindo, ainda, espessura cortical delgada.

Frouxidão ligamentar

A maioria das crianças na faixa etária do pico de aparecimento dessa fratura apresenta frouxidão ligamentar, o que facilita o olécrano a agir como elemento de corte nas quedas com hiperextensão do cotovelo.

Tipos

As fraturas supracondilares dividem-se em dois tipos: em extensão, mais comum, e em flexão, mais raro.

Tipo em extensão

Mecanismo de produção da lesão

Durante a queda, a defesa é quase sempre com o cotovelo em extensão **(FIG. 47.1)**. Devido à frouxidão ligamentar, o cotovelo sofre hiperextensão, permitindo que a força linear aplicada no membro mude de direção, passando a agir como força de angulação, concentrada no olécrano, que, por sua vez, age diretamente na região supracondilar, provocando fratura no ponto anatômico de fraqueza **(FIG. 47.2)**.

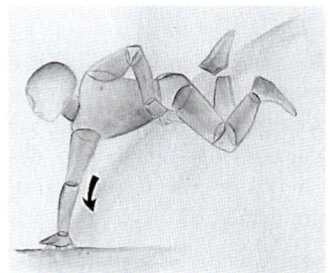

FIGURA 47.1 → Queda com o cotovelo estendido.

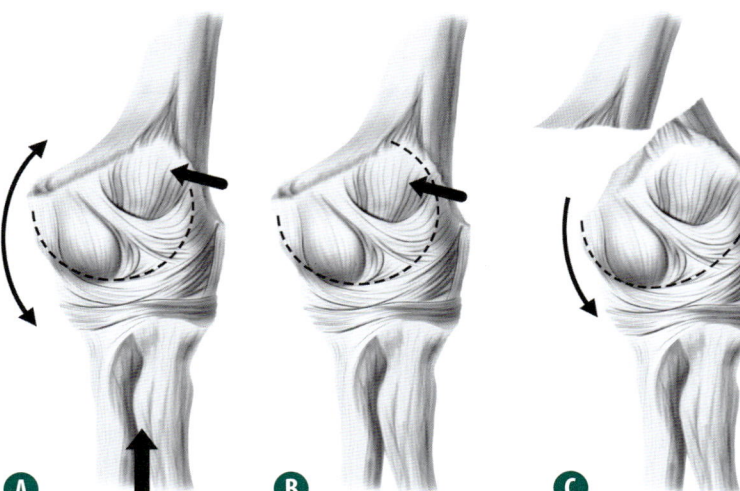

FIGURA 47.2 → Mecanismo de produção da fratura supracondilar.
A Hiperextensão do cotovelo.
B Olécrano atuando como agente de cisalhamento.
C Desvio do fragmento proximalmente devido à ação do tríceps.

Classificação

Conforme Rogerss,[1] as fraturas podem ser classificadas de acordo com seu traço. Tal classificação é valiosa por chamar a atenção para a deformidade plástica, alteração que pode não ser reconhecida com facilidade (**FIG. 47.3**).

A classificação proposta por Gartland[2] divide as fraturas em três tipos:

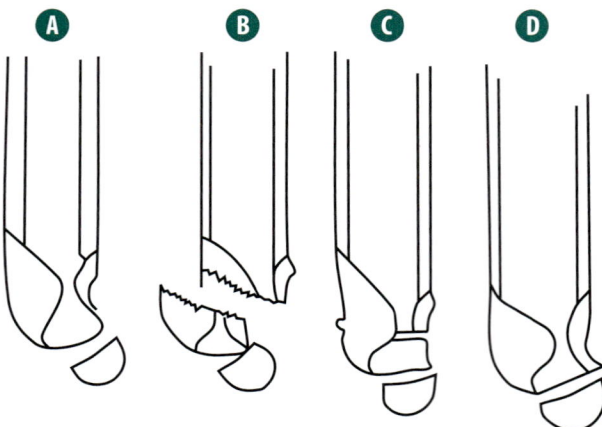

FIGURA 47.3 → Classificação de Rogers.
A Normal. **B** Fratura completa.
C Fratura em "galho verde". **D** Deformidade plástica.

- **Tipo I.** Traço de fratura pouco evidente, sem desvio entre os fragmentos (se houver, é mínimo).

- **Tipo II.** Traço de fratura marcante, com desvio entre os fragmentos, mas há contato de, pelo menos, uma das corticais fraturadas. As fraturas podem, ainda, ser subdivididas em impactadas em valgo ou em varo, dependendo de se a angulação dos fragmentos entre si se aproxima ou se afasta da linha média.

- **Tipo III.** Não há contato entre as corticais fraturadas. Estas, ainda, são subdivididas de acordo com o desvio dos fragmentos entre si em posteromediais (**FIG. 47.4**) e posterolaterais (**FIG. 47.5**).

De acordo com Leitch e colaboradores,[3] existe um tipo raro de fratura supracondilar, com instabilidade multidirecional que resulta em desvio em flexão e/ou extensão. Pode ser classificada como **tipo IV** conforme a classificação de Gartland, já que são menos estáveis que as do tipo III.

Diagnóstico clínico

Os sinais clássicos de fratura, como edema e impotência funcional absoluta, podem estar acompanhados de semiologia específica. Se a fratura está completamente desviada, o cotovelo exibe deformidade em "S" devido a dois pontos de angulação. O primeiro, anterior, na porção distal do braço, corresponde ao fragmento proximal. O segundo, posterior, situa-se na região do olécrano (**FIG. 47.6**).

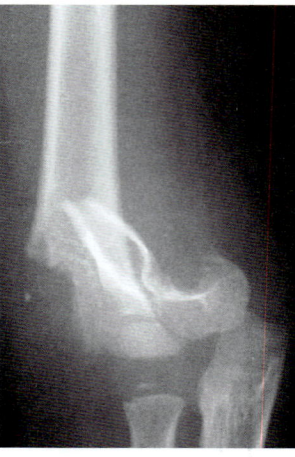

FIGURA 47.4 → Fratura supracondilar com desvio posteromedial.

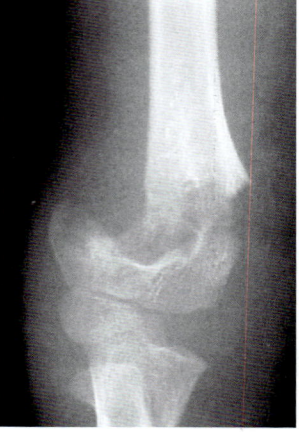

FIGURA 47.5 → Fratura supracondilar com desvio posterolateral.

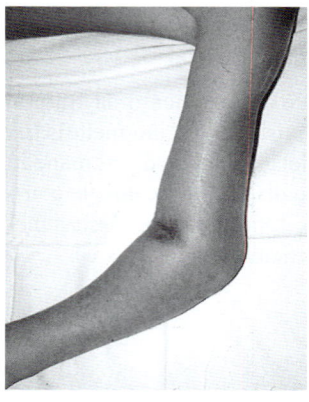

FIGURA 47.6 → Aparência clínica do cotovelo com fratura supracondilar.

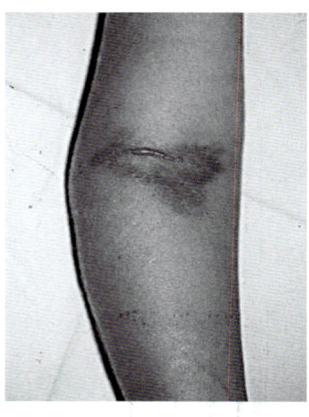

FIGURA 47.7 → Fratura supracondilar, equimose na face anterior do cotovelo.

Verifica-se, com frequência, equimose na prega anterior do cotovelo (FIG. 47.7). Da mesma forma, se o fragmento proximal penetrou o músculo braquial e uma das espículas ósseas atingiu a derme, nota-se uma cova na face anterior do braço, o que, por si só, indica que a redução da fratura será difícil.

Nas fraturas com nenhum ou mínimo desvio, por vezes, além da dor, o único sinal clínico adicional é o derrame articular, facilmente palpado no espaço posterior ao músculo ancôneo, no qual a cápsula articular é mais superficial. Esse ponto é de fácil localização na porção média da linha que liga o centro da cabeça radial à proeminência maior do olécrano. Deve-se dar importância à palpação suave das eminências ósseas, pois a dor localiza-se na região supracondilar em ambas as margens umerais.

Por fim, é possível verificar alterações rotacionais do cotovelo e do antebraço. Em geral, o antebraço encontra-se rodado medialmente em relação ao úmero, sobretudo se a espícula óssea medial do fragmento proximal está situada anteriormente ao fragmento distal. Outrossim, a rotação do fragmento distal com frequência está associada à inclinação medial deste, de modo que ocorre angulação em varo. Observam-se, com menos frequência, fragmento distal localizado posterolateralmente e espícula óssea lateral do fragmento proximal situada anteriormente ao fragmento distal, fazendo com que o antebraço e o cotovelo estejam rodados externamente, produzindo angulação em valgo no cotovelo.

Diagnóstico diferencial

Luxação do cotovelo. Nessa entidade, perde-se a relação normal dos côndilos umerais com o olécrano. Existe, aqui, maior proeminência do olécrano, uma vez que está situado posteriormente ao epicôndilo. A proeminência anterior é mais distal do que nas fraturas supracondilares.

Fraturas do rádio e dos côndilos umerais. A palpação cuidadosa revela o máximo da sensibilidade dolorosa sobre essas estruturas ósseas.

Diagnóstico radiológico

As imagens radiográficas adequadas, na maioria dos casos, não são obtidas na urgência. As radiografias na urgência servem, em geral, para confirmar o diagnóstico clínico. Contudo, depois, há necessidade de obter radiografias precisas, que serão fundamentais para o plano de tratamento inicial ou para possíveis modificações. Imagens do cotovelo contralateral constituem exames de rotina.

> ATENÇÃO! É desaconselhável pesquisar crepitação, uma vez que essa manobra é extremamente dolorosa para a criança e apresenta o risco de lesar ainda mais as estruturas adjacentes ao cotovelo.

Tratamento

O tratamento inicia com o correto diagnóstico da fratura e sua classificação. Todas as possibilidades de desvios entre os fragmentos devem ser avaliadas com muito critério. Outro passo é a avaliação do estado vascular, já que, na presença de sofrimento, é urgente o tratamento, com redução da fratura e fixação associadas à reparação da lesão vascular ou a fasciotomia descompressiva na síndrome compartimental, se necessário. Além disso, merece especial atenção o estado neurológico, uma vez que, na presença de lesão, o tratamento é orientado, também, para a correção dessa condição.

Gartland tipo I

Fraturas desse grupo são tratadas, inicialmente, com tala gessada axilopalmar, com o cotovelo em flexão de 80°. Em uma semana, a tala é substituída por gesso circular, que permanece por outras duas semanas, no final das quais é retirada a imobilização e iniciada a mobilização ativa do cotovelo.

Gartland tipo II

Nessas fraturas, existe diminuição do comprimento do braço pela angulação dos fragmentos entre si e no plano sagital e/ou coronal, todos necessitando de correção, de tal forma que o objetivo do tratamento centra-se em restabelecer o arco de movimento e o ângulo de carregamento. Como o último pode variar de pessoa para pessoa, a avaliação clínica do cotovelo contralateral é importante.

Para a redução incruenta, por vezes, considerável força necessita ser aplicada para recuperar-se a flexão total. Isso é alcançado por meio de manobra de hiperflexão do cotovelo, normalmente com o antebraço em pronação, tomando-se o cuidado para não inverter a angulação da fratura. A seguir, a estabilidade é verificada nos aspectos clínico e radiográfico, tendo-se a certeza de que a irrigação sanguínea não sofre alteração com a posição de manutenção da fratura, a qual é em flexão de 120°. Se isso não for possível, deve-se fixar a fratura de forma percutânea, com a utilização de dois fios de Kirschner divergentes introduzidos pela lateral (FIG. 47.8).

Se essa fixação não for satisfatória, podem ser utilizados fios cruzados, um introduzido pela lateral e outro pela

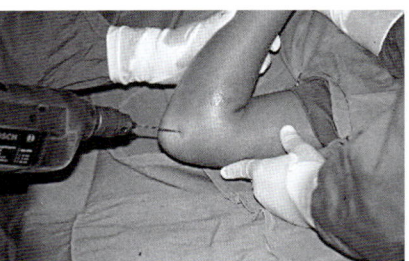

FIGURA 47.8 → Fixação percutânea, ponto de introdução do fio no côndilo lateral do úmero, com o cotovelo na posição de redução.

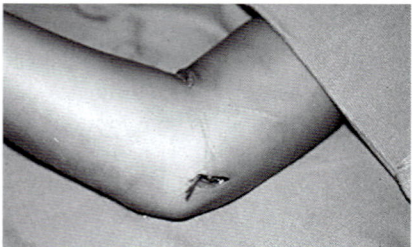

FIGURA 47.9 → Pequena incisão na região do côndilo medial do úmero para orientar a correta e segura introdução do fio de fixação.

medial. Na presença de grande edema ou se não houver segurança para a introdução correta do fio medial, pode-se realizar uma pequena incisão sobre o côndilo medial **(FIG. 47.9)**. Por fim, se a fratura for irredutível, a redução cruenta, seguida de fixação interna, está indicada, abordando a condição como se fosse do tipo III.

A imobilização pós-operatória, nos casos em que a flexão do cotovelo (120°) não prejudica a circulação sanguínea, é realizada por meio de tala axilopalmar com reforço de esparadrapo "em oito". Mantém-se o paciente internado por 24 horas para a supervisão do estado vascular. Quando da alta, a tala gessada é recoberta por uma fina camada de gesso, apenas para assegurar a imobilização. Ao final de sete dias da redução, é feita a revisão clínica e radiológica. Com 14 dias, a imobilização é trocada por gesso circular, quando o cotovelo é extendido para 90°. Esse aparelho gessado permanece por mais uma ou duas semanas. Ao final desse período, é iniciada a recuperação da mobilidade articular com exercícios ativos.

Gartland tipo III

Nesse tipo, não há contato algum das corticais. Pela ação muscular, existe migração proximal do fragmento distal **(FIG. 47.10)**. Como são fraturas resultantes de trauma de

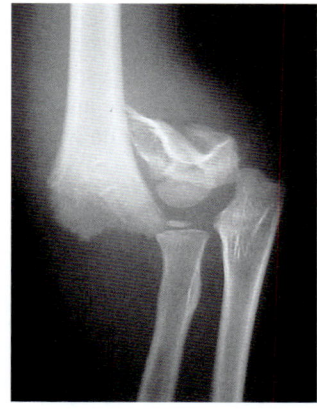

FIGURA 47.10 → Fratura Gartland tipo III.

maior energia, o edema e a lesão nas estruturas vizinhas também são maiores, assim como a interposição de partes moles torna a redução e sua manutenção bem mais difíceis.

Para a redução incruenta, inicia-se produzindo tração longitudinal, com contratração para recuperar o comprimento. A seguir, algum grau de hiperextensão pode ser necessário para obter a aposição das bordas de ambos os fragmentos. Essas duas manobras são realizadas com o antebraço em supinação. Nesse estágio, manobras em valgo ou varo corrigem deslocamentos mediais ou laterais. Quando as duas alterações estão corrigidas, a angulação do fragmento distal é desfeita, produzindo-se flexão do cotovelo ao mesmo tempo em que o fragmento distal é empurrado anteriormente **(FIG. 47.11)**.

Uma vez que a redução foi alcançada, ela deve ser avaliada radiograficamente com incidências em anteroposterior (segundo Jones) e em perfil.

Anteroposterior. Nessa incidência, mede-se a angulação da linha articular com o eixo da diáfise umeral **(FIG. 47.12)**. Compara-se a medida do lado fraturado com a do

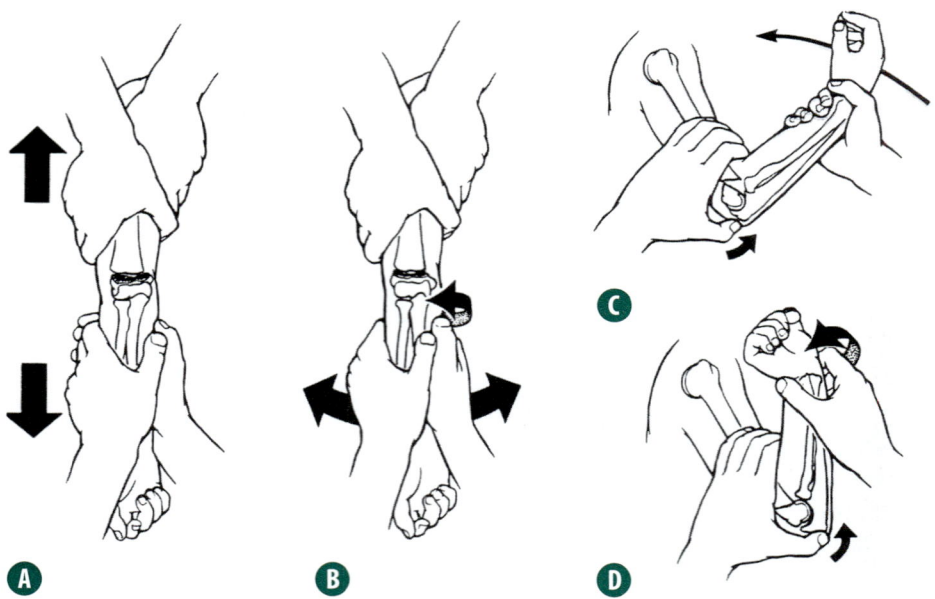

FIGURA 47.11 → Redução incruenta de fratura supracondilar.
Ⓐ Tração e contratração.
Ⓑ Redução do desvio em valgo ou varo e rotações.
Ⓒ Correção da extrusão do fragmento distal.
Ⓓ Manutenção da redução em hiperflexão e supinação.

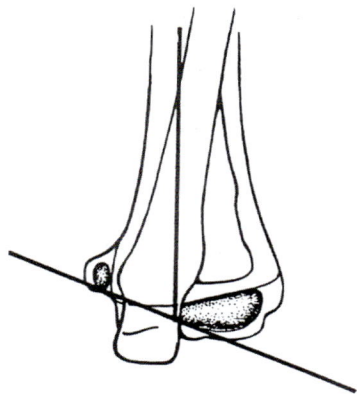

FIGURA 47.12 → Controle da redução de fratura supracondilar, visão axial do cotovelo em flexão.

contralateral, e qualquer angulação superior a 5° indica redução inadequada.

Perfil. A incidência em perfil é de grande valia. Em primeiro lugar, porque mostra o restabelecimento do ângulo entre a diáfise e o côndilo. Em segundo, porque é muito útil para avaliar a rotação horizontal, uma vez que, se os diâmetros dos fragmentos no nível da linha de fratura são iguais, não há desvio rotacional entre eles (FIG. 47.13).

Tendo-se a certeza de que a fratura está reduzida de forma adequada, esta deve ser mantida em posição até que exista estabilidade intrínseca suficiente para o processo de consolidação ocorrer. As forças deformadoras que incidem no fragmento distal, basicamente, são rotacionais e agem em um ou mais planos anatômicos: sagital (flexão e extensão), horizontal (rotações) e frontal (valgo e varo).

A manutenção da redução apenas com aparelho gessado é desaconselhável nesse tipo de fratura, devido ao fato de esta ser instável, necessitando, para se manter estável, de extrema flexão do cotovelo. Além disso, há presença de grande edema, o qual, ao regredir, ocasiona perda de redução.

> **ATENÇÃO!**
>
> **Princípios de estabilização:**
>
> - As fraturas reduzidas de forma adequada são mais estáveis.
> - O deslocamento no plano sagital pode ser prevenido com hiperflexão.
> - Com o cotovelo em hiperflexão, a pronação do antebraço previne desvio em varo.
> - O desvio horizontal pode ocorrer mesmo com o cotovelo hiperfletido e o antebraço pronado.

Fixação percutânea

É possível fixar a fratura com dois fios divergentes introduzidos lateralmente. Se tal fixação não se mostrar eficaz, opta-se pela utilização de dois fios cruzados, um introduzido na lateral, e outro, medialmente, com uma pequena incisão sobre o côndilo medial (FIG. 47.9). Nessa fixação, os fios devem ser posicionados de tal maneira que fiquem angulados entre si de 30 a 40° (FIG. 47.14).

Mantém-se o paciente em tala gessada axilopalmar, com o cotovelo fletido em 80° e o antebraço em médio-prono por uma semana, ao final da qual a tala é substituída por gesso circular por mais uma ou duas. Depois desse período, é iniciada a recuperação da mobilidade com exercícios ativos. Os pinos são retirados entre quatro e seis semanas do pósoperatório.

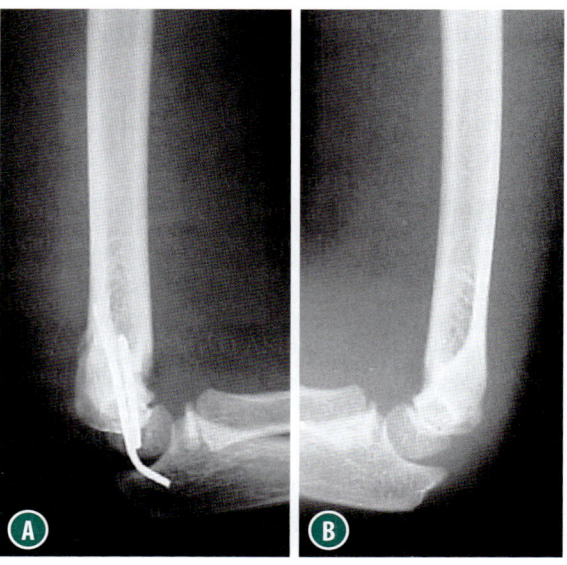

FIGURA 47.13
Ⓐ Radiografia em perfil do cotovelo evidenciando o restabelecimento da anatomia em fratura supracondilar fixada com fios de Kirschner.
Ⓑ Cotovelo normal.

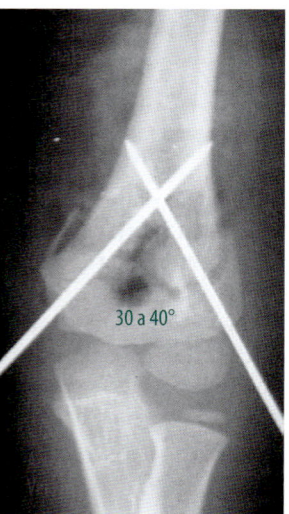

FIGURA 47.14 → Posicionamento dos fios de Kirschner cruzados para a fixação de fratura supracondilar do úmero, com 30 a 40° de angulação entre eles.

Redução cruenta

A redução cruenta tem indicações absolutas e relativas. As absolutas são as fraturas expostas e aquelas nas quais existe alteração da vascularização, especialmente se esse estado piora com a tentativa de redução incruenta. As relativas são as fraturas irredutíveis, as com demasiado desvio entre os fragmentos e aquelas com espícula óssea encravada sob a pele, sinal de redução incruenta difícil.

Vias de acesso

Posterior. Essa via de acesso oferece excelente visualização da fratura, assim como rota relativamente segura até ela, permitindo a localização do nervo ulnar, quando da introdução do fio medial. Nessa via, é utilizada a fixação com dois fios cruzados. Todavia, há as desvantagens de acrescentar trauma a partes moles intactas, assim como de não permitir a visualização de estruturas anatômicas situadas anteriormente no cotovelo.

> **DICA:** Na radiografia em perfil, a linha umeral anterior deve dividir o núcleo de crescimento do côndilo umeral lateral em dois terços anteriores e um terço posterior. Observa-se que o restabelecimento dessa característica anatômica é garantia de restituição do arco de movimento normal.

Anterior. Essa via de acesso tem como vantagem principal não acrescentar trauma aos tecidos já lesionados, uma vez que utiliza como rota a via proporcionada pela fratura. Apresenta, também, a vantagem de inventariar e tratar lesões neurovasculares associadas **(FIG. 47.15)**. Por esse motivo, essa via pode se estender lateral ou medialmente, dependendo da estrutura que se deseja avaliar.

O acesso anterior possui a desvantagem relativa de provocar cicatriz cirúrgica cuja estética é menos aceita pelos pacientes, assim como necessita de aprendizado minucioso do cirurgião, já que a visualização da fratura não é a mesma proporcionada pela via posterior **(FIG. 47.16)**.

Gartland tipo IV

As fraturas com grande instabilidade costumam ser tratadas com redução aberta. Porém, Leitch e colaboradores[3] descreveram uma técnica de redução incruenta em nove pacientes com bons resultados. Ao se introduzir os fios de Kirschner no fragmento distal, é reduzido a fratura no plano anteroposterior. Após, movimentando o fluoroscópio e não o membro superior, obtém-se, a vista lateral e reduz-se no plano sagital. Então, os fios são introduzidos para fixar a fratura.

Complicações

Neurológicas

As lesões neurológicas associadas às fraturas supracondilares são as dos nervos radial, interósseo anterior, mediano e ulnar. De acordo com Dormans e colaboradores,[4] a mais comum é a do nervo interósseo anterior, ocorrendo de maneira isolada ou envolvendo outros nervos.

Nervo radial

Essa lesão é vista com mais frequência nas fraturas com desvio posteromedial, já que, com o deslocamento do fragmento distal para posterior e medial, esse nervo é suscetível a lesão pela espícula lateral do fragmento proximal **(FIG. 47.17)**. O tipo de lesão nervosa mais comum é a neuropraxia, mas a secção completa pode ocorrer, principalmente, nos casos de fratura exposta. Devido ao fato de a maioria dos casos ser neuropraxia, é indicada apenas observação, aguardando, pelo menos, três meses para a exploração cirúrgica.

Nervo mediano

As lesões do nervo mediano estão relacionadas às fraturas desviadas posterolateralmente, em geral associadas à lesão da artéria braquial **(FIG. 47.18)**. Existe uma chance muito grande de essas estruturas se encarcerarem entre os fragmentos ósseos. Sendo assim, se o pulso desaparecer durante as manobras de redução, a intervenção cirúrgica está indicada.

Nervo interósseo anterior

Sua localização no antebraço o torna vulnerável, principalmente nas fraturas com deslocamento posterolateral. Não há perda sensitiva, já que é um ramo exclusivamente motor para os músculos flexor longo do polegar e flexor longo do indicador.

Nervo ulnar

A lesão do nervo ulnar é muito rara nas fraturas em extensão, sendo, por isso, descrita junto às fraturas supracondilares do tipo em flexão.

Vasculares

As lesões vasculares podem ser divididas em diretas e indiretas. As primeiras variam desde simples compressão até ruptura completa. As segundas podem ser gangrena parcial ou total, fibrose isquêmica ou síndrome de Volkmann. O tratamento multidisciplinar com a presença de cirurgião vascular produz melhores resultados.

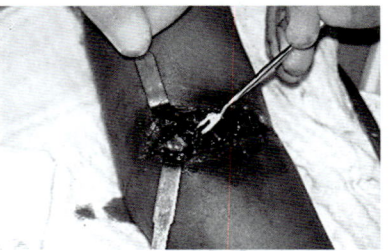

FIGURA 47.15 → Via de acesso anterior revelando compressão nervosa pelo fragmento proximal do úmero em fratura supracondilar.

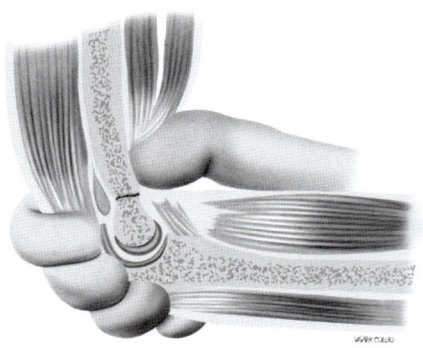

FIGURA 47.16 → Palpação da linha de fratura e avaliação da anatomia durante tratamento cruento pelo acesso anterior da fratura supracondilar.

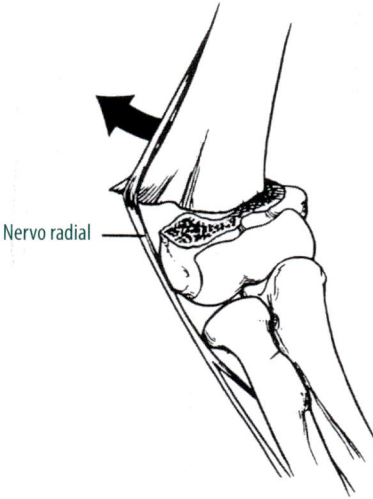

Nervo radial

FIGURA 47.17 → Lesão do nervo radial pelo fragmento proximal do úmero em fratura supracondilar.

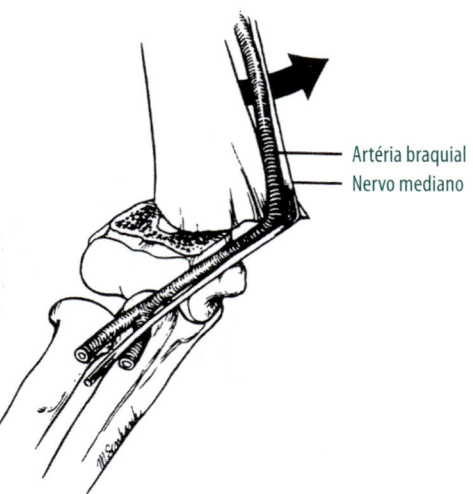

Artéria braquial
Nervo mediano

FIGURA 47.18 → Lesão neurovascular pelo fragmento proximal do úmero em fratura supracondilar desviada posterolateralmente.

Diagnóstico clínico

A ausência de pulso radial não indica, necessariamente, a exploração cirúrgica, assim como sua presença não é garantia de que a isquemia não vá se desenvolver. Especial atenção deve ser dispensada às fraturas com deslocamento posterolateral e àquelas com grande separação dos fragmentos com penetração muscular. A incapacidade de contrair os músculos de forma ativa induz isquemia. Mesmo com lesão neurológica associada, os outros músculos devem contrair de maneira indolor. Outra indicação de isquemia é a dor em repouso e aquela provocada pela extensão passiva dos dedos. Também deve ser considerada a dor intensa que não cede mesmo com a utilização de analgésicos potentes.

Tratamento

É essencial que o tratamento seja instituído de imediato. Primeiro, agindo de forma direta sobre a lesão vascular propriamente dita e, segundo, avaliando o prejuízo que a lesão provocou e tratando-o, se necessário. Várias são as situações de lesão vascular.

> **ATENÇÃO!** É preciso lembrar que o oxímetro não é um método confiável, uma vez que mede apenas a oxigenação capilar dos dedos e não o aporte de oxigênio para o músculo.

Ruptura arterial completa. Ocorre tanto nas fraturas fechadas como nas expostas, sendo mais comum nessas últimas. Se a obstrução ou a ruptura arterial for distal à emergência do ramo colateral ulnar inferior, é possível que a circulação colateral seja adequada.

Fratura irredutível com pulso fraco ou ausente. Se essa situação se apresentar, a redução cruenta por via anteromedial oferece a melhor visualização. Normalmente, a retirada da estrutura compressiva restabelece a circulação.

Fratura redutível com pulso fraco e isquemia. Se, após a redução, o pulso não se restabelece e há sinais clínicos de isquemia, a exploração imediata com medida da pressão intracompartimental é recomendada.

Fratura redutível com pulso fraco e sem sinais de isquemia. Se, após a redução e a fixação da fratura, o pulso não se restabelece de maneira adequada, mas existe atividade muscular ativa e indolor, com a mão apresentando temperatura normal e bom enchimento capilar, Gillingham e Rang[5] sugerem que se mantenha o paciente em observação rigorosa, e o pulso deverá estar normalizado em 10 dias. Ramesh e colaboradores[6] relataram bons resultados em sete pacientes que persistiram sem pulso, mas com boa perfusão distal após redução incruenta e fixação percutânea. Os autores recomendam exploração cirúrgica se o paciente permanecer com dor por mais de 12 horas ou apresentar piora da função neurológica.

Síndrome compartimental. Conforme Mubarak e Carrol,[7] sinais clínicos de síndrome compartimental aguda, como dor, palidez, ausência de pulso, parestesia e paralisia, associados ao aumento da pressão intracompartimental, justificam fasciotomia. A decisão pela fasciotomia se a pressão intracompartimental está elevada é fácil, porém, como a medida da pressão não é infalível, se houver sinais clínicos de isquemia e a pressão for normal, tal opção, ainda assim, deve ser considerada.

Alterações angulares

O cúbito varo (**FIG. 47.19**) e o cúbito valgo (**FIG. 47.20**), este menos comum, são alterações que, com o manejo adequado das fraturas, têm sua incidência diminuída de forma significativa. São deformidades essencialmente estéticas, mas que podem vir acompanhadas de queixas de dor, perda de força e síndrome neurológica.

Cúbito varo. Essa deformidade tem sua origem na angulação em varo que ocorre no plano coronal, enquanto a rotação medial aparece como contribuinte da deformidade. Várias situações são apontadas como causadoras de tal alteração.

- **Colapso da coluna medial.** Em fratura em "galho verde", pode haver colapso da coluna medial, levando o fragmento distal para varo (**FIG. 47.21**). Essa alteração, por vezes, pode, facilmente, passar despercebida no exame radiológico.

- **Abertura lateral.** Pode haver abertura no lado lateral da fratura, levando o fragmento distal a aproximar-se da linha média (**FIG. 47.22**). Essa condição é, provavelmente, a menos comum de provocar o cúbito varo.

- **Deformidade em três planos.** A maioria dos cúbitos varos tem sua origem na combinação de uma ou mais alterações nos três planos (**FIG. 47.23**). Esse fato colabora, ainda mais, para o aumento da antiestética aparência "em cabo de espingarda", com alteração das relações anatômicas das eminências ósseas do cotovelo (**FIG. 47.24**).

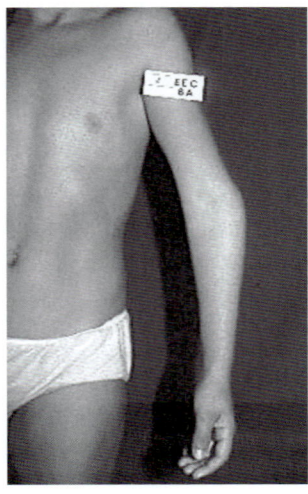

FIGURA 47.19 → Cúbito varo do cotovelo esquerdo como complicação de fratura supracondilar do úmero.

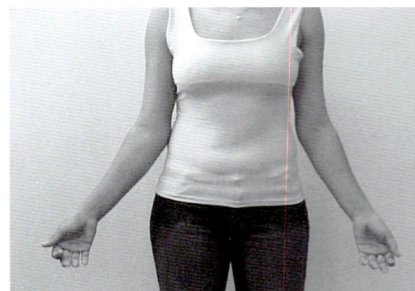

FIGURA 47.20 → Cúbito valgo do cotovelo direito como complicação rara de fratura supracondilar do úmero.

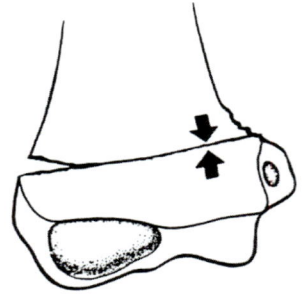

FIGURA 47.21 → Fratura supracondilar do úmero desviada em varo devido a colapso da coluna medial.

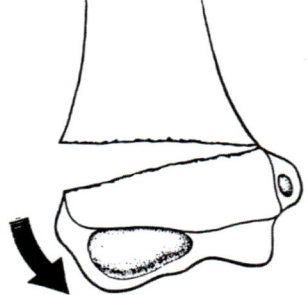

FIGURA 47.22 → Fratura supracondilar do úmero com abertura lateral da linha de fratura.

Tratamento

O único meio de tratar a deformidade é a abordagem cruenta com osteotomia corretiva. Existem diferentes osteotomias descritas. O alvo é a correção da angulação em varo, alterações nos planos sagital (extensão, flexão) ou horizontal (rotação medial) são secundárias.

A osteotomia com retirada de cunha óssea com base lateral parece ser o tipo de tratamento mais popular nos dias atuais. Também há, na literatura, várias maneiras de fixação da osteotomia. Uma delas, conforme French,[8] vale-se de parafusos unidos por um fio de cerclagem (**FIG. 47.25**).

No serviço dos autores deste capítulo, prefere-se realizar a osteotomia pela via de acesso posterior e a fixação com dois fios de Kirschner cruzados. Seja qual for o tipo de via utilizada, o tipo de fixação empregado, cuidadoso planejamento pré-operatório se faz necessário. É desenhado o contorno do cotovelo em papel, que, posteriormente, será recortado (**FIG. 47.26**). Dessa maneira, obtém-se o gabarito que orientará a osteotomia (**FIG. 47.27**).

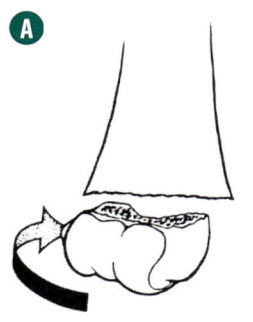

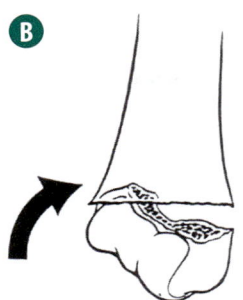

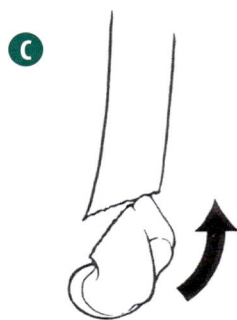

FIGURA 47.23 → Desvios dos fragmentos nas fraturas supracondilares do úmero.
Ⓐ Desvio em rotação medial.
Ⓑ Desvio em varo.
Ⓒ Desvio em extensão.

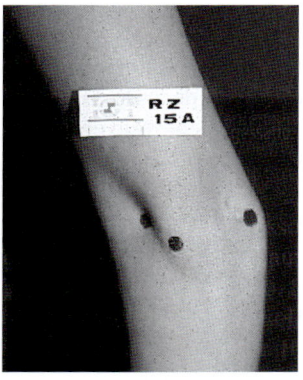

FIGURA 47.24 → Cúbito varo. Alteração do triângulo formado entre os côndilos umerais e o olécrano.

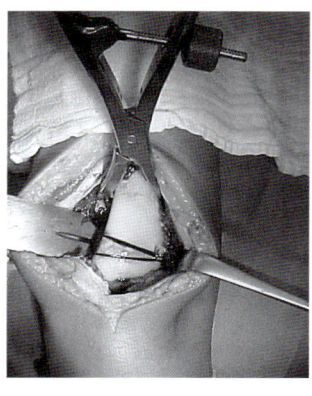

FIGURA 47.27 → Transoperatório para correção de cúbito varo. Osteotomia realizada.

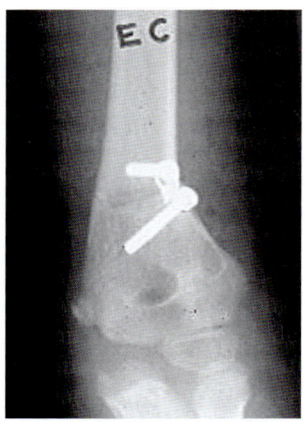

FIGURA 47.25 → Radiografia do pós-operatório de cúbito varo mostrando osteotomia fixada pelo método de French.

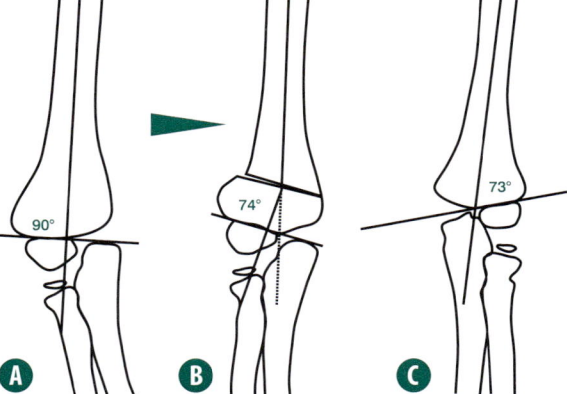

FIGURA 47.26 → Planejamento pré-operatório de cúbito varo, com o ângulo de Baumann traçado.
Ⓐ Desenho do cotovelo acometido. Ⓑ Mesmo cotovelo no ensaio da osteotomia.
Ⓒ Cotovelo contralateral usado para avaliação. Nota-se a cunha prevista (em verde).

Tipo em flexão

Esse tipo de fratura supracondilar é raro. Com frequência, a fratura é reconhecida apenas quando falham as manobras de redução utilizadas para o tipo em extensão.

Mecanismo de produção

O mecanismo clássico de produção da fratura é o trauma direto sobre a região posterior do cotovelo durante a queda (**FIG. 47.28**). Nesse tipo, o nervo ulnar é particularmente predisposto à lesão, sobretudo se o fragmento distal é de localização anteromedial, uma vez que a superfície fraturária cortante do fragmento proximal pode lesá-lo (**FIG. 47.29**).

Classificação

Não existe classificação própria para as fraturas do tipo em flexão, porém, por analogia, utiliza-se a de Gartland para o tipo em extensão, levando-se em consideração o desvio e a relação dos fragmentos entre si.

Tratamento

Tipo 1. As fraturas supracondilares em flexão do tipo I são as que se apresentam com desvio mínimo e, portanto, aceitável. Entre a diáfise e a metáfise, exibem um ângulo menor do que 20° se comparado com o lado contralateral. São mantidas imobilizadas em aparelho gessado axilopalmar.

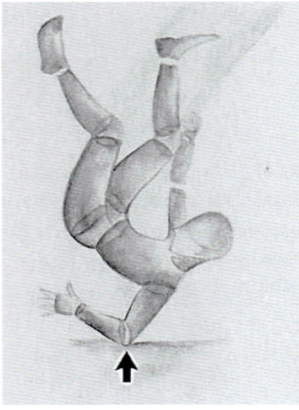

FIGURA 47.28 → Trauma direto, mecanismo de produção de fratura supracondilar do úmero em flexão.

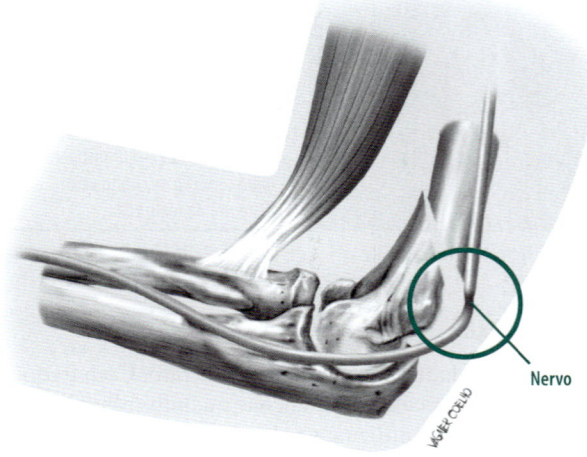

Nervo

FIGURA 47.29 → Possibilidade de lesão do nervo ulnar pelo fragmento proximal do úmero em fratura supracondilar.

Tipo II. Nesse tipo, existe certa integridade e contato da cortical anterior do úmero, mas a angulação dos fragmentos entre si exige redução, com imobilização em extensão. Todavia, é difícil manter a redução por esse método, de tal forma que são realizadas fixação percutânea, após ter sido alcançada a posição adequada dos fragmentos, e imobilização gessada com o cotovelo em flexão de 90°.

Tipo III. Os fragmentos estão separados por completo; o fragmento proximal desloca-se anterior e proximalmente. São fraturas de redução incruenta difícil e, por isso, requerem redução cruenta. A via de acesso indicada é a anterior, com prolongamento medial, o que permite a visualização do nervo ulnar. Ao contrário do tipo em extensão, o fragmento proximal penetra o tríceps posteriormente. A fixação interna recomendada é com dois fios cruzados, que, inclusive, podem ser introduzidos de forma percutânea. Imobilização adicional é proporcionada por aparelho gessado axilopalmar com o cotovelo em flexão de 90°, por três semanas.

FRATURAS INTERCONDILARES DO ÚMERO

Generalidades

São fraturas raras, que costumam incidir com mais frequência em indivíduos próximos da maturidade esquelética, as quais devem ser tratadas da mesma forma que em adultos **(FIG. 47.30)**.

Mecanismo de produção

Devido ao fato de a maioria dos traços fraturários se estender ao ápice da tróclea, o mecanismo de lesão é explicado por trauma direto na face posterior do cotovelo em flexão de mais de 90° **(FIG. 47.31)**. Assim, o olécrano, com sua superfície articular em cunha, atua como agente de cisalhamento dos dois côndilos umerais, produzindo fratura com padrão em flexão. Em alguns casos, porém, o mecanismo de lesão é a queda com o punho estendido e o cotovelo em flexão discreta. Tal mecanismo de lesão resulta em fratura com um padrão em extensão, no qual o processo coronoide atua como agente causador da separação dos côndilos umerais.

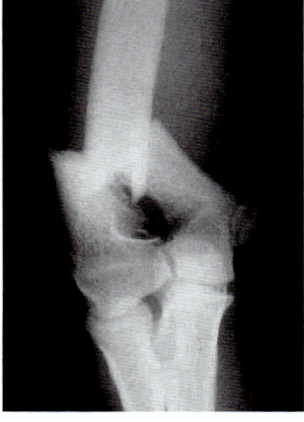

FIGURA 47.30 → Radiografia em incidência anteroposterior de fratura supra e intercondilar do úmero. Nota-se a presença de traço intra-articular.

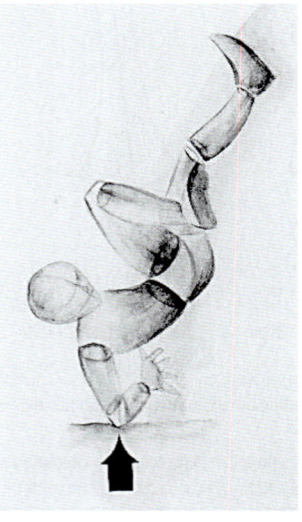

FIGURA 47.31 → Trauma direto no cotovelo durante queda como mecanismo de produção de fratura supra e intercondilar do úmero.

Tratamento

Como não há, na literatura, classificação com vistas ao tratamento, na abordagem terapêutica dessa fratura, deve-se levar em consideração que:

- A mobilidade da articulação se deve a sua integridade anatômica.
- A estabilidade do cotovelo se deve à integridade das colunas lateral e medial.
- Sendo fratura articular, restabelecer sua continuidade é prioritário.
- Métodos incruentos são ineficazes para neutralizar as forças deformadoras.
- A maioria dos pacientes não tem potencial para remodelação.

Dessa forma, a maioria dos autores recomenda o tratamento cruento, com perfeito restabelecimento da superfície articular e fixação interna rígida que propicie prontamente a recuperação do arco de movimento.

FRATURAS TRANSCONDILARES DO ÚMERO

Incidência

Antigamente, essa fratura era considerada lesão rara em crianças. Porém, hoje, é tida como frequente, raro o seu diagnóstico inicial. A maioria das fraturas que envolvem toda a linha epifisária ocorre antes dos 7 anos de vida.

Mecanismo de produção

O mecanismo de produção dessas fraturas certamente é diferente nas diversas faixas etárias, em função das características anatômicas dessa região, as quais variam de forma significativa à medida que o processo de ossificação progride.

Classificação

De acordo com DeLee,[9] a classificação dessas fraturas baseia-se no grau de ossificação do côndilo lateral.

Grupo A

São as fraturas que ocorrem até os 12 meses de vida, ou seja, antes do aparecimento do núcleo secundário de ossificação da epífise condilar lateral. Costumam ser fraturas Salter-Harris I.

Grupo B

São as fraturas que ocorrem em crianças entre 1 e 3 anos, nas quais já existe centro de ossificação do côndilo lateral. Em geral, são Salter-Harris 1, mas podem se apresentar com pequeno fragmento metafisário, classificando-se, então, como Salter-Harris II.

Grupo C

São fraturas que ocorrem em crianças entre os 3 e os 7 anos. Em geral, Salter-Harris II com fragmento metafisário grande, acometendo com mais frequência a porção lateral, mas também atinge a medial ou a posterior. Podem, ainda, ser classificadas como do tipo em extensão ou em flexão, dependendo da relação do fragmento distal com o proximal. O tipo em extensão é o mais comum.

Diagnóstico

Clínico

Em crianças menores, o edema pode ser discreto, ao contrário das maiores, em que pode ser tão significativo que a palpação das eminências ósseas é difícil. Sempre se deve suspeitar dessa fratura em criança com história de trauma e maus-tratos ou nos tocotraumatismos. A crepitação óssea normalmente é pequena devido à grande quantidade de cartilagem em relação à quantidade de tecido ósseo. A relação entre os epicôndilos e o olécrano é mantida. A deformidade angular é bem menor se comparada à da fratura supracondilar.

Radiológico

O diagnóstico radiológico pode ser difícil, sobretudo em crianças com o núcleo do côndilo lateral não ossificado. Deve-se, nessa faixa etária, prestar atenção à relação que existe entre o núcleo primário do úmero distal e os proximais do rádio e da ulna. A alteração verificada é a perda da relação entre a unidade radiulnar, que se mantém, com o úmero. Para tanto, imagens do cotovelo contralateral são de suma importância. Na criança maior, com o núcleo secundário do côndilo lateral ossificado, o diagnóstico fica mais fácil. O problema do diagnóstico está em diferenciar o núcleo secundário, normal, da fratura do côndilo lateral. A chave para isso é que a fratura transcondilar apresenta a linha de fratura saindo na região metafisária medialmente **(FIG. 47.32)**.

Tratamento

O sucesso do tratamento depende, inicialmente, do correto e imediato diagnóstico e do restabelecimento da anatomia normal do cotovelo. Assim como nas fraturas supracondilares, pode-se valer da redução incruenta, mantendo-se o cotovelo fletido em 110 a 120° e o antebraço pronado, para evitar o deslocamento medial do fragmento distal. Na incapacidade de manter a fratura posicionada

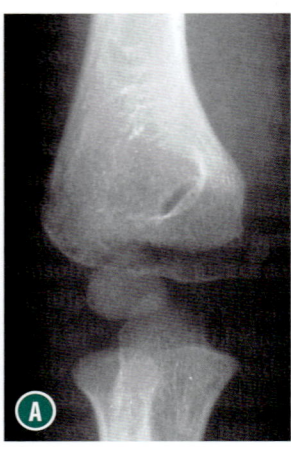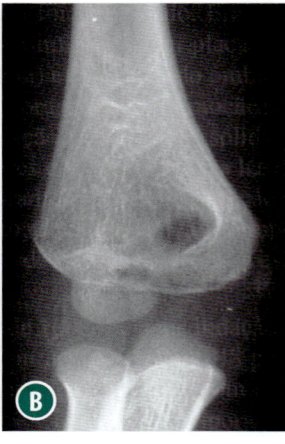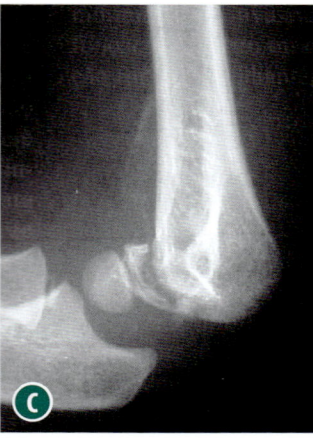

FIGURA 47.32 → Fratura transcondilar do úmero.
Ⓐ Mimetizando a fratura do côndilo medial.
Ⓑ Nota-se a extensão do traço de fratura até a cortical lateral nessa incidência discretamente rodada.
Ⓒ Incidência em perfil evidenciando o padrão em flexão.

de maneira adequada, a redução incruenta seguida de fixação percutânea é a alternativa. Na incapacidade de reduzir a fratura da forma correta, a redução cruenta seguida de fixação está indicada. O período de imobilização de três semanas costuma ser suficiente, e os fios podem permanecer por mais tempo, sendo retirados por volta de quatro a seis semanas.

FRATURAS DO CÔNDILO MEDIAL DO ÚMERO

Incidência

Essa é uma fratura extremamente rara, representando menos de 1% das lesões que acontecem no cotovelo da criança e incidindo com maior frequência na faixa etária dos 8 aos 14 anos.

Mecanismos de produção

Dois são os mecanismos que explicam a produção dessa fratura. O primeiro é após queda sobre o membro superior com o cotovelo em flexão, em que a força passa pelo olécrano, provocando a fratura ao agir diretamente sobre a tróclea **(FIG. 47.31)**. O segundo mecanismo é com o cotovelo estendido, em que a força em valgo produz a fratura por avulsão **(FIG. 47.33)**.

Classificação

Conforme Milch,[10] as fraturas podem ser classificadas de acordo com o seu traço **(FIG. 47.34)**. As do tipo I possuem traço de fratura que penetra a articulação pelo ápice da tróclea. Nas do tipo II, o traço fraturário alcança a fossa entre o capítulo e a tróclea. O tipo I parece ser o mais frequente, pelo fato de a cartilagem de crescimento ser comum a ambos os núcleos de ossificação.

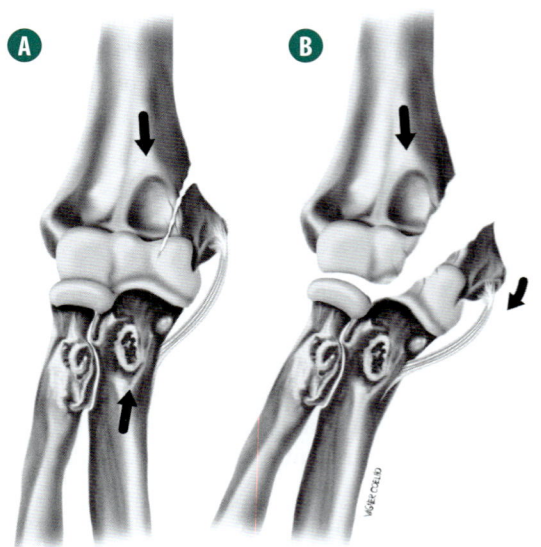

FIGURA 47.33 → Fratura do côndilo medial.
Ⓐ Fratura incompleta.
Ⓑ Fratura com traço intra-articular.

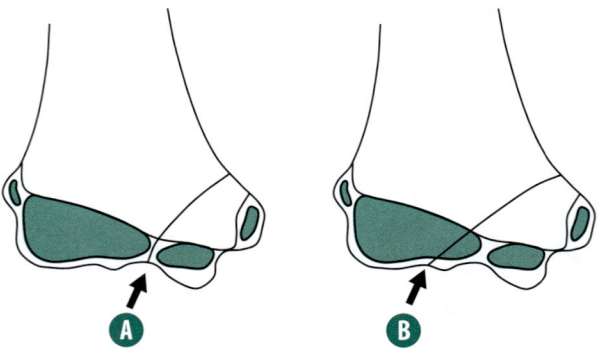

FIGURA 47.34 → Fratura do côndilo medial do úmero.
Ⓐ Tipo I, em que o traço de fratura alcança a incisura troclear.
Ⓑ Tipo II, em que o traço de fratura alcança a fossa entre o capítulo e a tróclea.

Deslocamento dos fragmentos

Conforme Kilfoyle,[11] as fraturas podem ser classificadas, de acordo com a relação dos fragmentos entre si, em três diferentes tipos (FIG. 47.35). É opinião dos autores deste capítulo que essa maneira de classificar as fraturas restringe-se àquelas produzidas pelo mecanismo de avulsão, há pouco descrito. No tipo I, o traço de fratura é incompleto, não penetrando a cavidade articular. No tipo II, o traço de fratura alcança a cavidade articular, mas não há desvio significativo dos fragmentos. No tipo III, o fragmento distal encontra-se rodado e deslocado.

Diagnóstico

O diagnóstico da lesão deve ser feito clínica e radiograficamente, sempre pensando em diferenciar entre lesão condilar de epicondilar, visto que a dor e o edema localizados medialmente, assim como a instabilidade em valgo e a parestesia do nervo ulnar, ocorrem em ambas. Nas fraturas dos tipos II e III de Kilfoyle, devido à perda da integridade da superfície articular na região da tróclea, há instabilidade em varo.

Tratamento

Nas fraturas tipo I, recomenda-se o tratamento incruento com imobilização axilopalmar por três a quatro semanas, a primeira semana em tala gessada e as outras em gesso circular. Se não houver prejuízo vascular e/ou neurológico, a posição do cotovelo é mantida em algum grau de flexão, já que, dessa maneira, aproveita-se a estabilidade proporcionada pelo músculo tríceps, assim como, em flexão, o efeito rotacional sobre o fragmento distal ocasionado pela musculatura do antebraço é neutralizado. O exame radiográfico semanal é fundamental para detectar o desvio secundário dos fragmentos. Cumprido o período de imobilização e se, ao exame radiológico, houver sinais de consolidação, é iniciada a recuperação da mobilidade articular com exercícios ativos.

Nas fraturas dos tipos II e III, recomenda-se redução cruenta com fixação, utilizando-se dois fios de Kirschner divergentes. O paciente permanece com tala gessada axilopalmar com o cotovelo em flexão de 90°. Após duas semanas, é retirada a imobilização e iniciada a recuperação da mobilidade com exercícios ativos. Os fios de Kirschner são retirados com a comprovação radiológica de consolidação por volta de quatro a seis semanas de pós-operatório. Nos pacientes de mais idade e próximos da maturidade esquelética, sugere-se a fixação da fratura com parafusos (FIG. 47.36).

Complicações

Retardo de consolidação

Pode ocorrer tanto nos pacientes tratados de forma incruenta quanto nos abordados de forma cruenta, nos quais a fixação é ineficaz.

Pseudartrose

Normalmente, ocorre em pacientes com fraturas deslocadas sem tratamento. Verifica-se, também, a presença de cúbito varo.

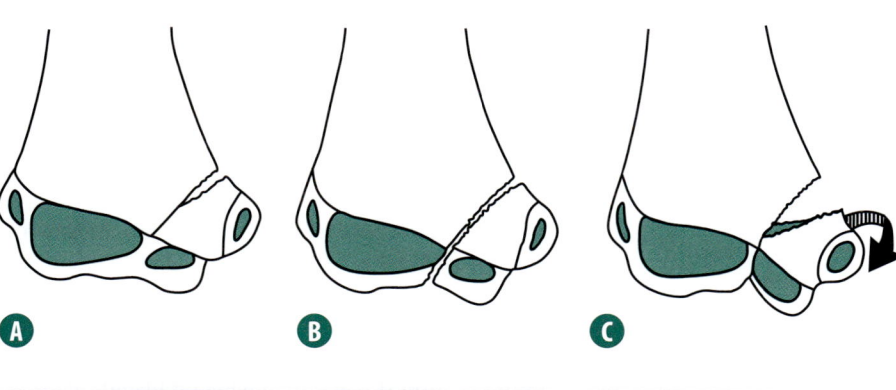

A **B** **C**

FIGURA 47.35 → Padrão de desvio nas fraturas do côndilo medial do úmero.
A Fratura incompleta.
B Fratura com traço intra-articular, mas sem desvio significativo.
C Fratura desviada e com rotação do fragmento distal.

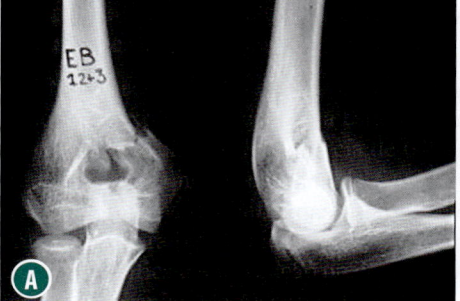

A

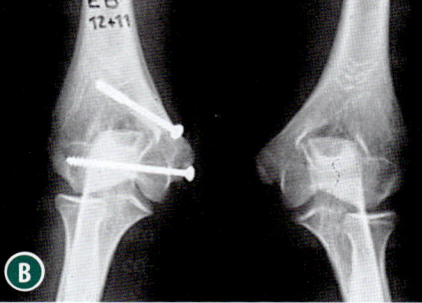

B

FIGURA 47.36 → Fratura do côndilo medial em paciente de 12 anos.
A Radiografias em incidências anteroposterior e perfil no pré-operatório.
B Controle radiográfico do pós-operatório imediato de ambos os cotovelos para comparação. Fixação com dois parafusos.

Cúbitos varo e valgo

Ambas as deformidades podem aparecer em pacientes com fratura consolidada de forma adequada. A deformidade em valgo é ocasionada por sobrecrescimento do côndilo medial. A deformidade em valgo, por sua vez, é causada por alterações do crescimento da tróclea, secundárias a alterações vasculares.

FRATURAS DO CÔNDILO LATERAL DO ÚMERO

Mecanismos de produção

Há duas teorias para explicar a produção dessas fraturas, uma baseada na avulsão e outra, no cisalhamento. A teoria de avulsão citada por Jakob e colaboradores,[11] preconiza que, durante uma queda com o cotovelo em extensão e o antebraço supinado, ocorre força em adução sobre essa articulação (**FIG. 47.37**). O côndilo lateral é, então, avulsionado pela ação do complexo musculoligamentar lateral, produzindo a fratura, tendo o olécrano como fulcro e direcionando o traço fraturário para a tróclea (**FIG. 47.38**).

Na teoria de cisalhamento, segundo Stimson,[13] a lesão é produzida na queda com a mão espalmada e o cotovelo fletido. A cabeça radial empurra o côndilo, ocasionando a fratura ou, então, o cotovelo está estendido e, durante a queda, a angulação em valgo dessa articulação empurra o côndilo, causando a fratura, sendo a cabeça radial o agente de cisalhamento.

Classificação

É possível classificar as fraturas conforme a localização anatômica e o grau de deslocamento dos fragmentos entre si.

Compreender tais classificações é fundamental para o tratamento correto.

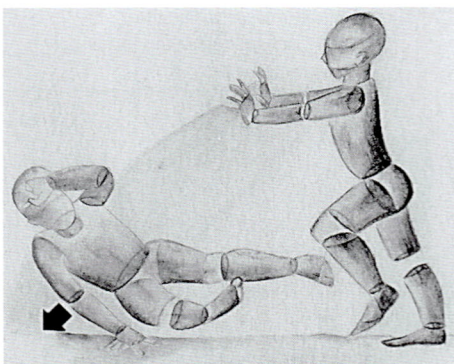

FIGURA 47.37 → Mecanismo de produção da fratura do côndilo lateral do úmero. Cotovelo estendido e antebraço supinado.

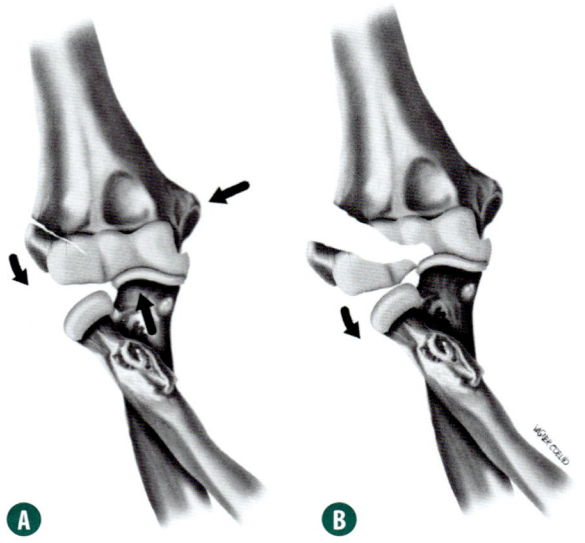

FIGURA 47.38 → Mecanismo de produção da fratura do côndilo lateral do úmero.
A Força agindo em valgo.
B Olécrano atuando como eixo de rotação para a produção da lesão.

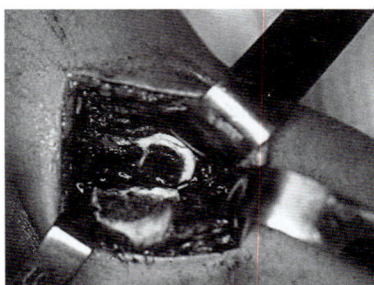

FIGURA 47.39 → Detalhe do transoperatório de fratura do côndilo lateral do úmero tipo 1, mostrando o traço de fratura no interior do núcleo de crescimento do côndilo lateral.

De acordo com Milch,[10] é possível classificar as fraturas quanto à localização do traço. O tipo I caracteriza-se pela lesão em que o traço estende-se intra-articularmente, atravessando o núcleo de ossificação do côndilo lateral (**FIG. 47.39**). Na do tipo II (a mais comum), a linha de fratura poupa o núcleo de ossificação (**FIG. 47.40**). Essa classificação tem importância também em relação à estabilidade articular, já que a fratura do tipo II é acompanhada de instabilidade do cotovelo, uma vez que a tróclea não mais se encontra intacta (**FIG. 47.41**).

Quanto ao grau de deslocamento, tais fraturas exibem três estágios: no primeiro, não há deslocamento ou é mínimo (menos de 2 mm) e a superfície articular está intacta. No segundo estágio, a linha de fratura alcança a articulação, o que permite deslocamento maior. No terceiro, o fragmento condilar está bastante deslocado e rodado (**FIG. 47.42**). No segundo e no terceiro estágios, existe translocação do olécrano e da cabeça radial lateralmente.

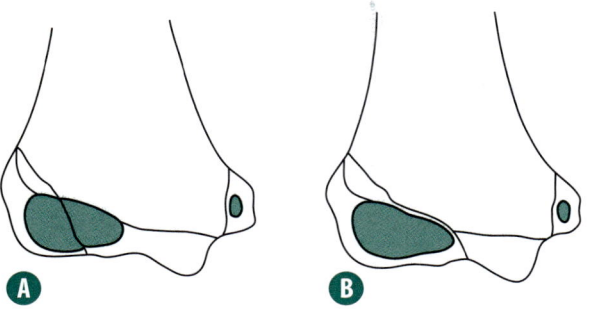

FIGURA 47.40 → Classificação de Milch para as fraturas do côndilo lateral do úmero.
A Tipo I. **B** Tipo II.

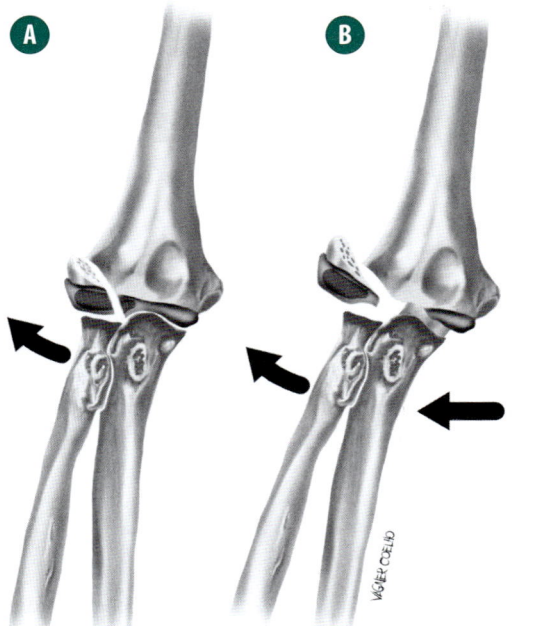

FIGURA 47.41 → Padrão de desvio dos fragmentos nas fraturas do côndilo lateral do úmero.
A Tipo I, existe angulação em valgo.
B Tipo II, além da angulação, há desvio em translocação.

Diagnóstico

Clinicamente, existe pouca perda do contorno do cotovelo, apenas derrame articular pode estar presente. Deve-se concentrar a atenção no edema localizado na região condilar lateral. No estágio de deslocamento mínimo, o único sinal é a dor localizada, que pode ser exacerbada ao fletir o punho.

Tratamento

Estágio I (sem deslocamento)

As fraturas sem deslocamento ou com deslocamento de até 2 mm são passíveis de tratamento incruento, com imobilização tipo axilopalmar por três a quatro semanas, com o cotovelo fletido em 90°, sendo a primeira semana com tala gessada e as seguintes com gesso circular. Como essas fraturas podem desviar secundariamente, todo cuidado deve ser tomado para que isso não passe despercebido. Portanto, o exame radiológico semanal nos primeiros 15 dias é imperativo. Terminado o tempo de imobilização e tão logo se verifique consolidação óssea ao exame radiológico, é iniciada a recuperação da mobilidade articular apenas com exercícios ativos.

Estágios II e III (deslocamento, rotação)

Parece ser de aceitação pela maioria dos autores que essas fraturas devam ser tratadas com redução cruenta e fixação interna. O melhor resultado terapêutico é obtido quando se faz redução anatômica logo nos primeiros dias do trauma, uma vez que a consolidação inicia rapidamente. Especial atenção deve ser dada à redução das fraturas, já que duas alterações devem ser corrigidas: a primeira, que é a própria posição do fragmento condilar em relação a sua linha epifisária e à região metafisária de onde está separado, e a segunda, referente à superfície articular (FIG. 47.43).

Após a redução da fratura, esta é fixada com dois fios de Kirschner, posicionados, de preferência, no segmento metafisário do fragmento distal e cruzados na porção lateral da metáfise, divergindo o máximo possível para

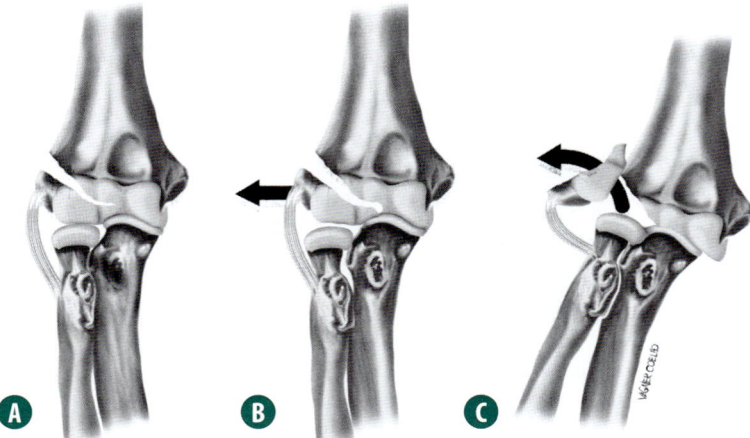

FIGURA 47.42 → Estágios de desvio das fraturas do côndilo lateral do úmero.
A Estágio I, superfície articular intacta.
B Estágio II, superfície articular acometida e pequeno desvio.
C Estágio III, deslocamento e rotação do fragmento distal.

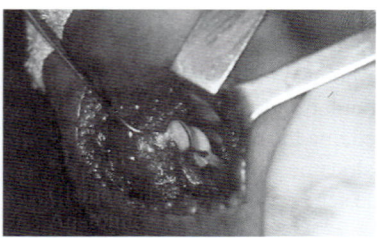

FIGURA 47.43 → Detalhe do transoperatório de fratura de Milch 1. Nota-se o restabelecimento da anatomia da superfície articular.

proporcionar o maior grau de estabilidade. Todavia, se for necessário, não há impedimento na passagem dos fios pela linha epifisária. Adolescentes perto da maturidade esquelética podem requerer fixação com parafusos, para garantir a estabilidade adequada. Contudo, deve ser evitada a passagem pela linha de crescimento.

Complicações

Retardo de consolidação

Essa complicação pode ocorrer mesmo em fraturas com fragmentos em posição satisfatória, mas de união retardada. Dois são os fatores que tentam explicar sua causa: o primeiro é devido a alterações vasculares na região, e o segundo consiste em o líquido sinovial interferir na formação do calo ósseo. O tratamento é conduzido com observação e imobilização por não mais de oito semanas, tentando evitar abordagem cruenta, uma vez que a extensa dissecção de partes moles age de maneira significativa na vascularização do fragmento condilar.

Pseudartrose

Conforme Flynn e colaboradores,[14] considera-se a existência de pseudartrose quando, após 12 semanas, não é verificada consolidação. O fragmento é móvel, existe perda de força e do arco de movimento e dor no cotovelo, podendo, ainda, haver deformidade angular. Essa deformidade costuma ser em valgo, já que, em geral, o fragmento não consolidado migra proximalmente. Tal condição pode ser associada a alterações do nervo ulnar.

Seu tratamento depende do quadro clínico. Na presença de fragmento metafisário grande, migração pequena e linha epifisária aberta, recomenda-se redução cruenta, fixação com parafuso na região metafisária e enxertia óssea. Na presença de alterações estéticas sem perda significativa da função, sugere-se osteotomia supracondilar, com síntese interna rígida, para iniciar recuperação funcional o mais rápido possível. Na presença de cúbito valgo e neuropatia ulnar, é recomendada, também, a transposição do nervo ulnar.

Esporão lateral

Pode ocorrer em casos tratados de forma cruenta ou incruenta. Confere ao cotovelo a aparência de cúbito varo, por isso denominada pseudovaro. Pensa-se que seja devido ao levantamento de uma porção de periósteo, induzindo à formação de osso novo. A maioria dos autores não relaciona essa complicação a problemas funcionais.

Cúbito varo

A causa exata do cúbito varo não está totalmente explicada. Acredita-se que resulte de redução inadequada, associada ao estímulo do crescimento, ocasionado pela própria fratura. Na maioria dos casos, a deformidade não exige tratamento.

Deformidade em "rabo de peixe"

Tal complicação ocorre por duas causas distintas: redução inadequada ou necrose avascular da tróclea.

FRATURAS DO EPICÔNDILO MEDIAL DO ÚMERO

Incidência

As fraturas da apófise medial do úmero têm pico de incidência mais tarde na vida, quando comparadas com as do côndilo medial, acontecendo, com mais frequência, dos 9 aos 14 anos. Acometem quase quatro vezes mais o sexo masculino, e, dependendo da série, estão associadas a luxação do cotovelo em 30 a 55% dos casos.

Anatomia

Óssea

O epicôndilo medial localiza-se na face posteromedial da metáfise do úmero. Esse detalhe anatômico é de grande importância, sobretudo na indicação de fixação percutânea **(FIG. 47.44)**.

Muscular

Do epicôndilo medial, originam-se os músculos flexor radial do carpo, flexor ulnar do carpo, flexor superficial dos dedos, palmar longo e parte do pronador redondo.

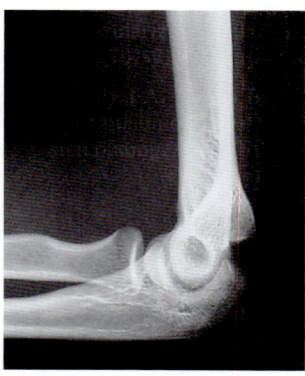

FIGURA 47.44 → Radiografia em perfil com discreta rotação do cotovelo, mostrando localização e orientação do epicôndilo medial.

Ligamentar

Do epicôndilo, originam-se, ainda, os ligamentos colaterais mediais **(FIG. 47.45)**. De acordo com Woods e Tullos,[15] o complexo ligamentar medial é constituído por três ligamentos: o anterior, que se divide em banda anterior e banda posterior (a anterior tensiona-se com a extensão do cotovelo, e a posterior, na flexão), e o ligamento posterior, que se tensiona em flexão.

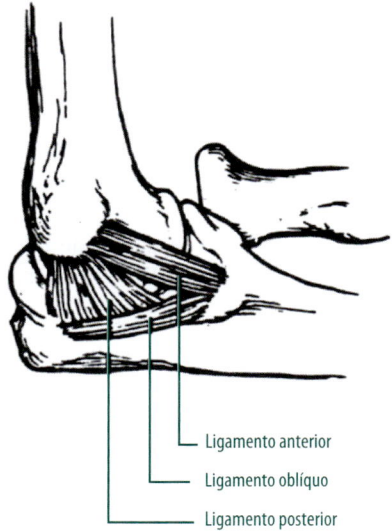

      ⌐ Ligamento anterior
     ⌐ Ligamento oblíquo
   ⌐ Ligamento posterior

FIGURA 47.45 → Complexo ligamentar medial do cotovelo.

Mecanismos de produção

Na produção dessa fratura, estão relacionados três mecanismos: o trauma direto e o de avulsão e a associação com luxação do cotovelo.

Trauma direto

Muito raro e não aceito pela maioria dos autores. Resulta de trauma direto sobre a porção medial do cotovelo.

Avulsão

Nesse mecanismo, duas situações distintas podem estar envolvidas. Em uma, o cotovelo está bloqueado em extensão, e forças em valgo produzem a fratura **(FIG. 47.46)**. Em outra, o cotovelo está parcialmente fletido, e a contração muscular pura engendra a lesão.

Associação com luxação do cotovelo

Nesse mecanismo, a força de avulsão é proporcionada pelo ligamento colateral ulnar, podendo haver luxação do cotovelo, reduzida de forma espontânea ou não, bem como o fragmento avulsionado pode ou não estar encarcerado **(FIG. 47.47)**.

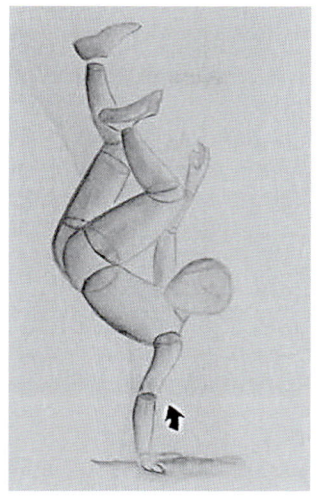

FIGURA 47.46 → Mecanismo de produção das fraturas do epicôndilo medial. Cotovelo em extensão, força agindo em valgo.

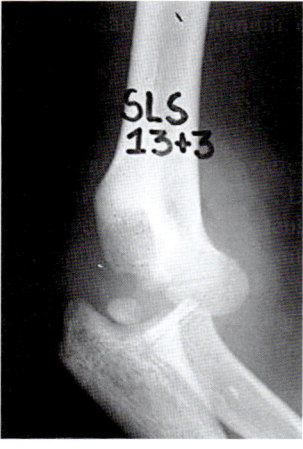

FIGURA 47.47 → Luxação do cotovelo com fratura do epicôndilo medial, o qual está encarcerado.

Classificação

Sem deslocamento (ou deslocamento mínimo)

Apresentam-se radiograficamente com aumento da largura, verificando-se nenhuma ou discreta separação da linha epifisária, verificando-se nenhuma ou discreta separação da metáfise. A radiografia do cotovelo contralateral é de suma importância no diagnóstico **(FIG. 47.48)**.

Com deslocamento

Nesse caso, não há dúvida quanto à fratura ou ao seu deslocamento. No aspecto radiográfico, o fragmento está separado em mais de 5 mm, encontra-se ainda rodado medialmente, mas permanece próximo da superfície articular **(FIG. 47.49)**. Existe, ainda, a possibilidade de o fragmento conter uma porção metafisária.

Com fragmento encarcerado

Em muitos casos, o cotovelo parece estar reduzido, mas a perda do arco de movimento, em especial a extensão, faz suspeitar que o fragmento esteja encarcerado, em geral entre a tróclea e a fossa do olécrano **(FIG. 47.47)**.

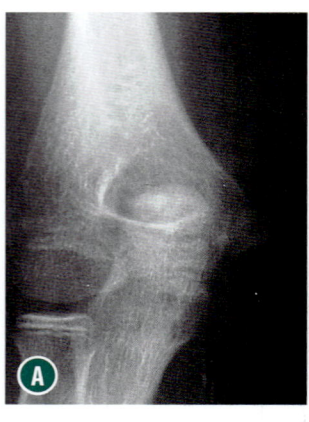 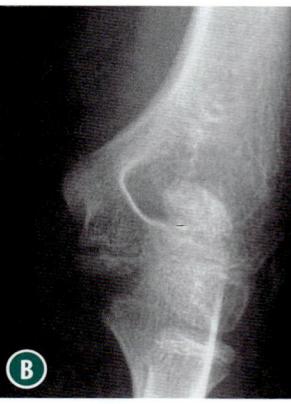

FIGURA 47.48 → Fratura do epicôndilo medial.
Ⓐ Fratura com desvio mínimo.
Ⓑ Cotovelo contralateral para comparação.

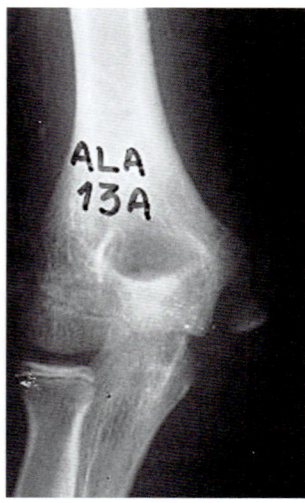

FIGURA 47.49 → Fratura do epicôndilo medial. Fragmento distal desviado e rodado.

Fraturas deslocadas

Nas fraturas deslocadas (i.e., mais de 5 mm), existe a controvérsia se devem ser tratadas de forma cruenta ou incruenta, com os autores apontando bons resultados com os dois tipos de tratamento.[16-18] Entretanto, a diminuição da mobilidade, sobretudo a extensão total, como ressaltado pela maioria dos autores, independe do tipo de tratamento, e o que se aconselha é a rápida recuperação funcional para evitá-la.

Tratamento

Fraturas com deslocamento mínimo

Nas fraturas com deslocamento mínimo ou não deslocadas, é recomendada a imobilização com o cotovelo fletido em 90°, na primeira semana com tala gessada axilopalmar, seguida de uma ou duas semanas com gesso circular. Passado o período de imobilização, iniciam os exercícios ativos para recuperação da mobilidade articular.

Fraturas com fragmento encarcerado

Nas fraturas com fragmento encarcerado, é recomendado o tratamento cruento, com redução da luxação e da fratura por meio de fixação interna, utilizando-se fios de Kirschner cruzados. Nos pacientes próximos à maturidade esquelética, dá-se preferência à fixação com parafusos, a qual permite que a recuperação da mobilidade articular seja iniciada em momento mais breve.

Complicações

A falha em reconhecer o fragmento epicondilar encarcerado é uma complicação dessa fratura. Existe, aqui, a controvérsia em relação à remoção tardia do fragmento. Recomenda-se que a remoção cruenta seja executada com diagnóstico estabelecido até quatro semanas de fratura. Nos encarceramentos de maior período, é necessário que fique bem estabelecido se o benefício de ganho de mais movimento compensa o risco de produção maior de perda da mobilidade devido ao trauma cirúrgico.

Outra complicação é a lesão do nervo ulnar que incide em até 10% dos casos. Porém, se estiver associada a fragmento encarcerado, essa incidência sobe para 50%, estando relacionada às manobras incruentas de retirada do fragmento. O nervo mediano também pode estar acometido, em especial nas situações associadas de luxação.

FRATURAS DO EPICÔNDILO LATERAL DO ÚMERO

As fraturas do epicôndilo lateral são de extrema raridade. Acredita-se que sejam produzidas por um mecanismo de avulsão, já que os músculos extensores do antebraço originam-se nessa região. São tratadas, na maioria das vezes, com simples imobilização para conforto. A maior complicação relatada é a possibilidade de o fragmento encarcerar entre o capítulo e a cabeça radial, estando, então, indicado o tratamento cruento com remoção e adequada fixação do fragmento.

FRATURAS DO COLO E DA CABEÇA RADIAIS

Incidência

Costuma incidir em pacientes dos 4 aos 14 anos, tendo pico de aparecimento dos 9 aos 10 anos. Não se verifica predominância por sexo, tampouco por lado acometido.

Mecanismos de produção

Trauma em valgo

O mecanismo de lesão mais frequente e mais aceito pela maioria dos autores é a queda sobre o membro superior, estando o cotovelo em extensão, de maneira que a força deformante atue em valgo **(FIG. 47.50)**. Sendo assim, a energia que incide diretamente sobre a cabeça radial é transmitida para a porção metafisária do colo, que, por ser mais fraca, acaba por fraturar. A posição do antebraço determina o padrão do traço de fratura. De acordo com Vostal,[19] estando o antebraço em médio-prono, a pressão se concentra na porção lateral da cabeça, em supinação anteriormente e em pronação posteriormente. Devido a esse padrão de estresse em valgo, podem ocorrer lesões associadas, como fratura em "galho verde" do olécrano ou fratura-avulsão do epicôndilo medial **(FIG. 47.51)**.

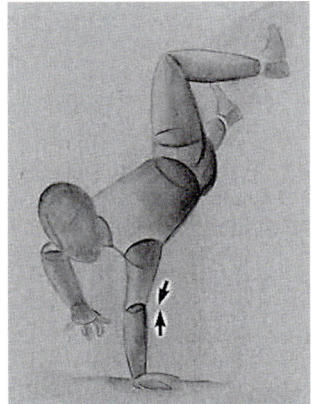

FIGURA 47.50 → Mecanismo de produção da fratura da cabeça e do colo radiais. Cotovelo em extensão, força agindo em valgo.

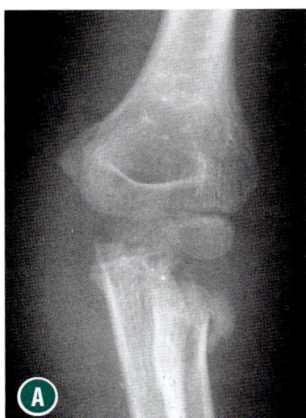
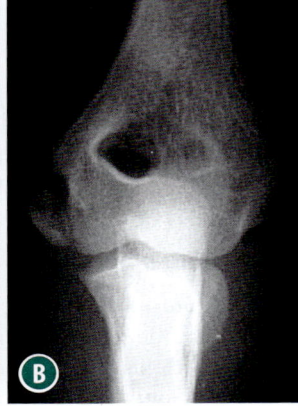

FIGURA 47.51 → Fratura do colo radial e suas associações.
A Fratura em "galho verde" do olécrano.
B Fratura do epicôndilo medial.

Associação à luxação do cotovelo

Existe, ainda, outro mecanismo de fratura mais raro, que é o relacionado à luxação do cotovelo, em que a fratura pode ocorrer tanto durante o processo de luxação como durante a redução desta. No momento da queda, quando a criança cai sobre o membro com o cotovelo fletido, há luxação momentânea, na qual a cabeça radial é forçada pelo capítulo, permanecendo fraturada na região anterior do cotovelo, estando este luxado ou não. Já durante a redução da luxação do cotovelo, a cabeça radial sofre força direta do capítulo, sendo fraturada posteriormente à superfície articular do cotovelo **(FIG. 47.52)**.

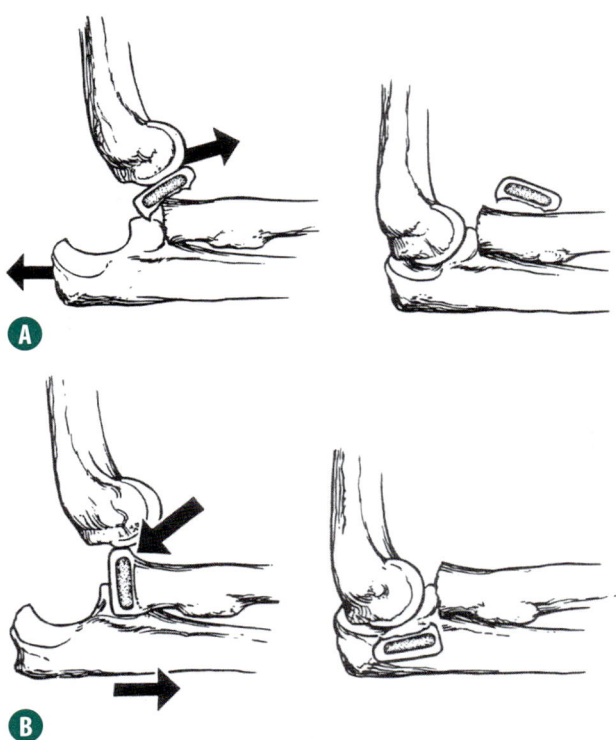

FIGURA 47.52 → Mecanismo de produção da fratura associado à luxação do cotovelo.
A Durante a luxação, em que a cabeça radial permanece anterior à diáfise.
B Durante a redução, em que a cabeça radial permanece posterior à diáfise.

Classificação

Segundo o padrão de fratura

São observados três tipos distintos de fratura **(FIG. 47.53)**:

- No tipo 1, a fratura é o deslocamento epifisário I ou II de Salter-Harris.
- No tipo 2, a fratura é Salter-Harris IV. Entre os três tipos, é o mais raro.
- No tipo 3, a linha de fratura atinge apenas a metáfise proximal do rádio.

Segundo o desvio dos fragmentos

De acordo com a relação dos fragmentos entre si, é possível estabelecer três tipos de desvio: a angulação, a translocação e a perda total do contato entre as superfícies fraturadas **(FIG. 47.54)**.

Segundo a angulação dos fragmentos

De acordo com O'Brien,[20] as fraturas são classificadas como:

- Tipo I – angulação inferior a 30°.
- Tipo II – angulação entre 30 e 60°.
- Tipo III – angulação superior a 60° **(FIG. 47.55)**.

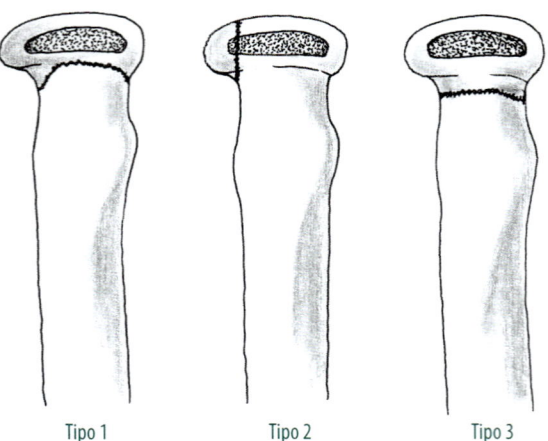

Tipo 1   Tipo 2   Tipo 3

FIGURA 47.53 → Classificação quanto ao padrão de fratura.

É preciso ter cuidado para medir o ângulo na radiografia onde este for maior, uma vez que essa angulação se altera nas diferentes posições de pronossupinação do antebraço (**FIG. 47.56**).

Diagnóstico

Clínico

À observação clínica, a queixa principal é dor localizada na face lateral do cotovelo, que se exacerba com a pronossupinação, enquanto se palpa a cabeça radial. Essa dor pode, ainda, irradiar-se para o punho ou essa localização ser a única queixa. Há, às vezes, derrame articular, palpando-se a articulação posteriormente ao músculo ancôneo.

Radiológico

Radiografias em incidências anteroposterior e perfil estabelecem o diagnóstico. Na dúvida, deve-se radiografar o cotovelo contralateral. Por vezes, radiografias em diferentes graus de pronossupinação auxiliam a investigação.

Outra incidência que pode ser solicitada é aquela para a cabeça radial, em que o feixe de raios é direcionado a 45° em relação ao terço proximal do rádio, sem que essa porção fique sobreposta à ulna (**FIG. 47.57**).

Tratamento

Tipos de tratamento

Certamente, devido à intensidade do trauma e ao tipo de fratura, o resultado do tratamento piora à medida que procedimentos são agregados por necessidade. Assim, em ordem decrescente, há:

1º) Simples imobilização gessada para conforto e analgesia.

2º) Redução incruenta.

3º) Redução cruenta sem fixação interna.

4º) Redução cruenta mais fixação interna.

Prognóstico

O prognóstico é a relação íntima com o tipo de tratamento necessário, o grau e o tipo de deslocamento da fratura, a associação com outras lesões e, por fim, o tempo decorrido da fratura até o início da abordagem terapêutica.

Imobilização

Fraturas com angulação de até 30° (O'Brien I) respondem bem ao tratamento com simples imobilização para conforto por uma ou duas semanas.

Redução incruenta

As fraturas com angulação entre 30 e 60° (O'Brien II) necessitam de redução incruenta sob anestesia geral ou local. Duas são as técnicas de redução: na primeira, conforme Patterson,[21] o braço, com o cotovelo estendido, é

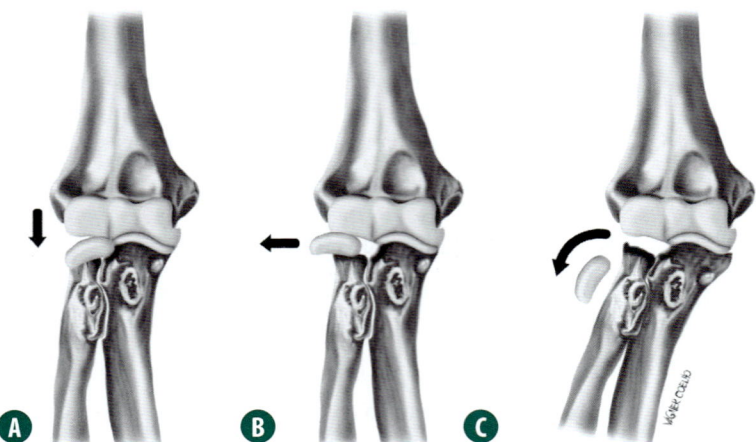

FIGURA 47.54 → Classificação quanto ao tipo de desvio.
Ⓐ Angulação.
Ⓑ Translocação.
Ⓒ Perda total do contato entre os fragmentos.

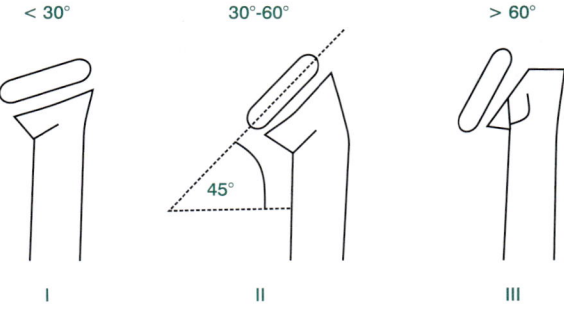

FIGURA 47.55 → Classificação conforme a angulação dos fragmentos (O'Brien).

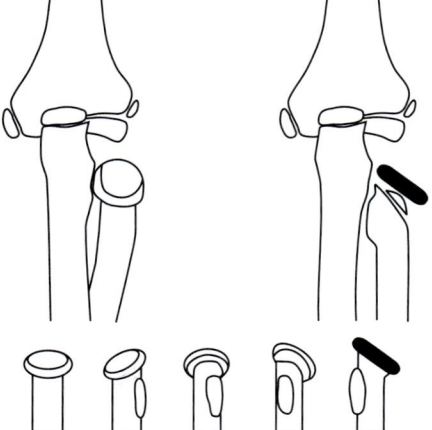

FIGURA 47.56 → Efeito dos diferentes ângulos de pronossupinação do antebraço na medida radiológica da inclinação dos fragmentos entre si.

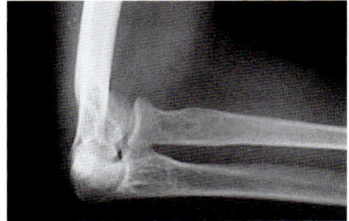

FIGURA 47.57 → Radiografia de um adulto jovem na incidência especial para a cabeça radial, em que é possível a visualização devido à não sobreposição à ulna.

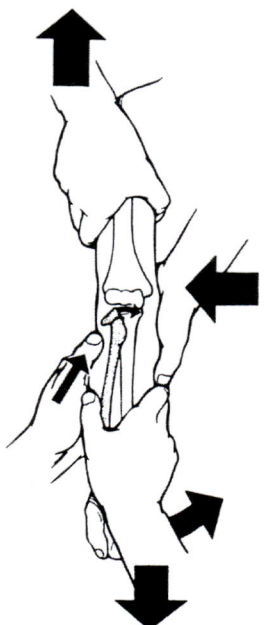

FIGURA 47.58 → Manobras externas de redução da cabeça radial fraturada, conforme Patterson.[21]

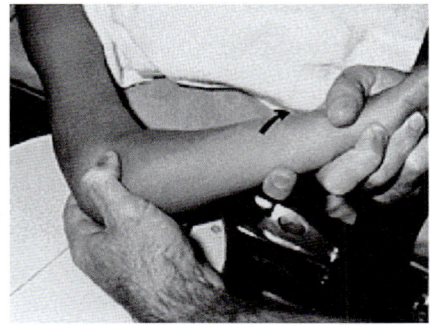

FIGURA 47.59 → Manobras externas de redução da cabeça radial fraturada, conforme Kaufman.[22]

seguro pelo auxiliar por uma mão, enquanto a outra, posicionada na face medial do cotovelo, proporciona o ponto de apoio para o movimento em varo no momento da redução. O cirurgião, então, promove tração pelo antebraço, que deve ser rodado em grau de pronossupinação, tal que o fragmento proximal exiba sua inclinação maior lateralmente, de forma que seja suscetível de ser reduzido pela pressão exercida com o polegar da outra mão **(FIG. 47.58)**.

A segunda maneira é a proposta por Kaufrnan e colaboradores,[22] em que o cotovelo é manipulado em flexão. O polegar, então, pressiona a face anterior da cabeça radial, enquanto o antebraço é pronado **(FIG. 47.59)**. Alcançada a redução, o membro é imobilizado em tala gessada com o cotovelo fletido em 90° e pronação discreta.

Redução cruenta

Antes do acesso cirúrgico à cabeça radial, pode-se realizar a tentativa de redução percutânea com fio de Kirschner. Trata-se de um método bastante utilizado, no qual a porção romba do fio é introduzida percutaneamente no local da fratura e, sob visão fluoroscópica, eleva-se o fio posicionado à cabeça radial de encontro ao capítulo **(FIG. 47.60)**. Uma vez obtida a redução, remove-se o fio e realiza-se a imobilização com tala axilopalmar por três semanas.

As fraturas refratárias à redução incruenta, em geral aquelas com angulação superior a 45°, têm indicação de tratamento cruento **(FIG. 47.61)**. Também em fraturas que não atendem às exigências mínimas de redução aceitável, a redução aberta é recomendada. Já as que apresentam deslocamento total **(FIG. 47.62)** têm indicação de redução cruenta, de preferência nas primeiras 48 horas do trauma, de tal forma que seja garantida a sobrevivência do fragmento.

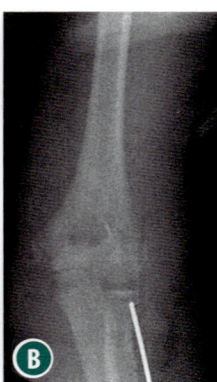
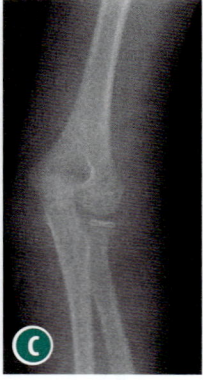
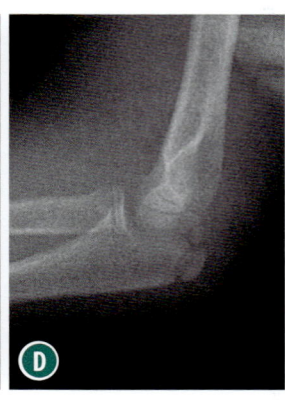

FIGURA 47.60 → Imagem radiológica de fratura da cabeça radial.
A Pre-operatória.
B Redução percutânea.
C e **D** Pós-operatório imediato.

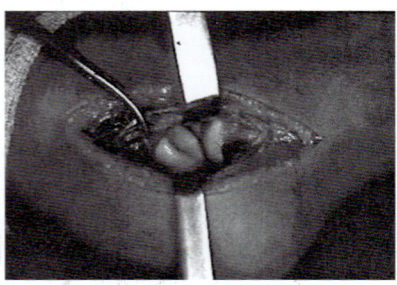

FIGURA 47.61 → Transoperatório de fratura irredutível da cabeça radial, em que se pode perceber a incongruência da articulação umerorradial.

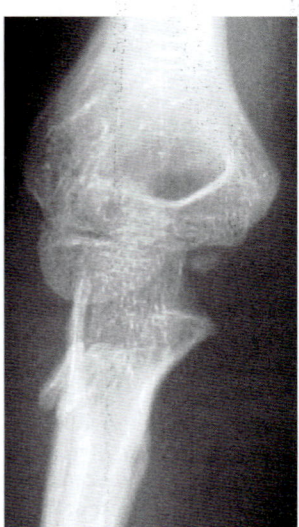

FIGURA 47.62 → Radiografia do cotovelo com fratura da cabeça radial, apresentando perda total do contato entre os fragmentos.

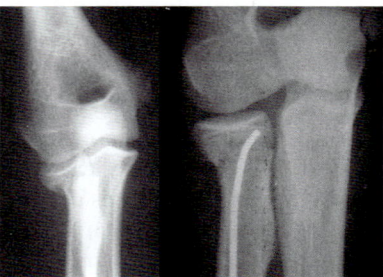

FIGURA 47.63 → Radiografia do cotovelo com fratura da cabeça radial tratada pela técnica de Métaizeau.

> **ATENÇÃO! Critérios mínimos de redução:**
> - **Menos de 45° de angulação**
> - **Sem translocação**
> - **Com 60° de pronação e supinação ao exame físico**

Parada de crescimento

O fechamento prematuro da linha epifisária proximal do rádio produz encurtamento nesse osso, que, em geral, não corresponde à alteração funcional ou à estética significativa.

Necrose avascular

A maioria dos casos está relacionada à redução cruenta, certamente não apenas pelo trauma cirúrgico em si, mas, também porque fraturas que necessitam de redução aberta são secundárias a trauma de maior intensidade.

Lesão nervosa

É raro existir lesão nervosa associada à fratura por si só. A maioria das lesões está relacionada à redução cruenta. Para tanto, é recomendado que o antebraço seja pronado durante a intervenção, de modo que o nervo interósseo posterior seja deslocado no sentido ulnar e posicionado longe da área de dissecção cirúrgica.

Sinostose radiulnar

Essa complicação ocorre tanto em casos tratados com redução incruenta como naqueles abordados de forma cruenta, sendo mais comum nesses últimos. Também parece haver relação com fraturas tratadas muito tarde (mais de cinco dias).

FRATURAS DA ULNA PROXIMAL

Apofisárias

Incidência

Das fraturas com deslocamento epifisário na criança, a do olécrano é a mais rara, com apenas alguns casos descritos na literatura. A razão provável para isso é o fato de que as fibras do tríceps inserem-se na metáfise ulnar distalmente à linha epifisária, tomando-a, dessa maneira, imune a lesões do tipo avulsão. Portadores de osteogênese imperfeita têm maior chance de sofrer essa fratura.

Mecanismos de produção

Apesar da característica anatômica da região olecraneana, um dos mecanismos de produção é a avulsão em trauma com o cotovelo em flexão. O trauma direto também está relacionado em alguns casos.

Classificação

As fraturas podem ser classificadas como apofisárias por avulsão e apofisárias com fragmento metafisário **(FIG. 47.64)**. Ainda existem as fraturas por estresse e as denominadas como apofisites, ambas secundárias a trauma repetido, sobretudo em esportistas como tenistas e ginastas, mas são raras.

Diagnóstico

Clinicamente, são observados dor e edema na região olecraneana. Se a fratura for completa, pode haver perda da extensão do cotovelo e defeito entre os fragmentos, o qual é detectado por palpação **(FIG. 47.65)**.

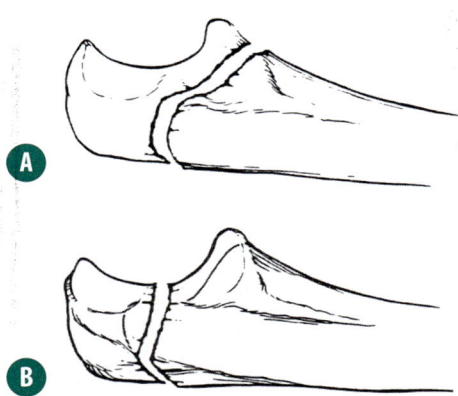

FIGURA 47.64 → Classificação das fraturas apofisárias da ulna proximal.
A Apofisária por avulsão.
B Apofisária com fragmento metafisário.

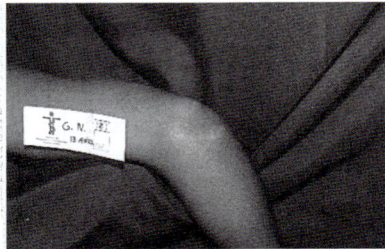

FIGURA 47.65 → Imagem clínica de paciente com fratura da ulna proximal, em que se verifica espaço entre os fragmentos.

Tratamento

Nas fraturas com deslocamento mínimo, a imobilização com o cotovelo fletido em 70 a 80° é indicada. Naquelas com deslocamento significativo, pode ser necessária a redução cruenta com fixação interna por meio de dois fios de Kirschner ou associando-se banda de tensão nos pacientes próximos da maturidade esquelética.

Metafisárias

Incidência

As fraturas metafisárias isoladas do olécrano são relativamente raras e incidem com maior frequência no sexo masculino e no lado esquerdo.

Mecanismos de produção e classificação

Há três mecanismos de lesão. Os dois primeiros dependem do cotovelo estar em flexão ou extensão no momento do trauma, e o terceiro é o trauma direto, sendo o mais raro. As fraturas são classificadas de acordo com tais mecanismos.

Flexão

Durante a queda com o cotovelo fletido, forças de tensão agem na região posterior do olécrano **(FIG. 47.66)**. Posteriormente, o tríceps aplica força de tração na região olecraneana, enquanto, anteriormente, o braquial exerce alguma tração em seu ponto de inserção, de tal modo que a região cortical posterior do olécrano é posta em considerável tensão, produzindo fratura em sua porção mediana **(FIG. 47.67)**. Nesse tipo de mecanismo, a linha de fratura é transversa e perpendicular ao eixo do olécrano. É, ainda, uma fratura intra-articular.

Extensão

Na queda com o cotovelo em extensão, o olécrano encontra-se fixado em sua fossa no úmero distal. Nesse momento, há forças de angulação em adução ou abdução,

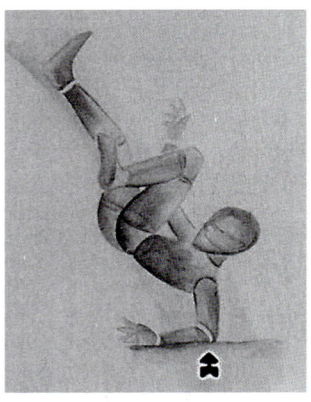

FIGURA 47.66 → Mecanismo de produção da fratura do olécrano.

criando a situação ideal para falha mecânica do osso metafisário do olécrano, o que, em geral, produz fratura em "galho verde", com múltiplos traços longitudinais e extra-articulares e que, por vezes, estendem-se além do processo coronoide. A maioria dessas fraturas está associada a outras lesões do cotovelo. Tal associação possui padrões diferentes, dependendo de a angulação ser em varo ou valgo.

Padrão em varo

Se o indivíduo cai sobre a região medial do cotovelo com o antebraço pronado, existe força com direção em varo que pode provocar fratura **(FIG. 47.37)**. A lesão associada com mais frequência é a luxação da cabeça radial, classificada como fratura-luxação de Monteggia **(FIG. 47.68)**.

Padrão em valgo

Se o indivíduo cai com o antebraço em supinação, devido ao ângulo de carregamento em valgo, a lesão resultante pode ser fratura em "galho verde" do olécrano, associada a fratura do colo radial ou a avulsão do epicôndilo medial. Se a lesão envolve a cabeça radial, esta pode ser classificada com lesão equivalente de Monteggia **(FIG. 47.51A)**.

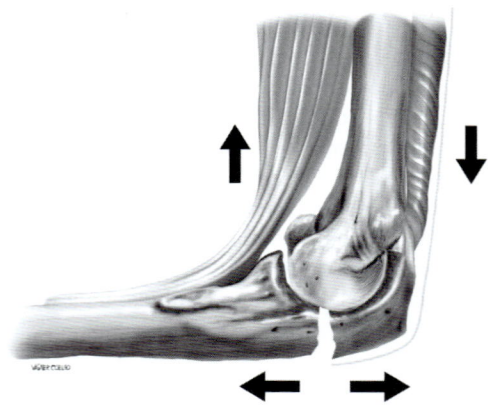

FIGURA 47.67 → Mecanismo de produção da fratura do olécrano, ilustrando a ação muscular na gênese da fratura.

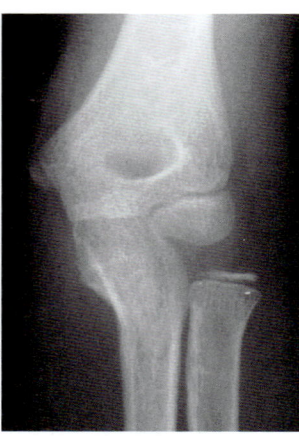

FIGURA 47.68 → Fratura do olécrano com angulação dos fragmentos em varo, associada a luxação da cabeça radial. Classificada como fraturaluxação de Monteggia.

Trauma direto

No trauma direto, a falha mecânica, com a consequente produção da fratura, pode ocorrer tanto com o cotovelo em extensão como em flexão.

Diagnóstico

Clinicamente, tais fraturas apresentam-se de maneira semelhante às fraturas apofisárias, como já descrito.

Tratamento

Flexão

Nas fraturas sem deslocamento ou com deslocamento mínimo, a simples imobilização com o cotovelo em flexão de 70 a 80° é indicada **(FIG. 47.69)**. Apenas deve-se ressaltar a realização de controles radiográficos frequentes para diagnosticar alguma perda de redução dos fragmentos, para que seja tratada de acordo com a necessidade. Nas fraturas com deslocamento e que requerem redução cruenta com fixação interna, a utilização de dois fios de Kirschner cruzados, banda de tensão ou parafuso esponjoso único é recomendada de acordo com a avaliação intraoperatória da estabilidade proporcionada por cada material, sempre levando-se em consideração a idade esquelética do paciente **(FIG. 47.70)**.

Extensão

Nas fraturas em extensão, em que o desvio não existe ou é mínimo, a imobilização gessada para conforto é suficiente **(FIG. 47.71)**. Na presença de deslocamento, a redução incruenta costuma produzir bons resultados. Nos casos irredutíveis ou na perda da redução, é indicada a redução cruenta com fixação interna. As lesões associadas, já mencionadas, são tratadas como condições isoladas.

Complicações

As complicações dessas fraturas, quando tratadas da forma adequada, são muito raras, limitando-se a casos isolados de perda da redução, hipercrescimento do olécrano e retardo de consolidação.

LUXAÇÕES DO COTOVELO

As luxações do cotovelo na criança são lesões raras, incidem geralmente dos 6 aos 15 anos, com pico máximo por volta dos 12. Em mais da metade dos casos, estão associadas a outras lesões, em especial a fratura-avulsão do epicôndilo medial.

Estabilidade do cotovelo

No cotovelo, verifica-se pouca estabilidade óssea. Apenas quando o olécrano está totalmente localizado em sua fossa, com a articulação em extensão completa, esse tipo de estabilidade é detectado. Dessa maneira, a maior parte da estabilidade articular é dada pela cápsula e pelos ligamentos, tanto na flexão como na extensão.

ATENÇÃO!

Estabilidade em extensão

- **Banda anterior do ligamento colateral**
- **Cabeça radial**

Estabilidade em flexão

- **Porção posterior da banda anterior do ligamento colateral medial**
- **Banda posterior do ligamento colateral medial**

Estabilidade em hiperextensão

- **Bloqueio do olécrano em sua fossa**
- **Fibras da cápsula anterior**

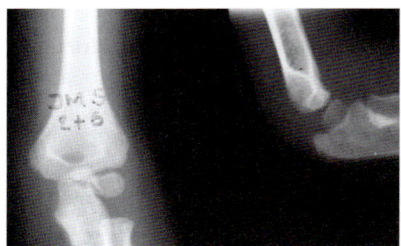

FIGURA 47.69 → Fratura do olécrano com desvio mínimo entre os fragmentos.

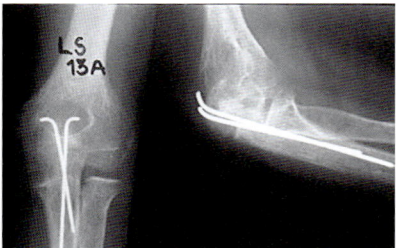

FIGURA 47.70 → Fratura do olécrano fixada com dois fios de Kirschner cruzados.

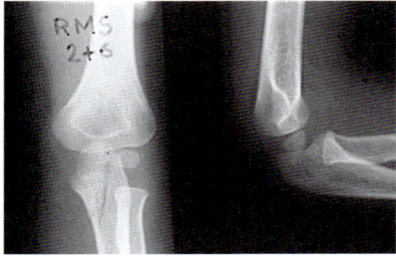

FIGURA 47.71 → Fratura do olécrano com traço longitudinal, estendendo-se além do processo coronoide.

Os ligamentos colaterais mediais e os laterais inserem-se diretamente na ulna, representando a maior força estabilizadora do cotovelo. Nenhum ligamento encaixa-se de forma direta no rádio. O ligamento colateral lateral se insere parte no ligamento orbicular, parte na ulna e parte na fossa radial. O ligamento colateral medial é constituído de três bandas. A banda anterior constitui-se, ainda, de duas porções, a anterior, que se tensiona em extensão, e a posterior, que se tensiona em flexão. Por sua vez, a banda posterior do ligamento colateral medial se tensiona apenas em flexão. Existe, ainda, a banda oblíqua, que se insere na ulna e não confere qualquer estabilidade (**FIG. 47.45**).

Luxações umerorradiulnares

Classificação

É possível classificar as luxações do cotovelo com base na integridade da articulação radioulnar proximal.

Com a articulação radiulnar proximal intacta

As lesões desse tipo são classificadas de acordo com a posição da unidade radioulnar em relação ao úmero. O deslocamento pode ocorrer para as posições posterior, anterior, medial e lateral. O deslocamento posterior pode, ainda, ser subdividido em posteromedial e posterolateral.

Com a articulação radiulnar proximal separada

As lesões desse tipo podem ocorrer de duas maneiras diferentes. Na forma mais comum, o rádio e a ulna divergem entre si, ou no plano anteroposterior ou no mediolateral. Na forma mais rara, pode haver a translocação, ou seja, o rádio situa-se medialmente, enquanto a ulna, lateralmente.

Incidência

Das luxações do cotovelo, o tipo posterior é o mais comum. Os tipos lateral e anterior são poucos, enquanto os tipos com separação da radioulnar proximal são tão raros que se constituem apenas de relatos de casos.

Luxação posterior

Mecanismos de produção

Para explicar o mecanismo de produção dessas lesões, existe uma sucessão de acontecimentos mecânicos (**FIG. 47.72**). Primeiro, acontece a hiperextensão do cotovelo. Segundo, existe a perda da integridade articular, com a ruptura do complexo ligamentar medial, permitindo, desse modo, o aumento da instabilidade em valgo já proporcionada pelo ângulo de carregamento fisiológico. Essa lesão no compartimento medial pode ser ruptura ligamentar ou fratura-avulsão do epicôndilo medial. A seguir, o rádio e a

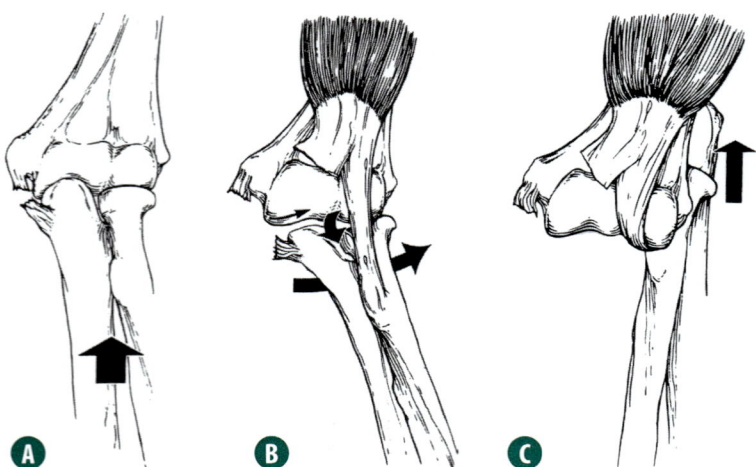

FIGURA 47.72 → Mecanismo de produção da luxação posterior do cotovelo.

Ⓐ O cotovelo é forçado em extensão e há perda da integridade do compartimento medial.

Ⓑ A ulna é forçada posterolateralmente, com o bíceps agindo como centro de rotação.

Ⓒ O rádio e a ulna são forçados posteriormente e mantidos nessa posição devido à ação do bíceps e do tríceps.

ulna são forçados posterolateralmente. Por último, o tendão intacto do bíceps age como centro de rotação, ao redor do qual se produz a luxação.

Diagnóstico

Clinicamente, o diagnóstico da luxação do cotovelo é óbvio. A dificuldade pode estar na diferenciação com fratura supracondilar do úmero. De maneira geral, na luxação, o edema é menor com pouco tempo decorrido do trauma, mas o grau considerável de lesões de partes moles proporciona significativo edema e derrame articular secundário. É desaconselhável manipular o cotovelo em busca de crepitação, em função do risco de se agravarem as lesões existentes. Na luxação, o antebraço tem aparência de estar encurtado. Existe perda da relação triangular entre o olécrano e os epicôndilos.

Tratamento

O sucesso do tratamento depende, diretamente, da redução anatômica imediata e suave. A maioria dos pacientes é passível de redução incruenta. São indicações de redução cruenta as raras luxações irredutíveis, as luxações expostas, os casos associados a fratura do epicôndilo medial, estando este encarcerado e a redução incongruente, como, por exemplo, a causada por fragmento osteocondral intra-articular.

É prudente que a redução seja feita sob anestesia geral ou local, já que, além de indolor, o relaxamento da musculatura periarticular proporciona segurança em não se produzir lesões nas estruturas anatômicas ou agravar as já existentes. Há, também, a vantagem de que, na necessidade de redução aberta por qualquer indicação, já se está em ambiente cirúrgico.

Redução incruenta

Nas manobras externas de redução, primeiro deve-se desalojar a cabeça radial de sua posição anômala, supinando-se o antebraço. Esse procedimento também tem a finalidade de evitar o encarceramento do nervo mediano, uma vez que tal complicação está relacionada à redução incruenta quando o antebraço encontra-se em pronação. Segundo, deve-se evitar a hiperextensão do cotovelo, já que isso produz estiramento adicional na cápsula articular e no músculo braquial **(FIG. 47.73)**.

Com o paciente anestesiado e em decúbito dorsal, o auxiliar segura o braço para promover contratração, a mão direita do cirurgião flete o cotovelo em 70 a 80°, enquanto supina o antebraço, tracionando-o. A mão esquerda traciona o antebraço na sua região proximal. Se necessário, o polegar empurra o olécrano para sua posição anatômica **(FIG. 47.74)**. Alcançada a redução, testa-se a estabilidade articular e verifica-se radiograficamente a congruência articular, se necessário, com imagens do cotovelo contralateral.

A seguir, imobiliza-se o cotovelo em tala gesada axilopalmar em flexão discreta, de tal maneira que essa posição não provoque alterações vasculares. Na menor suspeita de risco à circulação, o paciente permanece internado para controle por, pelo menos, 12 horas. Especial atenção

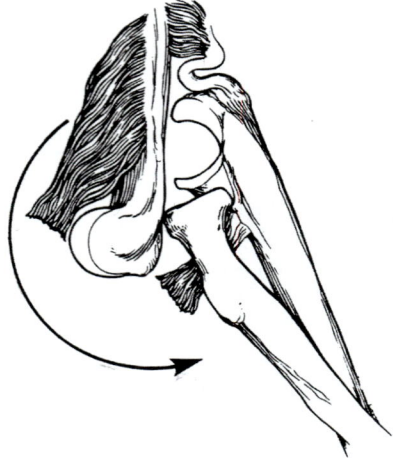

FIGURA 47.73 → Redução da luxação do cotovelo ilustrando a possibilidade de ruptura do músculo braquial durante manobra de hiperextensão.

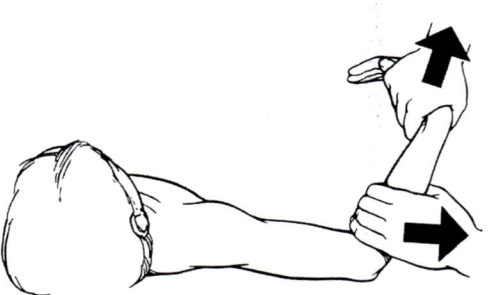

FIGURA 47.74 → Manobras externas de redução da luxação do cotovelo.

deve ser dispensada à avaliação do estado do nervo mediano, que pode estar encarcerado. Ao término da primeira semana de pós-redução, faz-se o controle radiográfico e instala-se imobilização gessada axilopalmar por outras duas semanas, quando é iniciada a recuperação do arco de movimento com exercícios ativos.

Complicações

Perda do arco de movimento

A complicação mais frequente da luxação do cotovelo é a perda da mobilidade. Esta, porém, é pequena, normalmente de 10 a 15° de extensão.

Lesão neurológica

A lesão neurológica mais comum associada à luxação do cotovelo é a do nervo ulnar, seguida da do nervo mediano. A maioria dos casos apresenta como queixa parestesia, com recuperação rápida e espontânea. A mais séria complicação neurológica é o encarceramento do nervo mediano, que, felizmente, é rara. Sob o aspecto clínico, o diagnóstico é difícil, primeiro, pela pouca dor que o encarceramento produz; segundo, pela complexidade em avaliar a perda da sensibilidade em crianças, e terceiro, porque a perda da sensibilidade e da função motora costuma ser tardia. É preciso lembrar que a lesão do nervo mediano, em grande parte dos casos, está associada à fratura do epicôndilo medial. Portanto, na presença de tal condição, a análise neurológica deve ser criteriosa.

Outras complicações

Ainda existem outras complicações, que, felizmente, são raras, mas que merecem ser mencionadas: lesões arteriais, miosite ossificante e calcificação heterotópica, lesão do músculo braquial, luxação recorrente e fraturas osteocondrais e do processo coronoide.

Luxação anterior

Incidência

Apresenta incidência muito baixa, representando apenas 1% dos casos. Apesar de rara, está associada à alta ocorrência de complicações, em razão da considerável lesão de partes moles.

Mecanismos de produção

Vários são os mecanismos de produção descritos na literatura, consistindo em lesões secundárias a trauma direto na face posterior do cotovelo fletido, trauma com torção do antebraço e flexão forçada do cotovelo.

Tratamento

É realizada a redução incruenta sob anestesia em ambiente cirúrgico, exercendo-se tração no antebraço com o cotovelo discretamente fletido. Tão logo se recupere o comprimento do membro, o antebraço é, então, direcionado posteriormente em relação ao úmero, enquanto este é orientado para a posição anterior. Mantém-se a redução com algum grau de extensão do cotovelo em tala gessada axilopalmar **(FIG. 47.75)**.

Luxação isolada do rádio

Incidência

Inicialmente, essa luxação era considerada uma entidade rara. Hoje, a incidência vem aumentando de forma gradual, certamente devido ao maior reconhecimento da lesão. Incide, com maior frequência, em torno dos 7 anos de vida.

Mecanismos de produção

Pensa-se que o mecanismo de lesão seja o mesmo da fratura luxação de Monteggia. Todavia, no trauma isolado do rádio, a ulna permanece intacta. Além disso, em crianças com maior grau de frouxidão ligamentar, é produzida a luxação isolada, em vez da fratura de Monteggia propriamente dita.

Classificação

São classificadas de acordo com a posição do rádio em relação ao capítulo, em anteriores, posteriores e laterais.

Diagnóstico diferencial

Fratura-luxação de Monteggia

Especial atenção deve ser empregada na diferenciação entre a luxação isolada do rádio e a luxação que ocorre associada à lesão da ulna, como no caso da fratura de Monteggia. Quando a alteração da ulna é evidente, como na fratura completa, ou há encurvamento importante, o diagnóstico diferencial é fácil. Porém, nos casos em que o encurvamento ulnar é discreto, o diagnóstico é difícil. Deve-se, então, avaliar corretamente a margem posterior da ulna nas radiografias em perfil do antebraço.

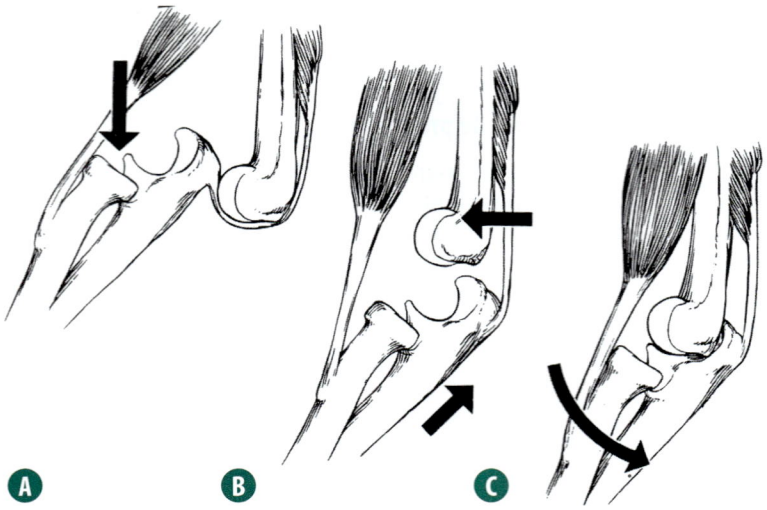

FIGURA 47.75 → Manobras externas de redução da luxação anterior do cotovelo.

Ⓐ Tração longitudinal com o cotovelo semifletido.
Ⓑ O úmero é empurrado anteriormente, enquanto o antebraço é empurrado proximalmente.
Ⓒ Manutenção da redução.

De acordo com Lincoln e Mubarak,[23] a margem dorsal da diáfise ulnar segue uma linha reta, e, nos casos com encurvamento desse osso, observa-se discreto arqueamento anterior, sugerindo que a luxação do rádio faz parte da fraturaluxação de Monteggia (FIG. 47.76). Deve-se lembrar também que não apenas o encurvamento anterior da ulna pode levar a alterações da articulação umerorradial, mas, também, encurvamentos em outras direções.

Luxação congênita

Outro diagnóstico diferencial a ser feito é a luxação congênita do rádio, em que a cabeça radial é convexa, perdendo, por vezes, totalmente a concavidade capitular.

Luxação traumática de longa evolução

Em luxações traumáticas de longa evolução, as alterações anatômicas são idênticas às que acontecem na luxação congênita, como ulna relativamente menor, rádio longo, capítulo ausente ou hipoplásico, cabeça radial em domo e colo radial alongado. Nessa situação, para efeito de diagnóstico diferencial da congênita, sabe-se que não há história de trauma, mesmo no período neonatal, quando costuma ser bilateral. Além disso, pode haver história familiar.

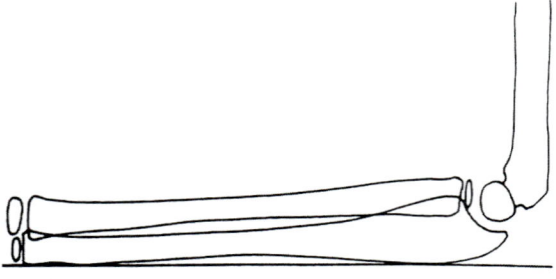

FIGURA 47.76 → Linha da margem posterior da ulna encurvada anteriormente, sugerindo deformidade plástica.

Tratamento

A redução incruenta é o tratamento de eleição nos casos com menos de uma semana de evolução, mantendo-se o cotovelo em flexão de 120°, com o antebraço em posição neutra. Nos casos tardios, a redução cruenta, às vezes, é necessária.

PRONAÇÃO DOLOROSA

Incidência

Essa situação certamente é mais frequente do que se pensa, pois muitos casos são resolvidos fora do âmbito da ortopedia ou podem reduzir-se de forma espontânea. Costumam incidir por volta dos 2 ou 3 anos de vida, sendo muito raras após os 5 anos, quando a corda oblíqua adquire características biomecânicas que impossibilitam a saída da cabeça radial da sua posição original (FIG. 47.77). A maioria dos pacientes é do sexo feminino, sendo o lado esquerdo o mais acometido. O índice de recorrência é elevado.

Mecanismo de produção

Essas lesões são produzidas quando se exerce tração no membro superior com o antebraço em pronação e o cotovelo estendido, como quando a criança é balançada pelos braços; na tentativa de terceiros em evitar queda súbita da criança; ou, também, quando o membro superior fica preso entre as grades do berço, além dos casos de queda.

> **DICA:** Na radiografia do cotovelo, qualquer que seja a incidência, o grau de flexoextensão ou o grau de pronossupinação do antebraço, a linha que passa pelo colo do rádio deve interceptar o núcleo de crescimento do côndilo lateral do úmero em sua porção média.

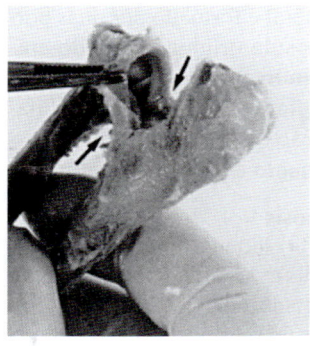

FIGURA 47.77 → Peça anatômica ilustrando a perda da redução da cabeça radial com relação à corda oblíqua, que pode ocorrer em pronação dolorosa.

Diagnóstico

História de repentina tração no membro superior, seguida de imediato aparecimento de dor, é frequente. O paciente recusa usar o membro afetado, que é mantido ao longo do corpo em pronação. Qualquer tentativa de mobilizar o membro aumenta a dor e o estresse da criança. O exame radiológico para a lesão é negativo, mas deve ser feito abrangendo todo o membro superior já que fratura de clavícula ou fratura subperiosteal do antebraço podem se apresentar clinicamente da mesma forma.

Tratamento

A redução incruenta é a abordagem terapêutica de eleição. Realiza-se supinação do antebraço juntamente à flexão do cotovelo e a palpação da cabeça radial, podendo-se sentir um "clique", que representa a redução da articulação. Se a mobilidade normal do membro superior restabelece-se em 15 minutos após a redução, não há necessidade de imobilização. Caso contrário, imobiliza-se o cotovelo em tala gessada axilopalmar por uma semana. Outra razão para a imobilização do paciente é quando o episódio aconteceu há mais de 24 horas, pois, nesse período, já se instalou sinovite pós-traumática, e a manutenção em imobilização gessada traz conforto para o paciente. Também é utilizada imobilização gessada quando há certeza do diagnóstico, mas, durante a manobra de redução, não é sentido o "clique" de redução.

Referências

1. Rogers LF. Fractures and dislocations of the elbow. Semin Roentgenol. 1978;13(2):97-107.

2. Gartland JJ. Management of supracondylar fractures of the humerus in children. Surg Gynecol Obstet. 1959;109(2):145-54.

3. Leitch KK, Kay RM, Femino JD, Tolo VT, Storer SK, Skaggs DL. Treatment of multidirectionally unstable supracondylar humeral fractures in children. A modified Gartland type-IV fracture. J Bone Joint Surg Am. 2006;88(5):980-5.

4. Dormans JP, Squillante R, Sharf H. Acute neurovascular complications with supracondylar humerus fractures in children. J Hand Surg Am. 1995;20(l): l-4.

5. Gillingham BL, Rang M. Advances in children's elbow fractures. J Pediatr Orthop. 1995;15(4):419-21.

6. Ramesh P, Avadhani A, Shetty AP, Dheenadhayalan J, Rajasekaran S. Management of acute 'pink pulseless' hand in pediatric supracondylar fractures of the humerus. J Pediatric Orthop B. 2011;20(3):124-8.

7. Mubarak SJ, Carroll NC. Volkmann's contracture in children: aetiology and prevention. J Bone Joint Surg. Br. 1979; 61(3):285-93.

8. French PR. Varus deformity of the elbow following supracondylar fractures of the humerus in children. Lancet. 1959;2(7100):439-41.

9. DeLee JC, Wilkins KE, Rogers LF, Rockwood CA. Fracture-separation of the distal humerus epiphysis. J Bone Joint Surg Am. 1980;62(1):46-51.

10. Milch H. Fractures and fracture dislocations of humeral condyles. J Trauma. 1964;4:592-607.

11. Kilfoyle RM. Fractures of the medial condyle and epicondyle of the elbow in children. Clin Orthop Relat Res. 1965;41:43-50.

12. Jakob R, Fowles JV, Rang M, Kassab MT. Observations concerning fractures of the lateral humeral condyle in children. J Bone Joint Surg Br. 1975;57(4):430-6.

13. Stimson LA. A practical treatise on fractures and dislocations. New York: Lea Brothers; 1900.

14. Flynn JC, Richards JF, Saltzman R. Non-union of minimally displaced fractures of the lateral condyle of humerus in children. Annual Meeting of the American Academy of Orthopaedic Surgeons; 1974; Dallas. Washington: AAOS; 1974.

15. Woods GM, Tullos HG. Elbow instability and medial epicondyle fracture. Am J Sports Med. 1977;5(l):23-30.

16. Smith FM. Medial epicondyle injuries. J Am Med Assoc. 1950;142(6):396-402.

17. Hines RF, Herndon WA, Evans JP. Operative treatment of medial epicondyle fractures in children. Clin Orthop Relat Res. 1987(223):170-4.

18. Bede WB, Lefebvre AR, Rosman MA. Fractures of the medical humeral epicondyle in children. Can J Surg. 1975; 18(2):137-42.

19. Vostal O. Radius neck fractures in childhood. Acta Chir Orthop Traumatol Cech. 1970;37(5):294-302.

20. O'Brien PI. Injuries involving the proximal radial epiphysis. Clin Orthop Relat Res. 1965;41:51-8.

21. Patterson RF. Treatment of displaced transverse fractures of the neck of the radius in children. J Bone Joint Surg Am. 1934;16(3):695-8.

22. Kaufman B, Rinott MG, Tanzman M. Closed reduction of fractures of the proximal radius in children. J Bone Joint Surg Br. 1989;71(1):66-7.

23. Lincoln TL, Mubarak SJ. "Isolated" traumatic radial-head dislocation. J Pediatr Orthop. 1994;14(4):454-7.

48
Traumatismos do cotovelo no adulto

Carlos Henrique Ramos
Luiz Carlos Sobania
Paulo Sergio dos Santos
Roberto Luis Sobania

As fraturas e/ou luxações no cotovelo do adulto têm incidência de 31,8%, conforme o levantamento feito com 342 pacientes onde os autores deste capítulo atendem. A fratura mais encontrada foi da cabeça do rádio, seguida da luxação isolada do cotovelo e fratura do olécrano, conforme mostra a **TABELA 48.1**.

Esses dados demonstram que a maioria ocorre por forças indiretas ou ocasionadas por compressão (fratura da cabeça do rádio), flexão e distração (fratura do olécrano) ou por extensão e distração (luxação).

ANATOMIA

O cotovelo é composto por três articulações: ulnotroclear, radiocapitelar e radioulnar proximal. Apesar de pertencerem à mesma articulação, a ulnotroclear e a radiocapitelar têm funções independentes. A primeira move-se sobre um mesmo eixo de rotação, realizando a flexoextensão do cotovelo. A tróclea é formada por uma eminência medial e uma lateral, que promovem estabilidade quando articuladas com a ulna. A radiocapitelar é ligada à articulação radioulnar proximal, e ambas promovem a rotação do antebraço, qualquer que seja a posição da ulnotroclear.

A estabilidade da articulação é conferida por um grupo ligamentar medial e outro lateral. O ligamento colateral medial que vai do epicôndilo medial à ulna é formado por um fascículo anterior (mais importante e resistente) que se insere na superfície medial do coronoide, um fascículo posterior que se insere na face medial proximal do olécrano, tendo formato triangular, e um fascículo transverso que vai da porção anterior do rebordo da superfície articular da ulna em direção à parte posterior na base do olecrânio, reforçando a cápsula articular na sua inserção **(FIG. 48.1A)**. Lesões do ligamento medial provocam instabilidade em valgo do cotovelo.

O complexo ligamentar lateral é formado por duas porções: um espessamento da cápsula originando-se do epicôndilo lateral e inserindo-se no ligamento anular do rádio (ligamento colateral lateral radial), conferindo estabilidade do rádio à ulna, e outra porção que se estende até a crista do supinador na ulna (ligamento colateral lateral ulnar) **(FIG. 48.1B)**.

O ligamento colateral lateral ulnar é o mais importante e, em geral, está lesado nas instabilidades em varo do cotovelo, de acordo com O'Driscoll e colaboradores.[1] Em um estudo recente, estes descreveram que a lesão isolada provoca a instabilidade posterolateral rotatória. Profundamente, existe a cápsula articular envolvendo a articulação. A membrana sinovial que a reveste internamente forma dois espaços: um posterior sobre o olécrano na extensão, e outro anterior ao redor do processo coronoide, podendo existir um terceiro na parte inferior ao redor da cabeça radial. Esses espaços podem ser visíveis radiologicamente quando distendidos por sangue ou pus.

A amplitude de movimento normal do cotovelo vai de 0° de extensão até 140 a 150° de flexão, 75° de pronação e 85° de supinação, partindo da rotação zero. Considerado como "arco funcional do cotovelo", Morrey e colaboradores[2] demonstraram que a amplitude de flexão-extensão, entre 30 e 130°, e 50° tanto em pronação quanto supinação, proporciona função satisfatória para a maioria das atividades diárias. Com o cotovelo em extensão, o antebraço forma um ângulo em valgo com o braço, que é aumentado com o antebraço em supinação. Esse ângulo é chamado de "carregamento" e tem valor médio normal de 15°, variando de 0 a 26°, conforme Beals.[3]

TABELA 48.1 → Incidência dos tipos de fraturas e/ou luxações do cotovelo no adulto

Tipo de fratura	Número	%
Cabeça do rádio	43	39,4
Luxação do cotovelo	16	14,7
Olécrano	14	12,9
Epicôndilo medial	9	8,2
Supracondiliana	8	7,4
Côndilo lateral	7	6,4
Supraintercondiliana	5	4,6
Processo coronoide	3	2,8
Luxação cotovelo + côndilo	2	1,8
Luxação cabeça do rádio	1	0,9
Cabeça do rádio + olécrano	1	0,9
Total	109	100

Fonte: SAM Hospital Fraturas XV, Curitiba – PR.

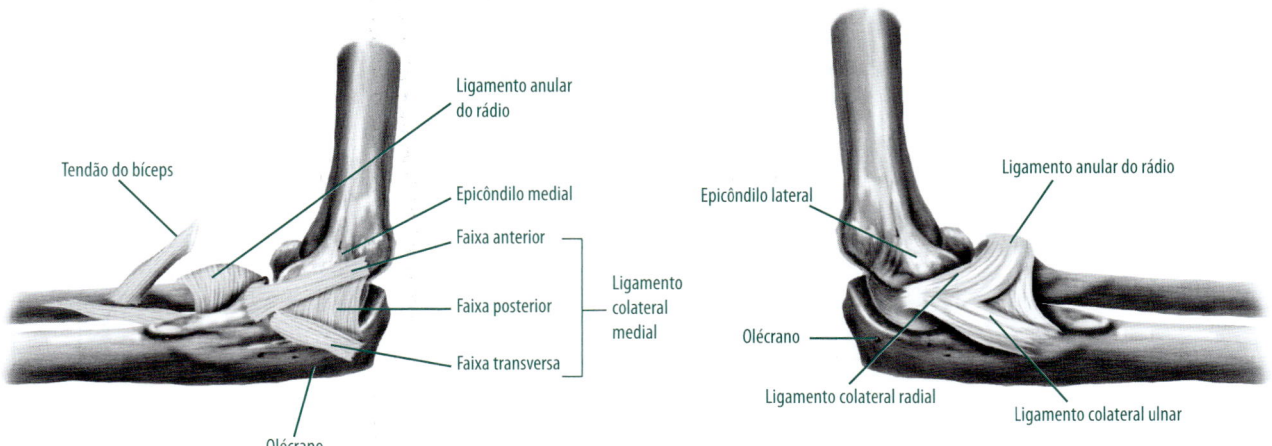

FIGURA 48.1

Ⓐ Ligamentos mediais do cotovelo, sendo o fascículo anterior a porção mais importante.
Ⓑ Ligamentos laterais do cotovelo, sendo o colateral lateral ulnar a porção mais importante.

Os músculos ao redor do cotovelo são definidos pelas suas funções. A flexão ocorre principalmente pelo braquial, havendo contribuição do bíceps braquial quando o antebraço está em supinação. O braquiorradial é um coadjuvante nesse movimento. A extensão é executada pelo tríceps e/ou ancôneo. A pronação é feita, sobretudo, pelo pronador redondo e também pelo pronador quadrado. A supinação é produzida primariamente pelo supinador e em combinação com o bíceps braquial. Esses músculos em conjunto proporcionam estabilidade dinâmica, reforçando a função das estruturas estáticas (ligamentos e cápsula articular).

DIAGNÓSTICO

É comum que a suspeita clínica de fratura no cotovelo exista após história detalhada e exame físico, sendo comprovada com radiografia simples. Edema, hematoma, dor difusa ou no local da fratura, crepitação ou deformidade são os achados mais comuns. É fundamental avaliar a integridade da pele, perfusão e função neurológica distais à lesão.

No aspecto clínico, sempre devem ser avaliados os "quatro pontos cardeais": aspecto local, mobilidade, estabilidade e força. O diagnóstico radiológico costuma ser comprovado com incidências em anteroposterior e perfil do cotovelo. A incidência oblíqua pode ser útil para melhor definição de algumas fraturas. A radiografia sob tração do membro pode delinear melhor os traços para planejamento cirúrgico. É fundamental o exame comparativo com o lado normal, sobretudo para avaliação da estabilidade.

Alguns autores demonstraram diferença significativa na estabilidade em valgo de cotovelos normais, alterando-a se a medida em extensão e flexão for de 30°, usando-se ou não gravidade e estresse. Em certas situações, pode-se solicitar tomografia computadorizada (TC), como em fraturas complexas, suspeitas de corpos livres após luxação isolada, ou quando há dor acentuada, contratura ou grande derrame, e as radiografias não são esclarecedoras.

FRATURAS DO ÚMERO DISTAL

As fraturas do úmero distal são pouco frequentes em comparação às demais (2% de todas as fraturas), representando um terço das fraturas do úmero. São consideradas complexas por envolverem região óssea de anatomia peculiar, com osso esponjoso, muitas vezes osteoporótico em idosos, envolvendo superfície articular, tornando seu tratamento desafiador. Para tal, é fundamental, além da experiência do cirurgião, o conhecimento da anatomia local.

O úmero distal é formado por duas colunas, uma medial e outra lateral, compostas pelos epicôndilos e unidas aos côndilos, que contêm a superfície articular. Esta, formada pelo capítulo e pela tróclea, projeta-se distal e anteriormente em um ângulo médio de 30° (FIG. 48.2). Os centros de rotação da superfície articular de cada côndilo estão localizados no mesmo eixo horizontal, portanto, seu mau alinhamento causa limitação de flexão ou extensão. É sempre importante a reconstituição desse triângulo, restabelecendo-se a estabilidade e a mobilidade do cotovelo. As colunas e a tróclea são os principais locais para inserção dos materiais de fixação, evitando-se as fossas do olécrano e coronoide.

Classificação

Várias classificações têm sido descritas para fraturas do úmero distal. A classificação padronizada pela Orthopaedic Trauma Association, desenvolvida pelo Grupo AO,

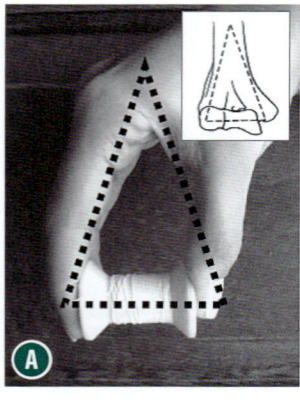 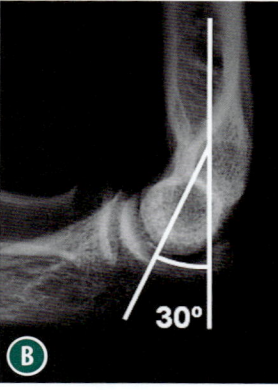

FIGURA 48.2

Ⓐ Arquitetura do úmero distal, formado pelas colunas medial e lateral, unidas ao "carretel" articular (capítulo e tróclea).

Ⓑ Raio X em perfil do cotovelo demonstrando angulação anterior de 30° da tróclea e capítulo em relação à diáfise.

descreve as diferentes possibilidades de lesão de acordo com o envolvimento extra-articular ou das colunas, em ordem de gravidade crescente (**FIG. 48.3**):

Tipo A. Fraturas extra-articulares:

A1 – Tipo avulsões (epicôndilo lateral, epicôndilo medial sem interposição articular ou interposto).

A2 – Metafisária simples (oblíqua medial, lateral ou transversa).

A3 – Metafisária multifragmentada (fragmento de cunha intacto ou fragmentado).

Tipo B. Fraturas articulares parciais:

B1 – Lateral no plano sagital (capítulo, transtroclear simples ou multifragmentada).

B2 – Medial no plano sagital (transtroclear pelo lado medial ou através da incisura, ou transtroclear medial multifragmentada).

B3 – Plano frontal (capítulo, tróclea ou ambos).

Tipo C. Fraturas articulares completas:

C1 – Articular e metafisária simples (desvio pequeno, grande ou traço supraintercondiano em "T").

C2 – Articular simples e metafisária multifragmentar (cunha intacta ou fragmentada, ou metafisária multifragmentada).

C3 – Articular multifragmentada (metafisária simples, cunha intacta ou metafisária complexa).

Tratamento

As fraturas mais graves ocorrem quando há envolvimento articular e/ou grande cominuição, geralmente associadas a grandes desvios. Pensando nos "pontos cardeais", os principais objetivos do tratamento são:

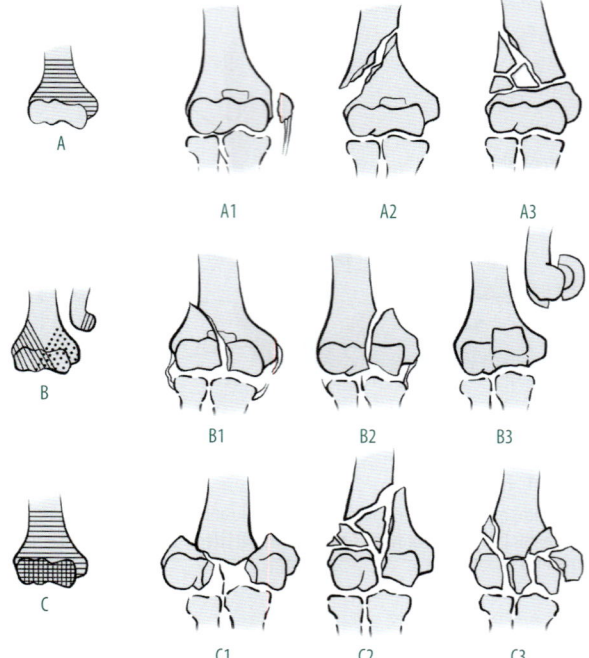

FIGURA 48.3 → Classificação AO para fraturas do úmero distal.

- Redução anatômica articular.
- Fixação estável da superfície articular.
- Restauração do alinhamento do eixo articular.
- Alinhamento e fixação estável do segmento articular com a metáfise e diáfise.
- Mobilização precoce.

> **ATENÇÃO! Pelo tipo de fratura e pela característica anatômica distal do úmero, os objetivos são de difícil alcance no modo conservador. Portanto, a maioria das lesões exige cirurgia.**

As fraturas do tipo A, extra-articulares, geralmente com fragmento ósseo grande e desviado, requerem estabilidade e alinhamento dos fragmentos. Nas lesões A1 (avulsões dos epicôndilos lateral ou medial) sem desvios ou separação de até 3 mm, o tratamento pode ser conservador com imobilização e cinesioterapia precoce. De acordo com Patrick,[4] nos casos com maior desvio ou fragmento interposto na articulação, o tratamento deve ser cirúrgico com redução e fixação interfragmentária com parafusos de 3,5 mm. Nas lesões A2 (traço supracondiliano), são necessárias duas placas de 3,5 mm (DCP, LC-DCP, de reconstrução ou LCP), sendo uma na coluna medial e outra lateral.

Nas lesões tipo B (envolvendo uma coluna e superfície articular), o objetivo principal é restaurar a congruência articular e a estabilidade, usando-se parafuso de 3,5 mm para compressão interfragmentária na tróclea, seguindo-se da fixação da coluna afetada com uma placa DCP de 3,5 mm tradicional ou mesmo LCP nos casos de osteoporose grave. É comum a associação da lesão do ligamento colateral do lado oposto à fratura.

Milch[5] classificou as lesões condilares avaliando a extensão e a estabilidade. Nas fraturas do côndilo lateral, o tipo I é quando a fratura não atinge o sulco troclear, prevenindo a luxação do rádio e da ulna. No tipo II, o sulco troclear faz parte do fragmento fraturado, com lesão capsulo-ligamentar medial, causando instabilidade. Nas fraturas do côndilo medial, a relação é a mesma: na fratura no tipo I, não há participação do sulco troclear, ao contrário do tipo II, em que este está envolvido **(FIG. 48.4)**. Essa classificação tem aplicação terapêutica, sendo que algumas fraturas do tipo I podem ser tratadas de forma conservadora, mas todas as do tipo II devem ser tratadas com cirurgia.

Nas lesões B3 (envolvimento do capítulo ou da tróclea), pelo tamanho pequeno dos fragmentos, é possível fixá-los com parafusos interfragmentares de 2 mm, parafusos de Herbert ou similares e fios de Kirschner (síntese perdida). Kocher[6] e Lorenz,[7] antes do grupo AO, já haviam classificado essas lesões em tipo I (fragmento capitular grande podendo envolver parte da tróclea) e tipo II (fragmento envolvendo cartilagem com pouco osso) **(FIG. 48.5)**. Nesse último, se o fragmento for muito pequeno para sustentar síntese, pode-se ressecá-lo, desde que não exista lesão ligamentar associada. Sano e colaboradores[8] demonstraram, recentemente, a eficácia dos parafusos de Herbert na fixação do capítulo. Em sua série, todos os pacientes evoluíram de maneira satisfatória. O mesmo foi confirmado por Matsumoto e colaboradores[9] **(FIG. 48.6)**.

Os tipos mais graves de fraturas estão no grupo C, com envolvimento das duas colunas, estendendo-se para a articulação, com graus crescentes de cominuição (suprainter-condiliana). A gravidade da lesão, associada à faixa etária – a qual costuma ser mais alta (média de 55 anos) – torna sua fixação difícil. Outra classificação foi descrita em 1969, por Riseborough e Radin[10] **(FIG. 48.7)**, popularizada na literatura, citando os tipos 1 e 2 com pouco ou nenhum desvio. É importante no aspecto didático, mas, pela peculiaridade da região (superfície articular, inserções capsulares e musculotendinosas), é raro os fragmentos não estarem desviados. Mais frequentes são as fraturas tipos 2 e 3 (desvios rotacionais ou cominuição) ou tipo C da classificação AO.

O tratamento conservador não favorece redução com estabilização adequada para mobilização precoce, causando dor e rigidez pós-tratamento. O mesmo acontecia com tração esquelética, redução incruenta (técnica do "saco de ossos") com manipulações compressivas seguidas de imobilização, como descrito por Eastwood[11] em 1937. Hoje, a fixação estável produz melhores resultados. Relatos iniciais de tratamento cirúrgico com boa evolução são de Cassebaum,[12] em 1952, melhorando com o surgimento de novos e melhores materiais de implante.

Nos casos de fraturas em idosos, com qualidade óssea ruim, muitas vezes há dúvidas sobre a vantagem da fixação

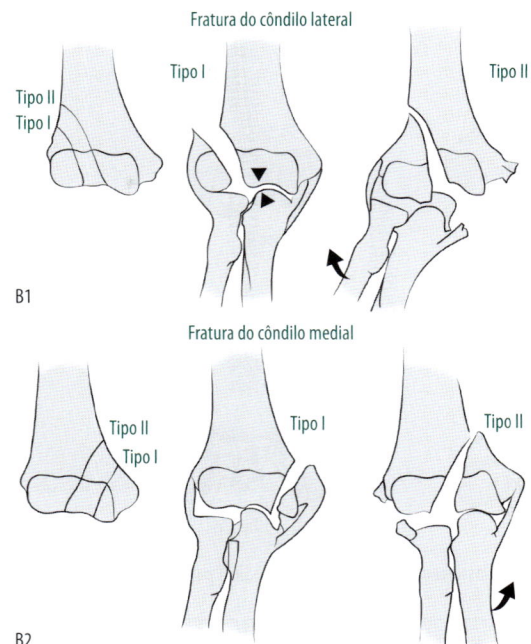

FIGURA 48.4 → Classificação de Milch[5] para fraturas do côndilo lateral (B1) e côndilo medial (B2).

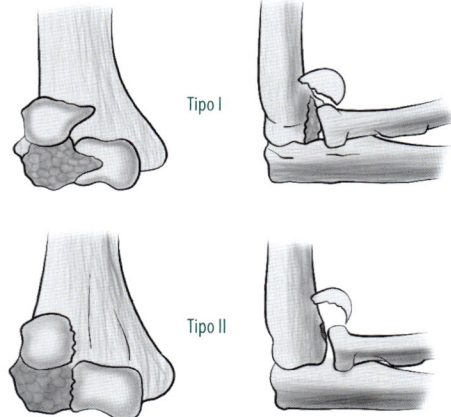

FIGURA 48.5 → Classificação de Kocher[6] e Lorenz[7] para fraturas do capítulo umeral. Tipo I: fragmento capitular grande, podendo envolver parte da tróclea. Tipo II: fragmento envolvendo cartilagem, com pouco osso.

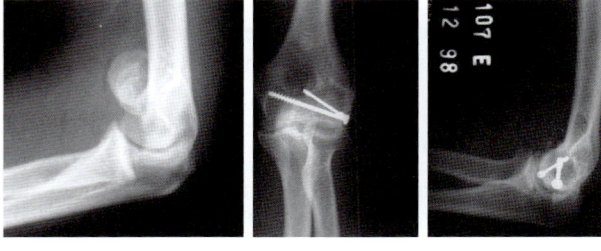

FIGURA 48.6 → Raio X pré e pós-operatório demonstrando fratura do capítulo (B3 AO ou tipo I de Kocher e Lorenz), tratada com fixação do fragmento por um parafuso de Herbert e um parafuso tipo esponjoso.

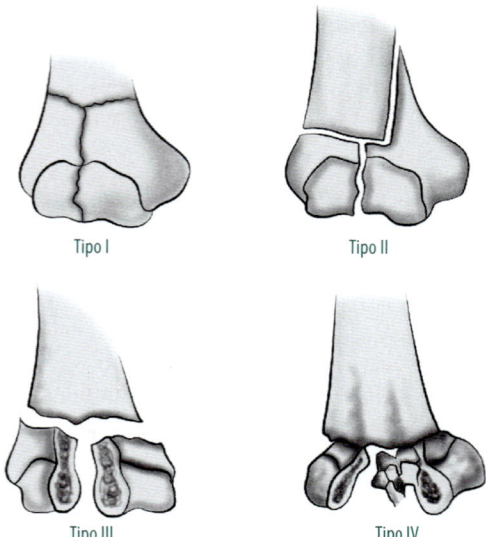

FIGURA 48.7 → Classificação de Riseborough e Radin[10] para fraturas articulares distais do úmero.

Tipo I

Tipo II

Tipo III

Tipo IV

interna. Mesmo assim, Srinivasan e colaboradores[13] demonstraram superioridade significativa dos resultados da fixação interna comparados ao conservador em pacientes idosos. Korner e colaboradores[14] também relataram resultados satisfatórios para esse grupo de pacientes, ressaltando melhores resultados naqueles em que a mobilização foi iniciada nos primeiros 14 dias após cirurgia. Também confirmaram evolução pior quanto maior o envolvimento articular. Uma boa alternativa nos casos de má qualidade óssea é o uso das placas tipo LCP (parafusos bloqueados), conferindo maior segurança na fixação. Outras séries com resultados favoráveis são demonstradas na literatura.

Nas fraturas complexas, tem-se como fundamental o conhecimento da anatomia, a experiência do cirurgião, a disponibilidade de material adequado e, principalmente, o planejamento cirúrgico. Sempre que possível, deve-se levar em conta todos esses fatores. Nos casos de fraturas expostas, indivíduos politraumatizados e associação com lesão vascular e/ou neurológica, o procedimento deve ser imediato. Quando possível, a fixação externa provisória inicial pode ser vantajosa, programando-se a fixação definitiva após melhor planejamento. Fraturas do cotovelo, de modo geral, não devem ser operadas muito tarde, pois há maior chance de complicações, como ossificação heterotópica, sobretudo nas lesões articulares, associadas a traumatismo craniencefálico.

Acesso cirúrgico

O acesso cirúrgico ideal deve ter extensão suficiente para boa visão dos fragmentos da fratura. A forma clássica de abordagem das fraturas tipo A sem envolvimento das colunas ocorre de acordo com o fragmento lesado, medial ou lateralmente. Para lesões tipo B, é necessária a associação de artrotomia para exposição articular.

No grupo das fraturas que envolvem as colunas e/ou superfície articular (A2, A3 e grupo C), a via clássica é a posterior. O paciente pode ser posicionado em decúbito ventral ou lateral. É possível anestesia regional plexular para a maioria das lesões, porém, sempre se deve planejar a possibilidade do uso de enxerto ósseo (principalmente fraturas C2 e C3). Nesses casos, a anestesia geral é necessária. Lembrar que o procedimento pode ser trabalhoso, muitas vezes, prolongado e que o decúbito ventral é pouco tolerado pelo paciente acordado.

O acesso posterior deve ser amplo, longitudinal, isolando-se o nervo ulnar como primeiro passo. O acesso articular pode ser através do tendão tricipital, liberando-se retalho da parte tendinosa do tríceps (em "V" invertido), refletindo-o distalmente, conforme descrito por Campbell[15] em 1932 (FIG. 48.8), ou refletindo-se o tendão tricipital do olécrano medialmente ou lateralmente, de acordo com a descrição de Bryan e Morrey[16] (FIG. 48.9). Nos casos em que o acesso transtríceps for usado, os autores preferem-no em relação ao acesso em "V". Os acessos transtríceps são indicados principalmente para fraturas bicondilares sem extensão articular complexa, pois podem limitar exposição e manejo dos fragmentos. Uma alternativa às fraturas extra-articulares é o acesso, liberando os bordos medial e lateral do tríceps, mantendo-se sua inserção ulnar.

Para fraturas tipo C, recomenda-se exposição pela abordagem transolecraniana com osteotomia transversa, proporcionando a melhor exposição articular possível. Müller e colaboradores[17] modificaram a técnica realizando-a obliquamente. Hoje, a osteotomia tipo Chevron tem sido preferida em relação à transversa por facilitar o reposicionamento do olécrano na fixação e proporcionar maior área de contato ósseo esponjoso, facilitando a consolidação (FIGS. 48.10 e 48.11). O olécrano deve ser fixado no final da cirurgia com sistema de banda de tensão preferível ao parafuso. Quando o tríceps for refletido, sua reinserção deve ser cuidadosa, transóssea, para permitir mobilização precoce (FIG. 48.12).

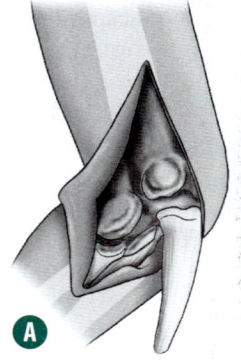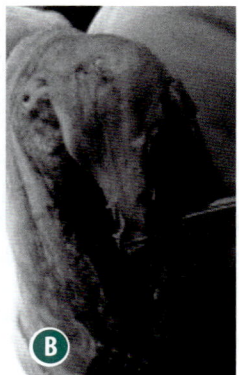

FIGURA 48.8

A Desenho do acesso transtríceps mantendo sua inserção ulnar, rebatendo-se distalmente retalho em "V" do tendão, segundo Campbell.[15]

B Visão cirúrgica.

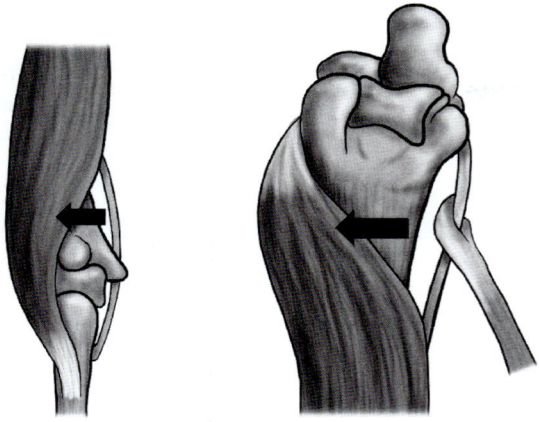

FIGURA 48.9 → Desenho do acesso posterior descrito por Brian e Morrey,[16] refletindo-se medialmente o tendão tricipital.

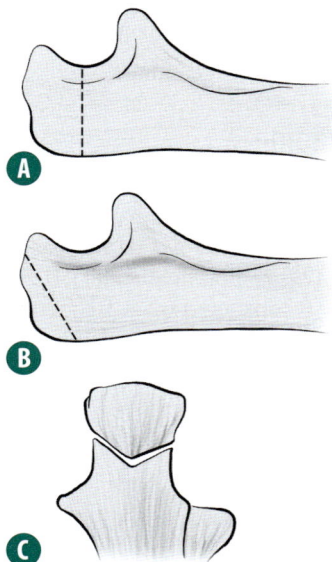

FIGURA 48.10 → Osteotomias do olécrano para acesso articular posterior.
Ⓐ Transversa por McAusland.
Ⓑ Oblíqua por Müller.
Ⓒ Em "V" tipo Chevron.

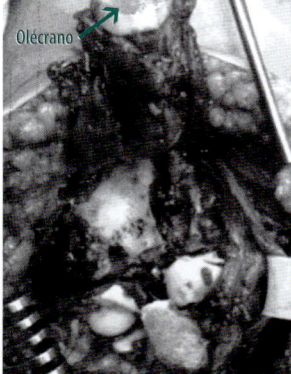

FIGURA 48.11 → Visão intraoperatória demonstrando amplo panorama articular com acesso transolecraniano.

O princípio fundamental na fixação interna das fraturas tipo C é restaurar o triângulo anatômico do úmero distal. Para tal, algumas dicas são úteis e aplicáveis a todas as fraturas. A sequência mais utilizada para a restauração do triângulo anatômico do úmero distal consiste na fixação inicial dos fragmentos articulares da tróclea com parafusos esponjosos de 3,5 mm, transformando-a em fratura supracondiliana; em seguida, redução e fixação do bloco distal à diáfise. Provisoriamente, fios de Kirschner podem ser utilizados mantendo o eixo da tróclea à diáfise (restaurando angulação anterior de 30°), facilitando a adaptação e fixação das placas. A disposição clássica e aceita como melhor sistema de fixação é com uma placa DCP, de 3,5 mm, moldada medialmente e outra posterolateral, ortogonais entre si. Para facilitar a moldagem, pode-se usar as placas de reconstrução de ilíaco de 3,5 mm.

Hotchkiss,[18] em 1996, realizou um estudo biomecânico das fixações comparando quatro métodos: (1) dois parafusos maleolares cruzados; (2) placa em Y posterior; (3) duas placas AO DCP, de 3,5 mm, uma medial e outra posterolateral; (4) duas placas de terço tubular. Concluíram que os métodos 3 e 4 são duas vezes mais rígidos e não houve diferença significativa entre si. Apesar disso, os autores recomendam como montagem padrão uma placa DCP de 3,5 mm medial e outra posterolateral de mesma espessura (ou de reconstrução de ilíaco, que é mais fácil de ser moldada) (**FIGS. 48.13 e 48.14**).

O'Driscoll,[19] em 2005, introduziu o conceito da montagem com duas placas de 3,5 mm paralelas no plano sagital, enfatizando que todos os parafusos inseridos no fragmento distal devem passar pelas placas. Dessa maneira, consegue-se melhor fixação entre as colunas e o fragmento articular, criando-se a "ligação entre as colunas" (**FIG. 48.15**). É possível a inserção de até seis parafusos interdigitados no maciço troclear, o que é difícil na montagem 90°/90°, sobretudo no fragmento lateral (geralmente, dois parafusos), provocando falhas na osteossíntese. Jacobson e colaboradores[20] demonstraram não haver diferença significativa da resistência entre os dois métodos.

Outro aspecto importante é quando houver perda óssea no maciço articular. Deve-se tomar cuidado para não

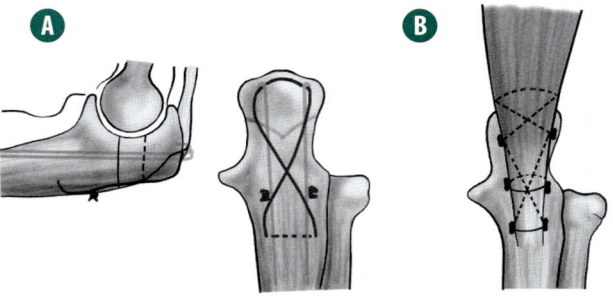

FIGURA 48.12
Ⓐ Reconstrução após osteotomia do olécrano com "banda de tensão".
Ⓑ Reinserção transóssea do tríceps.

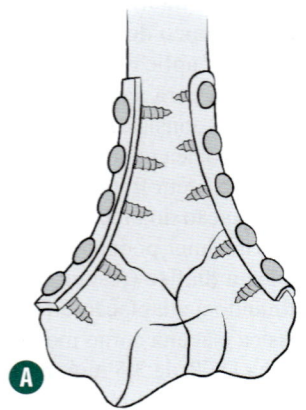
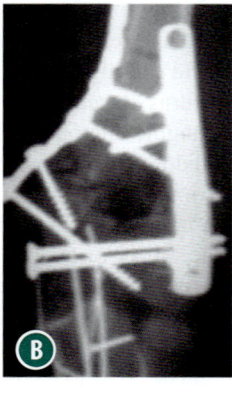

FIGURA 48.13

Ⓐ Esquema clássico na disposição das placas ortogonais para úmero distal.

Ⓑ Raio X pós-operatório em incidência anteroposterior.

encurtar a tróclea e causar incongruência articular. Nesses casos, é fundamental a manutenção da largura com uso de enxerto de ilíaco **(FIG. 48.16)**. Da mesma forma, quando houver cominuição articular com fragmentos de cartilagem com pouco osso, pode-se fazer a fixação com parafusos de Herbert ou similares e fios de Kirschner (absorvíveis, de preferência, ou síntese metálica perdida). Lesões mais complexas com associação de fraturas distais do antebraço, constituindo cotovelo flutuante, necessitam de osteossíntese estável do rádio e da ulna.

Complicações

A incidência de complicações é de cerca de 28%, sendo as principais relacionadas às falhas na fixação ou infecções provocando pseudartrose, rigidez no cotovelo, falhas na reconstrução do aparelho extensor e/ou neurite ulnar. De acordo com Pajarinen e Bjorkenheim,[21] as pseudartroses podem ocorrer em até 33% dos casos, sendo muito incapacitantes quando acometem o lado dominante. A reconstrução anatômica com nova fixação e enxerto ósseo está indicada. Conforme Morrey,[22] nos pacientes jovens até 55 anos, esse deve ser o tratamento de escolha. Nos casos acima de 55 anos, com fragmentos distais osteoporóticos e/ou pequenos, a artroplastia total é preferível.

Artroplastia total do cotovelo

Fraturas cominutas em pacientes acima de 70 anos, de qualidade óssea ruim, com difícil estabilização suficiente para mobilização precoce, têm sido abordadas com artroplastia total primária como alternativa de tratamento. Cobb e Morrey[23] demonstraram, em 1997, resultados satisfatórios em 90% dos casos. Armstrong e Yamaguchi[24] recomendam a prótese principalmente acima dos 60 anos, quando estão associadas comorbidades ou artrite reumatoide. Essa alternativa é melhor em relação à artrodese primária, já que a função do membro superior ficará comprometida.

Fraturas da cabeça do rádio

As fraturas da cabeça do rádio são frequentes. Têm incidência de, em média, 33% de todas as fraturas do cotovelo. Conforme Vichard e colaboradores,[25] a cada três casos, um envolve lesão associada (óssea e/ou ligamentar), o que demonstra sua importância. Ocorre com mais frequência na faixa etária entre 20 e 40 anos, sendo o mecanismo mais

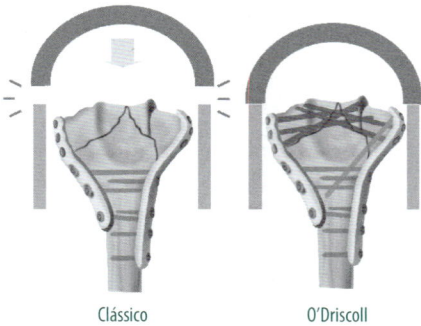

Clássico   O'Driscoll

FIGURA 48.15 → Fixação proposta por O'Driscoll,[19] com os parafusos distais envolvendo a placa, criando um sistema único "colunas-fragmento articular".

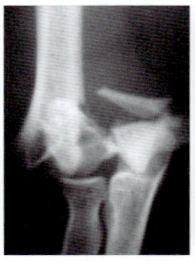
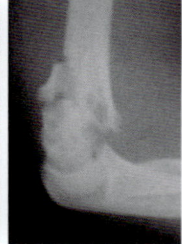
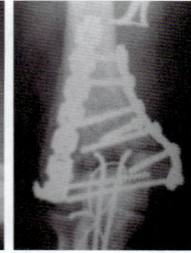
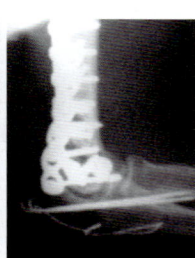
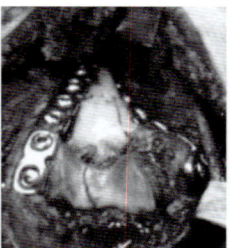

FIGURA 48.14 → Sequência de raios X pré e pós-operatórios e detalhe cirúrgico de fratura supraintercondiliana (C2), fixada com duas placas de reconstrução de 3,5 mm ortogonais de modo clássico.

comum de trauma a compressão axial da cabeça do rádio contra o capítulo, decorrente de queda com punho estendido e o cotovelo em pronação, forçando-o em valgo. Pode ocorrer com menos frequência por trauma direto.

Devido à associação com outras lesões, é importante conhecer o esquema das "colunas gregas" **(FIG. 48.17)**, demonstrando o efeito estabilizador da cabeça do rádio em conjunto a outras estruturas, sobretudo o ligamento colateral medial. Quando o ligamento medial é lesado, e a cabeça do rádio está íntegra, ou vice-versa, quando se resseca a cabeça do rádio com ligamento medial íntegro, o sistema se mantém estável. A instabilidade ocorre quando resseca-se a cabeça do rádio nos casos associados à lesão do colateral medial, como nas fraturas-luxações.

> **DICA: A cabeça do rádio não deve ser ressecada quando houver associação com luxação.**

Classificação

A classificação mais utilizada é a descrita por Mason, em 1954 **(FIG. 48.18)**:

Tipo 1. Fratura marginal ou colo sem desvio.

Tipo 2. Fratura marginal ou colo com desvio.

Tipo 3. Fratura cominutiva.

Tipo 4. Associada à luxação do cotovelo.

Pela associação frequente com outras lesões, Morrey[21] definiu dois grupos de fraturas: "simples", com tratamento baseado nos tipos 1, 2 e 3 de Mason, e "complicadas", quando associadas a lesões ligamentares (luxação ou tipo 4 de Mason, ligamento colateral medial, ligamento colateral lateral e lesões da articulação radioulnar distal, reconhecida como lesão de Essex-Lopresti) e/ou associadas à lesão óssea (processo coronoide ou olécrano). Apesar da simplicidade da classificação de Mason, é comum a discordância de interpretação entre profissionais. Morgan e colaboradores[26] obtiveram concordância em apenas 16% dos casos após análise de radiografias idênticas por profissionais diferentes.

Como em todas as lesões envolvendo cotovelo, nas fraturas da cabeça do rádio, é importante a avaliação clínica inicial (vascular, neurológica), mas é ainda mais importante a pesquisa de sinais de instabilidade associada (edema e dor acentuados, sobretudo no lado medial). A confirmação diagnóstica se faz com radiografias simples (anteroposterior e perfil), podendo-se utilizar incidência oblíqua,[27] com cotovelo a 90° e raio inclinado em 45° em direção cefálica em relação ao úmero para melhor diagnóstico **(FIG. 48.19)**. A TC também pode ser utilizada, em especial nos casos mais complexos. Quando há dor na articulação radioulnar distal e na região da membrana interóssea, é necessário um exame radiográfico do punho por possível lesão ligamentar distal, confirmada pelo aumento do espaço articular. Malik e colaboradores[28] recomendaram a necessidade de examinar a radioulnar em todos os traumas envolvendo o cotovelo.

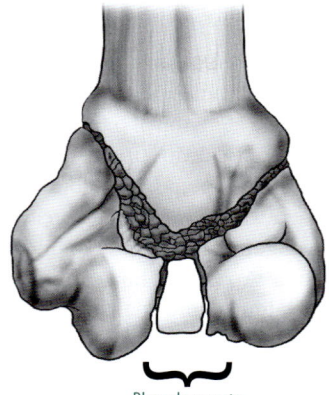

Bloco de enxerto

FIGURA 48.16 → Desenho demonstrando a colocação de enxerto ósseo nos casos de perda do segmento articular, mantendo largura e congruência troclear.

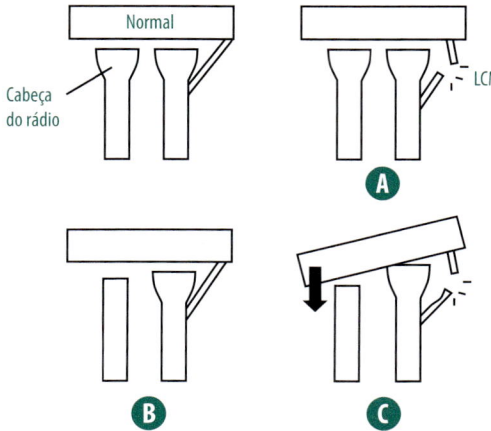

FIGURA 48.17 → "Colunas gregas" demonstrando a importância da integridade ligamentar medial nas fraturas da cabeça do rádio.
A e **B** O sistema se mantém estável.
C Instabilidade após ressecção da cabeça do rádio em associação com lesão do ligamento colateral medial (LCM).

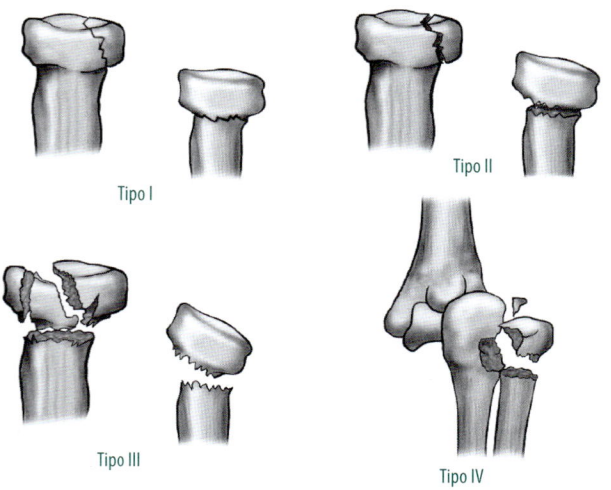

FIGURA 48.18 → Classificação de Mason para as fraturas da cabeça do rádio.

Tratamento

O tratamento deve ser orientado de acordo com o tipo de fratura e a presença de lesões associadas. Nas fraturas tipo 1 de Mason e tipo 2 sem desvios (até 2 mm), o tratamento é conservador, consistindo de imobilização (tipoia, tala ou órtese axilopalmar), por sete a 10 dias apenas para controle sintomático, iniciando-se mobilização ativa e passiva precoces. A punção articular com drenagem de derrame está indicada quando existir dor acentuada. Apesar da boa evolução na maioria dos casos, a perda de alguns graus de extensão é comum mesmo sem comprometer o bom resultado.

Akesson e colaboradores[29] demonstraram resultados em 49 pacientes após tratamento conservador em fraturas tipo 2 com desvios de 2 a 5 mm. Quarenta estavam assintomáticos após acompanhamento de 19 anos, em média. Mesmo nos casos que evoluíram mal, a ressecção tardia da cabeça do rádio demonstrou resultado satisfatório. A maioria dos autores prefere a fixação nos casos com desvio maior que 2 a 3 mm, ainda mais se houver bloqueio nas rotações.

Nas fraturas marginais com maior desvio (tipo 2), o tratamento cirúrgico está indicado. Casos pouco desviados com bloqueios da pronossupinação após aspiração do hematoma também devem ser considerados em relação à cirurgia. As fraturas são fixadas com parafusos de 1,5, 2 ou 2,7 mm, ou ainda miniparafusos de Herbert (fragmentos na porção articular), e/ou placas em "T" ou "L" AO nas fraturas envolvendo colo. A fratura ideal para fixação deve ser de traço simples, fragmento grande (30% da cabeça) envolvendo a margem anterolateral da cabeça. Quando for necessário síntese na porção articular, os parafusos devem ser sepultados, evitando-se atrito com a fossa sigmoide da ulna, o que provoca o bloqueio da pronossupinação.

A área chamada "zona de segurança" para inserção de implantes representa um ângulo de 100° centrado na linha que passa pela metade da cabeça, com antebraço em rotação neutra **(FIG. 48.20)**. A colocação de placas pode também bloquear a pronossupinação por aderência na cápsula articular. Nesses casos, a retirada futura pode ser necessária.

O acesso cirúrgico mais utilizado é o de Köcher,[6] entre os músculos ancôneo e extensor ulnar do carpo. Lembrando a proximidade do nervo interósseo posterior, deve-se manter o antebraço em pronação, o que diminui o risco de lesão. Deve-se observar também o complexo ligamentar lateral, mantendo sua integridade ao acesso. Após a fixação, a mobilização ativa e passiva deve ser iniciada após o controle da dor, o que gera bons resultados **(FIG. 48.21)**. Ozturk e colaboradores[30] confirmaram boa evolução para a maioria das fraturas fixadas quando os componentes ligamentares foram preservados. Apesar disso, em revisão sistemática recente, Kaas e colaboradores[31] demonstraram que existem poucos estudos e com baixos níveis de evidência das fraturas tipo 2 isoladas da cabeça do rádio comparando os tratamentos cirúrgico e conservador, havendo dados insuficientes sobre a abordagem ideal.

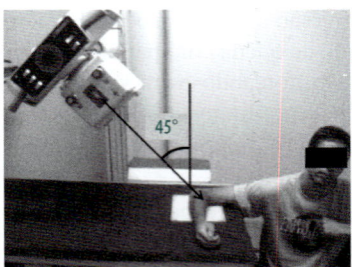
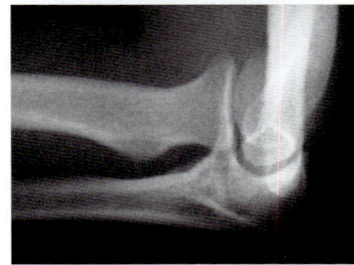

FIGURA 48.19 → Incidência oblíqua de Greenspan e Norman[27] para cabeça do rádio, com inclinação cefálica de 45° no eixo umeral.

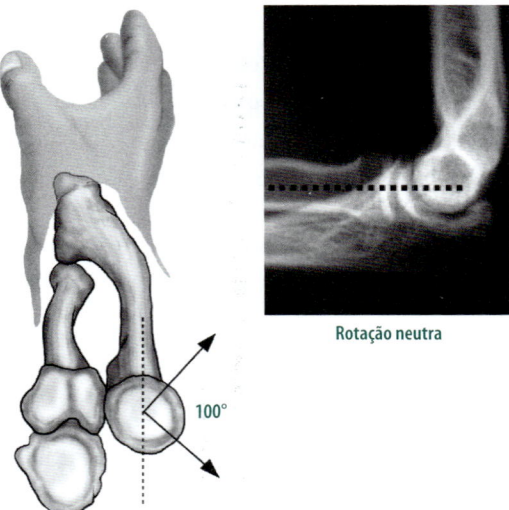

FIGURA 48.20 → "Área de segurança" articular para colocação de material de implante, sem bloquear a pronossupinação (antebraço em rotação neutra).

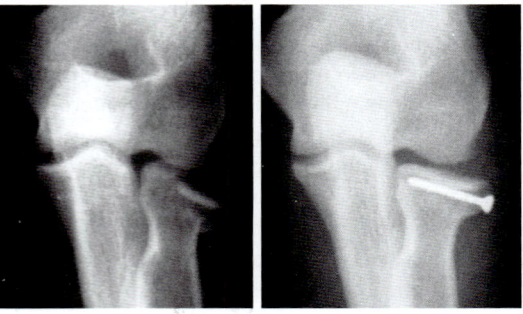

FIGURA 48.21 → Raios X pré e pós-operatórios de fratura da cabeça do rádio tipo 2 de Mason, tratada com osteossíntese (parafusos de microfragmentos), restaurando-se a congruência articular.

Nas fraturas do tipo 3 sem associação com instabilidade ou lesão radioulnar distal, a ressecção da cabeça do rádio é boa alternativa, pois a reconstrução torna-se difícil pela cominuição. Esse procedimento permite a fisioterapia precoce, com resultados satisfatórios na maioria. É imperativo manter a cabeça radial através de osteossíntese semelhante à descrita para o tipo 2 **(FIG. 48.22)**, ou substituição protética, se a reconstrução não for possível, quando houver instabilidade e/ou fraturas associadas (olécrano ou coronoide) **(FIG. 48.23)**.

Outro aspecto importante é a possibilidade da migração proximal do rádio quando há lesão da radioulnar distal e da membrana interóssea (Essex-Lopresti). Nesses casos, além da fixação com fios de Kirschner, que deve ser feita de 1 a 2 cm proximal à radioulnar distal, é fundamental manter a cabeça do rádio. As próteses pioneiras eram de silicone, mas demonstraram altos índices de falha e maus resultados na literatura. Recentes trabalhos confirmam a preferência atual pelas próteses metálicas, com boa evolução e tolerância. Quando a reconstrução não for possível e não há prótese à disposição, o uso de fixador externo (de preferência dinâmico para mobilização) é fundamental para manter o cotovelo reduzido. As fraturas-luxações e a instabilidade franca serão abordadas a seguir.

Boulas e Morrey[32] compararam os resultados do tratamento conservador com redução aberta, fixação interna e excisão da cabeça. O grau de mobilidade e estabilidade foi semelhante, exceto para a força de preensão, que foi melhor após fixação interna. Essa última também apresentou as menores alterações radiológicas em longo prazo.

Complicações

As complicações mais comuns nas fraturas da cabeça do rádio são:

Rigidez articular. Mesmo nas lesões tipo 1, alguns graus de limitação na extensão podem ocorrer sem comprometer os resultados. Maiores limitações (geralmente após fraturas complexas, imobilizações prolongadas ou em idosos) podem necessitar de liberação cirúrgica futura. Pode ocorrer também por mau posicionamento do material de síntese ou aderência deste com a cápsula articular.

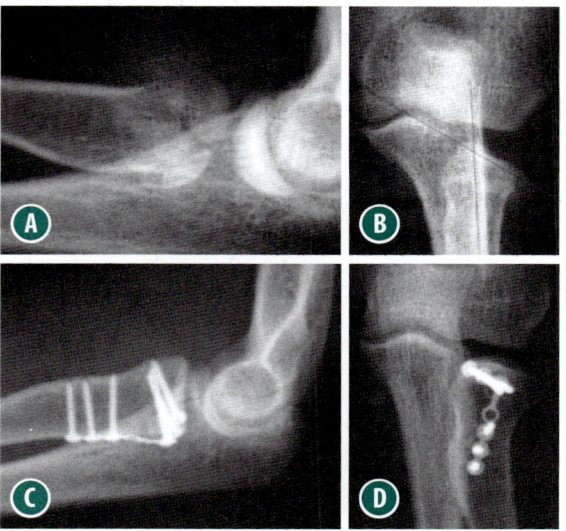

FIGURA 48.22 → Raios X de fratura da cabeça e do colo do rádio tipo 3 de Mason. **A** e **B** Raios X pré-operatórios em anteroposterior e perfil; tratamento com osteossíntese com placa em "L" e parafusos de microfragmentos. **C** e **D** Raios X pós-operatórios em anteroposterior e perfil.

Ossificação heterotópica. Mais frequente após fraturas-luxações, traumas de alta energia ou demora no tratamento cirúrgico. Essa complicação será abordada no final do capítulo.

Lesão do nervo interósseo posterior. Provocada, em geral, por lesão direta no acesso cirúrgico ou por afastadores. O conhecimento da anatomia e a técnica cirúrgica rigorosa previnem essa complicação.

Instabilidade (valgo) ou migração proximal do rádio secundários à ressecção indevida da cabeça do rádio.

FRATURAS DO OLÉCRANO

O olécrano forma as porções posterior e proximal da ulna, unindo-se anteriormente com o processo coronoide para formar a superfície articular (incisura troclear) para

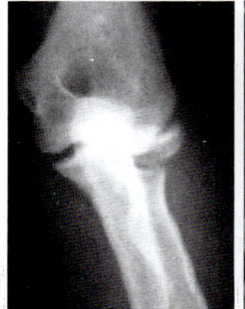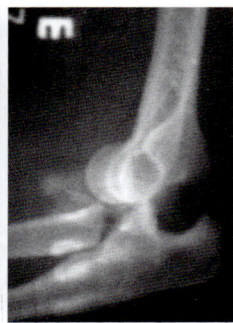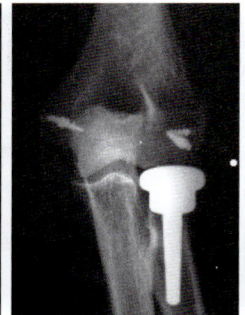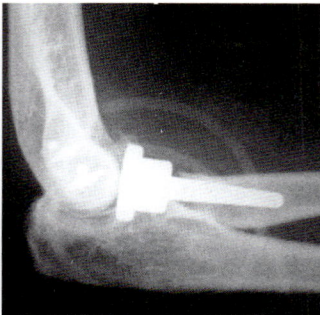

FIGURA 48.23 → Sequência de raios X pré e pós-operatórios de fratura da cabeça do rádio tipo 3 de Mason, com instabilidade associada, realizando-se substituição protética e reparo ligamentar com auxílio de âncoras ósseas metálicas.

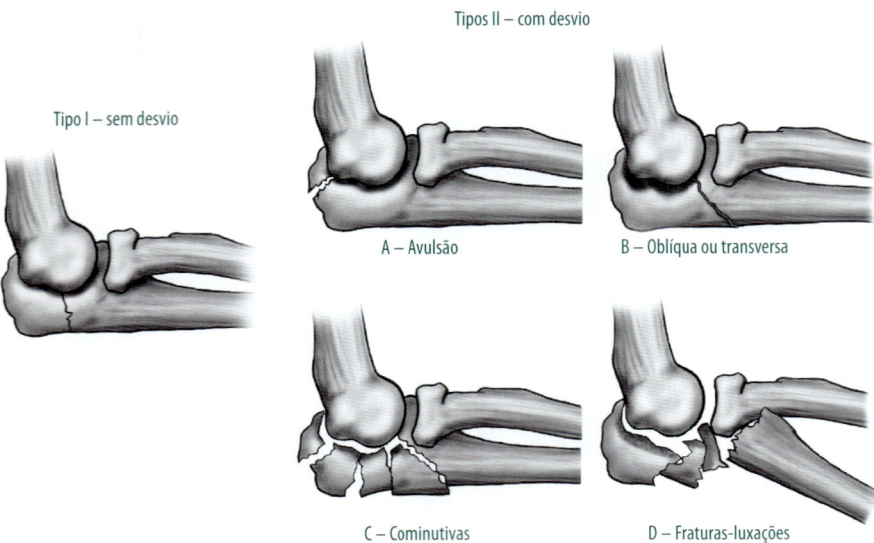

Tipos II – com desvio

Tipo I – sem desvio

A – Avulsão

B – Oblíqua ou transversa

C – Cominutivas

D – Fraturas-luxações

FIGURA 48.24 → Classificação de Colton para as fraturas de olécrano.

a tróclea umeral, possibilitando o movimento de flexão e a extensão do cotovelo. Essa arquitetura óssea confere estabilidade estática intrínseca, reforçada pela estabilidade dinâmica exercida pelas inserções e trações, anteriormente no coronoide (braquial) e posteriormente no olécrano (tríceps). Por ser uma estrutura subcutânea, o olécrano é bastante suscetível a lesões por trauma direto, sendo o mecanismo mais frequente. É mais rara a ocorrência pela contração súbita do tríceps (trauma indireto). A tração exercida pelo tríceps posteriormente favorece o padrão típico dos desvios nas fraturas. Nos casos de traumas por alta energia, costuma ocorrer cominuição e/ou luxação associada do cotovelo.

No aspecto clínico, a região tem edema, dor e crepitação. O comprometimento da extensão ativa sugere lesão do aparelho extensor. Quando há preservação das expansões lateral e medial do tríceps, mesmo com fratura desviada, a extensão ativa pode estar preservada. Pela proximidade do nervo ulnar, sua avaliação é fundamental. Confirma-se o diagnóstico pela radiografia em anteroposterior e perfil.

Classificação

Colton[33] definiu, em 1973, diferentes tipos de acordo com a anatomia da fratura, orientação ou associação com lesão ligamentar **(FIG. 48.24)**. O grupo AO também classificou as lesões, porém, por ser uma classificação mais complexa e associada a fraturas do rádio e do coronoide, é menos utilizada para interpretação das fraturas isoladas do olécrano. A mais utilizada é a classificação proposta pela Clínica Mayo, orientando o tratamento ao identificar os seguintes fatores: grau de desvio, cominuição e instabilidade **(FIG. 48.25)**:

Tipo I. Fratura com desvio de até 2 mm.

　A: sem cominuição.
　B: cominutiva.

Tipo II. Com desvio, sem instabilidade do cotovelo.

　A: sem cominuição.
　B: cominutiva.

Tipo III. Desviadas, associadas à instabilidade.

　A: sem cominuição.
　B: cominutiva.

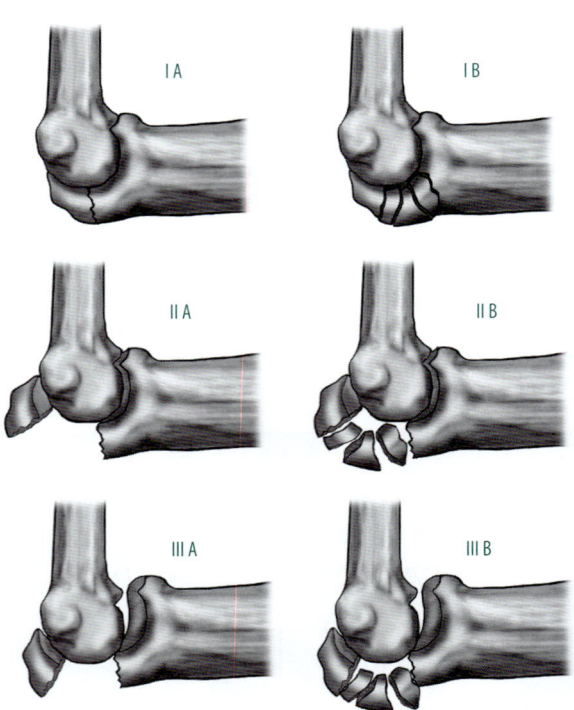

I A

I B

II A

II B

III A

III B

FIGURA 48.25 → Classificação proposta pela Clínica Mayo para as fraturas do olecrano. I, sem desvio; II, desviadas com cotovelo estável; III, desviadas com associação de instabilidade; B, quando há cominuição.

Tratamento

Pela ação do tríceps, as fraturas costumam ser desviadas, e a redução incruenta se torna difícil. Lesões sem desvios ou até 2 mm de separação (tipos IA e IB) são passíveis de tratamento conservador, com imobilização (três semanas), seguida de mobilização. Quando o desvio é maior, a indicação é redução aberta e osteossíntese, restaurando-se a superfície articular e a função extensora. Para fixação das fraturas transversas tipo IIA, a cerclagem com "banda de tensão" descrita pelo grupo AO é a mais indicada, proporcionando reabilitação imediata (FIG. 48.26).

Os fios de Kirschner (de preferência de 1,8 mm) penetram pelo olécrano em direção à cortical anterior da ulna, com fio de aço passado no fragmento distal (2,5 a 3 cm do foco de fratura), cruzando a fratura em forma de "8". Deve-se tomar cuidado para que as extremidades dos fios de Kirschner fiquem anguladas e impactadas na cortical posterior do olécrano para evitar soltura da cerclagem ou migração do fio. A "banda de tensão" promove neutralização das forças de distração geradas no foco pela tensão do tríceps durante a flexão do cotovelo, transformando-as em forças de compressão. Com esse método, os resultados têm sido uniformemente satisfatórios.

O uso clássico das placas de 3,5 mm DCP, LC-DCP, LCP ou de reconstrução é apropriado para as fraturas IIB e III, cominutivas, fraturas envolvendo a apófise coronoide, fraturas oblíquas, fratura-luxação de Monteggia e pseudartroses. É comum que a placa seja colocada posteriormente na ulna, devendo-se moldá-la para adaptação no fragmento proximal do olécrano (FIG. 48.27). Novos modelos de implantes aumentam as possibilidades de fixação (placas anatômicas bloqueadas, hastes intramedulares, etc.) Nas fraturas

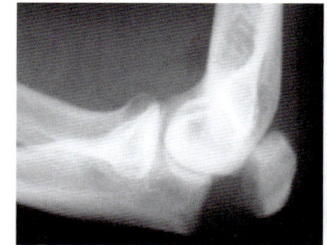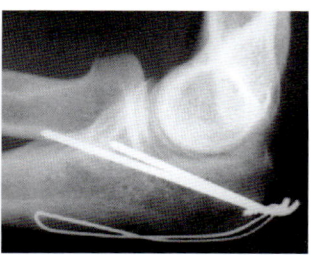

FIGURA 48.26 → Raios X pré e pós-operatórios em perfil de fratura transversa do olécrano tratada com osteossíntese do tipo banda de tensão.

cominutivas, deve-se tomar cuidado para não encurtar a incisura troclear, o que causará incongruência.

A ressecção do fragmento proximal pode ser realizada, sobretudo na presença de fragmentos pequenos cominutivos ou osteroporóticos, reinserindo-se o tendão tricipital na ulna, cuidando para haver correta reinserção justarticular (FIG. 48.28). Pode-se ressecar até dois terços do olécrano, mas esse procedimento deve ser evitado nos casos de instabilidade franca ou em indivíduos jovens com maior demanda funcional. Lesões associadas com fraturas do processo coronoide serão abordadas a seguir, na seção "Fraturas do processo coronoide".

Complicações

As principais complicações das fraturas do olécrano são rigidez do cotovelo, pseudartrose, infecção, consolidação viciosa, artrose, irritação causada pelo material de síntese e neuropatia ulnar. Geralmente, estão relacionadas à redução ou técnica inadequadas da fratura inicial, ou mobilização tardia. Lesões por traumas de alta energia são mais

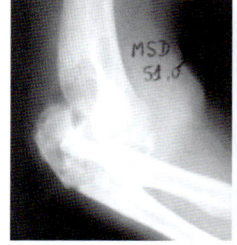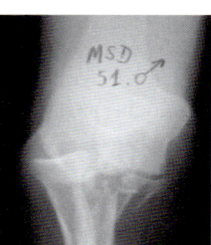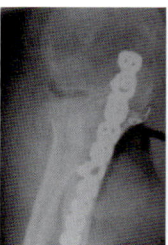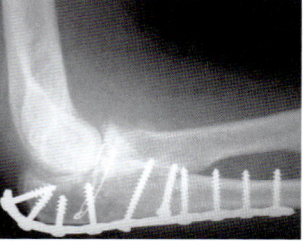

FIGURA 48.27 → Raios X pré e pós-operatórios em perfil de fratura complexa do olécrano, associada à fratura do processo coronoide e luxação do cotovelo, fixada com placa e parafusos de 3,5 mm e amarria com fio de aço no coronoide.

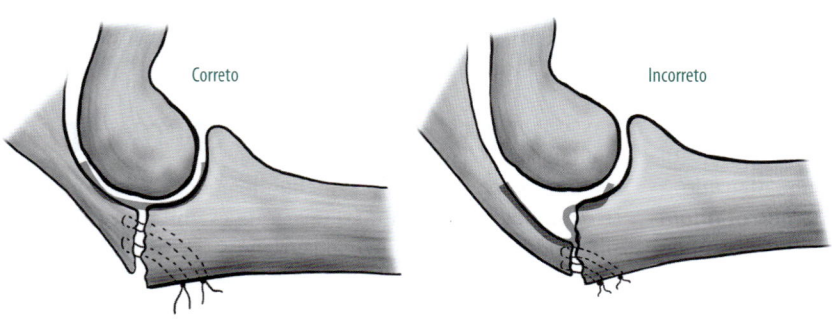

Correto — Incorreto

FIGURA 48.28 → Esquema demonstrando reinserção correta justarticular do tendão tricipital nos casos de ressecção do fragmento proximal do olécrano (pequenos, osteoporóticos ou cominutivos).

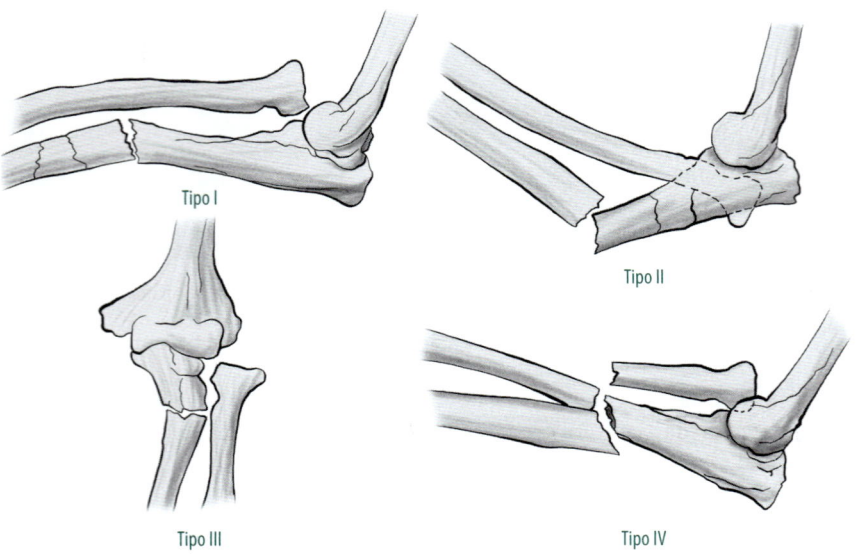

Tipo I

Tipo II

Tipo III

Tipo IV

FIGURA 48.29 → Classificação das fraturas tipo Monteggia, de acordo com Bado.[34]

propensas a complicações. A retirada do material de síntese deve ser realizada se houver queixas do paciente, não sendo obrigatória. Quando for necessária, deve-se aguardar pelo menos seis meses.

Fratura de Monteggia

Descrita por Monteggia, em 1814, como "fratura da ulna associada à luxação anterior da cabeça radial", foi popularizada como "lesões Monteggia", por Bado,[34] em 1967, o qual incluiu todas as fraturas da ulna associadas às luxações da cabeça do rádio e propôs a primeira e mais conhecida classificação (**FIG. 48.29**):

Tipo I. Luxação anterior da cabeça do rádio associada à fratura da diáfise ulnar em qualquer nível, com angulação anterior (mais frequente).

Tipo II. Luxação posterior ou posterolateral da cabeça do rádio associada à fratura da diáfise ulnar, com angulação posterior.

Tipo III. Luxação lateral ou anterolateral da cabeça do rádio associada à fratura da metáfise ulnar (mais comum em crianças).

Tipo IV. Luxação anterior da cabeça do rádio associada à fratura da diáfise proximal do rádio e fratura ulnar no mesmo nível (mais rara).

Lesões "equivalentes" de Bado. Lesões equivalentes aos tipos I e II. Conforme Morrey,[22] essas variantes devem ser mais bem interpretadas pelas classificações atuais descritas para olécrano e coronoide ou melhor entendimento das instabilidades complexas do cotovelo.

As fraturas de Monteggia envolvem a articulação, portanto, devem ser reduzidas de imediato. No adulto, é necessária a restauração do comprimento da ulna para redução estável da cabeça radial. Portanto, a regra é redução cruenta e fixação

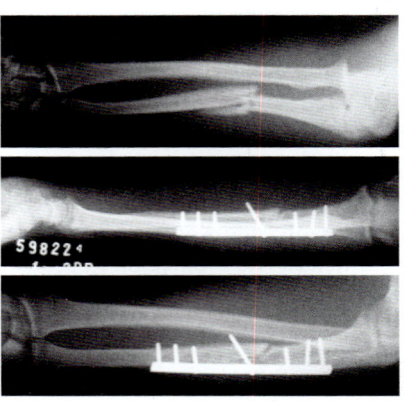

FIGURA 48.30 → Raios X pré e pós-operatórios em anteroposterior e perfil de fratura tipo Monteggia (tipo III de Bado), tratada com osteossíntese da ulna (placa DCP e parafusos de 3,5 mm) e redução da cabeça radial.

interna da ulna (placa e parafusos de 3,5 mm) e redução radial. Quando a cabeça radial não reduz, a abordagem lateral é necessária (acesso tipo Köcher) (**FIG. 48.30**).

> **ATENÇÃO! As principais complicações da fratura de Monteggia estão relacionadas a não redução adequada da fratura ou à luxação da cabeça do rádio, com necessidade de procedimentos complementares. Paralisia do nervo interósseo posterior pode ocorrer, em especial nos casos tipo III, com recuperação espontânea, geralmente após quatro a seis semanas.**

FRATURAS DO PROCESSO CORONOIDE

É importante o conhecimento do conceito de Ring e colaboradores[35] das quatro colunas que estabilizam a articulação do cotovelo. O processo coronoide, a cápsula anterior e o músculo braquial formam a coluna anterior da articulação e, junto à cabeça do rádio, são responsáveis por 50% da estabilidade articular. A coluna posterior é formada por olécrano, tríceps e cápsula posterior; a coluna lateral é constituída pela cabeça do rádio, capítulo e complexo ligamentar lateral; na medial, encontram-se o processo coronoide, o complexo ligamentar medial, o côndilo e o epicôndilo medial.

Com frequência, a fratura do coronoide está associada à luxação e/ou fratura da cabeça do rádio, o que deixa a articulação instável. A ocorrência costuma ser por mecanismo de tração ou trauma direto na tróclea, sobretudo quando associada à luxação, o que é muito comum. Ocorrem, em geral, no plano coronal.

Classificação

As fraturas do processo coronoide foram classificadas por Regan e Morrey[36] em três tipos:

Tipo I. Fraturas da ponta da coronoide. Há luxação posterior do cotovelo em 28% dos casos, ocasionada durante a luxação do cotovelo ao passar pela tróclea.

Tipo II. Menos que 50% da coronoide. Ocorre luxação posterior do cotovelo em 37% dos casos.

Tipo III. Fratura com mais de 50% da coronoide. Há luxação posterior do cotovelo em 80% **(FIG. 48.31)**.

Sanchez-Sotelo e colaboradores[37] enfatizaram que as fraturas do coronoide podem ser muito mais complexas do que o originalmente descrito. Algumas são muito sutis ou com desvio mínimo à primeira vista, mas, na realidade, representam fratura-luxação grave ou instabilidade posteromedial rotatória em varo, passando sem diagnóstico. Consiste na fratura medial oblíqua do processo coronoide por compressão que habitualmente não limita muito a flexo-extensão. Em função de o traço da fratura ser no plano sagital, pode passar despercebida na incidência anteroposterior. O sinal de alerta é a imagem em "duplo crescente" no raio X em perfil do cotovelo **(FIG. 48.32)**. Quando não reconhecida e tratada da forma correta com osteossíntese, evolui com subluxação, deformidade leve ou moderada em "varo" e artrose, com mau resultado funcional, como ressaltaram Ring e Doornberg, em 2007.[38]

O'Driscoll[19] propôs também a classificação baseada na localização anatômica da fratura, dividindo em fratura do ápice, da faceta anteromedial e da base do coronoide. Os três grupos são divididos em subtipos de acordo com o grau de envolvimento, sendo relacionados com o mecanismo de lesão.

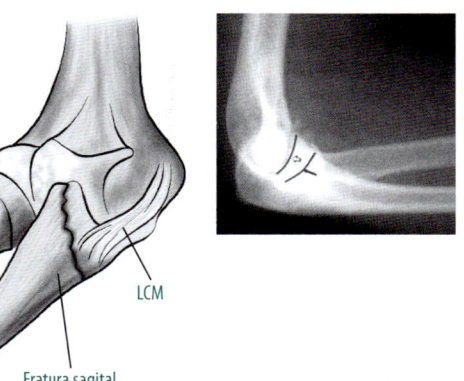

FIGURA 48.32 → Desenho e raio X de fratura do coronoide no plano sagital, por mecanismo de compressão axial e varo ("fratura medial oblíqua por compressão do processo coronoide"), mais bem visualizada no raio X em perfil com o "sinal do duplo crescente".
Fonte: Sanchez-Sotelo e colaboradores.[37]

Tratamento

Na maioria dos casos, as fraturas do processo coronoide apresentam desvios pequenos, não ocasionando instabilidade. Nessas situações, a imobilização por três semanas é suficiente. Quando há instabilidade na flexoextensão de 30 a 130°, é necessária a fixação do fragmento com fio de aço ou fio não absorvível (número 2 ou 5), passando-o através da ulna na inserção do fragmento, amarrando-se na parte posterior da ulna, que é exposta com acesso de 1 cm.

O tipo II sem desvio é tratado com imobilização por sete a 10 dias com início da mobilização a seguir (30 a 130°). Se houver instabilidade, o fragmento deve ser fixado conforme descrito, iniciando-se mobilização assim que a dor permitir (7 a 10 dias).

Nos casos de tipo III, é indispensável a fixação com parafuso (fragmento maior) ou sutura óssea com fio de aço ou não absorvível, se houver cominuição. Quando as fraturas estão associadas à luxação posterolateral do cotovelo (a mais frequente), há ruptura completa dos ligamentos laterais, e o acesso ao processo coronoide é facilitado pela abordagem lateral única. Quando isso não é possível, o acesso por via anterior na linha mediana é uma boa opção. O acesso é realizado afastando-se o bíceps lateralmente para exposição da massa dos músculos flexores com

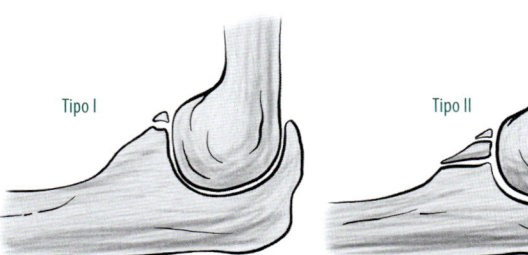
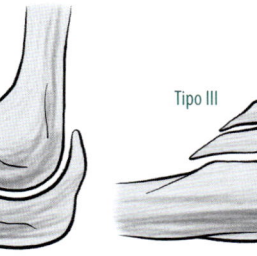

FIGURA 48.31 → Classificação das fraturas do processo coronoide proposta por Reagan e Morrey.[36]

o pronador redondo, que é aberto no sentido de suas fibras, mantendo a inserção do flexor ulnar do carpo no epicôndilo medial. Profundamente a este, é possível expor o músculo braquial que, dissociado longitudinalmente, dá acesso direto ao processo coronoide sem risco de lesão nervosa. É uma via direta, facilitando também a fixação com um parafuso, se o fragmento envolver 50% ou mais.

> **DICA:** Quando a fratura do processo coronoide está associada à luxação e fratura da cabeça do rádio, constitui a "tríade terrível", descrita por Hotchkiss, em 1996.[18]

LUXAÇÃO DO COTOVELO – INSTABILIDADE

Compreende de 11 a 28% dos traumas do cotovelo. Pode ser simples (sem associação de fraturas) ou complexa (associada a fraturas) e representa quase 50% das luxações do cotovelo. Tem-se encontrado luxação em todas as idades, com maior frequência nos pacientes mais jovens da terceira década. É a segunda luxação mais frequente, superada apenas pelo ombro.

Mecanismo do trauma

Conforme O'Driscoll,[19] a luxação do cotovelo ocorre por trauma indireto, quando é submetido a força axial, em valgo e supinação. Do ponto de vista anatomopatológico, a força traumática causa, no início, ruptura do complexo ligamentar lateral, em especial da banda ulnar e, em sequência, as cápsulas anterior e posterior; em seguida, atinge a banda anterior do complexo ligamentar medial (**FIG. 48.33**).

No aspecto clínico, a deformidade é característica, percebendo-se perda do triângulo formado pelos epicôndilos e pelo olécrano, facilitando o diagnóstico, o qual é confirmado pelas radiografias em anteroposterior e perfil. A redução costuma ser tranquila com anestesia focal, plexular ou apenas sedação. O tratamento tradicional é manter uma imobilização por três semanas, e os resultados são bons na maioria dos casos. Sempre que se reduz uma luxação, é preciso testar a estabilidade, realizando movimentos de flexão-extensão e varo-valgo. Resultados das luxações puras com mobilização precoce sem prolongar o tempo de imobilização têm sido superiores com relação à mobilidade. Ross e colaboradores[39] sugerem manter imobilizado por duas semanas, oferecendo bom conforto ao paciente sem comprometer o resultado.

Se, após a redução, houver instabilidade ao estender até 60°, é preciso que seja feita uma revisão detalhada nas radiografias, pois é comum existir associação de fratura, e esta deve ser fixada. Como existe possibilidade de interposição dos nervos mediano ou ulnar nas luxações, sobretudo laterais, é obrigatória sua pesquisa clínica antes e após a redução. Essa interposição não é frequente, mas, quando ocorre, a cirurgia é indicada.

Luxação instável

É muito raro que exista instabilidade do cotovelo após redução de luxação isolada sem associação com fratura. É preciso recordar o conceito descrito por O'Driscoll[19] com relação à luxação: "[...] sempre existe lesão da banda ulnar do ligamento colateral lateral e banda anterior do colateral medial, que é a última estrutura a se romper".

Quando houver instabilidade ao estender o cotovelo a 30° após a redução da luxação, deve-se pronar o antebraço e testar mais uma vez. Se estiver estável, imobiliza-se em pronação, permitindo flexão de 30 a 130°, e a recuperação funcional será boa com cicatrização dos ligamentos. Se, após pronar o antebraço, persistir instabilidade nos graus de movimentos citados, deve-se procurar fratura no raio X (cabeça do rádio ou processo coronoide), necessitando ser

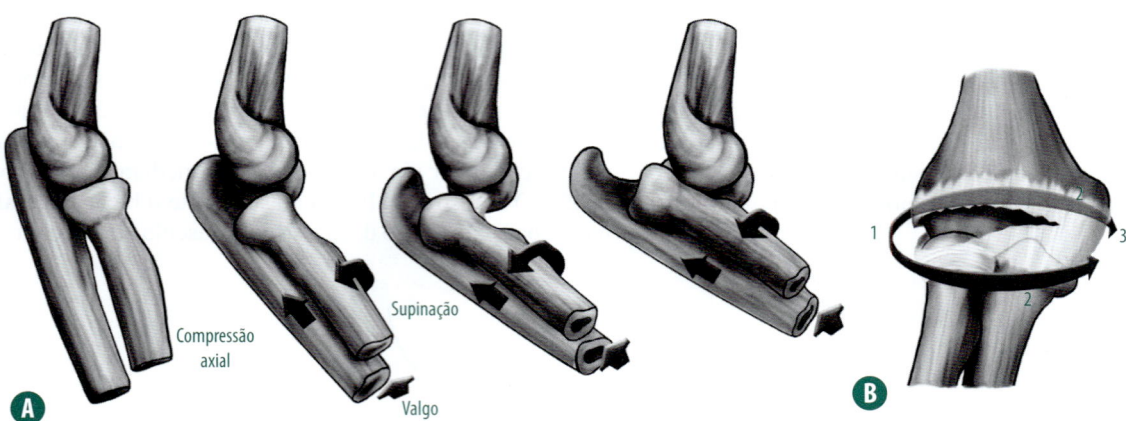

FIGURA 48.33

A Fisiopatologia da luxação do cotovelo, com lesão progressiva das estruturas ligamentares, descrita por O'Driscoll.[19]
B Evolução de lateral para medial.

fixada, juntamente à reparação ligamentar, para restauração da estabilidade. Se a instabilidade ocorrer já aos 60°, significa instabilidade franca, e o tratamento cirúrgico costuma ser necessário. A fixação dessas fraturas deve ser feita como descrito. Quando a fratura da cabeça do rádio for cominutiva e impossível de fixação, é necessária a substituição por prótese metálica (geralmente, quando há três ou mais fragmentos).

"Tríade terrível" de Hotchkiss

A tríade é constituída por luxação do cotovelo com fratura da cabeça do rádio e processo coronoide. É causada por trauma de alta energia, há edema acentuado, dor forte e restrição funcional da articulação. Após o estudo radiográfico, deve-se reduzir a luxação, o que alivia a dor e facilita a interpretação das fraturas. Se houver dificuldade na interpretação, a TC com reconstrução em 3D ajuda no planejamento cirúrgico.

Planejamento cirúrgico

A articulação pode ser abordada pela incisão clássica de Köcher[6] alongada, com acesso à cabeça do rádio e ao coronoide, facilitado pela extensa lesão de partes moles. Geralmente, tem-se bom acesso ao coronoide. Se não for possível, usa-se acesso anteromedial, já descrito. Outros preferem acesso posterior universal, com afastamento dos retalhos medial e lateral, o que permite atingir ambos os lados do cotovelo. Primeiro, deve-se fixar o processo coronoide (parafuso ou reinserção dos fragmentos ou da cápsula), fazer osteossíntese do rádio com parafusos ou placa (fratura do colo) ou prótese metálica como espaçador (se for cominutiva) e realizar a reinserção da banda ulnar do colateral lateral no epicôndilo com perfurações e fio não absorvível nº 5, após tensioná-lo com pontos tipo "Bunnel" ou "Krakov". Esse último passo pode ser facilitado com inserção das âncoras[35] ósseas.

Após o reparo, pesquisa-se a estabilidade realizando flexão-extensão, e, se for estável, o cotovelo é imobilizado em pronação, permitindo-se flexão completa. Se, após a osteossíntese do coronoide e da cabeça do rádio e a reinserção ligamentar, ainda houver instabilidade, deve-se associar fixador externo dinâmico ou estático (3 a 4 semanas). Se não houver fixador disponível, fixa-se a articulação ulnoumeral com fio de Kirschner de 2 mm (2 ou 3 semanas). É melhor uma articulação com restrição de movimento, mas congruente e estável, do que rígida e luxada, como afirmaram Ring e colaboradores, em 2002.

Instabilidade tardia

Muitos trabalhos têm discutido a instabilidade crônica do cotovelo por lesões ligamentares. A mais comum é a "posterolateral", e ocorre após trauma do cotovelo sem luxar, atingindo apenas o estágio I descrito por O'Driscoll[19]

(com lesão da banda ulnar do ligamento colateral lateral), mas que não foi tratada por falta de diagnóstico ou negligência do paciente que não procurou tratamento. Pode ocorrer também quando houve luxação clássica posterolateral, não ocorrendo cicatrização desse ligamento após ser tratada da forma correta.

É comum que o paciente se queixe de dor leve ou moderada, com sensação de "clic" em alguns movimentos ou, às vezes, falta de segurança no cotovelo. Os sintomas são reproduzidos ao tentar se levantar de uma posição sentada com o cotovelo totalmente supinado ("teste da cadeira") **(FIG. 48.34)**. Ao exame físico, os movimentos de flexão-extensão e pronossupinação são completos, mas o teste do *pivot shift*, descrito por O'Driscoll[19] **(FIG. 48.35)** e/ou o *table top relocation*, descrito por Arvind e Hargreaves[40], em 2006, são positivos **(FIG. 48.36)**. Essa instabilidade é incapacitante e deve ser tratada com plástica ligamentar.

A técnica clássica descrita por Jobe e colaboradores[41] utiliza o tendão palmar longo como enxerto livre, que é inserido através de orifícios distalmente na ulna no local da inserção do ligamento (crista do supinador) e proximalmente no epicôndilo lateral após identificação do ponto isométrico **(FIG. 48.37)**. Pode-se usar também enxerto cadavérico de banco, quando disponível (semitendíneo, de preferência). Alguns cirurgiões preferem usar âncoras ósseas para reinserção do enxerto tendinoso.

A instabilidade medial pode surgir após trauma e ruptura aguda da banda anterior do complexo ligamentar medial, ou cronicamente em esportistas de arremesso, quando o esforço de repetição em valgo causa atenuação progressiva dessa porção do ligamento. Os pacientes queixam-se de dor aos esforços e dificuldade para atividades diárias, mas, em especial, quando fazem esforço ou arremessam (atletas).

Ao exame físico, observa-se instabilidade em valgo (teste com 30° de flexão) com dor e/ou desconforto. O teste em valgo pode ser complementado pela manobra de *milking test*, que é um teste positivo **(FIG. 48.38)**. Confirma-se a instabilidade pelo raio X em anteroposterior com estresse em valgo.

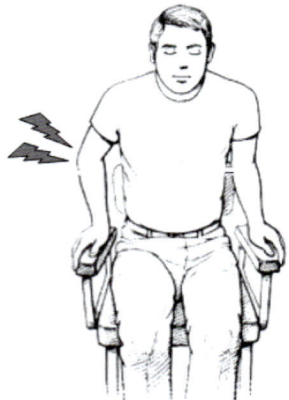

FIGURA 48.34 → "Teste da cadeira", que provoca dor ou insegurança no cotovelo, nos casos de instabilidade lateral, ao levantar-se da cadeira com cotovelo supinado.

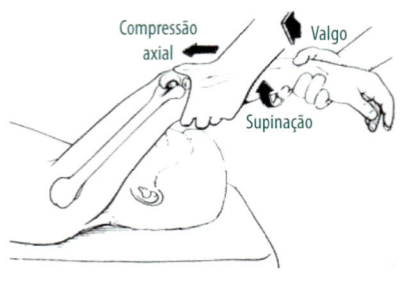

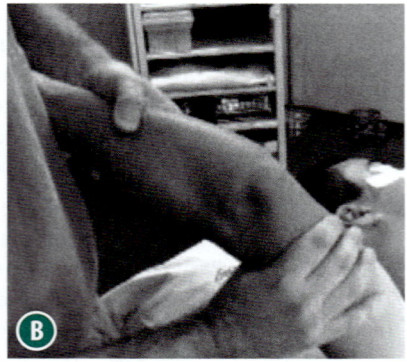

FIGURA 48.35

Ⓐ Desenho demonstrando o teste do *pivot shift*, descrito por O'Driscoll[19], para diagnóstico da instabilidade posterolateral rotatória do cotovelo, com movimento de supinação, valgo e flexão, causando dor ou apreensão.

Ⓑ Detalhe do exame com paciente sob anestesia.

A ressonância magnética também pode confirmar o diagnóstico da lesão ligamentar, além de pesquisar outras lesões, sobretudo intra-articulares. O tratamento consiste na plástica ligamentar com enxerto livre de tendão (palmar longo, plantar delgado ou enxerto de banco de tecidos) com inserção proximal e distal no ponto isométrico (cirurgia clássica de Jobe).

TRATAMENTO DA RIGIDEZ ARTICULAR

A rigidez articular é uma das complicações mais comuns após lesões traumáticas do cotovelo, principalmente por alta energia. A artrólise ou liberação cirúrgica não é um procedimento simples, implicando indicação criteriosa, caso a caso. Acometimento do lado dominante, existência de boa cobertura de pele, musculatura com função preservada e, em especial, quando as medidas conservadoras foram utilizadas sem melhora do quadro são fatores que levam à liberação cirúrgica. Sabe-se que o processo cicatricial se completa ao redor dos seis meses após a lesão, portanto, o período ideal deve ficar entre seis meses e um ano.

É importante definir os tipos diferentes de rigidez para planejamento da cirurgia, necessitando o procedimento de partes moles e/ou osso, além do melhor acesso cirúrgico para cada caso. A rigidez pode ser dividida em três tipos: extra-articular (contratura capsular anterior ou posterior, ou devido à ossificação heterotópica), intra-articular (aderências ou incongruência articular) e combinada ou mista (combinação de processos extra e intra-articulares).

> **ATENÇÃO! Utiliza-se a via de acesso medial ou lateral para a cirurgia da rigidez articular, iniciando-se pelo lado mais comprometido. Às vezes, a abordagem dupla (medial e lateral) pode ser necessária. Liberações combinadas podem necessitar de acesso posterior universal amplo.**

Na maioria das vezes, são encontradas as seguintes situações: retração capsular, aderência intra-articular ao nível das cicatrizes das fraturas, alterações da cabeça do rádio – que talvez devesse ter sido ressecada no primeiro momento, mas foi conservada para manter estabilidade – e osteofitose

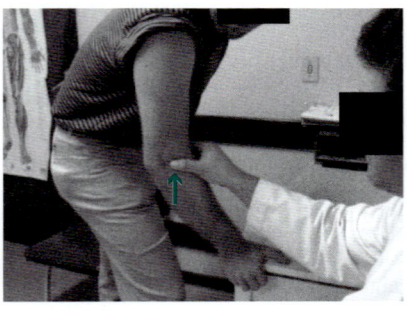

FIGURA 48.36 → Manobra do *table top relocation*, descrita por Arvind e Hargreaves[40], para diagnóstico da instabilidade posterolateral rotatória no cotovelo.

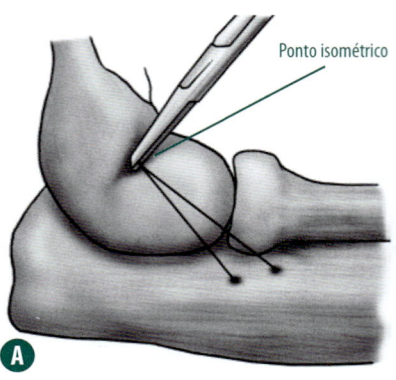

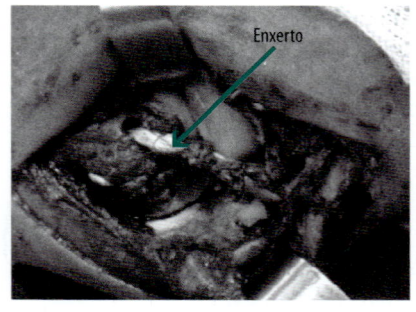

FIGURA 48.37

Ⓐ Demonstração do posicionamento correto da inserção umeral do ligamento na reconstrução com enxerto tendinoso, identificando-se o "ponto isométrico" (técnica de Jobe).

Ⓑ Imagem intraoperatória da reconstrução ligamentar lateral com enxerto de palmar longo.

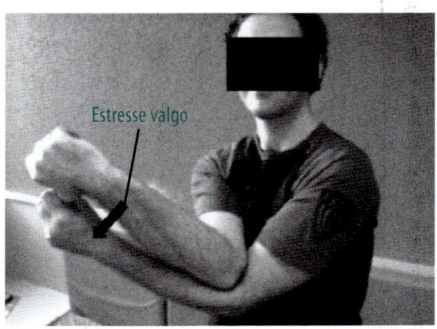

FIGURA 48.38 → Demonstração da manobra do *milking test* para diagnóstico da instabilidade em valgo na lesão do ligamento colateral medial.

na extremidade do olécrano. A artroscopia tem sido cada vez mais utilizada para liberação do cotovelo, com resultados semelhantes à cirurgia aberta.

Talvez mais importante do que a liberação seja o cuidado pós-operatório, que consiste em mobilização ativa e passiva (flexão-extensão e pronossupinação) imediata. É comum a recidiva da rigidez quando a reabilitação correta não é feita. Se isso ocorrer, pode-se, ao redor da terceira semana, manipular o cotovelo sob anestesia plexular, procurando desfazer as aderências. O ganho com a cirurgia é, em média, de 25 a 30°, o que parece pouco, mas é bastante gratificante para o paciente que recupera funções básicas, como alcançar a boca, levar o telefone ao ouvido ou colocar a mão no bolso.

Salini e colaboradores[42] demonstraram o benefício da liberação artroscópica em 15 pacientes atletas, com rigidez pós-trauma. Obtiveram 84% de resultados satisfatórios, com arco de movimento pós-operatório médio de 13 a 137° em flexão-extensão.

FRATURAS POR ESTRESSE

São raras, em geral relacionadas aos atletas de alto rendimento, sobretudo ginastas. O acometimento mais comum é do olécrano, do rádio ou da diáfise da ulna. Esse diagnóstico deve ser considerado quando há dor relacionada ao uso exagerado do membro superior. Seu tratamento costuma ser conservador, com repouso e proteção do membro afetado. É rara a indicação de cirurgia para osteossíntese.

SINOSTOSE RADIOULNAR

Jupiter classificou as sinostoses em três tipos:

Tipo A. Sinostose ao nível da inserção do bíceps ou abaixo.

Tipo B. Envolvimento da cabeça radial e da articulação radioulnar.

Tipo C. Acometimento se estendendo através da articulação ao úmero.

O mesmo autor obteve bons resultados após tratamento cirúrgico, em particular quando os indivíduos foram operados antes dos 12 meses após o trauma. Na experiência dos autores deste capítulo, não foram obtidos os mesmos resultados, permanecendo a dúvida com relação à conduta ideal. As sinostoses do tipo A apresentam os melhores resultados.

PSEUDARTROSES

As pseudartroses ao nível do úmero distal são difíceis de tratar, ainda mais quando se localizam na fossa do olécrano, em função da dificuldade da fixação e da qualidade do osso, em geral osteoporótico por causa da própria complicação ou da idade dos pacientes, que costuma ser elevada. Os princípios do tratamento são os clássicos, com fixação rígida e enxerto ósseo autólogo. Boa parte dos casos de pseudartrose é devido ao tratamento primário insuficiente. São procedimentos complexos, com prognóstico incerto.

RECONSTRUÇÃO ÓSSEA DO COTOVELO

A perda óssea pós-traumática ao nível do cotovelo tem sido cada vez mais frequente devido aos traumas por alta energia pelo aumento da violência urbana, com grandes perdas ósseas do terço proximal do antebraço e/ou terço distal do úmero (**FIG. 48.39**); o enxerto segmentar de cadáver pode ser utilizado. A reconstrução da porção proximal do antebraço pode ser obtida com segmento do terço proximal da fíbula (**FIG. 48.40**). O úmero distal com segmento cadavérico do mesmo (**FIG. 48.41**). É sempre essencial a boa cobertura cutânea. Retalhos da face lateral do braço podem ser necessários, sendo uma boa opção.

Normalmente são procedimentos complexos que necessitam de boa experiência do cirurgião, além de bom planejamento. Os resultados são variáveis com alta incidência de complicações, como infecção (necessidade de remover o enxerto), instabilidade, pseudoartroses ou reabsorção do enxerto. Quando associadas a lesões vasculares ou nervosas graves, pode haver indicação de amputação.

OSSIFICAÇÃO HETEROTÓPICA

A ossificação heterotópica surge após cirurgia óssea, traumas de crânio com estado de coma prolongado ou em casos de queimaduras (**FIG. 48.42**). A etiologia da ossificação heterotópica é multifatorial, mas parece que ocorre diferenciação de células pluripotentes em osteoblastos e, assim, a formação de osso ectópico. Os sintomas, em geral, estão relacionados à dor articular ou muscular, com redução de mobilidade. O tratamento inclui fisioterapia, medicamento, cirurgia e/ou irradiação. A fixação de fraturas instáveis dentro das primeiras 24 horas tem demonstrado

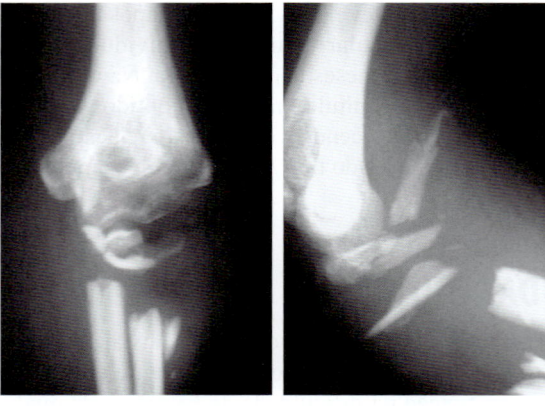

FIGURA 48.39 → Raios X em anteroposterior e perfil demonstrando fratura cominutiva de região proximal de antebraço com perda de substância óssea.

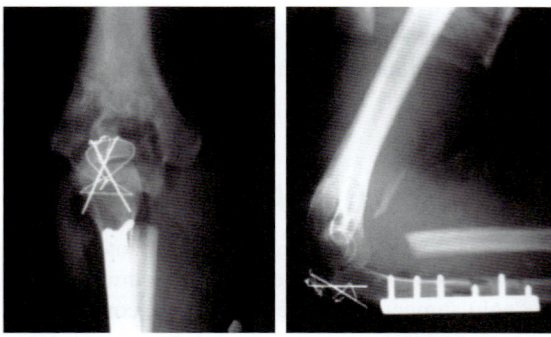

FIGURA 48.40 → Raios X demonstrando reconstrução da articulação do cotovelo com utilização do terço proximal da fíbula, com osteossíntese da ulna (placa e parafusos de 3,5 mm) e reinserção do tendão do tríceps, com pequeno fragmento ósseo do olécrano pela cerclagem tipo "banda de tensão".

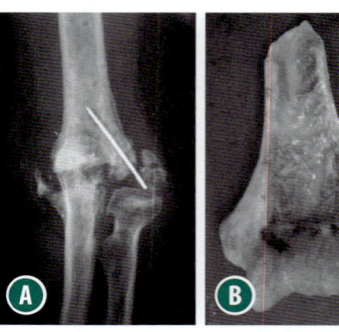
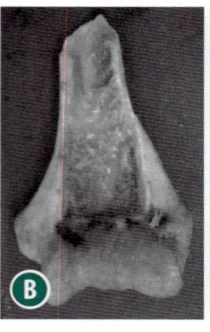
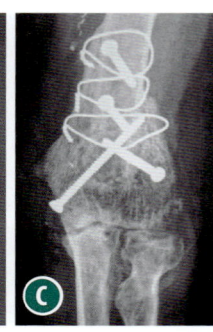

FIGURA 48.41
🅐 Raio X pré-operatório evidenciando perda óssea do úmero distal pós-fratura supraintecondiliana.
🅑 Enxerto de banco do segmento distal do úmero.
🅒 Raio X pós-operatório demonstrando reconstrução do úmero distal com enxerto cadavérico.

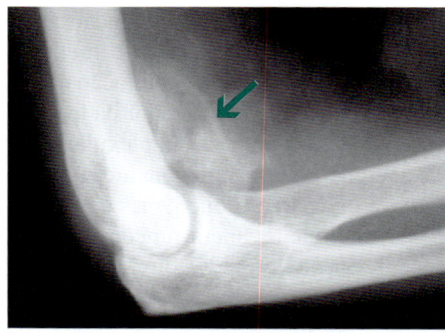

FIGURA 48.42 → Raio X de ossificação heterotópica pós-traumática, com formação óssea exuberante anterior à articulação do cotovelo (seta).

redução na formação de osso ectópico. A utilização de indometacina (75 mg/dia) tem sido recomendada para profilaxia, sobretudo nos casos de fratura-luxação associadas a traumatismo craniencefálico, mas sua eficácia ainda é controversa.

A ressecção cirúrgica da ossificação é aconselhada no período de 12 a 18 meses após o trauma, aguardando a maturação da ossificação, seguida de irradiação (primeiro dia pós-operatório), diminuindo a possibilidade de recidiva. Autores como Viola e Hasting[43] têm indicado tal procedimento em momento mais precoce (3 a 6 meses). Denormandie e colaboradores[44] já tinham relatado os resultados em 25 casos operados entre cinco e 34 meses (após traumas de crânio), concluindo que valeu a pena operar antes de um ano pós-trauma.

LESÕES NERVOSAS

Felizmente, as lesões nervosas que acompanham os traumas do cotovelo no adulto costumam ser neuropraxias cuja recuperação é espontânea, na maioria dos casos.

LESÕES ARTERIAIS

A frequência dessas lesões associadas ao trauma do cotovelo é descrita em 0,47%. São mais prováveis conforme a complexidade. Seu reparo primário com ou sem necessidade de enxerto de veia, em combinação à reconstrução óssea-ligamentar, costuma obter bons resultados. Alguns relatos demonstraram sucesso após simples ligadura arterial na região pela presença de circulação colateral pericondiliana.

ARTROSCOPIA

A artroscopia tem sido cada vez mais utilizada como instrumento auxiliar no tratamento das fraturas do cotovelo. As indicações são mais frequentes em virtude do aumento da experiência dos autores e da melhor tecnologia dos implantes, possibilitando fixação de algumas fraturas com a mesma eficiência que na cirurgia aberta, mas com menos morbidade, beneficiando os pacientes, principalmente pela reabilitação precoce.

As indicações clássicas, como retirada de corpos livres, sinovectomia e liberação de rigidez articular, têm se somado às fixações das fraturas da cabeça do rádio, processo coronoide ou lesões condrais, com resultados equivalentes à cirurgia aberta. A literatura demonstra bons resultados, porém, alguns autores chamam atenção para a curva de aprendizado prolongada e as possíveis e graves complicações inerentes ao procedimento (lesões nervosas, em especial).

ARTROPLASTIA TOTAL DO COTOVELO

A artroplastia deve ser considerada como procedimento de salvação, sendo indicada de preferência a pacientes com pouca demanda funcional, idade acima 70 anos e em casos de dor, rigidez ou instabilidade. Normalmente, a via de acesso é posterior, preservando-se a inserção do tríceps, que é refletido do olécrano. Conforme já discutido, nos casos de fratura distal do úmero, a opção atual nos casos agudos de fraturas supraintercondilianas em pacientes acima de 70 anos, com comorbidades clínicas associadas, sobretudo artrite reumatoide, é a artroplastia total primária, pela dificuldade de reconstrução e fixação interna estável suficiente para mobilização precoce. Também está indicada nos casos de pseudartroses baixas nessa mesma faixa etária. A artroplastia parcial umeral tem sido descrita, mas os resultados necessitam de um maior tempo de acompanhamento.

Estudos recentes demonstram bons resultados com artroplastia primária em pacientes idosos. Kamineni e Morrey[45] revisaram os resultados da artroplastia total do cotovelo no tratamento da fratura aguda em 43 indivíduos com idade média de 67 anos, com seguimento médio de sete anos, encontrando arco de movimento médio de flexão--extensão de 24 a 132°. Ocorreram 31% de complicações, e a maioria não precisou de nova cirurgia. Somente cinco implantes foram revisados durante o período do estudo. McKee e colaboradores,[46] em estudo multicêntrico, prospectivo e randomizado, recomendam artroplastia primária quando não é possível fixação interna segura para mobilização precoce.

Referências

1. O'Driscoll SW, Horii E, Morrey BF, Carmichael SW. Anatomy of the ulnar part of the lateral collateral ligament of the elbow. Clin Anat. 1992;5(4):296-303.

2. Morrey BF, Askew LJ, Chao EY. A biomechanical study of normal function elbow motion. J Bone Joint Surg Am. 1981;63(6):872-7.

3. Beals RK. The normal carrying angle of the elbow. Clin Orthop Relat Res. 1976;(119):194-6.

4. Patrick J. Fracture of the medial epicondyle with displacement into the elbow joint. J Bone Joint Am. 1946;28(1):143-7.

5. Milch H. Fractures and fracture dislocations of the humeral condyles. J Trauma. 1964;4:592-607.

6. Köcher T. Beitrage zur kenntniss einiger tisch wichttoger fraktur for men. Basel Sallmann. 1896:585-91.

7. Lorenz H. Zur kenntniss der fractura humeri (eminentiae capitatae). Deustsche Zeitschr F Chir. 1905;78:531-45.

8. Sano S, Rokkaku T, Saito S, Tokunaga S, Abe Y, Moriya H. Herbert screw fixation of capitellar fractures. J Shoulder Elbow Surg. 2005;14(3):307-11.

9. Matsumoto MH, Faloppa F, Ohara GH, Albertoni WM, Tobisawa CE, Pereira SEM, et al. Fraturas do capítulo umeral: estudo prospectivo em dez casos. Rev Bras Ortop. 1997;32(9):683-90.

10. Riseborough EJ, Radin EL. Intercondilar T fractures of the humerus in the adult: a comparison of operative and non-operative treatment in twenty-nine cases. J Bone Joint Surg Am. 1969;51(1):130-41.

11. Eastwood WJ. The T-shaped fracture of the lower end of the humerus. J Bone Joint Surg Am. 1937;19(2):364-9.

12. Cassebaum WH. Operative treatment of T and Y fractures of the lower end of the humerus. Am J Surg. 1952;83(3):265-70.

13. Srinivasan K, Agarwal M, Matthews SJ, Giannoudis PV. Fractures of the distal humerus in the elderly: is internal fixation the treatment of choice? Clin Orthop Relat Res. 2005;(434):222-30.

14. Korner J, Lill H, Muller LP, Hessmann M, Kopf K, Goldhahn J, et al. Distal humerus fractures in elderly patients: results after open reduction and internal fixation. Osteoporos Int. 2005;16(Suppl 2):S73-9.

15. Campbell WC. Incision for the exposure of the elbow joint. Am J Surg. 1932;15(1):65-7.

16. Bryan RS, Morrey BF. Extensive exposure of the elbow. A triceps-sparing approach. Clin Orthop Relat Res. 1982;(166):188-92.

17. Müller ME, Allgower M, Willenegger. Manual of internal fixation: technique recommended by the AO Group. New York: Springer-Verlag; 1970.

18. Hotchkiss RN. Fractures and dislocations of the elbow. In: Rockwood CA, Green DP, Bucholz RW, Heckman JD, editors. Rockwood and Green's fractures in adults. 4th ed. Philadelphia: Lippincott-Raven; 1996. v. 1, p. 929-1024.

19. O'Driscoll SW. Optimizing stability in distal humeral fracture fixation. J Shoulder Elbow Surg. 2005;14(15):186S-93S.

20. Jacobson SR, Glisson RR, Urbaniak JR. Comparison of distal humeral fracture fixation: a biomechanical study. J South Orthop Assoc, 1997; 6: 241-249.

21. Pajarinen J, Bjorkenheim JM. Operative treatment of the type C intercondylar fractures of the distal humerus: results after a mean follow-up of 2 years in a serie of 18 patients. J Shoulder Elbow Surg. 2002;11(1):48-52.

22. Morrey BF, editor. The elbow and its disorders. 3rd ed. Philadelphia: W.B. Saunders; 2000. cap. 25, p. 341-64.

23. Cobb TK, Morrey BF. Total elbow arthroplasty as primary treatment for distal humerus fracture in elderly patients. J Bone Joint Surg Am. 1997;79(6):826-32.

24. Armstrong AD, Yamaguchi K. Total elbow arthrosplaty and distal humerus elbow fractures. Hand Clin. 2004;20(4):475-83.

25. Vichard PH, Tropet Y, Dreyfuschmidt D, Besancenot J, Menez D, Pem R. Fractures of the proximal end of the radius

associated with other traumatic lesions of the upper limb: a report of seventy-three cases. Ann Chir Main. 1988;7(1):45-53.

26. Morgan SJ, Groshen SL, Shankwiler J, Brien WW, Kuschner SH. Reability evaluation of classifyng radial head fractures by the system of Mason. Bull Hosp Jt Dis. 1997;56(2):95-8.

27. Greenspan A, Norman A. The radial head, capitellar view: useful technique in elbow trauma. AJR Am J Roentgenol. 1982;138(6):1186-8.

28. Malik AK, Pettit P, Compson J. Distal radioulnar joint dislocation in association with elbow injuries. Injury. 2005; 36(2):324-9.

29. Akesson T, Herbertsson P, Josefsson PO, Hasserius R, Besjakov J, Karisson MK. Primary nonoperative treatment of moderately displaced two-part fractures of the radial head. J Bone Joint Surg Am. 2006;88(9):1909-14.

30. Ozturk K, Esenyel CZ, Orhun E, Ortak O, Durmaz H. The results of open reduction and internal fixation of radial head fractures. Acta Orthop Traumatol Turc. 2004;38(1):42-9.

31. Kaas L, Struijs PAA, Ring D, Van Dijk CN, Eygendaal D. Treatment of Mason type II radial head fractures without associated fractures or elbow dislocation: a systematic review. J Hand Surg Am. 2012;37(7):1416-21.

32. Boulas HJ, Morrey BF. Biomechanical evaluation of the elbow following radial head fracture. Comparison of open reduction and internal fixation vs. excision, silastic replacement, and non-operative management. Chir Main. 1998;17(4):314-20.

33. Colton CL. Fractures of the olecranon in adults: classification and management. Injury. 1973;5(2):121-9.

34. Bado JL. The Monteggia lesion. Clin Orthop Relat Res. 1967;(50):71-86.

35. Ring D, Jupiter JB, Zilberfarb J. Posterior dislocation of the elbow with fractures of radial head and coronoid. J Bone Joint Surg Am. 2002;84(4):547-51.

36. Regan W, Morrey BF. Fractures of the coronoid process of ulna. J Bone Joint Surg Am. 1989;71(9):1348-54.

37. Sanchez-Sotelo J, O'Driscoll SW, Morrey BF. Medial oblique compression fracture of the coronoid process of the ulna. J Shoulder Elbow Surg. 2005;14(1):60-4.

38. Ring DC, Doornberg JN. Varus posteromedial rotator instability. J Shoulder Elbow Surg. 2007;16(2):e49-e50.

39. Ross G, McDevitt ER, Chrosnister R, Ove PN. Treatment of simple elbow dislocation using na immediate motion protocol. Am J Sports Med. 1999;27(3):308-11.

40. Arvind CHV, Hargreaves DV. Tabletop relocation test: A new clinic test for posterolateral rotator instability of the elbow. J Shoulder Elbow Surg. 2006;15(4):500-1.

41. Jobe FW, Stark H, Lombardo SJ. Reconstrucion of the ulnar collateral ligament in athletes. J Bone Joint Surg Am. 1986;68(8):1158-63.

42. Salini V, Palmieri D, Colucci C, Croce G, Castellani ML, Orso CA. Arthroscopic treatment of post-traumatic elbow stiffness. J Sports Med Phys Fitness. 2006;46(1):99-103.

43. Viola RW, Hastings H. Treatment of ectopic ossification about the elbow. Clin Orthop Rel Res. 2000;(370):65-86.

44. Denormandie P, Virguie G, Denys P, Dizien, Carlier R. Results of exicion of heterotopic new bone around the elbow in patients with head injuries. A series of 25 cases. Chir Main. 1999;18(2):99-107.

45. Kamineni S, Morrey BF. Distal humeral fractures treated with noncustom total elbow replacement. Surgical technique. J Bone Joint Surg Am. 2005;87(Suppl 1):41-50.

46. McKee MD, Veillette CJH, Hall JA, Schemitsch EH, Wild LM, McCormack R, et al. A multicenter, prospective, randomized, controlled trial of open reduction--internal fixation versus total elbow arthroplasty for displaced intra-articular distal humeral fractures in elderly patients. J Shoulder Elbow Surg. 2009;18(1):3-12.

49
Fraturas dos ossos do antebraço na criança

Anastácio Kotzias Neto
Marco Aurélio de Oliveira

A atenção aos pacientes acometidos por traumas no antebraço que comprometem as diáfises do rádio e da ulna é muito comum nos consultórios dos ortopedistas pediátricos. É uma lesão frequente que deve receber tratamento adequado para evitar riscos e para minimizar possíveis sequelas que comprometem a função do membro envolvido e a qualidade de vida da criança, no presente e no futuro.

O sucesso do tratamento depende do conhecimento da anatomia e fisiologia do local por parte do ortopedista, que deve ter em conta que o antebraço é um componente importante do membro superior. Isso o levará ao diagnóstico etiológico das fraturas e do grau de envolvimento das partes moles lesadas, subsidiando a indicação da terapêutica específica no sentido de restaurá-las.

> **ATENÇÃO!** As lesões nessa região, quando não diagnosticadas ou negligenciadas, trazem repercussão, em especial ao nível da mão. Por sua complexidade, podem resultar em sequelas irreparáveis tanto nos aspectos funcional e estético quanto na futura condição laboral e socioeconômica do paciente.

INCIDÊNCIA

As fraturas na diáfise do antebraço das crianças, em especial as do rádio, junto às da clavícula, são classificadas como a quarta em frequência, com 6,4% dos casos. A mais comum é a do rádio distal –23,3% –, seguida das fraturas ao nível da mão, correspondendo a 20,1%, e no cotovelo, com 12% de incidência. Chung e Spilson,[1] analisando os dados dos Estados Unidos, relativos às fraturas dos membros superiores, constataram que, em indivíduos menores de 14 anos, a frequência de fraturas ao nível do antebraço foi de 1:100.

O risco da fratura em ambos os sexos é semelhante e aumenta de modo progressivo até os 11 ou 12 anos, quando a incidência diminui nas meninas e aumenta nos meninos.[2] Após os 13 anos, a incidência é de 2:1 entre meninos e meninas, sendo considerada a faixa etária entre os 12 e 16 anos a que apresenta maior dificuldade no tratamento. Estudos mostram que as fraturas mais proximais ao nível do antebraço são mais difíceis de tratar e acontecem em pacientes mais velhos.[3-7] Em geral, o membro não dominante é o mais acometido, e o mecanismo da fratura, na maioria das vezes, é indireto, acontecendo com o cotovelo em extensão, antebraço em pronação e punho em flexão dorsal.

Em relação a fraturas expostas em crianças, o antebraço corresponde ao terceiro local em maior incidência do segmento corporal envolvido (16,9%), sendo a mão o local de maior acometimento (25,2%), seguida pelos ossos da perna (23,7%). A refratura acontece com maior frequência nas fraturas diafisárias do antebraço.[2]

ANATOMIA

O sucesso no tratamento das fraturas que ocorrem na região depende do perfeito conhecimento de anatomia por parte do ortopedista, o que é de fundamental importância na recuperação da morfologia óssea e na obtenção de bom resultado funcional. O antebraço apresenta extensa e complexa relação neurovascular, e sua avaliação deve fazer parte do atendimento inicial na sala da emergência. Os nervos devem ser avaliados em suas funções motora e sensitiva. A sensibilidade é avaliada pela sensação cutânea ao toque e à pressão, sempre de maneira comparativa em relação ao lado oposto.

Os nervos periféricos devem ser avaliados em relação a suas áreas autônomas. Assim, o nervo mediano é avaliado na polpa do segundo quirodáctilo; o nervo ulnar, na polpa do quinto; e o nervo radial, na primeira comissura dorsal. O teste de discriminação em dois pontos pode ser realizado com o auxílio de clipes de papel, avaliando a qualidade da inervação e indicando o número de receptores inervados nas extremidades dos dedos.

A avaliação vascular é feita por meio do teste de Allen, que consiste em pedir ao paciente que feche e abra a mão, enquanto o examinador comprime com o indicador e polegar as artérias radial e ulnar, o que provoca o esvaziamento dos vasos cutâneos na mão. A seguir, a criança abre a mão sem hiperestender os dedos. O examinador suprime uma das compressões e observa o tempo transcorrido para a recuperação do preenchimento arterial da palma e dos dedos. A seguir, a manobra é repetida para a artéria oposta.[8]

O antebraço tem três compartimentos anatômicos: flexor, extensor e posterolateral (*mobile wad*), o qual é composto pelos músculos braquioestilorradial, extensor radial curto e extensor longo do carpo. Esses compartimentos devem ser avaliados, em especial quando houver dor à mobilidade passiva das articulações dos dedos e do punho, levando o examinador a suspeitar da possibilidade de síndrome compartimental e seu compartimento em questão. A tais dados devem ser acrescidos outros sinais indiretos da enfermidade, como temperatura, parestesia e perfusão distal.[9]

MECANISMO DO TRAUMA

O mecanismo primário deve-se à queda sobre o antebraço em extensão e a mão posicionada em flexão dorsal, facilitando a transmissão indireta da força deformante para as diáfises do rádio e da ulna. Hsu e colaboradores,[10] em estudos biomecânicos, constataram que a junção da diáfise com o terço distal do rádio e a diáfise da ulna apresentam maior vulnerabilidade a fraturas. A associação da rotação faz com que o nível das fraturas seja diferente no rádio e na ulna, e quando não há componente rotacional, os traços da fratura em ambos os ossos se apresentam no mesmo nível. Quando é constatada a cominuição no foco da fratura, deve-se considerar que houve trauma de alta energia.[11]

A posição excessiva do antebraço em pronação pode determinar fratura da diáfise de um dos ossos, do rádio ou da ulna, associada à luxação das articulações radioulnar proximal ou distal. O examinador deve avaliar em detalhes essas articulações em busca de fraturas descritas por Monteggia ou Galeazzi. A fratura isolada, que costuma ser da ulna, pode acontecer devido a trauma direto sobre o antebraço, sem envolvimento das articulações proximal e distal.

O osso apresenta maior resistência à força de compressão axial do que à de flexão ou rotação. O osso da criança é mais poroso e tem maior capacidade de absorver as forças longitudinais até o limite da sua elasticidade. Quando apresenta deformidade sem a presença de fratura macroscópica – portanto não constatada na radiografia –, trata-se da fratura descrita como deformidade plástica.

As fraturas definidas como em "galho verde" são as que se apresentam nas radiografias em anteroposterior, perfil e oblíquas com lesão em uma, duas ou três das suas corticais, preservando a continuidade óssea em, ao menos, uma delas. Essas fraturas representam o estágio intermediário entre as deformidades plásticas e as fraturas completas.

AVALIAÇÃO DO TRAUMA

O aspecto visual dessas fraturas, em função da deformidade muitas vezes presente, facilita o diagnóstico. A deformidade evidente não pode confundir o examinador, que deve estar ciente da necessidade da avaliação das articulações adjacentes, com as quais, conforme Tabak e colaboradores, há 2,3% de fraturas associadas, sobretudo ao nível do punho e cotovelo **(FIG. 49.1)**.[12]

Os exames físico e radiográfico devem ser minuciosos, procurando lesões de pele que podem revelar solução de continuidade da fratura com meio externo, configurando a existência de fratura exposta.

A anamnese geral deve consistir de informações acerca de vacinação antitetânica, presença de alergias, lado dominante, fraturas prévias, enfermidades de base – como a osteogênese imperfeita e o raquitismo – e mecanismo de trauma para determinar a energia e correlacionar com os danos às partes moles.

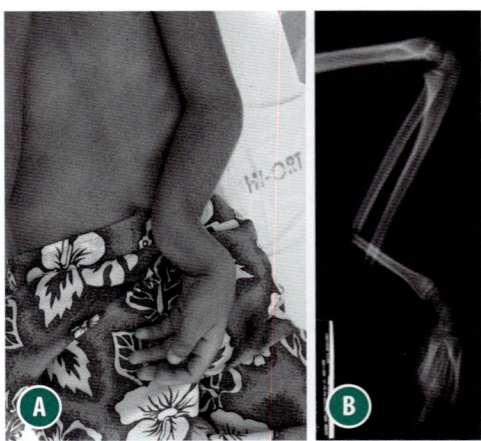

FIGURA 49.1
(A) Paciente com 9 anos com deformidade por fratura dos ossos do antebraço esquerdo.
(B) Radiografia dos ossos do antebraço mostrando fratura completa com desvio volar.

AVALIAÇÃO RADIOGRÁFICA

As incidências em posteroanterior e em perfil costumam ser suficientes para avaliar as fraturas. As radiografias devem incluir as articulações adjacentes, do punho e cotovelo, para a pesquisa de lesões associadas das articulações radioulnar proximal e distal, em especial se houver fratura isolada de um dos ossos do antebraço. Alguns cuidados devem ser observados na interpretação da incidência posteroanterior "verdadeira", na qual o túnel do extensor ulnar do carpo deve estar radial à apófise estiloide da ulna. Na projeção em perfil "verdadeiro", a superfície volar do pisiforme deve estar no centro do intervalo entre a superfície volar do escafoide e a superfície volar do capitato. Evans sugere que a tuberosidade bicipital deve ser usada como referência para determinar a relação dos fragmentos fraturários entre si.

É recomendada radiografia em posteroanterior (*tuberosity view*) com o raio posicionado a 20° no sentido cefálico (cranial) para melhor visibilizar e analisar a fratura, a qual deve seguir a posição do antebraço, conforme descrito no **QUADRO 49.1**. Na maioria das vezes, a tuberosidade bicipital não é identificada nas radiografias para controle das reduções, sendo as alterações rotacionais avaliadas pela desproporção entre a largura e o formato dos fragmentos.[13] Outra referência que pode ser usada é a posição da tuberosidade bicipital do rádio no plano radiográfico sagital ou coronal, que serve para avaliar o grau de rotação da fratura.[14]

QUADRO 49.1 → Relação da posição da tuberosidade bicipital do rádio nas posições em supinação, pronação e neutro do antebraço nas projeções radiográficas em anteroposterior e perfil do antebraço

	Anterior	Perfil
Supinação	medial	neutro
Pronação	lateral	anterior
Neutro	neutro	posterior

CLASSIFICAÇÃO

As seguintes classificações podem ser atribuídas às fraturas do antebraço na criança:

- Quanto à localização anatômica:
  - Distal
  - Diafisária
  - Proximal

- Quanto à associação com as articulações radioulnar proximal e distal:
  - Monteggia
  - Galeazzi
  - Suas correlações (*like*)

- Quanto ao grau de lesão **(FIG. 49.2)**:
  - Incompletas
  - Deformidade plástica
  - "Galho verde"
  - Completas.

TRATAMENTO

A criança, pelo potencial de remodelação que apresenta com o crescimento, permite a indicação para o tratamento conservador para a maioria das fraturas ao nível do antebraço. O ortopedista deve estar atento à possibilidade de maus resultados, muitos deles devido ao tratamento inadequado ou tardio, decorrente da dificuldade de acesso dos indivíduos à assistência médica inicial ou à falta do controle de tratamento, podendo acarretar na ocorrência de consolidação viciosa, condição que pode exigir correção cirúrgica futura.

Inúmeros fatores são relevantes e influenciam na indicação do tratamento e no prognóstico dessas fraturas:

- **Idade:** crianças menores de 12 anos têm maior capacidade de remodelação devido à permanência da fise aberta e do espessamento do periósteo (o rádio possui uma remodelação em torno de 10° por ano).[15]

- **Localização anatômica da fratura:** o rádio distal é responsável por 75 a 85% do crescimento longitudinal ósseo, portanto, quanto mais distal for a fratura, maior será sua capacidade de remodelação.

- **Grau de deformidade:** os critérios para uma redução aceitável variam quanto a angulação, desvio, rotação e encurtamento entre os fragmentos, tendo relação com a faixa etária da criança, pois dependendo da idade, o potencial de remodelação torna-se presente. A principal repercussão funcional das fraturas de antebraço é a perda das rotações. Em geral, os desvios da fratura do rádio causam maior perda da rotação do

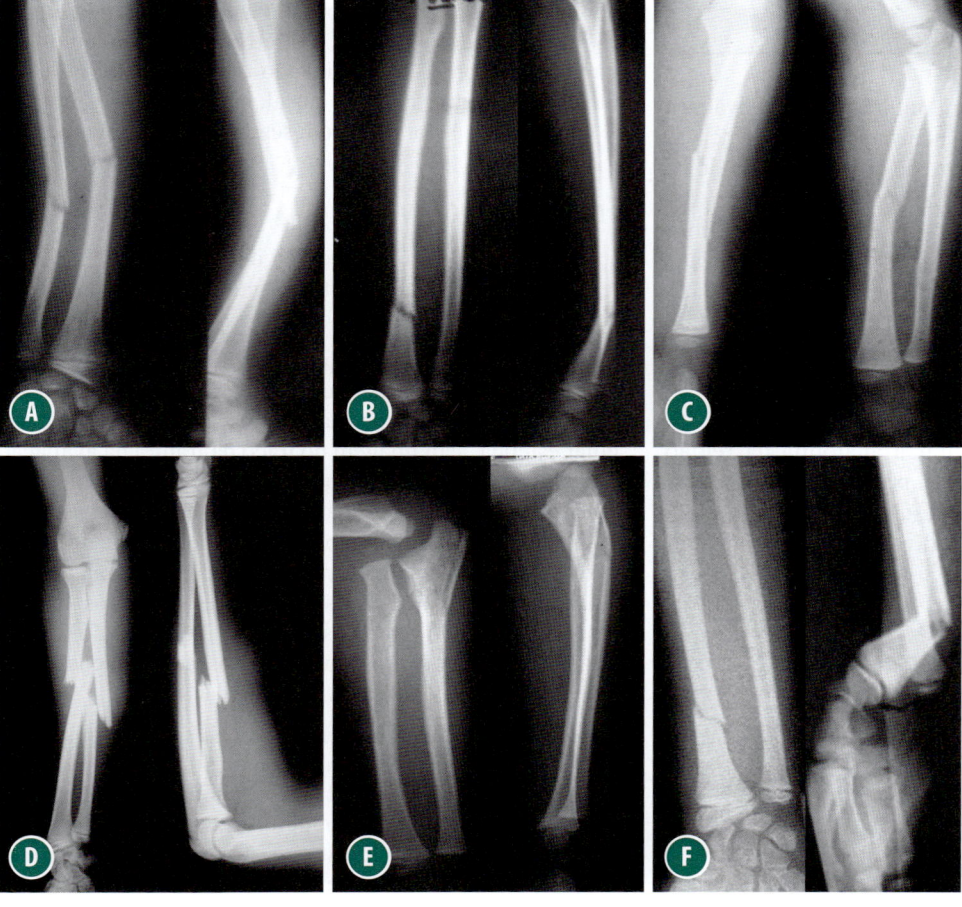

FIGURA 49.2 → Tipos de fratura.
Ⓐ Galho verde.
Ⓑ Deformidade plástica.
Ⓒ Fratura incompleta.
Ⓓ Fratura completa.
Ⓔ Fratura de Monteggia.
Ⓕ Fratura de Galeazzi.

que as fraturas da ulna, em especial para as perdas da supinação do antebraço, pois a perda da pronação pode ser compensada com a abdução do ombro.[15] Tarr e colaboradores[16] relatam que a deformidade rotacional determina perda do movimento de rotação na mesma proporção da angulação perdida e na direção oposta à da deformidade. Isso significa que 10° de deformidade em pronação determina a perda de 10° da supinação. Fratura isolada da diáfise do rádio com deformidade rotacional maior de 30° determina a perda de cerca de 15° de mobilidade; já a fratura isolada no terço médio da ulna com desvio semelhante não ocasiona perda de movimento. Na revisão da literatura, alguns autores consideram aceitável algum grau de rotação, variando de 10 a 45° do antebraço, mas esses estudos apresentam maior evidência experimental do que clínica.[17] Não são aceitas translações em direção à membrana interóssea, mas pode ser aceito encurtamento de até 1 cm ("baioneta") em crianças com até 8 anos **(TAB. 49.1)**.[13]

TABELA 49.1 → Valores angulares máximos de deformidade que se pode permitir nas projeções radiográficas em posteroanterior e perfil, em função da idade do paciente

	Posteroanterior	Perfil
Até 8 anos	20°	30°
8-10 anos	15°	20°
10-12 anos	10°	10°

Waters e Bae[13] descreveram um método para avaliar o desvio das fraturas por meio de mensuração da distância do centro do foco da fratura ao centro do eixo anatômico do osso acometido na sua morfologia normal (íntegro). Essa distância deve ser multiplicada por 100 e dividida pelo comprimento do osso. Se a medida for maior que 5, a redução é considerada inaceitável para o tratamento conservador. De acordo com Wolf e colaboradores, a vantagem dessa avaliação é eliminar as variáveis associadas às projeções radiográficas, não se apoiando nos ângulos radiográficos e nas translações que predispõem a perdas funcionais **(FIG. 49.3)**.[9]

O tratamento deve restaurar a anatomia da região. A remodelação promove um bom prognóstico às fraturas, mas o médico assistente precisa estar atento à evolução do tratamento conservador, no qual diversos fatores podem interferir no resultado final:

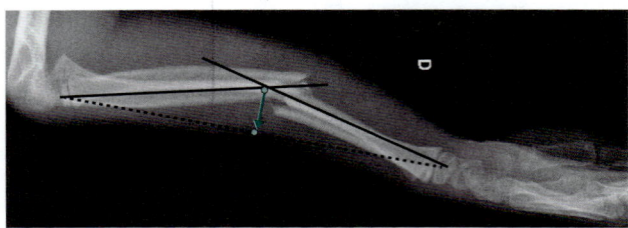

FIGURA 49.3 → Medida esquemática do desvio axial.

- **Perda da redução.** Ocorre devido à presença de edema volumoso, do excesso no acolchoamento (forramento de algodão) e da falha na confecção do aparelho gessado por não respeitar os princípios dos três pontos.

- **Controle radiográfico.** Deve ser realizado aos 7 e 14 dias de evolução do tratamento, pois após esse período se inicia a formação do calo fibroso, que dificulta a manipulação por meio de redução incruenta na tentativa de recuperar a anatomia original da região.

- **Síndrome compartimental.** Pode ocorrer devido a erro na confecção do aparelho gessado, pela compressão das partes moles decorrente ao gesso "apertado" e pela falta de orientação por parte do médico assistente quanto aos cuidados que o paciente deve ter com o aparelho.

A orientação prolixa sobre a lesão e seu conceito de tratamento deve ser colocada aos pais para que compreendam a proposta terapêutica e seus riscos, de modo que a relação médico-paciente seja plena, harmoniosa, idônea e eficaz a redundar no sucesso do tratamento com recuperação funcional completa do membro acometido.

Fratura sem desvio

A conduta do cirurgião na abordagem às fraturas incompletas é buscar neutralizar as possíveis forças deformantes. A imobilização é feita com aparelho gessado axilopalmar por quatro a seis semanas, posicionando o membro em função da localização do foco da fratura: se foi no terço proximal, o antebraço é imobilizado em supinação; no terço médio, em neutro; no terço distal, em pronação. O controle radiográfico é realizado com sete e 14 dias de evolução.

Fratura com desvio

As fraturas com desvio são denominadas da seguinte forma: deformidade plástica, "galho verde", completa e cominutiva.

A deformidade plástica foi descrita por Spencer Borden em 1974.[18] Acontece quase que exclusivamente no antebraço das crianças, no qual se observa deformidade angular estética, sem imagem do traço da fratura na avaliação radiográfica. Costuma ocorrer fratura do rádio acompanhada de deformidade plástica da ulna. A conduta a ser adotada deve ser a da correção por meio de manipulação sob narcose das fraturas que apresentam desvio com angulação maior que 20° em crianças com idade acima dos 4 anos. Após a redução, o ortopedista deve manter pressão sobre a região fraturada por dois a três minutos, antes da confecção do gesso, evitando a recidiva da angulação.[15]

A fratura em "galho verde" tem no seu mecanismo de produção um componente rotacional. Nessas fraturas, a deformidade com ápice dorsal está relacionada com hiperpronação; já as que apresentam deformidade com ápice volar são provocadas pela hipersupinação do antebraço no momento da queda. O tratamento deve corrigir a deformidade rotacional e qualquer outra deformidade angular que apresentar. O das fraturas com ápice dorsal, mecanismo em pronação, é feito por meio de redução posicionando o membro em supinação com o punho em flexão volar. As fraturas com ápice volar, mecanismo em supinação, são reduzidas em pronação com o punho em dorsiflexão.

Há discordância na literatura sobre fraturar ou não a cortical oposta à lesão. Os autores deste capítulo realizam o procedimento, pois acreditam que sua preservação pode funcionar como "dobradiça" com tendência à recidiva da deformidade. A imobilização é com gesso axilopalmar considerando os fatores de estabilidade já descritos. As radiografias de controle são realizadas imediatamente após a redução e seriadas aos sete e 14 dias para controle da evolução do tratamento.

O tratamento da fratura completa consiste em alinhar os fragmentos, corrigir a rotação e anular as forças deformantes. A redução se faz levando o fragmento distal ao proximal por meio de tração, contratração, hiperdeformidade do foco da fratura e deslizamento ou redução final. Quando a fratura é no terço proximal, os músculos bíceps braquial e o supinador agem como fatores deformantes; para neutralizá-los, deve-se imobilizar com gesso axilopalmar em supinação. Caso a fratura seja no terço distal, os músculos pronador quadrado e braquioestilorradial desviam o fragmento distal em pronação. Assim, o ortopedista deve manter o antebraço nessa posição para conservar o eixo anatômico do membro (**FIG. 49.4**).

Quando o tratamento conservador por manipulação e imobilização não permitir a estabilização adequada da fratura, deve-se considerar a redução cruenta com fixação por meio de fios intramedulares, placa, parafusos e haste flexível (**FIG. 49.5**). O uso de osteossíntese como placa-parafuso segue os mesmos critérios técnicos para o uso em adultos, mas é indicado apenas quando faltar, no mínimo, dois anos para o fechamento da fise.

Kellye colaboradores[19] avaliaram 339 pacientes portadores de fratura do antebraço em estudo retrospectivo, tratados entre 2004 e 2009. Deixaram os fios expostos em 128 (37,8%) e sob a pele em 208 pacientes (61,4%). Na avaliação, 56 indivíduos apresentaram complicações (16,5%), como refratura em 16 e infecção em 12. Os autores não encontraram diferença significativa entre os casos de exposição ou não do implante, nem nos de refratura ou nos que infectaram. Também não notaram diferença nos casos de perda da redução, tempo ou retardo de consolidação, perda de mobilidade, aparecimento de granuloma ou ruptura tendinosa.

> **ATENÇÃO! Não se deve permitir encurtamento superior a 1 cm, seja em um ou em ambos os ossos. É rara a indicação de enxertia óssea para corrigir a perda no tratamento agudo dessas fraturas na criança.**

CONDUTA DOS AUTORES

O tratamento das fraturas sem desvio é a imobilização por seis semanas com aparelho gessado axilopalmar com o cotovelo em 90° e o antebraço na posição que neutralize as forças deformantes. A correta confecção do gesso seguindo os critérios técnicos da colocação da malha sem enrugar ou comprimir, do algodão protegendo as saliências ósseas e distribuído de maneira uniforme, o gesso aplicado sem constrição, bem modelado no bordo ulnar e membrana interóssea e aplicando os três pontos buscando o equilíbrio e a neutralização das forças deformantes que atuam sobre os fragmentos constituem elemento responsável pelo sucesso do tratamento (**FIG. 49.6**).

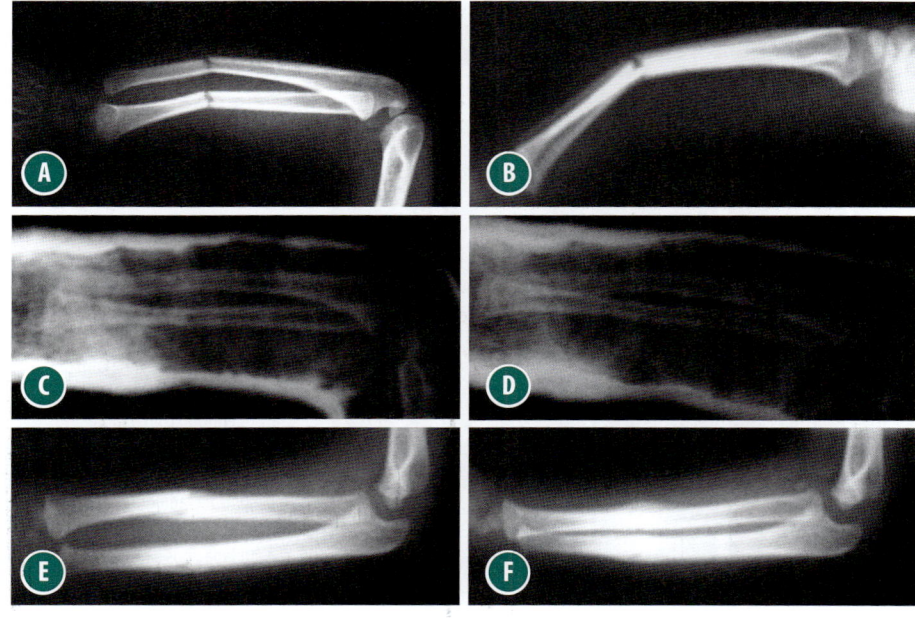

FIGURA 49.4

Ⓐ e Ⓑ Radiografias do antebraço mostrando fratura de ambos os ossos com desvio.

Ⓒ e Ⓓ Controle pós-redução incruenta e imobilização gessada.

Ⓔ e Ⓕ Fratura consolidada.

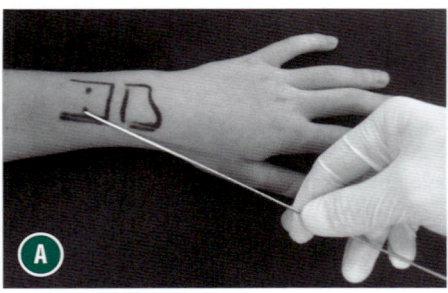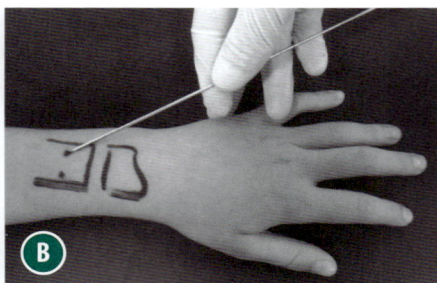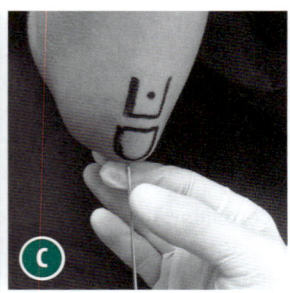

FIGURA 49.5

Ⓐ e Ⓑ Pontos de entrada do fio de Kirschner no aspecto dorsal distal medial ou lateral do rádio evitando transfixar a fise.

Ⓒ Ponto de entrada na ulna proximal que pode ser transepifisária ou após a fise proximal.

Nas fraturas com deformidade plástica e em "galho verde", completa-se a fratura e segue-se o mesmo protocolo já descrito, com controle radiográfico pós-redução e aos sete e 14 dias. Nas fraturas completas – a maioria instáveis –, indica-se redução incruenta e fixação dos ossos com fios intramedulares de maneira percutânea, além de imobilização por seis semanas **(FIGS. 49.7** e **49.8)**. Nas crianças maiores, eventualmente, e nas fraturas cominutivas, indicam-se redução cruenta e fixação com placa e parafusos, seguidas de imobilização com aparelho gessado por quatro semanas.

Costuma-se iniciar a redução da fratura pela ulna, que, por ter posição subcutânea, facilita a abordagem, dissecção e redução, restabelecendo o comprimento do antebraço. Assim, pelo efeito de "ligamentotaxia", favorece a abordagem do rádio.

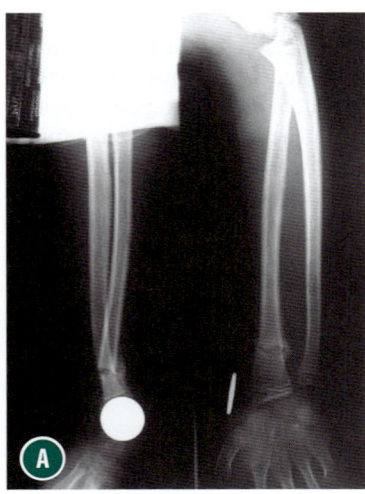
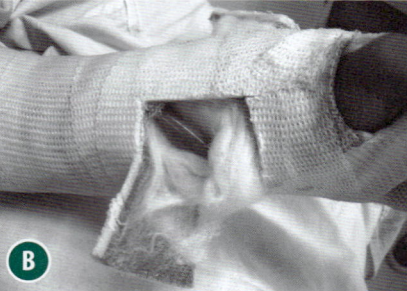

FIGURA 49.6 → Corpos estranhos no interior do aparelho gessado.

Ⓐ Radiografia mostrando corpo estranho metálico: moeda.

Ⓑ No gesso plástico.

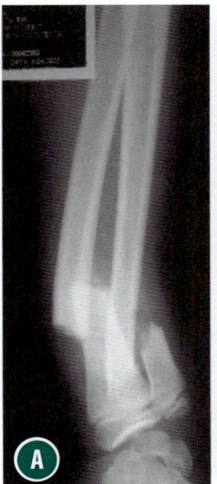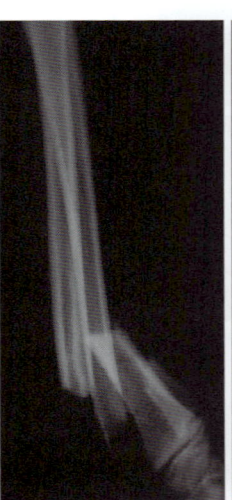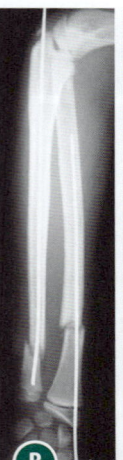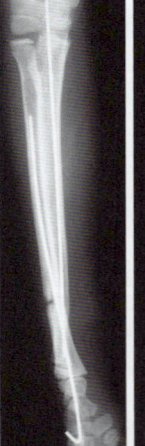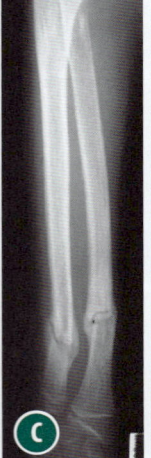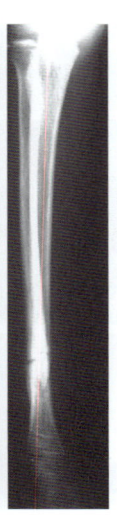

FIGURA 49.7

Ⓐ Radiografia mostrando fratura completa do rádio e ulna com desvio .

Ⓑ Controle radiográfico transoperatório com fixação intramedular com fios de Kirschner em ambos os ossos.

Ⓒ Controle radiográfico às 6 semanas mostrando a fratura consolidada após a retirada do material de síntese.

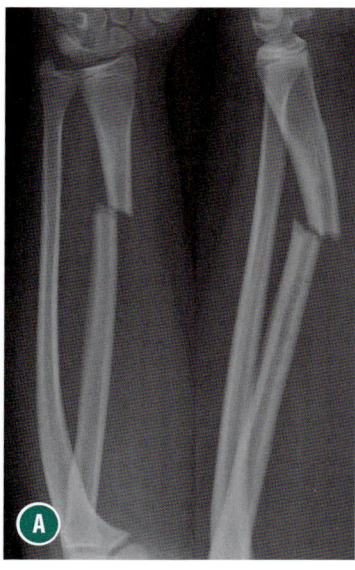

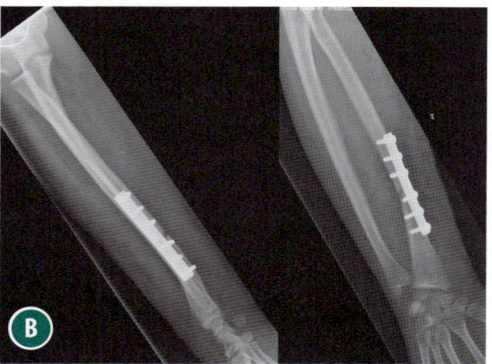

FIGURA 49.8

A Radiografia nas projeções AP e P mostrando fratura na diáfise do rádio com desvio.
B Fratura fixada com placa e parafusos já consolidada.

COMPLICAÇÕES

- **Interposição de partes moles e ruptura de tendão.** Nas fraturas com desvio acentuado, pode haver interposição de partes moles que dificultarão a redução, podendo ser necessária a abordagem cirúrgica para a devida liberação. Na literatura, encontram-se relatos de interposição do músculo flexor profundo dos dedos que pode limitar a extensão dos 2°, 3° e 4° quirodáctilos[20] e do músculo extensor longo do polegar na região do tubérculo de Lister.

- **Síndrome compartimental.** Pode ocorrer devido a erro na confecção do aparelho gessado, compressão das partes moles decorrente do gesso "apertado" e falta de orientação por parte do médico assistente quanto aos cuidados que o paciente deve ter com o aparelho **(FIG. 49.9)**.

- **Perda da redução.** Acontece em 10 a 25% dos casos, sendo a complicação inicial mais comum. Deve-se à presença de edema volumoso, excesso no acolchoamento (forramento de algodão), redução insuficiente, falha na confecção do aparelho gessado por não respeitar os princípios dos três pontos e falta de controle radiográfico seriado após a redução.

- **Atraso na consolidação e pseudartrose.** Daruwalla[21] relatou que as fraturas no antebraço consolidam entre duas e oito semanas, média de 5,5 semanas. O atraso na consolidação é considerado quando não são observados sinais de cicatrização nas quatro corticais até 12 semanas do trauma; no caso da pseudartrose, quando ultrapassa os seis meses.

- **Consolidação viciosa.** Deve-se à perda da redução, à falta de controle do paciente na evolução do tratamento e, sobretudo, à aceitação de deformidade maior de 10° **(TAB. 49.1)**.

- **Limitação da mobilidade.** Complicação tardia mais comum. Deve-se ao alinhamento ósseo deficiente, sendo a perda da pronação em torno de o dobro da frequência em relação à supinação,[4] mas pode acontecer com orientação perfeita dos fragmentos ósseos na avaliação radiográfica devido à fibrose da membrana interóssea ou à contratura do ligamento interósseo.[17]

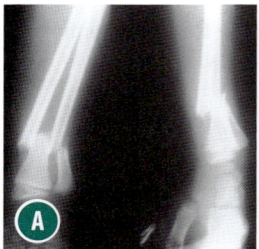
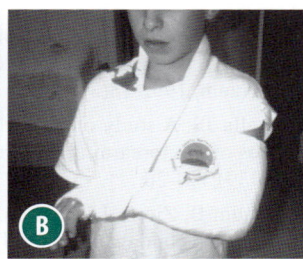
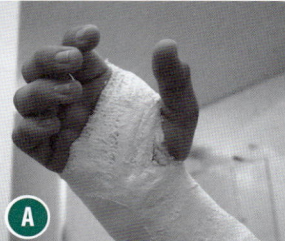
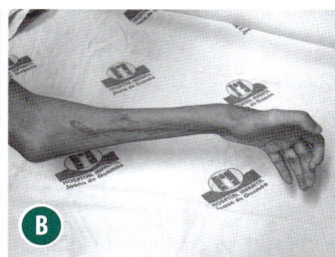

FIGURA 49.9

A Radiografia mostrando fratura dos ossos do antebraço com desvio.
B Foto de paciente com aparelho gessado axilopalmar com sinais de compressão.
C Detalhe mostrando edema e cianose dos dedos.
D Contratura de Volkmann que se estabelece após negligenciar a clínica e as queixas do paciente. Quadro grave e irreversível.

- **Refratura.** Acontece mais nas fraturas do antebraço, mais frequente após seis meses do trauma. Acomete 3:1 meninos em relação às meninas e, em indivíduos mais velhos, em torno dos 12 anos.[17]

- **Neuropraxia.** A do nervo mediano é a mais comum e, em geral, recupera-se de modo espontâneo. Pode acometer qualquer nervo da região, mas não é comum. Acontece nas fraturas em "galho verde" e nos casos que foram submetidos a tratamento cirúrgico por má técnica, em especial na lesão do ramo superficial do nervo radial. Deve-se aguardar a recuperação e, nos casos em que ela não ocorre, há indicação da exploração cirúrgica para a liberação nervosa ou sua reparação.

- **Infecção.** Tem relação direta com o tratamento cirúrgico. Cuidados na assepsia e profilaxia com antibiótico no pré-operatório minimizam o risco. As fraturas expostas classificadas como Gustilo e Anderson I e II são as mais frequentes do antebraço (96%), e a possibilidade de infecção superficial é de 0,6% e a profunda, de 1,2% dos casos tratados da maneira convencional com limpeza mecânica e debridamento.[22,23]

- **Sinostose.** É rara na criança e, quando acontece, determina a perda completa dos movimentos de pronossupinação do antebraço envolvido. Vince e Miller[24] descreveram que é mais comum acontecer nas fraturas do tipo II, ou seja, consolidação cruzada diafisária. É preciso aguardar seis a 12 meses para o amadurecimento da consolidação e realizar a ressecção da sinostose, interposição de material inerte no local e prescrição de anti-inflamatórios não hormonais. Em função de o periósteo da criança ser mais ativo, é provável que a possibilidade de recidiva seja maior do que no adulto, para o qual é possível utilizar a radioterapia, não recomendada na criança.

- **Dor residual.** É rara na criança, em especial quando relacionada a fraturas ao nível do antebraço. A queixa é de dor na pele ao leve toque, que está acompanhada de sinais de alteração vasomotora, como edema. Realiza-se fisioterapia para a recuperação do arco de movimento do membro acometido e dessensibilização da região. Caso não haja resposta, deve-se associar o trabalho de um especialista em tratamento de dor.

Referências

1. Chung KC, Spilson SV. The frequency and epidemiology of hand and forearm fractures in the United States. J Hand Surg Am. 2001;26(5):908-15.

2. Landin LA. Epidemiology of children's fractures. J Pediatric Orthop B. 1997;6(2):79-83.

3. Creasnan C, Zaleske DJ, Ehrlich MG. Analyzing forearm fractures in children. The more subtle signs of impending problems. Clin Orthop Relat Res. 1984;(188):40-53.

4. Holdsworth BJ, Sloan JP. Proximal forearm fractures in children: residual disability Injury. 1982;14(2):174-9.

5. Ostermann PA, Richter D, Mecklenburg K, Ekkernkamp A, Muhr G, Hahn MP. Pediatric forearm fractures: indications, technique, and limits of conservative management. Unfallchirurg. 1999;102(10):784-90.

6. Tredwell SJ, Van Peteghem K, Clough M. Pattern of forearm fractures in children. J Pediatr Orthop. 1984;4(5):604-8.

7. Trousdale RT, Linscheid RL. Operative treatment of malunited fractures of the forearm. J Bone Joint Surg Am. 1995;77(6):894-902.

8. Tubiana R, Thomine JM, Mackin E. Examination of the hand and wrist. 2nd ed. Philadelphia: Saunders; 1996. chap. 4, p. 269-383.

9. Wolf SW, Kozin SH, Hotchkiss, Pederson WC. Green's operative hand surgery. 6th ed. Philadelphia: Elsevier; 2013.

10. Hsu ES, Parwardhan AG, Meade KP, Light TR, Martin WR. Cross-sectional geometrical properties and bone mineral contents of the human radius and ulna. J Biomech. 1993;26(11):1307-18.

11. Do TT, Strub WM, Foad SL, Mehlman CT, Crawford AH. Reduction versus remodeling in pediatric distal forearm fractures: a preliminary cost analysis. J Pediatr Orthop B. 2003;12(2):109-15.

12. Tabak AY, Celebi L, Muratli HH , Yağmurlu MF, Aktekin CN, Biçimoglu A. Closed reduction and percutaneous fixation of supracondylar fracture of the humerus and ipsilateral fracture of the forearm in children. J Bone Joint Surg Br. 2003;85(8):1169-72.

13. Waters PM, Bae DS. Pediatric hand and upper limb surgery: a practical guide. Philadelphia: Lippincott Williams & Wilkins; 2012. chap. 33, p. 391-405.

14. Rang M. Children's fractures. 2nd ed. Philadelphia: JB Lippincott; 1982. p. 203.

15. Beaty JH, Kasson JR. Rockwood and Wilkins: fractures in children. 7th ed. Philadelphia: Lippincott Williams & Wilkins; 2010. chap. 10.

16. Tarr RR, Garfinkel AI, Sarmiento A. The effects of angular and rotational deformities of both bones of the forearm. An in vitro study. J Bone Joint Surg Am. 1984;66(1):65-70.

17. Price CT, Scott DS, Kurzner ME , Flynn JC. Malunited forearm fractures in children. J Pediatr Orthop. 1990;10(6):705-12.

18. Borden S 4th. Traumatic bowing of the forearm in children. J Bone Joint Surg Am. 1974;56(3):611-6.

19. Kelly BA, Miller P, Shore BJ, Waters PM, Bae DS. Exposed versus buried intramedullary implants for pediatric forearm fractures: a comparison of complications. J Pediatr Orthop. 2014;34(8):749-55.

20. Hendel D, Aner A. Entrapment of the flexor digitorum profundus of the ring finger at the site of an ulnar fracture. Ital J Ortho Traum. 1992;18(3):417-9.

21. Daruwalla JS. A study of radioulnar movements following fractures of the forearm in children. Clin Orthop Relat Res. 1979;(139):114-20.

22. Greenbaum B, Zionts LE, Ebramzadeh E. Open fractures of the forearm in children. J Orthop Trauma. 2001;15(2):111-8.

23. Luhmann SJ, Shootman JE, Schoenecker PL. Intramedullary fixation of unstable both-bone forearm fractures in children. J Pediatr Orthop. 1998;18(4):451-6.

24. Vince KG, Miller JE. Cross-union complication fracture of the forearm. Part II: children. J Bone Joint Surg Am. 1987;69(5):654-61.

50
Fraturas dos ossos do antebraço no adulto

Jean Klay Santos Machado
Flavio Faloppa
Fernando Baldy dos Reis

O antebraço é uma estrutura de extrema importância na função do membro superior, pois é o responsável por levar a mão nas diversas direções. Para tal, conta com uma anatomia complexa, e fraturas nesse segmento podem culminar em prejuízos à função do membro, sobretudo do movimento de pronossupinação.

ANATOMIA

O rádio é o osso mais curto, localizado no aspecto lateral, e articula-se proximalmente através da sua cabeça com o capítulo umeral, distalmente com o carpo e medialmente com a ulna, tanto proximal quanto distalmente, através das articulações radioulnares. Sua extremidade superior é formada por cabeça, colo e tuberosidade bicipital. O corpo possui três faces: posterior, lateral e anterior, na qual costuma penetrar a artéria nutrícia, além de três bordas, que são anterior, posterior e interóssea. Sua porção inferior é dilatada, sendo constituída por incisura ulnar (na face medial), processo estiloide (face lateral) e tubérculo dorsal ou de Lister. Apresenta no plano frontal cerca de 10° de angulação volar em sua porção mediodistal e 13° dorsal no nível do colo. No plano sagital, existe cerca de 13° de inclinação radial em seu colo, 9° ulnar no terço médio e 25° na porção distal.

A ulna tem função de fulcro, de tal forma que o rádio roda sobre ela. Constitui o osso mais longo e posiciona-se na face medial, articulando-se com a tróclea umeral na face proximal, distal com a fibrocartilagem triangular e lateral com o rádio. A porção superior é formada por olécrano, incisura troclear, processo coronoide e incisura radial. O corpo possui três faces – anterior, posterior e medial – e três bordas, ou seja, anterior, posterior e interóssea. A extremidade inferior inclui a cabeça da ulna com o processo estiloide.

BIOMECÂNICA

Entre os dois ossos, existe um movimento rotacional ao nível das articulações radioulnar proximal e distal, de tal sorte que a ulna serve como fulcro para o rádio.

Considera-se como normal uma amplitude de 90° tanto para pronação quanto supinação, o que expande a variedade de maneiras como os objetos podem ser manipulados pelas mãos.

> **ATENÇÃO!** Em função das características citadas, as fraturas dos ossos do antebraço comportam-se e devem ser tratadas como fraturas articulares, de tal forma que é frequente que consolidações viciosas residuais cursem com restrição dos movimentos rotacionais.

Hoje, admite-se o conceito de eixo funcional integrado do antebraço, que coloca cotovelo, antebraço e punho em um segmento anatomofuncional integrado, cujos movimentos interdependentes são fundamentais devido à função de colocar a mão no espaço de maneira que possa fazer preensão.

A estabilidade dos ossos do antebraço é dada por:

- Ligamentos da articulação radioulnar proximal.
- Ligamentos da articulação radioulnar distal.
- Membrana interóssea, localizada no espaço interósseo, correndo obliquamente desde sua origem proximal no rádio até a inserção distal na ulna, com destaque para sua porção central que mede cerca de 3,5 cm de largura, constituindo-se, portanto, no principal estabilizador dessa região.

A concomitância de lesões desses estabilizadores com as fraturas dos ossos do antebraço gera patologias especiais, como lesão de Monteggia, fratura de Galeazzi e fratura-luxação de Essex-Lopresti.

EPIDEMIOLOGIA

Representa cerca de 0,9% de todas as fraturas, sendo 40 anos a média de idade dos indivíduos acometidos. É mais frequente em homens (cerca de 70%) e cerca de 11% são expostas.

CLASSIFICAÇÃO

A classificação mais usada, hoje, é a proposta pelo Grupo AO, que usa um sistema alfanumérico e possibilita uma descrição mais precisa. Sendo assim, determina-se como **2**, por tratar-se de antebraço, seguido de **2**, por ser diáfise. Em seguida divide-se em (FIG. 50.1):

A – Fraturas simples

B – Fraturas em cunha

C – Fraturas complexas

A classificação é subdividida em:

A1 – Fratura simples da ulna com rádio intacto

A2 – Fratura simples do rádio com ulna intacta

A3 – Fraturas simples do rádio e da ulna

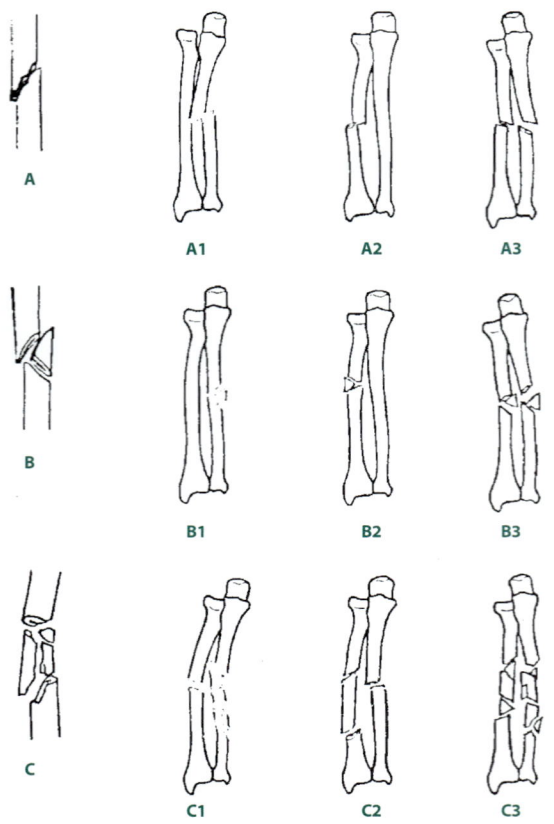

FIGURA 50.1 → Classificação AO para fraturas do antebraço.

B1 – Fraturas em cunha da ulna com rádio intacto

B2 – Fraturas em cunha do rádio com ulna intacta

B3 – Fraturas de rádio e ulna, com pelo menos um dos ossos em cunha

C1 – Fraturas complexas da ulna

C2 – Fraturas complexas do rádio

C3 – Fraturas complexas do rádio e da ulna

A classificação definitiva deve ser realizada após a redução da fratura. Uma crítica a essa classificação está no fato de ela não considerar dois aspectos muito importantes que devem ser avaliados, que são as lesões associadas das articulações radioulnar distal e proximal e da membrana interóssea, uma vez que tais alterações interferem diretamente na conduta e podem piorar o prognóstico.

SINAIS E SINTOMAS

Como em qualquer avaliação clínica, deve-se fazer inspeção estática e dinâmica, palpação, mobilidade e exame neurovascular. Nos casos de fraturas nos ossos do antebraço, é preciso tomar um cuidado especial nas articulações radioulnar proximal e distal no que concerne à presença de luxações e/ou instabilidades. Pacientes nessa condição costumam apresentar dor, edema, limitação funcional e deformidade, no caso das fraturas desviadas.

Muitas vezes, chegam ao hospital em uma posição antálgica característica, em que o membro fica próximo ao corpo, apoiado por algum suporte e/ou pelo membro superior contralateral (FIG. 50.2).

É fundamental a análise das articulações do punho e do cotovelo para pesquisar a existência de lesões osteoligamentares. O exame vascular nas fraturas fechadas visa, sobretudo, à procura por sinais sugestivos de síndrome compartimental, ainda mais em pacientes vítimas de politraumatismo e com alterações no nível de consciência. Nas fraturas expostas, o teste de Allen tem grande valor na pesquisa de lesões isoladas da artéria radial ou ulnar.

A avaliação neurológica inclui testes motores para os nervos mediano, ulnar e radial, além dos testes sensitivos, com destaque para a análise da área inervada pelo ramo sensitivo do radial, cujo risco de lesão é maior em virtude da localização mais superficial.

AVALIAÇÃO RADIOGRÁFICA

São solicitadas ao menos duas incidências perpendiculares (anteroposterior com antebraço, de preferência, em supinação, e lateral absoluto com rotação neutra). Essas imagens devem incluir as articulações do cotovelo e do punho. Na presença ou suspeita de alterações em tais articulações, fazem-se necessárias radiografias isoladas da articulação em questão, mesmo porque, na presença de fraturas desviadas, sobretudo rotacionalmente, as articulações costumam ter um posicionamento oblíquo, que pode induzir erro diagnóstico (FIG. 50.3).

FRATURAS ESPECIAIS

Fratura de Galeazzi

A fratura de Galeazzi é chamada também de fratura de Piedmont, Monteggia inversa e Darrach-Hughston-Milch. Caracteriza-se por uma fratura diafisária do rádio, em geral, do terço médio para distal com lesão da articulação radioulnar distal (luxação ou subluxação). Sua incidência varia

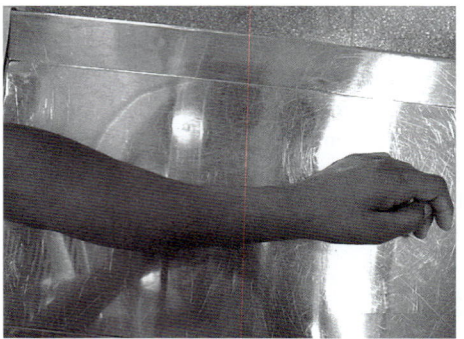

FIGURA 50.2 → Aspecto clínico de fratura diafisária do rádio e da ulna com angulação dorsal.

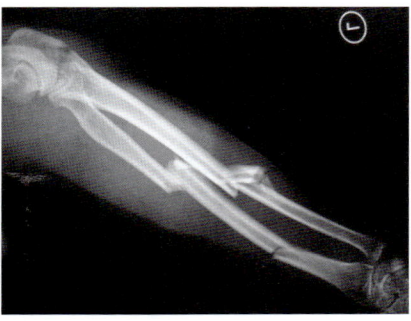

FIGURA 50.3 → Radiografia do antebraço abrangendo articulações proximal e distal, mostrando fratura diafisária do rádio e da ulna.

de 3 a 6% de todas as fraturas do antebraço. Acredita-se que o mecanismo seja carga axial com antebraço hiperpronado.

Os sinais radiográficos indicativos da lesão da articulação são:

- Fratura da base do processo estiloide da ulna.
- Alargamento do espaço da articulação na radiografia anteroposterior.
- Luxação do rádio em relação à ulna vista em radiografia lateral verdadeira (**FIG. 50.4**).
- Encurtamento do rádio maior que 5 mm em relação à ulna.

> **ATENÇÃO! A fratura de Galeazzi exige redução anatômica do rádio, que, em geral, é seguida de redução da espontânea da ulna. Caso isso não ocorra, deve-se suspeitar de interposição articular de partes moles, em especial do tendão extensor ulnar do carpo.**

Lesão de Monteggia

Há fratura diafisária da ulna, geralmente proximal, associada à luxação da cabeça do rádio e, mais raro, à fratura e luxação do rádio proximal. A incidência varia de 1 a 2% de todas as fraturas do antebraço. A classificação mais usada é a proposta por Bado:[1]

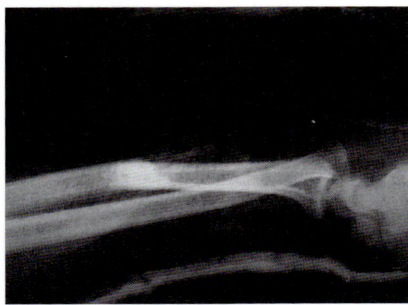

FIGURA 50.4 → Radiografia em lateral mostrando fratura diafisária do rádio com luxação da articulação radioulnar distal.

Tipo I. Caracterizado por fratura diafisária da ulna associada à luxação anterior da cabeça do rádio. Pode ser causado por trauma direto de dorsal para volar ou por força de hiperpronação sobre o antebraço, em que a cabeça do rádio é alavancada pelo fragmento fraturado da ulna. É o mais comum (60-80%).

Tipo II. Ocorre fratura da diáfise da ulna associada à luxação posterior ou posterolateral da cabeça radial. O mecanismo é semelhante ao da luxação posterior do cotovelo, ou seja, queda sobre a mão ou o punho com extensão do cotovelo e estresse em valgo; todavia, por maior resistência dos ligamentos umeroulnares, a falha no lado ulnar ocorre no plano ósseo (15%).

Tipo III. Há fratura metafisária da ulna associada à luxação lateral ou anterolateral da cabeça radial. É causado por trauma direto na face medial do antebraço ou por estresse em varo com antebraço hiperpronado (20%).

Tipo IV. Fratura do terço proximal do rádio e da ulna, associada à luxação anterior da cabeça do rádio. O mecanismo de trauma é semelhante ao tipo I associado a um segundo trauma na face lateral do antebraço (5%).

É fundamental a redução anatômica da ulna, e, a partir dela, dar-se-á a redução da cabeça do rádio. Caso isso não ocorra, torna-se imperativa a abordagem da articulação para retirar interposições de partes moles e/ou fragmentos osteocondrais, além de promover reconstruções ligamentares.

Fratura-luxação de Essex-Lopresti

Ocorre na presença da chamada "dissociação radioulnar longitudinal aguda", que consiste em uma lesão muito grave por comprometer quase todos os estabilizadores do antebraço, ou seja, articulação radioulnar proximal, distal e membrana interóssea. Pode associar-se a fratura da cabeça do rádio, de tal modo que sua ressecção sem substituição é contraindicada pelo risco de migração proximal do rádio. Essa lesão deve sempre ser investigada, sobretudo nos casos de edema pronunciado sem fratura adjacente.

Fraturas expostas

Deve ser realizada limpeza cirúrgica ampla, com remoção de tecidos desvitalizados e estabilização precoce, devendo ser preferencialmente interna, visto que as fraturas dos ossos do antebraço são tratadas como articulares. A fixação externa fica restrita aos casos com grande perda de partes moles, usando, de preferência, um fixador para cada osso, bem como nos pacientes candidatos a controle de danos gerais (pacientes com instabilidade fisiológica) e controle de danos do membro (membros com lesões múltiplas, como cotovelo flutuante).

Cotovelo flutuante

Situação especial é a dos pacientes com cotovelo flutuante, pois, embora sejam estáveis no aspecto fisiológico, devem ser operados em caráter de emergência, nem que seja para o controle de danos do membro, visto que a concomitância de lesões no único membro compromete sua viabilidade.

VIAS DE ACESSO

Ulna

A via de acesso à ulna é feita ao longo de sua borda subcutânea, entre os músculos extensor e flexor ulnar do carpo. O principal risco é com o nervo ulnar, que deve ser protegido com a desinserção subperióstica do flexor ulnar do carpo (FIG. 50.5).

Rádio

O acesso ao rádio pode ser feito pela via dorsolateral de Thompson, sobretudo nos terços proximal e médio, cujos pontos de reparo são a face anterior do epicôndilo lateral e o tubérculo de Lister. No terço proximal, a dissecção superficial é realizada entre o extensor radial curto do carpo e o extensor dos dedos, enquanto a dissecção profunda segue a identificação do supinador, tendo cuidado especial com o nervo interósseo posterior que emerge entre suas cabeças superficial e profunda aproximadamente 1 cm de sua borda distal. No terço médio, os músculos extensor radial curto do carpo e extensor longo do polegar devem ser incisados em suas bordas superior e inferior, para, em seguida, serem afastados. No distal, a dissecção é feita entre o extensor radial curto do carpo e o extensor longo do polegar.

A via volar de Henry também pode ser usada para as fraturas do rádio, sobretudo do terço distal. Seus parâmetros são o tendão do músculo bíceps braquial (proximal) e o estiloide radial (distal). A dissecção superficial é feita entre o braquiorradial, o redondo menor (proximal) e o flexor radial do carpo (distal), enquanto a profunda localiza-se sobre o supinador (proximal), entre o pronador redondo, o flexor superficial dos dedos (médio), o flexor longo do polegar e o pronador quadrado (distal). A principal preocupação é com a artéria radial, localizada sob o braquiorradial e cuja identificação, sobretudo em membros garroteados, nem sempre é fácil.

A via de acesso lateral foi descrita por Orengo e Wetvoet, seguindo uma linha que vai do epicôndilo lateral do úmero ao processo estiloide do rádio, com dissecção entre os músculos braquiorradial e extensores radiais longo e curto do carpo. Apresenta-se como uma opção de abordagem ao rádio.

TRATAMENTO

Fraturas sem desvio

Essas fraturas são raras em adultos e costumam ser causadas por trauma direto. Podem ser tratadas sem cirurgia, com imobilização axilopalmar, com o cotovelo em ângulo reto e antebraço em rotação neutra por três a quatro semanas, seguida de imobilização antebraquiopalmar por duas a seis semanas, de acordo com parâmetros radiográficos. No início, é necessário controle semanal, sendo, depois, realizado em período quinzenal, até a retirada da imobilização.

Fraturas isoladas sem comprometimento do eixo do antebraço

É comum que essas fraturas sejam originadas por trauma direto. Nos casos de comprometimento da ulna, são chamadas de "fratura de cassetete". Caso a angulação seja menor que 20° e o desvio seja inferior a 50%, o tratamento não cirúrgico pode ser usado, consistindo em imobilização axilopalmar por 7 a 10 dias, seguida de imobilização antebraquiopalmar ou órtese funcional (como proposta por Sarmiento) até a consolidação. No entanto, em virtude do risco de desvio da fratura em direção ao osso intacto, sobretudo nas localizadas em face mais distal, provavelmente por ação do músculo pronador quadrado e da possibilidade de complicações, como retardo de consolidação, o tratamento cirúrgico tem sido cada vez mais indicado.

Fraturas desviadas

Essas fraturas costumam ser causadas por trauma direto, sendo muitas vezes de alta energia (acidentes automobilísticos, atropelamentos, etc.). O tratamento de preferência é a cirurgia, haja vista que a maioria das séries existentes na literatura – cuja opção foi pelo tratamento não cirúrgico associado ou não à redução incruenta – mostrou alto índice de resultados insatisfatórios.

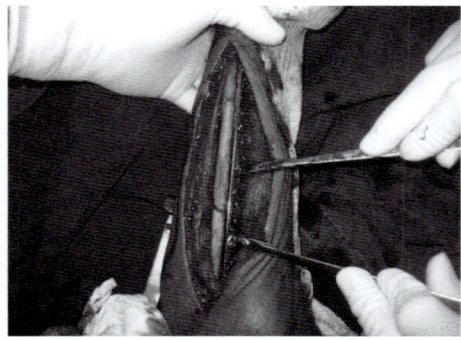

FIGURA 50.5 → Acesso pela borda ulnar para tratamento de fratura segmentar diafisária do rádio.

Como as fraturas desviadas são consideradas "articulares", torna-se necessário fazer redução anatômica (sempre que possível), estabilidade absoluta e mobilização precoce, lembrando que é fundamental a preservação da relação entre o rádio e a ulna, bem como o espaço interósseo, pois alterações nesses parâmetros podem causar diminuição do movimento, sobretudo pronação e supinação.

A abordagem deve começar pelo osso com traço mais simples, sendo que, nos casos com mais de duas semanas de evolução, em virtude da retração de partes moles, pode-se realizar abordagem simultânea para facilitar a redução.

Fraturas isoladas com comprometimento do eixo do antebraço

Essas fraturas são sempre de tratamento cirúrgico, consistindo em redução o mais anatômica possível, o que, na maioria dos casos, causa redução da articulação lesada. Caso isso não ocorra, deve-se, de início, averiguar a qualidade da redução. Se estiver satisfatória, deve-se abordar de modo direto a articulação luxada ou subluxada para avaliar a interposição de partes moles.

Estando a fratura e a articulação reduzidas, procede-se a avaliação da estabilidade articular: se estiver estável, não há necessidade de estabilização adicional; caso contrário, esta é necessária na posição de maior estabilidade (geralmente, supinação), seja com fixação da articulação com um ou dois fios de Kirschner ou com imobilização axilopalmar por período de quatro a seis semanas.

Politraumatizados

Inicial

Nos pacientes com instabilidade fisiológica (hemodinâmica, neurológica, respiratória, etc.), deve-se realizar o controle de danos ortopédicos, que costuma ser obtido com fixadores externos, sobretudo nas fraturas cominutivas **(FIG. 50.6)**.

Definitivo

Em indivíduos submetidos a controle de danos, a conversão para síntese definitiva deve ser realizada, de

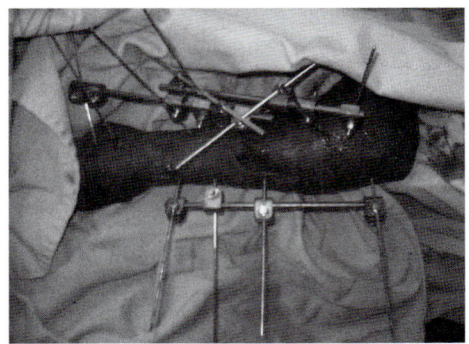

FIGURA 50.6 → Fratura exposta cominutiva do rádio e da ulna em paciente politraumatizado, tratada com fixação externa provisória.

preferência, entre o quinto e o décimo dia. Como são consideradas fraturas "articulares", tornam-se necessárias a redução anatômica, a estabilidade absoluta e a mobilização precoce. É fundamental a preservação da relação entre o rádio e a ulna, bem como o espaço interósseo, pois alterações nesses parâmetros podem gerar diminuição do movimento, sobretudo pronação e supinação. Para tal, prefere-se o uso de placa e parafusos.

OSTEOSSÍNTESE

Redução aberta e fixação interna com placa e parafusos

A técnica, que visa à redução anatômica e estabilidade absoluta, ainda hoje, na maioria dos estudos, mostra resultados superiores, sobretudo nas fraturas de traço simples. Embora a literatura não demonstre diferença nos resultados, em jovens, entre placas não bloqueadas e bloqueadas, essas últimas têm sido cada vez mais usadas, visto que o contato é mais limitado e a agressão ao periósteo subjacente é menor. Do ponto de vista biomecânico, existe vantagem comprovada nos pacientes com osteoporose e com traços metafisários. As placas (para parafusos) que costumam ser usadas são de 3,5 mm **(FIG. 50.7)**.

Durante a colocação das placas, é importante a moldagem, respeitando a forma do osso, como o que acontece na face dorsolateral do rádio (seguida do pré-tensionamento para obter-se a compressão da cortical oposta). Embora

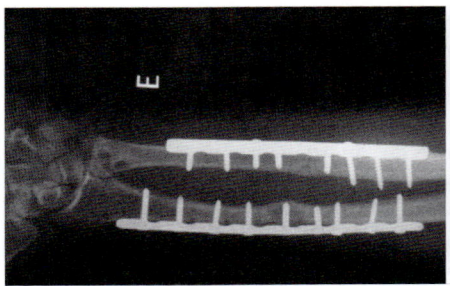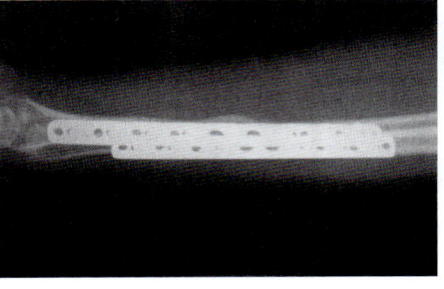

FIGURA 50.7 → Radiografia em anteroposterior (esquerdo) e lateral (direito) de paciente tratado com redução aberta e fixação interna com placa e parafusos.

existam estudos que sugerem a utilização de quatro corticais, a indicação clássica para esse tipo de fixação é de, pelo menos, seis corticais de cada lado da fratura.

Redução incruenta e fixação interna com placa em ponte

A técnica pode ser usada nos casos de fraturas multifragmentadas, sobretudo quando acometem apenas um osso, sendo mais fácil quando esse osso é a ulna. Para tal, devem ser respeitados os princípios de alinhamento anatômico (2comprimento, rotação e eixo), usando-se também pelo menos seis corticais de cada lado (FIG. 50.8).

Redução incruenta e fixação interna com haste intramedular

Embora pouco usado, esse tipo de fixação ganhou força nos últimos anos com o desenvolvimento de implantes modernos, sendo usados, em especial, nas fraturas com grande fragmentação, com o argumento principal de usar um método minimamente invasivo.

Redução incruenta e fixação externa

A fixação externa pode ser usada como método provisório, principalmente nas fraturas expostas tipo IIIB de Gustillo e nos politraumatizados instáveis.

ENXERTO ÓSSEO AUTÓGENO

O enxerto ósseo autógeno está indicado nas fraturas agudas com com diminuição maior que um terço do diâmetro do osso, retardo de consolidação e pseudartroses avasculares. Deve-se ter cuidado para não extravasá-lo para o espaço interósseo para evitar a ocorrência de sinostose radioulnar. É comum optar-se pelo enxerto (de osso) esponjoso, reservando-se o uso de corticoesponjoso para os casos com falha segmentar.

Nos últimos anos, a utilização de biomateriais tem ocupado espaço cada vez maior, pois implica menor tempo cirúrgico e evita complicações relacionadas à retirada

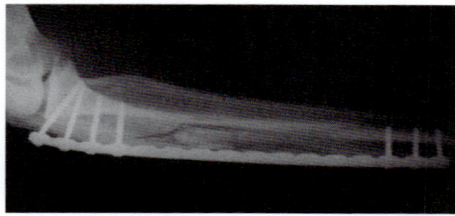

FIGURA 50.8 → Radiografia em lateral de paciente tratado com redução aberta e fixação interna com placa em ponte.

do enxerto ósseo. Suas indicações são basicamente as mesmas, podendo, inclusive, ser associadas ao enxerto ósseo autógeno em grandes falhas.

PÓS-OPERATÓRIO

No pós-operatório imediato, o membro pode ser imobilizado com dispositivo antebraquiopalmar para maior conforto do paciente, mesmo porque a dor aguda no pós-operatório aumenta o risco de dor crônica e de desenvolvimento de quadro de dor neuropática. Esse período não deve ultrapassar sete dias, visto que a mobilização precoce é fundamental para a obtenção de um bom resultado.

A reabilitação deve iniciar tão logo seja possível, com medidas analgésicas e de mobilização passiva, seguidas de mobilização ativa, exercícios proprioceptivos e fortalecimento muscular.

A ferida operatória deve, ao final da primeira semana, apresentar-se seca e sem sinais flogísticos. Caso contrário, faz-se necessário o uso de antibióticos associado à limpeza cirúrgica.

COMPLICAÇÕES

Precoces

Síndrome compartimental

Trata-se de complicação grave que deve ser suspeitada na presença de dor desproporcional. O compartimento anterior é o envolvido com maior frequência. É mais comum em fraturas fechadas, sobretudo nas primeiras horas após o trauma e no pós-operatório imediato. A ocorrência em fraturas expostas é rara, com exceção daquelas tratadas com cirurgia com fechamento completo da ferida.

O diagnóstico é clínico, com presença de sinais, como palidez, parestesia, diminuição de pulso e perfusão e, principalmente, dor intensa, agravada com a distensão da musculatura existente no compartimento envolvido. Todavia, em pacientes inconscientes, como é o caso de vítimas de traumatismo craniencefálico, o parâmetro clínico encontra-se comprometido, assim como a mensuração da pressão intracompartimental, é relizada a partir do cálculo do coeficiente delta-P, obtido pela diferença entre a pressão arterial e a pressão intracompartimental. Se a pressão usada for a diastólica, valores inferiores a 30 mmHg são indicativos de síndrome compartimental, ao passo que, se o parâmetro for a pressão arterial média, o valor a ser considerado é 40 mmHg.

O tratamento é de emergência, pois, instalada a síndrome, oito horas já são suficientes para causar lesões irreversíveis. A intervenção é sempre cirúrgica, consistindo em fasciotomias amplas, ficando a abertura da pele a critério do cirurgião (acesso único ou segmentar).

Lesões neurológicas

As lesões neurológicas são raras nas fraturas fechadas, devendo sempre ser avaliadas não só por questões legais, mas também para comparações pós-operatórias. Caso existam após o trauma, a conduta costuma ser expectante. Se, passados três meses, não houver sinais de recuperação, a exploração está indicada. Nas situações em que o quadro instala-se após a cirurgia, a intervenção deve ser o quanto antes para procurar compressões causadas pela placa.

> **ATENÇÃO! As lesões abertas seguem o mesmo raciocínio das vasculares, porém, com a particularidade de que os troncos nervosos devem sempre ser reparados e até enxertados nos casos de falha segmentar e/ou retração dos cotos.**

Infecção

A infecção é mais comum nas fraturas expostas, sendo o tratamento baseado no tempo de evolução, na extensão da lesão, nas condições do paciente e em outros aspectos. Quando acontece no pós-operatório, o tratamento baseia-se no debridamento cirúrgico com manutenção da síntese. Devem ser enviadas ao laboratório três a seis amostras para cultura, colocadas em frascos com tioglicolato. O antibiótico somente pode ser iniciado após a coleta do material. Costuma-se optar por antibiótico(s) endovenoso(s) de amplo espectro até o resultado da cultura, lembrando que, mesmo em condições adequadas, a chance de a cultura positivar é de cerca de 60%. Caso isso não ocorra, os parâmetros para o tratamento passam a ser puramente clínicos e laboratoriais.

Diante de um insucesso, é possível repetir todo o processo aqui citado, sempre na tentativa de preservar o implante, deixando sua troca para as infecções com má resposta, assim como na vigência de falha da osteossíntese.

Tardias

Sinostose radioulnar pós-traumática

É uma complicação rara, estando intimamente relacionada à gravidade do trauma, visto que é mais comum nos pacientes vítimas de esmagamento. Outras situações que aumentam o risco de tal complicação são utilização de via de acesso única para os dois ossos, colocação de parafusos grandes em direção à membrana interóssea e ocorrência de fraturas proximais.

O tratamento é cirúrgico, consistindo em ressecção da sinostose, controle do hematoma e interposição de tecidos moles, associado à mobilização precoce no pós-operatório. A radioterapia e a indometacina (25 mg, três vezes ao dia) podem ser usadas nesse período.

Consolidação viciosa

A consolidação viciosa ocorre, principalmente, por má redução e/ou perda de redução da fratura, sendo que a segunda costuma ser causada por estabilização insuficiente ou má qualidade óssea. A indicação cirúrgica torna-se imperativa nos pacientes com diminuição importante da pronossupinação, sendo que, quanto mais precoce for a correção, melhor será o resultado.

Pseudartrose e retardo de consolidação

A incidência dessa situação é inferior a 10% e pode desenvolver-se por problemas mecânicos e/ou biológicos, cujo exato diagnóstico, da causa é fundamental para a obtenção de êxito do tratamento é cirúrgico. Se a causa for biológica, a indicação é de enxertia óssea. Se for mecânica, indica-se troca da síntese óssea.

Refratura

A refratura é mais comum nos primeiros quatro meses após a retirada do material de síntese. Devem ser tratadas como fraturas agudas, porém, com peso de constituírem reoperação, e, portanto, com maior índice de complicações, já que existem alterações teciduais perifratura, muitas vezes com presença de tecido fibroso abundante que dificulta a identificação das estruturas anatômicas.

Referências

1. Bado JL. The Monteggia lesion. Clin Orthop Relat Res. 1967; 50:71-86.

51
Fraturas do terço distal do rádio

Paulo Henrique Ruschel
Emygdio J. L. de Paula

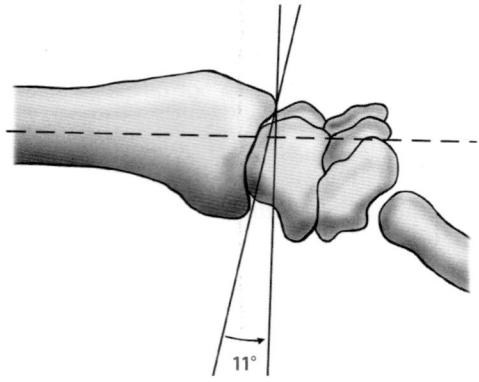

FIGURA 51.1 → A inclinação volar média do rádio é 11°.

As fraturas do terço distal do rádio são consideradas as mais frequentes do membro superior, correspondendo a cerca de um sexto de todas as fraturas atendidas em serviços de urgência. Descrita por Pouteau, em 1783, e Colles, em 1814, tornou-se a mais conhecida das lesões do membro superior. Durante quase um século, foi considerada fratura de bom prognóstico e de tratamento conservador e, a despeito de uma deformidade anatômica final, não haveria correlação com o resultado funcional. Nos últimos 30 anos, observou-se uma grande incidência de complicações resultantes do tratamento conservador, como consolidação viciosa e acometimento articular. Sendo assim, descobriu-se que fraturas decorrentes de traumatismos envolvendo alta energia cinética apresentam comportamento distinto das causadas por traumatismos de baixa energia cinética. Portanto, as fraturas do rádio distal não são benignas como um todo e exigem o conhecimento das inúmeras formas de tratamento adequadas para cada caso.

Com o advento da radiologia e com a compreensão da biomecânica do punho, criaram-se várias classificações para objetivar o tratamento. As fraturas do terço distal do rádio são reconhecidas como lesões complexas e de prognóstico variável, o qual depende do grau de comprometimento do rádio e do tipo de tratamento instituído.

ANATOMIA

A anatomia do rádio distal é bastante superficial. Esse segmento é de fácil acesso com cirurgia pelas vias dorsal ou volar ou pela combinação de ambas. Existem pontos palpáveis importantes, como o processo estiloide do rádio, o tubérculo de Lister e a ulna distal. A superfície articular do rádio funciona como um platô, no qual se articulam os ossos do carpo. Ela apresenta inclinação no sentido dorsopalmar (sagital) de cerca de 11° (FIG. 51.1) e para o lado ulnar (coronal) de cerca de 23° (FIG. 51.2).

A variança ulnar, ou índice radiulnar, mede a relação de comprimento entre o rádio e a ulna. Em 61%,[1] a cabeça da ulna e a cortical medial do rádio estão no mesmo nível (variação neutra). A variação ulnar positiva (ulna

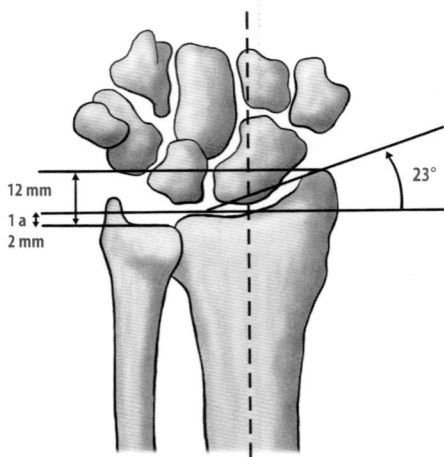

FIGURA 51.2 → A inclinação média ulnar do rádio é de 23°; o comprimento radial médio é de 12 mm e a variação ulnar média é de 1 a 2 mm.

mais longa ou "ulna *plus*") e a variação ulnar negativa (ulna mais curta ou "ulna *minus*") podem ser fisiológicas; portanto, radiografias comparativas com o lado oposto são necessárias para determinar o comprimento fisiológico da ulna. O comprimento radial é a medida da distância entre duas linhas perpendiculares ao longo do eixo do rádio, uma da extremidade distal da apófise do processo estiloide do rádio e outra da superfície articular da cabeça da ulna, tendo, em média, 12 mm (FIG. 51.2).

A superfície articular distal do rádio apresenta três concavidades que se relacionam ao escafoide, ao semilunar e à incisura ulnar, sendo que a última corresponde à articulação radiulnar distal (FIG. 51.3). A forma anatômica do terço distal do rádio é achatada no sentido anteroposterior, sendo constituída de tecido esponjoso, envolto por uma fina camada de osso cortical, o que torna essa região vulnerável a traumatismos. A superfície palmar é plana e estende-se distalmente em uma leve curva, mas a dorsal é convexa, e o tubérculo de Lister serve como o fulcro por onde transita o tendão extensor longo do polegar (FIGS. 51.4 e 51.5).

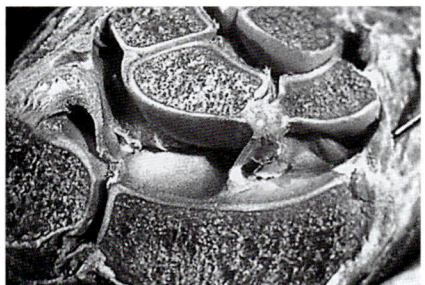

FIGURA 51.3 → Superfície articular do rádio.

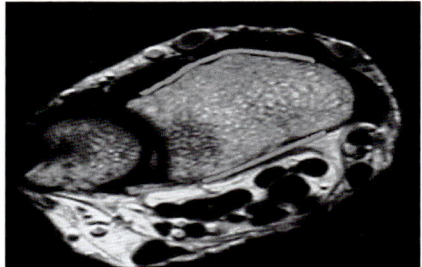

FIGURA 51.4 → Corte axial do rádio distal.

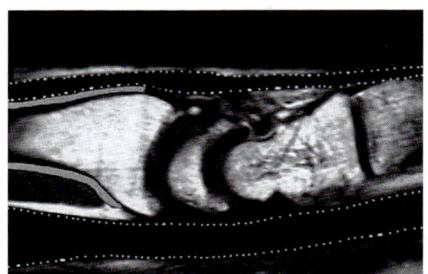

FIGURA 51.5 → Corte sagital do rádio distal.

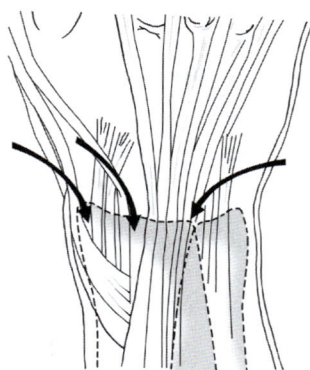

FIGURA 51.6 → Compartimentos extensores no dorso do punho e pontos de inserção de fios nas fixações percutâneas.

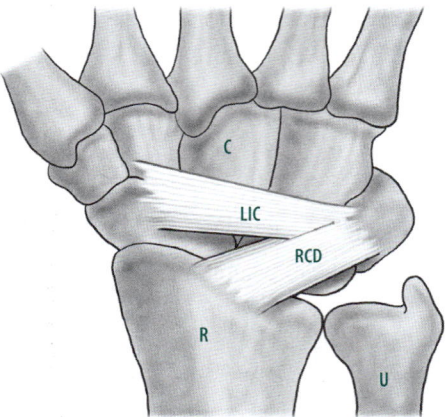

FIGURA 51.7 → Ligamentos capsulares dorsais.
C, capitato; R, rádio; LIC, ligamento intercarpal dorsal; RCD, ligamento radiocarpal dorsal; U, ulna.

As relações anatômicas do retináculo dos extensores, os seis compartimentos extensores dorsais e a cortical dorsal do rádio são de extrema importância no acesso cirúrgico dorsal, na colocação de fios percutâneos e de placas dorsais **(FIG. 51.6)**. Da superfície dorsal, origina-se o ligamento radiocarpal dorsal **(FIG. 51.7)**, e, da superfície volar do terço distal do rádio **(FIG. 51.8)**, originam-se os ligamentos mais resistentes do punho: o radioescafocapitato, o radiossemilunopiramidal e o radioescafossemilunar (ligamento de Testut). O aspecto dorsal do terço distal do rádio é um pouco convexo, agindo como fulcro para os tendões extensores. Ao longo de todo o aspecto ulnar da superfície articular do rádio e da margem distal da incisura ulnar, origina-se o complexo da fibrocartilagem triangular.

Esse grupo homogêneo de estruturas é formado pela fibrocartilagem triangular, que se origina na borda ulnar do rádio (incisura ulnar ou fosseta ulnar) e dirige-se transversalmente para inserir-se na base do processo estiloide da ulna. Os demais componentes do complexo da fibrocartilagem triangular incluem os ligamentos radioulnares volar e dorsal,

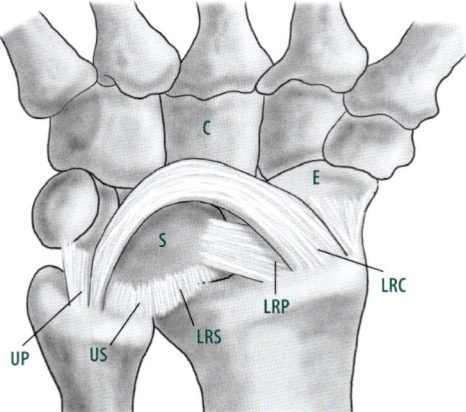

FIGURA 51.8 → Ligamentos capsulares volares.
UP, ligamento ulnopiramidal; US, ulnossemilunar; LRS, radiossemilunar (Testut); LRP, radiossemilunopiramidal; LRC, radioescafocapitato; S, semilunar; E, escafoide; C, capitato.

os dois ligamentos ulnocarpais (ulnossemilunar e ulnopiramidal) e a bainha do extensor ulnar do carpo. Suas principais funções são a absorção e a transmissão de força do carpo à ulna e a estabilização da articulação radiulnar distal.

É preciso sempre ter em mente a estreita relação do punho com as artérias radial e ulnar, os nervos mediano e ulnar e o ramo sensitivo do radial. Essa proximidade é importante, pois as fraturas do rádio distal podem comprimir ou lesar tais estruturas, sobretudo o nervo mediano, situação relacionada à gênese da distrofia simpático-reflexa.

MECANISMO DE FRATURA DO RÁDIO DISTAL

Em sua maioria, as fraturas ocorrem por força aplicada quando o punho encontra-se em flexão dorsal e o antebraço, pronado. Há muitos aspectos implicados na produção dessa fratura. São eles:

- A posição da mão e do antebraço.
- A qualidade do osso.
- A quantidade de força aplicada.
- O tipo de movimento.

Mesmo que o mecanismo exato de fratura ainda não esteja claro, o aspecto clássico da cominuição dorsal e de lesão transversa volar sugere que a fratura ocorre, em primeiro lugar, em sua superfície de tensão palmar e propaga-se dorsalmente em direção às forças de compressão dorsal. Ocorre impactação do osso esponjoso, com consequente redução da estabilidade dorsal.

CLASSIFICAÇÃO

Desde a descrição clássica das fraturas extra-articulares do rádio distal feita por Abraham Colles, em 1814, diversas classificações e epônimos foram sugeridos:[2]

- Fratura-extensão-compressão (Pouteau-Colles).
- Fratura por flexão-compressão com deslocamento volar (Goyrand-Smith).
- Fratura da apófise do processo estiloide do rádio (Hutchinson).
- Fratura-luxação do punho volar ou dorsal (Barton).
- Fratura-compressão pelo semilunar (*lunate-load* ou *die punch*).

Existem diversas classificações, todas com aspectos positivos e com falhas, em geral com descrições adequadas, mas pouco úteis na orientação do tratamento. A classificação proposta por Frykman (**FIG. 51.9**), em 1967,[3] que distingue as fraturas extra-articulares e as intra-articulares distais do rádio associadas ou não à fratura distal da ulna, é a mais difundida. Todavia, não é a mais utilizada por não ter valor prognóstico (**QUADRO 51.1**). Frykman[3] distingue as fraturas

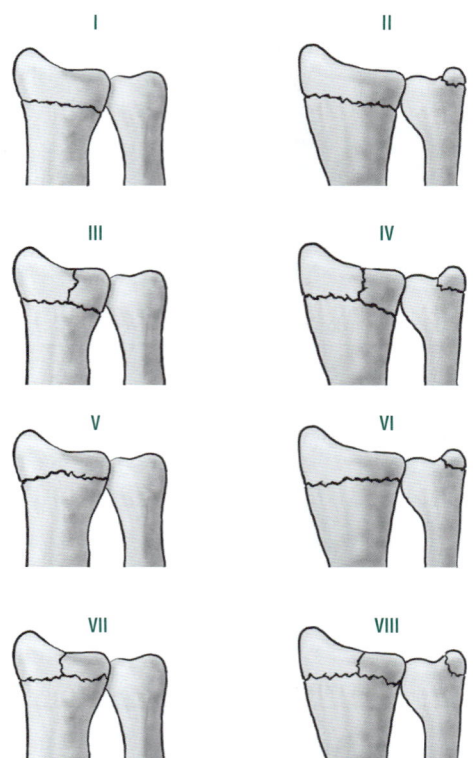

FIGURA 51.9 → Desenho esquemático da classificação de Frykman.

extra-articulares e intra-articulares distais do rádio associadas ou não à fratura distal da ulna, cujo prognóstico é pior.

Outra importante contribuição nas classificações foi a de Charles Melone Jr.,[4] o qual desenvolveu uma classificação somente para as fraturas intra-articulares do rádio distal. Esse autor observou que tais fraturas intra-articulares, em geral, apresentam quatro fragmentos: diáfise do rádio, processo estiloide do rádio, fragmento medial dorsal e fragmento medial volar (**FIG. 51.10**). Sua observação é importante, pois chama a atenção para esse padrão de fratura, o qual deve ser reduzido o mais anatomicamente possível.

Outro sistema bastante popular de classificação é o da AO/ASIF, que, basicamente, é o mesmo sistema usado em todos os ossos longos do corpo e adaptável para

QUADRO 51.1 → Classificação de Frykman para as fraturas do rádio distal

	Sem fratura da ulna distal	Com fratura da ulna distal
Extra-articular	I	II
Intra-articular radiocarpal	III	IV
Intra-articular radioulnar	V	VI
Intra-articular radiocarpal + radioulnar	VII	VIII

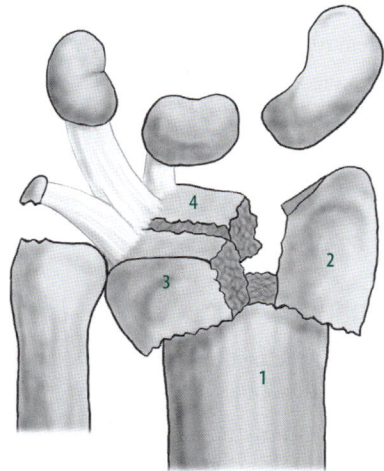

FIGURA 51.10 → Fragmentos descritos por Melone.
1: rádio; 2: apófise do processo estiloide; 3: fragmento medial dorsal;
4: fragmento medial volar.

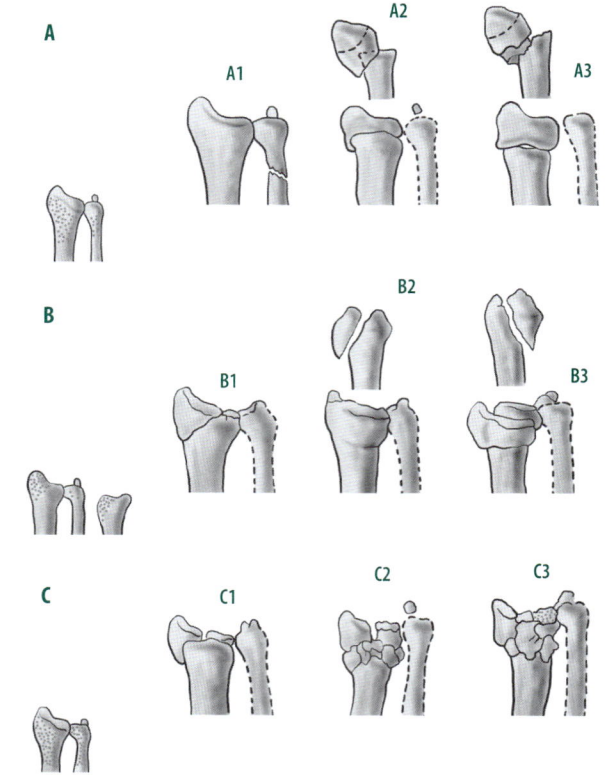

FIGURA 51.11 → Classificação AO.

documentação computadorizada. Os segmentos de cada osso recebem um código, em que o antebraço recebe o número 2, e o rádio distal, o 3. Identificam-se três grupos básicos (A, B e C) **(FIG. 51.11)**, com mais três divisões de cada grupo básico (grupos principais) e mais três divisões de cada grupo principal (subgrupo). Trata-se de uma classificação bastante completa e útil para documentação, mas muito difícil de memorizar.

A classificação universal, proposta em um simpósio sobre fraturas da extremidade distal do rádio, em 1990, e modificada por Cooney em 1993,[5] diferencia as fraturas extra e intra-articulares, com ou sem desvios, sendo baseada no princípio da ligamentotaxia, redutibilidade e estabilidade da fratura. As fraturas extra-articulares são classificadas em tipo I (estável, sem desvio) e II (instável, com desvio), com subdivisão em A (redutível estável), B (redutível instável) e C (irredutível). As fraturas intra-articulares são também subdivididas em tipo III (estável, sem desvio) e IV, com os subtipos A (redutível estável), B (redutível instável), C (irredutível) e D (complexa) **(FIG. 51.12)**.

A classificação proposta por Fernandez e Jupiter,[2] baseada no mecanismo de trauma, considera cinco grupos básicos, analisando a estabilidade, o padrão de desvio, o número de fragmentos, as lesões associadas e, por fim, o tratamento **(FIG. 51.13)**.

Aspectos da classificação AO das fraturas do rádio distal

- A: fratura extra-articular:
  - A1: ulna.
  - A2: rádio sem cominuição, impactada ou deslocada.
  - A3: rádio com cominuição, impactada ou deslocada.

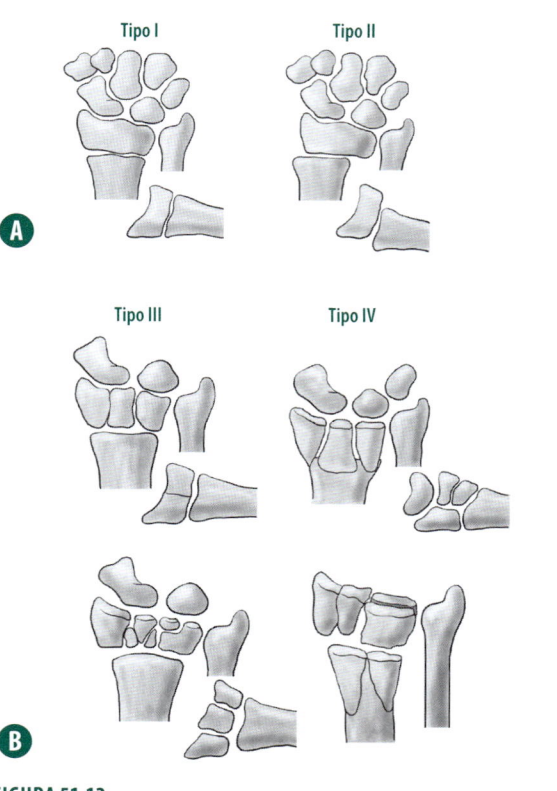

FIGURA 51.12
Ⓐ Fraturas intra-articulares. Ⓑ Fraturas extra-articulares.

Tipos de fratura (adultos)
Baseados no mecanismo de trauma

Tipo 1
Fratura da metáfise

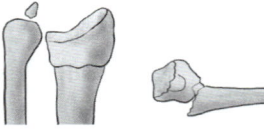

Tipo 2
Fratura por cisalhamento
da superfície articulada

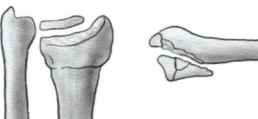

Tipo 3
Fratura-compressão
da superfície articulada

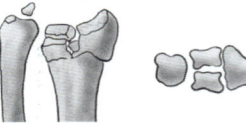

Tipo 4
Fratura-avulsão,
fratura-luxação
radiocarpal

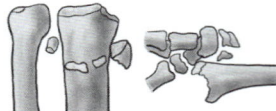

Tipo 5
Fraturas combinadas
(1-2-3-4-5)
Trauma de alta energia

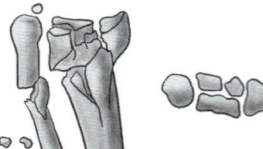

FIGURA 51.13 → Desenho esquemático da classificação de Fernandez.
Fonte: Fernandez e Jupiter.[2]

- B: fratura articular simples ou parcial:
  - B1: processo estiloide do rádio.
  - B2: volar.
  - B3: dorsal.
- C: fratura articular completa ou cominutiva:
  - C1: articular simples e metafisária simples.
  - C2: articular simples e metafisária cominutiva.
  - C3: articular cominutiva.

Classificação universal

- Extra-articulares:
  - Tipo I: sem desvio.
  - Tipo II: com desvio.
    - A: redutível estável.
    - B: redutível instável.
    - C: irredutível.

- Intra-articulares:
  - Tipo III: sem desvio.
  - Tipo IV: com desvio.
    - A: redutível estável.
    - B: redutível instável.
    - C: irredutível.
    - D: complexas.

Classificação de Fernandez

- **Tipo 1.** Extensão-compressão; a metáfise falha sob estresse, é a fratura típica de Colles ou Smith.

- **Tipo 2.** Compressão; fraturas da superfície articular (*die-punch* ou outras fraturas articulares).

- **Tipo 3.** Cisalhamento; fratura parcial articular tipo Barton, processo estiloide do rádio.

- **Tipo 4.** Avulsão; fraturas com avulsão ligamentar associada.

- **Tipo 5.** Complexas ou combinadas; lesões de alta energia, combinação dos tipos 1 a 4.

Quadro clínico

Um paciente portador de fratura aguda do rádio distal deve ser avaliado quanto a idade, dominância, ocupação, tipo de atividade, grau de energia que ocasionou a fratura e condição clínica geral. A avaliação inicial deve determinar se a fratura é fechada ou aberta, se há comprometimento neurovascular e qual o grau de deslocamento dos fragmentos. A análise do mecanismo da fratura deve ser reconhecida e incluir uma graduação. O quadro clínico é semelhante ao de qualquer fratura: dor intensa na região distal do antebraço, deformidade anatômica visível, com aspecto típico "em dorso de garfo", e desvio radial do punho. Devem ser investigadas alterações neurológicas por compressão do nervo mediano.

Exame radiográfico

O diagnóstico radiográfico é evidente nas incidências convencionais posteroanteriores e de perfil. Por meio delas, são observados vários componentes: inclinação palmar e ulnar, comprimento do rádio (**FIGS. 54.1 e 54.2**), deslocamento lateral ou medial, congruência articular e cominuição. É preciso examinar também a continuidade da superfície articular dos ossos do carpo e o espaço entre eles. A quebra dos arcos carpais ou o aumento do espaço entre os ossos do carpo é muito sugestivo de lesão ligamentar do carpo. Fernandez e Jupiter[2] descreveram o teste de deslocamento axial do escafoide, que deve ser visto após a realização de tração longitudinal durante o processo de redução das fraturas do rádio distal (**FIGS. 51.14 e 51.15**).

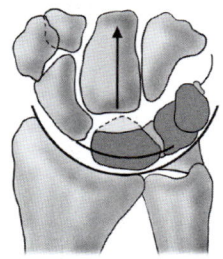 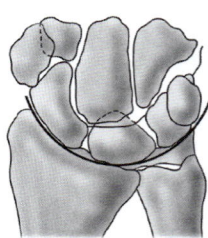

FIGURA 51.14 → Desenho esquemático do teste de deslocamento axial do escafóide de Fernandez.
Fonte: Fernandez e Jupiter.[2]

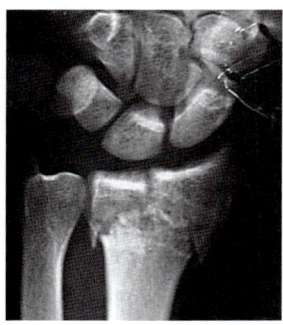

FIGURA 51.15 → Radiografia ilustrativa do teste de Fernandez.
Fonte: Fernandez e Jupiter.[2]

ATENÇÃO! As incidências oblíquas podem auxiliar na melhor definição do padrão da fratura. Ainda que menos frequente, a tomografia computadorizada (TC) pode ser utilizada para definir melhor as fraturas intra-articulares complexas e identificar fraturas ocultas ou lesão da articulação radioulnar distal.

TRATAMENTO

As considerações iniciais no tratamento das fraturas do rádio distal vão ao encontro das necessidades do paciente, inclusive de sua demanda funcional. A avaliação do paciente representa a combinação entre idade, ocupação, dominância e estilo de vida. Os objetivos do tratamento das fraturas do terço distal do rádio são o retorno dos diversos componentes característicos do rádio distal à posição anatômica inicial, ou seja, as inclinações ulnar e volar, o comprimento, os deslocamentos laterais e, em especial, a congruência articular. Há muitos métodos de tratamento para essas fraturas:

- Redução incruenta e gesso.
- Fixação percutânea com fios de Kirschner.
- Fixação com placas (dorsal, palmar ou ambas).
- Fixação com placas de suporte subcondral.
- Fixação interna fragmento-específica.
- Fixação interna-externa combinada de Ulson.
- Fixador externo transarticular.
- Fixador externo metafisário.

Métodos auxiliares de tratamento:

- Enxerto ósseo.
- Redução aberta limitada.
- Artroscopia.
- Substitutos ósseos.

Uma das maiores dificuldades na decisão do melhor método de tratamento para as fraturas do rádio distal é a necessidade ou não de métodos adicionais à redução incruenta e à manutenção com aparelho gessado. São utilizados métodos adicionais à redução incruenta quando a posição final for inaceitável ou retornar à posição pré-redução. Outras indicações citadas na literatura são presença de cominuição dorsal do rádio que exceda 30%, cominuição metafisária volar, inclinação dorsal superior a 20°, associação de fratura na ulna e encurtamento excessivo do rádio, afastamento dos fragmentos articulares maior de 2 mm e pacientes acima de 60 anos com osteoporose.

A redução incruenta sob anestesia local, no foco de fratura, deve ser realizada sob tração manual aplicada ao polegar e aos segundo e terceiro dedos e manipulação da fratura com o polegar do cirurgião em direção volar e distal. Após a redução obtida na tentativa de prevenir o deslocamento, deve-se manter a redução em tala ou gesso circular axilopalmar com leve flexão e desvio ulnar do punho, com o antebraço em leve pronação, procurando evitar hiperflexão, desvio ulnar máximo e pronação (posição de Cotton-Loder).

É preciso estar atento a compressões nervosas que possam ocorrer no tratamento, sobretudo no início. A queixa de dor intensa e a impossibilidade de movimentar os dedos devem alertar o médico em relação à distrofia simpático-reflexa. O aparelho gessado axilopalmar é mantido por duas a três semanas; após tal período, é substituído por luva gessada. Apesar da experiência do cirurgião ao obter a redução e confeccionar o gesso, a manutenção da redução das fraturas do rádio distal em certos casos não é previsível, ainda mais em situações associadas aos critérios de instabilidade. A transfixação óssea bipolar gessada é um método de relativa facilidade de execução. Porém, devido ao grande número de complicações, está sendo abandonada e contraindicada na literatura.

A fixação percutânea é uma opção terapêutica comum e situa-se entre o tratamento conservador e o extremo das reduções abertas. Suas vantagens são a estabilidade e a manutenção da redução até a consolidação, quando comparada com a imobilização gessada, que não garante a redução até a retirada do gesso. Também apresenta menor número de complicações, se comparada com a fixação externa ou com a redução aberta. A fixação percutânea com fios de Kirschner pode ser realizada por meio de diversas técnicas **(FIG. 51.16)**, entre elas, a de Kapandji,[6] que utiliza três fios intrafocais, auxiliando na redução e atuando como suporte radial e dorsal, na busca de melhor estabilidade.

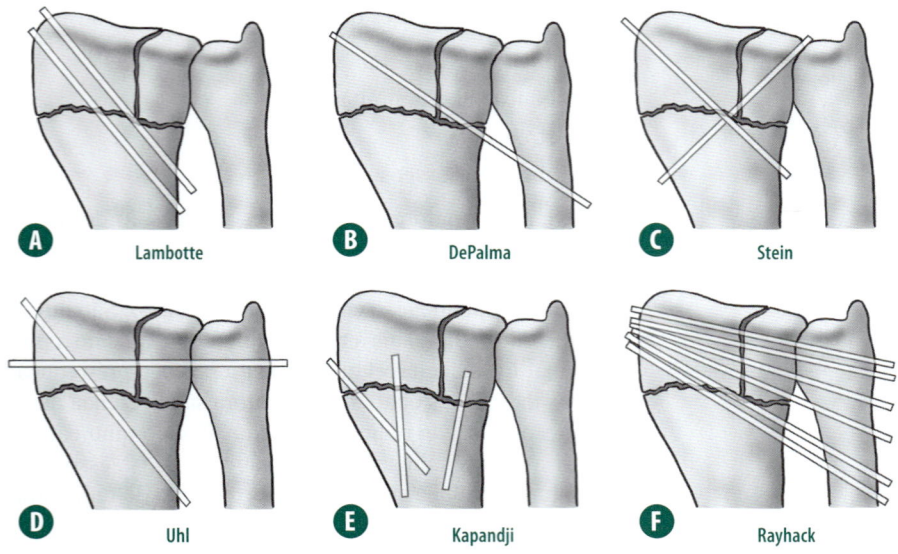

FIGURA 51.16 → Tipos de fixação percutânea.

A Processo estiloide do rádio (Lambotte).
B Transulnar (DePalma).
C Fios cruzados (Stein).
D Transulnar e do processo estiloide do rádio (Uhl).
E Intrafocal (Kapandji).
F Transulnar com múltiplos fios (Rayhack).

A técnica original de Kapandji[6] utilizava dois fios, mas um terceiro foi introduzido no procedimento com o objetivo de melhorar a estabilidade, sendo o método preferido do autor. A técnica cirúrgica é simples, mas muitos detalhes devem ser seguidos. A anestesia preferencial é o bloqueio do plexo braquial. A redução fechada realiza-se pela técnica de Agee,[7] que emprega tração longitudinal associada à translocação palmar. Entretanto, não é preocupante se a redução for insatisfatória, pois a técnica permite que os fios ajudem na redução **(FIGS. 51.17 e 51.18)**. Com o auxílio de um intensificador de imagens, inicia-se a introdução dos três fios de Kirschner lisos intrafocais, apesar de a técnica original usar fios rosqueados. Pequenas incisões são realizadas previamente à introdução dos fios, com dissecção romba do subcutâneo até o periósteo, para evitar lesão desnecessária aos tecidos moles e lesão nervosa ou tendínea **(FIG. 51.19)**. Todos os fios devem ser introduzidos paralelos à linha de fratura e, então, angulados em 45° obliquamente em direção proximal até transpor a cortical oposta **(FIG. 51.20)**.

Costuma-se, como regra, introduzir os fios dorsais e, após, o fio radial. Verifica-se o posicionamento dos fios e da redução com intensificador de imagens ou raio X, para, então, realizar um curativo ao redor dos fios com iodopovidina e colocação de tala gessada antebraquiopalmar. Revisa-se o curativo nos fios de Kirschner na primeira semana, mantendo a tala gessada ou trocando para um *splint* removível. O paciente é instruído a retirar a imobilização uma vez ao dia e realizar movimentos de flexão e extensão e de desvio radial e ulnar do punho até o limite da dor, mas evitando a pronação e a supinação, que só iniciam na terceira semana. A avaliação radiográfica da fratura é executada com seis semanas. Estando a fratura consolidada, a tala ou *splint* e os fios de Kirschner são removidos. O paciente, então, é encaminhado à fisioterapia para reabilitação.

Quando a técnica cirúrgica é realizada de maneira criteriosa, as complicações tendem a ser pequenas. Na

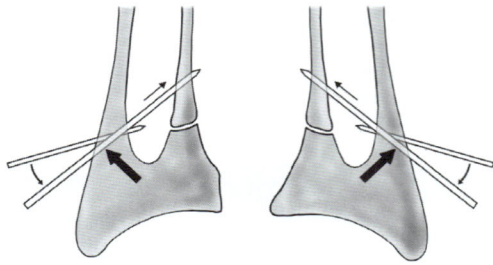

FIGURA 51.17 → Detalhe da introdução dos fios.

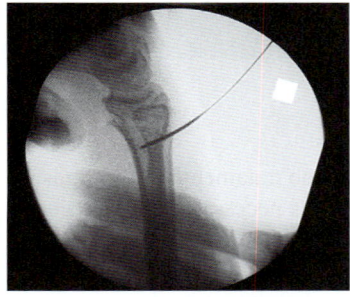

FIGURA 51.18 → Detalhe do intensificador de imagens transoperatório. O fio pode ajudar na redução ideal da fratura.

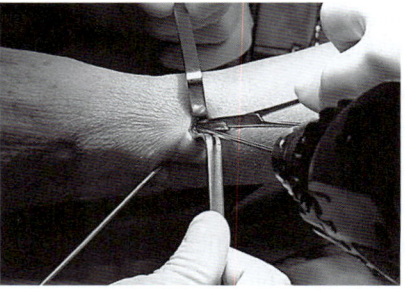

FIGURA 51.19 → Detalhe transoperatório da proteção de partes moles para a introdução de um fio de Kirschner na técnica de Kapandji.

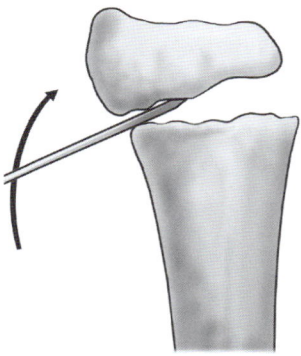

FIGURA 51.20 → Introdução intrafocal do fio radial.

literatura são relatadas perda da redução, ruptura de tendões extensores, lesão do ramo sensitivo do nervo radial, distrofia simpático-reflexa, infecção e perda da redução após a retirada dos fios. Considera-se a dissecção romba dos tecidos moles previamente à introdução dos fios o passo mais importante do procedimento, pois evita a maioria das complicações registradas na literatura.

Em algumas ocasiões, o fragmento dorsal ulnar (*die-punch*) não é reduzido de forma satisfatória por meio de manipulação fechada. É possível, então, associar a redução aberta limitada para reduzir o fragmento e, com o auxílio de intensificador de imagens, é verificada a redução articular, fixando o fragmento de maneira percutânea (FIG. 51.21).

A fixação percutânea combinada intramedular e externa de Ulson é uma técnica que associa dois métodos de fixação, a intramedular elástica de Rush e a fixação externa do esqueleto por meio de um sistema rígido derivado do procedimento de Hoffman-Vidal. Na opinião dos autores deste capítulo, é um método de extrema utilidade nas fraturas intra-articulares distais do rádio e nas extra-articulares instáveis, valendo-se das forças isoelásticas fornecidas pelos fios de Steinman, que são unidos no dorso do punho por um minifixador externo especial.

Mesmo que um bom resultado funcional possa ser obtido, apesar de um resultado anatômico ruim, a restauração da superfície articular e dos parâmetros radiográficos de inclinação ulnar e volar e do comprimento radial deve ser o objetivo final no tratamento das fraturas do rádio distal. Recentes avanços na confecção de placas específicas para o rádio distal, mais fortes e resistentes, permitem a fixação estável e a reabilitação funcional mais precoce. As placas constituem uma alternativa válida e são indicadas nas fraturas articulares irredutíveis com cominuição metafisária e também em pacientes que fazem uso precoce da mão. Há muitos tipos de placas:

• Fixação distal metafisária para uso volar, dorsal ou ambos.

• Fixação distal subcondral volar bloqueada e de ângulo fixo.

• Fixação distal subcondral dorsal.

As placas de fixação distal metafisária volar ou dorsal apresentam como melhor indicação as fraturas com deslocamento volar ou dorsal intra-articular tipo Barton, e o fragmento distal deve ser grande o suficiente para receber uma placa em "T" (FIGS. 51.22 e 51.23). Baseiam-se no efeito de suporte ou escora (*buttress*), e os parafusos distais transversos podem não ser utilizados. Contudo, o autor, sempre que possível, usa-os. Outra indicação para seu emprego são

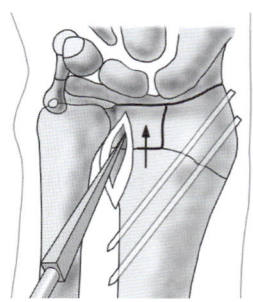
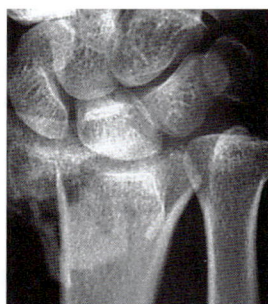
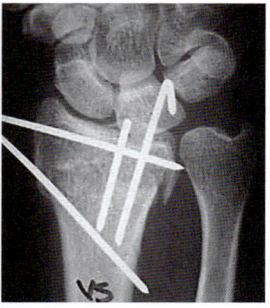

FIGURA 51.21 → Esquema e exemplo clínico da técnica de redução aberta limitada e fixação percutânea.

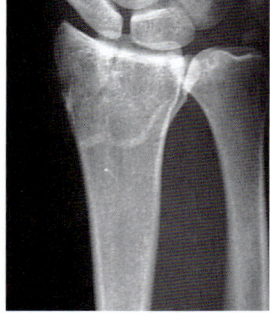
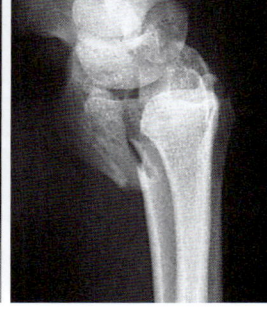
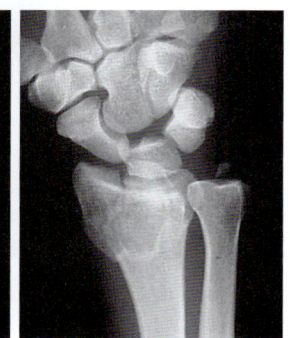

FIGURA 51.22 → Radiografias em posições anteroposterior e perfil de fratura de Barton; após, com tração longitudinal. Observa-se o sinal de Fernandez positivo para lesão ligamentar escafossemilunar.

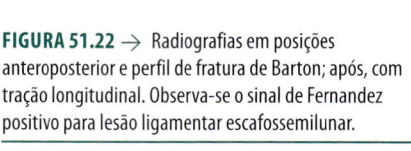

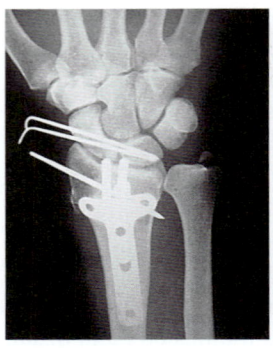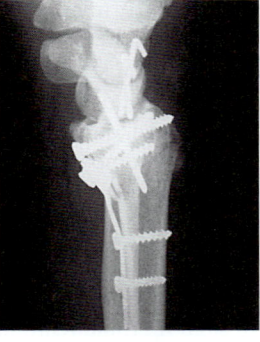

FIGURA 51.23 → Radiografias em posições anteroposterior e perfil pós-fixação com placa em "T" volar do caso da **FIGURA 51.22**. Nota-se a fixação da articulação escafossemilunar pós-reconstrução ligamentar e utilização de parafuso de compressão fora da placa para aumentar a estabilidade.

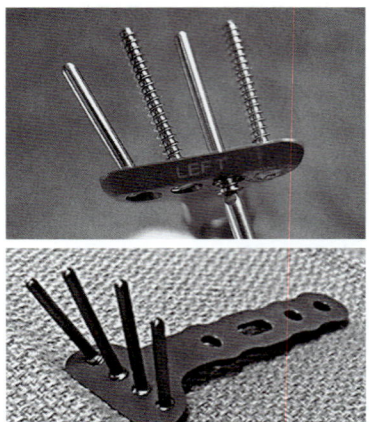

FIGURA 51.25 → Exemplo de placa volar de apoio subcondral com ângulo fixo e bloqueada. Os pinos e parafusos distais fixam-se à placa, tornando-se parte estrutural dela.

as fraturas extra-articulares com deslocamento volar tipo Goyrand-Smith **(FIG. 51.24)**.

As placas de fixação distal subcondral volar bloqueada e de ângulo fixo, desenvolvidas a partir do conceito de estabilidade angular criado pela AO/ASIF®, realizam suporte subcondral por meio de pinos lisos e parafusos rosqueados em sua cabeça, que se fixam à parte transversa de placa, tornando-se parte estrutural dela **(FIG. 51.25)**. Essas placas são utilizadas na face volar do rádio, que é plana. Após sua colocação, fica protegida pelo músculo pronador quadrado, não sendo necessária a abordagem da face dorsal, onde o rádio é convexo. Nessa área, há pouco tecido subcutâneo e transitam os tendões extensores em seus compartimentos. Está indicada em fraturas intra-articulares cominutivas **(FIG. 51.26)** e nas extra-articulares com cominuição metafisária volar, dorsal ou ambas **(FIG. 51.27)**.

As placas de fixação distal subcondral dorsal têm conformação que se ajusta ao dorso do rádio distal. Sua fixação deve ser justarticular, permitindo a estabilização de fragmentos articulares de maneira subcondral **(FIG. 51.28)**. A placa é colocada por acesso dorsal entre o terceiro e quarto compartimentos extensores dorsais. Para evitar o contato direto da placa com os tendões extensores, um *flap*

retinacular com base ulnar é interposto entre a placa e os tendões extensores. Tem a mesma indicação das placas volares de apoio subcondral bloqueadas de ângulo fixo, sendo sua utilização preferida pelo cirurgião **(FIG. 51.29)**.

O emprego de placa dupla, ou seja, uma placa volar e outra dorsal, que, literalmente, fazem um "sanduíche" do rádio distal, apesar de citado na literatura com bons resultados em fraturas cominutivas que apresentam fragmentos deslocados da superfície volar e dorsal, não é feito pelos autores, mas é uma opção para fraturas complexas do rádio distal.

Com o advento das placas de apoio subcondral bloqueadas e de ângulo fixo, os fixadores externos para o tratamento das fraturas distais do rádio passaram a ser utilizados em situações especiais ou quando não existe a disponibilidade das placas já mencionadas. Há vários modelos que obedecem o conceito de "ligamentotaxia", sendo as montagens lineares, articuladas ou não, as mais utilizadas. Na prática clínica dos autores deste capítulo, a utilização desse método é sempre associada a outro, como a fixação percutânea ou as miniplacas. Os fixadores externos estão indicados em fraturas cominutivas intra-articulares, ou seja, fragmentos pequenos que

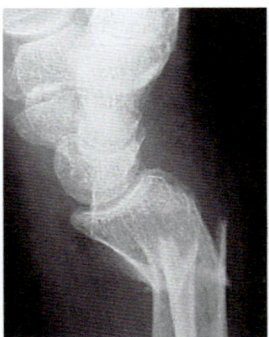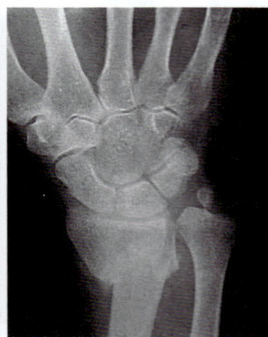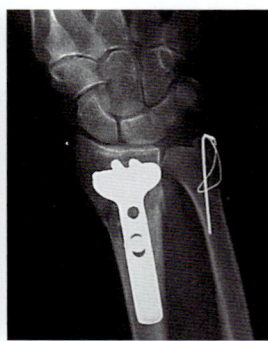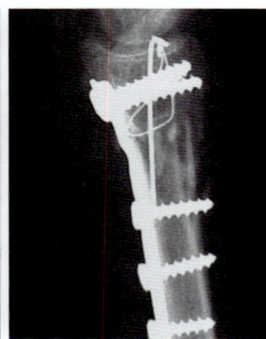

FIGURA 51.24 → Radiografias em posições anteroposterior e perfil de fratura de Goyrand-Smith fixada com placa em "T" volar. Nota-se a fixação do processo estiloide do rádio com banda de tensão.

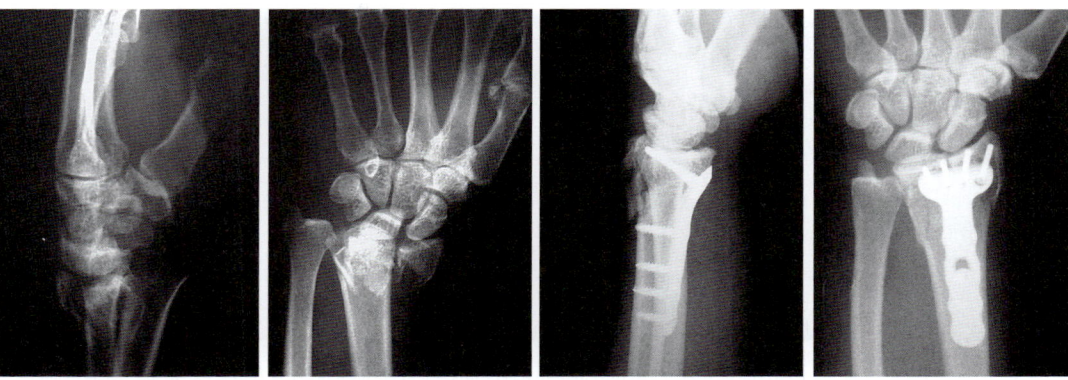

FIGURA 51.26 → Radiografias pré e pós-redução ilustrando a fixação com o uso da placa volar de apoio subcondral com ângulo fixo e bloqueada em fratura cominutiva intra-articular.

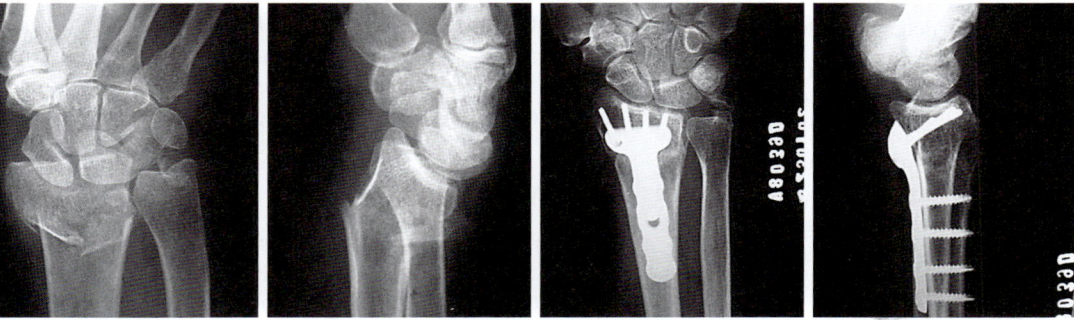

FIGURA 51.27 → Radiografias pré e pós-redução ilustrando a fixação com o uso da placa volar de apoio subcondral com ângulo fixo e bloqueada em fratura extra-articular com cominuição dorsal.

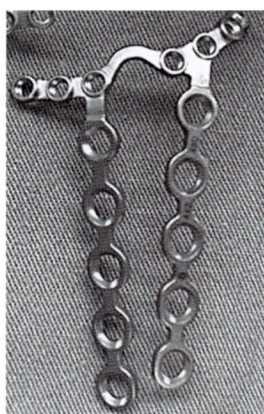

FIGURA 51.28 → Placa PI.

não se estabilizam somente com fios percutâneos. A distração excessiva e seu uso prolongado causam, com grande frequência, rigidez do punho e dos dedos e instalação da síndrome da dor reflexa regional (distrofia simpático-reflexa). Nas fraturas bilaterais, o uso é discutido, mas é uma das indicações citadas na literatura.

O tratamento sequencial é outra indicação para a utilização do fixador externo, seguido de redução aberta e fixação interna após duas a três semanas. Os autores deste capítulo têm utilizado a técnica sequencial em fraturas expostas ou em casos com extrema cominuição metafisária e articular. Inicialmente, emprega-se o fixador externo **(FIG. 51.30)** até a cura das partes moles. No segundo momento, utilizam-se placas de

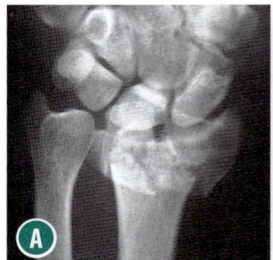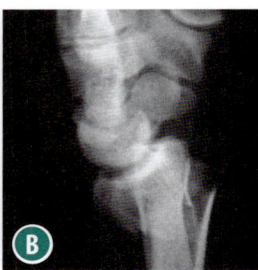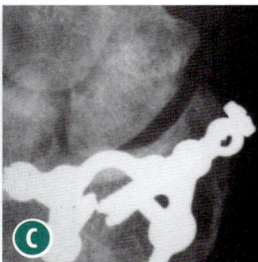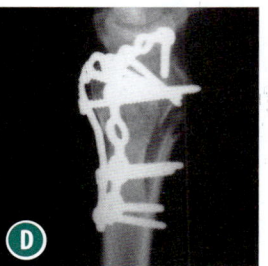

FIGURA 51.29
Ⓐ e **Ⓑ** Radiografias pré e pós-redução. **Ⓒ** e **Ⓓ** Fixação com uso da placa PI em fratura cominutiva intra-articular.

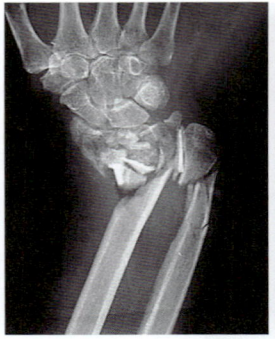
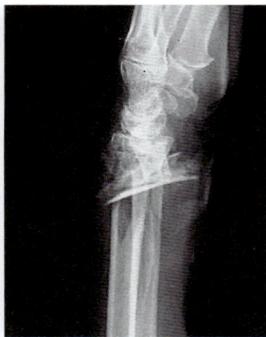
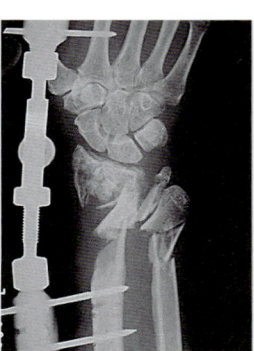
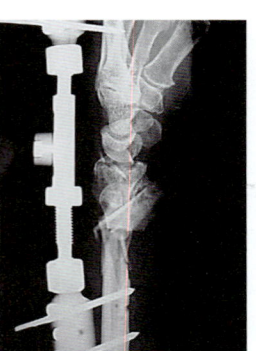

FIGURA 51.30 → Radiografias pré e pós-redução ilustrando a utilização de fixador externo em fratura exposta cominutiva intra-articular com perda de substância óssea metafisária (fase 1: tratamento sequencial).

apoio subcondral bloqueadas e de ângulo fixo, associadas ao enxerto ósseo esponjoso, quando necessário **(FIG. 51.31)**.

É importante lembrar que, em casos com grande cominuição metafisária dorsal e/ou volar com impacção ou em fraturas com depressões articulares, está indicado o uso de enxertia óssea para proporcionar mais estabilidade à redução, acelerar a consolidação e retirar de modo mais precoce o fixador externo. Podem ser usados, também2, substitutos de enxerto ósseo, como a hidroxiapatita e o fosfato de cálcio injetável. A fixação externa apresenta como desvantagem o alto custo dos aparelhos e a infecção nos pinos. Além disso, exige maior conhecimento e habilidade no seu manejo. É um método seguro que permite mobilidade do membro afetado com imobilização apenas do segmento comprometido. Pode ser usada de maneira transarticular ou somente na metáfise, deixando a articulação radiocarpal livre.

FRATURA-LUXAÇÃO RADIOCÁRPICA

A fratura-luxação radiocárpica é uma lesão causada por traumatismo envolvendo alta energia cinética. Está sempre associada a lesões ligamentares e apresenta padrões específicos de fratura na extremidade distal do rádio **(FIG. 51.32)**. Deve ser diferenciada das fraturas marginais do rádio distal, nas quais grande parte da superfície articular do rádio permanece congruente aos ossos do carpo. O padrão mais frequente da luxação é dorsal – 10:2, de acordo com Ilyas e colaboradores;[8] na série realizada pelos autores deste capítulo, 15:9.[2] A lesão de partes moles determina instabilidade culminando com translação ulnar e volar do carpo.

Mecanismo de trauma

Como na maioria das fraturas da extremidade distal do rádio, a fratura-luxação radiocárpica ocorre com o punho em hiperextensão e um movimento rotacional axial. A literatura sugere que as luxações dorsais ocorrem com o punho dorsifletido, pronado e desviado radialmente.[10] Esse movimento rotacional seria o responsável pela lesão ligamentar frequente nas proximidades da articulação radioulnar distal **(FIG. 51.33)**.[10-12]

Classificação

Moneim e colaboradores[13] propuseram uma classificação baseada na ocorrência de lesão ligamentar intercárpica. No tipo I, os ligamentos intrínsecos do carpo permanecem intactos, e a lesão acomete os ligamentos extrínsecos proximais. No tipo II, ocorre a lesão ligamentar intrínseca, configurando instabilidade dos ossos do carpo.

Dumontier e colaboradores[14] classificaram as luxações radiocárpicas em dois tipos de acordo com o tipo de lesão **(QUADRO 51.2)**. No tipo I, estão incluídas todas as luxações e as

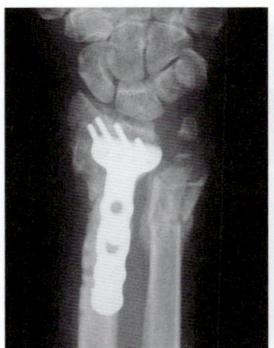
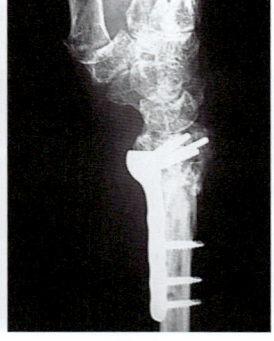

FIGURA 51.31 → Radiografias pós-fixação ilustrando o uso de placa volar de apoio subcondral com ângulo fixo e bloqueada (fase 2: tratamento sequencial).

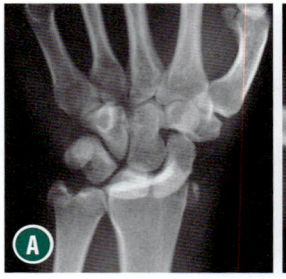
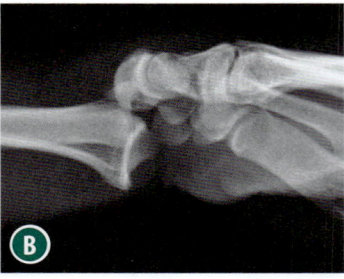
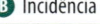

FIGURA 51.32 → Luxação radiocárpica.
A Incidência em anteroposterior. **B** Incidência em perfil.

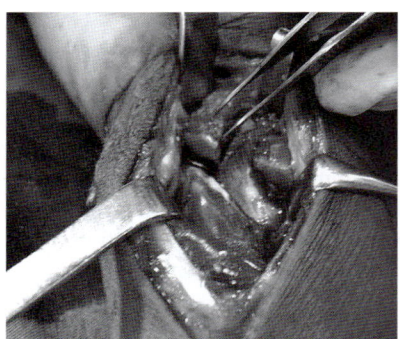

FIGURA 51.33 → Lesão da borda anterior do rádio e recesso sigmoide na articulação radioulnar distal (pinça).

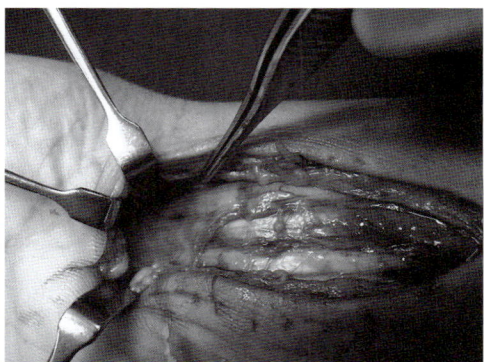

FIGURA 51.34 → Contusão do nervo mediano (pinça).

QUADRO 51.2 → Classificação de Dumontier

Tipo I – Lesão ligamentar pura ou fratura marginal pequena do processo estiloide do rádio ou da borda anterior ou dorsal do rádio.

Tipo II – Fratura do processo estiloide do rádio envolvendo mais que um terço da fossa do escafoide.

fraturas-luxações com fragmento ósseo pequeno. No tipo II, estão todas as fraturas-luxações que apresentam um fragmento do processo estiloide radial maior que um terço da fossa do escafoide. Nas lesões do tipo I, os ligamentos extrínsecos volares estão lesados e devem ser reparados com cirurgia, evitando a ocorrência da instabilidade em translação volar e ulnar. Nas do tipo II, grande parte desses ligamentos estariam presos ao fragmento ósseo, sendo apenas necessária a sua redução e fixação.

Quadro clínico

Ocorre mais em adultos jovens do sexo masculino. O punho apresenta edema e deformidade, sendo as causas mais comuns da lesão os acidentes automobilísticos, as quedas de altura e os acidentes industriais. Lesões associadas no membro acometido e em outros segmentos corpóreos são frequentes, assim como compressões nervosas, sendo o nervo mediano o mais acometido **(FIG. 51.34)**.[15]

Exame radiográfico

O diagnóstico radiológico caracteriza-se pela perda da congruência articular da articulação radiocárpica, podendo estar associado ou não a fratura do processo estiloide do rádio. Deve-se dar atenção à presença do fragmento ósseo da borda anterior do rádio, o qual pode ser observado intra-articular na incidência de perfil **(FIG. 51.35)**.

No caso de dúvidas quanto ao diagnóstico, a TC é o exame de escolha **(FIG. 51.36)**.

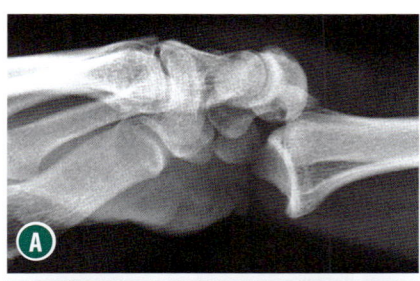

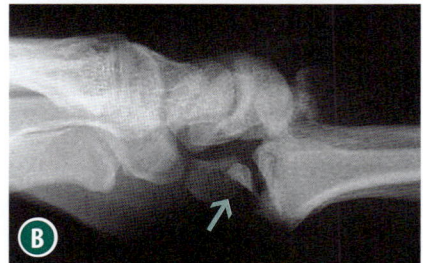

FIGURA 51.35
Ⓐ Luxação radiocárpica pura.
Ⓑ Fratura-luxação radiocárpica com fratura por avulsão da borda anterior do rádio intra-articular e rodado 180° (seta).

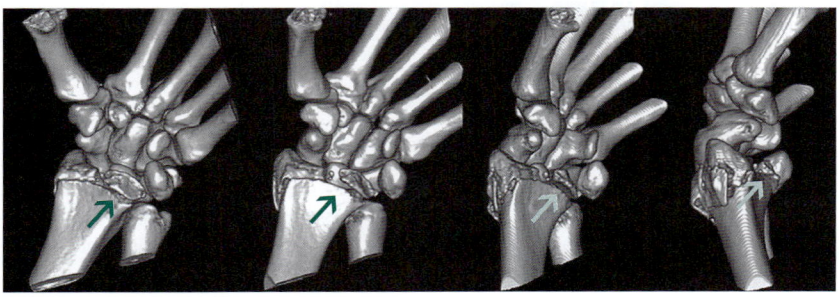

FIGURA 51.36 → Luxação radiocárpica com fragmento da borda anterior intra-articular.

TRATAMENTO

O diagnóstico baseia-se em três itens:

- Redução articular anatômica concêntrica da articulação.
- Identificação e tratamento das lesões intercárpicas.
- Reparação estável das estruturas osteoligamentares.

Devido ao extenso acometimento ligamentar, essas lesões são consideradas muito instáveis e sua manutenção por meios não cirúrgicos é de extrema dificuldade. Os autores propõem uma rotina para o tratamento cirúrgico:

- **Redução incruenta provisória.** Através de tração longitudinal, se houver impossibilidade de tratamento cirúrgico adequado, a fixação externa pode ser utilizada para manter o alinhamento até o tratamento definitivo **(FIGS. 51.37 e 51.38)**.

- **Descompressão das estruturas neurovasculares.** Com frequência, realiza-se a abertura do túnel do carpo. Para isso, utiliza-se uma via de acesso central estendida, sobre o tendão do músculo palmar longo, medial ao nervo mediano e lateral ao nervo ulnar, sendo os tendões dos flexores dos dedos afastados lateralmente. Assim, é possível acessar toda a borda anterior medial do rádio e a articulação radioulnar distal **(FIG. 51.39)**.

- **Debridamento articular.** Através da lesão capsular ou fratura da borda anterior, acessa-se a articulação radiocárpica. Nesse momento, âncoras ósseas são colocadas e suturas são passadas, mas não atadas. Se houver fraturas, devem ser fixadas, em geral com parafusos de microfragmentos ou intraósseos. As fraturas do processo estiloide do rádio devem ser realizadas como parte final do procedimento. Se houver um fragmento dorsal grande, deve ser fixado **(FIG. 51.40)**.

- **Tratamento das lesões intercárpicas.** Se existirem, devem ser acessadas por via dorsal ou lateral (tabaqueira anatômica) e reparadas. Somente após, as suturas da lesão ligamentar anterior devem ser atadas **(FIGS. 51.41 e 51.42)**.

Artroscopia

Recentemente, a artroscopia do punho vem sendo utilizada no auxílio da redução das fraturas com depressão central. Essa técnica permite a avaliação da superfície articular e a visualização de lesões ligamentares associadas, sem a necessidade de extensas capsulotomias. Entretanto, é um procedimento que demanda habilidade do cirurgião, devendo ser realizado por profissionais com experiência em artroscopia de punho.

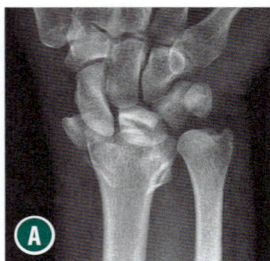 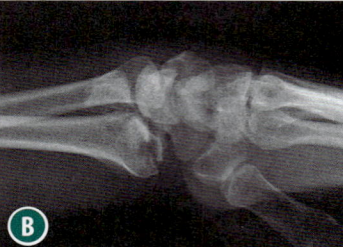 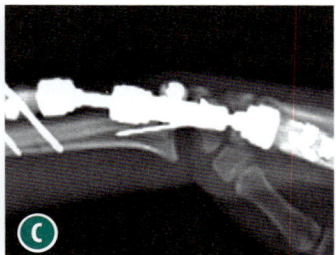

FIGURA 51.37 → Fratura-luxação radiocárpica com acometimento da articulação radioulnar distal.

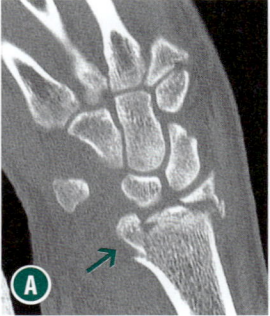 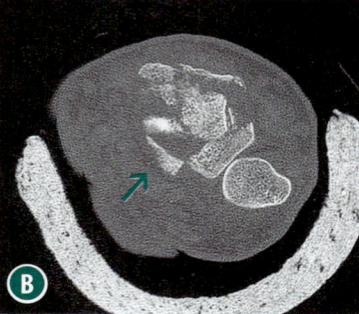 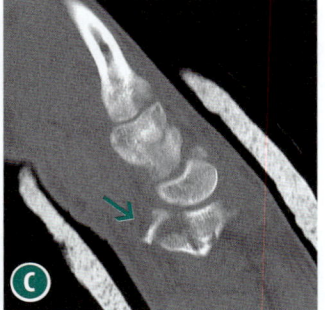

FIGURA 51.38 → Tomografia.
Ⓐ Frontal.
Ⓑ Coronal.
Ⓒ Sagital com fragmento avulsionado intra-articular (seta).

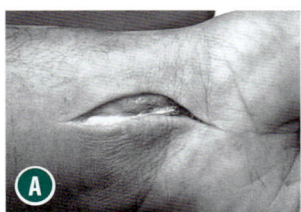 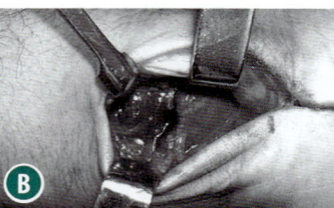 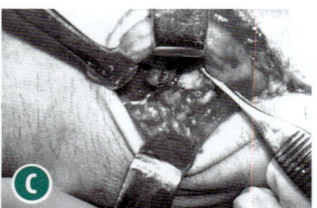

FIGURA 51.39 → Aspecto intraoperatório.
Ⓐ Incisão central.
Ⓑ Lesão capsuloligamentar.
Ⓒ Fragmento avulsionado (pinça).

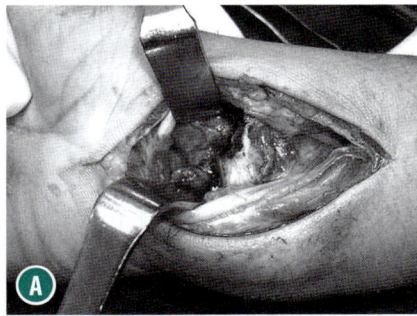

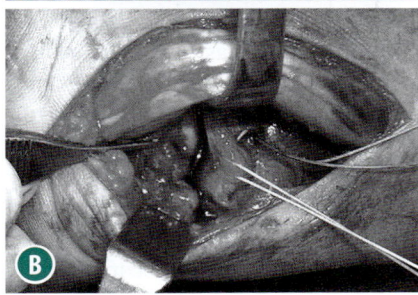

FIGURA 51.40
Ⓐ Lesão capsuloligamentar.
Ⓒ Âncora e suturas em posição.

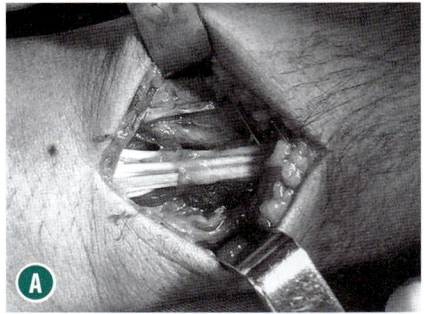

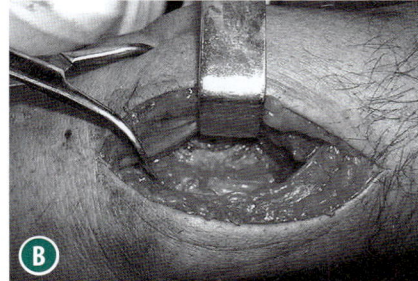

FIGURA 51.41 → Aspecto intraoperátório.
Ⓐ Incisão dorsal sobre o quarto compartimento.
Ⓑ Redução do fragmento dorsal.

LESÕES ASSOCIADAS

A lesão mais comum associada aos acometimentos do rádio distal é a fratura do processo estiloide da ulna, podendo ocorrer em 50 a 70% dos casos. A maioria delas constitui apenas pequenas fraturas-avulsões envolvendo a ponta do processo estiloide. Vários estudos demonstraram que a ausência de consolidação do processo estiloide da ulna não afeta o resultado funcional final. Entretanto, fraturas da base do processo estiloide da ulna podem gerar instabilidade da articulação radiulnar distal, pois, nessas lesões, a inserção ulnar da fibrocartilagem triangular encontra-se arrancada da fóvea. Em tais situações, o processo estiloide da ulna deve ser reinserido em seu sítio original **(FIG. 51.24)**.

Partes moles intra-articulares também podem ser lesadas em associação com as fraturas do rádio distal. A fibrocartilagem triangular tende a ser rompida se a angulação da fratura excede 30° no plano sagital. Inúmeras avaliações artroscópicas têm identificado também lesão concomitante dos ligamentos radiocarpais volares e do intercarpal interósseo escafoidessemilunar em um grande contingente de pacientes **(FIGS. 51.43 e 51.44)**.

Essas lesões variam desde uma pequena perfuração central até uma ruptura completa **(FIG. 51.44)**, com potencial de desenvolvimento de instabilidade do carpo. Essas lesões ligamentares ocultas podem, em parte, ser responsáveis por desconforto contínuo após o tratamento da fratura do rádio distal, mesmo que a arquitetura óssea tenha sido restaurada de forma satisfatória. As instabilidades carpais podem ser reconhecidas nas radiografias pós-redução, por meio do

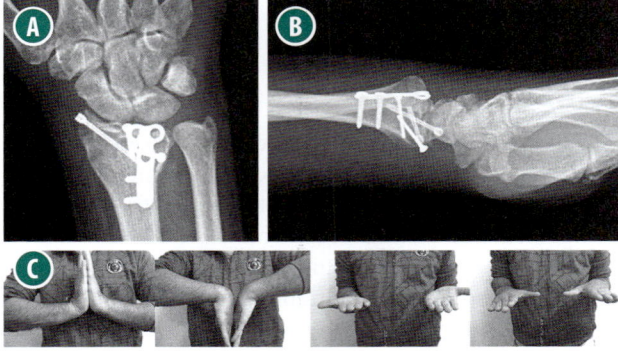

FIGURA 51.42 → Resultado radiológico final.
Ⓐ Frente.
Ⓑ Perfil.
Ⓒ Resultado clínico final.

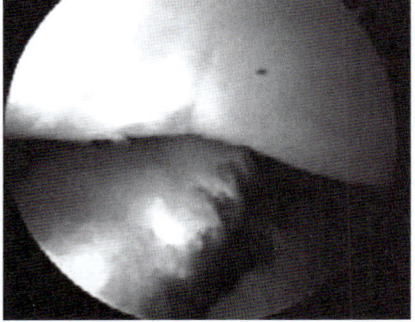

FIGURA 51.43 → Visão artroscópica de fratura articular do rádio distal associada a lesão parcial da articulação escafossemilunar.

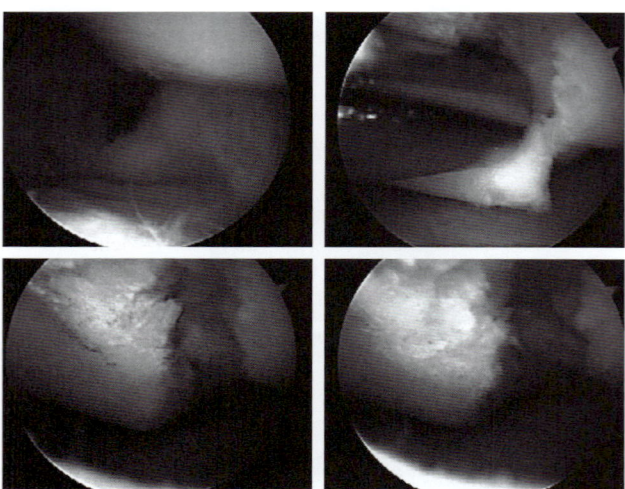

FIGURA 51.44 → Visão artroscópica de fratura articular do rádio distal associada a lesão completa da articulação escafossemilunar.

teste de tração de Fernandez **(FIGS. 51.14, 51.15 e 51.22)**, ou, às vezes, manifestam-se após a aplicação de um fixador externo, tornando-se aparente o degrau escafossemilunar. Quando reconhecidas em momento precoce, tais fraturas devem ser tratadas de maneira adequada, como na reconstrução do ligamento escafossemilunar demonstrada na **FIGURA 51.23**.

COMPLICAÇÕES

As complicações na fratura do rádio distal resultam quase sempre em impotência funcional no membro superior lesado. Elas podem estar restritas às estruturas ósseas, ligamentares ou tendíneas. Uma das mais temidas é a síndrome da dor reflexa regional (distrofia simpático-reflexa), que ocorre de maneira precoce. Por isso, é importante estar sempre alerta às queixas do paciente, sendo as mais frequentes: dor espontânea, rigidez articular dos dedos e parestesias. Mais tarde, encontram-se alterações nas radiografias do punho, como a osteopenia difusa. A primeira medida, quando se constata o início da distrofia simpático-reflexa, é fender o gesso, liberar os movimentos dos dedos e elevar o membro superior para diminuir o edema e evitar a progressão da doença. Para pacientes que não respondem às medidas preventivas, preconiza-se o uso de bloqueio simpático do gânglio estrelado, mesmo durante o período de imobilização gessada.

A consolidação viciosa é a complicação mais frequente e ocorre por má redução, perda de redução durante a imobilização e em fraturas cominutivas. A consolidação viciosa pode ser extra-articular **(FIG. 51.45)**, caracterizada por angulação metafisária e perda do comprimento do rádio, ou intra-articular, podendo envolver as articulações radiocarpal e radioulnar distal ou ambas. O quadro clínico é composto, na maioria dos casos, somente pela presença de deformidade no punho, com diminuição de mobilidade. A angulação dorsal altera a flexão-extensão, limitando a flexão palmar e exagerando a extensão, podendo gerar dor radiocarpal devido à subluxação dorsal do carpo ou à instabilidade mediocarpal nos pacientes jovens. O encurtamento radial ocasiona síndrome do impacto ulnocarpal e problemas nas rotações do antebraço.

O tratamento, nos pacientes sintomáticos, baseia-se na osteotomia do rádio distal para restaurar seu comprimento e sua inclinação volar e ulnar. Podem ser associados procedimentos na articulação radioulnar distal como os de Darrach, Sauve-Kapanji e de Bowers ou a osteotomia de encurtamento da ulna. A osteotomia corretiva do rádio distal é realizada por acesso dorsal ou volar e emprego de enxerto ósseo tipo trapezoidal corticoesponjoso ou apenas esponjoso, devendo ser fixada de maneira rígida para promover a reabilitação precoce do punho. O autor tem preferido o acesso volar, a fixação rígida com placa volar de apoio subcondral com ângulo fixo e bloqueada e o uso de osso esponjoso, como demonstrado na **FIGURA 51.46**.

> **ATENÇÃO!** Por constante atrito do tendão no local da fratura, pode ocorrer ruptura imediata ou tardia do extensor longo do polegar. Preconiza-se como tratamento a transferência do extensor do indicador para o extensor longo do polegar.

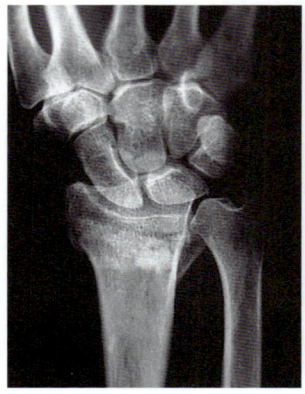
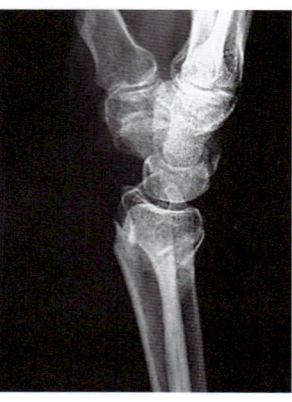
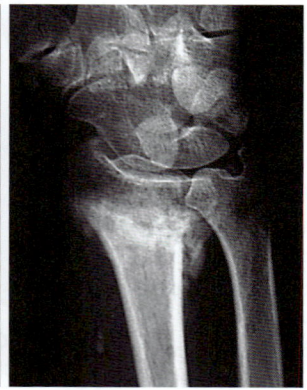

FIGURA 51.45 → Radiografias pós-tratamento conservador de fratura do rádio distal resultando em consolidação viciosa com encurtamento radial e angulação dorsal.

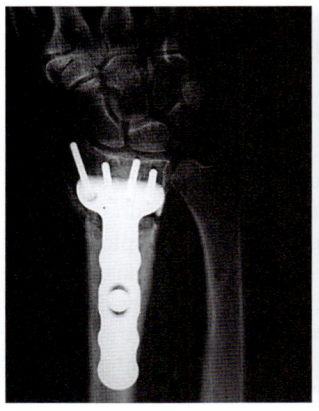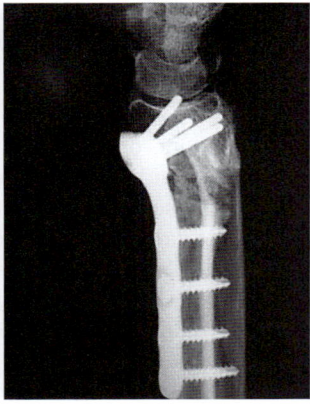

FIGURA 51.46 → Fixação por meio de osteossíntese rígida via volar, tipo placa volar de apoio subcondral com ângulo fixo e bloqueada.

A pseudartrose do rádio distal é muito rara, ocorrendo com mais frequência em idosos com doenças associadas. Imobilização inadequada, distração excessiva com fixador externo, cominuição metafisária grave e fratura da ulna associada são citadas na literatura como fatores predisponentes de pseudartrose do rádio distal. O tratamento baseia-se na sua exata localização, no déficit funcional e nas queixas do paciente.

Referências

1. Hulten O. Ueber die Entstehung und Behandlung der Lunatummalazie (Morbus Kienboeck). Acta Chir Scand. 1935;76:121-35.

2. Fernandez DL, Jupiter JB. Fractures of the distal radius: a practical approach to management. New York: Springer-Verlag; 1995.

3. Frykman G. Fractures of the distal radius including sequelae: shoulder-hand-finger syndrome, disturbance in the distal radio-ulnar joint and impairment of nerve function: a clinical and experimental study. Acta Orthop Scand Suppl. 1967;(Suppl 108):3.

4. Melone CP Jr. Articular fractures of the distal radius. Orthop Clin North Am. 1984;15(2):217-22.

5. Cooney WP. Fractures of the distal radius: a modern treatment-based classification. Orthop Clin North Am. 1993; 24(2):211-6.

6. Kapandji A. L'osteosyntese par double embrochage intrafocal: traitement fonctionnel des fractures non articulaires de l'extremite inferieure du radius. Ann Chir. 1976;30 (11-12):903-8.

7. Agee JM. External fixation: technical advances based upon multiplanar ligamentotaxis. Orthop Clin North Am. 1993; 24(2):265-74.

8. Ilyas AM, Willianson C, Mudgal CS. Radiocarpal dislocation: is it a rare injury? J Hand Surg Eur Vol. 2011;36(2): 164-5.

9. De Paula EJL, Mattar R Jr, Rezende MR, França EN. Radiocarpal fracture-dislocations: a study of 22 patients. J Hand Surg Eur Vol. 2011;36E(Suppl 1):S105-18.

10. Fernandez DL. Irreducible radiocarpal fracture-dislocation and radioulnar dissociation with entrapment of the ulnar nerve, artery and flexor profundus II-IV – Case report. J Hand Surgery. 1981;6(5):456-61.

11. Girard J, Cassagnaud X, Maynou C, Bachour F, Prodhomme G, Mestdagh H. Luxation radio-carpienne.A propos d'une série de 12 cas et revue de la littérature. Revue de chirurgie Orthoédique. 2004;90:426-33.

12. Schoencker PL, Gilula LA, Shilvey RA, Manske PR. Radiocarpal fracture: dislocation. Clin Orthop Relat Res. 1985; (197):237-44.

13. Moneim MS, Bolger JT, Omer GE. Radiocarpal dislocation: classification and rationale for management. Clin Orthop Relat Res. 1985;(192):199-209.

14. Dumontier C, Meyer Z, Reckendorf G, Sautet A, Lenoble E, Saffar P, et al. Radiocarpal dislocations: classification and proposal for treatment. J Bone J Surgery. 2001;83(2):212-18.

15. Ilyas AM, Mudgal CS. Radiocarpal fracture dislocations. J Am Acad Orthop Surg. 2008;16(11):647-55.

52 Traumatismos dos ossos do carpo

Nelson Mattioli Leite

Este capítulo versa sobre lesões traumáticas do carpo. Serão abordadas as fraturas dos ossos do carpo e, a seguir, as fraturas-luxações. Junto com elas, serão abordadas as lesões ligamentares do carpo, mas de forma mais superficial, pois a complexidade do assunto exigiria um novo capítulo. Pretende-se mostrar aspectos de diagnóstico e de indicações de tratamento. Sobre o aspecto de técnicas, serão comentadas as principais, dando-se indicações de textos nos quais o leitor poderá aprofundar os conhecimentos e buscar as referências bibliográficas que basearam as afirmações existentes aqui. Serão citadas algumas referências consideradas fundamentais.

A discussão sobre o tratamento de fraturas do escafoide será a mais completa, escolha que se deve à maior frequência da lesão. Os traumas que acometem o carpo fazem parte de um conjunto e costumam corresponder a variações sobre o mesmo tema, como será visto neste capítulo.

MECANISMO E INCIDÊNCIA DAS LESÕES

Na prática clínica, a queda com a mão espalmada é a forma mais frequente de mecanismo de lesões do punho. Apesar de serem mais raros, podem ocorrer traumas em hiperflexão. A mudança de ângulo de ataque da mão espalmada que defende o corpo em uma queda pode determinar se ocorrerá fratura do escafoide ou do rádio distal, lesão ligamentar, luxação perilunar ou fratura associada de outros ossos do carpo **(FIG. 52.1)**. Serão mostradas algumas formas específicas (não exclusivas) de mecanismos de lesão.

Os traumas que envolvem o punho e a mão correspondem a 43,6% da incidência geral, sendo que 16,7% correspondem a traumas que envolvem os ossos do carpo como um todo. Avaliações de incidência de fraturas dos ossos do carpo mostram que o escafoide está envolvido em 78,8%; piramidal, 13,8%; trapézio, 2,3%; hamato, 1,5%; semilunar, 1,4%; pisiforme, 1%; capitato, 1%; e trapezoide, 0,2%. Em diversos estudos, as fraturas do escafoide são as mais frequentes, com ocorrência em torno de 70%.[1,2] Esse número deve ser muito maior, como salientou Barton,[1] pois muitas fraturas do escafoide não são diagnosticadas ou tratadas de forma correta e, por consequência, desenvolvem

pseudartrose assintomática. Esse autor observou que talvez a única certeza sobre as fraturas do escafoide está no fato de haver muitas pessoas com pseudartroses assintomáticas vivendo normalmente.[1]

As fraturas do escafoide, quando recebem diagnóstico logo após o acidente e tratamento adequado, tendem a evoluir com consolidação. Entretanto, o sucesso do tratamento depende da classificação da lesão. Por exemplo, fraturas com traço oblíquo vertical ou desviadas, além das causadas por acidentes de alta energia, tendem a retardes de consolidação e pseudartrose. De modo similar às outras fraturas do esqueleto, as do escafoide podem se apresentar com aspectos diversos e ter evoluções variáveis dependendo da classificação pelo tipo de acidente, traço de fratura, presença de desvios ou cominuição e conforme o tempo entre o acidente e o diagnóstico.

ANATOMIA DA ARTICULAÇÃO DO PUNHO

O punho, em sua parte proximal, é composto pela articulação entre o rádio e a ulna, cuja função é a pronossupinação junto à articulação equivalente proximal no cotovelo. Esses dois ossos do antebraço formam, na parte distal, a superfície articular como o carpo. Essa articulação é um plano

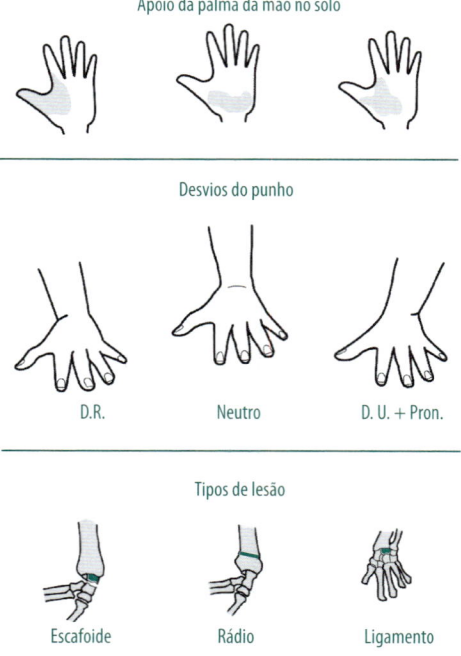

FIGURA 52.1 → Desenhos que correlacionam o modo de apoio da mão em quedas ao solo com o tipo de desvio que ocorre no punho e a lesão resultante. Observa-se a sequência de desenhos na vertical. No grupo da esquerda, a mão apoia na região tênar, com o punho em desvio radial, e ocorrem fraturas do escafoide. No grupo central, a mão apoia na região tênar e hipotênar com o punho em posição neutra, maneira que determina fraturas do rádio distal. No grupo de desenhos da direita, a mão apoia na região tênar, com desvio ulnar do punho e pronação do antebraço, e há, como consequência, lesões ligamentares do punho.

oblíquo inclinado, que mede em torno de 11° para o lado ventral e inclina-se 22° no sentido ulnar. A superfície articular do rádio apresenta uma fosseta elíptica para articular-se com o escafoide e uma esférica para articular-se com o semilunar. A cartilagem articular é continuada com a fibrocartilagem triangular, que se prende na borda medial do rádio (lateralmente) e na ulna (medialmente) **(FIG. 52.2)**.

O carpo articula-se com a sua primeira fileira de ossos (escafoide, semilunar, piramidal), uma superfície global composta pelo rádio na face lateral e pela fibrocartilagem triangular na face média. Essa é a articulação radiocárpica, um plano inclinado potencialmente instável. Assim sendo, é preciso analisar, primeiro, quais estruturas impedem o deslizamento do carpo. O osso piramidal é o batente medial que impede o deslizamento do semilunar e do escafoide. Ele cumpre essa função graças a um potente sistema de ligamentos, originários do rádio e da ulna, tanto no lado dorsal quanto no lado ventral do punho.

Durante os movimentos do punho, os ossos do carpo giram apoiando-se no piramidal, enquanto são contidos pelos ligamentos. Há movimentos do osso piramidal em balanço, de distal (no desvio radial) para proximal (no desvio ulnar).

Distal a esse sistema, encontra-se a segunda fileira do carpo, cujos ossos agem como um monobloco, o qual articula-se com a primeira fileira e age sobre ela através das articulações hamatopiramidal, semilunocapitato e escafotrapeziotrapezoide. A segunda fileira é contida de forma passiva pelo sistema ligamentar e ativa pela ação dos músculos. Mecanorreceptores disparam estímulos proprioceptivos para que músculos reflexamente ajudem ativamente na proteção articular. Há ligamentos mais ricos nesses "sensores", no aspecto histológico, com função principal de disparar estímulos nervosos quando sua estrutura é tensionada.

A denominação anatômica ligamentar segue o critério descritivo: de proximal para distal, de lateral para medial. O sistema ligamentar do punho é dividido em ligamentos intrínsecos e extrínsecos.[3] Os intrínsecos estão dispostos em círculo: cada osso do carpo é seguro por ligamentos com as articulações com os ossos vizinhos, exceto a interface do semilunar com o capitato. Entre os dois ossos centrais não há ligamentos intrínsecos. Os extrínsecos são os que partem do rádio e da ulna e se dirigem para o carpo.[4]

Ao observar um punho pelo lado ventral, em que a mão está com os dedos para cima, nota-se que os ligamentos formam um triângulo quando o carpo está em posição neutra; à medida que a extensão do punho é feita, os ligamentos tomam a forma de dois acentos circunflexos paralelos **(FIG. 52.3)**. No lado dorsal do punho, há a confluência de ligamentos ao piramidal.[3] O sistema ligamentar é complexo e está descrito na **FIGURA 52.4**.

O escafoide é um osso que se encontra no lado radial do punho e faz a conexão entre a primeira e a segunda fileiras do carpo. Articula-se medialmente com o semilunar através de seu polo proximal. Esses dois ossos formam uma concavidade distal e se articulam com o capitato. A parte distal do escafoide se articula com o trapézio e o trapezoide. Quando observa-se o escafoide de perfil, há uma diferença de nível entre a sua articulação com o semilunar e aquelas com o trapézio e o trapezoide. Tal fato anatômico confere ao escafoide uma orientação ventral, formando um ângulo em torno de 45° com o eixo longitudinal do rádio. O escafoide é descrito anatomicamente como um dos ossos da primeira fileira do carpo, mas trabalha nas duas fileiras. Esse osso do carpo também se articula com o rádio e, por consequência, tendo tantas articulações, é recoberto por cartilagem em quase 80% de

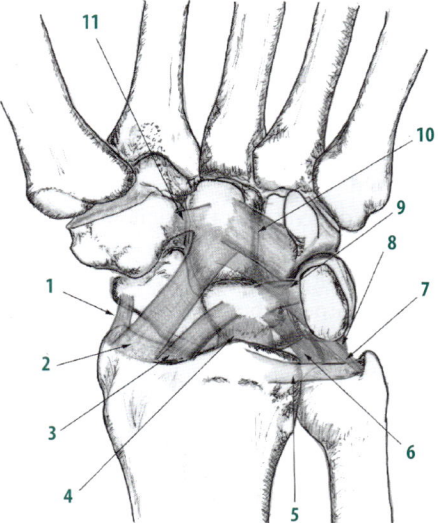

FIGURA 52.3 → Ligamentos do lado ventral do punho esquerdo.
1: ligamento colateral radial. **2:** ligamento radioescafocapitato. **3:** ligamento radiossemilunar longo. **4:** ligamento radiossemilunar curto. **5:** ligamento radiulnar palmar. **6:** ligamento ulnossemilunar. **7:** ligamento ulnocapitato. **8:** ligamento ulnopiramidal. **9:** ligamento semilunopiramidal. **10:** ligamento capitato piramidal. **11:** ligamento escafocapitato.

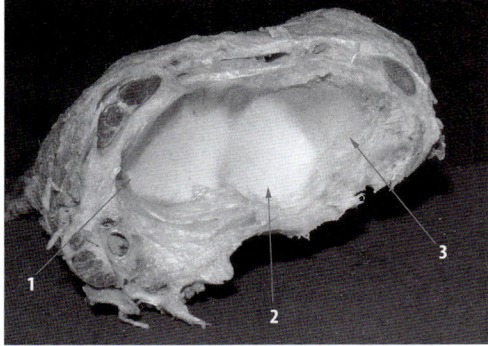

FIGURA 52.2 → Fotografia da superfície articular do rádio de um espécime.
1: observa-se a cartilagem articular da fosseta do escafoide, que é côncava e tem a forma elíptica com o maior eixo na horizontal. **2:** nota-se a superfície articular circular côncava, esferoide, para o semilunar. **3:** observa-se a fibrocartilagem triangular.

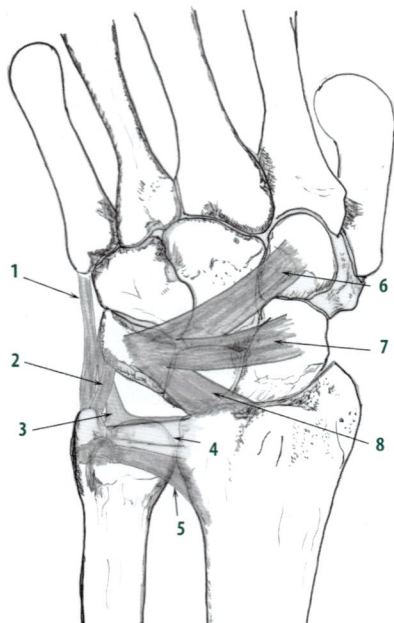

FIGURA 52.4 → Ligamentos extrínsecos do dorso do punho esquerdo. **1:** ligamento colateral ulnar. **2:** ligamento ulnopiramidal. **3:** menisco homólogo ulnocarpal em continuidade com a fibrocartilagem triangular. **4:** ligamento radiulnar dorsal. **5:** ligamento arcado dorsorradial. **6:** ligamento intercarpal dorsal (porção que se insere no osso trapezoide). **7:** ligamento intercarpal dorsal (porção que se insere no escafoide). **8:** ligamento radiocárpico dorsal.

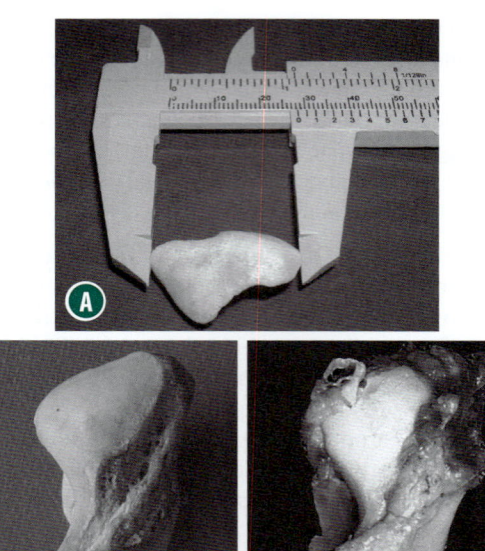

FIGURA 52.5 → Escafoides.

A O eixo longitudinal deste escafoide seco mede 27 mm e é possível ver que seu lado ventral é liso ("zona careca"). No lado direito da foto, está o polo proximal do escafoide.

B O mesmo espécime da foto anterior, mas visto pelo dorso, que apresenta perfurações, ao contrário do lado ventral. O polo proximal encontra-se do lado de baixo da imagem. Salienta-se que há rugosidade em todo o eixo dorsal deste osso seco, que corresponde à crista do escafoide, local em que se inserem a cápsula e os ligamentos dorsais.

C Outro escafoide na mesma posição do anterior; contudo, trata-se de um espécime fresco retirado de um cadáver, após a injeção de sulfato de bário com corante, com a finalidade de estudar a circulação intraóssea do escafoide. Esta foto serve para mostrar os ligamentos inseridos na crista do escafoide e os vasos injetados que penetram no seu dorso.

sua superfície. Na parte ventral do escafoide, há o ligamento radiocapitato, que determina uma área "careca" no osso, sem inserção de ligamentos ou de cápsula. Por conseguinte, sobram poucos locais para a penetração de vasos nutridores para o osso **(FIG. 52.5)**.

CIRCULAÇÃO INTRA E EXTRAÓSSEA DO PUNHO

A localização exata dos vasos (circulação extrínseca) permite que o médico trabalhe na cirurgia em zonas de segurança. Deve-se saber os locais de penetração dos vasos que nutrem os ossos do carpo, sobretudo os ossos que têm pontos específicos para penetração dos vasos que os nutrem (circulação intrínseca). Nesse aspecto, são peculiares o escafoide, o semilunar e o capitato.[5]

Circulação do escafoide

A circulação do escafoide provém de ramos da artéria radial. A partir da circulação extrínseca distal e dorsal, o escafoide é nutrido por meio da penetração de vasos em três áreas não articulares **(FIG. 52.6)**. Esses locais são o dorso, a superfície volar distal e vasos com menor importância, originados da artéria interóssea volar que chegam no polo proximal do escafoide. Na parte posterior do escafoide, há

uma crista na qual se inserem os ligamentos dorsais, local em que penetram, também, os vasos nutridores para seus dois terços proximais.

O terço distal é nutrido pelos vasos volares distais,[6] e a circulação interna pode ser vista na **FIGURA 52.6**. Nela, fica evidente o predomínio de vasos penetrando pelo dorso do osso e dirigindo-se para o seu polo proximal. Nas fraturas proximais do escafoide, esses vasos recorrentes podem ser lesados e ocorrer necrose avascular.

Circulação do semilunar e do capitato

O semilunar recebe vasos por suas extremidades dorsal e ventral. Há variações anatômicas em sua circulação **(FIG. 52.7)**. Quando ocorrem fraturas no semilunar, há chance de ocorrer necrose avascular, dependendo do tipo de circulação.[7] O capitato também tem uma circulação peculiar, pois recebe vasos em sua parte distal, e a parte intraóssea de sua circulação é recorrente, como é a do escafoide. Fraturas no colo do capitato podem provocar necrose de sua cabeça.

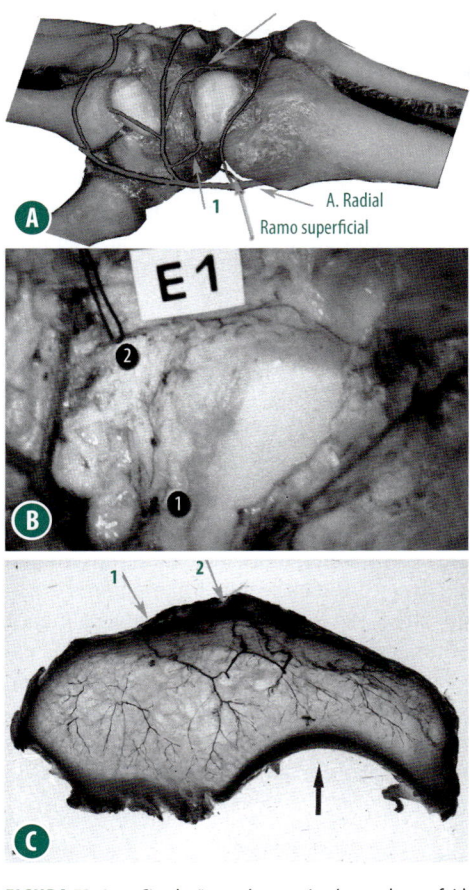

FIGURA 52.6 → Circulação extrínseca e intrínseca do escafoide.

Ⓐ Desenho realizado sobre fotografia de um esqueleto de punho esquerdo em espécime glicerinado; estão salientadas as artérias radial e seu ramo superficial, que é ventral; ela segue em direção ao dorso do primeiro espaço intermetacarpal e é possível ver seus ramos. 1: o primeiro ramo arterial dorsal da crista do escafoide (distal). 2: o segundo ramo arterial da crista do escafoide (proximal).

Ⓑ Dorso do escafoide de espécime injetado com corante e sulfato de bário, em que se vê em detalhe a maneira como os vasos desenhados na imagem A correm pela crista do escafoide.

Ⓒ Fotografia feita em microscópio cirúrgico do espécime mostrado em B, que foi diafanizado e cortado longitudinalmente na crista do escafoide. A parte proximal do escafoide está à direita. 1: vê-se o vaso mais distal. 2: o vaso mais proximal, ao penetrarem no dorso do escafoide. A circulação intraóssea é recorrente. Os vasos penetram no dorso, em torno do 1/3 médio, e seguem para o polo proximal. Essa composição anatômica vascular determina que os 80% proximais do escafoide sejam nutridos pelas artérias dorsais (1 e 2) e os 20% distais sejam nutridos pela circulação ventral de vasos que partem do ramo superficial da artéria radial.

O CARPO COMO UNIDADE FUNCIONAL

O carpo é composto por uma fileira proximal muito móvel (escafoide, semilunar, piramidal), em que os ossos apresentam movimentos interdependentes, e uma fileira distal (trapézio, trapezoide, capitato, hamato) que funciona como um monobloco. A articulação do capitato com o hamato tem ligamento interósseo potente, o mais forte da fileira distal, e funciona como um amortecedor de forças aplicadas no lado ulnar do punho. Há movimentos

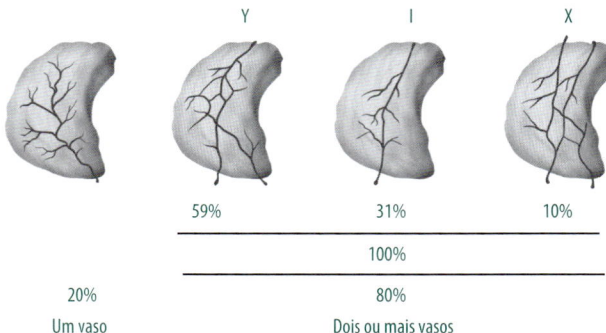

FIGURA 52.7 → Montagem pictórica em um osso semilunar, seccionado no plano sagital, para mostrar seus tipos circulatórios. No lado esquerdo, há um tipo de circulação em que o semilunar é nutrido somente por vasos no seu lado ventral, o que corresponde a 20% das situações anatômicas; os 80% restantes são divididos em tipos circulatórios com forma de letras: Y invertido (59%), I (31%) e X (10%).

adaptativos entre os ossos da fileira distal, mas com menor significado clínico, sendo, por isso, considerada a fileira distal como um bloco único que age como uma quilha de um navio contra a parte distal côncava da fileira proximal. A forma irregular dessa quilha provoca a ação de forças variáveis na primeira fileira, conforme a posição do punho, e é um dos fatores determinantes à movimentação individual de cada osso proximal. Além disso, os movimentos são regulados pela ação dos ligamentos que funcionam restringindo, mudando a direção do movimento individual de cada osso e tracionando ossos vizinhos.

Mecânica do carpo e traumas

O escafoide apresenta a maior incidência de fraturas entre os ossos do carpo. Elas ocorrem devido ao aspecto anatômico e funcional do punho e pela situação específica dele como um osso intermediário entre as duas fileiras do carpo. Há repercussões das fraturas desse pequeno osso para o carpo como um todo. O semilunar movimenta-se pela ação de forças aplicadas: lateralmente pelos movimentos do escafoide, medialmente pelas forças que vêm do piramidal e distalmente pela ação do capitato, que o empurra contra o rádio. No rádio, há uma fosseta esferoide e côncava onde o semilunar se articula, fato que lhe permite girar e deslizar em todos os sentidos, adaptando-se aos ossos vizinhos. Ao mesmo tempo, o semilunar é mantido sob tensão por seus ligamentos com o escafoide e com o piramidal.

No desvio radial do punho, o semilunar gira ventralmente acompanhando a flexão do escafoide. No desvio ulnar, o semilunar gira para o lado dorsal, acompanhando a extensão do escafoide e também por haver giro do piramidal, que ocorre pela ação do hamato na articulação com o piramidal. Nos traumas, a ruptura de ligamentos e/ou fraturas causam desvios dos ossos, que costumam ser contidos por eles como se fossem uma mola. Os ossos são presos uns aos outros e suas posições são mantidas sob tensão.

A lesão de ligamentos ou as fraturas rompem a estabilidade dinâmica do carpo. Essa característica mecânica sofre interferência de fraturas do escafoide e, no sentido inverso, os movimentos do carpo agem diretamente sobre ele. Há forças agindo em todos os sentidos, inclusive sob a forma de torção. Portanto, se não houver imobilização dessas fraturas por tempo suficiente para proteger o calo ósseo, o destino será o desenvolvimento de pseudartrose.[4]

Mecanismos de estabilização do carpo

As articulações em geral são estabilizadas pela forma anatômica do encaixe dos ossos e/ou pelos ligamentos que as compõem. Algumas têm um afrontamento dos ossos que já permite boa estabilização. Outras articulações são instáveis sob o aspecto ósseo e seu funcionamento fisiológico dependerá de estabilização pelos ligamentos. Essa é a situação da articulação do punho. O carpo apresenta ligamentos intrínsecos e extrínsecos. A ação em conjunto dos ligamentos impede o deslizamento do carpo no plano inclinado da superfície articular do rádio. No final dessa rampa, há o forte batente no osso piramidal e no sistema ligamentar ulnopiramidal. O osso piramidal é o grande estabilizador, e, para tanto, "pendura-se" no rádio pelos ligamentos radiopiramidal dorsal e ventral e na ulna pelos ligamentos colateral ulnar e ulnopiramidal. Esse conjunto forma a chamada de funda (estilingue) de Kuhlmann, em que a pedra é o osso piramidal.[3,4,8,9]

Quando é feita a preensão de objetos, a fileira distal do carpo é empurrada contra a primeira fileira, havendo tendência à movimentação do escafoide em flexão devido a sua posição oblíqua. Esse movimento de flexão leva o semilunar junto, assim como o piramidal. Entretanto, esse desvio é inibido pela ação dos ligamentos volares que se prendem aos três ossos da primeira fileira e inserem-se distalmente e, também, pela ação do ligamento radiopiramidal dorsal. Nesse aspecto, tem grande importância o ligamento radiocapitato que passa volar ao escafoide, por sua zona "careca" entre o terço médio e distal. Ele funciona como um ponto de apoio para que o escafoide não gire em flexão.

O escafoide gira em relação ao semilunar tomando como eixo o ligamento escafoidessemilunar dorsal, que é menos elástico (mais firme) por apresentar as fibras de colágeno dispostas de modo transversal, enquanto o ligamento volar é mais maleável e permite o movimento necessário. A mobilidade entre o semilunar e o piramidal, por outro lado, ocorre em forma mais parelha com um eixo de rotação mais ventral. A articulação mediocárpica tem como estabilizadores mais importantes os ligamentos piramidal-capitato-hamato, os ligamentos escafoide-trapézio-trapezoide dorsolaterais e o ligamento escafocapitato. O conhecimento desses aspectos anatômicos e funcionais é muito importante para entender a forma como ocorrem as fraturas e fraturas-luxações dos ossos do carpo e as lesões ligamentares.

MECANISMO DAS FRATURAS E LUXAÇÕES NO CARPO

As lesões traumáticas do carpo devem ser analisadas como um conjunto. Mayfield e colaboradores salientam que cada lesão não é uma entidade separada, mas parte de um *continuum*.[10] Dentre os mecanismos de trauma, o mais frequente é a queda com a mão espalmada, que leva ao padrão de lesões do tipo **perilunar**. Outro tipo de lesões são as por esmagamento anteroposterior, que desenvolvem o padrão **axial**, correspondendo a fraturas-luxações com comprometimento longitudinal do carpo e do metacarpo. Existem também as lesões por ação de forças localizadas; nesse grupo, estão incluídas, por exemplo, as fraturas do hâmulo do hamato e algumas fraturas do piramidal.[11-12]

Estudos sobre mecanismos de traumas de punho, realizados em cadáveres, mostraram que a hiperextensão forçada, em posição de desvio ulnar, associada a um movimento de supinação do carpo, provoca lesões ligamentares e fraturas de ossos do carpo. As lesões seguem um arco menor em torno do semilunar ou um arco maior que passa pela estiloide radial, pelo escafoide, capitato, hamato e piramidal. A forma de apresentação das lesões varia, mas sempre seguem esse padrão geral **(FIG. 52.8)**. Fraturas de ossos carpais associadas a luxações são consideradas como "lesões do

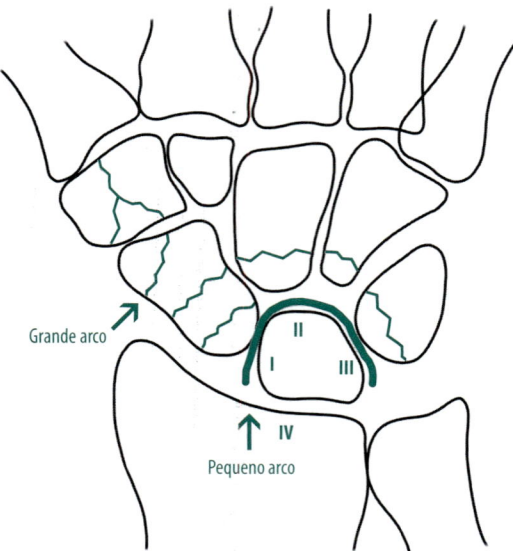

FIGURA 52.8 → Desenho das lesões encontradas por Mayfield e colaboradores (1980).[10,13]

A As lesões do pequeno arco classificam-se em tipo I (quando há lesão ligamentar entre o escafoide e o semilunar), tipo II (acresce a luxação do capitato com o semilunar), tipo III (soma-se a lesão ligamentar semilunopiramidal) e tipo IV (luxação dorsal do carpo como um todo, que, ao cessar o movimento vulnerante, retorna e empurra o semilunar ventralmente, luxando-o).

B As lesões do grande arco são as que iniciam-se com a fratura da estiloide do rádio e fraturam o escafoide em diversos níveis, além de poderem atingir e fraturar o capitato, o hamato e o piramidal.

Fonte: Mayfield e colaboradores.[10,13]

arco maior", enquanto luxações perilunares são "lesões do arco menor".[10] Contudo, qualquer combinação entre esses dois extremos é possível.

As lesões do **arco menor** ocorrem em torno do semilunar e apresentam-se em formas gradativas que variam com o aumento da energia envolvida, como pode ser visto na **FIGURA 52.8**. As lesões do **arco maior** incluem as fraturas do escafoide, capitato, hamato e piramidal. Tais lesões podem ocorrer em qualquer parte desses ossos, dependendo da forma e da direção que as forças incidem sobre o carpo. As lesões podem ser parciais no que tange aos ligamentos e sob a forma de fraturas incompletas ou simples fissuras, se for analisado o envolvimento ósseo.[13] Na **FIGURA 52.9**, é possível ver as imagens de ressonância magnética (RM) que mostraram fratura tanto no escafoide quanto no piramidal. As condições não eram visíveis nas radiografias iniciais.

A visão global dos traumas carpais dá ao médico traumatologista maior poder de análise. Esse conhecimento estimula uma visão mais larga. Afinal, só é possível enxergar aquilo que se conhece.

FRATURAS DO ESCAFOIDE

As fraturas do escafoide ocorrem em quedas com a mão espalmada, em que a posição relativa do punho esteja em desvio radial. Há hiperextensão do punho associada ao desvio radial. Nessa situação, enquanto o polo proximal do escafoide fica preso entre o rádio e o ligamento radioescafocapitato, o movimento de hiperextensão leva o escafoide em direção dorsal e fratura-o como se fosse uma barra de giz.

Quando há desvio ulnar do punho e extensão, associados à pronação do antebraço com a mão fixa no solo, podem ocorrer lesões ligamentares junto a fratura do escafoide.

Diagnóstico

O diagnóstico das fraturas do escafoide passa pela suspeita clínica, determinada pela anamnese. Quando um paciente refere dor no punho, após queda com a mão espalmada, deve-se suspeitar de alguma lesão. Esses traumas podem se apresentar como simples estiramento dos ligamentos até rupturas completas; desde fissuras imperceptíveis nos ossos em radiografias iniciais até fraturas-luxações transescafoperilunares do carpo. Todas as combinações são possíveis.

Na anamnese, é importante saber há quanto tempo ocorreu o trauma, pois lesões recentes em que ocorreram fissuras podem se apresentar sem dor e, com o passar das horas, com a formação do processo inflamatório, instala-se um quadro clínico de dor e edema. Por outro lado, um trauma que apresentava dor no segundo dia pode apresentar-se sem dor após uma semana, mesmo na presença de fratura do escafoide. Um paciente com fratura do rádio distal com desvio pode ter fratura simultânea do escafoide.

No exame físico, pode haver dor e edema no lado radial do punho, junto à tabaqueira anatômica, que se acentua com o movimento de extensão, desvio radial e compressão longitudinal do polegar e do dedo indicador.[14] Em casos mais graves, pode-se encontrar escoriações ou edema da região tênar.

Pode-se dizer que a suspeita de fraturas do escafoide sempre é clínica; à história, o paciente refere queda com a mão espalmada e dor na tuberosidade do escafoide e na

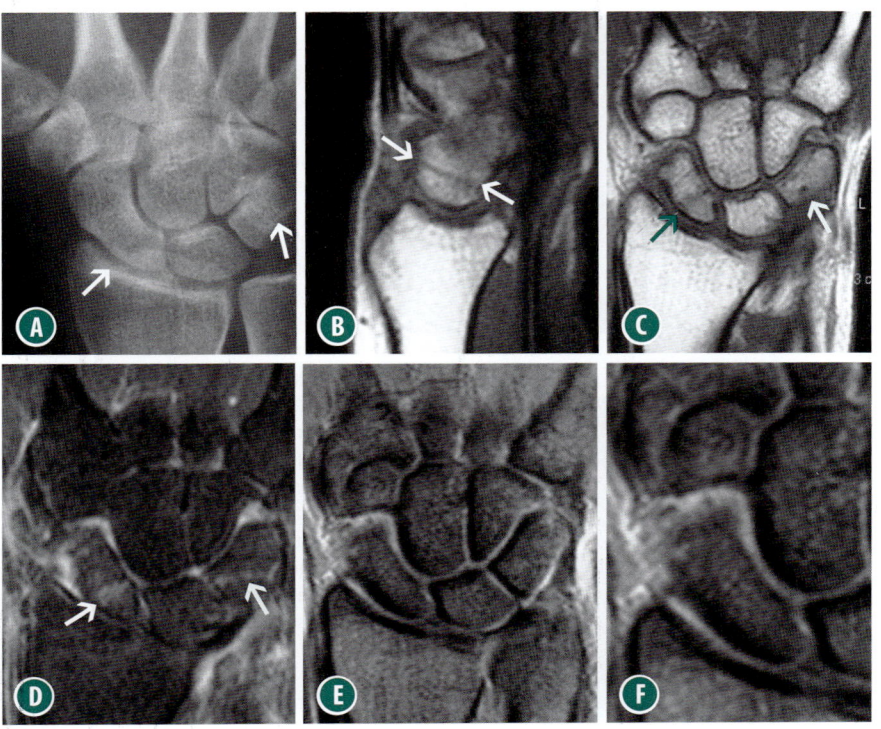

FIGURA 52.9 → Imagens radiográficas e de RM de uma paciente que teve trauma no punho direito.

A Radiografia mostrando suspeita de fraturas no polo proximal do escafoide e no corpo do piramidal.

B Corte sagital de RM em T1 que deixa clara a situação da fratura.

C Corte coronal de RM em T1 em que se observa de forma clara a fratura do escafoide e do osso piramidal.

D Corte coronal em T2 que permite ver ainda melhor os traços fraturários de ambos os ossos. Salienta-se que as fraturas seguem a linha de grande arco de Mayfield.

E Fotografia de RM realizada três meses após o trauma, na sequência de tratamento incruento com imobilização, em que a imagem confirmou a consolidação da fratura.

F Visão localizada da RM da imagem E que confirma o desaparecimento do traço fraturário que era visível em C.

tabaqueira anatômica no momento em que o médico faz compressão longitudinal do primeiro raio (100% de sensibilidade).[15] É frequente o paciente não procurar auxílio médico por considerar que trata de "simples torção" e faz um tratamento caseiro. Outras vezes, o indivíduo passa por um médico socorrista, que não encontra nenhuma fratura em radiografias realizadas nesse local de atendimento e indica a colocação de uma tala para ser retirada em casa. Os pacientes ficam sem sintomas após esse período e procuram auxílio médico quando os sintomas retornam com a utilização do punho. Muitas vezes, a segunda fase de sintomas ocorre após 40 a 60 dias, e a fratura do escafoide já se encaminha para uma situação de pseudartrose. Entretanto, cabe salientar que muitas pseudartroses do escafoide seguem assintomáticas e só serão diagnosticadas com radiografia se ocorrer um novo trauma, ou muito tarde, quando se instalar a osteoartrite pós-traumática.

> **ATENÇÃO! A confirmação do diagnóstico na fase aguda é feita com radiografias realizadas nas incidências posteroanterior com o punho em desvio ulnar e flexão completa dos dedos, perfil absoluto e oblíquas em 30° de pronação e 30° de supinação (FIG. 52.10).[4]**

As fraturas, muitas vezes, não são observadas nas radiografias iniciais, porém, no processo de consolidação, há absorção do cálcio na interface fraturária, em torno de 0,5 mm de cada lado, permanecendo o colágeno da estrutura óssea no local. Dessa forma, uma fratura que não era vista em radiografias na fase de emergência será detectada após duas semanas em imagens de controle.[16-18] Russe chamou atenção para um fato que pode ocorrer nas fraturas do escafoide: muitas vezes, as fraturas só se tornam visíveis em radiografias feitas após quatro ou cinco semanas.[18] Considerando esse aspecto de incerteza diagnóstica, as recomendações para protocolos de conduta médica foram estabelecidas da seguinte forma: na suspeita clínica de fratura do escafoide, deve-se tratar o paciente com imobilização, considerando-o um portador de fratura até prova contrária em radiografias de controle. A presença de falsos negativos em exames radiográficos deixa os traumatologistas em situação delicada – se houver fratura e não for imobilizada, o destino será uma pseudartrose; se não houver fratura, o paciente ficará imobilizado sem haver necessidade.[19]

Foram realizados estudos com o uso de cintilografia em traumas do punho que demonstraram ser esse um método com sensibilidade de 100%, mas com especificidade de 98%. Isso vale dizer que, se houver positividade na cintilografia – que demonstre aumento da concentração de radioisótopo na região do escafoide –, pode ser que haja fratura, mas talvez o indivíduo tenha outro tipo de patologia. No entanto, se a cintilografia for negativa, pode-se afirmar que não há fratura.[20-21]

> **ATENÇÃO! A RM demonstrou ser o melhor método para avaliação de pacientes com suspeita clínica de fraturas do escafoide, pois apresenta sensibilidade de 100% e especificidade também de 100%.[22-26] Por esse aspecto, passou a ser o exame recomendado, em protocolos, para indivíduos com história e exame clínico compatíveis com fratura do escafoide, os quais apresentem radiografias normais no primeiro atendimento.[27]**

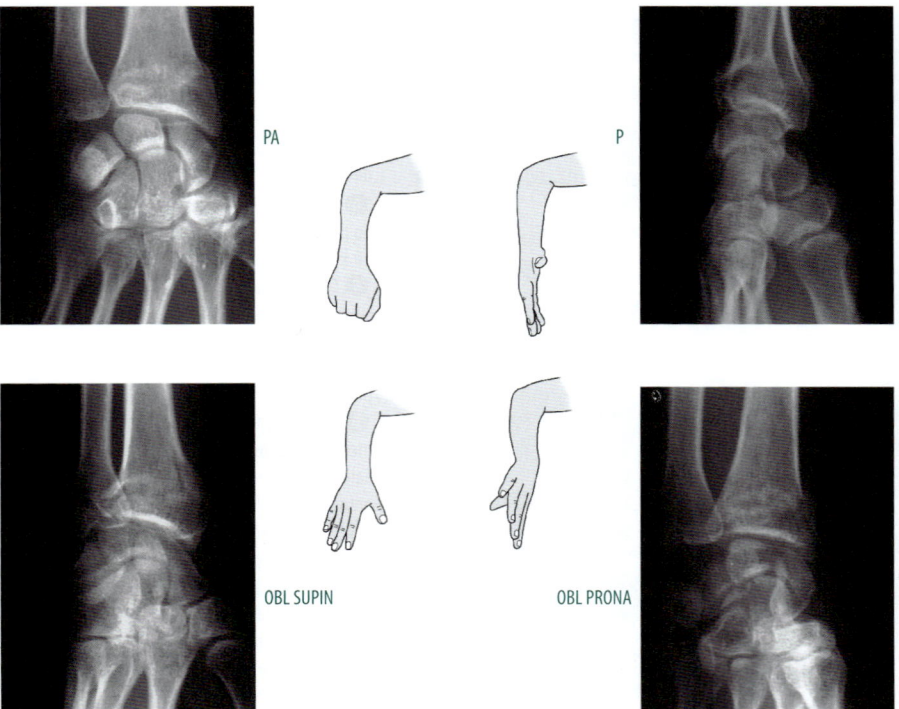

FIGURA 52.10 → Posições do membro superior para a obtenção das quatro incidências básicas para avaliação do escafoide. O paciente deve apoiar o braço e o antebraço na mesa do aparelho de raios X e mantê-los nessa posição em todas as incidências, de forma que, na posição posteroanterior, o antebraço se encontre em posição neutra de pronossupinação, os dedos fiquem em flexão e o punho em desvio ulnar. A partir dessa posição, serão realizadas as duas incidências oblíquas, uma em pronação de 35° e outra em supinação de 35°. Obtém-se o perfil posicionando o antebraço em supinação máxima e alinhando o segundo metacarpal com o rádio. Essas incidências realizadas com o rigor descrito permitem melhor avaliação radiográfica do punho, informando ao médico a relação de comprimento entre a ulna e o rádio, a forma da articulação radiulnar distal e a situação de posicionamento relativo entre os ossos do carpo. O escafoide aparece nessas incidências de forma clara, sendo possível avaliar a presença de fraturas e seus eventuais desvios.

A avaliação de custo e benefício pende para a utilização da RM por ter valores menores do que o gasto com os atendimentos, radiografias seriadas, imobilizações e verbas referentes à cobertura do afastamento do paciente do trabalho.[28] É preciso somar, ainda, valores de custo de cirurgias necessárias ao tratamento de pseudartroses, as quais podem se desenvolver por falta de diagnóstico preciso.

A tomografia computadorizada (TC) teve melhora da qualidade de imagens e, atualmente, permite até cortes mais finos, fator determinante à possibilidade de diagnóstico imediato de fraturas do escafoide. Estudos mostraram que os resultados de exames tomográficos (TC) têm poder preditivo negativo para fraturas do escafoide em 96,8%, e valor preditivo positivo para essas fraturas em 100% (94,4% de sensibilidade e 100% de especificidade).[29] Esses estudos sugerem que a TC pode ser uma alternativa ao método de imobilização gessada com revisão radiográfica em duas semanas.

Frente a esses conhecimentos, o médico deve adaptar-se ao que há disponível em seu local de trabalho: manter os pacientes imobilizados por duas semanas e repetir as radiografias após esse tempo; persistindo a suspeita, há nova imobilização por mais duas semanas e nova busca radiográfica da fratura. Não havendo sinais radiográficos de fratura, o paciente é liberado da imobilização, mas com a recomendação de repetir nova série de radiografias depois de mais quatro a seis semanas.

Quando a cintilografia estiver disponível, pacientes com exame negativo serão tratados como portadores de contusões, sendo imobilizados por sete a 10 dias. Sujeitos com cintilografia positiva serão tratados como portadores de fratura, até que se comprove não haver tal lesão em radiografias em torno da sexta semana. Quando a cintilografia foi positiva, é sinal que houve, no mínimo, uma lesão ligamentar, e a imobilização mais prolongada beneficiará o paciente. Quando a RM estiver disponível e se houver possibilidade de ser realizada na primeira semana, será indicada para pacientes com história clínica típica.

É comum, nesse momento, surgir a seguinte dúvida: quanto tempo de trauma deve transcorrer até o médico solicitar exames de imagem? A cintilografia é recomendada após 72 horas do acidente, e a RM pode ser solicitada dentro das primeiras 24 horas. O uso de técnicas de supressão de gordura e de uso de contraste paramagnético, além da melhoria da qualidade das imagens permitiram índices altos de acerto diagnóstico.

Classificação das fraturas do escafoide e indicações de tratamento

Classificam-se as fraturas do escafoide conforme a posição do traço de fratura, dividindo-o em três partes: terço proximal, médio e distal. Há diferença de comportamento das fraturas quanto à consolidação e à presença de necrose avascular,

dependendo do seu local. Fraturas no polo proximal desenvolvem necrose avascular com maior frequência do que nos outros dois terços. As fraturas no terço distal tendem a consolidar em praticamente 100% das situações tratadas.

As fraturas do escafoide podem ser intra-articulares (no corpo do escafoide) ou extra-articulares (na tuberosidade do escafoide). As fraturas na tuberosidade não são um problema importante em si, pois sempre consolidam, a não ser que haja afastamento dos fragmentos. O médico deve ficar atento à possibilidade de associação a outras lesões ósseas e ligamentares do carpo. As fraturas que envolvem o corpo do escafoide costumam ser problemáticas e demandarem especial atenção.

Classificação de Trojan e Jahna (divulgada por Russe)

As fraturas também podem ser classificadas conforme a orientação do traço fraturário em relação ao eixo longitudinal do escafoide. É valorizado o tipo de traço de fratura e sua relação com a ação de forças de cisalhamento no foco de fratura, que ocorre nos traços obliquoverticais. Observa-se traço fraturário em todas as incidências e seu posicionamento em relação ao eixo longitudinal do escafoide. Essa classificação é citada de maneira equivocada como sendo de Russe, o qual foi apenas divulgador dela em inglês, sem as citações das originais. A **FIGURA 52.11** apresenta a classificação que determina em quais fraturas há instabilidade intrínseca, tendo seu valor comprovado em laboratório de anatomia e em âmbito clínico.[31-34]

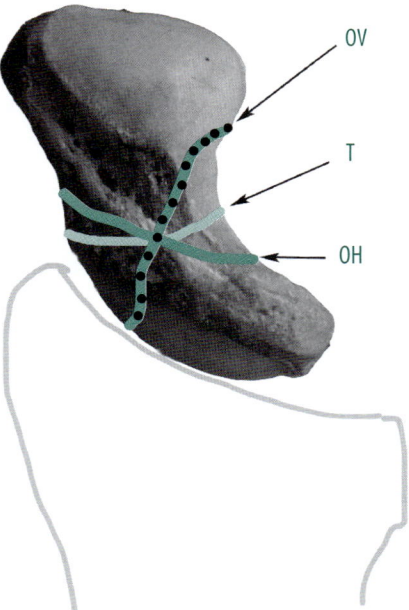

FIGURA 52.11 → Classificação de Trojan[31] e Jahna[32] que define as fraturas do escafoide como **oblíquas horizontais** (OH), **transversas** (T) e **oblíquas verticais** (OV), conforme o traço de fratura em relação ao eixo do escafoide. Essa classificação foi divulgada em alemão por Trojan e Jahna, médicos auxiliares de Lorenz Böhler, em Viena[31-32] Também houve a sua divulgação em francês por Trojan e Mourgues,[33] antes de sua publicação em inglês por Russe,[18] que, por engano e barreira de língua, ainda leva o crédito.

Classificação de Soto-Hall

Outra classificação a ser utilizada é a de divisão do (DIVIDE-se) o escafoide em cinco partes iguais. A análise do tamanho considerado limite de fraturas do polo proximal em que a forma de tratamento passa a ser sua ressecção é de 1/5.[35] Pequenos fragmentos em fraturas desviadas são de difícil tratamento e, pela impossibilidade de fazer a osteossíntese com parafusos de Herbert, uma forma de tratamento é sua ressecção, com reinserção dos ligamentos que vêm do semilunar.

Classificação de Herbert

A classificação de uso mais frequente, hoje, é a descrita por Herbert e Fisher. Nessa classificação, conhecida como de Herbert, os tipos de fratura são divididos por letras e subdivididos por números. É uma classificação abrangente que engloba as fraturas na fase aguda e as que desenvolveram pseudartrose. O **QUADRO 52.1** apresenta a descrição.[36-39]

Essa é a classificação proposta por Herbert e Fisher,[37] que, atualmente, é a mais utilizada e teve um acréscimo dos últimos dois tipos, que foi feito por Filan e Herbert em 1996.[39]

Classificação de Schernberg

A classificação de Schernberg é muito utilizada na França e baseia-se em aspectos e reparos anatomorradiológicos, numerando as lesões de proximal para distal em seis

tipos.[40] São levadas em conta a superfície articular do escafoide com o rádio e a linha de máxima densidade radiográfica do escafoide, que é observável nas imagens, em sua articulação com o capitato. Essa classificação encontra-se no **QUADRO 52.2**.

Classificação da Clínica Mayo

Outra classificação é a proposta pelo grupo da Clínica Mayo.[41] As fraturas do escafoide são divididas em cinco tipos, que podem ser vistos na **FIGURA 52.12**.

Classificações preferidas e suas aplicações

Considera-se preferível dividir as fraturas em grupos conforme os parâmetros a serem analisados e respondendo a algumas perguntas.

- A fratura do escafoide deve ser tratada de modo incruento ou há indicação de cirurgia?

Deve-se dividir as fraturas em simples e complexas, de acordo com o grau de envolvimento das estruturas. As fraturas simples são as que se apresentam como lesão isolada do escafoide; já as complexas apresentam-se acompanhando lesão ligamentar ou uma fratura-luxação. A diferença na evolução é completamente diferente. As fraturas que acompanham lesões ligamentares e as fraturas-luxações têm complexidade muito maior, há trauma de maior energia e, por consequência, dano maior de partes moles,

QUADRO 52.1 → Classificação de Herbert

Tipo A
A1 – fraturas da tuberosidade
A2 – fratura incompleta através da cintura
Tipo B (fraturas agudas < 6 semanas)
B1 – fratura distal oblíqua
B2 – fratura completa na cintura (colo)
B3 – fratura do polo proximal
B4 – fratura-luxação transescafoperilunar do carpo
Tipo C
C1 – retarde de consolidação
Tipo D (não consolidadas > de 6 semanas)
D1 – pseudartrose fibrosa
D2 – pseudartrose (deformidade inicial)
D3 – pseudartrose esclerótica (deformidade avançada)
D4 – necrose avascular

Fonte: Herbert[36] e Filan e Herbert.[39]

QUADRO 52.2 → Classificação de fraturas do escafoide de Schernberg

Tipo I – Fratura "polar", que se apresenta como uma variedade mais proximal, com traço oblíquo.
Tipo II – Fraturas "corporais altas", que se apresentam com traço oblíquo de lateral para medial, terminando na transição do terço proximal e médio da linha de máxima densidade do escafoide.
Tipo III – Fraturas "corporais baixas", que apresentam um traço de fratura que nasce na superfície radial do escafoide mais distal e dirige-se obliquamente com direção proximal ao meio da linha de máxima densidade.
Tipo IV – Fraturas "transtuberositárias", cujos traços fraturários não são bem visíveis na radiografia de frente e mais bem observados na incidência oblíqua em supinação. O traço fraturário inicia na tuberosidade de onde se dirige, obliquamente para o meio da linha de maior densidade em trajeto de fora para dentro e de baixo para cima.
Tipo V – Fraturas "do pé" do escafoide, em que o traço de fratura nasce abaixo da tuberosidade "externa" e dirige-se obrigatoriamente de baixo para cima e de fora para dentro, terminando na extremidade distal da linha de maior densidade.
Tipo VI – Fraturas que envolvem a superfície articular do escafoide com o trapézio e o trapezoide. São subdivididas conforme o tamanho do fragmento em: 1. Fratura do tubérculo distal com pequeno fragmento, que corresponde ao arrancamento do canto anterolateral da base do tubérculo do escafoide.   2. Fratura do tubérculo do escafoide com fragmento intermediário que envolve a metade de sua base.   3. Fraturas da tuberosidade do escafoide com grande fragmento, que corresponde à totalidade de sua base.

Fonte: Schernberg.[40]

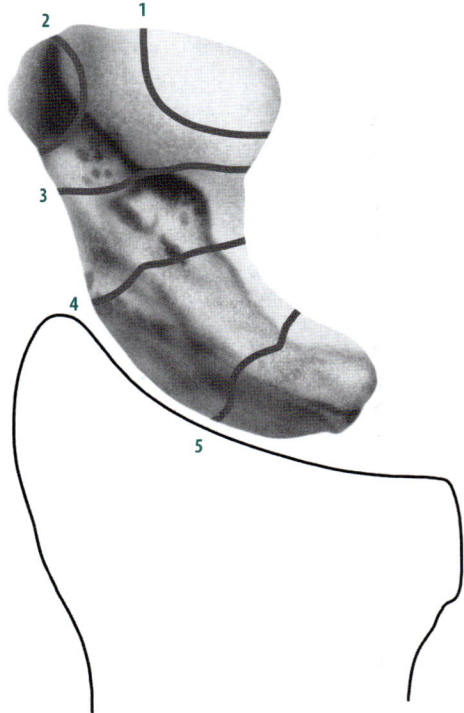

FIGURA 52.12 → Desenho sobre a fotografia de um escafoide seco para mostrar a classificação da Clínica Mayo[41] para fraturas do escafoide. São os seguintes tipos de fraturas: **1.** na tuberosidade; **2.** na superfície articular distal; **3.** no terço distal; **4.** na cintura, terço médio; **5.** no polo proximal.

o que representa maior fibrose, destruição da circulação do fragmento proximal e rigidez. Para as fraturas simples, o tratamento pode ser incruento, mas, nas fraturas-luxações, o tratamento deve ser cirúrgico, de preferência.

• Quanto tempo há de fratura?

As fraturas são divididas conforme o tempo entre o acidente e o início do tratamento. Há, portanto, fraturas de diagnóstico recente (até seis semanas) e de diagnóstico tardio (acima de seis semanas).

Essa divisão é necessária porque a experiência de diversos autores mostrou que o início tardio do tratamento é motivo de não consolidação das fraturas pelo método de tratamento incruento. A mudança na característica das fraturas do escafoide com o início do tratamento tardio foi comprovada por Morgan e Walters em trabalho prospectivo bem desenhado.[42] Nesse estudo de 100 fraturas consecutivas tratadas de modo conservador, ficou clara a mudança de característica quando iniciaram o tratamento após seis semanas.

• Há desvio dos fragmentos ou cominuição?

A classificação das fraturas pelo desvio dos fragmentos e pela presença de cominuição é feita sem desvio, com desvios menores que 1 mm, com desvios maiores que 1 mm e com cominuição e desvios angulares.

Nesse aspecto, outra dúvida que pode surgir é: a fratura apresenta desvio maior que 1 mm nas radiografias ou cominuição? Eddeland e colaboradores observaram que as fraturas recentes do escafoide (até quatro semanas) tratadas de modo conservador consolidaram em 95%. Fraturas com desvios maiores que 1 mm nas radiografias desenvolveram pseudartrose em 92%.[43]

Quando há cominuição, a fratura é mais grave. Há instabilidade e componente de desvio rotacional entre os fragmentos, o que indica tratamento cirúrgico. Muitas vezes, o traço de fratura em si não apresenta desvio em translação nas radiografias, mas é observada angulação entre os fragmentos. Quando esse tipo de fratura é tratado de forma incruenta, há grande chance de ocorrer retarde de consolidação, e, se a fratura tiver consolidação viciosa, o escafoide ficará deformado. Esse é o escafoide "corcunda", que altera a mecânica do carpo com tendência a desenvolvimento de osteoartrite pós-traumática. Angulações entre os fragmentos provocam perdas gradativas da extensão da articulação do punho e, quando os desvios são maiores do que 15°, há perda total da extensão.

Grandes desvios angulares são de fácil visualização; a dificuldade é encontrada na maneira de fazer sua medida com precisão e em comparar com o lado normal.

• Qual a importância da direção do traço fraturário?

As fraturas são divididas por seu traço, podendo ser transversas, oblíquas horizontais e oblíquas verticais. As fraturas completas com traços fraturários do tipo oblíquo vertical tendem a desenvolver pseudartrose, conforme apontou o trabalho de Morgan e Walters.[42]

• Em que local do escafoide ocorreu a fratura?

Segue-se com a análise das fraturas separando-as conforme sua localização – terço proximal, médio ou distal. Sabe-se que as fraturas que ocorrem no terço proximal são mais problemáticas por estarem sujeitas a necrose asséptica do polo proximal e apresentam maior número de retardes de consolidação e pseudartroses. As fraturas do polo proximal devem ser avaliadas com RM para ver a condição circulatória e tratadas com cirurgia se houver desvio.

É importante lembrar que fraturas do escafoide também ocorrem em crianças **(FIG. 52.13)**. Elas representam 0,34% das fraturas sofridas pelo público infantil. Devido à ossificação excêntrica do escafoide, há tendência de ocorrer fraturas no seu terço distal. As lesões em crianças são visíveis na maioria das vezes. Havendo suspeita clínica sem achados radiográficos, há indicação de RM.[44-48]

Tratamento das fraturas do escafoide

Aspectos genéricos do tratamento

O tratamento das fraturas do escafoide deve buscar a consolidação em situação anatômica, pois esse osso é uma das peças mais importantes do carpo. Portanto, não basta consolidar a fratura.

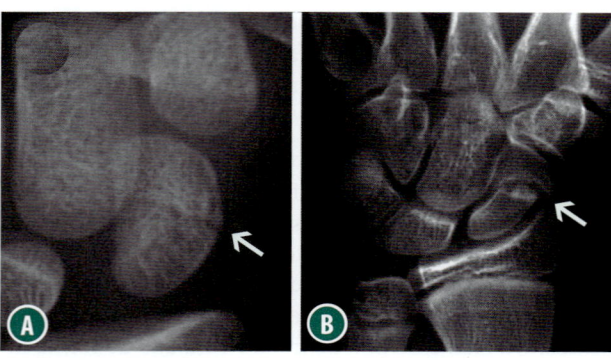

FIGURA 52.13 → Radiografias de crianças portadoras de fratura de escafoide.
Ⓐ Radiografia de um menino de 10 anos com fratura recente no 1/3 médio.
Ⓑ Radiografia de um adolescente de 15 anos com pseudartrose do escafoide.
Pela história, a fratura ocorreu em torno dos 11 anos em uma queda de *skate*.

São complicações imediatas do tratamento das fraturas do escafoide a não consolidação e a necrose do polo proximal. Será inevitável o desenvolvimento de osteoartrite pós-traumática do punho na evolução das fraturas que não consolidem ou que tenham consolidação viciosa.

O desenvolvimento de não consolidações, de forma geral, deve-se à falta de diagnóstico. A melhora da qualidade de diagnóstico e tratamento passa pela conscientização dos médicos que fazem o primeiro atendimento em prontos-socorros, divulgação das características da fratura do escafoide entre os professores de educação física e conscientização das fontes pagadoras a respeito do valor menor do diagnóstico quando se chega a um de modo preciso e ainda na fase de urgência. A falta de diagnóstico imediato e início do tratamento precoce, a cada dia, leva o paciente a uma situação que só pode ser corrigida com cirurgia. O lado social do problema passa pelo fato de os pacientes que apresentam fraturas de escafoide serem jovens, com idade em torno dos 30 anos, em uma fase da vida em que as pessoas são economicamente mais ativas. O custo global com o paciente, sem dúvida, será maior se não houver o diagnóstico preciso imediato, motivo de preocupação de estudiosos de muitos centros de trauma.[4]

> **ATENÇÃO! Radiografias são um método de má qualidade para o diagnóstico de fraturas em indivíduos que tiveram exames radiológicos normais na fase inicial do tratamento. Entretanto, ainda continuam sendo os exames de primeira linha; cintilografia e RM estão reservadas somente para pacientes com quadro clínico típico.[49-51]**

Pacientes, fraturas e formas de tratamento

Ao analisar as formas de tratamento, o médico deve dar importância maior às indicações do que aos aspectos de técnica. As técnicas, quando aplicadas sem indicação correta, causam constantes maus resultados; uma vez feita a indicação, uma técnica precisa será a ponte para o bom resultado.

O tratamento das fraturas do escafoide é dividido em condições recentes e de diagnóstico tardio. A forma de tratamento pode ser incruenta ou cirúrgica. Fraturas de diagnóstico tardio (mais de seis semanas) devem ser tratadas, em princípio, com cirurgia.

Tratamento das fraturas recentes

As fraturas recentes esbarram na dificuldade diagnóstica, como já visto. Quando é encontrada uma **fissura no escafoide** (fratura sem desvio), analisa-se a inclinação do traço de fratura e em qual terço se localiza (**FIG. 52.13**). Quando é classificada como no terço médio (a mais frequente) e com traço de fratura transverso ou oblíquo horizontal, é utilizado um aparelho gessado antebraquiopalmar incluindo o polegar, deixando a articulação interfalangiana do polegar livre. A imobilização deve ser trocada a cada duas semanas. Na quarta semana, são solicitadas radiografias-controle e, a partir da sexta semana, o aparelho gessado do tipo luva não imobilizará o polegar. Contudo, é preciso ficar alerta, pois na sequência do tratamento e no amolecimento dos tecidos moles no entorno da fratura, pode ocorrer desvio dentro do gesso.

Espera-se que a consolidação desse tipo de fratura ocorra em praticamente 100% dos pacientes, em um tempo de cerca de oito semanas. As fraturas em adultos jovens costumam ser devidas a acidentes de alta energia, o que levou o fator etário mais baixo entre os adultos a ser considerado como de risco para o desenvolvimento de pseudartroses.[42] A definição do tipo de acidente pelo volume de energia envolvido foi proposta por Musemeche e colaboradores, denominando-se acidentes de alta energia aqueles que ocorrem com veículos automotores e também quedas acima de 3 metros de altura.[52] Quando as fraturas são representadas por fissuras nas radiografias no terço distal do escafoide, a imobilização é feita tendo-se a certeza da consolidação, pois essa região tem boa irrigação em ambos os fragmentos.

Nos pacientes com traço oblíquo vertical sem desvio, há necessidade de imobilização do cotovelo por um período de seis semanas, para evitar que os movimentos de pronação e supinação do antebraço sejam transmitidos para o foco de fratura através do ligamento radiocapitato, conforme foi preconizado por Verdan e Narakas.[53] Redobra-se o cuidado com essas fraturas obliquoverticais; faz-se a troca do aparelho gessado em duas semanas e, novamente, realizam-se radiografias. Quando há sinais radiográficos de desvio, indica-se a osteossíntese. É preciso que o médico fique atento e verifique se as incidências radiográficas foram realizadas de forma correta. Nas fraturas do terço proximal que se apresentam com um traço sem desvio, os cuidados de imobilização são similares aos das fraturas obliquoverticais. Para essas fraturas, indica-se o estudo circulatório do polo proximal do escafoide por RM para avaliar sua vitalidade.

Fraturas com desvios menores do que 1 mm

Em fraturas do escafoide com desvio, realiza-se avaliação radiográfica da quantidade do desvio e também da eventual presença de cominuição. As fraturas com desvios maiores do que 1 mm nas radiografias devem ser tratadas com cirurgia; já as com desvios menores do que 1 mm recebem tratamento incruento, o qual pode ser feito com imobilização gessada com aparelho gessado braquiopalmar por seis semanas. Segue-se o mesmo protocolo das fraturas obliquoverticais sem desvio. A imobilização só será suspensa quando houver confirmação radiográfica de consolidação.

A **FIGURA 52.9** apresenta a sequência de imagens do tratamento incruento de uma fratura no terço proximal, que consolidou em três meses. São consideradas fraturas consolidadas as que se apresentam com trabéculas ósseas fazendo ponte entre os fragmentos em pelo menos três incidências. A imobilização segue até que se complete três meses de tratamento, quando, então, é feita a avaliação da situação – se não houver sinais de consolidação, a fratura será tratada como retarde da consolidação.

Não há unanimidade entre os autores tanto na forma do aparelho gessado quanto na posição em que o punho deve ser mantido.

Fraturas com desvios maiores do que 1 mm

Quando as fraturas se apresentam em radiografias com desvios maiores do que 1 mm, prepara-se o paciente para osteossíntese eletiva, pois o tratamento incruento desse tipo de fratura resulta em pseudartrose.[4] Nessas fraturas, é preciso avaliar em centro cirúrgico o grau de instabilidade e a presença de lesões ligamentares associadas. A mesma conduta é utilizada nas fraturas do escafoide que ocorrem em acidentes de alta energia. Considera-se que, se houve cominuição (que costuma ser dorsorradial), trata-se de trauma causado por um volume maior de energia. Essas fraturas, em geral, apresentam desvio do fragmento distal em flexão, desvio ulnar e pronação. Podem ser reduzidas de forma incruenta e fixadas percutaneamente **(FIG. 52.14)**.

> **ATENÇÃO!** Quando os pacientes buscam atendimento após vários dias, pode ser impossível a redução, pois os fragmentos perdem a sua situação anatômica e fixam-se nessas posições. A correção das deformidades só é possível por via aberta, para recuperar a anatomia tridimensional do escafoide.

Redução e osteossíntese

O planejamento na fase pré-cirúrgica passa pela escolha de material de osteossíntese, instrumentais adequados e hemostasia temporária. A via de acesso à fratura do escafoide deve ser a que o cirurgião está familiarizado. Para as fraturas redutíveis e estáveis, a osteossíntese percutânea se apresenta como boa opção terapêutica. Quando ficar evidente a instabilidade da fratura e houver suspeita de lesão ligamentar, deve-se providenciar as reparações. Para a osteossíntese do escafoide, é preferível a utilização de parafusos de Herbert, devido à sua versatilidade. Por serem sem cabeça, podem ser aplicados por via transarticular. Outra maneira de fazer a osteossíntese, com colocação mais precisa do implante dentro do osso, é o emprego de parafusos canulados. Quando a osteossíntese é planejada, busca-se o eixo central do escafoide e, na presença de traços oblíquos verticais, mantém-se um fio de Kirschner antirrotacional, para evitar a perda de redução por cisalhamento, durante o aperto do parafuso.[4]

No pós-operatório, os pacientes são imobilizados com luva gessada com todos os dedos livres. Entre o 10º e o 15º dia, a luva é retirada e uma órtese a substitui na imobilização. Seu uso permite a remoção exclusiva durante as sessões de terapia a partir da terceira semana. A fratura é controlada com radiografias de duas em duas semanas e, nas quais, observam-se a estabilidade da osteossíntese e a formação de trabéculas ósseas atravessando a interface dos dois fragmentos. Esse fenômeno biológico deve acontecer entre a quarta e a sexta semana. Os sinais de consolidação permitem que o arco de movimentação seja aumentado de forma gradativa durante as sessões de terapia. Quando os aspectos radiográficos forem favoráveis, a partir da quinta semana, permite-se a retirada da órtese para higiene pessoal.[56]

Tratamento das fraturas diagnosticadas tardiamente

Quando o indivíduo procura atendimento tardio, perde-se a possibilidade de tratamento na forma descrita anteriormente. As fraturas sem desvio, com o passar das semanas sem imobilização, sofrem destruição óssea gradativa por atrito na interface dos fragmentos e perdem a capacidade de consolidar na forma de tratamento incruento. A partir de quatro a seis semanas, só resta o tratamento cirúrgico como método eficiente para conseguir a consolidação. A esse grupo de fraturas, juntam-se as falhas de consolidação pelo método de tratamento incruento. Adicionam-se também ao grupo as fraturas que desviaram-se dentro do aparelho gessado.

O tempo de fratura por um período sem tratamento causa absorção óssea, encurtamento do escafoide, desvios em extensão do fragmento proximal e em translação e flexão do fragmento distal. São alterações que acabam em colapso do carpo como um todo. De modo gradativo, há desarranjo ósseo, e a cartilagem articular vai se fragmentando. Algumas vezes, o osso da interface muda sua característica e torna-se endurecido, imitando um osso subcondral; forma-se uma articulação nesse local e a pseudartrose está estabelecida **(FIG. 52.15)**.

Nas fraturas do terço distal do escafoide sem tratamento, há grande absorção do fragmento distal e preservação maior do polo proximal. Esse fenômeno ocorre por conta da maior estabilidade e da fixação do fragmento proximal, enquanto o fragmento distal fica hipermóvel.[4] A forma de tratamento dessas fraturas depende do grau de absorção óssea e é abordada junto ao tratamento das pseudartroses do escafoide.

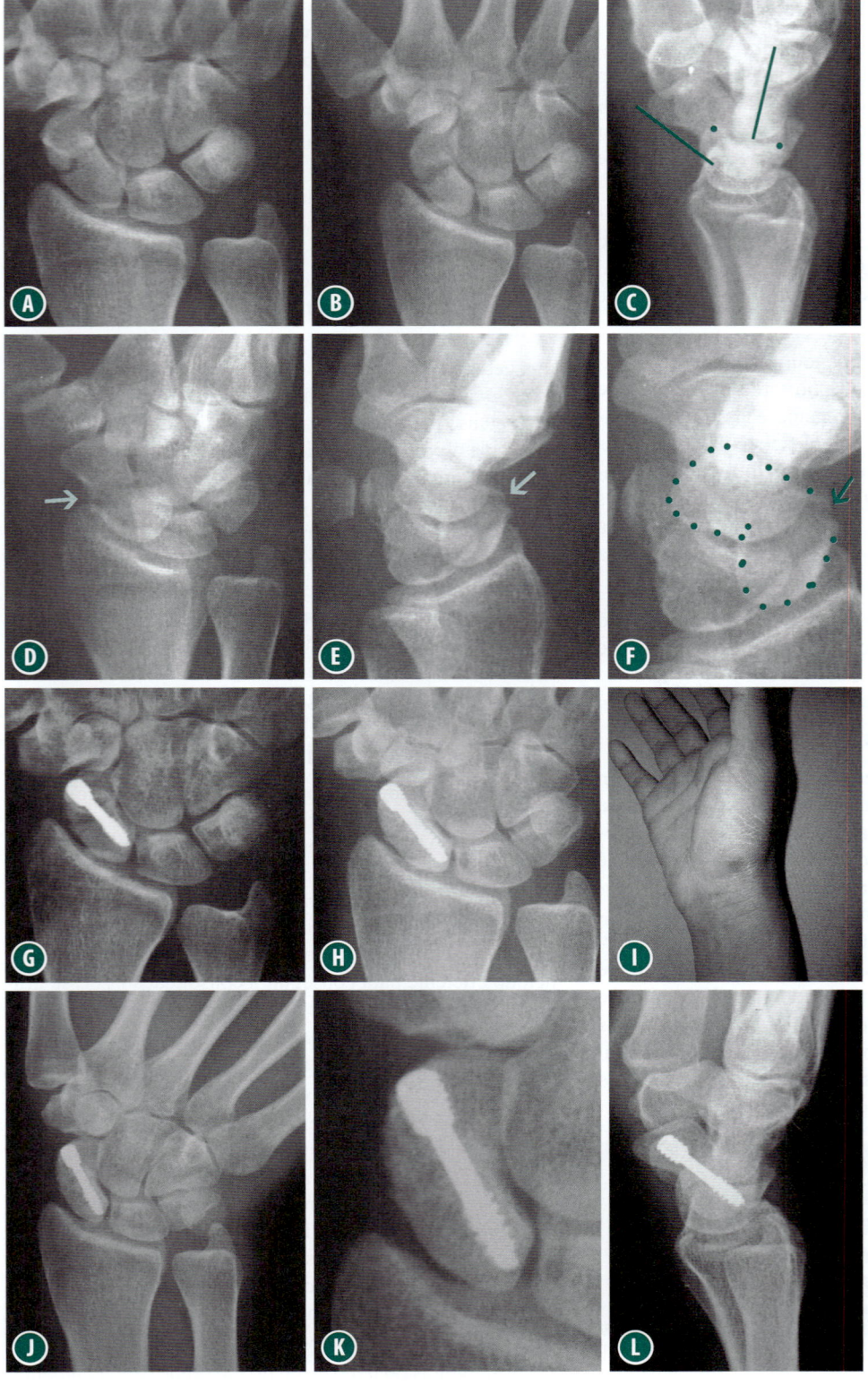

FIGURA 52.14 → Radiografias da sequência de tratamento de paciente do sexo feminino, 28 anos, que apresentava fratura do escafoide direito.

Ⓐ - Ⓒ A fratura apresentava desvio nas radiografias iniciais, e a paciente foi imobilizada e encaminhada para tratamento especializado. Nas radiografias nas incidências recomendadas, o desvio ficou mais evidente.

Ⓓ Em incidência oblíqua em supinação.

Ⓔ Na incidência oblíqua em pronação.

Ⓕ Vê-se a imagem ampliada da radiografia da imagem E, em que a sombra dos fragmentos do escafoide foi pontilhada. A flecha mostra a abertura pelo afastamento da cortical dorsorradial dos fragmentos. Há flexão do fragmento distal. A paciente foi operada com 50 dias de fratura. Havia, além da flexão, desvios em pronação e para o lado ulnar.

Ⓖ e Ⓗ No centro cirúrgico, foi anestesiada e, sob controle radiográfico, observou-se que a fratura era redutível, o que permitiu a fixação percutânea. A paciente passou na última revisão ambulatorial, após 11 meses da cirurgia.

Ⓘ Observa-se a pequena cicatriz volar, na base da região tênar, da via de acesso para a osteossíntese com um parafuso de Herbert.

Ⓙ Incidência em PA com desvio ulnar do punho.

Ⓚ Visão localizada do escafoide na radiografia da imagem Ⓙ, que demonstra a consolidação da fratura.

Ⓛ Radiografia de perfil confirmando a redução anatômica da fratura e sua consolidação.

Complicações das fraturas do escafoide

As complicações das fraturas do escafoide são osteoartrite pós-traumática, pseudartroses e necroses do polo proximal.

Osteoartrite pós-traumática

A osteoartrite pós-traumática é o ponto final das fraturas do escafoide que desenvolvem pseudartrose. Estudos com a finalidade de buscar a história natural dessas

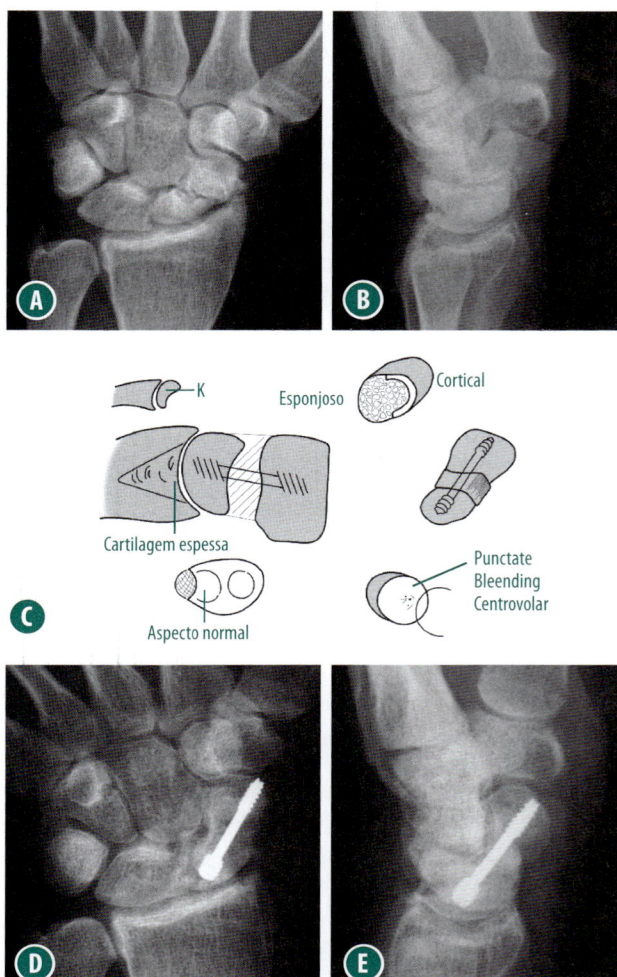

FIGURA 52.15 → Radiografias da sequência do tratamento e desenhos em pós-operatório imediato de procedimentos realizados em paciente do sexo masculino, 27 anos. O paciente apresentava fratura do escafoide em pseudartrose, mas não lembrava quando teve o trauma.

A e **B** Observa-se artrose grau I com afilamento da estiloide radial e exostose reacional no dorso do fragmento distal por impacto contra a estiloide radial. Foram indicadas a estiloidectomia e a reconstrução do escafoide pelo método de Segmüller.

C Semilunar fixado em flexão, com um fio de Kirschner, para facilitar a abertura do foco de pseudartrose e sua correção. Ao estender o punho, o fragmento proximal fica fixo em flexão junto ao semilunar, enquanto o distal segue o movimento de extensão do punho, e o foco de pseudartrose se abre. O enxerto foi corticoesponjoso, retirado do ilíaco e moldado para corrigir a falha óssea, após debridamento das superfícies fraturárias. O garrote foi solto para avaliar o sangramento intraósseo do fragmento proximal e constatou-se haver sangramento localizado em posição centrovolar. A seguir, o conjunto foi fixado com um parafuso de Herbert, colocado de modo anterógrado. A cartilagem medial ao corte em "V" da estiloidectomia era espessa, e a superfície articular restante estava normal.

D e **E** Imagens radiográficas feitas com oito meses de pós-operatório mostrando a reconstrução da forma do escafoide e a consolidação da fratura.

pseudartroses apontam para uma evolução lenta e gradativa, que culmina no envolvimento de todo o carpo.[54] O QUADRO 52.3 apresenta a classificação de Mack e colaboradores,[54] que correlacionaram a evolução da osteoartrite degenerativa (osteoartrose) e o tempo de pseudartrose.

Mack e colaboradores[54] avaliaram 47 pseudartroses sintomáticas, sem nenhum tratamento, com o tempo mínimo de cinco anos. O tempo estimado das pseudartroses variou de cinco a 53 anos. Os autores dividiram as pseudartroses pelo aspecto radiográfico em três grupos: o tempo médio de fratura no grupo I foi de 8,2 anos; no grupo II, 17 anos; no grupo III, 31,6 anos.

O carpo, na sequência de uma pseudartrose do escafoide, apresenta modificação tridimensional gradativa em sua estrutura. O polo proximal gira em extensão e medialmente, ao mesmo tempo em que desvia dorsalmente seu local de contato com a articulação com o rádio. Em âmbito anatômico, a fosseta escafóidea do rádio tem forma côncava elíptica, e a superfície articular do escafoide tem curvatura oposta com forma convexa elíptica. Logo, uma mínima rotação do polo proximal do escafoide provoca incongruência articular, que é um sinônimo de osteoartrite pós-traumática. No caso dessa articulação, o desenvolvimento da degeneração articular é lento por ser uma articulação sem carga. Há encurtamento do escafoide, e o fragmento distal desvia-se em flexão e translada para o dorso do punho, chocando-se contra a margem da apófise estiloide do rádio. Esse contato anormal, com o passar do tempo, torna a apófise estiloide afilada e destrói a cartilagem do escafoide.

O semilunar sem o freio de um escafoide íntegro segue o piramidal em seu movimento de extensão e leva junto o fragmento proximal do escafoide. A forma da fosseta do semilunar é de concavidade esférica adaptada à forma convexa esférica do semilunar. Essa situação anatômica de congruência esférica permanece intacta, apesar de ocorrerem desvios no semilunar. A degeneração praticamente não ocorre na articulação do rádio com o semilunar. Por outro lado, a extensão do semilunar junto ao polo proximal do escafoide provoca subluxação na sua articulação com o capitato. Com o passar dos anos, ocorre osteoartrite também nessa articulação. A evolução da osteoartrite do punho também surge no rastro de lesões ligamentares do carpo. Elas provocam desarranjo espacial dos ossos carpais, como o que é encontrado nas dissociações escafoidessemilunares. Watson e Ballet denominaram essa evolução degenerativa trágica como *scapholunate advanced collapse*.[55] O termo seguiu sendo usado como forma de descrever o colapso gradativo do carpo tanto em pseudartroses do escafoide quanto em dissociações desse osso com o semilunar. O QUADRO 52.4 mostra a classificação de Watson.[55,58]

Watson e Ballet[55] observaram 200 exames radiográficos de pacientes com osteoartrose do carpo após lesões

QUADRO 52.3 → Evolução e classificação de Mack

Grupo I – Pseudartroses com alterações confinadas ao escafoide, como esclerose, formações císticas ou absorção óssea.
Grupo II – Fraturas com alterações degenerativas entre o escafoide e o rádio.
Grupo III – Pseudartroses com alterações degenerativas generalizadas no carpo.

Fonte: Mack e colaboradores.[54]

QUADRO 52.4 → Classificação de artrose do punho

Estágio I – Osteoartrose entre o rádio e o escafoide.
Estágio II – Osteoartrose adicional semilunar e o capitato e. com menor frequência, entre o escafoide, trapézio e trapezoide (*triscaphe arthritis*).
Estágio III – Osteoartrose entre o rádio e o semilunar.

Fonte: Watson e Ballet.[55]

ligamentares entre o escafoide e o semilunar e em pseudartroses do escafoide.

As pseudartroses do escafoide seguem a forma básica de evolução das osteoartrites, ou seja: tipo I (entre a estiloide do rádio e o escafoide), tipo II (soma-se às alterações do tipo I a artrose entre o capitato e o escafoide) e tipo III (adiciona-se às alterações anteriores a degeneração da articulação entre o capitato e o semilunar).[59]

Cooney e colaboradores sugeriram a diferenciação da osteoartrite do carpo causada por pseudartroses do escafoide, com o termo *scaphoid nonunion advanced colapse*, como forma de separá-la da forma de degeneração causada por lesões ligamentares, que seguem como *scapholunate advanced collapse wrist*.[60]

Pseudartrose do escafoide

A não consolidação de fraturas do escafoide ocorre, na maioria das vezes, por falta de diagnóstico. O paciente busca auxílio médico quando tem um novo trauma e, na radiografia, fica evidente a pseudartrose. A procura de auxílio também ocorre quando a pseudartrose se torna sintomática. São consideradas em retarde de consolidação as fraturas que, durante o tratamento, não apresentam sinais de consolidação após três meses. Quando o indivíduo busca atendimento para fratura sem tratamento, com história de trauma há vários meses e há absorção do foco fraturário, com presença ou não de aumento de radiodensidade na interface dos dois fragmentos, considera-se que há estado de pseudartrose.

Em uma série de 28 pacientes portadores de pseudartroses do escafoide unilaterais e sem nenhum tratamento, tratadas pelo método de Matti e Russe, foi observado que 14 (50%) não procuraram atendimento médico, mas 11 deles (39,3%) passaram por atendimento em pronto-socorro e foram tratados como se tivessem uma simples torção do punho.[57,61]

Classificações das pseudartroses do escafoide

Trojan e Mourgues dividiram as pseudartroses por seu aspecto radiográfico em três estágios: no primeiro, há absorção perifraturária; no segundo, formação de geodos traumáticos; no terceiro, pseudartroses bem constituídas.[33]

A classificação de Herbert, já vista neste capítulo, dá uma visão geral sobre fraturas do escafoide nas diversas situações, inclusive em fase de pseudartrose, com enquadramento delas como uma fratura do tipo D.[36-39]

Alnot classificou as pseudartroses do escafoide em quatro estágios, "inspirado em classificações anteriores", integrando a lesão óssea, os desvios axiais intercárpicos, a artrose evolutiva e a presença ou não de necrose do polo proximal.[57] Nessa classificação, são observados o tipo de absorção óssea, a presença de desvio do fragmento proximal e osteoartrite pós-traumática, se houver.[57] Nos três primeiros estágios por definição, não há necrose, e o que os diferencia é o agravamento progressivo das lesões em função do tempo de pseudartrose. No QUADRO 52.5, estão demonstrados os diversos estágios da classificação de Alnot.

Outra classificação descrita para pseudartroses do escafoide é a de Mack e Lichtman.[62] Nela, os autores dividiram a condição em quatro tipos, como pode ser visto no QUADRO 52.6.

Tratamento das pseudartroses do escafoide
Formas de tratamento – visão geral e classificação

O tipo de tratamento a ser escolhido para fraturas do escafoide em retarde de consolidação ou pseudartroses estabelecidas depende do grau de osteoartrite pós-traumática, do grau de absorção óssea e da presença ou não de necrose avascular, assim como da idade do paciente.

> **ATENÇÃO!** Os objetivos do tratamento cirúrgico das pseudartroses do escafoide passam pela consolidação da fratura e pela reconstrução da forma do escafoide, corrigindo o comprimento e os desvios rotacionais e providenciando o alinhamento dos polos. Não basta consolidar, é preciso reconstruir o carpo como um todo. A osteoartrose é a principal contraindicação de procedimentos que objetivam corrigir a pseudartrose.

QUADRO 52.5 → Classificação das pseudartroses do escafoide

Estágio I
Pseudartrose linear, estável, sem modificação da forma do escafoide, sem instabilidade carpal (estimativa de 6 a 8 meses de evolução).

Estágio II
Absorção óssea e presença de geodos, com aumento da mobilidade do foco de pseudartrose, fatos que a distinguem do estágio I. Esse estágio é subdividido em:
IIA – PAE estável, presença de geodos, absorção óssea, sem desalinhamento dos eixos do carpo.
IIB – PAE móvel, geodos, absorção óssea com desalinhamento (DISI) e osteoartrite pós-traumática inicial radioescafoide (afilamento da estiloide radial).

Estágio III
Desalinhamento do carpo que agrava a osteoartrite. Subdivisões:
IIIA – PAE desviada e móvel, perda óssea palmar e artrose localizada radioescafoide mais acentuada.
IIIB – PAE desviada e móvel, artrose mais global.

Estágio IV
IVA – PAE com necrose certa do polo proximal, mau alinhamento (DISI), sem OA.
IVB – PAE com necrose do polo proximal, DISI, OA entre o rádio e o escafoide e também intercarpal.

PAE, pseudartrose do escafoide; OA, osteoartrose; DISI, *dorsal intercalated segmental* instability.
Fonte: Alnot.[57]

QUADRO 52.6 → Tipos de pseudartroses do escafoide

Tipo I – Pseudartroses simples

Apresentam-se sem desvio ou alterações degenerativas, em quaisquer das radiografias, nem separação ou desvio de fragmentos vistos em exames, mesmo com desvio ulnar ou tração. Nesse tipo, o desvio, quando estiver presente, é menor do que 1 mm, e a relação do semilunar com o rádio e com a fileira distal do carpo é normal. Na avaliação dos parâmetros radiográficos, o terceiro metacarpal deve ficar alinhado com o rádio, o ângulo escafoidessemilunar deve ser menor do que 70° e o ângulo radiossemilunar, menor do que 10°.

Tipo II – Pseudartroses instáveis

Há desvios significativos ou instabilidade, mas sem alterações degenerativas. Há desvios maiores do que 1 mm. Quando os fragmentos não se apresentam desviados em radiografias normais, mas desviam em radiografias sob tração, a pseudartrose do escafoide é considerada do tipo II. Os parâmetros radiográficos, ao se apresentarem com um ângulo escafoidessemilunar maior do que 70° ou ângulo radiossemilunar maior ou igual a 10°, ou ambos, demonstram que são desnecessárias as radiografias sob estresse.

Tipo III – Pseudartroses com alterações degenerativas iniciais

A artrite radioescafoide está presente com pinçamento articular, esclerose subcondral ou afilamento da apófise estiloide do rádio, ou ambos. Desvio ou instabilidade carpal, ou ambos, podem ou não estar presentes.

Tipo IV – Pseudartrose com degeneração articular tardia

A osteoartrite degenerativa pós-traumática está presente na radiocarpal e na capitatossemilunar. Essa é a principal diferença para o tipo III. No tipo IV, a pseudartrose é dividida em:
A – Com osteoartrite da capitato-semilunar; e
B – Com osteoartrite generalizada.

Fonte: Mack e Lichtman.[62]

Diversas técnicas de tratamento das pseudartroses foram descritas. Há uma análise e classificação de todos os métodos descritos até 1959, que foi apresentada por Trojan e Mourgues, mas que é válida até hoje. Esses autores dividiram os métodos em paliativos ou curativos, como é possível conferir no **QUADRO 52.7**.[33]

Vale adicionar à classificação original de Trojan e Mourgues[33] os **enxertos ósseos vascularizados**, idealizados como forma de levar osso vivo com sua circulação para fazer a ponte entre os dois fragmentos. O osso vivo, em teoria, ajuda na consolidação, tornando-a mais rápida, além de aumentar as chances de revascularização do polo proximal nos casos de necrose avascular. A seguir, estão descritas algumas das técnicas de enxerto.

Técnica de Matti-Russe

A técnica de Matti-Russe é considerada o "padrão ouro" para o tratamento das pseudartroses do escafoide, por apresentar índices mais altos de consolidação entre as diversas técnicas, embora apresente algumas limitações.

Matti usava uma via de acesso dorsal, fazia um nicho nos dois fragmentos e colocava enxertos de osso esponjoso em pequenos pedaços, socados como em obturações de dentistas.[63] Russe modificou a técnica proposta por Matti,[63]

e a via de acesso passou para uma via ventral (**FIG. 52.16**). Mudou a forma do enxerto ósseo para um bloco de esponjoso a ser colocado dentro do nicho. A técnica, com o tempo, passou a ser designada técnica de Matti e Russe e, logo em seguida, Matti-Russe.

Nesse procedimento, é feita uma via de acesso ventral para abordar o escafoide, que é desenvolvida entre o flexor radial do carpo (medialmente) e a artéria radial (lateralmente). Quando atinge-se o plano profundo, faz-se uma incisão do ligamento radiocapitato e chega-se à face ventral do escafoide em sua região "careca". Essa via tem a vantagem de ser mais segura, no que tange ao aspecto circulatório do polo proximal do escafoide e também por abordar a sua parte não articular. Abre-se uma janela retangular com o traço de fratura no centro e são feitas escavações com mini formões nos dois fragmentos do escafoide, de maneira a fazer um nicho nos dois fragmentos. Nessa fase, não se deve usar instrumentos motorizados para que não haja lesão térmica do tecido ósseo remanescente. Estende-se o punho de forma suave, promovendo a abertura do foco de pseudartrose. A seguir, escava-se o polo proximal por dentro, de forma a remover o osso alterado pela pseudartrose. O nicho é preenchido com pequenos fragmentos de osso esponjoso, que são usados como um forro.

O enxerto proposto por Russe era de osso esponjoso puro, que, apesar de ser monobloco, era mais frágil. Mulder modificou o enxerto esponjoso puro de Russe para um enxerto corticoesponjoso mais resistente, moldado de forma a entrar justo no nicho.[64] Tal técnica é a de preferência dos autores deste capítulo. O procedimento é feito com a retirada do enxerto do ilíaco, que fornece um osso corticoesponjoso de excelente qualidade (**FIG. 52.17**).

O nicho é preenchido com o enxerto corticoesponjoso, que fica alojado entre os dois fragmentos e forma uma ponte interna que reconstrói o escafoide. A fixação é feita com dois fios de Kirschner paralelos (**FIG. 52.18**). Quando há instabilidade residual, são bloqueados os movimentos

QUADRO 52.7 → Classificação de métodos de tratamento

Divisão dos métodos em paliativos ou curativos

• **Métodos cirúrgicos paliativos:**
  • Ressecções parciais ou totais do escafoide
  • Estiloidectomia
  • Interposições de partes moles
  • Próteses
  • Artrodeses

• **Métodos cirúrgicos curativos:**
  • Perfurações múltiplas
  • Fixação com fios de Kirschner
  • Fixação com parafusos
  • Estimulação elétrica
  • Métodos cirúrgicos que empregam enxertos ósseos associados ou não a materiais de osteossíntese

Fonte: Trojan e Mourgues.[33]

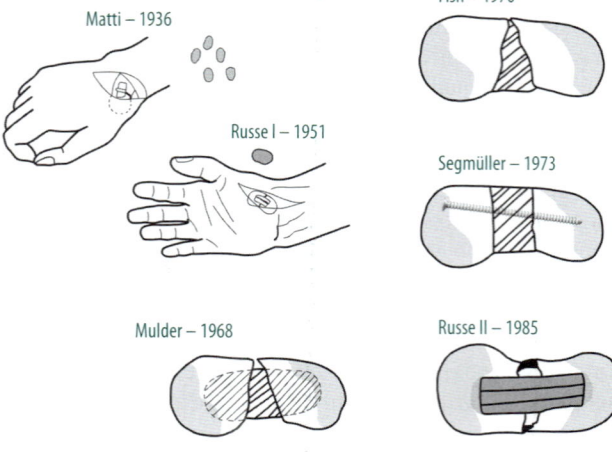

Matti – 1936

Russe I – 1951

Mulder – 1968

Fish – 1970

Segmüller – 1973

Russe II – 1985

FIGURA 52.16 → Evolução das técnicas cirúrgicas para correção de pseudartroses do escafoide. No lado esquerdo, percebe-se que Matti,[63] em 1936, empregou a via de acesso dorsal em técnica que escavava um nicho por dentro dos dois fragmentos do escafoide. A seguir, socava enxertos esponjosos no nicho, "como a obturação de um dente". Em 1951, Russe[16-18] fez modificações na técnica: mudou a via de acesso para o lado ventral, por ser mais seguro para a circulação do fragmento proximal do escafoide, e colocou no centro do nicho um bloco de enxerto esponjoso puro com a forma de um ovo. Mulder,[64] em 1968, mudou a forma do enxerto, passando a usar um do tipo corticoesponjoso, que agregava a resistência da cortical à reparação. Fisk,[66] em 1970, indicou uma técnica cirúrgica que colocava um enxerto em forma de cunha no lado ventral do escafoide para compensar a flexão do fragmento distal. Segmüller,[67] em 1973, adicionou uma técnica nova em que removia a zona doente da pseudartrose, corrigia a forma do escafoide com um enxerto ósseo estruturado e fixava o conjunto com um parafuso de 3,7 mm de distal para proximal (essa técnica era a mais delicada que havia na época). Russe, em 1985, escreveu informando a Green[68] que passara a usar um novo método de enxertia, hoje conhecido como Russe II, em que retirava enxertos corticoesponjosos da face anterior do rádio e colocava-os dentro do nicho, como no método inicial.

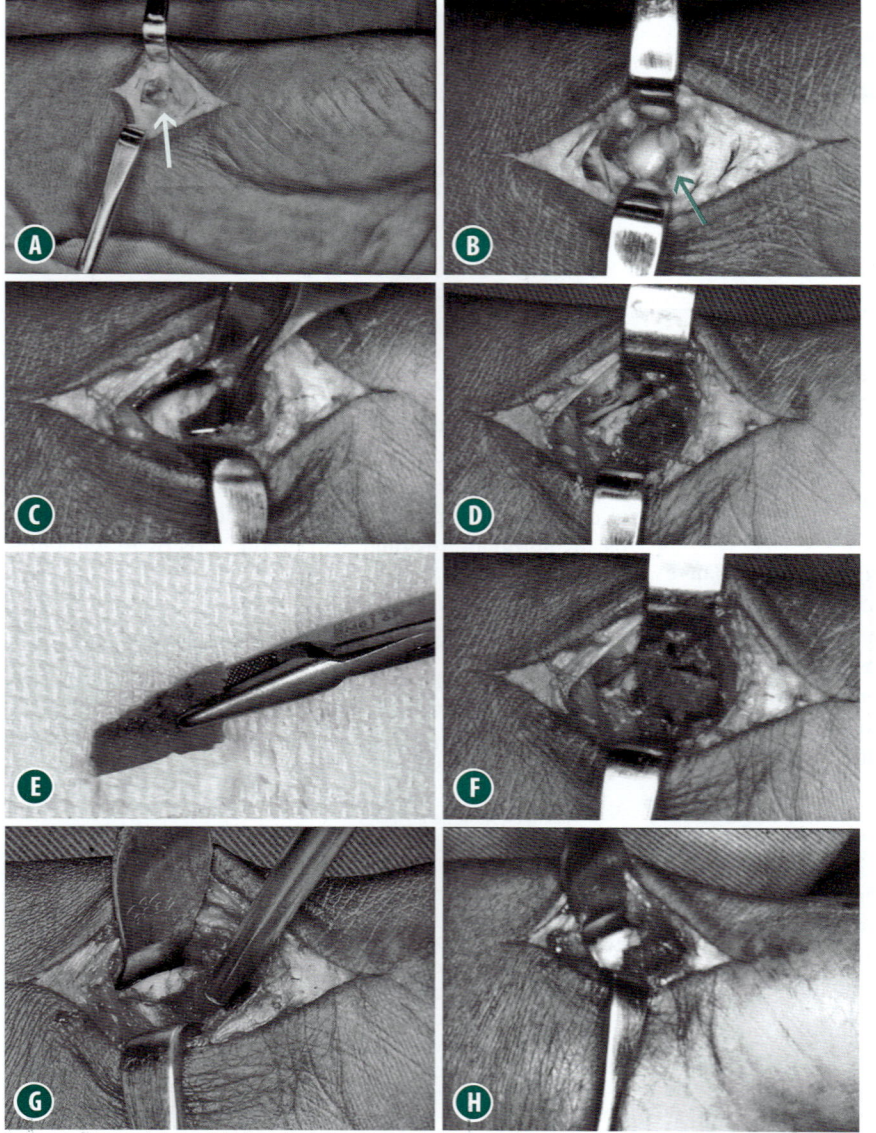

FIGURA 52.17 → Punho esquerdo de um paciente com pseudartrose do escafoide, na sequência cirúrgica de seu tratamento com a técnica de Matti-Russe, com enxerto ao modo de Mulder.

Ⓐ Visão da via de acesso entre o tendão do músculo flexor radial do carpo e a artéria radial.

Ⓑ Ao ampliar a via e seccionar o ligamento radiocapitato, a pseudartrose tornou-se visível.

Ⓒ Retirou-se um retângulo da cortical anterior do escafoide e foi feito um nicho no interior dos dois fragmentos.

Ⓓ Foram colocados pequenos fragmentos de enxerto esponjoso puro, que foram esmagados, para preencher espaços no fundo do nicho.

Ⓔ Enxerto corticoesponjoso retirado do ilíaco, que, após moldagem, foi colocado no nicho com a sua parte cortical posicionada para o centro da calha.

Ⓕ O enxerto foi introduzido no nicho.

Ⓖ Sua parte distal foi empurrada para melhor assentamento.

Ⓗ Observa-se que, em desvio ulnar, o escafoide ficou estável, antes mesmo de serem colocados fios de Kirschner.

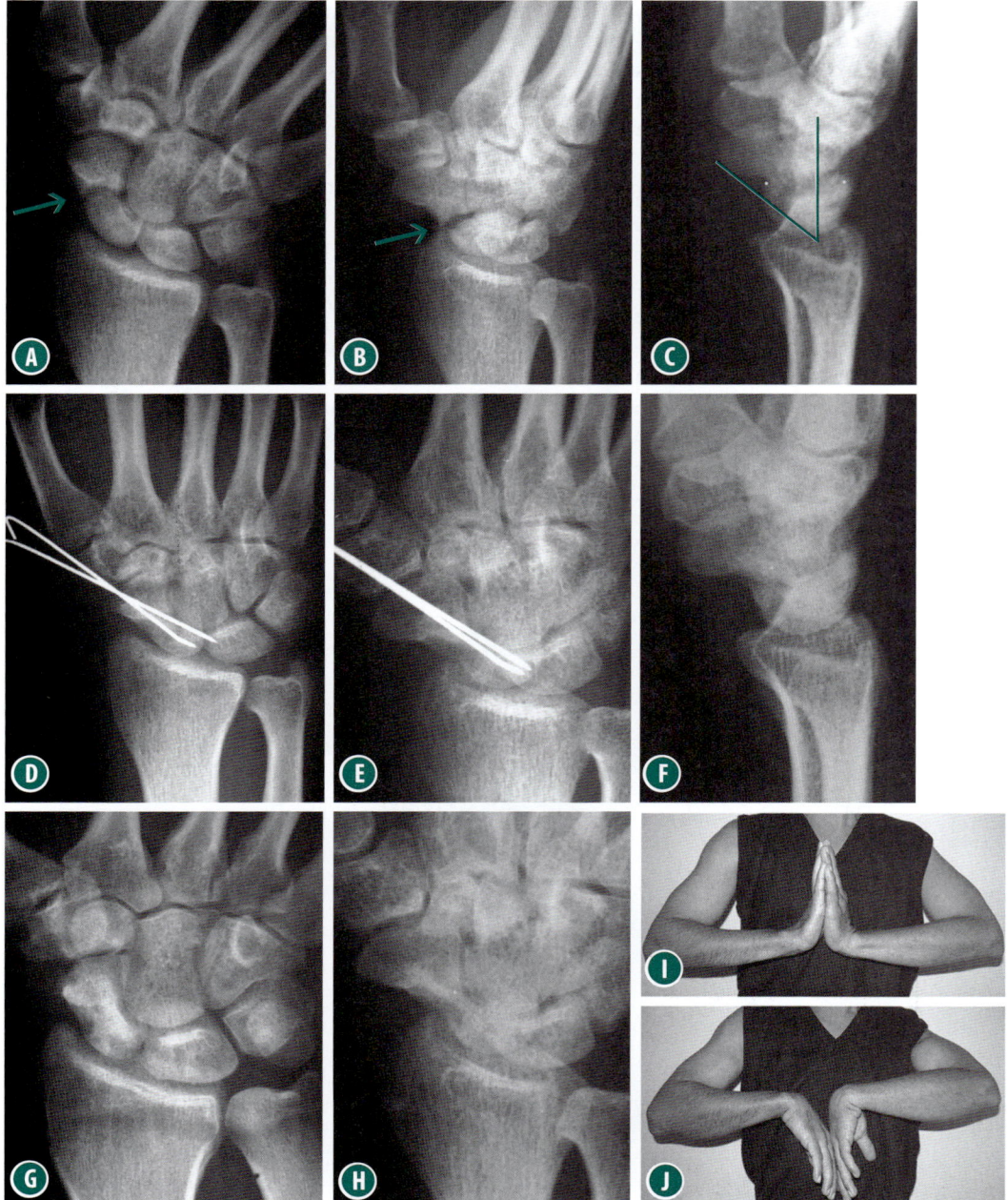

FIGURA 52.18 → Sequência fotográfica do tratamento de uma pseudartrose do escafoide pelo método de Matti-Russe, em que o enxerto ósseo foi corticoesponjoso do tipo Mulder.

Ⓐ Radiografia do punho direito na incidência posteroanterior em que se observa a pseudartrose na cintura do escafoide, aparentemente com traço transverso (flecha).

Ⓑ Incidência oblíqua em supinação em que é visível o traço oblíquo horizontal (flecha).

Ⓒ Na radiografia de perfil, estão assinalados com pontos as extremidades dorsal e ventral do semilunar e o ângulo do escafoide com o semilunar, reparos anatômicos que se encontravam dentro da normalidade.

Ⓓ Radiografia de pós-operatório de oito semanas em que se vê o enxerto ósseo do tipo Mulder dentro do nicho feito no escafoide e a osteossíntese provisória com fios de Kirschner.

Ⓔ Radiografia oblíqua em supinação da mesma ocasião da imagem D, em que se observa a sombra do nicho preenchido pelo enxerto ósseo e sinais iniciais de integração do enxerto. Neste mesmo dia, foram removidos os fios de Kirschner.

Ⓕ Radiografia de perfil, feita com 13 semanas de pós-operatório, em que se observa a total integração do enxerto ósseo e a manutenção da relação anatômica entre os ossos.

Ⓖ Radiografia na incidência posteroanterior, realizada junto à anterior, que confirma a integração do enxerto ósseo.

Ⓗ Incidência oblíqua em supinação, na mesma série, em que se vê a sombra da parte cortical do enxerto colocada no centro do escafoide e de esponjoso até a beira do nicho, com integração aos dois fragmentos.

Ⓘ e Ⓙ Fotografias do paciente fazendo extensão e flexão, respectivamente. Observa-se que ainda havia déficit de extensão no punho direito e mais intenso na flexão, quando comparados com o punho esquerdo normal. A imobilização foi retirada com 11 semanas e estas fotografias são da última revisão clínica feita com 13 semanas. Contudo, presume-se, pela experiência com o método em uma série de seguimento longo, que o arco de movimento deve ter melhorado com o passar do tempo e auxílio de reabilitação.

do escafoide com os ossos vizinhos (capitato e semilunar) usando fios de Kirschner adicionais colocados transversalmente. A falta da fixação possibilita desvios gradativos dos fragmentos e perda da correção conseguida. Após fazer a hemostasia final, o ligamento radiocapitato é suturado com um fio inabsorvível.

A imobilização gessada é braquiopalmar no início, até completar a sexta semana, quando passa-se para uma imobilização gessada antebraquiopalmar. As trocas são quinzenais, no momento dos controles radiográficos. A consolidação é esperada para um período em torno de 10 semanas de imobilização. A experiência com essa técnica, em 28 pacientes, mostrou a eficiência e as limitações do método: foram obtidas 27 (96,4%) consolidações; houve falha em um paciente, entre nove que apresentavam pseudartroses no terço proximal, portanto, houve 88,9% de consolidações em fraturas nesse nível e 100% em fraturas na cintura do escafoide.

Nenhum paciente apresentava necrose do polo proximal, motivo que justifica o alto número de consolidações. O tempo de imobilização desses indivíduos variou de 83 a 146 dias, com uma média de 104 dias. A imobilização mais prolongada representa desvantagem do método e motivo de contraindicação em indivíduos mais velhos. O tratamento desse grupo teve seguimento médio de 38,4 meses (variação de seis meses a 109 meses) e houve melhora da dor e do movimento da articulação do punho quando comparados com os dados de pré-operatório. Entretanto, sem atingir a mobilidade e a força do punho contralateral normal.[61,65]

Russe informou a Green que, desde 1976, estava fazendo outro tipo de enxerto ósseo (FIG. 52.19), ou seja, mudou para enxertos corticoesponjosos retirados do rádio, com a forma de duas pequenas tábuas, que eram colocadas dentro do nicho com as corticais encostadas uma na outra, de maneira a deixar para fora a parte esponjosa dos enxertos,

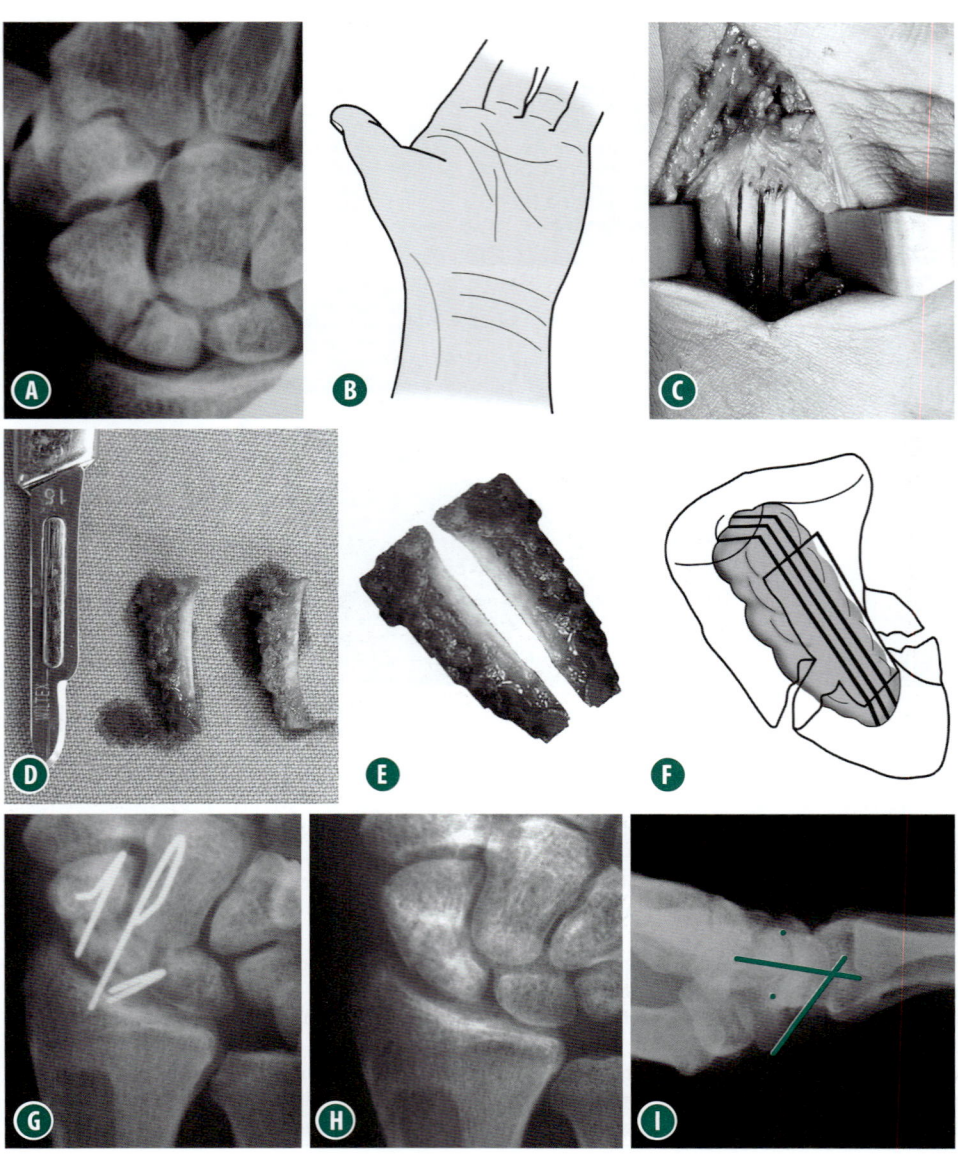

FIGURA 52.19 → Técnica de Matti-Russe com enxerto corticoesponjoso do tipo Russe II.

A Radiografias de um punho esquerdo em anteroposterior em que se observa pseudartrose do escafoide na transição do terço proximal para o médio, com traço oblíquo vertical.

B Desenho do local da incisão de pele para a via de acesso entre o tendão do músculo flexor radial do carpo (mediamente) e a artéria radial (lateralmente).

C Intraoperatório em que se observam cortes paralelos com serra na face anterior da metáfise distal do rádio, feitos após rebater o músculo provador quadrado mediamente. Observa-se que, nesta altura do procedimento, já havia sido feito o nicho ventral no escafoide, para obter a medida do comprimento dos enxertos.

D Os dois enxertos ósseos retirados e a colocação da lâmina de um bisturi 15 para ter ideia de seus tamanhos.

E Enxertos posicionados com o contato de suas corticais.

F Situação dos enxertos colocados dentro do nicho do escafoide.

G Radiografia no pós-operatório imediato em que se vê a projeção dos enxertos no centro do escafoide e a fixação percutânea dos fragmentos com fios de Kirschner.

H Radiografia de controle em anteroposterior, já sem os fios de Kirschner, em que observam-se a integração dos enxertos e a consolidação da fratura.

I Radiografia de perfil feita junto à anterior, em que se observa o alinhamento normal do semilunar em relação ao rádio e do escafoide em relação ao semilunar.

permitindo seu contato com as paredes do nicho para facilitar a integração.[69]

Os bons resultados são conseguidos com a técnica de Matti-Russe, quando o fragmento proximal é vital. No estudo de Green,[69] a presença de alterações na circulação óssea do fragmento proximal fez a taxa geral de consolidações despencar para níveis em torno de 70% nos casos com sofrimento vascular e 0% de consolidação quando havia necrose total do polo proximal. Seu método de avaliação da qualidade circulatória foi a presença de sangramento no polo proximal ao soltar o garrote durante a cirurgia. O aspecto radiográfico não era condizente com a presença ou não de sangramento no período intraoperatório. Alguns pacientes apresentavam radiografias com aumento de densidade óssea, o que sugeria necrose, mas, durante a cirurgia, havia sangramento. O inverso também foi encontrado – pacientes com radiografias normais não tinham nenhum sangramento no polo proximal.

O método de Matti-Russe foi muito empregado, e as consolidações obtidas variaram de 60,7 a 100%. O autor deste capítulo realizou revisão sistemática em publicações do período entre 1959 e1988, com o critério de inclusão de haver descrição clara do método de Matti-Russe e a taxa de consolidação obtida.[65] Encontrou-se descrição de 738 pseudartroses, com 606 consolidações, o que corresponde a 82,1%. Indica-se a técnica de Matti-Russe para pacientes jovens, com pouca absorção óssea e sem sinais de necrose ou osteoartrose.

Fisk desenvolveu uma técnica de enxertia em que compensava a absorção óssea ventral ao colocar um enxerto ósseo em forma de cunha entre os fragmentos e estabilizava o conjunto com fios de Kirschner.[66]

Técnica de Segmüller

Segmüller desenvolveu uma técnica cirúrgica por via dorsal, em que ressecava a zona de pseudartrose e retificava a interface dos fragmentos de forma a permitir a colocação de um enxerto corticoesponjoso e a síntese com um parafuso colocado em 90° em relação à superfície dos fragmentos e do bloco de enxerto.[67] Após estabilizar o conjunto com o próprio bloco de osso, colocava um parafuso cortical de 2,7 mm e imobilizava o punho por um período curto (FIG. 52.15). Segmüller considerava seu método contraindicado quando havia necrose e achava que, em tal situação, melhor era usar a técnica de Matti-Russe.[67] Essa técnica é diferente da de Fisk,[66] pois a proposta de enxertia é mais intervencionista, e a osteossíntese com parafuso permite a mobilização mais rápida.

A descrição da técnica de Segmüller foi publicada em um livro de sua autoria, cuja primeira edição foi em alemão.[67] O mesmo livro foi publicado em inglês em 1977 com tradução direta a partir do alemão, contendo os detalhes da técnica e a demonstração de sua aplicação com radiografias de pacientes.[70] Fernandez publicou de forma detalhada a técnica proposta por Segmüller, mas por via volar, e hoje é muito conhecida como a técnica de Fernandez.[71]

O trabalho de dos Reis[72] com o método de Segmuller modificou o material de osteossíntese. Nessa série de 15 pacientes foram utilizados parafusos de Herbert e houve consolidação em 13 indivíduos (84,61%).

A técnica permite a correção das deformidades do escafoide. Coloca-se o enxerto ósseo com fixação com um ou dois fios de Kirshner periféricos provisórios e um fio guia na posição ideal para colocar o parafuso. O tipo de parafuso a ser usado depende muito da familiaridade do cirurgião. Em geral, emprega-se o parafuso de Herbert canulado, muito indicado para fixações transarticulares no sentido proximal para distal (FIG. 52.15).

No pós-operatório, o paciente utiliza uma tala gessada antálgica, a ser substituída por uma órtese na segunda semana. A órtese só é retirada para cinesioterapia ativa para o punho com terapeuta devidamente treinado. São realizadas radiografias de controle a cada 15 dias. Em torno de seis semanas, a indicação muda para início de movimentação passiva gradativa. A avaliação da consolidação deve ser radiográfica. É possível esperar que o enxerto ósseo sempre se integre ao fragmento distal, mas pode haver falha na consolidação entre o polo proximal e o bloco de enxerto. Por isso, são seguidas as recomendações de Barton;[1] calcula-se, na incidência de perfil, o ângulo de inclinação da interface entre o pólo proximal e o enxerto ósseo e são feitas radiografias em anteroposterior inclinando o tubo do aparelho de raio X de forma que os raios penetrem nesse espaço. Radiografias em anteroposterior com o raio vertical podem enganar, pela superposição de imagens, dando a impressão de que houve consolidação.

> **ATENÇÃO!** A técnica de Segmüller é indicada em pacientes com pseudartroses com grandes absorções e deformidades e também em indivíduos mais velhos, pois ela permite a mobilização controlada do punho em fase imediata. Associa-se estiloidectomia quando há artrose localizada entre o escafoide e a estiloide radial (grau I).

Técnicas cirúrgicas com enxertos ósseos vascularizados

As técnicas cirúrgicas que levam ao foco de pseudartrose enxertos ósseos vascularizados podem ser regionais ou à distância. As regionais são as mais usadas por usarem retalhos ósseos do rádio dorsal, rádio volar ou de metacarpais. Têm indicação absoluta para as pseudartroses que apresentem sinais de necrose do polo proximal. A limitação de indicações passa pelo fato de serem técnicas que, em geral, só é possível fazer osteossíntese com fios de Kirschner, para não lesar os vasos do enxerto vascularizado. Quando há grandes absorções ósseas, pode haver limite de volume ósseo na zona doadora. Ainda não foi provada a real efetividade revascularizadora de necroses do polo proximal pelos enxertos vascularizados. Contudo, há fortes indícios de que isso ocorra.[73] Serão apresentadas, aqui, as principais técnicas em uso na atualidade em uma sequência cronológica de publicações.

A ideia de levar um enxerto ósseo vascularizado para o escafoide se inicia com Roy-Camille,[74] o qual usou um retalho ósseo retirado da tuberosidade do escafoide. Na sequência, após realizar trabalhos anatômicos, Kuhlmann e colaboradores[75] publicaram o uso de três enxertos pediculados do lado medial e volar do rádio, tendo sucesso em pacientes operados previamente com a técnica de Matti-Russe.

Zaidenberg e colaboradores[76] descreveram um enxerto ósseo vascularizado retirado no lado dorsal do rádio, com circulação retrógrada, baseada na artéria intercompartimental suprarretinacular 1,2 (1,2 ICSRA, do inglês *1,2 intercompartimental supraretinacular artery*). Caporrino usou da técnica proposta por Zaidenberg em 29 pacientes e obteve consolidação em 27 casos (93%), a qual ocorreu com tempo médio de 46 dias, variando de 35 a 56 dias.[77]

Yuceturk e colaboradores[78] usaram, em quatro pacientes com necrose comprovada por RM, o tipo de enxerto ósseo baseado em estudos realizados em cadáveres por Bertelli e colaboradores em 1992.[79] Esse enxerto ósseo é vascularizado pela primeira artéria metacarpal dorsal e retirado do dorso do colo primeiro metacarpal.[78,79] Associaram esse enxerto vascularizado à técnica de Matti (enxertos esponjosos por via dorsal) e obtiveram a consolidação nos quatro pacientes.[78] Bertelli e colaboradores, em 2004, obtiveram, em uma série de 24 pacientes tratados com essa técnica, consolidação em 21 (87,5%).[80]

Mathoulin e Haerle usaram enxerto vascularizado volar do rádio semelhante ao de Kuhlmann, tomando como pedículo a artéria transversa anterior do carpo, ramo da artéria radial, que emerge junto à borda distal do músculo pronador redondo.[81] Nakachima tratou 34 pacientes com esse método e houve consolidação em 30 (88%) dos casos.[82]

> **ATENÇÃO! As técnicas com enxerto vascularizado tiveram grande impulso inicial de uso, mas já começam a apresentar complicações, surgindo, então, as reais indicações.**

Merrell e colaboradores[83] elaboraram uma metanálise e separaram sete trabalhos que apresentavam, de forma detalhada, a situação dos escafoides com necrose do polo proximal, nos quais havia a descrição de falta de sangramento ósseo no intraoperatório. No que tange à consolidação, a verificação foi feita com o uso de tomografia. Concluíram que, nas pseudartroses instáveis fixadas com parafusos, os resultados são superiores às que usaram fios de Kirschner. Quando havia necrose avascular do fragmento proximal, a consolidação foi conseguida em 88% dos pacientes operados com a técnica de enxertos vascularizados, enquanto somente 47% dos indivíduos com enxertos não vascularizados obtiveram consolidação. Os autores concluíram que os resultados apontam que as pseudartroses devem ser tratadas com enxerto ósseo e fixação com parafusos, e os enxertos vascularizados devem ser os preferidos em pacientes com necrose avascular do fragmento proximal ou quando houver falha de uma cirurgia prévia.[83]

Na clínica Mayo, Chang e colaboradores avaliaram os resultados de enxertos vascularizados do tipo 1,2 ICSRA e observaram que os bons resultados antes apresentados com essa técnica não eram universais.[84] Revisaram 48 pseudartroses e, entre estas, 34 consolidaram (70,8%). Consideraram que, após a publicação de bons resultados quanto à consolidação, houve generalização de indicações dessa técnica e encontraram consolidações viciosas (*humpback*) em alguns pacientes. Os autores concluíram que, frente às falhas do método, outras técnicas seriam mais bem indicadas para os escafoides que tinham perdas ósseas substanciais, pois não há a expectativa de cura adequada com esse tipo de enxerto vascularizado. Analisando os resultados de pseudartroses com polo proximal bem vascularizado, observa-se que houve consolidação de 21 pseudartroses em 23 (91,3%), enquanto em 24 com o polo proximal apresentando necrose avascular, somente 12 (50%) consolidaram. A situação vascular de todas as pseudartroses foi determinada através de sangramento ósseo no intraoperatório.[84]

Necrose avascular

A necrose avascular é mais bem diagnosticada e mesmo estagiada através de RM. A baixa intensidade de sinal nas sequências ponderadas em T1 e T2 indica necrose avascular. Nas radiografias, uma necrose estabelecida se apresenta como aumento da densidade radiográfica.

No período de pós-fratura imediato, o edema está presente ao redor da fratura e é visto como baixa intensidade de sinal nas sequências ponderadas em T1 e alta intensidade de sinal nas sequências ponderadas em T2. O uso de contraste em RM é útil em estudos de pós-operatório imediato e também no acompanhamento da evolução das fraturas. Se o fluxo para o fragmento proximal estiver intacto, o fragmento irá realçar com o contraste (**FIG. 52.20**). Quando

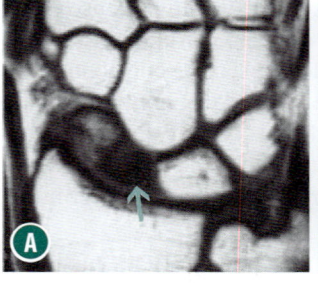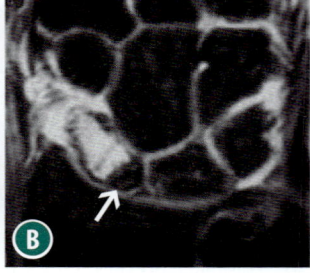

FIGURA 52.20

Ⓐ RM em coronal T1 que demonstra fratura do escafoide, com hipossinal do fragmento proximal (seta verde).

Ⓑ A imagem de RM em T1 após contraste não demonstra captação do contraste no fragmento proximal (seta branca), sugerindo fragmento hipovascularizado.

ocorre não união, a intensidade de sinal entre os fragmentos é baixa nas sequências ponderadas em T1e alta nas sequências ponderadas em T2, devido à presença de líquido entre os fragmentos.[30]

Em âmbito clínico, Green fez a avaliação intraoperatória de sangramento do polo proximal (*punctate bleeding*) e demonstrou a influência negativa das necroses nas consolidações: consolidaram 24 (92%) entre os 26 escafoides com boa circulação, e consolidaram 10 (71%) entre 14 com circulação diminuída, enquanto nenhum dos cinco escafoides completamente avasculares consolidou.[69] O autor observou que o aspecto do polo proximal na RM variava com o corte em alguns pacientes. O fato também é visto nos pacientes tratados pelo autor deste capítulo. Trumble salientou que há relação direta dos sinais de necrose da RM com a necrose óssea comprovada por exame anatomopatológico.[85] Contudo, quando correlacionou os exames de imagem com lâminas do exame anatomopatológico, observou alta taxa de erros. Perlik e Guilford confirmaram esses achados em estudo de polos proximais com necrose em exame anatomopatológico no diagnóstico de pré-operatório por RM em 100% dos pacientes.[86]

> **ATENÇÃO! A presença de necrose avascular, quando confirmada por RM, altera os resultados. Portanto, é difícil e talvez até errado comparar os resultados das diversas séries devido ao grande número de variáveis envolvidas.[4]**

A análise em separado dos pacientes que apresentam necrose avascular é fundamental, pois trata-se de outra entidade nosológica. Considera-se, hoje, que a identificação da necrose deve ser feita por RM associada à avaliação de sangramento ósseo no intraoperatório. Resolver o problema da fratura com necrose do polo proximal, com a tentativa de salvar o escafoide, passa por trazer vasos para o osso necrótico associados ou não ao enxerto ósseo vascularizado. Outra maneira de enfrentar o problema de uma necrose do polo proximal é partir para soluções radicais, como carpectomias ou ressecções do escafoide.[87]

CONTRAINDICAÇÕES DE MÉTODOS CIRÚRGICOS CURATIVOS

São contraindicações para o tratamento cirúrgico curativo das pseudartroses do escafoide: osteoartrite pós-traumática, necrose do polo proximal, polo proximal pequeno e que ocorre em pacientes acima dos 35 anos.

A **osteoartrite**, quando em fase inicial, deixa a indicação em um limbo; após corrigir a pseudartrose, o paciente pode apresentar dor. Nessa situação, pode haver melhora com a estiloidectomia, que deve ser feita, de preferência, em um segundo momento, para evitar aumento de instabilidade. As neurectomias do lado radial e do ramo interósseo posterior são coadjuvantes de grande valia e podem apresentar excelentes resultados. O paciente pode ter alterações

radiográficas, mas sem dor e preservando movimento. Nos casos mais graves de comprometimento da fosseta do escafoide, a indicação cirúrgica recai para métodos paliativos: carpectomia, ressecção do escafoide associada a artrodeses intercárpicas e artrodeses radiocarpais.

A **necrose do polo proximal** é o grande desafio. Nunca há certeza de revascularização, mesmo usando enxerto ósseo vascularizado. Quando a RM apontar para necrose, é preciso que o médico esteja preparado para mudar a indicação no intraoperatório, se não houver sangramento no polo proximal.

A presença de **polo proximal pequeno** é outro desafio à técnica cirúrgica do médico. Deve-se avaliar a situação em várias posições de incidências radiográficas, pois, na maioria das vezes, há um traço de fratura oblíquo, e o fragmento é maior do que parece. Nos pacientes com fraturas muito proximais, é necessário um fragmento com tamanho suficiente para colocar o parafuso de Herbert e estabilizar suas quatro espiras proximais. Para indivíduos jovens, o método de Matti e a fixação com fios de Kirschner podem ser boas opções.[65]

Na reconstrução, quando os fragmentos são menores do que um quinto de seu comprimento e com traço transverso, há a opção de ressecção, deixando somente o osso em que se inserem os ligamentos para manter as fibras de Sharpey. Ele serve para ancoragem dos pontos de reconstrução no corpo do escafoide.

Para **pacientes acima de 35 anos**, há indícios de que os resultados clínicos tendem a ser piores. Nesses indivíduos, a indicação quase absoluta passa por reconstrução ao modo de Segmüller, iniciando a movimentação imediatamente.

TRATAMENTO CIRÚRGICO DAS FRATURAS RECENTES SEM DESVIO

Foi deixada para o final a discussão sobre o tratamento cirúrgico de fraturas sem desvio por ser um assunto que causa controvérsias, devendo ser visto com cautela. As fraturas sem desvio ou "bicorticais" com desvios menores do que 1 mm consolidam em quase 100% dos casos, desde que sejam tratadas de forma adequada. Por outro lado, as fraturas articulares, de forma geral, beneficiam-se com a movimentação controlada em fase precoce da consolidação, desde que seja feita uma osteossíntese estável. A fratura do escafoide é, sem dúvida, uma fratura articular.

A imobilização de fraturas do escafoide sem nenhum desvio (fissuras) deve ser mantida em seis a oito semanas se estiver localizada na cintura do escafoide; porém, se estiver localizada no polo proximal, o tempo de imobilização necessário aumentará para oito a 10 semanas. Manter o paciente imobilizado sempre é desagradável, mas infelizmente é necessário em muitos casos. Por outro lado, se houver um método que abrevie o tempo necessário de imobilização ou até mesmo elimine-a, esse é o objetivo a ser perseguido. Entretanto, aconselha-se não ser tão rápido na escolha da osteossíntese, pois são necessários trabalhos randomizados que avaliem a eficiência do método e, sobretudo, o índice de complicações. Nessa situação em análise, há como fator "barreira", à imediata generalização da indicação cirúrgica, o fato de haver um caminho seguro na imobilização, pois a situação em questão é a de fraturas do escafoide sem nenhum desvio.

Salienta-se aqui que a indicação de osteossíntese para fraturas desviadas do escafoide já é antiga e teve fases de uso seguidas de abandono, devido às complicações e falha da osteossíntese, com absorção óssea em torno do parafuso. A introdução do parafuso de Herbert e Fisher trouxe um novo alento para esse tipo de indicação, por tratar-se de parafuso pequeno e sem cabeça, com roscas com passos diferentes que promovem compressão entre os fragmentos, com a vantagem de poder ser sepultado no osso subcondral nas inserções transarticulares. O que é discutível é seu uso em fraturas sem desvio, pois, a partir do momento que os cirurgiões tiveram material de síntese confiável, começaram a fazer osteossínteses também nessas fraturas sem desvio, para evitar o uso de aparelhos gessados.

As indicações de osteossíntese em fraturas sem desvio iniciaram em atletas profissionais do basquete americano, para permitir o retorno rápido às quadras. Com o tempo, a indicação começou a ser feita para outros profissionais e, hoje, passam a ser de uso corrente. Entretanto, começam a surgir nas séries complicações do método.[89]

Nesse meio, foi apresentada a série de casos de Folberg e colaboradores, que contou com 16 pacientes portadores de fratura do escafoide sem desvio, os quais foram tratados com osteossíntese percutânea, como uma alternativa ao uso de aparelhos gessados. Obteve-se consolidação em 15 pacientes (93,7%).[88]

Durante a preparação deste capítulo, foi encontrado o trabalho prospectivo randomizado de Clementson e colaboradores,[90] em que os autores compararam a evolução de pacientes tratados de modo conservador *versus* um grupo em que foi realizada a osteossíntese anterógrada com auxílio de artroscopia. Os pacientes apresentavam fraturas na cintura do escafoide (1/3 médio) sem desvio ou com mínimo desvio. A distribuição aleatória foi consecutiva. O seguimento mínimo foi de quatro anos. Observaram que, com 26 semanas, o grupo tratado de modo conservador apresentava-se ao exame clínico com melhor arco de movimentos, quando comparado com o lado normal. A força de preensão foi recuperada de forma igual nos dois grupos. No seguimento mediano de seis anos, havia sinais radiográficos de artrose na articulação radioescafoide de forma mais frequente no grupo tratado comcirurgia. Concluiu-se que esse tipo de fratura é mais bem tratado com tratamento conservador.

O método é válido e é um avanço na medicina, mas ainda não se sabe o índice de complicações e as contraindicações, fatos e dados que só surgirão com o uso. Trata-se de indicar uma técnica que está sujeita a complicações, e seu contraponto, além de seguro, permite a consolidação da fratura em 100% dos indivíduos. A imobilização prolongada é o problema a ser enfrentado. Porém, em situações especiais, deve entrar como opção a ser oferecida ao paciente, desde que ele assuma tais riscos de forma consciente (FIG. 52.21).

FRATURAS DE OUTROS OSSOS DO CARPO

As fraturas dos outros ossos do carpo são menos frequentes do que as do escafoide. Apesar de cada uma ser abordada de modo específico, podem ocorrer juntas e sempre com lesões ligamentares associadas. No tratamento, é preciso observá-las em conjunto. Um erro que o cirurgião pode cometer no tratamento de qualquer fratura é ocupar-se somente com a parte mais visível do trauma, que são as fraturas.

As **fraturas do semilunar** são raras e de difícil diagnóstico radiográfico, salvo quando há grande desvio ou estão associadas à doença de Kiemböck. O estudo com TC será fundamental à obtenção do diagnóstico. As fraturas do

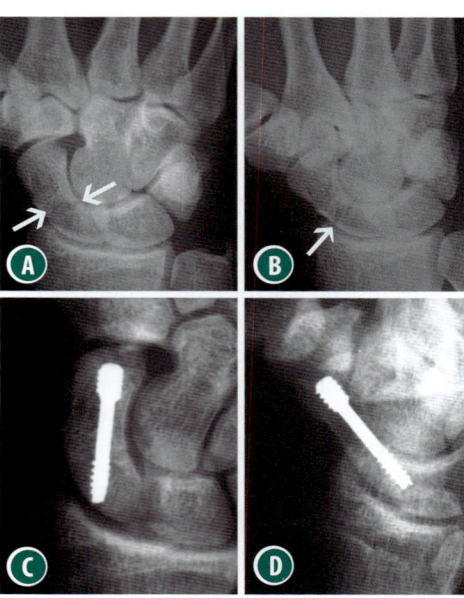

FIGURA 52.21 → Exames radiográficos de paciente de 25 anos, atleta de elite.
Ⓐ Radiografia inicial em anteroposterior evidenciando que o sujeito apresentava fratura do escafoide, de traço oblíquo horizontal, sem nenhum desvio.
Ⓑ Confirmação feita com a incidência oblíqua em supinação. Ele referiu que, durante o treinamento, no final de uma corrida para contagem de tempo, não desacelerou a tempo e colidiu com um muro, apoiando-se com a mão espalmada. Estava em fase de eliminatórias e não poderia se afastar para tratamento com gesso, pois perderia o preparo de vários meses para a seleção dos melhores corredores para jogos internacionais. Portanto, pediu que fosse feita uma osteossíntese, o que lhe permitiria treinar com uma órtese imediatamente.
Ⓒ e **Ⓓ** Imagens de 82 dias de pós-operatório, confirmando a consolidação, já observada em exames aos 42 dias de pós-operatório. A órtese foi usada por duas semanas.

semilunar não costumam ser diagnosticadas em exames radiográficos. Podem apresentar-se sob a forma de fraturas por arrancamento no corno dorsal ou ventral do semilunar ou, ainda, sob a forma de traços longitudinais ou transversos ao seu longo eixo. Ocorrem em quedas com hiperextensão do punho. Há compressão do semilunar, em uma situação em que o capitato age como um aríete, comprimindo-o contra o rádio; há tendência a ocorrer desvio dos fragmentos, um para o lado dorsal e outro para o ventral. Há chances de ocorrer necrose devido à circulação peculiar do semilunar.

Teisen e Hjarbaek analisaram 17 fraturas do semilunar e dividiram em cinco tipos, os quais estão apresentados na **FIGURA 52.22** e no **QUADRO 52.8**. Esses autores monitoraram 11 fraturas entre 4 e 31 anos e não houve o colapso típico da doença de Kiemböck em nenhuma delas.[91] Nas séries que apresentam pacientes com doença de Kiemböck, a história de trauma prévio está presente em torno de 70% dos pacientes.[4] A dificuldade em fazer a correlação direta da doença de Kiembök e o trauma se deve à falta de radiografias iniciais nesses pacientes.

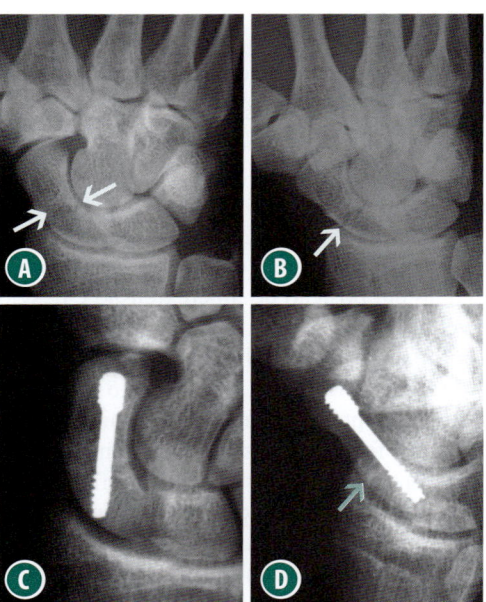

FIGURA 52.22 → Classificação de fraturas do semilunar proposta por Teissen e Hjarbaek.[91] Tipo I – fraturas do polo ventral; tipo II – fraturas osteocondrais no terço ventral; tipo III – fraturas do polo dorsal; tipo IV – fraturas no plano coronal; tipo V – fratura transversas no 1/3 médio.

QUADRO 52.8 → Classificação de Teisen e Hjarbaek para fraturas do semilunar

Tipo I – Fraturas do polo volar
Tipo II – Fraturas osteocondrais marginais volares
Tipo III – Fraturas do polo dorsal
Tipo IV – Fraturas sagitais ao corpo do semilunar
Tipo V – Fraturas transversas ao corpo do semilunar

Fonte: Teisen e Hjarbaek.[91]

> **ATENÇÃO!** Acredita-se que o uso de RM para o diagnóstico mais preciso de traumas no punho indicará, no futuro, se há alguma correlação. As fraturas desviadas dos tipos I e V devem ser tratadas com cirurgia, enquanto as dos tipos II, III e IV, pela localização, tendem a ser estáveis e podem ser tratadas de modo incruento.[2]

O tratamento das fraturas do semilunar com desvio que envolve o corpo é cirúrgico. A redução costuma ser difícil, pois o capitato se interpõe entre os fragmentos. A redução da fratura e a osteossíntese, quando realizadas em fase imediata ao acidente, são a única chance de recuperar o semilunar.

As **fraturas do capitato** na forma isolada são raras, ocorrendo no grande arco e podendo acompanhar uma fratura-luxação perilunar do carpo. Ocorrem em quedas em hiperextensão do punho. O fragmento cefálico pode ficar avascular se a fratura seccionar os vasos recorrentes da circulação intraóssea. As lesões sem desvio são tratadas com imobilização gessada e monitoramento da circulação. A falta de tratamento adequado pode gerar pseudartrose.

O fragmento proximal pode girar 180° durante o acidente que resulte em fraturas transescafo-transcapitato – a chamada de síndrome escafocapitato. A indicação imediata é redução e fixação estável, para dar chance de revascularização ao fragmento destacado.[92] **(FIGS. 52.23 e 52.24)**

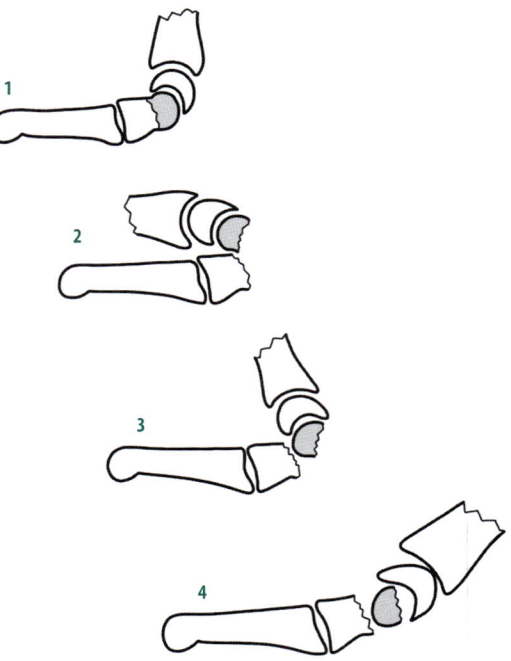

FIGURA 52.23 → Mecanismo de fratura do capitato na síndrome escafocapitato. **1:** queda com a mão espalmada. **2:** o capitato fratura, e a força vulnerante prossegue levando o punho a uma deformidade em hiperextensão; então, o fragmento proximal do capitato capota. **3:** o retorno do punho a uma posição neutra empurra o fragmento proximal do capitato. **4:** ele fica rodado. A cabeça do capitato fica virada distalmente a 180°.

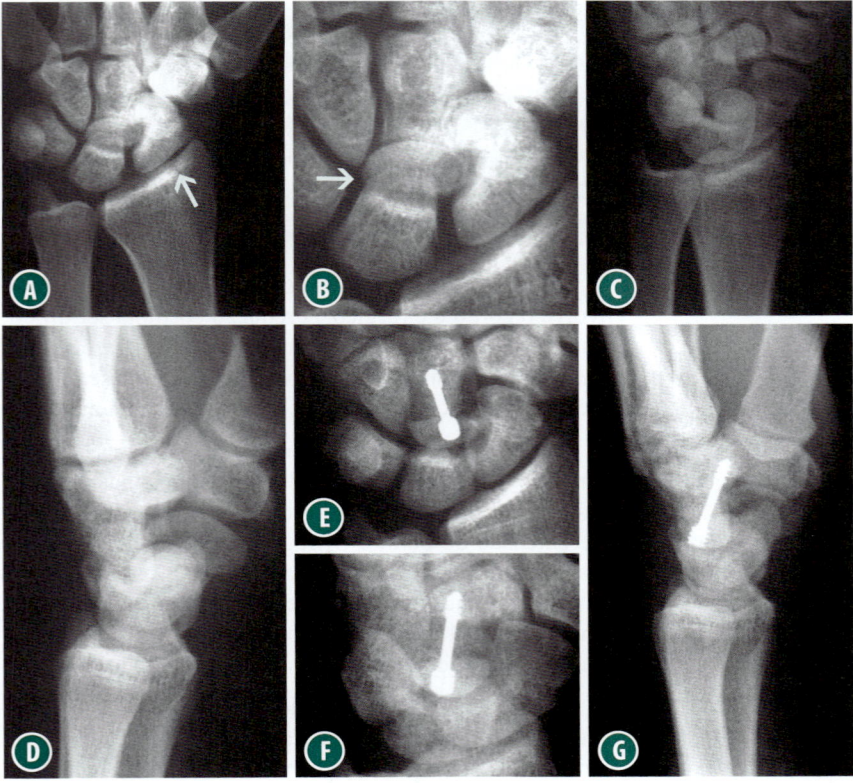

FIGURA 52.24 → Radiografias do tratamento de paciente que teve fratura do capitato com a síndrome escafocapitato, como mostrado na **FIGURA 52.22**.
Ⓐ Incidência posteroanterior em que se observa fissura no escafoide.
Ⓑ Imagem magnificada em que se vê a cabeça do capitato virada ao contrário.
Ⓒ e Ⓓ Imagem oblíqua e confirmação da rotação do fragmento.
Ⓕ e Ⓖ Imagem oblíqua e em perfil que mostram a redução cirúrgica e a fixação com um parafuso de Herbert.

As **fraturas do trapézio** são raras. Estima-se que ocorram em torno de 3% das fraturas que envolvem o carpo.[93] São causadas por forças aplicadas no eixo do primeiro osso metacarpal contra o trapézio, partido-o em dois. O diagnóstico radiográfico é feito nas incidências de anteroposterior e perfil para a articulação trapeziometacarpal, associadas às incidências oblíquas para o punho. Toma-se a unha do polegar como plano de referência para os raios X nas incidências anteroposterior e perfil, focalizando na base do polegar.

Também podem ocorrer fraturas no trapézio do tipo marginais ou por avulsão ligamentar e as associadas a outras fraturas do carpo.[94] O tratamento das fraturas articulares é cirúrgico com redução e osteossíntese. As fraturas por avulsão devem ser vistas como parte de um complexo maior de lesões ligamentares. Quando se apresentam de forma isolada, o tratamento é incruento com imobilização por seis semanas. As fraturas que acometem a superfície articular devem ser reduzidas anatomicamente e fixadas utilizando parafusos de minifragmentos de 1,5 ou 2 mm. A fixação com fios de Kirschner é muito útil para a estabilização de fragmentos pequenos.

Mais raras ainda são as **fraturas do trapezoide** de forma isolada. Quando ocorrem, são de difícil diagnóstico por serem sem desvio, em acidentes em que as forças agem direto sobre esse pequeno osso. O tratamento é incruento com imobilização por seis semanas. Na sua forma indireta, podem acompanhar fraturas da base do segundo metacarpal **(FIG. 52.25)**.

As **fraturas do piramidal** são as que ocorrem em segundo lugar quanto à frequência, logo após as do escafoide. Elas ocorrem em acidentes em que as forças vulnerantes agem no punho em posição de hiperextensão e desvio ulnar. Pode haver impacto direto na estiloide ulnar, mas podem ocorrer fraturas por avulsão ligamentar na face dorsal e ulnar do piramidal **(FIG. 52.26)**. Como visto, o piramidal está preso por um conjunto de ligamentos dorsais, que podem lhe arrancar um fragmento ósseo. Os arrancamentos dorsais podem ocorrer por mecanismos de hiperflexão, sugerindo uma forma frustra de lesão "perilunar invertida". Mayfield e colaboradores[10] encontraram em seus estudos em cadáveres fraturas do piramidal associadas a luxações

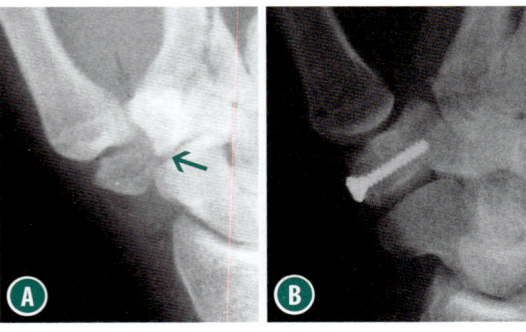

FIGURA 52.25 → Radiografias de paciente portador de fratura do trapézio.
Ⓐ Fratura desviada do trapézio da mão esquerda.
Ⓑ Fratura consolidada após redução e osteossíntese com um parafuso de tração.

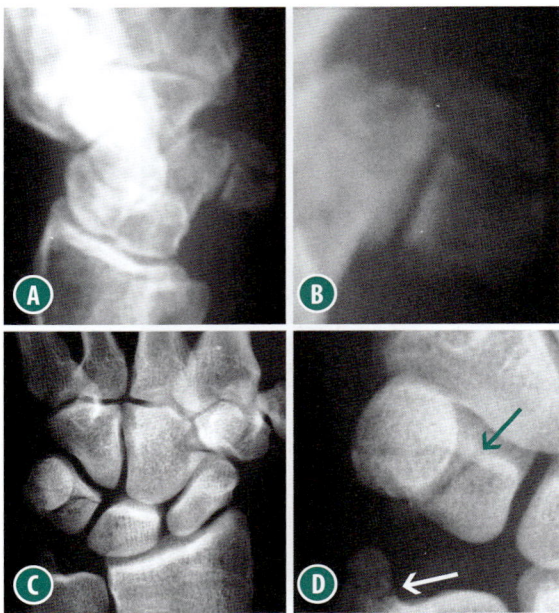

FIGURA 52.26 → Radiografias de pacientes, um com fratura do pisiforme e outro com fratura do piramidal.

A Fratura do pisiforme.
B Mesma fotografia, mas aumentada.
C Radiografia de outro paciente com fratura do piramidal e da estiloide da ulna, demonstrando que o impacto entre esses dois ossos foi a causa de tais fraturas.
D Mesma imagem, mas aumentada para melhor visibilização.

perilunares e a luxações do semilunar, que foram causadas por avulsão, pelo ligamento radiopiramidal ou pelo ulnopiramidal.[40] São fraturas que denunciam a presença de lesões ligamentares associadas e que devem ser mais bem investigadas. As fraturas do corpo do piramidal podem acompanhar as luxações perilunares nas lesões do grande arco.

A supinação intercarpal é o elemento mais importante e corresponde, em queda com a mão espalmada, a uma mão que toca no solo apoiando inicialmente a região tênar, na posição de desvio ulnar e extensão do punho, seguindo com movimento de pronação do antebraço. A pronação provoca supinação relativa da articulação intercarpal. As avulsões do piramidal, quando se apresentam de forma isolada, podem ser tratadas de modo incruento com imobilização gessada por seis semanas. Entretanto, quando são apenas a "ponta do *iceberg*" em uma lesão do grande arco, o tratamento deve ocorrer no conjunto de lesões ligamentares como uma luxação perilunar do carpo. As fraturas sem desvio no corpo do piramidal podem ser tratadas com imobilização gessada antebraquiopalmar de quatro a seis semanas.

As **fraturas do pisiforme** são causadas por força aplicada diretamente no lado ulnar da palma. São raras e representam cerca de 1% das fraturas dos ossos do carpo. O diagnóstico é feito nas incidências radiográficas: lateral do punho em 20° de supinação e incidência do túnel do carpo. O diagnóstico não costuma ser feito, sobretudo quando

há lesões mais graves associadas. São fraturas que podem se apresentar com muita dor se houver edema ou hematoma no canal de Guyon e, além da dor, podem ser relatados sinais e sintomas relacionadas à compressão do nervo ulnar. O tratamento deve ser incruento, imobilizando o punho com luva gessada em discreta flexão, por período de quatro a seis semanas. O pisiforme é um sesamoide no meio do tendão do flexor ulnar do carpo, e o invólucro da parte tendínea evita que haja afastamento dos fragmentos, tendo boa evolução no tratamento. Quando ocorrem desvios, há indicação de redução e osteossíntese. Contudo, nos casos que desenvolvem artrose da articulação com o piramidal, há indicação de ressecção.[4]

As **fraturas do hamato** podem ocorrer no corpo ou no hâmulo. Pode haver, também, fraturas na superfície articular com os metacarpais, tendo associada nessa situação, geralmente, a fratura-luxação carpometacarpal do quarto e quinto metacarpais.

O diagnóstico das fraturas do corpo e da parte distal do hamato costuma ser feito em radiografias com incidências em anteroposterior e perfil. As incidências oblíquas da mão ajudam na interpretação das fraturas-luxações que envolvem as articulações dos quarto e quinto metacarpais. São utilizadas, também, incidências em anteroposterior com o tubo inclinado no sentido caudocranial em 5°, de forma que o raio entre paralelo à essa articulação. Nas luxações entre o carpo e o metacarpo com grande desvio, pode ocorrer secção do ramo profundo do nervo ulnar, cujo diagnóstico é clínico com a característica de apresentarem musculatura hipotênar normal e paralisia dos músculos interósseos.

O diagnóstico de fraturas que acometem o hâmulo do hamato é obtido em radiografias do túnel do carpo e na incidência oblíqua em supinação em 45°. Além disso, é de grande utilidade o estudo com TC. As queixas de dor e parestesia no território do nervo ulnar demonstram sua compressão no canal de Guyon. As fraturas do hâmulo são tratadas de modo incruento com luva gessada por seis a oito semanas. Quando as fraturas estão desviadas ou há pseudartrose sintomática, há indicação da excisão do fragmento. As fraturas do corpo do hamato e as fraturas-luxações devem ser tratadas com redução e osteossíntese com parafuso ou fios de Kirschner.

FRATURAS-LUXAÇÕES PERILUNARES
Classificação

Fraturas-luxações e luxações que envolvem o punho ocorrem em acidentes de alta energia. Podem ocorrer como luxações dorsais ou ventrais do carpo, sendo que a forma mais frequente é a com desvio dorsal. Pelo desvio dos ossos luxados, há desarranjo do túnel do carpo, e em cerca de 20% dos pacientes ocorre síndrome do túnel do carpo aguda. As luxações podem ser classificadas pelos desvios e envolvimento dos ossos do carpo, tomando nomes, por exemplo, como fraturas transescafoperilunares do carpo, transestiloperilunares do carpo e transescafotranscapitato perilunares no carpo.[4] São formas descritivas muito utilizadas, mas a tendência atual é usar a divisão em lesões do pequeno arco que correspondem às lesões puramente ligamentares em volta do semilunar e em lesões do grande arco, quando houver envolvimento de ossos do carpo (**FIG. 52.27**).

Mecanismo

As lesões perilunares ocorrem em hiperextensão do punho com desvio ulnar. Há esgarçamento da cápsula do lado volar, seguindo-se por ruptura do ligamento escafossemilunar ventral. Pela ação continuada das forças sobre o carpo, o escafoide continua girando dorsalmente, rasga a parte central da fibrocartilagem que há entre ele e o semilunar, continua girando dorsalmente e rompe o ligamento escafoide semilunar dorsal, completando a lesão do tipo I de Mayfield.[10] As lesões do tipo I correspondem às dissociações entre o escafoide e o semilunar. A ruptura desses ligamentos permite que o capitato comprima os ossos da primeira fileira do carpo contra o rádio, o que provoca seu afastamento. Na radiografia em incidência posteroanterior, evidencia-se o aumento desse espaço articular, quando comparado com o de articulações vizinhas. A ruptura desses ligamentos causa desarranjo no carpo.

É importante para o diagnóstico a avaliação radiográfica em uma incidência de perfil absoluto em que se alinha o segundo metacarpal com o rádio. Nela, mede-se o ângulo entre o escafoide e o semilunar. O valor normal desse ângulo varia entre 45 e 70°. Na dissociação escafossemilunar, há aumento nesse ângulo pelos desvios em direções opostas do escafoide (em flexão) e o semilunar (em extensão). Aumenta a segurança de avaliação a realização de uma radiografia similar do lado oposto.

Após romper e instalar-se uma lesão do tipo I, se a força vulnerante seguir em sua ação, a parte medial do ligamento radiocapitato e a cápsula entre o semilunar e o capitato (espaço de Poirier) se rompem, e completa o tipo II de Mayfield, com luxação entre o capitato e o semilunar. Seguindo com a ação das forças, há lesão do ligamento capitatopiramidal e dos ligamentos entre o semilunar e o piramidal, completando o tipo III de Mayfield. O capitato luxa no dorso do semilunar e segue proximalmente em direção ao rádio, enquanto ocorre aumento das lesões ligamentares ventrais. O capitato pode empurrar ventralmente o semilunar, provocando a sua luxação (tipo IV).

Em lesões do tipo III de Mayfield, observa-se na incidência de perfil o desalinhamento do carpo. O semilunar aparece rodado ventralmente ou até mesmo na situação de total luxação no assoalho do carpo nas lesões do tipo IV. Nas incidências PA e AP, é avaliada a relação entre os diversos ossos com quebra dos arcos de Gilula.[95] A harmonia dessas linhas descritas por Gilula é quebrada

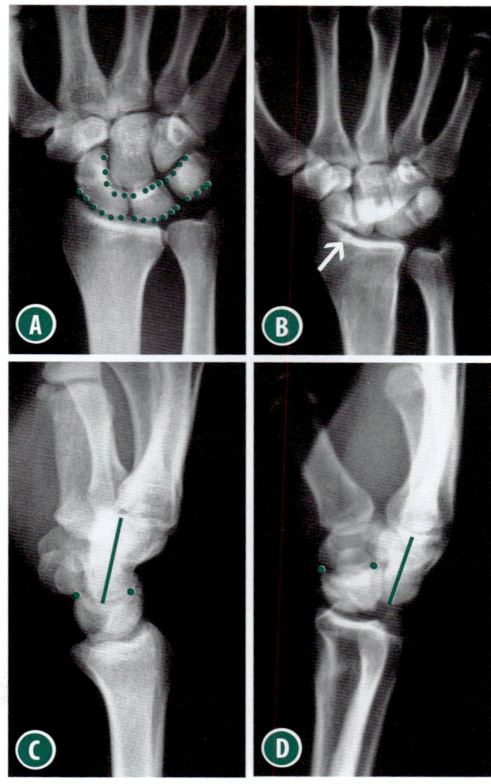

FIGURA 52.27 → Fotografias comparativas entre um punho normal e um com fratura do escafoide e luxação perilunar do carpo.

(A) Imagem normal de um punho direito na incidência em posteroanterior em que se observa a harmonia dos ossos das articulações radiocarpal e mediocarpal, caracterizadas pelos arcos de Gilula (pontilhados).
(B) Houve destruição da harmonia com a fratura-luxação através do escafoide (grande arco) e luxação do capitato sobre o semilunar.
(C) Imagem radiográfica normal de perfil, que mostra o alinhamento e a articulação do capitato com o semilunar.
(D) Há luxação do capitato sobre o semilunar e fratura do escafoide. Trata-se de uma fratura-luxação transescafoperilunar do carpo.

nas bordas proximal e distal da primeira fileira de ossos do carpo. Apesar de seu aspecto radiográfico grosseiro, muitas vezes, os pacientes com fraturas-luxações são radiografados e, mesmo assim, o diagnóstico não é feito (**FIG. 52.28**).

As luxações que envolvem o grande arco iniciam no lado radial com uma fratura da epífise do rádio, intra-articular, na fosseta elíptica do escafoide. Desse ponto, seguem através do escafoide e, daí, podem seguir o trajeto perilunar. Outro trajeto para a sequência de lesões é o de fratura do escafoide, seguida de fratura do capitato. Essa linha de lesões gira para o lado ulnar e pode fraturar o hamato e o piramidal. Todas essas lesões são graves. Há destruição da cápsula, dos ligamentos e, principalmente, da circulação dos ossos do carpo. O resultado esperado para esses pacientes é que tenham punho com déficit de movimentos e presença de necrose óssea e insuficiência ligamentar. Quando há fratura do escafoide no trajeto da luxação, espera-se que haja retarde de consolidação dessa fratura.

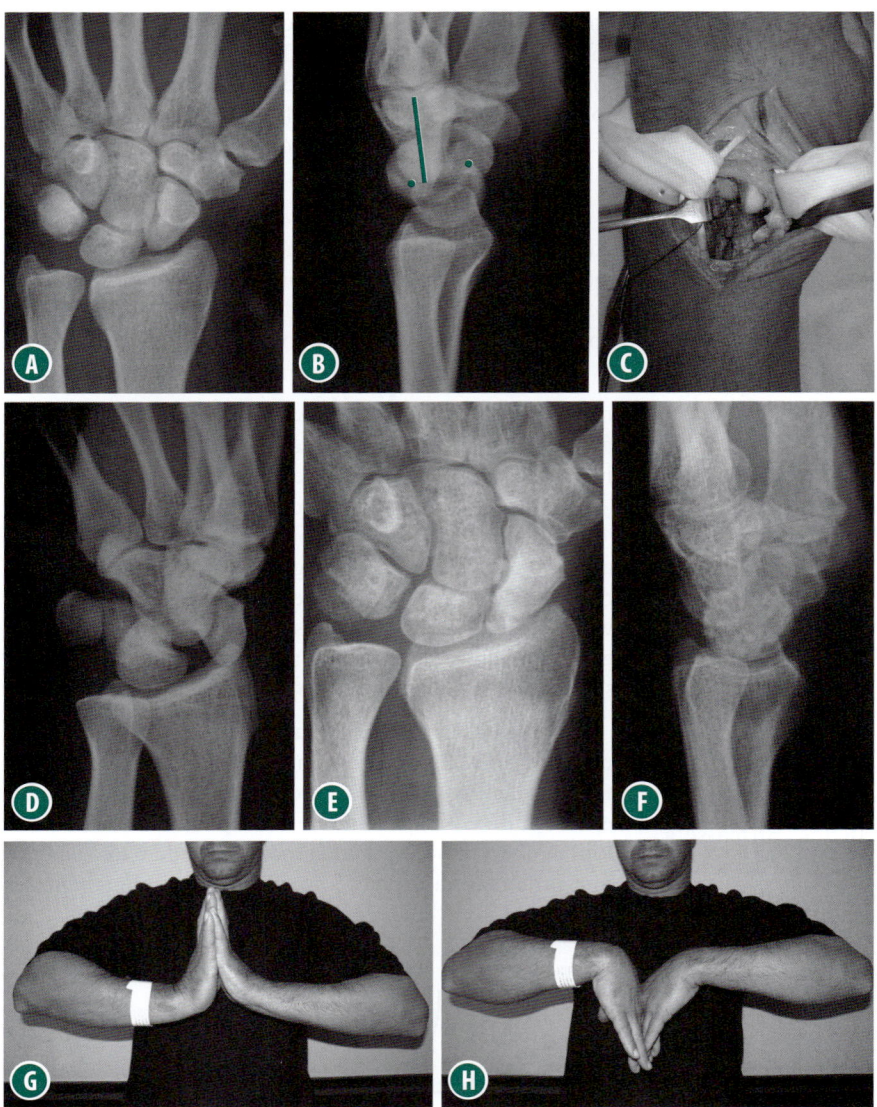

FIGURA 52.28 → Radiografias e cirurgia de paciente de 43 anos que caiu de uma escada da altura de 5 m.

Ⓐ Radiografia em posteroanterior de punho esquerdo em que se vê a ruptura dos arcos de Gilula, por afastamento do escafoide e do semilunar, associada à presença do sinal do anel, que corresponde à imagem da tuberosidade do escafoide que está verticalizado.

Ⓑ Incidência de perfil em que se observa a verticalização do escafoide, o desvio posterior do capitato e a perda de congruência em sua articulação com o semilunar que se apresenta com giro para o lado dorsal.

Ⓒ Imagem fotográfica do intraoperatório em que se vê o escafoide e a cabeça do capitato no dorso do semilunar, registrada antes de fazer as reduções e a reparação das estruturas ligamentares lesadas, o que incluiu suturas transósseas, com fios inabsorvíveis no dorso do escafoide.

Ⓓ Imagem de incidência oblíqua que mostra o afastamento do semilunar e do escafoide.

Ⓔ e **Ⓕ** Radiografias em posteroanterior e perfil da revisão com oito meses de pós-operatório em que o espaço entre o escafoide e o semilunar se mantinha reduzido; no perfil, a relação do escafoide com o semilunar estava normal, assim como a do semilunar com o rádio.

Ⓖ e **Ⓗ** Fotografias do paciente em que se observa a redução do arco de movimento, tanto no final da extensão quanto no de flexão.

Tratamento

O tratamento das fraturas-luxações é emergencial. Há tendência de instalação de um grande edema no punho e na mão, que dificulta a redução. Em traumas recentes, é possível conseguir a redução da luxação de forma incruenta sob tração e manipulação, de forma a trazer o capitato, que se encontra no dorso do semilunar, para sua posição anatômica. Após fazer a redução incruenta, há indicação de reposicionamento dos ossos do carpo sob escopia e fixação percutânea com fios de Kirschner. Quando falta a ligação do escafoide com o semilunar, há tendência de o semilunar girar dorsalmente, o capitato reduzido subluxa também dorsalmente, e o espaço entre o semilunar e o escafoide tende a abrir. Por esses aspectos, é fundamental reduzir as luxações, fechar os espaços entre os ossos e fixar o carpo com fios de Kirschner.

Na presença de fraturas do escafoide, a síntese com parafuso ajuda a manter o contato da interface dos fragmentos, que é fundamental para a consolidação. O tratamento isolado da fratura do escafoide costuma ser insuficiente. No pós-operatório, o punho será imobilizado por 12 semanas, quando é providenciada a retirada do material de síntese.

Outra forma de abordagem é a redução da luxação e da fratura do escafoide por via aberta, seguida de osteossíntese sob visão direta e reparação dos ligamentos. Nesse aspecto, a conduta pode ser de uso de dupla via de acesso (dorsal e ventral) ou por única via dorsal. Prefere-se tratar as fraturas-luxações por via aberta, com acesso dorsal amplo, apoiado por outra via ventral para acesso ao assoalho do túnel do carpo. Quando a lesão é de tipo III, o semilunar encontra-se em sua fosseta no rádio e o capitato no seu dorso; nessa situação clínica, é possível reduzir a luxação pela via de acesso dorsal, fixar os ossos na situação anatômica com fios de Kirschner e suturar os ligamentos. Nas lesões de tipo IV, o semilunar encontra-se luxado ventralmente e sua redução é possível pela via de acesso ventral. Os ligamentos entre o escafoide e o semilunar são suturados e, logo após, entre o semilunar e o piramidal. É recomendável que se passe os pontos e, a seguir, sejam mantidos reparados, para evitar que o fechamento de um grupo da sutura impeça a sutura de outro.

Para a reparação, são muito úteis as miniâncoras, que permitem um apoio sólido para a sutura que repara os ligamentos. Quando há fratura do escafoide, providencia-se sua redução e a fixação com um parafuso. No pós-operatório, a tendência é haver perda de redução, portanto, é recomendável estabilizar o escafoide com fios de Kirschner proximais, solidarizando-o ao semilunar, e com fios distais, prendendo-o no capitato. O tempo mínimo de manutenção dos fios de Kirschner é de oito semanas, mas a meta em casos mais graves é 12 semanas. Os fios, ao serem passados entre o escafoide e o capitato, devem ser colocados um na cintura do escafoide e outro em seu 1/3 distal, mas fixando-os ao corpo do capitato. Nenhum fio deve passar na cabeça do capitato para preservar sua cartilagem articular. Outro grupo de fios transfixa a radiocarpal se houver instabilidade residual. Na sexta ou oitava semana, são retirados os fios desse segundo grupo para permitir pequenos movimentos ativos na articulação radiocarpal enquanto o paciente usa uma órtese. Esses pequenos movimentos visam melhorar a condição da cartilagem articular e facilitar a cinesioterapia dos dedos. Busca-se a reabilitação dos movimentos do carpo somente após retirar os fios restantes. Os fios na mediocarpal são retirados entre 10 e 12 semanas.

Resultados

O resultado final após 18 a 24 meses é um punho com déficit de movimentos no final do arco, tanto na extensão quanto na flexão, com possibilidade de desenvolver necrose asséptica no polo proximal do escafoide e, até mesmo, uma necrose do semilunar. Há risco de haver formação de uma cicatriz insuficiente nos ligamentos e, de forma gradativa, ocorrer a perda da relação do semilunar com o escafoide, com aumento do ângulo entre esses dois ossos. Os melhores resultados radiográficos são obtidos em punhos tratados com redução aberta e fixação.

LESÕES LIGAMENTARES DO CARPO E INSTABILIDADES

As lesões ligamentares do carpo causam desarranjos ao conjunto das articulações do punho. Os ossos estão presos aos seus vizinhos, e os movimentos entre eles são harmônicos. A forma das articulações e a contenção realizada pelos ligamentos estão na origem dessa harmonia. Quando há fraturas e/ou lesões ligamentares, esse sistema desmonta. É similar a uma mola que, contida em suas duas extremidades, exerce sua função, por exemplo, na suspensão de um carro; mas, se uma das pontas é liberada, salta e busca a posição física individual. No carpo, quando há ruptura de algum ligamento, a função de conjunto se desfaz, e as estruturas íntegras tracionam os ossos de cada lado da lesão, o que os leva a posições geralmente antagônicas.

Há diversos modelos funcionais do carpo com finalidade de compreender o funcionamento do carpo e explicar o que ocorre nas diversas possibilidades de lesões ligamentares. Considera-se o modelo de Lichtman o que melhor explica o que ocorre no carpo com lesões ligamentares.[97]

No modelo, o carpo é visto como um círculo de ossos presos uns aos outros **(FIG. 52.29)**. Na parte distal do círculo, há o monobloco da fileira distal (trapézio, trapezoide, capitato e hamato). Há ligações com os ossos que compõem a fileira proximal: uma lateral do escafoide com o trapézio e outra medial do piramidal com o hamato. Essas ligações das duas fileiras são locais de grande movimento. A fileira proximal, por sua vez, tem o semilunar no centro, que serve como a barra de torção de suspensão de um carro, que age regulando o movimento das suas articulações, com o escafoide lateralmente e com o piramidal mediamente.

Podem ocorrer rupturas ou instabilidades em diversos pontos do anel. Elas são encontradas entre o escafoide e o semilunar, entre o semilunar e o piramidal, entre o escafoide, o trapézio e o trapezoide e entre o piramidal e o hamato. Originam-se em traumas do carpo, mas podem ter sua etiologia inflamatória ou nas frouxidões capsuloligamentares

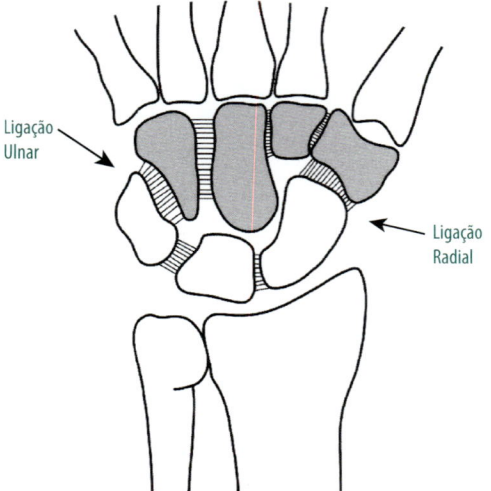

FIGURA 52.29 → Desenho do modelo em anel para a mecânica do carpo proposto por Lichtman e Martin.[96] Esse modelo considera a fileira distal um monobloco, que se articula por uma ligação do lado radial, entre o escafoide e os ossos trapézio e trapezoide, com grande movimento adaptativo. No lado ulnar, há ligação ulnar representada pela articulação entre o piramidal e o hamato. No centro da imagem, vê-se o semilunar que se articula com o escafoide lateralmente e com o piramidal mediamente. Essa visão em anel explica e ajuda na descrição dos tipos de lesões ligamentares do carpo, contidas no **QUADRO 52.9**.

generalizadas. O QUADRO 52.9 apresenta a classificação de Lichtman, que procura abranger todas as possibilidades de lesões que causam instabilidades no carpo.[97]

Traduziu-se para o português o original do autor, *triquetrolunate*, como "semilunopiramidal".

As rupturas dos ligamentos, quando parciais, causam alterações dinâmicas, o que significa que, em radiografias em repouso, os ossos do carpo estão perfeitamente posicionados. Porém, ao solicitar ao paciente que faça força de preensão, há um "clique", e nas radiografias sob esforço, os ossos mudam de posição. Quando há lesões totais de ligamentos, o mau posicionamento dos ossos do carpo é fixo e visível em radiografias do punho, mesmo nas imagens em repouso.

QUADRO 52.9 → Classificação de Lichtman para as instabilidades e fraturas do carpo

I. Instabilidades perilunares
  A. Lesões do pequeno arco
    1. Instabilidade escafossemilunar
      a. Dinâmica – lesão parcial
      b. Estática – lesão completa (DISI)
    2. Instabilidade semilunopiramidal
      a. Dinâmica – lesão parcial
      b. Estática – lesão completa (VISI)
    3. Instabilidade perilunar completa
      a. Luxação perilunar dorsal
      b. Luxação ventral do semilunar
  B. Lesões do grande arco
    1. Fraturas do escafoide
      a. Estáveis
      b. Instáveis (DISI)
    2. Síndrome escafocapitato
    3. Luxações transecafoide e transpiramidais perilunares do carpo
    4. Variações e combinações das situações descritas anteriormente neste quadro
  C. Doenças inflamatórias
    1. Escafossemilunares
      a. Dinâmicas – lesões parciais
      b. Estáticas – lesões completas (DISI)
    2. Semilunopiramidal
    a. Dinâmicas – lesões parciais
    b. Estáticas – lesões completas (VISI)

II. Instabilidades mediocarpais
  A. Intrínsecas (frouxidão ligamentar)
    1. Instabilidade mediocarpal palmar (VISI)
    2. Instabilidade mediocarpal dorsal (DISI)
  B. Extrínsecas (consolidação viciosa do rádio distal com desvio dorsal)

III. Instabilidades carpais proximais
  A. Translocação ulnar do carpo
    1. Por reumatismo (reumatoide)
    2. Pós-traumática
    3. Iatrogênica (após a ressecção da cabeça da ulna)
  B. Instabilidade dorsal (após fratura marginal dorsal – fratura de Barton dorsal)
  C. Instabilidade palmar (após fratura marginal ventral – fratura de Barton ventral)

IV. Miscelânea

DISI, *dorsal intercalated segmental instability*; VISI, *ventral intercalated segmental instability*.
Fonte: Lichtman e Martin.[96]

LESÕES LIGAMENTARES ESCAFOSSEMILUNARES E SEMILUNOPIRAMIDAIS

Nas rupturas ligamentares entre o escafoide e o semilunar, o semilunar sob ação do piramidal gira para o dorso do punho, o que determina a situação de instabilidade segmentar intercalar dorsal, termo que vem do inglês *dorsal intercalary segment instability* (DISI). Quando há ruptura dos ligamentos entre o semilunar e o piramidal, o escafoide traciona o semilunar ventralmente e ocorre a instabilidade segmentar intercalar ventral, que corresponde ao termo em inglês *volar intercalary segmental instability* (VISI).

As siglas foram mantidas originais do inglês, pois, com o tempo, foram adotadas em quase todos os textos para denominar as deformidades do carpo. A que é causada pelo desvio do dorsal do semilunar e a flexão do escafoide é a DISI, e, para a alteração no sentido oposto de desvio, há o termo VISI. O motivo da manutenção das siglas em inglês se deve ao seu uso corrente na literatura. De siglas, passaram a ser termos que designam alterações bem estabelecidas. É uma situação similar ao que aconteceu com os termos SIDA e AIDS; na compreensão corrente de associação do termo e da doença, hoje, predomina a sigla AIDS.

As lesões traumáticas de ligamentos são uma sequência ou parte do que foi descrito anteriormente, neste capítulo. A avaliação clínica é similar à dos outros traumas do punho aqui descritos: na anamnese, é importante perguntar como o paciente machucou o punho. Ele costuma referir queda com a mão espalmada. Se for um trauma recente, o diagnóstico segue a mesma rotina especificada no início do capítulo, com avaliação de pontos de dor e movimentos que causam tal sensação. São feitas radiografias e, a partir delas, avaliam-se a largura dos espaços articulares, os arcos de Gilula[95] e o posicionamento relativo dos ossos do carpo. Na incidência de perfil, mede-se o ângulo entre o eixo do semilunar e o do escafoide, que, normalmente, encontra-se entre 45 e 70°. Na suspeita de lesão ligamentar, são solicitadas radiografias com esforço de preensão. Avaliações radiográficas e medidas de ângulos no punho oposto ajudam no diagnóstico.

Para pacientes que procuram o médico em fase tardia, por considerar que o trauma foi uma simples torção, pode-se acrescentar a manobra de Watson,[98] em que o punho é desviado para o lado ulnar, apoia-se no lado ventral a tuberosidade do escafoide com o nosso polegar, faz-se uma leve pressão e, ao desviar o punho para o lado radial, mantém-se a pressão nesse ponto ventral. Quando o paciente refere dor no dorso do punho, entre o escafoide e o semilunar, o teste é considerado positivo.[98] Significa que há algum problema na articulação entre esses dois ossos do carpo (escafoide e semilunar).

Nas lesões parciais, ocorre dor; nas totais, há desvio com deslizamento dorsal do polo proximal do escafoide, que subluxa e bate na borda dorsal da sua articulação com o rádio. Essa manobra na fase aguda do trauma costuma ser impossível de fazer e imprecisa, pois o paciente tem dor difusa no punho e pode apresentar edema ou escoriações na palma. O diagnóstico é feito com estudo de RM. As imagens mostram a lesão dos ligamentos em cortes axiais centrados na parte articular do escafoide com o semilunar. Nas lesões completas dos ligamentos e mais antigas, a separação entre o escafoide e o semilunar é evidente em radiografias simples, pois o espaço articular chega a três vezes a largura das articulações vizinhas.

O tratamento ideal dessas lesões é na fase aguda do trauma, mas ainda é possível obter bons resultados com o tratamento cirúrgico efetuado até a sexta semana. Nesse período, é possível reduzir o desvio, reparar os ligamentos e fixar os ossos com fios de Kirschner, de modo similar ao que foi descrito para o tratamento das luxações do carpo, ou seja, fixação transversa entre o escafoide e o semilunar e entre o escafoide e o corpo do capitato. A imobilização deve ser de um mínimo de oito semanas, e a retirada dos fios de Kirschner, com 10 semanas.

Para as lesões antigas (acima de seis semanas), o resultado piora. Há perda de capacidade regenerativa. Há tendência à perda gradativa da correção, e o ângulo entre o escafoide e o semilunar vai aumentando com o passar do tempo, o que ocorre mesmo quando estiver mantida a distância entre o escafoide e o semilunar nas radiografias. Para essas lesões antigas, há diversas técnicas que buscam a reconstrução ligamentar, mas cujos resultados tendem a ser os que foram aqui descritos. Sabendo que essa é a tendência da tentativa de reparação, é uma boa estratégia associar a capsulodese dorsal proposta por Blat.[99] Essa técnica é bastante simples e efetiva. Levanta-se um retalho de cápsula dorsal com pedículo no rádio e prende-se no dorso do terço distal do escafoide, que o segura e evita que mergulhe em flexão com o passar do tempo.

> **ATENÇÃO!** As lesões ligamentares podem ocorrer por doença reumática, que destrói os ligamentos, a "mola" do carpo fica solta e os desvios dos ossos do carpo ocorrem de modo similar aos daqueles de causa traumática.

As lesões ligamentares entre o semilunar e o piramidal provocam dor no lado ulnar do punho e simulam situações em que há lesão da fibrocartilagem triangular. Contudo, a dor à palpação costuma ser típica e localizada no dorso do punho, na própria articulação entre os dois ossos. O tratamento é clínico com imobilização prolongada para as instabilidades dinâmicas recentes. O tratamento cirúrgico de reparação de ligamentos é reservado para lesões completas e com deformidades em VISI. Para as lesões recentes, o tratamento pós-operatório é similar ao das lesões ligamentares entre o escafoide e o semilunar. Nas lesões crônicas, há indicação de artrodese entre o semilunar e o piramidal, tendo-se o cuidado de preservar o espaço articular e a altura dos ossos envolvidos, colocando enxertos ósseos.

INSTABILIDADES MEDIOCARPAIS

As instabilidades mediocarpais podem ser causadas por frouxidão capsuloligamentar generalizada, em que são encontrados carpos que "dançam" quando submetidos a esforços. No exame físico, observa-se instabilidade anteroposterior bem evidente em manobras do tipo "gaveta".

Na manobra "gaveta", fixa-se o rádio distal com uma mão e, com a outra, o metacarpo. Aplicam-se forças de cisalhamento em direção anteroposterior. Observa-se que o carpo desvia com facilidade, no sentido da força aplicada. A deformidade em radiografias pode ser fixa, embora costume ser dinâmica. Nas imagens, a primeira fileira do carpo gira para o lado volar, e a fileira distal segue em sentido oposto, para o dorso.

Essa deformidade em desvio tipo VISI ocorre por insuficiência ligamentar e causa uma instabilidade transversa da articulação mediocárpica: no lado medial, na articulação entre o piramidal e o hamato, no lateral entre o escafoide, o trapézio e trapezoide. O tratamento é clínico, mas em situações em que o paciente refira dor persistente, há indicação cirúrgica de capsuloplastia dorsal, com pregueamento em jaquetão da cápsula do assoalho da bainha do tendão de músculo extensor ulnar do carpo. Na falha desse método, há indicação de artrodese entre o piramidal e o hamato, mas é de indicação final, pois causa limitação funcional importante nos movimentos do carpo.

A instabilidade mediocarpal com DISI é um tipo mais raro de ser encontrado na versão de lesões ou frouxidão ligamentar. Esse tipo de instabilidade ocorre com maior frequência em sequelas de fraturas do rádio distal com desvio dorsal. O punho fica em ziguezague: o rádio girado para o dorso leva a primeira fileira junto; na articulação mediocarpal, a fileira distal de ossos do carpo gira para o lado ventral e compensa a deformidade proximal, para permitir alguma função da mão.

Em todas as situações patológicas do carpo, o mau posicionamento de seus ossos tende a desenvolver artrose nos pontos de maior pressão. Na articulação incongruente, instala-se uma artrose radioescafoide e, na sequência, a evolução para outras articulações na forma descrita por Watson e relatada neste capítulo.[59] Portanto, as deformidades e o mau posicionamentos dos ossos do carpo devem ser corrigidos. Aspectos de técnica e indicações de forma aprofundada são encontrados pelo leitor nas referências e nas sugestões de leitura.

Referências

1. Barton NJ. Fractures of the hand and wrist: complications. In: Barton NJ. Fractures of the hand and wrist. London: Churchill Livingston; 1988. p. 326-34.

2. Amadio PC, Taleisnik J. Fractures of the carpal bones. In: Green DP, Hotchkiss RN, Pederson WC. Green's operative

hand surgery. 4th ed. New York: Churchill Livingstone; 1999. chap. 27, p. 809-64.

3. Berger RA. Ligament anatomy. In: Cooney WP, Linscheid RL, Dobyns JH. The wrist: diagnosis and treatment. St. Louis: Mosby; 1998. chap. 5, p. 73-105.

4. Leite NM. Fraturas e luxações dos ossos do carpo. In: Pardini Jr AG, de Freitas AD. Traumatismos da mão. 4. ed. Rio de Janeiro: MedBook; 2008. cap. 20, p. 487-544.

5. Taleisnik J, Kelly P. The extraosseous and intraosseous blood supply of scaphoid bone. J Bone Joint Surg Am. 1966;48(6):1125-37.

6. Gelberman RH, Menon J. The vascularity of the scaphoid bone. J Hand Surg Am. 1980;5(5):508-13.

7. Gelberman RH, Panagis JS, Taleisnik J, Baumgaertner M. The arterial anatomy of the human carpus. Part I: The extraosseous vascularity. J Hand Surg Am. 1983;8(4): 367-73.

8. Kuhlmann JN. Les mécanismes de lárticulation du poignet. Ann Chir. 1979;33:711-9.

9. Kuhlmann JN, Fahrer M, Kapandji AI, Tubiana R. Stability of the normal wrist. In: Tubiana R. The hand. Philadelphia: Saunders; 1985. v. 2, cap. 99, p. 934-44.

10. Mayfield JK, Johnson RP, Kilcoyne RK. Carpal dislocation: pathome-chanics and progressive perilunar instability. J Hand Surg Am. 1980;5(3):226-41.

11. Garcia-Elias M. Carpal instabilities and dislocations. In: Green DP, Hotchkiss RN, Pederson WC. Green's operative hand surgery. 4th ed. New York: Churchill Livingstone; 1999. chap. 28, p. 865-928.

12. Garcia-Elias M. Anatomia funcional do punho. Clin Ortop. 2001;2(3):589-99.

13. Mayfield JK. Patterns of injury to carpal ligaments: a spectrum. Clin Orthop Relat Res. 1984;(187):36-42.

14. Grover R. Clinical assessment of scaphoid injuries and the detection of fractures. J Hand Surg Br. 1996;21(3):341-3.

15. Parvizi J, Wayman J, Kelly P, Moran CG. Combining the clinical signs improves diagnosis of scaphoid fractures: A prospective study with follow-up. J Hand Surg Br. 1998;23(3):324-7.

16. Russe O. Behandlungsergebnisse der spongiosauffüllung bei kahnbeinpseudarthrosen. Zeitschr Orthop. 1951;81:466-73.

17. Russe O. Bone grafting in non-union of carpal scaphoid. In: Russe O. An atlas of operations for trauma. Wien: Verlag Wilhelm Maudrich; 1955. p. 60-1.

18. Russe O. Fracture of carpal navicular: Diagnosis, non-operative treatment and operative treatment. J bone Joint Surg Am. 1960;42(5):759-68.

19. Barton NJ. Complications. In: Barton NJ, editor. Fractures of the hand and wrist. London: Churchill Livingstone; 1988. p. 319-42.

20. Van Beek EJR, Tiel-Van Buul MMC, Broekhuizen AH. Diagnostic prob-lems of scaphoid fractures: The value of radionuclide bone scintigraphy. Netherland J Surg. 1990;42(2):50-2.

21. Tiel-van Buul MM, van Beek EJ, Borm JJ, Gubler FM, Broekhuizen AH, van Royen EA. The value of radiographs and bone scintigraphy in suspected scaphoid fracture, a statistical analysis. J Hand Surg Br. 1993;18(3):403-6.

22. Gaebler C, Kukla C, Breitenseher M, Trattnig S, Mittlboeck M, Vécsei V. Magnetic resonance imaging of occult scaphoid fractures. J Trauma. 1996;41(1):73-6.

23. Kukla C, Gaebler C, Breitenseher MJ, Trattnig S, Vécsei V. Occult fractures of the scaphoid: the diagnostic usefulness and indirect economic repercussions of radiography versus magnetic resonance imaging. J Hand Surg Br. 1997;22(6):810-3.

24. Bretlau T, Christensen OM, Edström P, Thomsen HS, Lausten GS. Diagnosis of scaphoid frac-ture and dedicated extremity MRI. Acta Orthop Scand. 1999;70(5):504-8.

25. Thorpe AP, Murray AD, Smith FW, Ferguson J. Clinically suspected scaphoid fracture: a comparison of magnetic resonance imaging and bone scintigraphy. Br J Radiol. 1996;69(818):109-13.

26. Fowler C, Sullivan B, Williams LA, McCarthy G, Savage R, Palmer A. A comparison of bone scintig-raphy and MRI in the early diagnosis of the occult scaphoid waist fracture. Skeletal Radiol. 1998;27(12):683-7.

27. Amadio PC, Moran SL. Fractures of the carpal bones. In: Green DP, Hotchkiss RN, Pederson WC, Wolfe SW, editors. Green's operative hand surgery. Philadelphia: Elsevier; 2005. chap. 17, p. 711-68.

28. Dorsay TA, Major NM, Helms CA. Cost-effectiveness of immediate MR imaging versus traditional follow-up for revealing radiographically occult scaphoid fractures. AJR Am J Roentgenol. 2001;177(6):1257-63.

29. Cruickshank J, Meakin A, Breadmore R, Mitchell D, Pincus S, Hughes T, et al. Early computerized tomography accurately determines the presence or absence of scaphoid and other fractures. Emerg Med Australas. 2007;19(3):223-8.

30. Berquist TH. Necrose avascular. In: Berquist TH, organizador. Ressonância magnética da mão e do punho. Rio de Janeiro: Guanabara Koogan; 2004. cap. 8, p. 146-55.

31. Trojan E. Die bruchformen des kahnbeins der hand. Wien Med Wschr. 1954;104:1024-5.

32. Jahna H. Behandlung und behandlungsergebnisse von 734 frischen ein-fachen brüchen des kahnbeinköpers der hand. Wiener Medizinische Woch-enschrift. 1954;104:1023-4.

33. Trojan E, Mourgues G. Fractures et pseudarthroses du scaphoïde carpien étude thérapeutique. Rev D'Orthop. 1959;45(4):614-77.

34. Trojan E. Die stabilitat der bruchformem des kahnbeins der hand eine anatomische studie. Mschr Unfallheilk. 1964;67:291-5.

35. Soto-Hall R. Recent fractures of the carpal scaphoid. JAMA. 1945;129(5):335-8.

36. Herbert TJ. Management of the fractured scaphoid bone using a new surgical technique. J Bone Joint Surg Br. 1982; 64(5):633.

37. Herbert TJ, Fisher WE. Management of the fractured scaphoid using a new bone screw. 1984;66(1):114-23.

38. Herbert TJ. Scaphoid fractures: operative treatment. In: Barton NJ, editor. Fractures of the hand and wrist. London: Churchill Livingstone; 1988. p. 220-35.

39. Filan S, Herbert TJ. Herbert screw fixation of scaphoid fractures. J Bone Joint Surg Br. 1996;78(4):519-29.

40. Schernberg F. Fractures et pseudarthroses du scaphoïde carpien: symposium. III- Classification des fractures du

scaphoïde carpien. Etude anatomo-radiologic des traints. Rev Chir Orthop 1988;74:693-5.

41. Shin AY, Rizzo M. Acute scaphoid fractures. In: Cooney WP III, editor. The wrist: diagnosis and operative treatment. 2. ed. Philadelphia: Wolters Kluwer; 2010. cap. 18, p. 407-35.

42. Morgan DAF, Walters JW. A prospective study of 100 consecutive carpal scaphoid fractures. Aust N Z J Surg. 1984;54(3):223-41.

43. Eddeland A, Eiken O, Hellgren E, Ohlsoson N-M. Fractures of the scaphoid. Scand J Plast Reconst Surg. 1975;9:234-9.

44. Le TB, Hentz VR. Hand and wrist injuries in young athletes. Hand Clin 2000;16(4):597-607.

45. Light TR. Carpal fractures in children. Hand Clin. 2000;16(4):513-22.

46. Wulff RN, Schmidt TL. Carpal fractures in children. J Pediatr Orthop. 1998;18(4):462-5.

47. Johnson KJ, High SF, Symonds KE. MRI in the management of scaphoid fractures in the skeletally immature patients. Pediatr Radiol. 2000;30(10):685-8.

48. Cook PA, Yu JS, Wiand W, Cook AJ 2nd, Coleman CR, Cook AJ. Suspected scaphoid fractures in skeletally immature patients: application of MRI. J Comput Assist Tomogr. 1997;21(4):511-5.

49. Low G, Raby N. Can follow-up radiography for acute scaphoid fracture still be considered a valid investigation? Clin Radiol. 2005;60(10):1106-10.

50. Beeres FJP, Hogervorst SJ, Rhemrev SJ, den Hollander P, Jukema GN. A prospective comparison for suspected scaphoid fractures: bone scintigraphy versus clinical outcome. Injury. 2007;38(7):769-74.

51. Trigg M, Reeves PJ. The efficacy of plain films vs MRI in the detection of scaphoid fractures. Radiography. 2005;13:56-64.

52. Musemeche CA, Barthel M, Cosentino C, Reynolds M. Pediatric falls from the heights. J Trauma. 1991;31(10):1347-9.

53. Verdan C, Narakas A. Fractures and pseudarthrosis of the scaphoid. Surg Clin North Am. 1968;48(5):1083-95.

54. Mack GR, Bosse MJ, Gelberman RH, Yu E. The natural history of scaphoid non-union. J Bone and Joint Surg Am.1984;66(4):504-9.

55. Watson HK, Ballet FL. The SLAC wrist: scapholunate advanced col-lapse pattern of degenerative arthritis. J Hand Surg Am. 1984;9(3):358-65.

56. dos Reis FB, Koberle G, leite NM, Katchburian MV. Internal fixation of scaphoid injuries using Herbert screw through a dorsal approach. J Hand Surg Am. 1993;18(5):792-7.

57. Alnot JY. Fractures et pseudarthroses du scaphoïde carpien. Rev Chir Orthop. 1988;74:714-7.

58. Watson HK, Brenner LH. Developmental and degenerative disorders of the carpus. In: Lichtman DM. The wrist and its disorders. Philadelphia: Saunders; 1988. part. IV, cap. 21, p. 286-91.

59. Watson HK, Brenner FL. Degenerative disorders of the wrist. J Hand Surg Am. 1985;10(6 Pt 2):1002-6.

60. Cooney WP, DeBartolo T, Wood MB. Post-traumatic arthritis of the wrist. In: Cooney WP, Linscheid RL, Dobyns JH, editors. The wrist diagnosis and operative treatment. St. Louis: Mosby; 1998. chap. 25, p. 588-29.

61. Leite NM, Albertoni WM, dos Reis FB, Christian RW. Tratamento cirúrgico das pseudartroses e retardes de consolidação do escafóide pela técnica de Matti-Russe. Acta Ortop Bras. 1993;1(2);69-75.

62. Mack RM, Lichtman DM. Scaphoid Nonunion. In: Lichtman DM, editor. The wrist and its disorders. Philadelphia: Saunders; 1988. chap. 22, p. 293-328.

63. Matti H. Technik und resultate meiner pseudarthrosenoperation. Zbl für Chir 1936;63:1442-53.

64. Mulder JD. The results of 100 cases of pseudarthrosis in the scaphoid bone treated by Matti-Russe operation. J Bone Joint Surg Br. 1968;50(1):110-5.

65. Leite NM. Tratamento cirúrgico das pseudartroses e retardos de consolidação do escafóide pela técnica de Matti-Russe [tese]. São Paulo: Escola Paulista de Medicina; 1992.

66. Fisk GR. Carpal instability and the fractured scaphoid. Ann R Coll Surg Engl. 1970;46(6):63-76.

67. Segmüller G. Navikularepseudarthrose In: Segmüller G. Operative stabilisierung am Handskelett. Berlin: Hans Huber; 1973. p. 99-104.

68. Green DP, O'Brein ET. Classification and management of carpal dislocations. Clin Orthop Relat Res. 1980;(149): 55-72.

69. Green DP. The effect of avascular necrosis on Russe bone grafting for scaphoid nonunion. J Hand Surg Am. 1985;10(5):597-605.

70. Segmüller G. Surgical stabilization of the skeleton of the hand. Berlin: Hans Huber; 1977.

71. Fernandez DL. A technique for anterior wedge-shaped grafts for scaph-oid non-union with carpal instability. J Hand Surg Am. 1984;9(5):733-7.

72. dos Reis FB. Uso do parafuso de Herbert no escafóide por via de acesso dorsal [tese]. São Paulo: Escola Paulista de Medicina; 1990

73. Moran SL, Cooney WP, Shin AY. The use of vascularized grafts from the distal radius for the treatment of Preiser's disease. J Hand Surg Am. 2006;31(5):705-10.

74. Roy-Camille R. Fractures et pseudarthroses du scaphoide moyen utilisation d'un gretion pedicule. Actual Chir Orthop. 1965;4:197-214.

75. Kuhlmann JN, Mimoun M, Boabighi A, Baux S. Vascularized bone graft pedicled on the volar carpal artery for non-union of the scaphoid. J Hand Surg Br. 1987;12(2):203-10.

76. Zaidenberg C, Siebert JW, Angrigiani C. A new vascularized bone graft for scaphoid nonunion. J Hand Surg Am. 1991;16(3):474-8.

77. Caporrino FA, Faloppa F, dos Santos JBG, Nakachima LR, Albertoni WM. Tratamento cirúrgico da pseudartrose do escafóide com enxerto ósseo vascularizado da extremidade dorsal e distal do radio, baseado na artéria supraretinacular intercompartimental 1,2. Rev Bras Ortop. 2003;38(9):522-33.

78. Yuceturk A, Isiklar ZU, Tuncay C, Tandogan. Treatment of scaphoid nonunions with a vascularized bone graft based on the first dorsal metacarpal artery. J Hand Surg Eur. 1997;22(3)425-7.

79. Bertelli JA, Pagliei A, Lassau J P. Role of first dorsal metacarpal artery in the construction of pedicled bone grafts. Surg Radiol Anat. 1992;14(3):255-77.

80. Bertelli JA, Tacca CP, Rost JR. Thumb metacarpal vascularized bone graft in long-standing scaphoid nonunion: a useful graft via dorsal or pal-mar approach: a cohort study of 24 patients. J Hand Surg Am. 2004;29(6):1089-97.

81. Mathoulin C, Haerle M. Vascularized bone graft from the palmar carpal artery for treatment of scaphoid nonunion. J Hand Surg Br. 1998;23(3):318-23.

82. Nakachima LR. Tratamento cirúrgico da pseudartrose do escafóide com enxerto ósseo vascularizado ventral do rádio distal, baseado no ramo radial do arco palmar do carpo [tese]. São Paulo: UNIFESP; 2001.

83. Merrell GA, Wolfe SW, Slade JF 3rd. Treatment of scaphoid nonunions: quantitative meta-analysis of the literature. J Hand Surg Am. 2002;27(4):685-91.

84. Chang MA, Bishop AT, Moran SL, Shin AY. The outcomes and complications of 1,2 intercompartimental supraretinacular artery pedicled vascularized bone grafting of scaphoid nonunions. J Hand Surg Am. 2006;31(3):387-96.

85. Trumble TE. Avascular necrosis after scaphoid fracture: a correlation of magnetic resonance imaging and histology. J Hand Surg Am. 1990;15(4):557-64.

86. Perlik PC, Guilford WB. Magnetic resonance imaging to assess vascularity of scaphoid non-unions. J Hand Surg Am. 1991;16(3):479-84.

87. Günal I, Özçelik A, Göktürk E, Ada S, Demirtas M. Correlation of magnetic resonance imaging and intraoperative punctate bleeding to assess the vascularity of scaphoid nonunion. Arch Orthop Trauma Surg. 1999;119(5-6):285-7.

88. Retting AC, Wendenbener EJ, Gloyeske R. Alternative management of mid-third scaphoid fractures in the athlete. Am J Sport Med. 1994;22(5):711-4.

89. Folberg CR, Ruschel PH, Pignataro MB, Perea CEFP, Caputo GV. Fixação percutânea das fraturas do terço médio do escfóide. Rev Bras Ortop. 2004;39(7):263-70.

90. Clementson M, Jorgsholm P, Besjakov J, Thomsen N, Björkman A. Conservatide treatment versus arthroscopic-assisted screw fixation of scaphoid waist fractures: a randomized trial with minimun 4-year follow-up. J Hand Surg Am. 2015;40(7):1341-8.

91. Teisen H, Hjarbaek J. Classification of fresh fractures of the lunate. J Hand Surg Br. 1988;13(4):458-62.

92. Vance RM, Gelberman RH, Evans EF. Scaphocapitate fractures: patterns of dislocation, mechanism of injury, and preliminary results of treatment. J Bone Joint Surg Am. 1980;62(2):271-6.

93. Hove LM. Fractures of the hand: Distribution and relative incidence. Scand J Plast Reconstr Surg Hand Surg. 1993;27(4):317-9.

94. Ohshio I, Ogino T, Miyake A. Dislocation of the hamate associated with fracture of the trapezial ridge. J Hand Surg Am. 1986;11(5):658-60.

95. Gilula LA. Carpal injuries: analytic approach and cases exercises. AJR Am J Roentgenol. 1979;133(3):503-17.

96. Lichtman DM, Martin RA. Introduction to the carpal instabilities. In: Lichtman DM, editor. The wrist and its disorders. Philadelphia: Saunders; 1988. chap. 18, p. 244-50.

97. Lichtman DM, Schneider JR, Swalford AR, Mack GR. Ulnar midcarpal instability: clinical and laboratory analysis. J Hand Surg Am. 1981;6(5):515-23.

98. Watson HK, Ashmead D 4th, Makhlouf MV. Examination of the scaphoid. J Hand Surg Am. 1988;13(5):657-60.

99. Blat G. Scapholunate instability. In: Lichtman DM, editor. The wrist and its disorders. Philadelphia: Saunders; 1988. chap. 19, p. 251-73.

53
Traumatismos da mão

Edie Caetano
Maurício Benedito Ferreira Caetano
Marco Antonio Pires Almagro

Entre as múltiplas funções da mão humana, destacam-se a preensora e a sensitiva. Sob o ponto de vista funcional, é impossível separá-las, pois essa associação faz da mão um privilegiado órgão de execução e informação.

A complicada estrutura anatômica da mão lhe dá, ao mesmo tempo, estabilidade e mobilidade, possibilitando a realização de infinita variedade de movimentos, desde movimentos grosseiros, como a simples preensão de ferramentas, até os mais complexos, que, por exemplo, permitem aos músicos transmitir a harmonia de seus instrumentos.

Para a realização de sua função normal, além da integridade anatômica, é necessário também integridade e harmonia com outras articulações do membro superior, que dão à mão versatilidade excepcional, permitindo-lhe tocar em qualquer outra parte do corpo, estando quase sempre sob nosso controle visual.

PRIMEIROS CUIDADOS

Indivíduos com lesões traumáticas na mão podem apresentar-se, no atendimento de emergência, com pequenos ferimentos provocados por instrumentos pouco contaminados ou com ferimentos extensos, profundos, muito contaminados e, muitas vezes, com lesões vasculares ao nível do punho e antebraço.

Em primeiro lugar, o paciente deve ser observado pelo socorrista como um todo, ou seja, avaliando-se a possibilidade de outras lesões associadas que podem levar o sujeito à morte.

A interrupção do sangramento pode ser obtida com o enfaixamento compressivo por meio de ataduras de algodão e crepe, seguido de elevação do membro. Apenas nas lesões altas, ao nível do cotovelo ou proximais a ele – em que a pressão arterial é mais alta – é que pode ser necessária a colocação de torniquete para impedir o sangramento.

O ato de pinçar artérias e veias deve ser evitado, pois o esmagamento das extremidades desses vasos dificulta a realização de técnicas microcirúrgicas, as quais podem ser

necessárias. Após a parada do sangramento, a reposição sanguínea e o controle da pressão arterial, passa-se a tratar do ferimento.

Cuidados com o ferimento

Os cuidados com o ferimento consistem em prevenir a infecção, promover a cicatrização primária e salvar as partes lesadas, para que a mão possa iniciar os movimentos o mais breve possível, evitando, assim, a rigidez articular. O cirurgião deve, através da história e do exame físico, avaliar quais procedimentos devem ser realizados na urgência.

História

O histórico deve ser curto, com perguntas objetivas, que não causem um cansaço desnecessário ao paciente já traumatizado pelo acidente. As questões básicas devem ser:

- Quando? Qual o tempo decorrido entre o acidente e o atendimento?
- Onde? Quais as condições de higiene do local onde ocorreu o acidente?
- Como? Quais os mecanismos da lesão: corte, esmagamento, desluvamento?
- O que foi feito de imediato: torniquete, ligaduras, medicação? Por quem foram feitos esses cuidados?

Informações como passado alérgico, presença de alguma doença, hora da última refeição ou ingestão de líquidos e ocupação profissional do paciente também são importantes.

Exame físico

De posse dos dados coletados no histórico, passa-se ao primeiro exame da lesão, que deve ser feito com o indivíduo consciente e em condições estéreis. O diagnóstico completo fica prejudicado pela dor que dificulta a colaboração. Esse exame tem a finalidade de calcular o tamanho da ferida e a extensão das perdas teciduais; a viabilidade dos tecidos deve ser observada pela coloração da pele e pela ausência de sangramento. A presença de deformidades grosseiras pode provocar torção no pedículo vascular – de um dedo, por exemplo – e dar a falsa impressão de que está desvascularizado, quando, na verdade, o que ocorreu foi uma torção do pedículo.

O diagnóstico de uma lesão tendínea pode ser feito, no primeiro exame, pela simples visão da postura digital. Nos pacientes que colaboram, pode-se realizar testes para avaliar em separado os tendões flexores superficiais e profundos ou se ambos estão lesados. Pode-se avaliar a integridade dos tendões extensores e realizar testes específicos para verificar a função dos nervos mediano, ulnar e radial. O envolvimento ósseo deve ser pesquisado com o estudo radiológico rotineiro, que permite, também, visualizar a presença de corpos estranhos metálicos (radiopacos).

Baseando-se nesse primeiro exame, o cirurgião já tem algumas ideias dos procedimentos necessários, e o paciente deve ser avisado da extensão de suas lesões e, sobretudo, com relação a qualquer possível amputação.

Limpeza e debridamento de tecidos desvitalizados

Depois que o paciente ou a parte lesada estiver anestesiada, a mão é colocada sobre uma bacia estéril. O ferimento é coberto com gazes esterilizadas, e a pele circundante é tricotomizada e escovada com água e sabão antisséptico. A seguir, a ferida é exposta e lavada apenas com gaze e soro fisiológico. Os antissépticos não são usados na ferida, pois podem irritar os tecidos. A escovação pode aumentar o traumatismo, por isso, também não deve ser feita.

A lavagem abundante da ferida com soro fisiológico, a eliminação de corpos estranhos e de hematomas, o debridamento dos tecidos desvitalizados, o pinçamento e a cauterização de pequenos vasos sangrantes, tudo isso deve ser feito para diminuir os riscos de infecção e favorecer a cicatrização da ferida como primeira intenção. Uma drenagem incisional, na presença de síndromes de compressão compartimental, pode ser muito oportuna.

> **ATENÇÃO! O objetivo da limpeza cirúrgica e do desbridamento de tecidos é transformar uma ferida contaminada em ferida limpa.**

Já sob os efeitos da anestesia, um segundo exame do ferimento pode ser realizado. Detalhes importantes que passaram despercebidos no primeiro exame podem ser vistos então. O torniquete é necessário enquanto a ferida está sendo limpa e inspecionada, pois permite uma visualização adequada e clara das estruturas, uma vez que o campo operatório fica exangue.

Concluído o debridamento, quando houver certeza de que os tecidos desvitalizados foram removidos, passa-se à estabilização das fraturas e à cobertura cutânea primária, que são necessidades básicas para assegurar a cicatrização com um mínimo de retrações, afastando riscos de infecção e possibilitando procedimentos posteriores, como enxertos ósseos, enxerto de tendões e nervos, entre outros. Felizmente, a maioria das feridas da mão pode ser fechada por sutura direta simples sem tensão da pele, após hemostasia cuidadosa.

Quando a perda tecidual não permite o fechamento da pele por sutura direta sem tensão, é preciso lançar mão de enxertos e retalhos cutâneos, os quais serão descritos neste capítulo. No entanto, a revascularização da mão ou dos dedos isquêmicos deve ter prioridade absoluta. Todo esforço

deve ser feito no sentido de revascularizar os segmentos isquêmicos por sutura vascular direta ou por enxertia de veias, no máximo seis horas após o acidente, pois, a partir desse tempo, as chances de sobrevivência dos segmentos desvascularizados diminuem de modo considerável. Tendões, nervos e outras estruturas lesadas, sempre que possível, devem ser reparados já no primeiro tempo, como acontece nos reimplantes, pois os resultados costumam ser melhores.

Nem sempre o cirurgião que presta os primeiros cuidados está familiarizado com procedimentos como estabilização óssea, reparo de tendões e nervos, colocação de enxertos e retalhos cutâneos. Nesse caso, o procedimento mais correto seria, após a limpeza, o debridamento e a sutura cutânea sem tensão, quando possível, imobilizar corretamente o membro (como descrito a seguir) e encaminhar o paciente a um serviço especializado, onde poderá receber tratamento nos dias seguintes.

O tipo e o tempo de debridamento são importantes. O debridamento e a cobertura cutânea, quando feitos dentro da primeira semana do ferimento, diminuem o risco de infecção e limitam a morbidade do paciente.

Pós-operatório

A observação de certos cuidados pós-operatórios é de capital importância no restabelecimento da função da mão lesada. Sobre a ferida, devem ser colocadas gazes não aderentes ou lubrificadas com furacin, o que facilita o descolamento posterior quando houver troca do curativo. A seguir, colocam-se diversas camadas de gazes umedecidas com soro fisiológico, que atuam promovendo a absorção do sangue extravasado do ferimento por efeito capilar e permitindo uma distribuição de pressão mais uniforme sobre a área operada.

Acrescentam-se, a seguir, algumas camadas de gazes secas, que funcionam como barreira entre as úmidas e o meio externo. Coloca-se, então, um enfaixamento com diversas camadas de algodão e ataduras de crepe, que têm a função de promover distribuição uniforme da pressão não só sobre o ferimento, mas em todo o membro, para prevenir o edema. Aplica-se uma tala gessada com o punho em discreta extensão, as metacarpofalangianas bem fletidas e as interfalangianas em apenas alguns graus de flexão. A mão deve ser mantida sempre elevada para prevenir o edema e a hemorragia pós-cirurgia. Sempre que possível, o movimento das partes não lesadas deve ser estimulado.

Tratamento das partes ou segmentos amputados

O socorrista deve pensar sempre na possibilidade do reimplante das partes amputadas, sobretudo nos ferimentos regulares tipo guilhotina (FIG. 53.1). Nos esmagamentos com lesões das partes amputadas em diversos níveis, o reimplante é impossível. A parte amputada deve ser envolvida

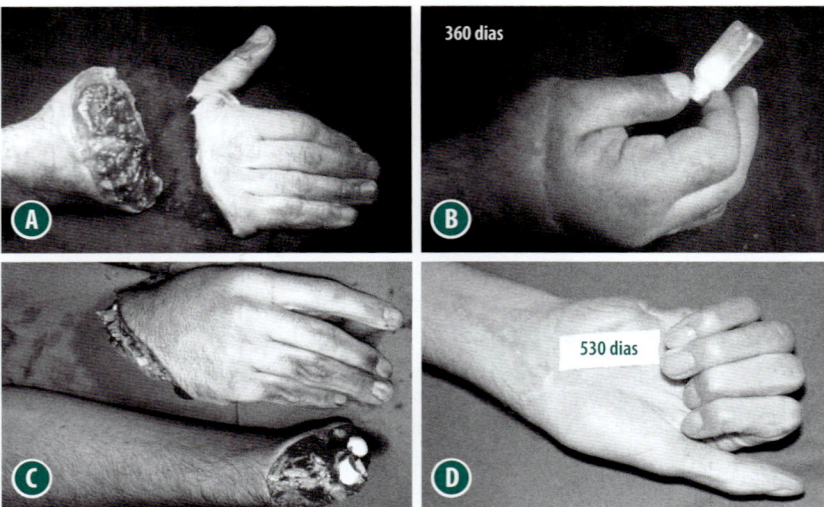

FIGURA 53.1 → Dois casos de amputações da mão.
A e **B** Caso 1, com oito meses após o reimplante.
C e **D** Caso 2, com 18 meses após o reimplante.

em uma compressa embebida em soro fisiológico e colocada em um saco plástico, que deve ser completamente fechado e colocado em outro saco plástico ou cuba com água e gelo (1/3 de gelo e 2/3 de água) **(FIG. 53.2)**.

> **ATENÇÃO! Evitar o contato direto da parte amputada com o gelo, pois isso causaria danos irreversíveis. Em uma isquemia normotérmica, costuma-se considerar como seis horas o limite de tempo suportado pela parte amputada, porém, com a refrigeração, a parte pode sobreviver 24 horas ou mais.**

LESÕES CUTÂNEAS

A reconstituição das lesões da mão deve iniciar pela reparação das lesões cutâneas. Sem um revestimento cutâneo adequado, a reparação de ossos, tendões, nervos e vasos é impossível. Sem o revestimento por uma camada de tecido adiposo, o deslizamento tendinoso não será perfeito.

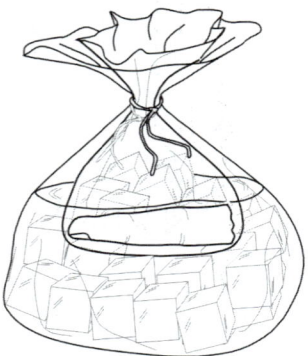

FIGURA 53.2 → O segmento amputado deve ser envolvido em uma compressa e colocado em um saco plástico, o qual é fechado e colocado dentro de outro saco plástico com água e gelo.

Lesões das extremidades dos dedos

As lesões das extremidades dos dedos representam problemas para todos os serviços de emergência pela frequência com que acontecem. Muitas vezes são lesões deixadas em segundo plano e consideradas como pequena cirurgia, mas a reparação adequada é de grande importância. Podem acontecer a qualquer pessoa, mas são mais frequentes em quem sofre acidente de trabalho.

O tratamento inadequado gera sequelas como má cicatrização, formação de neuromas nas pontas dos dedos, cicatrizes dolorosas e deformidades das unhas e da falange distal, que dificultam o retorno ao trabalho.

As lesões das pontas dos dedos podem variar desde simples avulsão da pele, expondo o tecido subcutâneo, até lesões mais extensas que são verdadeiras amputações da polpa, expondo a falange distal **(FIG. 53.3)**. Nas avulsões cutâneas pouco extensas, ou seja, com até 1 cm de extensão, recomenda-se tratamento conservador com gazes não aderentes embebidas em soro fisiológico. O curativo não deve ser trocado com muita frequência para não dificultar a epitelização, que ocorre de duas a três semanas.

Nas avulsões cutâneas mais extensas, atingindo grande parte da polpa, é aconselhável a colocação de enxertia de pele parcial, que proporciona cicatrização primária em tempo muito mais curto. Utiliza-se a região hipotenar, a face medial do braço ou a coxa como áreas doadoras do enxerto. A integração do enxerto de pele depende do seu contato com a área receptora.

Nas lesões mais complexas, nas quais existe exposição óssea da falange distal, procede-se, inicialmente, à limpeza cirúrgica e ao debridamento de tecidos desvitalizados, se estiverem presentes. Sempre que houver exposição do osso, é necessária a colocação de um retalho, o que proporciona cobertura com bom coxim para revestir o osso exposto e boa preensão. O retalho a ser escolhido depende da

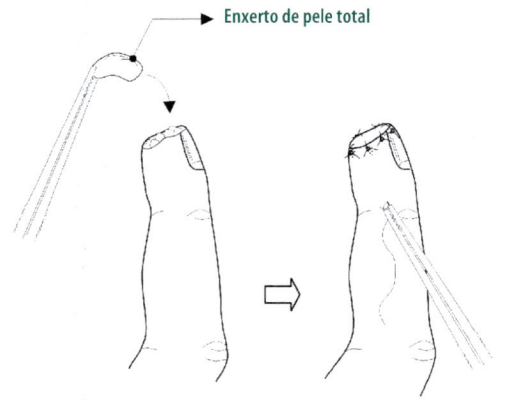

FIGURA 53.3 → Enxerto de pele total.

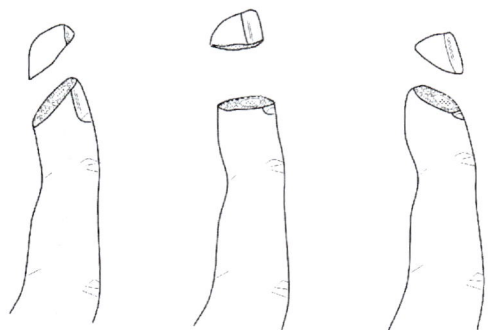

FIGURA 53.4 → Diferentes planos de amputação das pontas dos dedos.

forma do ferimento e do plano de amputação **(FIG. 53.4)**, mas deve ser colocado, sempre que possível, um retalho local.

Nas amputações transversas ou pouco oblíquas, o retalho palmar em VY **(FIG. 53.5)** ou dois retalhos VY laterais **(FIG. 53.6)** proporcionam boa cobertura. Esse tipo de retalho deve ser dissecado com muito cuidado, preservando sua inervação tanto para manter o retalho com sensibilidade quanto para evitar a formação de neuromas na polpa digital. Os vasos acompanham os nervos e são os responsáveis pela sobrevivência do retalho.

Nas amputações oblíquas palmares, a quantidade de pele disponível é incompatível com a execução dos retalhos em VY. O problema deve ser solucionado através de um retalho palmar por avanço **(FIG. 53.7)** ou por retalho digital cruzado **(FIG. 53.8)**. O primeiro é um retalho de execução mais difícil e deve ficar reservado para perdas oblíquas palmares extensas do polegar, porque costuma provocar um grau de flexão digital residual bastante desagradável nos outros dedos. O retalho em ilha neurovascular homodigital **(FIG. 53.9)** e o retalho em ilha homodigital reverso **(FIG. 53.10)** são procedimentos muito úteis no tratamento dessas lesões. Devem ser realizados por cirurgiões experientes.

O retalho digital cruzado **(FIGS. 53.8 e 53.9)** é constituído pelo uso da pele dorsal (geralmente da falange média) do dedo vizinho. Durante a dissecção, o plexo vascular subdérmico deve estar incluído no retalho. Entretanto, o tecido paratendinoso deve ser deixado sobre o aparelho extensor, pois, do contrário, não haverá pega do enxerto na área doadora do retalho. O tecido paratendinoso evita a aderência do enxerto no aparelho extensor, facilitando seu deslizamento.

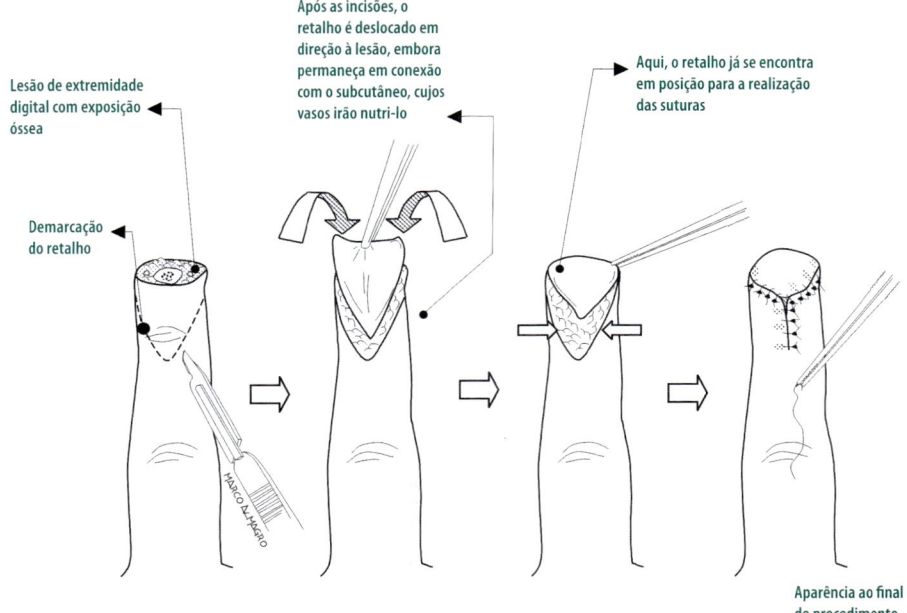

FIGURA 53.5 → Retalho dorsal em VY.

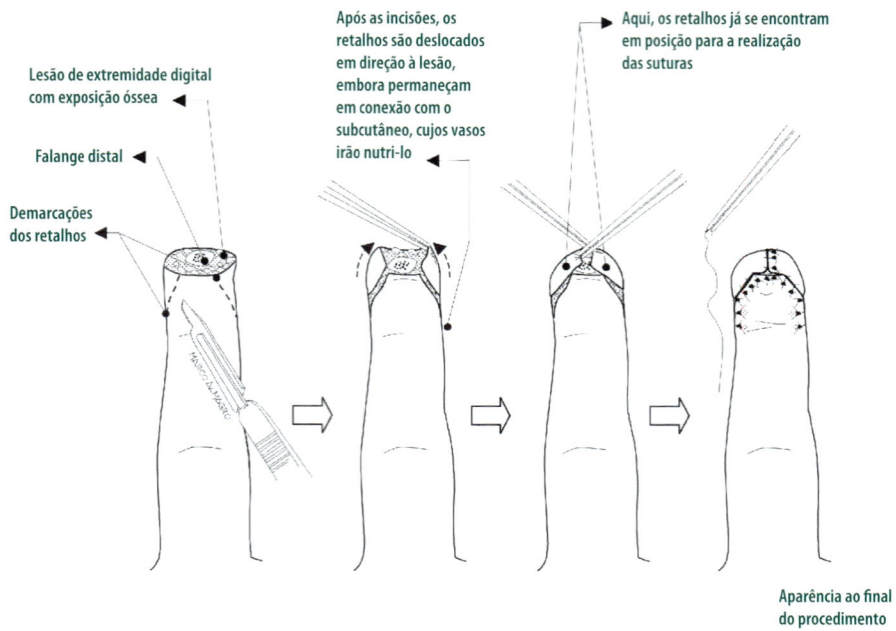

Lesão de extremidade digital com exposição óssea ◄

Falange distal ◄

Demarcações dos retalhos ◄

Após as incisões, os retalhos são deslocados em direção à lesão, embora permaneçam em conexão com o subcutâneo, cujos vasos irão nutri-lo ►

Aqui, os retalhos já se encontram em posição para a realização das suturas ►

Aparência ao final do procedimento

FIGURA 53.6 → Dois retalhos laterais em VY. Vista palmar.

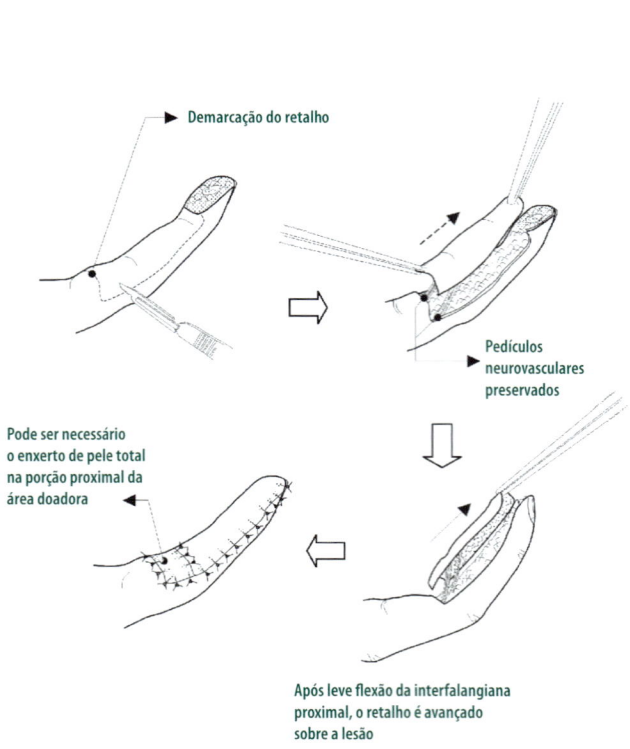

Demarcação do retalho ►

Pedículos neurovasculares preservados

Pode ser necessário o enxerto de pele total na porção proximal da área doadora ◄

Após leve flexão da interfalangiana proximal, o retalho é avançado sobre a lesão

FIGURA 53.7 → Retalho palmar por avançamento de pele.

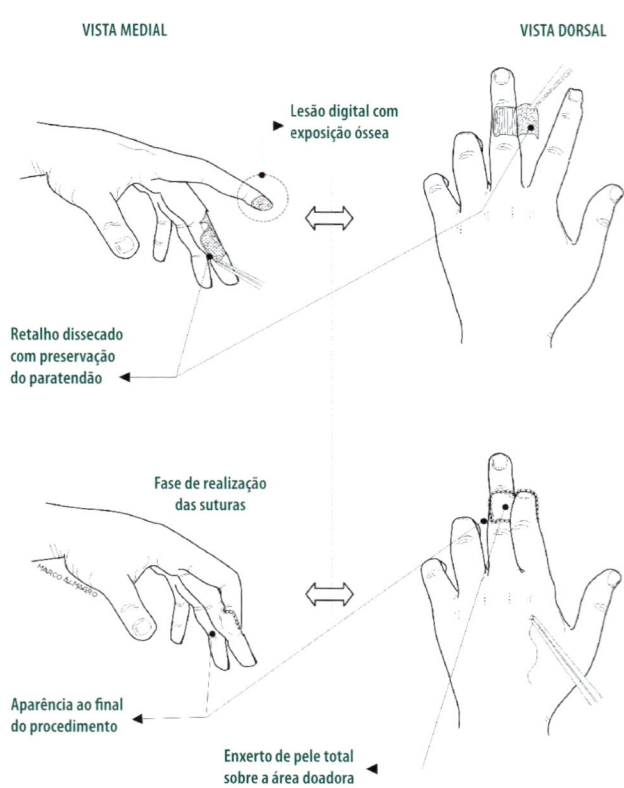

VISTA MEDIAL

VISTA DORSAL

Lesão digital com exposição óssea ►

Retalho dissecado com preservação do paratendão ◄

Fase de realização das suturas

Aparência ao final do procedimento ◄

Enxerto de pele total sobre a área doadora ◄

FIGURA 53.8 → Retalho digital cruzado do dedo vizinho (*cross finger*).

O enxerto utilizado para o dorso do dedo deve ser de pele total retirada sob a forma de uma elipse da prega do cotovelo, a qual é suturada, deixando apenas uma cicatriz linear como sequela. A separação dos dedos é feita em torno de duas semanas.

Para a polpa do polegar e do indicador, a preferência é pelo retalho cruzado digital inervado, que é mais trabalhoso, mas proporciona melhor retorno da sensibilidade na área receptora **(FIG. 53.11)**.

As perdas cutâneas muito extensas da face palmar do polegar, que não podem ser resolvidas com retalhos locais tipo VY ou de avançamento, podem ser reparadas usando uma ilha de pele da borda radial do dedo médio ou ulnar do dedo anular. É o chamado "retalho em ilha neurovascular", no qual uma porção de pele, que carrega consigo a vascularização e inervação que lhe pertencem, é usada para substituir perdas cutâneas em locais mais importantes (**FIGS. 53.12 e 53.13**).

Remove-se a ilha da área doadora, com seu pedículo neurovascular, dissecando-o até a porção proximal da palma da mão. O retalho é, então, passado por um túnel subcutâneo com todo o cuidado para evitar a torção do pedículo. A seguir, testa-se a perfusão do retalho, o qual é suturado na face ventral do polegar. Tal procedimento tem o inconveniente de que, quando se toca no retalho colocado no polegar, o paciente sente como se fosse tocada a área doadora do retalho (dedo médio ou anular), o que provoca dificuldade funcional

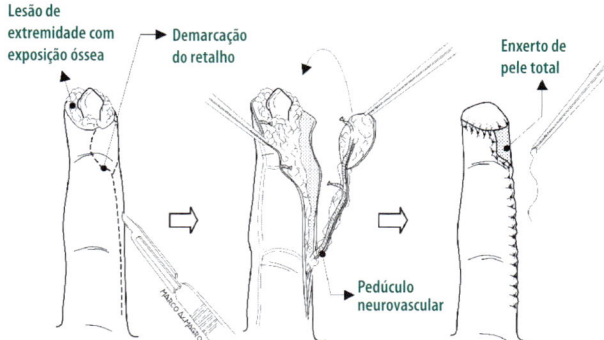

FIGURA 53.9 → Retalho em ilha neurovascular homodigital.

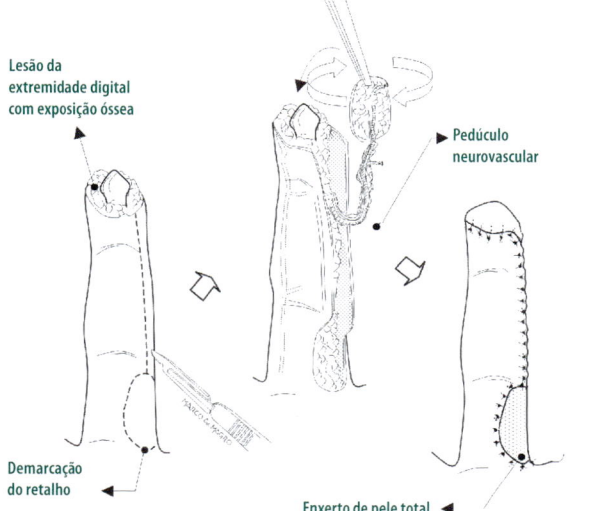

FIGURA 53.10 → Retalho em ilha homodigital reverso.

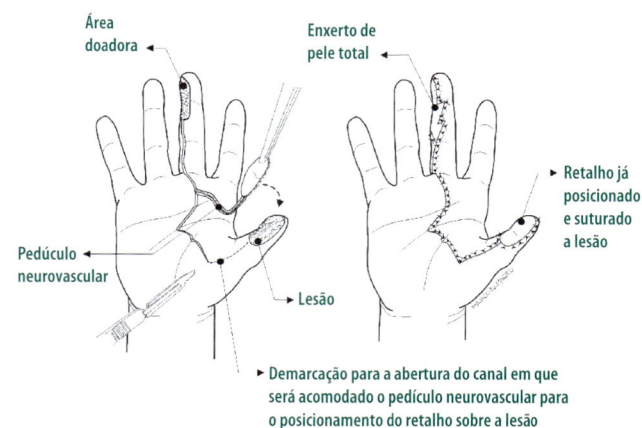

FIGURA 53.12 → Retalho em ilha neurovascular.

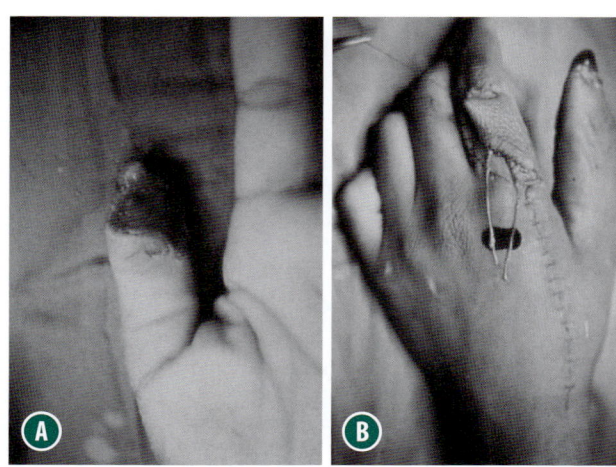

FIGURA 53.11
A Perda da polpa do polegar.
B Retalho cruzado inervado de dedo.

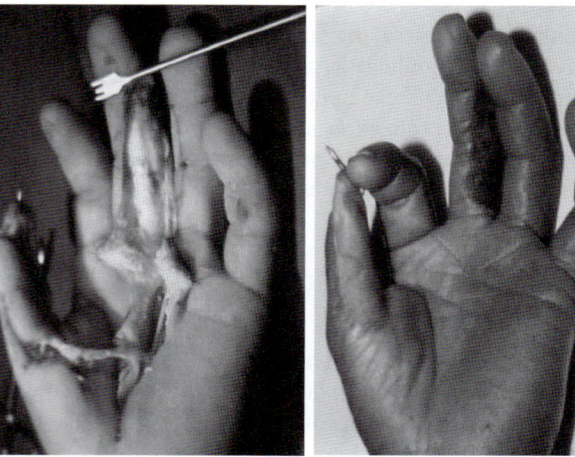

FIGURA 53.13 → Retalho em ilha do dedo médio para o polegar.

do polegar. É provável que, com o uso da mão, ocorra transferência de sensibilidade da área doadora para a área receptora. No entanto, é preferível não esperar, pois isso pode demorar muito, e a solução é suturar o nervo da ilha de pele no coto do nervo digital original do polegar.

Em certas situações, pode-se utilizar a pele (com sua vascularização e inervação) de um dedo ou segmento muito comprometido e que precise ser amputado, como um "filé de dedo" para cobrir um defeito na face palmar ou dorsal do dedo ou mesmo da mão.

Lesões da unha e leito ungueal

Na presença de um hematoma volumoso debaixo da unha com elevação dela, em vez de realizar perfurações ungueais para drenar o hematoma, é preferível extrair a unha, identificar o local do sangramento e cauterizar o vaso sangrante. Se houver ferimento no leito ungueal, opta-se pela sua sutura com fio muito fino. Quando há suspeita de que os pontos a serem aplicados no leito podem provocar irregularidades que agravem a lesão, é preferível apenas recolocar os retalhos do leito em posição ideal. Caso ocorra uma avulsão com perda de parte do leito ungueal, deve-se colocar um enxerto de espessura parcial. Depois da sutura do leito ungueal, a unha deve ser recolocada sobre o leito, após sua limpeza. A aplicação de um ponto em X nas bordas cutâneas ajuda a manter a unha em contato com o leito. A recolocação da unha não só protege o leito ungueal, mas serve de tala para imobilizar a falange distal e também é útil para orientar o crescimento da nova unha (FIG. 53.14).

Lesões da face ventral ou dorsal dos dedos

Essas lesões podem ser cobertas com enxertia de pele total se não houver exposição de estruturas profundas; caso contrário, é necessária a utilização de retalhos locais, como o retalho mediolateral (FIG. 53.15) ou mesmo um retalho cruzado de dedos vizinhos (FIG. 53.8). O retalho desepidermizado homodigital é uma excelente escolha para revestir a face dorsal dos dedos com exposição óssea (FIGS. 53.16 e 53.17). O retalho de Hueston é útil em pequenas lesões com exposição da articulação interfalangiana proximal (FIG. 53.18).

Lesões cutâneas da mão

Lesões pouco extensas do dorso e da palma da mão sem exposição de ossos, tendões, nervos e vasos podem ser reparadas com enxerto cutâneo, seguido de mobilidade precoce das articulações, com a finalidade de evitar a rigidez articular.

As lesões mais extensas que expõem as estruturas profundas devem ser cobertas com retalhos. Sempre que possível, utilizam-se retalhos da própria mão para reparar suas

lesões (FIG. 53.19), porém, muitas vezes, não estão disponíveis áreas doadoras suficientes nela. Em tais situações, há necessidade de utilização de retalhos distantes. O retalho inguinal pediculado (FIGS. 53.20 e 53.21), que tem circulação bem definida, constante e confiável, além de permitir que a área doadora seja fechada primariamente, tem sido muito útil e usado para reparar as perdas cutâneas da mão, sobretudo

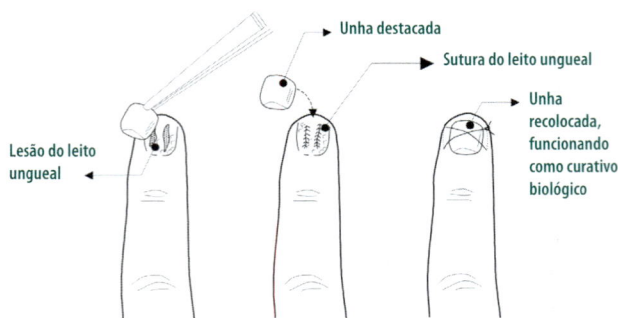

FIGURA 53.14 → Reparação das lesões do leito ungueal e recolocação da unha.

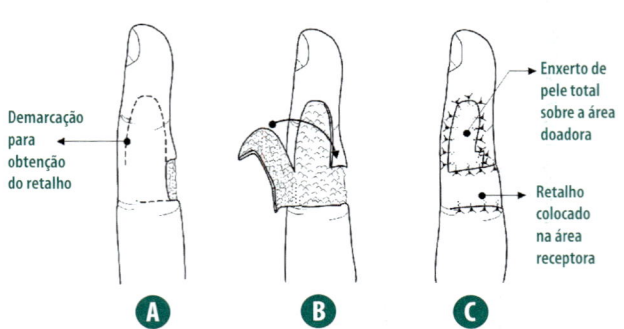

FIGURA 53.15 → Retalho digital mediolateral com enxerto cutâneo na área doadora.

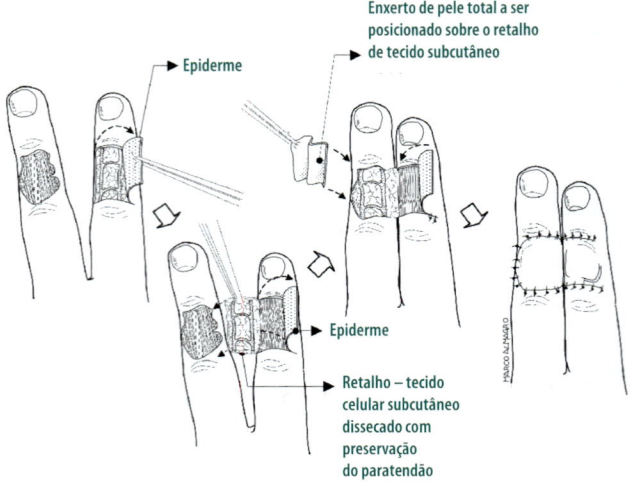

FIGURA 53.16 → Retalho desepidermizado heterodigital.

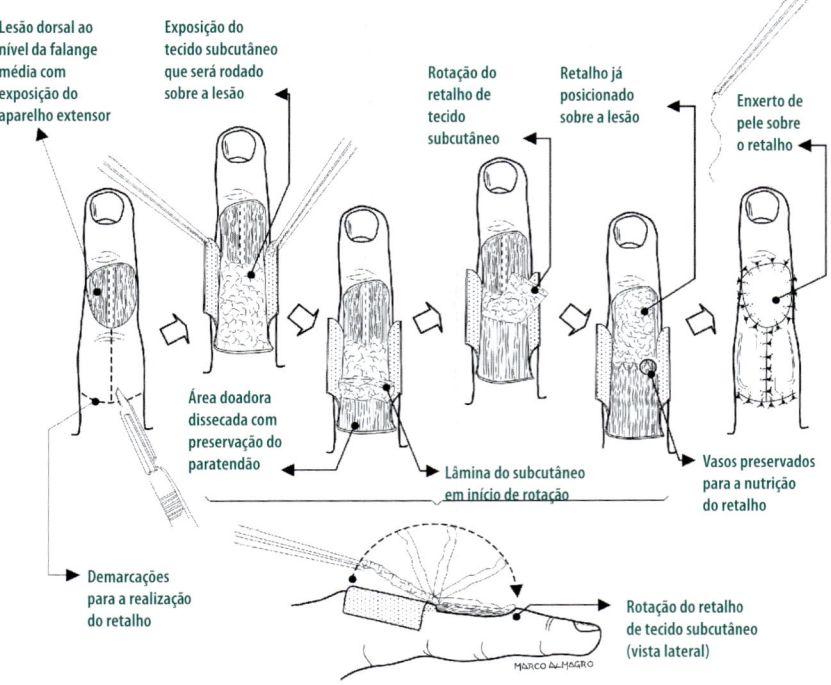

Lesão dorsal ao nível da falange média com exposição do aparelho extensor

Exposição do tecido subcutâneo que será rodado sobre a lesão

Rotação do retalho de tecido subcutâneo

Retalho já posicionado sobre a lesão

Enxerto de pele sobre o retalho

Área doadora dissecada com preservação do paratendão

Lâmina do subcutâneo em início de rotação

Vasos preservados para a nutrição do retalho

Demarcações para a realização do retalho

Rotação do retalho de tecido subcutâneo (vista lateral)

FIGURA 53.17 → Retalho desepidermisado homodigital.

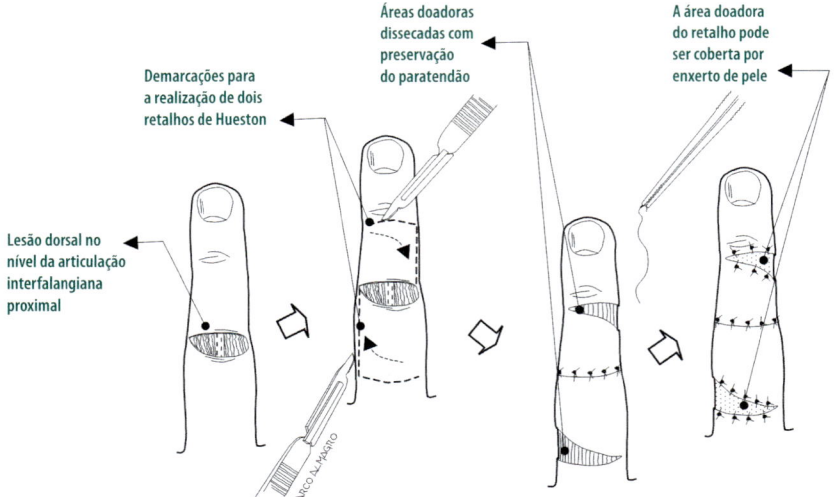

Áreas doadoras dissecadas com preservação do paratendão

A área doadora do retalho pode ser coberta por enxerto de pele

Demarcações para a realização de dois retalhos de Hueston

Lesão dorsal no nível da articulação interfalangiana proximal

FIGURA 53.18 → Dois retalhos de Hueston para perda de substância sobre a articulação interfalangiana proximal.

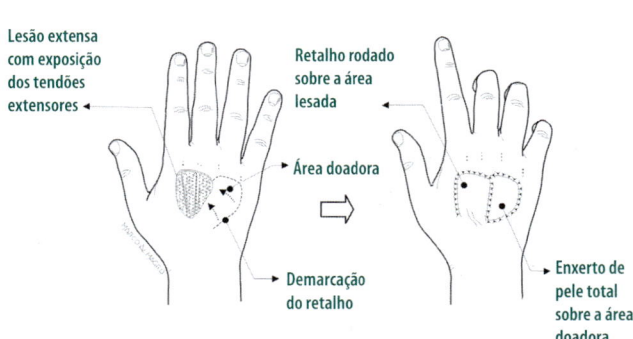

Lesão extensa com exposição dos tendões extensores

Retalho rodado sobre a área lesada

Área doadora

Demarcação do retalho

Enxerto de pele total sobre a área doadora

FIGURA 53.19 → Retalho de área adjacente para cobertura de tendões e nervos expostos, seguido de enxerto de pele na área doadora.

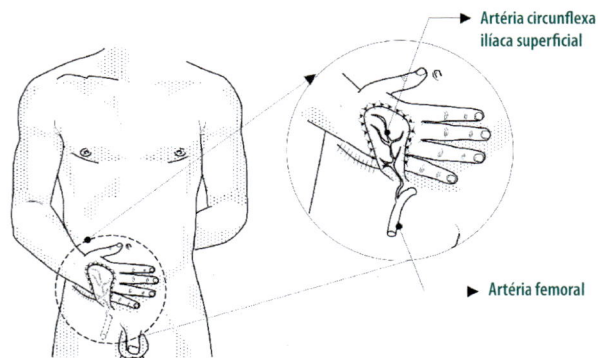

Artéria circunflexa ilíaca superficial

Artéria femoral

FIGURA 53.20 → Retalho inguinal pediculado suprido pela artéria circunflexa ilíaca superficial.

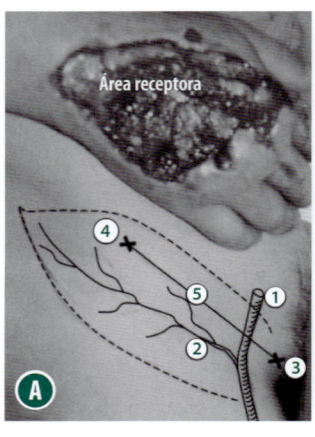
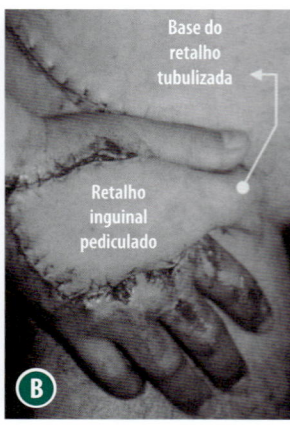
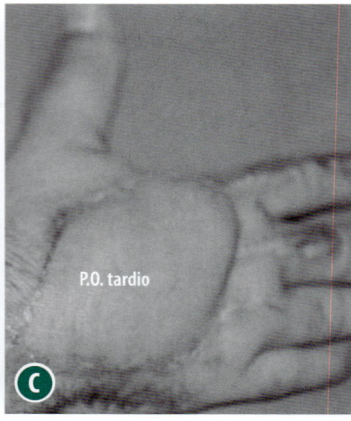

FIGURA 53.21

A Planejamento com as demarcações das estruturas do retalho inguinal fasciocutâneo pediculado para reparar uma perda tecidual do dorso da mão.

(1) artéria femoral.
(2) artéria circunflexa ilíaca superficial.
(3) tubérculo púbico.
(4) espinha ilíaca anterossuperior.
(5) ligamento inguinal.

B Retalho sobre a área receptora.
C Pós-operatório tardio.

no dorso e nas primeira comissura interdigital. No entanto, por apresentar certos inconvenientes – por exemplo, necessidade de permanecer ligado à área receptora por cerca de três semanas, favorecendo o edema, a rigidez e a infecção, além de causar tempos cirúrgicos adicionais – faz com que, em determinadas circunstâncias, seja preferível a utilização de outros retalhos.

Os retalhos descritos a seguir têm sido utilizados no revestimento cutâneo da mão. O retalho chinês (**FIGS. 53.22 e 53.23**) e o retalho da artéria interóssea posterior (**FIGS. 53.24 e 53.25**) podem ser transferidos para a mão apenas por dissecção do seu pedículo vascular. Os retalhos dorsal do pé (**FIG. 53.26**) e lateral do braço (**FIG. 53.27**) são retalhos neurovasculares, ou seja, podem ser levados à área receptora com seu nervo sensitivo (útil para restaurar a sensibilidade na palma da mão). O retalho dorsal do pé tem uso bastante limitado em virtude da sequela que provoca na área doadora.

Outros retalhos, como os da região escapular (**FIG. 53.28**) e musculares, de modo geral, também têm sido empregados no revestimento das lesões do membro superior.

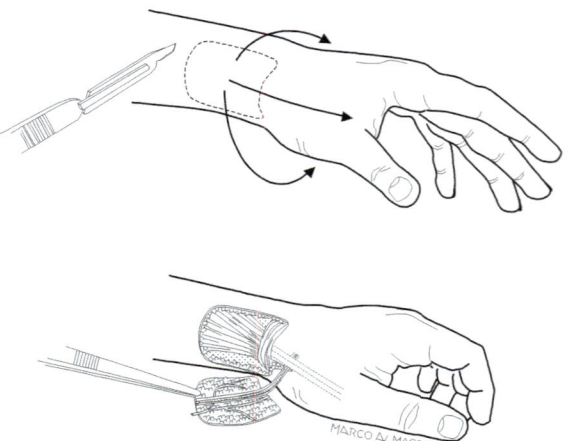

FIGURA 53.22 → Retalho da face anterolateral do antebraço (retalho chinês).

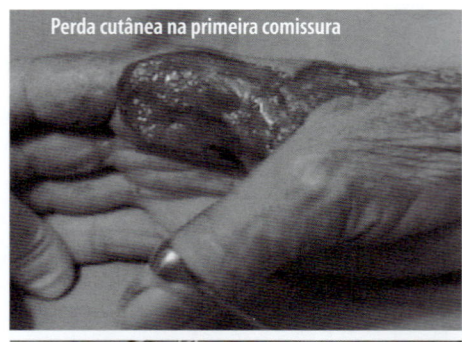
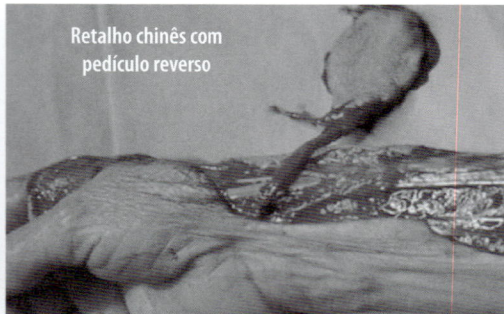
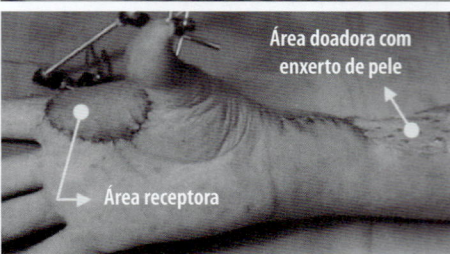
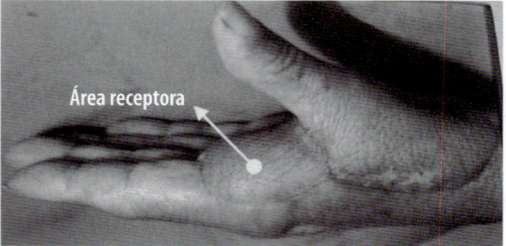

FIGURA 53.23 → O retalho antebraquial radial (retalho chinês) tem especial indicação, como neste caso, para revestir as perdas teciduais da primeira comissura (entre o polegar e o indicador). Um mini fixador externo foi usado para manter a abertura da primeira comissura.

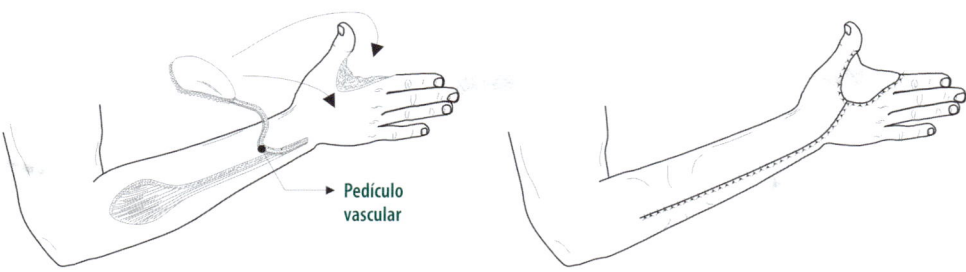

Pedículo
vascular

FIGURA 53.24 → Retalho da artéria interóssea posterior.

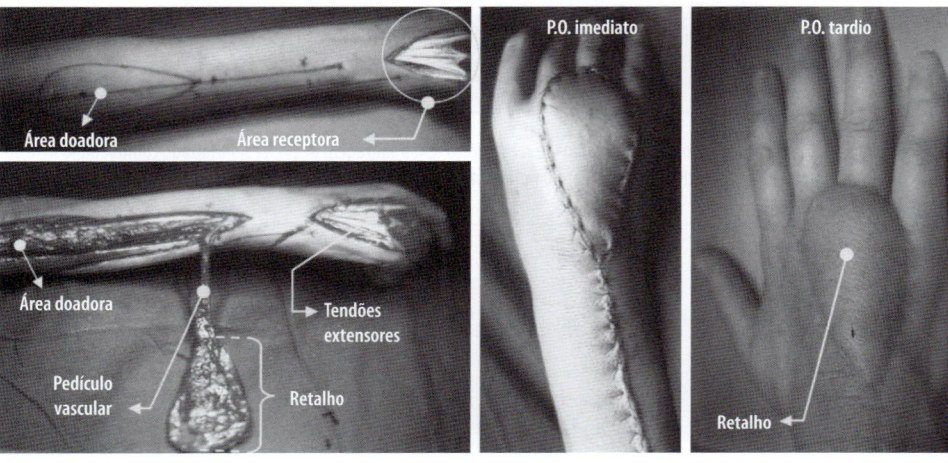

Área doadora
Área receptora
P.O. imediato
P.O. tardio
Área doadora
Tendões extensores
Pedículo vascular
Retalho
Retalho

FIGURA 53.25 → O retalho da artéria interóssea posterior tem boa indicação em casos como este, em que foi ressecado um tumor de pele causando perda tecidual de pequenas dimensões, quando é possível o fechamento primário da área doadora.

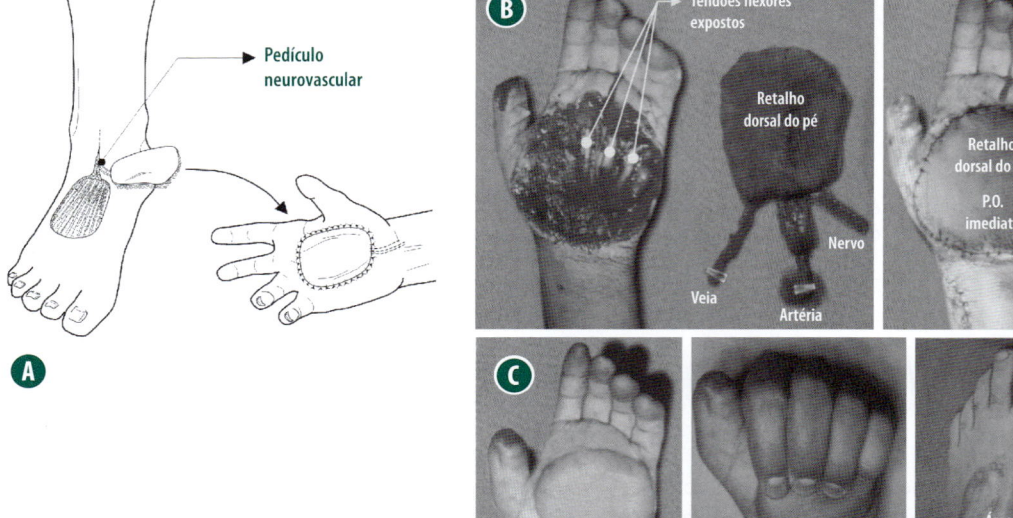

Pedículo neurovascular

A

B Tendões flexores expostos
Retalho dorsal do pé
Nervo
Veia
Artéria
Retalho dorsal do pé
P.O. imediato

C P.O. – 18 meses
P.O. – 18 meses
Área doadora

FIGURA 53.26

A O retalho dorsal do pé inervado pelo fibular superficial pode ser transferido para a palma da mão. O uso é restrito em virtude da sequela na área doadora.

B e **C** Retalho fasciocutâneo neurovascular dorsal do pé, revestindo uma lesão importante com perda da pele palmar. É um retalho fino que faz pouco volume quando colocado na superfície palmar. O aspecto estético do dorso do pé (área doadora) fica prejudicado.

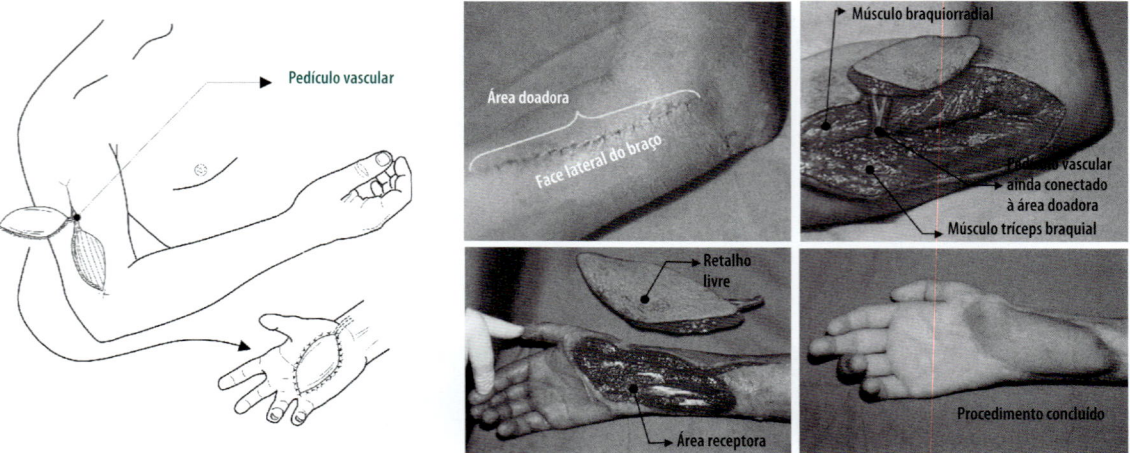

FIGURA 53.27 → O retalho lateral do braço é inervado pelo cutâneo posterior do braço. O retalho lateral do braço tem a vantagem de poder ser utilizado como retalho livre do mesmo lado da mão traumatizada, de maneira que a dissecção tanto na área doadora como receptora fique restrita apenas à extremidade lesada, como neste caso. Permite a sutura direta das bordas em retalhos de até 6 cm de largura.

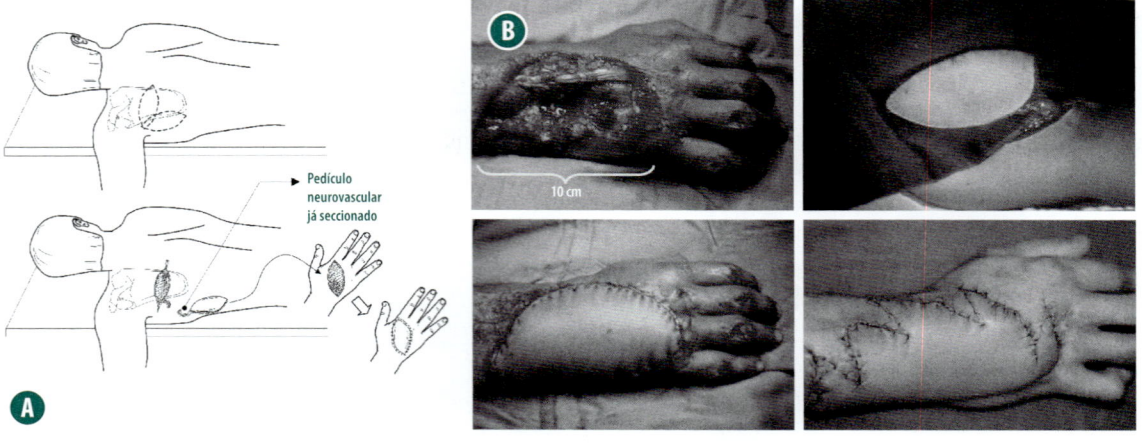

FIGURA 53.28

A Ilustração do retalho livre da região escapular para reparar lesão extensa no dorso da mão.

B No paciente deste caso, o retalho escapular, com 10 cm de largura, foi planejado para revestir a lesão profunda no dorso do punho e na mão. Com essa dimensão, é possível o fechamento direto da zona doadora.

LESÕES TENDÍNEAS DA MÃO

Tendões flexores

Recentes avanços no entendimento da biologia da cicatrização tendinosa, assim como da técnica cirúrgica e reabilitação, têm melhorado os resultados nos últimos anos. As lesões dos tendões flexores ocorrem com bastante frequência; quando não tratadas da forma correta no primeiro atendimento, causam sequelas que conduzem à incapacidade funcional da mão.

Nas últimas décadas, houve grande progresso no tratamento dessas lesões, mas o problema ainda não está resolvido. Reparar um tendão não é difícil, mas o deslizamento dos tendões reparados sobre os tecidos vizinhos para promover o movimento é um fenômeno bastante complexo. A prevenção das aderências após o reparo dos tendões flexores continua sendo o foco de pesquisas com a finalidade de melhorar o deslizamento dos tendões e, assim, obter melhores resultados funcionais.

Anatomia

O músculo flexor profundo dos dedos, ao nível do terço médio do antebraço, divide-se em quatro tendões. O tendão para o indicador é independente. Os tendões para os dedos médio, anular e mínimo estão unidos entre si por conexões tendíneas. O músculo flexor superficial dá origem a quatro tendões independentes. Esses oito tendões flexores, junto ao flexor longo do polegar e ao nervo mediano, passam pelo túnel carpal. Os tendões divergem na palma da mão e dirigem-se ao dedo correspondente. O flexor superficial divide-se, formando um anel por onde passa o flexor profundo (FIG. 53.29). O tendão flexor superficial insere-se na falange média e flexiona a articulação interfalangiana proximal, e o flexor profundo insere-se na falange distal e flete a articulação interfalangiana distal.

Existe um canal osteofibroso nos dedos que tem a função de manter o tendão preso ao leito, evitando que ele se desloque durante a flexão digital. Esse canal é formado por cinco polias anulares (FIG. 53.30). As polias A1, A3 e A5 ficam sobre as articulações digitais. As polias A2 e A4 são mais extensas e ficam sobre a diáfise da primeira e da segunda falanges, sendo consideradas as mais importantes para manter o tendão preso ao leito. Entre as polias anulares, existem as polias cruciformes, que são flexíveis para facilitar o movimento. É necessário dividir os tendões flexores em cinco zonas, pois cada uma possui diferenças anatômicas responsáveis pelas diferenças no prognóstico (FIG. 53.31). Nas zonas 3 e 5, os resultados são melhores, pois os tendões estão envoltos pelo paratendão, que é um tecido areolar frouxo, bastante vascularizado, que facilita o deslizamento tendinoso. Os resultados são piores nas zonas 2 e 4, ou seja, no canal digital e na área do túnel carpal. Nesses locais, os tendões passam por compartimentos apertados que dificultam o deslizamento entre os tendões e entre estes e os tecidos vizinhos. Os resultados das lesões na zona 1 costumam ser melhores que na zona 2, mesmo porque, naquela, apenas o flexor profundo está lesado.

Diagnóstico

O diagnóstico das lesões tendinosas nem sempre é fácil, mas, muitas vezes, pela simples observação da postura digital, é possível suspeitar de uma lesão. A mão em repouso costuma apresentar-se com os dedos em flexão que aumenta do segundo para o quinto dedo. Se apenas o flexor profundo está lesado, a articulação interfalangiana distal fica estendida. Se os dois tendões foram lesados, as duas articulações interfalangianas ficam estendidas. Se apenas o tendão flexor superficial foi lesado, o dedo fica em posição de menor flexão que o normal. A observação da postura da mão é muito útil, ainda mais em crianças e pacientes que não colaboram com o exame físico.

Os testes funcionais mostrados na FIGURA 53.32 são muito importantes no diagnóstico das lesões dos tendões flexores. Pela proximidade do pedículo neurovascular digital com os tendões flexores, as lesões dessas estruturas também devem ser pesquisadas.

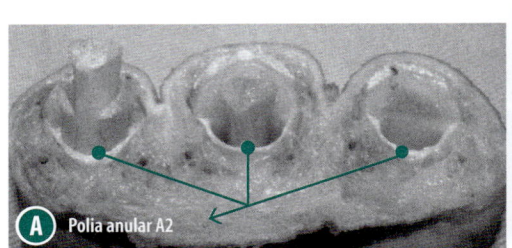
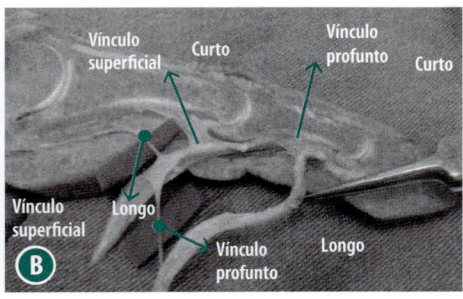

FIGURA 53.29
A Corte transversal sobre a polia anular A2, com os flexores superficial e profundo e, depois, apenas com o profundo. Após remoção dos dois tendões.
B Corte longitudinal – dedo médio (os tendões).

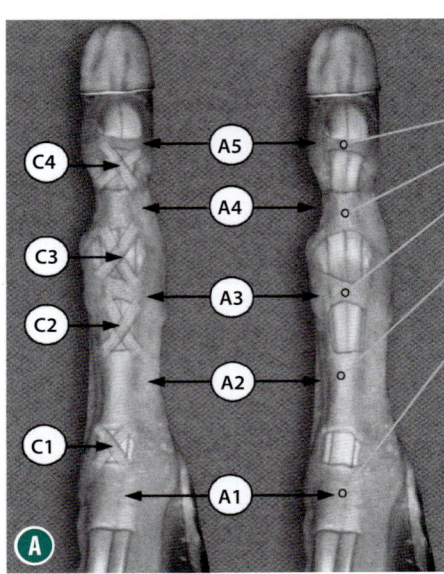
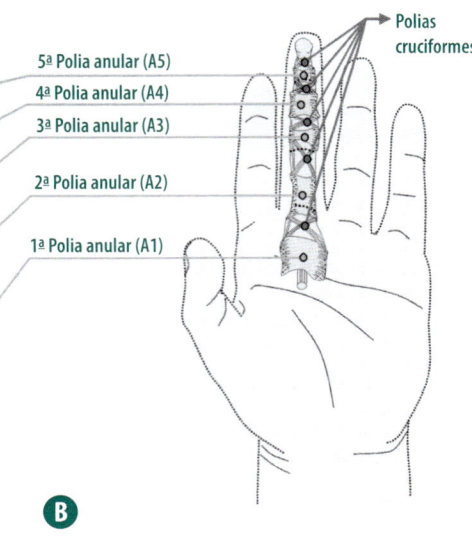

FIGURA 53.30
A A1, primeira polia anular.
A2, segunda polia anular.
A3, terceira polia anular.
A4, quarta polia anular.
A5, quinta polia anular.
C1-C4, polias cruciformes.
Na imagem à direita, as polias cruciformes foram removidas.
B Esquema mostrando as polias anulares e cruciformes.

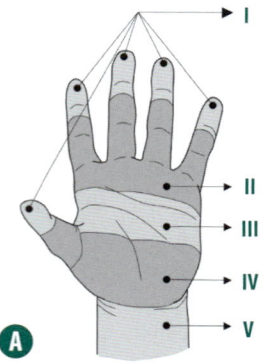

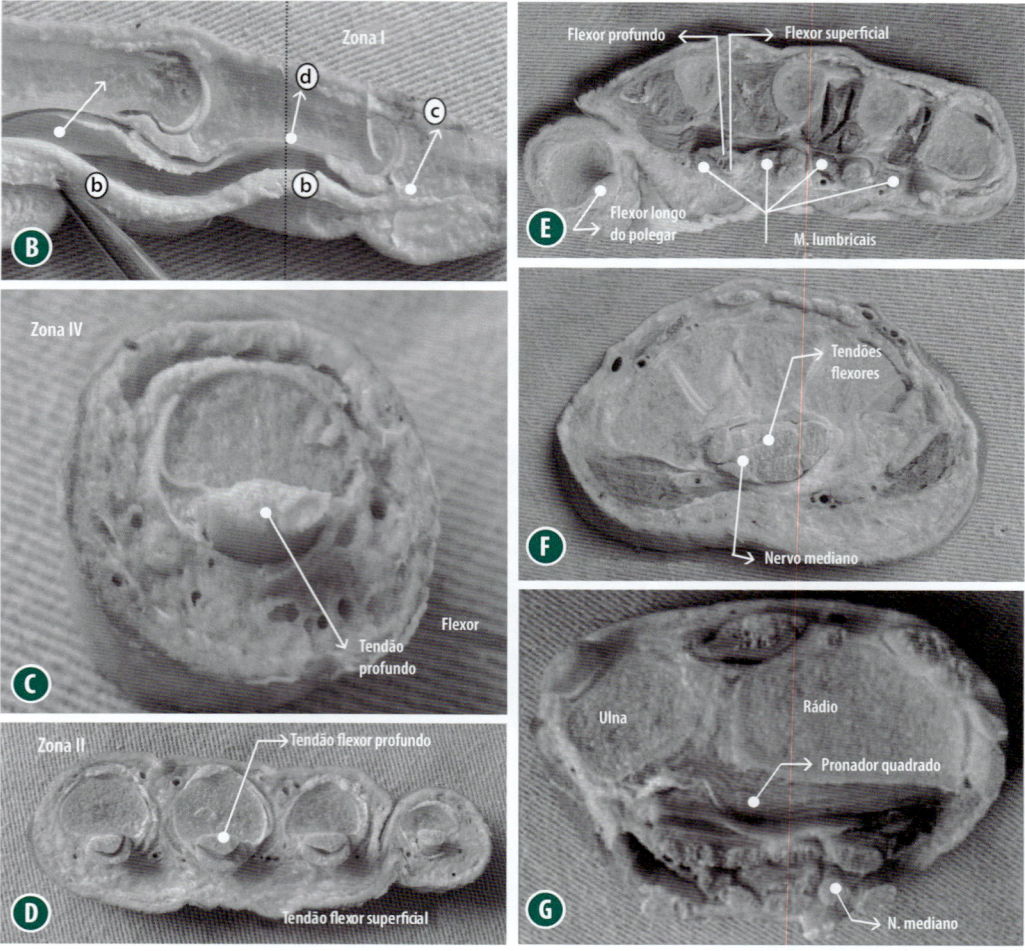

FIGURA 53.31

🅐 Zona I, distal à inserção do flexor superficial; zona II, entre a polia A1 e a inserção do flexor superficial; zona III, entre a polia A1 e o túnel do carpo; zona IV, região do túnel do carpo; zona V, acima do túnel do carpo.

🅑 Zona I. É a região que vai do terço médio da segunda falange (distal à inserção dos flexores superficiais) (d) até a inserção do flexor profundo (c), na base da terceira falange. Portanto, lesões nesse nível lesam apenas o tendão do flexor profundo (b).

🅒 Corte transversal na zona I. As lesões nessa zona lesam apenas o tendão do flexor profundo.

🅓 Zona II. Nessa região, os dois tendões flexores passam sob um túnel osteofibroso extremamente apertado, favorecendo a formação de aderências.

🅔 Zona III. Corresponde à palma da mão. Nessa zona, os tendões deslizam livremente uns sobre os outros. Os tendões flexores superficiais situam-se superficialmente aos profundos, de onde originam-se os músculos lumbricais.

🅕 Zona IV. Correspondente ao túnel do carpo, um grande túnel osteofibroso por onde passam apertados os nove tendões flexores e o nervo mediano.

🅖 Zona V. Correspondente à região distal do antebraço. Nessa zona, além dos nove tendões flexores dos dedos, há os três flexores do punho. Os tendões deslizam sobre os outros com facilidade nessa região.

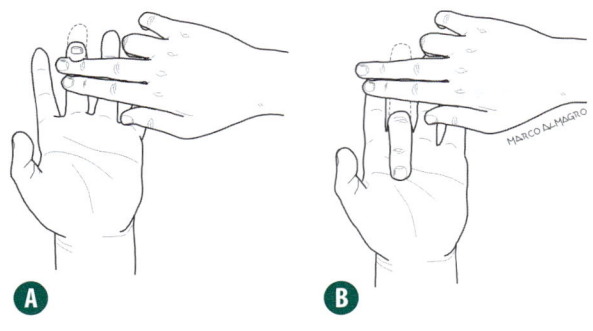

FIGURA 53.32
Ⓐ Exame para testar a integridade do flexor profundo.
Ⓑ Exame para testar a integridade do flexor superficial.

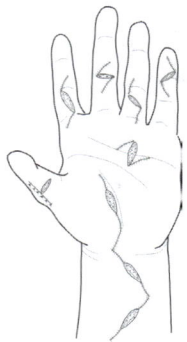

FIGURA 53.33 → Incisões apropriadas e modo correto de ampliar feridas para expor as extremidades tendinosas.

Tratamento

O reparo das lesões tendinosas deve ser primário, sempre que possível. No entanto, se não houver no momento equipe treinada e material adequado para o procedimento, não há inconveniente que tal ferimento seja lavado com soro fisiológico, a pele suturada, o membro imobilizado da maneira correta e a cirurgia realizada nos dias seguintes. As lesões tendinosas não devem ser consideradas de emergência absoluta, a não ser que estejam associadas à desvascularização do dedo.

A operação deve ser realizada em centro cirúrgico e com anestesia apropriada. A ferida deve ser debridada e lavada com soro fisiológico. Os ferimentos são ampliados em ziguezague para que os cotos tendinosos sejam expostos **(FIG. 53.33)**. A posição do coto distal depende da postura da mão por ocasião do trauma.

A bainha é aberta sob a forma de retalho lateral a fim de criar espaço para o reparo do tendão. Os tendões devem ser manuseados com o máximo de cuidado e apenas pelas extremidades seccionadas. O coto tendinoso proximal é fixado temporariamente com uma agulha para permitir sutura tendinosa sem tensão. Quando presentes, as fraturas são reduzidas e fixadas, e a lesão do pedículo vasculonervoso, quando existente, deve ser reparada no primeiro tempo cirúrgico. Se os cotos tendinosos estiverem denteados, podem ser regularizados com bisturi. Os extremos tendinosos são aproximados e suturados com a técnica de Kessler-Mason-Allen **(FIG. 53.34)**. Para melhorar a resistência da sutura, associa-se um ponto em U para que haja, pelo menos, quatro passagens de fios 4-0 entre os cotos tendinosos.

A sutura com fio de náilon 4-0 é colocada nas faces palmar e lateral do tendão para evitar os danos dos vasos que correm nas faces dorsal e central do tendão flexor. A sutura é finalizada com fio de náilon 6-0 **(FIG. 53.34)** para criar uma superfície lisa e facilitar o deslizamento tendinoso. Sempre que possível, os dois tendões devem ser reparados e a bainha fechada para restaurar o meio do fluido sinovial, muito importante na nutrição tendinosa. A seguir, solta-se o torniquete e procede-se à hemostasia com bipolar, sutura da pele e imobilização com enfaixamento compressivo e gesso, mantendo o punho e os dedos em discreta flexão **(FIG. 53.35)**.

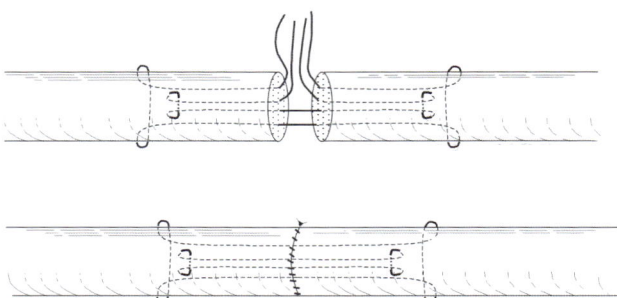

FIGURA 53.34 → Técnica de Kessler-Mason-Allen para sutura tendinosa.

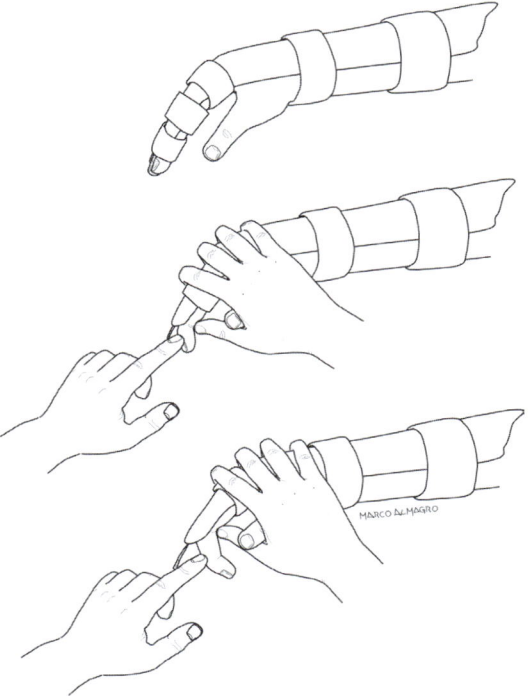

FIGURA 53.35 → As articulações interfalangianas proximal e distal são imobilizadas de forma isolada a cada dois dias.

A partir do quinto dia pós-operatório, o gesso é trocado e inicia-se mobilização passiva controlada das articulações metacarpofalangianas e interfalanagianas proximal e distal, para de evitar a aderência entre os tendões e entre eles e as estruturas vizinhas. Nesse caso, a imobilização é retirada a cada dois dias, as articulações são mobilizadas de forma individual e passiva por alguns minutos e, então, recoloca-se a imobilização (FIG. 53.35). Dependendo da motivação do paciente, algum tipo de mobilização ativa pode ser iniciada a partir do quinto dia. Após três semanas, a imobilização é removida, e o paciente é instruído a iniciar a mobilização ativa, evitando a flexão forçada, sempre sob os cuidados de um terapeuta da mão.

Mesmo havendo equipe cirúrgica especializada e paciente colaborador, recebendo boa assistência pós-operatória, pode ocorrer a aderência tendinosa. Em tais situações, observa-se ao exame que o paciente apresenta mobilidade passiva maior que a ativa. Nesse caso, a realização de cirurgia para soltar as aderências, que são as tenólises, melhora os resultados. As tenólises devem ser realizadas em torno do sexto mês pós-operatório, quando já ocorreu a maturação colágena.

Lesões dos tendões extensores

As lesões dos tendões extensores dos dedos (FIG. 53.36), dependendo do nível em que ocorreram, podem apresentar mais dificuldades para o tratamento correto do que as dos flexores, embora as eventuais falhas no tratamento dos extensores sejam menos graves, do ponto de vista funcional, do que dos flexores. Da mesma forma como ocorre com os tendões flexores, os extensores são divididos em zonas com anatomia e prognóstico de recuperação completamente diferentes (FIGS. 53.37 e 53.38).

- **Zona I.** Área sob a falange distal e a articulação interfalangiana distal. Os achados clínicos correspondentes à lesão do aparelho extensor nessa zona incluem posição em flexão da falange distal com incapacidade para estender a articulação interfalangiana distal. É uma lesão comum denominada dedo em martelo. Um ferimento aberto pode ser a causa dessa lesão, mas o que ocorre com mais frequência é uma avulsão do aparelho extensor da falange distal com ou sem o arrancamento ósseo. O tratamento das lesões abertas requer o reparo primário – desde que as condições sejam favoráveis – ou primário retardado. Nas lesões fechadas, quando a queda angular é inferior a 30° (tipos AI e BI) (FIG. 53.39), o tratamento pode ser feito com uma tala metálica acolchoada que mantenha a articulação interfalangiana distal hiperestendida por seis semanas (FIG. 53.40A). Porém, se a queda da falange distal for superior a 30°, é preferível a fixação percutânea da interfalangiana distal em hiperextensão (tipo AII e BII) (FIG. 53.40B). O dedo em martelo por fratura articular estável da base da falange distal (FIG. 53.39CI) pode ser tratado por redução incruenta e imobilização com tala metálica. No caso de fraturas instáveis com subluxação da

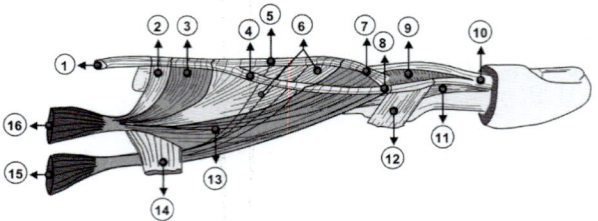

FIGURA 53.36 → Aparelho extensor digital.

1, tendão extensor; **2**, cinta sagital; **3**, fibras transversas da aponeurose dos interósseos; **4**, cinta lateral; **5**, cinta central; **6**, fibras oblíquas proximais; **7**, conjunto medial do aparelho extensor; **8**, conjunto lateral do aparelho extensor; **9**, ligamento triangular; **10**, tendão extensor terminal; **11**, porção oblíqua do ligamento retinacular; **12**, porção transversa do ligamento retinacular; **13**, fibras oblíquas distais; **14**, ligamento intermetacarpiano transverso; **15**, músculo lumbrical; **16**, músculos interósseos.

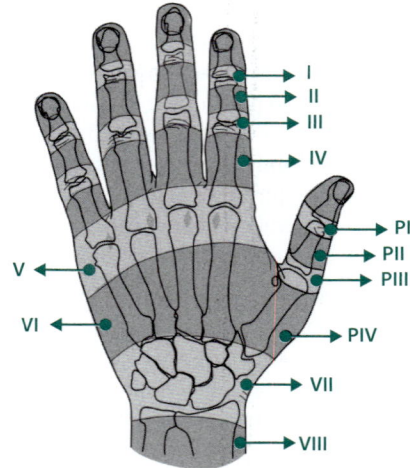

FIGURA 53.37 → Zonas dos tendões extensores.

articulação (FIG. 53.39CII), quando não se consegue a redução incruenta adequada, o tratamento deve ser redução cirúrgica e fixação com fios de Kirschner. As epifisiólises da base da falange distal (FIG. 53.39D) devem ser reduzidas e imobilizadas por quatro semanas.

- **Zona II.** Inclui a área sobre a falange média. São lesões comumente provocadas por ferimentos nesse local. O quadro clínico é semelhante à lesão na zona I. O tratamento deve ser feito por sutura primária ou primária retardada, e a imobilização, através de fixação da articulação interfalangiana distal, com fio de Kirschner, por 30 dias.

- **Zona III.** Inclui a área sobre a articulação interfalangiana proximal. O quadro clínico é a lesão em botoeira, em que ocorre flexão da articulação interfalangiana proximal e hiperextensão da interfalangiana distal. O paciente é incapaz de estender a articulação interfalangiana proximal. Se a lesão não for reconhecida ou for tratada de modo inadequado, a deformidade torna-se progressiva e muito incapacitante. Nos traumas diretos sobre o dorso da interfalangiana proximal,

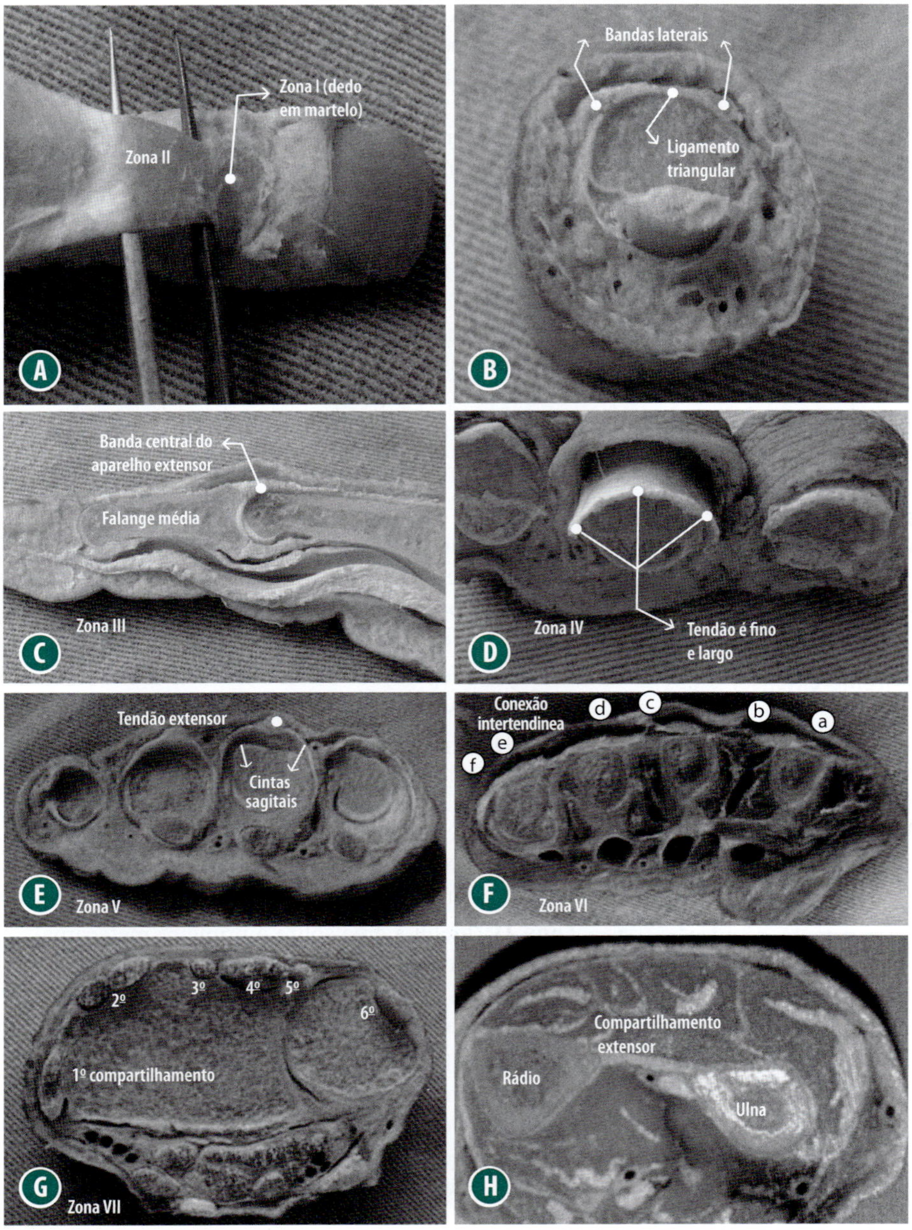

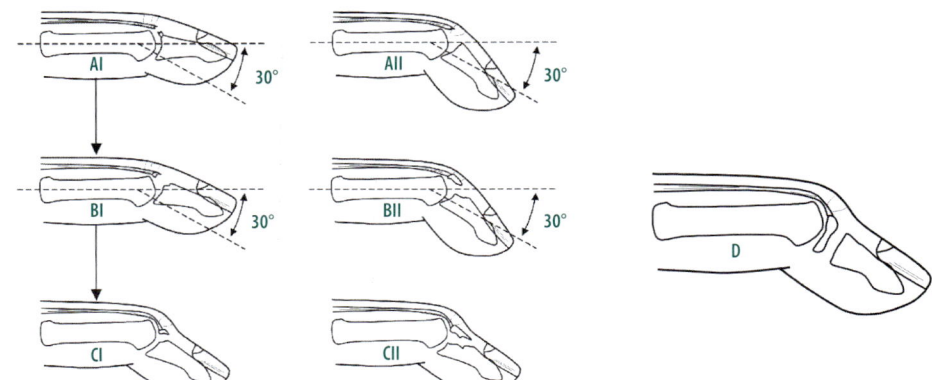

A Zona II

Zona I (dedo em martelo)

B Bandas laterais

Ligamento triangular

C Banda central do aparelho extensor

Falange média

Zona III

D Zona IV

Tendão é fino e largo

E Tendão extensor

Cintas sagitais

Zona V

F Conexão intertendínea

Zona VI

G 2º 3º 4º 5º 6º

1º compartilhamento

Zona VII

H Compartilhamento extensor

Rádio

Ulna

FIGURA 53.38

A Zona I. Corresponde à lesão na inserção do tendão extensor terminal. Causa o dedo em martelo. A zona II corresponde à lesão na diáfise da falange média.

B Zona II. Corresponde ao tendão extensor na diáfise da falange média. Ocorre lesão das duas cintas laterais e do ligamento triangular que une as duas cintas.

C Zona III. Corresponde à lesão sobre a articulação interfalangiana proximal, lesando a banda central. Lesões em tal nível provocam uma deformidade chamada "dedo em botoeira".

D Zona IV. Corresponde à lesão sobre a falange proximal, em que o tendão (aparelho) extensor é fino e largo.

E Zona V. Corte transversal sobre a cabeça do metacarpal. Neste local, o tendão está seguro pelas cintas ou bandas sagitais, que se inserem no núcleo de força.

F Zona VI. Corresponde ao dorso da mão. Corte transversal ao nível da comunicação intertendínea entre os dedos anular e mínimo.

G Zona VII. Corresponde ao dorso do punho, local do retináculo dorsal e dos seis compartimentos (ou túneis) osteofibrosos.

H Zona VIII. Corresponde à zona proximal ao retináculo dorsal, no antebraço. As lesões ocorrem nas proximidades das junções músculotendíneas.

AI 30°

AII 30°

BI 30°

BII 30°

CI

CII

D

FIGURA 53.39 → Classificação do dedo em martelo Fonte: Albertoni e colaboradores.[1]

mesmo que a deformidade em botoeira não esteja presente, deve-se pensar em lesão do aparelho extensor, e a imobilização com tala metálica da interfalangiana proximal em extensão deve ser mantida por seis semanas. Quando a suspeita de lesão do tendão é forte, deve-se explorar com cirurgia e reparar as estruturas que estiverem lesadas. Nas lesões abertas, o tratamento é a sutura do aparelho extensor, seguida de fixação da articulação interfalangiana proximal com um fio de Kirschner cruzado por seis semanas.

- **Zona IV.** Inclui a área sobre a falange proximal. São sempre lesões abertas que atingem parcialmente o aparelho extensor pela sua configuração anatômica nesse local. O tratamento também é por reparo primário ou primário retardado. As lesões podem estar associadas a fraturas ou a lesões do periósteo no local, o que predispõe à aderência tendinosa. As tenólises podem ser necessárias após a cicatrização tendinosa.

- **Zona V.** É a lesão do aparelho extensor sobre a articulação metacarpofalangiana. Clinicamente, essa articulação encontra-se em flexão, e existe incapacidade para estendê-la. O reparo do aparelho extensor e das aletas laterais lesadas deve ser feito por sutura primária ou primária retardada, que não é difícil nesse local, pois a retração dos cotos tendinosos quase não ocorre. A imobilização é feita com o punho em extensão, metacarpofalangiana em discreta flexão e interfalangianas proximal e distal em extensão, por 30 dias.

- **Zona VI.** É a área sobre o dorso da mão. O quadro clínico é semelhante ao da zona V. No entanto, se a lesão for proximal, pelas conexões intertendíneas que existem entre os tendões extensores no dorso da mão **(FIG. 53.40)**, o paciente pode, mesmo com a lesão, estender as metacarpofalangianas. A imobilização deve ser feita da maneira já descrita para o caso anterior, também por 30 dias.

- **Zona VII.** Inclui a área sobre a articulação do punho. Os reparos dos tendões nessa zona são bastante desfavoráveis, porque os tendões extensores passam por seis canais osteofibrosos que predispõem à aderência tendinosa e à dificuldade de excursão do tendão **(FIG. 53.41)**. Os tendões

extensores do punho e os ramos sensitivos dos nervos radial e ulnar podem estar lesados. As lesões extensas nessa zona são bastante complicadas, e a limpeza do ferimento e a sutura da pele no primeiro tempo – deixando as estruturas para serem reparadas sob a forma de reparo primário retardado – são a melhor conduta. Durante 30 dias, o punho deve ser imobilizado em extensão, e as metacarpofalangianas, em discreta flexão.

- **Zona VIII.** É sobre o terço distal do antebraço. Nesse local, são afetados tanto os extensores do punho como dos dedos **(FIG. 53.41)**. As lesões são ao nível dos músculos tendíneos, e a reparação não oferece dificuldades. A imobilização deve ser como nas lesões da zona VII.

Polegar

- **Zona I.** As lesões costumam ser abertas, sendo raras as roturas tipo dedo em martelo. A reparação do tendão deve ser feita como nos outros dedos, utilizando-se fio de náilon 5-0 e fixando a interfalangiana distal por quatro semanas.

- **Zona II.** A reparação costuma ser fácil. Deve ser tratada como nos outros dedos.

- **Zona III.** Em geral, são lesões abertas sobre a metacarpofalangiana do polegar, são parciais e podem atingir o extensor longo ou o curto, ou ambos. O reparo primário não é difícil, pois a migração do coto proximal nesse nível não ocorre. O tempo de imobilização é de quatro semanas, com punho e polegar em extensão.

- **Zona IV.** Inclui a área sobre o primeiro metacarpal. A reparação pode ser dificultada pela migração do coto proximal. Às vezes, é necessária a realização de incisões adicionais para localizar o coto proximal retraído.

- **Zona V.** Inclui a área sob o retináculo dos extensores. Trata-se de uma região de difícil reparo como já discutido para os outros dedos **(FIG. 53.41)**.

- **Zona VI.** As lesões comportam-se da mesma forma que as lesões na zona VIII dos outros dedos.

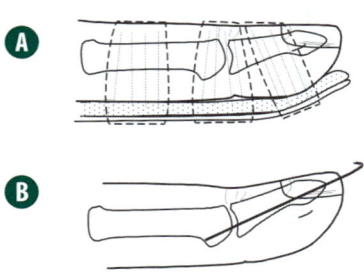

FIGURA 53.40

A Tala metálica acolchoada para queda de falange distal inferior a 30°.
B Fixação percutânea da interfalangiana distal para queda acima de 30°.

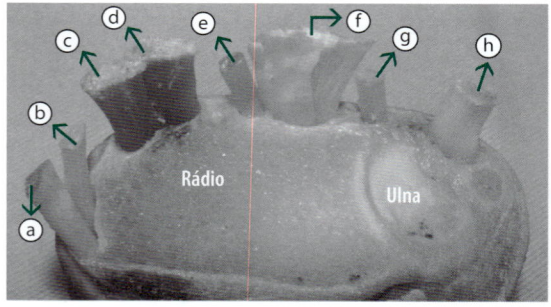

FIGURA 53.41 → Seis canais osteofibrosos ao nível do punho por onde passam os tendões extensores. (**a**), abdutor longo do polegar; (**b**), extensor curto do polegar; (**c**), extensor radial longo do carpo; (**d**), extensor radial curto do carpo; (**e**), extensor longo do polegar; (**f**), extensor dos dedos e extensor do indicador; (**g**), extensor do dedo mínimo; (**h**), extensor ulnar do carpo.

Lesões dos nervos da mão

A mão recebe sua inervação motora e sensitiva dos nervos radial, mediano e ulnar. A lesão dos nervos é sempre problemática, não só para os pacientes, mas também para os cirurgiões. Foi a partir dos trabalhos de Millesi e colaboradores, publicados em 1972, que houve um excepcional desenvolvimento da técnica microcirúrgica nas reparações nervosas e, como consequência, melhores resultados funcionais.[2] Entretanto, tais resultados estão muito longe do ideal, pois alguns fatores ligados à neurofisiologia e à biologia da reparação nervosa não acompanharam a evolução da técnica cirúrgica.

Anatomia

O nervo periférico é constituído por fibras motoras, sensitivas e simpáticas. A **FIGURA 53.42** mostra a secção transversa de um nervo. O axônio é envolvido pela bainha de mielina e célula de Schwann, envoltos pelo endoneuro, constituindo uma fibra nervosa. As fibras agrupam-se, formando os fascículos, os quais são envolvidos pelo perineuro. Entre os fascículos, está o epineuro interno. O epineuro externo, que é um tecido firme com papel de sustentação, reveste o nervo periférico.

Tipos de lesão do nervo

Pode-se classificar as lesões em três graus, de acordo com Seddon:[3] neuropraxia, axonotmeses e neurotmeses. Posteriormente, Sunderland[4] classificou-as em cinco graus, pois considerou que as axonotmeses poderiam ser subdivididas em três graus.

- **Neuropraxia** – Grau 1: disfunção. A recuperação é espontânea em algumas semanas.

- **Axonotmeses** – Grau 2: lesão apenas do axônio. Grau 3: lesão da fibra. Grau 4: lesão do fascículo.

- **Neurotmeses** – Grau 5: secção do nervo.

As lesões são mais graves quanto maior for o grau da lesão. No grau 5, não há dúvidas quanto à necessidade de uma reparação cirúrgica.

Tipo de trauma

Uma lesão pode ser aberta quando existe solução de continuidade da pele. O diagnóstico é mais fácil, pois o nervo seccionado pode ser visualizado diretamente através do ferimento. Se as condições forem favoráveis, pode ser feito o reparo imediato. De outra forma, pode-se fazer boa limpeza da ferida e reparo definitivo, de forma eletiva, nos dias que se seguem. A lesão fechada é de diagnóstico mais difícil, podendo exigir tempo maior de observação antes de ser tomada uma decisão definitiva.

Tempo de lesão

Quanto mais precoce for o reparo de um nervo, melhor, pois o tempo de recuperação será mais curto. Sabe-se que, após a denervação, o músculo entra em um processo degenerativo que, a partir de certo tempo (muito discutido), não poderá ser revertido. A recuperação sensitiva é possível mesmo nos casos operados tardiamente.

Nível da lesão

Os resultados são melhores nas lesões mais distais, o que é bastante lógico, pois, nesses casos, é menor o comprimento das fibras que devem regenerar. Além disso, é possível que as lesões altas causem maiores efeitos negativos nas células do corno anterior da medula. A recuperação sensitiva é muito superior no reparo dos nervos digitais do que no reparo dos nervos ao nível do antebraço, pois, sendo os nervos digitais puramente sensitivos, a possibilidade de união de um fascículo motor com um sensitivo não existe.

Idade dos pacientes

Os resultados das reparações nervosas são muito melhores nas crianças e muito piores em indivíduos acima dos 60 anos.

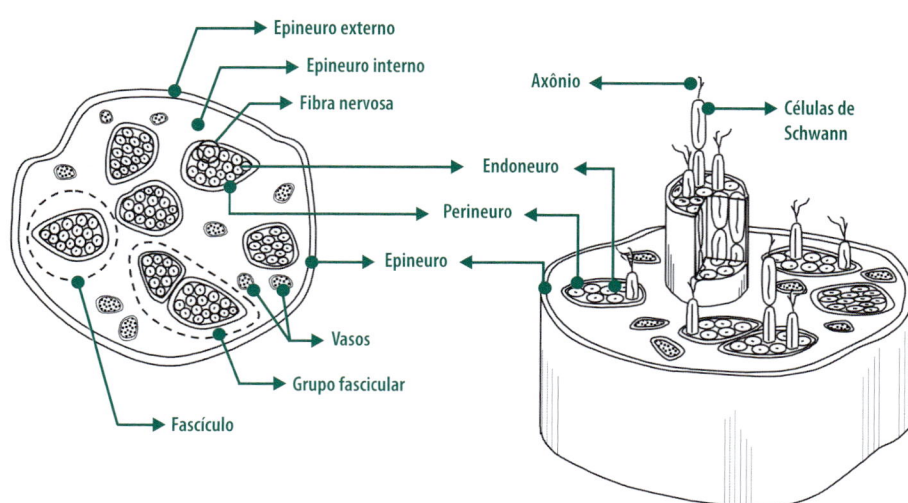

FIGURA 53.42 → Secção transversa de um nervo periférico.

> **ATENÇÃO! Os resultados das reparações nervosas são melhores em ferimentos limpos, nos reparos precoces, em níveis de lesões mais distais e nas crianças.**

Diagnóstico

O diagnóstico é clínico e feito por meio de avaliação da sensibilidade, motricidade e testes específicos para cada nervo. A sensibilidade dolorosa pode ser testada com uma agulha estéril, e a sensibilidade táctil, com uma mecha de algodão. A discriminação entre dois pontos é um exame rápido e bastante confiável, podendo ser pesquisada com um clipe de papel. A sensibilidade vibratória, que é uma das primeiras a ser atingida, pode ser pesquisada com um diapasão. O teste do dedo enrugado pode ser realizado sem a colaboração do paciente e é indicado para crianças pequenas; a pele do dedo denervado não se enruga como a pele normal ao ser mergulhada em água quente por um período de 30 minutos. A pele lisa indica perda de sensibilidade. O exame serve para testar a atividade simpática.

O principal déficit motor na lesão do mediano é a perda da oponência do polegar. A capacidade de contração da musculatura tenar também deve ser avaliada.

Na lesão do nervo ulnar, é preciso testar a capacidade de afastar e aproximar os dedos estendidos. O paciente com lesão do nervo ulnar também não consegue colocar a mão na posição "intrínseco *plus*" (flexão das metacarpofalangianas com extensão das interfalangianas proximal e distal). A capacidade de contração da musculatura hipotenar deve ser pesquisada, assim como a contração do flexor ulnar do carpo durante a flexão do punho.

Na paralisia radial, existe incapacidade para estender o punho e as articulações metacarpofalangianas.

Tratamento

- **Neurólise.** Procedimento indicado nas lesões pós-esmagamento, em que a condução nervosa está bloqueada pela fibrose que envolve o nervo.
- **Neurorrafias.** A literatura mostra que nenhuma das múltiplas técnicas descritas conseguiu resolver o problema de modo definitivo. No entanto, devem ser seguidos certos princípios, como: a) não deve existir tensão entre os cotos nervosos; b) a orientação dos cotos deve ser correta, tendo em vista evitar a união dos fascículos motores com os sensitivos; c) a hemostasia deve ser perfeita; d) a técnica deve ser atraumática, o que faz com que reduza ao mínimo a reação de corpo estranho.

A preferência dos autores deste capítulo é pela técnica epiperineural **(FIG. 53.43)**, pois é vista como mais simples, além de evitar que o material de sutura seja deixado dentro da substância do nervo.

No caso de lesões com perda de segmentos nervosos ou lesões antigas, não é possível aproximar os cotos nervosos sem tensão. Em tais situações, pode-se resolver o problema por flexão das articulações, encurtamento ósseo, transposição dos nervos e enxertos nervosos. O fio de náilon 8-0 é um controlador da tensão. Se houver esgarçamento, há força demais na linha de sutura. É permitida a flexão da articulação do punho até 30° e do cotovelo até 90°. Como exemplo de transposição de nervo, há a anteriorização do nervo ulnar no cotovelo. Com isso, é possível reparar uma falha de até 3 cm. Quando não se consegue a sutura com tais recursos, a solução é o enxerto de nervo **(FIG. 53.44)**. Utiliza-se, em geral, o nervo sural e, mais raro, o cutâneo medial do antebraço. Pode ser usado qualquer nervo, se disponível, como em uma amputação.

Prognóstico

Muitos fatores contribuem para o resultado de uma reparação nervosa, incluindo a natureza da lesão, a presença de axoniotmese ou neurotmese, a intensidade da lesão dos cotos nervosos e a distância entre o local da lesão e a estrutura a ser inervada – quanto maior, pior. Apesar dos avanços significativos na técnica de neurorrafia e do melhor entendimento da biologia da regeneração nervosa, os

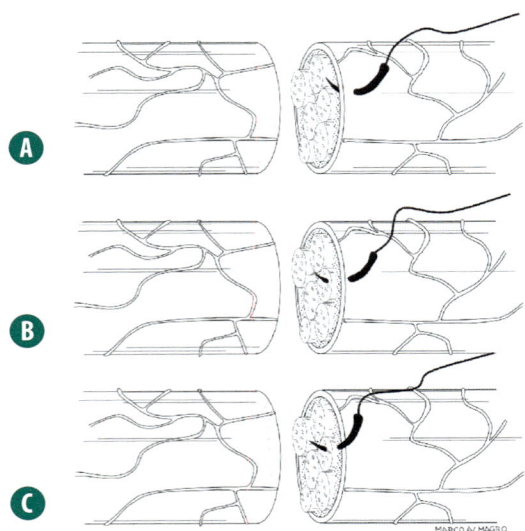

FIGURA 53.43 → Os *vasa nervorum* são úteis para orientar a sutura nervosa.
- Ⓐ Sutura epineural.
- Ⓑ Sutura epiperineural.
- Ⓒ Sutura interfascicular.

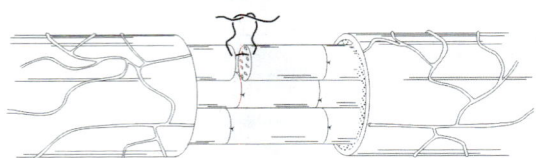

FIGURA 53.44 → Os enxertos nervosos podem ser feitos sem tensão e com poucos pontos de sutura.

resultados permanecem longe do ideal. A prolongada denervação deteriora as células de Schwann, que perdem a capacidade de promover a regeneração dos axônios lesados. Hoje, existem muitos estudos com a finalidade de preencher os espaços entre os extremos nervosos lesados com condutos não neurais. A neurorrafia terminolateral é muito controversa e necessita de melhor avaliação.

FRATURAS DOS METACARPAIS E DAS FALANGES

As fraturas dos metacarpais e das falanges são comuns. Resultam de trauma direto, lesões por torção ou por poderosas contrações musculares. A maioria dessas fraturas pode ser tratada de maneira simples, atingindo bons resultados. No entanto, o tratamento inadequado pode gerar rigidez articular de um dedo ou de toda a mão, o que provoca a perda da capacidade funcional. A compreensão de certos princípios no tratamento pode evitar resultados catastróficos.

O objetivo do tratamento é restaurar a função normal do dedo fraturado. A restauração da anatomia do osso é a base para recuperar a função normal; no entanto, a redução anatômica não deve ser obtida às custas de agressão às partes moles, que resulte em perda do movimento.

Fraturas dos metacarpais

As fraturas dos metacarpais são classificadas em fraturas da cabeça, do colo, da diáfise e da base.

Fraturas da cabeça dos metacarpais sem desvios significantes podem ser tratadas com imobilização gessada por três semanas. Lesões que comprometem a integridade articular devem ser reduzidas e fixadas com fios de Kirschner ou parafusos **(FIG. 53.45)**, tomando-se o cuidado de manter a vascularização, preservando as partes moles presas aos fragmentos da fratura.

As fraturas do colo são mais comuns no quinto e quarto metacarpais e, em geral, resultam de traumas diretos. As deformidades em flexão de até 50° para o dedo mínimo e

de 30° para o anular podem ser toleradas sem prejuízo funcional da mão, pois a mobilidade normal que existe nas articulações carpometacarpais dos dedos mínimo e anular compensa tais deformidades **(FIG. 53.46)**.

O segundo e terceiro metacarpais são fixos nas articulações carpometacarpais, e os desvios de fraturas acima de 10 até 15° são inaceitáveis. As fraturas com desvios acima do aceitável devem ser reduzidas e imobilizadas, com o punho em posição neutra e as articulações metacarpofalangianas com flexão de 60°. O gesso deve ser modelado forçando a diáfise para baixo e a cabeça do metacarpal para cima. As articulações interfalangianas devem ficar livres **(FIG. 53.47A)**. As reduções e a imobilização com metacarpofalangiana e interfalangiana em flexão exagerada devem ser evitadas. Se necessário, utilizar redução aberta e fixação interna com placas **(FIG. 53.46E e F)**, com fios de Kirschner cruzados **(FIG. 53.48, DESTAQUE B)** ou com fixação no metacarpal adjacente **(FIG. 53.48, DESTAQUE A)**.

Nas fraturas da diáfise, os metacarpais estão fortemente unidos entre si por ligamentos e músculos, de maneira que a maioria das fraturas é estável e pode ser tratada com gesso por três semanas, deixando livres as articulações metacarpofalangianas. Grande parte das fraturas com desvio (angulação dorsal por ação dos músculos interósseos) **(FIG. 53.47B)** pode ser tratada por redução incruenta e imobilização gessada. Nestes casos, a articulação metacarpofalângica deve estar incluída no gesso com flexão de 60°, mas deixando livres as articulações interfalangianas. O gesso deve ser moldado dorsalmente sobre o ápice da angulação e ventralmente sobre a cabeça do metacarpal **(FIG. 53.47B)**. Os desvios angulares acima de 10° para o segundo e terceiro metacarpais e acima de 20° para o quarto e quinto não devem ser aceitos; os desvios rotacionais são inaceitáveis **(FIG. 53.49)**. Nos casos em que as fraturas podem ser reduzidas, mas são instáveis, a fixação percutânea com fios de Kirschner é a indicação preferida. A redução cirúrgica está indicada nas fraturas múltiplas com desvio, nas oblíquas com desvio rotacional, nas transversas em que não se consegue a redução incruenta e nas fraturas expostas com desvio ou perdas de segmento ósseo **(FIG. 53.50C e D)**.

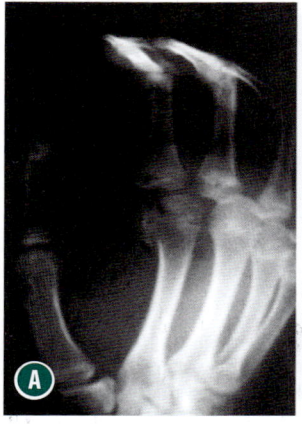
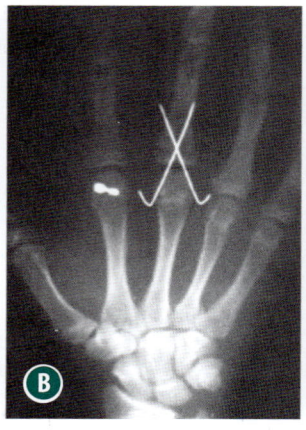
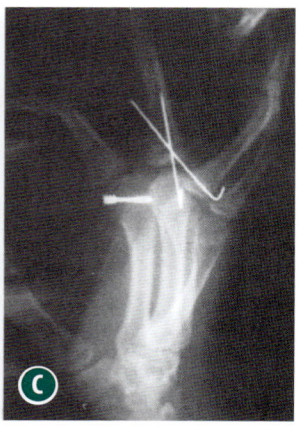

FIGURA 53.45

A Fratura com desvio da cabeça do segundo metacarpal associada à fratura da base da falange proximal do dedo médio.
B e **C** Redução cirúrgica e fixação com parafuso de Herbert. Redução e fixação da fratura com base da falange com dois fios de Kirschner.

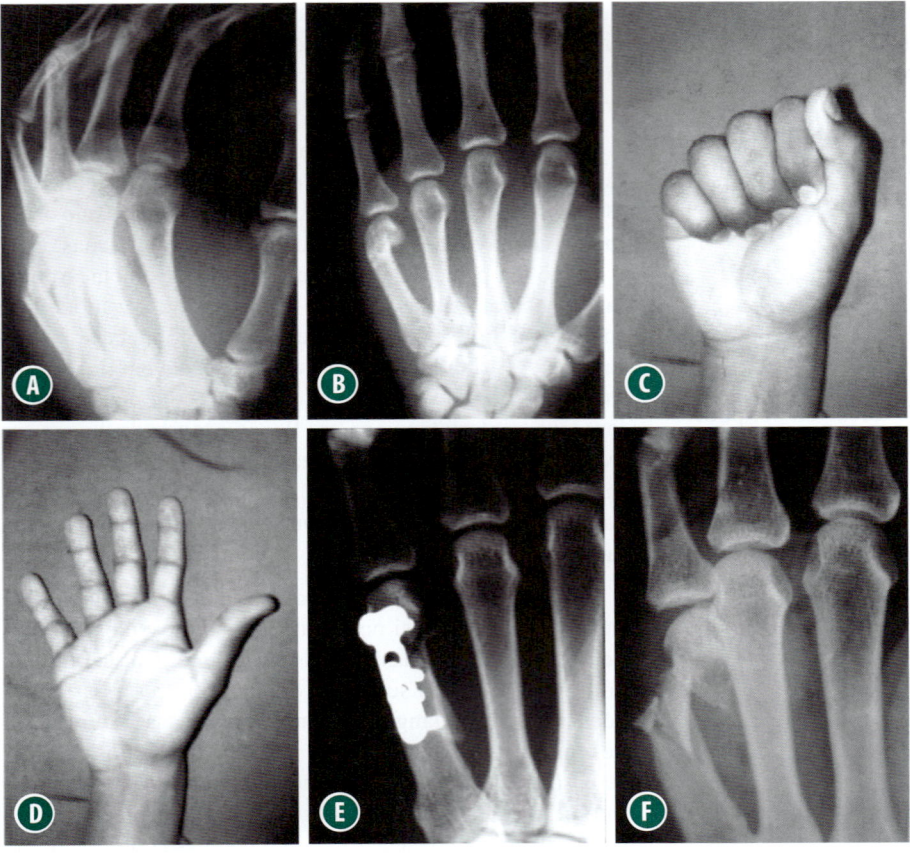

FIGURA 53.46

A e **B** Fratura do colo do quinto metacarpal com desvio acentuado.
C e **D** Apesar do desvio maior que 50°, a função da flexoextensão é normal.
E Redução cirúrgica e fixação interna com placa.
F Fratura instável do colo do quinto metacarpal.

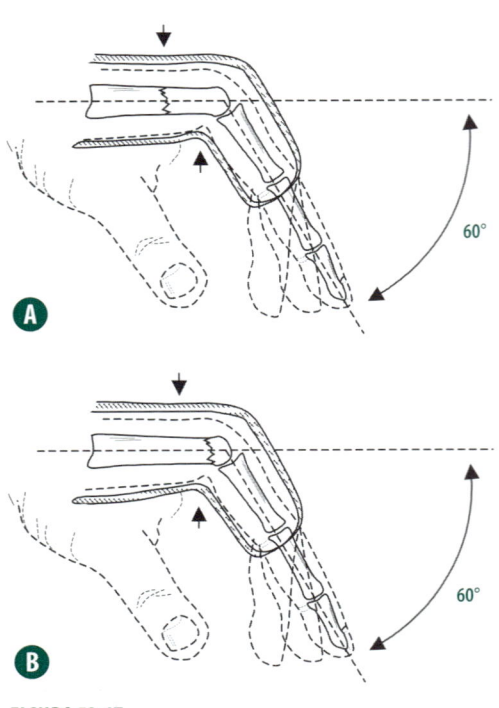

FIGURA 53.47

A Método de imobilização gessada após redução de fratura do colo do metacarpal.
B Método de imobilização gessada após fratura de diáfise de um metacarpal.

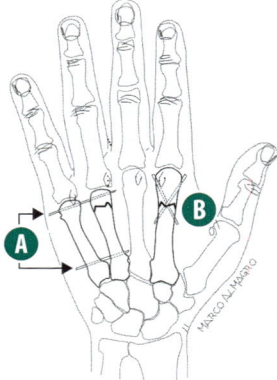

FIGURA 53.48 → Destaques **A** e **B**.
Métodos de fixação das fraturas do colo dos metacarpais.

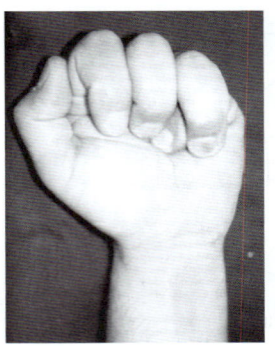

FIGURA 53.49 → Cavalgamento dos dedos devido à fratura de segundo metacarpal consolidada com desvio rotacional.

As fraturas transversas, nas quais não se consegue a redução fechada, devem ser operadas e fixadas com fios de Kirschner **(FIG. 53.51D)** ou com uma placa de pequenos fragmentos **(FIGS. 53.50E e 53.51C)**.

As fraturas múltiplas com desvio devem ser tratadas de maneira aberta, com acesso direto ao foco da lesão, e fixadas com placas de pequenos fragmentos; trata-se de um procedimento mais difícil, mas que tem a vantagem de permitir a mobilização precoce **(FIG. 53.51C)**.

As fraturas oblíquas podem ser reduzidas e fixadas com dois fios de Kirschner **(FIG. 53.51A)** ou miniparafusos através da fratura **(FIGS. 53.50A e B e 53.51B)**.

No tratamento de fraturas cominutivas associadas à contaminação por exposição óssea, com perda de tecidos moles, pode ser necessária a estabilização óssea com minifixador externo, facilitando, assim, a restauração das partes moles lesadas. De maneira geral, os fixadores externos servem para o tratamento definitivo da fratura ou para um tratamento temporário, posteriormente substituído por fixação interna **(FIG. 53.52)**.

Na fratura da base, em geral, as partes moles não permitem desvios significativos e, na maioria das vezes, são estáveis e podem ser tratadas com gesso por três semanas. As fraturas na base do quarto e quinto metacarpais podem ser instáveis e, nesses casos, a fixação percutânea com fios de Kirschner está indicada **(FIG. 53.53)**. Nos casos de fratura-luxação, geralmente na base do quinto metacarpal, são necessárias a redução cirúrgica e a fixação.

Fraturas do primeiro metacarpal

Green[5] classifica as fraturas do primeiro metacarpal em quatro tipos **(FIG. 53.54)**:

Tipo I – Fratura-luxação de Benett.

Tipo II – Fratura de Rolando.

Tipo III – Fratura extra-articular.

Tipo IV – Fratura com deslizamento epifisário.

A fratura-luxação de Benett é uma fratura intra-articular da base do primeiro metacarpal em que o componente maior da articulação sofre luxação radial e dorsalmente pela tração do músculo abdutor longo do polegar. O tratamento preconizado é redução e fixação com um ou dois fios de Kirschner **(FIG. 53.55)**. Se a redução incruenta não for possível, indica-se redução aberta e fixação também com fio de Kirschner.

A fratura de Rolando é intra-articular em T ou Y da base do primeiro metacarpal em luxação. O tratamento de escolha é a redução cirúrgica e fixação dos fragmentos com fios de Kirschner. Nas fraturas extremamente cominutivas,

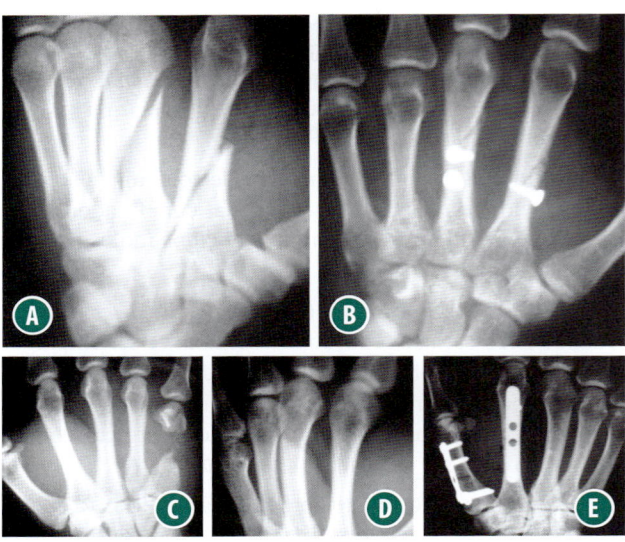

FIGURA 53.50

Ⓐ Fraturas oblíquas do segundo e terceiro metacarpais.
Ⓑ Redução cirúrgica e fixação com parafusos.
Ⓒ Fratura do quinto metacarpal com perda de segmento ósseo.
Ⓓ Resultado final do tratamento com enxerto ósseo do ilíaco.
Ⓔ Fraturas instáveis associadas de metacarpais estabilizadas com redução cirúrgica e fixação com placas.

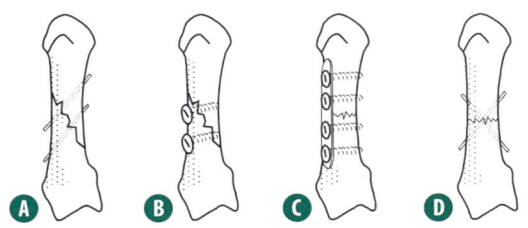

FIGURA 53.51 → Métodos de fixação das fraturas da diáfise dos metacarpais.

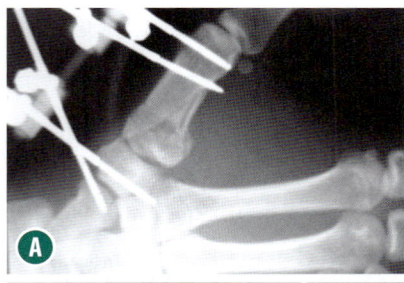

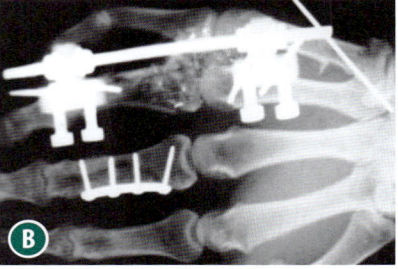

FIGURA 53.52

Ⓐ Fratura exposta cominutiva do primeiro metacarpal. Tratamento definitivo com fixador externo.
Ⓑ Fratura exposta da falange proximal do dedo anular estabilizada com minifixador externo.

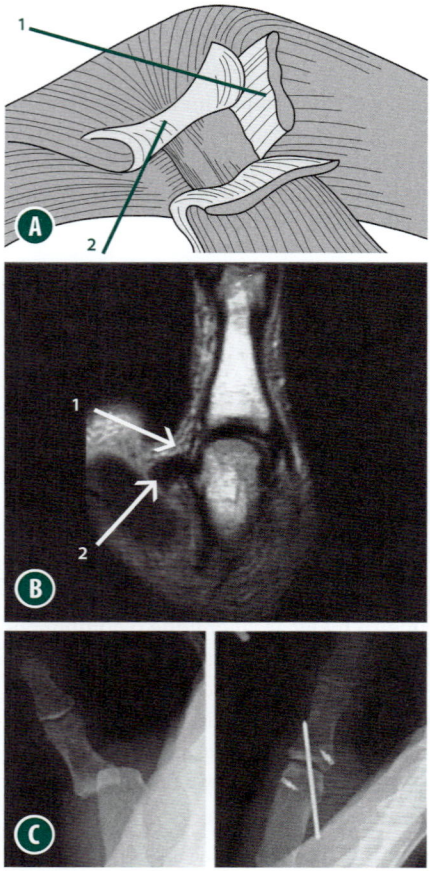

FIGURA 53.53
Ⓐ Lesão de Stener. Ruptura completa do ligamento colateral ulnar **(1)**. A aponeurose do adutor **(2)** deve ser seccionada para reparar o ligamento colateral ulnar.
Ⓑ Imagem de ressonância magnética em T1 mostrando avulsão distal do ligamento **(1)** deslocando superficialmente a aponeurose do adutor **(2)**.
Ⓒ Luxação metacarpofalangiana do polegar. Redução, fixação com fios de Kirschner e reparos dos ligamentos colateral ulnar e radial.

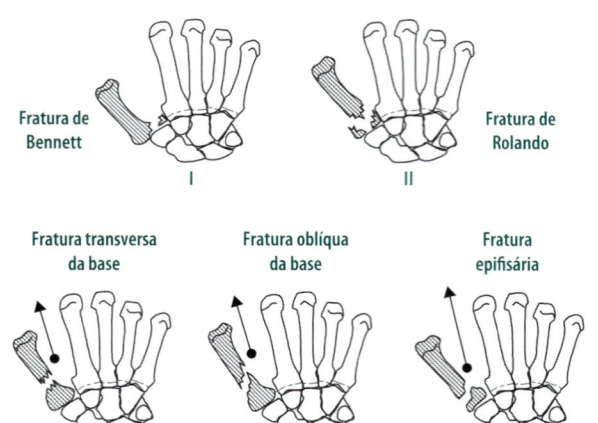

Fratura de Bennett
I

Fratura de Rolando
II

Fratura transversa da base
IIIA

Fratura oblíqua da base
IIIB

Fratura epifisária
IIIC

FIGURA 53.54 → Classificação de Green das fraturas da base do primeiro metacarpal. I, fratura de Bennett; II, fratura de Rolando; IIIA, fratura transversa da base; IIIB, fratura oblíqua da base; IIIC, fratura epifisária.

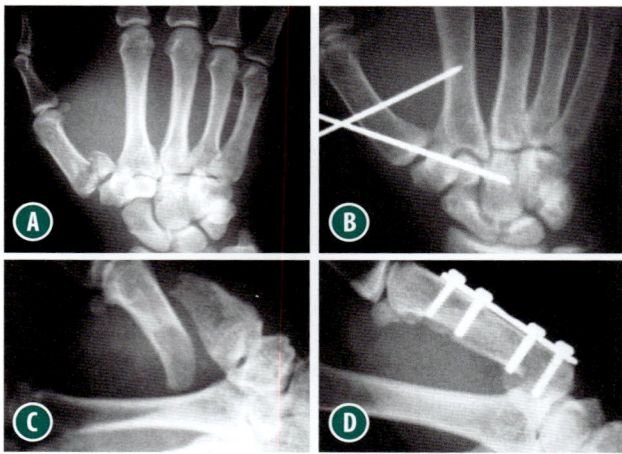

FIGURA 53.55
Ⓐ Fratura de Benett.
Ⓑ Redução e fixação percutânea.
Ⓒ Fratura extra-articular instável do primeiro metacarpal.
Ⓓ Redução cirúrgica e fixação com placa.

é preferível moldar os fragmentos tentando restaurar o alinhamento geral, mantendo imobilização por quatro semanas. Mesmo com certa incongruência articular, é possível ter um resultado funcional aceitável nas fraturas da base do primeiro metacarpal.

As fraturas expostas com sinais de contaminação e lesão de tecidos moles devem ser tratadas com fixador externo, o qual facilita o tratamento dos tecidos moles no pós-operatório **(FIG. 53.52A)**.

A fratura extra-articular **(FIG. 53.54)** costuma ser estável. Quando necessária, a redução incruenta deve ser empregada, seguida de imobilização por três semanas. As fraturas instáveis podem ser tratadas com imobilização, após redução incruenta. Se necessária, a redução cirúrgica seguida de fixação deve ser indicada **(FIG. 53.55C e D)**.

A fratura com deslizamento epifisário **(FIG. 53.54)** é uma lesão de crianças em crescimento. A redução do deslizamento epifisário deve ser perfeita com a finalidade de minimizar os efeitos sobre a fise. Se a redução incruenta não for conseguida, é necessária a fixação com dois fios de Kirschner cruzados ou, se possível, apenas um fio de Kirschner fino atravessando o centro da fise, evitando, assim, danos adicionais à placa de crescimento.

Fraturas das falanges
Falange distal

Devido ao suporte dorsal proporcionado pelas unhas, e o ventral, pela polpa digital com seus septos fibrosos, a maioria das fraturas da falange distal é estável e pode ser tratada com uma tala de alumínio acolchoada por duas semanas. As fraturas da diáfise, quando associadas a lesões de partes moles, podem perder seu suporte. Em tal situação, após a limpeza cirúrgica e o debridamento dos

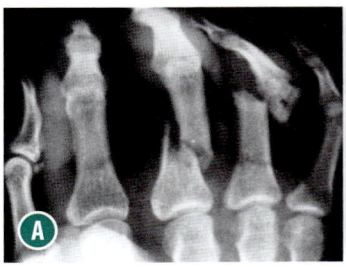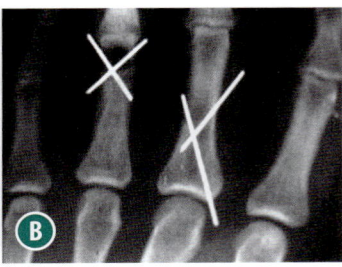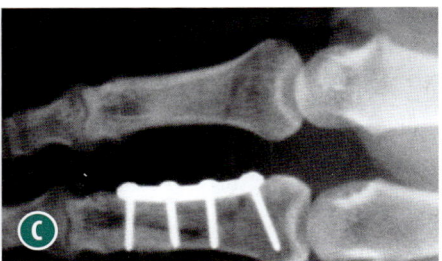

FIGURA 53.56
Ⓐ Fraturas instáveis da falange proximal dos dedos médio e anular.
Ⓑ Redução cirúrgica e fixação com fios de Kirschner.
Ⓒ Fratura instável da falange proximal do dedo médio tratada com redução cirúrgica e colocação de placa que permite a mobilização precoce.

ferimentos, as fraturas devem ser estabilizadas com fio de Kirschner. As fraturas cominutivas estão associadas com esmagamento da falange distal. Se estiver associada à hematoma subungueal doloroso, este deve ser drenado.

As fraturas da base ocorrem, em geral, por avulsão dos tendões extensores (dedo em martelo). Se o fragmento dorsal for volumoso e ocorrer a subluxação volar da falange distal, são necessárias redução e fixação com fio de Kirschner (**FIG. 53.38**). As avulsões de um fragmento ventral pela tração dos tendões flexores são raras e, em geral, ocorrem no dedo anular. Nesse caso, o fragmento deve ser recolocado em sua posição, fixado e imobilizado por cinco semanas. Nas crianças, os descolamentos epifisários (**FIG. 53.38**) são mais comuns que as avulsões ósseas, devendo ser reduzidos anatomicamente.

Falanges média e proximal

Estão revestidas dorsalmente pelo aparelho extensor e ventralmente pelos tendões flexores, o que favorece sua aderência no foco da fratura, dificultando seu deslizamento e limitando a movimentação. Às vezes, o trauma acrescentado por uma intervenção cirúrgica pode agravar a situação. A fixação rígida das fraturas possibilita a mobilidade precoce das articulações, permitindo o deslizamento dos tendões e evitando as aderências (**FIG. 53.56C**). As fraturas podem ser classificadas em intra-articulares e extra-articulares.

- **Fraturas intra-articulares.** Para o diagnóstico das fraturas articulares, são necessárias, além das incidências radiológicas de frente e perfil, as oblíquas, sobretudo em relação às fraturas dos côndilos das falanges proximal e média. Felizmente, uma boa parte das fraturas envolvendo as articulações digitais ocorre sem desvio e é de tratamento conservador, com tala de gesso por três semanas. Na ocorrência de desvios ou encurtamento, é necessária redução incruenta e fixação com fios de Kirschner quando possível; do contrário, redução aberta e fixação com dois fios de Kirschner ou parafuso (**FIG. 53.57**).

As fraturas intra-articulares cominutivas associadas à lesão de partes moles são resultantes de traumas de grande energia, e a reconstrução cirúrgica da superfície articular é impossível. Essas fraturas são mais bem tratadas

por tração, modelando manualmente a fratura, para restaurar o alinhamento geral, iniciando a mobilidade em duas ou três semanas. A utilização de minifixadores externos é de grande utilidade no tratamento dessas fraturas (**FIG. 53.52**). Nesses casos, infelizmente, são frequentes os maus resultados, havendo necessidade de artrodese interfalangiana após.

As fraturas-luxação da articulação interfalangiana proximal merecem especial atenção (**FIG. 53.58**). Envolvem a base ventral da falange média, os ligamentos colaterais e a placa volar da articulação. Nas fraturas estáveis, os ligamentos colaterais estão íntegros e evitam o deslocamento dorsal da base da falange média, mantendo a redução. Nesses casos, o tratamento é conservador com imobilização por três semanas e articulação em discreta flexão. As fraturas em espiral ou oblíquas longas podem envolver a articulação adjacente. A espícula do fragmento proximal fica embaixo do ligamento colateral e bloqueia a flexão. A redução e a fixação são necessárias (**FIGS. 53.57 e 53.59**).

As fraturas-luxações instáveis são de tratamento cirúrgico, e o procedimento de escolha depende do tipo de fratura. Quando o fragmento ventral é único, pode-se reconstruir a superfície articular reduzindo e fixando com *pull out* ou fios de Kirschner. Nas fraturas cominutivas, é impossível a reconstrução da superfície

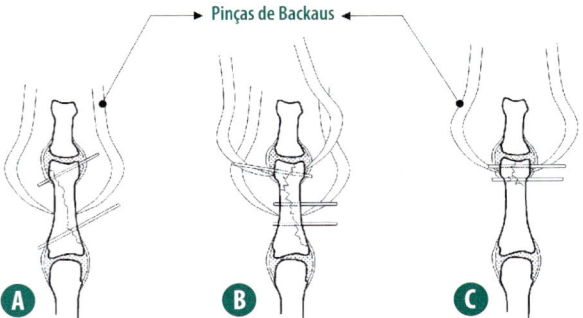

FIGURA 53.57 → As fraturas intra-articulares e as instáveis devem ser reduzidas, mantidas com pinça de Backaus e fixadas com fios de Kirschner.

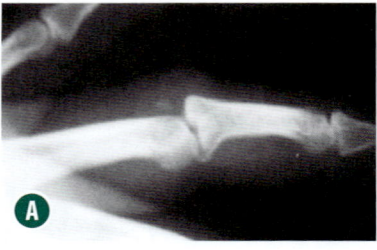 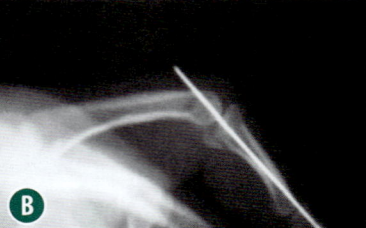 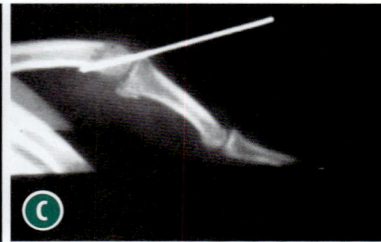

FIGURA 53.58
Ⓐ Fratura-luxação instável.
Ⓑ Redução e fixação com fio de Kirschner por duas semanas.
Ⓒ Fio de Kirschner bloqueando os últimos 30º de extensão e permitindo a flexão após duas semanas.

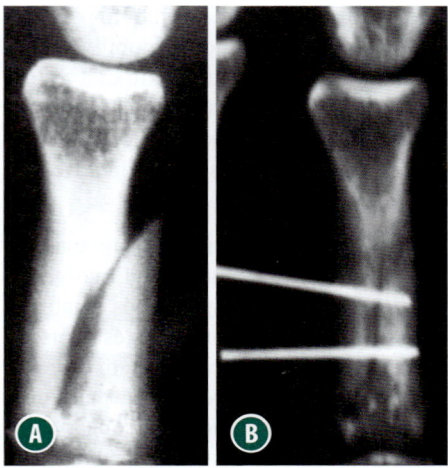

FIGURA 53.59
Ⓐ Fratura com espícula óssea intra-articular.
Ⓑ Redução e fixação com fios de Kirschner.

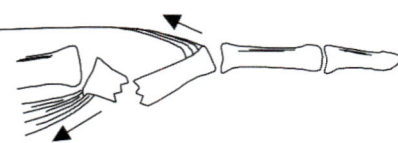

Ⓐ Angulação ventral de fratura da falange proximal por ação dos interósseos.

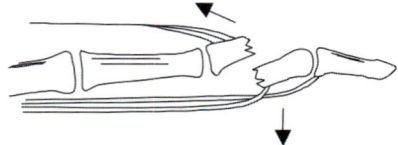

Ⓑ Angulação da fratura da falange média, proximal à inserção do flexor superficial.

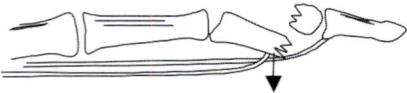

Ⓒ Angulação da fratura da falange média, distal à inserção do flexor superficial.

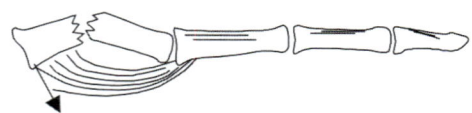

Ⓓ Angulação dorsal da fratura do metacarpal por ação dos músculos interósseos.

FIGURA 53.60 → Representação esquemática das trações musculares nas fraturas de falanges e metacarpais.

articular. Deve-se remover os fragmentos e avançar a placa volar. Imobiliza-se a articulação por duas semanas em 30° de flexão e, a seguir, inicia-se a mobilidade passiva, utilizando algum meio para impedir a extensão além dos 30° de flexão.

• **Fraturas extra-articulares.** As fraturas da diáfise podem ser transversas, oblíquas ou cominutivas. As fraturas oblíquas são mais comuns na falange proximal, e as transversas, na falange média. As fraturas da falange proximal angulam ventralmente porque a ação dos músculos interósseos na base da falange leva o fragmento proximal em flexão **(FIG. 53.60A)**. As fraturas da falange média proximais à inserção do tendão flexor superficial resultam em flexão do segmento distal e extensão do fragmento proximal pela inserção da banda média do tendão extensor no dorso da base da falange média, sendo a angulação dorsal **(FIG. 53.60B)**. Na fratura distal à inserção do flexor superficial, o fragmento proximal desvia-se ventralmente, produzindo angulação ventral **(FIG. 53.60C)**. O conhecimento das trações musculares favorece as manobras de redução das fraturas.

As fraturas estáveis, inicialmente ou após a redução incruenta, podem ser tratadas com gesso por três semanas, lembrando sempre que as articulações dos ossos não lesados devem permanecer livres para o movimento desde o início.

Os desvios rotacionais que ocorrem principalmente nas fraturas oblíquas ou espiraladas são inaceitáveis e devem ser reduzidos e fixados com fios de Kirschner ou parafusos. As fraturas instáveis também merecem tratamento cirúrgico. Quando possível, utilizar redução e fixação percutânea com fios de Kirschner; do contrário, redução aberta e fixação com fios de Kirschner ou parafusos por três a quatro semanas.

As fraturas do colo das falanges são mais frequentes nas crianças, e o tratamento conservador está indicado. Nas fraturas instáveis, que costumam ocorrer em adultos, são necessárias a redução aberta e a fixação, seguidas de imobilização por três a quatro semanas.

As fraturas da base das falanges podem ser reduzidas fletindo a metacarpofalangiana em 90° para relaxar a ação dos intrínsecos e, depois, corrigir a angulação ventral, fletindo o fragmento distal. Imobiliza-se com a metacarpofalangiana fletida em 70° e as interfalangianas com flexão de 20° por três semanas. Pode ser necessária a colocação de um ou dois fios de Kirschner percutâneos para manter a redução.

A chave do sucesso no tratamento das fraturas e luxações das falanges e metarcapais é respeitar a integridade das partes moles. O cuidadoso equilíbrio entre uma fixação externa rígida e a mobilização precoce do segmento fraturado conduz a um bom resultado funcional.

LUXAÇÕES E LESÕES LIGAMENTARES DOS METACARPAIS E DAS FALANGES

São lesões que ocorrem, sobretudo, em praticantes de atividades esportivas. Muitas vezes, são tratadas no próprio local, por pessoal não especializado, deixando sequelas definitivas.

Lesões ligamentares e luxações das articulações interfalangianas

Sempre ocorre uma lesão ligamentar, às vezes parcial, e ficam estáveis após a redução. O tratamento deve incluir movimentação precoce, evitando movimentos de lateralidade. Isso pode ser feito unindo o dedo lesado ao dedo vizinho. Deve-se esclarecer aos pacientes que a recuperação é lenta e que o edema no dedo deve persistir de oito a 10 semanas. Como os ligamentos rompidos são substituídos por tecido cicatricial, o espessamento da articulação pode durar até um ano e até nunca voltar ao normal.

As luxações expostas costumam ocorrer em acidentes automobilísticos, devendo ser tratadas em centro cirúrgico, com limpeza do ferimento e da superfície articular, redução da luxação e reparo dos ligamentos. Quando a luxação é irredutível com manobras, há necessidade da redução cirúrgica, ocorrendo interposição ligamentar ou da placa volar que impede a redução incruenta. A cirurgia consiste em remover a estrutura interposta e reparar os ligamentos com âncoras, que devem ser inseridas com cuidado na área da avulsão ligamentar. O tratamento pós-operatório consiste nas mobilizações passiva e ativa precoce. O paciente deve estar ciente de que as contraturas articulares podem ser a consequência final dessas situações.

Lesões ligamentares e luxações das articulações metacarpofalangianas

As lesões ligamentares ocorrem por traumatismos laterais ou por hiperextensão. São mais frequentes no indicador (ligamento colateral radial) e no dedo mínimo (ligamento colateral ulnar) por não terem dois dedos vizinhos. O tratamento depende do grau de instabilidade. Nas lesões estáveis, pode-se imobilizar junto ao dedo vizinho por cinco semanas. Em situações muito instáveis, deve-se reparar o ligamento colateral. Nas lesões crônicas, mesmo sendo estáveis, pode haver dor que não responde ao tratamento habitual; a infitração local com corticoide no ligamento pode ser uma boa solução.

A ressonância magnética é uma opção importante para estabelecer o diagnóstico preciso. A luxação da articulação costuma ocorrer no indicador. A falange proximal luxa em sentido dorsal, e a cabeça do metacarpal sofre uma protrusão volar, ficando interposta a uma série de estruturas anatômicas (ligamento intermetacarpal, ligamento natatório, tendões flexores e polia anular A1, músculos lumbricais e placa volar) que impede a redução. Clinicamente, existe deformidade característica em hiperextensão fixa da articulação metacarpofalangiana, com flexão da interfalangiana proximal. A redução parece fácil ao exame radiológico, mas é quase impossível. No tratamento cirúrgico, ao seccionar a polia A1 dos tendões flexores e a placa volar, a redução torna-se fácil, e a articulação fica estável após a redução. É comum não haver necessidade de reparação ligamentar. Imobiliza-se a metacarpofalangiana em flexão por duas semanas.

Lesões ligamentares das articulações metacarpofalangianas do polegar

Lesão do ligamento colateral ulnar

As lesões agudas do ligamento colateral ulnar da articulação metacarpofalangiana do polegar são frequentes. É comum serem ocasionadas por uma força repentina, causando desvio abrupto no sentido radial e hiperextensão do polegar. As lesões do ligamento podem ser estáveis, instáveis ou mais graves na lesão de Stener, quando a aponeurose do adutor fica interposta, impedindo a cicatrização do ligamento rompido.

Diagnóstico

A melhor maneira de avaliar a instabilidade da articulação, sem exames caros como ressonância magnética, é um teste de estresse após bloqueio com xilocaína. A observação visual do teste, comparando com o polegar contralateral, já transmite uma ideia do grau de instabilidade. A palpação de uma massa no local pode indicar a interposição da aponeurose do adutor entre o ligamento roto e a base da falange proximal, onde houve a desinserção ligamentar (lesão de Stener).

Com visão radiológica, recomenda-se o seguinte critério ao impor estresse em desvio radial à articulação M-F do polegar: abertura da articulação de até 15° pode ser considerada normal ou entorse leve; entre 15 e 30°, lesão parcial grave; entre 30 e 45°, lesão completa; acima de 45°, provável lesão de Stener. Esse não é um critério com total precisão, mas é correto na avaliação da maioria dos casos. O diagnóstico de certeza deve pode ser confirmado sempre que possível, com ressonância magnética.

Tratamento

As lesões parciais ou incompletas devem ser tratadas com gesso curto imobilizando o polegar por quatro semanas, quando o grau de cicatrização permite que seja usada uma tala removível por mais quatro semanas, a qual é retirada todos os dias para realização de movimentos ativos suaves. Nas lesões completas, além da lesão do ligamento colateral ulnar, rompe-se também a placa volar, subluxando a articulação. O tratamento deve ser cirúrgico, consistindo na redução da subluxação e na fixação com fio de Kirschner, reparação do ligamento colateral ulnar com ancoragem na base da falange proximal e da aponeurose do adutor. Imobilizar com gesso curto incluindo o polegar por cinco semanas, momento em que deve ser retirado o fio de Kirschner. Após esse período, o grau de cicatrização permite que seja usada uma tala removível por mais quatro semanas, retirada diariamente para realização de movimentos ativos suaves. A recuperação completa da mobilidade é lenta e pode durar de seis meses a um ano, mas a estabilidade articular é o objetivo mais importante.

Lesão do ligamento colateral radial

São menos frequentes que a lesão do ligamento colateral ulnar e menos importantes que esse ligamento, em aspecto funcional. O mecanismo da lesão não é tão claro como o da lesão do colateral ulnar; na maioria das vezes, os pacientes não sabem dizer com certeza como ela aconteceu. Há edema e dor no local. Nas lesões estáveis, a conduta é gesso curto imobilizando o polegar por quatro semanas. Após esse período, o grau de cicatrização permite que se use uma tala removível por quatro semanas, que é retirada todos os dias para que sejam feitos movimentos ativos suaves. Em geral, essas lesões não atrapalham a vida diária; como consequência, os pacientes vão procurar o tratamento muito tarde.

A instabilidade pode ser comprovada com radiografias em estresse da articulação, que, acima de 45°, indica ruptura completa. O tratamento é a reparação cirúrgica. Na maioria dos casos, há restos ligamentares que permitem avanço e sutura em âncora colocada na base da falange. Nos casos em que os restos ligamentares forem insuficientes, a reconstrução é feita com uma das inúmeras técnicas descritas, usando enxertos de tendões. Nos casos de dor crônica sem instabilidade articular, a infiltração local do ligamento com corticoide pode melhorar a dor. Nas luxações graves, pode ser necessária a reconstrução dos ligamentos colaterais ulnar e radial com ancoragem e fixação com fio de Kirschner.

Referências

1. Albertoni W, Leite VM, Faloppa F. Lesões dos tendões extensores. In: Albertoni W. Manual de cirurgia de mão. São Paulo: Escola Paulista de Medicina.; 1992. v. 3, p. 29-41.

2. Millesi H, Meissl G, Berger A. The interfascicular nerve-grafting of the median and ulnar nerves. J Bone Joint Surg Am. 1972;54(4):727-50.

3. Seddon HJ. A classification of nerve injuries. Br Med J. 1942;2(4260):237-9.

4. Sunderland S. A classification of peripheral nerve injuries producing loss of function. Brain. 1951;74(4):491-516.

5. Green DP. Operative hand surgery. 2nd ed. Edinburgh: Churchill Livingstone; 1988. v. 1, p. 709-70.

54
Reabilitação nas lesões traumáticas do membro superior

Arlindo G. Pardini Jr.
Paula Pardini Freitas
Angelica Souza

REABILITAÇÃO APÓS FRATURAS DO MEMBRO SUPERIOR

A reabilitação após as fraturas nos diferentes segmentos do membro superior segue princípios semelhantes aos da reabilitação das fraturas em geral. Consiste na aplicação de forças externas na forma de exercícios, modalidades terapêuticas e órteses que influenciem o processo de cicatrização e remodelação do osso e dos tecidos moles adjacentes. Seus objetivos finais são a recuperação da função de todo membro e o retorno do paciente às atividades anteriores.

Complicações e sequelas funcionais após as fraturas do membro superior são relatadas com frequência na literatura. O terapeuta deve estar ciente das diferentes complicações resultantes dessas lesões, para, se possível, evitá-las ou minimizá-las. A boa comunicação entre ortopedista e terapeuta (fisioterapeuta ou terapeuta ocupacional) é essencial para a condução adequada do processo de reabilitação. Maus resultados podem ocorrer e estar relacionados a diversos fatores, como fraturas complexas de difícil redução e fixação, tratamento inadequado, características do paciente, entre outros. O prognóstico de cada caso deve ser discutido abertamente, para que seja estimado o potencial de reabilitação máximo e real.

O programa de reabilitação nas fraturas do membro superior pode ser dividido em etapas que correspondem às fases de cicatrização dos tecidos lesados, em particular da fratura. Os recursos terapêuticos selecionados em cada uma das fases devem objetivar o ganho gradual e progressivo da função, sem prejuízo às estruturas reparadas em cicatrização. Isso requer do terapeuta conhecimento da fisiologia da cicatrização dos tecidos e sua resposta ao estresse.

Atualmente, para obtenção de melhores resultados, a conduta terapêutica nessas lesões tem enfatizado a intervenção precoce da reabilitação. A imobilização prolongada do membro gera, de acordo com o grupo de cirurgiões suíços da AO (Associação para o Estudo da Osteossíntese), a "doença da fratura", ou seja, a sequela iatrogênica caracterizada por rigidez articular, edema crônico, atrofia muscular e osteoporose de desuso. Além disso, tem sido demonstrado, por meio de estudos experimentais e clínicos, que a mobilização precoce controlada dos tecidos musculoesqueléticos em cicatrização acelera o reparo de tais tecidos e a recuperação da função. Além de estimular a cicatrização da cartilagem articular em meio avascular, a mobilização precoce favorece o desaparecimento do hematoma e das células inflamatórias, reduz o risco de rigidez articular e estimula a formação de tecido ósseo, acelerando o processo de cura.

Avaliação funcional

Todo programa de reabilitação inicia, evolui e termina com a avaliação funcional detalhada e bem documentada. A história completa do trauma é revista, assim como o tratamento médico. A queixa principal é anotada, e a história pregressa do paciente e suas atividades laborais e de lazer são pesquisadas. A seguir, o paciente é cuidadosamente examinado: posição de imobilização do membro, presença de material de osteossíntese, condições da pele e das partes moles, estado da ferida ou da cicatriz, presença de edema, avaliação da dor, estabilidade da fratura, amplitude de movimento (ADM) das articulações afetadas e das adjacentes à lesão, continuidade e deslizamento dos tendões, estado neurovascular, incluindo a função de músculos isolados, a sensibilidade e a potência vascular e, por fim, a função geral do membro superior, coordenação e destreza.

Nas fases iniciais do tratamento, nem sempre é possível executar completa avaliação funcional em função da necessidade de proteção das estruturas em cicatrização. Nessa fase, é dada ênfase à observação da condição do membro após o trauma cirúrgico, pesquisando-se o surgimento de reações e complicações comuns, como dor, edema e rigidez articular. Nas fases finais de reabilitação, deve ser analisada a capacidade funcional do paciente para retorno às atividades anteriores, como força e condicionamento muscular, destreza e coordenação de movimentos. A partir da definição das disfunções apresentadas pelo paciente, o plano de tratamento é traçado e os recursos terapêuticos, selecionados.

REABILITAÇÃO APÓS FRATURAS DO ÚMERO PROXIMAL

As fraturas do úmero proximal correspondem a cerca de 5% de todas as fraturas do corpo, sendo as mulheres mais acometidas do que os homens. Na população idosa com osteoporose e menor controle neuromuscular, o mecanismo de trauma em geral é queda de própria altura sobre a mão estendida no momento do impacto. Outras causas, como trauma lateral direto, choques elétricos ou crises convulsivas, estão associadas a esse tipo de fratura. O trauma de alta energia cinética, mais frequente em jovens, pode estar associado à fratura-luxação do úmero proximal.

Existem controvérsias sobre a melhor classificação para as fraturas do úmero proximal, sendo, ainda, a classificação de Neer a mais utilizada. As fraturas são divididas em duas, três e quatro partes, podendo acometer a cabeça do úmero, a diáfise, o colo cirúrgico, os tubérculos maior e menor e apresentar desvio superior a 1 cm ou angulação maior do que 45°. A classificação de Neer tem como função estabelecer prognóstico e normas de tratamento médico e fisioterapêutico. Protocolos de reabilitação são definidos a partir dos cuidados específicos para cada tipo de fratura e de abordagem terapêutica adotada. Deve-se tomar cuidado especial nas fraturas que envolvem os tubérculos maior e menor, pela sua associação com a irrigação da cabeça umeral e por ser local de inserção do manguito rotador. Este, quando afetado, pode repercutir na sua principal função, que é a rotação da articulação do ombro.

Programa de reabilitação

O programa de reabilitação pode ser dividido de acordo com as fases de cicatrização do tecido ósseo. O início da mobilização do membro depende do tipo de fratura, da técnica cirúrgica empregada e do tempo de reparo tecidual.

A mobilização passiva precoce pode ser iniciada na fase de cicatrização fibroblástica, etapa em que começa a formação de tecido de granulação e deposição da matriz extracelular, nas três primeiras semanas de pós-trauma ou pós-cirurgia. A mobilização favorece a nutrição articular e deve ser realizada com bastante cuidado, respeitando-se o limite de dor do paciente e as angulações articulares permitidas. A manutenção da ADM das articulações do cotovelo, do punho e dos dedos, por meio de exercícios ativos, deve ser orientada nessa fase, assim como exercícios de relaxamento para os músculos das cinturas escapular e cervical, para proporcionar maior conforto ao paciente.

A segunda fase do programa de reabilitação começa na quarta semana e se estende até a oitava semana, coincidindo com o início do processo de remodelação dos tecidos em cicatrização. A ênfase é dada, então, à cinesioterapia, por meio de exercícios ativos livres ou assistidos, importantes para a nutrição da cartilagem articular e a organização das fibras de colágeno. Mobilizações com maiores amplitudes articulares são permitidas e inicia-se o programa de fortalecimento muscular submáximo, com exercícios isométricos.

Entre a 10ª e a 12ª semanas, são acrescentados ao programa, aos poucos, exercícios isotônicos concêntricos e excêntricos com resistências progressivas, feitos com o uso de faixas elásticas, halteres ou mecanoterapia. A resistência é aumentada quando o paciente conseguir realizar os exercícios de forma confortável, indolor e com movimentos controlados.

Na terceira fase do programa de reabilitação, os exercícios são direcionados para os músculos rotadores, flexores, extensores, adutores e abdutores do ombro, estabilizadores da escápula, além dos flexores e extensores do cotovelo. No fortalecimento muscular, além da necessidade de amplitude completa de movimento do ombro ou próximo desta, deve-se respeitar os ângulos de proteção, evitando, assim, o estresse da articulação.

Fraturas em duas partes

Colo anatômico

As fraturas do colo anatômico são mais raras, com probabilidade de necrose avascular pelo comprometimento da irrigação da cabeça umeral. Nos pacientes em que a conduta médica deteve-se à redução e à fixação interna, a fisioterapia é iniciada de modo precoce, com os objetivos de controle da dor e do edema e exercícios ativos suaves e indolores. Em casos em que não houve possibilidade de fixação da fratura ou para pacientes em idade avançada, a substituição articular é uma alternativa, sendo a reabilitação baseada no protocolo de artroplastia do ombro.

Colo cirúrgico

A primeira fase da fisioterapia nas fraturas do colo cirúrgico começa após três a quatro semanas, quando a opção foi pelo tratamento conservador com uso de tipoia ou abordagem cirúrgica com fixação percutânea ou osteossíntese com fixação mínima. Nos casos de tratamento com redução aberta e osteossíntese rígida, a reabilitação inicia cedo, na primeira semana de pós-operatório. Os exercícios podem ser feitos sem limitação de angulações articulares, respeitando o limiar de dor do paciente e as fases de cicatrização tecidual.

Tubérculo maior

Assim como as fraturas do colo cirúrgico, as do tubérculo maior são mais comuns. Nessas fraturas, o cuidado com a consolidação é importante, devido ao comprometimento da irrigação da cabeça umeral e à repercussão na função articular, por ser local de inserção de músculos importantes do manguito rotador.

> **ATENÇÃO!** Na fratura-luxação dos tubérculos, deve-se tomar especial cuidado durante a mobilização passiva inicial. Na fratura do tubérculo maior com luxação anterior, deve-se evitar a rotação medial pela fratura e a rotação lateral pela luxação anterior. Nos casos de fratura do tubérculo menor com luxação posterior, deve-se evitar a rotação lateral pela fratura e a rotação medial pela luxação posterior.

Durante a reabilitação, é preciso evitar a rotação medial passiva nas primeiras quatro semanas, pelo alongamento passivo dos rotadores laterais e consequente estresse sobre o fragmento de fratura. A rotação lateral ativa do ombro, movimento que produz a contração concêntrica dos músculos rotadores laterais, é permitida somente a partir da sexta semana.

Tubérculo menor

As fraturas do tubérculo menor são mais raras e podem estar associadas à luxação posterior. No programa de reabilitação, nas primeiras quatro semanas, deve-se evitar a rotação lateral passiva, pois o tubérculo menor é local de inserção do tendão do subescapular. A rotação medial ativa é permitida somente a partir da sexta semana.

Fraturas em três partes

São fraturas que envolvem o colo cirúrgico associado ao tubérculo maior ou menor, podendo também estar associadas à luxação anterior ou posterior do úmero. O tratamento costuma ser cirúrgico, com redução aberta e fixação interna, e a reabilitação é iniciada no pós-operatório imediato, com os mesmos cuidados já descritos. Nos pacientes acima de 70 anos, com qualidade óssea deficitária, a artroplastia é uma das abordagens de escolha.

Fraturas em quatro partes

São fraturas que envolvem os quatro segmentos do úmero proximal: a cabeça, a diáfise e os tubérculos. Nesses casos, podem ocorrer comprometimento do suprimento vascular e risco de necrose avascular. Em pacientes jovens, em geral, tenta-se a redução aberta e a fixação interna. Para idosos, a indicação é de artroplastia parcial. O resultado funcional depende da técnica cirúrgica ideal, da participação do paciente e de reabilitação bem conduzida. Mais uma vez, cuidados devem ser tomados com a rotação medial e lateral, por causa do comprometimento dos tubérculos.

Reabilitação nas artroplastias do úmero proximal

As próteses parciais do ombro tendem a ser indicadas no tratamento das fraturas em quatro partes de Neer, em pessoas com idade acima de 50 anos, ou nas fraturas em três partes de Neer, em indivíduos acima de 70 anos, com baixa qualidade óssea. O programa de reabilitação é fundamentado no respeito à consolidação dos tubérculos, evitando a migração e consolidação viciosa, o que comprometeria a função articular, pela mudança do braço de alavanca do manguito rotador e do deltoide anterior.

O programa de reabilitação tem como objetivos o alívio da dor e a obtenção de ADM funcional da articulação do ombro. As perspectivas de ganho de ADM dependem das condições técnicas cirúrgicas ideais, da reinserção e da consolidação dos tubérculos, da restauração do braço de alavanca entre o deltoide e o supraespinal (*umeral offset*) e do programa de reabilitação bem conduzido, que deve ser iniciado precocemente.

Na primeira semana de pós-operatório, o programa de reabilitação objetiva o controle da dor e do edema, além do relaxamento escapulotorácico. O ganho da amplitude articular passiva inicia-se na quarta semana de pós-operatório, com os movimentos de elevação anterior, abdução e controle da rotação lateral com ganhos progressivos até a sexta semana. A rotação medial é realizada com o polegar tentando alcançar o processo espinhoso vertebral, sem nenhum grau de compensação articular e no limite álgico do paciente, pelo respeito à fase de consolidação dos tubérculos maior e menor. Exercícios autopassivos, com polias, bastões, faixas ou bola suíça, podem ser orientados para a realização também no domicílio. A partir da sexta semana, de forma gradativa, são acrescentados exercícios de rotação lateral associada à abdução do ombro e exercícios isométricos. Esse programa é mantido até a 10ª ou 12ª semana, quando é iniciado o programa de fortalecimento muscular isotônico com auxílio de faixas elásticas de resistências progressivas e mecanoterapia.

REABILITAÇÃO APÓS INSTABILIDADES DO OMBRO

O ombro é a articulação com maior predisposição a instabilidades, devido a seu formato anatômico associado a fatores de equilíbrio entre mobilidade e estabilidade articular. Para compensar a instabilidade fisiológica, a articulação do ombro dispõe de mecanismos de proteção articular, que são conhecidos como estabilizadores estáticos e dinâmicos. Fazem parte do grupo de estabilizadores estáticos a pressão intra-articular negativa, a cápsula articular, os ligamentos e o lábio glenoidal. A estabilidade dinâmica depende da coordenação e do controle musculares, sobretudo do manguito rotador.

As estruturas estabilizadoras têm importante função sensorial e reflexa, que é realizada pelos mecanorreceptores, estruturas nervosas especializadas, encontradas nas articulações e nos músculos, que transmitem a informação mecânica, por meio de sinais elétricos, para o sistema nervoso central. Ela retorna em forma de resposta motora, informando a posição e o movimento articular.

As instabilidades do ombro, de acordo com a classificação da Academia Americana de Ortopedia, são divididas em relação ao tempo (aguda ou crônica), à etiologia (traumática ou atraumática), ao grau (luxação ou subluxação), à direção (anterior, posterior, inferior, bidirecional ou multidirecional) e à voluntariedade (voluntária ou involuntária). O tratamento médico e, por consequência, o protocolo de reabilitação, dependem do tipo de instabilidade. A experiência mundial mostra que as instabilidades traumáticas que apresentam lesões do lábio, como Bankart, SLAP, Hill-Sachs e ligamentar, manifestam melhor resposta ao tratamento cirúrgico, assim como as instabilidades atraumáticas unidirecionais. O contrário acontece com as instabilidades atraumáticas multidirecionais. São pacientes que, além de apresentar hiperelasticidade global, têm redundância da cápsula articular na região inferior da articulação do ombro. A princípio, o tratamento de escolha é o conservador.

O programa de reabilitação conservador tem como objetivos iniciais o tratamento da dor e o fortalecimento muscular progressivo de todos os grupos musculares do ombro e da cintura escapular, como o manguito rotador, os estabilizadores da escápula, o deltoide, o bíceps e o tríceps. Inicialmente, os exercícios resistidos são feitos com faixas elásticas, halteres e mecanoterapia. O fortalecimento muscular avançado é realizado por meio de exercícios específicos, com maior grau de resistência e controle articular (**FIGS. 54.1 e 54.2**).

O treinamento proprioceptivo é parte essencial do programa de reabilitação nas instabilidades do ombro. Ele é constituído de exercícios de estabilização rítmica ou dinâmica, como exercícios de cocontração em cadeia cinética aberta e exercícios da facilitação neuromuscular proprioceptiva (FNP). Os exercícios de cocontração são realizados com o paciente em decúbito dorsal, nas posições de elevação anterior, rotação lateral junto ao corpo e rotação

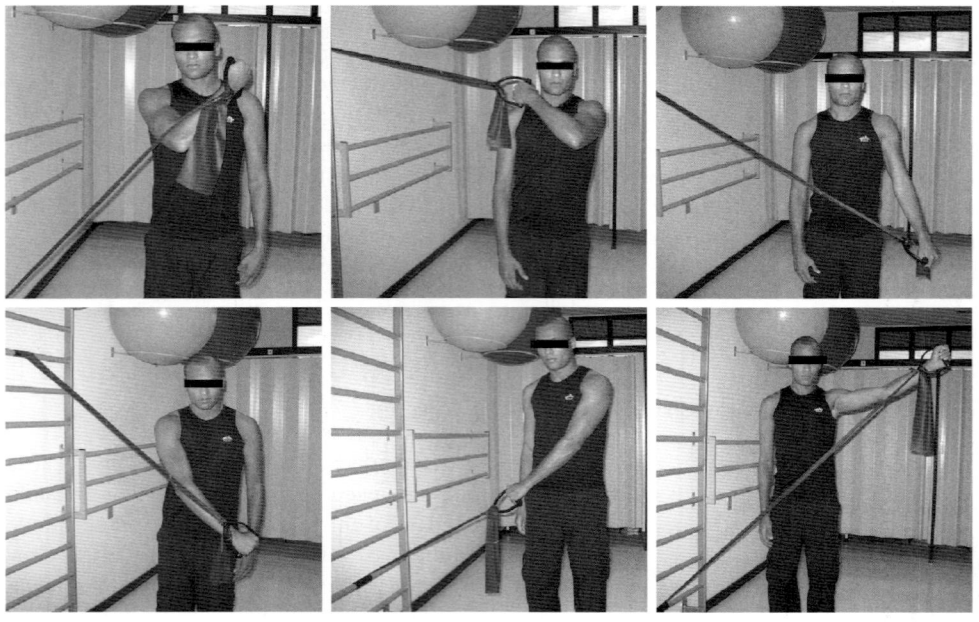

FIGURA 54.1 → Fortalecimento muscular nas diagonais da facilitação neuromuscular proprioceptiva (FNP) – D1 e D2.

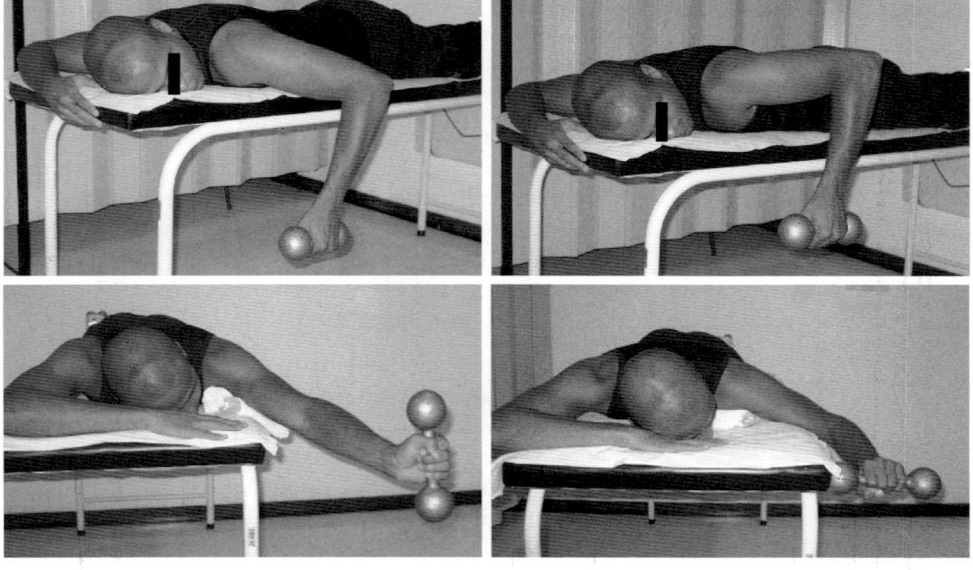

FIGURA 54.2 → Exercício de estabilização da escápula com haltere.

lateral associada à abdução. As diagonais D1 e D2 da FNP são as mais utilizadas. Por meio de estímulos periféricos na forma de reflexos miotáticos, pressão, compressão e decoaptação articular, associados a estímulos visuais, auditivos e táteis, o sistema nervoso central é ativado por tais exercícios, gerando resposta motora adequada **(FIG. 54.3)**.

O programa de reabilitação evolui com exercícios em cadeia cinética fechada que associam carga axial com força compressiva. Tais exercícios facilitam a cocontração dos estabilizadores dinâmicos da articulação e geram pouco estresse nos estabilizadores estáticos. São feitos com o uso de pranchas, nas posições *de push-up* simples, *push-up* em dois e três pontos e *push-up plus* **(FIGS. 54.4 e 54.5)**. Os exercícios realizados na bola suíça, como o caminhar com as mãos, e exercícios de apoio até 90° associados ao *Dyna-Disc®*, favorecem o aumento das forças musculares isométrica e isotônica do membro superior, em situações de instabilidade, e estimula reação protetora **(FIG. 54.6)**.

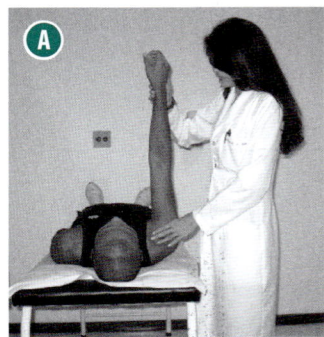 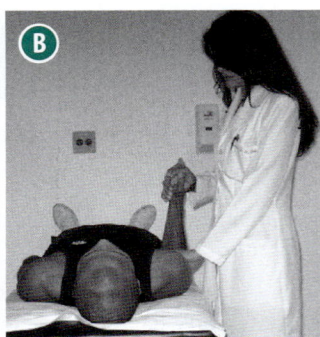 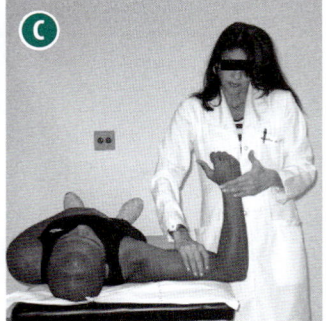

FIGURA 54.3 → Exercícios de estabilização rítmica.
Ⓐ Elevação anterior.
Ⓑ Rotação lateral.
Ⓒ Rotação lateral associada à abdução.

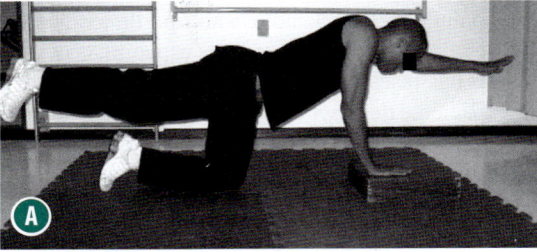
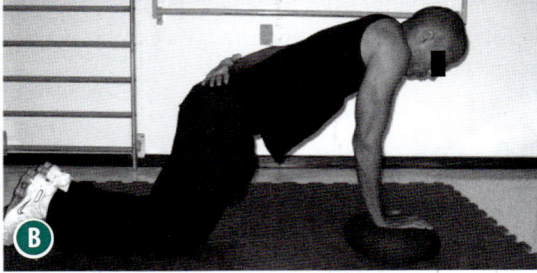
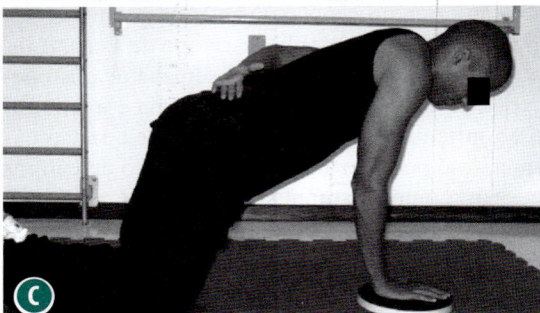

FIGURA 54.4 → Exercícios de propriocepção.
Ⓐ Prancha estável.
Ⓑ Disco inflável.
Ⓒ Miniprancha de Freeman.

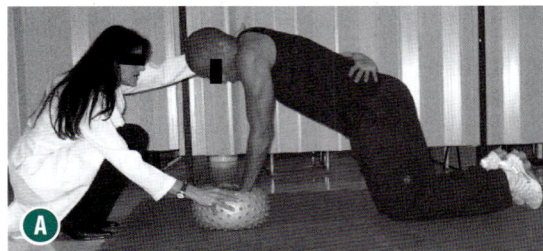
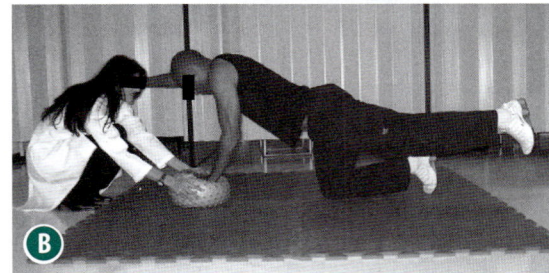
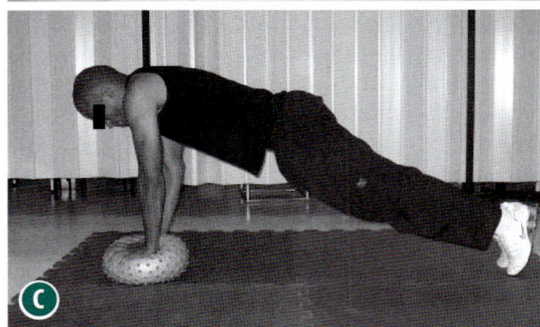

FIGURA 54.5 → Exercícios de propriocepção com bola.
Ⓐ *Push-up* – três pontos.
Ⓑ *Push-up* – dois pontos.
Ⓒ *Push-up plus*.

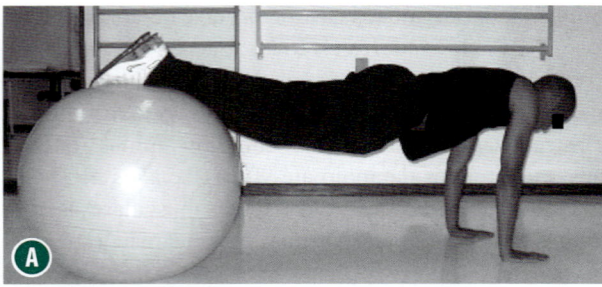

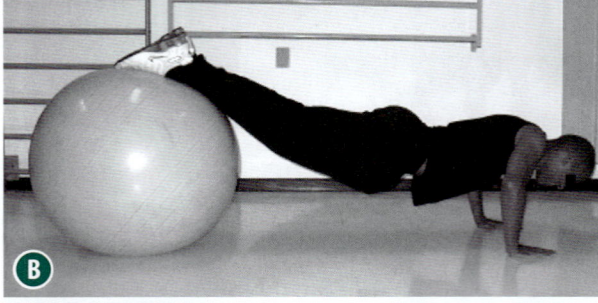

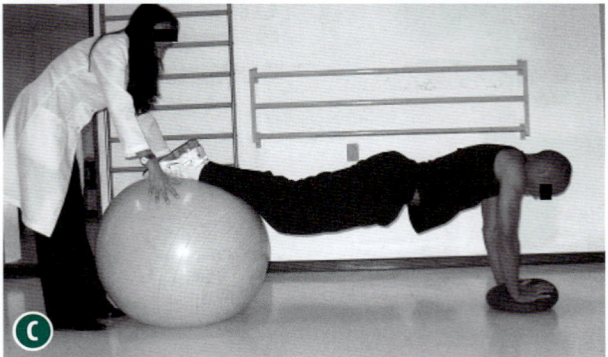

FIGURA 54.6 → Exercícios de propriocepção com bola suíça.
Ⓐ "Caminhar com as mãos".
Ⓑ Exercício de apoio.
Ⓒ Associada ao disco inflável.

O treino pliométrico é um programa de exercícios em grande velocidade e magnitude. Os exercícios podem ser feitos em plataforma elástica para passes com bolas de resistência progressiva, como a *medicine ball*, em diversas posições de lançamento – de peito, acima da cabeça, laterolateral, rotação lateral, rotação medial e rotação lateral associada a abdução. Outra modalidade de exercícios pliométricos é feita utilizando-se faixa elástica com resistência progressiva, em que uma das extremidades é presa ao punho, e a outra, em superfície fixa. A partir dos comandos do terapeuta, o paciente movimenta seu membro superior em diversas posições de estresse, respeitando-se os ângulos de segurança da articulação do ombro (**FIG. 54.7**). Os exercícios pliométricos são contraindicados nas fases precoces do tratamento, antes do programa de fortalecimento muscular e em pacientes sedentários e de idade mais avançada.

No caso de atletas, o retorno ao esporte deve ocorrer de forma gradativa, iniciando com a simulação dos gestos esportivos e evoluindo para o treino progressivo com

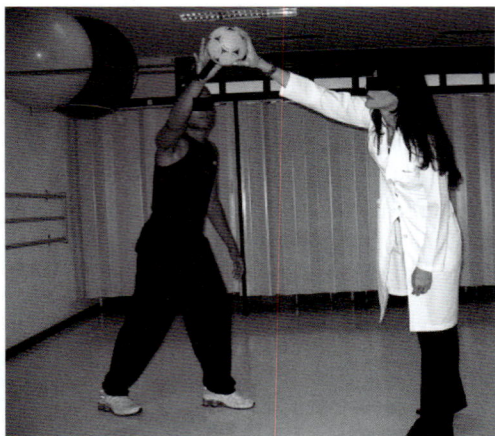

FIGURA 54.7 → Exercício pliométrico com faixa elástica.

equipamentos adequados e orientações do técnico ou preparador físico.

A reabilitação pós-cirúrgica segue objetivos semelhantes aos da reabilitação no tratamento conservador. Cuidados especiais devem ser tomados em relação às fases de cicatrização dos tecidos reparados, ao tipo de instabilidade, à presença de lesões associadas e ao tipo de técnica cirúrgica realizada. Angulações articulares específicas devem ser respeitadas nas fases iniciais de cicatrização dos tecidos reparados. O paciente deve ser avaliado com frequência para modificações e evolução do programa de reabilitação. Exercícios são acrescentados de forma gradativa, aumentando-se aos poucos o número de repetições e a carga (resistência). As particularidades de cada paciente devem ser respeitadas – idade, limiar de dor, atividades laborais e de lazer e nível de atividade física –, pois são determinantes na escolha do melhor programa de reabilitação.

Instabilidade traumática ou atraumática unidirecional (associada a SLAP II)

A sutura do lábio e o retencionamento do ligamento glenoumeral inferior, na sua porção anterior, costuma ser o procedimento cirúrgico realizado nesse tipo de lesão. A fase de proteção articular é até a quarta semana de pós-operatório. Nessa fase, o objetivo da fisioterapia é a redução do processo inflamatório, com alívio da dor e tratamento do edema. Isso pode ser feito pela aplicação de correntes analgésicas, como a estimulação elétrica transcutânea nervosa (TENS) e a variação de intensidade e frequência (VIF), e com o uso da crioterapia, massagem manual e ultrassom pulsátil. Exercícios ativo-assistidos para cotovelo, punho e dedos podem ser realizados para diminuir os efeitos da imobilização com tipoia.

A partir da quarta semana, exercícios passivos para o ombro são iniciados, com restrição à rotação lateral, que é limitada a 30° nessa fase inicial, chegando a 45° até a sexta semana. Por volta da sétima semana, o ganho de ADM total de rotação lateral do ombro é feito de forma gradativa, respeitando-se o limite da dor do paciente. Exercícios de rotação lateral associada à abdução do ombro também são iniciados nessa semana. Em geral, a partir da quinta semana, exercícios proprioceptivos são acrescentados aos poucos ao programa de reabilitação. Exercícios de fortalecimento isotônico para toda a musculatura do ombro e para a cintura escapular são indicados a partir da 10ª semana, e o treino pliométrico, na 12ª. Com base no programa de lançamentos descrito por Wilk, pelo uso da *medicine ball*®, é incentivado, nessa última fase, o fortalecimento muscular do ombro e da cintura escapular, com atividades funcionais de forma segura **(FIG. 54.8)**.[1]

Instabilidade traumática associada a SLAP IV

O aporte vascular do lábio glenoidal é muito rico, exceto na parte superior, resultando em tempo de cicatrização tecidual mais prolongado em lesões nessa região. A mobilização precoce controlada, feita pelo terapeuta experiente no tratamento das lesões da articulação do ombro, favorece a cicatrização, estimulando a maturação e a remodelação do tecido conjuntivo lesado e reparado cirurgicamente. No caso de lesão SLAP IV, além da sutura do lábio, o tendão da cabeça longa do bíceps é abordado, e procedimentos de tenodese ou tenotomia são realizados conforme o tipo da lesão. Nesses casos, além dos cuidados já citados, deve-se evitar a extensão final passiva do cotovelo em 20 a 30°, nas primeiras seis semanas. Devido à sutura do tendão bicipital próxima ao sulco intertubercular ou a sua secção próxima ao lábio, o estresse em extensão do cotovelo pode romper

a sutura ou deslizar o tendão no sulco intertubercular, respectivamente, incorrendo na conhecida "deformidade de Popeye". Caso haja lesão associada do subescapular, a rotação lateral também deve ser evitada nas primeiras quatro semanas de pós-operatório, somente sendo mobilizada em até 30 a 45°, da quarta à sexta semana. A partir da sétima semana, o ganho de ADM é progressivo dentro do limite álgico do paciente.

Instabilidade atraumática multidirecional

O programa de reabilitação no tratamento conservador das instabilidades multidirecionais do ombro tem duração de cerca de seis meses, com alto percentual de sucesso citado na literatura. Ele enfatiza os exercícios de fortalecimento de toda a musculatura do ombro e da cintura escapular, sobretudo do manguito rotador, e os exercícios proprioceptivos. Esses devem ser feitos de forma gradual e criteriosa, por se tratar de uma patologia com componente de hiperelasticidade e alto risco de luxação. É importante, para evitar luxações futuras, que o paciente mantenha um programa de exercícios constante após a alta. Utilizando-se modalidades fisioterapêuticas adequadas, a analgesia é aplicada nos pacientes que referem dor articular.

O tratamento cirúrgico está indicado nos casos de insucesso do tratamento conservador e tem como objetivo corrigir a redundância capsular e a lesão ligamentar. Isso é feito por capsuloplastia anterior ou posterior e fechamento do intervalo rotador. A lesão de Bankart costuma ser ocasionada por trauma de alta energia e também deve ser reparada. O programa de reabilitação pós-cirúrgica vai depender

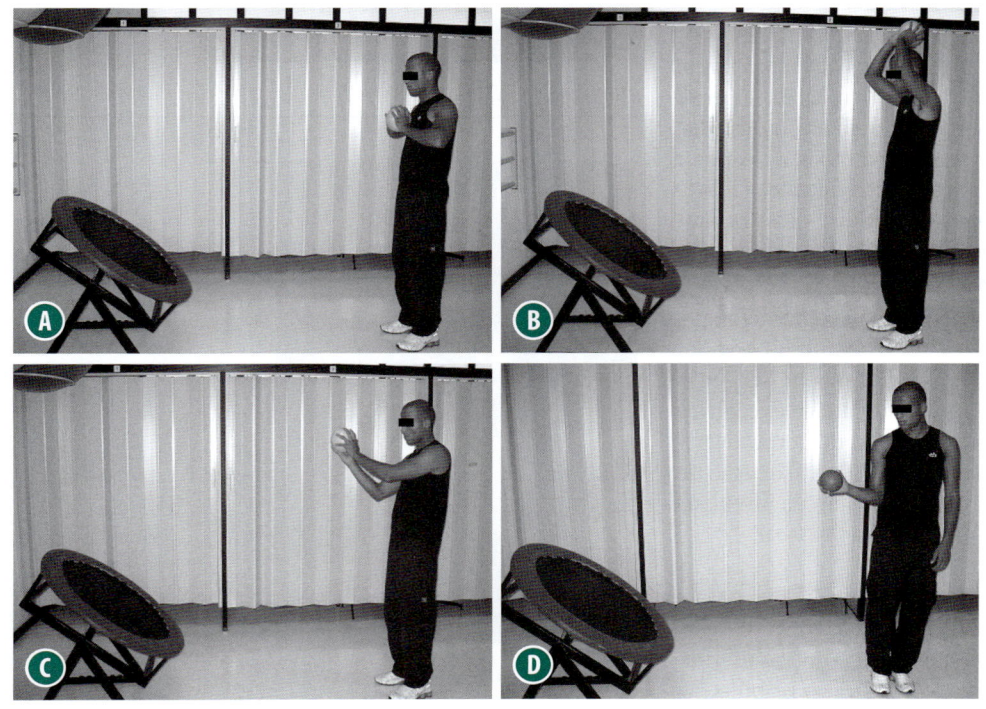

FIGURA 54.8 → Exercícios de arremesso.
Ⓐ Passe de peito.
Ⓑ Passe acima da cabeça.
Ⓒ Passe laterolateral.
Ⓓ Rotação lateral.

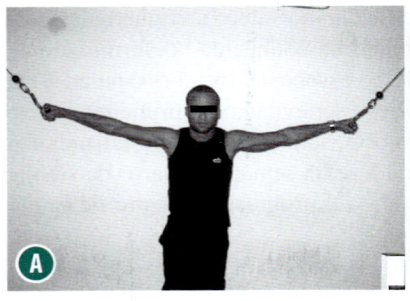
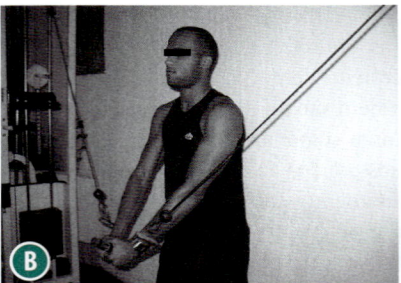
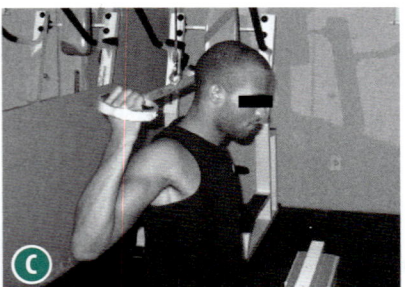

FIGURA 54.9 → Mecanoterapia.
A e **B** *Cross-over*.
C Puxada posterior.

da técnica utilizada e dos tipos de lesões associadas, tendo como base os critérios já citados.

Capsuloplastia artroscópica e aberta

A capsuloplastia artroscópica com prega da cápsula e a capsuloplastia aberta são técnicas cirúrgicas utilizadas no tratamento das instabilidades multidirecionais. O programa de reabilitação pós-cirúrgica inicia com mobilização passiva e autopassiva após a quarta semana, limitando a rotação lateral em 30 a 45° até a sexta semana, pelo respeito ao encurtamento capsular.

O encurtamento térmico, por gerar controvérsias quanto à relação com a desidratação e ao enfraquecimento capsular, vem sendo utilizado de forma criteriosa. No caso de ser a técnica de escolha, o início da reabilitação é mais tardio, na quinta ou sexta semana, exigindo cuidado especial durante toda a fisioterapia, período em que há revitalização da cápsula.

No programa de fortalecimento muscular na mecanoterapia, orienta-se ter cuidado com os exercícios que reproduzem o mecanismo da luxação ou que coloquem o membro superior na posição de rotação lateral associada à abdução extrema, como no supino reto, no *cross-over* e na puxada posterior **(FIG. 54.9)**. Estes, se realizados com hiperangulações, sobrecarregam o ligamento glenoumeral inferior e as estruturas anteriores do ombro. Também por esse motivo, a fase excêntrica do exercício do voador é limitada até 90° **(FIG. 54.10)**.

Se possível, deve-se dar preferência ao supino sentado, em função do melhor controle do movimento e por estar sem ação direta da gravidade. Pode-se, também, ser realizado o supino em 45° e o reto, limitando a fase excêntrica do exercício a 0°, ou seja, na linha média do corpo. A puxada anterior (*pull down*) realizada com 30° de extensão do tronco é indicada, já que favorece o aumento da atividade dos adutores e estabilizadores da escápula **(FIG. 54.11)**.

Stow-Patte

Nesse método, há tríplice estabilização anteroinferior: óssea, capsuloligamentar e musculotendínea. A reabilitação

começa entre a segunda e a quarta semana de pós-operatório, por meio de movimentos passivos e autopassivos, com maior cuidado nos casos em que houve necessidade de desinserção do subescapular, em que a rotação lateral está limitada em 30 a 45° até a quarta semana, progredindo após esse período. Da quarta à quinta semana, são acrescentados exercícios isométricos e, a partir da sexta e até a oitava semana, exercícios isotônicos e propriocepção de forma gradual.

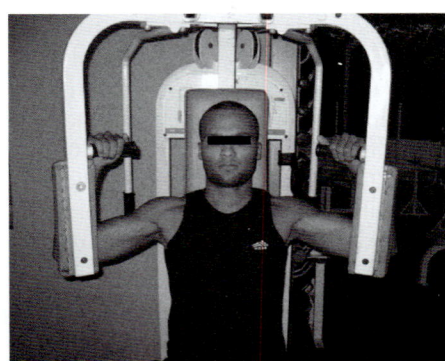

FIGURA 54.10 → Voador.

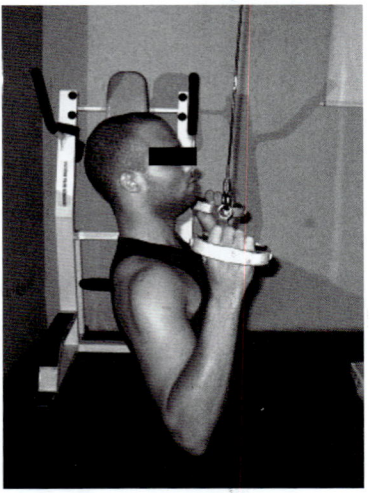

FIGURA 54.11 → Puxada anterior.

ARTICULAÇÃO ACROMIOCLAVICULAR

A articulação acromioclavicular é estabilizada pela cápsula, pelos ligamentos capsulares (acromioclaviculares) e pelos ligamentos extracapsulares (conoide e trapezoide). O mecanismo de luxação dessa articulação pode ser resultado de trauma direto com o braço aduzido ou indireto, sobre a mão ou o cotovelo. A classificação dessas luxações em relação à lesão ligamentar, ao grau e ao deslocamento da clavícula divide-se em seis tipos, sendo os tipos I e II de tratamento conservador, o III ainda sem consenso na literatura e os tipos IV, V e VI de abordagem cirúrgica.

A reabilitação conservadora tem como base o controle do processo inflamatório e o ganho de ADM, limitada nas primeiras quatro semanas de movimento de 90° de elevação anterior, progredindo de forma gradual e de acordo com a dor do paciente. Esse cuidado deve-se à biomecânica da clavícula, que, a partir de 90° de elevação anterior, faz rolamento sobre seu eixo de até 55°. O cuidado com o movimento de adução também é importante por conta do estresse sobre a parte inferior do acrômio e os ligamentos. Os demais movimentos são realizados no limite álgico do paciente. Os exercícios isotônicos de fortalecimento são iniciados em torno da oitava ou da 10ª semana, com ênfase, também, nos exercícios proprioceptivos.

A reabilitação pós-cirúrgica é iniciada em torno da quarta até a sexta semana, observando a evolução clínica de cada luxação e respeitando o tempo de cicatrização. Os cuidados com os movimentos de elevação anterior e adução são importantes, sendo que o programa de fortalecimento muscular isotônico é iniciado por volta da 10ª até a 12ª semana, os exercícios proprioceptivos de estabilização rítmica, em torno da oitava semana e os pliométricos, a partir da 12ª semana.

A lesão degenerativa e inflamatória da articulação acromioclavicular mais comum é a osteólise do terço distal da clavícula, caracterizada por sinais de reabsorção óssea, que acomete, preferencialmente, halterofilistas, por sobrecarga e movimentos repetitivos, nos exercícios de desenvolvimento muscular no plano frontal. Nesses casos, é aplicada a técnica de Munford, com ressecção parcial ou total da clavícula distal, mantendo os cuidados já citados.

REABILITAÇÃO NO OMBRO DO ATLETA

A dor no ombro é frequente nos esportes de arremesso, pelo excesso de treinamento e pelas hiperangulações e sobrecarga inerentes ao próprio esporte. O mecanismo de lesão do ombro do atleta pode ser traumático ou atraumático, ou seja, traumas diretos nos esportes de contato e traumas decorrentes de movimentos repetitivos, respectivamente.

As lesões mais comuns são as tendinites, a síndrome de impacto (o subacromial e o impacto interno), as lesões do lábio glenoidal (SLAP), as lesões parciais que envolvem o manguito rotador (SLAC e PASTA), as luxações acromioclavicular e glenoumeral (Bankart/Hill-Sachs) e as lesões nervosas. Podem acometer atletas de todas as faixas etárias, sobretudo indivíduos abaixo de 40 anos, tanto profissionais quanto amadores.

No impacto posterossuperior, descrito por Jobe e Walch, constatou-se que, durante o arremesso, a posição de rotação lateral, associada à abdução máxima, também conhecida como *late-cocking*, ou armação final (um dos movimentos que mais exigem da articulação acromioclavicular), os estabilizadores estáticos e dinâmicos são colocados em estresse, produzindo desequilíbrio articular e consequente quadro de dor.[2] Os estabilizadores estáticos são os primeiros a serem acionados. A cápsula anterior é distendida, enquanto ocorre encurtamento da cápsula posterior, com diminuição da rotação medial. Nesse momento, há microinstabilidade, com subluxação anterior, pelo aumento da translação da cabeça umeral, que pode incorrer em lesões como a SLAP.

O movimento de desaceleração realizado pelo bíceps do atleta arremessador causa tração excessiva no lábio glenoidal superior, podendo acometer a inserção do tendão da cabeça longa do bíceps. Esse mecanismo pode manifestar-se de forma traumática, como na luxação anterior, ou atraumática, como no movimento realizado de forma repetitiva e na ação excessiva da âncora que o lábio executa na cabeça longa do bíceps.

O mecanismo compensatório para estabilidade articular resulta dos estabilizadores dinâmicos, ou seja, os músculos, sobretudo o manguito rotador. Foi verificado que, em atletas que apresentam retroversão aumentada da cabeça umeral, o tubérculo maior sofre impacto na borda posterossuperior da cavidade glenoidal, pinçando o supraespinal, podendo gerar lesões parciais do manguito rotador, conhecidas como lesão PASTA. As lesões decorrentes de trauma de alta energia com luxação da glenoumeral podem estar acompanhadas de lesões tipo Bankart e Hill-Sachs.

No impacto anterossuperior, descrito por Habermeyer e colaboradores,[3] como as lesões que envolvem a polia bicipital e o manguito rotador durante o movimento de rotação medial e abdução no plano horizontal, ocorre a subluxação da cabeça longa do bíceps, perdendo-se, com isso, o mecanismo de polias fornecido pelos ligamentos glenoumeral superior e coracoumeral. Isso produz a migração da cabeça umeral, com impacto na região anterossuperior da cavidade glenoidal e subescapular, podendo causar lesão labial ou lesão parcial do subescapular, a lesão SLAC. O supraespinal também pode apresentar lesão parcial na superfície articular, a lesão PASTA, ou, em casos mais graves, as duas condições de modo simultâneo.

Assim, a reabilitação conservadora dessas patologias envolve conhecimento das especificidades de cada lesão, controle do processo inflamatório, alongamento da cápsula posterior e fortalecimento de todo o complexo muscular do ombro, por meio de isometria e exercícios isotônicos

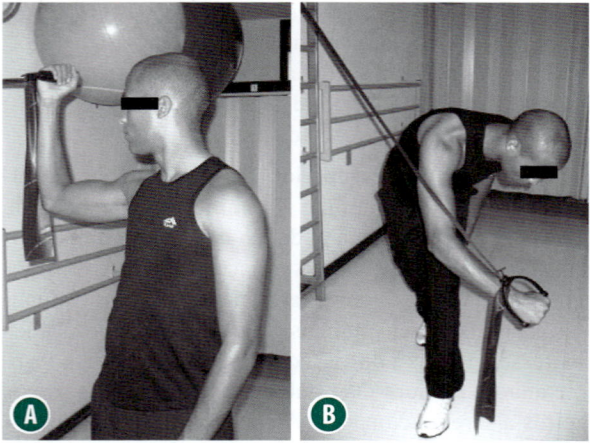

FIGURA 54.12

Ⓐ Diagonal avançada com extensão e rotação do tronco.
Ⓑ Flexão e rotação do tronco.

com faixas elásticas, utilizando os padrões diagonais da FNP **(FIG. 54.12)** e da mecanoterapia. Também é incluído no programa o controle articular com exercícios proprioceptivos: cocontração nas posições de elevação anterior, rotação lateral ao lado do corpo, rotação lateral associada a abdução, diagonais de Kabat (D1 e D2) **(FIG. 54.13)** e pranchas em cadeia cinética fechada, nas posições de *push-up* simples, *push-up* em dois e três pontos e *push-plus*. Com a bola suíça são realizados exercícios como caminhar no solo, exercício de apoio e associado ao disco inflável.

Os exercícios pliométricos, com os de arremesso com bola de resistência progressiva – *medicine ball* – nas posições de lançamento peito, acima da cabeça, laterolateral, rotação lateral, rotação medial e rotação lateral associada a abdução, sobre plataforma elástica, são importantes na composição do programa de reabilitação. O mesmo vale para exercícios que associam velocidade, magnitude e resistências elásticas, colocando o ombro em diversas posições de estresse, mas em ângulos de segurança.

O treino da gestualidade esportiva específica para cada esporte é realizado a partir do quarto mês, com o uso de materiais como a raquete de tênis **(FIG. 54.14)** associada à faixa elástica, bola e cesta de basquete, contato inicial com a piscina e o mar. A volta ao esporte deve acontecer em torno de seis meses, para tênis, natação e vôlei, e oito meses para esportes de contato, como artes marciais, capoeira, entre outros. Esse treinamento, além da coordenação do movimento e da agilidade, fornece a confiança, essencial para o retorno à competição com menor risco de lesões.

REABILITAÇÃO APÓS FRATURAS E LUXAÇÕES DO COTOVELO

As lesões traumáticas no cotovelo são de difícil tratamento, em função da complexidade anatômica e da propensão dessa articulação à contratura articular. O movimento do cotovelo comprometido por dor e rigidez articular produz perda funcional significativa. Dessa forma, a conduta terapêutica nessas lesões tem enfatizado o tratamento médico cirúrgico adequado e a intervenção precoce da reabilitação.

O arco de movimento normal de flexoextensão do cotovelo é de 0 a 140°, e de 80 a 85° de supinação e pronação, respectivamente. Entretanto, para a execução das atividades de vida diária, o arco de movimento funcional da articulação do cotovelo é de menos de 30° de extensão a 130° de flexão e 50° de pronação e supinação.

A complicação mais frequente após as lesões traumáticas no cotovelo é a contratura em flexão, por causa de imobilização prolongada, lesão de tecidos moles periarticulares, fraturas intra-articulares e formação de osso ectópico. Apesar do déficit de extensão ser o problema mais comum, a perda da flexão do cotovelo gera limitações funcionais muito mais graves. De acordo com Morrey e colaboradores,[4] clinicamente, a flexão possui valor funcional para o paciente em proporção de 2:1 em relação à extensão.

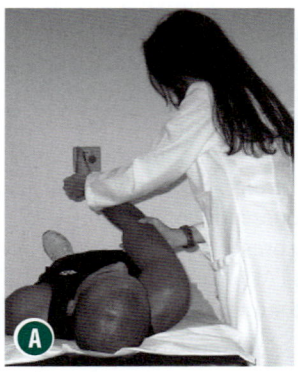 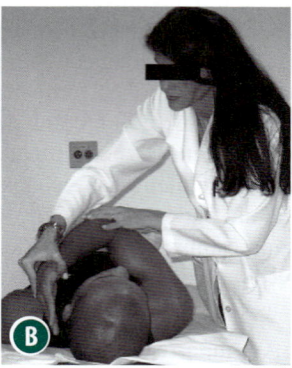 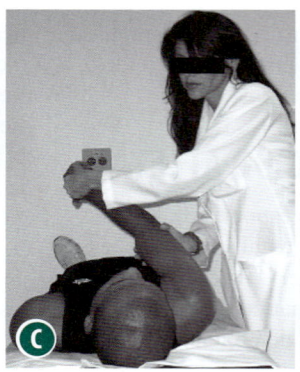 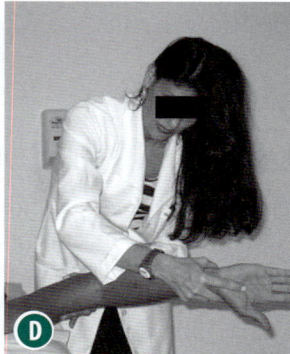

FIGURA 54.13 → Exercícios de estabilização rítmica – diagonais da FNP.
Ⓐ e Ⓑ Diagonal D1.
Ⓒ e Ⓓ Diagonal D2.

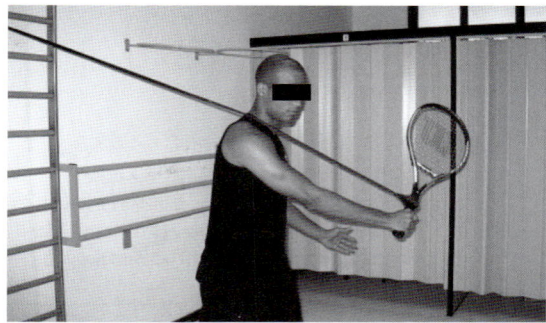

FIGURA 54.14 → Treino do gestual esportivo.

Objetivo da reabilitação

O objetivo da reabilitação após as lesões traumáticas do cotovelo é restaurar a função, com alívio da dor e recuperação de movimento, força e estabilidade articular. A aplicação de recursos terapêuticos deve acompanhar a progressão dos estágios de cicatrização das estruturas lesadas e reparadas, para evitar perda na redução da fratura e da estabilidade articular.

Programa de reabilitação

O programa de reabilitação é dividido de acordo com as fases fisiológicas de cicatrização dos tecidos, ou seja, fase inflamatória, de fibroplasia/remodelação e de remodelação.

Fase inflamatória (0 a 2 semanas)

Objetivos

- Controle da inflamação.
- Redução da dor e do edema.
- Favorecimento da cicatrização.
- Prevenção da contratura da articulação do cotovelo.
- Manutenção da ADM das articulações não envolvidas.

Recursos terapêuticos

- **Proteção e repouso**. Nessa fase, proteção e repouso com o uso de talas gessadas ou tipoias são indicados para controle da inflamação e proteção das estruturas lesadas e reparadas. Pontos de pressão, posicionamento do membro e excesso de compressão devem ser sempre inspecionados pelo terapeuta e corrigidos, se necessário, para dar conforto ao paciente e evitar maiores complicações, como compressão de vasos e nervos e processos dolorosos crônicos.
- **Tratamento da dor.** A dor grave, constante, que interfere no sono e na mobilização do membro, deve ser medicada sob orientação do cirurgião. A dor leve ou moderada relacionada à mobilização das articulações

pode ser controlada, primeiro, conhecendo-se sua causa, por exemplo, dor na articulação do ombro ocasionada pelo peso do gesso ou dor nas articulações digitais por osteoartrite preexistente. Várias modalidades podem ser usadas para o tratamento da dor, entre elas, a massagem relaxante, a crioterapia e a TENS, indicadas de acordo com cada caso.

- **Tratamento do edema.** É essencial reduzir o edema da extremidade, pois ele interfere no suprimento sanguíneo, predispõe a formação de tecido fibroso e dificulta a mobilização das articulações e dos tendões. As técnicas mais utilizadas para a redução do edema são: (1) elevação da extremidade acima do nível do coração; (2) curativo compressivo frouxo (na fase inflamatória aguda) feito com gaze aberta e enfaixamento elástico tipo *coban*; (3) exercícios ativos para os dedos, de preferência com o membro elevado; (4) massagem retrógrada suave feita de distal para proximal; e (5) compressa gelada, três a quatro vezes por dia na primeira semana e após as sessões de exercícios.
- **Tratamento da ferida.** Nos casos pós-cirúrgicos, o terapeuta deve sempre inspecionar o local da penetração dos fios e a ferida cirúrgica, para detectar sinais de infecção, fazendo, também, limpeza local, aplicação de algum agente antibactericida e curativo com material estéril. O paciente é orientado a manter o local sempre seco e limpo.
- **Exercícios para as articulações não envolvidas.** Exercícios para ombro, punho e dedos devem ser incluídos para prevenção da perda de movimento e da fraqueza muscular causadas por desuso e postura de proteção do membro. Eles auxiliam, também, na redução do edema e previnem a capsulite adesiva (ombro "congelado") e a distrofia simpático-reflexa.
- **Exercícios precoces e controlados para o cotovelo.** Exercícios precoces controlados promovem a cicatrização dos ossos e da cartilagem articular, aumentam a força de tensão dos tecidos moles, minimizam a aderência articular que causa a rigidez articular, reduzem os riscos de encurtamento musculotendíneo e evitam a atrofia de desuso. São indicados nas fraturas tratadas com fixação rígida e estável.

Em geral, a mobilização da articulação do cotovelo inicia três a cinco dias após a cirurgia, quando a dor e o edema mais significativos reduziram, facilitando, assim, os exercícios. Durante a fase inflamatória, os exercícios devem ser feitos apenas dentro do arco de movimento estável permitido pela lesão ou cirurgia, evitando dor e excesso de estresse nas estruturas em cicatrização (**FIG. 54.15**). Nas fraturas/luxações instáveis, a mobilização da articulação do cotovelo é iniciada, na maioria das vezes, após três semanas.

Exercícios ativos, ativo-assistidos e passivos suaves de flexão-extensão e pronossupinação são iniciados na primeira semana de pós-operatório. Durante sua execução, o paciente deve estar relaxado, para minimizar a dor e o

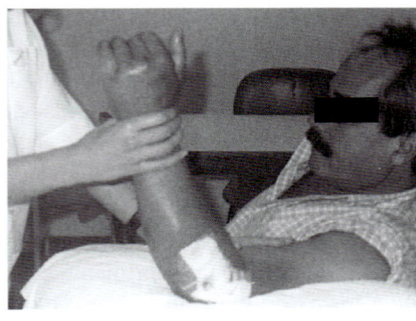
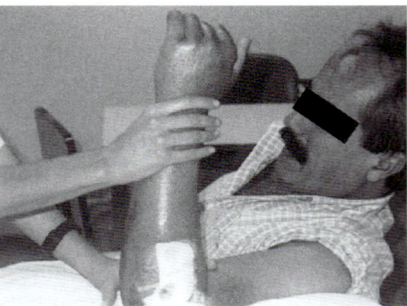

FIGURA 54.15 → Mobilização precoce suave e controlada, dentro do arco de movimento estável da fratura, na fase inflamatória. Dor e espasmo muscular são contornados com exercícios leves assistidos pelo terapeuta.

espasmo muscular, sendo necessário, muitas vezes, nas primeiras sessões, posicioná-lo em supino.

Instabilidades laterais podem estar presentes após a luxação do cotovelo. Na lesão do ligamento colateral lateral, o cotovelo está mais estável com o antebraço pronado, posição que tensiona os ligamentos mediais e a origem do grupo muscular extensor. No caso de lesão do ligamento colateral medial, a estabilidade é maior em supinação, posição que tensiona os ligamentos laterais e a origem do grupo flexor e pronador. Em ambos os casos, a rotação do antebraço e a posição neutra devem ser evitadas durante quatro a seis semanas de pós-operatório.

Fase de fibroplasia/remodelação (2 a 8 semanas)

Objetivos

- Tratamento do edema e da cicatriz.
- Ganho de ADM do cotovelo.
- Recuperação da função (fase inicial).

Recursos terapêuticos

- **Massagem retrógrada.** Compressão com faixas elásticas tipo *coban* e exercícios ativos ajudam na redução do edema. A cicatriz pode ser tratada com massagem de fricção, uso de ventosas para aquelas mais aderidas aos planos profundos, enfaixamento e gel de silicone.
- **Termoterapia superficial.** As modalidades de termoterapia superficial, na forma de hidromassagem **(FIG. 54.16)**, compressas quentes e enfaixamento com parafina, aplicadas antes ou durante a sessão de exercícios, podem contribuir de forma significativa para o ganho de ADM e função. Devido a suas propriedades fisiológicas, elas exacerbam a vascularização local, o relaxamento muscular (que facilita o movimento) e o aumento da extensibilidade dos tecidos conjuntivos (que permite alongamento mais eficaz e prolongado das partes moles).
- **Exercícios ativos.** Nessa fase, são enfatizados os exercícios ativos. A força de contração, o número de repetições e a ADM do exercício são aumentados de modo progressivo, de acordo com a cicatrização dos tecidos e o desempenho do paciente. O ganho de extensão do cotovelo, movimento mais comprometido, deve ser focado, devido à posição de proteção, geralmente em flexão.

- **Exercícios passivos suaves para ganho de ADM.** Podem ser iniciados quando o paciente apresenta risco de contratura articular. Considerações sobre a estabilidade da fratura e as estruturas reparadas devem ser feitas antes da execução desses exercícios. O terapeuta deve sempre instituir o alongamento passivo de forma cuidadosa, regulando a quantidade de força aplicada de acordo com a tolerância dos tecidos reparados e do paciente. Exercícios suaves, lentos e sustentados em sua ADM final resultam em alongamento plástico dos tecidos. Exercícios passivos mais forçados somente são utilizados entre a sexta e a oitava semana de pós-operatório.
- **Atividades funcionais.** Atividades funcionais de baixa resistência podem ser incluídas nessa fase. Elas promovem, de forma lúdica, o ganho de ADM, força muscular e destreza **(FIG. 54.17)**. As atividades são selecionadas de maneira a produzir os movimentos desejados de forma isolada e repetida.

Em geral, os tecidos em cicatrização já podem suportar alguma carga de baixa tensão. Assim, as talas de proteção podem ser retiradas algumas vezes durante o dia para ganho de extensão do cotovelo. Com a cicatrização progressiva das estruturas lesadas e a estabilidade da fratura, talas gessadas de extensão progressiva do cotovelo podem ser confeccionadas toda semana, ou seja, o grau de flexão da tala protetora é diminuído de forma gradativa a partir da terceira semana de pós-operatório.

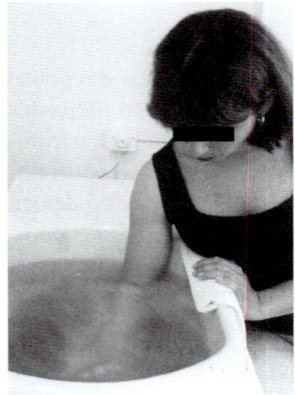

FIGURA 54.16 → A hidromassagem promove relaxamento muscular e facilita o movimento. Exercícios para o cotovelo são orientados durante o banho de imersão.

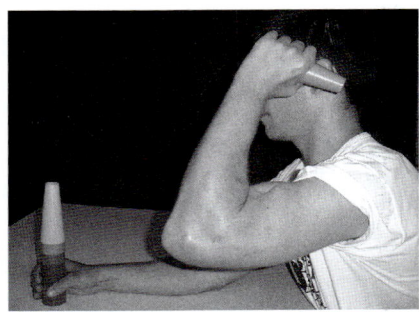
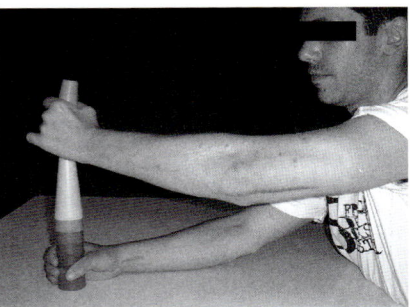

FIGURA 54.17 → Atividade funcional com cones para ganho de ADM de flexão-extensão do cotovelo.

Fase de remodelação (2 a 6 meses)

Objetivo

- **Recuperação da função:** ganho de ADM de flexão-extensão e pronossupinação, restabelecimento de força e resistência musculares e retorno às atividades.

Recursos terapêuticos

- **Calor superficial.** A aplicação de calor superficial antes ou durante os exercícios aumenta bastante o ganho de ADM durante as sessões de reabilitação.

- **Limitação de movimento.** A limitação de movimento pode ser decorrente de vários fatores, como encurtamento das unidades musculotendíneas que atravessam o cotovelo, espessamento da cápsula articular, aderência cicatricial, limitação mecânica causada por incongruência articular, calo ósseo, material de síntese, entre outros. Assim, para a indicação de técnicas de ganho de ADM eficazes, o terapeuta deve saber avaliar e detectar tais fatores.

> **DICA:** Exercícios passivos de alongamento, técnicas de contração-relaxamento baseadas na facilitação neuromuscular proprioceptiva, alongamento das unidades musculotendíneas e mobilização articular do cotovelo e de tecidos moles podem ser utilizados na fase de remodelação, com tal finalidade.

- **Órteses.** Após seis a oito semanas de pós-operatório, quando não se observa progressão no ganho de ADM de flexão-extensão do cotovelo, as órteses são indicadas. Para o ganho de extensão, são utilizadas talas gessadas seriadas ou órtese estática progressiva, e, para a flexão, órtese dinâmica (**FIG. 54.18**). No caso de limitação em ambos os planos, o paciente deve fazer uso de ambas as órteses. Dá-se ênfase ao uso de órtese para ganho de ADM do movimento mais comprometido e de maior necessidade funcional para o indivíduo. Em geral, são recomendados uso noturno da tala gessada de extensão e utilização diurna da órtese dinâmica de flexão. O tempo de emprego da órtese é alternado com exercícios e uso funcional do membro.

- **Programa de fortalecimento progressivo.** O programa de fortalecimento progressivo é iniciado por meio de:

  - Exercícios com peso livre, iniciando com baixa carga e alta repetição para o tríceps, o bíceps e os músculos do punho e do antebraço.

  - Exercícios isotônicos com peso-polia de parede.

  - Exercícios isotônicos concêntricos e excêntricos com Thera-Band® em vários planos (**FIG. 54.19**).

  - Exercícios para o ombro e para a força de preensão manual.

- **Programa de atividades de retorno ao trabalho e ao esporte.** O programa de atividades de retorno ao trabalho e ao esporte é elaborado a partir da demanda de cada paciente. Tem como objetivos o fortalecimento, o condicionamento e a recuperação das habilidades necessárias para o desempenho funcional adequado das atividades anteriores à lesão.

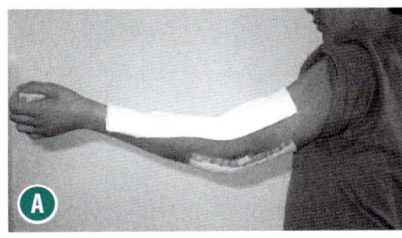
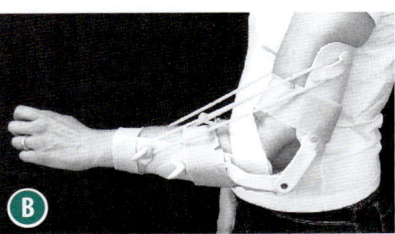
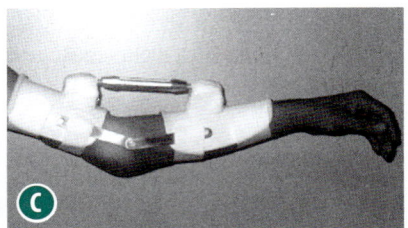

FIGURA 54.18
Ⓐ Tala gessada seriada. Ⓐ Órtese dinâmica para ganho de flexão do cotovelo. Ⓒ Órtese estática progressiva para tratamento de contratura em flexão do cotovelo.

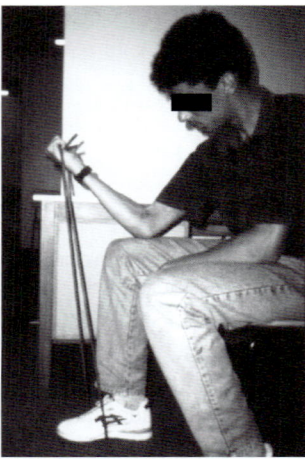

FIGURA 54.19 → Exercício resistido com tubo elástico.

REABILITAÇÃO APÓS FRATURAS DO RÁDIO DISTAL

É frequente o encaminhamento aos centros de reabilitação de vítimas de fraturas da extremidade distal do rádio para tratamento das disfunções resultantes dessa lesão. São fraturas bastante comuns, apresentando a ocorrência de um sexto de todas as fraturas atendidas e tratadas nos ambulatórios de traumatologia. Apesar de tais fraturas terem sido descritas há mais de 180 anos por Colles, elas continuam sendo um desafio em seu tratamento, e várias complicações, culminando em déficits funcionais para o paciente, têm sido observadas.

A reabilitação funcional após fraturas distais do rádio dá continuidade ao tratamento ortopédico e não se resume apenas ao ganho de ADM das articulações envolvidas na lesão (flexão-extensão do punho e pronossupinação do antebraço). O índice de complicações é elevado, e a intervenção precoce do terapeuta na fase inicial pode prevenir ou minimizar as disfunções resultantes de tais complicações.

A reabilitação das fraturas do rádio distal pode ser dividida em duas fases:

- **Fase precoce.** Inicia logo após a cirurgia ou redução e imobilização gessada e continua até a cicatrização clínica da fratura. Dura cerca de quatro a seis semanas, quando o gesso é removido.

- **Fase tardia.** Inicia quando a imobilização gessada é removida e continua até a recuperação funcional máxima.

Fase precoce

Objetivos

- Redução do edema e da dor.
- Monitoração da circulação e da sensibilidade.
- Tratamento da ferida (quando necessário).

- Manutenção das ADMs das articulações não envolvidas.
- Mobilização da articulação do punho (quando possível).

Recursos terapêuticos

- **Tratamento da dor, do edema e da ferida cirúrgica.** Os mesmos princípios e técnicas terapêuticas de redução da dor e do edema e tratamento da ferida citados na reabilitação das fraturas do cotovelo podem ser usados. A **FIGURA 54.20** ilustra a utilização do enfaixamento com *coban* em paciente com fratura do rádio distal. No edema inflamatório inicial, observado nas duas primeiras semanas de pós-operatório, o enfaixamento compressivo frouxo, empregando gaze aberta e *coban*, é mais indicado, pois promove compressão mais suave, evitando, assim, a síndrome de compartimento. Como o edema inicial tem característica difusa e abrange toda a extremidade distal, toda a mão (palma e dedos) e o punho são enfaixados.

- **Exercícios ativos para as articulações não envolvidas.** A ADM das articulações não envolvidas é mantida por meio de exercícios ativos para todo o membro superior. Os exercícios de mobilização do ombro são importantes para a prevenção da síndrome ombro-mão. O paciente, quando faz uso de tipoia ou assume posição de proteção do membro, mantém o cotovelo em flexão, de forma que exercícios para a extensão dessa articulação, quando não imobilizada, são também importantes. Exercícios de deslizamento tendíneo diferencial **(FIG. 54.21)** são feitos para evitar as aderências tendíneas, e o aparelho gessado deve permitir completa flexão das articulações metacarpofalangianas, como também movimentos do polegar.

- **Mobilização precoce da articulação do punho.** É indicada para fraturas estabilizadas e tratadas com fixação rígida. Na fase precoce, o terapeuta retira a tala gessada e mobiliza a articulação do punho de forma

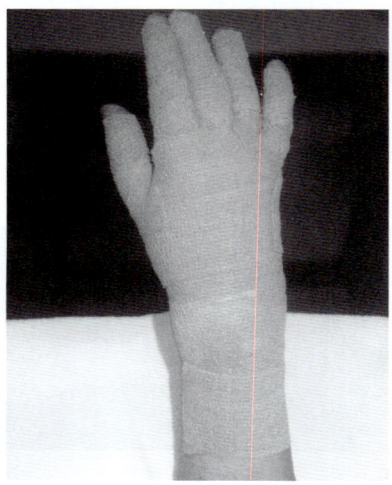

FIGURA 54.20 → Enfaixamento compressivo com *coban*.

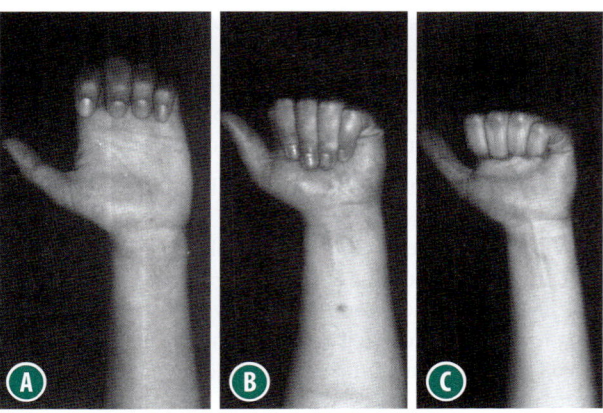

FIGURA 54.21 → Três diferentes posições de exercício de deslizamento tendíneo diferencial.

Ⓐ Em gancho.
Ⓑ Em extensão das interfalangianas distais (IFDs).
Ⓒ Em flexão total das articulações digitais. Todas, na posição inicial, com os dedos em completa flexão.

suave e ativa-assistida. Os exercícios são de flexão-extensão do punho e pronossupinação do antebraço, feitos dentro dos limites permitidos pela fixação e pela dor do paciente **(FIG. 54.22)**. Os benefícios da mobilização precoce dos tecidos em cicatrização já foram citados.

A manipulação excessiva e mal conduzida pode causar a perda da redução dos fragmentos articulares e, como consequência, a incongruência da superfície articular, com lesão precoce e irreversível da cartilagem. Portanto, o terapeuta deve estar seguro de que o movimento efetuado não causa lesão à articulação. Do contrário, a imobilização do punho é o procedimento mais indicado.

O número de sessões de reabilitação semanais depende das complicações apresentadas e das condições do paciente. Edema excessivo, dor fora de proporção da lesão,

tendência a rigidez articular e instabilidade emocional do paciente são fatores que predizem a necessidade de maior intervenção terapêutica.

O programa de reabilitação deve adaptar-se às condições do paciente de comparecimento à clínica de reabilitação, como dependência de familiares ou outros, situação socioeconômica e distância de sua residência. Assim, orientações para serem seguidas em casa devem ser dadas de forma clara e por escrito, como programa de exercícios para as articulações não imobilizadas, métodos de controle do edema e da dor e orientações para facilitar as atividades da vida diária.

Fase tardia

Objetivo

- Recuperação da função: ganho de ADM de flexão-extensão e pronossupinação, restabelecimento de força e resistência musculares e retorno às atividades.

A fase de recuperação da função inicia após a retirada da imobilização. Se o paciente seguiu o programa da fase precoce, espera-se que os movimentos do ombro, do cotovelo, dos dedos e do polegar estejam normais. A reabilitação foca, então, o ganho de ADM do punho e do antebraço.

A avaliação radiológica é sempre importante para a observação do alinhamento das estruturas ósseas e da redução dos fragmentos. Deformidades como perda da altura do rádio e comprometimento da articulação radioulnar são complicações que geram quadros dolorosos, limitação de movimentos e perda funcional. O QUADRO 54.1 descreve as principais deformidades residuais após as fraturas do rádio distal e suas manifestações clínicas. O terapeuta deve sempre consultar o cirurgião para determinar se o mau alinhamento observado na radiografia irá comprometer o resultado final.

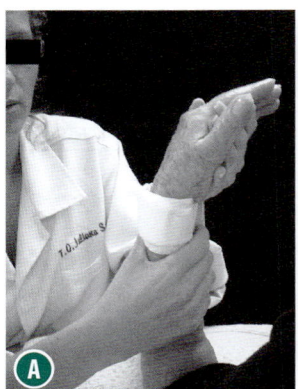
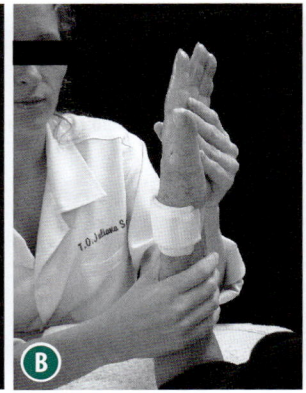
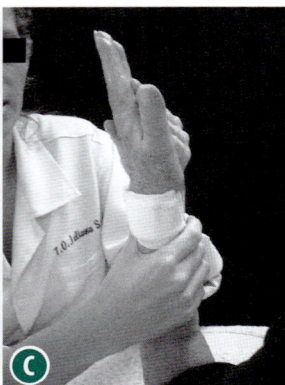
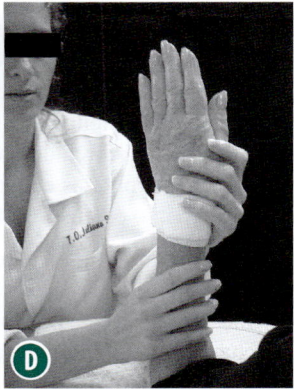

FIGURA 54.22
Ⓐ e Ⓑ A mobilização precoce da articulação do punho é indicada para as fraturas fixadas e estabilizadas. Movimentos de flexão-extensão são feitos de forma suave e autoassistida, dentro dos limites da fixação e da dor do paciente.
Ⓒ e Ⓓ A mobilização da pronossupinação também é realizada de modo suave.

QUADRO 54.1 → Deformidades residuais e suas manifestações clínicas

Perda da inclinação ulnar
Pouca repercussão funcional
Diminuição da força de preensão

Angulação dorsal (perda da angulação palmar)
Deformidade em "dorso de garfo"
O eixo da mão parece estar desalinhado em relação ao antebraço
Diminuição da ADM, principalmente de flexão do punho e pronação
Instabilidade mediocarpal
Dor no lado ulnar do punho

Encurtamento radial
Diminuição na ADM de flexão, desvio ulnar e pronação
Diminuição na força de preensão

Alteração na articulação radiulnar distal
Dor ao movimento
Diminuição na força de preensão
Limitação na ADM do antebraço

Alterações intra-articulares
Risco de artrite pós-traumática

Fonte: Modificado de Laseter.[5]

Na fase tardia, o tratamento do edema persistente deve continuar com enfaixamento compressivo, massagem retrógrada e banho de contraste (imersão da mão, de maneira alternada, em água quente, 38 a 42°C, e fria, 10 a 18°C). As técnicas de tratamento para ganho de ADM ativo e passivo incluem as modalidades e os exercícios terapêuticos, a mobilização articular, as atividades funcionais e, se necessário, o uso de órteses. Os exercícios de fortalecimento são incorporados ao programa de modo gradativo, lembrando que exercícios passivos e resistidos dependem da estabilidade da fratura e da tolerância do paciente.

Recursos terapêuticos

- **Exercícios.** Após a retirada da imobilização, o ganho da extensão independente do punho é um dos objetivos mais importantes. Devido a imobilização do punho, geralmente em flexão, deformidade residual ou presença de calo ósseo, os tendões extensores do punho podem estar alongados e enfraquecidos e, como consequência, a extensão do punho é feita pelos extensores dos dedos. A flexão dos dedos, a força de preensão e a função manual não podem ser obtidas enquanto os extensores dos dedos atuarem como extensores do punho.

  Posicionar o punho em leve extensão com tala gessada ou de termoplástico pode ser necessário até o restabelecimento da função dos extensores do punho. A órtese deve ser usada durante certo tempo e descontinuada o mais rápido possível, para evitar a dependência.

  A mobilização do punho, nessa fase, deve ser iniciada com exercícios ativos, enfatizando a extensão do punho com os dedos fletidos. A ADM inicial não importa muito, contanto que ocorra sem a ajuda dos extensores dos dedos (FIG. 54.23).

Em geral, o antebraço é imobilizado em pronação ou posição neutra, de forma que o ganho do movimento de supinação é quase sempre mais trabalhoso. Para os exercícios de pronossupinação, orienta-se o paciente a manter o braço de encontro ao tronco, para evitar a rotação do ombro (FIG. 54.24).

Quando a fratura estiver estabilizada e o paciente suportar a mobilização, os exercícios passivos de alongamento podem ser realizados. Aconselha-se o uso de calor terapêutico antes e/ou durante o alongamento, pelos benefícios já citados. Exercícios autopassivos são estabelecidos para que o paciente os faça também em casa, como o "exercício da prece", para ganho de extensão do punho (FIG. 54.25).

- **Órteses.** As órteses podem ser utilizadas para ganho de ADM, pela aplicação de tração suave e prolongada. Manipulações forçadas de partes moles resultam em

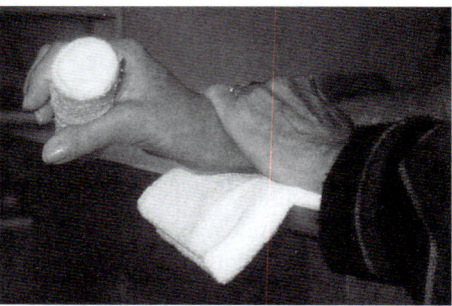

FIGURA 54.23 → Exercício ativo para extensão do punho. O paciente, para evitar a substituição dos extensores do punho pelos extensores dos dedos, deve fletir os dedos ou segurar um rolo de faixa crepom durante o movimento de extensão do punho.

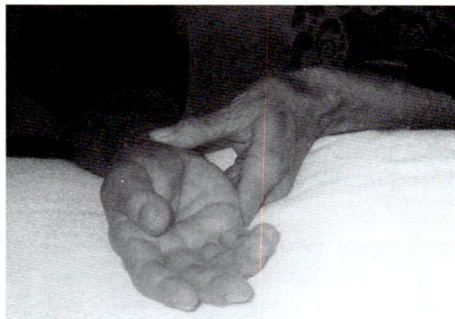

FIGURA 54.24 → Exercício autoassistido para pronossupinação do antebraço.

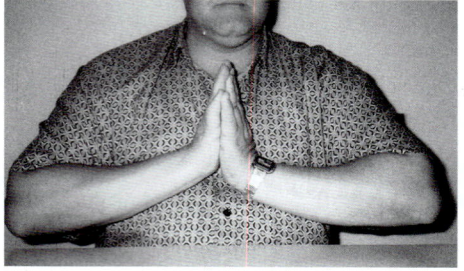

FIGURA 54.25 → "Exercício da prece" para ganho da ADM passivo de extensão do punho.

rompimento microscópico de tecidos, desencadeando processo inflamatório e fibrose e, por conseguinte, perda de movimento e dor. Órteses dinâmica ou estática progressiva para ganho de ADM de flexão ou extensão do punho **(FIG. 54.26)** são indicadas, principalmente, para uso diurno, intercalando seu emprego com sessões de exercícios. A órtese estática seriada, que pode ser feita de gesso, é recomendada para uso noturno. As órteses são recomendadas quando a limitação de movimento estiver relacionada com comprometimento de partes moles, mas não com bloqueio mecânico.

• **Uso funcional do membro**. As atividades funcionais promovem a sensação de uso do membro, trabalham movimentos coordenados, condicionamento e reforço muscular, além de estimularem a função proprioceptiva. São também utilizadas para ganho de ADM ativo. Atividades como transferir bolas de gude **(FIG. 54.27)** com a mão para outro recipiente geram uma série de movimentos coordenados (pinça por oposição palmar ao pegar a bola, movimento de supinação ao transferir a bola para a palma da mão e preensão palmar ao segurá-la na palma da mão, além movimentos de flexão-extensão do punho ao retirar e depositar as bolinhas nos dois recipientes), que auxiliam na recuperação dos movimentos e da função manual.

• **Fortalecimento.** Após duas semanas da retirada da imobilização, com a progressão do processo de cicatrização da fratura e do ganho da ADM do punho e do antebraço, exercícios de fortalecimento **(FIG. 54.28)** e alongamento mais intensos podem ser iniciados. Caso o paciente ainda refira dor e apresente limitações de movimento, exercícios de contração isométrica são a escolha para o fortalecimento.

REABILITAÇÃO APÓS FRATURAS DAS FALANGES E DOS METACARPAIS

A mão é formada por 19 ossos (14 falanges e cinco metacarpais) e mais de 30 inserções tendíneas, entre outras estruturas anatômicas. O equilíbrio harmonioso dessas estruturas produz a estabilidade e a mobilidade requeridas para o uso funcional da mão. Quando a fratura ocorre em associação com lesão de partes moles adjacentes, o processo de cicatrização se dá seguindo o princípio de uma única ferida, ou seja, todas as estruturas lesadas formam uma única lesão. Como consequência, há formação de aderências e comprometimento do movimento e da função da mão. A reabilitação adequada e consciente pode influenciar o processo de cicatrização e remodelação óssea e dos tecidos adjacentes à fratura, além de melhorar o resultado final.

Fraturas da falange distal

As fraturas da falange distal ocorrem em 50% das lesões ósseas da mão, pois as pontas dos dedos são mais expostas

ao trauma do que outras partes da mão. Em geral, são provocadas por trauma direto, o que, muitas vezes, determina seu caráter cominutivo. As fraturas podem ser simples, estar associadas à lesão da polpa digital e do leito ungueal ou estar relacionadas à avulsão do aparelho extensor terminal na base da falange distal. O dedo médio é o mais envolvido e o polegar fica em segundo lugar nas estatísticas.

As complicações mais comuns dessas fraturas são:

• Dor crônica, produzida por fibrose secundária à formação de hematoma e edema provocado pelo trauma.

• Perda da extensão ativa da articulação interfalangiana distal (IFD) causada por lesão, fraqueza ou alongamento do tendão extensor terminal.

• Rigidez em extensão da articulação IFD causada por imobilização prolongada, fibrose e aderência.

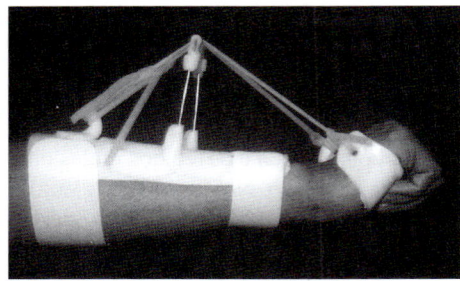

FIGURA 54.26 → Órtese dinâmica para ganho de extensão do punho.

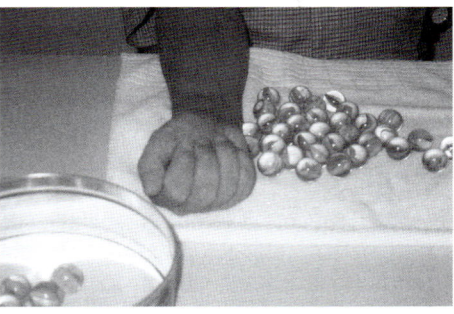

FIGURA 54.27 → Atividades funcionais trabalham os movimentos coordenados, auxiliando na recuperação do movimento e da função manual.

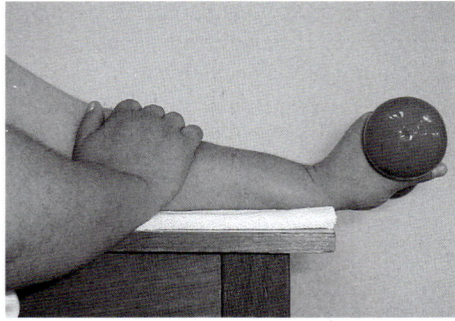

FIGURA 54.28 → Exercício resistido com peso livre para fortalecimento dos extensores do punho.

Programa de reabilitação

Assim que a falange distal puder ser mobilizada, exercícios ativos suaves para ganho de ADM articular são iniciados. Nos casos de reparo do tendão extensor terminal, deve ser priorizada a recuperação da extensão ativa da articulação IFD, antes da flexão ativa, para evitar alongamento e perda da função do tendão recentemente reparado. Os exercícios ativo e passivo são realizados, inicialmente, de forma suave, no limite da tolerância do paciente.

Na presença de déficit de extensão, complicação frequente nas avulsões do tendão extensor, uma pequena tala de termoplástico para a extensão da IFD deve ser confeccionada. O paciente é orientado a retirá-la apenas para exercícios durante o dia. Nas lesões por esmagamento da polpa digital, o dedo torna-se sensível ao toque, e o paciente evita usá-lo. Um programa de dessensibilização deve ser, então, aplicado (FIG. 54.29). As seguintes modalidades terapêuticas são também recomendadas: massagem manual suave, hidromassagem e enfaixamento com *coban*.

O programa de fortalecimento e as técnicas de mobilização passiva para ganho de ADM podem ser iniciados logo que a fratura estiver consolidada e os tecidos moles possam suportar estresse mais intenso. Nos casos de rigidez da articulação IFD em extensão, exercícios passivos suaves para alongamento das estruturas encurtadas, bem como uso do taping digital, são úteis (FIG. 54.30).

Atividades de pinça e preensão resistida podem ser empregadas para ganho de precisão e destreza. A massa terapêutica de resistência graduada é um recurso bastante utilizado para ganho de amplitude articular, força muscular e dessensibilização da ponta do dedo.

Fraturas das falanges média e proximal

Devido à presença frequente de lesões associadas de partes moles, as fraturas das falanges proximal e média costumam ser mais difíceis de tratar do que as fraturas dos metacarpais e das falanges distais. Aderência ou lesão dos tendões flexores na face volar das falanges e do mecanismo extensor na face dorsal comprometem o deslizamento tendíneo e o movimento ativo articular. As lesões de pele, da placa volar e de ligamentos e a instabilidade resultante da ausência de suporte dos tecidos moles adjacentes acarretam problemas nem sempre fáceis de resolver.

Programa de reabilitação

O programa de reabilitação após as fraturas das falanges proximal e média varia conforme o tipo de fratura e sua localização, a presença de lesões associadas e o método de tratamento.

Nas fraturas estáveis e sem desvio, o programa de mobilização precoce protegida pode ser iniciado após a redução do processo inflamatório (dentro de cinco dias,

aproximadamente). A proteção é fornecida por fita em "oito", juntando-se o dedo fraturado ao dedo adjacente (FIG. 54.31). À noite, durante o trabalho e nas atividades mais pesadas, o dedo deve ser imobilizado em tala metálica ou confeccionada em termoplástico, para maior proteção.

As fraturas oblíquas são potencialmente instáveis. A mobilização precoce é contraindicada, e o dedo é imobilizado por 10 a 14 dias. As fraturas instáveis requerem fixação para manter o alinhamento correto, o que, em geral, é feito com fios de Kirschner inseridos percutaneamente. Essa técnica permite mobilização precoce e previne aderência tendínea no foco de fratura. O uso de órtese de repouso

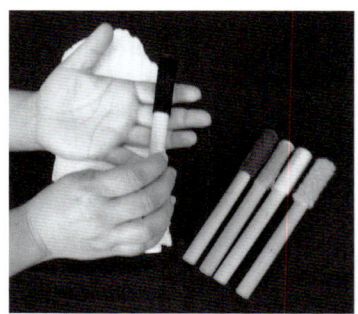

FIGURA 54.29 → Dessensibilização da polpa digital feita com estimulação tátil de diferentes texturas. Recomenda-se iniciar o programa com textura que produza estímulo tolerável pelo paciente. A intensidade do estímulo é elevada à medida que o programa progride.

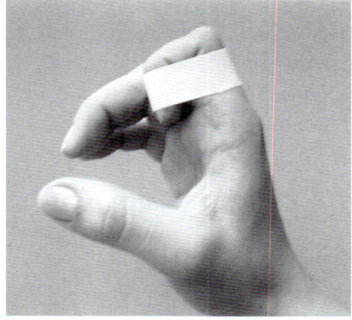

FIGURA 54.30 → Técnica de *taping* para ganho de flexão passiva das interfalangianas.

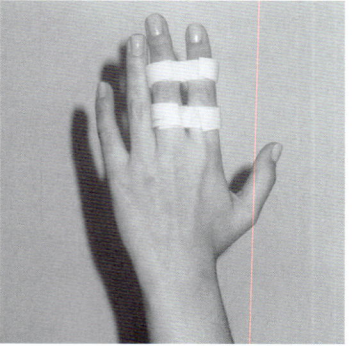

FIGURA 54.31 → A fita em "oito" é uma opção no tratamento conservador das fraturas estáveis das falanges médias e proximais.

entre as sessões de exercícios é fundamental até que a fratura esteja consolidada sob o ponto de vista clínico.

A mobilização é iniciada, em geral, no quinto dia de pós-operatório. São feitos exercícios ativos suaves de flexão-extensão da articulação interfalangiana proximal (IFP) e da IFD, dando proteção ao foco de fratura (FIG. 54.32). O programa de mobilização precoce deve ser feito somente durante as sessões de reabilitação, nos casos de fixação semirrígida, com fio de Kirschner. Nos casos de fixação interna rígida, orientações bem definidas devem ser fornecidas ao paciente quanto aos exercícios a serem feitos em casa.

As complicações mais comuns das fraturas das falanges média e proximal e as formas de preveni-las ou tratá-las são:

- Limitação na excursão dos tendões dos músculos flexores superficial e profundo no foco da fratura. Exercícios ativos de deslizamento tendíneo diferencial e de bloqueio são indicados (FIG. 54.21).

- Limitação da extensão ativa da articulação IFP. Isso pode ser devido à fratura da base da falange média ou à aderência do mecanismo extensor nas fraturas da falange proximal. São indicados exercícios ativos de deslizamento do tendão extensor, que devem ser feitos bloqueando-se passivamente a articulação metacarpofalangiana em flexão e estendendo-se ativamente as articulações interfalangianas (FIG. 54.33).

- Rigidez da IFP. Pode ser causada por imobilização prolongada, fraturas intra-articulares, aderências periarticulares, distrofia simpático-reflexa e edema crônico. Exercícios ativos e passivos de manutenção da ADM feitos de forma precoce e suave são indicados para minimizar o problema. Após a consolidação da fratura, podem ser empregados exercícios passivos e técnicas de alongamento mais intensos para ganho de ADM, como o *taping* digital, e uso de órteses de extensão (FIG. 54.34).

Fraturas dos metacarpais

As fraturas dos metacarpais são ocasionadas por traumas diretos, mecanismos torcionais e contraturas musculares intensas. Podem envolver a base, a diáfise ou o colo, sendo essa última a região mais afetada, devido, em parte, à fragilidade do osso nesse local. O conceito fundamental das fraturas dos metacarpais é a manutenção dos arcos longitudinal e transverso distal da mão. Também é importante evitar encurtamentos e rotações, pois geram desequilíbrio entre as musculaturas intrínsecas e extrínsecas da mão.

Programa de reabilitação

O início da reabilitação e o tipo de exercício a ser feito são determinados pela estabilidade obtida com o tratamento médico. Outro fator importante é a observação do tipo e da localização da fratura, bem como da quantidade de tecidos moles envolvidos, sobretudo em relação ao comprometimento de tendões extensores, ligamentos e nervos.

As fraturas fixadas e estabilizadas, seja com fios de Kirschner ou placas, permitem a mobilização ativa precoce, que pode ser iniciada dentro de cinco dias de pós-operatório. Nas fraturas com fixação semirrígida, a mobilização deve ser feita de forma mais protegida, dando suporte ao foco fraturado. O curativo compressivo cirúrgico é removido, dando-se início ao tratamento do edema, assim como exercícios ativos e passivos suaves. Devem ser feitos exercícios para o músculo extensor dos dedos (em intrínseco *minus*) (FIG. 54.35A), flexão individual de cada articulação metacarpofalangiana (MF), flexão das MFs (em intrínseco *plus*) (FIG. 54.35B) e flexão composta dos dedos. A tala protetora gessada em posição funcional deve ser

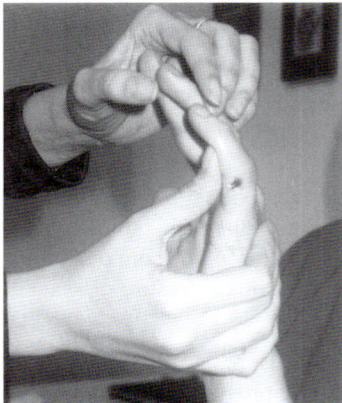

FIGURA 54.32 → Mobilização precoce com proteção no foco de fratura, após fixação percutânea com fios de Kirschner em lesão da falange proximal.

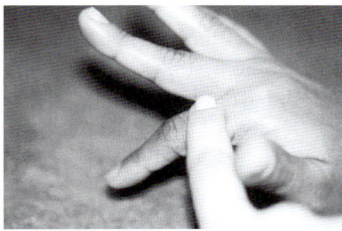

FIGURA 54.33 → Exercício de extensão das interfalangianas com bloqueio em flexão da metacarpofalangiana.

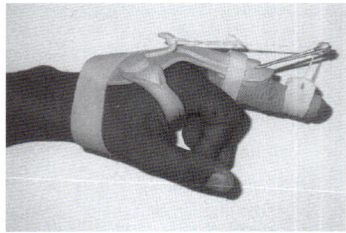

FIGURA 54.34 → Órtese dinâmica para ganho de extensão da IFP.

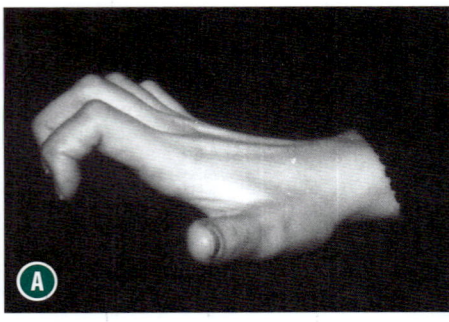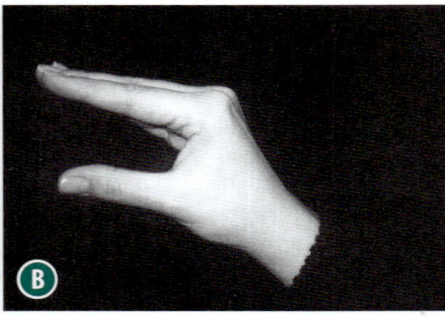

FIGURA 54.35

A O exercício da posição de intrínseco *minus*, ou da garra intrínseca, trabalha a função isolada dos extensores extrínsecos. **B** O exercício da posição de intrínseco *plus* aborda o movimento isolado de flexão das metacarpofalangianas, sem exercer estresse excessivo sobre o tendão extensor.

usada para repouso entre as sessões de exercícios e à noite. Exercícios passivos para ganho de flexão digital são iniciados aos poucos, com a quantidade de estresse aplicada sendo aumentada com a evolução do processo de cicatrização dos tecidos. Após quatro semanas, a tala protetora, em geral, não é mais necessária, e exercícios de fortalecimento são iniciados na sexta semana de pós-operatório.

A reabilitação nas fraturas instáveis tratadas de modo conservador é iniciada na cicatrização clínica da fratura, que varia de três a seis semanas, dependendo das características de cada caso. As principais complicações das fraturas dos metacarpais são:

- Edema dorsal excessivo, que pode ser tratado de forma precoce com elevação, crioterapia, enfaixamento compressivo com *coban* e exercícios ativos com o membro elevado e, depois, com banho de contraste e massagem retrógrada.

- Aderência dos tendões extensores no foco de fratura. O atendimento precoce pode prevenir tal complicação, mas, caso ocorra, são feitos exercício de deslizamento dos tendões dos extensores dos dedos, massagem na cicatriz, estimulação elétrica funcional e uso de órtese dinâmica **(FIG. 54.36)**.

- Contratura em extensão das articulações metacarpofalangianas causada por encurtamento da cápsula dorsal.

Órtese dinâmica, exercícios passivos e *taping* completo **(FIG. 54.37)**, associado à compressa de parafina (ou outro calor superficial), são indicados para o tratamento dessa complicação.

Fraturas do polegar

O segundo metacarpal mais fraturado, após o colo do quinto metacarpal, é o do polegar. Mais de 80% dessas fraturas envolvem a base e são intra-articulares. Apesar de o primeiro metacarpal estar sujeito a forças deformadoras representadas pelas musculaturas intrínseca e extrínseca e não ter metacarpais adjacentes, o volume muscular da região tenar evita grandes desvios, assim como diminui a possibilidade de aderência tendínea no foco da fratura.

As fraturas transversas, oblíquas e da base do primeiro metacarpal são instáveis e requerem fixação com fios de Kirschner. A fratura de Bennett é uma fratura/luxação intra-articular da base do primeiro metacarpal, causada, em geral, por trauma no eixo do metacarpal em discreta flexão, ficando o osso preso ao trapézio somente pelo ligamento volar oblíquo. A fratura de Rolando é também uma fratura intra-articular da base do primeiro metacarpal que, além do fragmento volar, apresenta grande fragmento dorsal, resultando em traço de fratura intra-articular em "T" ou "Y". De certo modo, pode-se dizer que se trata de fratura

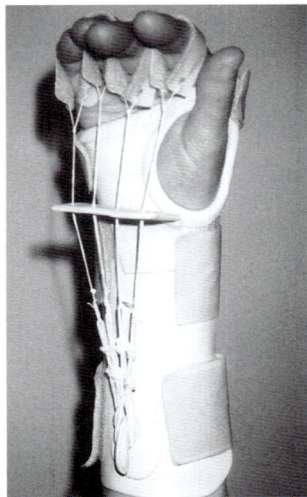

FIGURA 54.36 → Órtese dinâmica para ganho de flexão das metacarpofalangianas e alongamento e fortalecimento da musculatura extensora extrínseca dos dedos.

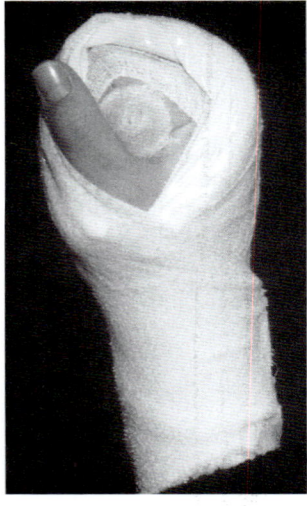

FIGURA 54.37 → Técnica de alongamento para ganho de flexão digital total, utilizando *taping* completo com faixa crepom e compressa de parafina.

de Bennett cominutiva. É de difícil tratamento e prognóstico ruim, mas, felizmente, é rara.

As fraturas das falanges do polegar são menos comuns do que as das falanges dos outros dedos e, na maioria das vezes, ocorrem por trauma direto. As fraturas da falange distal podem ser classificadas como do tufo, longitudinais e transversas. As fraturas da falange proximal podem envolver a cabeça, o colo, a diáfise (fraturas transversas ou oblíquas) e a base. As fraturas instáveis costumam ser tratadas com fixação percutânea e fios de Kirschner.

Programa de reabilitação

Na fase de imobilização, é importante manter a abdução e a oposição do polegar para evitar a contratura do primeiro espaço. O início precoce dos exercícios para ganho de ADM articular deve ser enfatizado, bem como o incentivo do uso funcional, considerando-se que a imobilidade desse dedo causa grande dependência para qualquer atividade. O programa de reabilitação segue os mesmos princípios e técnicas terapêuticas citados no programa das outras fraturas.

REABILITAÇÃO APÓS LESÕES TENDÍNEAS DA MÃO

Reabilitação após reparo dos tendões flexores dos dedos

A reabilitação pós-operatória das lesões tendíneas da mão requer conhecimento especializado do fisioterapeuta e do terapeuta ocupacional, que devem conhecer a anatomia, a fisiologia, a biomecânica e a cicatrização do tendão e suas estruturas adjacentes. A lesão tendínea, na maioria das vezes, não ocorre de forma isolada; é frequente a lesão da pele e de outras estruturas moles adjacentes, e, algumas vezes, há lesão nervosa e fratura.

Quando o paciente é encaminhado à reabilitação, após a cirurgia, são necessárias informações a respeito das estruturas lesadas, dos procedimentos cirúrgicos, da qualidade e do tipo de reparo, entre outras. O terapeuta, então, avalia o paciente e seleciona, junto ao cirurgião, a técnica terapêutica pós-operatória mais apropriada.

Conforme Pulvertaft,[6] o problema não é suturar o tendão e reparar seu leito para adequada união. A questão é obter um tendão que deslize livremente, restaurando a função manual normal. O objetivo da reabilitação tendínea é restabelecer a capacidade do tendão em deslizar e transmitir força sem aderências restritivas, formação de falhas ou ruptura no local do reparo.

Vários fatores influenciam a cicatrização e o tratamento pós-operatório nas lesões tendíneas. Entre eles, pode-se citar: 1) aspectos relacionados ao paciente, como idade, qualidade de cicatrização e motivação; 2) aspectos relacionados à lesão, como localização ou zona tendínea lesada e tipo de lesão (lesões graves têm pior prognóstico); e 3) aspectos relacionados à cirurgia. A abordagem cirúrgica meticulosa diminui o trauma cirúrgico e o hematoma e, por consequência, reduz a quantidade de aderência formada. O tipo de sutura tendínea determina o tipo de mobilização pós-operatória. São descritas, a seguir, as zonas de lesão dos tendões flexores.

- **Zona I.** É caracterizada pela presença apenas do tendão do músculo flexor profundo dos dedos, que, nesse nível, possui pequena excursão tendínea. Problemas nessa zona, como formação de falhas, aderência e alongamento tendíneo, comprometem a força e função manual.

- **Zona II.** É conhecida como "terra de ninguém", termo dado por Bunnell[7] devido aos maus resultados que costumavam ser obtidos nas lesões tendíneas nesse nível. É uma região caracterizada pela existência de dois tendões dentro de um túnel osteofibroso e presença de pouco tecido mole adjacente às estruturas peritendíneas. A aderência pode ocorrer entre os tendões dos músculos flexores superficial e profundo dos dedos, o tendão e a bainha, o tendão e o osso e outros tecidos moles adjacentes.

- **Zona III.** É a zona da palma da mão. Caracteriza-se pela presença de maior quantidade de tecido mole peritendíneo. Os tecidos vizinhos deslizam com o tendão reparado, mesmo existindo alguma aderência, aumentando a possibilidade de melhores resultados.

- **Zona IV.** É frequente a formação de aderências, que podem ocorrer junto à bainha sinovial, entre os tendões e outras estruturas presentes no espaço do túnel carpal.

- **Zona V.** Os tendões nessa zona podem se aderir comumente à pele e à fáscia suprajacentes, mas é aderência benigna, uma vez que ela ocorre entre o tendão e o paratendão. Os paratendões são estruturas frouxas e longas que permitem deslizamento maior mesmo na presença de aderência. A associação de lesões nervosas (nervos mediano e ulnar) nesse nível é grande, resultando em maiores complicações na recuperação funcional da mão.

Efeitos da imobilização *versus* mobilização no tendão em cicatrização

Os efeitos negativos da imobilização durante as fases inflamatória e fibroblástica do tendão em cicatrização são: bioquimicamente, a perda na concentração de glicosaminoglicanos, perda de água, diminuição na concentração de fibronectina e redução na cicatrização endotendínea; biomecanicamente, perda de força de tensão nas duas primeiras semanas após o reparo e, por volta de 10 dias de pós-operatório, perda de sua função de deslizamento.

Muitos estudos demonstraram os efeitos positivos da mobilização precoce nos tendões em cicatrização, como o aprimoramento da força de tensão, a melhora do deslizamento tendíneo e o aumento de DNA no local do reparo. O movimento auxilia na difusão do líquido sinovial em tendões localizados em regiões sinoviais. O potencial elétrico induzido pelo estresse aumenta o potencial de cicatrização dos tecidos conjuntivos. O movimento passivo precoce aumenta a concentração de fibronectina e a quimiotaxia fibroblástica no local de reparo tendíneo.

Início da mobilização precoce

Estudos científicos demonstram que o aumento da atividade celular e da força de tensão no local do reparo tendíneo ocorre quando esse tendão é mobilizado o mais precocemente possível. Em geral, a mobilização é iniciada por volta do terceiro dia de pós-operatório, quando o edema e o processo inflamatório cederam com repouso, curativo compressivo frouxo e elevação. O programa de exercícios e a quantidade de estresse aplicado evoluem com a cicatrização do tendão e das estruturas reparadas.

Programas de reabilitação

- **Programa de reabilitação para o tendão imobilizado**. O tendão reparado é imobilizado por três a quatro semanas. O programa é iniciado após esse período.

- **Mobilização passiva precoce.** O tendão é mobilizado de maneira passiva na fase precoce (pós-operatório imediato).

- **Mobilização ativa precoce.** O tendão é mobilizado de maneira precoce por contração ativa da unidade flexora.

Programa de reabilitação para o tendão imobilizado

A mobilização precoce não é um método de tratamento apropriado para todos os pacientes. Em algumas situações, a imobilização do tendão reparado é necessária, como nas crianças com menos de 10 anos, nos pacientes com déficit cognitivo e naqueles que, por algum motivo, não podem comparecer ao centro de reabilitação especializado. Nesses casos, é necessária uma maior proteção do tendão reparado, até que haja adequada cicatrização. Em contrapartida, a mobilização tendínea tardia é dificultada pela formação de aderência excessiva e perda do deslizamento tendíneo.

O protocolo de reabilitação para o tendão imobilizado foi estudado por Collins e Schwarz,[8] que desenvolveram o programa de resistência progressiva precoce (RPP) para casos de grande formação de aderência tendínea.

Protocolo

De 0 a 3,5 semanas:

- Após a cirurgia reparadora, a mão é imobilizada com órtese dorsal protetora durante três a quatro semanas, mantendo o punho fletido em 30°, as MFs fletidas em 50° e as interfalangianas em posição neutra (FIG. 54.38).

De 3,5 a 4 semanas:

- Orientações ao paciente quanto à anatomia e à cicatrização tendínea; técnicas para redução do edema e tratamento da cicatriz são indicados.

- Exercícios:
  - Exercícios passivos suaves de flexão digital.
  - Exercícios de posicionar de forma passiva os dedos em flexão total e manter ativamente.
  - Exercícios ativos de deslizamento tendíneo diferencial: são fundamentados nos estudos de Wehbé e Hunter,[9] com a finalidade de obter deslizamento máximo e diferencial do tendão flexor no nível da palma e do punho (FIG. 54.21).
  - Exercício de tenodese: flexão passiva dos dedos seguida de extensão do punho e flexão do punho seguida de extensão dos dedos (FIG. 54.39).

- Os exercícios são feitos a cada duas horas, 10 vezes cada um.

- No final desse período, caso haja discrepância de movimento de 50° ou mais entre a ADM de flexão ativa total e a ADM passiva do dedo operado, o programa de RPP é iniciado. Caso contrário, o paciente mantém o programa descrito por mais uma semana.

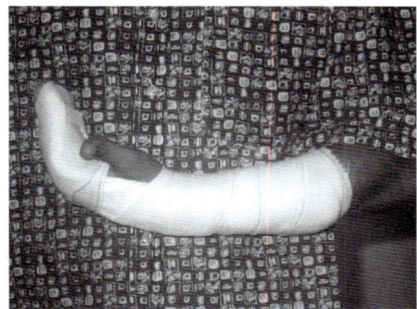

FIGURA 54.38 → Órtese dorsal protetora utilizada durante três a quatro semanas após o reparo do tendão flexor.

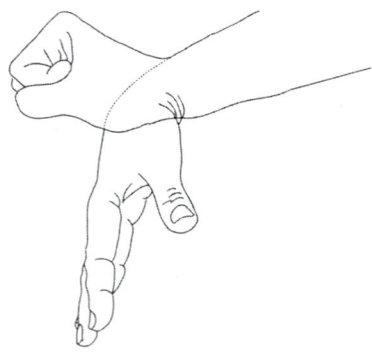

FIGURA 54.39 → Exercício de tenodese. O efeito tenodese de extensão do punho e flexão dos dedos e flexão do punho e extensão dos dedos permite excursão tendínea efetiva, sem forçar demais o reparo.

De 4 a 4,5 semanas:

- O programa de RPP é iniciado com exercícios de bloqueio, para isolar o deslizamento do flexor profundo e do flexor superficial (**FIG. 54.40**).

- No caso de contratura articular em flexão da interfalangiana proximal e/ou aderência tendínea, órtese estática progressiva volar para extensão do dedo pode ser confeccionada para uso noturno.

- Avaliações periódicas são feitas para observar as ADMs ativo e passivo, a função manual e sinais de dor e inflamação. Aos sinais de dor e inflamação, a resistência deve ser diminuída e modificada. Se houver ganho de ADM ativo em relação à ADM passivo, o programa de RPP é descontinuado, pois o tecido cicatricial está remodelando de maneira favorável e a resistência precoce não é mais necessária.

De 4,5 a 5 semanas:

- Quando o tendão ainda demonstrar aderência excessiva, exercícios de apertar massa terapêutica (**FIG. 54.41**) e de estender o dedo usando a resistência da massa terapêutica são iniciados, utilizando-se, no começo, massa de resistência suave.

Em 5 semanas:

- O exercício de "cavar" massa terapêutica (**FIG. 54.42**) e o exercício com o *hand helper* são acrescentados para ajudar no ganho de deslizamento tendíneo.

- No caso de contratura articular em flexão e/ou aderência tendínea, pode-se utilizar órtese dinâmica (**FIG. 54.36**).

Os exercícios e a resistência são ajustados ao longo do programa de reabilitação de acordo com a melhora do deslizamento tendíneo e da cicatrização. Os exercícios em casa são substituídos aos poucos pelas tarefas manuais do dia a dia.

Mobilização passiva precoce

- **Indicações.** São candidatos à mobilização passiva precoce os pacientes motivados e esclarecidos, que compreendem o programa e seus cuidados. O protocolo deve ser seguido com bastante rigor. Quando aplicado com cuidado, os resultados da mobilização precoce são muito superiores aos obtidos com tendão imobilizado por três a quatro semanas.

- **Protocolos.** Existem dois tipos básicos de protocolos de mobilização passiva precoce. Um, com base nos estudos de Duran,[10] e outro, nos estudos de Kleinert e colaboradores.[11] Em ambos os programas, é utilizada órtese dorsal protetora, que mantém o punho e as MFs em flexão e as interfalangianas na posição neutra. A órtese permite flexão passiva total dos dedos, mas não possibilita extensão além de seus limites. A forma original desses dois programas não é mais utilizada, e sim, sua forma modificada.

Método de Duran e Houser modificado

Esse protocolo é fundamentado na observação clínica e experimental de que o deslizamento tendíneo de 3 a 5 mm é suficiente para prevenir a formação de aderência ao redor do tendão suturado. É empregada órtese dorsal protetora, mantendo o punho em 20 a 30° de flexão, as metacarpofalangianas em 50° de flexão e as interfalangianas em extensão. São feitos exercícios passivos (**FIG. 54.43**) de flexão-extensão da IFD (mantendo a IFP em extensão), da IFP (mantendo a IFD em extensão) e de flexão composta (metacarpofalangianas, IFP e IFD) e extensão passiva do dedo dentro do limite da órtese protetora. O paciente é instruído a remover a faixa no nível dos dedos e a fazer cada exercício 10 vezes, a cada duas horas.

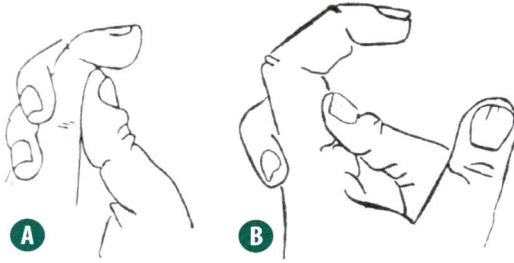

FIGURA 54.40

Ⓐ Exercício de bloqueio para o deslizamento do flexor profundo.
Ⓑ Exercício de bloqueio para o deslizamento do flexor superficial.

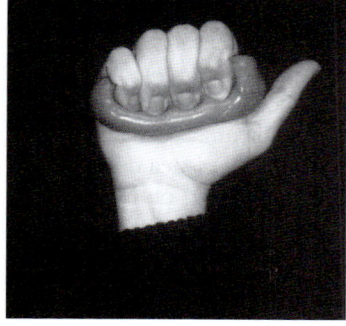

FIGURA 54.41 → Exercício de preensão com massa terapêutica de diferentes graus de resistência.

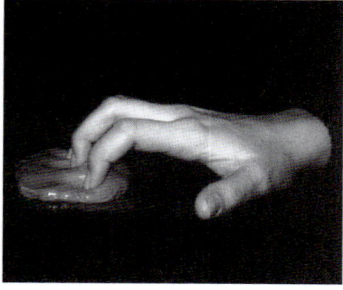

FIGURA 54.42 → Exercício resistido de "cavar" a massa terapêutica.

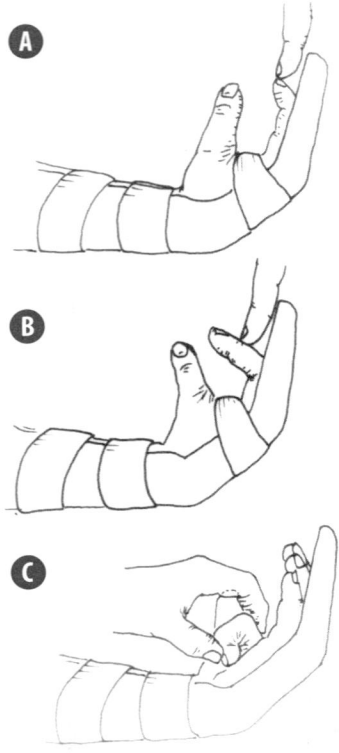

FIGURA 54.43 → Exercícios passivos precoces (método de Duran modificado).
A Flexão-extensão passiva apenas da IFD.
B Flexão-extensão passiva apenas da IFP.
C Flexão-extensão passiva total (metacarpofalangianas, IFP e IFD).

Exercícios ativos (de deslizamento diferencial, posicionar e manter e tenodese) são iniciados por volta da quinta semana de pós-operatório, quando a órtese protetora é removida; os exercícios de bloqueio são realizados na sexta semana e os de flexão resistida, na oitava semana. O programa de RPP pode ser utilizado na presença de aderência restritiva excessiva e discrepância de 50° ou mais entre a ADM ativo e a ADM passivo de flexão total do dedo.

Método de Kleinert

O método de Kleinert utiliza tração elástica, que mantém o dedo operado flexionado passivamente e permite sua extensão ativa-resistida.[11] Fundamenta-se no achado eletromiográfico do silêncio dos flexores durante a extensão resistida do dedo.

Durante anos, o protocolo original recomendado por Kleinert e colaboradores[11] vem sendo modificado, diminuindo a flexão do punho, aumentando a flexão das MFs e acrescentando barra palmar distal, a qual permite que a tração elástica tenha mais efeito na flexão digital (**FIG. 54.44**).

A órtese dinâmica é utilizada por, pelo menos, quatro semanas, e, durante esse período, orienta-se ao paciente que faça a extensão ativa-resistida do dedo e a flexão passiva, que é assegurada pela tração dinâmica, retornando o

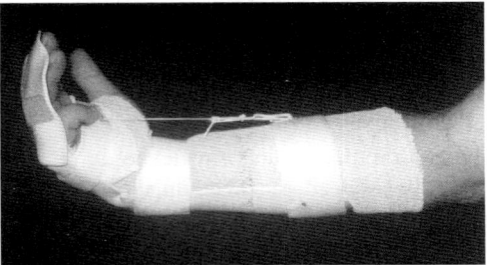

FIGURA 54.44 → Método de Kleinert modificado. Órtese dorsal mantendo o punho flexionado em 30°, metacarpofalangianas em 50° e interfalangianas estendidas. A "gominha", presa na face anterior do antebraço, passa por baixo da polia localizada na palma da mão e se prende na unha do dedo acometido por meio de colchete, colado com Super Bonder®.

dedo à posição de flexão. A tensão da tração dinâmica deve ser ajustada de forma que a extensão digital seja conseguida com facilidade e que o retorno traga o dedo na palma da mão, em completa flexão. É importante o acompanhamento constante do paciente, sobretudo em relação à possibilidade de contratura em flexão da IFP.

Por volta da quarta à quinta semana de pós-operatório, a órtese dorsal é removida. Nessa fase, o protocolo varia entre alguns cirurgiões. Após seis semanas, a maioria desses profissionais e dos terapeutas permite flexão ativa e extensão progressiva do dedo.

Mobilização ativa precoce

A reabilitação pós-operatória dos tendões reparados, seja por imobilização do tendão por três semanas, mobilização passiva precoce ou mobilização ativa precoce, continua a ser assunto controverso, mas a tendência atual está mais direcionada a fazer algum grau de movimento ativo na fase imediata de pós-operatório. Certos autores acreditam que algum grau indefinido de tensão ativa da unidade musculotendínea no local do reparo pode ser necessário para engendrar migração proximal do tendão em cicatrização e que, na mobilização passiva, o tendão, ao ser empurrado proximalmente durante os exercícios passivos, pode preguear-se ou dobrar-se em vez de deslizar dentro do canal osteofibroso.

Técnicas de sutura reforçada para "suportar" a mobilização ativa têm sido desenvolvidas, e resultados favoráveis são relatados. Neste capítulo, são citados dois protocolos de mobilização ativa precoce, com base em estudos biomecânicos e clínicos.

Programa de Evans e Thompson – pequeno arco de movimento ativo

Evans e Thompson,[12] em revisão literária sobre o tema "mobilização ativa precoce do tendão reparado", examinaram os aspectos biomecânicos da "mobilização ativa" e usaram o conceito *minimal active muscle-tendon tension,* ou "mínima contração ativa da unidade musculotendínea" necessária para sobrepor a resistência viscoelástica da unidade musculotendínea antagonista sem prejuízo ou lesão à sutura tendínea. Os dois achados biomecânicos mais importantes do estudo foram que a força de flexão aumenta de modo significativo no final da flexão total dos dedos e que a flexão digital é feita com o punho em flexão. A partir dessas observações, elaboraram um programa de mobilização ativa precoce controlada de "posicionar e manter ativamente", denominado, no início, *minimal active muscle-tendon tension* e, depois, *active short arc motion*, ou pequeno arco de movimento ativo (PAM).

O programa deve ser iniciado dentro de 24 horas de pós-operatório. Os exercícios ativos devem ser feitos somente sob supervisão do terapeuta. Em casa, o paciente segue o programa de mobilização passiva precoce. A órtese protetora é retirada para os exercícios de PAM. O punho é posicionado de forma passiva em 20° de extensão, e os dedos, flexionados passivamente em 83° na metacarpofalangiana, 75° na IFP e 40° na IFD. É pedido ao paciente que mantenha essa posição por meio de suave contração muscular, em torno de 15 a 20 g, para criar tensão ativa no sistema flexor. A seguir, o paciente relaxa o punho em flexão e os dedos assumem, de modo suave e passivo, a posição em extensão (efeito tenodese).

Exercícios passivos leves e repetidos devem ser precedidos do exercício de contração ativa, porque reduzem a resistência e ajudam a desfazer as macromoléculas encontradas no edema.

Protocolo de mobilização precoce de posicionar e manter a posição ativamente de Cannon e Strickland[13]

O protocolo defende a força de tensão dada pela sutura reforçada de Tajima associada ao "horizontal *mattress*", de 2.150 a 4.300 g, durante as três primeiras semanas de pós-operatório. A carga no tendão é diminuída fazendo-se a extensão do punho durante a flexão mantida dos dedos. Isso é fundamentado nos estudos de Savage,[14] que observou que a força requerida para a flexão ativa dos dedos diminui quando o punho é mantido em 45° de extensão, e as metacarpofalangianas, em 90° de flexão.

Nesse programa, são utilizadas duas órteses na fase precoce, uma de proteção dorsal estática e outra de tenodese, que permite flexão total do punho e bloqueia a extensão em 30°, possibilita total movimento das interfalangianas e bloqueia as metacarpofalangianas em 60° de flexão (FIG. 54.45), utilizada para os exercícios "ativos". Na fase precoce, durante quatro semanas de pós-operatório, o protocolo de Duran modificado é executado com a órtese dorsal.[10] Com a órtese de tenodese, é feito o seguinte exercício:

• Da posição de flexão do punho, realiza-se flexão passiva dos dedos e extensão ativa do punho (30°) simultaneamente; com o punho em extensão, é feita contração da unidade musculotendínea flexora suave

por cinco segundos. Em seguida, o paciente relaxa os dedos contraídos, e o punho é flexionado de forma passiva, permitindo a extensão passiva dos dedos.

Após quatro semanas de pós-operatório, o paciente, para proteger o tendão suturado, faz uso apenas de órtese dorsal entre os exercícios e à noite. Exercícios de tenodese, sem a órtese, são executados, flexionando-se passivamente os dedos e estendendo-se de forma ativa o punho. Exercícios ativos de flexão-extensão dos dedos e do punho, evitando a extensão simultânea, também são estimulados nessa fase.

Os exercícios de deslizamento de tendão são iniciados na quinta semana de pós-operatório, e os exercícios de bloqueio, na sexta semana. A extensão passiva (alongamento) somente é permitida na sétima semana, e o programa de fortalecimento, na oitava semana. Estima-se que o retorno da função manual total ocorra na 14ª semana de pós-operatório.

REABILITAÇÃO APÓS REPARO DOS TENDÕES EXTENSORES DOS DEDOS

Dependendo do nível da lesão e das estruturas envolvidas, o tratamento das lesões dos tendões extensores pode apresentar maiores problemas do que a abordagem terapêutica dos tendões flexores e comprometer a integridade

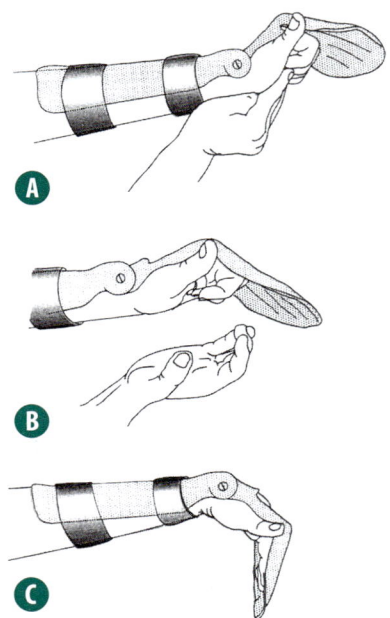

FIGURA 54.45 → Órtese de tenodese de Strickland.
Ⓐ O paciente estende o punho de modo ativo e flexiona os dedos de modo passivo, de forma simultânea.
Ⓑ Mantém em contração ativa isométrica a flexão dos dedos por cinco segundos, retirando a mão contralateral de apoio.
Ⓒ Relaxa, permitindo a flexão do punho e a extensão dos dedos dentro do limite de ADM da órtese.

funcional da mão. Apesar de existirem diferenças histológicas, metabólicas e nutricionais entre os flexores e os extensores e entre os distintos níveis do sistema extensor, todos os tendões são um tipo de tecido conjuntivo denso que transmite força muscular ao esqueleto. Para tanto, devem deslizar livremente pelos tecidos vizinhos.

A seguir, são apresentadas as técnicas mais utilizadas na reabilitação dos tendões extensores, nos diferentes níveis de lesão, lembrando que a Federação Internacional das Sociedades de Cirurgia da Mão dividiu a mão em sete zonas anatômicas para a classificação das lesões dos tendões extensores extrínsecos nos dedos e cinco no polegar. A proposta do tratamento de reabilitação tendínea é aplicar estresse preciso e seguro de acordo com os estágios de cicatrização, com o objetivo de evitar aderências, objetivando-se um tendão que deslize livremente por seu leito.

Zonas I e II

Essas zonas compreendem a IFD e a falange média, e a estrutura envolvida é o tendão extensor terminal. Lesão nesse nível causa deformidade em flexão da IFD, conhecida como dedo "em martelo". A reabilitação é iniciada, em geral, após seis semanas de imobilização ou pós-operatório, em que exercícios ativos para a IFD são estabelecidos. É importante lembrar que, de acordo com Brand e Thompson,[15] o tendão do músculo flexor profundo é três vezes mais forte do que o tendão extensor terminal. Assim, a mobilização ativa deve enfatizar, primeiro, o ganho de extensão e flexão da IFD, para que não haja risco de ruptura ou alongamento no local do reparo. As instruções ao paciente a respeito do ganho da ADM de flexão devem ser precisas, já que esta deve ser obtida de forma gradual.

Na presença de déficit na extensão da IFD, é indicado o emprego da tala metálica de extensão por mais duas semanas, retirando-a apenas para exercícios, e por mais quatro semanas de uso noturno. Atividades terapêuticas de preensão e coordenação são incorporadas aos poucos ao tratamento, assim como exercícios resistidos. Nos casos de lesões por esmagamento, um programa de dessensibilização deve ser feito para a condição de hipersensibilidade.

Zonas III e IV

Tais zonas compreendem a articulação IFP e a falange proximal. As estruturas anatômicas que podem estar envolvidas na lesão são o tendão extensor mediano (banda central), a aponeurose triangular e os tendões extensores laterais (bandas laterais). A lesão do tendão extensor mediano e da aponeurose triangular produz luxação volar dos tendões extensores laterais em relação ao eixo das IFPs, prendendo-as em flexão, uma deformidade conhecida como dedo "em botoeira".

O tratamento, uma vez estabelecido o diagnóstico da lesão, costuma ser cirúrgico, com exploração e reparo das estruturas lesadas. Recomenda-se imobilização por seis semanas. Nas lesões tardias, em que o dedo apresenta deformidade fixa "em botoeira", independentemente da técnica cirúrgica, é indispensável que haja ganho prévio de ADM passivo de extensão da IFP e flexão ativa da IFD, que podem ser obtidos por meio de órteses e exercícios. A técnica cirúrgica reconstrutiva mais utilizada para a recuperação da extensão da IFP é a de Matev. Nos casos que apresentam alterações articulares da IFP, pode-se indicar artroplastia com prótese de silicone ou artrodese da IFP.

Recomenda-se a imobilização por três semanas, com extensão do punho, 20° de flexão da metacarpofalangiana e das interfalangianas em extensão. Após esse período, apenas o dedo acometido é imobilizado com tala metálica ou cilindro gessado, mantendo a IFP em extensão. Quando há reparo dos tendões laterais, a IFD também deve ser imobilizada em extensão. Caso contrário, ela pode ser liberada para exercícios de flexão-extensão ativos, para evitar aderência tendínea e rigidez articular e para aumentar a extensibilidade do ligamento retinacular oblíquo. Exercícios isométricos para extensão com a tala também são indicados e promovem estresse controlado no local da sutura.

Os exercícios ativos para flexão-extensão da IFP são iniciados após seis semanas de imobilização. Deve ser enfatizado, mais uma vez, o ganho da ADM de extensão das interfalangianas, antes do ganho de ADM de flexão. Com o dedo posicionado em 0° de extensão da metacarpofalangiana, a IFP não deve ser fletida mais que 30° na primeira semana de mobilização ativa. Caso não exista alongamento ou déficit na extensão ativa da IFP, a flexão pode progredir para 40 a 50° por volta da segunda semana, aumentando-se 20 a 30° a cada semana subsequente. A flexão forçada da IFP deve ser evitada no início. Se houver déficit de extensão ativa dessa articulação, por frouxidão ou alongamento do tendão em cicatrização, o uso de tala de extensão deve ser indicado por mais duas semanas, e o grau de flexão dos exercícios, limitado. Quando não for observado alongamento tendíneo e a IFP se apresentar rígida em extensão, esforços no ganho de ADM de flexão podem ser feitos por meio de órteses e exercícios. Os exercícios resistidos progressivos e os alongamentos são iniciados dentro de oito a nove semanas de pós-operatório.

Zonas V e VI

Compreendem a articulação metacarpofalangiana e o dorso da mão. As estruturas anatômicas que podem estar envolvidas na lesão são os tendões do músculo extensor dos dedos, do extensor próprio do indicador e do dedo mínimo, as conexões intertendíneas e as bandas sagitais. A lesão nessas zonas produz deformidade em flexão da metacarpofalangiana.

A imobilização após o reparo dos tendões extensores nesse nível costuma ser feita com o punho em 45° de extensão, as metacarpofalangianas em 0 a 20° de flexão e as interfalangianas em extensão, por cerca de três a quatro semanas. Na fase de imobilização, cuidados com a ferida, tratamento do edema e monitoração da posição de imobilização devem ser instituídos. É importante observar se as articulações estão rígidas, e exercícios para manutenção da mobilidade podem ser estabelecidos. O terapeuta mantém o punho em extensão máxima, colocando as articulações digitais também em extensão. Então, com cuidado, movimenta cada metacarpofalangiana da posição de leve hiperextensão para 30° de flexão para o indicador e o dedo médio e para 40° para o anular e o dedo mínimo (FIG. 54.46). Essa mobilização produz deslizamento de 3 a 5 mm de excursão tendínea, não prejudicando o reparo cirúrgico.

As articulações IFPs podem ser mobilizadas mantendo-se o punho e as metacarpofalangianas em extensão. Existe pouca excursão tendínea nas zonas V e VI com o movimento das interfalangianas. Cada articulação IFP pode ser passiva e individualmente mobilizada por completo em sua ADM, mantendo o punho e as metacarpofalangianas em extensão.

Os exercícios ativos são iniciados após três semanas de imobilização. É enfatizada a extensão da metacarpofalangiana, mantendo-se o punho em posição neutra ou leve flexão, para relaxar o flexor antagonista. Exercícios de flexão da metacarpofalangiana (40-60°), para assegurar a extensibilidade dos ligamentos colaterais, devem ser feitos com o punho em extensão. O exercício de tenodese (FIG. 54.39) permite a excursão tendínea ativa sem forçar demais o reparo. As interfalangianas são exercitadas em ampla ADM, com o punho e as metacarpofalangianas em extensão. Os exercícios devem ser feitos 10 a 20 vezes, cada um, de hora em hora.

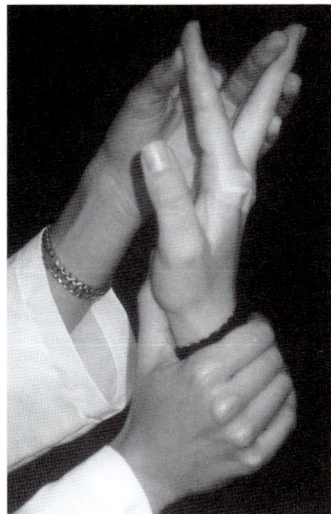

FIGURA 54.46 → Exercício para as metacarpofalangianas após reparo do tendão extensor nas zonas V e VI. O terapeuta deve posicionar o punho e os dedos em máxima extensão, enquanto mobiliza passivamente a metacarpofalangiana da hiperextensão em 30° de flexão para o segundo e o terceiro dedos e a 40° para o quarto e o quinto dedos.

Na quarta semana, são acrescentados exercícios de flexão composta dos dedos, com o punho em extensão, de extensão individual de cada dedo, da "garra intrínseca" ou da posição de intrínseco *minus* (FIG. 54.35A) e da posição de intrínseco *plus* (FIG. 54.35B). Órtese dinâmica para ganho de flexão da metacarpofalangiana e da IFP pode ser usada nessa fase, caso haja limitação de movimento em torno de 30 a 40°. Por volta da sexta semana, exercícios de flexão simultânea dos dedos e do punho podem ser iniciados, assim como suave programa de fortalecimento. O fortalecimento mais intenso deve ser instituído somente por volta da 10ª até a 12ª semana, quando o tendão possuir força de tensão semelhante à normal.

Zona VII

Compreende a zona do retináculo do punho, onde os tendões extensores têm bainha sinovial e passam por seis túneis osteofibrosos. As estruturas que podem estar envolvidas na lesão são, além dos extensores dos dedos, os extensores do punho e do polegar. É uma zona desfavorável para a reparação tendínea, por conta da tendência à aderência entre os tendões, a bainha sinovial e o retináculo. A aderência proximal ao retináculo produz limitação na flexão simultânea dos dedos e do punho, enquanto a distal ao retináculo, restrição na extensão simultânea do punho e dos dedos.

A imobilização pós-operatória por quatro semanas é feita com calha de gesso ou de termoplástico, mantendo o punho em extensão de 30° e as metacarpofalangianas em 15 a 20° de flexão. O reparo múltiplo dos tendões extensores requer exercícios de deslizamento diferenciado na terceira semana de pós-operatório, para restabelecer a mobilidade independente de cada dedo. Isso é feito movendo-se, de modo passivo, cada dedo de 15° de hiperextensão da metacarpofalangiana até flexão graduada de 30° na terceira semana, 45° na quarta semana, 60° na quinta e 90° de flexão na sexta, enquanto os dedos adjacentes e o punho são mantidos em extensão. O exercício de tenodese é feito em apenas 10° de flexão do punho, quando os extensores comuns dos dedos forem reparados, e 20°, quando forem restaurados os tendões extensores do punho.

Após quatro semanas, quando a imobilização é retirada, inicia-se a mobilização ativa, com ênfase no ganho da extensão das metacarpofalangianas e do punho. A flexão é obtida de forma gradual. São orientados exercícios ativos de deslizamento diferencial para os tendões extensores e exercícios de desvio radial e ulnar com o punho e o antebraço em diferentes posições. Exercícios ativos de flexão simultânea de punho e dedos são estabelecidos de forma progressiva a partir da quinta semana, e flexão passiva (alongamento) a partir da sexta semana. Atividades e exercícios resistidos são estimulados na sétima semana de pós-operatório.

Referências

1. Andrews JR, Wilk KE, Harrelson GL. Reabilitação física das lesões desportivas. 2. ed. Rio de Janeiro: Guanabara Koogan; 2000. p. 465-6.

2. Walch G, Boileau P, Noel E, Donell ST. Impingement of the deep surface of the supraspinatus tendon on the posterosuperior glenoid rim: an arthroscopic study. J Shoulder Elbow Surg. 1992;1(5):238-45.

3. Habermeyer P, Magosch P, Pritsch M, Scheibel MT, Lichtenberg S. Anterosuperior impingement of the shoulder as a result of pulley lesions: a prospective arthroscopic study. J Shoulder Elbow Surg. 2004;13(1):5-12.

4. Morrey BF, An KN, Chao EYS. Functional evaluation of the elbow. In: Morrey BF, editor. The elbow and its disorders. 2nd ed. Philadelphia: W. B. Saunders; 1993. p. 86-96.

5. Laseter GF. Therapist's management of distal radius fractures. In: Mackin EJ, Callahan AD, Skirven TM, Schneider LH, Osterman AL, editors. Rehabilitation of the hand and the upper extremity. 5th ed. St. Louis: Mosby; 2002. p. 1136-55.

6. Pulvertaft RG. Problems of flexor tendon surgery of the hand. J Bone Joint Surg Am. 1965;47(1):123-32.

7. Bunnell S. Bunnell's surgery of the hand. Philadelphia: J. B. Lippincott; 1970. p. 393-456.

8. Collins DC, Schwarz L. Early progressive resistance following immobilization of flexor tendon repairs. J Hand Ther. 1991;4(3):111-6.

9. Wehbé MA, Hunter JM. Flexor tendon gliding in the hand. Part I. In vivo excursions. J Hand Surg Am. 1985;10(4):570-4.

10. Duran E. Management of flexor tendon laceration in zone 2 using controlled passive motion postoperatively. In: Hunter J, Schneider LH, Mackin EJ, Callahan AD, editors. Rehabilitation of the hand: surgery and therapy. 3rd ed. St. Louis: Mosby; 1990. p. 410-3.

11. Kleinert HE, Kutz JE, Cohen MJ. Primary repair of zone 2 flexor tendon laceration. AAOS Symposium on Tendon Surgery in the Hand; 1975. St. Louis: Mosby; 1975. p. 105-14.

12. Evans RB, Thompson DE. An analysis of factors that support early active short arc motion of the repaired central slip. J Hand Ther. 1992;5(4):187-201.

13. Cannon NM, Strickland JW. Therapy following flexor tendon surgery. Hand Clin. 1985;1(1):147-65.

14. Savage R. The influence of wrist position on the minimum force required for active movement of the interphalangeal joints. J Hand Surg Br. 1988;13(3):262-8.

15. Brand PW, Thompson DE. Mechanical resistance. In: Brand PW, Hollister A, editors. Clinical mechanics of the hand. St. Louis: Mosby; 1992. p. 92-128.

55
Lesões traumáticas do anel pélvico

Tito Rocha
João Victor da Silveira Möller

As fraturas do anel pélvico são um desafio constante para todos envolvidos em seu manejo inicial e definitivo. O aumento da sua incidência nos últimos anos é evidente e importante. Com taxas de mortalidade que variam de 10 a 50%, representam lesões de grande letalidade e que exigem tratamento especializado. Estudos epidemiológicos dividem os pacientes em dois grandes grupos: os adultos jovens, vítimas de acidentes de alta energia, e os idosos, vítimas de acidentes de baixa energia – com frequência, por queda da própria altura.

Os acidentes automobilísticos e as quedas de grandes alturas são os principais responsáveis pelo trauma no adulto jovem. O paciente, pelas lesões associadas, deve receber seus diagnósticos e tratamentos de imediato. Diversas são as lesões associadas e a causa do óbito é multifatorial. Uma equipe multidisciplinar capacitada é indispensável no manejo desses indivíduos.

ANATOMIA RELEVANTE

Conectando o esqueleto axial aos membros inferiores, o anel pélvico é composto por duas hemipelves, sacro, articulações sacroilíacas e sínfise púbica. Sustenta o assoalho pélvico e fornece proteção para as estruturas pélvicas e abdominais. É a conexão e o meio de distribuição de carga entre o tronco e os membros inferiores.

As articulações pélvicas são inerentemente instáveis. A estabilidade articular, bem como todo o anel pélvico, é proveniente dos ligamentos sacroilíacos, púbicos, sacrotuberal e sacroespinal. A articulação sacroilíaca é subdividida em duas partes: superior e inferior. A porção anteroinferior consiste na superfície articular, enquanto a porção posterossuperior é representada por parte dos ligamentos interósseos. A sínfise púbica é formada por duas superfícies articulares opostas. Tal estrutura é circundada por tecido fibroso e interposta por fibrocartilagem, o disco fibrocartilagíneo interpúbico.

As estruturas ligamentares de maior importância para a estabilidade pélvica são as posteriores. A sínfise púbica fornece apenas 15% da estabilidade pélvica. Os ligamentos sacroilíacos posteriores são divididos em curtos e longos. Os curtos são praticamente horizontais e correm da crista sacral às espinhas ilíacas posteriores. Os longos, mais superficiais, são oblíquos, originam-se na espinha ilíaca posterossuperior e inserem-se na porção lateral do sacro. Do ílio ao sacro, ventralmente, estão os ligamentos sacroilíacos anteriores. Na porção interna, há os ligamentos interósseos. O sacroilíacos anterior e os ligamentos interósseos têm menos importância na estabilidade articular quando comparados aos ligamentos posteriores **(FIGS. 55.1 e 55.2).**

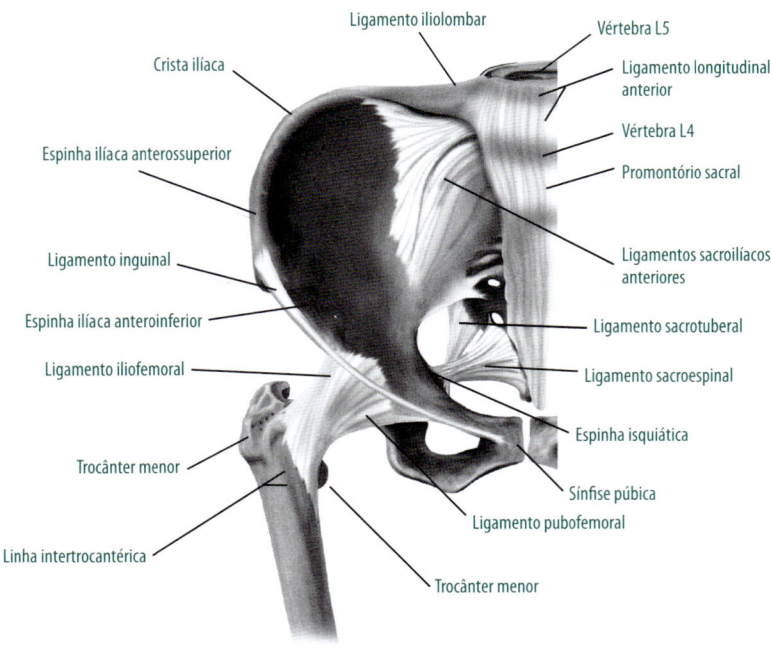

Ligamento iliolombar
Crista ilíaca
Espinha ilíaca anterossuperior
Ligamento inguinal
Espinha ilíaca anteroinferior
Ligamento iliofemoral
Trocânter menor
Linha intertrocantérica
Trocânter menor
Ligamento pubofemoral
Sínfise púbica
Espinha isquiática
Ligamento sacroespinal
Ligamento sacrotuberal
Ligamentos sacroilíacos anteriores
Promontório sacral
Vértebra L4
Ligamento longitudinal anterior
Vértebra L5

FIGURA 55.1 → Anatomia osteoligamentar anterior.

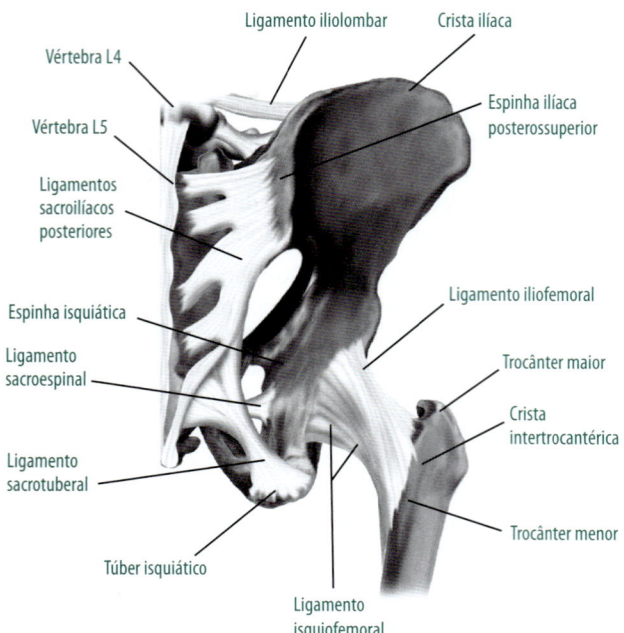

FIGURA 55.2 → Anatomia osteoligamentar posterior.

Importante também na estabilidade vertical junto ao ligamento sacroilíaco posterior, o ligamento sacrotuberal conecta a face posterolateral do sacro à tuberosidade isquiática. O ligamento sacroespinal é triangular e une a espinha isquiática à face lateral do sacro. Ele divide a incisura isquiática em menor e maior e é importante na estabilidade rotacional do anel pélvico.

Outros ligamentos também contribuem para a estabilidade. Ainda que questionado como estabilizador vertical, o ligamento iliolombar conecta o processo transverso de L4 ou L5 à crista ilíaca posterior. O lombossacral corre do processo transverso de L5 à asa do sacro, formando um limite anterior e protegendo a raiz de L5.

Tile[1,2] sugeriu a associação da fratura do processo transverso de L5 e instabilidade vertical. Estudos recentes questionam essa associação, colocando a presença da fratura do processo de L5 como marcador de fratura pélvica e não de instabilidade. Assim, os ligamentos com disposição horizontal resistem às forças rotacionais. São eles:

* Ligamentos sacroilíacos posteriores curtos.
* Ligamento sacroilíaco anterior.
* Iliolombar.
* Sacroespinoso.

Já os ligamentos com disposição vertical resistem às forças verticais.

* Ligamento sacroilíaco posterior longo.
* Sacrotuberoso.
* Lombossacrais.

Emergem dos cinco forames sacrais cinco raízes nervosas para contribuir com o plexo lombossacral e sacral, que suprem as estruturas do períneo e os membros inferiores. O plexo lombossacral é formado pelas raízes de T12 a S4. O nervo femoral – formado pelas raízes de L2 a L4 – atravessa a pelve junto do músculo psoas e ilíaco, abaixo do ligamento inguinal. O nervo isquiático, L4 a S3, emerge na incisura ciática maior, entre o piriforme e os demais rotadores externos. Na incisura ciática maior, também estão contidos o nervo e artéria glútea superior e inferior e o nervo e a artéria pudenda interna. O nervo e a artéria obturatória saem da pelve via forame obturatório.

As lesões do componente posterior do anel pélvico colocam em risco, principalmente, o nervo isquiático. Na ruptura da musculatura do assoalho pélvico, pela proximidade anatômica, o sistema autônomo está em risco. Essa relação culmina na alta taxa de disfunção sexual após lesões com ruptura do diafragma urogenital (**FIG. 55.3**).

O sistema arterial e venoso da região ilíaca passa ventral à articulação sacroilíaca e emerge através dos forames obturatórios e incisuras ciáticas. Suas relações anatômicas, com ossos e ligamentos, propiciam lesões traumáticas no momento da fratura do anel pélvico. A hemorragia é a principal causa de óbito do paciente com essa lesão e costuma ser oriunda do plexo venoso ilíaco interno.

A artéria ilíaca comum divide-se em externa em interna. A artéria ilíaca externa origina a artéria femoral ao passar pelo ligamento inguinal. A ilíaca interna ramifica-se, geralmente, em anterior e posterior. O ramo anterior origina a artéria glútea superior, a obturatória, a sacral lateral e a iliolombar. O ramo posterior divide-se em glútea inferior, pudenda interna, vesical inferior e retal média. Uma anastomose entre o sistema ilíaco externo e obturatório, a

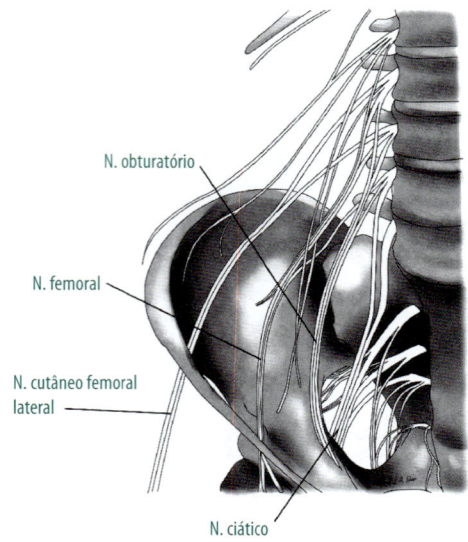

FIGURA 55.3 → Disposição dos nervos relevantes nas fraturas do anel pélvico. *(Desenho de Rafael de Alvarenga Rosa.)*

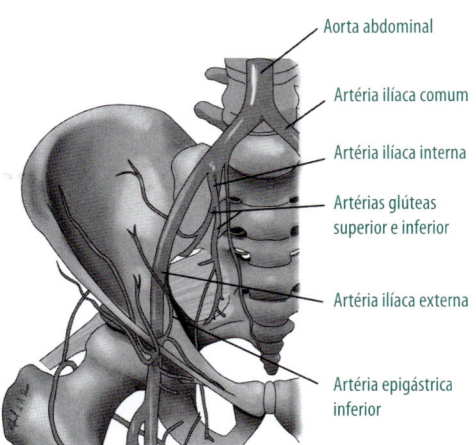

FIGURA 55.4 → Anatomia arterial da região pélvica.
(Desenho de Rafael de Alvarenga Rosa.)

corona mortis, passa posterior ao ramo púbico. É comum estar localizada a 6 cm da sínfise púbica e representa estrutura importante no acesso cirúrgico da porção interna da cintura pélvica **(FIG. 55.4)**.

Outra estrutura importante na fratura do anel pélvico é o funículo espermático. Contendo artérias, veias, vasos linfáticos e nervos, ele atravessa a cavidade abdominal passando pelo canal inguinal para chegar à bolsa escrotal. Lesões traumáticas ou iatrogênicas determinam disfunção sexual temporária ou permanente. Lesões bilaterais determinam esterilidade. O tratamento clássico do componente anterior – a sínfise púbica – é através de pinças tipo *clamp* colocadas nos ramos púbicos ou tubérculos púbicos e fixação com placa e parafusos. Esse *clamp* coloca em risco o cordão espermático. Um estudo recente mostrou a íntima relação do tubérculo púbico e o funículo espermático. Menos de um milímetro, 0,8 mm, é a média da distância entre o cordão e o tubérculo púbico **(FIG. 55.5)**.

O sistema urinário é sede de múltiplas lesões traumáticas associadas às fraturas do anel pélvico. A uretra no homem, menos móvel, é mais propensa a lesões traumáticas.

Nas mulheres, o local de maior incidência de lesão é a bexiga. As lesões envelhecidas desafiam o acesso cirúrgico pela aderência da bexiga nas estruturas da sínfise púbica. A ampola retal, anterior ao sacro, está suscetível a lacerações nos casos de fratura sacrais ou fratura com instabilidade importante, sobretudo nas instabilidades verticais.

EXAME FÍSICO

O exame físico do paciente com fratura de anel pélvico é o do paciente politraumatizado. Deve-se buscar lesões associadas em todo o sistema musculoesquelético. Um exame sistematizado diminui a chance de diagnósticos equivocados ou negligenciados. Busca ativa pelas lesões expostas, em geral diagnosticadas mais tarde, deve ser o protocolo-padrão. Lesões ocultas, como na lesão dos tratos geniturinário e gastrintestinal, precisam ser investigadas. Toque retal e vaginal deve ser realizado em todos os pacientes com fratura pélvica. No toque retal, além da procura por sangramentos, a próstata deve ser palpada. Uma próstata alta ou não palpável pode representar lesão uretral. Na suspeita de lesão uretral, a uretrografia retrógrada precede a sondagem vesical.

Encurtamentos e rotações anormais são indícios clínicos de lesão. Na lesão do assoalho pélvico, comum nas instabilidades verticais, há, no aspecto clínico, o sinal de Destot, que é o hematoma na bolsa escrotal dos homens e nos grandes lábios das mulheres **(FIG. 55.6)**.

O exame neurológico deve avaliar o plexo lombossacral, o nervo ciático e o reflexo bulbocavernoso. As fraturas sacrais, sobretudo as mediais aos forames sacrais, possuem 60% de incidência de lesão neurológica.

A observação minuciosa por, pelo menos, 48 horas após o trauma é a conduta adequada, pois há risco de choque hemorrágico. Ainda que em desuso, o lavado peritoneal – se indicado – deve ser realizado acima da cicatriz umbilical para evitar o resultado falso-positivo.

A estabilidade do anel pélvico não deve ser testada clinicamente. A compressão anteroposterior e laterolateral na

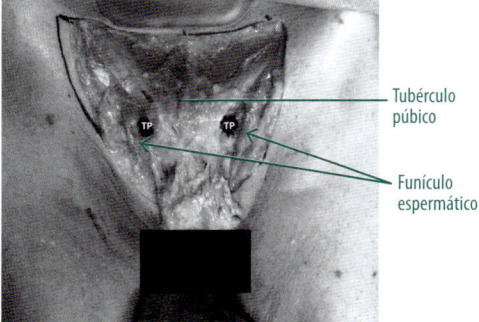

FIGURA 55.5 → Imagem clínica demonstrando a proximidade do funículo espermático e tubérculo púbico.
Fonte: Collinge e Beltran.[3]

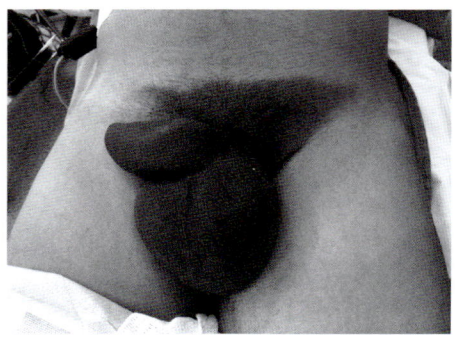

FIGURA 55.6 → Sinal de Destot – hematoma escrotal associado à lesão pélvica.
(Arquivo pessoal.)

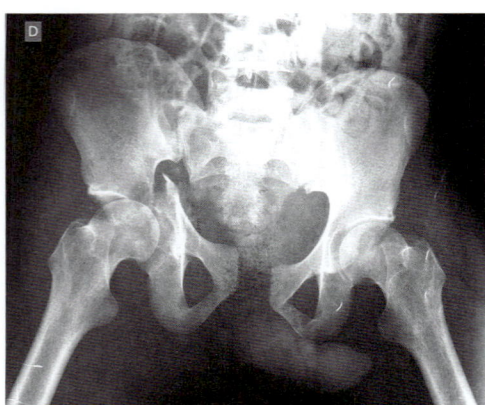

FIGURA 55.7 → Incidência radiográfica – panorâmica de bacia. A imagem mostra um caso de fratura acetabular associada a cisalhamento do anel pélvico direito. Observa-se: fratura transversa do acetábulo, ascensão superior da sacroilíaca direita e ascensão e abertura da sínfise púbica. Sacro sem alterações.

sala de emergência para avaliação da estabilidade pélvica foi muito discutida. Essa manobra não deve ser realizada pelo risco de sangramento. Há indícios radiográficos que fornecem com clareza as informações necessárias para o diagnóstico de instabilidade. Nos casos de dúvida radiográfica, o teste clínico deve ser realizado sob visão fluoroscópica e no ambiente do centro cirúrgico.

RADIOLOGIA

O diagnóstico radiográfico é determinante na decisão terapêutica. A radiografia na incidência panorâmica de bacia é o passo inicial (**FIG. 55.7**). Pela facilidade técnica e pelas informações disponíveis, torna-se, muitas vezes, a única imagem diagnóstica na urgência. Uma incidência panorâmica de bacia deve conter ambas as cristas ilíacas e ter o sacro centrado com a sínfise púbica.

O que avaliar? O que procurar ativamente?

1. Estruturas ósseas:
   a. Ramos púbicos e isquiáticos.
   b. Asa do ilíaco.
   c. Sacro.

2. Parâmetros ligamentares:
   a. Abertura ou cisalhamento da sínfise púbica.
   b. Abertura ou cisalhamento da articulação sacroilíaca.

3. Lesões associadas:
   a. Fratura de acetábulo.
   b. Fratura do fêmur.
   c. Fratura da coluna lombar.

As incidências em *inlet* e *outlet* fornecem informações adicionais para elucidação diagnóstica. A *outlet*, obtida com angulação do raio de 45° cefálicos, possibilita a avaliação dos desvios verticais e das fraturas sacrais (**FIG. 55.8**). A *inlet*, com o raio 45° caudal, permite a visualização dos desvios rotacionais e anteroposteriores, bem como a impacção sacral (**FIG. 55.9**).

A tomografia computadorizada (TC) é mandatória na avaliação da lesão do complexo osteoligamentar posterior. Ela mostra as estruturas ósseas em detalhes. As fraturas sacrais, as aberturas da articulação sacroilíaca e as lesões viscerais são mais bem avaliadas através da TC. A presença de ar extraluminal, sobretudo no subcutâneo, levanta a possibilidade de fratura exposta. Na TC, é possível extrapolar as imagens em *inlet* e *outlet*. Essas projeções fornecem informações adicionais nas fraturas e impacções sacrais, sejam por cisalhamento ou impacção.

Linnau e colaboradores[4] correlacionaram os achados radiográficos com o mecanismo de lesão. Encontraram associação de até 89% do mecanismo de trauma com o padrão de lesão encontrado nas radiografias. Os traumas laterais apresentam com mais intensidade essa correlação.

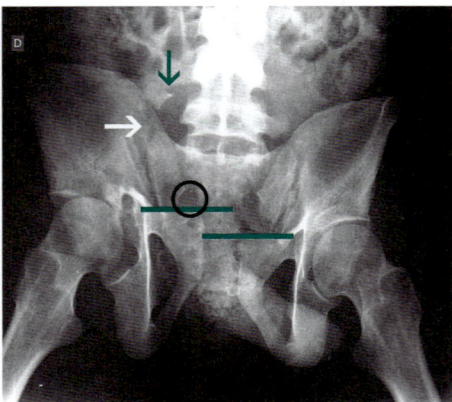

FIGURA 55.8 → Radiografia em *outlet* da pelve. Seta verde: desvio vertical da sacroilíaca. Seta branca: fratura do processo transverso de L5. Círculo preto: forame sacral. Linhas verdes: desvio vertical da sínfise púbica.

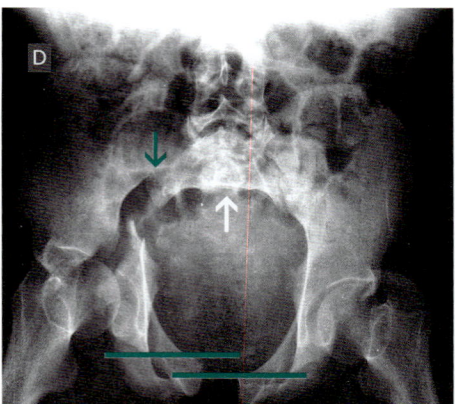

FIGURA 55.9 → Radiografia em *inlet* da pelve. Seta verde: desvio anteroposterior da sacroilíaca. Seta branca: corpo do sacro. Linhas verdes: desvio anteroposterior da sínfise púbica.

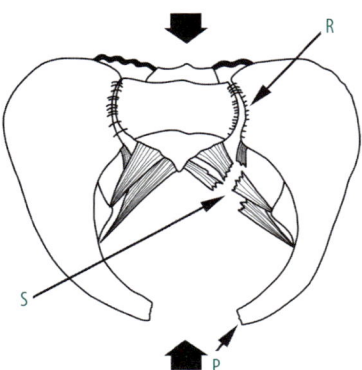

FIGURA 55.10 → Padrão de lesão anteroposterior – rotação externa da hemipelve. Observa-se a abertura da sínfise (P), da sacroilíaca (R) e lesão do complexo sacroespinal (S).

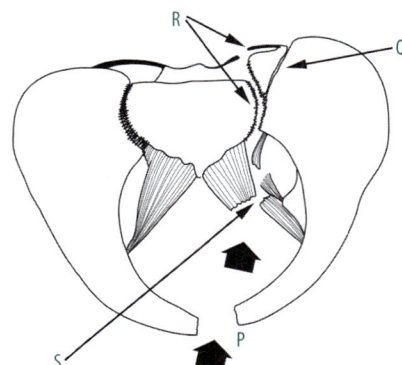

FIGURA 55.12 → Padrão de lesão vertical. Observa-se a abertura da sínfise (P), da sacroilíaca (R), lesão do complexo sacrotuberal (S) e fratura do sacro (Q).

É difícil que as lesões sejam em um único ponto da circunferência do anel pélvico. Na fratura do ramo púbico, deve-se buscar ativamente o comprometimento das estruturas posteriores. Scheyerer e colaboradores[5] encontraram 96,8% de lesão posterior na presença de fratura do ramo púbico.

A ressonância magnética (RM) demonstra maior sensibilidade no diagnóstico das lesões posteriores. Está indicada nos casos de dor posterior importante, no paciente com osteoporose e com TC normal.

CLASSIFICAÇÕES

Classificação de Young e Burgess

Young e colaboradores,[6] por análise retrospectiva de 142 casos, desenvolveram um sistema de classificação baseada nos achados radiográficos e no mecanismo de lesão. Quatro são as forças possíveis no trauma pélvico:

1. Compressão anteroposterior – rotação externa da hemipelve.

2. Compressão lateral – rotação interna da hemipelve.

3. Cisalhamento vertical.

4. Padrão complexo.

Na rotação externa há em ordem de ocorrência: abertura da sínfise, lesão do complexo sacroilíaco anterior, lesão do ligamento sacroespinal, comprometimento do componente posterior da sacroilíaca e ruptura dos ligamentos da sínfise (**FIG. 55.10**).

Na compressão lateral, os padrões de lesão estão de acordo com o local inicial da força aplicada. Se aplicada posteriormente, há compressão da articulação sacroilíaca posterior e fratura do ramo sem lesão ligamentar. Com a energia sendo aplicada lateralmente, há o padrão clássico de lesão: fratura do ramo com fratura e/ou abertura do componente posterior. Se aplicada anteriormente, além da lesão prévia, há, contralateralmente, ruptura do ligamento sacrotuberal e sacroespinal com abertura anterior da sacroilíaca (**FIG. 55.11**).

Com o vetor de força inferossuperior, ocorre a lesão por cisalhamento vertical. Fratura do ramo, da asa e do sacro são achados possíveis. As sacroilíacas anterior e posterior, os ligamentos sacrotuberal e sacroespinal e a sínfise púbica costumam estar acometidos (**FIG. 55.12**).

Assim sendo, pode-se fazer a seguinte divisão conforme as lesões:

• Compressão anteroposterior – abertura da sínfise ou fratura do ramo:

I – Pequena abertura da sínfise e articulação sacroilíaca anterior.

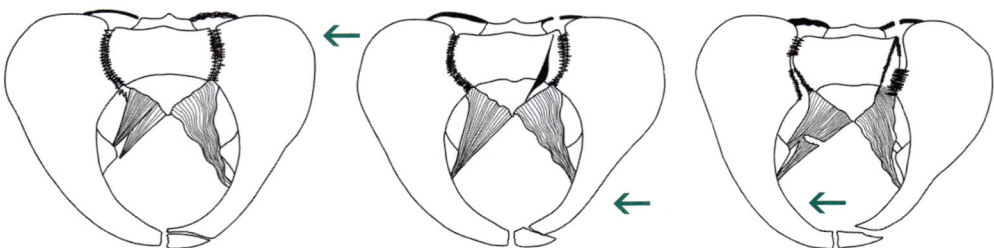

FIGURA 55.11 → Padrão de compressão lateral – rotação interna da hemipelve. Observa-se a energia posterior (esquerda), a compressão lateral clássica (centro) e a energia anterior (direita).

II – Abertura importante da sacroilíaca anterior **(FIG. 55.13)**.

III – Abertura da sacroilíaca **posterior** **(FIG. 55.14)**.

- Compressão lateral – fratura do(s) ramo(s):

  I – Fratura sacral ipsilateral **(FIG. 55.15)**.

  II – Fratura em **crescente** ipsilateral.

  III – Tipo I ou II + abertura contralateral.

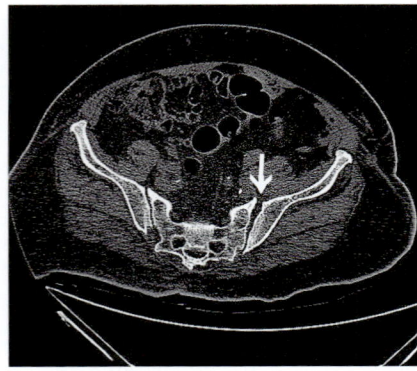

FIGURA 55.13 → Padrão de lesão por compressão anteroposterior grau II. Observa-se a abertura anterior da sacroilíaca (seta branca) e a sacroilíaca posterior fechada.

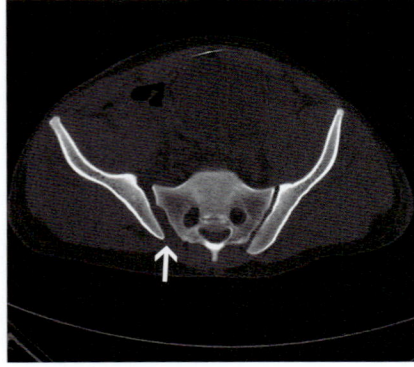

FIGURA 55.14 → Padrão de lesão por compressão anteroposterior grau III. Observa-se a abertura anterior e posterior da sacroilíaca (seta branca).

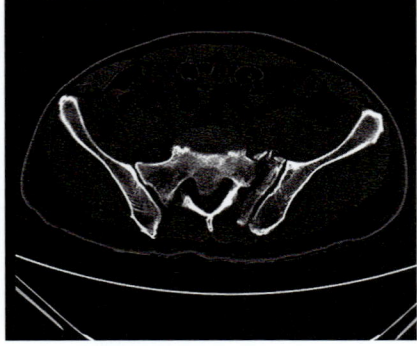

FIGURA 55.15 → Padrão de lesão por compressão lateral grau I. Fratura completa do sacro.

- Cisalhamento vertical.

  Desvio **vertical** da hemipelve associada ou não com fratura do ramo, da asa do ilíaco e do sacro, com diástase da sínfise ou lesão posterior da sacroilíaca **(FIG. 55.16)**.

- Combinada.

- Lesões combinadas.

Classificação de Tile

Conhecendo o mecanismo de trauma e as estruturas envolvidas, Pennal e, depois, Tile,[1] desenvolveram o primeiro sistema de classificação.

Tipo A – Anel estável:

A1 – Fraturas que não envolvem o anel pélvico (cristas, espinhas ou tuberosidade isquiática).

A2 – Fratura sem desvio e estável.

Tipo B – Instável rotacionalmente:

B1 – Livro aberto/*open book*.

B2 – Compressão lateral unilateral.

B3 – Compressão lateral com lesão contralateral ou lesão em alça de balde.

Tipo C – Instável rotacional e verticalmente:

C1 – Unilateral.

C2 – Bilateral.

C3 – Associada a fratura acetabular.

Tile[1] correlaciona o estágio da lesão com as estruturas comprometidas. Na lesão em livro aberto, há uma força anteroposterior resultando em rotação externa da hemipelve. No estágio inicial, existe a abertura da sínfise com menos de 2,5 cm e não ocorre lesão posterior. No estágio avançado, a abertura é maior e as estruturas posteriores estão lesionadas. Os ligamentos sacroilíaco anterior e sacroespinal foram acometidos.

Na compressão lateral, a impacção do complexo sacroilíaco posterior torna a lesão verticalmente estável.

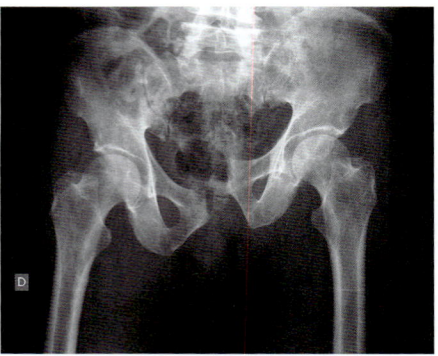

FIGURA 55.16 → Padrão de lesão tipo cisalhamento. Observa-se a ascensão da hemipelve.

A B2 corresponde à fratura do ramo com impacção posterior, sínfise bloqueada – sobreposição traumática da sínfise – e ainda, no caso de fratura do ramo superior com rotação em torno da sínfise. Na lesão B3, por trauma direto na crista ilíaca, a lesão posterior é contralateral à lesão anterior.

Classificação AO

A classificação AO faz divisão alfanumérica das fraturas pélvicas. Cada dia mais utilizada, ela possui os mesmos princípios da classificações anteriores. Acrescenta a fratura isolada do sacro ou cóccix e subdivide as lesões verticais.

A – Estáveis **(FIG. 55.17)**:

A1 – Fratura por avulsão.

A2 – Fratura isolada da asa do ílio ou fraturas minimamente desviadas.

A3 – Fraturas isoladas do cóccix ou sacro.

B – Fraturas parcialmente estáveis **(FIG. 55.18)**:

B1 – Lesão em livro aberto/*open book*.

B2 – Lesão por compressão lateral.

B3 – Compressão lateral bilateral.

C – Fraturas instáveis **(FIG. 55.19)**:

C1 – Lesão unilateral.

C2 – Lesão bilateral: uma B, outra C.

C3 – Lesão bilateral, ambas C.

Classificação de Denis

As fraturas sacrais são classificadas de acordo com a posição do traço de fratura em relação aos forames sacrais.

Zona I – Lateral ao forame.

Zona II – Ao nível do forame.

Zona III – Medial ao forame.

Classificação de Roy-Camille

Na ocorrência de fratura transforaminal bilateral associada a traço horizontal, há fraturas em "U" ou "H" do sacro. Ambas denominadas disjunção lombopélvicas, são caracterizadas pela descontinuidade da pelve com a coluna vertebral. São causadas por uma hiperflexão da pelve sobre a junção lombopélvica e resultam em deformidade cifótica, impactada e com potencial de comprometimento importante do canal espinal sacral.

Tipo A

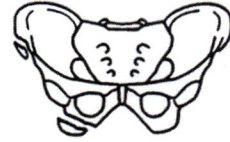 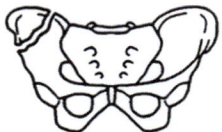 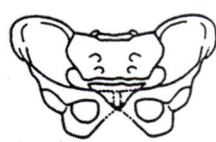

FIGURA 55.17 → Classificação AO. Fraturas tipo 61A. *Fonte: Slongo e Audigé.[7]*

Tipo B

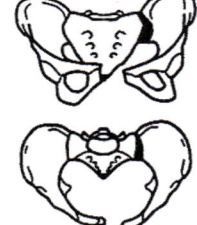 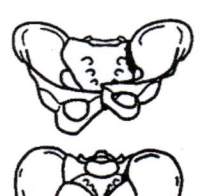 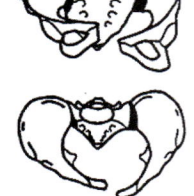

FIGURA 55.18 → Classificação AO. Fraturas tipo 61B. *Fonte: Slongo e Audigé.[7]*

Tipo C

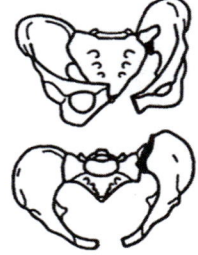 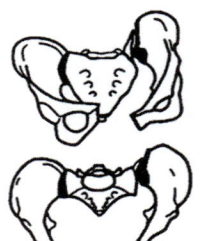 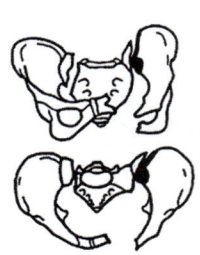

FIGURA 55.19 → Classificação AO. Fraturas tipo 61C. *Fonte: Slongo e Audigé.[7]*

Roy-Camille classifica como:

Tipo 1 – Cifose sem translação.

Tipo 2 – Translação posterior do fragmento cefálico.

Tipo 3 – Translação completa do fragmento cefálico.

TRATAMENTO

O tratamento do paciente é dividido em dois momentos. O momento agudo, em que a ênfase é no suporte hemodinâmico, e o momento no qual busca-se tratar em definitivo as lesões ósseas.

Tratamento na urgência

É comum o paciente não se apresentar com lesão isolada do anel pélvico. Como falado na seção "Exame físico", a busca ativa pelas lesões associadas determina o desfecho da condição do indivíduo. Deve-se dar atenção às fraturas ocultas, ao plexo lombossacral e ao estado hemodinâmico do paciente. A abordagem ortopédica eficaz é capaz de salvar o indivíduo.

O enfoque inicial está na contenção do sangramento. As lesões em livro aberto ou cisalhamento vertical aumentam o contingente pélvico. O sangramento oriundo, geralmente, do plexo venoso não é tamponado. As manobras visam à diminuição do volume pélvico e são parte integral da ressuscitação hemodinâmica. As artérias glútea superior e pudenda são as responsáveis pelo sangramento quando é de origem arterial. A fixação na urgência é mandatória nos casos de instabilidades óssea e hemodinâmica associadas.

Diversos são os dispositivos disponíveis, como *clamp* pélvico, tração esquelética e fixação interna e externa ou combinada. O método ideal seria aquele de execução rápida, eficaz na contenção do sangramento e que permite acesso completo à cavidade abdominal. Esse método ainda não existe. As cintas pneumáticas comprometem o acesso ao abdome e estão associadas a necroses cutâneas. O *clamp* pélvico é pouco disponível e requer treinamento para sua execução. A fixação externa, pela rapidez, disponibilidade e aparente facilidade em sua execução, continua sendo o método mais utilizado nas situações de emergência. Os fixadores externos para pelve podem ser construídos em três configurações distintas:

- Acima da crista ilíaca anterossuperior – pinos perpendiculares à crista ilíaca.
- Na crista ilíaca anteroinferior – conhecido como sub-crista.
- Na região supra-acetabular.

De acordo com Tile,[8] existe uma tendência atual em utilizar a montagem supra-acetabular pelo maior poder de fixação. O pino supra-acetabular permanece em um maciço ósseo consistente **(FIG. 55.20)**. Sua execução requer boa imagem radioscópica e treinamento especializado. Sendo assim, a montagem na crista ilíaca costuma ser a melhor opção na emergência.

Estudos biomecânicos demonstram que o *clamp* pélvico e os fixadores externos restauram a estabilidade nas lesões do tipo B, entretanto, tal restauração é **parcial** nas fraturas do tipo C. Com isso, nas lesões com instabilidade vertical, faz-se mandatória a estabilização posterior adicionada à anterior **(FIG. 55.21)**.

O fixador externo da pelve é uma das poucas operações pélvicas executadas ocasionalmente por cirurgiões que não se especializaram em pelve e acetábulo. A posição superficial da crista ilíaca pode enganar o cirurgião menos experiente com facilidade **(FIG. 55.22)**.

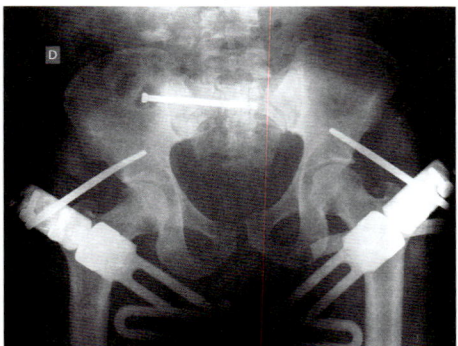

FIGURA 55.21 → Radiografia panorâmica de bacia demonstrando fixação anterior com fixador externo acrescido da fixação posterior com parafuso sacroilíaco.

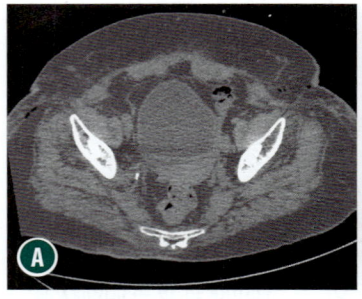
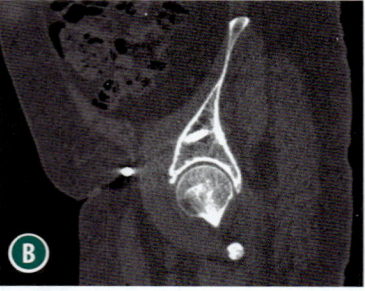
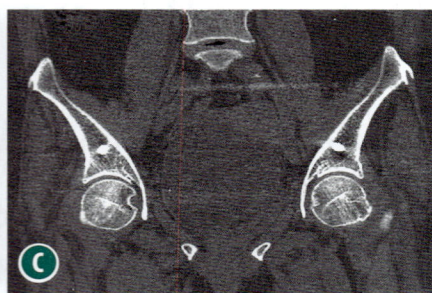

FIGURA 55.20 → TC nos cortes axial **A**, sagital **B** e coronal **C** demonstrando o local ideal do pino supra-acetabular.

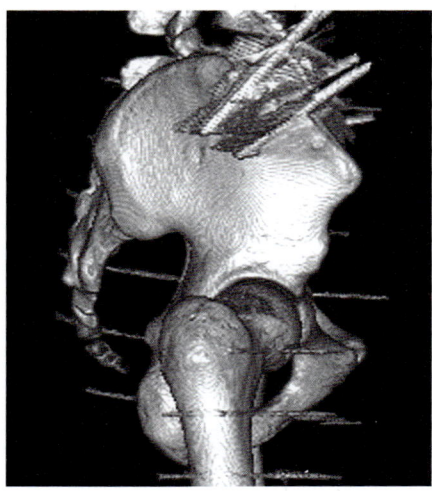

FIGURA 55.22 → TC com reconstrução em 3D. Observa-se a posição inadequada dos pinos de fixador. Pela espessura da crista e técnica inadequada, eles perfuram a tábua externa com facilidade.

Tratamento definitivo

O tratamento conservador está indicado nas fraturas estáveis do anel pélvico, nas fraturas sacrais impactadas e nos pacientes com osteoporose grave. A fixação definitiva depende do padrão de fratura e do estado geral do paciente. A lesão anterior é representada pela abertura da sínfise ou fratura dos ramos.

A fixação anterior está indicada nas seguintes situações:

- Abertura da sínfise maior que 2,5 cm.
- Compressão lateral com rotação interna excessiva e *tilt* anterior.
- Lesões completas do anel pélvico (lesão anterior + posterior).

Um estudo demonstrou que a fixação anterior aumenta a estabilidade da hemipelve na lesão vertical associada à luxação sacroilíaca. Sendo assim, a fixação anterior está indicada nos cisalhamentos verticais. Sua ausência implica rotação paradoxal no plano sagital e translação posterior da sacroilíaca. Hoje, a estabilização anterior pode ser realizada com redução aberta e fixação interna com placa e parafusos ou com a utilização do fixador externo. Sabe-se que, ao contrário da fixação interna, a externa acarreta a impossibilidade de liberação de carga no período pós-operatório, que vai de 10 a 12 semanas. A fixação externa anterior está indicada na lesão urogenital e em pacientes obesos. Se a lesão anterior for a fratura do ramo púbico, este deve ser fixado. A principal opção é o parafuso, retrógrado ou anterógrado, dependendo da altura do traço de fratura.

A lesão posterior pode ser representada pela fratura da asa, luxação da sacroilíaca ou fratura do sacro. O componente posterior deve ser fixado na presença de lesão do ligamento sacroilíaco **posterior**, fraturas em crescente (asa do ilíaco), cisalhamento vertical, fraturas sacrais **desviadas**, fraturas **completas** do sacro e dissociação lombopélvica.

As fraturas do sacro tendem ao desvio quando associadas às dos ramos. Sendo assim, as fraturas sacrais, completas, devem ser fixadas na presença da lesão anterior. Na compressão lateral tipo I, a indicação cirúrgica é relativa. A lesão óssea é classicamente estável e sua osteossíntese está indicada se houver dor importante.

A abertura da sínfise púbica com mais de 2,5 cm é indicação de fixação anterior. A fixação posterior associada está indicada na lesão posterior da sacroilíaca ou fratura sacral (**FIGS. 55.23 a 55.25**).

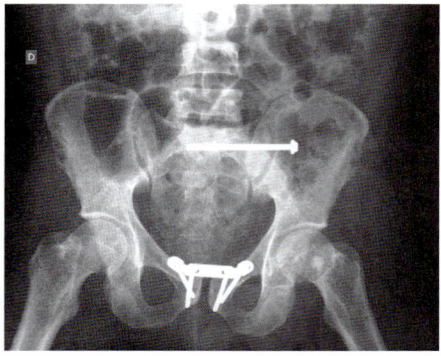

FIGURA 55.23 → Radiografia panorâmica de bacia. Pós-operatório de lesão completa do anel pélvico por compressão anteroposterior. Realizadas osteossíntese da sínfise e fixação sacroilíaca percutânea.

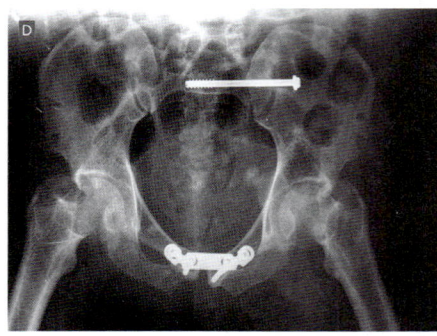

FIGURA 55.24 → Radiografia *inlet* de bacia. Pós-operatório de lesão completa do anel pélvico por compressão anteroposterior. Realizadas osteossíntese da sínfise e fixação sacroilíaca percutânea.

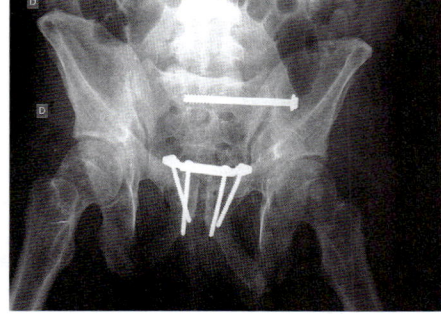

FIGURA 55.25 → Radiografia *outlet* de bacia. Pós-operatório de lesão completa do anel pélvico por compressão anteroposterior. Realizadas osteossíntese da sínfise e fixação sacroilíaca percutânea.

Referências

1. Tile M. Acute pelvic fractures: I. Causation and classification. J Am Acad Orthop Surg. 1996;4(3):143-51.

2. Tile M. Acute pelvic fractures: II. Principles of management. J Am Acad Orthop Surg. 1996;4(3):152-61.

3. Collinge CA, Beltran MJ. Anatomic relationship between the spermatic cord and the pubic tubercle: are our clamps injuring the cord during symphyseal repair? J Orthop Trauma. 2015;29(6):290-4.

4. Linnau KF, Blackmore CC, Kaufman R, Nguyen TN, Routt ML, Stambaugh III LE, et al. Do initial radiographs agree with crash site mechanism of injury in pelvic ring disruptions? A pilot study. J Orthop Trauma. 2007;21(6); 375-80.

5. Scheyerer MJ, Osterhoff G, Wehrle S, Wanner GA, Simmen H, Werner CML. Detection of posterior pelvic injuries in fractures of the pubic rami. Injury. 2012;43(8):1326-9.

6. Young JW, Burgess AR, Brumback RJ, Poka A. Pelvic fractures: value of plain radiography in early assessment and management. Radiology 1986;160(2):445-51.

7. Slongo TF, Audigé L. Fracture and dislocation classification compendium 2007: Orthopaedic Trauma Association Classification, Database and Outcomes Committee. J Orthop Trauma. 2007;21(10):59-67.

8. Tile M. Pelvic ring fractures: should they be fixed? J Bone Joint Sur Br. 1988;70(1):1-12.

56
Fraturas do acetábulo

Sérgio Nogueira Drumond
Carlos Emilio Duraes da Cunha Pereira
Edson Barreto Paiva
Fernando Corradi F. Drumond
João Wagner Junqueira Pellucci

O tratamento moderno das fraturas de acetábulo foi introduzido por Letournel, gerando o maior montante de informações e experiência cirúrgica em fraturas do acetábulo em todo o mundo. O autor publicou três tratados e cerca de 30 artigos abordando as múltiplas facetas desse ramo da ortopedia. Foram dele os conceitos de dupla coluna com classificações das fraturas que permanecem como padrão-ouro para os estudos dessas fraturas e foi com base também nos estudos de Letoumel que se instituiu o tratamento dos diversos tipos de fraturas definindo os acessos cirúrgicos a serem feitos para o tratamento.[1-3]

Outro aspecto da orientação no tratamento das fraturas do acetábulo foi introduzido por Tile.[4] Segundo ele, por sua complexidade, tais fraturas têm características que se associam à personalidade do paciente e da equipe cirúrgica. A personalidade do paciente inclui idade, condições médicas gerais, lesões traumáticas associadas, nível de atividade e expectativas futuras. A equipe cirúrgica deve contar com cirurgiões com experiência nos acessos clássicos, alguns dos quais, como o ilioinguinal, exigem experiência até em cirurgia geral. Tile[4] sugere avaliar se a fratura é simples ou complexa e se o domo está acometido, além de observar os graus de desvio e de cominuição. Dependendo dos aspectos citados, o autor sugere que, uma vez decidido pelo tratamento cirúrgico, é preciso definir o acesso adequado a permitir redução próxima da anatômica e fixação rígida.

ANATOMIA CIRÚRGICA DO ACETÁBULO

O acetábulo é descrito como uma estrutura ovalada, hemisférica, localizada no centro de triângulo suportado pelo ílio, púbis e ísquio. Esses três ossos contribuem com diferentes porções da superfície articular em contato com a cabeça femoral. O domo, ou área de apoio da cabeça femoral, é o local crítico do acetábulo. O conceito que mudou a visão da fratura de acetábulo foi o de Letournel e Judet,[3] que introduziram o conceito de colunas, dando grande valor a elas na classificação e na orientação do tratamento.

A coluna posterior, ou ilioisquiática, é formada por uma porção óssea de extrema resistência, que se estende da porção central do forame obturado, pelo meio do acetábulo, e, então, oblíqua e posteriormente, até a incisura do esquiático. Essa coluna inclui a tuberosidade isquiática, onde se originam os músculos isquiotibiais. A coluna anterior estende-se da crista ilíaca à sínfise púbica e inclui a parede anterior do acetábulo. O conceito de teto, domo ou abóbada é confuso, pois é uma linha radiográfica, de pequena espessura. Basear raciocínios cirúrgicos no teto é inadequado, sendo, hoje, um conceito ultrapassado. É preferível considerar que o teto é parte da coluna anterior e posterior para efeito de tratamento. O conceito de superfície quadrangular surgiu com o advento da tomografia computadorizada (TC) e refere-se à região interna da pelve íntima ao acetábulo, sendo importante para a avaliação da redução da fratura. As colunas são mostradas na **FIGURA 56.1**.

EPIDEMIOLOGIA

As fraturas de acetábulo em geral são ocasionadas por acidentes automobilísticos. Apesar de não serem frequentes, preocupam por sua gravidade e seus potenciais riscos à vida e à função dos pacientes.

> **ATENÇÃO!** A restrição de velocidade nas estradas, a segurança cada vez mais significativa nos veículos modernos, a legislação mais rigorosa e as informações e limitações sobre o uso de álcool tendem a diminuir o número de fraturas. Entretanto, o aumento de veículos em circulação e a péssima qualidade das estradas no Brasil não permitem que a incidência das ocorrências diminua.

Um estudo feito na Inglaterra por Laird e Keating[5] pode ilustrar a situação, corrigindo-se as distorções em relação ao Brasil. O estudo é fundamentado em 351 fraturas de acetábulo, analisadas por 16 anos, divididos em períodos de tempos anteriores, intermediários e mais recentes. Uma das surpresas foi a ausência de mudança em

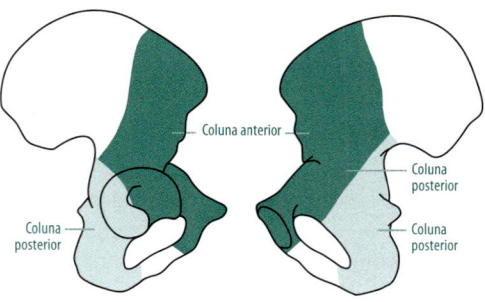

FIGURA 56.1 → Anatomia das colunas anterior e posterior da pelve e suas correlações com o domo acetabular.

diversos parâmetros. Não houve aumento de fraturas de acetábulo nesse tempo, nem alteração na incidência de fraturas desviadas. A causa mais importante foi acidentes automobilísticos. Houve um aumento importante na proporção de mulheres atingidas e significativa redução da mortalidade em relação ao período mais recente. Ocorreu redução significativa do Injury Severity Score, que pode explicar também a queda da permanência hospitalar nos períodos estudados.

A incidência de osteoartrite tardia declinou de modo significativo nas séries de casos. É provável que isso reflita a melhora na curva de aprendizado e indique que as fraturas têm sido encaminhadas aos especialistas. Os dados epidemiológicos sugeriram que, apesar de não serem comuns, as fraturas do acetábulo não estão diminuindo, mas permanecem em nível estável, o que significa que há necessidade de cirurgiões treinados nesse tipo de trauma para obter-se um resultado mais satisfatório.

Estudo similar feito no Brasil, em 2010, mostra uma visão epidemiológica do problema no País. A análise de 126 fraturas do acetábulo baseia-se em casos atendidos no hospital do Instituto Nacional de Traumatologia e Ortopedia do Rio de Janeiro.[6] A maior parte dos pacientes é do sexo masculino, na faixa etária economicamente ativa, com média de idade de 39,6 anos. A causa principal das fraturas foi acidente de trânsito. Cerca de 30% dos casos apresentavam lesões associadas e 55% foram do lado direito. As fraturas mais comuns foram da reborda e coluna posterior associada ou não.

CLASSIFICAÇÃO

As classificações das fraturas têm como principais objetivos fornecer orientação quanto ao tratamento e determinar de forma genérica o prognóstico. Letournel[2] considera que as duas colunas se unem em forma de "Y" invertido, cujo centro se articula com a cabeça femoral, e classifica as fraturas acetabulares em 10 tipos diferentes. Os casos em que se identifica apenas um traço de fratura são considerados como de padrão simples, e aqueles em que há associação de dois ou mais traços de fratura são de padrão complexo (QUADRO 56.1).

Para que seja possível classificar as fraturas do acetábulo, são necessárias radiografias em posição anteroposterior, além das oblíquas de Judet (obturatória e ilíaca ou alar). A TC adiciona informações sobre a presença de fragmentos intra-articulares, o estado da cabeça femoral e do restante do anel pélvico.

A classificação de Letournel para fraturas do acetábulo é a mais importante para o melhor entendimento dessas condições, além de propiciar algoritmo para o tratamento adequado.

Apesar de outras classificações terem sido desenvolvidas depois, a de Letournel prevê importantes diretrizes para

QUADRO 56.1 → Tipos de fraturas (Letournel)

Tipos de fraturas	Subtipos
Fraturas elementares (um traço elementar)	Parede posterior Parede anterior Coluna anterior Coluna posterior Transversa
Fraturas associadas (pelo menos 2 traços elementares)	Em T Das duas colunas Coluna posterior e parede posterior Coluna anterior e parede anterior Transversa e posterior

o tratamento cirúrgico e permite comparar os relatos clínicos entre diferentes trabalhos, promovendo a melhor comunicação entre os ortopedistas. Para definir a confiabilidade dessa classificação entre observadores, foi elaborado um estudo que inclui discípulos de Letournel, especialistas em fraturas do acetábulo e cirurgiões de trauma (Beaulé).[7] Foi também incluído às incidências clássicas de Letournel o efeito da TC nessa confiabilidade.

O estudo mostrou que as radiografias clássicas de Letournel propiciaram confiabilidade substancial aos especialistas em fraturas do acetábulo.[7] A TC foi eficiente em identificar fragmentos intra-articulares e impactação articular. Foi possível analisar, também, aspectos relevantes ligados a essa classificação e dados relativos ao acesso, guia para tratamento cirúrgico e avaliação de resultados. Apesar de considerada complexa e rica em detalhes, tal classificação não impediu sua confiabilidade entre os observadores. A escolha do acesso é fundamental nesse tipo de fratura, e a classificação ajuda, mas não define a melhor opção.

ESTUDO DE IMAGENS

O estudo do acetábulo por meio de imagens é, em geral, feito por radiografias convencionais em três incidências e por TC. O estudo dos potenciais evocados também é útil no pré e no perioperatório, para avaliar as condições prévias do nervo após o trauma e durante a operação, para protegê-lo de lesão iatrogênica.

Radiografias

As radiografias utilizadas para estudar o acetábulo são as incidências clássicas definidas por Letourmel e Judet:[3] anteroposterior, obturatória e alar. Elas permitem uma análise adequada das paredes e das colunas, auxiliando na classificação e orientando o tratamento cirúrgico (FIG. 56.2).

Tomografia computadorizada

A complexidade do acetábulo torna difícil a definição de detalhes pelas radiografias comuns. As incidências clássicas

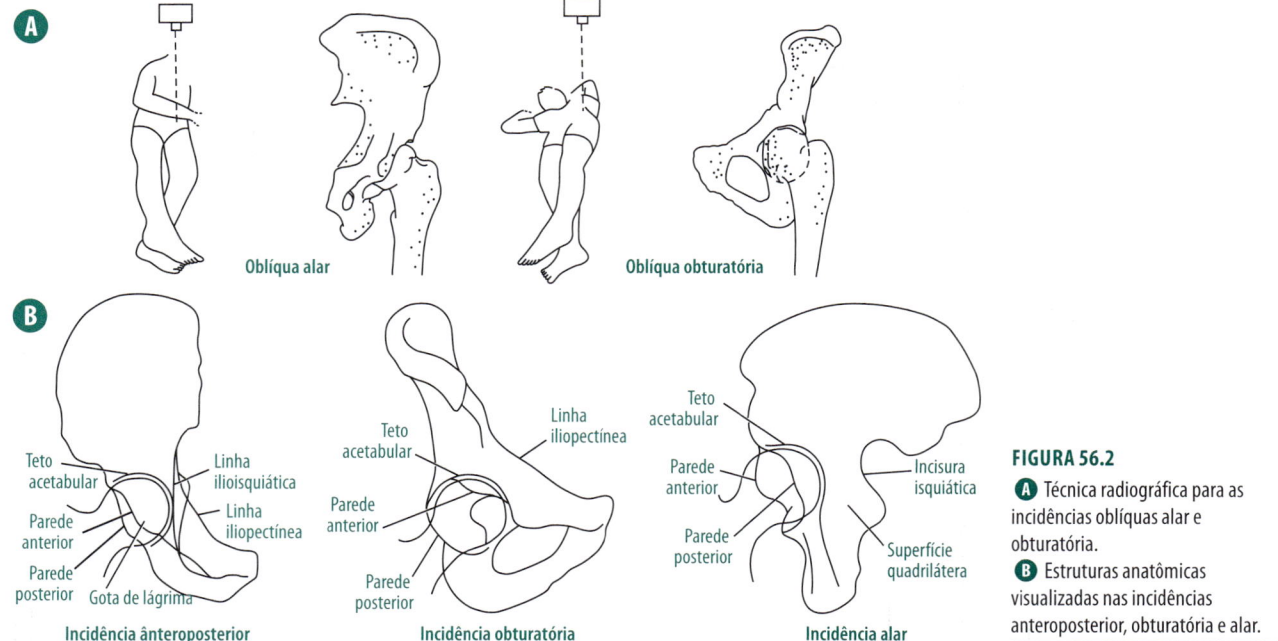

Oblíqua alar

Oblíqua obturatória

Incidência ânteroposterior

Teto acetabular

Linha ilioisquiática

Parede anterior

Linha iliopectínea

Parede posterior

Gota de lágrima

Incidência obturatória

Teto acetabular

Linha iliopectínea

Parede anterior

Parede posterior

Incidência alar

Teto acetabular

Parede anterior

Incisura isquiática

Parede posterior

Superfície quadrilátera

FIGURA 56.2

A Técnica radiográfica para as incidências oblíquas alar e obturatória.
B Estruturas anatômicas visualizadas nas incidências anteroposterior, obturatória e alar.

de Judet e Letournel[8] auxiliam muito, mas a TC pode contribuir para a melhor avaliação em vários aspectos:

- Localizar fragmentos intra-articulares.
- Indicar impactação marginal.
- Definir o envolvimento do teto acetabular.
- Determinar o grau de desvio da fratura.
- Avaliar a congruência acetábulo-femoral.
- Analisar a reconstrução pós-operatória.
- Estabelecer o melhor acesso.
- Examinar a presença de parafusos intra-articulares.
- Avaliar o tamanho dos fragmentos ósseos.

Cada vez mais a TC auxilia o ortopedista na classificação e na avaliação das fraturas do acetábulo.[9] Haveri e colaboradores[10] mostraram que as reconstruções multiplanares em três dimensões e com subtração do fêmur melhoraram de maneira considerável o acerto das classificações entre ortopedistas menos experientes. Observou-se, também, diminuição de 20% na divergência entre os tipos de fraturas classificadas por especialistas.

A TC é recomendada por Moed e colaboradores[11] para avaliar o tratamento cirúrgico de fraturas da parede posterior do acetábulo. O grau de desvio residual dessas fraturas pode ser analisado de modo mais eficiente no pós-operatório com TC do que com radiografias simples. A perfeição da redução cirúrgica avaliada com a TC tem alto valor preditivo de bom resultado clínico. A utilização da TC é importante devido à potencial complexidade das fraturas do acetábulo, as quais, em geral, são cominutivas e apresentam impactação da superfície articular.

Ressonância magnética

A ressonância magnética (RM) é útil para definir o diagnóstico de osteonecrose da cabeça femoral após luxação e fratura-luxação e de fraturas do acetábulo. Os sinais devem ser interpretados com cuidado, pois podem ser transitórios. A presença de material de síntese metálico no quadril prejudica a imagem da RM, devendo-se usar, sempre que possível, a técnica com supressão de metal. A RM não está indicada para a maioria das fraturas acetabulares.

Potenciais evocados

Potenciais evocados são usados para monitorar a função neural, em especial do nervo isquiático, que pode ter lesão iatrogênica durante a redução aberta das fraturas do acetábulo e também em casos que necessitam de exploração e mobilização do nervo ciático nas revisões e em presença de fibrose em torno do nervo ou calcificação heterotópica. A incidência de lesões iatrogênicas do nervo isquiático está em torno de 5 a 18%.[12]

DIAGNÓSTICO DOS PADRÕES DE FRATURAS

O padrão de fratura é essencial para que se possa visualizar e entender anatomicamente os diferentes traços de fratura, sua gravidade e seus potenciais tratamentos. Cada fratura acetabular possui aspectos especiais, que, às vezes, iludem o cirurgião após avaliação superficial ou inadequada, orientando para o acesso equivocado e a fixação insuficiente. Compara-se, muitas vezes, a cirurgia de fratura acetabular com a viagem de Cristóvão Colombo: saiu e não sabia para onde ia; chegou e não sabia onde estava; voltou e não sabia aonde tinha ido (frase atribuída ao ortopedista norte-americano Jorge Alonso).

A avaliação radiográfica adequada associada à TC permite ao cirurgião entender a fratura acetabular e tratá-la da forma correta. As **FIGURAS 56.3 a 56.13** mostram aspectos radiográficos, tomográficos e esquemáticos das diferentes fraturas acetabulares conforme Letournel.[2] A **FIGURA 56.14** apresenta indicações da TC no auxílio ao diagnóstico, na avaliação do tratamento e na identificação de complicações.

TRATAMENTO

Por muitos anos, o tratamento das fraturas do acetábulo foi motivo de controvérsias, com as divergências centradas na abordagem conservadora *versus* cirúrgica. As causas foram, principalmente, a anatomia complicada, a exposição da fratura muito elaborada, a cominuição frequente, a difícil técnica de fixação interna e a frequente associação a pacientes graves e politraumatizados. Judet, Judet e colaboradores[8] chegaram à conclusão que o tratamento cirúrgico era essencial para a redução anatômica e a boa função em longo prazo. Os autores obtiveram 90% de bons resultados quando conseguiram redução satisfatória em 74% dos casos operados. Entretanto, os 26% restantes apresentaram resultados insuficientes, conduzindo à incongruência articular e à artrose precoce.

Os resultados obtidos pelos grupos com tratamento conservador e pelos que abordavam essas fraturas com cirurgia não apresentavam grandes divergências. No entanto, a

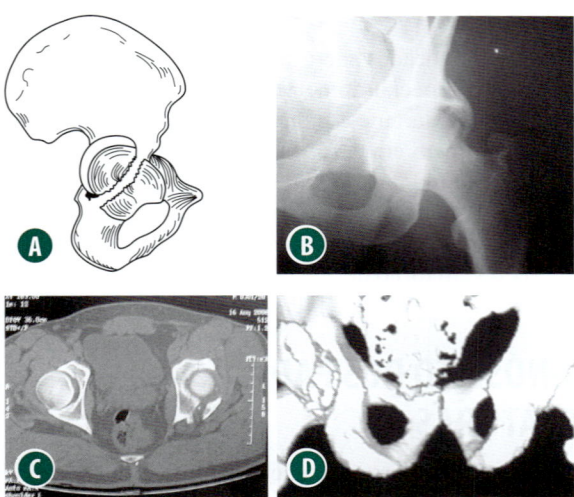

FIGURA 56.3
A Esquema de fratura da parede posterior do acetábulo.
B Radiografia com fratura da parede posterior do acetábulo.
C Aspecto tomográfico de fratura da parede posterior do acetábulo.
D Reconstrução tomográfica da fratura da parede posterior do acetábulo.

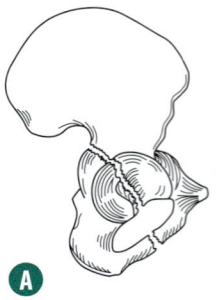
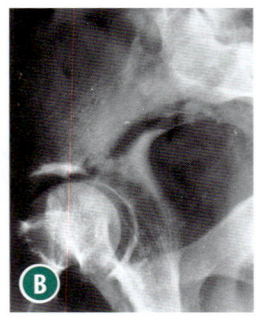

FIGURA 56.4
A Esquema de fratura da coluna posterior do acetábulo.
B Radiografia com fratura da coluna posterior do acetábulo.

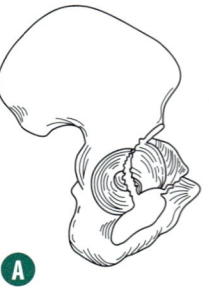
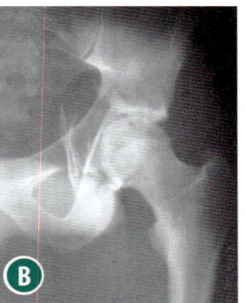

FIGURA 56.5
A Esquema de fratura da parede anterior do acetábulo.
B Radiografia com fratura da parede anterior do acetábulo.

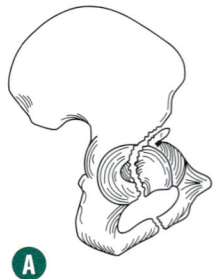
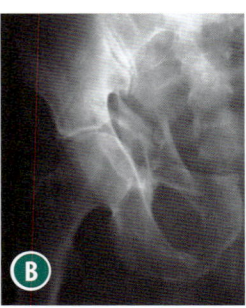

FIGURA 56.6
A Esquema de fratura da coluna anterior do acetábulo.
B Radiografia com fratura da coluna anterior do acetábulo. Está associada, também, a fratura da parede anterior.

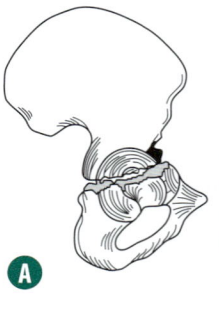
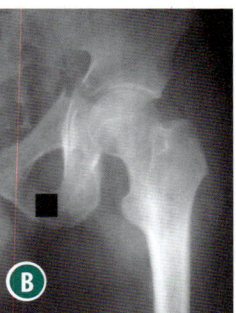

FIGURA 56.7
A Esquema de fratura transversa do acetábulo.
B Radiografia com fratura transversa do acetábulo.

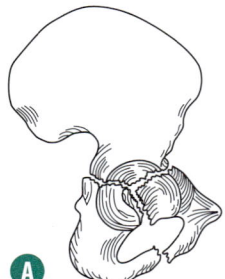

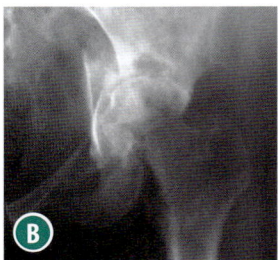
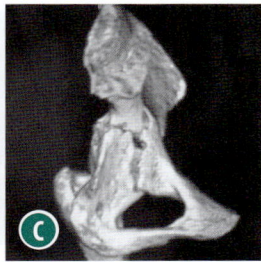

FIGURA 56.8
Ⓐ Esquema de fratura em T do acetábulo.
Ⓑ Radiografia com fratura em T do acetábulo.
Ⓒ TC com reconstrução mostrando fratura em T do acetábulo.

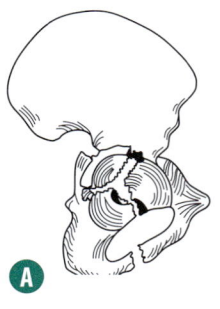
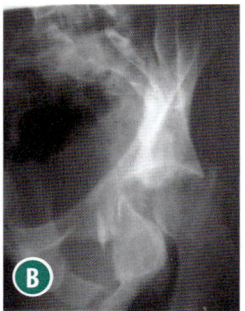

FIGURA 56.9
Ⓐ Esquema de fratura da parede e coluna posterior do acetábulo.
Ⓑ Radiografia com fratura da parede posterior e coluna posterior do acetábulo, com luxação posterior da cabeça femoral.

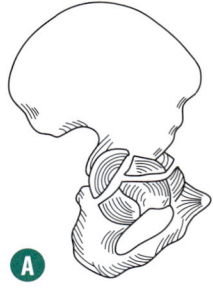
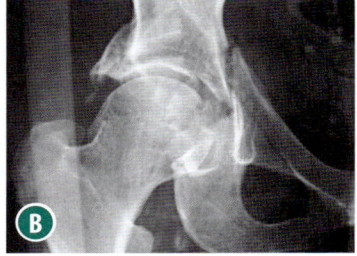

FIGURA 56.10
Ⓐ Esquema de fratura transversa da parede posterior do acetábulo.
Ⓑ Radiografia de fratura transversa da parede posterior do acetábulo.

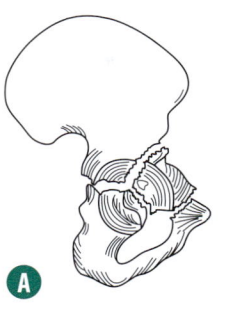
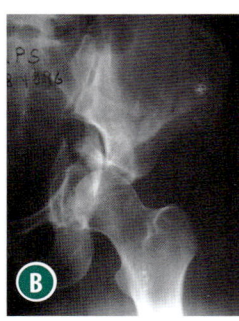

FIGURA 56.11
Ⓐ Esquema de fratura da coluna anterior e hemitransversa posterior do acetábulo.
Ⓑ Radiografia de fratura da coluna anterior e hemitransversa posterior do acetábulo.

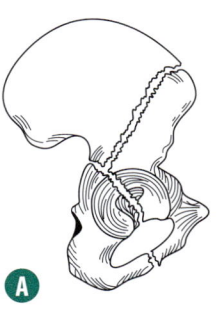
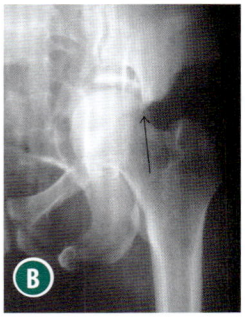

FIGURA 56.12
Ⓐ Esquema de fratura de duas colunas do acetábulo.
Ⓑ Radiografia de fratura de duas colunas do acetábulo, com esporão ilíaco característico.

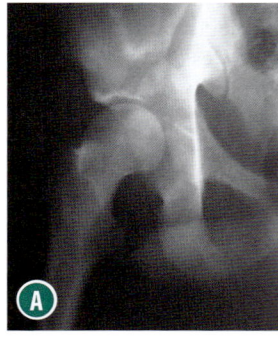
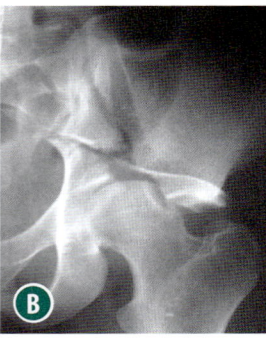

FIGURA 56.13
Ⓐ Radiografia de fratura do teto acetabular.
Ⓑ Radiografia de fratura em T invertida. Essas fraturas não são classificáveis, de acordo com Letourmel e Judet.[3]

impressão da maioria dos autores era que os resultados do tratamento conservador estavam sendo hiperestimados e que, em geral, não se conseguia redução anatômica com a abordagem conservadora. Tal impressão foi defendida por Matta e colaboradores[13] e Tile,[14] que procuraram evidenciar os argumentos enganosos usados com frequência para defender o tratamento conservador. Após a publicação dos trabalhos de Judet e Letournel, que lançaram os fundamentos do tratamento das fraturas do acetábulo, houve uma mudança na visão e na conduta frente às fraturas do acetábulo.

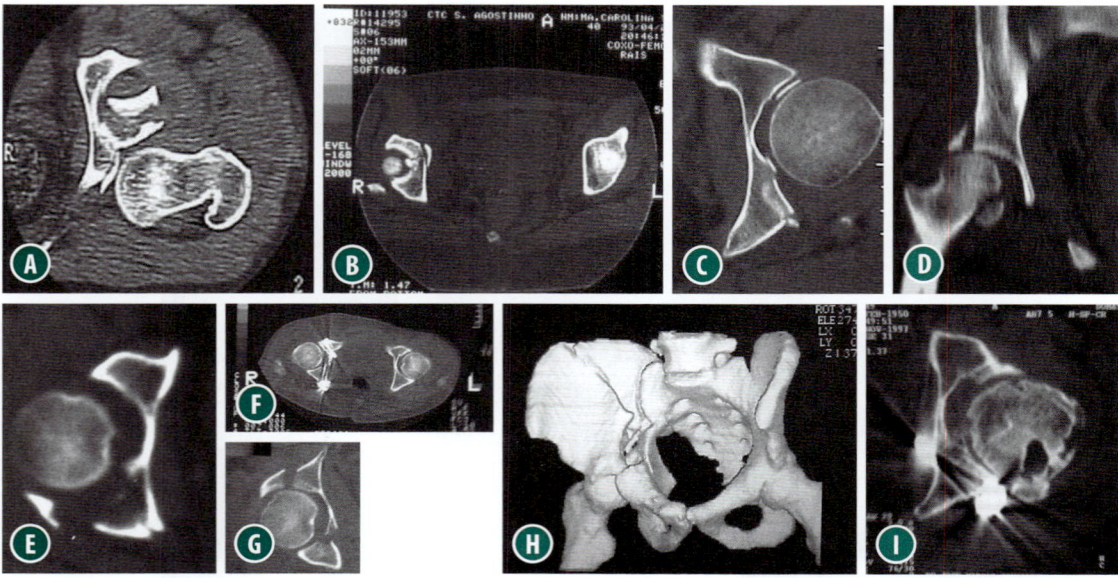

FIGURA 56.14

A Avaliação tomográfica de luxação coxofemoral irredutível.

B Identificação de fragmento intra-articular.

C Avaliação tomográfica de impacção de fragmento da parede posterior do acetábulo.

D Avaliação tomográfica de fratura acetabular associada a fratura da cabeça femoral.

E Avaliação da qualidade de redução após fratura-luxação coxofemoral.

F Avaliação tomográfica de posicionamento de material de síntese.

G TC para identificar fratura acetabular de difícil detecção pela radiografia. Na figura, fratura de duas colunas.

H TC com reconstrução para identificar fratura acetabular de difícil detecção pela radiografia. Na figura, fratura em T.

I Diagnóstico e avaliação de complicações pós-operatórias. Na figura, necrose avascular.

Dissipou-se a dúvida de que o tratamento cirúrgico era ou não mais eficiente. Adotou-se orientar essa abordagem terapêutica com base na classificação obtida com incidências oblíquas em 45°. Tal classificação, que hoje é usada no mundo todo, é também empregada para avaliar trabalhos científicos, sobretudo na análise dos resultados.

Tratamento conservador

O tratamento conservador não é a opção mais frequente, mas tem indicações bem definidas, considerando-se o tipo de fratura:

- Desvio menor do que 2 mm na abóbada.

- Fraturas baixas da coluna anterior.

- Fraturas transversas baixas.

- Fraturas das duas colunas, com congruência secundária.

Para determinar a congruência e aconselhar o tratamento conservador, pode-se usar o método de Matta e colaboradores[13] e Olson e Matta[15] ou o da coxometria. O primeiro consiste em medir o arco do teto acetabular. As medidas podem ser feitas por radiografias em posições anteroposterior, alar e obturatória e por TC. As medidas do arco do teto são úteis para a maioria das fraturas, exceto para aquelas

de ambas as colunas e da coluna posterior. Para estabelecer que o ângulo de Matta permite o tratamento conservador, considera-se o seguinte:

- Com o paciente sem tração, a cabeça do fêmur deve permanecer congruente no acetábulo.

- Medidas dos arcos anterior, posterior e medial devem ter valor maior do que 45°.

- A parede posterior deve ser avaliada em separado, pois essa área está fora do arco de Matta.

Os autores consideram que 45° é o valor mínimo para que a cabeça femoral se mantenha estável. Abaixo desse ângulo, ela não ficará reduzida dentro do acetábulo **(FIG. 56.15A e B)**. Também de valia na determinação da congruência de fratura do acetábulo, a exigir ou não o tratamento cirúrgico, é o método da coxometria, descrito por Pecorelli e Della Torre.[16] Esse sistema baseia-se no fato de a curva da cabeça femoral e a do acetábulo serem paralelas na articulação normal. A qualidade da congruência é determinada entre os centros das duas curvas. A medida pode ser obtida por radiografias e TC **(FIG. 56.15C)**.

Fraturas por insuficiência do acetábulo

As fraturas por insuficiência constituem um subgrupo das fraturas de estresse, causadas pelo efeito da carga

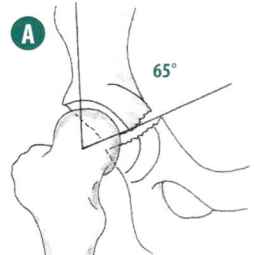
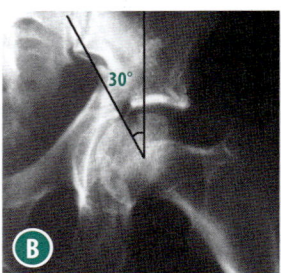
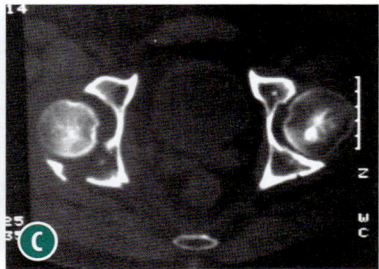

FIGURA 56.15

Ⓐ Medida do arco do teto acetabular (ângulo de Matta). Medidas superiores a 45° permitem o tratamento conservador.
Ⓑ Radiografia de fratura acetabular transversa com arco de Matta menor do que 45°. Fratura submetida a tratamento cirúrgico.
Ⓒ A coxometria mostra redução articular insatisfatória com subluxação. As medidas comparativas entre os espaços articulares estão assimétricas.

fisiológica em osso enfraquecido por alterações estruturais devido a diversas entidades mórbidas, como osteoporose, doenças metabólicas, artrite reumatoide, irradiação, entre outras. As fraturas por insuficiência do acetábulo são raras, pois, quando acontecem na pelve, costumam ser localizadas no ísquio e púbis. São mais frequentes as fraturas do colo do fêmur e da cabeça femoral, as quais devem sempre constar do diagnóstico diferencial de dor no quadril em geral.

A clínica mostra paciente idoso, com dor na virilha ou nas nádegas, com evolução de alguns dias, sem história de trauma. É possível que haja antecedentes de fratura na coluna ou na articulação periférica. A dor se apresenta durante a marcha e persiste à noite.[17] O exame mostra dor à rotação interna forçada. No entanto, o diagnóstico clínico pode não ser possível, e radiografias da bacia devem ser feitas de rotina. Visto que as radiografias podem ser normais na primeira consulta e o paciente não está melhorando, as radiografias subsequentes que costumam ser feitas podem mostrar a fratura do acetábulo já com a protrusão. Porém, esses exames podem ser normais por longos períodos e não são adequados para o diagnóstico na maioria dos casos. Em geral, é necessária a TC ou a RM para confirmar o diagnóstico. Tais exames de imagem podem confirmar não só a fratura, mas também a característica de ser por insuficiência, com base no aspecto característico de ausência de hematoma.[18] A **FIGURA 56.16** mostra uma fratura por estresse.

O tratamento da fratura por insuficiência pode ser conservador, com restrição do apoio. Além de analgésicos, associam-se cálcio, vitamina D e ranelato de estrôncio. A mobilização do leito e em cadeiras de rodas é permitida. Se a restrição da atividade é mais prolongada, deve-se associar anticoagulantes orais para prevenir fenômenos tromboembólicos. No entanto, em caso de desvio importante da fratura e persistência da dor, indica-se a artroplastia total do quadril, com enxerto ósseo da cabeça femoral e anel de reforço ou taça de metal trabecular.

Fixação percutânea das fraturas do acetábulo

A fixação percutânea é considerada uma opção menos invasiva, que deve ser incorporada ao arsenal terapêutico, sobretudo para pacientes que apresentem maior potencial

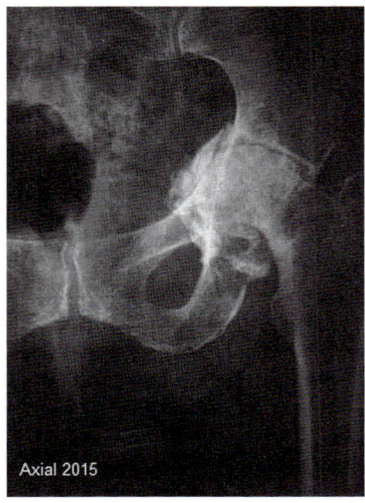

Axial 2015

FIGURA 56.16 → Fratura por insuficiencia do acetábulo observada após 60 dias do inicio da dor do quadril esquerdo e de radiografias normais.

para complicações, como portadores de obesidade mórbida, elevado risco cirúrgico e indivíduos muito idosos.

As vantagens da fixação percutânea estão no fato de tratar-se de uma via menos invasiva. Com isso, é possível estabilizar a fratura com menor perda sanguínea, menor tempo cirúrgico e menor risco de complicações clínicas, como a infecção e o tromboembolismo.

Para realizar a fixação percutânea, é preciso considerar a curva de aprendizagem, com maior dificuldade técnica para fixação, com estabilidade insuficiente, redução insatisfatória, colocação inadvertida de parafusos intra-articulares, condrólise e artrose precoce. Com frequência, a maior discussão ocorre em função de escolher entre a indicação do tratamento conservador e a fixação percutânea.[19] A fixação percutânea das fraturas do acetábulo vem sendo mais utilizada após o trabalho de Starr e colaboradores,[20] que demonstraram a técnica de fixação das colunas usando parafusos canulados longos, de 6,5 e de 7,3 mm.

Há estudos para identificar os corredores de segurança para fixação percutânea das fraturas do acetábulo utilizando também a TC em 3D. A média de comprimento do parafuso posterior foi de 107,4 ± 9,1 mm. O ponto mais estreito do corredor de segurança foi de 20,7 ± 2,7 mm.

A inclinação do parafuso posterior no plano sagital foi de $12 \pm 5,4$ e, em plano coronal, de $18,4 \pm 4,0$.

A técnica cirúrgica é bastante exigente. Para um bom resultado ser atingido, alguns princípios devem ser seguidos:

- Redução anatômica ou mínimo desvio, antes da fixação.

- Planejamento pré-operatório.

- Conhecimento anatômico sobre os corredores de segurança.

- Mesa radiotransparente e intensificador de imagens.

- Conhecimento da anatomia tridimensional da pelve.

- Disponibilidade de material adequado, com parafusos e instrumental específicos para a fixação percutânea das fraturas do acetábulo e da pelve. O ideal são os parafusos canulados de 6,5 ou de 7,3 mm. A extensão longitudinal varia de 20 a 180 mm.

As manobras de redução podem ser realizadas através de pequenas incisões e com a utilização de pinças de Cobb ou "ponta-bolas", em geral, com monitoração pelo intensificador de imagens.

Em geral, os resultados obtidos pela fixação percutânea são comparáveis aos das técnicas de redução aberta e fixação interna. A indicação ideal inclui as fraturas de uma das colunas ou de ambas, desde que com desvio pequeno.[21] São consideradas contraindicações para a fixação percutânea fraturas da parede posterior, instabilidade da articulação e falta de experiência com fixação percutânea da pelve **(FIG. 56.17)**.

Tratamento cirúrgico aberto com fixação interna

O tratamento cirúrgico exige, em primeiro lugar, avaliação específica da fratura, o que inclui aspectos relativos a suas características, do paciente e da equipe cirúrgica. Nas características da fratura, além da classificação, é importante definir alguns aspectos, como presença de cominuição, condições da área de apoio, grau de desvio, presença de luxação, fratura da cabeça femoral, fraturas-luxações da pelve e dos membros inferiores, exposição da fratura e lesões viscerais, neurais ou vasculares. Indica-se o tratamento cirúrgico de fratura do acetábulo no caso de:

- Desvio maior do que 2 mm.

- Redução não concêntrica após luxação do quadril.

- Fragmento intra-articular.

- Fratura instável da parede posterior.

> **ATENÇÃO!** O tratamento conservador pode ser realizado com arco de Matta superior a 45°, com desvio inferior a 2 mm. O tempo ideal para o tratamento cirúrgico das fraturas acetabulares é de até sete dias após o acidente.

A maioria dos pacientes com fratura do acetábulo é formada por politraumatizados. É importante considerar o risco cirúrgico, que pode estar muito aumentado em pacientes mais idosos. Além da idade, a avaliação do indivíduo inclui suas condições gerais e doenças associadas, como hipertensão arterial, diabetes, nível de atividade e expectativas. A obesidade é um dos fatores que dificulta o tratamento cirúrgico das fraturas do acetábulo. Ela está relacionada a problemas clínicos que trazem complicações adicionais, sobretudo quando associadas a fraturas graves do acetábulo de tratamento cirúrgico. Entre essas complicações, há aumento da perda sanguínea, trombose venosa profunda e infecção da ferida cirúrgica.[22]

A cirurgia de acetábulo exige equipe experiente e disponibilidade de uma ampla gama de materiais para resolver as dificuldades que normalmente são encontradas durante o procedimento. O melhor tempo para o procedimento cirúrgico é, em geral, até o sétimo dia da fratura. Uma vez estabilizado, o paciente deve ser operado, desde que os exames, radiográficos e de sangue, estejam disponíveis. Após tal intervalo, as dificuldades de redução se tornam cada vez maiores. Após três semanas, a fratura já é considerada envelhecida, e deve-se considerar a artroplastia total do quadril. A anestesia deve permitir tempo

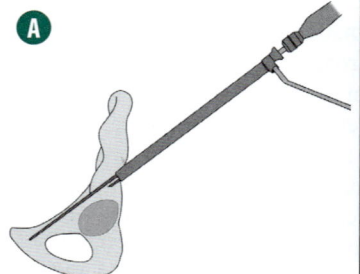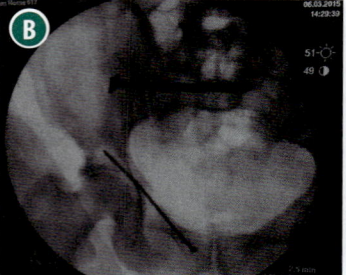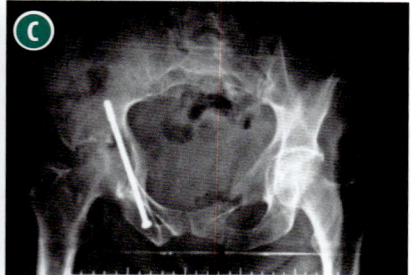

FIGURA 56.17 → Mostra a técnica cirúrgica, a fixação percutânea da pelve e do acetábulo com bom resultado e uma fixação de acetábulo percutâneo com mau resultado.
A Ilustra o corredor de segurança da coluna anterior. Na imagem o posicionamento do guia parafixação anterograde.
B Fratura de pelve fixada com parafuso percutâneo e fratura de acetábulo também fixada com parafuso percutâneo com bom resultado.
C A radiografia mostra um mal resultado após fixação percutânea com perda de fixação e artrose secundária.

cirúrgico de acordo com o porte da operação. Como a duração do procedimento é imprevisível, a anestesia geral é indicada com frequência.

ASPECTOS ANATÔMICOS RELEVANTES RELATIVOS AOS ACESSOS CIRÚRGICOS

Alguns aspectos anatômicos são importantes para o sucesso do procedimento operatório, relacionando as estruturas pélvicas nobres e suas variações anatômicas ao acesso cirúrgico escolhido.

> **ATENÇÃO! No pré-operatório, deve-se avaliar com cuidado o exame neurológico do paciente, para detectar lesões neurais. Recomenda-se documentar no prontuário e informar aos familiares qualquer lesão neural encontrada, para evitar problemas médico-legais.**

Artéria *corona mortis*

Há uma importante variante arterial que conecta a artéria epigástrica inferior e a artéria obturatória. Esse vaso acessório pode não ser identificado durante o acesso ilioinguinal. Quando a artéria obturatória inicia-se da artéria epigástrica inferior ou mesmo da artéria ilíaca externa, suas relações tornam-se profundamente alteradas. Os vasos situam-se em torno do anel femoral, estando em risco de lesão nos procedimentos cirúrgicos nessa área. Tal irregularidade é chamada de artéria obturatória anormal, encontrada em 37% dos casos.

Quando o vaso anormal provém da epigástrica inferior, recebe o nome de *corona mortis,* com incidência de 25%. Sua lesão resulta em sangramento de difícil controle, pois o vaso retrai para dentro da pelve. Na ocorrência de lesão, ela deve ser ligada para evitar hemorragia importante. Nessa situação, o controle do sangramento é crucial. Deve-se fazer a compressão local com hemostáticos (tipo Surgicel®

ou Gelfoam®) e compressas, deixando-se algum tempo comprimido. Em caso de persistência do sangramento, deve-se ampliar o acesso pela ligadura da artéria lesada.[23] A **FIGURA 56.18** ilustra a variação anatômica descrita.

Artéria glútea superior e nervo glúteo superior

As artérias glúteas, um ramo da hipogástrica, dividem-se em inferior e superior. O ramo superior é responsável pela irrigação dos músculos glúteos médios e mínimos. Tal irrigação é de extrema importância para a nutrição do glúteo médio. As fraturas pélvicas costumam estar associadas a importante lesão de partes moles, podendo a artéria glútea superior ser o único suprimento viável para esses músculos. Assim, diversos cuidados devem ser tomados para não utilizar acesso ou manobras que possam prejudicar a vascularização, produzindo perda funcional do músculo glúteo médio. Se há sangramento significativo dessa artéria, deve-se comprimir com hemostáticos e compressas até que a hemorragia seja controlada. Devido à retração da artéria na pelve, pode ser necessário osteotomizar a incisura isquiática do ilíaco, para permitir sua ligadura.

O nervo glúteo superior **(FIG. 56.19)** recebe fibras das raízes L4, L5 e S1. Passa pelo forame isquiático maior, acima da porção superior do piriforme, e enerva os músculos glúteos médios e mínimos. Sua lesão pode ser ocasionada pelo trauma que ocasionou a fratura ou de modo iatrogênico por pinças ósseas, afastadores de Hohmans e ligadura inadvertida em sangramentos da artéria glútea superior. Em ambos os casos, pode ser produzida significativa perda da função do glúteo médio.[24]

Nervo cutâneo femoral lateral

O nervo cutâneo femoral lateral origina-se das raízes L2 e L3, sendo exclusivamente sensitivo, e passa em torno da espinha ilíaca anterossuperior. Pode ser lesado no acesso ilioinguinal e apresenta variações anatômicas, conforme ilustra a **FIGURA 56.20.**

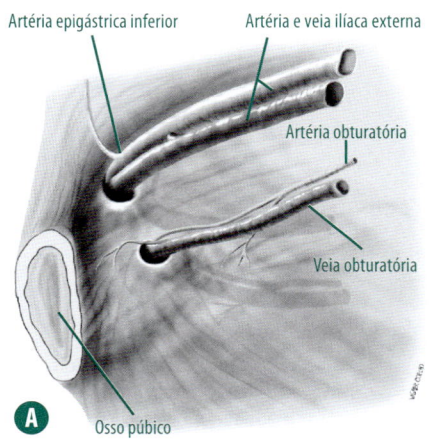

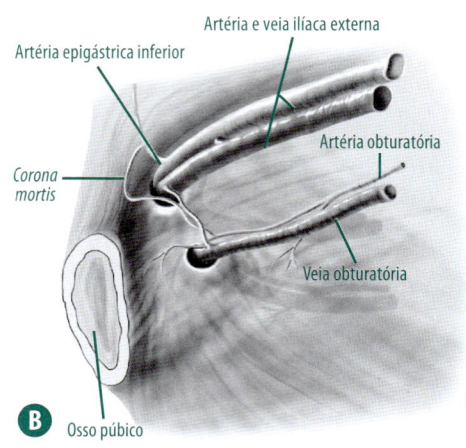

FIGURA 56.18

A Aspecto usual da vascularização em torno da coluna anterior do acetábulo no acesso ilioinguinal. **B** Variação da vascularização em torno da coluna anterior do acetábulo com anastomose entre as artérias epigástrica inferior e obturatória. Essa anastomose é denominada *corona mortis*, cuja lesão pode provocar hemorragia intraoperatória importante.

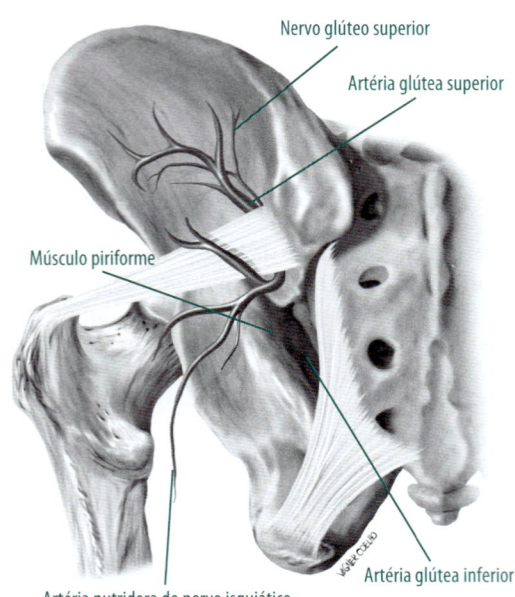

FIGURA 56.19 → Localização anatômica do nervo glúteo superior e da artéria glútea superior. Essas estruturas são essenciais para a nutrição e a enervação do músculo glúteo médio e podem ser lesadas no acesso de Kocher-Langenbeck.

Nervo isquiático

O nervo isquiático origina-se das raízes L4, L5, S1 e S2 e apresenta variação anatômica importante em relação ao músculo piriforme, local onde pode ser lesado (**FIG. 56.21**).

ACESSOS CIRÚRGICOS

Os acessos podem ser alongados e limitados. Embora os acessos ampliados propiciem melhor visualização, apresentam taxas maiores de complicações e morbidez. Quando se escolhe um acesso, deve-se optar por um menos invasivo, desde que permita redução e fixação adequadas.

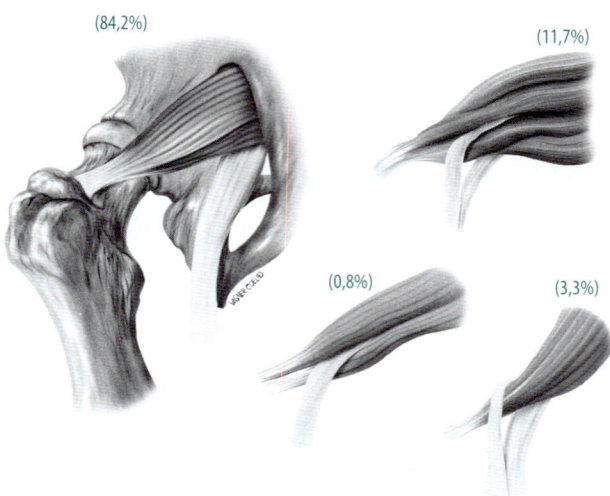

FIGURA 56.21 → Variações anatômicas do nervo isquiático em relação ao músculo piriforme. O isquiático está em risco de lesão no acesso de Kocher-Langenbeck.

O maior obstáculo à redução e à fixação das fraturas com grave desvio é um acesso adequado ao sítio da fratura que permita boa visualização das estruturas.

Os bons resultados cirúrgicos das fraturas do acetábulo dependem de diversos fatores. Um deles é a qualidade da redução e da fixação cirúrgica. Outro consiste na seleção do acesso adequado, com base na classificação da fratura. Apesar de haver estudado muitos acessos e experimentado outros tantos, Letournel[2] acredita que nenhum satisfaz as condições ideais. Sabe-se que os acessos clássicos para o quadril não são suficientes para tratar as fraturas do acetábulo. Novos tipos de acesso, associados aos já existentes ou com certas alterações, são indicados para os diferentes tipos de fraturas acetabulares. Os acessos alongados, que possibilitam exposições amplas, estão relacionados a necrose da musculatura glútea e calcificação heterotópica devido ao extenso descolamento da musculatura da pelve. Assim, ao lado de boa exposição, os ortopedistas

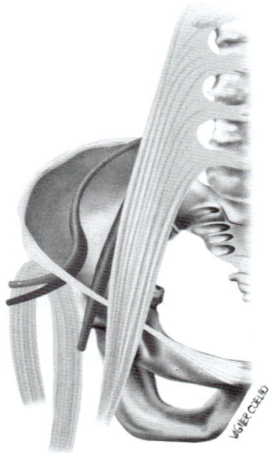
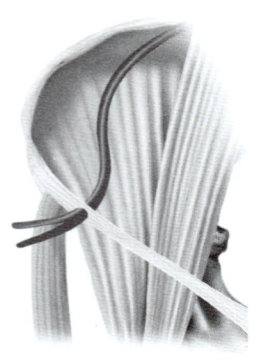
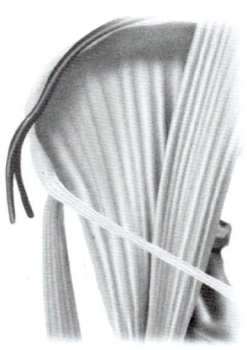

FIGURA 56.20 → Variações anatômicas do nervo cutâneo femoral lateral, o qual está em risco de lesão no acesso ilioinguinal.

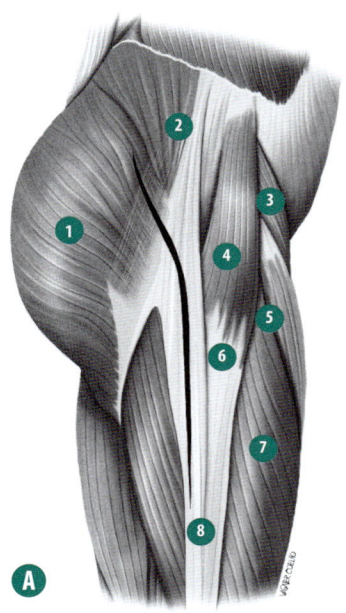

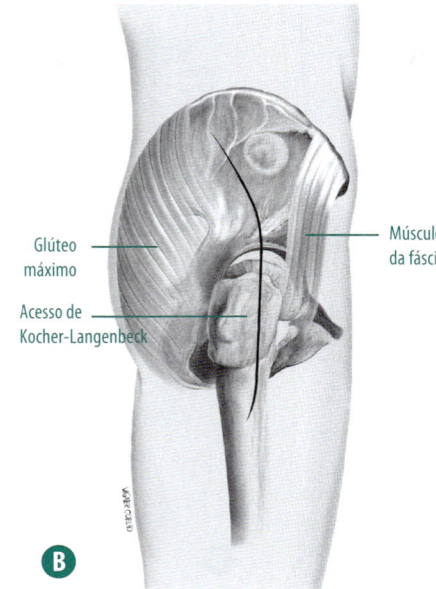

Glúteo máximo

Acesso de Kocher-Langenbeck

Músculo tensor da fáscia lata

FIGURA 56.22

Ⓐ Acesso de Kocher-Langenbeck e as relações musculares.
1: Glúteo máximo.
2: Glúteo mínimo.
3: Sartório.
4: Tensor da fáscia lata.
5: Reto femoral.
6: Trocânter maior.
7: Vasto lateral.
8: Trato iliotibial.
Ⓑ Acesso de Kocher-Langenbeck e as relações esqueléticas.

estão preocupados em realizar acessos mais limitados, com o objetivo de diminuir a taxa de complicações e restaurar a função de forma adequada.

Os acessos para fraturas complexas que envolvem as duas colunas, sobretudo as fraturas em T, são mais elaborados e amplos. As fraturas transversas podem ser reduzidas por acesso posterior, mas nem sempre a redução fica satisfatória no aspecto medial. O acesso anterior simultâneo, mesmo de dimensões limitadas, pode resolver o problema.

Acesso posterolateral de Kocher-Langenbeck (Figs. 56.22 e 56.23)

Os acessos posteriores ao quadril apresentam uma variada nomenclatura, com inúmeros epônimos envolvidos. Assim, diversos nomes de autores ou de regiões estão ligados aos muitos acessos, que apresentam entre si algumas variações: Gibson, Langenbeck, Kocher, Austin Moore e *southern* e Liverpool *approach*. Todos eles são insuficientes para o acesso adequado às fraturas do acetábulo. Letournel reuniu dois desses acessos – de Kocher e de Langenbeck –, melhorando sua visão e as facilidades, resultando em acesso familiar aos ortopedistas, uma vez que é também utilizado, com suas variações, para a artroplastia total do quadril. É empregado, ainda, para fraturas da parede e da coluna posteriores, sendo limitado pelo nervo glúteo e pelos vasos glúteos superiores.

A lesão do nervo glúteo superior pode produzir fraqueza do conjunto abdutor. A termocauterização dos vasos ou suas ligaduras podem lesar os nervos; portanto, deve ser feita com cuidado. Esses vasos, com frequência, podem produzir hemorragias importantes. A artéria glútea, se lesada, pode retrair-se para dentro da pelve, resultando em dificuldades para obter a hemostasia. O nervo isquiático também encontra-se no centro da operação e deve ser exposto com cuidado e protegido.

> **ATENÇÃO!** Durante o acesso posterior para a fratura de acetábulo, o joelho deve ser mantido fletido, e o quadril deve ficar em extensão, para proteger o nervo isquiático.

Durante todo o procedimento, o quadril deve estar estendido e o joelho fletido, para relaxar o nervo isquiático. O nervo deve ser inspecionado várias vezes durante e ao término do procedimento. O paciente pode ser colocado em mesa cirúrgica comum radiotransparente na posição de 90° ou semipronado. A tração pode ser feita pela região trocantérica com extrator de cabeça, inserido no trocânter maior. A tração deve ser realizada por um médico assistente, permitindo a redução da fratura e a inspeção da cavidade acetabular, evitando, assim, degraus e parafusos intra-articulares. O distrator da AO pode ser usado nessa fase.

O descolamento da musculatura abdutora da asa do ilíaco deve ser executado com critério para evitar calcificação periarticular. Os rotadores externos devem ser seccionados e reparados, analisando, dessa forma, toda a coluna posterior. Não colocar parafusos na porção média da placa, pois há risco de colocar parafuso intra-articular. A fixação de parede posterior deve ser dirigida de modo que a broca não atinja a articulação. A luxação da articulação pode ser necessária para retirar fragmentos articulares ou verificar a redução da fratura. No entanto, tal manobra deve ser feita com cautela, para não prejudicar o suprimento sanguíneo à cabeça femoral.

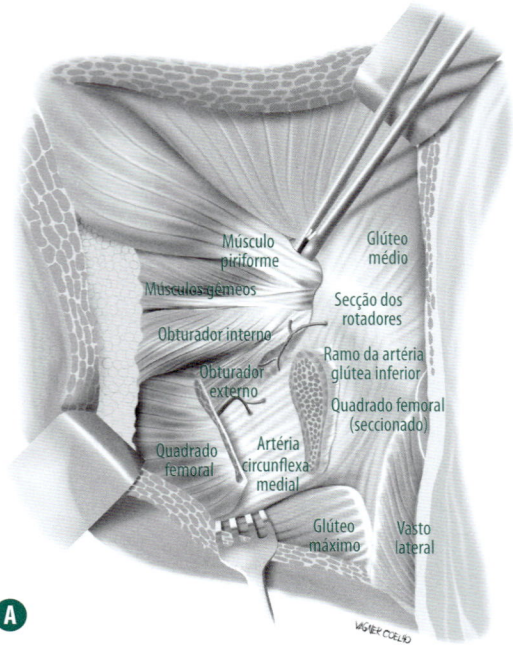

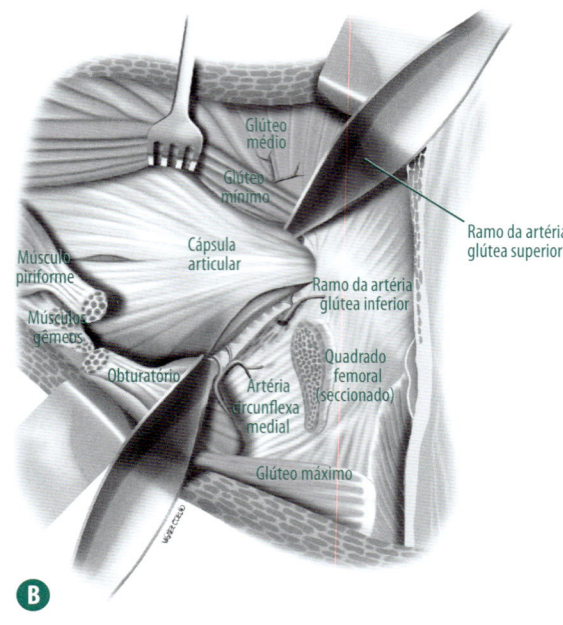

FIGURA 56.23

Ⓐ Acesso de Kocher-Langenbeck e as estruturas superficiais.
Ⓑ Acesso de Kocher-Langenbeck e as estruturas profundas.

> **ATENÇÃO! Nas fraturas associadas das colunas e parede, o acesso é ditado pela parede fraturada.**

Acesso transtrocantérico

O acesso tipo Kocher-Langenbeck pode ser ampliado com a secção do trocânter maior e elevação da musculatura nele inserida, ou seja, glúteos médio e mínimo, possibilitando a melhor visão da abóbada do acetábulo. Esse acesso relaxa os vasos e o nervo glúteo superior, e, com a secção do reto em sua porção direta e refletida, tem-se acesso à coluna anterior, que pode ser fixada de modo retrógrado. Está indicado nas fraturas transversas e em T. Sua utilização tem sido pouco frequente, pois pode prejudicar o suprimento vascular da cabeça femoral e do acetábulo, além de predispor necrose e ossificação heterotópica.[25]

> **ATENÇÃO! No acesso ilioinguinal, a flexão do quadril com o joelho em extensão relaxa o nervo femoral, evitando lesão por estiramento.**

Acesso anterior ilioinguinal

As fraturas da parede e coluna anteriores são amplamente expostas pelo acesso anterior ilioinguinal. Durante o acesso, várias estruturas nobres devem ser isoladas, e, de lateral para medial, é preciso identificar e separar o nervo cutâneo femoral lateral, o nervo femoral e o músculo iliopsoas, a artéria e a veia femorais e o cordão espermático. A exposição da coluna anterior é feita de modo intercalado, bem como a complementação da osteossíntese.

Durante o procedimento, a flexão do quadril e a extensão do joelho favorecem o relaxamento do nervo femoral. Nesse acesso, o nervo cutâneo femoral lateral é lesado com grande frequência, devendo o paciente ser avisado antes do procedimento. As **FIGURAS 56.24 e 56.25** mostram o acesso ilioinguinal com as estruturas nobres que devem ser expostas e protegidas.

> **ATENÇÃO! As fraturas de acetábulo não devem ser estabilizadas somente com parafusos, mas associadas sempre com placas de neutralização.**

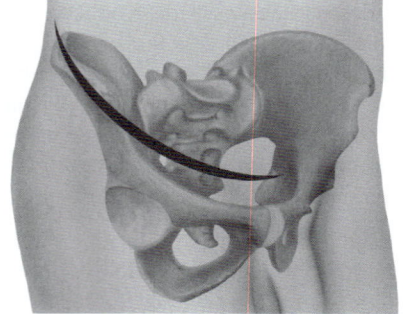

FIGURA 56.24 → Acesso ilioinguinal e as relações esqueléticas.

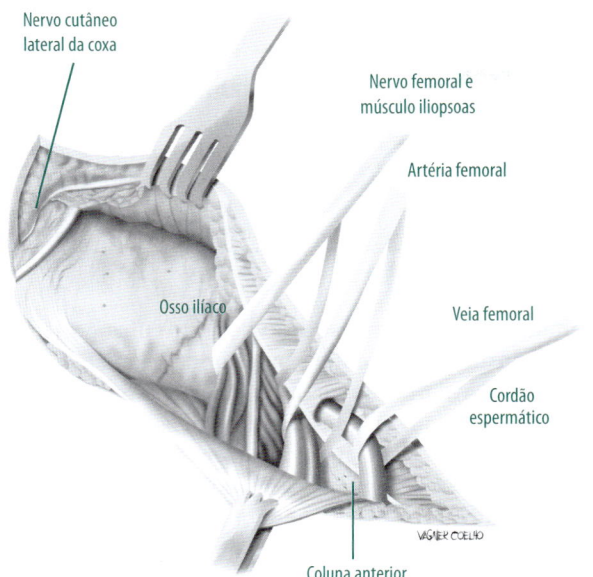

Nervo cutâneo lateral da coxa

Nervo femoral e músculo iliopsoas

Artéria femoral

Osso ilíaco

Veia femoral

Cordão espermático

Coluna anterior

VAGNER COELHO

FIGURA 56.25 → Acesso ilioinguinal mostrando coluna anterior fraturada e estruturas nobres isoladas com dreno de Penrose, as quais devem ser afastadas e protegidas.

Acesso anterior de Stoppa

O acesso ilioinguinal descrito por Letorunel, em 1964, é indicado com frequência para fraturas da parede anterior, coluna anterior e casos selecionados de fraturas de duas colunas transversas ou do tipo em T.8 Antes utilizado para reparo da hérnia inguinal, o acesso medial de Stoppa tem sido usado para fraturas de pelve e acetábulo. Esse acesso propicia visualização adequada à parede anterior, coluna anterior e lâmina quadrilátera do acetábulo, além da articulação sacroilíaca.

O acesso de Stoppa[26] modificado foi descrito por Cole e Bolhofner[27] e, mais tarde, por Hirvensalo e colaboradores,[28] que indicaram-no independentemente para fraturas de acetábulo. A principal diferença entre o acesso de Stoppa modificado e o ilioinguinal é que o primeiro evita a janela média, dispensando a dissecção do canal inguinal, do nervo femoral e dos vasos ilíacos. Há consenso de que o uso do acesso tipo Stoppa permite o manejo da maioria das fraturas tratadas com o acesso ilioinguinal.[29]

A incisão é realizada de forma transversal, em torno de 2 cm proximal à sínfise púbica, em direção ao lado acometido, margeando o ligamento inguinal. É feita abertura longitudinal da aponeurose do músculo reto abdominal, separando os seus ventres e fazendo dissecção subperiosteal pela face interna da pelve, buscando a redução e a fixação da fratura com placa e parafusos na região infrapectínea, sobre a lâmina quadrilátera, com os parafusos fixados de forma divergente, evitando o espaço articular.

Essa via de acesso tem como vantagens, quando comparada à ilioinguinal, a menor incisão cirúrgica, a fixação do implante diretamente sobre a lâmina quadrilátera e a diminuição dos riscos de infecção e lesão neurovascular, pois não aborda diretamente o feixe vasculonervoso(5).

Descrição do acesso cirúrgico de Stoppa

Paciente em decúbito dorsal, coxim sob o lado operado, sonda vesical de demora. Antissepsia do abdome, da pelve e do membro inferior ipsilateral ao lado fraturado. O cirurgião se posiciona ao lado contralateral a ser operado. Acesso proximal à sínfise púbica, em torno de 2 cm, estendendo de 8 a 12 cm. A abertura é feita longitudinalmente na aponeurose do músculo reto abdominal. Faz-se afastamento da bexiga com afastador maleável e proteção. Dissecção subperiosteal em região infrapectínea, em direção à lâmina quadrilátera e à articulação sacroilíaca.

O feixe vasculonervoso femoral fica anterior, sobre a coluna anterior do acetábulo. O nervo e os vasos obturatórios são identificados em direção ao forame obturatório. Pode-se identificar a *corona mortis*, que consiste em uma anastomose arterial ou venosa entre os vasos epigástricos inferiores e os obturatórios. No trabalho de Kacra e colaboradores,[29] essa anastomose foi encontrada em quatro (40%) de 10 hemipelves dissecadas, sendo que metade dessas comunicações era somente venosa, enquanto a outra metade era tanto arterial quanto venosa. Deve ser ligada quando houver identificação para evitar sangramento.

Fixação da fratura

Identificada a fratura, a redução deve ser feita através de tração do membro inferior, com instrumental tipo "ponta-bola" e pinças redutoras, com controle da radioscopia. Utiliza-se placa de reconstrução acetabular de pequenos fragmentos (3,5 mm), de oito a 12 furos, devendo ser moldada para acompanhar a anatomia da pelve. Dar especial atenção para evitar parafusos intra-articulares. Fazer hemostasia rigorosa e fechamento por planos, podendo ser usado um dreno aspirativo.

Essa via de acesso apresenta bons resultados, com baixo índice de infecção e sangramento e menor tempo cirúrgico quando comparada com a via ilioinguinal. Está indicada em casos nos quais a cabeça femoral migra mediamente 10 a 15%, nas fraturas da parede e coluna anterior, típicas de pacientes idosos, nas fraturas em T, nas fraturas das duas colunas nas transversas e naquelas que acometem a coluna anterior associada à hemitransversa posterior.

A via de Stoppa apresenta, portanto, as vantagens da realização de menor incisão e dissecção de partes moles, diminuindo os riscos de complicações e permitindo a fixação do implante diretamente sobre a lâmina quadrilátera, sendo bem indicada nas fraturas que acometem a coluna anterior do acetábulo e nas fraturas complexas da região anterior da pelve[30,31] **(FIG. 56.26)**.

Acesso iliofemoral alongado

Esse tipo de acesso alargado visa expor ambas as colunas e deve ser usado somente em casos selecionados. Ele expõe de modo amplo a coluna posterior e parcial a coluna

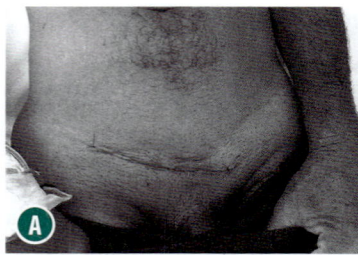
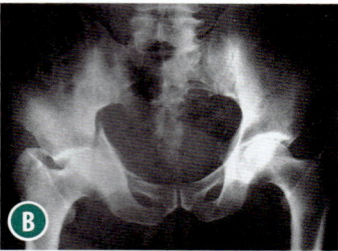
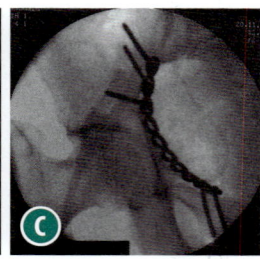

FIGURA 56.26
Ⓐ Acesso cirúrgico tipo Stoppa.
Ⓑ Raio X pré-operatório de fratura de parede e coluna anterior.
Ⓒ Fixação cirúrgica com placa de reconstrução.

anterior. A musculatura abdutora – glúteos mínimo e médio – pode ser desinserida no nível do tendão ou fazendo-se a osteotomia do trocânter maior. Um grande retalho é formado pelos glúteos máximo, médio, mínimo e tensor do fáscia lata. Toda a musculatura glútea é desinserida da asa do ilíaco, ficando o retalho pediculado posteriormente, junto aos vasos e aos nervos. Também os rotadores externos são seccionados e reparados para posterior sutura. O iliopsoas é desinserido da porção interna do ilíaco e da região pubiana, conseguindo-se acesso mais limitado do que o ilioinguinal. Uma das preocupações com o acesso estendido é a viabilidade vascular e a inervação do grande retalho, além da elevada possibilidade de ossificação heterotópica. Esse acesso é cada vez menos utilizado pelo grande número de complicações.

> **ATENÇÃO! No acesso ilioinguinal, é necessário informar ao paciente a respeito da possibilidade de parestesia ou anestesia pós-operatória na face lateral da coxa, devido ao estiramento do nervo cutâneo.**

Acesso duplo

O acesso duplo, anterior e posterior, consiste na combinação dos acessos de Kocher-Langenbeck e anterior ilioinguinal. É menos agressivo do que o iliofemoral alongado e permite visão adequada das colunas anterior e posterior, facilitando a redução apropriada e a fixação rígida. Possibilita, ainda, acesso à cabeça femoral, à articulação sacroilíaca ipsilateral e à sínfise púbica. Esse mesmo acesso, feito em dois estágios (o segundo após alguns dias), é satisfatório para fraturas em T, mas pode oferecer dificuldades para as fraturas das duas colunas, em que a fixação executada no primeiro acesso pode prejudicar a redução dos fragmentos na segunda etapa. O acesso duplo deve ser usado por uma equipe que tenha pelo menos dois cirurgiões com experiência em cirurgias de acetábulo.

O acesso duplo anterior e posterior apresenta, em princípio, dificuldade em posicionamento, e o paciente deve ser virado para trás e para a frente, dependendo da área operada.[32] É dada muita ênfase à restauração do anel pélvico nas fraturas complexas e do tipo em T, fazendo a redução e a fixação anatômica pela coluna anterior. A redução anatômica puboacetabular é considerada tão ou mais importante do que a reconstrução das estruturas posteriores. A reconstituição da coluna anterior não era, até pouco tempo, muito valorizada. Esses achados anatomoclínicos são confirmados por estudos biomecânicos de Konrath e colaboradores,[33] os quais mostram que a falha em reduzir-se a coluna anterior aumenta de modo significativo os picos de pressão na superfície superior do acetábulo. Assim, a restauração da coluna anterior, com redução anatômica, permite a distribuição de forças semelhante ao acetábulo intacto, o que contribui para evitar artrose no futuro.

PRÉ, PERI E PÓS-OPERATÓRIO

Diversos aspectos devem ser considerados quando é programada a osteossíntese de fratura do acetábulo, com o intuito de que o procedimento seja realizado com êxito. São eles:

- Transfusão de sangue.
- Mesa ortopédica ou cirúrgica comum.
- Equipe cirúrgica, exposição e tração.
- Posicionamento do paciente.
- Manobras para redução.
- Fixação temporária e interfragmentária.
- Encurvamento e tipos de placa.
- Uso de laçadas de arame.
- Manuseio dos nervos.
- Profilaxia com antibióticos.
- Prevenção do tromboembolismo.
- Drenos.
- Mobilização pós-operatória, fisioterapia e movimento passivo contínuo.
- Prevenção de calcificação heterotópica.

Reserva de sangue

A classificação e reserva de papas de hemácias devem estar disponíveis, sobretudo em acessos alargados, pois o sangramento pode exigir a transfusão de várias unidades. A ruptura de artérias glúteas ou circunflexas, que costumam se retrair, pode produzir sangramentos de difícil controle. Dois aspectos contribuem para o sangramento adicional: o uso de anticoagulante no pré-operatório e o uso do dreno no pós-operatório.

Mesa cirúrgica ou ortopédica

A mesa ortopédica aconselhada por Letournel e Judet[3] facilita a tração, ainda mais em casos antigos. No entanto, além de desconfortável para o paciente, não permite a posição lateral mutável utilizada no acesso duplo simultâneo, em que o indivíduo é pronado parcialmente para o acesso posterior e supinado para o acesso ilioinguinal. Outrossim, a tração, às vezes com controle insuficiente, pode ser uma das causas das altas taxas de lesões neurais observadas. A tração pode ser feita por auxiliar forte, sem maiores restrições e sem risco de tração excessiva. A tração também pode ser obtida por certos dispositivos, como o distrator da AO. A monitoração perioperatória com intensificador de imagens é útil para avaliar tanto a redução da fratura quanto a estabilidade e o posicionamento do implante.[34]

Equipe cirúrgica, exposição e tração

A equipe cirúrgica deve contar com auxiliares treinados, em número que permita que um deles se encarregue da tração por meio de extrator de cabeça inserida na região trocantérica ou no ísquio. A manutenção da redução e o afastamento exigem, no mínimo, dois auxiliares adicionais. O afastador norte e sul de Charnley é essencial para o procedimento. Os afastadores de Hohmans do tipo alavanca devem ser usados com cautela, pois oferecem a possibilidade de lesões vascular e neural. Fios de Steinman com cabo para suporte são excelentes afastadores da musculatura glútea.

Posicionamento do paciente

O posicionamento depende do acesso. Para o acesso posterior e lateral, a posição de 90°, com suporte por coxins de areia, é bem adequada. No acesso anterior, a posição supina é usada. Quando o duplo acesso é feito, emprega-se a posição lateral com inclinação lateral de 45° no sentido supino ou prono, dependendo da área operada.

Manobras para redução

A redução pode ser trabalhosa em fraturas com mais de sete dias. Os fragmentos ósseos devem ser separados com a ajuda da alavanca. Tração vigorosa pode ser feita utilizando extrator de cabeça inserido na região trocantérica. Parafuso com cabo para suporte ou gancho de osso são elementos que podem ser usados para manipular a coluna isquiática. A subluxação do quadril com tração controlada é eficiente e pode ser obtida com o distrator da AO. A redução pode ser auxiliada por dispositivos que usam dois parafusos, um de cada lado da fratura, possíveis de serem aproximados por pinça de osso (tipo Lambotte-Farabeuf). Após a redução, deve-se fazer a fixação temporária com fios de Steinman ou fixação interfragmentária com parafuso esponjoso AO de 6,5 mm.

> **ATENÇÃO! Dispositivos especiais para redução devem sempre estar presentes no armamentário cirúrgico de especialistas em trauma do quadril.**

Pode-se utilizar, também, laçadas de arame, contornando os fragmentos biselados da fratura, ou parafusos laçados com o arame, para a obtenção de redução provisória. Tanto o arame como os fios metálicos podem ser deixados como material de fixação. Fios lisos devem ser entortados na extremidade para evitar que migrem. As **FIGURAS 56. 27 a 56.30** mostram manobras e dispositivos para redução das fraturas.

Material de síntese

Muitos tipos de placas podem ser usados para a fixação. Placas especiais de reconstrução acetabular, com curvaturas, também estão disponíveis e facilitam o procedimento.

> **ATENÇÃO! As placas de reconstrução acetabular são maleáveis e de fácil adaptação às curvaturas da pelve. A moldagem pode ser facilitada com modelos de alumínio pré-esterilizados.**

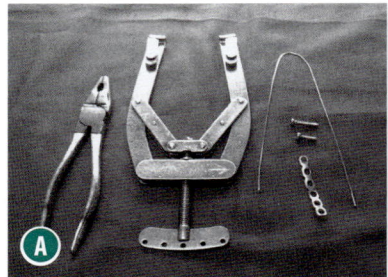 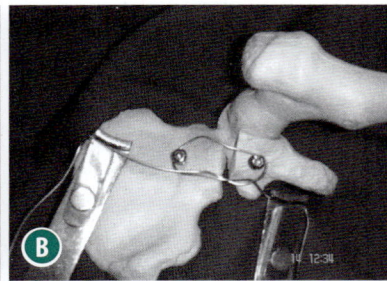 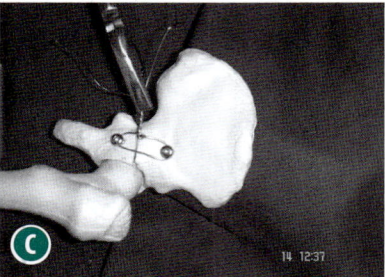

FIGURA 56.27

Ⓐ Material utilizado para a redução: arame de aço, tensionador, dois parafusos corticais AO e alicate. A placa é utilizada para neutralizar a redução.

Ⓑ Parafusos posicionados no ilíaco e na coluna posterior, contornados por arames de aço. Fratura não reduzida.

Ⓒ À medida que o arame é tensionado, a fratura é reduzida. Consegue-se redução estável com a laçada de arame. A placa de neutralização deve ser aplicada.

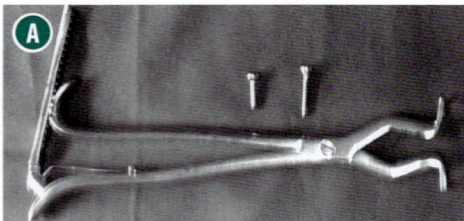
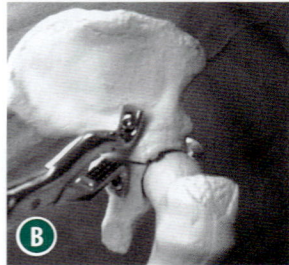
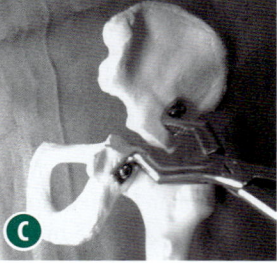

FIGURA 56.28

Ⓐ Material utilizado para a redução: pinça de osso adaptada, dois parafusos corticais AO e placas de acetábulo maleáveis para a neutralização da fratura.
Ⓑ Fratura sem redução com a pinça em posição fixada pelos parafusos.
Ⓒ Fratura reduzida. Deve-se aplicar placa de neutralização nesse momento.

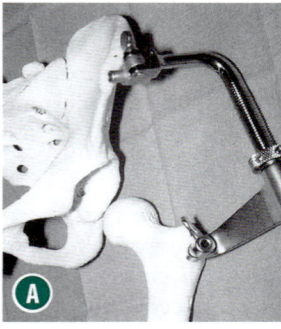
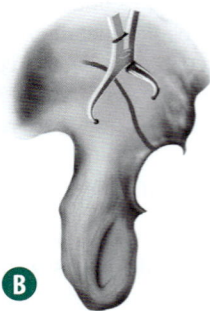

FIGURA 56.29

Ⓐ Distrator AO para subluxação controlada do quadril. Sua utilização é indicada em fraturas acetabulares intraarticulares e de difícil redução.
Ⓑ Pinça redutora.

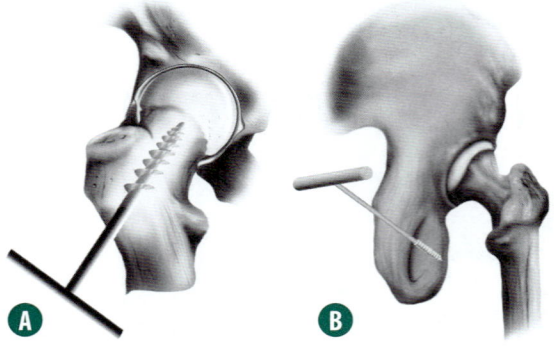

FIGURA 56.30

Ⓐ Manobra de redução por meio de instrumento tipo "saca-cabeça femoral" inserido pela região trocantérica.
Ⓑ Manobra de redução por meio de instrumento tipo "saca-cabeça femoral" inserido pelo ísquio.

Quando os fragmentos acetabulares são grandes, a fratura, em geral, pode ser fixada usando-se somente parafusos.[35] No entanto, se as fraturas são cominutivas ou o paciente não é confiável, justifica-se o uso de placas adicionais de suporte ou neutralização. Estudos biomecânicos em fraturas transversas demonstram que a colocação de dois parafusos de cada lado da fratura é suficiente para estabilizar a fixação com placas acetabulares. A maior resistência à perda de redução foi observada quando ambas as colunas foram fixadas, conforme o trabalho de Shazar e colaboradores.[36] Após a colocação de placas e parafusos de neutralização, realizam-se radiografias de controle, para que não haja parafusos intra-articulares. Uma maneira eficiente para evitar parafusos intra-articulares é fazer manobras de rotação procurando detectar crepitações e estalidos após a fixação.[37] As **FIGURAS 56.31 a 56.33** mostram diversos tipos de materiais de síntese utilizados em fraturas acetabulares.

Outros aspectos relativos à cirurgia

O manuseio cuidadoso dos nervos isquiático e femoral já foi citado na técnica e o será nas complicações. O antibiótico é usado de rotina, em geral cefazolina, iniciado uma hora antes da operação e mantido por um a dois dias, via parenteral. Usa-se dreno de sucção fechada mantido por 24 a 48 horas. A mobilização pós-operatória é feita de imediato por fisioterapeuta.

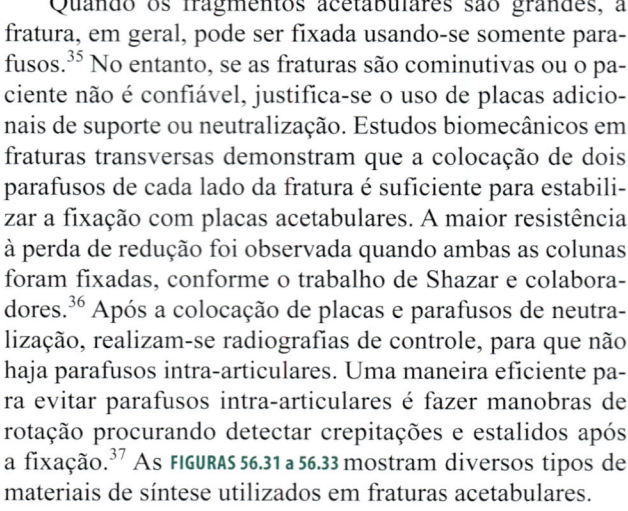

FIGURA 56.31 → Placas de reconstrução de diversos tamanhos e modelos e parafusos longos para fixação interfragmentária.

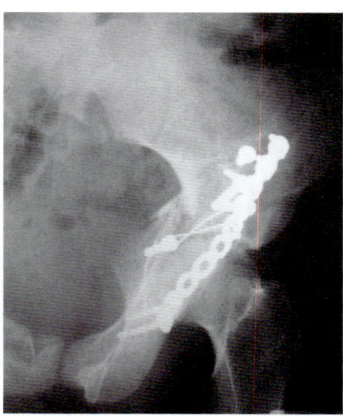

FIGURA 56.32 → Radiografia mostrando utilização de laçada de arame para redução e fixação de fratura. Em geral, associa-se fixação com placa.

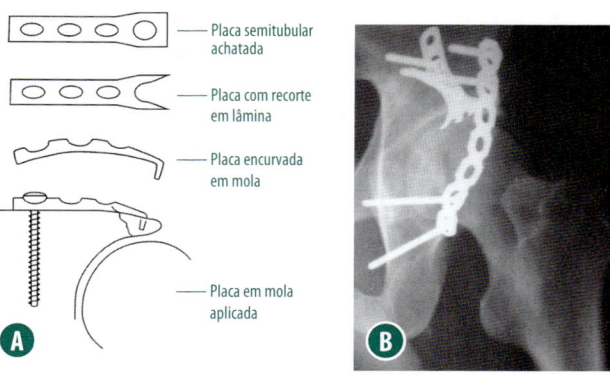

FIGURA 56.33

Ⓐ Placas cortadas e moldadas a partir de placas semitubulares da AO com efeito "mola".
Ⓑ Aspecto radiográfico de placa em mola em fratura da parede posterior do acetábulo.

Na figura 56.33 Ⓐ: Placa semitubular achatada; Placa com recorte em lâmina; Placa encurvada em mola; Placa em mola aplicada.

CONSIDERAÇÕES SOBRE A OSTEOSSÍNTESE DOS DIVERSOS TIPOS DE FRATURA

Um dos aspectos que se tem considerado como de relevância na obtenção de bons resultados clínicos é a redução anatômica da fratura e sua estabilização adequada. Sempre há forte associação entre o achado radiográfico satisfatório e os resultados clínico e funcional. Outros fatores são importantes, como idade inferior a 55 anos, atraso superior a 24 horas na redução de fratura-luxação, separação entre os fragmentos maior de 1 cm e cominuição grave dos fragmentos.

Fraturas da parede posterior

As fraturas acetabulares mais frequentes são as da parede posterior. São abordadas, em geral, por acesso posterior e eram consideradas de tratamento relativamente simples. No entanto, os resultados do tratamento dessas condições não são bons,[38] o que se deve ao fato de que apenas 30% das fraturas da parede posterior envolvem um único e grande fragmento. A maioria apresenta fragmentos cominutivos, impactados, que devem ser viabilizados, reduzidos e mantidos com utilização de enxerto, parafusos de pequenos fragmentos, placas em mola, enxertos ósseos e placas de suporte.[11] Esse fato ilustra o motivo pelo qual cerca de 30% das ocorrências, que parecem mais simples, podem apresentar resultados piores do que os observados em fraturas mais complexas (**FIG. 56.34**).

ATENÇÃO! As fraturas da parede posterior podem apresentar impacção óssea, requerendo redução anatômica, enxertia óssea para preenchimento de falhas e fixação adequada.

Fratura em T

A fratura em T apresenta acometimento das colunas anterior e posterior, exigindo duplo acesso para sua redução e fixação.[39] Pode ser feita a combinação do acesso de Kocher-Langenbeck com o ilioinguinal, em um mesmo procedimento cirúrgico ou em dois tempos.[40] (**FIG. 56.35**).

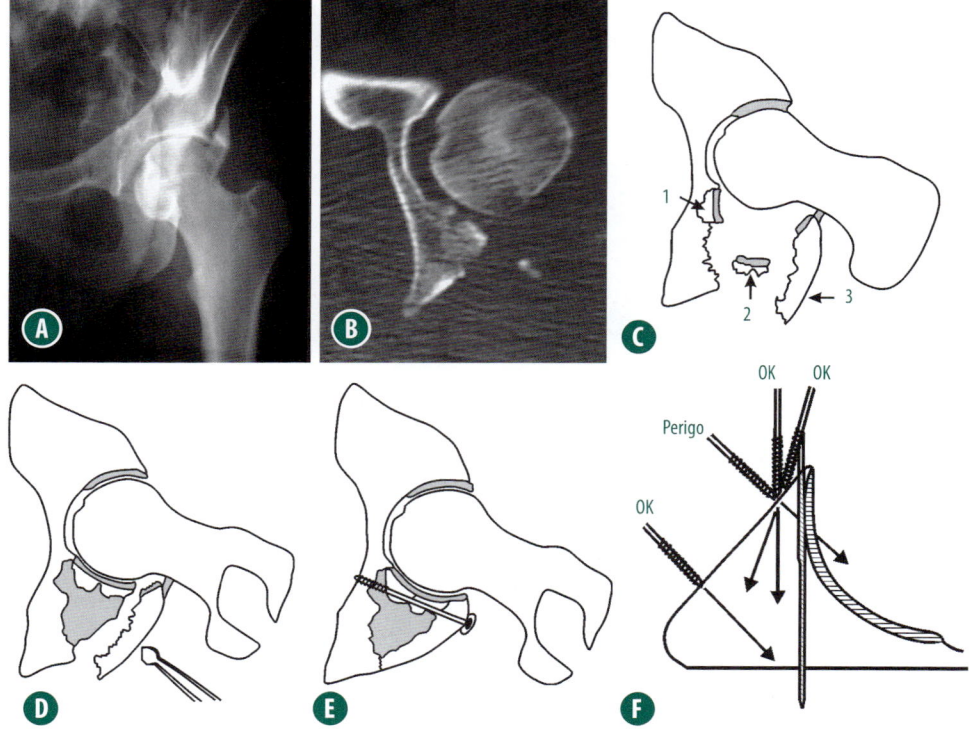

FIGURA 56.34

Ⓐ Radiografia de fratura da parede posterior do acetábulo.
Ⓑ TC de fratura da parede posterior com fragmentos impactados e livres.
Ⓒ Esquema de fratura da parede posterior do acetábulo mostrando fragmento impactado (1), fragmento livre (2) e fragmento pediculado (3).
Ⓓ Desimpacção e redução dos fragmentos com colocação de enxerto ósseo, reconstruindo a superfície articular e a parede posterior do acetábulo.
Ⓔ Fixação com parafusos da parede posterior.
Ⓕ Cuidados para evitar parafusos intra-articulares.

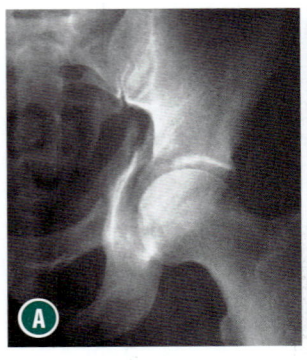
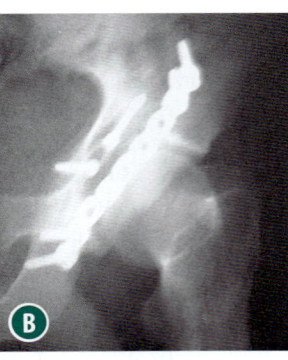
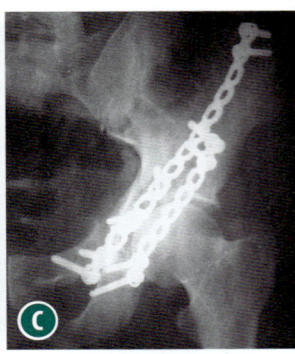

FIGURA 56.35
Ⓐ Radiografia de fratura acetabular em T.
Ⓑ Radiografia após o primeiro tempo operatório (acesso de Kocher-Langenbeck) com fixação de parede e coluna posterior com placa maleável e parafusos.
Ⓒ Radiografia após o segundo tempo operatório (acesso ilioinguinal) com fixação de coluna anterior com placa maleável.

A fratura em T pode ter uma variante em que o traço longitudinal passa pela coluna posterior, não pelo forame obturatório. O tratamento cirúrgico dessa fratura é mostrado com radiografia pós-operatória e em seguimento de dois anos com bom resultado (**FIG. 56.36**).

Existe também a fratura em T invertida, que não consta da classificação de Letournel. Nela, o traço longitudinal sobe pela asa do ilíaco (**FIG. 56.37**).

Fratura transversa

A transversa é a segunda fratura acetabular em frequência e pode apresentar dificuldades em relação à osteossíntese. Em geral, o acesso posterior permite reduzi-la e fixá-la de modo adequado. No entanto, quando o tratamento é retardado (mais de uma semana), a redução da porção anterior da fratura pode apresentar degrau, exigindo acesso anterior associado (**FIG. 56.38**).

Fratura da coluna posterior e parede posterior

Uma associação frequente é a fratura da coluna e da parede posterior que pode ser realizada por acesso posterior (**FIG. 56.39**).

Fratura da parede anterior

A fratura da parede anterior é mais rara e pode apresentar resultado ruim com relativa frequência. Utiliza-se o acesso ilioinguinal e faz-se a fixação com parafusos ou placa de reconstrução (**FIG. 56.40**).

Fratura de duas colunas

A fratura de duas colunas tem relativa frequência e exige, para sua adequada fixação, o duplo acesso, em um ou dois tempos (**FIG. 56.41**). No caso da figura ilustrativa, a fixação da coluna anterior foi feita na asa do ilíaco, e a coluna posterior foi fixada de modo indireto pelo acesso de Stoppa.

Fixação interna mínima

As técnicas convencionais usam exposições extensas, apresentando complicações com cicatrizações e lesões nervosas e vasculares com alto índice de infecção. A fixação interna mínima pode usar acessos menores com baixo índice de complicações. Para esse procedimento, é necessário (**FIG. 56.42**):

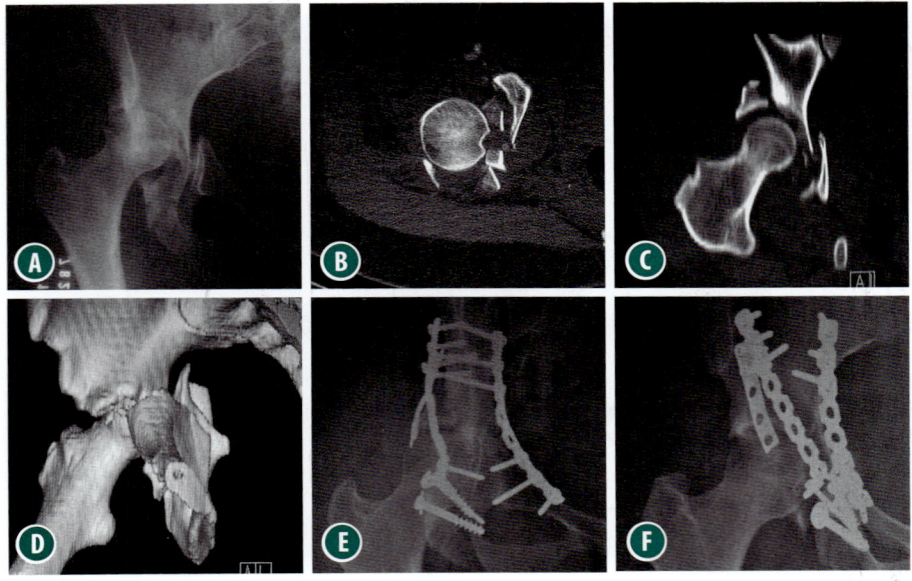

FIGURA 56.36
Ⓐ Aspecto radiográfico pré-operatório.
Ⓑ, Ⓒ e Ⓓ Aspecto tomográfico pré-operatório.
Ⓔ e Ⓕ Raio X pós-operatório e após dois anos.

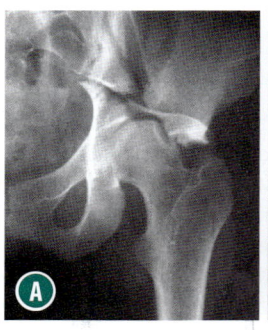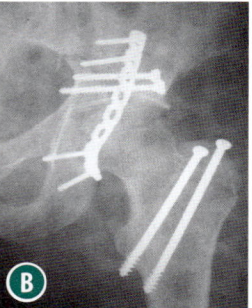

FIGURA 56.37

Ⓐ Fratura em T invertida.
Ⓑ Osteossíntese com placa de reconstrução posterior e parafusos interfragmentários na coluna anterior do acetábulo. Observa-se que a osteotomia do grand trocanter foi adicionada ao acesso para obter-se melhor exposição.

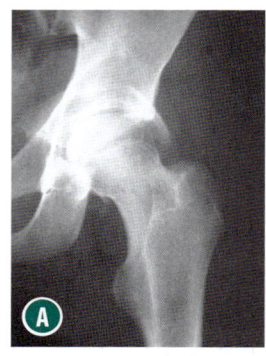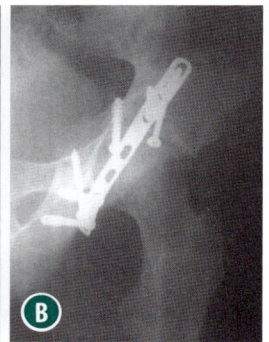

FIGURA 56.39

Ⓐ Fratura de coluna posterior com parede posterior associada.
Ⓑ Incidência ilíaca demonstrando traço de fratura da coluna posterior reduzida e fixada.

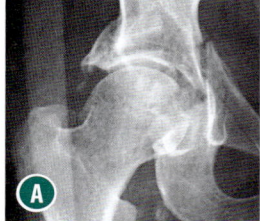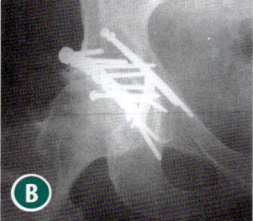

FIGURA 56.38

Ⓐ Fratura transversa associada a parede posterior do acetábulo.
Ⓑ Osteossíntese com placa na coluna posterior, parafusos e placa em mola para parede posterior e com parafusos na coluna anterior (duplo acesso).

- Realização precoce (até sete dias).

- Boa fluroscopia.

- Bom posicionamento do paciente em mesa cirúrgica e instrumental adequado.

As técnicas minimamente invasivas têm bons resultados funcionais, comparáveis aos das técnicas convencionais. É necessária a curva do aprendizado, e o cirurgião deve ser experiente em técnicas abertas convencionais.

PRÓTESES TOTAIS DO QUADRIL EM FRATURAS DO ACETÁBULO

As sequelas de fraturas do acetábulo, além das fraturas recentes, candidatas a artroplastias totais do quadril, podem apresentar graves defeitos ósseos, dificultando muito a colocação do implante. Esses casos podem se comportar como os importantes defeitos ósseos observados em revisões complexas de artroplastia total do quadril, com perdas ósseas. Pode-se considerar que as falhas ósseas nesses pacientes costumam comportar-se como os tipos de defeitos segmentares IIIA e IIIB de Paprosky e colaboradores.[41] Em tais casos, considera-se que o estoque presente

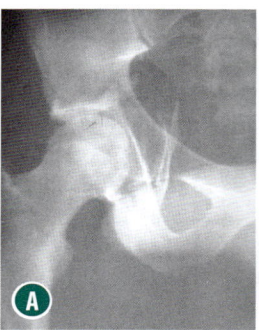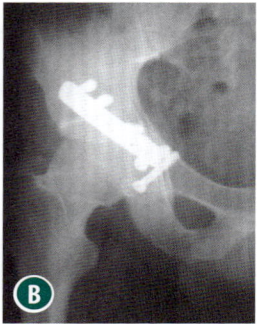

FIGURA 56.40

Ⓐ Fratura da parede anterior associada a fratura da coluna posterior do acetábulo.
Ⓑ Osteossíntese da parede anterior com dois parafusos AO e osteossíntese da coluna posterior com placa AO estreita.

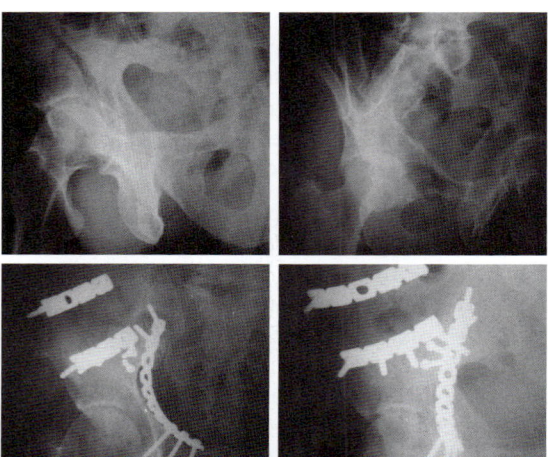

FIGURA 56.41 → Fixação da coluna anterior feita na asa do ilíaco. Coluna posteior fixada de modo indireto pelo acesso de Stoppa.

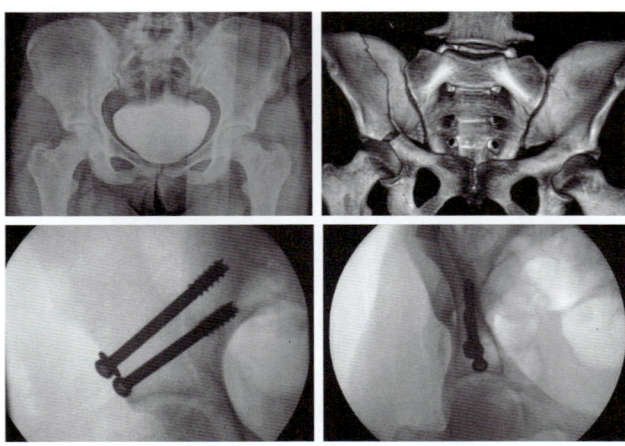

FIGURA 56.42 → Fratura do domo acetabular tipo T invertida, com ângulo de Matta abaixo de 45 graus. A tomografia mostra desvio importante da fratura com indicação cirúrgica. A osteossíntese feita com o intensificador de imagens e com o acesso mínimo obteve uma redução anatômica.

Fonte: Banerjee et al , 2014 e Yuan et al 2015.

no acetábulo é parcialmente suportivo ou não suportivo, a exigir soluções mais elaboradas. Para obter um bom resultado, é fundamental a reconstrução estável, não necessitando de redução anatômica, mas que confira estabilidade aos implantes da prótese. Para isso, deve-se ter à disposição as placas de reconstrução, os anéis de reforço, as telas metálicas e os parafusos, bem como deve-se utilizar a cabeça femoral como enxerto ósseo.

Em casos com grande gravidade do defeito ósseo e dificuldade em obter estabilidade primária do implante, a opção tem sido o uso de um novo tipo de material poroso à base de tântalo,[42] substância quimicamente estável e biologicamente inerte. Sua microestrutura de túbulos interconectados favorece a osteointegração, o remodelamento ósseo e a vascularização. O metal trabeculado apresenta altíssima porosidade, acima de 80%, facilitando o crescimento ósseo em seu interior, aliado à combinação de força e elasticidade próprios desse metal. Tais características favorecem o alto coeficiente de fricção que colabora para a estabilidade imediata do implante. Também por sua elasticidade similar ao osso esponjoso, reduz o *stress shielding* (osteopenia induzida pela rigidez dos implantes metálicos convencionais).

Hoje, há à disposição acetábulos, cunhas e placas de suporte (*butress*) em tântalo puro, sendo importantes opções nas artroplastias imediatas pela má condição óssea, podendo oferecer melhor resultado e sobrevida da artroplastia. O material apresenta várias opções de modularidade com cunhas, conchas de diversas formas e tamanhos e taças com vários diâmetros, para evitar o uso de implante sob medida. As cunhas, conchas e taças podem ser parafusadas no osso, preenchidas com enxerto ósseo e cimentadas uma na outra, produzindo um sistema rígido e estável. O metal trabecular é uma opção mais moderna e eficiente de tratar defeitos acetabulares em relação às taças sem cimento convencionais de titânio[43,44] (**FIGS. 56.43 e 56.44**).

Artroplastia total do quadril em sequela de fratura do acetábulo

As fraturas de acetábulo podem resultar em dano à superfície articular, que pode variar de lesão mínima a condições muito limitantes. A artroplastia total do quadril pode ser necessária para lesões mais graves, como artrose pós-traumática, consolidação ambiciosa, pseudartrose e necrose avascular. Esses problemas podem aparecer após tratamento não cirúrgico e após a redução com fixação interna. Os casos em que a cirurgia evoluiu com mal resultado tornam mais difícil o procedimento reconstrutivo pela presença de aderências de tecidos moles e de material metálico da fixação interna. Assim, no procedimento artroplástico, podem ser encontradas muitas dificuldades, como difícil acesso por danos a tecidos moles, cicatrizes retráteis, deformidades, ossificação heterotópica e lesões nervosas devido ao trauma ou procedimento cirúrgico.

Um dos problemas mais difíceis de tratar é a presença de material de fixação na área de colocação da prótese acetabular. O cirurgião precisa ter à mão ferramentas para cortar parafusos e placas que possam prejudicar a colocação ideal da taça. A presença de calcificação heterotópica pode dificultar a mobilização do quadril, sobretudo na fase de luxação da cabeça femoral e no posicionamento adequado da prótese. O manuseio dos nervos ciático e femoral pode ser de extrema dificuldade se estiverem em área de calcificação heterotópica ou na proximidade de tecido cicatricial ou material de osteossíntese retido.

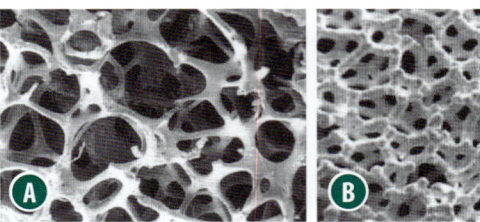

FIGURA 56.43
Ⓐ Osso esponjoso.
Ⓑ Metal trabecular.
Fonte: Banerjee et al , 2014 e Yuan et al 2015.

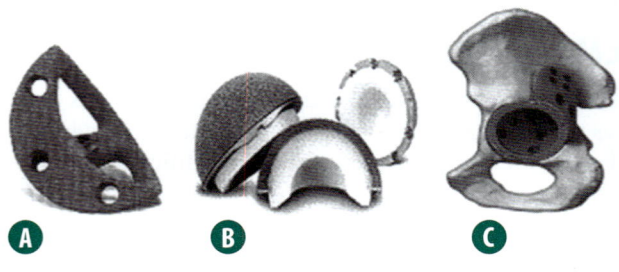

FIGURA 56.44
Ⓐ Concha de metal trabecular a esquerda.
Ⓑ Taça de metal trabecular no meio.
Ⓒ Metal trabecular corrigindo defeito ósseo a direita.

Quando o nervo ciático é o de principal exposição e mobilização, pode ser necessária sua monitoração para evitar lesões.

Outro problema muito preocupante é a possibilidade de infecção oculta, que deve ser avaliada com estudos laboratoriais e aspiração de modo a afastar uma infecção profunda. Muitas vezes, o agravamento nas dores após uma fratura de acetábulo pode se dever a um processo infeccioso em ativação, o qual pode ser mais grave quando é feita uma artroplastia total do quadril cimentada em um quadril com infecção não diagnosticada previamente. Por esse motivo, há uma tendência ao uso de próteses não cimentadas em sequelas de fratura de acetábulo, e há evidências de que essas próteses têm maior durabilidade e menores taxas de afrouxamento asséptic o **(FIG. 56.45 e 56.46)**.

Artroplastia total do quadril imediata em fraturas do acetábulo

É consenso que o tratamento ideal das fraturas do acetábulo é a redução anatômica e a fixação. Porém, em casos especiais, a artroplastia total imediata pode ser a melhor indicação.

Com o aumento da longevidade da população, essas fraturas nos idosos têm aumentado de modo significativo. Devido à osteoporose, são comuns as fraturas com impactação (*gull sign*)[45] e cominutivas, tornando-se, muitas vezes, impossível fazer redução e fixação. São fatores de decisão a condição clínica do paciente, a osteoporose, a personalidade da fratura e a experiência da equipe cirúrgica. São condições que favorecem a redução e a fixação das fraturas acetabulares no idoso:

- Boa condição clínica e independência para as atividades.

- Fraturas passíveis de fixação através de um único e não alongado acesso.

- Adequada qualidade óssea para fixação.

- Ausência de dano na cabeça e no colo femoral.

- Cirurgia que pode ser realizada entre três e quatro horas.

Além da artroplastia imediata nas fraturas do idoso, tem-se indicado também a artroplastia imediata em pacientes jovens com fraturas da cabeça femoral e do acetábulo com grave cominuição que não pode ser reconstruída. Esses casos são aqueles em que há probabilidade de a fixação interna dar mal resultado.[46] A redução e fixação da fratura do acetábulo nem sempre são possíveis ou indicadas e têm como fatores de mal prognóstico **(FIG. 56.47)**:

- Cominuição da parede posterior e impactação marginal.

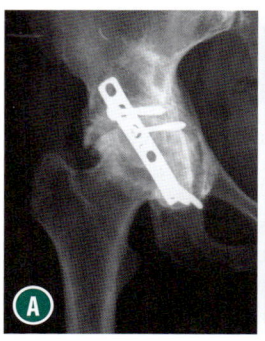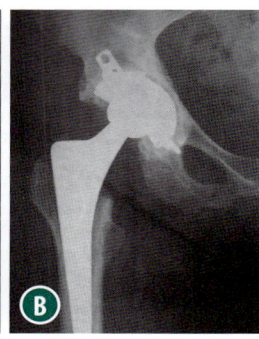

FIGURA 56.45

Ⓐ Sequela de Fratura de acetábulo a esquerda com artrose degenerativa. Operada com prótese sem cimento.

Ⓑ Um dos parafusos estava intraarticular e foi removido. A placa e os parafusos restantes foram mantidos pois não foram vistos.

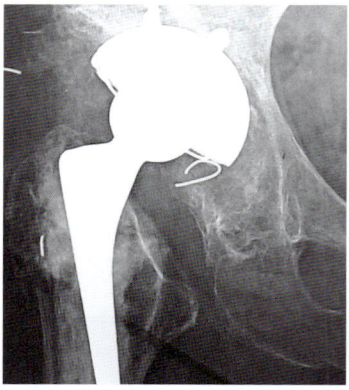

FIGURA 56.46 → Artroplastia total do quadril com taça de metal trabecular em seqüela de fratura de acetábulo.

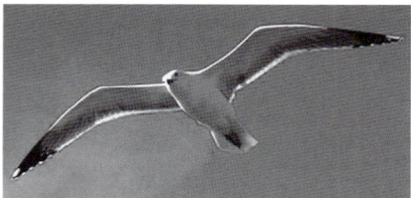

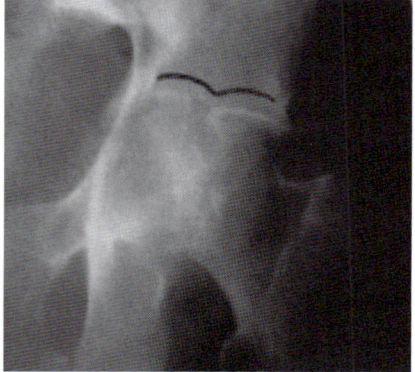

FIGURA 56.47 → *Gull Sign*: impactação súpero-medial do teto acetabular.

- Coluna anterior com impactação superomedial do teto acetabular (*gull sign*).

- Impactação da cabeça femoral.

- Prolongada luxação da articulação coxofemoral.

- Fraturas com mais de três semanas.

Anglen e colaboradores[45] mostrou que dois terços das falhas de redução e fixação em pacientes com fraturas acetabulares acima de 60 anos tinham impactação superomedial do teto, descrita pelo autor como *gull sign*. De acordo com Letournel,[2] a osteopenia é uma das mais importantes contraindicações para o tratamento com redução e fixação nas fraturas do acetábulo. Nesses casos, o mais indicado é a artroplastia total imediata, pois confere melhores resultados, permitindo a mobilização precoce e o retorno às atividades diárias da vida.

Indicação para artroplastia total imediata do quadril no idoso

São indicações para a artroplastia total imediata do quadril em pacientes idosos[46,47] **(FIGS. 56.48 e FIG. 56.49)**:

- Fraturas irredutíveis através de acesso único.

- Grande impactação (acima de 40%).

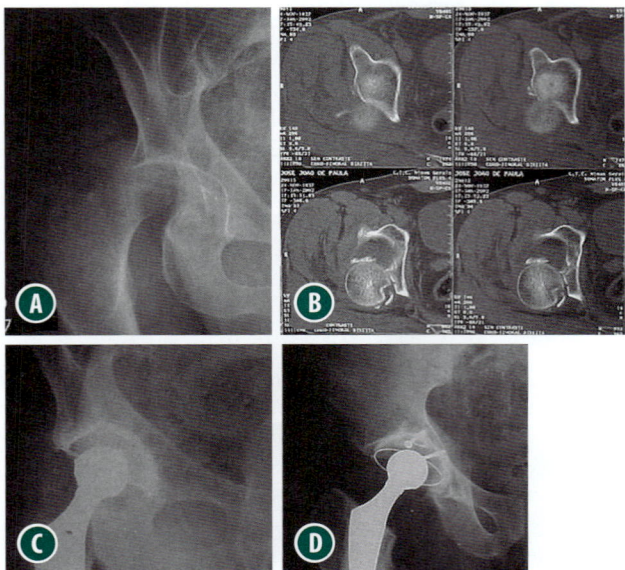

FIGURA 56.48 → Paciente de 66 anos, portador de artrite reumatóide, com fratura de parede posterior do acetábulo com grande impactação marginal.

A Radiografia em AP da coxo-femoral direita, mostrando fratura-luxação posterior do quadril.
B TC mostrando grande impactação posterior e cominuição da parede posterior.
C Pós-operatório de artroplastia total do quadril imediata, feita reconstrução da parede posterior com enxerto autólogo estrutural da cabeça femoral fixado com parafusos de pequenos fragmentos.
D 5 anos de pós-operatório, pode-se observar a manutenção da reconstrução da parede posterior e estabilidade dos implantes.

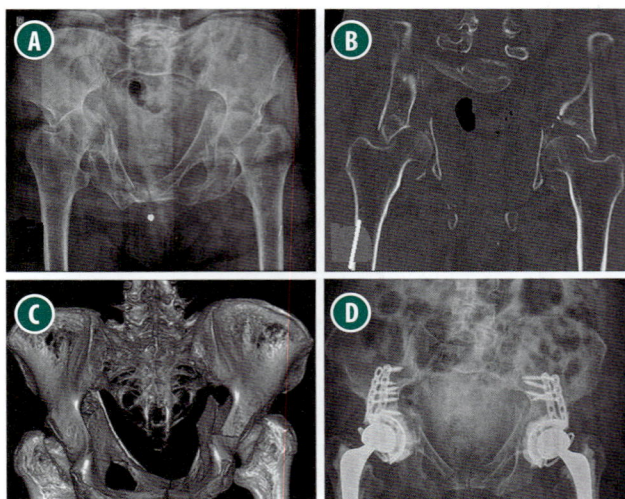

FIGURA 56.49 → Paciente de 82 anos de idade portadora de epilepsia.
A Luxação central bilateral após crise convulsiva.
B TC mostrando comprometimento articular importante.
C Reconstrução 3D mostrando grande cominuição e migração central das cabeças femorais.
D Pós-operatório com reconstrução do fundo acetabular utilizando enxerto autólogo das cabeças femorais, anel de reforço e acetábulo constricto cimentado (paciente com risco elevado de luxação), com intervalo de 03 dias entre as cirurgias.

- Fraturas desviadas da cabeça ou do colo femoral.

- Fraturas cominutivas da parede posterior com instabilidade articular, transversa + parede anterior, em T, coluna posterior + parede posterior.

- Coxartrose pré-existente sintomática.

- Obesidade.

- Comorbidades clínicas.

- Fraturas tardias com mais de três semanas.

O resultado do tratamento instituído da forma correta com a artroplastia total imediata apresentou, conforme Tidermark e colaboradores,[48] em uma série de 10 pacientes com seguimento de 36 meses, o reestabelecimento da capacidade de deambulação em todos os indivíduos. Mears e colaboradores,[49] com 57 pacientes idosos, com oito a 10 anos de seguimento, apresentaram 80% de bons a excelentes resultados.

LESÕES ASSOCIADAS

O tratamento inicial e definitivo das fraturas do acetábulo pode ser complicado por várias lesões traumáticas associadas. O ortopedista deve reconhecer as lesões associadas, visto que elas alteram a ocasião do tratamento, o acesso cirúrgico e o resultado final. Frente a múltiplas lesões, deve-se elaborar um plano para conduzi-las de modo simultâneo ou sequencial.

Fratura da parede posterior do acetábulo associada à luxação coxofemoral posterior

As fraturas do acetábulo podem estar associadas a luxação posterior do quadril com alguma frequência e correspondem aos tipos II, III e IV da classificação de Thompson-Epstein. Já os tipos I e V podem não apresentar fratura acetabular.

A classificação de Thompson-Epstein é a seguinte:

- **Tipo I.** Luxação posterior do quadril sem fratura associada ou com pequena fratura da parede posterior.
- **Tipo II.** Luxação posterior do quadril com fragmento único e de maior extensão da parede posterior.
- **Tipo III.** Luxação posterior do quadril com fratura cominutiva da parede posterior, com ou sem fragmento de maior porte.
- **Tipo IV.** Luxação posterior do quadril associada a fratura acetabular, incluindo fratura da parede posterior.
- **Tipo V.** Luxação posterior do quadril com fratura da cabeça femoral.

Na luxação posterior do quadril não associada à fratura do acetábulo, o tempo decorrido entre o acidente e a redução é importante no resultado final da lesão. O tempo aumentado entre a luxação e a redução está relacionado à elevação do índice de necrose avascular. No entanto, nas séries associadas à fratura do acetábulo, esse tempo decorrido entre acidente e redução não se relaciona diretamente ao resultado final. O resultado pode ser bom, indiferente ao tempo decorrido, mas a razão da diferença não é clara, podendo dever-se a outros fatores.[37]

É, entretanto, prudente reduzir a luxação posterior associada a fratura do acetábulo, tão logo seja possível. Certa porcentagem não pode ser reduzida e há razões para isso:

- Interposição de partes moles.
- Interposição de fragmento da parede posterior ou da cabeça femoral.
- Fratura do fêmur, que dificulta a manipulação.

Fratura do acetábulo associada a fratura da cabeça femoral

Pipkin[50] classificou as fraturas da cabeça femoral em quatro categorias:

- **Pipkin I.** Fratura da cabeça femoral abaixo da fóvea.
- **Pipkin II.** Fratura da cabeça femoral acima da fóvea.
- **Pipkin III.** Fratura da cabeça femoral associada a fratura do colo do fêmur.
- **Pipkin IV.** Fratura da cabeça femoral associada a fratura do acetábulo.

A apresentação mais comum é a fratura da cabeça femoral associada a fratura da parede posterior do acetábulo e luxação posterior. O objetivo do tratamento é a restauração da anatomia e da função articular. No entanto, muitas vezes, o trauma na cartilagem e os prejuízos à vascularização podem complicar a restauração articular bem-sucedida. Várias opções terapêuticas podem ser viáveis, dependendo da combinação de fatores:

- Se o fragmento é infrafoveal e pequeno, faz-se o acesso posterior de Kocher-Langenbeck, retira-se o fragmento da cabeça femoral e fixa-se o fragmento acetabular posterior.
- Se a fratura da parede posterior não contribui para a instabilidade do quadril, deve-se fixar a cabeça femoral por acesso anterior de Smith-Petersen. Recomenda-se a utilização dos parafusos de Herbert, introduzidos sob visão direta e colocados no osso subcondral. A fratura da parede posterior pode ser tratada de forma conservadora ou fixada em um segundo momento.
- Outra opção é o acesso posterior para fixação do acetábulo. Pode-se tentar fixar a cabeça femoral por esse acesso. No entanto, essa via não permite boa visualização da cabeça femoral. Isso só é possível com flexão máxima, rotação interna e adução do quadril. Nesse caso, a fixação do fragmento é feita de modo retrógrado, com parafuso esponjoso com passo livre para compressão.

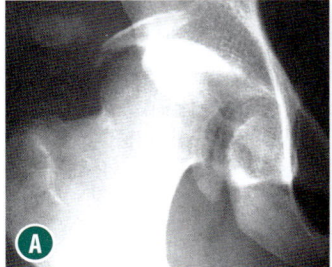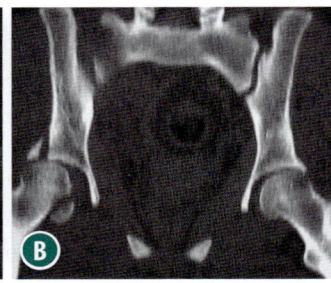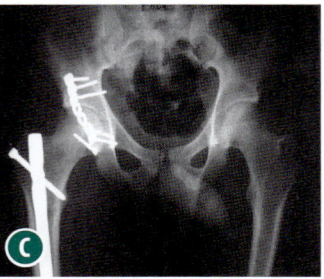

FIGURA 56.50

Ⓐ Fratura acetabular com fratura da cabeça femoral associada e fratura diafisária do fêmur ipsilateral.

Ⓑ Tomografia computadorizada mostrando fratura acetabular com luxação coxofemoral e fratura infrafoveal da cabeça femoral.

Ⓒ Redução cirúrgica da luxação coxofemoral, osteossíntese da fratura acetabular com placa de reconstrução, osteossíntese da cabeça femoral com parafusos de Herbert e osteossíntese da fratura diafisária do fêmur com haste bloqueada.

- Indentação ou amassamento da cabeça femoral associados a fratura de acetábulo. Esse tipo de lesão foi identificado e encontrado em até 19% das fraturas do acetábulo tratadas com cirurgia.[51] O impacto clínico desse tipo de trauma não é bem conhecido, mas pode contribuir para o resultado insatisfatório. O tratamento com reconstrução cirúrgica não tem apresentado resultados consistentes.

Fratura do acetábulo associada a fratura do colo femoral

A fratura do colo femoral em paciente com idade inferior a 65 anos, quando associada a fratura do acetábulo, deve ser operada, sempre que possível, na mesma intervenção. Deve-se fazer o planejamento dos dois procedimentos, em relação a incisões a serem utilizadas. A fratura de colo femoral, em geral, utiliza o acesso de Watson-Jones, que permite abrir a cápsula quando necessário. A fixação do colo femoral pode ser feita com três parafusos canulados ou com placa-pino deslizante (DHS) associada a um parafuso canulado antirrotacional.

Em pacientes acima de 65 anos, a indicação que prevalece é a artroplastia total do quadril, refazendo-se o acetábulo com parafusos, placas e enxerto da cabeça femoral, seguido de cimentação da taça. O procedimento se justifica pelos altos riscos de necrose avascular, perda de fixação e artrose secundária **(FIG. 56.51)**.

Fratura do acetábulo associada a fratura transtrocantérica e subtrocantérica

Essas associações podem ocorrer em pacientes idosos e em fraturas de alta energia. O tratamento de ambas pode ser feito sem comprometer a abordagem terapêutica uma da outra. Para as fraturas trocantéricas, o implante mais utilizado e consagrado pelos ortopedistas é o UDHS, que pode ser realizado antes do tratamento da fratura do acetábulo ou de modo simultâneo sequencial. Os implantes cefalomedulares, as placas anguladas de 95° ou o parafuso condilar com placa de 95° (DCS) são boas opções para fratura de traço reverso ou com extensão subtrocantérica.

Fratura do acetábulo associada a fratura da diáfise femoral

A fixação da fratura da diáfise isolada é tratada, em geral, pela haste intramedular anterógrada, fresada ou não. Quando se associa a fratura do acetábulo, alguns problemas se impõem:

- Instabilidade e deformidade do fêmur proximal.
- Dificuldades com acesso proximal do fêmur e associações de incisões para fratura do acetábulo.

- Luxação irredutível do quadril.
- Lesão articular ao acetábulo ou à cabeça femoral.
- Maior risco de necrose avascular.
- Maior lesão ao glúteo médio, com risco de fraqueza.

Devido a tais complicações, as seguintes possibilidades cirúrgicas devem ser consideradas:

- Cirurgia sequencial, fixação do acetábulo e intramedular anterógrada no fêmur.
- Fixação sequencial do acetábulo com placa em ponte na diáfise (se possível).
- Fixação retrógrada da diáfise femoral, seguida de redução cirúrgica do acetábulo.

Essa última opção evita incisão na região do quadril, área do acesso para a fratura acetabular, e não agride a musculatura abdutora.

Fratura do acetábulo associada a fratura pélvica

Muitas vezes, é possível fazer a osteossíntese da pelve ao mesmo tempo e com o mesmo acesso da fratura acetabular. No entanto, em emergências, pode ser necessária a utilização de fixador externo, o qual, devido à infecção dos fios, pode prejudicar o tratamento cirúrgico definitivo da fratura acetabular. Está também indicada a fixação da fratura pélvica com parafusos, conforme mostrado na **FIGURA 56.17B**.

Lesão de Morel-Lavallée

A lesão de Morel-Lavallée foi descrita pelo médico francês Morel-Lavallée em 1853.[52] Trata-se de uma lesão fechada de partes moles, tipo desenluvamento, associada a traumatismo de alta energia. A pele e o subcutâneo se separam dos tecidos subjacentes, criando-se uma cavidade preenchida por sangue, linha e tecido gorduroso macerado. A lesão pode acontecer em diversas partes do corpo, sendo encontrada com maior frequência na pelve, região trocantérica, coxa e no joelho. Podem ser observados casos na coluna, na perna, nos membros superiores e na região escapular. A lesão de Morel-Lavallée pode estar associada a fraturas de pelve e acetábulo e ocorre após trauma direto na região trocantérica do fêmur.

A colonização bacteriana surge, em geral, algum tempo depois da formação do hematoma, originada da bacteremia que se segue aos traumas de maior gravidade.

O diagnóstico da lesão é facilitado pela evidência da sufusão hemorrágica que se forma na região trocantérica. Porém, como esse aspecto leva alguns dias para se tornar evidente, a lesão, às vezes, não é diagnosticada na avaliação inicial. O diagnóstico pode ser complementado pelo exame físico, na presença de flutuação e crepitação, com sinal do piparote positivo, pela hipermobilidade da pele ou por punção semiológica. A lesão costuma acometer uma área maior

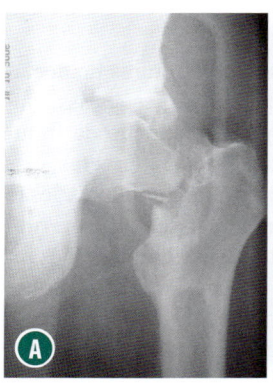 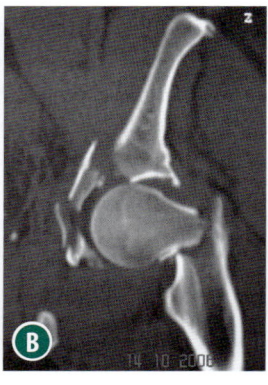 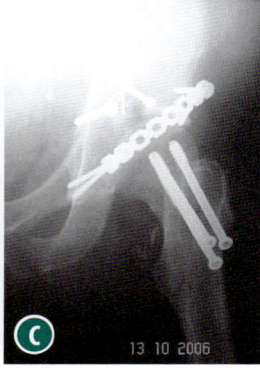

FIGURA 56.51
Ⓐ Fratura acetabular associada a fratura do colo femoral.
Ⓑ TC mostrando fratura acetabular associada a fratura do colo femoral.
Ⓒ Tratamento cirúrgico com fixação da fratura acetabular e do colo femoral com três parafusos canulados.

do que o avaliado no início. O comprometimento da circulação da pele e do tecido subcutâneo é comum na área acometida e existe grande dificuldade em determinar a viabilidade do tecido. A lesão também pode ser evidenciada por ultrassom, TC ou RM. O exame de imagem mais prático e de bom esclarecimento da lesão é a TC (**FIG. 56.52**).

Ao planejar o tratamento cirúrgico de fratura do acetábulo ou da pelve, dois fatores devem ser considerados. Primeiro, a pele dessa região está desvitalizada, já que seu único suprimento vascular é pelas artérias subdérmicas, e uma incisão sobre essa área pode produzir necrose da pele. Segundo, pode haver infecção já colonizada no fluido coletado, acarretando, por contiguidade, processo infeccioso no campo cirúrgico. A presença de bactérias no fluido foi observada em 17% das culturas feitas em lesões de Morel-Lavallée.[53]

> **ATENÇÃO! A lesão de Morel-Lavallée deve ser diagnosticada o quanto antes e tratada com aspiração fechada ou debridamento e tratamento aberto da ferida em casos graves para evitar infecções aliadas a necroses importantes e septicemia.**

A avaliação e o tratamento da lesão de Morel-Lavallée devem ser considerados antes da realização do procedimento cirúrgico da fratura do acetábulo. As recomendações clássicas consistem no debridamento aberto e no fechamento imediato ou retardado. Há o seguinte consenso: deve-se drenar o hematoma e remover o tecido necrótico, de modo a evitar que as lesões sejam infectadas. Com o diagnóstico e o tratamento precoce, há menor chance de que a lesão seja colonizada. Porém, o método é controverso: pode ser imediato, como procedimento aberto semi-invasivo, ou fechado. Considera-se, hoje, que o procedimento fechado é mais seguro. Há recomendações de que, em casos diagnosticados muito tarde, o procedimento seja aberto. A excisão primária da lesão de modo aberto com fechamento imediato com tubos de drenagem não apresenta bons resultados. Em casos mais graves, é preferível deixar a área acometida aberta com trocas de curativo e tamponamento da ferida por fechamento secundário ou primário retardado.[13]

Conforme Tseng e Tornetta,[53] é válido considerar o tratamento fechado, sendo feito dentro de três dias do acidente. A drenagem é feita por uma incisão de 2 cm sobre o aspecto distal da lesão e por outra similar no aspecto posterossuperior. Colhe-se material do fluido para cultura. Faz-se a limpeza com escova de plástico do tipo da usada para preparar o canal em artroplastia total do quadril. O material necrótico e gorduroso é debridado e removido da ferida com lavagem pulsátil, mantendo a irrigação até que o líquido de lavagem esteja claro. O dreno de sucção fechada é aplicado por três a oito dias. Mantém-se cobertura antibiótica venosa até 24 horas após a remoção do dreno.

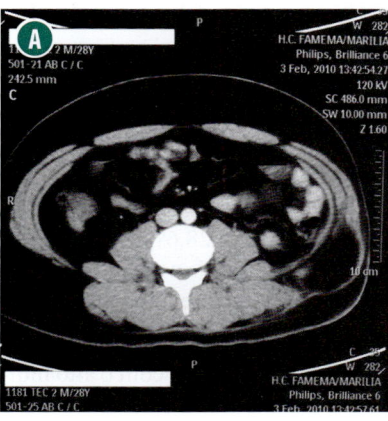 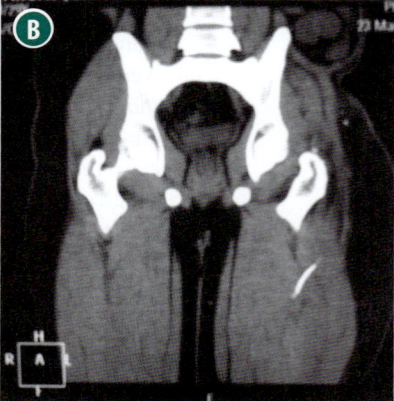

FIGURA 56.52 → TC evidenciando lesão de Morel-Lavallée.
Ⓐ Corte tomográfico mostrando coleção liquida entre o subcutâneoe face muscular a esquerda.
Ⓑ Aspecto tomográfico de coleção liquida a esquerda.
Fonte: Cortesia Dr. Palácio et al 2015.

No Brasil, Palacio e colaboradores,[52] em estudo prospectivo, fizeram diagnósticos precoces e optaram por debridamento tardio em torno de cinco dias após o trauma. Observaram que o debridamento tardio, somente após a delimitação da área necrótica, diminuiu as chances de retirada inadvertida de tecidos moles viáveis, ainda com circulação presente. Após esse período, os pacientes são levados ao bloco cirúrgico fazendo-se debridamento aberto, com imigração e lavagem profusa. A ferida mantida aberta para a cura da infecção permitia a granulação e o fechamento secundário por primeira intenção ou por retalhos miocutaneos. No entanto, casos mais graves com extensas áreas de necrose superficial e profunda, com processos infecciosos, podem exigir tratamentos mais radicais para evitar septicemia e óbito. Os casos mais graves podem causar incapacidades funcionais importantes devido a cicatrizes e retração dos tecidos periarticulares. O tratamento aberto, a gravidade da lesão e a cura do processo por reconstrução plástica são mostrados na **FIGURA 56.53**.

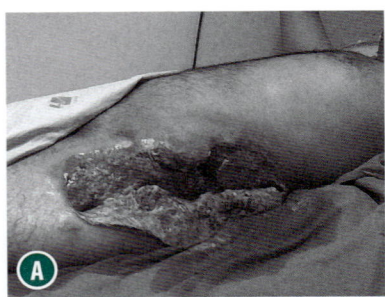

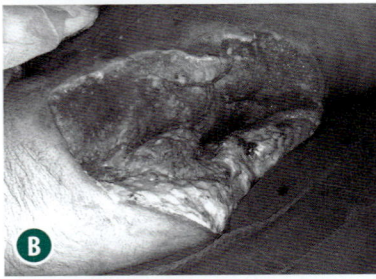

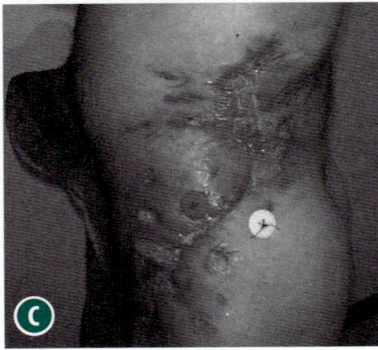

FIGURA 56.53 → Tratamento aberto em um caso de lesão de Morel-Lavallée.
Ⓐ Lesão grave de LML da bacia em fase de granulação e tratamento aberto.
Ⓑ Ferida com granulação avançada.
Ⓒ Realizada enxertia.
Fonte: Cortesia Dr. Palácio et al 2015.

Complicações

As complicações são frequentes em fraturas do acetábulo. Algumas são inerentes ao trauma e às lesões associadas, mas outras decorrem do próprio tratamento da fratura. As complicações relativas ao trauma são inúmeras, e as mortes por lesões associadas, como trauma torácico, lesão de víscera oca, choque por sangramento ósseo difuso e ruptura de grandes vasos, são frequentes. As complicações relativas à fratura são divididas em precoces e tardias. Entre as precoces estão infecção, fenômenos tromboembólicos, lesão neural, desvio secundário ou problemas técnicos com a osteossíntese. Entre as complicações tardias estão calcificação heterotópica, necrose avascular da cabeça do fêmur, condrólise, pseudartrose e osteoartrite pós-traumática. Letournel[2] relatou índice de 28% de complicações em 302 fraturas operadas. O cirurgião de acetábulo deve estar ciente de todas essas possibilidades e saber como evitá-las com prudência e análise adequada do caso.

Tromboembolismo

Os fenômenos tromboembólicos após fraturas de acetábulo e traumas de grande porte em geral podem ser considerados como complicações que ameaçam a vida dos pacientes. Os avanços na conduta global dos indivíduos vítimas de trauma, como a rápida remoção aos centros de trauma, a ressuscitação e o controle de danos, diminuem muito o índice de mortalidade. Porém, esse avanço no tratamento do politraumatizado abriu espaço para uma maior morbidade, incluindo maior tempo de internação, falência múltipla de órgãos, infecção e tromboembolismo. Ao contrário das cirurgias eletivas, o tromboembolismo em politrauma pode ser de origem venosa e arterial. Em estudo na Alemanha[54] a análise de 40.846 pacientes traumatizados mostrou incidência de 2,8% de fenômenos tromboembólicos venosos e arteriais. Foram 0,8% de casos de trombose venosa profunda, 1% de embolia pulmonar, 0,4% de infarto do miocárdio e 0,6% de acidente vascular cerebral isquêmico. Em relação ao tromboembolismo venoso, a incidência foi maior em pacientes submetidos a mais de um procedimento cirúrgico, traumas pélvicos, trauma de maior gravidade e idade mais elevada. O infarto do miocárdio foi relacionado com a idade, mas não com a lesão traumática pélvica.

Quando não é feita nenhuma profilaxia de tromboembolismo venoso das fraturas de acetábulo e da pelve, o índice de trombose venosa profunda e de embolia pulmonar é elevado. Esse fato pode ser comprovado por artigos científicos do terceiro mundo, no qual, em geral, nenhum tipo de profilaxia é realizado. Um artigo indiano[55] mostra que foi observado o índice de tromboembolismo em 28,6% dos casos em fraturas de acetábulo tratadas com cirurgia e que, por motivo socioeconômico, não foi possível fazer nenhuma prevenção, seja mecânica ou medicamentosa.

Avaliações clássicas[56] preocupavam-se com o alto índice de tromboembolismo venoso em pacientes imobilizados após traumas. Observaram que a prevenção com heparina de baixo peso molecular era mais eficiente quando combinada com dispositivos mecânicos que produziam movimentos passivos contínuos nos membros inferiores. Em avaliação multicêntrica no Reino Unido, foi possível constatar que 78% dos serviços usam algum tipo de profilaxia mecânica e 100% usam profilaxia medicamentosa. No entanto, a profilaxia medicamentosa pré-operatória é excluída em pacientes com traumatismo craniencefálico, algum tipo de sangramento, lesão traumática da coluna e coagulapatias.[57] Apesar da evidência de elevados níveis de trombose venosa profunda e embolismo pulmonar, não há base ou consenso para indicação da profilaxia desses pacientes. Há, porém, suporte clínico para fazer a profilaxia nos indivíduos, de preferência mecânica e medicamentosa.

A situação difere quando se trata de fazer uma artroplastia total do quadril de modo primário ou secundário em fraturas de acetábulo, tendência atual não só em sequelas, mas também em casos primários. Há alguns anos, a profilaxia seguindo as diretrizes de uma das publicações mais citadas da prevenção do tromboembolismo era a da American College of Chest Physicians (ACCP). O índice mais elevado de recomendação (1) era o uso de Marevan® (warfarin) com dose elevada (RNI 2-3) e heparina de baixo peso molecular por um mínimo de 10 dias. Esses agentes eram recomendados para todos os pacientes, quaisquer que fossem os riscos de trombose e sangramento e a idade e o peso dos indivíduos. Essas diretrizes não consideravam o tratamento com menor potencial de sangramento e complicações, nem o uso de medicamentos de baixo custo, como a aspirina, a dose baixa de Marevan® e a compressão pneumática intermitente.

As preocupações com os elevados níveis de sangramento e deiscências de ferida e até infecção foram maiores do que os problemas relativos ao tromboembolismo. Isso resultou em recomendações que representaram uma drástica saída das diretrizes da ACCP. Hoje, a American Academy of Orthopaedics Surgeons só considera a recomendação da ACCP em casos de alto risco. Há também uma tendência a usar esquemas menos agressivos, como aspirina associada a bombas pneumáticas intermitentes para os pés, recomendação que também foi elevada ao nível de recomendação número 1, no mesmo nível da heparina de baixo peso molecular, dos anticoagulantes orais do tipo rivaroxabana e similares e dos agentes antitrombínicos.[58]

Dessa forma, a profilaxia agressiva antes recomendada pela revista *Chest* – por muito tempo base para a profilaxia medicamentosa – hoje não é mais aceita como consenso dos Estados Unidos, por conta da grande frequência de sangramentos importantes, necroses e deiscências de feridas cirúrgicas, hematomas e infecção. O sistema de prevenção mecânica baseado em aparelhos de compressão passiva intermitente dos membros inferiores, associados ou não à aspirina, tem sido preferido, em especial nos Estados Unidos. Esse tipo de tratamento tem mostrado resultados até superiores aos obtidos com a profilaxia medicamentosa agressiva à base de heparina de baixo peso molecular, sem

suas complicações. Outra tendência é o uso de anticoagulantes orais do tipo rivaroxabana, que podem ser até mais eficientes do que a heparina, mas com menor ocorrência de sangramentos, complicações cirúrgicas e menor tempo de internação; no entanto, o uso ainda não é um consenso.

Evidências recentes em relação ao tromboembolismo

- Há menor taxa de tromboembolismo venoso em pacientes que receberam heparina de baixo peso molecular ou rivaroxabana associado à profilaxia mecânica em traumas de pelve e acetábulo.

- Os pacientes com traumatismos mais graves, com fraturas de pelve e acetábulo, obesidade, mais de 40 anos e submetidos a mais de uma operação têm maior chance de desenvolver fenômenos tromboembólicos venosos.

- O uso seriado do *duplex scan* é recomendado por ser de custo-benefício satisfatório e não ser invasivo nos pacientes com traumas graves.

- Em pacientes com instabilidade hemodinâmica, retarda-se a administração do medicamento anticoagulante por 24 horas. Cuidados devem ser tomados na presença de trauma da coluna, hemorragia intracraniana e sangramentos persistentes.

> **ATENÇÃO!** Devido ao alto risco de tromboembolismo venoso nas fraturas de acetábulo, são recomendadas as profilaxias medicamentosa e mecânica, sobretudo em indivíduos submetidos a cirurgia, com idade superior a 40 anos, obesidade e traumatismos mais graves.

Infecção

A infecção pós-operatória da ferida cirúrgica não é frequente. Letournel e Judet[3] encontraram taxa de infecção de 6,6% dos casos em 302 pacientes operados. Entretanto, quando ocorre, o resultado final do procedimento cirúrgico é alterado de modo significativo e pode ser devastador. Pode haver necessidade de operações múltiplas, com retardo da cicatrização, perda funcional e problemas psicológicos. A permanência hospitalar prolonga-se, pode haver re-hospitalização ou complicações adicionais, e os custos no tratamento aumentam muito. Os riscos de infecção sempre devem ser considerados, os quais são relacionados ao paciente e relativos à cirurgia de modo geral e aos riscos específicos da fratura acetabular e do trauma de pelve.

Os riscos relacionados aos pacientes são diabetes, obesidade, tabagismo, idade avançada, uso de esteroides e doenças associadas a indivíduos imunocomprometidos e infecções urinárias crônicas. Os riscos relacionados à operação incluem internação prolongada, grande perda sanguínea e tempo prolongado de cirurgia.

Os riscos específicos para fratura de acetábulo são relacionados a gravidade da lesão traumática (escore de gravidade do trauma), internação prolongada em unidade de tratamento intensivo, transfusões múltiplas, tempo cirúrgico prolongado, perda sanguínea total durante as operações, obesidade, infecção urinária associada – relacionada a trauma vesicouretral –, lesão de Morell-Lavallée, embolização terapêutica da artéria ilíaca e acessos combinados ou alongados.

Em avaliação recente das infecções em fraturas de acetábulo, Suzuki e colaboradores[59] encontraram um índice de infecção de 5,2% comparável aos estudos prévios.[2,22,49] Os riscos mais importantes na avaliação com a análise estatística significativa foram três: pacientes que necessitaram de centro de tratamento intensivo (CTI), indivíduos com obesidade e portadores de lesões de Morell-Lavallée. Os autores observaram que a maioria dos pacientes operados de fratura do acetábulo necessitou de CTI, pois pacientes submetidos a fixação interna ou a prótese de substituição estão em alto risco de infecção hospitalar, o que se deve à gravidade do trauma, à exposição a múltiplos procedimentos terapêuticos e ao pronunciado estado catabólico e imunocomprometido, que torna os indivíduos menos resistentes a infecções.

O grupo de pacientes com obesidade também apresenta alto risco quando o índice de massa corporal é igual ou superior a 40, o que também é comprovado por outros autores.[22,60] Os portadores de obesidade apresentam acetábulos localizados profundamente, exigindo incisões maiores e tempo cirúrgico aumentado, com maior risco de necrose e deiscência das feridas, hematomas e drenagem de secreção, com consequente infecção. Indivíduos nessas condições e que têm com indicação cirúrgica devem ser informados do risco.

A lesão de Morell-Lavallée no grupo de portadores que é uma condição já abordada neste capítulo – é, com frequência, desprezada e não tratada de modo adequado. Tal situação permite a colonização de bactérias com consequente infecção de tecidos adjacentes. O risco de infecção nesses casos pode ser oito vezes maior do que nos casos sem a lesão. Os autores consideram que o debridamento deve ser sempre feito, seja por via percutânea ou aberta, o que reduz o risco de graves infecções. Sugerem que, em presença de lesão de Morell-Lavallée, opta-se por acessos percutâneos para a fixação interna, evitando-se incisão direta sobre o tecido lesionado.

A conduta nos casos infectados é a abordagem cirúrgica com debridamento e lavagem. Foi necessário pelo menos um procedimento de debridamento e lavagem nos casos de infecção superficial, não sendo necessário remover o implante. Em um caso de infecção profunda, em geral, três procedimentos foram necessários, sendo os implantes removidos em 40% dos casos, visto que estavam soltos. A utilização dos antibióticos deve seguir os resultados das culturas, quando disponíveis, por uma semana nas infecções superficiais e por quatro semanas nas infecções profundas. Em caso com infecção profunda de difícil controle,

foi usado antibiótico associado ao cimento metacrilato e uso de sistemas de curativos a vácuo.[59] Há uma tendência ao desenvolvimento e à aplicação local de antibióticos associados a veículos que permitam sua difusão no local da infecção, nos diferentes tipos de traumas ortopédicos. Destes, o mais usado é as diluições de antibióticos no cimento ortopédico polimetilmetacrilato.[61]

Casos de osteomielite crônica instalada extrapolam os cuidados referentes a essa fratura, podendo a cura ser de extrema dificuldade, mesmo com tratamentos radicais com retirada do implante, da cabeça femoral e do osso sequestrado da pelve. São frequentes os casos de osteomielite que resistem a qualquer tratamento, os chamados de "osteomielite eterna".

A infecção pode se apresentar na fratura de acetábulo, mesmo sem intervenção cirúrgica, como em fraturas expostas com fragmentos perfurando a pele, exposição de fragmentos perfurando o reto ou a vagina ou lesão de Morel-Lavallée comunicando com a fratura. Uma complicação rara é a contaminação da fratura do acetábulo por fístula uretroacetabular. Em um caso descrito por Rafai e colaboradores,[62] a urografia excretora mostrou fístula entre o acetábulo e a uretra. Houve artrite séptica, contraindicando o tratamento cirúrgico da fratura acetabular. Foi feita a drenagem com catéter vesical, curando a infecção, mas com artrose degenerativa resultante. Após 18 meses, a deterioração articular foi tratada com artroplastia total do quadril.

Apesar dos cuidados indicados, a infecção na cirurgia de acetábulo pode produzir resultados devastadores, com a ocorrência frequente de destruição da articulação e procedimento de Girldestone. Muitas vezes, há infecção residual que pode inviabilizar ou complicar a artroplastia total do quadril, mesmo feita de modo retardado. Pode ser necessário aceitar a operação de Girldestone, com encurtamento e marcha instável com bengala, do que arriscar infecção na prótese. A **FIGURA 56.54** ilustra um caso de infecção em fratura acetabular tratada com ressecção tipo Girldestone.

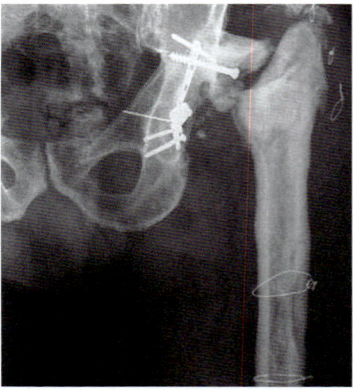

FIGURA 56.54 → Cirurgia de Girldestone após resultado insatisfatório de fratura acetabular tratada por osteossíntese e artroplastia total do quadril infectada. Nota-se que não foi possível retirar parte do material de osteossíntese.

Uma boa noticia em relação à conduta nas sequelas de infecção é que os procedimentos reconstrutores usando o metal trabecular têm mostrado o menor índice de falhas. Notou-se também que esse procedimento apresentou menor índice de recidiva de infecção do que nas próteses convencionais sem cimento.[44,63]

Lesões neurais

O exame pré-operatório do paciente deve detectar a existência de lesão neural relacionada a trauma. Esse fato precisa ser anotado no prontuário e comunicado à família. Tal lesão, muitas vezes, não é relatada pelo indivíduo devido à dor da fratura e de lesões associadas, o que pode acarretar processo médico-legal. Se a anotação está no prontuário e a família foi avisada, a alegação de erro médico não prevalece. Lesões neurais podem ocorrer em 17,4% dos casos de trauma de parede posterior, não podendo, portanto, ser ignorada. Além dessas lesões, os estiramentos do plexo lombar também não são raros.[64,65]

A maioria das lesões do nervo isquiático decorre de trauma perioperatório, o qual pode ser devido a:

- Colocação inadvertida de afastadores na incisura isquiática.
- Posicionamento do joelho estendido em todo o procedimento – a flexão do joelho relaxa o nervo e o protege.
- Compressão do nervo com placa e parafusos – o nervo deve estar sempre bem isolado e protegido.
- Compressão do nervo isquiático com pinças de osso ou lesão direta com brocas e pinos metálicos.

O nervo femoral pode ser distendido no acesso ilioinguinal. A flexão do joelho acima de 70° pode tensioná-lo, produzindo lesão por estiramento. Durante a dissecção, deve-se isolá-lo e protegê-lo, em afastamento feito junto ao músculo ilíaco. Ele também pode ser relaxado ao ser feita a flexão do quadril. Em geral, a lesão é uma neuropraxia caracterizada por dormência em área anteromedial da coxa associada a fraqueza ou paralisia do quadríceps.

Na abordagem ilioinguinal, o nervo cutâneo costuma ser cortado ou estirado. Esse nervo delgado, analogicamente, é uma corda de violão cruzando o campo cirúrgico. Sua lesão acarreta dormência na face lateral da coxa. Na Clínica Reno de Ortopedia, nos Estados Unidos,[24] os pacientes recebem notificação prévia de que podem ter anestesia na face lateral da coxa. Apesar de a incapacidade ser pequena, alguns pacientes reclamam muito dessa parestesia.

A lesão do nervo obturatório é rara e ocorre no momento do trauma, pela compressão do nervo entre os fragmentos da fratura do acetábulo, conforme descrito por Yang e colaboradores.[66]

A recuperação da paralisia nervosa pode ser esperada na maioria dos casos, ainda mais se a lesão for por estiramento durante o procedimento cirúrgico. Durante o período de recuperação, são mantidos exercícios de mobilização e estimulação elétrica na área acometida. Pode-se usar cortisona, complexo B e, em caso de dores do tipo causalgia, estão indicados antidepressivos e anticonvulsivantes. Hoje, medicamentos do tipo gabapentina, pregabalina e duloxetina têm sido usados por serem eficientes no controle da dor neuropática. Na paralisia do isquiático com pé caído, emprega-se tutor com bloqueio plantar. A exploração cirúrgica pode estar indicada, sobretudo em casos nos quais a clínica sugere compressão evidente iniciada no pós-operatório. Os pacientes com pé em gota completo costumam não apresentar recuperação. A possibilidade de recuperação em lesões do isquiático, em fraturas do acetábulo, foi mais notada nos indivíduos que apresentavam apenas fraqueza muscular ou distúrbios sensitivos.[64,65]

Ossificações heterotópicas

As ossificações heterotópicas (OH) são definidas como um processo em que o osso esponjoso se forma fora da estrutura do esqueleto, ocupando um espaço entre os tecidos moles. Esse crescimento ósseo ocorre sempre entre os planos musculares e não dentro das fibras musculares. Os nervos, em geral, encontram-se preservados dentro da massa óssea ectópica, mas podem estar apertados, levando o nervo ciático, por exemplo, a apresentar-se como uma fita, sem nenhum tecido gorduroso no seu entorno. Esse crescimento atópico é uma complicação potencial que se segue a traumas, cirurgia eletiva, lesões neurológicas traumáticas e queimaduras graves. O local mais comum para formação de OH é após fixação interna do acetábulo. São comuns também após artroplastia total de quadril (cerca de 5 a 90%), mas só 3 a 7% dos casos apresentam deficiência clínica significativa.

A etiologia pode ser neurológica, genética e traumática. Não foi definido claramente um fator etiológico da OH, no entanto, vários fatores podem contribuir, como hipercalcemia, hipoxia, imobilização prolongada, alterações simpáticas e desequilíbrio endócrino, entre paratireoide e calcitonina. Letournel e Judet[3] observaram 61 calcificações periacetabulares em 302 operações. As calcificações aparecem rapidamente, podendo ser observadas após três semanas, e atingem a maturidade em seis meses a um ano. Para avaliar as calcificações, recomenda-se a classificação de Brooker e colaboradores (FIG. 56.55):[67]

- **Grau 1.** Ilhas de osso nos tecidos moles em torno do quadril.
- **Grau 2.** Esporões de ossos da pelve na porção proximal do fêmur, com pelo menos 1 cm entre as superfícies ósseas.
- **Grau 3.** Esporões entre a pelve e o fêmur com distância menor do que 1 cm.
- **Grau 4.** Presença de aparente anquilose óssea.

O controle da maturação e evolução da calcificação pode ser feito por fosfatase alcalina e cintilografia óssea.

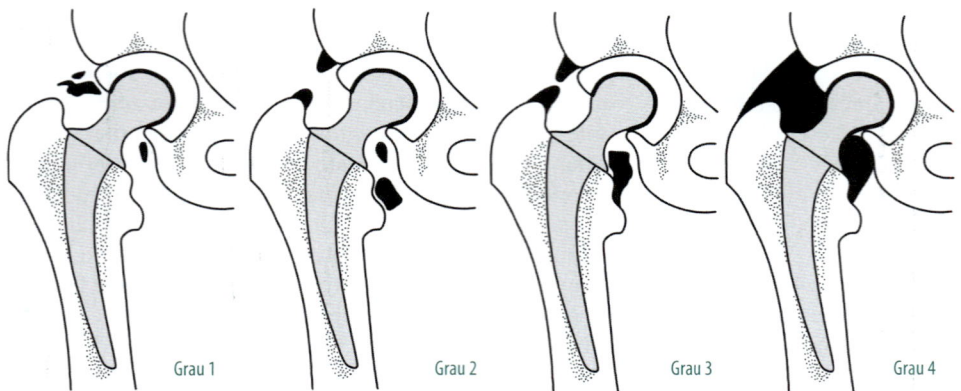

Grau 1   Grau 2   Grau 3   Grau 4

FIGURA 56.55 → Classificação de Brooker.

Profilaxia e tratamento

Apesar de os meios mais usados para prevenção de OH serem a indometacina e a radioterapia, é evidente que os efeitos colaterais de ambos são preocupantes. A indometacina pode causar pseudartrose das fraturas de acetábulo tratadas com osteossíntese, além de provocar distúrbios gastrintestinais e até óbitos.[68] Artigos recentes de duplo-cego com placebo[69] mostram que a incidência de OH moderada e grave não se modificou após a suspensão da indometacina, o que levou os autores a não mais recomendar o uso desse medicamento em fraturas do acetábulo. Baschera e colaboradores[70] não usaram nenhum tipo de profilaxia, e o nível de OH foi muito pequeno em comparação a outros trabalhos da literatura.

Há uma tendência mais recente de usar celocoxibe, fármaco que evita a maioria dos problemas gastrintestinais. Porém, há alguma reserva na sua indicação, visto não haver evidência firmada de eficiência nem de segurança, sobretudo devido a eventos cardiovasculares. Além disso, não está definido se seu uso ocasiona pseudartrose da fratura acetabular. A radioterapia pode ser carcinogênica, induzindo câncer fatal, podendo provocar disfunção gonadal e pseudartrose da fratura de acetábulo.[71]

Apesar de a OH ser muito frequente, apenas 3 a 7% dos casos apresentam significação clínica e rigidez articular que justifica o tratamento, o qual inclui fisioterapia intensiva no pós-operatório ou após o aparecimento de calcificações até a maturação da doença. Após a maturação da calcificação, é feita a excisão cirúrgica, que pode ser acompanhada de radioterapia no pré ou pós-operatório. Outra opção é o uso no pós-operatório de anti-inflamatórios não hormonais, do tipo indometacina ou celocoxibe, por períodos de uma a três semanas. O uso mais prolongado pode induzir pseudartrose no foco da fratura.

A calcificação periarticular que prejudica de forma significativa a mobilidade articular deve ser removida com cirurgia. A ocasião da remoção é importante, pois deve-se esperar a maturação da ossificação com possível reabsorção parcial e espontânea da calcificação. A **FIGURA 56.56** mostra a calcificação periarticular após acesso iliofemoral ampliado.

A ressecção cirúrgica da OH apresenta riscos, conforme relatado por Wu e colaboradores,[72] que registraram complicações como lesão do nervo ciático, fratura do colo do fêmur, osteonecrose da cabeça femoral e possibilidade de recidiva.

O desenvolvimento de calcificações é imprevisível. O acesso parece ser um fator importante, pois, quando se destaca a musculatura abdutora da asa ilíaca externa, o índice dessa complicação é mais alto. Os acessos estendidos do tipo Kocher-Langenbeck, iliofemoral e trirradiado são, em geral, responsáveis pelo maior número de calcificação heterotópica.[73] Recomenda-se melhora das técnicas cirúrgicas, evitando-se excessos muito alongados, que costumam ser associados à OH dos tipos 3 e 4 Brooker.

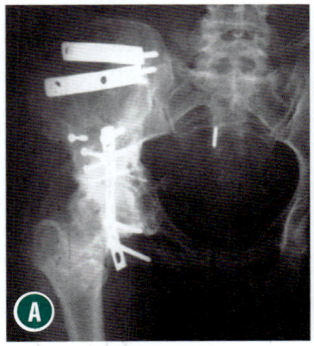
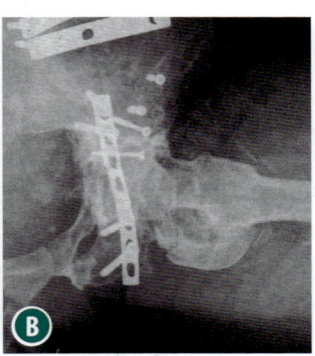
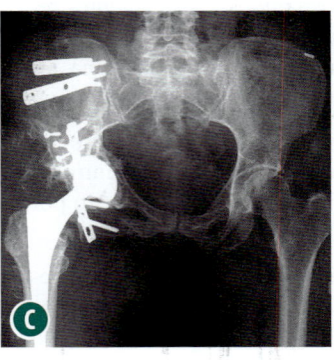

FIGURA 56.56
A Intensa ossificação periarticular após fratura complexa do acetábulo tratada por osteossíntese por acesso iliofemoral ampliado.
B Retirada cirúrgica de OH um ano após a fratura.
C Operação de artroplastia total do quadril, sem cimento, 30 anos após a fratura em função de artrose secundária, com retirada adicional de OH.

Necrose avascular da cabeça femoral, da parede acetabular e da cartilagem articular

As necroses avasculares pós-traumáticas da cabeça femoral têm frequente associação com luxação do quadril e fraturas do colo do fêmur; em menor frequência, ocorrem após fraturas acetabulares.

As necroses avasculares da cabeça femoral, da parede acetabular e da cartilagem podem acontecer de modo isolado ou associado. É provável que estejam relacionadas à intensidade do trauma, ao atraso na redução da cabeça femoral luxada ou à realização tardia do tratamento cirúrgico da fratura acetabular.

A necrose da cabeça femoral pode ocorrer devido ao atraso na redução incruenta ou cirúrgica da fratura-luxação, à presença de fratura associada da cabeça femoral e à violência do trauma. A **FIGURA 56.57** apresenta um caso de fratura acetabular que evoluiu com necrose avascular e foi tratado com artroplastia total do quadril. O tratamento da necrose da cabeça femoral e da cartilagem acetabular são indicações formais de artroplastia total do quadril, não havendo indicação para operações reconstrutoras.

Osteoartrite degenerativa e pseudartrose

A osteoartrite é frequente e decorre de reduções imperfeitas, sequelas de necrose avascular ou condrólise. A pseudartrose é mais rara, sendo, em geral, observada em pacientes nos quais não foi realizado o tratamento cirúrgico[1] ou sendo relacionada com o uso da indometacina no pós-operatório para prevenir ossificação heterotópica. A **FIGURA 56.17C** mostra artrose secundária à fixação de fratura acetabular mal sucedida.

AVALIAÇÃO BASEADA EM EVIDÊNCIAS

Uma avaliação baseada em evidências por meio de metanálise do tratamento das fraturas do acetábulo, com base em 3.670 casos, forneceu um panorama do enfoque atual dessas fraturas.[64,65] Esse estudo sugeriu que muitos progressos têm sido obtidos com o tratamento cirúrgico de tais condições. Os vários fatores que influenciaram o resultado do tratamento cirúrgico dessas fraturas orientaram o algoritmo de tratamento mostrado no **QUADRO 56.2 e 56.3**.

QUADRO 56.2 → Fatores analisados no tratamento cirúrgico das fraturas do acetábulo

Demografia	Idade
	Sexo
	Gravidade da lesão traumática
	Mortalidade
Classificação das fraturas	Tipos Letournel
Cirurgia primária	Tempo entre o acidente e a cirurgia
	Acesso
	Qualidade da redução
Complicações precoces	Paralisia nervosa traumática
	Paralisia nervosa iatrogênica
	Trombose venosa profunda
	Infecção local
Acompanhamento clínico	Tempo entre a cirurgia e a avaliação clínica pós-operatória
Complicações tardias	Calcificação heterotópica
	Osteoartrite
	Necrose vascular
Cirurgia de revisão	Artroplastia total do quadril
	Artrodese

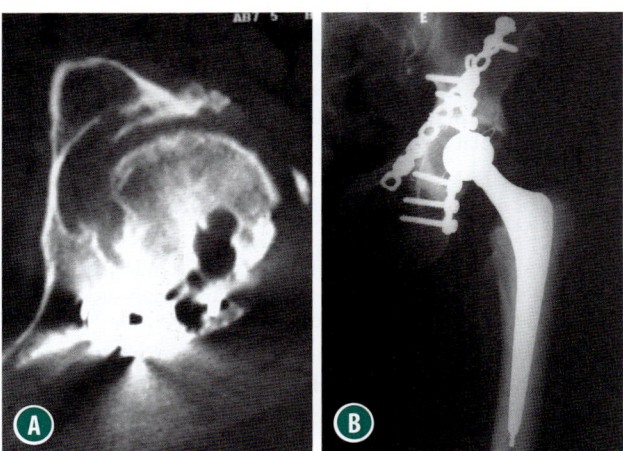

FIGURA 56.57 → Fratura acetabular com necrose avascular. O tratamento realizado foi de artroplastia total de quadril.

A Tomografia computadorizada mostrando necrose avascular da cabeça femoral após fixação interna de fratura complexa do acetábulo

B Tratamento de necrose avascular com artroplastia total do quadril cimentada. As placas da osteossíntese não são removidas.

QUADRO 56.3 → Algoritmo do resultado final do tratamento cirúrgico das fraturas de acetábulo

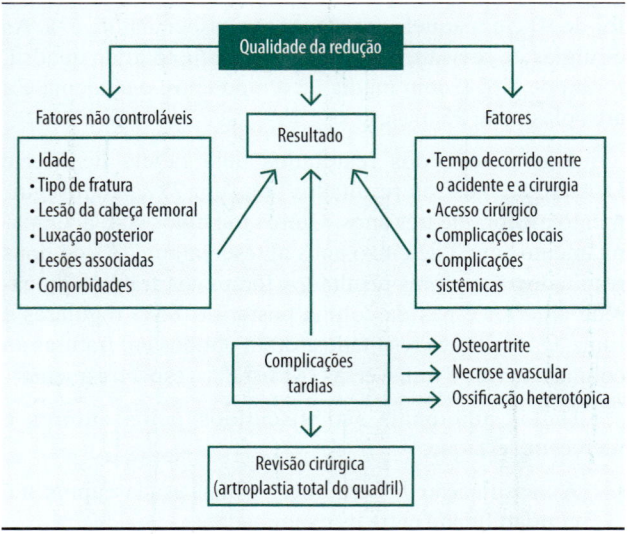

A idade média dos pacientes foi de 38 anos, sendo 69% do sexo masculino. Os acidentes automobilísticos foram responsáveis por 80% das fraturas. A gravidade da lesão traumática avaliada pelo Injury Severity Score foi de 178 pontos, sendo as lesões associadas com mais frequência as fraturas de extremidades. A taxa de mortalidade foi de 3%.

De acordo com a classificação de Letournel,[2] a fratura da parede posterior foi a mais frequente, aparecendo em 24% dos casos. As fraturas de duas colunas foram vistas em 22%, e as transversas, em 17%. O tempo entre o trauma e a operação foi de nove dias, em média. Os acessos utilizados foram o de Kocher-Langenbeck em 49%, o ilioinguinal em 22% e iliofemoral em 12%.

A qualidade de redução foi considerada satisfatória (menos de 2 mm de desvio) em 86% dos casos e insatisfatória em 14%, com desvio superior a 2 mm. A incidência de lesão neural traumática na admissão foi de 16%, a maioria do nervo isquiático. As lesões iatrogênicas tiveram incidência de 8%, sendo 60% do nervo isquiático. O nervo cutâneo femoral lateral foi envolvido em 4%, sempre no acesso iliofemoral. Lesões iatrogênicas dos nervos femoral e obturatório foram raras.

A doença tromboembólica foi observada em 4,3% dos pacientes, mas não foi possível avaliar diferentes critérios de profilaxia. A infecção foi observada em 4,4% dos casos. A calcificação heterotópica foi detectada em 26%, mas os tipos III e IV de Brooker foram observados em apenas 6% das ocorrências. A incidência de calcificações III e IV foi evidenciada com maior frequência no acesso iliofemoral (24%). No acesso Kocher-Langenbeck, a incidência de ossificação heterotópica foi de 12%, e, no ilioinguinal, de 1,5%. O estudo mostrou que o tratamento profilático tanto por indometacina como por irradiação não foi eficiente.

A incidência de osteoartrite pós-traumática foi de 27%, sendo relacionada ao grau de redução. Com redução satisfatória, a incidência foi de 13%; com redução insatisfatória, a incidência foi de 43,5%. A incidência de necrose avascular em pacientes com luxação posterior associada foi de 9%, e, naqueles sem luxação associada, de 5%. As cirurgias de revisão, em geral artroplastia total do quadril, foram de 8,5%, com média de tempo entre o acidente e a artroplastia de 25 meses.

A avaliação dos resultados pela tabela de Merle D'Aubigné mostrou resultados bons em 75%, com seguimento menor que três anos. Outros trabalhos com acompanhamento acima de cinco anos apresentaram 79% de bons resultados. Os piores resultados foram nas fraturas da parede anterior e nas da coluna posterior: 85% regulares e ruins. Os melhores resultados foram obtidos em fraturas da coluna anterior e transversas (81 e 72%, respectivamente).

Dados adicionais são discutidos pelos autores e merecem destaque:[49]

- A classificação de Letournel é a mais usada e apresenta confiabilidade entre os examinadores.

- Em operações não realizadas nos primeiros dias, a chance de redução imperfeita é muito maior.

- A presença de fratura com impacção do acetábulo ou da cabeça femoral prejudica a qualidade da redução e o resultado.

Referências

1. Letournel E. Diagnosis and treatment of nonunion and malunion of acetabular fractures. Orthop Clin North Am. 1990;21(4):769-88.

2. Letournel E. Fractures of acetabulum: a study of a series of 75 cases. Clin Orthop Relat Res. 1994;(305):5-9.

3. Letournel E, Judet R. Fractures of the acetabulum. Berlin: Spring-Verlag; 1981.

4. Tile M. Fractures of the acetabulum. Orthop Clin North Am. 1980;11:481-506.

5. Laird A, Keating JF. Acetabular fractures: a 16 years prospective epidemiologic study. J Bone Joint Surg Br. 2005; 87(7):969-73.

6. Dias MVF, Goldsztajn F, Guimarães JM, Grizendi JA, Correia M, Rocha TR. Epidemiologia das fraturas do acetábulo tratadas no Instituto Nacional de Traumatologia (INTO). Rev Bras Ortop. 2010;45(5):474-7.

7. Beaulé P, Dorey FJ, Matta JM. Letournel classification for acetabular fractures. Assessment of intraobserver and intraobserver reliability. J Bone Joint Surg Am. 2003;85-A(9): 1704-9.

8. Judet R, Judet J, Letournel E. Fractures of acetabulum: classification and surgical approaches for open reduction. J Bone Joint Surg Am. 1964;46(8):1615-75.

9. Hüfner T, Pohlemann T, Gänsslen A, Assassi P, Prokop M, Tscherne H. The value of CT in classification and decision making in acetabulum fractures. A systematic analysis. Unfallchirurg. 1999;102(2):124-31.

10. Haveri M, Junila J, Suramo I, Lähde S. Multiplanar and 3D CT of acetabular fractures. Acta Radiol. 1998;39(3):257-64.

11. Moed BR, Carr SE, Watson JT. Open reduction and internal fixation of posterior wall fracture of the acetabulum. Clin Orthop Relat Res. 2000;(377):57-67.

12. Calder HB, Mast J, Johnstone C. Intraoperative evoked potencial monitoring in acetabular surgery. Clin Orthop Relat Res. 1994;(305):160-67.

13. Matta JM, Anderson LM, Epstein HC, Hendricks P. Fractures of the acetabulum. A restrospective analysis. Clin Orthop Related Res. 1996;(205):230-40.

14. Tile M. Fraturas do acetábulo. In: Rockwood CA, Green DP, Bucholz RW, editors. Fraturas em adultos. São Paulo: Manole; 1994. p. 416-51.

15. Olson AS, Matta JM. Surgical treatment of acetabulum fractures. In: Browner BD, Jupiter JB, Levine AM, Trafton PG, editors. Skeletal trauma: fractures, dislocations, ligamentous injuries. 2nd ed. Philadelphia: W. B. Saunders; 1998. p. 1181-222.

16. Pecorelli F, Della Torre P. Fractures of the acetabulum: conservative treatment and results. Ital J Orthop Traumatol. 1987;13(3):307-18.

17. Angles F, Coscujuela A, Tramunt C, Panisello MG, Portabella F. Complication of an insufficiency fracture of the acetabulum. 2009;18(3):236-8.

18. Motomura G, Yamamoto T, Miyanishi K, Shirasawa K, Noguchi Y, Iwamoto Y. Subcondral insufficiency fracture of the femoral head and acetabulum: a case report. J Bone Joint Surg Am. 2002;84-A(7):1205-9.

19. Gary JL, Lefaivre KA, Gerold F, Hay MT, Reinert CM, Starr AJ. Survivorship of the native hip joint after percutaneous repair of acetabular fractures in the elderly. Injury. 2011;42(10):1144-51.

20. Starr AJ, Reinert CM, Jones AL. Percutaneous fixation of the columns of the acetabulum: a new technique. J Orthop Trauma. 1998;12(1):51-8.

21. Gary JL, VanHal M, Gibbons SD, Reinert CM, Starr AJ. Functional outcomes in elderly patients with acetabular fractures treated with minimally invasive reduction and percutaneous fixation. J Orthop Trauma. 2012;26(5):278-83.

22. Karunakar MA, Shan SN, Jerabek S. Body mass index as a predictor of complications after operative treatment of acetabular fractures. J Bone Joint Surg Am. 2005;87(7): 1498-502.

23. Jimenez ML, Vrahas MS. Surgical approaches to the acetabulum. Orthop Clin North Am. 1997;28(3):419-34.

24. Helfet DL, Maikani AL, Bartlett CS. Acetabular fractures: surgical approaches and technique. In: Thompson RC Jr. The hip. Philadelphia: Lippincott Williams & Wilkins; 1998. p. 73-107.

25. Heck BE, Ebraheim NA, Foetisch C. Direct complication of trochanteric osteotomy in open reduction and internal fixation of acetabular fractures. Am J Orthop. 1997;26(2): 124-8.

26. Stoppa RE. The treatment of complicated groin and incisional hernias. World J Surg. 1989;13(5):545-54.

27. Cole JD, Bolhofner BR. Acetabular fracture fixation via a modified Stoppa limited intrapelvic approach: description of operative technique and preliminary results. Clin Orthop Relat Res. 1994;(305):112-23.

28. Hirvensalo E, Lindahl J, Bostman O. A new aproach to the internal fixation of unstable pelvic fractures. Clin Orthop Relat Res. 1993;(297):28-32.

29. Kacra BK, Arazi M, Cicekcibasi AE, Büyükmumcu M, Demirci S. Modified medial Stoppa approach for acetabular fractures: an anatomic study. J Trauma. 2011;71(5):1340-4.

30. Balbachevsky D, Pires RES, Faloppa F, Reis FB. Tratamento das fraturas da pelve e acetábulo pela via de Stoppa modificada. Acta Ortop Bras. 2006;14(4):190-2.

31. Liu Y, Yang H, Li X, Yang SH, Lin JH. Newly modified Stoppa approach for acetabular fractures. Int Orthops. 2013;37(7):1347-53.

32. Santin RAL. Dupla abordagem no tratamento cirúrgico das fraturas complexas do acetábulo. Rev Bras Ortop. 1993;28(1/2):74-8.

33. Konrath GA, Hamel AJ, Sharkey NA, Bay BK, Olson SA. Biomechanical consequences of anterior fracture of the acetabulum. J Orthop Trauma. 1998;12(8):547-52.

34. Norris BL, Hahn DH, Bosse MJ, Kellam JF, Sims SH. Intraoperative fluoroscopy to evaluate fracture reduction and hardware placement during acetabular surgery. J Orthop Trauma. 1999;13(6):414-17.

35. Stöckle U, Hoffman R, Nittinger M, Südkamp NP, Haas NP. Screw fixation of acetabular fractures. Int Orthop. 2000;24(3):143-47.

36. Shazar N, Brumback RJ, Novak VP, Belkoff SM. Biomechanical evaluation of transverse acetabular fracture fixation. Clin Orthop Relat Res. 1998;(352):215-22.

37. Drumond SN, Paiva EB. Fraturas do acetábulo e luxações coxofemorais. In: Schwartsmann C, Lech O, Telöken M, organizadores. Fraturas: princípios e prática. Porto Alegre: Artmed; 2003. p. 488-516.

38. Baumgaertner MR. Fracture of posterior wall of the acetabulum. J Am Acad Orthop Surg. 1999;7(1):54-65.

39. Harnroongroj T, Asavamongkolkul A, Chareancholvanich K. Reconstruction of the pelvic brim as its role in the reduction accuracy of displaced T-Shaped acetabular fracture. J Med Assoc Thai. 2000;83(5):483-93.

40. Aristide RSA, Honda E, Polesello G, Fernandez MS. Fratura em T do acetábulo: análise de 45 casos. Rev Bras Ortop. 1996;31(11):919-24.

41. Paprosky WG, Perona PG, Lawrence JM. Acetabular defect classification and surgical reconstruction in revision arthroplasty. A 6- year follow -up evaluation. J Arthroplasty. 1994;9:33-44.

42. Macheras GA, Papagelopoulos PJ, Kateros K, Kostakos AT, Baltas D, Karachalios TS. Radiological evaluation of the metal: bone interface of porous tantalum monoblock acetabular component. J Bone Joint Surg Br. 2006;88(3):304-9.

43. Banerjee S, Issa K, Kapadia BH, Pivec R, Khanuja HS, Mont MA. Systematic review on outcomes of acetabular revisions with highly-porous metals. Int Orthop. 2014;38(4):689-702.

44. Yuan BJ, Levallen DG, Hanssen AD. Porous metal acetabular components have a low rate of mechanical failure in THA after operatively treated acetabular fracture. Clin Orthop Rel Res. 2015;(473):536-42.

45. Anglen JO, Burd TA, Hendricks KJ, Harrison P. The "gull sign": a harbinger of failure for internal fixation of geriatric acetabular fractures. J Orthop Trauma. 2003;17(9):625-34.

46. Sierra RJ, Mabry TM, Sems SA, Berry DJ. Acetabular fractures. the role of total hip replacement. Bone Joint J. 2013;95-B(11 Suppl A):11-6.

47. Romness DW, Lewallen DG. Total hip arthroplasty after fracture of the acetabulum. Long-term results. J Bone Joint Surg Br. 1990;72(5):761-4.

48. Tidermark J, Blomfeldt R, Ponzer S, Söderqvist A, Törnkvist H. Primary total hip arthroplasty with a Burch-Schneider antiprotrusion cage and autologous bone grafting for acetabular fractures in elderly patients. J Orthop Trauma. 2003;17(3):193-7.

49. Mears DC, Velyvis JH. Primary total hip arthroplasty after acetabular fracture. J Bone Joint Surg Am. 2000;82(9): 1328-47.

50. Pipkin G. Treatment of grade IV fracture dislocation of the hip: a review. J Bone Joint Surg Am. 1957;39(5):1027-42.

51. Tannast M, Najibi S, Matta JM. Two to twenty-year survivorship of the hip in 810 patients with operatively treated acetabular fractures. J Bone Joint Surg Am. 2012;94(17):1559-67.

52. Palacio EP, Di Stasi GG, Lima EHRT, Mizobuchi RR, Durigam A Jr, Galbiatti JA. Resultados do tratamento cirúrgico da lesão de Morel-Lavallée. Estudo coorte prospectivo. Rev Bras Ortop. 2015;50(2):148-52.

53. Tseng S, Tornetta P III. Percutaneous management of Morel-Lavallée lesions. J Bone Joint Surg Am. 2006;88(1):92-6.

54. Lichte P, Kobbe P, Almahmoud K, Pfeifer R, Andruszkow H, Hildebrand F, et al. Post: traumatic thrombo-embolic complications in polytrauma patients. Int Orthop. 2015;39(5): 947-54.

55. Sen RK, Kumar A, Tripathy SK, Aggarwal S, Khandelwal N, Manoharan SRR. Risk of postoperative venous thromboembolism in Indian patients sustaining pelvi-acetabular injury. Int Orthop. 2011;35(7):1057-63.

56. Fuchs S, Heyse T, Rudofsky G, Gosheger G, Chylarecki C. Continuous passive motion in the prevention of deep-vein thrombosis: a randomised comparison in trauma patients. J Bone Joint Surg Br. 2005;87(8):1117-22.

57. Guryel E, Pearce R, Rickman M, Bircher M. Thrombo-prophylaxis in pelvic and acetabular trauma patients: a UK consensus? Int Orthop. 2012;36(1):165-9.

58. Beyer-Westendorf J, Lützner J, Donath L, Tittl L, Knoth H, Radke OC, et al. Efficacy and safety of thromboprophylaxis with low-molecular-weight heparin or rivaroxaban in hip and knee replacement surgery : findings from the ORTHO-TEP registry. Thromb Haemost. 2013;109(1):154-63.

59. Suzuki T, Morgan SJ, Smith WR, Stahel PF, Gillani SA, Hak DJ. Postoperative surgical site infection following acetabular fracture fixation. Injury. 2010;41(4):396-9.

60. Russel GV Jr, Nork SE, Chip Routt ML Jr. Perioperative complications associated with operative treatment of acetabular fractures. J Trauma. 2001;51(6):1098-103.

61. Hake ME, Young H, Hak DJ, Stahel PF, Hammerberg EM, Mauffrey C. Local antibiotic therapy strategies in orthopaedic trauma: practical tips and tricks and review of the literature. Injury. 2015;46(8):1447-56.

62. Rafai M, Cohen D, Arssi M, Rahmi M, Trafeh M. Direct communication between the lower urinary tract and the hip joint complicating acetabular fracture: a case report. Rev Chir Orthop Reparatrice Appar Mot. 1999;85(5):507-11.

63. Tokarski AT, Novack TA, Parvizi J. Is tantalum protective against infection in revision total hip arthroplasty? Bone Joint Journal. 2015;97-B(1):45-9.

64. Giannoudis PV, Da Costa AA, Raman R, Mohamed AK, Smith RM. Double-crush syndrome after acetabular fractures: a sign of poor prognosis. J Bone Joint Surg Br. 2005;87(3):401-7.

65. Giannoudis PV, Grotz MR, Papakostidis C, Dinopoulos H. Operative treatment of displaced fractures of the acetabulum: a meta-analysis. J Bone Joint Surg Br. 2005;87(1):2-9.

66. Yang KH, Han DY, Park HW, Park SJ. Intraarticular entrapment of the obturator nerve in acetabular fractures. J Orthop Trauma. 2001;15(5):361-3.

67. Brooker AF, Bowerman JW, Robinson RA, Riley LH Jr. Ectopic ossification following total hip replacement: incidence and a method of classification. J Bone Joint Surg Am. 1973;55(8):1629-32.

68. Sagi HC, Jordan CJ, Barei DP, Serrano-Riera R, Steverson B. Indomethacin prophylasis for heterotopic ossification after acetabular fracture surgery increases the risk for nonunion of the posterior wall. J Orthop Trauma. 2014;28(7):377-83.

69. Griffin SM, Sims SH, Karunakar MA, Seymour R, Haines N. Heterotopic ossification rates after acetabular fracture surgery are unchanged without indomethacin prophylaxis. Clin Orthop Relat Res. 2013;(471):2776-82.

70. Baschera D, Rad H, Collopy D, Zellweger R. Incidence and clinical relevance of heterotopic ossification after internal fixation of acetabular fractures: retrospective cohort and case control study. J Orthop Surg Res. 2015;10:60.

71. Burnet NG, Nasr P, Yip G, Scaife JE, House T, Thomas SJ, e al. Prtophylactic radiotherapy against heterotopic ossification following internal fixation of acetabular fractures: a comparative estimate of risk. Br J Radiol. 2014;87(1042):20140398.

72. Wu XB, Yang MH, Zhu SW, Cao QY, Wu HH, Wang MY, et al. Surgical resection of severe heterotopic ossification after open reduction and internal fixation of acetabular fractures: a case series of 18 patients. Injury. 2014;45(10):1604-10.

73. Ghalambor N, Matta JM, Bernstein L. Heterotopic ossification following operative treatment of acetabular fracture. An analysis of risk factors. Clin Orthop Relat Res. 1994;(305):96-105.

57
Fraturas e luxações do quadril na criança e no adolescente

Cinthia Faraco Martinez Cebrian
Marco Aurélio de Oliveira

FRATURAS DA PELVE

As lesões do anel pélvico representam 2 a 7,5% de todas as fraturas nas crianças[1-4] e são menos frequentes do que na população adulta.[5] Apresentam taxa de mortalidade de 5% e sua causa mais comum é o acidente de trânsito (70 a 90%), em sua maioria, por atropelamento e por queda de grande altura.[6] Como essas lesões são resultantes de trauma de grande energia, lesões associadas graves podem estar presentes. As fraturas da pelve em crianças menores costumam ter indicação de tratamento conservador devido à elasticidade do tecido ósseo imaturo.[5] Nos adolescentes, o tratamento é semelhante ao do adulto.

A presença de estruturas cartilaginosas na anatomia das crianças e a maior elasticidade de seus ligamentos geram maior capacidade de absorção da energia proveniente do trauma. Assim, é frequente as lesões ósseas terem melhor prognóstico que no adulto. Entretanto, quando as lesões fisárias estão presentes, podem causar alterações no desenvolvimento normal devido à parada de crescimento total ou parcial do local afetado pela formação de barras ósseas.[7]

Anatomia

Existem várias diferenças anatômicas entre a pelve da criança e a do adulto. A pelve infantil é mais maleável devido a maior elasticidade articular e a maior quantidade de tecido cartilaginoso capaz de absorver mais energia. Por esse motivo, o conceito tradicional de fratura em dois pontos no anel pélvico não se aplica às crianças.[7-9] Além disso, as fraturas do tipo avulsão estão presentes em crianças e adolescentes devido ao fato de a cartilagem ser mais suscetível ao trauma do que o tecido ósseo.[7]

A pelve é formada pelo sacro e por três centros de ossificação: ísquio, ílio e pube, que se unem formando a cartilagem trirradiada que se ossifica entre os 16 e 18 anos do indivíduo[10] (**FIG. 57.1**). Os núcleos de ossificação secundários são a crista ilíaca, a apófise isquiática, a tuberosidade isquiática, a espinha ilíaca anteroinferior, o tubérculo púbico, a espinha isquiática e a asa lateral do sacro. O desconhecimento da existência dos centros de ossificação pode fazer com que sejam confundidos com fraturas.[5]

A pelve é estabilizada pela sínfise púbica anteriormente e pela articulação sacroilíaca posteriormente. O ligamento sacroespinhoso é responsável pela manutenção da estabilidade vertical, enquanto o ligamento sacrotuberoso é responsável por manter a estabilidade rotacional.[5,9]

Mecanismo de trauma e avaliação clínica

A maioria das crianças que apresenta fratura de pelve está envolvida em acidentes automobilísticos, sendo o atropelamento o mais frequente. Outros mecanismos de trauma, como queda de altura, acidentes de bicicleta ou motocicleta e traumas esportivos também podem causar fratura da pelve.[5,6] As fraturas do tipo avulsão são produzidas por traumas de menor energia, normalmente associadas à prática esportiva.

Como as fraturas da pelve costumam ser resultantes de traumas de grande energia, o paciente deve ser submetido a uma avaliação rigorosa de todos os sistemas (Advanced Life Trauma Support [ATLS]) devido ao risco de lesões associadas. A mortalidade relacionada à fratura pélvica na criança varia entre 2 e 11%. A probabilidade de lesões associadas em crianças com fraturas em mais de um local no anel pélvico é de 60%. Lesões intracranianas ocorrem em 50%, e lesões intra-abdominais, em 15%. A avaliação cuidadosa do aparelho geniturinário é fundamental devido à íntima relação entre a pelve, a bexiga e a uretra.[7] Para avaliação do reto, a indicação tradicional era toque retal em pacientes com fraturas com grandes desvios ou na presença de sangramento perineal. Mas, de acordo com Shlamovitz e colaboradores,[11] a inspeção digital do reto deve ser feita em pacientes com alto risco de lesão. As lesões musculoesqueléticas podem

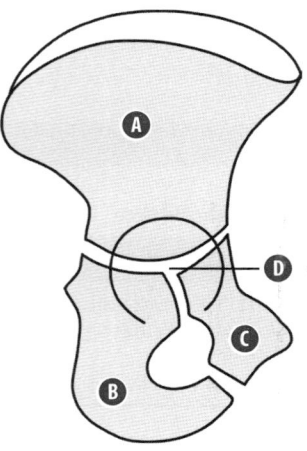

FIGURA 57.1 → Núcleos de ossificação da pelve.
A Ílio.
B Ísquio.
C Pube.
D Cartilagem trirradiada.

estar associadas em 50% dos casos em que há fratura instável da pelve. A lesão de Morel-Lavallée pode estar presente[7] e constitui desenluvamento fechado resultante da separação traumática entre pele/subcutâneo e tecido muscular com lesão dos vasos perfurantes, condição propícia ao surgimento de um hematoma.[12]

O exame neurovascular deve ser completo com documentação da função dos músculos inervados pelo plexo lombossacral. A lesão arterial associada à fratura de pelve e instabilidade hemodinâmica é rara, sendo o sangramento venoso mais comum.[5]

Avaliação radiográfica

A avaliação radiográfica inicial deve ser uma radiografia anteroposterior realizada durante o atendimento de emergência, sobretudo em indivíduos de baixa idade, sedados ou com lesão intracraniana. Como a radiografia em perfil da pelve não é eficaz, as incidências *inlet* e *outlet* são necessárias para o entendimento da fratura. Nos casos em que há suspeita de lesão intra-abdominal, a tomografia computadorizada (TC) pode substituir a radiografia. A TC ajuda a definir a relação entre os fragmentos, e a reconstrução tridimensional oferece ao cirurgião detalhes da fratura, facilitando a indicação do tratamento específico. Mapeamentos ósseos com radioisótopos auxiliam no diagnóstico de fraturas ocultas.

Classificação

Muitas classificações já foram elaboradas para as fraturas de pelve. A classificação atual adotada para definir tratamento e prognóstico é a descrita por Torode e Zieg,[13] publicada em 1985 (QUADRO 57.1). Essa classificação é baseada

QUADRO 57.1 → Classificação de Torode e Zieg

I.	**Fraturas do tipo avulsões**
	Espinha ilíaca anterosuperior, espinha ilíaca anteroinferior, tubérculo isquiático, trocânter menor
II.	**Fraturas da asa do ilíaco**
	A. Apófise do ilíaco **B.** Corpo do ilíaco
III.	**Fraturas simples do anel pélvico**
	A. Fratura do púbis e/ou lesões da sínfise púbica **B.** Fraturas envolvendo o acetábulo, sem fratura do anel pélvico
IV.	**Fraturas instáveis do anel pélvico**
	A. Fraturas dos ramos púbicos bilateralmente ("sínfise púbica flutuante") **B.** Fraturas envolvendo ramos púbicos ou sínfise púbica e lesão dos elementos posteriores (sacroilíaca) **C.** Fraturas de grande instabilidade, associadas a fraturas do acetábulo

Fonte: Herring[5] e Torode e Zieg.[13]

nos aspectos radiográficos e dividida em quatro tipos. O tipo I é uma fratura do tipo avulsão; o II, uma fratura da asa do ilíaco; o tipo III, uma fratura simples do anel pélvico, e o IV, uma fratura instável do anel pélvico.

Fraturas do tipo avulsão

As fraturas do tipo avulsão são mais frequentes em adolescentes e decorrem da contração muscular abrupta, em geral relacionada à prática esportiva. São fraturas estáveis e que costumam ter indicação de tratamento conservador. São classificadas conforme Torode e Zieg[13] em tipo I e incluem as avulsões da espinha ilíaca anterossuperior e inferior, tuberosidade isquiática e trocânter menor.

A fratura do tipo avulsão da espinha ilíaca anterossuperior acontece pela contração do sartório, e a avulsão da anteroinferior acontece por ação da cabeça direta do reto femoral, ambas comuns em jogadores de futebol.[14] Foote e colaboradores[15] sugerem a associação entre a avulsão da espinha ilíaca anteroinferior e a lesão labral, que deve ser investigada em pacientes que apresentem dor após a consolidação da fratura.

Os isquiotibiais e os adutores podem fazer a avulsão da tuberosidade isquiática, em especial em ginastas e bailarinas. O trocânter menor pode ser avulsionado por ação do músculo iliopsoas. O trauma crônico e repetitivo por tração da apófise do ilíaco em desenvolvimento pode causar apofisite ou fratura em avulsão incompleta sem história de trauma em pacientes que praticam corrida.[16]

O paciente costuma relatar dor na região acometida do quadril e um pequeno aumento de volume local. Pode apresentar limitação na mobilidade articular devido à dor e também claudicação. Durante o exame físico, o alongamento da musculatura envolvida causa dor, como na extensão do joelho com o quadril fletido em um caso de avulsão da tuberosidade isquiática, podendo apresentar dor enquanto fica sentado. Nas avulsões da espinha ilíaca anteroinferior, o paciente apresenta dor à extensão do quadril acometido.

A confirmação do diagnóstico é feita pelo estudo radiográfico, em que, na maioria das vezes, é identificada uma fratura com pouco desvio. Centros secundários de ossificação podem ser confundidos com fratura, e a radiografia contralateral auxilia no diagnóstico diferencial.

O tratamento inclui repouso relativo e apoio parcial com o uso de muletas por duas semanas. Metzmaker e Pappas[17] demonstraram que os pacientes tratados de maneira conservadora retornaram ao mesmo nível de atividade física que tinham antes do trauma. O tratamento cirúrgico (redução e fixação interna) está indicado no caso de o desvio ser maior do que 1 cm.[18]

Fraturas do ilíaco

As fraturas isoladas da asa do ilíaco são raras e estão associadas ao trauma direto. Conforme Torode e Zieg,[13] são classificadas como tipo II. Na maioria dos casos, apresentam pouco desvio devido à proteção da musculatura abdominal e dos abdutores do quadril. À observação clínica, o paciente apresenta dor sobre a asa do ilíaco e marcha em Trendelenburg. O tratamento constitui uso de muletas com apoio parcial enquanto duram os sintomas e administração de analgésicos.

> **DICA:** Com frequência, a fratura do ilíaco está associada a outras ao nível da pelve, sendo decorrentes de trauma de alta energia. Nesse caso, o tratamento deve ser direcionado de acordo com a característica das fraturas.

Fraturas da pube e do ísquio

As fraturas da pube e do ísquio têm causa mais frequente por trauma de alta energia e podem apresentar associação com outras lesões. As fraturas com traços simples dos ramos são mais comuns do que as multifragmentárias[19] e classificadas, de acordo com Torode e Zieg,[13] em tipo III. Shore e colaboradores[20] modificaram essa classificação e dividiram o tipo III em A e B. O tipo IIIA inclui uma fratura de traço simples, estável e que acomete o anel pélvico anteriormente. O tipo IIIB é uma fratura estável, mas com envolvimento dos aspectos anterior e posterior do anel pélvico. Se houver desvio na fratura dos ramos púbicos, suspeita-se de fratura no anel posterior. No caso de fratura dos ramos do mesmo lado (18% dos casos), é importante a investigação de lesões associadas, em especial as lesões geniturinárias **(FIG. 57.2)**.[7] Há ainda a possibilidade de extensão do traço fraturário até a cartilagem trirradiada, podendo causar seu fechamento prematuro e displasia acetabular.[21]

Como essas fraturas são estáveis, devem ser tratadas de forma conservadora. Está indicado o uso de medicação analgésica e de muletas com apoio parcial progressivo.[5]

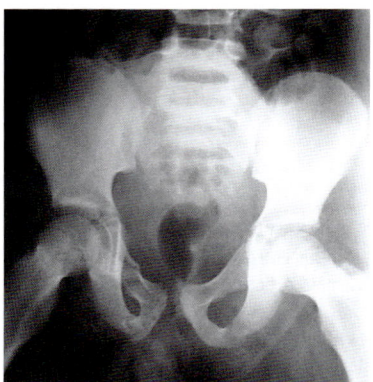

FIGURA 57.2 → Menino de 8 anos, vítima de atropelamento. Apresenta fratura dos ramos púbicos à direita com lesão de uretra e bexiga. Foi submetido ao tratamento conservador.

Fratura do sacro

As fraturas do sacro são raras e com associação comum a outras fraturas da pelve devido à energia do trauma. À observação clínica, o paciente apresenta dor e aumento de volume local. As raízes nervosas podem estar acometidas, gerando alteração intestinal e vesical. Essas fraturas podem passar despercebidas no exame radiológico, e a TC e a ressonância magnética (RM) podem ser solicitadas para identificar a condição. A maioria das fraturas de sacro é tratada de modo conservador.

Fratura do cóccix

As fraturas do cóccix são resultantes de queda na posição sentada. São fraturas isoladas e de difícil diagnóstico radiológico. O paciente queixa-se de dor importante após o trauma e, no aspecto clínico, apresenta dor à palpação óssea e ao toque retal.[7] A radiografia em perfil com os quadris fletidos pode facilitar a identificação da ocorrência. A TC e a RM também podem ser utilizadas com o mesmo objetivo. O tratamento é sintomático e consiste em restrição das atividades e uso de almofada para sentar por um período de seis semanas. Alguns pacientes evoluem com dor crônica (coccigodinia) e podem ser tratados com sintomáticos, infiltrações ou ressecção óssea.[22]

Fraturas instáveis do anel pélvico

As lesões instáveis do anel pélvico são classificadas, conforme Torode e Zieg,[13] em tipo IV. As seguintes lesões são consideradas instáveis: fraturas bilaterais dos ramos púbicos ("sínfise púbica flutuante"), fraturas em dois pontos do anel pélvico (como as que envolvem os ramos púbicos ou a sínfise púbica e os elementos posteriores) e fraturas anteriores da pelve associadas à fratura da porção acetabular do anel pélvico.

Fraturas bilaterais dos ramos púbicos/sínfise púbica flutuante

As fraturas bilaterais dos ramos púbicos superior e inferior geram instabilidade horizontal. São classificadas em tipo IVA, conforme Torode e Zieg.[13] Lesões da sínfise e fraturas dos ramos unilaterais resultam em instabilidade semelhante. Em geral, o fragmento fraturário é desviado superiormente pela ação do reto abdominal.[7] Costuma apresentar associação com lesão de bexiga e uretra. Caso não exista lesão do anel posterior concomitante ou desvios maiores que 1 cm, o tratamento é conservador seguindo os mesmos critérios das fraturas dos ramos púbicos.

Lesão da sínfise púbica

A lesão isolada da sínfise púbica é rara e está associada à lesão do anel posterior. À clínica, o indivíduo apresenta aumento do espaço articular, doloroso à palpação. Nos casos de diástase isolada da sínfise púbica, a dor diminui com o decúbito lateral. A criança apresenta-se com o membro inferior rodado externamente (em decúbito ventral) e pode ter desconforto importante na mobilidade do quadril, sobretudo à flexão e à abdução.

O tratamento conservador consiste em analgesia, repouso no leito, restrição das atividades diárias e da carga entre seis a oito semanas. Existe a possibilidade de uso do gesso pélvico-podálico nas crianças menores que não conseguem fazer repouso.

Se houver comprometimento do anel posterior, a lesão é instável, em especial no plano vertical. A instabilidade está associada à diástase maior do que 2,5 cm e à deformidade rotacional acima de 15°, indicando a necessidade de redução.[7] Nos casos de instabilidade, o fixador externo pode ser utilizado, ou pode-se realizar redução cruenta e fixação com osteossíntese através do acesso de Pfannestiel.

Fraturas isoladas da articulação sacroilíaca

As lesões isoladas do anel posterior são raras em crianças. Podem ter associação com lesão da sínfise púbica. Nessa população, a lesão da articulação sacroilíaca tende a ser incompleta devido à resistência dos ligamentos sacroilíacos anteriores. Além disso, a fratura pode ocorrer na fise, deixando tecnicamente a articulação sacroilíaca íntegra. Tais fraturas podem passar despercebidas em função do pequeno desvio. Deve-se suspeitar dessas condições nos casos de trauma de alta velocidade com impacto posterior na

pelve. Orienta-se a avaliação da lesão por radiografias *inlet* e *outlet* da pelve e TC.[7,23]

> **ATENÇÃO!** Do ponto de vista clínico, é importante avaliar a integridade neurovascular. Existe a possibilidade de lesão das raízes lombossacrais associada à lesão da articulação sacroilíaca.[23]

O tratamento dessa lesão é conservador, com repouso no leito, restrição de carga e uso de analgésicos. Em crianças maiores e nos casos de instabilidade (diástase posterior maior que 1 cm), o uso da fixação percutânea posterior é suficiente para estabilizar a articulação.

Lesão anterior e posterior do anel pélvico

A lesão do anel pélvico em dois pontos resulta em instabilidade. É decorrente de um mecanismo de trauma frontal (anteroposterior),[24] trauma de compressão lateral ou axial sobre o fêmur. Tem grande associação com lesão de partes moles e apresenta forte instabilidade vertical e horizontal. Essas fraturas estão associadas, com frequência, a um sangramento retroperitoneal e intraperitoneal, com risco de choque hipovolêmico. São tipo IVB na classificação de Torode e Zieg.[13] Além da assimetria da pelve, pode haver discrepância dos membros inferiores ao exame físico. A estabilização com fixador externo na emergência pode ser feita através da asa do ilíaco ou supra-acetabular.[7] O uso de tração no fêmur no lado acometido pode ser útil enquanto se decide o tratamento de eleição, a estabilização através de osteossíntese anterior e/ou posterior **(FIG. 57.3 e 57.4)**.

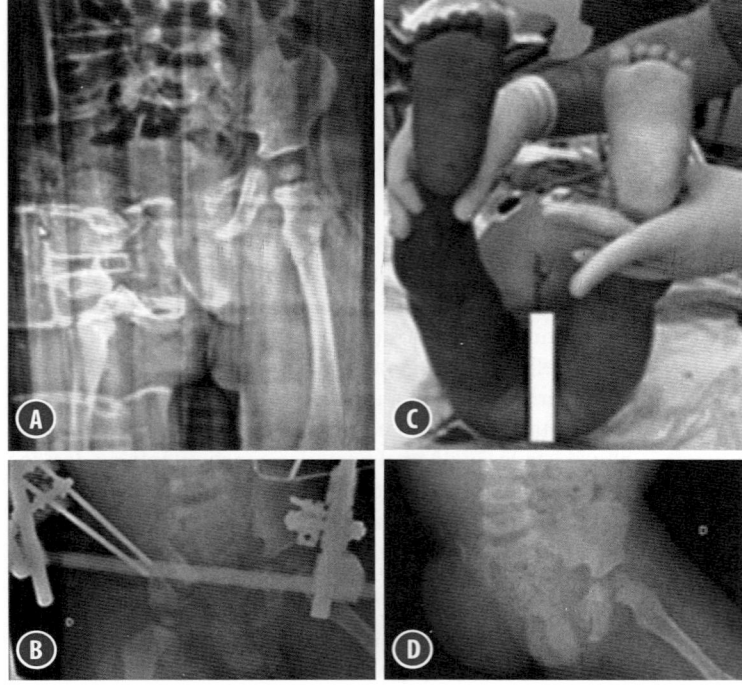

FIGURA 57.3 → Menino de 1 ano e 10 meses, vítima de atropelamento.
Ⓐ Fratura exposta de hemipelve direita com rotura completa do feixe vasculonervoso femoral e choque hipovolêmico. Observa-se o desvio da fratura através da comparação da altura das asas dos ossos ilíacos (instabilidade vertical).
Ⓑ Submetido à estabilização com fixador externo.
Ⓒ Procedimento de revascularização da artéria femoral – sem sucesso.
Ⓓ Foi submetido à desarticulação sacroilíaca oito horas após o atendimento inicial.

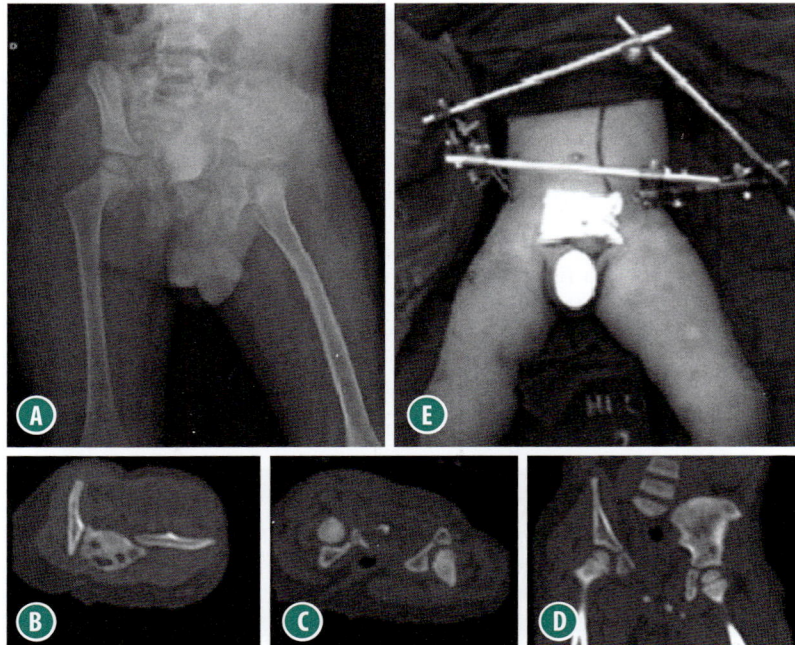

FIGURA 57.4 → Menino de 3 anos e 7 meses, vítima de atropelamento por caminhão.

Ⓐ Fratura de pelve com instabilidade horizontal.

Ⓑ No corte axial da TC, ao nível da sacroilíaca, é possível observar a luxação da sacroilíaca direita e sua anteriorização em relação ao sacro.

Ⓒ No corte axial, ao nível do acetábulo, observa-se a rotação interna da hemipelve direita, além da fratura da coluna anterior do acetábulo direito.

Ⓓ No corte coronal, observa-se a assimetria entre as hemipelves.

Ⓔ Estabilização na emergência com fixador externo.

Fraturas complexas

Apresentam em torno de 92% de lesões associadas, das quais 62% são acompanhadas de lesões abdominais formando coleções líquidas intra e retroperitoneais.[25] Dessas, 12% apresentam traumatismo craniencefálico, resultando em 5 a 12% de óbitos.[20] A abordagem ortopédica nas fraturas complexas tem como objetivo tentar estabilizar as fraturas de forma rápida e eficaz para o controle e a estabilização hemodinâmica, além de favorecer os acessos cirúrgicos abdominais.

Complicações

Apesar da grande capacidade de remodelação do esqueleto imaturo, são descritas como complicações a discrepância de membros inferiores, o desconforto ao sentar-se ou em decúbito dorsal nas fraturas de sacro com consolidação viciosa, as lesões neurológicas, a escoliose, a assimetria de pelve e a artrose na articulação sacroilíaca.[20,26]

FRATURA DO ACETÁBULO

As fraturas acetabulares são raras no esqueleto imaturo. O padrão de fratura é determinado pela posição da cabeça do fêmur no momento do trauma, e a gravidade é determinada pela energia. A luxação do quadril pode estar associada à fratura de acetábulo. Outras lesões devem ser investigadas, visto que muitas dessas fraturas são decorrentes de trauma de alta energia.

Um ponto importante ao avaliar as fraturas de acetábulo nas crianças é o envolvimento da cartilagem trirradiada, área responsável pelo crescimento e desenvolvimento acetabular.

Como qualquer outra fratura fisária, a redução anatômica precoce é recomendada. Os responsáveis devem ser orientados quanto ao risco de barra fisária e displasia acetabular.

Classificação

As fraturas do acetábulo pediátrico podem ser classificadas de acordo com Bucholz e colaboradores,[27] Watts[28] e Letournel e Judet[29] ou pela classificação AO. A classificação de Bucholz e colaboradores[27] é para avaliação exclusiva do esqueleto imaturo, enquanto as duas últimas podem ser usadas para adultos e crianças.

Bucholz e colaboradores[27] classificam as fraturas de acetábulo baseando-se na classificação de Salter-Harris. Observaram que as fraturas Salter-Harris tipo I ou II ocorrem devido a uma força que vem desde os ramos isquiático, púbico ou do fêmur proximal e que se dissipa na parte superior da cartilagem trirradiada. Pode apresentar fratura exclusivamente fisária (Salter-Harris tipo I) ou com fragmento ósseo envolvido (Salter-Harris tipo II). Fraturas tipo V também podem ocorrer e apresentam um risco maior de fechamento da cartilagem trirradiada.

Watts[28] divide as fraturas acetabulares em quatro tipos: I – pequenos fragmentos ósseos associados à luxação do quadril; II – fratura acetabular linear associada a outras fraturas pélvicas sem desvio; III – fratura acetabular linear com instabilidade pélvica; e IV – fraturas secundárias à luxação central do quadril.

Avaliação radiográfica

A investigação deve ser feita com avaliação radiográfica em anteroposterior e perfil, mas tais incidências nem sempre mostram a fratura e seu desvio. As incidências oblíqua superior e inferior da pelve com inclinação de 45° (Judet) e as de *inlet* e *outlet* auxiliam na avaliação do desvio. Além disso, a TC pode ser útil na avaliação do desvio e na ocorrência de fragmento intra-articular que impeça a redução concêntrica.[30]

Nos casos em que há necessidade de redução do quadril, é mandatória uma avaliação radiográfica pós-redução. O aumento mínimo do espaço articular e a assimetria do arco de Shenton falam a favor da incongruência articular (encarceramento de partes moles, fragmentos cartilagíneos ou ósseos e inversão do limbo). Nos casos em que há dúvida, solicita-se uma TC ou RM.

Tratamento

O objetivo do tratamento das fraturas acetabulares é restaurar a congruência articular e a estabilidade do quadril, garantindo o crescimento normal da cartilagem trirradiada.

Para as fraturas sem desvio ou minimamente desviadas (igual ou menor a 1 mm), o paciente não deve apoiar o membro fraturado por seis a oito semanas. Nas fraturas com desvio, a redução anatômica da fratura é mandatória devido ao fato de ser uma fratura articular e fisária. A redução deve ser feita no momento mais precoce possível devido ao alto potencial de consolidação encontrado nas crianças de baixa idade.

A fixação da fratura deve ser feita com fios de Kirschner nas crianças menores, ainda mais se houver acometimento da cartilagem trirradiada. Essas crianças devem ser mantidas imobilizadas em gesso pélvico-maleolar por seis semanas. Os fios de Kirschner devem ser retirados entre seis e 18 meses de pós-operatório. Nas maiores, podem ser utilizados parafusos e placas, e o apoio deve ser restringido por volta de seis a oito semanas. Se há calo ósseo satisfatório, o apoio pode ser liberado aos poucos. O retorno aos esportes se dá após três meses de pós-operatório. Nesse grupo, a remoção do implante também está indicada devido à possibilidade de cirurgias futuras.

Complicações

A principal complicação da fratura de acetábulo está relacionada ao acometimento da cartilagem trirradiada. O fechamento precoce causa displasia acetabular e subluxação do fêmur proximal.[31] O acompanhamento de um paciente pediátrico com fratura de acetábulo deve ser feito por, pelo menos, dois anos. No caso de suspeita de barra fisária, solicita-se TC ou RM. Indivíduos menores de 10 anos com barra devem ser submetidos à ressecção.[27]

FRATURAS DO FÊMUR PROXIMAL

As fraturas do fêmur proximal em crianças correspondem a menos de 1% de todas as ocorrências na população pediátrica. São decorrentes, em sua maioria, de traumas de grande energia.[5,32,33] São classificadas conforme a localização anatômica do traço de fratura, sendo a fratura do colo femoral a mais comum.[5] Devem ser consideradas como uma emergência ortopédica devido ao alto risco de complicações.

Anatomia

Ao nascimento, o fêmur proximal apresenta apenas uma fise que, depois, se dividirá em fise do fêmur proximal (cabeça femoral) e apófise do trocânter maior **(FIG. 57.5)**. A epífise do fêmur proximal começa a ossificar-se entre 4 e 6 meses de vida do indivíduo e a apófise, aos 4 anos.[5,32] O fechamento dessas fises acontece aos 14 anos nas meninas e aos 16 nos meninos.[32]

> **DICA:** A vascularização do fêmur proximal sofre variações fisiológicas com a idade. As artérias circunflexa medial e lateral (ramos da artéria femoral profunda) e a artéria do ligamento redondo (ramo da artéria obturatória em 80% dos casos) são responsáveis pela vascularização da cabeça femoral.

A artéria circunflexa lateral se dirige para a porção posterior do colo femoral e fornece ramos transversos para o trocânter maior. A artéria circunflexa medial é a responsável pela maior parte da vascularização da cabeça femoral. Esta se divide em ramos posteroinferior e posterossuperior. O primeiro ramo está localizado na margem inferior do colo posterior, e o segundo, na margem superior do colo posterior **(FIG. 57.6)**.

Ao nascimento, a artéria circunflexa lateral é responsável pela irrigação da porção anterolateral da fise, a maior parte do grande trocânter e a porção anteromedial da cabeça femoral. A artéria circunflexa medial é responsável pela vascularização da epífise posteromedial, a parte posterior da fise e a porção posterior do grande trocânter. A artéria do ligamento redondo fornece sangue para uma pequena porção da cabeça femoral medial.

A partir dos 18 meses, a fise passa a ser uma barreira à circulação, e os vasos deixam de cruzar a fise para alcançar a epífise.

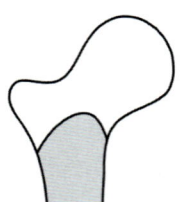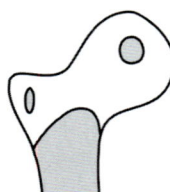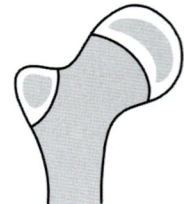

FIGURA 57.5 → Fise única do fêmur proximal ao nascimento seguida do aparecimento dos núcleos de ossificação do fêmur proximal. Aos 4 anos de vida, esse centro de ossificação único está dividido em centro de ossificação do fêmur proximal (cabeça femoral) e da apófise do trocânter maior.

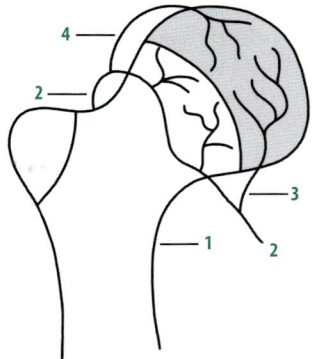

FIGURA 57.6 → Vascularização do fêmur proximal.

1: artéria circunflexa lateral.
2: artéria circunflexa medial.
3: ramo posteroinferior da artéria circunflexa medial.
4: ramo posterossuperior da artéria circunflexa medial.

> **DICA:** Por volta dos 3 anos, a contribuição da artéria circunflexa lateral diminui. Os vasos desaparecem aos poucos para o ligamento redondo, e a irrigação através da metáfise diminui rapidamente. O suprimento de toda a epífise é obtido com os vasos epifisários laterais, ramos da artéria circunflexa medial.

Após os 8 anos, os vasos do ligamento redondo voltam a contribuir com a nutrição vascular da cabeça do fêmur. Depois dos 15, os vasos metafisários atravessam a área correspondente à placa epifisária de crescimento, estabelecendo anastomose entre os vasos epifisários laterais e a artéria para o ligamento redondo, assumindo o padrão vascular do adulto. Essas variações fisiológicas do suprimento vascular da cabeça femoral podem explicar, em parte, a diversidade e a gravidade das complicações das fraturas do colo femoral na infância.

Mecanismo de trauma

Ao contrário do que ocorre nos adultos, uma fratura de fêmur proximal na criança é decorrente de trauma de grande energia em 80 a 90% dos casos.[5,32] As lesões associadas (intrapélvicas, intra-abdominais e intracranianas) ocorrem em 30% dos casos em função da grande energia do trauma. As lesões musculoesqueléticas associadas mais comuns são a luxação do quadril, a fratura da pelve e a fratura diafisária do fêmur.[5]

As fraturas do fêmur proximal também podem ser resultantes de traumas de menor energia, desde que a qualidade óssea esteja alterada, como é o caso de ocorrências de osteogênese imperfeita, cisto ósseo simples, displasia fibrosa e osteopenia secundária (mielomeningocele e paralisia cerebral).[5,32]

Outro mecanismo de trauma que não deve ser esquecido é o não acidental (maus-tratos), sobretudo em fraturas de bebês com menos de 1 ano.

Quadro clínico

Devido a grande energia do trauma e à possibilidade de lesões graves associadas, a fratura do fêmur proximal pode passar despercebida. É de extrema importância que os pacientes sejam avaliados conforme o protocolo de atendimento do ATLS.[5]

A anamnese deve ser adequada. No caso de história de trauma de moderada a alta energia seguida de dor no quadril de forte intensidade e recusa ao apoio, suspeita-se de fratura do fêmur proximal. Pacientes com fraturas sem desvio, incompletas ou por estresse podem apresentar claudicação e dor de menor intensidade[5,32] no quadril ou irradiada para o joelho.[32]

No exame físico, indivíduos com fraturas desviadas costumam apresentar atitude em rotação externa e encurtamento do membro, com limitação da amplitude de movimento articular. A mobilidade passiva está diminuída, em especial a flexão, a abdução e a rotação interna. Fraturas com desvio ou associadas à luxação do quadril podem apresentar lesão neurovascular concomitante, tornando fundamental a realização de um exame adequado.

Exames de imagem

Na suspeita de fratura de fêmur proximal, solicita-se uma radiografia anteroposterior da pelve e de perfil do fêmur proximal para confirmar o diagnóstico e classificar a fratura. Nas crianças em que a epífise do fêmur proximal ainda não está ossificada, a ultrassonografia de quadril auxilia na identificação do derrame intra-articular, que pode ser puncionado para diagnóstico diferencial com infecção e sinovite. Esse exame permite ainda a visualização de uma separação fisária e do posicionamento da epífise em relação ao acetábulo.

A avaliação da perfusão da epífise proximal femoral com a RM ou com a cintilografia está contraindicada por retardar o início do tratamento e não restaurar o transtorno vascular. A RM está indicada nos casos em que há suspeita de fratura por estresse no colo femoral.

Classificação

As fraturas do fêmur proximal são classificadas conforme Delbet e Colonna de acordo com sua localização anatômica[7,9,34,35] (QUADRO 57.2). Além disso, essa classificação fornece dados prognósticos. Como regra, as fraturas tipos I e II estão associadas a maiores taxas de osteonecrose, enquanto os tipos III e IV apresentam taxas menores (FIG. 57.7).

QUADRO 57.2 → Classificação de Delbet e Colonna

I.	Fraturas transepifisárias
	A. Com luxação da cabeça femoral
	B. Sem luxação da cabeça femoral
II.	Fraturas transcervicais
III.	Fraturas cervicotrocantéricas (basocervical)
IV.	Fraturas transtrocantéricas

Fonte: Flynn e colaboradores,[7] Delbet[34] e Colonna.[35]

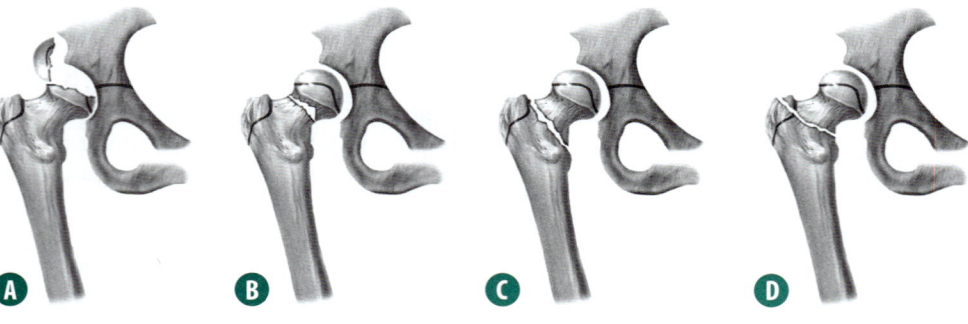

FIGURA 57.7 → Classificação de Delbet e Colonna.

Ⓐ Tipo I – Fratura transepifisária. Pode ser dividida em Tipo IA (com luxação da cabeça femoral) e IB (sem luxação da cabeça femoral).
Ⓑ Tipo II – Fratura transcervical.
Ⓒ Tipo III – Fratura cervicotrocantérica.
Ⓓ Tipo IV – Fratura transtrocantérica.

Fraturas tipo I

As fraturas tipo I de Delbet e Colonna são transepifisárias (Salter-Harris I) e correspondem a menos de 10% das fraturas do fêmur proximal nas crianças. São decorrentes de lesão traumática e não devem ser confundidas com o escorregamento femoral proximal. São mais frequentes nas crianças menores de 2 anos e entre os 5 e 10 anos.

Podem ser decorrentes de trauma obstétrico e, nesse caso, apresentam ótima evolução clínica, embora o diagnóstico possa ser tardio. É comum serem confundidas com luxação congênita do quadril, uma vez que a epífise ainda não está ossificada. Outro mecanismo de trauma nas crianças de baixa idade e que não pode deixar de ser identificado é a agressão por maus-tratos (**FIG. 57.8**). Nas crianças maiores, é necessário um trauma de maior energia, como o atropelamento. A fratura pode ser causada ainda por uma manobra de redução de luxação traumática do quadril em crianças e adolescentes.

As fraturas tipo I são subdivididas em A e B. A tipo IA é aquela em que a fratura é transepifisária e a epífise perde o contato com o acetábulo (luxação). Nesse caso, a incidência de necrose avascular é de 100%.[7] A tipo IB é a fratura transepifisária, em que o fragmento distal (epífise) permanece dentro do acetábulo. A incidência de necrose avascular é variável,[7] ocorrendo em 20 a 100% dos casos.[5]

> **DICA:** O prognóstico da lesão está associado também à idade. Indivíduos com menos de 2 anos apresentam taxas menores de osteonecrose, mas têm incidência maior de deformidades decorrentes do fechamento precoce da fise, como coxa vara e dismetria de membros inferiores.

Fraturas tipo II

As fraturas tipo II de Delbet e Colonna são transcervicais e correspondem a quase metade (40 a 50%)[5,10] das fraturas do fêmur proximal no esqueleto imaturo. A maioria das fraturas do tipo II (80%) apresenta desvio (**FIG. 57.9**). A taxa tradicional de necrose avascular desse tipo de fratura era de 50%,[5,10] mas tal número pode diminuir se o tratamento for imediato (de urgência) e associado à drenagem do hematoma intra-articular.[5] O melhor preditor de necrose é o desvio dos fragmentos no momento do trauma.

Fraturas do tipo III

As fraturas tipo III de Delbet e Colonna ocorrem na região cervicotrocantérica, na base do colo femoral. Esse é o segundo tipo mais comum de fratura de fêmur proximal, correspondendo a 25 a 35% dessas fraturas. A necrose avascular ocorre em 25% dos casos, a consolidação viciosa em 20% e a pseudartrose em 10%.[10] A redução anatômica e a compressão no foco de fratura minimizam tais complicações (**FIG. 57.10**).

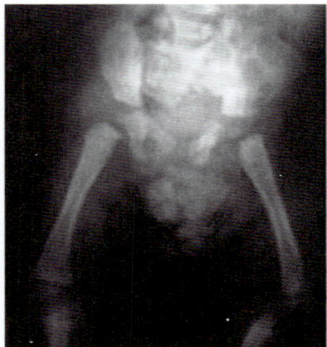
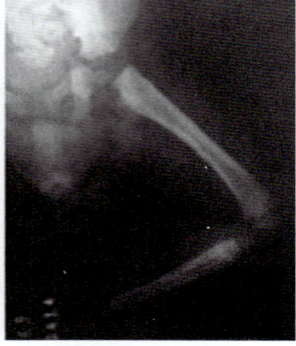

FIGURA 57.8 → Menino de 6 meses apresentando dor à mobilização do quadril esquerdo e sem história de trauma. Observam-se a fratura fisária com desvio do fêmur proximal (Delbet e Collona tipo I) e a fratura em consolidação da tíbia proximal esquerda. Identificou-se ainda fratura de sétimo arco costal direito. Confirmou-se o diagnóstico de maus-tratos.

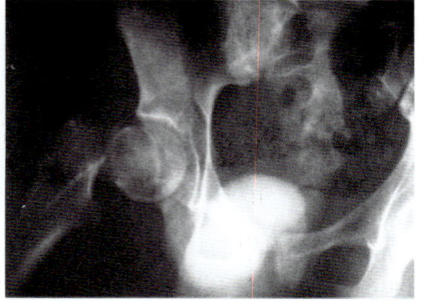

FIGURA 57.9 → Menino de 14 anos, vítima de acidente de grande energia. Com fratura de colo femoral transcervical, Delbet e Colonna tipo II.

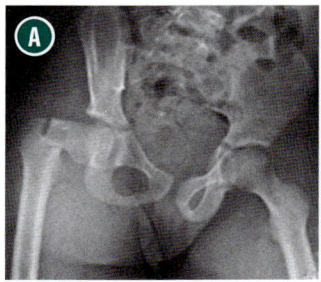 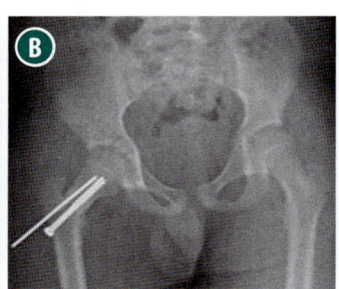 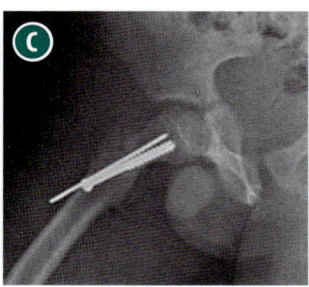

FIGURA 57.10 → Menino de 10 anos, há oito meses sofreu queda da própria altura durante jogo de futebol. **A** Fratura patológica basocervical (sobre cisto ósseo) do fêmur direito. Submetido a redução e fixação. **B** e **C** Radiografias pós-operatórias em anteroposterior e perfil.

Fraturas do tipo IV

As fraturas tipo IV de Delbet e Colonna são as fraturas transtrocantéricas e correspondem a menos de 15% das fraturas do fêmur proximal. Apresentam a menor incidência de alteração vascular (0-10%),[10] e a complicação mais comum é a deformidade em varo do fêmur proximal.

Tratamento

A escolha pelo tipo de tratamento está baseada na idade, classificação da fratura e quantidade de desvio. Crianças abaixo de 8 anos, com fraturas tipo III ou IV, apresentam melhores resultados do que crianças maiores com fraturas tipo I com desvio ou tipo II.

Os objetivos do tratamento são a redução anatômica e a estabilidade dos fragmentos para permitir a consolidação, em especial nas crianças maiores de 6 anos. Sempre que possível, evitar transfixar a fise com o material de síntese. Nas fraturas tipo I, deve-se utilizar fios de Kirschner lisos. O tratamento conservador (gesso pélvico-podálico) pode ser usado nas crianças de baixa idade, com fraturas tipo III e IV com desvio mínimo e nas que apresentam fraturas do colo femoral por estresse.

É consenso que a redução anatômica precoce, a fixação interna estável e a imobilização gessada propiciam melhor resultado e menor chance de complicações.[36] A descompressão capsular é defendida por alguns autores[37] com o objetivo de diminuir o risco de necrose avascular da cabeça femoral, acrescentando pouca morbidade ao tratamento.

Tratamento das fraturas tipo I

Às crianças menores de 2 anos, está indicada a redução incruenta seguida de imobilização gessada. Nessa faixa etária, o prognóstico é bom quando o tratamento conservador é instituído.[38]

Nos indivíduos de 2 a 12 anos, a redução cruenta costuma ser necessária para devolver a epífise ao seu local anatômico. A redução incruenta é difícil de ser realizada e pode exigir manobras vigorosas e múltiplas, devendo ser evitada. Se o desvio da luxação for posterior, o acesso cirúrgico deve ser posterior.

A estabilização da fratura deve ser feita com fios lisos e em associação à imobilização gessada nas crianças abaixo dos 12 anos. Nas maiores, podem ser utilizados parafusos canulados associados ao uso do gesso pélvico-podálico.

Tratamento das fraturas tipo II

Todas as fraturas transcervicais (mesmo as que não apresentam desvio), em todas as idades, devem ser tratadas com redução anatômica e fixação interna para evitar a perda da redução, a consolidação viciosa e a pseudartrose.[5] Pode-se iniciar com a tentativa de redução incruenta com movimentos gentis. Se falhar, a redução pode ser obtida através do acesso anterior ou anterolateral. Dependendo do potencial de crescimento do paciente, utiliza-se a fixação com fios de Kirschner lisos ou parafusos canulados. A fise deve ser transfixada devido à importância da obtenção da estabilidade. Nas crianças maiores, dois parafusos canulados devem ser utilizados. A imobilização com aparelho gessado assegura a estabilidade, devendo permanecer por seis a 12 semanas.[5] Embora ainda controverso, alguns autores indicam a descompressão da cápsula por meio de punção articular ou capsulotomia, para diminuir a incidência de necrose avascular.[5,10,39,40]

Tratamento das fraturas tipo III

As fraturas tipo III com desvio devem ser submetidas à redução incruenta ou cruenta seguidas de fixação em todas as faixas etárias. As fraturas sem desvio em crianças maiores de 6 anos também devem ser tratadas com fixação interna. Como a fratura é mais distal que a do tipo II, não é necessário cruzar a fise **(FIG. 57.10)**. Por outro lado, a fixação do fragmento distal com parafusos canulados pode não ser tão estável e, por esse motivo, o uso do aparelho gessado ajuda a prevenir o varo. Outra possibilidade de material de síntese a ser utilizado e que propicia melhor estabilidade é a placa pediátrica bloqueada para o fêmur proximal.

Tratamento das fraturas tipo IV

Da mesma forma que as fraturas do tipo III, todas as demais que apresentarem desvio do tipo IV devem ser submetidas à redução incruenta ou cruenta seguidas de fixação em todas as faixas etárias **(FIG. 57.11)**. As fraturas sem desvio

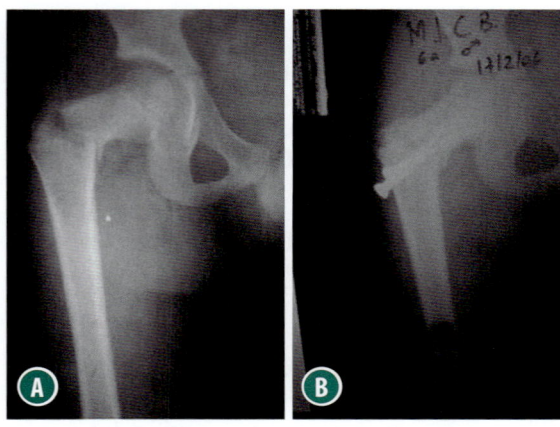

FIGURA 57.11 → Menino de 6 anos vítima de trauma de grande energia.
A Fratura transtrocânteriana de fêmur proximal, Delbet e Colonna tipo IV.
B Submetido a redução e fixação com dois parafusos canulados. Na radiografia pós-operatória é possível identificar o traço de fratura envolvendo o trocânter maior.

em crianças maiores de 6 anos também devem ser tratadas com fixação interna. As condições sem desvio em crianças menores podem ser tratadas de modo conservador.

Complicações

As fraturas do fêmur proximal no esqueleto imaturo estão associadas a um grande número de complicações, sobretudo nas crianças mais velhas e nas fraturas com desvio.

> **DICA: A incidência de complicações nas fraturas do fêmur proximal está diminuindo graças ao tratamento imediato, à redução anatômica, à descompressão articular, à estabilização interna da fratura e ao uso concomitante do aparelho gessado.**

As complicações mais comuns são necrose avascular, consolidação viciosa (coxa vara), pseudartrose, fechamento precoce da fise, condrólise e infecção.

Necrose avascular

É a complicação mais grave e a principal causa de maus resultados. A necrose é resultante da lesão ou do comprometimento dos vasos que nutrem a cabeça do fêmur no momento do trauma. Pode ser decorrente do desvio da fratura ou do aumento da pressão intra-articular devido ao sangramento do foco de fratura.

A necrose pode acometer parte da cabeça do fêmur, a porção do colo entre a fratura e a fise ou todo o colo e a cabeça femorais. O diagnóstico de comprometimento vascular pode ser determinado pela RM, após duas semanas do trauma, ou por cintilografia, quatro meses após a fratura.

Os pacientes menores de 12 anos com necrose avascular são tratados com imobilização seguida de retirada de carga no membro inferior acometido por tempo variável, dependendo da magnitude da área comprometida e da evolução clínica e radiográfica da lesão. Apresentam melhor prognóstico e têm maior possibilidade de recuperação funcional da articulação.[41]

Os pacientes maiores de 12 anos apresentam pior prognóstico e são tratados como adultos com a descompressão antes da ocorrência da fratura subcondral.[42]

Consolidação viciosa

A consolidação viciosa e a coxa vara ocorrem em cerca de 20% dos indivíduos com fratura de fêmur proximal e pode remodelar em crianças de baixa idade sem a necessidade de tratamento cirúrgico. A correção está indicada quando a deformidade é grande (maior que 110° de ângulo de inclinação do colo) e em crianças maiores de 8 anos com marcha claudicante e Trendelenburg positivo após dois anos do trauma. Nesses casos, a indicação é de osteotomia subtrocantérica.

É importante lembrar que a necrose avascular e a lesão fisária também podem ser causas de coxa vara.[43]

Pseudartrose

A incidência de pseudartrose é descrita entre 6 e 10% das fraturas do colo femoral em crianças. Deve ser considerada quando a queixa de dor e a falta de consolidação persistem após três meses do trauma. O tratamento deve ser instituído no momento em que se faz o diagnóstico da pseudartrose. A preferência é pela osteotomia valgizante subtrocantérica associada ao enxerto ósseo, fixação interna e gesso pélvico-podálico. Quando o defeito ósseo é extenso, uma possibilidade é o uso de enxerto vascularizado da crista do ilíaco.[44]

Fechamento precoce da placa fisária

A fise do fêmur proximal é responsável pelo crescimento de 15% de todo o membro inferior. Dependendo da idade em que a lesão ocorra, a dismetria resultante pode necessitar de tratamento. Além da diferença de comprimento dos membros inferiores, o fechamento precoce dessa fise causa insuficiência do mecanismo abdutor do quadril afetado.

Condrólise

A lesão da cartilagem associada à fratura do colo femoral é rara e resultante do trauma inicial.

Infecção

A infecção, precoce ou tardia, pode ocorrer após qualquer ato cirúrgico. Os cuidados inerentes à boa prática cirúrgica evitam sua ocorrência. Tem maior incidência quando associada à fratura exposta.

LUXAÇÃO DO QUADRIL

A luxação traumática do quadril é uma entidade rara na criança. De todas as luxações que acometem essa população, a luxação de quadril conta com menos de 5% dos casos.[45] Nas crianças menores, a luxação pode ocorrer com trauma de baixa energia; nas maiores, o mecanismo envolve traumas de alta energia, como nos adultos. Ayadi e colaboradores[46] relataram que a luxação traumática do quadril em crianças menores de 6 anos está associada a trauma de baixa energia e a fatores facilitadores da luxação, como frouxidão ligamentar, coxa valga ou displasia acetabular. Nas crianças maiores e nos adolescentes, outras lesões podem estar associadas devido à alta energia do trauma. A fratura da parede posterior do acetábulo é uma das mais frequentes.

Mecanismo de trauma

A luxação posterior é a mais comum e ocorre quando a energia do trauma é aplicada ao membro inferior com o quadril fletido e levemente aduzido. A luxação anterior é rara (menos de 10% dos casos)[46] e pode ser superior ou inferior. Para que uma luxação anterossuperior ocorra, o membro deve ser submetido a uma abdução forçada e rotação externa. Mas, se houver flexão do quadril associada a essa força em abdução e rotação externa, a luxação será anteroinferior, também denominada *luxatio erecta femoris* ou infracotiloide. Embora seja uma situação rara, é mais comum em crianças do que em adultos.[47]

Avaliação clínica e radiográfica

Na observação clínica, a criança apresenta dor no joelho ou quadril e incapacidade de deambulação; o membro inferior assume uma atitude em adução ou abdução, dependendo do tipo da luxação. Nas crianças pequenas, a luxação pode reduzir de forma espontânea e incompleta, o que pode passar despercebido pelo médico atendente. Uma criança pequena que apresente quadril incongruente ao exame radiográfico, após um trauma de baixa energia, pode ter sofrido uma luxação do quadril.[48] A interposição de partes moles (cápsula ou lábrum) ou de fragmentos osteocondrais pode impedir a redução concêntrica, fato que pode ser confirmado com a TC ou RM.

> **ATENÇÃO!** É fundamental a avaliação neurovascular do membro acometido. A luxação posterior pode estar associada à lesão do nervo ciático em 5% dos casos, enquanto a luxação anterior pode lesionar o feixe neurovascular femoral.

Classificação

As luxações do quadril podem ser classificadas em posterior, anterossuperior, anteroinferior ou infracotiloide.[49] Se houver fraturas associadas, pode-se utilizar a classificação de Stewart-Milford. O grau I é uma luxação pura ou avulsão do rebordo acetabular. O grau II é uma luxação com fratura posterior do acetábulo, e o quadril é estável após a redução. O grau III é semelhante ao grau II, mas com quadril instável. O grau IV é uma luxação associada a uma fratura do colo ou da cabeça femoral.

As fraturas associadas (acetábulo e fêmur proximal) são mais comuns nos adultos do que nas crianças. Adolescentes podem apresentar o mesmo padrão de fratura-luxação que os adultos e são classificados como tal.

Tratamento

Como em qualquer outra luxação, a redução é considerada uma emergência ortopédica. Inicialmente, opta-se por uma redução fechada sob sedação ou anestesia geral. A redução aberta está indicada se houver falha da redução incruenta ou se a redução não for concêntrica. Existe o risco de lesão fisária durante a manobra de redução em crianças maiores de 12 anos.[7] Para avaliar a estabilidade da fise do fêmur proximal, recomenda-se o uso da radioscopia após a redução.

Existem várias manobras para reduzir a luxação, mas a tração no eixo do fêmur associada a uma manipulação gentil do quadril costuma ser suficiente para relaxar a musculatura e obter a redução. Na manobra de Allis, o paciente assume a posição supina (deitado no solo) e o médico assistente se posiciona acima dele. A manobra consiste na flexão do quadril e do joelho associada à tração longitudinal, enquanto o médico auxiliar estabiliza a pelve. Além da tração, o médico assistente realiza uma manipulação gentil do fêmur proximal para devolvê-lo ao acetábulo.

A redução cruenta de uma luxação posterior deve ser feita através do acesso de Kocher-Langenbeck e em decúbito lateral. O nervo ciático deve ser identificado. A articulação deve ser visualizada, e a fratura do rebordo posterior do acetábulo deve ser estabilizada. Para a luxação anterior, o acesso escolhido é o anterior através da incisão de biquíni. É frequente a interposição da cápsula ou do lábrum. Lesões labrais que não possam ser reinseridas devem ser ressecadas. A inspeção da articulação e da cabeça femoral também deve ser rotina, e a redução deve acontecer sobre visualização direta. Radiografias pós-operatórias são necessárias para confirmar a redução concêntrica.

Após a redução, as crianças menores devem ser imobilizadas com gesso por quatro a seis semanas. Nas maiores, a imobilização pode ser conseguida através do uso de órtese de abdução seguida de uso de muletas.

Complicações

Como complicações da luxação do quadril, podem ser citadas necrose avascular, condrólise, coxa magna, ossificação heterotópica, lesão neurovascular, redução incongruente com interposição de partes moles e luxação recorrente.

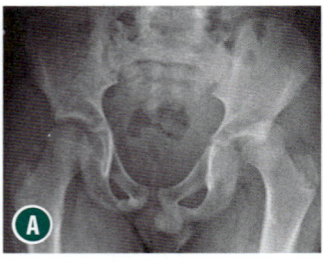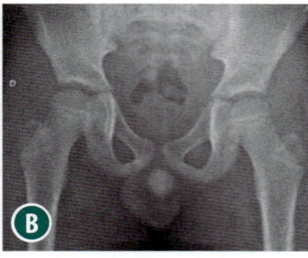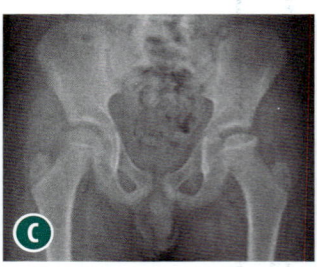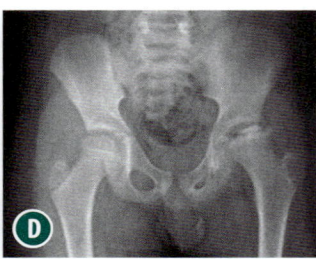

FIGURA 57.12 → Menino de 8 anos que sofreu queda de árvore e apresenta luxação de quadril esquerdo. Encaminhado ao hospital seis horas após o trauma.
A e **B** Respectivamente, radiografias obtidas antes e após a redução incruenta.
C Apresenta achatamento da cabeça femoral e sinais de necrose seis meses após o trauma.
D Apresenta necrose completa da cabeça femoral nove meses após o trauma.

A necrose avascular é a mais grave das complicações e está relacionada à demora da redução (mais de seis horas) e à gravidade do trauma, enquanto a condrólise é resultante de um dano à cartilagem no momento da luxação. A necrose avascular ocorre em 10% das luxações e a condrólise, em 6% (**FIG. 57.12**).

A coxa magna pode ocorrer em até 47% das luxações e é assintomática. A luxação recorrente pós-traumática é rara (3%) e mais comum em crianças abaixo dos 8 anos com luxação posterior ou em crianças com síndromes que apresentem hiperfrouxidão ligamentar.

A apresentação tardia da luxação também pode ocorrer, e o prognóstico é reservado. Os indivíduos desenvolvem necrose avascular, artrose, dor e rigidez articular.

Referências

1. Grisoni N, Connor S, Marsh E, Thompson GH, Cooperman DR, Blakemore LC. Pelvic fractures in a pediatric level 1 trauma center. J Ortop Trauma. 2002;16(7):458-63.

2. Demetriades D, Karaiskakis M, Velmahos GC, Alo K, Murray J, Chan L. Pelvic fractures in pediatric and adult patients: are they different injuries? J Trauma. 2003;54(6):1146-51; discussion 1151.

3. Ismail N, Bellemare JF, Mollitt DL, DiScala C, Koeppel B, Tepas JJ 3rd. Death from pelvic fractures: children are different. J Paediatric Surg. 1996;31(1):82-5.

4. Petier LF. Complications associed with fractures of pelvis. J Bone Joint Surg Am. 1965;47(5):1060-9.

5. Herring JA. Tachdjian's pediatric orthopaedics. 5th ed. Philadelphia: Saunders Elsevier; 2013.

6. Canale ST, Beaty J H. Fraturas da pelve. In: Beaty JH, Kasser RJ. Fraturas em crianças. São Paulo: Manole; 2004. p. 883-912.

7. Flynn JM, Skaggs DL, Waters PM. Rockwood and Wilkins fractures in children. 8th ed. Philadelphia: Lippincott Williams & Wilkins; 2015.

8. Rang M. Children's fractures. 2nd ed. Philadelphia: J. B. Lippincott; 1983.

9. Ogden JA. Skeletal injury in the child. 3rd ed. New York: Springer; 2000.

10. Weinstein SL, Flynn JM, editors. Lovell and Winter's pediatric orthopaedics. 8th ed. Philadelphia: Lippincott Williams & Wilkins; 2014.

11. Shlamovitz GZ, Mower WR, Bergman J, Crisp J, DeVore HK, Hardy D, et al. Lack of evidence to support routine digital rectal examination in pediatric trauma patients. Pediatric Emerg Care. 2007;23(8):537-43.

12. Nair AV, Nazar PK, Sekhar R, Ramachandran PV, Moorthy S. Morel-Lavallée lesion: aclosed degloving injury that requires real attention. Indian J Radiol Imaging. 2014;24(3):288-90.

13. Torode I, Zieg D. Pelvic fractures in children. J Pediatr Orthop. 1985;5(1):76-84.

14. Rossi F, Dragoni S. Acute avulsion fractures of the pelvis in adolescent competitive athletes: prevalence, location, and sports distribution of 203 cases collected. Skeletal Radiol. 2001;30(3):127-31.

15. Foote JC, Maizlin ZV, Shrouder J, Grant MM, Bedi A, Ayeni OR. The association between avulsions of the reflected head of the rectus femoris and labral tears: a retrospective study. J Pediatr Orthop. 2013;33(3):227-31.

16. Clancy WG Jr, Foltz AS. Iliac apophysitis and stress fracture in adolescente runners. Am J Sports Med. 1976;4(5):214-8.

17. Metzmaker JN, Pappas AM. Avulsion fractures of the pelvis. Am J Sports Med. 1985;13(5):349-58.

18. Lynch SA, Renstrom PA. Groin injuries in sport: treatment strategies. Sports Med. 1999;28(2)137-44.

19. Reed MH. Pelvic fractures in children. J Can Assoc Radiol. 1976;27(4):255-61.

20. Shore BJ, Palmer CS, Bevin C, Johnson MB, Torode IP. Pediatric pelvic fracture: a modification of a preexisting classification. J Pediatr Orthop. 2012;32(2):162-8.

21. Peterson HA, Robertson, RC. Premature partial closure of the trirradiate cartilage treated with excision of a physical osseous bar. Case report with a 14-year follow-up. J Bone Joint Surg Am. 1997;79(5):767-70.

22. Grosso NP, Van Dam BE. Total coccygectomy for the relief of coccygodynia: a retrospective review. J Spinal Disord. 1995;8(4):328-30.

23. Donoghue V, Daneman A, Krajbich I, Smith CR. CT appearance of sacroilic joint trauma in children. J Comput Assist Tomogr. 1985;9(2):352-6.

24. Silber JS, Flynn JM, Koffler KM, Dormans JP, Drummond DS. Analysis of the cause, classification, and associated

injuries of 166 consecutive pediatric pelvic fractures. J Pediatric Orthop. 2001;21(4):446-50.

25. Upperman JS, Gardner M, Gaines B, Schall L, Ford HR. Early functional outcomes in children with pelvic fractures. J Pediatr Surg. 2000;35(6):1002-5.

26. Keshishyan RA, Rozinov VM, Malakhov OA, Kuznetsov LE, Strunin EG, Chogovadze GA, et al. Pelvic polyfractures in children. Radiographic diagnosis and treatment. Clin Orthop Relat Res. 1995;(320):28-33.

27. Bucholz RW, Ezaki M, Ogden JA. Injury to the acetabular triradiate physeal cartilage. J Bone Joint Surg Am. 1982;64(4):600-9.

28. Watts HG. Fractures of the pelvis in children. Orthop Clin North Am. 1976;7(3):615-24.

29. Letournel E, Judet R, editors. Fractures of the acetabulum. 2nd ed. New York: Springer-Verlag; 1993.

30. Canale ST, Manugian AH. Irreducible traumatic dislocations of the hip. J Bone Joint Surg Am. 1979;61(1):7-14.

31. Schlickewei W, Keck T. Pelvic and acetabular fractures in childhood. Injury. 2005;36(Suppl 1):A57-63.

32. Stone KP, White K. Hip fractures in children. Wharton: UpToDate; 2015.

33. Akkari M, Santili C, Akel E, Angelim R. Femoral neck fracture in children: treatment and complications. Rev Assoc Med Bras. 2015;61(1):5-7.

34. Delbet P. Cited in Colonna PC: Fracture of the neck of the femur in childhood: a report of six cases. Ann Surg. 1928;88:902.

35. Colonna PC. Fracture of the neck of the femur. J Bone Joint Surg Am. 1976;58:961-70.

36. Flynn JM, Wong KL, Yeh GL, Meyer JS, Davidson RS. Displaced fractures of the hip in children. Management by early operation and immobilisation in a hip spica cast. J Bone Joint Surg Br. 2002;84:(1)108-12.

37. Price CT, Pyevich MT, Knapp DR, Phillips JH, Hawker JJ. Traumatic hip dislocation with spontaneous incomplete reduction: a diagnostic trap. J Orthop Trauma. 2002;16(10):730-5.

38. Forlin E, Guille JT, Kumar SJ, Rhee KJ. Transepiphyseal fractures of the neck of the femur in very young children. J Pediatr Orthop. 1992;12(2):164-8.

39. Joeris A, Audigé L, Ziebarth K, Slongo T. The Locking Compression Paediatric Hip PlateTM: technical guide and critical analysis. Int Orthop. 2012;36(11):2299-306.

40. Song KS, Kim YS, Sohn SW, Ogden JA. Arthrotomy and open reduction of the displaced fracture of the femoral neck in children. J Pediatric Orthop B. 2001;10(3):205-10.

41. Canale ST, Bourland WL. Fracture of the neck and intertrochanteric region of the femur in children. J Bone Joint Surg Am. 1977;59(4):431-43.

42. Hungerford DS. Which primary total hip replacement. J Bone Joint Surg Br. 1997;79(5):880.

43. Eberl R, Singer G, Ferlic P, Weinberg AM, Hoellwarth ME. Post-traumatic coxa vara in children following screw fixation of the femoral neck. Acta Orthop. 2010;81(4):442-5.

44. Leung PC, Chow YY. Reconstruction of proximal femoral defects with a vascular-pedicled graft. J Bone Joint Surg Br. 1984;66(1):32-7.

45. Macfarlane I, King D. Traumatic dislocation of the hip joint in children. Aust N Z J Surg. 1976;46(3):227-31.

46. Ayadi K, Trigui M, Gdoura F, Elleuch B, Zribi M, Keskes H. Traumatic hip dislocations in children. Rev Chir Orthop Reparatrice Appar Mot. 2008;94(1):19-25.

47. Salisbury RD, Eastwood DM. Traumatic dislocation of the hip in children. Clin Orthop Rel Res. 2000;(377):106-11.

48. Price CT, Pyevich MT, Knapp DR, Phillips JH, Hawker JJ. Traumatic hip dislocation with spontaneous incomplete reduction: a diagnostic trap. J Orthop Trauma. 2002;16(10):730-5.

49. Vialle R, Odent T, Pannier S, Pauthier F, Laumonier F, Glorion C. Traumatic hip dislocation in childhood. J Pediatr Orthop. 2005;25(2):138-44.

58
Fraturas e luxações do quadril no adulto

Itiro Suzuki
Marcos Camargo Leonhardt

Neste capítulo, são consideradas **fraturas do quadril**, as condições que ocorrem na região compreendida entre a cabeça do fêmur e o trocânter menor (fêmur proximal). Apesar de fazer parte da articulação do quadril, o acetábulo é abordado em outro capítulo.

INCIDÊNCIA

As fraturas da extremidade proximal do fêmur ocorrem com maior frequência em pessoas idosas do sexo feminino, com exceção das que se localizam na cabeça femoral. Estima-se que cerca de 3% das mulheres em torno dos 70 anos sofram fratura no fêmur proximal, aumentando a incidência para mais de 12% nas mulheres acima dos 85 anos.[1] A ocorrência está relacionada à fragilidade estrutural do segmento ósseo, decorrente de osteoporose associada à maior tendência que os idosos apresentam para sofrer quedas. Na maioria das vezes, as fraturas são provocadas por traumas de baixa energia, como quedas simples no ambiente doméstico.

Diversos fatores estão relacionados à ocorrência maior de quedas nos idosos, como distúrbios neurológicos que afetam a estabilidade e o equilíbrio, uso de medicamentos, como hipotensores e psicotrópicos, redução da força muscular e artropatias.[2] O ambiente onde o idoso transita também constitui um importante fator na ocorrência de quedas. Os obstáculos domésticos (tapetes, fios, degraus, etc.), os pisos escorregadios e, em especial, a iluminação insuficiente são causas frequentes de acidentes nessa população.

Os avanços da medicina, tanto na prevenção como no tratamento das doenças, vêm ampliando a expectativa de vida da população em escala mundial, aumentando o contingente de pessoas sujeitas a esse tipo de fratura. Uma ideia da dimensão do problema pode ser observada em estatísticas da última década do século passado nos Estados Unidos, onde ocorreram em torno de 250 mil casos de fraturas do fêmur proximal por ano, acarretando altos custos financeiros e atingindo cerca de 300 mil casos/ano na virada do milênio, com previsão de aumento da incidência em 2 a 3 vezes até o ano de 2040.

As fraturas da cabeça do fêmur são menos frequentes. São causadas, na maioria das vezes, por traumas de alta energia, com incidência em uma faixa etária mais ampla, que inclui os adultos jovens. As luxações coxofemorais, também causadas por traumas de alta energia, nem sempre ocorrem de forma isolada, visto que, com frequência, estão associadas a fraturas da cabeça do fêmur e do acetábulo.

FRATURAS DO FÊMUR PROXIMAL EM IDOSOS

Ocorrendo, de forma predominante, em idosos, as fraturas da extremidade proximal do fêmur merecem destaque pela sua gravidade, caracterizada pelo elevado índice de complicações a elas associadas, apesar dos atuais avanços da medicina. Na faixa etária de maior incidência, por volta dos 75 anos, a maioria dos pacientes apresenta algum ou até mesmo vários problemas que afetam sua saúde por ocasião da ocorrência da fratura.

As morbidades associadas, como diabetes, hipertensão arterial, cardiopatia, demência e outros distúrbios cognitivos e neurológicos, predispõem a variadas complicações no decurso do tratamento. Mesmo na atualidade, observa-se alto índice de mortalidade após a ocorrência dessas fraturas, em torno de 25 a 30% em um ano. Estima-se que, entre os pacientes idosos que sofrem fraturas desse tipo, além dos que vêm a falecer, conforme referido nos índices antes mencionados, cerca de um terço desenvolve algum tipo de incapacidade, do qual metade necessita de assistência institucional e apenas um terço recupera sua condição funcional prévia.[3]

> **ATENÇÃO!** É importante o diagnóstico radiográfico correto do tipo de fratura do fêmur proximal. Deve-se lembrar da ocorrência de fraturas ocultas no raio X, com necessidade de recorrer a outros exames de imagem, de preferência ressonância magnética (RM).

Nesse grupo, encontram-se as fraturas do colo do fêmur de localização intracapsular e as extracapsulares da região trocantérica. Em comparação, no colo do fêmur, as fraturas incidem em uma faixa etária pouco inferior. Indivíduos com tais fraturas apresentam quadro clínico caracterizado por dor no quadril após a ocorrência de trauma simples, impotência funcional impedindo a locomoção e membro encurtado e em rotação lateral. Os graus de encurtamento e rotação são proporcionais ao grau de desvio da fratura.

As radiografias são essenciais para estabelecer o diagnóstico da fratura e, quando possível, devem ser feitas nas incidências anteroposterior e em perfil, para melhor orientar o tratamento. É comum que a incidência em perfil seja dificultada pela dor provocada pela mobilização do membro. Há situações em que a fratura não é identificada na radiografia simples inicial. Essa condição, observada em 2 a 9% dos casos, é conhecida como "fratura oculta". Em casos suspeitos, deve-se recorrer a outros métodos de diagnóstico por imagem, como a tomografia computadorizada (TC) e, em especial, a RM, cujo índice de positividade se aproxima dos 100%.[4] Essa avaliação complementar é indispensável, pois alguns casos podem evoluir para situações mais graves, com desvio da fratura, repercutindo de forma negativa nos âmbitos ético e legal para o médico.

O tratamento quase sempre é cirúrgico, com raras situações em que se opta pela abordagem conservadora. Além do índice de complicações clínicas ser maior nos idosos, que têm de permanecer imobilizados de alguma forma quando submetidos a tratamento não cirúrgico, as complicações ortopédicas, como o retardo e a falta de consolidação ou a consolidação viciosa, também tendem a incidir em maior número nessas condições.

Conclusões baseadas em evidências têm levado à revisão de alguns conceitos relativos ao tratamento das fraturas do quadril. Trabalhos de revisão colocam em xeque a validade da tração pré-operatória, tanto para a redução da dor como no que diz respeito à facilitação do procedimento cirúrgico.[5] Com relação à tração cutânea, deve-se acrescer a ocorrência de lesões na pele, mais frágil e vulnerável nos idosos.

> **ATENÇÃO! A demora na realização da cirurgia nas fraturas do fêmur proximal em idosos aumenta o índice de complicações, ainda que a estabilização prévia das condições clínicas seja necessária.**

Estudos demonstram que a demora além de 24 a 48 horas para a realização da cirurgia indicada aumenta o risco de complicações clínicas, incluindo a mortalidade.[6,7] No entanto, em qualquer situação, a cirurgia só deve ser realizada após a estabilização das condições clínicas e da liberação por parte do clínico que assiste o paciente. Deve-se levar em consideração a importância da atuação integrada entre os especialistas (ortopedista, geriatra, anestesista) e outros profissionais envolvidos no atendimento do paciente, com o objetivo de prevenir as complicações e favorecer a recuperação funcional e a qualidade de vida do indivíduo.

FRATURAS DO COLO DO FÊMUR

As fraturas intracapsulares do colo podem ter localização subcapital ou mediocervical, e a anatomia vascular dessa região **(FIG. 58.1)** está intimamente relacionada à evolução das fraturas. A irrigação da cabeça do fêmur é suprida, em sua maior parte, pelos ramos retinaculares da artéria circunflexa medial, que penetra posteriormente no colo do fêmur pela cápsula.

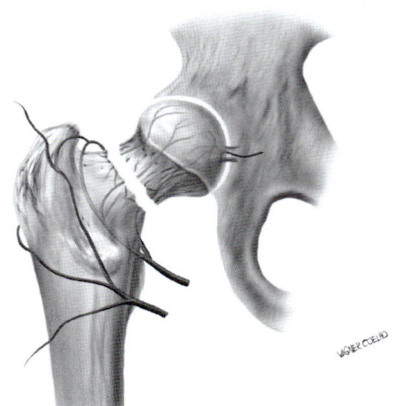

FIGURA 58.1 → Vascularização do colo e da cabeça do fêmur.

A lesão desses vasos acontece, principalmente, quando há desvio da fratura em decorrência de trauma de alta energia e quanto mais proximal for a sua localização (subcapital), podendo interromper a irrigação da cabeça, seja por ruptura ou por obstrução trombótica pós-traumática. As fraturas basocervicais são de localização extracapsular, zona bastante vascularizada, e têm características mais semelhantes às fraturas trocantéricas, inclusive em relação ao tratamento.

Para efeito de orientação quanto à escolha do tratamento, deve ser adotada uma classificação com diferenciação entre as fraturas sem desvio e as desviadas. A classificação mais encontrada nas publicações é a de Garden[8] **(FIG. 58.2)**. O grau 1 corresponde às fraturas incompletas ou impactadas em ligeiro valgo; o grau 2, às fraturas completas não desviadas; no grau 3, a fratura está parcialmente desviada; e, no 4, o

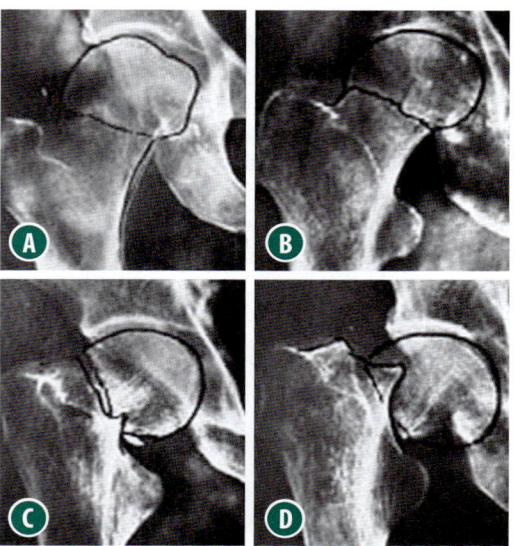

FIGURA 58.2 → Classificação de Garden.
A Grau 1. **B** Grau 2. **C** Grau 3. **D** Grau 4.

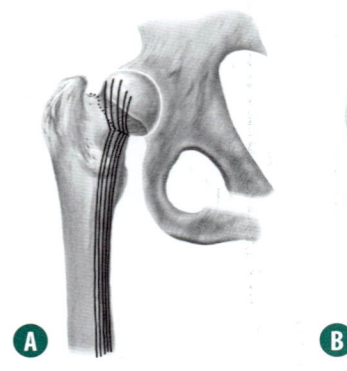
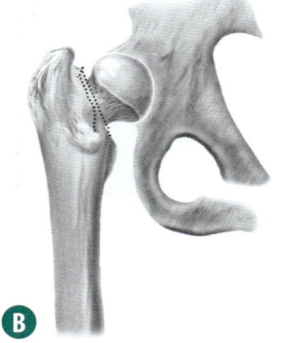
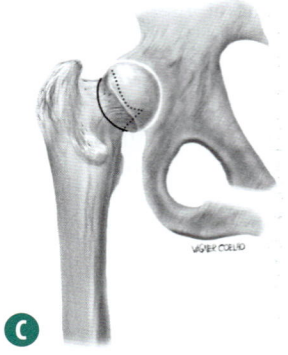

FIGURA 58.3 → Classificação AO das fraturas do colo do fêmur.
Ⓐ 31-B1: impactada, pouco desvio.
Ⓑ 31-B2: transcervical – médio, basocervical.
Ⓒ 31-B3: subcapital, desviada.

desvio é completo. As fraturas de graus 1 e 2 têm melhor prognóstico no que diz respeito à preservação da irrigação da cabeça femoral, ao contrário daquelas de graus 3 e 4, em que há maior probabilidade de lesão vascular.

No sistema AO, as fraturas do colo do fêmur estão classificadas como 31-B **(FIG. 58.3)**.

Tratamento

- **Garden graus 1 e 2 (FIG. 58.4).** O tratamento preconizado é a osteossíntese em qualquer idade, de preferência com fixação por técnica pouco invasiva. Nesse aspecto, a fixação guiada por intensificador de imagens com parafusos canulados mostra-se bastante adequada. A melhor montagem é com três parafusos introduzidos paralelamente, formando um triângulo de base invertida e conferindo estabilidade, com o parafuso inferior centrado na cabeça e tangente ao calcar e um parafuso próximo à parede posterior do colo femoral.

- **Garden graus 3 e 4.** Para as fraturas desviadas, deve-se considerar o fator idade na escolha do tratamento. Não existe limite rígido de idade estabelecido para a indicação do tratamento a ser adotado. De modo geral, nas publicações, considera-se os 65 anos como a idade de transição, abaixo da qual se procura preservar a cabeça femoral por meio de redução e osteossíntese. A redução deve ser obtida por manobras incruentas em mesa ortopédica. Em caso de insucesso, deve-se recorrer à redução aberta com capsulotomia. No colo do fêmur, é fundamental a obtenção de redução anatômica

com total contato entre os fragmentos, admitindo-se discreta posição em valgo da cabeça. Uma redução adequada pode ser avaliada pelo índice de Garden **(FIG. 58.5)**, que se baseia no alinhamento dos fragmentos nas incidências radiográficas anteroposterior e em perfil (alinhamento cervicodiafisário de 160° em anteroposterior e 180° em perfil).

Não existem manobras padronizadas que permitam redução satisfatória em todos os casos. Considerados os desvios habituais (encurtamento, varo e rotação lateral), a redução pode ser obtida sob tração em mesa ortopédica, mantendo, no início, a rotação lateral do membro. Após a correção do encurtamento, realiza-se a rotação medial para completar a redução. As manobras podem ser complementadas pressionando-se o colo do fêmur no sentido anteroposterior, em combinação com tração da diáfise no sentido lateral. Obtido o alinhamento, a adução do membro tensiona os abdutores, melhorando a estabilidade da redução **(FIG. 58.6)**. Como alternativa, as manobras podem ser executadas com o quadril flexionado.

Trabalhos demonstram que a incidência de necrose avascular é menor quando o procedimento cirúrgico é realizado em um período inferior a 24 horas da ocorrência do trauma.[9] Szita e colaboradores[10] demonstraram menores índices de necrose em cirurgias executadas nas primeiras seis horas após a ocorrência da fratura.

> **DICA:** Há diferenças no tratamento das fraturas desviadas do colo do fêmur conforme a idade. Em indivíduos com idade abaixo de 65 anos, a cabeça do fêmur deve ser preservada.

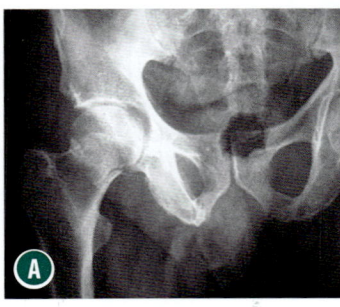
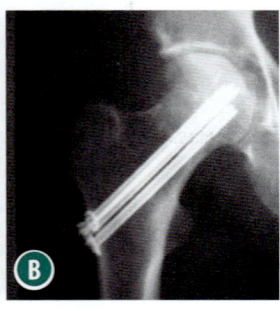
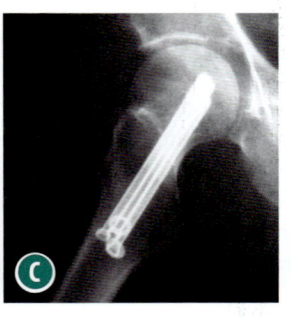

FIGURA 58.4 → Fratura de Garden de grau 1 fixada com três parafusos.

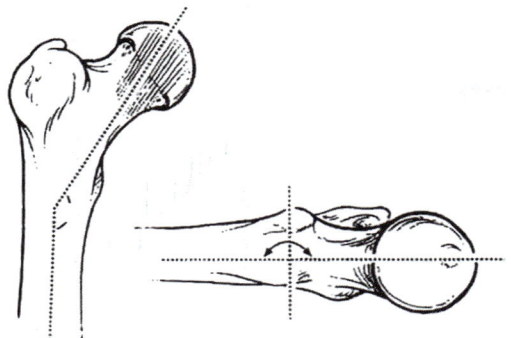

FIGURA 58.5 → Índice de Garden.

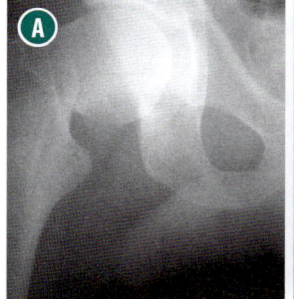 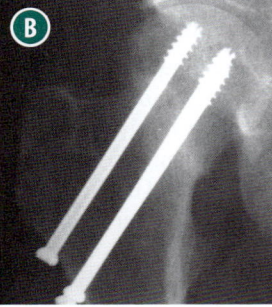

FIGURA 58.6
Ⓐ Redução incruenta.
Ⓑ Osteossíntese com parafusos.

Quanto à escolha do material de síntese, não existem evidências da superioridade de uma técnica sobre a outra.[11,12] Os métodos mais difundidos são os parafusos canulados em número de três e o sistema de parafusos deslizantes acoplados a placas, ambos guiados por intensificador de imagens. O uso de parafuso antirrotatório superior no sistema deslizante proporciona estabilidade complementar. A vantagem dos parafusos canulados para esse tipo de fratura reside no fato de tratar-se de uma técnica menos invasiva.

Lu-Yao e colaboradores,[13] em metanálise sobre fraturas desviadas do colo do fêmur submetidas à osteossíntese, observaram um elevado índice de complicações (16% de necrose e 33% de falha da consolidação). Isso exige outro procedimento cirúrgico, na maioria das vezes artroplastia, em pacientes idosos. Acima de 65 anos, indica-se a artroplastia primária. No entanto, a idade cronológica, de forma isolada, não deve constituir um critério rígido para a indicação do tratamento, devendo ser considerada em conjunto às condições clínicas, o estado cognitivo e o nível de atividade do paciente.

> **ATENÇÃO! A redução na fratura do colo do fêmur desviada deve ser anatômica. Recomenda-se redução aberta caso a incruenta não seja bem-sucedida.**

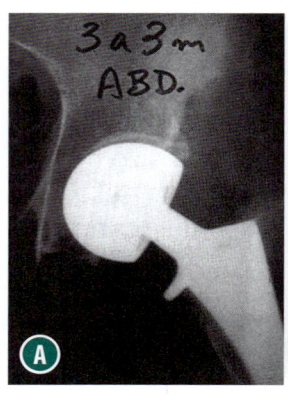 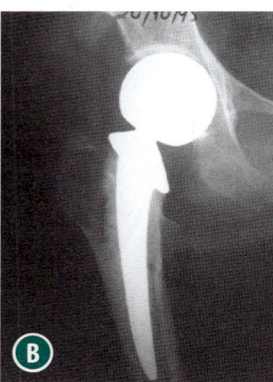

FIGURA 58.7
Ⓐ Prótese bipolar.
Ⓑ Prótese monopolar.

Quanto à opção entre próteses totais ou parciais, não há consenso. De modo geral, a artroplastia total tem indicação nos pacientes menos idosos e mais ativos, apresentando resultados funcionais melhores e mais duradouros. A hemiartroplastia pode ser mono ou bipolar (**FIG. 58.7**) e deve ficar reservada a pacientes mais idosos, menos ativos e com expectativa de vida mais limitada. As evidências demonstram resultados semelhantes entre as próteses bipolares e as monopolares quanto à dor e à função pós-operatórias.[5]

Uma vantagem do sistema bipolar é a modularidade, facilitando a conversão para prótese total, se necessário. O sistema monopolar tem a vantagem de custo menor e simplicidade técnica na implantação, devendo ficar reservado a pacientes em condições clínicas críticas e com baixa expectativa de vida, pois apresentam maior risco de revisão por erosão acetabular. É consenso na literatura que os resultados com relação à dor e à função são melhores com as artroplastias totais em comparação às hemiartroplastias.

Por outro lado, foi observada maior incidência de luxações com as próteses totais comparadas às parciais. Em um estudo de revisão, Masson[14] e Ullmark[15] encontraram índices cerca de quatro vezes maiores com próteses totais em comparação com as parciais. Quando se comparam os resultados das osteossínteses aos das artroplastias, são detectados maiores índices de reoperações no primeiro grupo, devido ao alto grau de complicações com as osteossínteses nas fraturas desviadas.[16] De modo geral, indica-se a artroplastia nas falhas da osteossíntese em idosos, procedimento que, na maioria das vezes, pode ser realizado sem muitas dificuldades técnicas. Nas artroplastias primárias, tanto parciais como totais, a recuperação da marcha com apoio do membro acometido costuma ser mais rápida.

Com o desenvolvimento das hastes femorais não cimentadas, vem surgindo uma tendência ao uso de hemiartroplastias não cimentadas nos casos de fraturas do colo femoral. Porém, as hemiartroplastias cimentadas ainda apresentam resultado superior, como menor dor residual no pós-operatório tardio e melhor resultado funcional, mas é preciso destacar que os estudos não levam em conta hastes

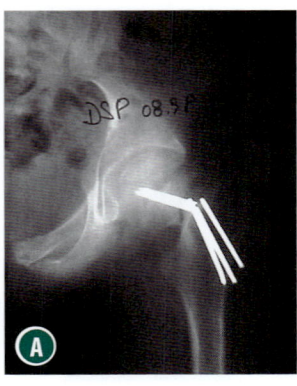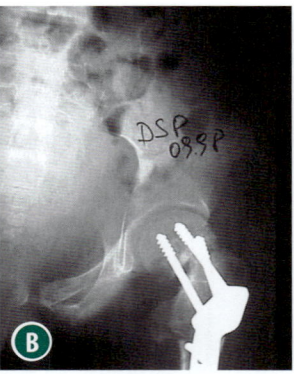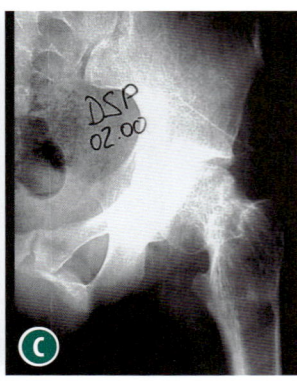

FIGURA 58.8 → Osteotomia valgizante em falha da fixação com pseudartrose.
A Falha da fixação.
B Osteotomia valgizante e fixação.
C Resultado final.

femorais não cimentadas de desenho moderno, apenas as antigas, como a prótese de Austin-Moore.[17]

Tratamento das complicações

Pseudartrose

Na falha da consolidação em pacientes mais jovens (em geral, abaixo de 60 anos), deve-se procurar preservar a cabeça femoral por meio de osteotomia intertrocantérica valgizante fixada com placa **(FIG. 58.8)**. Acima de 60 anos, a melhor opção é a artroplastia, por se tratar de uma solução mais definitiva e possibilitar a recuperação mais rápida da marcha.

Necrose

Em pacientes jovens, com o intuito de preservar a cabeça femoral, pode ser tentada a cirurgia de revascularização por meio de enxertos pediculados, antes da ocorrência de colapso significativo (correspondente ao grau III de osteonecrose não traumática, conforme Ficat).

> **DICA:** É fundamental estabelecer critérios para a indicação de próteses totais ou parciais na artroplastia primária em fraturas do colo do fêmur em idosos.

Em caso de colapso extenso, sobretudo em uma área de suporte de carga, a opção é pela artroplastia, dependendo da intensidade da dor e do comprometimento funcional. Na necrose pós-traumática, em geral, a dor apresenta menor intensidade e é tolerada por mais tempo do que nas outras formas de osteonecrose, tornando a conduta expectante a opção mais adequada.

FRATURAS TRANSTROCANTÉRICAS

As fraturas situadas na região localizada entre os trocânteres maior e menor do fêmur recebem diferentes denominações: transtrocantéricas, peritrocantéricas, intertrocantéricas ou apenas trocantéricas. São fraturas de localização extracapsular, que ocorrem em uma área bastante vascularizada e com predomínio de osso esponjoso, com bom prognóstico de consolidação e baixo risco de necrose.

No entanto, a fragilidade óssea decorrente de osteoporose e o elevado grau de instabilidade em certos casos podem acarretar problemas relacionados à fixação.

Em qualquer classificação utilizada (Evans, Boyd-Griffin, Tronzo), é importante a diferenciação entre as fraturas estáveis e instáveis. De modo geral, são consideradas instáveis as fraturas com maiores desvios e grande fragmentação, em especial com cominuição da parede posteromedial contendo o trocânter menor, e aquelas com traço invertido intertrocantérico. No sistema AO, essas fraturas estão classificadas como 31-A, com os seguintes tipos **(FIG. 58.9)**:

- 31-A1 – Fraturas simples, estáveis.
- 31-A2 – Fraturas desviadas e fragmentadas, instáveis.
- 31-A3 – Fraturas intertrocantéricas com traço invertido.

A caracterização do grau de estabilidade dessas fraturas é importante para estimar seu prognóstico e determinar a escolha do tratamento a ser realizado.

Tratamento

Na maioria das fraturas transtrocantéricas, indica-se o tratamento cirúrgico, sendo a osteossíntese o procedimento mais utilizado, uma vez que são raras as situações em que se opta pela conduta conservadora, e as indicações de artroplastias primárias nessas fraturas são limitadas. No decorrer das últimas décadas do século passado, diversos métodos de fixação foram desenvolvidos para o tratamento das fraturas transtrocantéricas, como placas anguladas fixas (Jewett e outros modelos), placas com parafusos deslizantes acoplados (sistema DHS), hastes condilocefálicas flexíveis (Ender) e hastes cefalomedulares (Gamma, PFN e outras). Na osteossíntese das fraturas transtrocantéricas com o sistema DHS, deve ser obtido o correto posicionamento do parafuso deslizante na cabeça femoral, para evitar a migração do implante.

> **DICA:** Na pseudartrose do colo do fêmur em pacientes mais jovens (abaixo de 60 anos), deve-se procurar preservar a cabeça femoral por meio de cirurgias de fixação associadas a osteotomias.

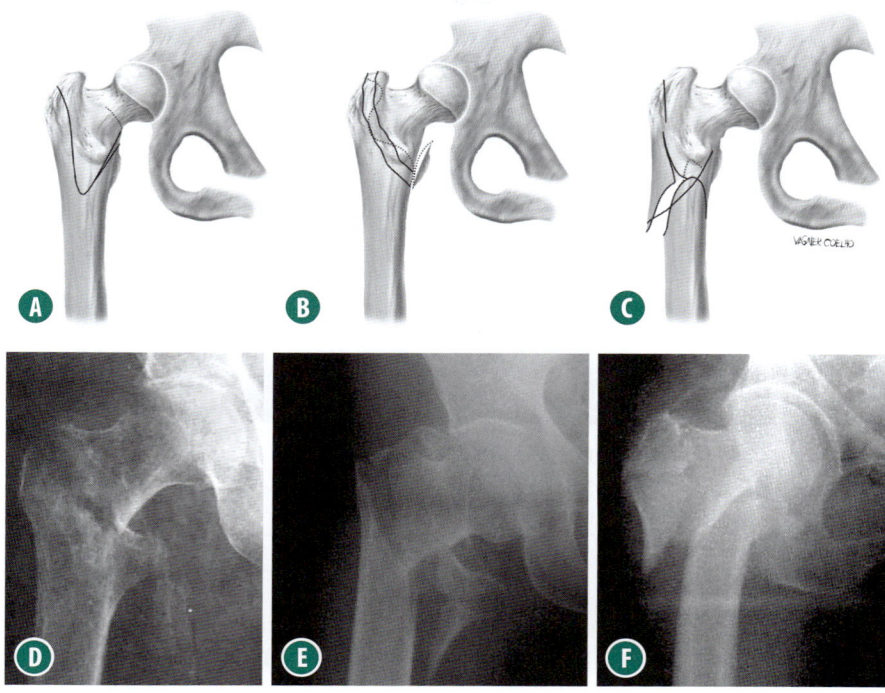

FIGURA 58.9 → Fraturas transtrocantéricas conforme a classificação AO.
Ⓐ e Ⓓ Tipo 31-A1.
Ⓑ e Ⓔ Tipo 31-A2.
Ⓒ e Ⓕ Tipo 31-A3.

Até a década de 1990, as evidências mostraram a superioridade dos resultados com o sistema de parafusos deslizantes sobre os outros métodos até então utilizados. Essa técnica, também conhecida como sistema DHS (*dynamic hip screw*) **(FIG. 58.10)**, consiste na utilização de parafuso de fixação no osso esponjoso da cabeça femoral, que desliza de forma similar ao tubo do telescópio, dentro de cilindro acoplado à placa com angulação variável, fixada com parafusos na cortical lateral da diáfise do fêmur. Esse sistema dinâmico permite o deslizamento do parafuso principal dentro do cilindro, proporcionando a acomodação do osso fraturado durante o processo de consolidação, até ser atingida uma posição estável.

Para o sucesso do método, é fundamental o correto posicionamento da ponta proximal do parafuso deslizante na cabeça femoral. Baumgaertner e colaboradores[18] demonstraram que a extremidade superior do parafuso deve ficar à distância máxima de 2,5 cm do ápice da cabeça femoral, somando as distâncias nas incidências anteroposterior e lateral. O mau posicionamento do parafuso, ainda mais se ficar localizado na região anterosuperior de cabeça com osteoporose, pode provocar sua migração até perfurar a cartilagem articular, caracterizando a complicação conhecida como *cut out* **(FIG. 58.11)**.

Em casos de muita instabilidade, o sistema DHS pode ser complementado com o prolongamento proximal da placa, o que proporciona suporte lateral para o trocânter maior, evitando medialização excessiva produzida pelo efeito deslizante.

O advento do sistema de hastes bloqueadas (cefalomedulares) introduziu vantagens biomecânicas importantes, sobretudo por possibilitar a deambulação com carga em momento mais precoce, favorecendo a reabilitação dos

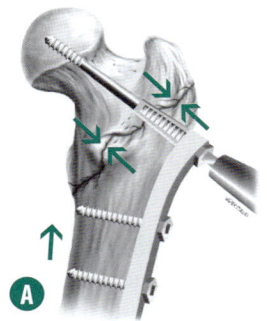
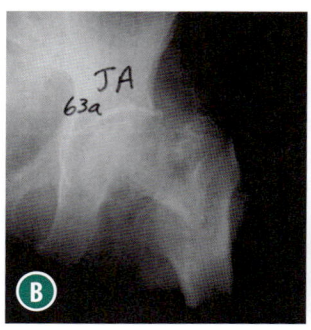
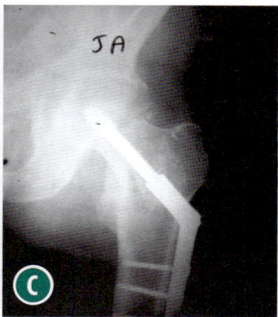
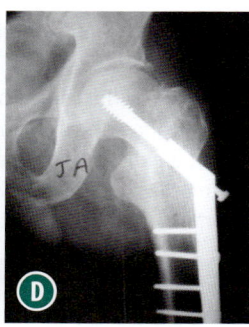

FIGURA 58.10
Ⓐ Mecanismo e efeito do sistema DHS. Ⓑ Fratura transtrocantérica. Ⓒ Fixação com DHS. Ⓓ Consolidação.

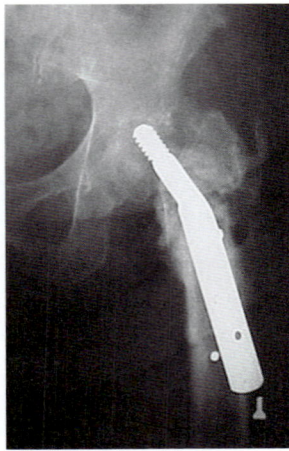

FIGURA 58.11 → Perda da fixação – *cut out*.

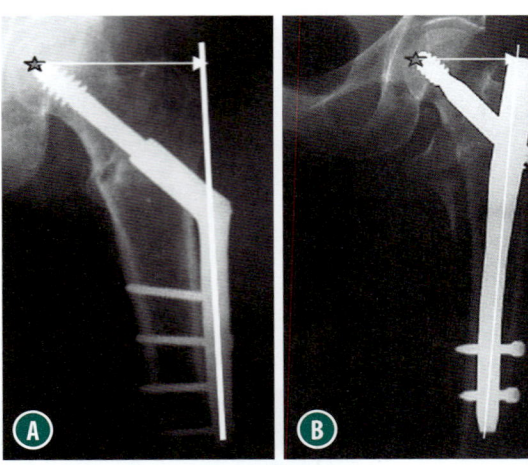

FIGURA 58.12
A Sistema DHS.
B Haste cefalomedular.

pacientes idosos. A vantagem estrutural é a menor distância entre o parafuso na cabeça femoral e a haste, comparada à distância entre o parafuso do sistema DHS e a placa, proporcionando maior resistência à carga axial e permitindo apoio mais precoce **(FIG. 58.12)**. A presença da haste no canal serve também como obstáculo à medialização excessiva da diáfise nas fraturas instáveis.

A técnica para a implantação das hastes bloqueadas é menos invasiva se comparada ao sistema DHS. Fundamenta-se na utilização de parafusos de fixação no osso esponjoso da cabeça femoral e de parafusos distais de fixação cortical, acoplados a orifícios na haste, que é introduzida de forma anterógrada a partir do trocânter maior. Há diversos modelos disponíveis desse método, mas o princípio básico de utilização é o mesmo. É introduzido um fio-guia a partir da região superior do trocânter maior ultrapassando o foco de fratura sob controle radioscópico. Por esse fio-guia, é passada uma fresa larga na região proximal. Pela abertura, é introduzida manualmente a haste de diâmetro menor do que o do canal medular, sem necessidade de fresagem da região ístmica no idoso, que, em geral, apresenta o canal alargado.

Os parafusos de fixação proximal e, em alguns modelos, os antirrotatórios, são colocados por meio de fios-guia localizadores, sob visão radioscópica. Os parafusos distais de bloqueio são colocados sob visão radioscópica direta, sem fio-guia. Existem hastes curtas adequadas para a maioria das fraturas trocantéricas e hastes mais longas, que são utilizadas nos casos em que as fraturas estendem-se distalmente ao trocânter menor.

Tanto o sistema de parafusos deslizantes como as hastes intramedulares bloqueadas demandam o uso de intensificador de imagens para a execução de forma adequada, apesar de ser possível implantar o sistema DHS por via direta, em mesa cirúrgica comum, sem o emprego desse recurso.

> **DICA:** Nas fraturas trocantéricas com traço invertido, as hastes intramedulares bloqueadas constituem melhor opção do que o sistema DHS.

A redução no sistema DHS é obtida com os membros abduzidos em mesa de tração e abertura suficiente do membro contralateral para o posicionamento e a movimentação do arco do intensificador de imagens. A redução da fratura é realizada com o membro em rotação medial, abdução e tração suficiente para a obtenção do alinhamento necessário. Para essa técnica, a redução anatômica em mesa ortopédica tem se mostrado superior aos métodos que priorizam, teoricamente, a estabilidade, como o de Dimon-Hughston e o de Sarmiento, que demandam maior tempo cirúrgico e acarretam maior sangramento e maior índice de falhas da consolidação. Quando não se consegue obter redução satisfatória por manobras incruentas em mesa ortopédica, pode-se complementar por meio de manipulação indireta, com pinos rosqueados tipo Schanz, funcionando como *joysticks*, ou por redução direta a céu aberto.

Para a introdução da haste intramedular bloqueada ao longo da região trocantérica, o membro acometido precisa ser colocado em adução, e o membro oposto, em flexão e abdução, para o posicionamento do intensificador de imagens. A tendência à varização do fêmur deve ser compensada com o aumento da tração ou com alguma forma de manipulação indireta.

Estudos comparativos submetidos a metanálise,[19,20] em suas primeiras conclusões, não permitiram demonstrar a superioridade de um método sobre outro, exceto nas fraturas com traço invertido (tipo AO 31-A3 ou Tronzo V), em que as hastes bloqueadas são melhores **(FIG. 58.13)**. Nesse tipo de fratura, outra opção de material de síntese são as placas de 95° do sistema DCS.[21] Nos modelos iniciais de hastes bloqueadas, observou-se maior incidência de fraturas na diáfise (no nível e abaixo dos parafusos de bloqueio distal), comparando o índice desse tipo de complicação com o sistema DHS. Isso levou os fabricantes a introduzirem modificações em seu desenho.

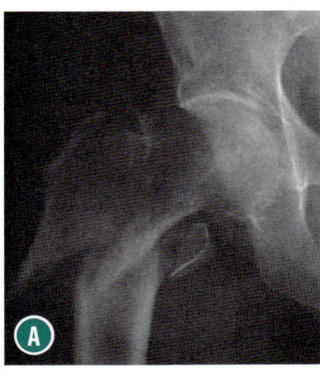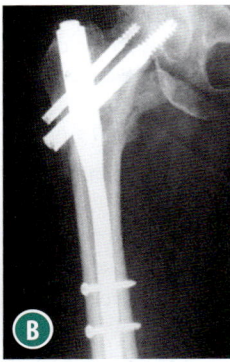

FIGURA 58.13
Ⓐ Fratura de traço invertido (AO 31-A3).
Ⓑ Fixação com haste bloqueada.

É raro que as artroplastias primárias sejam indicadas nas fraturas transtrocantéricas. Todavia, em alguns casos de fraturas instáveis, em pacientes idosos com qualidade óssea precária, em que a probabilidade de falha da fixação é elevada, a artroplastia (parcial ou total) pode ser uma alternativa melhor, favorecendo a reabilitação. Em muitos casos, a fragmentação óssea proximal é tamanha que pode ser necessário o uso de endoprótese não convencional para suprir a perda óssea.

Tratamento das complicações

Nas fraturas trocantéricas, a falha da consolidação que evolui para pseudartrose ou necrose é menos frequente do que nas fraturas intracapsulares do colo do fêmur, devido à melhor vascularização da região. Todavia, a perda da redução com falha da fixação, que evolui para consolidação viciosa ou *cut out*, é uma complicação mais comum. A revisão cirúrgica, nesses casos, é dificultada pela má qualidade do osso e pela perda do estoque ósseo quando pretende-se realizar uma nova osteossíntese, o que a torna, muitas vezes, inviável. Assim, é necessária a realização de artroplastia, muitas vezes por técnica não convencional.

Fraturas da cabeça do fêmur

Essas são lesões pouco frequentes, causadas por traumas de alta energia, em geral como consequência de acidentes com veículos (automóveis e motos), com maior incidência entre a população jovem. Podem estar presentes em politraumatizados e estar associadas a outras lesões, como luxação coxofemoral e fraturas do acetábulo.

> **DICA: Localizando-se em zona de carga, a fratura da cabeça do fêmur tipo Pipkin 2 deve ser reduzida anatomicamente e fixada por cirurgia aberta.**

Pelo sistema AO, são classificadas como 31-C. Classicamente, é utilizada a classificação de Pipkin,[22] que engloba quatro tipos **(FIG. 58.14)**:

- **Tipo 1.** Fratura caudal à fossa.
- **Tipo 2.** Fratura acima da fossa.
- **Tipo 3.** Tipos 1 ou 2, com fratura do colo femoral.
- **Tipo 4.** Tipos 1 ou 2, com fratura do acetábulo.

Tratamento

Na presença de luxação associada, indica-se a redução incruenta imediata do deslocamento do fêmur e do acetábulo. Em seguida, por meio de exames de imagem (raio X e TC), o tratamento da fratura deve ser planejado.

> **ATENÇÃO! Após a redução incruenta da luxação coxofemoral, em caso de dúvida, deve ser realizada TC para investigar a presença de fragmento osteocartilaginoso interposto.**

Pipkin 1. Se for obtida redução congruente e a articulação estiver livre, está indicado o tratamento conservador. Se a articulação estiver bloqueada, incongruente ou ambos, deve ser efetuada artrotomia. Por estar fora da área de carga, se o fragmento for menor do que um terço da superfície da cabeça,

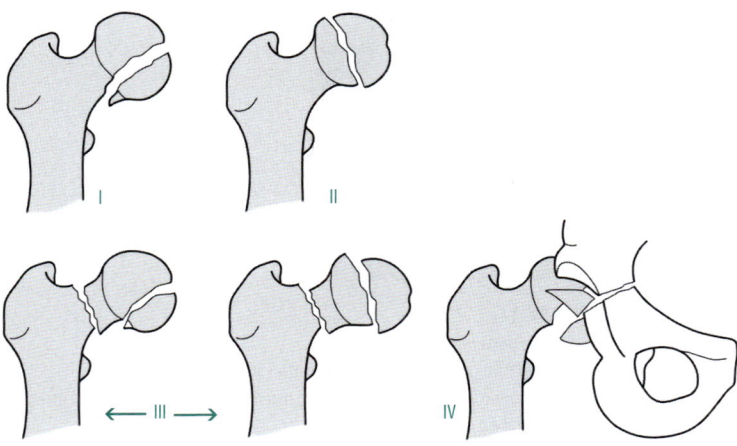

FIGURA 58.14 → Classificação de Pipkin para fraturas da cabeça do fêmur.

ele deve ser ressecado; se for maior, está indicada osteossíntese. Em caso de osteossíntese, de acordo com a imagem tomográfica, o acesso pode ser anterior ou posterior, e a fixação será realizada com parafusos (tipo Herbert ou canulados), introduzidos no sentido craniocaudal, sob visão direta.

Pipkin 2. Tratando-se de fragmentos superiores da superfície de carga, nenhuma incongruência pode ser tolerada. Dessa forma, após exames adequados de imagem, deve-se proceder à redução aberta e à fixação nos mesmos moldes antes descritos, com os cuidados necessários para manter a vascularização dos fragmentos intacta **(FIG. 58.15)**.

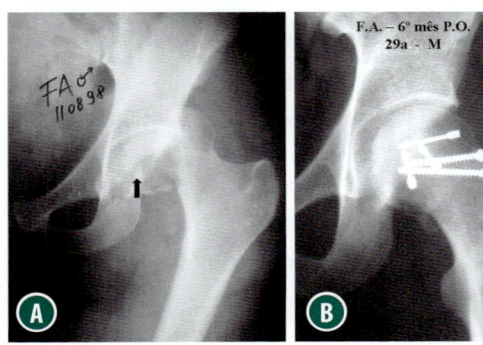

FIGURA 58.15
Ⓐ Fratura Pipkin 2.
Ⓑ Tratamento por meio de osteossíntese com uso de parafusos.

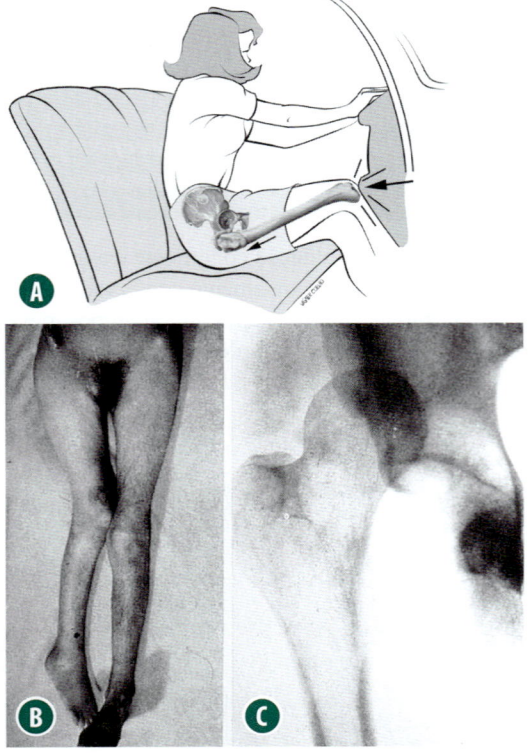

FIGURA 58.16
Ⓐ Mecanismo da luxação posterior.
Ⓑ Deformidade característica.
Ⓒ Radiografia.

Pipkin 3. Em pacientes jovens, indicam-se redução cruenta e fixação do colo femoral com parafusos canulados. A fratura da cabeça deve ser tratada de acordo com os critérios já descritos. Nos idosos, a melhor indicação é a artroplastia primária (total ou parcial).

Pipkin 4. Tratamento da fratura acetabular de acordo com os critérios estabelecidos para tal. A abordagem terapêutica da cabeça femoral é realizada conforme descrito. Em idosos, pode ser indicada a artroplastia total primária, com reconstituição do acetábulo.

LUXAÇÃO DO QUADRIL

A luxação coxofemoral isolada não é tão frequente, podendo estar associada a fraturas da cabeça femoral e do acetábulo, passando despercebidas na avaliação inicial. É mais comum a luxação posterior (85 a 90% dos casos), produzida por forte impacto indireto sobre o quadril fletido em acidentes automobilísticos **(FIG. 58.16A)**, apresentando-se o paciente com o membro encurtado, em posição aduzida e em rotação medial **(FIG. 58.16B e C)**.

A luxação coxofemoral deve ser considerada urgência ortopédica, indicando-se a redução incruenta imediata sob anestesia. Obtida a redução, deve ser feita uma avaliação cuidadosa das radiografias de controle, para pesquisar a eventual presença de fragmentos osteocartilaginosos interpostos, em especial se a posição da cabeça não for concêntrica. Em caso de dúvida, deve-se recorrer à TC para confirmação. A presença desses fragmentos provoca dor e limitação articular, com tendência à evolução para artrose coxofemoral. A remoção dos fragmentos é necessária, de preferência por via artroscópica, pois é menos agressiva **(FIG. 58.17)**.

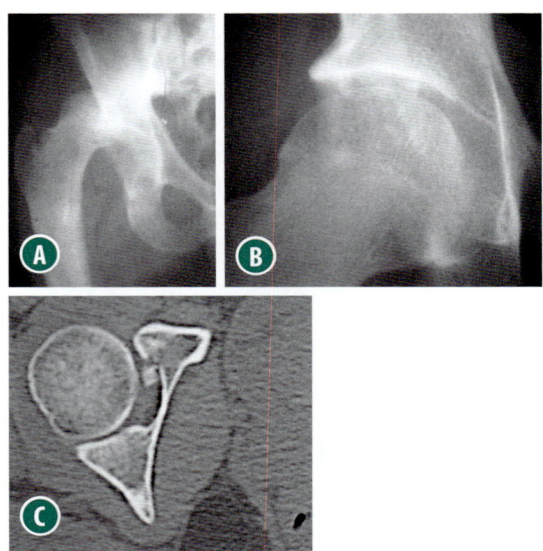

FIGURA 58.17
Ⓐ Luxação posterior.
Ⓑ Redução com presença de fragmento intra-articular no raio X.
Ⓒ TC mostrando a presença de fragmento osteocartilaginoso interposto entre a cabeça femoral e o acetábulo.

Referências

1. Hochberg MC, Williamson J, Skinner EA, Guralnik J, Kasper JD, Fried LP. The prevalence and impact of self-reported hip fracture in elderly community-dwelling women: the women's health and aging study. Osteoporos Int. 1998;8(4): 385-9.

2. Aharonoff GB, Dennis MG, Elshinawy A, Zuckerman JD, Koval KJ. Circumstances of falls causing hip fractures in the elderly. Clin Orthop Relat Res. 1998;(348):10-4.

3. SakakiI MH, Oliveira AR, Coelho FF, Leme LEG, Suzuki I, Amatuzzi MM. Estudo da mortalidade na fratura do fêmur proximal em idosos. Acta Ortop Bras. 2004;12(4):242-9.

4. Perron AD, Miller MD, Brady WJ. Orthopedic pitfalls in the ED: radiographically occult hip fracture. Am J Emerg Med. 2002;20(3):234-7

5. Parker MJ, Handoll HH. Pre-operative traction for fractures of the proximal femur in adults. Cochrane Database Syst Rev. 2006;(3):CD000168.

6. Hamlet WP, Lieberman JR, Freedman EL, Dorey FJ, Fletcher A, Johnson EE. Influence of health status and the timing of surgery on mortality in hip fracture patients. Am J Orthop. 1997;26(9):621-7.

7. Orosz GM, Magaziner J, Hannan EL, Morrison RS, Koval K, Gilbert M, et al. Association of timing of surgery for hip fracture and patient outcomes. JAMA. 2004;291(14):1738-43.

8. Garden RS. The structure and function of the proximal end of the femur. J Bone Joint Surg Br. 1961;43(3):576-89.

9. Swiontkowski MF, Winquist RA, Hansen ST Jr. Fractures of the femoral neck in patients between the ages of twelve and forty-nine years. J Bone Joint Surg Am. 1984;66(6):837-46.

10. Szita J, Cserháti P, Bosch U, Manninger J, Bodzay T, Fekete K. Intracapsular femoral neck fractures: the importance of early reduction and stable osteosynthesis. Injury Bristol. 2002;33(Suppl 3):C41-6.

11. Parker MJ, Stockton G. Internal fixation implants for intracapsular proximal femoral fractures in adults. Cochrane Database Syst Rev. 2001;(4):CD001467.

12. Mittal R, Benerjee S. Proximal femoral fractures: principles of management and review of literature. J Clin Orthop Trauma. 2012;3(1):15-23.

13. Lu-Yao GL, Keller RB, Littenberg B, Wennberg JE. Outcomes after displaced fractures of the femoral neck: a meta-analysis of one hundred and six published reports. J Bone Joint Surg Am. 1994;76(1):15-23.

14. Masson M. Internal fixation versus arthroplasty for intracapsular proximal femoral fractures in adults. Cochrane Database Syst Rev. 2003;(2):CD001708.

15. Ullmark G. Femoral head fractures: hemiarthroplasty or total hip arthroplasty? Hip Int. 2014;24(Suppl 10):e12-4.

16. Parker MJ, Gurusamy K. Internal fixation versus arthroplasty for intracapsular proximal femoral fractures in adults. Cochrane Database Syst Rev. 2006;(4):CD001708.

17. Azegami S, Gurusamy KS, Parker MJ. Cemented versus uncemented hemiarthroplasty for hip fractures: a systematic review of randomised controlled trials. Hip Int. 2011;21(5):509-17.

18. Baumgaertner MR, Curtin SL, Lindskog DM, Keggi JM. The value of the tip-apex distance in predicting failure of fixation of peritrochanteric fractures of the hip. J Bone Joint Surg Am. 1995;77(7):1058-64.

19. Parker MJ, Handoll HH. Gamma and other cephalocondylic intramedullary nails versus extramedullary implants for extracapsular hip fractures in adults. Cochrane Database Syst Rev. 2010;(4):CD000093.

20. Calderón A, Ramos T, Vilchez F, Mendoza-Lemus O, Peña V, Cárdenas-Estrada E, et al. Proximal femoral intramedullary nail versus DHS plate for the treatment of intertrochanteric fractures. A prospective analysis. Acta Ortop Mex. 2013;27(4):236-9.

21. Sadowski C, Lübbeke A, Saudan M, Riand N, Stern R, Hoffmeyer P. Treatment of reverse oblique and transverse intertrochanteric fractures with use of an intramedullary nail or a 95 degrees screw-plate: a prospective, randomized study. J Bone Joint Surg Am. 2002;84-A(3):372-81.

22. Pipkin G. Treatment of grade IV fracture-dislocation of the hip. J Bone Joint Surg Am. 1957;39(5):1027-42.

59
Fraturas diafisárias do fêmur na criança

Jamil Soni
Weverley Rubele Valenza
Fernando Ferraz Faria

As características inerentes às fraturas da diáfise do fêmur nas crianças têm apresentado mudanças significativas nos últimos anos, tanto na incidência quanto nas diretrizes de tratamento. Heideken e colaboradores,[1] em trabalho realizado na Suécia, mostraram que a incidência da fratura do fêmur está diminuindo de 19,4 para 11,3 por 100 mil habitantes – redução de 42%. Essa diminuição também foi observada nos Estados Unidos e na Inglaterra, estando relacionada, provavelmente, à educação, à prevenção de acidentes no trânsito e ao uso de dispositivos, como cinto de segurança, cadeirinha e sinalização indicativa. A estruturação de *playgrounds* com brinquedos mais seguros e campanhas de prevenção contra os maus-tratos também têm sido importantes fatores para a redução do número de acidentes. Outro fator que está contribuindo para essa diminuição é o sedentarismo observado na população atual.[2] Em contrapartida, o aumento da obesidade e do sobrepeso infantil e na adolescência têm relação direta com o aumento das fraturas nos membros superiores e inferiores, incluindo o fêmur.[3]

Recentes publicações tentam direcionar os critérios sobre o tratamento adequado a ser instituído para essas lesões. A American Academy of Orthopaedic Surgeons,[4] em 2009, tentou estabelecer um padrão de tratamento baseado na faixa etária. Todavia, outros fatores devem ser considerados para a tomada de decisão, como fratura múltipla ou isolada, presença de fratura ipsilateral nos ossos da perna (joelho flutuante) ou presença de politraumatismo. Outros elementos que devem ser avaliados são fratura exposta ou fechada, região que acomete o osso (ou seja, epífise, metáfise ou diáfise) e padrão do traço de fratura (i.e., tranversa, oblíqua, espiral ou cominutiva), com vistas a estabelecer um padrão de estabilidade ou instabilidade.

ATENÇÃO! É importante e recomendável que as vantagens e desvantagens das diversas formas de tratamento sejam discutidas com os familiares e que eles sejam bem orientados. Tais variáveis tornam o estudo da fratura do fêmur na criança estimulante e desafiador.

MECANISMO DA LESÃO

Em uma abordagem básica, é possível observar fraturas que ocorrem por baixa ou alta energia – traços tranversos, oblíquos e cominutivos caracterizam a maior energia, já traços espirais, menor energia envolvida.

Diferentes mecanismos de trauma podem ser observados de acordo com a idade. Nas crianças menores de 1 ano, os maus-tratos correspondem a 80% das fraturas do fêmur, sobretudo quando são observadas fraturas transversas nesse segmento,[5] diminuindo significativamente para 30% em crianças de 3 anos.[6] É de fundamental importância que o ortopedista tenha um alto grau de suspeição, evitando, assim, que o menor retorne ao seu ambiente de convívio e seja vítima de uma nova agressão.[7]

Em crianças maiores, as fraturas ocorrem por traumas de maior energia, como acidentes de trânsito (colisões e atropelamentos), quedas de bicicleta ou de certa altura e acidentes em brinquedos infantis (p. ex., cama elástica), sendo infrequente ocorrerem na prática esportiva, mas, quando presentes, podem apresentar traços espirais, denotando componente rotacional envolvido.

ATENÇÃO! As fraturas podem ocorrer em um osso previamente acometido por outra doença, o que causa fratura em um osso patológico, situação que pode ser vista em pacientes com osteogênese imperfeita, paralisia cerebral, mielomeningocele e indivíduos com processo tumoral local, como fibroma não ossificado, cisto ósseo simples, cisto ósseo aneurismático, osteossarcoma, entre outros.

São raras as fraturas por estresse na infância e adolescência, mas o diagnóstico deve ser suspeitado em crianças muito ativas ou esportistas de alto rendimento, com dor atípica, claudicando, sem história clássica de trauma.

DIAGNÓSTICO

O quadro clínico é muito claro e difícil de passar despercebido, pois tem sempre uma história típica de trauma, com dor, deformidade ao nível da coxa, aumento de volume significativo, encurtamento do membro e impotência funcional na perna afetada.

Na vigência de trauma de alta energia, é necessária uma avaliação global usando a sistematização proposta pelo Advanced Trauma Life Support, pois é comum a associação com trauma craniencefálico, abdominal, cervical, torácico e outras lesões em extremidades. É importante realizar um exame detalhado do membro lesado para afastar a possibilidade de fratura exposta e realizar o exame neurovascular da extremidade comprometida, anotando todos os dados no prontuário do paciente.

EXAMES DE IMAGEM

O exame preconizado para o diagnóstico da fratura do fêmur é a radiografia, sendo solicitada nas incidências anteroposterior e perfil, devendo incluir sempre o quadril e o joelho para excluir a associação da fratura da diáfise com o colo do fêmur e, mais raro, com fêmur distal.[8] Para o diagnóstico da fratura por estresse, pode ser solicitada a cintilografia óssea ou ressonância magnética (RM).

CLASSIFICAÇÃO

A fratura do fêmur pode ser classificada de acordo com o traço, ou seja, transversa, oblíqua, espiral ou cominutiva, e pela região anatômica da fratura, isto é, subtrocantérica, diafisária e supracondilana.

Pode também ser classificada em fechada ou exposta, sendo que, nesta, utiliza-se a classificação de Gustillo.[9]

O Grupo AO, recentemente, propôs uma classificação para as fraturas pediátricas. A proposta já foi validada e sua utilização está se expandindo, tendo como vantagem a possibilidade de poder documentar e comparar fraturas semelhantes em uma linguagem mundial.[10]

TRATAMENTO

A padronização do tratamento das fraturas da diáfise do fêmur baseia-se nos seguintes aspectos: idade, peso do paciente, traço e local da fratura, lesão isolada ou associada a outras e condição da fratura, ou seja, se exposta ou fechada. Também é importante considerar o aspecto socioeconômico, retorno precoce à escola e convívio familiar, retorno dos pais ao trabalho, facilidade para os cuidados domiciliares e discussão com os responsáveis sobre vantagens e desvantagens de determinado tratamento.[11]

Podem ser oferecidas como protocolo as seguintes opções de tratamento de acordo com a faixa etária:

0 a 6 meses

Em geral, são fraturas espirais do terço médio para proximal. O periósteo é espesso, o que impede um desvio acentuado, e com alto grau de remodelação.

Stannard e colaboradores[12] descreveram o tratamento com suspensório de Pavlik, para fraturas do fêmur relacionadas a tocotraumatismos, com menos de 1 cm de encurtamento, com bons resultados. O fêmur é mantido em flexão de 90° e 45° de abdução, sendo que, no ínicio do tratamento, o paciente tem um pouco mais de dor, quando comparado ao tratamento com gesso, sendo necessário maior analgesia. O tratamento é mantido por quatro semanas, quando a fratura está consolidada na visualização radiográfica. Crianças de 6 meses a 1 ano também podem ser tratadas por esse método, desde que o suspensório fique bem ajustado e não perca a função **(FIG. 59.1)**.

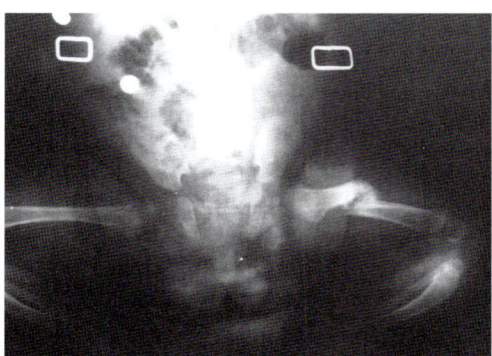

FIGURA 59.1 → Radiografia de paciente com 4 meses, com fratura diafisária do fêmur, tratada com suspensório de Pavlik

Crianças em tratamento em unidade de terapia intensiva (UTI), com fraturas mais instáveis, e pacientes que não se adaptem ao supensório de Pavlik podem ser tratados com tala gessada ou gesso tóracopédico, proporcionando melhor analgesia em relação ao suspensório, mas com maior risco de lesão de pele.

6 meses a 6 anos

As opções para fraturas isoladas do fêmur são redução incruenta e gesso tóracopédico precoce ou tração cutânea, ou ainda, esquelética prévia, seguida, após alguns dias, da imobilização gessada.

É importante caracterizar a energia do trauma. Ocorre baixa energia quando há encurtamento menor de 2 cm, na radiografia em repouso, ou 3 cm, no teste da telescopagem,[13] o que caracteriza menor lesão de partes moles. A redução e o gesso precoce são excelentes opções e apresentam bons resultados.

Traumas isolados, com maior energia, encurtamento maior que 2 cm na radiografia ou maior que 3 cm no teste da telescopagem exigem imobilização gessada, que deve ser precedida por um período de tração cutânea e/ou esquelética quando a criança pesa mais de 25 a 30 quilos. Esse período varia de 7 a 14 dias, tempo necessário para a formação do calo fibroso; após, ocorre imobilização com gesso tóracopédico, sem risco de encurtamento no segmento.

O gesso tóracopédico pode ser feito de duas maneiras: gesso no lado fraturado e calção gessado no lado contralateral com uma barra conectando os dois lados ou gesso tóracopédico no membro fraturado sem imobilização do lado contralateral. Leu e colaboradores[14] avaliaram as duas formas de imobilização e não notaram diferença em relação ao alinhamento e encurtamento, constatando maior facilidade para os cuidados pós-operatórios e no retorno ao trabalho dos pais de pacientes tratados com gesso tóracopédico somente no lado fraturado. Essa é a opção de tratamento escolhida pelos autores deste capítulo para a faixa etária **(FIG. 59.2)**.

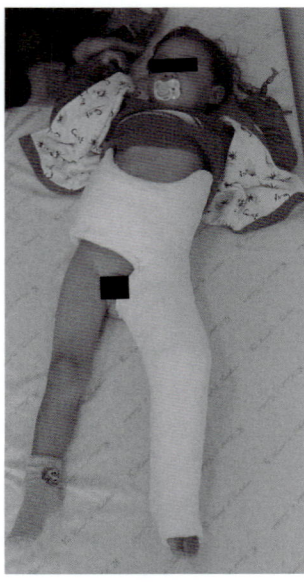

FIGURA 59.2 → Paciente com 4 anos: fratura diafisária do fêmur tratada com gesso tóracopédico, envolvendo somente o lado fraturado.

Fonte: arquivo pessoal.

A posição da imobilização varia com a localização da fratura. Em fraturas proximais, deve ser feito um gesso 90°/90°, fletindo o quadril e o joelho 90°, 30° de abdução e 15° de rotação externa, isso pela tração exercida pelo iliopsoas, abdutores e rotadores externos do quadril. Para fraturas diafisárias, o quadril é fletido 45° (facilitando para o paciente sentar), 30° de abdução e sem rotação; é importante moldar em valgo (10°) o gesso na coxa, minimizando a tendência de perder a redução para varo. No pós-operatório, o paciente deve retornar para radiografias de controle com uma e duas semanas, e o tempo de imobilização varia de seis a oito semanas, dependendo do controle radiográfico e de sinais de consolidação.

Determinados desvios e angulações (descritos a seguir) podem, eventualmente, ser aceitos sem prejuízo funcional e tendem a remodelar com o crescimento remanescente:[11]

- Varo e valgo: 30° até 2 anos de vida e 15° até 6 anos.

- Desvio anteroposterior: 30° até 2 anos e 20° até 6 anos.

- 25 mm de encurtamento até 2 anos e 20 mm até 6 anos.

Complicações do tratamento com gesso tóracopédico podem ser observadas, como lesões de pele, perda de redução, discrepância de comprimento (encurtamento) e síndrome compartimental.[15]

> **DICA: Em pacientes politraumatizados, com lesão vascular, fraturas expostas, traumatismo craniencefálico, joelho flutuante e fraturas patológicas (osteogênese imperfeita, paralisia cerebral e mielomeningocele), uma boa opção de tratamento é a osteossíntese elástica com a fixação da fratura com as hastes flexíveis intramedulares de titânio.**

Alguns trabalhos atuais defendem o uso de hastes flexíveis na faixa etária dos 6 meses a 6 anos, como os realizados por Strohm e Schmittenbecher,[16] Kosuge e Barry,[3] e Heffernan e colaboradores.[17] Esse último compara o tratamento com imobilização gessada, com as hastes flexíveis, nas fraturas diafisárias do fêmur nas crianças de 2 a 6 anos. Tal estudo relata que os pacientes com as hastes retornam com mais rapidez à deambulação independente, com vantagens psicosociais tanto para o indivíduo quanto para os familiares. Conclui que as hastes são uma boa opção de tratamento, sobretudo para traumas de maior energia. Todavia, a experiência dos autores deste capítulo aponta para a opção pelo tratamento conservador, como primeira opção nessa faixa etária.

6 a 12 anos

Nessa faixa etária, as opções de tratamento são:

- Gesso tóracopédico imediato.

- Tração cutânea seguida de gesso em crianças com peso corporal menor que 25 a 30 quilos. Tração esquelética seguida de gesso tóracopédico para crianças com maior peso.

- Hastes intramedulares flexíveis.

- Fixadores externos.

- Placas submusculares (percutâneas), realizadas de forma minimamente invasiva.

O gesso imediato e a tração cutânea são usados de forma já descrita, e a tração esquelética é feita para pacientes maiores de 25 a 30 quilos. Em geral, é transfixada na região supracondiliana do fêmur distal, respeitando 2 cm da fise distal e sua inserção de medial para lateral, evitando lesão iatrogênica da artéria femoral/poplítea. Quando realizada na tíbia, é feita de lateral para medial, evitando a lesão do nervo fibular. Deve-se prestar atenção com a fise da tuberosidade anterior da tíbia que se estende para anterior. A tração esquelética permanece por duas a três semanas; quando é identificado o início do calo fibroso/cartilaginoso, retira-se a tração e o gesso tóraco–pédico é confeccionado.

Entretanto, há duas décadas, uma crescente tendência ao tratamento cirúrgico foi iniciada, sendo que, hoje, esse método é o mais utilizado. O tratamento cirúrgico tem como vantagens: fixação adequada dos fragmentos (evitando desvios indesejáveis), mobilização precoce, conforto e redução da dor, diminuição da estadia hospitalar, retorno precoce para o ambiente familiar e escolar e diminuição dos cuidados dos responsáveis com o paciente, permitindo o retorno a funções laborais.

Na década de 1990, os fixadores externos foram usados com bons resultados, mas apresentaram algumas complicações que fizeram seu uso diminuir como opção principal de tratamento. Os problemas foram cicatriz no trajeto dos pinos, infecção (sendo a maioria superficial), rigidez do joelho e, como complicação mais grave, incidência aproximada de 20% de refratura em fraturas transversas.[18]

Atualmente, as indicações de uso do fixador externo se restringem a pacientes politraumatizados e hemodinamicamente instáveis, para controle de dano, grandes lesões de partes moles, fraturas muito proximais ou muito distais e cominutas do fêmur[19] **(FIG. 59.3)**.

A opção mais utilizada na faixa etária dos 6 aos 12 anos é a osteossíntese elástica com as hastes intramedulares flexíveis de titânio. É realizada de forma incruenta, com pequenos acessos, pois, assim, garante aspecto cosmético da cicatriz, promove estabilidade relativa com adequada formação do calo ósseo e proporciona mobilidade precoce e rápido retorno para casa e escola.[20,21]

> **ATENÇÃO!** O paciente ideal para o método deve apresentar fratura diafisária, com traço transverso ou oblíquo curto. É preciso tomar cuidado com traço espiral longo, tendo como limite de peso corporal 50 a 60 quilos. Em fraturas consideradas instáveis, como as cominutas ou com terceiro fragmento, pacientes maiores e mais pesados também podem valer-se desse método, mas não é o habitual, estando indicado algum outro método adjuvante de estabilização, como o gesso ou o fixador externo.[22]

Para a fixação da fratura, são utilizadas duas hastes flexíveis do mesmo diâmetro. A fixação pode ser feita de forma retrógrada (mais utilizada) ou anterógrada para pacientes com fraturas distais ou metafisárias do fêmur. Na técnica retrógrada ou ascendente, o indivíduo é posicionado em decúbito dorsal horizontal em mesa radiotransparente. São escolhidas duas hastes com o mesmo diâmetro, que, somadas, devem preencher dois terços ou 70% do canal do fêmur. As hastes devem ser pré-moldadas, o que garante maior estabilidade à fixação.[23]

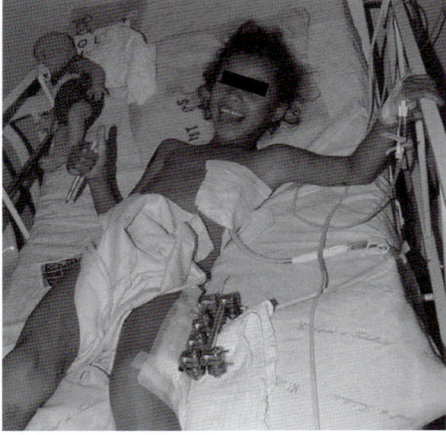

FIGURA 59.3 → Paciente com 9 anos, politraumatizado, hemodinamicamente instável, fratura de fêmur e hemotórax, submetido a controle do dano.

Realiza-se um acesso de 3 cm na face interna da coxa, perfuração inicial a 2 cm da fise, com punctor a 90° do fêmur, e, à medida que perfura o fêmur, ele é inclinado 45°, inserindo-se a haste até o foco fraturário. Repete-se o processo na parte lateral do fêmur, sendo que as hastes têm configuração em "C". Realizada a redução da fratura, a haste é avançada, a medial em direção ao colo do fêmur e a lateral ao trocânter maior. As hastes têm dois pontos de cruzamento, um abaixo e um acima do foco, e estão o mais separadas possível na região do foco da fratura. Tal configuração garante estabilidade e previne o encurtamento[8] **(FIGS. 59.4 e 59.5)**

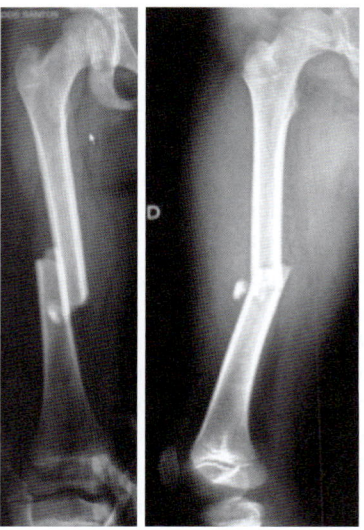

FIGURA 59.4 → Radiografia em Ap e perfil de um paciente com 7 anos, com fratura do fêmur.

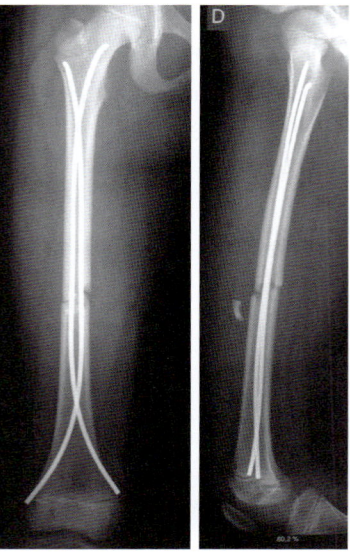

FIGURA 59.5 → Radiografia em Ap e perfil, no pós-operatório, de paciente com fratura do fêmur, submetido a tratamento com as hastes flexíveis de titânio, pela técnica retrógrada.

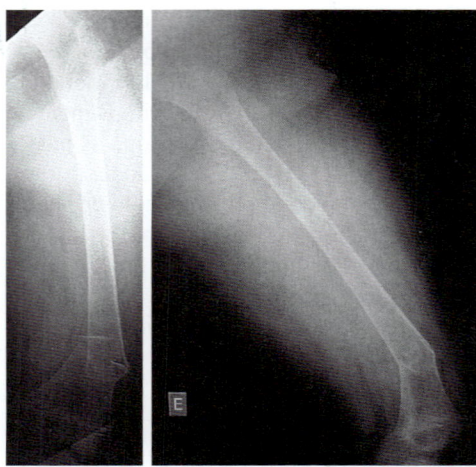

FIGURA 59.6 → Radiografia em AP e perfil de um paciente de 10 anos, com fratura do fêmur distal. *Fonte: arquivo pessoal.*

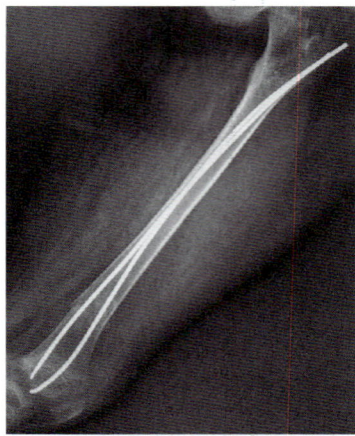

FIGURA 59.8 → Radiografia em perfil, no pós-opeatório, de paciente com fratura do fêmur, submetido a tratamento com as hastes flexíveis de titânio, pela técnica anterógrada, uma haste em "C" e a outra em "S".

Para os traços de fraturas distais do fêmur, é utilizada a estabilização anterógrada ou descendente, na qual uma haste tem o formato em "C" e a outra em "S" (FIGS. 59.6 a 59.8).

Para os pacientes com fraturas instáveis, cominutas, muito proximais ou distais do fêmur, ou em indivíduos nos quais o peso corporal é maior do que 50 a 60 quilos, é possível associar um fixador externo de curta duração (3 a 4 semanas) com o objetivo de aumentar a estabilidade da fixação, impedindo, dessa maneira, o encurtamento, a rotação e a angulação (FIG. 59.9).

Insere-se um pino de Schanz proximal e um distal à fratura e apenas um tubo para fechar o sistema, não sendo necessário mais pinos proximais ou distais. O fixador externo é retirado com três a quatro semanas, quando é evidenciado o início da consolidação. As hastes flexíveis de titânio são retiradas quando o canal medular está totalmente recanalizado, geralmente após seis a oito meses de pós-operatório.

Complicações são são frequentes, mas as citadas nesse método são irritação de partes moles por migração das hastes (tornando-as proeminentes), infecção, discrepância de comprimento (sobrecrescimento e encurtamento) e consolidação viciosa.[21,24]

Na colocação da placa pela técnica submuscular ou percutânea, a fixação é feita de uma forma minimamente invasiva, diminuindo as complicações da redução cruenta, na qual se faz a abertura do foco fraturário. Na redução aberta, as complicações são: extensa cicatriz e, principalmente, sobrecrescimento. A placa submuscular diminui a incidência dessas complicações, o que a torna boa uma opção no tratamento das fraturas do fêmur da criança e do adolescente.

A placa submuscular está indicada em fraturas instáveis, localizadas na região subtrocantérica ou da metáfise distal do fêmur, para crianças com peso maior que 50 a 60 quilos e para adolescentes maiores de 12 anos, mas com canal medular estreito.[25,26]

Para a fixação da fratura, pode ser utilizada uma placa DCP reta ou uma placa bloqueada para o fêmur, sendo que,

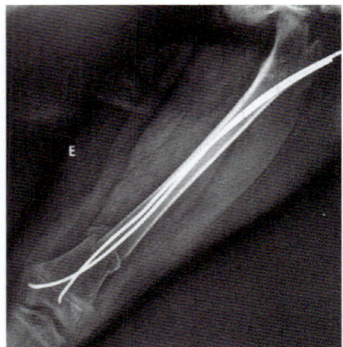

FIGURA 59.7 → Radiografia em Ap, no pós-opeatório, de paciente com fratura do fêmur, submetido a tratamento com as hastes flexíveis de titânio, pela técnica anterógrada, uma haste em "C" e a outra em "S".

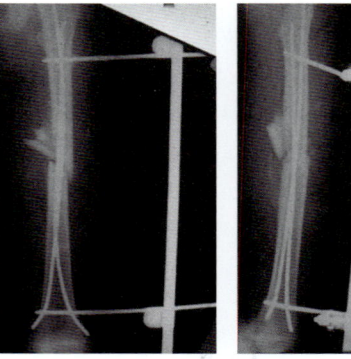

FIGURA 59.9 → Radiografia em Ap e perfil, no pós-opeatório, de paciente com fratura instável do fêmur, submetido a fixação com as hastes flexíveis de titânio e um fixador externo para aumento da estabilidade.

em pacientes com doenças osteometabólicas com osso osteoporótico, deve-se dar preferência à placa bloqueada **(FIGS. 59.10 a 59.12)**.

As complicações da placa submuscular podem ser sobrecrescimento (sendo menor quando comparado à redução aberta cruenta, provavelmente por uma menor dissecção do periósteo), fratura do fêmur no final da placa e refratura após a retirada do material de síntese.[27,28]

12 anos em diante

As fraturas do fêmur nessa faixa etária podem ser tratadas de maneira adequada com:

- Hastes intramedulares flexíveis, em pacientes com peso corporal menor de 50 a 60 quilos.

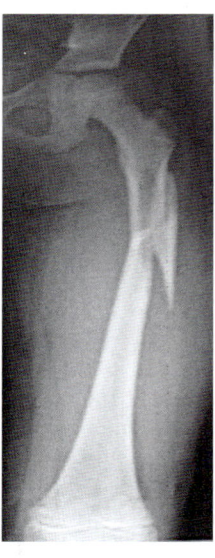

FIGURA 59.10 → Radiografia em anteroposterior de um paciente com 8 anos, com fratura do 1/3 proximal do fêmur.

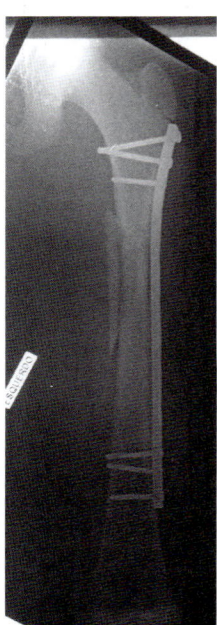

FIGURA 59.11 → Radiografia em anteroposterior, no pós-operatório, de paciente com fratura do 1/3 proximal do fêmur, submetido a fixação com placa submuscular.

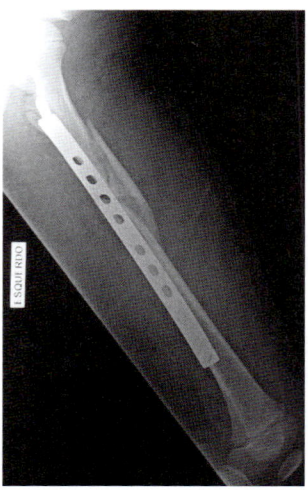

FIGURA 59.12 → Radiografia em perfil, no pós-operatório, de paciente com fratura do 1/3 proximal do fêmur, submetido a fixação com placa submuscular.

- Hastes flexíveis associadas a fixador externo em pacientes maiores de 50 a 60 quilos, como já descrito.

- Placa submuscular em ponte.

- Haste intramedular rígida.

A técnica padrão da haste intramedular bloqueada utilizada em adultos tem como ponto de entrada a fossa piriforme. Tal ponto de inserção está relacionado com um risco pequeno, mas devastador, de necrose avascular da cabeça femoral.[29]

As atuais hastes rígidas para a adolescência têm um ponto de entrada na porção lateral do trocânter maior, minimizando, assim, o perigo de necrose avascular.[30,31] É importante, antes de optar por esse tratamento, planejar a cirurgia, medir o tamanho do canal femoral e ter uma haste com um desenho adequado para esse ponto de entrada.[32]

Como complicações das hastes rígidas femorais, podem ser citadas necrose avascular, coxa valga por lesão da fise do trocânter maior e discrepância de comprimento dos membros inferiores.[32]

Referências

1. Heideken J, Svensson T, Blomqvist P, Haglund-Åkerlind Y, Janarv P-M. Incidence and trends in femur shaft fractures in Swedish children between 1987 and 2005. J Pediatr Orthop. 2011;31(5):512-9.

2. Stotts AK, Klatt JWB. Pediatric diaphyseal femoral fractures. Curr Orthop Pract. 2012;23(5):406-8.

3. Kosuge D, Barry M. Changing trends in the management of children's fractures. Bone Joint J. 2015;97-B(4):442-8.

4. Kocher MS, Sink EL, Blasier RD, Luhmann SJ, Mehlman CT, Scher DM, et al. Treatment of pediatric diaphyseal femur fractures. J Am Acad Orthop Surg. 2009;17(11):718-25.

5. Murphy R, Kelly DM, Moisan A, Thompson NB, Warner WC, Beaty JH, et al. Transverse fractures of the femoral shaft are a better predictor of nonaccidental trauma in

young children than spiral fractures are. Bone Joint Surg. 2015;97(2):106-11.

6. Gross RH, Stranger M. Causative factors responsible for femoral fractures in infants and young children. J Pediatr Orthop. 1983;3(3):341-3.

7. Green M, Haggerty R. Ambulatory pediatrics. Philadelphia: Saunders; 1990.

8. Soni J, Valenza W. Fratura da diáfise do fêmur na criança. In: Barros Filho TEP, Kojima KE, Fernandes TD. Casos clínicos em ortopedia e traumatologia. São Paulo: Manole; 2009. p. 805-8.

9. Gustilo RB. Current concepts in the management of open fractures. Instr Course Lect. 1987;36:359-66.

10. Slongo T, Audigé L, Schlickewei W, Clavert J-M, Hunter J; International Association for Pediatric Traumatology. Development and validation of the AO pediatric comprehensive classification of long bone fractures by the Pediatric Expert Group of the AO Foundation in collaboration with AO Clinical Investigation and Documentation and the International Association for Pediatric Traumatology. J Pediatr Orthop. 2006;26(1):43-9.

11. Flynn JM, Skaggs DL. Femoral shaft fractures. In: Beaty JH, Kesser JR, editors. Rockwood and Wilkins' fractures in children. 7th ed. Philadelphia: Lippincott Williams & Wilkins; 2009. p. 797-841.

12. Stannard JP, Christensen KP, Wilkins KE. Femur fractures in infants: a new therapeutic approach. J Pediatr Orthop. 1995;15(4):461-6.

13. Thompson JD, Buehler KC, Sponseller PD, Gray DW, Black BE, Buckley SL, et al. Shortening in femoral shaft fractures in children treated with spica cast. Clin Orthop Relat Res. 1997;(338):74-8.

14. Leu D, Sargent MC, Ain MC, Leet AI, Tis JE, Sponseller PD. Spica casting for pediatric femoral fracturesa prospective, randomized controlled study of single-leg versus double-leg spica casts. J Bone Joint Surg Am. 2012;94(14):1259-64.

15. DiFazio R, Vessey J, Zurakowski D, Hresko MT, Matheney T. Incidence of skin complications and associated charges in children treated with hip spica casts for femur fractures. J Pediatr Orthop. 2011;31(1):17-22.

16. Strohm PC, Schmittenbecher PP. Femoral shaft fractures in children under 3 years old. Current treatment standard. Unfallchirurg. 2015;118(1):48-52.

17. Heffernan MJ, Gordon JE, Sabatini CS, Keeler KA, Lehmann CL, O'Donnell JC, et al. Treatment of femur fractures in young children: a multicenter comparison of flexible intramedullary nails to spica casting in young children aged 2 to 6 years. J Pediatr Orthop. 2015;35(2):126-9.

18. Miner T, Carroll KL. Outcomes of external fixation of pediatric femoral shaft fractures. J Pediatr Orthop. 2000;20(3):405-10.

19. Kong H, Sabharwal S. External fixation for closed pediatric femoral shaft fractures: where are we now? Clin Orthop. 2014;472(12):3814-22.

20. Baldwin K, Hsu JE, Wenger DR, Hosalkar HS. Treatment of femur fractures in school-aged children using elastic stable intramedullary nailing: a systematic review. J Pediatr Orthop B. 2011;20(5):303-8.

21. Flynn JM, Hresko T, Reynolds RA, Blasier RD, Davidson R, Kasser J. Titanium elastic nails for pediatric femur fractures: a multicenter study of early results with analysis of complications. J Pediatr Orthop. 2001;21(1):4-8.

22. Soni JF, Schelle G, Valenza W, Pavelec AC, Souza CDA. Unstable femoral fractures treated with titanium elastic intramedullary nails, in children. Rev Bras Ortop. 2012;47(5):575-80.

23. Ligier JN, Metaizeau JP, Prévot J, Lascombes P. Elastic stable intramedullary nailing of femoral shaft fractures in children. J Bone Joint Surg Br. 1988;70(1):74-7.

24. Wall EJ, Jain V, Vora V, Mehlman CT, Crawford AH. Complications of titanium and stainless steel elastic nail fixation of pediatric femoral fractures. J Bone Joint Surg Am. 2008;90(6):1305-13.

25. Li Y, Hedequist DJ. Submuscular plating of pediatric femur Fracture. J Am Acad Orthop Surg. 2012;20(9):596-603.

26. Samora WP, Guerriero M, Willis L, Klingele KE. Submuscular bridge plating for length-unstable, pediatric femur fractures. J Pediatr Orthop. 2013;33(8):797-802.

27. Becker T, Weigl D, Mercado E, Katz K, Bar-On E. Fractures and refractures after femoral locking compression plate fixation in children and adolescents. J Pediatr Orthop. 2012;32(7):e40-6.

28. May C, Yen Y-M, Nasreddine AY, Hedequist D, Hresko MT, Heyworth BE. Complications of plate fixation of femoral shaft fractures in children and adolescents. J Child Orthop. 2013;7(3):235-43.

29. Narayanan UG, Phillips JH. Flexibility in fixation: an update on femur fractures in children. J Pediatr Orthop. 2012;32(Suppl 1):S32-9.

30. Hosalkar HS, Pandya NK, Cho RH, Glaser DA, Moor MA, Herman MJ. Intramedullary nailing of pediatric femoral shaft fracture. J Am Acad Orthop Surg. 2011;19(8):472-81.

31. Miller DJ, Kelly DM, Spence DD, Beaty JH, Warner WC Jr, Sawyer JR. Locked intramedullary nailing in the treatment of femoral shaft fractures in children younger than 12 years of age: indications and preliminary report of outcomes. J Pediatr Orthop. 2012;32(8):777-80.

32. Herrera-Soto JA, Meuret R, Phillips JH, Vogel DJ. The management of pediatric subtrochanteric femur fractures with a statically locked intramedullary nail. J Orthop Trauma. 2015;29(1):e7-11.

60
Fraturas diafisárias do fêmur no adulto

Pedro José Iabronici

A fratura da diáfise do fêmur está entre as lesões mais comuns na prática do cirurgião ortopédico. Os resultados clínicos do tratamento dependem da causa, do tipo da lesão e da idade do indivíduo. É uma condição associada a grande morbidade e mortalidade, e a gravidade varia de lesões causadas por traumas de baixa energia –mais comuns em crianças e idosos – a lesões de alta energia, cuja observação mais frequente se dá em população jovem. O pico de ocorrência das fraturas da diáfise do fêmur ocorre no gênero masculino entre 15 e 24 anos. A incidência nesse grupo etário é de 39 por 100 mil pacientes/ano. O número cada vez maior de acidentes automobilísticos (sobretudo de motocicleta) tem colaborado para o aumento das lesões. Pacientes politraumatizados apresentam alto risco de morte pré-hospitalar e complicações.[1,2]

Há muitos métodos para o tratamento das fraturas da diáfise do fêmur. Os cirurgiões devem estar cientes das indicações, vantagens e desvantagens de cada opção de tratamento e decidir o método apropriado para cada paciente. O tipo de fratura, a localização, a presença de cominuição, a idade do paciente e a expectativa de vida são fatores importantes ao selecionar o método de tratamento.

Conforme a literatura, a escolha do tratamento das fraturas diafisárias do fêmur tem preferência cirúrgica, pois o conservador pode desenvolver grandes complicações. O tratamento com tração mostrou resultados com graves deformidades, diminuição do arco de movimento do joelho e quadril, aumento considerável no tempo de cura e consolidação viciosa, além de complicações sistêmicas associadas ao tempo prolongado de repouso. Técnicas de fixação biológica para os ossos longos ganharam recente popularidade; fixador externo, osteossíntese com placa e haste intramedular também podem ser usados. Entretanto, as hastes intramedulares bloqueadas têm sido a técnica padrão (*gold standard*) no tratamento de ambas as fraturas do fêmur, tanto nas fechadas como nas expostas. As hastes podem ser utilizadas da forma fresada ou não fresada, dependendo da indicação. Contudo, hoje, a forma fresada é mais utilizada, pois aumenta o contato haste-osso, o que garante maior estabilidade, favorecendo a consolidação. Outras duas grandes vantagens são as de inverter o fluxo sanguíneo periosteal de centrífugo para centrípeto e de liberar debris ósseos, agindo como enxerto de osso no local da fratura.

O fixador externo tem sido utilizado como forma de tratamento temporário, em especial no auxílio do controle do dano do membro ou em paciente politraumatizado. A fixação com placa está indicada quando as fraturas diafisárias do fêmur apresentam um traço com extensão metafisária ou articular. É preferível sua colocação de maneira biológica, utilizando como técnica a osteossíntese minimamente invasiva.[3-10]

DIAGNÓSTICO

A história clínica contém informações importantes relacionadas ao mecanismo do trauma. Como costuma ser causado por trauma de alta energia (lesão com o joelho fletido e com impacto no painel do carro ou quedas de motocicleta), pode estar associado, com frequência, a lesão do ligamento cruzado posterior, fratura da patela (lesão óssea ou condral), fratura proximal do fêmur, fratura do rebordo posterior do acetábulo e/ou luxação do quadril. Outro aspecto importante é a perda sanguínea que ocorre nesses casos, que, em geral, é de 600 a 1.200 mL no dia do trauma, podendo chegar a 2.400 mL no terceiro dia.[11]

> **DICA:** O reconhecimento das fraturas diafisárias do fêmur é, na maioria das vezes, simples. No aspecto clínico, o paciente apresenta sinais clássicos de fratura, como dor local, aumento do volume da coxa, desvios angulares e rotacionais, mobilidade anormal e encurtamento.

Lesões do joelho são mais frequentes em pacientes com fraturas da diáfise do fêmur. É comum que essas lesões concomitantes não recebam diagnóstico e, por consequência, não sejam tratadas, já que o cirurgião ortopédico está focado na lesão principal. A mais comum é a do ligamento cruzado posterior, em cerca de 48% dos casos, seguida pela lesão meniscal em 27%.[12]

A combinação da fratura da diáfise do fêmur e da do colo femoral é um padrão de fratura incomum, ocorrendo em 2 a 6% de todas as fraturas do fêmur.

EXAME RADIOGRÁFICO

A avaliação radiográfica deve incluir imagens em anteroposterior e perfil, abrangendo quadril e joelho. Enfatiza-se a necessidade de avaliação da extremidade superior do fêmur, pois não é rara a presença de fratura do colo, a qual, na maioria das vezes, não apresenta desvios, pois a maior parte da energia responsável pelo trauma se dissipa na diáfise. No caso de dúvida, deve-se obter uma radiografia em anteroposterior verdadeira do colo femoral e da região trocantérica, inclinando-se a ampola em cerca de 30° de rotação externa para acompanhar a rotação assumida pelo fragmento proximal. A tomografia computadorizada (TC) ou a imagem de ressonância magnética (RM) deve ser realizada caso haja suspeita de fratura do colo do fêmur.

CLASSIFICAÇÃO

Nos dias atuais, as fraturas da diáfise femoral são classificadas de acordo com sua morfologia e seu grau de cominuição. A classificação mais utilizada é da AO (Arbeitsgemeinschaft für Osteosynthesefragen).[13] Essa classificação procura qualificar as fraturas em um crescente de complexidade e implicações prognósticas. Leva em consideração o aspecto radiográfico da fratura, tanto em imagens em anteroposterior quanto de perfil. Ela divide as fraturas em tipos, grupos, subgrupos e permite uma detalhada classificação (**FIG. 60.1**). Para as partes moles, a mais usada é a classificação de Gustilo e colaboradores.[14,15]

OPÇÕES DE TRATAMENTO

Apesar de, hoje, a haste intramedular bloqueada fresada ser o tratamento *gold standard* para as fraturas da diáfise do fêmur, é preciso considerar que, em algumas raríssimas exceções, outro tipo de tratamento pode ser indicado devido à presença de infecção ou de úlcera crônica no membro afetado, má perfusão crônica, altíssimo risco operatório, queimaduras extensas no membro ou lesões dermatológicas próximas à região fraturada. Os métodos de tratamento podem ser aparelho gessado, tração esquelética, placas e parafusos, hastes intramedulares não bloqueadas associadas ou não a cerclagem, entre outros. Porém, podem resultar em graves complicações, como encurtamento, desvios rotacionais e angulares e limitação de movimentos do joelho e quadril.

Tratamento conservador

As vantagens do tratamento conservador incluem evitar sangramento, infecção, dor pós-operatória, aplicação de anestesia e lesões em nervos e/ou vasos. A tração esquelética foi muito popular para o tratamento das fraturas da diáfise do fêmur. Durante cerca de cinco décadas, o procedimento era indicado para o tratamento das lesões isoladas do fêmur para aguardar a fixação definitiva. Quando a tração esquelética é de uso temporário, o fio de Steimann deve ser colocado na região proximal da tíbia, e recomenda-se utilizar entre 10 e 20% do peso corporal do paciente, para que a tração exercida ajude na redução da fratura. Recentemente, tais lesões têm sido tratadas com fixador externo de uso temporário.

O tratamento definitivo das fraturas diafisárias do fêmur com tração esquelética é muito complexo devido à dificuldade de controlar a redução da fratura e as complicações decorrentes do método. As consequências podem ser longa permanência hospitalar, comorbidades da posição em decúbito dorsal, rigidez do joelho, deformidades angulares e rotacionais e encurtamentos. Quando optar-se pelo tratamento definitivo, a colocação do fio de tração deve ser no fêmur, na região do tubérculo dos adutores. O membro é acomodado em férula de Braun, e a tração é feita no eixo da diáfise femoral. A cada semana, controles radiográficos devem ser feitos para controlar a redução e evitar a distração. Por volta da oitava semana, quando o foco de fratura apresenta alguma estabilidade e os primeiros sinais de formação de calo ósseo aparecem na radiografia, é possível colocar o paciente em gesso pelvicopodálico. Após a formação de calo, o gesso é liberado e inicia-se a reabilitação para recuperação da mobilidade e regeneração da atrofia muscular.

Tratamento cirúrgico

Fixador externo

A estabilização aguda das fraturas da diáfise do fêmur com o fixador externo deve ser indicada no atendimento primário e de emergência, para o controle da lesão em pacientes com traumatismos graves, auxiliando a reduzir a morbidade e mortalidade (controle de dano). É frequente sua utilização nos casos de fratura exposta grave, com comprometimento extenso das partes moles, em que o procedimento prolongado poderia comprometer o membro e/ou a vida do paciente.

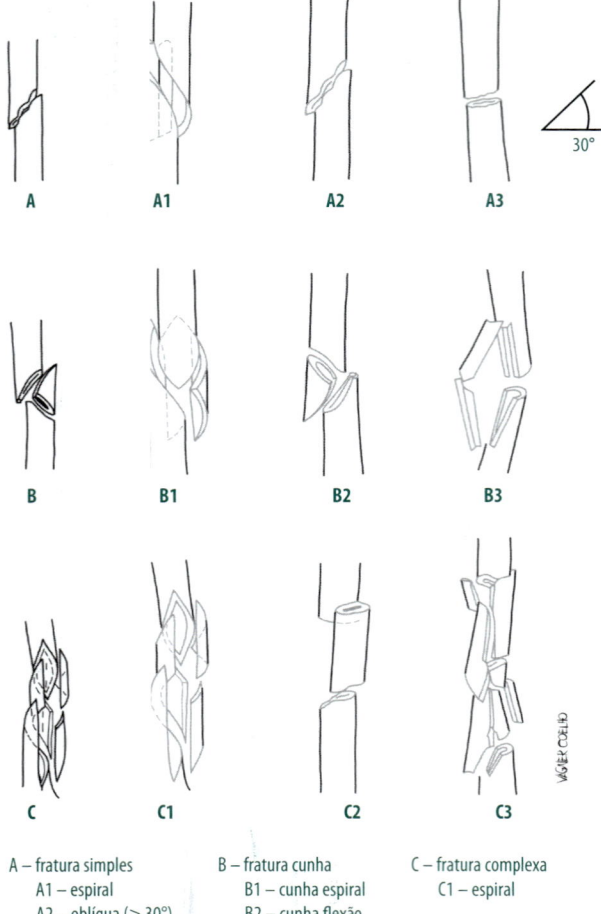

A – fratura simples
A1 – espiral
A2 – oblíqua (≥ 30°)

B – fratura cunha
B1 – cunha espiral
B2 – cunha flexão

C – fratura complexa
C1 – espiral

FIGURA 60.1 → Classificação AO para as fraturas da diáfise do fêmur.

> **DICA:** O fixador externo favorece a mobilização precoce do indivíduo, diminuindo os riscos com complicações do decúbito, pneumonia e doença venosa tromboembólica. Pode também diminuir as taxas de síndrome da embolia gordurosa.

Infelizmente, o volumoso envoltório muscular da coxa torna muito problemático o uso do fixador externo mantido por tempo prolongado. A conversão para um método definitivo depende das condições fisiológicas do paciente e do membro. Nowotarski e colaboradores[16] concluíram que a permanência do fixador externo por mais de duas semanas aumenta o risco de infecção na conversão para síntese interna definitiva. Os autores recomendam avaliação clínica do paciente para determinar se a conversão é possível. A técnica de colocação do fixador externo deve ser a mais simples possível, sendo necessários apenas quatro pinos, dois em cada fragmento, unidos por montagem unilateral. Os pinos tipo Schanz devem ser inseridos anterolateralmente na coxa para evitar aderências do quadríceps (FIG. 60.2).

Placas

Os objetivos da fixação das fraturas da diáfise do fêmur com os diversos tipos de placas são restaurar a anatomia e transmitir a estabilidade mecânica ao membro, permitindo a consolidação da fratura sem intercorrências, promovendo, assim, a mobilidade articular precoce e o retorno da função.[17]

Embora as placas sejam cada vez menos utilizadas nas fraturas diafisárias, ainda têm aplicação nas do fêmur. Fraturas na região metáfiso-diafisária distal do fêmur sem indicação para haste intramedular, em geral, são fixadas com placas. A placa pode ser utilizada na fratura da diáfise do fêmur, sob a forma de placa de compressão ou em ponte.

A placa de compressão é indicada nos casos de fratura simples do tipo A, em pacientes com grave acometimento pulmonar, em especial em lesões que se localizam próximas ao joelho, onde as hastes intramedulares alcançam fixação precária. Outras indicações são para pacientes com fraturas periprotéticas e para os casos de lesão instável da coluna vertebral. Quando existe lesão neurovascular concomitante, com a necessidade de abordagem da fratura, a placa tem ação mais rápida e não requer posições ou mesas especiais, facilitando o trabalho do cirurgião vascular.

A osteossíntese com placas convencionais foi o tratamento indicado por um longo período, e a estabilização era realizada com placas largas de 4,5 mm do tipo DCP. A principal desvantagem era a extensa liberação das partes moles, com potencial perda do suprimento sanguíneo dos fragmentos ósseos. Na presença de áreas multifragmentadas do fêmur, o princípio clássico da estabilidade absoluta foi, então, substituído pelo princípio da estabilidade relativa pela placa em ponte, utilizando a técnica de fixação minimamente invasiva. O conceito é baseado na utilização de duas incisões nas extremidades proximal e distal do fêmur, sem violar o hematoma fraturário, permitindo a consolidação óssea secundária. Com essa abordagem biológica, vantagens significativas foram alcançadas, sobretudo em relação a consolidação, infecção, refratura e necessidade de uso de enxerto ósseo, quando comparadas às placas convencionais.

As indicações para a osteossíntese com placa na diáfise do fêmur podem ocorrer nos seguintes casos:

- Canal medular estreito.
- Canal medular infectado.
- Desvio angular significativo do fêmur.
- Síndrome compartimental.
- Fraturas com extensão metafisária.
- Canal medular bloqueado por fratura prévia ou com algum material de síntese.

A colocação da placa em ponte requer restabelecimento do comprimento, do desvio angular e do alinhamento rotacional de forma indireta antes da fixação dos parafusos (redução funcional). Para isso, mesa ortopédica, tração manual ou distrator de fraturas são de extrema importância. A placa em ponte é uma osteossíntese de estabilidade relativa, isto é, flexível, permitindo certa mobilidade interfragmentária, estimulando a formação de calo ósseo. Para conseguir a otimização entre fixação e flexibilidade, a placa deve ser longa e respeitar uma área de trabalho em relação à fratura (FIG. 60.3).

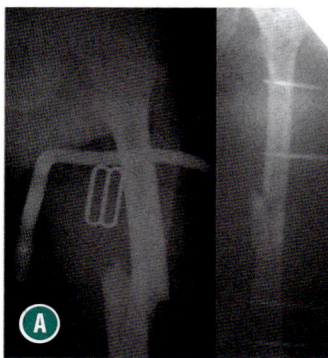
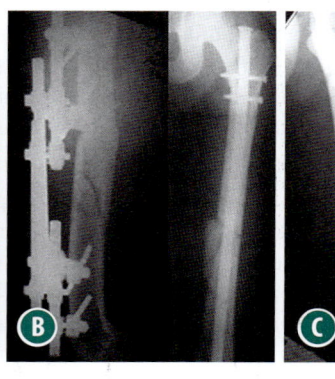
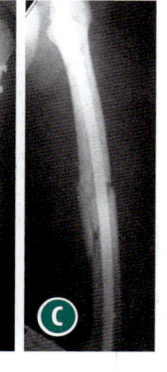

FIGURA 60.2

Ⓐ Fratura da diáfise do fêmur.
Ⓑ Tratamento com fixador externo temporário.
Ⓒ Osteossíntese com haste intramedular definitiva.

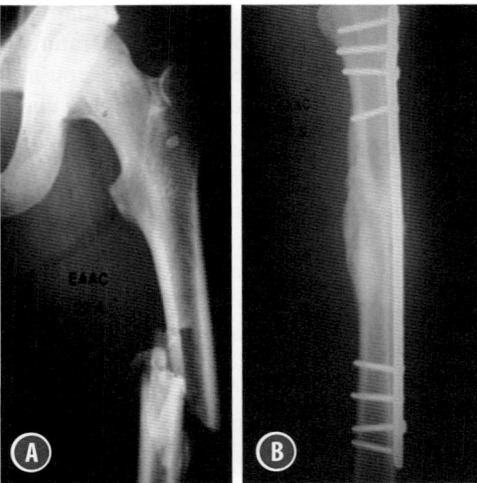

FIGURA 60.3
Ⓐ Fratura da diáfise do fêmur.
Ⓑ Tratamento com placa em ponte.

Os resultados apresentados nas fraturas da diáfise do fêmur provaram que a utilização das placas biológicas (placa em ponte) é uma boa alternativa para as fraturas simples e fechadas do fêmur. Também podem ser usadas em pacientes politraumatizados quando existe contraindicação anatômica que não permite as hastes intramedulares.[18]

Haste intramedular

A haste intramedular é um método eficaz de tratamento para as fraturas da diáfise do fêmur e tornou-se o procedimento de escolha entre os ortopedistas. Em geral, a haste intramedular está associada com altos índices de consolidação e baixas taxas de complicações.

Há mais tempo, os ortopedistas usavam a haste de Küntscher somente para as fraturas simples na região do istmo femoral, conseguindo o controle da rotação e encurtamento. A fresagem, proporcionando alargamento do canal femoral na altura da fratura, criava apoio haste-osso, ocasionando estabilidade. Com o surgimento do bloqueio, as indicações da haste se expandiram para fraturas mais complexas, multifragmentárias, servindo a haste como tutor para manter os fragmentos alinhados durante o processo de formação do calo.

O aparecimento de diferentes formas de fixação proximal e distal permitiu que a haste fosse utilizada como tratamento para fraturas combinadas da diáfise, tanto proximal como distal, ou em ambas. Várias possibilidades devem ser analisadas, incluindo o uso de haste anterógrada *versus* retrógrada, localização ideal do ponto de entrada da haste anterógrada, posicionamento do paciente (decúbito dorsal ou lateral), utilização da mesa de tração ou distrator e hastes fresadas ou não fresadas. Vários fatores devem ser considerados, como características da fratura, lesões associadas

musculoesqueléticas e/ou viscerais, qualidade de vida do paciente, localização da lesão de partes moles e familiaridade do cirurgião com o método.[19]

A colocação da haste intramedular para a diáfise do fêmur pode ser realizada com mesa de tração, tração manual ou em mesa cirúrgica radiotransparente. A mesa de tração apresenta a vantagem de conseguir a redução e a manutenção da fratura somente com um assistente. Entretanto, apresenta desvantagens, como lesão do nervo pudendo, dano na pele na região perineal, síndrome compartimental na perna contralateral e tempo maior de cirurgia para acomodar o paciente na mesa.[20,21] A tração manual pode ser realizada com o paciente posicionado em decúbito dorsal ou lateral. Em um estudo com haste intramedular, Karpos e colaboradores[22] compararam a tração manual com a mesa de redução e observaram que a qualidade da redução após o uso das duas técnicas foi equivalente, mas, com a tração manual, foi obtido um significativo tempo menor de cirurgia. Na posição em decúbito lateral, a extremidade fraturada não estará posicionada paralela em relação ao solo, e sim sobre a perna contralateral em adução, o que determina a posição correta dos fragmentos da fratura, facilita encontrar o ponto de entrada da haste e proporciona um tempo menor de cirurgia. Porém, é mais difícil de controlar a rotação dos fragmentos e cria dificuldade para utilização da fluoroscopia.

O ponto de entrada clássico e convencional para a haste intramedular femoral é a chamada "fossa piriforme", que se encontra em linha com o canal medular, tanto na incidência radiográfica anterolateral como no perfil. Na prática, utiliza-se a fossa trocantérica para a inserção da haste. O problema pode surgir quando posiciona-se a entrada da haste muito medial, podendo gerar alto risco de fratura iatrogênica no colo femoral. Ao contrário, o ponto de entrada muito lateral pode resultar em deformidade em varo, sobretudo na fratura da diáfise proximal do fêmur, ou criar uma fratura na cortical medial.

Estudos anatômicos demonstraram que o acesso pela "fossa piriforme" apresenta riscos de lesão em músculos, tendões e no suprimento sanguíneo da cabeça femoral. Determinar o ponto de entrada correto no momento intraoperatório pode ser difícil. Para a inserção do fio-guia, é necessária a adução do quadril, o que aumenta a tensão da banda iliotibial. Por essa razão, é frequente a necessidade de incisão do glúteo médio. O procedimento da fresagem do canal medular pode causar lesão importante da musculatura, além de transferir tecido ósseo intramedular para o interior do músculo. Como consequência, ossificação heterotópica na região proximal do trocânter pode aparecer e incapacitar a abdução do membro.[23-25]

O ponto de entrada na ponta do trocânter maior necessita de implantes especialmente desenvolvidos para a inserção nessa localização. As hastes apresentam uma curvatura lateral proximal e, dessa maneira, demonstraram eliminar as deformidades em varo e a cominuição iatrogênica. O alinhamento da ponta do trocânter, em relação ao eixo longitudinal da diáfise do fêmur, varia bastante. Desse modo, o ponto de entrada ideal para a haste trocantérica é um pouco lateral ao eixo do fêmur. Dependendo da anatomia do paciente, esse ponto pode variar, tanto para lateral como para medial[19] **(FIG. 60.4)**.

Fresar ou não fresar

A técnica de fresagem ou não nas fraturas da diáfise do fêmur utilizando haste intramedular tem sido um tema constante de discussão. Os efeitos locais e sistêmicos da fresagem são bem descritos na literatura. Efeitos locais incluem mudança da direção do fluxo sanguíneo, geração de calor na cortical, mudança de pressão intramedular, efeitos colaterais sobre os tecidos moles e alteração da medula óssea.

A fresagem do canal medular resulta em uma redução reversível e temporária do fluxo sanguíneo intraósseo, que é compensado pelo aumento do fluxo sanguíneo periosteal. A mudança da orientação do fluxo sanguíneo de centrífugo para centrípeto é benéfica para a formação do calo ósseo. No caso da fratura fechada com as partes moles intactas, a fresagem cria um efeito positivo sobre a consolidação da fratura, devido a um aumento da circulação também ao redor das partes moles. Além disso, os debris liberados após a fresagem do canal medular apresentam um efeito osteocondutor e são um gatilho em potencial para a consolidação óssea.

A fresagem gera calor na cortical, podendo desenvolver lesão térmica, com potencial risco de necrose óssea segmentada. Por causa disso, as técnicas modernas preconizam fresagem entre 0,5 e 1 mm na cortical endosteal ao nível do istmo, propiciando um diâmetro adequado para o ajuste apropriado da haste.

No aspecto clínico, a fresagem pode induzir uma síndrome de embolia gordurosa com a ativação hemostática, agregação trombocitária e resposta inflamatória, o que pode resultar em um aumento do fluxo linfático pulmonar, com desenvolvimento de extravasamento dos capilares pulmonares, seguido de dano pulmonar generalizado.[26]

Os efeitos colaterais da fresagem levaram ao desenvolvimento de hastes não fresadas. As vantagens, em potencial, são proteger a circulação endosteal, evitar a lesão térmica cortical, reduzir a liberação de mediadores, proporcionar cirurgia menos prolongada e reduzir a perda sanguínea intraoperatória. Porém, estudos posteriores mostraram um alto índice de complicações nas fraturas tratadas com haste não fresada. Estudos prospectivos randomizados demonstraram um aumento considerável das taxas de pseudartrose e falha de implante. Com a fresagem, somente um em cada grupo de sete pacientes desenvolveu pseudartrose e um em cada seis apresentou falha de implante. Além disso, não apresentaram riscos de consolidação viciosa, embolia pulmonar, síndrome compartimental ou infecção, ao contrário dos pacientes nos quais foram utilizadas as hastes não fresadas. Fraturas isoladas da diáfise do fêmur são tratadas com mais eficiência quando utilizada a haste intramedular fresada. Nos pacientes politraumatizados, hastes fresadas podem ser indicadas como tratamento definitivo após fixação externa temporária.[27]

Técnica da haste intramedular anterógrada fresada

O planejamento pré-operatório é muito importante. O comprimento da haste pode ser medido no lado oposto do paciente, quando o fêmur não estiver fraturado. A medição é realizada através da ponta do trocânter maior até o polo superior da patela, com o joelho em extensão. A medida pode ser confirmada com o auxílio de régua própria e intensificador de imagem sobre o membro intacto. O calibre da haste pode ser calculado medindo-se o canal na altura do istmo na radiografia da fratura, levando-se em consideração a amplificação da radiografia, que é de cerca de 10 a 15% no fêmur.

O posicionamento na mesa cirúrgica é definido pelas lesões associadas. Pacientes com fraturas bilaterais do fêmur ou com outras lesões que requerem abordagem por várias equipes costumam ser posicionados em decúbito dorsal. Nessa posição, a redução é facilitada, assim como o controle da redução, que pode ser facilmente comparada ao lado oposto, por meio do intensificador de imagem. O problema dessa posição é a dificuldade de acesso à região trocantérica e, em alguns casos, pode ser necessário o uso de um distrator de fraturas para conseguir a redução em pacientes musculosos, ou após tempo prolongado da

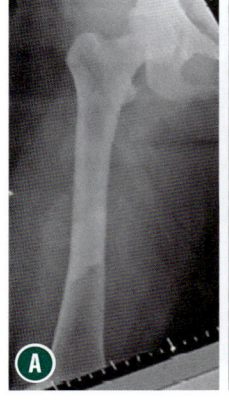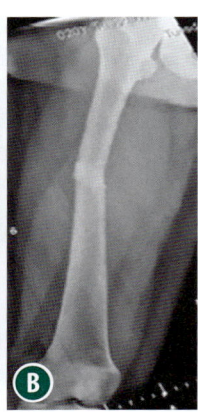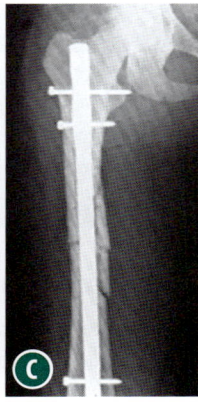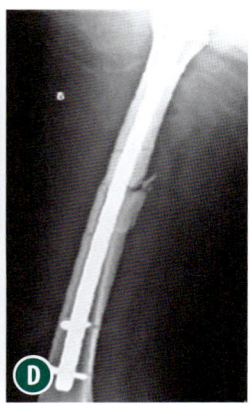

FIGURA 60.4
Ⓐ Fratura da diáfise do fêmur em anteroposterior.
Ⓑ Fratura em perfil.
Ⓒ Fratura tratada com haste intramedular bloqueada em anteroposterior.
Ⓓ Fratura tratada com haste em perfil.

fratura. A colocação de coxim sob a nádega do lado afetado e a adução da coxa facilitam o acesso à região trocantérica.

A posição em decúbito lateral facilita o acesso à região trocantérica. Nessa posição, existe uma tendência de redução em valgo pela ação da gravidade. Deve-se então colocar um coxim entre as coxas para evitar a deformidade. O posicionamento na mesa ortopédica tem a vantagem de permitir a aplicação de tração. Pode ser, entretanto, desconfortável ao paciente, ao anestesista e à equipe cirúrgica, além de poder causar lesão do nervo pudendo pelo excesso de tração. Pode prejudicar a redução, pela dificuldade em manipular de forma adequada os fragmentos da fratura. Na mesa ortopédica, há duas opções de posicionamento, que são os decúbitos dorsal e lateral. O pino de tração na parte proximal da tíbia facilita a aplicação de tração.

A abordagem cirúrgica à região trocantérica se faz com uma incisão de cerca de 3 a 4 cm em linha com a diáfise femoral e a 5 cm da ponta do trocânter. O músculo fáscia lata é seccionado em linha com a incisão, e as fibras do glúteo máximo são divulsionadas com dissecção romba. As fibras do glúteo médio e mínimo são divulsionadas na direção do colo femoral, abordando a região entre o colo e o trocânter. Na fossa trocantérica, insere-se um fio de Kirschner de 3 mm na direção da diáfise femoral. É mandatório verificar, no intensificador ou em radiografias, o posicionamento desse fio, que deve estar centrado, tanto na posição anterior quanto no perfil. O ponto de entrada da haste é determinado com base nesse fio. Uma observação muito importante é saber que tipo de haste o cirurgião está usando, para ter certeza do ponto de entrada correto para cada haste. A seguir, um fio-guia longo olivado é introduzido no canal do fragmento proximal até a altura da fratura. Uma pequena angulação próxima à oliva pode facilitar a passagem do fio para dentro do canal no fragmento distal da fratura. Uma opção é utilizar uma haste fina (9 mm) inserida pelo fio-guia até a fratura, servindo para manipular o fragmento proximal. Nas fraturas tardias, é frequente a necessidade de aplicação de tração vigorosa, que é conseguida pelo distrator de fraturas ou por meio de mesa ortopédica. Em casos de maior dificuldade, pode-se fazer um miniacesso de cerca de 3 cm na face lateral da coxa, auxiliando o direcionamento da ponta do fio-guia para dentro do canal distal.

Uma vez inserido o fio-guia no fragmento distal, ele deve descer até a região distal do fêmur, ancorado no osso esponjoso da parte distal, na altura da linha de fusão epifisária distal. Muito cuidado deve ser tomado para que o fio seja inserido na região central na parte distal do fêmur, em especial na visão anterior, o que é difícil de controlar quando o paciente é posicionado em decúbito lateral. Conseguido o correto posicionamento do fio-guia, deve-se confirmar o comprimento da haste por meio de um segundo fio. Em seguida, realiza-se a fresagem, que deve ser, obrigatoriamente, iniciada com fresas de 9 mm, para progredir a intervalos de 0,5 mm até alcançar a largura obtida no planejamento cirúrgico prévio. A introdução da fresa deve ser feita com a devida proteção das partes moles, sobretudo do músculo glúteo médio. O trauma excessivo nessa região é considerado uma das causas de ossificação heterotópica.

Cada nova ponta de fresa deve ser introduzida aos poucos, sem forçar, mas em alta rotação, para evitar a embolia gordurosa. A ponta deve ser progredida até a região supracondilar. A haste selecionada deve ser 1 mm menor em calibre que o diâmetro fresado. A haste é introduzida com discretas rotações e, de preferência, sem utilização de martelo, observando-se sua correta orientação no sentido torcional. Ao final da introdução, deve-se observar se a fratura está reduzida e certificar-se de não haver distração dos fragmentos ósseos para iniciar o bloqueio da haste. Se existir tendência à distração, pode ser necessária a manobra de *back strike*, que consiste em fazer primeiro o bloqueio distal e, em seguida, bater o sistema de introdução como se fosse extrair a haste. Isso promove a acomodação dos fragmentos, evitando a distração na fratura. Na sequência, realiza-se o bloqueio proximal.

O bloqueio distal, em geral, é feito com a técnica da mão livre, com o auxílio da radioscopia. É essencial que a extremidade e o intensificador sejam posicionados da forma correta e mantidos nessa posição durante a confecção do furo. O posicionamento do raio e da extremidade deve ser tal que o furo da haste apareça perfeitamente circular no centro da tela. Em seguida, insere-se um fio de Steinmann de 4 mm, curto e de ponta afiada, posicionando-o bem no meio da área circular do furo visto na tela do intensificador de imagem. Suaves marteladas nesse fio permitem obter pequena reentrância na cortical no ponto desejado da entrada da broca, evitando que esta deslize sobre a superfície da cortical. A verificação radioscópica é obrigatória para assegurar que, de fato, o parafuso está na posição correta.

A seguir, é necessário verificar o comprimento, o alinhamento (nas incidências anterior e perfil) e a rotação. Em decúbito dorsal, o comprimento do membro operado pode ser comparado ao membro do lado oposto. O teste das rotações permite observar torções grosseiras. A dificuldade surge quando o paciente está em decúbito lateral ou na mesa ortopédica. Nessas condições, devem-se tomar por base alguns parâmetros analisados nas imagens da radioscopia **(FIGS. 60.5 e 60.6)**.

> **DICA:** Algumas vezes, é necessário o uso de parafusos-guia (*poller screw*), ou seja, parafusos que são introduzidos na região metafisária, com o objetivo de auxiliar a redução da fratura, evitar o mau alinhamento dos fragmentos e auxiliar na estabilidade da fratura, favorecendo a consolidação óssea.

Haste intramedular retrógrada

A haste retrógrada é uma alternativa para o tratamento das fraturas diafisárias do fêmur. A técnica adequada inclui um ponto de entrada na fossa intercondilar no vértice

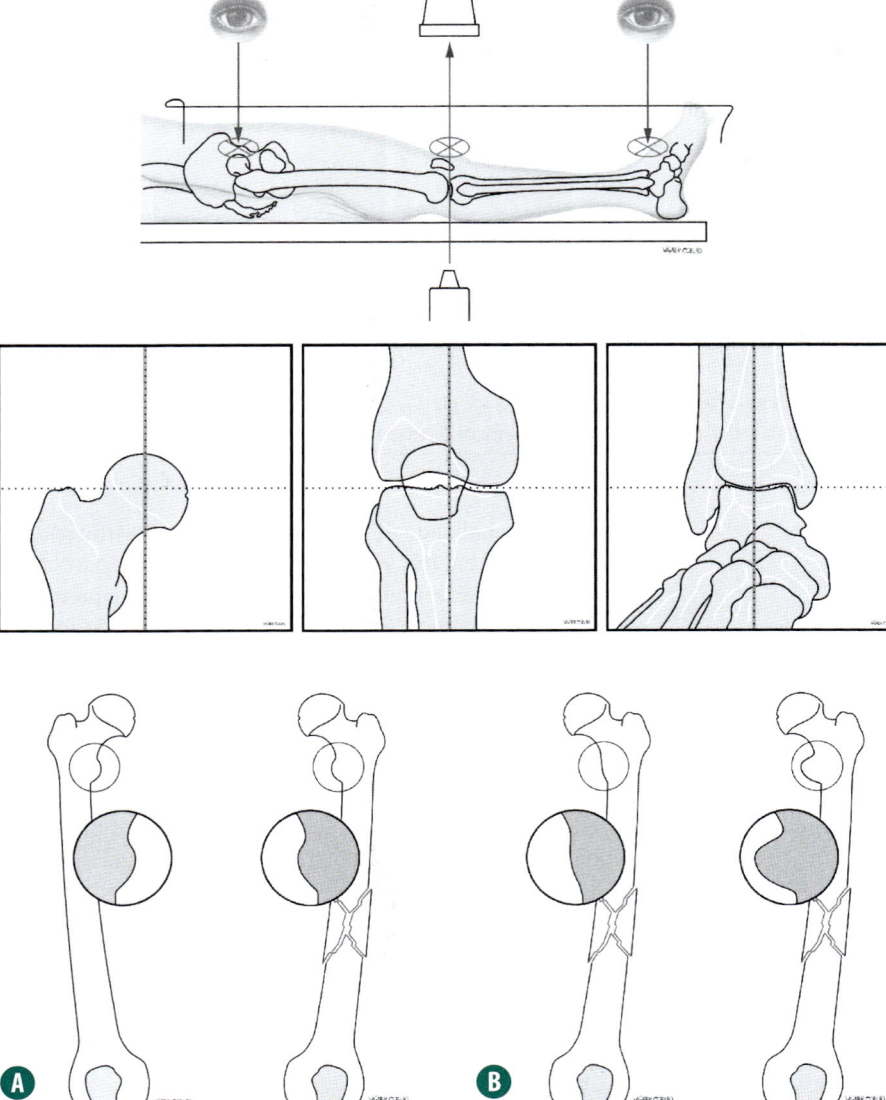

FIGURA 60.5 → Maneira de analisar no intraoperatório o alinhamento do segmento inferior. Com o membro estendido e a patela em posição neutra (perpendicular ao solo), o cabo do bisturi elétrico é colocado de forma que apareça na tela do intensificador, passando pelo centro da cabeça femoral e do tornozelo. Se o alinhamento do membro estiver correto, a imagem vai mostrar o cabo passando pelo centro do joelho.

FIGURA 60.6

A Maneira de avaliar no intraoperatório o alinhamento rotacional pelo uso do intensificador de imagem. A imagem do trocânter menor é obtida do lado intacto, tomando o cuidado de posicionar a patela para a frente. Imagem semelhante é obtida do lado fraturado e comparada com a do lado oposto, que deve ser simétrica. **B** Imagens diferentes dos trocânteres menores indicam desvio torcional.

da linha de Blumensaat, que está a cerca de 1 cm anterior à origem do ligamento cruzado posterior. Nessa localização, a haste deve estar no eixo do fêmur, tanto nos planos anteroposterior como no perfil. Deve ser colocada sob o osso subcondral para evitar lesão da patela com o joelho em flexão.

A haste retrógrada que utiliza técnicas modernas, nas quais se inclui fresagem, tamanho ideal e bloqueios, está associada a índices de consolidação óssea similar à haste intramedular anterógrada. Além disso, há alguns benefícios adicionais, como auxiliar nas reduções em fraturas da diáfise distal do fêmur, diminuir o tempo de cirurgia e diminuir a perda sanguínea. As indicações das hastes retrógradas são:

- Fratura bilateral do fêmur.
- Pacientes obesos.
- Politraumatizados.
- Fratura da pelve ipsilateral.
- Fratura do quadril.
- Joelho e quadril flutuante.
- Gravidez.
- Implante proximal.
- Fratura da patela ou lesão do mecanismo extensor, associada com fratura do fêmur.
- Indivíduos que sofreram amputação ao nível do joelho
- Associação de fratura diafisária e distal.

Apesar dessa técnica violar a articulação do joelho e apresentar complicações como rigidez articular, dor no joelho e infecção, não demonstrou constituir um problema significativo[19,28] **(FIG. 60.7)**.

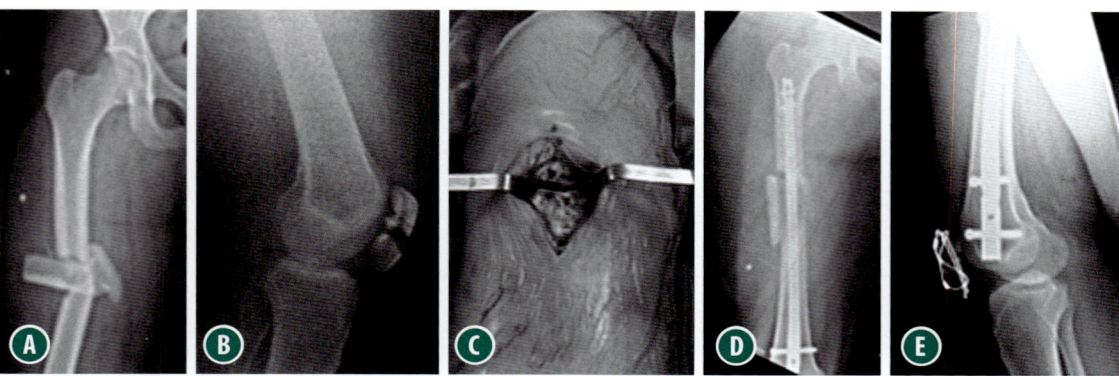

FIGURA 60.7
Ⓐ Fratura da diáfise do fêmur. Ⓑ Fratura da patela ipsilateral. Ⓒ Patela fraturada servindo de porta de entrada para haste intramedular retrógrada.
Ⓓ Redução da fratura com haste intramedular retrógrada com acesso pela fratura da patela. Ⓔ Fratura da patela reduzida após colocação da haste.

SITUAÇÕES ESPECIAIS

Fraturas periprotéticas

As fraturas periprotéticas podem ser diferenciadas em intraoperatórias ou pós-operatórias tardias. A incidência varia entre 0,1 e 18% dos casos. Nas artroplastias primárias do quadril, é de cerca de 1% e, nas de revisão, a incidência aumenta para 4%.[29]

Vários fatores de risco têm sido associados à fratura periprotética do fêmur, destacando-se situações de pacientes idosos que sofrem quedas com traumas de baixa energia e artroplastias de revisão, sobretudo as que transferem a energia para a ponta do implante, técnicas que usam enxerto impactado ou próteses sem cimento. Pacientes idosos, em especial do gênero feminino, devido à osteoporose ou por apresentarem algumas comorbidades, em particular artropatias inflamatórias e doença óssea que altera a morfologia (doença de Paget), podem estar associados com o aumento do risco de fraturas.[30-32]

A classificação de Vancouver foi desenvolvida sobre três aspectos relevantes: localização da fratura, estabilidade da haste e qualidade do estoque ósseo.[33] A classificação divide o fêmur em três zonas anatômicas: A, região trocantérica; B, diafisária, incluindo a região da haste ou próxima à ponta do implante; e C, diafisária distal à ponta do implante **(FIG. 60.8)**.

Muitas opções de tratamento são descritas para as fraturas periprotéticas. À exceção de casos raros, nos quais o indivíduo não está liberado para uma cirurgia devido a contraindicações médicas, todos os pacientes devem ser tratados por cirurgia com fixação da fratura. Para os que foram elegidos para o tratamento conservador, as estratégias podem ser repouso no leito e evitar carga, tração e aparelho gessado ou *bracing*.

Com o tratamento cirúrgico, vários princípios devem ser observados, incluindo planejamento pré-operatório adequado, acesso cirúrgico que minimize o trauma das partes moles e uso de implantes longos com fixação proximal ao nível da haste e implante bem distal.

Qualquer que seja a técnica de fixação escolhida, é importante a preservação do suprimento sanguíneo nos fragmentos ósseos, o que é obtido com dissecção cirúrgica

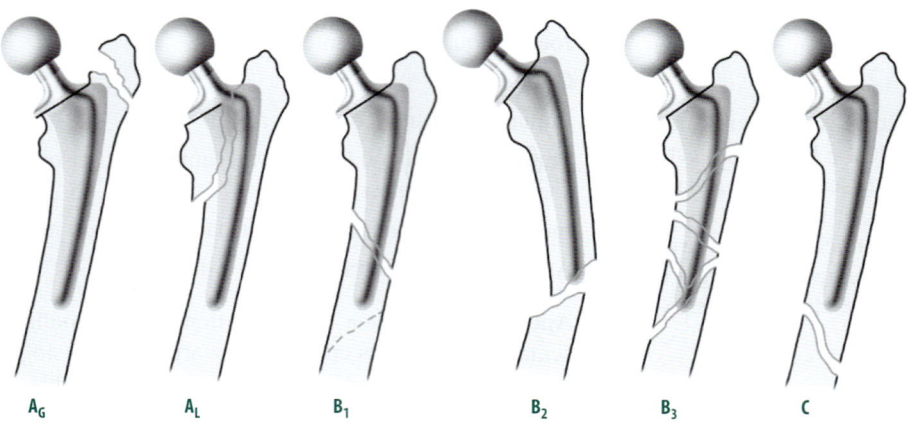

FIGURA 60.8 → Classificação de Vancouver para as fraturas periprotéticas proximais do fêmur.

A_G: fraturas que afetam o trocânter maior.
A_L: afetam o trocânter menor. Fraturas do tipo B afetam a proximidade da ponta da haste da prótese.
B_1: fratura com a prótese fixa.
B_2: fratura com a prótese solta.
B_3: fraturas nas quais existe pobre qualidade óssea.
C: fraturas que ocorrem abaixo e afastadas da ponta da prótese, interferindo na fixação.

limitada para conseguir a redução da fratura. Uma boa fixação é necessária porque tais fraturas estão envolvidas em pacientes com osteopenia e apresentam uma consolidação lenta. A estabilidade relativa é o princípio utilizado, sobretudo em fraturas multifragmentadas. O uso de placas de ângulo fixo (placas bloqueadas) pode proporcionar vantagens em ossos osteoporóticos. A fixação no fragmento proximal costuma ser difícil e pode exigir o uso de múltiplos componentes, como parafusos bloqueados, parafusos convencionais e cabos acoplados na placa. Os cabos isolados devem ser usados somente quando os parafusos de fixação não são tecnicamente possíveis (FIG. 60.9).

O pós-operatório deve ser individualizado de acordo com as características do indivíduo e com a estabilidade da fixação. Os pacientes devem ser mobilizados o mais rápido possível e solicitados a aplicar carga parcial até a consolidação definitiva, que é conseguida em cerca de 12 semanas.

Fraturas expostas

Fraturas expostas da diáfise do fêmur são mais raras do que as da tíbia, o que se deve ao fato de o fêmur estar protegido por uma grande massa de partes moles. Fratura exposta do fêmur com uma pequena área de exposição da pele pode encobrir lesões importantes de músculos e periósteo.

O tratamento da fratura exposta da diáfise do fêmur com haste intramedular definitiva está indicado nas fraturas do tipo I, II e IIIA de Gustilo. Nos casos dos tipos IIIB e IIIC ou com intensa contaminação, deve-se utilizar o fixador externo temporário para facilitar a irrigação e o debridamento. Assim que as condições de partes moles estiverem apropriadas, o fixador externo deve ser substituído pela haste intramedular, de preferência, dentro de duas semanas.

Fraturas patológicas

As fraturas patológicas da diáfise femoral no adulto são causadas quase sempre por metástase. A haste intramedular é considerada o método de escolha no tratamento das fraturas patológicas do fêmur, tanto da fratura iminente quanto na já estabelecida, por ser um procedimento menos agressivo, que devolve a função e permite marcha precoce. Porém, a mortalidade perioperatória dos pacientes afetados é elevada, tanto pelos riscos do procedimento quanto pelo estado já debilitado em que se encontram. A haste intramedular acarreta risco considerável de embolia gordurosa e disfunção pulmonar, pois o canal medular pode estar obliterado pelo conteúdo tumoral.[34,35] Todo cuidado deve ser tomado durante a fresagem e a inserção da haste para diminuir o risco de embolização.

O uso de hastes cefalomedulares evita as fraturas proximais resultantes do enfraquecimento da região trocantérica dos pacientes, que são, em geral, idosos. A haste deve ser longa para proteger toda a diáfise femoral. O uso de curetagem e preenchimento com cimento direciona-se apenas para os casos em que o foco metastático afeta a zona de bloqueio da haste.

Fratura proximal do fêmur ipsilateral e fratura da diáfise do fêmur

As fraturas da diáfise do fêmur associadas à fratura do colo femoral ou a fraturas transtrocantéricas são lesões de difícil tratamento. As condições associadas ocorrem em mais de 9% de todas as fraturas do fêmur. As características da fratura proximal do fêmur são a de ser pouco desviada (25-60%) ou não apresentar desvio (20-50%). A avaliação diagnóstica por imagem deve incluir a região proximal do fêmur com rotação interna da articulação coxofemoral, pois ajuda no diagnóstico. A TC do quadril deve ser realizada em caso de dúvida.[36]

Uma grande quantidade de técnicas cirúrgicas pode ser utilizada, tanto para a diáfise quanto para o colo do fêmur. Deve ser priorizado o tratamento distinto, pois, caso uma das fraturas tratadas com um único método apresentar complicações, o resultado final pode ser comprometido. A técnica de escolha é utilizar implantes distintos para fraturas diferentes, como hastes retrógradas ou placas na diáfise combinadas com fixação padrão da fratura proximal do fêmur, usando parafusos canulados ou DHS.

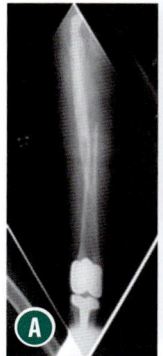 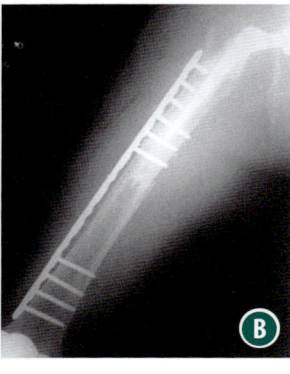 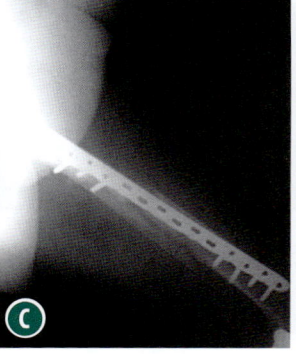 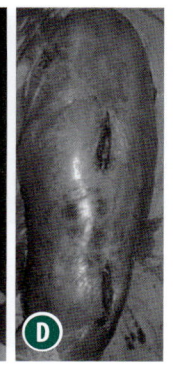

FIGURA 60.9
A Fratura periprotética da diáfise do fêmur.
B Radiografia em anteroposterior do fêmur tratado com placa bloqueada.
C Radiografia em perfil do fêmur tratado com placa bloqueada.
D Acesso minimamente invasivo para o tratamento da fratura periprotética do fêmur.

Devido ao trauma ser geralmente de alta energia, as fraturas da diáfise do fêmur associadas com fratura do colo do fêmur apresentam traço vertical e instável na região mediocervical. Por causa disso, o DHS com parafuso antirrotatório pode ser melhor biomecanicamente do que os parafusos canulados. Em fraturas desviadas do colo do fêmur, são indicadas redução aberta e fixação interna. A haste intramedular anterógrada pode causar deslocamentos nas fraturas ocultas não desviadas. Por isso, radiografias em anteroposterior e perfil devem ser realizadas no intraopertório para prevenir desvios após o procedimento (FIGS. 60.10 e 60.11).

COMPLICAÇÕES

Consolidação viciosa

A consolidação viciosa após tratamento das fraturas da diáfise do fêmur, sobretudo as deformidades angulares, é mais comum nas fraturas proximais (30%) e nas distais (10%). Isso ocorre porque essas regiões não apresentam bom contato haste-osso, permitindo alguma angulação. Deformidades angulares diafisárias são mais preocupantes nos pacientes idosos, pois o canal medular do fêmur é, em geral, mais largo.[37]

As deformidades rotacionais devem ser evitadas. O alinhamento da espinha ilíaca anterossuperior, da patela e do segundo pododáctilo auxilia o cirurgião a obter uma rotação correta. Além disso, avaliação fluoroscópica da largura das corticais, fragmentos ósseos ou anteversão femoral observado pela posição do trocânter menor podem auxiliar na obtenção da rotação correta.

Pseudartrose

As taxas de pseudartrose após fratura da diáfise do fêmur são baixas (menores que 10%), não importando o ponto de entrada. O tratamento deve envolver a troca da haste após a fresagem para a colocação de outra mais calibrosa, por fornecer maior estabilidade. O tratamento também

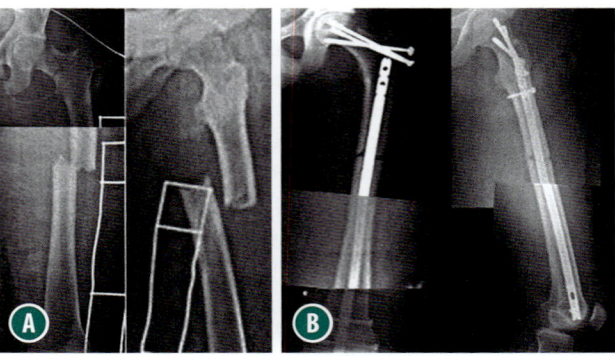

FIGURA 60.11
Ⓐ Fratura da diáfise do fêmur associada com fratura do colo.
Ⓑ Fratura fixada com haste intramedular retrógrada na diáfise e parafusos esponjosos no colo femoral.

pode ser realizado utilizando a fixação com placas, e, dependendo do tipo de pseudartrose, enxerto ósseo concomitante. A dinamização deve ser evitada, pois pode produzir mais instabilidade, sobretudo pelos movimentos rotacionais entre os fragmentos, e instabilizar ainda mais a osteossíntese. A troca da haste intramedular mostrou bons resultados com taxas de consolidação que variam de 53 a 96%. A pseudartrose persistente deve ser avaliada como um possível distúrbio metabólico e deve ser tratada com placa, vitamina D3 em altas doses e enxerto ósseo.[38,39]

Discrepância dos membros inferiores

A discrepância dos membros inferiores ocorre em cerca de 43% dos casos de fraturas multifragmentárias. O comprimento deve ser medido logo após a colocação da haste, comparando com o lado contralateral e corrigido no próprio ato cirúrgico.

Infecção

As taxas de infecção apresentadas após fraturas da diáfise do fêmur tratadas com haste intramedular são baixas

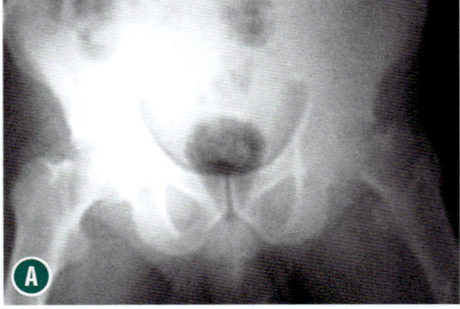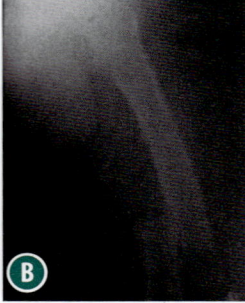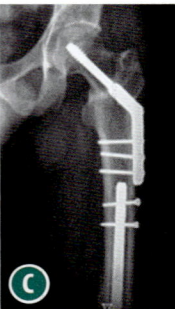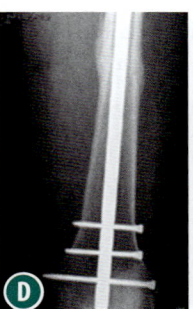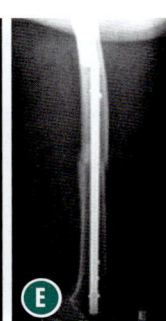

FIGURA 60.10
Ⓐ Fratura transtrocantérica do fêmur esquerdo.
Ⓑ Fratura da diáfise do fêmur ipsilateral.
Ⓒ a Ⓔ Fratura transtrocantérica tratada com DHS e fratura da diáfise com haste intramedular retrógrada.

variando entre 1 e 3,8%. As infecções podem ser categorizadas como precoces (< 3 meses) ou crônicas, e ambas costumam estar associadas à ausência de consolidação da fratura. As infecções precoces, como as associadas com a fratura exposta, podem ser tratadas com manutenção da haste, debridamentos seriados e antibióticos intravenosos específicos.

A remoção da haste está indicada quando a infecção não pode ser controlada. Nessas circunstâncias, o uso do fixador externo ou da haste com cimento e antibiótico pode fornecer estabilidade durante o período de tratamento. As hastes com cimento, apesar de serem mais finas e oferecerem menor suporte mecânico, preenchem o canal medular e mantêm uma alta concentração de antibiótico local.[40,41]

Referências

1. Taylor MT, Banerjee B, Alpar EK. The epidemiology of fractured femurs and the effect of these factors on outcome. Injury. 1994;25(10):641-4.

2. Salminen ST, Pihlajamäki HK, Avikainen VJ, Böstman OM. Population based epidemiology and morphologic study of femoral shaft fractures. Clin Orthop Relat Res. 2000;(372):241-9.

3. Winquist RA, Hansen ST Jr, Clawson DK. Closed intramedullary nailing of femoral fractures. A report of five hundred and twenty cases. 1984. J Bone Joint Surg Am. 2001;83-A(12):1912.

4. Finkemeier CG, Schmidt AH, Kyle RF, Templeman DC, Varecka TF. A prospective, randomized study of intramedullary nails inserted with and without reaming for the treatment of open and closed fractures of the tibial shaft. J Orthop Trauma. 2000;14(3):187-93.

5. Leunig M, Hertel R, Siebenrock KA, Ballmer FT, Mast JW, Ganz R. The evolution of indirect reduction techniques for the treatment of fractures. Clin Orthop Relat Res. 2000;(375):7-14.

6. Perren SM. Evolution of the internal fixation of long bone fractures. The scientific basis of biological internal fixation: choosing a new balance between stability and biology. J Bone Joint Surg Br. 2002;84(8):1093-110.

7. Whittle AP, George W, Wood II. Fractures of lower extremity. In: Canale ST, editor. Campbell's operative orthopaedics. Philadelphia: Mosby; 2003. v. 3, p. 2725-872.

8. Broos PL, Sermon A. From unstable internal fixation to biological osteosynthesis. A historical overview of operative fracture treatment. Acta Chir Belg. 2004;104(4):396-400.

9. Star AJ, Bucholz RW. Fractures of the shaft of the femur. In: Bucholz RW, Charles CMB, editors. Rockwood and Greens fractures of adults. 6th ed. New York: Lippincott Williams & Wilkins; 2006. v. 2, p. 1846-911.

10. Colton CL. The history of fracture treatment. In: Browner BD, editor. Skeletal trauma. 3rd ed. Philadelphia: Saunders; 2008. p. 3-28.

11. Paccola CAJ. Fraturas da diáfise e fêmur distal. In: Reis FB, organizador. Fraturas. 2. ed. São Paulo: Atheneu; 2007. p. 1363-79.

12. Emami Meybodi MK, Ladani MJ, Emami Meybodi T, Rahimnia A, Dorostegan A, Abrisham J, et al. Concomitant ligamentous and meniscal knee injuries in femoral shaft fracture. J Orthopaed Traumatol. 2014;15(1):35-9.

13. Müller ME, Koch P, Nazarian S, Schatzker J. The comprehensive classification of fractures of long bones. Berlin: Springer-Verlag; 1990.

14. Gustilo RB, Anderson JT. Prevention of infection in the treatment of one thousand and twenty-five open fractures of long bones: retrospective and prospective analyses. J Bone Joint Surg Am. 1976;58(4):453-8.

15. Gustilo RB, Mendoza RM, Williams DN. Problems in the management of type III (severe) open fractures: a new classification of type III open fractures. J. Trauma. 1984;24(8):742-6.

16. Nowotarski PJ, Turen CH, Brumback RJ, Scarboro JM. Conversion of external fixation to intramedullary mailing for fractures of the shaft of the femur in multiply injured patients. J Bone Joint Surg Am 2000;82(6):781-8.

17. Tucker MC, Schwappach JR, Leighton RK, Coupe K, Ricci WM. Results of femoral intramedullary nailing in patients who are obese versus those who are not obese: a prospective multicenter comparison study. J Orthop Trauma. 2007;21(8):523-9.

18. Kesemenli C, Subasi M, Necmioglu S, Kapukaya A. Treatment of multifragmentary fractures of the femur by indirect reduction (biological) and plate fixation. Injury. 2002;33(8):691-9.

19. Ricci WM, Gallagher B, Haidukewych GJ. Intramedullary nailing of femoral shaft fractures: current concepts. J Am Acad Orthop Surg. 2009;17(5):296-305.

20. Amarenco G, Ismael SS, Bayle B, Denys P, Kerdraon J. Electrophysiological analysis of pudendal neuropathy following traction. Muscle Nerve. 2001;24(1):116-9.

21. Bone L, Giannoudis P. Femoral shaft fracture fixation and chest injury after polytrauma. J Bone J Surg Am. 2011;93(3):311-7.

22. Karpos PA, McFerran MA, Johnson KD. Intramedullary mailing of acute femoral shaft fractures using manual traction without a fracture table. J Orthop Trauma. 1995;9(1):57-62.

23. Ansari Moein CM, Verhofstad MH, Bleys RL, van der Werken C. Soft tissue injury related to choice of entry point in antegrade femoral nailing: piriform fossa or greater trochantertip. Injury. 2005;36(11):1337-42.

24. Dora C, Leunig M, Beck M, Rothenfluh D, Ganz R. Entry point soft tissue damage in antegrade femoral nailing: a cadaver study. J Orthop Trauma. 2001;15(7):488-93.

25. Grechenig W, Pichler W, Clement H, Tesch NP, Grechenig S. Anatomy of the greater femoral trochanter: clinical importance for intramedullary femoral nailing. Anatomic study of 100 cadaver specimens. Acta Orthop. 2006;77(6):899-901.

26. Brumback RJ, Virkus WW. Intramedullary nailing of the femur: reamed versus nonreamed. J Am Acad Orthop Surg. 2000;8(2):83-90.

27. Bhandari M, Guyatt GH, Tong D, Adili A, Shaughnessy SG. Reamed versus nonreamed intramedullary nailing of lower extremity long bone fractures: a systematic overview and meta-analysis. J Orthop Trauma. 2000;14(1):2-9.

28. Sanders R, Koval KJ, DiPasquale T, Helfet DL, Frankle M. Retrograde reamed femoral nailing. J Orthop Trauma. 2014;28(suppl 8):S15-24.

29. Masri BA, Meek RM, Duncan CP. Periprosthetic fractures evaluation and treatment. Clin Orthop Relat Res. 2004;(420):80-95.

30. Moed BR, Watson JT. Retrograde intramedullary nailing, without reaming, of fractures of the femoral shaft in multiply injured patients. J Bone Joint Surg Am. 1995;77(10):1520-7.

31. Ostrum RF, Agarwal A, Lakatos R, Poka A. Prospective comparison of retrograde and antegrade femoral intramedullary nailing. J Orthop Trauma. 2000;14(7):496-501.

32. Tornetta P III, Tiburzi D. Antegrade or retrograde reamed femoral nailing: a prospective, randomised trial. J Bone Joint Surg Br. 2000;82(5):652-4.

33. Brady OH, Garbuz DS, Masri BA, Duncan CP. The reliability and validity of the Vancouver classification of femoral fractures after hip replacement. J Arthroplasty. 2000;15(1):59-62.

34. Clatworthy MG, Clark DI, Gray DH, Hardy AE. Reamed versus unreamed femoral nails. A randomised, prospective trial. J Bone Joint Surg Br. 1998;80(3):485-9.

35. Rüedi TP, Lüscher N. Results after internal fixation of comminuted fractures of the femoral shaft with DC plates. Clin Orthop Relat Res. 1979;(138):74-6.

36. Tornetta P III, Kain MS, Creevy WR. Diagnosis of femoral neck fractures in patients with a femoral shaft fracture: Improvement with a standard protocol. J Bone Joint Surg Am. 2007;89(1):39-43.

37. Ricci WM, Bellabarba C, Lewis R, Evanoff B, Herscovici D, Dipasquale T, et al. Angular malalignment after intramedullary nailing of femoral shaft fractures. J Orthop Trauma. 2001;15(2):90-5.

38. Hak DJ, Lee SS, Goulet JA. Success of exchange reamed intramedullary mailing for femoral shaft nonunion or delayed union. J Orthop Trauma. 2000;14(3):178-82.

39. Weresh MJ, Hakanson R, Stover MD, Sims SH, Kellam JF, Bosse MJ. Failure of exchange reamed intramedullary nails for ununited femoral shaft fractures. J Orthop Trauma. 2000;14(5):335-8.

40. Malik MH, Harwood P, Diggle P, Khan SA. Factors affecting rates of infection and nonunion in intramedullary nailing. J Bone Joint Surg Br. 2004;86(4):556-60.

41. Thonse R, Conway J. Antibiotic cement-coated interlocking nail for the treatment of infected nonunions and segmental bone defects. J Orthop Trauma. 2007;21(4):258-68.

61
Lesões traumáticas do joelho em crianças e adolescentes

Alberto Batista Schneider
Luiz Fernando Pereira
Evando J. A. Góis

Fraturas e outras lesões no joelho são uma ocorrência comum em crianças e adolescentes, os quais apresentam características próprias por estarem em crescimento, diferenciando-se dos adultos em relação ao padrão das lesões. O conhecimento da anatomia e do crescimento característicos que predispõem crianças e adolescentes para essas lesões, bem como sobre o diagnóstico e as opções de tratamento disponíveis, possibilita ao ortopedista o manejo adequado dessas condições, minimizando o risco de complicações.

ANATOMIA E CRESCIMENTO

O estudo do crescimento do esqueleto em torno do joelho e da anatomia óssea e ligamentar é importante para compreender as lesões e fraturas do joelho da criança e do adolescente. As relações tendíneas e inserções ligamentares com as fises ajudam a explicar padrões de lesões típicas. Além disso, as estruturas ósseas são menos densas e, por isso, menos resistentes que as de um adulto. A fise falha primeiro quando sujeita a uma carga de tração.[1]

A fise femoral distal está presente ao nascimento e permanece aberta até cerca de 14 a 16 anos nas meninas e 16 a 18 anos nos meninos. É a fise de maior crescimento do corpo, em média 1 cm ao ano.

A fise tibial proximal aparece durante os primeiros meses de vida. O centro de ossificação secundário do tubérculo tibial surge na idade de 8 a 12 anos em meninas e 9 a 13 anos em meninos, antes da fusão com a epífise proximal da tíbia, que ocorre dois a três anos mais tarde. Essa epífise proximal combinada permanece aberta até os 13 a 15 anos em meninas e 15 a 19 anos nos meninos. A fise tibial proximal cresce cerca de 0,6 a 0,8 cm por ano.[2]

O ligamento cruzado anterior (LCA) tem origem no aspecto anterior do planalto tibial, próximo à eminência tibial, e insere-se no aspecto posterolateral da incisura femoral. O ligamento cruzado posterior (LCP) se origina no aspecto posterior da epífise tibial e insere-se no aspecto anteromedial da incisura femoral. O ligamento colateral lateral tem origem no aspecto lateral da epífise distal do fêmur e insere-se na fíbula proximal. O ligamento colateral medial origina-se na face medial da epífise distal do fêmur e insere-se no aspecto medial da epífise proximal da tíbia, profundamente aos tendões da pata anserina, exceto sua porção superficial, que se insere na metáfise tibial (**FIG. 61.1**).

DIAGNÓSTICO

O diagnóstico da lesão aguda no joelho de crianças e adolescentes pode ser um desafio devido a múltiplos fatores. Pacientes jovens podem não ser capazes de detalhar o mecanismo da lesão, limitando a precisão do exame clínico do joelho.

Embora um grande derrame seja de fácil detecção clínica, a precisão de identificação de uma de lesão específica no exame físico, muitas vezes, é inconclusiva no quadro agudo por causa da dor, defesa ou hemartrose. A precisão dos diagnósticos pré-operatórios nas lesões de joelho é menor no grupo pré-adolescente, sendo de até 55%.[3,4] Nos adolescentes, a precisão é um pouco maior, com esclarecimento do diagnóstico pré-operatório chegando a 70%.[3,4] Na população pediátrica, a estratégia mais adequada após traumatismo do joelho inclui, inicialmente, a história do trauma e o exame físico completo para revelar hemartrose ou lesões de tecidos moles. Em casos de hemartrose, a radiografia em três planos (anteroposterior, lateral e axial de patela) torna-se necessária. Quando ocorrem lesões ligamentares na terceira idade, tendem a ser por arrancamento ósseo.

No geral, as lesões dos tecidos moles predominam na população pediátrica. A incidência de hemartrose, que costuma estar associada a lesões intra-articulares ou fraturas

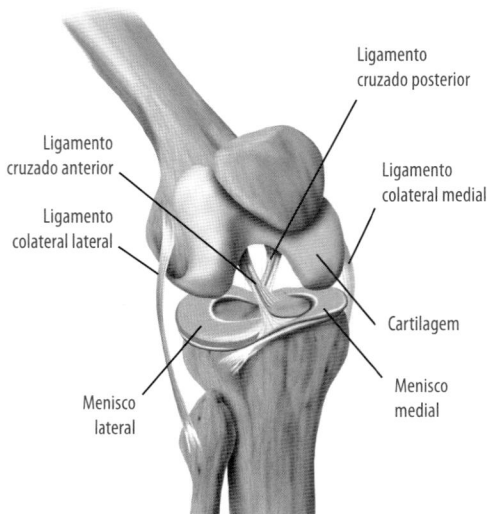

FIGURA 61.1 → Ligamentos e demais estruturas do joelho.

metafisárias, aumenta com a idade, chegando a 30,3% na faixa etária dos 13 aos 16 anos, conforme Wessel e colaboradores,[5] que estudaram 1.273 crianças abaixo de 16 anos com história de trauma no joelho (TAB. 61.1).

A maioria das lesões no joelho do adolescente ocorre como resultado de trauma de baixa energia, sobretudo durante a prática esportiva. O uso criterioso da ressonância magnética (RM) permite a detecção de lesões associadas (meniscais, osteocondrais) de difícil identificação durante a avaliação clínica ou radiológica inicial, permitindo a melhora na suspeição e confirmação diagnóstica.[6] A artroscopia deve ser considerada, ainda mais se conduzir a opções terapêuticas, como no reparo de uma lesão do LCA.

LESÃO DO LIGAMENTO CRUZADO ANTERIOR

As lesões do LCA têm sido relatadas com aumentada frequência. Quando atende criança ou adolescente com ruptura de LCA, o médico assistente está diante de um dilema. Uma abordagem não operatória pode resultar em dano meniscal e à cartilagem articular; o tratamento cirúrgico pode causar distúrbio iatrogênico do crescimento. A decisão terapêutica é ainda mais complicada pela ausência de evidências confiáveis na literatura. Há essa deficiência na ciência básica a respeito da resposta fisária à lesão e existem limitações metodológicas nos estudos clínicos. Apesar dessas incertezas, uma abordagem racional para a reconstrução do LCA pediátrico deve ser baseada na avaliação da maturidade do paciente, nas opções de tratamento e na reação da fise ao tratamento cirúrgico.

> **ATENÇÃO!** As consequências do distúrbio de crescimento podem ser graves em crianças e insignificantes em adolescentes. Elas podem ser minimizadas pela cuidadosa avaliação da maturidade esquelética e sexual na escolha da técnica cirúrgica mais segura.

O mecanismo mais comum de lesão é a entorse do joelho com o pé fixo ao chão, ou trauma com o joelho em hiperextensão. O diagnóstico é mais difícil nas populações pediátrica e adolescente do que no adulto, pois, nelas, há

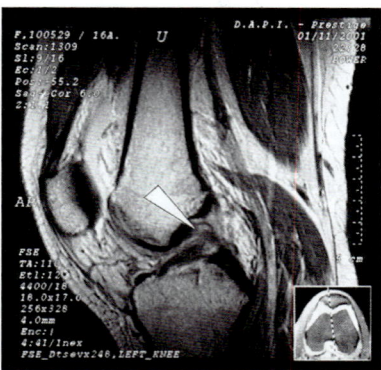

FIGURA 61.2 → RM demonstrando lesão do LCA em paciente esqueleticamente imaturo.

relativa frouxidão ligamentar, além da sensibilidade e especificidade reduzidas da RM (FIG. 61.2) nessa faixa etária.[7]

A hemartrose que surge logo após o trauma sugere lesão do LCA. O examinador deve avaliar marcha e alinhamento do membro, amplitude de movimento, apreensão patelar, estabilidade em varo e valgo, dor na interlinha articular, inserções ligamentares, gaveta anterior e posterior e teste do pivô e Lachman (FIG. 61.3). Sempre deve ser feita a comparação com o joelho contralateral, pela hiperfrouxidão presente nessa faixa etária, que diminui com a maturidade esquelética.[8]

> **ATENÇÃO!** A história natural da lesão do LCA em crianças e adolescentes apresenta-se, frequentemente, por instabilidade recorrente, dano meniscal e incapacidade relacionada aos esportes.

Opções de tratamento

Há uma grande discordância na literatura a respeito do tratamento das lesões do LCA na população pediátrica, sendo difícil determinar qual a melhor opção. Quanto aos fatores a serem considerados na escolha do tratamento, os sintomas (frouxidão, instabilidade), o grau de maturidade esquelética, as lesões associadas (condrais, meniscais) e a vontade do paciente ou de seus familiares são aspectos que devem sempre ser levados em conta.

TABELA 61.1 → Dados epidemiológicos do aumento da incidência de lesões intra-articulares

	0 a 10 anos	11 a 12 anos	13 a 16 anos	Total
Pacientes	528 (41%)	207 (16%)	538 (42%)	1.273 (100%)
Masculinos	317 (60%)	125 (60%)	338 (63%)	780 (61%)
Femininos	211 (40%)	82 (40%)	200 (37%)	493 (39%)
Lesões de partes moles	498 (94,3%)	170 (82,1%)	375 (69,7%)	1.043 (82%)
Lesões intra-articulares ou fraturas extra-articulares	30 (5,7%)	37 (17,9%)	163 (30,3%)	230 (18%)

Fonte: Wessel e colaboradores.[5]

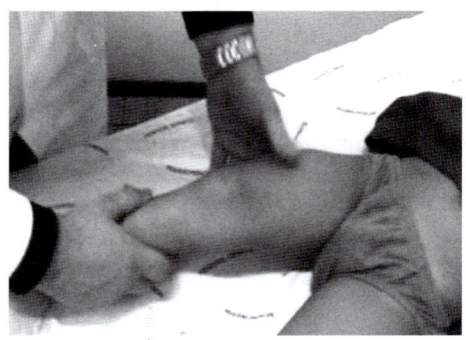

FIGURA 61.3 → Teste de Lachman. Com o joelho fletido a 30°, o examinador faz a anteriorização da tíbia, estabilizando a região supracondiliana do fêmur com a mão oposta.

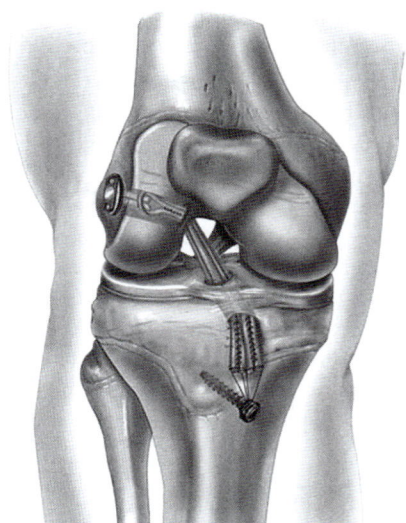

FIGURA 61.5 → Técnica transepifisária.

Apesar dos maus resultados, muitos cirurgiões advogam ainda o tratamento não operatório no intuito de evitar lesões iatrogênicas ao crescimento. Quando indicado o tratamento cirúrgico, alguns autores recomendam um reparo primário ou procedimentos extra-articulares, que, infelizmente, não têm demonstrado resultados melhores que aqueles encontrados em adultos submetidos a essas técnicas.

Em geral, para pacientes pré-púberes em estágios de desenvolvimento I e II de Tanner **(FIG. 61.4)**, incluindo meninos menores de 12 anos e meninas menores de 11 anos, a indicação atual é a técnica de preservação da fise com enxerto de fáscia lata. A técnica transepifisária **(FIG. 61.5)** sem cruzar a fise parece ser o futuro, pois é mais anatômica, apesar de ainda carecer de um seguimento mais prolongado. As desvantagens são o risco de a perfuração causar dano ao ligamento colateral lateral ou à inserção do tendão poplíteo e o risco de bloqueio da fise tibial.

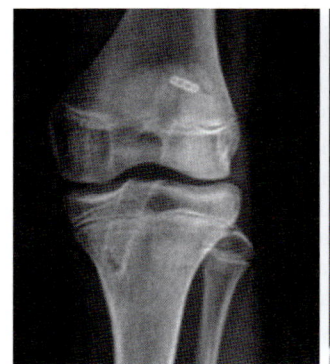
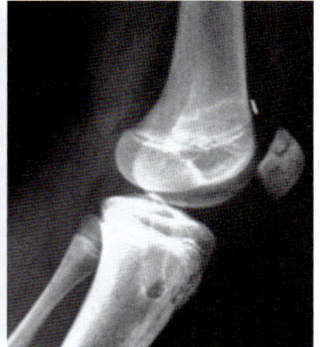

FIGURA 61.6 → Reconstrução transfisária.

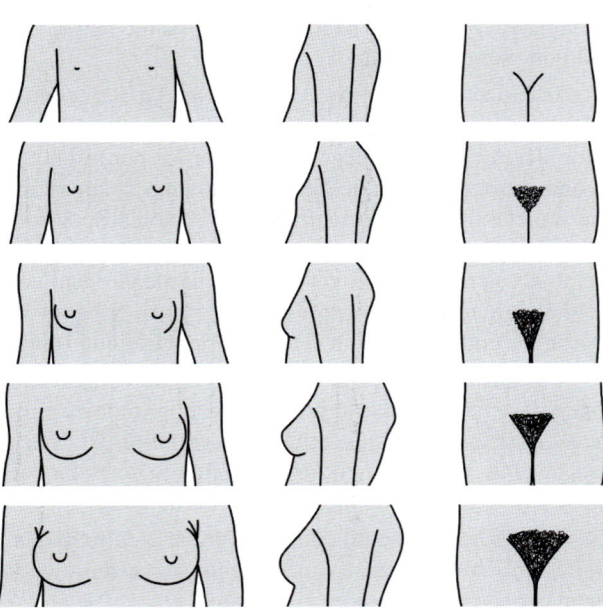

FIGURA 61.4 → Estágios de desenvolvimento de Tanner.

Em adolescentes, a reconstrução utilizando técnicas transfisárias com enxerto de isquiotibiais parece propiciar os melhores resultados (**FIG. 61.6**).

Para tentar evitar os distúrbios iatrogênicos de crescimento na reconstrução do LCA, deve-se considerar que o tamanho do furo de brocagem é importante, não devendo ultrapassar mais do que 3 a 4% da área da fise. Evitar túneis largos. Também se deve optar pela perfuração perpendicular e central e evitar a região periférica da fise. Em geral, os enxertos de tecidos moles (sem *plugs* ósseos) através da fise oferecem proteção, embora os estudos ainda sejam controversos a esse respeito. Uma tensão excessiva no enxerto pode aumentar as chances de lesão fisária, que é sensível às forças de compressão, pelo princípio de Hueter-Volkman.

LESÃO DO LIGAMENTO CRUZADO POSTERIOR

O LCP é amplamente reconhecido como o restritor primário contra o deslocamento posterior da tíbia. A verdadeira incidência das lesões do LCP é desconhecida porque muitas dessas são perdidas durante a avaliação inicial ou porque muitos pacientes não procuram atendimento médico no momento em que ocorrem.[9]

As lesões do LCP são significativamente menos comuns e menos estudadas do que as lesões do LCA, sobretudo na população pediátrica. Embora raras nessa população, podem apresentar variados padrões de lesão, inclusive em associação com complexas patologias do joelho, como luxações, lesões multiligamentares e meniscais.[10]

É provável que o mecanismo mais conhecido seja o trauma direto orientado posteriormente na tíbia proximal contra o painel do carro com o joelho fletido. Uma variante de baixa velocidade desse mecanismo é a queda com o joelho flexionado e com o pé igualmente fletido. A hiperextensão forçada do joelho é outro mecanismo de lesão descrito.[9] Os sintomas mais comuns são dor na fossa poplítea e, ao exame clínico, pode-se observar recurvato, e o teste da gaveta posterior é positivo. A RM nas lesões agudas apresenta sensibilidade e especificidade próximas de 100%. No entanto, quando a lesão é crônica, a precisão do exame é menor em função da dificuldade de interpretação.[9]

O tratamento conservador tem sido a abordagem de primeira linha para a lesão do LCP na população pediátrica por causa dos riscos cirúrgicos de lesão fisária, que pode gerar parada do crescimento, causando dismetrias e/ou deformidades angulares. No entanto, ainda existe uma carência na literatura em relação ao tratamento da lesão do LCP em pacientes jovens, e o tratamento cirúrgico pode ser uma opção viável em casos selecionados.[10] As lesões parciais e isoladas costumam receber tratamento conservador, com bons resultados.

Os pacientes com esqueleto imaturo sofrem, com mais frequência, lesões por avulsão do LCP, em que um fragmento de cartilagem ou osso, ou ambos, pode ser desinserido com o ligamento, no lado tibial ou femoral. Em tais casos, um reparo artroscópico primário, incluindo técnicas que respeitam ou poupam a fise, pode restaurar a estabilidade do joelho, mesmo quando a abordagem ocorre na fase subaguda, várias semanas após a lesão.[10] A reconstrução com enxerto também restaura a estabilidade e deve ser considerada se os sintomas crônicos são refratários às medidas conservadoras tradicionais.

Em geral, a cirurgia para a lesão do LCP em pacientes pediátricos e adolescentes deve ser considerada com cuidado, considerando-se a idade do paciente, o tipo de lesão e o curso pós-operatório no indivíduo com uma lesão crônica.[10]

LESÃO DOS LIGAMENTOS COLATERAIS DO JOELHO

Tal como acontece com os ligamentos cruzados, a lesão de um ligamento colateral é uma raridade em crianças, sendo mais frequente em adolescentes com idade superior a 13 anos,[11] quando a lesão costuma envolver o ligamento colateral medial combinado com lesões adicionais, como meniscais.[12]

> **ATENÇÃO!** Em crianças menores e pré-púberes, a probabilidade de ocorrer uma lesão fisária é maior do que a de ocorrer lesão ligamentar, pelo fato dos ligamentos serem mais resistentes que a própria fise, quando o joelho é submetido a uma força de estresse em varo ou valgo.

Rupturas de ligamento colateral em crianças ocorrem, geralmente, por avulsão óssea. O mecanismo da lesão envolve um estresse em valgo ou rotacional para o ligamento colateral medial e um estresse com força maior em varo para o colateral lateral, pois, nesse caso, o músculo poplíteo e o ligamento poplíteo fibular também fornecem estabilidade, fazendo com que essa lesão seja de extrema raridade. O diagnóstico baseia-se na história e no exame físico. Uma RM pode ser necessária.

As lesões do ligamento colateral medial são comuns em atletas jovens, conforme demonstrado por Roach e colaboradores,[13] com incidência global de 7,3 por mil atletas ao ano. Geralmente, as lesões do ligamento colateral medial são classificadas de acordo com a Associação Médica Americana, que leva em consideração a abertura medial do joelho ao estresse em valgo com 30° de flexão. Na lesão de grau 1, a abertura é menor do que 5 mm. No grau 2, a abertura é entre 5 e 10 mm e, no grau 3, maior que 10 mm.

A maioria das lesões é tratada de modo conservador, com ênfase na reabilitação precoce, na amplitude de movimento e nos exercícios. A carga pode ser permitida. Nas lesões de grau 3, a imobilização com o intuito de evitar o estresse em varo/valgo do joelho pode ser indicada.

A lesão do ligamento colateral fibular é de frequência muito rara em crianças, e o tratamento segue o protocolo recomendado para as lesões em adultos.

LESÕES MENISCAIS

Os meniscos têm como função participar da nutrição da cartilagem articular, auxiliando na distribuição do líquido sinovial, na estabilização secundária, por exemplo, impedindo a anteriorização da tíbia após a lesão do ligamento cruzado anterior, e, em especial, na distribuição de carga na superfície articular dos joelhos. Em torno de 50% da área de contato articular medial é fornecida pelo menisco medial, e o lateral é responsável por 70% da área de contato articular lateral.

> **ATENÇÃO! A verdadeira incidência de lesões meniscais em crianças e adolescentes ainda é desconhecida. Estima-se que somente 5% das lesões meniscais ocorram nessa população.[14]**

Em geral, as lesões meniscais ocorrem associadas a anomalias congênitas meniscais, como menisco discoide (**FIG. 61.7**). Lesões meniscais não discoides isoladas nos pacientes menores de 18 anos são raras. Há alta associação com lesões do LCA, quando ocorre classicamente uma lesão do menisco lateral no quadro agudo. Samora e colaboradores encontraram uma prevalência de 69% de lesões meniscais durante a reconstrução do LCA em 124 joelhos com imaturidade esquelética.[15]

O mecanismo costuma envolver entorse de joelho durante a prática de esportes.[16] A queixa mais comum é dor, mas, muitas vezes, a localização exata é difícil de determinar. Além de dor, edema ou derrame articular, ressalto, falseios ao deambular e bloqueio articular podem estar presentes.[17] No exame físico, está presente dor à palpação da interlinha articular, e os testes para lesão meniscal, como Apley e McMurray, são pouco confiáveis em crianças menores.

Radiografias padrão em anteroposterior, perfil e *tunel view* devem ser solicitadas no quadro agudo, pois são muito úteis no diagnóstico diferencial, como osteocondrite dissecante, luxação patelar, fraturas osteocondrais ou fisárias. A RM é o exame de eleição quando a história e o exame físico são sugestivos de lesão meniscal; no entanto, tem menor sensibilidade e especificidade na avaliação do menisco pediátrico em comparação com a população adulta. A grande vascularização meniscal na criança pode mimetizar lesões na RM.

As lesões meniscais não discoides na população pediátrica têm maior potencial de cura em comparação com as lesões no menisco adulto, o que favorece uma abordagem cirúrgica preservadora na maioria das situações. A morfologia ideal para a reparação é uma lesão longitudinal, vertical na zona vascular vermelho-vermelha ou branco-vermelha. Felizmente, esses padrões de lesão são frequentes em crianças. Algumas lesões pequenas e não deslocadas podem ser tratadas de modo conservador.[15]

Nos casos cirúrgicos, a artroscopia é o tratamento considerado padrão, com meniscectomia parcial ou reparo meniscal através das técnicas *inside-out*, *outside-in* ou *all-inside* (**FIG. 61.8**).[15] Os maus resultados da menisectomia total e subtotal, associados com a falta de resultados em longo prazo da menisectomia parcial nessa população, incentivam a tentativa de preservação meniscal.[15]

FRATURAS DA EMINÊNCIA TIBIAL

Essas fraturas são responsáveis por 2 a 5% de todas as lesões do joelho em crianças e adolescentes. Costumam ocorrer em pacientes entre 8 e 14 anos, antes do fechamento da fise, sendo considerada o equivalente à lesão do LCA na infância.

Fraturas da eminência tibial têm ocorrência frequente quando o joelho está submetido a uma força de hiperextensão e torção, muitas vezes ao participar de jogos que envolvem mecanismo de *pivot* e parada. Esse mecanismo causa aumento da tensão no LCA e subsequente avulsão óssea da fixação tibial do ligamento. O mesmo mecanismo tende a causar ruptura do LCA em adultos. Os pacientes apresentam joelho doloroso e com edema. Hemartrose ocorre com frequência. O diagnóstico pode ser feito com radiografias-padrão anteroposterior e laterais (**FIG. 61.9**).

A RM fornece informações adicionais, demonstrando o grau de danos ao ligamento cruzado anterior,[18] além de outras lesões não ósseas associadas, como meniscais, de

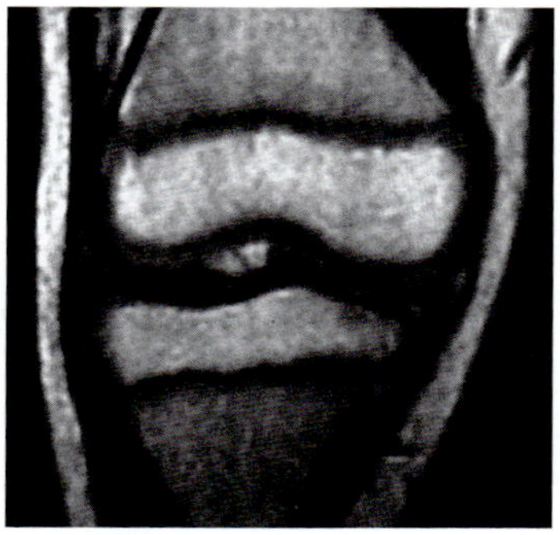

FIGURA 61.7 → Técnica transepifisária.

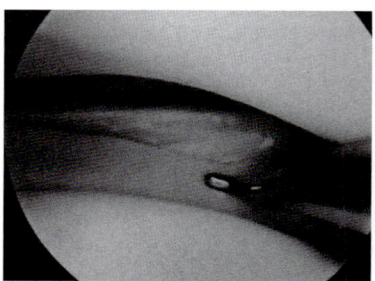

FIGURA 61.8 → Imagem artroscópica de lesão meniscal em adolescente. Durante o procedimento, pode-se observar a mobilidade da lesão quando testada com o probe.

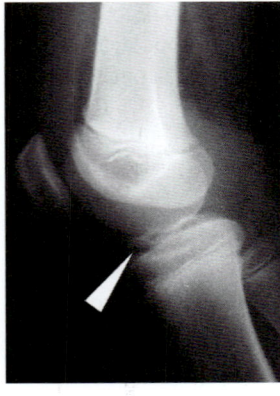

FIGURA 61.9 → Fratura da eminência tibial.

cartilagem, ligamentares ou, ainda, demonstrando a interposição do ligamento intermeniscal na fratura.

Meyers e McKeever[19] classificaram as fraturas da eminência tibial em três tipos para orientar o tratamento, com base no grau de deslocamento e rotação. Fraturas do tipo I são as não deslocadas (< 3 mm) e devem ser tratadas com imobilização gessada ou *brace*. O joelho é deixado ligeiramente flexionado até 40°, para evitar tensão no LCA. Deve-se evitar a hiperextensão para não tensionar o feixe neurovascular. As fraturas do tipo II são parcialmente deslocadas, mas o fragmento fraturado ainda está ligado à tíbia. Uma redução fechada, fazendo a extensão do joelho, deve ser tentada nessas fraturas e mantida em um gesso ou *brace* em caso de êxito. A redução deve ser confirmada por fluoroscopia ou raio X, aplicado gesso, e um acompanhamento rigoroso deve ser realizado pelo risco de perda da redução. Fraturas irredutíveis exigem redução cirúrgica e estabilização do fragmento. As fraturas do tipo III são completamente deslocadas e de difícil redução por meios fechados, necessitando, portanto, de tratamento cirúrgico.[20]

O tratamento cirúrgico com parafusos **(FIG. 61.10)**, suturas e âncoras, sem transpor a fise em crianças menores, por técnica aberta ou artroscópica, fornece excelente resultado funcional, apesar de alguma frouxidão ligamentar residual.

Entre as complicações potenciais nas fraruras da eminência tibial, podem ser citadas pseudartrose, consolidação viciosa, artrofibrose, hiperfrouxidão residual (usualmente subclínica), distúrbios do crescimento, perda da extensão do joelho devido à limitação mecânica do fragmento não reduzido e complicações relacionadas ao implante utilizado.

Em relação ao retorno às atividades e à prevenção da artrofibrose, Patel e colaboradores[21] demonstraram que o início precoce da mobilização, em média 23 dias após a estabilização da fratura, permite o retorno mais rápido às atividades, assim como diminui a probabilidade de ocorrência de artrofibrose.

É raro que a ocorrência de pseudartrose de uma fratura da eminência tibial cause deformidade em flexo do joelho, que pode exigir a excisão do foco de não união e reinserção do LCA em sua posição anatômica usual.

FRATURA DA TUBEROSIDADE DA TÍBIA

Fraturas do tubérculo tibial são raras e constituem menos de 1% de todas as lesões fisárias. Ocorrem, geralmente, em meninos com idade entre 14 e 17 anos, próximos da maturidade esquelética. O mecanismo de lesão é contração forçada do quadríceps com o joelho estendido.[22] As fraturas costumam ser relacionadas com atividades esportivas.

A histogênese do tubérculo tibial durante a adolescência o torna suscetível à fratura por avulsão. A tuberosidade tibial se desenvolve como uma modificação estrutural da porção anterior da epífise tibial e é capaz de resistir a forças de tração, pois é composta principalmente de fibrocartilagem. O centro de ossificação secundário da tuberosidade se estende proximalmente através da fise tibial proximal, e esta ponte cartilaginosa entre os dois centros funde-se em torno dos 17 anos. A fibrocartilagem da tuberosidade tibial é substituída por cartilagem fisária hipertrófica na direção de proximal para distal, o que permite uma avulsão angular, propagada de distal para proximal.[2]

Watson-Jones[23] descreveu três tipos de fraturas por avulsão do tubérculo tibial. No tipo I, um pequeno fragmento da tuberosidade é avulsionado e deslocado para cima. No tipo II, o conjunto formado pelo lábio anterior da epífise tibial é articulado para cima, sem completar a fratura em sua base. No tipo III, toda a tuberosidade tibial é

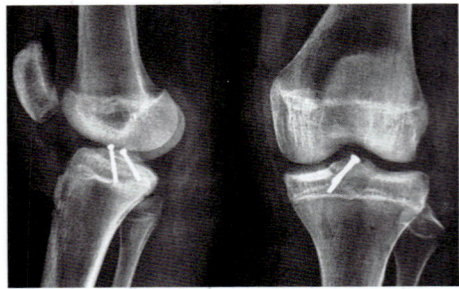

FIGURA 61.10 → Fratura da eminência tibial fixada com parafusos canulados de 3,5 mm, por via artroscópica. Os parafusos não devem atravessar a placa fisária.

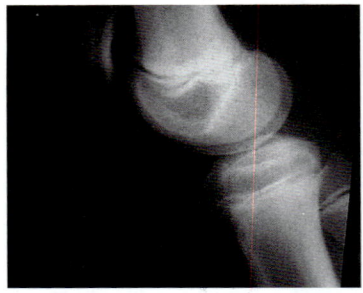

FIGURA 61.11 → Fratura da tuberosidade anterior da tíbia com desvio. Observa-se a patela mais alta devido ao deslocamento superior do fragmento da fratura.

fraturada em sua base, com a linha de fratura dirigida proximal e posteriormente na superfície articular, sendo este o tipo mais comum.

Edema, dor e desconforto direto sobre a tuberosidade estão presentes em quase todos os pacientes, que costumam chegar ao atendimento inicial com o joelho fletido entre 20 e 40° pelo espasmo dos isquiotibiais. Os que apresentam lesão tipo I conseguem estender ativamente o joelho, mas não contra resistência.[2] Os pacientes com lesão tipos II/III não conseguem estender o joelho. Um fragmento de osso triangular livremente móvel pode ser palpado por via subcutânea entre a extremidade proximal da tíbia e a patela, a qual pode apresentar-se deslocada proximamente em até 10 cm.[2] O tamanho e o desvio do fragmento da tuberosidade tibial podem ser mais bem avaliados em radiografia lateral **(FIG. 61.11)**.

Lesões do tipo I com mínimo deslocamento podem ser tratadas com imobilização gessada mantendo o joelho em extensão por seis semanas. A adequação da redução de uma lesão do tipo I pode ser determinada pela posição da patela em comparação com a do membro não afetado. Fraturas deslocadas tipos II e III são tratadas com redução aberta e fixação interna com parafuso canulado colocado horizontalmente através da tuberosidade na metáfise.

> **ATENÇÃO! A grande lesão de periósteo que ocorre nesse tipo de fratura não pode ser esquecida, podendo ficar interposta no foco de fratura, impedindo a consolidação.**

Se houver cominuição importante, pinos de Steinmann rosqueados podem ser utilizados e reforçados com suturas periosteais. Qualquer extensão intra-articular necessita de reconstrução anatômica. O tratamento com quatro a seis semanas de imobilização em um gesso cilíndrico permite à maioria dos pacientes retomar as atividades esportivas três a seis meses após a lesão.[2] Como essas lesões ocorrem próximas à maturidade esquelética, é rara a ocorrência de recurvato como complicação **(FIG. 61.12)**.

FRATURAS DE PATELA

A patela é o maior osso sesamoide do corpo humano. As fraturas são raras na infância, sendo que apenas 1% dessas fraturas ocorre na população pediátrica.[24] As lesões costumam ocorrer entre 9 e 15 anos.[25] Entre os mecanismos mais comuns estão o trauma direto ou a contração vigorosa do quadríceps durante um salto. A criança apresenta-se com dor e edema no polo distal da patela. Se a fratura é muito desviada, o paciente apresenta hemartrose, patela alta e *gap* palpável no ligamento patelar.

Os pacientes não conseguem estender ativamente o joelho. O mais esperado é que ocorra avulsão de um fragmento de cartilagem não ossificado no polo inferior da patela, o que dificulta o diagnóstico radiográfico, evidenciando muitas vezes apenas a presença de patela alta. Quando ocorre dúvida diagnóstica, a RM pode ser útil para confirmação.

As fraturas de patela são classificadas de acordo com a localização, o padrão e o grau de deslocamento. Entre os diagnósticos diferenciais, estão patela bipartida – condição geralmente observada no canto superolateral – e doença de Sinding-Larsen-Johansson, uma osteocondrite de tração no polo inferior que pode ser confundida com fratura.

O tratamento das fraturas de patela deslocadas (mais de 2 mm) consiste em redução aberta e fixação interna seguida por um período de imobilização por seis a oito semanas com gesso cilíndrico. A técnica cirúrgica por meio de banda de tensão **(FIG. 61.13)** é uma das mais utilizadas e fornece bons resultados. Após a retirada do gesso, os exercícios de amplitude de movimento e de fortalecimento muscular devem ser iniciados.[25] As fraturas sem desvio e com mecanismo extensor intacto podem ser tratadas de modo conservador.

LESÕES FISÁRIAS DO FÊMUR DISTAL

Fraturas da fise distal do fêmur são raras, representando cerca de 5% de todas as lesões fisárias.[26] Costumam ser resultado de trauma de alta energia (acidentes

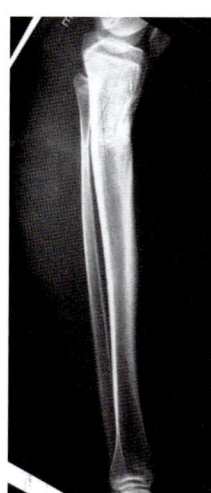

FIGURA 61.12 → Recurvato da tíbia proximal como sequela de fratura da tuberosidade anterior da tíbia.

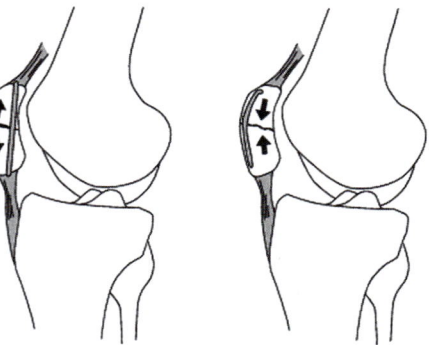

FIGURA 61.13 → Técnica da banda de tensão, em que as forças de distração são convertidas em forças de compressão quando a técnica é usada da maneira adequada.

automobilísticos), com o joelho em hiperextensão, ou associadas a atividades esportivas em adolescentes.

É comum os pacientes apresentarem-se com dor e edema na região distal da coxa e do joelho, sendo incapazes de sustentar o peso no membro afetado. O joelho tende a ficar em flexão em decorrência de espasmo dos isquiotibiais.[2] O exame neurovascular deve ser rigoroso, sobretudo nos indivíduos com edema mais acentuado.

As fraturas classificadas como Salter-Harris tipo II[27] **(FIG. 61.14)** são as mais comuns. No entanto, essa classificação nem sempre oferece um prognóstico preciso para lesões fisárias do fêmur distal.[28] A idade do paciente, a gravidade do trauma, a magnitude do deslocamento e a qualidade da redução são fatores prognósticos mais importantes.[2]

Com frequência, a fratura não tem desvios e não mostra nenhuma alteração ao exame radiográfico **(FIG. 61.15)**. Radiografias sob estresse são, muitas vezes, necessárias para fazer o diagnóstico com precisão. Uma vez diagnosticada a fratura, o tratamento consiste na redução fechada e imobilização com gesso longo para lesões estáveis e redução aberta e fixação interna para lesões não redutíveis e instáveis.[18]

A redução anatômica é essencial em adolescentes próximos à maturidade esquelética, situação em que se aceita um pequeno deslocamento anteroposterior e não mais do que 5° de varo/valgo.[2]

A redução deve ser obtida principalmente por tração, sob anestesia geral.[2] Posições extremas de flexão ou extensão para manter a redução devem ser evitadas, pois podem causar lesões vasculares. Fixação interna com pinos percutâneos ou parafusos pode ser usada nas fraturas minimamente deslocadas e estáveis. Pinos lisos devem cruzar na metáfise, proximalmente à fratura, evitando que a epífise rode no local da fratura. Se existir um fragmento metafisário maior, dois parafusos canulados podem ser inseridos transversalmente para fixar a fratura, sem cruzar a fise. A imobilização gessada acima do joelho é aplicada com este em 5 a 10° de flexão.

Fraturas Salter-Harris tipos III e IV devem ser tratadas com redução anatômica aberta e fixadas, de preferência, com parafusos canulados paralelos à fise. Pequenos desvios fisários podem resultar na formação de uma barra óssea que causa discrepância de comprimento dos membros e deformidades angulares.[2] Entre as complicações, as vasculares exigem redução imediata no centro cirúrgico e reavaliação quanto ao retorno da perfusão, com necessidade de avaliação vascular quando esta não se normaliza.

O fechamento prematuro da placa de crescimento apresenta incidência maior no fêmur distal do que em outras fises do corpo, mesmo em lesões Salter-Harris I e II, possivelmente pelo padrão ondulado da cartilagem de crescimento nessa localização.

A lesão pode acometer áreas da camada germinativa da fise. A intensidade do trauma necessário para deslocar essa fise, que é bastante estável, também explica a incidência maior de barras fisárias nessa topografia. É importante comunicar os pais sobre a possibilidade de tal complicação.

LESÕES FISÁRIAS DA TÍBIA PROXIMAL

As lesões fisárias da tíbia proximal são responsáveis por menos de 2% de todas as lesões fisárias.[26] Alguns autores acreditam que a fise tibial proximal é protegida de lesões pelo ligamento colateral lateral que se insere na fíbula e do ligamento colateral medial que se insere na metáfise distal à fise e na região posteromedial, minimizando as forças de transmissão através da fise com as cargas de

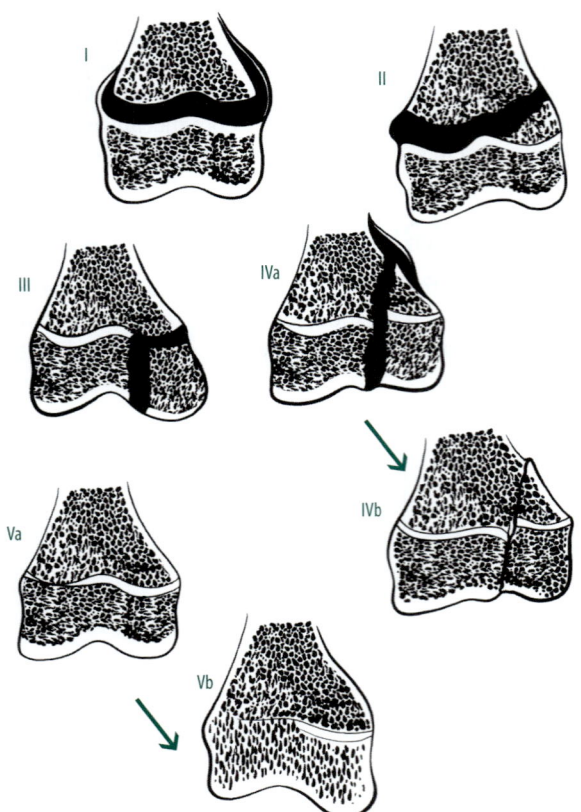

FIGURA 61.14 → Classificação de Salter Harris para as lesões fisárias.

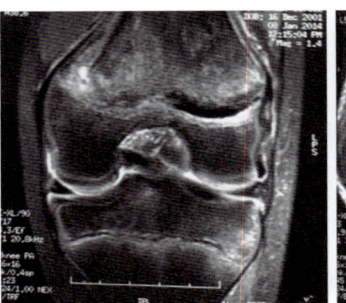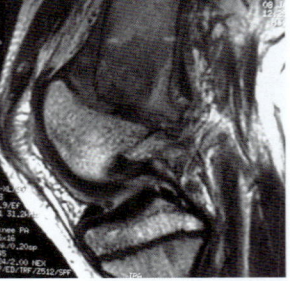

FIGURA 61.15 → RM mostrando fratura grau I de Salter-Harris com desvio.

flexão. Em adição, a inserção do músculo semimembranoso se abre sobre o aspecto posteromedial da fise tibial proximal.[29,30]

As fraturas da epífise proximal da tíbia ocorrem em crianças maiores e adolescentes, após acidentes de trânsito ou traumas relacionados aos esportes. As lesões Salter-Harris tipo II são as mais comuns (**FIG. 61.16**).

O mecanismo da lesão é, em geral, uma força em hiperextensão, que desloca a metáfise tibial posteriormente. É raro uma força de flexão provocar lesão Salter-Harris II ou III.[27] A fise tibial proximal fecha assimetricamente de posterior para anterior, e uma força de flexão pode causar esse tipo de fratura quando o aspecto posterior da fise está fechada e a porção anterior ainda está aberta.[2]

Dor intensa, edema e limitação da flexoextensão são evidentes. O deslocamento posterior da metáfise proximal da tíbia produz concavidade visível e palpável anteriormente ao nível da tuberosidade tibial.[2]

As fraturas sem desvio podem exigir radiografias oblíquas para visualização. Radiografias de estresse nos planos coronal e sagital podem ajudar no diagnóstico. Em alguns casos, TC ou RM podem ser necessárias. O tratamento envolve imobilização para as fraturas estáveis e redução aberta e fixação interna para as fraturas instáveis e intra-articulares.[18]

A maioria das fraturas Salter-Harris tipos I e II pode ser tratada com redução fechada e imobilização. Para as fraturas tipos III e IV com deslocamento, a redução fechada e pinagem percutânea com fios de Kirchner ou parafusos canulados guiados por intensificador de imagem, inseridos horizontalmente, sem cruzar a fise, podem ser uma boa opção. Em caso de insucesso na redução incruenta (devido, principalmente, à interposição de partes moles), em qualquer fratura, a redução aberta é indicada. Após a redução, o membro é imobilizado com o joelho em 10 a 20° de flexão durante seis a oito semanas.[2]

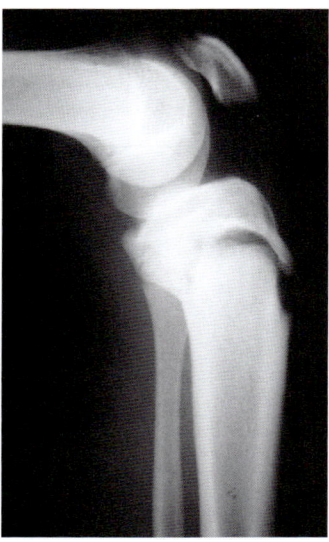

FIGURA 61.16 → Fratura tipo II de Salter-Harris da fise proximal da tíbia em um menino de 13 anos.

As complicações mais comuns são deformidade angular e discrepância de comprimento. As discrepâncias são menos frequentes devido à idade em que as fraturas ocorrem. Existe também um elevado potencial para lesões vasculares pela íntima relação da artéria poplítea com a epífise proximal da tíbia. Outras complicações incluem síndrome compartimental, lesão do nervo fibular e lesões ligamentares e meniscais associadas.

LUXAÇÃO TRAUMÁTICA DE PATELA

A instabilidade femoropatelar é um problema complexo que ocorre com maior frequência em adolescentes. A incidência anual é estimada em 43 por mil.[31] Em geral, a articulação patelofemoral possui uma arquitetura, associada às cargas que passam pelo joelho, que a torna propensa à instabilidade. Esses deslocamentos ocorrem quase que exclusivamente em direção lateral e têm associação frequente com lesão do ligamento patelofemoral medial e da superfície articular da patela e fêmur distal.[32] Muitas vezes, essas lesões associadas ditam a recuperação e a necessidade de intervenção. A maioria das luxações patelares ocorre em adolescentes ativos entre 14 e 20 anos, sem clara predileção por gênero.[33]

Ainda é pouco conhecida a história natural dessa condição. Os avanços nos campos da RM e da artroscopia têm ajudado a redefinir o diagnóstico e o tratamento da instabilidade femoropatelar e suas lesões associadas.[32]

A maioria das luxações patelares agudas reduz de modo espontâneo. Menos de 20% dos pacientes procuram atendimento apresentando luxação franca.[33] A maioria descreve história de evento agudo, traumático, buscando atendimento com o joelho edemaciado, doloroso, com dor à palpação ao nível do retináculo medial. O joelho estará fletido caso o paciente chegue ao atendimento antes da redução.

O mecanismo mais provável envolve torção do joelho fletido e em valgo com a perna em rotação interna, sendo mais comum durante a prática de atividades físicas. A história familiar positiva pode estar presente em 9 a 15% dos pacientes.[33]

A avaliação radiográfica inicial em anteroposterior, perfil e axial de patela pode ser útil para avaliar a congruência articular e a presença de patela alta e/ou displasia troclear, assim como para a detecção de lesões osteocondrais, presentes com maior frequência no côndilo lateral do fêmur e na face posteromedial da patela.

Nas lesões osteocondrais com fragmentos menores ou na persistência de derrame articular ou dor à mobilização, indica-se RM ou artroscopia. Um número significativo de pacientes com instabilidade femoropatelar aguda traumática evolui com instabilidade crônica ou dor femoropetelar.[34] As taxas de reluxação podem variar de 15 a 44%, conforme a literatura.[35,36]

O tratamento inicial consiste na redução incluenta, que deve ser realizada com o paciente em decúbito ventral, deixando o quadril em extensão, o que causa o relaxamento dos isquiotibiais. O joelho, então, é estendido aos poucos, obtendo-se a redução. Radiografias pós-redução devem ser solicitadas para pesquisar a presença de fragmentos livres intra-articulares, o que é indicação de artroscopia.

Na presença de hemartrose volumosa, a punção de alívio costuma ser necessária. A presença de gotículas de gordura no líquido aspirado é sugestiva de fratura. Se não forem encontradas lesões osteocondrais no exame inicial, o paciente deve ser imobilizado por período de uma a duas semanas, com carga permitida conforme seu conforto, sendo que, após esse tempo, é reavaliado e iniciada então a reabilitação em caso de melhora do edema e da mobilidade indolor. Inicialmente, devem ser feitos exercícios isométricos para o quadríceps, propriocepção, e, progressivamente, até o retorno às atividades. Caso não ocorra melhora, deve-se considerar lesão intra-articular e prosseguir a investigação.

O tratamento cirúrgico precoce deve ser considerado em pacientes com lesões osteocondrais associadas, naqueles com defeitos palpáveis no complexo ligamento patelofemoral medial–vasto medial oblíquo, e em atletas de alto nível. O tratamento de escolha na lesão aguda é o reparo do ligamento patelofemoral medial. Além disso, se a instabilidade persistir, apesar do programa de reabilitação adequado, a cirurgia também deve ser considerada no intuito de evitar lesão articular progressiva.[32] Nesse caso, as técnicas variam em liberação lateral, retensionamento medial e melhora do alinhamento anatômico,[37] sendo que, qualquer que seja a técnica, a reconstrução do ligamento patelofemoral medial sempre deve ser realizada.

FRATURAS OSTEOCONDRAIS

As fraturas osteocondrais caracterizam-se por serem mais frequentes em adolescentes do que em adultos, pois a resistência do conjunto osteocondral no adulto é maior do que em esqueletos imaturos. São fraturas sutis, com diagnóstico não muito evidente, que pode passar despercebido ao exame inicial.

A luxação patelar é a causa mais frequente, em que ocorre uma forte força de cisalhamento pelo deslocamento da patela para fora da tróclea na luxação traumática. Pode ocorrer também durante a redução da luxação.[38]

O diagnóstico deve ser sempre lembrado, e a gravidade das lesões não se traduz no exame radiográfico. Uma pequena lesão de osso subcondral ao raio X pode ser um grande fragmento de cartilagem à RM **(FIG. 61.17)**.

Deve-se considerar a ocorrência de fratura osteocondral associada em casos de luxação evidente de patela com hemartrose.[39] A punção articular é necessária nesses casos. A incidência das fraturas osteocondrais no côndilo lateral **(FIG. 61.18)** e na patela nas luxações varia de 30 a 50%.[40,41]

Como diagnóstico diferencial, a osteocondrite dissecante **(FIG. 61.19)** deve ser lembrada, sendo que, essa,

diferentemente das fraturas osteocondrais, acomete mais o côndilo femoral medial.

O tratamento envolve a ressecção em situações nas quais o fragmento é pequeno e fora da area de apoio. Em todas outras situações, a redução e a fixação devem ser realizadas,[42,43] com implantes bioabsorvíveis ou parafusos de Hebert, por exemplo. Mesmo a redução de fragmentos sem osso subcondral, que não é indicada em adultos, deve ser feita em crianças, desde que a fixação seja estável.

> **ATENÇÃO! O atraso no diagnóstico causa a discussão sobre quanto tempo após a fratura a redução ainda é de possível realização. Na literatura, preconiza-se até dois meses após a fratura.[44,45]**

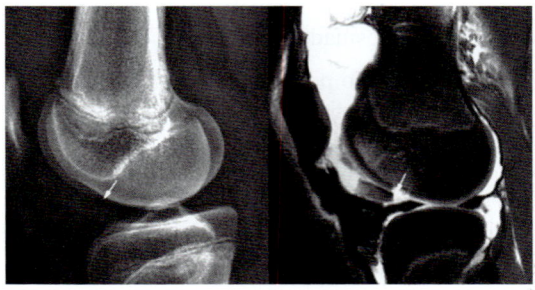

FIGURA 61.17 → Lesão de osso subcondral em raio X, podendo ser um grande fragmento de cartilagem na RM.

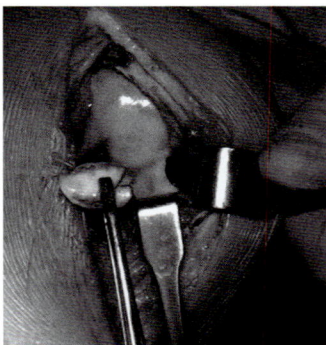

FIGURA 61.18 → Lesão osteocondral no côndilo lateral do fêmur.

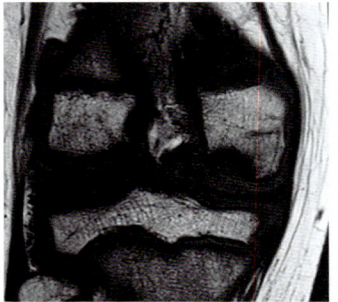

FIGURA 61.19 → Osteocondrite dissecante de côndilo femoral medial.

As dificuldades da redução tardia envolvem fragmento solto intra-articular e o leito da fratura. Em situações de falta de diagnóstico e tratamento, há a possibilidade de evolução para degeneração articular.[43]

Referências

1. Zionts LE. Fractures and dislocations about the knee. In: Green NE, Swiontkowski MF, editors. Skeletal trauma in children. Philadelphia: Saunders; 2003. p. 439-71.

2. Beaty JH, Kumar A. Fractures about the knee in children. J Bone Joint Surg Am. 1994;76(12):1870-80.

3. Harvell JC, Fu FH, Stanitski CL. Diagnostic arthroscopy of the knee in children and adolescents. Orthopedics 1989;12(12):1555-60.

4. Suman RK, Stother IG, Illingworth GV. Diagnostic arthroscopy of the knee in children. J Bone Joint Surg Br. 1984;66(4):535-7.

5. Wessel LM, Scholz S, Rüsch M. Characteristic pattern and management of intra-articular knee lesions in different pediatric age groups. J Pediatr Orthop. 2001;21(1):14-9.

6. Luhmann SJ. Acute traumatic knee effusions in children and adolescents. J Pediatr Orthop. 2003;23(2):199-202.

7. Maffulli N, Buono A. Anterior cruciate ligament tears in children. Surgeon. 2013;11(2):59-62.

8. Hinton RY, Rivera VR, Pautz MJ, Sponseller PD. Ligamentous laxity of the knee during childhood and adolescence. J Pediatr Orthop. 2008;28(2):184-7.

9. Jari S, Shelbourne KD. Operative natural history and nonoperative treatment of posterior cruciate ligament injuries. Tech Sports Med. 2001;9(2):53-9.

10. Kocher MS, Shore B, Nasreddine A, Heyworth B. Treatment of posterior cruciate ligament injuries in pediatric and adolescent patients. J Pediatr Orthop. 2012;32(6):553-60.

11. Skak SV, Jensen TT, Poulsen TD, Stürup J. Epidemiology of knee injuries in children. Acta Orthop Scand. 1987;58(1):78-81.

12. Eiskjaer S, Larsen ST. Arthroscopy of the knee in children. Acta Orthop Scand. 1987;58(3):273-6.

13. Roach CJ, Haley CA, Cameron KL, Pallis M, Svoboda SJ, Owens BD. The epidemiology of medial collateral ligament sprains in young athletes. Am J Sports Med. 2014; 42(5):1103-9.

14. Busch MT. Meniscal injuries in children and adolescents. Clin Sports Med. 1990;9(3):661-80.

15. Bellisari G, Samora W, Klingele K. Meniscus tears in children. Sports Med Arthrosc Rev. 2011;19(1):50-5.

16. Willis RB. Meniscal injuries in children and adolescents. Oper Tech Sports Med. 2006;14(3):197-202.

17. Stanitski CL. Meniscal injuries in the skeletally immature patient. In: Delee J, editor. Delee and Drez's orthopaedic sports medicine. 2nd ed. Philadelphia: W.B. Saunders; 2003. p. 1687-92.

18. Jones MH, Simon JE, Winell JJ. Pediatric knee fractures. Curr Opin Pediatr. 2005;17(1):43-7.

19. Meyers MH, McKeever FM. Fracture of the intercondylar eminence of the tibia. J Bone Joint Surg Am. 1970;52: 1677-84.

20. Accousti WK, Willis RB. Tibial eminence fractures. Orthop Clin North Am. 2003;34(3):365-75.

21. Patel NM, Park MJ, Sampson NR, Ganley TJ. Tibial eminence fractures in children: earlier posttreatment mobilization resultsin improved outcomes. J Pediatr Orthop. 2012;32(2):139-44.

22. McKoy BE, Stanitski CL. Acute tibial tubercle avulsion fractures. Orthop Clin North Am. 2003;34(3):397-403.

23. Watson-Jones R. Fractures and joint injuries. 4th ed. Edinburgh: Livingstone; 1955. v. 2.

24. Duri ZA, Patel DV, Aichroth PM. The immature athlete. Clin Sports Med. 2002;21(3):461-82, ix.

25. Dai LY, Zhang WM. Fractures of the patella in children. Knee Surg Sports Traumatol Arthrosc. 1999;7(4):243-5.

26. Peterson CA, Peterson HA. Analysis of the incidence of injuries to the epiphyseal growth plate. J Trauma. 1972; 12(4):275-81.

27. Salter RB, Harris WR. Injuries involving the epiphyseal plate. J Bone Joint Surg Am. 1963;45(3):587-622.

28. Czitrom AA, Salter RB, Willis RB. Fractures involving the distal epiphyseal plate of the femur. Int Orthop. 1981; 4(4):269-77.

29. Burkhart SS, Peterson HA. Fractures of the proximal tibial epiphysis. J Bone Joint Surg Am. 1979;61(7):996-1002.

30. Gill JG, Chakrabarti HP, Becker SJ. Fractures of the proximal tibial epiphysis. Injury. 1983;14(4):324-31.

31. Nietosvaara Y, Aalto K, Kallio P. Acute patellar dislocation in children: incidence and associated osteochondral fractures. J Pediatr Orthop. 1994;14(4):513-5.

32. Beasley LS, Vidal AF. Traumatic patelar dislocation in children and adolescents: treatment update and literature review. Curr Opin Pediatr. 2004;16(1):29-36.

33. Stanitski CL. Patellar instability in the skeletally immature patient. In: Delee JC, Drez D, Miller MD, editors. DeLee & Drez's orthopaedic sports medicine. Philadelphia: W.B. Saunders; 2003. v. 2, p. 1749-60.

34. Nakagawa K1, Wada Y, Minamide M, Tsuchiya A, Moriya H. Deterioration of long-term clinical results after the Elmslie-Trillat procedure for dislocation of the patella. J Bone Joint Surg Br. 2002;84(6):861-4.

35. Arendt EA, Fithian DC, Cohen E. Current concepts of lateral patella dislocation. Clin Sports Med. 2002;21(3):499-519.

36. Cofield RH, Bryan RS. Acute dislocation of the patella: results of conservative treatment. J Trauma. 1977;17(7): 526-31.

37. Stanitski CL. Patellar instability in the school age athlete. Instr Course Lect. 1998;47:345-50.

38. Weber O, Goost H, Kabir K, Florczyk A, Wirtz D, Burger C. Osteochondral fractures of the distal femur. Z Orthop Unfall. 2007;145(4):436-40.

39. Vellet AD, Marks PH, Fowler PJ, Munro TG. Occult posttraumatic osteochondral lesions of the knee: prevalence, classification, and short-term sequelae evaluated with MR imaging. Radiology. 1991;178(1):271-6.

40. Nomura E, Inoue M, Kurimura M. Chondral and osteo-chondral injuries associated with acute patellar dislocation. Arthroscopy. 2003;19(7):717-21.

41. Nietosvaara Y, Aalto K, Kallio PE. Acute patellar dislocation in children: incidence and associated osteochondral fractures. J Pediatr Orthop. 1994;14(4):513-5.

42. Scopp JM, Mabdelbaum BR. Cartilage restoration: overview of treatment options. J Knee Surg. 2004;17(4):229-33.

43. Mashoof AA, Scholl MD, Lahav A, Greis PE, Burks RT. Osteochondral injury to the mid-lateral weight-bearing portion of the lateral femoral condyle associated with patella dislocation. Arthroscopy. 2005;21(2):228-32.

44. Lüthje P, Nurmi-Lüthje I. Osteochondral fracture of the knee treated with bioabsorbable implants in two adolescents. Acta Orthop Belg. 2008;74(2):249-54.

45. Hoshino CM, Thomas BM. Late repair of an osteochondral fracture of the patella. Orthopedics. 2010;33(4):270-3.

62
Fraturas ao nível do joelho no adulto

Ricardo Sprenger Falavinha

FRATURAS DO FÊMUR DISTAL

A fratura do fêmur distal é comum na pessoa idosa e resulta de traumas de baixa energia. No paciente jovem, não é comum e resulta de trauma de altas energia e velocidade. Corresponde a 5% das fraturas do fêmur. É importante identificar se a fratura é intra ou extra-articular. A longevidade da vida moderna traz a tendência de aumento do número de indivíduos com fraturas do fêmur distal. Tais condições ocorrem em pacientes idosos com má qualidade óssea e, muitas vezes, estão associadas a fraturas multifragmentárias, causando dificuldade de redução e fixação, seja pelo método conservador ou pelo cirúrgico.[1]

O tratamento conservador, com o uso de "braces" ou aparelhos gessados, sempre termina em consolidação, mas com risco de consolidação viciosa. A redução, não sendo anatômica, provoca alterações do eixo de carga com subsequente sobrecarga da articulação, que pode estar associada à rigidez articular **(FIG. 62.1)**. O tratamento cirúrgico apresenta dificuldades quanto a acesso, técnicas de redução e seleção de implantes, sendo tudo associado ao osso de má qualidade.[2]

O tratamento da fratura do fêmur distal é um desafio até para o ortopedista mais experiente. Nos pacientes que sofreram trauma de altas energia e velocidade, duas preocupações se apresentam. A primeira é a lesão causada pelo trauma no tecido ósseo, a segunda é a correta avaliação da lesão das partes moles que envolvem o osso.[3] Nesse momento, o seguinte pensamento é válido para todas as fraturas: "trate o paciente, não a radiografia".

Anatomia

Do ponto de vista anatômico, o fêmur distal representa a zona do osso compreendida entre o final da diáfise e a superfície articular. O exame macroscópico do fêmur não permite delimitar essa região, chamada de região supracondiliana ou condiliana. O fêmur é uma estrutura óssea tubular que, no terço distal, apresenta um alargamento. Nesse ponto, começa uma lenta e gradativa troca no sentido distal de osso cortical para osso esponjoso. Apesar de o osso esponjoso ser mais frágil que o cortical, é organizado de tal maneira que possui

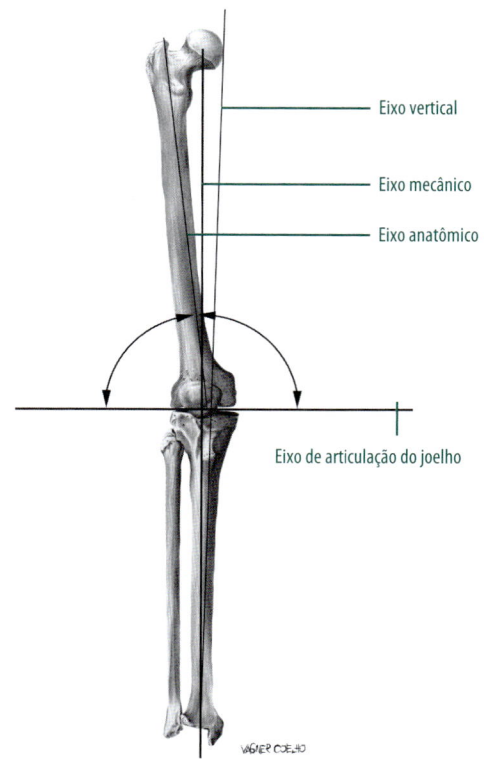

FIGURA 62.1 → Eixo da extremidade inferior. Nota-se o ângulo de 95° formado pelo eixo anatômico do fêmur e o eixo da articulação do joelho.

grande resistência. O fato de haver uma predominância de osso esponjoso – o qual é o primeiro a ser desmineralizado no paciente idoso – explica o risco aumentado de fratura do fêmur distal nessa população. Essa parte distal mais alargada é recoberta por cartilagem articular, e os dois côndilos femorais podem ser identificados com clareza. Entre eles, existe um sulco para abrigar a patela.

A patela é a responsável pela fratura do fêmur distal em pacientes que sofrem um trauma direto a esse nível. O sulco se dirige para trás e vai formando uma cavidade, que é a fossa intercondilar, local de inserção dos ligamentos cruzados **(FIG. 62.2)**. O côndilo femoral medial é mais baixo, mais posterior e mais volumoso que o lateral. Essa diferença anatômica é de grande importância na avaliação radiológica do paciente com fratura do fêmur distal.

É importante lembrar, na vista lateral do fêmur, que a parte posterior dos côndilos femorais está colocada por trás do grande eixo da diáfise **(FIG. 62.3)**. Também é importante considerar o formato trapezoidal do fêmur distal quando observa-se a parte mais inferior do fêmur distal, que entra em contato com a tíbia. A parte anterior do fêmur distal é mais estreita que a parte posterior. Essa referência anatômica é importante durante a fixação do fragmento distal de uma fratura a esse nível **(FIG. 62.4)**. A avaliação radiológica da região gera interpretações errôneas, que podem causar a colocação do material de síntese intra-articular.

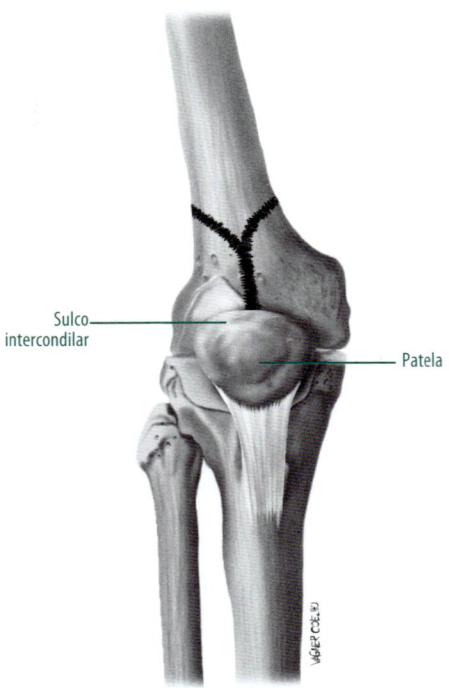

FIGURA 62.2 → Representação do fêmur distal e suas relações com a tíbia proximal e a patela. Nota-se a relação entre a patela e o sulco intercondilar.

ATENÇÃO! O côndilo femoral medial é maior, mais baixo e mais posterior que o lateral. Não esqueça que a parte posterior dos côndilos femorais está colocada por trás do eixo da diáfise. O fêmur distal, na parte inferior, tem forma trapezoidal, sendo a parte anterior mais estreita que a posterior.

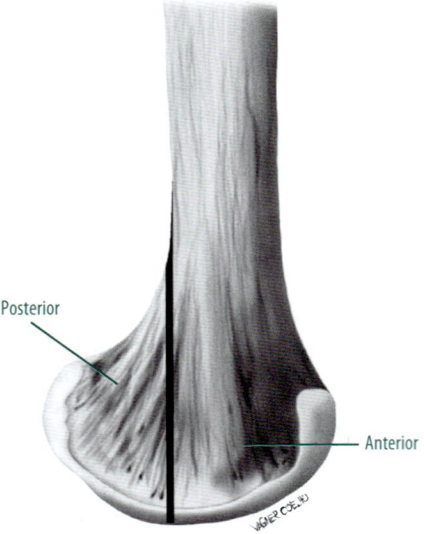

FIGURA 62.3 → Vista em perfil do fêmur distal. A parte posterior dos côndilos femorais está colocada por trás do grande eixo da diáfise. Qualquer material de síntese colocado posterior à linha escura pode invadir a fossa intercondiliana.

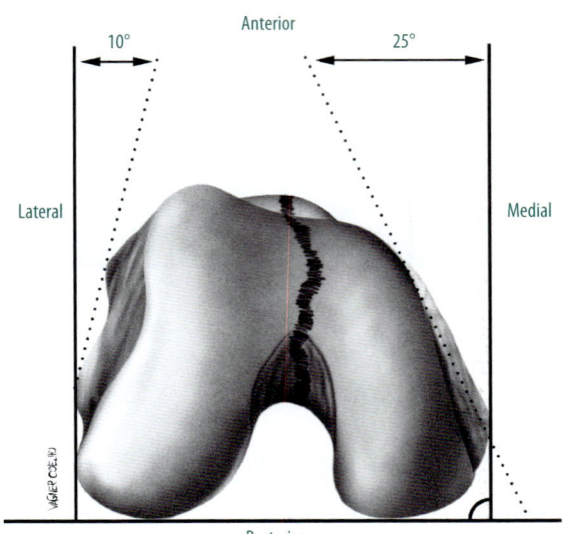

FIGURA 62.4 → Vista inferior do fêmur distal. Nota-se o formato trapezoidal do fêmur distal. O conhecimento dessa forma anatômica evita que o material de síntese penetre a articulação na face medial.

Do ponto de vista anatômico, é difícil delimitar o final da diáfise e o início do fêmur distal.[4] Tal transição é de fácil identificação do ponto de vista radiológico e será discutida neste capítulo.

Mecanismo de trauma

Não existe um mecanismo de trauma único para explicar as fraturas do fêmur distal. Por exemplo, o mecanismo produtor das fraturas unicondilares é complexo. Existe concordância em afirmar que a patela exerce um fator de primordial importância na gênese da fratura. A fratura do fêmur distal é uma associação de mecanismos de traumas. Para efeito didático, as fraturas serão separadas, e o respectivo mecanismo de trauma será explicado.

Fratura supracondiliana do fêmur. Produzida por trauma em hiperextensão, forçando o osso em flexão no plano sagital. A base da patela pressionada sobre a região metafisária pode agir como um fulcro, ajudando a produzir a fratura. Com esse mecanismo de trauma indireto, a fratura é extra-articular, e a preocupação deve ser em realizar uma cuidadosa avaliação da vascularização, pois o trauma em hiperextensão pode provocar trauma arterial.

Fratura unicondilar do fêmur. Pode aparecer no plano frontal com fratura do côndilo lateral ou do medial, ou no plano sagital com fratura da parte posterior do côndilo femoral lateral ou medial (fratura de Hoffa). Na fratura que ocorre no plano frontal, o mecanismo de trauma produtor é o mesmo que pode produzir as fraturas do planalto tibial. O trauma indireto forçando o joelho em varo ou valgo força o fêmur distal contra o planalto tibial. Sendo este mais resistente, ocorre a fratura do côndilo femoral, que está em contato com o planalto tibial.

A fratura que ocorre no plano sagital lesa a parte posterior do côndilo femoral lateral ou medial. Nessa fratura, existe também um mecanismo em valgo ou varo, mas com um grau de flexão do joelho, o que concentra o choque entre o planalto tibial e a parte posterior do côndilo femoral lateral ou medial. As fraturas unicondilares são mais comuns em pacientes jovens com osso de boa qualidade.

Fratura supra e intercondiliana. Ocorre por trauma direto contra o joelho em flexão. Nessa posição, a patela está apoiada sobre o fêmur distal e age como um fulcro entre os dois côndilos, forçando sua separação. Em osso de má qualidade ou em traumas de alta energia e alta velocidade, ocorre fratura multifragmentária, aumentando a dificuldade de tratamento.

O reconhecimento do mecanismo de trauma de uma fratura permite melhor avaliação e escolha da via de acesso, melhor técnica de redução e uma seleção de implante mais indicada para o tratamento.

Avaliação clínica

O paciente portador de fratura do fêmur distal deve ser avaliado por inteiro, ainda mais se for politraumatizado ou jovem. O exame físico é claro e objetivo. O paciente tem dor localizada ao redor do joelho. Há aumento de volume acentuado, causado por hemartrose; fraturas complexas podem romper a cápsula articular e permitir o extravasamento da hemartrose para os tecidos vizinhos. O indivíduo tem impotência funcional, e qualquer tentativa de mobilização do joelho é dolorosa. A palpação e manipulação evidenciam a mobilidade anormal a esse nível e crepitação óssea que pode ser palpada e ouvida em determinados casos.

O exame funcional de quadril, joelho e tornozelo é difícil no momento do trauma, mas essas articulações devem ser examinadas no decorrer do tratamento. Pacientes submetidos a tratamento cirúrgico devem ter essas regiões examinadas após a fixação cirúrgica, no centro cirúrgico e sob anestesia.

Deve-se ter muito cuidado no exame neurovascular do paciente com fratura do fêmur distal, sobretudo fraturas supracondilianas de traço transverso, produzidas por trauma em hiperextensão. A palpação normal do pulso tibial anterior e posterior não exclui lesão vascular, mas significa que, distal à lesão, existe vascularização arterial. O paciente que apresenta grande aumento de volume nas primeiras horas deve ser examinado quanto a possibilidade de apresentar síndrome compartimental da perna ou da coxa. Essa síndrome deve ser tratada antes da fratura, pois o não reconhecimento de tal situação pode ocasionar graves problemas.

A avaliação das partes moles vizinhas à fratura é fundamental para o prognóstico,[3] a indicação de tratamento, a escolha do momento da cirurgia e a escolha do acesso cirúrgico. Fraturas expostas com grande lesão de partes moles e exposição óssea extensa são de fácil identificação, e deve-se tomar cuidado com pacientes que apresentam pequenos ferimentos ou mesmo escoriações. Por trás de tais lesões, pode estar escondida uma fratura exposta que vai se tornar uma armadilha no tratamento.

Avaliação por imagem

Radiografias nas posições de frente e perfil são suficientes para o diagnóstico da fratura do fêmur distal. Deve-se examinar desde o joelho até a região diafisária do fêmur. Fraturas multifragmentárias ou com grande desvio mostram superposição dos fragmentos ósseos, tornando difícil a exata classificação. Para melhor interpretar a fratura, uma nova radiografia deve ser realizada usando tração manual, o que permite a separação dos fragmentos e o estudo mais detalhado da morfologia do traço de fratura.

> **ATENÇÃO!** Um exame radiográfico de boa qualidade é fundamental para avaliar a fratura do fêmur distal. O exame clínico do paciente, principalmente a avaliação de partes moles na região da fratura, é ainda mais importante que o exame radiográfico.

Quando há fratura articular com separação dos côndilos femorais, uma radiografia de frente, com angulação de 45° no sentido cefálico, permite melhor avaliação da extensão da lesão na área intercondiliana. Não há indicação para radiografias com estresse para exame ligamentar do joelho, exceto se a fratura foi estabilizada com cirurgia. Indivíduos com fraturas multifragmentárias com extensão para a área diafisária devem ter uma radiografia que permita avaliar toda a extensão do fêmur.[5] A radiografia do lado oposto ajuda no planejamento pré-operatório e deve incluir toda a extensão do fêmur mediodistal e a articulação do joelho para que seja avaliado o alinhamento do membro.

A tomografia computadorizada (TC) não substitui o exame radiológico. Quando indicada e após exata compreensão dos traços de fratura nas radiografias simples, a TC permite melhor avaliação dos desvios e do envolvimento da superfície articular. A reconstrução tomográfica tridimensional permite melhor avaliação dos traços de fratura e facilita o planejamento pré-operatório. A fratura que ocorre no plano sagital, como a de Hoffa, pode passar despercebida no exame radiológico, mas a TC mostra a fratura com nitidez e algum desvio dos fragmentos ósseos, caso exista.

A ressonância magnética (RM) não ajuda muito na avaliação da fratura do fêmur distal. Em algumas situações com suspeita de lesão ligamentar ou meniscal, esse exame pode fornecer elementos que evidenciem tal tipo de lesão.

Em situações de suspeita de lesão vascular, com pulso ausente ou diminuído após a avaliação com Doppler, a arteriografia pode ser realizada para afastar a lesão arterial.

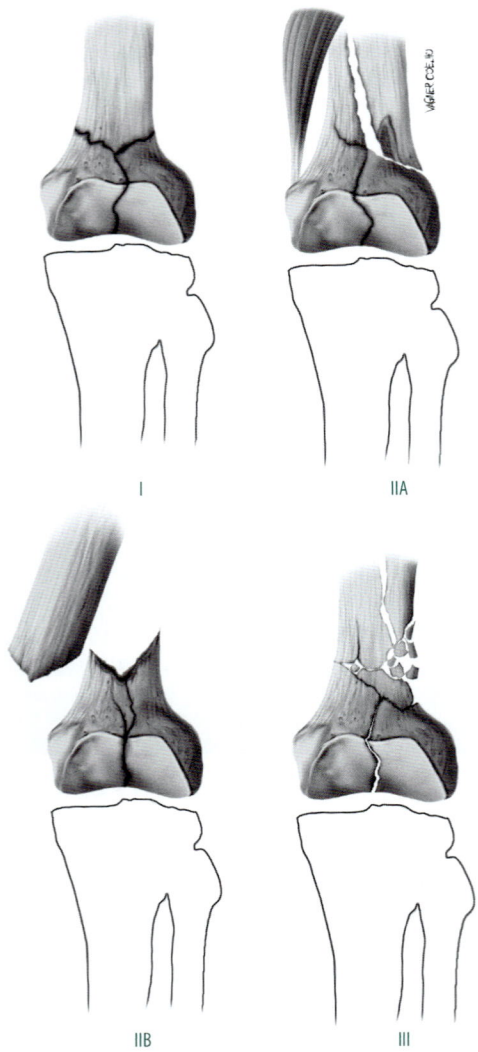

FIGURA 62.5 → Classificação de Neer para fraturas do fêmur distal. Envolve apenas fraturas que apresentam extensão articular do traço.

Classificação

A classificação mais simples para as fraturas do fêmur distal é a de Neer **(FIG. 62.5)**, que classifica apenas fraturas que apresentam extensão articular do traço. O tipo I é uma fratura com desvio mínimo, menos que 2 mm. O tipo IIA apresenta desvio medial dos côndilos, e o IIB, desvio lateral dos côndilos. O tipo III é uma fratura com fragmentação da região metafisária. Essa classificação é básica e confusa, não fornecendo subsídios clínicos sobre o tratamento e prognóstico da lesão.[2]

Seinsheimer[6] propôs uma classificação baseada em quatro tipos básicos de fraturas do fêmur distal **(FIG. 62.6)**. O tipo I é uma fratura sem desvio ou com menos de 2 mm. O tipo II é uma fratura metafisária dividida em dois subtipos – o tipo IIA é uma fratura metafisária ou extra-articular de traço simples, e o IIB é uma fratura metafisária ou extra-articular de traço complexo. O tipo III é uma fratura

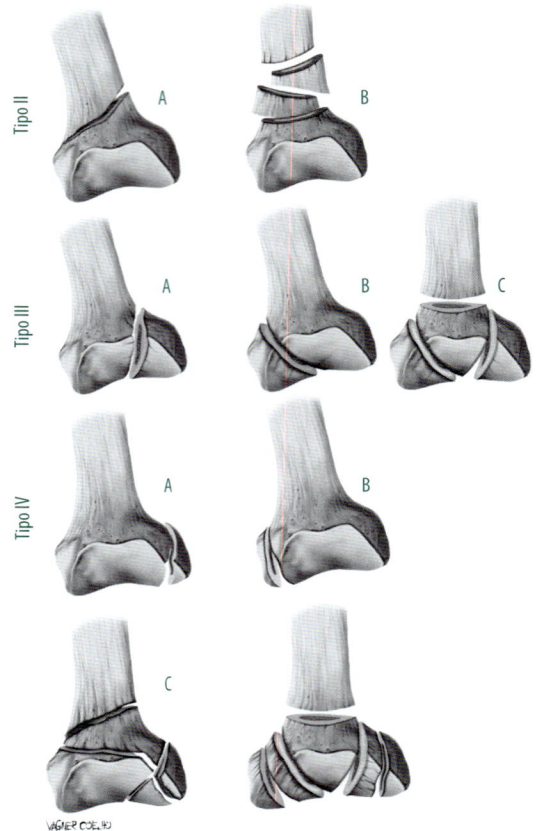

FIGURA 62.6 → Classificação de Seinsheimer para fraturas do fêmur distal. O tipo I sem desvio não foi representado. Existe dificuldade em separar os tipos III e IV em alguns casos.

articular que atinge todo o côndilo femoral. É dividida em três subgrupos – IIIA, quando o côndilo femoral medial está desviado e o lateral está preso à diáfise; IIIB, quando o côndilo femoral lateral está desviado e o medial está preso à diáfise; e IIIC, quando os dois côndilos estão desviados e separados da diáfise.

O tipo IV atinge a superfície articular na zona de apoio do côndilo femoral. O tipo IVA atinge o côndilo medial, e o IVB, o côndilo lateral. O tipo IVC é uma fratura multifragmentária dos côndilos femorais, podendo alcançar a região metafisária. Essa classificação facilita a confusão entre os tipos III e IV, tendo como diferencial o tamanho do fragmento. A superposição dos fragmentos torna difícil classificar as fraturas do fêmur distal por esse método.[6]

O Grupo AO (Arbeitsgemeinschaft für Osteosynthesefragen), através do Centro de Documentação, coletou uma vasta experiência no tratamento de fraturas do fêmur distal e propôs uma classificação para essa fratura **(FIG. 62.7)**. A classificação AO[7] usa um código alfanumérico que permite agrupar todas as fraturas articulares ou epifisárias em três principais grupos: tipo A ou extra-articular, tipo B – parcialmente articular ou unicondilar – e tipo C – fratura articular ou bicondilar. Os dois primeiros números da

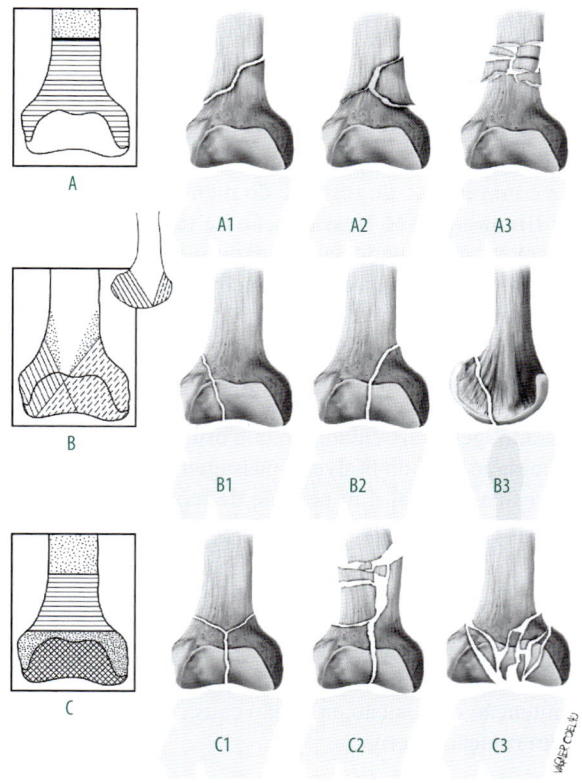

FIGURA 62.7 → Classificação AO para fraturas do fêmur distal.
TIPO A: fratura extra-articular.
TIPO B: Fratura unicondilar.
TIPO C: Fratura extra-articular. Cada tipo tem três grupos e cada grupo, três subgrupos. É uma classificação complexa, mas muito abrangente.

classificação representam o osso fraturado e a altura do traço de fratura. As fraturas do fêmur distal são de número 33. Uma fratura do fêmur distal extra-articular seria 33A. Uma fratura isolada do côndilo femoral lateral seria 33B. Uma intra-articular lesando os dois côndilos seria 33C. Cada tipo pode ser subdividido em três grupos, e cada grupo pode ser subdividido em outros três. Todas as fraturas teriam uma codificação que usaria dois números seguidos por uma letra e mais dois números. Por exemplo, o mais simples seria uma fratura extra-articular do fêmur distal com um pequeno arrancamento do côndilo femoral e teria como sua representação alfanumérica o número 33 A 1.1. No outro extremo, uma fratura multifragmentária intra-articular do fêmur distal e da região metafisária teria como representação alfanumérica o número 33 C 3.3.

> **ATENÇÃO!** A experiência depende da observação e da comparação dos fatos. O uso de uma classificação é fundamental para a experiência, pois permite comparar coisas semelhantes entre si. Procure sempre usar uma classificação, não importa qual, ela é fundamental para adquirir experiência no tratamento de qualquer tipo de fratura.

Tratamento

Os objetivos de tratamento de uma fratura são restaurar a anatomia e possibilitar a cicatrização óssea e a recuperação funcional do membro lesado. Existem dois métodos de tratamento – o conservador e o cirúrgico. Tais métodos não são antagônicos, mas, sim, dois caminhos diferentes para atingir os mesmos objetivos.

Tanto no tratamento conservador quanto no cirúrgico, várias técnicas podem ser usadas. É importante avaliar riscos e benefícios, vantagens e desvantagens de cada método e a técnica empregada. Deve-se tomar cuidado para não causar iatrogenia ao paciente. Ele já sofreu um trauma e o profissional pode provocar um novo trauma conforme o tratamento escolhido. O tratamento das fraturas é relativamente simples. É como ter somente um tiro para acertar o alvo: mire bem, pense bem antes de tratar seu paciente, *"não perca seu tiro"*.

Tratamento conservador

O tratamento conservador é um procedimento simples, consistindo na colocação de um fio de tração na tíbia proximal. Esse tratamento é escolhido para tratar fraturas. A redução é obtida pela tração e, se necessário, por manipulação sob anestesia. A tração é mantida por seis a 12 semanas seguidas por imobilização gessada até a consolidação da fratura.

Uma das grandes complicações do tratamento conservador é a rigidez articular. Há autores que advogam a mobilização do joelho quando possível, o que pode ser feito em fraturas extra-articulares, nas quais pode-se passar um pino no fragmento distal e permitir a mobilidade do joelho. O uso de gesso ou talas articuladas pode ajudar na diminuição da incidência da rigidez articular. Outro problema típico da fratura do fêmur distal é a retroversão do fragmento distal produzido pela musculatura do gastrocnêmio medial e lateral. A não correção desse desvio pode causar pseudartrose, aumentando a rigidez. A consolidação viciosa da fratura com esse desvio provoca alterações do eixo que alteram as forças mecânicas que agem no joelho, causando sobrecarga da articulação e artrose precoce.

Existem tipos de tração e manobras que permitem corrigir os desvios e evitar esse tipo de complicação do tratamento conservador. O maior problema encontrado para esse tipo de tratamento aplicado na fratura do fêmur distal é a fratura articular com desvio. É muito difícil o controle dos fragmentos articulares desviados através de tração ou de manipulação. A irregularidade articular causa degeneração precoce da articulação do joelho, que, muitas vezes, está associada à rigidez articular devido ao longo tempo em tração e ao uso de imobilização gessada. Outro fator importante que deve ser levado em consideração no tratamento conservador da fratura do fêmur distal é a idade do paciente. Quando permanece longos períodos no leito, o indivíduo pode sofrer complicações sistêmicas que colocam em risco sua vida.

Talas ortopédicas. Pacientes com fraturas impactadas sem extensão articular podem ser tratados com talas ortopédicas. Após três semanas, a tala pode ser retirada por períodos durante os quais o paciente pode mobilizar o joelho. O grande risco é a perda da redução. Há autores que defendem o uso da tala ortopédica após um período de tração ou uso de aparelho gessado por seis semanas. O paciente deve usar a tala ortopédica até a consolidação da fratura. A grande vantagem é que, conforme o edema regride e a atrofia muscular se instala, a tala pode ser reajustada de acordo com a necessidade do usuário.

Tração. Tem maior indicação em fraturas extra-articulares. Comumente, um pino de Steimann é colocado na tuberosidade da tíbia, 10 cm abaixo da interlinha articular. O membro deve ser colocado em tala de Thomas, com o dispositivo de Pearson adaptado ao nível do foco de fratura, com o joelho em flexão de 20 a 30°. Essa conduta permite melhor controle do desvio posterior dos côndilos femorais, produzido pelo músculo gastrocnêmio.

Em casos de dificuldade de correção do desvio posterior dos côndilos femorais, é possível usar um segundo pino de Steimann colocado no fragmento distal, adaptado a uma tração direcionada no sentido vertical. O tempo de tração depende do tipo de fratura e varia de duas a 12 semanas. Os pacientes, quando mantidos em tração, estão sujeitos a aderências articulares e fibrose do músculo quadríceps, e, por isso, devem ser encorajados a mobilizar ativamente o joelho o mais precoce possível. O uso do dispositivo de Pearson facilita essa mobilização.

> **ATENÇÃO!** O tratamento conservador de uma fratura é mais difícil que o tratamento cirúrgico, pois o paciente precisa ser acompanhado de perto durante o período de internamento, até a formação de um calo fibroso que permita a colocação de um aparelho gessado.

Outro tipo de tratamento em tração é com o uso da tala de Braun. O paciente deve ter o foco de fratura posicionado na angulação da tala. Essa manobra, associada a flexão do joelho, diminui a ação do gastrocnêmio e permite a correção do desvio posterior. Outra opção é a colocação de um coxim sob o foco de fratura elevando o fragmento distal e com repouso do restante do membro em flexão na tala de Braun **(FIG. 62.8)**. Nessa opção de tração, os pacientes devem ser encorajados a mobilizar o segmento ou, pelo menos, fazer exercícios isométricos para o quadríceps. O tratamento conservador em tração é extremamente difícil, pois requer grande habilidade do cirurgião para controle dos desvios e vigilância constante do paciente, até a formação do calo fibroso que permita o uso de aparelho gessado, gesso articulado ou tala ortopédica. É preciso muito cuidado quando houver a passagem do fio de tração na tuberosidade tibial. Em posição de repouso, o membro inferior tem uma atitude em rotação externa. O fio de tração deve ser colocado respeitando essa rotação. Não se deve colocar o fio de tração com o membro inferior a 0° de rotação, pois, nessa situação, a tração no fragmento distal será em rotação interna e, pela rotação no foco de fratura, o fragmento proximal toma a posição em rotação externa. A manutenção da posição na tração causa consolidação viciosa em rotação interna.

Gesso articulado. Consiste mais em um complemento de tratamento do que um tipo isolado de tratamento conservador das fraturas do fêmur. O paciente é tratado em tração e, em torno da sexta semana, há sinais clínicos de consolidação (diminuição da dor e da mobilidade no foco de fratura) que permitem a aplicação do gesso articulado. Alguns autores defendem a colocação do gesso articulado durante a tração esquelética, englobando o fio no gesso. Eles acham que essa passagem progressiva da tração para o gesso articulado preveniria as sequelas de uma tração prolongada, como a rigidez articular e a atrofia muscular.

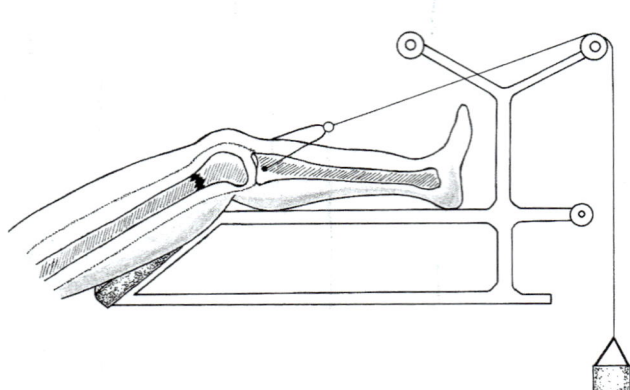

FIGURA 62.8 → Esquema de tração.

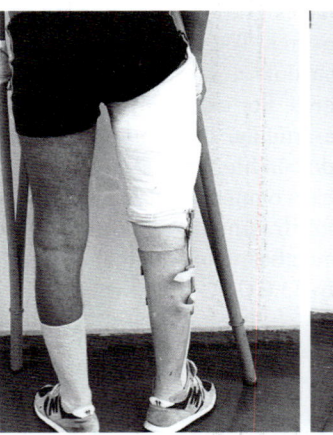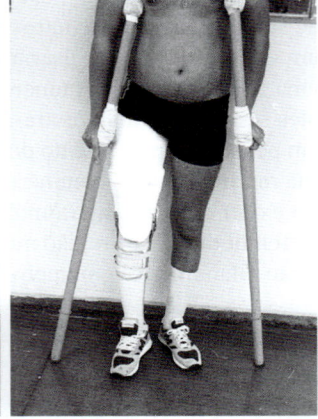

FIGURA 62.9 → Fotografia mostrando paciente tratado com tração e depois com o gesso articulado colocado. Nota-se que o gesso anteriormente deve atingir a região inguinal e deve apoiar na patela. Na parte posterior, deve ser recortado na fossa poplítea para permitir a flexão do joelho.

A aplicação do gesso articulado requer experiência e compreensão da biomecânica da fratura e da confecção do aparelho gessado. Durante a confecção, o joelho deve ser mantido em extensão com rotação externa do segmento e com um ligeiro valgo de coxa. A rotação externa e o valgo são usados para compensar o varo que se instala durante o período de tração devido à distensão da musculatura adutora. O gesso deve ser bem modelado nos côndilos femorais e no trocânter maior.[8] O paciente é encorajado a fazer descarga do peso corporal precoce e progressiva **(FIG. 62.9)**. O uso de gesso articulado é o tratamento de escolha para pacientes com fraturas multifragmentárias e osso de má qualidade, nos quais a redução mais o uso de gesso articulado são melhores que a tentativa de redução mais fixação cirúrgica. Neles, somente as fraturas intra-articulares desviadas teriam indicação de tratamento cirúrgico.

Tratamento cirúrgico

Mais do que a indicação de tratamento cirúrgico, é importante avaliar a personalidade da fratura e do paciente. A fratura do terço distal do fêmur no jovem é resultado de trauma de altas energia e velocidade. O paciente deve ser examinado como um politraumatizado. Cuidado deve ser tomado na avaliação em busca de lesões associadas ao trauma que produziu a fratura. A presença de lesões associadas pode retardar o tratamento definitivo ou torná-lo um procedimento de urgência. Nesse caso, é necessário um cirurgião experiente no tratamento cirúrgico das fraturas. Outros fatores que influem no tratamento cirúrgico são idade do paciente, atividade laborativa, estado geral, presença de lesões associadas, estado hemodinâmico após o trauma e uso de medicações, entre outros.[1]

A avaliação da personalidade do traço de fratura é fundamental para o bom resultado do tratamento cirúrgico. Do mesmo modo, uma cuidadosa avaliação de partes moles ao redor do foco de fratura deve ser realizada.[9] A morfologia do traço e a extensão do traço de fratura para dentro da articulação do joelho e a qualidade óssea devem ser avaliadas e compreendidas antes de iniciar o tratamento. É importante olhar o traço e compreender a sua morfologia. Não existe exame que substitua uma radiografia de boa qualidade em incidências perpendiculares entre si. Após a avaliação da personalidade do paciente e da fratura, o cirurgião deve responder com extrema sinceridade estas duas perguntas:

1ª: **A fratura pode ser fixada?** A resposta passa pelos fatores comentados neste capítulo, na avaliação da personalidade do paciente e da fratura.

2ª: **Posso fixar esta fratura?** A resposta passa pela avaliação da capacidade do cirurgião para fixar a fratura e pela existência de local adequado, material e instrumental para a fixação e pela presença de pessoal auxiliar dentro da sala de cirurgia.

Após a resposta positiva às duas perguntas, deve-se ter em mente os objetivos de tratamento das fraturas do terço distal do fêmur:[7]

- Restabelecimento da anatomia articular.

- Redução da fratura metafisária com restauração do alinhamento axial, do comprimento, da correção da angulação e da rotação local.

- Fixação estável.

- Mobilidade precoce e reabilitação funcional da extremidade.

É necessário que todos os objetivos sejam alcançados durante o tratamento da fratura.[10] Uma boa técnica cirúrgica deve ser complementada por uma boa seleção de implante. Da mesma maneira, a boa seleção, isoladamente, não é passaporte para o sucesso no tratamento de uma difícil fratura do fêmur distal. Caso o cirurgião sinta que não tem condições de alcançar os objetivos do tratamento cirúrgico, é preferível tratar o paciente pelo método conservador. Pior que um tratamento conservador, é um mau procedimento cirúrgico seguido de uma imobilização prolongada.[11]

Indicações de tratamento cirúrgico

Fraturas articulares desviadas. Nas fraturas unicondilares (tipo B da AO) e bicondilares (tipo C da AO), não é possível restaurar a anatomia articular pelo método conservador.[12] A tração exercida pela musculatura posterior do joelho produz um desvio dos fragmentos articulares que não é controlado por manobras externas ou tração esquelética, sobretudo nas fraturas unicondilares. Nas bicondilares, além da angulação posterior, existe o encurtamento produzido pelos músculos isquiotibiais e pelo quadríceps. Tal encurtamento pode ser corrigido pela tração, mas a angulação posterior é difícil de ser corrigida, restando uma irregularidade articular que só é corrigida pelo tratamento cirúrgico.

Fraturas expostas. Todas as fraturas expostas requerem tratamento cirúrgico com limpeza, debridamento e estabilização precoce dos fragmentos ósseos. Existe muita discussão no modo de estabilizar uma fratura exposta do fêmur distal. A restauração anatômica da articulação é indiscutível, bem como a fixação estável dos fragmentos articulares. A discussão existe quanto ao melhor método de estabilização. Uma fixação interna estável é desejável, mas aumenta a lesão de partes moles do local; além disso, devem ser levados em consideração o grau de fratura exposta e a contaminação local. A colocação de um fixador externo no terço distal da coxa é difícil e necessita de extensão da fixação externa para o terço proximal da tíbia, causando imobilização do joelho.

Fraturas associadas. A associação da fratura do fêmur distal com fratura da diáfise da tíbia ou do planalto tibial produz uma situação conhecida como joelho flutuante e indica a fixação cirúrgica de pelo menos uma fratura. O paciente com fratura bilateral não tolera a tração bilateral e dificulta o trabalho da enfermagem. O tratamento cirúrgico permite a mobilização do paciente.

Politraumatizado. Os mesmos princípios da fixação precoce para a fratura diafisária do fêmur no paciente politraumatizado devem ser aplicados para as fraturas do fêmur distal. Os pacientes com politraumatismo grave e traumatismo craniano não devem ser tratados em tração e repouso no leito, pois isso aumenta a mortalidade e a morbidade da fratura, em especial se estão associados ao traumatismo craniano com espasticidade e agitação psicomotora. A incidência de falha de múltiplos órgãos, o aparecimento da insuficiência respiratória aguda e o número de dias no respirador na unidade de terapia intensiva dos pacientes politraumatizados diminuem com a estabilização precoce. A fixação cirúrgica restaura o alinhamento e estabiliza a fratura, facilitando os cuidados de enfermagem.[13] A fixação precoce das fraturas do fêmur distal é de atribuição de um cirurgião hábil e experiente; um ato cirúrgico prolongado e realizado com má técnica é mais prejudicial ao paciente que o tratamento conservador.

Lesão vascular. A lesão da artéria femoral superficial ocorre quando ela passa no canal adutor. É uma emergência que exige correção da lesão dentro de seis horas após o trauma. Muito cuidado deve ser tomado durante a estabilização, pois, em alguns casos, perde-se muito tempo para fixar a fratura, aumentando o tempo de isquemia do membro fraturado.

Em fraturas complexas de difícil estabilização, aconselha-se a colocação de uma sonda ou uma prótese entre os cabos da artéria lesada. Tal conduta restabelece a perfusão durante a estabilização da fratura. O tratamento definitivo da lesão arterial pode ser realizado após a fixação cirúrgica. Alguns autores aconselham o reparo arterial e a colocação do paciente em tração, pois a manipulação da fratura após o reparo pode romper a anastomose realizada. Já existe cicatrização da artéria, seis dias após o reparo, o que permite manipulação livre do membro lesado.

Planejamento pré-operatório

Também chamado de antecipação, o planejamento pré-operatório é uma ferramenta de extrema utilidade no tratamento de fraturas complexas do fêmur distal. Usam-se radiografias de frente e de perfil do fêmur contralateral como molde. É uma imagem em espelho do lado oposto, por isso, deve ser rodado 180°. Usando papel transparente, desenham-se sobre o fêmur íntegro os traços da fratura nas incidências de frente e perfil. Esse planejamento permite avaliar a fragmentação local e as falhas ósseas que necessitam de enxerto. O uso de moldes de material de síntese na fase de planejamento permite avaliar o tamanho e a localização dos implantes **(FIG. 62.10)**.

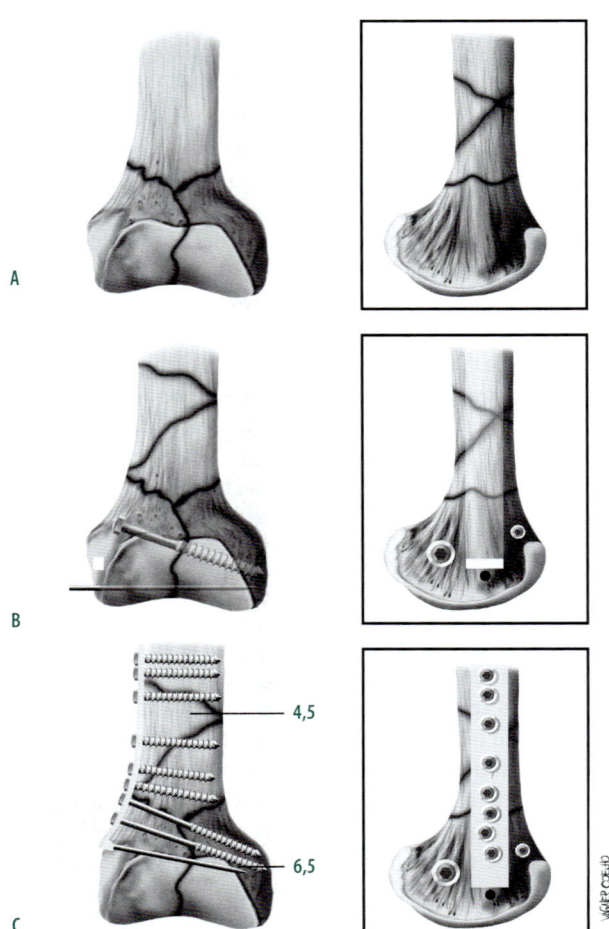

FIGURA 62.10 → Planejamento pré-operatório. Deve ser realizado em todas as fraturas e permite reconhecer os traços de fratura e a melhor localização do material de implante. O planejamento também permite saber o tamanho aproximado do implante e a quantidade necessária.

Após a compreensão do planejamento pré-operatório, os passos do tratamento cirúrgico são escritos e ordenados. Também é possível usar modelos ósseos do fêmur distal para desenhar os traços de fratura e até mesmo realizar a fixação cirúrgica da fratura. O planejamento pré-operatório permite ao cirurgião realizar a cirurgia antes da cirurgia e antecipar os passos do tratamento cirúrgico, prevendo possíveis problemas que possam ocorrer durante o procedimento.[14]

> **DICA: Deve-se realizar o planejamento pré-operatório em todas as fraturas, das mais simples às mais complexas. O planejamento permite realizar a cirurgia, primeiro, na mente do cirurgião, depois, no papel, no modelo ósseo e, então, no paciente. O ideal é desenhar o planejamento e escrever todos os passos cirúrgicos do procedimento, além de mensurar no planejamento o tamanho dos implantes e a quantidade necessária, pois isso evita contratempos com a falta de material durante o ato cirúrgico.**

Momento da cirurgia

O tratamento de uma fratura multifragmentária ou intra-articular do fêmur distal é muito difícil. Deve-se evitar efetuar esse tipo de cirurgia à noite. É preferível colocar uma tração cutânea ou esquelética na tíbia proximal, dois dedos abaixo da tuberosidade da tíbia. Com o paciente internado, pode-se fazer a avaliação clínica e da fratura, inclusive um planejamento pré-operatório. O ideal é fixar a fratura dentro de 24 a 48 horas após o trauma. Em algumas situações, como fratura exposta ou com lesão vascular, é necessária a fixação no momento do trauma. Nessa situação, é necessário um cirurgião experiente com equipamento e pessoal treinado. O paciente politraumatizado pode necessitar de fixação de emergência.

O sucesso de uma cirurgia também depende de boa avaliação de partes moles do local fraturado. Essa avaliação é fundamental para o prognóstico da fratura. A incisão cirúrgica em cima de um envelope de partes moles de má qualidade é indicativo de desastre no tratamento. A espera de alguns dias permite a revascularização do tecido lesado, mas tal espera não deve ultrapassar três semanas, pois tornaria a cirurgia mais difícil em função da formação de calo fibroso em uma fratura sem redução. Com o passar dos dias, torna-se mais difícil a identificação do traço de fratura, sobretudo no osso esponjoso.

Posição do paciente

A posição do paciente na mesa cirúrgica está relacionada à incisão cirúrgica a ser usada. Os acessos cirúrgicos mais usados são laterais e anteriores. Nesses casos, o paciente fica em decúbito dorsal, facilitando os cuidados anestésicos. Em alguns casos, pode-se colocar um pequeno coxim em região sacra, permitindo corrigir a posição em rotação externa dos membros inferiores quando os indivíduos estão em decúbito dorsal. Essa posição também facilita a retirada de enxerto ósseo e a colocação de um garrote pneumático que evitaria sangramento excessivo durante o ato cirúrgico.

Acesso cirúrgico

O paciente deve ser operado em uma mesa radiotransparente, que permite o uso do intensificador de imagem, e também pode ser usado garrote pneumático, permitindo a realização da fixação em um campo cirúrgico sem sangue e com melhor visualização dos fragmentos ósseos e dos elementos anatômicos da região. Todo o membro lesado e a região ilíaca devem ser isolados por campos cirúrgicos. A maioria das fraturas do fêmur distal pode ser fixada pelo acesso lateral **(FIG. 62.11)**, que tem como referência o côndilo femoral lateral, anterior à inserção do ligamento colateral lateral.

Proximalmente, a incisão segue o eixo do fêmur na distância necessária para fixação. Distalmente, a incisão toma a direção anterior à articulação do joelho até um ponto lateral à tuberosidade da tíbia. A fáscia lata é aberta na mesma

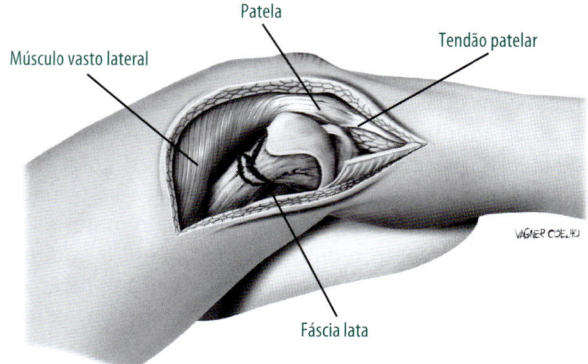

FIGURA 62.11 → Acesso cirúrgico lateral. A incisão segue o eixo do fêmur e, em fraturas baixas, contorna o côndilo lateral e toma uma direção anterior. A fáscia lata é aberta no mesmo sentido da incisão. Em fraturas articulares, pode-se abrir a articulação para a redução da fratura. É possível ampliar a incisão fazendo a osteotomia do tendão patelar na tuberosidade anterior da tíbia.

direção da incisão de pele. Ao nível do joelho, aprofundando a incisão, atinge-se a cápsula e a sinovial, permitindo visualizar a articulação. Proximalmente, procura-se descolar o vasto lateral do septo intermuscular lateral, tomando-se cuidado para evitar o descolamento excessivo na altura do foco de fratura, e, neste ponto, não se deve colocar afastadores do tipo Hohmann. Em fraturas articulares multifragmentárias, é necessária uma exposição maior da articulação do joelho. Nesses casos, pode-se usar a osteotomia da tuberosidade anterior da tíbia, pois tal procedimento permite visualização de toda a superfície articular. Ao final da cirurgia, a tuberosidade deve ser fixada com um parafuso de tração, fixado na cortical posterior, fazendo compressão interfragmentária.

Outra alternativa é a secção em Z do tendão patelar. Essa técnica exige, além da sutura do tendão, uma banda de tensão para proteção do reparo tendinoso. É raro usar a incisão medial em fixação de fraturas unicondilares ou em casos excepcionais, de dupla placa. Nessa incisão, muito cuidado deve ser tomado com os vasos femorais que passam próximos aos adutores. O uso de incisão reta na linha média sobre o joelho pode ser a escolha, mas causa um descolamento extenso do retalho lateral, colocando em risco a vascularização. O uso de incisão parapatelar com extensão na face anterior da coxa é rara. Esse acesso permite boa visualização dos côndilos femorais, mas torna difícil a fixação da fratura, além de produzir uma grande atrofia muscular de difícil recuperação.

Técnicas de redução

Fraturas de traço simples são de fácil redução, e o uso de material de síntese permite boa estabilidade, com cuidado especial no uso de compressão interfragmentária com uso dos orifícios da placa ou do aparelho compressor. O osso diafisário é cortical, e o metafisário, esponjoso. A compressão excessiva pode permitir à diáfise penetrar dentro da metáfise, provocando encurtamento do fêmur. O grande problema é a fratura multifragmentária, na qual se perde a estabilidade óssea. Nessa situação, existem duas opções: o uso da placa angulada ou do parafuso condiliano dinâmico (*dinamic condilar screw* [DCS]). A primeira é a redução da fratura articular com parafusos interfragmentários; depois, coloca-se o material de síntese no fragmento distal e usa-se o material de síntese como elemento redutor, e a rotação e o comprimento são corrigidos por tração. A segunda é a redução da fratura articular da mesma maneira que a anterior; para a redução da fratura, usa-se o distrator da AO, fazendo a redução indireta da fratura.[15]

A colocação do material de síntese no fragmento distal deve ser precisa; caso fique em má posição, atua como elemento causador de desvio da fratura. O uso de haste intramedular de desenho especial para essa região necessita de um acesso articular à fossa intercondiliana, que é o local de entrada da haste. Para a redução da fratura, é necessário também o uso do distrator da AO, caso se opere sem o uso de mesa de tração, pois é preciso manter o joelho em flexão durante o procedimento cirúrgico. A redução é indireta, e necessita-se de um intensificador de imagem para o bloqueio proximal da haste. Há autores que defendem, em fraturas articulares multifragmentárias, o uso de um acesso anterior articular amplo para a redução da fratura articular e, depois, uma placa de suporte ou placa condilar na face externa do fêmur, com redução indireta da fratura extra-articular.

Seleção de implante

Existe uma grande variedade de implantes que podem ser usados na fixação das fraturas do fêmur distal.[16] Mais importante do que diferenciar e reconhecer cada implante, é necessário discutir a técnica de uso e as indicações de cada um.

Placa angulada de 95°. Sua melhor indicação é nas fraturas extra-articulares (tipo A da classificação AO), mas também pode ser usada nas articulares. Nesse caso,

é necessário o uso de um parafuso interfragmentário para manter a redução da fratura articular. A placa com angulação de 95° respeita o eixo anatômico do membro inferior e, ao final da colocação, adapta-se com perfeição à anatomia do fêmur distal.[17] A técnica de colocação da placa angulada é precisa, e o não respeito à técnica de colocação provoca posições anômalas da placa, sem possibilidade de correções secundárias (**FIG. 62.12**).

Duas referências anatômicas devem ser lembradas na colocação da placa angulada. A primeira é que, no plano lateral, a diáfise se posiciona anteriormente. A segunda é que, em um plano transversal, o fêmur tem a forma de um trapézio irregular, sobretudo na face medial. O não respeito a essas referências ocasiona a colocação errônea da placa. Em fraturas articulares é preciso, primeiro, reduzir a articulação e fixá-la com dois parafusos esponjosos de 6,5 ou parafusos corticais de 3,5 ou 4,5 com arruelas, de modo que não fiquem no trajeto da placa angulada. Os parafusos ficam mais proximais que o local de entrada da lâmina da placa. Deve-se cuidar a colocação do parafuso mais inferior no côndilo, pois pode penetrar no espaço intercondilar.

> **ATENÇÃO!** A colocação de uma placa angulada não é um exercício de tiro ao alvo. A técnica manda colocar três fios de referência. Não se obedecer pode levar à colocação da placa em posição incorreta e ao desvio da fratura.

O tamanho da placa e da lâmina deve ser determinado no planejamento pré-operatório (**FIG. 62.13**). A posição de inserção da lâmina da placa deve ser a 2 cm da superfície articular e na parte mais anterior do côndilo femoral lateral. Ao final da colocação, a placa deve ficar adaptada à cortical lateral do fêmur, e a lâmina, paralela à superfície articular. Em fraturas

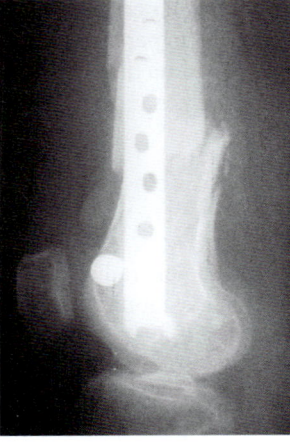

FIGURA 62.12 → Radiografia mostrando uma placa colocada em má posição. Nota-se que a placa desvia a fratura no sentido posterior, causando um *recurvatum* do fêmur distal. Pequenos desvios angulatórios no plano sagital podem ser corrigidos quando o parafuso condilar dinâmico é usado.

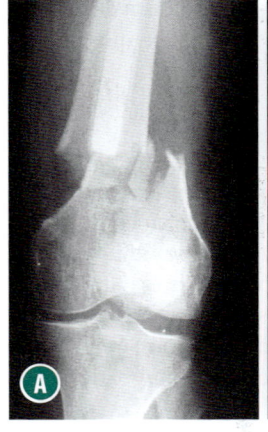
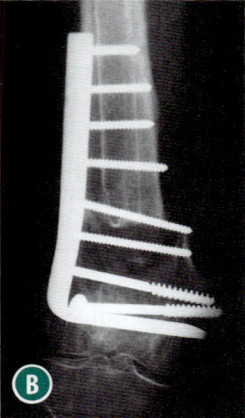

FIGURA 62.13 → Radiografias mostrando fratura do fêmur distal fixada com placa angulada.

A Paciente com fratura da diáfise do fêmur fixada com haste intramedular. Nota-se que a fratura ocorreu logo abaixo da haste.
B Fratura fixada com placa angulada. Havia uma fratura intercondilar incompleta que foi fixada com parafuso esponjoso.

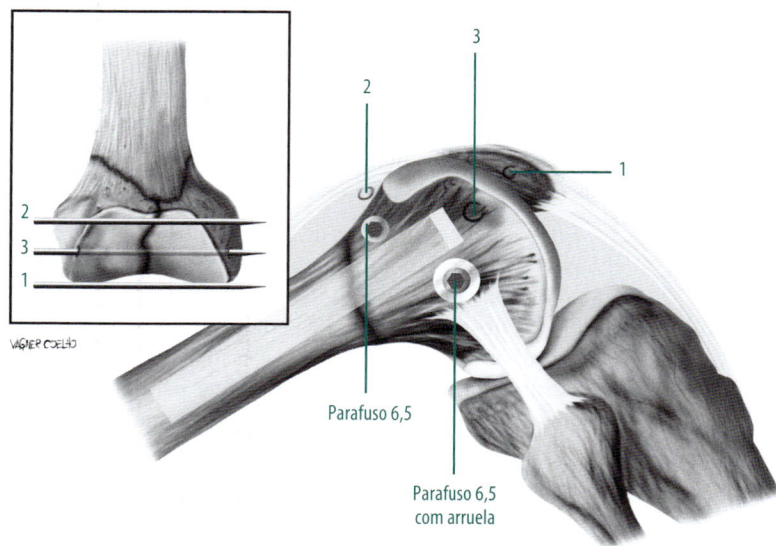

FIGURA 62.14 → Desenho esquemático da colocação da placa angulada. São necessários três fios servindo de referência. O primeiro e o segundo são referências das partes inferior e anterior dos côndilos femorais, respectivamente (1 e 2). O terceiro será colocado a 1 cm da superfície articular (3), sendo referência para o formão que fará o caminho da lâmina da placa.

extra-articulares ou após a redução da fratura intercondiliana, é necessário realinhar os côndilos femorais com a diáfise. Dois fios de Kirschner provisórios ajudam e servem de referência para a colocação exata da placa angulada. O primeiro fio de Kirschner é colocado paralelo à articulação do joelho, na frente do côndilo femoral lateral e do côndilo femoral medial. O segundo fio é colocado na articulação patelofemoral. Um terceiro fio, que será o verdadeiro guia, será colocado paralelo aos dois fios anteriores. Os dois fios de Kirschner provisórios não são paralelos, pois estão em planos diferentes, mas o fio-guia definitivo pode e deve ser paralelo aos dois fios provisórios. O fio-guia definitivo deve ser colocado a 1 cm da superfície articular e servirá como guia para entrada do formão que fará o caminho da lâmina da placa (FIG. 62.14). Caso haja dúvida, a posição do fio-guia pode ser checada com a ajuda do intensificador de imagem ou de radiografia do fêmur distal.

Em fraturas com grande fragmento distal, pode-se usar o molde condilar, o qual representa uma imagem em espelho da placa angulada. Quando houver certeza da posição do fio-guia, os dois fios de Kirschner provisórios podem ser retirados. Com o formão e seu respectivo guia, pode-se introduzi-lo no côndilo femoral lateral. Em pacientes jovens e com osso de boa qualidade, é prudente fazer algumas perfurações para evitar que a força necessária para a introdução do formão seja muito grande, evitando fraturar o fragmento distal ou soltar a fixação interfragmentária realizada. O formão deve ser colocado paralelo ao fio-guia definitivo, e o seu respectivo guia deve estar paralelo à diáfise femoral. Deve-se usar o intensificador de imagem ou fazer uma radiografia para ter certeza da exata posição do formão. Não se pode esquecer que, na região dos côndilos femorais, a parte anterior é mais estreita que a posterior, exigindo cuidado para não violentar a cortical medial ou penetrar na articulação do joelho.

Após a retirada do formão, coloca-se a placa escolhida pelo planejamento pré-operatório, adaptada perfeitamente à cortical lateral do fêmur. Em seguida, é realizada a redução da fratura e prendida a placa à diáfise com a ajuda de uma pinça óssea. Nessa etapa, pode-se fazer distração ou compressão do foco de fratura, não sem antes prender a placa no fragmento distal com um ou dois parafusos esponjosos de 6,5. A colocação desses parafusos evita a rotação do fragmento distal e a saída da placa no sentido lateral quando se faz a compressão axial da fratura. A placa é fixada ao fragmento proximal com parafusos corticais de 4,5. Em traços oblíquos, faz-se compressão interfragmentária usando parafusos de tração pela placa, o que aumenta a estabilidade da fixação.[18] Em fraturas multifragmentárias, mesmo usando a técnica da fixação biológica, o uso do enxerto ósseo é opção do cirurgião.

Parafuso condiliano dinâmico (DCS). O parafuso condiliano associado à placa lateral é um sistema de fixação similar à placa angulada. A grande vantagem desse sistema é a possibilidade de compressão da fratura pelo parafuso condiliano, além de permitir um melhor alinhamento da placa na diáfise pelo fato de a placa rodar em torno do parafuso. A placa tem a mesma angulação de 95° que a placa angulada, e os passos da colocação dos fios-guias provisórios e do fio-guia definitivo são os mesmos.

O parafuso condiliano e sua placa não foram idealizados para suprir a má técnica de colocação de placa angulada. A diferença fundamental diz respeito ao fio-guia definitivo.[19] Na placa angulada, o fio-guia serve de referência para a colocação da lâmina da placa; no parafuso condiliano, o fio-guia definitivo é a referência exata para a fresagem do caminho do parafuso condiliano (FIG. 62.15). A posição do fio-guia, em caso de dúvida, deve ser checada com o intensificador de imagem, com radiografias ou com o uso do molde do guia do parafuso condiliano, que é uma imagem em espelho do parafuso e sua placa. O fio-guia deve atingir a cortical medial e nela se fixar, não deve ultrapassá-la, pois, se isso acontecer, será preciso colocar um

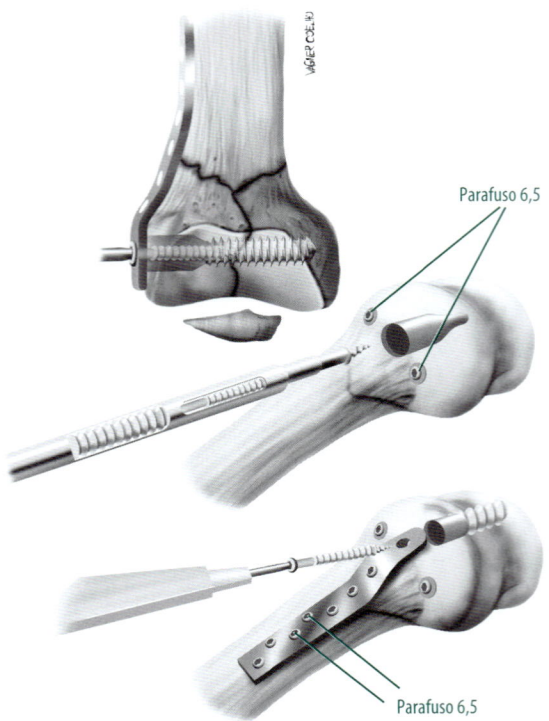

FIGURA 62.15 → Desenho esquemático para a colocação do parafuso condilar dinâmico. A principal indicação desse material de síntese é a fratura articular, podendo-se fazer compressão do foco de fratura com esse tipo de implante (quadro no alto da figura). Os passos para a colocação do implante são iguais à colocação da placa angulada. A única diferença é o terceiro fio de referência, que deve ser colocado a 2 cm da superfície articular. Sobre esse fio, é colocado o parafuso condilar dinâmico.

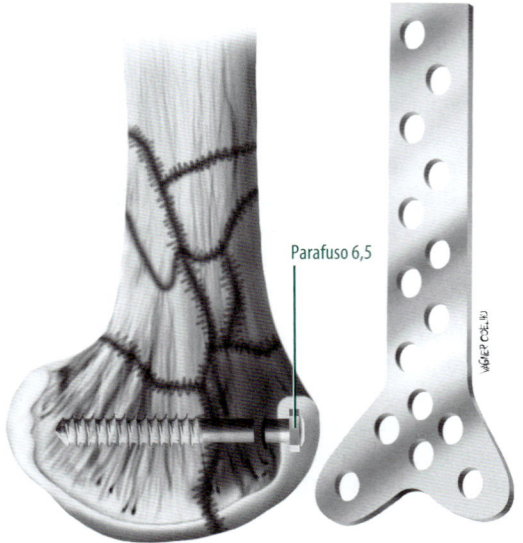

FIGURA 62.16 → Desenho mostrando uma placa condilar. Sua principal indicação é para fraturas articulares multifragmentárias, que não permitem o uso de outro material de síntese. O formato da placa permite a colocação de vários parafusos na região metafisária. Essa placa não corrige o ângulo entre o eixo do fêmur e os côndilos femorais.

parafuso maior, que fará saliência na cortical medial. Após a checagem da exata colocação do fio-guia, realiza-se a medida do parafuso a ser usado com o auxílio de um medidor calibrado. Sobre o fio-guia definitivo, é usada a fresa tripla para fazer o caminho para o parafuso condiliano e para a parte tubular da placa que se adapta ao parafuso. A fresa deve ser calibrada para parar a 1 cm da cortical medial.

Em pacientes com osso de boa qualidade, usa-se o macho para fazer o caminho da rosca do parafuso condiliano, o qual é montado no instrumental de colocação e colocado sobre o fio-guia. Ao final da colocação, o parafuso deve ficar ao nível da cortical lateral, e o suporte manual em T do instrumental de colocação deve ficar paralelo à diáfise femoral. A placa é colocada no parafuso condiliano e presa a ele por um parafuso de conexão. O tamanho da placa é determinado pelo planejamento pré-operatório. A fratura é reduzida, e a placa, segura com pinças ósseas até a fixação com os parafusos corticais. Não se pode deixar de fixar a placa ao fragmento distal com ajuda de parafusos esponjosos. Da mesma maneira que a placa angulada, o parafuso condiliano e sua placa também podem submeter-se à distração ou compressão do foco de fratura. Novamente, o uso de enxerto ósseo é uma opção do cirurgião.

> **ATENÇÃO! O parafuso condilar dinâmico não foi idealizado para compensar má técnica na colocação da placa angulada. Os fios usados como referência para a colocação da placa angulada também devem ser aplicados como base para a colocação do parafuso condilar dinâmico.**

Placa condiliana de suporte. Placa especial desenhada para adaptar-se ao côndilo femoral lateral e que tem uma parte distal mais alargada que permite a colocação de vários parafusos. A parte anterior é mais curta que a posterior, e, por esse motivo, existe uma placa para o lado direito e outra para o lado esquerdo. Na parte distal, é possível colocar seis parafusos. Essa placa não tem ângulo fixo e não mantém o alinhamento entre o eixo do fêmur e o da articulação do joelho, devendo ser usada apenas quando o traço de fratura não permite o uso de placa angulada ou do parafuso condiliano com placa lateral **(FIG. 62.16)**.

A indicação da placa condiliana de suporte é a de fraturas condilianas baixas, multifragmentárias articulares do tipo C3 e fraturas no plano coronal, cuja fixação impede a colocação de material de síntese de ângulo fixo. Durante o tratamento, é importante acompanhar, com intensificador de imagem ou exame radiográfico, a qualidade da redução e da fixação obtida. Mais uma vez, é importante salientar que a placa condiliana de suporte não garante um bom alinhamento da fratura, em especial no plano frontal, em que há risco de deformidade em varo. Essa perda do alinhamento é mais comum em fraturas baixas e com fragmentação óssea na região supracondiliana medial. Nas fraturas instáveis com fixação duvidosa, é prudente colocar enxerto ósseo na região medial e uso de imobilização provisória, como um "brace", para evitar a perda da redução.

Fixação intramedular (*distal femoral nail* [DFN]). Consiste em um novo material usado para fixar as fraturas do fêmur distal. É um pino intramedular, bloqueado nos seus extremos e colocado retrógrado através do intercôndilo femoral.[20] Fraturas articulares dos tipos C1 e C2 podem ser fixadas por esse dispositivo. A técnica permite a redução indireta da fratura, e a haste permite restaurar o alinhamento do membro lesado. As fraturas intra-articulares, exceto as C3, podem ser fixadas usando os parafusos de bloqueio distal para a fixação do traço intra-articular; em alguns casos, pode ser usada a lâmina espiral em vez de parafuso (FIG. 62.17). Essa técnica tem o inconveniente de violentar a articulação do joelho, mas usa os princípios da fixação biológica. Mesmo pacientes com osso de má qualidade podem ter a fratura fixada com essa haste intramedular retrógrada.

A haste intramedular anterógrada também pode ser usada para a fixação das fraturas do fêmur distal. É importante que dois parafusos façam a fixação do fragmento distal.[21] Fraturas intra-articulares também podem ser fixadas, mas requerem um cirurgião habituado ao uso das hastes intramedulares. Muito cuidado deve ser tomado para evitar desvios rotatórios, longitudinais e, em especial, os angulatórios. O ideal é operar os indivíduos em decúbito dorsal. O canal medular largo do fêmur distal permite que a haste fique flutuando no segmento, por isso, são importantes um bom alinhamento e uma fixação com dois parafusos para evitar a rotação e a angulação ao nível do foco de fratura.

Outro dispositivo de fixação são as hastes intramedulares flexíveis. A fixação intramedular flexível é realizada usando pinos de Rush ou hastes de Ender. As fraturas supracondilianas sem traço articular são a melhor indicação para esse tipo de fixação em pacientes com boa qualidade óssea.[22] Em pacientes com osso de má qualidade, a elasticidade da haste corta o osso e pode terminar em posição intra-articular. O uso das hastes flexíveis, sobretudo em fraturas multifragmentárias, não controla a rotação e o encurtamento, sendo necessário o uso de um suporte externo para evitar desvio secundário.

> **ATENÇÃO!** Para a colocação de uma haste retrógrada, é indispensável um intensificador de imagem. Nessa técnica, não se pode usar a mesa de tração, pois o joelho deve ser mantido em flexão durante o ato cirúrgico. Para manter a tração, o distrator da AO é uma boa escolha.

Placa LCP (LISS). A melhor compreensão da mecânica e da biologia óssea trouxe uma nova geração de placas que produzem estabilidade angular, oferecendo muitas vantagens. Entre elas, a melhor fixação em ossos osteoporóticos e a proteção da vascularização óssea.[23] A placa LISS (*less invasive stabilization system*) é usada para a fixação das fraturas do fêmur distal. Nesse tipo de fixação, o parafuso é preso à placa e não há movimento entre a cabeça do parafuso e o orifício da placa, promovendo maior estabilidade.[24] A indicação dessa placa é para fraturas dos tipos A e C. Fraturas do tipo B não são indicação para uso. Fraturas do tipo C com traço de fratura coronal podem ser fixadas com a placa LISS, mas a fratura do plano coronal deve ser fixada primeiro (FIG. 62.18).

As placas com estabilidade angular diminuem o risco de soltura do material de síntese em pacientes com má qualidade óssea. Outra vantagem é que não há compressão da placa contra o periósteo, permitindo proteção da vascularização óssea (FIG. 62.19). A placa LISS pode ser usada com

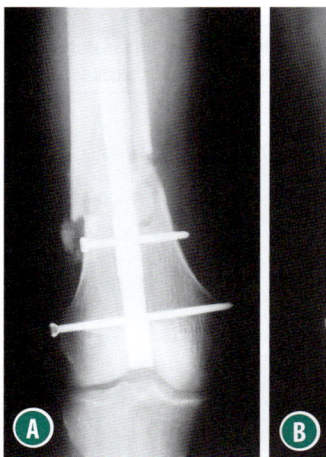
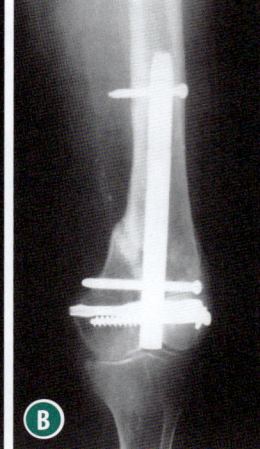

FIGURA 62.17 → Radiografia mostrando a fixação da fratura do fêmur distal com haste intramedular retrógrada.
Ⓐ Fratura tipo A classificação AO fixada com haste comum para fixação das fraturas do fêmur.
Ⓑ Fratura tipo C da classificação AO fixada com DFN. Nota-se que o bloqueio distal da fratura e proximal da haste foi feito com uma placa espiral. Este material de síntese, com o uso desta placa, é útil em fratura com um pequeno fragmento distal e osso de má qualidade.

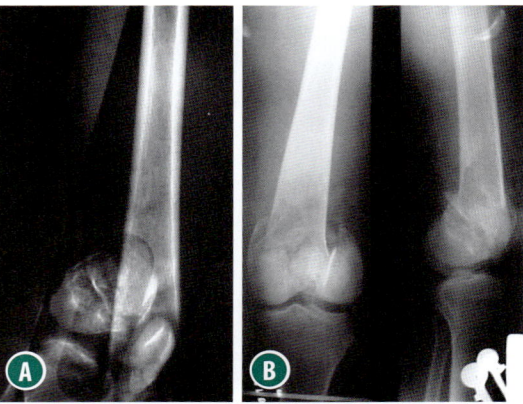

FIGURA 62.18 → Radiografia mostrando fratura do fêmur distal.
Ⓐ Radiografia inicial mostrando grande superposição dos fragmentos, fratura exposta IIIA na face anterior. Não é possível classificar a fratura. A tração permite melhor avaliação da fratura.
Ⓑ Tratamento inicial da fratura exposta e colocação de uma tração esquelética na tíbia. Nota-se a desimpacção dos fragmentos, permitindo a classificação da fratura (AO C2).

técnica de cirurgia minimamente invasiva. O uso do intensificador de imagem e das técnicas de redução indireta permitem a redução da fratura e a fixação percutânea com a placa LISS. A fratura articular deve ser abordada por redução direta que permite a redução anatômica da fratura. A fratura metafisária pode ser reduzida por técnicas de redução indireta. O distrator da AO facilita a redução indireta da fratura extra-articular (**FIG. 62.20**).

A placa LISS não ajuda na redução da fratura. Devido ao ângulo fixo entre o parafuso e a placa, não há possibilidade de reduzir a fratura usando o material de síntese como meio de redução. Se a redução não for correta, o material de síntese com estabilidade angular mantém a má redução. Se a redução for correta, o material de síntese mantém essa boa correção. O uso de um posicionador que se prende à placa serve de guia externo para a colocação de todos os parafusos sem a necessidade de abertura do foco de fratura. Alguns instrumentos adaptados a esse posicionador permitem redução adicional da fratura, mas, após a colocação dos parafusos, não há possibilidade de redução adicional da fratura.[25] A placa LISS possibilita redução indireta da fratura metafisária sem agressão das partes moles vizinhas ao foco de fratura, permitindo rápida cicatrização de partes moles e do osso[26] (**FIG. 62.21**).

Fixação externa. Nas fraturas do fêmur distal, o fixador externo é mais usado para facilitar o tratamento da lesão de partes moles. Em pacientes com extensas fraturas expostas, feridas contaminadas, politraumatismo grave e queimaduras, a fratura do fêmur distal pode ser tratada com o fixador externo cruzando o joelho. Tal fixação possibilita o tratamento de partes moles e facilita o cuidado de enfermagem e a manipulação do paciente. Os pinos devem ser colocados proximalmente na cortical lateral do fêmur e distalmente na face anterior da tíbia, se possível, em local que não atrapalhe um possível acesso cirúrgico à fratura. Os dois pinos proximais e distais são unidos por uma ou duas barras cruzando a articulação do joelho.

O sistema favorece a imobilização temporária da fratura do fêmur distal e da articulação do joelho.[27] Na presença de fratura intercondiliana, é possível a fixação com um parafuso fazendo compressão interfragmentária.

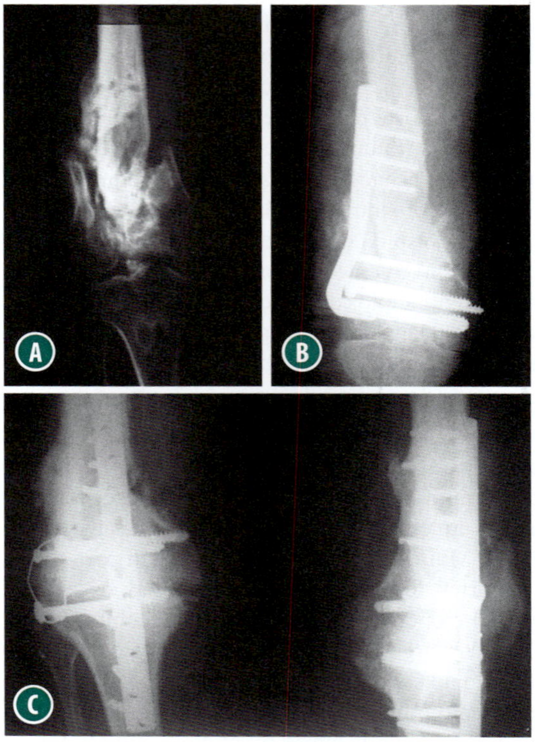

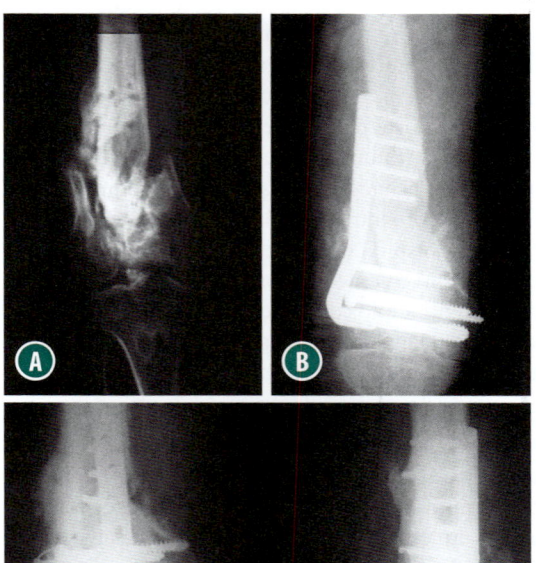

FIGURA 62.20 → Complicação de fratura do fêmur distal. Notam-se a penetração do fragmento proximal dentro dos côndilos femorais, a perda da congruência articular e a alteração de eixo do membro.
Ⓐ Pseudartrose supraintercondilar de fêmur distal (classificação AO tipo C).
Ⓑ Correção cirúrgica da pseudartrose e fixação com DCS.
Ⓒ Apesar da boa correção cirúrgica, o paciente evoluiu com dor e perda da mobilidade articular. Foi realizada artrodese de joelho com placa e parafuso mais banda de tensão.

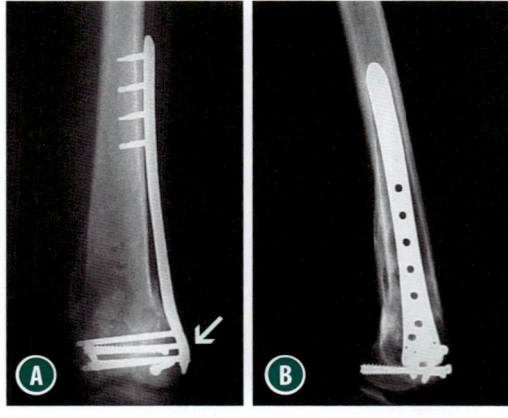

FIGURA 62.19 → Radiografia de fratura do fêmur distal fixada com placa LISS.
Ⓐ Radiografia de frente mostrando a placa LISS na face lateral do fêmur. Observa-se que a placa está afastada do osso e há formação de calo ósseo abaixo da placa.
Ⓑ Radiografia de perfil mostrando a formação de calo ósseo regular e de boa qualidade na cortical posterior do fêmur.

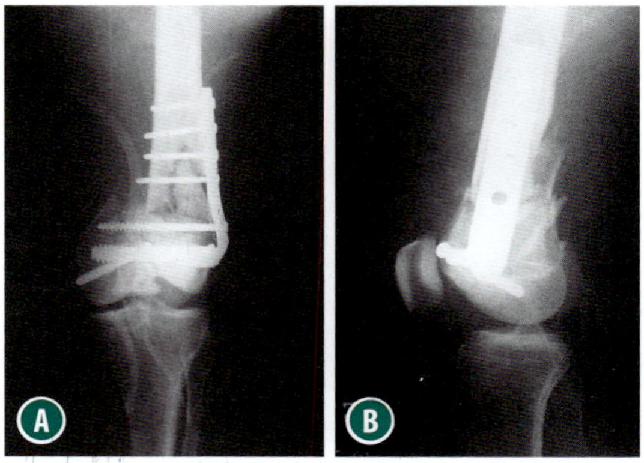

FIGURA 62.21 → Radiografias mostrando má fixação de fratura do fêmur distal.
Ⓐ Radiografia de frente mostrando a perda do alinhamento do fêmur, a má redução articular e um material de síntese que não está paralelo aos côndilos femorais.
Ⓑ Radiografia de perfil mostrando bom alinhamento da fratura. Essa complicação deve ser corrigida em momento precoce; não se deve aguardar até que a fratura consolide para fazer a correção.

Pós-operatório

Ainda no centro cirúrgico, deve ser feita uma radiografia para documentar o tratamento e a qualidade da redução obtida no ato cirúrgico. No pós-operatório imediato, o paciente deve ser medicado com analgésicos e anti-inflamatórios. Pacientes idosos devem fazer anticoagulação preventiva com o uso de heparina de baixo peso ou outros meios de prevenção. O uso de antibióticos, os quais costumam ser cefalosporinas de primeira geração, deve ser feito por 24 horas, podendo ser um tempo maior em determinados casos. O uso de dreno no pós-operatório é discutível e, se usado, deve ser mantido por 24 horas, no máximo, 48 horas.

O membro é enfaixado da raiz da coxa até o tornozelo e liberado 24 horas depois. O paciente é estimulado a iniciar exercícios isométricos. Após a retirada do dreno, o indivíduo é estimulado a mobilizar o joelho com o auxílio do fisioterapeuta ou da máquina de mobilização passiva contínua. O uso de muletas sem apoio do peso corporal pode ser iniciado em período precoce, em torno da primeira semana. A imobilização com "braces" não é proibida no pós-operatório, mas o uso não deve ser contínuo. O paciente retira para fazer fisioterapia e recoloca nos momentos de repouso. Durante a marcha, pode fazer contato do pé com o solo, mas não deve fazer descarga do peso corporal. Os pontos cirúrgicos devem ser retirados em torno de 10 a 14 dias. Com seis semanas, um exame radiográfico avalia a evolução da consolidação. A presença de calo ósseo permite que o paciente inicie a descarga do peso corporal, inicialmente com 30% do seu peso. A consolidação da fratura ocorre em torno de três a quatro meses.

Complicações

Infecção. A melhora da técnica cirúrgica, os cuidados de hemostasia e os novos medicamentos quimioterápicos diminuíram a incidência de infecção no tratamento cirúrgico das fraturas do fêmur distal. Alguns fatores permanecem ainda como predisponentes à infecção cirúrgica: traumas de alta energia com extensa lesão de partes moles e desvascularização óssea, fraturas expostas, dissecções extensas lesando a vascularização óssea, cirurgião inexperiente com tempo cirúrgico prolongado e fixação inadequada.

O fator mais importante para evitar a infecção é o manuseio de partes moles. A técnica da fixação biológica ajuda a preservar a vascularização local, aumentando a resistência aos processos infecciosos, além de diminuir o tempo cirúrgico e a quantidade do sangramento. O uso de antibióticos de largo espectro e de última geração na presença de má técnica não é preditivo de sucesso. Fraturas expostas devem voltar ao centro cirúrgico para limpezas seriadas até que um procedimento de cobertura ou fechamento de partes moles possa ser realizado. O não debridamento e a permanência de tecidos desvitalizados proporcionam um meio ideal para o crescimento de microrganismos.

Pseudoartrose. Pode ocorrer com qualquer método de tratamento, mas é mais comum com o cirúrgico e na região supracondiliana, sendo rara na região intercondiliana, que é bem vascularizada. Os traumas de alta energia e as perdas de substância óssea são as principais causas da pseudoartrose. Outros fatores são a incapacidade do cirurgião de manter a estabilidade óssea após a osteossíntese, a presença de infecção óssea e a falta de enxerto ósseo para compensar as perdas de substância. O tratamento da pseudoartrose do fêmur distal é difícil, sendo o melhor a prevenção. As pseudoartroses estão sempre acompanhadas de rigidez da articulação do joelho, associadas muitas vezes a osso de má qualidade, atrofia muscular e desvio do eixo do segmento. Esses fatores complicam o tratamento da pseudoartrose, que tem por objetivos conseguir a fixação estável e a restauração da mobilidade do joelho.

Em algumas situações, devido à reabsorção óssea local, o fragmento distal é muito pequeno, tornando difícil a seleção de implantes. O implante ideal para o tratamento da complicação é o material de síntese de ângulo fixo, como a placa angulada e o DCS.[28] Em pseudoartroses com fragmento distal pequeno, o uso da fixação intramedular (DFN) pode ser boa solução. Em pseudoartroses hipertróficas, a simples estabilização local resolve a complicação. Em pseudoartroses atróficas, são necessárias a fixação estável e a colocação de enxerto ósseo. Excepcionalmente, a colocação de duas placas pode ajudar a resolver o problema, mas provoca grande desvascularização. Outra solução é a colocação de fixadores externos circulares, porém, em tal situação, é obrigatória a imobilização do joelho, e a solução da pseudoartrose pode ser substituída pela rigidez do joelho. Em casos selecionados, a artrodese do joelho pode ser uma solução drástica para resolver tamanha complicação.

Consolidação viciosa. Complicação mais comum no tratamento conservador, mas que também pode ocorrer na vigência do cirúrgico; nesse caso, está associada à má técnica cirúrgica. A consolidação viciosa está sempre acompanhada por outros problemas, como encurtamento, alteração do eixo e de rotação do segmento. Todo tratamento conservador da fratura do fêmur distal que não corrija o alinhamento, o comprimento e a rotação do segmento deve ser substituído pelo tratamento cirúrgico. Devido às inserções musculares do fêmur distal, a fratura nesse nível tem tendência ao *recurvatum* por tração do músculo gastrocnêmio. Os adutores também podem agir no fragmento distal e provocar deformidade em varo. O bom planejamento pré-operatório e o bom posicionamento do material de síntese evitam este tipo de complicação.

O uso de osteossíntese intramedular anterógrada com o paciente em decúbito lateral facilita que o fragmento distal sofra deformidade em valgo com alteração da rotação do segmento. A quantificação das deformidades é de extrema dificuldade. A deformidade rotacional é avaliada clinicamente, o encurtamento é mais bem avaliado por escanometria, e a deformidade angular é determinada clinicamente e por radiografias do local. A correção da consolidação viciosa é feita através de osteotomia. O tipo de osteotomia e seu local são determinados pelo tipo de deformidade. As consolidações viciosas intra-articulares são mais graves e, além dos problemas já mencionados, estão associadas a uma alteração da biomecânica articular. A correção dessa complicação necessita de radiografias e do uso de TC com reconstrução tridimensional para melhor avaliação da deformidade.

Perda da redução. Uma das piores complicações do tratamento cirúrgico das fraturas de modo geral. No caso da fratura do fêmur distal, o osso de má qualidade é o maior adversário do ortopedista no tratamento. O osso nessa condição não permite boa estabilidade e, se associado à mobilidade precoce, é quase certo que ocorrerá soltura do material de síntese com perda da redução. Além da má qualidade óssea e da idade dos pacientes, as fraturas multifragmentárias, baixas, com fragmento distal pequeno, infecção e indivíduos fazendo apoio antes da consolidação são outros fatores que predispõem o aparecimento da complicação.

Apesar dos fatores complicadores, é o cirurgião o principal responsável pela ocorrência da perda da redução. A má redução da fratura com um material de síntese em má posição é preditivo dessa complicação. É importante o cirurgião ortopedista reconhecer o problema para evitar suas armadilhas. Se o osso é de má qualidade e a fixação não está estável, é permitido manter o paciente imobilizado. À medida que os controles radiológicos mostram progresso na consolidação óssea, pode-se autorizar a mobilização da articulação do joelho. A colocação de enxerto ósseo pode ajudar a diminuir a ocorrência da complicação. O uso de duas placas pode ser uma solução, mas também pode ser um problema em função da grande lesão vascular local para a colocação do material de síntese. O cirurgião, ao deparar-se com a possibilidade dessa complicação, não deve esperar que ela ocorra. Aguardar que o caso evolua para a consolidação, mesmo com perda da redução, não parece ser uma boa escolha. A melhor maneira de evitar uma complicação é preveni-la, mas, quando ocorrer, o melhor momento de correção é no seu aparecimento, não no decorrer do tempo **(FIG. 62.22)**.

Se houve perda da redução, o melhor momento para corrigi-la é no momento em que apareceu. Sempre que ocorre, sobretudo em osso de boa qualidade com fixação estável, a infecção deve ser afastada como uma causa da complicação. A cuidadosa avaliação clínica do paciente, o hemograma e a dosagem da proteína C-reativa permitem afastar ou diagnosticar uma infecção local.

Rigidez articular. Complicação comum nas fraturas intra-articulares. No tratamento da fratura do fêmur distal, é importante obter mais de 90° de amplitude de movimento. As causas de rigidez articular são a má redução da fratura intra-articular, a presença de infecção, a lesão de partes

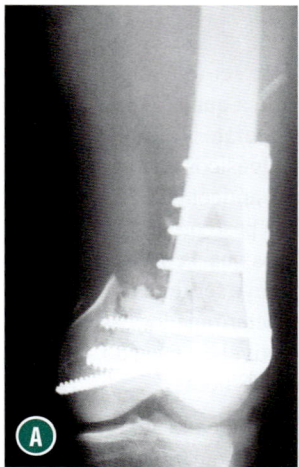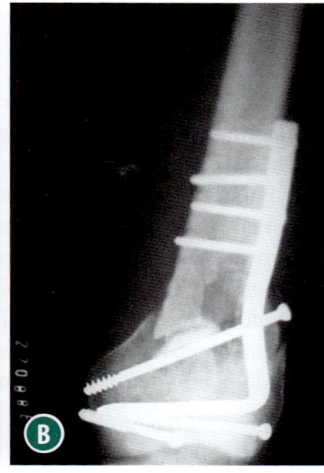

FIGURA 62.22

Ⓐ Radiografia mostrando má redução da fratura do fêmur distal. O eixo do fêmur passa pelo côndilo femoral lateral. Observa-se como o DCS não está paralelo à interlinha articular do joelho.
Ⓑ Correção da fratura usando uma placa angulada. Nota-se a correção do eixo do osso e o material de síntese na posição correta. Foram usados dois parafusos para fixar a fratura intercondilar no plano sagital, além de enxerto ósseo.

moles periarticulares ou da musculatura local e a presença de material de síntese intra-articular, principalmente na região do côndilo medial. A imobilização prolongada também pode ter participação no aparecimento da rigidez articular.

O tratamento da rigidez articular depende da causa. A má redução deve ser corrigida com uma nova redução e fixação na posição correta. A presença de infecção necessita de tratamento agressivo do ponto de vista cirúrgico, com limpeza local e a não retirada do material de síntese quando estiver estável. As lesões de partes moles e da musculatura local são de difícil tratamento, e a tentativa de manipulação sob anestesia é perigosa e pode causar problemas adicionais, em especial em pacientes com osso de má qualidade. É provável que indivíduos que já apresentavam artrose antes da fratura evoluam com redução da mobilidade. Na evolução, o uso de anti-inflamatórios deve ser considerado. A presença de dor, diminuição da função e grande impotência funcional após a consolidação da fratura levam o médico a considerar as hipóteses da artrodese ou da artroplastia como procedimentos de solução.

FRATURAS DA PATELA

As fraturas da patela não são comuns, representam menos de 1% das ocorrências. As fraturas transversas desviadas podem ser consideradas lesões tendinosas, e a da patela está associada à lesão do aparelho extensor. Os traumas que ocorrem na face anterior do joelho podem produzir a fratura, ou a patela pode ser pressionada contra os côndilos femorais e fazer um fulcro, resultando em fratura do fêmur distal.

Antes do advento das técnicas de osteossíntese e de melhores conhecimentos de anatomia, as fraturas da patela eram tratadas pelo método conservador. O mais usado era com talas que mantinham o joelho em extensão por longos períodos, dificultando muito o ganho de mobilidade.[29] Em algumas situações, como nas fraturas transversas, que são de traço simples, é difícil afirmar se a lesão é um trauma ósseo ou uma lesão tendinosa. Em algumas situações, os autores defendiam a ressecção da patela[30] e a sutura tendinosa como a melhor opção em fraturas multifragmentárias desviadas. Outro cuidado a ser tomado é nos pacientes politraumatizados com fratura dos ossos longos dos membros inferiores. Eles podem ter fraturas da patela que passam desapercebidas. Como regra, todo paciente com fratura da diáfise femoral deve ter o joelho radiografado à procura de traços femorais que atinjam a articulação e de fraturas da patela. As lesões condrais também podem ocorrer em fraturas de patela e são de difícil diagnóstico, com prognóstico reservado. Mesmo em reduções abertas e visualizando a superfície articular, essa dificuldade de diagnóstico existe.

Anatomia

A patela é o maior osso sesamoide do esqueleto. Tem a forma de um triângulo invertido com a base superior e o ápice inferior. Com o joelho em extensão, o ápice da patela se situa ao nível da interlinha articular. Um osso sesamoide, por definição, está localizado no interior de um tendão e serve para direcionar as forças exercidas por ele, diminuindo o atrito sobre a superfície sobre a qual desliza. A patela faz parte do aparelho extensor do joelho. Os quatro ventres musculares que formam o quadríceps se inserem na base da patela formando o tendão quadricipital, que prossegue no sentido inferior contornando a patela e formando o retináculo patelar lateral e medial. O tendão do reto anterior prossegue pela face anterior da patela e vai formar o tendão patelar, que segue em direção à tuberosidade anterior da tíbia.[31] A integridade desse conjunto de músculos, tendões e retináculo é fundamental para a função articular do joelho.

Abaixo da patela e nas suas partes medial e lateral, há um recesso articular, a bolsa subquadricipital, que aumenta o deslizamento da patela sobre os côndilos femorais. A vascularização da patela deriva das artérias geniculares e penetra no ápice da patela e na parte média. A base patelar apresenta apenas um vaso arterial que penetra por esse local. Esses vasos se unem formando uma rede arterial pela superfície anterior da patela e intraóssea.[32] As necroses patelares são raras e estão ligadas a fragmentos ósseos que estão soltos e desvascularizados. Os três quartos proximais da patela apresentam cartilagem articular e articulam com a cartilagem dos côndilos femorais.

Mecanismo de trauma

Existem dois mecanismos de trauma que produzem fraturas, que são os diretos e indiretos. Em raros casos, pode haver associação de ambos os mecanismos. O trauma direto é o mais comum e está relacionado à alta energia, como quedas de altura ou acidentes automobilísticos. Nesse caso, o paciente sofre choque do joelho contra o painel do carro, resultando em fratura da patela ou do fêmur ou trauma na região da articulação coxofemoral. É preciso que o médico cuide para, em tais casos, não deixar passar desapercebida a fratura da patela. No trauma direto, pode haver lesão maior de partes moles, a qual pode, em um primeiro momento, contraindicar fixação cirúrgica.

As fraturas multifragmentárias da patela resultam de trauma direto e, na maioria dos casos, não apresentam lesão do aparelho extensor, o que pode ser uma vantagem no tratamento da fratura. O trauma indireto está relacionado com uma contração vigorosa do quadríceps, como no caso de queda ao solo. Nesses casos, há lesão em volta da patela, e o fragmento proximal é tracionado pelo quadríceps, produzindo entre os fragmentos um espaço de fácil palpação e até visualizado, muitas vezes. As fraturas isoladas da patela não apresentam como ocorrência comum a lesão vasculonervosa ou a lesão ligamentar.

Fratura de patela com fragmento proximal desviado no sentido proximal significa lesão do aparelho extensor e exige reparo cirúrgico.

Avaliação clínica

O paciente com fratura da patela apresenta dor ao redor do joelho e aumento de volume local. As fraturas sem desvio podem apresentar hemartrose importante. Nas fraturas desviadas, o sangue se espalha pela região patelar e não se acumula dentro da articulação. A tentativa de mobilizar o joelho provoca dor, e o paciente não consegue fazer a extensão ativa da articulação. Em fraturas sem desvio, com o aparelho extensor íntegro, a pessoa pode mobilizar o joelho e deve cuidar para evitar movimentos que possam desviar os fragmentos. Em traumas indiretos, é possível palpar o espaço entre os fragmentos ósseos, casos em que o paciente não consegue fazer a extensão ativa do joelho. O profissional deve ter atenção ao examinar feridas na região patelar, pois há situações que podem apresentar fratura exposta. A patela é um osso superficial com pouca proteção de partes moles.

Fraturas com mais de 24 horas de evolução podem apresentar equimose local. Alguns autores advogam a injeção intra-articular de anestésico para examinar os pacientes com fraturas de patela.[33] Hemoartrose de grande volume também pode ser puncionada para aliviar a dor local (**FIG. 62.23**). Um bom exame clínico é suficiente para fazer o diagnóstico sem necessidade de injetar anestésico, que parece mais útil para tirar a dor do paciente do que para fazer o diagnóstico.

Avaliação radiológica

Radiografias de frente e perfil do joelho são suficientes para fazer o diagnóstico de uma fratura de patela. Uma

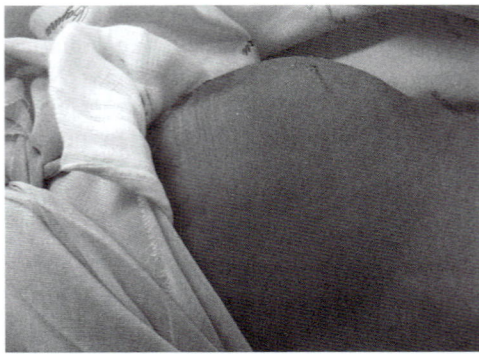

FIGURA 62.23 → Hemoartrose de grande volume em fratura da patela. Pode ser necessária uma punção articular para esvaziar o hematoma e aliviar a dor do paciente nesses casos.

pequena flexão do joelho permite melhor visualização da fratura, pois a tensão muscular provoca um afastamento dos fragmentos ósseos, melhorando a visão do local. As fraturas transversas mostram maior separação entre os fragmentos ósseos e são de fácil visualização. As multifragmentárias mostram pouco desvio entre os fragmentos ósseos e visualizar todos os traços pode ser um pouco difícil. Na incidência de frente, há superposição da patela sobre o fêmur, o que pode atrapalhar a avaliação dos traços de fratura. A incidência de perfil permite uma boa avaliação dos desvios da fratura.

Deve-se ter cuidado com pacientes que apresentam patela bipartida, visto que pode ser confundida com fratura; o diferencial é que, na patela bipartida, o indivíduo não tem dor ou edema e mobiliza o joelho. A radiografia de frente, na patela bipartida, mostra fragmento superolateral na maioria dos casos, e o que seria o traço de fratura é muito regular, com separação uniforme entre os fragmentos. A radiografia axial mostra se existe luxação femoropatelar associada, e, em casos de instabilidade, fraturas verticais apresentam desvio nessa incidência.[34] Na prática, a colocação do paciente nessa posição com leve flexão do joelho provoca dor local, dificultando a realização do exame. Em indivíduos com clínica de fratura de patela e radiografia normal, a suspeita deve ser de lesão do tendão quadricipital ou do tendão patelar; na última situação, a patela sobe e fica acima dos côndilos femorais.

A RM pode ajudar nos casos de lesão tendinosa[35] e de lesões condrais, e a TC pode ajudar em casos de fraturas ocultas (estresse),[36] em pacientes idosos com osteopenia e em pacientes com dificuldade de posicionamento para o exame radiológico. A TC também é útil na avaliação de pseudartroses e consolidações viciosas. A análise tomográfica de uma fratura do fêmur distal pode mostrar fratura da patela.

> **ATENÇÃO! Radiografia de frente e perfil com patela íntegra e desviada no sentido proximal deve levantar a suspeita de lesão do tendão patelar.**

Classificação

Não existe uma classificação ideal para as fraturas da patela. As que existem são baseadas no tipo de traço de fratura, no desvio dos fragmentos e no mecanismo de trauma. As fraturas são classificadas em sem desvio e desviadas. Fraturas com desvio são aquelas que apresentam mais de 3 mm entre os fragmentos e um desnível articular maior que 2 mm.

As classificações usam o traço de fratura como referência, tanto para fraturas sem desvios quanto para as desviadas. São três tipos básicos de fratura: transversa, em estrela e multifragmentárias. As duas últimas são difíceis de separar, considerando-se a fratura em estrela como multifragmentária com poucos fragmentos, o que gera dúvida e confusão, pois depende do observador julgar a quantidade de fragmentos. Uma maneira mais simples seria classificar as fraturas desviadas de patela em quatro tipos (FIG. 62.24):

Tipo 1. Fratura transversa na qual ocorre lesão do retináculo extensor e existem grandes desvios dos fragmentos devido à tração do quadríceps.

Tipo 2. Fratura multifragmentária com número variável de fragmentos; na maioria dos casos, o retináculo extensor está íntegro.

Tipo 3. Fraturas polares que equivalem a fraturas transversas e sempre apresentam desvios, sobretudo as do polo inferior da patela.

Tipo 4. Fraturas verticais que são raras no trauma e ocorrem em pacientes dos quais foi retirado enxerto de tendão patelar para reconstrução do ligamento cruzado

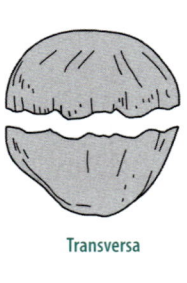
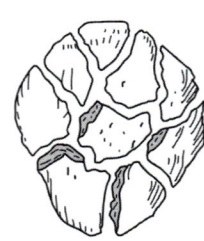

Transversa   **Multifragmentária**

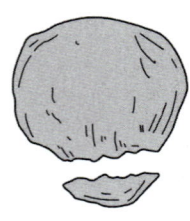
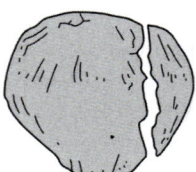

Polar   **Vertical**

FIGURA 62.24 → Classificação das fraturas da patela. Fratura transversa produzida por trauma indireto, há lesão do aparelho extensor. Fratura multifragmentária produzida por trauma direto, o aparelho extensor está integro. Fratura polar é um arrancamento do polo inferior da patela, funciona como uma lesão do tendão patelar. Fratura vertical ocorre após retirada de enxerto patelar e pacientes com luxação recorrente da patela.

anterior. Essas fraturas também aparecem em pacientes com desalinhamento femoropatelar com luxações recorrentes da patela. Tais fraturas podem estar ocultas, e a RM mostra o traço vertical.

Tratamento

As fraturas da patela são fraturas articulares, para as quais deve-se sempre procurar a redução anatômica. A articulação femoropatelar não suporta carga, sendo por isso aceitáveis alguns desvios na superfície articular e, apesar desse detalhe, a redução anatômica da superfície articular deve ser procurada durante o tratamento. Irregularidades e incongruências articulares podem produzir lesão na superfície articular dos côndilos femorais em contato com a patela. Os dois objetivos principais do tratamento são a restauração da superfície articular e a preservação do mecanismo extensor. Idade do paciente, qualidade óssea e presença de lesões associadas são fatores que influenciam no tratamento.

Tratamento conservador

É o método de tratamento de escolha para as fraturas sem desvio, qualquer que seja o tipo de traço de fratura. Fraturas com pequenos desvios podem ser tratadas de modo conservador. Os desvios máximos aceitáveis são menos de 3 mm entre os fragmentos e menos de 2 mm de desvio articular. Nesses casos, o mecanismo extensor deve estar preservado. O joelho pode ser imobilizado em um gesso inguinomaleolar ou em talas ortopédicas fixas ou funcionais por quatro a seis semanas. Os cuidados devem ser redobrados com imobilização prolongada e em pacientes idosos e ou com insuficiência vascular periférica (varicosidade). A marcha e a descarga do peso corporal podem ser iniciadas o quanto antes. O uso de muletas ou andador auxilia e permite marcha uniforme e regular. Exercícios isométricos do quadríceps evitam atrofia muscular e ajudam na recuperação funcional durante o uso do aparelho gessado.

Alguns autores advogam o uso de talas articuladas que evitam a atrofia muscular e permitem a recuperação funcional mais rápida. Talas ortopédicas rígidas são mais confortáveis do que aparelhos gessados, pois colaboram para que o paciente faça a sua higiene e permitem a fisioterapia precoce. São mais leves e possuem ajuste contínuo da imobilização. Após a retirada da imobilização, a fisioterapia deve ser continuada com mobilização ativa da articulação do joelho e exercícios de flexão e fortalecimento muscular. Deve ser evitada a mobilização passiva da articulação.

A presença de hemartrose de grande volume ocorre em alguns pacientes. A aspiração do conteúdo articular depende da dor apresentada e pode ajudar no exame físico inicial e na confecção de um aparelho gessado inguinomaleolar. Pacientes com fraturas sem nenhum desvio podem ser tratados sem o uso de imobilização gessada ou tala

ortopédica. O profissional de fisioterapia deve evitar movimentos passivos que provocam desvio da fratura. O paciente deve cuidar-se também, evitando quedas que podem gerar desvio da fratura.

O uso de aparelho gessado no tratamento das fraturas de patela por um tempo prolongado resulta em atrofia muscular e rigidez articular de difícil reparação. O uso de talas ortopédicas evita essa complicação, pois favorece a mobilização precoce.

Tratamento cirúrgico

É o tratamento de escolha para as fraturas da patela com desvio. Fraturas com mais de 3 mm de separação entre os fragmentos ósseos e as com degrau articular maior que 2 mm têm indicação de redução cirúrgica e fixação interna. A estabilidade absoluta dinâmica é o princípio de escolha para a fixação da fratura, e o método preferido é a banda de tensão nas suas mais diversas formas. A banda de tensão tem diversas maneiras de ser realizada e sempre requer duas osteossínteses, seja na cerclagem dupla (FIG. 62.25) ou na cerclagem com dois fios de Kirschner (FIG. 62.26). O uso da estabilidade absoluta estática com dois parafusos canulados é arriscado, pois pode haver perda da redução. A associação desses parafusos com uma cerclagem em torno da patela ou por dentro dos parafusos canulados aumenta a segurança da montagem contra a perda da redução.

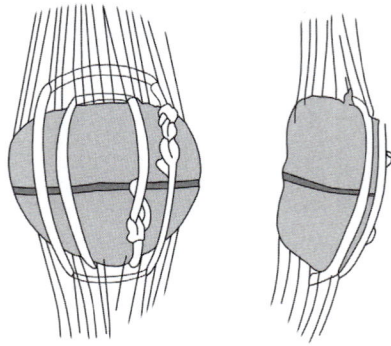

FIGURA 62.25 → Cerclagem dupla.

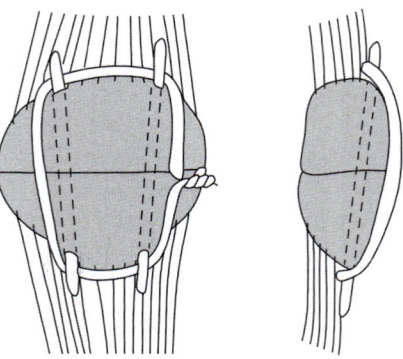

FIGURA 62.26 → Cerclagem com dois fios de Kirschner.

Em fraturas multifragmentárias, deve-se evitar a patelectomia total. No passado, esse tratamento era a escolha em fraturas com múltiplos fragmentos. A sutura do tendão traz complicações mecânicas, como diminuição da força muscular, dificuldade para levantar da posição sentada, alteração da marcha e grande dificuldade para subir e descer escadas. A patelectomia total é um procedimento de exceção, não de uso rotineiro.

Fratura transversa. Tipo de fratura que pode ser considerada como lesão tendinosa. Nesse caso, existe um elemento deformante, que é a força muscular que age no fragmento proximal **(FIG. 62.27)**. O método de escolha para a fixação dessa fratura é a banda de tensão que transforma forças de distração em forças de compressão. É uma estabilidade absoluta dinâmica e necessita de movimento para haver compressão no foco de fratura. É aconselhável o reparo do retináculo patelar medial e lateral, e há autores que acreditam que isso aumenta a estabilidade da fixação cirúrgica.

A banda de tensão pode ser realizada com dois fios de Kirschner intramedulares e uma cerclagem equatorial ou

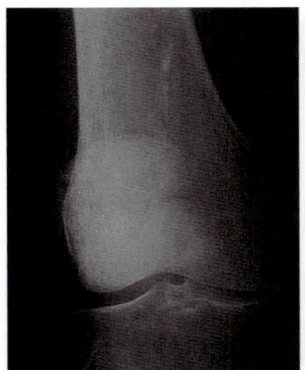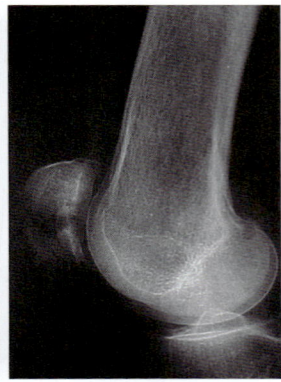

FIGURA 62.27 → Fratura transversa da patela, nota-se o desvio entre os fragmentos, evidenciando lesão do mecanismo extensor.

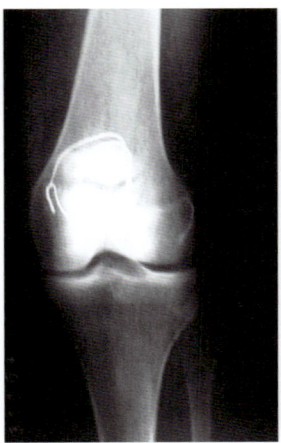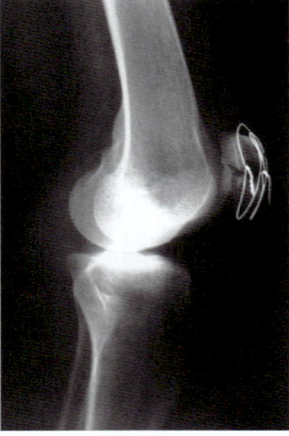

FIGURA 26.28 → Pseudoartrose da patela, nota-se a persistência do espaço entre os fragmentos da fratura. Não há desvio.

cerclagem dupla,[37] uma equatorial e uma superficial **(FIG. 62.28)**. Há duas opções de banda de tensão com o uso do parafuso canulado: a primeira com dois parafusos paralelos e uma cerclagem equatorial e a segunda com dois parafusos canulados e uma cerclagem usando o orifício do parafuso para a passagem do fio de cerclagem. O uso de dois parafusos canulados fazendo uma estabilidade absoluta estática é uma boa técnica, mas tem como fator complicador a possibilidade de soltura do material quando da flexão ativa do joelho. O uso de uma agulha peridural calibrosa modelada em forma de arco facilita a passagem do fio de cerclagem, e o mesmo pode ser realizado com um cateter venoso de grosso calibre. A última técnica com parafusos canulados tem defensores de seu uso com redução percutânea e colocação dos parafusos e da cerclagem por pequenas incisões, sempre com o uso do intensificador de imagem.[38]

Fratura multifragmentária. Há vários fragmentos ósseos, porém, eles se mantêm unidos, pois não há lesão do retináculo lateral e medial. O uso de cerclagem dupla é o melhor método de fixação nesse tipo de fratura, e, em alguns casos, fios de Kirschner podem ser usados para fixar a fratura e usar cerclagem equatorial para manter os fragmentos unidos. Fragmentos ósseos pequenos e desvascularizados devem ser descartados, pois podem cair na articulação e tornarem-se corpo livre intra-articular. Com a integridade do retináculo lateral e medial, a possibilidade de desvio da fratura é menor.

Evita-se a patelectomia em fraturas com múltiplos fragmentos ósseos de pequeno volume. Tenta-se unir fragmentos maiores e reinserir o tendão patelar nesses fragmentos restantes. A técnica de hemipatelectomia diminui o potencial de sequela produzido pela patelectomia total. Para proteger essa montagem, deve-se usar uma banda de tensão que cruza por dentro da patela ou na sua base e, distalmente, é ancorada na tuberosidade anterior da tíbia. Tal procedimento diminui a tensão na inserção do tendão patelar e deve ser realizado com o joelho a 90°. É retirada antes do terceiro mês para evitar a limitação da flexão do joelho.

Fraturas polares. Devem ser tratadas como as fraturas multifragmentárias. Fragmentos polares pequenos devem ser retirados e os polares maiores devem ser mantidos. A fixação cirúrgica é melhor que a patelectomia total ou parcial. O uso de um parafuso no fragmento polar pode ser indicado, mas ele pode fraturar o pequeno fragmento ou permitir a sua rotação, provocando perda da redução ou, em casos de desvio, pseudoartrose. Quando não for possível manter o fragmento, o tendão patelar deve ser reinserido e protegido com uma banda de tensão ancorada na tuberosidade anterior da tíbia. Existe uma tendência atual para reinserir o polo fraturado com o auxílio de suturas não absorvíveis, técnica que tem a vantagem de não necessitar de retirada do material de síntese e não ficar saliente.[39]

Fraturas verticais. Fraturas que ocorrem em pacientes dos quais foi retirado enxerto de tendão patelar para refazer o ligamento cruzado anterior ou que apresentam luxação recorrente de patela. Esse tipo de fratura apresenta pouco desvio e, raras vezes, pode ser multifragmentária. Elas podem ser fixadas de forma percutânea e fazer o uso de cerclagem ou de parafusos canulados perpendiculares ao traço de fratura. A última técnica é indicada em fraturas verticais de traço simples.

Patelectomia total. Procedimento de salvação com poucas indicações de uso. Alguns autores defendiam a técnica para pacientes idosos com osso de má qualidade, mas as dificuldades para unir os cabos tendinosos causavam sequelas maiores do que a osteossíntese instável. Em casos de indicação de patelectomia em fraturas multifragmentárias, deve-se fazer a ressecção de todos os fragmentos ósseos procurando manter o máximo de tecido tendinoso no local. A retirada dos fragmentos ósseos gera encurtamento do tendão e grande dificuldade de fazer a sutura dos cabos tendinosos.

Mesmo com a preservação do retináculo lateral e medial, a sutura é realizada sob tensão e pode romper no pós-operatório. Duas técnicas evitam esse tipo de complicação. A primeira é o uso de enxerto de fáscia lata – mantém-se sua inserção distal e, por um túnel, ela reforça a sutura tendinosa. A segunda é o uso de um retalho em V invertido do tendão quadricipital, que é dobrado sobre a sutura tendinosa.

> **DICA:** O uso de agulhas para anestesia peridural ajuda a passar o fio de cerclagem em volta das partes moles e facilita a fixação cirúrgica.

Planejamento pré-operatório

O planejamento para a fixação de uma fratura de patela permite que todos os passos da cirurgia sejam programados. Para um bom planejamento, é necessário radiografias de frente e perfil do lado lesado e do lado normal. Os traços de fratura são desenhados sobre a patela normal. Os passos para redução e fixação temporária e definitiva podem ser programados, e o material para sua realização pode ser requisitado.

O planejamento pré-operatório favorece a realização da fixação da fratura na mente e no papel, e, por final, no paciente, além de antecipar problemas com o acesso cirúrgico, o material a ser usado e as dificuldades que podem ocorrer na cirurgia. Atenta-se para a avaliação da radiografia de frente, pois a superposição da patela sobre os côndilos femorais pode trazer dificuldade de avaliação dos traços de fratura nessa incidência.

Momento da cirurgia

Existe uma tendência à fixação precoce das fraturas de um modo geral. Pacientes com lesão isolada de patela sem outros traumas associados se encaixam nessa afirmação. O cirurgião deve avaliar se tem capacidade de fixar a fratura na emergência, se terá auxílio de pessoas familiarizadas

com esse tipo de trauma para ajudar no ato cirúrgico e se tem material necessário e suficiente para a fixação. O fator determinante para decidir o momento da cirurgia é a avaliação de partes moles.

Em traumas diretos, pode haver lesão local que impede a realização do ato cirúrgico. A patela é um osso superficial, e uma lesão de partes moles que já foram agredidas no trauma causará uma nova lesão provocada pelo ato cirúrgico, com o risco de a patela perder sua cobertura cutânea. Em caso de dúvida na avaliação de partes moles, é preferível retardar a cirurgia e aguardar melhores condições para a fixação da fratura. Essa cautela é a mesma para uma redução aberta ou para uma fixação percutânea.

Acesso cirúrgico

Com o paciente posicionado em decúbito dorsal, qualquer incisão anterior pode ser usada para fixar as fraturas da patela. Existem três incisões mais usadas: parapatelar lateral, transversa e longitudinal na linha média, cada uma com suas vantagens e desvantagens. A incisão parapatelar lateral foi muito usada, mas tem como desvantagem a necessidade de levantar um retalho longo para a visualização da parte medial, além de uma complicação de cicatrização no local. Era usada em casos de cerclagem e não se fazia o reparo da lesão retinacular. A incisão transversa dá bom acesso à fratura e à lesão retinacular, permitindo a fixação da fratura com qualquer técnica. Pode-se reparar de maneira fácil o retináculo lateral e medial. Suas desvantagens são as aderências que ocorrem e, no caso da necessidade de uma prótese total no futuro, a liberação de retalhos locais pode trazer complicações para as partes moles.

Hoje, dá-se preferência ao acesso longitudinal na linha média centrada sobre a patela, pois possibilita boa visualização da fratura e fixação definitiva, além de não oferecer dificuldade no caso de necessidade de prótese total de joelho no futuro. É uma incisão longa e deve-se tomar cuidado para não levantar grandes retalhos que podem comprometer as partes moles locais. Alguns autores defendem o acesso longitudinal longo com desinserção do tendão patelar da tuberosidade anterior da tíbia para fraturas multifragmentárias, tendo boa visualização da fratura em seu componente articular. No entanto, é um acesso agressivo e pode trazer complicações locais de difícil tratamento.[40]

Técnicas de redução

Fraturas transversas de patela, mesmo com a lesão do retináculo lateral e medial, são de fácil redução. As multifragmentárias apresentam dificuldade maior de redução e fixação dos múltiplos fragmentos que compõem a fratura. O uso de garrote pneumático ou faixa de Esmarch ajuda no ato cirúrgico, permitindo um campo operatório seco e sem sangramento. O garrote, quando muito apertado, dificulta a redução, pois impede o deslizamento do quadríceps. Alguns autores advogam a redução da fratura e a colocação do joelho em 90° antes de fazer uso do garrote, o que evitaria o desvio do quadríceps tensionado ou a dificuldade de redução da fratura.

Uma incisão longitudinal é suficiente para acessar e reduzir os fragmentos fraturados. A extensão do joelho relaxa o quadríceps e facilita a redução, mas, ao reduzir os fragmentos ósseos usando uma pinça óssea com pontas, pode ocorrer angulação local e desvio da fratura. Na posição em extensão, é possível palpar a redução articular pela lesão retinacular; em fraturas multifragmentárias, uma incisão no retináculo permite a palpação digital da redução obtida. A extensão do joelho deixando uma leve flexão de 10° força os côndilos femorais para frente e impede o desvio da fratura patelar. Após a redução e a fixação com a pinça óssea com pontas, estende-se o joelho e palpa-se a redução articular. Para a passagem do fio de cerclagem, é útil o uso de cateter venoso calibroso número 14 ou de agulhas de peridural dobradas, pois têm um calibre que permite a passagem do fio de Kirschner para cerclar os fragmentos.

Seleção de implante

O material de síntese para a fixação é simples e requer fio de Kirschner número 2 e fio de cerclagem 1,2. São materiais de baixo custo e de fácil obtenção. Alicates de bom corte e qualidade para cortar os fios de Kirschner são de boa prática. É necessário também o uso de alicates para apertar a cerclagem dos fios. Deve-se ter cautela com o uso de tensores de fios que podem fazer um amarrilho muito apertado e provocar patela baixa de difícil tratamento. O uso de parafuso canulado produz boa fixação da fratura, mas é necessário cerclagem em torno dos fragmentos ou pelos parafusos canulados para evitar a soltura do material de síntese. No momento atual, está sendo usada uma placa maleável anterior para fixação da fratura.[41] Ela produz boa estabilidade local,[42] mas é necessário um acesso maior e há o risco de os parafusos atingirem a articulação. A placa fica saliente na face anterior da patela e pode trazer desconforto ao paciente, sendo necessária sua retirada após a consolidação da fratura.

> **ATENÇÃO! A estabilidade absoluta dinâmica ocorre com o movimento articular e não com o tensionamento dos fios de cerclagem.**

Pós-operatório

As fraturas de patela com boa redução e fixação devem ser mobilizadas precocemente com uso de aparelhos de mobilização passiva, pois tal conduta diminui a dor e a rigidez articular. Pacientes que não ganham mobilidade devem realizar radiografias do joelho na posição de perfil, buscando-se patela baixa que impede a flexão do joelho. Exercícios isométricos de quadríceps devem ser iniciados no pós-operatório imediato para evitar a atrofia muscular.

Após a retirada dos pontos cirúrgicos, a mobilidade ativa na fisioterapia e o uso de talas articuladas ajudam na recuperação da mobilidade articular. Exercícios contra a resistência devem ser iniciados após a sexta semana e na presença de calo ósseo em formação. Nessa fase, a hidroterapia ajuda na recuperação da mobilidade articular. O suporte do peso corporal deve ser precoce e realizado quando o paciente consegue fazê-lo. O uso de muletas axilares ou canadenses ou um andador em pacientes mais idosos colabora para a marcha mais segura e evita quedas.

A volta ao esporte e a atividade laboral mais vigorosa deve ser realizada após quatro a seis meses de pós-operatório. O material de síntese que produz dor ou desconforto deve ser removido, mas apenas após seis meses de cirurgia e com a fratura consolidada. Em geral, são bandas de tensão com fios de Kirschner longos e salientes no tendão patelar. O material que não produz dor ou desconforto deve ser mantido na sua posição original. Fios de cerclagem usados para proteger o reparo tendinoso devem ser retirados em torno do terceiro mês, pois evitam a flexão completa da articulação do joelho.

Complicações

A infecção é a complicação mais precoce do pós-operatório e ocorre nos primeiros dias após a cirurgia. A infecção na fratura articular equivale a uma artrite séptica e suas complicações são devastadoras para a articulação. A fratura pode até consolidar, mas a lesão da cartilagem articular evolui para ancilose da articulação. O tratamento agressivo com limpeza cirúrgica e antibioticoterapia deve ser iniciado o quanto antes. Uma causa comum de infecção é a lesão extensa de partes moles que favorece a infecção local. A rigidez articular está associada ao mau tratamento cirúrgico ou à imobilização prolongada ou, ainda, ao paciente com dificuldade para fazer fisioterapia ou que não a realiza. Outra causa muito comum é a patela baixa que ocorre em casos de cerclagem realizada com força excessiva. No passado, um tensor de fratura que fazia tensionamento excessivo era usado, provocando patela baixa. Uma boa radiografia durante o ato cirúrgico avalia a altura patelar, evitando complicação.

Em muitos casos, a cerclagem envolve partes moles locais, não somente os fragmentos ósseos. A remoção do material de síntese e a liberação articular são suficientes para restabelecer a mobilidade local. É rara a necessidade de quadricepsplastia. A falha do material é comum e pode passar despercebida. Após a consolidação da fratura, é possível encontrar rotura do fio de cerclagem, mas ocorreu a formação do calo ósseo e a mobilidade foi restabelecida. Em alguns casos, a falha do material pode ser seguida de separação dos fragmentos ósseos, resultando em perda da redução e, em alguns casos, pseudoartrose, complicação comum no idoso.[43]

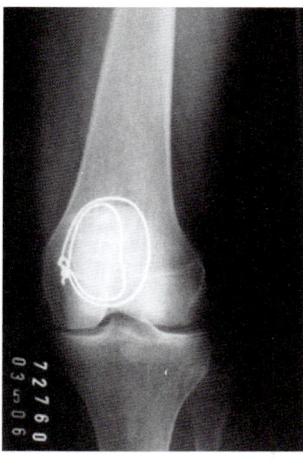

FIGURA 62.29 → Pseudoartrose da patela, nota-se a persistência do espaço entre os fragmentos da fratura. Não há desvio.

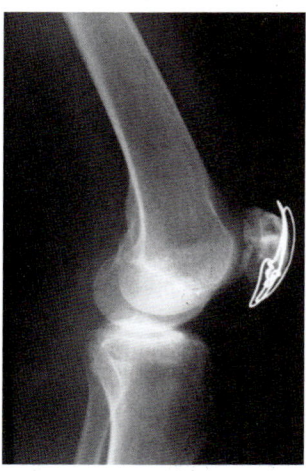

FIGURA 26.30 → Troca do material de síntese com outra banda de tensão. O espaço entre os fragmentos foi preenchido com enxerto ósseo.

Em casos agudos, a perda da redução está relacionada a quedas ou movimentos forçados que levam o material de síntese à rotura e consequente perda da redução. O tratamento é uma nova cirurgia com redução e fixação da fratura. É preciso considerar que uma nova cirurgia aumenta a possibilidade de infecção, e deve-se tomar cuidado na sua prevenção. Casos crônicos de perda de redução evoluem para pseudoartrose, a qual pode ser compatível com uma boa função em casos sem muita separação entre os fragmentos.[44] Pacientes idosos sem atividade laboral intensa e que não praticam esporte podem ser tratados de modo conservador, desde que não tenham dor e limitação da mobilidade. Indivíduos jovens com atividade laboral intensa e com expectativas de volta ao esporte devem ser tratados pelo método cirúrgico **(FIG. 62.29)**. A simples compressão do foco de fratura é suficiente para a consolidação óssea. Falhas ósseas devem ser preenchidas com enxerto, e deve-se atentar para que fragmentos do enxerto ósseo não caiam dentro da cavidade articular do joelho **(FIG. 62.30)**. Toda reintervenção cirúrgica aumenta a possibilidade de infecção, complicação que inspira muitos cuidados. Na falha do material com perda da redução e na pseudoartrose após a fixação cirúrgica, a fisioterapia deve ser precoce.

FRATURAS EXPOSTAS

As fraturas expostas da patela devem ser tratadas como todas as fraturas nessa condição, isto é, limpeza, debridamento e estabilização. Na realidade, a fratura exposta de patela é uma luxação exposta, e a ferida de exposição do foco de fratura não deve ser deixada aberta. Se houver essa necessidade, a limpeza repetida deve ser realizada até que seja possível cobrir a ferida de exposição com enxerto de pele, rotação de retalho local ou retalho muscular local ou microcirúrgico. A estabilização é a mesma de uma fratura fechada, cuidando-se para que a fixação cirúrgica não desvascularize, além das partes moles locais. Fragmentos ósseos desvitalizados devem ser removidos, caso contrário, podem favorecer a infecção local.

O uso de antibióticos deve iniciar logo após o paciente entrar no ambiente hospitalar e seu uso deve ser regulado pelo protocolo da Comissão de Infecção Hospitalar. Pacientes politraumatizados requerem maior cuidado, pois podem ter fratura exposta despercebida, como a de grau I de Gustillo. Em alguns casos, são relegadas a um segundo plano e podem evoluir com complicações graves de difícil tratamento.

FRATURAS DO PLANALTO TIBIAL

As fraturas do planalto tibial atingem a articulação de maior superfície cartilaginosa do organismo humano. A integridade articular dessa articulação deve ser preservada, pois tem importância na descarga do peso corporal e na locomoção. Se a reconstrução articular é importante para a mobilidade articular, é preciso considerar a importância da restauração do eixo do membro inferior para evitar sobrecarga articular e o aparecimento de dor e artrose precoce. As fraturas do planalto tibial são relacionadas a traumas de baixa energia e osso de má qualidade e seriam restritas aos pacientes idosos. O inverso dessa afirmação também é verdadeiro, ou seja, a fratura do planalto tibial em pacientes jovens está relacionada a trauma de alta energia e fratura complexa e com grande lesão de partes moles.[45]

As lesões ligamentares puras são raras, e, quando ocorrem, os ligamentos lesados estão presos a fragmentos ósseos produzidos pelo trauma. Cuidados gerais sistêmicos são importantes nos portadores de fratura do planalto tibial. Nos idosos, as complicações próprias da idade dificultam a situação; nos indivíduos jovens, por serem politraumatizados, a conduta deve ser colocar a vida como prioritária à frente da lesão. Os planaltos tibiais lateral e medial têm características anatômicas próprias que devem ser entendidas pelo traumatologista quando este fizer a avaliação por imagem da lesão e, sobretudo, durante o tratamento cirúrgico da fratura. Os objetivos do tratamento da lesão da tíbia proximal são a reconstrução anatômica da articulação e a mobilidade precoce, seja pelo método conservador ou cirúrgico.

Anatomia

O planalto tibial se articula com os côndilos femorais, que deslizam sobre duas plataformas articulares na parte superior da tuberosidade lateral e medial da tíbia. O planalto tibial medial é maior, de forma côncava da frente para trás. O planalto lateral é menor, mais alto e convexo da frente para trás. Esse simples detalhe anatômico deve sempre ser lembrado no momento da fixação do planalto tibial com parafusos. O não entendimento da anatomia pode provocar penetração articular do material de síntese.

Os planaltos tibiais têm angulação no sentido anteroposterior de 10°. A convexidade do planalto lateral e a concavidade do planalto medial ajudam na avaliação radiográfica em perfil de uma fratura. Os dois planaltos tibiais são separados por duas eminências na parte central, que servem de inserção para os ligamentos cruzados, local onde não há cartilagem articular. Alguns detalhes ósseos extra-articulares servem de referência para acessos cirúrgicos para a fixação das fraturas. A tuberosidade anterior da tíbia é de fácil palpação pouco abaixo da interlinha articular e serve de inserção para o tendão patelar. Ao seu lado, na parte lateral, está o tubérculo de Gerdy, que é a inserção do tensor do fáscia lata. Correndo a palpação ainda no sentido lateral, pode-se sentir e palpar a cabeça da fíbula e sua articulação com a tíbia formando a articulação tibiofibular proximal. Na cabeça da fíbula, inserem-se o ligamento colateral lateral e o bíceps femoral.

Sobre as superfícies articulares medial e lateral, existe uma estrutura fibrocartilaginosa – os meniscos – que ajuda os côndilos femorais a deslizarem sobre os planaltos tíbias. Deve-se evitar a retirada dessas estruturas, pois elas protegem a cartilagem articular de pequenas irregularidades que possam resultar da redução da fratura. O menisco lateral protege uma área maior do planalto tibial. O peso corporal passa pela parte medial do joelho, detalhe que torna a estrutura óssea medial mais forte e resistente ao trauma. As fraturas do planalto tibial medial ocorrem em traumas de alta energia, e os fragmentos ósseos são maiores, sendo difícil a fragmentação óssea e o afundamento local.

Mecanismo de trauma

As fraturas do planalto tibial ocorrem por traumas indiretos forçando a angulação do joelho em valgo – o trauma mais comum – ou em varo. Na primeira situação, o côndilo femoral é forçado de encontro ao planalto tibial lateral produzindo fratura em cisalhamento, que pode ou não estar acompanhada de afundamento ósseo local. Esse trauma ocorre em idosos com má qualidade óssea e em casos de traumas de baixa energia. No trauma em varo, o côndilo femoral medial é forçado contra o planalto medial resultando em fratura por cisalhamento, sendo raro aparecer afundamento ou fragmentação óssea, o que, se ocorrer, significa trauma de alta energia e pior prognóstico.

No trauma em varo, o fragmento do planalto tibial é medial e posterior, e é importante o reconhecimento dessa característica no momento de escolher o acesso cirúrgico para fixar a fratura. A condição de fratura do planalto tibial é mais comum em jovens com osso de boa qualidade, configurando traumas de alta energia. Outro mecanismo de trauma é a queda com força compressiva axial, que pode estar associada à angulação em valgo ou varo. Tais casos resultam em fratura bituberositária, associadas a afundamento do planalto lateral e cisalhamento no planalto medial, sendo traumas de alta energia que ocorrem em quedas de nível elevado ou em acidentes de trânsito.

Nos mecanismos de trauma em valgo e varo, seria de se esperar uma lesão ligamentar lateral ou medial, mas, na prática, essas lesões não ocorrem.[46] Traumas em hiperextensão ou hiperflexão são raros e, quando ocorrem, estão mais relacionados a lesões capsuloligamentares, e as fraturas são periféricas e com pequenos fragmentos ósseos por arrancamento. No mecanismo de trauma direto, por exemplo, atropelamentos, o para-choque do carro pode produzir uma força em varo ou valgo, mas também produz lesão de partes moles que pode influir no tratamento e no prognóstico da lesão. No mecanismo de trauma direto, é preciso ter cuidado com a avaliação de partes moles, pois pode haver fratura exposta passando despercebida. As fraturas em valgo são as mais comuns, ocorrem em pacientes idosos com osso de má qualidade e são traumas de baixa energia.

Avaliação clínica

O passo mais importante do exame clínico é uma boa história do trauma que provocou a fratura. É preciso fazer a diferenciação do trauma de baixa ou alta energia. O sintoma mais comum, qualquer que seja a intensidade do trauma, é a dor ao nível do joelho, que pode variar de paciente para paciente. O aumento de volume ocorre nas primeiras horas após o trauma e não é comum a hemoartrose, pois o sangue não acumula dentro da articulação; ele se espalha ao redor do joelho pelo espaço entre os fragmentos ósseos. Em traumas de baixa energia, as partes moles estão em boas condições, não é comum a formação de flictenas ou aparecimento de equimose, podendo aparecer hemoartrose. O aumento de volume mais acentuado pode simular uma deformidade, mas não é comum.

A avaliação da estabilidade articular deve ser cuidadosa em traumas de baixa energia, e a instabilidade que pode aparecer é devido ao desvio da fratura, não por lesão ligamentar. A estabilidade articular deve ser pesquisada após a redução e fixação da fratura. A tentativa de mobilizar a articulação é dolorosa, e o paciente bloqueia qualquer tentativa de mobilidade articular. Sempre avaliar a integridade vasculonervosa, sobretudo em pacientes com lesão medial forçando o varo e que podem provocar lesão arterial ou lesar o nervo fibular.

Em traumas de alta energia, além da dor, há grande aumento de volume ao redor da articulação, que, no decorrer do tempo, evolui para um edema que prejudica a vascularização das partes moles locais (FIG. 62.31). O primeiro exame pode mostrar partes moles íntegras, mas é necessário cautela para evitar a fixação precoce da fratura. É melhor optar pelo controle do dano com o uso de um fixador externo e aguardar a regressão do edema para realizar a fixação definitiva da fratura. Partes moles íntegras no primeiro exame podem evoluir para formação de extensas áreas de equimose e aparecimento de flictenas. A tentativa de mobilidade articular é dolorosa e não deve ser pesquisada, pois o movimento vai ocorrer no foco de fratura. Nos pacientes com trauma de alta energia, o médico deve estar atento ao exame vasculonervoso, no momento do trauma e durante a internação do paciente. A síndrome compartimental é comum nesses casos e aparece no decorrer do tempo. O controle do dano com fixador externo é importante, pois estabiliza a fratura e permite a realização de uma fasciotomia, se necessária, sem retirar o fixador.

> **ATENÇÃO! Em traumas de alta energia, a avaliação de partes moles é mais importante que a avaliação radiológica da fratura. Nessas situações, deve-se tomar cuidado com fraturas expostas.**

Avaliação por imagem

A evolução dos exames por imagem melhorou a avaliação das fraturas do planalto tibial. Radiografias não foram substituídas e nem devem ser menosprezadas, pois ainda são o melhor exame para avaliar a condição. Os exames por TC ajudam a localizar a lesão na superfície articular, o tamanho dos fragmentos ósseos e o grau de afundamento. A RM permite avaliar partes moles e ajuda em pacientes com lesões capsuloligamentares e dos meniscos; ajuda também em casos de edema ósseo e fraturas ocultas. Salienta-se que exames tomográficos não substituem a má avaliação das radiografias, mas complementam o exame radiológico.

Exame radiológico. Realizado em dois planos perpendiculares. Uma radiografia de frente e perfil permite fazer o diagnóstico da fratura do planalto tibial. Na radiografia de

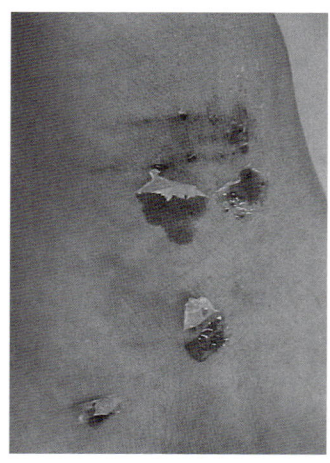

FIGURA 62.31 → Fotografia da região anterior do joelho E. Nota-se o aumento de volume local, a equimose e as lesões de pele. A incisão local pode levar a uma necrose de pele.

frente, uma angulação do raio no sentido caudal de 10° facilita a avaliação da superfície articular. Lembrar que o planalto medial é côncavo, e o lateral, mais plano. No perfil, ocorre superposição dos planaltos tibiais, o medial é côncavo e mais baixo que o lateral, que é mais plano (quase convexo) e mais alto. Radiografias oblíquas, em rotação interna e externa, ajudam na visualização. Na posição em rotação interna, pode-se visualizar o planalto tibial lateral e, na posição em rotação externa, o planalto tibial medial (FIG. 62.32).

As radiografias oblíquas devem ser analisadas com cuidado, pois produzem distorção de imagens; conforme a incidência, fragmentos maiores se tornam pequenos e vice-versa, problema que pode provocar má interpretação das imagens radiológicas. Em alguns casos de fraturas do planalto tibial, ocorre superposição dos fragmentos ósseos desviados, dificultando a avaliação dos traços de fratura.[47] Radiografias sob tração na sala de radiografia ou no centro cirúrgico após a colocação do fixador externo ajudam na avaliação da lesão óssea. A ligamentotaxia permite avaliar a redução obtida e a desimpacção dos fragmentos, facilitando a avaliação dos traços de fratura.

Tomografia linear. Era o exame de escolha antes do advento da TC. É realizada nas posições de frente e perfil e avalia o número de fragmentos ósseos e o afundamento local. A imagem produzida não é clara e tem algum borramento. Poucos serviços de emergência ainda fazem uso desse exame.

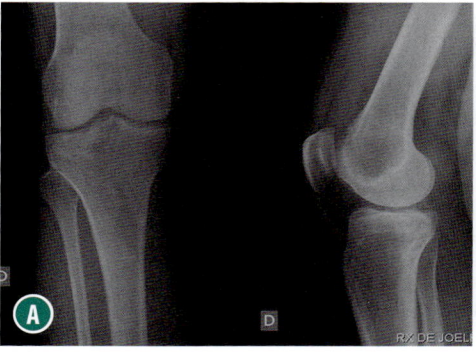

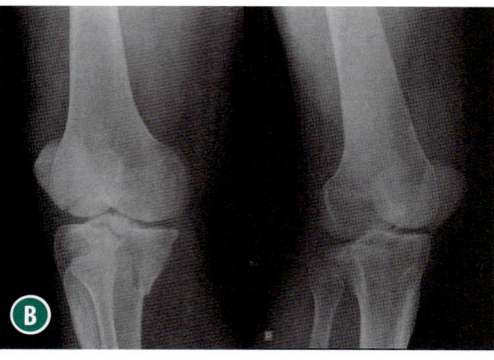

FIGURA 62.32

Ⓐ Radiografia de frente e perfil com aspecto normal. Nota-se que parece haver alguma alteração no planalto tibial lateral.

Ⓑ Radiografia em rotação interna e externa mostrando uma fratura da parte posterior do planalto tibial, com indicação de correção cirúrgica da superfície articular.

Tomografia computadorizada. Se, após a radiografia convencional, ainda restar dúvidas na avaliação da fratura do planalto tibial, realiza-se a TC. Deve ser feita após o alinhamento da fratura e a estabilização com fixador externo. O procedimento possibilita a separação entre os fragmentos por ligamentotaxia e melhora a avaliação dos traços. Evita-se a realização da TC na fase aguda da fratura, pois é um exame que pode ser programado e realizado após a estabilização local. A TC deve ser realizada nos planos sagital, axial e coronal e, sempre que possível, uma reconstrução tridimensional com vistas ao redor do joelho.

A TC não substitui a má interpretação radiológica. Quem não entendeu a radiografia não entenderá a tomografia. Ela localiza os fragmentos na superfície articular, sua quantidade e o grau de afundamento dos fragmentos (**FIG. 62.33**). A radiografia é uma imagem bidimensional de um sólido, por isso a necessidade de incidências perpendiculares entre si. A TC com reconstrução tridimensional avalia a fratura em imagem única e move a imagem ao redor do osso.[48] É o exame de escolha para a avaliação das fraturas articulares, pois avalia e localiza os traços de fratura e o melhor acesso para abordar os fragmentos ósseos.[49] Em alguns casos, é possível avaliar a possibilidade de fazer redução indireta e fixação percutânea, diminuindo a lesão de partes moles.

Ressonância magnética. Exame de escolha para avaliar a lesão de partes moles que acompanha as fraturas do planalto tibial, em especial lesões capsuloligamentares e meniscais.[50] Existem lesões cuja visualização é possível apenas na RM, por exemplo, lesões ligamentares e meniscais,[51] fraturas ocultas[52] e edema ósseo, que não são vistas em radiografias convencionais ou na TC. As lesões que aparecem na RM não alteram o tratamento da fratura, mas influem no tempo de tratamento ou no prognóstico da lesão.

Arteriografia. Deve ser realizada em traumas com suspeita de lesão arterial na região poplítea. Existe uma relação entre fraturas multifragmentárias e do planalto medial e a lesão arterial. Uma arteriografia normal pode esconder lesão íntima que pode trombosar durante o ato cirúrgico.

A TC com reconstrução tridimensional possibilita a avaliação dos traços de fratura, mas não a visualização ou a quantificação dos afundamentos, os quais são visualizados e quantificados nos cortes longitudinais.

Classificação

A avaliação de uma fratura não passa apenas por exames clínicos e radiológicos. É necessário o uso de uma classificação que permita juntar fraturas em grupos iguais e que tenham uma linha de tratamento similar[53] para que seja possível o estabelecimento de um prognóstico para aquele tipo de fratura. A classificação ideal seria aquela que fosse capaz de juntar o mecanismo de trauma e o padrão de fratura, estabelecer um tratamento e ter um prognóstico da lesão.[47] Não existe classificação capaz de unir o grau de desvio da

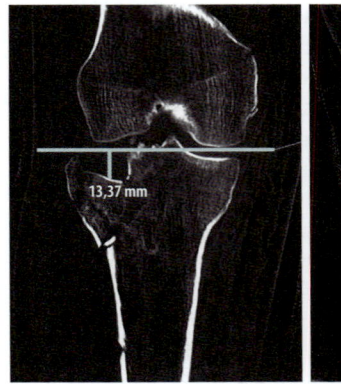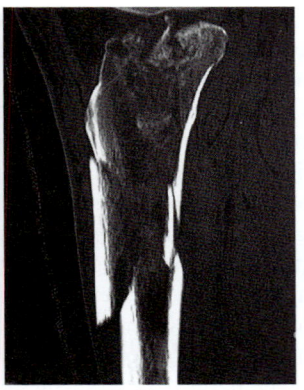

FIGURA 62.33 → TC mostrando a localização e quantidade de afundamento da superfície articular. Esses dados são importantes para o planejamento cirúrgico.

fratura,[54] a qualidade óssea, a extensão da lesão de partes moles, a quantificação da lesão da cartilagem articular e a associação de lesão neurovascular ou de outras fraturas.

A primeira classificação reconhecida por todos para as fraturas do planalto tibial é a de Schatzker.[55] São seis tipos de fraturas, sendo os três primeiros mais comuns em pacientes idosos com osso de má qualidade e trauma de baixa energia. São traumas que atingem uma parte da articulação e deixam a outra parte ligada à diáfise. Têm como característica o afundamento articular. Pacientes com traumas em cisalhamento puro devem ser atendidos com atenção e cuidado, pois pequenos afundamentos podem ocorrer e passarem despercebidos nas radiografias convencionais, sendo bem visualizados em exames tomográficos.

Os outros três tipos de fraturas são mais complexos, produzidos por traumas de alta energia, com dificuldade maior de tratamento e de prognóstico mais reservado. A classificação AO[56] consegue agrupar melhor as fraturas pela gravidade da lesão em ordem ascendente: o tipo A, de melhor prognóstico e tratamento mais simples, e os tipos B e C, com maior dificuldade de tratamento e prognóstico mais reservado. Nessa classificação, o tipo A é uma fratura extra-articular e o B é articular parcial, e uma parte da articulação tem continuidade com a diáfise. O tipo C é uma fratura articular completa, com perda da continuidade da articulação com a diáfise. O número 41 se refere às fraturas da extremidade proximal, as quais são subdivididas em A, B e C. Apenas as duas últimas são fraturas articulares classificadas como fraturas do planalto tibial (**FIGS. 62.34 e 62.35**). A classificação AO é mais abrangente e engloba todos os tipos de fratura da classificação de Schatzker. Os quatro primeiros tipos da classificação de Schatzker estão agrupados no tipo B da AO, fraturas articulares parciais. Os outros dois são do tipo C, ou seja, fraturas articulares completas.[57]

Usar uma classificação é favorável, pois ajuda a separar as fraturas e a fazer uma indicação de tratamento e de prognóstico da lesão. A prática faz a perfeição.

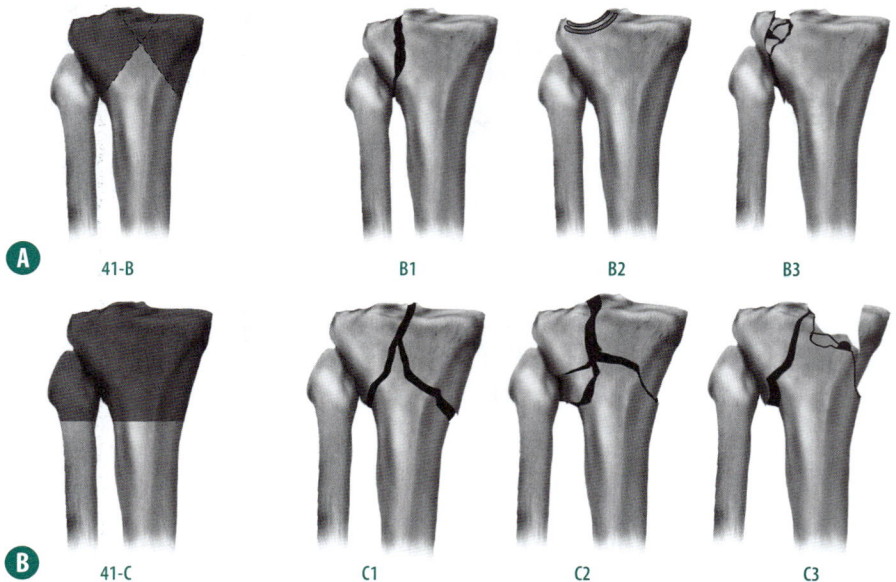

41-B   B1   B2   B3

41-C   C1   C2   C3

FIGURA 62.34 → Classificação AO.

Ⓐ Fotografia dos vários tipos de fratura articular parcial da Classificação AO. Cuidado com o tipo 41B1, o cisalhamento pode estar acompanhado de afundamento local. Se houver dúvida, realizar TC.

Ⓑ Fotografia mostrando os tipos de fraturas articulares da Classificação AO. Nas fraturas 41C1 e 41C2, o traço articular é simples. No tipo 41C3, o traço articular é multifragmentário, não deve ser usado estabilidade absoluta, pois a compressão interfragmentária pode diminuir a superfície articular. Isso gera uma incongruência articular.

Tratamento

O objetivo do tratamento das fraturas do planalto tibial é a redução anatômica da superfície articular, permitindo mobilidade precoce, estabilidade ligamentar e restabelecimento do eixo do membro. O tratamento conservador com imobilização deve ser evitado, pois provoca rigidez articular e impossibilidade de redução de fragmentos impactados da cartilagem articular.

O tratamento conservador consiste em imobilização prolongada e traz dificuldade para manter um bom alinhamento mecânico. O tratamento cirúrgico consiste em fixação da superfície articular após redução anatômica, usando o princípio da estabilidade absoluta, que permita a mobilização precoce **(FIG. 62.35)**. A artrose precoce da articulação pode ocorrer com o tratamento conservador ou com o cirúrgico e está relacionada ao dano causado à cartilagem articular provocado pelo trauma e pela qualidade da redução obtida. A visualização, durante o ato cirúrgico ou por exames de imagem de cartilagem normal, não exclui a artrose precoce. A lesão ocorre no interior do tecido cartilaginoso e é de difícil diagnóstico. A lesão vasculonervosa é uma associação rara nas fraturas do planalto tibial, mas é preciso sempre examinar o pulso distal à fratura e fazer exame neurológico pesquisando sensibilidade e motricidade distais ao foco de fratura.

Fraturas do planalto tibial medial ocorrem em traumas de alta energia, com possibilidade de luxação da articulação, seguida de redução espontânea, mas o trauma em varo pode provocar lesão vascular e nervosa. A síndrome compartimental ocorre em pacientes que apresentam associação da fratura do planalto tibial com componente diafisário. Nas duas situações, parece uma atitude prudente evitar a redução e a fixação precoce da articulação. A colocação de um fixador externo transpondo o joelho permite acompanhar essas lesões e fazer a fixação retardada da fratura.

Nas fraturas expostas, a fixação da fratura articular pode ser realizada no primeiro atendimento ou pode-se colocar um fixador externo para aguardar a melhora das partes moles para a fixação definitiva.

Fraturas metafisárias multifragmentárias apresentam um problema a mais na redução, a manutenção do eixo do segmento. Se não for restabelecida, haverá sobrecarga de um dos lados da articulação, causando dor, limitação da mobilidade, deformidade e artrose precoce. O principal fator na decisão entre o tratamento conservador ou o cirúrgico é a lesão de partes moles. Pacientes com fraturas produzidas por trauma de baixa energia e idosos com osso de má qualidade, desde que as condições clínicas permitam, podem ter sua fratura fixada no primeiro atendimento. Pacientes com traumas de alta energia devem ter a fratura estabilizada com fixador externo para controle do dano e posterior fixação cirúrgica após melhora das partes moles **(FIG. 62.36)**. Mesmo em pacientes com partes moles em boas condições, é prudente esperar, pois o edema que se forma após o trauma pode comprometer a circulação local.

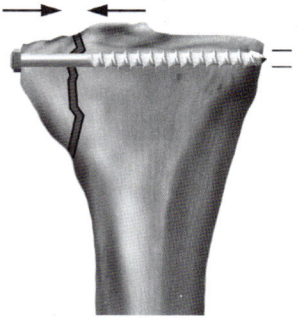

FIGURA 62.35 → Esquema mostrando a estabilidade absoluta produzida por um parafuso de tração. A parte sem espiras do parafuso funciona como um túnel liso produzindo compressão interfragmentária.

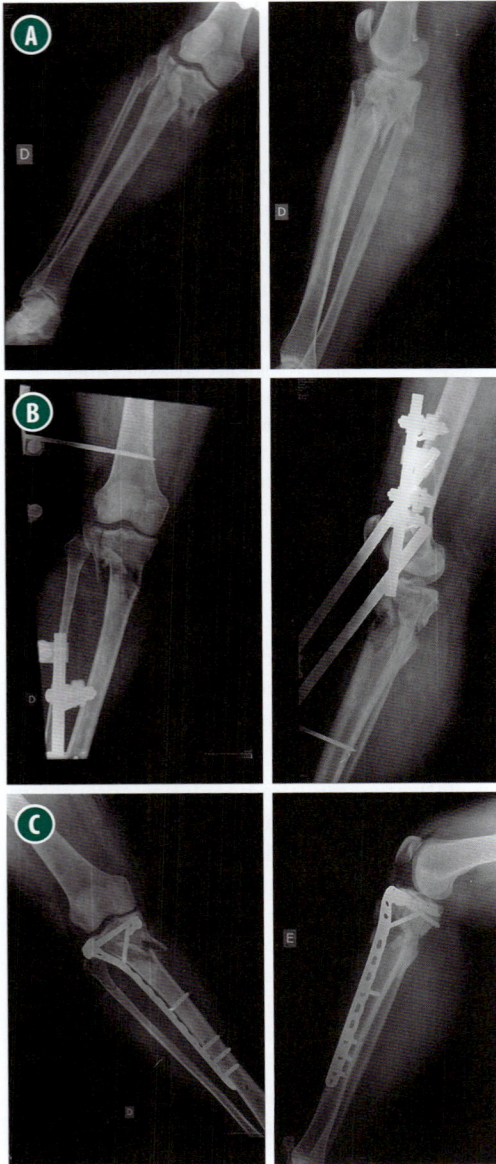

FIGURA 62.36

🅐 Radiografia mostrando fratura planalto tibial com componente articular e metafisário. Nota-se o grande desvio entre os fragmentos ósseos. Trauma de alta energia com lesão partes moles.

🅑 Fratura estabilizada com um fixador externo para controle do dano. Nota-se como a ligamentotaxia melhora a posição dos fragmentos ósseos, permitindo uma melhor avaliação dos traços de fratura.

🅒 Redução indireta usando o distrator AO como auxiliar de redução de fratura. Nota-se a boa redução articular. Fratura fixada com placa LCP lateral.

Tratamento conservador

O método conservador é uma opção de tratamento em pacientes com fraturas sem desvio ou incompletas. Indivíduos com fraturas instáveis, mas com pouco desvio e osso de má qualidade, também são candidatos ao tratamento conservador. Não existe na literatura mais moderna uma definição do que seria pouco desvio. Alguns autores citam

2 mm de afundamento como um número a ser aceito. Nenhum trabalho relata qual a distância que se pode aceitar de desvio entre os fragmentos ósseos. O paciente idoso em má condição clínica e com fratura instável deve ser tratado pelo método conservador e aguardar a possibilidade de alguma sequela que mereça outro tratamento para correção. No Brasil, são usadas talas gessadas ou aparelhos gessados imobilizando o joelho. Esses dispositivos são pesados e desconfortáveis e dificultam a mobilização do usuário. O uso de talas ortopédicas articuladas é mais confortável, permite avaliar as partes moles ao redor da fratura e facilita a higiene do paciente.

A imobilização deve ser a 0° nas primeiras duas semanas e iniciada de forma lenta e gradual após a flexão. Radiografias semanais devem ser realizadas à procura de sinais de desvio dos fragmentos. Deve ser evitado o suporte do peso corporal, pois há risco de afundamento ou desvio no foco de fratura. Ele pode ser iniciado com o aparecimento do calo ósseo, o que ocorre em torno da sexta semana. O grau de mobilidade deve ser aumentado conforme o tempo passa, e o paciente deve realizar o movimento de maneira ativa. Após a quarta semana, a hidroterapia ajuda na melhora da mobilidade articular e no fortalecimento muscular. O paciente deve ter 90° de mobilidade articular ao final do primeiro mês de tratamento conservador. A fratura consolida em torno de 12 semanas. Ao final desse tempo, deve ser avaliada a estabilidade articular, que não pode passar de 10° em varo ou valgo em toda a extensão do arco de mobilidade. Os pequenos fragmentos ósseos periféricos devem ser tratados com cuidado, em especial os posteriores, que parecem não influir na estabilidade articular, mas podem produzir instabilidade com necessidade de correção cirúrgica.[58]

Outro método de tratamento conservador é a tração esquelética, com um pino colocado na região supramaleolar e com tração de, no máximo, três quilos. Uma forma de tratamento similar é a tração-suspensão de Jones com a colocação de tração cutânea abaixo do joelho e com peso não excessivo.[59] Há duas desvantagens neste método de tratamento. Primeiro, o paciente fica restrito ao leito durante todo o tratamento, que pode durar mais de seis semanas. Segundo, os fragmentos impactados da superfície articular não são corrigidos com esse método, permanecendo degraus articulares que podem causar artrose precoce por instabilidade articular. O uso do fixador externo no lugar da tração produz resultados similares e traz mais conforto ao paciente pela melhor estabilidade da fratura. Possibilita que o sujeito seja mobilizado, não ficando restrito ao leito.

O tratamento conservador não deve ser usado como justificativa para aceitar desvios articulares, pois as sequelas podem ser mais bem tratadas com prótese total de joelho. A redução da superfície articular é o principal objetivo do tratamento das fraturas do planalto tibial, qualquer que seja a idade e o método de tratamento escolhido.

Traumas de baixa energia ocorrem em pacientes idosos e em osso de má qualidade. O momento da cirurgia, nesses casos, depende do estado clínico do paciente, mais do que a lesão de partes moles. Uma boa avaliação clínica é medida de precaução para evitar futuras complicações que coloquem em risco a vida do indivíduo. Aguardar 24 a 48 horas para o tratamento definitivo não traz prejuízo, e esse tempo será suficiente para fazer uma TC ou até uma RM para melhor avaliar a fratura. Em casos nos quais a demora para fazer a fixação definitiva seja maior que três dias, a colocação de fixador externo traz mais conforto para o paciente, e sua mobilização será mais fácil.

Tratamento cirúrgico

Os objetivos do tratamento cirúrgico são a redução anatômica e a compressão interfragmentária, usando o princípio da estabilidade absoluta.[60] Fraturas articulares multifragmentárias devem ser tratadas com cuidado, pois a compressão pode causar diminuição da superfície articular e incongruência que altera a biomecânica. Fraturas sem afundamento são mais fáceis de tratar e podem ser reduzidas e fixadas de modo percutâneo com parafusos de rosca parcial produzindo compressão interfragmentária. O problema da redução e da fixação se concentra nas fraturas com afundamento da superfície articular em pacientes idosos com trauma de baixa energia e osso de má qualidade e em fraturas multifragmentárias em pacientes jovens com traumas de alta energia, e que, além da fratura articular, apresentam fraturas metafisárias que necessitam de boa redução para restabelecer o eixo do segmento. O ilíaco deve ser preparado para a possibilidade de enxerto ósseo para preencher falhas produzidas pela correção do afundamento articular. Alguns autores defendem o uso de enxerto ósseo de banco.[61]

Fraturas do planalto tibial lateral. Fratura mais comum. Na classificação de Schatzker e da AO, são de três tipos – o primeiro apenas com um fragmento em cunha; o segundo, com depressão central; o terceiro, com um fragmento em cunha com afundamento articular. O tipo I de Schatzker, ou 41B1 da AO, é fratura com uma cunha que pode ser reduzida de modo percutâneo e fixada com dois ou três parafusos com rosca parcial produzindo compressão interfragmentária. Alguns autores defendem a colocação de placa fazendo a função de suporte do fragmento fraturado. Esse tipo de fratura deve ser bem observado, pois alguns casos podem apresentar afundamentos pequenos e que não chamam a atenção. São vistos apenas nos exames tomográficos e podem necessitar de levantamento do fragmento afundado, principalmente se for central. Outro cuidado é com fragmentos em cunha mais periféricos e com desvio, visto que o menisco lateral pode estar interposto no foco de fratura, ou pequeno fragmento ósseo (FIG. 62.37).

O tipo II de Schatzker, ou 41B3 da AO, é um afundamento central sem fragmento em cunha. Tais fraturas podem ser tratadas por artroscopia com levantamento percutâneo através de uma janela na cortical medial, tendo o espaço preenchido com enxerto ósseo.[62] Parafusos podem ser colocados para produzir um suporte lateral com a cortical óssea. A redução aberta pode mostrar um fragmento em cunha incompleto que passa despercebido ao exame radiológico. Nesses casos, pode ser necessário o uso de placa de suporte.

O tipo III de Schatzker, ou 41B2 da AO, é uma fratura em cunha associada a um afundamento da superfície articular. Um bom exame radiológico e tomográfico ajuda a localizar a região articular afundada, o tamanho do fragmento ou seu grau de fragmentação. Essas informações auxiliam no planejamento cirúrgico e na fixação definitiva da fratura. Se a correção não for anatômica, pode resultar em deformidade articular residual que provoca incongruência e instabilidade com todas as suas consequências. O uso do distrator AO (auxiliar de redução de fraturas) favorece a boa redução da fratura na sua parte periférica. Fragmentos afundados não são corrigidos e vão necessitar de elevação.

A musculatura lateral da tíbia deve ser levantada para visualizar a cortical lateral. O acesso anterolateral dá visualização à fratura, e a superfície articular pode ser vista por abordagem submeniscal (FIG. 62.38). O foco de fratura deve ser aberto como um livro. Tal manobra favorece a visualização direta do fragmento afundado, a limpeza com soro fisiológico, com ou sem pressão, e a melhor avaliação óssea. Ao fazer o levantamento do fragmento, é preciso ter cuidado e levantar junto o fragmento da cartilagem articular com parte do osso local, o que evita a fragmentação maior durante a manobra (FIG. 62.39). O fragmento é nivelado à superfície articular e pode ser fixado com fios de Kirschner de 1,5. Eles podem entrar de medial para lateral ou de lateral para medial. Não deixar os fios salientes no foco de fratura, pois atrapalham a redução da cunha lateral.

A redução deve ser checada por visão direta e pelo intensificador de imagem. A falha produzida pelo levantamento deve ser preenchida com enxerto ósseo esponjoso. Alguns autores defendem a colocação de enxerto

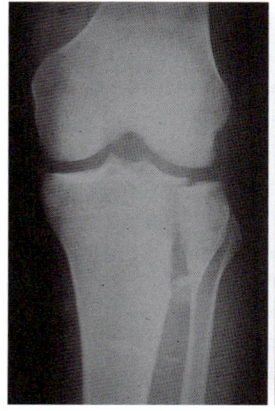
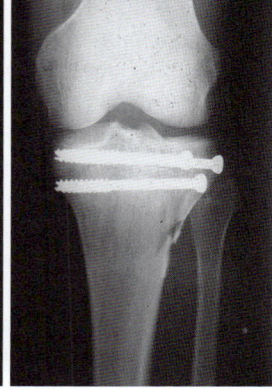

FIGURA 62.37 → Radiografia mostrando fratura cisalhamento do planalto lateral com irregularidade articular. Nota-se que há um fragmento interposto na parte inferior do foco de fratura que pode impedir a redução. Neste caso, foi necessário um acesso para retirar o fragmento interposto. Estabilidade absoluta com compressão interfragmentária com três parafusos canulados.

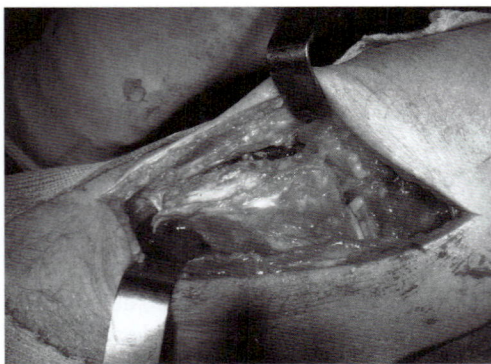

FIGURA 62.38 → Fotografia per-operatória mostrando fragmento lateral. A musculatura lateral foi levantada no foco de fratura. O afastamento lateral do fragmento com um gancho permite visualizar dentro do foco de fratura e levantar fragmentos afundados.

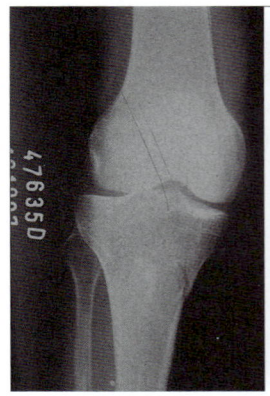
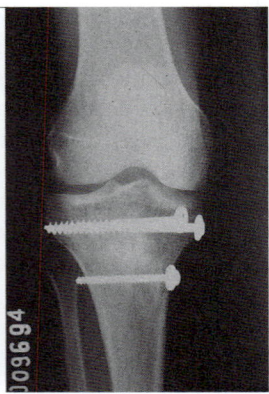

FIGURA 62.40 → Radiografia de fratura do planalto medial com pequeno desvio. Fixação com parafusos usando princípio da estabilidade absoluta com compressão interfragmentária.

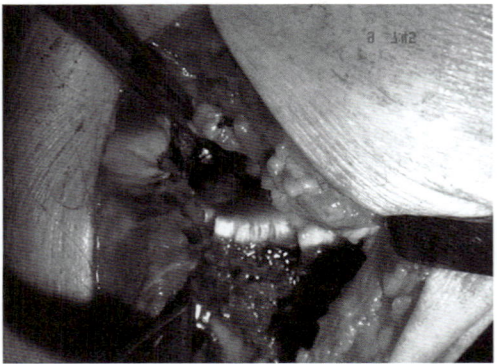

FIGURA 62.39 → Fotografia mostrando fragmento ósseo afundado. Nota-se no lado esquerdo da foto o planalto tibial íntegro. O fragmento deve ser levantado com osso subcondral até o planalto tibial. A visualização é submeniscal.

corticoesponjoso, até mesmo volumoso, pois daria estabilidade maior ao fragmento levantado. O fragmento em cunha lateral é reduzido e fixado com fios de Kirschner de 1,5 ou 2,0. Uma placa de suporte lateral em forma de L é colocada na parte lateral da tíbia. Os fios usados para fixação provisória podem ser retirados ou deixados no local. Defende-se a retirada dos fios, pois podem migrar e sair pela cortical lateral ou medial, causando desconforto ao paciente e dor e dificuldade para fazer fisioterapia.

Fraturas do planalto tibial medial. Fraturas comuns em jovens e produzidas por traumas de alta energia que forçam o varo de joelho, produzindo um fragmento em cunha medial. Pode haver um grande comprometimento de partes moles, e é comum a associação com lesões vasculonervosas. Um bom exame clínico dessas estruturas melhora o prognóstico da fratura. É rara a fragmentação ou o afundamento do planalto medial; se isso acontecer, pode-se prever dificuldade de redução e fixação, e o prognóstico é mais reservado.

Em fraturas isoladas (Schatzker IV ou 41B1 da AO), o fragmento é medial; em fraturas bituberositárias (Schatzker V ou 41C1), pode ser posteromedial. As fraturas podem ser reduzidas por manobras forçando o valgo e fixadas de modo percutâneo com parafusos produzindo compressão interfragmentária (**FIG. 62.40**). Pode haver alguma dificuldade de redução dos fragmentos ósseos que se interpõem no foco de fratura. São fragmentos da eminência tibial na inserção dos ligamentos cruzados. O fragmento pode ser fixado somente com parafusos ou colocação de uma placa de suporte que produziria estabilidade maior. Há autores que defendem a colocação de três parafusos, dois paralelos a superfície articular e um colocado no vértice da fratura, funcionando como suporte.

Fraturas na parte central do planalto tibial podem esconder lesões capsuloligamentares e mostrar que houve luxação dessa articulação no momento do trauma, ocorrendo redução espontânea. Pacientes nessa condição se beneficiam de uma RM que mostre as lesões que não são detectadas no exame clínico e radiológico convencional. Se houver necessidade de redução aberta, o acesso deve ser medial, observando-se o manuseio da pata de ganso e do menisco medial.[63] A placa tem função de suporte e fica em posição subcutânea. A avaliação de partes moles deve ser bem feita, pois o acesso pode produzir necrose da pele local e expor o material de síntese.

Fraturas bituberositárias do planalto tibial. Fraturas produzidas por trauma de alta energia causadas por queda de nível elevado associado a mecanismo de varo ou valgo. São fraturas multifragmentárias com grande lesão de partes moles, acrescentando dificuldade ao tratamento. Na classificação de Schatzker, é grau V (AO 41C1) com traços mais simples e Schatzker grau VI (AO 41C2). A diferença entre elas é fragmentação metafisária no último tipo. Nos dois tipos, a fratura articular é caracterizada por um fragmento em cunha medial e uma fratura com afundamento no planalto lateral.

Por ser uma fratura articular complexa, a indicação de cirurgia é a melhor opção, exceto se houver alguma lesão associada ou problema clínico que contraindique a fixação cirúrgica. Sempre é necessária uma boa avaliação de partes moles. O resultado final depende dessa avaliação, e alguns autores atribuem o mau resultado à má avaliação de partes moles e não à falta de estabilização óssea. No passado, a indicação de fixação cirúrgica passava pelo uso de incisão extensa longa com descolamento de lesão de partes moles e causavam deiscência de sutura, infecção, exposição do material de síntese e perda da redução. Uma vez indicada, a fixação cirúrgica deve ser realizada com a estabilização dos dois planaltos, e incisões separadas têm melhor resultado.

O uso da redução indireta auxiliada pelo distrator AO ajuda a minimizar a lesão de partes moles (FIG. 62.41). A TC auxilia na avaliação dos traços de fratura e dos afundamentos e na escolha do melhor acesso cirúrgico para fixação. O acesso do lado medial deve ser posteromedial, permitindo a abordagem direta do fragmento, que pode ser reduzido e fixado de maneira provisória com fios de Kirschner de 2,0 antes de colocar a placa com função de suporte. Um dos parafusos da placa deve ser colocado no vértice da fratura. Os parafusos tomam direção de posterior para anterior e não devem atrapalhar a fixação lateral. A colocação da placa na face medial dirige os parafusos para o foco de fratura lateral e, quando longos, podem dificultar a redução e a fixação da fratura lateral.

A fixação da fratura medial transforma uma fratura do tipo C em tipo B, e a fratura lateral é abordada por acesso anterolateral. A visualização direta do foco de fratura facilita abrir os fragmentos como um livro e enxergar dentro do foco o fragmento afundado. Ele deve ser levantado e calçado com enxerto ósseo esponjoso colhido do ilíaco. Pode-se fazer uma fixação provisória com fio de Kirschner (FIG. 62.42) e, após checar a redução com intensificador de imagem, coloca-se, na face lateral, uma placa em L com a função de suporte (FIG. 62.43) Os fios de Kirschner podem ser retirados ou deixados no local – a decisão cabe ao cirurgião.

Os fixadores externos híbridos podem ser usados nesse tipo de fratura. Os fios olivados são tensionados no fragmento proximal, e os pinos de Schanz são colocados na diáfise. Essa é uma boa técnica para ser usada em pacientes com comprometimento de partes moles. Com o uso desse material, não há necessidade de incisão cirúrgica, pois os fios são colocados de forma percutânea. Os pinos de Schanz não devem ser colocados na região metafisária, pois é maior a possibilidade de soltura.

Fraturas com fragmentação metafisária do tipo VI de Schatzker, ou 41C2 da AO, são abordadas de modo similar. Em fraturas mediais com pouco desvio ou passíveis de redução percutânea, o uso de placa longa com estabilidade angular pode prescindir do uso de uma placa medial.[61] Em osso de má qualidade ou com o uso de placas de perfil baixo, pode ser necessário o uso de um fixador externo medial por oito semanas para evitar o colapso em varo da fratura ou a colocação de outra placa.

Fraturas do planalto tibial posterior. A melhor qualidade dos exames de imagem possibilitou o diagnóstico de

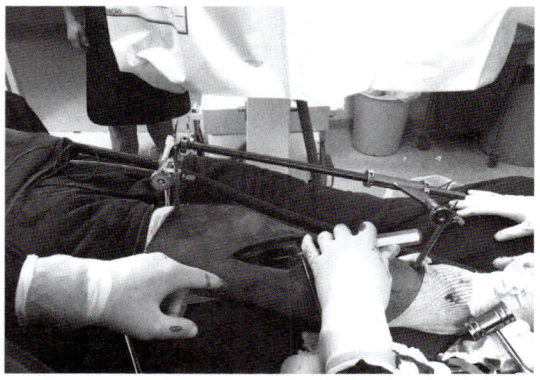

FIGURA 62.41 → Fotografia mostrando o distrator de fratura auxiliando a redução da fratura. O distrator AO foi colocado na face anterior do fêmur e da tíbia. Nota-se que o cirurgião está levantando o fragmento ósseo afundado.

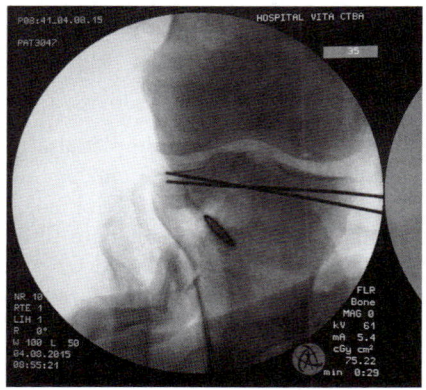

FIGURA 62.42 → Imagem de controle per-operatório mostrando fixação provisória com fios de Kirschner de levantamento do afundamento ósseo. Nota-see a falha óssea que deve ser preenchida com enxerto ósseo. Artefato metálico mostra o local da falha óssea.

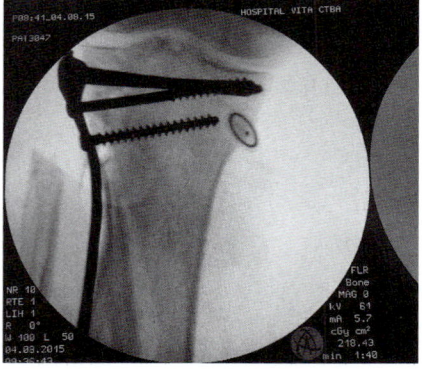

FIGURA 62.43 → Fratura bituberositária do planalto tibial, com placa de suporte lateral. Existe um artefato metálico medial.

fraturas que ocorrem na chamada coluna posterior.[64] Tal melhora trouxe uma grande dificuldade de tratamento para abordagem, redução e fixação da fratura. As fraturas da coluna posterior são visualizadas na incidência de perfil, mas, na radiografia de frente, não é possível localizar a fratura e quantificar o seu desvio (FIG. 62.44). Exames tomográficos com corte

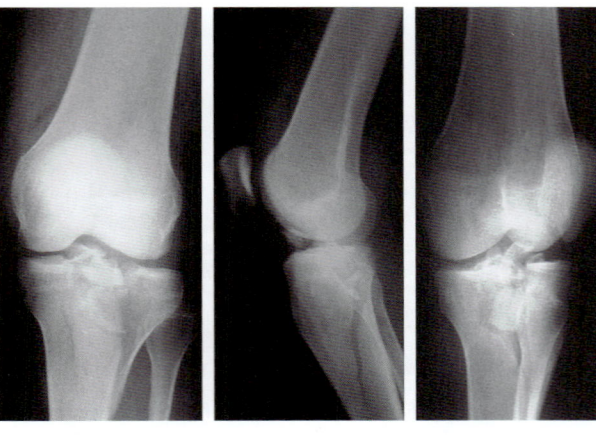

FIGURA 62.44 → Radiografia mostrando fratura do planalto tibial. Nota-se a dificuldade de avaliar os traços de fratura. Existe um afundamento central evidente. A TC permite uma melhor avaliação dos traços de fratura .

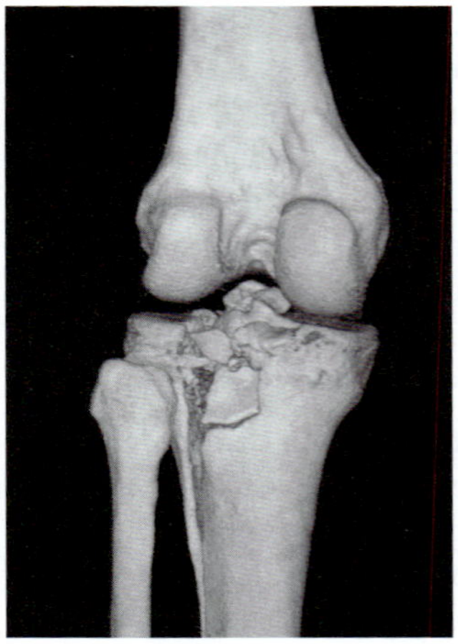

FIGURA 62.46 → Tomografia com reconstrução tridimensional mostrando a afundamento posterior e fragmentação óssea local.

transverso **(FIG. 62.45)** e reconstruções tridimensionais **(FIG. 62.46)** mostram com clareza o local e a gravidade da lesão óssea.

Os acessos para a fixação das fraturas do planalto tibial, de modo geral, são realizados com o paciente em decúbito dorsal. Quando há um componente posterior, acessos anteriores não permitem a fixação do planalto tibial posterior. A localização da fratura posterior deve ser precisa para a escolha do melhor acesso cirúrgico. Fraturas mais laterais podem ser acessadas pelo acesso posterolateral,[65] e fraturas mais mediais, pelo acesso posteromedial.[64] Os acessos posterolaterais são indicados em fraturas que ocorrem próximas à cabeça da fíbula e que não podem ser fixadas por acessos anterolaterais. Esses acessos à região posterolateral podem ser realizados com osteotomia da cabeça da fíbula ou preservando-a **(FIG. 62.47)**. É prudente usar acessos que evitem mais uma lesão óssea além da fratura que já ocorreu. O acesso posterolateral sem osteotomia da fíbula possibilita a colocação de uma "placa em cinta", passando por baixo do nervo fibular, do ligamento colateral lateral e do bíceps femoral **(FIG. 62.48)**. Fraturas do planalto posterior podem ser acessadas pelo acesso posteromedial alongado,[64] com o paciente em decúbito lateral que pode ser trazido para o ventral. A manobra dá acessos posterior e anterolateral ao planalto tibial.

> **DICA: O enxerto ósseo não foi idealizado para suprir má técnica ou acelerar a consolidação das fraturas. É usado para preencher o espaço entre os fragmentos. O preparo da crista ilíaca deve ser uma rotina no tratamento das fraturas do planalto tibial.**

Planejamento pré-operatório

No planejamento pré-operatório, estuda-se a fixação da fratura antes de fazê-la no paciente. São reconhecidos os traços de fraturas nas radiografias e na TC, a incisão a ser usada para abordá-la, a posição do paciente de acordo

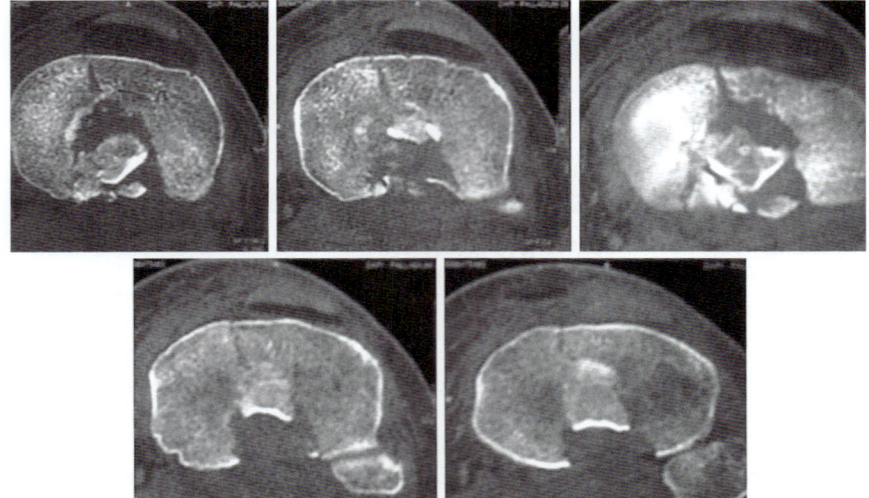

FIGURA 62.45 → Corte tomográfico mostrando a fragmentação óssea no planalto tibial posterior mostrada na radiografia anterior. Nota-se a integridade anterior do planalto tibial.

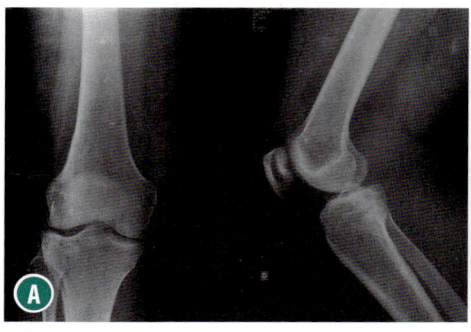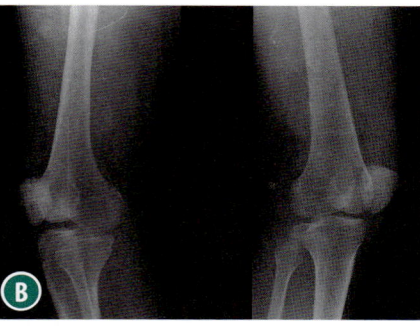

FIGURA 62.47
🅐 Radiografia de frente e perfil sem sinais de fratura
🅑 Radiografias oblíquas mostrando afundamento posterolateral com desnível a articular. Nota-se a fratura acima da cabeça da fíbula.

com a incisão planejada, os materiais, como distrator e pinças ósseas, que serão usados durante a redução, e os implantes que serão usados para fixar a fratura. Os fragmentos menores devem receber especial atenção.[14] Em casos de afundamento articular com fragmentos impactados que não reduzem por ligamentotaxia, o levantamento produzido na cirurgia gera falha óssea que deve ser preenchida com enxerto.

Todo paciente com fratura do planalto tibial que receberá fixação deve ter o ilíaco preparado para a possibilidade de obter enxerto. O planejamento pré-operatório possibilita a realização da cirurgia no papel, na mente e no paciente; em função disso, o outro nome dado ao planejamento é "antecipação". O princípio de fixação das fraturas articulares é a estabilidade absoluta.

Momento da cirurgia

A estabilização da fratura do planalto tibial com fixador externo é indicada em pacientes com síndrome compartimental ou em suspeita ou presença de lesão arterial.[66] Todas as outras fraturas devem ser avaliadas de forma individual, na qual a qualidade das partes moles tem papel fundamental na escolha do melhor momento para fixar a fratura **(FIG. 62.49)**. Traumas de alta energia são acompanhados de grandes lesões de partes moles. Em pacientes

politraumatizados e nas fraturas expostas, faz diferença o melhor momento para fixar a fratura.[67]

Sempre que possível, a fratura articular deve ser reduzida de forma anatômica, seja através da lesão da exposição ou através de incisões limitadas ou, ainda, de forma percutânea. A estabilização da fratura deve ser feita com o auxílio de um fixador externo a ser mantido até que as partes moles melhorem e seja possível a fixação cirúrgica. O fixador externo mantém a longitude do membro e dá boa estabilidade, diminuindo a dor. A ligamentotaxia, por sua vez, possibilita a redução dos fragmentos ósseos. A tração esquelética deve ser evitada e é vista como um procedimento de exceção no tratamento das fraturas do planalto tibial.

Posição do paciente

O paciente é colocado em decúbito dorsal ou ventral, de acordo com o acesso cirúrgico escolhido, em mesa radiotransparente que permita o controle com intensificador de imagens durante o ato cirúrgico. O paciente deve ser posicionado sempre com a possibilidade de mobilizar o joelho pelo menos até 90°, posição que dá boa visualização da superfície articular. A posição em decúbito dorsal é a mais usada. Se o acesso é para fixar o planalto tibial lateral, coloca-se uma almofada, em região sacra, que favorece

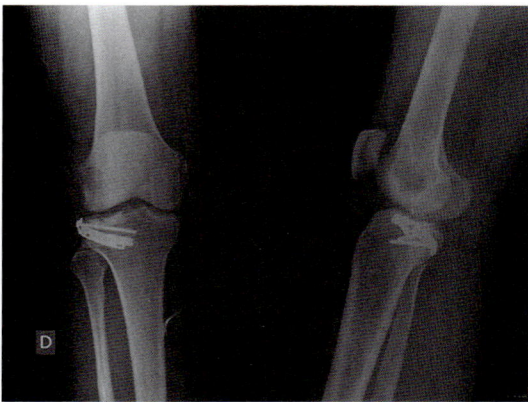

FIGURA 62.48 → Foto da radiografia mostrando a fratura posterolateral fixada com placa em cinta. A placa passa por baixo do ligamento colateral lateral e do tendão do bíceps.

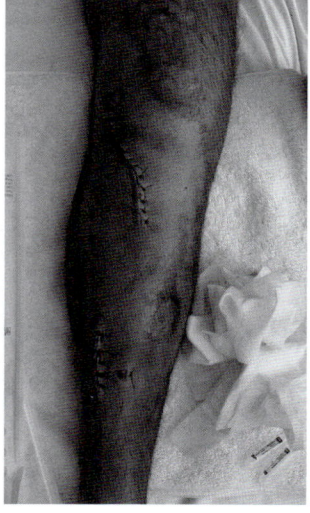

FIGURA 62.49 → Fotografia mostrando as incisões usadas para fixação de fratura bituberositária do planalto tibial. Nota-se a flictena medial cicatrizada.

a rotação medial do tronco do paciente e facilita a abordagem cirúrgica.

Se o acesso cirúrgico escolhido é para abordar o planalto medial, não há necessidade de colocar a almofada, a simples rotação externa natural do segmento dá acesso à parte posterior e medial do planalto tibial. Os exames de imagem atuais colaboram para uma melhor avaliação do planalto posterior, e novos acessos foram idealizados para atingir o local. Nesses casos, os pacientes devem ser colocados em decúbito ventral com todos os riscos que essa posição possa trazer. Um cuidado no posicionamento do paciente é sempre manter a possibilidade de acessar a crista ilíaca para obter enxerto ósseo. Seu uso é obrigatório em indivíduos com afundamento da superfície articular.

O levantamento do fragmento afundado cria um espaço ósseo, provocando instabilidade mecânica da superfície. A colocação do enxerto ósseo melhora as condições locais. O ilíaco posterior permite a retirada de uma grande quantidade de enxerto esponjoso, e o ilíaco anterior, uma retirada menor em quantidade de osso, mas é possível a obtenção de enxerto corticoesponjoso, mais resistente às tensões locais. Pacientes idosos têm pouca quantidade de enxerto ósseo, e a retirada excessiva de osso local pode causar fratura da asa do ilíaco. Há autores que defendem a colocação de substitutos ósseos para preencher o espaço criado pelo levantamento do fragmento afundado.

Acesso cirúrgico

Não existe um acesso único que permita a abordagem de toda a parte anterior ou posterior do planalto tibial. Por esse motivo, é importante a boa avaliação radiológica e tomográfica identificando todos os traços de fratura para a escolha do melhor acesso cirúrgico. O acesso anterolateral é mais usado para fixar fraturas do planalto tibial lateral. É um trauma comum em idosos e com osso de má qualidade que, na maioria dos casos, apresenta afundamento ósseo que precisa ser corrigido, bem como o espaço criado, que precisa ser preenchido com enxerto ósseo.[60] O acesso oferece visualização de toda a parte anterior e lateral do planalto tibial. É limitado na frente pelo tendão patelar e atrás pela cabeça da fíbula.

A desinserção e o levantamento do menisco da borda do planalto tibial lateral permitem visualizar a superfície articular fraturada. O acesso posteromedial permite acessar o planalto medial em sua extensão e é usado para fixar fraturas isoladas do planalto medial ou o componente medial das fraturas bituberositárias.[68] O acesso posteromedial alongado[64] permite visualização de todo o planalto medial e posterior e a colocação de placas nesse local (FIG. 62.50). Deve-se fazer com muito cuidado o afastamento da massa muscular do gastrocnêmio medial e do sóleo que levam junto as estruturas vasculonervosas. Afastamentos mais vigorosos podem provocar lesões dessas estruturas.

Os acessos posteriores estão em voga, e o cirurgião, para usá-los, deve ter boa visão anatômica para evitar atingir estruturas vasculonervosas que cruzam a região. Acessos longitudinais posteriores devem ser evitados, pois são acessos que necessitam de dissecção anatômica extensa e permitem uma exposição óssea limitada, podendo causar retrações locais. Os acessos longitudinais anteriores podem ser usados, como na prótese total de joelho, mas a patela e o tendão são um obstáculo para atingir a articulação. Deve-se evitar a osteotomia da tuberosidade anterior da tíbia,

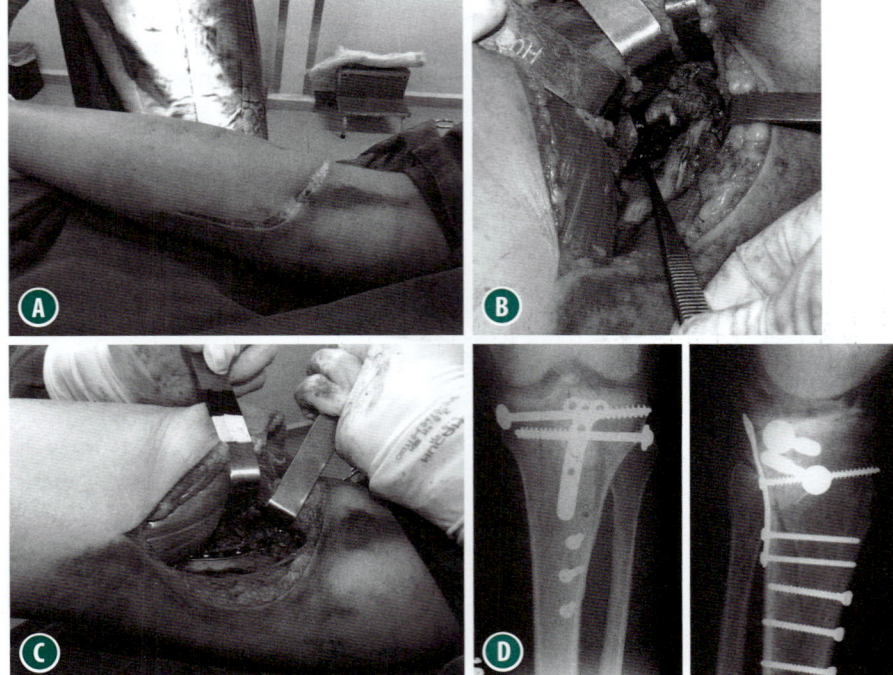

FIGURA 62.50

Ⓐ Paciente em decúbito ventral com acesso posterior alongado para fixar fratura posterior do planalto tibial tibial.

Ⓑ Foto do acesso posterior alongado mostrando o afundamento ósseo.

Ⓒ Foto mostrando a fixação da fratura com placa de suporte posterior.

Ⓓ Radiografia com o resultado final da fixação cirúrgica.

pois pode haver fratura óssea posterior, e a reinserção do fragmento ósseo pode ser instável.

A tenotomia do tendão patelar é mais segura e dá boa visualização da superfície articular. A sutura do tendão deve ser protegida por banda de tensão ancorada na tuberosidade anterior da tíbia e na patela.[69] O acesso anterior em forma de estrela (Mercedez) deve ser evitado e foi abolido pelo alto índice de complicações, sobretudo de partes moles. O acesso tem boa visualização da articulação e, associado à tenotomia do tendão patelar, gera redução anatômica da superfície articular. Há grande possibilidade de necrose de partes moles locais acompanhada de exposição óssea e do material de síntese. Pode ocorrer infecção na evolução, causando osteomielite pós-traumática. Se houver comunicação com a cavidade articular, torna-se artrite séptica com sequelas devastadoras.

Fraturas produzidas por traumas de alta energia devem ser fixadas após a estabilização das partes moles, e as incisões devem ser bem planejadas, com uso criterioso de afastadores para evitar tração excessiva e lesão das partes moles. Retalhos cutâneos da incisão cirúrgica devem ser levantados em toda a sua espessura para evitar a lesão vascular local. Outro cuidado é o posicionamento do material de síntese. Lembrar que o planalto tibial é subcutâneo, e o material de síntese pode ficar saliente e provocar dor e desconforto.[70] Os meniscos devem ser preservados e é preciso tomar cuidado para evitar uma lesão ligamentar pelo acesso cirúrgico. O uso de garrote pneumático após esvaziamento sanguíneo do segmento é aconselhável, pois o campo fica limpo, seco e sem sangramento. O não uso do garrote atrapalha a fixação da fratura pelo sangramento e prolonga o ato cirúrgico.

Técnicas de redução

O bom planejamento pré-operatório possibilita a previsão de quais instrumentos serão necessários para a redução e fixação da fratura. Pinças com pontas de diversos tamanhos, impactores de enxerto ósseo, escopros retos e goivas para auxiliar a retirada de enxerto ósseo, distrator de fratura e fios de Kirschner de várias espessuras para fixação temporária são alguns instrumentos exigidos no momento da redução e fixação provisória da fratura do planalto tibial.[14] As pinças de diâmetros mais largos fazem fixação percutânea das fraturas e evitam uma lesão maior de partes moles. Pinças de redução acetabulares podem ser úteis para a fixação.

Os impactores de enxerto levantam a superfície articular afundada e ajudam na impacção de enxerto ósseo para cobrir a falha produzida. Cuidado deve ser tomado para levantar o fragmento ósseo afundado com alguma substância óssea, e não somente a cartilagem articular. A abertura do foco de fratura como um livro dá acesso ao fragmento afundado e torna possível a visualização da redução da superfície articular. Fios de Kirschner de espessura de 1,5 a 2 auxiliam na manutenção da redução obtida e são colocados

no osso subcondral. Após a compressão da fratura ou sua estabilização, o cirurgião avalia se os fios devem ser retirados ou mantidos como síntese perdida. Os escopros retos fazem a retirada da taboa óssea interna do ilíaco na sua parte anterior, que é formada por osso corticoesponjoso. Os escopros goivos realizam a retirada do enxerto ósseo esponjoso em quantidade suficiente para preencher a falha óssea produzida pelo levantamento dos fragmentos afundados.

O distrator da AO faz a ligamentotaxia dos fragmentos ósseos, reduzindo a fratura, mas não reduz fragmentos impactados. O distrator da AO não é um redutor de fratura, mas um auxiliar de redução. O aparelho ajuda na redução final da fratura, mas quem faz a redução é o médico, e quem faz a consolidação da fratura é a natureza. O distrator é colocado ponteando a articulação do joelho e pode ser posicionado na face anterior do fêmur distal e proximal da tíbia. Seu uso não pode atrapalhar a colocação do material de síntese para a fixação definitiva. Manter o joelho em leve flexão relaxa a musculatura posterior e ajuda na redução. O distrator pode ser adaptado a essa posição liberando suas conexões em torno do fio de tração colocado no fêmur. A tração excessiva causa diástase entre os fragmentos ósseos e dificuldade para a fixação definitiva. Tal tração pode também causar desvios angulares no plano frontal (varo e valgo). O distrator de fratura deve ser usado com cuidado em pacientes com osso de má qualidade. O uso excessivo de força pode levar ao aparecimento de fraturas que pioram o prognóstico da lesão.

Seleção de implante

Não existe um material de síntese ideal para a fixação das fraturas do planalto tibial. Existe o problema da qualidade óssea em pacientes idosos e a opção deve ser pela estabilidade angular. Na fratura articular, usa-se o princípio da estabilidade absoluta. Em jovens com traumas de alta energia, o problema são as fraturas multifragmentárias, em especial na região metafisária, e o princípio de fixação é a estabilidade relativa. O melhor método para obter estabilidade absoluta é a compressão interfragmentária que, em fraturas do planalto tibial, é obtida com o uso de parafusos de tração. Parafusos esponjosos de 6,0 de rosca parcial são o material de síntese de escolha para conseguir compressão interfragmentária. As arruelas são indicadas no uso de parafusos isolados na região metafisária. Os parafusos podem ser usados de forma isolada ou através dos orifícios de uma placa. As placas especiais para planalto tibial são usadas com a função de suporte, têm perfil baixo e baixa resistência a tensões locais. Não devem ser usadas para pontear fraturas multifragmentárias porque podem falhar e causar perda de redução.

Para o planalto tibial lateral, as placas têm forma de L invertido e, para o planalto tibial medial, têm forma de T. A forma em L invertido permite que a placa seja colocada acima da cabeça da fíbula e adapte-se na cortical lateral da tíbia. As placas em T para o planalto medial são pouco usadas, pois provocam grande dissecção óssea, ficam subcutâneas e causam desconforto ao paciente. Para fixá-las, são usados parafusos esponjosos de 6,0 de rosca total ou parcial e parafusos corticais de 4,5. Existe uma tendência a usar parafusos de 3,5 e placas de pequenos fragmentos para o planalto medial. Esse material permite boa adaptação local por incisões menores e boa fixação pela colocação de vários parafusos. Entretanto, não resiste a grandes forças tensionais e pode falhar e trazer complicações locais.

Placas com estabilidade angular são indicadas em pacientes com osso de má qualidade e fraturas multifragmentárias. De preferência, devem ser colocadas de modo percutâneo e ser longas. São colocadas na face lateral da tíbia e, em alguns casos, podem ser inseridas na face medial. As placas de estabilidade angular têm maior resistência às forças de tensão no foco de fratura e a possibilidade de soltura é menor. Nos anos 1990, houve uma tendência ao uso do fixador externo híbrido para estabilização definitiva da fratura do planalto tibial. Na epífise proximal, usavam-se fios transfixantes e, na diáfise, o fixador externo era preso ao osso por pinos de Schanz, os dois componentes eram solidarizados por barras que podiam ser colocadas em várias posições. Houve três dificuldades que geraram a diminuição do uso. Primeiro, as complicações próprias dos fixadores externos, como infecção no trajeto dos fios; segundo, a dificuldade de redução da fratura articular – era necessário abrir o foco de fratura para obter a redução e fixação da fratura articular para, depois, colocar o fixador externo, e o material de síntese atrapalhava a colocação dos fios do fixador externo; terceiro, a instabilidade do fixador externo – em alguns casos, era necessário colocar um pino de Schanz adicional no fragmento proximal, e o local de escolha era a tuberosidade anterior da tíbia.

> **DICA:** O uso de placa com estabilidade angular não permite a compressão do foco de fratura. O uso de parafusos convencionais com arruelas por fora da placa ou pelo lado oposto faz a compressão interfragmentária.

Pós-operatório

Os cuidados pós-operatórios devem ser conduzidos pelo cirurgião que realizou a fixação da fratura. Ele é a melhor pessoa para avaliar a qualidade e a estabilidade conseguida no ato cirúrgico. Após a cirurgia, o curativo deve ser feito com algodão e atadura de crepe da região inguinal aos dedos do pé. O uso de drenos depende da lesão de partes moles produzida pelo ato cirúrgico e deve ser mantido, no máximo, por 24 horas. Há autores que acham que esses drenos com vácuo podem espoliar líquido do paciente e causar desiquilíbrio hidreletrolítico. O uso de antibiótico profilático nas primeiras 24 horas é uma medida prudente, mas os protocolos da Comissão de Controle de Infecção Hospitalar de cada instituição devem ser respeitados.

Se a lesão de partes moles não é extensa, e a ferida operatória foi fechada sem tensão no segundo dia de pós-operatório, o paciente pode ser colocado na máquina de mobilidade passiva. Se houve tensão no fechamento da ferida e existe edema local, retarda-se a mobilização passiva por três ou quatro dias. Exercícios isométricos devem ser iniciados nos primeiros dias de pós-operatório. O curativo inicial pode ser trocado por um menor no segundo ou terceiro dia. A mobilidade passiva deve ser usada por uma semana; após, usa-se uma tala ortopédica articular e inicia-se a mobilização ativa **(FIG. 62.51)**. O paciente é encorajado a deambular com auxílio de muletas ou andador arrastando o pé no chão, mas sem suporte do peso corporal. O passeio da região plantar do pé pelo solo já é um apoio de 25 a 30% do peso corporal.

Os pontos cirúrgicos são retirados entre 10 e 14 dias. Radiografias devem ser feitas no pós-operatório imediato e a cada seis semanas. O calo intraósseo pode ser visualizado como uma esclerose na região subcondral e é uma evidência de consolidação óssea. É pouco provável que a cicatrização óssea apareça antes da sexta semana. A partir desse momento, o paciente é estimulado a iniciar apoio parcial até o máximo de 50%.

A melhora da mobilidade articular, a diminuição do edema local e a ausência de dor são sinais e sintomas que ajudam a balizar a boa evolução e a permitir um aumento progressivo da descarga do peso corporal. Os ortopedistas que advogam o uso dos fixadores externos para estabilizar as fraturas liberam o apoio precoce e progressivo do peso corporal. Pacientes que apresentam dor nos fios proximais devem ser investigados à procura de fios que possam ter invadido a articulação do joelho. Deve-se evitar os desvios do eixo na região metafisária, pois são de difícil correção e qualquer alteração do eixo deve ser corrigida de modo precoce. As fraturas do planalto tibial consolidam em quatro meses. Fraturas diafisárias mostram formação de calo periostal, e as metafisoepifisárias mostram formação de calo intramedular, semelhante a uma esclerose óssea.

Complicações

A complicação precoce mais comum na fixação cirúrgica das fraturas do planalto tibial é a infecção. É um

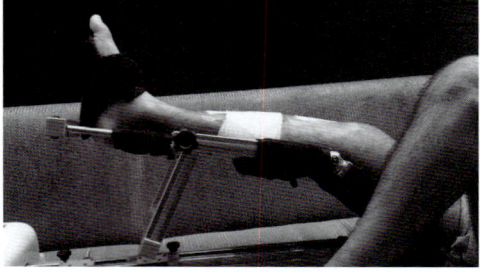

FIGURA 62.51 → Paciente com fratura bituberositária do planalto tibial com 24 horas de fixação cirúrgica usando máquina de mobilização passiva.

problema muito grave porque, na realidade, o médico de-para-se com uma artrite séptica do joelho, não com uma infecção óssea. Quando há suspeita de infecção após a cirurgia, não se deve negá-la, mas acreditar e iniciar o tratamento o mais breve possível, qual seja a limpeza local do osso fraturado e da articulação.

A coleta de material do interior da lesão, a identificação do germe causador e sua sensibilidade aos antibióticos ajudam no tratamento. Alguns autores defendem o uso de cefalosporinas após a coleta de material para cultura e no aguardo da identificação do germe causador da infecção. O material de síntese estável não deve ser removido. Caso haja instabilidade por falha do material, este deve ser retirado e colocado um fixador externo transarticular. A má avaliação das partes moles locais, principalmente traumas de alta energia, pode gerar complicações, como deiscência de sutura, necrose de pele, exposição do material de síntese e infecção. Cirurgia retardada, redução indireta, fixação percutânea e incisão bem planejada evitando o levantamento de grandes retalhos evitam tais complicações.

Cirurgias com longo tempo de duração têm maior possibilidade de se tornarem infectadas, da mesma maneira que sangramento abundante e manipulação da musculatura também ajudam na gênese da infecção pós-operatória.[71] Quando ocorre necrose de pele, é necessário o debridamento, a limpeza local e a confecção de um retalho muscular local com gastrocnêmio ou sóleo. O retardo de consolidação ou a pseudoartrose com falha do material de síntese são situações que devem ser tratadas com revisão do material de síntese e enxerto ósseo. Fraturas que não consolidam devem ser tratadas o quanto antes com enxerto ósseo. O alinhamento do membro inspira cuidados, pois pode estar comprometido em casos de pseudoartrose com falha do material. O tratamento dessa complicação passa pela manutenção do eixo do segmento.

Pacientes idosos com grandes defeitos articulares que geram instabilidades articulares e artrose precoce podem ser tratados com prótese total de joelho, mas, primeiro, deve-se aguardar a consolidação da fratura. A rigidez articular é uma complicação que aparece em pacientes que começaram a fisioterapia muito tarde ou que não foram orientados de maneira correta. Manipulações com anestesia geral ou bloqueios são arriscadas e podem causar outras fraturas. Liberações cirúrgicas ou artroscópicas podem ajudar no ganho de mobilidade articular, e uma boa fisioterapia pós-operatória é fundamental para a recuperação.[72] Indivíduos que evoluem com edema recorrente devem ser investigados à procura de trombose venosa profunda aguda.

Referências

1. Mize RD, Bucholz RW, Grogan DP. Surgical treatment of displaced, comminuted fractures of the distal end of the femur. J Bone Joint Surg Am. 1982;64(6):871-9.

2. Neer CS 2nd, Grantham SA, Shelton ML. Supracondylar fracture of the adult femur. J Bone Joint Surg Am. 1967;49(4):591-613.

3. McKibbin B. The biology of fracture healing in long bones. J Bone Joint Surg Br. 1978;60-B(2):150-62.

4. Albert M. Supracondylar fractures of the femur. J Am Acad Orthop Surg. 1997;5(3):163-71.

5. Paccola CJ. Fratura da diáfise e fêmur distal. In: Reis FB. Fraturas. Campinas: Autores Associados; 2000. p. 248-51.

6. Seinsheimer F 3rd. Fractures of the distal femur. Clin Orthop Relat Res. 1980;(153):169-79.

7. Muller ME, Nazarian S, Koch P. Classification AO des fractures. New York: Springer-Verlag; 1987.

8. Connolly JF. Closed Management of the distal femur of the fractures. Instr Course Lect. 1987;36:428-37.

9. Helfet DL. Fractures of the distal femur. In: Bowner BD, Jupiter JB, Krettek C, Anderson PA, editors. Skeletal trauma: basic science, management, and reconstruction. Philadelphia: W.B. Saunders; 1992. v. 2, p. 1643-83.

10. Schatzker J, Tile M. The rationale of operative fracture care. New York: Springer-Verlag; 1987.

11. Schatzker J, Horne G, Waddell J. The Toronto experience with the supracondylar fracture of the femur, 1966-72. Injury. 1975;6(2):113-28.

12. Koval KJ. Fraturas supracondiliana e intercondiliana do fêmur. In: Levine A, organizador. Atualização em conhecimentos ortopédicos: trauma. São Paulo: Atheneu; 1998. p. 135-41.

13. Bone LT. Treatment of fractures in the patient with multiple trauma. J Bone Joint Surg Am. 1986;68:945-9.

14. Mast J, Jakob R, Ganz R. Planning and reduction techniques in fracture surgery. New York: Springer-Verlag; 1989.

15. Bolhofner BR, Carmem B, Clifford P. The results of open reduction and internal fixation of distal femur fractures using a biologic (indirect) reduction thecniques. J Orthop Trauma. 1996;10(6):372-7.

16. Koval KJ, Kummer FJ, Bharam S, Chen D, Halder S. Distal femoral fixation: a laboratory comparison of the 95 degree plate, antegrade and retrograde inserted reamed intramedullary nails. J Orthop Trauma. 1996;10(6):378-82.

17. Giles JB, Delee JC, Heckman JD, Keever JE. Supracondylar-intercondylar fractures of the femur treated with a supracondylar plate and lag screw. J Bone Joint Surg Am. 1982;64(6):864-70.

18. Schatzker J, Lambert DC. Supracondylar fractures of the femur. Clin Orthop Relat Res. 1979;(138):77-83.

19. Shewring DJ, Meggitt BF. Fractures of the distal femur treated with the AO dynamic condylar screw. J Bone Joint Surg Br. 1992;74(1):122-5.

20. DeLong WG, Bennet FS. The GSH Supracondylar Nail. In: Bowner B. The science and practice of intramedullary nailing. Philadelphia: Lippincott Williams & Wilkins; 1996. p. 183-97.

21. Helfet DL, Lorich DG. Retrograde intramedullary nailing of supracondylar femoral fractures. Clin Orthop Relat Res. 1998;(350):80-4.

22. Leung KS, Shen WY, So WS, Mui LT, Grosse A. Interlocking nailing for supracondylar and intercondylar fractures of the distal part of the femur. J Bone Joint Surg Am. 1991;73(3):332-40.

23. Krettek C, Muller M, Miclau T. Evolution of Minimally Invasive Plate Osteosynthesis (MIPO) in the femur. Injury. 2001;32 Suppl 3:SC14-23.

24. Frigg R, Appenzeller A, Christensen R, Frenk A, Gilbert S, Schavan R. The development of the distal femur. Less Invasive Stabilization System (LISS). Injury. 2001;32 Suppl 3:SC24-31.

25. Kregor PJ, Stannard J, Zlowodzki M, Cole PA, Alonso J. Distal femoral fracture fixation utilizing the Less Invasive Stabilization System (L.I.S.S.) The technique and early results. Injury. 2001;32 Suppl 3:SC32-47.

26. Schütz M, Muller M, Krettek C, Höntzsch D, Regazzoni P, Ganz R, et al. Minimally invasive fractures stabilization of distal femoral fractures with the LISS: a prospective multicenter study. Results of a clinical study with special emphasis on difficult cases. Injury. 2001;32 Suppl 3:SC48-54.

27. Rööse B, Bengston S, Herrlin K. External fixation of femoral fractures: experience with 15 cases. J Orthop Trauma. 1990;4(1):70-4.

28. Sanders R, Reggazzoni P, Ruedi T. Treatment of supracondylar-intraarticular fractures of the femur using the dynamic condylar screw. J Orthop Trauma. 1989;3(3):214-22.

29. Dobbie R, Ryerson S. The treatment of fractured patella by excision. Am J Surg 1942;55(2):339-73.

30. Watson-Jones R. Excision of the patella. Br Med J. 1945;2 (4414):195-6.

31. Lieb FJ, Perry J. Quadriceps function. J Bone Joint Surg Am. 1968;50(8):1535-48.

32. Scapinelli R. Blood supply of the human patella. Its relation to ischaemic necrosis after fracture. J Bone Joint Surg Br. 1967;49(3):563-70.

33. Camanho G, Hernandez AJ. Lesões traumáticas do joelho. In: Herbert SK, Barros Filho TEP, Xavier R, Pardini Jr AG. Ortopedia e traumatologia: princípio e prática. 4. ed. Porto Alegre: Artmed; 2009. p. 1436.

34. Carson WG Jr, James SL, Larson RL, Singer KM, Winternitz WW. Patellofemoral disorders: physical and radiographic evaluation. Part II: Radiographic examination. Clin Orthop Relat Res. 1984;(185):178-86.

35. Yu JS, Petersilge C, Sartoris DJ, Pathria MN, Resnick D. MR imaging of injuries of the extensor mechanism of the knee. Radiographics. 1994;14(3):541-51.

36. Apple JS, Martinez S, Allen NB, Caldwell DS, Rice JR. Occult fractures of the knee: tomographic evaluation. Radiology. 1983;148(2):383-7.

37. Weber MJ, Janecki CJ, McLeod P, Nelson CL, Thompson JA. Efficacy of various forms of fixation of transverse fractures of the patella. J Bone Joint Surg Am. 1980;62(2): 215-20.

38. Matsuo T, Watari T, Naito K, Mogami A, Kaneko K, Obayashi O. Percutaneous cerclage wiring for the surgical treatment of displaced patella fractures. Strategies Trauma Limb Reconstr. 2014;9(1):19-23.

39. Egol K, Howard D, Monroy A, Crespo A, Tejwani N, Davidovitch R. Patella fracture fixation with suture and wire: you reap what you sew. Iowa Orthop J. 2014;34:63-7.

40. Berg EE. Extensile exposure of comminuted patella fractures using a tibial tubercle osteotomy: results of a new technique. J Orthop Trauma. 1998;12(5):351-5.

41. Banks KE, Ambrose CG, Wheeless JS, Tissue CM, Sen M. An alternative patellar fracture fixation: a biomechanical study. J Orthop Trauma. 2013;27(6):345-51.

42. Thelen S, Schneppendahl J, Jopen E, Eichler C, Koebke J, Schönau E, et al. Biomechanical cadaver testing of a fixed-angle plate in comparison to tension wiring and screw fixation in transverse patella fractures. Injury. 2012;43(8):1290-5.

43. Miller MA, Liu W, Zurakowski D, Smith RM, Harris MB, Vrahas MS. Factors predicting failure of patella fixation. J Trauma Acute Care Surg. 2012;72(4):1051-5.

44. Klassen JF, Trousdale RT. Treatment of delayed and nonunion of the patella. J Orthop Trauma. 1997;11(3):188-94.

45. Anderson DD, Mosqueda T, Thomas T, Hermanson EL, Brown TD, Marsh JL. Quantifying tibial plafond fracture severity: absorbed energy and fragment displacement agree with clinical rank ordering. J Orthop Res. 2008;26(8):1046-52.

46. Kennedy JC, Bailey WH. Experimental tibial-plateau fractures. Studies of the mechanism and a classification. J Bone Joint Surg Am. 1968;50(8):1522-34.

47. Martin J, Marsh JL, Nepola JV, Dirschl DR, Hurwitz S, DeCoster TA. Radiographic fracture assessments: which ones can we reliably make? J Orthop Trauma. 2000;14(6):379-85.

48. Liow RY, Birdsall PD, Mucci B, Greiss ME. Spiral computed tomography with two- and three- dimensional reconstruction in the management of tibial plateau fractures. Orthopedics. 1999;22(10):929-32.

49. Wicky S, Blaser PF, Blanc CH, Leyvraz PF, Schnyder P, Meuli RA. Comparison between standard radiography and spiral CT with 3D reconstruction in the evaluation, classification and management of tibial plateau fractures. Eur Radiol. 2000;10(8):1227-32.

50. Kode L, Lieberman JM, Motta AO, Wilber JH, Vasen A, Yagan R. Evaluation of tibial plateau fractures: efficacy of MR imaging compared with CT. AJR Am J Roentgenol. 1994;163(1):141-7.

51. Mui LW, Engelsohn E, Umans H. Comparison of CT and MRI in patients with tibial plateau fracture: can CT findings predict ligament tear or meniscal injury? Skeletal Radiol. 2007;36(2):145-51.

52. Prasad N, Murray JM, Kumar D, Davies SG. Insufficiency fracture of the tibial plateau: an often missed diagnosis. Acta Orthop Belg. 2006;72(5):587-91.

53. Charalambous CP, Tryfonidis M, Alvi F, Moran M, Fang C, Samarji R, et al. Inter- and intra-observer variation of the Schatzker and AO/OTA classifications of tibial plateau fractures and a proposal of a new classification system. Ann R Coll Surg Engl. 2007;89(4):400-4.

54. Bhattacharyya T, McCarty LP 3rd, Harris MB, Morrison SM, Wixted JJ, Vrahas MS, et al. The posterior shearing tibial plateau fracture: treatment and results via a posterior approach. J Orthop Trauma. 2005;19(5):305-10.

55. Schatzker J, McBroom R, Bruce D. The tibial plateau fracture. The Toronto experience 1968-1975. Clin Orthop Relat Res. 1979;(138):94-104.

56. Müller ME, Nazarian S, Koch P, Schatzker J. The comprehensive classification of fractures of long bones. New York: Springer-Verlag; 1990.

57. Walton NP, Harish S, Roberts C, Blundell C. AO or Schatzker? How reliable is classification of tibial plateau fractures? Arch Orthop Trauma Surg. 2003;123(8):396-8.

58. DeCoster TA, Nepola JV, el-Khoury GY. Cast brace treatment of proximal tibia plateau fractures. A ten-year follow-up study. Clin Orthop Relat Res. 1988;(231):196-204.

59. Apley AG. Fractures of the lateral tibial condyle treated by skeletal traction and early mobilisation; a review of sixty cases with special reference to the long-term results. J Bone Joint Surg Br. 1956;38-B(3):699-708.

60. Müeller ME, Allgöwer M, Schneider R, Willenegger H. Manual of internal fixation: technique recommended by the AO-ASIF Group. 2nd ed. New York: Springer-Verlag; 1979.

61. Berkes MB, Little MT, Schottel PC, Pardee NC, Zuiderbaan A, Lazaro LE, et al. Outcomes of Schatzker II tibial plateau fracture open reduction internal fixation using structural bone allograft. J Orthop Trauma. 2014;28(2):97-102.

62. Burdin G. Arthroscopic management of tibial plateau fractures: surgical technique. Orthop Traumatol Surg Res. 2013;99(1 Suppl):S208-18.

63. Lobenhoffer P, Gerich T, Bertram T, Lattermann C, Pohlemann T, Tscherne H. Spezielle posteromediale und posterolaterale Zugänge zur Versorgung von Tibiakopffrakturen. Unfallchirurg. 1997;100(12):957-67.

64. Luo CF, Sun H, Zhang B, Zeng BF. Three-column fixation for complex tibial plateau fractures. J Orthop Trauma. 2010;24(11):683-92.

65. Carlson DA. Posterior bicondylar tibial plateau fractures. J Orthop Trauma. 2005;19(2):73-8.

66. Watson JT. High-energy fractures of the tibial plateau. Orthop Clin North Am. 1994;25(4):723-52.

67. Tscherne H, Gotzen L. Fractures with soft tissue injuries. Berlin: Springer-Verlag; 1984.

68. De Boeck H, Opdecam P. Posteromedial tibial plateau fractures. Operative treatment by posterior approach. Clin Orthop Relat Res. 1995;(320):125-8.

69. Fernandez DL. Anterior approach to the knee with osteotomy of the tibial tubercle for bicondylar tibial fractures. J Bone Joint Surg Am. 1988;70(2):208-19.

70. Meng-Hsuan L, Chien-Jen H, Kai-Cheng L, Jenn-Huei R. Comparison of outcome of unilateral locking plate and dual plating in the treatment of bicondylar tibial plateau fractures. J Orthop Surg Res. 2014;9:62.

71. Colman M, Wright A, Gruen G, Siska P, Pape HC, Tarkin I. Prolonged operative time increase infection rate in tibial plateau fractures. Injury. 2013;44(2):249-52.

72. Papagelopoulos PJ, Partsinevelos AA, Themistocleous GS, Mavrogenis AF, Korres DS, Soucacos PN. Complications after tibia plateau fracture surgery. Injury. 2006;37(6):475-84.

63
Lesões meniscoligamentares do joelho

Arnaldo José Hernandez
Adriano Marques Almeida

As lesões traumáticas do joelho e suas consequências representam 80% das patologias do joelho. O sistema osteoligamentar, muito complexo e pouco elástico, é submetido a traumas diretos e indiretos de aceleração cada vez maior.

Os acidentes automotivos e esportivos são os principais responsáveis pela variada gama de lesões que a articulação do joelho sofre. Essa traumatologia, em constante progresso, teve como resultado um incentivo muito grande ao estudo da anatomofisiologia e da biomecânica do joelho. Para encontrar métodos de tratamento eficazes, estuda-se cada vez mais a normalidade das funções ligamentar e osteoarticular.

Este capítulo iniciará com uma revisão dos conceitos anatômicos e biomecânicos.

ANATOMOFISIOLOGIA DO JOELHO

O sistema ósseo do joelho determina o seu alinhamento e absorve a carga axial. O terço distal do fêmur tem uma angulação em valgo decorrente do fato de alinhar a cabeça femoral com o centro da articulação do joelho, respeitando a angulação formada pelo colo femoral e determinando o eixo mecânico do membro inferior. O terço proximal da tíbia tem angulação em varo, pois tem o comportamento de uma barra fixa, nas duas extremidades, submetida a uma compressão axial, que se deforma proximal e distalmente.

A articulação femorotibial deve ser paralela ao solo; portanto, os desvios axiais estruturais, quando ocorrem, acentuam o varo da tíbia ou o valgo do fêmur. Tanto o fêmur como a tíbia têm, próximo do joelho, as corticais anterior, medial e lateral muito delgadas, envolvendo uma grande massa de osso esponjoso. Essa estrutura, semelhante à do calcâneo, é muito eficiente na função de absorver e distribuir carga. Contudo, quando atingida por trauma, sua reconstrução é muito difícil.

A articulação do fêmur com a tíbia é assimétrica devido à incongruência óssea, sendo, portanto, instável. O compartimento medial resulta da articulação do côndilo femoral medial em forma convexa com o côndilo tibial medial em forma côncava. O compartimento lateral resulta da articulação do côndilo femoral lateral em forma de esfera com o côndilo tibial lateral em forma convexa. Esse complexo articular, embora instável, permite que o joelho exerça a flexão-extensão associada às rotações externa e interna. Esse movimento ocorre pela estabilização do complexo medial, que funciona como eixo do movimento rotacional, e pela extrema mobilidade do côndilo femoral lateral esférico, que percorre, à semelhança de um limpador de para-brisas, o côndilo tibial lateral convexo. A patela é um osso submetido a esforços de tração enormes; por isso, somente dois terços de sua área têm superfície articular, o restante corresponde a áreas de inserções musculares em função desses esforços de tração. A superfície articular é multifacetada, sendo descritas até sete facetas, o que se deve ao fato de a excursão ser feita em vários ângulos diferentes na sua relação com o fêmur, sendo mais por arrasto do que por congruência articular.

Esse conjunto articular, para tornar-se eficiente e estável na transmissão da ação muscular, recebe várias inserções musculares e dispõe de diversos ligamentos. As inserções musculares do joelho são próximas ao fulcro do movimento, ou seja, da interlinha articular, o que resulta em uma enorme desvantagem mecânica em termos de momento de força. Essa desvantagem está expressa pela fortíssima massa muscular que movimenta a articulação, determinando, pela sua ação, frequentes queixas de tendinites.

O sistema ligamentar deve ser compreendido de forma conjunta, mais pela função do que pela descrição anatômica. Com base nisso, os ligamentos são separados em centrais e periféricos. Os centrais – ligamentos cruzados anterior (LCA) e posterior (LCP) – são os principais responsáveis pela estabilização no sentido anteroposterior e auxiliam na estabilização medial e lateral.

O LCA tem um comportamento mecânico individualizado: estudos demonstraram variações de 35 a 159 kgf para a sua resistência máxima à tração. Ele é responsável por 85% da estabilização anterior do joelho. O LCP tem uma estrutura anatômica que sugere a existência de dois ligamentos, ou, pelo menos, dois folhetos completamente distintos. Essas duas estruturas têm funções diferentes, pois uma está tensa em flexão, e a outra, em extensão. O LCP tem como função impedir a posteriorização da tíbia em relação ao fêmur e, com isso, desempenha um importante papel nos mecanismos desacelerador e frenador do joelho. Essa função estática é sinérgica à mesma função do quadríceps, que é o grande desacelerador e frenador dinâmico do joelho.

De acordo com Hernandez,[1] não há diferença entre o comportamento mecânico das duas estruturas que compõem o LCP e o LCA, no que diz respeito à resistência. Para alguns autores, pode existir diferença no que se refere à elasticidade.

O LCP é responsável por 95% da estabilização posterior do joelho. Os ligamentos periféricos são os principais responsáveis pela estabilidade medial, lateral e rotacional e são auxiliares na estabilização anteroposterior.

> **ATENÇÃO! O complexo medial é composto por dois folhetos; o superficial é mais delgado, e o profundo é mais espesso, dividido em menisco femoral e menisco tibial. O folheto superficial é mais elástico, podendo ocorrer lesão de um dos folhetos profundos sem haver lesão do superficial.**

O complexo medial é reforçado na região do canto posteromedial pela inserção do músculo semimembranoso, que forma o ligamento oblíquo posterior.

O complexo ligamentar lateral é resultado de um espessamento da cápsula articular, reforçada pela fáscia lata e por um forte complexo ligamentar posterolateral. Esse complexo, formado pelo ligamento colateral lateral, pelo tendão do músculo poplíteo e pelo ligamento arqueado, tem a importante função de limitar a rotação externa da tíbia em relação ao fêmur, além de, obviamente, ser um estabilizador lateral. Nessa região, ocorrem muitas variações anatômicas.

O complexo ligamentar lateral é o principal restritor secundário da estabilização anterior e posterior do joelho. Como estabilizador secundário, é responsável por 58% da estabilidade anterior e por 64% da estabilidade posterior.

Unindo as estruturas ligamentares, ajustando e auxiliando a distribuir carga das estruturas ósseas, há os meniscos. O menisco medial acompanha o comportamento do compartimento medial, sendo mais estável e menos móvel. O menisco lateral, à semelhança do compartimento lateral, é mais móvel. Os meniscos funcionam de maneira harmônica, embora sejam independentes. Essa complexa estrutura possibilita a estabilização em qualquer grau de movimento, pois esse mecanismo é o resultado da interação do sistema ligamentar estático com o sistema muscular dinâmico. Há certa simetria em todo o conjunto, representada no esquema proposto por Nicholas[2] **(FIG. 63.1)**.

QUADRO CLÍNICO

O exame clínico no joelho em casos agudos é difícil e impreciso. Os sinais clínicos são, na maioria dos casos, negativos ou duvidosos. Abdalla[3] demonstrou que, dentre os pacientes portadores de hemartrose e com lesão do LCA comprovada por artroscopia, apenas 26% tinham sinal da gaveta anterior e 40% tinham sinal de Lachman quando examinados sob anestesia.

A avaliação inicial deve ser registrada para comparação posterior, que deve ocorrer em quatro ou cinco dias após o trauma inicial. O exame deve seguir uma rotina para evitar erros e permitir a comparação.

História clínica

- **Tipo de trauma.** Os traumas axiais e angulares provocam fraturas com maior frequência, enquanto os rotacionais provocam lesões meniscoligamentares, em especial do LCA. A lesão do LCP costuma ser causada por queda de joelho ou por trauma direto anterior com o joelho fletido.

- **Aumento de volume.** A hemartrose, ou seja, o derrame imediato por sangramento, ocorre em 75% dos casos em consequência da lesão do LCA e associa-se a lesões meniscais ou osteocondrais em 50% dos casos.

- **Dor.** A dor de início imediato precedida de ruído é comum nas lesões ligamentares. As lesões graves doem pouco após o trauma inicial devido ao extravasamento de líquido da articulação.

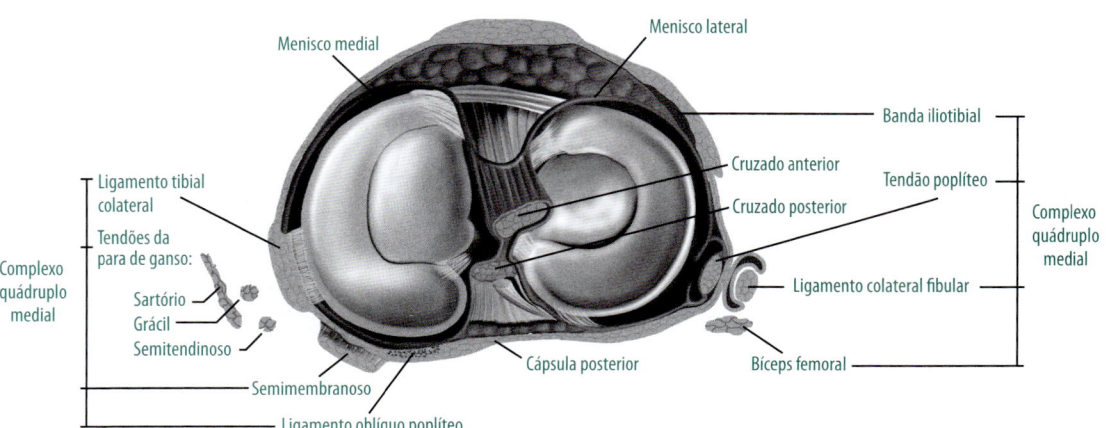

FIGURA 63.1 → Esquema para demonstrar a interação dos elementos do joelho.

- **Atitude após o trauma.** A atitude em flexão é muito comum em lesões intrínsecas, ocorrendo, em geral, por espasmo muscular. Os desvios angulares são comuns após fraturas.

Exame físico

A palpação demonstra os pontos dolorosos e a presença ou não de derrame articular. Os pontos dolorosos podem demonstrar geograficamente o sítio da lesão, mas são pouco específicos quanto ao diagnóstico etiológico da dor. É muito difícil distinguir entre uma desinserção ligamentar e uma lesão meniscal aguda.

- **Manobras de estresse.** Essas manobras testam os ligamentos e, de forma indireta, a superfície articular. A pesquisa é mais sensível no momento imediato do trauma inicial ou dois a três dias após, pois o espasmo muscular dificulta a avaliação nas primeiras horas após a lesão.

- **Sinal de Lachman anterior e "posterior".** Pesquisando com o joelho em flexão de 20 a 30°, faz-se a tentativa de anteriorização ou posteriorização da tíbia em relação ao fêmur **(FIG. 63.2)**.

- **Gaveta anterior e posterior.** Com o joelho em flexão de 70°, analisa-se a anteriorização ou a posteriorização da tíbia em relação ao fêmur **(FIG. 63.3)**.

A positividade desses sinais indica a lesão do LCA/LCP, porém, a ausência de sinal positivo não exclui a presença de lesão.

- **Manobra em varo ou valgo.** Pesquisada em extensão e flexão de 30° **(FIG. 63.4)**.

A abertura em valgo/varo em 30° sem abertura em extensão demonstra lesão moderada do compartimento examinado. A ocorrência de positividade do sinal em extensão demonstra lesão grave de todo o complexo analisado, com provável lesão do LCP. A presença de dor no ângulo da articulação (compartimento oposto ao testado) pode indicar fratura ou lesão meniscal.

- **Testes rotacionais.** Realizados pela rotação da tíbia em relação ao fêmur, associada à flexão-extensão. Essas manobras sugerem presença de lesões meniscais ou osteocondrais no compartimento contrário ao sentido de rotação da tíbia.

Fixando-se, com a mão do examinador, o pé do paciente na posição de rotação da tíbia em relação ao fêmur, realizam-se a flexão e a extensão **(FIG. 63.5)**.

- **Testes da integridade das aletas patelares.** O estresse da aleta patelar medial, feito com a tentativa de lateralização da rótula com o joelho em 5 a 10° de flexão, é fundamental como rotina de exame, pois a luxação aguda da patela comporta-se clinicamente como a maioria dos traumas do joelho no que se refere às informações da história clínica. A pesquisa de lesão da aleta medial e de eventual desinserção do vasto medial demonstra a luxação da patela, que é sempre no sentido lateral.

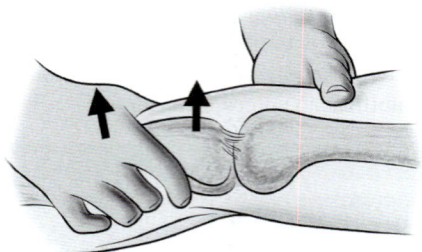

FIGURA 63.2 → Sinal de Lachman.

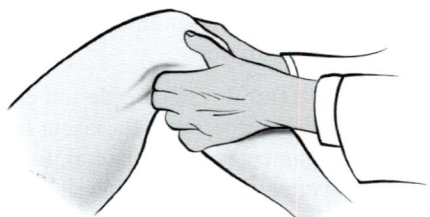

FIGURA 63.3 → Sinal da gaveta anterior.

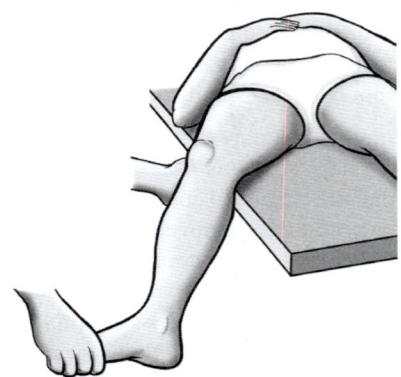

FIGURA 63.4 → Estresse em valgo.

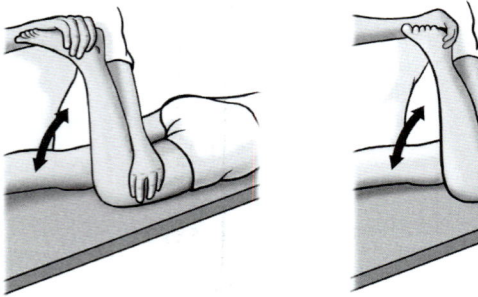

FIGURA 63.5 → Teste rotacional. Associando-se a rotação à flexão, há uma sensibilização do teste. A rotação externa testa o mesmo movimento interno.

Exame radiográfico

O exame radiográfico inicial é muito importante para demonstrar eventuais fraturas ou arrancamentos ósseos. Pequenos arrancamentos ósseos marginais ao planalto lateral (fratura de Second) evidenciam graves lesões ligamentares anterolaterais (FIG. 63.6). As radiografias devem ser em posição de frente e de perfil e em posição axial de patela em 45° (axial de Hughston).

> **ATENÇÃO! Os afundamentos centrais do planalto tibial e as fraturas osteocondrais não são visíveis no exame radiográfico convencional. Podem ser realizadas radiografias em estresse anterior/posterior ou lateral/medial para esclarecer eventuais dúvidas quanto a instabilidades ligamentares. Essas avaliações são muito doloridas nos momentos recentes do trauma, e o espasmo muscular pode mascarar o diagnóstico.**

A ressonância magnética (RM) é o exame que oferece melhores subsídios ao diagnóstico do joelho em casos agudos, permitindo visualizar lesões ligamentares e meniscais, fraturas osteocondrais, afundamentos do planalto tibial e lesões das aletas patelares (FIG. 63.7), que não serão visibilizadas em estudos radiográficos convencionais. A RM é um exame muito útil na avaliação do joelho em condições agudas.

A ocorrência de fraturas ocultas ao raio X é frequente e é diagnosticada apenas por RM (FIGS. 63.8 e 63.9).

TRATAMENTO DO JOELHO EM CASOS AGUDOS

O divisor de águas na conduta terapêutica é o exame clínico seguido da radiografia simples. O exame de RM, sempre que possível, deve ser realizado nos casos agudos, pois a incidência de lesões osteoarticulares é maior do que os métodos convencionais podem detectar. Serão consideradas a seguir as hipóteses possíveis e as técnicas para reconstrução.

Entorse de joelho, sem hemartrose e sem sinal clínico de instabilidade. Realizar exame radiográfico normal. É uma lesão leve, sem comprometimento da estabilidade do joelho. Utiliza-se o protocolo "proteção, repouso, *ice* (gelo), compressão e exercícios", resumido na palavra PRICE, por 16 a 21 dias.

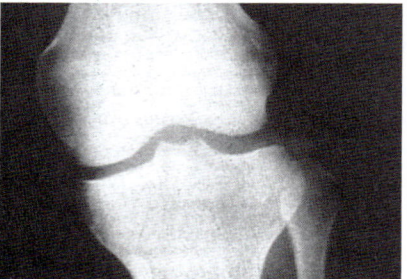

FIGURA 63.6 → Fratura de Second. Nota-se um pequeno arrancamento ósseo na região do planalto lateral.

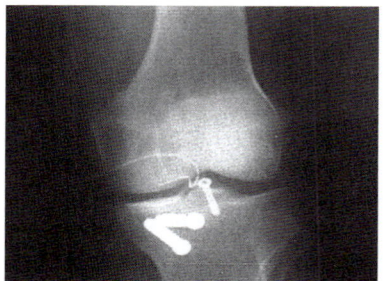

FIGURA 63.8 → Raio X de joelho em posição de frente sem sinais de fratura.

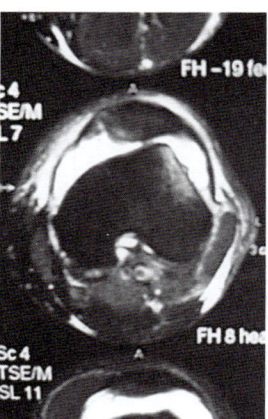

FIGURA 63.7 → Imagem de RM com sinal de rotura da aleta patelar medial e contusão óssea do côndilo lateral do fêmur por luxação da patela.

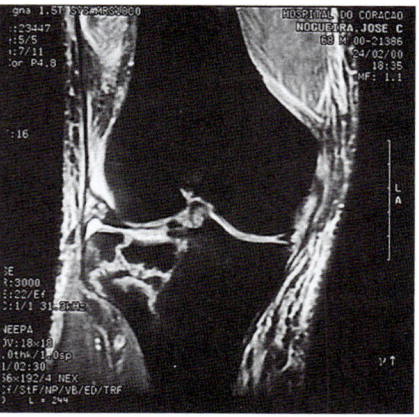

FIGURA 63.9 → RM do mesmo paciente da Figura 63.8 demonstrando traço de fratura intra-articular.

- Proteção: uso de muletas.

- Repouso: ausência de esforço sobre a articulação.

- *Ice* (gelo): em três a quatro sessões de 20 minutos por três a quatro dias. O gelo, usado assim, tem a função de agir como analgésico e anti-inflamatório.

- Compressão: em caso de pequenos derrames ou edemas articulares, por dois a três dias.

- Exercícios: iniciados imediatamente após o trauma, para a manutenção do tônus muscular.

Os pacientes devem ser acompanhados, pois cerca de metade das lesões agudas do LCA produz hemartrose.

Entorse de joelho com hemartrose e sem sinais clínicos de instabilidade. Realizar exame radiográfico normal. Sabe-se que 75% das hemartroses traduzem a lesão do LCA, associada, na metade dos casos, com lesão meniscal ou osteocondral. Serão considerados os aspectos referentes à lesão do LCA; o tratamento das lesões intrínsecas será considerado em item específico.

Estudos tentando determinar quem evoluirá para instabilidade anterior, a partir da lesão isolada do LCA, permitem considerar como fatores de risco:

- Atividade esportiva: os pacientes em atividade esportiva evoluíram com frequência duas vezes maior para instabilidade anterior do que aqueles que praticavam esportes de forma esporádica.

- Intercôndilo estreito: dividindo-se a medida de abertura do intercôndilo (a qual é determinada por uma radiografia que possibilite a visualização do túnel intercondilar) pela largura dos côndilos (determinada ao nível da inserção do músculo poplíteo), obtém-se o índice intercondilar de Souryat.[4] Nos pacientes portadores de índices menores que 0,2, a possibilidade de evolução para instabilidade anterior, a partir da lesão isolada do LCA, é muito maior.

- Varismo do joelho: Noyes e colaboradores[5] determinaram que pacientes portadores de lesão do LCA e verismo do joelho evoluem com frequência maior para instabilidade anterior. Considerando esses fatores e o acompanhamento clínico, deve-se fazer indicação ou não de tratamento cirúrgico ou de análise por artroscopia ou RM.

Nos casos submetidos à artroscopia, pode-se utilizar um critério mais preciso de indicação ou não para a reparação das lesões de LCA. Abdalla[3] demonstrou que os pacientes portadores de lesão do LCA com extensa lesão da sinovial que o envolve têm possibilidade muito maior de evoluir para instabilidade anterior. De qualquer forma, para os pacientes portadores dessas lesões, a conduta inicial será o protocolo PRICE, e, nos casos que forem selecionados, a reconstrução do LCA será feita segundo as técnicas que serão descritas mais adiante neste capítulo.

Entorse do joelho com sinais clínicos de instabilidade medial ou lateral, sem hemartrose. Exame radiográfico normal. Nesses pacientes, ocorre lesão moderada dos complexos ligamentares periféricos, sem comprometimento dos componentes centrais. Indica-se o protocolo PRICE por 21 dias.

Entorse do joelho com sinais clínicos de instabilidade em varo ou valgo, com hemartrose. Exame radiográfico em busca de sinais de fratura ou de afundamento do planalto tibial. O tratamento das fraturas do planalto tibial será abordado mais adiante neste capítulo.

Entorse do joelho com hemartrose e sinal clínico de instabilidade anterior. Exame radiográfico normal. Nesses pacientes, há sinais de lesão do LCA já com instabilidade manifesta. Indica-se o protocolo PRICE por 21 dias e reconstrução do LCA, segundo técnica que será descrita mais adiante neste capítulo.

Entorse do joelho com ou sem hemartrose e com sinais de instabilidade posterior. Exame radiográfico normal ou com sinais de arrancamento do LCP. As duas eventualidades possíveis são decorrentes da posteriorização passiva ou não. Nos casos em que se tenha constatado a lesão do LCP sem posteriorização passiva, utiliza-se o protocolo PRICE e observa-se a evolução dos pacientes. No grupo de pacientes nos quais se observa a posteriorização passiva, a indicação de reconstrução ou reinserção do LCP é necessária. A técnica será descrita mais adiante neste capítulo. O diagnóstico tardio de instabilidade posterior costuma ser confundido com instabilidade anterior. A RM não ajuda muito, pois o LCP cicatriza e veem-se imagens de integridade em ligamentos alongados (**FIG. 63.10**).

Lesões do aparelho extensor. As luxações de patela, sobretudo as agudas, são de difícil diagnóstico clínico, sendo, por isso, muito negligenciadas. O sinal clínico frequente é a hemartrose com dores na aleta medial. A palpação da aleta e a tentativa de lateralização da patela provocam dor. O exame radiográfico pode demonstrar pequenos arrancamentos ósseos na faceta medial. Fraturas marginais podem acompanhar as luxações (**FIG. 63.7**).

Lesões complexas do joelho. Incluem-se nesse grupo as instabilidades complexas associadas ou não a fraturas do

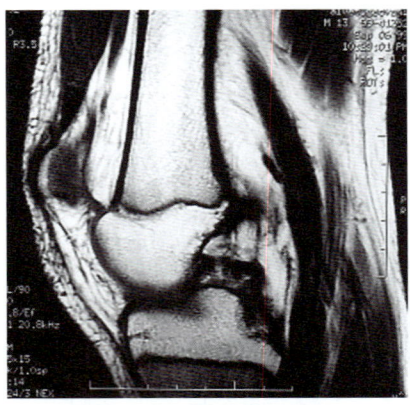

FIGURA 63.10 → Sequela de lesão do LCP, demonstrando integridade na RM.

planalto tibial. Serão consideradas inicialmente as instabilidades complexas; as fraturas do planalto serão descritas mais adiante.

As lesões ligamentares complexas do joelho ocorrem por comprometimento dos complexos ligamentares periféricos, associado a lesões de um ou dos dois ligamentos centrais. Nessas situações, o correto é a reconstrução de todas as estruturas comprometidas, utilizando todos os recursos cirúrgicos.

Tratamento das lesões ligamentares agudas

Reconstrução do LCA

A sutura ou reinserção do LCA não possibilita resultados satisfatórios. O tratamento da lesão aguda do LCA é feito pela substituição do LCA por enxerto tendinoso. A cirurgia pode ser realizada por via artroscópica ou por via aberta e baseia-se em inserir o enxerto tendinoso em túneis ósseos perfurados exatamente nos pontos de inserção do LCA na tíbia e no fêmur. O posicionamento dos túneis pode ser feito com o uso de guias ou por visão direta.

Podem-se utilizar, entre outros, dois tipos de enxerto tendinoso: o terço médio do tendão patelar com fragmento ósseo da tíbia e da patela e os tendões flexores grácil e semitendíneo ou semitendíneo triplo.

O terço médio do tendão patelar é a técnica mais usual e apresenta resultados testados por décadas. Deve ser realizada sempre 15 a 21 dias após o trauma para evitar a artrofibrose, muito mais frequente nas cirurgias feitas sob regime de urgência. A fixação do enxerto pode ser feita utilizando-se parafusos de interferência, que são posicionados entre a parede do túnel ósseo e o fragmento ósseo do enxerto, ou por amarria do fragmento ósseo a um parafuso na tíbia ou no fêmur. Recomenda-se utilizar a fixação no fêmur com parafuso de interferência e amarria a parafuso na tíbia **(FIG. 63.11)**. O uso dos tendões flexores tem-se desenvolvido, ressurgindo a partir de estudos da década de 1970. O melhor desenvolvimento dos sistemas de fixação possibilitou novos estudos com os tendões flexores.

A menor agressividade do procedimento cirúrgico, especialmente em joelho traumatizado, tem possibilitado uma reabilitação mais rápida sem prejuízo da resistência **(FIG. 63.12)**.

Reconstrução do LCP

Nos casos agudos, a reconstrução do LCP deve ser feita sempre que não houver desinserção com fragmento ósseo. No caso de haver um fragmento ósseo, a reinserção é feita com material de síntese, através de via de acesso posterior que aborde a cápsula posterior entre as cabeças medial e lateral do músculo gastrocnêmio. Nos casos em que a lesão do LCP for na sua substância, a reconstrução segue os mesmos moldes da reconstrução do LCA, ou seja, a reconstrução com tendões. O procedimento com tendão

patelar é clássico e segue os mesmos princípios do descrito para a reconstrução do LCA.

No caso de se fazer a reconstrução com tendões flexores, utilizam-se os dois tendões flexores duplos, dando uma conformação quádrupla, fixando-os por amarria tanto no fêmur como na tíbia. No caso das instabilidades posteriores, o uso do Endobutton é muito difícil, pois os túneis femorais e tibiais são feitos de fora para dentro da articulação, tornando difícil o uso de túneis de diâmetro inicialmente menor e depois maior, para a fixação do Endobutton **(FIG. 63.13)**.

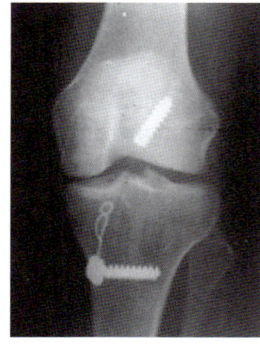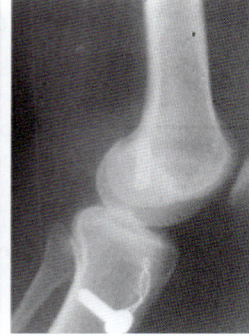

FIGURA 63.11 → Parafuso de interferência no túnel femoral e amarria a parafuso esponjoso na tíbia.

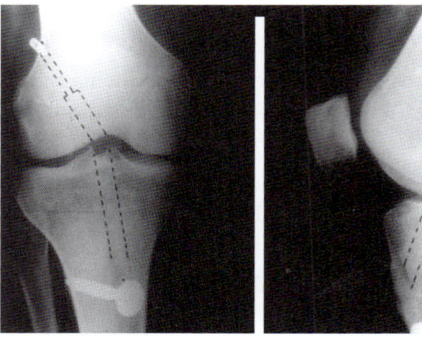

FIGURA 63.12 → Endobutton fixando tendão do músculo semitendinoso triplo.

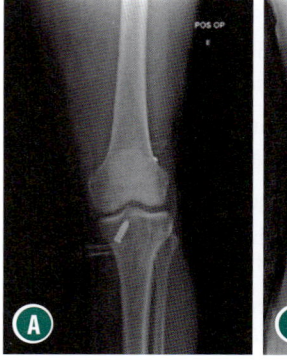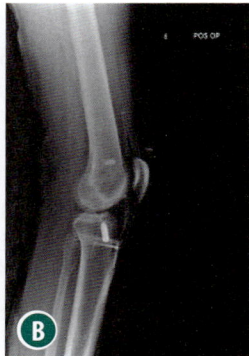

FIGURA 63.13 → Reconstrução do LCA, fixação femoral com Endobutton e tibial com parafuso de interferência metálico.
Ⓐ Incidência anteroposterior.
Ⓑ Incidência em perfil.

Utiliza-se a conformação quádrupla pelas seguintes razões:

- A retirada de dois tendões flexores não favorecerá o desenvolvimento dinâmico da instabilidade posterior, pois o quadríceps é o agonista do LCP, impedindo a posteriorização.

- O percurso desde o início do túnel tibial até o final do túnel femoral é maior na reconstrução do LCP.

- Nos casos com indicação cirúrgica, há uma força de posteriorização passiva que deve ser neutralizada, exigindo uma conformação mais resistente.

Reconstrução simultânea do LCA e do LCP

Sempre que houver condições técnicas, as reconstruções devem ser realizadas. A associação das técnicas com tendão patelar e tendões flexores permitirá uma reconstrução adequada. Pode-se utilizar a opção de associar o tendão quadricipital e o patelar em uma única retirada. Divide-se o fragmento patelar ao meio, e utiliza-se o tendão quadricipital para a reconstrução do LCP e o tendão patelar para a reconstrução do LCA **(FIG. 63.14)**.

Reconstrução das lesões periféricas

As lesões periféricas devem ser diagnosticadas com cuidado na via de acesso. Todas as incisões de abordagem devem ser paralelas ao eixo da perna, evitando a secção de estruturas ainda íntegras.

Uma vez diagnosticado o sítio da lesão, que na maioria das vezes é distal, a reconstrução ocorre por sutura simples ou por reinserção óssea, dependendo do local da lesão.

- Na reconstrução por sutura simples, repara-se a lesão com pontos separados, evitando encurtar os tecidos suturados.

- Na reconstrução por reinserção óssea, através de fios de Kirschner, perfurados na extremidade, são feitos túneis ósseos na região de reinserção, fixando ao osso, dessa forma, a cápsula desinserida **(FIG. 63.15)**.

Reconstrução das lesões complexas

Na reconstrução das lesões complexas, utilizam-se as técnicas citadas antes, seguindo a seguinte hierarquia:

- Reconstroem-se as lesões centrais, sendo que a lesão do LCP deve ser reconstruída antes da do LCA.

- Antes de realizar a fixação das lesões centrais, reparam-se, com pontos separados ou com fios de reinserção óssea, todas as lesões periféricas.

- Fixam-se as lesões centrais e, finalmente, as periféricas. As suturas e as reinserções devem ser feitas de forma que não haja nenhuma limitação ao movimento articular e que a estabilidade seja restabelecida. O aspecto final será definitivo, pois a expectativa de que qualquer tipo de fibrose possa vir a corrigir falhas na reconstrução é falsa.

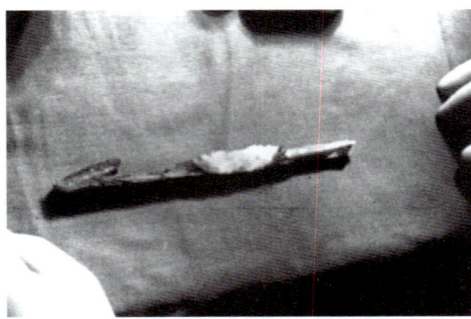

FIGURA 63.14 → Enxerto de tendão quadricipital e ligamento patelar. A divisão de parte referente à patela, ao meio, permite o uso de dois enxertos.

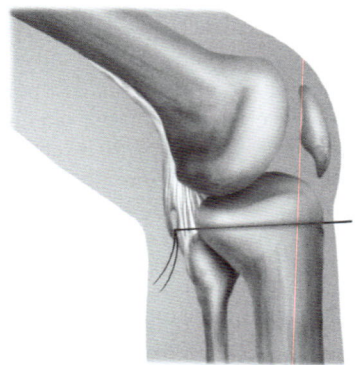

FIGURA 63.15 → Reinserção transóssea da cápsula posterior.

Tratamento das lesões intrínsecas agudas do joelho

Lesões meniscais

As lesões meniscais agudas são de diagnóstico difícil no contexto do joelho em casos agudos. É raro serem lesões isoladas, estando em geral associadas a algum grau de lesão ligamentar. Decorrem de traumas rotacionais ou da associação de traumas rotacionais e axiais, seguidos de dor e de atitude em flexo. O derrame articular tardio é mais frequente do que a hemartrose.

O exame clínico inicial é difícil, pois a atitude antálgica impede os movimentos de flexão associados à rotação. O protocolo PRICE deve ser utilizado no início, e a observação clínica norteará a evolução diagnóstica e terapêutica.

As lesões agudas isoladas ou associadas às lesões ligamentares devem ser tratadas por sutura ou ressecção de fragmentos soltos.

Sutura meniscal

A sutura meniscal está indicada nas lesões do terço periférico do menisco em joelhos estáveis ou que serão estabilizados. Há várias técnicas para a sutura, mas dá-se preferência ao método de dentro para fora.

Técnica

Sob visão artroscópica ou por artrotomia, visualiza-se a área lesada e, com o auxílio de um fio de Kirschner furado ou de agulhas específicas, introduz-se o fio inabsorvível. A saída do fio deve ser observada por visão direta através de incisão feita na pele da região posterior. Os nós serão dados junto à cápsula sob visão direta **(FIG. 63.16)**.

Ressecção de fragmentos

Sob visão artroscópica ou por artrotomia, visibiliza-se o menisco, e a área lesada será ressecada de forma a retificar o desenho meniscal **(FIG. 63.17)**.

Lesões osteocondrais

As lesões osteocondrais traumáticas têm assumido uma importância cada vez maior com a evolução dos meios diagnósticos. A RM tem demonstrado incidência próxima a 80% de lesões osteocondrais traumáticas nos pacientes portadores de hemartrose com lesão aguda do LCA. Esses mesmos pacientes, submetidos à artroscopia, têm incidência de 20% de lesões visíveis. É provável que a alta incidência de artrose em portadores de lesão do LCA esteja relacionada a tais lesões osteocondrais traumáticas. Podem ser considerados dois tipos de lesões osteocondrais traumáticas: por impacção e por destaque.

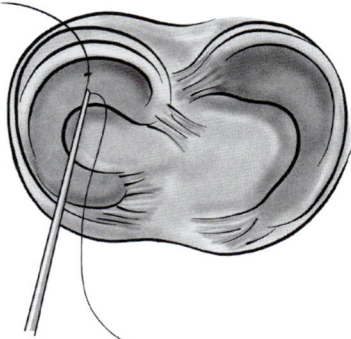

FIGURA 63.16 → Técnica de sutura meniscal com fio de Kirschner furado.

Lesões osteocondrais por impacção

São muito frequentes nas lesões agudas do LCA. Ocorrem, na maioria dos casos, no fêmur. Não se conhece ainda o real significado dessas lesões e, como são estáveis, não são submetidas a nenhum procedimento terapêutico.

A ocorrência de lesões por impacção na tíbia, em que se consideram afundamentos do planalto tibial, tem merecido maior atenção. Nos casos de afundamentos de até 0,5 cm, retira-se a carga por seis semanas, orientando o uso de muletas. Nas seis semanas seguintes, admite-se a descarga parcial ainda com muletas. Após 12 semanas, orienta-se o retorno progressivo às atividades anteriores ao trauma. Nos casos de afundamentos maiores de 0,5 cm, indica-se o levantamento sob controle radioscópico.

- Técnica:
  - Paciente posicionado em mesa ortopédica sob tração.
  - Incisão no terço médio distal da perna, do lado contralateral à lesão.
  - Perfuração da cortical tibial.
  - Introdução de batedor de ponta romba, sob visão radioscópica, em direção ao planalto comprometido.
  - Artroscopia ou artrotomia para visualização da área afundada.
  - Elevação da área afundada com o batedor, sob visão direta e radioscópica.
  - Fixação com barra de compressão.

O acompanhamento pós-operatório consiste em estimular a movimentação e retirar a carga por 12 semanas **(FIG. 63.18)**.

Lesões osteocondrais por destaque de fragmento

A camada em que ocorre a lesão depende da idade do paciente. Nos pacientes jovens, em geral ocorre lesão comprometendo o osso subcondral, pois esse osso não está desenvolvido o suficiente. Nos pacientes com mais de 30 anos, o osso subcondral adquire resistência progressivamente maior, e o destaque condral é a lesão mais frequente.

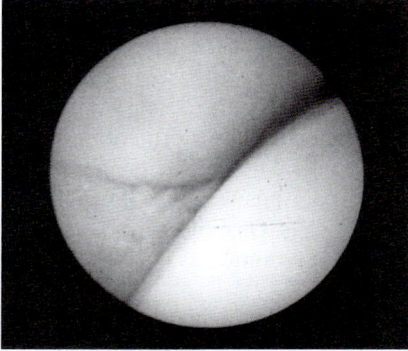

FIGURA 63.17 → Corno posterior do menisco medial retirado e retificado.

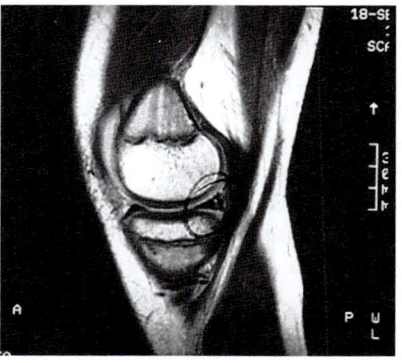

FIGURA 63.18 → RM com imagem do corno posterior do menisco medial.

O tratamento depende do tipo de fragmento. Nos fragmentos condrais ou osteocondrais de até 1 cm, sua retirada permite uma cicatrização da região em 90 dias. A liberação para carga pode ser imediata, orientando o paciente a evitar movimentos bruscos de rotação ou atividades físicas mais intensas. Nos fragmentos osteocondrais maiores que 1 cm, a fixação com fios de Kirschner rosqueados pode ser feita por via artroscópica ou por artrotomia. Os fios devem emergir na cortical do côndilo femoral para facilitar a retirada.

Tratamento das lesões agudas do aparelho extensor

A luxação femoropatelar aguda não é uma lesão rara e ocorre, com frequência, sob a forma de subluxação. A descrição do trauma assemelha-se à descrição de qualquer entorse do joelho, sendo rara a referência à luxação. O mecanismo é o de valgo e de rotação externa, comum à maioria dos traumas agudos do joelho. Costuma ocorrer hemartrose.

O exame físico inicial é pouco esclarecedor, sendo possível a suspeita de luxação após a primeira ou a segunda semana de trauma, quando os sinais de instabilidade femoropatelar podem ser evidenciados. O exame radiográfico demonstra, às vezes, fragmentos ósseos resultantes de arrancamentos. As causas etiológicas podem ser evidenciadas em protocolos mais detalhados. A RM demonstra com clareza a lesão (FIG. 63.7).

O tratamento é conservador, utilizando-se o protocolo PRICE. Contudo, a observação do paciente indicará qual a conduta terapêutica adequada, pois vários são os fatores que podem determinar a instabilidade femoropatelar, e a maioria deles se corrige com tratamento conservador.

Lesões meniscais crônicas

As lesões meniscais crônicas são, na maioria das vezes, parte de um distúrbio da articulação do joelho e sua manifestação isolada é rara. Consideram-se três tipos de patologia meniscal quanto à etiologia: patologias traumáticas, degenerativas e congênitas.

Patologia meniscal traumática

As lesões meniscais traumáticas são decorrentes de traumas rotacionais, traumas em flexão ou da associação entre ambos. Ocorrem, em geral, durante a prática esportiva, podendo ocorrer em atitudes de trabalho. Nos pacientes mais velhos, pequenos traumas podem provocar lesões meniscais; nos jovens, a lesão com frequência se associa a lesões ligamentares, pois a elasticidade dos tecidos permite alguns graus de movimento até haver a lesão meniscal. O deslocamento necessário entre a tíbia e o fêmur para haver lesão meniscal determina algum grau de rompimento ligamentar.

A presença de instabilidade consequente à lesão ligamentar pode determinar lesão meniscal. Essa é a causa mais frequente de lesão meniscal no paciente adulto jovem.

> **ATENÇÃO!** A ocorrência de sucessivos episódios de falseio, decorrentes da instabilidade gerada pela lesão ligamentar, propicia a lesão meniscal. Mesmo a microinstabilidade gerada pela alteração mecânica ante a instabilidade é um fator etiológico importante.

Patologia meniscal degenerativa

A lesão meniscal degenerativa é parte da evolução do processo de degeneração articular da artrose. Na artrose por desvio em varo, a atitude em flexão e rotação interna determina um aumento de pressão na região posteromedial do planalto tibial interno, provocando lesão do menisco medial na região do corno posterior.

Nos desvios em valgo, o processo degenerativo ocorre no corpo do menisco lateral. O cisto do menisco lateral também deve ser considerado uma lesão degenerativa. Embora seja causado por uma lesão traumática, evolui por degeneração cística.

Patologia meniscal congênita

O menisco discoide é a alteração congênita mais comum e é resultante de uma malformação congênita do menisco. Watanabe apresentou uma classificação morfológica baseada no aspecto artroscópico do menisco externo discoide:[6]

- Incompleto: quando parte do menisco tem tamanho maior.
- Completo: quando o menisco tem a conformação discoide.
- Hipertrofia do ligamento de Wrisberg: quando a região posterior é maior, associada a uma hipertrofia do ligamento de Wrisberg.

O menisco medial também pode ter a conformação discoide, o que é muito raro. Os meniscos dos pacientes portadores de lesões degenerativas e de alterações congênitas são mais suscetíveis de sofrerem lesões traumáticas.

Quadro clínico

O quadro clínico depende da etiologia, da patologia e do menisco comprometido.

História clínica

Os pacientes portadores de lesões de origem traumática descrevem um episódio inicial de trauma, em geral uma entorse ou uma flexão brusca. Após uma fase inicial sintomática, há melhora dos sintomas. Os movimentos ou os esforços determinam o retorno dos sintomas.

Nos casos de lesões degenerativas, os sintomas são progressivos, sobretudo após ou durante os períodos de repouso. A dor noturna é um sintoma muito frequente, sendo referida por 80% dos pacientes.

As alterações congênitas são, em geral, silenciosas, tornando-se sintomáticas quando ocorrem lesões. A ocorrência de lesões traumáticas em lesões degenerativas e congênitas deve ser considerada sempre, pois é uma eventualidade clínica comum.

Dor

A dor costuma ser provocada por movimentos, sobretudo os de apoio, como subir escadas ou ficar em pé após períodos de repouso. Os pacientes portadores de lesões degenerativas têm dor durante o repouso. A sua localização, de modo geral, é no menisco comprometido, podendo ocorrer irradiação da dor ao longo da face da perna ou da coxa correspondente.

Derrame

A ocorrência de derrames após esforço não é muito frequente e costuma acometer portadores de lesões degenerativas.

Falseios

O falseio consequente à interposição do fragmento meniscal é raro; quando referido, deve ser relacionado com lesão ligamentar.

Bloqueios

Os bloqueios à extensão são, em geral, decorrentes de espasmos musculares, podendo depender de fragmento meniscal interposto.

Exame físico

A avaliação de toda a função ligamentar e muscular é fundamental em qualquer abordagem de um joelho sintomático. A atrofia muscular é muito frequente e, em geral, muito acentuada nos pacientes portadores de lesões meniscais. Os sinais específicos são de localização e de estresse.

- Sinais de localização: a palpação da interlinha articular correspondente define, pela dor, um processo inflamatório que pode corresponder a uma lesão meniscal.
- Sinais de estresse: as manobras de rotação associadas à flexão-extensão provocam dores no menisco correspondente.

Diagnóstico por imagem

A radiografia simples demonstra possíveis alterações degenerativas ou sugere alterações congênitas. O aplanamento do côndilo externo, o aumento do espaço articular lateral e a altura maior da cabeça da fíbula são sinais radiográficos sugestivos de menisco lateral discoide. A RM demonstra a presença de lesões, mesmo quando intramurais, além de possibilitar a visibilização de lesões associadas (FIG. 63.18).

Tratamento

O tratamento conservador pode ser orientado em casos de pacientes sedentários. As restrições aliadas à perda ponderal e à correta educação da musculatura podem possibilitar ao paciente viver bem com a lesão.

Nos casos de grande desconforto, de derrames frequentes e de limitação para as atividades de vida diária, o tratamento cirúrgico está indicado. A cirurgia no tratamento das lesões meniscais será a mais conservadora possível. Inicialmente, deve-se avaliar a possibilidade da sutura meniscal. A sutura estará indicada em lesões periféricas traumáticas de pacientes jovens, sem instabilidade associada.

Técnica de sutura meniscal

Várias técnicas são propostas para a sutura meniscal. Será descrita a seguir a técnica de dentro para fora, ou *inside-out*, com fio de Kirschner perfurado.

Por via artroscópica, verifica-se a área lesada e, com uma pequena cureta, avivam-se as bordas da lesão. Faz-se uma pequena incisão na pele da região posteromedial/lateral de abordagem à cápsula articular. Com fio de Kirschner perfurado, introduz-se um fio de sutura, que deverá, de sentido intra para extra-articular, atravessar a área lesada e sair pela incisão de pele. Fixando uma das pontas do fio de sutura no lado externo, puxa-se o fio de Kirschner retrogradamente para dentro da articulação, reintroduzindo-o a 0,5 cm do ponto inicial de introdução. Retiram-se o fio de sutura do orifício no fio de Kirschner e o nó justacapsular. São dados tantos pontos quanto necessário (FIG. 63.16). O paciente poderá deambular no pós-operatório, mas só retornará a praticar atividades esportivas 12 semanas após a sutura.

Nos casos de lesões traumáticas, não exclusivamente periféricas, degenerativas ou em alterações congênitas, a meniscectomia parcial deve ser indicada. A meniscectomia parcial visa retirar todo o tecido meniscal patológico e retificar o formato do menisco. A retirada do tecido patológico envolve a ressecção de toda a área instável ou fragmentada. Esse aspecto é especialmente importante nas lesões degenerativas, quando a resseção deve ser ampla. A retificação deve evitar ângulos e procurar devolver ao menisco o formato original.

Reabilitação e evolução

A meniscectomia parcial permite um rápido retorno às atividades de vida diária, porém, como realçado no início deste capítulo, a patologia meniscal é quase sempre sindrômica. Portanto, o tratamento dos outros aspectos patológicos deve ser instituído. A reabilitação visará ao restabelecimento do equilíbrio muscular, muito importante nos pacientes com problemas degenerativos.

INSTABILIDADES DO JOELHO

As lesões ligamentares isoladas ou complexas podem evoluir para as instabilidades. Vários fatores determinam a evolução de uma lesão ligamentar para uma instabilidade. Serão considerados a seguir alguns já bem conhecidos:

- Atividade física: foram estudados 18 atletas que tiveram diagnóstico artroscópico de lesão do LCA, pós-hemartrose, diagnosticada por artroscopia; porém, não havia sinais clínicos de instabilidade. Em 18 meses, 16 apresentavam sinais clínicos clássicos de instabilidade anterior.

- Fatores anatômicos: Rezende e colaboradores[4] estudaram o índice intercondilar de 50 pacientes portadores de instabilidade anterior e confrontaram com os de 50 pacientes sem o problema. Demonstraram que os portadores de instabilidade anterior apresentam um índice intercondilar menor. Esse índice é o resultado da divisão do tamanho do espaço intercondiliano pela largura bicondilar, medidas em raio X para túnel femoral (FIG. 63.19).

- Desvios de eixo: Noyes e colaboradores[7,8] demonstraram que pacientes portadores de varismo no joelho evoluem para instabilidade com frequência maior.

Classificação

Várias tentativas foram feitas no intuito de estabelecer uma classificação para as instabilidades do joelho. Acredita-se que, sob o ponto de vista prático, deve-se utilizar ainda apenas aquelas que definem o sentido das instabilidades e as possíveis associações: anterior, posterior, medial e lateral e anteroposterior, anteromedial, anterolateral, posteromedial e posterolateral.

Serão consideradas as que realmente ocorrem com frequência: anterior, posterior e posterolateral. As instabilidades crônicas mediais são pouco frequentes.

Instabilidade anterior

Características clínicas

O paciente refere a ocorrência de uma grave entorse que, na maioria das vezes, foi seguida de derrame articular imediato (hemartrose). Após um período variável de recuperação do episódio agudo (2 a 4 semanas), há a tentativa de retorno às atividades anteriores. A observação de falseios e entorses em movimentos menores leva o paciente à consulta.

O exame clínico demonstra o sinal de Lachman, o sinal da gaveta anterior e os sinais de subluxação presentes. Os sinais de subluxação demonstram a sensação que o paciente sente ao tentar usar a articulação.

O Jerk test, ou sinal do solavanco, é um sinal difícil de pesquisar na fase aguda. Deve ser pesquisado com o

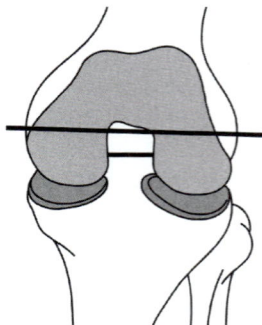

FIGURA 63.19 → Largura bicondilar e espaço intercondilar.

paciente deitado, segurando-se a perna em rotação interna e em posição de flexão do joelho. Faz-se a extensão com uma mão, e a outra, apoiada no joelho, mantém a anteriorização da tíbia em relação ao fêmur. Nos casos positivos, observa-se um ressalto ao final da extensão (FIG. 63.20).

Tratamento

As restrições a atividades esportivas podem evitar a subluxação e possibilitar uma vida normal ao paciente. A instabilidade anterior é incompatível com a atividade esportiva. Aos indivíduos que desejam manter a atividade esportiva, a indicação é a reconstrução do LCA, pois os falseios sucessivos são muito nocivos para a articulação, provocando lesões meniscais e osteocondrais.

As técnicas de reconstrução são as mesmas que as utilizadas nos casos agudos, sendo que o critério de escolha do enxerto deve ser acrescido do aspecto gravidade. Nos casos de instabilidades graves com grandes graus de deslocamento anterior, nos quais tenha ocorrido falência dos sistemas secundários de estabilização, sugere-se o uso do terço médio do tendão patelar ou do semitendíneo e grácil duplos (conformação quádrupla). Nas instabilidades

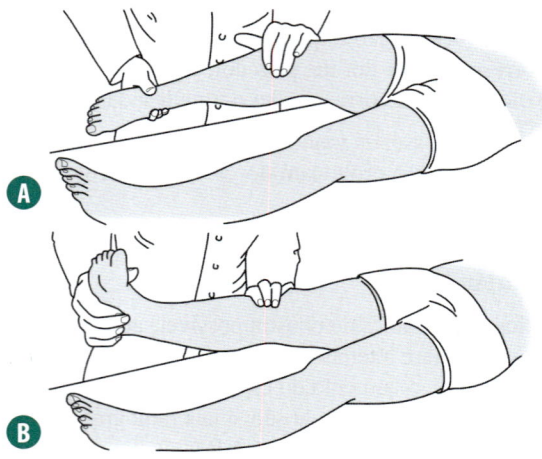

FIGURA 63.20 → Pesquisa do Jerk test.

moderadas ou em pacientes com atividade esportiva recreacional, a indicação do semitendíneo triplo é a ideal.

A fixação no caso do terço médio do tendão patelar deve ser feita com parafuso de interferência no fêmur e amarria a parafuso na tíbia. No caso de usar os tendões flexores, a fixação no fêmur deve ser feita com Endobutton, mantendo o mesmo sistema de amarria na tíbia.

Em alguns casos, a evolução da instabilidade causa diminuição do espaço intercondilar por artrose. Nesses pacientes, com qualquer técnica de reconstrução, deve ser feita a abertura do intercôndilo. No caso de haver lesão meniscal concomitante, o tratamento segue os mesmos princípios descritos para as lesões meniscais crônicas, abordados anteriormente.

Reabilitação e evolução

Em qualquer tipo de reconstrução, autoriza-se a marcha imediata, amparada por muletas, se o paciente sentir-se inseguro. Nas primeiras três semanas, orienta-se a utilização de um aparelho de proteção para a deambulação, que será retirado sempre que o indivíduo não estiver andando.

Após a terceira semana, inicia-se o programa de exercícios, que visa, nos primeiros três meses, restabelecer os graus de movimentos e a força muscular. Uma vez restabelecidos todos os graus de movimento e o equilíbrio muscular, iniciam-se os exercícios de coordenação muscular.

O retorno à atividade esportiva deve ser progressivo e pode ser iniciado já no treinamento de coordenação da musculatura. Esse treinamento pode ser feito na atividade esportiva do paciente. O período médio de reabilitação deve ser de seis meses, que é o período em que se demonstrou experimentalmente a integração total do enxerto.

Instabilidade posterior

Características clínicas

A instabilidade posterior é pouco sintomática, e os sintomas, quando ocorrem, são decorrentes da posteriorização da tíbia em relação ao fêmur e não da instabilidade em si.

A subluxação constante e repetida no sentido posterior determina sobrecarga na articulação femoropatelar e lesões condrais no côndilo medial, provocando os sintomas **(FIG. 63.21)**.

A queixa do paciente ocorre após esforços, e não são raros os episódios de derrame articular (com provável decorrência das lesões osteocondrais).

O exame clínico baseia-se nos sinais de estresse posterior, como os sinais da gaveta e de Lachman, devendo-se ter muito cuidado na análise da posição de redução da posteriorização. É muito comum a redução de uma atitude em gaveta posterior resultar em uma interpretação errônea de gaveta anterior.

As radiografias de perfil em extensão são úteis, demonstrando a posteriorização passiva. Nos indivíduos sem a lesão, a cortical posterior da tíbia alinha-se com a cortical posterior do fêmur nas radiografias em perfil do joelho em extensão.

Tratamento

Não havendo posteriorização passiva, a indicação é de tratamento conservador, a princípio. O LCP é o desacelerador estático do joelho, estabilizando-o no mecanismo de frenação; dinamicamente, o quadríceps é o seu substituto. Baseado nesse equilíbrio, os pacientes são orientados na reabilitação a desenvolver o quadríceps.

A progressão da instabilidade posterior, analisada no aspecto clínico ou radiológico, ou o surgimento de posteriorização passiva ao exame clínico determinam a indicação cirúrgica. A reconstrução da lesão crônica do LCP é feita pela mesma técnica que nos casos agudos. A forma clássica é utilizar o terço médio do tendão patelar na substituição do LCP, fixo por amarria ao fêmur e à tíbia **(FIG. 63.22)**. Outra opção é utilizar os tendões do músculo semitendíneo e do grácil duplos, dando uma conformação quádrupla ao conjunto, que também é fixado por amarria ao fêmur e à tíbia.

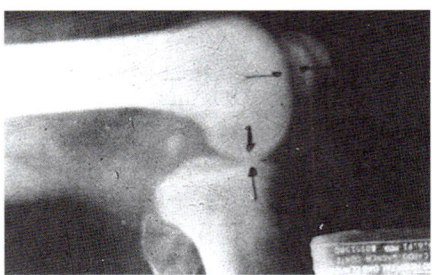

FIGURA 63.21 → Posteriorização da tíbia, causando aumento de pressão na articulação femoropatelar e na região anterior dos côndilos femorais.

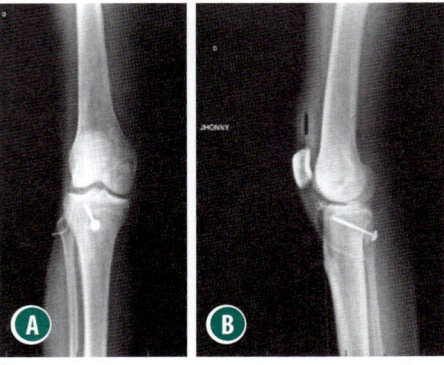

FIGURA 63.22 → Reconstrução do LCP *inlay*, com fixação por via posterior com parafuso cortical.
Ⓐ Incidência anteroposterior.
Ⓑ Incidência em perfil.

Reabilitação e evolução

No pós-operatório, orienta-se o paciente a utilizar um aparelho que mantenha a extensão do joelho durante um período de seis semanas. Esse sistema, que pode ser uma imobilização bivalvada, deve ser utilizado sempre que o paciente andar com apoio, o que é permitido imediatamente.

Após seis semanas, iniciam-se os exercícios de desenvolvimento do quadríceps e o restabelecimento do movimento articular. Esse programa deve durar de cinco a seis meses, quando o indivíduo é liberado para iniciar o treinamento esportivo ou recreacional.

Instabilidade posterolateral

Características clínicas

A manifestação clínica da instabilidade posterolateral costuma ocorrer pela acentuação dos sintomas da instabilidade posterior ou anterior. É muito rara a manifestação isolada. Os pacientes com varismo do joelho são mais suscetíveis às queixas, pois o afrouxamento do canto posterolateral é progressivo e mais sintomático. Os sinais clínicos mais evidentes são:

- Acentuação da rotação externa, que, em casos de associação com instabilidade posterior, deve ser pesquisada com a redução da posteriorização.

- Estresse em varo, com o joelho a 30° de flexão aumentado.

- Gaveta posterolateral.

- Sinal de recurvado/rotação externa, que é pesquisado elevando-se o membro inferior pelo hálux **(FIG. 63.23)**.

Tratamento

O varismo, se presente, deve ser corrigido pela osteotomia valgizante da tíbia. A presença do varo condiciona o afrouxamento progressivo do canto posterolateral. Nos casos sem varismo ou com varismo já corrigido, o tratamento é cirúrgico e baseia-se no tensionamento ou na reconstrução do canto posterolateral.

Com base na técnica de Hughston e Norwood,[9] sistematizou-se uma forma de retensionar a inserção femoral do complexo posterolateral, aprofundando no mesmo local. Dessa forma, tensiona-se em posição isométrica **(FIG. 63.24)**.

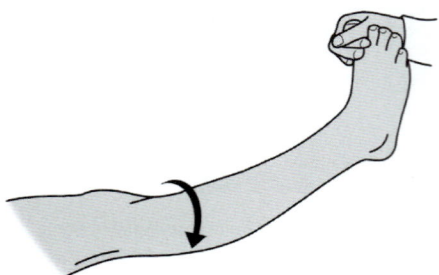

FIGURA 63.23 → Sinal de recurvado/rotação externa.

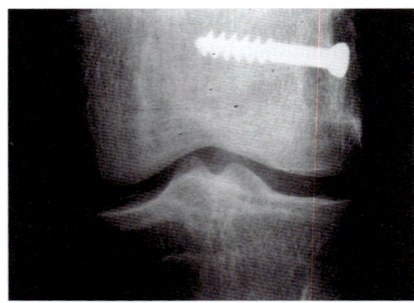

FIGURA 63.24 → Nota-se a reinserção do fragmento ósseo, no qual se inserem os elementos que estabilizam o canto posterolateral, mais profundamente.

Reabilitação e evolução

O paciente fica imobilizado em extensão por três semanas, podendo andar com apoio. Caso haja associação com instabilidade posterior, pode-se acompanhar o mesmo programa de reabilitação da reconstrução posterior.

A reabilitação visa restabelecer os movimentos e a força muscular lentamente, evitando o afrouxamento que ocorre em rotação externa.

Referências

1. Hernandez AJ. Correlação das propriedades biomecânicas dos ligamentos do joelho com seus parâmetros antropométricos [tese]. São Paulo: Faculdade de Medicina da Universidade de São Paulo; 1994.

2. Nicholas JA. The five one reconstruction for anteromedial instability of the knee. J Bone Joint Surg Am. 1973; 55(5):899-922.

3. Abdalla RJ. Lesão parcial do ligamento cruzado anterior: história natural [tese]. São Paulo: Escola Paulista de Medicina; 1994.

4. Rezende UM, Camanho GL, Sotto AR, Hernandez AJ. A estenose do intercôndilo como fator predisponente à lesão do ligamento cruzado anterior. Rev Bras Ortop. 1994;29(5): 276-80.

5. Noyes FR, Barber SD, Simon R. High tibial osteotomy and ligament reconstruction in varus angulated, anterior cruciate ligament deficient knees. A two to seven year follow-up study. Am J Sports Med. 1993;21(1):2-12.

6. Camanho GL. Patologia do joelho. São Paulo: Sarvier; 1996.

7. Noyes FR, McGinnis GH, Mooar PA. Functional disability in the anterior cruciate insuficient knee syndrome;risk factors in determining treatment. Sports Med. 1984;1(4): 278-302.

8. Noyes FR, Butler DL, Grood ES, Zernicke RF, Hetzy MS. Biomechanical analysis of human ligament grafts used in knee ligament repairs and reconstruction. J Bone Joint Surg Am. 1984;66(3):344-52.

9. Hughston JC, Norwood LA. The postero lateral drawer test and external rotation recurvatum test for postero lateral roratory instability of the knee. Clin Orthop Relat Res. 1980;(147):82-7.

64
Artroscopia do joelho

Tiago Lazzaretti Fernandes
Arnaldo José Hernandez

A cirurgia pela técnica artroscópica permite a diminuição das incisões de pele e da resposta inflamatória em comparação à artrotomia. Por conseguinte, a morbidade cirúrgica e o tempo total de internação também diminuem, sendo possível a alta hospitalar no mesmo dia da operação nos casos de procedimentos específicos.

A menor morbidade cirúrgica da artroscopia resulta em menos complicações pós-operatórias e, por vezes, retorno às atividades profissionais ou esportivas em um período menor quando comparada à cirurgia aberta.

Uma das vantagens da artroscopia está relacionada ao acesso e à intervenção em estruturas anatômicas de difícil visualização na cirurgia aberta, como a ressecção ou a sutura de uma lesão no corno posterior do menisco. Por outro lado, como em qualquer procedimento cirúrgico, a artroscopia necessita de uma curva de aprendizado para o cirurgião. O custo total dos equipamentos, instrumentos e implantes cirúrgicos pode ser um empecilho para a realização desse procedimento em todos os serviços de ortopedia.

A artroscopia é uma técnica que o cirurgião de joelho dispõe em seu arsenal terapêutico. Contudo, o domínio da técnica da artroscopia não substitui o conhecimento da anatomia e das vias operatórias na cirurgia aberta do joelho **(FIG. 64.1)**. Este capítulo tem o objetivo de discorrer, de forma estruturada e concisa, sobre os princípios básicos da artroscopia do joelho e as principais indicações e tratamentos das patologias inerentes ao joelho, colaborando para a revisão dos conceitos da artroscopia para o aprimoramento da técnica e oferecendo conhecimentos ao cirurgião com menos experiência na prática artroscópica para iniciar-se.

PRINCÍPIOS GERAIS DE ARTROSCOPIA

Equipamentos

Torre de artroscopia

Para que a cirurgia artroscópica seja realizada, é necessário um conjunto de diversos equipamentos que permitam a aquisição, transmissão e visualização das imagens intra-articulares **(FIG. 64.2)**.

A torre básica de artroscopia é composta por monitor de vídeo, fonte de luz e sistema de lâmina motorizada, ou *shaver*. O monitor de artroscopia deve ser capaz de reproduzir as imagens captadas pela ótica dentro da articulação, com o auxílio de uma fonte de luz. A possibilidade de documentação da cirurgia, através de um gravador, seja por DVD, *flash drive* ou disco rígido, deve ser considerada.

A fonte de luz é essencial para iluminar o espaço articular através de um cabo de fibra ótica acoplado ao artroscópio. A maioria das fontes de luz permite a regulação da intensidade da iluminação de acordo com as condições da artroscopia **(FIG. 64.3)**.

O sistema de controle do *shaver*, ou lâmina motorizada, possibilita o encaixe da peça de mão do *shaver*, que realiza movimentos oscilatórios em frequências com variação de 1.800 a 3.000 rotações por minuto ou movimentos de rotação contínua no sentido horário ou anti-horário **(FIG. 64.4)**.

Sistema de irrigação

A irrigação ou infusão com soro fisiológico pode ser realizada através da camisa do artroscópio ou através de

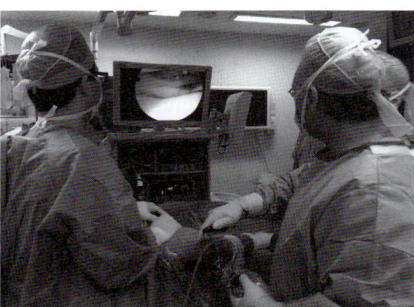

FIGURA 64.1 → Cirurgia artroscópica do joelho.

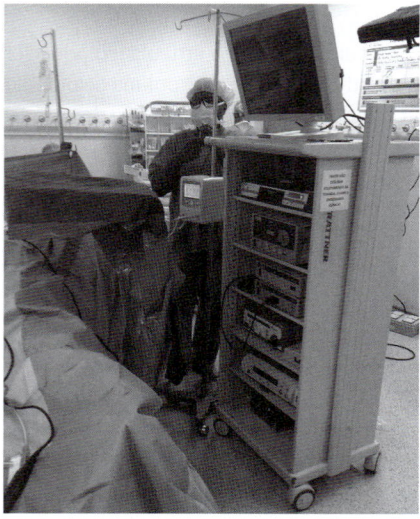

FIGURA 64.2 → Torre de artroscopia.

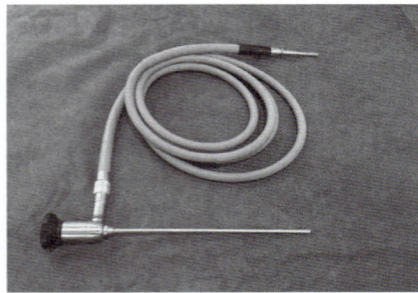

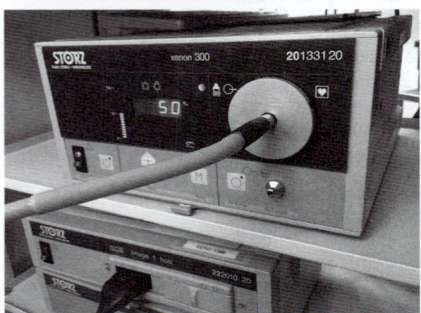

FIGURA 64.3 → Fonte de luz e cabo de fibra ótica.

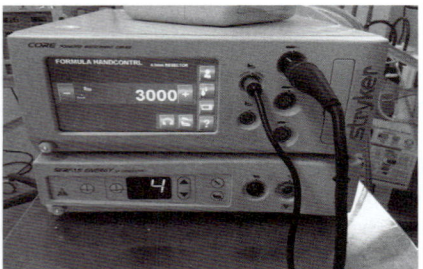

FIGURA 64.4 → Sistema de controle do *shaver*.

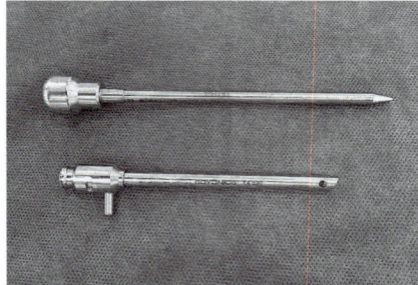

FIGURA 64.5 → Cânula de infusão acessória e respectivo trocarte.

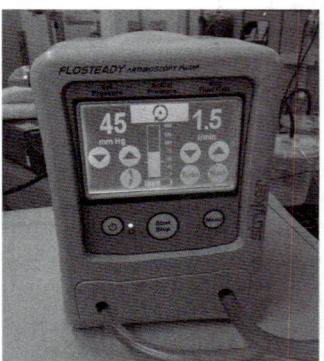

FIGURA 64.6 → Bomba de infusão.

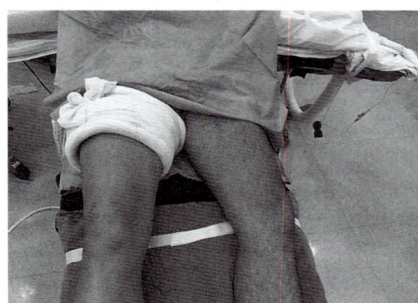

FIGURA 64.7 → Posicionamento do garrote pneumático na raiz da coxa.

um portal lateral acessório no recesso superior lateral com uma cânula de diâmetro maior, caso a distensão da cápsula pretendida não seja alcançada **(FIG. 64.5)**.

A pressão necessária para distender a articulação pode ser obtida por uma bomba de infusão ou por uma coluna de pressão determinada pela diferença de altura entre os frascos do soro fisiológico e a saída do soro. Quanto mais alto o pedestal com o soro fisiológico, maior a pressão e, por conseguinte, melhor a visualização das estruturas articulares **(FIG. 64.6)**.

Garrote

O garrote pode ser posicionado na raiz da coxa a ser operada antes do início do procedimento. Pode não ser necessário insuflar o garrote, dependendo do procedimento a ser realizado. Entretanto, é uma garantia de controle do sangramento caso a visualização esteja difícil por esse motivo **(FIG. 64.7)**.

A bomba de infusão também auxilia no controle dos eventuais sangramentos com o aumento da pressão do líquido dentro da articulação.

Posicionamento

As cirurgias artroscópicas do joelho são realizadas em decúbito dorsal horizontal e devem permitir uma amplitude de movimento sem restrições da articulação do joelho e do quadril. O paciente deve ser posicionado de tal forma que o membro a ser operado possa ser fletido na borda lateral da maca. Outra opção, dependendo da preferência do cirurgião, é abaixar ou retirar as perneiras e realizar a cirurgia de frente para o joelho. Uma mesa auxiliar pode ser posicionada para apoiar os instrumentos artroscópicos durante o procedimento **(FIG. 64.8)**.

A visualização dos recessos superiores suprapatelares medial e lateral, além do espaço patelofemoral, é realizada com maior sucesso com o joelho em extensão total ou com pouca flexão **(FIG. 64.9)**.

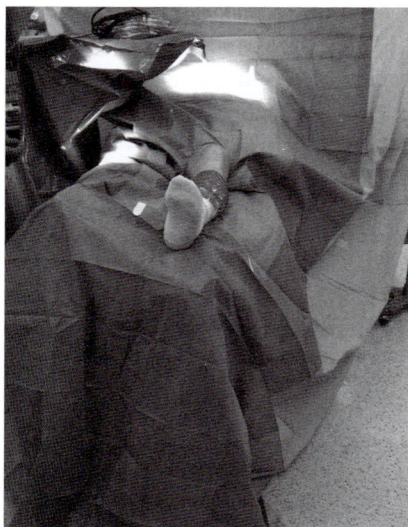

FIGURA 64.8 → Posicionamento do membro inferior e mesa auxiliar de Mayo.

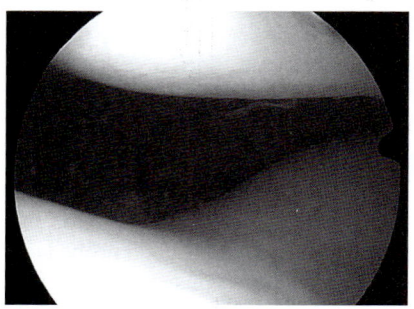

FIGURA 64.9 → Imagem artroscópica do espaço patelofemoral com o joelho em extensão.

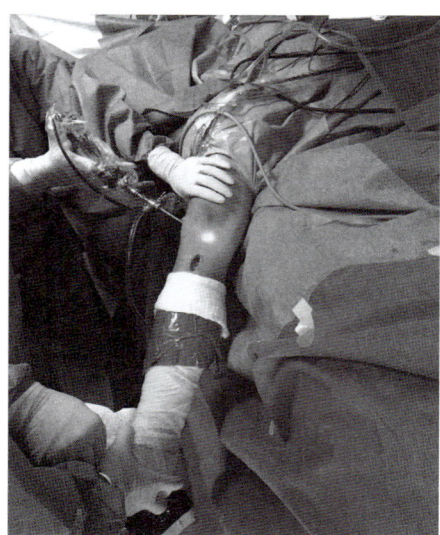

FIGURA 64.10 → Estresse em valgo para abertura do compartimento medial.

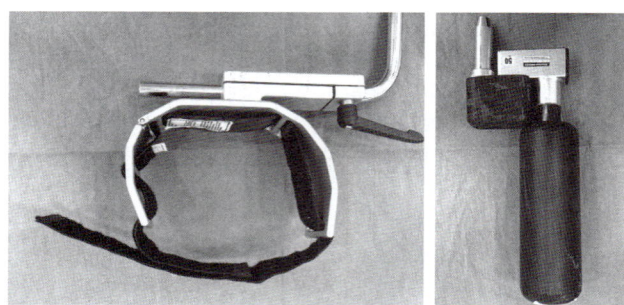

FIGURA 64.11 → Suporte para a coxa (*leg holder*) e poste lateral.

A abertura do espaço tibiofemoral medial, por sua vez, pode ser feita com manobra em valgo e rotação externa da perna pelo tornozelo. A adequada visualização das estruturas posteriores do espaço medial depende da correta angulação de extensão da perna, orientada pelo cirurgião **(FIG. 64.10)**.

O estresse em valgo pode ser realizado com o auxílio de um assistente ou por suportes acoplados à mesa cirúrgica na altura da coxa proximal, sendo responsáveis pelo apoio ou fulcro no momento do estresse. Para tanto, pode-se utilizar um poste lateral ou um imobilizador circular (*leg holder*) **(FIG. 64.11)**.

> **ATENÇÃO!** É importante lembrar que, para determinados movimentos de abdução e flexão do joelho, os suportes proximais podem atrapalhar o correto posicionamento do membro, como na posição em quatro.

O compartimento tibiofemoral lateral é mais bem visualizado com o joelho fletido em cima da mesa, junto ao

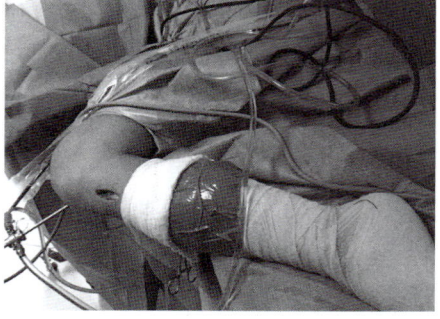

FIGURA 64.12 → Posição em quatro para visualização do compartimento lateral.

quadril abduzido e fletido, como na figura em quatro. O estresse em varo do joelho nessa posição garante maior abertura do compartimento lateral **(FIG. 64.12)**.

Campos e paramentação

Realizam-se as adequadas antissepsia e assepsia de todo o membro inferior a ser operado. A ordem de colocação dos campos deve seguir a preferência do cirurgião, lembrando que os campos precisam ser longos o suficiente para que a perna fletida na lateral da mesa fique protegida. Sugere-se isolar o terço médio da perna e o pé com saco plástico estéril e faixa crepe (FIG. 64.13).

Pelo menos um campo perfurado impermeável grande deve ser colocado no membro a ser operado para evitar o contato do soro fisiológico com a maca e uma eventual contaminação.

A paramentação do cirurgião também deve ser, de preferência, impermeável, evitando que um tecido molhado permita a troca de fluidos de uma superfície não estéril para outra estéril.

Instrumentos artroscópicos

Artroscópio

O artroscópio consiste em um conjunto de câmera e lentes de tamanho reduzido, com capacidade de captar e enviar para um monitor a imagem articular. A artroscopia do joelho é realizada, na maioria das vezes, com ótica de 30° de angulação. Há óticas de 70° de angulação, entretanto, sua utilização é restrita a casos específicos e costuma ser mais empregada na articulação do quadril. A ótica de 70° tem um ponto cego central quando é realizado um giro de 360°, dificultando a localização das estruturas. (FIG. 64.14).

É comum que a imagem da artroscopia tenha uma seta visível no monitor que indica qual é o sentido da inclinação da ótica. A peça de mão que compreende a câmera apresenta regulação para *zoom* ou ampliação da visão e outra regulação para o foco (FIG. 64.15).

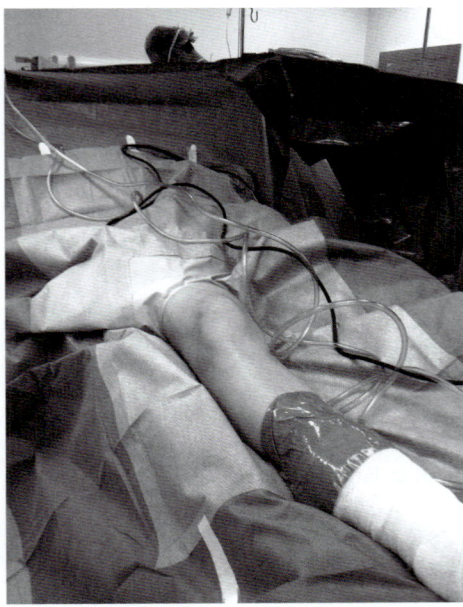

FIGURA 64.13 → Campos impermeáveis e isolamento do pé.

O artroscópio é introduzido em sua respectiva camisa, que tem um sistema de irrigação e outro de drenagem conectados por duas torneiras. A introdução da camisa do artroscópio pelo portal é realizada com o auxílio de um trocater rombo por dentro dele, que, depois, é retirado para dar lugar ao artroscópio. Não utilizar trocarte cortante, pois pode danificar a cartilagem ou outras estruturas durante a introdução (FIG. 64.16).

Probe

O probe é um instrumento diagnóstico utilizado para palpar estruturas intra-articulares, colaborando para o planejamento e auxiliando na execução dos procedimentos artroscópicos.

A ponta romba com 90° de angulação, geralmente, possui um comprimento conhecido, que pode ser utilizado para mensurar o tamanho de lesões e decidir por uma ressecção ou sutura de menisco, por exemplo. (FIG. 64.17).

> **ATENÇÃO!** O probe também auxilia na execução de procedimentos, como reduzir uma alça de balde do menisco e afastar estruturas ligamentares durante o uso de brocas ou fresas, entre outros.

Além da visualização de estruturas rotas ou soltas, como defeitos de cartilagem e lesão do menisco, o probe também deve ser utilizado para avaliar a consistência e a tensão de estruturas, como nas lesões de cartilagem grau I de

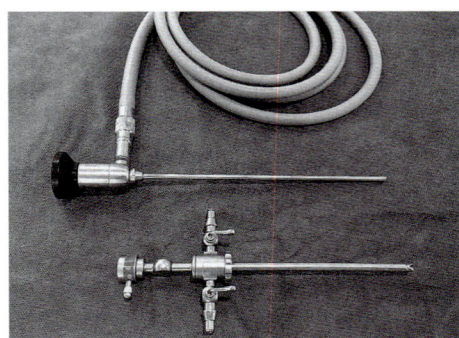

FIGURA 64.14 → Ótica de 30° e camisa do artroscópio.

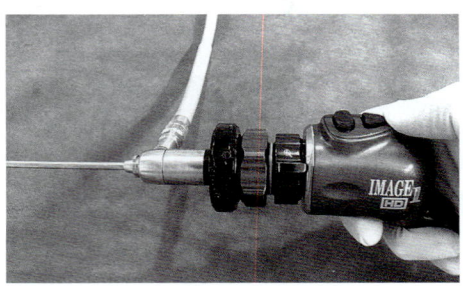

FIGURA 64.15 → Peça de mão do artroscópio.

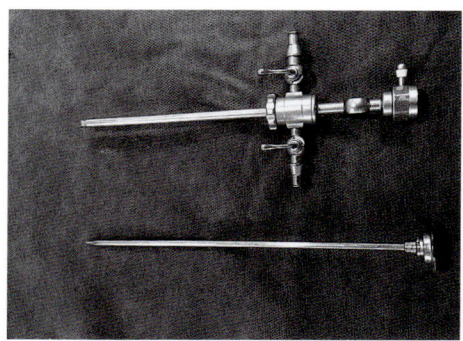

FIGURA 64.16 → Trocarte de ponta romba.

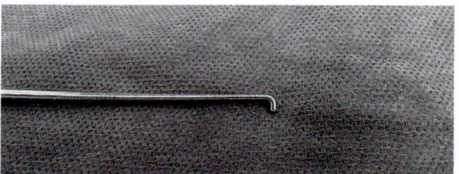

FIGURA 64.17 → Probe.

Outerbridge e nas lesões ligamentares, respectivamente. A porção romba no cotovelo do probe desempenha bem essa função.

Pinças

Existem pinças artroscópicas de diversos formatos e funções. A pinça para preensão, com ou sem dente de rato, é conhecida como *grasper*. As tesouras artroscópicas também podem ser especializadas em prender a estrutura antes de ser ressecada, como as pinças em formato de gancho para menisco **(FIG. 64.18)**.

Os *baskets* são pinças com a capacidade de fragmentar estruturas de partes moles, como meniscos, ligamentos ou cartilagem. A angulação da cabeça do *basket* pode ser especializada para diferentes funções, como angulação de 15° superior para alcançar estruturas posteriores do compartimento medial e lateral, angulação de 45° para a esquerda ou para a direita desenhadas para ressecção de lesões no corpo do menisco, entre outras. **(FIG. 64.19)**.

> **ATENÇÃO! Devido à restrição do espaço articular, por vezes, não é possível obter a abertura satisfatória da pinça e "mordida" do fragmento, sendo necessário inverter o lado de abertura da pinça para introduzir o fragmento na lâmina de corte.**

Já a cureta artroscópica anelada possui boa aplicação na regularização das bordas e no preparo do leito receptor de lesões condrais. A cureta tradicional também pode ser utilizada para realizar intercondiloplastia ou ressecção de osteófitos **(FIG. 64.20)**.

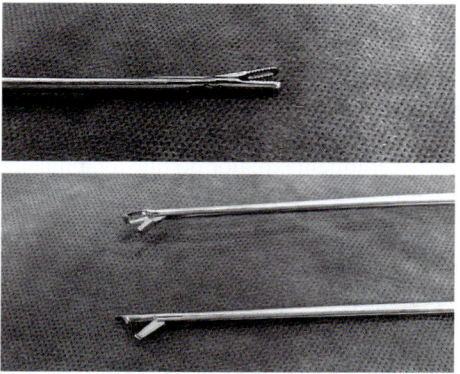

FIGURA 64.18 → Pinça de preensão – ou *grasper*.

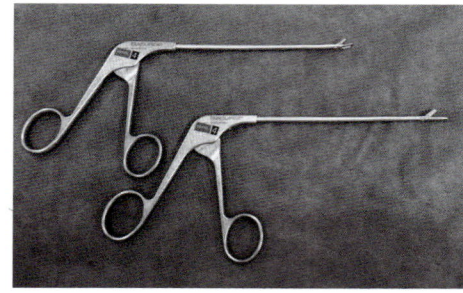

FIGURA 64.19 → Exemplos de *basket* com 15° de angulação para cima e reto.

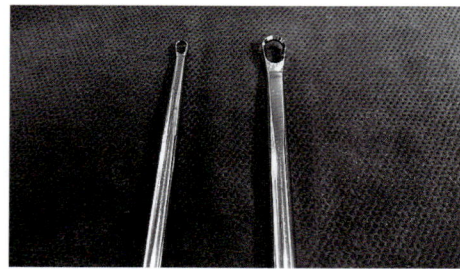

FIGURA 64.20 → Exemplos de cureta anelada.

Peça de mão do *shaver*

A peça de mão do *shaver* deve ser conectada ao centro de controle de rotação na torre de artroscopia e também a um sistema de vácuo. A aspiração faz com que as estruturas a serem ressecadas sejam sugadas em direção às lâminas cortantes do *shaver*. **(FIG. 64.21)**. O fluxo da aspiração precisa ser controlado tanto para permitir um fluxo contínuo dos detritos para dentro da lâmina quanto para manter a cápsula articular distendida e as estruturas anatômicas visíveis.

A escolha do tipo de lâmina de *shaver* depende da consistência da estrutura a ser trabalhada. A lâmina de partes moles possui três opções básicas de configuração, dependendo do tipo de corte da lâmina externa e da lâmina oscilante interna, podendo ser lisas ou serrilhadas. As opções são lisa-lisa, dente-lisa e dente-dente, sendo que as lâminas dente-dente são, por definição, mais cortantes **(FIG. 64.22)**.

O tamanho da lâmina de partes moles a ser utilizada na artroscopia do joelho varia de 3,5 mm para espaços restritos até 5 mm. As lâminas ósseas, assim como as curetas tradicionais, podem ser utilizadas para o alargamento do intercôndilo ou intercondiloplastia. A rotação desse tipo de lâmina é contínua e, geralmente, maior do que a lâmina de partes moles.

O acionamento do *shaver* pode ser manual, nas posições desligado ou ligado na velocidade máxima, ou através de um pedal, sendo possível controlar a velocidade da rotação da lâmina. Essa opção é interessante para o trabalho em estruturas delicadas ou pequenas.

Radiofrequência

A radiofrequência é utilizada para realizar hemostasia em casos como sinovite vilonodular pigmentada e para cortar estruturas, como nas liberações capsulares artroscópicas. Entretanto, o calor provocado pela radiofrequência pode ser nocivo às estruturas articulares, causando lesão a cartilagem ou a outros tecidos.

A radiofrequência pode ser monopolar ou bipolar. No caso da radiofrequência bipolar, a energia passa por entre dois eletrodos próximos um do outro. Já no sistema monopolar, a energia cruza o corpo até uma placa grudada ao corpo do paciente.

Implantes

Os implantes mais utilizados para a cirurgia artroscópica do joelho são os dispositivos de sutura de menisco e implantes para a estabilização de ligamentos. Para o tratamento de lesões de cartilagem, alguns parafusos ou pinos podem ser utilizados, além de membranas de colágeno.

Existem diversos dispositivos de sutura de menisco aprovados pela Agência Nacional de Vigilância Sanitária (Anvisa) para utilização no Brasil, com um ou dois dardos, os quais funcionam como um sistema de casa e botão **(FIG. 64.23)**.

Os parafusos de interferência são utilizados com muita frequência nas cirurgias de reconstrução ligamentar do eixo central do joelho, podendo ser metálicos ou absorvíveis. Os parafusos também possuem desenhos específicos para fixação de estruturas tendíneas (não cortante) ou ósseas (cortante) **(FIG. 64.24)**. Outros implantes para a fixação de enxerto estão disponíveis no mercado, como parafusos ou pinos transversos, parafuso de biotenodese, *endobotton* e grampos ou *agraff*, entre outros.

> **ATENÇÃO! As lesões de cartilagem passíveis de reparo, após adequado preparo do fragmento osteocondral e do leito receptor, podem ser estabilizadas com parafusos metálicos sem cabeça ou pinos.**

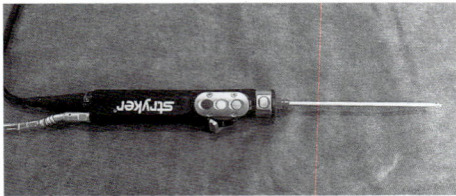

FIGURA 64.21 → Peça de mão do *shaver*.

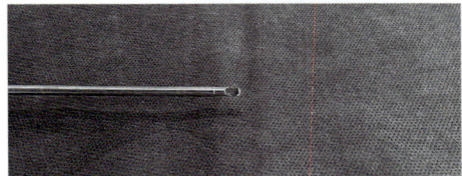

FIGURA 64.22 → Lâmina do *shaver* de partes moles lisa-lisa.

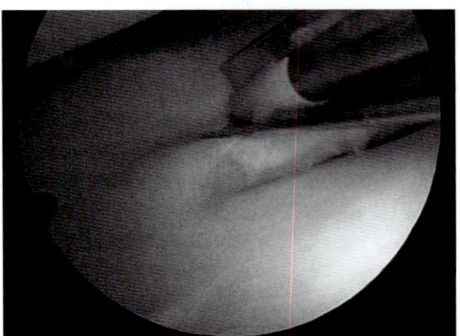

FIGURA 64.23 → Dispositivo de sutura de menisco.

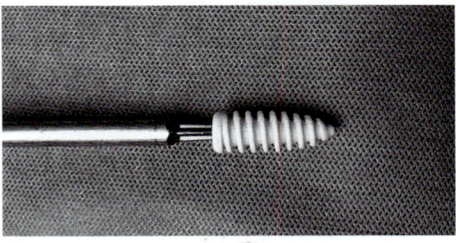

FIGURA 64.24 → Parafuso de interferência absorvível.

Portais artroscópicos

Os portais artroscópicos básicos são o anterolateral e o anteromedial. Podem ser utilizados diversos outros portais, sendo mais comuns os posteromedial, superolateral, transpatelar e anteromedial acessório **(FIG. 64.25)**.

Deve-se sempre considerar que os instrumentos são intercambiáveis entre os diferentes portais e que estruturas de difícil visualização ou manipulação podem ser trabalhadas com mais facilidade quando os portais da ótica e as pinças são invertidos.

A infiltração prévia nos locais a serem confeccionados os portais com adrenalina e a infusão de uma solução

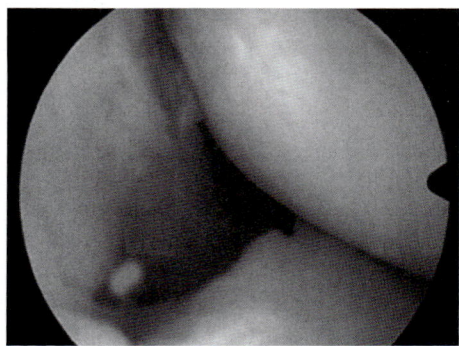

FIGURA 64.25 → Goteira lateral com a visualização do tendão do poplíteo transpondo o hiato do poplíteo.

diluída com adrenalina intra-articular possibilitam o melhor controle do sangramento e a visualização das estruturas articulares. Os portais também podem e devem ser ampliados caso sejam necessárias a passagem de brocas e trefinas e a retirada de estruturas ressecadas volumosas.

Portal anterolateral

O primeiro portal a ser realizado costuma ser o anterolateral, que se localiza 1 cm lateral ao ligamento da patela e 1 cm superior à interlinha lateral.

Uma lâmina de bisturi número 11 virada para cima diminui o risco de lesões no menisco no momento da confecção do portal. Portais artroscópicos muito inferiores apresentam triangulação difícil pelo impacto da ótica ou instrumento auxiliar nas espinhas tibiais. A confecção do portal artroscópico na altura do polo inferior da patela tem a vantagem de evitar esse conflito.

Além disso, é comum que portais mais elevados estejam localizados acima da gordura de Hoffa, facilitando a triangulação. Em contrapartida, portais muito altos dificultam a visualização de estruturas posteriores nos compartimentos medial e lateral.

Nos casos de reconstrução do ligamento cruzado anterior, o portal anterolateral pode ser posicionado justaposto ao ligamento da patela lateralmente, com o intuito de facilitar a visão da região de impressão do ligamento cruzado na parede medial do côndilo femoral lateral.

Portal anteromedial

A melhor posição do portal anteromedial pode ser checada com a introdução de uma agulha ou gelco calibroso no local do portal pretendido. Após a confirmação do local correto, o portal pode ser confeccionado com uma lâmina 11.

A escolha da direção do portal anteromedial pode seguir a localização da área a ser trabalhada majoritariamente. Ou seja, caso a intervenção programada seja no menisco

medial, o trajeto do gelco e da lâmina podem acompanhar a direção do compartimento medial.

Portais posteromedial e posterolateral

Este portal deve ser realizado em cirurgias mais complexas em que é necessário visualizar a cápsula posterior do joelho para limpeza e posicionamento do guia para a reconstrução do ligamento cruzado posterior ou então em cirurgias de sutura do corno posterior do menisco medial, por exemplo.

Pelo fato do portal ser posterior e existir um risco aumentado de lesões neurovasculares, a dissecção do portal deve ser justaposta ao côndilo femoral medial, 1 cm superior à interlinha medial e 1 cm posterior à margem óssea do côndilo femoral medial. Esse portal precisa ser realizado com o joelho fletido a 90° e já insuflado com soro fisiológico. Recomenda-se que uma cânula seja utilizada para que os instrumentos artroscópicos possam ser trocados e que falsos trajetos não sejam criados de modo inadvertido. Da mesma forma, o portal posterolateral pode ser confeccionado para o tratamento de lesões do corno posterior ou da raiz do menisco lateral.

Portais superolateral e superomedial

O portal superolateral pode ser utilizado para a inspeção da relação da patela e da tróclea na extensão e flexão do joelho, além do tratamento de lesões condrais dessa topografia e para a ressecção de lesões vilonodulares. Esse portal está localizado 2,5 cm superior e lateral ao polo superior da patela. Conforme a preferência do cirurgião, um portal superomedial também pode ser confeccionado com o mesmo objetivo.

Portal transpatelar

Costuma-se realizar o portal transpatelar 1 cm abaixo do polo inferior da patela para permitir a adequada angulação dos instrumentais, ou conforme seja a preferência do cirurgião. É aplicado no tratamento de lesões da cartilagem nos côndilos femorais. Por exemplo, a partir da correta flexão do joelho, o leito da lesão condral é exposto, e procedimentos como a ressecção da camada calcificada da cartilagem e microperfurações podem ser realizados.

Esse portal também pode auxiliar na preensão ou no trabalho de estruturas próximas à raiz do corno posterior do menisco nos casos de ressecção ou sutura.

Terceiro portal

Um terceiro portal pode ser útil quando uma estrutura anatômica é de difícil visualização ou apresentação para ser trabalhada pelos portais anteromedial e anterolateral. A localização do terceiro portal respeita a melhor posição de trabalho com as pinças.

Pode ser confeccionado nos compartimentos lateral ou medial, pouco acima da interlinha articular para o tratamento de lesões complexas do menisco, em que um instrumento de preensão posicionado para esse fim permite com que uma segunda pinça de corte seja utilizada. O portal anteromedial acessório pode ser utilizado para a realização do túnel femoral na reconstrução do ligamento cruzado anterior (LCA), em que a ótica é introduzida no portal anteromedial e a área de impressão do ligamento é visualizada de frente.

Triangulação

A triangulação entre a ótica e o instrumento artroscópico depende de uma curva de aprendizado do cirurgião do joelho. Recomenda-se que o profissional treine suas habilidades em modelos anatômicos ou peças de cadáver. A cirurgia sob supervisão de um colega com mais experiência também faz parte do processo de aprendizagem.

Configuração

O balanço da tonalidade do branco, ou *white-set*, pode ser realizado em uma gaze ou compressa branca, ou mesmo já dentro da articulação, aproximando-se o artroscópio da cartilagem e apertando o comando "*white-set*". Após o balanço de cores, o foco e o *zoom* da câmera devem ser checados e corrigidos, se necessário.

Passo a passo

Logo após a introdução do artroscópio pelo portal anterolateral no fundo do saco superomedial, com o joelho em extensão, a articulação do joelho deve ser lavada e o líquido sinovial aspirado para melhor visualização.

O primeiro passo para orientar a triangulação ou o manuseio do artroscópio e dos instrumentos na articulação do joelho é definir o horizonte da imagem, de preferência paralelo à superfície articular ou ao planalto tibial. Caso o joelho seja posicionado em quatro ou um valgo com rotação externa seja realizado, o horizonte deve acompanhar o movimento do joelho.

O artroscópio tem livre rotação de 360°. Sugere-se que, no início da cirurgia, ele esteja posicionado com inclinação da ótica de 30° para lateral. Nessa configuração, a visualização pelo portal anterolateral mostrará uma imagem com angulação muito semelhante àquela que o olho vê no monitor, e a interpretação da imagem pelo cérebro será mais intuitiva.

A imagem mais ampla favorece a triangulação. Caso o cirurgião tenha dificuldade em encontrar a ponta do

instrumento artroscópico, recomenda-se tocar o instrumento na camisa da ótica e "deslocá-lo" até que ele se torne visível à ótica.

> **ATENÇÃO!** Caso a gordura de Hoffa atrapalhe a adequada visualização das estruturas articulares e dos instrumentos artroscópicos, a ótica pode ser redirecionada para o espaço femoropatelar no joelho em extensão, assim como a lâmina de *shaver*.

A gordura de Hoffa pode ser ressecada na medida em que o joelho é novamente fletido, possibilitando, de tal forma, que o intercôndilo femoral se torne visível e seja possível identificar os instrumentos e as estruturas articulares.

Inspeção articular

A inspeção articular deve seguir uma padronização para que todos os compartimentos sejam visualizados e que corpos livres, lesões ou deformidades sejam identificados. Na inspeção do fundo de saco superomedial e superolateral, podem ser identificadas aderência cicatricial, plica sinovial ou sinovite, por exemplo.

O espaço patelofemoral pode apresentar, por sua vez, lesões condrais na patela ou na tróclea. Também é possível avaliar o *tracking* da patela em relação à tróclea na extensão e flexão do joelho. A inspeção dos recessos ou goteiras medial e lateral pode evidenciar fragmentos livres da cartilagem ou do menisco. A integridade do tendão do músculo poplíteo é avaliada na goteira lateral. **(FIG. 64.26)**.

O intercôndilo femoral é inspecionado para a presença de lesões dos ligamentos cruzados anterior e posterior, além da presença de osteófitos ou fechamento do espaço intercondiliano. Os compartimentos medial e lateral são inspecionados para lesões condrais do côndilo femoral e do planalto tibial e dos respectivos meniscos medial e lateral. É importante lembrar que o menisco lateral tem maior mobilidade em comparação ao menisco medial devido ao hiato do tendão poplíteo. Por outro lado, não deve

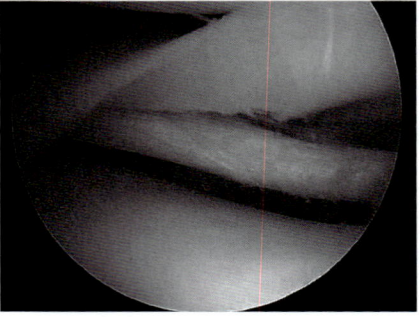

FIGURA 64.26 → Lesão longitudinal ou vertical do corno posterior do menisco lateral.

ser confundido com uma hipermobilidade do menisco devido a sua lesão.

Os compartimentos posteromedial e posterolateral devem ser avaliados para a presença de *flaps* meniscais não habitualmente diagnosticados. A inspeção desses compartimentos pode ser realizada através do intercôndilo, em momento seguinte, ou por portais acessórios.

PRINCIPAIS INDICAÇÕES E TRATAMENTO

As lesões mais comuns associadas ao trauma do esporte no joelho e que são passíveis de tratamento cirúrgico pela técnica artroscópica são lesão do menisco, lesão da cartilagem e lesão do LCA.

É importante enfatizar que a cirurgia artroscópica, mesmo que diagnóstica, não substitui a correta propedêutica do joelho. A história detalhada, o exame físico completo e os exames subsidiários, quando necessários, devem preceder a artroscopia, como em qualquer outro procedimento cirúrgico.

Lesão do menisco

A inspeção cuidadosa da lesão e a avaliação da estabilidade do menisco são o primeiro passo para a escolha adequada do procedimento cirúrgico a ser realizado **(FIG. 64.27)**.

Na década de 1980, o menisco era considerado uma estrutura de menor importância e, por vezes, uma ressecção subtotal ou total era realizada sem necessidade. Hoje, a função protetora do menisco referente à absorção do impacto e à estabilidade articular é bem definida. Por esse motivo, esforços devem ser empregados para que seja realizada uma ressecção econômica ou sutura do menisco em detrimento de ressecções amplas.

Lesões complexas e degenerativas do menisco costumam estar acompanhadas de lesões da cartilagem e sobrecarga óssea do compartimento envolvido. A ressecção ampla do menisco pode ocasionar uma rápida mudança da homeostase local, não alterando ou acelerando a evolução natural da osteoartrose do compartimento em poucos anos, além de não haver melhora dos sintomas.

Algumas lesões assintomáticas do menisco identificadas por ocasião de um procedimento artroscópico por outro motivo podem ser passíveis de tratamento expectante e abordadas em um segundo momento, caso se tornem sintomáticas.

> **ATENÇÃO! Lesões longitudinais passíveis de sutura, em especial nas zonas vermelha-vermelha e vermelha-branca, devem ter suas bordas reavivadas com a lâmina de *shaver* ou perfuradas com agulha de punção ou trefina, para estimular o sangramento e a cicatrização.**

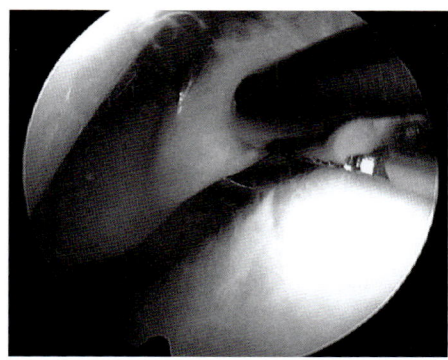

FIGURA 64.27 → Sutura da raiz do corno posterior do menisco.

As suturas podem apresentar diferentes conformações, como verticais, horizontais ou em X. Podem transfixar a porção lesionada do menisco por cima, por baixo ou simplesmente laçar o menisco. As suturas podem ser realizadas com dispositivos de sutura *"all-inside"*, ou seja, dispositivos que possuem um sistema de botão que é fixado na cápsula articular, e o nó fixa o fragmento estável à base do menisco. Existem *kits* de sutura disponíveis no mercado com um ou dois botões por dispositivo. Também é possível realizar a sutura sem esses dispositivos, a partir de técnicas descritas como "de fora para dentro" e "de dentro para fora", utilizando-se cânulas de menisco ou agulhas de punção **(FIG. 64.28)**.

Na técnica "de fora para dentro", a lesão do corpo ou corno anterior do menisco é suturada introduzindo-se uma agulha pela pele que transpassa a cápsula, o menisco saudável e a lesão do menisco. O mesmo procedimento é realizado uma segunda vez, e o fio de sutura é exteriorizado pela cápsula. Uma incisão prévia ou após a passagem das agulhas é realizada verticalmente na pele até o plano pericapsular para que o ponto seja fixado.

Na técnica "de dentro para fora", o corno posterior do menisco costuma ser suturado. O cruzamento da cânula de sutura de menisco ou agulha pelo portal contralateral possibilita que a cânula ou a agulha não avance em estruturas neurovasculares posteriores. Ou seja, para suturar um lesão do corno posterior do menisco medial, o melhor portal para a entrada da cânula ou agulha de menisco seria o anterolateral. Nesses casos, é interessante realizar uma via posterior pericapsular e proteger as estruturas posteriores com um reparo metálico.

O cirurgião também pode escolher a composição e a espessura do fio para a sutura do menisco. Geralmente, os dispositivos de sutura de menisco possuem fio inabsorvível e multifilamentado. Por vezes, após alguns meses da cirurgia, a imagem na ressonância magnética não mostra a integração da lesão do menisco, apesar do posicionamento correto. Alguns cirurgiões têm a preferência de realizar a sutura com fio inabsorvível.

Lesões periféricas na zona branca-branca são não vascularizadas e, portanto, são de difícil cicatrização. É comum que sejam ressecadas e que o menisco seja regularizado.

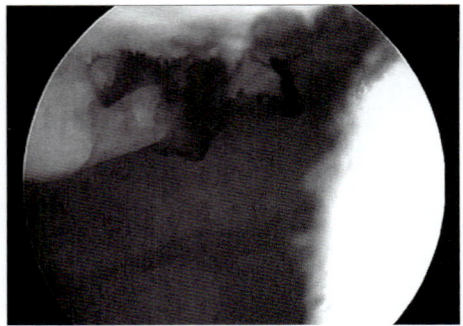

FIGURA 64.28 → Visualização do sangramento após desligar o garrote pneumático na técnica de microfratura.

Lesões da raiz do corno posterior do menisco exigem técnicas mais complexas de sutura, podendo envolver a utilização de portais posteriores, uso de agulhas artroscópicas curvas mais comuns na cirurgia do ombro e fixações transósseas. **(FIG. 64.29)**.

A classificação dos tipos de lesão e a vascularização das diferentes regiões do menisco, além das técnicas de ressecção e sutura do menisco, serão abordadas com maior profundidade no capítulo "Lesões meniscoligamentares do joelho".

Lesão da cartilagem

A cartilagem é um tecido especializado que apresenta baixa qualidade de reparo das lesões. A sobrecarga contínua durante a marcha, além de fatores intrínsecos – ausência de vascularização, inervação e metabolismo anaeróbio, por exemplo – dificultam o processo.

> **ATENÇÃO!** Todo o reparo de lesões de cartilagem deve ser precedido da avaliação de patologias associadas. Ou seja, instabilidades articulares e desvios do eixo mecânico devem ser identificados e corrigidos quando indicado.

As lesões de cartilagem de espessura total, não importando a técnica de reparo a ser utilizada, devem ser preparadas com a regularização da borda da lesão até a obtenção de uma cartilagem saudável e estável de espessura total. O uso de curetas aneladas pode facilitar esse preparo. A camada calcificada da cartilagem, acima do osso subcondral, também deve ser cruentada com a cureta anelada **(FIG. 64.30)**. Qualquer que seja a técnica de reparo a ser utilizada a seguir, o leito receptor terá condições adequadas para a formação do tecido cicatricial fibrocartilaginoso ou condral.

Joelhos com degeneração difusa da cartilagem ou osteoartrose têm indicações restritas para procedimentos de reparo, visto que a cartilagem na borda da lesão não apresenta propriedades biomecânicas de uma cartilagem normal e terá sua espessura reduzida.

Para lesões não identificadas antes, seja pela queixa do paciente ou por exame físico ou de imagem, e que sejam passíveis de tratamento cirúrgico, o procedimento de microfratura pode ser realizado com material geralmente disponível no centro cirúrgico, como fio de Kirschner 1,5 mm e martelo.

A microfratura consiste em perfurações verticais de cerca de 2 a 3 mm de profundidade e de 3 a 4 mm de distância entre as perfurações. Hoje, discute-se se a microfratura não instabiliza o osso subcondral e se não interfere nos resultados funcionais de outras técnicas utilizadas posteriormente, como o implante autólogo de condrócitos. A microfratura tem resultados limitados, com a melhora dos sintomas que varia por um período de dois a três anos. A formação de um curativo biológico de fibrocartilagem possibilitaria o retorno precoce ao esporte em comparação com as outras técnicas de reparo, como o transplante autólogo de condrócitos ou a mosaicoplastia, implante de condrócitos e uso de membranas de colágeno.

Lesão do ligamento cruzado anterior

A lesão do LCA é uma das patologias mais incapacitantes do joelho para a prática da atividade física, apesar de pouco prevalente. A deficiência desse ligamento pode prejudicar ou impedir a realização de movimentos de corte ou

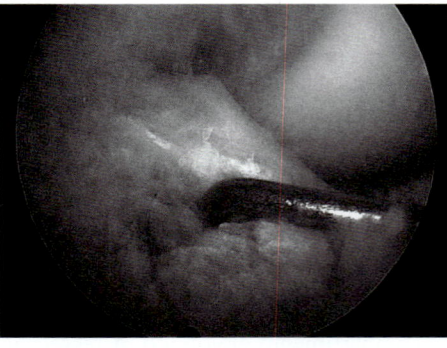

FIGURA 64.29 → Remanescentes do LCA na parede medial do côndilo lateral do fêmur e entre as espinhas tibiais.

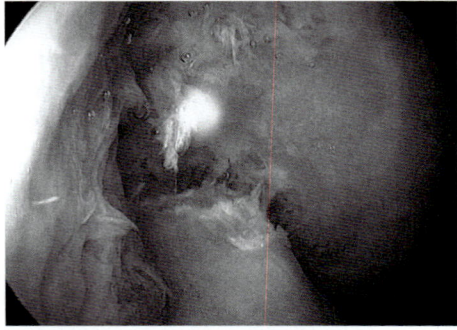

FIGURA 64.30 → Visão do portal anteromedial – preparo do remanescente do LCA e área de impressão desse ligamento no fêmur.

rotação do corpo sobre o joelho, causando a sensação de falseio na região.

O tempo de retorno à atividade esportiva após a cirurgia de reconstrução do ligamento costuma ser superior a seis meses, e o risco de desenvolvimento de osteoartrose aumenta.

> **ATENÇÃO!** A escolha do posicionamento mais adequado dos túneis ósseos na reconstrução do LCA auxilia no controle da função biomecânica do joelho.

Lesões associadas de menisco e cartilagem, assim como dos estabilizadores secundários laterais do joelho (menisco lateral, cápsula articular e espessamentos capsuloligamentares, trato iliotibial, conformação do côndilo femoral e do planalto tibial, avulsão óssea ou fratura de Segond), devem ser avaliadas com relação à participação na instabilidade do joelho e corrigidas, caso seja indicado.

Acredita-se que a reconstrução do LCA deva respeitar a anatomia do ligamento original. Entretanto, a restauração da função do joelho não deve se restringir apenas à reparação do ligamento na posição anatômica. O enxerto do novo ligamento, hoje, não proporciona a restauração completa da biomecânica do joelho. Apesar do adequado posicionamento do enxerto e seus respectivos feixes, a área de cobertura e a propriedade tênsil de cada fibra são diferentes do ligamento original. Além disso, as lesões associadas intra e extra-articulares devem ser levadas em consideração. Por esse motivo, é preferível utilizar a expressão "reconstrução funcional do joelho com lesão do LCA".

Na artroscopia do intercôndilo, os remanescentes do LCA orientam o posicionamento dos túneis ósseos na reconstrução. Por vezes, nas lesões agudas, a crista intercondilar lateral, ou "crista do residente", pode ser visualizada. A crista lateral bifurcada, que separa as bandas anteromedial e posterolateral no fêmur, é mais difícil de ser identificada, mesmo na lesão aguda.

A preservação das fibras originais do LCA na origem femoral e na inserção tibial, além de orientar o posicionamento dos respectivos túneis, tem mecanorreceptores e vascularização que podem auxiliar no controle da propriocepção e na religamentização do enxerto no leito ou no ligamento original.

A confecção do túnel e a passagem do enxerto por dentro do remanescente do ligamento original também apresentam o benefício de não provocar impacto do enxerto no teto do intercôndilo ou ligamento cruzado posterior.

Em geral, as reconstruções do ligamento cruzado na posição anatômica não necessitam de intercondiloplastia, caso o espaço intercondilar não esteja diminuído pela presença de osteoartrose. A inclinação mais horizontal do enxerto do que na reconstrução isométrica do LCA faz com que não haja impacto no teto do intercôndilo quando o joelho é submetido à extensão máxima.

O cirurgião tem à disposição diversas opções de enxerto, como os autólogos (flexores, patelar, quadriceptal, entre outros) e os de banco ou aloenxerto (flexores, tibial anterior, tendão do calcâneo, entre outros). Dependendo do biotipo do paciente, do esporte praticado e da intensidade do exercício, o cirurgião pode ter preferência por um ou outro enxerto.

Após dois anos de seguimento da reconstrução do LCA, as avaliações funcionais são idênticas entre os pacientes que utilizam enxerto dos flexores ou do ligamento da patela. Somente no exame físico instrumentado com o artrômetro KT-1000 é possível identificar diferença na estabilidade anterior do joelho.

No período inicial de reabilitação, a utilização do enxerto flexor causa déficit de 10% de força de flexão do joelho mensurado pelo aparelho isocinético; na técnica que utiliza o enxerto patelar, o déficit é de 10% de força do mecanismo extensor. Uma dor residual de até 12 meses pode ser observada no polo inferior da patela na área doadora do ligamento da patela.

Os enxertos de banco devem ser reservados preferencialmente para cirurgias de revisão do LCA. Eles apresentam taxa de falha de 12% na primeira reconstrução; os enxertos autólogos têm taxa de insucesso de 4,5% na literatura.

A escolha do enxerto também deve considerar a posição pretendida do túnel. Enxertos tendíneos autólogos, como os flexores (*gracilis* e semitendíneo), são de mais fácil alocação na posição anatômica no fêmur. Já o enxerto do ligamento da patela, que apresenta um tarugo ósseo entre 20 e 30 mm, pode ser mais difícil de alinhar com o túnel do fêmur.

A confecção do túnel do fêmur na posição anatômica a partir da técnica transtibial necessita que o túnel da tíbia seja posicionado mais medial e superior na cortical externa da tíbia. Por vezes, esse túnel pode ser confeccionado muito próximo do planalto tibial para permitir a adequada angulação e o posicionamento do túnel femoral. Caso seja optado pelo enxerto patelar, a fixação do enxerto com um parafuso de interferência no túnel tibial que já possui um tarugo ósseo pode resultar em fratura da cortical anterior da tíbia.

Para evitar essa complicação, o fio-guia do parafuso de interferência deve ser posicionado medial ou lateral ao tarugo ósseo, evitando, por conseguinte, a superficialização do parafuso ou tarugo ósseo no osso esponjoso do planalto tibial.

O uso do implante ou método de fixação do enxerto deve seguir o planejamento anterior, que leva em consideração desde a posição do túnel pretendida até a técnica a ser utilizada e o tipo de enxerto.

Demais informações sobre a técnica de reconstrução do ligamento cruzado anterior, os tipos de enxerto e os dispositivos de fixação podem ser obtidas no capítulo "Lesões meniscoligamentares do joelho".

COMPLICAÇÕES ASSOCIADAS

As cirurgias artroscópicas não costumam apresentar muitas complicações. Infecções são pouco frequentes, tendo em vista que as cirurgias são pouco invasivas e a lavagem com soro fisiológico da articulação é contínua.

Protocolos de checagem realizados antes do início da cirurgia, também conhecidos como *time-out*, são essenciais para aumentar a segurança da cirurgia e diminuir o risco de complicações. Incluem-se nos protocolos o nome do paciente, o tipo de cirurgia, a demarcação da lateralidade, o posicionamento do paciente, a conferência dos materiais necessários, o risco de sangramento e as alergias do indivíduo.

Alguns cuidados devem ser tomados no momento da confecção do portal e da introdução do trocarte e de instrumentos dentro da articulação, objetivando-se evitar lesões iatrogênicas do menisco ou da cartilagem. Trabalhar nas lesões do menisco em espaços articulares estreitos também pode predispor ao risco de lesão da cartilagem.

O uso de lâminas de *shaver* do tamanho apropriado para o espaço articular contribui para a segurança do procedimento. O lado rombo do *shaver* deve fazer aposição a estruturas ligamentares a serem preservadas. Recomenda-se que o lado serrilhado ou cortante do *shaver* esteja apontado para o artroscópio.

Lesão do feixe neurovascular

Portais posteriores confeccionados para o tratamento de lesões do ligamento cruzado posterior e técnicas específicas de sutura de menisco podem aumentar o risco de lesões neurovasculares. Como já mencionado, os portais posteriores devem ser realizados justapostos à cortical posterior do fêmur e, de preferência, protegidos por uma cânula artroscópica para a introdução dos demais instrumentos, a fim de evitar a dissecção de estruturas posteriores do joelho.

A passagem de fios-guias, trefinas ou brocas na região da cápsula posterior do joelho deve ser realizada com a proteção de um anteparo metálico e sob visualização direta. Uma via de acesso e a dissecção posterior para a introdução do anteparo metálico e proteção das estruturas neurovasculares são recomendadas.

Fístula sinovial e abaulamento capsular

No fechamento dos portais artroscópicos, deve-se ter o cuidado de suturar também planos profundos. Ou seja, pontos muito superficiais podem ocasionar o não fechamento da comunicação entre a articulação e o meio externo e predispor à formação de abaulamento no local do portal artroscópico. Liberações artroscópicas em que a cápsula é dissecada internamente também podem provocar abaulamento e hiperemia lateral.

O tratamento da fístula sinovial costuma ser expectante, realizando-se enfaixamento e adequada antissepsia local e aguardando-se a regressão do derrame articular pós-operatório.

Tromboembolismo

Os eventos tromboembólicos são pouco frequentes na cirurgia artroscópica, mas devem ser pesquisados de rotina no pós-operatório. Pacientes com fatores de risco para trombose venosa profunda – idade, uso de anticoncepcionais, tabagismo e história prévia – devem fazer uso de profilaxia.

Parestesia pelo garrote

Cirurgias prolongadas com mais de duas horas de garrote podem cursar com parestesia do membro operado desde a altura do garrote ou a partir do joelho. Em geral, não há comprometimento da força muscular, e a parestesia melhora de forma espontânea após dois ou três dias da cirurgia.

CONSIDERAÇÕES FINAIS

A cirurgia do joelho tem papel determinante na criação e no desenvolvimento da cirurgia artroscópica. Hoje, a incorporação de novos conhecimentos e tecnologias faz com que os procedimentos artroscópicos permaneçam em constante evolução. Como consequência, o aperfeiçoamento da técnica e o treinamento também devem ser procurados de forma contínua pelos profissionais.

Leituras recomendadas

Araujo PH, Kfuri Junior M, Ohashi B, Hoshino Y, Zaffagnini S, Samuelsson K, et al. Individualized ACL reconstruction. Knee Surg Sports Traumatol Arthrosc. 2014;22(9):1966-75.

Bae JH, Hosseini A, Wang Y, Torriani M, Gill TJ, Grodzinsky AJ, et al. Articular cartilage of the knee 3 years after ACL reconstruction. A quantitative T2 relaxometry analysis of 10 knees. Acta Orthop. 2015;86(5):605-10.

Brophy RH, Voos JE, Shannon FJ, Granchi CC, Wickiewicz TL, Warren RF, et al. Changes in the length of virtual anterior cruciate ligament fibers during stability testing: a comparison of conventional single-bundle reconstruction and native anterior cruciate ligament. Am J Sports Med. 2008; 36(11):2196-203.

Fernandes TL, Fregni F, Weaver K, Pedrinelli A, Camanho GL, Hernandez AJ. The influence of femoral tunnel position in single-bundle ACL reconstruction on functional outcomes and return to sports. Knee Surg Sports Traumatol Arthrosc. 2014;22(1):97-103.

Fernandes TL. Relação entre o posicionamento dos túneis na reconstrução do ligamento cruzado anterior e as avaliações funcionais em atletas [dissertação]. São Paulo: Faculdade de Medicina da Universidade de São Paulo; 2012.

Fu FH, van Eck CF, Tashman S, Irrgang JJ, Moreland MS. Anatomic anterior cruciate ligament reconstruction: a changing paradigm. Knee Surg Sports Traumatol Arthrosc. 2015; 23(3):640-8.

Gomoll AH, Madry H, Knutsen G, van Dijk N, Seil R, Brittberg M, et al. The subchondral bone in articular cartilage repair: current problems in the surgical management. Knee Surg Sports Traumatol Arthrosc. 2010;18(4):434-47.

Kim SJ, Kim HJ. High portal: practical philosophy for positioning portals in knee arthroscopy. Arthroscopy. 2001;17(3):333-7.

Kim TK, Savino RM, McFarland EG, Cosgarea AJ. Neurovascular complications of knee arthroscopy. Am J Sports Med. 2002;30(4):619-29.

Musahl V, Zaffagnini S, Becker R, Karlsson J. Should peripheral structures be addressed in ACL reconstruction? Knee Surg Sports Traumatol Arthrosc. 2014;22(9):1964-5.

Perera JR, Gikas PD, Bentley G. The present state of treatments for articular cartilage defects in the knee. Ann R Coll Surg Engl. 2012;94(6):381-7.

Sihvonen R, Paavola M, Malmivaara A, Itälä A, Joukainen A, Nurmi H, et al. Arthroscopic partial meniscectomy versus sham surgery for a degenerative meniscal tear. N Engl J Med. 2013;369(26):2515-24.

Takeda H, Nakagawa T, Nakamura K, Engebretsen L. Prevention and management of knee osteoarthritis and knee cartilage injury in sports. Br J Sports Med. 2011;45(4):304-9.

van Dijk N, editor. ISAKOS/ESSKA standard terminology, definitions, classification and scoring systems for arthroscopy. [S.l.: s.n.]; 2008.

65 Reabilitação funcional das lesões traumáticas do joelho

Maria Stella Peccin
André Kenzo Saito
Gustavo J. M. Almeida
Moisés Cohen

Em reuniões da Organização Mundial da Saúde, a criação de *guidelines* para tratamento de diversas lesões musculoesqueléticas tem sido constante tema de discussão. A principal recomendação é incorporar diferentes tipos de avaliações, incluindo testes funcionais e questionários, após o tratamento de lesões traumáticas do joelho. Dentre a grande variedade de protocolos de tratamentos e avaliações já desenvolvidos, é necessária a identificação dos mais efetivos no restabelecimento de habilidades funcionais dos pacientes. Portanto, é de extrema importância que o profissional da saúde tenha o conhecimento das melhores e atuais evidências disponíveis. A utilização de programas de fisioterapia e avaliações funcionais, baseados em evidência, orienta o profissional a atingir os resultados esperados para o paciente, isto é, a melhora de qualidade de vida, retorno às atividades de vida diária e, se desejado, o retorno ao esporte. A seguir, serão discutidos os principais pontos que os profissionais da saúde devem considerar durante a fisioterapia de lesões traumáticas comuns à articulação do joelho.

FISIOTERAPIA NAS LESÕES DO LIGAMENTO CRUZADO ANTERIOR

Antes de iniciar o programa de fisioterapia após a reconstrução do ligamento cruzado anterior (LCA), deve-se levar em consideração o tipo de enxerto e seu posicionamento, a técnica de fixação, a resistência inicial e todo o processo de maturação. Rougraff e colaboradores[1] realizaram biópsias em pacientes que se submeteram a um *second look* artroscópico entre a terceira e a sexta semana de pós-operatório de reconstrução do LCA em seu terço central. Todas as nove biópsias foram feitas na região central do enxerto e cada uma revelou células viáveis em dois testes-padrão diferentes de avaliação microscópica. Os autores concluíram que o transplante autógeno do ligamento da patela não vascularizado é caracterizado pela viabilidade precoce do enxerto tanto dos fibroblastos originais quanto das novas células da neovascularização que acontece nas primeiras três semanas de reconstrução do LCA.

Para evitar complicações como a perda da extensão e a falência do enxerto, é necessária a adequada técnica de reconstrução e fixação do enxerto e um programa de fisioterapia que objetive o arco de movimento precoce (atenção especial à extensão), a estabilidade articular, a resistência e a força muscular, a resposta sensório-motora apropriada e o retorno às atividades pré-lesão.

> **DICA:** É preciso que o fisioterapeuta acompanhe a cirurgia ou entre em contato com o cirurgião para informações a respeito do posicionamento do enxerto e a completa amplitude de movimento obtida durante a operação.

Recuperação da amplitude de movimento

A recuperação e manutenção da amplitude de movimento (ADM) no pós-operatório pode ditar o sucesso da fisioterapia. Os equipamentos de movimentação passiva contínua (MPC) **(FIG. 65.1)** têm sido bastante utilizados após a reconstrução do LCA. Em estudos publicados por Shelbourne e Nitz,[2] o equipamento pode facilitar a recuperação inicial de ADM e a drenagem do edema do membro inferior, incluindo-o na maioria dos protocolos acelerados de reconstrução do LCA. Porém, alguns autores contestam o favorecimento da recuperação de ADM com o uso da MPC.

Rigon e colaboradores[3] estudaram 40 pacientes com lesão crônica do LCA, divididos em dois grupos e submetidos à reconstrução com terço central do ligamento da patela. Após a cirurgia, um grupo de pacientes realizou MPC por uma hora, três vezes ao dia, em amplitude de 0 a 60° e velocidade de 10 ciclos por minuto. O outro grupo realizou exercícios de flexoextensão passiva nos primeiros dois dias de pós-operatório e, no terceiro dia, iniciaram mobilização ativa conforme tolerável. Os demais exercícios eram similares em ambos os grupos, bem como a descarga de peso. Após dois meses, não houve diferença significativa entre os dois grupos em relação ao arco de movimento, à dor e à circunferência da coxa. Porém, houve redução mais acelerada do edema entre a segunda e a terceira semanas pós-operatórias nos pacientes que fizeram uso de MPC.

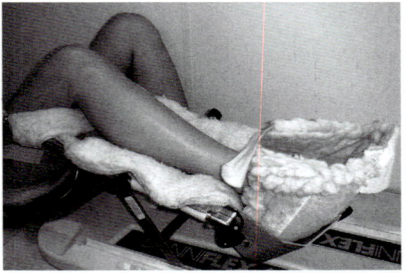

FIGURA 65.1 → Aparelho de movimentação passiva contínua (MPC).

Outro estudo, feito por Rosen e colaboradores,[4] avaliou as vantagens de combinar movimentação ativa e MPC em comparação à MPC isolada e apenas exercícios ativos. Foram divididos 75 pacientes em três grupos após reconstrução do LCA com terço central do ligamento da patela. A MPC foi realizada por 20 horas por dia durante a estada no hospital e, no mínimo, por seis horas por dia em domicílio, por quatro semanas, em ADM de 0 a 90°. De forma subjetiva, os pacientes gostaram de utilizar a MPC, mas não houve diferença entre os grupos com seguimento de seis meses em relação à ADM, à estabilidade articular, ao uso de analgésicos ou ao tempo de permanência hospitalar. Uma revisão sistemática publicada na Cochrane Library por Harvey e colaboradores[5] analisou a MPC no pós-operatório de artroplastia do joelho em 24 estudos. Os autores concluíram que os efeitos da MPC quanto a dor, função e qualidade de vida são pequenos, e o custo do aparelho é alto, sendo questionável o custo-benefício. O tempo de internação hospitalar pós-operatória, o edema e a força de quadríceps também apresentaram-se inconclusivos, enquanto, para a diminuição do risco de manipulação pós-operatória sob anestesia, apresentou baixa qualidade de evidência. A comparação ao final do tratamento entre a MPC associada à fisioterapia e a fisioterapia isolada apresentou resultados que favorecem a MPC. Para os desfechos primários, a MPC associada à fisioterapia ocasionou considerável aumento da flexão ativa do joelho e diminuição do tempo de internação hospitalar, o que foi estatisticamente significativo. A MPC reduziu a necessidade de manipulação no pós-operatório, mas não melhorou de forma importante a flexão passiva do joelho nem as extensões passiva e ativa do joelho.

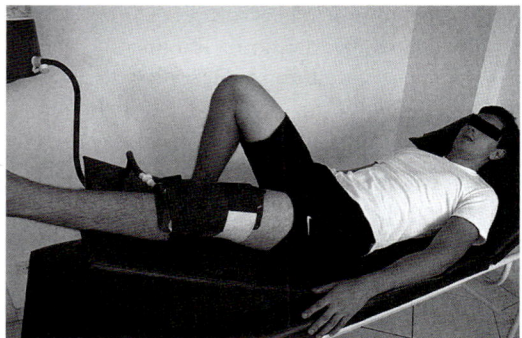

FIGURA 65.2 → Crioterapia, compressão e elevação.

a alta hospitalar. Os desfechos primários foram (1) intensidade da dor, (2) edema e (3) efeitos colaterais. Os desfechos secundários foram (1) função, (2) utilização de medicação analgésica pós-operatória, (3) amplitude de movimento, (4) perda sanguínea, (5) tempo de hospitalização, (6) qualidade de vida e (7) satisfação do paciente. Foram encontrados 341 estudos, mas apenas 10, no total de 573 voluntários, contemplaram os critérios de inclusão. Dos 10 estudos, sete eram controlados randomizados e todos os 10 estudos foram considerados de alto risco de viés. Em virtude da limitada evidência disponível, os autores concluíram não ser possível identificar se a crioterapia é efetiva na redução de edema, uso de medicamentos analgésicos e tempo de hospitalização, bem como se é benéfica para melhora da função, qualidade de vida e satisfação do paciente.

Redução da dor e do processo inflamatório

A crioterapia é um recurso muito utilizado na fisioterapia pós-operatória do joelho para redução da dor e do processo inflamatório. Existem diferentes métodos de aplicação: bolsas de gelo, equipamento de resfriamento e compressão, como o PolarCare® e o Cryo/Cuff®, e os *sprays*. A efetividade da crioterapia no pós-operatório de reconstrução do LCA tem sido motivo de estudo de vários autores. Contudo, os resultados não são homogêneos. Alguns não encontram diferença entre os grupos que utilizaram ou não crioterapia, e outros acreditam que a crioterapia tenha como benefícios menor dor pós-operatória, diminuição do tempo de hospitalização e redução do uso de medicamentos. Métodos de resfriamento com compressão têm se mostrado mais efetivos na melhora da dor e do edema pós-operatórios, mas não fica claro se isso ocorre pelo efeito do frio ou da compressão **(FIG. 65.2)**.

Martimbianco e colaboradores[6] realizaram uma revisão sistemática de estudos randomizados e quase randomizados publicados entre 1966 e junho de 2013 de indivíduos submetidos à reconstrução artroscópica do LCA e que realizaram crioterapia no período pós-operatório até

Avaliação e treino da marcha

A marcha dos pacientes submetidos à reconstrução do LCA é muito estudada, com foco em análises cinéticas, cinemáticas e eletromiográficas. Os trabalhos têm mostrado diversas alterações no padrão de marcha desses indivíduos, sobretudo nas primeiras semanas de fisioterapia, o que mostra a grande importância desse tipo de avaliação.

Em geral, após a reconstrução cirúrgica do LCA, os pacientes deambulam com auxílio de muletas, descarregando o peso no membro operado conforme a tolerância. Após a liberação para deambular sem muletas, ocorrem diversas adaptações no padrão de marcha para proteger o membro operado, mas tais mudanças podem sobrecarregar estruturas e articulações adjacentes e também o local operado. As adaptações, muitas vezes imperceptíveis a olho nu, são identificadas nas avaliações objetivas da marcha por meio de dispositivos como filmadoras, *software* de avaliação cinemática, plataformas de força e eletromiografia.

A avaliação pormenorizada da marcha é fundamental nas primeiras semanas pós-operatórias para identificação precoce de possíveis déficits, possibilitando a fisioterapia direcionada às alterações identificadas. Algumas são encontradas nas primeiras semanas pós-reconstrução, com destaque para redução da flexão do joelho operado durante a fase de resposta de carga, diminuição da extensão do joelho operado durante o balanço terminal e decréscimo da inclinação pélvica durante o apoio médio.

A redução da extensão do joelho durante o balanço terminal costuma ocorrer por duas limitações: passiva e ativa. A limitação passiva é caracterizada por alterações de elementos não contráteis, por exemplo, formação de fibrose intra-articular e mau posicionamento do enxerto. A limitação ativa ocorre devido à redução da capacidade contrátil do quadríceps. É fundamental a correção imediata à identificação. Caso a limitação seja passiva, é importante o reconhecimento da causa pelo ortopedista para que seja feita a correção, se necessário. Se a limitação for por ineficiência muscular, o treino de marcha analítica enfatizando a extensão ativa do joelho deve ser incentivado. Outra opção é a extensão do joelho em cadeia cinética fechada (CCF), contra resistência elástica colocada na região da fossa poplítea.

Peruzzolo[7] realizou um estudo transversal em 10 indivíduos sadios e 10 submetidos à reconstrução do LCA. A média de idade variou entre 21 e 44 anos. Para registro dos dados cinemáticos, foram utilizados marcadores circulares fixados sobre a cabeça do quinto metatarsal, o maléolo lateral, o epicôndilo lateral do joelho e o trocânter. As imagens foram obtidas por câmera digital posicionada no plano sagital. Para a análise cinemática, foram utilizados os *softwares* APAS (ARIEL) e MatLab. Foram constatados déficits significativos no padrão cinemático da marcha em pacientes submetidos à reconstrução do LCA entre três e cinco semanas de pós-operatório. Houve diminuição na duração da fase de suporte e balanço, no comprimento da passada, na velocidade e cadência entre os grupos, além de considerável redução da excursão na ADM do joelho.

> **ATENÇÃO! É preciso focar os estabilizadores da pelve na recuperação funcional do joelho para favorecer um padrão de marcha adequado e precoce.**

A redução da inclinação pélvica durante o apoio médio, crucial na absorção de carga, é outro mecanismo alterado nos pacientes sob tal condição. Na biomecânica normal da marcha, o lado do quadril do membro que está na fase de balanço deve "cair" em relação ao lado do quadril do membro em apoio. Essa "queda" contralateral é o mecanismo no qual o corpo utiliza a contratilidade excêntrica dos abdutores do lado do quadril do membro apoiado (principalmente glúteo médio) para absorção da carga. Os indivíduos submetidos à reconstrução do LCA tendem a minimizar essa inclinação por ineficiência de tais músculos. Há tendência a inclinar o tronco para o lado do membro apoiado (operado), para reduzir o braço de alavanca que produz a adução do lado do quadril desse membro, minimizando, assim, o torque abdutor e, como consequência, a necessidade de contração desse grupo muscular **(FIGS. 65.3 e 65.4)**.

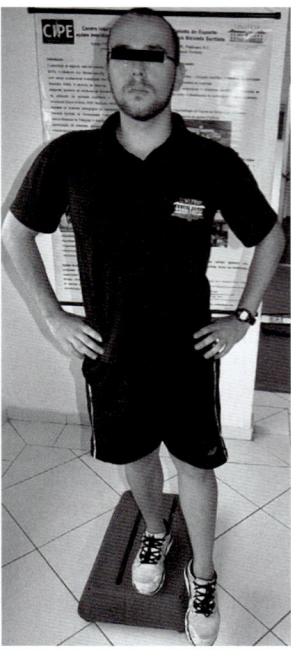

FIGURA 65.3 → *Step* lateral para reforço do músculo glúteo médio do membro apoiado.

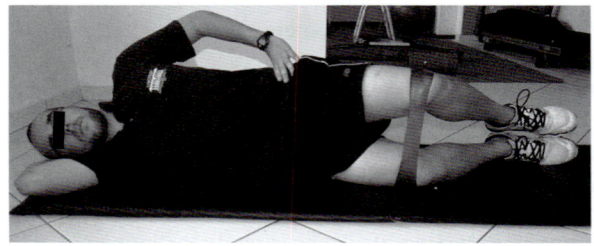

FIGURA 65.4 → Reforço dos rotadores laterais e dos abdutores da coxa utilizando resistência elástica.

Exercícios de fortalecimento

Henning e colaboradores[8] realizaram os primeiros estudos sobre tensão do LCA em humanos vivos, mas, pelo número pequeno de indivíduos que participaram da amostra (apenas dois), não houve possibilidade de avaliação estatística. Alguns anos mais tarde, inúmeros trabalhos foram publicados pela Universidade de Vermont com o mesmo objetivo. Transdutores de tensão foram introduzidos artroscopicamente na banda anteromedial do LCA em joelhos de indivíduos saudáveis, com o intuito de avaliar a tensão provocada por alguns movimentos comuns na fisioterapia. As análises dos dados mostraram que, entre 10 e 20° de flexão, a banda anteromedial sofre tensão durante extensão ativa do joelho com peso de 45 N (4,6 kg) aplicado na extremidade inferior da perna. Esse valor é bem maior do que o do mesmo exercício sem carga.

A contração isométrica do quadríceps entre 15 e 30° produz aumento considerável da tensão sobre o LCA, enquanto a mesma contração isométrica realizada entre 60 e 90° de flexão do joelho não provoca mudança na tensão do ligamento quando comparada à mesma posição com músculo relaxado. A cocontração do quadríceps e dos isquiotibiais mantendo o joelho a 15° produz relevante aumento da tensão do LCA em comparação à mesma posição com músculos relaxados. Nas angulações de 30, 60 e 90°, nenhuma tensão foi observada no LCA.

Outrossim, não se verificou tensão no LCA quando realizada contração isométrica dos isquiotibiais em qualquer angulação. De acordo com esses resultados, os exercícios que podem ser introduzidos de maneira precoce, por produzirem menos tensão sobre o LCA, são as contrações isométricas dos isquiotibiais em qualquer ângulo, o movimento ativo do joelho entre 35 e 90° e a contração isométrica do quadríceps com o joelho flexionado a 60° ou mais.

Beynnon e colaboradores[9] também investigaram a tensão sobre o LCA com transdutores colocados sobre o ligamento e a realização de exercícios em cadeia cinética aberta (CCA) e fechada. Exercícios em CCF são aqueles em que a extremidade está fixa (pé) e o corpo se movimenta (p. ex., *leg press*). Os exercícios em CCA ocorrem quando o pé não está fixo e a extremidade se movimenta (p. ex., cadeira extensora). Esse estudo mostrou que exercícios em CCF não são mais seguros do que em CCA, contrastando com outros estudos clínicos prévios. Em alguns casos, uma diferença considerável pode existir quando aplicada resistência, podendo causar mais tensão ao LCA durante o exercício em CCA e nenhuma tensão durante o exercício em CCF.

Em revisão sistemática realizada por Glass e colaboradores,[10] foram avaliados estudos controlados randomizados entre os anos 2000 e 2008, no idioma inglês, que avaliasse os exercícios em CCA e CCF em indivíduos com deficiência ou reconstrução do LCA. Ao final da seleção dos estudos, apenas seis foram incluídos, sendo que quatro avaliaram pacientes pós-reconstrução do LCA. Não foram encontradas diferenças entre CCA e CCF para os desfechos: (1) frouxidão do enxerto, (2) dor e (3) função. Fukuda e colaboradores[11] conduziram um estudo controlado randomizado com indivíduos submetidos à reconstrução do LCA para avaliar a utilização precoce de exercícios em CCA. Participaram do estudo 49 voluntários, divididos em dois grupos (n=25 no grupo com início precoce dos exercícios em CCA e n=24 no grupo com início tardio dos exercícios em CCA). O grupo que iniciou precocemente os exercícios em CCA (quatro semanas pós-operatória) com ADM em extensão de joelho na cadeira extensora restrita entre 90 e 45° de flexão de joelho não apresentou diferenças quanto a frouxidão ligamentar, dor e função em comparação ao grupo que iniciou em momento tardio (12 semanas pós-operatória), mas revelou recuperação precoce.

Outra investigação da tensão do LCA foi realizada em oito pacientes após meniscectomia artroscópica no trabalho de Fleming e colaboradores[12] utilizando bicicleta estacionária em programa de reabilitação após reconstrução do LCA. A bicicleta foi empregada em três diferentes níveis, 75, 125 e 175 Watts (W), para simular condições de declives e aclives, e em duas cadências (60 e 90 rotações por minuto [RPM]). Alta tensão no LCA foi identificada com 125 W e 60 rpm, mas todos os valores de tensão reconhecidos nas seis diferentes condições, obtidas combinando os três níveis distintos com as duas cadências, não mostraram diferenças significativas. Entretanto, comparado às atividades de reabilitação descritas em estudos prévios, o pico de tensão do LCA foi relativamente baixo (1,7%). Esse resultado indica que a bicicleta é um exercício seguro a ser realizado durante o período de recuperação após reconstrução do LCA.

Subir escadas é comum no contidiano, podendo ser considerada uma atividade em CCF. Fleming e colaboradores[12] avaliaram cinco indivíduos com LCA normal antes de meniscectomia artroscópica. Em equipamento *Stairmaster®*, a cadência foi de 80 e 112 degraus por minuto. De acordo com resultados de estudos prévios similares, os valores de tensão aumentam quando o joelho se move de flexão para extensão, sem diferença em relação à cadência. Em comparação com outros exercícios realizados na reabilitação, as tensões produzidas durante a subida de degraus foi altamente variável entre os indivíduos (pico de tensão de 2,7%).

A efetividade e a segurança dos exercícios em CCA e CCF é motivo de muita discussão, e as diferenças têm sido estudadas por vários autores. Lutz e colaboradores[13] pesquisaram, em cinco indivíduos sadios, um modelo biomecânico para comparar as forças que atuam na articulação femorotibial. Os resultados mostraram que, durante exercícios em CCA de extensão, a força de cisalhamento anterior máxima ocorre em flexão 30° e o máximo de força de cisalhamento posterior, em 90°. Os exercícios em CCF produzem aumento significativo das forças de compressão e aumento da cocontração muscular em iguais angulações, como ocorre nos exercícios em CCA.

Wilk e colaboradores[14] compararam três diferentes exercícios: agachamento, *leg press* e *leg extension*. Durante exercícios isotônicos realizados por 10 pacientes saudáveis, os autores analisaram as forças compressivas, a força de cisalhamento anteroposterior e o torque de extensão, assim como a atividade eletromiográfica do quadríceps, dos isquiotibiais e dos gastrocnêmios. Os resultados mostraram que exercícios em CCF produzem forças compressivas maiores em relação aos realizados em CCA para extensão. Durante exercícios em CCF, a força de cisalhamento posterior foi observada no transcorrer do arco de movimento, atingindo o seu máximo entre 85 e 105° de flexão, enquanto, nos exercícios em CCA, há força de cisalhamento anterior no ângulo de 38 a 0° e posterior entre 40 e 101°. A maior força de cisalhamento posterior ocorreu durante exercícios em CCF. Nem todos os exercícios em CCF produzem cocontração do quadríceps e dos isquiotibiais, pois isso depende da posição do tronco em relação ao joelho e também da aplicação das forças sobre o joelho e sua angulação. Há diferenças relevantes nas forças articulares e na atividade eletromiográfica durante as fases de aceleração e desaceleração nos exercícios em CCA e CCF.

Bynum e colaboradores[15] conduziram estudo clínico com 100 pacientes antes de serem submetidos à reconstrução do LCA e compararam os exercícios em CCF e CCA após reconstrução do LCA, em média, com 19 meses de pós-operatório. Os resultados mostraram que os exercícios em CCF ocasionaram menor translação anterior mensurada pelo KT1000®, menor dor femoropatelar, mais pacientes satisfeitos e retorno mais rápido às atividades de vida diária e aos esportes **(FIGS. 65.5 e 65.6)**. Um estudo de Uçar e colaboradores,[16] realizado com 58 indivíduos submetidos à reconstrução do LCA com enxerto de semitendíneo e grácil, também apresentou maior efetividade para exercícios em CCF.

> **DICA:** Se possível, recomenda-se fazer avaliações periódicas com o KT1000®, pois ele fornece segurança quanto à integridade do enxerto, sobretudo durante as fases mais avançadas da fisioterapia. Além disso, constitui um parâmetro objetivo de avaliação.

Estimulação elétrica muscular

No que tange à estimulação elétrica muscular, Mizusaki,[17] em revisão sistemática, cujo objetivo foi avaliar a efetividade da eletroestimulação no aumento de força muscular em um programa de fisioterapia após lesões de tecidos moles de joelho tratadas de forma cirúrgica ou não, identificaram oito estudos que mostraram diferença estatisticamente significativa a favor da eletroestimulação na força do quadríceps, quando esta foi avaliada na sexta e na oitava semanas após a cirurgia. Não houve diferença relevante na força do quadríceps na 12ª e 52ª semanas de pós-operatório. Em relação à função, houve diferença importante a favor da eletroestimulação na Escala de Atividades da Vida Diária (AVD), velocidade da marcha, tempo de apoio sobre o lado operado durante a marcha, cadência e dor do joelho.

Nos estudos clínicos randomizados de qualidade metodológica limitada sobre a efetividade da eletroestimulação muscular em indivíduos com lesões de tecidos moles no joelho, há evidência de, quando associada à fisioterapia convencional, ser eficiente no aumento da força do músculo quadríceps avaliada entre a sexta e a oitava semanas após a cirurgia. Entretanto, não há diferença considerável na avaliação realizada na 12ª e na 52ª semanas de pós-operatório.

> **DICA:** Deve-se usar a eletroestimulação em amplitudes mais favoráveis à ativação muscular. A eletroestimulação do quadríceps com o joelho em extensão não é o posicionamento ideal.

Mizusaki[17] recomenda que, ao indicar a eletroestimulação como tratamento para aumento de força muscular do quadríceps, é preciso avaliar a tolerância do paciente ao uso da corrente elétrica. Além disso, deve-se verificar a

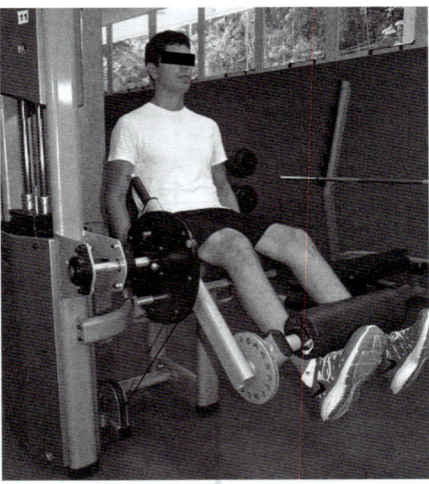

FIGURA 65.6 → Exercício de cadeia cinética aberta (CCA).

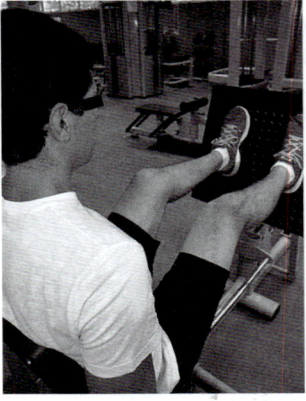

FIGURA 65.5 → Exercício de cadeia cinética fechada (CCF).

capacidade do eletroestimulador em gerar contração muscular que tenha efeito significativo em comparação à contração muscular voluntária e com o ajuste adequado de parâmetros, como a frequência (35 a 80 Hz ou 2,500 Hz/75 Hz) e a duração do pulso (200 a 350 ms), o tempo de contração e repouso (6 a 10 s de contração e 50 a 100 s de repouso – 1:5 inicialmente) e o posicionamento dos eletrodos proximalmente na região anterolateral da coxa e, distalmente, sobre o músculo vasto medial oblíquo. O paciente deve estar sob 60° de flexão da perna **(FIG. 65.7)**. Essa mesma posição é recomendada por Snyder-Mackler.

Cabe salientar que a deficiência na ativação do quadríceps pode ocasionar problemas com o enxerto do ligamento da patela e contribuir para artrofibrose, além de favorecer os processos inflamatórios no ligamento da patela e na inserção dos músculos sartório, grácil e semitendíneo (pata de ganso).

> **ATENÇÃO!** Pacientes que apresentam adequada ADM passiva e começam a perder amplitude podem estar desenvolvendo artrofibrose. Se esse for o caso, é preciso encaminhar imediatamente ao cirurgião responsável.

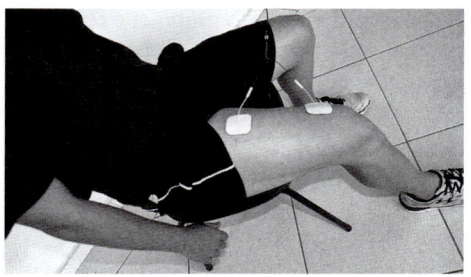

FIGURA 65.7 → Eletroestimulação elétrica do quadríceps.

Treinamento sensório-motor

Em relação ao treinamento sensório-motor, todos os estudos que envolvem investigações sobre receptores articulares, respostas reflexas (arco reflexo), aferências e eferências, ligação entre mecanorreceptores e ativação muscular específica e estabilidade articular funcional vêm sendo aprofundados com maior ênfase desde o século XIX. No início, tais pesquisas eram realizadas em animais, de forma experimental. Atualmente, foram desenvolvidas diversas maneiras de avaliar e retreinar ou reeducar esse sistema periférico e/ou central de forma objetiva e funcional.

Sherrington usou o termo *sistema proprioceptivo* já em 1906, referindo-se a toda produção neural originada nos músculos, nas articulações, nos tendões e nos tecidos profundos associados. A informação aferente da articulação é projetada para centros de processamento no cérebro. Dados sobre o estado dos tecidos articulares são enviados em código de impulso neural a muitos níveis do sistema nervoso central, de forma que informações relativas às condições estáticas e dinâmicas, equilíbrio e desequilíbrio, relação biomecânica e atenuação são analisadas. Os reflexos originários dos órgãos proprioceptivos, por consequência, são ligados a certos reflexos excitáveis por estruturas externas. No movimento muscular induzido pelo estímulo da pele, a alteração na forma e na tensão dos músculos, em conjunto aos movimentos da articulação, excita os receptores dessas estruturas, que, por sua vez, iniciam o reflexo em seus próprios arcos. Sua reação, em geral, tem relação com a reação reflexa proveniente da pele. Alguns desses impulsos transmitem informações relacionadas à tensão muscular e à posição relativa de uma parte do corpo para controlar a atividade muscular.

A propriocepção gera informação sobre a posição articular e possibilita que o indivíduo mantenha o equilíbrio quando está em pé ou em atividades como o salto, a corrida e/ou o arremesso. Devido ao sistema proprioceptivo, é possível modificar o destino do salto quando o alvo não é atingido e perceber se está andando/correndo em terrenos diferentes, como asfalto ou cascalho. Porém, primeiro, é preciso ter flexibilidade, força e resistência para desempenhar essas atividades. A propriocepção somente fornece informação à musculatura em relação à tensão, o que gera estímulo para mudar de direção de maneira rápida e eficiente (agilidade), equilíbrio para manter a estabilidade e coordenação para produzir a atividade correta e de forma consciente.

Após uma lesão ou cirurgia, o envolvimento de articulações ou de estruturas adjacentes compromete a estabilidade articular, tanto mecânica quanto funcionalmente. Devido a isso, a capacidade de percepção do movimento e o tempo de reação do indivíduo ficam deficitários, acarretando diminuição da resposta do sistema neuromuscular a estímulos internos e externos. Assim que o indivíduo desenvolver força para controlar o corpo, o programa de exercícios terapêuticos enfatiza treinamentos para reaver a agilidade, o equilíbrio e a coordenação perdidos. Como relatado por Freeman e Wyke,[18] a instabilidade funcional resulta da incoordenação motora, devendo a reeducação proprioceptiva ativar os receptores articulares por meio da coordenação dos reflexos proprioceptivos e da reorganização muscular, de maneira a restaurar a estabilidade e o equilíbrio do segmento afetado. Os movimentos ou as mudanças na posição de uma articulação estimulam diversos receptores, favorecendo a apreciação consciente da posição dos membros no espaço.

Quando a instabilidade funcional não é revertida, ou seja, não é tratada, o indivíduo fica incapacitado para retornar às atividades, sejam elas da vida diária ou esportivas, pois a falta de estímulos específicos exacerbam a perda da memória cinestésica. Isso foi mostrado por Leach[19] em um estudo com atletas. Noyes e colaboradores[20] apresentaram a relação dos indivíduos após ruptura do LCA e seu retorno às atividades – um terço deles não estava apto ao retorno às AVDs, outro terço podia viver com a instabilidade recorrente durante as AVDs, mas não retornaram às atividades esportivas, e o terço restante retornou às atividades esportivas sem relatar instabilidades recorrentes. Porém, sabe-se que o indivíduo com sensação de instabilidade recorrente durante suas atividades não deve voltar a desempenhá-las, pois há grande risco de recidiva de lesões, o que compromete a integridade muscular, ligamentar e condral.[21-23]

Hidrocinesioterapia

A fisioterapia aquática é um tratamento em ascensão na recuperação funcional de pacientes com lesões traumáticas do joelho, submetidos a tratamento cirúrgico ou conservador. Avanços nos estudos têm demonstrado os efeitos benéficos da água aquecida na recuperação musculoesquelética. As propriedades físicas da água agregam benefícios aos pacientes durante as diferentes fases de recuperação e, se bem empregadas, podem facilitar o movimento, gerar resistência e força e promover condicionamento e controle neuromuscular.

Na fase inicial do processo de recuperação, além das propriedades físicas, o aquecimento da água favorece a ADM e reduz o quadro álgico e o edema. O aquecimento dos tecidos aumenta sua elasticidade, promovendo, com isso, o ganho de ADM. A pressão hidrostática atua de forma constante sobre a superfície do corpo, propiciando o retorno venoso. Na fase seguinte, objetivando o treino de resistência muscular, pode-se usar movimentos mais rápidos, levando-se em consideração que, quanto mais rápido e maior a área, maior volume de água é deslocado, produzindo maior resistência. Além disso, o início do treinamento sensório-motor é mais seguro em ambiente aquático, e os estímulos podem começar em momento precoce. Na fase final, o tratamento é direcionado para o controle neuromotor durante atividades mais complexas, como ocorre nos esportes.

Evidência científica no manejo pós-operatório de reconstrução do LCA

Não existem estudos de boa qualidade metodológica que possam fornecer diretrizes acerca da melhor forma de manejar o pós-operatório de reconstrução do LCA. Porém, em revisão sistemática publicada na Cochrane Library, por Trees e colaboradores,[24] alguns resultados podem auxiliar a conduzir melhor a recuperação funcional, cabendo salientar que os pacientes pertencentes aos estudos originais estavam sob regime de tratamento conservador.

Somente dois estudos clínicos controlados randomizados abordaram a fisioterapia no tratamento não cirúrgico das lesões do LCA, de Beard e colaboradores[25] e de Fitzgeraldd e colaboradores.[26] Eles envolveram 76 participantes, sendo 62 do sexo masculino e 14 do feminino. A idade dos participantes variou de 16 a 49 anos no estudo de Beard e de 15 a 57 anos no estudo de Fitzgerald.[26] Beard e colaboradores[25] compararam os efeitos do treinamento sensório-motor suplementar em adição ao programa de reabilitação convencional com o programa de reabilitação tradicional isolado, com foco no aumento de força muscular com utilização predominante de exercícios de CCA. O primeiro resultado foi obtido pela escala de Lysholm em 12 semanas, seguido de mensurações adicionais de análise da propriocepção e lassidão do joelho. Fitzgerald e colaboradores[26] compararam os efeitos de regime suplementar de perturbação em adição a regime-padrão *versus* regime-padrão isolado (treinamento de força muscular, de resistência cardiovascular, de agilidade e específico do esporte).

Treino proprioceptivo suplementar *versus* regime tradicional de fisioterapia. Beard e colaboradores,[25] em um estudo com 50 participantes, não encontraram diferenças significativas em 12 semanas de tratamento entre o regime tradicional associado ao suplementar de propriocepção e o regime tradicional isolado, no que se refere à melhora do estado funcional, conforme mensurado pela escala de Lysholm.

Treinamento suplementar de perturbação *versus* regime-padrão. Em um estudo pequeno realizado por Fitzgeralde colaboradores,[26] com 26 participantes, não houve diferença significativa após o tratamento ou na análise de seis meses nas reavaliações dos resultados no que diz respeito às AVDs, pontuações de atividades esportivas, avaliação global da função do joelho entre o regime-padrão complementado pelo treinamento de perturbação *versus* o regime-padrão isolado. Entretanto, o retorno à completa atividade em seis meses foi mais comum para o grupo que recebeu o treinamento suplementar de perturbação, embora a definição de "resultado bem-sucedido" para o retorno à atividade completa não fosse clara, e os métodos para adquirir esses dados não constassem no texto. Não houve diferença entre os grupos para outras medidas secundárias: força isométrica do quadríceps mensurada após o tratamento e em seis meses e lassidão do joelho medida após o tratamento.

Essa revisão sistemática também avaliou estudos sobre fisioterapia após reconstrução do LCA, abordando estudos que compararam a fisioterapia realizada em domicílio *versus* supervisionada, reabilitação com exercícios em CCF e CCA, reabilitação com exercícios em CCF *versus* em CCA e CCF e reabilitação em solo *versus* aquática. Os resultados dessas comparações são os seguintes:

- **Exercícios em casa *versus* reabilitação supervisionada.** As escalas de Lysholm e de Tegner foram os critérios utilizados para a avaliação dos resultados nos estudos de Beard e colaboradores[27] e Fischer e colaboradores.[28] Estes envolveram 80 participantes e compararam a fisioterapia em domicílio *versus* a supervisionada em clínica. O resultado não mostrou diferença significativa entre os dois grupos, segundo escala de Lysholm, em 12 semanas, no trabalho de Fischer e colaboradores,[28] ou na pontuação de Tegner, em seis meses, no estudo de Beard e colaboradores.[27] Também não houve diferença entre os grupos nos desfechos secundários, como força muscular mensurada no terceiro e no sexto meses de pós-operatório e lassidão no sexto mês, de acordo com Beard e colaboradores,[27] ou no arco de movimento em seis e 12 semanas, conforme Fischer.[28] A ADM avaliada na 18ª e na 24ª semanas mostrou diferença relevante entre os grupos, a favor do grupo de fisioterapia domiciliar. Cabe salientar que a metodologia dos estudos era pobre.

- **Reabilitação com exercícios em CCF *versus* CCA.** Estudos que investigaram a reabilitação com exercícios em CCF *versus* CCA não demonstraram diferença entre os grupos na função do joelho, tendo em vista a pontuação funcional da Hughston Clinic em seis semanas de pós-operatório, segundo o estudo de Hoopere colaboradores,[29] e a dor femoropatelar grave o suficiente para restringir a atividade em um ano, conforme Bynum e colaboradores.[15] Não houve diferença importante entre os grupos na mensuração do teste de Lachman em um ano. Entretanto, Bynum e colaboradores[15] não relataram os níveis de atividade em que os participantes tiveram limitações, nem os graus de dor femoropatelar causadores de restrição de atividades. Uçar e colaboradores[16] observaram maior efetividade no tratamento com exercícios em CCF em relação à CCA a respeito da perimetria da coxa em três e seis meses pós-operatórios e funcionalidade após seis meses de pós-operatório.

- **Reabilitação com exercícios em CCF *versus* reabilitação com exercícios em CCF e CCA.** Em um estudo com 44 participantes, o retorno aos esportes no nível pré-lesão após 31 meses da cirurgia foi estatisticamente significante em programas de reabilitação que utilizaram exercícios em CCA e CCF em relação aos que instituíram exercícios apenas de CCF. Não houve diferença entre os grupos na lassidão do joelho e na força muscular isocinética mensuradas no sexto mês de pós-operatório.

- **Reabilitação no solo *versus* reabilitação aquática.** O pequeno estudo de Tovin,[30] envolvendo 19 participantes, comparou a reabilitação em solo com a aquática. Alta pontuação na escala de Lysholm foi encontrada no grupo de fisioterapia aquática na oitava semana. Não houve diferença entre os grupos na mensuração da força muscular em oito semanas, exceto o pico de torque isocinético do quadríceps avaliado em 90°/s, que favoreceu a fisioterapia em solo.

Recomendações atuais pela American Academy of Orthopaedic Surgeons – 2014

Estudos de alta[31] e moderada qualidade[32] compararam a reabilitação acelerada (19 semanas) com não acelerada (32 semanas) em pacientes após reconstrução do LCA. Os estudos suportam o início de atividades que geram tensão no LCA sem restrição da ADM de maneira precoce (quarta semana *versus* oitava semana), retirada gradual do *brace* (segunda a sexta semanas *versus* quarta a sexta semanas), início precoce do fortalecimento do quadríceps em CCA com joelho em extensão completa (sexta semana *versus* 12ª semana) e início precoce de exercícios em CCF e funcionais (quinta a sexta semanas *versus* 12ª semana). Mesmo com início precoce de várias atividades, foi constatado que, após dois anos de pós-operatório de reconstrução do LCA, os dois grupos apresentaram mesmo nível de lassidão ligamentar, resultados de avaliações clínicas, satisfação do paciente, níveis de atividade e função similares. Além disso, os indivíduos apresentaram capacidade similar nas avaliações de detecção do movimento passivo e força do quadríceps na cadeira extensora.

Outros estudos de qualidade moderada[11,33-25] examinaram a movimentação precoce sem restrição e descarga de peso (imediato *versus* segunda a quarta semanas; imediato *versus* quinta a sexta semanas) e o início precoce de exercícios em CCA para fortalecimento do quadríceps com ADM limitada entre 90 e 40° (início na quarta semana *versus* 12ª semana). Todos os estudos reportaram resultados semelhantes entre pacientes que iniciaram esses exercícios em momento precoce e os que não. Os protocolos de reabilitação acelerada devem incluir descarga de peso precoce, ganho de ADM e fortalecimento do quadríceps incluindo exercícios de CCA na sexta semana.

A fisioterapia acelerada, no entanto, tem seus benefícios e problemas. Um dos benefícios é oferecer a probabilidade de os pacientes retornarem às atividades em momento precoce e sem restrição. Ainda não se sabe sobre o impacto do início precoce e sua intensidade em um seguimento de maior longo prazo, por exemplo, progressão do quadro de osteoartite. Beynnon e colaboradores[32] observaram, em estudo histológico, que o metabolismo da cartilagem articular se encontra elevado após a conclusão do programa de reabilitação acelerada e não acelerada. Outro achado foi que, aparentemente, os pacientes demoram mais até conseguirem retornar às atividades físicas sem nenhuma restrição.

Portanto, deve-se ter cautela ao seguir as recomendações descritas, pois a evidência sobre a fisioterapia pós-reconstrução do LCA está limitada a dois estudos com seguimento de dois anos de pós-operatório. Ainda não são conhecidas as consequências da implementação desses programas em relação a déficits biomecânicos e progressão da osteoartite em longo prazo. Outra incógnita é sobre a influência desses programas de reabilitação na integridade do enxerto (p. ex., cicatrização e maturação) e sua relação com a saúde articular em longo prazo.

Em resumo, o paciente com lesão do LCA que será submetido à reconstrução do ligamento precisa ser avaliado com cuidado pelo fisioterapeuta no período pré-operatório. Devem ser realizados anamnese pormenorizada e adequado exame físico e funcional, bem como avaliação do estado de saúde com instrumentos validados. No Brasil, os seguintes instrumentos foram traduzidos e adaptados para o português e devem orientar as avaliações e reavaliações: Levantamento de Condição de Saúde – Forma reduzida (SF-36), Lysholm, Escala de Atividades da Vida Diária (AVDs) e Escala de Atividades Instrumentais da Vida Diária (AVDI), além da escala visual analógica de dor.

Recomenda-se que a análise da ADM do joelho seja feita conforme preconizado pelo International Knee Documentation Committee, ou seja, discriminada em A, B e C, em que A representa a hiperextensão; B, o que falta da extensão para 0°; e C, o grau de flexão. Tais avaliações devem ser executadas nas formas ativa e passiva. No pré-operatório, ensinam-se a deambulação com muletas e a realização da flexão-extensão assistida (**FIGS. 65.8 e 65.9**) e das contrações isométricas, além de ser enfatizada a importância de evitar o sinal de *lag* positivo (**FIG. 65.10**). Na presença de sinal de *lag*, é sugerida a utilização de prancha de extensão (**FIG. 65.11**).

> **DICA:** Deve-se fazer uma avaliação pré-operatória criteriosa. Recomendam-se instrumentos genéricos e objetivos de qualidade de vida e sintomas, como SF-36, Lysholm, AVD e AVDI. É importante reavaliar periodicamente os pacientes com os mesmos instrumentos. Dessa forma, obtêm-se parâmetros objetivos de mensuração de resultados.

No **QUADRO 65.1**, é apresentada uma sugestão de acompanhamento fisioterapêutico pós-operatório de reconstrução do LCA. Cabe salientar que esse quadro é apenas um guia com sugestões, que deve ser adequado a cada paciente, cirurgia e cirurgião. O conhecimento do caso e a discussão com o ortopedista são de vital importância para a boa evolução do paciente.

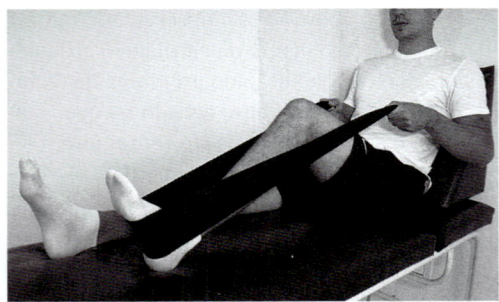

FIGURA 65.8 → Flexão autoassistida.

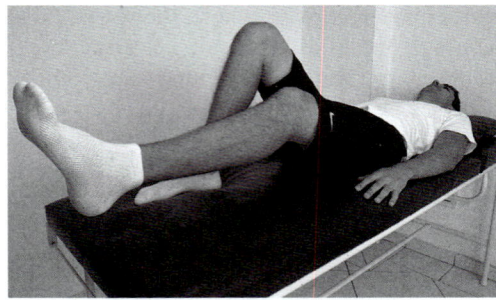

FIGURA 65.10 → Sinal de *lag*.

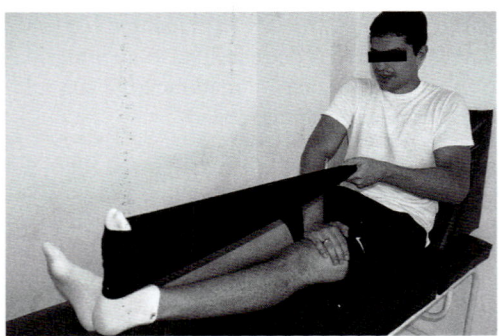

FIGURA 65.9 → Extensão autoassistida.

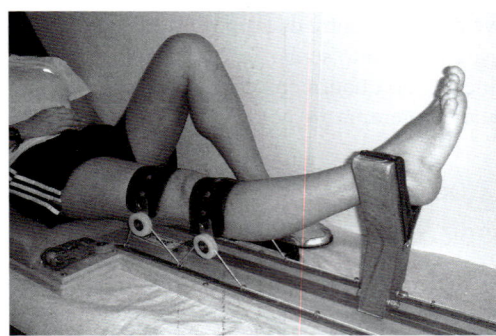

FIGURA 65.11 → Prancha de extensão.

QUADRO 65.1 → Fases da fisioterapia pós-operatória de reconstrução do LCA

Fase inicial: pós-operatório imediato até o sétimo dia

Objetivos
- Reduzir a dor e o edema
- Recuperar a extensão passiva completa do joelho
- Recuperar a flexão de joelho (90°)
- Recuperar a mobilidade da patela
- Restabelecer o controle do quadríceps
- Estabelecer a marcha com apoio parcial (par de muletas)
- Conscientizar o paciente quanto ao tratamento

Sugestão de conduta
- Crioterapia, compressão e elevação
- Isométricos de quadríceps e flexores de joelho associados à eletroestimulação neuromuscular

- Mobilização patelar
- Exercícios para ganho de ADM do joelho (pode ser utilizada MPC)
- Flexão de quadril com joelho em extensão (*straight leg raise* – SLR) se não houver sinal de *lag*
- Flexão e extensão de tornozelo
- Treino de descarga de peso no membro operado de acordo com a tolerância do paciente
- Treino de marcha: recomenda-se, na primeira semana, marcha com duas muletas; na segunda semana, marcha com uma muleta, no lado sadio, se o paciente apresentar bom controle do quadríceps; e, na terceira semana, marcha sem muletas, se o paciente evidenciar bom padrão de marcha

Fase I: semanas 2 a 4 e semanas 5 a 12

Objetivos
- Reduzir o quadro inflamatório/álgico
- Minimizar a hipotrofia muscular
- Manter a integridade do enxerto
- Manter a extensão total de joelho
- ADM de 0 a 110°
- Recuperar a função muscular e a marcha normal

Sugestão de conduta
- Isometria em ângulos múltiplos para a musculatura do joelho associada à eletroestimulação
- Exercícios ativos do quadríceps
- Exercícios de flexão e extensão de tornozelo
- Exercícios para recuperar a ADM
- Exercícios resistidos para abdutores, adutores e rotadores da coxa
- Crioterapia, compressão e elevação
- Fisioterapia aquática com utilização de curativo oclusivo impermeável
- Treino sensório-motor

Exemplos de exercícios
- Cicloergômetro de membros superiores, se for atleta, na primeira semana, enquanto faz crioterapia (**FIG. 65.12**)

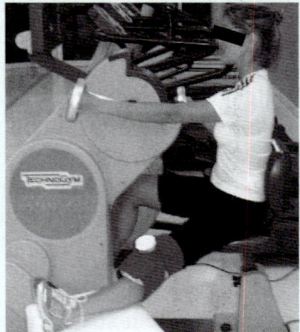

FIGURA 65.12 → Crioterapia durante a realização de cicloergômetro de membros superiores.

- Bicicleta ergométrica na terceira semana, elíptico na quinta e esteira entre a quinta e a sexta. Se a esteira for de baixo impacto, pode ser utilizada na quinta semana; se for convencional e o paciente apresentar bom padrão de marcha, iniciar na sexta semana
- Trote e corrida na 12ª semana – se houver adequado padrão de marcha e de trote/corrida

QUADRO 65.1 → Fases da fisioterapia pós-operatória de reconstrução do LCA (*continuação*)

Fase I: semanas 2 a 4 e semanas 5 a 12 (*continuação*)

Sugestão de conduta para exercícios resistidos com peso livre (até o paciente realizar três séries de 12 repetições com 4,5 kg, sem apresentar dor ou desconforto [pré-requisito para realizar mecanoterapia])
- Exercícios resistidos para quadríceps em CCF
- Exercícios resistidos para quadríceps em CCA de 90 a 60° (a partir da nona semana)
- Exercícios resistidos para isquiotibiais em CCF (após a nona semana se for enxerto de tendões flexores)
- Exercícios resistidos para isquiotibiais em CCA de 0 a 90° (após a nona semana se for enxerto de tendões flexores)
- Exercícios resistidos para abdutores, adutores e rotadores da coxa

Sugestões de conduta para exercícios resistidos na mecanoterapia (pré-requisito: extensão total, sem derrame articular)
- Exercícios flexores da perna em CCF e CCA, se houver enxerto do ligamento da patela (quinta semana)
- Exercícios flexores da perna em CCF e CCA, se houver enxerto dos tendões flexores (nona semana)
- Exercícios extensores de joelho em CCA de 90 a 45° (10ª semana)
- Exercícios resistidos para abdutores, adutores e rotadores da coxa (quinta semana)
- Exercícios flexores do tornozelo no *leg press* (quinta semana)
- Exercícios flexores do tornozelo na escada (nona semana)

Atenção!
Não é permitido realizar SLR com resistência se o paciente apresentar sinal de *lag* (p. ex., por deficiência de contração do quadríceps). Deve-se utilizar prancha de extensão e comunicar imediatamente ao cirurgião

Fortalecimento:
- Não usar treino de força por seis a oito semanas
- Não empregar alta carga excêntrica por 12 a 16 semanas, sobretudo em reconstruções com terço central do ligamento da patela

Progressão da mecanoterapia
- Uma anilha: três séries de 10 repetições
- Duas anilhas: três séries de seis a oito repetições
- Três anilhas: três séries de três a cinco repetições
- Adicionar uma anilha em cada série, quando tolerar duas sessões consecutivas, com a mesma intensidade, sem dor e/ou edema
- Iniciar *leg press* bilateral e progredir para unilateral, com 50 a 75% do peso corporal e arco de movimento de 90 a 60°

Avaliação sensório-motora
São pré-requisitos para iniciar o treinamento sensório-motor: amplitude de movimento de extensão normal (simétrico ao lado oposto), controle muscular adequado, assegurado pela ausência do sinal de *lag*, por mínimo ou nenhum derrame articular e pela ausência de dor (não pode estar em conduta analgésica ou tê-la feito em momento prévio)

Fase II: semanas 13 a 20

Objetivos
- ADM de 0 a 125°
- Continuar, de forma progressiva, o programa de resistência e força muscular
- Iniciar o treinamento sensório-motor avançado (de preferência, após avaliação isocinética realizada na 12ª semana)
- Intensificar o programa de corrida (de preferência, após avaliação da corrida realizada na 13ª semana e se estiver apresentando bom padrão)

Programa de corrida
- Estabelecer corrida na esteira, em caso de ADM normal e ausência de quadro inflamatório/álgico
- Progredir para corrida no solo quando tolerar 1,5 a 3 km na esteira sem dor, edema ou instabilidade
- Iniciar treino do gesto específico para o esporte

Fase III: semanas 21 a 24

Objetivos
- ADM total
- Continuar, de forma progressiva, o programa de fortalecimento
- Intensificar o programa sensório-motor

Sugestão de conduta
- Continuar os exercícios da fase II, aumentando as dificuldades do treinamento sensório-motor
- Continuar os exercícios de fortalecimento da fase II, intensificando a carga e diminuindo as repetições

Critérios de progressão
- Mínimo derrame articular
- Arco de movimento compatível com a fase

- Adequada deambulação
- Reavaliações mensais
- Análise da marcha nas semanas 4 e 9
- Análise da corrida nas semanas 13 e 19
- Avaliação isocinética nas semanas 12, 16 e 24

Critérios para retorno aos esportes
- Mínimo derrame articular
- Arco de movimento completo
- Salto monopodálico de 90% (horizontal)
- Dinamometria isocinética: força muscular de 90% do quadríceps e 80% dos isquiotibiais
- Escala de Lysholm: ideal – superior a 95; aceitável – acima de 84

FISIOTERAPIA NAS LESÕES DO LIGAMENTO CRUZADO POSTERIOR

Nas lesões do ligamento cruzado posterior (LCP), a importância da mobilização articular tem sido muito mencionada na literatura, mas grande cuidado deve ser tomado para evitar estresse no ligamento ou no enxerto, sobretudo em amplitudes de 90° ou superiores. A flexão ativa ocorre pela contração dos flexores, e a extensão resulta da contração isolada do quadríceps. Isso produz aumento da força de compressão patelofemoral, com seu ápice em torno de 36° de flexão. Durante a extensão, a área de contato patelofemoral diminui, aumentando o estresse por unidade de superfície. A fisioterapia de pacientes pós-reconstrução do LCP deve incluir exercícios em CCA e CCF. Os exercícios em CCA devem ser realizados entre 0 e 75° de flexão, para evitar o estresse patelofemoral. Exercícios de grande amplitude de flexão não devem ser empregados devido ao aumento da força de translação posterior. Exercícios em CCF são mais utilizados na recuperação da função de pacientes com lesão do LCP por combinar cocontração do quadríceps e isquiotibiais, o que reduz a translação tibial e o estresse patelofemoral.

O treinamento sensório-motor visa promover o recrutamento do quadríceps para a redução dinâmica da translação posterior da tíbia. Tal treinamento objetiva os equilíbrios estático e dinâmico do indivíduo. A reeducação sensório-motora é indicada não somente para indivíduos praticantes de atividades esportivas, como corrida, salto e atividades com mudança de direção, mas também para aqueles que buscam o retorno às AVDs, como subir e descer escadas, aclives e declives. Ou seja, a reeducação sensório-motora deve ser feita em indivíduos atletas e não atletas, para ensiná-los a controlar os déficits causados pela ausência total ou parcial da integridade do LCP, ou após sua reconstrução.

Em revisão sistemática publicada por Peccin e colaboradores[36] sobre intervenções para tratamento de lesão do LCP em joelhos de adultos, objetivou-se avaliar a efetividade e a segurança de várias intervenções cirúrgicas e conservadoras no tratamento das lesões do LCP em adultos. Foram identificados 286 estudos na busca eletrônica, sem restrição a data, idioma ou base de dados. Porém, nenhum estudo satisfez os critérios de inclusão, isto é, ser randomizado ou quase randomizado, impossibilitando a descrição/discussão da evidência existente no tratamento das lesões ou reconstruções do LCP. No entanto, com base em estudos observacionais, os autores relataram que lesões isoladas do LCP podem ser tratadas de maneira conservadora e com bons resultados e que, nas lesões do LCP combinadas a outros ligamentos, o tratamento cirúrgico tem sido utilizado. Não há consenso em relação às condutas fisioterapêuticas empregadas, quer no tratamento pós-operatório, quer no conservador. A fisioterapia pós-operatória objetiva manter a integridade da reconstrução, recuperar o arco de movimento, o adequado padrão de marcha, a resistência e o fortalecimento muscular, além da recuperação sensório-motora.

Na prática clínica, é normal o paciente ser mantido em extensão completa com a utilização de órtese, uma vez que a tensão no enxerto costuma ocorrer na flexão e diminuir na extensão. O repouso no leito é realizado com órtese ou almofada na região proximal da perna, para evitar a queda posterior da tíbia induzida pela gravidade. Recomendam-se órtese e almofada na altura do tríceps da perna por cerca de quatro semanas.

> **DICA:** Quando o paciente estiver em repouso no leito, coloca-se uma almofada pequena na região posterior da perna, para evitar a queda posterior e proteger o enxerto.

Para a recuperação da ADM, deve-se ter atenção quanto ao estresse produzido no enxerto. Há muita discussão na literatura sobre o período ideal para obter a flexão completa. Harner e Irrgang[37] preconizam 12 semanas; Jackson,[38] 12 semanas; Noyes e Barber-Westin,[39] 14 semanas; e Puddu e colaboradores,[40] oito semanas. A maioria dos estudos (73%) fez uso de uma órtese por seis a oito semanas. A cinesioterapia manual costuma ser utilizada, e a contração excêntrica do quadríceps é preconizada. A MPC é recomendada para recuperar a ADM. Alguns

equipamentos de MPC têm um aparato rígido na região proximal da perna que impede a posteriorização da tíbia, o que é ideal nos casos de lesão ou pós-operatório do LCP (FIG. 65.13). Um recente estudo publicado por Kim e colaboradores,[41] de revisão de literatura, identificou que 70% dos estudos publicados preconizam ADM de 90 e 120° nas semanas 4 a 8 e 6 a 12 de pós-operatório. Apoio total é postergado por até seis semanas de pós-operatório em 60% dos estudos. A revisão mostrou que a flexão de 90° foi permitida em cerca de seis semanas, e flexão passiva em pronação ou mesmo ADM passiva em posição supina com apoio posterior foi utilizada pelos autores para impedir o deslocamento posterior. A maioria dos autores não liberou descarga de peso ou carga parcial em seus programas de fisioterapia, no entanto, não há nenhuma descrição que contraindique a descarga de peso, desde que haja extensão completa e flexão que permita uma marcha segura, tão logo as condições de tecidos moles permitam. Exercícios de fortalecimento em cocontração de quadríceps e isquiotibiais são recomendados.

Uma alternativa é o terapeuta realizar a flexão passiva do joelho com o paciente em prono ou sentado e anteriorizando a perna durante todo o movimento (FIG. 65.14). A flexão ativa concêntrica (isquiotibiais) e excêntrica (quadríceps) é realizada em amplitude de 0 a 60° e deve ser realizada fazendo contrapressão anterior na porção proximal da perna (FIG. 65.14). A deambulação também é assunto

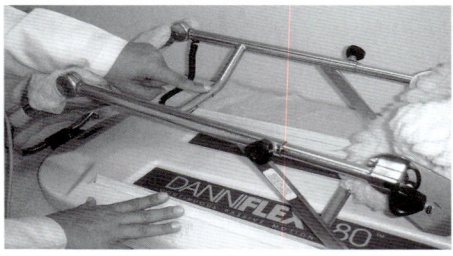

FIGURA 65.13 → Aparelho de MPC com estabilizador para evitar queda posterior da perna.

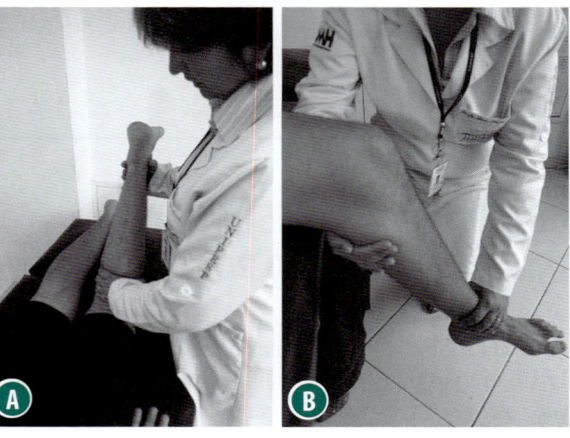

FIGURA 65.14 → Terapeuta realizando flexão passiva.
Ⓐ Paciente na posição prona.
Ⓑ Paciente na posição sentada.

controverso na recuperação pós-operatória do LCP. Alguns recomendam apoio total precoce, enquanto outros retardam o apoio. Clancy[42] preconiza duas semanas com muletas; Jackson,[43] cinco semanas; Harner e Irrgang,[37] oito semanas; e Noyes e colaboradores,[44] 10 semanas. A maioria utiliza órtese em extensão. As muletas são empregadas até haver bom controle do quadríceps, recuperação do trofismo muscular e controle motor. Em geral, a órtese estabilizadora é removida em torno da sexta semana.

O fortalecimento muscular do quadríceps pode ser realizado entre 0 e 60° de flexão, sem prejuízo à reconstrução, desde que seja feita anteriorização da perna durante o arco de movimento em CCA. A flexão pode ser feita além de 60° em CCF, devido à cocontração do quadríceps e dos isquiotibiais, o que reduz as forças compressivas no joelho. São sugeridos os exercícios de miniagachamento bilateral, *leg press* e bicicleta estacionária horizontal. Para prevenir a contração dos flexores na bicicleta, é recomendado que apenas o antepé seja posicionado no pedal (apoio do antepé) e não seja empregada a tira estabilizadora para fixar o pé no pedal. Dessa forma, evita-se ao máximo a possibilidade de posteriorização da perna durante o ciclo no pedal (FIG. 65.15). Harner e Irrgang[37] sugerem iniciar o trabalho ativo de flexores após 12 semanas. A isometria pode ser realizada com o paciente sentado na cadeira e com bola na região proximal e posterior da perna, estabilizando-a, para evitar sua posteriorização (FIG. 65.16).

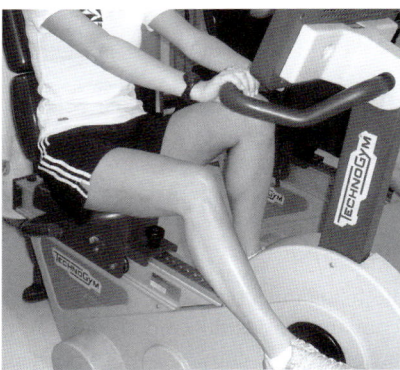

FIGURA 65.15 → Paciente realizando bicicleta estacionária horizontal apenas com apoio do antepé no pedal.

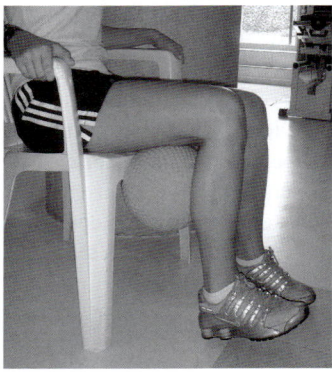

FIGURA 65.16 → Isometria com paciente sentado.

Nos QUADROS 65.2 e 65.3, são apresentadas sugestões de condução da fisioterapia para pacientes submetidos ou não à reconstrução do LCP.

As metas são as mesmas da fisioterapia após reconstrução do LCA, mas não se pode sobrecarregar a articulação patelofemoral, que está mais suscetível ao estresse, pela ausência do LCP (no tratamento conservador). A fisioterapia deve incluir exercícios em CCA e CCF, CCA entre 0 e 75° de flexão, para evitar estresse patelofemoral.

QUADRO 65.2 → Tratamento conservador (cinco fases)

Fase I: 1 a 15 dias de lesão

- Órtese bloqueada em extensão com almofada sob a perna durante o repouso
- Crioterapia, compressão e elevação
- Muletas e descarga de peso conforme a tolerância
- Exercícios isométricos para o quadríceps associados à eletroestimulação
- Evitar hiperextensão do joelho e posteriorização da tíbia em relação ao fêmur
- ADM passiva de 0 a 90°
- Conscientizar o paciente quanto ao tratamento
- Mobilização da patela

Fase II: 15 a 30 dias de lesão

- Início de marcha com órtese imobilizadora sem muletas
- Retirar órtese para fisioterapia
- Eletroestimulação do quadríceps
- Exercícios isométricos para todos os grupos musculares do membro inferior
- Evitar hiperextensão do joelho e posteriorização da tíbia em relação ao fêmur
- Progredir a ADM passiva de acordo com a tolerância

Fase III: 30 a 60 dias de lesão

- Marcha normal
- ADM completa
- Eletroestimulação do quadríceps
- Exercícios isométricos para todos os grupos musculares do membro inferior e isotônicos controlados
- Miniagachamentos
- Natação, bicicleta
- Treinamento sensório-motor

Fase IV (60 a 90 dias de lesão)

- Natação
- Bicicleta ergométrica
- *Leg press* restrito de 0 a 70° de flexão do joelho
- Miniagachamento
- Início do programa de corridas
- Treinamento isocinético
- Treinamento sensório-motor

Fase V: após 90 dias

- Progredir carga da fase IV
- *Leg press* de 0 a > 70° de flexão de joelho
- Miniagachamento unipodal
- Retorno gradativo aos esportes específicos

Atenção!
No pós-operatório de reconstrução do LCP, é preciso:
- Evitar hiperextensão do joelho e posteriorização da tíbia nas primeiras seis semanas
- Monitorar a cartilagem articular
- Realizar exercícios resistidos de extensão em CCA após quatro semanas
- Fortalecer os flexores em CCA após quatro meses

QUADRO 65.3 → Pós-operatório

Primeira semana

- Proteção
- Controle dos sinais inflamatórios/álgicos
- Manutenção muscular

Sugestão de condutas
- Imobilização em extensão ou MPC (0 a 70°)
- Crioterapia, compressão e elevação
- Mobilização ativa das extremidades
- Isometria do quadríceps
- SLR se não houver sinal de *lag*
- Mobilização da patela
- Estimulação elétrica neuromuscular
- Descarga com órtese por quatro semanas

Segunda a sexta semana

- Nutrição da cartilagem
- Aumento gradativo da flexão (0 a 60°) (120° em torno da quarta semana)
- Redução do quadro inflamatório/álgico
- Diminuição da hipotrofia muscular

Sugestão de condutas
- Isometria em ângulos múltiplos
- Abdução/adução de quadril
- Extensão do joelho de 60 a 0°
- Mobilização da patela
- Eletroestimulação muscular
- Miniagachamento de 0 a 45°
- Treino de marcha sem órtese (quarta semana)
- Bicicleta ergométrica (quarta semana)

Sexta a 12ª semana

Iniciar:
- Alongamentos mais intensos
- Subidas de degraus
- Corrida na piscina (12ª semana)
- Resistidos para isquiotibiais (quatro meses)
- Programa de caminhada (12ª semana)

Sugestão de condutas
Recomenda-se o início do trabalho de resistência e força muscular dos isquiotibiais nas seguintes semanas:
- Ativo em pé: oitava semana
- Ativo em prono: nona semana
- Resistência manual: semanas 10 a 16, com carga progressiva
- Fortalecimento progressivo em CCF:
  - Miniagachamento: 0 a 30° (7 a 8 semanas)
  - *Leg press*: 0 a 30° (9 a 12 semanas)
  - Extensão resistida em CCA: 75 a 0°
  - Bicicleta ergométrica, esteira, Rotex® (4 a 8 semanas)

Três a quatro meses

- Iniciar corridas leves: 4 a 5 m
- Progredir propriocepção
- Iniciar treino do gesto esportivo

Cinco a seis meses

- Melhorar o controle neuromotor
- Obter força máxima
- Empregar órteses funcionais

Os exercícios em CCF reduzem a translação tibial e os estresses patelofemorais e provocam contração combinada do quadríceps e dos isquiotibiais, como ocorre na marcha, nas subidas e descidas de escadas, na corrida e no salto.

> **DICA:** Para prevenir a posteriorização da perna, utiliza-se, de preferência, bicicleta horizontal e apoio apenas do antepé no pedal, sem qualquer dispositivo para manter o pé fixo no aparelho.

Critérios de retorno ao esporte

- Mínimo derrame.
- ADM de 0 a 140°.
- Salto monopodálico (90%).
- Isocinética:
  - Força muscular do quadríceps de 90%.
  - Força muscular dos isquiotibiais de 80%.
- Questionário Lysholm: bom a excelente.

Fisioterapia no pós-operatório de reconstrução do LCP e do canto posterolateral

Nas primeiras três a seis semanas após a reconstrução, os pacientes são mantidos com imobilizador em extensão, sem descarga de peso. O programa de fisioterapia é apresentado no QUADRO 65.4.

FISIOTERAPIA APÓS LESÃO LIGAMENTAR PERIFÉRICA (LIGAMENTO COLATERAL TIBIAL E LIGAMENTO COLATERAL FIBULAR)

O acompanhamento fisioterapêutico das lesões de grau I é sem imobilização, enquanto o das de grau II, em geral, vem associado à utilização de órtese entre 30 e 45° de flexão. São sugeridas movimentações precoces protegidas, descarga de peso com auxílio de muletas e exercícios controlados, evitando-se extremos de flexão e extensão. O programa de fisioterapia consiste em três fases: (a) controle do quadro inflamatório e álgico, recuperação de ADM e descarga de peso; (b) exercícios de alongamento e de resistência muscular, com ênfase em exercícios de CCF e (c) treinamento sensório-motor e retorno funcional às atividades diárias e esportivas. O retorno à prática esportiva é liberado quando a dor e a instabilidade são aliviadas e a recuperação da força muscular do quadríceps está em torno de 90%, em comparação com o lado oposto. Isso costuma ocorrer entre quatro e seis semanas. Nas lesões de grau III, o tratamento é controverso.

Nas lesões isoladas do ligamento colateral tibial (LCT), sem instabilidade rotatória e lesões associadas, o tratamento conservador é realizado com imobilizador em 30° de flexão do joelho, com descarga precoce de peso e auxílio de muletas,

QUADRO 65.4 → Fases da fisioterapia pós-reconstrução do LCP e do canto posterolateral

Fase I: 0 a 6 semanas

Metas
- Assegurar máxima proteção para o enxerto
- Manter a musculatura do quadríceps e dos abdutores
- Manter a mobilidade patelar
- Manter a extensão completa
- Controlar a dor e o edema

Sugestão
- Descarga de peso com muletas, sem apoio
- Órtese em extensão por 24 horas
- Crioterapia, compressão e elevação
- Eletroestimulação associada à contração ativa muscular do quadríceps
- Mobilização patelar e mobilidade ativa dos pés e do tornozelo
- Alongamento do tríceps sural e dos isquiotibiais (leve)
- Exercícios para os abdutores

Fase II: 6 a 12 semanas

Metas
- Aumentar a flexão
- Iniciar a descarga parcial de peso
- Aumentar a resistência e a força muscular
- Melhorar o controle sensório-motor
- Evitar a contração isolada ativa dos isquiotibiais

Sugestão
- Flexão completa
- Apoio total de peso até a 10ª semana
- CCA de extensão entre 0 e 60° de flexão, sem resistência
- Exercícios sensório-motoras
- Bicicleta ergométrica
- Exercícios em CCF
- Fortalecimento dos abdutores, evitando-se os adutores

Fase III: 4 a 6 meses

Metas
- Aumentar a flexão e manter a extensão completa
- Aumentar o fortalecimento do quadríceps, dos isquiotibiais e dos abdutores
- Melhorar o controle sensório-motor e o condicionamento cardiovascular

Sugestão
- Evitar contração ativa dos isquiotibiais
- Iniciar exercícios em CCA
- Iniciar exercícios em CCF, evitando flexão superior a 70°

- Iniciar exercícios ativos para os isquiotibiais, sem resistência
- Iniciar exercícios para o condicionamento, nos elípticos, no simulador de esqui, etc
- Fortalecer os abdutores
- Iniciar corrida em linha reta
- No quinto mês, iniciar fortalecimento dos isquiotibiais e exercícios pliométricos de baixa intensidade e avançar no programa sensório-motor. No sexto mês, progredir para fortalecimento e para agilidade

Fase IV: 7 a 12 meses

Metas
- Estabelecer o retorno completo às atividades

Sugestão
- Fortalecimento muscular global e ênfase nos treinamentos funcionais
- Retorno aos esportes

---

por seis a oito semanas. A seguir, recuperação de ADM, resistência e força muscular, associados ao treinamento sensório-motor, permitem bons resultados funcionais. O programa de fisioterapia é dividido em três fases: **fase I** – exercícios isométricos e recuperação de ADM passivo e ativo, associados ao tratamento por meios físicos do quadro inflamatório/álgico, quando necessário; **fase II** – dependendo da melhora do quadro sintomatológico, consiste em exercícios de resistência e força muscular, com ênfase nos exercícios em CCF, associados ao treino sensório-motor leve e melhora do padrão de marcha; **fase III** – engloba a recuperação funcional, para a recuperação da estabilidade, agilidade e força muscular.

> **DICA:** Ao iniciar os exercícios em CCA (isometria com joelho em extensão e isotonia em flexão-extensão dos músculos da coxa), é preciso tomar os devidos cuidados em relação ao braço de alavanca feito pela perna, o que pode estressar o LCT, quando em decúbito lateral direito, ou o ligamento colateral fibular (LCF), quando em decúbito lateral esquerdo, em relação ao membro inferior direito.

Nas lesões isoladas do LCF, o tratamento conservador, em geral, consiste em utilização de imobilizador com o joelho fletido a 45°. A fisioterapia atua com meios físicos, objetivando a aceleração do processo de reparação tecidual e a melhora dos sinais inflamatórios e do quadro álgico na primeira fase, progredindo da fase I para as fases II e III, conforme já descrito. O retorno à prática esportiva ocorre, em geral, entre quatro e seis semanas. Indelicato e colaboradores[45] defendem o tratamento conservador para lesão de grau III e retorno ao futebol americano em 9,2 semanas, além de preconizarem 80% da força e desempenho satisfatório nos exercícios de agilidade e sem dor ao estresse em valgo para o retorno.

Nas instabilidades uniplanares laterais, o programa de fisioterapia consiste em três etapas: (a) controle dos sinais inflamatórios e da dor, auxílio ao reparo tecidual, descarga precoce de peso e ADM segura (sem extremos); (b) exercícios de alongamento, resistência e fortalecimento muscular, enfatizando a CCF e o início do treinamento sensório-motor; e (c) treinamento sensório-motor avançado, para retorno completo às AVDs e/ou esportes.

No tratamento cirúrgico, o joelho costuma ser imobilizado com órtese removível entre 30 e 60° de flexão, por cerca de seis semanas. Pode-se realizar fisioterapia nesse período, para controlar os sinais inflamatórios/sintomatológicos e favorecer o reparo tecidual. Também pode ser realizada MPC nessa amplitude. Após esse período, a recuperação de extensão pode ser gradativa, e a descarga de peso evolui de acordo com a melhora dos sintomas de dor. O protocolo de fisioterapia depende da técnica e do tipo de enxerto utilizados, mas sempre deve respeitar os tecidos reparados, evitando movimentos que os coloquem sob estresse precoce.

Amiel e colaboradores[46] descreveram a diferença na cicatrização entre o LCT e o LCA: no nível celular, as fibras do LCT assemelham-se aos fibroblastos, enquanto, no LCA, as fibras assemelham-se à fibrocartilagem. As fibras do LCT são longas, similares às fibras de colágeno dos ligamentos. O padrão de comportamento que permite ao LCT alongar ou encurtar contrasta com o comprimento estático relativo do LCA, pois a extensibilidade deste representa metade da do LCT. A fase de remodelação do ligamento pode ocorrer até um ano ou mais após a lesão.[47] Laws e Waltnon[48] realizaram testes mecânicos do LCT com lesão de grau II tratada de forma conservadora e encontraram parâmetros normais na maior carga e rigidez após um ano. Já foi provado que o LCT retoma 50 a 70% de sua elasticidade e resistência por volta de um ano, pois, com o acúmulo de colágeno, o ligamento cicatrizado apresenta grande área de secção cruzada.[49]

Leung e colaboradores[50] estudaram o efeito do ultrassom terapêutico nas lesões agudas dos tecidos moles em ratos, através da mensuração dos níveis de prostaglandina E2 e leucotrienos B4. Como resultado, foram encontrados altos níveis de prostaglandina E2 e leucotrienos B4 em todos os subgrupos que receberam 2,3 W/cm² de intensidade no segundo dia pós-lesão. No 11º dia pós-lesão, os níveis de leucotrienos B4 diminuíram de modo significativo, e os níveis de prostaglandina E2 aumentaram de forma considerável. Portanto, a terapia com ultrassom pulsado parece estimular a inflamação da lesão ligamentar aguda.

Ng e colaboradores[51] avaliaram aplicações únicas *versus* múltiplas de *laser* (GaAlAs) na cicatrização da lesão cirúrgica do LCT em ratos: grupo 1 (n = 4), dose única (amplitude da onda: 660 nm, potência média: 8,8 mW, pulso: 10 kHz, dosagem: 31,6 J/cm²), diretamente no ligamento durante a cirurgia; grupo 2 (n = 4), nove doses aplicadas transcutaneamente em dias alternados (amplitude da onda: 660 nm, potência média: 8,8 mW, pulso: 10 kHz, dosagem: 3,5 J/cm²); grupo 3 (controle) (n = 4), uma sessão de *laser* placebo no momento da cirurgia, com o equipamento desligado; e grupo 4 (falsa lesão) (n = 4) não recebeu tratamento. Foram realizados testes biomecânicos para rigidez estrutural e força tênsil final (FTF). A resistência à carga foi executada três semanas após a lesão. Como resultado, os autores verificaram que a carga de estiramento não foi diferente entre os grupos (P = 0,18), e os níveis de rigidez nos grupos 2 (81,08 ± 11,28%) e 4 (92,66 ± 13,19%) foram bem maiores (P = 0,025) do que no grupo 3

(58,99 ± 15,91%). A FTF normalizada dos grupos 2 (81,38 ± 5,68%) e 4 (90,18 ± 8,82%) também foi consideravelmente maior (P = 0,012) do que no grupo-controle (64,49 ± 9,26%). Além disso, o grupo 1 teve maior média nos valores de rigidez e FTF do que o controle. Nenhuma diferença estatisticamente significativa foi encontrada entre os dois grupos. Conclui-se que a terapia múltipla de *laser* melhora a força e a rigidez do LCT reparado de ratos em três semanas pós-lesão. Os tratamentos associados parecem ser superiores à abordagem única quando as dosagens cumulativas são comparadas nos dois modos de aplicação.

Fung e colaboradores[52] observaram os efeitos do *laser* terapêutico na força de cicatrização do LCT em ratos. Após cirurgia, 16 receberam dose única de *laser* (ArGA) sobre o LCT seccionado por 7,5 minutos (n = 8) ou 15 minutos (n = 8), e oito serviram como controle com *laser* placebo, enquanto o grupo *laser* falso não recebeu tratamento. O LCT foi testado biomecanicamente em três ou seis semanas pós-cirurgia. Verificou-se que a FTF normalizada e a rigidez nos grupos de *laser* e *laser* falso foram maiores do que no grupo-controle (P < 0,001). A FTF dos grupos de *laser* e *laser* falso foi equivalente. Ambos melhoraram na rigidez de três a seis semanas (P < 0,001). Portanto, uma dose única de *laser* de baixa energia melhora a FTF e a rigidez de reparação do LCT em três e seis semanas pós-lesão.

Fung e colaboradores[53] observaram a morfologia ultraestrutural e a fibra de colágeno durante a cicatrização do LCT em ratos. Imediatamente após a cirurgia, oito dos LCTs seccionados foram tratados com dose única de *laser* com 63,2 J/cm², oito com dose única com 31,6 J/cm², e o restante serviu como controle, sem intervenção. Diferenças significativas (P < 0,001) foram encontradas no diâmetro das fibrilas do mesmo local anatômico e em igual período de tempo em todos os grupos. O diâmetro médio de massa dos grupos *laser* real (64,99 a 186,29 nm) e falso (64,74 a 204,34 nm) foi maior do que no grupo-controle (58,66 a 85,89 nm). As fibrilas de colágeno ocuparam 42,55 a 59,78%, 42,63 a 53,94% e 36,92 a 71,64% do total da área de secção cruzada nos grupos de *laser* real, controle e falso, respectivamente. Portanto, foi verificado que aplicações únicas de *laser* de baixa energia aumentam o tamanho da fibrila de colágeno na cicatrização do LCT em ratos.

Harfe e colaboradores[55] tentaram determinar as respostas do LCT e do LCF de joelhos humanos à aplicação de estresses externos. Foram colocados transdutores diferenciais de relutância variável para mensurar a mudança no comprimento nas fibras posteriores paralelas do LCT e do terço médio do LCF durante amplitude de flexão de 15 a 120° em adição a estresses externos. Foram feitas três séries de testes: 1) comportamento passivo dos ligamentos obtido, bem como sua resposta em 3° de rotação em varo e valgo; 2) resposta de 0 a 10° de rotação axial medial e lateral da tíbia; e 3) carga isolada e de cocontração do quadríceps e dos isquiotibiais. Observou-se que as porções fixas de ambos os ligamentos foram mais estiradas em extensão do que em flexão. O estresse da rotação em varo estira o

LCF, enquanto a rotação em valgo estira o LCT. O estiramento do LCT aumentou durante a rotação lateral e diminuiu durante a rotação medial. O LCF não exibiu resposta uniforme entre os indivíduos durante a rotação axial lateral e medial da tíbia, mas foi consistente entre os joelhos de um único cadáver. Houve alta interação entre as cargas musculares e o estiramento em ambos os ligamentos. Assim, as respostas do LCT e do LCF aos estresses dependem do ângulo de flexão do joelho, da carga muscular e, com menos extensão, das variações anatômicas dos próprios ligamentos. Sugere-se que as diretrizes para a fisioterapia dos ligamentos colaterais sejam seguidas.

Como critério para o retorno ao esporte, é preconizado que o indivíduo seja capaz de realizar saltos verticais e horizontais e apresentar bom desempenho nos testes de agilidade e em exercícios como *skipping*, salto no trampolim, prancha de equilíbrio e subida de escadas. Indelicato e colaboradores[55] preconizam o início da corrida apenas após alcançar 60% da força em relação ao lado oposto, treinos de agilidade e tiros com 80% e esportes de contato com 90%. Reider e colaboradores[56] liberam o indivíduo ao esporte se este desempenhar bem uma corrida de 1.609 m, tiros de 73 m e mudança de direção aumentando a velocidade, além de executar o programa completo sem dor e obter 90% da força normal.

FISIOTERAPIA NAS LESÕES MENISCAIS

No pós-operatório de lesão meniscal tratada com artroscopia (meniscectomia), objetiva-se diminuir o quadro inflamatório e restaurar a ADM, a resistência e a força muscular, assim como o controle sensório-motor e a função normal. A ênfase no pós-operatório imediato é reduzir o edema pós-cirúrgico (se houver), manter a ADM indolor e possibilitar a marcha sem claudicação. Muitas vezes, as muletas auxiliam a marcha confortável e sem grandes alterações biomecânicas, mas devem ser utilizadas apenas para conforto do paciente e retiradas tão logo a deambulação seja normal. O tempo de recuperação após a meniscectomia artroscópica depende das perdas que ocorreram entre o início da sintomatologia dolorosa e a cirurgia, perdas essas relacionadas ao trofismo muscular, à flexibilidade, à marcha e à coordenação sensório-motora (função). Dessa forma, o tempo sugerido no QUADRO 65.5 pode ser variável, inclusive levando-se em consideração o nível de atividade que o paciente desempenha, seja esportiva ou não.

Meniscectomias artroscópicas

Objetivos gerais:

- Diminuir o quadro inflamatório.
- Restaurar a ADM.
- Recuperar a resistência e a força muscular.
- Restaurar o controle sensório-motor.
- Recuperar a função normal (AVDs e esporte).

Sutura de menisco

Há muita controvérsia na literatura em relação às condutas a serem seguidas na fisioterapia pós-operatória de sutura de menisco. O estudo de Barber e colaboradores[57] preconiza não realizar flexão superior a 90° nas primeiras quatro semanas de pós-operatório e só liberar para o retorno ao esporte na ausência de edema/derrame e na presença de extensão e flexão completas ou, pelo menos, de 135° e boa força muscular. Tsai e colaboradores,[58] após o procedimento cirúrgico, restringiram a flexão máxima do joelho e o agachamento por três meses. Outro estudo, publicado por Steenbrugge e colaboradores,[59] comparou duas técnicas de sutura meniscal e detalhou as rotinas pós-operatórias preconizadas em ambas as técnicas. A fisioterapia consistiu de máxima proteção nas primeiras três semanas, mas com mobilidade imediata. Durante essas três semanas, somente o toque do pé na marcha foi permitido. Por três meses, foi solicitado evitar estresses máximos, mas objetivando a recuperação da amplitude completa, da resistência, da força e da flexibilidade muscular. Estava contraindicado agachar com o joelho operado e realizar corrida em linha reta ou atividades de agilidade. Após três meses, o retorno gradual para corrida de alta velocidade, a agilidade e as atividades irrestritas foram encorajados, conforme desejado e tolerado pelo paciente.

Kocabey e colaboradores[60] publicaram um estudo retrospectivo de pacientes submetidos à sutura meniscal, em que eles participaram de um programa de reabilitação com base no tamanho e no tipo da lesão meniscal. Se a lesão meniscal longitudinal anteroposterior fosse igual ou inferior a 3 cm de comprimento, a flexão de joelho era restrita de 0 a 90° durante três semanas e limitada de 0 a 125° de flexão entre três e seis semanas pós-operatórias. Se a lesão meniscal fosse superior a 3 cm de comprimento, o joelho era imobilizado com órtese bloqueada em extensão durante a descarga total de peso. A movimentação passiva de 0 a 90° de flexão do joelho em dispositivo de MPC era incentivada nas três semanas iniciais de pós-operatório. Entre três e seis semanas de pós-operatório, permitia-se flexão ativa do joelho entre 0 e 90° e, no dispositivo de MPC, flexão passiva do joelho entre 0 e 125°. Entre seis e oito semanas de acompanhamento cirúrgico, não havia restrições de movimento ativo do joelho entre 0 e 125°. Todos os pacientes com lesão meniscal longitudinal anteroposterior foram liberados para retornar aos esportes que requeriam tarefas regulares de giro e salto na 12ª semana pós-operatória.

Os pacientes que sofreram reparo de lesão meniscal complexa ou radial seguiram progressões de reabilitação semelhantes, mas com maior tempo para liberar mudança de direção e descarga de peso. Com o aumento da descarga de peso, todos os pacientes seguiram um regime de exercícios de reabilitação progressiva, que enfatizou descarga de peso multiplanar e integração da função das extremidades inferiores com o controle pélvico-lombar. Em seis semanas

QUADRO 65.5 → Fases da fisioterapia pós-meniscectomia

Pós-operatório imediato

Objetivos
- Diminuir o quadro inflamatório
- Restaurar a ADM
- Recuperar a resistência
- Restaurar o controle sensório-motor
- Recuperar a marcha

Sugestão
- Exercícios isométricos
- Exercícios ativos de pé e tornozelo
- ADM indolor
- Crioterapia, compressão e elevação
- Apoio de peso conforme a tolerância

Segunda a terceira semana

Objetivos
- Obter a ADM completa
- Intensificar força muscular (CCA/CCF)
- Melhorar o condicionamento geral
- Abordar a propriocepção
- Trabalhar a flexibilidade

Sugestão
- Exercícios isotônicos em CCA e CCF
- Treinamento aeróbio em elíptico, esteira ou bicicleta (FIGS. 65.17 e 65.18)
- Treinamento sensório-motor para AVDs e esportes (FIG. 65.19)
- Alongamento muscular

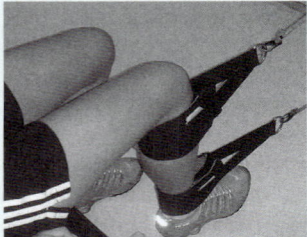

FIGURA 65.17 → Flexão resistida com faixas elásticas tracionando a perna anteriormente.

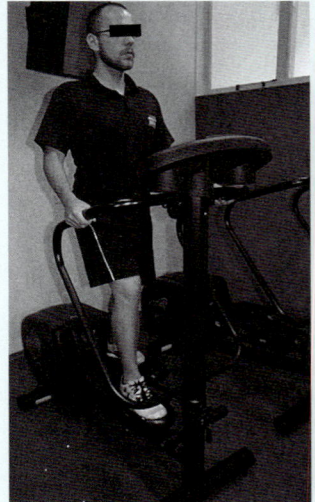

FIGURA 65.18 → Equipamento elíptico para os membros inferiores.

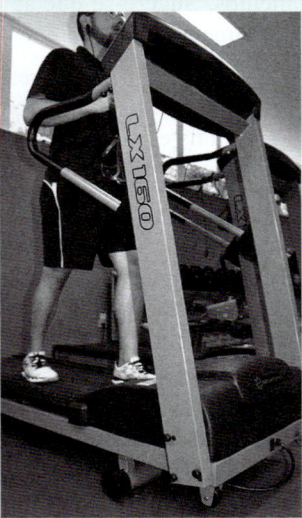

FIGURA 65.19 → Esteira.

Quarta a sexta semana

Objetivos
- Intensificar exercícios de força muscular, condicionamento aeróbio e flexibilidade
- Treinar o gesto esportivo
- Realizar avaliação isocinética e funcional

- Executar a avaliação de sintomas
- Critério para retorno às atividades normais
- Força e ADM normais
- Ausência de dor e edema

de acompanhamento cirúrgico, todos os pacientes foram liberados para fazer descarga de peso total. O QUADRO 65.6 apresenta o resumo desse programa.

Em estudo publicado por O'Shea e Shelbourne,[61] os pacientes foram instruídos a permanecer em repouso no leito por três dias. Durante esse tempo, a perna foi mantida elevada acima do nível cardíaco e um dispositivo de compressão fria foi usado continuamente para prevenir a hemartrose. Os pacientes iniciaram os exercícios para recobrar ADM até a recuperação completa três dias após a cirurgia. Após atingir ADM completa, foi permitida a descarga de peso completa, exercícios de fortalecimento do quadríceps, subida/descida de escada, bicicleta estacionária e exercícios isocinéticos. A ADM completa foi conseguida ao torno de 27 dias após o reparo meniscal.

Spindler e colaboradores[62] iniciaram a reabilitação pós-operatória de pacientes submetidos à sutura meniscal no primeiro dia pós-operatório. O programa consistia de exercícios progressivos de ADM conforme tolerado pelos pacientes e descarga de peso restrita nas primeiras cinco semanas, com retorno gradual à descarga de peso total sem suporte por volta da sexta semana pós-operatória.

Um dos poucos artigos específicos sobre reabilitação em reparo meniscal[63] está associado à reconstrução do LCA. O programa de reabilitação objetivou o retorno rápido à função completa. Não foi utilizada órtese, e o uso de muletas foi estipulado só para o conforto do paciente. Foram permitidas, de imediato, ADM completa e descarga de peso total. O mesmo programa de exercícios pós-operatório recomendado para pacientes com meniscectomia foi empregado naqueles com reparo meniscal "isolado", liberando o retorno total às atividades, inclusive esportes de giro, na presença de ADM adequada (0 a 120°) e boa força muscular com ausência de edema. Os pacientes com reconstrução do LCA foram reabilitados por meio de programa mais acelerado. Metade deles teve as muletas retiradas na primeira semana, e todos ficaram sem muletas na segunda semana após a cirurgia. A MPC foi usada durante

QUADRO 65.6 → Fases da fisioterapia pós-sutura de menisco de acordo com a extensão da lesão

	Lesão radial	Lesão complexa	> 3 cm	≤ 3 cm
Primeiras 3 semanas	Sem descarga de peso, movimentação ativa de 0 a 90° com *brace*	Descarga de peso parcial com muletas, movimentação ativa de 0 a 90° com MPC e *brace*	Descarga de peso total, movimentação ativa de 0 a 90° com MPC	Descarga de peso total, movimentação ativa de 0 a 90°
3 a 6 semanas	Descarga de peso parcial com muletas, movimentação ativa de 0 a 90° com *brace* e de 0 a 125° com MPC	Descarga de peso total, movimentação ativa de 0 a 90° e de 0 a 125° com MPC	Descarga de peso total, movimentação ativa de 0 a 90° e de 0 a 125° com MPC	Descarga de peso total, movimentação ativa de 0 a 125°
6 a 8 semanas	Descarga de peso total, movimentação ativa de 0 a 125° sem *brace*	Descarga de peso total, movimentação ativa de 0 a 125° sem *brace*	Descarga de peso total, movimentação ativa de 0 a 125° sem *brace*	Descarga de peso total, sem restrição para movimentação ativa
Retorno ao esporte	4 a 5 meses	4 meses	3 meses	3 meses

esse período até serem alcançados 115° de flexão. Órtese noturna foi empregada para incentivar a extensão completa nas primeiras duas semanas. Os exercícios na bicicleta começaram nas primeiras duas semanas, avançando para os exercícios tipo StairMaster®, mantendo sempre um regime de CCF. Foram permitidos corrida em seis a oito semanas, esportes de giro sem contato entre 10 e 12 semanas e atividade completa ilimitada em todos os esportes com órtese não articulada em torno de três a quatro meses de pós-operatório, uma vez que fossem alcançadas extensão completa e flexão de 120° e não houvesse edema.

No estudo de Barber e Click,[63] os cirurgiões enfatizaram o desenvolvimento e o refinamento de técnicas cirúrgicas e somente acompanharam o progresso dos pacientes que participaram de um programa de reabilitação pós-operatório que já era feito pela equipe. A habilidade dos indivíduos de retorno aos níveis normais de atividade após o reparo meniscal com programa de reabilitação acelerado torna esse procedimento mais atrativo tanto para os pacientes quanto para os cirurgiões e resulta em esforços redobrados para preservar o menisco lesionado. Os benefícios da preservação meniscal no joelho com reabilitação de LCA são significativos. O reparo meniscal em joelho também submetido à reabilitação de LCA não deve atrasar o programa acelerado de reabilitação, que mostrou fornecer melhores resultados. Esses dados sustentam que, por meio de um programa pós-operatório acelerado, o paciente tem retorno breve à função completa com reparo meniscal. Os critérios utilizados pelos autores para liberar a função completa incluíam resolução do edema, boa força muscular, extensão completa e flexão de 120°.

> **ATENÇÃO!** A fisioterapia pós-sutura de menisco (Quadro 65.7) depende do tipo e da zona da lesão, da técnica de fixação e da estabilidade obtida na cirurgia. As rotinas pós-operatórias variam muito e não há consenso a respeito da melhor forma de reabilitar o paciente submetido a várias técnicas de sutura em diferentes tamanhos e localizações de lesão.

QUADRO 65.7 → Fases de fisioterapia pós-sutura de menisco – objetivos e critérios para progressão

Fase inicial (1 a 4 semanas)

- Controle da dor e edema
- Manutenção do trofismo muscular
- Obtenção de ADM gradativa, extensão de joelho completa
- Recuperação da flexibilidade
- Início do controle sensório-motor
- Deambulação com muletas
- Mobilização da patela

Critérios para progressão

- Diminuição do edema e da dor
- ADM em flexão de 90°
- Extensão completa durante a marcha
- Controle muscular adequado (SLR sem a presença do sinal de *lag*)
- Controle do equilíbrio estático

Fase intermediária (4 a 12 semanas)

- Recuperação da ADM
- Melhora da flexibilidade
- Melhora da resistência, da força e da potência muscular
- Descarga de peso total
- Adequado controle sensório-motor

Critérios para mudar de fase

- ADM completa
- Ausência de edema e dor
- Força muscular de graus IV a V
- Marcha normal
- Apoio unipodal sem dor
- Caminhadas, natação e ciclismo liberados após a 10ª semana, se houver ADM completa, ausência de dor e edema e com bom controle neuromuscular.
- Permitida corrida na 12ª semana

Fase final (13 a 16 semanas)

- ADM completa
- Intensificação da resistência, da força e da potência muscular
- Retorno a atividades esportivas se houver ADM completa, ausência de dor e edema e bom controle neuromuscular
- Proibição de agachamento com peso do corpo até o sexto mês de pós-operatório

A seguir, serão abordados, com maior especificidade, a avaliação e o treinamento sensório-motor, comuns em todos os programas de fisioterapia, quer no tratamento cirúrgico, quer na abordagem preventiva. Infelizmente, pela grande quantidade de informações a ser transmitida, dados importantes a respeito da neurofisiologia foram subtraídos. Aos interessados, é sugerida a consulta a livros e artigos para complementar esse assunto.

AVALIAÇÃO SENSÓRIO-MOTORA

Antes de o paciente ser submetido à avaliação específica, é de extrema importância respeitar alguns critérios, como ausência de dor, amplitude funcional (que não limite o desenvolvimento do treino) e ausência do sinal de *lag* (controle neuromuscular do quadríceps deficitário, falta da extensão ativa completa) e de dor. Todos os pré-requisitos citados devem ser considerados antes do início de qualquer tipo de avaliação, mesmo sendo ela a mais simples, como o teste de equilíbrio unipodal. É sabido que o edema e a dor inibem os mecanorreceptores e, como consequência, a resposta muscular à perturbação, o que aumenta o risco de nova lesão.

Para avaliação mais consistente que envolva agilidade e explosão, é importante que a força muscular esteja praticamente restabelecida, com a diferença entre os membros de, no máximo, 20% no teste isocinético. Fitzgerald e colaboradores[26] preconizam, ainda, a tolerância do paciente à corrida na esteira por 15 minutos em velocidade constante como pré-requisito para iniciar os treinos de mudança de direção.

Existem vários tipos de testes para avaliar a condição sensório-motora. Alguns, já consagrados pela literatura, utilizam instrumentos; outros reproduzem os testes instrumentados de forma mais simples na questão de custos, mas com a mesma complexidade. Os testes mais utilizados são descritos a seguir.

Instrumentados

- **Plataformas de força.** Utilizadas para avaliar as forças de reação do solo durante a avaliação da estabilometria (oscilação do equilíbrio do corpo durante apoio bi ou monopodálico), durante o salto e/ou aterrissagem e também durante a aceleração e/ou desaceleração em teste de agilidade.

- **Análise bi ou tridimensional do movimento.** Ambas são úteis para análise quantitativa e qualitativa, sendo que na tridimensional é possível analisar os giros e/ou as mudanças de direção. Além disso, certos sistemas permitem a interação com as plataformas de força **(FIG. 65.20)**, o que possibilita a leitura do movimento e das forças de reação do solo durante a execução de gestos pormenorizados.

- **Sistemas de avaliação computadorizada do equilíbrio.** Existem, no mercado, alguns sistemas com plataformas instáveis e de força, ao mesmo tempo, como o EquiTest®, da Neurocom®, e outros que possuem somente a instabilidade com *feedback* visual, como o Biodex Balance System®. Ambos avaliam a capacidade do indivíduo na descarga equilibrada do peso entre os membros e a capacidade de resposta frente a um distúrbio visual ou gerado pelo solo.

- **Equipamentos para avaliação da agilidade e da coordenação.** Estão disponíveis no mercado alguns equipamentos específicos para avaliar o tempo de resposta e a coordenação. Ambos exigem tarefas de agilidade após estímulo visual, permitindo, assim, que o *software* analise a movimentação do indivíduo (tempo de reação, potência, altura do salto, distância percorrida, etc.) por meio de sensores no solo, como no Reactor® da Cybex®, ou da emissão de sinal infravermelho proveniente de cinto preso ao corpo, em que o indivíduo é o *joystick*, como o Cybex Trazer®, todos em sistema de realidade virtual.

- **Eletromiografia (EMG) de superfície.** É utilizada na investigação da ativação motora nos testes de equilíbrio estático ou dinâmico, bi ou monopodálicos, e durante o movimento (marcha, corrida, mudanças de direção ou saltos). Além disso, auxilia na determinação do tempo de reação da musculatura para perturbação específica, como o tempo de latência do reflexo dos flexores da perna após estímulo para anteriorizar a tíbia.

- **Limiar para detecção do movimento passivo.** O indivíduo é posicionado em equipamento que permita a movimentação passiva (MPC ou módulo passivo do dinamômetro isocinético). É utilizada uma posição específica para cada teste e para cada segmento. O indivíduo aperta o botão que para a máquina no momento em que percebe o movimento.

- **Reprodução de movimento passivo ou ativo.** O indivíduo é posicionado em equipamento que permita a

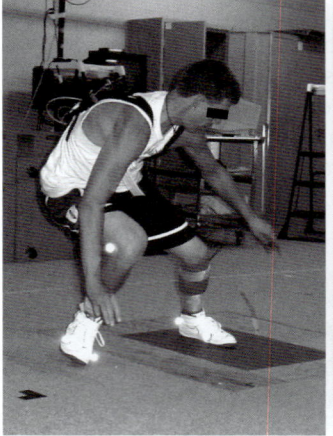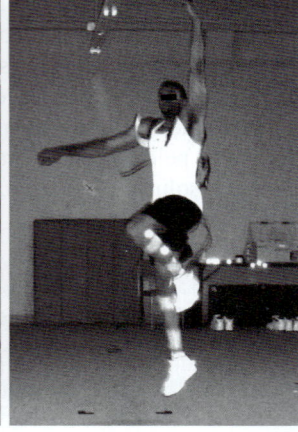

FIGURA 65.20 → Avaliações tridimensionais do movimento com auxílio de plataformas de força.

movimentação passiva, MPC, módulo passivo do dinamômetro isocinético ou flexímetro para reprodução do movimento ativo. É utilizada uma posição específica para cada teste e para cada segmento. O indivíduo aperta o botão que para a máquina no momento em que percebe estar na angulação predeterminada ou tenta reproduzir ativamente, e o avaliador verifica a angulação no flexímetro, tanto pré-teste como pós-teste.

Não instrumentados

- **Equilíbrio monopodálico (FIG. 65.21).** É avaliado o equilíbrio por tempo, em que 1 minuto é o limite para crianças e adultos e 40 segundos, para idosos (acima de 65 anos).[64] É verificada, de forma subjetiva, a oscilação do indivíduo, podendo ser utilizadas escalas de graduação, como nenhuma osilação; leve (usa estratégia de tornozelo para manter o equilíbrio); moderada (emprega estratégia de joelho para manter o equilíbrio); e grave (utiliza estratégia de quadril e tronco

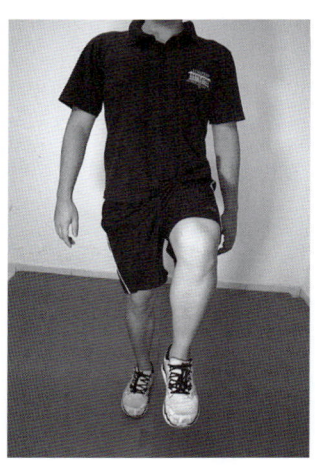

FIGURA 65.21 → Equilíbrio monopodálico com braços ao longo do corpo, joelho e quadril a 90°.

para manter o equilíbrio). O teste é feito primeiro com o membro não acometido em apoio e depois com o acometido.

- **Equilíbrio e alcance (FIG. 65.22).** O teste é iniciado atrás de uma linha. É feito o alcance anterior com uma perna até que o calcanhar toque o solo, com o peso todo na perna de apoio (membro de teste). O membro não afetado é testado primeiro. A distância é registrada da linha inicial até o calcanhar do membro da frente. A maior distância de três tentativas é registrada. São calculados 80% da distância máxima, marcando com outra fita. Durante os 30 segundos de teste, o indivíduo tenta desempenhar o maior número de alcances possíveis. Somente os alcances na marca dos 80% são registrados. O teste é feito primeiro com o membro não acometido em apoio e depois com o acometido.

- **Alcance com agachamento anteromedial (ambos os membros) (FIG. 65.23).** O indivíduo fica posicionado logo após uma linha marcada no chão. O teste é feito com apoio sobre o membro não envolvido e o outro realizando agachamento com flexão de 90° para medial (45°). É necessário que o paciente mantenha o equilíbrio e a postura ereta. A distância marcada parte da linha inicial até o calcanhar do membro do alcance. São realizadas três tentativas, e a maior distância é registrada. Calculam-se 80% da distância máxima, marcando com outra fita para realizar o teste de alcance com agachamento por tempo. Pede-se que o indivíduo complete o maior número de agachamentos possível em 30 segundos. Os agachamentos que não alcançam os 80% não são válidos, bem como o deslocamento da trajetória ou o passo extra por parte do paciente. O teste é realizado primeiro com o membro não acometido em apoio e depois com o acometido.

- **Descida de escada (ambos os membros) (FIG. 65.24).** É o teste unilateral realizado a partir de cima de uma

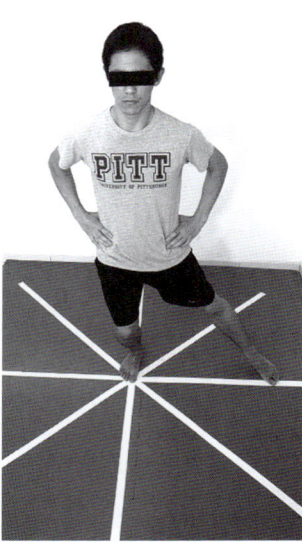

FIGURA 65.22 → Equilíbrio com alcance.

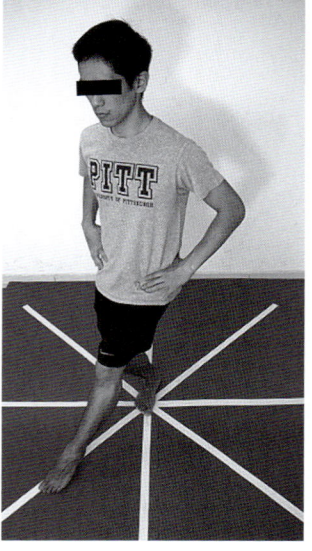

FIGURA 65.23 → Alcance com agachamento anteromedial.

plataforma (*step*). O indivíduo desce com apoio primeiro no membro não envolvido, até encostar o chão com o calcanhar, sem descarregar peso, retornando à posição inicial. É feita somente uma repetição como forma de pré-teste. O indivíduo é orientado a tentar o maior número de repetições em 30 segundos. O teste é feito primeiro com o membro não acometido em apoio e depois com o acometido. Esse é um teste também qualitativo em que o fisioterapeuta avalia a qualidade do movimento (por exemplo, valgo exagerado do joelho da perna apoiada).

- *Leg press* **monopodálico** (FIG. 65.25). O indivíduo é posicionado em equipamento de *leg press* com o peso de 50% do corpo. É iniciado com o joelho em extensão completa. Uma repetição consiste em um ciclo completo de extensão total para 90° de flexão e retorno à posição inicial. O número de agachamentos unilaterais em 30 segundos é registrado para ambos os membros. O teste é feito primeiro com o membro não acometido em apoio e depois com o acometido.

- **Agachamento bipodálico.** O indivíduo inicia o teste de pé em extensão completa dos joelhos, braços soltos e o peso distribuído simetricamente. Agacha até 90° e retorna à extensão total. Uma repetição consiste em um ciclo completo de extensão total para 90° de flexão e retorno à posição inicial. O número de agachamentos bipodálicos em 30 segundos é registrado.

- **Aceleração e desaceleração (*shuttle run*).** O indivíduo é posicionado atrás de uma linha ou de qualquer outro tipo de marcador e, ao sinal, desloca-se de frente até o outro ponto, a 5 m de distância, gira, retorna ao ponto inicial e repete sem parar, percorrendo 20 m. São feitas três repetições e é registrado o melhor tempo.

- **Deslocamento laterolateral (*side-to-side test*).** O indivíduo posiciona-se com o pé sobre a marca e, ao comando, desloca-se lateralmente de um lado ao outro, em distância de 5 m, até completar 20 m. São feitas três repetições e é registrado o melhor tempo.

- **Figura do oito (*figure of eight*).** O indivíduo sai de uma marca posicionada entre dois cones (10 m), faz uma alça, faz a outra e para no centro. São marcados três tempos e é registrado o melhor.

- **Salto vertical monopodálico (*one legged jump test*)** (FIG. 65.26). O indivíduo posiciona-se em apoio monopodálico de lado para a parede, realiza o impulso vertical e aterrissa com o mesmo membro. Pode ser realizado com o balanço dos membros superiores, e é feito o alcance no ponto mais alto com a mão do lado dominante. Normalmente, é medida a envergadura vertical (ponto mais alto alcançado na posição de pé e de lado para a parede), para que se possa chegar à altura real do salto, subtraindo-se a altura do salto pela envergadura. São realizadas três tentativas, e a maior altura é registrada. Esse registro pode ser feito com marca de giz na parede ao lado da fita métrica ou tocando algo

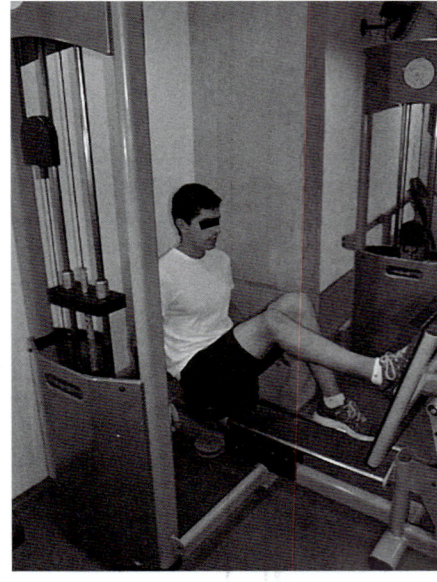

FIGURA 65.25 → *Leg press* monopodálico.

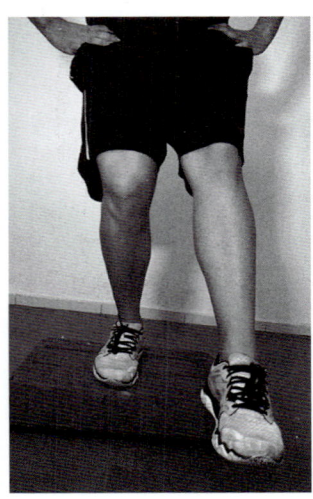

FIGURA 65.24 → Descida de escada.

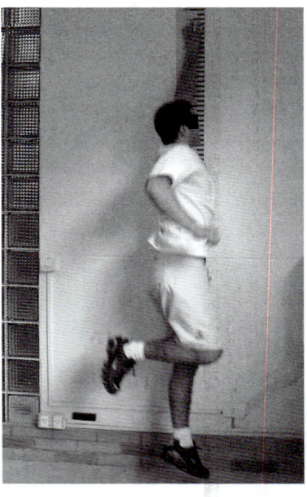

FIGURA 65.26 → Salto vertical monopodálico com alcance no ponto mais alto da fita métrica.

em que se possa deixar marca para não haver discrepâncias entre avaliações e reavaliações e, até mesmo, entre examinadores. O teste é realizado, primeiro, com o membro não acometido e, em seguida, com o acometido. Objetiva-se verificar a potência e a confiança entre os membros (qualidade do movimento).

- **Salto horizontal monopodálico.** O indivíduo posiciona-se em apoio monopodálico, realiza o impulso horizontal e aterrissa com o mesmo membro. Pode ser feito utilizando o balanço dos membros superiores e as mãos na cintura. São realizadas três tentativas, e a maior distância é registrada, medindo-se de uma ponta à outra do pé. Esse registro pode ser feito com fita métrica no chão. O teste é executado, primeiro, com o membro não acometido e, em seguida, com o acometido. Objetiva-se verificar potência e confiança entre os membros (qualidade do movimento). Se o paciente toca o chão com o outro membro imediatamente após o salto, o salto não é contabilizado. É importante ressaltar que a qualidade do movimento, sobretudo durante a aterrissagem, dita a confiança do indivíduo para executar atividades esportivas usando o membro afetado.

- **Salto horizontal cruzado monopodálico (*one legged cross-over hop test*) (FIG. 65.27).** O indivíduo posiciona-se em apoio monopodálico, realiza o impulso horizontal, desenvolve três saltos consecutivos cruzando uma linha central (medial, lateral e média) e aterrissa com o mesmo membro. É importante que seja delineada no solo uma marca que delimite a maior largura que o indivíduo pode alcançar, normalmente 20 cm para cada lado, partindo da linha central. Pode ser feito empregando o balanço dos membros superiores e as mãos na cintura. São realizadas três tentativas, e a maior distância é registrada, medindo-se de uma ponta à outra do pé. Esse registro pode ser feito com fita métrica no chão. O teste é executado, primeiro, com o membro não acometido e, em seguida, com o acometido. Objetiva verificar a potência do salto, além da confiança

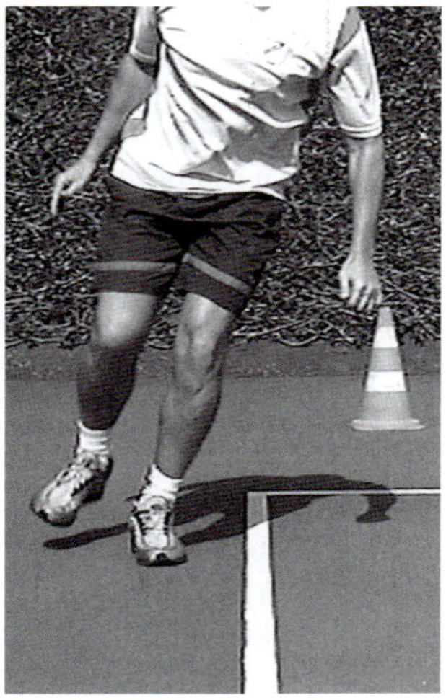

FIGURA 65.27 → Salto horizontal cruzado com uma perna para distância.

para realizar o salto cruzado, pois a inércia do movimento gera maior momento em valgo (qualidade do movimento).

- **Salto horizontal monopodálico por tempo.** É marcada a distância de 6 m. O indivíduo realiza saltos consecutivos até passar pela distância determinada. São marcados o tempo e o número de saltos durante o percurso, por três vezes, e o melhor tempo é registrado. Objetiva verificar a confiança para desenvolver velocidade com cada membro, além da agilidade.

- **Salto lateral monopodálico por tempo.** É marcada a distância de 6 m. O indivíduo realiza saltos consecutivos de lateral para medial até passar pela distância determinada. São marcados o tempo e o número de saltos durante o percurso, por três vezes, e o melhor tempo é registrado. Objetiva verificar a confiança para desenvolver velocidade lateral com estresse em valgo com cada membro, além da agilidade.

Critério de avaliação para os testes que incluem salto

O fisioterapeuta deve ficar sempre de frente para o paciente para ter condições de observar o valgo do joelho e a quantidade de flexão do quadril, joelho e dorsiflexão do tornozelo. A pontuação varia de 0 a 1. Zero significa que o paciente tem um padrão de movimento excelente. Se apresenta padrão de movimento limitado/pobre, sua pontuação é 1. Se a qualidade do movimento é ruim, tem alta probabilidade de recidiva, de acordo com dados do Comitê da Associação Médica Americana sobre os aspectos médicos do esporte. A inclusão de qualquer padrão de movimento que aumente o rico de recidiva serve para aumentar a especificidade do teste para identificar qualquer fator de risco de lesão. Assim, uma avaliação mais detalhada pode identificar a origem o erro: controle motor, força muscular ou mobilidade, para que o tratamento preventivo adequado seja prescrito.

Critério de pontuação

0 = Baixo risco, padrão de movimento excelente

- Aterrissagem sem valgo do joelho durante contato inicial.
- Aterrissagem sem valgo do joelho entre contato inicial e flexão máxima do joelho.
- Aterrissagem com mais de 30° de flexão do joelho. Flexão do joelho é superior a 30° do contato inicial a flexão máxima do joelho.
- Barulho do contato do pé no chão é mínimo durante aterrissagem.

1 = Alto risco, padrão de movimento limitado/pobre

- Aterrissagem com moderado a alto grau de valgo do joelho durante contato inicial.
- Aterrissagem com moderado a alto grau de valgo do joelho entre contato inicial e flexão máxima do joelho.

- Aterrissagem com menos de 30° de flexão do joelho.
- Flexão do joelho é < inferior a 30° do contato inicial a flexão máxima do joelho.
- Barulho alto do contato do pé no chão durante aterrissagem.

TREINAMENTO SENSÓRIO-MOTOR

Após a restauração da estabilidade mecânica, o objetivo é maximizar a estabilidade funcional e devolver ao paciente seu nível de atividade pré-lesão.[64,65] O treinamento tem demonstrado aumento na estabilização ativa do joelho em laboratório e diminuição na incidência de lesões graves do joelho.[67] Stevenson e colaboradores,[68] em revisão sistemática, encontraram moderado nível de evidência do trabalho neuromuscular na prevenção de lesão do LCA em atletas do gênero feminino. Os autores afirmam, assim como Noyes e Barber-Westin,[69] que as evidências são contaminadas por estudos de baixa qualidade metodológica, prejudicando os resultados.

Cooper e colaboradores,[70] em revisão sistemática, afirmaram existir evidência de que os exercícios proprioceptivos e de equilíbrio melhoram os resultados de indivíduos com lesão do LCA. A melhora na percepção da posição articular, na força muscular, na percepção da função do joelho e no teste de salto horizontal foi relatada após esse tipo de exercício. Nenhum efeito negativo, como aumento da lassidão anterior do joelho ou diminuição da força, foi encontrado ao comparar os programas de reabilitação tradicional, conservadores e pós-reconstrução. Porém, futuras pesquisas são necessárias para determinar se os exercícios proprioceptivos e de equilíbrio melhoram os resultados em longo prazo, como o retorno ao esporte.

Outra revisão sistemática foi realizada por Almeida e colaboradores.[71] Os autores abordaram o tratamento das lesões traumáticas do joelho por meio de treinamento de equilíbrio, proprioceptivo e neuromuscular. A conclusão foi que, embora os resultados sejam favoráveis ao treinamento neuromuscular, devido aos resultados promissores na escala subjetiva de Lysholm, ao sucesso da reabilitação e à melhora da latência do reflexo de contração dos isquiotibiais, as evidências são limitadas quanto a sua efetividade na restauração da função do joelho após lesão traumática, em função da ausência de ensaios clínicos de melhor qualidade metodológica.

> **DICA: É muito importante a avaliação pormenorizada das condições gerais do indivíduo, para que os pré-requisitos propostos inicialmente para a realização das avaliações descritas não sejam desrespeitados.**

Um ensaio clínico randomizado[72] mostrou que não existe diferença na habilidade do equilíbrio e na produção do momento articular do joelho entre os grupos que realizaram treino de equilíbrio antes ou após o treino de futebol. Houve melhora em ambos, mas a melhora foi maior no grupo submetido ao treino de equilíbrio após o futebol, em especial no membro não dominante, na maioria dos indivíduos.

Faltam informações relevantes em relação ao quanto a fadiga pode influenciar a efetividade do treinamento para melhora do equilíbrio. Porém, já está estabelecido que o treinamento específico pode melhorar a habilidade do equilíbrio.[66,72,73] Sabe-se que a diferença entre o treinamento e a força pode colaborar, em parte, para o aumento da incidência de lesões em atletas e que o equilíbrio é influenciado pela força e pelos sinais provenientes do sistema nervoso central. É por esse motivo que o fortalecimento é enfatizado antes de exercícios terapêuticos específicos para a propriocepção.

O programa sensório-motor deve incluir movimentos repetitivos e de velocidade variada, com recursos que interfiram na realização do movimento e ativem a contração muscular involuntária. Contudo, o papel da fisioterapia, com relação à reeducação proprioceptiva e ao controle neuromuscular, é ainda confuso,[65] tanto no que diz respeito ao termo mais adequado (treino proprioceptivo, neuromotor e/ou sensório-motor) quanto ao melhor tipo de equipamento ou técnica a ser utilizado na reabilitação das lesões do joelho.

Sugestão de fases a serem incluídas durante treinamento sensório-motor

Todo processo de fisioterapia por meio do treinamento sensório-motor visa fornecer o máximo de confiança ao paciente para que este retorne às AVDs e ao esporte, além de prevenir futuras lesões. A literatura sugere que todos os exercícios sejam feitos variando olhos abertos e fechados, de menos para mais estímulos externos. Em relação à sequência de exercícios, é recomendado o seguinte:

- **Fase 1**
  - *Confiança para a descarga de peso.* Mesmo de muletas e com a liberação médica para descarregar peso no membro acometido, é importante treinar o paciente com os pés juntos, depois separados, progredindo para um na frente do outro (não, necessariamente, dedo-calcanhar) em solo estável, variando a angulação dos joelhos de acordo com a tolerância do indivíduo.
  - *Marcha analítica.* Após ganhar a confiança para descarregar o peso no membro acometido, o próximo passo é reeducar a marcha por meio do treino de coordenação, em que é feita transferência de peso anteroposterior, corrigindo a resposta de carga deficitária.

- *Descarga de peso anteroposterior e laterolateral.* São movimentos mais rítmicos para ganho de confiança e ação muscular.

- **Fase 2**

  - *Equilíbrio monopodálico.* Executado em solo estável, iniciando com o membro não acometido, passando para o acometido. Deve-se variar a angulação dos joelhos de acordo com a tolerância do paciente, progredindo para olhos fechados e toque de bola **(FIG. 65.28)**, utilizando os movimentos específicos para cada esporte.

  - *Pranchas instáveis* **(FIG. 65.29)**. Deve-se iniciar com exercícios em apoio bipodal, variando a angulação do joelho de acordo com a tolerância do paciente, e progredir para olhos fechados, troca de passes com bola específica do esporte e perturbação pelo terapeuta. A progressão acontece com apoio monopodálico, evoluindo para os estímulos já descritos.

  - *Passo com agachamento (*lunges*).* Essencial para trabalhar a fase excêntrica do quadríceps e a reação dos isquiotibiais. Desenvolve a confiança e a capacidade de controle do movimento. A progressão desse exercício é feita com a caminhada e o agachamento (a cada passo, um agachamento).

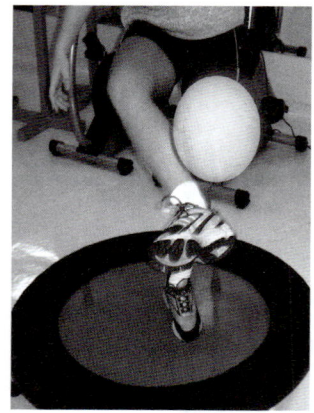

FIGURA 65.28 → Treino de equilíbrio monopodálico com perturbação (treino do gesto do esporte).

a velocidade e a capacidade de absorção do choque (pede-se maior distância na abertura das pernas).

- *Corrida lenta com ênfase no movimento excêntrico.* Esse exercício serve para a readaptação da articulação do joelho ao impacto, da musculatura do quadríceps à absorção do impacto e dos isquiotibiais à reação para estabilização, evitando anteriorização da tíbia, mas de forma moderada, para que, depois, ocorra evolução para o solo com aumento da velocidade.

> **DICA:** Os pacientes submetidos a procedimentos cirúrgicos da articulação do joelho costumam apresentar grande déficit do aparelho extensor. Como consequência, há grande dificuldade no desempenho da contração excêntrica, a qual deve ser treinada de forma funcional, de acordo com a tolerância à carga.

> **DICA:** Deve-se dar atenção à estabilização pélvica desempenhada pelo músculo glúteo médio durante a fase de apoio (Figs. 65.30 e 65.31) antes de submeter o indivíduo à corrida mais constante, para que não ocorra sobrecarga tanto articular quanto tendínea, principalmente em relação à articulação patelofemoral e ao trato iliotibial.

- **Fase 3**

  - *Preparação para corrida.* Trote estático em solo macio (minitrampolim, trampolim, colchonetes ou colchão) para evitar sobrecarga articular. Descarga de peso laterolateral e anteroposterior, aumentando

- **Fase 4**

  - *Treino de controle concêntrico-excêntrico.* São realizados saltos controlados em solo macio, como minitrampolins, trampolins, colchonetes e/ou colchão. A progressão acontece dos primeiros para

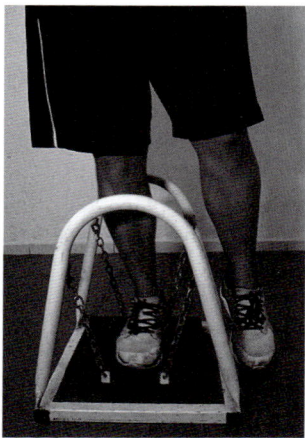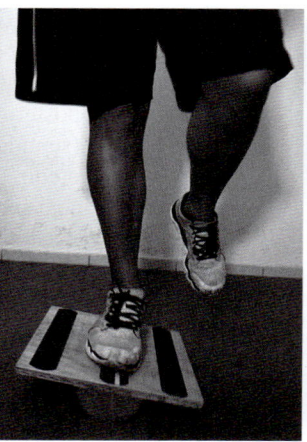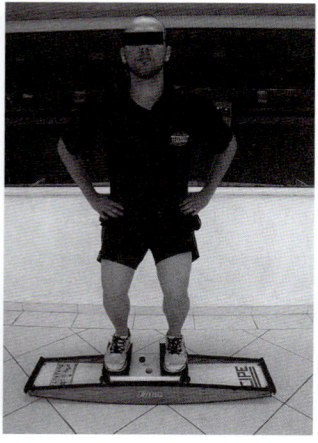

FIGURA 65.29 → Treinamento sensório-motor em pranchas instáveis.

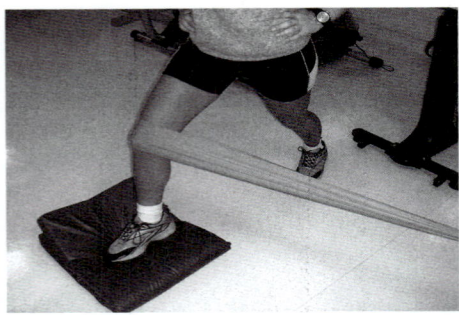

FIGURA 65.30 → Exercício funcional para abdução e rotação lateral da coxa.

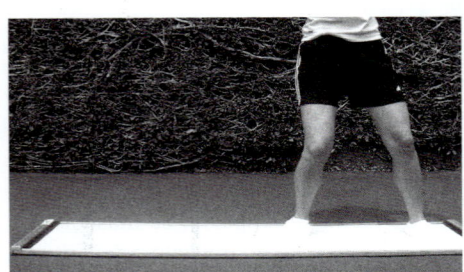

FIGURA 65.31 → Prancha deslizante (*slide board*) para estimular cocontração entre adutores e abdutores e rotadores da coxa.

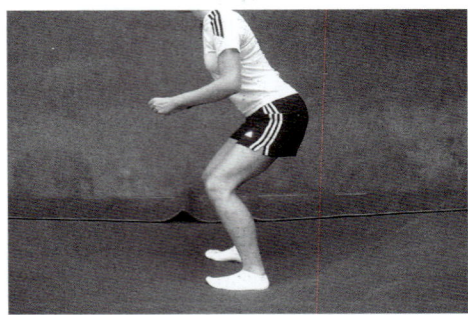

FIGURA 65.32 → Treino pliométrico precoce no trampolim acrobático.

os últimos, pois o minitrampolim e o trampolim auxiliam no impulso, o que não ocorre nos demais, mas todos auxiliam no amortecimento.

- *Saltos em solos macios.* Os saltos são feitos de forma mais elaborada e controlada, mas com maior exigência da coordenação. Podem ser feitos alternando as pernas (anteroposterior e/ou abdução--adução) e realizando saltos anteroposteriores e laterolaterais bipodálicos.

- **Fase 5**

- *Readaptação ao solo.* É importante que, primeiro, seja feito treino com exercícios na ponta dos pés, como deslocamentos laterais, carioca, *Hopserloaf* e *skipping* (elevando os joelhos e os calcanhares), para que o impacto seja dissipado no tornozelo antes de chegar ao joelho, pois o choque do calcanhar causa sobrecarga na região anterior do joelho, ainda mais se o indivíduo não apresentar força adequada e boa função excêntrica do quadríceps.

- *Treino de corrida.* Iniciar com deslocamentos anteroposteriores até que o paciente se sinta bem para realizar o choque do calcanhar e, em seguida, desenvolver a corrida, aumentando a velocidade.

> **DICA: Os exercícios pliométricos podem ser iniciados de forma precoce com a utilização de trampolins (FIG. 65.32) ou minitrampolins, para treinar com moderação o ciclo alongamento-encurtamento.**

- **Fase 6**

- *Deslocamentos com mudança de direção.* Iniciar com pequenos giros sobre o membro não afetado, como giros em 90°, tanto ao deslocar-se lateralmente quanto de frente ou de costas. A progressão desses exercícios ocorre com o aumento da velocidade e a diminuição da angulação para o giro, chegando até o giro de 180°. Uma variação interessante de ser feita é a associação dos deslocamentos, como correr de frente e mudar para o deslocamento lateral, realizando um formato de circuito, que depende do desempenho do paciente nos exercícios segmentados e da criatividade do terapeuta (**FIG. 65.33**).

- **Fase 7**

- *Treino pliométrico.* É importante salientar que a aterrissagem deve acontecer sobre o mediopé, para evitar as entorses de tornozelo, de acordo com o consenso do Congresso Mundial de Prevenção de Lesões nos Esportes (Oslo, Noruega, 2005). Além disso, é de extrema importância que o indivíduo tenha desenvolvido a biomecânica adequada no preparo do salto e na aterrissagem em relação à postura (inclinação do tronco, mantendo a curvatura lombar, a coluna estável e a flexão dos joelhos sem permitir o valgo). A evolução desse tipo de exercício acontece adquirindo-se a movimentação correta, para, depois, progredir com velocidade e altura do salto. As variações são diversas. Partindo dos apoios bipodálicos para os monopodálicos, a sequência sugerida é a seguinte: saltos verticais, anteroposteriores, laterolaterais, alternando os membros (sentido anteroposterior e com abdução-adução) e com giros (90, 180 e 360°). Outras variações podem ser realizadas associando os saltos com tiros (corridas de velocidade) e o gesto do esporte.

- *Treino do gesto esportivo.* Pode ser iniciado logo durante o período de treino do equilíbrio, mas é importante salientar que seja introduzido em todas as progressões dos exercícios, desde que o paciente tenha adquirido a função adequada antes

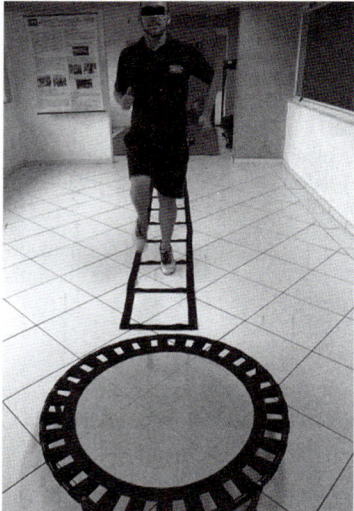

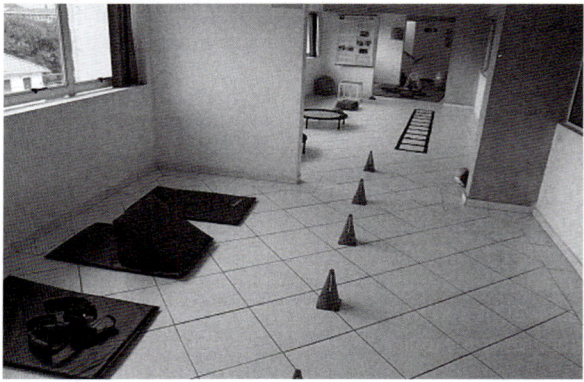

FIGURA 65.33 → Treino sensório-motor por meio de corridas com mudança de direção e utilização de circuitos.

de realizar os treinos mais segmentados. Esses exercícios representam o verdadeiro desempenho de agilidade e fazem a "sintonia fina" da restauração da confiança do indivíduo para o retorno à prática do esporte. Por isso, é essencial que o terapeuta entenda o gesto esportivo, para aplicá-lo desde o início, direcionando e motivando o indivíduo para uma fisioterapia de sucesso.

ATENÇÃO! O treino do gesto do esporte deve ser iniciado somente quando o indivíduo obtiver êxito no desempenho das funções de forma segmentada, sobretudo em relação à prevenção do valgo do joelho durante as desacelerações (força excêntrica).

Prevenção de lesões

Existem evidências encorajadoras de que os treinamentos de agilidade, coordenação e pliometria, entre outros, direcionados a um esporte específico, previnem lesões.[75] Além disso, cabe salientar a importância da ênfase no controle postural geral, visando ao maior controle pelo quadril, para permitir a movimentação mais refinada e controlada das extremidades.

Ekstrand e colaboradores[76] foram os pioneiros dos ensaios clínicos randomizados envolvendo a prevenção de lesões nos esportes. Eles relataram que o programa multifatorial de prevenção – consistindo na correção do treinamento, fazendo uso de equipamentos adequados, estabilizadores profiláticos do tornozelo, fisioterapia controlada, exclusão de jogadores com instabilidade grave do joelho, informação sobre a importância de jogo disciplinado e aumento do risco de lesões nos campos de treinamento e supervisão do time por médicos e fisioterapeutas – diminui o índice de lesões no futebol em 75%.

Heidt e colaboradores[77] desenvolveram um programa de treinamento multifatorial de sete semanas antes do início da temporada de futebol. O programa combinou condicionamento cardiovascular específico do esporte, treino pliométrico, exercícios de velocidade e agilidade e treinamento de força e flexibilidade. Houve melhor resultado em comparação ao grupo de controle, com índice de lesões e gravidade significativamente menores.

Hewett e colaboradores[67] publicaram o primeiro estudo prospectivo sobre os efeitos do treinamento neuromuscular na prevenção de lesões do joelho, que resultou na diminuição da incidência de lesões graves em uma população feminina praticante de esporte de alto risco. Ettlinger e colaboradores[78] observaram que a ocorrência de lesões do LCA no esqui na neve pode ser reduzida em mais de 60% utilizando-se um programa de treinamento padronizado antes da temporada.

Caraffa e colaboradores,[73] em um estudo prospectivo controlado de três anos, verificaram que o treinamento proprioceptivo em disco instável diminuiu o risco de lesões do LCA no futebol em 87%. Thacker e colaboradores[79] concluíram que o aquecimento, o alongamento e o uso de calçados adequados, em conjunto à mudança do calendário esportivo e o treino neuromotor associado ao treino para o esporte, podem prevenir lesões. Myklebust e colaboradores[80] concluíram que é possível prevenir lesões do LCA no handebol com treino neuromuscular específico de cinco níveis (três exercícios de equilíbrio e treinos de desaceleração/aterrissagem), com duração de 15 minutos.

A American Academy of Orthopaedic Surgeons, em recente publicação,[81] afirmou que existe evidência moderada suportando programas de treinamento neuromuscular na redução de lesões do LCA. Porém, a maioria dos estudos incluiu indivíduos adolescentes e adultos do sexo feminino que praticam esportes como futebol, basquete, vôlei e handebol. Pesquisas incluindo outros esportes de alto risco praticados por atletas do sexo masculino são necessárias para expandir o conhecimento a respeito do treinamento neuromuscular na prevenção e lesões e fazer com que os resultados sejam generalizáveis a todas as populações. É necessário investigar métodos que aperfeiçoem protocolos (p. ex., tipos de exercício), melhorar instruções aos atletas/pacientes (p. ex., *feedback* da progressão/melhora) e melhorar a adesão dos terapeutas/treinadores e pacientes/atletas as regras/protocolos do treinamento neuromuscular.

Há evidência de que a função proprioceptiva é melhorada com a utilização de órteses (*braces*).[81] Outras informações indicam que os benefícios do suporte articular são inversamente proporcionais à habilidade proprioceptiva da articulação.[82] Sitler e colaboradores[83] relataram que a utilização de órtese (*brace*) funcional profilática reduz as lesões do joelho, sobretudo as do ligamento colateral tibial, nos jogadores de defesa do futebol americano. Porém, não diminui a gravidade dessas lesões. A influência proprioceptiva de tais equipamentos durante atividades funcionais é ainda controversa, mas o efeito psicológico na utilização das órteses tem mostrado ser um fator benéfico.

Por fim, o sucesso na manutenção e na prevenção de lesões requer dados confiáveis pré e pós-intervenção em relação à afecção. A etiologia, os fatores de risco e o mecanismo exato da lesão devem ser identificados antes de iniciar a avaliação funcional ou o programa de prevenção de lesões. Além disso, a mensuração do desfecho (lesão) deve incluir uma definição padronizada da lesão e de sua gravidade, bem como um método sistemático de coleta da informação.

Referências

1. Rougraff B, Shelbourne KD, Gerth PK, Warner J. Arthroscopic and histologic analysis of human patellar tendon autografts used for anterior cruciate ligament reconstruction. Am J Sports Med. 1993;21(2):277-84.

2. Shelbourne KD, Nitz P. Accelerated rehabilitation after anterior cruciate ligament reconstruction. Am J Sports Med. 1990;18(3):292-9.

3. Rigon A, Viola R, Lonedo F. Continuous passive motion in reconstruction of the ACL. J Sports Traumatol. 1993;15:187-92.

4. Rosen MA, Jackson DW, Atwell EA. The efficacy of continuous passive motion in the rehabilitation of anterior cruciate ligament reconstructions. Am J Sports Med. 1992;20(2):122- 7.

5. Harvey LA, Brosseau L, Herbert RD. Continuous passive motion following total knee arthroplasty in people with arthritis. Cochrane Database of Systematic Reviews 2014;(2):CD004260.

6. Martimbianco AIC, Silva BNG, Carvalho APV, Silva V, Torloni MR, Peccin MS. Effectiveness and safety of cryotherapy after arthroscopic ancterior cruciate ligament reconstruction. A systematic review of the literature. Phys Ther Sport. 2014;15(4):261-8.

7. Peruzzolo P. Padrão cinemático da marcha em pacientes submetidos à reconstrução do ligamento cruzado anterior [monografia]. São Paulo: Universidade São Marco; 2006.

8. Henning CE, Lynch M A, Glick KR Jr. An in vivo strain gage study of elongation of the anterior cruciate ligament. Am J Sports Med. 1985;13(1):22-26.

9. Beynnon BD, Johnson RJ, Fleming BC, Stankewich CJ, Renström PA, Nichols CE. The strain behavior of the anterior cruciate ligament during squatting and active flexion-extension. A comparison of an open and a closed kinetic chain exercise. Am J Sports Med. 1997;25(6):823-9.

10. Glass R, Waddell J, Hoogenboom B. The effects of open versus closed kinetic chain exercises on patients with acl deficient or reconstructed knees: a systematic review. N Am J Sports Phys Ther. 2010;5(2):74-84.

11. Fukuda TY, Fingerhut D, Moreira VC, Camarini PM, Scodeller NF, Duarte A Jr, et al. Open kinetic chain exercises in a restricted range of motion after anterior cruciate ligament reconstruction: a randomized controlled clinical trial. Am J Sports Med. 2013;41(4):788-94.

12. Fleming BC, Beynnon BD, Renstrom PA, Johnson RJ, Nichols CE, Peura GD, et al. The strain behavior of the anterior cruciate ligament during stair climbing: an in vivo study. Arthroscopy. 1999;15(2):185-91.

13. Lutz GE, Palmitier RA, An KN, Chao EY. Comparison of tibiofemoral joint forces during open-kinetic-chain and closed-kinetic-chain exercises. J Bone Joint Surg Am. 1993;75(5):732-9.

14. Wilk KE, Escamilla RF, Fleisig GS, Barrentine SW, Andrews JR, Boyd ML. A comparison of tibiofemoral joint forces and electromyographic activity during open and closed kinetic chain exercises. Am J Sports Med. 1996;24(4):518-27.

15. Bynum EB, Barrack RL, Alexander AH. Open versus closed chain kinetic exercises after anterior cruciate ligament reconstruction. A prospective randomized study. Am J Sports Med. 1995;23(4):401-6.

16. Uçar M, Koca I, Eroglu M, Eroglu S, Sarp U, Arik HO, et al. Evaluation of open and closed kinetic chain exercises in rehabilitation following anterior cruciate ligament reconstruction. J PhyS Ther Sci. 2014;26(12):1875-8.

17. Mizusaki A. A efetividade da eletroestimulação muscular na reabilitação de tecidos moles do joelho: revisão sistemática e metanálise [tese]. São Paulo: Universidade Federal de São Paulo; 2006.

18. Freeman MA, Wyke B. Articular reflexes at the ankle joint: an electromyographic study of normal and abnormal influences on ankle-joint mechanoreceptors upon reflex activity in the leg muscles. Br J Surg. 1967;54(12):990-1001

19. Leach RE. Overall view of rehabilitation of the leg for running. In: Mack RP, editor. Symposium on the foot and leg in running sports. St. Louis: CV Mosby; 1982.

20. Noyes FR, Mooar PA, Matthews DS, Butler DL. The symptomatic anterior cruciate-deficient knee. Part I: the long-term functional disability in athletically active individuals. J Bone Joint Surg Am. 1983;65(2):154-62.

21. Finsterbush A, Friedman B. The effect of sensory denervation on rabbits' knee joints. A light and electron microscopic study. J Bone Joint Surg Am. 1975;57(7):949-56.

22. Grigg A, Hoffman AH, Fogarty KE. Properties of Golgi-Mazzoni afferents in cat knee joint capsule, as revealed by mechanical studies of isolated joint capsule. J Neurophysiol. 1982;47(1):31-40.

23. Brand RA. Knee ligaments: a new view. J Biomech Eng. 1986;108(2):106-10.

24. Trees AH, Howe TE, Dixon J, White L. Exercise for treating isolated anterior cruciate ligament injuries in adults. Cochrane Database of Syst Rev. 2005;(4):CD005316.

25. Beard DJ, Dodd CA, Trundle HR, Simpson AH. Proprioception enhancement for anterior cruciate ligament deficiency. A prospective randomised trial of two physiotherapy regimes. J Bone Joint Surg Br. 1994;76(4):654-9.

26. Fitzgerald GK, Axe MJ, Snyder-Mackler L. The efficacy of perturbation training in nonoperative anterior cruciate ligament rehabilitation programs for physical active individuals. Phys Ther. 2000;80(2):128-40.

27. Beard DJ, Dodd CA. Home or supervised rehabilitation following anterior cruciate ligament reconstruction: a randomized controlled trial. J Orthop Sports Phys Ther. 1998;27(2):134-43.

28. Fischer DA, Tewes DP, Boyd JL, Smith JP, Quick DC. Home based rehabilitation for anterior cruciate ligament reconstruction. Clin Orthop Relat Res. 1998;(347):194-9.

29. Hooper DM, Morrissey MC, Drechsler W, Morrissey D, King J. Open and closed kinetic chain exercises in the early period after anterior cruciate ligament reconstruction. Improvements in level walking, stair ascent, and stair descent. Am J Sports Med. 2001;29(2):167-74.

30. Tovin BJ, Wolf SL, Greenfield BH, Crouse J, Woodfin BA. Comparison of the effects of exercise in water and on land on the rehabilitation of patients with intra-articular anterior cruciate ligament reconstructions. Phys Ther. 1994;74(8):710-9.

31. Beynnon BD, Johnson RJ, Naud S, Fleming BC, Abate JA, Brattbakk B, et al. Accelerated versus nonaccelerated rehabilitation after anterior cruciate ligament reconstruction: a prospective, randomized, double-blind investigation evaluating knee joint laxity using roentgen stereophotogrammetric analysis. Am J Sports Med. 2011;39(12):2536-48.

32. Beynnon BD, Johnson RJ, Abate JA, Fleming BC, Nichols CE. Treatment of anterior cruciate ligament injuries, part I. Am J Sports Med. 2005;33(10):1579-602.

33. Isberg J, Faxén E, Brandsson S, Eriksson BI, Kärrholm J, Karlsson J. Early active extension after anterior cruciate ligament reconstruction does not result in increased laxity of the knee. Knee Surg Sports Traumatol Arthrosc. 2006; 14(11):1108-15.

34. Heijne A, Werner S. Early versus late start of open kinetic chain quadriceps exercises after ACL reconstruction with patellar tendon or hamstring grafts: a prospective randomized outcome study. Knee Surg. Sports Traumatol. Arthroscopy. 2007;15(4):402-14.

35. Christensen JC, Goldfine, West HS. The effects of early aggressive rehabilitation on outcomes after anterior cruciate ligament reconstruction using autologous hamstring tendon: a randomized clinical trial. J Sports Rehab. 2013;22(3):191-201.

36. Peccin MS, Almeida GJM, Amaro JT, Cohen M, Soares B, Atallah ÁN. Interventions for treating posterior cruciate ligament injuries of the knee in adults. Cochrane Database of Syst Rev. 2005;(2):CD002939.

37. Harner CD, Irrgang JJ. Isolated and combined PCL reconstruction post-op: rehabilitation protocol. Proceedings of the AAOS Annual Meeting; 1994; San Francisco. Rosemont: AAOS; 1994.

38. Jackson DW. Rehabilitation principles following posterior cruciate ligament reconstructive surgery. Proceedings of the AAOS Annual Meeting; 1993; San Francisco. Rosemont: AAOS; 1993.

39. Noyes FR, Barber-Westin SD. Posterior cruciate ligament allograft reconstruction with and without a ligament augmentation device. Arthroscopy. 1994;10(4):371-82.

40. Puddu G, Giombini A, Selvanetti A, editors. Rehabilitation of sports injuries: current concepts. Berlin: Springer; 2001.

41. Kim JG, Lee YS, Yang BS, Oh SJ, Yang SJ. Rehabilitation after posterior cruciate ligament reconstruction: a review of the literature and theoretical support. Arch Orthop Trauma Surg. 2013;133(12):1687-95.

42. Clancy WG Jr. Specific rehabilitation for the injured recreational runner. Instr Course Lect. 1989;38:483-6.

43. Jackson DW, Grood ES, Goldstein JD, Rosen MA, Kurzweil PR, Cummings JF, et al. A comparison of patellar tendon autograft and allograft used for anterior cruciate ligament reconstruction in the goat model. Am J Sports Med. 1993;21(2):176-85.

44. Noyes FR, Matthews DS, Mooar PA, Grood ES. The symptomatic anterior cruciate-deficient knee. Part II: the results of rehabilitation, activity modification, and counseling on functional disability. J Bone Joint Surg Am. 1983;65(2):163-74.

45. Indelicato PA, Hermansdorfer J, Huegel M. Nonoperative management of complete tears of the medial collateral ligament of the knee in intercollegiate football players. Clin Orthop Relat Res. 1990;(256):174-7.

46. Amiel D, Nagineni CN, Choi SH, Lee J. Intrinsic properties of ACL and MCL cells and their responses to growth factors. Med Sci Sports Exerc. 1995;27(6):844-51.

47. Fu FH, Harner CD, Johnson DL, Miller MD, Woo SL. Biomechanics of knee ligaments: basic concepts and clinical application. Instr Course Lect. 1994;43:137-48.

48. Laws G, Walton M. Fibroblastic healing of grade II ligament injuries: histological and mechanical studies in the sheep. J Bone Joint Surg Br. 1988;70(3):390-6.

49. Woo SL, Gomez MA, Sites TJ, Newton PO, Orlando CA, Akeson WH. The biomechanical and morphological changes in the medial collateral ligament of the rabbit after immobilization and remobilization. J Bone Joint Surg Am. 1987; 69(8):1200-11.

50. Leung, MC, Ng GY, Yip KK. Effect of ultrasound on acute inflammation of transected medial collateral ligaments. Arch Phys Med Rehabil. 2004;85(6):963-6.

51. Ng GY, Fung DT, Leung MC, Guo X. Ultrastructural comparison of medial collateral ligament repair after single or multiple applications of GaAlAs laser in rats. Lasers Surg Med. 2004;35(4):317-23.

52. Fung DT, Ng GY, Leung MC, Tay DK. Therapeutic low energy laser improves the mechanical strength of repairing medial collateral ligament. Lasers Surg Med. 2002;31(2):91-6.

53. Fung DT, Ng GY, Leung MC, Tay DK. Investigation of the collagen fibril distribution in the medial collateral ligament in a rat knee model. Connect Tissue Res. 2003;44(1):2-11.

54. Harfe DT, Chuinard CR, Espinoza LM, Thomas KA, Solomonow M. Elongation patterns of the collateral ligaments

of the human knee. Clin Biomech (Bristol, Avon). 1998; 13(3):163-75.

55. Indelicato PA, Linton RC, Huegel M. The results of fresh-frozen patellar tendon allografts for chronic anterior cruciate ligament deficiency of the knee. Am J Sports Med. 1992;20(2):118-21.

56. Reider B, Sathy MR, Talkington J, Blyznak N, Kollias S. Treatment of isolated medial collateral ligament injuries in athletes with early functional rehabilitation. A five-year follow-up study. Am J Sports Med. 1994;22(4):470-7.

57. Barber FA, Coons DA, Ruiz-Suarez M. Meniscal repair with the RapidLoc meniscal repair device. Arthroscopy. 2006;22(9):962-66.

58. Tsai AM, McAllister DR, Chow S, Young CR, Hame SL. Results of meniscal repair using a bioabsorbable screw. Arthroscopy. 2004;20(6):586-90.

59. Steenbrugge F, Verdonk R, Hürel C, Verstraete K. Arthroscopic meniscus repair: inside-out technique vs. Biofix meniscus arrow. Knee Surg Sports Traumatol Arthrosc. 2004;12(1):43-9.

60. Kocabey Y, Nyland J, Isbell WM, Caborn DN. Patient outcomes following T-Fix meniscal repair and a modifiable, progressive rehabilitation program, a retrospective study. Arch Orthop Trauma Surg. 2004;124(9):592-6.

61. O'Shea JJ, Shelbourne DK. Repair of locked bucket-handle meniscal tears in knees with chronic anterior cruciate ligament deficiency. Am J Sports Med. 2003;31(2):216-20.

62. Spindler KP, McCarty EC, Warren TA, Devin C, Connor JT. Prospective comparison of arthroscopic medial meniscal repair technique: inside-out suture versus entirely arthroscopic arrows. Am J Sports Med. 2003;31(6):929-34.

63. Barber FA, Click SD. Meniscus repair rehabilitation with concurrent anterior cruciate reconstruction. Arthroscopy. 1997;13(4):433-37.

64. Whitney SL, Poole JL, Cass SP. A review of balance instruments for older adults. Am J Occup Ther. 1998;52(8):666-71.

65. Lephart SM, Fu FH. Proprioception and neuromuscular control in joint stability. Champaign: Human Kinetics; 2000.

66. Noyes FR, Barber SD, Mangine RE. Abnormal lower limb symmetry determined by function hop tests after anterior cruciate ligament rupture. Am J Sports Med. 1991;19(5):513-8.

67. Hewett TE, Lindenfeld TN, Riccobene JV, Noyes FR. The effect of neuromuscular training on the incidence of knee injury in female athletes. A prospective study. Am J Sports Med. 1999;27(6):699-706.

68. Stevenson JH, Beattie CS, Schwartz JB, Busconi BD. Assessing the effectiveness of neuromuscular training programs in reducing the incidence of anterior cruciate ligament injuries in female athletes: a systematic review. Am J Sports Med. 2015;43(2):482-90.

69. Noyes FR, Barber-Westin SD. Neuromuscular retraining intervention programs: do they reduce noncontact anterior

cruciate ligament injury rates in adolescent female athletes? Arthroscopy. 2014;30(2):245-55.

70. Cooper RL, Taylor NF, Feller JA. A systematic review of the effect of proprioceptive and balance exercises on people with an injured or reconstructed anterior cruciate ligament. Res Sports Med. 2005;13(2):163-78.

71. Almeida GJ, Peccin MS, Cohen M, Soares BG, Atallah AN. Treinamento especifico de equilíbrio, proprioceptivo e neuromuscular apos lesões dos joelho [dissertação]. São Paulo: UNIFESP; 2005.

72. Gioftsidou A, Malliou P, Pafis G, Beneka A, Godolias G, Maganaris CN. The effects of soccer training and timing of balance training on balance ability. Eur J Appl Physiol. 2006;96(6):659-64.

73. Caraffa A, Cerulli G, Projetti M, Aisa G, Rizzo A. Prevention of anterior cruciate ligament injuries in soccer. A prospective controlled study of proprioceptive training. Knee Surg Sports Traumatol Arthrosc. 1996;4(1):19-21.

74. Wedderkopp N, Kaltoft M, Lundgaard B, Rosendahl M, Froberg K. Prevention of injuries in young female players in European team handball. A prospective intervention study. Scand J Med Sci Sports. 1999;9(1):41-7.

75. Griffin LY, Funk FJ Jr. Rehabilitation of the injured knee. 2nd ed. St. Louis: Mosby; 1984.

76. Ekstrand J, Gillquist J, Liljedahl SO. Prevention of soccer injuries: supervision by doctor and physiotherapist. Am J Sports Med. 1983;11(3):116-20.

77. Heidt RS Jr, Sweeterman LM, Carlonas RL, Traub JA, Tekulve FX. Avoidance of soccer injuries with preseason conditioning. Am J Sports Med. 2000;28(5):659-62.

78. Ettlinger CF, Johnson RJ, Shealy JE. A method to help reduce the risk of serious knee sprains incurred in alpine skiing. Am J Sports Med. 1995;23(5):531-37.

79. Thacker SB, Stroup DF, Branche CM, Gilchrist J, Goodman RA, Kelling EP. Prevention of knee injuries in sports. A systematic review of the literature. J Sports Med Phys Fitness. 2003;43(2):165-79.

80. Myklebust G, Engebretsen L, Braekken IH, Skjølberg A, Olsen OE, Bahr R. Prevention of anterior cruciate ligament injuries in female team handball players: a prospective intervention study over three seasons. Clin J Sport Med. 2003;13(2):71-8.

81. American Academy of Orthopaedic Surgeons. Clinical practice guideline on the Management of anterior cruciate ligament injuries. Rosemont: AAOS; 2014.

82. Perlau R, Frank C, Fick G. The effect of elastic bandages on human knee proprioception in the uninjured population. Am J Sports Med. 1995;23(2):251-5.

83. Sitler M, Ryan J, Hopkinson W, Wheeler J, Santomier J, Kolb R, et al. The efficacy of a prophylactic knee brace to reduce knee injuries in football. A prospective, randomized study at West Point. Am J Sports Med. 1990;18(3):310-5.

66
Fraturas dos ossos da perna na criança

Alexandre F. de Lourenço

Simone Battibugli

A tíbia é o terceiro osso longo mais fraturado na população pediátrica, ficando atrás apenas dos ossos do antebraço e do fêmur. Como característica, por conta de sua avantajada espessura cortical, a tíbia demanda força significativa para produzir a fratura. No entanto, o mecanismo associado varia com a faixa etária e será oportunamente discutido ao longo do texto.

Dos ossos da perna, a tíbia é o principal na sustentação do peso corporal, sendo 85% da carga axial transmitida distalmente ao longo desse osso. A proteção de partes moles sobre a região anterior e medial da tíbia é escassa, tornando-a suscetível a traumatismos. A fíbula é recoberta por tecido muscular em toda a sua extensão, situando-se posterolateralmente à tíbia e unida a ela pelas articulações tibiofibulares proximal e distal, bem como pela membrana interóssea, que é constituída de espesso tecido fibroso. Essa relação de proximidade determina que a fratura desviada de um dos ossos produza fratura no outro. Em fraturas desviadas da tíbia, a da fíbula concomitante é encontrada em 75 a 85% dos casos.

As fraturas dos ossos da perna em crianças podem ocorrer de forma isolada, determinadas por mecanismos de baixa energia, quedas triviais com componente rotacional do membro que é comum nos primeiros anos de vida, logo após o início da marcha independente. Podem ocorrer também associadas a politraumatismos em situações envolvendo alta energia, em que vários segmentos e sistemas podem estar acometidos. Como causas mais comuns de fratura da tíbia em crianças, podem ser citadas acidentes de trânsito, lesões esportivas e recreacionais com mecanismos torcionais e quedas.

A história e o exame clínico completo são importantes para a elucidação do mecanismo do trauma e o diagnóstico das possíveis lesões associadas locais ou *sistêmicas*. A presença dessas lesões pode alterar de modo considerável a forma de abordagem do paciente e da fratura. Da mesma forma, a anamnese e o exame físico cuidadosos são imprescindíveis na pesquisa de maus-tratos, diagnóstico que exige alto índice de suspeição e que deve ser excluído, sobretudo nos casos de fraturas da diáfise da tíbia em pacientes com menos de 3 anos.

A maioria das fraturas da tíbia em crianças pode ser tratada com adequada redução fechada e imobilização gessada. O tratamento *cirúrgico* pode ser indicado quando a fratura é irredutível, instável, exposta com lesões dos tecidos moles, ou associada a múltiplas lesões, locais e/ou sistêmicas, além de outras situações específicas que serão descritas a seguir.

DESLOCAMENTO DA EPÍFISE PROXIMAL DA TÍBIA

A separação traumática da epífise proximal da tíbia é uma lesão pouco frequente, representando menos de 3% de todas as lesões epifisárias. A epífise proximal da tíbia é bem protegida da ação de forças externas, lateralmente, pela presença da fíbula proximal e, anteriormente, pelo tubérculo tibial, que se projeta inferiormente resguardando a região. As forças em varo não são transmitidas para a região epifisária da tíbia, já que o ligamento colateral fibular se insere na fíbula (somente a porção profunda do ligamento colateral tibial se insere na região da epífise proximal da tíbia). A inserção do semimembranáceo encobre a zona fisária no canto posterolateral e garante proteção a essa região. A inserção do tendão da patela tem o núcleo de ossificação separado, protegendo a epífise de eventual lesão por avulsão. Também é importante considerar o suporte quase circunferencial acrescentado pelo anel pericondral.

O pico de incidência do deslocamento traumático da epífise proximal da tíbia ocorre entre os 12 e os 14 anos, sendo mais comum no sexo masculino. O mecanismo de lesão mais frequente é o trauma indireto, com a perna forçada em abdução ou hiperextensão e o joelho mantido em posição fixa.

A redução fechada e a estabilização com fios de Kirschner e a imobilização com aparelho gessado costumam ser os tratamentos de escolha. A redução aberta pode ter indicação excepcional quando a interposição de partes moles impede a redução fechada. No entanto, se a lesão se estende até a superfície articular, como nas Salter-Harris III e IV, a redução aberta será essencial para restabelecer a congruência da articulação. O tratamento cirúrgico está também indicado quando a artéria poplítea precisa ser reparada. Quando existem sintomas de lesão isolada do nervo fibular, a exploração cirúrgica não é recomendada. Em geral, observa-se remissão espontânea dos sintomas associados à neuropatia pós-traumática do nervo fibular.

> **DICA:** Radiografias com estresse em varo e valgo podem ser necessárias para o diagnóstico de deslocamento. No entanto, o posicionamento do membro em hiperextensão deve ser evitado em função do risco de lesão da artéria poplítea.

Entre as preocupações do ortopedista na condução dos deslocamentos epifisários da tíbia proximal, estão as lesões ligamentares e o risco de instabilidade do joelho, complicações vasculares, síndrome compartimental e distúrbios do crescimento que, potencialmente, podem causar deformidades nos planos sagital e coronal. O prognóstico das lesões da epífise proximal da tíbia tende a ser favorável na maioria dos casos. Todavia, existe preocupação especial com o deslocamento posterior da região metafisária proximal, devido ao risco de lesão aberta ou estiramento das estruturas neurovasculares da região poplítea.

FRATURAS DA EMINÊNCIA INTERCONDILAR TIBIAL

As fraturas da eminência intercondilar tibial envolvem a porção central não articular da tíbia proximal, cujo fragmento contém as espinhas tibial medial e lateral, que são separadas pelo sulco intercondilar. Essas lesões, na criança e nos adolescentes, representam a fratura-avulsão da inserção do ligamento cruzado anterior (LCA).

São lesões pouco comuns e apresentam pico de incidência entre 8 e 14 anos. As causas mais comuns são os acidentes de bicicleta e veículos motorizados, bem como quedas e traumas torcionais do membro inferior durante atividades esportivas. O mecanismo de lesão é semelhante ao da lesão do LCA no adulto, que consiste em rotação do joelho com o pé fixo ao solo, valgo e rotação externa da perna, embora também possa ocorrer por hiperflexão, hiperextensão ou rotação interna da tíbia.

No esqueleto imaturo, o estresse leva a eminência tibial incompletamente ossificada a falhar antes do ligamento, com fratura do osso esponjoso sob a placa subcondral. Muitas vezes, a fratura se estende até a área de suporte de peso na superfície articular do planalto tibial medial. Meyers e McKeever,[1] em 1959, classificaram as lesões em três tipos: não desviadas (tipo I), parcialmente desviadas ou articuladas (tipo II) e completamente desviadas (tipo III). As fraturas do tipo III foram subdivididas em relação à presença de rotação do fragmento. Tal classificação foi modificada por Zaricznyj,[2] em 1977, para incluir as fraturas cominutivas da eminência tibial (tipo IV). Essas fraturas têm uma alta incidência de lesões associadas, como lesões meniscais ou danos ao LCA. Desse modo, sua documentação através de ressonância magnética (RM) é importante para excluir outros potenciais agravos intra e ou extra-articulares. A lesão meniscal deve ser tratada no momento da fixação da fratura; já a necessidade de reconstrução LCA é rara.

Fraturas não desviadas são passíveis de tratamento não cirúrgico, que costuma consistir no uso de aparelho gessado longo com o joelho em 20° de flexão por seis semanas. Fraturas desviadas são tratadas com redução e fixação artroscópica com suturas absorvíveis, fios de Kirshner

retrógrados ou com parafusos canulados. Recentemente, a fixação com âncoras tem sido utilizada com sucesso. As suturas com fios absorvíveis são preferíveis, pois evitam a transfixação da placa fisária e procedimentos secundários para remoção do material de síntese metálica.

Uma revisão sistemática da literatura foi realizada em 2014 por Coyle e colaboradores,[3] demonstrando que a maioria dos estudos defende o tratamento não operatório das lesões do tipo I de McKeever e redução e fixação interna para os tipos II e III. Melhores resultados em longo prazo têm sido relatados com a cirurgia artroscópica em comparação à aberta. Esses autores ressaltaram também que não existe consenso entre os estudos quanto ao tipo de fixação das fraturas da eminência tibial.

> **ATENÇÃO! As principais complicações das fraturas da eminência tibial incluem rigidez articular, pseudartrose, consolidação viciosa, dor e instabilidade articular.**

A mobilização ativa precoce no pós-operatório tem mostrado redução da incidência de rigidez. A maioria dos pacientes tem excelente resultado em longo prazo, apesar de serem frequentes as queixas de instabilidade, que, em geral, são atribuídas à frouxidão do LCA pré-lesão, sendo rara a necessidade de reconstrução do ligamento.

AVULSÃO DA TUBEROSIDADE ANTERIOR DA TÍBIA

A lesão da tuberosidade anterior da tíbia está, em geral, associada a lesões do joelho em adolescentes durante o período em que a fise proximal da tíbia já está quase fechada. Esse período ocorre entre os 13 e os 16 anos. Com frequência, o mecanismo de lesão envolve a contração excêntrica do quadríceps. O exemplo clássico é essa contração que ocorre durante o suporte do peso corporal na aterrissagem de salto vertical.

Ogden e colaboradores,[4] em 1980, descreveram três tipos de fratura a partir da distância do traço em relação à extremidade distal da tuberosidade. Cada tipo se subdivide em dois subtipos, em relação à gravidade do deslocamento e à cominuição (FIG. 66.1).

As fraturas do tipo I, conforme a classificação de Ogden, ocorrem no centro de ossificação secundário, nivelado com o limite posterior da inserção do ligamento da patela; as do tipo II, no nível da junção dos centros de ossificação primário e secundário; e, nas do tipo III, a separação ocorre sob a tuberosidade, propagando-se superiormente pelo centro de ossificação primário até a articulação do joelho. A lesão do tipo III de Ogden é uma variante da separação do tipo III de Salter-Harris, análoga à fratura de Tillaux, ocorrendo quando a porção posterior da tíbia proximal está se fechando.

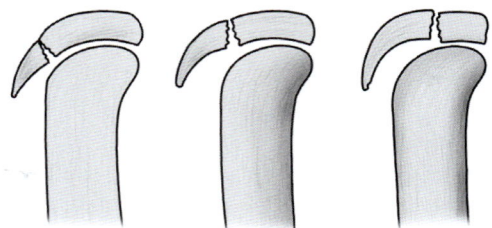

FIGURA 66.1 → Classificação de Ogden das fraturas por avulsão da tuberosidade anterior da tíbia.

O tratamento dessa lesão envolve fixação cirúrgica, já que a redução é dificilmente mantida em função da força de tração promovida pelo quadríceps. As lesões do tipo I, com pequeno desvio, podem ser tratadas com imobilização gessada. A fixação, quando necessária, é realizada com inserção de um ou dois parafusos na tuberosidade em direção à tíbia proximal. Nas fraturas do tipo III, a exploração do joelho é necessária para abordar eventual cominuição intra-articular ou lesão do menisco. Nesses casos, a redução e a fixação dos fragmentos por meio de procedimento artroscópico têm apresentado resultados promissores.

FRATURA DA METÁFISE PROXIMAL DA TÍBIA

As fraturas metafisárias proximais da tíbia constituem 11% das fraturas da tíbia na população infantil. O pico de incidência está entre os 3 e os 6 anos. As fraturas metafisárias costumam ser tratadas com redução incruenta e mantidas no aparelho gessado inguinopodálico por cerca de cinco semanas. O posicionamento do joelho em extensão (10° de flexão) no aparelho gessado, segundo alguns autores, é um fator de diminuição da ocorrência de valgismo residual pós-redução. O tratamento cirúrgico é indicado quando a redução incruenta aceitável não é possível, sendo a interposição de partes moles entre os fragmentos fraturados o principal obstáculo para a redução incruenta satisfatória.

As fraturas da metáfise proximal têm importância devido ao risco de produzir deformidade em valgo. Cozen,[5] em 1953, foi o primeiro autor a descrever a deformidade em valgo como complicação tardia de fraturas metafisárias da tíbia proximal com desvio mínimo. Desde então, vários autores reportaram a ocorrência dessa deformidade em crianças. É importante que os familiares sejam alertados, já no início do atendimento, de que a deformidade em valgo pode se instalar a despeito da melhor conduta terapêutica. Contudo, é frequente essa alteração ocorrer por falta de tratamento adequado (FIG. 66.2).

As fraturas em "galho verde" ou incompletas da tíbia proximal não devem ser menosprezadas. Elas devem ser reduzidas de forma adequada para evitar o valgismo residual dos fragmentos. A falta de redução apropriada é a provável causa mais frequente do desenvolvimento da deformidade

progressiva em valgo após a fratura dessa região. Outros fatores, além da deformidade inicial, podem estar associados ao aparecimento dessa complicação e estão relacionados a suporte do peso corporal precoce, hiperemia assimétrica, perda da tração exercida pelo periósteo medial, tração desempenhada pela fíbula e lesão tipo Salter-Harris V.

A taxa de progressão da deformidade em valgo é maior entre os 2 e os 6 anos. Essa faixa etária coincide com a idade de valgismo fisiológico dos membros inferiores. A progressão da deformidade se inicia durante o processo de consolidação da fratura e, aparentemente, é mais intensa durante o primeiro ano após a lesão. No entanto, a angulação progride alguns poucos graus até os 18 meses após a fratura. No estudo de Zionts e MacEwen,[6] a média de sobrecrescimento foi de 1 cm, o ângulo metáfise-diafisário atingiu, em média, 9,6°, e a máxima angulação foi obtida aos 12,6 meses após a lesão.

É consenso na literatura que a maioria das deformidades resolve-se de forma espontânea. O maior contingente é corrigido com remodelação proximal, e a menor porcentagem, à custa de alterações compensatórias da fise distal, produzindo deformidade em forma de "S" da tíbia. Somente em casos raros existe indicação de correção cirúrgica, que deve ser programada próximo ao final do crescimento. As osteotomias corretivas precoces têm altos índices de recorrência, provavelmente devido ao estímulo produzido pelo próprio procedimento. A conduta expectante tem sido reconhecida, na maioria dos casos, como a melhor abordagem. No estudo conduzido por Tuten e colaboradores,[7] sete pacientes foram acompanhados até a resolução da deformidade em valgo pós-traumática. A média de idade de ocorrência da lesão foi de 4 anos, a deformidade se instalou após 12 meses da lesão, e a resolução da deformidade ocorreu após 39 meses. A discrepância de comprimento após a correção foi de 9 mm, com o membro afetado mais longo do que o contralateral.

Na opinião dos autores deste capítulo, se, na adolescência, houver persistência da deformidade, a hemiepifisiodese medial pode ser bom recurso para a correção da deformidade, quando ainda existe previsão de crescimento longitudinal residual. A osteotomia varizante pode ser usada para a correção definitiva da deformidade após a maturidade esquelética. Quanto ao uso de órteses noturnas para a correção da deformidade, não existem evidências de que esse tratamento seja efetivo.

FRATURA DA DIÁFISE DA TÍBIA

Em geral, as fraturas da diáfise da tíbia causam dor significativa e edema e, às vezes, são acompanhadas de angulação da perna e rotação do pé. As fraturas diafisárias representam cerca de 40% das lesões da tíbia, e 30% delas estão associadas à fratura da fíbula.

Quando a fíbula está intacta, a tendência dos fragmentos é migrar para o posicionamento em varo. Em contrapartida, quando a fíbula está fraturada, os fragmentos se posicionam

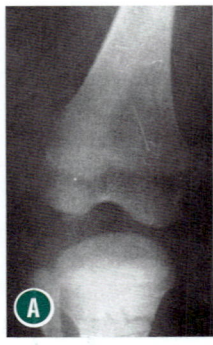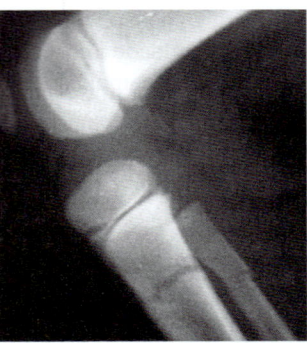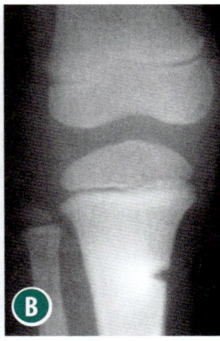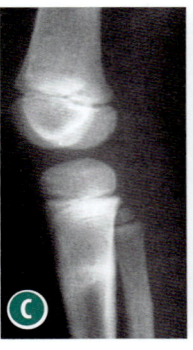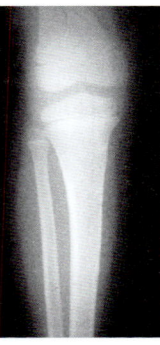

FIGURA 66.2

Ⓐ Fratura da metáfise proximal da tíbia. Ⓑ Tratamento inadequado, sem redução dos fragmentos. Ⓒ Consolidação viciosa em valgo.

em valgo. As lesões vasculares são pouco frequentes nas fraturas diafisárias. No entanto, a avaliação dos pulsos arteriais e da perfusão capilar distal do pé deve ser feita rotineiramente. O nervo fibular é o mais envolvido; portanto, seus ramos superficial e profundo devem ser testados.

Assim como as lesões neurovasculares, as ligamentares no joelho devem ser descartadas por meio de cuidadoso exame clínico. Existe associação de 25% de lesão de, pelo menos, um ligamento do joelho nas fraturas da diáfise da tíbia. Radiografias em incidência anteroposterior e de perfil tendem a ser suficientes para o diagnóstico da fratura. No entanto, as radiografias do joelho e do tornozelo ipsilateral são importantes para descartar fraturas e lesões associadas.

> **DICA: A imobilização do membro acometido em tala removível, antes do encaminhamento à radiologia, diminui a dor e os riscos de piorar a gravidade das lesões de partes moles, assim como reduz o risco de exposição dos fragmentos fraturados pela pele.**

Em sua maioria, as fraturas diafisárias da tíbia são tratadas de forma não cirúrgica por meio de redução incruenta sob analgesia no centro cirúrgico. O uso do intensificador de imagens auxilia na redução, já que as manobras podem ser acompanhadas dinamicamente e o resultado, observado de imediato. A manutenção da redução da fratura é obtida pela imobilização com aparelho gessado bem moldado.

Os parâmetros de redução aceitável para a população pediátrica são: 50% de contato entre os fragmentos, menos de 2 cm de encurtamento e menos de 5 a 10° de angulação nos planos sagital e coronal. O aparelho gessado inguinopodálico é confeccionado com o joelho em flexão entre 25 e 45°. O pé é mantido em posição neutra com o tornozelo em 90°. Na presença de deformidade em recurvato, a flexão plantar leve do tornozelo beneficia a redução adequada no perfil. A flexão do joelho proporciona melhor controle dos desvios rotacionais e previne o suporte precoce de peso.

A consolidação da fratura da diáfise da tíbia em crianças ocorre, em média, em oito a 10 semanas. O índice de não consolidação é baixo, pois tal condição dá-se em apenas 2% dos casos. O suporte parcial de peso, em geral, pode ser liberado após a segunda ou terceira semana. No adolescente, o aparelho gessado longo pode ser substituído pelo *patelar tendon bearing*, que deve ser evitado em crianças menores, para não lesar a placa de crescimento da tuberosidade anterior da tíbia.

O tratamento cirúrgico é indicado em menos de 5% das fraturas da diáfise de tíbia em crianças. Entre as indicações para a abordagem operatória, estão as fraturas expostas e as complexas sem possibilidade de redução ou de manutenção da redução, a síndrome compartimental, a lesão neurovascular e as fraturas de vários ossos. A escolha do método de osteossíntese depende da idade do paciente, do tipo de fratura, da extensão das lesões de partes moles, da presença de lesões neurovasculares e de lesões associadas, bem como da experiência do cirurgião.

Os dois métodos de fixação mais utilizados são as hastes intramedulares e os fixadores externos. A fixação das fraturas da tíbia com placa e parafusos é aplicável somente nas fraturas metafisárias, com fragmentos fraturados próximos às placas fisárias e às superfícies articulares. Os conceitos do uso de haste elástica com fixação em três pontos iniciaram na década de 1950, com a introdução da haste de Rush. Ainda hoje, tal haste é utilizada em muitas ocasiões. No entanto, o controle rotacional dos fragmentos tem se mostrado insuficiente com essa técnica. As hastes de Ender pré-tensionadas e colocadas diametralmente opostas no osso fraturado proporcionam aumento significativo da estabilidade dos fragmentos **(FIG. 66.3)**. O uso recente do titânio na composição metálica dessa haste agregou maior elasticidade à construção.

> **ATENÇÃO! A dor diminui de modo acentuado após a adequada redução e estabilização da fratura. A dor persistente deve alertar o ortopedista para possível processo isquêmico do membro, síndrome de compartimento ou compressão nervosa.**

Os fixadores externos são utilizados com mais frequência para o tratamento de fraturas mais graves, sobretudo as fraturas abertas com lesão extensa de partes moles. Essa técnica promove boa redução e estabilização dos fragmentos, propiciando adequado cuidado das lesões associadas (FIG. 66.4).

Entre as dificuldades associadas ao uso dos fixadores externos, são citadas: limitação do arco de movimento do joelho, espaço restrito de inserção dos pinos nas fraturas metafisárias dos terços proximal e distal e infecção no trajeto dos pinos. A taxa de consolidação é alta, mas os índices de consolidação viciosa e de infecção no trajeto dos pinos podem ser elevados.

FRATURA DA METÁFISE DISTAL DA TÍBIA

As fraturas da metáfise distal da tíbia em crianças com frequência envolvem a placa epifisária e constituem cerca de 10% de todas as lesões epifisárias e 5% das lesões do tornozelo. O pico de incidência ocorre entre 11 e 15 anos, em média aos 14 anos no sexo masculino e aos 12 no feminino.

Esse tipo de fratura é importante, sobretudo devido à possibilidade de causar interrupção parcial do crescimento, com consequente deformidade angular, discrepância do comprimento dos membros, incongruência articular ou uma combinação dessas complicações. As fraturas triplanares e a de Tillaux são dois tipos distintos de lesões dessa região. As fraturas triplanares são classificadas em duas e três partes. As fraturas em duas partes são do tipo IV de Salter-Harris, que ocorrem quando a porção medial da epífise distal está fechada. As fraturas em três partes são lesões em que há combinação das fraturas dos tipos II e III de Salter-Harris e ocorrem quando somente o terço médio da epífise distal está fechado.

Assim como as fraturas de Tillaux, as triplanares acometem a porção anterolateral da região epifisária da tíbia. Essas fraturas são geradas por mecanismos rotacionais e ocorrem em um período próximo ao fechamento epifisário, perto do final da adolescência. No diagnóstico diferencial das fraturas triplanares e de Tillaux, são importantes as radiografias em três incidências: anteroposterior, perfil e oblíqua. A última é importante para a melhor avaliação das fraturas minimamente desviadas, assim como a tomografia computadorizada com reconstrução tridimensional ajuda na avaliação do desvio dos fragmentos e da congruência articular. A redução pode ser facilitada com acompanhamento dinâmico por meio de uso do intensificador de imagem.

O termo "fratura de Tillaux" é um epônimo. Paul Jules Tillaux descreveu um tipo de fratura em avulsão da região lateral da tíbia em 1892, após a realização de experimentos em cadáveres. Lesão similar à região posterolateral da tíbia foi descrita por Chaput e tem sido chamada de Tillaux-Chaput.

As fraturas de Tillaux são do tipo III de Salter-Harris e envolvem avulsão da epífise anterolateral. Essa região da epífise é envolvida porque a epífise distal da tíbia se fecha da região medial para a lateral. Tal lesão ocorre após o fechamento das porções média e medial da epífise, enquanto a região lateral ainda permanece aberta. Existem, também, evidências de que o fechamento dessa epífise progride da região posterior para a anterior, deixando essa última vulnerável por mais tempo. Kleiger e Mankin[8] estudaram o fechamento epifisário e observaram que o processo de fechamento da epífise distal da tíbia dura cerca de 12 a 18 meses.

O fragmento anterolateral da tíbia é avulsionado em função da ação do ligamento tibiofibular em presença do mecanismo de rotação externa do pé em relação à perna. O ligamento tibiofibular também se mantém intacto. A fíbula é bastante maleável e, em geral, não se fratura.

A linha de fratura progride verticalmente pela da epífise e atinge o córtex lateral da tíbia. Os fragmentos

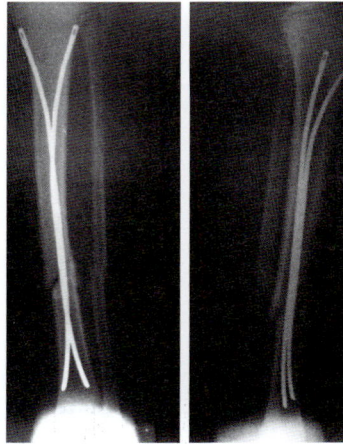

FIGURA 66.3 → Hastes intramedulares de Ender usadas no tratamento de fratura da diáfise da tíbia, a qual apresentava difícil manutenção da redução no aparelho gessado.

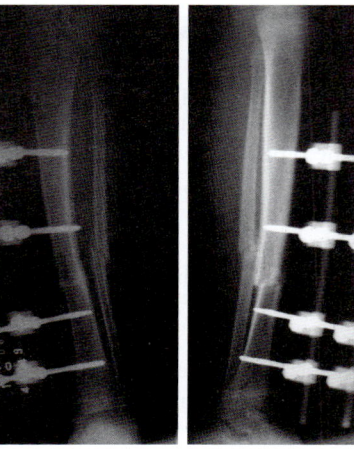

FIGURA 66.4 → Fratura exposta da tíbia tratada com fixador externo.

fraturados rodam anterior e lateralmente, e o desvio tende a ser pouco pronunciado. Quanto mais próximo à maturidade esquelética, mais lateral é a linha vertical da fratura, determinando lesão fisária do tipo III de Salter-Harris da porção lateral da epífise distal da tíbia. É raro ocorrer fratura de Tillaux em adultos, já que a região de fragilidade determinada pela epífise parcialmente fechada não está mais presente. No indivíduo com maturidade esquelética, o mecanismo de rotação externa do pé também produz lesão do ligamento tibiofibular, sendo, nesse caso, denominada lesão de Tillaux.

A tentativa de redução incruenta deve ser feita com extrema delicadeza, para não agravar a lesão à placa fisária. A fratura é reduzida com a aplicação de tração longitudinal ao pé, com o joelho flexionado a 90°, enquanto o pé e a perna são rodados medialmente. Se a redução aceitável é obtida, mantém-se o membro imobilizado em aparelho gessado longo por seis a oito semanas, com o joelho em flexão de 30 a 45°, para prevenir que o paciente suporte peso em um momento precoce.

As fraturas com desvio superior a 2 mm do tipo III e IV de Salter-Harris devem ser tratadas com redução aberta. Esse tipo de lesão produz fechamento prematuro da placa fisária, a menos que seja anatomicamente reduzida.

Diante da apresentação tardia, as fraturas envolvendo a região epifisária são conduzidas de forma mais adequada apenas com observação. É mais prudente aceitar a deformidade e não expor a placa fisária ao risco de lesão mais grave, causada por manipulação forçada ou procedimento cirúrgico. A complicação mais frequente das fraturas da região epifisária da tíbia distal é a deformidade em varo decorrente da formação de ponte óssea no aspecto medial da placa fisária. A segunda complicação mais comum é o encurtamento do membro inferior acometido.

O prognóstico de fratura da metáfise distal da tíbia tem se mostrado bom em estudos com acompanhamentos em longo prazo. A incidência de artrose é baixa mesmo nos casos de fraturas desviadas tratadas de maneira conservadora, e o uso da artroscopia para a redução das fraturas com comprometimento articular tem se mostrado muito promissor. Essas fraturas ocorrem, de forma característica, no final da adolescência; portanto, há pequeno crescimento residual para a remodelação, mas, em compensação, a maturidade esquelética impede o desenvolvimento de deformidade grave na vigência de eventual lesão fisária.

FRATURA DA TÍBIA NA PRIMEIRA INFÂNCIA

Essa fratura é típica da criança que está aprendendo a andar. Foi descrita, inicialmente, por Dunbar e colaboradores,[9] em 1964, como fratura da tíbia distal em espiral, não desviada e pouco evidente nas radiografias. Costuma ser observada em crianças entre 9 meses e 3 anos. A causa é

um mecanismo de rotação externa do pé em relação à perna. A criança é levada ao ortopedista por início súbito de claudicação e recusa de sustentar o peso sobre o membro acometido. A família pode relatar história de traumatismo mínimo ou nenhum traumatismo.

O médico assistente deve fazer um cuidadoso exame clínico dos membros inferiores e obter as radiografias que julgar pertinentes para a condução do caso. A suspeita do diagnóstico de fratura da metáfise distal da tíbia, nessa faixa etária, é importante, porque, com frequência, a fratura sem desvio não é evidente nas radiografias de rotina nas posições anteroposterior e perfil da perna. É a incidência em rotação interna da perna, guiada pela suspeita de fratura, que vai, com maior probabilidade, revelá-la.

Existem casos em que o diagnóstico da fratura metafisária da tíbia distal na primeira infância é feito somente durante o acompanhamento, quando a neoformação óssea subperiosteal é evidenciada nas radiografias **(FIG. 66.5)**[5]. O tratamento deve ser feito com imobilização em aparelho gessado longo por três a quatro semanas. Se a apresentação for tardia, já com sinais radiográficos de consolidação, o tratamento pode apenas ser dirigido para a amenização dos sintomas, com o uso de medicamento analgésico e repouso relativo. A imobilização do membro pode ser desnecessária nessa fase.

FRATURAS POR ESTRESSE DA TÍBIA EM CRIANÇAS

Da mesma forma que nos adultos, a tíbia é o local de ocorrência frequente de fratura por estresse em crianças. Na população pediátrica, é mais comum que essas lesões ocorram na região proximal da tíbia, enquanto, nos adultos, o sítio mais comum é a junção dos terços médio e distal desse osso.

Fraturas por estresse costumam resultar de lesões repetitivas ao membro que excedem a capacidade de reparo do tecido ósseo. São resultado de forças anormais aplicadas

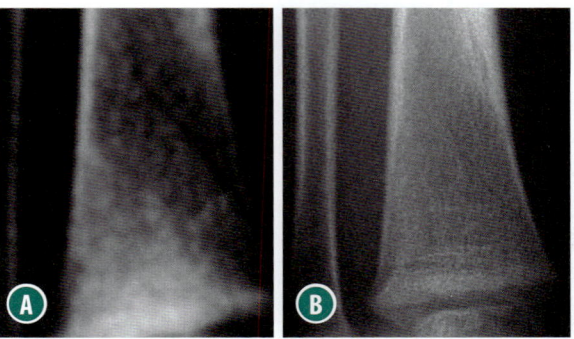

FIGURA 66.5
Ⓐ Fratura espiral em criança de 2 anos.
Ⓑ O espessamento cortical pela consolidação pode ser a única indicação da fratura após duas a três semanas.

ao osso normal, ao contrário das fraturas patológicas, que surgem de forças pouco intensas aplicadas ao osso doente.

Assim como ocorrem em crianças altamente treinadas, as fraturas por estresse também acometem crianças submetidas a esforço intenso de forma ocasional. São relacionadas a atividades como marcha, corrida e saltos.

> **DICA: As fraturas da tíbia distal na primeira infância não costumam ser indicativas de maus-tratos. Já nas fraturas da diáfise da tíbia dessa população, tal situação deve sempre ser considerada.**

A incidência das fraturas por estresse na população pediátrica aumentou muito com a introdução da prática competitiva de modalidades esportivas por crianças cada vez mais jovens. Antes da prática organizada de atividades esportivas por crianças, a incidência de fraturas por estresse nessa população era rara. A incidência relativa de tal lesão tem tendência a aumentar com a idade, cerca de 10% das lesões ocorrem antes dos 15 anos; 30%, entre os 16 e os 19 anos; e 60%, após os 20 anos. Muitas vezes, o diagnóstico de fraturas por estresse depende de imagens de cintilografia ou RM (**FIG. 66.6**)[6].

Várias teorias foram propostas para explicar a fisiopatologia das fraturas por estresse. A mais clássica utiliza a lei de Wolff para esclarecer que o aumento no volume e/ou a intensidade do estresse mecânico podem sobrepujar a capacidade de reparo do osso submetido ao estresse. Outra teoria relaciona a fadiga muscular causada pelo exercício à mudança do padrão dos movimentos, alterando a distribuição das forças que passam a se concentrar em pontos focais do osso, determinando a fratura. A terceira teoria é que a carga mecânica repetitiva causa aumento da atividade muscular, ocasionando a concentração das forças na origem e na inserção dos músculos.

O tratamento das fraturas da tíbia por estresse envolve medidas de alívio dos sintomas, como aplicação de gelo, uso de analgésicos e anti-inflamatórios e repouso da extremidade acometida até que não haja dor. O retorno à prática da modalidade original deve ser gradual e bem orientado. A substituição temporária da atividade que desencadeou a lesão por atividades sem o suporte do peso corporal, em geral exercícios na água, bem como a introdução de exercícios de alongamento das estruturas musculotendíneas e de aquecimento antes do início das atividades específicas, é importante para o tratamento e a prevenção de novas lesões.

FRATURAS PATOLÓGICAS DA TÍBIA EM CRIANÇAS

As fraturas patológicas da tíbia em crianças são pouco frequentes e costumam ser secundárias a processos metastáticos ou neoplasias primárias, osteomalacia e osteomielite. Ocorrem associadas a doenças ósseas causadas por distúrbios metabólicos. Assim, as fraturas patológicas podem decorrer de traumatismos mínimos, pois acometem um segmento ósseo com a estrutura comprometida, devido à ação de processos patológicos sistêmicos ou localizados.

As lesões tumorais primárias que acometem o tecido ósseo podem ter características benignas ou malignas. Como lesões benignas, citam-se cisto ósseo unicameral, cisto ósseo aneurismático, fibroma não ossificado e granuloma eosinofílico. O sarcoma osteogênico é um dos exemplos de lesão maligna primária que pode acometer a tíbia na infância.

O tratamento das fraturas patológicas da tíbia depende das características da fratura e do tipo da patologia subjacente. Muitas vezes, são necessários exames laboratoriais e de imagens e biópsia da lesão para determinar o tratamento adequado.

FRATURAS EXPOSTAS DA TÍBIA EM CRIANÇAS

É comum as fraturas expostas da tíbia em crianças terem melhor prognóstico, em especial nas crianças com menos de 12 anos. A maior atividade do periósteo parece ser em grande parte responsável pela menor necessidade de instrumentação estável e menores índices de retardo de consolidação ou não consolidação.

A abordagem inicial na população pediátrica segue os princípios gerais de tratamento das fraturas expostas, que inclui a administração precoce de antibióticos, limpeza e debridamento cirúrgico. A consideração das condições sistêmicas do paciente e as condições locais do membro acometido são imprescindíveis. É importante a estabilização precoce da fratura e, em alguns casos, a fixação cirúrgica provisória ou definitiva pode ser necessária.

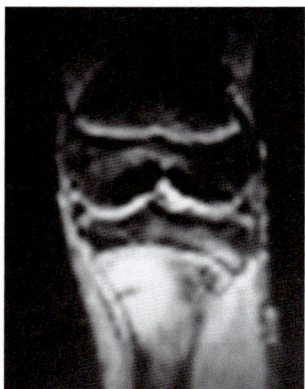

FIGURA 66.6 → RM mostrando edema ósseo e reação periosteal associados a fratura por estresse.

Baldwin e colaboradores,[10] em 2008, realizaram uma revisão sistemática (1980 a 2008) da literatura com o objetivo de verificar o método de escolha para o tratamento das fraturas expostas da tíbia em crianças, tempo de consolidação e risco de infecção em relação à gravidade da lesão pela classificação de Gustilo. Esse estudo verificou que não houve alteração expressiva nos padrões de tratamento das fraturas Gustilo tipos I e III, contudo, as fraturas tipo II têm sido recentemente submetidas com maior frequência ao tratamento não operatório. As fraturas do tipo III apresentaram 3,5 e 2,3 vezes maior probabilidade de infecção do que fraturas dos tipos I e II, respectivamente. Fraturas tipos I e II não apresentaram diferença significativa em relação ao risco de infecção. O tempo médio de consolidação variou de forma significativa entre os tipos I e II (11,6 e 13,5 semanas, respectivamente), bem como entre os três subtipos, IIIa, IIIb e IIIc (17,7, 27,6 e 33,7 semanas, respectivamente).

Em relação aos métodos de fixação, o uso de fixadores externos é bastante difundido por ser relativamente simples e com a vantagem de manter a redução e a estabilidade da fratura, propiciando fácil acesso para o cuidado das lesões de partes moles. Contudo, estão associados com algumas complicações, como infecção do tracto pino e cicatriz na entrada dos pinos.

Hastes intramedulares flexíveis têm sido utilizadas desde os anos 1980 no tratamento das fraturas do fêmur e da tíbia na população pediátrica. Mobilização e reabilitação pós-operatória precoce, hospitalização de curto prazo e seu baixo custo são considerados como vantagens das hastes flexíveis. A segurança e efetividade desse método também têm sido demonstradas. De acordo com o estudo de Pandya e colaboradores[11] realizado em 2012, a fixação imediata de fraturas expostas da tíbia com hastes intramedulares é segura com o mínimo risco de complicações infecciosas. Contudo, conforme esses autores, deve-se esperar por tempo de consolidação mais prolongado, em particular nas fraturas Gustilo tipo II ou III.

COMPLICAÇÕES

A complicação mais temerária da fratura da tíbia é a síndrome compartimental. No atendimento do paciente com fratura da tíbia, a palpação dos compartimentos da perna – anterior, lateral e posterior – é fundamental, bem como cuidadoso exame neurovascular, incluindo a palpação dos pulsos arteriais distais.

O diagnóstico da síndrome compartimental é essencialmente clínico na criança alerta e orientada. No entanto, em paciente com estado mental alterado, a mensuração da pressão intracompartimental deve ser obtida. Se a pressão em determinado compartimento está acima de 30 mmHg ou com diferença inferior a 30 mmHg da pressão arterial sistêmica diastólica, está indicada a realização de fasciotomia dos quatro compartimentos da perna. De qualquer modo, a criança deve ser admitida para observação por um dia após redução incruenta e confecção do aparelho gessado, mesmo quando não se evidenciam os sinais e/ou sintomas da síndrome.

> **DICA:** Muitas vezes, o processo tumoral ósseo é diagnosticado quando os sintomas produzidos por eventual fratura levam o paciente ao atendimento médico.

A remodelação das deformidades angulares nos ossos da perna é menos relevante do que a que ocorre nas fraturas do fêmur e dos ossos do antebraço em crianças. A remodelação dessas fraturas varia conforme a direção da angulação, ou seja, as deformidades em valgo, em geral determinadas pelas fraturas dos dois ossos da perna, evoluem com angulação residual, e as deformidades em dois planos têm pior prognóstico de remodelação. Assim, como já discutido, desvios maiores de 5 a 10° de angulação nos planos sagital e coronal devem ser evitados, e especial atenção deve ser dirigida à redução das fraturas da metáfise proximal da tíbia, as quais apresentam tendência a produzir deformidade em valgo.

Durante o tratamento das fraturas dos ossos da perna, as deformidades rotacionais não devem ser aceitas, pois não serão corrigidas durante a evolução dessas fraturas. A redução acurada dos fragmentos para evitar a rotação interna ou externa do pé em relação à perna deve ser sempre objetivada. O retardo de consolidação ou a não consolidação das fraturas dos ossos da perna em crianças estão, em geral, associados aos traumas de alta energia, com perda de segmento ósseo, à evolução com o desenvolvimento de osteomielite e às fraturas patológicas. O tratamento cirúrgico com extensa desvitalização dos fragmentos ou a técnica de osteossíntese empregada de modo inadequado também podem ser causa dessas complicações.

A discrepância de comprimento dos membros inferiores é determinada pela ocorrência de sobrecrescimento ou pelo fechamento completo das fises proximal e/ou distal da tíbia. O sobrecrescimento não é um fenômeno tão esperado em decorrência das fraturas dos ossos da perna como acontece nas fraturas do fêmur. Ele ocorre com mais frequência nas fraturas cominutivas da tíbia, bem como após redução cirúrgica e fixação com haste intramedular. O fechamento precoce das fises da tíbia como complicação pós-fratura costuma ser incompleto e causar desenvolvimento de deformidades angulares no joelho ou no tornozelo.

As lesões vasculares são pouco frequentes, mas podem ter péssimas consequências se não forem diagnosticadas de imediato. A artéria poplítea pode ser lesada nos deslocamentos da epífise proximal da tíbia, quando o membro é manipulado em hiperextensão, atingida pelo fragmento metafisário proximal da tíbia. A artéria tibial anterior pode ser acometida por traumatismos diretos à região metafisária proximal da tíbia ou fragmentos ósseos na fratura da diáfise proximal da tíbia, pois é nessa região que a artéria atravessa a membrana interóssea para atingir o compartimento anterior da perna. Outro mecanismo que produz lesão da artéria tibial anterior é o deslocamento do fragmento distal para posterior nas fraturas distais da tíbia.

As lesões nervosas associadas a fraturas dos ossos da perna em crianças também não são frequentes, mas, quando ocorrem, acometem o nervo fibular e seus ramos superficial e profundo. A lesão do nervo fibular está associada às fraturas da fíbula proximal, podendo resultar da pressão exercida pelo aparelho gessado ou acontecer durante o tratamento cirúrgico. O paciente apresenta "pé caído" devido à impossibilidade de dorsifletir e everter o pé, além de hipoestesia da região dorsal do pé. Em geral, tais lesões evoluem de forma satisfatória, sem necessidade de exploração cirúrgica.

Referências

1. Meyers MH, McKeever FM. Fracture of the intercondylar eminence of the tibia. J Bone Joint Surg Am. 1959;41(2):209-22.

2. Zaricznyj B. Avulsion fracture of the tibial eminence: treatment by open reduction and pinning. J Bone Joint Surg Am. 1977;59(8):1111-4.

3. Coyle C, Jagernauth S, Ramachandran M. Tibial eminence fractures in the paediatric population: a systematic review. J Child Orthop. 2014;8(2):149-59.

4. Ogden JA, Tross RB, Murphy MJ. Fractures of the tibial tuberosity in adolescents. J Bone Joint Surg Am. 1980;62(2):205-15.

5. Cozen L. Fracture of proximal portion of tibia in children followed by valgus deformity. Surg Gynecol Obstet. 1953;97(2):183-8.

6. Zionts LE, MacEwen GD. Spontaneous improvement of posttraumatic tibia valga. J Bone Joint Surg Am. 1986; 68(5):680-7.

7. Tuten HR, Keeler KA, Gabos PG, Zionts LE, MacKenzie WG. Posttraumatic tibia valga in children: a long-term follow-up note. J. Bone Joint Surg. Am. 1999;81(6):799-810.

8. Kleiger B, Mankin HJ. Fracture of the lateral portion of the distal tibial epiphysis. J Bone Joint Surg Am. 1964;46:25-32.

9. Dunbar JS, Owen HF, Nogrady MB, McLeese R. Obscure tibial fracture of infants. the toddler's fracture. J Can Assoc Radiol. 1964;15:136-44.

10. Baldwin KD, Babatunde OM, Russell Huffman G, Hosalkar HS. Open fractures of the tibia in the pediatric population: a systematic review. J Child Orthop. 2009;3(3):199-208.

11. Pandya NK, Edmonds EW. Immediate intramedullary flexible nailing of open pediatric tibial shaft fractures. J Pediatr Orthop. 2012;32(8):770-6.

67
Fraturas dos ossos da perna no adulto

Marcio Carpi Malta
Luis Marcelo Malta

A tíbia é o osso longo que mais sofre fraturas. Além disso, a posição subcutânea na face anteromedial da perna torna o osso também muito vulnerável à exposição do foco de fratura. Em condições normais, a tíbia é constituída de osso cortical denso, estruturado para suporte de peso e recoberto por músculos nas suas faces anterolateral e posterior. A fíbula, que participa de modo ativo da articulação do tornozelo, está intimamente ligada à tíbia pela membrana interóssea, tornando-se um importante elemento de estabilidade nas fraturas dos ossos da perna.

O tratamento das fraturas da tíbia continua sendo um aspecto importante da traumatologia, não só pela alta frequência com que ocorrem, mas também pelas múltiplas possibilidades terapêuticas existentes. Tem havido, nos últimos anos, um aumento considerável das fraturas da tíbia, cuja causa é o traumatismo de alta energia, que, por serem mais graves, exigem tratamentos cada vez mais elaborados. Neste capítulo, serão apresentadas considerações sobre os principais tópicos referentes às fraturas da diáfise da tíbia.

MECANISMOS DE LESÃO

A diáfise da tíbia fratura-se por trauma direto sobre a perna ou indireto, por força de torção a ela transmitida, estando o pé fixo no solo. As lesões por trauma direto são frequentes nos acidentes de trânsito, nos atropelamentos e nas agressões por arma de fogo. Devido à grande energia cinética do trauma, são comuns os desvios iniciais graves e as lesões de partes moles, que, não raro, determinam a exposição do foco. O traço da fratura costuma ser transverso ou cominutivo. As fraturas por trauma indireto são mais comuns nas quedas e nos traumatismos durante a prática de esportes, tendendo a apresentar traços oblíquos ou espiroides. Como, nesses casos, a energia do trauma é menor, os desvios são menos acentuados e as lesões de partes moles são mais brandas, sendo rara a exposição do foco.

QUADRO CLÍNICO

As fraturas da diáfise da tíbia apresentam como sintoma mais evidente a dor intensa que impede a deambulação.

Na topografia do foco da fratura, observa-se aumento de volume, e pode haver alteração do alinhamento do membro. A situação subcutânea da face anteromedial da tíbia torna a inspeção clínica muito fácil. Ao exame direto, encontram-se crepitação e mobilidade em graus variados.

Nas fraturas causadas por trauma de alta energia, a instabilidade é mais evidente em razão da maior lesão de partes moles adjacentes ao foco. É de fundamental importância a correta avaliação das condições de partes moles, pois isso tem impacto decisivo na escolha do tratamento. Oestern e Tscherne[1] graduaram as lesões de partes moles e elaboraram uma classificação que orienta essa avaliação. Há, também, fraturas da tíbia com fíbula íntegra, nas quais o desvio e a instabilidade são menores.

> **ATENÇÃO!** O exame detalhado das condições circulatórias e neurológicas do membro comprometido, é parte fundamental da avaliação clínica inicial.

Na avaliação clínica inicial, é fundamental o exame detalhado das condições circulatórias e neurológicas do membro comprometido. A eventual presença de lesão neurológica e/ou vascular tem importância essencial nas decisões terapêuticas. Além disso e em especial nas fraturas causadas por trauma de alta energia, é indispensável a avaliação do paciente como um todo, uma vez que não são raras as associações com lesões de outros órgãos ou sistemas.

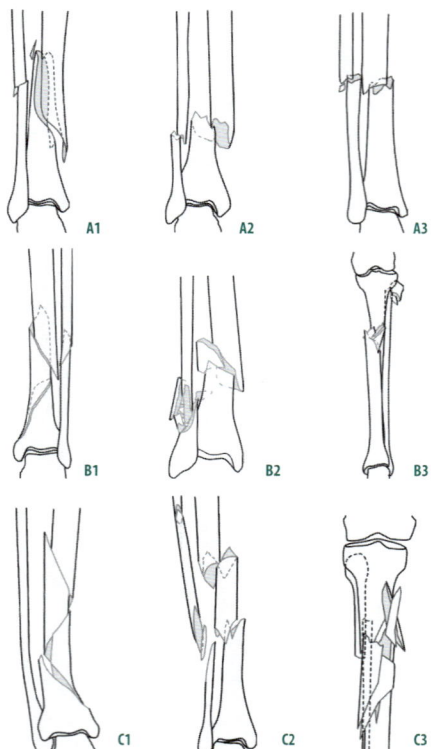

FIGURA 67.1 →
Classificação AO.

CLASSIFICAÇÃO

Ao classificar as fraturas, são três os objetivos principais: entender melhor as suas particularidades, traçar estratégia de tratamento e antecipar o seu prognóstico. Na atualidade, a classificação alfanumérica proposta pelo grupo AO é a mais difundida e utilizada na prática ortopédica. Para as fraturas da diáfise da tíbia, a **FIGURA 67.1** representa essa classificação.

TRATAMENTO

Considerações gerais

Nicoll,[2] em um estudo envolvendo 705 pacientes, concluiu que o prognóstico das fraturas da tíbia está relacionado com "a personalidade da fratura". Portanto, torna-se importante definir quais são os fatores que determinam tal "personalidade". Segundo esse autor, os fatores prognósticos de maior relevância no tratamento das fraturas diafisárias da tíbia são o grau do desvio inicial, a gravidade da cominuição e a lesão de partes moles. O denominador comum a esses fatores é a energia do trauma, que mantém com eles relação diretamente proporcional. Na série de Nicoll, 674 pacientes foram tratados de forma incruenta com imobilização gessada. O tempo de consolidação foi de 16 semanas, com variação de quatro semanas para mais ou para menos, tempo que é diretamente relacionado à "personalidade" da fratura.

Outros autores[3,4] publicaram séries de pacientes que, assim como a de Nicoll,[2] sustentam que as fraturas causadas por trauma de baixa energia e com pouco desvio inicial são passíveis de tratamento não cirúrgico, com alto índice de consolidação. Sendo assim, o problema fundamental é definir quais fraturas são, de fato, beneficiadas pelo tratamento cirúrgico.

Em um dos poucos estudos de longo prazo, com o objetivo de avaliar as eventuais consequências dos desvios angulares sobre as articulações do joelho ou do tornozelo, Merchant e Dietz[5] não encontraram alterações degenerativas pós-traumáticas nas referidas articulações após 20 anos da fratura da tíbia, qualquer que fosse o grau do desvio angular existente. Na verdade, não se sabe o quanto de desvio angular é capaz de promover o aparecimento de alterações degenerativas pós-traumáticas. Contudo, fatores como encurtamento, aparência do membro e possibilidade de atraso na consolidação ou pseudartrose também devem ser levados em consideração na decisão do tratamento. Além disso, vale a pena lembrar que, hoje, a maioria dos pacientes é menos tolerante em relação à incapacidade temporária e ao consequente custo econômico e social determinados pelos métodos incruentos de tratamento. Nesse sentido, a maioria dos autores considera que angulação maior do que 5° em valgo e encurtamento maior do que 1 cm não devem ser aceitos. Não há tolerância para

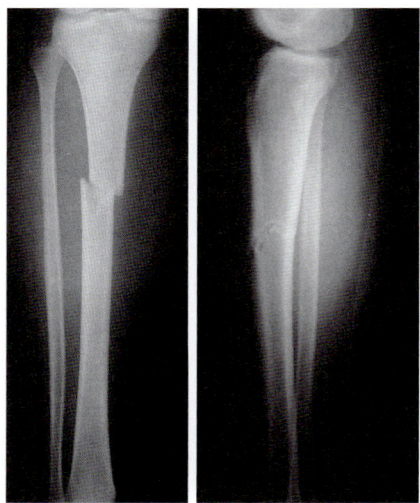

FIGURA 67.2 → Fratura que permite tratamento com gesso.

angulação em varo e rotação medial. Desvios de até 10° no plano anteroposterior e 5 a 10° de rotação lateral são toleráveis. Isso não significa, necessariamente, indicação de fixação interna, mas requer algum método que seja capaz de controlar os desvios durante a fase inicial da consolidação. A **FIGURA 67.2** mostra um exemplo de fratura da tíbia que permite o tratamento com gesso.

É preciso considerar, também, os avanços tecnológicos que facilitam os procedimentos cirúrgicos ortopédicos, com implantes de melhor qualidade e imagem transoperatória. Como exemplos, podem ser citadas as hastes intramedulares bloqueadas, as placas com parafusos bloqueados e a melhor compreensão da osteossíntese com placa em ponte.

> **ATENÇÃO!** A presença de diástase no foco de fratura e o grande afastamento entre a tíbia e a fíbula sugerem grave lesão das partes moles, inclusive da membrana interóssea.

> **ATENÇÃO!** Concomitância com fratura do fêmur do mesmo lado, fraturas bilaterais, fraturas segmentares e associação com intercorrências vasculares são fatores que justificam o tratamento cirúrgico.

Alternativas

Imobilização com aparelho gessado

Quando a opção for o tratamento não cirúrgico, utiliza-se com maior frequência a imobilização em aparelho gessado cruropodálico com o joelho em extensão. A confecção do aparelho gessado é feita com o paciente sentado, estando o joelho em flexão de 90°. Nessa etapa, a força da gravidade associada à manipulação suave do membro podem auxiliar na correção do alinhamento e em pequenos desvios.

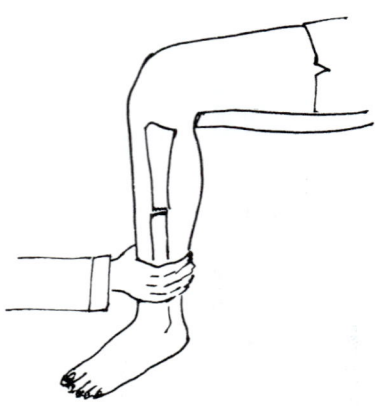

FIGURA 67.3 → Método de redução das fraturas estáveis.

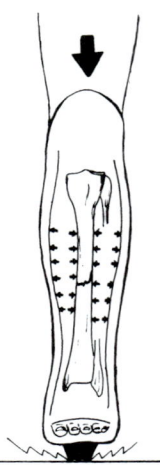

FIGURA 67.5 → Imobilização de Sarmiento.

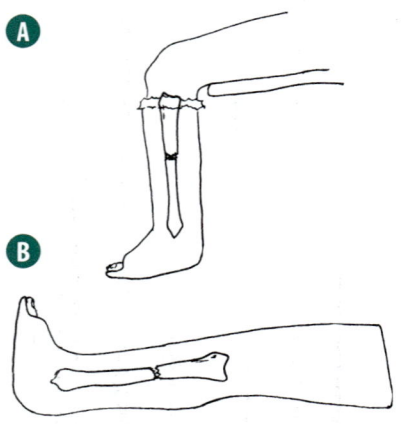

FIGURA 67.4 → Confecção do aparelho gessado.
Ⓐ Bota gessada com joelho em flexão.
Ⓑ Complemento do aparelho gessado.

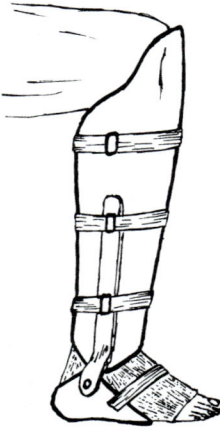

FIGURA 67.6 → Órtese pré-fabricada.

Na etapa seguinte, o joelho é estendido e completa-se o aparelho gessado **(FIGS. 67.3 e 67.4)**. Controles radiográficos feitos em intervalos regulares surpreendem eventuais desvios secundários, embora estes não sejam frequentes nas fraturas intrinsecamente estáveis. Ao redor da sexta semana, é possível que haja consolidação clínica e radiográfica suficientes para que o aparelho gessado cruropodálico seja substituído por bota gessada, o que permite iniciar exercícios para a recuperação funcional da articulação do joelho. Nas fraturas estáveis e situadas no terço inferior da perna, a imobilização gessada abaixo do joelho com aparelho do tipo apoio no tendão da patela (PTB) é suficiente. Em ambas as situações, a marcha com suporte de peso deve ser encorajada desde o início, uma vez que há evidências claras na literatura de que o suporte de peso acelera o processo de cura e facilita a recuperação funcional do paciente.

Sarmiento[3] popularizou o tratamento funcional das fraturas da tíbia usando aparelho gessado moldado com apoio no tendão da patela, ou órtese pré-fabricada, e marcha com suporte de peso. O tratamento inicial era feito com gesso cruropodálico, e a órtese ou o aparelho gessado (PTB) era aplicado após a terceira ou quarta semana nas fraturas fechadas ou ao redor da quinta semana, no caso de fraturas expostas. Esse método se baseia no princípio de que o maior desvio da fratura ocorre no momento do trauma e no fato de que os aparelhos moldados podem evitar desvios secundários por meio da pressão hidrostática gerada pelas partes moles **(FIGS. 67.5 e 67.6)**. O tempo médio de consolidação foi de 21 semanas para as fraturas de ambos os ossos da perna e de 17 semanas para as fraturas isoladas da tíbia. O índice de não consolidação foi de 2,5%. A consolidação com angulação superior a 5° ocorreu em 25% dos pacientes. Ao final do tratamento, 60% dos pacientes apresentavam encurtamento, que variou de 0,1 a 3,1 cm, com média de 0,7 cm. Fraturas com encurtamento inicial superior a 1 cm, condições associadas a problemas vasculares ou neurológicos ou, ainda, fraturas nas quais os desvios angulares tendem a aumentar durante o tratamento devem ser submetidas à estabilização cirúrgica.

De toda forma, técnicas como a de Sarmiento exigem acompanhamento rigoroso do paciente, sem o qual os resultados obtidos não seriam comparáveis aos do autor. Oni e colaboradores[4] descreveram seus resultados com tratamento conservador das fraturas da diáfise da tíbia e concluíram que, do ponto de vista da consolidação, não parece haver indicação para a abordagem cirúrgica de tais fraturas, embora não tenham conseguido repetir a experiência de Sarmiento[3] no que diz respeito aos desvios e ao encurtamento. A imobilização em aparelho gessado gera, com certa frequência, limitação funcional das articulações adjacentes, que é mais comum no tornozelo e na articulação subtalar do que no joelho.

Fixadores externos

Mesmo que muito empregados nas fraturas expostas, o uso dos fixadores externos no tratamento das fraturas fechadas da tíbia está limitado a circunstâncias especiais, ou seja, para auxílio na estabilização de fraturas metafisárias; em pacientes com abrasões, escoriações ou queimaduras que inviabilizem a colocação de aparelho gessado ou o acesso cirúrgico; na vigência de síndrome de compartimento com diagnóstico firmado ou fortemente suspeitado; em politraumatizados que requerem procedimento rápido e pouco agressivo para a estabilização da fratura; e em situações com diminuição da sensibilidade cutânea. Na instalação do fixador externo, não se deve transfixar a musculatura anterolateral da perna, evitando, assim, a fibrose cicatricial e a decorrente limitação da mobilidade do tornozelo. Tem sido proposto que o fixador externo, utilizado em razão das circunstâncias previamente estabelecidas, seja, logo que possível, convertido em outro tipo de fixação. Esse procedimento deve ser realizado até a segunda semana após a colocação do fixador externo, pois, após esse período, a presença de pinos transfixando o canal medular aumenta a incidência de infecção pós-operatória, qualquer que seja o método de osteossíntese empregado (FIG. 67.7).

Alguns autores têm utilizado o fixador externo como método de eleição e definitivo no tratamento das fraturas instáveis da tíbia. Assim, De Bastiani e colaboradores[6] trataram 91 fraturas da tíbia com fixador externo e obtiveram índice de consolidação de 91%, no tempo médio de três meses e meio. Quando se decide que a fixação externa é o método definitivo de tratamento da fratura, é preciso considerar a eventual necessidade de sua dinamização para facilitar o processo de consolidação. Se o fixador externo é retirado antes da formação de calo ósseo suficiente

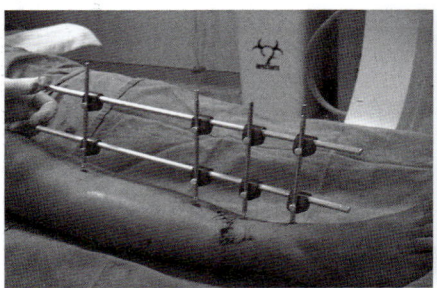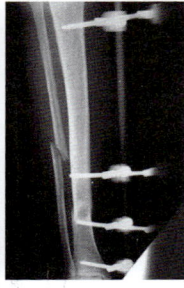

FIGURA 67.7 → Exemplo de fixador externo.

para manter o alinhamento dos fragmentos, a possibilidade de desvio secundário chega a 45%.

Quando indicados, os fixadores externos devem ser aplicados evitando transfixar a musculatura anterolateral da perna, com o objetivo de prevenir a fibrose cicatricial e a consequente limitação da mobilidade do tornozelo. Também não devem ser esquecidos os cuidados técnicos da colocação dos pinos e sua higienização no pós-operatório, o que pode diminuir a incidência de afrouxamento por infecção na interface pino-pele. Os fixadores externos uniplanares, com pinos colocados na face anteromedial da tíbia, são os mais usados. A montagem mais utilizada é feita com dois pinos próximos (cerca de 3 cm) e dois afastados do foco de fratura, sendo que a distância entre os dois pinos que estão no mesmo fragmento deve ser a maior possível. No ponto de entrada dos pinos, a pele deve ser aberta por incisões longitudinais, e protetores de partes moles devem ser usados durante a perfuração com broca e sua introdução. Os pinos devem ser introduzidos com auxílio de instrumentos manuais ou com motores de baixa rotação, para diminuir a necrose térmica do osso e evitar o afrouxamento precoce. Na experiência dos autores deste capítulo, uma boa forma de diminuir a incidência de infecção ao redor dos pinos é lavar o local com água oxigenada e soro fisiológico, aplicando-se em seguida pomada de gentamicina. Tal procedimento deve ser realizado pelo menos uma vez por dia.

Osteossíntese com placa e parafusos

A osteossíntese com placa e parafusos é indicada com maior frequência nas fraturas metafisárias da tíbia, sobretudo quando associadas ao comprometimento articular, funcionando como suporte para a reconstrução. Keating e colaboradores[7] chamaram a atenção para as fraturas bifocais da tíbia, ou seja, fraturas da diáfise tibial associadas a fraturas comprometendo o joelho ou o tornozelo. Nessa situação e na eventual impossibilidade da osteossíntese intramedular, a fixação com placa e parafusos é uma alternativa satisfatória.

Nas fraturas diafisárias, a escolha pela fixação com placas deve obedecer os princípios da osteossíntese biológica. Nesse sentido, as placas costumam ser aplicadas com o intuito de oferecer estabilidade relativa, pelo método de tutor extramedular ("placa em ponte"). Labronici e colaboradores, em 2006,[8] publicaram sua experiência no tratamento de fraturas diafisárias da tíbia com a técnica da placa em ponte, obtendo resultados satisfatórios e comparáveis àqueles descritos com a osteossíntese intramedular. Técnicas cirúrgicas menos invasivas têm sido desenvolvidas para a colocação desses implantes, poupando as partes moles de trauma adicional. Recentemente, foram desenvolvidas placas com parafusos travados em seus orifícios, que funcionam como "fixadores internos", e são opções interessantes para pacientes com qualidade óssea deficiente (FIG. 67.8)

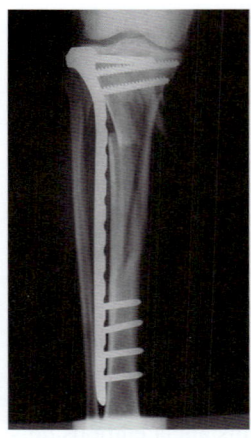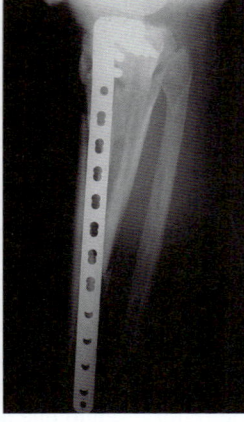

FIGURA 67.8 → Exemplo de placa em ponte.

Osteossíntese intramedular

Charnley,[9] no livro *The closed treatment of common fractures* (*O tratamento incruento das fraturas comuns*), já aconselhava o uso das hastes intramedulares não fresadas na abordagem das fraturas instáveis da diáfise da tíbia, com o objetivo de evitar desvios secundários. Como a osteossíntese obtida não era rígida, Charnley advogava o uso de aparelho gessado complementar. Da mesma forma, hastes intramedulares não fresadas e rígidas, como as de Lottes e Kuntscher, assim como as hastes flexíveis de Ender, tinham a vantagem de pouco comprometer a vascularização endosteal, mas não eram capazes de controlar a rotação e/ou o encurtamento nas fraturas cominutivas.

Em razão das limitações mecânicas antes citadas, desenvolveu-se o emprego da osteossíntese intramedular bloqueada. Hooper e colaboradores,[10] em um estudo prospectivo, avaliaram os resultados do tratamento incruento comparados aos da osteossíntese intramedular fresada e bloqueada das fraturas da diáfise da tíbia. O tempo médio de consolidação foi de 18 semanas no grupo tratado de forma incruenta, comparado com 15 semanas no grupo tratado com cirurgia. Ao final de 20 semanas, 86% das fraturas operadas estavam consolidadas, em comparação com 76% das não operadas. Além disso, 24% das fraturas tratadas de forma incruenta necessitaram de intervenção cirúrgica em razão da falência do tratamento inicial.

A maioria dos implantes fabricados para osteossíntese intramedular da tíbia oferece a opção de dois bloqueios proximais e dois distais ao foco de fratura, sendo que existe a alternativa de bloqueio dinâmico no fragmento proximal. Considerações devem ser feitas em relação às vantagens e desvantagens da fresagem do canal medular, pois sabe-se que tal procedimento compromete a vascularização endosteal nos dois terços internos da cortical. Nos casos de fraturas fechadas e tratadas a foco fechado, a integridade do "estojo" muscular compensa, de certa forma, essa agressão à vascularização. Nas fraturas expostas, a fresagem do canal medular parece aumentar a incidência de infecção. A utilização de hastes bloqueadas de menor diâmetro, portanto, passíveis de introdução sem fresagem do canal, tem o objetivo de combinar as vantagens mecânicas do bloqueio com a menor agressão biológica. Entretanto, seu menor diâmetro permite que haja concentração de forças nos parafusos de bloqueio, podendo causar atraso na consolidação e falência do material de síntese.

A técnica clássica para a osteossíntese intramedular da tíbia a foco fechado implica locação do paciente na mesa de fraturas, com o quadril em flexão de aproximadamente 60° e o pé fixado à mesa, de forma a permitir tração. O grau de flexão do joelho pode variar de acordo com a preferência do cirurgião. Graus menores de flexão colocam a tíbia em posição quase horizontal, facilitando o uso do intensificador de imagens, e graus maiores de flexão propiciam a abordagem ao canal medular. Como a tíbia é um osso subcutâneo, não é difícil conseguir a redução das fraturas por manobras incruentas, permitindo também a osteossíntese intramedular sem a utilização da mesa de tração.

Por meio de incisão longitudinal, aborda-se a extremidade proximal da tíbia. A perfuração do canal medular, com auxílio de punção curvo, pode ser feita medialmente à tuberosidade anterior da tíbia ou através do ligamento da patela. Utilizando-se o intensificador de imagens, procede-se à passagem do fio-guia pelo foco de fratura. É importante que o fio-guia progrida até uma distância de 1 a 1,5 cm da articulação do tornozelo, onde também deverá estar a extremidade distal da haste ao término do procedimento. Inicia-se então a fresagem do canal, de acordo com o planejamento pré-operatório, e coloca-se a haste do tamanho adequado a cada situação. Os parafusos de bloqueio são colocados de acordo com os princípios do instrumental que estiver sendo utilizado. Nos casos de haste não fresada, o diâmetro do implante será aquele escolhido no pré-operatório ou decidido durante a operação, utilizando uma haste que penetre no canal medular sem a necessidade de força excessiva para tal **(FIG. 67.9)**

Os guias de travamento proximal são sempre precisos, seja qual for o sistema que estiver sendo utilizado, mas o

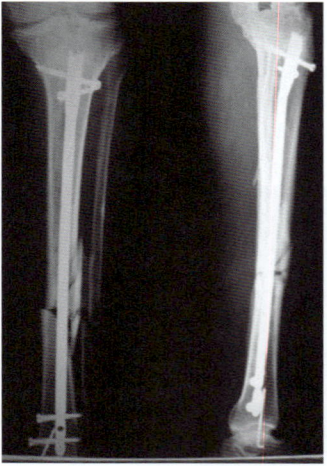

FIGURA 67.9 → Exemplo de osteossíntese intramedular.

mesmo não acontece com os guias de travamento distal. Por essa razão, o intensificador de imagens é um aparelho quase que indispensável para a realização da osteossíntese intramedular bloqueada da tíbia. Alguns fabricantes têm desenvolvido guias distais que são, supostamente, precisos para a colocação dos parafusos de bloqueio. É possível que a experiência adquirida com eles dispense o uso de radioscopia.

Dor na região do joelho é queixa frequente após a osteossíntese intramedular da tíbia. Ainda que sua etiologia não esteja esclarecida de todo, parece haver relação entre sua ocorrência e a abordagem cirúrgica pelo tendão da patela.

COMPLICAÇÕES

Consolidação viciosa

Ainda existe discussão sobre quando se deve considerar a fratura da tíbia como viciosamente consolidada. As considerações estéticas, além das funcionais, podem influir na decisão terapêutica. A fratura da tíbia consolidada com angulação maior do que 15°, sobretudo na presença de queixas relacionadas ao joelho ou ao tornozelo, constitui uma indicação de osteotomia corretiva. Os desvios em rotação lateral causam menos problemas do que aqueles em rotação medial. A consolidação viciosa com mais de 10° de rotação medial requer correção cirúrgica. Encurtamentos de até 2 cm podem ser compensados com elevação no calçado, mas, conforme ultrapassam esse limite, pode haver necessidade de tratamento cirúrgico.

Atraso de consolidação e pseudartrose

Nicoll[2] estabeleceu que o tempo de consolidação das fraturas da tíbia é de 16 semanas, podendo variar quatro semanas para mais ou para menos, e que a "personalidade da fratura" é que determina tal variação. Fraturas causadas por trauma de alta energia, condições com desvio inicial grave e fraturas com perda óssea ou cutânea em razão de exposição do foco são as que mais evoluem com atraso ou não consolidação. Imobilização inadequada permitindo movimentos excessivos e presença de infecção causada por exposição do foco no momento do trauma ou secundária à redução cruenta e fixação interna também são condições que acentuam a dificuldade de consolidação.

Alguns autores consideram que a presença de fíbula íntegra, por não permitir impacção no foco tibial, dificulta o processo de consolidação. Contudo, na série de Sarmiento, o tempo de consolidação foi menor nas fraturas isoladas da tíbia do que nas fraturas de ambos os ossos da perna. A diferença entre atraso de consolidação e pseudartrose é, fundamentalmente, uma questão de tempo de evolução. Fraturas da tíbia que, até a vigésima semana de evolução, não apresentem sinais de calo ósseo que garantam estabilidade ao foco devem ser consideradas como atraso de consolidação, mas

a possibilidade de cura sem intervenção cirúrgica ainda persiste. A partir do nono mês de evolução, as possibilidades de consolidação são muito improváveis e, dessa forma, o diagnóstico de pseudartrose fica estabelecido.

Tratamento

Princípios gerais

Vários são os fatores que determinam a melhor forma de tratamento, seja cirúrgico ou não, para as pseudartroses da tíbia. O tipo de pseudartrose, se atrófica ou hipertrófica, o alinhamento rotacional e angular, o nível da situação, as condições das partes moles e a presença de infecção são pontos fundamentais a serem avaliados. Com a análise desses fatores, princípios gerais de tratamento devem ser estabelecidos para que se possa escolher o melhor método para cada caso.

A pseudartrose hipertrófica é aquela em que, ao exame radiográfico, há esboço de formação de calo ósseo e aumento de densidade das extremidades ósseas, demonstrando boa vascularização e capacidade biológica de cura. São, de modo geral, causadas por imobilização inadequada e, a princípio, necessitam de estabilização sem enxertia óssea. Nas pseudartroses atróficas, não existe formação de calo ósseo, e as extremidades são osteopênicas, o que demonstra suprimento sanguíneo inadequado e incapacidade de resposta biológica. Nessas circunstâncias, além de promover estabilização adequada, torna-se necessário estimular o processo de consolidação por meio de colocação de enxerto ósseo, que costuma ser retirado da crista ilíaca.

De forma alternativa, Connolly e colaboradores[11] propõem a injeção de medula óssea no foco de pseudartrose, em substituição ao enxerto ósseo convencional. Nas pseudartroses com perda segmentar, a enxertia ou os procedimentos de transporte ósseo devem ser usados, ficando a escolha do método na dependência do tamanho da falha. Masquelet mostrou que a utilização de um espaçador de polimetilmetacrilato colocado na falha é capaz de induzir a formação de uma membrana vascularizada, que se torna um bom receptáculo para o enxerto ósseo. Em contrapartida, essa técnica tem a desvantagem de incluir dois procedimentos cirúrgicos. Desvios angulares e rotacionais necessitam de correção adequada no momento do tratamento da pseudartrose. O nível da pseudartrose tem decisiva importância na escolha do método de osteossíntese a ser empregado. Aquelas situadas na proximidade do joelho ou do tornozelo não se prestam à fixação intramedular. A presença de cicatrizes com pele de má qualidade, tão frequente na face anteromedial da perna, pode exigir o uso de via de acesso posteromedial ou posterolateral. Procedimentos mais elaborados de cobertura cutânea como medida pré-operatória também devem ser considerados em alguns casos. A presença de infecção é fator complicador no tratamento das pseudartroses da tíbia, apontando no sentido da fixação externa como método de estabilização.

Alternativas

- **Imobilização gessada e marcha com suporte de peso.** Atrasos de consolidação com bom alinhamento ósseo em pacientes que não exercem carga sobre o membro fraturado e nos quais a fíbula não está consolidada podem se beneficiar de imobilização gessada e suporte de peso. A carga estimula o processo de consolidação das fraturas e, além de não submeter o paciente aos riscos dos procedimentos cirúrgicos, não inviabiliza demais alternativas terapêuticas.

- **Estimulação elétrica.** Apesar de seu mecanismo de ação não estar bem esclarecido, a estimulação elétrica tem sido usada como método adjuvante no tratamento de pseudartroses, desde que respeitados certos princípios de indicação. Na tíbia, seu uso fica restrito às pseudartroses hipertróficas e sem deformidade. A eventual falha desse método também não inviabiliza outras formas de tratamento.

- **Ostectomia da fíbula.** Nas fraturas de ambos os ossos da perna, é comum que a fíbula consolide antes do que a tíbia, limitando a impacção do foco tibial. Na presença de atrasos de consolidação ou pseudartroses hipertróficas com bom alinhamento, a ostectomia da fíbula, seguida de imobilização gessada e marcha com suporte de peso, permite a compressão e facilita o processo de consolidação. A ressecção da fíbula não deve ser maior do que 2 cm, sob pena de criar instabilidade. Além disso, ressecção superior dificulta a colocação de enxerto ósseo por acesso posterolateral, se necessário. A ostectomia da fíbula é um procedimento de baixa morbidade; quando corretamente executada, não inviabiliza procedimentos subsequentes.

- **Osteossíntese com placa e parafusos.** A osteossíntese com placa e parafusos permanece como importante alternativa no tratamento das pseudartroses da tíbia, sobretudo nas hipertróficas com deformidades angulares ou rotacionais. A placa deve ser colocada no lado de tensão da deformidade, ou seja, na face anterolateral quando a deformidade é em varo e na face anteromedial quando a deformidade é em valgo. Contudo, nem sempre é possível obedecer a esses preceitos, sobretudo em função da presença de cicatrizes na face anteromedial da perna. A colocação da placa por via de acesso posterolateral é, nessas circunstâncias, uma boa alternativa. Além das limitações impostas pela presença de cicatrizes, a osteossíntese com placa e parafusos não permite suporte de peso no pós-operatório. Como as pseudartroses hipertróficas requerem estabilização adequada para cicatrização, seu foco não deve ser violado para não criar instabilidade. Além disso, em função de sua capacidade biológica de cura, dispensam o uso de enxerto ósseo. A osteopenia que caracteriza as pseudartroses atróficas dificulta a utilização de placas e parafusos em função da má qualidade do osso.

- **Osteossíntese intramedular.** A osteossíntese intramedular fresada e a foco fechado é o método de escolha para o tratamento da maioria das pseudartroses da diáfise da tíbia. Tal intervenção confere estabilidade e permite suporte de peso no pós-operatório imediato, além de poder ser aplicada tanto às pseudartroses atróficas quanto às hipertróficas. A principal limitação de seu uso é o tratamento prévio com fixação externa, quando há maior incidência de infecção devido à colonização bacteriana do canal medular por meio dos pinos do fixador.

  Court-Brown e colaboradores[12] demonstraram que, quando ocorre infecção e pseudartrose em fraturas da tíbia tratadas por osteossíntese intramedular, a troca da haste acompanhada de debridamento ósseo adequado e fresagem do canal é uma alternativa de tratamento satisfatória.

- **Fixadores externos.** As pseudartroses da tíbia acompanhadas de perda óssea, sobretudo quando essa perda se deve ao debridamento para controle de infecção, são aquelas em que a condição de pele costuma ser pior. Nessas circunstâncias, os fixadores externos encontram sua melhor indicação, pois permitem estabilização adequada e correção das deformidades. Fixadores lineares ou circulares podem ser utilizados para procedimentos de transporte ósseo quando for indicado para corrigir falhas segmentares da diáfise tibial.

LESÕES VASCULARES

As lesões vasculares, embora não sejam frequentes, ocorrem principalmente nas fraturas causadas por trauma de alta energia e localizadas no terço proximal da tíbia. Sendo assim, comprometem a artéria poplítea ou a tibial anterior no seu curso ao longo da membrana interóssea e tornam a avaliação do estado circulatório obrigatória em todos os portadores de fratura dos ossos da perna. A necessidade de reparação vascular deve ser avaliada em conjunto com o cirurgião vascular, considerando-se que a sobrevivência do membro é quase sempre possível quando um dos troncos arteriais está íntegro.

As lesões da artéria tibial posterior são menos frequentes do que as da tibial anterior, mas podem produzir alterações isquêmicas dos músculos do compartimento posterior da perna, causando o aparecimento de deformidade "em garra" dos dedos do pé. As síndromes compressivas de compartimento posterior da perna são mais difíceis de diagnosticar do que as anteriores, em razão de seu quadro clínico ser menos visível. Da mesma forma, lesões da artéria tibial anterior não colocam em risco a sobrevivência do membro, mas podem determinar o aparecimento de síndromes compressivas do compartimento anterior. Seu reconhecimento é de suma importância para que não haja atraso no tratamento. Diante da eventual necessidade de reparação vascular, a fratura da tíbia deve ser estabilizada e, nessa situação, o uso de fixadores externos é a primeira opção.

SÍNDROME DO COMPARTIMENTO

A perna possui quatro compartimentos musculares definidos por septos: o anterior, que contém os músculos tibial anterior, extensor dos dedos, extensor longo do hálux e fibular terceiro; o lateral, que inclui os músculos fibulares longo e curto; o posterior superficial, que engloba os músculos gastrocnêmio e sóleo; e o posterior profundo, que envolve os músculos tibial posterior, flexor dos dedos e flexor longo do hálux.

Uma das complicações mais temíveis nas fraturas da tíbia é a síndrome do compartimento. Sua ocorrência é maior nas fraturas fechadas do que nas expostas e está relacionada à gravidade do trauma que causou a fratura. A síndrome do compartimento também tem sido descrita após as osteossínteses intramedulares, ainda mais quando fresadas, pois, durante tal procedimento, ocorre aumento da pressão intracompartimental. Na maioria das vezes, é um fenômeno transitório, mas pode desencadear a síndrome em pacientes nos quais já havia aumento de pressão no compartimento. Sua ocorrência é maior na região anterior, e o diagnóstico é mais difícil quando acomete o compartimento posterior profundo. Em nenhuma situação, o diagnóstico precoce é tão importante quanto na síndrome do compartimento. Dor além do esperado em fratura de tíbia imobilizada de modo correto, que não cede com medidas convencionais de analgesia, e sobretudo associada a alterações de sensibilidade, é indicativo considerável de tal condição. A presença de pulso periférico palpável não afasta o diagnóstico de síndrome do compartimento.

Ainda que pouco difundida no Brasil, em função das dificuldades de material, a medida da pressão intracompartimental é o único método objetivo para estabelecer o diagnóstico de síndrome de compartimento. Sua importância se torna ainda maior quando atende-se um paciente em coma e/ou com politrauma grave, situações em que a avaliação clínica é quase impossível. Ortiz e colaboradores[13] descreveram um método relativamente simples de medida da pressão intracompartimental. A impossibilidade técnica de efetuar tal medida impõe ao médico uma criteriosa avaliação clínica com o objetivo de estabelecer o diagnóstico. Muitos autores determinam valores absolutos de pressão intracompartimental como indicação para fasciotomia descompressiva. Esses valores têm variado de 30 a 45 mmHg. Tornetta e Templeman[14] chamam a atenção para o fato de que valores absolutos de pressão intracompartimental não refletem, necessariamente, a perfusão tissular. Por essa razão, a diferença entre a pressão intracompartimental e a pressão diastólica é o melhor parâmetro para indicação de fasciotomia. Diferença menor que 30 mmHg determina a necessidade do procedimento de descompressão.

A fasciotomia deve ser feita nos quatro compartimentos da perna, de preferência com duas incisões cutâneas, e a fratura deve ser estabilizada com fixador externo.

> **ATENÇÃO! A síndrome do compartimento é uma das piores complicações das fraturas da tíbia. A presença de pulso periférico palpável não afasta seu diagnóstico.**

Referências

1. Oestern HJ, Tscherne H. Physiopathology and classification of soft tissue lesion. Hefte Unfallheilkd. 1983;162:1-10.

2. Nicoll EA. Fractures of the tibial shaft. J Bone Joint Surg Br. 1964;46(3):373-87.

3. Sarmiento A. A functional below-the-knee cast for tibial fractures. J Bone Joint Surg Am. 1967;49(5):855-75.

4. Oni OO, Hui A, Gregg PJ. The healing of closed tibial shaft fractures. The natural history of union with closed treatment. J Bone Joint Surg Br. 1988;70(5):787-90.

5. Merchant TC, Dietz FR. Long-term follow-up after fractures of the tibial and fibular shafts. J Bone Joint Surg Am. 1989;71(4):599-606.

6. De Bastiani G, Aldegheri R, Renzi Brivio L. The treatment of fractures with a dynamic axial fixator. J Bone Joint Surg Br. 1984;66(4):538-45.

7. Keating JF, Kuo RS, Court-Brown CM. Bifocal fractures of the tibia and fibula: incidence, classification and treatment. J Bone Joint Surg Br. 1994;76(3):395-400.

8. Labronici PJ, Reis FB, Fernandes HJA. Estudo prospectivo do uso da haste intramedular bloqueada não fresada em fraturas fechadas e expostas da diáfise da tíbia. Rev Bras Ortop. 2006;41(9):373-83.

9. Charnley J. Fractures of the shaft of the tibia. In: Charnley J. The closed treatment of common fractures. 3rd ed. Edinburgh: Livingstone; 1961. p. 209-49.

10. Hooper GJ, Keddell RG, Penny ID. Conservative management or closed nailing of tibial shaft fractures: a randomized prospective trial. J Bone Joint Surg Br. 1991;73(1):83-5.

11. Connolly JF, Guse R, Tiedeman J, Dehne R. Autologous marrow injection as a substitute for operative grafting of tibial nonunion. Clin Orthop Relat Res. 1991;(266):259-70.

12. Court-Brown CM, Keating JF, McQueen MM. Infection after intramedullary nailing of the tibia: incidence and protocol for management. J Bone Joint Surg Br. 1992;74(5):770-4.

13. Ortiz J, Huber TA, Martini Filho S. Síndrome compartimental: método experimental. Rev Bras Ortop. 1992;27(3):173-6.

14. Tornetta P 3rd, Templeman D. Compartment syndrome associated with tibial fractures. J Bone Joint Surg Am. 1996; 78(9):1438-44.

68
Fraturas e lesões do tornozelo e do pé na criança

Mário Kuhn Adames
Julio Cesar Sartori
Renan Gallas Mombach

FRATURAS DO TORNOZELO

As fraturas de tornozelo em crianças representam o segundo tipo de lesão mais comum que envolve a placa de crescimento, seguindo as fraturas da epífise distal do rádio.[1,2] Os padrões fraturários no tornozelo têm relação com certos elementos, como força exercida pelo trauma, elasticidade, plasticidade da estrutura óssea e tensão e resistência da anatomia ligamentar, além das diferentes fases no fechamento da placa de crescimento da fíbula, em especial da tíbia distal.[3]

Epidemiologia

Peterson e colaboradores afirmaram que as fraturas na tíbia distal representavam 11% (104) de todas as 951 lesões na placa epifisária em estudo feito durante um período de 10 anos,[1] mas a literatura descreve variação entre 10 e 25% de todas as lesões fisárias. As crianças estão em risco de lesão da epífise do tornozelo por trauma direto, como acidente automobilístico ou quedas de altura, ou durante atividades esportivas que exigem mudanças bruscas de direção com movimentos rotacionais, como basquete, futebol, handebol,[4,5] além do uso de patins e *skates*.[6,7] A fratura de tornozelo é a lesão mais frequente no membro inferior de meninos e costuma ocorrer entre a idade de 10 e 15 anos.

Há evidências de que crianças obesas que praticam atividades esportivas também têm maior risco de lesões.[8-10] O índice de massa corporal (IMC) é um importante fator de risco para entorse de tornozelo nas atividades esportivas escolares de contato.[11] Zonfrillo e colaboradores[12] realizaram um estudo caso-controle, incluindo 180 crianças com lesões no tornozelo não especificadas e 180 indivíduos do grupo-controle. Encontraram significativa (p < 0,0001) associação entre as crianças com excesso de peso (percentil de IMC de + 95) e lesão no tornozelo.

Anatomia

O tornozelo é uma articulação do tipo charneira, formada pela superfície articular do corpo do talo com as extremidades articulares distais da tíbia e da fíbula. A posição do maléolo lateral, 15° posterior no tornozelo, possibilita o movimento rotacional do domus do tálus durante todo o arco de flexoextensão. O centro de ossificação tibial distal aparece entre 6 e 24 meses de vida. A epífise da tibial distal inicia o fechamento próximo aos 12 anos em meninas e 13 em meninos, durante um período de 18 meses, tendo início centralmente e, em seguida, medialmente, na porção anterior para posterior, seguindo para posterolateral e, finalmente, na porção anterolateral. O crescimento na placa epifisária da tíbia distal contribui com 40% do comprimento da tíbia, cerca de 3 a 4 mm por ano.

> **ATENÇÃO! O crescimento longitudinal na extremidade distal da tíbia acontece até a idade de 12 anos nas meninas e 14 nos meninos, podendo ainda apresentar deformidade angular até o fechamento final da epífise da fíbula entre os 14 e 15 anos, respectivamente.[13]**

O centro de ossificação fibular distal aparece entre 9 e 24 meses de vida, e o fechamento da placa epifisária da fíbula distal ocorre em cerca de um a dois anos após o da tibial distal. É importante lembrar que, durante o crescimento, a placa epifisária da fíbula deve estar no mesmo nível da articulação do tornozelo nas radiografias em anteroposterior.

Os ossículos acessórios do tornozelo podem aparecer entre as idades de 7 e 10 anos e simular fratura na radiografia. Portanto, o ortopedista deve ter sempre em mente essa situação como diagnóstico diferencial. O *os subtibiales* é um centro de ossificação acessório do maléolo medial presente em 0,9 a 20% dos indivíduos, e o *os subfibulares* é um centro de ossificação acessório do fíbula, estando presente em 2,1% dos indivíduos.[14,15]

Os ligamentos mediais (deltoide em porções superficial e profunda) e laterais (fibulotalares anterior e posterior e fíbulo-calcâneo) apresentam suas inserções nas epífises distais. A distribuição espacial e a resistência dos ligamentos mudam de acordo com a posição do pé em relação ao tornozelo, submetendo-o a diferentes tensões nas placas de crescimento conforme o mecanismo de trauma. Quando a criança é submetida a trauma intenso no tornozelo, é mais comum que apresente falha óssea (fratura epifisometafisária) do que lesão ligamentar, devido ao fato de o complexo osteoligamentar ser mais forte que a placa epifisária. No entanto, a lesão ligamentar pode acontecer e ser até mais frequente do que é descrita na literatura.[16,17]

O tornozelo, quando submetido a forças rotacionais em supinação, pode apresentar lesão dos ligamentos laterais e/ou fratura-avulsão na fíbula distal. Quando a força é em pronação, a lesão do ligamento deltoide pode ocorrer de forma isolada; porém, quando associa-se trauma rotacional externo, pode ocorrer lesão óssea epifisometafisária, que, em crianças menores, costuma ser tipo I ou II de Salter-Harris. Nas crianças que estão em fase de fechamento da placa epifisária, o tipo Salter III é mais provável na região anterolateral da tíbia distal em função da tração do ligamento tibiofibular anterior por destacamento de fratura da tíbia lateral e anterior, que ainda apresenta a placa epifisária aberta.[18]

História e exame físico

A história completa e o exame físico são fundamentais no diagnóstico das lesões fisárias no tornozelo. Lesões de alta energia, como os acidentes com motocicleta e *roller*, aumentam a incidência de lesão metafisária, mas deve-se também suspeitar de uma possível lesão metafisoepifisária que pode não ser evidente nas radiografias iniciais, sobretudo nos pacientes com trauma de menor intensidade.

> **ATENÇÃO! O exame físico deve incluir avaliação de toda a extremidade inferior, pois a fratura epifisária da tíbia distal pode estar associada a outras lesões, como fratura de tálus e diafisária de tíbia, fatores que indicam trauma de maior energia e podem aumentar o risco de fechamento fisário precoce da tíbia distal.[19]**

Em pacientes com deformidade óbvia, a posição do pé indica a direção das forças de deformação, e o reconhecimento do mecanismo de trauma auxilia na manobra de redução da fratura. O inchaço, o edema e as condições da pele devem ser avaliados para excluir uma possível fratura exposta. As avaliações vascular, sensorial e motora devem ser feitas antes e após a manobra de redução, sendo esta uma urgência somente quando houver risco de lesão maior das partes moles devido à pressão dos fragmentos fraturários na pele.

Imagem

Os pacientes devem ser avaliados nas incidências anteroposterior, anteroposterior em 15 a 20° de rotação interna e radiografias laterais de rotina para uma avaliação completa do tornozelo. A radiografia anteroposterior em rotação interna é muito importante para avaliar fraturas minimamente desviadas que podem estar obscuras pela sobreposição da tibiofibular na incidência em anteroposterior.[20,21]

A avaliação com tomografia computadorizada (TC) é recomendada para diagnóstico mais preciso na avaliação dos desvios dos fragmentos, para planejamento pré-operatório e para avaliação da redução das fraturas intra-articulares. Horn e colaboradores[22] compararam a TC com radiografias em um modelo cadavérico com fratura de Tillaux juvenil. Os autores descreveram que a TC e a radiografia apresentam acuracidade em fraturas com desvios menores de 1 mm em 50% dos casos, mas a TC apresenta

sensibilidade e especificidade superiores para determinar se as fraturas apresentam desvios maiores de 2 mm. A TC também auxilia na capacidade do cirurgião em planejar com maior precisão a fixação com parafuso para o tratamento de fraturas triplanares.[23,24]

A ressonância magnética (RM) fornece detalhes da estrutura óssea e melhor definição das estruturas de tecidos moles, além de não envolver radiação. Carey e colaboradores[25] avaliaram 14 pacientes com suspeita de lesão da placa epifisária da tíbia distal comparando a avaliação radiográfica e exames de RM. Descreveram que a RM causou mudança na classificação de Salter-Harris em dois dos nove pacientes com fraturas diagnosticadas na radiografia, e identificaram cinco fraturas ocultas ao raio X, mudando a conduta. Em contrapartida, Petit e colaboradores,[26] em comparação similar de 29 pacientes, descreveram somente um com lesão e classificação errônea ao estudo radiográfico. Somente um indivíduo teve classificação incorreta com a radiografia, e não houve mudanças nos planos de tratamento pela RM.

> **DICA: A radiografia é o padrão de imagem para diagnóstico de fraturas de tornozelo pediátricas, sendo a TC e a RM úteis para identificar fraturas ocultas ou articulares e fazer a avaliação de fechamento prematuro da fise, ou avaliar a origem de dor persistente após trauma ou consolidação de fraturas.**

Classificação

As fraturas de tornozelo em pacientes pediátricos são classificadas de forma anatômica ou pelo mecanismo de trauma. A classificação de Salter-Harris é simples e reprodutível, permanecendo como o sistema mais utilizado para fraturas epifisárias, como a do tornozelo.[27] Os cinco tipos de fratura são classificados de acordo com o traço de fratura em relação à placa epifisária. O tipo VI foi adicionado à classificação inicial nas fraturas expostas com lesão da placa fisária.[28]

Tipo 1. Traço transfisário.

Tipo 2. Traço transfisário + transmetafisário.

Tipo 3. Traço transfisário + transepifisário.

Tipo 4. Traço transmetafisário + transfisário + transepifisário.

Tipo 5. Compressão fisária.

Tipo 6. Lesão do anel pericondral.

A classificação de Dias-Tachdjian baseia-se no mecanismo de lesão de acordo com a posição do pé e a direção das forças no momento da lesão.[29,30] Esse sistema é composto por quatro tipos primários e é útil para determinar a manobra de redução da fratura.

- **Tipo supinação-inversão.** Grau I: tração dos ligamentos laterais, causando fratura da fíbula distal tipo I ou II de Salter-Harris. Pode apresentar quatro variantes – arrancamento da ponta do maléolo lateral, na face lateral do tálus, na inserção do ligamento fibulotalar anterior ou na face lateral do calcâneo pela ação do ligamento fíbulo-calcâneo ou, ainda, ruptura de ambos. Grau II: força de inversão mantendo-se contínua e impactando o tálus contra o maléolo medial, produzindo fratura da tíbia distal medial tipo III ou IV de Salter-Harris e – o que é muito raro – fratura tipo II com fragmento metafisário medial. Há grande risco de parada de crescimento nesse tipo de fratura (**FIG. 68.1**).

- **Tipo supinação-flexão plantar.** A supinação do pé, associada a trauma em flexão, causa fratura tipo II de Salter-Harris na porção posterior da tíbia distal, sendo mais bem visualizada em perfil. É raro o tipo I e, em geral, não ocorre fratura da fíbula, mas pode haver fratura tipo I ou II com fragmento posterior da fíbula. Esse mecanismo de trauma resulta em única fratura com potencial de remodelação pelo traço estar em linha com o movimento da articulação (**FIG. 68.2**).

- **Tipo supinação-rotação externa.** O pé encontra-se em máxima supinação, e o tornozelo é submetido à força de rotação externa. A fratura da tíbia distal é do tipo II de Salter-Harris, e o traço é oblíquo longo, iniciando da face lateral da placa de crescimento para proximal e medial na região metafisária. O desvio do fragmento geralmente é para posterior (**FIG. 68.3**). Grau II: com a continuidade da força rotacional, ocorre fratura em espiral da fíbula de medial distal para proximal lateral e/ou posterior.

O pé está em pronação e o tornozelo é forçado em eversão e rotação externa, com o trauma causando fratura tipo II de Salter-Harris na epífise distal da tíbia, estando o fragmento metafisário na região lateral ou posterolateral da placa de crescimento e associada a fratura da fíbula proximal a ponta de maléolo de 4 a 7 cm (**FIG. 68.4**).

O tipo supinação-rotação externa apresenta três variantes:

Fratura triplanar. Fratura no tornozelo que ocorre durante a fase do fechamento epifisário, sendo que os traços de fratura apresentam-se em mais de um plano, dificultando a classificação da fratura, como um tipo único, conforme o sistema de Salter-Harris.[31] A fratura triplanar clássica é constituída por três partes: um fragmento retangular na epífise distal da tíbia medial ou lateral e outro grande fragmento que inclui o restante da epífise com um traço metafisário no eixo posterior da tíbia. A descrição dessas fraturas pode ser em duas, três e quatro partes[31-34] (**FIG. 68.4**). Shin e colaboradores[35] descreveram variantes da fratura triplanar como intra-articulares e extra-articulares inframaleolares (**FIG. 68.5**). Na radiografia, evidencia-se fratura tipo Salter-Harris III na incidência anteroposterior e Salter-Harris II em perfil.

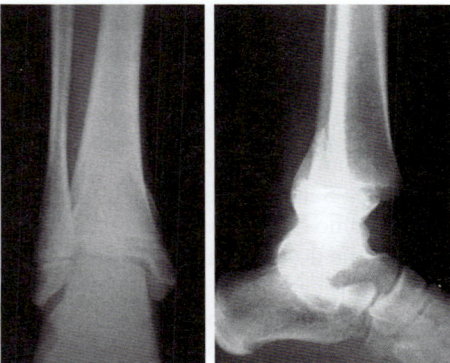

FIGURA 68.1 → Fratura tipo supinação-flexão plantar – tipo II de Salter-Harris.

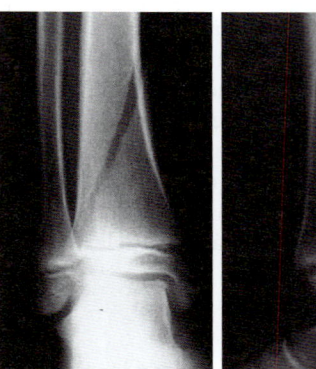

FIGURA 68.3 → Fratura tipo supinação-rotação externa fase I – tipo II de Salter-Harris.

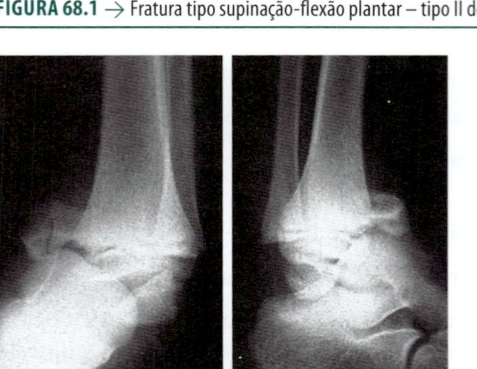

FIGURA 68.2 → Fratura tipo supinação-inversão fase II – tipo IV de Salter-Harris.

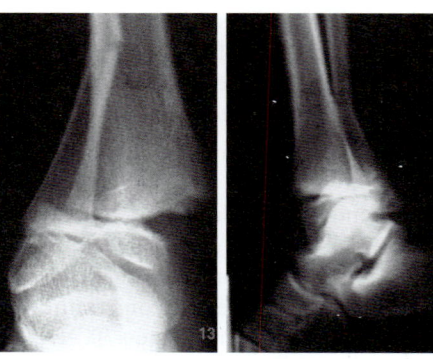

FIGURA 68.4 → Fratura tipo pronação-rotação externa – tipo II de Salter-Harris.

Fratura de Tillaux juvenil. Esta também é uma fratura de transição.[36] A região anterolateral da fise distal da tíbia é a última porção da placa de crescimento a fechar. Quando o tornozelo é submetido a trauma em rotação externa, o ligamento tibiofibular anterior mais resistente produz uma avulsão do fragmento epifisário anterolateral da tíbia, produzindo fratura tipo III de Salter Harris (FIG. 68.6).

A classificação ainda apresenta uma variante de transição determinada como outras fraturas que não podem ser classificadas nos tipos anteriores, nas fraturas que não apresentam os padrões de mecanismos de trauma anteriores (FIG. 68.7).

Tratamento

A decisão do tratamento das fraturas do tornozelo pediátrico baseia-se no tipo de fratura, na quantidade de deslocamento, na capacidade de restaurar e manter o alinhamento da fise e na congruência da articulação do tornozelo. Se uma redução de forma fechada pode ser alcançada e mantida de modo satisfatório, a fixação interna é desnecessária; no entanto, se a redução fechada não for estável ou irredutível, indica-se redução aberta e fixação interna.

Antes de realizar a redução fechada, deve-se reconhecer o mecanismo de trauma, e a criança deve estar confortável e descontraída, sob sedação endovenosa ou anestesia geral, para facilitar a redução no sentido inverso do mecanismo de trauma e, assim, prevenir maior risco de lesão na placa epifisária.[37] O preconizado é que o paciente seja submetido à manipulação única para alcançar a redução, mas Barmada e colaboradores[38] não encontraram nenhuma evidência para suportar o conceito de que várias tentativas de redução causam maior risco de lesão fisária. Leary e colaboradores[39] encontraram tendência de aumento do fechamento primário da placa epifisária com maior número de tentativas para a redução, mas a diferença não foi significativa. Quanto mais jovem o paciente, mais anatômica deve ser a redução, devido ao maior tempo de crescimento e à menor capacidade de remodelação dessas fraturas.[20,40,41]

Fratura da tíbia distal tipo I de Salter-Harris

No estudo de Spiegel e colaboradores,[3] essa fratura representou 15,2% (36) de todas as 237 fraturas de tornozelo nas crianças, e a média de idade foi de 10,5 anos. Leary e colaboradores[39] relataram incidência de somente 3% dentro de um total de 124 fraturas. Esse tipo de fratura da tíbia distal não costuma apresentar desvios importantes e fratura concomitante na fíbula. Nos casos com desvio e necessidade de fixação, sugere-se o uso de síntese lisa de posição com a menor espessura possível para diminuir o grau de agressão à fise. Recomenda-se imobilização com gesso acima do joelho durante três semanas e no seguimento, até a sexta semana, com bota gessada e liberação de apoio ao solo com carga total. O acompanhamento radiográfico da fratura da tíbia distal tipo I de Salter-Harris é realizado para

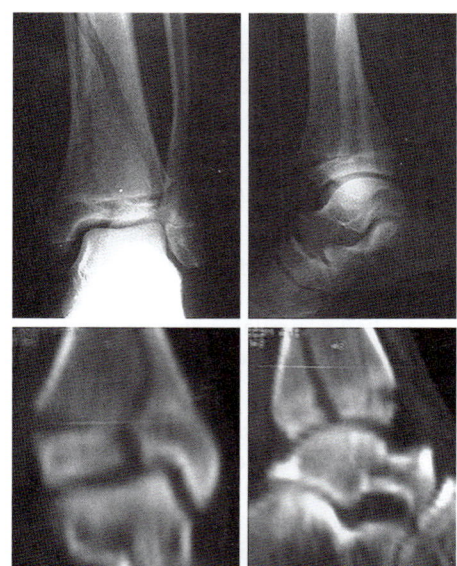

FIGURA 68.5 → Fratura triplanar tipo IV medial e III lateral na incidência anteroposterior e IV na de perfil.

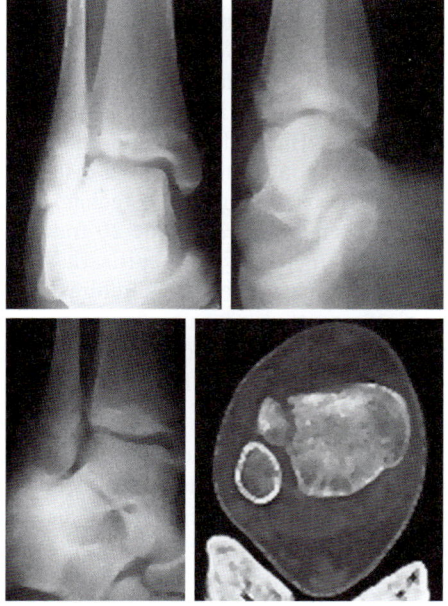

FIGURA 68.6 → Fratura de Tillaux – tipo III de Salter-Harris.

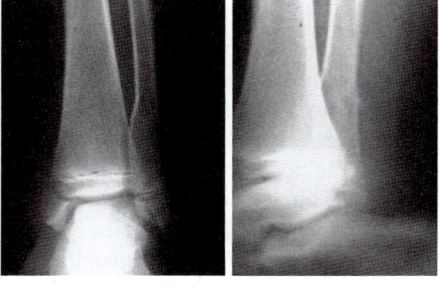

FIGURA 68.7 → Outras fraturas – trauma em inversão. Inclassificável conforme Salter-Harris.

avaliar se não há perda do alinhamento após a primeira semana do início do tratamento, na terceira semana (quando da troca do gesso) e no final da sexta semana, para liberação para a fisioterapia.

Fratura da tíbia distal tipo II de Salter-Harris

Conforme Spiegel e colaboradores,[3] é a mais frequente, compreendendo 38% (91) de todas as 237 fraturas de tornozelo pediátricos em seu estudo. Leary e colaboradores[39] apresentaram resultados similares em sua casuística com o tipo II presente em 32% (40) de 124 fraturas pediátricas de tornozelo.

Há controvérsias quanto aos parâmetros aceitáveis na redução de fraturas Salter-Harris tipo II deslocadas. Spiegel e colaboradores[3] relataram que crianças mais velhas (com média de idade cronológica de 12,7 anos) com fraturas do tipo II não apresentavam potencial de remodelação das deformidades angulares. Somente seis (9%) dos 69 pacientes da sua casuística com deformidade angular maior que 5° apresentavam exames com resolução adequada.

A incapacidade de redução anatômica de fratura da tíbia distal costuma ser causada por interposição de tecidos moles, sobretudo o periósteo. Grace[42] descreveu três pacientes com falha da redução fechada na fratura de tíbia distal tipo II de Salter-Harris devido à interposição do feixe neurovascular tibial anterior. Barmada e colaboradores,[38] em estudo com 44 pacientes com fratura da tíbia distal tipos I e II de Salter-Harris, observaram que o fechamento prematuro da epífise ocorreu em 60% (12) de 20 fraturas com mais de 3 mm de alargamento da placa epifisária após redução fechada e em 17% (quatro) de 24 nas fraturas com menos de 3 mm de alargamento da placa epifisária após a redução. Os autores sugeriram que a remoção do periósteo interposto fechando o espaço da placa epifisária pode reduzir o fechamento prematuro da fise.

Phieffer e colaboradores,[43] utilizando um modelo experimental em ratos, avaliaram o efeito da interposição do periósteo na formação de barra na placa epifisária e discrepância de comprimento nos membros inferiores. Relataram uma pequena, mas significativa ($p < 0,05$), discrepância de membros inferiores em um grupo com fratura na placa epifisária com interposição do periósteo em comparação com um grupo de fraturas sem interposição do periósteo. Não está claro se isso tem importância clínica.

Rohmiller e colaboradores[6] analisaram 91 fraturas dos tipos I e II e avaliaram se o mecanismo de lesão estava relacionado com o fechamento prematuro da placa. A taxa global de fechamento prematuro fisário foi de 39,6% (36 de 91), sendo mais frequente nos pacientes que apresentaram maior deslocamento residual (média e desvio padrão, $3,2 \pm 2$ mm) seguindo tratamento do que naqueles que não o fizeram (média de $2 \pm 1,5$ mm) ($p = 0,007$). Quando comparados com as fraturas submetidas a tratamento e redução aberta, o resultado foi menor deslocamento residual (média de $1,8 \pm 1,3$ mm), mas isso não foi significativo ($p = 0,39$).

Os autores preconizam o tratamento cirúrgico de fraturas com mais de 2 mm de deslocamento para remover o periósteo interposto.

Leary e colaboradores[39] relataram fechamento prematuro da placa epifisária em 25% (10) de 40 fraturas do tipo II. Eles não observaram essa complicação nas fraturas Salter-Harris tipo I. Concluíram que fraturas Salter-Harris tipo II da extremidade distal da tíbia são mais graves do que se acreditava, pois podem causar fechamento prematuro da placa epifisária, causando deformidades angulares e dismetria nos membros inferiores. Há pouca evidência para apoiar o tratamento aberto de rotina para remover periósteo interposto em fraturas deslocadas menos de 3 mm após redução fechada; no entanto, a taxa de fechamento fisário prematuro em fraturas com deslocamento de mais de 2 a 3 mm é tão alta quanto 60% e garante consideração para tratamento cruento e para remover o tecido interposto.

Fraturas tipo II de Salter-Harris são causadas, em geral, por traumas em rotação externa. Os pacientes devem ser avaliados nos aspectos clínicos e radiográficos quanto a possível deformidade rotacional. Phan e colaboradores[41] relataram que 14 (61%) dos 23 pacientes apresentaram consolidação com deformidade em rotação externa nas fraturas epifisárias da tíbia distal.

Deve-se realizar redução incruenta na fratura da tíbia distal e/ou da fíbula distal tipo II de Salter-Harris, quando desviada mais de 2 mm. São utilizados os mesmos princípios de tratamento das fraturas do tipo I, mas, quando a redução fechada não é efetiva (< 2 mm de desvio), sugerem-se a redução aberta, a liberação do tecido de interposição e a fixação da fratura (Thurston-Holland) em paralelo à placa de crescimento com parafuso de tração. Recomenda-se imobilização em gesso acima do joelho por três a quatro semanas regularmente em rotação interna, se submetido à redução incruenta, e em neutro no tratamento cruento, seguido por bota para apoio de peso nas duas a três semanas seguintes.

Fratura da tíbia distal tipos III e IV de Salter-Harris

A fratura da tíbia distal dos tipos III e IV envolve a placa de crescimento com a superfície articular. É preciso considerar e evitar a incongruência articular e o fechamento epifisário prematuro.[18] Spiegel e colaboradores[3] relataram que 88,46% de 52 fraturas ocorreram no lado medial do pilão tibial. A média de idade das crianças foi de 11,10 anos para indivíduos com fratura do tipo III e de 11,6 anos para crianças com fratura tipo IV. Kling e colaboradores[44] descreveram em seu estudo que as fraturas tipo III de Salter-Harris ocorreram em crianças de 8 a 10 anos.

Fraturas dos tipos III e IV resultam de mecanismo em supinação e inversão, semelhantes às lesões Lauge-Hansen, em supinação e adução em adultos.[29,30] O estudo realizado por De Sanctis e colaboradores[37] sugere que ocorre uma compressão do tálus na borda medial da tíbia produzindo fraturas do tipo III ou IV de Salter-Harris, podendo, em forças maiores de compressão, resultar em lesão concomitante de tipo V com lesão da camada proliferativa da fise. Schurz e colaboradores[45] relataram que o mecanismo em adução e compressão (supinação) que promove a fratura tipos III e IV de Salter-Harris apresenta maior comprometimento da placa epifisária do que as forças de abdução e distração que resultam em fraturas dos tipos II e III.

> **ATENÇÃO! Há consenso de que fraturas Salter-Harris tipos III e IV com desvio maior que 2 mm devem ser tratadas com redução aberta e fixação interna.[37,44-47] Salter e Harris recomendam que as reduções sejam perfeitas e precisas nas fraturas dos tipos III e IV.[18]**

Kling e colaboradores[44] concluíram que os pacientes tratados com redução aberta anatômica e fixação interna eram menos propensos a apresentarem fechamento fisário prematuro do que aqueles tratados pelo método fechado (p = 0,027). Leary e colaboradores[39] avaliaram fraturas tipos III e IV de Salter-Harris com desvios entre os fragmentos superiores a 2 mm tratados por redução e fixação aberta. Os autores descreveram taxa de fechamento prematuro da placa epifisária da tíbia distal de somente 13%. Schurz e colaboradores[45] defenderam a redução aberta em todas as fraturas epifisárias deslocadas, não importando a idade. No estudo, foram encontrados bons resultados em 89% de 82 pacientes com o tipo III e fraturas tipo IV.

As evidências científicas não são claras para determinar os parâmetros de uma redução aceitável em fraturas de tornozelo intra-articular na criança. O conceito de aceitar como regra "2 mm"' não é com base na evidência clínica ou experimental, e sim nos princípios cirúrgicos de pacientes adultos. Hoje, os estudos têm demonstrado bons resultados com tratamento cirúrgico, mas a maioria é de relatos de série de casos.[37,44-47]

Kling e colaboradores[44] recomendam acompanhamento radiográfico pelo mínimo de dois anos após a lesão, o que se explica pelo alto índice de complicações. No entanto, deve ser, de preferência, até a maturidade esquelética do paciente.

O tratamento conservador nas fraturas da tíbia distal tipos III e IV de Salter-Harris é indicado somente nos casos com desvios iguais ou menores que 1 mm. O tratamento cirúrgico está indicado em todas as fraturas com 2 mm ou mais de desvio, sobretudo nas crianças menores. Se a manobra fechada é redutível, indica-se a visualização por artroscopia; nos casos de insucesso da manobra fechada, é indicada artrotomia e, em ambas com fixação com parafuso de tração, podendo ser associados a fios lisos ou não. Realiza-se imobilização com aparelho gessado acima do joelho, por três semanas, seguida de bota gessada com salto para descarga de peso por período maior, de três a cinco semanas. Recomenda-se avaliação radiológica cuidadosa nos casos com tratamento conservador na primeira semana após a lesão, na terceira – quando da mudança de imobilização –, na retirada do gesso e no seguimento de dois anos após a fratura **(FIG. 68.8)**.

Fraturas da tíbia distal tipo V de Salter-Harris

As lesões envolvem carga axial ou de cisalhamento, que lesão por compressão da zona proliferativa da placa epifisária,[18] que pode ser de difícil diagnóstico na avaliação inicial. Vários estudos têm observado que lesões do tipo V de Salter-Harris não diagnosticadas podem contribuir para o alto índice de parada do crescimento nas fraturas dos tipos III e IV.[37,45] Não há um algoritmo de tratamento especificado para essas lesões. Pacientes com trauma axial ou força de cisalhamento no tornozelo devem ser avaliados com radiografias seriadas, mesmo que os achados radiológicos iniciais sejam normais.

Fratura da tíbia distal tipo VI de Salter-Harris

A lesão por cortador de grama é a principal responsável pelas fraturas abertas de tornozelo em pacientes pediátricos e pode causar fraturas tipo VI de Salter-Harris, não sendo frequente no Brasil. Cerca de 600 dessas lesões evitáveis ocorrem todos os anos nos Estados Unidos, e a maioria envolve passeios com máquinas de cortar grama.[48-51] As lâminas do cortador podem causar lesão massiva das partes moles e remover uma porção da placa epifisária. Loder e colaboradores[51] avaliaram 114 lesões de cortadores de grama em crianças e relataram 87 resultados insatisfatórios em um intervalo médio de seguimento de 1,9 ano. Eles concluíram que crianças com menos de 14 anos não devem operar máquinas de cortar grama motorizada e nem mesmo estarem presentes no quintal no momento da utilização.

As fraturas pediátricas abertas de tornozelo devem ser tratadas com antibiótico adequado e profilaxia contra o tétano, irrigação com soro fisiológico, debridamento meticuloso de tecido desvitalizado e remoção de material estranho. A reconstrução de partes moles é necessária, variando de incisões de descarga, enxerto de pele livre até rotação de retalho miocutâneo[49,50] O tratamento dessas lesões com dispositivo de curativo a vácuo tem se mostrado efetivo e uma tendência a reduzir o número de retalhos e revisões das amputações, quando necessário para essas lesões, em comparação com tratamento tradicional.[49] Recomenda-se abordagem com equipe multidisciplinar.

Fraturas triplanares

Spiegel e colaboradores[3] informaram que as fraturas triplanares são relativamente raras, representando apenas

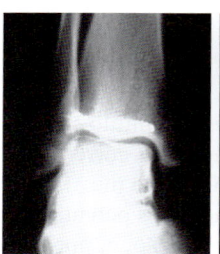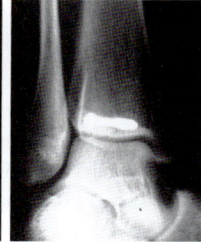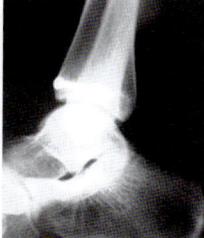

FIGURA 68.8 → Fratura de Tillaux com parafuso de tração paralelo à superfície articular.

6,3% (15) de 237 fraturas de tornozelo em sua série, e ocorreram em adolescentes com idade média de 13,5 anos. Brown e colaboradores[52] descreveram a maior série de fraturas triplanares avaliadas com CT e reconstrução multiplanar, descrevendo que o padrão mais frequente era fratura em duas partes (33 de 51 das fraturas). O padrão de fraturas extra-articulares do maléolo medial foi observado em 24% (12) das 51 fraturas, frequência maior que o relatado anteriormente.

A redução costuma ser realizada com rotação internamente do pé, enquanto a fratura medial quase nunca necessita de abdução. Ertl e colaboradores[53] relataram dificuldade para alcançar a redução de fraturas com desvio maior que 3 mm, e Schnetzler e Hoernschemeyer[31] recomendaram redução aberta e fixação interna para fraturas com desvio maior que 3 mm ou superior a 2 mm de residual intra-articular. Essas são recomendações suportadas pela literatura pelos resultados satisfatórios em longo prazo.[54-56]

Ertl e colaboradores[53] mostraram tendência de piora dos sintomas em longo prazo de seguimento (média, seis anos) nas fraturas que envolvem o pilão tibial com mais de 2 mm de desvio. Weinberg e colaboradores[57] avaliaram 50 fraturas triplanares em crianças, incluindo 30 submetidas a tratamento cirúrgico e 20 a tratamento conservador. Relataram que todos os pacientes apresentavam resultado satisfatório em seguimento médio de 7,4 anos.

Fraturas sem o envolvimento articular e sem desvio têm indicação de tratamento conservador e, quando levemente deslocadas, podem ser tratadas com manipulação e imobilização com aparelho gessado acima do joelho por três a quatro semanas e, abaixo, por mais três a quatro semanas, permitindo o apoio do peso ao solo.

Na opinião dos autores deste capítulo, as fraturas triplanares com mais de 2 mm de desvio na superfície articular ou mais de 3 mm de desvio metafisário visualizado na radiografia ou na TC têm indicação de tratamento com redução fechada e aparelho gessado, desde que esses parâmetros fiquem abaixo dos valores citados, sobretudo o traço para a superfície articular.[31] Quando a redução anatômica é alcançada e não pode ser mantida por meios fechados, recomenda-se a fixação com parafusos percutâneos de tração para estabilizar o foco fraturário, mas, se não é obtida a redução com menos de 2 mm de desvio, preconiza-se a redução aberta e a fixação com parafuso de tração. A artroscopia é utilizada para visualizar a redução da linha articular e, assim como na literatura,[58-60] são observados bons resultados. Emprega-se a TC com supressão de material quando, no seguimento ou no pós-operatório, não há certeza de redução articular com precisão, pois isso apresenta melhores resultados no seguimento das fraturas articulares.[52,53]

A tática operatória dos autores deste capítulo sempre é a de reconstruir primeiro o comprimento e a correção do eixo em anteroposterior e perfil do fragmento metafisário com redução fechada e fixação com parafusos percutâneos de tração, na metáfise, paralelos à articulação, e, por último, a redução e fixação da superfície articular com parafusos paralelos à rima articular[20] **(FIG. 68.9)**.

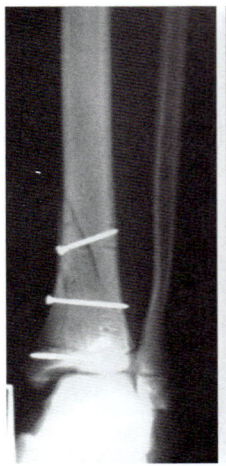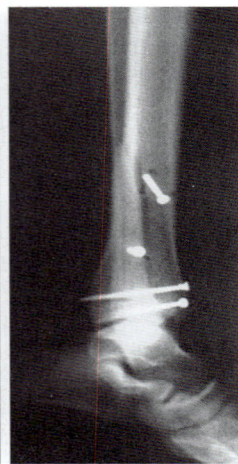

FIGURA 68.9 → Fixação de fratura triplanar tipo IV com parafusos de tração.

Fratura de Tillaux juvenil

A fratura de Tillaux ocorre em adolescentes, próxima ao final do fechamento da placa epifisária da tíbia distal. Spiegel e colaboradores[3] relataram que essas lesões representaram apenas 2,5% (seis) de 237 das fraturas de tornozelo pediátrico ocorrendo em idade média de 13,5 anos, sendo em meninos com idade levemente superior. A perda da congruência articular é a principal preocupação para a decisão do tipo de tratamento na fratura de Tillaux juvenil. Fraturas não desviadas ou com desvios mínimos podem ser tratadas com imobilização em aparelho gessado acima do joelho e com leve rotação interna do pé. Em fraturas com desvios superiores a 2 mm (em radiografia ou TC) após manipulação fechada, a causa provável é interposição capsular anterior, e a redução aberta com fixação com um parafuso metafisário paralelo à placa epifisária deve ser considerada.[61] Kaya e colaboradores[62] relataram excelente resultado com seguimento de 32 a 75 meses, em 10 fraturas com desvios maiores que 2 mm, tratados com cirurgia sem preocupação com a redução. A redução assistida via artroscópica nas fraturas de Tillaux aparece em relatos de casos, mas não apresenta evidência de resultados superiores a redução e fixação aberta.[60-63]

Nos casos tratados pelos autores deste capítulo, preconiza-se, nas fraturas passíveis de tratamento conservador, o uso de aparelho gessado acima do joelho por três semanas e, após, bota gessada para carga de peso por três a quatro semanas. Nas fraturas com desvios superiores a 2 mm, as condutas sugeridas são a redução fechada, o controle da redução por via artroscópica e a fixação com um parafuso de tração na epífise em 45° às linhas fraturárias, além de redução aberta, a ser feita somente na falha da obtenção da redução decorrente da interposição da cápsula anterior **(FIG. 68.8)**.

Fraturas da fíbula

As fraturas da fíbula distal podem ocorrer de forma isolada. São, em geral, tipo I ou II de Salter-Harris e decorrem de trauma em supinação-inversão na fase 1 ou fratura proximal à placa de crescimento em associação com fratura da tíbia distal com mecanismo em supinação ou pronação em rotação externa.[30] As lesões ligamentares podem ser mais frequentes do que se pensava, conceito este baseado em estudo avaliando o índice de lesão ligamentar em crianças com trauma no tornozelo através de RM.[17] Foram avaliadas 18 crianças com diagnóstico de fratura de fíbula tipo I de Salter Harris e submetidas à RM. Destas, 14 apresentaram somente entorse, 11 tiveram contusão óssea e nenhuma apresentava lesão da placa de crescimento.

Fraturas de fíbula deslocadas associadas com fratura da tíbia distal são, em geral, reduzidas e estáveis assim que a tíbia é realinhada. Se a fíbula continua instável, a fixação com fio de Kirschner pode ser usada. No paciente próximo ou em fase de maturidade esquelética, sugere-se o tratamento com placa convencional. Os ligamentos da sindesmose costumam encontrar-se intactos, não precisando de fixação.

Centro de ossificação acessório

O reconhecimento dos centros de ossificação acessórios como diagnóstico diferencial às fraturas dos maléolos é importante, pois há relatos de casos de *os tibiales* e *os subfibulares* sintomáticos em crianças.[64] A sintomatologia pode resolver-se com modificação de atividade e imobilização em aparelho abaixo do joelho por três a quatro semanas e carga de acordo com a algia. A ressecção cirúrgica dos ossículos é de rara indicação, somente em casos de algia resistente a todas as condutas conservadoras.

COMPLICAÇÕES

Spiegel e colaboradores[3] avaliaram 184 casos de 237, encontrando taxa de 14,1% de complicações importantes. Eles dividiram as lesões quanto à gravidade de complicações em três grupos:

1. Baixo risco – Todas as fraturas da fíbula distal tipos I e II de Salter – Harris, todas as tipo I da tíbia e as dos tipos III e IV com menos de 2 mm de desvio.

2. Risco imprevisível – Fraturas tipo II da tíbia distal.

3. Alto risco – Fraturas desviadas dos tipos III e IV de Salter-Harris.

Assim como é preciso ter maior precisão na redução dos fragmentos fraturários em crianças menores de 10 anos devido ao grande potencial de crescimento e devido às fraturas de tornozelo não apresentarem potencial de remodelação,[3,20,40,41] o uso de fixação transepifisária é um agressor a mais para a parada de crescimento. Os autores deste capítulo observaram que 62,5% de seus casos com parada de crescimento tinham fixação transepifisária.

O distúrbio da placa de crescimento decorrente do trauma causador da fratura do tornozelo em criança ou pelo método de tratamento empregado pode acarretar em deformidade angular (quando lesada parcialmente na sua espessura, permanecendo o lado oposto com crescimento normal) ou dismetria (quando acomete toda a zona de crescimento) de comprimento nos membros inferiores (FIG. 68.10). Tal condição pode se manifestar após seis meses do trauma, devendo o paciente ser acompanhado por um mínimo de dois anos.[65]

Lalonde e Letts[66] avaliaram 12 crianças com parada de crescimento após fratura de tornozelo. Indicaram desde observação, excisão da barra, epifisiodese até osteotomias corretivas no tratamento dos distúrbios de crescimento. Os autores advogaram avaliação radiográfica seriada e acompanhamento com RM para avaliar a extensão da barra óssea; se esta for inferior a 50%, indica-se a ressecção da barra. A TC e a RM podem ser usadas para avaliar recidiva ou ressecção incompleta da barra óssea em restaurações do crescimento insuficiente.[67] O reconhecimento de deformidades angulares pode ser avaliado por estudo radiográfico, pela observação do paralelismo das linhas de Park-Harris da tíbia. A perda desse paralelismo significa deformidade angular[68] (FIG. 68.8).

O tratamento preconizado pelos autores deste capítulo é a ressecção da barra óssea em crianças menores de 10 anos com menos de 50% da circunferência da placa epifisária, e, em um segundo tempo, a correção de eixo e de dismetria. Em crianças maiores, prefere-se esperar o fechamento da placa de crescimento e, em torno de 13 a 15 anos, fazer osteotomia de correção de eixo, caso não ocorra dismetria. Como, em geral, associa-se a condição ao encurtamento, opta-se por ostetomia de adição e, em alguns casos com encurtamento maior de 4 cm, prefere-se o uso de fixador externo para correção de ambas as deformidades.[20]

> **ATENÇÃO! O reconhecimento do tipo da fratura de tornozelo quanto à classificação de Salter-Harris é fundamental devido aos diferentes graus de lesão da placa de crescimento e da superfície articular, além das consequentes complicações desse trauma.**

O reconhecimento do mecanismo de trauma proposto pela classificação de Dias e Tachdjian[29] é fundamental para a manobra de redução e manutenção do resultado no tratamento a ser proposto. As fraturas de tornozelo não desviadas em crianças podem ser tratadas de modo conservador com aparelho gessado e avaliação radiográfica seriada.

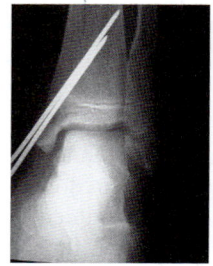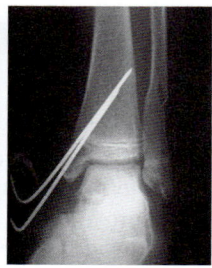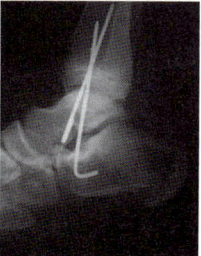

FIGURA 68.10 → Outras fraturas – fixação com fios de Kirschner.

Fraturas articulares com mais de 2 mm que são detectadas por radiografia ou TC após a redução fechada são instáveis e podem ser tratadas por visão artroscópica e fixação percutânea; quando irredutíveis, deve-se considerar a redução cruenta com visão direta e fixação interna. A fixação da fratura deve, sempre que possível, preservar a placa epifisária, em função do alto índice de parada de crescimento quando da transfixação da placa epifisária. As crianças devem ser acompanhadas por um período mínimo de dois anos após a lesão para detectar anomalias de crescimento, mas o ideal é até que conquistem a maturidade esquelética.

FRATURAS DO PÉ

As fraturas do pé em crianças costumam ter bom prognóstico e ser tratadas de modo conservador. Representam cerca de 13% das fraturas pediátricas, sendo que 50% envolvem os metatarsos e as falanges.[69] Fraturas dos ossos do mediopé e luxações ao nível da articulação de Lisfranc são raras em crianças e seu resultado é bom. É frequente que adolescentes mais velhos com fraturas no pé necessitem de tratamento semelhante ao do adulto.

Fraturas no pé infantil podem representar um desafio diagnóstico, e a ausência de fratura óbvia à radiografia, a presença de lesão fisária e a fratura incompleta ou ossos acessórios explicam a dificuldade do diagnóstico. O exame clínico minucioso, a avaliação seriada e o uso criterioso de técnicas de imagem – radiografia, TC, RM ou cintilografia óssea – são necessários para estabelecer o diagnóstico. O conhecimento da anatomia e da importância dos ossos acessórios do pé e dos distúrbios do crescimento é essencial.[70]

Fraturas do tálus

Representam 0,08% das fraturas pediátricas e quase 50% ocorrem no colo (mais comuns).[71] No nascimento, o tálus já possui tecido ósseo em 24% da sua estrutura. O centro de ossificação fica no colo e fecha, nas mulheres, aos 9,8 anos, em média; nos homens, aos 12,9 anos.[72] Pode ser dividido em três partes (corpo, colo e cabeça).[73]

> **ATENÇÃO!** Diversas características anatômicas participam da complexidade das fraturas do tálus, como irregularidade óssea sem inserção muscular (único osso do tarso que não possui inserção muscular) e vascularização restrita pela grande área de cartilagem em 60% de sua extensão.[74]

O colo é orientado medialmente (o lado medial é mais curto que o lateral) e é extra-articular, sendo sítio de penetração do maior fluxo sanguíneo. A artéria do canal do tarso, oriunda da tibial posterior, e a artéria do seio do tarso (da perfurante fibular) provêm esse maior suprimento. A artéria tibial anterior nutre a cabeça e o colo dorsalmente, e um ramo da artéria do canal do tarso, 5 mm após sua origem, penetra medialmente no corpo do tálus por entre os feixes do deltoide tibiotalar posterior e tibiocalcâneo (conhecido como ramo deltóideo). Ainda, ramos calcaneanos da tibial posterior que se anastomosam com ramos da artéria fibular formam ramificações que penetram no tubérculo posteromedial.[74,75]

O tálus articula-se distalmente com o navicular, superiormente com a tíbia e fíbula e inferiormente, mediante três articulações, com o calcâneo.

O ligamento interósseo talocalcaneano é um importante elemento de estabilização do tálus e, durante a fratura, causa deslocamento em varo e dorsal da cabeça. Quando sua porção posterior se rompe, ocorre desvio do corpo. O ligamento talocalcaneano posterior é o último estabilizador a impedir o desvio ósseo durante a fratura.[74]

Posteriormente, o tálus apresenta dois tubérculos. O tubérculo posterolateral apresenta um núcleo de ossificação secundário que aparece entre 8 e 11 anos[76] Quando não ocorre a sinostose com o tálus, mantém-se como sincondrose, a denominação é *os trigonum*. Quando ocorre a sinostose e um grande processo posterolateral se forma, chama-se de processo de Stieda, ou *os trigonum* fusionado.

Apresentação clínica e mecanismo

No aspecto clínico, há história de trauma de grande energia, com dor localizada, edema e incapacidade de apoiar o membro inferior. Fraturas do colo costumam ocorrer devido à dorsiflexão forçada do pé, causando colisão entre o tálus e o rebordo anterior distal da tíbia.[73] Anderson[77] chamou a fratura do tálus no adulto de "fratura do aviador" e atribuiu o mecanismo à dorsiflexão forçada.

Fraturas do processo lateral são também chamadas de fraturas do *snowboarder* e, em função da similaridade do mecanismo com entorse do tornozelo, são, muitas vezes, não diagnosticadas.[78] O mecanismo usual é de dorsiflexão acrescido de inversão.

Fraturas do processo posterior do tálus ocorrem por flexão plantar forçada, causando colisão contra o rebordo posterior do tálus. Fraturas do corpo do tálus, de acordo com Giannestras e Sammarco,[79] ocorrem também em traumas de alta energia com dorsiflexão completa do tornozelo (FIG. 68.11).

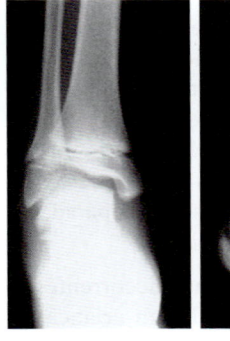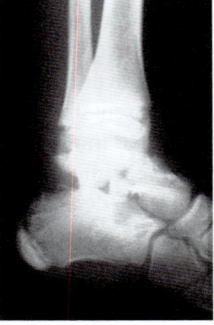

FIGURA 68.11 → Fratura do tálus.

Fraturas osteocondrais ocorrem com mais frequência por mecanismo de inversão do pé e tornozelo. Canalle e Kelly[80] questionaram a natureza traumática das lesões mediais. Fraturas da cabeça são raras e apresentam-se com traço linear ou compressão/esmagamento. Há duas teorias para seu mecanismo: compressão (causada por força longitudinal no pé, ao longo dos metatarsais e do navicular, associada à flexão plantar) ou colisão direta contra a tíbia na dorsiflexão forçada por forças oriundas do antepé.

Avaliação por imagem

Com base na história clínica, radiografias devem ser solicitadas. A avaliação inicial deve ser feita pelas incidências anteroposterior, perfil e oblíqua do pé. Canalle e Kelly[80] descreveram incidência adicional em anteroposterior com o pé em pronação de 15° e incidência do raio de 75° cranial em relação à mesa, especificamente para avaliar o tálus. Incidência anteroposterior para tornozelo é necessária para avaliação complementar (domus talar e superfícies medial e lateral do corpo) **(FIG. 68.12)**.

> **ATENÇÃO! A TC deve ser solicitada quando existir fratura articular ou fratura de difícil avaliação por radiografia, servindo para diagnóstico e planejamento do tratamento. A RM e a cintilografia são úteis para o acompanhamento da fratura, em especial na suspeita de necrose. Ambas podem ser utilizadas na investigação de fraturas por estresse ou lesão osteocondral não visível à radiografia.**

Classificação

As fraturas do tálus na criança não são frequentes, e a literatura é bastante limitada. Elas seguem as classificações para adultos.[72] A principal classificação é a anatômica, dividindo em cabeça, colo e corpo.

Hawkins[81] classificou as fraturas do colo em três tipos, e Canalle e Kelly acrescentaram um quarto tipo **(FIG. 68.13)**.[71,80] A classificação de Hawkins é a seguinte:

Tipo 1. Fratura vertical no colo sem desvio.

Tipo 2. Traço vertical no colo, com subluxação ou luxação subtalar.

Tipo 3. Traço vertical no colo, com luxação subtalar e tibiotalar.

Tipo 4. Tipo 3 + luxação da cabeça.

Sneppen e colaboradores[82] subdividiu as fraturas do corpo em cinco grupos **(FIGS. 68.14 a 68.18)**:

Grupo I. Fraturas transcondrais (osteocondrais).

Grupo II. Cisalhamento coronal, sagital ou transversal.

Grupo III. Tubérculo posterior.

Grupo IV. Processo lateral.

Grupo V. Esmagamento.

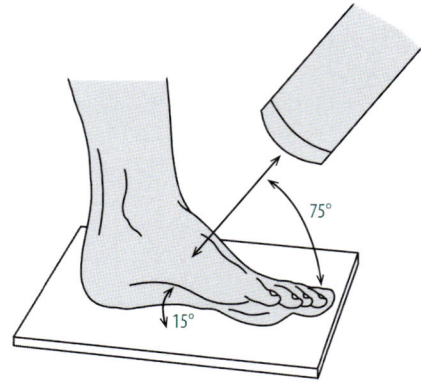

FIGURA 68.12 → Posicionamento para incidência de Canale e Kelly.

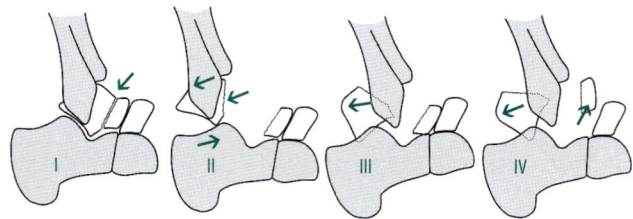

FIGURA 68.13 → Classificação de Hawkins.

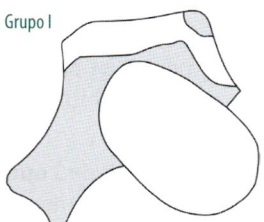

FIGURA 68.14 → Fraturas de Sneppen – grupo I.

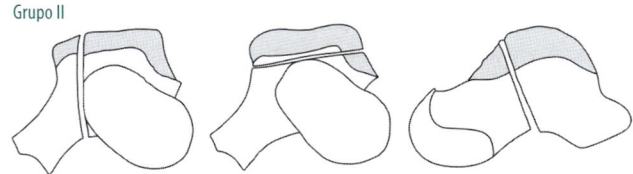

FIGURA 68.15 → Fraturas de Sneppen – grupo II.

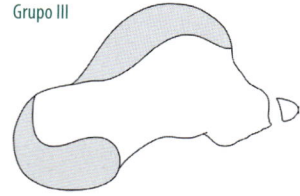

FIGURA 68.16 → Fraturas de Sneppen – grupo III.

Grupo IV

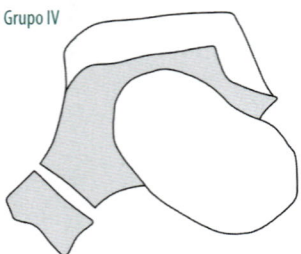

FIGURA 68.17 → Fraturas de Sneppen – grupo IV.

Grupo V

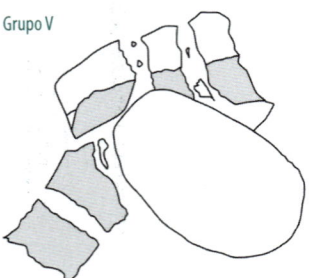

FIGURA 68.18 → Fraturas de Sneppen – grupo V.

Tratamento

Fraturas sem desvio. Pode-se aceitar até 5° de desvio no anteroposterior e 5° no perfil. A carga deve ser evitada por, pelo menos, seis semanas, mantendo-se imobilização suropodálica.

Fraturas desviadas (deslocamento com mais de 2 mm ou angular de até 5°). Essas condições necessitam de redução e estabilização. A manipulação fechada em centro cirúrgico pode ser tentada se houver pequeno desvio e é feita em flexão plantar sob radioscopia.

A via cirúrgica de escolha varia conforme o tipo de fratura. A via posterolateral é bastante útil para fraturas posteriores. A via anteromedial única ou combinada com anterolateral é ideal para fraturas do colo ou da cabeça. O desvio rotacional costuma exigir o acréscimo dessa segunda via e sugere-se a fixação lateral primeiro. Alguns autores sugerem que um único parafuso de 4 ou 6,5 mm possa ser

suficiente para a fixação, porém, é necessário certificar-se da estabilidade rotacional após fixação. Um fio de Kirshner ou parafuso antirrotacional pode ser útil **(FIG. 68.19)**.[83]

A fixação deve ser feita com fios de Kirschner ou parafusos de anterior para posterior ou de posterior para anterior. É desejável manter acompanhamento por até 24 meses após a fratura.

O "sinal de Hawkins" (linha radioluscente subcondral em domus talar na incidência anteroposterior) é sinal de bom prognóstico e indica circulação sanguínea óssea. É comum surgir entre seis e oito semanas após a fratura.[71,81]

A complicação mais importante é necrose avascular.[73] Suspeita-se de necrose talar na ausência do "sinal de Hawkins" (linha radioluscente subcondral vista em incidência radiográfica anteroposterior do tornozelo que indica revascularização óssea) em torno da sexta semana.

A RM pode fornecer os sinais mais precoces de colapso do corpo. A necrose talar costuma aparecer entre um e seis meses (até dois anos conforme relatos) após a fratura e necessita de acompanhamento com radiografia, RM e/ou cintilografia.[84]

Hawkins[81] recomenda permitir carga mesmo sem o "sinal de Hawkins"; se houver sinais de consolidação, porém, há divergências na literatura quanto ao momento exato de apoio do membro. O prognóstico é associado ao grau de deslocamento inicial dos fragmentos e à relação do traço de fratura com vascularização. Nas fraturas do colo, a classificação de Hawkins pode ser associada a prognóstico de necrose avascular. Essa associação dos quatro tipos é descrita a seguir.

Tipo 1. Mínimo risco de necrose.

Tipo 2. 41% de necrose.

Tipo 3. 91% de necrose.

Tipo 4. 90% de necrose.

Fraturas osteocondrais

Também nomeadas de lesões osteocondrais, osteocondrite dissecante (expressão mais utilizada para casos crônicos), defeitos ostocondrais e fraturas transcondrais, estão presentes em 2 a 6% de todas as entorses.[74] Comuns em

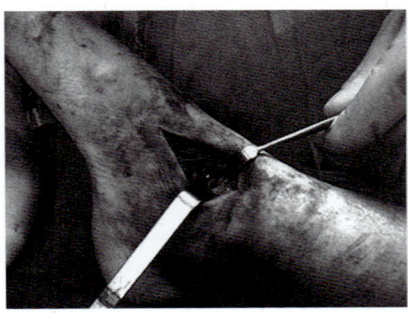
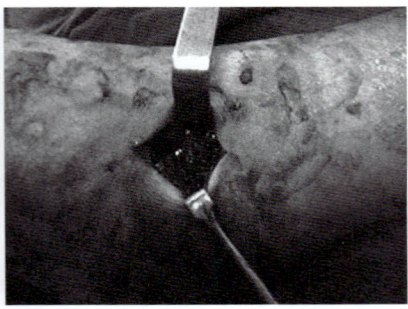

FIGURA 68.19 → Via de acesso anteromedial.

adultos jovens, com causa questionável e não bem compreendida. O mecanismo provável é por trauma e torção, mas Canalle e Kelly[80] questionam a natureza traumática nos casos mediais (mais comuns). Alguns autores acreditam em causas vasculares e outros em microtraumas.

Diagnóstico

História de trauma torsional em tornozelo cujos sintomas não melhoram com tratamento conservador, ou dor em tornozelo sem a história identificada do trauma. Ao exame físico, há edema ou dor à palpação da articulação tibiotalar e ao apoio do membro, flexão plantar e inversão ou dosiflexão e eversão, além de sensibilidade local.

Avaliação por imagem

Radiografias do tornozelo nas incidências anteroposterior, oblíqua interna e lateral costumam evidenciar a lesão. A RM ou a cintilografia podem ser necessárias para diagnóstico e para delimitar a extensão da lesão se houver suspeita clínica e se a radiografia for inconclusiva. A TC ou a artrotomografia computadorizada podem ser de grande valia para delimitação da lesão ou planejamento do tratamento.

Berndt e Harty[85] classificaram radiograficamente as fraturas osteocondrais em quatro tipos **(FIG. 68.20)**:

Tipo I. Compressão subcondral.

Tipo II. Fragmento parcialmente destacado.

Tipo III. Completamente destacado, mas permanecendo no local.

Tipo IV. Fragmento deslocado.

Com base em tomografias e RM, Anderson e colaboradores[86] propuseram uma classificação modificada: acrescentaram ao tipo II uma subdivisão em IIA – com cisto subcondral **(FIG. 68.21)**.

Tratamento

Estágios 1, 2 e 3. Inicialmente, tentar o tratamento conservador seis a sete semanas, com imobilização suropodálica e descarga de peso do membro acometido.

Estágio 4 e estágios 1, 2 e 3 que continuaram sintomáticos com o tratamento conservador. Indicação cirúrgica.

Os autores deste capítulo sugerem que pacientes assintomáticos com imagem de lesão nos exames sejam acompanhados com exames de imagem a cada seis meses até comprovada a estabilidade da lesão. O tratamento cirúrgico deve ser realizado por artroscopia e incluir o *drilling* das lesões como cartilagem intacta, fixação interna e *drilling* de lesões maiores ou curetagem e também o *drilling* de lesões maiores não fixáveis (fragmento necrótico, fragmentado ou cujo tamanho não permite colocação de síntese).

A mosaicoplastia pode ser indicada no adolescente com fises fechadas e com lesões maiores que 15 mm.

Fraturas do calcâneo

São pouco frequentes, representando 0,005%[87] até 0,41%[88,89] de todas as fraturas pediátricas. A maioria é sem desvio ou pouco deslocada, sendo um terço delas intra-articulares.[71] A fratura do calcâneo causa frequente inabilidade no adulto, porém, na criança, os resultados são melhores.[87] As fraturas por estresse ou fraturas ocultas do calcâneo são raras.[90]

Mecanismo

Semelhante aos adultos, a maioria dos casos apresenta o mecanismo de queda de altura em pé, lesões por cortadores de grama ou acidente por veículo,[73,91] mas crianças com menos de 10 anos costumam sofrer traumas de baixa energia (e, consequentemente, fraturas menos graves), enquanto maiores de 10 anos costumam sofrer traumas por queda de altura (grande energia).[87]

> **DICA:** A anatomia pediátrica difere do adulto por ter maior elasticidade de cartilagem e de tecidos moles, além de o calcâneo da criança ter o osso subcondral mais espesso, favorecendo menores deslocamentos.[92]

Em geral, o processo lateral do tálus inicia a fratura que se estende de plantar-medial para dorsolateral e sai na faceta posterior, gerando um fragmento anteromedial (que

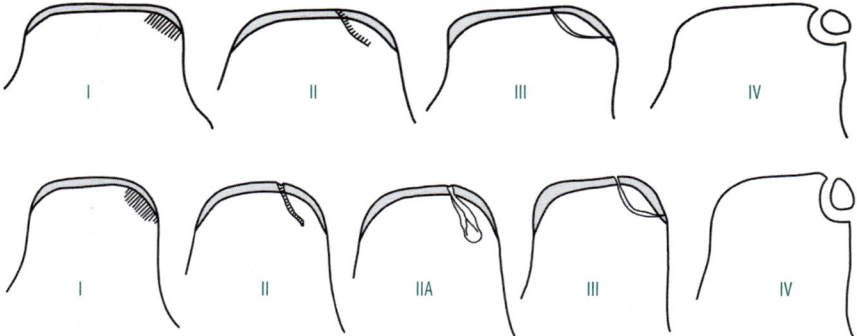

FIGURA 68.20 → Classificação de Berndt e Harty (1959).

FIGURA 68.21 → Classificação de Anderson e colaboradores (1989).

inclui o sustentáculo do tálus) e posterolateral, que inclui a tuberosidade.[71] Uma linha secundária vai determinar em qual dos dois grupos de Essex-Lopresti a fratura cairá: em língua ou depressão articular.[71] Fraturas extra-articulares costumam ser por trauma de baixa energia.[71]

Diagnóstico

No aspecto clínico, o paciente apresenta dor na topografia do calcâneo, reprodutível à palpação, com edema local e incapacidade de apoiar o membro, acrescida da história de trauma já descrita.[71]

Havendo a suspeita de lesão do calcâneo, radiografias do pé devem ser solicitadas. Incidências anteroposterior do pé, perfil do calcâneo e axial de Harris (do calcâneo) devem fazer parte da avaliação inicial e ser sempre comparativas. Radiografias da coluna lombar devem ser solicitadas a despeito de queixa álgica, devido à associação à alta incidência de lesões pelo mecanismo de trauma.[93] Os ângulos de Böhler e de Gissane devem ser mensurados (sempre considerá-los comparativamente) na incidência em perfil.[73]

O ângulo de Gissane consiste em linhas traçadas na radiografia do calcâneo em perfil tangenciando a superfície articular posterior do calcâneo e outra tangenciando a borda superior do processo anterior do calcâneo. O ângulo normal é entre 120 e 140° **(FIG. 68.22)**.

O ângulo de Böhler consiste em traçar linhas na radiografia em perfil do calcâneo tangenciando a superfície posterior do calcâneo e outra tangenciando o bordo superior da tuberosidade posterior do calcâneo. O normal é de 20 a 40° **(FIG. 68.23)**.

A articulação subtalar pode ser estudada no aspecto radiográfico pela série de Broden (*roger mann*) com paciente em supino, tornozelo neutro e perna rodada internamente 40°, com o raio centrado no seio do tarso com angulação cranial em 10, 20, 30 e 40° **(FIG. 68.24)**.

Classificação radiográfica

Bohler, em 1930, foi o primeiro a apresentar uma classificação anatômica para as fraturas do calcâneo.[94] Essex-Lopresti publicou, em 1952, uma classificação que identifica dois tipos de fratura:[73] em língua e com afundamento central **(FIG. 68.25)**.

Schmidt e Weiner,[95] relataram 59 fraturas pediátricas propondo classificação com base anatômica **(FIG. 68.26)**.[73,96]

Tipo 1a. Fratura da tuberosidade da apófise.

Tipo 1b. Fratura do sutentáculo do tálus.

Tipo 1c. Fratura do processo anterior.

Tipo 1d. Fratura distal do aspecto inferolateral.

Tipo 1e. Pequena avulsão do corpo.

Tipo 2a. Avulsão do bico.

Tipo 2b. Arrancamento da inserção do tendão de Aquiles.

Tipo 3. Fratura linear não envolvendo a subtalar.

Tipo 4. Fratura linear envolvendo a subtalar.

Tipo 5a. Fratura por compressão em língua.

Tipo 5b. Fratura com depressão articular.

Tipo 6. Perda óssea importante com perda da inserção do Aquiles.

Fraturas articulares ou complexas devem ser submetidas à TC, e utiliza-se a classificação de Sanders para orientar o tratamento **(FIG. 68.27)**. Como crítica, alguns autores

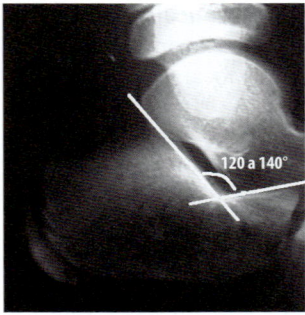

FIG. 68.22 → Ângulo de Gissane (normal de 120 a 140°).

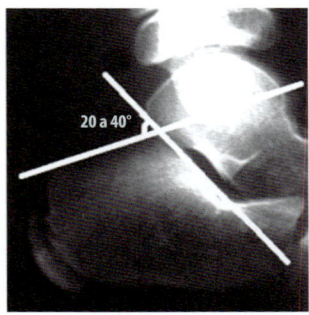

FIGURA 68.23 → Ângulo de Böhler (normal de 20 a 40°).

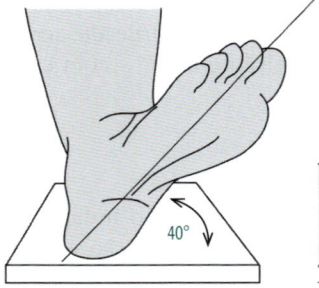

FIGURA 68.24 → Incidências de Broden.

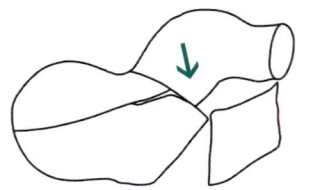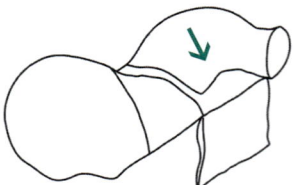

FIGURA 68.25 → Classificação de Essex-Lopresti.

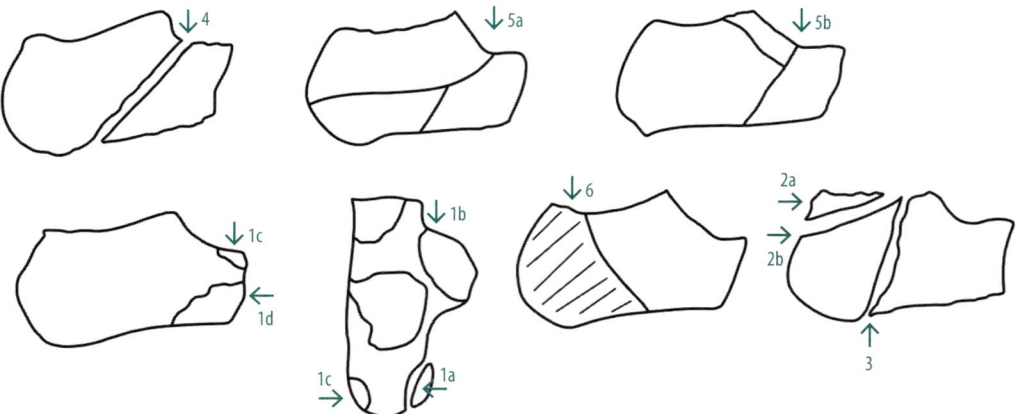

FIGURA 68.26 → Classificação de Schmidt e Weiner.

referem que tal classificação tem somente moderada confiabilidade e reprodutibilidade[97,98] devido à variação de interpretação entre observadores.

Os autores deste capítulo encontraram, na imensa maioria das publicações pesquisadas, o tipo 2 de Sanders como mais comum. Na classificação de Sanders, só se pode considerar os traços com desvio. Divide-se de acordo com o traço desviado e é feita da seguinte forma:

Tipo 1. Sem desvio (em uma parte).

Tipos 2a, 2b, 2c. Duas partes (conforme o traço).

Tipos 3ab, 3 bc ou 3ac. Três partes.

Tipo 4. Quatro partes (cominuta).

O uso de cintilografia, antes frequente para pesquisa de fraturas ocultas, está controverso devido ao grande número de falso-positivos[73] e, hoje, foi substituído pela RM.[99]

Tratamento

Schneidmüller e colaboradores[100] sugerem os três objetivos do tratamento da fratura do calcâneo: a reconstrução das superfícies articulares, a restauração do eixo fisiológico e a recuperação do braço de alavanca. Fraturas não deslocadas devem ser tratadas de forma conservadora com imobilização suropodálica por seis semanas, sem apoio do membro.

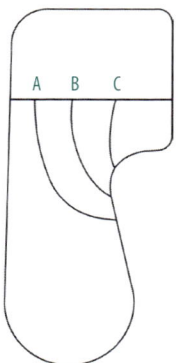

FIGURA 68.27 → Classificação de Sanders.

Brunet[101] considerou os deslocamentos de fragmentos nas radiografias do retropé como mínimos (1 a 2 mm), moderados (3 a 4 mm ou perda no ângulo de Böhler de até 7° [comparativo]) e intensos (mais de 5 mm ou de 8° ao Böhler).

Fraturas em língua com deslocamento menor que 10 mm podem ser tratadas de modo conservador.[96] Fraturas com deslocamento articular maior que 2 mm à TC devem receber tratamento cirúrgico.[92] O tratamento cirúrgico implica redução aberta ou fechada e fixação com fios de Kirschner, placa ou parafusos, os quais não devem cruzar a fise.[71]

Complicações

Complicações são descritas com uma frequência de 1 a 32%. Lesão ou inflamação dos tendões fibulares em 1 a 17%, e lesões neurovasculares em torno de 2%.[92] Schneidmüeller e colaboradores[100] referem não terem observado complicações de pele nos jovens, as quais já foram descritas em alguns trabalhos. Síndrome compartimental é descrita e é incomum na criança.

Fraturas do cuboide

Lesões no cuboide são raras em crianças e, em geral, estão associadas a outras lesões. Fratura de cuboide deve ser suspeitada após queda sobre a lateral do pé ou torção com abdução forçada do antepé,[102] associando-se claudicação e dor lateral do pé. A avaliação inicial, com radiografias do pé, pode fazer o diagnóstico.[103] Casos em que a radiografia for inconclusiva exigem imagens de TC para o diagnóstico e a programação terapêutica. O tratamento costuma ser conservador com imobilização por três a quatro semanas. A cirurgia é necessária em casos com desvio articular inaceitável ou com diminuição do comprimento da coluna lateral às custas do colapso do cuboide. O tratamento cirúrgico tem por objetivo o restabelecimento das relações articulares e do comprimento do cuboide, podendo ser necessário o uso de enxerto ósseo.

Fraturas do navicular

A fratura isolada do navicular tarsal é muito rara, sendo comum confundi-la com doença de Kohler dos 2 aos 5 anos ou com navicular acessório após essa idade. Outra situação muito rara é a possibilidade de fratura por estresse em atleta jovem. O tratamento baseia-se na imobilização seguida de reabilitação. Nos adolescentes, fraturas de alta energia, associadas a outras lesões com desvio, necessitam de tratamento cirúrgico como no adulto, isto é, redução aberta e fixação interna.

Fraturas dos cuneiformes

As lesões dos cuneiformes são raras em função da grande estabilidade ligamentar. Quando a condição está presente, é associada a lesões complexas, ligamentares ou ósseas.

Lesões tarsometatarsais

As lesões ao nível da articulação de Lisfranc (tarsometatarsal) são raras na criança, e existem poucas séries descritas. Os mecanismos de lesão mais comuns são progressão a partir da posição "ponta dos pés", gerando colapso da tarsometatarsal, compressão direta do calcanhar sobre os dedos, produzindo flexão plantar aguda da articulação tarsometatarsal, e queda de costas com o antepé preso **(FIG. 68.28)**.

Classificação

Os autores deste capítulo utilizam a classificação de Quenu e Kuss **(FIG. 68.29)**:[104]

Tipo A. Incongruência de toda a articulação de Lisfranc.
Tipo B. Instabilidade parcial, medial ou lateral.
Tipo C. Divergência parcial ou instabilidade total.

Tal classificação é utilizada para adultos e crianças, mas não contempla as lesões estáveis puramente ligamentares, ou reduzidas de modo espontâneo. Na criança, a maioria das lesões é do tipo B com desvio mínimo, enquanto as dos tipos A e C são raras.

Achados clínicos

Os achados clínicos das lesões metatarsais são dor, aumento de volume e, com frequência, incapacidade de apoiar o pé. Equimose plantar na projeção do mediopé pode indicar lesão na tarsometatarsal.[105] Pode evoluir com

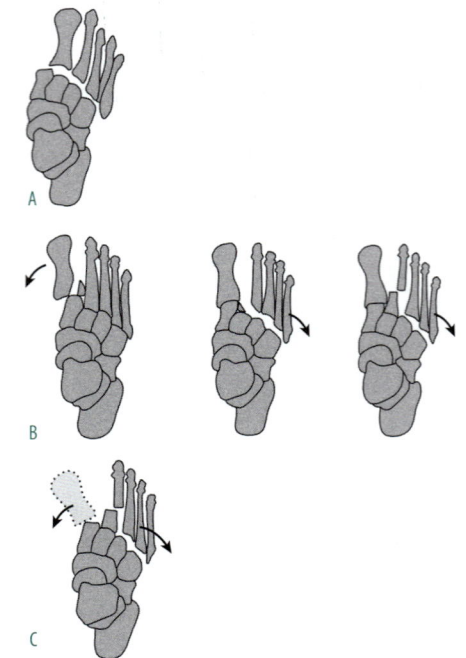

FIGURA 68.29 → Classificação de Quenu e Kuss.

síndrome compartimental. O diagnóstico das lesões metatarsais pode ser difícil, e cerca de 20% dos casos são negligenciados ou mal diagnosticados, necessitando, portanto, de alta suspeita clínica.

Exames complementares

São necessárias as incidências radiográficas do pé em posteroanterior, perfil e oblíqua, em que é possível encontrar alterações sugestivas de lesão da articulação tarsometatarsal: luxação dorsal do primeiro metatarsal, diástase entre a cunha medial e o segundo metatarsal e diástase entre a base dos metatarsais centrais e laterais.

Na suspeita diagnóstica não confirmada pelo raio X, é possível a realização de TC para avaliar fraturas, subluxações ou luxações. Essa técnica não permite o apoio e, portanto, não revela lesões instáveis ou reduzidas. Ainda na suspeita da lesão não confirmada pelos métodos anteriores, é possível a radioscopia realizada com apoio do membro e comparada com o contralateral.

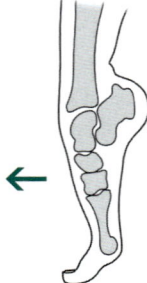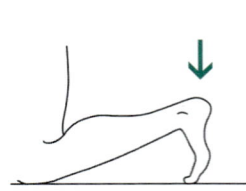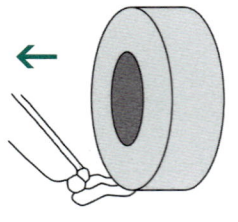

FIGURA 68.28 → Mecanismo de lesão da articulação de Lisfranc.

Tratamento

Lesões estáveis, não desviadas ou minimamente desviadas, com até 2 mm, podem ser tratadas com imobilização sem carga por cinco ou seis semanas e acompanhamento radiográfico. Lesões desviadas com mais de 2 mm devem ser tratadas com redução fechada e fixação com fios de Kirschner.

Se, após a manipulação, não for obtida uma redução satisfatória, é necessária a redução aberta. São três os motivos possíveis para que a redução não seja obtida: interposição do tendão tibial anterior, incongruência na articulação do cuneiforme medial com o primeiro metatarsal, ou interposição de fragmento ósseo na articulação do segundo metatarso com a cunha medial.

No tratamento cirúrgico, na redução aberta, dá-se preferência, quando necessário, por um ou dois acessos dorsais na projeção do primeiro espaço intermetatarsal e outro no terceiro espaço intermetatarsal, tendo cuidado com o *flap* central, pois pode ocorrer necrose. A fixação pode ser feita somente com fios de Kirschner ou parafusos para estabilização (de posição) das articulações dos três raios mediais; o quarto e quinto metatarsais devem ser fixados no cuboide através de fios de Kirschner, pois são raios mais móveis, ao contrário dos raios centrais que têm menor amplitude de movimento. Os fios de Kirschner devem ser retirados em quatro ou cinco semanas, e os parafusos após a cicatrização ligamentar são retirados, normalmente, após 12 semanas. Os resultados em curto prazo costumam ser são muito bons, mesmo em lesões extensas do complexo tarsometatarsal **(FIG. 68.30)**.[106]

Fraturas dos metatarsais

Fraturas dos ossos metatarsais são as mais frequentes no pé, representando 15% de todos os traumas no pé. A fratura do quinto metatarsal representa 45%.[107] O primeiro metatarsal é o mais acometido em crianças menores de 5 anos; já o quinto metatarsal é o mais acometido em maiores de 5 anos.[108] A história do trauma é fundamental. O mecanismo pode ser por trauma direto ou indireto. Clinicamente, apresenta-se com claudicação, dor e aumento de volume na região do antepé. O trauma direto pode causar lesões em partes moles, necrose tecidual e síndrome compartimental. As radiografias incluem as incidências anteroposterior, perfil e oblíqua do pé, com as quais se obtém o

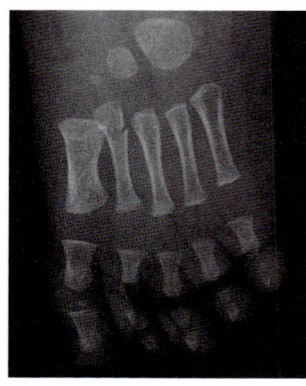

FIGURA 68.31 → Fratura do segundo metatarsal por trauma direto.

diagnóstico da maioria das fraturas **(FIG. 68.31)**. Fraturas em crianças mais jovens podem não estar evidentes no primeiro momento, havendo necessidade de acompanhamento e controle radiográfico para confirmação do diagnóstico.

A classificação das fraturas dos ossos metatarsais se limita à descrição anatômica, levando em consideração a localização e a configuração do traço da fratura. Quanto ao quinto metatarsal, as fraturas são classificadas com base na localização anatômica: tipo I (base do quinto metatarsal, na inserção do fibular curto), tipo II (na zona da inserção dos ligamentos com o quarto metatarsal) e o tipo III (distal à inserção ligamentar até a diáfise média) **(FIG. 68.32)**.

O tratamento das fraturas metatarsais, na maioria, é de forma conservadora, mantendo imobilização por três a seis semanas, dependendo da idade da criança. Nas menores, o periósteo mais espesso mantém a estabilidade das fraturas. Nos casos de trauma direto de maior intensidade, o membro deve ser elevado e observado por 24 a 48 horas, pois existe risco de síndrome compartimental.

A redução incruenta e a imobilização estão indicadas no desvio plantar acima de 20° e encurtamento de 5 mm com fise aberta. Em pacientes mais velhos, com placa de crescimento fechada, os critérios são os mesmos que para os adultos, 10° de desvio angular e 4 mm de translação em qualquer plano. A redução aberta e a fixação estão indicadas em casos de fraturas irredutíveis, o acesso é dorsal longitudinal e a fixação é com um fio de Kirschner intramedular.

Fraturas em três ou mais metatarsais em crianças mais velhas têm indicação de tratamento cirúrgico devido à instabilidade. É frequente a associação entre fratura na base dos metatarsais e lesão de ligamentos ao nível da Lisfranc.

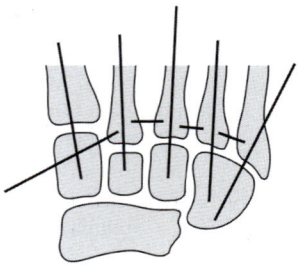

FIGURA 68.30 → Orientação dos parafusos e fios de Kirchner para estabilização.

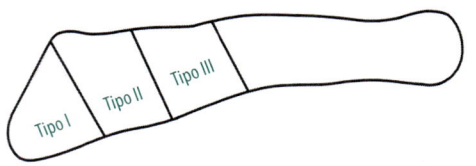

FIGURA 68.32 → Zonas do quinto metatarsal.

O quinto metatarsal, por ter algumas peculiaridades em relação à vascularização e ao risco de não consolidação, é tratado de acordo com a localização da fratura.[109] O tipo I compreende a zona de tração do fibular curto e o aspecto lateral da fáscia plantar, que pode resultar em avulsão da tuberosidade. Deve-se levar em consideração a possibilidade de osteocondrite da base do quinto como diagnóstico diferencial e o próprio centro secundário de ossificação que se une com o centro primário dos 12 aos 15 anos.

O tipo II ocorre na região de menor vascularização, que fica ao nível da articulação com o quarto metatarsal, é mais comum em adolescentes e pode ocorrer por trauma agudo ou estresse mecânico. Para a fratura aguda, indicam-se imobilização com carga (conforme dor) por seis semanas e controle radiográfico. A não consolidação requer maior tempo de imobilização sem carga, e a persistência desta requer tratamento cirúrgico com fixação e compressão do foco fraturário. Pacientes com dor crônica há mais de três meses têm mais chances de não consolidação e necessidade de cirurgia.[110]

O tipo III costuma ser a área de fratura de estresse do atleta.[111] As fraturas agudas sem sintomas prévios são tratadas de forma conservadora com imobilização sem carga por seis semanas, e as fraturas com dor crônica recebem imobilização por seis semanas, mas com grande chance de não consolidação e necessidade de fixação com compressão do foco de fratura.

Lesões das articulações metatarsofalangianas

A primeira articulação metatarsofalangiana, em especial, no trauma axial da extremidade do hálux com flexão parcial desta, pode resultar em luxação, sobretudo para dorsal, caracterizada por dor e deformidade, de fácil diagnóstico por meio de radiografias. A redução deve ser imediata, não se indicando tração da extremidade pelo risco de interposição da placa plantar. A manobra de redução consiste em empurrar a falange proximal para distal e plantar. Em casos de insucesso com redução incruenta, está indicada a redução aberta. A imobilização indicada é a esparadrapagem, prendendo o hálux aos pododáctilos laterais.

Fraturas das falanges

As lesões nas falanges são comuns no setor de trauma. Podem ser decorrentes de trauma direto (queda de objeto sobre o antepé) ou indireto (trauma axial, chute com o pé descalço).

As fraturas não desviadas são tratadas com imobilização tipo esparadrapagem e carga conforme tolerância por três ou quatro semanas. As desviadas necessitam de redução incruenta e imobilização. Quando não for obtida a redução adequada – o que é raro –, são necessárias a redução aberta e a fixação com fio de Kirschner. Nas crianças, as

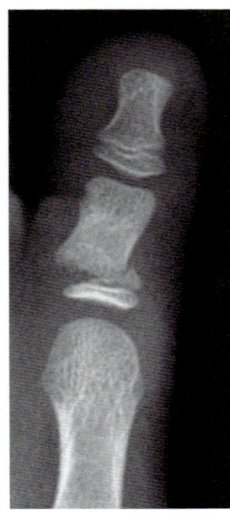

FIGURA 68.33 → Fratura na falange proximal do hálux – SH II.

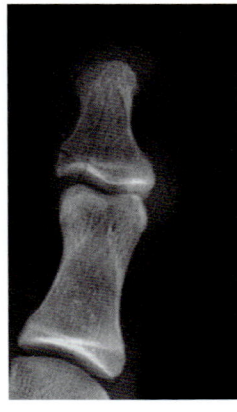

FIGURA 68.34 → Fratura na falange distal do hálux por trauma direto de objeto sobre o pé.

fraturas do hálux são causadas com mais frequência por esportes com bola, tendo bom prognóstico.[101] A maioria dessas fraturas pode ser tratada de forma conservadora, apresentando bons resultados.

Quanto ao hálux, é preciso atenção às fraturas da base da falange proximal em pacientes maiores (**FIGS. 68.33 e 68.34**). Radiografias oblíquas interna e externa podem ser necessárias para o diagnóstico. Nessas condições, quando observado desvio maior que 2 mm e comprometendo 25% ou mais da superfície articular, é preciso fazer redução e fixação. A redução costuma ser incruenta, e a fixação, percutânea com fios de Kirschner.

Referências

1. Peterson HA, Madhok R, Benson JT, Ilstrup DM, Melton LJ 3rd. Physeal fractures:Part 1. Epidemiology in Olmsted County, Minnesota, 1979-1988. Pediatr Orthop.1994;14(4): 423-30.

2. Peterson CA, Peterson HA. Analysis of the incidence of injuries to the epiphyseal growth plate. J Trauma. 1972; 12(4):275-81.

3. Spiegel PG, Cooperman DR, Laros GS. Epiphyseal fractures of the distal ends of the tibia and fibula. A retrospective study of two hundred and thirty-seven cases in children. J Bone Joint Surg Am. 1978;60(8):1046-50.

4. Goldberg VM, Aadalen R. Distal tibial epiphyseal injuries: the role of athletics in 53 cases. Am J Sports Med. 1978;6(5):263-8.

5. Salomão O, Carvalho Junior AE, Fernandes TD, Corsato M, Prado MP, Oide MI. Fraturas do tornozelo na criança. Rev Bras Ortop. 1995;30(6): 371-6.

6. Rohmiller MT, Gaynor TP, Pawelek J, Mubarak SJ. Salter-Harris I and II fractures of the distal tibia: does mechanism of injury relate to premature physeal closure? J Pediatr Orthop. 2006;26(3):322-8.

7. Aslam N, Gwilym S, Apostolou C, Birch N, Natarajan R, Ribbans W. Microscooter injuries in the paediatric population. Eur J Emerg Med. 2004;11(3):148-50.

8. Ebbeling CB, Pawlak DB, Ludwig DS. Childhood obesity: public-health crisis, common sense cure. Lancet. 2002;360(9331):473-82.

9. McHugh MP. Oversized young athletes: a weighty concern. Br J Sports Med. 2010;44(1):45-9.

10. Ogden CL, Carroll MD, Curtin LR, McDowell MA, Tabak CJ, Flegal KM. Prevalence of overweight and obesity in the United States, 1999-2004. JAMA. 2006;295(13):1549-55.

11. Tyler TF, McHugh MP, Mirabella MR, Mullaney MJ, Nicholas SJ. Risk factors for noncontact ankle sprains in high school football players: the role of previous ankle sprains and body mass index. Am J Sports Med. 2006;34(3):471-5.

12. Zonfrillo MR, Seiden JA, House EM, Shapiro ED, Dubrow R, Baker MD, Spiro DM. The association of overweight and ankle injuries in children. Ambul Pediatr. 2008;8(1):66-9.

13. Kay RM, Matthys GA. Pediatric ankle fractures: evaluation and treatment. J Am Acad Orthop Surg. 2001;9(4):268-78.

14. Ogden JA, Lee J. Accessory ossification patterns and injuries of the malleoli. J Pediatr Orthop. 1990;10(3):306-16.

15. Mellado JM, Ramos A, Salvadó E, Camins A, Danús M, Saurí A. Accessory ossicles and sesamoid bones of the ankle and foot: imaging findings, clinical significance and differential diagnosis. Eur Radiol. 2003;13(Suppl 4):L164-77.

16. Poland J. Traumatic separation of the epiphysis. London: Smith, Elder and Co; 1898.

17. Boutis K, Narayanan UG, Dong F, McKenzie H, Chew D, Babyn P. Magnetic resonance imaging of clinically suspected Salter-Harris I fracture of the distal fibula: not so common after all. Presented at the Annual Meeting of the Pediatric Orthopaedic Society of North America; 2011 May 11-14; Montreal, Quebec, Canada.

18. Salter RB, Harris R. Injuries involving the epiphyseal plate. J Bone Joint Surg Am. 1963;45(3):587-622.

19. Jarvis JG, Miyanji F. The complex triplane fracture: ipsilateral tibial shaft and distal triplane fracture. J Trauma. 2001;51(4):714-6.

20. Adames MK, Kotzias Neto A, Kormann MC, Stieven Filho E, Maito Z. Fraturas epifisárias do tornozelo em crianças. Rev ABTPé. 2008;2(1):23-9.

21. Letts RM. The hidden adolescent ankle fracture. J Pediatr Orthop. 1982;2(2):161-4.

22. Horn BD, Crisci K, Krug M, Pizzutillo PD, MacEwen GD. Radiologic evaluation of juvenile Tillaux fractures of the distal tibia. J Pediatr Orthop. 2001;21(2):162-4.

23. Jones S, Phillips N, Ali F, Fernandes JA, Flowers MJ, Smith TW. Triplane fractures of the distal tibia requiring open reduction and internal fixation. Pre-operative planning using computed tomography. Injury. 2003;34(4):293-8.

24. Cutler L, Molloy A, Dhukuram V, Bass A. Do CT scans aid assessment of distal tibial physeal fractures? J Bone Joint Surg Br. 2004;86(2):239-43.

25. Carey J, Spence L, Blickman H, Eustace S. MRI of pediatric growth plate injury: correlation with plain film radiographs and clinical outcome. Skeletal Radiol. 1998;27(5):250-5.

26. Petit P, Panuel M, Faure F, Jouve JL, Bourliere-Najean B, Bollini G, et al. Acute fracture of the distal tibial physis: role of gradient-echo MR imaging versus plain film examination. AJR Am J Roentgenol. 1996;166(5):1203-6.

27. Vahvanen V, Aalto K. Classification of ankle fractures in children. Arch Orthop Trauma Surg. 1980;97(1):1-5.

28. Peterson HA. Physeal fractures: Part 2. Two previously unclassified types. J Pediatr Orthop. 1994;14(4):431-8.

29. Dias LS, Tachdjian MO. Physeal injuries of the ankle in children: classification. Clin Orthop Relat Res. 1978;(136): 230-3.

30. Dias LS. Fraturas da tibia e da fibula. In: Rockwood CA, Wilkins KE, King RE. Fraturas em crianças. 3rd ed. Philadelphia: J.B. Lippincott; 1991. p. 1245-355.

31. Schnetzler KA, Hoernschemeyer D. The pediatric triplane ankle fracture. J Am Acad Orthop Surg. 2007;15(12):738-47.

32. Coopermann DR, Spiegel PG, Laros GS. Tibial fractures involving the ankle in children-the so-called triplane epiphyseal fracture. J Bone Joint Surg Am. 1978;60(8):1040-6

33. Van Laarhoven CJ, van der Werken C. 'Quadriplane' fracture of the distal tibia: a triplane fracture with a double metaphyseal fragment. Injury. 1992;23(7):497-9.

34. Izant TH, Davidson RS. The four part triplane fracture: a case report of a new pattern. Foot Ankle. 1989;10(3):170-5.

35. Shin AY, Moran ME, Wenger DR. Intramalleolar triplane fractures of the distal tibial epiphysis. J Pediatr Orthop. 1997;17(3):352-5.

36. Kleiger B, Mankin HJ. Fracture of the lateral portion of the distal tibial epiphysis. J Bone Joint Surg Am. 1964;46: 25-32.

37. De Sanctis N, Della Corte S, Pempinello C. Distal tibial and fibular epiphyseal fractures in children: prognostic criteria and long-term results in 158 patients. J Pediatr Orthop B. 2000;9(1):40-4.

38. Barmada A, Gaynor T, Mubarak SJ. Premature physeal closure following distal tibia physeal fractures: a new radiographic predictor. J Pediatr Orthop. 2003;23(6):733-9.

39. Leary JT, Handling M, Talerico M, Yong L, Bowe JA. Physeal fractures of the distal tibia: predictive factors of premature physeal closure and growth arrest. J Pediatr Orthop. 2009;29(4):356-61.

40. Langenskiold A. An operation for partial closure of an epiphysial plate in children, and its experimental basis. J Bone Joint Surg Br. 1975;57(3):325-30.

41. Phan VC, Wroten E, Yngve DA. Foot progression angle after distal tibial physeal fractures. J Pediatr Orthop. 2002;22(1):31-5.

42. Grace DL. Irreducible fracture-separations of the distal tibial epiphysis. J Bone Joint Surg Br. 1983;65(2):160-2.

43. Phieffer LS, Meyer RA Jr, Gruber HE, Easley M, Wattenbarger JM. Effect of interposed periosteum in an animal physeal fracture model. Clin Orthop Relat Res. 2000;(376): 15-25.

44. Kling TF Jr, Bright RW, Hensinger RN. Distal tibial physeal fractures in children that may require open reduction. J Bone Joint Surg Am. 1984;66(5):647-57.

45. Schurz M, Binder H, Platzer P, Schulz M, Hajdu S, Vécsei V. Physeal injuries of the distal tibia: long-term results in 376 patients. Int Orthop. 2010;34(4):547- 52.

46. Cass JR, Peterson HA. Salter-Harris type-IV injuries of the distal tibial epiphyseal growth plate, with emphasis on those involving the medial malleolus. J Bone Joint Surg Am. 1983;65(8):1059-70.

47. Cottalorda J, Béranger V, Louahem D, Camilleri JP, Launay F, Diméglio A, et al. Salter-Harris type III and IV medial malleolar fractures: growth arrest: is it a fate? A retrospective study of 48 cases with open reduction. J Pediatr Orthop. 2008;28(6):652-5.

48. Robertson WW Jr. Power lawnmower injuries. Clin Orthop Relat Res. 2003;(409):37-42.

49. Shilt JS, Yoder JS, Manuck TA, Jacks L, Rushing J, Smith BP. Role of vacuumassisted closure in the treatment of pediatric lawnmower injuries. J Pediatr Orthop. 2004;24(5): 482-7

50. Laing TA, O'Sullivan JB, Nugent N, O'Shaughnessy M, O'Sullivan ST. Paediatric ride-on mower related injuries and plastic surgical management. J Plast Reconstr Aesthet Surg. 2011;64(5):638-42.

51. Loder RT, Brown KL, Zaleske DJ, Jones ET. Extremity lawn-mower injuries in children: report by the Research Committee of the Pediatric Orthopaedic Society of North America. J Pediatr Orthop. 1997;17(3):360-9.

52. Brown SD, Kasser JR, Zurakowski D, Jaramillo D. Analysis of 51 tibial triplane fractures using CT with multiplanar reconstruction. AJR Am J Roentgenol. 2004;183(5): 1489-95

53. Ertl JP, Barrack RL, Alexander AH, VanBuecken K. Triplane fracture of the distal tibial epiphysis. Long-term follow-up. J Bone Joint Surg Am. 1988;70(7):967-76.

54. Copermann DR, Spiegel PG, Laros GS. Tibial fractures involving the ankle in children – the so-called triplane epiphyseal fracture. J Bone Joint Surg Am. 1978;60(8):1040-6

55. Rapariz JM, Ocete G, González-Herranz P, López-Mondejar JA, Domenech J, Burgos J, et al. Distal tibial triplane fractures: long-term follow-up. J Pediatr Orthop. 1996; 16(1):113-8

56. McGillion S, Jackson M, Lahoti O. Arthroscopically assisted percutaneous fixation of triplane fracture of the distal tibia. J Pediatr Orthop B. 2007;16(5):313-6.

57. Weinberg AM, Jablonski M, Castellani C, Koske C, Mayr J, Kasten P. Transitional fractures of the distal tibia. Injury. 2005;36(11):1371-8.

58. Ferkel RD, Orwin JF. Arthroscopic treatment of acute ankle fracture and postfracture defects. In: Ferkel RD. Arthroscopy surgery: the foot and ankle. Philadelphia: Lippincott Williams & Wilkins; 1996. p. 185-200.

59. Whipple TL, Martin DR, McIntyre LF, Meyers JF. Arthroscopic treatment of triplane fractures of the ankle. Arthroscopy. 1993;9(4):456-63

60. Jennings MM, Lagaay P, Schuberth JM. Arthroscopic assisted fixation of juvenile intra-articular epiphyseal ankle fractures. J Foot Ankle Surg. 2007;46(5):376-86.

61. Poyanli O, Unay K, Akan K, Ozkan K, Ugutmen E. Distal tibial epiphyseal fracture (Tillaux) and capsular interposition. J Am Podiatr Med Assoc. 2009;99(5):435-7.

62. Kaya A, Altay T, Ozturk H, Karapinar L. Open reduction and internal fixation in displaced juvenile Tillaux fractures. Injury. 2007;38(2):201-5.

63. Thaunat M, Billot N, Bauer T, Hardy P. Arthroscopic treatment of a juvenile Tillaux fracture. Knee Surg Sports Traumatol Arthrosc. 2007;15(3):286-8.

64. Griffiths JD, Menelaus MB. Symptomatic ossicles of the lateral malleolus in children. J Bone Joint Surg Br. 1987; 69(2):317-9.

65. Dale GG, Harris WR. Prognosis of epiphysial separation. J Bone Joint Surg Br. 1958;40-B(1):116-22.

66. Lalonde KA, Letts M. Traumatic growth arrest of the distal tibia: a clinical and radiographic review. Can J Surg. 2005;48(2):143-7.

67. Hasler CC, Foster BK. Secondary tethers after physeal bar resection: a common source of failure? Clin Orthop Relat Res. 2002;(405):242-9.

68. Hynes D, O'Brien T. Growth disturbance lines after injury of the distal tibial physis. Their significance in prognosis. J Bone Joint Surg Br. 1988;70(2):231-3.

69. Thermann H, Schratt HE, Hüfner T, Tscherne H. Fractures of the pediatric foot. Der Unfallchirurg. 1998;101(1):2-11.

70. Ribbans WJ, Natarajan R, Alavala S. Pediatric foot fractures. Clin Orthop Relat Res. 2005;(432):107-15.

71. McCarthy J, Ganley T, Herman M, Siow H. Fractures of the foot in children and adolescents. In: McCarthy J, Drennan J. The child's foot & ankle. 2nd ed. Philadelphia: Lippincott Williams & Wilkins; 2010. p. 379.

72. Meier R, Krettek C, Griensven M, Chawda M, Thermann H. Fractures of the talus in the pediatric patient. Foot Ankle Surg. 2005;11(1):5-10.

73. Medeiros A, Pereira G, Ávila G. Fraturas e lesões do tornozelo e do pé na criança. In: Hebert SK, Barros Filho TEP, Xavier Xavier R, Pardini Junior AG, organizadores. Ortopedia e traumatologia: princípios e prática. 3. ed. Porto Alegre: Artmed; 2003. p. 1405.

74. Lesić AR, Zagorac SG, Bumbasirević MZ. Talar injuries: the orthopaedic challenge. Acta Chir Iugosl. 2012;59(1):25-30.

75. Abdelgaid S, Ezzat F. Percutaneus reduction and screw fixation of fracture neck talus. Foot Ankle Surg. 2012;18(4): 219-28.

76. Eberson C, Schiller J. Osteochondroses and apophysitis. In: McCarthy J, Drennan J. The Child's Foot & Ankle. 2. ed. Philadelphia: Lippincott Williams & Wilkins; 2010. p. 433.

77. Anderson H. Medical and surgical aspects of aviation. Oxford: Oxford Medical Publications; 1919.

78. Funasaki H, Kato S, Hayashi H, Marumo K. Arthroscopic excision of bone fragments in a neglected fracture of the lateral process of the talus in a junior soccer player. Arthrosc Tech. 2014;3(3):e331-4.

79. Giannestras N, Sammarco G. Fractures and dislocations in the foot. In: Rockwood CA, Green DP, editors. Fractures. Philadelphia: J.B. Lippincott; 1975. v. 2, p. 1746.

80. Canalle S, Kelly F Jr. Fractures of the neck of the talus. Long term evaluation of seventy-one cases. J bone Joint surg Am. 1978;60(2):143-56.

81. Hawkins LG. Fractures of the neck of the talus. J Bone Joint Surg Am. 1970;52(5):991:1002.

82. Sneppen O, Christensen SB, Krogsoe O, Lorentzen J. Fracture of the body of the talus. Acta Orthop Scand. 1977;48(3):317-24.

83. Riccio A, Wilson P, Wimberly R. Lower extremity injuries. In: Herring J. Tachdjian's pediatric orthopaedics. 5th ed. Philadelphia: Elsevier; 2014. p. 1497.

84. Henderson RC. Posttraumatic necrosis of the talus: the Hawkins sign versus magnetic resonance imaging. J Orthop Trauma. 1991;5(1):96-9.

85. Berndt AL, Harty M. Transchondral fractures (osteocondritis dissecans) of the talus. J Bone Joint Surg Am. 1959; 41-A:988:1020.

86. Anderson IF, Crichton KI, Grattan-Smith Y, Cooper RA, Brazier D. Osteochondral fractures of the dome of the talus. J Bone Joint Surg Am. 1989;71(8):1143-52.

87. Wiley JJ, Profitt A. Fractures of the os calcis in children. Clin Orthop Relat Res. 1984;(188):131-8.

88. van Frank E, Ward JC, Engelhardt P. Bilateral calcaneal fracture in childhood. Case report and review of the literature. Arch Orthop Trauma Surg. 1998;118(1-2):111-2.

89. Landin LA. Epidemiology of children's fractures. J Pediatr Orthop B. 1997;6(2):79-83.

90. Schindler A, Mason DE, Allington NJ. Occult fracture of the calcaneus in toddlers. J Pediatr Orthop. 1996;16(2):201-5.

91. Buckingham R, Jackson M, Atkins R. Calcaneal fractures in adolescents. CT classification and results of operative treatment. Injury. 2003;34(6):454-9.

92. Petit CJ, Lee BM, Kasser JR, Kocher MS. Treatment of intraarticular calcaneal fractures in the pediatric population. J Pediatr Orthop. 2007;27(8):856-62.

93. DeLee J. Fractures and dislocations of the foot. In: Mann R, Coughlin M. Surgery of the foot and ankle. 6th ed. St. Louis: Mosby; 1993. p. 1465.

94. Lowery R, Calhoun J. Fractures of the calcaneus. Part I: anatomy, injury mechanism, and classification. Foot Ankle Int. 1996;17(4):230-5.

95. Schmidt TL, Weiner DS. Calcaneal fractures in children. An evaluation of the nature of the injury in 56 children. Clin Orthop. 1982;171:150-55.

96. Beaty JH, Kasser JR, editors. Rockwood and Wilkins' fractures in children. 6th ed. London: Lippincott Williams & Wilkins; 2006. p. 1144-55.

97. Bhattacharya R, Vassan UT, Finn P, Port A. Sanders classification of fractures of the os calcis. An analysis of inter- and intra-observer variability. J Bone Joint Surg Br. 2005;87(2):205-8.

98. Lauder AJ, Inda DJ, Bott AM, Clare MP, Fitzgibbons TC, Mormino MA. Interobserver and intraobserver reliability of two classification systems for intra-articular calcaneal fractures. Foot Ankle Int. 2006;27(4):251-255.

99. Dudda M, Kruppa C, Gessmann J, Seybold D, ShildhauerT. Pediatric and adolescent intra-articular fractures of the calcaneus. Orthop Rev (Pavia). 2013;5(2):e17.

100. Schneidmüeller D, Dietz HG, Kraus R, Marzi I. Calcaneal fractures in childhood: a retrospective survey and literature review. Unfallchirurg. 2007;110(11):939-45.

101. Brunet JA. Calcaneal fractures in children. Long-term results of treatment. J Bone Joint Surg Br. 2000;82(2):211-6.

102. Ceroni D, De Rosa V, De Coulon G, Kaelin A. Cuboid nutcracker fracture due to horseback riding in children: case series and review of the literature. J Pediatr Orthop. 2007;27(5):557-61.

103. Senaran H, Mason D, De Pellegrin M. Cuboid fractures in preschool children. J Pediatr Orthop. 2006;26(6):741-4.

104. Hardcastle P, Reschauer R, Kutscha-Lissberg E, Schoffmann W. Injuries to the tarsometatarsal joint. Incidence, classification and treatment. J Bone Joint Surg Br. 1982;64(3):349-56.

105. Ross G, Cronin R, Hauzenblas J, Juliano P. Plantar ecchymosis sign: a clinical aid to diagnosis of occult Lisfranc tarsometatarsal injuries. J Orthop Trauma. 1996;10(2):119-22.

106. Wiley J. Tarso-metatarsal joint injuries in children. J Pediatr Orthop. 1981;1(3):255-60.

107. Singer G, Cichoki M, Schalamon J, Eberl R, Höllwarth ME. A study of metatarsal fractures in children. J Bone Joint Surg Am. 2008;90(4):772-6.

108. Owen R, Hickey F, Finlay D. A study of metatarsal fractures in children. Injury. 1995;26(8):537-8.

109. Herrera-Soto JA, Scherb MB, Duffy MF, Albright JC. Fractures of the fifth metatarsal in children and adolescents. J Pediatr Orthop. 2007;27(4):427-31.

110. Lawrence S, Botte M. Jones' fractures and related fractures of the proximal fifth metatarsal. Foot Ankle. 1993;14(6): 358-65.

111. Massada MMTO, Pereira MANPG, Sousa RJG, Costa PG, Massada JLR. Intramedullary screw fixation of proximal fifth metatarsal fractures in athletes. Acta Ortop Bras. 2012;20(5):262-5.

69
Fraturas e lesões do tornozelo no adulto

Rogério Carneiro Bitar
José Vicente Pansini

Identificadas nas múmias do Egito, reconhecidas e tratadas por Hipócrates no século V antes de Cristo, mais de 25 séculos depois, as fraturas do tornozelo, embora de alta incidência, ainda apresentam consideráveis desafios a serem vencidos pelos ortopedistas nos tempos atuais. Importantes estudos a partir dos séculos XVIII e IXX desencadearam grandes avanços no entendimento dessas fraturas. Consistentes descobertas de Petit, Percival Pott, Jean-Pierre David, Boyer, Astley Cooper, Dupuytren e Maisonneuve na era pré-radiologia ainda permanecem válidas, e a maioria delas foi confirmada por Lauge Hansen nos meados do século passado.

Os vários elementos anatômicos que compõem o tornozelo podem ser submetidos, no momento do trauma, a inúmeras forças em direções diversas, sofrendo as mais distintas formas de lesões, desde a mais simples até a mais complexa. Tais condições, decorrentes de forças diretas ou, com mais frequência, de forças indiretas (rotacionais, axiais e translacionais), provocam uma sequência de lesões ligamentares ou osteoligamentares que podem alterar a intrínseca relação do tálus na pinça articular e, dependendo da energia do trauma, do envelope de partes moles.

A perda da congruência articular e/ou a instabilidade crônica provocam uma sobrecarga da fina cartilagem articular e a consequente degeneração secundária. Em 1965, Willenegger já afirmava que a redução inadequada das fraturas maleolares leva a sinais de osteoartrose em 18 meses pós-trauma.

> **ATENÇÃO!** O tratamento bem-sucedido depende do conhecimento da anatomia óssea e ligamentar do tornozelo, bem como das forças atuantes nos diferentes mecanismos de trauma e do correto manejo dos tecidos moles.

Este capítulo abordará as lesões traumáticas ligamentares e as fraturas do tornozelo, além de apresentar um passo a passo intraoperatório (Protocolo Curitiba) que pode otimizar os resultados do tratamento cirúrgico dessas lesões.

ANATOMIA

A articulação do tornozelo é constituída por três ossos: tíbia, fíbula e tálus. O tornozelo apresenta três superfícies articulares distintas: tibiotalar, fibulotalar e sindesmose tibiofibular distal. O tornozelo permite movimentos de dorsiflexão, flexão plantar e rotação do pé nos eixos axial e coronal. Sua articulação é congruente em todas as posições do tálus, desde a flexão plantar total até a dorsiflexão completa. Sua estabilidade é determinada pelas relações ósseas intrínsecas da tíbia com a fíbula e pelo forte complexo ligamentar existente entre esses ossos, o tálus e o calcâneo.

O complexo ligamentar do tornozelo é dividido em complexo ligamentar lateral, medial e sindesmose tibiofibular (**FIG. 69.1**). O complexo ligamentar lateral é formado pelo ligamento talofibular anterior, calcaneofibular e o talofibular posterior. O ligamento talofibular anterior é o restritor primário do deslocamento anterior, da rotação interna e da inversão do tálus. É o ligamento com lesão mais frequente na entorse do tornozelo. O calcaneofibular estabiliza a articulação subtalar e é o principal restritor da inversão do retropé. O talofibular posterior é uma estrutura bastante forte e, portanto, de difícil lesão.

O complexo ligamentar medial tem por composição básica o ligamento deltoide, subdividido em cinco outros ligamentos, dispostos em duas camadas, uma superficial e outra profunda. A camada superficial é composta pelos ligamentos naviculotibial (mais anterior), calcaneotibial (mais forte) e talotibial (mais posterior). Já a profunda é a mais forte e formada pela porção anterior e posterior do ligamento talotibial. A porção posterior intra-articular é a mais forte e delgada do complexo deltóideo.

Funcionalmente, a camada superficial resiste às forças de eversão, e a profunda previne a rotação externa do tálus. A porção profunda é restritora primária da abertura medial.

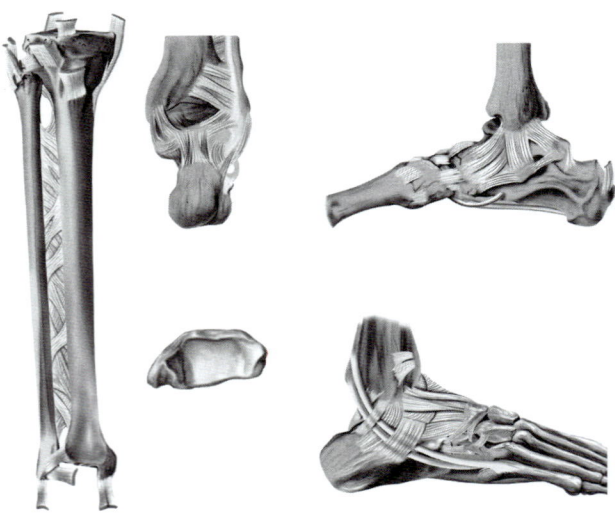

FIGURA 69.1 → Anatomia do tornozelo.

Já a sindesmose tibiofibular distal é composta por cinco ligamentos: membrana interóssea, ligamentos tibiofibular anterior, posterior, transverso inferior e interósseo. Os ligamentos sindesmoidais são os que mantêm a fíbula na sua incisura tibial **(FIG. 69.1)**.

Durante a marcha e a movimentação do tornozelo, a fíbula é submetida a movimentos de lateralização (1,5 mm), rotação e ascensão (2,4 mm), o que ocorre devido às características anatômicas do tálus, o qual tem o formato trapezoidal, sendo mais largo anteriormente e mais estreito posteriormente. As fraturas, as lesões ligamentares do tornozelo e, em especial, a combinação de ambas, promovem alterações no contato entre a tíbia e o tálus. Ao contrário do que se acreditava, o lado lateral da articulação é de importância clínica vital para a estabilidade e para a congruência do tornozelo e, por isso, deve ser anatomicamente restaurado. O encurtamento ou o desvio rotatório da fíbula afetará sobremaneira a área de contato entre a tíbia e a fíbula.

De acordo com Ramsey e Hamilton,[1] a perda de 1 mm da relação entre a tíbia e o tálus acarreta um aumento de 42% da carga na articulação tibiotarsal, e 5 mm acarretaria um aumento de 80% da sobrecarga sobre a fina cartilagem articular do tálus. Hughes e colaboradores[2] também demonstraram que um desvio de 2 a 4° do eixo vertical do talo em 10° reduz de modo significativo a área de contato tibiotalar. Essas alterações comprometem a boa função do tornozelo, geram instabilidade articular e potencializam alterações degenerativas da articulação ao longo do tempo.

MECANISMO DE TRAUMA

As lesões traumáticas do tornozelo são decorrentes de um mecanismo torsional, podendo estar associado a forças axiais ou translacionais e que ocorrem de acordo com a posição do pé e a direção da energia envolvida no momento do trauma. Basicamente, o pé pode estar supinado (inversão) ou pronado (eversão), acompanhado de forças associadas de adução, abdução ou rotação externa. A supinação é a combinação da rotação do tornozelo de fora para dentro, adução do retropé e inversão do antepé, enquanto a pronação é uma combinação da rotação do tornozelo de dentro para fora, abdução do retropé e eversão do antepé.

A posição do pé associado ao movimento torsional desencadeará uma sequência de eventos gerando diversos padrões de lesões ósseas (fraturas maleolares) e/ou ligamentares, como descrito por Lauge-Hansen.[3,4]

DIAGNÓSTICO CLÍNICO

As lesões ao redor do tornozelo estão associadas a história de trauma indireto e têm relação frequente com a prática de esportes, acidentes domésticos e de trânsito. A apresentação clínica depende do mecanismo de trauma (posição do pé e forças deformantes), da energia envolvida,

da gravidade da lesão dos tecidos moles e do tempo decorrido entre o acidente e a admissão do paciente.

A dor é a queixa principal, acompanhada de edema e, em certos casos, incapacidade funcional do tornozelo. Deve-se estar atento para as características do edema e para as deformidades ósseas que possam estar causando sofrimento cutâneo, sobretudo nos casos de subluxação e luxação da articulação.

A perfusão tecidual e a sensibilidade plantar devem ser avaliadas e registradas no prontuário médico. A síndrome compartimental é pouco frequente, mas deve ser descartada nos traumas de alta energia. A presença de flictenas ou feridas na região do tornozelo aumenta o risco de contaminação em uma provável abordagem cirúrgica, influenciando de modo direto no prognóstico.

O exame físico isolado na fase aguda é incapaz de diagnosticar todas as lesões presentes, uma vez que a dor e o edema pós-traumático dificultam a palpação e a execução de manobras que comprovem as lesões. No entanto, o exame de todo o membro envolvido deve ser realizado, em busca de lesões associadas e dos traumas com extensão proximal.

A propedêutica armada com exames complementares de imagem é de extrema importância e deve sempre ser realizada. Na ausência de fraturas, um segundo exame físico, ao redor do 10º dia pós-trauma, pode contribuir para melhor diagnóstico das lesões ligamentares, como será visto a seguir.

EXAMES DE IMAGEM

Radiografias

A série de trauma para o tornozelo inclui três incidências radiográficas **(FIG. 69.2)**: anteroposterior, anteroposterior verdadeiro ("Mortise" com rotação interna de 20°) e perfil. Uma radiografia da perna também deve ser solicitada quando existe dor à palpação proximal e suspeita de um mecanismo torsional com a lesão dos ligamentos do tornozelo, membrana interóssea e fratura da fíbula proximal, o que caracteriza a fratura de Maisonnueve. Tais incidências permitem avaliar as relações entre a tíbia, a fíbula e o tálus,

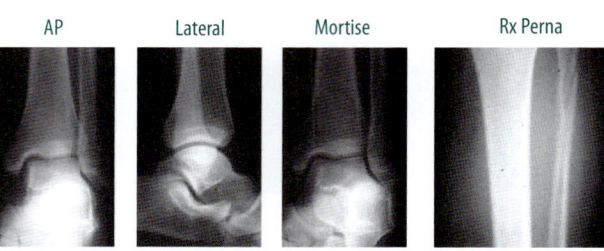

| AP | Lateral | Mortise | Rx Perna |

FIGURA 69.2 → Série de radiografias solicitadas durante a avaliação radiológica inicial.

TABELA 69.1 → Parâmetros radiográficos do tornozelo

	Anteroposterior	Anteroposterior com rotação interna de 30°	Perfil
Encurtamento fibular	Ruptura do sinal da "bola"	Ângulo talo-crural anormal	Não usado
Lesão sindesmose	• Espaço vazio tibiofibular > 5 mm • Sobreposição tibiofibular < 10 mm	Sobreposição tibiofibular < 1 mm	Subluxação anterior ou posterior
Fratura do maléolo medial	Desvio > 2 mm		
Fratura do maléolo posterior	Quebra da linha subcondral do pilão tibial		Subluxação e fratura da borda posterior
Lesão do deltoide	Espaço claro medial aumentado		

colaborando para a mensuração de uma série de ângulos e distâncias ósseas, cujos valores de referência devem ser restaurados no tratamento **(TAB. 69.1)**.

Na incidência em anteroposterior **(FIG. 69.3)**, o valor de referência para a sobreposição tibiofibular é de 10 mm (linha verde-claro, pontilhada), enquanto a medida do espaço claro lateral deve ser de, no máximo, 5 mm (linha verde).

Nessa incidência, a medida do espaço claro medial deve ser inferior a 4 mm (linha verde-claro). A linha de Shenton do tornozelo (linha verde, pontilhada) corresponde ao alinhamento sequencial da face articular da tíbia e da fíbula e dá informação a respeito da simetria do espaço articular (linha verde). Na incidência em anteroposterior, mede-se o ângulo talocrural, cujo valor de referência é de 83° ± 4° **(FIG. 69.4)**.

Na incidência em perfil, identificam-se com mais facilidade os traços de fratura oblíquos da fíbula, assim como fraturas do maléolo posterior. Pode-se, também, verificar a congruência entre o *domus* do tálus e o pilão tibial **(FIG. 69.2)**.

Outras incidências oblíquas ou sob estresse, como o teste da gravidade **(FIG. 69.5)**, no qual obtém-se uma incidência em anteroposterior do tornozelo com o membro rodado externamente e apoiado ao nível do terço médio da perna com o tornozelo pendente, auxiliam nos casos de dúvida sobre a estabilidade da articulação e o acometimento do complexo ligamentar medial. As radiografias com gaveta anterior do tornozelo e estresse em varo estão sendo cada vez menos utilizadas, sobretudo na fase aguda, pois provocam dor e submetem o médico a cargas de radiação desnecessárias. A anestesia local no foco de fratura é uma alternativa para que se consiga realizar as manobras de estresse, mas também pouco utilizada pelos riscos e pelo desconforto do paciente.

Se, durante o exame físico, for identificada dor na projeção da fíbula proximal ou em regiões específicas do pé, tais áreas devem ser incluídas na avaliação radiográfica, como já mencionado.

Tomografia computadorizada

A tomografia computadorizada (TC) auxilia a determinar parâmetros de incongruência tibiofibular e a detectar fraturas ocultas do tálus. A TC deve ser solicitada para casos em que haja dúvida quanto ao acometimento da superfície de carga do pilão tibial e nos casos de fraturas do maléolo posterior. As fraturas do maléolo posterior têm ganhado cada vez mais importância devido aos trabalhos que demonstraram sua participação na restauração da estabilidade articular e no desenvolvimento de alterações degenerativas quando não reduzidos da forma correta. Existe uma classificação tomográfica para as fraturas do maléolo

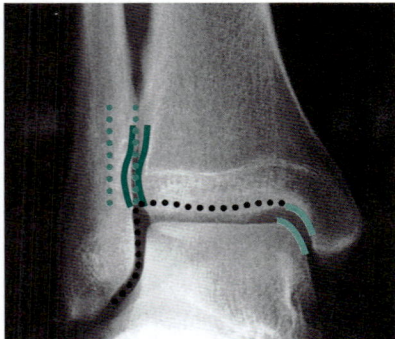

FIGURA 69.3 → Parâmetros radiológicos na incidência em anteroposterior do tornozelo: linha verde-claro, espaço claro medial (< 4 mm); linha preta, pontilhada, linha de Shenton; linhas verdes, espaço livre tibiofibular distal (4 a 5 mm); linha verde-claro, pontilhada, sobreposição tibiofibular (> 6 mm).

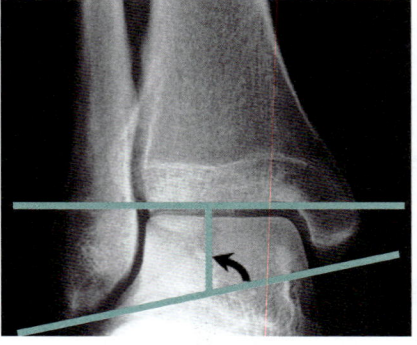

FIGURA 69.4 → Ângulo talocrural: linha perpendicular à superfície articular distal da tíbia e linha traçada entre as extremidades dos maléolos. O normal é ao redor de 83 (± 4) mm, e 2 mm a menos em relação ao lado contralateral já confere um encurtamento da fíbula.

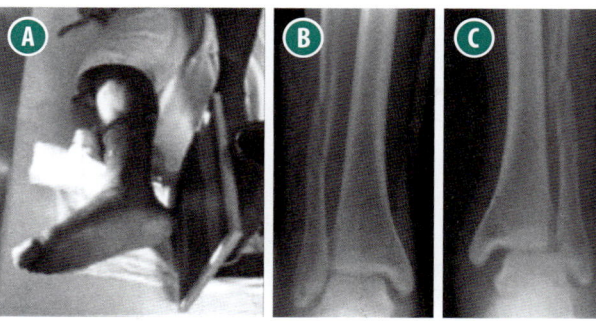

FIGURA 69.5 → Teste da gravidade.
Ⓐ O membro afetado é rodado externamente e colocado sobre um apoio (lençóis) com o tornozelo livre.
Ⓑ Radiografia em anteroposterior do tornozelo antes do teste.
Ⓒ Radiografia depois do teste. O teste é positivo quando há abertura do espaço claro medial evidenciando uma instabilidade articular.

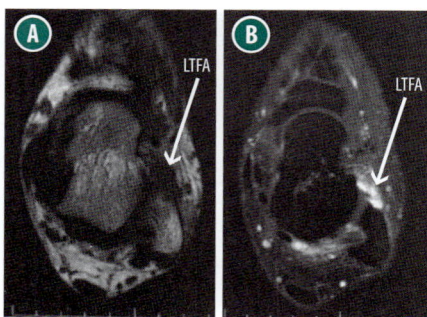

FIGURA 69.7 → RM do tornozelo com lesão do complexo ligamentar lateral.
Ⓐ Imagem ponderada em T1.
Ⓑ Imagem ponderada em T2. Nestes cortes visualizam-se o tálus no seu maior eixo longitudinal e a fíbula em formato de "vírgula". Ambas as imagens evidenciam uma área de tecido fibrocicatricial (setas brancas) que aponta a lesão do ligamento talofibular anterior (LTFA).

posterior que pode ajudar na tomada de decisão no tratamento das fraturas do maléolo posterior **(FIG. 69.6)**.

Ultrassonografia

A ultrassonografia ainda tem sido empregada para o diagnóstico das lesões ligamentares ao redor do tornozelo. Pelo fato de esse exame ser examinador – dependente, é interessante que o profissional, especializado em radiologia musculoesquelética, trabalhe em parceria com o ortopedista, aumentando a acurácia do exame.

Ressonância magnética

Na fase aguda, a ressonância magnética (RM) do tornozelo tem poucas indicações, sendo solicitada nos casos de suspeita de lesões ocultas (osteocondrais) e ligamentares complexas, em especial do complexo ligamentar medial e da sindesmose. No entanto, nos casos tardios, nos quais existe a persistência da dor, do edema do tornozelo e uma inconsistência do diagnóstico da lesão ligamentar, a RM tem auxiliado, facilitando a tomada de decisão terapêutica **(FIG. 69.7)**. Cabe lembrar que a RM é estática, e a lesão da sindesmose é mais bem identificada em situações dinâmicas.

CLASSIFICAÇÃO DAS LESÕES LIGAMENTARES

Existem diversos sistemas de gradação das lesões ligamentares agudas do tornozelo, sendo o Sistema de Gradação Anatômico, que combina dados clínicos, radiológicos e anatomopatológicos, o mais empregado. Tal sistema consiste em:

Grau I. Lesão leve, com pouco edema e equimose. Não apresenta ruptura ligamentar ou, se estiver presente, é apenas parcial, mas sem sinais de instabilidade às manobras de estresse, permitindo a marcha sem claudicação. Observa-se melhora rápida do quadro clínico **(FIG. 69.8)**.

Grau II. Lesão moderada com edema difuso e equimose mais extensa. O grau de incapacidade funcional é mais intenso, o que impede a deambulação normal sem claudicação. O ligamento talofibular anterior está roto, com lesão parcial do calcaneofibular **(FIG. 69.9)**.

Grau III. Lesão grave com dor, edema acentuado e equimose extensa. Os ligamentos laterais, talofibular anterior e calcaneofibular encontram-se rotos. Pode haver lesão do tibiofibular anterior. Existe instabilidade franca do tornozelo às manobras de estresse e incapacidade para deambular sem o auxílio de muletas **(FIG. 69.10)**.

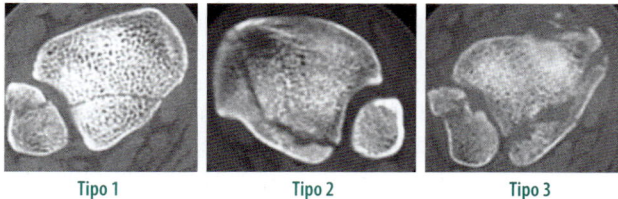

FIGURA 69.6 → Classificação tomográfica das fraturas do maléolo posterior. Tipo 1: traço simples, fragmento posterolateral. Corresponde a 67% dos casos. Tipo 2: fratura com extensão medial. Corresponde a 19% dos casos. Tipo 3: fratura cominutiva ou do rebordo posterior. Corresponde a 14% dos casos.

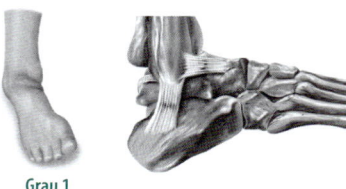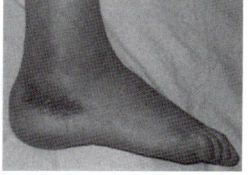

Grau 1

FIGURA 69.8 → Entorse do tornozelo – grau I.

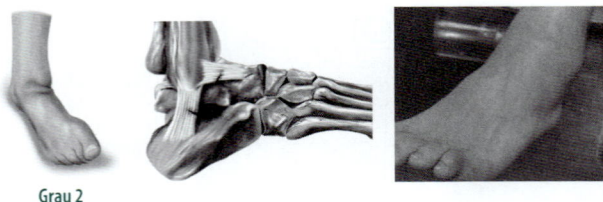

Grau 2

FIGURA 69.9 → Entorse do tornozelo – grau II.

CLASSIFICAÇÃO DAS FRATURAS DO TORNOZELO

A sistematização e a classificação das fraturas de tornozelo são essenciais para estimar o prognóstico das lesões e determinar as medidas terapêuticas a serem instituídas. Existem três sistemas que são os mais difundidos para classificar as fraturas do tornozelo.

Classificação de Lauge-Hansen

Lauge-Hansen[3,4] relacionava o traço de fratura com o mecanismo do trauma em sua classificação, tomando como referência a posição do pé e a direção da força aplicada. Dividida em quatro subtipos (supinação-adução, supinação-rotação externa, pronação-rotação externa e pronação-abdução), tem a vantagem de ser dividida em estágios e, assim, predizer as possíveis estruturas lesadas. Seu grande mérito é correlacionar posição do pé e direção da força deformante no desencadeamento das lesões sequenciais ósseas e ligamentares. Entender isso permite que o médico procure as lesões não ósseas, também fundamentais para a boa função do tornozelo **(TAB. 69.2)**.

Classificação de Weber

A classificação anatômica de Danis-Weber[5,6] **(FIG. 69.11)** é baseada no tipo e na localização do traço de fratura da fíbula com relação à sindesmose. De maneira bastante simples, pode-se dizer que as fraturas do tipo A são as que se situam abaixo do nível da sindesmose, portanto, são as infrassindesmais; as fraturas Weber B são aquelas em que o traço de fratura está ao nível da sindesmose, portanto, são as trans-sindesmais. Finalmente, as do tipo Weber C são aquelas cujo traço de fratura é suprassindesmal.

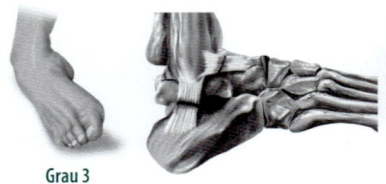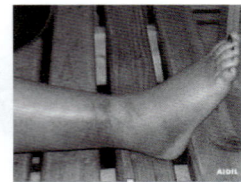

Grau 3

FIGURA 69.10 → Entorse do tornozelo – grau III.

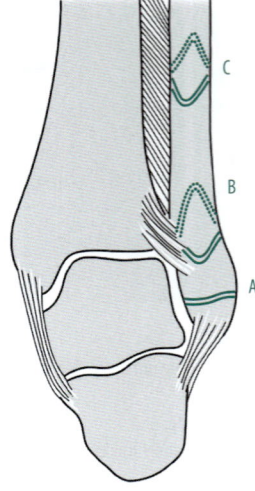

FIGURA 69.11 → Classificação de Denis-Weber.
Weber A, abaixo da sindesmose (A);
Weber B, ao nível da sindesmose (B);
Weber C, acima da sindesmose (C).

As fraturas Weber A são provocadas pelo mecanismo de supinação-adução, em que existe uma completa inversão do pé, sem a existência de um componente rotacional. Há força de arrancamento na porção distal da fíbula, podendo provocar lesão do complexo ligamentar lateral ou fratura-avulsão do maléolo lateral. O tálus se choca contra as porções distal e medial da tíbia (maléolo medial), provocando lesão por afundamento da superfície articular e fratura por cisalhamento do maléolo medial.

As fraturas Weber B são provocadas por dois mecanismos principais: supinação-eversão e pronação-abdução. Em ambos, o tálus se choca contra o maléolo fibular acompanhado de uma força rotacional, o que desencadeia uma sequência de lesões ósseas e ligamentares. O padrão da fratura do maléolo lateral é oblíquo espiralado (devido ao componente rotacional), e o padrão de fratura do maléolo medial é transverso, por tratar-se de um mecanismo fratura-avulsão. Toda a parte medial é tracionada, podendo haver a lesão do complexo deltóideo completa ou parcial. O tamanho do fragmento medial é o principal fator preditivo da integridade da porção profunda do ligamento deltoide. Em fragmentos do maléolo medial menores do que 1,7 cm, a probabilidade de lesão ligamentar é maior do que as associadas a fragmentos maiores do que 2,8 cm **(FIG. 69.12)**.

Na porção lateral, poderá ocorrer a lesão da sindesmose anterior. Tal lesão pode se dar na substância ligamentar ou por meio de avulsões ósseas. Quando a avulsão ocorre na inserção tibial, o fragmento avulsionado é o de Chaput, e, na inserção fibular, o fragmento correspondente é o tubérculo de Wagstaffe. Em alguns casos do tipo Weber B, ocorre lesão da sindesmose posterior, seja pela lesão do ligamento tibiofibular posterior ou por meio da fratura do maléolo posterior, correspondente ao triângulo de Volkmann. As fraturas do tipo Weber B são primariamente instáveis, e a reconstrução anatômica da fíbula é fundamental para posicionar o tálus novamente dentro da pinça articular do tornozelo.

TABELA 69.2 → Classificação de Lauge-Hansen

	Estágio 1	Estágio 2	Estágio 3	Estágio 4
Supinação + adução Weber A 15% das fraturas	Lesão do complexo ligamentar lateral ou fratura-avulsão do maléolo lateral	SA1 + fratura vertical do maléolo medial		
Supinação + eversão (rotação externa) Weber B 70% das fraturas	Lesão da sindesmose anterior	Fratura espiralada da fíbula ao nível da sindesmose	Lesão do ligamento tibiofibular posterior ou fratura do maléolo posterior	Lesão do ligamento deltoide ou fratura-avulsão do maléolo medial
Pronação + abdução Weber B ou C 7% das fraturas	Lesão do deltoide ou fratura-avulsão do maléolo medial	Lesão do complexo ligamentar da sindesmose + lesão da membrana interóssea	Fratura da fíbula ao nível ou acima da sindesmose	
Pronação + eversão Weber C 8% das fraturas	Lesão do ligamento deltoide ou fratura-avulsão do maléolo medial (traço discretamente oblíquo)	Lesão da sindesmose anterior	Fratura espiralada da fíbula na altura ou acima da sindesmose + lesão da membrana interóssea	Fratura do maléolo posterior ou lesão do complexo ligamentar tibiofibular posterior

Em alguns casos de Weber B, é necessário o teste da gravidade intraoperatória **(FIG. 69.5)**, o teste de estresse com pronação e rotação externa **(FIG. 69.13)** ou o teste do gancho (Cotton) para avaliar a estabilidade da sindesmose e dos componentes mediais. Caso ocorra lateralização da fíbula maior do que 5 mm (após a fixação) ou aumento do espaço claro medial, indica-se redução da fíbula na incisura e passagem de um parafuso suprassindesmal **(FIGS. 69.14 e 69.15)** – ver protocolo Curitiba.

As fraturas do tipo Weber C são provocadas pelo mecanismo de pronação-eversão, causando fratura acima da sindesmose, tendo como principal característica a perda total da relação anatômica entre a tíbia e a fíbula, devido à rotura dos ligamentos da sindesmose e da membrana interóssea até o foco da fratura. As fraturas do tipo Maisonneuve são classificadas como tipo Weber C, com a diferença de que a fratura da fíbula, nesses casos, ocorre no terço proximal da perna.

Apesar de muito utilizada, a classificação de Weber não diferencia as fraturas estáveis das instáveis e não orienta com relação à decisão terapêutica.

Classificação AO

A classificação do grupo AO **(QUADRO. 69.1)** é uma extensão da classificação de Danis-Weber. Trata-se de uma classificação alfanumérica que permite inferir o prognóstico e planejar a abordagem terapêutica. Nela, as fraturas maleolares são representadas pelo grupo 44, com os subtipos A, B e C, respeitando as subdivisões de Weber. Para melhor conhecimento desta classificação, pode-se acessar o *site* www.aofoundation.org.

Saber interpretar os traços das fraturas na radiografia em anteroposterior pode ser de extrema utilidade no planejamento terapêutico. O traço horizontal quase sempre é resultante de força de tração, e o traço vertical ou oblíquo/espiroidal, de força de impacto. O traço de fratura mostra a origem e direção da força deformante, o que possibilita inferir as possíveis lesões ocasionadas pelo trauma.

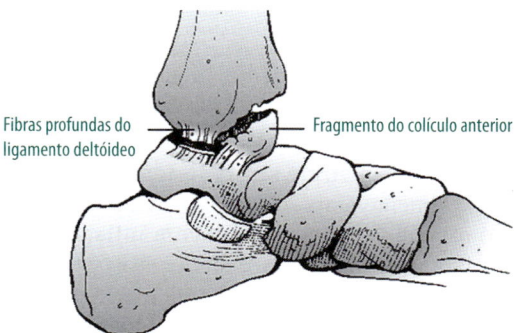

Fibras profundas do ligamento deltóideo — Fragmento do colículo anterior

FIGURA 69.12 → Fratura do maléolo medial. Existe a combinação da fratura do maléolo medial (colículo anterior) e a porção profunda do ligamento deltoide.

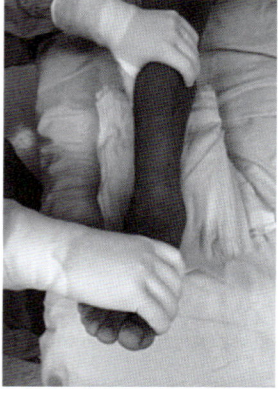

FIGURA 69.13 → Teste de estresse (intraoperatório) com manobra de pronação e rotação externa forçada do tornozelo. Deve ser realizado antes da fixação das fraturas e após o término do procedimento.

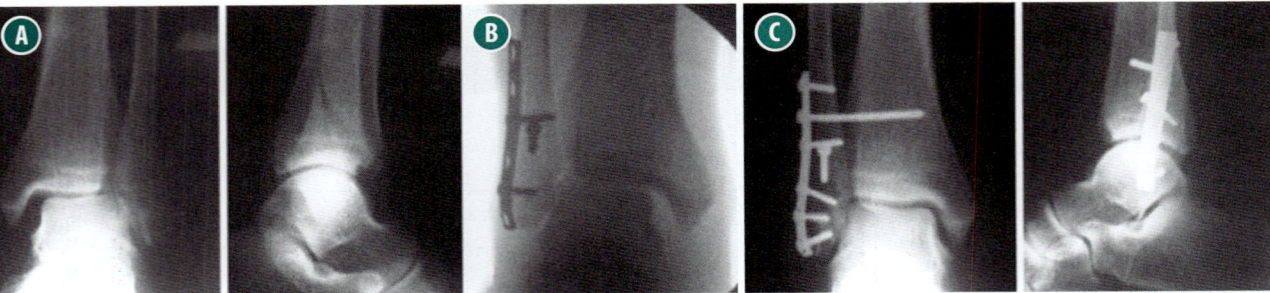

FIGURA 69.14 → Fratura do tornozelo Weber B.

Ⓐ Fratura do maléolo lateral ao nível da sindesmose e abertura acentuada o espaço medial, o que confere lesão do ligamento deltoide.

Ⓑ Imagem do intensificador e imagens após a redução anatômica e estabilização da fratura do maléolo lateral e manutenção da abertura do espaço claro medial e do espaço tibiofibular distal. Teste de Cotton positivo.

Ⓒ Radiografias do pós-operatório que evidenciam o restabelecimento da congruência articular.

TRATAMENTO DAS LESÕES LIGAMENTARES AGUDAS DO TORNOZELO

O tratamento das lesões ligamentares do tornozelo baseia-se no grau da lesão e na estabilidade da articulação. Na data do trauma, muitas vezes não se consegue classificar de modo correto o grau da lesão devido às dificuldades relacionadas ao exame físico. Exames de imagem devem ser solicitados, sobretudo as radiografias simples em anteroposterior, anteroposterior verdadeiro e perfil, como já mencionado, com a finalidade de excluir fratura do tornozelo.

Uma vez descartada a fratura, nesse momento, dia zero, todas as lesões são abordadas da mesma maneira, sendo tratadas com imobilização (utiliza-se tala suropodálica ou bota imobilizadora), gelo, repouso e elevação do membro. O uso de medicações analgésicas e anti-inflamatórias também pode ser feito. Os pacientes com dor ao apoiar o membro devem ser orientados a usar um par de muletas e evitar a carga. O tratamento funcional é empregado.

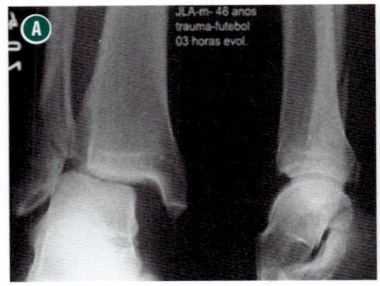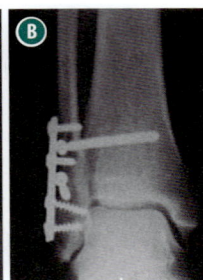

FIGURA 69.15

Ⓐ Fratura do tornozelo Weber B com abertura acentuada do espaço claro medial, que confere lesão do ligamento deltoide.

Ⓑ Fratura do maléolo lateral fixada anatomicamente com parafuso de compressão interfragmentária e uma placa de neutralização. Após o teste de estresse com pronação-rotação externa e verificada a abertura do espaço medial, optou-se pela passagem do parafuso suprassindesmal.

QUADRO 69.1 → Classificação AO

	Subtipo 1	Subtipo 2	Subtipo 3
Tipo A	Fratura isolada da fíbula distal a sindesmose	A1 + maléolo medial	A2 + tíbia distal
Tipo B	Fratura isolada da fíbula no nível da sindesmose	Associa lesão da sindesmose e lesão medial	B2 + Volkmann
Tipo C	Fratura da fíbula proximal a sindesmose + lesão do deltoide	Fíbula + maléolo medial	Fíbula alta + lesão medial*

Lesões ligamentares laterais

O tratamento conservador ainda permanece o de escolha nas lesões ligamentares agudas do complexo lateral do tornozelo. Mesmo em atletas, lesões leves e moderadas estão relacionadas a excelentes e bons resultados com o tratamento conservador bem conduzido.

> **ATENÇÃO!** Seja qual for o grau de lesão e o perfil do paciente, o tratamento das lesões ligamentares laterais deve ser iniciado no momento mais precoce possível, para que haja diminuição mais rápida do edema, da dor residual e do tempo de incapacidade.

Vários esquemas de tratamento funcional já foram propostos, cada qual com vantagens e desvantagens, sendo que, hoje, o seguinte esquema é o realizado:

Primeira fase (primeira e segunda semana). Todas as medidas inicialmente empregadas são mantidas com o objetivo de diminuir os processos álgico e inflamatório. Medidas fisioterápicas, como os exercícios isométricos e alguns métodos anti-inflamatórios, podem ser prescritas, além do estímulo à deambulação com carga progressiva protegida conforme a dor. Ao final dessa fase, a sensibilidade do exame físico aumenta, facilitando a execução das manobras para detecção das lesões. Caso ainda haja dúvidas com relação à gradação da lesão, exames de imagem devem ser solicitados, como ultrassonografia ou RM.

Segunda fase (da terceira à sexta semana). Nos casos de grau I, é normal que os pacientes já estejam recuperados por completo. Eles são estimulados ao retorno gradual à prática diária de atividades e esportes, sendo encaminhados à fisioterapia apenas os indivíduos que ainda permanecem com algum grau de dor, edema ou insegurança.

As lesões graus II e III devem ser mantidas com proteção até a quarta semana. Após esSe período, estimula-se o "desmame" das imobilizações e o treino de marcha com carga total. Orienta-se a fisioterapia com o intuito de fortalecimento da musculatura flexora, inversora e eversora. Exercícios de propriocepção são empregados e intensificados conforme a mobilidade e a marcha sejam realizadas sem dor ou desconforto.

Terceira fase (após a sexta semana). O objetivo é devolver o paciente à prática diária de atividades e esportes. Aumenta-se a intensidade dos exercícios de fortalecimento e de propriocepção, e iniciam-se os exercícios relacionados diretamente à prática esportiva do paciente, como corridas, mudanças de direção e atividades específicas da modalidade esportiva. Esta fase termina quando o indivíduo se sente seguro a retornar à atividade, nega queixas de dor, edema e sensação de instabilidade. Tais situações, quando presentes, são indicativas de que, provavelmente, o processo cicatricial não foi satisfatório ou que existe algum fator intrínseco ou extrínseco que deve ser investigado.

O tratamento cirúrgico é destinado para esses pacientes – cerca de 10 a 20% –, os quais não conseguem retornar às atividades pregressas e que apresentam sinais e sintomas relacionados à instabilidade articular crônica ou a outras lesões relacionadas ao trauma que passaram despercebidas,

como algumas lesões osteocondrais. Os indivíduos podem apresentar um ou mais destes sintomas: dor aos esforços e/ou edema persistente, sensação de falseio e/ou entorses de repetição.

Há diversas técnicas para reconstrução do complexo ligamentar lateral, podendo ser divididas em dois grupos:

Técnicas anatômicas. Utilizam-se de tecidos locais (cápsula, tecido cicatricial e retináculo dos extensores), sendo a técnica de Broström,[7] modificada por Gould (Brostrom-Gould) uma das mais utilizadas e com resultados satisfatórios, ao redor de 85% (**FIG. 69.16**).

Tenodeses. Utilizam-se de enxertos de tendão da região, como o hemifibular curto, ou de outros locais (plantar delgado, grácil ou semitendíneo) (**FIG. 69.17**), também com resultados satisfatórios.

Lesões ligamentares mediais

As lesões do ligamento deltoide são decorrentes de movimentos de eversão forçada (pronação, flexão ou extensão acentuada do tornozelo) e costumam ser acompanhadas de lesões associadas. As lesões isoladas do ligamento deltoide são raras.

Clinicamente, o lado medial apresenta-se edemaciado e com dor à palpação do ligamento. Hematoma também pode estar presente. A manobra de estresse em valgo nas lesões ligamentares mediais, além de dolorosa, na maioria das vezes, pode ser negativa, por se tratarem, em geral, de

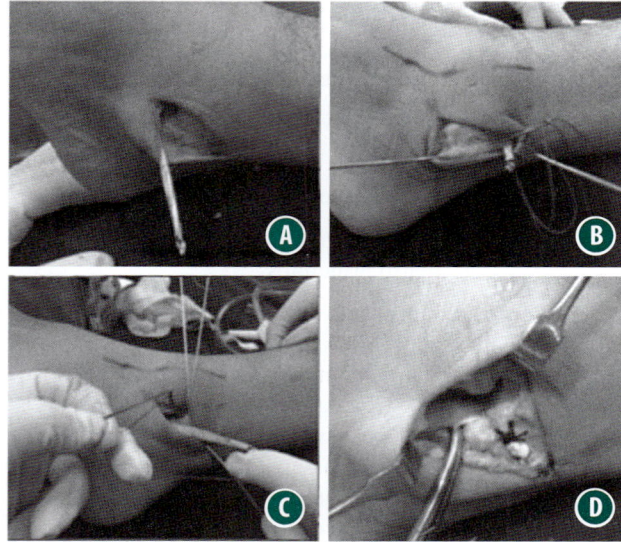

FIGURA 69.17 → Fotos intraoperatórias da técnica de reconstrução do complexo ligamentar lateral com hemifibular curto.
(A) Individualização do enxerto (hemifibular curto) e reparo.
(B) Passagem do enxerto pelo retináculo dos fibulares.
(C) Passagem do enxerto por dentro de um túnel ósseo na fíbula.
(D) Fixação do enxerto através de suturas com Vicryl 0. Nota-se a tensão do enxerto na ponta da pinça hemostática. Após este passo, realiza-se o reforço com a técnica de Brostrom-Gould modificada.

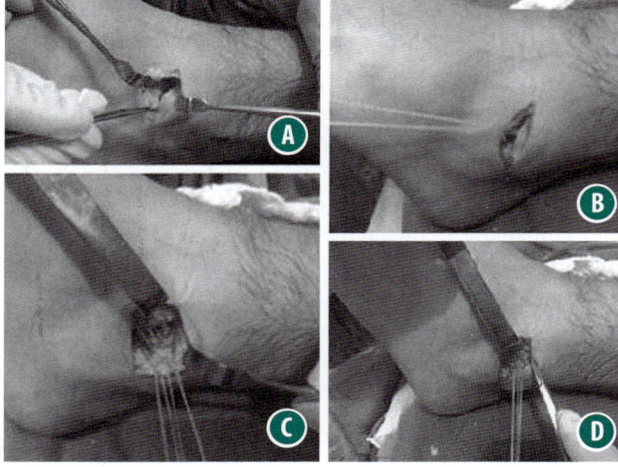

FIGURA 69.16 → Fotos intraoperatórias da técnica de Brostrom-Gould.
(A) Identificação da lesão ligamentar talofibular anterior.
(B) Colocação de uma âncora com dois fios de alta resistência na fíbula.
(C) Passagem dos fios pelo retináculo dos extensores e no periósteo da fíbula.
(D) Sutura do retináculo junto à fíbula.

lesões parciais (folheto superficial). Os exames de imagem devem ser solicitados. As radiografias simples podem evidenciar o aumento do espaço claro medial ou fragmentos avulsionados do maléolo medial. A RM é o exame mais fidedigno e objetivo para o diagnóstico das lesões isoladas do ligamento deltoide nas entorses do tornozelo.

As lesões isoladas e sem evidência de instabilidade objetiva devem ser tratadas de modo conservador. O tratamento funcional semelhante ao empregado para as lesões ligamentares laterais é o mais utilizado. Nos casos de lesões do ligamento deltoide associadas às fraturas do tornozelo, o tratamento ainda é motivo de controvérsia, como será visto a seguir. Casos que não permitam a redução adequada do tálus na mortise, seja por interposição ou pela sua extensão (instabilidade aos testes de estresse intraoperatório), devem ser explorados, e o ligamento deltoide reparado através de suturas transósseas ou pela utilização de âncoras com aproximação principalmente do componente profundo. As demais lesões podem receber tratamento conservador com o uso de imobilizações por um tempo de três a seis semanas.

TRATAMENTO DAS FRATURAS DO TORNOZELO

Dois pontos são fundamentais para o sucesso do tratamento das fraturas do tornozelo: a escolha do método e sua execução rigorosa. Os princípios gerais que devem nortear o tratamento são:

- Luxações e desvios das fraturas devem ser reduzidos o quanto antes.
- Superfícies articulares devem ser restauradas.
- Reduções adequadas devem ser mantidas até a consolidação das fraturas.
- Mobilização articular precoce.
- O método de tratamento deve ser o que melhor contemple esses quatro princípios.

As fraturas do tornozelo podem se apresentar com diferentes condições de tecidos moles, e esse é um parâmetro que interfere no tratamento inicial. É importante diagnosticar os casos em que a articulação se apresenta luxada, pois essa condição, além de causar sofrimento ao envelope de tecidos moles, exige medidas urgentes para a redução articular, mesmo que provisória. A redução do tornozelo deve ocorrer no centro cirúrgico, sob anestesia. A estabilização provisória é assegurada pelo uso de um fixador externo transarticular **(FIG. 69.18)**, que, por ligamentotaxia, elimina a concentração de pressão sobre as áreas da articulação, permitindo condições para a recuperação do envelope de tecidos moles, sobretudo em casos nos quais o edema seja pronunciado e existam flictenas.

Nos casos em que não há um edema tão acentuado e existe a possibilidade de tratamento definitivo da fratura,

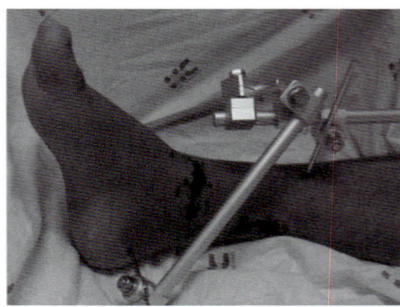

FIGURA 69.18 → Fixador externo transarticular para tornozelo: um pino de Steimann de 4 ou 5 mm é passado através do calcâneo de medial para lateral. Esse pino é conectado através de duas barras a uma barra fixada na tíbia distal. Notam-se diversas áreas de necrose na face medial do tornozelo, o que impede a abordagem adequada às fraturas dessa região.

alguns autores preconizam a redução aberta e osteossíntese definitiva nesse momento. Caso contrário, é preferível aguardar a evolução dos tecidos moles e executar a fixação definitiva ao redor de sete a 14 dias, ou quando as partes moles permitirem. Um sinal que ilustra a melhora do edema e a adequação do envelope de tecidos moles é o sinal da ruga.

Nas fraturas expostas, empregam-se os princípios gerais de controle de danos, com debridamentos seriados, antibioticoprofilaxia, fixação externa provisória e curativos que propiciem a melhor condição de recuperação dos tecidos moles, incluindo-se aí os curativos com pressão negativa.

Os princípios gerais da osteossíntese definitiva nas fraturas maleolares são a redução anatômica e a fixação estável para permitir movimentação articular precoce. Hughes e colaboradores,[2] em 1979, afirmaram que "[...] a má restauração da anatomia do tornozelo leva a resultados precários independente do método de tratamento empregado".

O tratamento incruento pode ser aplicado em casos selecionados. A decisão sobre a modalidade terapêutica é baseada nas características da fratura e do envelope de tecidos moles, nas condições gerais de saúde do paciente e na infraestrutura disponível para o tratamento. Essa modalidade de tratamento apresenta como vantagem o fato de não expor o paciente a riscos de ordem geral e a complicações com a cicatrização ou até mesmo infecção pós-cirúrgica. É indicado nos casos em que o risco cirúrgico não justifica o benefício da redução anatômica da articulação, nas fraturas sem desvio e estáveis às manobras de estresse e nas fraturas desviadas, redutíveis e que permanecem reduzidas nas primeiras três a quatro semanas do tratamento.

O tratamento incruento deve ser realizado com imobilização gessada após a redução da fratura. O controle radiográfico é realizado toda a semana, durante um mês, para verificar a manutenção da redução. A imobilização sem carga deve ser mantida por seis semanas e, após esse período, pode ser colocada uma órtese removível para a realização de exercícios para a mobilização da articulação e o apoio parcial do membro. A carga total, sem imobilização, deve ser estimulada após sinais de consolidação da fratura.

Nota-se, em alguns casos, uma demora para aparecerem sinais de consolidação radiográfica, mesmo que os sinais clínicos sejam favoráveis. Existindo dúvida, é possível realizar uma TC e, caso não seja evidenciada a consolidação, discutir a possibilidade de tratamento cirúrgico. Sabe-se que a imobilização prolongada resulta em sequelas indesejáveis, como atrofia muscular, contratura miostática, diminuição do arco de movimento do tornozelo e do pé, proliferação do tecido conectivo das estruturas capsulares, adesão sinovial, degeneração cartilaginosa e atrofia óssea.

> **ATENÇÃO! Todas as fraturas desviadas do tornozelo são potencialmente instáveis e, como regra, a redução anatômica e a restauração da congruência articular exata só podem ser conseguidas através de métodos cirúrgicos.**

O tratamento cirúrgico, como em qualquer fratura articular, deve ser iniciado pelo planejamento pré-operatório. Três são as decisões importantes a serem tomadas: o momento da cirurgia, a escolha da via de acesso e a seleção de implantes. Algumas fraturas necessitam, além das radiografias já mencionadas, de uma TC, o que pode revelar o tamanho do fragmento do maléolo posterior ou o grau de comprometimento da superfície articular. Nas fraturas do tipo C, em especial nas fraturas em que existe cominuição da fratura da fíbula, realiza-se radiografia em anteroposterior e anteroposterior com rotação interna de 20° do lado contralateral, para que esteja à disposição no intraoperatório o parâmetro de normalidade quanto à redução correta da fíbula, restabelecendo-se o seu comprimento.

As fraturas da fíbula, via de regra, são abordadas primeiro, de preferência por um acesso lateral direto ou posterolateral (FIG. 69.19). A incapacidade de reduzir a fratura da fíbula indica a necessidade de se abordar o lado medial com o objetivo de retirar a interposição de tecidos moles ou de fragmentos osteocondrais que podem estar impedindo a redução adequada. Após a redução e a fixação da fíbula, a fratura do maléolo medial é fixada por acesso medial curvilíneo tipo "J" invertido, em que se pode visualizar a superfície articular, o que facilita a redução da fratura.

Por fim, nas fraturas com lesão da sindesmose em que está indicada a estabilização com um parafuso suprassindesmal, este deve ser inserido após a fixação dos maléolos e após ter a certeza de que a fratura da fíbula foi reduzida anatomicamente. O parafuso é inserido de posterior para anterior, com cerca de 30° de inclinação, devendo ultrapassar somente três corticais (FIG. 69.20). Após o término da fixação, deve-se testar a estabilidade do tornozelo através de uma manobra de estresse com pronação e rotação externa (FIG. 69.13), sob visualização do intensificador de imagens ou radiografias intraoperatórias.

Nesses casos, em particular, tem-se realizado TC no primeiro dia de pós-operatório para certificação do correto posicionamento da fíbula na sua incisura, e, caso não esteja correto, procede-se à reoperação, seja modificando a posição do parafuso suprassindesmal, seja refazendo a osteossíntese da fíbula (FIGS. 69.21 a 69.24).

As fraturas do maléolo posterior podem ocorrer nas fraturas dos tipos Weber B e Weber C e são provocadas pela tração do complexo ligamentar posterior tíbio-fibular. O fragmento, também denominado triângulo de Volkmann, pode ser de diversos tamanhos e acometer parte da superfície articular. Apesar das controvérsias com relação à necessidade da fixação do maléolo posterior, sabe-se que fragmentos maiores do que 1/3 da superfície articular provocam deslocamento posterior do tálus e alterações na distribuição de carga na tíbio-társica devendo, portanto, serem reduzidos e fixados. Apesar de 25% de envolvimento da superfície articular, historicamente, ter sido usado como um limiar para a fixação do maléolo posterior, alguns cirurgiões agora reconhecem que outros fatores devem ser considerados. Com o aumento da utilização da TC, o verdadeiro tamanho do fragmento e a presença de impacção articular com fragmentos intra-articulares associados tornaram-se mais evidentes, o que pode ajudar no processo de tomada de decisão (FIG. 69.6). Em particular, alguns estudos sugerem que a fixação do maléolo posterior para reduzir o deslocamento do fragmento persistente,

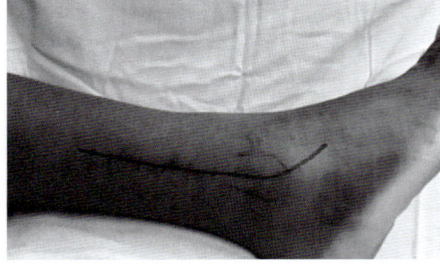

FIGURA 69.19 → Acesso lateral do tornozelo. Nota-se a extensão distal para possibilidade de visualização da sindesmose.

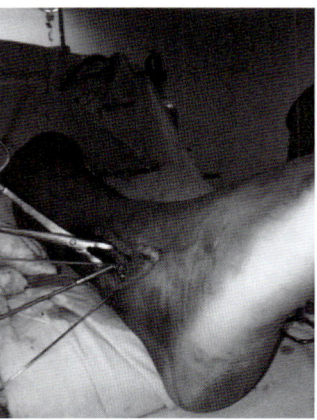

FIGURA 69.20 → Passagem do parafuso suprassindesmal. Nota-se a inclinação da broca de cerca de 30° em relação ao solo de posterior para anterior.

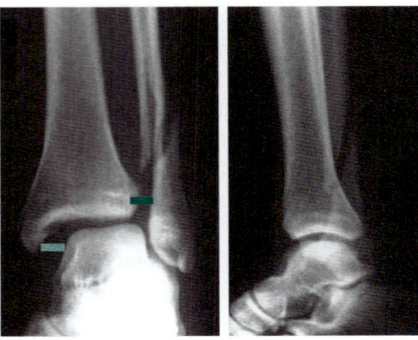

FIGURA 69.21 → Weber C I: radiografia de uma fratura suprassindesmal do tornozelo com grande abertura da sindesmose (linha verde-escuro) e do espaço claro medial (linha verde-claro), indicando a lesão do complexo ligamentar medial e da sindesmose.

independentemente do seu tamanho, bem como para restaurar a estabilidade da sindesmose, pode conduzir a melhores resultados.

MÉTODOS DE FIXAÇÃO DAS FRATURAS MALEOLARES

Fraturas Weber A, AO 44-A1.3 (infrassindesmais)

Fixação do maléolo lateral. A fratura do maléolo lateral é por avulsão e pode ser tratada através de banda de tensão, placa de compressão ou parafuso de compressão passado de distal para proximal **(FIG. 69.25)**.

Fixação do maléolo medial. Após a redução anatômica do fragmento cisalhado (a superfície articular deve ser visualizada, pequenos fragmentos devem ser removidos, os fragmentos maiores devem ser preservados, e a impacção reduzida e enxertada) e a fixação provisória com fios de Kirschner de 1,5 mm, a osteossíntese pode ser realizada com apenas parafusos de compressão interfragmentária ou com a utilização de uma placa anticisalhante (terço de tubo de 3,5 mm ou em "T" de 3,5 mm) com parafusos de compressão passados através da placa perpendicularmente à fratura.

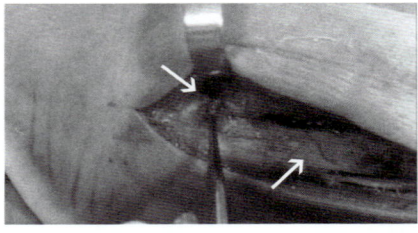

FIGURA 69.22 → Weber C II: imagem intraoperatória após a redução anatômica da fratura do tornozelo, fixação com um parafuso interfragmentário e identificação da lesão do ligamento tibiofibular anterior (pinça).

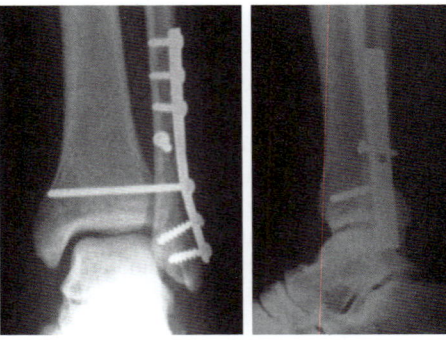

FIGURA 69.23 → Weber C III: radiografia em anteroposterior e perfil de pós-osteossíntese do tornozelo evidenciando a redução anatômica da fratura da fíbula, passagem do parafuso suprassindesmal e aparente congruência articular.

Fraturas Weber B, AO 44-B1.3 (trans-sindesmais)

Fixação do maléolo lateral. A redução da fratura é realizada pela tração e rotação interna do fragmento distal e estabilizada de maneira provisória com o uso de pinças de ponta ou fios de Kirschner. Uma vez confirmada a redução anatômica, a fratura pode ser fixada através de um parafuso de tração de 3,5 mm de anterior para posterior e uma placa de neutralização de terço de tubo de 3,5 mm lateralmente, ou através de uma placa posterolateral anticisalhante e um parafuso de tração passado através da placa **(FIG. 69.26)**.

Nos casos de cominuição do maléolo lateral, fragmentos distais pequenos e ossos de má qualidade, pode ser feita a utilização de placas especiais com parafusos bloqueados ou de tamanhos menores (2,7 mm).

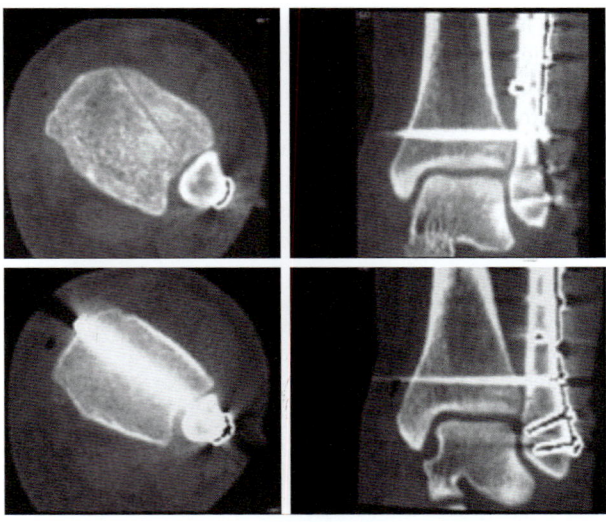

FIGURA 69.24 → Weber C IV: cortes tomográficos (axiais e coronais) do pós-operatório de tornozelo evidenciando o posicionamento anatômico da fíbula na incisura tibial, a congruência articular e a direção correta do parafuso suprassindesmal.

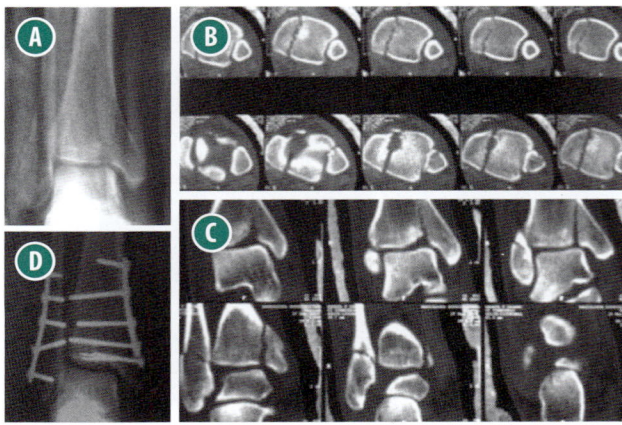

FIGURA 69.25 → Fratura Weber A.
A Radiografia em anteroposterior do tornozelo evidenciando a fratura do maléolo medial tipo cisalhamento.
B Cortes axiais de uma TC mostrando o acometimento da superfície articular.
C Cortes sagitais da TC evidenciando o afundamento da superfície articular.
D Radiografia pós-operatória após a redução e a estabilização das fraturas.

Fixação do maléolo medial. As fraturas do maléolo medial são do tipo avulsão. A redução aberta é preconizada e mantida através de uma pinça de ponta ou fios de Kirschner provisórios. A fixação definitiva pode ser realizada com a utilização de dois parafusos de tração de 3,5 mm perpendiculares ao traço de fratura nos casos de fragmentos maiores, e um parafuso de tração de 3,5 mm e um fio de Kirschner ou uma cerclagem tipo banda de tensão nos casos de fragmentos menores, cominuição ou má qualidade óssea **(FIG. 69.27)**.

Fixação do maléolo posterior. Através de um acesso posterolateral, pode-se abordar a fratura da fíbula, afastando os fibulares para baixo, e abordar o maléolo posterior,

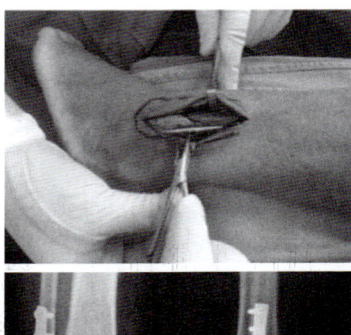
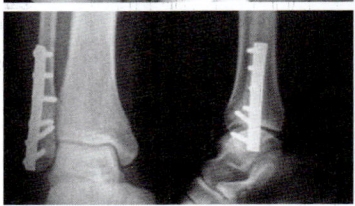
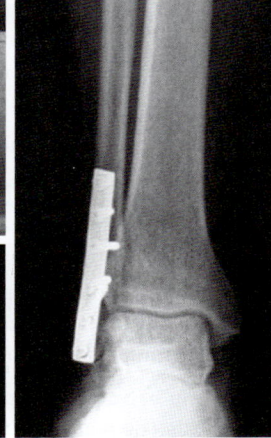

FIGURA 69.26 → Posicionamento da placa na região posterolateral na fíbula. Notam-se o traço de fratura do maléolo lateral com a placa posicionada na região posterolateral da fíbula e o primeiro orifício feito adjacente ao vértice da fratura. As radiografias demonstram o posicionamento da placa nas diversas incidências.

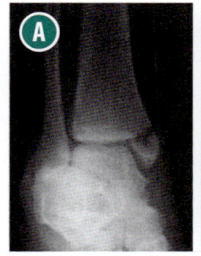
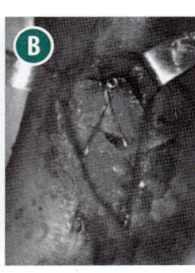
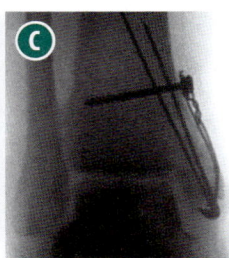

FIGURA 69.27 → Fratura do maléolo medial com banda de tensão.
A Exposição do maléolo medial e fixação com um sistema de cerclagem.
B Radiografia pós-operatória com fixação anatômica do maléolo medial e cerclagem.

afastando-se os fibulares para cima e o corpo muscular do flexor longo do hálux para posterior. Nesses casos, o decúbito lateral oblíquo facilita a abordagem **(FIG. 69.28)**. As fraturas do maléolo posterior podem ser fixadas através de parafusos de tração passados de anteromedial para posterolateral (fixação percutânea e redução indireta) ou de posterolateral para anteromedial, através ou não de uma placa anticisalhamento (redução direta) **(FIG. 69.29)**.

Fraturas Weber C, AO 44-C1.3 (suprassindesmais)

Fixação da fíbula. A chave para a redução bem-sucedida da pinça articular é a restauração do comprimento e a rotação da fíbula. As fraturas de traço simples podem ser reduzidas anatomicamente e fixadas através de um parafuso de tração e uma placa terço de tubo de 3,5 mm de neutralização colocada posterolateralmente. Nas fraturas multifragmentadas, a redução é indireta com restauração do comprimento e da rotação **(FIG. 69.30)**. Eventualmente, prefere-se reduzir a porção distal da fíbula na sua incisura tibial e fixar de forma provisória com fios de Kirschner de 1,5 mm, além de colocar-se a placa como ponte para manter a redução e a passagem do parafuso suprassindesmal através da placa.

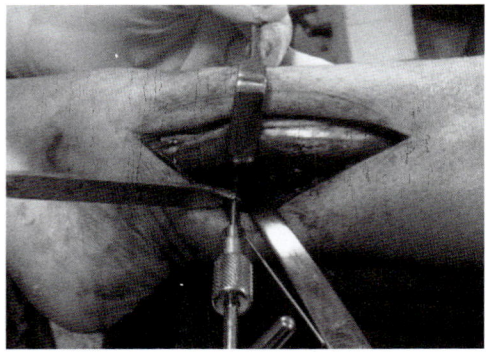

FIGURA 69.28 → Via de acesso posterolateral para fixação do maléolo posterior.

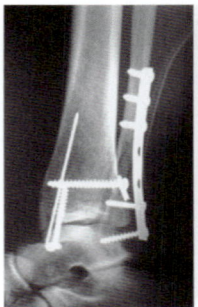
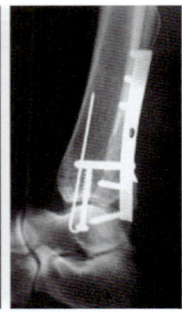
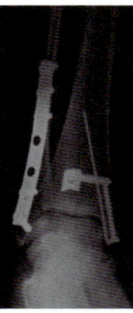

FIGURA 69.29 → Fratura Weber C. Fixação do maléolo posterior com um parafuso e uma placa recortada tipo arruela com a função anticisalhamento.

Parafuso de posicionamento tibiofibular (suprassindesmal). Nos casos de instabilidade da sindesmose verificada através dos testes de estresse intraoperatório (Cotton ou teste da pronação-rotação externa), o parafuso de posição suprassindesmal deve ser empregado. É introduzido obliquamente, de posterior para anterior, em um ângulo de 25 a 30°, cerca de 2 a 4 cm de distância e paralelo ao pilão tibial, atravessando três corticais. Durante o procedimento, o pé deve ser mantido em posição neutra.

Fraturas proximais da fíbula (Maisonneuve) não precisam, via de regra, ser reduzidas diretamente e fixadas devido ao risco de lesão do nervo fibular comum, mas a relação tibiofibular distal deve ser restaurada através da tração por meio de pinças e estabilização provisória com um ou dois fios de Kirschner. Uma vez confirmada a restauração da congruência articular (tibiofibular distal e talotibial), a fixação definitiva com dois parafusos de posição de 3,5 mm atravessando quatro corticais é realizada **(FIG. 69.31)**.

Fixação dos maléolos medial e posterior. São reduzidos e fixados usando-se as técnicas já descritas para as fraturas tipo B.

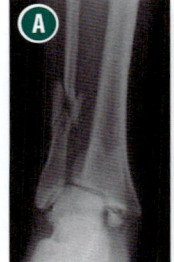
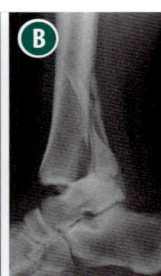
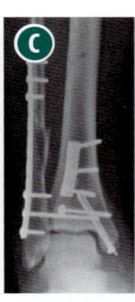
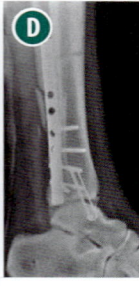

FIGURA 69.30 → Fratura Weber C com a fíbula cominuta.
Ⓐ Fratura cominutiva da fíbula acima da sindesmose. Fratura-avulsão do maléolo medial e fragmento triangular (triângulo de Volkmann) correspondente ao maléolo posterior desviado.
Ⓑ Nota-se no perfil a luxação para posterior do tálus e o fragmento do maléolo posterior maior do que um terço da superfície articular.
Ⓒ Radiografia em anteroposterior pós-operatória com as fraturas reduzidas e fixadas e com o restabelecimento da congruência articular.
Ⓓ Radiografia em perfil do pós-operatório.

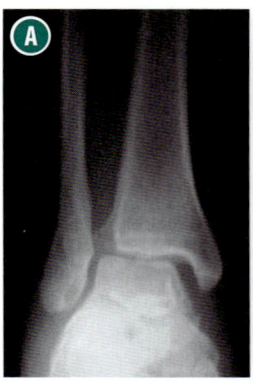
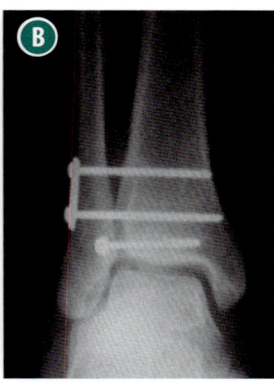

FIGURA 69.31 → Fratura de Maisonneuve.
Ⓐ Radiografia em anteroposterior evidenciando a incongruência articular e a presença do fragmento da sindesmose anterior (Chaput).
Ⓑ Radiografia em anteroposterior pós-operatório – redução e fixação com o uso de dois parafusos passados através de uma placa terço de cana de dois orifícios e a fixação do Chaput com um parafuso de tração.

Devido à dificuldade de restaurar a congruência articular e a estabilidade nas fraturas instáveis do tornozelo (Weber B , C e Maisonnueve), tem sido utilizado um passo a passo empregado durante o ato cirúrgico, cuja denominação é "Protocolo Curitiba" (Criado em Caldas Novas [GO], em 2007, pelo professor Vicente Pansini e pelo doutor César Baggio).

O passo a passo do ato operatório com maiores possibilidades de acerto é descrito a seguir.

Sala de cirurgia:

Passo 1. Paciente sob anestesia; teste de estresse em pronação e rotação externa do tornozelo (identificar a extensão das lesões); fraturas e lesões ligamentares associadas; sindesmose e ligamento deltoide.

Passo 2. Abordagem medial para identificar lesão do ligamento deltoide (suspeitada no raio X – com estresse) e presença de interposições (fragmentos osteocondrais, tendão tibial posterior, periósteo) que possam atrapalhar a redução.

Passo 3. Redução e fixação das fraturas maleolares.

Passo 4. Radiografias em anteroposterior e perfil, sem estresse para checar redução e fixação adequadas das fraturas.

Passo 5. Radiografia em anteroposterior com estresse em rotação externa e pronação forçada para checar instabilidade da sindesmose e/ou ligamento deltoide.

Passo 6. Se a sindesmose for instável, fazer passagem do parafuso de posição suprassindesmal com três corticais.

Passo 7. Radiografia em anteroposterior com estresse em rotação externa e pronação para checar estabilidade com fixação da sindesmose **(FIG. 69.32)**, se houver abertura medial.

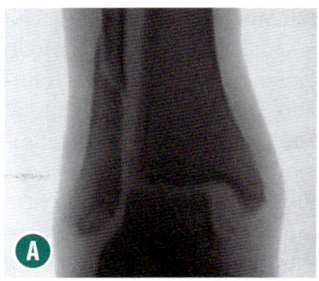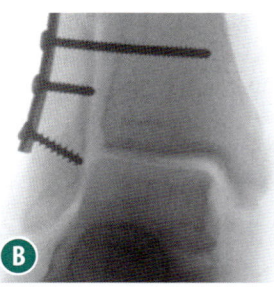

FIGURA 69.32 → Teste de estresse em pronação e rotação externa intraoperatório.
A Fratura antes da fixação com grande abertura do espaço claro medial e da sindesmose.
B Realização do teste após fixação da fíbula e passagem do parafuso suprassindesmal, mas ainda com aumento do espaço claro medial ao estresse. Neste paciente, optou-se por acessar o ligamento deltoide e realizar sutura transóssea.

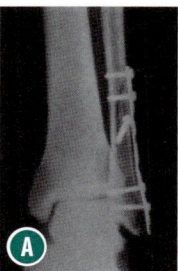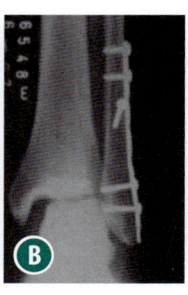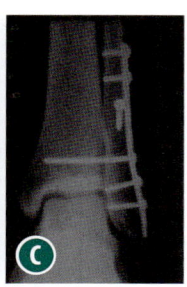

FIGURA 69.34 → Exemplo do Protocolo Curitiba 1.
A Radiografia em anteroposterior do tornozelo do pós-operatório imediato.
B Radiografia em anteroposterior do tornozelo no oitavo dia de pós-operatório com incongruência da articulação tibiotarsal.
C Radiografia em anteroposterior do tornozelo após nova osteossíntese com reparo do complexo ligamentar medial e passagem do parafuso suprassindesmal sob estresse no intraoperatório.

Passo 8. Suturar o deltoide e repetir o raio X com estresse para checar a estabilidade final do tornozelo **(FIG. 69.33)**.

> **ATENÇÃO! A cirurgia só termina com a estabilidade final do tornozelo estando comprovada por raio X em estresse.**

A seguir, é apresentado um exemplo clássico de como a radiografia estática pode induzir ao erro quanto à estabilidade final do tornozelo.

Exemplo 1. Paciente submetido à osteossíntese do tornozelo Weber C. A radiografia intraoperatória é feita em anteroposterior do tornozelo **(FIG. 69.34A)** após a osteossíntese do maléolo lateral sem abordagem medial e sem testar a estabilidade. Após oito dias de pós-operatório, o paciente apresentava dor e edema no tornozelo operado. Realizou-se nova radiografia **(FIG. 69.34B)** que evidenciou o aumento do espaço claro medial e a incongruência articular. O paciente foi submetido a uma nova intervenção cirúrgica no 14º dia de pós-operatório **(FIG. 69.34C)**, realizando-se redução da articulação, reparo do complexo ligamentar medial e passagem do parafuso suprassindesmal.

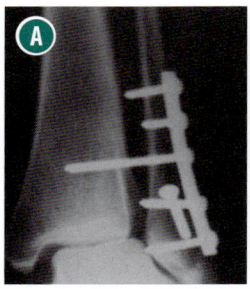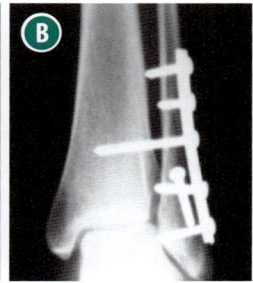

FIGURA 69.33 → Exemplo do Protocolo Curitiba 2.
A Radiografia em anteroposterior após a osteossíntese do maléolo lateral e teste de estresse intraoperatório com evidente aumento do espaço claro medial.
B Radiografia em anteroposterior do tornozelo sob estresse e após o reparo do complexo ligamentar medial e reposicionamento do parafuso suprassindesmal.

FRATURAS DO TORNOZELO NO IDOSO

Nos pacientes idosos, apesar das controvérsias, a orientação atual é que o tratamento cirúrgico (seguindo todos os princípios apresentados) apresente melhores resultados do que o tratamento incruento nas fraturas instáveis. Uma vez optado pela redução aberta e a fixação interna das fraturas, a recomendação nesses casos é que:

- As incisões sejam mais extensas do que o habitual, para que não haja sofrimento de pele pelo uso de afastadores de partes moles durante a cirurgia.
- Os implantes sejam colocados na face posterior ou posterolateral da fíbula.
- A utilização de placas com parafusos bloqueados seja feita, assim como o uso de duas placas convencionais ou associações de placas convencionais e um fio de Kirschner intramedular nas fraturas do maléolo lateral **(FIG. 69.35)**.
- A utilização de dois ou mais parafusos atravessando as quatro corticais seja feita nas fraturas que necessitem de parafusos suprassindesmais.
- A opção pela fixação com uma banda de tensão em vez de parafusos de compressão interfragmentária seja feita nas fraturas do maléolo medial, pois parece ter vantagens biomecânicas e clínicas nos idosos e em indivíduos com comprometimento da qualidade óssea por outras patologias.

O pós-operatório deve ser cuidadoso, utilizando-se órtese de proteção nas primeiras duas semanas e carga parcial progressiva, de acordo com a intensidade do quadro álgico, a estabilidade articular obtida e a capacidade de o paciente colaborar com o protocolo de reabilitação.

MANEJO PÓS-OPERATÓRIO

O manejo pós-operatório deve ser "personalizado", pois depende do tipo de fratura, da estabilidade da fixação

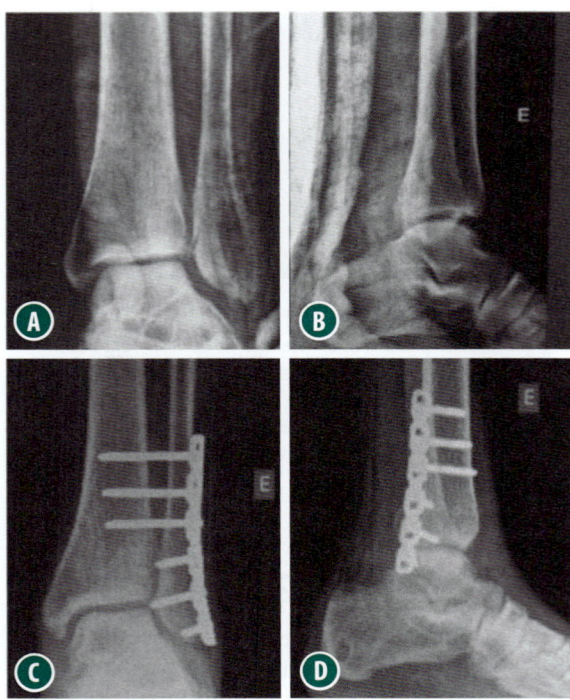

FIGURA 69.35 → Fixação em osso osteoporótico. Paciente portadora de diabetes tipo 1 e que faz diálise.

Ⓐ e **Ⓑ** Radiografias em anteroposterior e perfil de uma fratura de tornozelo Weber B, na qual observa-se a fragilidade do trabeculado ósseo, sugestivo de osteoporose.

Ⓒ e **Ⓓ** Radiografias em anteroposterior e perfil do pós-operatório de uma osteossíntese, com placa de reconstrução de 3,5 mm, bloqueada, colocada na face posterolateral da fíbula e com três parafusos suprassindesmais atravessando as quatro corticais.

e do perfil do paciente. Em linhas gerais, o objetivo do manejo pós-operatório é devolver a mobilidade completa da articulação, a cicatrização do complexo ligamentar e a consolidação da fratura o quanto antes.

Para que seja possível conduzir o pós-operatório da maneira correta, é importante ter alguns conceitos sempre em mente. A fíbula é submetida a forças de lateralização, rotação e ascensão quando é realizada a dorsiflexão do pé. Nesse momento, existe uma abertura fisiológica da sindesmose. Durante a marcha, a fíbula recebe um sexto da carga, e os ligamentos mediais são tensionados.

Sendo assim, nas fraturas Weber A, é possível autorizar a mobilização precoce e a carga parcial até a consolidação da fratura, sobretudo do maléolo medial. A carga total é autorizada após a consolidação das fraturas, o que ocorre, em geral, dentro de seis a oito semanas. Nas fraturas Weber B, sem componente medial (comprovado por radiografia intraoperatória sob estresse), a mobilização precoce e a carga parcial podem ser iniciadas logo na primeira semana de pós-operatório. Nos casos em que é utilizada a placa anticisalhamento (ou posterolateral), autoriza-se carga total a partir da terceira semana, sem comprometimento da redução e da consolidação.

Nas lesões bimaleolares, recomenda-se a mobilização precoce e carga parcial por seis semanas. Após esse período – no qual se espera já ter ocorrido a consolidação das fraturas –, os pacientes são encorajados à liberação de carga total progressiva. Nos casos em que há lesão do ligamento deltoide, recomenda-se o uso de imobilização gessada suropodálica ou órteses removíveis por três semanas. Em caso de uso de órteses, elas podem ser retiradas para movimentos precoces e controlados de flexoextensão do tornozelo. Após esse período, orienta-se iniciar carga parcial protegida e, após seis semanas, a órtese é retirada. A liberação de carga total ocorre a partir da oitava ou da 10ª semana.

Nas fraturas com lesão da sindesmose e lesão ligamentar medial, a carga total é aconselhada após 10 ou 12 semanas para que não haja sobrecarga sobre os parafusos suprassindesmais, no entanto, alguns serviços têm liberado a carga total em momento mais precoce, ao redor da sexta ou da oitava semana, sem comprometimento da estabilidade.

A remoção do parafuso suprassindesmal ainda é controversa, não havendo diretriz para sua remoção sistemática. Nos casos de má redução da sindesmose ou naqueles com restrições à dorsiflexão do tornozelo, os parafusos devem ser retirados. Ocorre que aqueles que não são removidos podem fazer um trajeto mais largo através da fíbula com a ocorrência normal do movimento tibiofibular ou podem quebrar. Essas possibilidades devem ser explicadas aos pacientes para que eles tenham a consciência do curso pós-operatório. Nas fraturas de Maisonneuve, aconselha-se a retirada por volta da 16ª semana; nas demais, opta-se por deixar os parafusos caso não haja problemas com o paciente.

O edema da articulação pode permanecer até o sexto mês de pós-operatório, sem que signifique que esteja ocorrendo algo de errado. As seguintes orientações devem ser feitas: medidas posturais, exercícios para melhorar o retorno venoso e uso de meias elásticas de média compressão até a melhora do edema. A dor persistente no pós-operatório é um sinal de alerta e deve ser investigada, procurando-se descartar processo infeccioso ou problemas com a osteossíntese, seja a redução inadequada da articulação, a instabilidade ou até mesmo os implantes ou fragmentos ósseos intra-articulares.

COMPLICAÇÕES

A principal e mais grave complicação é a infecção. O cuidado inadequado com os tecidos moles, o erro no momento certo de abordar a fratura e a desperiostização óssea são fatores predisponentes ao processo infeccioso pós-operatório. A presença de sinais flogísticos ao redor da ferida e a dor excessiva nos primeiros dias de pós-operatório não podem ser ignorados. Hematomas devem ser drenados, e a ferida, explorada em centro cirúrgico. A fragilidade do envelope de partes moles da região faz com que os tecidos se retraiam, expondo os implantes e dificultando o controle da infecção. Nesse momento, a abordagem deve ser multidisciplinar para que se promova uma cobertura adequada, caso a opção seja por manter os implantes, uma vez que a fratura em questão é articular. Após a consolidação óssea, os implantes devem ser retirados, com todo osso desvitalizado, para controle definitivo da infecção.

A artrite pós-traumática é comum nos casos em que não foi possível uma redução adequada do tálus na pinça articular. Ela costuma ocorrer ao redor de 18 meses **(FIG. 69.36)**. Deve-se avaliar se é possível restabelecer a congruência articular através de osteotomias associadas ou não a procedimentos de reconstrução ligamentar **(FIG. 69.37)**. Nas situações de dor e limitação funcional com destruição articular avançada, as opções são artrodese tibiotarsal ou artroplastia total do tornozelo.

Nos casos de instabilidade isolada da sindesmose, realiza-se exploração, debridamento e estabilização da articulação, como já mencionado. A artrodese da tibiofibular distal não costuma ser necessária; quase sempre, a reconstrução da sindesmose é suficiente para restaurar a estabilidade do tornozelo.

A pseudartrose nas fraturas do tornozelo é relativamente rara, sendo mais comum nas fraturas do maléolo medial mal reduzidas ou nas quais houve algum tipo de interposição. No entanto, esses casos de não união respondem bem à retirada da interposição, enxertia óssea e fixação interna estável.

CONCLUSÕES

As fraturas e as lesões ligamentares do tornozelo resultam de traumas torsionais e comprometem a função articular. O objetivo do tratamento é o de, inicialmente, compreender a extensão dos danos ósseo e ligamentar e de tecidos moles para que se possa instituir o tratamento adequado, o qual pode ser conservador ou cirúrgico, de acordo com a gravidade da lesão e a estabilidade articular.

A correta avaliação do acometimento dos tecidos moles é fundamental para que se possa definir a melhor estratégia terapêutica. Nos casos das fraturas do tornozelo, o tratamento conservador tem espaço no caso de fraturas que não comprometam a estabilidade rigorosa da articulação.

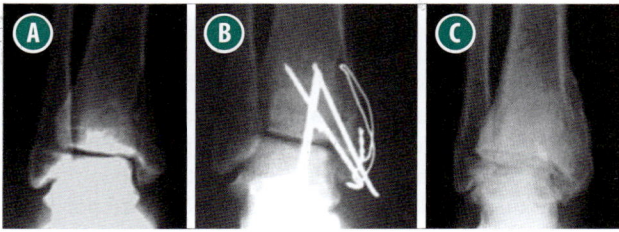

FIGURA 69.36 → Sequela de fratura do tornozelo. Radiografias que evidenciam a evolução de uma fratura sem restabelecimento da congruência articular e a evolução, em dois anos, para osteoartrose.

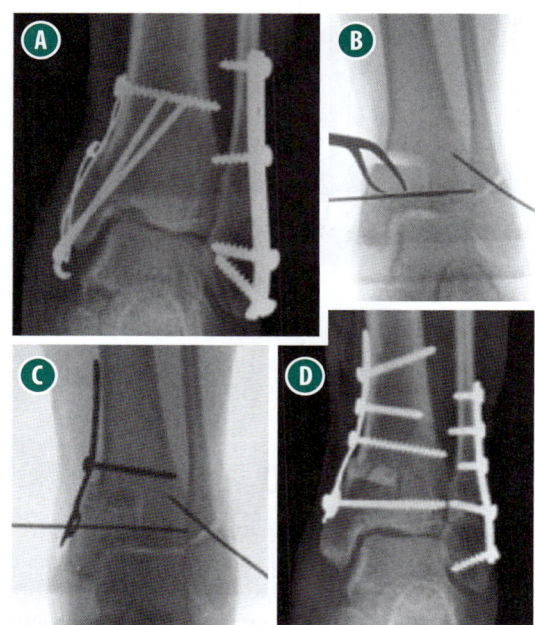

FIGURA 69.37 → Paciente de 29 anos tratada com cirurgia por conta de uma fratura Weber A. Evoluiu com dor e deformidade em varo.
A Radiografia do tornozelo com um ano de evolução.
B Retirada dos implantes e osteotomia intra-articular da tíbia e osteotomia do maléolo lateral.
C Fixação provisória e posicionamento da placa medial.
D Aspecto final da correção do tornozelo.

Os métodos cirúrgicos são os que propiciam, com maior probabilidade, a restauração articular anatômica e reabilitação funcional mais precoce.

Referências

1. Ramsey PL, Hamilton W. Changes in tibiotalar area of contact caused by lateral talar shift. J Bone Joint Surg Am. 1976;58(3):356-7.

2. Hughes JL, Weber H, Willenegger H, Kuner EH. Evaluation of ankle fractures: non-operative and operative treatment. Clin Orthop Relat Res. 1979;(138):111-9.

3. Lauge-Hansen N. Fractures of the ankle. II. Combined experimental-surgical and experimental-roentgenologic investigations. Arch Surg. 1950;60(5):957-68.

4. Lauge-Hansen N. Fractures of the ankle V. Arch Surg. 1953; 67:813-20.

5. Santin RA, Araújo LHB, Hungria Neto JS. Tratamento cirúrgico das fraturas maleolares tipo B de Danis-Weber: avaliação de resultados. Rev Bras Ortop. 2000;35(9):347-51.

6. Winkler B, Weber BG, Simpson LA. The dorsal antiglide plate in the treatment of Danis-Weber type-B fractures of the distal fibula. Clin Orthop Relat Res. 1990;(259):204-9.

7. Broström L. Sprained ankles. V. Treatment and prognosis in recent ligament ruptures. Acta Chir Scand. 1966;132(5): 537-50.

70
Fraturas dos ossos do pé no adulto

Tulio Diniz Fernandes
Alexandre Leme Godoy dos Santos

FRATURA DO CALCÂNEO

O calcâneo é o osso tarsal lesionado com maior frequência. Em sua maioria, as fraturas são intra-articulares e decorrem de trauma axial no retropé, como queda de altura ou acidente automobilístico. Apesar da extensa experiência clínica com essa lesão, há muita controvérsia quanto ao diagnóstico, à classificação e ao protocolo de tratamento.

As fraturas do calcâneo representam grande impacto econômico, com muitos autores relatando incapacidade parcial por períodos de até cinco anos. O calcâneo é o maior osso do tarso e articula-se com o cuboide e o tálus. Em sua metade anterior, contém quatro facetas articulares, uma delas com o cuboide e as três superiores com o tálus. Sua faceta posterior é maior e convexa. A faceta média está localizada no sustentáculo do tálus, sendo, em geral, côncava, e comunica-se com a faceta anterior, que é ligeiramente lateralizada.

Mecanismo de trauma

As fraturas do calcâneo podem ocorrer por forças de tração ou carga axial. As fraturas da tuberosidade do calcâneo acontecem com contração súbita do seu tendão. No trauma em inversão e flexão plantar, o processo anterior do calcâneo pode destacar-se por ação do ligamento bifurcado. O tamanho desse fragmento varia bastante. A energia de trauma que fratura o calcâneo com frequência também promove lesão associada de tecidos moles.

As fraturas articulares representam 75% dos casos de fratura do calcâneo, e, em geral, o mecanismo dessas lesões é de carga axial excêntrica do tálus no calcâneo. Uma linha primária de fratura paralela à reborda posterolateral do tálus divide o osso em dois fragmentos, um posterolateral e outro anteromedial. A linha de fratura está localizada sempre antes do ligamento interósseo. O acometimento da faceta posterior varia de acordo com o posicionamento do pé: quando está em valgo, o traço fica mais lateral.

Quando a força deformante é horizontal, a linha de fratura ocorre superiormente, logo acima da faceta posterior, formando o tipo de fratura em afundamento central de Essex-Lopresti. Na forma vertical, a linha passa posteriormente, logo acima da inserção do tendão do calcâneo, produzindo o tipo "em língua". A progressão do trauma gera alargamento do osso, e a parede lateral exerce impacto nos tendões fibulares e no nervo sural. O calcâneo perde comprimento por ação das inserções musculares nos vários fragmentos. A depressão da faceta posterior ocasiona a perda de altura do osso.

Diagnóstico

A avaliação radiográfica da fratura do calcâneo é feita pelas incidências lateral, anteroposterior, axial posterior de Harris e oblíquas de Broden.

A incidência lateral permite avaliar o acometimento articular e a diminuição da altura do osso. Analisa-se o ângulo de Böhler, que é formado por uma linha que vai da área superior da tuberosidade até a parte mais superior da faceta posterior e outra linha que vai da zona superior da faceta posterior até o processo anterior do calcâneo. Esse ângulo varia de 20 a 40° e indica se ocorreu desvio significativo. O ângulo de Gissane está centrado na parte inferior ao processo lateral do tálus. Trata-se de um ângulo obtuso, formado pelas corticais espessas da borda lateral da faceta posterior e, anteriormente, pelo processo anterior do calcâneo.

Na incidência anteroposterior, avalia-se o acometimento da articulação calcaneocubóidea. Na projeção posterior de Harris, são identificados o alargamento do osso, o desvio em varo e o comprometimento da parede medial junto ao fragmento sustentacular. As incidências oblíquas de Broden permitem examinar se a fratura atingiu a faceta posterior. O paciente é posicionado em supino, com o tornozelo neutro e a perna rodada internamente em 40°; o raio é direcionado ao seio do tarso, com angulação de distal para proximal em 10, 20, 30 e 40°. A avaliação tomográfica é essencial, sobretudo as imagens no plano coronal oblíquo.

Classificação

Muitas classificações foram propostas para as fraturas do calcâneo. O sistema ideal deve incorporar a anatomia da fratura e o mecanismo de trauma e determinar a perspectiva prognóstica. Essex-Lopresti[1] desenvolveu, em 1952, uma classificação que identifica dois tipos de fraturas: "em língua" e em afundamento central **(FIG. 70.1)**. O tratamento é orientado conforme o tipo de fratura. No primeiro tipo, propõe-se redução percutânea por fio metálico na tuberosidade. Esse método foi descrito por Westhues, na Alemanha, em 1934, e foi divulgado por Gissane.[2] Na fratura por afundamento central, Essex-Lopresti[1] indica redução cruenta por via de acesso lateral no seio do tarso e fixação.

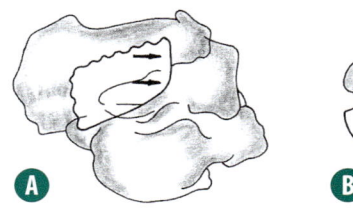
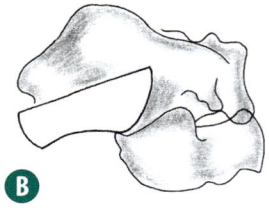

FIGURA 70.1 → Classificação de Essex-Lopresti.
Ⓐ Fratura em afundamento central.
Ⓑ Fratura "em língua".

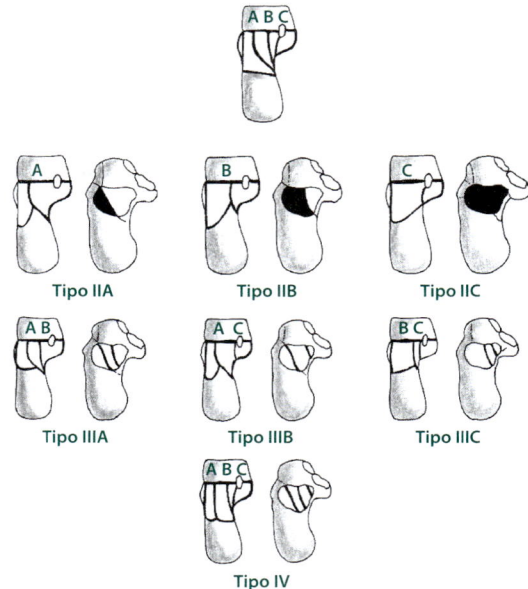

FIGURA 70.2 → Classificação de Sanders.
Fonte: Sanders.[5]

Souer e Remy[3] desenvolveram uma classificação com base no número de fragmentos articulares e no mecanismo de trauma. Gregory e Sanders,[4] utilizando tomografia computadorizada (TC), apresentaram uma evolução natural do conceito de Souer e Remy, em que os fragmentos desviados são mais importantes que o número de traços da fratura. A classificação emprega o corte coronal, em que a superfície da faceta posterior do tálus é mais larga, e faz a divisão em três colunas iguais (medial, central e lateral). Essa classificação é útil para orientar o tratamento na perspectiva do prognóstico, sendo mais grave a fratura cujos fragmentos desviados estão mais próximos do sustentáculo do tálus.

- **Tipo I.** Fraturas sem desvio articular, não importando o número de fragmentos.

- **Tipo II.** Fraturas em duas partes da faceta posterior, com três subtipos conforme o arco se aproxima do sustentáculo do tálus.

- **Tipo III.** Consiste de três partes e é um tipo caracterizado por fragmento central afundado e três subtipos, conforme o traço, IIIAB, IIIAC e IIIBC.

- **Tipo IV.** Fraturas muito cominutivas **(FIG. 70.2)**.

Tratamento

O tratamento das fraturas do calcâneo é motivo de controvérsia. Sistemas de classificação inconsistentes, falta de uniformidade na avaliação dos resultados e múltiplos protocolos de tratamento são alguns dos fatores que contribuem para a dificuldade de comparação nas séries clínicas.

Dois fatores devem ser considerados: o desvio articular, sobretudo da faceta posterior da articulação talocalcânea, e o componente extra-articular, em especial o desvio da parede medial – diminuição da altura, do comprimento ósseo e da angulação em varo ou valgo. A maioria dos autores concorda que as fraturas extra-articulares têm melhor prognóstico que as articulares.

As fraturas extra-articulares mais comuns são as avulsões da tuberosidade do calcâneo e as do processo anterior. As lesões do processo anterior costumam ser confundidas com a entorse do tornozelo **(FIG. 70.3)**. A opção de escolha é o

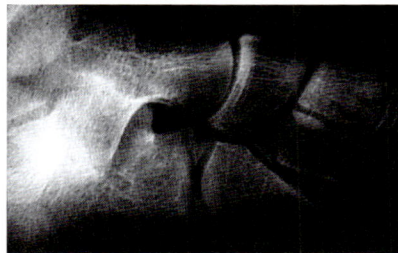

FIGURA 70.3 → Fratura do processo anterior do calcâneo.

tratamento conservador, com imobilização gessada e carga por três a quatro semanas. É raro o fragmento ser maior que 1 cm e desviado, o que indica redução aberta e fixação com parafuso. O paciente pode apresentar retardo de consolidação ou pseudartrose sintomática, situação em que é recomendada a ressecção do fragmento.

A avulsão da tuberosidade do calcâneo ocorre por contração violenta do tríceps sural e é muito comum que haja desvio. O tratamento é a redução do fragmento e a fixação estável, reconstituindo a integridade mecânica do tendão do calcâneo. O pós-operatório é feito com bota gessada e carga precoce por quatro a seis semanas **(FIG. 70.4)**. As outras fraturas extra-articulares são raras, e o tratamento sintomático até o alívio da dor é suficiente.

Fraturas articulares

As fraturas articulares acontecem com mais frequência em traumas de alta energia, e o edema em poucas horas já é grande. O cuidado com as partes moles é um dos pontos mais importantes no tratamento do trauma do calcâneo.

Deve-se instituir a elevação do membro e o enfaixamento compressivo na imobilização provisória por cinco a sete dias.

A oportunidade do tratamento cruento é muito importante, e o ideal é ter o paciente preparado clinicamente e avaliado, tanto com imagens radiográficas quanto com TC. O centro cirúrgico deve estar pronto com intensificador de imagem e material de síntese adequado em menos de 12 horas – mas isso raras vezes acontece. As reduções das fraturas que ocorrem há mais de três semanas do trauma inicial são tecnicamente muito mais difíceis de obter. A principal causa de problemas com as partes moles são as síndromes de compartimento do pé, que ocorrem em grande porcentagem dos casos e devem ser tratadas de imediato.

O tratamento conservador das fraturas articulares está reservado para as fraturas sem desvio. É feito com movimentação precoce e apoio a partir de oito a 10 semanas. Há o consenso de que a pior abordagem terapêutica é a imobilização gessada prolongada.

Nos pacientes com patologias gerais, insuficiência renal e alto risco cirúrgico, pode-se fazer redução incruenta por pressão lateral para diminuir a largura do retropé, seguida de mobilização precoce e carga tardia.

As fraturas articulares com desvio devem ser tratadas como qualquer outra lesão articular, ou seja, com redução anatômica, fixação estável e movimentação precoce. O método de redução fechada pela introdução percutânea de pino metálico na tuberosidade de Essex-Lopresti é indicado nas fraturas "em língua" ou nas avulsões da tuberosidade, mas, pela imprecisão da técnica, está caindo em desuso.

Muitas vias de acesso têm sido propostas para cumprir essas metas – lateral, medial, posterior ou dupla. A via medial exige dissecção próxima ao feixe vasculonervoso e permite a redução adequada do fragmento sustentacular, mas não oferece visão da faceta articular posterior. Raras são as vezes que a parede medial apresenta desvios que não possam ser reduzidos pela via lateral. Esta propicia abordagem direta da faceta posterior, do fragmento anterolateral e da articulação calcaneocubóidea, mas a dissecção é próxima aos tendões fibulares e ao nervo sural.

A via posterior limita-se à boa visão da tuberosidade e é muito usada. A combinação das vias de acesso é obrigatória em algumas situações, mas dificulta o posicionamento do paciente na mesa cirúrgica e há grande desvitalização de partes moles.

Na via lateral ampla em "L", ficam inclusos, no *flap* dorsal, os tendões fibulares e o nervo sural, promovendo ótima visão da parede lateral. Porém, alguns autores relatam pequenos problemas com edemas e sofrimento de pele. Na via lateral, no seio do tarso, a parede lateral não é desvitalizada, e a agressão é mínima. A visão da articulação subtalar é direta, assim como da articulação calcaneocubóidea. A redução da fratura ocorre no interior do corpo do calcâneo, mas exige a compressão tridimensional da forma do osso, para que a síntese seja direcionada aos fragmentos mais resistentes (**FIG. 70.5**).

Muitos tipos de material de síntese são utilizados nas fraturas do calcâneo, como placas, fios e parafusos canulados ou não. As placas, que apresentam grande variedade de forma, são estáveis, mas não permitem carga precoce, e a sua presença na parede lateral pode predispor a impactos no nervo sural ou nos tendões. Os parafusos canulados são muito mais práticos de usar, fazem menos volume e dão estabilidade suficiente para não empregar imobilização. O apoio é permitido entre 10 e 12 semanas.

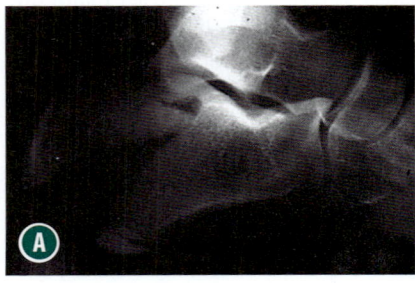
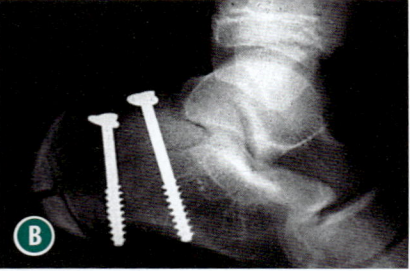

FIGURA 70.4
Ⓐ Fratura da tuberosidade posterior do calcâneo.
Ⓑ Redução e fixação cirúrgica.

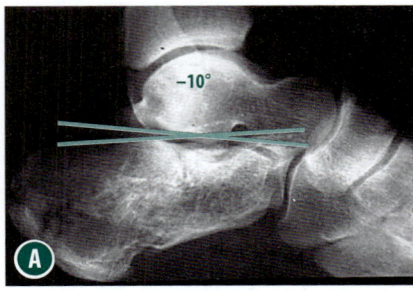
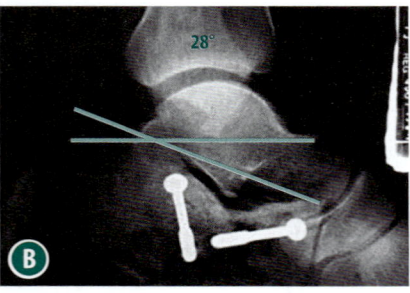

FIGURA 70.5 → Fratura do calcâneo.
Ⓐ Redução do ângulo de Bohler.
Ⓑ Resultado cirúrgico.

O uso do enxerto ósseo foi proposto inicialmente por Palmer, em 1948. Como a faceta lateral está impactada em área de relativa osteopenia (triângulo neutro), sua redução deixa um vazio. A colocação de enxerto onde não há solicitação mecânica faz com que ele seja absorvido com grande rapidez. Vários autores, como Letournel[6] e Sanders,[5] não o usam e não detectaram colapso da faceta articular nem retardo de consolidação.

A redução anatômica é necessária para obter bons resultados, mas a redução articular não garante o resultado final, provavelmente pela agressão à cartilagem articular no momento do trauma. Alguns consideram a lesão do coxim adiposo plantar como a causa de resultados clínicos ruins, mas estudos com ressonância magnética (RM) não corroboram tal opinião. Os resultados deterioram-se com o tempo conforme o número de fragmentos. Na classificação de Sanders, o tipo IV é altamente cominutivo, para o qual indicam-se tratamento conservador – com redução incruenta para diminuir a largura do osso – e movimento precoce sem carga. Os resultados cirúrgicos nessas lesões são muito inconsistentes, e alguns autores recomendam artrodese primária, que é uma técnica difícil para a montagem dos fragmentos, e posterior ressecção da cartilagem remanescente.

A artrose pós-traumática pode estar presente nas imagens radiográficas, mas não ser responsável pelos sintomas. A abordagem inicial é sempre conservadora com pacientes sintomáticos, usando-se órteses e modificação de calçados.

> **ATENÇÃO!** Flictena é o nome dado ao resultado da clivagem na junção da derme com a epiderme por transudato estéril. Quando a derme mantém células epidérmicas, o líquido é claro. Porém, se a derme é completamente separada das células epiteliais, o transudato fica sanguinolento (FIG. 70.6).

Um estudo prospectivo com 53 pacientes avaliou vários métodos de tratamento de flictenas, como aspiração, debridamento, antissépticos e curativos não aderentes, até flictenas deixadas intactas. Não houve diferenças de resultados nesses protocolos, mas, nas duas vezes em que a incisão cirúrgica atravessou a flictena, houve sofrimento da pele.[7] Outro estudo demonstrou colonização por germes de pele logo após a ruptura da flictena até a reepitelização. Recomenda-se que as incisões evitem as áreas de flictenas.[8]

Sanders desenvolveu uma classificação para artrose pós-traumática baseada no corte coronal tomográfico:[5] tipo I, exostose lateral sem artrose da subtalar; tipo II, exostose lateral e artrose da subtalar; tipo III, exostose lateral, artrose da subtalar e deformidade em varo (FIG. 70.7).

No tratamento do tipo I, a diminuição da largura é suficiente. No tipo II, além da diminuição da largura, deve-se realizar ampla artrodese subtalar. No tipo III, a artrodese deve ser modelante, com correção do varo e introdução de enxerto de ilíaco na subtalar posterior para correção do ângulo calcâneo-solo. Na presença de artrose calcaneocubóidea e deformidades em varo, a opção com melhores resultados clínicos é a tríplice artrodese modelante, ou seja, com a inclusão da articulação de Chopart (FIGS. 70.8 e 70.9).

FRATURA DO TÁLUS

Fraturas do tálus correspondem a cerca de 0,32% de todas as fraturas, 3,4% das ocorrências do pé e é a segunda mais frequente fratura do tarso. Os mecanismos responsáveis são, em sua maioria, queda de altura ou trauma automobilístico, relacionados, portanto, à alta energia, e são mais frequentes nos adultos jovens. Apenas 10% dos casos são resultado de forças indiretas. O grau de lesão corresponde à intensidade da força aplicada, resultando de uma fratura sem desvio até uma fartura luxação peritalar.

As fraturas do colo correspondem por cerca de 45% das fraturas e são produzidas por mecanismo de desaceleração associado a dorsiflexão forçada do tornozelo e impacção axial. Quando há dispersão axial da força associada à flexão plantar do tornozelo, são encontradas fraturas do corpo ou do processo posterior. Com forças de cisalhamento, encontram-se lesões sagitais do domo do tálus. As fraturas da cabeça estão associadas a forças de compressão longitudinal no pé.

Anatomia

O tálus é formado por três partes: corpo, colo e cabeça, sendo que em torno de 69% da sua superfície é recoberta

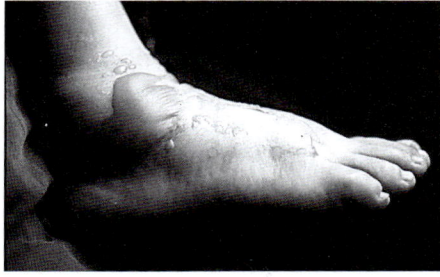

FIGURA 70.6 → Fratura do calcâneo: flictenas.

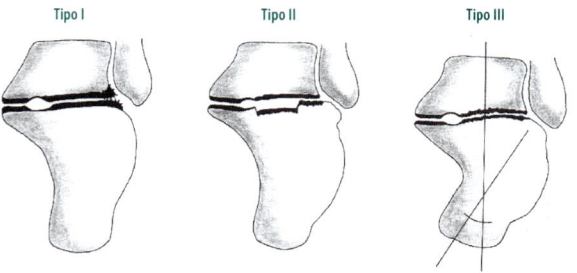

FIGURA 70.7 → Classificação de sequela pós-traumática de Stephens e Sanders. *Fonte: Sanders.[5]*

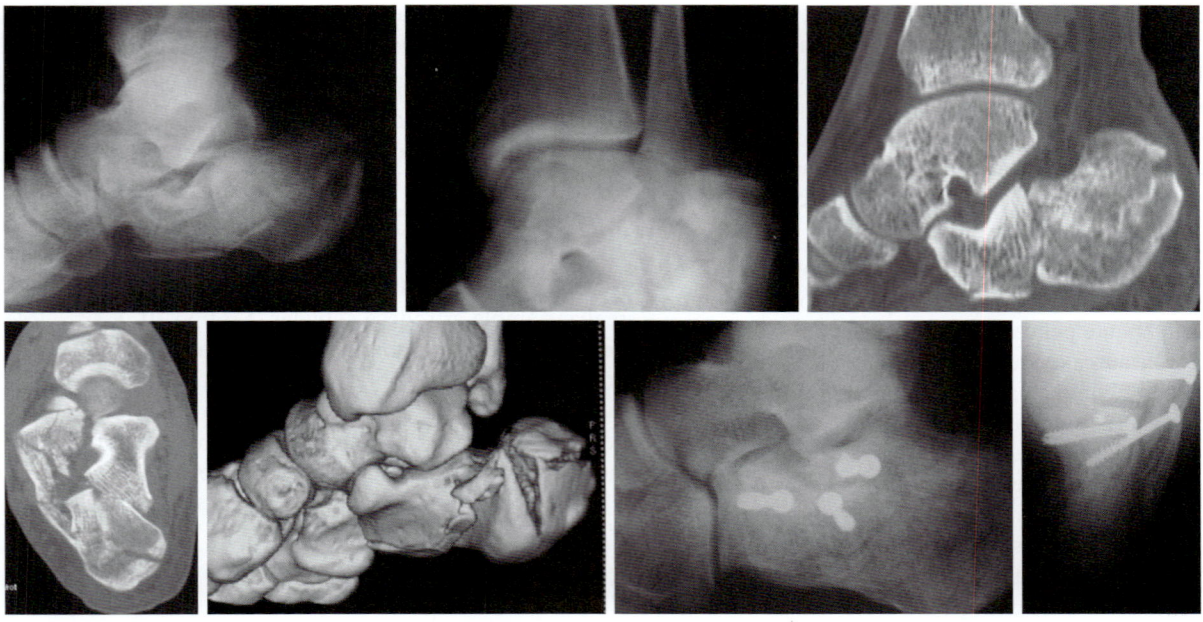

FIGURA 70.8 → Caso clínico: fratura do calcâneo. Redução e fixação com parafusos.

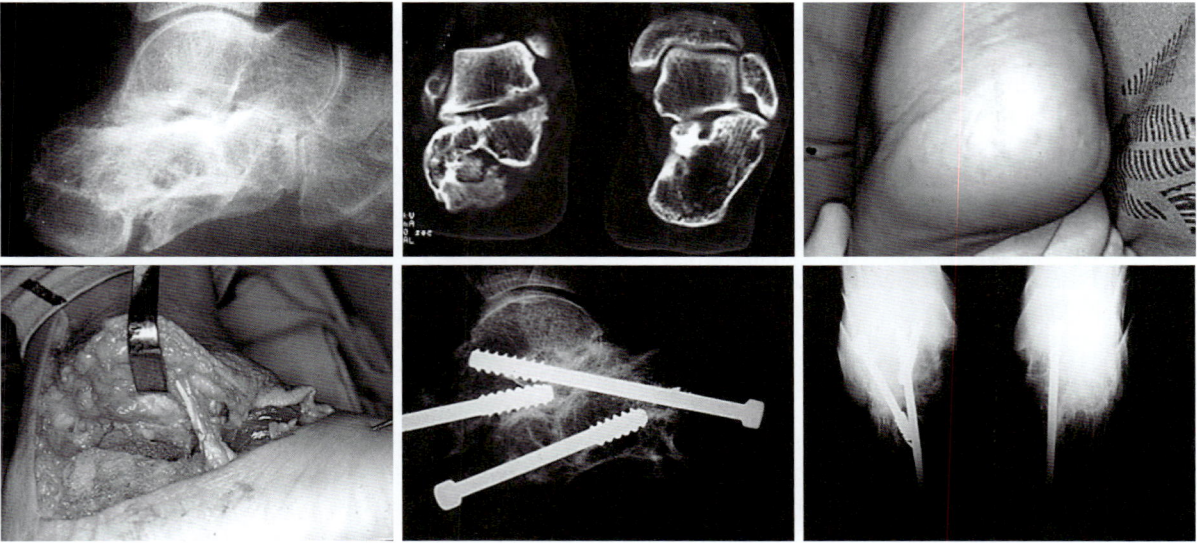

FIGURA 70.9 → Sequela de fratura do calcâneo, artrodese.

por cartilagem articular. Não existem inserções musculares ou tendíneas, mas há múltiplas inserções capsulares e ligamentares no colo. O corpo do tálus tem cinco superfícies articulares: superior, lateral, medial, anterior e inferior. O colo do tálus é, primariamente, extra-articular e apresenta orientação espacial diferente com o corpo tanto no plano horizontal quanto no sagital. A cabeça do tálus se articula com o navicular, o calcâneo e o ligamento calcaneonavicular plantar, ou "mola".

O tálus apresenta, no plano horizontal, inclinação medial do colo de 10 a 40°, com média de 25°, e, no plano sagital, há desvio plantar de 5 a 50°, com média de 25°. Essa variação tão ampla ajuda a explicar a grande dificuldade de interpretação radiográfica nas fraturas desse osso.

O suprimento arterial do tálus foi muito estudado devido à alta incidência de osteonecrose associada às fraturas do colo desse osso. Existem muitas variações anatômicas, mas o suprimento sanguíneo é feito por quatro vias principais: artéria do canal do tarso, vasos superiores do colo, vasos do processo posterior e ramos deltoides da artéria tibial posterior. Os tálus têm participação importante na transmissão de forças do pé para o restante do aparelho locomotor. Sua anatomia complexa dificulta a interpretação e a resolução das lesões.

Fraturas do colo do tálus

Representam cerca de 50% das grandes lesões desse osso. Sua importância decorre da elevada frequência e da gravidade das complicações que produz.

Fraturas desse tipo já foram descritas em aviadores com equipamentos de paraquedismo inadequados, o que produzia hiperdorsiflexão do tornozelo durante a aterrissagem. Hoje, os mecanismos de trauma mais frequentes são acidentes de trânsito e quedas de altura. Tais mecanismos estão representados no QUADRO 70.1.

O grau de lesão se correlaciona com a intensidade da força aplicada, resultando em fratura sem desvio ou em luxação posteromedial do corpo do tálus. Nesse caso, apenas as fibras do ligamento deltóideo mantêm o suprimento sanguíneo do corpo talar.

Mais de 50% das fraturas do colo do tálus são acompanhadas de outras lesões, sendo que a mais frequente é a fratura do maléolo medial.

Avaliação radiográfica

Radiografia

A avaliação deve incluir imagens nas incidências anteroposterior e lateral do tornozelo para visualizar o corpo e o colo. A articulação talonavicular é examinada com uma projeção dorsoplantar do pé com o raio inclinado caudalmente 20°. Desalinhamento da subtalar e lesões do processo lateral podem ser detectados pela incidência de Brodén. Desvios axiais do colo do tálus são acessados pela incidência de Canale e Kelly com o pé pronado 15° e o raio inclinado 15° cefalicamente.

Tomografia computadorizada

É um recurso de grande utilidade para a avaliação das fraturas do tálus. Cortes axiais, coronais e sagitais detectam desalinhamentos mínimos das superfícies articulares. O uso de rotina da TC, mesmo se o raio X já tiver determinado o diagnóstico, pode ser muito útil na classificação da fratura e no planejamento do tratamento. A RM não aparenta ter utilidade para a avaliação aguda, mas tem grande importância na avaliação de osteonecrose durante o seguimento.

QUADRO 70.1 → Mecanismos de trauma nas fraturas de tálus

Compressão longitudinal	Fratura da cabeça
Flexão plantar	Fratura do processo posterior
Flexão dorsal	Fratura do colo
Eversão	Fratura do processo lateral
Compressão vertical	Fratura do corpo
Inversão	Fratura osteocondral

Classificação

O sistema de classificação de Hawkins[9] é o mais utilizado e divide as fraturas do colo do tálus em três categorias:

- **Tipo I.** Fraturas do colo do tálus sem desvio.
- **Tipo II.** Fraturas do colo com desvio atingindo a articulação subtalar.
- **Tipo III.** Fraturas do colo do tálus com o corpo luxado na articulação subtalar e no tornozelo.

Canale descreve o tipo IV, que é o tipo III associado à luxação do fragmento distal na articulação talonavicular. Inokuchi e colaboradores[10] acrescentaram o tipo V, em que o corpo do tálus permanece reduzido e apenas sua cabeça desvia-se, luxando a articulação talonavicular.

Marti[11] introduziu a classificação radiográfica a seguir, que associa as fraturas do corpo e colo com as fraturas dos processos do tálus.

- **Tipo 1.** Fraturas da periferia (cabeça e processos lateral e posterior).
- **Tipo 2.** Fraturas centrais (colo e corpo) sem desvio.
- **Tipo 3.** Fraturas do colo e corpo desviadas.
- **Tipo 4.** Tipo 3 com luxação do corpo.

As fraturas do corpo podem ser classificadas anatomicamente de acordo com o traço em relação aos planos sagital e coronal ou quanto à presença de cominuição.

Hawkins[9] também dividiu as fraturas do processo lateral em três grupos:

- **Grupo 1.** Fratura simples do processo lateral acometendo as articulações subtalar e fibulotalar.
- **Grupo 2.** Fratura cominutiva.
- **Grupo 3.** Fratura do rebordo anterior do processo lateral envolvendo o processo posterior.

Tratamento

O tratamento inicial deve seguir o protocolo de atendimento do paciente traumatizado (ATLS), sendo priorizadas as lesões que acarretam risco maior à vida. Logo que possível, a lesão do tálus deve ser reduzida e mantida por fixação externa provisória ou interna definitiva conforme cada caso. As fraturas do pé estão entre as mais despercebidas no politraumatizado, o que pode ser muito disfuncional na sua evolução. O tratamento cirúrgico é indicado em fraturas expostas, com desvio, associadas a luxação, lesão vascular ou síndrome compartimental.

São contraindicações à redução cruenta e fixação interna: infecção cutânea superficial, doença vascular periférica avançada, insuficiência venosa periférica crônica associada à ulceração da pele e pacientes não cooperativos.

Mesmo com desvios moderados, com frequência, lesão de tecidos moles, necrose cutânea e lesão vascular estão associadas à fratura desviada do tálus. Os princípios do tratamento são redução anatômica das superfícies articulares, fixação estável e movimentação precoce para diminuição da ocorrência de complicações pós-traumáticas.

Tipo I

As fraturas do tipo I de Hawkins são sem desvio dos fragmentos. A TC é o único método capaz de diagnosticar fraturas com desvio mínimo ou fragmentos soltos na articulação subtalar, que aumentam a chance de artrose pós-traumática. A fratura sem desvio pode ser tratada com imobilização suropodálica, com o pé em equino leve, por oito a 10 semanas, sendo quatro a seis semanas sem carga. Após a consolidação, tem início o programa fisioterápico, com exercícios de alongamento e mobilização articular.

A incidência de necrose avascular é de 13% nas fraturas de tipo I. Quando ocorre, o paciente é mantido sem apoio por 12 semanas. Alguns autores relatam desvio tardio dos fragmentos e rigidez articular com o tratamento conservador prolongado. Assim, a fixação interna pode ser utilizada no tratamento das fraturas sem desvio, mas é preciso ponderar os riscos inerentes ao ato cirúrgico, como infecção, complicações anestésicas e problemas com a incisão na pele.

Tipo II

A redução incruenta das fraturas com desvio deve ser precoce para evitar sofrimento de pele e diminuir a incidência de necrose avascular. A manobra de redução é realizada com tração no antepé e forçando a flexão plantar, para permitir o encaixe do fragmento distal. Essa redução deve ser feita sob anestesia e, de preferência, com controle do intensificador de imagem.

O critério radiográfico de redução mais aceito é até 5 mm de desvio e 5° de angulação. Contudo, o objetivo ideal é a redução anatômica. Desvio em varo ou valgo é muito difícil de ser corrigido de modo incruento. Muitas manipulações devem ser evitadas, pois podem aumentar o sofrimento da pele e a incidência de necrose avascular. Quando a redução é obtida, o tratamento deve ser como o descrito para o tipo I. Alguns autores preconizam, após a redução incruenta, a fixação percutânea com fios de Kirschner ou parafusos canulados.

O tálus pode ser abordado por via lateral, medial ou dupla. A via anteromedial facilita o tratamento das fraturas do maléolo medial e permite a osteotomia do maléolo para possibilitar a abordagem das fraturas mais posteriores. A osteotomia do maléolo medial deve ser realizada em forma de "V", com o trajeto do parafuso de fixação feito antes de ela ser completada. O formato em "V" é mais estável e oferece maior superfície de contato para facilitar a consolidação. A via medial deve ser feita de forma cuidadosa para evitar a lesão do ligamento deltóideo, preservando a irrigação sanguínea remanescente do tálus.

Com frequência, a fratura do colo do tálus está impactada medial e em varo. A via de acesso anterolateral facilita a exposição da articulação subtalar. A dupla via de acesso (medial e lateral) permite melhor controle da redução do desvio em varo ou valgo (FIG. 70.10).

A fixação da fratura pode ser feita com fios de Kirschner e/ou vários tipos de parafusos. Alguns trabalhos indicam a colocação do parafuso posterolateral como sendo a fixação mais estável no aspecto biomecânico, mas que requer via complementar posterolateral. A fixação com parafusos canulados cruzados (medial e lateral) oferece estabilidade suficiente para permitir imobilização precoce e consolidação adequada da fratura. Os parafusos canulados com controle de fluoroscópio são uma boa opção, pois a colocação nos fios de Kirschner provisórios é mais fácil e exige via de acesso menor.

O pós-operatório imediato é feito com utilização de dreno de aspiração, enfaixamento compressivo leve e imobilização provisória suropodálica com o tornozelo em posição neutra. A movimentação é permitida em duas semanas, sem apoio até 10 a 12 semanas ou até a confirmação da consolidação por TC.

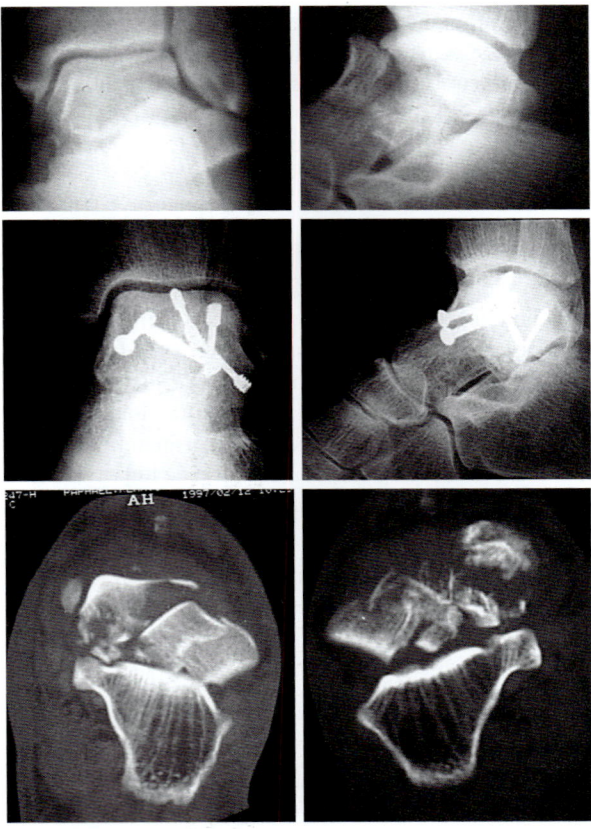

FIGURA 70.10 → Fratura cominutiva do tálus, redução e fixação com parafusos.

Tipo III

Raras vezes as fraturas do tipo III são reduzidas de modo incruento, devendo ser evitada a manobra de redução nos casos com lesão vascular ou pele tensa em demasia. A opção mais adequada é a redução aberta por dupla via de acesso, sendo a via medial, com osteotomia do maléolo medial, melhor para a redução do fragmento luxado, preservando o suprimento sanguíneo pelos ramos deltóideos.

Com frequência, as fraturas do tipo III são expostas, e os cuidados com a ferida devem ser rigorosos. Muitas vezes, o tempo de exposição é bastante longo, e a gravidade da cominuição posterior faz da talectomia uma boa alternativa seguida ou não de artrodese tipo Blair ou tibiocalcânea.

Uma vez conseguida a redução do fragmento posterior, o tratamento segue a mesma orientação geral descrita para as fraturas do tipo II.

Os resultados podem não ser tão bons com esse tipo de fratura. A pseudartrose ocorre em cerca de 12% dos casos, a necrose avascular em 70 a 100%, e a artrose pós-traumática, em 60 a 70%.

Fraturas da cabeça do tálus

Configurando lesões raras, que representam 5 a 10% das fraturas do tálus, as fraturas da cabeça do tálus ocorrem por mecanismo de trauma axial com o pé em flexão plantar ou por compressão na borda anterior da tíbia. Com frequência, estão associadas a traumatismos do mediopé ou fraturas de outras regiões do tálus. Podem ser impactadas, com ou sem desvio. A TC é de importância fundamental para o diagnóstico e o planejamento terapêutico dessas lesões. Fraturas isoladas sem desvio ou impactadas podem ser tratadas com imobilização gessada por quatro a seis semanas sem carga.

Nas fraturas com desvio, a determinação do tamanho do fragmento é importante na escolha do procedimento cirúrgico. Os fragmentos, mesmo pequenos, devem ser fixados com parafusos de Herbert ou de microfragmentos. As fixações com fios de Kirschner são instáveis e não permitem mobilização precoce.

No pós-operatório, é mantida a imobilização provisória por duas semanas; o apoio é evitado até 10 a 12 semanas.

Fraturas do corpo do tálus

Nas fraturas do corpo do tálus, há acometimento da superfície articular superior. Elas representam 13 a 23% de todas as fraturas do tálus e estão associadas a alto índice de complicações.

São causadas por compressão axial do tálus entre o calcâneo e a tíbia e muito associadas a politrauma. Sua frequência é menor que a das fraturas do colo. A combinação com essas últimas ocorre em 40%. Fraturas expostas ocorrem em 20% dos casos.

As classificações para as fraturas do corpo talar não têm correlação com o prognóstico. Elas podem ocorrer nos planos coronal, sagital ou horizontal e em pequenos fragmentos descritos por sua localização anatômica. Nessas lesões, é muito importante a utilização da TC para a identificação do padrão da fratura e o planejamento terapêutico (FIG. 70.11).

Existem muitas semelhanças entre as fraturas do corpo e do colo do tálus, como o mecanismo de trauma, o diagnóstico radiográfico, a evolução clínica e, fundamentalmente, os princípios de tratamento. A redução anatômica precoce e a fixação interna estável produzem os melhores resultados e diminuem a incidência de complicações.

Fraturas sem desvio podem ser tratadas com imobilização suropodálica e com o tornozelo sob posição neutra. O apoio do membro deve ser evitado até que a consolidação ocorra, em oito a 12 semanas.

Nas fraturas com desvio, a redução incruenta é feita com tração longitudinal, flexão plantar do tornozelo e calcâneo forçado anteriormente. Entretanto, essas são fraturas articulares, e desvios de 2 mm ou mais não devem ser aceitos. A indicação de escolha é a redução anatômica com fixação interna. As vias de acesso são as mesmas descritas

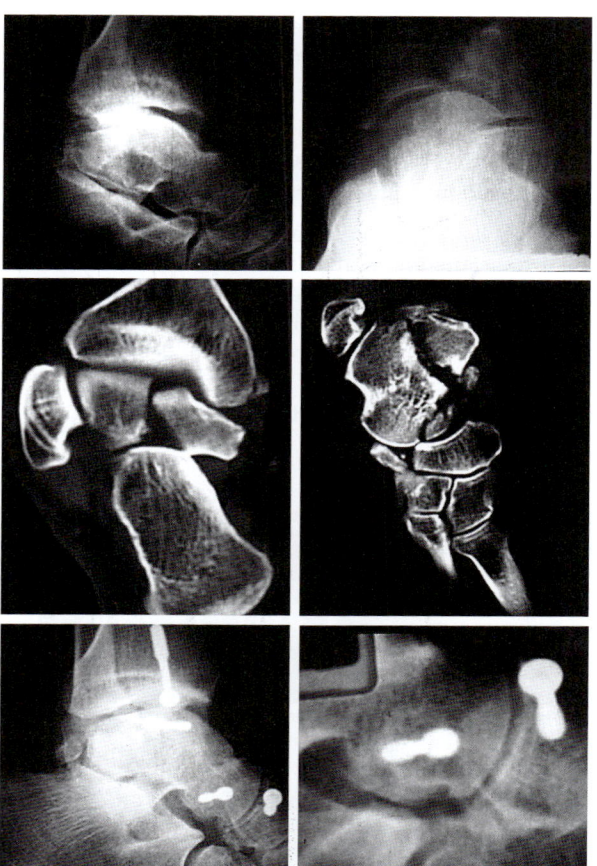

FIGURA 70.11 → Fratura do corpo e da cabeça do tálus e do navicular, redução cirúrgica e fixação.

para as fraturas do colo, e muitos métodos de fixação podem ser utilizados nas fraturas articulares. Os parafusos de Herbert são ótima opção, pois permitem fixação com boa estabilidade e compressão no foco da fratura, apresentando menor lesão na superfície cartilaginosa.

A incidência de artrose pós-traumática no tornozelo ou na articulação subtalar e necrose avascular é alta, fazendo com que tais lesões, em geral, tenham prognóstico pior que as fraturas do colo.

Fraturas do processo lateral do tálus

Tais lesões são diagnosticadas com raridade. A avaliação clínica inicial assemelha-se à entorse em inversão do tornozelo, com equimose, edema e dor lateral. O mecanismo de trauma é a inversão e dorsiflexão forçada do pé. Força axial ou de avulsão podem ocorrer. Fraturas por estresse ocorrem muito mais em corredores.

A avaliação cuidadosa do tálus nas imagens radiográficas iniciais é fundamental para o diagnóstico. O protocolo é feito com incidências-padrão do tornozelo: anteroposterior, lateral e sindesmose. Uma variante da incidência anteroposterior, na qual o pé é posicionado em flexão plantar de 30° e inversão de 45°, pode ser útil. Muitas vezes, apenas a TC no plano coronal pode definir melhor o tipo de fratura e o grau de desvio, além de identificar outras lesões associadas.

Fraturas sem desvio confirmadas por TC podem ser tratadas com imobilização gessada suropodálica por seis semanas, sendo três a quatro semanas sem carga **(FIG. 70.12)**.

Fraturas com desvio devem ser submetidas a redução aberta e fixação com parafusos comuns ou de Herbert. A fratura é abordada por via de acesso lateral levemente curva no seio do tarso, iniciada logo anterior à ponta do maléolo lateral. O pós-operatório é feito com imobilização provisória por duas semanas e carga quando há evidência radiográfica de consolidação da fratura, por volta de seis semanas.

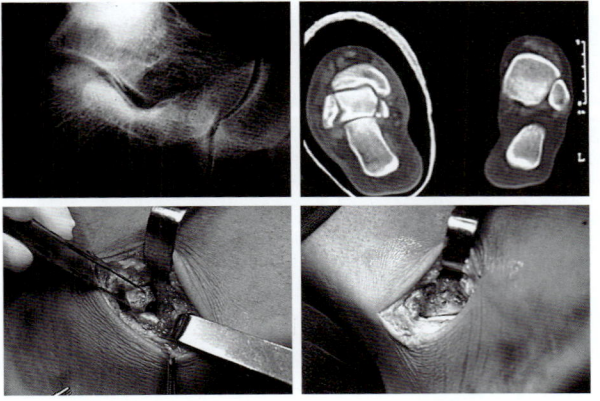

FIGURA 70.12 → Fratura do processo lateral do tálus, via de acesso cirúrgico lateral.

Fraturas do processo posterior do tálus

O processo posterior é formado por um núcleo de ossificação acessório que se une ao corpo do tálus ao redor dos 12 anos. O seu aspecto inferior é coberto por cartilagem e corresponde a 25% da parte posterior do tálus na subtalar. Divide-se em duas tuberosidades pelo sulco que abriga o tendão flexor longo do hálux e fornece inserção aos ligamentos fibulotalar posterior e ao terço posterior do deltoide.

Tubérculo lateral

O tubérculo lateral é mais largo e com projeção posterior mais acentuada. A área de inserção do *os trigonum*, osso acessório presente em 2 a 8% da população, pode ser uni ou bilateral.

A fratura pode ocorrer por forças de avulsão nos traumas em inversão ou forças de compressão quando ocorre hiperflexão plantar. Esse último é mais comum e pode ocorrer de forma repetitiva em atletas que chutam. Fraturas por estresse ocorrem pelo mesmo mecanismo.

O tratamento é conservador com bota gessada ou órtese suropodálica, mantendo carga total por quatro a seis semanas. Em geral, tal procedimento é efetivo. A psedartrose pode ser dolorosa e evidenciada por flexão ativa e forçada do hálux. Os fragmentos podem ser excisados por via posterolateral, com melhora dos sintomas.

Tubérculo medial

As fraturas do tubérculo medial são incomuns, provocadas por avulsões quando o pé é forçado em pronação e dorsiflexão. Outros mecanismos envolvidos são dorsiflexão forçada e impacto no sustentáculo do tálus. É de difícil visualização no raio X convencional e pode exigir auxílio de TC para o diagnóstico. Os pacientes relatam dor no aspecto posteromedial do tornozelo, ou até incapacidade de estender o hálux.

Não há consenso na literatura quanto ao tratamento, podendo ser com carga protegida com bota gessada ou órteses, fixação de fragmentos grandes ou excisão. Muitas vezes, a TC não consegue diferenciar a irregularidade na superfície do osso acessório da fratura **(FIG. 70.13)**.

A RM é boa opção diagnóstica e pode identificar fratura de estresse do processo posterior ou contusão óssea dessa região. A fratura do tubérculo lateral pode ocorrer por avulsão do ligamento talofibular posterior durante dorsiflexão e/ou inversão do pé por uma compressão do processo posterior contra o rebordo da tíbia. O principal sintoma agudo é dor à compressão posterior do tornozelo em flexão plantar ou à flexoextensão do hálux. As fraturas agudas são tratadas com bota gessada por quatro a seis semanas. Nos pacientes com sintomas por quatro a seis meses, está indicada a ressecção cirúrgica do fragmento.

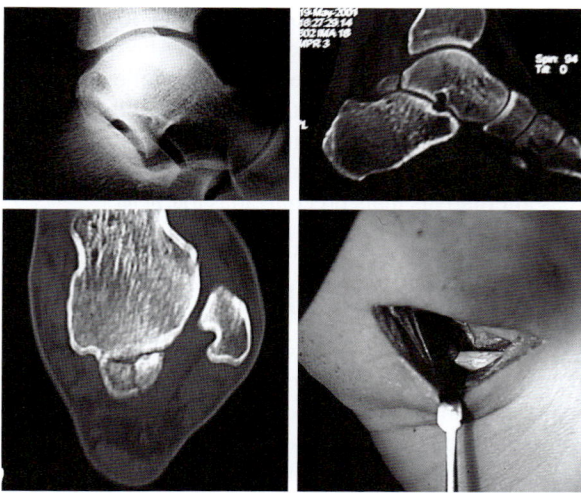

FIGURA 70.13 → Fratura do *os trigonum* do tálus, via de acesso posterolateral.

As fraturas do tubérculo posteromedial podem ocorrer por avulsão capsuloligamentar, e a apresentação clínica é semelhante às lesões laterais. A fixação interna das fraturas do processo posterior do tálus é uma alternativa tecnicamente difícil em função do tamanho dos fragmentos e só está indicada nos casos com grande envolvimento da superfície articular subtalar posterior.

A ressecção cirúrgica por via posterolateral ou posteromedial das lesões do processo posterior, seguida de mobilização precoce, é a alternativa que apresenta os melhores resultados funcionais no pós-operatório. A carga é permitida com três semanas. As lesões crônicas podem se manifestar como entorses de repetição do tornozelo e limitação da mobilidade da articulação subtalar.

Complicações

A incidência elevada e a variabilidade de complicações pós-traumáticas exigem atenção aumentada no tratamento dessas fraturas. O conhecimento das complicações em potencial é fundamental no planejamento do tratamento inicial para diminuir a morbidade das lesões e preparar para eventual procedimento de salvação.

Artrose pós-traumática

A incidência varia de modo considerável, com relatos de 16 a 100%. A taxa parece aumentar com o tempo de evolução. A sintomatologia não corresponde diretamente às alterações radiográficas, sendo sintomática em cerca de 33% dos casos.

A lesão inicial à cartilagem associada à artrofibrose gerada pela imobilização que diminui a mobilidade articular e, logo, a nutrição dos condrócitos, parece ser responsável pela evolução da artrose. A consolidação viciosa das fraturas altera a distribuição de carga, sendo também relacionada à degeneração articular.

O tratamento inicial é sintomático e, se for ineficaz, o tratamento cirúrgico é empregado, com artrodese da articulação afetada. Próteses totais do tornozelo são opções viáveis, desde que não haja osteonecrose ou frouxidão ligamentar.

Consolidação viciosa

O objetivo do tratamento inicial é a redução anatômica. A redução fechada sem fixação interna aumenta o risco de consolidação viciosa e artrose. Fraturas consolidadas do fragmento distal do domo talar com desvio dorsal podem limitar a dorsiflexão do tornozelo, e, muitas vezes, a ressecção da exostose libera a movimentação articular.

A consolidação em varo é mais comum nas fraturas do colo com desvio, produzindo artrose da articulação subtalar. Desvios de 3° de varo no colo do tálus podem ser suficientes para limitar a movimentação subtalar. A dupla via de acesso no tratamento cirúrgico inicial diminui a incidência do desvio. O tratamento é realizado com tríplice artrodese modelante. A consolidação em varo do colo do tálus causa deformidade torcional na articulação talonavicular, e a artrodese subtalar isolada apresenta alto índice de resultado insatisfatório.

Retardo de consolidação e pseudartrose

O retardo é definido por consolidação incompleta em até seis meses de seguimento e ocorre em cerca de 10% dos casos. Na pseudartrose, muito mais rara, a consolidação não está completa em até 12 meses do trauma. As pseudartroses são tratadas com enxerto esponjoso do osso ilíaco e fixação rígida. O tratamento é mais complicado quando a condição é acompanhada de necrose avascular e falta de osso. Muitas vezes, a talectomia, seguida de artrodese tibiocalcânea, é a única alternativa.

A fixação estável no tratamento inicial das fraturas diminui muito a incidência de retardo de consolidação e pseudartrose.

Infecção

A infecção do tálus é tratada de maneira padrão, com antibióticos endovenosos e limpeza cirúrgica ampla. Porém, quando a infecção ocorre acompanhada de necrose óssea, devem ser realizadas limpeza e talectomia primeiro e, após, artrodese tibiocalcânea.

Artrose pós-traumática

É uma complicação comum que pode ocorrer na articulação do tornozelo, subtalar ou talonavicular. O tratamento inicial é conservador, com anti-inflamatórios, órteses, orientação de calçados e mudança de atividade.

O acometimento de várias articulações de modo simultâneo e o aumento de solicitação mecânica nessas articulações fazem com que as artrodeses isoladas possam apresentar resultados clínicos incertos. As artroplastias do tornozelo ainda não apresentam resultados uniformes. A pan-artrodese (tibiotalar, subtalar, talonavicular e calcaneocubóidea), com ou sem ressecção óssea, pode ser a única opção de tratamento.

Muitos fatores contribuem para o aparecimento da artrose, como lesão da cartilagem articular no momento do trauma, necrose avascular com colapso tardio, consolidação viciosa e imobilização causando artrofibrose. Sinais radiográficos sugestivos de degeneração articular são muito mais comuns que a artrose com sintomas dolorosos.

Necrose avascular

A necrose avascular é diagnosticada pela aparência radiopaca do corpo do tálus nos raios X de quatro a seis meses após a fratura. Sua extensão pode ser mais bem identificada pela RM, porém, é difícil diferenciar necrose de edema até três semanas do trauma. O sinal de Hawkins, zona de diminuição da densidade óssea visualizada no raio X anteroposterior, surge ao redor da sétima semana e é um sinal de revascularização e melhor prognóstico.

Thordarson e colaboradores[12] descreveram uma classificação radiográfica que quantifica a área de necrose:

Tipo A. Osso homogêneo.

Tipo B. Alteração em 25% do corpo.

Tipo C. Alteração de 25 a 50% do corpo.

Tipo D. Mais de 50% do corpo comprometido.

A incidência de necrose avascular é relacionada à energia inicial do trauma, sendo maior em fraturas associadas do colo e corpo e em lesões expostas. Há correlação entre a classificação das fraturas do colo de Hawkins e a incidência desse tipo de necrose, sendo nos tipos I e II de 0 a 24% e tipos III e IV de 0 a 64%. Uma vez diagnosticada a necrose, o prognóstico se mantém variável, pois a fratura pode consolidar se for fixada de maneira rígida, e a função do tornozelo pode ser razoável e o paciente pouco sintomático.

Opções cirúrgicas variam de artrodeses parciais a pan-artrodese ou talectomia. A recomendação de tratamento, no entanto, é expectante. A intervenção cirúrgica fica restrita à sintomatologia do paciente, sendo que muitos não necessitam de intervenção, uma vez que haja revascularização com a cura completa da necrose avascular.

Nas fraturas do tipo III, a RM feita em oito a 12 semanas após o trauma orienta o tratamento; nos tipos A e D de Thordarson e colaboradores,[12] a carga é permitida após a consolidação da fratura. No tipo C, a carga é evitada por seis a 12 meses e, se o sinal da RM não se altera, ela é liberada. No tipo D, o risco de colapso é alto, portanto, o paciente é mantido sem carga até a normalização da imagem radiográfica. Todavia, não existe seguimento em longo prazo desse protocolo.

A indicação de tratamento nas fraturas do tálus com necrose avascular sintomática e colapso tardio é cirúrgica. As técnicas-padrão de artrodese podem não ser efetivas por causa da qualidade do osso. A talectomia seguida de artrodese tibiocalcânea, a artrodese tipo Blair, o enxerto de fíbula vascularizada e o fixador externo tipo Ilizarov são algumas das alternativas mais preconizadas **(FIG. 70.14)**.

FRATURA DO NAVICULAR

A localização estratégica do navicular no arco longitudinal medial do pé faz com que esse osso desempenhe papel maior na marcha, sendo o centro de solicitação mecânica vertical do pé. Ele faz parte da articulação de Chopart, articula-se com a cabeça do tálus proximalmente, com os três cuneiformes distalmente e com o cuboide lateralmente. A tuberosidade é a área de inserção do tendão tibial posterior, o que pode impedir a redução nas fraturas-luxações do navicular.

O aporte sanguíneo chega ao navicular em uma disposição circunferencial, por meio de ramos das artérias

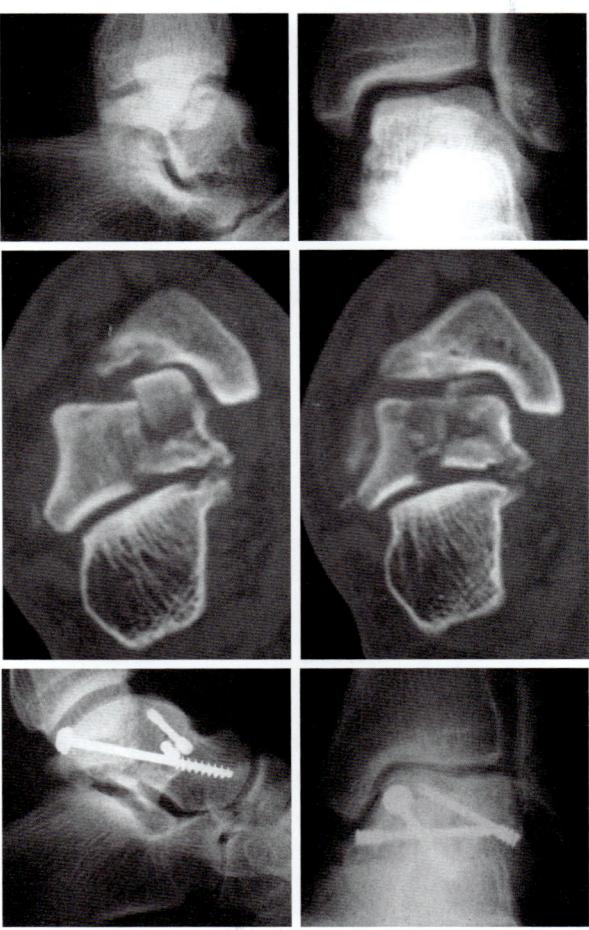

FIGURA 70.14 → Caso clínico: fratura do tálus, redução e fixação com parafusos. Aguardar evolução quanto a consolidação e necrose avascular.

pediosa e plantar medial. Essa distribuição vascular radial, associada à grande área de superfície articular, cria uma porção central pouco vascularizada no navicular, gerando repercussões importantes no prognóstico das fraturas devido a maior probabilidade de necrose avascular.

As lesões ocorrem com relativa raridade, sendo, com mais frequência, fraturas por avulsão do rebordo dorsal e da tuberosidade. Fraturas do corpo são menos comuns e apresentam pior prognóstico. Mecanismos de trauma direto e de alta energia são os mais frequentes. Outros mecanismos envolvidos são os indiretos por meio de carga axial, flexão e abdução, em atividades esportivas ou acidentes automobilísticos.[13] É importante pesquisar lesões associadas no pé, como fraturas de cuboide e cuneiformes.

Diagnóstico

O paciente apresenta dor no mediopé, após trauma, associado a edema e equimose. Dois terços do contorno do navicular são palpáveis, facilitando o exame físico. É importante avaliar o movimento passivo do complexo subtalar e compará-lo com o lado contralateral. A avaliação deve ser completa, incluindo todo o pé, buscando lesões associadas.

O diagnóstico inicial é feito por radiografias nas incidências anteroposterior, oblíqua e lateral. Muitas vezes, é necessária a complementação por TC com cortes transversos e coronais, identificando a qualidade e a localização dos fragmentos. A RM é utilizada na investigação de fraturas por estresse e suspeita de lesões na tuberosidade, sobretudo quando há associação com navicular acessório.

Fraturas do rebordo dorsal do navicular

As fraturas do rebordo dorsal são o padrão mais comum. Decorrem de flexão plantar com componentes de inversão ou eversão e, em geral, estão associadas a lesões capsuloligamentares dorsais.

As fraturas do rebordo dorsal do navicular recebem tratamento conservador, com imobilização até o alívio dos sintomas em três a quatro semanas. A indicação cirúrgica está reservada para fragmentos que comprometam mais de 20 a 30% da articulação. O tratamento cirúrgico pode ser a estabilização do fragmento com parafuso de compressão ou a ressecção do fragmento.

Fraturas da tuberosidade do navicular

A tuberosidade do navicular pode ser avulsionada durante trauma em eversão ou por contração forçada do tendão do tibial posterior. As avulsões mediais podem envolver a inserção do tendão do tibial posterior, como o ligamento calcaneonavicular plantar ("mola"). Nos traumas de alta energia, a avulsão da tuberosidade se associa a outras lesões, como fratura do cuboide "em quebra-nozes".

O tratamento depende do tamanho e do desvio do fragmento. Grandes fragmentos devem ser fixados. Os pequenos devem ser ressecados, e a reinserção do tendão do tibial posterior deve ser realizada. Fraturas não desviadas recebem tratamento não cirúrgico.

Fraturas do corpo do navicular

As fraturas do corpo do navicular são lesões potencialmente mais graves e atingem tanto a articulação com o tálus como com os ossos cuneiformes. Além disso, costumam estar associadas a lesões mediotarsais. O mecanismo tende a ser indireto. A variação da carga axial em direção e intensidade define o padrão da fratura **(FIG. 70.15)**.

Classificação

Sangeorzan e colaboradores[14] classificaram as fraturas do corpo do navicular em três tipos:

- Traço de fratura simples, transverso no plano coronal.
- Traço de fratura ocorrendo, com frequência, de dorsolateral para plantar medial. O maior fragmento fica luxado dorsomedialmente, mantendo o pé em adução.
- A fratura apresenta cominuição central e lateral, e o pé está em abdução.

O tratamento é cirúrgico mesmo nas lesões com desvio de 1 mm. A redução anatômica, a fixação estável e a mobilização precoce são fundamentais para o resultado clínico satisfatório **(FIG. 70.16)**. Em alguns casos, é necessária a utilização de fixador externo para suporte e manutenção do

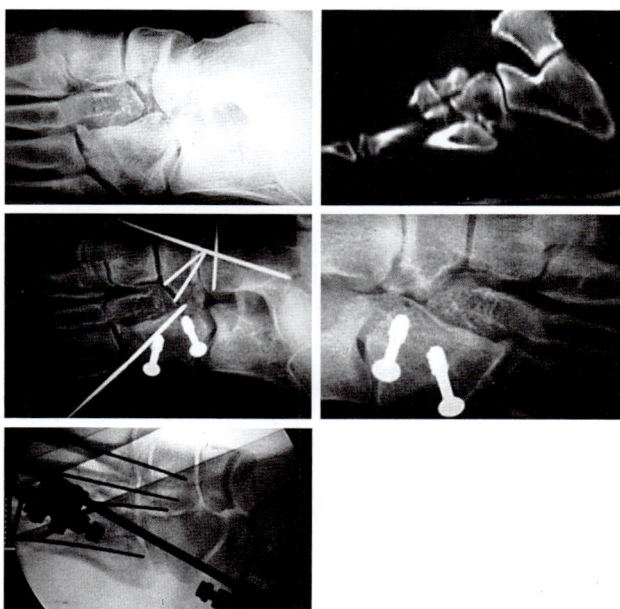

FIGURA 70.15 → Fratura do navicular e do cuboide: quebra-nozes.

comprimento da coluna medial. O apoio é evitado por oito a 12 semanas.

Artrodeses primárias segmentares ou extensas podem ser necessárias ante a gravidade do acometimento articular (FIG. 70.17).

Fratura do cuboide

O cuboide é um osso em formato de sela, articulando proximalmente com o calcâneo e distalmente com as bases do quarto e quinto metatarsos. Desempenha função de manter a integridade do arco lateral longitudinal do pé. O suprimento sanguíneo ocorre pela artéria pediosa.

Fraturas do cuboide são raras, representando cerca de 5% de todas as fraturas do mediopé. Costumam estar associadas a outras fraturas no pé em pacientes politraumatizados, é muito raro encontrá-las isoladas, e 66% delas são avulsões pelo ligamento calcaneocuboide plantar.

Fraturas do cuboide podem ser causadas por traumas diretos, sendo raro causarem desvios articulares e encurtamento da coluna lateral. O mais comum são traumas indiretos, com flexão plantar forçada e abdução do antepé. Nesse mecanismo, o cuboide será comprimido entre o calcâneo e as bases dos quarto e quinto metatarsos, gerando a lesão do "quebra-nozes", que pode estar associada a fratura da tuberosidade do navicular e lesão do tendão tibial posterior.

Apresentação clínica

O paciente busca atendimento sentindo dor dorsolateral no pé, sendo possível que não consiga dar carga, com edema, equimose e deformidade em abdução, no caso da fratura do "quebra-nozes". A avaliação cuidadosa deve ser feita no pé todo, procurando fraturas e instabilidades associadas, assim como síndrome compartimental. A articulação subtalar pode estar dolorosa ou bloqueada.

Diagnóstico

A investigação começa com radiografia do pé de frente, perfil e obliqua, sendo esta a mais importante para visualizar as articulações calcaneocuboide e cuboide-metatarsos. Radiografias com carga ou estresse podem ser de grande valia para identificar instabilidade.

A TC é necessária em casos de dúvida diagnóstica, para avaliação do padrão da fratura, planejamento cirúrgico e diagnóstico de lesões ósseas associadas. A RM pode ser útil no diagnóstico de fraturas de estresse do cuboide.

Classificação

Pode-se utilizar a classificação anatômica nas fraturas do cuboide, dividindo em avulsão, fratura-luxação do

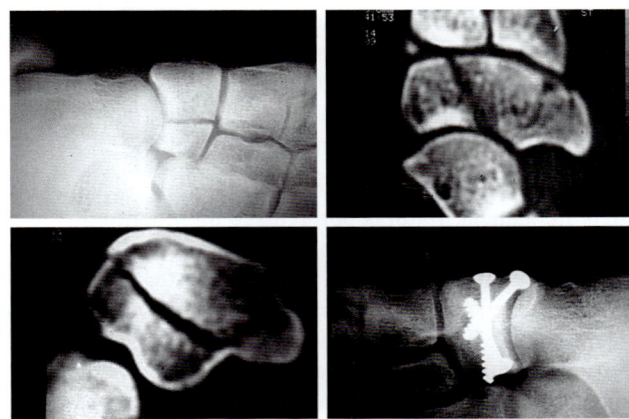

FIGURA 70.16 → Fratura do navicular – tratamento cirúrgico.

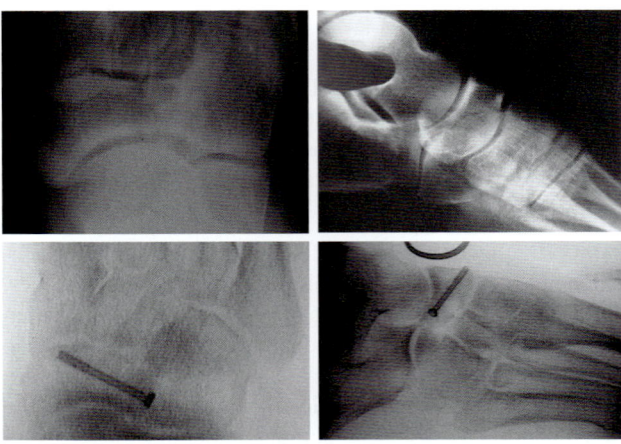

FIGURA 70.17 → Caso clínico: fratura do navicular.

corpo ou fraturas de estresse. A classificação da OTA pode ser usada:

- 84A: não cominuta.
- 84B: cominuta.

Tratamento

Nas fraturas sem desvio, sem sinais de instabilidade e sem encurtamento da coluna lateral, está indicado o tratamento não cirúrgico, com gesso suropodálico sem carga de quatro a seis semanas, com avaliação periódica confirmando a manutenção da redução e da estabilidade. Nos casos com mais de 2 mm de desvio, luxação, instabilidade ou encurtamento da coluna lateral, a redução cruenta e a fixação estão indicadas.

Em fraturas simples longitudinais, a fixação pode ser feita com parafusos corticais de 2,7 ou 3,5mm. Já em fraturas cominutas, a fixação pode ser feita com fixador externo ou placas de estabilidade angular. As complicações mais frequentes são infecção pós-operatória, osteoartrose pós-traumática, instabilidade residual e consolidação viciosa em abdução do pé.

FRATURA-LUXAÇÃO DE LISFRANC

As lesões das articulações tarsometatarsais (de Lisfranc) representam cerca de 0,2% das fraturas, acometendo 55 mil pessoas por ano nos Estados Unidos.

As articulações tarsometatarsais são compostas das bases dos cinco ossos metatarsais, os três cuneiformes e o cuboide. Sua estabilidade é baseada na arquitetura óssea e no suporte ligamentar. Os cuneiformes e as bases metatarsais têm forma trapezoidal e face dorsal mais larga, semelhante a arcos góticos, conferindo grande estabilidade ao sistema. Os ligamentos interósseos plantares e o ligamento de Lisfranc – base do segundo osso metatarsal, cunha medial – auxiliam na estabilidade no plano transverso.

O mecanismo de trauma pode ser direto ou indireto. O trauma direto no pé costuma estar associado a fraturas cominutivas e lesão importante de tecidos moles. A maioria das fraturas-luxações de Lisfranc é decorrente de mecanismo indireto, com força aplicada no eixo longitudinal, com o pé apoiado em equino leve e o corpo projetado para a frente em rotação e abdução, estabelecendo padrão de lesão variado. As lesões nesse nível caracterizam-se por dor e edema agudos e por complicações, como síndrome compartimental, alterações biomecânicas do pé, distúrbio articular degenerativo e dor incapacitante.

A interpretação de algumas lesões não é fácil, e o conhecimento das relações anatômicas é fundamental. Na incidência anteroposterior, a borda do segundo osso metatarsal está em linha com a borda medial do cuneiforme intermédio. Na incidência oblíqua interna, a borda lateral do terceiro metatarsal é alinhada com a borda lateral do cuneiforme lateral, e o contorno medial do quarto alinha-se com a face medial do cuboide.

Classificação

Muitos sistemas de classificação foram propostos na literatura. Embora definam a extensão da lesão, são pouco úteis para indicar o método de tratamento e guiar o prognóstico. A maioria desses sistemas deriva da classificação de Quénu e Kuss, de 1909:[15]

- **Luxações homolaterais.** Todos os metatarsais desviados no plano coronal no mesmo sentido.
- **Luxação isolada.** Apenas um ou dois metatarsais deslocados em relação aos demais.
- **Luxações divergentes.** O deslocamento das bases dos metatarsais ocorre no plano coronal e sagital.

Em 1982, Hardcastle e colaboradores[16] modificaram a classificação:

- Incongruência total.
- Parcial medial e lateral.
- Divergente.

Chiodo e Myerson[17] propõem uma classificação baseada no conceito das três colunas funcionais, que enfatiza a importância da mecânica do mediopé e tem fator prognóstico. As pequenas incongruências na coluna central apresentam pior prognóstico que as lesões das colunas medial e lateral (FIG. 70.18).

Diagnóstico

A lesão da articulação de Lisfranc deve ser suspeita no caso de pacientes com história de trauma no pé e em indivíduos politraumatizados, em especial se um dos mecanismos mencionados estiver envolvido.

Na propedêutica, pode-se observar:

- Edema dos tecidos moles, mesmo nos primeiros minutos após o trauma.
- Dor à palpação local e mobilização do antepé em relação ao mediopé.
- Pulso da artéria pediosa diminuído ou ausente devido à compressão ou à laceração.
- Deformidade da estrutura óssea não evidente devido ao edema significativo.

A investigação por imagem inclui radiografias com incidências anteroposterior, oblíqua e lateral. A comparação dessas posições com o pé contralateral normal ajuda na adequada avaliação da extensão da lesão. Na projeção anteroposterior, é necessária atenção específica para o alinhamento entre o aspecto medial da base do segundo metatarsal e a cunha intermédia, o qual deve formar linha contínua sem quebras; valor similar tem o alinhamento da face medial da base do quarto metatarsal e a superfície medial do cuboide.

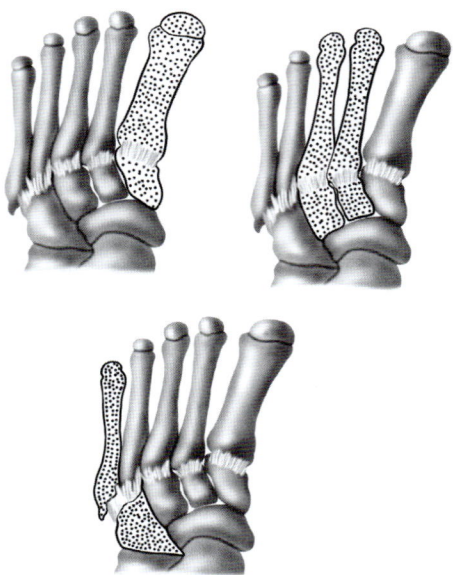

FIGURA 70.18 → Classificação em colunas do pé.
Fonte: Chiodo e Myerson.[17]

Na projeção oblíqua, é possível constatar com maior eficiência o afastamento entre as bases metatarsais, assim como o mau alinhamento da primeira articulação tarsometatarsal. Na incidência lateral, os desvios dorsal – mais frequente – e plantar podem ser evidenciados. A TC é um método complementar importante quando há dúvida diagnóstica das fraturas associadas e para o planejamento cirúrgico.

Tratamento

O tratamento conservador está reservado às lesões ligamentares isoladas e às fraturas-luxações sem desvio, quando o paciente fica imobilizado com carga, por seis semanas. Ebraheim e colaboradores[18] demonstraram que desvios de 2 mm produzem diminuição de 27% no contato articular; nas lesões com desvio maior que 2 mm, está indicado tratamento cirúrgico com redução anatômica e fixação estável.

O fator mais importante na indicação de tratamento cirúrgico é a condição dos tecidos moles. Quando a cobertura cutânea é inadequada, a fratura pode ser mantida com fios percutâneos ou fixador externo para tratamento de tal comorbidade.

Redução anatômica incruenta e fixação são possíveis, mas tecnicamente difíceis, nas fraturas-luxações. As lesões do ligamento de Lisfranc com pequenos deslocamentos podem ser reduzidas com pinça forte e controle por meio de intensificador de imagem e fixadas com parafusos canulados (**FIG. 70.19**).

O tratamento cirúrgico é feito com incisões longitudinais, sendo uma medial, para abordar o primeiro raio; uma dorsal entre o segundo e o terceiro metatarsais, evitando-se a primeira artéria dorsal; e outra para trabalhar os dois ossos laterais. A fixação preferencial é com parafusos canulados nas colunas medial e central. Muitos autores estabilizam a coluna lateral com fios de Kirschner para facilitar a retirada e a movimentação precoce dessa região. Tais fios são retirados na sexta semana para permitir carga. Nos casos com fixação estável por meio de parafusos, assim que o edema regride e a dor melhora, o paciente deambula com imobilização por quatro a seis semanas. A retirada do material de síntese pode ser feita a partir do quarto mês, mas, nos casos de dúvida sobre a estabilidade, a fixação é mantida o maior tempo possível (**FIG. 70.20**).

> **DICA:** As incidências em estresse sob anestesia podem solucionar dúvidas. Técnicas: abdução e pronação do antepé com o retropé estabilizado ou compressão e distração no plano transverso do primeiro e do segundo metatarsais.

Órteses para suporte do arco logitudinal e calçados de solado rígido são instituídos por quatro a seis meses. A artrodese primária nas fraturas cominutivas é uma técnica difícil, e, muitas vezes, é necessário enxerto ósseo para preencher o espaço vazio. O preparo da superfície a ser artrodesada aumenta o potencial de instabilidade da lesão.

Complicações

Apesar da redução e da oportunidade cirúrgica adequadas, muitos pacientes apresentam artrose sintomática em médio e longo prazos. A orientação inicial nessa complicação é de tratamento conservador, mas a artrodese pode ser a única solução para o alívio da dor (**FIG. 70.21**).

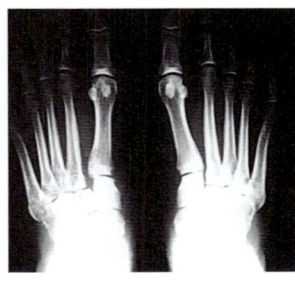
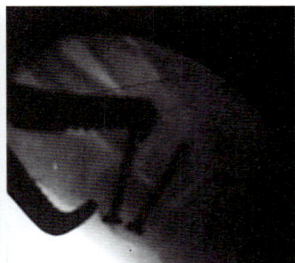
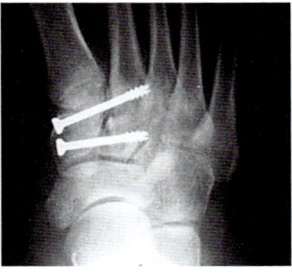

FIGURA 70.19 → Lesão do ligamento de Lisfranc.

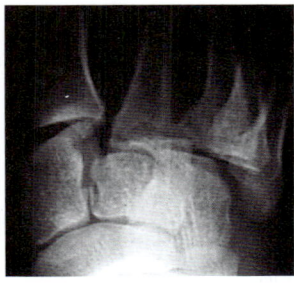
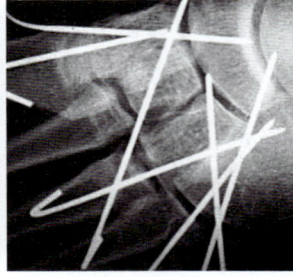
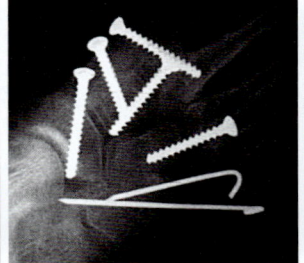
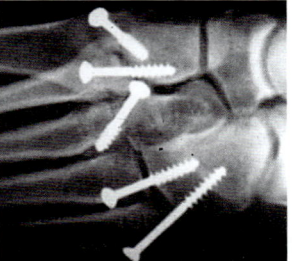

FIGURA 70.20 → Lesão da articulação de Lisfranc: métodos de fixação.

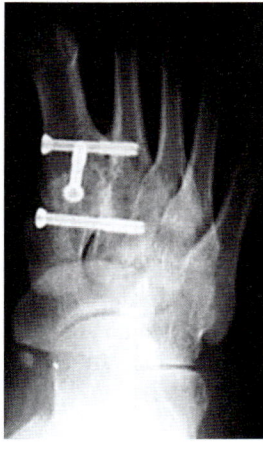
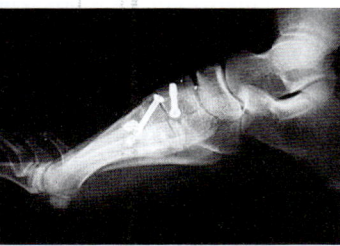

FIGURA 70.21 → Artrodese segmentar do tarso.

A artrodese modelante é recomendada em casos com mais de 3 mm de desvio e angulação maior que 15°. Em alguns pés planos gravemente abduzidos, para se conseguir a redução intraoperatória, é necessário fixador externo, como o distrator.

A recuperação clínica na artrodese da articulação de Lisfranc é muito lenta, em torno de nove meses, e estima-se cerca de 70% de bons resultados.

FRATURA DOS METATARSAIS

As fraturas dos metatarsos são as mais comuns do pé, contando com 35% das fraturas do pé e 5% das do corpo, sendo as mais comuns em acidentes de motocicleta e de traumas diretos sobre o mediopé. As fraturas dos metatarsais podem ser divididas em três grupos:

- Primeiro metatarsal.
- Metatarsais médios.
- Quinto metatarsal.

Pode-se usar uma classificação anatômica, como a de Salter[19] ou a OTA. Salter classifica de acordo com:

- A localização (epífise, metáfise, diáfise e intra articular).
- Completa ou incompleta.
- Transversa, espiral, oblíqua ou cominuta.
- Com ou sem desvio.
- Fechada ou exposta.

No sistema OTA, os metatarsos são classificados como 87, e adiciona-se outra categoria para cada dedo, T para o hálux, I para o segundo, L para o terceiro, R para o quarto e o quinto.

- A, quando o traço é simples e não articular.
- B, no traço articular parcial ou cominuição em que os fragmentos principais mantêm contato.

- C, com traço articular total e cominuição sem contato entre os fragmentos principais.

Adiciona-se à direita da letra o número 1 quando a fratura for na base, 2 na diáfise e 3 quando distal (quadrado de Heim).

No primeiro metatarsal, deve-se dar atenção maior à manutenção do comprimento ósseo e à redução dos desvios dorsais e plantares, evitando-se distúrbios na distribuição da carga axial na face plantar do pé. A anatomia do primeiro metatarsal limita as opções de fixação. A diáfise de pequeno comprimento e a característica da cobertura cutânea requerem implante com baixo perfil.

Com frequência, são utilizadas placas terço de tubo e parafusos de 3,5 mm. O posicionamento do material de osteossíntese é determinado pela lesão de tecidos moles, muitas vezes não sendo possível colocá-lo no lado de tensão do metatarsal.

Os metatarsais médios costumam apresentar pouco desvio devido ao forte aparelho ligamentar e à presença da musculatura intrínseca do pé. As complicações mais frequentes são tardias e decorrem da perda da fórmula metatarsal adequada. Assim, o princípio de tratamento dessas fraturas é evitar, sobretudo, os desvios plantares e restabelecer a configuração metatarsal. O material de síntese, como placas, parafusos de tração ou fios de Kirschner, é definido pelo traço da fratura **(FIG. 70.22)**.

O quinto metatarsal apresenta maior incidência de fraturas no seu terço proximal, com importante associação com as entorses do tornozelo. Essa área do quinto metatarsal é dividida em três zonas.

- **Zona 1.** Região de inserção do tendão do fibular curto, sofre as fraturas-avulsões, as quais recebem tratamento não cirúrgico.
- **Zona 2.** Conhecida como área da fratura de Jones, em que a vascularização é desfavorecida. Apresenta índice

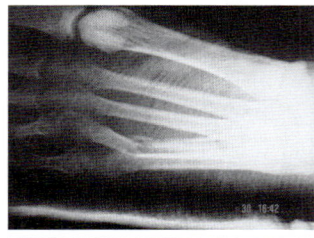
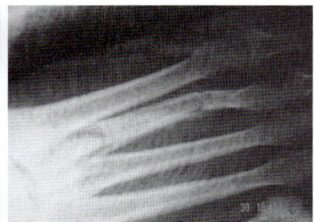
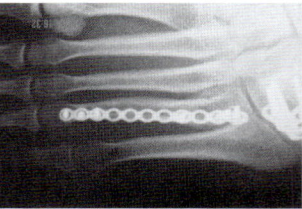
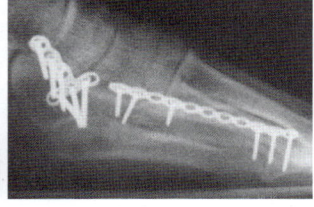

FIGURA 70.22 → Caso clínico: fratura dos metatarsais – tratamento cirúrgico com placas e parafusos.

de pseudartrose mais significativo. O tratamento cirúrgico está indicado nos desvios maiores que 5 mm.

- **Zona 3.** Região metafisária proximal; em geral, apresenta fratura de estresse decorrente de sobrecarga biomecânica crônica. É recomendado tratamento não cirúrgico associado à retirada da carga no membro inferior acometido.

No tratamento cirúrgico das fraturas do quinto metatarsal, a opção de fixação com dois pequenos parafusos de tração é a escolha.

FRATURAS DOS OSSOS DO METATARSO

As fraturas dos ossos do metatarso podem ocorrer por forças diretas ou indiretas. O trauma direto costuma ocorrer com a queda de peso sobre o dorso do pé, produzindo fraturas transversas ou cominutivas de padrão variado, e, às vezes, lesões de pele, com equimose ou lacerações. No trauma indireto, o antepé é mantido fixo, formando um braço de alavanca grande, associado a um movimento torsional da perna ou do pé durante atividades esportivas ou em acidentes automobilísticos. Fraturas por estresse ocorrem com mais frequência nos ossos metatarsais, quando uma solicitação mecânica anormal gera uma resposta adaptativa inadequada do osso **(FIG. 70.23)**.

Estudos da distribuição de força no antepé durante a fase de apoio da marcha sugerem uma carga aproximada de um sexto do peso corporal para cada osso metatarsal lateral e um terço da carga para o primeiro raio.

Os ossos metatarsais estão firmemente fixados uns contra os outros por ligamentos na junção com o tarso e nas articulações metatarsofalangianas. Em geral, os desvios nas fraturas desses ossos são pequenos, a menos que ocorram grandes lesões de ligamentos e dos músculos interósseos e lumbricais. Nas fraturas do colo, os desvios são angulares por ação dos tendões flexores, que forçam o fragmento distal em sentido plantar e proximal **(FIG. 70.24)**.

Os desvios angulados para plantar podem causar hiperceratose e metatarsalgia pós-traumáticas. Os desvios dorsais provocam desarranjo mecânico, transferindo as cargas para os ossos metatarsais adjacentes.

Diagnóstico

Nas fraturas dos ossos metatarsais, o exame clínico apresenta dor, edema, equimose, impotência funcional e, eventualmente, crepitação. O diagnóstico é baseado nas incidências radiográficas anteroposterior (simulando carga), lateral e oblíquas. A avaliação do pé contralateral pode ser necessária para afastar lesões da articulação de Lisfranc.

Tratamento

A maioria das fraturas diafisárias ou do colo dos ossos metatarsais é tratada de modo conservador. Na urgência, é feita uma imobilização provisória, e o paciente deve deixar o membro em elevação por cinco a sete dias, até que o edema regrida, e, em seguida, usar uma bota gessada com carga ou órtese de apoio por quatro a seis semanas.

> **DICA: Deve-se tomar cuidado com as radiografias muito penetradas que não mostram as estruturas ósseas de modo adequado. O diagnóstico de fraturas do antepé pode ficar comprometido.**

Os desvios no plano transverso são bem tolerados **(FIG. 70.25)**, mas angulações laterais podem causar uma compressão mecânica nos ossos adjacentes ou um neuroma interdigital. Nos casos com desvios ou encurtamentos maiores

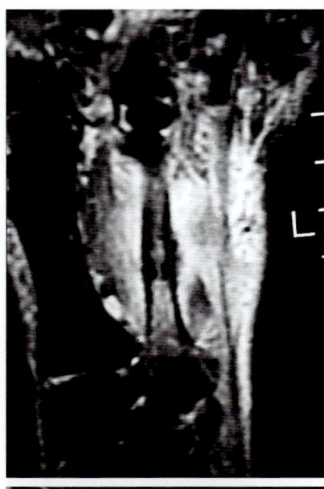
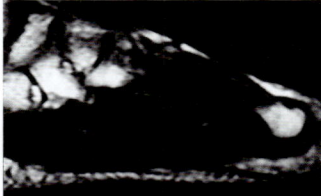

FIGURA 70.23 → Fraturas de estresse do segundo metatarsal.

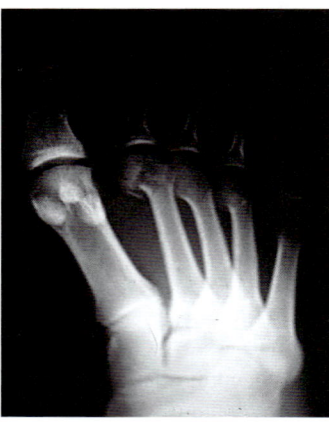

FIGURA 70.24 → Fraturas do colo do segundo e do terceiro metatarsais – desvio plantar.

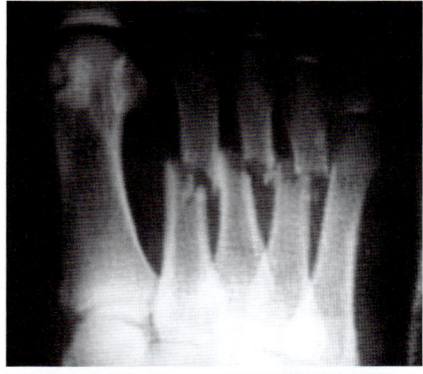

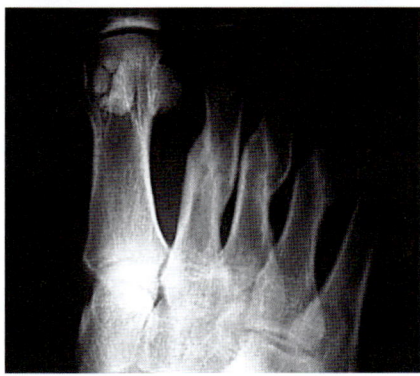

FIGURA 70.25 → Fraturas dos ossos metatarsais centrais: controle evolutivo.

do que 3 a 4 mm ou angulação plantar ou dorsal maiores de 10 mm, o tratamento cirúrgico é uma boa opção.

A indicação de correção cirúrgica é mais frequente nas fraturas distais com angulação plantar e fazendo uma proeminência da cabeça metatarsal. Muitas técnicas de fixação têm sido propostas, mas a mais utilizada é a redução por uma via de acesso longitudinal dorsal (FIG. 70.26). Um fio de Kirschner intramedular retrógrado é introduzido na cabeça, com os dedos em ligeira dorsiflexão, e, em seguida, a fratura é reduzida com fixação proximal. O fio é mantido percutâneo por três a quatro semanas e, após, é colocada uma bota gessada com carga até a consolidação.

Fraturas muito cominutivas ou com encurtamento podem ser tratadas com redução incruenta por tração e fixação transversa com fios de Kirschner nos ossos adjacentes.

Retardos de consolidação e pseudartroses ocorrem com mais frequência na transição metáfise-diáfise proximal. O calo hipertrófico pode ser palpado no dorso do pé, mas, em geral, essas pseudartroses são assintomáticas. Quando há dor, o tratamento de escolha é feito com enxerto ósseo e fixação estável.

As fraturas das cabeças dos ossos metatarsais são raras e, muitas vezes, ocorrem por trauma direto. Os fragmentos intra-articulares devem ser reduzidos de modo cruento e fixados com fios de Kirschner. A mobilização precoce sem carga diminui a incidência de rigidez pós-traumática. A necrose avascular é muito rara.

ATENÇÃO! Nas lesões abertas com grande perda de substância óssea, como nos ferimentos por arma de fogo, é fundamental a manutenção do comprimento por fixador externo ou fixação transversa nos ossos laterais. Em um segundo momento, deve-se usar enxerto de ilíaco para preencher a falha óssea e realizar uma fixação estável.

As fraturas proximais do quinto osso metatarsal merecem atenção particular. A anatomia desse osso apresenta uma articulação proximal com o cuboide e uma articulação lateral com o quarto metatarsal. Esse é o ponto de referência da classificação das fraturas do quinto metatarsal (FIG. 70.27) – as fraturas da tuberosidade são proximais à articulação com o quarto metatarsal, e a fratura de Jones ocorre no nível da articulação lateral da base do quinto osso.

As fraturas da tuberosidade ocorrem por tração do tendão do músculo fibular curto durante um mecanismo de inversão do pé. O tratamento conservador apresenta bons resultados, mesmo em fraturas com desvio grande, de até 1 cm. A imagem radiográfica de consolidação aparece muito tarde, entre seis e oito semanas, mas o prognóstico costuma ser bom. Nos casos sintomáticos, estão indicadas a ressecção de pequenos fragmentos e a reinserção do tendão fibular curto ou fixação com parafuso.

A fratura de Jones é definida como uma lesão da transição metáfise-diáfise e ocorre entre as inserções do fibular curto e do terceiro fibular. No mecanismo de trauma, há uma flexão plantar do pé e força em adução, causando uma

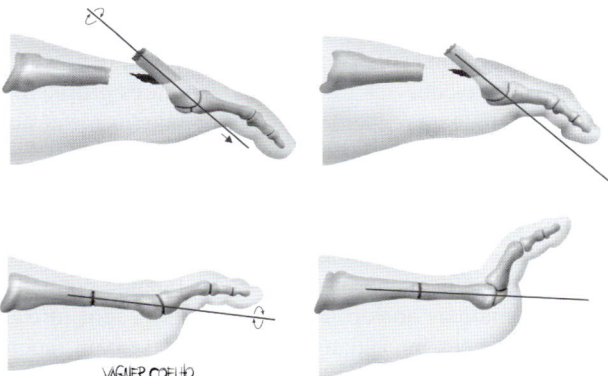

FIGURA 70.26 → Técnica de fixação de fraturas de ossos metatarsais.
Fonte: Myerson.[20]

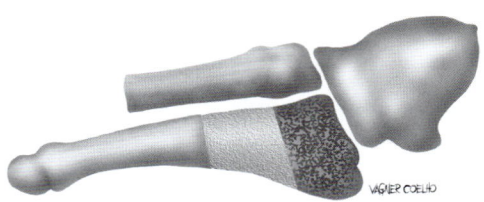

FIGURA 70.27 → Classificação da fratura da base do quinto osso metatarsal.
Fonte: Anderson (1994, cortesia do autor).

deformação em flexão dorsal, com fulcro de movimento na articulação do quarto com o quinto osso metatarsal. O tratamento pode ser conservador, com imobilização gessada e carga por seis a oito semanas, mas a fixação com parafusos abrevia o tempo de consolidação.

As fraturas na diáfise proximal localizadas distalmente à articulação com o quarto metatarsal apresentam um prognóstico muito pior (FIG. 70.28). A causa frequente é estresse, e o tratamento de escolha é a fixação com parafuso e enxerto ósseo.

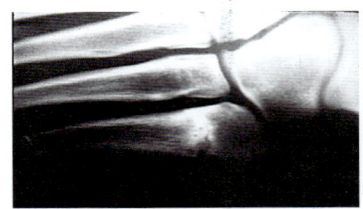

FIGURA 70.28 → Fraturas de estresse do quinto metatarsal.

FRATURAS DAS FALANGES

As fraturas das falanges são as mais comuns do antepé. O trauma na ponta dos dedos é muito frequente nas atividades com os pés descalços, sobretudo em jogos de futebol (FIG. 70.29).

As luxações interfalangianas são reduzidas com facilidade por manobras de tração. No hálux, é descrita a luxação irredutível por interposição da placa volar com ou sem fragmento ósseo.

As luxações metatarsofalangianas são muito raras e ocorrem em traumas de alta energia por uma força em flexão dorsal. No hálux, a cabeça do primeiro osso pode ficar bloqueada pelo complexo sesamóideo e pelo ligamento interósseo íntegro, o que exige redução cruenta por uma via dorsal. Quando há lesão ligamentar extensa e fratura do osso sesamoide, a redução é instável e deve ser fixada com um fio de Kirschner.

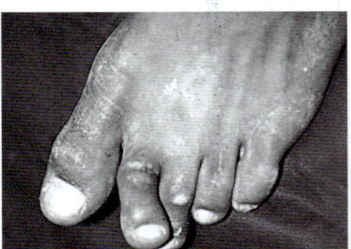
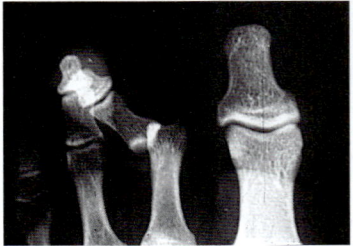

FIGURA 70.29 → Luxação interfalangiana proximal do segundo dedo.

Em geral, as fraturas das falanges recebem tratamento conservador, com imobilização por esparadrapagem, utilizando o dedo adjacente como suporte. Porém, deve-se ter atenção com os desvios torsionais e angulares grosseiros, que são facilmente reduzidos após um bloqueio anestésico digital (FIG. 70.30).

As fraturas articulares das falanges devem ser abordadas como qualquer lesão articular cujo tratamento de escolha seja a redução anatômica e a fixação estável (FIG. 70.31). Os fragmentos pequenos são ressecados quando permanecem sintomáticos após o tratamento conservador inicial. Nas articulações interfalangianas que apresentam incongruência articular ou artrose, a indicação de correção é com a ressecção artroplástica do terço distal da falange.

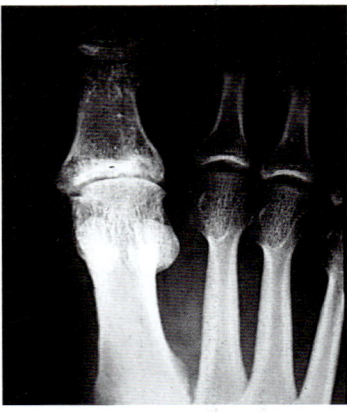

FIGURA 70.30 → Fraturas da falange proximal do segundo e do terceiro dedos.

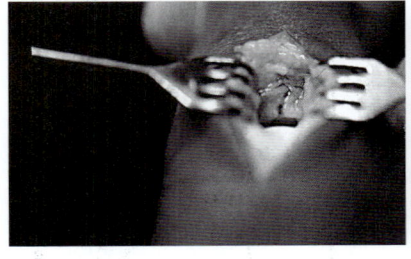
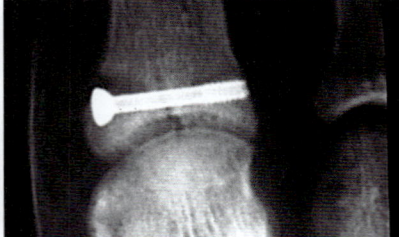
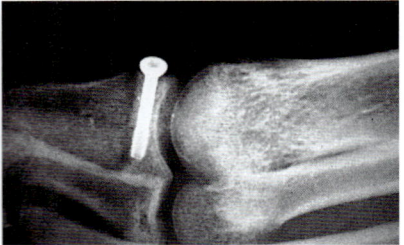

FIGURA 70.31 → Fraturas da falange proximal do hálux.

Referências

1. Essex-Lopresti P. The mechanism, reduction technique, and results in fractures of the OS calcis. Br J Surg. 1952;39(157):395-419.

2. Gissane W. Discussion on "Fractures of the os calcis". Proceedings of the British Orthopaedic Association. J Bone Joint Surg Am. 1947;29:254-5.

3. Soeur R, Remy R. Fractures of the calcaneus with displacement of the thalamic portion. J Bone Joint Surg Br. 1975;57(4):413-21.

4. Gregory P, Sanders R. The treatment of closed, unstable tibial shaft fractures with unreamed interlocking nails. Clin Orthop Relat Res. 1995;(315):48-55.

5. Sanders R. The treatment of intra-articular fractures of the calcaneus: present state of the art. J Ortho Trauma. 1992;6(2):252-65.

6. Letournel E. Open treatment of acute calcaneal fractures. Clin Orthop Relat Res. 1993;(290):60-7.

7. Strauss E. Associated with lower extremity fracture: results of a prospective treatment protocol. J Orthop Trauma. 2006;20(9):618-22.

8. Uebbing CM. Fracture blisters. West J Emerg Med. 2011; 12(1):131-3.

9. Hawkins LG. Fractures of the neck of the talus. J Bone Joint Surg Am. 1970;52(5):991-1002.

10. Inokuchi S, Ogawa K, Usami N. Classification of fractures of the talus: clear differentiation between neck and body fractures. Foot Ankle Int. 1996;17(12):748-50.

11. Marti R. Talus fractures. Z Unfallmed Berufskr. 1971; 64(2):108.

12. Thordarson DB, Greene N, Shepherd L, Perlman M. Facilitating edema resolution with a foot pump after calcaneus fracture. J Orthop Trauma. 1999;13(1):43-6.

13. Wilson LS Jr, Mizel MS, Michelson JD. Foot and ankle injuries in motor vehicle accidents. Foot Ankle Int. 2001;22(8):649-52.

14. Sangeorzan BJ, Veith RG, Hansen ST Jr. Salvage of Lisfranc's tarsometatarsal joint by arthrodesis. Foot Ankle. 1990;10(4):193-200.

15. Quenu E, Kuss G. Etude sur les luxations du metatarse. Reu Chir. 1909;39:281-336.

16. Hardcastle PH, Reschauer R, Kutscha-Lissberg E, Schoffmann W. Injuries to the metatarsal joint: Incidence, classification and treatment. J Bone Joint Surg Br. 1982;64(3): 349-56.

17. Chiodo CP, Myerson MS. Developments and advances in the diagnosis and treatment of injuries to the tarsometatarsal joint. Orthop Clin. 2001;32(1):11-20.

18. Ebraheim NA, Skie M, Porshinsky B, Yeasting RA. Radiographic and computed tomographic evaluation of Lisfranc dislocation: a cadaver study. Foot Ankle Int. 1997; 18(6):351-5.

19. Salter R. Disorders and injuries of the musculoskeletal system. Philadelphia: W. B. Saunders; 1970.

20. Myerson M. The diagnosis and treatment of injuries to the Lisfranc joint complex. Orthop Clin North Am. 1989; 20(4):655-64.

71
Fraturas expostas

José Sérgio Franco
Paulo Roberto Barbosa Lourenço

O tratamento adequado das fraturas expostas continua sendo um desafio para os cirurgiões ortopedistas que lidam com trauma, embora recentes avanços obtidos nos métodos, nas técnicas e nos implantes para a fixação das fraturas e, principalmente, no manuseio das lesões associadas das partes moles estejam contribuindo para melhores resultados nas últimas décadas.

Fratura exposta é uma expressão que se refere a um amplo espectro de lesões, desde perfuração na pele em fratura oblíqua longa até esmagamento do membro com fratura multifragmentar. Diferenciar o tipo de trauma é importante, pois o prognóstico das fraturas expostas é determinado, de forma mais específica, pela extensão/quantidade de tecidos desvitalizados produzida pelo trauma e pelo tipo e grau de contaminação bacteriana, e não apenas pela caracterização da fratura como fator isolado.[1]

A análise minuciosa do binômio fratura-partes moles permite classificar tais fraturas em diferentes grupos, com o objetivo de avaliar o prognóstico de cada lesão e, como consequência, orientar o tratamento mais adequado para cada caso em particular. Diversas classificações têm sido utilizadas na prática diária com esse objetivo. As metas do tratamento nos casos de fraturas expostas envolvem a prevenção da infecção, a obtenção da consolidação óssea e a cicatrização de partes moles para permitir a recuperação funcional do membro acometido o mais cedo possível.

Neste capítulo, serão enfatizados os cuidados no tratamento das fraturas expostas, assinalando as tendências atuais e a revisão dos conceitos básicos que norteiam as decisões perante casos de extrema complexidade.

DEFINIÇÃO

A fratura exposta é definida como a condição em que há ruptura na pele e nos tecidos moles subjacentes, ou seja, o invólucro, permitindo a comunicação óssea direta ou de seu hematoma fraturário com o ambiente[2] **(FIG. 71.1)**.

O conceito de comunicação com o meio externo deve ser entendido em sentido mais amplo, pois, em diversas situações, a comunicação pode estar mascarada. Isso se refere, principalmente, às fraturas cuja comunicação ocorre pela boca, pelo tubo digestivo, pela vagina e pelo ânus, os últimos dois com grande frequência nas fraturas do anel pélvico.[3]

O diagnóstico de fratura exposta é evidente na maioria dos casos, pois é possível visualizar fragmentos ósseos pela ferida. Entretanto, pode ser difícil se a abertura for pequena, se estiver distante do local da fratura ou projetar-se por outros sítios, como vagina e reto. Quando a fratura ocorre no mesmo segmento do membro com ferida, deve ser considerada fratura exposta, até provar-se o contrário.

SIGNIFICADO DA FRATURA EXPOSTA

Fratura exposta *versus* fratura fechada

O trauma que produzir fratura do osso e ruptura de todo o envelope de partes moles que o protege deve ser de alta magnitude. Essa alta energia absorvida pelo osso e seu invólucro determina destruição tecidual – em maior ou menor magnitude –, tendo como consequências imediatas a contaminação e a desvascularização.

A contaminação bacteriana é o fator diferencial mais claro e importante, determinante da própria definição de fratura exposta, gerando o risco potencial de infecção local. A desvascularização, por esmagamento ou arrancamento de tecidos moles, torna esses tecidos e o osso que eles cobrem mais suscetíveis a infecção, por privá-los do suprimento sanguíneo indispensável para o processo de combate à infecção, cicatrização das partes moles e consolidação óssea, ou seja, a diminuição da vascularização local faz com que haja aumento no potencial de infecção e diminuição do potencial de formação de calo ósseo, diferenciando as fraturas expostas das demais.

Apesar dos fatores descritos, é o grau de destruição tissular (envelope de partes moles) que orienta a decisão a

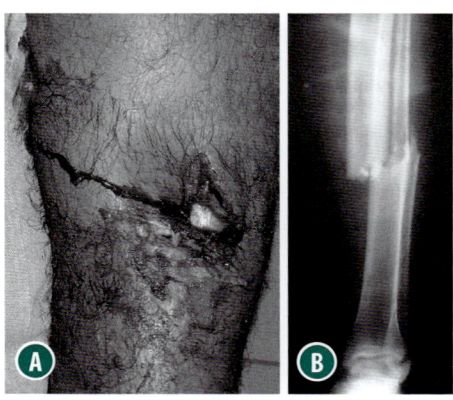

FIGURA 71.1
Ⓐ A exposição da tíbia fraturada pela ferida caracteriza a definição de fratura exposta na maioria dos casos.
Ⓑ Raio X evidenciando que a exposição é do fragmento proximal.

respeito do método a ser empregado para a estabilização efetiva da fratura, assim como em relação à perda da função da estrutura acometida, uma vez que podem estar comprometidos músculos, tendões, nervos e outras estruturas.

Substrato fisiopatológico dos traumatismos de partes moles

Qualquer traumatismo produz sangramento e destruição celular, porém, nas fraturas expostas, a energia liberada desencadeia reações extremas no organismo, gerando, por parte deste, respostas imediatas para interromper o sangramento e iniciar o processo reparativo de maneira mais intensa. Esse processo imediato após o trauma pode ser dividido nas seguintes fases:

- Fase inflamatória.
- Fase proliferativa.
- Fase reparadora.

Fase inflamatória

É o processo inicial de grande interação entre os leucócitos e a microcirculação, que, em decorrência do trauma, gera resposta enzimática, visando à agregação plaquetária e à vasoconstrição – sistema cascata – com o intuito de interromper o sangramento. O efeito colateral dessa resposta é a isquemia tissular local, que produz hipoxia e a transformação acidótica do meio, favorecendo a ação dos macrófagos, os quais, então, proliferam.

Enquanto a função dos leucócitos é estabelecer a defesa contra infecção, a dos macrófagos é iniciar a remoção do tecido necrótico presente por meio de importante atividade enzimática. Essa atividade é limitada; se a capacidade fagocitária é ultrapassada por excesso de tecido necrótico, toda a função dos leucócitos mononucleares – defesa contra infecção – fica comprometida, tornando a área ainda mais suscetível à infecção, pela hipoxia local. Esses fatos descritos formam o substrato fisiopatológico para o entendimento da razão pela qual o debridamento cirúrgico é o melhor método de combate à infecção no curso do tratamento das fraturas expostas, apresentado mais adiante.

Fase proliferativa/reparadora

Após o controle hemorrágico do prejuízo tecidual inicial, há rápida transição para a fase proliferativa, na qual, sob o estímulo de fatores de crescimento/mitogênese celular, ocorre povoamento da área de lesão com fibroblastos e células endoteliais, com a função de sintetizar matriz extracelular, ou seja, colágeno. Estando presente o substrato, células endoteliais proliferam, criando tecido de granulação, que, então, produz tecido cicatricial com diferentes características. Cada um dos diversos tecidos lesionados recebe estímulos para sua cicatrização. No tecido ósseo, é o processo de consolidação da fratura que tem início.

ETIOLOGIA, MECANISMO DE LESÃO E CARACTERÍSTICAS

A lesão das partes moles que envolvem e protegem o osso é a expressão das fraturas expostas. Contudo, mais do que um sinal visual de diagnóstico, é preciso entender qual o seu significado e o que isso representa na avaliação geral da fratura e em seu prognóstico.

A fratura é o resultado de força violenta aplicada contra o corpo, e o potencial de lesão ao organismo pode ser representado pela clássica equação $K=MV^2/2$, em que K é a energia cinética a ser absorvida; M, a massa; e V, a velocidade. É necessário compreender que a energia absorvida afeta não só o osso, mas também os tecidos moles que o envolvem, determinando lesões de vários graus de complexidade.

Após o impacto entre o objeto e o membro afetado, há absorção de energia até certo momento, quando, então, esta é dissipada como explosão, que fratura o osso e, em formato de onda de energia, lesa as partes moles. A onda inicia com o descolamento periosteal e, dependendo de sua magnitude, rompe a barreira dos tecidos moles, produzindo a fratura exposta. À ruptura, segue-se vácuo, promovendo contaminação do interior da ferida. Isso explica o porquê de não julgar a contaminação da ferida apenas pelo seu tamanho.

As lesões de tecidos moles e ósseas estão relacionadas ao impacto de alta ou baixa energia entre o objeto e o segmento corporal que dissipa a energia, sendo o impacto o causador de maior ou menor lesão. As causas das fraturas expostas são muito variadas, porém, de maneira geral, podem ser agrupadas em três aspectos:

- Corpo parado atingido por objeto em movimento.
- Corpo em movimento atingindo objeto parado.
- Corpo em movimento atingido por objeto ou corpo em movimento.

A fratura exposta originada por trauma de baixa energia pode ser representada por queda da própria altura com apoio do membro superior, como a fratura dos ossos do antebraço. É possível considerar como energia intermediária aquela resultante de projétil de arma de fogo (PAF), enquanto o atropelamento por automóvel a 35 km/h ou mais determina um altíssimo grau de energia.

> **DICA:** A análise dos tipos de trauma ocorridos e a associação com as lesões produzidas e as experiências de laboratório fornecem importantes informações para a prática clínica. Hoje, é sabido que o conhecimento e a análise do mecanismo de lesão informam e alertam o médico a procurar lesões não evidentes no início do atendimento e que podem passar despercebidas.

CLASSIFICAÇÃO

Classificar a fratura exposta é importante, porque permite a comparação dos resultados, mas, em especial, porque dá ao cirurgião a orientação quanto ao prognóstico da lesão e, com isso, orienta na escolha do melhor método de tratamento. Isso diminui a incidência de complicações por antecipar os problemas e ajudar na prevenção de erros com soluções mais adequadas para cada caso.[4]

Os fatores críticos e fundamentais que devem ser avaliados para a classificação são:

- Grau de lesão de partes moles.
- Grau de contaminação.
- Padrão da fratura.

Brumback,[5] em 1992, acrescentou outros fatores que devem ser incluídos na análise de fratura exposta, para permitir uma classificação adequada. São eles: história e mecanismo de trauma, estado vascular do membro afetado e presença ou não de síndrome compartimental. Em seus estudos, o autor chama a atenção para o fato de que a lesão devastadora da perna com indicação para amputação pode estar associada a pequena lesão de pele. Assim, afirma-se que o tamanho da lesão de pele isolada é um parâmetro insuficiente para a classificação da fratura. Entretanto, a lesão extensa causada por objeto cortante, como uma lâmina de aço, pode estar associada a uma pequena lesão de partes moles/periósteo – vascularização óssea – e, assim, apresentar bom prognóstico.

A configuração das fraturas, sobretudo pelo desvio e pelo número de fragmentos presentes, reflete o grau de energia absorvido pelo osso e é útil na classificação. Entretanto, sempre deve estar em associação com a lesão de partes moles.

Classificação de Gustilo e Anderson para fraturas expostas

Proposta por Gustilo e Anderso,[6] em 1976, após análise de 1.025 casos de fraturas expostas, essa classificação se tornou a mais utilizada em todo o mundo (QUADRO 71.1). No início, os autores sugeriram uma divisão em três grupos distintos, divididos pelas diferentes características das lesões de partes moles e da configuração da fratura, além da análise do grau de contaminação. Em 1984, Gustilo e colaboradores[7] apresentaram uma subdivisão do tipo III, com base na possibilidade ou não de cobertura óssea e na presença de lesão vascular.

É necessário ressaltar que nenhuma classificação é perfeita, e alguns trabalhos têm demonstrado que a avaliação interobservadores da classificação de Gustilo para as fraturas expostas apresenta as mesmas falhas inerentes a outras classificações, por exemplo, ênfase exagerada no tamanho da ferida e não no conjunto. Brumback e Jones[8] relataram um índice de apenas 60% de concordância interobservadores em uma pesquisa feita entre cirurgiões envolvidos com o tratamento das fraturas expostas, considerada pelos autores como muito baixa.

A classificação de Gustilo e Anderson[6] envolve os seguintes tipos:

- **Tipo I.** Ferida da pele de até 1 cm, com descolamento mínimo de periósteo e/ou partes moles. Contaminação mínima. Fratura transversa ou oblíqua curta. Lesão de dentro para fora.

- **Tipo II.** Ferida na pele entre 1 e 10 cm. Descolamento de periósteo e/ou partes moles de moderado a extenso (retalhos, avulsão). Esmagamento mínimo ou moderado. Contaminação moderada. Fratura transversa ou oblíqua curta ou cominuição mínima da fratura.

- **Tipo III.** Ferida com mais de 10 cm. Extensa lesão de partes moles e descolamento do periósteo e/ou esmagamento. Contaminação significativa. Trauma de alta energia, fraturas multifragmentárias ou perda óssea.

- **Tipo IIIA.** Nesse grupo, após debridamento, é obtida a cobertura óssea com partes moles de maneira adequada, apesar de lacerações e retalhos presentes. Fratura segmentar e por PAF ou ocorrida no campo é incluída aqui (FIG. 71.2).

QUADRO 71.1 → Classificação de Gustilo e Anderson para as fraturas expostas

Tipo	Ferida	Contaminação	Lesão de partes moles	Lesão óssea (fragmentos)
I	< 1 cm	Limpa	Mínima	Simples
II	> 1 cm	Moderada	Moderada	Moderada
IIIA	> 10 cm	Contaminada	Grave Cobertura cutânea possível	Multifragmentária
IIIB	> 10 cm	Contaminada	Grave; perda da cobertura cutânea Requer reconstrução de partes moles	Multifragmentária
IIIC	> 10 cm	Contaminada	Lesão vascular que requer reparo Grave lesão de partes moles	Multifragmentária

Fonte: Gustilo e Anderson.[6]

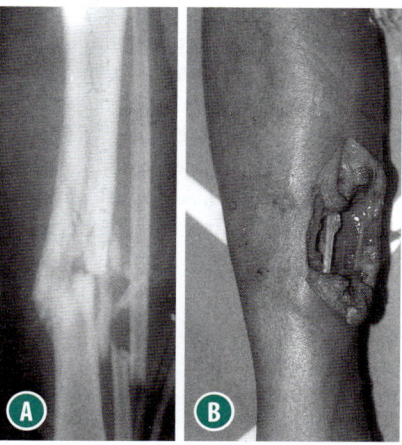

FIGURA 71.2 → Exemplo de fratura exposta de grau IIIA produzida por PAF.
Ⓐ O raio X evidencia grande cominuição da fratura.
Ⓑ Associada à grande destruição de partes moles, caracteriza a fratura do tipo III.

- **Tipo IIIB.** Lesão extensa, que não permite cobertura óssea no primeiro tempo, necessitando, com frequência, de reconstrução com retalhos e enxertias posteriores.

- **Tipo IIIC.** Qualquer fratura associada à lesão arterial que necessita de reparo cirúrgico para manter a viabilidade do membro.

Fraturas expostas segmentares, lesões ocorridas no campo e em ambientes altamente contaminados, lesões por PAF e de alta energia são, de imediato, classificadas como de grau III.

Classificação de Tscherne para as lesões de partes moles associadas às fraturas expostas/fechadas

O esquema proposto por Tscherne, em 1990, foi fundamentado na observação de que alguns casos de fraturas fechadas apresentavam comprometimento grave do envelope de partes moles, que, mesmo sem exposição do foco de fratura, cursavam com evolução similar às fraturas denominadas expostas. O autor afirma que a destruição ou a lesão de partes moles envolvem um amplo espectro, mantendo íntima relação com o padrão de fratura e, principalmente, com o mecanismo de lesão. Com a avaliação do comprometimento de partes moles que separam o osso do meio externo, Tscherne[4,9] dividiu as fraturas em sete grupos, sendo os três primeiros considerados fraturas fechadas e os quatro últimos, expostas, sempre em crescente de gravidade **(QUADRO 71.2)**.

O sistema apresentado é mais complexo do que a classificação de Gustilo,[7] mas muito útil no que diz respeito às fraturas fechadas, pois valoriza a lesão de partes moles. Todavia, tem sido pouco utilizado na literatura mundial como parâmetro para comparação de fraturas expostas.

QUADRO 71.2 → Classificação de Tscherne para as lesões de partes moles associadas às fraturas expostas/fechadas

Fraturas fechadas
GRAU 0 – Fratura fechada, mínima lesão de partes moles
GRAU 1 – Trauma indireto, contusão de dentro para fora, laceração superficial
GRAU 2 – Trauma direto, abrasão profunda contaminada, presença de bolhas e edema, síndrome compartimental eminente **(FIG. 71.3)**
GRAU 3 – Trauma direto, contusão extensa, esmagamento, prejuízo muscular extenso e vascular, síndrome compartimental

Fraturas expostas
GRAU 1 – Ferimento simples por fragmento ósseo perfurante, nenhuma ou pouca contusão de pele, fratura simples
GRAU 2 – Laceração cutânea com contusão simultânea circunscrita, contusão de partes moles, moderada contaminação, qualquer tipo de fratura
GRAU 3 – Grave lesão de partes moles, frequente lesão vasculonervosa, isquemia, fratura grave, áreas rurais e/ou contaminadas, síndrome compartimental
GRAU 4 – Amputação traumática, parcial ou total, lesão vascular que requer reparo para viabilidade do membro

Classificação AO-ASIF para fraturas com comprometimento de partes moles

O Grupo AO, apesar de reconhecer a grande aceitação prática das classificações de Gustilo e Tscherne, afirma, por meio de Sudkamp,[4] que "[...] para o adequado tratamento das fraturas com concomitante lesão de partes moles, é necessária a utilização de um sistema mais sofisticado e detalhado para a classificação adequada dessas lesões". As principais críticas referem-se ao fato de haver baixa concordância interobservadores[8] e à presença de diferentes níveis de lesão dentro dos poucos grupos integrantes das classificações já descritas.

No sistema proposto pelo AO **(QUADRO 71.3)**, cada estrutura anatômica é avaliada separadamente com base em níveis de gravidade, e as lesões ósseas são agrupadas pela

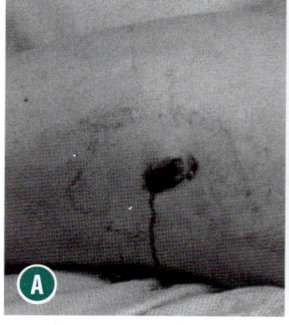
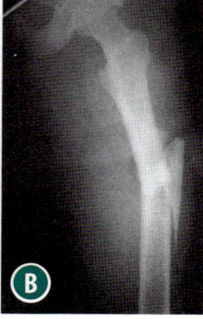

FIGURA 71.3

Ⓐ Fratura exposta do tipo Tscherne de grau 2. A lesão cutânea na coxa demonstra uma área circunscrita associada à lesão muscular com moderada contaminação.
Ⓐ Padrão radiográfico da fratura.

QUADRO 71.3 → Classificação AO para as lesões de partes moles associadas às fraturas

Lesão cutânea – fechada (IC = *integument closed*)
- IC – 1 Sem lesão cutânea
- IC – 2 Contusão, sem laceração de pele
- IC – 3 Desenluvamento circunscrito
- IC – 4 Desenluvamento extenso
- IC – 5 Contusão extensa com necrose

Lesão cutânea – aberta (IO = *integument open*)
- IO – 1 Perfuração cutânea – de dentro para fora
- IO – 2 Perfuração cutânea – de fora para dentro, < 5 cm, contusão de bordas
- IO – 3 Perfuração cutânea – de fora para dentro, > 5 cm, maior contusão, bordas desvitalizadas
- IO – 4 Contusão, abrasão de toda a espessura da pele, desenluvamento com perda de pele

Lesão musculotendínea (MT)
- MT – 1 Nenhuma lesão muscular
- MT – 2 Lesão muscular circunscrita, um compartimento
- MT – 3 Lesão muscular circunscrita considerável, dois compartimentos
- MT – 4 Defeito muscular, laceração tendínea, extensa contusão muscular
- MT – 5 Síndrome compartimental, esmagamento, zona de lesão ampla

Lesão neurovascular (NV)
- NV – 1 Nenhuma lesão neurovascular
- NV – 2 Lesão nervosa isolada
- NV – 3 Lesão vascular localizada
- NV – 4 Extensa lesão vascular segmentar
- NV – 5 Lesão neurovascular combinada, amputação parcial ou total

classificação alfanumérica das fraturas, produzindo, assim, integração entre elas e permitindo uma diferenciação entre as diversas lesões com maior precisão e hierarquia.

> **DICA:** A classificação de Gustilo e Anderson[6] continua sendo a mais utilizada em todo o mundo, tanto na prática diária quanto em publicações e estudos, apesar de suas limitações em relação à simplicidade e de seu índice de discordância entre os observadores. Os principais parâmetros a analisar são:
>
> - O grau de lesão das partes moles.
> - O grau de contaminação.
> - A avaliação em conjunto com o padrão radiográfico da fratura.

Tal classificação é bastante abrangente e eficaz, mas muito complexa para uso na prática clínica diária do pronto-socorro, sendo mais adequada para estudos científicos. Na experiência dos autores deste capítulo, é utilizada em associação com a classificação de Gustilo e Anderson,[2,7] porém, é preciso ter sempre em mente as limitações e variações entre os autores na análise de resultados ou na comparação de grupos de pacientes.

Zona de lesão. Esse novo conceito fundamenta-se no entendimento de que a ferida da pele é apenas uma janela que permite à verdadeira lesão comunicar-se com o exterior.[10] Com isso, sabe-se que a avaliação inicial da lesão permite uma pré-classificação, mas a definição deve ser feita no momento do debridamento, quando a análise completa de toda a zona de lesão é possível. A classificação definida nesse momento é utilizada como orientação terapêutica com maior segurança.

TRATAMENTO

História

A gravidade e, em especial, o grande número de complicações relacionadas às fraturas expostas são conhecidos desde a Antiguidade. Médicos da época de Hipócrates – incluindo ele próprio – já relatavam a importância do tamanho e da gravidade da ferida, da estabilidade da fratura e da proximidade de estruturas nobres no prognóstico das lesões.[11]

Apesar dos antigos conceitos, que permanecem atuais, o curso evolutivo dos pacientes com tais fraturas era, invariavelmente, a morte nos primeiros 30 dias, causada por septicemia. Com base nesses fatos, o tratamento indicado era a amputação do membro afetado. Tscherne e Gotzen[9] denominaram esse período de tratamento das fraturas expostas como a "era da preservação da vida".

Beursching e Botello,[9,11-12] nos séculos XV e XVI, foram os primeiros a reconhecer e a defender a importância da remoção de tecidos desvitalizados nas feridas que não evoluíam de forma satisfatória. Desault,[9,11-13] no século XVIII, "[...] preconizou "explorar a ferida por meio de acesso profundo e remover tecidos necrosados, promovendo ampla drenagem", tornando-se o primeiro a utilizar de modo apropriado o termo *debridement*. Os conceitos de assepsia e antissepsia de Lister[9,11-13] somente foram aceitos na prática clínica ao término da Primeira Guerra Mundial, que, por ocasião da conferência dos médicos aliados, recomendava como tratamento inicial das fraturas expostas "[...] a ressecção de todo tecido contaminado, corpo estranho, deixando a ferida aberta". De acordo com Tscherne e Gotzen,[9] iniciava-se, aí, a segunda era do tratamento das fraturas expostas, ou seja, a "era da preservação do membro afetado".

A Segunda Guerra Mundial confirmou, mais uma vez, a teoria de Hipócrates, que diz que a guerra é o mais apropriado campo de treinamento para os cirurgiões. O advento da sulfa e, em seguida, de outros antibióticos, aprimorou o tratamento das fraturas expostas. Observou-se que o uso dessas substâncias em associação com o debridamento cirúrgico e a permanência da ferida aberta melhoraram os resultados. Iniciava-se, então, a terceira fase, descrita por Tscherne e Gotzen[9] como a "era da prevenção da infecção".

Nas três últimas décadas, houve um enorme avanço no tratamento das fraturas de modo geral. Novas técnicas foram descritas, novos implantes foram criados e, principalmente, houve maior conhecimento dessas fraturas em diversos aspectos. Devido ao aprimoramento da medicina, o objetivo atual do tratamento das fraturas é a consolidação e a reabilitação completa da função no menor espaço de tempo possível. No tratamento da fratura exposta, o objetivo não pode ser diferente deste, mas é acrescido de procedimentos para evitar a infecção. Essa fase é denominada por Tscherne e Gotzen[9] como a "era da preservação da função".

Hoje, há diversos fatores contribuintes para dificultar ainda mais a já complexa tarefa de tratar fraturas expostas. A melhora dos sistemas de resgate, associada à presença cada vez maior de automóveis com maior velocidade e de maior potência dos armamentos, tem promovido lesões de extrema gravidade, de tratamento muito complexo e difícil em pacientes que, até pouco tempo atrás, não sobreviviam ao trauma inicial.

Atendimento pré-hospitalar

A assistência e, lógico, o tratamento ao paciente com fratura exposta iniciam no local do trauma. Os cuidados imediatos envolvem a cobertura da ferida, isolando-a do meio externo através de curativo estéril ou, até mesmo, com material "limpo" – na ausência de material adequado –, seguida de imobilização provisória com talas, órteses ou similares. Essas manobras simples ajudam a prevenir o aumento da lesão de partes moles, pela mobilidade dos fragmentos ósseos, assim como protegem-na do meio externo.

Tscherne[9,14] demonstrou que há relação entre o primeiro atendimento e o índice de infecção, em um trabalho que apresenta índice de infecção de apenas 3,5%, em um grupo de pacientes cujo atendimento inicial precoce foi instituído em 20 minutos. Em outro grupo, no qual houve retardo na chegada ao hospital, o índice alcançou 22,2%. No mesmo estudo, o autor indicou que a utilização de curativos estéreis desde o atendimento inicial diminui o índice de infecção. No grupo de pacientes em que o curativo inicial estéril foi mantido intacto, a incidência de infecção foi de apenas 4,3% *versus* 19,2% no grupo sem o curativo estéril.

Atendimento inicial – fase hospitalar

Muitos portadores de fraturas expostas são, na realidade, politraumatizados ou polifraturados e, com frequência, encontram-se em quadro clínico instável. O primeiro atendimento deve ser realizado conforme as recomendações do Advanced Trauma Life Support (ATLS), em que a primeira atenção é dada à ressuscitação, quando necessária, seguida da estabilização clínica do paciente. Concomitante a essa fase inicial de atendimento, institui-se a cobertura da ferida com curativo estéril e a imobilização provisória, caso isso não tenha sido realizado pela equipe de resgate. É preciso sempre ter em mente que a sala de atendimento de emergência é um local potencialmente contaminado e, por motivos óbvios, não constitui área adequada para exame ou manipulação da ferida, o que só deve ser feito em ambiente adequado no centro cirúrgico.

A ferida coberta deve ser assim mantida. Inspeções subsequentes devem ser evitadas, pois contribuem para o aumento da infecção local.[9,15] É necessário identificar todas as variáveis envolvidas, como agente causal, mecanismo de trauma, localização e tempo decorrido, assim como dados gerais do paciente.

O exame físico completo e detalhado deve ser realizado de forma rotineira, chamando a atenção para a pesquisa de pulsos periféricos/perfusão distal à fratura. Da mesma forma, deve-se executar a análise neurológica. A avaliação radiográfica completa deve ser realizada após estabilização adequada e segura do paciente. Apenas indivíduos instáveis ou com risco de vida devem ter seus exames de diagnóstico por imagem postergados ou transferidos para centro cirúrgico.

Nos pacientes com fraturas expostas, são administradas, nessa fase inicial, antibioticoprofilaxia e tetanoprofilaxia, apresentadas na seção "Qual antibiótico utilizar e por quanto tempo?".

Ferimento inicial: realizar cultura ou não?

Existe muita controvérsia quanto à validade da cultura pré-operatória, sobretudo após os trabalhos de Lee e colaboradores,[12] os quais indicam que os organismos vistos nas culturas iniciais raramente são os mesmos obtidos nas demais culturas na ocorrência de infecção subsequente. Esses organismos isolados representam, de forma predominante, a flora normal da pele (*S. epidermidis, P. acnes, Corynebacterium species* e *Micrococcus*) ou contaminantes ambientais, que quase não causam infecção. Conforme os autores, esse procedimento de rotina aumenta os custos do tratamento e só deve ser utilizado em situações nas quais, sob o ponto de vista clínico, o risco de infecção é muito alto, como lesões de campo ou casos com atendimento inicial tardio.

Nas séries de Patzakis,[6,16,17] o germe mais encontrado nas fraturas infectadas foi o *Staphylococcus aureus*, sendo a maioria resistente à penicilina. Hoje, a experiência clínica tem mostrado importantes mudanças, com alterações na incidência e no espectro dos agentes causadores de infecção.

De acordo com Gustilo e colaboradores,[18] Chapman e Olson[1] e Hansen,[19] esses fatos se devem ao aumento do número de lesões, à gravidade destas e à constatação de que, hoje, membros que antes eram amputados são salvos. Ainda que o *Staphylococcus aureus* permaneça como o germe causal mais frequente de infecção, há um aumento dos casos de infecção por gram-negativos e, em especial, de infecções mistas nos tipos IIIA e IIIB.

Vários autores recomendam mapeamento e conhecimento dos agentes mais comuns em cada comunidade e, sobretudo, no hospital e nas salas de emergência. O objetivo é monitorar o uso correto dos antibióticos, valorizando os resultados das culturas conforme a realidade local.

Manuseio inicial das feridas nas fraturas expostas

Na fase hospitalar, a ferida deve ser avaliada uma única vez pelo ortopedista que efetua o tratamento, para confirmar o diagnóstico e a classificação inicial da fratura. Completa documentação visual e descritiva da lesão deve ser obtida, sempre que possível, com fotografia da lesão inicial. O curativo estéril deve ser refeito, e subsequentes avaliações são contraindicadas, assim como exploração e limpeza na sala de emergência. Culturas iniciais da ferida não são realizadas de forma rotineira.

> **ATENÇÃO!** É clara a evidência científica quanto aos benefícios da cobertura da ferida com curativo estéril mesmo sem soluções antissépticas adjuvantes. Tais cuidados devem ser realizados no atendimento inicial ao paciente ainda no local do acidente.

Qual antibiótico utilizar e por quanto tempo?

O uso de antibióticos é considerado um importante método complementar no tratamento da contaminação existente nas fraturas expostas, já que essas feridas estão contaminadas com bactérias. Em lesões agudas, existe contaminação bacteriana, mas ainda não infecção. Assim, o uso de antibióticos é profilático. Entretanto, a presença de microrganismos no foco da fratura reforça o caráter terapêutico dos antibióticos.

A eficácia da antibioticoterapia administrada de forma precoce é bem documentada na literatura, sendo que os trabalhos publicados por Patzakis e colaboradores,[16] forneceram a base para a antibioticoterapia em fraturas expostas. Em um estudo prospectivo, duplo-cego, três grupos foram criados, sendo um com uso de cefalotina, outro com penicilina e estreptomicina e o terceiro com placebo. O índice de infecção no grupo de cefalotina foi de 2,3%; no de penicilina e estreptomicina, de 9,7%; e no de placebo, 13,9%. Atualmente, as cefalosporinas continuam como escolha ideal no manuseio inicial das fraturas expostas.

Durante a década de 1970, os estudos mostravam taxa de infecção global nas fraturas expostas variando de 2,1 até 9,4%. Os primeiros relatos de Gustilo e Anderson,[6] em 1976, apresentavam, após antibioticoterapia, as seguintes taxas: 0% nas fraturas do tipo I; 3,8% no tipo II e 9% no tipo III. Em 1990, em revisão de seus próprios casos e da literatura,[7] foram relatadas taxas que variaram entre 0 e 1% para o grau I, 2 a 7% para o grau II e 10 a 20% para todo o grau III.

É universalmente aceito que a administração intravenosa de antibióticos deve ser iniciada o mais cedo possível após o acidente, mas a duração tem sido alvo de muita controvérsia, variando entre diversos autores, de um a sete dias. Hoje, é utilizada a terapêutica intravenosa de 48 a 72 horas, exceto em indivíduos com infecção precoce, quando o esquema inicial deve ser mantido até que se tenha o resultado das culturas. Só, então, o regime adequado deve ser iniciado. O **QUADRO 71.4** mostra o esquema proposto por Chapman e Olson,[1] Gustilo e colaboradores[7,20] e Whittle e colaboradores[21] para o uso de antibióticos em fraturas expostas.

O uso do antibiótico profilático

O uso de antibióticos profiláticos em fraturas expostas é justificado na literatura atual.[22] Em recente revisão sistemática de 913 artigos, Gosselin e colaboradores,[23] pela Cochrane Library, demonstraram que a utilização de placebo determina risco de infecção de 24% *versus* 5,4% no grupo com antibiótico. A conclusão do trabalho permite afirmar que a utilização de antibióticos apresenta um fator eficaz de proteção contra infecção e que não há espaço para novos trabalhos com a inclusão de placebos.

Na mais recente atualização sobre o tema, apresentada em 2005 pela Eastern Association for the Surgery of Trauma como diretrizes para o uso de antibióticos em cirurgia traumato-ortopédica,[22,24] concluiu-se que o emprego de antibióticos é eficaz e apresenta evidências de Nível I. Nesse mesmo estudo, foi relatado também que, nas fraturas tipos I e II, a utilização desses medicamentos deve ser de apenas 24 horas e, nos tipos III, por 72 horas com evidências de Nível II. É recomendada a utilização por 24 horas após cada retorno ao centro cirúrgico para debridamento.

O esquema de antibióticos apresentado no **QUADRO 71.4** continua sendo indicado na literatura atual. Patzakis e colaboradores[25] demonstraram que o emprego monoclonal de

QUADRO 71.4 → Esquema de antibioticoprofilaxia nas fraturas expostas

Tipo	Antibiótico (primeira escolha)	Antibiótico (opção)
I e II	Cefalosporina – 1ª geração	
III – A B C	Cefalosporina – 1ª geração + aminoglicosídeo	Cefalosporina – 3ª geração
Em área rural, campo, fazenda	Cefalosporina – 1ª geração + aminoglicosídeo + penicilina	Cefalosporina – 3ª geração

ciprofloxacino ou clindamicina no tipo III apresentou índices de infecção até 60% maior do que na utilização do esquema tradicional.

Eficácia do antibiótico local

Vários antibióticos podem ser misturados ao cimento ósseo durante a polimerização do metilmetacrilato – ou outros agentes carreadores – e manter sua atividade antibacteriana intacta. Partindo desse conhecimento, alguns autores preconizam a utilização de cimento acrílico e antibiótico (cadeia de pérolas) no tratamento das feridas das fraturas expostas. O objetivo é preencher espaços deixados pela perda óssea ou de músculos e, ao mesmo tempo, manter altas concentrações de antibióticos em um sítio com lesão vascular, como profilaxia contra o desenvolvimento bacteriano. A concentração de antibiótico local chega a ser seis vezes maior do que por via oral ou endovenosa, sendo que a absorção sistêmica é desprezível, minimizando efeitos colaterais.[26]

Eckman e colaboradores,[27] em um estudo comparativo utilizando cobertura com antibiótico local, mostraram diminuição acentuada no índice de infecção local, com 39% no grupo com antibiótico sistêmico *versus* apenas 7,3% na associação *bead pouch* mais antibiótico sistêmico.

Henry e colaboradores[28] e Ostermann e colaboradores[29] descreveram a técnica que consiste em ocupar toda a ferida com a cadeia de polimetilmetacrilato e antibiótico e cobri-la com campo cirúrgico plástico (adesivo iodado) e drenagem por contiguidade. Os resultados publicados pelo autor demonstraram redução nas taxas de infecção. Todavia, a utilização dessa cobertura ainda é controversa. A maioria dos autores preconiza seu uso temporário, com o objetivo de preencher grandes cavidades – espaço morto – e/ou aquelas com exposições ósseas e tendíneas, para promover leito estéril para a posterior cobertura cutânea.

Ostermann e colaboradores[30] publicaram sua série comparativa de dois grupos. A utilização de espaçadores apenas com cimento apresentou 12% de infecção, enquanto, no grupo com cimento associado a antibiótico,

o índice foi de 3,7%. Dirschl e Webb[30] apresentaram, no XXII Congresso da Academia Americana de Trauma, em 2006, uma revisão sobre o tema, chamando a atenção para os resultados positivos no uso de antibióticos associado aos espaçadores no tratamento das feridas nas fraturas expostas. Wright,[31] em um estudo, demonstrou diminuição do índice de infecção – 3,1% – por meio do uso de cimento com antibiótico, acrescentando que seu custo é plenamente justificável pelos resultados. Keating e colaboradores,[32] em um estudo comparativo entre dois grupos com e sem antibiótico, demonstraram 4 e 16% de resultados, respectivamente, comprovando a eficácia como adjuvante no manuseio das fraturas expostas.

TRATAMENTO CIRÚRGICO
Debridamento cirúrgico

O debridamento cirúrgico precoce é de extrema importância no tratamento das fraturas expostas. Contudo, apenas recentemente trabalhos específicos vêm comprovando sua eficácia em reduzir a incidência de infecção, quando realizado nas primeiras quatro a seis horas após o acidente. Sudkamp,[4] entre outros autores, afirma que o debridamento cirúrgico é o ato médico mais eficaz, apresentando influência positiva na evolução das fraturas expostas **(FIG. 71.4)**.

Somando-se ao fato de ajudar a eliminar a contaminação bacteriana da ferida, é essencial evitar a associação da contaminação hospitalar, muito mais grave do que agentes contaminantes não hospitalares. É importante enfatizar que o debridamento cirúrgico e/ou a limpeza mecânica da ferida devem ser feitos em ambiente cirúrgico e não na sala de emergência.

A realização do debridamento cirúrgico tem como objetivos:

- Remover corpo estranho.
- Remover tecidos desvitalizados.
- Reduzir a contaminação bacteriana.
- Criar ferida vascularizada.

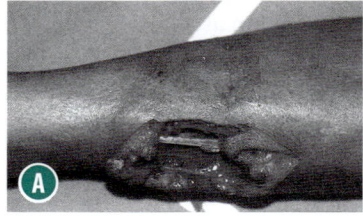 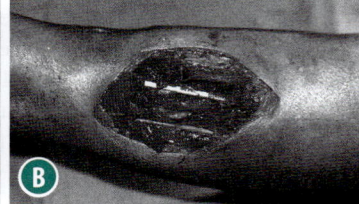 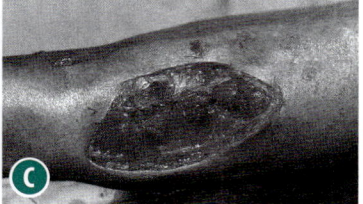

FIGURA 71.4
Ⓐ Lesão no momento do atendimento inicial.
Ⓑ Sequência de tratamento, com limpeza e debridamento inicial, o qual é caracterizado pela remoção de tecidos desvitalizados e estranhos.
Ⓒ Aspecto final da lesão após a fixação da fratura. A lesão, classificada como tipo IIIA de Gustilo, está preparada para receber cobertura cutânea definitiva.

Para alcançar tais metas, o cirurgião deve realizar uma análise criteriosa da viabilidade dos tecidos em questão, para evitar ressecção excessiva de tecidos sadios e preservação de tecidos necrosados. Deve-se avaliar com cuidado todas as estruturas, a pele, a área subcutânea e, em especial, a musculatura lesada, já que a permanência de tecidos desvitalizados consiste em um excelente meio de cultura, sobretudo para germes anaeróbios.[3,9] Os critérios dos 4C – cor, consistência, circulação e contratilidade – devem ser pesquisados em toda a área traumatizada, pois definem, na prática e com precisão, as características de viabilidade tecidual.

O avanço das técnicas de reconstrução e microcirurgia tanto para partes moles como para tecidos ósseos tem permitido debridamento inicial mais agressivo. Turen,[10] Dirschl e Webb[30] e outros autores consideram o primeiro debridamento da fratura exposta como cirurgia oncológica, defendendo a ressecção agressiva de todo o material desvitalizado, morto ou contaminado. Dependendo do maior ou menor grau de energia absorvida pelo osso, há associação ou não de cominuição óssea. Fragmentos ósseos desprovidos de suas inserções musculares são considerados desvitalizados e devem ser removidos, mesmo que isso resulte em perda óssea – "*gaps* ósseos". Em contrapartida, fragmentos viáveis, com suas inserções musculares preservadas, devem ser mantidos.

Na maioria dos casos, a ferida resultante do trauma inicial permite acesso ao debridamento de maneira eficaz, porém, em certas situações, há necessidade de realizar extensão da ferida proximal e distalmente, para obter melhor exposição do foco de fratura. Essas extensões devem ser bem planejadas e executadas de maneira tal que se otimize a incisão e não promova desperiostização ainda maior dos fragmentos ou que haja maior comprometimento vascular.

Apesar dos avanços tecnológicos ocorridos nas últimas décadas e de o refinamento das técnicas cirúrgicas atuais ser de grande importância, nenhum método é tão difícil de aprender e tão fácil de esquecer como a arte do debridamento cirúrgico inicial no tratamento das fraturas expostas. Infelizmente, tal afirmação ainda é verdadeira no século XXI.[2] É instituída a limpeza exaustiva e rigorosa da lesão como primeiro ato cirúrgico, sem, no entanto, explorar a ferida nesse momento. Deve-se evitar que substâncias químicas irritantes entrem em contato com a ferida, produzindo maior prejuízo tecidual. Acredita-se que a limpeza com solução salina abundante contribui de forma positiva para diminuir a contaminação bacteriana (ver seção "Irrigação"). De forma rotineira, tricotomia é realizada durante a primeira irrigação, e, depois do preparo tradicional da pele, os campos estéreis são colocados.

Nos casos de lesões nos membros superiores ou inferiores, opta-se por deixar instalado o manguito pneumático, mas seu uso é restrito apenas a situações cujo sangramento é abundante e/ou este interfere no ato cirúrgico, dificultando-o.

Irrigação

Gustilo e colaboradores,[7,18,20] em seus trabalhos, enfatizaram a importância do debridamento e sua associação com a lavagem exaustiva da ferida com solução salina como parte fundamental do tratamento das fraturas expostas. De acordo com os autores, nos casos de limpeza com mais de 10 litros de solução salina, houve significativa diminuição na incidência de infecção. A ação básica da irrigação é a remoção de detritos, ou seja, uma ação mecânica.

> **ATENÇÃO!** Hoje, há unanimidade quanto à necessidade da irrigação das fraturas expostas, mas algumas questões ainda são controversas, como a maneira de executar a irrigação, qual solução utilizar, a associação ou não de antibióticos ou soluções antissépticas e o volume empregado.

Os sistemas de lavagens sob pressão (Jet Lavage®, Pulse Lavage®) apresentam a vantagem de permitir maior volume líquido em menor tempo e de forma constante. Entretanto, alguns estudos têm questionado sua validade, devido aos riscos de aumentar a lesão tecidual pela força do jato de irrigação e à possibilidade de introduzir profundamente material estranho na ferida, além de relatos quanto à diminuição da velocidade de consolidação das fraturas.[3] Alguns autores têm preconizado o uso de antibiótico diluído nos últimos 2 litros, mas não há confirmação científica de melhoria dos resultados.

Na experiência dos autores deste capítulo, é recomendada a utilização de soluções como Ringer lactato ou soro fisiológico, por fazerem parte da farmácia de qualquer centro cirúrgico, pelo baixo custo, por dispensar qualquer preparo e/ou armazenamento extra e, em especial, por apresentar resultados eficazes na literatura.[7,18,20,30,33]

Anglen[33] realizou um extenso trabalho de revisão sobre o tema e demonstrou que a solução com uso de antissépticos pode piorar a ferida e produzir deiscência de sutura, o que contraindica seu uso rotineiro. Conforme o estudo, a associação de antibióticos à solução salina também não apresenta vantagens quando comparada à solução simples, além de aumentar os custos e possibilitar resistência bacteriana em longo prazo. De acordo com as evidências atuais, a irrigação inicial deve ser feita com solução salina e sabão tipo Castile, alcalino, diluído. Nos debridamentos seguintes, em feridas limpas, utiliza-se apenas a solução salina, enquanto, nas feridas infectadas, a associação com sabão é mais indicada.

Outro aspecto controverso, o emprego de dispositivos de irrigação sob pressão tem demonstrado, em trabalhos experimentais, maior capacidade de remover detritos e colônias bacterianas, porém, seu uso indiscriminado em todas as fraturas não encontra suporte na literatura.

Wenke[34] recomenda sua utilização em feridas com grave contaminação, grande quantidade de detritos ou com infecção instalada.

> **ATENÇÃO! Há consenso quanto à necessidade de promover limpeza exaustiva das feridas nas fraturas expostas como parte inicial do tratamento dessas lesões. Os autores são unânimes em afirmar que o procedimento diminui a incidência de infecção.**

Ferimento das fraturas expostas

Após irrigação, debridamento cirúrgico da ferida e estabilização da fratura, resta decidir como fechar a ferida ou como cobrir a exposição do osso, do tendão ou do nervo criada pelo trauma ou pela cirurgia. A princípio, essas feridas, após o debridamento cirúrgico, devem ser deixadas abertas para posterior fechamento. Tal decisão, porém, pode ser alterada pelo julgamento do cirurgião no decorrer do ato cirúrgico, analisando-se diversos aspectos relacionados ao binômio osso/partes moles.

Nas feridas produzidas por baixa energia, minimamente contaminadas, sobretudo em membro superior, é possível optar pelo fechamento primário, mas, para isso, o cirurgião deve analisar de forma cuidadosa os seguintes aspectos:

- Ferida limpa, não ocorrida em ambientes muito contaminados.
- Todos os tecidos necróticos e corpos estranhos removidos.
- Tecidos viáveis.
- Sutura sem tensão.
- Ausência de espaço morto.

As fraturas do tipo I costumam atender a esses requisitos. As do tipo II devem ser analisadas caso a caso, e as do tipo III não devem ser fechadas primariamente. Brumback[5] afirma que, sempre que houver dúvidas, "não há dúvida: deixe a ferida aberta".

Na maioria dos casos, a incisão realizada pelo cirurgião como extensão pode ser suturada primeiro, enquanto o restante da ferida deve ficar aberto para ser reavaliado após 24 a 48 horas, quando é realizado novo debridamento cirúrgico e/ou irrigação, e a ferida é fechada caso haja condições ideais para isso.[7,9,20,35,36] A grande complicação do fechamento primário dessas feridas é a infecção, que pode evoluir para osteomielite, a qual, como já se sabe, gera implicações graves para a evolução do tratamento, comprometendo o resultado final.

A seguir, é apresentado um esquema prático das opções disponíveis para o manuseio das feridas, seja ele primário ou secundário.

Opções para tratamento definitivo dos ferimentos em fraturas expostas

A Fechamento primário – imediato:
- Sutura da ferida original na emergência.

B Fechamento primário – com enxertia:
- Enxerto de pele.
- Enxerto vascularizado local.

C Fechamento secundário – ferida permanece aberta:
- Curativo adequado com gaze, materiais biológicos ou sintéticos ou vácuo.
- Complementação realizada em procedimento posterior após debridamentos sucessivos.
- C1: fechamento retardado por sutura direta.
- C2: fechamento por enxerto de pele ou enxerto vascularizado local.
- C3: fechamento por segunda intenção.
- C4: fechamento por enxerto vascularizado a distância.[7,9,18,36]

> **DICA: É importante ressaltar que inúmeros procedimentos secundários podem ser realizados mais tarde, desde que a ferida evolua de forma satisfatória após a cirurgia inicial. Por isso, é importante lembrar que as consequências podem ser desastrosas se o primeiro procedimento não for executado de maneira correta.**

Não há dúvida de que as fraturas evoluem de forma mais rápida para a consolidação quando se encontram em ambiente/invólucro vascularizado e livre de infecção, o que, em última análise, é o objetivo principal do tratamento das fraturas expostas (FIG. 71.5).

O fechamento primário das feridas nas fraturas expostas tem obtido cada vez mais adeptos, mas as indicações para tal procedimento ainda são limitadas. Russel e Moola, em 2005, em um trabalho prospectivo, apresentaram resultados similares entre os grupos de fechamento

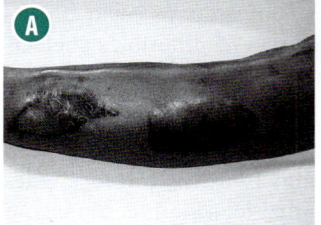
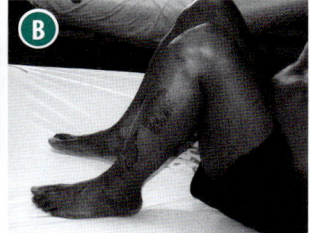

FIGURA 71.5

Ⓐ No exemplo das **FIGURAS 71.1B e 71.2**, após a irrigação e o debridamento inicial, a ferida foi deixada aberta para posterior cobertura cutânea definitiva. Neste caso, enxerto livre de pele foi utilizado.

Ⓑ Cicatrização das feridas e recuperação funcional.

primário e tardio, porém, o número de pacientes tratados impede de afirmar que esse procedimento é recomendado com segurança. A maioria dos ferimentos dos tipos Gustilo II e III é tratada por meio de procedimentos adjuvantes em fechamentos tardios.[34]

Gopal e colaboradores[37] preconizam a cobertura imediata das lesões, seja com retalhos locais ou a distância, demonstrando excelentes resultados, com baixo índice de infecção e perda do enxerto. Hoje, esses resultados são reprodutíveis, mas a maioria recomenda tal procedimento apenas em grandes centros, onde equipes de microcirurgia com experiência estão disponíveis 24 horas por dia.

Parret e Stanard[34] demonstraram os mesmos resultados com a cobertura entre três e cinco dias após a primeira cirurgia, sendo esta a atual recomendação de maior evidência na literatura atual. Vários autores têm relatado diminuição no número de retalhos utilizados no tratamento das feridas das fraturas expostas, e as evidências apontam para o uso da terapia a vácuo (fechamento assistido a vácuo). Esse método tem sido bastante eficaz na cicatrização de feridas extensas com tratamento definitivo ou entre o debridamento e o fechamento secundário. Com base em estudos recentes, acredita-se que o estímulo à angionese obtida pela pressão negativa associado à dificuldade de crescimento bacteriano pela pressão são os fatores responsáveis pelo excelente poder de cicatrização com seu uso.

Enxerto ósseo

A utilização de enxerto ósseo autólogo esponjoso como adjuvante no tratamento de fraturas fechadas multifragmentárias é amplamente defendido em todo o mundo, com excelentes resultados comprovados na literatura; porém, sua utilização em fraturas expostas ainda é controversa em alguns aspectos. Ainda que satisfatório em alguns casos, o uso imediato do enxerto está associado a alto índice de infecção, absorção e falha na consolidação das fraturas.

A experiência em diversos centros de trauma na Europa e nos Estados Unidos demonstrou que sua utilização é melhor de quatro a seis semanas após a cobertura cutânea estabelecida, com diminuição acentuada na incidência de complicações. Vários estudos comparativos estão em andamento. Portanto, hoje, ainda não há critério estabelecido/confirmado cientificamente quanto ao prazo ideal para a enxertia óssea.[38]

A princípio, o enxerto ósseo autólogo esponjoso deve ser aplicado em pacientes com vascularização local adequada capaz de incorporar o enxerto, sem infecção e com estabilidade óssea mantida. Nesses casos, o cirurgião precisa estar familiarizado com os acessos cirúrgicos para cada área afetada, para não agravar a vascularização local e também não colocar o enxerto em áreas com vascularização comprometida. Se houver grande perda óssea, técnicas microcirúrgicas podem ser necessárias, assim como métodos

de reconstrução óssea com transporte ósseo tipo Ilizarov, mas esse tópico não é o objeto do presente estudo.

A busca por substâncias e medicamentos indutores da formação óssea tem sido alvo de inúmeras pesquisas nas últimas duas décadas. Diversos substitutos ósseos, como são chamados na literatura, foram desenvolvidos e utilizados com o objetivo de preencher falhas ósseas, estimular e acelerar a consolidação de fraturas, tratar pseudartroses, entre outros empregos na prática clínica. Apesar do grande volume de pesquisas e trabalhos sobre o tema na busca por um substituto para o enxerto autólogo na literatura atual, não há evidências que permitam confirmar sua eficácia ou indicar um ou outro método como mais adequado ou eficiente.

O uso clínico da proteína óssea morfogenética recebeu recente autorização da Food and Drug Administration (FDA) para uso em fraturas expostas após os resultados publicados a partir de um estudo multicêntrico,[39] pois demonstrou estimular a consolidação em fraturas expostas quando comparado com um grupo de controle sem sua utilização. Existe consenso de que o enxerto ósseo autólogo continua sendo o padrão-ouro e sobre o melhor momento para a aplicação de enxerto ósseo, ou seja, na restauração do envelope de partes moles e na presença de vascularização local.

FIXAÇÃO DAS FRATURAS

Após a irrigação, a limpeza e o debridamento da ferida, está indicada a estabilização das fraturas. A fixação óssea, restaurando o comprimento, o alinhamento e a rotação, evita a perpetuação da lesão das partes moles produzida pelos fragmentos ósseos e diminui a formação de espaço morto e hematoma, permitindo cuidado mais adequado das feridas e melhor mobilização e conforto do paciente. Tais fatos encontram amplo suporte na literatura, com evidências experimentais e clínicas de que a estabilização das fraturas expostas reduz a proliferação bacteriana e, como consequência, os índices de infecção.[4,40,41]

Recentes avanços foram obtidos nas últimas décadas no campo da estabilização primária das fraturas em geral e, de forma mais específica, nas expostas. Serão discutidas as diversas opções, conforme os tipos de fratura, com a intenção de analisar suas peculiaridades.

A escolha do método ideal de fixação, seja ele interno ou externo, é inteiramente dependente da chamada "personalidade da fratura", um conjunto de características da fratura e do paciente que definem e diferenciam as situações clínicas umas das outras. Entre os fatores que mais influenciam essa tomada de decisão, estão:

- O padrão, o tipo da fratura e o grau de cominuição.
- A localização anatômica.
- O grau de lesões de partes moles e o tratamento inicial.

- O grau de contaminação.
- O estado geral do paciente.
- O tempo de evolução desde o acidente.

A análise desses fatores permite afirmar que não existe um "implante" ou uma "técnica" universal capaz de adequar-se a todos os padrões de fraturas apresentados. Isso mostra que a decisão sobre qual método de estabilização deve ser utilizado baseia-se na análise minuciosa de cada caso associado ao conhecimento e à experiência do médico assistente, nas condições locais de trabalho e no suporte fornecido pelos trabalhos publicados na literatura.

Fratura exposta da tíbia

Fixadores externos

Os fixadores externos, há muito, vêm sendo considerados o tratamento de escolha na estabilização das fraturas expostas graves da tíbia, com diversas publicações comprovando clinicamente sua eficácia[42-44] **(FIG. 71.6)**. É um método seguro e eficaz para a estabilização dos fragmentos, com as vantagens de serem versáteis, fáceis de aplicar e pouco traumáticos para a área já lesada, além de permitir acesso à ferida. Nos casos considerados limítrofes, seu uso para estabilização temporária ou definitiva costuma ser a maneira mais segura e efetiva de manter sob controle a contaminação e as lesões de partes moles até sua cicatrização.

Várias "montagens" têm sido descritas, porém, hoje, os fixadores unilaterais com pinos de Schanz provaram clinicamente sua eficácia (e superioridade sobre os demais) em estabilizar a maioria das fraturas da tíbia até a consolidação. A eliminação de montagens multiplanares facilitou muito as cirurgias posteriores de reconstrução, seja para cobertura cutânea ou para enxertia óssea, sem a necessidade de refazer a montagem.[5,43]

O alto índice de retardo de consolidação e pseudartrose inicialmente relacionados ao uso dos fixadores externos tem sido tema de estudo em diversos grandes centros de trauma. Recentes avanços, como desenho de novos fixadores e técnicas para montagem, assim como pesquisas clínicas com a dinamização das montagens, contribuíram de maneira decisiva para melhores taxas de consolidação. Behrens e Searls[43] relataram taxa de infecção em fraturas de grau III entre 7 e 14% com consolidação entre 70 e 80%, o que reflete a gravidade dessas fraturas, a maioria com perda de substância e cominuição graves.

Ilizarov, por meio de seus trabalhos e experiência, desenvolveu o fixador circular associado aos princípios de estimulação óssea com micromovimentos e carga axial. As diversas montagens do aparelho de Ilizarov têm sido de extrema eficácia no manuseio das grandes perdas ósseas, devido à versatilidade e à capacidade de transporte ósseo, com excelentes resultados divulgados na literatura mundial.[15]

Quando se decide pelo uso da fixação externa, é preciso ter em mente dois aspectos: a aceitação pelo paciente e a infecção no trajeto dos pinos, os quais estão bastante relacionados. O cuidado adequado com a limpeza dos pinos evita complicações, por exemplo, pseudartrose.

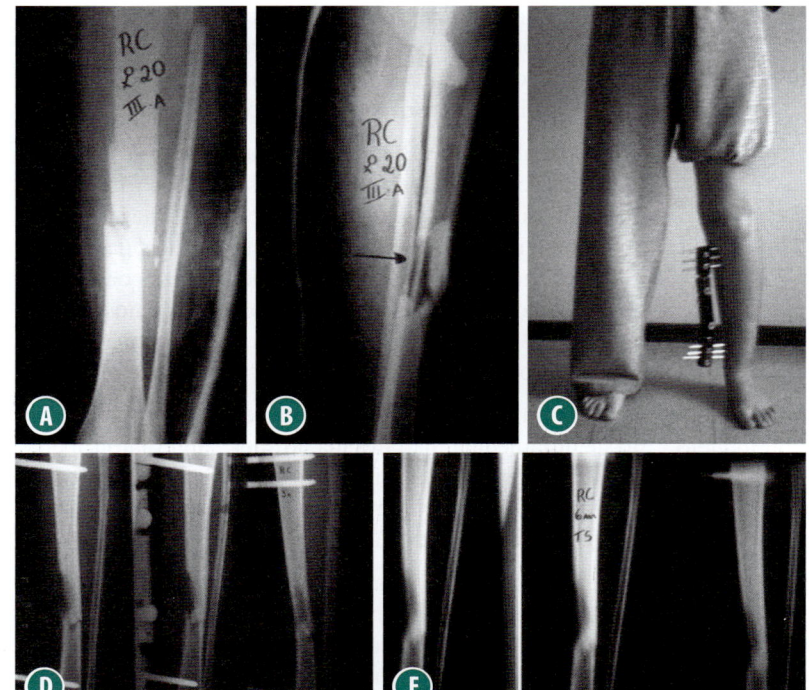

FIGURA 71.6

Ⓐ e Ⓑ Vítima de acidente automobilístico que sofreu fratura exposta do tipo IIIA de Gustilo, conforme evidenciado no raio X inicial.

Ⓒ Tratamento com fixador externo unilateral modular, permitindo carga total precoce.

Ⓓ e Ⓔ Evolução da fratura para consolidação, conforme evidenciado nos exames radiográficos.

Para evitar infecções graves, o cirurgião deve acompanhar com rigor a evolução do paciente e observar os orifícios de entrada dos pinos, além de fornecer constante orientação para o paciente. A simples limpeza diária com sabão neutro e cobertura local é eficaz. O uso contínuo de substâncias irritativas deve ser evitado.

A análise criteriosa da literatura atual é observada também na prática diária, que tende à limitação do uso dos fixadores externos em casos selecionados, o que não significa abandoná-lo. Em muitos centros de trauma no Brasil, as dificuldades técnicas para a utilização de outros métodos, como a haste intramedular, fazem com que o fixador externo seja o tratamento de escolha para as fraturas complexas, de maneira bastante satisfatória se for bem aplicado.

Em uma revisão extensa da literatura por meio de metanálise, Bhandari e colaboradores[45] encontraram resultados não tão satisfatórios com o uso dos fixadores externos, sobretudo pelo alto índice de complicações, como pseudartrose (24%) e consolidação viciosa (33,3%), o que estabeleceu um índice de reoperação elevado (37%) e inferior a outros métodos de osteossíntese, como apresentado adiante.

Em vários trabalhos prospectivos, a comparação do fixador externo com a haste intramedular demonstrou melhores resultados com o último método. Como em diversos centros de trauma, o uso de fixador externo está reservado para casos graves de cominuição, perda óssea e/ou contaminação, em geral fraturas do tipo III de Gustilo, quando a haste intramedular é tecnicamente inviável – como nas lesões proximais ou distais – e em pacientes comprometidos de forma grave e com instabilidade hemodinâmica, os quais não se deseja exposição aos riscos de procedimentos com maior tempo cirúrgico. Em muitos desses casos, o fixador age como estabilização temporária até que haja possibilidade de substituição por outro método mais estável, seguindo os conceitos do controle do prejuízo ortopédico.

Haste intramedular bloqueada: sem fresagem do canal medular

Há muito tem sido relatada, na literatura, a utilização das hastes intramedulares, como Lottes e Ender, em fraturas expostas da tíbia, com sucesso e com baixos índices de infecção. Ao contrário do que muitos temiam, o risco de a contaminação bacteriana se espalhar pelo canal medular não se confirmou. O emprego dessas hastes sem bloqueio e finas em fraturas multifragmentárias é contraindicado em função do risco de encurtamento e desvio dos fragmentos.

O desenvolvimento das hastes intramedulares com fresagem do canal medular e sistema de bloqueio permite estabilizar os diversos tipos de fraturas, mesmo as multifragmentárias. Sua utilização em fraturas fechadas produziu aumento na incidência de consolidação, com diminuição significativa no número de complicações, como infecção,

consolidação viciosa e/ou pseudartrose. Técnicas envolvendo a fresagem do canal medular, no entanto, não encontraram aceitação inicial no tratamento das fraturas expostas, pelo receio de gerar aumento no risco de infecção, devido à lesão da vascularização endosteal. As hastes intramedulares de diâmetros menores, mas com alta resistência, tiveram a oportunidade de serem utilizadas nas fraturas expostas sem a necessidade de fresagem do canal medular para abrigar as hastes de maior diâmetro. Sua eficácia no tratamento das fraturas expostas da tíbia tem sido demonstrada por diversos trabalhos de publicação recente, com o uso em lesões de baixa energia tipos I e II e mesmo em alguns casos especiais do tipo III com alta energia.

Muitas vantagens têm sido discutidas, como ausência de pinos externos, melhor cuidado das feridas e estabilização eficaz das fraturas, associadas a índices de infecções baixos. No estudo publicado por Whittle e colaboradores,[21] na Campbel Clinic, a incidência de infecção foi de 8% (quatro casos), sendo todos em fraturas do tipo III, ou seja, não ocorrendo em nenhum dos 46 casos tipos I e II. Esses resultados são superiores quando comparados ao grupo tratado com fixadores externos e/ou placas e parafusos. O índice de consolidação também tem se mostrado uniformemente alto, atingindo, nessa mesma série, 96%. Nos casos de retardo de consolidação, a troca de haste com fresagem do canal medular representa uma opção menos traumática em relação a outras formas de tratamento.

Henley e colaboradores,[46] em um estudo prospectivo comparando o uso do fixador externo e hastes não fresadas no tratamento das fraturas tipos II e III A/B em 174 fraturas, encontraram resultados mais favoráveis às hastes. Nesse estudo, o índice de infecção foi semelhante nos dois grupos, porém, houve maior número de consolidação viciosa com os fixadores externos, 21 *versus* 8%, e também o dobro de cirurgias para obter a consolidação.

No trabalho de Bhandari e colaboradores,[47] todas as pesquisas comparativas entre os dois métodos foram favoráveis à utilização das hastes. É preciso ressaltar, contudo, que problemas também existem com o uso das hastes bloqueadas sem fresagem. Nos casos de fraturas com grande cominuição, deve-se evitar a carga precoce como proteção aos parafusos de bloqueio, cuja falha e/ou quebra é relatada em 11% dos casos.[47]

Em uma análise de 78 fraturas expostas tratadas com haste intramedular não fresada, Muller[47] apresentou apenas 70% de consolidação primária. Dessas fraturas, 18% obtiveram consolidação com segundo procedimento. Conforme já citado, a taxa de falha de material foi de 11%.

A utilização das hastes intramedulares nas fraturas metafisárias representa risco de desvio por conta das forças atuantes nessas regiões e da pequena área de fixação dos parafusos, sendo, em alguns casos, mais indicado o uso de fixadores externos ou fixação interna. Novas hastes intramedulares, com desenhos especiais e maior capacidade de bloqueio proximal, têm sido empregadas em tais fraturas, assim como a utilização de parafusos de apoio intramedular ou *poller screws*, com o objetivo de dar maior apoio às hastes nessa área de canal medular muito largo (FIG. 71.7).

Haste intramedular bloqueada com fresagem do canal medular

Os efeitos da fresagem do canal medular têm sido muito estudados na tentativa de esclarecer se seus efeitos são benéficos ou não para a consolidação da fratura e também para avaliar suas repercussões sistêmicas. Entre diversos trabalhos de publicação recente na literatura, Schemitsch e colaboradores[47] compararam os efeitos da osteossíntese com fresagem do canal medular com outro grupo, no qual a fresagem não foi utilizada. Os autores demonstraram que, ao final de duas, seis e 12 semanas, não houve diferença na formação do calo ósseo entre os grupos. A grande questão a ser avaliada é se as vantagens da fixação com fresagem – entre elas, a autoenxertia – superam os riscos durante as duas semanas iniciais, nas quais a vascularização periosteal ainda não se refez.

A literatura atual ainda é escassa em trabalhos comparativos entre as duas técnicas, mas, conforme demonstrado por Bhandari e colaboradores,[45] há forte tendência favorável à utilização das hastes fresadas no tratamento das fraturas expostas da tíbia. Em estudos comparativos, Finkemeier e colaboradores[48] e Keating e colaboradores[32] apresentaram resultados superiores com a fresagem do canal medular. É preciso ressaltar que as taxas de infecção em ambos os estudos foram equivalentes entre os grupos, mas a incidência de consolidação foi maior no grupo com hastes fresadas, além do menor número – ausência – de falhas de implantes. Deve-se mencionar o fato de que essas séries representam um pequeno número de pacientes, 94 e 74, respectivamente, e que estudos maiores ainda devem ser conduzidos até que seja possível estabelecer conclusão.

Recentemente, estudos com casuística maior vêm demonstrando problemas com a utilização das hastes, que, embora superiores aos resultados obtidos com os fixadores externos, permanecem inferiores quando comparadas com séries envolvendo fraturas fechadas e, até mesmo, fraturas expostas tratadas com hastes fresadas, conforme apresentado mais adiante.

Fixação externa associada à fixação interna mínima

O trabalho de Spiegel e Vandersshielden[49] sobre a análise biomecânica dos fixadores externos demonstrou

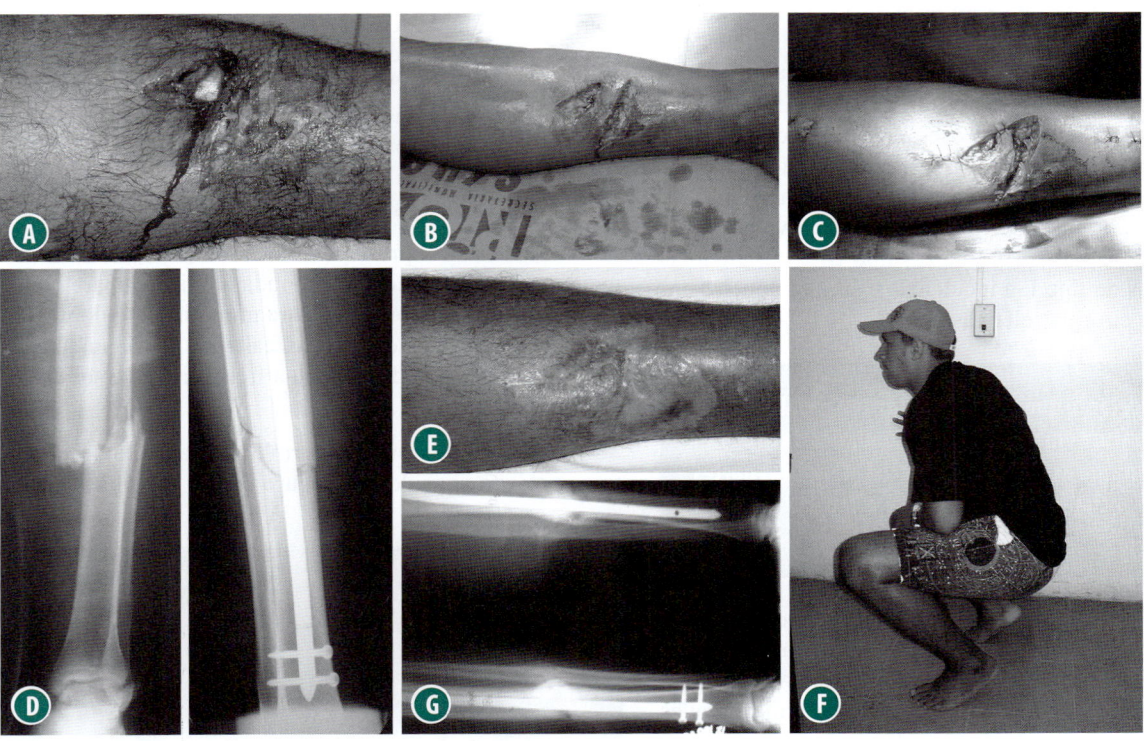

FIGURA 71.7

Ⓐ - Ⓒ Vítima de atropelamento que sofreu fratura exposta classificada como tipo IIIA de Gustilo. Ferida inicial e, na sequência, com limpeza inicial e debridamento após a fixação.

Ⓓ Raio X inicial da fratura e com fixação imediata por meio de haste intramedular bloqueada não fresada de titânio.

Ⓔ e Ⓕ Ferida completamente cicatrizada após fechamento secundário e recuperação funcional do paciente após oito semanas da fratura.

Ⓖ Raio X com oito dias sem evolução.

que, nas fraturas diafisárias da tíbia, a associação de parafusos interfragmentários aumentava a estabilidade. Apesar dos dados promissores dessa técnica, seu uso na prática clínica se mostrou desfavorável. A utilização dos parafusos interfragmentários produziu aumento do índice de infecção e pseudartrose, conforme relatado na literatura por vários autores. Entre as diversas razões para a falha dessa associação, a principal explicação reside no fato de que os fixadores externos não permitem estabilidade suficiente para proteger a fixação interfragmentária diafisária realizada. Diferentemente da placa de neutralização, eficaz nesses casos, as montagens com os fixadores externos permitem movimento no foco de fratura, estressando a fixação até que haja lise local e o processo inflamatório se inicie, podendo culminar em infecção, soltura do implante e pseudartrose, entre outros problemas.

Há, entre os autores, a tendência para indicar, apenas em fraturas articulares com extensão metáfise-diafisária, a associação de parafusos interfragmentários e fixadores externos. Isso tem se mostrado de extrema eficácia, com excelentes resultados.[49,50]

Fixação interna

Como já apresentado, a possibilidade de infecção costumava impedir a utilização de fixação interna rígida imediata nos casos de fratura exposta. Entretanto, tal atitude tem sido alterada de forma radical nas últimas duas décadas. Estudos publicados a partir de 1980 demonstraram bons resultados, com diminuição significativa das taxas de infecção e pseudartroses. Gristina e colaboradores[41] relataram que a presença do implante não aumentava o índice de infecção. Vários estudos comparativos têm demonstrado, porém, superioridade significativa em favor dos fixadores externos nas fraturas tipo III e em algumas do tipo II. Nas do tipo I, a incidência é similar àquelas encontradas nas cirurgias eletivas.

> **DICA:** É importante que o cirurgião faça uma avaliação criteriosa da fratura em questão e das condições do paciente para uma cirurgia extensa, com especial atenção às partes moles, e, principalmente, atenha-se à técnica cirúrgica preconizada.

Nesses casos, após o tratamento inicial da ferida, a fixação interna deve ser realizada de forma atraumática, para não aumentar a agressão ao tecido ósseo. Aqui, não há chance para erros, já que as consequências são mais graves do que aquelas com o uso dos fixadores externos.[42,44] Deve-se lembrar, ainda, que vários outros pontos fundamentais – e de influência direta no prognóstico da lesão – precisam ser analisados quando é eleita a fixação interna, como condições do material, equipamentos disponíveis e cirurgião treinado e capacitado, com experiência suficiente para

solucionar os problemas que possam surgir e para discernir entre as osteossínteses possíveis e aquelas impossíveis, como em fraturas extremamente cominutivas e/ou com estoque ósseo incapaz de sustentar parafusos.

Estudos mais recentes, com metodologia mais adequada e em séries comparáveis entre si, referiram resultados superiores com fixação interna nas fraturas intra-articulares quando comparada a outros métodos. A incidência de complicações é semelhante àquelas publicadas para casos eletivos. O uso da mesma técnica nas fraturas diafisárias tem apresentado resultados satisfatórios, mas de maneira não muito uniforme, como no trabalho de Wade e Campbel, com 27% de pseudartrose e 14% de infecção, e de Chapman e Olson[1] e Chapman e Mahoney,[51] com 0% de pseudartrose e 10% de infecção para todos os tipos de fratura.

Hoje, é possível afirmar que existe espaço para a fixação interna nas fraturas expostas da tíbia, porém, seus riscos (inerentes à técnica) em relação à extensão da cirurgia devem ser analisados com extrema cautela para justificar seu uso (FIG. 71.8).

Osteossíntese intramedular após fixador externo

A experiência com o uso das hastes intramedulares fresadas nas fraturas com fixador externo colocado previamente tem demonstrado um alto e inaceitável índice de infecção.[52] A incidência de infecção grave foi ainda maior nos casos com infecção no trajeto dos pinos. Os trabalhos de Malferir e McGraw,[53] em séries diferentes, mostram a incrível taxa de infecção de 71% em pacientes com conversão de fixador externo para haste intramedular. Em comparação, nos casos sem infecção prévia nos pinos, a incidência foi bem menor. Em ambos os trabalhos, a conclusão foi de que essa conversão não constitui uma opção segura de tratamento.

A alternativa apresentada na intenção de diminuir a incidência de infecção foi a retirada prévia do aparelho e o tratamento com antibióticos, para minimizar a colonização bacteriana, com a osteossíntese realizada em segundo tempo. O material retirado durante a fresagem deve ser enviado para cultura.

Existe, ainda, muita controvérsia na literatura quanto ao período considerado seguro para a transição fixador

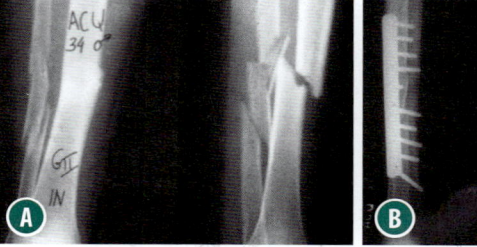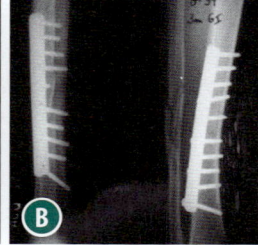

FIGURA 71.8
Ⓐ Fratura exposta tipo II de Gustilo, com ferimento na face anterolateral da perna.
Ⓑ Resultado após três meses, apresentando consolidação *per prima*.

externo-haste, e, entre as diversas teorias apresentadas pelos autores, todas carecem de comprovação científica. Hoje, há a tendência a considerar segura a transição imediata até duas semanas de uso do fixador externo sem infecção local ou nos trajetos dos pinos. Ultrapassado esse período considerado "intervalo de ouro", recomenda-se a transição em dois tempos. Nesses casos, o fixador é removido, o membro é imobilizado com calha gessada ou gesso circular e a antibioticoterapia é instituída por duas a três semanas, quando, então, a fixação é realizada.

Atualmente, o mercado possui novos modelos de fixadores externos, cuja característica principal é que seus pinos não perfuram a cortical óssea (AO – *pinless external fixator*), evitando, assim, a continuidade do canal medular e o meio externo. Seu uso é específico para os casos em que se planeja a osteossíntese intramedular após o atendimento inicial com esse fixador externo especial.

Fratura exposta intra-articular

Fixação nas lesões de membros inferiores

Está bem estabelecido, após anos de pesquisa e prática clínica, que o tratamento ideal das fraturas intra-articulares envolve a redução anatômica da superfície articular, restaurando sua congruência, e também a instituição da mobilidade o mais precoce possível, conforme demonstram os trabalhos clássicos de Salter. Tais conceitos adquirem importância ainda maior quando se trata de articulações que suportam o peso corporal, ou seja, localizadas nos membros inferiores. O procedimento para alcançar esses objetivos é a osteossíntese estável das fraturas, princípios aplicáveis tanto às fraturas fechadas quanto às expostas. As fraturas intra-articulares para as quais o tratamento conservador está indicado são aquelas que se apresentam anatomicamente reduzidas e *estáveis,* ou, ainda, em casos especiais de pacientes com paralisias ou problemas neurológicos graves.

Vários autores[42,43,49,50] têm obtido sucesso nas osteossínteses imediatas em graves fraturas expostas intra-articulares, tanto no fêmur quanto na tíbia, porém, não há uniformidade em relação aos resultados, com várias críticas a essa opção. Muitos se mostram, ainda, reticentes quanto à realização de dissecções extensas e à utilização de placas e parafusos com o objetivo de estabilizar de forma adequada essas fraturas no momento do debridamento, ou seja, na urgência. O consenso existente entre todos aqueles envolvidos em cirurgia do trauma é de que a fixação interna imediata depende da experiência do cirurgião e de seus critérios ao analisar cada fratura.

A maioria das fraturas expostas intra-articulares é do tipo I. Nesses casos, a baixa energia recebida pelos tecidos contribui para um índice modesto de infecções, comparável com traumas fechados, permitindo a cirurgia imediata depois de cuidado adequado das lesões de partes moles.

Devido ao aumento na incidência de infecção nos graus II e III, uma análise minuciosa deve preceder a escolha da técnica cirúrgica a ser empregada. Nos casos considerados limítrofes, a congruência articular pode ser restaurada e fixada apenas com o uso de parafusos interfragmentários, sem grandes descolamentos, evitando, assim, maior desvitalização óssea e de partes moles, deixando a fixação para um segundo tempo, quando ocorrer cicatrização das partes moles envolvidas.

Hoje, dá-se grande ênfase à fixação externa associada no mesmo segmento ou em uma ponte sobre a articulação, devido aos novos fixadores e ao aprimoramento da técnica e do instrumental disponível. Em ambos os casos, a solução pode ser temporária ou definitiva, mantendo-se o fixador até a consolidação da fratura se este permitir a mobilização da articulação. Conforme já mencionado, a otimização dos resultados referentes às fraturas intra-articulares depende da mobilização precoce das articulações e da reabilitação muscular. A pior opção, com resultados desastrosos, é quando se associam os riscos da fixação interna excessiva com as complicações de fixador externo não funcional. Nos dias atuais, o desenvolvimento de novos fixadores auxilia no tratamento dessas lesões, como o aparelho de Ilizarov, ou seja, fixadores circulares com fios de menor diâmetro. Em certos casos, a montagem com anel e fios possibilita a estabilização de fragmentos metafisários sem dissecção excessiva e com melhores resultados em comparação com técnicas tradicionais. O advento dos fixadores híbridos veio oferecer ainda mais vantagens, tornando os fixadores circulares mais fáceis de utilizar e evitando as frequentes complicações dos fios maleáveis na região diafisária da tíbia.

Ao contrário das fraturas expostas do tornozelo, que representam poucos problemas, as fraturas do pilão tibial são de difícil manuseio. A redução anatômica, sem desvitalização dos fragmentos com parafusos ou fios, associada à fixação externa, tem sido o tratamento de escolha dos diversos autores. Alguns utilizam a complementação com placa de suporte após a cicatrização das partes moles. A extensa dissecção para a colocação de placa primariamente é contraindicada por todos os autores, com aumento de infecções e consequências desastrosas.[54]

> **ATENÇÃO!** Muitos autores têm relatado problemas na inserção proximal das hastes, com subsequente bloqueio articular e/ou lesão do manguito rotador.

Fraturas expostas do fêmur

De modo diferente do que ocorre na tíbia, a qualidade do invólucro de partes moles presente ao redor do fêmur constitui uma significativa defesa nos casos de fratura exposta. A extensa vascularização em quase toda a extensão é de grande valia no tratamento.

Osteossíntese com haste intramedular

Existe uma tendência mundial de usar osteossíntese nas fraturas expostas do fêmur com hastes intramedulares bloqueadas, com base na extensa experiência em fraturas fechadas. As fraturas do tipo I podem ser fixadas imediatamente com essa técnica, e os resultados mantêm-se semelhantes àqueles das fraturas fechadas. Apesar de a fresagem poder causar necrose do endósteo e, assim, aumentar o risco de infecção, isso não tem sido verificado na prática diária. A fresagem permite a inserção de hastes com maior diâmetro e mais fortes, diminuindo, assim, a probabilidade de fratura do material, sem aumentar a incidência de infecção. O consenso atual é que a fresagem seja mínima, o suficiente para permitir fixação adequada da haste no nível do istmo.

Nas fraturas dos tipos II e III, o risco de infecção aumenta um pouco com o uso da haste intramedular, que só é indicado para politraumatizados, quando os riscos são minimizados pelos efeitos da estabilização precoce. Em caso de associação entre fraturas do fêmur e da tíbia, a indicação da haste intramedular é reforçada.

Fixadores externos

Conforme já salientado, o envelope muscular ao redor do fêmur torna a fixação interna menos problemática, mas, ao mesmo tempo, faz o uso do fixador externo ser mais difícil e, em particular, trabalhoso.[38,43] Apesar disso, em determinadas fraturas, sobretudo naquelas com alto grau de contaminação, cominuição ou quando a cobertura muscular é problema, o uso dos fixadores externos é a melhor opção.

Nos dias atuais, os novos desenhos e o aperfeiçoamento dos fixadores têm permitido a utilização da montagem uniplanar com pinos tipo Schanz de maneira estável e eficaz. Seu uso se torna ainda mais eficiente em politraumatizados com múltiplas intervenções de outras especialidades, por poder ser executada em mesa cirúrgica comum, não necessitando de tração e de outros requisitos, como nas osteossínteses intramedulares. Os fixadores do tipo AO, Ultra-X e Orthofix são os mais utilizados, apresentando excelentes resultados por conta da estabilidade alcançada e da grande versatilidade proporcionada.

Conforme discutido em relação à utilização nas fraturas expostas da tíbia, os fixadores externos nas fraturas expostas do fêmur estão ainda mais restritos. Têm indicação como método temporário, seja pelas condições clínicas do paciente ou pelos locais da fratura, como em lesão vascular, na qual o reparo vascular deve ser o objetivo primário, e a fixação da fratura, rápida. Nessa situação, a troca por haste intramedular pode ser feita com segurança em um segundo tempo.

Placas

A literatura atual produzida no mundo tem reservado um pequeno espaço para as osteossínteses com placa e parafusos nas fraturas expostas do fêmur. A necessidade de amplas incisões e descolamento para a fixação das fraturas com esse método, aumentando o risco de infecção e perda sanguínea, em muito contribui para sua baixa utilização, em especial na comparação com resultados das hastes intramedulares bloqueadas. Associados a esses dois fatores, destacam-se, também, a necessidade de enxertia óssea e o alto índice de falha do implante e de pseudartroses.[54,55] Muitos autores preconizam seu uso, em especial pela execução menos trabalhosa, mais rápida e pouco dependente de acessórios.

Fraturas expostas da pelve

É fato constatado nos diversos centros de trauma no mundo que, além dos acidentes, a gravidade das lesões também está aumentando a cada ano. Antigamente raras, as fraturas expostas na pelve estão se tornando cada vez mais frequentes nos grandes centros. A causa mais comum de morte tardia em pacientes com fraturas expostas ou disjunções da pelve é a septicemia. Qualquer fratura pélvica com lesão do intestino grosso (em qualquer segmento) ou feridas externas comunicantes, em especial no períneo, estão propensas à contaminação por material fecal. Nesses casos, a colostomia é indicada para diminuir o risco de complicações infecciosas.

> **ATENÇÃO!** A infecção instalada com subsequente abscesso retroperitoneal é catastrófica, e a incidência de óbito é extremamente alta após esse quadro. O debridamento cuidadoso das partes moles, associado à correta estabilização óssea e à colostomia, é essencial para um bom prognóstico.

Fraturas expostas dos ossos do antebraço e do braço

Assim como o fêmur, os ossos do antebraço e do braço têm excelente invólucro e vascularização. Devido ao fato de que as fraturas dos membros superiores em geral envolvem menos energia, o índice de complicações é bem menor.

Resultados de diversos centros[56] têm demonstrado que a incidência de infecção após síntese com placa e parafusos imediata nas fraturas expostas do rádio e da ulna é muito baixa. Esses resultados se devem a cuidadoso tratamento das partes moles, isto é, limpeza, debridamento e cobertura apropriadas. Mesmo casos com grande cominuição se comportam de maneira semelhante. Em situações de contaminação significativa ou perda de substância óssea, o uso do fixador está indicado como estabilização provisória ou, até mesmo, definitiva. Os mesmos princípios devem ser aplicados às fraturas do úmero, embora alguns autores optem pelo tratamento funcional em casos de fraturas estáveis, cujos índices de consolidação são semelhantes.

Quando as fraturas são instáveis e/ou associadas a lesão vasculonervosa, a fixação imediata tem indicação precisa. Muitos autores se mostram favoráveis à fixação com placa, apresentando um pequeno índice de complicações. Hoje, novas hastes intramedulares estão em uso, mas ainda não há suporte que confirme os bons resultados inicialmente obtidos nas fraturas fechadas ou nas da tíbia e do fêmur.

Fraturas por projéteis de arma de fogo

A violência urbana tem sido tema de extensa discussão em todas as esferas da sociedade. Na área ortopédica, o número de fraturas produzidas por projétil de arma de fogo (PAF) tem aumentado a cada ano e de maneira assustadora. A tecnologia na produção das armas expande o poder de fogo e destruição, com consequências alarmantes, vistas nas gravidades dessas lesões. Projéteis com baixa velocidade ocasionam menores lesões musculares e ósseas, mas aqueles com alta velocidade ou alta concentração de energia provocam lesões extensas tanto em partes moles quanto na estrutura óssea, que, muitas vezes, encontra-se pulverizada.

Os trabalhos com publicação recente reafirmam os conceitos iniciais que consideram as fraturas por PAF como qualquer outra fratura exposta. Portanto, devem ser adotados os protocolos de tratamento de acordo com suas características. Essa categoria tem sido objeto de inúmeras publicações e sua importância é tal que, em suas clássicas publicações, Gustilo e colaboradores[6,18,20] afirmam: "[...] as fraturas provocadas por PAF com alta energia são automaticamente classificadas como Grau III".

AMPUTAÇÃO *VERSUS* SALVAÇÃO

Fraturas de grau III da tíbia

Os recentes avanços obtidos com técnicas microcirúrgicas, tanto no campo vascular como no sistema nervoso periférico, associados às modernas técnicas de "reconstrução" óssea e aos métodos de fixação, como o de Ilizarov, permitiram "salvar" muitos membros que, há pouco tempo, estariam fadados à amputação. A experiência conseguida em vários centros especializados na salvação desses membros "revascularizados" possibilita, hoje, uma avaliação cuidadosa e minuciosa dos resultados clínicos apresentados. Surpreendentes em alguns aspectos, vários trabalhos têm mostrado que, em alguns casos, a tentativa de salvação proporcionou aos pacientes resultados menos satisfatórios do que aqueles obtidos ou esperados com a amputação imediata.

Tendo em vista todos esses aspectos relativos ao tratamento inicial das fraturas expostas e a experiência publicada, fica ainda mais difícil a decisão a ser tomada pelo

cirurgião no momento do atendimento inicial ao paciente e também durante o curso terapêutico. Como distinguir as lesões que se classificam como recuperáveis ou viáveis daquelas que, pelo grau de gravidade e pela combinação de fatores, inevitavelmente evoluirão para amputação? O objetivo é evitar que a decisão de manter o membro inviável se arraste de modo indefinido, promovendo aumento significativo da morbidade e da mortalidade, altos custos hospitalares e trauma psicológico ao paciente. Porém, como decidir essa questão com margem de segurança aceitável?

Vários autores[19,40,57-59] têm se preocupado com tais situações, procurando estabelecer critérios para definir uma reconstrução com sucesso ou a imediata amputação. Com o objetivo de responder a essas dúvidas, Helfet e colaboradores[58] e Sanders e colaboradores[36] criaram, em 1987, um sistema de classificação por pontos das lesões, denominado Mangled Extremity Severity Score (MESS), para ajudar na tomada de decisão **(QUADRO 71.5)**. Em 1990, os autores publicaram os primeiros resultados, com comparação entre os dados retrospectivos e prospectivos, e mostraram que índices maiores ou iguais a 7 eram correlacionados a 100% de amputação.

O uso do MESS difundiu-se rapidamente, e a análise dos resultados é de fundamental importância para a obtenção de respostas para casos complexos e também para estabelecer critérios cada vez mais claros sobre as tomadas de decisão. Vários autores questionam o caráter dogmático desse sistema, porém, na prática, ele tem se mostrado confiável nas decisões a serem tomadas.

McNamara e colaboradores,[60] da Universidade do Texas, em San Antonio, confirmaram o valor indicativo de amputação em índices maiores ou iguais a sete e concluíram que o MESS é altamente apurado (p < 0,005) em prever amputações. Existe base firme da literatura mundial e nos trabalhos recentes de que os membros que se apresentam com isquemia "quente" em intervalos superiores a seis horas, principalmente nas lesões com esmagamento, não têm boa evolução.

A lesão do nervo tibial tem unanimidade entre os autores como indicação para amputação. Apesar de serem membros tecnicamente "salváveis", os resultados são ruins pela área insensível na região plantar. Esses aspectos levaram Hansen[19] a escrever o editorial *As fraturas Tipo IIIC da tíbia: amputar ou salvar?*. Nele, o autor indica que, nos últimos 20 anos, muito se aprendeu sobre "como" salvar membros, porém, hoje, é preciso focar também "quando" isso é possível e, sobretudo, "quando não é". O autor termina afirmando que é necessário o triunfo da razão sobre a tecnologia.

Durante o simpósio sobre controvérsias no tratamento das fraturas expostas, apresentado pela Academia Americana de Ortopedia, em fevereiro de 1994, foi exposto o seguinte consenso sobre as indicações de amputação primária e tardia:

QUADRO 71.5 → Mangled Extremity Severity Score

Tipo	Características	Lesões	Pontos
Osso/partes moles			
1	Baixa energia	Feridas puntiformes, fraturas fechadas simples PAF de pequeno calibre	1
2	Média energia	Fraturas expostas ou vários níveis, luxações, moderados esmagamentos	2
3	Alta energia	Explosão por PAF de alta velocidade	3
4	Esmagamento maciço	Lesões graves, como em ferrovias e soterramento	4
Choque			
1	Normotenso Hemodinâmico	Pressão estável pré e perioperatório	0
2	Hipotensão transitória	Pressão arterial instável pré-operatória, responde a fluidos endovenosos	1
3	Hipotensão Prolongada	Pressão arterial sistólica < 90 pré-operatória, mas só responde no perioperatório	2
Isquemia			
1	Não	Pulso presente, sem sinais de isquemia*	0
2	Leve	Pulso presente, sem sinais de isquemia*	1
3	Moderada	Sem pulso ao Doppler, enchimento capilar lento, parestesia com motricidade	2
4	Avançada	Sem pulso, frio, paralisado, insensível, sem enchimento capilar	3
Idade			
1	< 30		
2	> 30 a < 50		
3	> 50		

* Multiplicar por 2 se a isquemia excede seis horas.

Indicações absolutas imediatas

Fraturas expostas da tíbia com lesão vascular

- Lesão do nervo tibial posterior.
- Lesão, esmagamento com mais de seis horas de isquemia "quente".
- Lesão extensa muscular sem condições de reconstrução.
- Lesão associada a risco à vida que inviabiliza cirurgias externas.

Indicações relativas imediatas

- Politrauma.
- Idade.
- Choque.

Indicações tardias

- Sepse incontrolável.
- Graves contraturas.
- Áreas externas insensíveis.
- Dor crônica.
- Quando a prótese é melhor do que o membro.

Referências

1. Chapman MW, Olson SA. Open fractures. In: Rockwood CA, Green DP, Bucholz RW, Heckman JD, editors. Rockwood and Green's fractures in adults. 4th ed. Philadelphia: Lippincot-Raven; 1996. v. 1, p. 305-52.

2. Lourenço PRB, Franco JS. Atualização no tratamento das fraturas expostas. Rev Bras Ortop. 1998;33(6):436-46.

3. Paccola CAJ. Fraturas expostas: artigo de atualização. Rev Bras Ortop. 2001;36(8):283-91.

4. Sudkamp NP. Soft tissue injury: pathophysiology and its influence on fracture management. In: Ruedi TP, Murphy WM. AO principles of fracture management. New York: Thieme; 2000.

5. Brumback RJ. Open tibial fractures: current orthopaedic management. Instr Course Lect. 1992;41:101-17.

6. Gustilo RB, Anderson JT. Prevention of infection in the treatment of one thousand and twenty five open fractures of long bones: retrospective and prospective analyses. J Bone Joint Surg Am. 1976;58(4):453-8.

7. Gustilo RB, Mendosa RM, Willians DN. Problems in the management of type III (severe) open fractures: a new classification of type III open fractures. J Trauma. 1984;24(8):742-6.

8. Brumback RJ, Jones AL. Interobserver agreement in the classification of open fractures of the tibia: the results of a

survey of two hundred and forty-five orthopaedic surgeons. J Bone Joint Surg Am. 1994;76(8):1162-6.

9. Tsherne H, Gotzen L. Fractures with soft tissue injuries. Berlin: Springer-Verlag; 1984.

10. Clifford RP. Open fractures. In: Ruedi TP, Murphy WM. AO principles of fracture management. New York: Thieme; 2000.

11. Lloyd GER, editor. Hippocratic writings. New York: Pelican Books; 1978.

12. Lee J, Goldestein J, Chapman M. The value of pre and post debridement in the management of open fractures. Orthop Trans. 1991;15:776-7.

13. Wangesteen OH, Wangesteen SD. The ride of surgery from craft to scientific discipline. Minneapolis: University of Minnesota; 1978.

14. Christian CA. General principles of fracture treatment. In: Canale ST, editor. Campbell's operative orthopaedics. 9th ed. St. Louis: Mosby; 1998.

15. Tucker HL, Kendra JC, Kinnebrew TE. Tibial defects: reconstruction using the method of ilizarov as an alternative. Orthop Clin North Am. 1990;21(4):629-37.

16. Patzakis MJ, Harvey JP Jr, Ivler D. The role of antibiotics in the management of open fractures. J Bone Joint Surg Am. 1974;56(3):532-41.

17. Patzakis MJ, Wilkins J, Moore TM. Considerations in reducing the infection rate in open tibial fractures. Clin Orthop Relat Res. 1983;(178):36-41.

18. Gustilo RB, Merkow RL, Templeman D. The management of open fractures. J Bone Joint Surg Am. 1990;72(2):299-304.

19. Hansen ST. The type-IIIC tibial fracture: salvage or amputation? J Bone Joint Surg Am. 1987;69(6):799-800.

20. Gustilo RB. Management of open fractures and their complications. Philadelphia: W. B. Saunders; 1982.

21. Whittle AP, Russell TA, Taylor JC, Lavelle DG. Treatment of open fractures of the tibial shaft with the use of interlocking nailing without reaming. J Bone Joint Surg Am. 1992;74(8):1162-71.

22. Jaeger M, Maier D, Kern WV, Südkamp NP. Antibiotics in trauma and orthopaedic surgery: a primer of evidence-based recommendations. Injury. 2006;37(2):S74-S80.

23. Gosselin RA, Roberts I, Gillespie WJ. Antibiotics for preventing infection in open limb fractures. Cochrane Database Syst Rev. 2004;(1):CD003764.

24. Luchette FA, Bone LB, Born CT, DeLong WG Jr, Hoff WS, Mullins D, et al. EAST Practice Management Guidelines Work Group: practice management guidelines for prophylactic antibiotics use in open fractures. Chicago: EAST; 2005.

25. Patzakis MJ, Bains RS, Lee J, Shepherd L, Singer G, Ressler R, et al. Prospective randomized, double-blind study comparing single-agent antibiotic therapy, ciprofloxacin, to combination antibiotic therapy in open fracture wounds. J Orthop Trauma. 2000;14(8):529-33.

26. Clancey GJ, Hansen ST Jr. Open fracture of the tibia: a review of one hundred and two cases. J Bone Joint Surg Am. 1978;60(1):118-22.

27. Eckman JB Jr, Henry SL, Mangino PD, Seligson D. Wound and serum levels of tobramicin with the prophylatic use of

tobramicin-impregnated polymethylmetacrilate beads in compound fractures. Clin Orthop Relat Res. 1988;(237): 213-5.

28. Henry SL, Ostermann PA, Seligson D. The antibiotic bead pouch technique: the management of severe compound fractures. Clin Orthop Relat Res. 1993;(295):54-62.

29. Ostermann PA, Henry SL, Seligson D. The role of local antibiotic therapy in the management of compound fractures. Clin Orthop Relat Res. 1993;(295):102-11.

30. Dirschl DR, Webb LX. Symposium: emergency management of open fracture wounds. Proceedings of the 22nd Orthopaedic Trauma Association Annual Meeting; 2006, Phoenix. Rosemont: Orthopaedic Trauma Association; 2006.

31. Wright B. Antibiotic bead utilization for the prevention of infection of open fracture wounds: are the costs justified? Proceedings of the 22nd Orthopaedic Trauma Association Annual Meeting; 2006, Phoenix. Rosemont: Orthopaedic Trauma Association; 2006.

32. Keating JF, O'Brien PJ, Blachut PA, Meek RN, Broekhuyse HM. Locking intramedullary nailing with and without reaming for open fractures of the tibial shaft: a prospective, randomized study. J Bone Joint Surg Am. 1997;79(3):334-41.

33. Anglen JO. Comparison of soap and antibiotic solutions for irrigation of lower-limb open fracture wounds: a prospective, randomized study. J Bone Joint Surg Am. 2005;87(7): 1415-22.

34. Stanard, J. P. Wound coverage: what is the current evidence? Proceedings of the 22nd Orthopaedic Trauma Association Annual Meeting; 2006, Phoenix. Rosemont: Orthopaedic Trauma Association; 2006.

35. Norris BL, Kellam JF. Soft-tissue injuries associated with high energy extremity trauma: principles of manageament. J Am Acad Orthop Surg. 1997;5(1):37-46.

36. Sanders R, Swiontkowski M, Nunley J, Spiegel P. The management of fractures with soft-tissue disruptions. J Bone Joint Surg Am. 1993;75(5):778-89.

37. Gopal S, Majumder S, Batchelor AG, Knight SL, De Boer P, Smith RM. Fix and flap: the radical orthopaedic and plastic treatment of severe open fractures of the tibia. J Bone Joint Surg Br. 2000;82(7):959-66.

38. Behrens F. Bone grafting: general principles and use in open fractures. Instr Course Lect. 1981;30:152-6.

39. Govender S, Csimma C, Genant HK, Valentin-Opran A, Amit Y, Arbel R, et al. Recombinant human bone morphogenetic protein-2 for treatment of open tibial fractures: a prospective, controlled, randomized study of four hundred and fifty patients. J Bone Joint Surg Am. 2002;84-A(12):2123-34.

40. Dirschl DR, Dahners LE. The mangled extremity: when should it be amputated? J Am Acad Orthop Surg. 1996; 4(4):182-90.

41. Gristina AG, Naylor PT, Webb LX. Molecular mechanisms in musculoskeletal sepsis: the race for the surface. Instr Course Lect. 1990;39:471-82.

42. Bach AW, Hansen ST. Plates versus external fixation in severe open tibial shaft fractures: a randomized trial. Clin Orthop Relat Res. 1989;(241):89-94.

43. Behrens F, Searls K. External fixation of the tibia: basic concepts and prospective evaluation. J Bone Joint Surg Br. 1986;68(2):246-54.

44. Olson SA. Open fractures of the tibial shaft: current treatment. J Bone Joint Surg Am. 1996;78(9):1428-37.

45. Bhandari M, Guyatt GH, Swiontkowski MF, Schemitsch EH. The treatment of open fractures of the shaft of the tibia: a systematic overview and meta-analysis. J Bone Joint Surg Br. 2001;83(1):62-8.

46. Henley MB, Chapman JR, Agel J, Harvey EJ, Whorton AM, Swiontkowski MF. Treatment of type II, IIIA, and IIIB open fractures of the tibial shaft: a prospective comparison of unreamed interlocking intramedullary nails and half-pin external fixators. J Orthop Trauma. 1998;12(1):1-7.

47. Schemitsch EH, Turchin DC, Kowalski MJ, Swiontkowski MF. Quantitative assessment of bone injury and repair after reamed and unreamed locked intramedullary nailing. J Trauma. 1988;45(2):250-5.

48. Finkemeier CG, Schmidt AH, Kyle RF, Templeman DC, Varecka TF. A prospective randomized study of intramedullary nails inserted with and without reaming for the treatment of open and closed fractures of the tibial shaft. J Orthop Trauma. 2000;14(3):187-93.

49. Spiegel PG, Vandershielden JL. Minimal internal and external fixation in the treatment of open fractures. Clin Orthop Relat Res. 1983;(178):96-102.

50. Tornetta P. 3rd, Weiner L, Bergman M, Watnik N, Steuer J, Kelley M, et al. Pilon fractures: treatment with combined internal and external fixation. J Orthop Trauma. 1993;7(6):489-96.

51. Chapman MW, Mahowey M. The role of early internal fixation in the management of open fractures. Clin Orthop Relat Res. 1979;(138):120-31.

52. Blachut PA, Meek RN, O'brien PJ. External fixation and delayed intramedullary nailing of open fractures of the tibial shaft: a sequential protocol. J Bone Joint Surg Am. 1990;72(5):729-35.

53. Maurer DJ, Merkow RL, Gustilo RB. Infection after intramedullary nailing of severe open tibial fractures initially treated with external fixation. J Bone Joint Surg Am. 1989;71(6):835-8.

54. Lhowe DW, Hansen ST. Immediate nailing of open fractures of the femoral shaft. J Bone Joint Surg Am. 1988;70(6):812-20.

55. Hungria Neto JS. Fraturas diafisárias do fêmur: ainda há indicação para o uso de placas? Rev Bras Ortop. 1996;31(6):444-8.

56. Moed BR, Kellam JF, Foster RJ, Tile M, Hansen ST Jr. Immediate internal fixation of open fracture of the diaphysis of forearm. J Bone Joint Surg Am. 1986;68(7):1008-17.

57. Hansen ST. Overview of the severely traumatized lower limb: reconstruction versus amputation. Clin Orthop Relat Res. 1989;(243):17-9.

58. Helfet DL, Howey T, Sanders R, Johansen K. Limb salvage versus amputation: preliminary results of the mangled extremity severity score. Clin Orthop Relat Res. 1990;(256):80-6.

59. Howe HR Jr, Poole GV Jr, Hansen KJ, Clark T, Plonk GW, Koman LA, et al. Salvage of lower extremities following combined orthopaedic and vascular trauma: a predictive salvage index. Am Surg. 1987;53(4):205-8.

60. McNamara MG, Heckman JD, Corley FG. Severe open fractures of the lower extremity: a retrospective evaluation of the Mangled Extremity Severity Score (MESS). J Orthop Trauma. 1994;8(2):81-7.

72
Fixadores externos em traumatologia

Walter Hamilton Targa
Roberto Sandoval Catena
José Antonio Baddo Baptistão

Em traumatologia, é possível tratar as fraturas de forma conservadora ou cirúrgica. Entre as formas conservadoras, as mais usuais são o aparelho gessado e as trações. Quanto às cirúrgicas, destacam-se as osteossínteses com placas e parafusos, as osteossínteses intramedulares e os fixadores externos.

Os fixadores externos são aparelhos que permitem manter a estabilidade da estrutura óssea, por meio de fios que são colocados de forma percutânea, atravessam o osso e são conectados a barras rígidas externas. Têm como componentes básicos os fios e os pinos de fixação transóssea, as hastes de sustentação externa e os clampes, que são elementos de fixação entre os fios ou os pinos e as hastes. Eles foram usados pela primeira vez em 23 de abril de 1902, no Hospital Stuyender, na Bélgica, por Albin Lan Botte, para a fixação de uma fratura exposta da tíbia. O fixador constava de dois pares de pinos de aço presos a uma placa metálica. Os pinos atravessavam a primeira cortical óssea, mas não invadiam o canal medular, porque havia o receio de que pudesse ocorrer infecção no osso. Desde então, seu uso mais frequente tem sido em traumatologia, principalmente para o tratamento das fraturas expostas, das fraturas cominutivas de difícil redução e das complicações sépticas pós-cirúrgicas.

A fixação externa, nos últimos anos, tornou-se um recurso indispensável para o traumatologista, devido ao aumento da incidência de lesões traumáticas do aparelho locomotor provocadas por acidentes que envolvem alta quantidade de energia. No tratamento de politraumatizados ou polifraturados, as fraturas devem ser reduzidas e estabilizadas, mesmo que de forma provisória, para diminuir a dor e o sangramento do foco fraturário, no que é útil o uso de fixadores.

Os fixadores externos são também empregados nas fraturas com perda óssea, nas fraturas intra-articulares, eventualmente associadas a redução cruenta e síntese mínima, assim como nas pseudo-artroses e nas consolidações viciosas. Existem diferentes tipos de fixadores externos, para serem usados em diversas situações. Qualquer que seja o tipo de fixador externo empregado, é importante que o cirurgião tenha bom conhecimento anatômico da região em que ele é implantado, assim como do tipo de material empregado.

Neste capítulo, serão abordados os principais tipos de fixadores, as suas indicações e a metodologia para a montagem do fixador linear AO e do fixador circular de Ilizarov.

TIPOS DE FIXADORES

Didaticamente, os fixadores podem ser divididos da seguinte forma:

- Quanto aos planos de fixação – uniplanares, biplanares ou multiplanares.

- Quanto à forma espacial – unilateral, bilateral, triangular ou circular.

- Quanto à função – estáticos ou dinâmicos.

Fixador uniplanar

Fixadores desse tipo possuem pinos de Schanz, que são fixados ao osso e conectados a uma ou duas barras rígidas, por meio de clampes. Os pinos de Schanz têm diâmetros de 2,5, 4,5, 5 e 6 mm e devem ser usados proporcionalmente ao diâmetro do osso a ser fixado. Podem ter forma cônica ou cilíndrica, com rosca cortical ou esponjosa, e confeccionados em aço e titânio ou serem recobertos por hidroxiapatita. Durante a colocação no osso, os pinos devem atravessar a primeira cortical e o canal medular e fixarem-se na segunda cortical. Eles nunca devem ficar em posição intracortical (**FIGS. 72.1 e 72.2**).

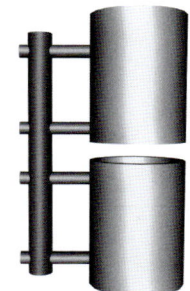

FIGURA 72.1 → Fixador unipolar.

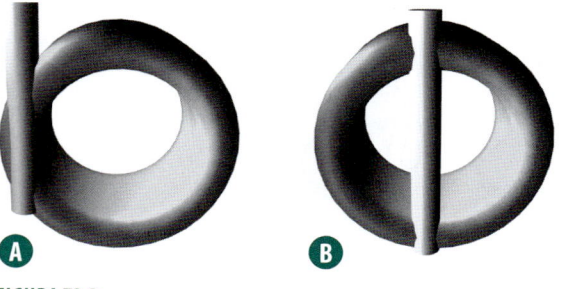

FIGURA 72.2
Ⓐ Colocação inadequada do pino. **Ⓑ** Colocação correta do pino.

Fixador bipolar transfixante

Nesse tipo de fixação, podem ser usados pinos transfixantes lisos (Steinmann), totalmente rosqueados ou com rosca apenas em sua porção média intra-óssea. Tais pinos são fixados às barras estabilizadoras, em cada lado do osso, por meio de clampes. As montagens podem ser simples ou em duplo quadro, como nas do tipo Hoffmann-Vidal.

A montagem transfixante simples não elimina a tendência à flexão contralateral do fixador **(FIGS. 72.3 e 72.4)**. A montagem em duplo quadro, idealizada por Vidal para o fixador de Hoffmann, praticamente elimina todas as forças que tendem a produzir desvios nos planos frontal e sagital, como também nos movimentos torcionais. Todavia, essas montagens são muito rígidas, chegando a ser antifisiológicas. Como o osso é elástico, existe a tendência a soltura precoce na interface osso-pino, pela falta de elasticidade.

Fixador bipolar com montagem ortogonal

Esses fixadores usam pinos de Schanz, dispostos entre si com um ângulo aproximado de 90°. Isso tende a eliminar os desvios nos planos frontal e sagital. Sua aplicação, porém, é muito dificultada por causa de aspectos anatômicos, só sendo possível a aplicação na tíbia, na ulna e no rádio distal. Também, nesse caso, as montagens tendem a apresentar rigidez aumentada, com falta de elasticidade e

predisposição a soltura precoce. No intuito de diminuir os problemas na interface pino-osso, os pinos são atualmente confeccionados em titânio, apresentando melhor aderência ao osso, além de serem mais elásticos do que os de aço **(FIG. 72.5)**.

Fixador triangular

Esse tipo de montagem é mais usado no fixador de Hoffmann. Tal configuração usa fios transfixantes e pinos tipo Schanz ortogonais em 90° **(FIG. 72.6)**.

Fixador semicircular

Idealizado, em 1978, por Rodrigo Alvares Cambras (Cambras; Ceballos Mesa, 1985), o fixador RALCA é um sistema multiplanar que pode ser configurado em várias possibilidades espaciais, desde montagens transfixantes simples ou epifisárias em "T", até montagens complexas com sistema de compressão/distração em duplo quadro. O sistema de ancoragem ao osso é feito por meio de fios de Steinmann de 2,5 e 3,5 mm, lisos, rosqueados e com oliva. Eventualmente, podem ser adicionados pinos de Schanz em montagem ortogonal **(FIG. 72.7)**.

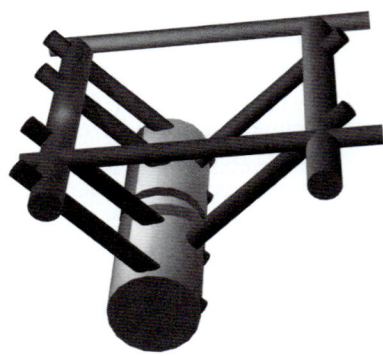

FIGURA 72.5 → Esquema de montagem do fixador bipolar com fixação ortogonal (delta).

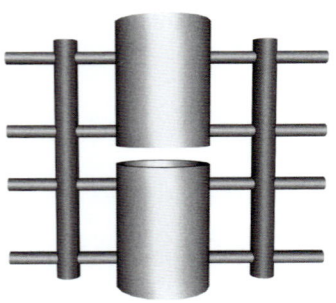

FIGURA 72.3 → Fixador bipolar transfixante.

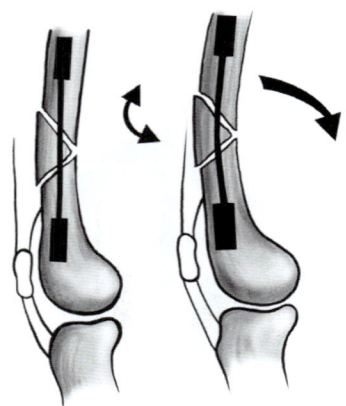

FIGURA 72.4 → Instabilidade no plano ortogonal.

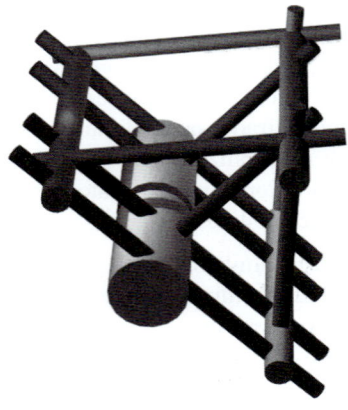

FIGURA 72.6 → Esquema de montagem do fixador triangular.

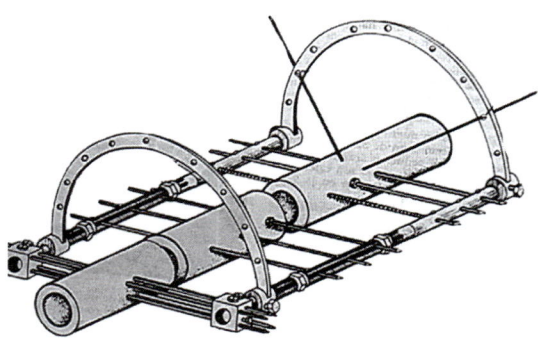

FIGURA 72.7 → Esquema de montagem do fixador RALCA.

Fixador circular

O modelo mais conhecido é o do fixador Ilizarov. Nele, são usados fios de Kirschner lisos e olivados, com diâmetros de 1,5 e 1,8 mm, que transfixam o osso e são fixados a anéis circulares por meio de parafusos ranhurados. Os fios são tensionados até 130 kgf, a fim de conferir maior estabilidade à montagem. Como os fios são colocados com angulação aproximada de 90°, eles neutralizam as forças de cisalhamento, translação e rotação, permitindo apenas forças de compressão axial, que são benéficas para a consolidação.

O fixador de Ilizarov é montado de forma modular e possui elementos principais e secundários. Os principais são utilizados para fixar o aparelho ao esqueleto: fios de Kirschner com e sem oliva, anéis, semianéis, arcos, parafusos tensafio e fixafio e as morsas desmontáveis. Os secundários são necessários à conexão das várias partes do aparelho: hastes rosqueadas, hastes telescópicas, placas de conexão retas, curvas e tortas, bandeirinhas, arruelas, bússolas, porcas, porcas siliconizadas e dobradiças macho e fêmea (FIG. 72.8).

APLICAÇÕES

Uso dos fixadores nas fraturas expostas

Das fraturas expostas, as da tíbia são as mais frequentes, porque toda a face anterolateral desse osso é desprovida de músculos. O uso da fixação externa possibilita um tratamento mais adequado ao tegumento.

Tanto nas fraturas expostas Grau II, com moderada lesão de partes moles e possibilidade de infecção, como nas fraturas expostas de Grau III, com ampla exposição de partes moles, a fixação deve ser feita, de preferência, com fixadores unilaterais, de fácil instalação. A melhor indicação é o uso do fixador tipo AO. Nele, são empregados pinos de Schanz, conectores pino-barra, conectores barra-barra e barras.

Na montagem básica, segundo Weber (Weber; Mager, 1985), os pinos devem ser colocados na face ântero-medial da tíbia, sendo dois em cada fragmento, com o maior distanciamento possível, e fixados a uma barra linear. Nesse tipo de fixação, a perfeita colocação dos pinos é fundamental para o êxito das montagens. Eles devem ser colocados, sempre que possível, em pele íntegra, sem tração e sem contato com a musculatura. Mesmo sendo, na maioria das vezes, um fixador provisório, ele deve ser colocado como se fosse durar por todo o tratamento, isto é, deve ser colocado com técnica apurada, para que a interface pino-osso se mantenha intacta pelo maior tempo possível (FIG. 72.9).

Método de colocação do fixador AO

Após limpeza cirúrgica e debridamento dos tecidos necróticos, faz-se a redução da fratura. Caso haja

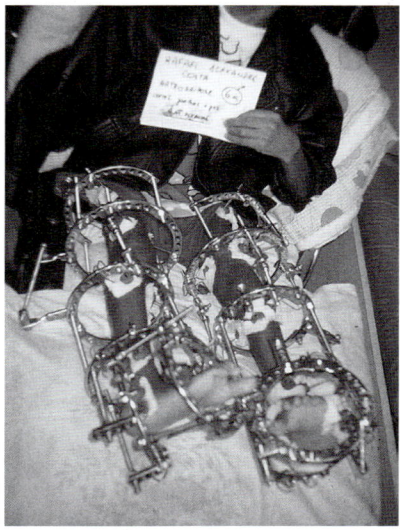

FIGURA 72.8 → Fixador circular de Ilizarov com correção concomitante de várias deformidades.

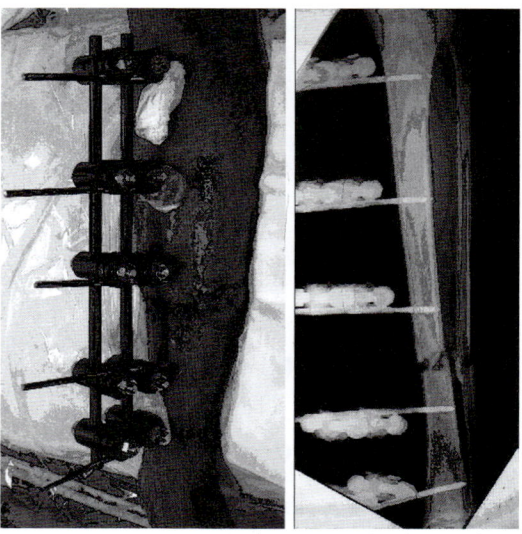

FIGURA 72.9 → Fixador AO com dupla barra no tratamento de fratura exposta da tíbia.

dificuldade para a manutenção da redução, podem ser empregados fios de Kirschner em "X", transfixando o foco da fratura, mantidos durante todo o processo de instalação do fixador, retirados apenas no final.

Com bisturi de lâmina 15, é feita uma incisão de 1 cm na pele. Após dissecção até o plano ósseo, coloca-se o protetor de partes moles, perfuram-se as duas corticais com broca acoplada a motor de baixa rotação ou a perfurador manual. O pino deve ser colocado manualmente com chave em "T", atravessando a primeira cortical e fixando-se à segunda. É importante atravessar o canal medular e não colocar o pino intracortical, porque, nesse caso, a soltura precoce e o aparecimento de infecção nos tecidos no trajeto dos fios são inevitáveis. O uso de motores de alta rotação causa necrose dos ossos e dos tecidos moles, infecção secundária e soltura precoce dos pinos.

Como já enfatizado, a distância entre os pinos de Schanz de um fragmento deve ser a maior possível. É preciso manter, também, a distância mínima de 2 cm do foco da fratura e 3 cm da articulação. A barra de conexão deve estar a cerca de 3 cm da pele. Caso seja colocada muito afastada da pele, a montagem torna-se instável. Na maioria dos casos, essa montagem unilateral é suficiente, porém, às vezes, há dificuldade tanto para estabilizar como para reduzir a fratura. A dificuldade de estabilização pode ser decorrente da forma do osso no foco de fratura, do número de pinos e da montagem.

- **Forma do osso.** Para melhorar o contato ósseo nas fraturas por cisalhamento, produz-se indentação. Nas fraturas com cunha, pode-se fazer encurtamentos que melhoram a superfície de contato.

- **Pinos.** Em fraturas próximas às metáfises ou em ossos osteoporóticos, pode haver a necessidade de uso de três pinos de Schanz para melhorar a estabilidade.

- **Montagem.** Para melhorar a estabilidade da montagem, adicionar uma segunda barra ou executar montagem transfixante ou biplanar **(FIG. 72.10)**.

No caso de dificuldades para redução da fratura, o mais indicado é usar montagens tubulares tubo a tubo, que permitem reduzir as fraturas após a instalação dos pinos em cada fragmento **(FIG. 72.11)**.

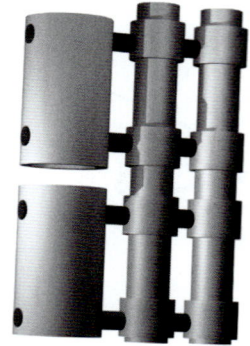

FIGURA 72.10 → Esquema de fixador AO com dupla barra.

Dinamização do fixador externo

Após a cicatrização das partes moles e da não ocorrência de infecção, há duas possibilidades:

- Manter o fixador, transmitindo gradualmente forças para o foco de fraturas (dinamização).

- Converter para outro tipo de osteossíntese – placas e parafusos, síntese intramedular (hastes bloqueadas ou não) – ou para fixadores circulares.

A dinamização estimula a consolidação secundária das fraturas. O início da marcha com muletas, transferindo, de forma progressiva, o peso do paciente, a partir da quarta semana de fixação, incita a formação de calo ósseo. Inicia-se a carga parcial com 20% do peso corporal e aumenta-se, de forma progressiva, até a liberação total do peso por volta da décima semana de fixação.

Para aumentar a dinamização, proceder à desmontagem gradual do fixador, permitindo o deslizamento axial de dois tubos paralelos. Outra possibilidade é desestabilizar gradualmente a montagem, afastando o fixador de forma progressiva, aumentando, assim, a distância entre ele e a pele do paciente.

Tratamento de fraturas expostas do fêmur

São menos frequentes do que as fraturas expostas da tíbia. Normalmente, ocorrem por trauma de alta energia ou projéteis de arma de fogo. Realizam-se os mesmos passos relatados para as fraturas expostas da tíbia, colocando-se o fixador na face lateral da coxa.

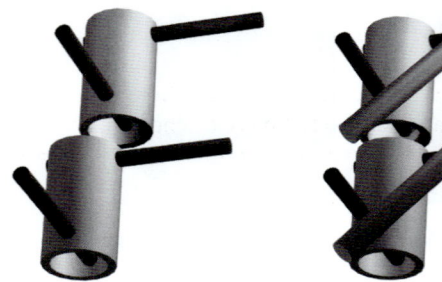
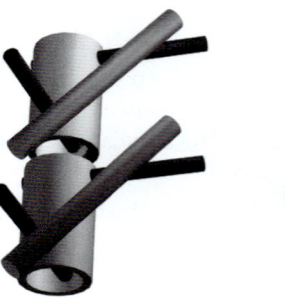
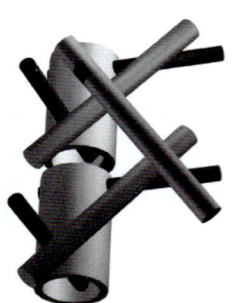

FIGURA 72.11 → Esquema de montagem tubo a tubo para a redução de desvio em translação.

Quando for usada montagem tubo a tubo, deve-se adicionar uma quarta barra-tubo, unindo os pinos de Schanz mais distantes, para neutralizar as maiores forças mecânicas, devido ao fato de a musculatura da coxa ser mais forte.

Nas fraturas femorais tratadas, em caráter de urgência, com fixador externo, dá-se preferência à conversão para hastes intramedulares bloqueadas não fresadas. O grande problema é quanto ao momento de fazer a conversão. Até duas semanas de fixação, com boa evolução da cicatrização das partes moles e sem sinais de infecção nos tecidos ao redor do trajeto dos fios, a conversão pode ser feita para osteossíntese intramedular. Após esse período, ou se houver sinais inflamatórios ou secreção nos tecidos que circundam os pinos, deve-se retirar o fixador, iniciar tratamento com antibióticos endovenosos, colher material para fazer cultura e antibiograma, iniciar o tratamento com antibióticos específicos e só então fazer a conversão para hastes intramedulares bloqueadas não fresadas.

Tratamento de fraturas da tíbia com fixador circular

Como referido, as fraturas da tíbia são as mais comuns dos ossos longos. Sisk (1981) enfatiza que, no tratamento das fraturas da tíbia, existem três grupos de ortopedistas: o primeiro abrange os que tratam essa fratura sempre de forma conservadora, com vários tipos de aparelho gessado. O segundo é constituído pelos que operam de rotina, usando placas e parafusos ou outros tipos de síntese intramedular. O terceiro inicia o tratamento conservador, mas passa para a abordagem cirúrgica quando existe dificuldade de manutenção da redução.

O primeiro grupo, que utiliza o tratamento conservador, assim o faz porque sabe que a tíbia, por ser um osso cuja face anterior é subcutânea, é mais suscetível a complicações de irrigação da pele e, consequentemente, de infecções secundárias. Porém, o tratamento conservador tem recuperação funcional muito lenta, e as deformidades que podem advir desse tipo de tratamento são importantes. Os cavalgamentos ósseos e os desvios de eixo, que produzem encurtamentos e consolidações viciosas, muitas vezes são incompatíveis com a boa recuperação e obrigam a cirurgia corretiva secundária. É por tais motivos que o fixador pode ser indicado no tratamento das fraturas fechadas da tíbia, pois ele alia as vantagens da fixação externa, de promover redução anatômica e recuperação articular precoces, e as do tratamento conservador, a não agressão às partes moles, não produzindo, desse modo, infecção. Além disso, o uso do fixador circular tipo Ilizarov permite carga total precoce e possibilita o tratamento das perdas ósseas. O tratamento com fixador de Ilizarov é o método de escolha nos casos de fraturas fechadas diafisárias da tíbia nos seguintes casos:

- Nas fraturas tratadas com fixadores lineares que evoluem com infecção no foco de fratura ou nos tecidos ao redor do trajeto dos fios.

- Nas fraturas multifragmentares cominutivas.

- Nas fraturas com perda óssea.

- Nas fraturas por projétil de arma de fogo que evoluíram com infecção.

- Nas fraturas com maceração ou contusão extensa do tegumento (Tscherne Grau 3).

- Nas fraturas associadas a queimaduras.

- Nas fraturas tratadas com placas que evoluíram com deiscência de pele e exposição do material de síntese.

Metodologia para o tratamento de fraturas da tíbia com fixador circular

Nos casos de desvios entre os fragmentos fraturados, é possível e recomendável a redução anatômica da tíbia. A fim de obter essa redução, é necessário seguir uma metodologia para a colocação do fixador externo.

O paciente deve ser mantido em tração transesquelética no calcâneo e posicionado em mesa ortopédica, procedimento que facilita a instalação do fixador e, principalmente, a ligamentotaxia, que leva a redução grosseira dos fragmentos. O paciente pode, também, ser mantido em mesa cirúrgica normal, e a tração pode ser executada por um auxiliar.

Faz-se a pré-montagem do aparelho no segmento a ser tratado. O anel é colocado na porção mais volumosa da perna, mantendo a distância de 2 a 3 cm da pele. Os demais anéis colocados são de mesmo diâmetro do anterior. A montagem consiste em quatro anéis, dois proximais e dois distais ao foco. Os anéis são conectados entre si por meio de quatro hastes rosqueadas de tamanho necessário para cada aplicação. O primeiro deles é colocado à altura da cabeça da fíbula; o segundo, a 4 cm proximal do foco de fratura; o terceiro, a 4 cm distal ao foco; e o quarto, a 4 cm acima da articulação do tornozelo.

Utilizam-se fios de Kirschner de 1,5 ou 1,8 mm, dependendo de o paciente ser criança ou adulto. Os fios de aço inoxidável apresentam ponta "em baioneta" e podem ou não apresentar olivas de apoio. Os fios são colocados com furadeira elétrica ou, de preferência, com trépano de baixa rotação, por meio de bateria ou ar comprimido.

De acordo com o procedimento adotado, coloca-se o primeiro fio à altura do primeiro anel, de posterior para anterior, de lateral para medial, transfixando a cabeça da fíbula e a tíbia paralelamente à superfície articular da tíbia (FIG. 72.12). Quando o fio é colocado em superfície extensora, as articulações adjacentes são fletidas e estendidas, no caso de superfície flexora. Esse procedimento é seguido sempre na introdução dos fios, especialmente daqueles que transfixem grupos musculares. O próprio anel serve como guia, visto que a redução é mantida com o aparelho suspenso ao redor do segmento.

Para cada fio, coloca-se tampa de borracha estéril, que serve para segurar as compressas de gaze apostas à pele. O fio é conectado ao anel por meio de parafusos tensafios nas duas extremidades. Aperta-se, então, um dos parafusos tensafios, e a outra extremidade não é fixada. Com o parafuso levemente aposto ao fio, prende-se a extremidade não fixada ao tensor dinamométrico, que é girado até a marca de 130 kgf nos adultos e 100 kgf nas crianças, sendo fixado ao anel após o tensionamento. Em seguida, retira-se o tensor dinamométrico.

Com o aparelho mantido na posição, o segundo fio é colocado no quarto anel, de lateral para medial e de posterior para anterior, transfixando a fíbula e a tíbia paralelamente à superfície articular do tornozelo e a 4 cm da superfície articular (**FIG. 72.13**). A pré-montagem já apresenta o último anel paralelo à superfície articular. O terceiro fio é colocado no primeiro anel, de posterior para anterior, de medial para lateral, transfixando-se a tíbia, de modo a formar, em um plano transverso, uma angulação de 90° entre os fios (**FIG. 72.14**).

Os fios não devem transfixar o tendão da patela. O fio seguinte é colocado no quarto anel, de medial para lateral, de posterior para anterior, anterior ao feixe vasculonervoso tibial posterior, procurando manter, no plano transverso, uma angulação de 90° com o fio anteriormente colocado (**FIG. 72.15**). Nesse momento, o primeiro e o quarto anéis estão paralelos às articulações próximas, e a redução grosseira já está feita.

O passo mais importante visando a facilitar a redução adequada dos fragmentos é a colocação dos anéis paralelos às superfícies articulares adjacentes. Esse é o aspecto primordial, e talvez o mais importante, na montagem do fixador para o tratamento de fraturas.

Pode ser necessária "redução fina", conseguida com a utilização dos fios colocados nos anéis intermediários. Com o objetido de facilitar a redução, faz-se um pequeno alongamento do aparelho, de 0,3 a 0,5 cm. Pode ser utilizado o fio com oliva de apoio quando for necessária a execução de vetor de força, seja para redução, seja para realização de compressão interfragmentária. Com o uso de trépano elétrico, transfixa-se o fio com oliva de apoio, através das partes moles e do segmento ósseo. Faz-se, então, uma pequena incisão na pele com o uso de bisturi de lâmina número 15 e traciona-se o fio pela ponta até a oliva de apoio estar firmemente aposta ao osso. A extremidade proximal à oliva de apoio é aposta ao anel, porém não é fixada. A extremidade da ponta é, então, tensionada pelo uso do tensor dinamométrico. De acordo com a força de tração aplicada, o fio com oliva de apoio traciona o fragmento ósseo e, quando este está na posição, o parafuso distal é travado e o tensor dinamométrico continua a ser tensionado até a tensão planejada.

Se houver necessidade de usar fio com oliva de apoio, este deve ser colocado no terceiro e no quarto anéis, visando a reduzir adequadamente os fragmentos. São

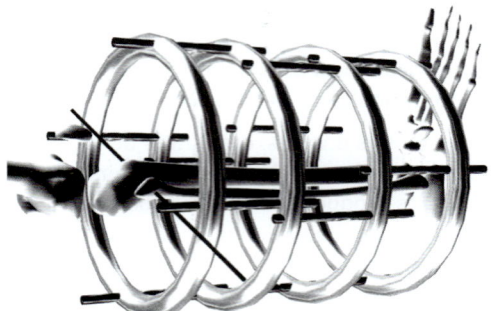

FIGURA 72.12 → Esquema de passagem do fio proximal.

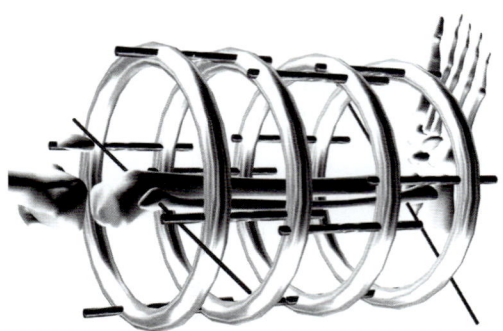

FIGURA 72.13 → Esquema de passagem do fio distal.

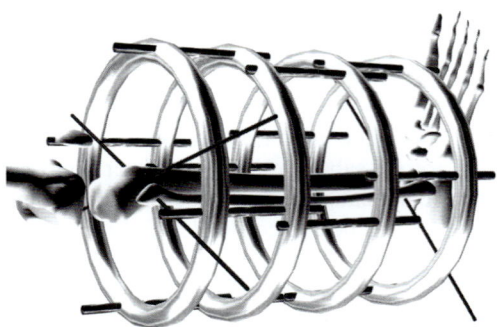

FIGURA 72.14 → Esquema de passagem do segundo fio no anel proximal.

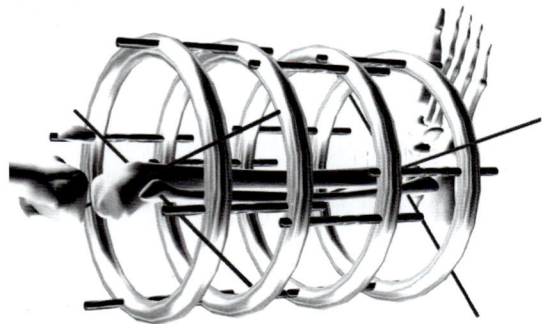

FIGURA 72.15 → Esquema de passagem do segundo fio no anel distal.

colocados dois fios em cada anel, conforme a necessidade. Quando o plano de redução for frontal, ou seja, quando o desvio for anterior ou posterior, pode ser utilizado um fio transverso, sendo fixado ao anel, com desvio anterior ou posterior. Ao ser tracionado o fio, este apresenta vetor resultante de tração no sentido do desvio, reduzindo o fragmento.

Se a redução for aceitável no momento da instalação do primeiro e do quarto anéis, coloca-se o fio no segundo anel, de lateral para medial e de posterior para anterior, respeitando-se a integridade anatômica transversa do nível e evitando-se atingir a possível localização dos feixes vasculonervosos. Existem vários atlas de anatomia transversa que devem ser estudados com atenção, considerando-se a transfixação do membro em cada altura do segmento. Coloca-se um fio seguindo as mesmas características, de lateral para medial e de posterior para anterior, no terceiro anel. Depois, são colocados um fio no segundo anel, de medial para lateral, de posterior para anterior, e outro fio, seguindo as mesmas características no terceiro anel (FIGS. 72.16 a 72.19).

Ainda que não seja obrigatório, utiliza-se controle radioscópico intraoperatório na maioria dos casos. Caso contrário, é feito controle radiográfico após a colocação do primeiro fio (no primeiro anel) e do segundo fio (no quarto anel), verificando-se o paralelismo destes com a superfície articular. Faz-se um segundo controle para verificar a necessidade de "redução fina" após a colocação dos demais fios no primeiro e no quarto anéis. O último controle é feito após a colocação de todos os fios.

Tratamento de fraturas fechadas do fêmur

As fraturas do fêmur constituem um importante capítulo na prática traumatológica, principalmente nas grandes cidades, devido aos altos índices de acidentes de trânsito e ferimento por arma de fogo. Em 1886, Hugh Owen Thomaz preconizou o uso de tração esquelética. Hey Groves, em 1916, utilizou hastes intramedulares. Em 1942, Kunstchner criou a haste intramedular, a qual é amplamente usada até hoje. Nos dias atuais, a AO preconizou o uso de placas e parafusos, e Groose e Kempf, o emprego de hastes

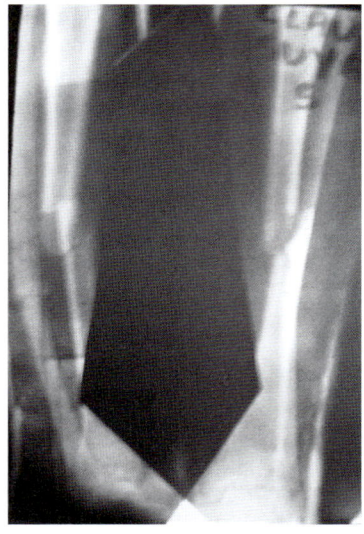

FIGURA 72.17 → Radiografia de fratura segmentar dos ossos da perna.

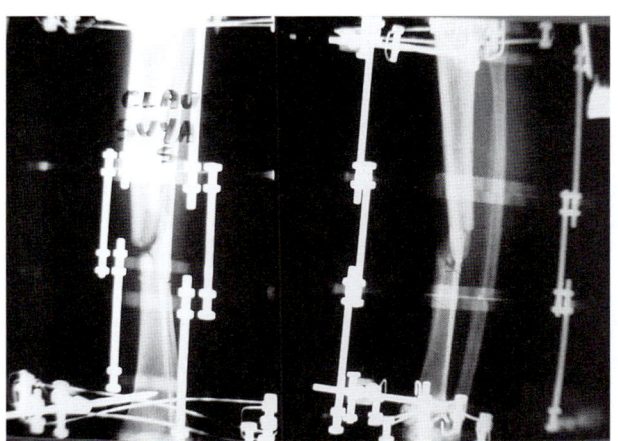

FIGURA 72.18 → Radiografia da colocação dos fios nos anéis proximal e distal.

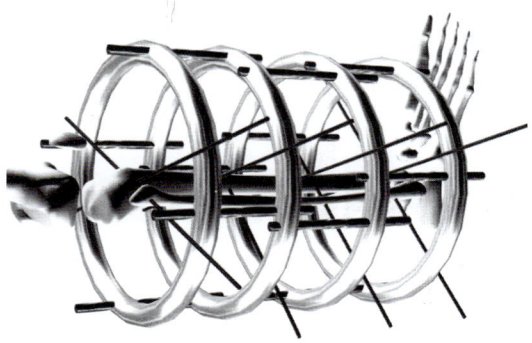

FIGURA 72.16 → Esquema de montagem finalizada.

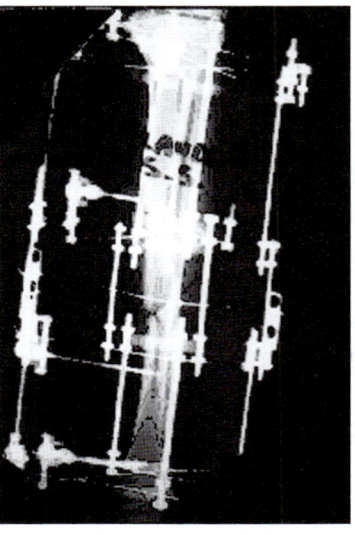

FIGURA 72.19 → Radiografia da montagem finalizada.

bloqueadas. Todos esses tipos de osteossínteses têm suas indicações conforme o tipo, a localização e as patologias associadas. O fixador externo circular está indicado em algumas situações, como, por exemplo, em cominuição intensa, concomitância com fraturas do colo do fêmur e supracondilares, casos de perda óssea ou fraturas potencialmente contaminadas.

Metodologia

O paciente é colocado em mesa ortopédica com tração condilar femoral, com o joelho fletido e movimento de flexão-extensão livre. Isso facilita muito a redução e a colocação do fixador. A montagem básica consta de dois arcos proximais, nos quais são colocados pinos de Schanz, e dois anéis distais, em que se apóiam os fios de Kirschner de 1,8 mm (FIGS. 72.20 e 72.21).

É importante a manutenção da flexão do joelho para evitar rigidez articular. O fixador é mantido por um tempo médio de 4 a 5 meses, e a sua retirada deve ser precedida pela dinamização do fixador, a fim de evitar a retirada precoce, com possibilidade de refratura (FIGS. 72.22 e 72.23).

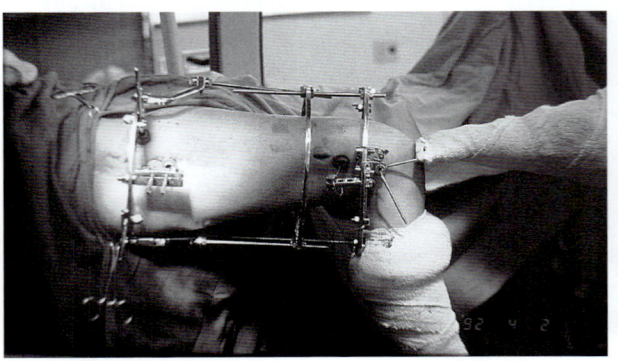

FIGURA 72.20 → Uso da tração em mesa ortopédica para auxílio na redução da fratura do fêmur.

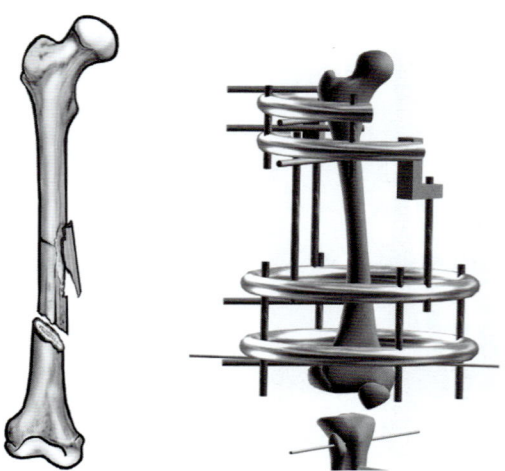

FIGURA 72.21 → Esquema de montagem básica em fratura diafisária do fêmur.

Tratamento de fraturas articulares

O tratamento das fraturas articulares com fixação externa tem indicação limitada, porque tais fraturas exigem redução anatômica, e isso é impossível de ser conseguido de forma incruenta por meio da ligamentotaxia. Esta técnica pode proteger a articulação e melhorar a redução dos desvios articulares, mas não consegue corrigir as depressões articulares. Portanto, o uso exclusivo da fixação externa é indicado em casos de fraturas articulares expostas contaminadas, de grande maceração do tegumento ou de cominuição articular intensa, em que os métodos de reconstrução cirúrgica aberta e osteossíntese sejam impossíveis de ser realizados.

Nos casos de fraturas extremamente cominutas supracondilares do fêmur, do platô tibial ou de ambos os ossos com joelho "flutuante", os fixadores externos circulares podem ser usados com vários fins. Entre eles:

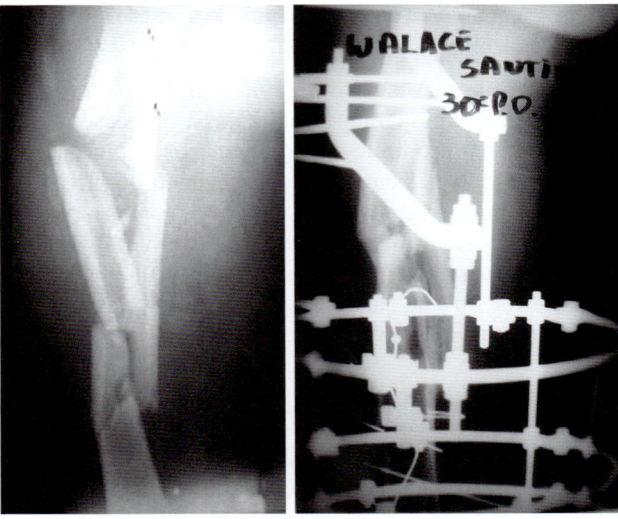

FIGURA 72.22 → Imagem radiográfica de fratura cominutiva do fêmur, redução com fixador de Ilizarov.

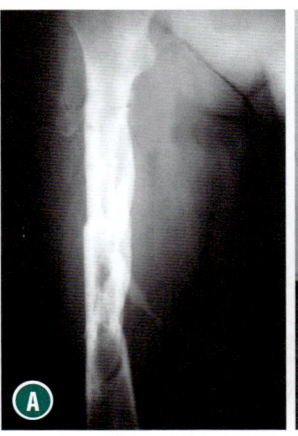 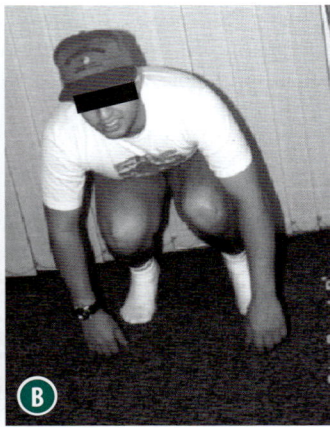

FIGURA 72.23
Ⓐ Imagem radiográfica mostrando a consolidação da fratura.
Ⓑ Aspecto clínico, com flexão total do joelho.

- Manter a articulação estável.

- Viabilizar a deambulação com carga total.

- Prover alguma movimentação articular pelo uso de dobradiças na região articular que permita mobilidade precoce.

Porém, é impossível evitar artrose secundária, devido à impossibilidade de redução articular perfeita. Atualmente, usa-se muito a fixação externa em associação com sínteses mínimas. Dessa forma, é impossível fazer a redução anatômica dos fragmentos articulares e colocar enxertia nas falhas ósseas produzidas pela impactação dos fragmentos, mas é possível estabilizar a articulação com os fixadores externos, evitando-se, desse modo, as grandes exposições cirúrgicas necessárias para a colocação das placas de neutralização. Essa técnica combinada de osteossíntese mínima e fixação tem indicação principal para fraturas do pilão e do platô tibiais.

Tratamento de fraturas do pilão tibial

A fratura metaepifisária articular distal da tíbia é difícil de tratar com qualquer método conservador ou cirúrgico. Isso ocorre pelas características anatômicas dessa região, na qual o revestimento cutâneo é de pequena espessura e o aporte sanguíneo é precário. Em 1969, Ruedi e Allgöwer publicaram a classificação desse tipo de fratura e a forma pela qual ela deve ser tratada cirurgicamente. Vários trabalhos, desde então, foram publicados usando o mesmo método publicado por Ruedi e Allgöwer. Contudo, os resultados foram sempre inconstantes. Como essas fraturas são de difícil tratamento e existe alta incidência de complicações, principalmente nas do Tipo C, nas expostas e nas com maceração de tegumento Tscherne de Graus 2 ou 3, é preciso usar métodos combinados de osteossíntese mínima e fixador externo.

As fraturas dos Tipos C1 e C2 podem ser tratadas com sínteses mínimas, com parafusos canulados, por meio de pequenas incisões cirúrgicas e colocação de fixadores tipo AO transarticulares ou fixadores híbridos (Orthofix-Sheefield). As fraturas do Tipo C3 são abordadas com síntese mínima e uso de fixadores transarticulares Orthofix, com clampe em "T" articulado (FIG. 72.24).

A tática cirúrgica envolve três etapas:

- Reconstrução da fíbula com placas e parafusos.

- Reconstrução da superfície articular, com acessos cirúrgicos pouco invasivos e fixação com fios de Kirschner ou parafusos interfragmentários.

- Colocação de fixador externo híbrido ou transarticular.

O fixador externo híbrido mescla o uso de anel do fixador de Ilizarov e os fios de Kirschner com ou sem oliva na região metaepifisária e pinos de Schanz diafisários, conectados a estruturas lineares. Nesse tipo de montagem, o tornozelo não fica bloqueado, permitindo movimentos ativos

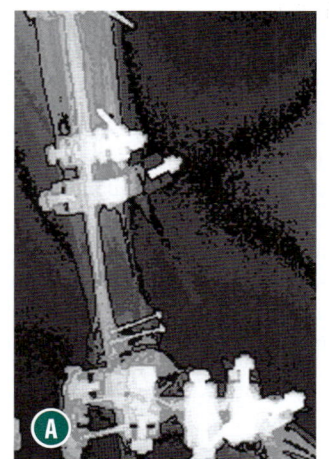
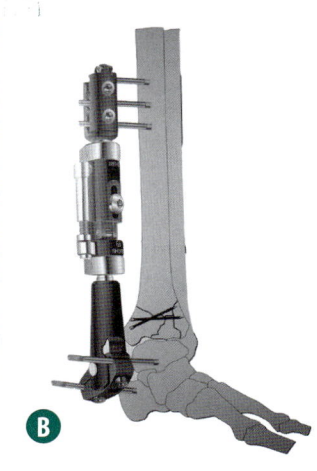

FIGURA 72.24
Ⓐ Aspecto radiográfico de fratura do pilão tibial tratada com o uso de síntese mínima e fixador unilateral.
Ⓑ Esquema de montagem.

e passivos, porém a carga deve ser parcial. O fixador externo transarticular pode ser estático (tipo AO) ou dinâmico (Orthofix), com a dobradiça colocada no centro de rotação do tálus (FIG. 72.25).

Tratamento de fraturas do platô tibial

A fixação externa no tratamento das fraturas do platô tibial pode ser de uso temporário ou definitivo. O uso temporário permite aguardar a cicatrização das partes moles nas fraturas expostas ou melhorar as condições da maceração do tegumento nos casos de fraturas fechadas Tscherne de Graus 2 ou 3. Outro uso importante do fixador externo temporário é nos casos de joelho "flutuante", em que

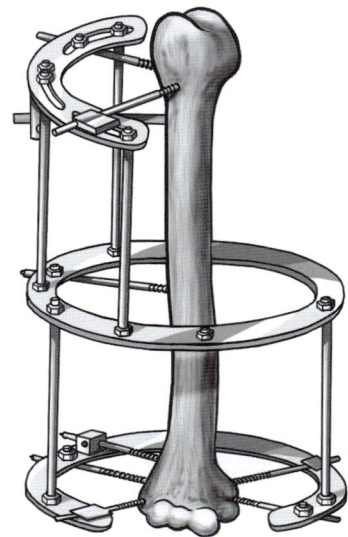

FIGURA 72.25 → Esquema de montagem básica do fixador de Ilizarov no úmero.

as osteossínteses das fraturas supracondilares do fêmur e as fraturas do platô no caso de politraumas são relegadas a segundo tempo operatório, 2 a 3 semanas após o trauma.

O uso como tratamento definitivo é feito com o fixador híbrido ou com os fixadores monoplanares associados à síntese mínima, à semelhança do pilão tibial. Quando são usados os fixadores híbridos ou de Ilizarov, a síntese transóssea do platô tibial é feita com fios olivados em posição contraposta. Em alguns casos, para maior estabilidade do anel proximal, o fêmur também é fixado. A diáfise é fixada com pinos de Schanz e estrutura monoplanar, nos casos do fixador híbrido, e com um anel distal e fios de Kirschner lisos, no caso do fixador de Ilizarov.

Tratamento de fraturas dos membros superiores

Fraturas do úmero

A maioria das fraturas umerais se consolida com tratamentos conservadores de forma rápida.

Visto que pequenas deformidades angulares ou rotacionais e encurtamentos não interferem na função, a redução cirúrgica e a osteossíntese devem ser reservadas para casos especiais, como fraturas espiraladas longas com interposição muscular, fraturas transversas com distração excessiva, fraturas de úmero associadas a trauma torácico, fraturas bilaterais, lesão vascular ou nervosa (fratura de Holstein) e politraumas. A redução cruenta e o uso de placas largas 4,5 LC-DCP e parafusos ou hastes intramedulares bloqueadas são os meios preferidos de osteossíntese.

A fixação externa pode ser feita de forma temporária. Na maioria das vezes, empregam-se fixadores uniplanares tipo AO nos politraumatizados ou nas fraturas expostas. Os fixadores circulares estão indicados para o tratamento definitivo nos casos de fraturas expostas contaminadas, fraturas causadas por projéteis de arma de fogo, perda de grandes fragmentos ósseos ou soltura precoce das osteossínteses.

Como tratamento temporário, nas fraturas expostas contaminadas ou nos politraumatizados, a colocação dos pinos de Schanz deve ser feita nos "corredores de segurança do úmero". Nos terços proximal e médio-proximal, os pinos devem ser introduzidos lateralmente; no terço médio-distal, posteriormente; e no terço distal, lateralmente.

Os critérios para substituição por síntese interna seguem as mesmas normas de conversão do membro inferior, ou seja, até duas semanas de fixação, com boa cicatrização das partes moles e ausência de infecção nos tecidos ao redor do trajeto dos pinos. A conversão para a síntese interna pode ser feita de imediato. Em caso de fixação com tempo superior a duas semanas ou quando existir infecção nos tecidos adjacentes aos pinos, deve-se retirar o fixador e usar antibióticos durante alguns dias, observar a cicatrização dos orifícios dos pinos e só então fazer a osteossíntese interna.

O tratamento definitivo com fixadores circulares tipo Ilizarov segue as regras da osteossíntese transóssea. A metodologia varia somente conforme a área anatômica a ser tratada e as condições ósseas. Sempre que possível, deve-se usar, nos terços médio e proximal, as montagens modernas introduzidas pela escola italiana, com pinos de Schanz de 4,5 ou 6 mm fixados aos arcos. Na presença de grande cominuição proximal ou de osteoporose, devem ser usados fios de Kirschner de 1,8 mm de espessura, que são fixados a semianéis especiais de cinco oitavos ou em forma de ômega.

Fraturas expostas do cotovelo

O uso da fixação externa nas fraturas expostas do cotovelo é, na maioria das vezes, temporário. Emprega-se fixador externo "em ponte" até que haja condições para osteossíntese interna rígida e mobilização precoce **(FIG. 72.26)**.

Fraturas do antebraço

As fraturas do antebraço, tanto expostas quanto fechadas, devem ser tratadas, de preferência, com osteossíntese rígida e mobilização articular precoce. Quando uma fratura exposta estiver contaminada ou em casos de fratura por arma de fogo com perda óssea, podem ser usados fixadores uniplanares com pino de Schanz de 3 mm. Só excepcionalmente, em casos de soltura de sínteses infectadas, opta-se pelo tratamento com fixadores circulares, pela dificuldade anatômica de colocação desses fixadores com fios transfixantes.

Fraturas da extremidade distal do rádio

Os fixadores externos são indicados para fraturas articulares cominutivas, traumas de alta energia, fraturas produzidas por projéteis de arma de fogo, fraturas com grande impacção dos fragmentos, que ocorrem em idosos com osteoporose, e fraturas instáveis com cominuição e perda óssea dorsal. Entretanto, as fraturas articulares marginais ventrais tipo Barton têm melhor prognóstico

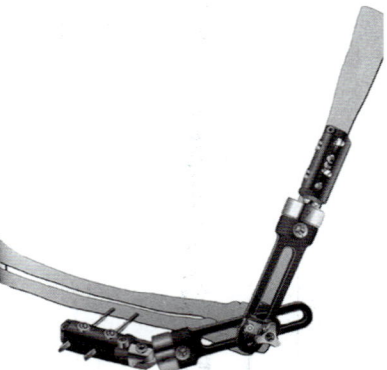

FIGURA 72.26 → Esquema de fixação em ponte do cotovelo com fixador monolateral articulado.

quando tratadas por meio de osteossíntese com placas de apoio volar.

Nas fraturas instáveis, cominutivas e com fragmentos grandes, é possível associar o uso de parafusos ou fios de Kirschner. Nas falhas ósseas, pode ser empregado enxerto ósseo. Os fixadores mais usados são os uniplanares do tipo AO e os monoplanares com dobradiça tipo Penning (Orthofix).

Devido às condições anatômicas, a colocação dos pinos de Schanz deve ser feita por meio de pequenas incisões dorsolaterais até o plano ósseo, a fim de evitar lesões tendíneas, vasculares e nervosas. Usam-se dois pinos de Schanz, na base do segundo metacarpal. O diâmetro dos pinos varia de 2 a 4 mm, e eles devem ser colocados com perfuração prévia.

Após a colocação dos pinos, faz-se a redução da fratura por meio de tração manual. Usando-se a ligamentotaxia, consegue-se a redução dos desvios fragmentários. Coloca-se o fixador com poucos graus de desvio ulnar e volar. A tração e os desvios ulnar e volar não devem ser excessivos, para evitar dor e algodistrofia. Após fixar a fratura, se existirem fragmentos desviados, eles devem ser abordados por pequenas incisões e fixados com fios de Kirschner ou miniparafusos. O enxerto ósseo autólogo pode ser usado para o preenchimento de falhas ósseas dorsais. Apesar de aceito por vários autores, não é conveniente preencher essas falhas ósseas com substitutos ósseos, tais como hidroxiapatita ou fosfato tricálcico (**FIG. 72.27**).

Tratamento de fraturas do anel pélvico

O aumento dos acidentes de trânsito e de outros traumas de alta energia, como atropelamentos e queda de grandes alturas, somado ao atendimento pré-hospitalar (resgate) mais eficiente, gerou uma elevação assustadora no número de casos de lesões do anel pélvico nas unidades de traumatologia hospitalares.

As fraturas da pelve, em geral, fazem parte de um quadro de trauma, e o paciente sofre risco de vida, sobretudo pela hemorragia grave produzida por essas lesões. Os métodos conservadores usados há alguns anos, como as trações esqueléticas e os balancins, são ineficazes para o tratamento das hemorragias oriundas de lesões do anel pélvico.

Os fixadores externos têm-se mostrado um método muito eficiente para diminuir a hemorragia retroperitoneal provocada por tais lesões. Todavia, a cirurgia aberta do retroperitônio é contraindicada, pela dificuldade de se fazer a hemostasia.

A pelve é uma estrutura em forma de anel, constituída pelos ossos ilíacos, púbis, ísquio e sacro. Para manter a estabilidade entre esses ossos, existem importantes ligamentos que desempenham tal função. Lesões ligamentares e/ou fraturas ósseas produzem a ruptura dessa estrutura anelar, com grave sangramento. Marvin Tile, em 1988, publicou sua classificação para as lesões do anel pélvico.

- **Tipo A.** Lesões estáveis
- **Tipo B.** Instabilidade rotacional
- **Tipo C.** Instabilidade vertical

Nas lesões Tipos B e C, a lesão ligamentar produz instabilidade, com lesão dos vasos retroperitoneais, e pode gerar um grande sangramento, pelo aumento do volume da pelve. Até 4 L de sangue podem ser acumulados no retroperitônio, levando o paciente a choque hipovolêmico. Usando os fixadores externos, é possível recompor a anatomia pélvica. Os fixadores podem ser utilizados de forma temporária e, depois, convertidos para osteossínteses convencionais, como ocorre nas lesões do Tipo C. Nestas, em que há instabilidade vertical, os fixadores são usados em caráter de urgência, podendo ser associada tração esquelética femoral para estabilizar a ascensão da hemipelve. Posteriormente, após a melhora clínica do paciente, podem ser aplicadas osteossínteses convencionais com duas placas na sínfise púbica e duas barras sacrais posteriores.

Nas lesões rotacionais (Tipo B), os fixadores externos podem ser usados de forma definitiva, permanecendo por 12 semanas para a cura das lesões.

Montagem do fixador externo na pelve

Usam-se, normalmente, quatro pinos de Schanz de 5 mm e fixador tubular AO. Existem dois locais preferenciais para a colocação dos pinos de Schanz:

- Na parte anterior da crista ilíaca (**FIG. 72.28A**).
- Anteriormente, na região supra-acetabular (**FIG. 72.28B**).

A inserção dos pinos na parte anterior da crista ilíaca deve ser feita com pequenas incisões transversas de aproximadamente 1 cm. São colocados dois pinos de 5 mm em cada crista ilíaca, utilizando perfurador manual ou de baixa rotação entre as duas corticais do ilíaco, tomando cuidado para não fazer um falso trajeto. O aparelho é montado. Reduz-se a fratura por meio de manipulação direta com a mão espalmada nas asas do ilíaco e rotação interna dos membros inferiores. Só então as conexões do fixador são apertadas.

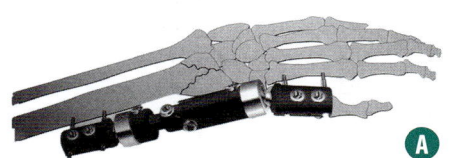
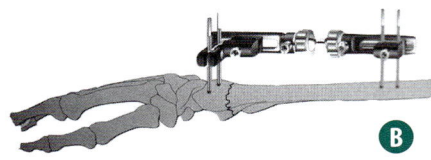

FIGURA 72.27
Ⓐ Esquema de montagem de fixador unilateral em fratura articular.
Ⓑ Esquema de montagem de fixador unilateral em fratura extra-articular.

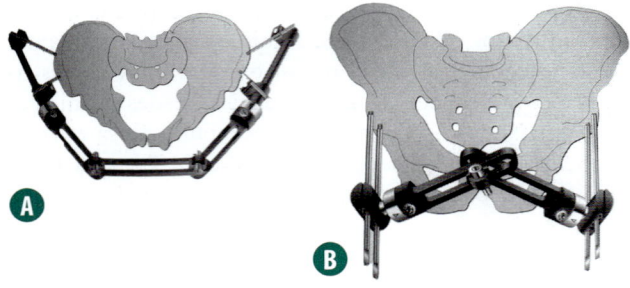

FIGURA 72.28

A Esquema de montagem do fixador na parte anterior da crista ilíaca.

B Esquema de montagem do fixador anteriormente na região supra-acetabular.

Na passagem dos pinos na região supra-acetabular, encontra-se um osso mais denso. Deve-se abordar a metade ântero-inferior com uma pequena incisão entre os músculos sartório e reto, medialmente, e o músculo tensor da fáscia lata, lateralmente. A colocação dos pinos deve ser feita com 5 a 10° de inclinação cranial. A colocação do fixador diminui o sangramento, permite cuidados de enfermagem e mobilização do paciente e não impede cirurgias abdominais ou ortopédicas posteriores.

CONSIDERAÇÕES FINAIS

Desde o surgimento dos fixadores externos, no início do século XX, eles foram submetidos a aperfeiçoamento tecnológico e apresentaram uma diversidade de montagens, em função da multiplicidade de seus usos. Ponderando-se os pontos positivos e negativos do emprego desse método, constata-se que os fixadores aliam as vantagens da cirurgia de osteossíntese convencional, que permite rápida mobilidade articular, com as vantagens do tratamento incruento, pela não agressão ao foco fraturário.

Referências

CAMBRAS, R. A.; CEBALLOS MESA, A. Los fixadores externos en traumatologia. In: Cambras, R. A. *Tratado de cirugía ortopédica y traumatológica*. La Habana: Pueblo y Educación, 1985. v. 1. p. 560-603.

SISK, D. T. *Fracturas in Campbell-Crenshaw:* cirugía ortopedica *6.* Buenos Aires: Panamericana, 1981. p. 561-570.

WEBER, B. S.; MAGER, F. *The external fixator:* AO/ASIF-threaded rod system, spine-fixator. Berlin: New York: Springer-Velag, 1985.

73
Síndrome compartimental

Renato Amorim

A síndrome compartimental é uma condição na qual uma elevada pressão dentro do compartimento compromete a circulação capilar das estruturas desse espaço. Os compartimentos são agrupamentos de músculos, nervos e vasos sanguíneos limitados por barreiras praticamente inelásticas, que são os ossos e as fáscias.

> **ATENÇÃO!** A síndrome pode ser dividida em aguda e crônica. A aguda é a mais grave, pois se não for feita uma descompressão, pode ocorrer isquemia e necrose dos tecidos do compartimento. A forma crônica ou de esforço é a que ocorre por aumento da pressão dentro do compartimento durante o exercício, causando isquemia e dor, que melhoram com a parada da atividade física. Se a atividade continuar, a condição pode evoluir para síndrome compartimental aguda, necessitando de descompressão.

A sequela da síndrome compartimental que não foi tratada da maneira adequada se chama contratura isquêmica de Volkmann, em que a necrose muscular gera retrações e deformidades articulares distais. Quando há compressão externa prolongada em vários compartimentos, dá-se o nome de síndrome do esmagamento, e a necrose muscular já está instalada na chegada do paciente. Com a revascularização, ocorre grave comprometimento sistêmico, com insuficiência renal, choque vascular e acidose, em função da liberação de catabólitos dos músculos.

LOCALIZAÇÃO

Membro superior

Os **QUADROS 73.1 a 73.3** abordam a localização da síndrome compartimental no braço, no antebraço e na mão, respectivamente. As **FIGURAS 73.1 e 73.2** mostram compartimentos do braço e do antebraço.

Membro inferior

Os **QUADROS 73.4 a 73.6** abordam a localização da síndrome compartimental na coxa, na perna e no pé, respectivamente. As **FIGURAS 73.3 e 73.4** mostram compartimentos da coxa e da perna.

QUADRO 73.1 → Localização da síndrome compartimental no braço

Compartimentos	Conteúdo
Compartimento deltoide	Músculo deltoide Nervo axilar Artéria circunflexa posterior do úmero
Compartimento anterior	Músculo braquial Músculo bíceps Músculo coracobraquial Artéria braquial Veia basílica Nervo mediano Nervo ulnar Nervo musculocutâneo
Compartimento posterior	Músculo tríceps braquial Nervo radial Artéria braquial profunda

QUADRO 73.2 → Localização da síndrome compartimental no antebraço

Compartimentos	Conteúdo
Compartimento volar	Músculo pronador redondo Músculo pronador quadrado Músculo flexor longo do carpo Músculo flexor curto do carpo Músculo flexor superficial dos dedos Músculo flexor profundo dos dedos Artéria radial Artéria ulnar Nervo mediano Nervo ulnar
Compartimento dorsal	Músculo extensor dos dedos Músculo extensor longo do polegar Músculo abdutor longo do polegar Músculo extensor ulnar do carpo
Coxim extensor	Músculo braquiorradial Músculos extensores radiais do carpo

QUADRO 73.3 → Localização da síndrome compartimental na mão

Compartimentos	Conteúdo
Compartimento palmar central	Músculos lumbricais Tendões flexores superficiais dos dedos Tendões flexores profundos dos dedos
Compartimento hipotenar	Músculo abdutor do mínimo Músculo flexor do mínimo Músculo oponente do mínimo
Coxim tenar	Músculo abdutor curto do polegar Músculo flexor curto do polegar Músculo oponente do polegar Tendão do flexor longo do polegar
Compartimentos interósseos	Músculos interósseos palmares Músculos interósseos dorsais Músculo adutor do polegar

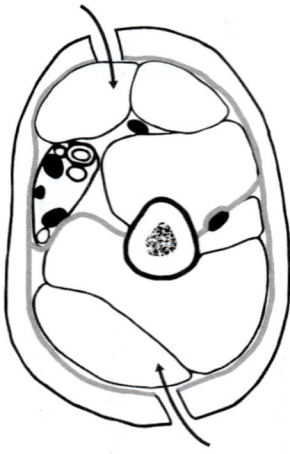

FIGURA 73.1 → Corte transversal terço médio do braço mostrando compartimentos anterior e posterior. As setas apontam as vias de acesso possíveis.

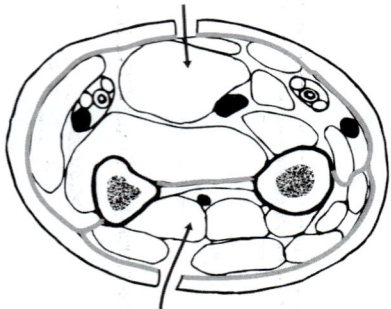

FIGURA 73.2 → Corte transversal do terço médio do antebraço mostrando os compartimentos volar e dorsal. As setas apontam as vias de acesso possíveis.

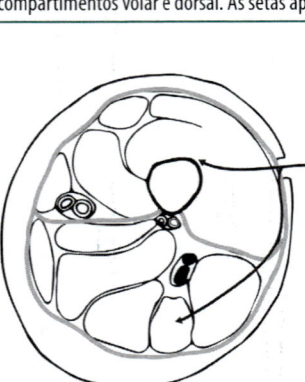

FIGURA 73.3 → Corte transversal do terço médio da coxa mostrando compartimentos anterior e posterior. A seta aponta a via de acesso lateral por onde é possível descomprimir os dois compartimentos.

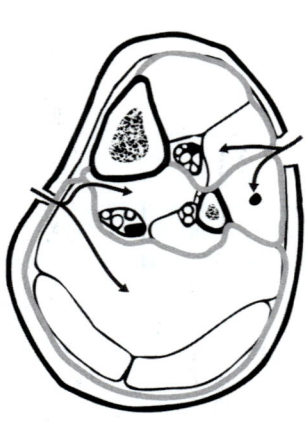

FIGURA 73.4 → Corte transversal do terço médio da perna mostrando compartimentos anterior, lateral, posterior superficial e profundo. As setas apontam as vias de acesso mais utilizadas, que são a anterolateral e a posteromedial.

QUADRO 73.4 → Localização da síndrome compartimental na coxa

Compartimentos	Conteúdo
Compartimento glúteo	Músculo tensor da fáscia lata Músculo glúteo médio Músculo glúteo mínimo Músculo glúteo máximo
Compartimento anterior	Músculo quadríceps Músculo sartório Artéria femoral Nervo femoral
Compartimento posterior	Músculos isquiotibiais Músculos adutores Nervo ciático

QUADRO 73.5 → Localização da síndrome compartimental na perna

Compartimentos	Conteúdo
Compartimento anterior	Músculo tibial anterior Músculo extensor longo dos dedos Músculo extensor longo do hálux Músculo fibular terceiro Artéria tibial anterior Nervo fibular profundo
Compartimento lateral	Músculo fibular longo Músculo fibular curto Nervo fibular superficial
Compartimento posterior superficial	Músculos gastrocnêmios Músculo solear Músculo plantar delgado Nervo sural
Compartimento posterior profundo	Músculo tibial posterior Músculo flexor longo do hálux Músculo flexor longo dos dedos Artéria tibial posterior Nervo tibial posterior

QUADRO 73.6 → Localização da síndrome compartimental no pé

Compartimentos	Conteúdo
Compartimento medial	Músculos intrínsecos do hálux (exceto o adutor)
Compartimento lateral	Músculo adutor do V pododáctilo Músculo flexor do V pododáctilo
Compartimento central	Músculo adutor do hálux Músculo quadrado plantar Tendão do flexor longo dos dedos Tendão do flexor curto dos dedos Tendão do flexor longo do hálux
Compartimento interósseo	Músculos interósseos dos dedos

ETIOLOGIA

Síndrome compartimental aguda

Costuma ocorrer depois de uma lesão traumática, não sendo, necessariamente, um trauma de alta energia, pois traumas de baixa energia também podem causar síndrome compartimental.[1]

- Fraturas: é importante lembrar que nem só as fraturas fechadas podem desenvolver síndrome compartimental, as expostas também podem causar a síndrome e podem não ser diagnosticadas. A exposição não é suficiente para descomprimir um compartimento. A fratura com associação mais frequente à síndrome compartimental no adulto é a fratura da diáfise da tíbia.[1]
- Lesões por esmagamento.
- Contusões musculares.
- Restabelecimento do fluxo sanguíneo em um membro.
- Compressão extrínseca: aparelhos gessados ou curativos constritivos.
- Medicamentos: o uso de anticoagulantes e esteroides anabolizantes pode ser um fator de risco.

Síndrome compartimental crônica

Uma causa frequente de síndrome compartimental crônica é a realização de exercícios.

FISIOPATOLOGIA

Várias teorias já tentaram explicar a fisiopatologia da síndrome compartimental, como a compressão por uma bandagem proposta por Volkmann em 1811.[2] Em 1914, Murphy considerou que o aumento da pressão obstruía a circulação venosa e defendeu a fasciotomia como um procedimento profilático.[2] Hoje, aceita-se que seja causada pelo aumento da pressão no interior de um compartimento osteofascial fechado, sendo o limite da pressão 25 a 30 mmHg abaixo da pressão arterial média e o tempo de oito horas indicativos para que ocorra necrose intracompartimental.[1] Whitesides e colaboradores, em 1975, estavam entre os primeiros a usar a medição clínica da pressão intracompartimental para o diagnóstico da síndrome compartimental aguda.[3] Esse aumento da pressão intracompartimental causa o comprometimento da microcirculação dos tecidos com acúmulo de líquido no espaço extra e intracelular, causando comprometimento da perfusão e isquemia, que gera um ciclo vicioso, com aumento da permeabilidade vascular e aumento do edema.

> **ATENÇÃO! A síndrome compartimental provoca necrose dos tecidos em face de vasos patentes; paradoxalmente, a isquemia segue com pulso distal presente, indicando que a fisiopatologia é mais complexa do que se pensava.**

Lawendy e colaboradores[4] fizeram um estudo de videomicroscopia intravital em modelos animais com isquemia completa dos membros posteriores e reperfusão. O estudo demonstrou que os leucócitos ativados aderem a vênulas pós-capilares prejudicando diretamente a perfusão capilar, enquanto aumentam o extravasamento de exsudato e do edema. Os leucócitos também podem causar lesão direta do parênquima após a reperfusão. A inflamação deve ser considerada essencial para a compreensão da patogênese da lesão celular na síndrome compartimental. É possível que a modulação da inflamação possa diminuir a mionecrose nessa síndrome.[4]

Com a reperfusão dos tecidos isquêmicos, segue-se uma resposta inflamatória que aumenta a lesão tecidual, provavelmente por liberação de catabólitos dos músculos. Dependendo da quantidade de músculos envolvidos, como ocorre na síndrome do esmagamento, a resposta pode se tornar sistêmica, prejudicando as funções renal, pulmonar e cardíaca.

DIAGNÓSTICO

O diagnóstico da síndrome compartimental aguda é baseado na suspeita clínica e confirmado com exame físico e medições de pressão intracompartimental.[5] Devido a diferentes interpretações dos sinais e sintomas entre um examinador e outro, muitos diagnósticos acabam sendo retardados, gerando sequelas irreversíveis.

Quadro clínico

Os sinais e sintomas mais encontrados na síndrome compartimental aguda são dor desproporcional à lesão, dor à mobilização passiva dos músculos do compartimento afetado, edema e déficits sensorial e motor. A dor é o sintoma mais precoce, mas pode estar atenuada em algumas situações ou até mesmo ausente, quando há lesão associada de nervo, uso de narcóticos e analgésicos ou efeito de ação de anestésicos, ou, ainda, pacientes inconscientes.

A probabilidade de a síndrome compartimental aguda estar presente sobe acima de 90% quando três sinais e sintomas estão presentes.[6] Ausência de pulso e palidez não devem ser considerados para o diagnóstico, pois são sinais de obstrução ou lesão arterial. O pulso costuma estar normal na presença de síndrome compartimental. O edema e o aumento da tensão à palpação do compartimento também não são confiáveis para o diagnóstico, sobretudo se o compartimento comprometido for profundo.

> **ATENÇÃO! O diagnóstico diferencial deve ser feito com lesão de nervo periférico e lesão ou obstrução arterial. Com as evidências disponíveis hoje, o diagnóstico clínico de síndrome compartimental aguda não deve mais ser considerado o padrão-ouro.[6]**

Monitoração

A pressão intracompartimental em repouso normal é de cerca de 8 mmHg em adultos e um pouco mais elevada em crianças, sendo de 13 a 16 mmHg.[7] Um estudo de McQueen e colaboradores[6] demonstrou que a sensibilidade e a especificidade estimada na monitoração contínua da pressão intracompartimental para o diagnóstico de síndrome compartimental aguda após fratura da diáfise da tíbia são elevadas. Com o esclarecimento do mecanismo de desenvolvimento da síndrome compartimental, todos os pacientes que estão em risco devem ser submetidos a monitoração da pressão intracompartimental contínua.[6]

Muitas técnicas de monitoração já foram descritas. Whitesides e colaboradores[3] elaboraram um sistema simples para medida da pressão. Ele consiste de uma agulha de calibre 18 de onde sai uma extensão preenchida por soro fisiológico e ar, que é conectada a uma torneira de três vias. Em uma das saídas, é acoplada uma seringa de 20 mL, com 15 mL de ar, e, na outra, um manômetro de mercúrio usado para medir pressão arterial. Após a inserção da agulha no compartimento, a torneira é aberta de modo a manter todas as conexões em comunicação. Aos poucos, injeta-se ar até que o líquido no cateter comece a se mover, e a pressão do sistema, que é igual à do compartimento, é lida no manômetro (**FIG. 73.5**).[3,8]

Mubarak desenvolveu um tipo especial de cateter com várias fibras de monofilamento no interior para impedir sua obstrução e aumentar o contato com o compartimento.

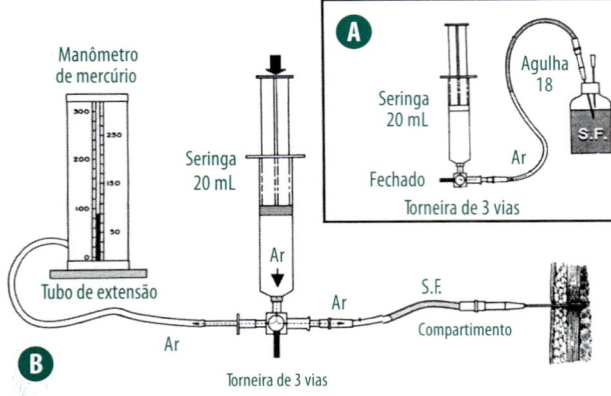

FIGURA 73.5 → Esquema do método de Whitesides para medida da pressão intracompartimental.

(A) Uma seringa de 20 mL, com ar na marca de 15 mL, é acoplada a uma torneira de três vias. Uma das saídas é conectada a um cateter que tem, na outra extremidade, uma agulha de calibre 18. Soro fisiológico é aspirado até o preenchimento parcial do cateter, e a torneira é fechada.

(B) A agulha é inserida no compartimento. Uma segunda extensão é conectada à terceira extremidade da torneira, que é ligada a um manômetro de mercúrio comum. A torneira é aberta de modo a comunicar a seringa e as duas extensões. Aos poucos, o êmbolo da seringa é pressionado até a coluna de soro fisiológico deslocar-se levemente. A pressão do sistema é lida no manômetro e é igual à do compartimento.[8,11]

Fonte: Whitesides e colaboradores[3] e Herbert e colaboradores.[8]

Esse cateter era acoplado a um transdutor de pressão com um aparelho de leitura digital.[9]

Shuler e colaboradores[5] avaliaram a oxigenação do músculo na síndrome compartimental aguda da perna para determinar se a espectroscopia por proximidade do infravermelho seria capaz de detectar os déficits de perfusão. Os valores de espectroscopia por proximidade do infravermelho diminuem de modo significativo com a diminuição da pressão de perfusão dos membros inferiores. A espectroscopia por proximidade do infravermelho pode ser capaz de diferenciar pacientes feridos com e sem síndrome compartimental aguda.[5]

Johnstone e Elliott[10] fizeram um estudo para verificar se o pH intramuscular substitui a monitoração da pressão intramuscular no diagnóstico da síndrome compartimental. Concluíram que a avaliação do pH intramuscular parece ser mais sensível que a medição da pressão intracompartimental na avaliação precoce da síndrome. Os pHs menores ou iguais a 6,38 foram específicos para o diagnóstico.[10]

Alqahtani e colaboradores[11] estão desenvolvendo um microdispositivo implantável que medirá a pressão do compartimento de maneira direta e contínua ao longo das 24 horas do período crítico após a lesão, usando identificação por radiofrequência, plataforma integrada com um sensor de pressão capacitivo.

Whitesides e colaboradores[3] recomendam que a fasciotomia seja feita quando a pressão tissular atingir 20 mmHg abaixo da pressão sanguínea diastólica, ou seja, em um paciente com pressão diastólica de 80 mmHg, o limite inferior para intervenção é em torno de 60 mmHg de pressão intracompartimental.

Alguns autores consideram como nível crítico o de pressão intracompartimental igual a 30 mmHg, outros consideram o de 40 mmHg. Outro conceito é o de que a diferença entre a pressão arterial média e pressão tecidual não deva ser inferior a 30 mmHg no músculo normal, ou 40 mmHg no músculo sujeito a um trauma ou que já tenha sofrido isquemia anteriormente.[1] McQueen e colaboradores[6] preconizam que a fasciotomia deve ser executada quando a diferença entre a pressão do compartimento e a pressão arterial diastólica é inferior a 30 mm Hg.

Lourenço baseia sua conduta de acordo com o nível de pressão obtido: de 0 a 10 mmHg, pressão normal e observação; 20 a 30 mmHg, pressão aumentada, compartimento em risco e monitoração contínua ou mensuração de duas em duas horas; mais de 30 mmHg, fasciotomia de urgência.

TRATAMENTO

O tratamento mais efetivo para síndrome compartimental aguda é a fasciotomia. Enquanto o paciente está sendo preparado para a cirurgia, muitas técnicas não operatórias podem ser utilizadas para retardar o início da isquemia e preservar tecidos moles. Todos os curativos restritivos devem ser afrouxados e removidos.[7] O membro não deve ser elevado acima do nível do coração para não reduzir o gradiente arteriovenoso. É preciso corrigir a hipotensão e instituir a oxigenioterapia.[1]

A fasciotomia não deve ser retardada, sendo realizada em todos os compartimentos comprometidos. Nos casos típicos, ao ser seccionada a pele, a musculatura extrui pela incisão.[8] A pele também pode ser fator limitante da expansão do compartimento,[12] devendo, portanto, ser deixada aberta. O debridamento do compartimento deve ser feito no caso de haver tecido necrótico ou desvitalizado; se houver necessidade, repetir nos dias seguintes.

A abordagem cirúrgica mais comum para o tratamento da síndrome compartimental da perna é fasciotomia com duas incisões – uma anterolateral e outra posteromedial[7] (FIG. 73.4), sendo mais segura do que os métodos com apenas uma incisão.[1] Os dois compartimentos da coxa podem ser abordados por meio de apenas uma incisão cutânea lateral (FIG. 73.3).[1] O antebraço é o segundo local mais comum de síndrome compartimental aguda em adultos e crianças, com fasciotomia devendo ser feita com duas incisões – uma anterior e outra posterior (FIG. 73.2).

A associação de fratura exposta com síndrome compartimental é muito frequente, e a exposição da fratura não descomprime o compartimento.[9] O fechamento primário aumenta muito o risco de aumento da pressão dentro do compartimento, devendo ser evitado. O fechamento deve ser feito de forma retardada, após 48 horas, sem tensão nas bordas cutâneas. Não deve ser fechado por completo até que todo o tecido necrosado seja debridado e o edema tenha sido controlado. Enquanto a ferida estiver aberta, deve-se protegê-la com antibióticos sistêmicos aplicados por via endovenosa.[8] Inúmeros métodos têm sido descritos para fechamento da fasciotomia, incluindo dermatotração e aplicação de enxerto cutâneo de espessura parcial.[1] O curativo de pressão negativa também é muito usado no tratamento de feridas da fasciotomia.[7] Nos casos de fraturas, a fixação externa está indicada,[8] e, em alguns centros, a haste intramedular fresada é utilizada para as fraturas da tíbia.[1]

Referências

1. Bucholz RW, Heckman JD, Court-Brown CM, Tornetta III P. Fraturas em adultos de Rockwood & Green. 7. ed. Barueri: Manole; 2013.

2. Klenerman L. The evolution of the compartment syndrome since 1948 as recorded in the JBJS (B). J Bone Joint Surg Br. 2007;89(10):1280-2.

3. Whitesides TE, Haney TC, Morimoto K, Harada H. Tissue pressure measurements as a determinant for the need of fasciotomy. Clin Orthop Relat Res. 1975;(113):43-51.

4. Lawendy AR, Bihari A, Sanders DW, Mcgarr G, Badhwar A, Cepinskas G. Contribution of inflammation to cellular injury in compartment syndrome in an experimental rodent model. Bone Joint J. 2015;97-B(4):539-43.

5. Shuler MS, Reisman WM, Kinsey TL, Whitesides TE Jr, Hammerberg EM, Davila MG, et al. Correlation between muscle oxygenation and compartment pressures in acute compartment syndrome of the leg. J Bone Joint Surg Am. 2010;92(4):863-70.

6. McQueen MM, Duckwoth AD, Aitken SA, Court-Brown CM. The estimated sensitivity and specificity of compartment pressure monitoring for acute compartment syndrome. J Bone Joint Surg Am. 2013; 95(8):673-7.

7. Taylor RM, Sullivan MP, Mehta S. Acute compartment syndrome: obtaining diagnosis, providing treatment, and minimizing medicolegal risk. Curr Rev Musculoskelet Med. 2012;5(3):206-13.

8. Hebert SK, Barros Filho TEP, Xavier R, Pardini Jr AG, organizadores. Ortopedia e traumatologia: princípios e prática. 3. ed. Porto Alegre: Artmed; 2003.

9. Reis FB. Fraturas. 2. ed. São Paulo: Atheneu; 2005.

10. Johnstone AJ, Elliott KG. Acute compartment syndrome: intramuscular ph supersedes pressure in making the diagnosis. Bone Joint J. 2013;95-B(suppl 16):38.

11. Alqahtani S, Harvey E, Henderson J, Chodavarapu V, Wang Y. Implantable micro-machined capacitive sensor to monitor compartment pressures in lower limb. Bone Joint J. 2014;96-B(suppl 11):61.

12. Cohen MS, Garfin SR, Hargens AR, Mubarak SJ. Acute compartment syndrome. Effect of dermotomy on fascial decompression in the leg. J Bone Joint Surg Br. 1991;73(2):287-90.

74
O politraumatizado

Jean Klay Santos Machado
Fernando Baldy dos Reis
Helio Jorge Alvachian Fernandes

DEFINIÇÃO

Do ponto de vista etimológico, a palavra *poli* deriva do grego *poly*, que significa "vários", e "traumatizado" é um adjetivo que representa aquele que se traumatizou. Deduz-se, portanto, que politraumatizados seriam os indivíduos que sofreram mais do que um traumatismo, não importando sua magnitude.

No entanto, a literatura define como uma síndrome de múltiplas lesões excedendo uma gravidade definida (Escore de Gravidade da Lesão [EGL/ISS] > 17), em que pelo menos uma dessas lesões pode causar disfunção ou falência de órgãos remotos. O EGL é um sistema de avaliação de politraumatizados que se baseia na Escala Abreviada da Lesão, consistindo na soma dos quadrados dos três escores mais altos dessa escala. Seu valor varia de 3 a 75 (TAB. 74.1).

EPIDEMIOLOGIA

ATENÇÃO! O trauma é a principal causa de morte em pessoas de até 45 anos, sendo responsável por cerca de 80% das mortes em pacientes jovens (18 a 24 anos). Corresponde a 10% de todas as admissões hospitalares.

No Brasil, estima-se que existam cerca de 400 mil acidentes de trânsito por ano, apresentando algo em torno de 7% de mortalidade. Das mortes, 20 a 50% ocorrem por tratamento inadequado, e 62% de todas as mortes intra-hospitalares ocorrem nas primeiras quatro horas. Sem dúvida, o maior dos problemas no Brasil, embora haja grande dificuldade na obtenção dos dados oficiais, reside no número crescente de motocicletas, cujo índice elevado de acidentes consiste na causa mais comum e aumenta a cada ano.

Dados dos Estados Unidos revelam que 45,2% das lesões em acidentados são leves, 32,4% são moderadas, 12,8% são graves e 9,6% são muito graves. Desses, 65% foram do sexo masculino, com índice de mortalidade em torno de 4,5%.

CAUSA MORTIS NOS PACIENTES VÍTIMAS DE TRAUMA

O óbito nos pacientes vítimas de trauma apresenta um comportamento trimodal cujas causas principais são as seguintes:

- **Imediata.** Laceração cerebral, TRM alto, lesão troncocerebral.
- **Precoce.** Hematomas epi ou peridurais, ferimentos no baço e fígado, hemopneumotórax, perda de sangue causada por múltiplas lesões nas extremidades.
- **Tardia.** Traumatismo craniencefálico, falência múltipla de órgãos, sepse.

RESPOSTA METABÓLICA AO TRAUMA

É importante ressaltar que todo trauma provoca uma resposta inflamatória sistêmica, seguida por um período de imunossupressão relativa. A cirurgia provoca a liberação de mediadores inflamatórios, polimorfonucleares e depressão da função monocitária.

Três respostas bem definidas podem ser divididas de forma didática e resumida e aqui apresentadas:

- **Cardiovascular.** Ocorre imediatamente após a lesão, traduzindo a extensão das lesões teciduais e a perda de sangue. Ocorre ativação dos fatores de coagulação, migração do líquido do espaço intersticial para intravascular e hiperventilação, a fim de promover oxigenação do sangue.
- **Imunológica ou inflamatória.** Manifesta-se horas a dias após o trauma, cursando com migração de células inflamatórias (neutrófilos e macrófagos) e liberação de mediadores pró-inflamatórios (interleucinas, fator de necrose tumoral, interferons) que objetivam acelerar o afluxo de células inflamatórias, bloquear ação dos agentes bacterianos e iniciar processo de reparação tecidual. Nessa fase, o paciente pode evoluir para síndrome da resposta inflamatória sistêmica e insuficiência múltipla de órgãos e sistemas.
- **Parâmetros definidos para o diagnóstico de síndrome da resposta inflamatória sistêmica:**
  Temperatura corporal: > 38° ou < 36°.
  Frequência cardíaca: > 90 bpm.
  Frequência respiratória: > 20/min ou $PaCO_2 < 32$ mmHg.
  Leucócitos: > 12.000 ou < 4.000 mm^3 ou > 10% neutrófilos jovens (normal: 3 a 5%).
- **Metabólica.** Ocorre aumento da necessidade de glicose, liberação de impulsos nervosos a partir da área lesada até o sistema nervoso central e o tronco cerebral, com ativação do hipotálamo e liberação de adrenalina, noradrenalina, ACTH, TSH, GH e glucagon. Estima-se que haja aumento de 50 a 100% do metabolismo basal após cirurgias de grande porte.

TABELA 74.1 → Escala Abreviada da Lesão (EAL)

Região lesada	1 Pequena	2 Moderada	3 Grave, não ameaçando a vida	4 Grave, ameaçando a vida	5 Crítica, sobrevida incerta
Cabeça/ pescoço	• Cefaleia/tontura secundária a trauma craniano • Distorção da coluna cervical, sem fratura ou luxação	• Amnésia do acidente • Letárgico/estuporoso/ obnubilado; pode ser acordado por estímulos verbais • Inconsciência < 1 h • Fratura simples de abóbada • Contusão tireoidiana • Lesão do plexo braquial • Luxação ou fratura de processo espinhoso ou transverso da coluna C • Pequena fratura de compressão (≤ 20%) da coluna C	• Inconsciência 1-6 h • Inconsciência < 1 h com déficit neurológico • Fratura da base do crânio • Fratura cominutiva aberta ou afundada da abóbada • Contusão cerebral/hemorragia subaracnoidiana • Laceração da íntima/trombose de artéria carótida • Contusão de laringe/faringe • Contusão da medula cervical • Luxação ou fratura de processo espinhoso ou transverso da coluna C • Pequena fratura de compressão > 1 vértebra ou > 20% da altura anterior	• Inconsciência 1-6 h com déficit neurológico • Inconsciência 6-24 h • Resposta apropriada apenas a estímulos dolorosos • Crânio fraturado com afundamento > 2 cm, dura lacerada ou perda de tecido • Hematoma intracraniano ≤ 100 mL • Lesão incompleta da medula cervical • Esmagamento da laringe • Laceração da íntima/trombose de artéria carótida com déficit neurológico	• Inconsciência com movimento inapropriado • Inconsciente > 24 h • Lesão do tronco cerebral • Hematoma intracraniano > 100 mL • Lesão completa de medula cervical em CIV ou abaixo
Face	• Abrasão de córnea • Laceração lingual • Fratura nasal ou do ramo mandibular • Fratura/avulsão ou luxação dentária	• Fratura de zigoma, órbita, corpo ou subcondiliana da mandíbula • Fratura de LeFort I • Laceração escleral/corneana	• Laceração de nervo óptico • Fratura de LeFort II	• Fratura de LeFort III	
Tórax	• Fratura de costela • Torção da coluna torácica • Contusão da caixa torácica • Contusão esternal	• Fratura de 2 a 3 costelas • Fratura do esterno • Luxação ou fratura de processo espinhoso ou transverso da coluna T • Pequena fratura de compressão (≤ 20%) coluna T	• Contusão/laceração pulmonar ≤ 1 lobo • Hemo ou pneumotórax pulmonar • Ruptura de diafragma ≥ 4 fraturas costelas • Laceração da íntima/pequena laceração/trombose de artéria subclávia ou inominada • Pequena queimadura por inalação • Luxação ou fratura de lâmina, corpo, pedículo ou faceta da coluna T • Fratura de compressão > 1 vértebra ou mais de 20% da altura • Contusão da medula com sinais neurológicos transitórios	• Contusão ou laceração pulmonar multilobar • Hemopneumomediastino • Hemopneumotórax bilateral • Tórax instável • Contusão miocárdica • Pneumotórax de tensão • Hemotórax > 1.000 mL • Fratura traqueal • Laceração intimal da aorta • Grande laceração de artéria subclávia ou inominada • Síndrome medular incompleta	• Grande laceração aórtica • Laceração cardíaca • Ruptura de brônquio/artéria • Tórax instável/queimadura de inalação necessitando de suporte mecânico • Separação laringotraqueal • Laceração pulmonar multilobar, com pneumotórax de tensão • Hemopneumomediastino, ou hemotórax > 1.000 mL • Laceração medular ou lesão completa da medula
Abdome	• Abrasão/contusão laceração de escroto, vagina, vulva, períneo • Torção de coluna lombar. • Hematúria	• Contusão/laceração de estômago, mesentério, intestino delgado, bexiga, ureter, uretra • Pequenas contusões/ lacerações de rim, fígado, baço, pâncreas • Contusão de duodeno/colo • Luxação ou fratura de processo espinhoso ou transverso da coluna L • Pequena fratura por compressão (≤ 20%) da coluna L • Lesão da raiz nervosa	• Laceração de duodeno/colo/reto • Perfuração de intestino delgado/ mesentério/ bexiga/ureter/uretra • Grande contusão ou pequena laceração com comprometimento grande vaso ou hemoperitônio > 1.000 mL de rim/fígado/baço/ pâncreas • Pequena laceração de artéria ou veia ilíaca • Hematoma retroperitoneal • Luxação ou fratura de lâmina, corpo, faceta ou pedículo da coluna L • Fratura de compressão > 1 vértebra ou > 20% da altura anterior • Contusão medular com sinais neurológicos transitórios	• Perfuração de estômago/ duodeno/ colo/reto • Perfuração com perda de tecido de estômago/bexiga/ intestino delgado/ ureter/uretra • Grande laceração do fígado • Grande laceração de artéria ou veia ilíaca • Síndrome medular incompleta • Descolamento de placenta	• Grande laceração com perda de tecido ou contaminação grosseira de duodeno/colo/ reto • Ruptura complexa de fígado, baço/rim/pâncreas • Lesão completa da medula

(Continua)

TABELA 74.1 → Escala Abreviada da Lesão (EAL)

Região lesada	1 Pequena	2 Moderada	3 Grave, não ameaçando a vida	4 Grave, ameaçando a vida	5 Crítica, sobrevida incerta
Extremidades	• Contusão de cotovelo, ombro, punho, tornozelo • Fratura/luxação de dedo da mão, dedo do pé • Entorse de articulação acromioclavicular, ombro, cotovelo, dedo da mão, punho, quadril, tornozelo, dedo do pé	• Fratura de úmero, rádio, ulna, fíbula, tíbia, clavícula, escápula, carpais, metacarpais, calcâneo, tarsais, metatarsais, ramos púbicos ou fratura pélvica simples • Luxação de cotovelo, mão, ombro, artéria acromioclavicular • Grande laceração do músculo/tendão • Rasgão da íntima/pequena laceração da artéria axilar, braquial, poplítea; veia axilar, femoral, poplítea	• Fratura pélvica cominutiva • Fratura do fêmur • Luxação de punho/tornozelo/joelho/quadril • Amputação abaixo do joelho ou de extremidade superior • Ruptura de ligamentos do joelho • Laceração do nervo isquiático • Rasgão da íntima/pequena laceração da artéria femoral • Grande laceração ± trombose artéria axilar ou poplítea; veia axilar, poplítea ou femoral	• Fratura-esmagamento pélvico • Amputação traumática/ esmagamento acima do joelho • Grande laceração artéria femoral ou braquial	• Fratura-esmagamento pélvico aberto
Externas	• Abrasões/contusões ≤ 25 cm na face/mão, ≤ 50 cm no corpo • Lacerações superficiais ≤ 5 cm na face/mão, ≤ 10 cm no corpo • Queimadura de 1° grau até 100% • Queimadura de 2° ou 3° graus/ lesão de desenluvamento < 10% corpo total	• Abrasões/contusões > 25 cm na face/mão > 50 cm no corpo • Laceração > 5 cm na face/mão > 10 cm no corpo • Queimadura de 2° ou 3° graus/ lesão de desenluvamento em 10 a 19% do corpo total	• Queimadura de 2° ou 3° graus ou lesão de desenluvamento de 20 a 29% do corpo total	• Queimadura de 2° ou 3° graus ou lesão de desenluvamento de 30 a 39% do corpo total	• Queimadura de 2° ou 3° graus ou lesão de desenluvamento de 40 a 89% do corpo total

EAL = 6	Lesão máxima EGL automaticamente atribuída = 75
Cabeça/Pescoço	Fratura-esmagamento, esmagamento/ laceração do tronco cerebral Decapitação Esmagamento/laceração medular ou transeção total com ou sem fratura de CIII ou acima
Tórax	Seccionamento total da aorta Esmagamento maciço do tórax
Abdome	Transecção do tronco
Externas	Queimadura de 2° ou 3° graus ou lesão de desenluvamento ≥ 90% da superfície corporal total

Escore de Gravidade da Lesão (EGL)

EGL Região do Corpo	Escore EAL	Ao Quadrado
Cabeça/pescoço	___	___
Face	___	___
Tórax	___	___
Abdome/conteúdo pélvico	___	___
Extremidade/cintura pélvica	___	___
Externas	___	___
EGL (soma dos quadrados das 3 mais graves)		

ATENDIMENTO INICIAL

Tratando-se de indivíduos com politraumatismo, é preciso seguir o protocolo de atendimento do Suporte Avançado de Vida no Trauma (*Advanced Trauma Life Support* – ATLS).

A – Vias aéreas e controle cervical.

B – Ventilação.

C – Circulação e controle de sangramento externo.

D – Déficit neurológico.

E – Exposição e cuidados com hipotermia.

> **ATENÇÃO! Na fase inicial do tratamento, a obtenção de acessos venosos calibrosos e a solicitação de exames laboratoriais em caráter emergencial são fundamentais (TAB. 74.2).**

É importante frisar que, hoje, as fraturas de pelve, em função da gravidade, devem ser avaliadas no item C, de tal sorte que, diante de qualquer possibilidade de fratura na pelve, deve-se realizar de imediato sua contenção, seja através de cinta pélvica ou de lençol passado ao nível dos trocânteres maiores seguido de fechamento, além de rotação medial dos membros inferiores até que seja realizada avaliação radiográfica.

Vallier e colaboradores,[1] após avaliarem 1.443 politraumatizados, consideraram que o reconhecimento e o controle precoce da hemorragia, além da agressiva ressuscitação para controle da acidose, são atitudes fundamentais na redução da mortalidade e da morbidade.

O período de avaliação e tratamento hospitalar divide-se em quatro momentos:

1º **Período de reanimação aguda.** Leva de uma a três horas e vai desde a entrada do paciente até o controle das condições que podem levá-lo a óbito, sejam elas respiratórias, hemodinâmicas ou respiratórias. Nesta fase, estão inclusos os preceitos do ATLS, assim como o diagnóstico agudo com a indicação da cirurgia de emergência.

2º **Período primário de estabilização.** Fica entre uma e 48 horas, período em que são realizadas todas as medidas para obtenção da completa estabilidade respiratória, hemodinâmica e neurológica do paciente. Também é dado o tratamento inicial das lesões musculoesqueléticas, incluindo estabilização das fraturas, fasciotomias (síndromes compartimentais), reparo ou enxertos vasculares.

TABELA 74.2 → Lista de exames laboratoriais, parâmetros e interpretação para avaliação inicial dos pacientes politraumatizados

Exame	Subitem	Valor de referência	Interpretação
Hemograma	Hematócrito	> 36 %	Suspeita de hemorragia
	Hemoglobina	12 a 16 g/dL	
	Leucócitos	5.000 a 10.000	Reação ao trauma
	Plaquetas	150.000 a 400.000	Distúrbio de coagulação
Gasometria arterial	Lactato	< 2 mmol/L	Alto: má perfusão tecidual, estado hipermetabólico
	pH	7,35 a 7,45	Alto: alcalose metabólica Baixo: acidose metabólica
	HCO_3 (bicarbonato)	21 a 28	
	Excesso de base	+ 2 a – 2	
	$PaCO_2$	35 a 45 mmHg	Alto: acidose respiratória Baixo: acidose respiratória
	PaO_2	80 a 100 mmHg	Baixo: hipoxemia (leve = 70-79; moderada = 60-69; grave = 50-59; extrema = < 50)
Creatinina		< 1,5 mg/dL	Insuficiência renal
Ureia		< 50 mg/dL	
Glicemia		50 a 100 mg/dL	Hipo/hiperglicemia
Sódio		135 a 145 mEq/L	Distúrbio hidreletrolítico
Potássio		3,5 a 4,5 mEq/L	
Cálcio		8,5 a 10 mg/dL	
Magnésio		1,5 a 2,5 mg/dL	
Cloro		102 a 109 mEq/L	
Tipagem sanguínea			
Fator RH			

3º **Período de regeneração secundária.** Vai do segundo ao 10º dia, em que a condição geral do paciente é estabilizada e monitorada. É neste momento que são realizadas as cirurgias de reconstrução.

4º **Período de reconstrução terciária e reabilitação.** Dura semanas, são realizadas as cirurgias de reconstrução mais complexas, além da reabilitação funcional dos pacientes.

EXAMES DE IMAGEM

Radiografia convencional

A radiografia convencional ainda é usada na maioria das instituições no mundo. A realização inicial consiste nas seguintes incidências: anteroposterior do tórax e da pelve e lateral da coluna cervical.

As demais incidências e segmentos dependem do exame clínico inicial, variando de acordo com o paciente. Conforme a gravidade do caso, as radiografias podem ser realizadas em um segundo momento.

Ultrassonografia

A ultrassonografia tem conquistado um papel significativo, sobretudo quando o objetivo é rastrear lesões abdominais e torácicas de forma rápida, objetivo alcançado com a utilização do US tipo FAST que, de forma padronizada, usa a sequência a seguir:

• Visão subxifoide transversa (derrame pericárdico, lobo hepático esquerdo).

• Visão do quadrante superior direito (lobo hepático direito, rim direito, líquido livre no fundo de saco de Morrison).

• Visão do quadrante superior longitudinal esquerdo (baço, rim esquerdo).

• Visão suprapúbica longitudinal e transversa (bexiga, líquido livre no fundo de saco de Douglas).

• Visão torácica longitudinal bilateral (derrame pleural).

Tomografia computadorizada

No início e na maioria dos casos, a tomografia computadorizada (TC) é realizada em um segundo momento para avaliação do traumatismo craniencefálico, além de tórax, abdome e pelve, caso seja necessário. A TC tem sido utilizada cada vez mais como uma avaliação inicial dos pacientes mais graves, visto que, com a evolução dos equipamentos, é possível realizar *screening* de crânio, tórax, abdome, pelve e coluna em um tempo cada vez menor. Essa medida evita a manipulação demasiada do indivíduo.

Angiografia

Inclui-se aqui a angio-TC, considerada o padrão-ouro no diagnóstico de lesões da aorta, assim como de outros vasos importantes. Logo, sempre que necessário, pode-se utilizar esse exame.

CONDUTA ORTOPÉDICA

A abordagem de pacientes politraumatizados sofreu grandes mudanças neste último século. O entendimento das alterações fisiológicas que ocorrem em traumas graves e as mudanças da abordagem aos pacientes foram os fatores que mais contribuíram. A melhora do atendimento pré-hospitalar, o aprimoramento do atendimento intensivo e as técnicas cirúrgicas mais apuradas possibilitaram melhores resultados.

Década de 1950

Indivíduos com lesões múltiplas eram considerados de alto risco para se submeterem a procedimentos cirúrgicos. Na década de 1950, a manipulação precoce era contraindicada devido ao maior risco de embolia gordurosa. Diversos métodos de tração esquelética foram desenvolvidos para melhorar o alinhamento das fraturas, métodos de redução fechada e uso de órteses que nem sempre culminavam com bom alinhamento e deixavam sequelas importantes. Paralelo a isso e de forma mais grave, as complicações decorrentes de períodos prolongados no leito quase sempre eram acompanhadas de pneumonia, trombose venosa profunda, embolia pulmonar, embolia gordurosa, destruição muscular e úlceras de decúbito.

É descrito que o desenvolvimento da férula de Thomas foi importante na estabilização esquelética. A redução da mortalidade de 80 para 20% durante a Primeira Guerra Mundial com o emprego da férula de Thomas também é destacada na literatura. Esses conceitos permitiram que alguns autores preconizassem a estabilização tardia das fraturas diafisárias femorais, pois a incidência de não consolidação em situações com estabilização precoce era maior.

Anos 1980

As publicações sugeriam que a estabilização esquelética precoce tinha efeito benéfico sobre a função pulmonar e as complicações pós-operatórias. Diversos autores demonstraram que a estabilização das fraturas femorais nas primeiras 24 horas cursava com a diminuição da síndrome do desconforto respiratório. A expressão *early total care*, que se refere à estabilização esquelética na emergência, passou a ter grande significado na abordagem de pacientes politraumatizados, haja vista que a estabilização precoce cursa com diminuição dos mediadores inflamatórios e do risco de embolia gordurosa, além de ter efeito analgésico e facilitar mobilização no pós-operatório.

Um dos primeiros trabalhos prospectivos e randomizados foi realizado por Bose e Tejwani,[2] que estudaram 178 pacientes politraumatizados com fraturas diafisárias do fêmur que foram estabilizadas com menos de 24 horas após o acidente ou cuja fratura foi estabilizada acima de 48 horas. Pacientes com idade acima de 5 anos que apresentaram fraturas no quadril de baixa energia foram excluídos. O estudo demonstrou que indivíduos submetidos à estabilização precoce das fraturas femorais tiveram diminuição da morbidade pulmonar com menor incidência de SARA, síndrome de embolia gordurosa, disfunção pulmonar e pneumonia. O tempo de permanência hospitalar foi menor nos pacientes submetidos à estabilização precoce.

Entre as décadas de 1980 e 1990

Alguns estudos revelaram, ao contrário do que se acreditava, alto índice de complicações letais em pacientes politraumatizados submetidos a tratamento definitivo nas primeiras 24 horas, sobretudo quando havia presença de fraturas no fêmur, mesmo em pessoas jovens. A conduta do *early total care* passou a ser questionada, conferindo a essa época a denominação *era borderline*. Pape e colaboradores[3,4] foram os primeiros autores a utilizarem esse termo após estudo retrospectivo de indivíduos politraumatizados com EGL acima de 17 e com fraturas diafisárias femorais tratadas com hastes intramedulares bloqueadas fresadas. Relataram que pacientes submetidos a cirurgias e que não apresentaram traumas torácicos tiveram baixo índice de complicações pulmonares. Em contraste, aqueles com traumas torácicos graves tiveram resultados ruins após tratamento das fraturas femorais com hastes intramedulares bloqueadas fresadas, tendo desenvolvimento de SARA. Os autores concluíram que existem três importantes fatores que influenciam a função pulmonar após o trauma – EGL, trauma torácico associado ao choque e utilização de hastes intramedulares bloqueadas fresadas para o tratamento de fraturas femorais.

A partir da década de 1990, surgiu o conceito de controle de danos (*damage control*), mostrando-se como um caminho mais seguro na abordagem de pacientes politraumatizados graves. Um segundo tempo para a abordagem definitiva das lesões passa a ganhar mais força, considerando que o paciente politraumatizado tem graves lesões, mudanças fisiológicas importantes e resposta melhor após o controle dessas alterações em período posterior ao controle de danos. Ao mesmo tempo, o entendimento das alterações fisiológicas do politraumatizado tem sido muito pesquisado, reforçando o conceito de controle de danos (*damage control*) e o posterior tratamento definitivo.

Anos 2000

A expressão "controle de danos ortopédicos" é encontrada na literatura científica a partir do ano 2000, considerando-se como um procedimento primário, rápido e temporário (**FIG. 74.1**). A fixação externa representa o principal método para sua execução, cuja preocupação principal deveria ser com o controle do sangramento através da estabilização dos ossos longos e da pelve.

Pape e colaboradores[3,4] revisaram pacientes politraumatizados cujas fraturas diafisárias femorais receberam tratamento primário com hastes intramedulares e fixadores externos. Concluíram que os fixadores externos, sendo após convertidos para hastes intramedulares, foram considerados mais seguros e cursaram com todos os benefícios da estabilização precoce com nenhum tipo de complicação. Outros autores demonstraram os mesmos benefícios.

Ainda com relação ao aumento do risco de infecção devido à conversão de fixadores para hastes, Bhandari e colaboradores[5] concluíram que o índice de infecção diminui de modo significativo quando o intervalo entre os dois procedimentos é menor que 14 dias para a tíbia e sem conclusão definitiva para a conversão nas fraturas femorais. Outros autores recomendam a conversão somente quando o local dos pinos estiver sem secreção.

Período atual

Alguns autores sugerem o uso de parâmetros clínicos e laboratoriais para tomada de decisão, indicando controle de danos para os pacientes que apresentem:

- pH < 7,25.
- Base excesso < – 5.
- Lactato > 2.
- Temperatura < 35°C.
- Plaquetas < 120.000.
- RNI > 1.5.

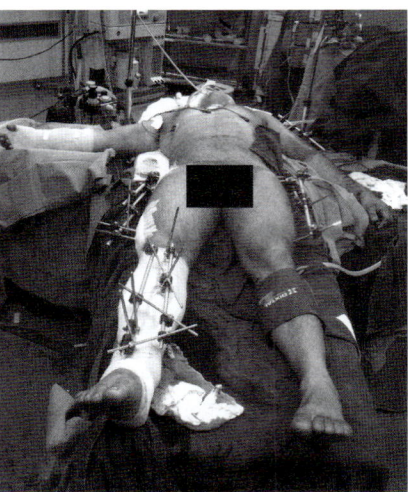

FIGURA 74.1 → Paciente politraumatizado vítima de fratura bilateral de fêmur, fratura exposta da tíbia direita e fratura diafisária do úmero esquerdo. Foi submetido a controle de danos ortopédicos.

Em 2012, Nahm e Vallier[6] realizaram uma revisão sistemática de estudos randomizados e não randomizados em um total de 38 publicações e concluíram que a fixação definitiva precoce pode ser usada de forma segura e com benefícios reais para muitos pacientes politraumatizados. Os autores consideram que o reconhecimento e o controle precoce da hemorragia, além da agressiva ressuscitação para controle da acidose, são fundamentais na redução da mortalidade e morbidade.

Ainda existe, hoje, muita discussão sobre quais pacientes devem ser tratados preferencialmente com *early total care*, todavia, o bom senso indica que, na dúvida, é mais prudente realizar o controle de danos.

Como já descrito, a conduta ortopédica depende basicamente das condições fisiológicas do paciente (ALGORITMO 74.1), sendo fundamental que, durante a avaliação inicial e nas reavaliações durante o atendimento, esses pacientes sejam classificados quanto ao estado geral em estável, limítrofe, instável e em condição extrema. Para tal, existem vários aspectos que devem ser considerados (TAB. 74.3).

A partir daí, toma-se a decisão quanto à conduta a ser tomada (ALGORITMO 74.1). Nos casos com instabilidade, é comum optar pelo controle de danos ortopédicos (FIG. 74.1).

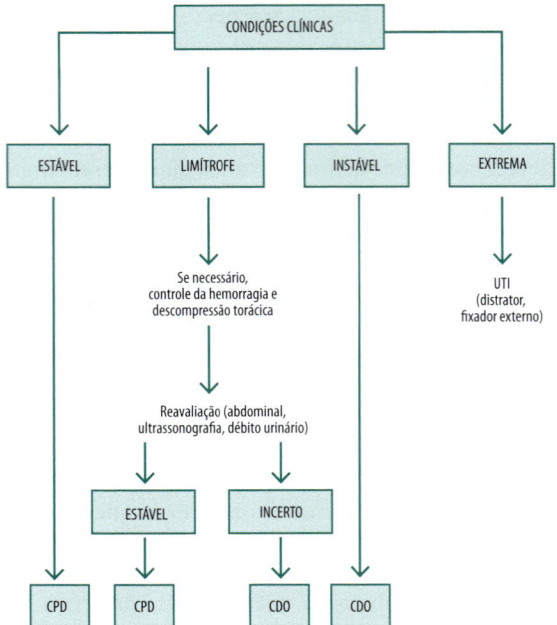

ALGORITMO 74.1 → Conduta ortopédica no paciente politraumatizado. CDP, cirurgia definitiva precoce; CDO, controle de danos ortopédicos; UTI, unidade de terapia intensiva.

TABELA 74.3 → Parâmetros clínico-laboratoriais para definição do grau de estabilidade fisiológica do paciente

	Parâmetro	Estável (grau I)	*Borderline* (grau II)	Instável (grau III)	Extremo (grau IV)
Choque	PAS (mmHg)	100 ou +	80-100	60-90	< 50-60
	Transfusão SG (2 horas)	0-2	2-8	5-15	> 15
	Lactato	Normal	Por volta de 2,5	> 2,5	Acidose grave
	Excesso de base (mmol/L)	Normal	Sem dados	Sem dados	> 6-8
	Classificação ATLS	I	II a III	III a IV	IV
Coagulação	Plaquetas	> 110.000	90.000-110.000	< 70.000-90.000	< 70.000
	Fatores II e V (%)	90-100	70-80	50-70	< 50
	Fibrinogênio (g/dL)	> 1	Ao redor de 1	< 1	Não mensurável
	D-dimer	Normal	Anormal	Anormal	Não mensurável
Temperatura		< 33	33-35	30-32	30 ou menos
Lesão de tecidos moles	Função pulmonar (PaO$_2$/FiO$_2$)	350-400	300-350	200-300	< 200
	Escore de trauma torácico AIS	I ou II	II ou maior	II ou maior	III ou maior
	Escore de trauma torácico TTS	0	I-II	II-III	IV
	Trauma abdominal (Moore)	II ou menos	III ou menos	III	III ou maior
	Trauma pélvico (classficação AO)	Tipo A	Tipo B ou C	C	C (esmagamento, capotamento)
	Extremidades	AIS I-II	AIS II-III	AIS III-IV	Esmagamento, capotamento

PAS, sem definição; SG, sem definição; ATLS, Suporte Avançado de Vida no Trauma; PaO$_2$/FiO$_2$, sem definição; AIS, sem definição; TTS, sem definição.

HIPOPERFUSÃO SUBCLÍNICA

Definida como a normalização dos sinais vitais em resposta à ressuscitação, mas mantendo lactato acima de 2,5 mmol/L. Grey e colaboradores[7] avaliaram 88 pacientes politraumatizados estáveis, após processo de ressuscitação, submetidos a tratamento cirúrgico ortopédico definitivo. Os autores observaram que os indivíduos caracterizados como portadores de hipoperfusão subclínica tiveram morbidade pós-operatória muito elevada e, por esse motivo, recomendam inicialmente o controle de danos para tal grupo de pacientes.

FIXAÇÃO ORTOPÉDICA DEFINITIVA

Uma vez que se optou pelo controle de danos, a pergunta passa ser a seguinte: qual o melhor momento para realizar a fixação definitiva? Muitos estudos clínicos devem ser considerados para respondê-la. Waydhas e colaboradores,[8] em 1996, avaliaram 106 pacientes com traumas graves, submetidos a cirurgias reconstrutivas, por volta do terceiro dia, e observaram que, destes, 40 evoluíram com falência múltipla de órgãos até 48 horas após a cirurgia.

Pape e colaboradores,[9] em 1999, analisaram 4.314 pacientes politraumatizados, concluindo que as cirurgias realizadas do segundo ao quarto dia apresentaram alta taxa de complicações, enquanto, do sexto ao oitavo dia, a taxa era baixa. Giannoudis e colaboradores[10] mostraram que a queda do antígeno leucocítico humano (HLA-DR) constitui um importante parâmetro para a ocorrência de complicações e, assim, estudaram seu comportamento no politraumatizado, conforme é mostrado a seguir.

HLA-DR: ↓ Logo após trauma
↑ Primeira semana
↓ Após a primeira semana
↑ A partir da terceira semana

Com base nesses aspectos, considera-se, hoje, que os melhores momentos para a fixação precoce são do quinto ao 10º dia e a partir da terceira semana (**FIG. 74.2**), visto que, do segundo ao quarto dia, o organismo passa por uma fase de hiperinflamação, cuja cirurgia deve ser apenas a chamada de *second look*. Do 10º dia à terceira semana, instala-se um período de imunossupressão, de tal modo que cirurgias reconstrutivas cursam com maior risco de infecção (**QUADRO 74.1**).

Como acontece muito na medicina, o pêndulo sobre a conduta nesses pacientes parece mostrar uma nova tendência à fixação precoce, sobretudo quando são analisados indivíduos portadores de fraturas cujo controle com fixação externa é inviável ou improvável, como acetábulo, coluna vertebral, extremidade proximal do fêmur e pelve, ainda mais com instabilidade vertical. Tais condições forçaram a busca por maior compreensão sobre o assunto. Dessa forma, Vallier e colaboradores[1] analisaram 1.443 politraumatizados e observaram que a fixação definitiva nas primeiras

QUADRO 74.1 → Correlação do estado fisiológico, com tempo e cirurgia indicada nos politraumatizados

Estado fisiológico	Procedimento cirúrgico	Período
Funções vitais comprometidas	Cirurgia de salvamento	Dia 1
Funções vitais estáveis	Cirurgia primária retardada	
Extremamente/altamente instáveis	Cirurgia de controle de danos	
Hiperinflamação	Cirurgias de revisão	Dia 2-4
Janela de oportunidades	Cirurgia programada	Dia 5-10
Imunossupressão	Não realizar	Até 3 semanas
Recuperação	Reconstrução secundária	Após 3 semanas

36 horas diminuiu de modo considerável o índice de complicações pós-operatórias, como pneumonia, SARA e trombose venosa profunda, nos pacientes que apresentavam:

- Lactato < 4 mmol/L.
- pH > 7,25.
- Excesso de base < – 5,5 mmol/L.

Os autores consideram o reconhecimento e o controle precoce da hemorragia, além da agressiva ressuscitação para controle da acidose fundamentais na redução da mortalidade e da morbidade.

Bliemel e colaboradores[11] avaliaram 4.354 pacientes politraumatizados com fratura instável na coluna e

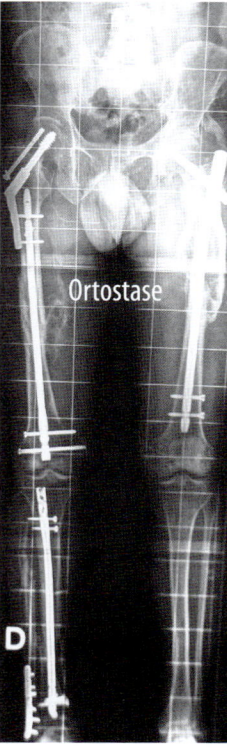

FIGURA 74.2 → Radiografia panorâmica de paciente politraumatizado submetido à fixação definitiva de fratura bilateral de fêmur, fratura diafisária da tíbia direita, fratura do colo do fêmur direito, e fratura maléolo do perímetro direito.

concluíram que bons resultados são obtidos quando a cirurgia definitiva é realizada nas primeiras 72 horas. Böhme e colaboradores[12] estudaram 47 pacientes politraumatizados com fraturas de pelve e perceberam que a fixação definitiva precoce gerou menor índice de complicações.

IDOSOS

O aumento na expectativa de vida da população mundial fez com que o número de idosos tenha sofrido elevação considerável e, também, várias lesões, incluindo o politraumatismo. É preciso lembrar que a idade a partir da qual o indivíduo passa a ser considerado idoso, conforme a Organização Mundial da Saúde (OMS), varia de acordo com o país em questão; nos países desenvolvidos, a idade é a partir dos 65 anos, e, naqueles em desenvolvimento, como o Brasil, considera-se a partir de 60 anos.

Demetriades e colaboradores[13] mostraram índice de mortalidade quase cinco vezes maior quando foram comparados pacientes com ISS > 15 abaixo (4,8%) e a partir de 65 anos (24,3%). A grande diferença é explicada, sobretudo, pela presença de comorbidades e pela menor reserva fisiológica na população idosa. Por entender que se trata de um grupo especial de pacientes, foi criado um escore específico, o Escore Geriátrico de Sobrevivência ao Trauma (EGST), que se utiliza da seguinte fórmula para o cálculo do risco de mortalidade:

$$EGST = 0,9 \text{ (idade} - 65) + 0,6 \text{ (ISS)} + 14,9$$
$$\text{(sepse associada)} + 10,6 \text{ (cardiopatia)}$$

QUAIS SÃO AS CIRURGIAS DE EMERGÊNCIA EM PACIENTES INSTÁVEIS?

Stahel e colaboradores[14] enumeraram as cirurgias consideradas fundamentais para a preservação da vida do paciente nas primeiras 24 horas após o trauma:

- Descompressão aguda de cavidades.
- Controle da hemorragia.
- Laparotomia.
- Revascularizações.
- Debridamento de fraturas expostas e lesões articulares.
- Fixação externa de ossos longos **(FIG. 74.3)**.
- Fasciotomias.
- Fixação dorsal de fraturas vertebrais instáveis.

FRATURAS DA PELVE

São uma das principais causas de morte nos pacientes politraumatizados, motivo pelo qual deve-se dar atenção especial a essa lesão. Mediante qualquer suspeita, torna-se imperativa

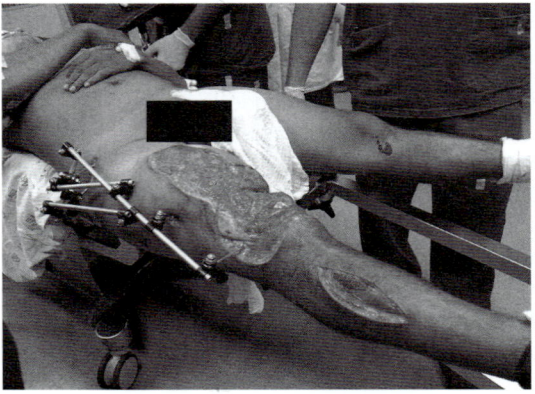

FIGURA 74.3 → Paciente submetido à fixação externa do fêmur direito, debridamento amplo da coxa e joelho direitos e fasciotomia da perna direita.

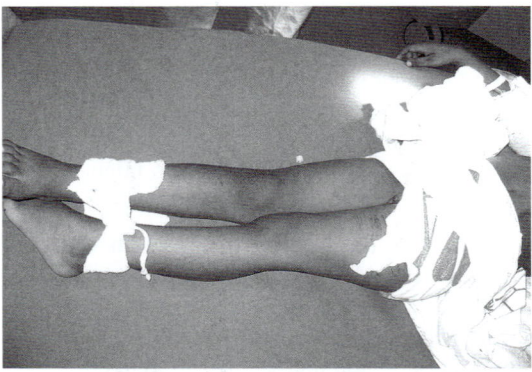

FIGURA 74.4 → Paciente vítima de atropelamento com instabilidade hemodinâmica submetido, ainda na sala de emergência, à estabilização provisória da pelve, com uso de lençol, associada a rotação medial do membro inferior.

uma medida no sentido de controlar o volume intrapélvico, de preferência ainda no atendimento pré-hospitalar, por meio de cintas pélvicas. Como nem sempre estão disponíveis, podem ser substituídas por um lençol passado ao nível dos trocânteres maiores, acompanhado da rotação medial dos membros inferiores. Essa simples medida é fundamental na busca pela preservação da vida do paciente **(FIG. 74.4)**.

Após a avaliação imaginológica da pelve, a questão passa a ser quais lesões têm indicação de fixação em caráter emergencial. Com o objetivo de responder a essa pergunta, a Associação de Trauma Ortopédico, em outubro do ano 2000 **(ALGORITMO 74.2)**, realizou um simpósio específico sobre o tema, chegando ao seguinte consenso **(FIG. 74.5)**:

Se, após a fixação emergencial da pelve, o paciente continuar apresentando sinais de instabilidade hemodinâmica, não havendo outro motivo para isso, pode-se lançar mão de dois procedimentos: a embolização de vasos pélvicos, cuja principal desvantagem está no fato de não ser seletiva e poder causar necrose de tecidos não desejáveis, ou o *packing*, que consiste na colocação de compressas no interior da pelve, em especial na regiões posteriores (três cada de lado, em média) por acesso anterior.

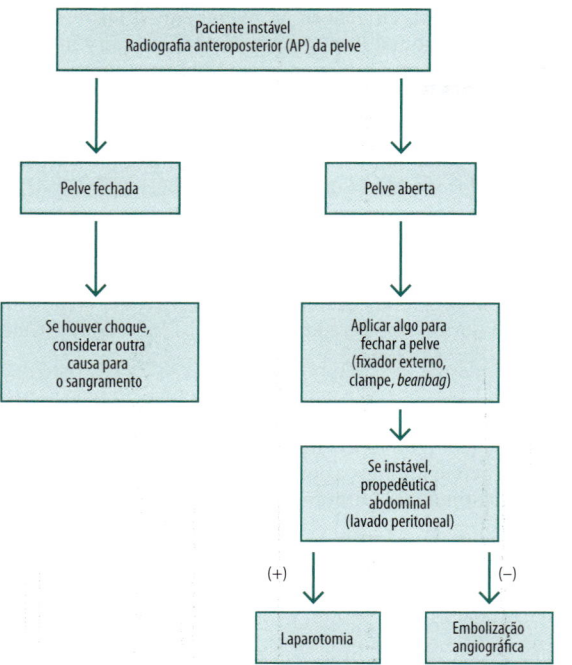

ALGORITMO 74.2 → Consenso de outubro de 2000 da Associação de Trauma Ortopédico para conduta em paciente hemodinamicamente instável com fratura da pelve.

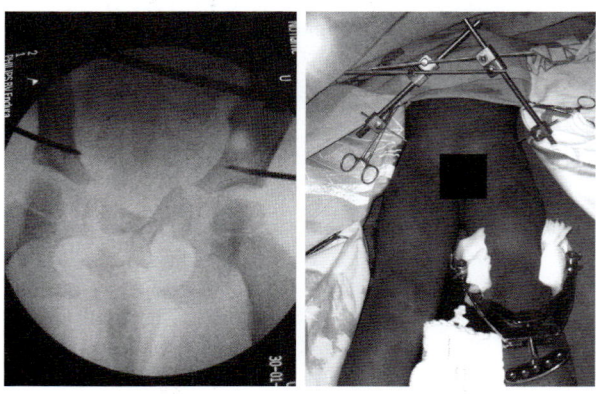

FIGURA 74.5 → Paciente esqueleticamente imaturo com fratura-luxação da pelve com instabilidade rotacional e vertical. Foi tratado na emergência com fixação externa supra-acetabular associada e tração transesquelética no fêmur esquerdo.

FRESAGEM

A fresagem do canal intramedular quanto ao desencadeamento de SARA ainda é um assunto controverso. Existem diversos trabalhos na literatura que mostram a liberação de êmbolos de gordura na circulação pulmonar, e a não fresagem do canal medular causaria menos distúrbios da função pulmonar. O fato é que, de modo geral, a fresagem não está contraindicada, mas há alguns grupos de pacientes – como os portadores de fraturas bilaterais do fêmur e, sobretudo, indivíduos com contusão pulmonar associada – cuja preferência é a de evitar fresagens.

CRITÉRIOS PROGNÓSTICOS

Smith e Giannoudis[15] estudaram o metabolismo dos politraumatizados e concluíram que valores de entrada da interleucina 6 maiores que 800 pg/mL cursavam sempre com falência múltipla de órgãos. Ademais, Pape e colaboradores[4] enumeraram outros parâmetros indicativos de mau prognóstico:

• Plaquetas ↓ 90.000/mL.

• Débito urinário ↓ 50 mL/h.

• Lactato acima de 2,5 mmol/L.

• BE ↓ 8 mmol/L.

• Temperatura ↓ 33°C.

• Transfusão ↑ 3 unidades/h.

• PaO_2 ↓ 250.

• Idade ↑ 55 anos.

Dienstknecht e colaboradores[16] avaliaram prospectivamente 165 pacientes politraumatizados e concluíram que o traumatismo craniencefálico grave e as lesões torácicas apresentaram-se como importantes fatores para o desenvolvimento de complicações pós-operatórias.

CONSIDERAÇÕES FINAIS

Hoje, a abordagem de pacientes politraumatizados objetiva a estabilização precoce quando as funções vitais estão estabilizadas. Todavia, na presença de instabilidade hemodinâmica, a fixação temporária por meio de fixadores externos é considerada vital para a obtenção de melhores resultados. A chamada de condição intermediária ou *borderline* considera diversos parâmetros, como EGL, traumas torácicos, presença de traumas pélvicos e abdominais e choque hemodinâmico, fatores que determinam o risco cirúrgico dos pacientes.

Indivíduos politraumatizados com fraturas diafisárias do fêmur costumam apresentar lesões associadas devido a traumas de alta energia com significativa perda sanguínea e associação a grande lesão de partes moles que envolvem o maior e mais forte osso do esqueleto humano. Pacientes com lesões pulmonares ou respiratórias são considerados de alto risco, pois desenvolvem maiores complicações. É muito difícil quantificar a gravidade do trauma torácico, seja pela análise radiográfica ou pela análise gasosa sanguínea.

Com o aperfeiçoamento de métodos mais invasivos e precisos de monitoração, considera-se como pacientes de risco aqueles que apresentam traumas de crânio, contusões pulmonares bilaterais, múltiplas lesões de ossos longos, coagulopatias, hipotermia ou cirurgias estimadas acima de seis horas. Marcadores como interleucina 6, interleucina 10 e procalcitonina podem orientar quanto à decisão de realizar ou não o chamado de controle de danos cirúrgicos.

Referências

1. Vallier HA, Wang X, Moore TA, Wilber JH, Como JJ. Timing of orthopaedic surgery in multipletrauma patients: Development of a protocol for early appropriate care. J Orthop Trauma. 2013;27(10):543-51.

2. Bose D, Tejwani NC. Evolving trends in the care of polytrauma. Injury. 2006;37(1):20-8.

3. Pape HC, Giannoudis P, Krettek C. The timing of fracture treatment in polytrauma patients: relevance of damage control orthopedic surgery. Am J Surg. 2002;183(6):622-9.

4. Pape HC, Giannoudis PV, Krettek C, Trentz O. Timing of fixation of major fractures in blunt polytrauma. J Orthop Trauma. 2005;19(8):551-62.

5. Bhandari M, Guyatt GH, Swiontkowski MF, Schemitsch EH. Treatment of open fractures of the shaft of the tíbia: a systematic overview and meta-analysis. J Bone Joint Surg Br. 2001;83(1):62-8.

6. Nahm NJ, Vallier HA. Timing of definitive treatment of femoral shaft fractures in patients with multiple injuries: a systematic review of randomized and nonrandomized trials. J Trauma Acute Care Surg. 2012;73(5):1046-63.

7. Grey B, Rodseth RN, Muckart DJJ. Early fracture stabilization in the presence of subclinical hypoperfusion. Injury. 2013;44(2):217-20.

8. Waydhas C, Nast-Kolb D, Trupka A, Zettl R, Kick M, Wiesholler J, et al. Posttraumatic inflammatory response, secondary operations, and late multiple organ failure. J Trauma. 1996;40(4):624-30; discussion 630-1.

9. Pape H, Stalp M, Griensven M, Weinberg A, Dahlweit M, Tscherne H. Optimal timing for secondary surgery in polytrauma patients: an evaluation of 4,314 serious-injury cases. Chirurg. 1999;70(11):1287-93.

10. Giannoudis PV, Hildebrand F, Pape HC. Inflammatory serum markers in patients with multiple trauma: can they predict outcome? J Bone Joint Surg Br. 2004;86-B(3):313-23.

11. Bliemel C, Lefering R, Buecking B, Frink M, Struewer J, Krueger A, et al. Early or delayed stabilization in severely injured patients with sipnal fractures? Current surgical objectivity according to the Trauma Registry of DGU: Treatment of spine injuries in polytrauma patients. J Trauma Acute Care Surg. 2014;76(2):366-73.

12. Böhme J, Lingslebe U, Steinke H, Werner M, Slowik V, Josten C, et al. The extent of ligament injury and its influence on pelvic stability following type II anteroposterior compression pelvic injuries: a computer study to gain insight into open book trauma. J Orthop Res. 2014;32(7):873-9.

13. Demetriades D, Martin M, Salim A, Rhee P, Brown C, Chan L. The effect of trauma center designation and trauma volume on outcome in specific severe injuries. Ann Surg. 2005;242(4):512-9.

14. Stahel PF, Heyde CE, Ertel W. Current concepts of polytrauma management. Eur J Trauma. 2005;31(3):200-11.

15. Smith RM, Giannoudis PV. Trauma and the immune response. J R Soc Med. 1998;91(8):417-20.

16. Dienstknecht T, Rixen D, Giannoudis P, Pape HC. Do parameters used to clear noncritically injured polytrauma patients for extremity surgery predict complications? Clin Orthop Relat Res. 2013;471(9):2878-84.

75
Traumatologia do esporte

Moisés Cohen
Benno Ejnisman
Alberto de Castro Pochini
Carlos Vicente Andreoli

LESÕES TENDINOSAS

As lesões tendinosas causam grande perda funcional ao indivíduo quando, ocorrem no trabalho, porém, na atividade física, são responsáveis por 30 a 50% de todas as lesões. A sobrecarga funcional pode causar lesões nos tendões, ocasionando diminuição do rendimento do atleta.

Tendinopatia é um termo relativamente novo, representado como um tendão doente ou em estado mórbido. Antes de 1990, referia-se à tendinite, mas as atividades esportivas podem promover inflamações do paratendão. Ao mesmo tempo, existe uma alteração degenerativa, classificada como tendinose, que, como a tendinopatia, denota uma condição não saudável do tendão associada a inflamação sem ruptura. Ao analisar uma sobrecarga do sistema musculo-esquelético, deve-se considerar as características individuais, trazidas pela carga genética, associando-se idade, local da lesão, esporte praticado e tipo de treinamento.

Durante a atividade física, ocorrem hipertrofia muscular e adaptações metabólicas evidentes, porém nem todos os tecidos reagem de forma semelhante. Um tendão normal é capaz de suportar uma carga de 50 a 100 N/m², bem como ser estirado até 4% de seu comprimento total sem evidencias de lesão. Os tendões têm taxa metabólica baixa, além de vascularização pobre, propiciando baixo fluxo de oxigenação durante exercícios intensos.

> **ATENÇÃO!** Quando uma tensão longitudinal é aplicada aos poucos sobre a unidade músculo-tendão-osso, costuma ocorrer ruptura próxima à junção musculotendínea. Se aplicada na unidade osso-tendão, produz avulsão da inserção óssea.

Alguns aspectos devem ser salientados com relação aos tendões:

- **Espessura.** Quanto mais largo, maior a capacidade de suportar cargas.

- **Comprimento.** Quanto mais comprido, maior a capacidade de suportar o estiramento.

- **Composição.** A capacidade tênsil correlaciona-se com a quantidade de colágeno, maturação e organização celular.

- **Condições de sobrecarga.** Conforme o tipo de sobrecarga (fricção, tensão ou compressão), ocorrem fenômenos fisiopatológicos diferentes, assim como a intensidade da força exercida, sendo que a capacidade média é de 50 a 100 megapascals. O tendão reagirá de formas diferentes com sobrecargas agudas ou esforços repetitivos.

- **Idade.** Ocorrem transformações estruturais com o decorrer dos anos, havendo diminuição da taxa de reparação do colágeno, aumento do diâmetro das fibras, diminuição da vascularização e reabsorção óssea dos locais de inserção.

- **Exercício.** Atividades esportivas regulares aumentam o tamanho e a capacidade de resistência do colágeno.

- **Imobilização.** Aumenta a degradação e altera a orientação do colágeno, diminuindo sua capacidade tênsil.

- **Vascularização.** Alterações vasculares sistêmicas podem alterar a estrutura tendinosa.

- **Hormonal.** A tendinose nas mulheres pode ser sugestiva da falta de estrogênio característica na menopausa.

- **Medicamentos.** Injeções de corticosteroides podem inibir a síntese de colágeno, com progressivo afilamento e diminuição da capacidade tênsil, facilitando a ocorrência de lesões.

Os tendões apresentam uma característica de cicatrização, tanto intrínseca quanto extrínseca, dividida em três fases: inflamatória, fibroblástica ou produção de colágeno e remodelação.

A fase inflamatória dura cerca de três dias, iniciando imediatamente após a lesão, quando o local lesionado é invadido por coágulos de sangue e debris. Tal fato induz a migração de fagócitos para remoção das células e matriz intracelular. Na fase fibroblástica ou produtora de colágeno, ocorre predomínio de fibroblastos organizados no maior eixo do tendão, ocorrendo importante angiogênese. Na fase final ou remodeladora, no final da quarta semana, ocorre reorientação dos fibroblastos e realinhamento do colágeno. Somente em um período de 4 a 6 meses, o tecido lesionado torna-se maduro, permanecendo um tecido capaz de suportar as mesmas cargas anteriores.

As tendinites podem dividir-se segundo o tempo, sendo agudas (menor que 4 semanas), subaguda (4 a 6 semanas) e crônica (acima de 6 semanas).

LESÕES MUSCULARES

As lesões musculares são classificadas em:

- Estiramento agudo e avulsão.
- Contusões.
- Lesões musculares induzidas pelo exercício.

As lesões musculares podem ser causadas por estiramento ou por trauma direto. O estiramento muscular ocorre por excesso de alongamento, geralmente associado a contração excêntrica brusca ou contratura concêntrica. A fadiga favorece a ocorrência de lesões por diminuir a capacidade de absorção de carga.

A divisão das lesões musculares pode ser feita em ligamentares leves (mínima lesão, mínima hemorragia, rápida recuperação), moderadas (lesão parcial mais frequente na transição miotendinosa, acompanhada de dor e perda funcional) e graves (ruptura muscular, equimose intensa, edema).

> **ATENÇÃO! Em teoria, a lesão muscular pode regenerar-se, porém, quando ocorre ruptura da musculatura, é mais frequente a formação de tecido cicatricial. A formação de adesões pode ser um dos elementos responsáveis pela perda de força muscular pós-lesão.**

As dores musculares pós-exercícios ocorrem, em geral, 12 a 48 horas após o esforço, caracterizando-se por dor à palpação e limitação para o movimento. No Brasil, esportes como o atletismo (em algumas modalidades específicas) e o futebol fazem com que muitos atletas se afastem por causa de uma lesão muscular, e o que mais incomoda a maioria dos atletas de competição é o fato do afastamento esportivo ser causado por alguma lesão por sobrecarga. Cohen e colaboradores[1] observaram, em um estudo com atletas profissionais de futebol, que esta foi a principal causa de afastamento do esporte (em 39,2% do total de atletas estudados). McGregor e Rae,[2] também estudando atletas de futebol, observaram uma incidência de 37% de lesão muscular, descrevendo também que esta era a lesão que afastava os atletas do esporte com maior frequência.

Kibler[3], em 1993, analisou lesões em praticantes de futebol e verificou que 23,8 lesões ocorreram a cada 10 mil horas de prática esportiva, sendo que 24,5% foram lesões musculares e a coxa foi acometida em 21% das ocorrências. Lindenfeld e colaboradores,[4] em 1994, observaram que as lesões musculares foram a segunda lesão mais comum entre praticantes de futebol de salão (23,5%) e relataram que, nesse grupo, as lesões acometeram um maior número de atletas do sexo feminino (incidência de lesão de 1,82 para cada 100 horas de jogo) com relação ao sexo masculino (0,65 para cada 100 horas de jogo). Nikolaou e colaboradores[5], em 1987, tentando relacionar as alterações biomecânicas e histológicas com a característica de recidiva de algumas lesões musculares, observaram aspectos interessantes. Na histologia, no local da lesão, observaram ao sétimo dia a resolução do processo inflamatório e a maturação dos fibroblastos, além de formação de fibrose localizada. Tal fibrose tinha características diferentes do músculo normal, ou seja, o tecido representava uma cicatriz um tanto quanto inelástica. Sendo assim, atletas com lesões musculares pregressas podem ser vistos como de maior risco

para lesões musculares do que aqueles sem história de lesão muscular.

De acordo com Zarins e Ciullo[6] as lesões ocorrem com maior frequência durante contrações excêntricas, ou seja, durante movimentos em que altos níveis de força são gerados – como a corrida[7] – coincidindo com o momento no qual o músculo realiza um movimento de modulação do gesto esportivo. A partir desses dados, pode-se entender o fato de a corrida ser o mecanismo de lesão mais comum, já que no seu movimento (em especial na corrida de velocidade), os músculos isquiotibiais desempenham um papel muito importante,[8] sendo submetidos a constantes contrações excêntricas. Esse dado já foi estudado por Lysholm e Wiklander,[9] em 1987, quando analisaram lesões em corredores e concluíram que os velocistas apresentaram maior incidência de lesões em isquiotibiais do que corredores de média e longa distância.

Conforme Cohen e colaboradores,[10] as lesões de coxa no atletismo representaram 53,3% do total. McGregor e Rae,[2] em 1995, analisando jogadores de futebol profissional, encontraram dados semelhantes aos dos autores ou aos de Cohen já que a maioria das lesões musculares acometeu os membros inferiores e em especial a coxa. Outro estudo da literatura que colabora com esses dados foi descrito em jogadores de tênis, em que Silva e colaboradores estabeleceram que 28,3% do total das lesões ocorreram a nível muscular,[11] apesar desse esporte ter predomínio de utilização do membro superior na maior parte dos movimentos. De acordo com Clanton e Coupe[12], as radiografias são de pouca utilidade no diagnóstico de lesões musculares, mas podem ajudar a diagnosticar lesões de isquiotibiais por avulsão. Garret e colaboradores[13] utilizaram a tomografia computadorizada (TC) como meio de diagnóstico para lesões musculares de isquiotibiais. A ressonância magnética (RM) é o tipo de exame subsidiário mais relatado na literatura para diagnóstico e avaliação de lesões musculares.[12,14,15] Os dados encontrados no estudo de Garret demonstraram que, mesmo analisando atletas competitivos, os diagnósticos costumam ser realizados através de avaliação clínica e testes manuais. O exame clínico auxilia no diagnóstico e evidencia o tipo de lesão, mas não é preciso o suficiente para obter informações importantes, como o local exato da lesão e sua extensão. O tratamento como um todo, mas em especial o fisioterapêutico, é comprometido quando não se tem dados precisos com relação à lesão. Considerando-se que este é baseado fundamentalmente na localização e extensão da lesão, o tratamento inadequado pode gerar recidivas, onde o atleta pode apresentar períodos maiores de inatividade, o que sempre acarreta na perda do rendimento esportivo anterior à lesão.

Outro dado muito importante para atletas de competição é o tempo de afastamento da atividade esportiva. Seu retorno ao esporte é de fundamental importância, pois precisa ser o mais precoce possível e na melhor condição física e psíquica. A avaliação clínica normalmente inclui testes de velocidade, força e reflexos simulando as atividades realizadas durante a prática esportiva. Porém, essas atividades não simulam por completo o esporte, ou seja, durante a prática esportiva e as competições, os atletas são submetidos a altos índices de esforço, os quais não são reproduzíveis em atividades simuladas. Sugere-se, portanto, que exames subsidiários sejam utilizados como critério de retorno ao esporte, já que, assim, a estrutura tecidual muscular seria analisada e dados mais concretos poderiam mediar o retorno do atleta ao esporte, diminuindo o índice de recidivas de lesões.

Safran e colaboradores,[16] em 1988, sugeriram que o aquecimento pode reduzir a incidência de lesões musculares, já que maior comprimento e maior força foram necessários para produzir lesões musculares. Portanto, os músculos não aquecidos eram mais inelásticos durante os testes de comprimento muscular, podendo estar mais suscetíveis a lesões. Taylor e colaboradores[17] estabeleceram que músculos submetidos a regimes de alongamentos têm maior flexibilidade e absorvem maior quantidade de energia, sugerindo que o risco de lesões pode ser relacionado à média de alongamento suportada por determinados grupos musculares.

Diversos autores[18-21] têm demonstrado a importância da força dos isquiotibiais e também da relação entre estes e o quadríceps na predisposição de lesões musculares. No entanto, Worrell e colaboradores,[21] em 1991, não encontraram relação entre incidência de lesões e déficit de força em isquiotibiais. Portanto, não se pode afirmar fatos concretos em relação à prevenção de lesões musculares, visto que, neste estudo, não foi encontrada uma associação estatisticamente significativa entre atletas que realizaram trabalho preventivo e incidência de lesões. Sugere-se, a partir dos trabalhos analisados, que o alongamento e o aquecimento antes da prática esportiva diminuem a incidência de lesões musculares.

O tempo de afastamento, ou seja, o período em que o atleta permaneceu afastado da atividade esportiva ou o período em que ocorreram adaptações no treinamento devido à lesão, variou de um a 365 dias, sendo que em média os atletas permaneceram 29 dias afastados. Esse dado e os demais já apresentados demonstram a importância da intervenção objetiva nas lesões musculares, já que um diagnóstico preciso viabiliza o tratamento efetivo e o retorno precoce à atividade esportiva. Não foram encontrados trabalhos na literatura médica que relacionassem lesões musculares com o tempo de afastamento do esporte.

Após a ocorrência de uma lesão a nível muscular, o repouso é recomendado por período inferior a uma semana.[22] Clanton e Coupe[12] recomendam mobilização controlada, mediada pela tolerância a dor, após um a cinco dias de imobilização. Vários autores[23,24] relatam a eficácia da estimulação neuromuscular transcutânea em relação ao alívio do quadro doloroso, sendo utilizada no período inicial do tratamento.

Barlas e colaboradores,[25] em 1996, demonstraram, através de estudo *in vivo* com crioterapia, que a máxima diminuição de temperatura no tecido muscular ocorre por volta dos 20 minutos de aplicação. Com essas associações, a crioterapia pode ser mais eficiente e carrear os benefícios relacionados com a diminuição da dor, retardo e controle relativo do edema, além de controlar uma resposta inflamatória excessiva.[12,26] Recomenda-se a crioterapia como arsenal terapêutico em quase todas as lesões musculares.

Rantanen e colaboradores,[23] em 1999, estabeleceram que o ultrassom pulsado pode promover maior proliferação de células-satélites na fase de miorregeneração, mas esse efeito implica em manifestações globais de regeneração muscular. Draper e colaboradores,[22] em 1995, relataram que o aumento de temperatura muscular a 5 cm de profundidade é menor quando o ultrassom é utilizado com aplicação de crioterapia prévia. O ultrassom pode ser utilizado na maioria das lesões musculares, mas sua comprovação em lesões profundas ainda não está definida com clareza.

Garret e colaboradores,[13] em 1989, relataram diminuição de flexibilidade na musculatura de isquiotibiais como consequência de dor, inflamação e formação de tecido cicatricial após lesão. O tempo recomendado para realização do alongamento varia de 10 a 60 segundos.[17] Em estudo realizado com animais, apenas uma pequena alteração do comprimento da unidade músculo-tendão foi observada após o quarto alongamento.[17] Por isso, preconiza-se o alongamento com, pelo menos, três repetições e em séries que realizem cada exercício por 20 a 30 segundos.

Um aspecto interessante que pode ocorrer durante o tratamento de uma lesão muscular é a diminuição da força. A força muscular pode diminuir cerca de 0-3% durante sete a nove dias de completa imobilização. Conforme Clanton Coupe[12], no período inicial de uma lesão muscular, é importante manter a ação muscular prevenindo a atrofia e promovendo a cicatrização, ou seja, sendo o movimento limitado pela dor do atleta, os exercícios isométricos são iniciados precocemente com o membro posicionado de forma confortável, com evolução gradativa do tipo e da intensidade dos exercícios. Além disso, a falta de atividade acarretada pela lesão muscular provoca diminuição na atividade eletromiográfica e reduz a sincronia de contração muscular.[27]

FRATURAS POR ESTRESSE

Histórico

A primeira descrição clínica das fraturas por estresse foi registrada em 1855 pelo cirurgião militar alemão Breithaupt.[28] Embora sejam muito estudadas em humanos, as fraturas por estresse também foram descritas em animais submetidos a treinamentos intensos, como cavalos de corrida e cachorros corredores da raça Greyhound.[29] Em 1897, houve o registro da primeira confirmação radiográfica de uma fratura de estresse em recrutas militares.[29]

Devas,[30] em 1958, foi um dos primeiros autores a estudar o fenômeno das fraturas por estresse em atletas. Entretanto, seus estudos originais foram baseados em radiografias planas, já que o exame de cintilografia óssea com tecnécio 99m não havia sido desenvolvido até 1971.[31] Até esse ano, o diagnóstico das fraturas por estresse era realizado por meio da correlação clínico-radiográfica, verificando-se o local doloroso com suas alterações radiográficas.[29] Com o advento da cintilografia óssea, o diagnóstico precoce das fraturas por estresse pode ser efetuado, ampliando a margem de casos até então não diagnosticados pelos métodos radiográficos.

> **ATENÇÃO! Fraturas de estresse têm sido descritas em muitos esportes, como atletismo, tênis, basquete, voleibol, futebol, beisebol, dança, esqui na neve, levantamento de peso, remo, golfe e hóquei.[31]**

Definição

Há controvérsias quanto ao emprego do termo mais adequado para designar as fraturas de estresse. O termo "fraturas da marcha" foi primeiramente empregado nos casos de fraturas por estresse diagnosticadas nos pés de militares. Havia também a designação "fraturas de fadiga" a lesão decorrentes da ação de uma carga anormal aplicada sobre um osso normal. Também foi descrito o termo "fratura de insuficiência" nas situações em que uma carga normal é aplicada sobre um osso previamente enfraquecido.

> **ATENÇÃO! Alguns autores utilizam o termo "reação de estresse" para a contínua modificação óssea em resposta à carga aplicada, podendo variar desde a simples remodelação fisiológica até a fratura de estresse propriamente dita.[28]**

Na prática esportiva, as fraturas de estresse são entidades clínicas que também se enquadram na conhecida síndrome de *overuse*.

Biomecânica

O osso é uma estrutura viscoelástica constituída de 90% de fibras colágenas; os 8% restante do peso cortical são compostos por cristais de hidroxiapatita. A estrutura de colágeno resiste a forças de tensão, enquanto os cristais resistem a forças de compressão.

As propriedades biomecânicas do osso podem se modificar através do fenômeno de remodelação. A adaptação óssea ocorre em resposta ao número, frequência e intensidade da carga aplicada, entre outros aspectos. A homeostase óssea relaciona-se também com fatores dietéticos e hormonais.

Os ossos apresentam a característica de sofrer deformidades elásticas e plásticas. Em resposta ao carregamento leve, os ossos deformam elasticamente, retornando à forma original após a força ter cessado. Carregamentos que superam níveis críticos de intensidade causam deformidade plástica, ou seja,

mesmo após ter cessado a força deformante, o osso mantém a forma final deformada.[31]

As propriedades piezoelétricas do osso geram atividade osteoclástica nas regiões com predomínio das forças de tensão (eletropositividade), assim como a atividade osteoblástica é gerada nas regiões com um predomínio das forças de compressão (eletronegatividade).[28]

A remodelação óssea (osteoclasia, osteogênese) ocorre em resposta às situações de carga aplicada, podendo culminar em desbalanço entre a reabsorção e formação ósseas.

As fraturas de estresse resultam de carregamento cíclico e repetitivo sobre a estrutura óssea e diferem de outras fraturas por não resultarem de eventos traumáticos agudos.[31]

Os músculos envolvem estruturas ósseas, funcionando como um fator de proteção externo, assim como geram tensão e realizam movimentos. Tais propriedades funcionam como fatores de absorção de choque constante das estruturas ósseas. A fatigabilidade muscular nas situações de *overuse* contribui para o desencadeamento das fraturas de estresse, já que forças serão diretamente transmitidas ao osso no qual a musculatura relacionada estiver comprometida.

Etiologia

Duas grandes teorias são utilizadas para explicar a etiologia das fraturas de estresse em atletas. A primeira afirma que a musculatura enfraquecida reduz a absorção de choque das extremidades inferiores e permite a redistribuição de forças para o osso, aumentando o estresse sobre determinados pontos focais do osso. Essa teoria explica em grande parte a origem das fraturas de estresse encontradas nos membros inferiores.[32]

A segunda teoria afirma que a tração muscular através do osso é capaz de gerar forças repetitivas suficientes para desencadear as fraturas de estresse. As lesões desencadeadas nos membros superiores podem ser explicadas por essa teoria.[32]

A fratura de estresse representa um momento no contínuo processo de remodelação óssea a partir da reabsorção osteoclástica até a fratura propriamente dita. A microestrutura gerada no processo de remodelação óssea é frágil durante o período inicial, no qual a reabsorção osteoclástica supera a taxa de osteogênese. Nesse momento, a carga física contínua dos movimentos esportivos pode produzir uma deformação plástica na zona de sobrecarga e resultar na fratura de estresse.[32]

Fatores de risco

Os fatores considerados predisponentes para as fraturas de estresse decorrem de aspectos ambientais,[31] como idade, sexo, raça, nível de atividade de condicionamento físico, distúrbios hormonais (hipoestrogenismo) e desequilíbrios alimentares e características biomecânicas (assimetria de membros, anteversão femoral com rotação externa passiva do quadril elevada, diminuição da largura da tíbia, valgismo excessivo dos joelhos e pronação dos pés).[28,33]

A tríade da mulher atleta representa um fator de risco importante para as fraturas de estresse e caracteriza-se pela presença de distúrbios dietéticos, amenorreia e osteoporose. A mulher apresenta um risco relativo de fraturas de estresse da ordem de 3,8 a 12 vezes maior do que o homem.[28,31]

A raça parece também representar um fator de risco, já que os indivíduos brancos são mais suscetíveis a fraturas de estresse do que negros americanos e hispânicos.[28]

Os fatores predisponentes às fraturas de estresse nos corredores de longa distância são a assimetria dos membros inferiores, anormalidades biomecânicas da marcha e corrida, reabilitação inadequada de lesões pregressas, condicionamento físico insuficiente e condições de superfície inadequadas.[34]

A modificação súbita nas características do treinamento, como o aumento da distância percorrida e da velocidade, são considerados fatores predisponentes às fraturas de estresse em atletas corredores.

Incidência

Desde as primeiras descrições das fraturas de estresse em soldados, pesquisas foram conduzidas para avaliar o comportamento das fraturas em recrutas militares.[32,33,35]

Embora esses estudos tenham contribuído consideravelmente para o conhecimento das fraturas de estresse, a população militar difere da população de atletas.[32]

Os recrutas militares apresentam, em geral, baixo nível de condicionamento musculoesquelético no momento da lesão, submetem-se a programas de treinamento vigorosos durante períodos curtos, marcham longas distâncias utilizando calçados inapropriados e sobre superfícies irregulares e apresentam distribuição anatômica das lesões que difere da apresentação dos atletas.[32]

O estudo prospectivo de Volpin e colaboradores,[35] acompanhando 380 recrutas militares durante um período de treinamento de elite, com duração de seis meses, constatou o total de 257 fraturas de estresse em 194 recrutas (51,1%). A distribuição percentual das fraturas por região anatômica revelou 61,08% na tíbia, 26,07% no fêmur, 9,33% nos ossos metatarsos, 1,94% nos ossos do tarso e 1,58% na patela e osso sacro.[35]

A literatura apresenta raras descrições da incidência de fraturas de estresse por esporte específico.[32,36] Representam 10% de todas as lesões esportivas e 4,7 a 15,6% das lesões entre corredores.[32] No atletismo, a incidência de fraturas de estresse no período de um ano foi de 21,1%.[36]

> **ATENÇÃO!** Fraturas de estresse são menos frequentes em crianças do que em adolescentes ou adultos. Os estudos de Hulkho e Orava[37] constataram que, dentre os 368 pacientes portadores de fraturas de estresse, apenas 10% tinham idade inferior a 15 anos, enquanto 32% encontravam-se no grupo de 16 a 19 anos.

Os corredores contam com 69% de todas as fraturas de estresse.[38] Nos de longa distância, as lesões são mais encontradas na tíbia (34%), fíbula distal (24%), nas diáfises dos segundo e terceiro metatarsos (18%), no colo e na diáfise do fêmur (14%), na pelve (6%) e em outros ossos (4%).[39] Os corredores de velocidade apresentam predomínio de fraturas de estresse de tíbia e fíbula, mais prevalentes nos períodos de início e fim de temporada, em função do despreparo muscular e sinais de *overuse* respectivamente.[38]

Um estudo retrospectivo de 3 mil atletas verificou a incidência de fraturas de estresse da ordem de 1,9%, em três anos de acompanhamento, baseado nos resultados de história, exame físico, radiografias e cintilografia óssea.[40]

Diagnóstico

A história do paciente com fraturas por estresse revela o surgimento de dor insidiosa e com limitação progressiva da atividade esportiva. As modificações no treinamento (duração, intensidade, frequência, equipamento) vão sendo processadas ao longo do tempo até o momento em que o atleta apresente incapacidade funcional para o esporte.

O diagnóstico da lesão se baseia nos preceitos clássicos empregados na ortopedia e físico geral, ortopédico e laboratoriais subsidiários e métodos de diagnóstico por imagem. A suspeita diagnóstica das fraturas de estresse costuma ser necessária porque os sinais e sintomas dela decorrentes assemelham-se a queixas frequentes entre os atletas. Os sintomas geralmente surgem após quatro semanas e meia da modificação do regime de treinamento.[28]

Tratamento

O tratamento das fraturas de estresse varia em função das características da lesão, embora a maioria requeira tratamento similar. Clement[41] procurou estabelecer um planejamento de tratamento e dividiu-o em duas fases.

A fase I, ou do repouso modificado, caracteriza-se pelo controle da dor através do uso de medicações anti-inflamatórias, métodos fisioterápicos de analgesia, descarga de peso permitida nas atividades de vida diária, exercícios de alongamento e manutenção da condição aeróbica sem provocar respostas de estresse anormais ao segmento afetado. Atividades como pedalar, nadar ou correr dentro da água são alternativas para a manutenção do condicionamento físico do atleta.[32]

A fase II inicia a partir do momento em que o atleta não apresenta mais a queixa de dor por um período que varia entre 10 e 14 dias.[32] Esta fase baseia-se nos objetivos da fase I, somados à correção de fatores biomecânicos, utilização de órteses, regulação do ciclo menstrual das mulheres, correção dos distúrbios nutricionais (suplementação de cálcio) e metabólicos e retorno gradual ao esporte.[32] Exceto em situações específicas, o uso de imobilizações não está indicado, embora as órteses pneumáticas tenham apresentado eficiência significativa em algumas fraturas de estresse.[29,42]

A eletroestimulação também tem sido utilizada para o tratamento das fraturas de estresse com resultados satisfatórios.[43]

Membro superior

As fraturas de estresse do membro superior são raras e sua ocorrência na literatura costuma ser limitada a relatos de casos. No entanto, um alto índice de suspeição, além de exames de imagem mais sofisticados, tem permitido o diagnóstico do que outrora se denominou dor inespecífica do membro superior.

Os ossos acometidos com mais frequência são o úmero e a ulna, mas existem descrições de fraturas por estresse no rádio em tenistas e ginastas olímpicos.[38]

Úmero

Fraturas de estresse do úmero estão associadas às atividades de arremesso.[44] As lesões apresentam, em geral, um traço em espiral.

Ulna

A ocorrência de fraturas de estresse na ulna em atletas é rara.[45,46] Existem dois tipos distintos de lesões com seus mecanismos próprios: fraturas da epífise proximal e fraturas da diáfise da ulna.

As fraturas da epífise proximal da ulna costumam estar associadas a movimentos de arremesso. As por estresse são decorrentes das forças em valgo e hiperextensão do cotovelo, além da tração do ligamento colateral medial sobre a superfície óssea.

As lesões de estresse da diáfise da ulna podem localizar-se em quase toda a sua extensão, embora seja mais comum a transição dos terços médio e distal. As fraturas estão relacionadas às forças de hiperdorsiflexão do punho concomitantes à flexão dos dedos.

As fraturas envolvendo o olécrano foram descritas em lançadores de dardo, devido às forças de tração aplicadas ao olécrano durante a ação do músculo tríceps ao executarem um arremesso.[37,47] Foram descritas com maior frequência em tenistas que utilizam o movimento de *backhand* com ambas as mãos. Para obterem o efeito *top spin*, a cabeça da raquete se abaixa, sendo levada para trás. Esse movimento resulta no punho em posição de máxima extensão dorso ulnar, que, no momento do impacto com a bola, sofre uma carga excessiva sobre a ulna distal.[45,46] É provável que sua ocorrência se dê através da extensão forçada do punho, com consequente sobrecarga sobre a articulação ulno cárpica e a diáfise distal da ulna, sobretudo próximo à origem do músculo flexor profundo dos dedos.[45,46]

As fraturas de estresse de ulna são também descritas em jogadores, de boliche. Nesse esporte, há atividade muscular repetitiva dos flexores profundos do polegar, terceiro e quarto dedos, reforçando a importância da origem muscular na fisiopatologia da fratura de estresse na ulna. Também encontram-se relatos de periostite ulnar, semelhante àquela que ocorre na tíbia, com provável decorrência de lesão das fibras de Sharpey da origem do músculo flexor profundo dos dedos.

> **ATENÇÃO!** O rádio distal é sede de fraturas de estresse em decorrência dos movimentos de hiperextensão do punho, como ocorre na ginástica olímpica.[48]

Membro inferior

Os membros inferiores representam os locais preferenciais das fraturas de estresse em atletas.[31] A distribuição percentual aproximada do total dos locais anatômicos acometidos por esse tipo de lesão é a seguinte: tíbia, 50%; ossos do tarso, 25%; metatarsos, 8,8%; fêmur, 7,2%; fíbula, 6,5%; pelve, 1,6% e sesamoides, 0,9%.

Fêmur

O primeiro registro de um caso de fratura por estresse do colo do fêmur foi descrito por Blickenstaff e Morris.[49]

> **ATENÇÃO!** A magnitude das cargas geradas sobre o quadril varia em função dos movimentos executados. Caminhar produz cargas 2,75 vezes maior do que o peso corporal, correr produz cargas cinco vezes maiores e supera 10 vezes o peso corporal.[31]

As fraturas de estresse do colo do fêmur representam 5% do total desse tipo de lesão.[28] As regiões do fêmur acometidas são o colo e a diáfise.[50,51]

Blickenstaff e Morris classificaram as fraturas de estresse de colo em 3 tipos, baseados nos sinais radiográficos encontrados:

Tipo 1. Fratura com evidências de calo periosteal sem vizibilização do traço de fratura.

Tipo 2. Fratura da região do calcar ou através do colo femoral sem desvio.

Tipo 3. Fratura desviada.[50] Fullerton e Snowdy classificaram as fraturas em três tipos: compressão, tensão e desviada.[50] Basicamente, as fraturas não desviadas podem acometer o colo do fêmur em sua superfície superior (córtex superior) ou inferior (córtex inferior).

O quadro clínico das fraturas de estresse do colo caracteriza-se por dor localizada no quadril, na região anterior da coxa ou no joelho, arco de movimento doloroso e ou limitado, claudicação, limitação progressiva da performance e atitude antálgica. O tratamento varia em função da localização (córtex superior ou inferior) e da presença de desvio.[50]

As fraturas do córtex inferior (região de compressão do colo) representam a maioria das fraturas do colo em atletas e na população jovem.[28] Geralmente, não progridem para desvio e apresentam consolidação após o tratamento conservador. O retorno ao esporte varia em torno de 7,5 a 11,5 semanas.

A diáfise femoral também pode ser sede de fraturas de estresse e representa 7% a 12,8% de todas as fraturas de estresse.[26,52] O tratamento se baseia na proteção da descarga de peso durante a fase dolorosa. O repouso ativo, caracterizado pela realização de atividades que não interferem na dor até o retorno gradual ao esporte, é preconizado na maioria dos casos. Esse processo leva em torno de oito a 14 semanas.

A refratariedade do tratamento clínico, com persistência dos sintomas, pode determinar a indicação do tratamento cirúrgico através da fixação da fratura pelo uso de haste intramedular.

Patela

As fraturas de estresse da patela são raras e representam 1,5% das fraturas patelares. Podem estar associadas a tendinite patelar e acometem indivíduos que mantêm a posição de flexão prolongada do joelho e contração do quadríceps. Essa posição gera uma acentuada força de tensão anterior à patela e, por consequência, uma força de compressão sobre a superfície articular da patela.

Tíbia

A tíbia é o local mais comum de acometimento das fraturas de estresse em atletas[53] e representa 50% do total,[26,29,54] em contraposição aos estudos em militares, nos quais as fraturas de metatarsos e calcâneo são as descritas com maior frequência.[32]

A localização das fraturas varia em função da modalidade esportiva praticada. Nos corredores, são encontradas fraturas na transição do terço médio/distal; nos esportes de saltos (basquete, voleibol, atletismo), encontram-se fraturas no terço proximal, e, nos bailarinos, são descritas lesões no terço médio da tíbia.

Os principais diagnósticos diferenciais das fraturas de estresse são a síndrome do estresse tibial medial e a síndrome compartimental crônica.[26]

O tratamento conservador se baseia no planejamento de Clement,[41] no qual o atleta executa atividades físicas para a manutenção do condicionamento cardiovascular, evitando a realização de movimentos que incitem o estresse na região comprometida, como situações de impacto (saltos e corridas).

As atividades de vida diária são mantidas sem limitações, inclusive a deambulação com carga é permitida desde o início do tratamento. A utilização de órteses pneumáticas é preconizada com redução no tempo de retorno à atividade esportiva.[29,42]

O uso de medicações anti-inflamatórias e analgésicas, assim como a crioterapia na fase aguda, permite aliviar a dor, condição que oportuniza ao atleta o início precoce do processo de reabilitação específico. Nesse processo, o atleta inicia aos poucos o retorno às atividades de caminhada, trote e corrida, até a normalização das condições de treinamento.

É raro que as fraturas de estresse de tíbia exijam tratamento cirúrgico (fixação intramedular e utilização de enxerto ósseo). As indicações para tal tratamento são os casos refratários ao conservador após três a seis meses,[53] atletas de elite e fraturas de terço médio da perna com sinais radiográficos e clínicos de pseudoartrose.

Solados e palmilhas que absorvem do choque também são utilizados no tratamento e reduzem a incidência de fraturas de estresse e das reações de estresse ósseo.[42]

> **DICA:** A redução na intensidade do treinamento de corrida e salto também pode ser um meio efetivo na prevenção das fraturas de estresse dos membros inferiores.[42]

Fíbula

As fraturas de estresse de fíbula acometem o terço distal com maior frequência, embora sejam também descritas no terço proximal. O quadro clínico se manifesta por dor localizada na face lateral da perna e do tornozelo, condição que deve ser diferenciada de síndrome compartimental crônica, tendinite bicipital e síndrome da compressão do nervo fibular.

Os principais diagnósticos diferenciais das fraturas de estresse de fíbula são síndrome compartimental crônica lateral da perna, tendinite do bíceps femoral e síndrome do pinçamento do nervo fibular.[28]

Maléolo medial

A fratura de estresse do maléolo medial deve ser sempre considerada no diagnóstico diferencial da dor subaguda ou crônica sobre essa região, acompanhada de derrame articular e atividade de corrida na época da lesão.[55] Um traço de fratura vertical a partir do bordo medial do pilão tibial, dirigindo-se até a metáfise, pode ser visualizado na radiografia simples, mas mesmo que o exame radiográfico não identifique qualquer alteração, a cintilografia óssea deve ser solicitada.[55] O aumento da concentração do radioisótopo, associado ao quadro clínico, confirma o diagnóstico.[55]

Shelbourne e colaboradores[55] descreveram seis casos de fratura por estresse do maléolo medial, em que três podiam ser vistos pelas radiografias e enquanto os outros três somente apresentavam alterações cintilográficas. O critério de tratamento baseou-se na identificação das fraturas através das radiografias e da cintilografia óssea.[55] Os atletas em que o traço de fratura podia ser visto foram submetidos a tratamento cirúrgico através da redução aberta e fixação interna para permitir o retorno à corrida em seis semanas e ampla participação esportiva em oito semanas.[55] Aqueles casos que apresentavam somente aumento de concentração à cintilografia foram tratados com órteses pneumáticas e retorno total às atividades esportivas em seis a oito semanas.[55] Embora os prazos de retorno à prática esportiva nos dois grupos tratados tenham sido semelhantes, Shelbourne sugere o tratamento cirúrgico aos atletas que desejem o retorno rápido ao esporte.[55]

Pé e tornozelo

As fraturas de estresse do pé e tornozelo são de ocorrência mais comum em atletas que executam modalidades que contenham a corrida e o salto como gesto esportivo predominante. Na corrida, cargas repetidas em atletas de longa distância excedem a capacidade de remodelação óssea e predispõem o desencadeamento de fraturas de estresse em regiões como maléolo medial,[55] navicular, tálus, calcâneo e cuboide.[28]

Na dança, as fraturas de estresse são descritas acometendo com frequência a diáfise proximal dos segundo e terceiro metatarsos, os ossos sesamoides, o navicular e a tíbia distal.[56,57]

Metatarsos

As fraturas dos metatarsos são também chamadas de "fraturas da marcha" por terem sido inicialmente descritas em militares. As fraturas dos metatarsos são mais frequentes nos adolescentes do que nos adultos.

O colo e a diáfise dos segundo e terceiro metatarsos são as regiões acometidas com maior frequência, podendo ser observadas lesões bilaterais concomitantes.[28]

O quadro clínico se caracteriza por dor difusa sobre o metatarso e edema, além de haver palpação de uma possível massa endurecida. Nos bailarinos, as fraturas de estresse mais comuns ocorrem nos metatarsais, em especial os segundo e terceiro, além dos ossos sesamoides, navicular e tíbia distal.

O tratamento abrange as fases já discutidas, com acréscimo de utilização de calçados com solado de madeira ou até mesmo imobilizações gessadas. A maioria dos pacientes retorna ao esporte em quatro a seis semanas.

As fraturas de Jones descritas no quinto metatarsal são lesões transversas localizadas na área de transição metafiso diafisária 1,5 cm distal à tuberosidade.[31] São mais encontradas em atletas saltadores.[31] Essas fraturas podem ser agudas ou crônicas e apresentam elevada incidência de retardo de consolidação e pseudartrose.[31]

Torg dividiu as lesões em três diferentes tipos: tipo 1 (diafisárias agudas), tipo 2 (diafisárias com retardo de consolidação) e tipo 3 (diafisárias com pseudartrose).

As fraturas tipo 1 são inicialmente tratadas com repouso e diminuição da descarga de peso. A persistência dos sintomas, além do período de três semanas, preconiza a imobilização gessada prolongada sem descarga de peso durante um período de quatro a seis semanas. As fraturas tipos 2 e 3 são mais bem tratadas com cirurgia (fixação intramedular e utilização de enxerto ósseo).

Sesamoides

As fraturas de estresse dos ossos sesamoides do primeiro resultam, com frequência, em retardo de consolidação e pseudartrose. O sesamoide medial é o mais afetado e pode estar relacionado ao movimento de hiperdorsiflexão (*turf toe*). O tratamento inicial consiste na imobilização, embora o tratamento cirúrgico (enxertia óssea, ressecção) seja preconizado.[31]

Navicular do tarso

As fraturas do osso navicular são, muitas vezes, uma das causas de dor não diagnosticada nos pés dos atletas. O período médio entre o início dos sintomas e o diagnóstico da fratura é de sete meses. A dor localizada na região dorsal do pé é vaga e pode ser bilateral.

As fraturas podem ser parciais ou completas e apresentam-se com orientação linear no plano sagital, envolvem a superfície articular distal e não costumam apresentar desvios. O diagnóstico deve ser lembrado sempre que um atleta queixar-se de dor de caráter difuso no pé, identificada ao exame físico, pela palpação dolorosa do arco longitudinal medial. O exame radiográfico dificilmente permitirá a realização do diagnóstico, embora as radiografias em incidência dorsoplantar devam ser realizadas, de preferência, com ampliação e o pé adotando a posição de supinação. Algumas alterações anatômicas associadas são encontradas, de preferência, esclerose da margem articular do navicular, metatarso aduto, *index minus* e fraturas de estresse no segundo, terceiro e quarto metatarsos. O tratamento consiste na imobilização com gesso curto durante seis semanas com apoio para a deambulação. O retorno integral ao esporte é descrito entre 16 e 20 semanas.

Calcâneo

As fraturas de estresse de calcâneo, originalmente descritas em recrutas militares, são também relatadas na literatura entre atletas.[32]

A característica da marcha sobre asfalto ou cimento, utilizando botas de combate rígidas e marcando o passo através do choque firme do calcanhar no solo são fatores considerados predisponentes ao aparecimento de tais fraturas em militares.[32] As observações quanto à relação do meio ambiente (superfície, calçados, biomecânica) na incidência de fraturas se confirmam nos estudos de Greaney, nos quais a simples substituição das botas de combate por tênis e o asfalto por grama proporcionaram redução de 20,5 para 7% na taxa de fraturas de estresse de calcâneo.

Pelve

As fraturas de estresse do ramo púbico são relativamente raras, representando 1 a 2% de todas as fraturas de estresse.[58] A localização anatômica mais frequente é o ramo púbico inferior e a menos frequente é o ramo púbico superior e os quatro ramos.[58]

Coluna

As fraturas de estresse da coluna lombar têm localização mais comum ao nível da *pars interarticularis*, caracterizando a espondilólise.

Alguns autores relatam a patologia sendo mais encontrada em crianças, nos atletas que executam de maneira precoce movimentos de flexo extensão repetida do tronco associados a movimentos torcionais e saltos, como encontra-se na ginástica, na dança, no atletismo e em outros esportes.[54,59-61] O estudo de Rossi e Dragoni[62] constatou, em 26 anos de avaliação, uma frequência de 12,45% de casos de espondilólise entre atletas com queixas de lombalgia na faixa etária média de 20,6 anos.

Nos dançarinos, as fraturas de estresse da *pars interarticularis* ao nível da coluna lombar podem se manifestar como limitação aos movimentos de flexão do tronco e dor durante a hiperextensão unilateral, em especial na realização do movimento de arabesque.[56,59]

No surfe, a posição de hiperextensão do tronco durante a posição de espera da onda ou mesmo durante os movimentos rotacionais nas manobras foi descrita como fator implicado nas fraturas de estresse da *pars articularis* das colunas lombar e cervical.[63]

Sacro

As fraturas de estresse do osso sacro são incomuns, mas devem ser sempre lembradas no diagnóstico diferencial de dor lombar baixa e glútea.[64] Apresenta caráter insidioso e acomete, em geral, corredores de longa distância e militares recrutas.[35,64]

> **ATENÇÃO! As fraturas de estresse do osso sacro decorrem da concentração de forças ao sacro e deste ao anel pélvico. Em geral, ocorrem nos segmentos sacrais superiores e podem estar relacionadas à assimetria dos membros inferiores.[35,64]**

O diagnóstico é feito com base na história de dor glútea, que pode mimetizar uma ciática. No exame físico, provas para testar a articulação sacro ilíaca, como a manobra de Gaenslen, são positivas para o lado afetado.[64] A radiografia pode mostrar radiolucência e espessamento cortical na porção superior de uma das asas do sacro. A cintilografia, a TC e a RM podem confirmar o diagnóstico.[64] O tratamento baseia-se no afastamento da atividade de corrida por quatro a seis semanas, seguido de gradual retorno às atividades esportivas.[64]

Costelas

Fraturas de estresse foram identificadas nas costelas, com mais ocorrências da quinta à oitava costela, e descritas na prática de esportes de arremesso, golfe e natação. Porém, sua incidência é maior na canoagem.

A maior incidência no remo deve-se à grande magnitude das contrações musculares torácicas e abdominais no esporte. Explica-se pela inserção do músculo serrátil anterior, que eleva e posterioriza as costelas, em oposição à ação do músculo oblíquo externo, que age diminuindo o diâmetro anteroposterior do tórax. Tais fraturas relacionam-se também à posição final quando o remo está ainda na água e as escápulas estão retraídas com os ombros para trás.

O paciente refere dor costal na linha axilar média, com piora à palpação.

O tratamento é feito com repouso, medicamentos anti-inflamatórios, e retorno progressivo ao esporte após quatro semanas, além de mudança na técnica utilizada.

Referências

1. Cohen M, Abdalla RN, Ejnisman B, Amaro JT. Lesões ortopédicas no futebol. Rev Bras Ortop. 1997;32(12):940-4.

2. McGregor JC, Rae A. A review of injuries to professional footballers in a premier football team (1990-93). Scott Med J. 1995;40(1):16-8.

3. Kibler WB. Injuries in adolescent and preadolescent soccer players. Med Sci Sports Exerc. 1993;25(12):1330-2.

4. Lindenfeld TN, Schmitt DJ, Hendy MP, Mangine RE, Noyes FR. Incidence of injury in indoor soccer. Am J Sports Med. 1994;22(3):364-70.

5. Nikolaou PK, Macdonald BL, Glisson RR, Seaber AV, Garrett WE Jr. Biomechanical and histological evaluation of muscle after controlled strain injury. Am J Sports Med. 1987;15(1):9-13.

6. Zarins B, Ciullo JV. Acute muscle and tendon injuries in athletes. Clin Sports Med. 1983;2(1):167-82.

7. Wood G, Marshall R, Strauss G. Electro-musculomechanical action of the lower limb in sprinting – insights into hamstring injury potential. Fourth Meeting of the European Society of Biomechanics; 1984; Davos, Swizerland.

8. Tegner Y, Lysholm J, Lysholm M, Gillquist J. A performance test to monitor rehabilitation and evaluate anterior cruciate ligament injuries. Am J Sports Med. 1986;14(2):156-9.

9. Lysholm J, Wiklander J. Injuries in runners. Am J Sports Med. 1987;15(2):168-71.

10. Cohen M, Abdalla RJ, Laurino CFS, Lopes AD, Mano KS. Lesões músculo-esqueléticas no atletismo. Ap Loc. 1999;1:7-12.

11. Silva RT. Incidência de lesões ortopédicas em 160 tenistas competitivos [dissertação]. São Paulo: UNIFESP-EPM; 2000.

12. Clanton T, Coupe KJ. Hamstring strain in athletes: diagnosis and treatment. J Am Acad Orthop Surg. 1998;6(4):237-48.

13. Garrett WE Jr, Rich FR, Nikolaou PK, Vogler JB 3rd. Computed tomography of hamstring strains. Med Sci Sports Exerc. 1989;21(5):506-14.

14. Fleckenstein JL, Weatherall PT, Parkey RW, Payne JA, Peshock RM. Sports-related muscle injuries: evaluation with MR imaging. Radiology. 1989;172(3):793-8.

15. Fleckenstein JL, Canby RC, Parkey RW, Peshock RM. Acute effects of exercise on MR imaging of skeletal muscle in normal volunteers. AJR Am J Roentgenol. 1988;151(2):231-7.

16. Safran MR, Garrett WE Jr, Seaber AV, Glisson RR, Ribbeck BM. The role of warm-up in muscular injury prevention. Am J Sports Med. 1988;16(2):123-9.

17. Taylor DC, Dalton JD Jr, Seaber AV, Garrett WE Jr. Viscoelastic properties of muscle-tendon units. Am J Sports Med. 1990;18(3):300-9.

18. Heiser TM, Weber J, Sullivan G, Clare P, Jacobs RR. Prophylaxis and management of hamstring muscle injuries in intercollegiate football players. Am J Sports Med. 1984;12(5):368-70.

19. Liemohn W. Factors related to hamstring strains. J Sports Med Phys Fitness. 1978;18(1):71-6.

20. Paton RW, Grimshaw P, McGregor J, Noble J. Assessment of the effects of significant hamstring injury: an isokinetic study. J Biomed Eng. 1989;11(3):228-30.

21. Worrell TW, Perrin DH, Gansneder BM, Gieck JH. Comparison of isokinetic strength and flexibility measures between hamstring injured and noninjured athletes. J Orthop Sports Phys Ther. 1991;13(3):118-25.

22. Draper DO, Schulties S, Sorvisto P, Hautala AM. Temperature changes in deep muscles of humans during ice and ultrasound therapies: an in vivo study. J Orthop Sports Phys Ther. 1995;21(3):153-7.

23. Worrel TW. Factors associated with hamstring injuries: an approavh to treatment and preventative measures. Sports Med. 1994;17(5):338-45.

24. Rantanen J, Thorsson O, Wollmer P, Hurme T, Kalimo H. Effects of therapeutic ultrasound on the regeneration of skeletal myofibers after experimental muscle injury. Am J Sports Med. 1999;7(1):54-9.

25. Barlas D, Homan CS, Thode HC. In vivo tissue temperature comparison of cryotherapy with and without external compression. Ann Emerg Med. 1996;28(4):436-9.

26. Rucinski TJ, Hooker DN, Prentice WE, Shields EW, Cote-Murray DJ. The effects of intermittent compression on edema in postacute ankle sprains. J Orthop Sports Phys Ther. 1991;14(2):65-9.

27. Beaulieu JE. Developing a stretching program. Phys Sportsmed. 1981;9(11):59-65.

28. Monteleone GP. Stress fractures in the athlete. Orthop Clin North Am. 1995;26(3):423-32.

29. Swenson J, DeHaven KE, Sebastianelli WJ, Hanks G, Kalenak A, Lynch JM. The effect of a pneumatic leg brace on return to play in athletes with tibial stress fractures. Am J Sports Med. 1997;25(3):322-9.

30. Devas MB. Stress fracture of the tibia in athletes or "shin soreness". J Bone Joint Surg Br. 1958;40-B(2):227-36.

31. Reeder MT, Dick BH, Atkins JA, Pribis AB. Stress fractures. Current concepts of diagnosis and treatment. Sports Med. 1996;22(3):198-212.

32. Matheson GO, Clement DB, McKenzie MD, Taunton JE, Lloyd-Smith MD, Macintyre JG. Stress fractures in athletes. A study of 320 cases. Am J Sports Med. 1987;15(1):46-57.

33. Giladi M, Milgrom C, Stein M, Kashtan H, Margulies J, Chisin R, et al. External rotation of the hip. A predictor of risk for stress fractures. Clin Orthop Relat Res. 1987;(216):131-4.

34. Grimston SK, Engsberg JR, Kloiber R, Hanley DA. Bone mass, external loads, and stress fracture in female runners. Int J Sports Biomech. 1991;7(3):293-302.

35. Volpin G, Milgrom C, Goldsher D, Stein H, Phil D. Stress fractures of the sacrum following strenous activity. Clin Orthop Relat Res. 1989;(243):184-7.

36. Bennell KL, Malcolm SA, Thomas SA, Reid SJ, Brukner PD, Ebeling PR, et al. Risk factors for stress fractures in track and field athletes. A twelve-month prospective study. Am J Sports Med. 1996;24(6):810-7.

37. Hulkho A, Orava S. Stress fractures in athletes. Int. J Sports Med. 1987;8:221-6.

38. Fu FH, Stone DA. Sports injuries: mechanisms, prevention, and treatment. Philadelphia: Lippincott Williams & Wilkins; 1994.

39. McBryde AM. Stress fractures in runners. In: D´Ambrosia R, Drez D, editors. Prevention and treatment of running injuries. Thorofare: Slack; 1982. p. 21-42.

40. Goldberg B, Pecora C. Stress fractures: a risk of increased training in freshmen. Physician Sportsmed. 1994;22(3):68-78.

41. Clement DB. Tibial stress syndrome in athletes. J Sports Med. 1974;2(2):81-5.

42. Gillespie WJ, Grant I. Inetrventions for preventing and treating stress fractures and stress reactions of bone of the lower limbs in young adults. Cochrane Database Syst Rev. 2000;(2):CD000450.

43. Benazzo F, Mosconi M, Beccarisi G, Galli U. Use of capacitive coupled eletric fields in stress fractures in athletes. Clin Orthop Relat Res. 1995;(310):145-9.

44. Boyd KT, Batt ME. Stress fracture of the proximal humeral epiphysis in a elite junior badminton player. Br J Sports Med. 1997;31(3):252-3.

45. Bell RH, Hawkins RJ. Stress fracture of the distal ulna: a case report. Clin Orthop Relat Res. 1986;(209):169-71.

46. Rettig AC. Stress fracture of the ulna in an adolescent tournament tennis player. Am J Sports Med. 1983;11(2):103-5.

47. Hulkho A, Orava S, Nikula P. Stress fractures of the olecranon in javelin throwers. Int J Sports Med. 1986;7(4):210-3.

48. Weiker GG. Upper extremity gymnastic injuries. In: Nicholas JA, Hershmann EB, editors. The upper extremity in sports medicine. St. Louis: Mosby; 1990. p. 861-82.

49. Scott MP, Finnoff JT, Davis BA. Femoral neck stress fracture presenting as gluteal pain in a marathon runner: case report. Arch Phys Med Rehabil. 1999;80(2):236-8.

50. Johansson C, Ekenman I, Törnkvist H, Eriksson E. Stress fractures of the femoral neck in athletes. The consequence of a delay in diagnosis. Am J Sports Med. 1990;18(5):524-8.

51. Kerr PS, Johnson DP. Displaced femoral neck stress fracture in a marathon runner. Injury. 1995;26(7):491-3.

52. Masters S, Fricker P, Purdam C. Stress fractures of the femoral shaft: four case studies. Brit J Sports Med. 1986;20(1):14-6.

53. Fredericson M, Bergman AG, Hoffman KL, Dillingham MS. Tibial stress reaction in runners. Correlation of clinical symptoms and scintigraphy with a new magnetic imaging grading system. Am J Sports Med. 1995;23(4):472-81.

54. Walter NE, Wolf MD. Stress fractures in young athletes. Am J Sports Med. 1977;5(4):165-70.

55. Shelbourne KD, Fisher DA, Rettig AC, McCarroll JR. Stress fractures of the medial malleolus. Am J Sports Med. 1988;16(1):60-3.

56. Tietz CC. Patellofemoral pain in dancers. J Operd. 1987:34-6.

57. Hardaker WT. Foot and ankle injuries in classical ballet dancers. Orthop Clin North Am. 1989;20(4):621-7.

58. Eren OT, Holtby R. Straddle pelvic stress fracture in a female marathon runner. A case report. Am J Sports Med. 1998;26(6):850-1.

59. Micheli LJ. Back injuries in dancers. Clin Sports Med. 1983;2(3):473-84.

60. Eisenstein S. Spondylolysis. A skeletal investigation of two population groups. J Bone Joint Surg Br. 1978;60-B(4):488-94.

61. Morita T, Ikata T, Katoh S, Miyake R. Lumbar sponylolys in children and adolescents. J Bone Joint Surg Br. 1995; 77(4):620-5.

62. Rossi F, Dragoni S. Lumbar spondylolis: ocurrence in competitive athletes. Updated achievements in a series of 390 cases. Brief communication. J Sports Med Phys Fitness. 1990;30(4):450-2.

63. Lowdon BJ, Pateman NA, Pitman AJ. Surfboard riding injuries. Med J Aust. 1983;2(12):613-6.

64. McFarland EG, Giangarra C. Sacral stress fractures in athletes. Clin Orthop Relat Res. 1996;(329):240-3.

76 Reabilitação das lesões do esporte

Maria Stella Peccin
André Kenzo Saito
Aline Mizusaki Imoto

Com o crescimento do esporte nacional e o aumento das oportunidades de participações em atividades esportivas do ponto de vista socioeconômico e de gênero, observa-se também um aumento no número de lesões. Elas podem ser definidas como qualquer dor ou afecção musculoesquelética resultante de treinos e/ou competições que comprometam de alguma maneira (intensidade, frequência, períodos afastados) a rotina ou o desempenho em treinos/competições.[1-3] Existem três maneiras de classificar as lesões de acordo com a estrutura envolvida: musculotendíneas (distensão, tendinopatias), articulares (luxações e entorses) e ósseas (fraturas e contusões).[4]

É importante frisar que, entre os mecanismos de lesão, podem ser citadas as lesões em cadeias cinéticas aberta e fechada. As lesões em cadeia cinética aberta são aquelas em que o pé não está em contato com o solo e há comprometimento de algumas estruturas específicas. As em cadeia cinética fechada (situação em que o pé encontra-se apoiado no solo) são consideradas graves, envolvendo maior número de estruturas osteomioarticulares, tendo, portanto, pior prognóstico.[4]

Sabe-se que algumas lesões, além de serem consideradas o principal fator de afastamento de atletas, podem acarretar o encerramento precoce de uma vida esportiva. Neste capítulo, será enfatizada a fisioterapia no tratamento das lesões mais comuns identificadas em estudos feitos com diferentes esportes, assim como estratégias para prevenção. Buscar-se-á uma abordagem baseada nas melhores evidências disponíveis, mas sem deixar de enfocar o que tem sido realizado na área.

Serão abordados os seguintes temas:

- Epicondilite.
- Síndrome do impacto.
- Instabilidade glenoumeral.
- Tendinopatias.
- Síndrome femoropatelar.
- Entorse de tornozelo.
- Fasceíte plantar.
- Osteíte púbica.
- Lesão muscular.
- Fratura por estresse.
- Prevenção de lesões.

EPICONDILITE

A epicondilite lateral é descrita como sendo uma inflamação local próxima à inserção dos extensores radiais do punho e, assim como outras tendinopatias, pode apresentar tanto o processo inflamatório quanto o degenerativo.[5] Essa afecção é caracterizada por dor à palpação e/ou hipersensibilidade na região do epicôndilo lateral do úmero e aos movimentos resistidos de extensão e desvio radial do punho,[6] com acometimento inicial do músculo extensor radial curto do carpo e/ou do terceiro dedo da mão.[7] A avaliação física não deve restringir-se à articulação do cotovelo, sendo importante avaliar também o cíngulo escapular.[8] Praticantes de tênis, em especial do gênero feminino, com essa afecção podem apresentar fraqueza de fibras inferiores do músculo trapézio e de extensores do punho, além de desequilíbrios musculares entre rotadores mediais e laterais de ombro (rotadores mediais mais fortes), fibras superiores e inferiores do músculo trapézio (fibras superiores mais fortes) e de flexores e extensores de punho (flexores mais fortes).[9]

A prevalência varia entre 1 e 10% da população e é mais comum na idade entre 34 e 74 anos.[10] Existe controvérsia entre os autores quanto à caracterização da lesão. Alguns relatam que a tendinopatia é mais degenerativa que inflamatória,[6] outros relatam que não parece ser degenerativa devido ao fato de a prevalência diminuir após a idade de 42 anos. Em média, 95% dos pacientes com epicondilite lateral melhoram por meio do tratamento conservador ou de forma espontânea.[11] Atletas que praticam esportes de arremesso que realizam o movimento acima da cabeça exibem tendinite do pronador, e praticantes de golfe apresentam tendinite do flexor do punho.[12]

Tratamento fisioterapêutico

O objetivo do tratamento fisioterapêutico para a tendinopatia inclui o controle da dor e inflamação, correção dos fatores biomecânicos, restauração da mobilidade, aumento da força muscular, resistência e função, prevenção de recidivas e retorno gradual às atividades físicas.[10]

Exercício excêntrico

Cada vez mais, os exercícios excêntricos têm sido incorporados aos protocolos de tratamento devido à efetividade na melhora do quadro clínico do paciente (**FIG. 76.1**).

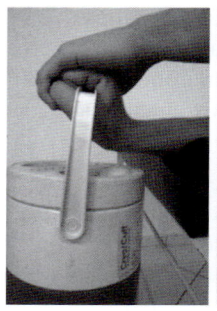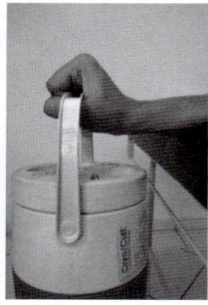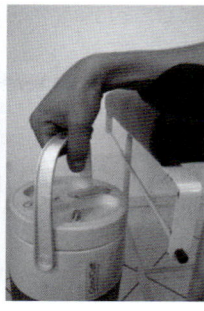

FIGURA 76.1 → Exercício excêntrico de extensores de punho. A mão do membro não acometido auxilia no posicionamento em extensão de punho, e a mão do membro acometido realiza o movimento excêntrico.

A revisão sistemática de Cullinane e colaboradores concluiu que a maioria dos achados científicos apoia o uso do exercício excêntrico como parte de um programa terapêutico para pacientes com epicondilite lateral.[13] A inclusão desse tipo de exercício auxiliou na redução da dor e na melhora da função e da força muscular.

Em um estudo controlado randomizado conduzido por Söderberg e colaboradores,[14] 42 voluntários foram separados em dois grupos, mas apenas 37 (n=18 grupo-intervenção, n=19 grupo-controle) finalizaram o estudo. O grupo-intervenção foi submetido ao tratamento composto por exercícios excêntricos de extensão de punho com cotovelo em 70° de flexão, enquanto o grupo-controle usou uma tira de compressão elástica no antebraço e não realizou exercícios. Os autores concluíram que o exercício excêntrico apresenta resultados positivos para alívio da dor, melhora da força muscular e redução de recidivas em seis semanas.[14]

Peterson e colaboradores[5] conduziram um estudo controlado comparando o exercício concêntrico com o excêntrico na epicondilite lateral do cotovelo. O total de 120 voluntários foi separado em dois grupos (n=60), sendo um com exercício concêntrico e outro com excêntrico. Ambos os grupos apresentaram melhora na comparação intra-grupo, porém, na comparação entre grupos, os resultados foram favoráveis (redução da dor em menor intervalo de tempo e maior força muscular) às pessoas que realizaram exercício excêntrico.[5]

Hoogvliet e colaboradores[15] realizaram uma revisão sistemática para verificar a evidência de efetividade dos exercícios e das técnicas de mobilização para epicondilite medial e lateral. O resultado mostrou evidência de efetividade em curto prazo para a realização de alongamento associado ao fortalecimento quando comparado à massagem de fricção associada ao ultrassom.[15]

Massagem profunda transversa

A massagem profunda transversa **(FIG. 76.2)** foi popularizada por James Cyriax e tem o objetivo de aliviar a dor e a inflamação. A técnica consiste em fricção profunda na

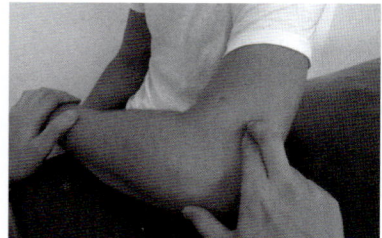

FIGURA 76.2 → Massagem profunda transversa para epicondilite lateral.

direção transversal à direção da fibra do tecido acometido. O objetivo é prevenir ou destruir aderências no tecido, fazendo com que ocorra um realinhamento das fibras de colágeno.[10]

A revisão sistemática realizada por Loew e colaboradores[10] teve o objetivo de verificar os benefícios e malefícios da massagem transversa para epicondilite lateral do cotovelo e joelho. Apenas um estudo de baixa qualidade metodológica sobre epicondilite lateral foi incluído. O estudo não mostrou diferença estatisticamente significativa na intensidade da dor, força do punho e estado funcional após nove sessões consecutivas de massagem transversa combinada com fonoforese comparada com apenas fonoforese. Os autores da revisão concluíram que a evidência foi insuficiente para demonstrar um benefício clínico da massagem transversa comparada ao controle no tratamento da epicondilite lateral.[10]

Mobilização

O estudo de Coombes e colaboradores[16] verificou que 41% dos pacientes com epicondilite lateral avaliados apresentavam positividade no teste do nervo radial. Os autores concluíram que a disfunção cervical está presente em indivíduos com epicondilite lateral sem dor aparente no pescoço.[16] Da mesma forma que a epicondilite lateral, a medial também foi associada ao acometimento da região cervical.[17] De 55 pacientes com diagnóstico de epicondilite medial, 44 apresentaram radiculopatia C6 e C7. Os autores concluíram que a fraqueza do flexor radial do carpo e do pronador redondo, além do desequilíbrio muscular, predispõe ao início da epicondilite medial.

A revisão sistemática de Hoogvliet e colaboradores[15] mostrou moderada evidência em curto e médio prazos para manipulação das colunas cervical e torácica como um recurso adicional ao tratamento com exercícios concêntricos e excêntricos do antebraço e punho. Segundo o os autores, a realização de técnicas de manipulação auxilia na efetividade dos exercícios terapêuticos, o que resulta em um processo de recuperação do tecido de forma mais rápida e efetiva.[15]

Uso de órteses

O uso de órteses também é um recurso que faz parte do tratamento para epicondilite lateral. A explicação para o seu uso é que a restrição da atividade muscular diminui a sobrecarga na região acometida. A revisão sistemática publicada por Struijs e colaboradores teve o objetivo de verificar a efetividade das órteses para tratamento da epicondilite lateral.[18] Na comparação entre o uso de órtese e outro tratamento conservador, o estudo de Dwars, em 1990, não demonstrou diferença significativa entre o grupo que utilizou órtese e o que realizou fisioterapia nos desfechos com satisfação do paciente ou redução da dor no curto prazo.[18]

A efetividade do uso de órtese também foi avaliada como tratamento adicional a outra intervenção. Burton[19] comparou o uso de órtese no cotovelo associado ao de pomada anti-inflamatória e órtese associada à manipulação comparada com apenas manipulação. Para ambas as comparações, não foram verificadas diferenças na melhora da dor ou dor ao teste de preensão. Erturk e colaboradores[20] compararam bandagem associada à injeção com injeção isoladamente e não foi verificada nenhuma diferença na redução da dor ou na força de preensão máxima. Holdsworth e Anderson[21] compararam o uso de uma contenção no cotovelo combinada com ultrassom *versus* apenas ultrassom. O estudo não mostrou diferença significativa entre os grupos. Os autores da revisão relatam que não existem conclusões definitivas quanto à efetividade do uso de órteses para epicondilite lateral, e mais estudos bem delineados são necessários.[18,21]

SÍNDROME DO IMPACTO

O manguito rotador é responsável por manter de forma ativa ou dinâmica a estabilidade articular através da centralização da cabeça do úmero na cavidade glenoide durante os movimentos,[22] enquanto ligamentos, cápsula articular e lábio glenoidal – nos quais são encontrados mecanorreceptores – e a geometria óssea são estabilizadores passivos (estáticos).[23]

> **ATENÇÃO!** A biomecânica do cíngulo escapular não depende apenas do manguito rotador, mas também das musculaturas periescapulares.[24] O manguito rotador e os músculos periescapulares trabalham como pares de forças, de maneira que o sincronismo resulta no ritmo escapuloumeral adequado, essencial para a biomecânica do cíngulo.[25,26]

Alterações neuromotoras e desequilíbrios musculares estão relacionados com a discinesia escapular, caracterizada por alterações de posicionamento da escápula tanto estática quanto dinamicamente (borda medial e/ou ângulo inferior proeminente, rotação superior precoce do ângulo inferior da escápula e/ou encolhimento de ombro durante elevação, rotação inferior precoce do ângulo inferior da escápula no retorno do movimento de elevação). Esses desequilíbrios podem comprometer os movimentos do úmero (migração cranial), da escápula e da clavícula, resultando

na compressão (impactação) e lesão das estruturas que se localizam no espaço subacromial contra o arco coracoacromial, sendo tal condição denominada síndrome do impacto subacromial, comum em atletas que realizam gestos esportivos acima do nível da cabeça.[22,24-27]

Geralmente, o padrão de recrutamento da musculatura periescapular está alterado em indivíduos com síndrome do impacto subacromial. Neles, observa-se a falta de coordenação intra e intermuscular através do retardo da ativação das fibras médias e inferiores do músculo trapézio em relação às suas fibras superiores e ao deltoide.[28]

TRATAMENTO FISIOTERAPÊUTICO

Exercícios

A cinesioterapia é primeira opção de tratamento conservador em diversas afecções tanto de membros superiores quanto inferiores. Em 2009, Kuhn[29] realizou uma revisão sistemática sobre os exercícios no tratamento da síndrome do impacto subacromial. Foram incluídos 11 estudos controlados randomizados com diagnóstico de síndrome do impacto (teste de Neer e/ou de Hawkins positivo) que compararam fisioterapia com outros tratamentos ou placebo, tendo como desfechos dor, função ou incapacidade avaliados através de ferramentas validadas. O autor concluiu que o exercício, tanto supervisionado quanto em domicílio sem supervisão, é efetivo na redução da dor, e a terapia manual pode auxiliar no tratamento. No entanto, ressalta a importância da elaboração de um protocolo de tratamento padrão-ouro (*gold standard*) para reduzir os erros e variáveis que podem confundir a análise dos resultados. Baseado nos estudos avaliados, Kuhn selecionou os exercícios que apresentaram maior sucesso na redução da dor e melhora funcional.[29] **(FIGS. 76.3 a 76.10).**

Em estudo controlado, Cools e colaboradores. (2007)[28] analisaram, com eletromiografia de superfície, quais exercícios apresentam melhor equilíbrio entre as musculaturas periescapulares para o tratamento de indivíduos lesionados. Dentre os exercícios analisados, a rotação lateral com

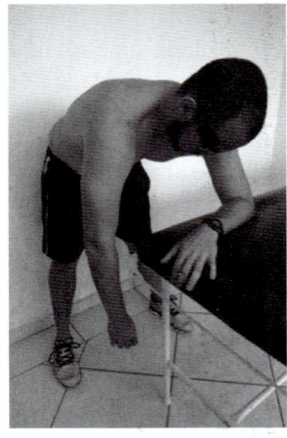

FIGURA 76.3 → Exercício pendular de Codman: deixar o membro superior balançar nos sentidos horário e anti-horário.

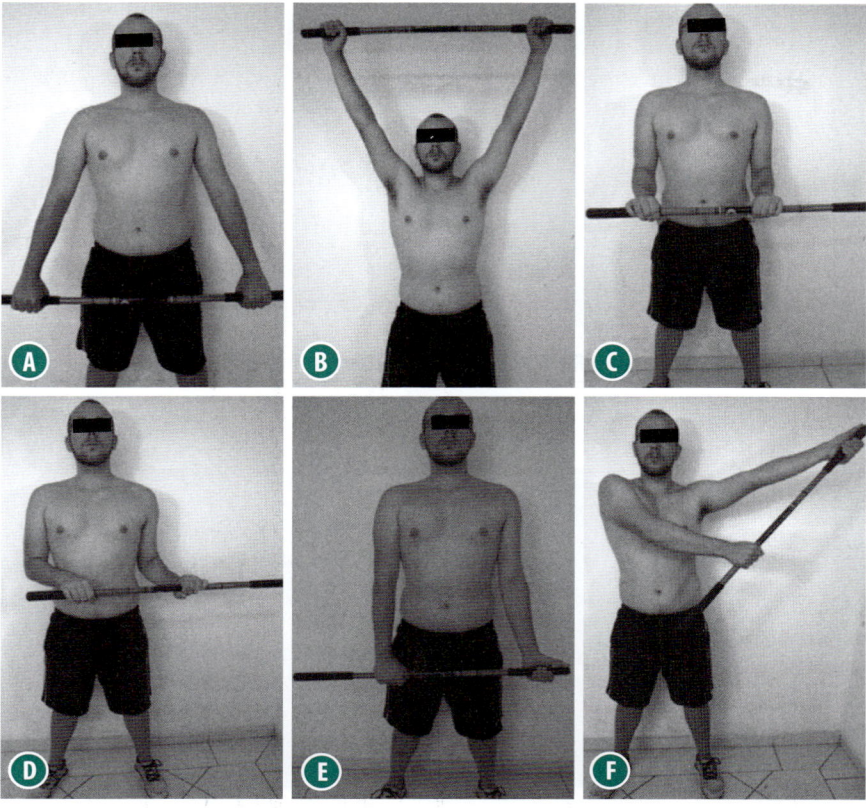

FIGURA 76.4

Ⓐ e Ⓑ Exercícios ativoassistidos de flexão de ombros. Podem ser realizados em decúbito dorsal, sentado ou em pé.

Ⓒ e Ⓓ Exercícios ativoassistidos de rotação lateral. Podem ser realizados em decúbito dorsal, sentado ou em pé.

Ⓔ e Ⓕ Exercícios ativoassistidos de abdução. Podem ser realizados em decúbito dorsal, sentado ou em pé.

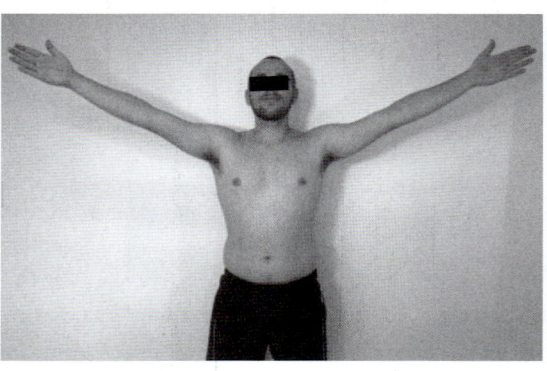
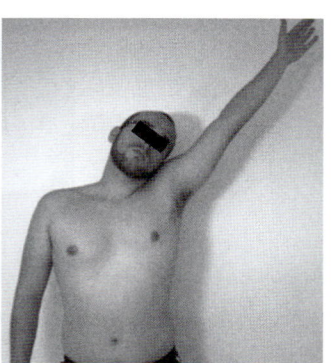

FIGURA 76.5 → Exercício ativo de elevação de ombro. Em frente ao espelho, realizar o movimento sem compensar com inclinação da cabeça.

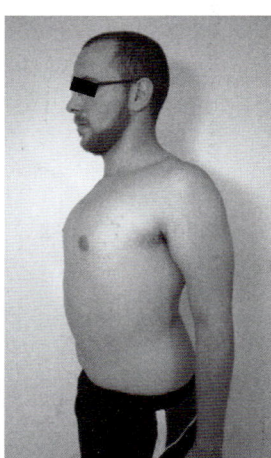

FIGURA 76.6 → Exercício ativo de musculatura periescapular. Encolher ombros e realizar o movimento nos sentidos cranial e posterior simultaneamente.

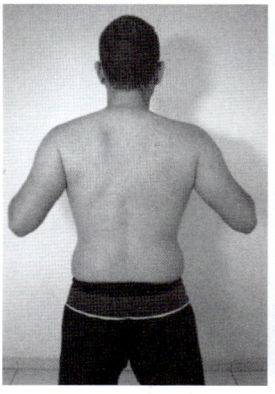
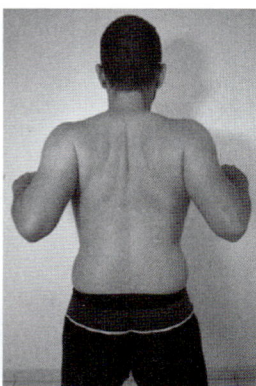

FIGURA 76.7 → Exercício ativo de musculatura periescapular: adução de escápulas. Realizar o movimento aproximando as bordas mediais das escápulas.

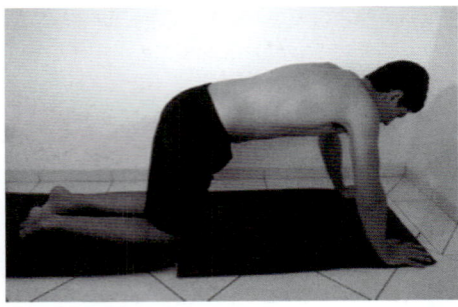

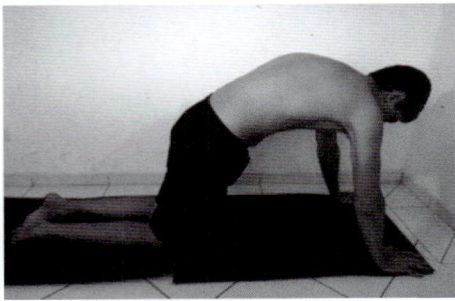

FIGURA 76.8 → *Push-up plus*. Em quatro apoios (apoios em mãos ou em antebraço), realizar a hipercifose torácica e retornar à posição neutra.

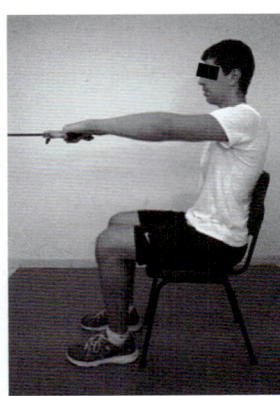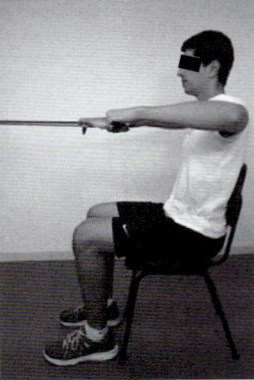

FIGURA 76.9 → Exercício de retração de escápula. Sentado ou em pé, realizar a adução de escápulas, aproximando as bordas mediais.

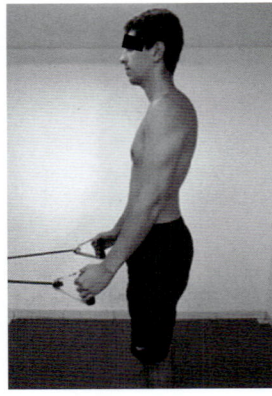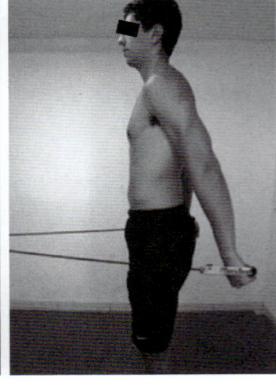

FIGURA 76.10 → Exercício para fibras inferiores de trapézio. Sentado ou em pé, realizar a extensão de ombros com os cotovelos em extensão.

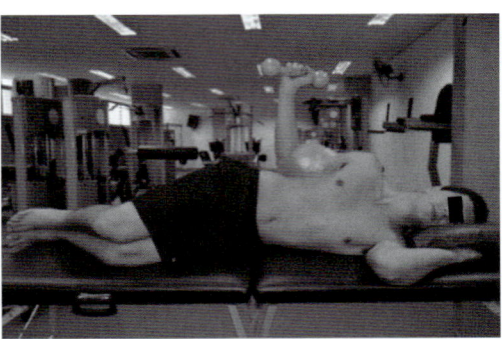

FIGURA 76.11 → Rotação lateral com coxim axilar.

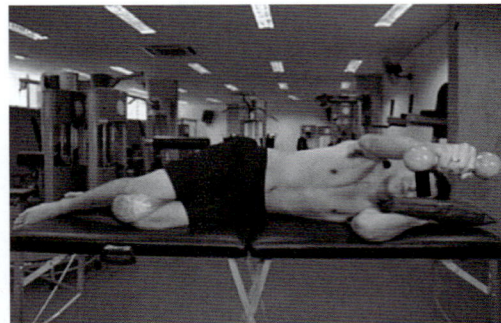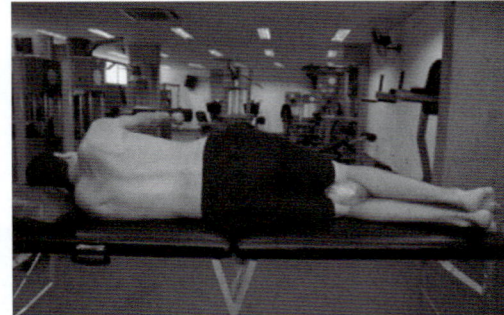

FIGURA 76.12 → Exercício de flexão de ombro em decúbito lateral; vistas anterior e posterior.

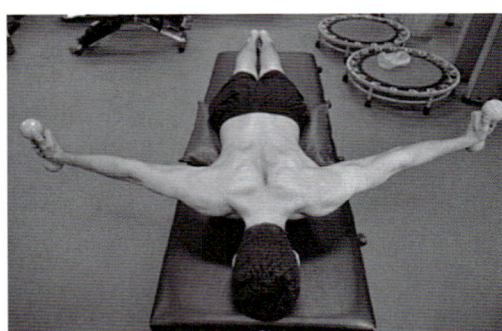

FIGURA 76.13 → Exercício de abdução horizontal com rotação lateral de ombros em decúbito ventral.

coxim axilar (FIG. 76.11), flexão de ombro (ambos em decúbito lateral) (FIG. 76.12) e abdução horizontal com rotação lateral (em decúbito ventral) (FIG. 76.13) apresentaram maior ativação de fibras inferiores em relação às superiores do trapézio. Além dos exercícios em decúbito lateral (rotação lateral com coxim axilar e flexão de ombro), a extensão de ombro em decúbito ventral apresentou maior ativação de fibras médias em relação às fibras superiores. O estudo não revelou maior ativação de serrátil anterior em relação às fibras superiores do trapézio.[30] Myers e colaboradores[24] analisaram a proporção da coativação muscular em indivíduos com síndrome do impacto. Foram analisados, através da eletromiografia, o músculo deltoide e o manguito rotador durante o movimento de elevação em diferentes angulações. Indivíduos com síndrome do impacto apresentaram, entre 0 e 30°, baixa relação subescapular/infraespinal, supraespinal/subescapular, baixa relação supraespinal/infraespinal entre 30 e 60° e, entre 90 e 120°, alta relação subescapular/infraespinal, supraespinal/infraespinal, além de apresentar alta atividade das fibras médias do músculo deltoide entre 0 e 30°. Tais achados reforçam a necessidade do reequilíbrio e do controle neuromuscular em diversos ângulos de elevação do ombro. A falta de sincronia no início do movimento pode predispor à impactação precoce de estruturas subacromiais contra o arco coracoacromial e, por consequência, piora do quadro álgico e funcional e da integridade das estruturas subacromiais. O reequilíbrio muscular e a restauração da biomecânica articular precoce devem ser enfatizados no tratamento.[24]

De Mey e colaboradores[31] realizaram uma série de casos com 47 indivíduos com síndrome do impacto. Durante seis semanas, foram realizados exercícios de rotação lateral e flexão de ombro em decúbito lateral, além de extensão e abdução horizontal com rotação lateral de ombro em decúbito ventral. Os resultados corroboraram com Cools e colaboradores,[30] no entanto, a hipótese de melhora do tempo de ativação da musculatura periescapular pós-intervenção em relação à pré-intervenção não foi confirmada.

Em estudo controlado, Kibler e colaboradores[32] avaliaram com eletromiografia exercícios de grupos musculares que atuam no controle do movimento da escápula. Não houve diferença quanto ao tempo de ativação das musculaturas entre grupos durante o exercício *low row*. No exercício *lawnmower*, houve diferença na ordem de recrutamento, sendo o serrátil anterior o último recrutado, enquanto as fibras superiores do trapézio foram recrutadas antes das fibras anteriores e posteriores do deltoide em todos os indivíduos. O exercício *robbery* revelou que o serrátil anterior no grupo assintomático é ativado após as fibras inferiores e médias do trapézio e anteriores do deltoide, enquanto, no grupo sintomático, as fibras superiores do trapézio são ativadas antes das fibras posteriores do deltoide. Os autores consideram os exercícios seguros e sugerem a execução logo nas fases iniciais e intermediárias do tratamento, para a restauração da biomecânica e

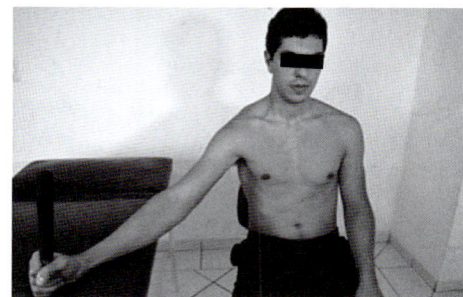

FIGURA 76.14 → Exercício de deslizamento caudal. Exercício isométrico que enfatiza a decoaptação da cabeça do úmero e a retração escapular.

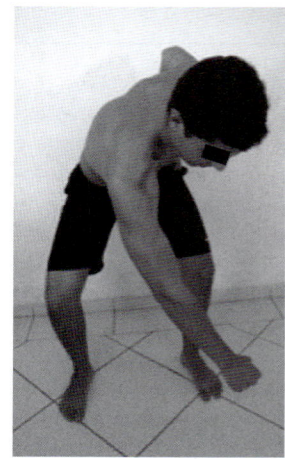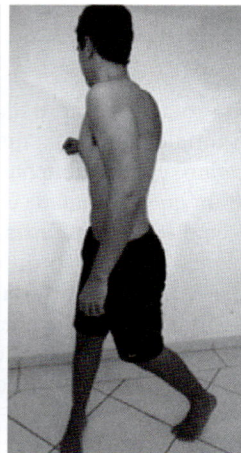

FIGURA 76.15 → Exercício *lawnmower*. Exercício multiarticular realizado em padrão diagonal.

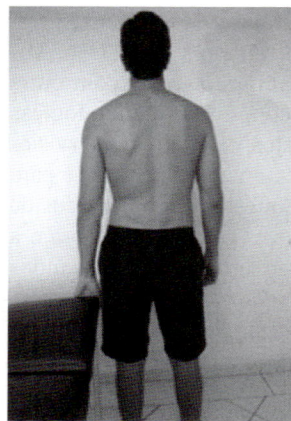

FIGURA 76.16 → Exercício *low row*. Enfatiza a rotação lateral e a retração da escápula.

o controle neuromuscular da escápula, levando em consideração o padrão de ativação dos músculos-alvo em cada exercício (FIGS. 76.14 a 76.17).[32]

Em uma revisão sistemática realizada por Abdulla e colaboradores,[33] apenas cinco estudos com baixo risco de viés contemplaram os critérios de inclusão, totalizando 466 voluntários. Todos os estudos utilizaram o fortalecimento

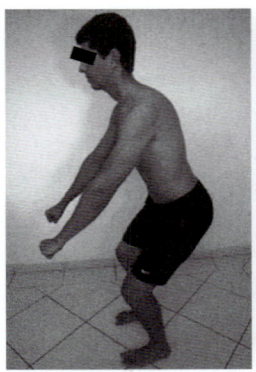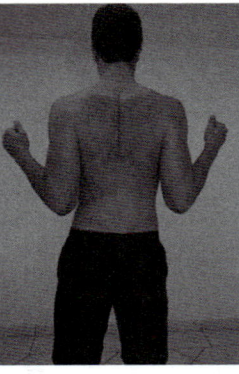

FIGURA 76.17 → Exercício *robbery*. Enfatiza a extensão de quadril/tronco e a retração de escápulas.

do manguito rotador como tratamento, enquanto três associaram o fortalecimento da musculatura periescapular e dois realizaram, adicionalmente, alongamentos. Os autores concluíram que há limitada evidência da efetividade do tratamento com exercícios, apesar de um estudo controlado randomizado com baixo risco de viés ter apresentado bons resultados a favor do fortalecimento e alongamento realizando em domicílio ou supervisionado na clínica. Em curto prazo, a injeção de corticoide apresenta resultados semelhantes ao fortalecimento do manguito rotador e da musculatura periescapular, mas o resultado deve ser analisado com cautela porque o estudo foi realizado com dor inespecífica no ombro. Em casos crônicos, o tratamento pós-operatório apresenta resultados semelhantes ao conservador (exercícios) com ou sem supervisão.[33]

Em sua revisão sistemática, Hanratty e colaboradores[34] incluíram 16 estudos controlados randomizados (1.162 voluntários). Todos compararam a cinesioterapia com outra intervenção. Apesar de estudos com falhas metodológicas comprometerem a análise dos dados, exercícios supervisionados direcionados para musculatura periescapular e para o manguito rotador, utilizados em estudos controlados de moderada a alta qualidade, reduzem a dor e melhoram a função.[34] Dogn e colaboradores,[35] em revisão de estudos controlados randomizados, avaliaram as opções de tratamento, em indivíduos com síndrome do impacto subacromial. Dos 915 artigos inicialmente encontrados, apenas 33 foram submetidos à metanálise. O tratamento com exercícios apresentou resultados positivos na redução da dor. A injeção de corticoides, o uso de anti-inflamatórios não esteroides (AINEs) e *laser* terapêutico de baixa potência não são recomendados por não apresentarem evidências que suportem suas utilizações.[35]

Outros recursos

Diversos recursos terapêuticos são utilizados associados ou não ao exercício, mas muitos não apresentam evidências que suportem sua utilização. Em 2009, Bal e colaboradores[36] estudaram o efeito do *laser* terapêutico de baixa potência em indivíduos com síndrome do impacto. Foram submetidas ao tratamento 22 pessoas com *laser* arseneto de gálio (As-Ga) associado a exercícios domiciliares, enquanto outro grupo de 22 indivíduos também realizou o mesmo programa de exercícios domiciliares, mas ingeriam paracetamol (1.500 mg/dia) via oral quando julgassem necessário. Os autores concluíram que o *laser* terapêutico de baixa intensidade não apresenta resultados superiores ao exercício.[36]

Dogan e colaboradores[37] analisaram o *laser* arseneto de gálio-alumínio (As-GA-Al) em 52 voluntários. Um grupo foi submetido ao tratamento com *laser* ligado (n=30), enquanto, no outro grupo o aparelho foi posicionado, mas permaneceu desligado. Ambos os grupos realizaram programa de exercícios e apresentaram melhora da dor, amplitude de movimento (ADM) e funcionalidade, no entanto, não houve diferenças estatisticamente significativas entre os grupos.[37] A revisão sistemática conduzida por Dong e colaboradores corrobora quanto à ausência de efetividade do *laser* nessa afecção.[35]

A terapia por ondas de choque tem sido cada vez mais estudada, sobretudo em membros inferiores. Engebretsen e colaboradores[38] compararam, em um estudo controlado randomizado simples-cego, o tratamento com ondas de choque ao exercício terapêutico supervisionado. Os exercícios objetivaram a correção da biomecânica escapular, o controle neuromuscular, o relaxamento e o fortalecimento. O grupo submetido a ondas de choque radial realizou aplicações em três a cinco pontos dolorosos toda semana, por quatro a seis semanas. A pontuação do questionário SPADI apresentou resultado favorável ao tratamento com exercícios, enquanto dor, função e ADM não apresentaram diferenças entre grupos.[38]

Outro recurso muito utilizado como alternativa ao tratamento de afecções musculoesqueléticas é a bandagem elástica (*kinesio tape*). Morris e colaboradores,[39] em uma revisão sistemática, avaliaram o efeito clínico da bandagem elástica, especificamente da *Kinesio® Tex Taping* por ser considerada a de maior popularidade no Reino Unido. Foram incluídos oito estudos controlados randomizados, sendo que seis abordavam afecções musculoesqueléticas. Os autores concluíram que não há diferença clinicamente significativa, e o uso de bandagem elástica em comparação a outras intervenções carece de evidências a partir de estudos com melhor rigor metodológico.[39,40]

INSTABILIDADE GLENOUMERAL

A instabilidade glenoumeral é definida como translação excessiva da cabeça do úmero em relação à cavidade glenoide, a qual acarreta prejuízo funcional.[41]

Etiologia

As instabilidades podem ser consequentes à frouxidão ligamentar, após episódios de luxação e/ou subluxação, anterior, posterior e/ou multidirecional de origem traumática e/ou atraumática.[42,43] A luxação anterior é comum em esportes de contato e passível de recidivas, podendo manter o atleta afastado por longos períodos durante a temporada.[41] As instabilidades multidirecionais são multifatoriais, caracterizadas pela associação de instabilidades inferior, anterior e/ou posterior sintomáticas, com possíveis alterações anatômicas ósseas e labral e controle neuromotor do manguito rotador e de músculos periescapulares comprometidos.[44] A idade (menos de 40 anos), o gênero (masculino) e a hiperfrouxidão ligamentar são fatores de risco para recidivas[43] e, após o episódio de luxação, a cápsula articular pode sofrer danos neurais, acarretando déficit proprioceptivo e, portanto, predispondo o atleta a recidivas.[45]

As instabilidades traumáticas apresentam evidências moderadas quanto à presença de déficit do senso de posição articular do ombro tanto passiva quanto ativa em relação ao ombro contralateral estável, além do elevado limiar de percepção do movimento, ou seja, deficitário quando comparado ao ombro contralateral não acometido.[46] No entanto, não é possível afirmar se esse déficit, assim como a discinesia escapular encontrada com frequência em casos de instabilidade multidirecional, é a causa ou a consequência da lesão.[47,48]

Classificação

A classificação das instabilidades é bastante ampla (cronicidade, direção, grau, natureza), o que pode dificultar a comunicação entre profissionais.[49-52] Duas das classificações mais utilizadas são a Traumatic, Unilateral, with Bankart lesion generally requiring Surgical treatment (TUBS, sigla para Traumática, Unilateral, com lesão de Bankart geralmente com necessidade de intervenção Cirúrgica) e a Atraumatic, Multidirectional, Bilateral, responds to Rehabilitation, and ocasionally requires Inferior capsular Shift (AMBRI, sigla para Atraumática, Multidirecional, Bilateral, com resposta positiva à Reabilitação, ocasionalmente necessária a Capsuloplastia [se não houver boa evolução com cinesioterapia]).[52] Porém, não permite distinguir se a origem é por hiperfrouxidão ligamentar associada a micro ou macrotrauma.[44]

Tratamento

Exercícios

Mesmo com o comprometimento sendo a origem ou a consequência, o importante é que o tratamento seja composto por exercícios de força, resistência, potência e coordenação motora tanto de musculatura periescapular quanto de manguito rotador. Edouard e colaboradores,[48] em um estudo cinesiológico, avaliaram o controle sensório-motor na instabilidade anterior recorrente de ombro pós-traumática (não foram incluídos voluntários com instabilidade voluntária nem com lesão de manguito rotador) através da estabilometria. Os autores concluíram que a maior oscilação e a amplitude e velocidade do centro de pressão, tanto de

olhos abertos quanto fechados, sugerem pior estabilidade, podendo estar relacionado com déficit de controle sensório-motor, mas não foi possível afirmar se tais alterações são as causas ou consequências da instabilidade.[48]

O início da afecção, o grau de instabilidade, a frequência de deslocamento, a direção da instabilidade, as anormalidades concomitantes, o controle neuromuscular no máximo de ADM e o nível de atividade pré-lesão são informações importantes e devem ser investigadas nessa afecção. Wilk e Macrina[53] elaboraram uma diretriz de tratamento conservador e pós-operatório para instabilidades glenoumerais. O tratamento conservador de instabilidades traumáticas foi separado em quatro fases, tendo como objetivos, na primeira fase (aguda), controlar o processo inflamatório, proteger e promover a cicatrização tecidual, evitar efeitos deletérios relacionados ao imobilismo, restabelecer a estabilidade dinâmica da articulação e prevenir possíveis agressões às estruturas capsuloligamentares. A imobilização inicial pode ser necessária para o alívio dos sintomas em indivíduos jovens, mas deve ser retirada o quanto antes, e a mobilização passiva, restrita ao limiar doloroso do paciente, deve ser iniciada para promover a cicatrização, a remodelação de colágeno e o estímulo dos mecanorreceptores. Exercícios pendulares de Codman e exercícios ativos assistidos e ativos livres, respeitando o limiar doloroso do paciente, devem ser encorajados ainda na primeira fase de tratamento. O fortalecimento da musculatura periescapular e a mobilização da escápula também são recomendados na fase inicial.

A fase intermediária (segunda fase) tem início assim que o paciente contemplar os critérios de evolução (redução do quadro inflamatório e álgico, estabilidade estática e controle neuromuscular adequado). Os objetivos dessa fase são recuperar a ADM passiva total e melhorar a força e o controle neuromuscular. É recomendada a restrição da ADM de rotação lateral em 65 a 70°, associada a 90° de abdução do ombro, por cerca de quatro a oito semanas, para proteger as estruturas capsloligamentares.

A fase de fortalecimento avançado (terceira fase) tem como objetivos melhorar a força e o controle neuromuscular e a estabilização dinâmica, além de preparar o atleta para o retorno à prática esportiva.

A fase de retorno ao esporte (quarta fase) tem como objetivos manter ou melhorar a força e o controle neuromuscular e propiciar o melhor condicionamento possível para que o atleta seja capaz de retornar à prática esportiva de forma plena[53].

Seo e colaboradores[54] avaliaram, através da eletromiografia, a atividade do músculo trapézio (as três porções), serrátil anterior e latíssimo do dorso durante o exercício *push-up plus* em superfícies estável e instável (bola suíça) com joelhos estendidos e flexionados (**FIGS. 76.18 e 76.19**). Todas as musculaturas apresentaram tendência de maior atividade eletromiográfica em superfície instável, além de maior atividade do serrátil anterior na *up-position* (retorno à posição inicial do exercício) e das três porções do trapézio na

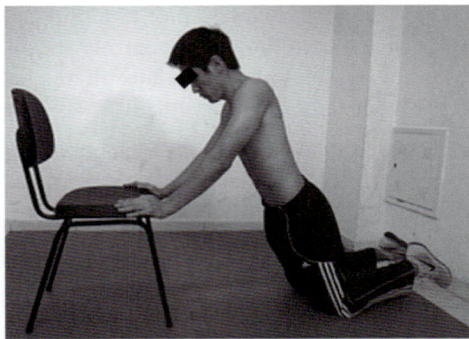

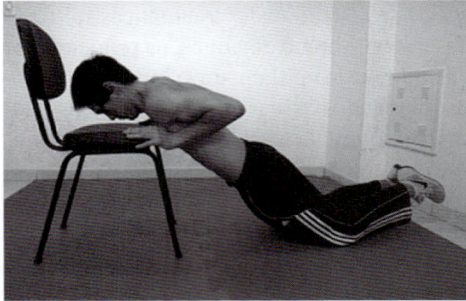

FIGURA 76.18 → *Push-up* em superfície estável. Progressão de acordo com a atividade eletromiográfica da musculatura periescapular (menor atividade).

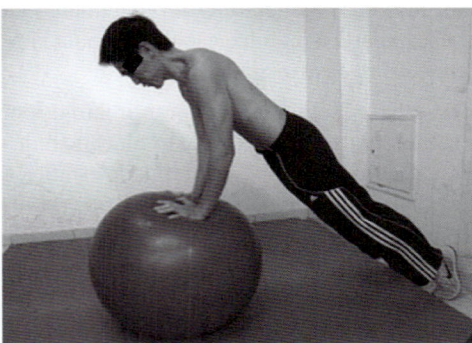

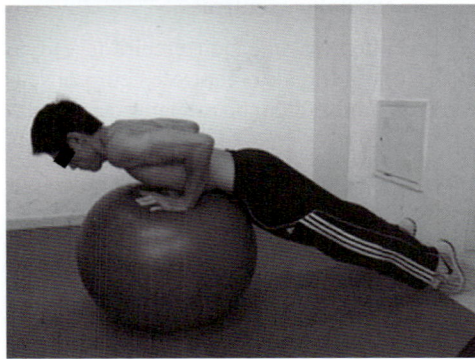

FIGURA 76.19 → *Push-up* em superfície instável. Progressão de acordo com a atividade eletromiográfica da musculatura periescapular (maior atividade).

down-position (flexão de ombros e cotovelos). Os autores recomendam que a progressão de exercícios seja de acordo com o nível de dificuldade, ou seja, iniciar em superfície estável com apoio em joelhos.[54]

Nas instabilidades atraumáticas, preconiza-se a melhora do controle neuromuscular, a estabilização dinâmica, o fortalecimento e o reequilíbrio dos pares de força **(FIGS. 76.20 a 76.22)**. Warby e colaboradores[55] conduziram uma revisão sistemática sobre a abordagem da instabilidade multidirecional baseada em exercícios **(FIGS. 76.23 e 76.24)**. Apesar de os estudos não apresentarem evidências quanto ao exercício, não significa que deve ser desconsiderado para o tratamento. A baixa qualidade dos estudos atrapalha a análise dos resultados, dificultando o esclarecimento dos reais efeitos dos exercícios.[55]

Dickens e colaboradores,[56] em um estudo prospectivo observacional multicêntrico, avaliaram o retorno do atleta e as instabilidades recorrentes na intratemporada. O estudo

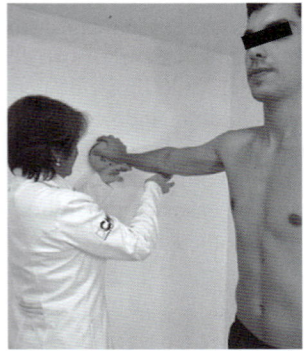

FIGURA 76.20 → Exercício de estabilização dinâmica. Em pé, no plano da escápula, o paciente mantém a bola contra a parede enquanto o terapeuta promove perturbações externas para estimular a cocontração da musculatura responsável pela estabilidade da articulação glenoumeral.

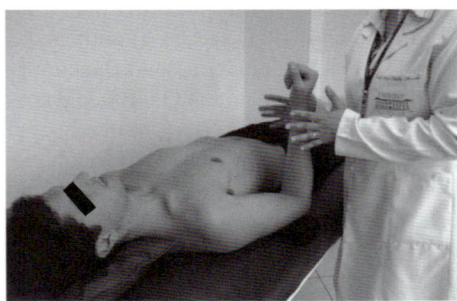

FIGURA 76.21 → Exercício de estabilização rítmica. Com o paciente em decúbito dorsal, o terapeuta posiciona o ombro em abdução (cerca de 30°) e o cotovelo em 90° de flexão. O profissional realiza perturbações externas para estimular a cocontração da musculatura do ombro.

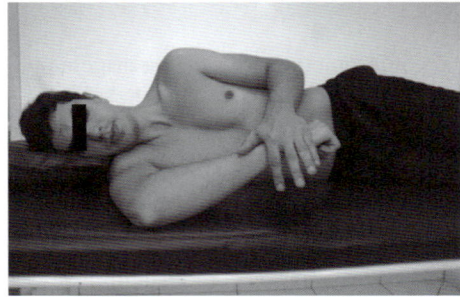

FIGURA 76.22 → Exercício para alongamento da região posterior (musculatura e cápsula articular) para recuperar a rotação medial do ombro.

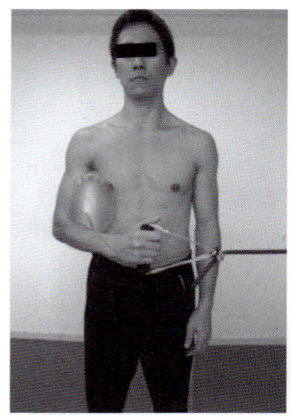
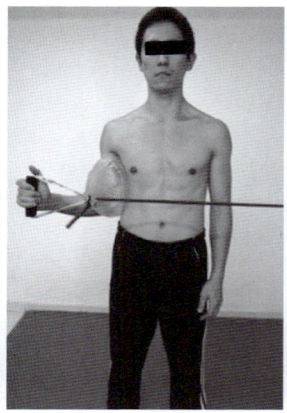
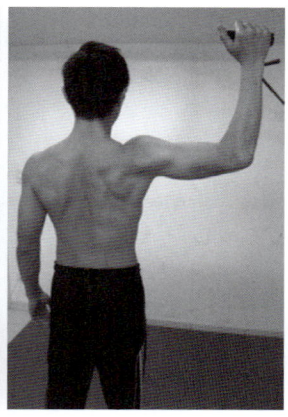

FIGURA 76.23 → Rotação lateral de ombro. No plano da escápula com 30° de abdução (maior estabilidade) e com 90° de abdução (menor estabilidade).

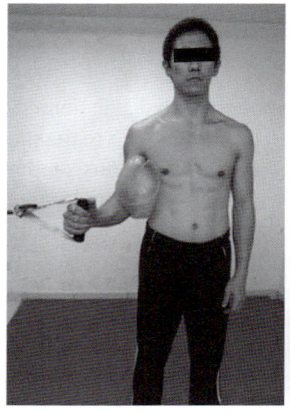
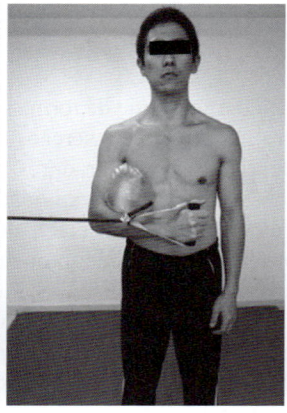
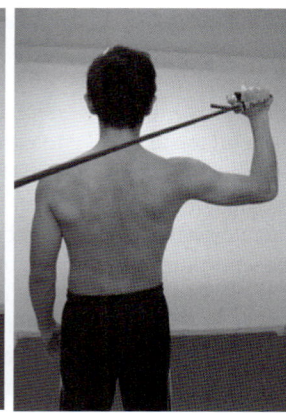
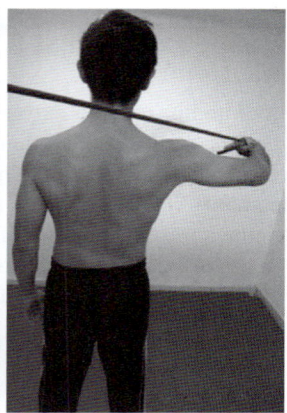

FIGURA 76.24 → Rotação medial de ombro. No plano da escápula com 30° de abdução (maior estabilidade) e com 90° de abdução (menor estabilidade).

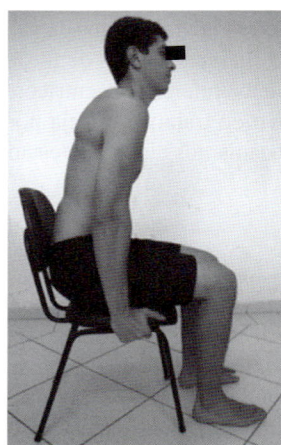

FIGURA 76.25 → Exercício *press-up*. Sentado, o paciente realiza a extensão de cotovelo, simultaneamente com a depressão da escápula, retirando a coxa e os glúteos do contato com a cadeira.

foi realizado durante uma temporada com atletas de três universidades que competem a primeira divisão do National Collegiate Athletic Association (NCAA). Dos 45 atletas que apresentaram instabilidade durante a temporada, 33 retornaram. A taxa de recidiva foi de 59% em atletas com subluxação e 69% nos com luxação. Dentre os que sofreram luxações ou subluxações recorrentes durante a temporada, 73% retornam às competições com tratamento conservador, no entanto, apenas 27% foram capazes de completar a temporada sem recidivas. O tempo para retorno ao esporte variou de cinco a 10 dias.[56]

> **DICA: Sempre que possível, o trabalho deve ser feito com equipe interprofissional. A decisão em equipe é a melhor maneira de atender o atleta. Fatores externos ao ambiente da equipe podem influenciar na recuperação e no desempenho do indivíduo.**

TENDINOPATIAS

Tendão

Tecido conjuntivo resistente a forças tênseis, composto por fibras de colágeno, em especial tipo I, e matriz extracelular. É um componente importante para a realização do movimento e a estabilização articular, através da transmissão de força exercida pelo músculo ao osso, absorção de impacto, armazenamento de energia[57] e manutenção postural, em função da presença de mecanorreceptores **(FIGS. 76.25 e 76.26)**.[58,59] O tendão possui grande resistência com capacidade de suportar 17 vezes o peso corporal[59] e adaptar-se a cargas por fatores mecânicos e alterações em sua

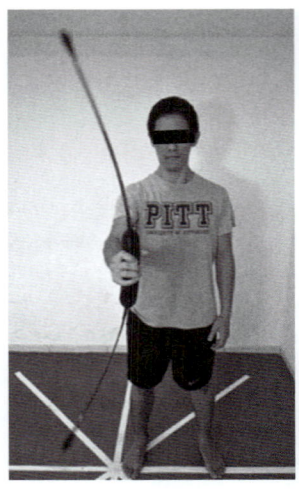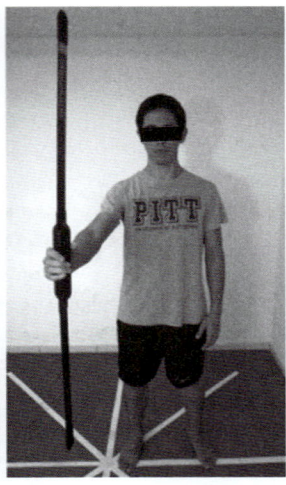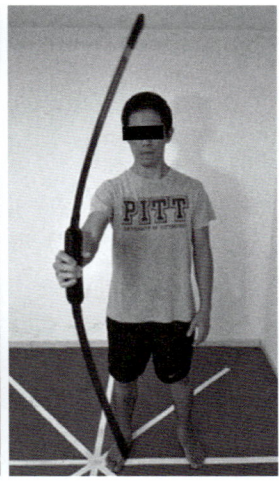

FIGURA 76.26 → Exercício com instrumento (haste) flexível. O paciente realiza movimentos mantendo frequência uniforme entre as duas extremidades do instrumento. A vibração estimula a cocontração da musculatura para manter a estabilidade articular.

composição, no entanto, quando extrapolados os limites, podem causar lesões, resultando em danos celulares e, por consequência, desencadear o processo inflamatório e/ou a degeneração tecidual[60,61] Clinicamente, não há como identificar se o paciente apresenta quadro inflamatório isolado, degenerativo ou ambos, portanto, para essa síndrome, considera-se adequado o termo tendinopatia.[60,62]

Etiologia

As tendinopatias são condições crônicas e de etiologia multifatorial. São mais comuns no gênero masculino, sendo considerados fatores de risco intrínsecos o déficit de flexibilidade, as alterações biomecânicas, a sobrecarga e o sobrepeso, enquanto erros de treinamento, superfícies e equipamentos de treinamento são considerados fatores de risco extrínsecos.[63-65] Essa afecção tem início e evolução graduais e, portanto, o paciente não é capaz de identificar o episódio que desencadeou o início dos incômodos. Quando o acometimento é no ligamento da patela, ao realizar o exame físico, o paciente refere dor e incapacidade funcional gradual ao realizar atividades que exigem flexão de joelho e, geralmente, apresenta dor à palpação no polo inferior da patela.[66]

As tendinopatias são frequentes na prática esportiva[64,67,68] devido ao acúmulo de microtraumas relacionados a frequência, volume e intensidade de treinamentos, calendário de competições e repouso inadequados, sendo a maior incidência em joelho, tendão calcâneo, cabeça longa do bíceps braquial e tendão do músculo supraespinal.[62,69] Essas afecções apresentam desorganização das fibras de colágeno, redução da elasticidade, espessamento do tendão, presença de mediadores pró-inflamatórios e neovascularização.[57,70,71]

Tratamento

Exercício excêntrico

A contração excêntrica consiste na desaceleração do movimento (importante para absorção de impacto), ou seja,

o músculo é contraído de forma simultânea ao distanciamento entre sua origem e inserção.[72,73] Em um estudo realizado por Henriksen e colaboradores[74] com 16 indivíduos saudáveis, observou-se menor atividade eletromiográfica durante o trabalho excêntrico. Tal achado pode estar relacionado ao menor recrutamento de motoneurônios, sendo os de alto limiar excitatório (geram maior força por fibra em relação aos de baixo limiar) os principais recrutados[74] e/ou em função da capacidade de as fibras de colágeno suportarem maior carga à medida que ocorre a fase excêntrica, diminuindo o trabalho muscular.[75] No entanto, o tema ainda é controverso.[76] A cinesioterapia composta por exercício excêntrico é a primeira opção no tratamento conservador das tendinopatias, sobretudo de tendão calcâneo e de ligamento da patela.[5,73] As respostas ao exercício excêntrico são dependentes da velocidade de execução e apresentam maiores ganhos de força e hipertrofia muscular em relação a exercícios concêntricos. É provável que o resultado positivo do tratamento seja por estimular tenócitos,[77,78] mas os mecanismos ainda não estão elucidados por completo.[66,78]

Outros recursos

O tratamento por ondas de choque parece promissor, tendo como possível mecanismo de ação a estimulação da cicatrização de tecidos moles e a inibição de receptores de dor direta ou indiretamente através de forças mecânicas. Os resultados ainda são contraditórios, sendo necessários estudos com melhor qualidade metodológica.[79-81] O mecanismo das respostas ao tratamento por ondas de choque ainda não foi bem esclarecido.[82,83] A maioria dos estudos é realizada em animais, o que dificulta extrapolar a dosagem ideal e a eficácia em seres humanos.[83,84]

Tendinopatia calcânea

Apesar de ser considerado o tendão mais resistente do corpo humano, dentre as tendinopatias, o tendão calcâneo é um dos mais acometidos. Déficits biomecânicos (amplitude de movimento de dorsiflexão ou flexão do tornozelo e da articulação subtalar, pronação excessiva do pé) e biológicos (condição estrutural do tendão, obesidade, hiperlipidemia) são considerados fatores de risco associados à tendinopatia calcânea. A primeira opção de tratamento são os exercícios excêntricos em cadeia cinética fechada.[65]

Tratamento

Exercícios

Rees e colaboradores[85] avaliaram *in vivo* os possíveis mecanismos que justifiquem os resultados dos exercícios excêntricos no tratamento das tendinopatias de tendão calcâneo. Foi utilizada a combinação da ultrassonografia em tempo real, análise de movimento e eletromiografia durante o protocolo proposto por Alfredson para o tratamento de tendinopatia calcânea. Os autores encontraram maior pico de força da fase concêntrica no início do movimento, enquanto, na fase excêntrica, ocorreu ao final do movimento, mas os picos de força tênsil foram da mesma magnitude. Além disso, consideraram o padrão flutuatório, encontrado no exercício excêntrico, o principal responsável pelos benefícios do tratamento das tendinopatias por estimular a remodelação tendínea, apesar de o estudo ter sido realizado apenas com tendões saudáveis.[85]

Em uma revisão sistemática conduzida por Obst e colaboradores[86] a respeito do efeito imediato do exercício nas propriedades tendíneas do tendão calcâneo, os autores concluíram que as propriedades morfológicas e mecânicas podem ser muito influenciadas por dosagem, tipo e maneira de executar o exercício. O alongamento estático prolongado (total de cinco minutos) e as contrações isométricas máximas de tríceps sural reduzem a rigidez e histerese tendínea, enquanto exercícios de ciclo encurtamento-alongamento (isotônicos) não alteram a rigidez do tendão. No entanto, a literatura carece de evidências para compreender os mecanismos de ação.[86]

Obst e colaboradores[86] avaliaram o efeito das repetições dos exercícios na característica de frequência da potência motora em nove indivíduos saudáveis. Foi observado que tanto a magnitude quanto a frequência de vibração muscular (largura de banda de 8-12 Hz) aumentam de acordo com a quantidade de repetições do exercício. No entanto, os resultados devem ser considerados com cautela por terem sido realizados com amostra pequena e com tendões saudáveis.[86]

O estudo *Physical therapies for Achilles tendinopathy: systematic review and meta-analysis* incluiu 19 estudos controlados randomizados, com duração dos sintomas variando de seis semanas a 12 meses (maioria dos estudos com sintomas maiores que três meses). Em 18 estudos, o exercício excêntrico foi utilizado como intervenção primária, comparatória, ou componente de abordagem multimodal, sugerindo que esse trabalho é componente importante no tratamento dessa afecção. Os estudos que realizaram sob supervisão profissional, orientação e demonstrações práticas dos exercícios contribuíram para melhor aderência e sucesso do tratamento.[87]

Roche e Calder[88] e Zwiers e colaboradores[78] realizaram estudos de revisão de literatura sobre as opções de tratamento dessa afecção. Em ambos os estudos, foi concluído que o tratamento composto por exercício excêntrico, de modo geral, apresenta bons resultados em cerca de 12 semanas nas tendinopatias em terço médio de tendão calcâneo (não insercionais),[88] enquanto os exercícios concêntricos apresentam resultados contraditórios.[78] Em um estudo controlado de tendinopatia não insercional, Beyer e colaboradores[89] compararam o tratamento denominado *heavy slow resistance* (HSR [alta resistência e baixa velocidade]; para mais detalhes, ver Kongsgaard e colaboradores[90]), ao protocolo excêntrico descrito por Alfredson. Ambos os métodos de tratamento apresentam bons resultados para dor (EVA), função e satisfação do paciente em curto e longo prazos (no questionário Victorian Institute of Sports Assessment – Achilles) e redução da espessura do tendão avaliado através da ultrassonografia. A neovascularização (através do *Doppler* colorido) reduziu ao longo do tempo, de forma concomitante à melhora dos sintomas. Não foram encontradas diferenças estatisticamente significativas entre os protocolos de tratamento em zero, 12 e 52 semanas de acompanhamento.[89]

As tendinopatias insercionais não apresentam o mesmo sucesso ao protocolo de tratamento proposto por Alfredson. Roche e Calder,[88] em revisão, destacaram a modificação realizada por Jonsson ao protocolo de Alfredson para tendinopatias insercionais. Jonsson restringiu a amplitude de movimento ao nível do solo (ângulo tibiotarsal de 90°) e obteve maior sucesso (67%) em relação ao protocolo de Alfredson (32%).[88]

Alguns autores conduziram um estudo controlado randomizado simples-cego a respeito do tratamento para tendinopatia insercional. O grupo controle (n=20) realizou alongamentos de tríceps sural e flexores de joelho (*hamstrings*), criomassagem no tendão calcâneo, apoio em calcâneo para manter ligeira elevação (*heel lifts*), a qual tinha sua altura ajustada (reduzida) a cada duas semanas até ser retirada, e órtese noturna, enquanto o grupo de intervenção realizou a mesma conduta do controle e, adicionalmente, realizou dois exercícios excêntricos a partir da flexão plantar. Um exercício foi realizado com ligeira flexão de joelho e outro com o joelho em extensão. Em ambos, não houve restrição quanto ao ângulo tibiotarsal. Os grupos apresentaram melhora da dor, qualidade de vida e funcionalidade, mas não apresentaram diferenças entre si.[88]

Outros recursos

A revisão sistemática com metanálise conduzida por Sussmilch-Leitch e colaboradores[87] revelou que a utilização de crioterapia e o repouso são condutas inapropriadas para tendinopatias crônicas. A utilização de ondas de choque parece promissora, mas os resultados são positivos quando associados ao exercício excêntrico, enquanto não apresenta maior efetividade na comparação com intervenção *sham*. O *laser* de baixa potência é outro recurso utilizado na fisioterapia e apresenta resultados positivos quando combinado com exercício excêntrico e melhores resultados quando comparados à intervenção *sham*, sendo preferível sua utilização em relação às ondas de choque.[87]

O estudo de revisão sobre conceitos atuais no tratamento de tendinopatia calcânea realizado por Roche e Calder[88] corrobora com o de Sussmilch-Leitch e colaboradores[87] quanto ao tratamento com ondas de choque associado a exercício excêntrico. A respeito dos anti-inflamatórios não esteroides (AINEs), o estudo não oferece suporte para a utilização pelo fato de, histologicamente, não haver células inflamatórias nos tecidos tendinopáticos. Atribui-se o alívio dos sintomas em curto prazo ao efeito analgésico do medicamento. Os autores destacaram os possíveis efeitos deletérios ao tendão por impedir a migração e proliferação celular. Apesar dos efeitos imediatos da injeção de corticoide (alívio da dor, edema e aparência no exame ultrassonográfico), sua utilização é questionada em função dos possíveis efeitos adversos (rupturas e redução da força do tendão).

> **ATENÇÃO!** Alguns estudos apresentam bons resultados quando associados o exercício excêntrico e a terapia por ondas de choque em comparação ao tratamento apenas com exercício excêntrico.[88] No entanto, são necessários mais estudos controlados randomizados em humanos e com maior rigor metodológico.[78]

Tendinopatia patelar

É comum o acometimento do ligamento da patela em esportes que exigem corridas, saltos e mudanças de direções repentinas.[64,67] Conhecida também como joelho do saltador (*jumper's knee*), a tendinopatia patelar acomete mais adolescentes e adultos por volta da quarta década de vida. Essa afecção compromete o desempenho no esporte tanto de atletas amadores quanto de alto rendimento, podendo causar encerramento precoce da carreira quando não tratada da forma adequada. A dor costuma ser localizada no polo inferior da patela.[80,91]

O início é gradual, e o paciente não é capaz de recordar um momento específico que tenha desencadeado a lesão. O processo de cronicidade é resultado do círculo vicioso composto por três fases: tendinopatia reativa, incapacidade de reparação tecidual e degeneração.[91]

Tratamento

Exercícios

Larsson e colaboradores,[80] em revisão sistemática de estudos controlados randomizados, avaliaram as opções de tratamento da tendinopatia patelar. O estudo teve como conclusão resultados favoráveis ao agachamento em plano inclinado (cerca de 25° de inclinação; **FIG. 76.27**) realizado de maneira excêntrica, enquanto são necessários mais estudos de melhor qualidade de outras opções de tratamento (cirurgia, injeções de corticoides, ondas de choque). Em relação a exercícios, dose, carga e frequência, é necessária necessitam elucidação.[80,92]

Em estudo controlado não aleatorizado com 43 indivíduos, Dimitrios e colaboradores[93] compararam o tratamento com exercício excêntrico isolado ao exercício associado ao alongamento estático. O protocolo de exercício excêntrico foi o mesmo para ambos os grupos. A fase excêntrica do exercício foi realizada de maneira lenta, e o retorno à posição inicial foi realizado com o auxílio do membro contralateral. Os alongamentos de quadríceps femoral e flexores de joelho (*hamstrings*) foram realizados antes e após o exercício excêntrico. O grupo de exercício associado ao alongamento apresentou melhores resultados quanto à dor e função (VISA-P).[93]

Kongsgaard e colaboradores,[94] em um estudo de coorte, analisaram os efeitos do HSR na morfologia e nas propriedades mecânicas na tendinopatia patelar. Apenas os indivíduos com tendinopatia realizaram o protocolo HSR, enquanto o grupo-controle não realizou qualquer tipo de intervenção. Após 12 semanas, os indivíduos submetidos ao HSR apresentaram melhora da funcionalidade e do quadro álgico (VISA-P e EVA). O HSR resultou em aumento da área de secção transversa do músculo quadríceps femoral e do pico do momento de extensão de joelho e redução da rigidez do ligamento da patela, além de promover o aumento da densidade de fibrilas e sua redução da área média. Não foram encontradas diferenças na densidade, fração de volume e área média de fibrilas entre os grupos.[94]

A revisão sistemática conduzida por Malliaras e colaboradores[95] abordou tanto a tendinopatia calcânea quanto a patelar. Apenas dois estudos (ambos de tendinopatia patelar) foram considerados de alta qualidade. Os autores concluíram que não há consenso quanto ao melhor tipo de

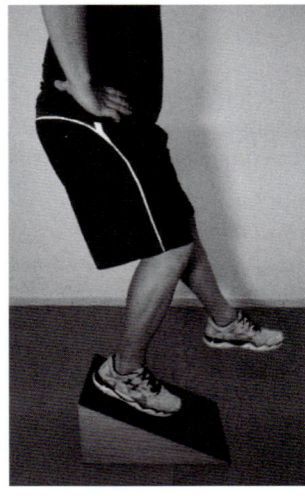

FIGURA 76.27 → Miniagachamento em plano inclinado e apoio monopodálico.

protocolo de exercícios, mas enfatizam que o exercício promove melhora da performance neuromuscular. Em indivíduos saudáveis, o exercício excêntrico promove maiores ganhos de força e hipertrofia em relação ao concêntrico; no entanto, quando a carga imposta é a mesma nos dois tipos de exercícios, não há diferença, o que é sugestivo de que os maiores ganhos estão relacionados à intensidade e não ao tipo de contração.[95]

Não é raro atletas serem afastados das competições por apresentarem quadros clínicos de tendinopatias na intratemporada. Saithna e colaboradores[96] abordaram esse tópico em uma revisão sistemática composta por sete estudos controlados randomizados, com o total de 183 atletas (recreacionais ou de elite). Em três estudos, os atletas foram afastados, sendo por quatro semanas em um estudo e seis semanas nos outros dois. Todos os estudos utilizaram o exercício excêntrico como intervenção, seis utilizaram o plano inclinado (25°) comparado a exercícios de cadeia cinética aberta, exercícios concêntricos, sem intervenção e ao protocolo HSR. Dos três estudos em que houve afastamento, apenas um justificou tal conduta baseado em estudo anterior, enquanto, dos estudos em que não houve afastamento, apenas um justificou a conduta. Os autores concluíram que não há evidências quanto à necessidade do afastamento, desde que haja aderência ao tratamento.[96]

Outros recursos

Em um estudo controlado randomizado multicêntrico, realizado por Zwerver e colaboradores[97], com 62 atletas (voleibol, basquetebol e handebol) apresentando tendinopatia patelar na intratemporada, foi avaliado o efeito do tratamento por ondas de choque comparado ao placebo. Foram três aplicações de ondas de choque, com intervalo de uma semana entre elas. O grupo placebo realizou a mesma conduta, porém, entre o aparelho e o local doloroso não foi aplicado o gel condutor (nessa situação, as ondas transmitidas são poucas ou nulas). Não houve diferenças entre os grupos nos desfechos primário (VISA-P) e secundário (EVA) para dor durante atividades de vida diária, prática esportiva, 10 repetições de agachamento unipodal, três saltos unipodais e teste de triplo salto (triple-hop test). Os autores concluíram que o tratamento por ondas de choque não foi superior ao placebo, no entanto, não desencorajam a utilização das ondas de choque e consideraram que são necessários mais estudos sobre os efeitos desse tratamento, uma vez que, na primeira semana, o grupo de ondas de choque apresentou melhoras, embora não tenham sido estatisticamente significativas.[97]

Warden e colaboradores[98] realizaram um estudo controlado randomizado duplo-cego para avaliar o tratamento através do US terapêutico no modo pulsado em comparação ao placebo. Participaram do estudo 37 indivíduos, separados em dois grupos (US ativo e US inativo). Os US (tanto ativo quanto inativo) foram autoaplicados por 20 minutos ao dia, sete dias da semana, por 12 semanas, sendo que o US inativo foi manipulado para não transmitir os parâmetros ao cabeçote de aplicação. Ambos os grupos tiveram como parte comum do tratamento a realização de exercícios excêntricos em plano inclinado de 25°. Os autores concluíram que não houve diferenças para dor, pontuação do questionário VISA-P e percepção do paciente entre os grupos no período de 12 semanas.[98] Larsson e colaboradores,[80] em revisão sistemática de estudo controlado randomizado, corroboraram com Warden e colaboradores[98] a respeito da ineficiência do US e desencorajaram sua utilização nessa afecção.

Tendinopatia do manguito rotador

O manguito rotador é acometido com mais frequência em esportes que exigem movimentos acima do nível da cabeça (p. ex., natação, beisebol, handebol). Assim como na síndrome do impacto subacromial, a tendinopatia pode ser resultado da combinação de fatores extrínsecos e intrínsecos. Na prática esportiva, as lesões por sobrecarga (overuse), sejam por erro de periodização de treinamentos ou por biomecânica inadequada, são comuns e muitas vezes não diagnosticadas e/ou tratadas de modo inadequado, evoluindo para tendinopatias crônicas.

Tratamento
Exercícios

Em 2015, foi publicado o estudo Therapeutic exercise for rotator cuff tendinopathy: a systematic review of contextual factors and prescription parameters conduzido por Littlewood e colaboradores.[99] A busca eletrônica realizada encontrou 2.224 estudos. Os exercícios supervisionados foram comparados ao placebo, sem intervenção e cirurgia, enquanto o programa de exercícios em domicílio foi comparado ao brace funcional, sem intervenção e fisioterapia multimodal. A respeito dos exercícios supervisionados, todos os estudos controlados randomizados apresentaram evidência moderada com baixo risco de viés. Os estudos que compararam o exercício em domicílio às demais condutas apresentaram evidência moderada com baixo risco de viés. Os que compararam ao brace funcional e à fisioterapia multimodal não apresentaram diferenças entre as condutas. Os resultados devem ser analisados com cautela porque os estudos controlados não realizaram o mesmo protocolo de exercícios, o tempo de duração das intervenções foi distinto e os critérios de progressão de carga não foram padronizados, o que dificulta a análise. No entanto, o exercício parece ser ferramenta importante no tratamento.[99]

Camargo e colaboradores[100] conduziram uma revisão de literatura a respeito do tratamento conservador para a tendinopatia do manguito rotador. Os autores defendem que o uso de AINEs e o repouso são apenas para alívio sintomático, sem influenciar diretamente a tendinopatia, uma vez que afecções crônicas do tendão são de caráter degenerativo, além do uso prolongado de AINEs e corticoides terem efeitos deletérios à integridade tendínea. O imobilismo é outro fator deletério ao tendão, e a mobilização deve ser realizada assim que a dor permitir, enquanto, para o US, faltam evidências que suportem sua utilização. Diferentemente dos resultados nos tendões calcâneo e patelar, o exercício excêntrico para tendinopatia de manguito rotador ainda carece de alto nível de evidência favorável à sua aplicação em função de falhas metodológicas de estudos realizados. Os autores concluíram que o tratamento não deve enfatizar a redução do impacto subacromial, e o exercício excêntrico deve ser utilizado como ferramenta, além de a biomecânica adequada ser restaurada.[100]

Outros recursos

A terapia manual é uma técnica muito utilizada pelos fisioterapeutas em afecções musculoesqueléticas dolorosas de diversas articulações. Desjardins-Charbonneau e colaboradores,[101] em revisão sistemática com metanálise, avaliaram estudos referentes à utilização da terapia manual em indivíduos com tendinopatia do manguito rotador. Os autores concluíram que a terapia manual utilizada de forma isolada ou em conjunto a outros recursos terapêuticos apresenta baixa a moderada evidência para alívio da dor e pode ter efeitos clínicos importantes.[101] Vale ressaltar que diversos fatores podem comprometer a análise dos resultados (p. ex., diversidade de técnicas descritas, experiência do profissional envolvido no estudo e percepção subjetiva de cada profissional quanto à graduação de determinada técnica e sua execução).

O US não apresenta evidências favoráveis à sua utilização em tendinopatia calcânea e patelar, mas sabe-se que ainda é utilizado em muitos serviços como primeira linha de tratamento. Desmeules e colaboradores,[102] em revisão sistemática, avaliaram o efeito do US na tendinopatia do manguito rotador. Os autores concluíram que, baseado em baixo nível de evidência, o US não apresenta resultados superiores ao placebo e não fornece nenhum benefício adicional quando associado a exercícios em relação à dor e funcionalidade. Quando comparado ao *laser*, o US não apresenta resultados superiores e seu uso é desencorajado até que estudos comprovem sua eficiência.[102]

> **DICA:** O profissional responsável pelo atendimento deve adequar a carga utilizada no tratamento de acordo com a avaliação física e conscientizar o atleta sobre o que é a afecção, a real situação do momento e as evidências do tratamento conservador, bem como a necessidade da manter o trabalho ao longo da carreira.[91]

> **ATENÇÃO!** O tratamento não é como uma "receita de bolo", portanto, deve ser personalizado. A literatura apresenta diferentes protocolos de tratamento através da cinesioterapia, mas não há um único protocolo considerado como verdade absoluta.

SÍNDROME FEMOROPATELAR

A síndrome femoropatelar é descrita como uma dor anterior ao redor da patela e agravada por atividades como agachamento, subida ou descida de escadas e corrida ou saltos.[6,103] É um acometimento comum em adolescentes e adultos fisicamente ativos. Quanto ao gênero, as mulheres são mais acometidas que os homens.[104]

A síndrome femoropatelar não pode ser atribuída a um fator específico, pois podem contribuir, como movimento anormal da patela no sulco troclear, fraqueza da musculatura que envolve o quadril e o joelho, retardo ou diminuição da ativação do músculo vasto medial oblíquo, aumento do ângulo Q, alteração da biomecânica dos membros inferiores e diminuição acentuada da flexibilidade. É natural que, com tantos fatores envolvidos na síndrome, haja uma série de intervenções existentes na prática clínica.[105] Apesar das inúmeras pesquisas que verificam os aspectos estrutural e biomecânico da dor femoropatelar, o enfoque fisiopatológico também deve ser considerado. A inflamação do tecido sinovial e da gordura de Hoffa, a presença de neuromas reticulares, o aumento da pressão intraóssea e o aumento da atividade metabólica local têm sido documentados como contribuintes para a dor anterior do joelho. Todo esse processo se traduz em perda da homeostasia tecidual, situação que deve ser considerada no tratamento da síndrome.[106]

Aspectos relevantes no exame físico

Pesquisas relatam que a articulação femoropatelar pode ser influenciada por fatores posturais e biomecânicos. A avaliação é fundamental para um tratamento individualizado e efetivo. No momento da inspeção, fatores como o aumento da pronação do pé, a alteração do ângulo Q, o aumento da torção tibial lateral e a anteversão femoral devem ser verificados.[107] A posição em eversão do retropé tem sido relacionada com a síndrome femoropatelar. A explicação para esse fato é que a eversão do retropé está associada ao aumento do ângulo de flexão do joelho e à maior tendência em direção para uma abdução do joelho ou geno valgo.[104] O aumento da flexão do joelho resulta em aumento da carga compressiva na articulação, o que faz com que aumente o estresse de contato. O geno valgo está associado ao aumento do ângulo Q, elevando o componente lateral do vetor de força do quadríceps, o que predispõe à lateralização da patela. Todo esse mecanismo produz uma sobrecarga na região lateral da articulação femoropatelar.[104] O ângulo Q é formado pela intersecção de uma linha que vai da espinha ilíaca anterossuperior ao centro da patela com uma linha que vai do centro da patela até a tuberosidade da tíbia.[107]

Quanto aos testes de força muscular e flexibilidade, é importante considerar a força dos músculos quadríceps femoral, abdutores e rotadores do quadril e a flexibilidade dos músculos quadríceps, isquiotibiais, tensor da fáscia lata e flexores plantares do tornozelo. O controle neuromuscular pode ser verificado por meio do teste de descida do *step*, no qual o indivíduo fica em cima de um *step* de 20 cm de altura, flexiona o joelho testado até membro inferior contralateral tocar levemente o solo e depois retorna para a posição inicial por cinco repetições. Para a pontuação do teste, adiciona-se sempre 1 ponto se: o indivíduo utilizou os braços para recuperar o equilíbrio; houve movimento do tronco para o lado; a pelve rodou ou elevou apenas um lado; houve desvio medial do joelho; houve oscilação durante o apoio unilateral. Adicionam-se 2 pontos se houve desvio medial do joelho com a tuberosidade da tíbia cruzando a linha além da borda medial do pé. O resultado da pontuação de 0 a 1 é classificada como boa qualidade do movimento, de 2 a 3 é média e 4 ou mais é ruim.[107]

Tratamento fisioterapêutico

Os principais objetivos do tratamento fisioterapêutico para a síndrome femoropatelar são redução da dor, melhora do alinhamento biomecânico, aumento da força e resistência muscular, melhora do controle neuromuscular e o retorno às atividades cotidianas do paciente.[108]

Exercícios de fortalecimento e controle neuromuscular

O tratamento fisioterapêutico de pacientes com síndrome femoropatelar deve dar ênfase ao fortalecimento muscular do quadríceps femoral, incluindo o foco no músculo vasto medial oblíquo. Existe evidência da melhora dos sintomas em curto prazo após exercícios de fortalecimento do quadríceps. Entretanto, foi visto que, após cinco anos, 80% das pessoas continuam relatando dor.[109] Estudos relatam que exercícios de fortalecimento do quadril e de rotadores laterais são efetivos na melhora dos sintomas em mulheres com síndrome femoropatelar. Esses exercícios também podem ser combinados aos de quadríceps.[109] Uma revisão sistemática publicada na Biblioteca Cochrane teve o objetivo de avaliar os efeitos benéficos e maléficos dos exercícios terapêuticos na redução da dor e melhora da função do joelho em pessoas com dor femoropatelar.[110] Os autores incluíram 31 estudos, os quais representaram 1.690 pacientes com dor femoropatelar. Apesar da baixa qualidade metodológica em alguns estudos, houve evidência consistente de que os exercícios terapêuticos com ênfase no joelho e quadril resultam

em melhora clínica importante com redução da dor e melhora das habilidades funcionais. O estudo também mostrou que há uma pequena evidência de que os exercícios de quadril combinados com os de joelho são mais efetivos que os exercícios de joelho realizados de forma isolada.[110]

Fortalecimento do glúteo médio

O aumento da adução do quadril e da rotação medial, principalmente em atividades que envolvem a descarga de peso corporal, como descer escadas, agachamento unipodal ou descida de *step*, podem evidenciar uma alteração na cinemática da articulação femoropatelar. Essa alteração causa um estresse na região lateral articular. Pesquisas recentes relatam aumento do ângulo de rotação medial durante a desaceleração em recrutas militares e aumento do ângulo adutor em mulheres que praticam corrida de forma recreacional. Tais fatores podem ser vistos como de risco para o desenvolvimento da síndrome femoropatelar.[104] Essa alteração de padrão de movimento pode resultar de um distúrbio na função da articulação do quadril.[104] Além dos exercícios tradicionais de fortalecimento dos músculos abdutores do quadril, são recomendados exercícios de controle neuromuscular que levam em consideração o alinhamento do membro inferior durante os movimentos que envolvem a descarga de peso corporal.[107]

Na **FIGURA 76.28**, é possível visualizar os exercícios de fortalecimento dos músculos do quadril recomendados para pacientes com síndrome femoropatelar.[111]

Bandagem patelar

O movimento patelar anormal no sulco troclear inclui aumento da translação e estresse patelar lateral, assim como inclinação e rotação da patela.[112,113] Uma das habilidades do músculo vasto medial oblíquo é controlar o movimento da patela. Uma revisão sistemática verificou que sua ativação é posterior à do músculo vasto lateral em pacientes com dor femoropatelar quando comparada ao controle em atividades funcionais.[114].

A aplicação da bandagem patelar é um recurso muito utilizado na prática fisioterapêutica. O objetivo da aplicação é o de, por meio do posicionamento patelar, o paciente

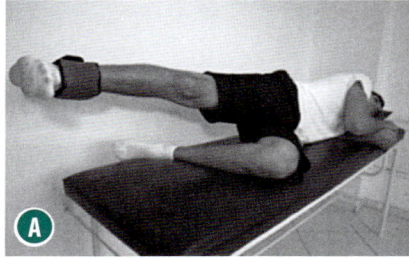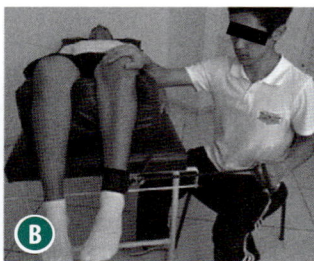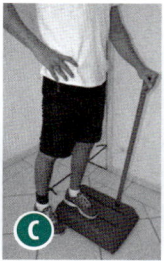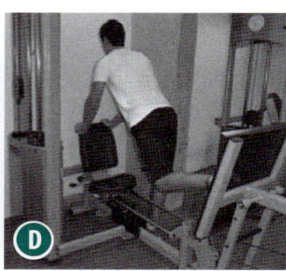

FIGURA 76.28 → Exercícios de fortalecimento do quadril.
🅐 Abdutores. 🅑 Rotadores laterais. 🅒 Abdutores. 🅓 Extensores.

obtenha redução da dor e avance no processo de reabilitação. As bandagens podem ser rígidas ou elásticas, as chamadas *Kinesio Tape*.[115] As bandagens rígidas, que são as mais utilizadas, envolvem as técnicas propostas por McConnell **(FIG. 76.29)**, realizadas com base em quatro componentes: deslizamento medial, inclinação medial, inclinação anterior e rotação. Acredita-se que a bandagem auxilia no percurso do movimento patelar, facilitando a centralização no sulco troclear.[116]

A aplicação das bandagens adesivas rígidas tem como objetivo reduzir o deslizamento lateral, a inclinação e a rotação da patela de acordo com os achados da avaliação com o objetivo de redução de 50% da dor durante atividades funcionais que exigem um esforço maior da articulação do joelho.[117] A revisão sistemática de Barton e colaboradores[117] verificou que a bandagem patelar realizada sob medida, levando em consideração a inclinação, translação e rotação, reduz a dor de forma imediata, sendo considerável o efeito de magnitude. Entretanto, as bandagens que são aplicadas sem considerar tais aspectos da posição da patela apresentam pouco ou nenhum efeito na redução imediata da dor. Além da questão sintomática, o estudo mostrou que as bandagens específicas para a posição patelar são efetivas para facilitar a ativação do músculo vasto medial oblíquo e, dessa forma, melhorar a função do joelho durante atividades funcionais.

As bandagens elásticas simulam as propriedades da pele, podem ser alongadas em 30 a 40%, são resistentes à agua e podem ser usadas por três a cinco dias ininterruptos. O mecanismo de ação é, principalmente, proporcionar um estímulo proprioceptivo. Esse tipo de bandagem também tem os objetivos de reduzir a dor e facilitar a microcirculação.[118]

ENTORSE DE TORNOZELO

As entorses de tornozelo são afecções comuns à prática esportiva e, como bem conhecido, os ligamentos do tornozelo são estruturas estabilizadoras secundárias da articulação tibiotarsal, porém, por restringirem o movimento de flexão plantar e a variação do tornozelo, são acometidos com frequência.

Nas lesões estáveis, o tratamento mais funcional, com utilização de órteses e fisioterapia precoce, tem trazido bons resultados. Nas lesões instáveis, após período de imobilização, também um intensivo programa de fisioterapia, buscando o retorno funcional e esportivo o mais rápido possível, é a prioridade, porém, nas situações em que a cirurgia foi indicada, cabe ao fisioterapeuta ter conhecimento do procedimento cirúrgico realizado para, com isso, adequar as condutas pós-operatórias para cada caso.

O tratamento inicial costuma ser feito por meio de crioterapia, compressão e elevação do membro inferior acometido para redução do edema e dos hematomas. A carga, com utilização de órteses imobilizadoras, é evitada apenas nos períodos iniciais, momentos em que a dor está presente e impede uma deambulação com conforto e sem compensações significativas. Como cuidado importante na fase de cicatrização, o fisioterapeuta deve evitar o alongamento das estruturas lesionadas, para evitar que cicatrizem em posição de alongamento. Por exemplo, na lesão do talofibular anterior, evitar inversão e flexão plantar que alongue o ligamento e deixe-o mais alongando, pois isso pode acarretar lassidão e sensação de instabilidade no aspecto funcional.

Durante o período de imobilização, caso sejam utilizadas órteses removíveis, podem ser utilizados recursos eletrofísicos que objetivam favorecer o processo de reparação tecidual e minimizar as perdas musculares. Porém, cabe salientar que estes ainda não apresentam comprovação por meios de estudos clínicos controlados randomizados de sua efetividade. A cinesioterapia, tão logo o paciente esteja liberado da imobilização, deve iniciar por meio de exercícios ativos, evoluindo para ativos resistidos, sendo esta resistência gradual em todas as amplitudes de movimento (ADM), lembrando que uma ADM maior de flexão plantar e inversão deve ser feita após não haver mais sintomatologia dolorosa, sem uso de meios analgésicos prévios. A cinesioterapia não se restringe apenas à região do tornozelo e pé, pois, com a imobilização/estabilização e restrição de marcha, os pacientes também podem ter outras musculaturas comprometidas pela diminuição do uso, assim como prejuízo ao seu controle neuromotor. A cinesioterapia para todo membro inferior acometido, enfatizando também a melhora do controle neuromotor, é imprescindível. Passando a fase que objetiva o restabelecimento do equilíbrio fisiológico entre agonistas e antagonistas, a ênfase no treino funcional é prioritária para devolver o atleta a seu estado pré-lesional.

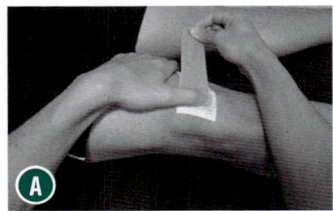 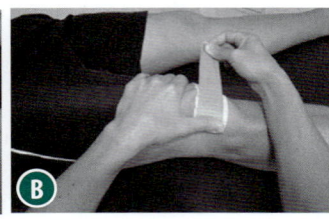 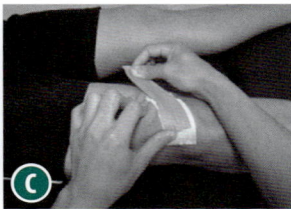

FIGURA 76.29 → Aplicação da bandagem de McConnell específica para o posicionamento patelar individual.
A *Taping* para controle da inclinação patelar lateral. **B** *Taping* para controle do deslizamento patelar lateral. **C** *Taping* para controle da rotação patelar lateral.

Uma revisão sistemática[119] buscou avaliar os efeitos do US terapêutico nas entorses agudas do tornozelo. Os autores incluíram seis estudos controlados randomizados, envolvendo 606 pacientes. Compararam a terapia com US e US placebo cinco estudos, e outros três estudos compararam US com outros métodos de tratamento. Nenhum dos cinco estudos que compararam terapia com US *versus* US placebo demonstrou diferença significativa entre os grupos para qualquer desfecho avaliado. Os autores concluíram que, por meio desses pequenos estudos clínicos incluídos na revisão, não há suporte para indicar o uso de US terapêutico nas entorses agudas de tornozelo. Porém, os dados disponíveis nos estudos são insuficientes para excluir a possibilidade de que haja uma dosagem ideal que possa vir a ser benéfica nessas situações.

Outra revisão sistemática publicada em 2012[120] objetivou avaliar os efeitos de repouso, gelo, compressão e elevação nas entorses agudas de tornozelo e concluiu que não há evidência disponível a partir de estudos clínicos randomizados para determinar a eficácia relativa dessa terapia. Há moderada evidência de que alguma mobilização imediata pós-traumática é benéfica. Há limitada evidência sobre o efeito do gelo e da compressão no tratamento. Nenhuma evidência existe para apoiar ou rejeitar o uso da elevação no tratamento de entorses de tornozelo agudas. Hoje, as decisões de tratamento devem ser feitas com base nos benefícios e riscos relativos de cada opção.

A efetividade da mobilização e manipulação manual no tratamento das entorses laterais de tornozelo também foi avaliada em uma revisão publicada em 2014.[121] Foram incluídos oito artigos e 244 participantes. A mobilização articular parece diminuir a dor, mesmo que temporária. Mobilizações ou manipulações repetidas vezes promovem melhora da ADM de dorsiflexão do tornozelo. Na fase subaguda ou nas entorses laterais crônicas, alguma forma comum de terapia manual parece ajudar na melhora da ADM de tornozelo, sobretudo para a dorsiflexão e também na redução da dor. A função em curto prazo também apresentou melhora e não houve descrição de efeitos prejudiciais. Futuros estudos devem ser realizados com uma amostra maior de pacientes e um acompanhamento em longo prazo para elucidar os benefícios da terapia manual.

Outra revisão sistemática realizada que buscou estudos controlados randomizados publicados desde 1965 até março de 2011 identificou nove estudos sobre intervenções terapêuticas para aumentar a ADM de dorsiflexão de tornozelo após entorse.[122] Os autores concluíram que o alongamento estático, como parte das intervenções realizadas, produziu melhores efeitos sobre a dorsiflexão após entorses agudas de tornozelo. As evidências disponíveis sugerem que devem ser levadas em consideração as possíveis causas de déficit de dorsiflexão para que sejam selecionadas as intervenções mais efetivas. Deve ser correlacionada a melhora da dorsiflexão com o progresso do paciente por meio de avaliação de resultado funcional autorrelatada.

Uma recente revisão sistemática avaliou os efeitos da acupuntura nas entorses de tornozelo.[123] Foram incluídos 20 estudos envolvendo 2.012 pacientes. Os autores concluíram, a partir do número de estudos randomizados ou quase randomizados muito heterogêneo, não haver evidência confiável sobre a eficácia e segurança dos tratamentos por meio de acupuntura, isolados os combinados com outras intervenções não cirúrgicas.

Um estudo investigou a efetividade de órtese ou *taping* para a propriocepção do tornozelo.[124] Os autores concluíram que *tape* ou *brace* para tornozelo não apresentou nenhum efeito sobre a propriocepção e há alguma possibilidade de até prejudicar a propriocepção na inversão e eversão. Embora essa revisão não apresente evidências favoráveis ao uso do *taping* ou outra órtese estabilizadora, o método não pode ser descartado quanto uma forma de prevenção de lesão para pessoas que já sofreram alguma entorse de tornozelo. Porém, essa prevenção não deve ter relação com a melhora da propriocepção.

Um estudo randomizado[125] avaliado com 8/10 na escala de PEDro objetivou avaliar a efetividade da *kinesio taping* na redução do edema após entorse aguda lateral do tornozelo. Foram randomizados 36 atletas para a pesquisa. O grupo experimental recebeu aplicação de *kinesio taping* durante três dias, e o grupo-controle recebeu também aplicação de *kinesio taping* inerte. Os dados relacionados à volumetria foram coletados imediatamente após a aplicação e 15 dias depois. A conclusão dos autores foi de que a *kinesio taping*, com o objetivo de estimular o sistema linfático, foi ineficaz para diminuir o edema agudo após entorse de tornozelo em atletas.

Os autores da revisão sistemática *Managing ankle sprains in primary care* buscaram apresentar o que há de melhor prática no período de 1999 a 2009 por meio de uma busca na MEDLINE. Essa revisão não incluiu somente estudos controlados randomizados ou quase randomizados. A conclusão foi que as entorses são comuns, mas seu tratamento não é tão conclusivo assim. Para entorses de leve a moderadas, o tratamento mais funcional teve melhores resultados em relação à imobilização. Para entorses graves, um pequeno período de imobilização abaixo do joelho ou órteses pneumáticas são mais efetivas em comparação ao gesso tubular apenas. Foram vistas boas evidências de que órteses semirrígidas e aparelhos pneumáticos são benéficos também para prevenir entorses de tornozelo de repetição. Nas lesões agudas graves e crônicas, há espaço para intervenção cirúrgica.[126]

A revisão sistemática *Neuromuscular training for sports injury prevention* avaliou a efetividade do treinamento neuromuscular na prevenção de lesões esportivas e concluiu que os treinamentos de equilíbrio ou programas de formação multifacetadas podem ser eficazes na prevenção de lesões dos membros inferiores, sobretudo joelho e tornozelo, de atletas jovens durante esporte com bola. Também concluíram que, embora sejam consideradas sessões de treinamento de pelo menos 10 minutos, mais do que uma vez por semana e durante o mínimo de três meses, como há variabilidade nos parâmetros de treinamento, isso também merece ser mais bem avaliado. A frequência e a duração dos programas de treinamento incluídos nessa revisão variaram até sete sessões por semana e entre três e 12 meses. Essa revisão não pode ser extrapolada para outros esportes.[127]

Outra publicação[128] sobre efetividade do acréscimo de exercícios supervisionados ao tratamento convencional de entorses agudas laterais de tornozelo incluiu 11 estudos e 776 pacientes. Tinham alto risco de viés 10 estudos. O tratamento convencional nos estudos incluídos foi considerado como nenhum tratamento, aplicação de gelo, imobilização parcial (*tape, brace* ou bandagem), imobilização completa (gesso), programas de exercícios domiciliares, instruções de início da mobilização ou a combinação desses tratamentos. Exercícios supervisionados foram realizados por fisioterapeuta e incluíam exercícios para força, mobilidade e equilíbrio. O número de visitas e a duração do tratamento variaram. Não houve evidência forte de eficácia em qualquer medida de resultado avaliado, decorrente da adição dos exercícios supervisionados acrescidos ao tratamento convencional, quando comparado ao tratamento convencional apenas. Há limitada e moderada evidência para recuperação e retorno ao esporte de populações específicas, como atletas e soldados.

O estudo *Treatment of acute ankle ligament injuries: a systematic review*[129] mapeou os trabalhos publicados nos últimos 10 anos em relação à evidência para o tratamento e prevenção da lateral do tornozelo entorses. Foram levantados estudos publicados na língua inglesa de janeiro de 2002 a dezembro de 2012. Foram identificadas três metanálises e 19 estudos controlados randomizados. Concluiu-se que o tratamento cirúrgico gera menor instabilidade objetiva e menor índice de recidiva, mas a maioria das lesões de graus I, II e III pode ser administrada com tratamento conservador. Para isso, a imobilização por períodos prolongados deve ser evitada. Para uma lesão de grau III, o curto período de imobilização abaixo do joelho, com o máximo de 10 dias, demonstrou ser eficiente. Após essa fase, indica-se órtese semirrígida para evitar inversão. Também está indicada essa órtese para entorses de graus I e II. Há evidência que indique o treinamento neuromuscular para as entorses de tornozelo. O treinamento de equilíbrio também se mostrou efetivo para atletas que já apresentaram entorses prévias de tornozelo. Há boas evidências, por meio de estudos controlados de alta qualidade, que a utilização de órteses é eficaz na prevenção de entorses de tornozelo.

Um *guideline* publicado na *Journal of Orthopaedic & Sports Physical Therapy* em 2013 para tratamento de entorse ligamentar do tornozelo evidencia a necessidade de utilizar na prática clínica escalas de avaliação de desfechos validadas.[130] No Brasil, estão disponíveis as escalas AOFAS[131] e FAOS,[132] traduzidas e validadas para a língua portuguesa. Também preconizam que, na avaliação do paciente pós-trauma, devam ser feitas a mensuração da limitação funcional apresentada, restrição de participação e medidas objetivas e reprodutivas de avaliação, como testes de salto unipodal para avaliação de desempenho nos movimentos diagonais e de mudança de direção. É importante a mensuração também do grau de edema apresentado, da ADM, translação talar e inversão, assim como o equilíbrio em uma perna só.

Em relação à descarga de peso após entorse aguda lateral de tornozelo, é aconselhado pelos médicos o uso de suportes externos e apoio de peso progressivo com muletas. O tipo de órtese e o dispositivo de marcha a ser recomendado dependem da gravidade da lesão, da fase de reparação tecidual, do nível de proteção indicado, da intensidade da dor e da preferência do paciente. Em lesões mais graves, pode ser indicada a órtese semirrígida abaixo do joelho. Na fase de mobilização, podem ser utilizadas terapia manual, drenagem linfática e mobilizações anteroposterior do tálus, em amplitudes indolores, objetivando melhora da ADM e da dor e a normalização dos parâmetros de marcha. A crioterapia é recomendada por meio de aplicações, repetidas vezes ao dia, com o objetivo de reduzir a dor, diminuindo a medicação analgésica e favorecendo melhor suporte de peso.

Também pode ser sugerido o uso de ondas curtas pulsadas para diminuir o edema. Não há evidência a favor ou contra a utilização de eletroterapia para entorses agudas do tornozelo. Em relação ao *laser* de baixa intensidade, há evidência moderada a favor e contra. Não é recomendável a utilização de US para entorses agudas do tornozelo. Exercícios terapêuticos são indicados para tratamento das entorses ligamentares do tornozelo, podendo ser incluídos exercícios de terapia manual, mobilizações graduadas e manipulações, incluindo mobilização com apoio de peso ou não, objetivando melhorar a dorsiflexão do tornozelo, a propriocepção e a descarga de peso mais funcional. Deve ser instituída uma fase de treinamento sensório-motor, por meio de atividades funcionais com descarga de peso, atividades para equilíbrio unipodal utilizando superfícies instáveis que devem favorecer a progressão da mobilidade, força, coordenação e controle neuromotor pós-entorse ligamentar lateral do tornozelo. Aos atletas, devem ser incorporadas atividades funcionais e de equilíbrio, direcionadas à prática esportiva.

FASCITE PLANTAR

A fascite plantar é um acometimento comum, caracterizado por dor na inserção plantar próximo ao tubérculo medial do calcâneo. Os sintomas são mais acentuados no primeiro passo da manhã.[133] Uma avaliação de lesões não traumáticas dos pés e dos membros inferiores realizada com 166 corredores mostrou que, destes, 98 (59%) relataram ter desenvolvido lesão por sobrecarga, sendo a fascite plantar responsável por 30 casos (31%).[4] A prevalência de dor na região do retropé ou calcanhar é alta tanto na população atlética como não atlética.[1]

A fáscia plantar é um tecido fibroso e denso, que se origina na tuberosidade medial do calcâneo e se insere ao longo de uma porção do ligamento flexor transverso do tarso, ao longo da falange proximal dos dedos, separando-se em cinco bandas que se dividem em camada profunda e superficial.[134] A fáscia plantar faz parte do suporte do arco medial do pé e auxilia na absorção do estresse mecânico durante o apoio do peso corporal, nos mecanismos de propulsão, dissipando forças durante a marcha e em outras situações funcionais. Foi demonstrado que a fáscia plantar é capaz de armazenar energia e convertê-la em força propulsiva, como se fosse um tecido elástico.[135] Com o tempo e/ou sobrecarga, a tensão excessiva pode produzir dor na região do retropé, fraqueza, inchaço, dolorimento, pontada e/ou agulhada na região plantar.[136]

Tratamento fisioterapêutico

Alongamento

O alongamento do músculo gastrocnêmio e da fáscia plantar mostrou moderada evidência de efetividade em curto prazo.[137] Foi verificado encurtamento dos músculos posteriores da coxa em pacientes com fascite plantar. Dessa forma, sugere-se que tanto os isquiotibiais como o tríceps sural sejam avaliados nesses pacientes. Os programas de alongamento são recomendados além do alongamento específico da fáscia plantar.[137,138] A revisão sistemática de Sweeting e colaboradores[139] concluiu que o benefício do alongamento ocorre nas primeiras duas a quatro semanas, mas não foi possível verificar se uma forma de alongamento é superior à outra para a redução da dor e melhora da função.[140]

Liberação miofascial

Acredita-se que o aumento da tensão miofascial do músculo gastrocnêmio possa interferir na extensibilidade dos músculos e na fáscia plantar. A liberação miofascial é a aplicação de uma carga leve de alongamento do complexo miofascial com o objetivo de melhorar o comprimento muscular, diminuir a dor e melhorar a função. Um ensaio clínico randomizado com 66 pacientes mostrou que 12 sessões de liberação miofascial, três vezes por semana por um mês, foi efetiva em comparação ao grupo, controle (US placebo) quando avaliados por meio do *Foot Function Index*, escala utilizada para avaliação da dor e incapacidade funcional. Os pacientes foram avaliados na quarta e 12ª semana. Além disso, os pacientes do grupo de intervenção relataram uma diminuição de 72,4%, enquanto o grupo-controle apresentou redução de 7,4% na quarta semana.[141]

Fortalecimento

Um novo enfoque ao tratamento da fascite plantar consiste no fortalecimento com carga alta de forma lenta. O objetivo do exercício para indivíduos com essa condição é proporcionar tensão na fáscia, considerando o mesmo princípio do alongamento. A proximidade anatômica entre o tendão calcâneo, o paratendão e a fáscia plantar sugere que uma carga alta produzida pelo tendão calcâneo é transferida para a fáscia plantar.[135] O estudo de Rathleff e colaboradores[142] mostra que tanto o alongamento como o fortalecimento com carga alta promove tensão na fáscia. Porém, enquanto o alongamento promove um estresse de ≈146N, gerando 1% de tensão, o exercício de elevação do calcanhar gera 4% de tensão na fáscia.[143] Os participantes do estudo posicionaram uma toalha sob os dedos com o objetivo de aumentar a flexão dorsal das articulações metatarsofalangianas. Os exercícios combinados com uso da palmilha no calcanhar foram mais efetivos que o alongamento da fáscia combinado com o uso da palmilha após três meses.[142] Na **FIGURA 76.30**, é visualizado o alongamento da fáscia plantar. O exercício de fortalecimento é mostrado na **FIGURA 76.31**, e ambos foram utilizados como intervenção no estudo citado.

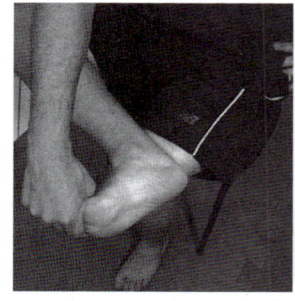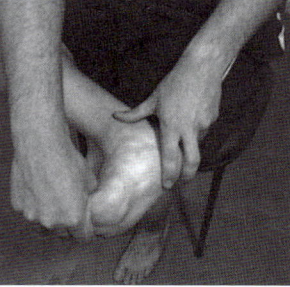

FIGURA 76.30 → Alongamento da fáscia plantar.

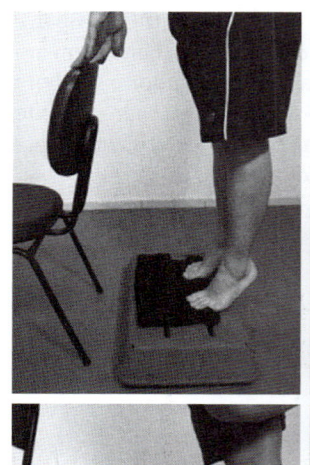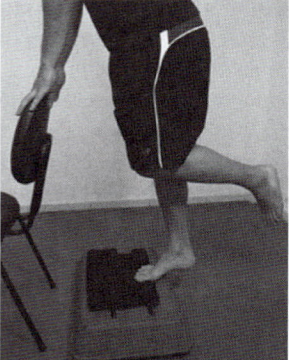
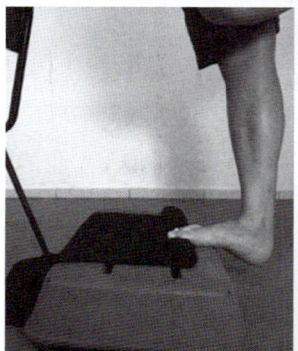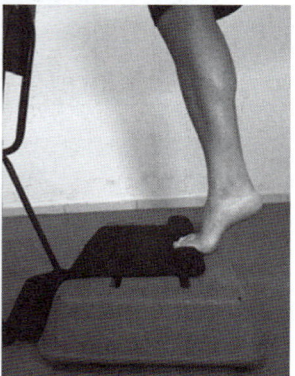

FIGURA 76.31 → Exercícios de fortalecimento.

Uso de órteses

Há uma série de teorias sobre a forma pela qual o uso de órteses pode influenciar a dor no pé: por meio de restrição ou facilitação do movimento, redução ou redistribuição da pressão plantar, alteração da atividade muscular e melhora do senso de posição articular.[144]

Schwarts e Su[145] relatam que o uso de palmilhas pré-fabricadas ou customizadas deve ser indicado com o objetivo de suporte do arco longitudinal medial e amortecimento do calcanhar em indivíduos com fascite plantar para a redução da dor em curto (duas semanas) ou longo prazo (um ano). O resultado pode ser mais efetivo nos indivíduos que apresentam boa resposta às técnicas de antipronação.[145]

As órteses noturnas são indicadas para pacientes com sintomas cuja duração é superior a seis meses. O tempo de uso é de cerca de um a três meses, e o tipo de órtese parece não afetar o resultado (posterior, anterior). Conforme Schwarts e Su,[145] as órteses noturnas devem ser prescritas por um a três meses para os pacientes com dor no calcanhar ou fascite plantar que apresentam dor no primeiro passo da manhã de forma consistente.[145]

Bandagem

As bandagens que diminuem a pronação são intervenções que mostraram reduzir a dor em curto prazo em pacientes com fascite plantar.[146] Dois tipos de bandagens rígidas, com o objetivo de fazer antipronação, são descritas na literatura: a bandagem *low-dye* padrão **(FIG. 76.32)** e a *low-dye* aumentada **(FIG. 76.33)**. A recomendação é que a bandagem antipronação seja indicada para a redução da dor e melhora da função para pacientes com dor no calcanhar e fascite plantar, e as bandagens elásticas podem ser utilizadas para a redução da dor em curto prazo (uma semana).[140]

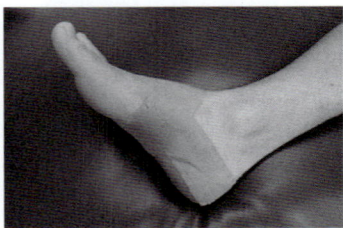

FIGURA 76.32 → Bandagem do tipo *low-dye*.

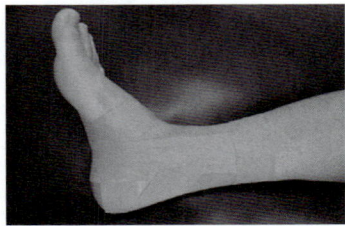

FIGURA 76.33 → Bandagem *low-dye* aumentada.
Fonte: Van Lunen e colaboradores.[147]

OSTEÍTE PÚBICA

A osteíte púbica também é denominada dor inguinal e pubalgia do atleta[148] A sínfise púbica age como um fulcro para a pelve anterior. As estruturas implicadas no desenvolvimento da pubalgia apresentam uma relação próxima com esse fulcro.[148] Geralmente, a osteíte púbica é causada por uma contração forçada dos músculos adutor ou reto abdominal. O mecanismo de lesão inclui mudanças súbitas na direção ou arrancadas. A distribuição da dor na osteíte do púbis pode ocorrer em diversas áreas, incluindo a região púbica, virilha, abdome inferior, perineal, testicular, supra-púbica e inguinal.[149]

Alguns testes podem ser realizados como forma de auxílio no diagnóstico. O *Squeeze test* consiste em o paciente realizar uma adução bilateral resistida contra o punho do terapeuta, que deve estar posicionado na altura do joelho do paciente, podendo o quadril estar em posição neutra, com 45 ou 90° de flexão. Os testes são considerados positivos quando o paciente relata dor na musculatura adutora ou nas estruturas ósseas do púbis.[150] O *Squeeze test* apresentou sensibilidade de 40% em pacientes com dor inguinal relacionada ao exercício.[151] O movimento de sentar-se a partir da posição deitada pode desencadear os sintomas na região inferior distal do músculo reto abdominal. A dor na região dos adutores está presente em 36% dos atletas com pubalgia. A manobra de Valsalva e o ato de tossir podem reproduzir os sintomas.[148] A adução e a flexão do quadril resistida também podem gerar desconforto, que é o caso do teste da elevação da perna estendida. Esse teste é positivo se, ao levantar ativamente a perna estendida a uma altura de 20 cm da maca, o paciente referir dor ou dificuldade.[152] Similar ao S*queeze test*, a sensibilidade do teste foi de 39%.

Tratamento

A primeira opção terapêutica é o tratamento conservador. É preconizado uso de AINEs, repouso, redução das atividades que sobrecarregam a região inguinal e fisioterapia.[153] Esta consiste em alongamento e fortalecimento da musculatura do quadril, treinamento sensório-motor e eletroterapia.[154]

Exercício

Holmich e colaboradores[155] recrutaram 68 atletas homens com idade entre 18 e 50 anos e compararam a realização de exercício que consistia em fortalecimento muscular com ênfase nos adutores e abdominais e treinamento sensório-motor com massagem de fricção transversa, alongamento dos adutores, isquiotibiais e flexores do quadril, *laser* e TENS. A duração de ambos os tratamentos foi de oito semanas. A proporção de atletas que voltaram ao esporte no mesmo nível pré-lesão e sem dor inguinal após 16 semanas foi significativamente maior no grupo tratado com exercício. Com base em revisões sistemáticas, a terapia por exercício (fortalecimento da musculatura do quadril e abdome) apresentou melhores resultados em curto prazo nos desfechos: sucesso do tratamento (baseado, principalmente, nas mensurações da dor) e retorno ao esporte quando comparado com a fisioterapia convencional, baseado em modalidades passivas (exercícios de alongamento, *laser*, TENS e massagem de fricção transversa).[155,156]

Em recente estudo de revisão conduzido por Almeida e colaboradores e publicado na *Cochrane Library*, foram pesquisados estudos entre 1929 e dezembro de 2011. Destes, dois estudos controlados randomizados (com alto risco de viés), com 122 voluntários no total, contemplaram os critérios de inclusão. Um estudo apresentou efeitos favoráveis (melhora da dor e taxa de retorno ao esporte em nível pré-lesão) ao tratamento composto por exercícios de fortalecimento dos músculos do quadril e abdome e treino proprioceptivo em relação ao tratamento com eletroterapia e massagem transversa. Outro estudo comparou a abordagem multimodal (calor, terapia manual e alongamento) com exercícios terapêuticos. Não foram reveladas diferenças entre grupos em relação à dor e taxa de retorno ao esporte, porém, quem realizou a abordagem multimodal teve retorno precoce ao esporte.[157]

LESÃO MUSCULAR

As lesões musculares são comuns nos esportes e contribuem para a diminuição do tempo de treinamento e competição.[158] A incidência de lesão muscular é de 2,8 lesões por mil horas de jogo. Em média, um time de futebol profissional (25 jogadores) apresenta 18 lesões musculares por temporada. Dessas lesões, sete acometem os músculos isquiotibiais; três, o quadríceps; cinco ou seis, os adutores; e duas ou três, o músculo gastrocnêmio.[159] Os atletas envolvidos em esportes de alta velocidade e mudança de direção, como o futebol, estão mais propensos a ter lesões osteomusculares.[160]

Com o objetivo de classificar o grau da lesão, Peetrons combina o aspecto clínico dos sintomas e exame de imagem.[161] O exame de imagem refere-se à ressonância magnética e à ultrassonografia diagnóstica.

Grau 0. Sintomas sem alteração no exame de imagem.

Grau 1. Lesões mínimas com menos de 5% do músculo envolvido.

Grau 2. Ruptura muscular parcial. Corresponde a lesões envolvendo 5 a 50% do volume muscular ou área de secção transversa.

Grau 3. Ruptura muscular total com retração completa.

Quanto maior o grau da lesão, maior o tempo de reabilitação, que varia de uma semana a seis meses. A lesão e o mecanismo de reparo envolvem três estágios: fase inflamatória (1 a 3 dias), de reparo (3 a 4 semanas) e fase de remodelamento (3 a 6 meses). As últimas duas fases se sobrepõem.

A conduta inicial das lesões musculares agudas deve respeitar as fases da cicatrização para que o tratamento seja efetivo. Pelo fato de o diagnóstico definitivo do grau da lesão muscular ser difícil na fase aguda, toda lesão muscular deve ser tratada como uma condição séria nos primeiros dois a três dias. As recomendações básicas são repouso, compressão da área para minimizar o extravasamento de sangue, imobilização, resfriamento, elevação da extremidade lesionada por um a três dias e diminuição da descarga de peso corporal sobre a extremidade acometida.[162]

Ao realizar o exame físico das lesões musculares, deve-se verificar a presença de equimoses ou deformidade na região do ventre muscular. Realizar a palpação com o objetivo de identificar a presença de falha de continuidade muscular, dor, temperatura, espasmo muscular e possível aumento ou diminuição de sensibilidade. Devido às mudanças de comprimento muscular que ocorrem com as mudanças da posição articular, o teste de força muscular deve ser realizado em várias posições. É importante notar que a dor provocada pelo teste pode ser o motivo da fraqueza muscular. A avaliação da ADM deve ser considerada no caso de o músculo ser biarticular, a articulação da origem e da inserção do músculo a ser testado. Por exemplo, o músculo isquiotibial deve ser testado por meio do teste da elevação da perna estendida e flexões ativa e passiva do joelho. A avaliação da flexibilidade deve ser baseada no início do desconforto ou da rigidez relatada pelo paciente. Em lesões agudas, o teste é limitado pela dor ou pelo desconforto do indivíduo e pode não traduzir a extensibilidade real do músculo. Quanto às manobras provocativas, deve-se observar se o paciente relata mais dor ao contrair ou alongar o músculo acometido.[159]

Tratamento fisioterapêutico

Os objetivos da reabilitação são o retorno do atleta ao esporte em nível de desempenho pré-lesão e o risco mínimo de recidiva.[160] A correção dos desequilíbrios mecânicos também faz parte do tratamento.[162] O tratamento conservador para lesões musculares de graus médio, moderado e acentuado encontra-se resumido no **QUADRO 76.1**.

Segundo as diretrizes adotadas pelo Futbol Club Barcelona, os protocolos de reabilitação para lesão muscular devem ser realizados com base no conhecimento científico da lesão e nas opções terapêuticas disponíveis para tratar o paciente. A base do conhecimento sobre lesões musculares inclui biologia da lesão muscular, anatomia, histologia, mecanismo de lesão, fatores de risco, entre outros. O processo ideal de cicatrização é caracterizado pelo estímulo ao processo de regeneração muscular com menos fibrose possível.[159]

Os exercícios inseridos no protocolo de reabilitação devem ser adaptados ao estado físico do paciente, tipo de esporte e equipamento disponível. A progressão deve ser

QUADRO 76.1 → Protocolo de tratamento conservador para lesões musculares de graus médio, moderado e acentuado

	Grau médio	Grau moderado	Grau acentuado
Do 1º ao 3º dia	Compressão Gelo Elevação ADM ativa Treino isométrico	Compressão Gelo Elevação ADM ativa indolor Marcha com muleta	Compressão Gelo Elevação Marcha com muleta
A partir do 4º dia	Fisioterapia aquática Alongamento sem dor Exercício isotônico Bicicleta Exercícios funcionais	Exercício isométrico sem dor	Estimulação elétrica muscular
A partir do 7º dia	Exercícios isocinéticos, pliométricos e específicos para o esporte	Fisioterapia aquática Alongamento sem dor Exercício isotônico Bicicleta Exercícios funcionais	ADM ativa livre sem dor Exercício isométrico sem dor
A partir da 2ª semana		Exercícios isocinético, pliométrico e específicos para o esporte	Fisioterapia aquática Alongamento sem dor Exercício isotônico Bicicleta Exercícios funcionais
A partir da 3ª semana			Exercícios isocinético, pliométrico e específicos para o esporte

Fonte: Kolt e Snyder-Mackler.[162]

do simples e básico para os mais complexos e combinados até a realização do gesto esportivo e o retorno efetivo ao esporte. Outro fator a ser considerado é o foco não apenas no tipo de contração e carga. É importante a realização de exercícios tanto em cadeia cinética aberta como fechada, bilateral e unilateral, isolados e combinados. Para realizar o alongamento excêntrico do músculo flexor do joelho, o indivíduo se ajoelha em uma perna, enquanto o outro pé é posicionado sobre um *skate* e avança com o joelho levemente flexionado. O fisioterapeuta traz o calcanhar estendendo o joelho enquanto o atleta resiste ao movimento **(FIG. 76.34)**.

Para a realização do exercício excêntrico do flexor do quadril e alongamento do extensor do joelho ao mesmo tempo, o indivíduo se ajoelha mantendo o tronco, as pernas e os tornozelos unidos. O atleta se movimenta para trás o máximo possível sem realizar a extensão da coluna e se mantém em isometria **(FIG. 76.35)**.

Dor muscular tardia

Dor muscular tardia é o nome dado a um conjunto de sintomas no músculo (dor, inchaço, rigidez) dias após a realização de atividades que não são de costume daquele

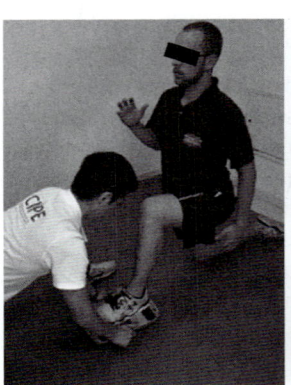
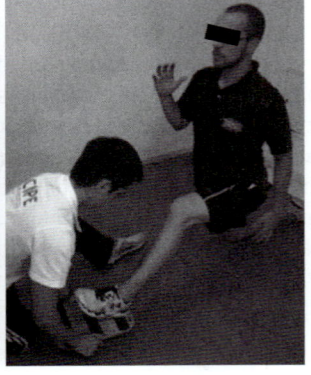

FIGURA 76.34 → Alongamento excêntrico do músculo flexor do joelho.[163]

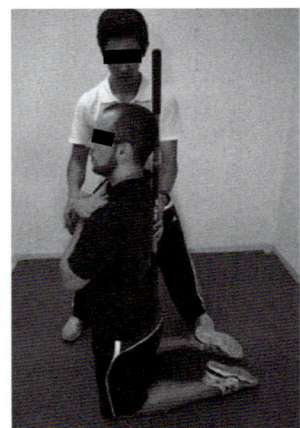
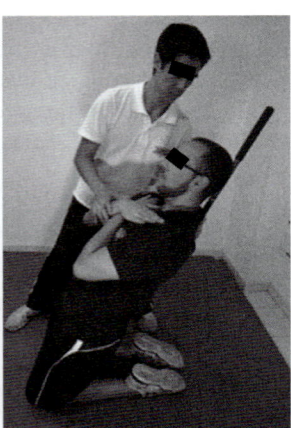

FIGURA 76.35 → Exercício excêntrico do flexor do quadril e alongamento do extensor do joelho.
Fonte: Pruna e Rodas.[159]

grupo muscular. Essa situação pode apresentar desde um dolorimento muscular até uma dor debilitante combinada com inchaço. Os potenciais mecanismos causadores da dor muscular tardia incluem acúmulo de ácido lático, espasmos musculares, dano tecidual, inflamação e enzimas resultantes de dano celular muscular.[163]

A oxigenoterapia hiperbárica consiste na administração de 100% de oxigênio em uma pressão maior que 1 atmosfera absoluta. A conduta terapêutica é realizada colocando o indivíduo em uma câmara hiperbárica, aumentando a pressão e administrando 100% de oxigênio para respiração. Dessa maneira, é possível aplicar uma pressão parcial de oxigênio significativa aos tecidos. Em média, a pressurização é realizada entre 1,5 e 3 atmosferas absolutas por 60 e 120 minutos uma ou duas vezes por dia.[164] A oxigenoterapia hiperbárica apresenta risco de ocorrência de eventos adversos, como dano aos ouvidos e ao pulmão decorrentes do efeito da pressão, piora temporária da visão, claustrofobia e intoxicação por oxigênio. Mesmo que os eventos adversos sejam raros, a terapia não pode ser considerada como sem riscos.[165] Autores sugerem desde 1982 que a oxigenoterapia hiperbárica pode acelerar a recuperação de lesão por meio da redução do edema e preservação da microcirculação pela vasoconstricção, aumentando a oferta de oxigênio.[164]

Em uma revisão sistemática, sete estudos avaliaram o efeito da oxigenoterapia hiperbárica na lesão muscular decorrente da dor muscular tardia. Não houve evidência de que a terapia hiperbárica foi efetiva na melhora dessa dor após exercícios que os pacientes não estavam acostumados, e houve alguma evidência de leve aumento de dor. Os autores da revisão ainda relatam que as pesquisas com terapia hiperbárica não têm alta prioridade devido à existência de outras opções terapêuticas disponíveis.[164]

Uso da crioterapia na lesão muscular

A crioterapia é definida como o uso do gelo para diminuição da temperatura tecidual. A ciência experimental tem demonstrado que o uso de gelo pode influenciar efeitos fisiológicos e células fundamentais no processo de reparação da lesão. Com o resfriamento do tecido, os efeitos são diminuição do metabolismo celular, redução da necrose muscular e apoptose. Devido à possível ocorrência de eventos adversos, o tempo de aplicação deve variar entre 10 e 30 minutos.[166]

FRATURA POR ESTRESSE

As fraturas por estresse são lesões comuns em atletas e recrutas militares. Acometem mais extremidades inferiores do que superiores. O diagnóstico de fratura por estresse deve ser considerado em pacientes que apresentam sensibilidade óssea ou edema após aumento recente de atividade física. A avaliação criteriosa e os exames de imagens adequados podem comprovar os achados clínicos, e o tratamento instituído em momento precoce pode assegurar resultados mais efetivos e com menor perda funcional para o atleta.

Um estudo atual, publicado no American Journal of Sports Medicine, em 2015,[167] teve o objetivo de investigar taxas e padrões de fratura por estresse em uma amostra nacional de atletas norte-americanos do ensino médio. Foi identificada uma média geral de fratura por estresse de 1,54 por 100 mil exposições de atletas. Meninas tiveram maiores taxas do que meninos. Os locais mais afetados foram a parte inferior da perna (40,3% de todas as fraturas por estresse), pé (34,9%) e inferior das costas/coluna lombar/pelve (15,2%). A conduta terapêutica conservadora foi predominante, e o tempo de afastamento foi de cerca de três semanas. Os autores enfatizam que, apesar de não serem tão comuns nos alunos de ensino médio, as fraturas por estresse causam importante morbidade e devem ser feitas pesquisas para tentar minimizar sua ocorrência.

Uma revisão sistemática publicada na *Cochrane Library Interventions for preventing and treating stress fractures and stress reactions of bone of the lower limbs in young adults*[168] identificou, até 2004, 16 estudos controlados randomizados, dos quais 13 envolviam militares. Mostraram benefícios dos dispositivos de absorção de impacto na prevenção de fratura por estresse quatro estudos, mas apenas um estudo mostrou resultado estatisticamente significativo. Há necessidade de ser considerado o conforto e a durabilidade desses dispositivos para que possam ser incrementados na prática. Apenas dois estudos controlados randomizados (*cluster*) avaliaram o efeito do alongamento, durante aquecimento, na prevenção de fratura por estresse, e não foi identificado nenhum efeito positivo. Demonstraram efeitos benéficos na redução do tempo para recomeçar as atividades de pacientes que utilizaram órteses pneumáticas no tratamento das fraturas tibiais por estresse três estudos, porém, com resultados muito heterogêneos.

Patel e colaboradores[169] descreveram que o tempo de cura das fraturas por estresse pode variar de quatro a 12 semanas, ou até mais. O tratamento inicial deve incluir redução de atividades a um nível indolor e ser iniciado em período precoce, pois o retardo do início do tratamento tem sido correlacionado com um retorno mais demorado à prática esportiva. Sugerem que o paciente seja examinado a cada duas a três semanas para avaliação da dor, monitoramento dos sintomas e avaliação da melhora nos testes provocativos. Assim que os pacientes estiverem com ausência de dor, podem aumentar a atividade de forma progressiva e gradual.

O uso de anti-inflamatórios, como acetaminofeno e AINEs, é considerado para o controle da dor, mas com cautela, uma vez que pesquisas em animais demonstraram a possibilidade de inibição da cura da fratura. Também pode haver necessidade de muletas para descarga parcial ou total de peso, conforme o nível da dor. Órteses pneumáticas podem ajudar na redução do tempo para reiniciar as atividades. A fisioterapia, por meio de atividades que não aumentem a sintomatologia e a fratura, pode ajudar a manter flexibilidade, força e condicionamento cardiovascular durante o período de afastamento dos treinamentos específicos. A estimulação óssea com utilização de impulsos elétricos ou ultrassom tem sido motivo de discussão, mas ainda faltam evidências para comprovar sua efetividade e justificar o uso na prática clínica.

Certas fraturas por estresse podem evoluir de forma negativa, progredindo para fratura completa, necrose avascular, atraso na consolidação ou até mesmo não consolidação, como, por exemplo, patela, tíbia, maléolo medial, tálus, navicular e quinto metatarsal. Atletas que estejam em período de competições podem optar em apenas modificar suas atividades até um nível tolerável sem exacerbação, e, com isso, atrasar o repouso completo, até que a temporada competitiva termine. Porém, devem estar cientes de que pode haver um tempo maior de recuperação e até mesmo a necessidade de intervenções adicionais. Em relação à prevenção, os autores relatam que muitos métodos são propostos com o objetivo de prevenir a fratura por estresse, mas poucos foram avaliados por meio de estudos de alta qualidade para conclusões definitivas em relação à efetividade. Além disso, a maioria dos estudos é feita com militares, havendo ainda carência de estudos de boa qualidade metodológica em diferentes populações, sobretudo atletas de elite. Modificações dos horários de treinamento, assim como palmilhas para absorção de choque, podem reduzir a incidência de fraturas por estresse, mas o aquecimento por meio de alongamento, prévio aos exercícios, não mostrou efeito significativo na prevenção de fratura por estresse.

Outra revisão sistemática publicada na Cochrane Library[170] foi realizada para avaliar os efeitos do ultrassom de baixa e alta intensidades, focalizado, e terapia por ondas de choque extracorpórea como parte da terapêutica para tratamento de fraturas agudas em adultos. A busca realizada foi feita até maio de 2014 e incluiu 12 estudos, com 622 participantes, no total e 648 fraturas. Concluiu-se que pode haver benefício potencial do US no tratamento de fraturas agudas, mas os estudos ainda são insuficientes para apoiar o uso rotineiro dessa intervenção na prática clínica. Nas fraturas por estresse, os trabalhos de Rue e colaboradores[171] não apresentaram benefícios significativos com o US no tratamento das fraturas por estresse da tíbia.

A revisão sistemática *Interventions for preventing and treating stress fractures and stress reactions of bone of the lower limbs in young adults*,[168] que avaliou artigos publicados até a primeira semana de setembro de 2004 e incluiu 16 estudos, concluiu não haver evidência suficiente para conclusões definitivas sobre os efeitos das intervenções preventivas para a fratura por estresse. Porém, há limitada evidência sugerindo que palmilhas com absorção de impacto utilizadas em calçados de recrutas militares podem reduzir a incidência de fratura por estresse. Há evidências

limitadas quanto à aceleração do retorno à atividade de treinamento com a utilização de uma órtese pneumática para mobilização precoce após fratura tibial por estresse.

Um recente estudo publicado por Kahanov e colaboradores[172] descreveu o aspecto mais difícil para o tratamento da fratura por estresse, que seria identificar fatores de risco internos e externos para favorecer a prevenção dessas lesões e minimizar sua ocorrência. A maioria das fraturas por estresse cura em até oito semanas de tratamento conservador, porém, um pequeno número pode necessitar de intervenção cirúrgica. Um protocolo de reabilitação para esse tipo de fratura de membros inferiores dividido em duas fases costuma ser recomendado e bem aceito. A primeira fase inclui repouso local, manutenção do condicionamento aeróbio, modalidades fisioterapêuticas e analgésicos orais, exceto os anti-inflamatórios não hormonais, pois podem atrasar o reparo ósseo. A descarga de peso é feita conforme tolerância, e a corrida é evitada. Da mesma forma, atividades para manter o condicionamento cardiovascular com mínimo impacto devem ser iniciadas, como ciclismo, corrida na piscina, corrida em esteira antigravidade e natação.

A segunda fase do tratamento da fratura por estresse deve começar duas semanas após o atleta estar livre de dor, com deambulação e *cross-training*, objetivando o retorno progressivo às atividades de impacto completos, como corrida. Ainda na segunda fase, deve-se trabalhar resistência muscular, estabilidade pélvica, treinamento de equilíbrio e controle neuromotor, assim como flexibilidade e treino de marcha. É recomendado treino de resistência e estabilidade duas a três vezes por semana, com carga variando conforme a experiência. Iniciantes podem começar com carga leve, 10 a 15 repetições, e os atletas mais avançados, cargas pesadas, de 10 a 15 repetições. Os corredores devem aumentar aos poucos o nível de atividade pré-lesão ao longo de três a seis semanas, sempre observando sinais e sintomas, principalmente dor.

Para retornar à atividade esportiva, o atleta deve estar livre de dor na descarga de peso, e o tempo médio para retorno está baseado na classificação da lesão. Uma programação de corrida progressiva acompanhada de um adequado protocolo de reabilitação é efetiva para os indivíduos retornarem à corrida. Não se pode esquecer da importância de monitorar os fatores de risco potenciais, como biomecânica, nutrição, treinamento e uso de equipamentos adequados. Muitos estudos avaliam os fatores de risco, mas pouco se implementa para que sejam solucionados, e isso é de vital importância para minimizar a ocorrência de fraturas por estresse. Os atletas devem manter o condicionamento cardiovascular, e é necessário um programa adequado e variado de reabilitação para manter a aderência. Fatores extrínsecos, como longas quilometragens, terrenos irregulares e montanhosos predispõem à fratura por estresse. A diminuição da absorção de choque pode ser evitada alterando calçados a cada seis meses ou 480 a 800 km. Fatores intrínsecos, como variações biomecânicas e nutricionais, ainda são controversos na literatura no que tange à prevenção de fraturas por estresse. Alguns estudos indicam que a circunferência da panturrilha, a massa muscular, um joelho com valgo superior a 15% do normal, a adução excessiva, a eversão do retropé e a tríade da mulher atleta podem predispor à fratura por estresse e devem ser fatores investigados.

PREVENÇÃO DE LESÕES

Concomitante ao aumento de adeptos da prática esportiva, a exposição a lesões também aumentou, o que pode ter influenciado as pesquisas quanto à prevenção de lesão. Até o ano 2000, o enfoque era em dispositivos externos como método preventivo, enquanto estudos de treinamentos eram escassos. A partir desse ano, o foco foi alterado, ocorrendo maior quantidade de publicações em métodos de treinamentos preventivos. Porém, o crescimento não foi proporcional entre as articulações e esportes, sendo a maioria em membros inferiores e esportes de contato.[173]

O atleta lesionado não representa apenas queda no rendimento para a equipe durante a competição, mas despesa financeira adicional para ser tratado e, se possível, retorne ainda na mesma temporada. Em um estudo realizado na Holanda, Schmikli e colaboradores[174] avaliaram o custo anual relacionado ao tratamento de lesões. Dentre os esportes com maior índice de lesão, destacaram-se futebol de campo, tênis, pedestrianismo (corrida), hóquei de quadra, futsal, voleibol, esqui/*snowboard* e basquetebol. O custo anual de despesas médicas foi estimado em, aproximadamente, € 170 milhões e, quando associado a custos indiretos, como afastamento do trabalho, o custo anual foi em torno de € 420 milhões.[174]

Em 2010, Hupperets e colaboradores,[175] em estudo clínico randomizado, analisaram o custo do trabalho preventivo das recidivas de entorse de tornozelo. O estudo foi composto por 522 atletas (n = 256 grupo de intervenção, n = 266 grupo-controle). O trabalho preventivo foi composto por exercícios sensório-motores, realizados em superfícies estável e instável, com e sem estímulo visual, por 30 minutos, três vezes por semana, durante oito semanas. A média de custo por atleta do grupo de intervenção foi de € 81,00, enquanto no grupo-controle foi de € 149,00. A média do custo por atleta lesionado no grupo de intervenção foi de € 117,00, e, no grupo-controle, € 447,00. Os autores concluíram que o programa preventivo tem custo-benefício interessante, podendo ser economizados cerca de € 35,88 milhões ao ano.[175]

Exercício para controle neuromuscular – Equilíbrio em apoio unipodal sobre prancha de equilíbrio quadrada, prancha de equilíbrio circular **(FIG. 76.36 e 76.37)** e disco inflável.

Na literatura, há diversos protocolos de prevenção de lesão, mas a gama de exercícios e a heterogeneidade de métodos (por exemplo: duração de treino, frequência semanal, período de realização) dificultam a identificação de um protocolo que possa ser considerado padrão-ouro.[176-181] A Fédération Internationale de Football Association (FIFA), baseada em estudos preventivos, elaborou um programa de exercícios para prevenção de lesão em membros inferiores possível de ser realizado mesmo em clubes sem infraestrutura adequada, visto que não necessita de materiais de alto custo e não restringe locais de execução. Apesar de ter sido elaborado pela FIFA, o programa também pode ser realizado em outros esportes, como o basquetebol.[182]

As **FIGURAS 76.38 a 76.40** ilustram exercícios voltados à prevenção de lesões. Qualquer que seja a modalidade, é imprescindível a aderência dos participantes aos trabalhos preventivos.[180,183] Em um estudo controlado randomizado conduzido por Steffen e colaboradores,[180] 226 atletas (entre 13 e 18 anos) de 29 equipes de futebol feminino realizaram os exercícios do FIFA 11+. Avaliou-se o equilíbrio através de quatro estações de testes compostos por apoio unipodal de olhos fechados em superfície instável, *star excursion balance test* (SEBT), triplo salto unipodal (*single-leg triple hop*) e salto de obstáculo (quantidade total de saltos em 15 segundos). O estudo concluiu que a maior aderência apresentou melhoras funcionais e redução do risco de lesões em membros inferiores em comparação a atletas com aderência baixa ou moderada.[180]

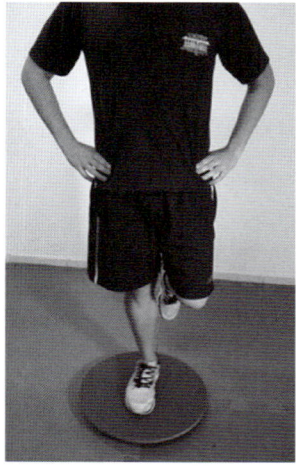

FIGURA 76.36 → Exercício de equilíbrio em apoio unipodal sobre prancha circular.

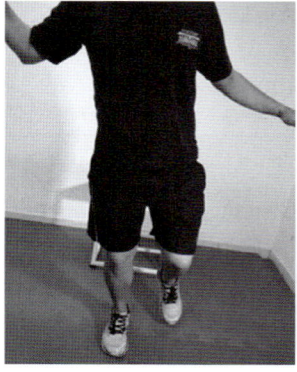 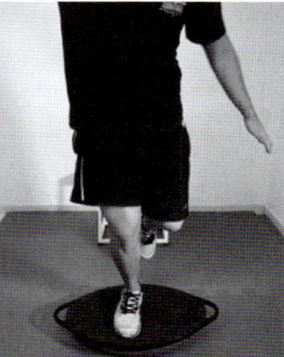

FIGURA 76.37 → Treino de aterrissagem: aterrissagem em superfície estável (esquerda) e instável (direita) em apoio unipodal.

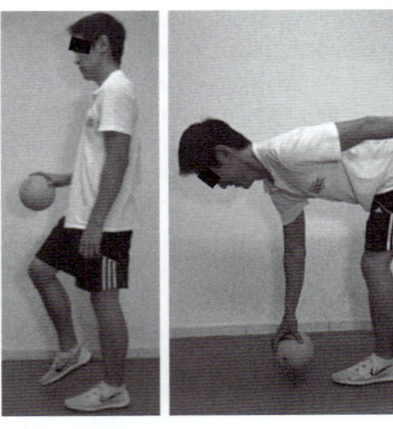

FIGURA 76.38 → Treino sensório-motor: em apoio unipodal, o atleta encosta a mão contralateral no solo, enquanto o membro inferior, que não está em apoio, é estendido conforme realiza a flexão de tronco.

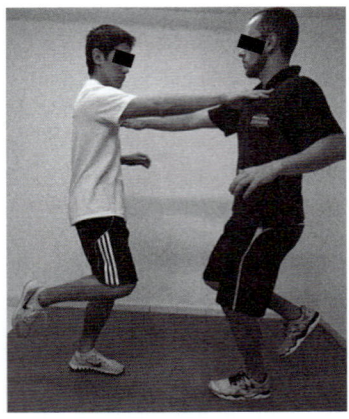

FIGURA 76.40 → Exercício para controle neuromuscular: Em dupla, em apoio unipodal cada atleta aplica estímulos com o objetivo de desestabilizar o companheiro, trabalhando, portanto, o equilíbrio.

12 semanas. Os autores concluíram que o programa de prevenção é efetivo e deve abordar a musculatura flexora do joelho (*hamstrings*). A aderência é importante para o sucesso e maior quando a intensidade é menor.[184]

Recentemente, Emery e colaboradores[177] realizaram uma revisão sistemática com metanálise para avaliar o trabalho preventivo composto por estratégias neuromusculares em indivíduos jovens. Da pesquisa inicial (2.504 estudos), 25 contemplaram os critérios de inclusão, totalizando 15 estudos controlados randomizados e 10 estudos não experimentais e coorte. Os esportes estudados foram futebol (11 estudos), handebol europeu (três estudos), futebol americano (dois estudos), basquete (dois estudos), futebol australiano (dois estudos), esportes variados (quatro estudos) e esportes em nível escolar (dois estudos). Os autores concluíram que, apesar da heterogeneidade das estratégias nos estudos, a estimulação com diferentes componentes (força, potência, coordenação, equilíbrio, etc.) foi utilizada e sugerem que o trabalho composto por múltiplas tarefas que estimulem estratégias neuromusculares contribuem para a prevenção de lesão.[177]

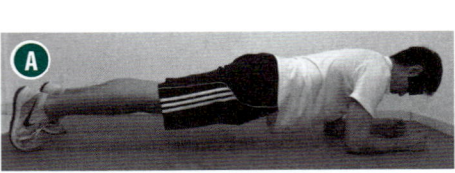

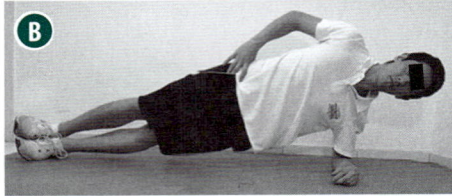

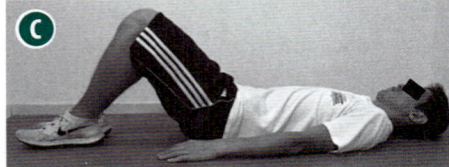

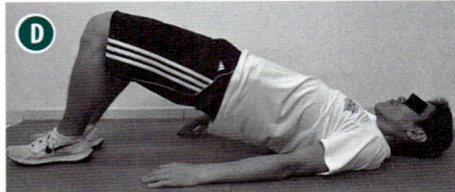

FIGURA 76.39 → Exercício para estabilização lombopélvica.
Ⓐ e Ⓑ Prancha (esquerda) e prancha lateral (*side plank*).
Ⓒ e Ⓓ Ponte.

> **ATENÇÃO! Os exercícios devem progredir de acordo com a dificuldade (p. ex., de apoio bipodal para unipodal, superfície estável para instável) e devem ser individualizados para melhor aderência do atleta ao programa preventivo. O fisioterapeuta deve ser capaz de elaborar situações distintas, utilizando meios externos para provocar instabilidades e alterar o foco do atleta durante o exercício (p. ex., enquanto está em apoio unipodal, arremessar bola, fechar os olhos, etc.).**

Aquecimento e alongamento

Chang e Lai,[184] em revisão sistemática, avaliaram cinco artigos (n = 4.673 atletas do gênero feminino que realizaram algum programa de prevenção e n = 6.651 controles) que utilizaram o programa de prevenção de lesão composto por treinamento neuromuscular (alongamento, equilíbrio, força, agilidade, potência) na prevenção de lesão do ligamento cruzado anterior. O tempo de duração de cada treino variou de 15 a 90 minutos, três vezes por semana, por seis a

O aquecimento e o alongamento são temas de constantes questionamentos quanto à prevenção de lesão. Herman e colaboradores[185] analisaram, em revisão sistemática, a efetividade de diferentes programas de aquecimento que não necessitavam de quaisquer tipos de equipamentos na prevenção de lesão em membros inferiores. Dos 766 estudos encontrados, apenas nove estudos contemplaram os critérios de inclusão. O estudo concluiu que os diferentes programas preventivos são efetivos na redução de incidência de lesão em membros inferiores de diferentes maneiras, de acordo com a proposta de cada programa, e que a taxa de sucesso parece ser proporcional à aderência ao programa, como sugerido em estudos anteriores.[191]

Em revisão com metanálise, Leppänen e colaboradores[186] analisaram estudos controlados randomizados que abordassem estratégias preventivas de lesões em esportes. Foram encontrados 5.580 estudos, mas apenas 68 obedeceram aos critérios de inclusão, sendo que 60 foram submetidos à metanálise. O estudo revelou que palmilhas, órteses articulares estabilizadoras e programas de treinamentos com diversidade de estímulos parecem reduzir a incidência de lesão, enquanto alongamento, calçados modificados e trabalho realizado apenas com vídeos demonstrativos não apresentam efetividade.[186]

Outra revisão com metanálise conduzida por Lauersen e colaboradores[187] incluiu 22 estudos controlados (n = 26.610). A revisão não apresentou evidências quanto à efetividade do alongamento realizado isoladamente como programa preventivo, enquanto o fortalecimento e o trabalho neuromuscular (propriocepção) composto por variedade de estímulos apresentaram bons resultados para prevenção de lesão.[188] A respeito da ação do alongamento na redução da dor muscular tardia, Herbert e colaboradores[188] realizaram uma revisão sistemática com estudos controlados randomizados e quase randomizados. Foram avaliados os alongamentos pré e pós-exercícios; 12 estudos foram incluídos (n = 2.377, sendo n = 1.220 submetidos ao alongamento). Os autores concluíram que o alongamento não apresenta resultados que suportem sua utilização como alternativa na redução da dor muscular tardia.[188]

Avaliação funcional

A maioria dos estudos a respeito de avaliações funcionais tem como foco os membros inferiores. O SEBT é um teste a frequente utilização na prática clínica e, em associação a outras ferramentas de avaliação, pode predizer se o indivíduo tem alto risco de sofrer lesão do ligamento cruzado anterior. Alguns testes foram adaptados para outras articulações, como o *balance error score system*, descrito originalmente para avaliar o equilíbrio de indivíduos após um episódio de concussão, para avaliar a entorse de tornozelo. O *Y-test* para membros superiores, adaptado dos membros inferiores, é outro exemplo.

No ano 2000, Hertel e colaboradores[189] avaliaram a confiabilidade do SEBT intra e interavaliadores. Participaram do estudo 16 indivíduos jovens saudáveis, praticantes de atividade física recreacional. Eles realizaram,

bilateralmente, o mesmo protocolo de avaliação uma vez por semana por duas semanas. O estudo revelou alto nível de confiabilidade intra (coeficiente de correlação intraclasse [ICC] = 0.78 a 0.96) e interavaliadores (ICC = 0.81 a 0.93).[189] Recentemente, Gribble e colaboradores, em estudo de confiabilidade entre avaliadores, observaram excelente correlação nas direções anterior, posteromedial e posterolateral do SEBT (ICC = 0.89 a 0.94), concluindo ser uma ferramenta segura para avaliar de maneira dinâmica os membros inferiores.[190]

Em uma revisão sistemática sobre o SEBT, Gribble e colaboradores[191] selecionaram 30 estudos que utilizaram o teste como ferramenta de avaliação para instabilidade de tornozelo, reconstrução do ligamento cruzado anterior e síndrome femoropatelar. Os autores concluíram que o SEBT é uma ferramenta segura para utilização em âmbito clínico, capaz de identificar déficits dinâmicos em diferentes afecções de membros inferiores, oferecendo dados úteis para elaboração de programa preventivo.[191]

Coughlan e colaboradores[192] compararam as determinadas direções do SEBT (alcances anterior, posteromedial e posterolateral) com o *Y-test*. As direções utilizadas nos testes são as mesmas, no entanto, a diferença entre eles é a respeito do dispositivo utilizado no *Y-test*, o qual não é utilizado no SEBT. Participaram do estudo 20 indivíduos jovens sem lesão ou quaisquer afecções neuromusculares, sendo divididos em dois grupos. O estudo revelou maior alcance anterior quando realizado o SEBT em comparação ao *Y-test*, mas não houve diferenças nos alcances posteromedial e posterolateral. Os autores atribuem a diferença encontrada no alcance anterior aos mecanismos de *feedback* e *feedforward*, os quais podem sofrer interferências em função do posicionamento (no *Y-test*, o voluntário encontra-se sobre uma plataforma posicionada na intersecção das marcações anterior, posteromedial e posterolateral, enquanto, no SEBT, o indivíduo encontra-se no nível do solo), resultando em diferentes estratégias de controle postural. Os autores aconselham não transferir os resultados obtidos no *Y-test* para o SEBT.[192]

O *hop-test* é um teste muito utilizado em âmbito clínico como parâmetro da recuperação do indivíduo, sobretudo após reconstrução do ligamento cruzado anterior em fase final de tratamento. Sua utilização também é considerada nas avaliações para identificar possíveis assimetrias entre membros inferiores e, portanto, elaborar programas preventivos de acordo com os resultados obtidos pelo indivíduo. Em 2015, Xergia e colaboradores[193] avaliaram a associação do *hop-test* com a cinética, cinemática e força (através do dinamômetro isocinético) de indivíduos com reconstrução do ligamento cruzado anterior. Foram incluídos apenas indivíduos do gênero masculino (para manter a amostra homogênea) submetidos à reconstrução do ligamento com enxerto osso-ligamento da patela-osso. Todos os 22 voluntários realizaram fisioterapia pós-operatória. Os autores concluíram que o *hop-test* correlaciona-se de forma moderada com o pico de força isocinética para extensão de joelho, mas não para flexão. Para avaliação cinética e cinemática, o *hop-test* não apresenta correlação, sendo necessários equipamentos adequados para tais avaliações.[193] É importante ressaltar que, durante a avaliação isocinética, o comportamento da curva é tão importante quanto o pico de força e deve considerado.

Para a avaliação de membros superiores em âmbito clínico sem necessidade de equipamentos de alto custo, está descrito na literatura o *closed kinetic chain upper extremity stability test*. Roush e colaboradores[194] propuseram, em seu estudo com 77 atletas de beisebol, o estabelecimento de valores de referência em nível colegial ou da divisão III do National Collegiate Athletic Association. Os autores registraram média de 30,41 (± 3,87) toques por 15 segundos de teste, sendo valores superiores a estudos anteriores, e não houve diferenças entre posições dos atletas (arremessador, receptor e defensores internos e externos).[194] Apesar de os autores concluírem que foram estabelecidos valores de referência, tal informação deve ser analisada com cautela pelo fato de estudos anteriores terem obtido valores discrepantes.

Tucci e colaboradores[195] avaliaram a confiabilidade do *closed kinetic chain upper extremity stability test* em indivíduos sedentários e pessoas fisicamente ativas não lesionadas e indivíduos com síndrome do impacto do ombro. O estudo foi composto por 108 voluntários divididos em seis grupos, os quais realizaram duas vezes o teste, com intervalo de uma semana entre os testes. Os autores concluíram que o teste é confiável tanto para sedentários quanto para indivíduos fisicamente ativos, além de poder ser utilizado também para pessoas com síndrome do impacto do ombro.[195] O estudo recente de Lee e Kim[196] revelou alta confiabilidade e alta correlação com os testes de preensão manual e isocinético. Os autores encorajam a utilização do teste em âmbito clínico por ser ferramenta de baixo custo e de fácil realização.[196]

Referências

1. Larino CFS, Lopes AD, Mano KS, Cohen M, Abdalla RJ. Lesões músculo-esqueléticas no atletismo. Rev Bras Ortop. 2000;35(9):364-8.

2. Hägglund M, Waldén M, Bahr R, Ekstrand J. Methods for epidemiological study of injuries to professional football players: developing the UEFA model. Br J Sports Med. 2005;39(6):340-6.

3. Hjelm N, Werner S, Renstrom P. Injury risk factors in junior tennis players: a prospective 2-year study. Scand J Med Sci Sports. 2012;22(1):40-8.

4. Moreira D, Machado GFB, Santos HFSS, Godoy JRP, Braz RG. Abordagem cinesiológica do chute no futsal e suas implicações clínicas. R Bras Ciênc Mov. 2004;12(2):81-5.

5. Peterson M, Butler S, Eriksson M, Svärdsudd K. A randomized controlled trial of eccentric vs. concentric graded exercise in chronic tennis elbow (lateral elbow tendinopathy). Clin Rehabil. 2014;28(9):862-72.

6. Olaussen M, Holmedal Ø, Mdala I, Brage S, Lindbæk M. Corticosteroid or placebo injection combined with deep transverse friction massage, Mills manipulation, stretching and eccentric exercise for acute lateral epicondylitis: a randomised, controlled trial. BMC Musculoskelet Disord. 2015;16:122.

7. Bisset L, Coombes B, Vicenzino B. Tennis elbow. BMJ Clin Evid. 2011;2011:pii: 1117.

8. Day JM, Bush H, Nitz AJ, Uhl TL. Scapular muscle performance in individuals with lateral epicondylalgia. J Orthop Sports Phys Ther. 2015;45(5):414-24.

9. Lucado AM, Kolber MJ, Cheng MS, Echternach JL. Upper extremity strength characteristics in female recreational tennis players with and without lateral epicondylalgia. J Orthop Sports Phys Ther. 2012;42(12):1025-31.

10. Loew LM, Brosseau L, Tugwell P, Wells GA, Welch V, Shea B, et al. Deep transverse friction massage for treating lateral elbow or lateral knee tendinitis. Cochrane Database Syst Rev. 2014;11:CD003528.

11. Inagaki K. Current concepts of elbow-joint disorders and their treatment. J Orthop Sci. 2013;18(1):1-7.

12. Kolt GS, Snyder-Mackler L. In: Kolt GS, Snyder-Mackler L. Fisioterapia no esporte e no exercício. Rio de Janeiro: Revinter; 2003. p. 308.

13. Cullinane FL, Boocock MG, Trevelyan FC. Is eccentric exercise an effective treatment for lateral epicondylitis? A systematic review. Clin Rehabil. 2014;28(1):3-19.

14. Söderberg J, Grooten WJ, Ang BO. Effects of eccentric training on hand strength in subjects with lateral epicondylalgia: a randomized-controlled trial. Scand J Med Sci Sports. 2012;22(6):797-803.

15. Hoogvliet P, Randsdorp MS, Dingemanse R, Koes BW, Huisstede BM. Does effectiveness of exercise therapy and mobilisation techniques offer guidance for the treatment of lateral and medial epicondylitis? A systematic review. Br J Sports Med. 2013;47(17):1112-9.

16. Coombes BK, Bisset L, Vicenzino B. Bilateral cervical dysfunction in patients with unilateral lateral epicondylalgia without concomitant cervical or upper limb symptoms: a cross-sectional case-control study. J Manipulative Physiol Ther. 2014;37(2):79-86.

17. Lee AT, Lee-Robinson AL. The prevalence of medial epicondylitis among patients with c6 and c7 radiculopathy. Sports Health. 2010;2(4):334-6.

18. Struijs PA, Smidt N, Arola H, Dijk V, Buchbinder R, Assendelft WJ. Orthotic devices for the treatment of tennis elbow. Cochrane Database Syst Rev. 2002(1):CD001821.

19. Burton AK. A comparative trial of forearm strap and topical antiinflammatory as adjuncts to manipulative therapy in tennis elbow. Man Med. 1998;3(4):141-3.

20. Ertuk H, Celiker R, Sivri A, Cetin A. The efficacy of different treatment regiments that are commonly used in tennis elbow. J Rheum Med Rehab. 1997;8(4):298-301.

21. Holdsworth LK, Anderson DM. Effectiveness of ultrasound used with a hydrocortisone coupling medium orepicondylitis clasp to treat lateral epicondylitis: pilot study. Physiotherapy. 1993;79(1):19-25.

22. Escamilla RF, Hooks TR, Wilk KE. Optimal management of shoulder impingement syndrome. Open Access J Sports Med. 2014;5:13-24.

23. Witherspoon JW, Smirnova IV, McIff TE. Neuroanatomical distribution of mechanoreceptors in the human cadaveric shoulder capsule and labrum. J Anat. 2014;225(3):337-45.

24. Myers JB, Hwang JH, Pasquale MR, Blackburn JT, Lephart SM. Rotator cuff coactivation ratios in participants with subacromial impingement syndrome. J Sci Med Sport. 2009;12(6):603-8.

25. Kibler WB, Sciascia A. Current concepts: scapular dyskinesis. Br J Sports Med. 2010;44(5):300-5.

26. Ludewig PM, Braman JP. Shoulder impingement: biomechanical considerations in rehabilitation. Man Ther. 2011;16(1):33-9.

27. Reinold MM, Gill TJ. Current concepts in the evaluation and treatment of the shoulder in overhead-throwing athletes, part 1: physical characteristics and clinical examination. Sports Health. 2010;2(1):39-50.

28. Cools AM, Witvrouw EE, Declercq GA, Danneels LA, Cambier DC. Scapular muscle recruitment patterns: trapezius muscle latency with and without impingement symptoms. Am J Sports Med. 2003;31(4):542-9.

29. Kuhn JE. Exercise in the treatment of rotator cuff impingement: a systematic review and a synthesized evidence-based rehabilitation protocol. J Shoulder Elbow Surg. 2009;18(1):138-60.

30. Cools AM, Dewitte V, Lanszweert F, Notebaert D, Roets A, Soetens B, et al. Rehabilitation of scapular muscle balance: which exercises to prescribe? Am J Sports Med. 2007;35(10):1744-51.

31. De Mey K, Danneels L, Cagnie B, Cools AM. Scapular muscle rehabilitation exercises in overhead athletes with impingement symptoms: effect of a 6-week training program on muscle recruitment and functional outcome. Am J Sports Med. 2012;40(8):1906-15.

32. Kibler WB, Sciascia AD, Uhl TL, Tambay N, Cunningham T. Electromyographic analysis of specific exercises for scapular control in early phases of shoulder rehabilitation. Am J Sports Med. 2008;36(9):1789-98.

33. Abdulla SY, Southerst D, Côté P, Shearer HM, Sutton D, Randhawa K, et al. Is exercise effective for the management of subacromial impingement syndrome and other soft tissue injuries of the shoulder? A systematic review by the Ontario Protocol for Traffic Injury Management (OPTIMa) Collaboration. Man Ther. 2015;20(5):646-56.

34. Hanratty CE, McVeigh JG, Kerr DP, Basford JR, Finch MB, Pendleton A, et al. The effectiveness of physiotherapy exercises in subacromial impingement syndrome: a systematic review and meta-analysis. Semin Arthritis Rheum. 2012;42(3):297-316.

35. Dong W, Goost H, Lin XB, Burger C, Paul C, Wang ZL, et al. Treatments for shoulder impingement syndrome: a PRISMA systematic review and network meta-analysis. Medicine (Baltimore). 2015;94(10):e510.

36. Bal A, Eksioglu E, Gurcay E, Gulec B, Karaahmet O, Cakci A. Low-level laser therapy in subacromial impingement syndrome. Photomed Laser Surg. 2009;27(1):31-6.

37. Dogan SK, Ay S, Evcik D. The effectiveness of low laser therapy in subacromial impingement syndrome: a randomized placebo controlled double-blind prospective study. Clinics (Sao Paulo). 2010;65(10):1019-22.

38. Engebretsen K, Grotle M, Bautz-Holter E, Sandvik L, Juel NG, Ekeberg OM, et al. Radial extracorporeal shockwave treatment compared with supervised exercises in patients with subacromial pain syndrome: single blind randomised study. BMJ. 2009;339:b3360.

39. Morris D, Jones D, Ryan H, Ryan CG. The clinical effects of Kinesio® Tex taping: a systematic review. Physiother Theory Pract. 2013;29(4):259-70.

40. Parreira PoC, Costa LaC, Hespanhol LC, Lopes AD, Costa LO. Current evidence does not support the use of Kinesio Taping in clinical practice: a systematic review. J Physiother. 2014;60(1):31-9.

41. Murray IR, Ahmed I, White NJ, Robinson CM. Traumatic anterior shoulder instability in the athlete. Scand J Med Sci Sports. 2013;23(4):387-405.

42. Ward JP, Bradley JP. Decision making in the in-season athlete with shoulder instability. Clin Sports Med. 2013;32(4):685-96.

43. Olds M, Ellis R, Donaldson K, Parmar P, Kersten P. Risk factors which predispose first-time traumatic anterior shoulder dislocations to recurrent instability in adults: a systematic review and meta-analysis. Br J Sports Med. 2015;49(14):913-22.

44. Merolla G, Cerciello S, Chillemi C, Paladini P, De Santis E, Porcellini G. Multidirectional instability of the shoulder: biomechanics, clinical presentation, and treatment strategies. Eur J Orthop Surg Traumatol. 2015;25(6):975-85.

45. Lephart SM, Jari R. The role of proprioception in shoulder instability. Oper Tech Sports Med. 2002;10(1):2-4.

46. Fyhr C, Gustavsson L, Wassinger C, Sole G. The effects of shoulder injury on kinaesthesia: a systematic review and meta-analysis. Man Ther. 2015;20(1):28-37.

47. Kibler WB, Ludewig PM, McClure PW, Michener LA, Bak K, Sciascia AD. Clinical implications of scapular dyskinesis in shoulder injury: the 2013 consensus statement from the 'Scapular Summit'. Br J Sports Med. 2013;47(14):877-85.

48. Edouard P, Gasq D, Calmels P, Degache F. Sensorimotor control deficiency in recurrent anterior shoulder instability assessed with a stabilometric force platform. J Shoulder Elbow Surg. 2014;23(3):355-60.

49. Throckmorton TW, Dunn W, Holmes T, Kuhn JE. Intraobserver and interobserver agreement of International Classification of Diseases, Ninth Revision codes in classifying shoulder instability. J Shoulder Elbow Surg. 2009;18(2):199-203.

50. Kuhn JE. A new classification system for shoulder instability. Br J Sports Med. 2010;44(5):341-6.

51. Kuhn JE, Helmer TT, Dunn WR, Throckmorton V TW. Development and reliability testing of the frequency, etiology, direction, and severity (FEDS) system for classifying glenohumeral instability. J Shoulder Elbow Surg. 2011;20(4):548-56.

52. Murray IR, Goudie EB, Petrigliano FA, Robinson CM. Functional anatomy and biomechanics of shoulder stability in the athlete. Clin Sports Med. 2013;32(4):607-24.

53. Wilk KE, Macrina LC. Nonoperative and postoperative rehabilitation for glenohumeral instability. Clin Sports Med. 2013;32(4):865-914.

54. Seo SH, Jeon IH, Cho YH, Lee HG, Hwang YT, Jang JH. Surface EMG during the push-up plus exercise on a stable support or swiss ball: scapular stabilizer muscle exercise. J Phys Ther Sci. 2013;25(7):833-7.

55. Warby SA, Pizzari T, Ford JJ, Hahne AJ, Watson L. The effect of exercise-based management for multidirectional instability of the glenohumeral joint: a systematic review. J Shoulder Elbow Surg. 2014;23(1):128-42.

56. Dickens JF, Owens BD, Cameron KL, Kilcoyne K, Allred CD, Svoboda SJ, et al. Return to play and recurrent instability after in-season anterior shoulder instability: a prospective multicenter study. Am J Sports Med. 2014;42(12):2842-50.

57. Wang JH, Guo Q, Li B. Tendon biomechanics and mechanobiology--a minireview of basic concepts and recent advancements. J Hand Ther. 2012;25(2):133-40; quiz 41.

58. Windhorst U. Muscle proprioceptive feedback and spinal networks. Brain Res Bull. 2007;73(4-6):155-202.

59. O'Brien M. Anatomy of tendons. In: Maffulli N, Renstrom P, Leadbetter WB, editors. Tendon injuries: basic science and clinical medicine. London: Springer; 2005. p. 3-13.

60. Riley G. The pathogenesis of tendinopathy. A molecular perspective. Rheumatology (Oxford). 2004;43(2):131-42.

61. Joseph MF, Denegar CR. Treating tendinopathy: perspective on anti-inflammatory intervention and therapeutic exercise. Clin Sports Med. 2015;34(2):363-74.

62. Ackermann PW, Renström P. Tendinopathy in sport. Sports Health. 2012;4(3):193-201.

63. van der Worp H, van Ark M, Roerink S, Pepping GJ, van den Akker-Scheek I, Zwerver J. Risk factors for patellar tendinopathy: a systematic review of the literature. Br J Sports Med. 2011;45(5):446-52.

64. de Vries AJ, van der Worp H, Diercks RL, van den Akker-Scheek I, Zwerver J. Risk factors for patellar tendinopathy in volleyball and basketball players: a survey-based prospective cohort study. Scand J Med Sci Sports. 2015;25(5):678-84.

65. Carcia CR, Martin RL, Houck J, Wukich DK, Association OSotAPT. Achilles pain, stiffness, and muscle power deficits: Achilles tendinitis. J Orthop Sports Phys Ther. 2010;40(9):A1-26.

66. Christian RA, Rossy WH, Sherman OH. Patellar tendinopathy – recent developments toward treatment. Bull Hosp Jt Dis (2013). 2014;72(3):217-24.

67. Hägglund M, Zwerver J, Ekstrand J. Epidemiology of patellar tendinopathy in elite male soccer players. Am J Sports Med. 2011;39(9):1906-11.

68. Zwerver J, Bredeweg SW, van den Akker-Scheek I. Prevalence of Jumper's knee among nonelite athletes from different sports: a cross-sectional survey. Am J Sports Med. 2011;39(9):1984-8.

69. Roos KG, Marshall SW, Kerr ZY, Golightly YM, Kucera KL, Myers JB, et al. Epidemiology of Overuse Injuries in Collegiate and High School Athletics in the United States. Am J Sports Med. 2015;43(7):1790-7.

70. Rio E, Moseley L, Purdam C, Samiric T, Kidgell D, Pearce AJ, et al. The pain of tendinopathy: physiological or pathophysiological? Sports Med. 2014;44(1):9-23.

71. Zhang ZJ, Ng GY, Lee WC, Fu SN. Changes in morphological and elastic properties of patellar tendon in athletes with unilateral patellar tendinopathy and their relationships with pain and functional disability. PLoS One. 2014;9(10):e108337.

72. Rees JD, Wolman RL, Wilson A. Eccentric exercises; why do they work, what are the problems and how can we improve them? Br J Sports Med. 2009;43(4):242-6.

73. Murtaugh B, Ihm JM. Eccentric training for the treatment of tendinopathies. Curr Sports Med Rep. 2013;12(3):175-82.

74. Henriksen M, Aaboe J, Bliddal H, Langberg H. Biomechanical characteristics of the eccentric Achilles tendon exercise. J Biomech. 2009;42(16):2702-7.

75. Enoka RM. Eccentric contractions require unique activation strategies by the nervous system. J Appl Physiol (1985). 1996;81(6):2339-46.

76. Bawa P, Jones KE. Do lengthening contractions represent a case of reversal in recruitment order? Prog Brain Res. 1999;123:215-20.

77. Roig M, O'Brien K, Kirk G, Murray R, McKinnon P, Shadgan B, et al. The effects of eccentric versus concentric resistance training on muscle strength and mass in healthy adults: a systematic review with meta-analysis. Br J Sports Med. 2009;43(8):556-68.

78. Zwiers R, Wiegerinck JI, van Dijk CN. Treatment of midportion Achilles tendinopathy: an evidence-based overview. Knee Surg Sports Traumatol Arthrosc. 2014 Nov 1. [Epub ahead of print]

79. Loppini M, Maffulli N. Conservative management of tendinopathy: an evidence-based approach. Muscles Ligaments Tendons J. 2011;1(4):134-7.

80. Larsson ME, Käll I, Nilsson-Helander K. Treatment of patellar tendinopathy--a systematic review of randomized controlled trials. Knee Surg Sports Traumatol Arthrosc. 2012;20(8):1632-46.

81. Ioppolo F, Rompe JD, Furia JP, Cacchio A. Clinical application of shock wave therapy (SWT) in musculoskeletal disorders. Eur J Phys Rehabil Med. 2014;50(2):217-30.

82. Notarnicola A, Moretti B. The biological effects of extracorporeal shock wave therapy (eswt) on tendon tissue. Muscles Ligaments Tendons J. 2012;2(1):33-7.

83. Visco V, Vulpiani MC, Torrisi MR, Ferretti A, Pavan A, Vetrano M. Experimental studies on the biological effects of extracorporeal shock wave therapy on tendon models. A review of the literature. Muscles Ligaments Tendons J. 2014;4(3):357-61.

84. Mani-Babu S, Morrissey D, Waugh C, Screen H, Barton C. The effectiveness of extracorporeal shock wave therapy in lower limb tendinopathy: a systematic review. Am J Sports Med. 2015;43(3):752-61.

85. Rees JD, Lichtwark GA, Wolman RL, Wilson AM. The mechanism for efficacy of eccentric loading in Achilles tendon injury; an in vivo study in humans. Rheumatology (Oxford). 2008;47(10):1493-7.

86. Obst SJ, Barrett RS, Newsham-West R. Immediate effect of exercise on Achilles tendon properties: systematic review. Med Sci Sports Exerc. 2013;45(8):1534-44.

87. Sussmilch-Leitch SP, Collins NJ, Bialocerkowski AE, Warden SJ, Crossley KM. Physical therapies for Achilles tendinopathy: systematic review and meta-analysis. J Foot Ankle Res. 2012;5(1):15.

88. Roche AJ, Calder JD. Achilles tendinopathy: a review of the current concepts of treatment. Bone Joint J. 2013;95-B(10):1299-307.

89. Beyer R, Kongsgaard M, Hougs Kjær B, Øhlenschlæger T, Kjær M, Magnusson SP. Heavy slow resistance versus eccentric training as treatment for achilles tendinopathy: a randomized controlled trial. Am J Sports Med. 2015;43(7):1704-11.

90. Kongsgaard M, Kovanen V, Aagaard P, Doessing S, Hansen P, Laursen AH, et al. Corticosteroid injections, eccentric decline squat training and heavy slow resistance training in patellar tendinopathy. Scand J Med Sci Sports. 2009;19(6): 790-802.

91. Rudavsky A, Cook J. Physiotherapy management of patellar tendinopathy (jumper's knee). J Physiother. 2014;60(3): 122-9.

92. Rodriguez-Merchan EC. The treatment of patellar tendinopathy. J Orthop Traumatol. 2013;14(2):77-81.

93. Dimitrios S, Pantelis M, Kalliopi S. Comparing the effects of eccentric training with eccentric training and static stretching exercises in the treatment of patellar tendinopathy. A controlled clinical trial. Clin Rehabil. 2012;26(5):423-30.

94. Kongsgaard M, Qvortrup K, Larsen J, Aagaard P, Doessing S, Hansen P, et al. Fibril morphology and tendon mechanical properties in patellar tendinopathy: effects of heavy slow resistance training. Am J Sports Med. 2010;38(4):749-56.

95. Malliaras P, Barton CJ, Reeves ND, Langberg H. Achilles and patellar tendinopathy loading programmes: a systematic review comparing clinical outcomes and identifying potential mechanisms for effectiveness. Sports Med. 2013;43(4):267-86.

96. Saithna A, Gogna R, Baraza N, Modi C, Spencer S. Eccentric exercise protocols for patella tendinopathy: should we really be withdrawing athletes from sport? A systematic review. Open Orthop J. 2012;6:553-7.

97. Zwerver J, Hartgens F, Verhagen E, van der Worp H, van den Akker-Scheek I, Diercks RL. No effect of extracorporeal shockwave therapy on patellar tendinopathy in jumping athletes during the competitive season: a randomized clinical trial. Am J Sports Med. 2011;39(6):1191-9.

98. Warden SJ, Metcalf BR, Kiss ZS, Cook JL, Purdam CR, Bennell KL, et al. Low-intensity pulsed ultrasound for chronic patellar tendinopathy: a randomized, double-blind, placebo-controlled trial. Rheumatology (Oxford). 2008;47(4): 467-71.

99. Littlewood C, Malliaras P, Chance-Larsen K. Therapeutic exercise for rotator cuff tendinopathy: a systematic review of contextual factors and prescription parameters. Int J Rehabil Res. 2015;38(2):95-106.

100. Camargo PR, Alburquerque-Sendín F, Salvini TF. Eccentric training as a new approach for rotator cuff tendinopathy: Review and perspectives. World J Orthop. 2014;5(5):634-44.

101. Desjardins-Charbonneau A, Roy JS, Dionne CE, Frémont P, MacDermid JC, Desmeules F. The efficacy of manual therapy for rotator cuff tendinopathy: a systematic review and meta-analysis. J Orthop Sports Phys Ther. 2015;45(5):330-50.

102. Desmeules F, Boudreault J, Roy JS, Dionne C, Frémont P, MacDermid JC. The efficacy of therapeutic ultrasound for rotator cuff tendinopathy: A systematic review and meta-analysis. Phys Ther Sport. 2015;16(3):276-84.

103. Collins N, Crossley K, Beller E, Darnell R, McPoil T, Vicenzino B. Foot orthoses and physiotherapy in the treatment of patellofemoral pain syndrome: randomised clinical trial. Br J Sports Med. 2009;43(3):169-71.

104. Rathleff MS, Rathleff CR, Crossley KM, Barton CJ. Is hip strength a risk factor for patellofemoral pain? A systematic review and meta-analysis. Br J Sports Med. 2014;48(14):1088.

105. Clijsen R, Fuchs J, Taeymans J. Effectiveness of exercise therapy in treatment of patients with patellofemoral pain syndrome: systematic review and meta-analysis. Phys Ther. 2014;94(12):1697-708.

106. Dye SF. The pathophysiology of patellofemoral pain: a tissue homeostasis perspective. Clin Orthop Relat Res. 2005(436):100-10.

107. Piva SR, Fitzgerald GK, Irrgang JJ, Fritz JM, Wisniewski S, McGinty GT, et al. Associates of physical function and pain in patients with patellofemoral pain syndrome. Arch Phys Med Rehabil. 2009;90(2):285-95.

108. Brosseau L, Casimiro L, Robinson V, Milne S, Shea B, Judd M, et al. Therapeutic ultrasound for treating patellofemoral pain syndrome. Cochrane Database Syst Rev. 2001(4):CD003375.

109. Hott A, Liavaag S, Juel NG, Brox JI. Study protocol: a randomised controlled trial comparing the long term effects of isolated hip strengthening, quadriceps-based training and free physical activity for patellofemoral pain syndrome (anterior knee pain). BMC Musculoskelet Disord. 2015;16:40.

110. van der Heijden RA, Lankhorst NE, van Linschoten R, Bierma-Zeinstra SM, van Middelkoop M. Exercise for treating patellofemoral pain syndrome. Cochrane Database Syst Rev. 2015;1:CD010387.

111. Fukuda TY, Melo WP, Zaffalon BM, Rossetto FM, Magalhães E, Bryk FF, et al. Hip posterolateral musculature strengthening in sedentary women with patellofemoral pain syndrome: a randomized controlled clinical trial with 1-year follow-up. J Orthop Sports Phys Ther. 2012;42(10):823-30.

112. Draper CE, Besier TF, Santos JM, Jennings F, Fredericson M, Gold GE, et al. Using real-time MRI to quantify altered joint kinematics in subjects with patellofemoral pain and to evaluate the effects of a patellar brace or sleeve on joint motion. J Orthop Res. 2009;27(5):571-7.

113. Souza RB, Draper CE, Fredericson M, Powers CM. Femur rotation and patellofemoral joint kinematics: a weight-bearing magnetic resonance imaging analysis. J Orthop Sports Phys Ther. 2010;40(5):277-85.

114. Chester R, Smith TO, Sweeting D, Dixon J, Wood S, Song F. The relative timing of VMO and VL in the aetiology of anterior knee pain: a systematic review and meta-analysis. BMC Musculoskelet Disord. 2008;9:64.

115. Freedman SR, Brody LT, Rosenthal M, Wise JC. Short-term effects of patellar kinesio taping on pain and hop function in

patients with patellofemoral pain syndrome. Sports Health. 2014;6(4):294-300.

116. Lee SE, Cho SH. The effect of McConnell taping on vastus medialis and lateralis activity during squatting in adults with patellofemoral pain syndrome. J Exerc Rehabil. 2013;9(2):326-30.

117. Barton C, Balachandar V, Lack S, Morrissey D. Patellar taping for patellofemoral pain: a systematic review and meta-analysis to evaluate clinical outcomes and biomechanical mechanisms. Br J Sports Med. 2014;48(6):417-24.

118. Campbell SA, Valier AR. The effect of kinesio taping on anterior knee pain consistent with patellofemoral pain syndrome: a critically appraised topic. J Sport Rehabil. 2015 May 6. [Epub ahead of print]

119. van den Bekerom MP, van der Windt DA, Ter Riet G, van der Heijden GJ, Bouter LM. Therapeutic ultrasound for acute ankle sprains. Eur J Phys Rehabil Med. 2012;48(2):325-34.

120. van den Bekerom MP, Struijs PA, Blankevoort L, Welling L, van Dijk CN, Kerkhoffs GM. What is the evidence for rest, ice, compression, and elevation therapy in the treatment of ankle sprains in adults? J Athl Train. 2012;47(4):435-43.

121. Loudon JK, Reiman MP, Sylvain J. The efficacy of manual joint mobilisation/manipulation in treatment of lateral ankle sprains: a systematic review. Br J Sports Med. 2014;48(5):365-70.

122. Terada M, Pietrosimone BG, Gribble PA. Therapeutic interventions for increasing ankle dorsiflexion after ankle sprain: a systematic review. J Athl Train. 2013;48(5):696-709.

123. Kim TH, Lee MS, Kim KH, Kang JW, Choi TY, Ernst E. Acupuncture for treating acute ankle sprains in adults. Cochrane Database Syst Rev. 2014;6:CD009065.

124. Raymond J, Nicholson LL, Hiller CE, Refshauge KM. The effect of ankle taping or bracing on proprioception in functional ankle instability: a systematic review and meta-analysis. J Sci Med Sport. 2012;15(5):386-92.

125. Nunes GS, Vargas VZ, Wageck B, Hauphental DP, da Luz CM, de Noronha M. Kinesio taping does not decrease swelling in acute, lateral ankle sprain of athletes: a randomised trial. J Physiother. 2015;61(1):28-33.

126. Seah R, Mani-Babu S. Managing ankle sprains in primary care: what is best practice? A systematic review of the last 10 years of evidence. Br Med Bull. 2011;97:105-35.

127. Hübscher M, Zech A, Pfeifer K, Hänsel F, Vogt L, Banzer W. Neuromuscular training for sports injury prevention: a systematic review. Med Sci Sports Exerc. 2010;42(3):413-21.

128. van Rijn RM, van Ochten J, Luijsterburg PA, van Middelkoop M, Koes BW, Bierma-Zeinstra SM. Effectiveness of additional supervised exercises compared with conventional treatment alone in patients with acute lateral ankle sprains: systematic review. BMJ. 2010;341:c5688.

129. Petersen W, Rembitzki IV, Koppenburg AG, Ellermann A, Liebau C, Brüggemann GP, et al. Treatment of acute ankle ligament injuries: a systematic review. Arch Orthop Trauma Surg. 2013;133(8):1129-41.

130. Martin RL, Davenport TE, Paulseth S, Wukich DK, Godges JJ; Association OSAPT. Ankle stability and movement coordination impairments: ankle ligament sprains. J Orthop Sports Phys Ther. 2013;43(9):A1-40.

131. Rodrigues RC, Masiero D, Mizusaki JM, Imoto AM, Peccin MS, Cohen M, et al. Tradução, adaptação cultural e validação do "American Orthopaedic Foot and Ankle Society (AOFAS) Ankle-Hindfoot Scale". Acta Ortop Bras. 2008;16(2):107-11.

132. Imoto AM, Peccin MS, Mizusaki JM. Tradução e validação do questionário FAOS – FOOT and ankle outcome score para língua portuguesa. Acta Ortop Bras. 2009;17(4):232-5.

133. Chang KV, Chen SY, Chen WS, Tu YK, Chien KL. Comparative effectiveness of focused shock wave therapy of different intensity levels and radial shock wave therapy for treating plantar fasciitis: a systematic review and network meta-analysis. Arch Phys Med Rehabil. 2012;93(7):1259-68.

134. Macias DM, Coughlin MJ, Zang K, Stevens FR, Jastifer JR, Doty JF. Low-level laser therapy at 635 nm for treatment of chronic plantar fasciitis: a placebo-controlled, randomized study. J Foot Ankle Surg. 2015;54(5):768-72.

135. Stecco C, Corradin M, Macchi V, Morra A, Porzionato A, Biz C, et al. Plantar fascia anatomy and its relationship with Achilles tendon and paratenon. J Anat. 2013;223(6):665-76.

136. Jastifer JR, Catena F, Doty JF, Stevens F, Coughlin MJ. Low-level laser therapy for the treatment of chronic plantar fasciitis: a prospective study. Foot Ankle Int. 2014;35(6):566-71.

137. Crawford F, Thomson C. Interventions for treating plantar heel pain. Cochrane Database Syst Rev. 2003(3):CD000416.

138. Bolívar YA, Munuera PV, Padillo JP. Relationship between tightness of the posterior muscles of the lower limb and plantar fasciitis. Foot Ankle Int. 2013;34(1):42-8.

139. Sweeting D, Parish B, Hooper L, Chester R. The effectiveness of manual stretching in the treatment of plantar heel pain: a systematic review. J Foot Ankle Res. 2011;4:19.

140. Martin RL, Davenport TE, Reischl SF, McPoil TG, Matheson JW, Wukich DK, et al. Heel pain-plantar fasciitis: revision 2014. J Orthop Sports Phys Ther. 2014;44(11):A1-33.

141. Ajimsha MS, Binsu D, Chithra S. Effectiveness of myofascial release in the management of plantar heel pain: a randomized controlled trial. Foot (Edinb). 2014;24(2):66-71.

142. Rathleff MS, Mølgaard CM, Fredberg U, Kaalund S, Andersen KB, Jensen TT, et al. High-load strength training improves outcome in patients with plantar fasciitis: A randomized controlled trial with 12-month follow-up. Scand J Med Sci Sports. 2015;25(3):e292-300.

143. Rathleff MS, Thorborg K. 'Load me up, Scotty': mechanotherapy for plantar fasciopathy (formerly known as plantar fasciitis). Br J Sports Med. 2015;49(10):638-9.

144. Hawke F, Burns J, Radford JA, du Toit V. Custom-made foot orthoses for the treatment of foot pain. Cochrane Database Syst Rev. 2008(3):CD006801.

145. Schwartz EN, Su J. Plantar fasciitis: a concise review. Perm J. 2014;18(1):e105-7.

146. Abd El, Salam MS, Abd Elhafz YN. Low-dye taping versus medial arch support in managing pain and pain-related disability in patients with plantar fasciitis. Foot Ankle Spec. 2011;4(2):86-91.

147. Van Lunen B, Cortes N, Andrus T, Walker M, Pasquale M, Onate J. Immediate effects of a heel-pain orthosis and an augmented low-dye taping on plantar pressures and pain in subjects with plantar fasciitis. Clin J Sport Med. 2011;21(6):474-9.

148. Larson CM. Sports hernia/athletic pubalgia: evaluation and management. Sports Health. 2014;6(2):139-44.

149. Kolt GS, Snyder-Mackler L. Pelve, quadril e virilha. In: Kolt GS, Snyder-Mackler L. Fisioterapia no esporte e no exercício. Rio de Janeiro: Revinter; 2008. p. 361-2.

150. Holmich P, Holmich LR, Bjerg AM. Clinical examination of athletes with groin pain: an intraobserver and interobserver reliability study. Br J Sports Med. 2004;38(4):446-51.

151. Verrall GM, Slavotinek JP, Barnes PG, Fon GT. Description of pain provocation tests used for the diagnosis of sports-related chronic groin pain: relationship of tests to defined clinical (pain and tenderness) and MRI (pubic bone marrow oedema) criteria. Scandi J Med Sci Sports. 2005;15(1):36-42.

152. Mens J, Inklaar H, Koes BW, Stam HJ. A new view on adduction-related groin pain. Clin J Sport Med. 2006;16(1):15-9.

153. Pizzari T, Coburn PT, Crow JF. Prevention and management of osteitis pubis in the Australian Football League: a qualitative analysis. Phys Ther Sport. 2008;9(3):117-25.

154. Jansen JA, Mens JM, Backx FJ, Kolfschoten N, Stam HJ. Treatment of longstanding groin pain in athletes: a systematic review. Scand J Med Sci Sports. 2008;18(3):263-74.

155. Holmich P, Uhrskou P, Ulnits L, Kanstrup IL, Nielsen MB, Bjerg AM, et al. Effectiveness of active physical training as treatment for long-standing adductor-related groin pain in athletes: randomised trial. Lancet. 1999;353(9151):439-43.

156. Weir A, Jansen JA, van de Port IG, Van de Sande HB, Tol JL, Backx FJ. Manual or exercise therapy for long-standing adductor-related groin pain: a randomised controlled clinical trial. Manual Therapy. 2011;16(2):148-54.

157. Almeida MO, Silva BN, Andriolo RB, Atallah AN, Peccin MS. Conservative interventions for treating exercise-related musculotendinous, ligamentous and osseous groin pain. Cochrane Database Syst Rev. 2013;6:CD009565.

158. Pollock N, James SL, Lee JC, Chakraverty R. British athletics muscle injury classification: a new grading system. Br J Sports Med. 2014;48(18):1347-51.

159. Pruna R TL, Rodas G. Muscle injury clinical guide 3.0. Barcelona: FC; 2015.

160. Sherry MA, Johnston TS, Heiderscheit BC. Rehabilitation of acute hamstring strain injuries. Clin Sports Med. 2015;34(2):263-84.

161. de Visser HM, Reijman M, Heijboer MP, Bos PK. Risk factors of recurrent hamstring injuries: a systematic review. Br J Sports Med. 2012;46(2):124-30.

162. Kolt GS, Snyder-Mackler L. Fisioterapia no esporte e no exercício. Rio de Janeiro: Revinter; 2008. p. 367.

163. Drobnic F, Riera J, Appendino G, Togni S, Franceschi F, Valle X, et al. Reduction of delayed onset muscle soreness by a novel curcumin delivery system (Meriva®): a randomised, placebo-controlled trial. J Int Soc Sports Nutr. 2014;11:31.

164. Bennett M, Best TM, Babul S, Taunton J, Lepawsky M. Hyperbaric oxygen therapy for delayed onset muscle soreness and closed soft tissue injury. Cochrane Database Syst Rev. 2005(4):CD004713.

165. Bennett MH, Stanford RE, Turner R. Hyperbaric oxygen therapy for promoting fracture healing and treating fracture non-union. Cochrane Database Syst Rev. 2012;11:CD004712.

166. Bleakley CM, Glasgow P, Webb MJ. Cooling an acute muscle injury: can basic scientific theory translate into the clinical setting? Br J Sports Med. 2012;46(4):296-8.

167. Changstrom BG, Brou L, Khodaee M, Braund C, Comstock RD. Epidemiology of stress fracture injuries among US high school athletes, 2005-2006 through 2012-2013. Am J Sports Med. 2015;43(1):26-33.

168. Rome K, Handoll HH, Ashford R. Interventions for preventing and treating stress fractures and stress reactions of bone of the lower limbs in young adults. Cochrane Database Syst Rev. 2005(2):CD000450.

169. Patel DS, Roth M, Kapil N. Stress fractures: diagnosis, treatment, and prevention. Am Fam Physician. 2011;83(1):39-46.

170. Griffin XL, Parsons N, Costa ML, Metcalfe D. Ultrasound and shockwave therapy for acute fractures in adults. Cochrane Database Syst Rev. 2014;6:CD008579.

171. Rue JP, Armstrong DW, Frassica FJ, Deafenbaugh M, Wilckens JH. The effect of pulsed ultrasound in the treatment of tibial stress fractures. Orthopedics. 2004;27(11):1192-5.

172. Kahanov L, Eberman LE, Games KE, Wasik M. Diagnosis, treatment, and rehabilitation of stress fractures in the lower extremity in runners. Open Access J Sports Med. 2015;6:87-95.

173. McBain K, Shrier I, Shultz R, Meeuwisse WH, Klügl M, Garza D, et al. Prevention of sports injury I: a systematic review of applied biomechanics and physiology outcomes research. Br J Sports Med. 2012;46(3):169-73.

174. Schmikli SL, Backx FJ, Kemler HJ, van Mechelen W. National survey on sports injuries in the Netherlands: target populations for sports injury prevention programs. Clin J Sport Med. 2009;19(2):101-6.

175. Hupperets MD, Verhagen EA, Heymans MW, Bosmans JE, van Tulder MW, van Mechelen W. Potential savings of a program to prevent ankle sprain recurrence: economic evaluation of a randomized controlled trial. Am J Sports Med. 2010;38(11):2194-200.

176. Mandelbaum BR, Silvers HJ, Watanabe DS, Knarr JF, Thomas SD, Griffin LY, et al. Effectiveness of a neuromuscular and proprioceptive training program in preventing anterior cruciate ligament injuries in female athletes: 2-year follow-up. Am J Sports Med. 2005;33(7):1003-10.

177. Emery CA, Meeuwisse WH. The effectiveness of a neuromuscular prevention strategy to reduce injuries in youth soccer: a cluster-randomised controlled trial. Br J Sports Med. 2010;44(8):555-62.

178. Hölmich P, Larsen K, Krogsgaard K, Gluud C. Exercise program for prevention of groin pain in football players: a cluster-randomized trial. Scand J Med Sci Sports. 2010;20(6):814-21.

179. Parkkari J, Taanila H, Suni J, Mattila VM, Ohrankämmen O, Vuorinen P, et al. Neuromuscular training with injury prevention counselling to decrease the risk of acute musculoskeletal injury in young men during military service: a population-based, randomised study. BMC Med. 2011;9:35.

180. Steffen K, Emery CA, Romiti M, Kang J, Bizzini M, Dvorak J, et al. High adherence to a neuromuscular injury prevention programme (FIFA 11+) improves functional

balance and reduces injury risk in Canadian youth female football players: a cluster randomised trial. Br J Sports Med. 2013;47(12):794-802.

181. Schiftan GS, Ross LA, Hahne AJ. The effectiveness of proprioceptive training in preventing ankle sprains in sporting populations: a systematic review and meta-analysis. J Sci Med Sport. 2015;18(3):238-44.

182. Longo UG, Loppini M, Berton A, Marinozzi A, Maffulli N, Denaro V. The FIFA 11+ program is effective in preventing injuries in elite male basketball players: a cluster randomized controlled trial. Am J Sports Med. 2012;40(5): 996-1005.

183. Goode AP, Reiman MP, Harris L, DeLisa L, Kauffman A, Beltramo D, et al. Eccentric training for prevention of hamstring injuries may depend on intervention compliance: a systematic review and meta-analysis. Br J Sports Med. 2015;49(6):349-56.

184. Chang WD, Lai PT. Neuromuscular training for prevention of anterior cruciate ligament injury in female athletes. Int J Athl Ther Train. 2014;19(6):17-21.

185. Herman K, Barton C, Malliaras P, Morrissey D. The effectiveness of neuromuscular warm-up strategies, that require no additional equipment, for preventing lower limb injuries during sports participation: a systematic review. BMC Med. 2012;10:75.

186. Leppänen M, Aaltonen S, Parkkari J, Heinonen A, Kujala UM. Interventions to prevent sports related injuries: a systematic review and meta-analysis of randomised controlled trials. Sports Med. 2014;44(4):473-86.

187. Lauersen JB, Bertelsen DM, Andersen LB. The effectiveness of exercise interventions to prevent sports injuries: a systematic review and meta-analysis of randomised controlled trials. Br J Sports Med. 2014;48(11):871-7.

188. Herbert RD, de Noronha M, Kamper SJ. Stretching to prevent or reduce muscle soreness after exercise. Cochrane Database Syst Rev. 2011(7):CD004577.

189. Hertel J, Miller SJ, Denegar CR. Intratester and intertester reliability during the Star Excursion Balance Tests. J Sport Rehabil. 2000;9(2):104-16

190. Gribble PA, Kelly SE, Refshauge KM, Hiller CE. Interrater reliability of the star excursion balance test. J Athl Train. 2013;48(5):621-6.

191. Gribble PA, Hertel J, Plisky P. Using the Star Excursion Balance Test to assess dynamic postural-control deficits and outcomes in lower extremity injury: a literature and systematic review. J Athl Train. 2012;47(3):339-57.

192. Coughlan GF, Fullam K, Delahunt E, Gissane C, Caulfield BM. A comparison between performance on selected directions of the star excursion balance test and the Y balance test. J Athl Train. 2012;47(4):366-71.

193. Xergia SA, Pappas E, Georgoulis AD. Association of the single-limb hop test with isokinetic, kinematic, and kinetic asymmetries in patients after anterior cruciate ligament reconstruction. Sports Health. 2015;7(3):217-23.

194. Roush JR, Kitamura J, Waits MC. Reference Values for the Closed Kinetic Chain Upper Extremity Stability Test (CKCUEST) for Collegiate Baseball Players. N Am J Sports Phys Ther. 2007;2(3):159-63.

195. Tucci HT, Martins J, Sposito GeC, Camarini PM, de Oliveira AS. Closed Kinetic Chain Upper Extremity Stability test (CKCUES test): a reliability study in persons with and without shoulder impingement syndrome. BMC Musculoskelet Disord. 2014;15:1.

196. Lee DR, Kim LJ. Reliability and validity of the closed kinetic chain upper extremity stability test. J Phys Ther Sci. 2015;27(4):1071-3.

Índice

M